Velázquez
Farmacología Básica y Clínica

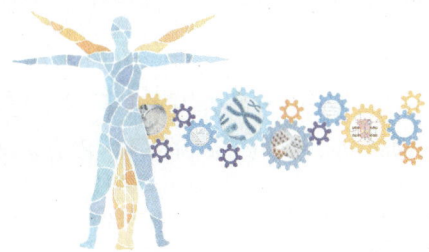

Velázquez
Farmacología Básica y Clínica
20.ª edición

Directores

Pedro Lorenzo Fernández

Catedrático Emérito. Departamento de Farmacología y Toxicología,
Facultad de Medicina, Universidad Complutense de Madrid

Alfonso Moreno González

Catedrático Emérito. Departamento de Farmacología y Toxicología,
Facultad de Medicina, Universidad Complutense de Madrid

Juan Carlos Leza Cerro

Catedrático. Departamento de Farmacología y Toxicología,
Facultad de Medicina, Universidad Complutense de Madrid

Ignacio Lizasoain Hernández

Catedrático. Departamento de Farmacología y Toxicología,
Facultad de Medicina, Universidad Complutense de Madrid

María Ángeles Moro Sánchez

Catedrática. Centro Nacional de Investigaciones
Cardiovasculares (CNIC), Madrid

Antonio Portolés Pérez

Profesor Titular, Departamento de Farmacología y Toxicología,
Facultad de Medicina, Universidad Complutense de Madrid.
Jefe de Sección, Servicio de Farmacología Clínica,
Hospital Clínico San Carlos, Madrid

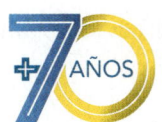

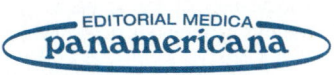

Desde 1953 formando Profesionales de la Salud

Buenos Aires - Bogotá - Madrid - México
www.medicapanamericana.com

Los editores han hecho todos los esfuerzos para localizar a los poseedores del copyright del material fuente utilizado. Si inadvertidamente hubieran omitido alguno, con gusto harán los arreglos necesarios en la primera oportunidad que se les presente para tal fin.

Gracias por comprar el original. Este libro es producto del esfuerzo de profesionales que, con su dedicación en el arte y la ciencia de curar o enseñar, han encontrado tiempo para escribir esta obra.

Respetar la propiedad intelectual es evitar reproducir, descargar, distribuir o compartir estos contenidos a través de cualquier medio sin el permiso del autor y del editor.

Las ciencias de la salud están en permanente cambio. A medida que las nuevas investigaciones y la experiencia clínica amplían nuestro conocimiento, se requieren modificaciones en las modalidades terapéuticas y en los tratamientos farmacológicos. Los autores de esta obra han verificado toda la información con fuentes confiables para asegurarse de que esta sea completa y acorde con los estándares aceptados en el momento de la publicación. Sin embargo, en vista de la posibilidad de un error humano o de cambios en las ciencias de la salud, ni los autores, ni la editorial o cualquier otra persona implicada en la preparación o la publicación de este trabajo, garantizan que la totalidad de la información aquí contenida sea exacta o completa y no se responsabilizan por errores u omisiones o por los resultados obtenidos del uso de esta información. Se aconseja a los lectores confirmarla con otras fuentes. Por ejemplo, y en particular, se recomienda a los lectores revisar el prospecto de cada fármaco que planean administrar para cerciorarse de que la información contenida en este libro sea correcta y que no se hayan producido cambios en las dosis sugeridas o en las contraindicaciones para su administración. Esta recomendación cobra especial importancia con relación a fármacos nuevos o de uso infrecuente.

17.ª edición, 2004.
18.ª edición, 2008.
19.ª edición, 2017.
20.ª edición, enero 2025.

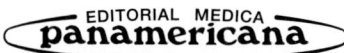

EDITORIAL MÉDICA
panamericana

Visite nuestra página web:
http://www.medicapanamericana.com

ARGENTINA
Maipú 1300 (C 1300 ACT)
Ciudad Autónoma de Buenos Aires, Argentina
Tel.: (54-11) 5031-6919
e-mail: info@medicapanamericana.com

COLOMBIA
Carrera 7a A. N.º 69-19 - Bogotá DC - Colombia
Tel.: (57-1) 235-4068
e-mail: infomp@medicapanamericana.com.co

ESPAÑA
Sauceda, 10 - 5ª planta - 28050 Madrid, España
Tel.: (34-91) 131-78-00
e-mail: info@medicapanamericana.es

MÉXICO
Av. Miguel de Cervantes Saavedra, n.º 233, piso 8, oficina 801
Col. Granada, Alcaldía Miguel Hidalgo
CP 11520 Ciudad de México, México
Tel.: (52-55) 5250-0664
e-mail: infomp@medicapanamericana.com.mx

ISBN: 978-84-1106-448-4 (Versión impresa + Versión digital).
ISBN: 978-84-1106-449-1 (Versión digital).

© 2025, EDITORIAL MÉDICA PANAMERICANA, S.A.
Sauceda, 10 - 5ª planta - 28050 Madrid - España
Depósito legal: M-907-2025
Impreso en España

Colaboradores

Abad Santos, Francisco
Profesor titular, Dpto. de Farmacología, Facultad de Medicina, Universidad Autónoma de Madrid, Madrid. Jefe de Sección, Servicio de Farmacología Clínica, Hospital Universitario La Princesa, Madrid.

Aguado García, José M.
Catedrático, Dpto. de Medicina, Facultad de Medicina, Universidad Complutense de Madrid, Madrid. Jefe de la Unidad de Enfermedades Infecciosas, Servicio de Medicina Interna, Hospital Universitario 12 de Octubre, Madrid.

Agustí Escasany, Antonia
Jefa del Servicio de Farmacología Clínica, Hospital Universitario Vall d'Hebron, Barcelona. Profesora titular, Dpto. de Farmacología, Terapéutica y Toxicología, Universidad Autónoma de Barcelona, Barcelona.

Alcaraz Tormo, María José
Catedrática, Dpto. de Farmacología, Facultad de Farmacia, Universitat de València, Valencia.

Alegret Jordà, Marta
Catedrática, Dpto. de Farmacologia, Toxicologia i Química Terapèutica, Facultat de Farmàcia i Ciències de l'Alimentació, Universitat de Barcelona, Barcelona.

Aleixandre de Artiñano, María Amaya
Catedrática emérita, Dpto. de Farmacología y Toxicología, Facultad de Medicina, Universidad Complutense de Madrid, Madrid.

Alguacil Merino, Luis Fernando
Catedrático, Instituto de Estudios de las Adicciones IEA-CEU, Universidad CEU San Pablo, Madrid.

Aliño Pellicer, Salvador Francisco
Catedrático emérito, Dpto. de Farmacología, Universitat de Valéncia, Valencia.

Alonso Gordo, María Jesús
Catedrática, Dpto. de Ciencias Básicas de la Salud, Facultad de Ciencias de la Salud, Universidad Rey Juan Carlos, Madrid.

Álvarez Álvarez, Ismael
Investigador, Dpto. de Medicina, Facultad de Medicina, Universidad de Málaga. Investigador, Unidad de Gestión Clínica del Aparato Digestivo, Hospital Virgen de la Victoria, Málaga.

Anadón Navarro, Arturo
Catedrático Emérito, Dpto. de Farmacología y Toxicología, Facultad de Veterinaria, Universidad Complutense de Madrid, Madrid.

Aparicio Hernández, Ruth
Profesora asociada, Dpto. de Ciencias Biomédica, Facultad de Medicina, Universidad de Alcalá, Alcalá de Henares. Médica especialista en Farmacología Clínica. Tutora de médicos residentes, MIR. Servicio de Farmacología Clínica, Hospital Central de la Defensa, CSVE, Madrid.

Aranegui Arteaga, Beatriz
Jefa de la Unidad de Dermatología, Hospital Universitario Infanta Cristina, Madrid.

Ascaso del Río, Ana
Facultativa Especialista de Área, Unidad de Estudios de Farmacología Clínica, Servicio de Farmacología Clínica, Hospital Clínico San Carlos, Madrid. Profesora asociada, Dpto. de Farmacología y Toxicidad, Facultad de Medicina, Universidad Complutense de Madrid, Madrid.

Azanza Perea, José Ramón
Servicio de Farmacología Clínica, Clínica Universidad de Navarra, Pamplona, Navarra.

Barahona Gomariz, María Victoria
Profesora titular, Dpto. de Farmacología y Toxicología, Facultad de Veterinaria, Universidad Complutense de Madrid, Madrid.

Barrachina Sancho, María Dolores
Catedrática, Dpto. de Farmacología, Facultad de Medicina, Universidad de Valencia, Valencia.

Berrocoso Domínguez, Esther María
Catedrática, Dpto. de Neurociencias, Área de Farmacología, Universidad de Cádiz, Cádiz.

Blanco Reina, Encarnación
Profesora titular, Dpto. de Farmacología y Pediatría, Universidad de Málaga, Málaga.

Borges Jurado, Ricardo
Catedrático, Dpto. de Medicina Física y Farmacología, Facultad de Medicina, Universidad de la Laguna, Tenerife.

Borobia Pérez, Alberto M.
Médico Especialista, Servicio de Farmacología clínica, Hospital Universitario La Paz, Madrid.

Boscá Gomar, Lisardo
Profesor de Investigación CSIC, Grupo 20 Inmunidad Innata, Área de Fisiopatología Cardiovascular, Instituto de Investigaciones Biomédicas Alberto Sols, CSIC-UAM, Madrid.

Bravo García, Lidia
Profesora Ayudante Doctora, Dpto. de Neurociencias. Facultad de Medicina, Universidad de Cádiz, Cádiz.

Briones Alonso, Ana María
Profesora titular, Dpto. de Farmacología y Terapéutica, Universidad Autónoma de Madrid, Madrid.

Caballero Collado, Ricardo
Catedrático, Dpto. de Farmacología y Toxicología, Facultad de Medicina, Universidad Complutense de Madrid, Madrid.

Cabello Porras, María Rosario
Profesora titular, Dpto. de Farmacología y Pediatría, Facultad de Medicina, Universidad de Málaga, Málaga.

Cabrera García, Lourdes
Profesora asociada, Dpto. de Farmacología, Facultad de Medicina, Universidad Complutense de Madrid. Facultativa Especialista de Área, Comité de Ética de la Investigación con medicamentos, Servicio de Farmacología Clínica, Hospital Clínico San Carlos, Madrid.

Cabrera Martín, María Nieves
Profesora asociada. Dpto. de Radiología, Rehabilitación y Fisioterapia, Universidad Complutense de Madrid. Servicio de Medicina Nuclear, Hospital Clínico San Carlos, Madrid.

Cachofeiro Ramos, Victoria
Catedrática, Dpto. de Fisiología, Universidad Complutense de Madrid. Madrid.

Calatayud Romero, Sara
Catedrática, Dpto. de Farmacología, Facultad de Medicina, Universidad de Valencia, Valencia.

Callado Hernando, Luis Felipe
Dpto. de Farmacología, Facultad de Medicina y Enfermería, Universidad del País Vasco, EHU, Vizcaya. Centro de Investigación Biomédica en Red de Salud Mental CIBERSAM, Instituto de investigación Sanitaria Biocruces, Vizcaya.

Calvo Ferrándiz, Aitana
Facultativa Especialista de Área, Servicio de Oncología Médica, Hospital General Universitario Gregorio Marañón, Madrid.

Cantabrana Plaza, Begoña
Profesora titular, Dpto. de Medicina, Facultad de Medicina y Ciencias de la salud, Universidad de Oviedo, Asturias.

Carcas Sansuán, Antonio Javier
Profesor titular, Dpto. de Farmacología y Terapéutica, Universidad Autónoma de Madrid. Jefe del Servicio de Farmacología clínica, Hospital Universitario La Paz, Madrid.

Carreras Delgado, José Luis
Catedrático Emérito, Dpto. de Radiología, Universidad Complutense de Madrid. Emérito Asistencial de la Consejería de Sanidad, Servicio de Medicina Nuclear, Hospital Clínico San Carlos, Madrid.

Caso Fernández, Javier Rubén
Profesor Contratado Doctor, Dpto. de Farmacología y Toxicología, Universidad Complutense de Madrid. Madrid.

Cogolludo Torralba, Ángel Luis
Catedrático, Dpto. de Farmacología y Toxicología, Universidad Complutense de Madrid, Madrid.

Colado Megía, María Isabel
Catedrática, Dpto. de Farmacología y Toxicología, Universidad Complutense de Madrid, Madrid.

Colón Rodríguez, Arturo
Profesor asociado, Dpto. de Cirugía, Universidad Complutense de Madrid. Médico especialista en Cirugía General y del Aparato Digestivo, Hospital General Universitario Gregorio Marañón, Madrid.

Conde Taboada, Alberto
Profesor asociado, Dpto. de Medicina, Universidad Complutense de Madrid. Facultativo Especialista de Área, Servicio de Dermatología, Hospital Clínico San Carlos, Madrid.

Cortijo Gimeno, Julio
Catedrático, Dpto. de Farmacología, Facultad de Medicina, Universidad de Valencia, Valencia.

Cuartero Desviat, María Isabel
Profesora Contratada Hospital Universitario Ramón y Cajal, Dpto. de Farmacología y Toxicología, Facultad de Medicina, Universidad complutense de Madrid, Madrid.

Cuevas Meléndez, Nazli Mayerly
Directora Médica, Centro Premier Research, Área de Enfermedades Raras y Pediátricos, Madrid.

De Andrés Segura, Fernando
Profesor Ayudante Doctor, Dpto. de Química Analítica y Tecnología de los alimentos, Universidad de Castilla-La Mancha, Albacete.

De Hoz Montañana, Rosa
Profesora titular, Dpto. de Inmunología, Oftalmología y Otorrinolaringología, Facultad de Óptica y Optometría, Universidad Complutense de Madrid, Madrid.

De Lago Femia, Eva
Profesora titular, Dpto. de Bioquímica y Biología Molecular, Universidad Complutense de Madrid, Madrid.

Del Pozo León, José Luis
Facultativo Especialista de Área, Director del Servicio de Enfermedades Infecciosas y Microbiología, Clínica Universitaria de Navarra, Navarra.

Delgado Canencia, Carmen
Científica titular, Instituto de Investigaciones Biomédicas Alberto Sols, CSIC, Dpto. de Metabolismo y Señalización Celular, Madrid.

Delpón Mosquera, Eva
Catedrática, Dpto. de Farmacología y Toxicología, Facultad de Medicina, Universidad Complutense de Madrid, Madrid.

Díaz García, Lucía
Facultativa Especialista de Área, Servicio de Farmacología Clínica, Hospital Universitario La Paz, Madrid.

Díaz Pedroche, María del Carmen
Profesora asociada, Dpto. de Medicina, Universidad Complutense de Madrid. Facultativa Especialista de Área, Servicio de Medicina Interna, Hospital Universitario 12 de Octubre, Madrid.

Díaz Serrano, Asunción
Facultativa Especialista de Área, Servicio de Oncología Médica, Complejo Asistencial de Zamora, Hospital Provincial, Zamora.

Díez Granado, Roberto Alejandro
Profesor consultor titular, Dpto. de Toxicología y Farmacología, Facultad de ciencias Médicas, Universidad de Buenos Aires, Buenos Aires, Argentina.

Esteban Calvo, Carmen
Técnico del Centro de Farmacovigilancia de la Comunidad de Madrid, Comunidad de Madrid, Consejería de Sanidad, Subdirección General de Inspección y Ordenación Farmacéutica, Área de Control Farmacéutico y Productos Sanitarios, Comunidad de Madrid, Consejería de Sanidad. Dirección General de Inspección, Ordenación y Estrategia Sanitaria, Madrid.

Farré Albaladejo, Magí
Catedrático, Dpto. de Farmacología, Terapéutica y Toxicología. Facultad de Medicina, Universidad Autónoma de Barcelona. Jefe del Servicio de Farmacología Clínica, Hospital Universitario Germans Trias i Pujol, Barcelona.

Fernández Ruiz, Javier
Catedrático, Dpto. de Bioquímica y Biología Molecular, Facultad de Medicina, Universidad Complutense de Madrid, Madrid.

Fernández Velasco, María
Investigadora titular del Sistema Nacional de Salud, Grupo 20 Inmunidad Innata, Área de Fisiopatología cardiovascular, Instituto de Investigación Hospital Universitario La Paz (IDIPAZ), Madrid.

Fernández-Tresguerres Hernández, Jesús Ángel
Catedrático emérito, Dpto. de Fisiología, Facultad de Medicina, Universidad Complutense de Madrid, Madrid.

Ferrándiz Manglano, María Luisa
Catedrática, Dpto. de Farmacología, Facultad de Farmacia, Universitat de València, Valencia.

Gago Badenas, Federico
Catedrático, Área de Farmacología, Dpto. de Ciencias Biomédicas, Universidad de Alcalá de Henares, Madrid.

Galán Caballero, Laura
Médica Interna Residente, Unidad de Estudios de Farmacología Clínica, Servicio de Farmacología Clínica, Hospital Clínico San Carlos, Madrid.

Gandía Juan, Luis
Catedrático, Dpto. de Farmacología y Terapéutica, Facultad de Medicina, Universidad Autónoma de Madrid, Madrid.

García Bueno, Borja
Profesor titular, Dpto. de Farmacología y Toxicología, Universidad Complutense de Madrid, Madrid.

García García-Esquinas, Marta
Facultativa Especialista de Área, Servicio de Radiología, Hospital Clínico Universitario San Carlos, Madrid.

García López, Manuela
Catedrática, Dpto. de Farmacología y Terapéutica, Facultad de Medicina, Universidad Autónoma de Madrid, Madrid.

García Luque, Amelia
Profesora asociada, Dpto. de Ciencias Biomédicas, Facultad de Medicina, Universidad de Alcalá, Alcalá de Henares. Jefa del Servicio de Farmacología Clínica, Hospital Central de la Defensa, CSVE, Madrid.

García Morales, Irene
Facultativa Especialista de Área, Unidad de Epilepsia, Servicio de Neurología, Hospital Clínico San Carlos / Hospital Ruber Internacional, Madrid.

García Reyne, Ana
Facultativa Especialista de Área, Unidad de Interconsultas, Servicio de Medicina Interna, Hospital Universitario 12 de Octubre, Madrid.

García-Arenillas, María del Mar
Profesora asociada, Dpto. de Farmacología, Facultad de Medicina, Universidad Complutense de Madrid. Facultativa Especialista de Área, Servicio de Farmacología Clínica, Hospital Clínico San Carlos, Madrid.

Gasco García, María del Carmen
Profesora titular honorífica, Dpto. de Farmacología y Toxicología, Universidad Complutense de Madrid, Madrid.

Gil López-Oliva, Amparo
Técnico del Centro de Farmacovigilancia de la Comunidad de Madrid, Comunidad de Madrid, Consejería de Sanidad, Subdirección General de Inspección y Ordenación Farmacéutica, Área de Control Farmacéutico y Productos Sanitarios, Comunidad de Madrid. Consejería de Sanidad. Dirección General de Inspección, Ordenación y Estrategia Sanitaria, Madrid.

Gil-Nagel Rein, Antonio
Facultad de Medicina, Área de Epilepsia y Trastornos del Movimiento, Universidad Francisco de Vitoria. Jefe del Servicio de Neurología, Unidad de Epilepsia, Hospital Ruber Internacional, Madrid.

Goicoechea García, Carlos
Catedrático, Dpto. de Ciencias Básicas de la Salud, Área de Farmacología, Universidad Rey Juan Carlos, Madrid.

Gomes Marques, Patrice
Investigador, Dpto. de Farmacología, Facultad de Medicina y Odontología, Universidad de Valencia, Valencia.

Gómez Martín, Carlos
Jefe de Sección, Servicio de Oncología Médica, Hospital Universitario 12 de Octubre, Madrid.

González Rodríguez, Sara
Profesora Ayudante Doctora, Dpto. de Medicina, Facultad de Medicina, Universidad de Oviedo, Asturias.

González-Correa, José Antonio
Catedrático, Dpto. de Farmacología y Pediatría, Universidad de Málaga, Málaga.

Gracia Guillén, Diego
Catedrático emérito, Área de Historia de la Medicina, Facultad de Medicina, Universidad Complutense de Madrid, Madrid.

Gutiérrez-López, María Dolores
Profesora titular, Dpto. de Farmacología y toxicología, Facultad de Medicina, Universidad Complutense de Madrid, Madrid.

Haj-Ali Saflo, Okba
Director Médico. Senior Director Clinical Development, Unidad R&D Vaccines, Laboratorios GlaxoSmithKline, Madrid.

Hawkins Carranza, Federico G.
Catedrático Emérito, Dpto. de Medicina, Facultad de Medicina, Universidad Complutense de Madrid. Consultor de la Unidad de Investigación en Diabetes y Metabolismo Óseo, Instituto de Investigación Biomédica, Hospital Universitario 12 de Octubre.

Hernández-Jiménez, Macarena
Profesora Ayudante Doctora, Dpto. de Farmacología y Toxicología, Facultad de Medicina, Universidad Complutense de Madrid, Madrid.

Hernanz Martín, Raquel
Profesora titular, Dpto. de Ciencias básicas de la salud, Área de Fisiología, Universidad Rey Juan Carlos, Madrid.

Herrero Cervera, María José
Profesora Ayudante Doctora, Dpto. de Farmacología, Universitat de Valéncia, Valencia.

Ibáñez Ruiz, Carmen
Jefe de Sección, Centro de Farmacovigilancia de la Comunidad de Madrid, Subdirección General de Inspección y Ordenación Farmacéutica, Área de Control Farmacéutico y Productos Sanitarios, Madrid.

Iglesias Hernangómez, Teresa
Médico Especialista, Servicio de Farmacología Clínica, Hospital Clínico San Carlos, Madrid.

Laguna Egea, Juan Carlos
Catedrático, Dpto. de Farmacología, Toxicología y química Terapéutica, Facultad de Farmacia y Ciencias de la Alimentación, Universidad de Barcelona, Barcelona.

Lahera Juliá, Vicente
Catedrático, Dpto. de Fisiología, Facultad de Medicina, Universidad complutense de Madrid, Madrid.

Lalueza Blanco, Antonio
Profesor asociado, Dpto. de Medicina, Universidad Complutense de Madrid. Facultativo Especialista de Área. Servicio de Medicina Interna. Hospital Universitario 12 de Octubre, Madrid.

Lanciego Pérez, José Luis
Profesor titular, CNS Gene Therapy Program, Centro de Investigación Médica Aplicada, CIMA, Universidad de Navarra, Pamplona, Navarra.

Laredo Velasco, Leonor María
Profesora asociada, Dpto. de Farmacología y Toxicología, Área de Farmacología Clínica, Universidad Complutense de Madrid. Facultativa Especialista de Área, Servicio de Farmacología Clínica, Hospital Clínico San Carlos, Madrid.

Leza Cerro, Juan Carlos
Catedrático, Dpto. de Farmacología y Toxicología, Facultad de Medicina, Universidad Complutense de Madrid, Madrid.

Lizasoain Hernández, Ignacio
Catedrático, Dpto. de Farmacología y Toxicología, Facultad de Medicina, Universidad Complutense de Madrid, Madrid.

Lizasoain Hernández, Manuel
Facultativo Especialista de Área, Unidad de Enfermedades Infecciosas, Servicio de Medicina Interna, Hospital Universitario 12 de Octubre, Madrid.

Lizasoain Moro, Ana
Médica Interna Residente, Servicio de Medicina Interna, Hospital Universitario Príncipe de Asturias, Alcalá de Henares, Madrid.

Llerena Ruiz, Adrián
Catedrático, Dpto. de Terapéutica Médico-Quirúrgica, Universidad de Extremadura, Badajoz. Servicio de Farmacología clínica, Unidad de Famacogenética, Hospital Universitario de Badajoz.

López Álvarez, María Begoña
Facultativa Especialista de Área, Médico de Atención Primaria, Centro de Salud Goya, Madrid.

López Jaramillo, Patricio
Fundación Oftalmológica de Santander, Universidad de Santander, UDES, Bucaramanga, Colombia.

López-Medrano Pérez, Francisco
Facultativo Especialista de Área, Unidad de Enfermedades Infecciosas, Servicio de Medicina Interna, Hospital Universitario 12 de Octubre, Madrid.

López-Jiménez, Javier
Profesor asociado, Dpto. de Medicina, Universidad de Alcalá, Alcalá de Henares. Jefe del Servicio de Hematología-Hemoterapia, Hospital Universitario Ramón y Cajal, Madrid.

López-Sendón Hentschel, José Luis
Profesor Emérito, Dpto. de Medicina, Universidad Autónoma de Madrid. Servicio de Cardiología, Director Científico del Instituto de Investigación Sanitaria IdiPaz, Hospital Universitario La Paz, Madrid.

Lorenzo Fernández, Pedro
Catedrático Emérito, Dpto. Farmacología y Toxicología, Facultad de medicina, Universidad Complutense de Madrid, Madrid.

Lucena González, María Isabel
Catedrática, Dpto. de Farmacología y Pediatría, Facultad de Medicina, Universidad de Málaga. Directora del Servicio de Farmacología Clínica, Hospital Virgen de la Victoria, Málaga.

Lumbreras Bermejo, Carlos
Profesor titular, Dpto. de Medicina, Universidad Complutense de Madrid. Jefe del Servicio de Medicina Interna, Hospital Universitario 12 de Octubre, Madrid.

Machado Ponce, José David
Profesor titular, Dpto. de Medicina Física y Farmacología, Universidad de La Laguna, Tenerife.

Marques Vidas, María de San Miguel
Jefa de Sección de Nefrología. Hospital Universitario Puerta de Hierro Majadahonda, Madrid.

Martín Fontelles, María Isabel
Catedrática, Facultad de Ciencias de la Salud, Universidad Rey Juan Carlos, Madrid.

Martínez Larrañaga, María Rosa
Catedrática emérita, Dpto. de Farmacología y Toxicología, Veterinaria, Universidad Complutense de Madrid, Madrid.

Martínez Naves, Eduardo
Catedrático, Dpto. de Inmunología, Oftalmología y Otorrinolaringología, ORL, Facultad de Medicina, Universidad Complutense de Madrid, Madrid.

Meana Martínez, José Javier
Catedrático, Dpto. de Farmacología, Facultad de Medicina y Enfermería, Universidad del País Vasco. Centro de Investigación Biomédica en Red de Salud Mental CIBERSAM, Instituto de investigación Sanitaria Biocruces, Vizcaya.

Medina Martín, Carlos
Associate Professor, Dpt. Pharmacology, Trinity College Dublin, University of Dublin, Irlanda.

Menchén Fernández-Pacheco, Pedro
Servicio de Aparato digestivo, Hospital General Universitario Gregorio Marañón, Madrid.

Menchén Viso, Luis
Profesor titular, Dpto. de Medicina, Universidad Complutense de Madrid. Facultativo Especialista de Área, Servicio de Aparato Digestivo, Hospital General Universitario Gregorio Marañón, Madrid.

Milara Payá, Javier
Profesor asociado, Dpto. de Farmacología, Facultad de Farmacia, Universidad de Valencia. Facultativo Especialista de Área, Servicio de Farmacología, Unidad de Farmacia, Área de Ensayos Clínicos y Farmacinética, Consorcio Hospital General Universitario de Valencia, Valencia.

Monteiro Ventura, Rita
Médica Interna Residente, Unidad de Epilepsia, Servicio de Neurología, Hospital Egas Moniz, Lisboa, Portugal.

Morcillo Sánchez, Esteban Jesús
Catedrático Emérito, Dpto. de Farmacología, Facultad de Medicina y Odontología, Universidad de Valencia. Investigador Emérito, Instituto de Investigación INCLIVA, Valencia

Moreno González, Alfonso
Catedrático Emérito, Dpto. de Farmacología y Toxicología, Facultad de Medicina, Universidad Complutense de Madrid, Madrid.

Moreno Jiménez, Gemma
Jefa de Sección, Servicio de Hematología-Hemoterapia, Hospital Universitario Ramón y Cajal, Madrid.

Moro Sánchez, María de los Ángeles
Catedrática. Dpto. de Farmacología y Toxicología, Universidad Complutense de Madrid, Madrid. Centro Nacional de Investigaciones Cardiovasculares, CNIC, Madrid.

Mosquera Ferrer, Sergio
Médico Interno Residente. Servicio de Farmacología Clínica, Hospital Clínico San Carlos, Madrid.

Muñoz Madrigal, José Luis
Profesor Titular, Dpto. de Farmacología y Toxicología, Facultad de Medicina, Universidad Complutense de Madrid, Madrid.

Novalbos Reina, Jesús
Unidad de apoyo a la investigación clínica, Servicio de Farmacología Clínica, Hospital Universitario La Princesa, Madrid.

O'Shea Gaya, Esther
Profesora titular, Dpto. de Farmacología y Toxicología, Facultad de Medicina, Universidad complutense de Madrid, Madrid.

Ochoa Mazarro, María Dolores
Profesora asociada, Dpto. de Farmacología y terapéutica, Universidad Autónoma de Madrid. Facultativa Especialista de Área, Servicio de Farmacología Clínica, Hospital Universitario La Princesa, Madrid.

Olivos-Oré, Luis Alcides
Profesor contratado doctor, Dpto. de Farmacología y Toxicología, Facultad de Veterinaria, Universidad complutense de Madrid, Madrid.

Otero Blas, Irene
Facultativa Especialista de Área, Servicio de Oncología Médica, Hospital Universitario de Toledo, Toledo.

Padín Nogueira, Juan Fernando
Profesor contratado doctor, Dpto. de Ciencias Médicas, Universidad de Castilla-La Mancha, Ciudad Real.

Peiré García, María Asunción
Médica especialista, Unidad de Atención Primaria, Servicio de Medicina General, Centro de Atención Primaria Marco Aurelio, Barcelona.

Pérez Vizcaíno, Francisco
Catedrático, Dpto. de Farmacología y Toxicología, Universidad Complutense de Madrid, Madrid.

Pérez-Villacastín Domínguez, Julián
Médico Especialista. Jefe del Servicio de Cardiología, Hospital Clínico San Carlos, Madrid. Dpto. de Medicina, Facultad de Medicina, Universidad Complutense de Madrid, Madrid.

Piqueras Ruiz, Laura
Profesora titular, Dpto. de Farmacología, Facultad de Farmacia, Universidad de Valencia, Valencia.

Pontes García, Caridad
Gerente, Unidad de Gerencia del Medicamento, Servicio Catalán de la Salud, Barcelona. Profesora asociada, Dpto. de Farmacología, Terapéutica y Toxicología, Universidad Autónoma de Barcelona, Barcelona.

Portolés Díez, María del Carmen
Facultativa Especialista de Área, Servicio de Anestesiología y Reanimación, Hospital Clínico San Carlos, Madrid.

Portolés Pérez, Antonio
Profesor titular, Dpto. de Farmacología y Toxicología, Facultad de Medicina, Universidad Complutense de Madrid. Jefe de Sección, Servicio de Farmacología Clínica, Hospital Clínico San Carlos, Madrid.

Portolés Pérez, José María
Profesor titular, Dpto. de Medicina, Universidad Autónoma de Madrid. Jefe del Servicio de Nefrología, Hospital Universitario Puerta de Hierro Majadahonda, Madrid.

Pradillo Justo, Jesús Miguel
Profesor Contratado Doctor, Dpto. de Farmacología y Toxicología, Facultad de Medicina, Universidad Complutense de Madrid, Madrid.

Prieto Chinchilla, Patricia
Profesora Ayudante Doctora. Dpto. de Farmacología, Farmacognosia y Botánica, Facultad de Farmacia, Universidad Complutense de Madrid, Madrid.

Prieto Martín de los Santos, Esther
Médica Especialista en Farmacología clínica, Madrid.

Quintana Villamandos, Begoña
Profesora titular, Dpto. de Farmacología y Toxicología, Universidad Complutense de Madrid. Facultativa Especialista de Área, Unidad de Anestesia y Cuidados Postoperatorios de Cirugía Cardiaca, Servicio de Anestesiología y Reanimación, Hospital General Universitario Gregorio Marañón, Madrid.

Radomski, Marek
Catedrático. Vicedecano de Investigación, University of Saskatchewan, Saskatoon, Canadá.

Ramírez Sebastián, José Manuel
Catedrático, Dpto. de Inmunología, Oftalmología y otorrinolaringología, Facultad de Medicina, Universidad Complutense de Madrid, Madrid.

Regueiro González-Barros, José Ramón
Catedrático, Dpto. de Inmunología, Oftalmología y ORL, Universidad Complutense de Madrid, Madrid.

Remesal Doblado, Ángela
Servicio de Farmacología Clínica, Hospital Virgen de la Victoria, Málaga. Investigadora, Dpto. de Farmacología y Pediatría, Área de Farmacología, Universidad de Málaga, Málaga.

Rial Crestelo, David
Facultativo Especialista de Área. Unidad de VIH, Servicio de Medicina Interna. Hospital Universitario 12 de Octubre, Madrid.

Rivas Paterna, Ana Belén
Profesora asociada, Dpto. de Enfermería, Área de Farmacología, Universidad Complutense de Madrid. Gestora de Proyectos, Fundación para la Investigación Biomédica, Unidad de Investigación Clínica y Ensayos Clínicos, UICEC, Hospital Clínico San Carlos, Madrid.

Rodríguez Artalejo, Antonio
Catedrático, Dpto. de Farmacología y Toxicología, Facultad de Veterinaria, Universidad complutense de Madrid, Madrid.

Roglans Ribas, Núria
Profesora Ayudante Doctora, Dpto. de Farmacología, Toxicología y Química Terapéutica, Facultad de Farmacia, Universidad de Barcelona, Barcelona.

Romeral Jiménez, María
Facultativa Especialista de Área, Servicio de Neurología, Hospital clínico San Carlos, Madrid.

Rubio García, Rafael
Profesor titular, Dpto. de Medicina, Universidad Complutense de Madrid Jefe de Sección, Unidad de VIH, Servicio de Medicina Interna, Hospital Universitario 12 de Octubre, Madrid.

Ruiz Ruigómez, María
Facultativa Especialista de Área, Servicio de Medicina Interna, Hospital Universitario 12 de Octubre, Madrid.

Sadaba Díaz de Rada, Belén
Profesora Ayudante Doctora, Dpto. de Farmacología, Universidad de Navarra. Médica especialista, Unidad Central de Ensayos Clínicos, Clínica Universidad de Navarra, Pamplona, Navarra.

Sagredo Ezkioga, Onintza
Profesora titular, Dpto. de Bioquímica y Biología Molecular, Universidad Complutense de Madrid, Madrid.

Salaices Sánchez, Mercedes
Catedrática, Dpto. de Farmacología, Facultad de Medicina, Universidad Autónoma de Madrid, Madrid.

Salas Butrón, María Rosario
Profesora asociada, Dpto. de Farmacología y Toxicología, Facultad de Medicina, Universidad Complutense de Madrid. Facultativa Especialista de Área, Servicio de Farmacología Clínica, Hospital Clínico San Carlos, Madrid.

San Juan Garrido, Rafael
Profesor asociado, Dpto. de Medicina, Universidad Complutense de Madrid. Facultativo Especialista de Área, Servicio de Medicina Interna, Unidad de Enfermedades Infecciosas, Hospital Universitario 12 de Octubre, Madrid.

Sanabria Cabrera, Judith
Profesora asociada, Dpto. de Farmacología y Pediatría, Facultad de Medicina, Universidad de Málaga. Facultativa Especialista de Área, Servicio de Farmacología Clínica, Hospital Virgen de la Victoria. Málaga.

Sánchez Fernández, Manuel
Catedrático, Dpto. de Medicina, Facultad de Medicina y Ciencias de la Salud, Universidad de Oviedo, Asturias.

Santé Serna, Luis
Profesor asociado, Dpto. de Farmacología, Universidad Complutense de Madrid. Jefe del Servicio de Anestesia, Servicio de Anestesiología, Hospital Clínico San Carlos, Madrid.

Santos Martínez, María José
Associate Professor in Nanopharmaceutical Drug Discovery, Trinity College, University of Dublin, Dublín, Irlanda.

Sanz Ferrando, María Jesús
Catedrática, Dpto. de Farmacología, Facultad de Medicina y Odontología, Universidad de Valencia, Valencia.

Sendra Gisbert, Luis
Profesor asociado, Dpto. de Farmacología, Universitat de Valéncia, Valencia.

Sequeira Lopes da Silva, José Tiago
Facultativo Especialista de Área, Unidad de Enfermedades Infecciosas, Servicio de Medicina Interna, Hospital Universitario 12 de Octubre, Madrid.

Sierra San Nicolás, Salvador
Médico Interno Residente de Neurología, Universidad de Michigan, Ann Arbor, Michigan, EE.UU.

Soto Álvarez, Javier
Laboratorios Pfizer. Farmacoeconomía-Acceso al mercado, Madrid.

Tamargo Menéndez, Juan
Catedrático Emérito, Dpto. de Farmacología y Toxicología, Universidad Complutense de Madrid, Madrid.

Terán Torres, Enrique
Profesor titular, Escuela de Medicina, Colegio de ciencias de la Salud, Universidad San Francisco de Quito, Quito, Ecuador.

Terleira Fernández, Ana Isabel
Facultativa Especialista de Área, Unidad de Monitorización de niveles, Servicio de Farmacología Clínica, Hospital Clínico San Carlos. Profesora asociada, Dpto. de Farmacología, Facultad de Medicina, Universidad Complutense de Madrid, Madrid.

Terragno, Norberto Antonio
Departamento de Farmacología, Facultad de Medicina, Universidad de Buenos Aires, Buenos Aires, Argentina.

Torres Sánchez, Sonia
Investigadora, Dpto. de Neurociencias, Facultad de Medicina, Universidad de Cádiz, Cádiz.

Tortosa Binacua, Elena
Investigadora, Dpto. de Farmacología y Terapéutica, Facultad de Medicina, Universidad Autónoma de Madrid, Madrid.

Triviño Casado, Alberto
Catedrático, Dpto. de Inmunología, Oftalmología y otorrinolaringología, Facultad de Medicina, Universidad Complutense de Madrid, Madrid.

Valenzuela Fernández, Agustín
Profesor titular, Dpto. de Medicina Física y Farmacología, Universidad de la Laguna, Tenerife.

Vallano Ferraz, Antonio
Profesor asociado, Dpto. de Farmacología, Terapéutica y Toxicología, Universidad Autónoma de Barcelona. Médico especialista, División Uso Racional del Medicamento, Servicio de Gerencia del Medicamento, Servicio Catalán de la Salud, Barcelona.

Vargas Castrillón, Emilio
Catedrático, Dpto. de Farmacología y Toxicología, Especialista en Farmacología Clínica, Universidad complutense de Madrid. Jefe del Servicio de Farmacología Clínica, Hospital Clínico San Carlos, Madrid.

Vidal Marcos, Alfonso
Profesor asociado, Dpto. de Farmacología y Toxicología, Universidad Complutense de Madrid. Jefe del Servicio de Anestesiología, Reanimación y Tratamiento del Dolor, Hospital Quironsalud Sur, Madrid.

Villaescusa Castillo, Lucinda
Profesora titular, Dpto. de ciencias Biomédicas, Facultad de Farmacia, Universidad de Alcalá, Alcalá de Henares, Madrid.

Vivancos Mora, José
Profesor titular, Dpto. De Medicina, Facultad de Medicina, Universidad Autónoma de Madrid. Jefe del Servicio de Neurología, Hospital Universitario La Princesa / SERMAS, Madrid.

Zaragozá Arnáez, Cristina
Profesora Ayudante Doctora, Dpto. de ciencias Biomédicas, Facultad de Farmacia, Universidad de Alcalá, Alcalá de Henares, Madrid.

Zaragozá García, Francisco
Catedrático emérito, Dpto. de Ciencias Biomédicas, Facultad de Farmacia, Universidad de Alcalá, Alcalá de Henares, Madrid.

Prefacio

A pocos años de cumplirse su centenario, la «Farmacología» de Lorenzo Velázquez se mantiene como uno de los textos de Farmacología más antiguos del mundo, siguiendo de cerca al pionero «Applied Pharmacology» de A. J. Clark (1923) y como el único vivo después de casi un siglo. Esta obra ha sido un pilar fundamental en la educación farmacológica, adaptándose y actualizándose constantemente a lo largo de los años.

Durante sus primeras trece ediciones, Velázquez fue el único autor, trabajando incansablemente para suplir la deficiencia de bibliografía farmacológica en español (hasta entonces incorporada a la Materia médica), incorporando los avances más significativos del momento. Así, su «Terapéutica con sus Fundamentos de Farmacología Experimental» fue creciendo con las novedades de sulfamidas, antibióticos, corticoides, hormonas, psicofármacos, antiinflamatorios, antihistamínicos, diuréticos, antidiabéticos orales y antineoplásicos, entre otros.

En la 12.ª edición (1975), el libro pasó a titularse «Farmacología y su Proyección a la Clínica», y se mantuvo así hasta la 15.ª edición (1987). Durante este periodo, Velázquez incorporó colaboradores, principalmente sus discípulos, quienes continuaron actualizando el contenido. Tras el fallecimiento de Velázquez en 1985, la 16.ª edición (1993) fue elaborada por un equipo de farmacólogos españoles y latinoamericanos, reflejando un esfuerzo conjunto que mantuvo vivos la esencia y el rigor de la obra original.

La 17.ª edición, ya coordinada por los actuales directores, adoptó el título «Farmacología Básica y Clínica», con una nueva orientación y capítulos que integraban las últimas aportaciones de las ciencias biomédicas, como la síntesis de nuevos fármacos, terapia génica y farmacología molecular. La obra se modernizó con un formato renovado que incluía ilustraciones, esquemas, resúmenes y textos destacados. Además, se añadió un sitio web con preguntas de autoevaluación, casos clínicos, y acceso a bases de datos especializadas.

La 20.ª edición sigue esta tradición de actualización y mejora. Se trata de una puesta al día de los contenidos de la edición anterior por los mismos autores, en la gran mayoría de los casos. Los directores, profesores de Farmacología de la Facultad de Medicina de la Universidad Complutense de Madrid, han coordinado un equipo de más de 100 especialistas de España y Latinoamérica, quienes han contribuido a enriquecer el contenido con capítulos sobre farmacología dermatológica y oftalmológica, así como una sección ampliada de Farmacología Clínica. Esta nueva edición contiene numerosas ilustraciones y esquemas, textos destacados (▌), textos de ampliación de información (►► ◄◄) y resúmenes (★). También se incluye una versión digital que facilita el acceso a recursos pedagógicos modernos, incluyendo preguntas de autoevaluación, casos clínicos e información sobre medicamentos.

Este tratado no sólo ha mantenido su relevancia académica, sino que se ha convertido en un clásico indispensable para estudiantes y profesionales de la farmacología. La combinación de rigor científico y enfoque pedagógico ha asegurado su aceptación por generaciones de estudiosos. Agradecemos a Editorial Médica Panamericana por su labor editorial, que ha garantizado una obra de gran calidad técnica, y a todos aquellos, maestros, compañeros y alumnos, que han contribuido e inspirado la realización de esta obra. Sin duda, «El Velázquez» seguirá siendo una referencia ineludible en el campo de la farmacología, adaptándose a los futuros avances y necesidades de la ciencia y la medicina.

PEDRO LORENZO FERNÁNDEZ
Catedrático Emérito
Facultad de Medicina
Universidad Complutense de Madrid

Prólogo a la 1.ª edición

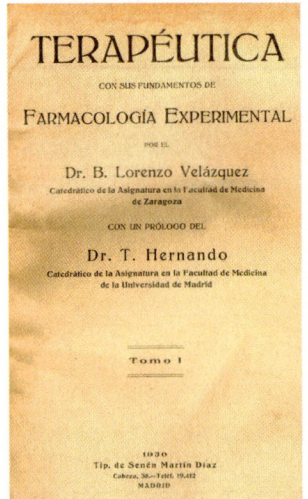

Los farmacólogos y los clínicos de todos los países no dejan de lamentarse de la deficiente preparación de los alumnos y de los médicos en el campo de la Terapéutica. El hecho es cierto y son varios los motivos que lo explican, siendo los dos más importantes las dificultades de su aprendizaje y los defectos de la enseñanza.

Las dificultades que supone el estudio de la Terapéutica dependen de la complejidad de la misma y de la preparación que requiere. Basta sólo recordar que en Terapéutica se estudian los agentes físicos, los climas, los medios psíquicos, los regímenes alimenticios, etc., y, sobre todo, la Terapéutica farmacológica, la más extensa y todavía la más importante de todas, para darse cuenta de la cantidad de conocimientos de física, química, historia natural y sobre todo de fisiología y de clínica médica que se necesitan, que no siempre concurren en el estudiante ni en el médico.

Por otra parte, la enseñanza de la Terapéutica tiene deficiencias, unas comunes a otras asignaturas (excesivo número de alumnos, escaso personal, falta de medios, etc.) y otras que le son específicas y que tratan de corregirse en nuestro país. En efecto, hasta ahora se viene estudiando la Terapéutica en un momento en el que los alumnos no tienen ninguna preparación clínica y, por tanto, no es posible que se den cuenta de las indicaciones de los remedios para enfermedades de las que no conocen ni su nombre. Asimismo, la Terapéutica se estudiaba en un solo curso. En el nuevo plan, por ello hemos trabajado y por fin se ha conseguido, habrá dos cursos de Terapéutica. Uno dedicado a los remedios, sus propiedades y su acción en el organismo: estudio que debe ir inmediatamente después de la Fisiología para que ésta le sirva de base, y, a su vez, la Farmacología experimental constituya un complemento y una ampliación de la misma Fisiología. Finalmente, en el último curso, cuando ya los estudiantes tengan conocimientos de Farmacología y de Clínica médica, se estudiará la Clínica terapéutica, que, naturalmente, será una Clínica médica más, puesto que sin un buen diagnóstico no se puede hacer un tratamiento acertado, pero en esta Clínica se debe discutir, razonar y detallar todo cuanto se relacione con el plan que se aconseje a cada enfermo. Se dirá que en las Clínicas médicas se estudian también las indicaciones de los remedios, pero, sin que esto constituya una crítica para los profesores de clínica, la verdad es que tratan con gran minucia todo cuanto se relaciona con la etiología, la patogenia e incluso la anatomía patológica de las enfermedades; llegan en el arte del diagnóstico a los detalles más pequeños, sin descuidar los métodos de exploración más recientemente descubiertos; hacen también consideraciones respecto al pronóstico, pero, salvando algunas excepciones, cuando se enfrentan al tratamiento suelen limitarse a decir «a este enfermo alimentación lactovegetariana o rica en albuminoides, digital, yoduros, codeína, un hipnótico», dejando al interno recién llegado que prescriba una fórmula, que ya suele ser tradicional en cada Clínica y que pronto aprende todo el personal adscrito a la misma.

Creemos que el momento de aconsejar un tratamiento es, por lo menos, tan importante como aquel en el que se busca un diagnóstico y, si en éste se plantean todas las posibilidades de confusión y se recurre a todos los medios para llegar al conocimiento exacto de la enfermedad, de igual forma deben discutirse y resolverse cuantos problemas plantee el empleo de los remedios.

Ha contribuido también a este abandono de la Terapéutica el que, durante muchos años, ha sido bien visto entre los médicos negar la utilidad de la mayoría de los remedios, lo que era siempre más cómodo que estudiarlos. No es que sintamos un optimismo exagerado, pero creemos que se puede hacer, por el alivio de nuestros pacientes, más de lo que muchos creen y, sobre todo, que nuestro esfuerzo debe orientarse en esta dirección.

El Dr. Velázquez, joven Catedrático de Terapéutica de la Universidad de Zaragoza, ha vivido a nuestro lado todas las dificultades con que nos hemos tropezado en la enseñanza, siendo una de ellas la de no encontrar un libro en el que junto al del estudio farmacológico de los remedios se expusieran las indicaciones de los mismos. Existen libros excelentes de Farmacología experimental y algunos muy válidos de Terapéutica clínica, pero si creemos que deben estudiarse por separado estas dos disciplinas, también estamos convencidos de la necesidad que tienen el médico y el estudiante, cuando llegan a los últimos años, de tener un libro en el que se estudie el medicamento completo, para que, en el momento de plantearse el problema de su indicación, tengan presente todo cuanto se refiere a sus propiedades físicas o químicas, su acción en el organismo, sus peligros, sus indicaciones, sus contraindicaciones y la manera de emplearlo.

El Profesor Velázquez, con quien nos une una entrañable amistad, estuvo a nuestro lado casi desde su entrada en la Facultad de Medicina. Terminada la carrera, por propia iniciativa y siguiendo nuestro consejo, trabajó en el extranjero, perfeccionando y ampliando sus conocimientos, pero en este caso, como en otros, él ha sido su propio maestro. Hasta en los tiempos en los que la suerte le llevó a ejercer la profesión en un pueblo, no abandonó su labor investigadora, viéndose coronado su esfuerzo con la designación para la Cátedra que hoy con tanta competencia regenta.

Con un gran dominio de las técnicas farmacológicas, sin haber abandonado los estudios clínicos, y poseyendo una documentación bibliográfica envidiable, ha emprendido la publicación de este libro, que no será su obra definitiva, pero que puede asegurarse es el más completo y el más modernizado de todos cuantos hoy tenemos.

No se trata de una mera recopilación, lo que ya sería importante y útil en estos tiempos, en los que la bibliografía es enorme y se encuentra dispersa en diversos idiomas, sino, que constantemente el libro se ve salpicado por numerosas observaciones y experimentos originales, de lo que son buena prueba las gráficas y cuadros que ilustran sus diversos capítulos.

La difusión que ha de alcanzar esta obra en nuestro país espero que no sirva para inmovilizar a su autor, sino que sea un estímulo para seguir trabajando, perfeccionándose constantemente a sí mismo.

Madrid, mayo de 1930   TEÓFILO HERNANDO

Índice de capítulos

INTRODUCCIÓN

Historia de la farmacología

D. Gracia Guillén

Conceptos, clasificación

P. Lorenzo Fernández

HISTORIA DE LA FARMACOLOGÍA

El término «terapéutica» de las actuales lenguas romances proviene del griego *therapeía,* que originariamente tuvo el sentido de «servicio» o «cuidado» del culto de los dioses y, más tarde, por extensión, servicio o cuidado de propiedades, de plantas, de personas, etc., de donde, finalmente, adquirió el significado de «servicio o cuidado médico» o, también, «tratamiento médico». El sentido primario de *therapeía* no es, pues, el de tratamiento, sino el de cuidado (de ahí que una palabra derivada de la misma raíz, *therápaina,* signifique en griego sirvienta y, todavía mejor, esclava), y este cuidado no está básicamente relacionado con la medicina, sino con la religión. *Therapeúo* designa el cuidado que presta un sirviente, un amigo, los honores tributados a un dios o a un personaje importante y, sólo en última instancia, el cuidado de un enfermo. Este último es el sentido que tiene en la tradición hipocrática, en la que, sin embargo, siguió distinguiéndose con cierta precisión entre *therapeúo* («tratar o ayudar al enfermo») e *iáomai* («tratar médicamente»). Diríase que con el primero se quiere significar especialmente el cuidado humano del enfermo, en tanto que con el segundo se hace referencia a la ayuda técnica o ayuda médica propiamente dicha. Sólo en el griego tardío acabó identificándose el ámbito semántico de ambos vocablos y se produjo el desplazamiento de *iáomai,* de modo que *therapeúein* significará tanto cuidado como curación. Así pasó al idioma latino, en el que el término *cura* comenzó teniendo también el sentido primitivo de cuidado (opuesto a *incuria*), pero luego, por influencia del griego, la *curatio* acabó teniendo el sentido preciso de tratamiento médico. A partir de entonces, el término médi-co técnico para el tratamiento será *therapeía,* en griego, y *curatio,* en latín.

Otro término de interesante pasado es el de *phármakon.* Es, de nuevo, una palabra griega, que originariamente tuvo el sentido de purgante o purificante. La purificación más primitiva no fue, de nuevo, médica sino religiosa. Por ejemplo, los poemas homéricos hablan de los baños lustrales o purificativos en que se sumergían los griegos a fin de purificar su cuerpo y su alma. Es interesante también recordar que los primeros fármacos fueron los purgantes. Fue más tarde cuando el término amplió su campo semántico hasta significar cualquier producto natural o artificial capaz de procurar la salud o combatir la enfermedad.

A continuación se abordará la historia de los fármacos. Es una historia larga, tan larga como la del propio ser humano. No ha habido época en la que el hombre no haya utilizado sustancias minerales, vegetales o animales con el fin de procurar su salud. De ahí que sea necesario dividirla en diferentes períodos: el propio de las culturas denominadas primitivas, el de las épocas antigua y medieval, el moderno, el contemporáneo y el actual. Cada uno de estos períodos tiene una duración temporal considerablemente menor que el precedente. La aceleración progresiva de la historia hace que cada vez se acumulen más novedades en secuencias temporales menores.

Culturas primitivas: farmacoterapia «empírica» y «mágica»

La primera farmacología fue sin duda empírica. *Empeiría* es otro término griego que significa «experiencia». La experiencia no es prerrogativa de los seres humanos. También los animales tienen experiencia. Al comienzo del libro primero de la *Metafísica* dice Aristóteles que la experiencia es el resultado de la *aístesis* o sensación y la *mnéme* o memoria. Y ambas cosas se hallan presentes en los animales. Por eso van acumulando experiencia. Un refrán castellano dice que «el gato escaldado, del agua fría huye». Eso es experiencia. Pues bien, la medicina empírica más primitiva de los seres humanos debió de ser prácticamente idéntica a la medicina animal. Es un hecho sabido que los animales conocen ciertas plantas medicinales y las usan, sobre todo, como purgantes y eméticos. Los seres humanos más primitivos debieron de hacer lo mismo desde los inicios de su existencia sobre la Tierra. Y con el tiempo irían aumentando esa experiencia.

Suele afirmarse con cierta frecuencia que la farmacología más primitiva hubo de tener carácter mítico o mágico. Hay muchas razones para afirmar que eso no pudo ser así. Es algo perfectamente atestiguado que los seres humanos más primitivos, como los Australopitécidos, no tuvieron ningún tipo de creencia religiosa o moral. En su cultura no hay rastro alguno que permita inferir su creencia en ultratumba. No enterraban a sus muertos, ni hay signos de ritos impetratorios o de otro tipo. Ni la magia, ni los ritos religiosos parecen estar presentes. Éstos no comienzan a ser frecuentes hasta los Neandertales. Entonces es cuando debieron de generalizarse los ritos mágicos y religiosos de carácter curativo. La enfermedad se concibió como castigo por pecados cometidos, o como posesión por espíritus malignos, o como pérdida parcial del alma, y la terapéutica se hizo consistir, bien en la penitencia para expiar los pecados, bien en los ritos de neutralización de los espíritus malignos, bien en el fortalecimiento del alma del paciente.

Una mezcla de empirismo y magia es la que dio lugar a la teoría de las «signaturas», básica para entender toda la farmacología primitiva. Las cosas de la naturaleza tienen distintas formas, colores, tamaños, etc. Estas características no son meramente accidentales o casuales, sino que obedecen a designios a la postre divinos. Por todas esas cualidades hablan las cosas, y a través de ellas hablan los propios poderes ocultos, las deidades. De ahí la importancia de saber interpretar esos signos. Ése es el origen de la teoría de las signaturas. En el caso de la terapéutica farmacológica, ello llevó a pensar que las cosas que se parecen a otras bien por su color, o por su tamaño, o por su forma, etc., van a ser buenas para ellas. Por lo tanto, cuando aparece una enfermedad en una parte anatómica dotada de cierta forma o color, tendrá su remedio en otro producto de la naturaleza, generalmente una planta, que sea semejante por su forma, color, etc. Las amapolas son de color rojo y tienen una forma que las asemeja a la vulva femenina, y, por lo tanto, han de ser buenas para las afecciones que asientan en ella, etc. La teoría de las signaturas se encuentra en muchos pueblos primitivos y ha llegado prácticamente hasta nosotros en las tradiciones farmacológicas más populares, incluso de los países de cultura occidental. El principio del que parten es el que suele conocerse con el nombre de «homeopático» «simpático» o curación por los similares: *similia similibus curantur*.

En resumen, pues, cabe decir que durante la mayor parte de la historia de la humanidad, la terapéutica en general ha sido, por una parte, empírica y, por otra, mítica y mágica.

Sólo en Grecia se dio el salto a un nuevo tipo de concepción de las cosas en general, y de la enfermedad y su remedio, en particular. Es lo que caracteriza a la cultura occidental y a su medicina frente a todas las demás.

Cultura clásica: farmacología «científica» y «técnica»

La idea básica y generatriz de toda la cultura occidental es la de *physis* o naturaleza. Todos los fenómenos que las otras culturas interpretaban con categorías sobrenaturales, los griegos aprendieron a entenderlas en términos de naturaleza. La naturaleza es la estructura interna de las cosas y, por lo tanto, cuando aparece una enfermedad, lo que hay que pensar es que el orden de la naturaleza interna del cuerpo humano se halla alterado. Frente a las interpretaciones sobrenaturales propias de las culturas primitivas, la interpretación naturalista es típica de la cultura occidental.

A partir del concepto de naturaleza, la cultura occidental fue elaborando todo un «saber» o una «ciencia». De lo que se trataba era de superar las categorías que la humanidad había manejado hasta ese momento, el empirismo y la magia. Frente a ellas, ahora aparecen dos nuevos tipos de conocimiento, el «científico» y el «técnico».

Epistéme, ciencia, es un saber apodíctico, cierto y universal sobre la naturaleza. Que este tipo de saber es posible, lo demuestra el caso de las matemáticas. Los teoremas matemáticos pueden demostrarse y, una vez demostrados, es claro que son universalmente válidos. La matemática es, pues, un saber cierto y universal. ¿Por qué no hacer lo mismo con nuestro saber sobre la naturaleza? En última instancia, cabe concebirla con categorías matemáticas. No es un azar que Platón exigiera que los habitantes de su ciudad ideal supieran matemáticas. Las cosas naturales, por ejemplo, han de estar compuestas de unos elementos básicos y últimos, como los puntos de la geometría o los números en matemáticas. Estos puntos fueron denominados átomos por Demócrito y Leucipo. Pero la teoría que triunfó en la Antigüedad fue otra distinta, que propuso Alcmeón de Crotona. Según ella, todo estaría compuesto por cuatro elementos, aire, agua, fuego y tierra, cada uno de los cuales tendría dos cualidades distintas. El aire sería cálido y húmedo, el fuego cálido y seco, la tierra fría y seca y el agua fría y húmeda. Todas las cosas de la naturaleza inorgánica estarían compuestas en distintas proporciones por estos cuatro elementos. En los seres vivos esos elementos serían los constitutivos de los humores, que funcionarían a modo de elementos biológicos básicos: bilis, atrabilis, sangre y flema. En la bilis predominaría el elemento fuego, en la atrabilis el elemento tierra, en la sangre el aire y en la flema el agua. La salud consistiría en el equilibrio de estos humores y de sus correspondientes cualidades, y la enfermedad, en su desequilibrio.

Esto es fundamental para entender la terapéutica que aplicaron los médicos griegos. Lo mismo que las partes del cuerpo y el cuerpo como un todo tienen una complexión o temperamento determinado, que será más cálido y húmedo, o más cálido y seco, o más frío y húmedo, o más frío y seco, según predominen los elementos aire, fuego, agua o tierra, y los humores sangre, bilis, flema o bilis negra, así también sucede con los minerales, las plantas y los animales, que también tienen una mayor o menor proporción de los elementos cosmológicos y, por lo tanto, un predominio de unas cualidades sobre otras. Quiere esto decir que podrán servir para equilibrar el desequilibrio que la enfermedad ha provocado en los órganos, con la condición de que las cualidades predominantes en los remedios sean las opuestas a las que predominan en los órganos enfermos, de modo que unas equilibren a otras y, así, se logre la armonía en que consiste la salud. Esto significa que el principio básico de la terapéutica farmacológica antigua no fue el homeopático, como en las épocas anteriores, sino el principio denominado antipático: *contraria contrariis curantur*, las cosas contrarias curan a las cosas contrarias. Con el paso del tiempo se fue estableciendo un sistema bastante complejo, en el que la intensidad de las cualidades de los fármacos se ordenaba en una escala de cuatro grados, del más suave al más enérgico. Cada cualidad tenía su grado, de modo que el fármaco tenía una complexión o temperamento resultante de la mezcla de las cualidades de sus elementos. De este modo podía saberse la complexión del fármaco y hacerla complementaria de la complexión del órgano u organismo enfermo.

Los denominados simples farmacológicos, es decir, los productos con valor terapéutico tal como se encuentran en la naturaleza, pueden pertenecer a tres reinos, el mineral, el vegetal y el animal. La experiencia con los minerales fue por lo general muy negativa, habida cuenta de la elevada toxicidad de muchos de ellos. De ahí que la farmacopea antigua se sirviera, sobre todo, de los vegetales. Partió de la tesis de que los minerales son tan desemejantes al ser humano, que más que fármacos son venenos, y que los animales son tan semejantes a él, que más que fármacos son alimentos. Por esta razón, la auténtica farmacia fue el reino vegetal. Ella fue la que proveyó de los elementos básicos que habían de utilizarse en la elaboración de los fármacos compuestos.

El principio básico de la farmacopea antigua, como ya se ha explicado, es el de la antipatía. Al tener cualidades opuestas a las de la enfermedad, los fármacos son productos que actúan de modo muy enérgico. Esto los hacía adecuados en las enfermedades, pero no en todas aquellas otras situaciones en las que los pacientes no estaban sanos, pero tampoco cabía considerarlos enfermos. Son los estados que los antiguos consideraron intermedios entre la salud y la enfermedad, o neutros. Así ocurre durante la infancia y la vejez y también en ese período en el que el paciente ya no está enfermo, pero tampoco cabe considerarse sano. Es la fase de convalecencia. En todas esas situaciones no es conveniente aplicar remedios drásticos sino, muy al contrario, remedios suaves. Ésta es la razón de que, en tales casos, se utilizara el principio simpático u homeopático, *similia similibus curantur*. Como en todas esas situaciones los pacientes están delicados, hay que darles remedios suaves, que más que remedios parecen alimentos.

Queda un último tema, el de la preparación de los fármacos compuestos. Los simples farmacológicos, tal como se dan en la naturaleza, no tienen muchas veces las cualidades en el grado que se considera necesario para hacer frente a una enfermedad determinada. En esos casos, es necesario mezclar simples farmacológicos con cualidades y grados conocidos, a fin de que el compuesto tenga las cualidades y grados que se buscan, es decir, la complexión opuesta a la del órgano enfermo. El virtuosismo en la preparación de compuestos llegó a niveles casi inconcebibles. La famosa triaca magna llegó a prepararse con más de 100 simples farmacológicos.

Esto último demuestra que, además de una *epistéme* o ciencia de los fármacos, hubo también una *téchne* o técnica de su preparación. Fue la técnica farmacéutica mediante la cual se elaboraba el fármaco a la vista de la evaluación de la enfermedad que hiciera el médico. Tal fue la base de lo que los griegos denominaron *éndeixis* o «indicación». A partir de ahí, el farmacéutico tenía que preparar el fármaco siguiendo las reglas del arte. Es lo que en la Edad Media se denominó el *modus faciendi*. Hay, finalmente, otras reglas del arte, relativas a la aplicación del fármaco al enfermo. Es el denominado *ordo medicandi*.

En conclusión, pues, hay que afirmar que la medicina griega elevó la farmacología del rango empírico y mágico en el que se hallaba hasta entonces, a otro que cabe denominar, con toda precisión, científico y técnico. Aparecieron la ciencia del fármaco y la técnica de su preparación y administración, y ya no se perderían nunca a todo lo largo de la cultura occidental.

Cultura moderna: orígenes de la nueva farmacología

Entre los siglos XVI y XVIII se sentaron las bases de la nueva farmacología. El viejo sistema puesto a punto por los médicos griegos fue cediendo paso a otro elaborado conforme a los cánones de la «nueva ciencia,» es decir, de la ciencia experimental. La sustitución fue paulatina, y sólo en el siglo XIX adquirió una estructura sistemática comparable a la que poseía el modelo antiguo. Sin embargo, las bases de este cambio hay que situarlas, tanto en farmacología como en todas las demás ramas de la medicina, en el período que se extiende desde comienzos del siglo XVI a finales del siglo XVIII.

Una primera novedad la constituyó el descubrimiento de América, de donde llegaron a Europa alimentos muy importantes, como la patata o el maíz, y también nuevas plantas medicinales, completamente desconocidas para la farmacología tradicional. La materia médica antigua y medieval estaba compuesta de plantas propias de la cuenca mediterránea y de las rutas asiáticas. Éstos son los productos que pueden encontrarse en la *Materia medica* de Dioscórides, el más importante tratado de simples farmacológicos de toda la tradición antigua y medieval.

El descubrimiento de América supuso una importante ampliación del número de plantas con valor curativo real o pretendido. Los cronistas españoles de Indias describieron minuciosamente las diferentes plantas que encontraron en el Nuevo Mundo, así como las acciones farmacológicas a ellas atribuidas por los indígenas. Especialmente significativa fue la labor de catalogación de nuevas plantas medicinales llevada a cabo por Nicolás Monardes en su *Historia medicinal de las cosas que se traen de nuestras Indias Occidentales* (1565-1574). Así, se introdujeron en la farmacopea europea el guayaco, la jalapa, los bálsamos del Perú y de Tolú, la zarzaparrilla americana, el tabaco, la coca y, sobre todo, la quina, que muy pronto se convertiría en el fármaco por antonomasia en el tratamiento de las fiebres. Es importante recordar que para la patología clásica la fiebre no es un síntoma sino una enfermedad o, mejor, todo un género de enfermedades, ya que había distintas especies de fiebres, continuas, intermitentes, cotidianas, tercianas, cuartanas, etc. Las fiebres eran las enfermedades más importantes, ya que afectaban al cuerpo entero y no sólo a uno de sus órganos, como sucede en otras muchas enfermedades. De ahí que se las considerara las enfermedades más importantes. Pues bien, la infusión de quina se comportó como un eficaz febrífugo. Hoy sabemos que es un fármaco etiológico contra el plasmodio causante del paludismo o malaria, y sintomático en los demás tipos de fiebres. Su importancia durante todo el siglo XVII fue de tal envergadura que difícilmente puede ser sobreestimada.

Algo similar sucedió en el siglo XVIII con la digital por obra de William Withering (1741-1791). Su administración permitió tratar por vez primera con eficacia las insuficiencias cardíacas y, con ello, aliviar el sufrimiento de muchos pacientes que presentaban edemas y anasarcas. El adecuado control de la insuficiencia cardíaca permitió un mejor retorno venoso y, por consiguiente, la disminución de los edemas en las extremidades. Sin embargo, había otros edemas que permanecían refractarios al efecto de la digital. Fue R. Bright (1789-1858), en el siglo XIX, quien diferenció los edemas debidos a la insuficiencia cardíaca de los provocados por insuficiencia renal. La digital, evidentemente, mejoraba los primeros, pero era completamente ineficaz en los segundos.

Otra novedad importante acontecida en el siglo XVIII fue la organización de la materia médica con los nuevos criterios taxonómicos introducidos por Linneo. Esto desbancó definitivamente los viejos tratados de simples medicinales existentes hasta entonces. La obra fundamental en este sentido fue la *Censura simplicium,* de J. Carlbohm (1753), un discípulo de Linneo.

A pesar de todas estas novedades, el hallazgo de fármacos siguió siendo puramente azaroso y empírico. Además, la determinación de su efecto terapéutico quedaba sujeta a la estimación puramente subjetiva de los profesionales. No había un método adecuado para demostrar la eficacia real de un producto. Los primeros ensayos de validación experimental de fármacos no aparecieron hasta bien entrado el siglo XVIII, y siempre de forma esporádica. El ejemplo paradigmático del nuevo estilo, que habría de adquirir una importancia inusitada más tarde, fue el experimento que llevó a cabo en 1747 James Lind, un médico de la armada británica, que seleccionó a doce marinos con escorbuto y los distribuyó en grupos de dos. A cada uno de ellos se le administró una de las medicaciones recomendadas para el escorbuto. Dos marineros recibieron naranjas y limones. A los pocos días pudo constatarse que éstos mejoraban visiblemente, a diferencia de lo que les sucedía a sus compañeros. A pesar de ello, Lind siguió considerando que algunas de las terapias clásicas podían ser beneficiosas para los pacientes.

Cabe destacar un último acontecimiento, que fue el rebrote en el tránsito del siglo XVIII al XIX del principio homeopático, es decir, del *similia similibus curantur,* por obra de Samuel Hahnemann (1755-1843). En 1790, Hahnemann tomó varias dosis de quina, el medicamento entonces usado para curar la malaria. Pudo comprobar en sí mismo que provocaba síntomas muy parecidos a los propios de la fiebre. De ahí dedujo que la quina era eficaz contra la malaria porque podía producir efectos similares en la población

sana. El rebrote de la homeopatía es buena muestra de la necesidad de explorar nuevos caminos, consustancial a toda la farmacología moderna.

Cultura contemporánea: aparición de la «farmacología experimental»

De todas las vías abiertas durante el período moderno, una acabaría imponiéndose claramente sobre todas las demás. Fue la experimental, la que partía del principio de que nada podía considerarse terapéutico si antes no había demostrado su eficacia, y que ésta sólo podía conocerse a través de experimentos especialmente diseñados para ese fin. Tal fue el origen de la «farmacología experimental», la gran conquista del siglo XIX. Frente a la teoría homeopática o de los similares y a la doctrina antipática o de los contrarios, la farmacología experimental se elaboró de acuerdo con un tercer principio, el denominado principio alopático, *diversa diversiis curantur.* Y el método para identificar esas sustancias diversas de carácter curativo para el ser humano, no podía ser otro que la experimentación.

Esa experimentación debía constar de varias fases. Una primera era el aislamiento de productos químicos purificados, cuyas propiedades farmacológicas luego se quería analizar. La nueva química, que se había ido poniendo a punto en el siglo XVIII, permitía superar la vieja tradición de los tratados de simples farmacológicos y abrir una nueva etapa. Los simples no eran ahora plantas, minerales o animales, sino productos químicos purificados. Unas veces, dichos productos químicos eran el resultado de la purificación de principios activos presentes en los simples farmacológicos recibidos de la tradición. Así, del café se extrajo el principio activo cafeína (1820), de la quina, la quinina (1820), de la digital, la digitalina (1854), etc. Así se introdujeron también la morfina (1805), la atropina (1831), la estrofantina (1870) y la cocaína (1888), entre otros.

Pero los químicos no se contentaron con extraer de la naturaleza los productos activos purificados. Querían también producirlos sintéticamente en el laboratorio, o elaborar por el mismo procedimiento, la síntesis química, otros no existentes en la naturaleza. La primera síntesis química que se consiguió en el laboratorio fue la de la urea a partir del cianato amónico, obra de Wöhler, en 1828. A partir de allí se inició la síntesis de nuevos productos químicos, muchos de ellos con acciones farmacológicas claras. Así se introdujeron los primeros hipnóticos: cloral (1869), sulfonal (1885), veronal (1905), luminal (1911); los antirreumáticos: ácido salicílico (1860), ácido acetilsalicílico (1899); los antitérmico-analgésicos: antipirina (1884), piramidón (1894); los anestésicos locales: estovaína (1904), etcétera.

La vieja materia médica, pues, se bate en retirada ante el empuje de la nueva química, natural y de síntesis. Estos nuevos productos químicos aislados en el laboratorio tienen que ser probados en animales, a fin de verificar si poseen, o no, propiedades farmacológicas. Es la tarea que lleva a cabo la denominada farmacología experimental. Para ello pone a punto unos métodos nuevos, recibidos principalmente de la fisiología. De lo que se trata es de conocer el efecto de las nuevas sustancias químicas sobre el organismo, en especial el modo en que alteran sus funciones. Se quiere saber si una sustancia produce taquicardia o bradicardia, si aumenta o disminuye la tensión vascular, es decir, cuáles son sus efectos farmacológicos.

Para lograr dicho objetivo, tuvieron que ponerse a punto nuevas técnicas de laboratorio. Dos fueron las principales, una surgida en Francia y la otra en Alemania. Los médicos franceses, con M. J. B. Orfila (1787-1833) y F. Magendie (1783-1855) a la cabeza, estandarizaron los métodos de la naciente toxicología. Éstos consistían en aplicar sustancias químicas por diferentes vías a animales de experimentación, a fin de comprobar experimentalmente sus efectos. La escuela alemana, por el contrario, prefirió utilizar órganos animales aislados. Para ello hubo de poner a punto una solución que permitía mantenerlos en condiciones fisiológicas, el denominado líquido de Ringer. A su vez, la introducción por Ludwig del aparato de registro conocido con el nombre de quimógrafo permitió registrar gráficamente las variaciones en la función del órgano que producía su contacto con diferentes sustancias químicas. El resultado de esto fue el nacimiento de la farmacología experimental, un invento básicamente alemán, en el que colaboraron R. Buchheim (1820-1879), creador del primer laboratorio de farmacología experimental en la Universidad de Dorpat, K. Binz (1832-1912), profesor en Bonn, y O. Schmiedeberg (1834-1921). Desde su cátedra de la Universidad de Estrasburgo, este último se convirtió, durante la segunda mitad del siglo XIX, en la figura indiscutida de la especialidad. Por su departamento pasaron jóvenes médicos de muchos países que habían de difundir el espíritu y las técnicas de la farmacología experimental a todo el mundo.

Farmacología del siglo XX: «terapéutica experimental»

El paso del siglo XIX al XX se acompañó de novedades fundamentales. Una –la más importante– fue la aparición de una nueva disciplina, la terapéutica experimental, obra de Paul Ehrlich (1854-1915). Por tal entiende Ehrlich una ciencia que tenga en cuenta la proteiforme complejidad de la enfermedad humana y se halle, por lo tanto, íntimamente relacionada con la actividad clínica. Hay, sí, con anterioridad una farmacología de laboratorio. Esto no sólo no lo niega Ehrlich, sino que lo practica de modo sistemático. Pero la farmacología, al menos entendida al modo clásico, al modo del siglo XIX, era incompleta; necesitaba un complemento, la clínica. Junto a la farmacología experimental era preciso elaborar una auténtica terapéutica clínica, que no experimentara en animales sanos sino también en animales enfermos, para determinar si, efectivamente, el producto ensayado neutralizaba verdaderamente la causa de la enfermedad, o no. Es más, Ehrlich se vio obligado a utilizar no sólo animales enfermos sino también seres humanos enfermos, de modo que la farmacología ya no se hará exclusivamente en el laboratorio sino también en la cama del enfermo; en otras palabras, la cama del enfermo se convierte de algún modo en laboratorio. A partir de Ehrlich, y a lo largo de todo el siglo XX, la terapéutica clínica se desarrolló de modo progresivo e ininterrumpido, hasta llegar a convertirse en una especialidad perfectamente constituida.

En 1907, Ehrlich pronunció en el Royal Institute of Public Health de Londres la *First Harben Lecture*. Todos sabemos –dice al comienzo de la conferencia– que desde mediados del siglo XIX se han venido obteniendo fármacos sintéticos y semisintéticos. Pero estos fármacos –dice– sólo actúan sobre los síntomas de la enfermedad, no sobre la enfermedad misma. Es una terapéutica puramente sintomática. Desde el tiempo de Morgagni –añade– sabemos que el verdadero patólogo es aquel que estudia *de sedibus et causis morborum,* las localizaciones y causas de las enfermedades, es decir, el que hace una patología etiológica. Del mismo modo, es preciso que la terapéutica deje de ser puramente sintomática para hacerse etiológica, utilizando un lema prácticamente idéntico al de Morgagni, que Ehrlich formula así: *de sedibus et causis farmacorum,* sobre el lugar de acción y el modo causal de actuación de los fármacos. La farmacología experimental se corona, así, con la terapéutica clínica.

Esto llevó a Ehrlich a elaborar un amplio programa de investigación, tendente a encontrar lo que él dio en llamar «balas mágicas», productos químicos de síntesis que se fijaran en ciertas estructuras biológicas, aquellas que se querían destruir (p. ej., los microorganismos patógenos que infectan el organismo), dejando indemnes todas las demás. De este modo, se lograría el fármaco completamente «específico». Como es bien sabido, Ehrlich centró su atención en la sífilis y buscó un producto químico que matara al *Treponema pallidum.* Tras múltiples ensayos, lo encontró en el dioxidiamidoarsenobenzol o salvarsán (1909), al que siguió años después otro fármaco derivado de él y con menores efectos secundarios, el neosalvarsán (1912).

La introducción de la terapéutica experimental tuvo varias consecuencias fundamentales. La primera fue la aparición de la industria de los específicos. Ya no era posible seguir con la preparación de medicamentos mediante el viejo sistema de las fórmulas magistrales. Ahora se requerían complejos laboratorios de síntesis química, así como plantas de producción industrial de los nuevos específicos. De este modo, la industria del fármaco, incipiente en la segunda mitad del siglo XIX, cobra enorme importancia y no hace más que crecer a lo largo de todo el siglo XX.

A la vez, se hace necesaria la experimentación clínica de los fármacos, tanto en animales como en seres humanos. Ésta es la segunda de las características de la farmacología del siglo XX. Especial importancia merece la experimentación en seres humanos, a fin de comprobar el efecto terapéutico de los nuevos fármacos. Surge así el concepto de «investigación clínica», entendiendo por tal la que se realiza con seres humanos, no con el objeto de producirles un bien sino de aumentar nuestro conocimiento sobre los efectos farmacológicos de las sustancias. Las atrocidades acaecidas en los campos de concentración durante el período del nazismo hicieron que, desde mediados de siglo, este tipo de actividad estuviera cada vez más sometida a regulaciones muy estrictas, tanto nacionales como internacionales.

La tercera gran novedad de esta centuria fue la puesta a punto de la nueva metodología para la investigación en seres humanos, el «ensayo clínico», término introducido en 1931. La teoría estadística que le servía de base se fue poniendo a punto durante las primeras décadas de la centuria, gracias a estadísticos como William S. Gosset (1908) y Ronald A. Fisher (1925, 1935). Pero la síntesis final fue obra de Sir Austin Bradford Hill, quien en 1937 publicó su libro *Principles of*

Medical Statistics. El ensayo clínico sobre la eficacia de la estreptomicina que se llevó a cabo el año 1946 y que fue diseñado por Bradford Hill fue el primer estudio experimental controlado y aleatorizado de un fármaco. Durante toda la segunda mitad del siglo xx, ese método ha permanecido invariable en sus principios fundamentales, si bien han ido introduciéndose modificaciones perfectivas en varios puntos importantes.

La cuarta y última novedad de la farmacología del siglo xx está relacionada con la ética. El nuevo ensayo clínico exigía utilizar seres humanos con un objetivo directo distinto del que siempre había considerado correcto la ética médica. Lo que ahora se buscaba no era beneficiar al paciente sino aumentar nuestro conocimiento sobre una sustancia, incluso con perjuicio para el sujeto de experimentación. Esto dio lugar a grandes disputas sobre la licitud o ilicitud moral de tales procedimientos. Resultado de ello fue la puesta a punto de toda una nueva ética de la investigación con seres humanos. Los conceptos fundamentales fueron establecidos por la *National Commission* de Estados Unidos entre 1974 y 1978.

La convergencia de todos estos factores determinó que durante el siglo xx se pusiera a punto una amplísima variedad de fármacos específicos. Continuando la línea abierta por Ehrlich, G. Domagk introdujo en el arsenal terapéutico las sulfamidas (1932), y en los años cuarenta, Sir Alexander Fleming (1881-1955) inició la serie de los antibióticos con la penicilina, que más tarde amplió S. A. Waksman en 1944 con la estreptomicina. Además de estas líneas, se desarrollaron todas las que hoy constituyen un tratado de farmacología: analgésicos, anestésicos, neurolépticos, antidepresivos, etcétera.

El enorme desarrollo de la farmacología específica durante el siglo xx no hubiera sido posible sin el importante incremento de la riqueza y el nivel de vida de los países occidentales durante esta centuria, que aumentó el poder adquisitivo de su población y de ese modo dinamizó el mercado farmacéutico. A eso hay que añadir el hecho de que en muchos países occidentales, sobre todo en los europeos, se generalizaran los seguros públicos y universales de asistencia sanitaria, que al financiar el gasto farmacéutico con fondos públicos hizo posible el acceso de las clases menos favorecidas a todo tipo de prestaciones, incluidas las económicamente más onerosas.

El siglo xxi: ¿una nueva revolución farmacológica?

En la nueva centuria estamos asistiendo a una nueva revolución farmacológica, y el viejo sueño de Ehrlich de encontrar balas mágicas que neutralicen los elementos dañinos para el ser humano sin provocar efectos secundarios en el resto del organismo está cada vez más cerca. De la búsqueda de medicamentos *genéricos* o *específicos* se ha pasado a la llamada *medicina de precisión*, que intenta recabar el mayor número de datos posibles de cada paciente para proporcionarle el mejor tratamiento en el momento adecuado de su enfermedad. Esto se debe al conocimiento cada vez más preciso de la información genética y del modo como pequeñas variaciones en nucleótidos aislados o en genes completos generan predisposiciones a padecer ciertas enfermedades o producen enfermedades concretas. El hecho de que la falta o la alteración de un gen haga imposible la síntesis de una proteína

permite hoy a la ciencia elaborar artificialmente esa misma proteína e introducirla en el organismo a modo de fármaco. Se sabe también que las variaciones alélicas por cambio de nucleótidos específicos determinan que ciertos individuos sean más susceptibles que otros a ciertos fármacos y que, por lo tanto, para ellos sean más o menos eficaces o tóxicos en menor o mayor medida. De este modo, parece cada vez más cercano el día en que la especificidad farmacológica pasará de ser genérica a convertirse en individual. No se trata sólo de saber si un fármaco determinado es específico contra una enfermedad concreta, sino si es el medicamento adecuado para un paciente determinado.

Sea de esto lo que fuere, de lo que no hay duda es de que la farmacología seguirá ganando en eficacia y seguridad en el próximo futuro, y de que el arsenal terapéutico ganará en riqueza, seguridad y eficacia a lo largo de los años.

CONCEPTOS, CLASIFICACIÓN

Conceptos

La **farmacología** (del griego *pharmakon*, fármaco, medicamento, y *logos*, tratado) es la parte de las ciencias biomédicas que estudia las propiedades de los fármacos y sus acciones sobre el organismo.

Existen tres términos que a menudo se utilizan como sinónimos, aunque tienen significados distintos: fármaco, medicamento y droga.

Fármaco. Además de su significado primitivo como purgante o purificante, actualmente y en sentido genérico, fármaco es toda sustancia química que al interactuar con un organismo vivo da lugar a una respuesta, sea ésta beneficiosa o tóxica.

Medicamento. Toda sustancia química que es útil en el diagnóstico, tratamiento y prevención de enfermedades o de síntomas o signos patológicos o que es capaz de modificar los ritmos biológicos. El medicamento sería un fármaco útil con fines médicos.

Droga. En sentido clásico, se refiere a una sustancia, generalmente de origen vegetal, tal como la ofrece la naturaleza u obtenida a partir de sencillas manipulaciones, siendo el *principio activo* la sustancia responsable de la actividad farmacológica de la droga. También se utiliza incorrectamente el término «droga» como sinónimo de medicamento por traducción literal del vocablo inglés *drug*. Suele decirse que los ingleses, impulsores y pioneros en el desarrollo de la farmacología, nunca utilizan la palabra fármaco (*pharmaco*), sino el término *drug*. (Son muchos los términos médicos traducidos literalmente del inglés e introducidos impropiamente en la terminología médica española.)

Otra acepción del término «droga» es la referida a las drogas de abuso, de empleo muy frecuente dada la importancia creciente de la drogodependencia en la farmacotoxicología. En este texto se utilizarán como sinónimos los términos fármaco y medicamento, reservando el de droga para las drogas de abuso.

El Real Decreto Legislativo 1/2015, de 24 de julio, aprueba el texto de la Ley de Garantías y Uso Racional de los

Medicamentos y Productos Sanitarios e introduce las definiciones que se reproducen a continuación.

Medicamento de uso humano. Toda sustancia o combinación de sustancias que se presente como poseedora de propiedades para el tratamiento o prevención de enfermedades en seres humanos o que pueda usarse en seres humanos o administrarse a seres humanos con el fin de restaurar, corregir o modificar las funciones fisiológicas ejerciendo una acción farmacológica, inmunológica o metabólica, o de establecer un diagnóstico médico.

Medicamento veterinario. Toda sustancia o combinación de sustancias que se presente como poseedora de propiedades curativas o preventivas con respecto a las enfermedades animales o que pueda administrarse al animal con el fin de restablecer, corregir o modificar sus funciones fisiológicas ejerciendo una acción farmacológica, inmunológica o metabólica, o de establecer un diagnóstico veterinario. También se considerarán «medicamentos veterinarios» las «premezclas para piensos medicamentosos» elaboradas para ser incorporadas a un pienso.

Principio activo o sustancia activa. Toda sustancia o mezcla de sustancias destinadas a la fabricación de un medicamento y que, al ser utilizadas en su producción, se convierten en un componente activo de dicho medicamento, destinado a ejercer una acción farmacológica, inmunológica o metabólica con el fin de restaurar, corregir o modificar las funciones fisiológicas, o de establecer un diagnóstico.

Excipiente. Todo componente de un medicamento distinto del principio activo y del material de acondicionamiento.

Materia prima. Toda sustancia –activa o inactiva– empleada en la fabricación de un medicamento, ya permanezca inalterada, se modifique o desaparezca en el transcurso del proceso.

Forma galénica o forma farmacéutica. La disposición a que se adaptan los principios activos y excipientes para constituir un medicamento. Se define por la combinación de la forma en la que el producto farmacéutico es presentado por el fabricante y la forma en la que es administrado.

Medicamento genérico. Todo medicamento que tenga la misma composición cualitativa y cuantitativa en principios activos y la misma forma farmacéutica y cuya bioequivalencia con el medicamento de referencia haya sido demostrada por estudios adecuados de biodisponibilidad. Las diferentes sales, ésteres, éteres, isómeros, mezclas de isómeros, complejos o derivados de un principio activo se considerarán un mismo principio activo, a menos que tengan propiedades considerablemente diferentes en cuanto a seguridad y/o eficacia. Las diferentes formas farmacéuticas orales de liberación inmediata se considerarán una misma forma farmacéutica. El solicitante podrá estar exento de presentar los estudios de biodisponibilidad si puede demostrar que el medicamento genérico satisface los criterios pertinentes definidos en las correspondientes directrices detalladas.

Producto intermedio. El destinado a una posterior transformación industrial por un fabricante autorizado.

Fórmula magistral. El medicamento destinado a un paciente individualizado, preparado por un farmacéutico o bajo su dirección, para cumplimentar expresamente una prescripción facultativa detallada de los principios activos que incluye, según las normas de correcta elaboración y control de calidad establecidas al efecto, dispensado en oficina de farmacia o servicio farmacéutico y con la debida información al usuario en los términos previstos en el artículo 42.5.

Preparado oficinal. Medicamento elaborado según las normas de correcta elaboración y control de calidad establecidas al efecto y garantizado por un farmacéutico o bajo su dirección, dispensado en oficina de farmacia o servicio farmacéutico, enumerado y descrito por el Formulario Nacional, destinado a su entrega directa a los enfermos a los que abastece dicha farmacia o servicio farmacéutico.

Medicamento en investigación. Forma farmacéutica de un principio activo o placebo que se investiga o se utiliza como referencia en un ensayo clínico, incluidos los productos con autorización cuando se utilicen o combinen, en la formulación o en el envase, de forma diferente a la autorizada, o cuando se utilicen para tratar una indicación no autorizada o para obtener más información sobre un uso autorizado.

Producto sanitario. Cualquier instrumento, dispositivo, equipo, programa informático, material u otro artículo, utilizado solo o en combinación, incluidos los programas informáticos destinados por su fabricante a finalidades específicas de diagnóstico y/o terapia y que intervengan en su buen funcionamiento, destinado por el fabricante a ser utilizado en seres humanos con fines de:

1. Diagnóstico, prevención, control, tratamiento o alivio de una enfermedad.
2. Diagnóstico, control, tratamiento, alivio o compensación de una lesión o de una deficiencia.
3. Investigación, sustitución o modificación de la anatomía o de un proceso fisiológico.
4. Regulación de la concepción.

Y que no ejerza la acción principal que se desee obtener en el interior o en la superficie del cuerpo humano por medios farmacológicos, inmunológicos ni metabólicos, pero a cuya función puedan contribuir tales medios.

Producto de cuidado personal. Sustancia o mezcla que, sin tener la consideración legal de medicamento, producto sanitario, cosmético o biocida, está destinada a ser aplicada sobre piel, dientes o mucosas del cuerpo humano con finalidad de higiene o de estética o para neutralizar o eliminar ectoparásitos.

Producto cosmético. Toda sustancia o mezcla destinada a ser puesta en contacto con las partes superficiales del cuerpo humano (epidermis, sistema piloso y capilar, uñas, labios y órganos genitales externos) o con los dientes y las mucosas bucales, con el fin exclusivo o principal de limpiarlos, perfumarlos, modificar su aspecto, protegerlos, mantenerlos en buen estado o corregir los olores corporales.

Medicamento falsificado. Cualquier medicamento cuya presentación sea falsa con respecto a:

1. Su identidad, incluidos el envase y etiquetado, el nombre o composición en lo que respecta a cualquiera de sus componentes, incluidos los excipientes, y la dosificación de dichos componentes.
2. Su origen, incluidos el fabricante, el país de fabricación, el país de origen y el titular de la autorización de comercialización.
3. Su historial, incluidos los registros y documentos relativos a los canales de distribución empleados.

Clasificación de la farmacología

Aunque son variados los enfoques que se pueden dar a la clasificación de la farmacología y numerosas las posibles subdivisiones, utilizaremos la siguiente clasificación:

Farmacognosia o materia médica. Estudia el origen y las características botánicas, fisicoquímicas, organolépticas y otras, que las identifiquen, de las drogas (generalmente de origen vegetal) y el producto de su sencilla manipulación.

Farmacología química. Estudia la estructura química de los fármacos, los procesos de obtención y síntesis y la relación estructura-actividad farmacológica.

Farmacotecnia o farmacia galénica. Se ocupa de la adecuada preparación de los medicamentos para su utilización terapéutica. Tiene gran importancia, puesto que las distintas formas medicamentosas condicionan la farmacocinética y, por lo tanto, la eficacia terapéutica.

Etnofarmacología. Se ocupa del estudio de las propiedades de las plantas utilizadas con fines medicinales por los pueblos indígenas de las distintas etnias. Tiene interés desde el punto de vista histórico, antropológico, cultural y de la investigación farmacológica con posible utilidad terapéutica.

Farmacocinética. Estudia los procesos de absorción, metabolismo o biotransformación y excreción en el organismo del medicamento liberado de la forma medicamentosa (LADME: *l*iberación, *a*bsorción, *d*istribución, *m*etabolismo y *excr*eción); es decir, la farmacocinética estudia qué hace el organismo sobre los fármacos después de su administración. Este movimiento de los fármacos está regulado por leyes expresadas por modelos matemáticos. El conocimiento preciso de la farmacocinética tiene extraordinaria importancia y permite predecir la acción terapéutica o tóxica de los fármacos.

Farmacodinamia. Estudia las acciones y los efectos de los fármacos sobre los distintos aparatos, órganos y sistemas y su mecanismo de acción bioquímico o molecular. La farmacodinamia también requiere métodos cuantitativos y análisis matemáticos para comparar los efectos de los fármacos. Así

como la farmacocinética estudia qué hace el organismo sobre los fármacos, la farmacodinamia se ocupa de qué hacen los fármacos sobre el organismo.

Farmacometría. Estudia la cuantificación de los efectos de los fármacos, desde el punto de vista experimental y clínico, en función de las dosis administradas.

Farmacogenética. Se ocupa de la influencia de la herencia sobre los efectos de los fármacos. Con los avances en el conocimiento de la biología, la genética molecular y el genoma humano, se vislumbra la posibilidad de diseñar «terapéuticas a la carta» que se ajusten a las características genéticas de cada individuo *(farmacogenómica)*. Los genes determinan el desarrollo de muchas enfermedades y también pueden determinar su curación modulando el efecto de los fármacos, mediante su adaptación a las características génicas del paciente (v. cap. 63).

Cronofarmacología. Estudia los efectos de los fármacos en función de las características biológicas, temporales o ritmos biológicos. Los fármacos pueden actuar sobre esos ritmos biológicos modificándolos, por ejemplo, los anticonceptivos hormonales sobre el ciclo menstrual (cronofarmacología activa), o adaptando la administración del fármaco a las características biológicas temporales del paciente, por ejemplo, el tratamiento del paludismo con esquizonticidas o gameticidas, según el ciclo del parásito en el organismo, o la administración de antiácidos al acostarse para neutralizar la mayor hipersecreción gástrica nocturna (cronofarmacología pasiva). Los ritmos biológicos pueden modificar la farmacocinética y la farmacodinamia y, por consiguiente, aumentar o reducir la eficacia terapéutica de los fármacos.

Farmacología clínica. Estudia las acciones y los efectos de los fármacos en el hombre sano y enfermo y se ocupa de la investigación para el uso racional de los medicamentos (v. parte II).

Farmacoterapia (farmacología aplicada). Como consecuencia de la farmacología clínica, se ocupa del estudio de la utilización de los fármacos en la modificación de funciones fisiológicas, diagnóstico, prevención y tratamiento de las enfermedades, sus indicaciones, contraindicaciones, interacciones farmacológicas, pautas posológicas, evaluación de la relación beneficio-riesgo y, en definitiva, el uso racional de los fármacos en terapéutica.

Toxicología. Como ciencia propia, se ocupa del estudio de la toxicidad de las sustancias o productos químicos en general. Es de gran importancia por la difusión y el empleo de compuestos químicos que generan contaminaciones: agrícolas, alimentarias, atmosféricas, etc. Desde el punto de vista de la farmacología terapéutica, la toxicología medicamentosa se ocupa del estudio de las reacciones adversas (RAM) y de las enfermedades ocasionadas por los medicamentos (v. parte II).

Farmacoepidemiología. Se ocupa del estudio del impacto de los fármacos en cuanto a sus efectos beneficiosos y adversos en grandes poblaciones humanas, utilizando el método epidemiológico. La farmacoepidemiología abarca tanto la actividad de la farmacovigilancia (seguridad de los medicamentos una vez comercializados, fase IV de la farmacología clínica) como todo el entorno de la utilización de los medicamentos: mercadotecnia, distribución, prescripción, dispensación y uso, con sus consecuencias sanitarias, sociales y económicas (v. parte II). Los objetivos fundamentales de la farmacoepidemiología son el estudio y el control de la seguridad y el coste de los medicamentos; de éste se ocupa, como parte de la farmacoepidemiología, la farmacoeconomía.

Farmacoeconomía. Estudia el coste de los medicamentos, en cuanto a su desarrollo, fabricación, comercialización, impacto económico presupuestario estatal (gratuidad total o parcial para el paciente), etc., y también en relación con el coste que representa la enfermedad (baja laboral, hospitalización, duración del tratamiento, atención al paciente por el personal sanitario, coste de las reacciones adversas, etc.). Un mayor gasto en medicamentos no siempre acarrea una mejora de la salud de la población.

Terapia génica. Es una nueva forma de medicina molecular, surgida como consecuencia del avance en el conocimiento de la farmacogenética y de la genómica. Consiste en la introducción de un gen en determinadas células o tejidos con el fin de que su expresión corrija la enfermedad causada por la alteración de dicho gen (v. cap. 59). Paracelso (1495-1541), en su *Teoría del yatroquimismo*, sostenía que «las enfermedades son alteraciones químicas y sólo la química puede curarlas». Parodiando a Paracelso, quizá pueda afirmarse que «las enfermedades son alteraciones génicas y sólo la genética puede curarlas».

Importancia sociosanitaria de los medicamentos

Partiendo del hecho de que en la Constitución Española (art. 43) *se reconoce el derecho a la protección de la salud y que compete a los poderes públicos organizar y tutelar la salud pública a través de medios preventivos y de prestaciones y servicios necesarios*, no podría comprenderse una protección adecuada sin el espectacular desarrollo y la utilización de medicamentos eficaces.

La correlación entre el descubrimiento y aplicación generalizada de medicamentos eficaces y la mejora en la calidad de vida y su prolongación en plenitud de facultades (morir joven lo más tarde posible) es muy estrecha. Se calcula que 15 años de nuestra vida (aproximadamente el 20 %) se los debemos a los medicamentos. En 1900 morían anualmente en España por enfermedad 29 personas por cada 1.000 habitantes. En 2015, 9,1. En 1900, casi el 20 % de los nacidos vivos no alcanzaban su primer año de vida. En 2015, el 0,27 %. En 1900, la esperanza de vida de los españoles (edad que puede alcanzar el 50 % de la población) era de 35 años. En 1980 alcanzaba los 76 años en el varón; hoy supera los 80 años en el varón y es de 85,87 años en la mujer. Por supuesto, existen otros factores (higiene, alimentación, ejercicio físico, vivienda, etc.) que han contribuido a la mejora de la salud y al aumento de la esperanza de vida.

Los medicamentos no sólo alargan la vida, sino que también aportan calidad a ésta. Muchas deficiencias físicas o mentales no interfieren en una vida normal gracias a los medicamentos. Enfermedades crónicas de la tercera edad, que antes representaban un verdadero problema, hoy resultan soportables y llevaderas. Enfermedades que requerían intervenciones quirúrgicas, no siempre seguras, tienen hoy tratamientos eficaces con medicamentos sin riesgo y con un coste inferior.

La acción de algunos medicamentos sobre ciertas enfermedades ha sido realmente decisiva en su erradicación o curación total. La contribución de otros ha representado un avance definitivo en la lucha contra la enfermedad.

No obstante, a pesar de los avances conseguidos, hoy en día la investigación farmacológica se enfrenta a la ardua tarea de encontrar nuevos medicamentos para el tratamiento de enfermedades que aún plantean riesgos sanitarios importantes para la sociedad, como: fibrosis quística, enfermedad de Alzheimer, sida, enfermedades cerebrovasculares, enfermedades infecciosas por gérmenes resistentes a la antibioterapia, etc.; es necesario, por lo tanto, seguir investigando para desarrollar nuevos fármacos.

Se ha estimado que se requiere un promedio de 8 a 10 años para desarrollar un nuevo fármaco, desde la identificación inicial de una estructura química hasta su utilización con éxito en los pacientes, con un elevadísimo coste económico. Al tener, por lo tanto, el medicamento un incuestionable perfil económico, se corre el riesgo de que la industria farmacéutica, a la que tanto deben la investigación farmacológica y el avance de la terapéutica, persiguiendo una legítima rentabilidad económica, caiga en la tentación de buscar beneficios a toda costa, fomentando el consumo innecesario de medicamentos o promoviendo el desarrollo de fármacos como novedades terapéuticas cuando en realidad no aportan auténticas ventajas sobre sus congéneres anteriores; en la práctica pertenecerían al grupo de los denominados medicamentos *me too*.

El medicamento no debe tratarse como un bien de consumo más, a través de una publicidad sesgada y agresiva, sino como un bien orientado a la salud del individuo y de la población. El control del medicamento con esta finalidad es competencia de la farmacoepidemiología y la farmacoeconomía.

Un aspecto más importante que el económico, aunque interdependiente con él, es el relacionado con el uso racional del medicamento, con el fin de lograr su eficacia y seguridad, evitando o controlando sus efectos adversos; esto es especialmente relevante en los pacientes de la tercera edad, en los que reviste particular importancia la educación sanitaria (incluida la referida a los medicamentos), tanto de ellos como de sus familiares, en muchos casos los auténticos controladores de la medicación.

Los importantes cambios registrados en el perfil demográfico en las últimas décadas y el aumento de la esperanza de vida han propiciado un notable envejecimiento de la población, con predominio de enfermedades crónicas y degenerativas y un elevado porcentaje de enfermos ancianos. La frecuente polipatología de estos pacientes lleva consigo, en muchos casos, la polimedicación, que a menudo no es la conducta más adecuada.

Los enfermos geriátricos, por su propia condición biológica, por interacciones farmacológicas y por deficiente cumplimiento terapéutico, son especialmente vulnerables a los efectos adversos de los medicamentos, siendo muy frecuente la patología yatrogénica farmacológica.

Más del 85 % de la población mayor de 65 años toma al menos un medicamento de prescripción, con un promedio que puede llegar a 4-8 en residencias de cuidados mínimos. Las reacciones adversas son de 2 a 5 veces más frecuentes en esta población; así, de los ingresos hospitalarios de la población anciana, más del 17 % se debe a alguna reacción adversa a medicamentos (frente al 4,7 % del global) y con frecuencia los pacientes mejoran cuando se les retiran los medicamentos que están tomando, lo cual no significa que se les deba privar de la medicación que necesiten. En este sentido, la educación sanitaria de la población debe ser un objetivo prioritario de los poderes públicos, aunque ésta sea una conquista a largo plazo, pues debe comenzar durante los estudios primarios. Ya hemos perdido demasiado tiempo.

Con educación sanitaria se eleva el grado de salud de la comunidad, se evitan y se controlan muchos de los efectos secundarios de los medicamentos y, por supuesto, también se controlan su consumo y el gasto farmacéutico. La educación sanitaria ayuda, en fin, al médico a llevar a cabo su actividad con sosiego y eficacia, puesto que, como principal protagonista del consumo de medicamentos, aplastado por una estructura sanitaria compleja y, a veces, inhumana, olvidado y, a veces, hasta maltratado, el médico se ve coaccionado por una demanda de medicamentos a toda costa que hacen muy difícil la buena práctica médica.

Con formación sanitaria farmacoterapéutica de médicos y pacientes y con la cooperación entre los profesionales del medicamento, es decir, médicos, farmacéuticos e industria farmacéutica, es posible conseguir el necesario equilibrio entre el gasto farmacéutico y el ahorro sanitario, estableciendo límites entre lo necesario y lo superfluo y combinando tratamientos que cumplan las premisas de calidad, eficacia y seguridad y, todo ello, con la satisfacción del paciente.

Farmacología básica

I

Absorción y distribución de los fármacos

1

M. A. Aleixandre de Artiñano

FARMACOCINÉTICA: CONCEPTO

 La farmacocinética estudia el movimiento de los fármacos en el organismo y, más concretamente, los procesos físico-químicos a los que están sometidos los fármacos cuando penetran en él. Esta parte de la Farmacología se ocupa de los factores que determinan la concentración de los fármacos en el sitio donde ejercen su efecto (*la biofase*), y va a permitir estimar esa concentración en función de la dosis y del tiempo transcurrido desde su administración. Para que un fármaco alcance una concentración crítica en la biofase, es preciso que se libere primero desde su formulación farmacéutica. Después, debe penetrar en el organismo, transportarse en el plasma y distribuirse por los tejidos. En el organismo, está sometido a procesos de eliminación, que conducen a su progresiva desaparición de él. La eliminación se consigue por mecanismos biotransformación o metabolismo, que convierten los fármacos en productos más fáciles de expulsar, y por mecanismos de excreción o expulsión al exterior. Por lo tanto, la concentración en la biofase está condicionada por la **liberación** desde la forma farmacéutica, y varía además a lo largo del tiempo, como resultado de un equilibrio dinámico entre los procesos de **absorción**, **distribución**, **metabolismo** y **excreción**. La farmacocinética estudia todos estos procesos, que pueden resumirse con las siglas LADME. La **figura 1-1** esquematiza el tránsito de los fármacos a través del organismo.

» Las concentraciones tisulares son difíciles de medir, pero dependen de los niveles plasmáticos, que resultan más fáciles de determinar. Se utiliza el curso temporal de las concentraciones plasmáticas de los fármacos para predecir su efecto. Se obtiene así una curva que describe las variaciones sufridas por la concentración del fármaco en el plasma, desde su administración, hasta su desaparición del organismo **(fig. 1-2)**. En esta curva de niveles plasmáticos se aprecian varios parámetros importantes que conviene definir:

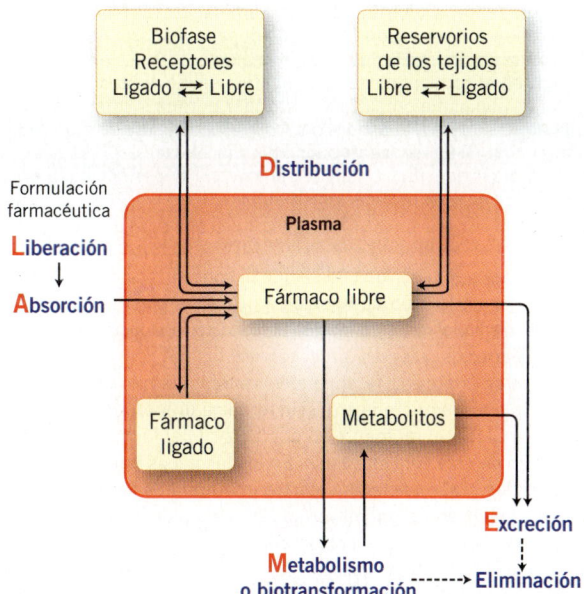

Figura 1-1. Tránsito de los fármacos en el organismo.

Concentración mínima eficaz (CME). Concentración por encima de la cual suele observarse el efecto terapéutico.

Concentración mínima tóxica (CMT). Concentración a partir de la cual suelen aparecer efectos tóxicos.

Índice terapéutico o margen de seguridad. Cociente entre la CMT y la CME (CMT/CME). Cuanto mayor es esta relación, mayor seguridad ofrece la administración del fármaco y más fácil es conseguir efectos terapéuticos sin producir efectos tóxicos.

Período de latencia (PL). Tiempo que transcurre desde el momento de la administración hasta que se inicia el efecto farmacológico; es decir, hasta que se alcanza la CME.

Intensidad del efecto (IE). Para muchos fármacos guarda relación con la concentración máxima que se alcanza en el plasma. Sin

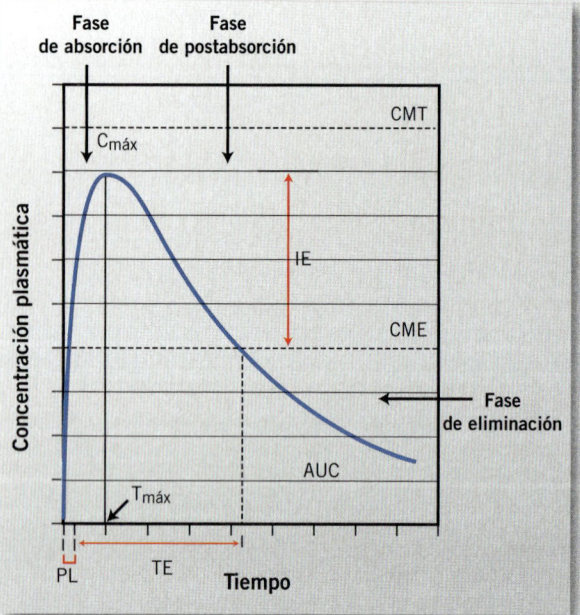

Figura 1-2. Curva de niveles plasmáticos después de la administración oral de un fármaco. La concentración en el plasma aumenta inicialmente, alcanza un máximo ($C_{máx}$) en un tiempo ($T_{máx}$) y desciende después. Esta variación temporal se debe a la distinta participación de los diversos procesos farmacocinéticos, que actúan con diferente intensidad en cada momento. Inicialmente predomina la absorción sobre la distribución y la eliminación. Por esta razón, la curva sube y adquiere una forma que depende, sobre todo, de la velocidad de absorción. Se alcanza el máximo cuando la entrada del fármaco en el organismo se iguala con la salida, y luego la concentración en el plasma empieza a descender porque la intensidad de la eliminación supera a la absorción. AUC: área bajo la curva de niveles plasmáticos; CME: concentración mínima eficaz; CMT: concentración mínima tóxica; IE: intensidad del efecto; PL: período de latencia; TE: tiempo eficaz (v. explicación en el texto).

embargo, hay que tener en cuenta que la concentración en los tejidos puede variar en función de la unión a proteínas plasmáticas, el flujo sanguíneo regional o la afinidad del fármaco por un tejido determinado. Algunos fármacos, además, producen efectos del tipo «todo o nada».

Duración de la acción. También denominada tiempo eficaz (TE), es en principio el tiempo que transcurre entre el momento en que se alcanza la CME y el momento en que el nivel del fármaco desciende por debajo de esta concentración. En los fármacos que se acumulan en los tejidos, o que presentan efectos irreversibles, la duración de la acción será, sin embargo, mayor que la que queda reflejada por este margen de concentraciones plasmáticas.

Área bajo la curva de niveles plasmáticos (AUC). Es una medida de la cantidad de fármaco que llega a la sangre.

Para los fármacos que provocan cambios irreversibles, no hay, sin embargo, relación entre niveles plasmáticos y efectos farmacodinámicos. Distintos factores condicionan, además, la concentración de un fármaco en la biofase en un individuo concreto, pues existen diferencias interindividuales en los procesos cinéticos, originadas por factores fisiológicos, patológicos o yatrogénicos. ◀◀

ABSORCIÓN: CONCEPTO

La absorción estudia la penetración de los fármacos en el organismo, es decir, el paso de los fármacos desde el exterior al medio interno (circulación sistémica). Los fármacos deben atravesar membranas biológicas en este proceso y en los restantes procesos a los que quedan sometidos en el organismo.

Paso de los fármacos a través de las membranas biológicas

Composición y estructura de la membrana

Los fármacos pasan habitualmente a través de las células, no entre ellas. Por eso, la membrana plasmática es siempre la barrera para el desplazamiento de una molécula en el organismo.

Las membranas de todas las células eucariotas tienen una estructura básica similar. Están compuestas fundamentalmente por fosfolípidos y proteínas. La proporción varía con el tejido, pero las moléculas de lípidos y proteínas se mantienen siempre unidas por enlaces no covalentes. Los lípidos aparecen dispuestos en dos capas, orientándose los fosfolípidos de forma perpendicular al plano de la membrana, con sus grupos polares (cabezas con grupo fosfato cargado negativamente) hacia el exterior e interior celular. Las largas cadenas hidrocarbonadas hidrófobas (colas) de los ácidos grasos quedan enfrentadas hacia el interior de la bicapa. Esta disposición confiere estabilidad. Existen además otras moléculas, como las de colesterol, embebidas en la membrana entre las moléculas de los fosfolípidos. En la membrana también hay proteínas intrínsecas o integrales, con función enzimática o de transporte, y proteínas extrínsecas que forman canales o poros, o bien constituyen receptores (**fig. 1-3**).

Mecanismos por los cuales los fármacos pueden atravesar las membranas

El mecanismo más usual por el que los fármacos atraviesan la membrana celular es la disolución en su componente lipoideo. La estructura de la membrana se interrumpe, además, por la presencia de poros hidrófilos que permiten el paso o filtración de sustancias polares. Estos poros constituyen vías de fácil acceso, para que distintos iones y otras moléculas pequeñas atraviesen la membrana. Las moléculas que

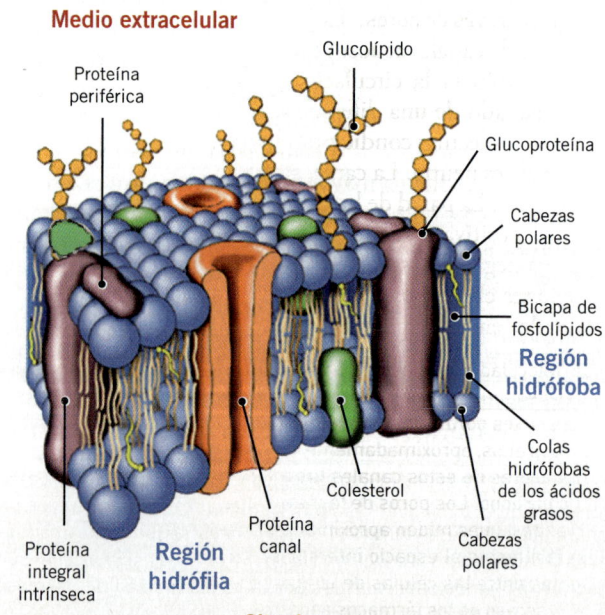

Figura 1-3. Estructura de la membrana celular.

Tabla 1-1. Mecanismos por los que los fármacos atraviesan las membranas biológicas

Procesos pasivos de difusión
Filtración a través de poros
Difusión pasiva directa

Transporte especializado
Difusión facilitada
Transporte activo

Otros sistemas de transporte
Endocitosis y exocitosis
Utilización de ionóforos
Utilización de liposomas

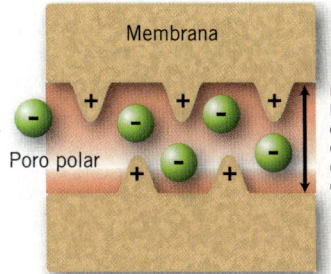

Figura 1-4. Filtración a través de poros.

por su lipofilia son capaces de disolverse en la membrana celular, y las que pueden pasar por los poros, atraviesan la membrana por procesos pasivos que siguen las leyes físicas. El paso está entonces condicionado por gradientes de concentración, potencial, presión hidrostática, presión gaseosa o presión osmótica. Estos procesos no requieren energía, no son selectivos ni saturables y no se inhiben por otras sustancias. Las moléculas polares de tamaño medio atraviesan, sin embargo, la membrana celular gracias a la existencia de proteínas o sistemas transportadores, que fijan la molécula y la transfieren de un lado al otro. Si el transporte se realiza a favor del gradiente electroquímico y no requiere energía, se habla de un proceso de difusión facilitada, pero si el paso se realiza contra gradiente, existe además un requerimiento energético que convierte el proceso en un transporte activo. Estos procesos en los que participan activamente los componentes de la membrana celular son selectivos y saturables y pueden ser inhibidos por sustancias que compiten por el mismo transportador. Las moléculas de gran tamaño requieren procesos de endocitosis y exocitosis para poder atravesar las membranas. La utilización de ionóforos y de liposomas también permite que algunas sustancias puedan atravesar las membranas biológicas (tabla 1-1).

Procesos pasivos

Filtración a través de poros. La filtración es el paso de moléculas a través de canales acuosos localizados en la membrana. El proceso involucra la circulación de gran cantidad de agua como resultado de una diferencia hidrostática u osmótica, y el tamaño molecular condiciona el paso por los poros cuando la molécula es neutra. La carga, sin embargo, también condiciona el paso. La pared de los poros está revestida de proteínas con carga positiva, y serán los iones y las moléculas pequeñas con carga negativa los que prioritariamente filtrarán. El paso de los iones electropositivos, como potasio o sodio, está determinado, en principio, por procesos de transporte activo.

▸▸ La velocidad de filtración depende del tamaño de los poros. Los canales de la membrana de los glóbulos rojos, los poros del epitelio intestinal y los poros de la mayoría de las membranas celulares tienen, todos ellos, aproximadamente 4 Å de diámetro. En general, sólo pasan a través de estos canales las moléculas con menos de 3 átomos de carbono. Los poros de la mayoría de los endotelios capilares son grandes, pues miden aproximadamente 40 Å, y los fármacos acceden fácilmente al espacio intersticial filtrando por las hendiduras existentes entre las células de las paredes de los capilares sanguíneos. El acceso de los fármacos a los distintos órganos está, por esta razón, determinado usualmente por la vascularización y el flujo sanguíneo. Existen, sin embargo, algunas excepciones. En el sistema

nervioso central y la placenta hay uniones estrechas entre las células endoteliales, que limitan la difusión de los fármacos. Esto tiene consecuencias farmacocinéticas importantes. Los poros de los glomérulos renales son también grandes y permiten el filtrado de la mayoría de los fármacos, pero la fracción que circula unida a proteínas plasmáticas no puede filtrar por los endotelios capilares y tampoco filtra en el glomérulo renal **(fig. 1-4).** ◂◂

Difusión pasiva directa. El sistema más utilizado por los fármacos para atravesar las membranas biológicas es la difusión pasiva directa por disolución en la bicapa lipídica. Este proceso está condicionado por la lipofilia de las sustancias, es decir, por su coeficiente de partición lípido/agua. El paso está también condicionado por el coeficiente de difusión, una medida de la movilidad de las moléculas en los lípidos, pero este factor tiene menos influencia.

▸▸ La velocidad de difusión en los procesos pasivos sigue una cinética de primer orden, que se rige por la primera ley de Fick. Su ecuación es la siguiente:

$$-dc/dt = K\,(C - C') \cong K\,C$$

El signo negativo indica que la velocidad (dc/dt) disminuye con el tiempo, pues la diferencia de concentraciones (C – C') va siendo cada vez menor, a medida que el fármaco pasa de un compartimento a otro. Puede despreciarse la concentración en el compartimento al que se dirige el fármaco (C'), puesto que es muy pequeña en relación con la concentración en el compartimento de partida (C). Se establece así una relación lineal entre la velocidad de difusión y la concentración del fármaco. La constante K de difusión es una constante de proporcionalidad que engloba características de la membrana y de la molécula, como su tamaño y liposolubilidad.

Cuando los fármacos no tienen cargas y no son electrólitos, el equilibrio se alcanza cuando la concentración a ambos lados de la membrana es la misma **(fig. 1-5).** Si el soluto posee cargas eléctricas que no se neutralizan, se establece además un gradiente electroquímico que también favorece el paso de las partículas desde la región con mayor concentración hacia la región con menor concentración. Es importante, sin embargo, tener en cuenta que la mayoría de los fármacos son ácidos o bases débiles. Son, por lo tanto, electrólitos que en solución acuosa se encuentran en dos formas: ionizada y no ionizada. La fracción ionizada es hidrosoluble y poco difusible si el tamaño del ión es grande. Por el contrario, la fracción no ionizada es liposoluble y difunde bien a través de la membrana celular. El grado de ionización de la molécula en cada compartimento condicionará, por consiguiente, su paso a otros compartimentos y su concentración en él.

Tres factores condicionan la ionización de una molécula: su naturaleza ácida o básica, su pK (que se define como el logaritmo negativo de su constante de disociación) y el pH del medio. Las ecuaciones de Henderson-Hasselbach relacionan el pK de una sustancia y el pH

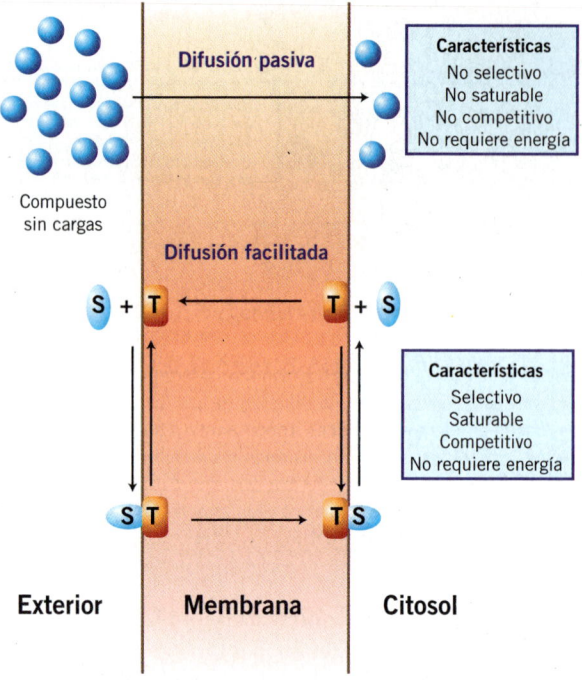

Figura 1-5. Proceso de difusión simple y transporte especializado de un sustrato (S) a través de la membrana, mediado por un transportador (T).

del medio. Estas ecuaciones permiten conocer la fracción de fármaco que se ioniza y la que permanece sin ionizar.

Un ácido (AH) se disocia en su forma ionizada (A⁻) y libera protones, según la ecuación: AH ⇔ A⁻ + H⁺, que es bidireccional. Puede establecerse la constante de disociación del ácido (K_a) aplicando la ley de acción de masas, y operando se llega a la primera de las ecuaciones:

$$K_a = [A^-][H^+]/[AH]$$
$$pK_a = -\log [A^-][H^+]/[AH]$$
$$= \log [AH]/[A^-] + \log 1/[H^+]$$
$$= \log [AH]/[A^-] + pH$$

Una base (BOH) se disocia en su forma ionizada (B⁺) y genera radicales oxhidrilo, según la ecuación: BOH ⇔ B⁺ + OH⁻, que es también bidireccional. Puede establecerse la constante de disociación de la base (K_b) aplicando la ley de acción de masas, y operando se llega a la segunda ecuación. Para ello, hay que tener en cuenta que en una solución neutra, a 25 °C, la concentración de protones es igual a la de hidrogeniones, y ambas son iguales a 10^{-7}. Para llegar a esta segunda ecuación, también hay que tener en cuenta que $pK_a + pK_b = 14$.

$$K_b = [B^+][OH^-]/[BOH]$$
$$pK_b = \log [BOH]/[B^+][OH^-]$$
$$= \log [BOH][H^+]/[B^+] 10^{-14}$$
$$= \log [BOH]/[B^+] + \log [H^+] + 14; 14 - pK_b = pK_a$$
$$pK_a = -\log [BOH]/[B^+] - \log [H^+]$$
$$= \log [B^+]/[BOH] + pH.$$

Resultan, por lo tanto, las siguientes ecuaciones:

Para ácidos:

$$pK_a = \log \frac{[\text{Ácido no ionizado}]}{[\text{Ácido ionizado}]} + pH$$

Para bases:

$$pK_a = \log \frac{[\text{Base ionizada}]}{[\text{Base no ionizada}]} + pH$$

Tabla 1-2. Valores de pK_a de algunos compuestos

ÁCIDOS	pK_a	BASES	pK_a
5-Sulfosalicílico	Fuerte	Acetanilida	0,3
Rojo fenol	Fuerte	Teofilina	0,7
Bromofenol	Fuerte	Cafeína	0,8
o-Nitrobenzoico	2,2	p-Nitroanilina	1,0
5-Nitrosalicílico	2,3	Antipirina	1,4
Tromexano	2,9	m-Nitroanilina	2,5
Salicílico	3,0	Anilina	4,6
m-Nitrobenzoico	3,4	Aminopirina	5,0
Acetilsalicílico	3,5	p-Toluidina	5,3
Benzoico	4,2	Quinina	8,4
Fenilbutazona	4,4	Dextrorfano	9,2
Acético	4,7	Efedrina	9,6
Tiopental	7,6	Tolazolina	10,3
Barbital	7,8	Mecamilamina	11,2
p-Hidroxipropafenona	7,8	Procainamida	Fuerte
Secobarbital	7,9	Tetraetilamonio	Fuerte
Fenol	9,9	Tensilón	Fuerte

De la primera ecuación se deduce fácilmente que un ácido con un pK_a bajo es un ácido muy disociable y, por lo tanto, muy fuerte. Un ácido con un pK_a alto es, sin embargo, un ácido débil que se ioniza con dificultad. De igual modo, de la segunda ecuación se deduce que las bases con pK_a alto son bases fuertes, muy disociables, y las bases con pK_a bajo son bases débiles que se ionizan con dificultad. Por consiguiente, los ácidos con pK_a alto y las bases con pK_a bajo (es decir, con pK_b alto), que son respectivamente ácidos y bases débiles, se absorben y atraviesan mejor las membranas. Cuando el pH es igual al pK_a, los fármacos se encuentran disociados al 50 %. La **tabla 1-2** muestra valores del pK_a de algunos fármacos que son ácidos o bases débiles.

Es posible, además, deducir que un ácido concreto, que tiene un pK_a determinado, estará menos disociado si el pH del medio es bajo. Esto es lo mismo que decir que en los medios ácidos es menor la probabilidad de que los fármacos ácidos se ionicen. En ellos, los fármacos ácidos se mantendrán en la forma no disociada liposoluble y tenderán a desplazarse a otros medios que tengan un pH mayor. Del mismo modo, una base concreta con un pK_a determinado estará menos ionizada en los medios básicos con pH alto, y cuando se encuentre en ellos fácilmente atravesará membranas para pasar a otros medios menos básicos. ◀◀

Las modificaciones del pH controlan en último término el paso de los fármacos a través de las membranas biológicas. La absorción en el tubo digestivo y la reabsorción en el epitelio renal pueden modificarse, de hecho, considerablemente, si se altera el pH del medio. Esto tiene relevancia terapéutica, puesto que hay que tener en cuenta que el pH del contenido gástrico (habitualmente entre 1 y 3 para individuos normales en ayunas) puede elevarse hasta 5 después de las comidas. En los pacientes que padecen alguna enfermedad que afecta al pH gástrico se modificará también la absorción de los fármacos. Algunos fármacos (p. ej., antiácidos) pueden además alterar notablemente el pH gástrico y modificar la absorción de otros compuestos que se administran conjuntamente.

Transporte especializado

Difusión facilitada. El transporte especializado precisa que una proteína transportadora de la membrana se fije a la molécula en cuestión. Se forma así un complejo más liposoluble, que puede atravesar la membrana mejor que el sustrato original. El complejo se traslada a través de la membrana y se

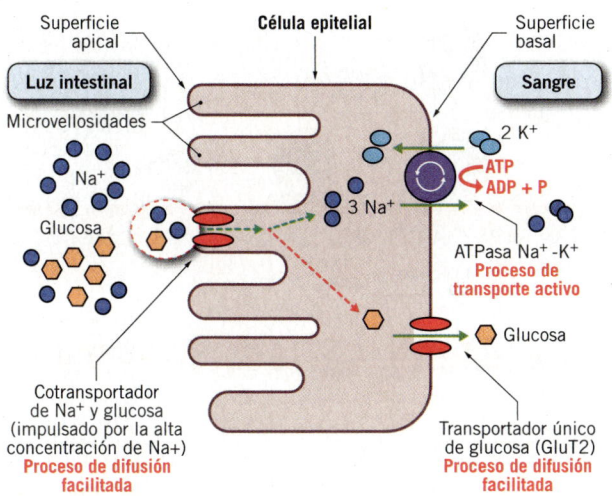

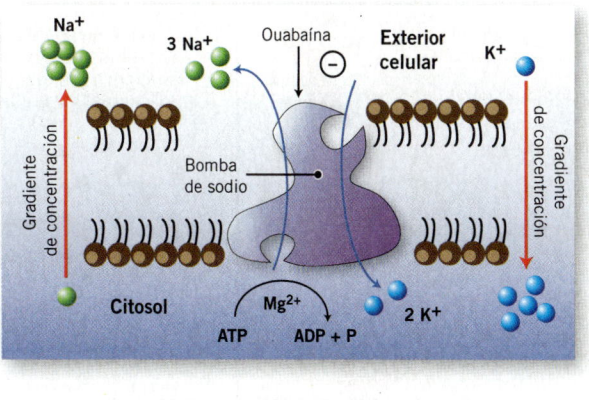

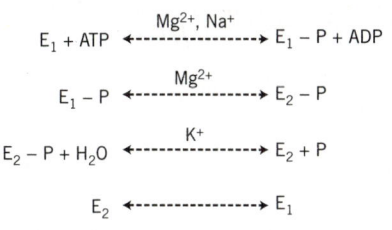

$$E_1 + ATP \xleftrightarrow{\quad Mg^{2+},\ Na^+ \quad} E_1 - P + ADP$$

$$E_1 - P \xleftrightarrow{\quad Mg^{2+} \quad} E_2 - P$$

$$E_2 - P + H_2O \xleftrightarrow{\quad K^+ \quad} E_2 + P$$

$$E_2 \xleftrightarrow{\quad\quad} E_1$$

Figura 1-6. Paso de la glucosa a través de las células del epitelio intestinal, mediada por transportadores y transporte de sodio en estas células por difusión facilitada y transporte activo.

desdobla cuando alcanza el lado opuesto, liberando el sustrato. El transportador difunde entonces en sentido retrógrado, hasta alcanzar el punto de partida, para unirse de nuevo a otra molécula de sustrato (v. fig. 1-5). La formación y la descomposición del complejo portador-sustrato están catalizadas por enzimas, por lo que el paso es sumamente rápido. Este mecanismo permite que atraviesen las membranas las sustancias que tienen un tamaño demasiado grande para difundir por poros y que, además, no pueden disolverse en la bicapa lipídica debido a su polaridad. Los mecanismos de transporte especializado regulan el paso a través de las membranas biológicas de muchas moléculas fisiológicamente importantes, como glúcidos, aminoácidos, neurotransmisores e iones metálicos.

Los sistemas de transporte especializado pueden funcionar de manera puramente pasiva, en función de un gradiente electroquímico o de concentración. Cuando esto sucede se trata propiamente de un proceso de difusión facilitada. La glucosa, por ejemplo, pasa a través de las vellosidades intestinales y a través del epitelio del túbulo renal por difusión facilitada (fig. 1-6). Estos procesos no requieren consumo energético, pero son específicos y saturables. Pueden acontecer fenómenos de competición, dado que moléculas con una estructura semejante al sustrato se pueden combinar con el portador e interferir en el transporte del sustrato. En este caso, el transporte estará condicionado por la concentración y la afinidad de las sustancias que se unen al portador.

Todos los procesos saturables, como los procesos de difusión facilitada, siguen una cinética de orden mixto y se rigen por la conocida ecuación de Michaelis-Menten, que se describirá más adelante (v. «Cinética de absorción»).

Transporte activo. El transporte activo acontece cuando una sustancia pasa a través de una membrana biológica en contra de un gradiente electroquímico. Ello requiere consumo energético y la utilización de una o varias proteínas de la membrana con función transportadora, alguna de las cuales suele tener función enzimática. Al igual que el proceso de difusión facilitada, el transporte activo se caracteriza por su

Figura 1-7. Bomba de sodio. Esta bomba constituye un claro ejemplo de transporte activo. El catión potasio es captado por las células de los tejidos y por los eritrocitos, aunque la concentración intracelular de este ión sea muy superior a su concentración extracelular. De la misma forma, el ión sodio se mantiene fuera de la célula, pese a que su concentración extracelular sea mucho mayor que la intracelular. Es decir, el sistema intercambia sodio intracelular por potasio extracelular, manteniendo la concentración de sodio alta en el medio extracelular y la concentración de potasio alta en el medio intracelular. Para poder mantener estas diferencias en las concentraciones iónicas, se necesita una energía que se obtiene de la hidrólisis del ATP intracelular, mediante una reacción catalizada por la enzima adenosintrifosfatasa (ATPasa). Esta reacción se activa por los iones sodio y potasio, requiere también iones magnesio, y en ella se forma adenosindifosfato (ADP). El sistema enzimático que interviene sufre cambios conformacionales en su forma fosforilada y no fosforilada, que lo convierten en portador de un catión u otro. Existe evidencia de que la conformación E_1 tiene gran afinidad por el sodio, y la E_2 por el potasio, de manera que los transportadores para cada uno de estos iones serían, respectivamente, las formas fosforiladas de estas conformaciones enzimáticas. El proceso se lleva a cabo, probablemente, según la secuencia de reacciones que se representan. La relación estequiométrica entre sodio transferido, potasio transferido y ATP hidrolizado es 3/2/1 moles, respectivamente, en el caso del eritrocito. Valores semejantes se han encontrado para otras células. El sistema enzimático se inhibe por la ouabaína y los glucósidos cardiotónicos. Estos compuestos se unen a la superficie exterior de la membrana, impidiendo la formación del complejo $E_2 - P(K)$. Por consiguiente, impiden la entrada de potasio en la célula. Su efecto inotrópico positivo y su toxicidad puede relacionarse con el grado de inhibición de la ATPasa.

selectividad, saturabilidad y posibilidad de inhibición competitiva. Sin embargo, en el caso del transporte activo existe un movimiento contra gradiente electroquímico, que implica además requerimiento de energía. En la mayoría de los casos, la energía es aportada por la hidrólisis del adenosintrifosfato (ATP) que provoca la proteína transportadora. En ocasiones, el transporte de la molécula en cuestión va asociado al de otra molécula que es transportada en la misma dirección o en dirección contraria. Tal es el caso de los iones sodio y potasio, que se transfieren por una bomba de la membrana plasmática dependiente de estos iones, más conocida como *bomba de sodio* (fig. 1-7).

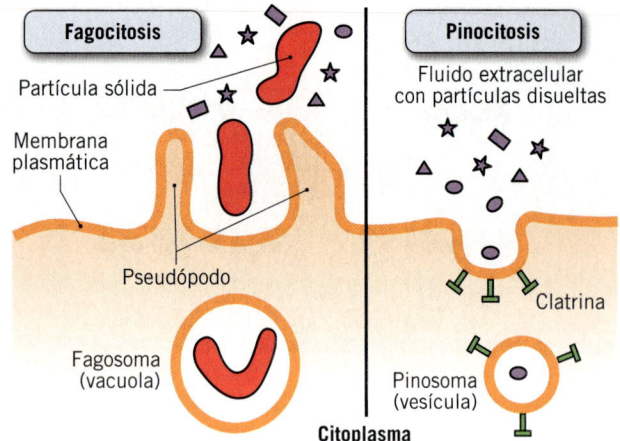

Figura 1-8. Procesos de fagocitosis y pinocitosis.

Los mecanismos de transporte especializado tienen relevancia en el caso de compuestos endógenos. Sin embargo, pocos fármacos se absorben activamente. Esta absorción está limitada a una zona del aparato gastrointestinal, que suele ser parte del intestino delgado. Algunos se transportan activamente a través de las membranas neuronales o en los plexos coroideos, las vías biliares, las células del túbulo proximal renal y los hepatocitos. A veces, pasan también así desde el líquido cefalorraquídeo a la sangre y desde la sangre a la saliva.

Otros sistemas de transporte

▸▸ **Endocitosis y exocitosis.** La endocitosis y la exocitosis son mecanismos mediante los cuales las macromoléculas y partículas pueden entrar en la célula o ser eliminadas de ella, respectivamente. Conllevan la rotura de la membrana celular y son mecanismos activos que requieren el consumo de energía en forma de ATP.

La *endocitosis* supone el englobamiento de las partículas que rodean a la célula, mediante una invaginación de la membrana, que posteriormente se cierra, al fusionarse los bordes de la cavidad formada. Se habla de *fagocitosis* cuando se engloban partículas grandes del medio externo, formándose grandes vesículas o vacuolas, llamadas *fagosomas*, que se liberan al citosol. Los fagosomas se desintegran después fusionándose con lisosomas y se forman así los fagolisosomas o lisosomas secundarios. En este caso, es la partícula la que promueve que la membrana se pliegue al aproximarse a su superficie. Así se lleva a cabo la destrucción de microorganismos, células envejecidas, y restos celulares. La endocitosis también permite la formación de tiroxina a partir tiroglobulina. Asimismo, permite que los virus DNA alcancen el núcleo y que los virus RNA completen su ciclo vital. Se estudia la posibilidad de utilizar este procedimiento para liberar selectivamente fármacos al interior celular. Puede también suceder que las vacuolas atraviesen el citosol hasta alcanzar nuevamente la membrana y se fusionen entonces con ella, vertiendo su contenido al exterior. De esta forma se transportan sustancias de un lado a otro de la célula sin que sean destruidas. Algunas proteínas intactas (p. ej., las inmunoglobulinas que constituyen la inmunidad pasiva del recién nacido) pueden atravesar así la pared intestinal. Se habla, sin embargo, de *pinocitosis* cuando lo que se engloba es parte del fluido extracelular, formándose pequeñas vesículas. La fagocitosis solo se da en ciertas células especializadas de los mamíferos, pero la pinocitosis se da en todas las células y puede estar mediada por una proteína llamada clatrina. En ese caso, en la membrana plasmática existe una región especializada que está recubierta por esta proteína de revestimiento y, cuando tiene lugar la pinocitosis, la clatrina se ensambla en una estructura formada por más clatrina

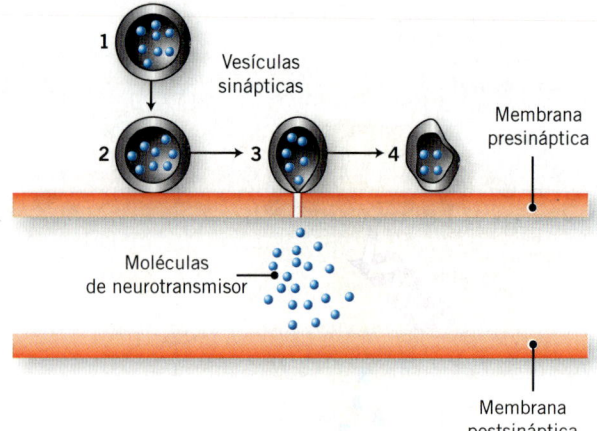

Figura 1-9. Salida del neurotransmisor por exocitosis en la terminación nerviosa. 1: el neurotransmisor se encuentra almacenado en vesículas. 2: la vesícula donde se encuentra el neurotransmisor se aproxima a la membrana plasmática, y la membrana de la vesícula se fusiona con la membrana plasmática. 3: la membrana plasmática se abre y el neurotransmisor se vierte al espacio sináptico. 4: la membrana plasmática se cierra y la vesícula vuelve de nuevo al citosol.

que distorsiona la membrana. Así, se forman fosas que al desprenderse dan lugar a las vesículas pinocíticas o *pinosomas*. La clatrina se desprende después del pinosoma y estas vesículas se fusionan también con lisosomas para su digestión. Las células utilizan muchas veces la pinocitosis para captar nutrientes. Por este proceso tiene también lugar el paso de las grasas insolubles desde la luz intestinal al torrente sanguíneo **(fig. 1-8)**. La fagocitosis y la pinocitosis simple son mecanismos por los que la célula capta sustancias relativamente inespecíficas del ambiente, pero existe también la endocitosis conocida como *pinocitosis mediada por receptores* que puede considerarse de mayor relevancia para las funciones específicas de las células. En este caso, la célula capta macromoléculas específicas del ambiente que se unen a receptores de superficie. Estos receptores se concentran en regiones específicas de la membrana recubiertas por clatrina. Existen unas proteínas adaptadoras del citosol que se unen a los receptores y también a la clatrina y, cuando la macromolecula se une a los receptores, es también la clatrina la que distorsiona la membrana para que se formen las vesículas que ingresan al citosol. El contenido de estas vesículas es transportado a otras organelas denominadas endosomas y puede reciclarse y acceder nuevamente a la membrana o a otros lugares de la célula. Así, los receptores vuelven otra vez a la membrana celular, pero el contenido de las vesículas puede también ser transportado desde los en-

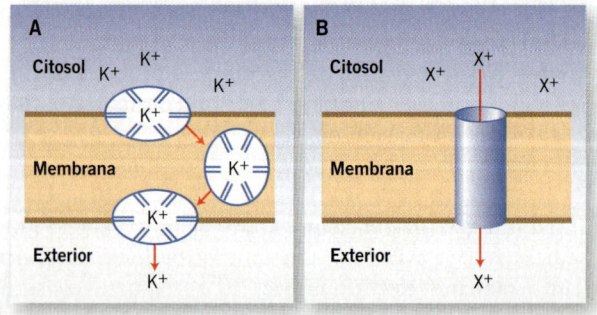

Figura 1-10. Paso de iones a través de la membrana cuando se utiliza un antibiótico ionóforo como valinomicina, que es un transportador móvil que forma un halo o escudo alrededor (A), y cuando se utiliza un antibiótico ionóforo como gramicidina formador de canal (B).

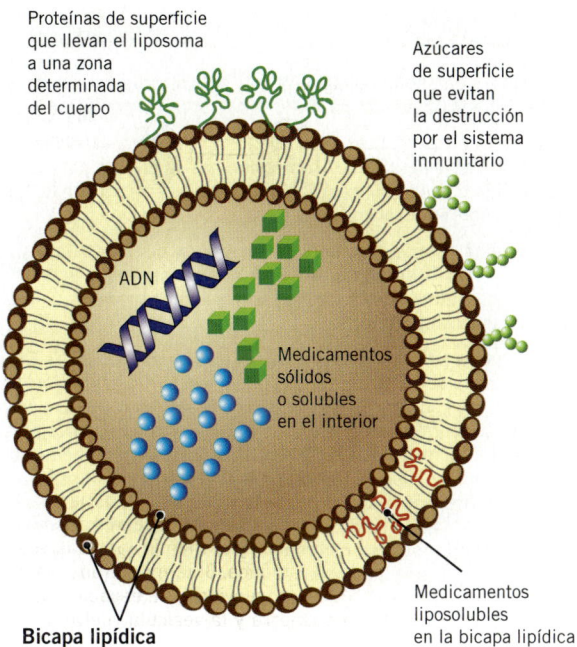

Proteínas de superficie
que llevan el liposoma
a una zona
determinada
del cuerpo

Azúcares
de superficie
que evitan
la destrucción
por el sistema
inmunitario

ADN

Medicamentos
sólidos
o solubles
en el interior

Bicapa lipídica

Medicamentos
liposolubles
en la bicapa lipídica

Figura 1-11. Estructura de un liposoma.

dosomas a los lisosomas, para su digestión. Este proceso permite a las células absorber grandes cantidades de moléculas que están en baja concentración en el medio externo como hormonas, factores de crecimiento, anticuerpos, hierro, enzimas y vitaminas. Un ejemplo bien caracterizado de endocitosis mediada por receptores es el transporte de lipoproteínas de baja densidad (colesterol LDL) a la célula.

La *exocitosis* es el proceso contrario a la endocitosis. En este caso la membrana se abre para permitir la salida de componentes celulares. Por este mecanismo se liberan numerosos neurotransmisores y hormonas. Estas sustancias se encuentran almacenadas en vesículas que, al iniciarse el proceso, fusionan sus membranas con la membrana plasmática. Ésta se abre y las vesículas vierten su contenido, que suele ser heterogéneo (aminas, iones, proteínas, etc.), al exterior. Posteriormente, la membrana se cierra y las vesículas son liberadas al citosol. La exocitosis requiere la presencia de calcio **(fig. 1-9)**.

Utilización de ionóforos. Los ionóforos son pequeñas moléculas hidrófobas que se disuelven en las bicapas lipídicas de las membranas y aumentan su permeabilidad a iones específicos. Se distinguen dos tipos: los transportadores móviles y los formadores de canales. Los ejemplos más representativos son, respectivamente, los antibióticos valinomicina y gramicidina, que ejercen su acción antibacteriana al comportarse como ionóforos y hacer perder potasio a las células de las bacterias. Ambos actúan protegiendo la carga del ión transportado, que pasa así a través del ambiente hidrófobo de la membrana, a favor de un gradiente electroquímico **(fig. 1-10)**.

Utilización de liposomas. Los liposomas son vesículas sintéticas, formadas por una o más bicapas concéntricas de fosfolípidos, que pueden acomodar en su interior fármacos hidrosolubles o liposolubles, macromoléculas, material genético y otros agentes **(fig. 1-11)**. Los liposomas pueden hacer llegar fármacos y compuestos a diversos tipos celulares. Son captados principalmente por células del sistema fagocítico mononuclear, sobre todo las hepáticas. Las formulaciones que empaquetan fármacos en liposomas se toleran usualmente mejor que otras convencionales, pero suelen ser caras. Con esta administración se puede además conseguir la liberación selectiva en un tejido, pues los liposomas se pueden concentrar en determinadas células (p. ej., tumores malignos). ◂◂

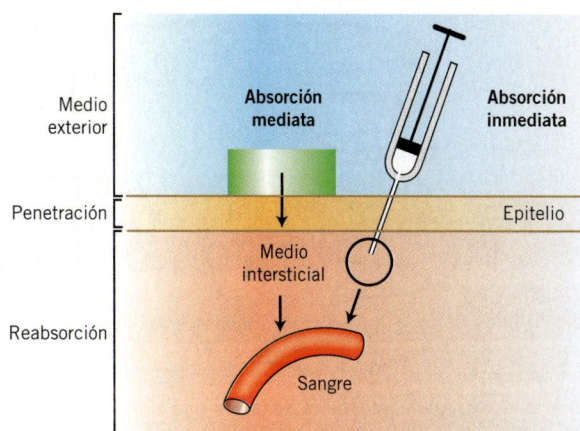

Medio
exterior

**Absorción
mediata**

**Absorción
inmediata**

Penetración

Epitelio

Medio
intersticial

Reabsorción

Sangre

Figura 1-12. Absorción de un fármaco cuando se administra por una vía mediata y cuando se administra por una vía inmediata.

Vías de administración de los fármacos

Para que los fármacos se pongan en contacto con los tejidos y órganos en los que actúan, deben atravesar la piel y las mucosas (absorción mediata o indirecta) o bien debe producirse una efracción de estos revestimientos (administración inmediata o directa) **(fig. 1-12** y **tabla 1-3)**.

Vías mediatas o indirectas

Vía oral. Las vías más utilizadas son las mediatas o indirectas, y la oral es la más frecuente. La absorción se produce en la mucosa del estómago y del intestino, habitualmente por un proceso de difusión pasiva, condicionado por la naturaleza de los fármacos y por las diferencias de pH. En principio, los ácidos débiles encuentran en el jugo gástrico, que es prácticamente una solución de ácido clorhídrico, un medio adecuado para su absorción. La mucosa gástrica permite que se absorban los ácidos con pK_a superior a 3 y las bases muy débiles (p. ej., antipirina). En el estómago se absorben también las sustancias muy liposolubles, como el alcohol. Las bases con pK_a mayor de 5 (aminopirina, efedrina y quinina) prácticamente no se absorben, y ácidos como la aspirina, con un pK_a de 3,5, usualmente sufren un proceso de atrapamiento iónico en la propia mucosa gástrica, en la que se ionizan al encontrarse

Tabla 1-3. Vías de administración de fármacos	
VÍAS INMEDIATAS O DIRECTAS	**VÍAS MEDIATAS O INDIRECTAS**
Intradérmica	Oral
Subcutánea	Bucal o sublingual
Intramuscular	Rectal
Intravascular	Respiratoria
Intravenosa	Dérmica o cutánea
Intraarterial	Genitourinaria
Intracardíaca	Conjuntival
Intralinfática	
Intraperitoneal	
Intrapleural	
Intraarticular	
Intraósea	
Intrarraquídea	
Intraneural	

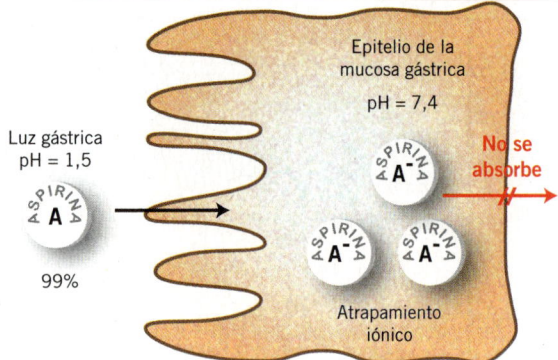

Figura 1-13. Atrapamiento iónico de la aspirina en las células de la mucosa gástrica.

con un pH mayor **(fig. 1-13)**. La mayoría de los fármacos son bases y se absorben mejor en el medio básico intestinal. La enorme superficie de las vellosidades y microvellosidades del íleon, y la gran vascularización del epitelio de la mucosa del intestino delgado, son decisivas, y la mayoría de los fármacos se absorben allí. Sólo encuentran dificultades para absorberse las bases con pK_a superior a 8 y los ácidos fuertes con pK_a inferior a 2,9 **(fig. 1-14)**. La presencia de sales biliares favorece la absorción de sustancias liposolubles, como vitaminas (A, D, E, K) y carotenos. El ión calcio se absorbe en las porciones altas del intestino, que tienen pH ácido, porque en medio alcalino forma jabones cálcicos con los ácidos grasos. La absorción intestinal depende en muy pocos casos de transportadores, pero los monosacáridos, las bases púricas y pirimidínicas, los aminoácidos y los iones sodio, atraviesan la mucosa intestinal por transporte activo. Los compuestos insolubles o muy ionizados, como aminoglucósidos, derivados de amonio cuaternario, d-tubocurarina, tetraciclina, etc., no se absorben o lo hacen muy pobremente.

▸▸ La absorción de los fármacos administrados por vía oral está también condicionada por el tiempo de contacto del compuesto con las distintas mucosas del aparato gastrointestinal. El rápido vaciamiento gástrico puede dificultar el proceso de absorción en el estómago. Sin embargo, para la mayoría de los fármacos que no se ab-

sorben en el estómago, una demora en el tiempo de vaciado gástrico significa, en el mejor de los casos, un retraso en la absorción. Una parte apreciable del fármaco puede destruirse además con el pH ácido del estómago. Los factores que afectan al tiempo de vaciado gástrico son múltiples. El vaciado se acelera cuando el volumen aumenta y cuando la temperatura de la comida es caliente. La viscosidad elevada disminuye el tiempo de vaciamiento. Éste también varía con la posición del paciente, y no es igual en reposo o caminando. Muchas enfermedades (migraña, neuropatía diabética) producen estasis gástrica y retardan la absorción. Las emociones aumentan la motilidad y el vaciamiento gástrico. Las depresiones, por el contrario, lo reducen.

La forma farmacéutica y el tamaño de las partículas condicionan la desintegración, disgregación y disolución del producto activo e influyen extraordinariamente sobre el proceso de absorción. Las formas medicamentosas suelen ser sólidas (cápsulas, píldoras, comprimidos, grageas, granulados, polvos que se administran en sobres, etc.). El revestimiento y algunos excipientes pueden modificar la absorción. Existen preparados con recubrimiento entérico, liberándose entonces el fármaco en el pH intestinal, más adecuado para su absorción. Esto evita, además, la inactivación del fármaco en el jugo gástrico y la lesión de la mucosa gástrica, si el compuesto es gastrolesivo. Existen también preparaciones de acción prolongada, con varias capas de recubrimiento para que el principio activo se libere de forma gradual. Hay preparados que incluyen una mezcla de partículas de liberación rápida y lenta. Proporcionan una absorción rápida pero sostenida. Los preparados de acción prolongada proporcionan, no obstante, resultados irregulares. No deben usarse si se busca un efecto terapéutico breve o si los fármacos tienen por sí mismos efectos prolongados. También se pueden administrar formas medicamentosas líquidas, que pueden ser soluciones acuosas (jarabes, suspensiones, emulsiones) o soluciones alcohólicas (tinturas).

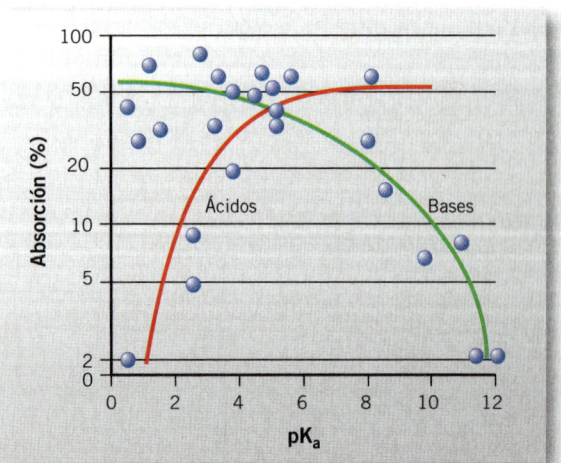

Figura 1-14. Absorción de los fármacos en el intestino en función del pK_a. (Tomado de Schanker y cols., 1957.)

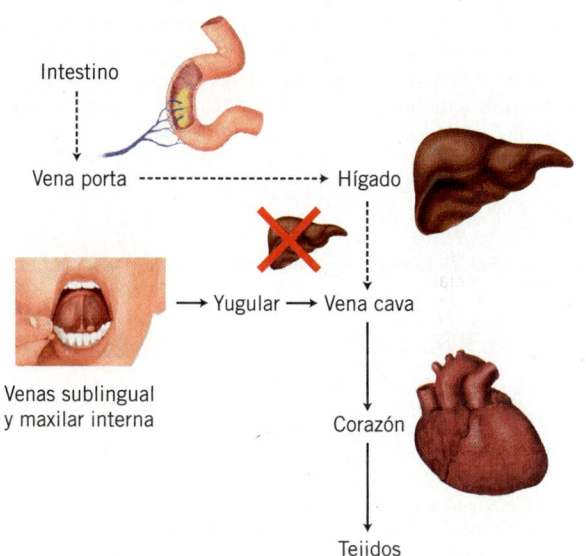

Figura 1-15. Las venas que drenan la mucosa gastrointestinal son afluentes de la vena porta. Los fármacos que se ingieren por vía oral llegan, por consiguiente, al hígado y sufren un proceso de metabolización hepática antes de alcanzar la circulación sistémica y los tejidos. El sistema venoso de la boca drena sin embargo en la vena cava superior y no en la vena porta, de forma que los medicamentos administrados por vía sublingual eluden el paso por el hígado y la inactivación que allí se produce. También eluden la inactivación por las secreciones gástrica e intestinal.

Otros factores que condicionan la absorción oral son: presencia de comida, edad, embarazo, anomalías hereditarias y trastornos congénitos, utilización concomitante de otros fármacos, etcétera. ◂◂

Las enzimas intestinales actúan sobre algunos medicamentos. Los de naturaleza polipeptídica (insulina, vasopresina y otras hormonas) son hidrolizados por los fermentos pancreáticos y carecen de actividad cuando se administran por vía oral. También es importante el metabolismo de algunos fármacos por la flora intestinal (sulfasalazina, metronidazol, levodopa) y por el abundante sistema enzimático de las propias células de la mucosa intestinal (flurazepam, salicilamida, estriol). Por otra parte, hay que tener en cuenta que las venas que drenan la mucosa gastrointestinal son afluentes de la vena porta. Los fármacos llegan, por lo tanto, al hígado y sufren un proceso de metabolización hepática antes de alcanzar la circulación sistémica y los tejidos. Este fenómeno se conoce como *efecto de primer paso* **(fig. 1-15).** Algunos compuestos se excretan por la bilis y vuelven a absorberse en el intestino; es decir, sufren recirculación enterohepática.

▸▸ En ocasiones se administran fármacos por vía oral para conseguir efectos en la luz gastrointestinal. Por ejemplo, antibióticos en infecciones del aparato gastrointestinal (neomicina o vancomicina) y derivados del ácido 5-aminosalicílico en enfermedades intestinales inflamatorias. ◂◂

Vía bucal o sublingual. La mucosa bucal posee un epitelio que está muy vascularizado y los fármacos pueden absorberse allí. Las zonas más selectivas están localizadas en la mucosa sublingual, la base de la lengua y la pared interna de las mejillas. Los fármacos deben por eso colocarse bajo la lengua o

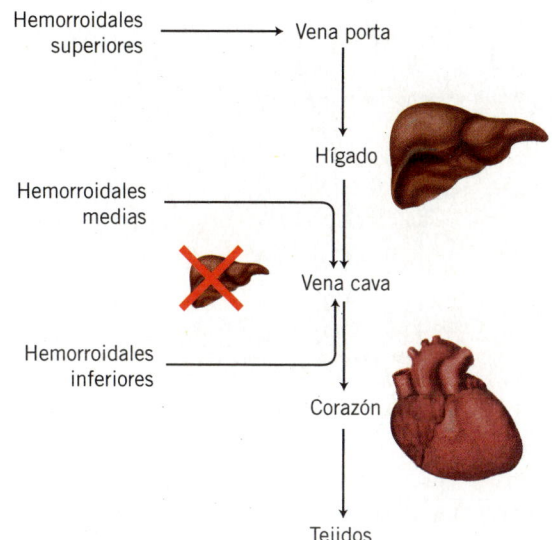

Figura 1-16. Las venas hemorroidales superiores vierten al sistema porta, y una cantidad difícil de prever del medicamento pasa por el parénquima hepático, pero los fármacos administrados por vía rectal eluden parcialmente el paso por el hígado, ya que las venas hemorroidales inferiores y medias desembocan directamente en la vena cava.

entre la encía y la mejilla. El sistema venoso de la boca drena en la vena cava superior y no en la vena porta, de forma que los medicamentos administrados así eluden el paso por el hígado y la inactivación que allí se produce. También eluden la inactivación por las secreciones gástrica e intestinal **(v. fig. 1-15).** La absorción se lleva a cabo usualmente por difusión pasiva y es rápida. Como el pH de la saliva es ácido, en principio se absorben ácidos débiles y bases muy débiles (nicotina y cocaína lo hacen bien, y morfina y atropina, mal). En general, se administran así sustancias liposolubles (p. ej., nitroglicerina).

Vía rectal. La absorción es irregular e incompleta, puesto que el medicamento se mezcla con el contenido rectal y no contacta directamente con la mucosa. Se utilizan supositorios que llevan como vehículo gelatina, glicerina o manteca de cacao, y los excipientes pueden también obstaculizar la absorción. Pueden emplearse enemas para mejorar la absorción. Las venas hemorroidales superiores vierten al sistema porta, y una cantidad difícil de prever del medicamento pasa por el parénquima hepático, pero los fármacos administrados por vía rectal eluden parcialmente el paso por el hígado, ya que las venas hemorroidales inferiores y medias desembocan directamente en la vena cava **(fig. 1-16).** Se recurre a la vía rectal para administrar fármacos que irritan la mucosa gástrica, fármacos que son destruidos por el pH o por las enzimas digestivas y fármacos que tienen mal olor o sabor. Resulta además útil en pacientes inconscientes y niños.

Vía respiratoria. Algunos compuestos, sobre todo los anestésicos generales, siguen esta vía para penetrar en la circulación general y producir sus efectos. Las sustancias se absorben por simple difusión, siguiendo el gradiente de presión entre el aire alveolar y la sangre capilar. Es importante el coeficiente sangre/aire, dado que si la sangre capta rápidamente el anestésico y la circulación lo aleja del alvéolo, se requerirá mucho tiempo

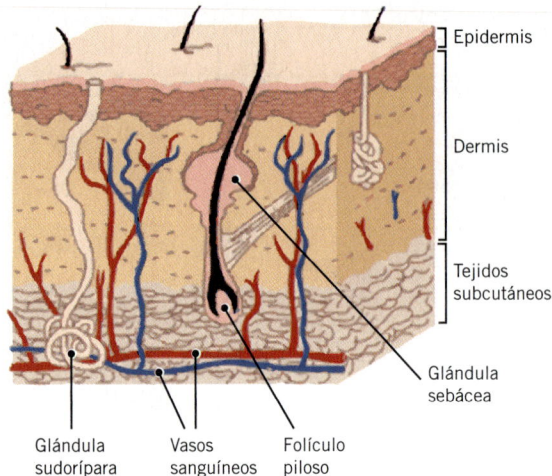

Figura 1-17. Imagen de la piel con un folículo piloso.

para conseguir una presión gaseosa conveniente, y la anestesia será lenta. El parénquima pulmonar frecuentemente absorbe además sustancias aplicadas con finalidad local. La absorción es rápida por la gran superficie de la mucosa traqueal y bronquial (80-200 m²) y por la proximidad entre la mucosa y los vasos pulmonares. Es importante la liposolubilidad, que está determinada por el coeficiente de partición lípido/agua. La velocidad de absorción depende, además, de la concentración de la sustancia en el aire inspirado, de la frecuencia respiratoria y de la perfusión pulmonar. También depende de la solubilidad en sangre. El tamaño de las partículas debe ser de 1-10 μm. Para administrar productos líquidos se utilizan las nebulizaciones (pulverizadores) y, para productos sólidos, los aerosoles (dispersiones finas en un gas). Se administran así broncodilatadores, antibióticos, corticoides, entre otros. Sus inconvenientes son la imposibilidad de regular la dosis y que la administración puede resultar incómoda e irritar la mucosa.

▶▶ La absorción por la mucosa rinofaríngea puede considerarse también absorción respiratoria. Por lo general, los fármacos se depositan en esta mucosa con un objetivo exclusivamente local. Sin embargo, los antisépticos y antiinflamatorios nasales, y sobre todo los vasoconstrictores nasales, pueden absorberse con facilidad por esta mucosa. En ocasiones, esta vía puede utilizarse para obtener efectos terapéuticos sistémicos. Pueden absorberse por vía nasal las hormonas de la neurohipófisis, vasopresina y oxitocina, otras hormonas peptídicas y fármacos como fentanilo o propranolol.

Vía dérmica o cutánea. La absorción es bastante deficiente, pues en principio la piel es un epitelio poliestratificado de células cornificadas, que protege al organismo del exterior. Los asientos pilosos con glándulas sebáceas pueden resultar, no obstante, más aptos para la absorción **(fig. 1-17)**. El mayor interés de esta vía reside en el tratamiento local dermatológico. Si el fármaco es hidrosoluble y la afección está en las capas más profundas, puede ser incluso mejor administrarlo por vía oral o por inyección. Algunos compuestos liposolubles (glucocorticoides y hormonas sexuales) pueden, sin embargo, absorberse por la piel. Para conseguir que los fármacos se absorban por la piel, deben ir incorporados en vehículos grasos, que se clasifican de acuerdo con su consistencia. Se pueden utilizar también depósitos oclusivos, que maceran y retienen la humedad. La inflamación, la temperatura y el aumento de la circulación sanguínea cutánea favorecen la absorción. En la actualidad se utiliza esta vía para conseguir

absorciones lentas y mantenidas de algunos fármacos suficientemente liposolubles (nitratos, clonidina y escopolamina). Existen también parches de nicotina para reducir los síntomas de abstinencia cuando se deja de fumar y parches de estrógenos para sustitución hormonal. En general, los preparados son caros, pero esta vía presenta algunas ventajas: evita el primer paso hepático, las concentraciones plasmáticas no fluctúan, permite interrumpir la absorción y puede mejorar el cumplimiento.

Vía genitourinaria. La mucosa vesical tiene escasa capacidad de absorción. Las mucosas uretral y vaginal son, por el contrario, idóneas para la absorción. Cuando los fármacos se aplican en ellas tópicamente pueden llegar a producir cuadros de intoxicación general.

Vía conjuntival. La mucosa conjuntival posee un epitelio bien irrigado y absorbe distintos fármacos. Las soluciones que allí se apliquen deben ser neutras e isotónicas Pueden utilizarse soluciones oleosas. La córnea también constituye una superficie absorbente. Las sustancias penetran en el ojo a través de ella para producir efectos en estructuras internas (p. ej., atropina para provocar midriasis). En ocasiones, puede producirse además cierta absorción sistémica y efectos no deseados (p. ej., broncoespasmo en asmáticos que utilizan gotas de timolol para el glaucoma). ◀◀

Vías inmediatas o directas (inyectables o parenterales)

Permiten que el fármaco alcance el medio interno sin necesidad de atravesar ninguna barrera epitelial. La absorción es regular y los fármacos llegan sin sufrir alteraciones a su lugar de acción. Estas vías posibilitan efectos rápidos en situaciones de emergencia y son las únicas practicables en algunos enfermos, pero presentan también inconvenientes. Suelen ser caras, dolorosas, ocasionan complicaciones (infecciones y abscesos) y precisan técnicas especiales de administración que requieren asepsia y conocimientos anatómicos. Por esta razón, el enfermo usualmente no puede utilizarlas. Resulta además difícil retirar el fármaco en caso de sobredosis.

Vía intradérmica. Se introduce una dosis pequeña en el interior de la piel, donde la absorción es prácticamente nula. La zona de elección es la cara anterior del antebrazo. Se utiliza bastante con fines diagnósticos. Así se administran soluciones de histamina y tuberculina y también extractos antigénicos para pruebas de hipersensibilidad.

Vía subcutánea. El fármaco se inyecta debajo de la piel. Desde allí difunde a través del tejido conectivo y penetra en el torrente circulatorio. La administración suele realizarse en la cara externa del brazo o del muslo o en la cara anterior del abdomen. La absorción puede acontecer por un proceso de simple difusión o a través de los poros de la membrana del endotelio capilar. Las soluciones deben ser neutras e isotónicas. De lo contrario, pueden resultar irritantes y provocar dolor y necrosis. Las soluciones oleosas pueden enquistarse y provocar un absceso estéril. El flujo sanguíneo condiciona la absorción. Como suele ser menor que el del territorio muscular, la absorción subcutánea es generalmente más lenta que la intramuscular, aunque más rápida que la oral. En cualquier caso, la velocidad de absorción subcutánea es constante y asegura un efecto sostenido. La velocidad de entrada en la circulación puede reducirse provocando vasoconstricción mediante aplicación local de frío o incorporando un agente vasoconstrictor, como epinefrina, y puede acelerarse provocando vasodilatación y aumento de flujo mediante calor, masaje o ejercicio. Existen además formas de depósito, que son preparaciones líquidas o sólidas, que se inyectan o implantan por vía subcutánea y que liberan lentamente el producto activo. Permiten mantener niveles estables en sangre durante un tiempo prolongado. Algunos preparados subcutáneos de insulina proporcionan absorciones mantenidas. Existen además bombas de infusión constante de insulina y de otras sustancias, que introducen por vía subcutánea pequeños volúmenes de soluciones a velocidad muy lenta.

Vía intramuscular. En este caso, el líquido se disemina a lo largo de las hojas de tejido conectivo situadas entre las fibras musculares. La absorción es más rápida y regular que por la vía subcutánea y provoca menos dolor. La vía intramuscular resulta especialmente útil para fármacos que se absorben mal por vía oral (p. ej., aminoglucósidos), que se degradan por vía oral (p. ej., penicilina G) o que tienen un primer paso hepático muy importante (p. ej., lidocaína). Los lugares clásicos para la inyección son la región glútea y la deltoidea. La absorción de las sustancias solubles oscila entre 10 y 30 minutos. Las sustancias insolubles o disueltas en vehículo oleoso y las formas especiales de depósito se absorben con más lentitud. El flujo y la vascularización también condicionan la velocidad de absorción. El flujo es, por ejemplo, muy superior en el ejercicio o si hay fiebre. Por el contrario, la presión arterial muy baja se acompaña de escaso flujo muscular y cierre capilar, lo que hace imposible la absorción. En situaciones de insuficiencia cardíaca o *shock* puede alterarse la absorción subcutánea o intramuscular. La absorción por estas vías también puede alterarse en recién nacidos y prematuros, así como en el embarazo y en los ancianos.

Vía intravascular. El fármaco se administra directamente en el torrente circulatorio y alcanza el lugar donde debe actuar sin sufrir alteraciones. Esta vía es por eso útil para emergencias. La forma más rápida de introducir un medicamento en el torrente circulatorio es habitualmente la inyección intravenosa, por lo general en la vena cubital, aunque se pueden utilizar otras. El efecto aparece al cabo de unos 15 segundos. Mediante un gota a gota puede regularse el ritmo de la administración y controlarse con precisión la cantidad administrada y los niveles sanguíneos durante el tiempo que sea preciso. Es posible asimismo interrumpir la administración instantáneamente si aparece algún síntoma tóxico. Se pueden además administrar fármacos con propiedades irritantes y perfundir grandes volúmenes de líquidos. Esta vía presenta, sin embargo, algunos inconvenientes. El fármaco, una vez administrado, no puede eliminarse, y si no se controla el ritmo de la administración, pueden aparecer efectos tóxicos. Las reacciones anafilácticas son además especialmente graves. Esta vía no permite administrar fármacos en suspensión ni soluciones oleosas, puesto que existe riesgo de embolia. Las infusiones prolongadas o el empleo de productos muy irritantes pueden dañar la pared vascular y producir trombosis venosa. Por todo ello, esta vía está reservada para casos de necesidad y, cuando se utiliza, se imponen las máximas precauciones de asepsia y el control riguroso de la técnica.

» La administración intraarterial se utiliza mucho menos que la intravenosa. Puede ser útil en el tratamiento de neoplasias localizadas y para administración de vasodilatadores en las embolias arteriales o de un medio de contraste al realizar una arteriografía.

La vía intralinfática carece prácticamente de interés terapéutico. Se usa sólo con fines diagnósticos para contrastes yodados o para agentes antimitóticos.

La vía intracardíaca se utiliza sólo en casos desesperados, como es la inyección de adrenalina en las cavidades cardíacas en el paro cardíaco.

Vía intraperitoneal. La cavidad intraperitoneal ofrece una amplia superficie absorbente, desde la cual los fármacos pasan fácil y rápidamente a la circulación. No obstante, esta vía se utiliza de forma excepcional en el hombre, puesto que existe la posibilidad de perforar un asa intestinal y fácilmente se ocasionan infecciones graves. Existe también el riesgo de crear adherencias. Una aplicación terapéutica es la diálisis peritoneal, en la que masas grandes de líquido son sometidas a intercambio con la sangre.

Vía intrapleural. Esta vía presenta características semejantes a la vía intraperitoneal. Se usa excepcionalmente. Se introducen así medicamentos en la pleura, por lo general enzimas proteolíticas y antibióticos.

Vía intraarticular. Prácticamente se usa sólo en traumatología y reumatología, para inyectar fármacos (corticoides, antiinflamatorios o antibóticos) dentro de la articulación. El fármaco se sitúa en contacto con las serosas. Puede ejercer un efecto local o absorberse y alcanzar el torrente circulatorio.

Vía intraósea o intramedular. Se introduce el fármaco dentro del tejido óseo, en la médula. Es interesante cuando no existe la posibilidad de inyectar en una vena. El efecto es igual de rápido que con la administración intravenosa, pero el mayor obstáculo es la complejidad de la técnica.

Vía intrarraquídea o intratecal. Se utiliza para administración de sustancias que atraviesan mal la barrera hematoencefálica (v. «Acceso de los fármacos a los tejidos», más adelante) y que deben actuar a nivel central. También se emplea para conseguir una concentración particularmente elevada de un compuesto en un determinado sitio del sistema nervioso central o en las raíces espinales. Otras vías para administrar fármacos en el sistema nervioso son la epidural y la intraventricular.

Vía intraneural. Se denomina así la administración de algunos medicamentos que se inyectan a nivel de los nervios o de los ganglios simpáticos (p. ej., anestésicos locales o etanol). «

Cinética de absorción

La cinética de absorción cuantifica la entrada del fármaco en la circulación sistémica. Estudia la velocidad de absorción, que es la cantidad de fármaco que se absorbe en la unidad de tiempo. Este valor (dc/dt) representa la variación de la concentración en función del tiempo. Usualmente se puede calcular mediante una ecuación clásica de orden uno, semejante a la que rige otros muchos procesos fisicoquímicos. Dicha ecuación es la siguiente:

$$dc/dt = -K_a A$$

La velocidad de absorción depende de una constante K_a, que es la constante de velocidad intrínseca del proceso. K_a representa la probabilidad que tiene una molécula de absorberse en la unidad de tiempo. Cuanto mayor es K_a, mayor

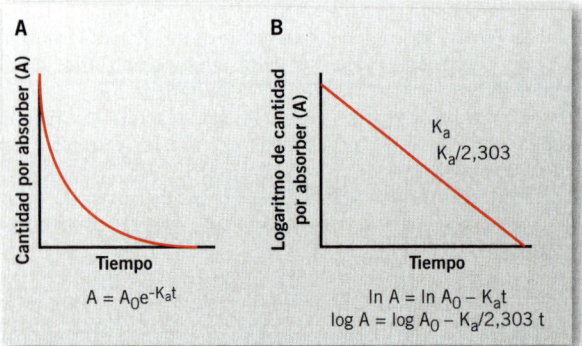

Figura 1-18. Representación gráfica del proceso de absorción de primer orden. A) Curva que representa el proceso en un eje de coordenadas cartesianas cuando la escala es numérica. B) Recta que representa el proceso en un eje de coordenadas cartesianas cuando la escala es semilogarítmica.

es la velocidad con la que se absorbe el fármaco. K_a se representa en tiempo recíproco. Así, si un fármaco tiene una $K_a = 0,03\ h^{-1}$, puede decirse que se absorbe aproximadamente el 3 % de las moléculas disponibles en 1 hora. La velocidad de absorción es también directamente proporcional al número de moléculas que están disponibles en solución para absorberse, es decir, la concentración remanente de fármaco que puede absorberse aún, a la que se denomina A. La velocidad de absorción es mayor al principio, cuando A es grande, y a medida que va absorbiéndose el fármaco, la velocidad de absorción disminuye.

Integrando la ecuación expuesta anteriormente, se obtiene la siguiente ecuación exponencial:

$$A = Ao\ e^{-K_a t}$$

En esta ecuación, t es el tiempo transcurrido desde que se inicia el proceso, Ao es la concentración inicial de fármaco en el sustrato biológico en tiempo cero, y e es la base de los logaritmos naturales o neperianos. La representación gráfica de esta ecuación usando ejes de coordenadas cartesianas, con concentraciones y tiempos a escala numérica, sería una curva exponencial. Ahora bien, en todo proceso

de primer orden, la curva que define los puntos experimentales se convierte en una recta si se sitúan como ordenadas los logaritmos de las concentraciones, en lugar de sus valores numéricos (**fig. 1-18**).

Tomando logaritmos naturales y decimales, respectivamente, en la ecuación expuesta antes, se obtienen las siguientes ecuaciones, que definen ambas la ecuación de una recta:

$$\ln A = \ln Ao - K_a\ t$$
$$\log A = \log Ao - K_a/2,303\ t$$

En la primera de estas ecuaciones, la pendiente o inclinación equivale en valor absoluto a la constante de velocidad K_a. En la segunda, la pendiente equivale en valor absoluto a $K_a/2,303$. Si se representan en papel semilogarítmico concentraciones frente a tiempos, también se obtiene una recta, a partir de la cual puede calcularse fácilmente la constante K_a. El proceso es, por lo tanto, un proceso exponencial, que se expresa como desaparición del fármaco del lugar de administración, y que se representa mediante una curva cuando la escala es numérica, y mediante una recta cuando es semilogarítmica.

La cinética de absorción se ocupa también de conocer la semivida de absorción ($t_{1/2a}$), es decir, el tiempo que tarda en reducirse a la mitad el número de moléculas disponibles para absorberse. Cuanto mayor sea $t_{1/2a}$, menor será la velocidad con que se absorbe el fármaco. La semivida puede relacionarse con la constante del proceso teniendo en cuenta que si el tiempo desde que éste se inicia es $t_{1/2a}$, A será Ao/2. Se llega a la relación indicada operando como se indica a continuación:

$$Ao/2 = Ao\ e^{-K_a\ t_{1/2a}}$$
$$\ln Ao - \ln 2 = \ln Ao - K_a\ t_{1/2a}$$
$$\ln 2 = K_a\ t_{1/2a}$$
$$0,693 = K_a\ t_{1/2a}$$
$$t_{1/2a} = 0,693/K_a$$

▶ La mayor parte de los procesos de absorción son de primer orden. Sin embargo, sea por causas fortuitas o, más a menudo, porque se provoca intencionadamente, determinados procesos de absorción pueden ajustarse a una cinética de orden cero, que se caracteriza porque la velocidad del proceso es constante e independiente de la concentración. En este caso, el número de moléculas disponibles para la absorción, y la cantidad de fármaco que penetra en el organismo por unidad de tiempo, permanecen constantes y son independientes de lo que quede por absorberse. Esto sucede con los preparados de liberación mantenida que se administran por vía oral o parenteral y con algunas formas de administración percutánea. La administración en infusión continua (gota a gota) y la administración inhalatoria de gases anestésicos también proporcionan una cantidad fija de fármaco por unidad de tiempo, y se rigen, por consiguiente, por una cinética de orden cero. En todos estos casos se provoca intencionadamente que el proceso sea de orden cero controlando la liberación, puesto que interesa un aporte constante de fármaco. Este tipo de cinética sólo se produce de forma natural en condiciones especiales, cuando se rebasa la capacidad de transporte activo en un sistema.

En los procesos de orden cero se cumple la siguiente ecuación, pues la velocidad del proceso es constante e independiente de la concentración:

$$dc/dt = Ko_a$$

⊛ CINÉTICA DE ABSORCIÓN

- La cinética de absorción cuantifica la entrada del fármaco en la circulación sistémica.

- La velocidad de absorción depende de una constante que representa la probabilidad que tiene una molécula de absorberse en la unidad de tiempo. La mayoría de los procesos de absorción son de primer orden, y en ese caso la velocidad de absorción es además proporcional al número de moléculas que están disponibles para absorberse.

- La semivida de absorción ($t_{1/2a}$) es el tiempo que tarda en reducirse a la mitad el número de moléculas que están disponibles para absorberse.

- En los procesos de orden cero la velocidad del proceso es constante e independiente de la concentración.

- Existen también procesos de absorción de orden mixto, que son saturables y se rigen por la ecuación de Michaelis-Menten.

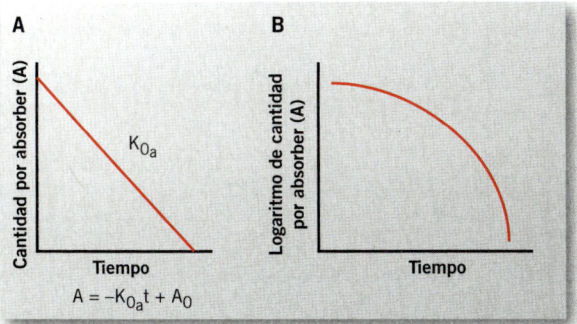

Figura 1-19. Representación gráfica del proceso de absorción de orden cero. A) Recta que representa el proceso en un eje de coordenadas cartesianas cuando la escala es numérica. B) Curva que representa el proceso en un eje de coordenadas cartesianas cuando la escala es semilogarítmica.

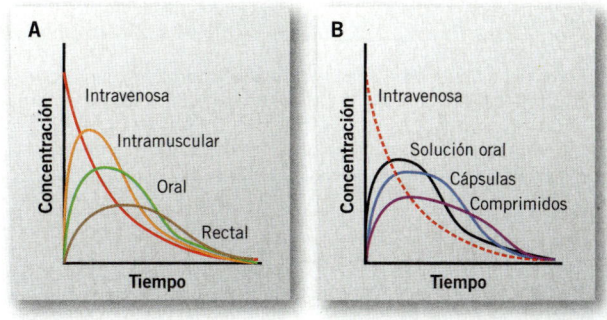

Figura 1-20. Influencia de la vía de administración (A) y de la preparación farmacéutica (B) sobre la curva de concentraciones plasmáticas de un fármaco.

Integrando se obtiene la ecuación siguiente:

$$A = -Ko_a\, t + Ao$$

Sabemos que el valor A es la cantidad o concentración de fármaco existente en el sustrato biológico. La representación gráfica de un proceso de orden cero usando ejes de coordenadas cartesianas y papel numérico es una recta en la que la ordenada en el origen equivale a la concentración o cantidad inicial en el tiempo cero (Ao), y la inclinación o pendiente es igual a la constante de velocidad (Ko_a), que es la propia velocidad del proceso, expresable en concentración/tiempo. Sin embargo, en la cinética de orden cero, a diferencia de lo que ocurría en la cinética de primer orden, la representación del logaritmo de A frente al tiempo en papel numérico, y también la de A respecto al tiempo en papel semilogarítmico, se desvían de la linealidad. Son en realidad una curva con la concavidad hacia abajo (**fig. 1-19**).

Existen también procesos activos de absorción, con una cinética de orden mixto, que se rigen por la ecuación de Michaelis-Menten. Esta ecuación rige todos los procesos saturables, es decir, los que serían propiamente bioquímicos:

$$dc/dt = \frac{V_{máx}\, A}{K_m + A}$$

$V_{máx}$ representa la velocidad máxima a la que puede desarrollarse el proceso (asociada a la saturación del portador o del mecanismo bioquímico actuante). K_m es la constante del proceso, que en este caso representa la concentración de fármaco para la cual la velocidad del proceso equivale a la mitad de la máxima o, lo que es lo mismo, la concentración para la que el proceso se encuentra saturado en un 50 %. A representa la concentración del fármaco que debe absorberse.

Integrando la ecuación anterior, se obtiene:

$$t = \frac{1}{V_{máx}}\left[Ao - A + K_m \ln \frac{Ao}{A}\right]$$

donde Ao representa la concentración inicial de sustrato.

La forma de las curvas representativas de un proceso que se ajusta a este tipo de cinética depende de la concentración de sustrato o fármaco. Si la concentración A es muy inferior a K_m, se está lejos de la saturación, y el proceso puede considerarse de primer orden, ya que es posible despreciar A en el denominador. La ecuación inicial presentará entonces la siguiente forma:

$$dc/dt = -\frac{V_{máx}\, A}{K_m} \cong - K_a\, A$$

Si A es muy superior a K_m, de modo que el sistema enzimático trabaja prácticamente a saturación desde que se inicia el proceso, puede decirse que la contribución de la constante K_m a la suma del denominador resulta mínima, y que la velocidad del proceso es constante y es la velocidad máxima. La cinética aparente del proceso es entonces de orden cero y se obtiene la siguiente ecuación:

$$dc/dt = -\frac{V_{máx}\, A}{A} \cong V_{máx}$$

El orden uno y el orden cero serían, por consiguiente, los límites mínimo y máximo de la cinética de Michaelis-Menten. Por encima y por debajo de estos límites (es decir, cuando A es comparable a K_m), no es posible simplificación alguna. ◀◀

Biodisponibilidad

La cantidad de principio activo y la velocidad con la que éste accede al organismo y desaparece de él están condicionadas por diversos factores; fundamentalmente, la forma farmacéutica, la vía de administración y las condiciones fisiopatológicas del paciente. La biodisponibilidad es un concepto que permite expresar estas diferencias. Este parámetro indica la cantidad de fármaco que llega a la circulación sistémica y el tiempo que permanece allí y está, por lo tanto, disponible para acceder a los tejidos y producir un efecto. La biodisponibilidad no depende sólo de la absorción. Depende también de la distribución y la eliminación, pero cuando estos dos últimos procesos se mantienen constantes, la biodisponibilidad refleja diferencias en la absorción y expresa la cantidad y la velocidad con la que se produce la absorción del principio activo.

Desde el punto de vista cuantitativo, la biodisponibilidad se valora mediante el área bajo la curva de las concentraciones plasmáticas (del inglés, *area under the curve*; AUC). Esta área está condicionada por la vía de administración y por la forma galénica (**fig. 1-20**). Para calcular su valor en la fase no exponencial de la curva se puede utilizar el método trapezoidal (**fig. 1-21**).

▶▶ Para determinar la biodisponibilidad absoluta de las formulaciones orales se utiliza una fórmula de referencia inyectada por vía intravenosa. La biodisponibilidad en términos absolutos se cuantifica entonces mediante la fracción de absorción biodisponible (f), que es la fracción de la dosis administrada que llega a la circulación sistémica en forma inalterada. El valor de f se obtiene dividiendo el área bajo la curva de las concentraciones plasmáticas después de la administración extravascular (AUC_{ev}), por el área bajo la curva de las

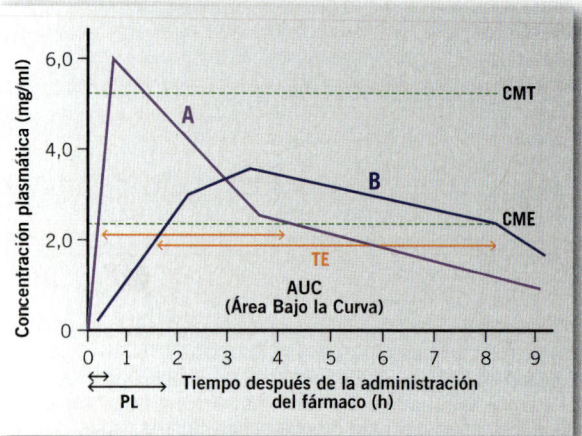

Figura 1-22. Curvas de niveles plasmáticos de dos formulaciones farmacéuticas (A y B) que presentan una biodisponibilidad diferente. Se aprecia la importancia de la morfología de las curvas para la elección del preparado que presenta una biodisponibilidad óptima (B).

BIODISPONIBILIDAD

- La biodisponibilidad indica la cantidad y la forma en que un fármaco llega a la circulación sistémica y está disponible para acceder a los tejidos y producir un efecto. Normalmente refleja diferencias en la absorción y se valora mediante el área bajo la curva de las concentraciones plasmáticas.

- Desde el punto de vista terapéutico, la biodisponibilidad máxima no es siempre la más apropiada. Interesan formulaciones con biodisponibilidad optimizada.

- Para determinar la biodisponibilidad absoluta de las formulaciones orales, se utiliza una fórmula de referencia inyectada por vía intravenosa. Sin embargo, la biodisponibilidad de las nuevas formulaciones orales se compara con la de fórmulas de referencia primarias, ya conocidas, mediante la biodisponibilidad relativa.

concentraciones plasmáticas después de administrar la misma dosis intravenosa (AUC_{iv}). Se obtiene la siguiente relación:

$$f = \frac{(AUC_{ev})}{(AUC_{iv})}$$

Cuando se utiliza la vía intravascular, puede considerarse que la cantidad absorbida es igual a la cantidad administrada. Entonces la curva de las concentraciones plasmáticas que refleja este valor presenta su pico máximo en el momento de la administración. La cantidad absorbida por vía extravascular se obtendrá como producto de la dosis administrada (D) por la fracción de absorción correspondiente:

$$\text{Cantidad absorbida} = D\,f$$

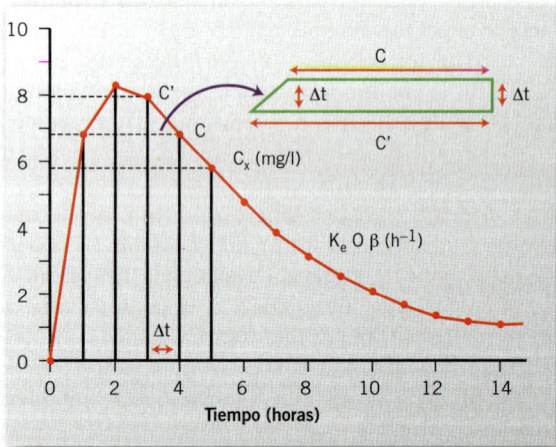

Figura 1-21. Determinación del área total bajo una curva de niveles plasmáticos (AUC_{total}) después de una administración extravascular. Para calcular el valor del área en la fase no exponencial de la curva se puede utilizar el método trapezoidal. Se descompone el área en trapezoides y se calcula el área de cada uno de ellos según el método clásico, es decir, hallando el producto de la semisuma de las bases por la altura: $AUC_{parcial} = C + C/2\ \Delta t$. La suma del área de cada uno de los trapezoides proporciona una buena medida del área en esta fase de la curva. Si se suma además el área del tramo final monoexponencial, equivalente a C_x/K_e o C_x/β, según se trate de un fármaco que se distribuye de acuerdo con un modelo monocompartimental o bicompartimental, es posible tener una estimación del AUC_{total} en el supuesto de que el número de puntos experimentales sea suficiente. Los valores C_x y K_e (o, en su caso, β) se calculan mediante regresión lineal de los puntos en fase exponencial (log C frente a t). K_e y β representan, respectivamente, la constante de eliminación y la constante de disposición que rige la fase lenta posdistributiva (v. «Cinética de eliminación», en el cap. 2).

Sin embargo, lo más útil es determinar la biodisponibilidad relativa, puesto que lo usual es comparar distintas formulaciones orales. Las fórmulas de referencia primarias para estas evaluaciones deben ser soluciones orales. Una solución acuosa del fármaco es ideal. Es lo que en principio recomienda la Organización Mundial de la Salud (OMS). Sin embargo, el producto de referencia más común, también recomendado por la OMS, es «una forma medicamentosa oral bien definida o que se absorba bien» o, como referencia secundaria, un producto existente en el mercado. La biodisponibilidad relativa viene entonces dada por la siguiente relación.

$$\text{Biodisponibilidad relativa} = \frac{AUC_{problema}}{AUC_{referencia}}$$

Desde el punto de vista terapéutico, la biodisponibilidad máxima no es siempre lo más apropiado. Una absorción mayor puede asociarse con un incremento en la aparición de efectos adversos. Lo que realmente se pretende es conseguir niveles adecuados más tiempo, y lo que se busca es una biodisponibilidad optimizada o programada. Esto significa diseñar el medicamento vehiculizándolo de la mejor manera, de acuerdo con las características del fármaco y con las necesidades para su uso clínico. La morfología de la curva de niveles plasmáticos es decisiva, puesto que en ningún caso interesará que las concentraciones rebasen los valores de toxicidad. Además, en algunas ocasiones interesará que el medicamento comience a actuar pronto y, en otras, que dure el nivel efectivo en sangre **(fig. 1-22)**.

Para los estudios de biodisponibilidad, se pueden utilizar también las curvas de las concentraciones urinarias del fármaco o de sus metabolitos **(fig. 1-23)**. Estas valoraciones tienen siempre menos valor, y son sólo posibles cuando la excreción urinaria es, al menos, el 30 % de la eliminación.

Podemos decir que dos formulaciones son *bioequivalentes* cuando tienen la misma cantidad del mismo principio activo y, además, su biodisponibilidad no varía dentro de un margen de tolerancia aceptable. Ello supone que tendrán igual eficacia e igual seguridad. Es lo que acontece con los genéricos cuando se comparan con los medicamentos de origen. Un equivalente farmacéutico, sin embargo, tendrá la misma cantidad de compuesto activo que el medicamento

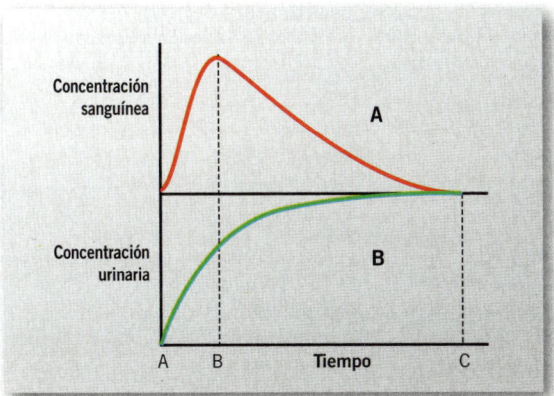

Figura 1-23. Curvas de niveles plasmáticos (A) y de excreción urinaria acumulativa (B) obtenidas después de la administración de una dosis única de un fármaco por vía oral.

de origen, pero podrá tener distinta biodisponibilidad, y no podrá, por consiguiente, considerarse igual de eficaz e igual de seguro que el medicamento original, por lo que no podrá sustituirle.

DISTRIBUCIÓN: CONCEPTO

La distribución estudia el transporte del fármaco dentro del compartimento sanguíneo y su posterior penetración en los tejidos.

Transporte de los fármacos en la sangre

En la sangre, las moléculas de los fármacos pueden estar disueltas en el plasma o incorporadas a las células (particularmente hematíes), pero también pueden fijarse a las proteínas plasmáticas. Existe un equilibrio dinámico entre estas tres formas de transporte.

Es muy frecuente que los fármacos interaccionen con las proteínas del plasma, y esto condiciona sus efectos farmacológicos. La albúmina es la proteína más abundante en el plasma, y es la que tiene mayor superficie y capacidad para fijar sustancias exógenas. Desarrolla interacciones con cationes y con aniones y es capaz de interaccionar con muchos fármacos de naturaleza ácida y con algunos de naturaleza básica. Se reconocen en la albúmina hasta cuatro sitios diferentes para la unión de los fármacos. Los ácidos débiles se unen casi exclusivamente a la albúmina, y pueden hacerlo en dos sitios independientes (tabla 1-4). Las bases débiles y las sustancias no ionizables liposolubles se unen principalmente a las lipoproteínas, pero las bases débiles pueden unirse además a la albúmina y a la α-glucoproteína. Es frecuente, en realidad, que una base débil se una simultáneamente a varias proteínas.

La unión de los fármacos a las proteínas del plasma puede considerarse un proceso reversible de adsorción a su superficie, que se favorece por la liposolubilidad. Se cuantifica usualmente en términos de porcentaje de la concentración plasmática que está unido a ellas. Este porcentaje suele permanecer constante dentro de un rango de niveles plasmáticos amplio, pero el proceso es saturable y, si se satura, el porcentaje de fármaco libre será mayor (fig. 1-24).

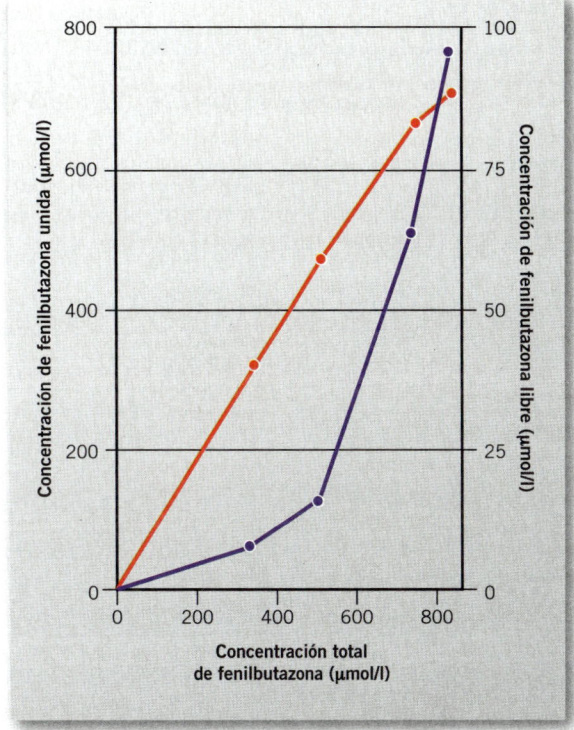

Figura 1-24. Fijación de la fenilbutazona a la albúmina plasmática. Cuando los lugares de unión están próximos a la saturación, el fármaco libre aumenta de forma imprevista. (Tomado de Brodie BB y Hogben CA, 1957.)

Tabla 1-4. Sitios de unión de los fármacos ácidos a la albúmina plasmática	
Sitio I (Fármacos con estructuras diferentes)	**Sitio II** (Más específico para ácidos carboxílicos)
Acenocumarol	Ácido clofíbrico
Ácido nalidíxico	Ácido etacrínico
Ácido salicílico[a]	Ácido flufenámico
Bilirrubina	Ácido salicílico[a]
Bumetanida	Benzodiazepinas (diazepam) (M)
Clorotiazida	Cloxacilina
Clorpropamida	Dicloxacilina
Dicumarol[b]	Dicumarol[c]
Diflunisal[a]	Diflunisal[a]
Fenilbutazona	Flucloxacilina[c]
Fenitoína	Flurbiprofeno[b]
Flucloxacilina[b]	Glibenclamida[a]
Flurbiprofeno[c]	Ibuprofeno[b]
Furosemida	Indometacina[a]
Glibenclamida[a]	Ketoprofeno[a]
Indometacina[a]	Naproxeno[a]
Ketoprofeno[c]	Probenecid
Naproxeno[a]	Sulfobromoftaleína
Sulfamidas	Tamoxifeno[c]
Sulfinpirazona	Tolazamida
Tolbutamida[a]	Tolbutamida[a]
Valproato	
Warfarina (M)	

[a] Se unen en el sitio I y en el sitio II.
[b] Sitio principal.
[c] Sitio secundario.
M: Marcador

Tabla 1-5. Grado de unión de algunos fármacos a las proteínas del plasma

Escaso (0-50 %)	Intermedio (50-90 %)	Alto (90-98 %)	Muy alto (98-100 %)
Atenolol	Alfentanilo	Amiodarona	Diazepam
Digoxina	Carbamazepina	Anfotericina B	Dicumarol
Litio	Fenobarbital	Clindamicina	Diflunisal
Procainamida	Penicilina G	Clorotiazida	Doxiciclina
Quinidina	Clorpromazina	Fenilbutazona	
Teofilina	Diazóxido	Flurbiprofeno	
Verapamilo	Dicloxacilina	Furosemida	
	Digitoxina	Glibenclamida	
	Fenitoína	Ibuprofeno	
	Heparina	Ketoprofeno	
	Imipramina	Naproxeno	
	Indometacina	Warfarina	
	Lorazepam		
	Nifedipino		
	Nortriptilina		
	Oxazepam		
	Prazosina		
	Propranolol		
	Sulfisoxazol		
	Tolbutamida		

Tabla 1-6. Factores que alteran la albúmina plasmática

Disminuyen		Aumentan
Abscesos hepáticos	Lepra	Ejercicio
Cirrosis hepática	Malnutrición grave	Esquizofrenia
Cirugía	Mieloma múltiple	Hipotiroidismo
Edad (neonato o anciano)	Neoplasias malignas	Neurosis
Embarazo	Neumonía bacteriana	Paranoia
Enfermedad gastrointestinal	Pancreatitis aguda	Psicosis
Fibrosis quística	Quemaduras	Tumores benignos
Histoplasmosis	Síndrome nefrótico	
Insuficiencia renal	Traumatismos	

fijación. Esta interacción supone una elevación de las concentraciones plasmáticas activas del fármaco desplazado, que puede conllevar toxicidad. Resulta especialmente peligroso administrar un fármaco desplazante en dosis altas mediante inyección intravenosa rápida. ◀◀

Acceso de los fármacos a los tejidos

El paso de los fármacos a los distintos tejidos es muy variable. Los fármacos pasan desde la sangre al líquido intersticial a través de los capilares por difusión pasiva, si son liposolubles, o por filtración, si son hidrosolubles, pero habitualmente sólo difunde la fracción plasmática libre. Las membranas endoteliales son en principio muy permeables, pero la morfología de la pared capilar condiciona también la resistencia al paso. Esta resistencia es mínima en los sinusoides hepáticos, es intermedia en los capilares del territorio muscular, y es máxima en los capilares del sistema nervioso central. En realidad, el acceso de los fármacos al sistema nervioso central, al ojo, a la circulación fetal y a las secreciones exocrinas (lágrimas, saliva, bilis, leche, líquido prostático, etc.) presenta características peculiares, pues la filtración a través de hendiduras intercelulares en estas áreas está muy limitada.

El flujo sanguíneo regional condiciona también el acceso de los fármacos a los distintos órganos. En ocasiones, la especial afinidad de algunos fármacos por ciertos tejidos determina la presencia de concentraciones elevadas en áreas poco vascularizadas. El patrón normal de distribución de los fármacos se altera también en circunstancias patológicas. En presencia de inflamación hay vasodilatación y aumento de la permeabilidad capilar. Puede existir por eso una concentración del fármaco más elevada en el tejido inflamado que en el sano.

Los fármacos unidos a las proteínas plasmáticas no producen efectos biológicos, pero esta unión permite el transporte y almacenamiento del fármaco, y constituye uno de los mecanismos más importantes para el mantenimiento de los niveles plasmáticos y de las acciones farmacológicas. Sólo el fármaco libre difunde a los tejidos diana y a los órganos de metabolismo y excreción, dado que la fracción unida no atraviesa el endotelio capilar con facilidad. El fármaco unido se va liberando paulatinamente para alcanzar un equilibrio con la fracción libre, a medida que ésta va teniendo acceso a los distintos órganos. En ocasiones, la unión a las proteínas del plasma favorece además la solubilidad de los fármacos allí.

▶▶ La unión de los fármacos a las proteínas plasmáticas varía mucho. Algunos se unen muy poco, y otros, mucho (tabla 1-5). Diversos factores pueden además alterar esta unión. La unión puede modificarse si se altera la concentración de proteínas (tabla 1-6). Los fármacos que se unen en alta proporción pueden ocasionar problemas de sobredosificación si existe hipoalbuminemia.

La unión de los fármacos a las proteínas plasmáticas es, además, poco específica. Las sustancias endógenas (ácido úrico, bilirrubina, ácidos grasos libres) y los fármacos con características fisicoquímicas semejantes son a veces capaces de competir por los puntos de

⚙ UNIÓN DE LOS FÁRMACOS A LAS PROTEÍNAS DEL PLASMA

- Es muy frecuente que los fármacos interaccionen con las proteínas del plasma, principalmente con la albúmina. Esto condiciona sus efectos farmacológicos, pues sólo la fracción libre difunde a los tejidos diana y a los órganos de metabolismo y excreción.

- La unión de los fármacos a las proteínas plasmáticas es poco específica. Las sustancias endógenas (ácido úrico, bilirrubina) y los fármacos con características fisicoquímicas semejantes son a veces capaces de competir por los puntos de fijación. Este tipo de interacción farmacocinética es frecuente y puede ocasionar toxicidad por aumento de los niveles plasmáticos del compuesto desplazado.

Depósitos tisulares y redistribución de fármacos

Los fármacos se acumulan muchas veces en las células en concentraciones muy superiores a las del plasma o el líquido intersticial. Los principales depósitos de los fármacos son realmente los tejidos. Es además habitual que se acumulen en órganos distintos del órgano diana, que únicamente sirven de reservorios. La grasa neutra puede actuar como reservorio de muchos fármacos lipófilos (el anestésico tiopental, el insecticida DDT, etc.), que regresan luego lentamente a la circulación, sufriendo un proceso conocido como redistribución. En ese caso, las concentraciones plasmáticas se man-

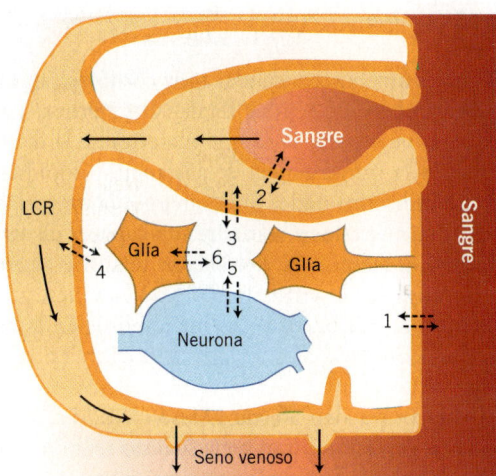

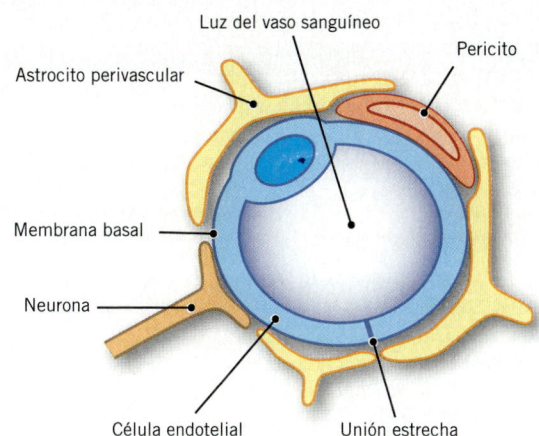

Figura 1-25. Vías de acceso de los fármacos al sistema nervioso central. Las flechas continuas indican la dirección del líquido cefalorraquídeo (LCR). Las flechas discontinuas indican los sitios donde existe difusión de agua y solutos: 1: de capilar a espacio intersticial; 2: a través del epitelio de los plexos coroideos; 3: a través de la membrana ependimiaria entre el espacio ventricular y el espacio intersticial; 4: a través de la piamadre entre el espacio intersticial y el espacio subaracnoideo; 5: a través de la membrana neuronal, y 6: a través de la membrana de las células gliales.

Figura 1-26. Base morfológica de la barrera hematoencefálica.

tienen más tiempo de lo previsto por la biotransformación y la excreción.

Algunos fármacos se depositan en otros tejidos distintos del tejido graso: amiodarona en hígado y pulmón, tetraciclinas en hueso y dientes, griseofulvina en la piel, etc. El principal reservorio transcelular es el aparato gastrointestinal. Allí se acumulan algunos fármacos que se absorben lentamente.

Barreras

Desde el punto de vista farmacocinético, las barreras son dispositivos limitantes de los compartimentos (v. «Cinética de distribución», más adelante).

Barrera hematoencefálica

Los fármacos tienen dos vías de acceso al sistema nervioso central, pero la mayoría no acceden a él. Pueden llegar al líquido intersticial cerebral por circulación capilar, y pueden acceder también al sistema nervioso central por difusión al líquido cefalorraquídeo (fig. 1-25). En el primer caso, las moléculas deben atravesar la pared de los capilares cerebrales. Esta pared constituye propiamente la barrera hematoencefálica. Las células endoteliales de estos capilares difieren de sus equivalentes en la mayoría de los tejidos por la ausencia de poros intracelulares y vesículas pinocitóticas. Estas células están además íntimamente adosadas y existen bandas, o *zonula occludens*, que cierran herméticamente el espacio intercelular. Otros hechos justifican también la dificultad para el paso. Existe una membrana basal que forma un revestimiento contiguo alrededor del endotelio. Hay, asimismo, una capa discontinua de pericitos, células en forma de araña, cuyas prolongaciones citoplasmáticas siguen un curso circunferencial alrededor del capilar. Más aun, en otros tejidos los capilares están en íntimo contacto con las células, pero en

el sistema nervioso central las células gliales (astrocitos) revisten los capilares e impiden aun más el paso. Las terminaciones aplanadas de las prolongaciones de la glía perivascular se yuxtaponen realmente como las piezas de un mosaico, para formar la envoltura glial perivascular, que cubre el 85 % de la superficie capilar (fig. 1-26). Los fármacos accederán también al sistema nervioso central incorporándose al líquido cefalorraquídeo en su proceso de formación. La dificultad para el paso no radica en ese caso en la morfología de los capilares de los plexos coroideos. Las sustancias que salen de estos capilares deben, no obstante, atravesar una sucesión de membranas antes de alcanzar el cerebro. Entre ellas, el epitelio de los plexos coroideos, constituido por una capa de células con borde en cepillo, que están acopladas con uniones muy estrechas. Estas estructuras constituyen la barrera hematocefalorraquídea (fig. 1-27), que se engloba en el concepto de barrera hematoencefálica. Esta barrera confiere cierta impermeabilidad al sistema nervioso central y representa un factor de protección frente a los efectos nocivos de las sustancias que ingresan en el organismo.

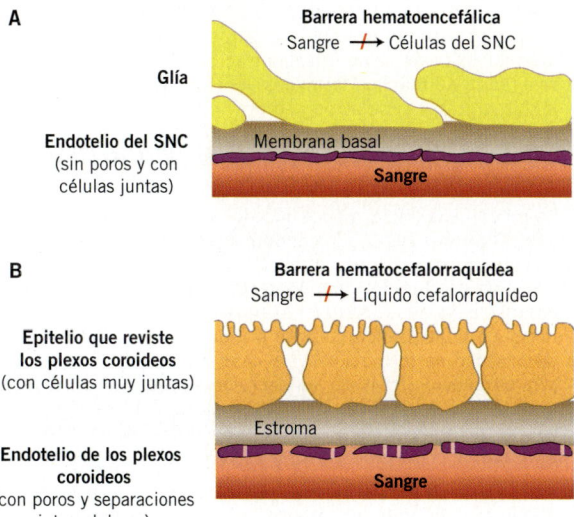

Figura 1-27. Estructura de las barreras hematoencefálica (A) y hematocefalorraquídea (B). SNC: sistema nervioso central.

Tabla 1-7. Órganos circunventriculares que carecen de barrera hematoencefálica (BHE) y estados patológicos que la alteran

SECRETORES	SENSORIALES
Eminencia media	Órgano subfornical
Neurohipófisis	Órgano vasculoso de la lámina
Lóbulo intermedio	terminal
de la hipófisis	Área postrema en el suelo
Glándula pineal o epífisis	del cuarto ventrículo
Órgano subcomisural	

ESTADOS PATOLÓGICOS EN LOS QUE SE ALTERA LA BHE
Isquemia, anoxia
Hipercapnia (CO_2)
Lesiones destructivas y proliferativas
(traumas, neoplasias,
sustancias citolíticas,
soluciones hiperosmóticas)
Infecciones y enfermedades autoinmunes
Encefalopatía hipertensiva
Estados convulsivos

▶▶ Algunos núcleos cerebrales carecen de barrera hematoencefálica, pues sus capilares presentan una estructura parecida a la de los capilares musculares; entre ellos, la eminencia media, el área postrema en el suelo del IV ventrículo (donde está la zona de los quimiorreceptores), el órgano subfornical, la epífisis o glándula pineal y el órgano subcomisural. Diversas desviaciones del estado fisiológico pueden además alterar la estructura capilar cerebral, aumentando su permeabilidad y ocasionando lo que se conoce como rotura de la barrera hematoencefálica (tabla 1-7). La rotura de esta barrera puede resultar provechosa en condiciones patológicas. Así, la penicilina, un ácido orgánico muy ionizado, puede acceder mejor al sistema nervioso central en casos de meningitis y alcanzar allí concentraciones terapéuticas. Sin embargo, a medida que se produce la recuperación y se restaura la anatomía normal, deja de acceder al sistema nervioso central, con el consiguiente riesgo de una curación incompleta. ◀◀

✪ ACCESO DE LOS FÁRMACOS A LOS TEJIDOS

• Las membranas endoteliales son en principio muy permeables, pero el paso de los fármacos a los tejidos es muy variable.

• Los fármacos se acumulan muchas veces en las células en concentraciones muy superiores a las del plasma o el líquido intersticial. La grasa neutra puede actuar concretamente como reservorio de muchos fármacos lipófilos, que regresan luego lentamente a la circulación y sufren un proceso conocido como redistribución. En estos casos, las concentraciones plasmáticas se mantienen más de lo previsto por la biotransformación y la excreción.

• La mayoría de los fármacos acceden mal al sistema nervioso central porque las células endoteliales de los capilares centrales carecen de poros intracelulares y vesículas pinocitóticas. Las células del epitelio de los plexos coroideos están además acopladas con uniones muy estrechas y los fármacos tampoco pueden incorporarse al líquido cefalorraquídeo en su proceso de formación. El acceso de los fármacos al ojo, a la circulación fetal y a las secreciones exocrinas presenta también características peculiares, pues la filtración a través de hendiduras intercelulares en estas áreas está muy limitada.

• La mayoría de los fármacos que se administran a la madre atraviesan sin embargo la barrera placentaria y entran en la circulación fetal. Pueden entonces afectar la organogénesis o producir alteraciones funcionales en el feto.

Barrera placentaria

La placenta es una barrera celular muy compleja, que deriva embriológicamente de tejidos fetales y maternos. Esta barrera, además de separar la sangre materna de la fetal, controla también la transferencia de sustancias, impidiendo el paso libre e indiscriminado. Sin embargo, la mayoría de los fármacos administrados a la madre son capaces de atravesar la placenta y acceden a la circulación fetal. Se alcanza un equilibrio muy rápido entre ambas circulaciones, y la concentración de los fármacos y sus metabolitos en la circulación fetal es comparable a su concentración en la sangre materna.

Los fármacos pueden afectar al feto cuando se utilizan a lo largo de la gestación y también cuando se emplean en el momento del parto. Su administración, sobre todo durante el primer trimestre de gestación, puede originar efectos teratógenos de tipo morfológico. Es decir, los fármacos pueden afectar negativamente la organogénesis, según su secuencia y el momento en que el fármaco actúa. Si se administran en etapas más avanzadas de la gestación, producirán sobre todo alteraciones funcionales. En ocasiones, los fármacos administrados a la madre pueden ejercer acciones terapéuticas en el feto. Los fármacos administrados a la madre en el momento del parto suelen producir en el feto efectos más inmediatos, por lo común de carácter transitorio.

▶▶ La Administración de Alimentos y Medicamentos de los Estados Unidos de América (Food and Drug Administration, FDA) ha clasificado los fármacos es cinco categorías: A, B, C, D y X, para indicar el nivel de riesgo que poseen sobre el feto. Las categorías se establecen teniendo en cuenta hasta qué punto la información disponible ha descartado el riesgo fetal, comparándolo con los beneficios potenciales. Los fármacos que pertenecen a la categoría A pueden prescribirse en cualquier trimestre del embarazo, ya que la posibilidad de daño fetal parece remota. El número de fármacos incluidos en esta categoría es muy bajo. En la categoría B se incluyen los fármacos sobre los que no existe evidencia de riesgo fetal. El uso de estos medicamentos se acepta, generalmente, durante el embarazo. En el caso de la categoría C, los estudios realizados en animales han demostrado efectos adversos en el feto, pero no hay estudios adecuados, ni bien controlados, en mujeres embarazadas, o bien no se han realizado estudios en animales ni existen estudios adecuados y bien controlados en mujeres embarazadas. Estos medicamentos deben ser administrados solamente si el posible beneficio deseado justifica el riesgo potencial en el feto. En esta categoría se incluyen un gran número de medicamentos, especialmente los de reciente comercialización, de los que se carece de información. Los medicamentos en los que los estudios controlados y observacionales realizados en mujeres embarazadas han demostrado un riesgo para el feto pertenecen a la categoría D. Sin embargo, el beneficio de su uso en mujeres embarazadas puede aceptarse en ocasiones a pesar del riesgo. Por ejemplo, si la vida del paciente está en riesgo o en enfermedades graves para las cuales los medicamentos más seguros no pueden usarse o son inefectivos. En el caso de la categoría X, los estudios controlados y observacionales, o la experiencia, han demostrado una clara evidencia de anormalidades o riesgo para el feto, y además el riesgo de la utilización del medicamento en la mujer embarazada sobrepasa claramente cualquier posible beneficio. El medicamento está, por consiguiente, contraindicado en la mujer que está o que puede quedar embarazada. ◀◀

La placenta humana es de tipo hemocorial (fig. 1-28). La mayoría de los fármacos la atraviesan por difusión simple.

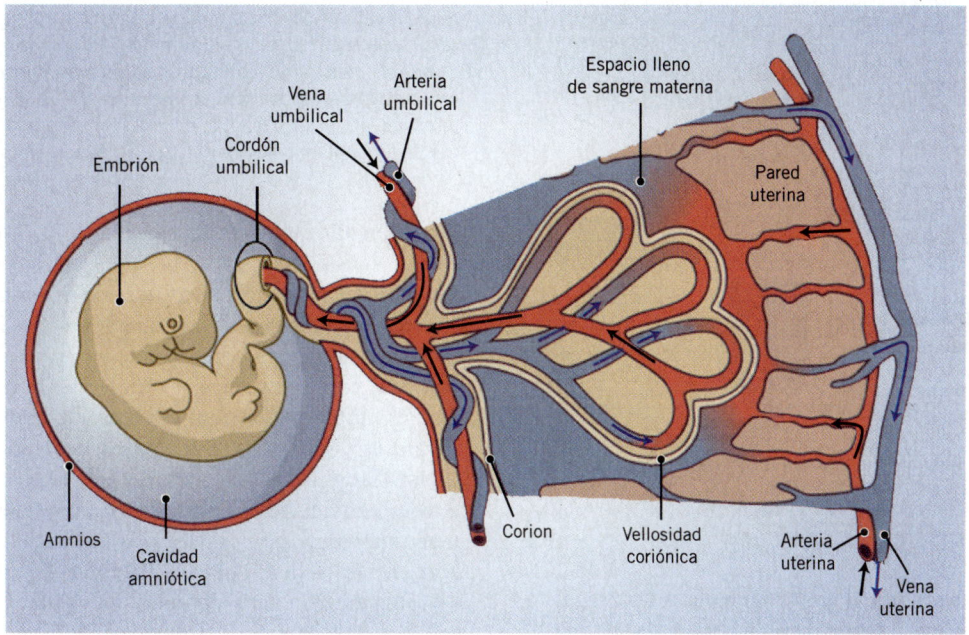

Figura 1-28. Estructura de la placenta humana, que es de tipo hemocorial (o discoidal), lo que significa que el tejido fetal penetra el endometrio hasta el punto de estar en contacto con la sangre materna. Las flechas indican el sentido de los intercambios entre la sangre materna y la sangre fetal.

Los fármacos con peso molecular menor de 600 pasan fácilmente, pero los que tienen peso molecular mayor de 1.000 difunden mal. Así, los hidratos de carbono difunden rápidamente, pero la heparina pasa mal. El grado de ionización también influye. La lipofilia favorece el paso. Las bases con pK$_a$ elevado y los ácidos con pK$_a$ bajo son compuestos que se ionizan mucho y la atraviesan mal. De hecho, las bases cuaternarias succinilcolina y tubocurarina, que tienen un pK$_a$ alto, se utilizan en cesáreas. La sangre fetal tiene un pH ligeramente inferior que la materna (0,10-0,15 unidades de pH). Esto hace que principalmente se acumulen en el feto los fármacos de carácter básico. Las características morfológicas de la placenta varían, por otra parte, según progresa la gestación. La superficie de intercambio va aumentando, y las capas de tejido interpuestas entre los capilares fetales y la sangre materna van disminuyendo de grosor.

▸▸ El flujo sanguíneo puede condicionar también el paso de los fármacos a través de la placenta. Una hipotensión acusada en la madre o la disminución del flujo umbilical pueden disminuir la velocidad de difusión transplacentaria. La unión de los fármacos a las proteínas plasmáticas condiciona también el paso, excepto si el fármaco es muy lipofílico. Algunas sustancias nutritivas, como la glucosa, atraviesan la placenta por difusión facilitada. Existen además sistemas de transporte activo (p. ej., para aminoácidos esenciales como la L-histidina). Los anticuerpos, que son gammaglobulinas, podrían atravesar la placenta por pinocitosis y conferir inmunidad transitoria al recién nacido (p. ej., frente a la difteria y el tétanos). ◂◂

La placenta posee sistemas enzimáticos, como monoaminooxidasas y colinesterasas. Es posible que los fármacos se metabolicen allí y den lugar a metabolitos activos responsables de efectos teratógenos. El hígado fetal y la placenta tienen en realidad capacidad metabolizadora, y los efectos de los fármacos pueden ser por eso distintos en la madre y en el feto.

Otras barreras

▸▸ En el ojo existe una situación muy semejante a la que acontece en el cerebro, dado que el epitelio de los procesos ciliares es una barrera que dificulta el paso de los fármacos.

Se ha descrito también una barrera entre la sangre y el testículo. La impermeabilidad en este caso se debe a la unión entre las células de Sertoli. ◂◂

Cinética de distribución

Compartimentos

Los fármacos en el organismo están en una situación dinámica permanente. Van alcanzando un equilibrio tisular y, al mismo tiempo, se van metabolizando y excretando. Sin embargo, el proceso de distribución puede considerarse estáticamente. Desde el punto de vista cinético, el término *compartimento* se define como un conjunto de estructuras o territorios a los que un fármaco accede de modo similar, es decir, en los que se considera que el fármaco se distribuye uniformemente. En la

✪ CINÉTICA DE DISTRIBUCIÓN

- Se define el término *compartimento* como un conjunto de estructuras o territorios a los que un fármaco accede de modo similar.

- La distribución de la mayoría de los fármacos se adapta bien al modelo bicompartimental, que considera la existencia de un compartimento central y otro periférico.

- El volumen aparente de distribución es el volumen en el que teóricamente se reparte el fármaco de forma homogénea con el plasma, cuando se administra. Este parámetro permite estimar el acceso de los fármacos a los tejidos y calcular la dosis necesaria para conseguir con rapidez niveles terapéuticos.

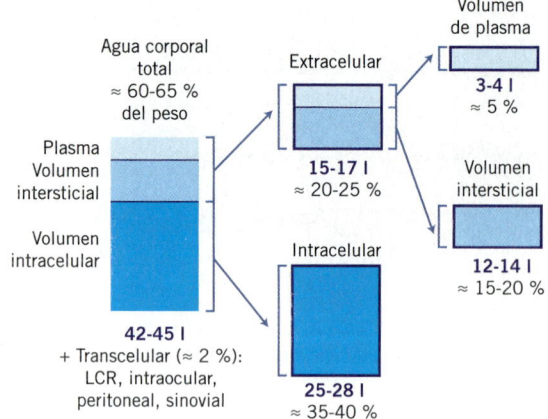

Figura 1-29. Distribución del agua en los compartimentos líquidos corporales. LCR: líquido cefalorraquídeo

práctica clínica, el número de compartimentos del organismo puede reducirse a tres: central, periférico superficial y periférico profundo. El compartimento central está constituido por el agua plasmática intersticial e intracelular fácilmente accesible, es decir, la de tejidos bien irrigados como corazón, pulmón, hígado, riñón, glándulas endocrinas y sistema nervioso central, si el fármaco pasa bien la barrera hematoencefálica. El compartimento periférico superficial está constituido por el agua intracelular poco accesible, es decir, la de tejidos menos irrigados como piel, grasa, músculo, médula ósea, etc., y los depósitos tisulares (proteínas y lípidos) a los que los fármacos se unen laxamente. Por último, el compartimento periférico profundo está constituido por los depósitos tisulares a los que el fármaco se une más fuertemente, y de los que se libera, por lo tanto, con mayor lentitud.

▶▶ Se dice que un fármaco se adapta a un modelo monocompartimental cuando se distribuye rápida y uniformemente por todo el organismo, comportándose éste como un único compartimento central. Se observa entonces un paralelismo entre las concentraciones plasmáticas y los efectos farmacológicos. En el modelo bicompartimental, el fármaco difunde con rapidez al compartimento central, pero el equilibrio con el compartimento periférico (resto del organismo) se alcanza más lentamente. En este modelo, si el efecto es consecuencia de la acción en el compartimento central, se observa también un paralelismo entre concentraciones plasmáticas y efectos, pero si el efecto se ejerce en el compartimento periférico, se produce una disociación entre las altas concentraciones plasmáticas de la fase inicial de distribución rápida, y los escasos efectos observados durante esa fase. Cuando en la fase posdistributiva se alcanza el equilibrio entre los dos compartimentos, vuelve a observarse el paralelismo entre concentraciones plasmáticas y efectos. En el modelo tricompartimental se observan también concentraciones iniciales altas en el compartimento central, seguidas de la fase de equilibrio con el compartimento periférico superficial. Sin embargo, en este modelo, existe además otra fase de distribución, que es aún más lenta, y el fármaco continúa acumulándose después en algunos tejidos específicos, que poseen mayor capacidad de retención y que constituyen el compartimento periférico profundo. Si el efecto farmacológico se produce en este compartimento, el efecto máximo tardará más en aparecer, y desaparecerá también más tarde, en relación a lo que indican las concentraciones plasmáticas.

Cuantos más compartimentos se definan, más nos aproximaremos a la distribución real de un fármaco. Sin embargo, los modelos que consideran la existencia de múltiples compartimentos pueden resultar complicados, y la distribución de la mayoría de los fármacos se adapta bien al modelo bicompartimental. Raras veces ocurre que la distribución a los tejidos sea tan escasa que sólo se aprecie tras la administración intravenosa, pero en tal caso podría hablarse de un modelo monocompartimental, que es el más simple. ◀◀

Volumen aparente de distribución

El volumen aparente de distribución es un parámetro numérico representativo de la distribución de los fármacos, que se obtiene a partir de datos analíticos experimentales. Puede definirse como el volumen hipotético de líquido en el que debería disolverse la cantidad total de fármaco que llega al organismo, para conseguir una concentración igual a la del plasma sanguíneo. Este volumen no es una entidad real. Es el volumen ficticio en el que teóricamente se repartirá el fármaco de forma homogénea con el plasma, es decir, con la concentración detectada analíticamente en el plasma tras su administración. Para obtener este valor, suponemos que existe una distribución uniforme en los tres compartimentos acuosos (sangre, espacio intersticial y espacio intracelular), y que el organismo se comporta como un recipiente con el líquido total de estos compartimentos, en el que se disuelve el fármaco. En realidad, si el organismo estuviese organizado como un compartimento único, en el que el fármaco estuviese uniformemente distribuido, el volumen de agua corporal en el que el fármaco estaría disuelto sería ese volumen de distribución. Por eso, en un modelo monocompartimental, es posible establecer el valor del volumen de distribución (V_D) mediante la siguiente relación:

$$V_D = \frac{\text{Cantidad total de fármaco que llega al organismo}}{\text{Concentración plasmática de fármaco } (C_P)}$$

En la fórmula anterior, puede considerarse el numerador como producto de la dosis administrada (D) por la fracción de absorción (f). Se obtiene entonces la expresión siguiente:

$$V_D = \frac{D\,f}{C_P}$$

donde C_P corresponde a la concentración plasmática. Por consiguiente, el volumen aparente de distribución es una constante de proporcionalidad que relaciona la cantidad total de fármaco en el organismo (excluyendo el tubo gastrointestinal y la vejiga) con la concentración plasmática.

▶▶ El V_D se expresará en principio en unidades de volumen (litros). El volumen total de líquidos del organismo es aproximadamente de 42 l para un individuo adulto de 65-70 kg. El volumen real en el que se distribuyen los fármacos depende de su acceso al líquido plasmático (unos 3 l), al líquido intersticial (unos 12 l) y al líquido intracelular (unos 27 l), pero este volumen está condicionado por el peso del individuo. Por otra parte, es más correcto dosificar por unidad de peso que hacerlo como dosis total. V_D se expresará entonces en litros por kilogramo. Sin embargo, la proporción de agua en cada unidad de peso puede también variar (en el recién nacido es el 85 % y en el adulto aproximadamente el 65 %). Por eso, en algunos casos se prefiere dosificar por unidad de superficie corporal. Entonces V_D se expresaría como un volumen por unidad de superficie corporal **(fig. 1-29)**. ◀◀

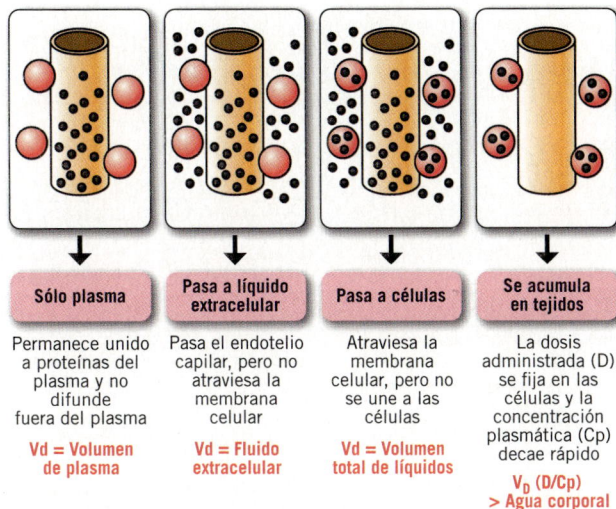

Sólo plasma	Pasa a líquido extracelular	Pasa a células	Se acumula en tejidos
Permanece unido a proteínas del plasma y no difunde fuera del plasma	Pasa el endotelio capilar, pero no atraviesa la membrana celular	Atraviesa la membrana celular, pero no se une a las células	La dosis administrada (D) se fija en las células y la concentración plasmática (Cp) decae rápido
Vd = Volumen de plasma	**Vd = Fluido extracelular**	**Vd = Volumen total de líquidos**	**V_D (D/Cp) > Agua corporal**

Figura 1-30. Distintas posibilidades en la distribución de los fármacos que condicionan su volumen de distribución (V_D).

Tabla 1-8. Situaciones en las que se modifica el volumen de distribución (V_D) de los fármacos

V_D AUMENTA	V_D DISMINUYE
Edad inferior al año	Sexo femenino
Edemas	Edad avanzada
Ascitis	Deshidratación
Derrames	Obesidad
Insuficiencia renal	Shock
Insuficiencia hepática	Enfermedad cardiovascular
Embarazo	

El volumen aparente de distribución es un parámetro cinético, característico de cada fármaco, que no tiene significado fisiológico directo, pero que permite saber cómo se distribuye ese fármaco. Permite, además, calcular la dosis que debe administrarse inicialmente para alcanzar con rapidez niveles terapéuticos en situaciones de urgencia.

▸▸ Existen fármacos que están confinados al compartimento plasmático. Algunos son capaces de pasar el endotelio capilar, pero no atraviesan las membranas celulares. Otros son capaces de atravesar todas las membranas celulares y se distribuyen también en el líquido intracelular, pero no se unen a ningún constituyente celular ni mani-fiestan preferencia por depositarse en células o tejidos especiales. Estas diferencias quedan reflejadas en valores de V_D cada vez mayores. Finalmente, los fármacos que se fijan en algún lugar del organismo, fuera del compartimento plasmático, o los que se distribuyen por la grasa corporal, pueden tener valores de V_D mayores que el valor absoluto de agua corporal total **(fig. 1-30)**. Los fármacos que se unen a los tejidos y que tienen un valor de V_D muy alto no se eliminan del organismo por diálisis.

El valor de V_D es distinto en diferentes individuos y puede alterarse en algunas situaciones **(tabla 1-8)**. Para los fármacos hidrosolubles aumenta en presencia de edemas, ascitis y derrame pleural, pues en estos casos la proporción de agua en el organismo es mayor. Por el contrario, la deshidratación y la obesidad disminuyen el valor de V_D. En la enfermedad cardiovascular y en situaciones de *shock* disminuye el flujo sanguíneo y se reduce el acceso de los fármacos a los tejidos, por lo que el valor de V_D también disminuye. En el embarazo aumenta mucho el volumen sanguíneo. El máximo incremento se alcanza entre las 30 y 34 semanas de gestación (aproximadamente un 50 %). Paralelamente, también aumentan el gasto cardíaco y el agua corporal total. Se produce en realidad un efecto de dilución, que es más pronunciado para los fármacos relativamente polares, con un V_D pequeño. Por lo tanto, en el embarazo aumenta el valor de V_D para estos fármacos y disminuye su concentración plasmática. ◂◂

BIBLIOGRAFÍA

Abbott NJ, Romero IA. Transporting therapeutics across the blood-brain barrier. Mol Med Today 1996; 2: 106-13.

Audus KL, Chikhale PJ, Miller DW y cols. Brain uptake of drugs: chemical and biological factors. Adv Drug Res 1992; 23: 1-64.

Benet LZ. Effect of route of administration and distribution on drug action. J Pharmacokinet Biopharm 1978; 6: 559-85.

Brodie BB, Hogben CA. Some physico-chemical factors in drug action. J Pharm Pharmacol 1957; 9: 345-80.

Fabre González E. Epidemiología del uso de fármacos durante el embarazo. Rev Farmacol Clin Exp 1992; Nº esp.: 41-51.

Gallego Úbeda M, Delgado Téllez de Cepeda L, Campos Fernández de Sevilla MA, De Lorenzo Pinto A, Tutau Gómez F. An update in drug use during pregnancy: risk classification. Fharm Hosp 2014; 38: 364-78.

Lastra Sánchez G. Medicación y lactancia. Rev Farmacol Clin Exp 1992; Nº esp.: 67-71.

Levine RR, Pelikan E W. Mechanisms of drug absorption and excretion. Ann Rev Pharmacol 1964; 4: 69-84.

Lucena MI. Farmacocinética de la unidad materno-placentaria-fetal. Rev Farmacol Clin Exp 1992; Nº esp.: 73-80.

Martínez Valverde A. Fármacos y embarazo. Rev farmacol Clin Exp 1992; Nº esp.: 37-40.

Schanker LS. Passaje of drugs accross body membranes. Pharmacol Rev 1962; 14: 501-30.

Schanker LS. Drug absorption from the lung. Biochem Pharmacol 1978; 27: 381-92.

Schanker LS, Shore PA, Brodie BB, Hogben CA. Absorption of drugs from the stomach. I. The rat. J Pharmacol Exp Ther 1957; 120: 528-39.

Singer SJ, Nicolson GL. The fluid-mosaic model of the structure of membranes. Science 1972; 175: 720-31.

Sjöholm I, Ekman B, Kober A, Ljungstedt-Pahlman I, Seiving B, Sjödin T. Binding of drugs to human serum albumin: XI. The specificity of three binding sites as studied with albumin immobilized in microparticles. Mol Pharmacol 1979; 16: 767-77.

Sjöholm I. The specifity of drug binding sites of human serum albumin. Acta Pharm Suecica 1980; 17: 76-7.

Weiner I M. Mechanisms of drug absorption and excretion. Annu Rev Pharmacol 1967; 7: 39-56.

Zapater Hernández P. Embarazo y medicamentos. Farmacoterapia XVI (2) 1999; 88-91.

Zhang L, Brett CM, Giacomi KM. Role of organic transporters in drug absorption and elimination. Annu Rev Pharmacol Toxicol 1998; 38: 431-60.

Metabolismo y excreción de los fármacos

2

M. A. Aleixandre de Artiñano

ELIMINACIÓN: CONCEPTO

Se denomina eliminación el proceso por el que una sustancia pasa desde el medio interno al exterior. La eliminación de los fármacos se lleva a cabo, a su vez, por procesos de metabolismo o biotransformación y excreción.

METABOLISMO: CONCEPTO

La palabra metabolismo proviene del griego *metabollein*, que significa transformar; se denomina metabolismo o biotransformación a los cambios bioquímicos que las sustancias extrañas sufren en el organismo para eliminarse mejor. En realidad, los fármacos y sustancias hidrosolubles pueden eliminarse sin sufrir transformaciones, pero las sustancias más liposolubles necesitan transformarse en compuestos más polares, que son los metabolitos, para poder eliminarse. De otro modo, estas sustancias, aunque se filtren por el riñón, podrían reabsorberse por difusión a través de las células tubulorrenales.

▶▶ La biotransformación produce usualmente inactivación del compuesto original, pero hay fármacos que se convierten en metabolitos igual de activos, o más activos, que los productos de los que derivan (tabla 2-1). Estos metabolitos, que ejercen efectos similares o diferentes de los de la molécula madre, prolongan los efectos del compuesto original y pueden ser responsables de efectos tóxicos. Un profármaco es un compuesto inactivo que resulta útil en clínica porque genera un metabolito activo cuando se administra. Los metabolitos activos se metabolizan a productos inactivos o se excretan como tales. Algunos, por su mayor actividad o por su menor toxicidad, han sustituido al compuesto original en la práctica clínica.

Los procesos de biotransformación se llevan a cabo fundamentalmente en el hígado, en concreto en el sistema microsomal hepático (v. «Biotransformación microsomal», más adelante). Pueden producirse también en otros tejidos, como intestino delgado, riñón, sangre, pulmón, glándulas suprarrenales, placenta, etc. Los fármacos pueden metabolizarse también en la luz intestinal por acción

Tabla 2-1. Ejemplos de fármacos con metabolitos activos

FÁRMACO	METABOLITO
Ácido acetilsalicílico	Ácido salicílico
Amiodarona	Desetilamiodarona
Amitriptilina	Nortriptilina
Carbamazepina	10,11-Epoxicarbamazepina
Cefotaxima	Desacetilcefotaxima
Clordiazepóxido	Desmetilclordiazepóxido
Clorpromazina	7-Hidroxiclorpromazina
Codeína	Morfina
Diazepam	Desmetildiazepam
Diltiazem	Desacetildiltiazem
Dinitrato de isosorbida	5-Mononitrato de isosorbida
Enalapril	Enalaprilat
Encainida	*O*-Desmetilencainida
Fluoxetina	Norfluoxetina
Imipramina	Desimipramina
Lidocaína	Desetillidocaína
Morfina	Morfina-6-glucurónido
Pentoxifilina	5-Hidroxipentoxifilina
Petidina	Norpetidina
Prazepam	Desmetildiazepam
Prednisona	Prednisolona
Primidona	Fenobarbital
Procainamida	*N*-Acetilprocainamida
Propranolol	4-Hidroxipropranolol
Quinidina	3-Hidroxiquinidina
Verapamilo	Norverapamilo
Zidovudina	Zidovudina-trifosfato

bacteriana. Los que se absorben en el intestino pueden estar así sometidos al denominado primer paso, que representa la acción combinada de las enzimas gastrointestinales y hepáticas. ◀◀

En general, el proceso de biotransformación se lleva a cabo de forma secuencial en dos fases o etapas. En la fase I se añaden sustituyentes a la molécula, o se liberan en ella grupos funcionales, lo que aumenta su ionización e hidrosolubilidad. Las reacciones de esta fase son reacciones no sintéticas que pueden producir activación, cambio de actividad o inactivación del compuesto. Al producto resultante se acoplan en la fase II compuestos endógenos poco liposolubles, como ácido glucurónico, ácido acético o ácido sulfúrico, que aumentan el tamaño de la molécula. Con ello, en general, se inactiva el fármaco y también se incrementa su hidrosolubilidad, lo que facilita su excreción por la orina o la bilis. Así pues, en la fase II sólo acontecen reacciones de síntesis o conjugación (tabla 2-2).

▶▶ Aunque lo más usual es que los fármacos pasen por las fases I y II secuencialmente, también es posible que atraviesen sólo la fase I o que sufran sólo modificaciones propias de la fase II. También pueden transformarse primero por enzimas que actúan usualmente en la fase II, y luego por las que habitualmente actúan en la fase I. Por otra parte, algunos compuestos se eliminan sin metabolizar. ◀◀

Biotransformación microsomal

El sistema enzimático más utilizado en el metabolismo de los fármacos está constituido por enzimas oxidativas del retículo endoplásmico liso hepático. La liposolubilidad es un requerimiento importante, aunque no el único, para que un fármaco sea metabolizado por los microsomas hepáticos,

pues la molécula debe acceder a las membranas que lo conforman. Las enzimas oxidativas allí presentes utilizan una molécula de O_2 para cada molécula de fármaco. Sólo emplean un átomo de O_2 para la oxidación del sustrato. El otro se reduce para formar H_2O, merced a la presencia de un donante externo de electrones. Estas enzimas se denominan por ello oxidasas de función mixta, o monooxigenasas. La oxidasa terminal es una hemoproteína (o grupo de hemoproteínas) especial, denominada citocromo P-450, que fija la capacidad de biotransformación del sistema. La lipofilia favorece también la unión de los fármacos al citocromo P-450. El proceso oxidativo se lleva a cabo mediante un complejo ciclo catalítico que se representa en la figura 2-1.

▶▶ El citocromo P-450 se localiza en el retículo endoplásmico de todas las células del organismo, pero sus concentraciones mayores se encuentran en el hígado y la pared intestinal. Es también importante su presencia en el riñón y en las mitocondrias de la corteza suprarrenal. Este sistema participa en el metabolismo de numerosas sustancias endógenas, como esteroides, eicosanoides, ácidos grasos, hidroperóxidos lipídicos, retinoides, acetona, etc. Muchas sustancias naturales, como los alcaloides, y muchos productos químicos, entre los que se encuentran los fármacos, son también sustratos poten-

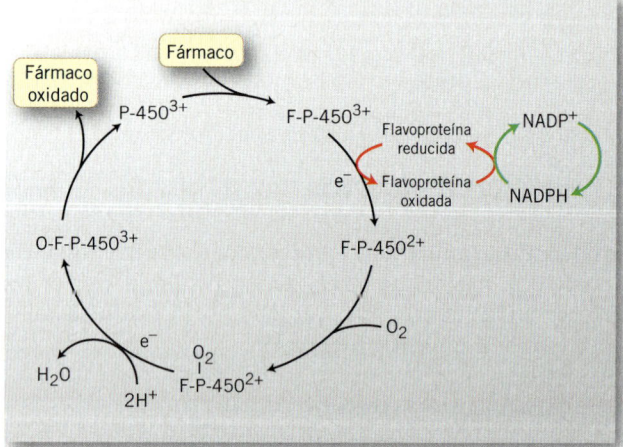

Figura 2-1. Ciclo catalítico de oxidación por el citocromo P-450. Este ciclo comienza cuando el fármaco (sustrato) en forma reducida se une al citocromo P-450 oxidado que contiene (Fe^{3+}). Se forma entonces un complejo citocromo P-450 (Fe^{3+})-sustrato reducido. Además del oxígeno molecular, el proceso requiere un flujo de electrones que deben ser transportados hasta el citocromo P-450. El principal dador de electrones es el nicotinamida-adenindinucleótido-fosfato reducido (NADPH), y el flujo de electrones es canalizado por otra flavoproteína, la NADPH-citocromo P-450-reductasa, que transfiere un electrón al complejo citocromo P-450 (Fe^{3+})-sustrato reducido. El citocromo P-450 es así reducido a citocromo P-450 (Fe^{2+}), y el complejo citocromo P-450 (Fe^{2+})-sustrato reducido se combina con O_2 para formar un complejo terciario oxicitocromo P-450 (Fe^{2+})-sustrato reducido. Este complejo acepta un segundo electrón de la NADPH-citocromo P-450-reductasa (o del citocromo b_5) y un protón para producir un complejo peróxido. La adición de un segundo protón divide el complejo produciendo H_2O y dando lugar a la formación sucesiva de otros complejos. Es decir, después de la reducción inicial por la reductasa, se adquieren del sistema dador un segundo electrón y dos iones hidrógeno. En realidad, en todo este proceso lo que sucede es que una vez que el citocromo P-450 se oxida, es capaz de transferir un átomo de O_2 al sustrato para oxidarlo, y el otro reacciona con dos protones para la formación de H_2O. Finalmente, se libera el sustrato oxidado, y el citocromo P-450 se regenera en forma férrica. Los productos resultantes son, por consiguiente, el metabolito oxidado y agua, con regeneración del citocromo P-450 oxidado. En ausencia de sustrato, el NADPH reduce constantemente el citocromo P-450, que es a su vez reoxidado.

Tabla 2-2. Principales reacciones metabólicas de fase I y de fase II

Reacciones de fase I
Oxidación
  Hidroxilación alifática y aromática (M)
  Desalquilación (M)
  Desaminación oxidativa (M)
  N-Oxidación y *N*-hidroxilación (M)
  Sulfoxidación (M)
  Desulfuración (M)
  Epoxidación (M)
  Deshalogenación (M)
  Oxidación no microsomal de alcoholes y aldehídos
  Desaminación oxidativa extramicrosomal
  Oxidación no microsomal de purinas
Reducción
  Nitrorreducción y azorreducción (M)
  Deshalogenación reductora (M)
Hidrólisis
  Hidrólisis de ésteres y amidas
  Hidrólisis de glucósidos
  Hidrólisis de péptidos

Reacciones de fase II
Glucuronoconjugación (M)
Sulfoconjugación
Metilación
Acilación
Conjugación con aminoácidos (glicina, glutatión[a], ornitina)
Incorporación de ribósidos
Glucosidación

M: Reacción microsomal.
[a] Las enzimas que catalizan las conjugaciones con glutatión se han descrito en las fracciones citosólica y microsomal de células de diferentes tejidos.

ciales de las enzimas del citocromo P-450. Estas enzimas desempeñan, por ello, un importante papel detoxificador.

Actualmente se sabe que el sistema del citocromo P-450 comprende una gran familia (superfamilia) de enzimas relacionadas. Los citocromos P-450 que presentan una analogía en el 40 % de sus secuencias forman una familia; los que presentan una analogía superior al 55 % forman una subfamilia. En el ser humano existen 16 familias y 29 subfamilias, con un total de unos 50 genes identificados, que se nombran con el prefijo CYP, seguido del número que designa la familia, una letra que indica la isoforma o subfamilia, y un número que marca la forma individual del gen productor. Alrededor de 10 genes CYP, que codifican sendas enzimas P-450, son relevantes en el metabolismo de los fármacos, y las tres familias principales implicadas en el metabolismo hepático son: CYP1, CYP2 y CYP3. Concretamente, CYP1A2, CYP2A6, CYP2B6, CYP2C9, CYP2C19, CYP2D6, CYP2E1 y CYP3A4 son responsables del metabolismo de la mayoría de los fármacos en uso clínico y, entre ellas, las formas CYP2D6 y CYP3A4 son las más usadas (**fig. 2-2** y **tabla 2-3**). El 50 % del metabolismo oxidativo de los fármacos se lleva a cabo con la participación de la subfamilia CYP3A. Este grupo enzimático representa el 60 % del total de citocromo P-450, el 30 % de todos los citocromos del hígado y el 70 % de los citocromos presentes en los enterocitos. La forma hepática predominante de esta subfamilia es el CYP3A4, pero el CYP3A5 también es representativo en el hígado. El CYP3A7 es la forma fetal más importante, pero este citocromo se expresa raramente en adultos.

La velocidad de biotransformación de los fármacos por el sistema de oxidasas de función mixta está determinada por la concentración total de citocromo P-450, por las proporciones de las diversas formas de citocromo P-450 y por sus afinidades por el substrato. También influyen la concentración de citocromo P-450-reductasa y la velocidad de reducción del complejo fármaco-citocromo P-450. La velocidad de biotransformación puede estar, además, sometida a la influencia de sustratos endógenos y exógenos competidores, y la actividad de las enzimas puede ser inducida por muchos fármacos y sustancias químicas del ambiente (v. «Factores farmacológicos», en «Factores que modifican el metabolismo de los fármacos», más adelante). Todos estos factores son responsables de las variaciones, a veces acusadas, entre especies, cepas e individuos, en el metabolismo de los fármacos por el sistema microsomal. La diferencia en la velocidad de biotransformación de un fármaco entre individuos puede aumentar más de 6 veces. Una parte muy importante de las diferencias interindividuales en la capacidad metabólica de los fármacos es debida a la variabilidad fenotípica, es decir, a diferencias en los niveles de expresión de genes normales. Las isoformas CYP1A2, CYP2C8, CYP2C9, CYP2C19, CYP3A3, CYP3A4 y CYP3A5 son las que muestran un grado mayor de variabilidad fenotípica en los seres humanos. A esta variabilidad fenotípica pueden contribuir factores fisiopatológicos, medioambientales, hábitos alimentarios y sociales y los propios fármacos. Esto puede tener gran importancia en terapéutica. Las diferencias individuales, así como la susceptibilidad de inducción, están, además, genéticamente determinadas. Se sabe que existe un número de genes CYP polimórficos, con una frecuencia y una distribución entre razas y subtipos humanos características. Se trata de genes que existen bajo distintas variantes genéticas en la población humana, que pueden tener una muy diferente actividad enzimática y que se heredan de forma mendeliana. Por lo general, las variantes polimórficas son menos eficaces en cuanto al metabolismo de fármacos que la forma original (v. «Factores genéticos y étnicos», en «Factores que modifican el metabolismo de los fármacos», más adelante). Se ha descrito polimorfismo para varios genes de la subfamilia CYP3A, y se conocen además numerosos fármacos inductores e inhibidores de los citocromos de esta subfamilia. Sin embargo, genes como el CYP3A4, del que no se conocen polimorfismos en la región codificante, presentan una considerable variabilidad en la actividad enzimática, resultado de diferencias en la expresión de un gen normal. Existe también polimorfismo en la regulación de los citocromos CYP1A2 y CYP2E1. El citocromo CYP1A2 se induce además rápidamente en fumadores y es responsable de la activación metabólica de numerosas sustancias mutágenas y carcinógenas. El CYP2E1 se expresa de modo constitutivo en el hígado humano, pero es inducido por varias sustancias, entre ellas el alcohol, y puede activar también metabólicamente toxinas y sustancias carcinógenas. También se sabe que el déficit del citocromo CYP2D6 puede tener consecuencias importantes en los consumidores de éxtasis. Se han producido casos de muertes con dosis bajas en los consumidores que carecen de este citocromo.

La biotransformación de un compuesto va ligada, en general, a una disminución de su potencial tóxico, pero en ocasiones origina especies más reactivas, capaces de interaccionar en la célula con biomoléculas o iniciar en ella reacciones sucesivas que generan radicales, todo ello con el resultado de un daño celular (bioactivación). Especialmente en las reacciones de fase I, y también en las de fase II, pueden generarse nuevos grupos funcionales que confieren, además, al metabolito, capacidad para reaccionar con macromoléculas y formar aductos estables. Las proteínas en primera instancia y, en menor medida, los ácidos nucleicos son las dianas celulares más habituales de la unión covalente de los fármacos. La localización subcelular de los aductos formados depende tanto del lugar de formación (enzimas implicadas en la bioactivación y su localización) como del mecanismo de generación y de la naturaleza y reactividad intrínseca del intermediario reactivo formado. En el retículo endoplásmico, lugar donde se ubica el complejo enzimático del citocromo P-450, es donde en primera instancia se localizan muchos de los aductos fármaco-proteína. Las propias isoformas de este citocromo,

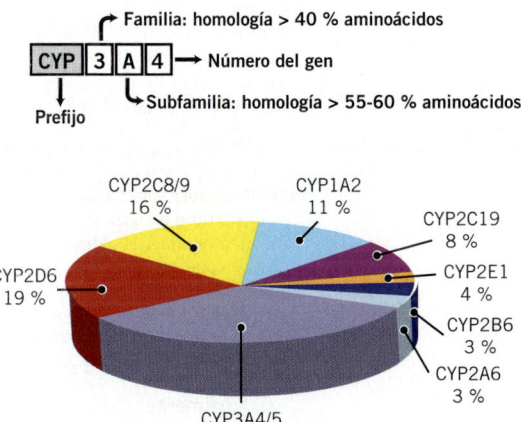

Figura 2-2. Nomenclatura de los citocromos y participación de diversos citocromos en el metabolismo de los fármacos en la especie humana.

⊗ **ELIMINACIÓN: BIOTRANSFORMACIÓN I**

- La eliminación es el proceso por el que una sustancia pasa desde el medio interno al exterior. Se lleva a cabo por procesos de metabolismo o biotransformación, que convierten a los fármacos en sustancias más polares, y por procesos de excreción.

- En general, el proceso de biotransformación se lleva a cabo de forma secuencial en dos fases o etapas. En la fase I se producen reacciones no sintéticas que causan activación, cambio de actividad o inactivación del compuesto original. En la fase II se acoplan compuestos endógenos y se inactiva en general el fármaco.

- El sistema enzimático más utilizado en el metabolismo de los fármacos está constituido por enzimas oxidativas del retículo endoplásmico liso hepático. La oxidasa terminal es una hemoproteína denominada citocromo P-450, que comprende una gran familia de enzimas relacionadas. En la especie humana se han caracterizado 25-30 citocromos P-450. Las tres familias principales implicadas en el metabolismo hepático son: CYP1, CYP2 y CYP3. Las formas CYP2D6 y CYP3A4 son las más usadas.

Tabla 2-3. Isoenzimas del citocromo P-450, sustancias que metabolizan, inhibidores e inductores

	CYP1A2	CYP2C9	CYP2C19	CYP2D6	CYP2E1	CYP3A4	
Sustancias que metabolizan	Amitriptilina Cafeína Claritromicina Clomipramina Clozapina Dantrolona Desipramina Diazepam Dietilestilbestrol Estradiol Flutamida Fluvoxamina Haloperidol Imipramina Lidocaína Metadona Olanzapina Ondansetrón Paracetamol Propafenona Propranolol Prostaglandinas R-Warfarina Ritonavir Tacrina Tamoxifeno Teofilina Verapamilo Zileutón Zolmitriptán	Amiodarona AINE Celecoxib Fenitoína Ibuprofeno S-Warfarina Tolbutamida Zafirlukast	Citalopram Desmetildia- zepam Diazepam Hexobarbital Imipramina Lansoprazol Mefenitoína Omeprazol Proguanil Propranolol	Ácido retinoico Amitriptilina Antiarrítmicos β-Bloqueantes Captopril Cilostazol Clorfeniramina Clorpromazina Clozapina Codeína Desipramina Dexfenfluramina Dextrometor- fano Donepezilo Etilmorfina Fenformina Haloperidol Hidrocodona ISRS Loratadina Maprotilina Metanfetamina Narcóticos Nebivolol Nelfinavir Neurolépticos Nicotina Nortriptilina Ondansetrón Omeprazol Paclitaxel Quinidina Risperidona Ritonavir Tamoxifeno Testosterona Tramadol Trazodona Tricíclicos Trifluperidol Vinblastina	Alcohol Cafeína Clorzoxazona Dapsona Enflurano Halotano Metoxiflurano Paracetamol Sevoflurano Teofilina	Alfentanilo Alprazolam Amiodarona Astemizol Atorvastatina Carbamazepina Ciclofosfamida Ciclosporina Cisaprida Claritromicina Clonazepam Clorpromazina Clozapina Cocaína Cortisol Dapsona Delavirdina Dextrometorfán Diazepam Digitoxina Diltiazem Disopiramida Enalapril Eritromicina Estradiol Etosuximida Etilmorfina Etopóxido Felodipino Fluconazol Fluoxetina IP-VIH Itraconazol Ketoconazol Lidocaína	Loratadina Lovastatina Mefenitoína Melfinavir Metadona Metilpredniso- lona Miconazol Midazolam Nefazodona Nevirapina Nicardipino Nifedipino Omeprazol Paclitaxel Paracetamol Prednisona Propafenona Quetiapina Quinidina R-Warfarina Ritonavir Saquinavir Sertralina Simvastatina Tacrina Tacrólimus Tamoxifeno Terfenadina Testosterona Triazolam Venlafaxina Verapamilo Vinblastina Zolpidem
Inductores	Carne asada con carbón vegetal Fenitoína Fenobarbital Omeprazol Rifampicina Tabaco Vegetales crucíferos	Alcoholismo crónico Carbamazepi- na Dexametasona Fenobarbital Rifampicina	Barbitúricos Rifampicina	Carbamazepina Fenobarbital Fenitoína Rifampicina Ritonavir	Alcoholismo crónico Isoniazida	Carbamazepina Dexametasona Etosuximida Fenitoína Hipérico Isoniazida Nevirapina Prednisona Rifabutina/ rifampicina Troleandomicina	
Inhibidores	Cimetidina Claritromicina Eritomicina Fluoxetina Fluvoxamina Isoniazida Ketoconazol Omeprazol Paroxetina Quinolonas Rofecoxib Zumo de pomelo	Amiodarona Fluconazol Fluoxetina Fluvastatina Fluvoxamina Ketoconazol Omeprazol Sertralina Sulfafenazol Sulfinpirazona Ritonavir Zafirlukast	Amiodarona Fluoxetina Fluvastatina Fluvoxamina Ketoconazol Ritonavir Sertralina Trianilcipro- mina	Amiodarona Celecoxib Cimetidina Haloperidol ISRS Metadona Mibefradil Moclobemida Perfenazina Propafenona Quinidina Ritonavir Tioridazina	Dimetilsufóxido Disulfiram	Antifúngicos imidazólicos Ciclosporina Cimetidina Claritromicina Clotrimazol Delavirdina Diltiazem IP-VIH ISRS Macrólidos[a]	Metronidazol Nifedipino Norfloxacino Omeprazol Propoxifeno Quinina Verapamilo Zafirlukast Zumo de pomelo

[a] Eritromicina, claritromicina, josamicina, troleandomicina, pero no azitromicina.
AINE: antiinflamatorios no esteroideos; IP-VIH: inhibidores de la proteasa del virus de la inmunodeficiencia humana (ritonavir, nelfinavir, indinavir, saquinavir); ISRS: inhibidores selectivos de la recaptación de serotonina (citalopram, fluoxetina, fluvoxamina, paroxetina, sertralina, venlafaxina).

ancladas en la membrana del retículo endoplásmico, son con frecuencia las proteínas diana. Ello parece ser la consecuencia lógica de la proximidad al lugar de formación de las especies reactivas, pues hay que tener en cuenta que en el proceso de oxidación por el citocromo P-450, además de liberarse H_2O, se liberan radicales libres e intermediarios epóxidos que resultan tóxicos para las células y los tejidos. La toxicidad de varios fármacos, como paracetamol, isoniazida, furosemida y metildopa, parece deberse, al menos en parte, a la formación de estos nucleófilos reactivos. Las células poseen en general mecanismos de defensa para contrarrestar los metabolitos reactivos que se generan al biotransformarse los fármacos. Las reacciones de conjugación con glutatión, descritas más adelante, se consideran en realidad reacciones metabólicas detoxificantes de fase III, que permiten eliminar estos metabolitos. Además, hay que tener en cuenta que la formación de aductos es una etapa necesaria, pero no suficiente, para el desencadenamiento de una respuesta alérgica. En esta respuesta hay siempre un componente idiosincrásico que determina el umbral de tolerancia de un determinado individuo frente a los aductos formados, es decir, el umbral a partir del cual habría respuesta inmunológica. El balance que existe en un individuo concreto entre los procesos de bioactivación y los mecanismos de defensa es lo que determina si la biotransformación de un compuesto proporciona como resultado una detoxificación o un daño celular (fig. 2-3). La mayor parte de los medicamentos implicados en las reacciones de hipersensibilidad son químicamente inertes frente a proteínas, y son sus metabolitos bioactivos los que poseen la reactividad suficiente para unirse de forma covalente a los grupos nucleófilos de las proteínas, poniendo así en marcha la respuesta inmunitaria. Por esta razón, hoy en día la industria farmacéutica muestra cada vez más interés en investigar la posible formación de metabolitos reactivos –y con ello la formación de aductos y posibles reacciones adversas– en los candidatos a medicamentos. Difícilmente los compuestos que dan lugar a metabolitos electrófilos muy reactivos llegan a la fase clínica. Una excepción la constituyen los fármacos antitumorales alquilantes, cuyo mecanismo de acción se basa precisamente en la modificación del ADN. El interés de la investigación se dirige, sobre todo, hacia aquellos compuestos de reactividad más moderada, pero capaces de unirse a proteínas, y por consiguiente con mayor trascendencia en cuanto a desarrollar reacciones de sensibilización. Las técnicas actuales permiten determinar con relativa facilidad si un fármaco se ha unido, o no, a proteínas celulares y si ello es consecuencia de una reacción de metabolismo/bioactivación. Sin embargo, la interpretación y valoración de los resultados obtenidos, con el objetivo de determinar el riesgo de una posible reacción adversa de naturaleza alérgica, es difícil a la hora de tomar decisiones en el desarrollo farmacéutico de un medicamento. ◀◀

La síntesis de glucurónidos también ocurre principalmente a nivel microsomal. Se produce en el hígado y, en menor grado, en el riñón y otros tejidos. Los glucurónidos son generalmente inactivos o tienen una actividad muy escasa. Se secretan rápidamente en la orina y la bilis por mecanismos de transporte de aniones. Sin embargo, los glucurónidos eliminados en la bilis pueden ser hidrolizados luego por la β-glucuronidasa intestinal o bacteriana, y el compuesto liberado puede reabsorberse, de forma que este ciclo enterohepático puede prolongar la acción del fármaco. Los glucurónidos pueden, asimismo, resultar en ocasiones más activos que el fármaco original. Por ejemplo, la morfina-6-glucurónido es más analgésica que la propia morfina.

Biotransformación no microsomal

La biotransformación no microsomal de los fármacos se produce principalmente en el hígado, pero también en el plasma y en otros tejidos.

Todas las conjugaciones de los fármacos, salvo la formación de glucurónidos, están en principio catalizadas por enzimas no microsomales. Las enzimas que catalizan las conjugaciones con glutatión se han descrito, sin embargo, en las fracciones citosólica y microsomal de células de diferentes tejidos (v. «Reacciones metabólicas», más adelante). También algunas oxidaciones, reducciones y reacciones de hidrólisis están catalizadas por enzimas no microsomales.

▶▶ Los procesos oxidativos que no se desarrollan en los microsomas hepáticos son mucho menos numerosos que los promovidos por enzimas microsomales. Se producen intracelularmente, por lo general en las mitocondrias. Entre ellos, se incluye la oxidación de alcoholes, como etanol, metanol y vitamina A, a aldehídos y cetonas. Es asimismo importante la desaminación oxidativa extramicrosomal de gran número de aminas naturales y fármacos (dopamina, adrenalina, noradrenalina, triptófano, serotonina, etc.), con el concurso de flavoproteínas monoaminooxidasas (MAO) mitocondriales, de las que se conocen dos isoenzimas: la MAO-A, que predomina en la mucosa intestinal y los hepatocitos, y la MAO-B, que predomina en algunas regiones del encéfalo. Son también procesos de oxidación no microsomal la oxidación de aldehídos alifáticos, como acetoaldehído e hidrato de cloral, y la oxidación por una xantino-oxidasa de purinas, como 6-mercaptopurina, xantina, hipoxantina, cafeína, teofilina, entre otros.

Las reacciones no microsomales de reducción pueden ocurrir en otros tejidos distintos del hígado. Acontecen en el intestino por acción de las bacterias intestinales. El metabolismo de los fármacos por las enzimas del aparato gastrointestinal y por la flora gastrointestinal no es cuantitativamente importante, pero los metabolitos menores del metabolismo intestinal de un fármaco pueden aumentar su toxicidad. La reducción de nitrocompuestos y azocompuestos in vivo probablemente está catalizada sobre todo por la flora intestinal, en el medio anaerobio del intestino. Son también reacciones no microsomales de reducción las deshidroxilaciones de los catecoles por la flora intestinal y la reducción de los aldehídos a alcoholes por alcohol-deshidrogenasas. Éste es un proceso opuesto a la oxidación de los alcoholes.

Muchos procesos de hidrólisis son reacciones no microsomales. El plasma humano contiene gran número de esterasas capaces de hidrolizar fármacos como la procaína y la succinilcolina. La velocidad de estas reacciones puede variar en distintas especies y también en distintas razas o individuos de la especie humana (v. «Factores genéticos y étnicos», en «Factores que modifican el metabolismo de los fármacos», más adelante). Algunas amidas también se hidrolizan en el plasma, pero esta hidrólisis es mucho más lenta que la de los

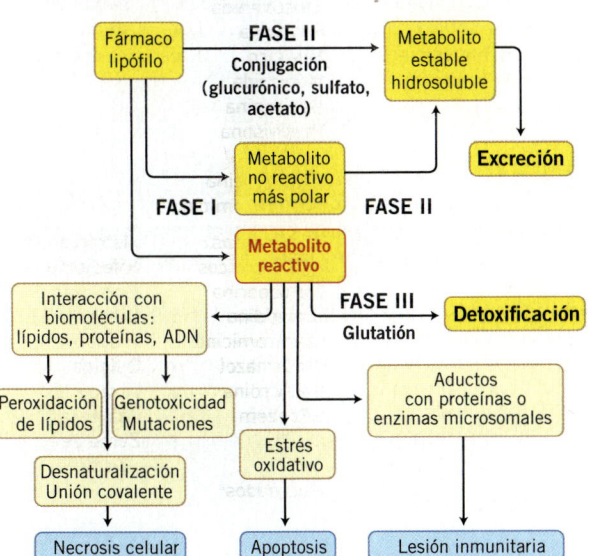

Figura 2-3. Fases del metabolismo hepático y procesos de bioactivación y daño celular o detoxificación de los fármacos.

ésteres. Por esta razón, la procainamida tiene una semivida plasmática varias veces superior a la procaína. La nicotinamida y la benzamida son otras amidas que se hidrolizan en el plasma. La hidrólisis intestinal de los glucurónidos secretados en la bilis, que es parte integrante del ciclo enterohepático de los fármacos, es también una reacción no microsomal.

Las enzimas no microsomales que intervienen en la biotransformación de fármacos no son susceptibles de inducción, pero la variación en la velocidad de biotransformación de los fármacos es más o menos la misma para las enzimas no microsomales y para las microsomales, es decir, de 6 veces o más. Varias enzimas no microsomales, como la seudocolinesterasa y las enzimas acetilantes, muestran además polimorfismo genético (v. «Factores genéticos y étnicos», en «Factores que modifican el metabolismo de los fármacos», más adelante). ◀◀

Reacciones metabólicas

Reacciones de oxidación

La oxidación es la vía de transformación metabólica más frecuente en la especie humana. Acontece fundamentalmente en el sistema microsomal hepático. A continuación se describen las reacciones microsomales oxidativas.

▶▶ **Hidroxilación alifática y aromática.** El producto formado por la *hidroxilación de cadenas alifáticas* es un alcohol, que posteriormente puede convertirse en aldehído. Esta reacción la sufren fármacos como barbitúricos, tolbutamida, etc. Se produce de la siguiente forma:

$$R_1{-}CH_2{-}R_2 \rightarrow R_1{-}CHOH{-}R_2$$

La *hidroxilación en un anillo aromático* es una vía frecuente de metabolización de numerosos fármacos, entre ellos anilina, difenilhidantoína, barbitúricos, etc. La reacción se produce de la siguiente forma:

Desalquilación. Con la desalquilación oxidativa se suprimen radicales alquilo asociados a grupos N (*N-desalquilación*), O (*O-desalquilación*) y S (*S-desalquilación*) y se forman aldehídos. Estas reacciones se producen de la siguiente forma:

$$R{-}NH{-}CH_3 \rightarrow R{-}NH_2 + HCHO$$
$$R{-}O{-}CH_3 \rightarrow R{-}OH + HCHO$$
$$R{-}S{-}CH_3 \rightarrow R{-}SH + HCHO$$

La *N-desalquilación* se produce sobre grupos nitrógeno que forman aminas, amidas o sulfamidas. Sufren *N*-desalquilación fármacos como morfina, codeína, clorpromazina, imipramina, efedrina, entre otros.

Con la *O-desalquilación* se escinden los radicales alquílicos unidos al oxígeno. Sufren esta transformación la codeína y la acetofenetidina.

La reacción de *S-desalquilación* tiene como sustratos tioésteres. Se produce en el sistema microsomal hepático y también en el riñón y el bazo. Por ejemplo, la 6-metilmercaptopurina se convierte en 6-mercaptopurina por *S*-desalquilación.

Desaminación oxidativa. El O sustituye a un grupo NH_2. Como se muestra a continuación, da lugar a la formación de NH_3. Puede producirse en los microsomas (p. ej., con la anfetamina), pero también en otros tejidos distintos del hígado.

$$R_1{-}\underset{\underset{R_2}{|}}{CH}{-}NH_2 \rightarrow R_1{-}\underset{\underset{R_2}{|}}{CO} + NH_3$$

N-*oxidación* y N-*hidroxilación*. La N-*oxidación* es la oxigenación del N de aminas terciarias. Ocurre, por ejemplo, en la clorpromazina y la imipramina. La N-*hidroxilación* se produce sobre aminas primarias o secundarias de anillos aromáticos, que se transforman en hidroxilaminas. Son sustratos comunes los análogos de la anilina. Estas reacciones se llevan a cabo según se muestra a continuación, donde R puede ser un anillo aromático.

$$R{-}NH_2 \rightarrow R{-}NOH$$

Sulfoxidación. Se introduce un O en un radical tioéter, formándose el correspondiente sulfóxido, según se señala a continuación. Así se metaboliza también la clorpromazina.

$$R_1{-}S{-}R_2 \rightarrow R_1{-}SO{-}R_2$$

Desulfuración. Se sustituye un S por un O, según se señala a continuación. Esta transformación la sufren los tiobarbitúricos cuando se convierten en oxibarbitúricos.

$$R_1{-}\underset{\underset{S}{\|}}{C}{-}R_2 \rightarrow R_1{-}\underset{\underset{O}{\|}}{C}{-}R_2$$

Epoxidación. Supone la adición enzimática de O mediante la escisión de un doble enlace. El proceso oxidativo de un sistema aromático probablemente comienza de esta forma. La reacción se produce de la siguiente forma:

$$\underset{\|}{CH} \atop CH \rightarrow \underset{|}{C{-}H} \atop C{-}H \searrow O \nearrow$$

Por lo general, el epóxido formado se convierte rápidamente en fenol o dihidrodiol, o se conjuga con glutatión, pero la acumulación de epóxidos puede causar toxicidad.

Deshalogenación. Se produce el desplazamiento del halógeno por un grupo hidroxilo. Son sustratos de esta reacción los anestésicos generales volátiles halogenados, la tiroxina y la triyodotironina. La reacción se lleva a cabo como se muestra a continuación:

$$R_1{-}CHCl{-}R_2 \rightarrow R_1{-}CHOH{-}R_2 \text{ ◀◀}$$

Reacciones de reducción

Son las más frecuentes después de las oxidativas. Al igual que éstas, pueden producirse en el sistema microsomal hepático o fuera de él, en otros tejidos. También las producen las bacterias intestinales. Las más importantes a nivel microsomal son las que se describen a continuación.

»» Nitrorreducción y azorreducción. Estas reacciones están mediadas por enzimas nitrorreductasas y azorreductasas, que son flavoproteínas que reducen el flavina-adenindinucleótido (FAD) a $FADH_2$. El $FADH_2$ es el que finalmente transforma el fármaco por vía no enzimática. Los procesos de nitrorreducción y azorreducción se llevan a cabo, respectivamente, de la siguiente forma:

$$R_{cíclico}-NO_2 \rightarrow R_{cíclico}-NH_2$$
$$R_{1cíclico}-N=N-R_{2cíclico} \rightarrow R_{1cíclico}-NH_2 + H_2N-R_{2cíclico}$$

La *nitrorreducción* se produce en el hígado a través de, al menos, cuatro vías enzimáticas: citocromo P-450, nicotinamida-adenindinucleótido-fosfato reducido (NADPH)-citocromo c-reductasa, xantinooxidasa y una reductasa no identificada. Puede ocurrir en otros tejidos y en bacterias intestinales. Sufren, por ejemplo, esta transformación el cloranfenicol, el niridazol y el nitrobenzeno.

La *azorreducción* está catalizada en el microsoma hepático por la NADPH-citocromo c-reductasa y por el citocromo P-450. Ocurre sobre diversos colorantes azoicos, entre los que destaca el prontosil, que se transforma así en la primera sulfamida identificada, la sulfanilamida.

Deshalogenación reductora. Los grupos halógenos son desplazados por grupos H. Esta reacción se produce, por ejemplo, con los anestésicos volátiles y con el insecticida DDT, que se transforma así en DDD, compuesto menos tóxico que se conjuga posteriormente con acetilcisteína para ser eliminado. Se lleva a cabo de la siguiente forma:

$$R-CCl_3 \rightarrow R-CHCl_2 \text{ »»}$$

Reacciones de hidrólisis

Se producen por hidrolasas que se encuentran en los microsomas hepáticos, hematíes, plasma sanguíneo y diversos tejidos. Según el tipo de enlace hidrolizado, pueden ser esterasas (enlace éster), amidasas (enlace amido), glucosidasas (enlace glucosídico) o peptidasas (enlace peptídico). Estas últimas, a su vez, pueden ser aminopeptidasas o carboxipeptidasas. La extensa distribución de estas enzimas condiciona muchas veces la rápida inactivación de los compuestos que poseen los enlaces mencionados. Por ejemplo, acetilcolina, cininas y encefalinas.

»» Las hidrólisis de ésteres y amidas son quizá las más representativas. Se producen, respectivamente, según se señala a continuación.

$$R_1-CO-O-R_2 \rightarrow R_1-COOH + OH-R_2$$
$$R_1-CO-NH-R_2 \rightarrow R_1-COOH + H_2N-R_2$$

En los microsomas hepáticos existen enzimas con actividad esterásica. Se han identificado, al menos, tres familias de esterasas en el hígado en relación con el metabolismo de los xenobióticos (esterasas tipos A, B y C), pero la hidrólisis de los ésteres a menudo ocurre en el plasma (v. «Biotransformación no microsomal», antes). **»»**

Reacciones de conjugación

Las enzimas necesarias para la conjugación son transferasas. Se describirán las principales reacciones de conjugación, entre las cuales la más frecuente es la glucuronoconjugación.

»» Glucuronoconjugación o glucuronidación. En la fracción soluble del hígado existen enzimas citosólicas que catalizan la síntesis de uridindifosfato-ácido glucurónico (UDPGA), a partir de glucosa y uridintrifosfato (UTP). En la síntesis del UDPGA se forma como producto intermedio uridindifosfato-glucosa (UDPG), como se señala a continuación:

$$Glucosa\text{-}1\text{-}P + UTP \rightarrow UDPG + P-P$$
$$UDPG + 2NAD^+ + H_2O \rightarrow UDPGA + 2NADH + 2 H^+$$

El UDPGA es un compuesto fosfato de alta energía que sirve como donante de ácido glucurónico en las reacciones de glucuronoconjugación. La glucuronoconjugación se produce cuando este compuesto se combina con un fármaco o con su metabolito y se cede el ácido glucurónico a un átomo rico en electrones (N, O o S). La reacción está catalizada por la enzima uridindifosfato-glucuroniltransferasa (UDPGT), que se localiza en la fracción microsomal hepática. También se encuentra en riñón, tubo digestivo y piel. En este proceso se libera uridindifosfato (UDP), como se muestra a continuación:

$$UDPGA + R-OH \xrightarrow{UDPGT} UDP + R-O-glucurónido$$

Así se eliminan, en general, fármacos y otros compuestos que poseen grupos alcohol, fenol, ácidos carboxílicos, aminas aromáticas y grupos sulfhidrilo, entre ellos, compuestos endógenos, como tiroxina, catecolaminas, bilirrubina y hormonas esteroideas.

Sulfoconjugación. La sulfoconjugación de los fármacos es bastante frecuente. Es una conjugación no microsomal que acontece en el hígado, en la que intervienen enzimas sulfotransferasas. Requiere la activación previa del $SO_4^=$ por el adenosintrifosfato (ATP), formándose 3'-fosfoadenosil-5'-fosfosulfato (PAPS). El proceso se lleva a cabo como se señala a continuación:

$$2ATP + SO_4 \rightarrow PAPS + ADP + P-P$$
$$PAPS + R-OH \rightarrow PAP + R-O-SO_3$$

La sulfoconjugación es el mecanismo principal de desintoxicación de fenoles y hormonas sexuales. También sufren esta reacción algunos alcoholes y aminas.

Metilación. Estas reacciones se llevan a cabo en el hígado y en muchos otros tejidos, pero no son propias del sistema microsomal. Intervienen metiltransferasas. El grupo metilo tiene que ser previamente activado en forma de *S*-adenosilmetionina (S-AM), como se muestra a continuación.

$$Metionina + ATP \rightarrow S\text{-}AM + P-Pi + Pi$$

La S-AM sirve como donante del radical al sustrato. Al ceder el grupo metilo, la S-AM se convierte en sulfoadenosilhomocisteína, que se hidroliza a adenosilcisteína y homocisteína.

Existen distintos grupos de metiltransferasas. Las principales se señalan a continuación.

O-Metiltransferasas. Intervienen en reacciones en las que el grupo metilo se incorpora en un oxígeno. Sirven para metilar las catecolaminas. La catecol-*O*-metiltransferasa cataliza, por ejemplo, el paso de noradrenalina a normetaadrenalina. Sirven también para metilar los fenoles, como, por ejemplo, la molécula esteroide del estradiol. Intervienen asimismo en la síntesis de melatonina a partir de la *N*-acetilserotonina.

N-*Metiltransferasas.* Intervienen en reacciones en las que el grupo metilo se incorpora en un nitrógeno. La feniletanolamina-*N*-metiltransferasa convierte, por ejemplo, la noradrenalina en adrenalina. Otras enzimas de este grupo sirven para metilar la histamina y diversas aminas naturales (triptamina, tiramina, dopamina, etc.) y exógenas (anfetamina, efedrina, etc.).

S-*Metiltransferasas.* Intervienen en reacciones en las que el grupo metilo se incorpora en un azufre. Por ejemplo, la metilación del tiouracilo.

C-*Metiltransferasas.* Intervienen en reacciones en las que el grupo metilo se incorpora en un carbono para la síntesis de productos endógenos.

Acilación. Supone la incorporación de radicales acilo a los radicales amino o carboxilo de los fármacos. Estas reacciones se producen en el hígado, aunque no necesariamente en el parénquima hepático, y en otros tejidos. Las enzimas que intervienen son aciltransferasas. Se requiere la activación previa del grupo mediante la coenzima A (CoA–SH). Las más frecuentes son las de acetilación. En ese caso, se incorpora un radical acetilo y el donante de acetilos es la acetilcoenzima A (CoA–S–COCH$_3$). La mayoría de las acetilaciones se llevan a cabo en las células de Kupffer (sistema reticuloendotelial hepático), pero también se producen en el sistema reticuloendotelial del bazo, pulmón e intestino. El proceso se muestra a continuación:

$$\text{Enzima} + \text{CoA—S—COCH}_3 \Leftrightarrow \text{Enzima—COCH}_3 + \text{CoA—SH}$$
$$\text{Enzima—COCH}_3 + \text{Fármaco} \Leftrightarrow \text{Fármaco—COCH}_3 + \text{Enzima}$$

La acetilación es la forma más frecuente de conjugación en el caso de las aminas primarias aromáticas e hidrazinas, que de esta forma son inactivadas. Estas reacciones dependen mucho de factores genéticos. En el hombre, la velocidad de acetilación de algunos fármacos, como isoniazida, hidralazina, sulfametazina y muchas sulfamidas, tiene una distribución bimodal, existiendo acetiladores rápidos y acetiladores lentos (v. «Factores genéticos y étnicos», en «Factores que modifican el metabolismo de los fármacos», más adelante). El metabolismo de otras sustancias, como sulfanilamida, ácido paraaminosalicílico y ácido paraaminobenzoico, que también son acetilados, no presenta esta variabilidad genética.

Conjugación con glicina. Las mitocondrias renales y hepáticas poseen enzimas capaces de conjugar la glicina con ácidos carboxílicos aromáticos, como el ácido salicílico. Así se forman amidas y se inactiva el compuesto. El ácido benzoico se conjuga también con glicina y se transforma finalmente en ácido hipúrico. La conjugación con glicina puede mostrar cinética de orden cero cuando las concentraciones de fármaco son altas, y cinética de primer orden cuando son menores. La cinética de eliminación de los fármacos que se metabolizan por conjugación con glicina resulta por ello muy variable, y el ajuste de las dosis puede ser muy difícil.

Conjugación con glutatión. El glutatión es un tripéptido (glutamil-cisteinil-glicina) con un grupo –SH en su forma monómera (S-S como dímero). Este tripéptido se encuentra casi exclusivamente en su forma reducida (GSH), ya que la enzima que revierte su forma oxidada (GSSG), la glutatión-reductasa, es constitutivamente activa e inducible bajo estrés oxidativo. El GSH presenta alta capacidad de cesión de electrones, lo que le confiere importantes propiedades antioxidantes. Protege a las células de toxinas como los radicales libres. La proporción GSH/GSSG dentro de las células se utiliza a menudo como una medida de toxicidad celular. El GSH es sustrato en reacciones de conjugación y reducción, catalizadas por las glutatión-S-transferasas (GST), en el citosol, los microsomas y las mitocondrias. Actúa por ello como un fuerte nucleófilo capaz de inactivar fármacos electrófilos. Existen muchas formas de GST y cada una activa un espectro diferente de sustancias. La superfamilia del gen de la GST representa en realidad el mayor grupo de enzimas de detoxificación, que catalizan la conjugación del glutatión con distintos sustratos electrófilos, incluyendo sustancias carcinógenas. Las GST citosólicas se dividen en clases sobre la base de su estructura, y una isoenzima perteneciente a la clase pi o π, la GST pi 1 (GSTP1), metaboliza en particular una gran variedad de carcinógenos potenciales, incluidos químicos derivados del humo del cigarrillo, como el benzo(a)pireno-diol-epóxido y la acroleína. La variabilidad genética de esta isoenzima entre individuos y poblaciones se ha vinculado a efectos biológicos diversos y potenciales problemas de salud, que incluyen la susceptibilidad para desarrollar cáncer de mama, pulmón, cerebro, esófago, vejiga y testículo.

La conjugación con glutatión no es realmente una vía de transformación cuantitativamente importante en el hombre, pero contribuye a la inactivación de distintas sustancias e intermediarios epóxidos tóxicos, producidos por reacciones de hidroxilación. Representa además una vía de desintoxicación importante en algunas especies, como rata, cobaya y perro. Los conjugados de glutation se degradan y posteriormente se excretan por la orina como ácidos mercaptúricos.

Por otra parte, aunque la actividad funcional de las GST es la detoxificación de xenobióticos, incluidos los fármacos y productos cancerígenos, en ocasiones estas transferasas provocan también la producción de metabolitos activos, capaces de reaccionar con el ADN e iniciar la carcinogénesis. Estas enzimas son también inducibles por diferentes sustancias xenobióticas.

Otras conjugaciones. La incorporación de ribósidos y ribósidos-fosfatos es también una reacción de conjugación indispensable para que algunos compuestos adquieran actividad biológica. Otras son la glucosidación (conjugación con glucosa) y las conjugaciones con el radical glutamil y con la ornitina. ◂◂

Factores que modifican el metabolismo de los fármacos

Existen en principio tres tipos de factores que modifican el metabolismo de los fármacos: fisiológicos, farmacológicos y patológicos.

Factores fisiológicos

Especie y raza

Muchos detalles conocidos sobre la biotransformación de los fármacos corresponden a observaciones en animales. Los procesos metabólicos en el hombre suelen ser similares, pero existen algunas diferencias entre especies que a veces son importantes y pueden repercutir en los estudios preclínicos y clínicos de lanzamiento de un fármaco, sobre todo cuando uno de los metabolitos posee actividad farmacológica intensa. Lo cierto es que no siempre es posible extrapolar al hombre los resultados obtenidos en animales, pero tampoco se pueden efectuar los estudios directamente en él. Habrá que realizarlos en el mayor número posible de especies animales y utilizar las más cercanas filogenéticamente a él; siempre que sea posible, el mono.

Se detectan también variaciones metabólicas entre distintas razas de una misma especie. Estas variaciones tienen una causa genética y pueden ser origen de alteraciones cualitativas y/o cuantitativas de los efectos esperados (v. «Factores genéticos y étnicos», más adelante en este apartado).

Edad

A las 8 semanas de la concepción se aprecian ya procesos de oxidación en el microsoma hepático humano. La capacidad biotransformante del feto va aumentando a lo largo de la vida intrauterina. El aumento sigue un curso irregular, no sólo en relación con el tipo de reacción metabólica, sino también, dentro de una misma reacción, con el tipo de sustrato y el órgano estudiado. La capacidad biotransformante en el momento del parto es todavía claramente inferior a la del adulto, y en el prematuro la inmadurez es todavía mayor. Puede citarse como ejemplo el *síndrome gris* por cloranfeni-

> ### ✪ ELIMINACIÓN: BIOTRANSFORMACIÓN III
>
> * La exposición a un fármaco o a una sustancia química puede modificar también la actividad metabolizante de las enzimas microsomales. Este fenómeno se conoce como inducción enzimática. Las sustancias pueden comportarse como inductoras de su propio metabolismo, en cuyo caso el fenómeno se denomina autoinducción. Los inductores del citocromo P-450 se agrupan en cinco clases, pero la mayoría de los inductores se incluyen en el grupo del fenobarbital.
> * Las consecuencias clínicas de la inducción enzimática difieren en función de que el metabolito producido sea inactivo (disminución del efecto) o activo (aumento del efecto). En el primer caso se produce tolerancia farmacológica cuando se administra de forma crónica un fármaco autoinductor.
> * Algunos procesos patológicos motivados por inmadurez del sistema microsomal hepático se pueden tratar con fármacos inductores. Los inhibidores del sistema microsomal hepático no tienen, sin embargo, aplicación clínica, pero la inhibición de enzimas que metabolizan sustancias endógenas activas puede resultar terapéuticamente útil.

col, consecuente al déficit de glucuroniltransferasa en el recién nacido. La capacidad de biotransformación aumenta durante los primeros meses de vida posnatal, siendo variable para las diferentes enzimas.

Los mecanismos de biotransformación en los ancianos son también imperfectos, y los fármacos ocasionan fácilmente toxicidad en ellos. La masa hepática disminuye con la edad. La dotación enzimática y la capacidad de respuesta a los inductores enzimáticos son también menores en los ancianos. La biotransformación es además menor en los ancianos porque en ellos existe una reducción del flujo hepático. A partir de los 25 años el flujo hepático disminuye cada año entre un 0,5 y un 1,5 %. Esto implica que un individuo de 65 años presenta un descenso del flujo del 40-45 %. La clara reducción de la función renal que presenta la mayoría de los ancianos también contribuye a la toxicidad de los fármacos.

Sexo y hormonas

Se aprecian frecuentemente diferencias en los niveles plasmáticos y las semividas de los fármacos entre hombres y mujeres. Los fármacos ocasionan en general un efecto más intenso en la mujer que en el hombre, tal vez como consecuencia de que la mujer tiene mayor proporción de tejido adiposo, metabólicamente mucho menos activo. Las hormonas sexuales influyen además sobre el metabolismo de los fármacos. El máximo efecto estimulante del metabolismo de fármacos lo presentan los esteroides anabolizantes (v. «Inducción enzimática», más adelante en este apartado). En algunas especies (p. ej., en los roedores) las diferencias metabólicas entre machos y hembras son muy acusadas.

Durante la gestación aumenta la vulnerabilidad a los fármacos. Esto se ha relacionado con la elevación de las cifras de progesterona, que *in vitro* inhibe distintas enzimas y procesos metabólicos. Sin embargo, también es cierto que la progesterona se comporta como inductor enzimático, y su incremento en la mujer embarazada va a aumentar la tasa y la velocidad de metabolización de distintos fármacos (sobre todo, los que tienen un elevado índice de metabolismo hepático), conduciendo a una disminución de su semivida y, por consiguiente, de su acción.

Existen además interacciones hormonales, aún no bien comprendidas, que afectan el metabolismo microsomal. Las hormonas que tienen mayor influencia sobre el metabolismo farmacológico, aparte de las sexuales, son las suprarrenales y la tiroxina. La tiroidectomía alarga el sueño inducido por barbitúricos, al reducir la biotransformación microsomal de estos fármacos. Se ha demostrado que es responsable de una reducción del 40-60 % de la actividad NADPH-citocromo c-reductasa.

Factores genéticos y étnicos

La respuesta a un fármaco específico puede encontrarse alterada como consecuencia de una anomalía hereditaria que condiciona una modificación en su biotransformación. Estas respuestas se incluyen dentro del término general de reacciones idiosincrásicas. El porcentaje de la población que presenta la anomalía puede variar de unas razas a otras, y se considera que existe polimorfismo genético cuando el fenotipo más raro se observa en más del 1 % de la población. Los casos más señalados de polimorfismo genético son la acetilación de la isoniazida, la oxidación de la debrisoquina y la oxidación de la mefenitoína. En estos tres casos existe un control monogénico. Otra anomalía metabólica genéticamente condicionada es la hidrólisis de la succinilcolina por una colinesterasa atípica. A continuación se describen estas anomalías.

▸▸ **Acetilación de la isoniazida.** Existen en la población metabolizadores rápidos, que acetilan rápidamente la isoniazida (en 45-58 minutos), y metabolizadores lentos, que lo hacen lentamente (en 140-200 minutos). La enzima responsable de esta inactivación es la *N*-acetiltransferasa NAT2 dependiente de la coenzima A. Los acetiladores lentos poseen una reducida dotación de la enzima. La transmisión del patrón lento es autosómica recesiva, no existiendo relación con la edad y el sexo. La proporción de inactivadores rápidos varía en distintos grupos étnicos. Hay, por ejemplo, un 91 % en la población de esquimales, 82 % en Escandinavia, 87 % en Israel y 84 % en Japón. Las razas americanas, blancas y negras, tienen aproximadamente el 50 % de metabolizadores de cada tipo, y los pueblos mediterráneos son los que tienen mayor porcentaje de metabolizadores lentos. La proporción de metabolizadores rápidos en España es sólo del 15 %. La metabolización lenta puede pasar inadvertida, pero la administración de isoniazida a los metabolizadores lentos puede provocar acumulación del fármaco, alcanzándose en ellos concentraciones tóxicas que pueden ocasionar polineuritis. Los niveles altos de isoniazida pueden inhibir, asimismo, la biotransformación de otros fármacos, como la difenilhidantoína. El déficit de *N*-acetiltransferasa ocasiona también variaciones en la velocidad de metabolización de algunos otros fármacos, entre ellos hidralazina, sulfasalazina, sulfametazina y diversas sulfamidas, procainamida, clonazepam, nitrazepam, dapsona, aminoglutetimida y cafeína. El marcador del fenotipo es la isoniazida, aunque también se utilizan la sulfapiridina y la cafeína.

Hidroxilación de la debrisoquina. La debrisoquina se elimina principalmente por 4-hidroxilación hepática mediante el citocromo CYP2D6. La actividad enzimática de este sistema muestra una distribución bimodal, y los individuos pueden clasificarse en metabolizadores normales (rápidos) y lentos. Se ha descrito además la existencia de metabolizadores ultrarrápidos. En Europa son metabolizadores lentos el 5-10 % de la población (en España el 6 %), y en Asia, el 1 %. Este polimorfismo afecta a numerosos fármacos psicoactivos (antidepresivos y neurolépticos), a numerosos fármacos con actividad cardiovascular (antiarrítmicos y vasodilatadores) y a algunos derivados de morfina. Los metabolizadores lentos tendrán niveles estables anormalmente altos con las dosis habituales y existirá en ellos el consiguiente riesgo de toxicidad. En los casos de metabolismo

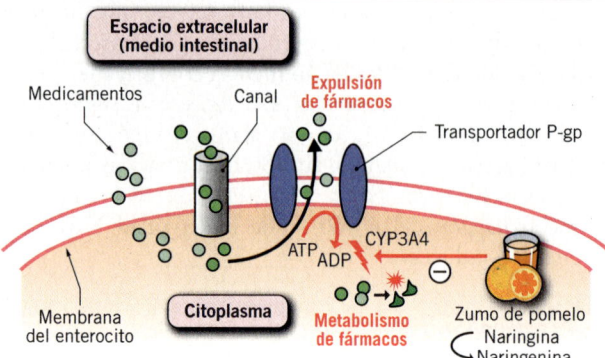

Figura 2-4. La isoforma intestinal del citocromo CYP3A4 está acoplada a la Glicoproteína P (P-gp), un transportador de la membrana del enterocito que expulsa los fármacos que consiguen acceder a su interior atravesando esa membrana o por canales de la misma. P-gp pertenece a una subfamilia de proteínas involucradas en la resistencia a los fármacos. El citocromo CYP3A4 intestinal se encarga de metabolizar los fármacos que no ha conseguido expulsar la P-gp. El zumo de pomelo contiene bioflavonoides, como la naringina, que en el intestino se hidrolizan por las bacterias intestinales. La naringenina producida por la hidrólisis de la naringina es un inhibidor del citocromo CYP3A4 intestinal.

anormalmente rápido puede, por el contrario, existir ineficacia, pero también pueden formarse metabolitos activos y tóxicos. El marcador del fenotipo es la debrisoquina, pero también puede utilizarse dextrometorfano, esparteína y desimipramina.

Hidroxilación de la mefenitoína. La mefenitoína se elimina principalmente por 4-hidroxilación hepática mediante el citocromo CYP2C19. Los individuos pueden clasificarse en metabolizadores normales y lentos, y la transmisión del patrón lento es autosómica recesiva. Son metabolizadores lentos el 1-5 % de los individuos de raza blanca (en España el 1 %) y el 15-25 % de los asiáticos. Este polimorfismo afecta a diazepam, nordiazepam, omeprazol y algunos antidepresivos como imipramina y clorimipramina. No se han descrito claras repercusiones clínicas de este patrón, pero puede contribuir a la variabilidad en la respuesta. El marcador del fenotipo es la mefenitoína, pero también se utiliza el omeprazol.

Hidrólisis de la succinilcolina por una colinesterasa atípica. La succinilcolina es un bloqueante neuromuscular que se utiliza para obtener relajación muscular de efecto rápido y corta duración. Este fármaco es rápidamente metabolizado porque es hidrolizado por una colinesterasa plasmática. Existe una pequeña proporción de individuos que en lugar de colinesterasa normal tienen una colinesterasa atípica, o seudocolinesterasa, que posee una afinidad mucho menor por la succinilcolina. Si se les administra succinilcolina, incluso en dosis moderadas, puede provocarse parálisis duradera y muerte por apnea. Esta anomalía se transmite de forma autosómica recesiva. El gen portador de la seudocolinesterasa se distribuye por toda la población humana de forma irregular, pero siempre en proporción baja. Está ausente en japoneses, esquimales e indios americanos del sur, pero en algunos grupos étnicos la proporción pude llegar al 2 % (británicos, portugueses y asiáticos).

Hay otras anomalías genéticas que condicionan alteraciones metabólicas. Existen metabolizadores anormalmente lentos del acetaldehído que deriva del alcohol, en particular entre los asiáticos. Estos individuos presentan intolerancia al alcohol. Existen metabolizadores lentos de fenitoína, que se intoxican fácilmente con este antiepiléptico. Se han sugerido también anomalías genéticas en la metilación de la mercaptopurina y la azatioprina, la oxidación de teofilina, tolbutamida y nifedipino, la sulfoxidación de carbocisteína y la N-oxidación de trimetilamina. Se sabe también que los mongólicos presentan sensibili-

dad especial a la atropina, y ello se ha relacionado con una alteración en la metabolización de este compuesto. La causa podría ser también la mayor elasticidad de la musculatura del iris en esta raza. ◂◂

Dieta

Las proteínas y los hidratos de carbono ejercen acciones contrapuestas sobre la oxidación de los fármacos. La dieta hiperproteica aumenta el contenido de citocromo P-450 en los microsomas hepáticos y el peso del hígado, incrementando el metabolismo oxidativo de algunos fármacos (p. ej., teofilina). Las dietas deficientes en proteínas y con exceso de hidratos de carbono, por el contrario, tienden a reducir la actividad enzimática microsomal. También se reduce con el ayuno. La dieta hipoproteica puede además reducir el flujo renal y, consecuentemente, la eliminación de los fármacos. La presencia de calcio, potasio y ácido ascórbico favorece el metabolismo de los fármacos. Hay que considerar además la posibilidad de que la dieta contenga sustancias con capacidad para inducir o inhibir enzimas biotransformantes específicas (v. «Inducción enzimática» e «Inhibición enzimática», más adelante en este apartado). Estas sustancias son en ocasiones contaminantes, pero existen también algunos alimentos que son inductores o inhibidores enzimáticos. Así, las verduras crucíferas (p. ej., berza, repollo, coles de Bruselas, nabos y rábanos) inducen las enzimas P-450 y aumentan algunas reacciones de oxidación y de glucuronidación. Las metilxantinas (cafeína, teofilina y teobromina), presentes en bebidas que se consumen en abundancia (café, colas, té o chocolate), son también capaces de modificar algunos procesos metabólicos. El consumo de carnes asadas a la brasa con carbón vegetal acelera el metabolismo de algunos fármacos. Cuando se asan las carnes de esta manera, se forman hidrocarburos aromáticos policíclicos, similares a los que se aspiran al fumar tabaco o marihuana. Como se verá más adelante, los hidrocarburos tienen capacidad inductora sobre la oxidación y la glucuronidación. Estos productos de combustión incompleta se forman debido al goteo del asado sobre el carbón, y son volatilizados y redepositados en la carne. El zumo de pomelo es, por el contrario, un inhibidor del citocromo CYP3A4 intestinal, responsable del metabolismo de primer paso de múltiples fármacos. La inhibición del zumo de pomelo se produce, sobre todo, en el intestino, no en el hígado. La concentración de citocromo CYP3A4 intestinal se reduce un 47 % 4 horas después de la ingestión de zumo de pomelo (200 ml), y el efecto se mantiene durante 24 horas **(fig. 2-4)**. Por este motivo, algunos fármacos como las estatinas o la buspirona pueden presentar reducciones muy acentuadas en su biodisponibilidad cuando se ingieren con zumo de pomelo.

Factores farmacológicos

Inducción enzimática

La exposición a un fármaco puede provocar aumento de la actividad metabolizante de la fracción microsómica en diversos tejidos. Este fenómeno se conoce como inducción enzimática. El efecto es consecuencia de la estimulación específica de la síntesis de determinados sistemas enzimáticos microsomales.

Las enzimas cuya síntesis es inducible pertenecen a las familias del citocromo P-450, las glucuroniltransferasas y las glutatión-transferasas. La mayoría de las sustancias inductoras del citocromo P-450 inducen también los sistemas enzimáticos propios de la fase II de metabolización. Frecuentemente, el grado de inducción de los citocromos P-450 es superior al de las enzimas de los procesos de conjugación y puede ocurrir un desequilibrio entre la generación de metabolitos producidos en reacciones de fase I (algunos de ellos tóxicos) y la velocidad a la cual dichos metabolitos reactivos se inactivan.

La inducción enzimática ocurre fundamentalmente en el hígado. También se produce en grado limitado en riñón, aparato gastrointestinal, glándula suprarrenal, pulmón, placenta, piel y páncreas. Un determinado inductor puede afectar a una o a varias formas de citocromo P-450 y, a su vez, una reacción metabólica puede ser inducida por más de una sustancia inductora. La mayoría de las veces, las sustancias se comportan como inductores de su propio metabolismo y, en ese caso, se produce una autoinducción metabólica.

▸▸ Los inductores del sistema de monooxigenasas del citocromo P-450 se agrupan, como mínimo, en cinco clases: *a)* tipo fenobarbital o barbitúrico, *b)* tipo hidrocarburos aromáticos policíclicos, *c)* tipo esteroides anabolizantes, *d)* etanol y *e)* clofibrato. Se diferencian por la forma enzimática que resulta afectada de manera preferente. Se describirán los tres primeros, que son los más conocidos. En la **tabla 2-3** se muestran algunos ejemplos.

Inductores de tipo fenobarbital. Estos compuestos inducen la síntesis de citocromo P-450, citocromo P-450-reductasa y otras enzimas que participan en el metabolismo. Esto se asocia con la proliferación del retículo endoplásmico liso. Aumenta también la actividad enzimática de los microsomas, el peso del hígado, la circulación sanguínea hepática, el flujo biliar y ciertas proteínas hepáticas. Sus efectos aparecen en 2-3 días. El mayor número de fármacos inductores puede incluirse en este grupo e impulsan el metabolismo de muchos fármacos.

Inductores de tipo hidrocarburos aromáticos policíclicos. El más conocido es el 3-metilcolantreno, que aumenta la cantidad de citocromo P-450, pero no la de citocromo P-450-reductasa, y su efecto se asocia con la aparición de una oxidasa terminal cualitativamente diferente. A diferencia del fenobarbital, incrementa sólo el tamaño del hepatocito, produciendo un ligero aumento de la masa hepática, sin cambios morfológicos importantes. El período de latencia hasta que aparecen sus efectos es sólo de varias horas. Este compuesto produce una estimulación enzimática selectiva limitada, acelerando únicamente el metabolismo de unos pocos sustratos. El efecto carcinógeno de algunos hidrocarburos policíclicos se asocia a un aumento de la formación hepática de productos oxidantes altamente reactivos (p. ej., epóxidos) que pueden dañar el ADN.

Inductores de tipo esteroides anabolizantes. La administración de testosterona o metiltestosterona incrementa el metabolismo hepático. El espectro de sustancias que aumentan su velocidad metabólica con estos compuestos es parecido al del fenobarbital. La administración simultánea de esteroides y fenobarbital da lugar, además, a una sumación de efectos, por lo que probablemente la inducción ocurre a través de mecanismos distintos. Los efectos de los esteroides anabolizantes tardan mucho en aparecer, entre 2 y 3 semanas. Cuando se administran, no aumenta el peso del hígado, ni el contenido de proteína, ni la cantidad de citocromo P-450. ◂◂

Las consecuencias clínicas de la inducción enzimática son variadas. En principio, diferirán si el metabolito que se produce es inactivo o activo. Cuando se forman metabolitos inactivos, la inducción ocasiona disminución en la intensidad o la duración del efecto del fármaco. La supresión brusca del inductor puede entonces conducir a un cuadro de toxicidad. En ocasiones se produce autoinducción y puede aparecer tolerancia farmacocinética si se administra de forma crónica el inductor. Cuando el metabolito es la forma terapéuticamente activa del fármaco, la inducción puede provocar un aumento de actividad, y si el metabolito es tóxico, la inducción aumenta la toxicidad. Existe la posibilidad de tratar con fármacos inductores algunas enfermedades causadas, en parte, por una inmadurez del sistema microsomal hepático. Se puede, por ejemplo, administrar un inductor enzimático, como el fenobarbital, a niños recién nacidos que presentan un déficit de glucuroniltransferasa.

Un fármaco inductor puede también inducir la producción de una enzima sintetizante. Por ejemplo, determinados fármacos (barbitúricos, pirazolonas, sulfamidas, cloroquina y algunos antiepilépticos) pueden desencadenar en algunos pacientes crisis de porfiria aguda, porque inducen la enzima δ-aminolevulínico-sintetasa (δ-ALA-sintetasa) y originan la síntesis de porfirinas anormales.

▸▸ La inducción enzimática no es sólo un problema farmacológico. Diversos contaminantes ambientales, sustancias presentes en la dieta y tóxicos de la civilización son inductores enzimáticos importantes. El alcohol, por ejemplo, es un inductor enzimático. Los cirróticos alcohólicos que aún no padecen una disminución evidente del funcionalismo hepático son capaces de metabolizar algunos fármacos más rápida y significativamente que los no alcohólicos. El hábito de fumar probablemente induce el sistema de oxidasas mixtas microsomales, sobre todo las reacciones de hidroxilación y desmetilación. En la placenta de mujeres fumadoras crónicas existe mayor actividad hidroxilasa que en la de las no fumadoras. No todos los fármacos sometidos a estas reacciones sufren, sin embargo, aumento del metabolismo por causa del tabaco. Sólo lo sufren los que requieren el citocromo CYP1A2. La hierba de San Juan (hipérico), que se expende libremente en muchos herbolarios, tiene principios activos, como la hipericina, que se comportan también como inductores del CYP3A4 y varios isoenzimas del citocromo P450. Los extractos de esta planta son, por ello, capaces de incrementar el metabolismo de muchos fármacos (anticonvulsivantes, ciclosporina, anticonceptivos orales, digoxina, antivíricos inhibidores de proteasa e inhibidores de la transcriptasa inversa, teofilina, anticoagulantes, etc.), y disminuyen su eficacia **(tabla 2-4)**. ◂◂

Inhibición enzimática

Las enzimas biotransformantes pueden también ser inhibidas por diversos productos, incluidos los fármacos. Un fármaco puede reducir o inhibir el metabolismo de otro cuando ambos son metabolizados por sistemas enzimáticos comunes. La escasa especificidad de las enzimas oxidativas microsomales en relación con sus sustratos determina que resulte fácil la ocupación del centro activo de la enzima, produciéndose, en general, una inhibición competitiva, en la que es difícil definir qué fármaco actúa como sustrato y cuál es el inhibidor. La consecuencia clínica sería un incremento en la semivida del fármaco cuyo metabolismo es inhibido, aumentando usualmente su actividad farmacológica. La inhibición del metabolismo podría, sin embargo, reducir el efecto de los fármacos que tienen metabolitos activos. Estas

Tabla 2-4. Fármacos cuyo metabolismo se induce por los extractos de Hipérico (*Hypericum perforatum L*) y consecuencias de la administración conjunta

Fármaco	Consecuencias
Anticonvulsivantes (Carbamacepina, Fenobarbital, Fenitoína)	Riesgo de convulsiones
Anticonceptivos orales	Posible embarazo y hemorragias intermenstruales
Ciclosporina	Riesgo de rechazo de trasplantes
Digoxina	Pérdida del control del rítmo cardiaco e insuficiencia cardiaca
Inhibidores de proteasa (Indinavir, Ritonavir, etc...)	Posible pérdida de supresión del VIH
Inhibidores de transcriptasa inversa no nucleósidos (Efavirenz, Nevirapina, etc...)	Posible pérdida de supresión del VIH
Teofilina	Pérdida de control del asma
Warfarina y Acenocmarol	Disminución del efecto anticoagulante

interacciones no tienen generalmente significación práctica *in vivo*, porque la inactivación de casi todos los fármacos presenta una cinética exponencial de primer orden, y no una cinética lineal de orden cero. Es decir, la actividad de las enzimas metabolizantes casi nunca es limitante de la velocidad de metabolización, puesto que las concentraciones de los fármacos están, en general, muy por debajo de las necesarias para saturar estas enzimas. De esta forma, la competencia entre sustratos se reduce. No obstante, debe esperarse una inhibición significativa del metabolismo de los fármacos que presentan una cinética de inactivación de orden cero. Los ejemplos mejor establecidos son la fenitoína y el dicumarol.

▶ Se ha señalado anteriormente que la dieta puede contener sustancias con capacidad para inhibir enzimas biotransformantes. Sin embargo, pocas sustancias conocidas poseen un prolongado y acusado efecto inhibidor del sistema microsomal enzimático, y ninguna tiene, por el momento, aplicaciones clínicas. Estos compuestos constituyen, sin embargo, un instrumento para investigación y caracterización de sistemas enzimáticos microsomales. Se han asociado, además, a insecticidas. El más utilizado es el SKF-525A (β-dietilamino-etil-2,2-difenilpentanoato; proadifeno).

El metabolismo microsomal se inhibe también con monóxido de carbono y agentes hepatotóxicos que destruyen el citocromo P-450. Existen asimismo sustancias que lo inhiben transformando el citocromo P-450 en citocromo P-420 inactivo.

Los fármacos pueden inhibir también enzimas que metabolizan sustancias endógenas activas. En ocasiones, esta característica resulta terapéuticamente útil. Un ejemplo lo constituyen los inhibidores de la monoaminooxidasa (IMAO) utilizados como antidepresivos, que ocasionan persistencia de neurotransmisores adrenérgicos en la sinapsis. Otro ejemplo es el de los inhibidores de la acetilcolinesterasa, que resultan útiles en distintas afecciones porque provocan acumulación de acetilcolina en la sinapsis colinérgica. La inhibición de la dopa-decarboxilasa con carbidopa o benserazida puede, también, resultar útil en la enfermedad de Parkinson. Asimismo, la inhibición de la enzima aldehido-deshidrogenasa por el disulfiram se utiliza para la deshabituación del paciente alcohólico. El metronidazol y las

sulfamidas hipoglucemiantes bloquean también la enzima aldehído-deshidrogenasa, y el paciente no debe ingerir alcohol cuando se administran.

La administración de un fármaco inhibidor puede también provocar la respuesta correspondiente a la falta de formación de un producto final. Por ejemplo, la inhibición de la xantinooxidasa por el alopurinol bloquea la oxidación de las hipoxantinas a xantinas y, finalmente, la formación de ácido úrico. ◀◀

Factores patológicos

Se han mencionado algunas enfermedades hereditarias en las que se alteran determinadas vías metabólicas. En los capítulos 67 a 69 se aborda más ampliamente la alteración del metabolismo de los fármacos en diversas situaciones patológicas.

EXCRECIÓN

Se denomina excreción de fármacos a la salida de éstos y de sus metabolitos desde el sistema circulatorio al exterior del organismo. Las vías de excreción son los órganos, o sistemas, a través de los cuales se lleva a cabo dicha salida. Las principales vías de excreción son el riñón, el pulmón y el sistema hepatobiliar. El riñón es el órgano más importante para la excreción de la mayoría de los fármacos, y el pulmón lo es para gases y fármacos volátiles. Las sustancias excretadas en las heces son principalmente fármacos ingeridos no absorbidos, o metabolitos excretados en la bilis y no reabsorbidos en el intestino. Vías de menor cuantía son las glándulas salivales, el estómago, el intestino, el colon, las glándulas sudoríparas, la mama, las glándulas lagrimales, el pelo y la piel.

Excreción renal

El principal órgano de excreción es el riñón, glándula especialmente destinada a ello, con abundante irrigación, que recibe el 25 % del gasto cardíaco. Esta vía de excreción es particularmente relevante para fármacos que se eliminan en forma inalterada o como metabolitos activos. De hecho, los fármacos, al ser excretados por el riñón, alcanzan en la orina concentraciones mucho más elevadas que en el plasma sanguíneo.

Diversos procesos están involucrados en el acceso de los fármacos a la orina. El plasma sanguíneo se filtra completamente en los capilares del glomérulo renal. Los fármacos que están disueltos en el plasma pueden así pasar a la luz de la nefrona. La arteriola eferente que sale del glomérulo continúa hacia el túbulo renal, con cuya pared entra en contacto, y el contenido de la sangre que no pudo filtrarse tiene después la opción de pasar a la luz tubular por secreción pasiva o activa. Los fármacos que se encuentran en los túbulos renales, porque han sido filtrados por el glomérulo o secretados, pueden reabsorberse parcialmente, lo que ocurre en la mayoría de los casos, o completamente. Así, la cantidad final de fármaco que se excreta por la orina es la resultante de la filtración glomerular y de la secreción tubular, menos la reabsorción tubular (**fig. 2-5**).

Filtración glomerular

Los capilares del glomérulo renal poseen abundantes poros intercelulares, a través de los cuales pasan todas las molécu-

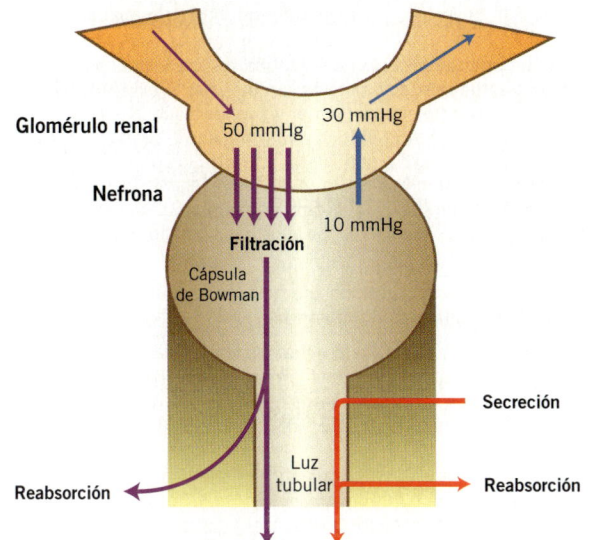

Figura 2-5. Procesos que condicionan la excreción renal de los fármacos. La filtración se realiza a expensas de un gradiente de presión hidrostática, consecuencia de la presión arterial en el glomérulo (50 mmHg en condiciones normales), a la que se oponen la presión oncótica de las proteínas plasmáticas (30 mmHg) y la presión hidrostática de la cápsula de Bowman (10 mmHg). De esta forma, resulta que en condiciones normales la presión hidrostática efectiva de filtración será 10 mmHg.

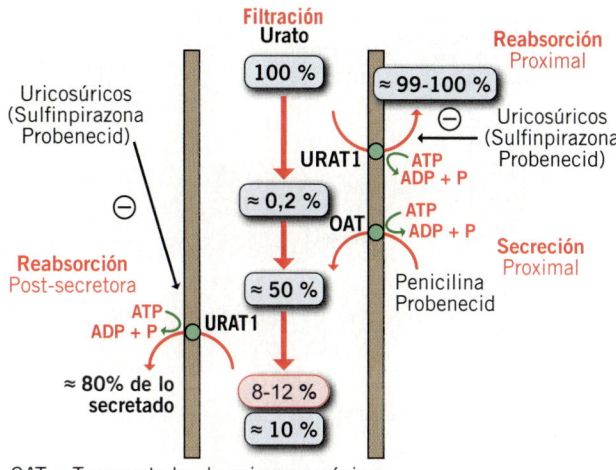

OAT = Transportador de aniones orgánicos
URAT = Transportador de urato

Figura 2-6. Esquema de los posibles procesos implicados en la eliminación renal del ácido úrico. El urato filtrado se reabsorbe activamente en el túbulo proximal en un 99-100 %, quedando en la luz tubular un 0-2 % de lo filtrado. Posteriormente, se produce una fase de secreción tubular activa y, como consecuencia de ello, se localiza en la luz tubular un 50 % de la cantidad del urato inicialmente filtrado. Por último, se vuelve a producir una reabsorción tubular post-secretora que se cuantifica en una cifra del 80 % de lo secretado. De este modo, se explica que la cantidad de ácido úrico excretada en la orina se corresponda aproximadamente con el 10 % de la cantidad filtrada.

las, con excepción de las que tienen un tamaño muy grande y de las proteínas. Todos los fármacos disueltos en el agua plasmática, no unidos a las proteínas y con un peso molecular inferior a 70 kDa, se filtran, por lo tanto, en el glomérulo y pasan desde los capilares a la cápsula de Bowman en una cuantía que depende, en principio, exclusivamente de su concentración libre en el plasma sanguíneo. Sin embargo, la edad y las situaciones patológicas pueden condicionar también la filtración de los fármacos en el glomérulo renal.

Secreción tubular

Las células de los túbulos renales pueden secretar los fármacos desde el espacio peritubular a la luz de los túbulos renales. La secreción pasiva ocurre en la parte más proximal del túbulo renal. Para el transporte activo, los fármacos utilizan, en general, sistemas a través de los cuales se secretan las sustancias naturales del organismo. Estos sistemas corresponden a dos mecanismos tubulares distintos. Uno secreta un grupo heterogéneo de compuestos, la mayoría de ellos aniones orgánicos (ácidos). Este mecanismo secreta sustancias de producción natural, como el ácido úrico, y su función normal es la eliminación de metabolitos como los conjugados de glicina, los sulfatos y los glucurónidos. El otro mecanismo secreta bases endógenas, como colina e histamina, y diversos cationes orgánicos (bases como el tetraetilamonio). Ambos sistemas son relativamente no selectivos, y los iones orgánicos de carga similar pueden competir por el transporte. Pueden ser, además, bidireccionales, de forma que algunos compuestos se secretan y se reabsorben activamente (p. ej., el ácido úrico). El transporte es, sin embargo, fundamentalmente secretor. Los procesos implicados en la excreción del ácido úrico son, en realidad, muy particulares **(fig. 2-6)**.

Cuando los fármacos se excretan por secreción tubular, no importa que el fármaco esté parcialmente ligado a las proteínas plasmáticas, siempre que la unión sea reversible, dado que, una vez que la fracción libre es extraída del plasma por las células tubulares, la fracción ligada se disocia rápidamente y el fármaco acaba por pasar totalmente a la orina. No obstante, es importante tener en cuenta que la capacidad de transporte puede saturarse por concentraciones altas de sustrato.

Reabsorción tubular

Los fármacos filtrados por el glomérulo, o secretados, que se encuentran en los túbulos renales, pueden ser reabsorbidos por las células del epitelio tubular y volver, así, a la circulación general. Algunos compuestos se reabsorben activamente, pero por lo general los fármacos se reabsorben pasivamente en los túbulos proximal y distal por un proceso de difusión simple. La reabsorción del fármaco depende de su coeficiente de partición lípido/agua y de su gradiente de ionización, ya que las células del epitelio tubular se comportan como membranas lipoideas. La reabsorción pasiva de las sustancias ácidas y básicas depende, lógicamente, del pH del medio. El grado de ionización para los ácidos y bases débiles depende, asimismo, de su constante de disociación (pK$_a$), y puede decirse que los ácidos y bases débiles presentan este fenómeno de reabsorción pH-dependiente si su pK$_a$ se halla, respectivamente, entre 3 y 7,5 y entre 7,5 y 10. Dado que normalmente la orina es ácida, los ácidos débiles requieren, de todos modos, bastante tiempo para ser excretados por el riñón. El metabolismo tiende a transformarlos en ácidos más fuertes que se ionizan y excretan mejor. La excreción renal de los ácidos débiles, como barbitúricos, salicilatos o sulfamidas, aumentará en la orina alcalina, y la de las bases

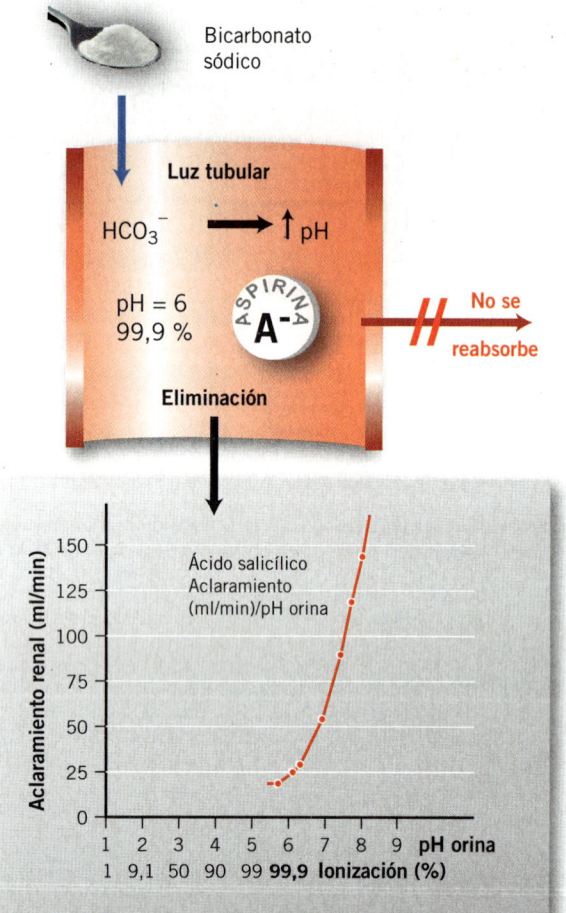

Figura 2-7. Influencia del pH de la orina sobre el grado de ionización y la excreción renal del ácido acetilsalicílico. Pequeñas modificaciones del pH conllevan grandes variaciones en la fracción ionizada y excretada.

débiles, como anfetaminas o quinidina, lo hará en la orina ácida. En las intoxicaciones por fármacos es posible, de hecho, acelerar la excreción mediante la apropiada alcalinización de la orina con bicarbonato sódico o mediante su acidificación con cloruro amónico. La alcalinización de la orina, por ejemplo, es muy efectiva para acelerar la eliminación del ácido acetilsalicílico (**fig. 2-7**).

▸▸ El hecho de que la alteración del pH urinario provoque, o no, cambios significativos en la eliminación de un fármaco depende del grado y la persistencia del cambio de pH y de la participación de la reabsorción pasiva dependiente del pH en la eliminación total del fármaco.

Factores y agentes que modifican la excreción renal

La edad condiciona la excreción renal. En los niños prematuros y en los recién nacidos durante el primer mes de vida existe una inmadurez de los mecanismos de filtración y secreción tubular renal. En el anciano también está reducida la función renal. La masa renal (tamaño y número de nefronas) y el flujo renal disminuyen. Se produce un descenso en el filtrado glomerular por disminución de la perfusión cortical y atrofia de la corteza renal, de forma que a los 65 años la filtración está reducida aproximadamente un 30 %. También disminuyen la secreción y la reabsorción tubulares. En el embarazo, por

- Se denomina excreción a la salida de los fármacos y de sus metabolitos desde el sistema circulatorio al exterior del organismo. Las principales vías de excreción son el riñón, el pulmón y el sistema hepatobiliar. El riñón es el órgano más importante para la excreción de la mayoría de los fármacos. El sistema hepatobiliar le sigue en importancia como vía de excreción. Sin embargo, el órgano más importante para la excreción de los gases y fármacos volátiles es el pulmón.

- La cantidad final de fármaco que se excreta por la orina es la resultante de la filtración glomerular y la secreción tubular, menos la reabsorción tubular.

- La edad condiciona la excreción renal. Los niños prematuros y los recién nacidos durante el primer mes de vida presentan una inmadurez de los mecanismos de filtración y secreción tubular renal. En el anciano también está reducida la función renal.

el contrario, aumenta hasta un 50 % el aclaramiento renal de algunos fármacos, en parte debido al aumento del flujo sanguíneo.

Se sabe que la excreción de un compuesto puede modificarse alterando el pH de la orina. Los agentes que deterioran o favorecen la filtración glomerular, y los que compiten con la molécula en cuestión por los sitios de unión en las proteínas plasmáticas, pueden también variar su índice de excreción. Los diuréticos que aumentan el flujo urinario por inhibición de la reabsorción tubular de iones y agua pueden aumentar el índice de excreción de los compuestos que se reabsorben durante su tránsito por el túbulo renal. Los diferentes compuestos aniónicos compiten, además, entre sí para secretarse por las células tubulares, y este hecho puede aprovecharse para mejorar algunos tratamientos. Por ejemplo, el probenecid es una sustancia inerte que compite e inhibe la secreción activa tubular de la penicilina. Los cationes orgánicos compiten también entre sí por el mismo sistema de transporte en el túbulo renal. Los cationes no compiten, sin embargo, con el sistema o bomba aniónica, ya que los mecanismos de transporte en uno y otro caso son distintos.

Existen también sustancias capaces de disminuir la reabsorción de un compuesto y aumentar, así, su eliminación. Como ejemplo cabe citar los agentes uricosúricos. Estos agentes presentan, en realidad, un efecto paradójico, puesto que, según la dosis, pueden modificar la reabsorción de ácido úrico o actuar sobre su mecanismo de secreción, aumentando o disminuyendo por consiguiente su excreción. La disminución de la excreción se produce generalmente con dosis bajas, y el aumento con mayores concentraciones. Esto sucede, por ejemplo, con el ácido acetilsalicílico.

Excreción por otras vías

La excreción pulmonar es importante para los anestésicos generales (éter, halotano, óxido nitroso, etc.). Estos compuestos se eliminan siguiendo las leyes de los gases. Cuando están disueltos en el plasma, tienden a alcanzar un equilibrio con la tensión parcial de gas en el aire alveolar, de acuerdo con la ley de Henry y de su coeficiente de partición sangre/aire, o coeficiente de Ostwald. Si este coeficiente es elevado, la sustancia se eliminará lentamente (éter), pero si es bajo lo hará con mayor rapidez (óxido nitroso). En todo caso, debido a la extensa superficie (100 m²), la gran vascularización y el delgado grosor de la membrana alveolar (alrededor de 0,5 μm), la eliminación de gases y líquidos volátiles por esta vía es muy rápida.

Los fármacos son excretados en el tubo digestivo por las glándulas salivales, el estómago, el sistema hepatobiliar y el colon. El sistema hepatobiliar es el segundo en importancia como vía de excreción después del riñón (**fig. 2-8**).

Los compuestos que se eliminan por la bilis tienen, en general, un peso molecular alto. Muchos son derivados conjugados que se forman por la biotransformación hepática. Los grupos polares también favorecen la eliminación biliar. Algunos fármacos sin capacidad para ionizarse, como, por ejemplo, los glucósidos cardiotónicos, se eliminan también por la bilis. En este caso, la eliminación puede estar relacionada con el elevado peso molecular y la presencia de residuos hidrosolubles (hexosas). También se eliminan por la bilis ciertos compuestos organometálicos. Los fármacos pasan desde la circulación a la bilis por difusión pasiva (si son pequeñas moléculas liposolubles) o por transporte activo. En el sistema hepatobiliar hay tres mecanismos de transporte activo que funcionan contra gradiente, y son frecuentes las relaciones bilis/plasma de 50/1 o mayores. Tanto los aniones orgánicos como los cationes orgánicos son transportados activamente a la bilis por sistemas similares a los que transportan estas sustancias en el túbulo renal. Hay, además, un tercer sistema transportador de esteroides, glucósidos cardiotónicos y sustancias afines. Es un mecanismo de transporte activo para moléculas sin ionizar que contienen grupos lipófilos. Estos tres procesos de transporte activo son distintos e independientes entre sí.

Muchos fármacos se concentran en la bilis en forma activa, circunstancia que puede aprovecharse con fines terapéuticos. La excreción biliar de ampicilina o rifampicina puede, por ejemplo, ser útil en infecciones de las vías biliares. La excreción biliar de algunos fármacos, como digoxina y oxazepam, compensa, además, en parte la disminución de la excreción renal en enfermos renales.

La excreción por el estómago, el intestino y el colon sigue los principios generales de transporte por membranas. La excreción por las mucosas correspondientes puede llevarse a cabo por difusión pasiva o por transporte activo, pero, en todo caso, los fármacos excretados pueden reabsorberse de nuevo, y la excreción es bastante lenta. Algunas bases débiles, como la morfina, pasan del plasma al jugo gástrico, donde se ionizan y se acumulan. El tratamiento de la intoxicación morfínica por lavado de estómago se basa en este proceso de eliminación gástrica.

La excreción por la saliva, el sudor y las lágrimas es cuantitativamente poco importante. La eliminación de los fármacos por estas vías depende principalmente de la difusión de la forma liposoluble no ionizada a través de las células epiteliales de las glándulas. Puede haber también secreción activa a través de los conductos de la

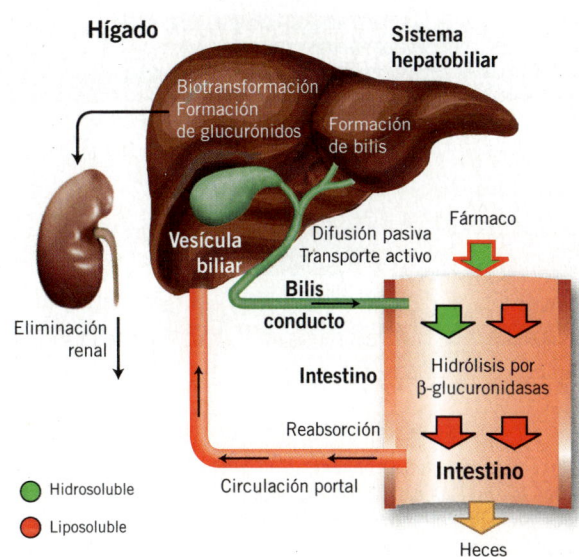

Figura 2-8. Sistema hepatobiliar y circuito enterohepático.

glándula, y se produce, además, reabsorción del fármaco no ionizado de la secreción primaria, probablemente a través de estos conductos. La **figura 2-9** muestra los procesos que conducen a la eliminación de un compuesto por una glándula sudorípara. Dado que los fármacos pasan a la saliva principalmente por difusión pasiva, su concentración en ella suele guardar una relación con la concentración libre del fármaco en el plasma, especialmente si la administración es oral. Por esta razón, la saliva puede ser útil para monitorizar indirectamente las concentraciones libres de algunos fármacos, como fenitoína, carbamazepina, antipirina, cafeína o teofilina **(tabla 2-5)**. Este procedimiento puede ser una ventaja por la facilidad en la toma de muestras, el bajo riesgo y el bajo coste, pero tiene algunas limitaciones como la posible contaminación y su variabilidad con la velocidad de producción de saliva. En cualquier caso, las concentraciones salivales tienen más significación clínica cuando el porcentaje de fármaco unido a proteínas plasmáticas es menor. Para

⊕ ELIMINACIÓN: EXCRECIÓN II

- Todos los fármacos disueltos en el agua plasmática, no unidos a proteínas y con un peso molecular inferior a 70 kDa, se filtran por los poros intercelulares de los capilares del glomérulo renal.

- Los fármacos pueden secretarse de forma pasiva en la parte más proximal del túbulo renal, pero por lo general se secretan activamente en el túbulo renal, utilizando para ello sistemas poco selectivos que secretan aniones y cationes orgánicos naturales. Cuando los fármacos se excretan por secreción tubular, no importa que el fármaco esté parcialmente ligado a las proteínas plasmáticas, siempre que la unión sea reversible.

- Los fármacos filtrados por el glomérulo, o secretados en los túbulos renales, pueden ser reabsorbidos por las células del epitelio tubular renal, volviendo así a la circulación general. Por lo común, se reabsorben en los túbulos proximal y distal por un proceso de difusión simple, que es más intenso en orina ácida para los ácidos débiles, y en orina alcalina para las bases débiles. Sin embargo, algunos compuestos se reabsorben activamente en los túbulos renales, y algunos, como el ácido úrico, se secretan y reabsorben allí activamente.

- La excreción por el estómago, el intestino y el colon es bastante lenta, y los fármacos excretados por las mucosas correspondientes pueden reabsorberse de nuevo. La excreción por la saliva, el sudor y las lágrimas es cuantitativamente poco importante, pero la saliva puede ser útil para monitorizar indirectamente las concentraciones libres de algunos fármacos. La excreción por la leche sólo es relevante cuando se trata de un fármaco tóxico que la madre ingiere en grandes cantidades. La excreción por la piel, el pelo y las uñas, sólo tiene utilidad forense.

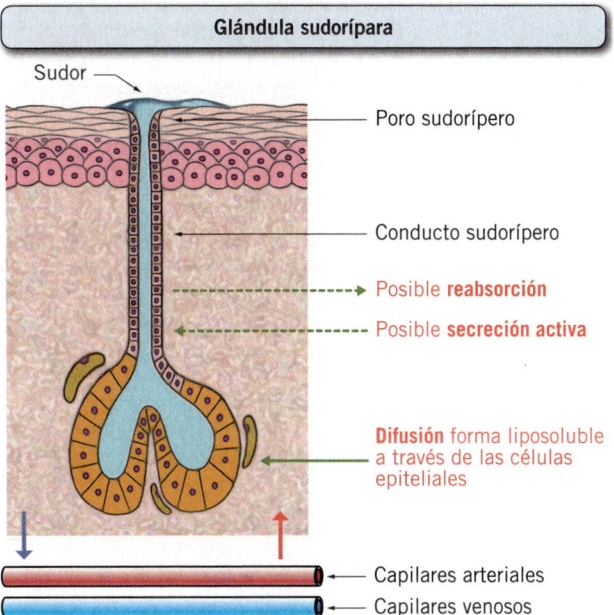

Figura 2-9. Procesos que conducen a la eliminación de un compuesto por una glándula sudorípara.

Tabla 2-5. Algunos principios activos para los que el coeficiente saliva/plasma (S/P) permite una buena estimación de la fracción libre en plasma

FÁRMACO	PLASMA LIBRE/TOTAL	COCIENTE S/P
Aminopirina	0,85	0,80
Carbamacepina	0,24-0,33	0,37
Digoxina	0,77	0,78
Fenacetina	0,60-0,70	0,60
Fenitoína	0,10-0,14	0,09-0,11
Primidona	0,78-0,97	0,97-1,08
Teofilina	0,41	0,52

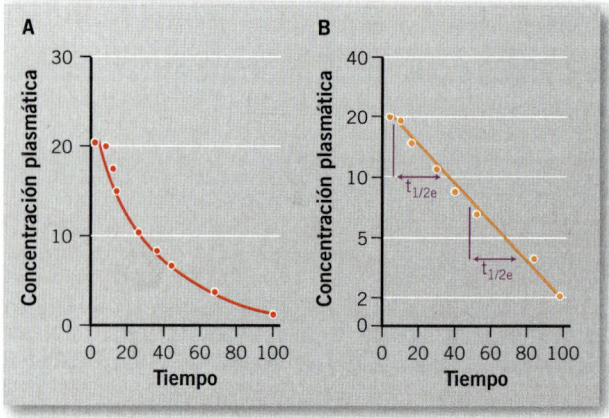

Figura 2-10. Descenso de las concentraciones plasmáticas de un fármaco cuando se elimina por un proceso de primer orden, en representación numérica (A) y semilogarítmica (B). $t_{1/2e}$: semivida de eliminación.

inferir correctamente la concentración plasmática de un fármaco a partir de los niveles salivales, éstos deben obtenerse en la fase farmacocinética de eliminación, descartando absolutamente una posible absorción de sustancia. En consecuencia, deben evitarse los estudios de bioequivalencia, utilizando sólo datos salivales. Por otra parte, cuando el compuesto pasa a la saliva por transporte activo (p. ej., el litio), la concentración salival es mayor que la plasmática. La eliminación por todas estas glándulas es, desde luego, poco relevante, pero en la intoxicación por metales pesados y yoduros pueden producirse lesiones de la mucosa bucal. Por las lágrimas también pueden eliminarse los yoduros.

Las células epiteliales de las glándulas mamarias se comportan como membranas lipoideas. A través de ellas se excretan, por lo tanto, las sustancias liposolubles y la fracción no ionizada de los ácidos y bases débiles.

El pH de la leche materna es algo inferior al pH del plasma. En consecuencia, se excretan más fácilmente por la leche las bases débiles, pero sin grandes diferencias. Tienden a acumularse en ella los fármacos de carácter básico con pK_a elevado, como cafeína, efedrina, eritromicina, tiouracilo y algunos antihistamínicos. Los no electrólitos, como el etanol y la urea, llegan fácilmente a la leche, y alcanzan en ella la misma concentración que en el plasma, con independencia del pH de la leche. La concentración en la leche depende también de la unión del fármaco a las proteínas del plasma y a las proteínas de la leche (caseína, lactalbúmina). Algunos fármacos pasan también a la leche mediante transporte activo. No obstante, la cantidad de fármaco eliminado por la leche es generalmente pequeña, por lo que, en principio, sólo son importantes los medicamentos tóxicos para el niño que la madre consuma en grandes cantidades. Esto sucede, por ejemplo, con la morfina en toxicómanas, la nicotina en fumadoras, y también con antibióticos, como la penicilina, administrados en dosis muy elevadas durante períodos prolongados. Se consideran especialmente peligrosos, asimismo, el alcohol, los fármacos antitiroideos, el yodo radiactivo, el litio, el cloranfenicol y los fármacos antineoplásicos. En estos casos habrá que prescindir de la lactancia. También debe vigilarse la administración de isoniazida, sulfamidas, meprobamato, difenilhidantoína, cafeína, teofilina, barbitúricos, antipalúdicos y salicilatos en forma crónica. Asimismo, hay que tener en cuenta que, a veces, aunque difundan cantidades pequeñas a la leche, éstas pueden ser suficientes para ocasionar sensibilización en el lactante. Éste es el caso de las penicilinas (tabla 2-6).

Otras vías de excreción, de muy escasa importancia, son el pelo y la piel. Estas vías ofrecen la posibilidad de detectar con métodos sensibles metales tóxicos (arsénico, mercurio, etc.), lo cual tiene utilidad forense.

Eliminación por diálisis

Cuando existe insuficiencia renal, los fármacos se acumulan progresivamente en el organismo. Los episodios de diálisis liberan al organismo de productos endógenos y de solutos dializables, entre ellos los fármacos. Para que un fármaco sea hemodializable debe tener

un peso molecular bajo, difundir con facilidad a través de la membrana de diálisis y ser transferido con rapidez desde los tejidos a la sangre. Debe tener, además, un volumen de distribución pequeño, y no presentar excesiva afinidad por las proteínas tisulares ni por las proteínas plasmáticas. ◂◂

CINÉTICA DE ELIMINACIÓN

La cinética de eliminación es muy parecida a la cinética de absorción (v. cap. 1).

Constante de eliminación y semivida

La velocidad con la que los fármacos se eliminan del organismo es función de una constante, denominada constante de eliminación (K_e). Esta constante indica la probabilidad que tiene una molécula de eliminarse en la unidad de tiempo. Por ejemplo, cuando un fármaco tiene una K_e de 0,02 h^{-1}, puede decirse que esta probabilidad es de un 2 %, pero si tiene una K_e de 0,2 h^{-1}, esta probabilidad es de un 20 %. La constante de eliminación expresa habitualmente la eliminación total del fármaco del organismo, englobando todos los procesos de eliminación. Sin embargo, puede hablarse de una constante de eliminación propia de cada uno de estos mecanismos (biotransformación, excreción renal, etc.). La constante de eliminación es, por lo tanto, la suma de las constantes individuales del metabolismo farmacológico y de la excreción.

Tabla 2-6. Fármacos peligrosos en la lactancia

Alcohol[a]	Meprobamato
Antineoplásicos[a]	Morfina
Antipalúdicos	Nicotina
Antitiroideos[a]	Penicilina (sensibilización)
Barbitúricos	Salicilatos
Cafeína	Sulfamidas
Cloranfenicol[a]	Teofilina
Difenilhidantoína	Yodo radiactivo[a]
Isoniazida	
Litio[a]	

[a] Especialmente peligrosos.

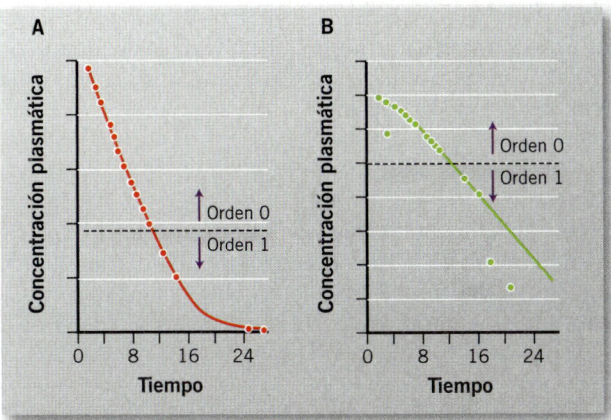

Figura 2-11. Descenso de las concentraciones plasmáticas de un fármaco cuando se elimina por un proceso de orden mixto, en representación numérica (A) y semilogarítmica (B). La eliminación es inicialmente de orden cero y pasa a ser de primer orden cuando la concentración plasmática baja por debajo de la saturación del mecanismo de eliminación.

» La mayoría de los mecanismos de eliminación (biotransformación, filtración, secreción activa cuando no está saturada) son de orden uno. La velocidad de eliminación (disminución de la concentración plasmática por unidad de tiempo) es entonces mayor cuando las concentraciones plasmáticas del fármaco son altas. El descenso de las concentraciones plasmáticas es, además, exponencial en una representación numérica, y rectilíneo en una representación semilogarítmica, siendo entonces K_e la pendiente de dicha recta **(v. fig. 2-10)**. Sin embargo, si se satura el mecanismo de eliminación, el número de moléculas que se elimina por unidad de tiempo permanece constante, y el proceso se ajusta a una cinética de orden cero. En ella, el descenso de los niveles plasmáticos es lineal en una representación numérica. Esto se ha descrito, por ejemplo, con la difenilhidantoína y los salicilatos. No obstante, lo más común es que los procesos saturables se ajusten a una cinética de orden mixto de Michaelis-Menten, de forma que mientras las concentraciones plasmáticas están por encima de los valores de saturación, la cinética de eliminación es de orden cero, pero cuando las concentraciones bajan por debajo del valor de saturación, la cinética de eliminación pasa a ser de orden uno **(fig. 2-11)**. «

La semivida de eliminación ($t_{1/2e}$ en la cinética de eliminación por analogía con la semivida de absorción, $t_{1/2a}$, en la cinética de absorción) se conoce normalmente como vida media ($v_{1/2}$) o simplemente semivida. La semivida es el tiempo que tarda la concentración plasmática de un fármaco en reducirse a la mitad. Será menor cuanto más rápida sea la eliminación del fármaco. Este valor tiene gran importancia para el diseño de la pauta de administración, y está relacionado con la constante de eliminación mediante la siguiente fórmula:

$$v_{1/2} = 0,693/K_e$$

» En el modelo monocompartimental, en el que existe un único compartimento central, el descenso de las concentraciones plasmáticas depende exclusivamente de la constante de eliminación K_e, y la velocidad de eliminación se cuantifica sin problemas en función de esta constante. En el modelo bicompartimental, la velocidad con la que el fármaco desaparece del plasma depende también de los procesos de distribución. Por eso, la velocidad con la que el fármaco desaparece del plasma se cuantifica mediante las constantes de disposición α y β, que dependen de la constante de eliminación ($K_e = K_{13}$), y también de las constantes de distribución de paso del fármaco desde el compartimento central al periférico (K_{12}), y de retorno del fármaco desde el compartimento periférico al central (K_{21}) **(fig. 2-12)**.

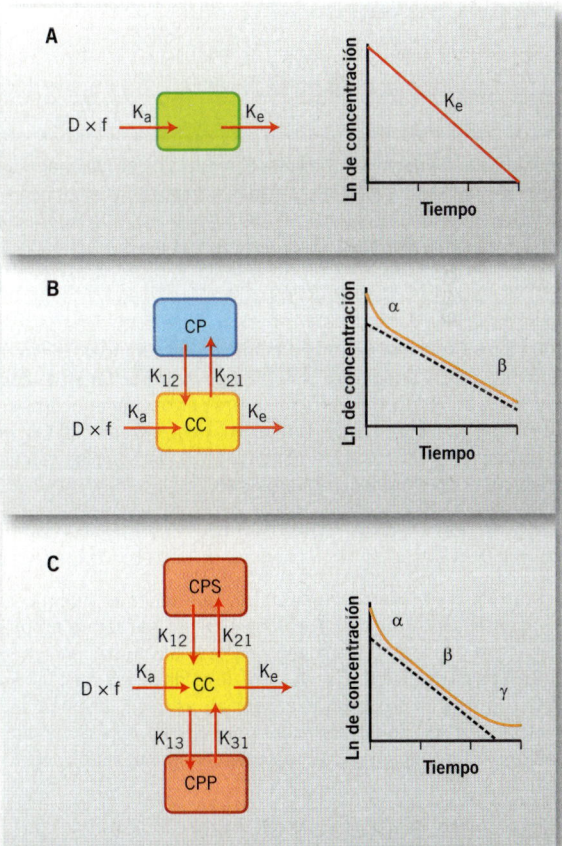

Figura 2-12. Esquema de los modelos monocompartimental (A), bicompartimental (B) y tricompartimental (C), con las constantes que permiten en cada caso cuantificar la eliminación de los fármacos. El curso temporal de las concentraciones plasmáticas, tras una administración intravenosa, resulta respectivamente una curva monoexponencial, biexponencial y triexponencial. CC: compartimento central; CP: compartimento periférico; CPP: compartimento periférico profundo; CPS: compartimento periférico superficial; D: dosis; f: fracción de absorción.

⚙ **CINÉTICA DE ELIMINACIÓN II**

- La depuración o aclaramiento renal de una sustancia es el volumen de plasma que a su paso por el riñón es liberado de esa sustancia en la unidad de tiempo. Este concepto se utiliza para expresar la cuantía de la excreción renal.

- El aclaramiento efectuado mediante diversos órganos de eliminación es aditivo. El aclaramiento extrarrenal de mayor importancia es el hepático, que es fundamental para fármacos que presentan una eliminación no restrictiva.

- La cinética de un fármaco es lineal cuando sus constantes de absorción, distribución y eliminación no varían con el tiempo y tampoco varían cuando se modifica la dosis. Los mecanismos para la no linealidad generalmente afectan a la eliminación.

La constante de disposición α rige la primera fase, que es la fase rápida distributiva. Esta constante depende principalmente del paso del fármaco del compartimento central al periférico, pero también depende del retorno del fármaco desde el compartimento periférico al central y de la eliminación. La constante de disposición β rige la segunda fase, que es la fase lenta posdistributiva, en la que se ha alcanzado el equilibrio entre el compartimento central y el periférico, y en la que las concentraciones plasmáticas disminuyen principalmente por la eliminación. No obstante, también intervienen en esta constante el paso de los fármacos a los tejidos y su retorno. La relación entre las constantes de disposición, y las constantes de distribución y eliminación, se puede establecer a partir de las siguientes fórmulas:

$$\alpha \beta = K_{13} K_{21}$$
$$\alpha + \beta = K_{12} + K_{21} + K_{13}$$

La constante β es importante para predecir el curso temporal de los niveles plasmáticos. Se utiliza en el modelo bicompartimental en lugar de K_e para el cálculo de la pauta de administración. En este modelo, la semivida β ($t_{1/2\beta}$) es el tiempo que tarda en reducirse a la mitad la concentración plasmática durante la fase β.

$$t_{1/2\beta} = 0,693/\beta$$

Para calcular la dosis de mantenimiento en el modelo bicompartimental se utiliza, además, el volumen de distribución en el equilibrio estacionario ($V_D EE$). Como puede verse en la siguiente ecuación, en su cálculo aparecen las constantes K_{12} y K_{21}, así como el volumen de distribución en el compartimento central (V_D), que se calcula a partir de las concentraciones plasmáticas.

$$V_D EE = V_D \frac{K_{12} + K_{21}}{K_{21}}$$

En el modelo tricompartimental hay que tener en cuenta, además, el acceso y el retorno al compartimento periférico profundo. Aparecen por ello las constantes K_{13} (de paso a este compartimento) y K_{31} (de retorno desde él). En este caso, la caída de las concentraciones plasmáticas es de tipo triexponencial; es decir, además de las fases de disposición con las constantes α y β, hay una tercera fase de disposición ultralenta con una constante denominada π o γ. ◀◀

Aclaramiento: concepto y utilidad

El término aclaramiento (*clearance*) indica la capacidad de un órgano, o de la totalidad del organismo, para eliminar un fármaco. Expresa los mililitros de plasma (o líquido biológico) que ese órgano, o el organismo completo, aclara (es decir, de los que elimina totalmente el fármaco) en la unidad de tiempo.

La depuración o aclaramiento renal de una sustancia es, concretamente, el volumen de plasma que a su paso por el

riñón es liberado de dicha sustancia en la unidad de tiempo. Este concepto se utiliza para expresar la cuantía de la excreción renal, y puede calcularse mediante la siguiente fórmula:

$$Cl = \frac{C_U V_U}{C_P}$$

donde Cl es el aclaramiento (depuración o *clearance*) (expresado en ml/min); C_U es la concentración de la sustancia en la orina (en mg/ml); V_U es el flujo urinario (en ml/min), y C_P es la concentración de la sustancia en el plasma (en mg/ml).

▸▸ Una sustancia puede filtrarse en el glomérulo y no ser ni reabsorbida ni secretada en los túbulos renales, en cuyo caso su depuración mide el volumen del filtrado glomerular. Esto sucede con la creatinina, cuyo aclaramiento permite evaluar de forma aproximada el posible grado de insuficiencia renal en un paciente.

Puede considerarse que el aclaramiento representa el volumen de distribución aclarado en la unidad de tiempo. De hecho, este parámetro se relaciona con el volumen de distribución (V_D) mediante la constante de eliminación (K_e), según se expresa a continuación:

$$Cl = K_e V_D$$

Sabiendo la relación que existe entre la semivida de un fármaco ($v_{1/2}$) y su constante de eliminación, es posible también establecer las siguientes ecuaciones:

$$Cl = \frac{0,693 V_D}{v_{1/2}}; \ v_{1/2} = \frac{0,693 V_D}{Cl};$$

Es importante, sin embargo, tener presente que el aclaramiento no depende de la constante de eliminación y del volumen de distribución. Es realmente la constante de eliminación, y por lo tanto la semivida, la que depende del aclaramiento y del volumen de distribución. Así pues, la semivida es un parámetro derivado que cambia en función del *clearance* y del volumen de distribución. Por consiguiente, puede ser un mal índice de la eliminación de un fármaco. La semivida permite, sin embargo, establecer la pauta de administración adecuada cuando se llevan a cabo administraciones repetidas de una misma dosis, ya que un margen de tiempo igual a una semivida entre dos dosis iguales garantiza que las fluctuaciones de las concentraciones plasmáticas no sean excesivas. Se sabe, además, que el estado de equilibrio, en el que se alcanza una meseta con repetición de los ciclos de concentraciones plasmáticas, acontece cuando han transcurrido 4-5 semividas desde que comenzó la administración **(fig. 2-13)**. En ocasiones, con fármacos que presentan una semivida alta, el tiempo para alcanzar el estado de equilibrio puede ser excesivo respecto a las exigencias temporales de la afección tratada y, por consiguiente, es necesario comenzar la administración con una/s dosis de carga mayor/es que las habituales para conseguir los niveles plasmáticos deseados en poco tiempo. Eso sucede, por ejemplo, cuando se administra lidocaína en una urgencia hospitalaria para evitar arritmias después de un infarto de miocardio. Las dosis de carga pueden, sin embargo, resultar peligrosas, especialmente cuando se administran de forma rápida por vía parenteral. Hay, además, que tener en cuenta que los pacientes sensibles que reciben una dosis de carga de un fármaco que tiene una semivida alta quedarán expuestos inevitablemente a ese fármaco durante mucho tiempo.

El aclaramiento efectuado mediante diversos órganos de eliminación es aditivo. La eliminación de un fármaco puede deberse, de hecho, a procesos ocurridos en el riñón, el hígado y otros órganos. Si se suman todas las depuraciones de los distintos órganos, la suma será el aclaramiento sistémico total.

En cuanto al aclaramiento extrarrenal, el de mayor importancia es el hepático, que resulta fundamental para algunos fármacos. El aclaramiento sanguíneo de estos fármacos está limitado por la circulación sanguínea hepática; es decir, cuando la capacidad para metabolizar es grande, el aclaramiento se aproxima al flujo sanguíneo del órgano. Los fármacos depurados eficientemente por el hígado, como clorpromazina, diltiazem, imipramina, lidocaína, morfina, propranolol, etc., no tienen, por lo tanto, restringida su velocidad de eliminación por los procesos intrahepáticos, sino por la velocidad a la que pueden ser transportados por la sangre hasta los sitios hepáticos de eliminación. En este caso, los cambios del aclaramiento intrínseco, debidos a inducción de enzimas o enfermedad hepática, no tienen relevancia. Los cambios en la unión a proteínas, por enfermedad o por interacciones competitivas de fijación, carecen asimismo de efecto en el aclaramiento cuando los fármacos tienen una proporción de extracción hepática elevada. Estos fármacos presentan una *eliminación no restrictiva*. La depuración de los fármacos con baja proporción de extracción hepática se ve, en cambio, afectada por las modificaciones de aclaramiento intrínseco. En este caso, los cambios de circulación sanguínea tienen, sin embargo, poco efecto. Algunos de los fármacos con baja proporción de extracción hepática se unen, además, en un alto porcentaje a las proteínas del plasma (más del 80 %). El aclaramiento hepático dependerá entonces de los cambios en la capacidad metabólica, así como de la mayor o menor unión a las proteínas plasmáticas. Se dice que estos fármacos tienen una *eliminación restrictiva*. Cabe, por último, la posibilidad de que los fármacos presenten una baja fracción de extracción hepática y una pobre unión a las proteínas del plasma. El aclaramiento hepático depende entonces sobre todo de la capacidad metabólica del hepatocito, pero es relativamente independiente de los cambios en el flujo sanguíneo y en la unión a las proteínas del plasma. ◀◀

CINÉTICA LINEAL Y NO LINEAL

La cinética de un fármaco es lineal cuando sus constantes de absorción, distribución y eliminación no varían con el tiempo, ni cuando se modifica la dosis. En este caso hay una relación lineal entre dosis administradas y niveles estables alcanzados, permaneciendo constante el tiempo que se tarda en alcanzar el nivel estable. Se dice, por el contrario, que un fármaco tiene una cinética no lineal cuando sus constantes de absorción, distribución o eliminación varían con el tiempo o con la dosis. Los mecanismos para la no linealidad pueden afectar a cualquiera de los procesos de absorción, distribución o eliminación, pero en general la cinética no lineal se debe a saturación de la unión con proteínas, metabolismo

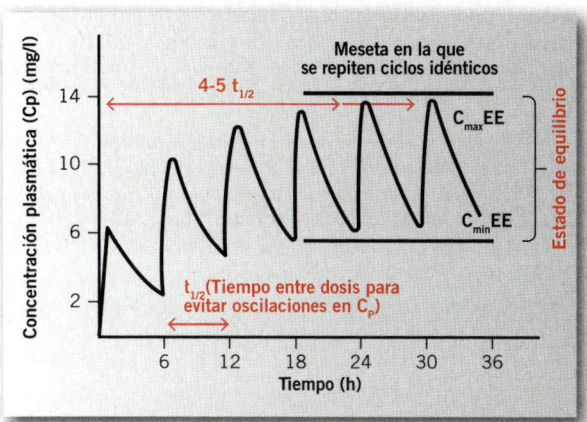

Figura 2-13. Ciclos de concentraciones plasmáticas a lo largo del tiempo con administraciones repetidas de una misma dosis. $C_{max}EE$: concentración máxima en el equilibrio estacionario; $C_{min}EE$: concentración mínima en el equilibrio estacionario.

hepático o transporte renal activo del fármaco y afecta a su eliminación.

▶▶ La cinética de eliminación dosis-dependiente puede ser de tipo creciente o decreciente. En el primer caso, el nivel aumenta más de lo que corresponde a la dosis; es lo que ocurre cuando se satura el sistema metabolizador de la difenilhidantoína o del salicilato. En la cinética de eliminación dosis-dependiente de tipo decreciente, el nivel aumenta menos de lo que corresponde a la dosis; es lo que ocurre por la saturación de la unión del valproato a las proteínas plasmáticas. Las principales consecuencias de la saturación de la unión con proteínas son las opuestas a las de la saturación del metabolismo. Cuando ambas coexisten, pueden anularse prácticamente sus efectos respectivos y, de forma sorprendente, puede aparecer una cinética lineal. Esto sucede, por ejemplo, dentro de ciertos límites de concentraciones, para el ácido salicílico. Puede existir también una cinética tiempo-dependiente. Es el caso de la carbamazepina, cuyo metabolismo está sometido a fenómenos de autoinducción. En este caso, la semivida después de la primera dosis es el doble de la que se observa en la fase estable. Cuando existe una cinética tiempo-dependiente por un fenómeno de autoinducción en el metabolismo, el resultado, en cierto modo, es también opuesto al que se observa con la saturación de los mecanismos de metabolización. ◀◀

BIBLIOGRAFÍA

Buratti S, Lavine JE. Drugs and the liver. Advances in metabolism, toxicity, and therapeutics. Curr Opin Pediatr 2002; 14: 601-7.

Conney AH. Pharmacological implications of microsome enzyme induction. Pharmacol Rev 1967; 19: 317-66.

Dorne JL, Walton K, Slob W, Renwick AG. Human variability in polymorphic CYP2D6 metabolism. Is the kinetic default uncertainty factor adequate? Food Chem Toxicol 2002; 40: 1633-56.

Guengerich FP. Cytochrome P-450 3A4: regulation and role in drug metabolism. Annu Rev Pharmacol Toxicol 1999; 39: 1-17.

Hlavica P. N-oxidative transformation of free and N-substituted amino functions by citochrome P450 as means of bioactivation and detoxication. Drug Metab Rev 2002; 34: 451-77.

Kane G, Lipsky J. Drug-grapefruit juice interactions. Mayo Clin Proc 2000; 75: 933-42.

Levine RR, Pelikan E W. Mechanisms of drug absorption and excretion. Ann Rev Pharmacol 1964; 4: 69-84.

Nebert DW, González FJ. Cytochrome P-450 gene expression and regulation. Trends Pharmacol Sci 1985; 16: 160-4.

Nelson DR, Koymans L, Kamataki T, Stegeman JJ, Feyereisen R, Waxman DJ y cols. P450 superfamily: update on new sequences, gene mapping, accession numbers and nomenclature. Pharmacogenetics 1996; 6: 1-42.

Park BK, Kitteringham NR, Pirmohamed M, Tucker GT. Relevance of induction of human drug-metabolizing enzymes: pharmacological and toxicological implications. Br J Clin Pharmacol 1996; 41: 477-91.

Relling MV, Evans WE. Genetic polymorphisms of drug metabolism. En: Evans WE, Schentag JJ, Jusko WJ, eds. Applied pharmacokinetics: principles of therapeutic drug monitoring, 3ª ed. Vancouver: Applied Therapeutics, 1992.

Rowland M, Benet LZ, Graham GG. Clearance concepts in pharmacokinetics. J Pharmacokinet Biopharm 1973; 1: 123-36.

Rushmore TH, Kong ANT. Pharmacogenomics, regulation and signaling phase I and II drug metabolizing enzymes. Curr Drug Metab 2002; 3: 481-90.

Scheuplein R, Charnley G, Dourson M. Differential sensitivity of children and adults to chemical toxicity. I. Biological basis. Regul Toxicol Pharmacol 2002; 35: 429-47.

Sosa Del Cerro P, Fraile Marcos C. Prescripción de medicamentos en una unidad de hemodiálisis. Aten Farm 2000; 2: 404-10.

Thumel KE, Wilkinson GR. In vitro and in vivo drug interactions involving human CYP3A. Annu Rev Pharmacol Toxicol 1998; 38: 389-430.

Tucker GT. Clinical implications of genetic polimorphism in drug metabolism. J Pharm Pharmacol 1994; 46 (suppl 1): 417-24.

Walter-Sacki P, Klotz U. Influence of diet and nutritional status on drug metabolism. Clin Pharmacokinet 1996; 31: 47-64.

Weiner I M. Mechanisms of drug absortion and excretion. Annu Rev Pharmacol 1967; 7: 39-56.

Wilkinson GR, Shand DG. A physiologic approach to hepatic drug clearance. Clin Pharmacol Ther 1975; 18: 377-90.

Williams JA, Ring BJ, Cantrell VE, Jones DR, Eckstein J, Ruterbories K y cols. Comparative metabolic capabilities of CYP3A4, CYP3A5 and CYP3A7. Drug Metab Dispos 2002; 30: 883-91.

Wood AJ, Zhou HH. Ethnic differences in drug disposition and responsiveness. Clin Pharmacokinet 1991; 20: 350-73.

Fundamentos de la interacción fármaco-receptor

3

F. Gago Badenas

CONTENIDOS

- Perspectiva histórica
- Nomenclatura y clasificación de los receptores
- Concepto de agonismo y antagonismo en relación con el efecto farmacodinámico
- Cuantificación de la respuesta: curvas dosis-efecto
- Bases quimicofísicas de la interacción fármaco-receptor
- Medida del antagonismo y definición del pA2
- Estudios de fijación de radioligandos
- Activación del receptor y agonismo sesgado
- Relaciones estructura-actividad y diseño de nuevos fármacos

Si la fisiología se ocupa de la función, la anatomía de la estructura, y la bioquímica de la química del cuerpo vivo, entonces la farmacología se ocupa de los cambios en función, estructura y propiedades químicas del cuerpo ocasionados por las sustancias químicas. Del mismo modo, la patología se ocupa de los cambios que sobrevienen por la enfermedad. Como resultado, surge para la farmacología una relación particularmente estrecha con la química, y el trabajo puede conducir de forma bastante natural, sin hacer un hincapié especial en los aspectos prácticos, a la aplicación terapéutica o (en el caso de las reacciones adversas) a la toxicología.

W. D. M. Paton
Annual Review of Pharmacology and Toxicology 1986; 26: 1-22.

Cuando un químico sintetiza un compuesto que hace algo extraordinario a un sistema biológico, este compuesto entra en una clase de sustancias químicas de élite y queda clasificado como fármaco.

T. P. Kenakin
Pharmacological analysis of drug-receptor interaction, 1987.

…sabíamos que el receptor unía histamina, de modo que era una cuestión de mantener la afinidad y perder la eficacia…

Sir James W. Black
Annual Review of Pharmacology and Toxicology 1996; 36: 1-33.

PERSPECTIVA HISTÓRICA

▸▸ Hasta la segunda mitad del siglo XIX, la notoria potencia y la especificidad de acción de remedios como la morfina, el curare, la quinina o la digital se explicaban de forma vaga haciendo referencia a unos poderes químicos extraordinarios y a unas afinidades por ciertos órganos y tejidos. Hoy en día se acepta sin ningún género de dudas que la mayoría de los fármacos actúan mediante su fijación a macromoléculas específicas (receptores), que se encuentran tanto en la superficie como en el interior de las células, lo que da lugar a cambios en su actividad biofísica o bioquímica.

Fueron realmente dos los fundadores del concepto de receptor, a principios del siglo XX: el fisiólogo inglés John N. Langley y el multi-facético investigador alemán Paul Ehrlich. El antagonismo mutuo entre pilocarpina y atropina en experimentos sobre la glándula salival submaxilar del gato llevó a Langley, hacia 1875, a reflexionar sobre la naturaleza de la unión de los fármacos a las células y a proponer que estos alcaloides se combinan con la célula formando complejos de la misma manera que lo hacen dos sustancias químicas inorgánicas. Razonó asimismo que el hecho de que predominara el efecto de una sustancia sobre el de la otra debía depender de sus concentraciones relativas en el sitio de acción y de sus respectivas afinidades químicas. Experimentos posteriores con músculos desnervados sobre los que el curare era capaz de abolir las contracturas inducidas por nicotina le llevaron a concluir, igualmente, que estas sustancias formaban compuestos con las células musculares. Como el músculo curarizado aún era capaz de ser contraído por estimulación eléctrica directa, supuso que estos venenos no actuaban directamente sobre la «sustancia contráctil» sino sobre alguna sustancia accesoria del músculo, la cual sería la responsable de *recibir* los estímulos nerviosos o químicos y a la que llamó «sustancia receptiva». Paralelamente, estudios independientes sobre procedimientos de tinción de tejidos y microorganismos llevaron a Ehrlich a postular que debían existir en las células características químicas distintivas que hacían posible su tinción selectiva por diferentes colorantes. Trabajos posteriores con toxinas bacterianas y antitoxinas (anticuerpos) orientaban en esta misma línea y condujeron al concepto de *cadena lateral*, que la célula utilizaría para fijar ciertas toxinas y que fue sustituido hacia 1900 por el término *receptor*. La existencia de quimiorreceptores, postulada sobre la base de experimentos iniciales de tinción de tripanosomas, condujo a uno de los primeros éxitos de la quimioterapia mediante la utilización de ciertos arsenicales, como el Salvarsán® y el Neosalvarsán®, para el tratamiento eficaz de la sífilis en los seres humanos.

La teoría de los receptores, surgida a partir de dos disciplinas en principio no relacionadas entre sí, tardó en ser aceptada por la comunidad científica, que la consideraba basada en demasiadas conjeturas. Sin embargo, recibió un espaldarazo definitivo en la década de 1930 cuando el farmacólogo británico Alfred J. Clark comenzó a sentar las bases para una aproximación cuantitativa al estudio de la acción de los fármacos sobre las células, movido por la necesidad de descubrir las leyes de la química física que gobernaban las combinaciones formadas entre unos y otras. A partir de cálculos de tamaño molecular y de área de la superficie celular, este investigador advirtió que, dadas las bajas concentraciones necesarias para ejercer sus efectos biológicos, sustancias endógenas como la adrenalina y la acetilcolina debían unirse a unos receptores que representaban sólo una porción insignificante de la superficie total de las células. Su aproximación matemática también reconoció que, en general, la tasa de fijación de los fármacos a las células estaba determinada por la ley de acción de masas y que la relación entre la concentración de fármaco y sus efectos biológicos obedecía a una simple función hiperbólica. Por similitud con otros procesos, como, por ejemplo, la adsorción de moléculas de un gas a la superficie de un filamento metálico estudiada por Irving Langmuir, Clark concluyó que estas curvas hiperbólicas para la acción de los fármacos expresaban el equilibrio entre un fármaco presente en exceso que reacciona con un número finito de receptores celulares para formar un complejo fácilmente disociable. Más aun, la acción farmacológica producida debía ser directamente proporcional al número de receptores ocupados. Esta *teoría de ocupación de receptores*, modificada adecuadamente para tener en cuenta los receptores de reserva y la capacidad del fármaco para producir un efecto tras la unión, constituye actualmente la base del *análisis farmacodinámico*.

En las últimas tres décadas, la biología molecular ha proporcionado la base genética para el concepto de *receptor* y ha clarificado la evidencia farmacológica acumulada durante muchos años sobre su enorme diversidad. La clasificación de los receptores para la acetilcolina en nicotínicos y muscarínicos realizada por Sir Henry Dale en 1914 o la famosa distinción establecida por Raymond P. Ahlquist en 1948 entre receptores adrenérgicos α y β no hicieron sino marcar el comienzo de una serie de subdivisiones y esquemas de subclasificación de familias de receptores a las que hoy se añade de forma sistemática abundante información procedente de los correspondientes genes codificantes. De hecho, en muchos laboratorios de investigación se trabaja en la actualidad de forma sistemática con receptores que incorporan sustituciones puntuales en alguno de los aminoácidos de la cadena polipeptídica, gracias a técnicas bien establecidas de mutagénesis dirigida, y también con receptores quiméricos.

Por otro lado, la elucidación a nivel atómico de las estructuras de muchas macromoléculas de relevancia farmacológica, principalmente mediante técnicas de criomicroscopia electrónica, difracción de rayos X y espectroscopia de resonancia magnética nuclear, permite hoy en día visualizar representaciones muy detalladas de algunos de estos receptores, sus ensamblados con otras proteínas interac-

tuantes y sus complejos con pequeñas moléculas. Una vez que se dispone de la estructura de la macromolécula diana, una plétora de métodos, tanto experimentales como computacionales, permite desarrollar aproximaciones racionales al diseño de nuevas moléculas bioactivas. ◀◀

NOMENCLATURA Y CLASIFICACIÓN DE LOS RECEPTORES

En farmacología generalmente se denominan *receptores* a las macromoléculas celulares encargadas directa y específicamente de la señalización química entre células y dentro de las células. Cuando una hormona, un neurotransmisor, un mensajero intracelular o un fármaco se combina con uno de estos receptores, haciendo uso de un *sitio de reconocimiento*, se inicia un cambio en la función celular. Por extrapolación, se utiliza a veces el término receptor en un sentido más general, pero menos preciso, para referirse a dianas macromoleculares capaces de unir fármacos, aunque aquéllas no desempeñen un papel en la transducción de señales mediada por moléculas mensajeras. Es el caso, entre otros, de: *a)* numerosas enzimas (es decir, proteínas que catalizan una determinada reacción química y cuya función puede ser inhibida por ciertos fármacos); *b)* proteínas involucradas en el transporte de neurotransmisores a través de membranas y su almacenamiento en vesículas; *c)* otros tipos de transportadores, tanto de iones como de pequeños solutos; *d)* canales iónicos operados por voltaje (a diferencia de aquellos cuya frecuencia de apertura y cierre está controlada por la unión de un determinado neurotransmisor), y *e)* proteínas que forman parte de redes de interacción en distintas rutas de señalización intracelular.

En este contexto, se entiende por transducción el conjunto de pasos que permiten vincular la unión de un sustancia química a su receptor con la generación de una señal en la célula en la que éste se encuentra. Por este motivo, los receptores farmacológicos se localizan en:

1. Membrana plasmática: receptores para neurotransmisores, factores de crecimiento, trofinas y morfógenos, citocinas, hormonas circulantes y estímulos sensoriales (olor, sabor, colores, etc.).

2. Membranas de organelas: receptores implicados en la liberación de iones calcio desde depósitos de almacenamiento intracelular, por ejemplo.

3. Citosol: receptores que, tras la unión del ligando, migran al núcleo celular (traslocación), donde, habitualmente en forma de dímeros, regulan la transcripción de genes, como es el caso de los receptores de hormonas esteroideas y tiroideas.

Lo más corriente es nombrar y clasificar a estos receptores atendiendo a los mediadores frente a los cuales responden, lo que equivale a referirse a su *especificidad química*. En muchos casos, el primer mediador conocido fue el ligando natural, y así se habla, por ejemplo, de receptores adrenérgicos (adrenalina), colinérgicos (acetilcolina), estrogénicos (estradiol) o de insulina. Otras veces, como en el caso de los receptores opioides, la denominación del receptor se basó originalmente en la respuesta a ciertos productos naturales exógenos, y su caracterización precedió la identificación de los mediadores peptídicos endógenos (encefalinas, dinorfinas y endorfinas). Un criterio similar se utilizó para subclasificar los receptores colinérgicos en muscarínicos y nicotínicos, según sus respuestas diferenciales a los alcaloides naturales muscarina y nicotina, y los receptores adrenérgicos, en α y β, de acuerdo con la intensidad de su respuesta a una serie de agonistas naturales y sintéticos. Las letras griegas también se han utilizado para subclasificar los receptores opioides (δ, κ, μ) aunque la Unión Internacional de Farmacología (IUPHAR) recomienda, en este caso, su sustitución por subíndices con números arábigos (OP_1, OP_2 y OP_3), de modo similar a como se hace con los receptores que responden a la histamina (H_1, H_2 y H_3), la dopamina (D_1-D_5) y otros neurotransmisores. Para los receptores del ácido γ-aminobutírico se emplean subíndices con letras ($GABA_A$ y $GABA_B$) y para los de serotonina (5-hidroxitriptamina), una combinación de números y letras, por ejemplo, $5\text{-}HT_{1A}$, $5\text{-}HT_3$, etc., al igual que con los subtipos de receptores adrenérgicos y otros. La aparente incoherencia de esta terminología, que se ha visto consolidada por el uso, no es intencionada y obedece a razones históricas, lo que refleja el enorme esfuerzo que ha supuesto el reconocimiento de esta gran variedad de receptores por numerosos investigadores, en múltiples sistemas biológicos diferentes y mediante la utilización de técnicas experimentales muy diversas.

Como se verá detalladamente en el capítulo 4, los receptores suelen clasificarse primero en clases, atendiendo a la estructura tridimensional ya conocida (o esperada a partir de su secuencia primaria de aminoácidos) y a la función bioquímica que se deriva de ella, y después en subclases o familias. Con la disponibilidad de la información genómica completa de un número cada vez mayor de organismos (p. ej., http://www.ncbi.nlm.nih.gov/genome/), incluido el ser humano, existen propuestas muy avanzadas (v. http://www.guidetopharmacology.org/) para el desarrollo de un esquema de clasificación más sistemático, análogo al código alfanumérico establecido por la Comisión de Enzimas de la Unión Internacional de Bioquímica y Biología Molecular (IUBMB), que tenga en cuenta no sólo la información estructural (relevante para el modo de transducción de la señal) sino también elementos adicionales relacionados con sus características operacionales. Cuando se complete y adopte por la comunidad científica, esta clasificación debería facilitar sin ningún tipo de ambigüedad el establecimiento de hipervínculos entre las bases de datos de nucleótidos y proteínas (p. ej., http://www.ncbi.nlm.nih.gov/) y los extensos datos existentes sobre función receptora y características relacionadas con las propiedades y acciones de fármacos (p. ej., http://www.drugbank.ca/).

La homología existente entre las secuencias de nuevos genes descubiertos y las de genes que codifican miembros conocidos de estas familias ha conducido al término receptores huérfanos, que hace referencia al hecho de que los ligandos y la función de algunas de estas proteínas codificadas en el genoma aún no han podido ser asignados, del mismo modo que hay algunos supuestos ligandos para los cuales todavía no se ha identificado su correspondiente receptor. Este campo abre nuevas e interesantes perspectivas en lo que se denomina *farmacología inversa*, y puede servir para caracterizar nuevas dianas farmacológicas potenciales. Como ejemplos recientes de «desorfanización» de algunos de estos receptores porque se han conseguido emparejar con su ligando endógeno (y, en ocasiones, exógeno) más probable cabe citar: *a)* GPR174 y lisofosfatidilserina, *b)* GPR55 y lisofosfatidilinositol, *c)* GPR81 y lactato, *d)* GPER y estradiol, *e)* GPR99 y leucotrieno E_4, *f)* TA_1 y aminas traza, como la β-feniletilamina, la tiramina y la octopamina y *g)* GPR107 y la neuronostatina.

Merece tenerse en cuenta que no siempre es posible deducir inequívocamente las características operacionales (o la función) de un receptor a partir de su estructura: diferencias en un único aminoácido pueden afectar de forma importante a las características de reconocimiento de fármacos de un receptor (p. ej., los receptores de neurocinina NK_1 humanos y de rata), mientras que receptores con homologías de secuencia más bajas pueden no mostrar diferencias apreciables (p. ej., los receptores humanos $5\text{-}HT_{1B}$ y $5\text{-}HT_{1D}$, o los receptores de somatostatina sst_1 y sst_4). Por esto resulta esencial establecer para cada receptor la potencia y el grado de selectividad de diversos fármacos, tanto agonistas como antagonistas, y proporcionar una cuantificación adecuada de los parámetros relevantes que describen su interacción.

CONCEPTO DE AGONISMO Y ANTAGONISMO EN RELACIÓN CON EL EFECTO FARMACODINÁMICO

La respuesta farmacológica comienza tras la formación de un complejo entre la molécula de fármaco y su sitio de acción. El elemento crítico que determina la especificidad de esta respuesta es el reconocimiento, por parte de un receptor celular, de las moléculas de fármaco, más móviles debido a su menor tamaño y al hecho de que se encuentran en disolución. En este sentido cabe recordar que, por lo general, los fármacos mimetizan, modulan o antagonizan las acciones de neurotransmisores, hormonas u otros mediadores químicos que las células utilizan para comunicarse entre sí y coordinar sus actividades o para controlar sus propias funciones.

Atendiendo a su capacidad de provocar una respuesta biológica por sí mismos tras formar el complejo con el receptor, se distingue entre fármacos *agonistas* y *antagonistas*. Los agonistas dan lugar al inicio de una respuesta, de forma análoga a como lo hace el ligando endógeno, mientras que los antagonistas simplemente ocupan el receptor pero, al bloquearlo, impiden que el agonista ejerza su acción, lo cual también puede manifestarse como un efecto biológico en condiciones adecuadas. Es el caso de la atropina estudiada sobre animales de experimentación por Langley a principios del siglo XX, que provoca, entre otras acciones, sequedad de boca o dilatación de la pupila como consecuencia del bloqueo de las acciones del neurotransmisor natural acetilcolina, a diferencia de la pilocarpina, procedente del arbusto *Pilocarpus jaborandi*, que se comporta como colinomimético. Los agonistas, a su vez, se dividen en *agonistas completos* (o «puros») y *agonistas parciales*, según sean, o no, capaces de producir un efecto máximo. El hecho de que existan agonistas con distinta capacidad de provocar una respuesta pone de manifiesto cierto espectro continuo entre agonistas y antagonistas, más que un efecto de tipo «todo o nada». Debido a que presentan simultáneamente este doble carácter, a los agonistas parciales se los denominó en un principio *dualistas*.

La mayoría de los agonistas actúan uniéndose al receptor en el mismo sitio que ocupa el agonista endógeno (sitio ortostérico), aunque una minoría (*agonistas alostéricos* o *activadores*) lo hace fijándose a un sitio diferente. Algunos agonistas, como el glutamato, por ejemplo, pueden requerir, para ser eficaces, la presencia de otro ligando (en este caso, la glicina), que se une a una región distinta de una de sus macromoléculas receptoras (el conocido como receptor NMDA; v. cap. 4). En condiciones como ésta, nos referimos al glutamato como el *agonista primario*, y a la glicina como el *coagonista*. Cuando la unión de agonista y antagonista es mutuamente excluyente, se dice que el antagonismo es *competitivo*, y puede deberse a que el sitio de unión para ambos sea el mismo, a que ambos sitios sean adyacentes y se solapen o a que se unan a sitios diferentes, pero de tal modo que la unión de uno de ellos impida la unión del otro por un mecanismo alostérico. A menos que el antagonista se una covalentemente al receptor, el antagonismo será *superable* si revierte al aumentar la concentración de agonista presente y se permite que se alcance el equilibrio (*antagonismo competitivo reversible*). En los casos de *antagonismo no competitivo*, agonista y antagonista pueden estar simultáneamente unidos a sitios diferentes.

La observación repetida de que podía obtenerse una misma respuesta farmacodinámica con distintos agonistas para grados de ocupación desiguales indicaba que su capacidad para «perturbar» el receptor (o para alterar la proporción de receptores en la conformación activada) no es necesariamente la misma. Esto llevó a pensar que el nexo entre unión y activación debía de ser flexible, lo que hizo necesario modificar la teoría ocupacional simple. Con este fin, E. J. Ariëns (1954) definió el término *actividad intrínseca*, α, que se interpreta como una medida de la probabilidad de que un receptor ocupado adopte una conformación activa. Sus límites son α = 1 para los agonistas completos y α = 0 para los antagonistas. Valores intermedios corresponden a los agonistas parciales, que darían lugar a la activación de sólo una fracción de los receptores que ocupan.

Esta modificación de la teoría ocupacional simple de Clark todavía considera que, para conseguir una respuesta máxima con un agonista completo, se requiere la ocupación máxima de los receptores (es decir, que todos los receptores estén ocupados por el agonista). Sin embargo, desde los primeros experimentos quedó claro que, en algunos tejidos, ciertos agonistas pueden producir el efecto máximo aun cuando sólo ocupen una pequeña fracción del total de receptores. En estos casos resulta posible inactivar algunos de los receptores, por ejemplo, mediante la aplicación de un antagonista competitivo irreversible, sin que se reduzca la respuesta máxima (aunque la curva que relaciona el efecto con la concentración del agonista se desplazará a la derecha). Se dice entonces que el tejido tiene *receptores de reserva*, aunque esta capacidad depende tanto del tejido como del agonista. Así, puede ocurrir que un principio activo que se comporta como agonista parcial en un tejido, actúe como agonista completo en otro tejido con una mayor capacidad de reserva de receptores.

Para poder explicar de forma cuantitativa la manera en que diferentes agonistas varían en su capacidad de producir una respuesta, Robert P. Stephenson (1956) propuso que la combinación de un agonista con sus receptores se traduce en un estímulo que es igual al producto de la eficacia del agonista por la proporción de receptores ocupados. Si bien la ocupación fraccional (receptores ocupados con respecto a receptores totales) abarca valores comprendidos entre 0 y 1, se considera que los valores teóricos de eficacia pueden ser mucho mayores que la unidad, y que la función que relaciona el estímulo con el porcentaje de respuesta máxima no es lineal, sino que se aproxima a su valor máximo de forma asintótica. De acuerdo con esto, ya no se requiere una ocupación fraccional alta para que se produzca el efecto máximo, y se explica por qué es posible obtener respuestas equivalentes para grados distintos de ocupación. El término *eficacia intrínseca*, introducido posteriormente por Robert F. Furchgott como el cociente entre la eficacia del agonista y la concentración total de receptores en ese tejido, denota la eficacia asociada con un único receptor.

No obstante, se sabe de ciertas mutaciones puntuales en los genes que codifican algunos receptores que conllevan la *activación constitutiva* de los mismos; es decir, estos receptores «mutados» son capaces de estimular al sistema efector en ausencia de agonista. Más aun, experimentos en células transfectadas y en animales transgénicos han puesto también de manifiesto que la sobreexpresión de un determinado receptor celular puede llevar aparejada su estimulación permanente, de modo que es posible alcanzar la respuesta máxima también en ausencia de agonista. Estas observaciones apoyan el conocido como *modelo de los dos estados*, según el cual los receptores se encuentran en equilibrio entre dos estados interconvertibles, uno basal o fundamental (R), y otro activado o excitado (R*). El estado activado es aquel cuya conformación se considera acoplada al sistema fisiológico efector, en tanto que el estado fundamental corresponde a la conformación predominante en ausencia de ligandos. Los agonistas típicos desplazarían el equilibrio hacia la forma activada del receptor, por la cual muestran mayor afinidad. Los antagonistas competitivos tradicionales (*antagonistas neutros*) no alterarían el equilibrio al presentar afinidades semejantes por los dos estados. Otro tipo de ligandos, para los que se ha propuesto el término *agonistas inversos*, se unirían preferentemente al receptor en su estado fundamental (o a la forma cerrada de un canal iónico), reduciendo así la fracción de receptores en estado activado (*eficacia negativa*). Un ejemplo pionero de esta clase de fármacos lo constituyen las β-carbolinas proconvulsivantes, que se unen a la forma cerrada del receptor GABA$_A$, disminuyendo así el paso de iones cloruro al interior celular y aumentando la excitabilidad neuronal. Al día de hoy, este modo de acción ha pasado de ser una curiosidad puntual a un dogma aceptado, y muchas moléculas originalmente descritas como antagonistas frente a un determinado receptor (p. ej., haloperidol, clozapina, metoprolol, famotidina, losartán) han tenido que ser reclasificadas como agonistas inversos debido a que son capaces de bloquear la actividad constitutiva de estos receptores **(fig. 3-1)**.

CUANTIFICACIÓN DE LA RESPUESTA: CURVAS DOSIS-EFECTO

Cuando se estudia el efecto de los fármacos, especialmente en preparaciones de órgano aislado, suele representarse de forma gráfica el porcentaje del efecto máximo posible frente al logaritmo de la concentración molar de fármaco

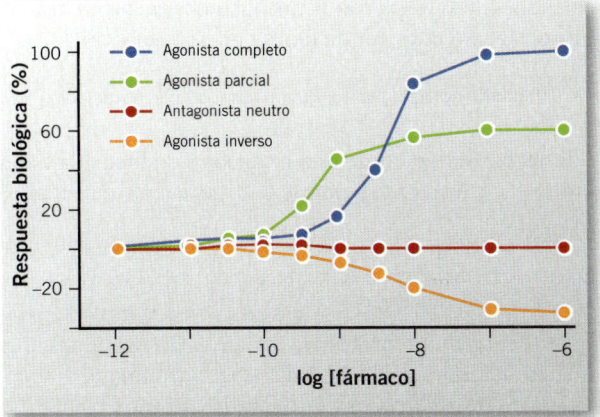

Figura 3-1. Clasificación de la eficacia frente a un receptor acoplado a proteína G que muestra cierto grado de activación constitutiva. La producción de segundo mensajero se expresa como porcentaje de su concentración en condiciones basales, es decir, en ausencia de ligandos. Nótese la escala logarítmica del eje de abscisas y cómo la afinidad de un agonista parcial, a pesar de su menor eficacia, puede ser mayor que la de un agonista completo. Los antagonistas neutros no causan ningún efecto por sí mismos, a diferencia de los agonistas inversos, provistos de eficacia negativa, que son capaces de inhibir la actividad constitutiva basal.

(cuando se perfunden tejidos *in vitro* y se exponen a la aplicación de un bolo de fármaco, las concentraciones absolutas son inciertas, por lo que se prefiere especificar la cantidad o dosis de fármaco añadido). Para muchos agonistas, este tipo de representación se traduce en una curva sigmoidea **(fig. 3-2)**, en la cual la porción comprendida entre el 20 y el 80 % de la respuesta máxima es aproximadamente lineal.

La relación entre el efecto, E, y la concentración de fármaco aplicada, [F], puede describirse empíricamente por la ecuación de Hill:

$$\frac{E}{E_{máx}} = \frac{[F]}{CE_{50} + [F]} \qquad [1]$$

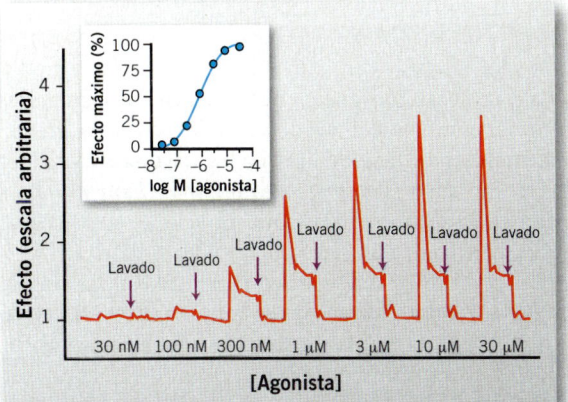

Figura 3-2. Resultados de un experimento farmacológico típico en el que se mide la dependencia de un efecto biológico (p. ej., la contracción, la secreción, los cambios de conductancia a iones o la producción de un segundo mensajero) con la concentración de agonista añadida. Entre adiciones sucesivas de agonista existe un período de lavado que dura varios minutos. La curva sigmoidea de la gráfica representa cada respuesta individual como porcentaje del efecto máximo en función del logaritmo de cada concentración de agonista utilizada.

donde $E_{máx}$ es el efecto máximo que es capaz de producir el fármaco F, y CE_{50} es la concentración eficaz 50, o concentración que produce un efecto igual al 50 % de $E_{máx}$. Este tipo de representación permite comparar de forma muy sencilla las potencias relativas de distintos fármacos que actúan sobre un mismo receptor, siempre que las curvas obtenidas sean aproximadamente paralelas **(fig. 3-3)**. Cuanto *mayor* sea la potencia, *menor* será la concentración necesaria para producir cierto nivel de efecto (típica pero no necesariamente el 50 % de $E_{máx}$), de forma que la curva correspondiente al fármaco más potente será la que se encuentre más a la izquierda, hacia valores de concentración más pequeños.

Para un fármaco determinado con respecto a un estándar de referencia, el cociente entre sus respectivos valores de CE_{50} (o la diferencia de sus logaritmos) nos proporcionará una medida de su potencia relativa. Por otra parte, para el estudio del antagonismo, una posible medida consiste en observar cómo la presencia de una concentración fija del antagonista, B, afecta a la curva concentración-efecto obtenida para un determinado agonista, A. En el caso de un antagonista competitivo reversible típico, se apreciará un desplazamiento de la curva hacia la derecha **(fig. 3-4)**: es decir, para cualquier nivel de efecto (debido exclusivamente al agonista), será necesaria una concentración de agonista mayor que la requerida cuando el antagonista no estaba presente, y cuanto mayor sea la concentración de antagonista utilizada, mayor será el desplazamiento de la curva hacia la derecha.

La aproximación inicial y más sencilla para explicar el origen de todas estas curvas fue la de Clark, quien postuló que el efecto observado para algunos fármacos inhibidores era proporcional a la fracción de receptores ocupados, [FR]:

$$\frac{E}{E_{máx}} = \frac{[FR]}{[R_{total}]} = p_{FR} \qquad [2]$$

donde p_{FR} representa la proporción o fracción de sitios de unión ocupados por el fármaco, y $[R_{total}]$, la concentración total de receptores.

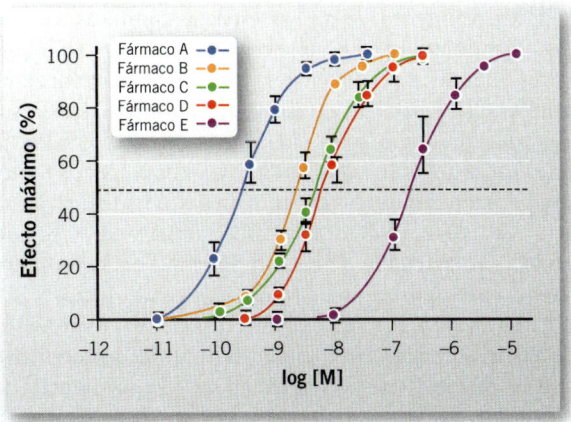

Figura 3-3. Representación semilogarítmica de las curvas concentración-efecto para una serie de fármacos. Cada punto está representado por la media de varios experimentos ± desviación estándar. La línea horizontal discontinua representa un efecto igual al 50 % del efecto máximo y sirve para calcular la concentración eficaz 50 (CE_{50}). Las potencias relativas serían en este caso: A > B > C ≈ D >> E.

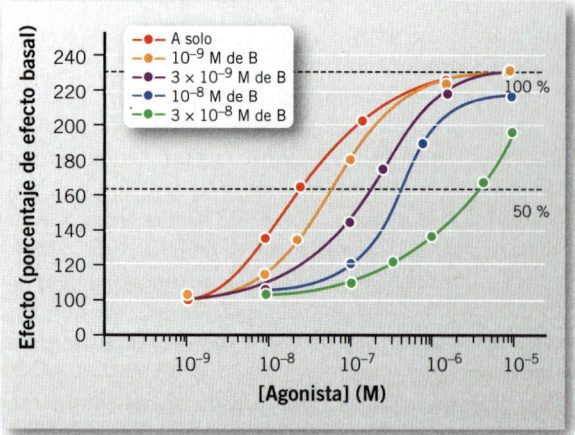

Figura 3-4. Desplazamiento de la curva concentración-efecto de un agonista, A, como consecuencia de la presencia en el medio de diferentes concentraciones fijas de un antagonista competitivo reversible, B. Obsérvese la escala logarítmica de las concentraciones. Para conseguir una respuesta equivalente (típicamente el 50 % del efecto máximo) son necesarias concentraciones de agonista tanto mayores cuanto (i) mayor es la concentración de antagonista presente, o (ii) mayor es la afinidad del antagonista.

BASES QUIMICOFÍSICAS DE LA INTERACCIÓN FÁRMACO-RECEPTOR

Los resultados de la gran mayoría de los experimentos farmacológicos se explican mediante una sencilla aplicación de la ley de acción de masas. Las principales excepciones a esta regla serían aquellos casos en que el receptor resulta modificado químicamente por el ligando (como los receptores adrenérgicos α_1 por la fenoxibenzamina o los receptores muscarínicos de acetilcolina por la mostaza de propilbencilcolina). En general, el proceso (reversible) de unión o fijación de un ligando (del latín *ligare*, pegar, unir) a una población homogénea de receptores se puede representar como:

$$\text{Ligando} + \text{Receptor} \underset{k_{off}}{\overset{k_{on}}{\rightleftharpoons}} \text{Ligando} - \text{Receptor}$$

donde k_{on} y k_{off} son las constantes microscópicas de velocidad de asociación y disociación, respectivamente.

El acoplamiento de ambas especies químicas se lleva a cabo cuando el ligando y el receptor colisionan en la orientación adecuada y con energía suficiente para formar un complejo. La velocidad de asociación (número de veces que se produce la unión por unidad de tiempo) es igual al producto [ligando] × [receptor] × k_{on}, y ambas especies moleculares permanecen unidas durante un período de tiempo aleatorio. La velocidad de disociación (número de veces que se produce la separación de los componentes del complejo por unidad de tiempo) es igual al producto [ligando-receptor] × k_{off}. Se da por hecho que ambas moléculas permanecen inalteradas después de disociarse (al contrario de lo que ocurre, por ejemplo, en una reacción enzimática) y se considera que la probabilidad de que se produzca la disociación es la misma en cualquier instante de tiempo (el receptor no «sabe» cuánto tiempo ha permanecido unido al ligando).

La situación ideal de equilibrio o, de forma más realista, el *estado estacionario* se alcanza cuando la velocidad de formación de nuevos complejos ligando-receptor es igual a la velocidad con que los complejos ligando-receptor existentes se disocian. En estas condiciones podemos escribir:

$$[\text{Ligando}] \times [\text{Receptor}] \times k_{on} = [\text{Ligando} - \text{Receptor}] \times k_{off}$$

El reordenamiento de esta ecuación conduce a la definición de la constante aparente de disociación en el equilibrio, K_d:

$$\frac{[\text{Ligando}] \times [\text{Receptor}]}{[\text{Ligando} - \text{Receptor}]} = \frac{[L][R]}{[LR]} = \frac{k_{off}}{k_{on}} = K_d \qquad [3]$$

Resulta fácil comprobar que cuando las concentraciones molares de receptores libres y de receptores ocupados son las mismas, es decir [receptor] = [ligando − receptor], el ligando ocupa la mitad de los receptores disponibles y su concentración es precisamente la K_d. En otras palabras, la K_d no es sino la concentración (molar, M) de ligando que, en el equilibrio, da lugar a una ocupación del 50 % de los receptores, y no debe confundirse con la k_{off} ($= k_{-1}$), que es una constante cinética y se mide en unidades diferentes (min^{-1}). El inverso de la K_d es la K_a, o constante aparente de asociación en el equilibrio, que se mide como M^{-1} y no debe confundirse con la k_{on} ($= k_{+1}$), que es la constante de velocidad de asociación medida en unidades de $M^{-1}min^{-1}$.

Otro término que resulta útil en farmacología es el de *ocupación fraccional*, que designa el grado de ocupación de los receptores en el equilibrio en función de la concentración de ligando:

$$\text{Ocupación fraccional} = p_{LR} = \frac{[LR]}{[R_{total}]} = \frac{[LR]}{[R] + [LR]}$$

Expresando la concentración de receptores libres en función de la K_d:

$$[R] = \frac{K_d[LR]}{[L]}$$

es posible relacionar directamente la ocupación fraccional con la concentración del ligando y su constante de disociación:

$$p_{LR} = \frac{[LR]}{[R_{total}]} = \frac{[L]}{K_d + [L]} \qquad [4]$$

La representación gráfica de la ocupación, generalmente expresada como porcentaje del total de receptores, frente a la concentración de ligando libre da lugar a una curva hiperbólica de saturación *(isoterma de adsorción de Langmuir)* o, si se toman los logaritmos de las concentraciones (representación semilogarítmica), a una curva sigmoidea simétrica (**fig. 3-5**). Es fácil comprobar que cuando [ligando] = 0, la ocupación será cero, cuando [ligando] sea muy alta (muchas veces el valor de la K_d), la ocupación fraccional se acercará al 100 % de forma asintótica, y cuando [ligando] = K_d, la ocupación será del 50 %.

Para que este modelo sea correcto deben cumplirse los siguientes supuestos: *a)* todos los receptores son igualmente accesibles a los ligandos y presentan la misma afinidad; *b)* el ligando no se altera tras la unión; *c)* la unión es reversible; *d)* los receptores sólo pueden estar o libres u ocupados (no se consideran estados de ocupación parcial de un receptor individual), y *e)* sólo una fracción muy pequeña del ligando se

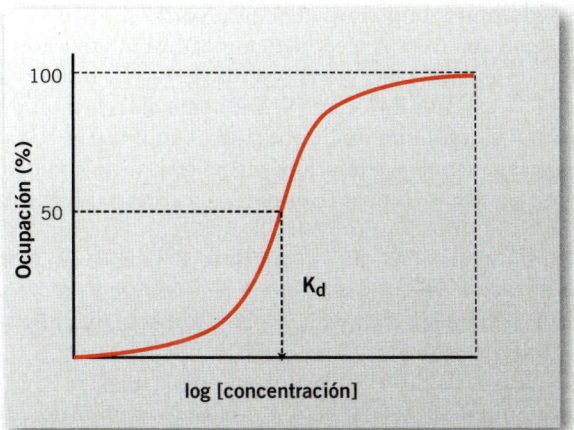

Figura 3-5. Isoterma de adsorción de Langmuir, que representa la fijación del ligando a los receptores en función de la concentración de ligando añadida. La hipérbola resultante se transforma en una curva sigmoidea en la representación semilogarítmica. En ocasiones se normaliza el eje de abscisas dividiendo las concentraciones por la constante de disociación (K_d), de modo que éstas se expresan como múltiplos de la K_d.

une a los receptores, por lo que la concentración de ligando libre es aproximadamente igual a la concentración total que se añade.

Entre las transformaciones gráficas utilizadas tradicionalmente para convertir las curvas hiperbólicas o sigmoideas de ocupación de receptores en rectas se encuentran: *a)* la representación en doble recíproco (análoga a la de Lineweaver-Burk que caracteriza la interacción enzima-sustrato); *b)* la representación de Scatchard (que se verá más adelante), y *c)* la representación de Hill, que este mismo investigador aplicó posteriormente (1913) para definir la unión del oxígeno a la hemoglobina. La formulación inicial de esta última es análoga a la ecuación [4]:

$$\frac{[LR]}{[R]_{máx}} = \frac{[L]^{n_H}}{K_d{}^{n_H} + [L]^{n_H}} \qquad [5]$$

con la salvedad de que tanto [L] como la constante de disociación del ligando tienen como exponente n_H, el denominado *coeficiente de Hill*, que es una medida de la cooperatividad. Cuando la ecuación [5] se reordena y se toman logaritmos, se obtiene:

$$\log\left(\frac{[LR]}{([LR]_{máx} - [LR])}\right) = n_H \log[L] - n_H \log K_d \qquad [6]$$

La representación de la ecuación [6] proporciona una recta cuya pendiente (la denominada pendiente de Hill) es n_H y cuyo punto de corte con el eje de abscisas (que se corresponde con el 50 % de ocupación de los receptores) es igual a la K_d. Si n_H no es significativamente diferente de 1,0, el proceso de fijación obedece a la ley de acción de masas como se ha presentado anteriormente. Cuando $n_H > 1,0$, sin embargo, no puede considerarse que el ligando se fija a una sola clase de receptores que no interaccionan entre sí, ya que la ocupación de un sitio de unión por una molécula de ligando está aumentando la probabilidad de que otros sitios resulten ocupados por otras moléculas *(cooperatividad positiva)*. Cuando $n_H < 1,0$, puede tratarse de *cooperatividad negativa* o de la existencia de múltiples clases de sitios de unión.

Según la ecuación [2], la potencia de los fármacos es función principalmente de su afinidad, de modo que debería conseguirse la mitad del efecto máximo con concentraciones de fármaco no muy diferentes de las que dan lugar a una ocupación del 50 % de los receptores. En otras palabras, los valores de [F] calculados para obtener tanto un 50 % de ocupación (K_d) como un efecto igual al 50 % del efecto máximo (CE_{50}) deberían ser parecidos en condiciones ideales. Sin embargo, especialmente para los agonistas, puede haber diferencias sustanciales entre estos dos valores, debido sobre todo a la ausencia de linealidad en la función que relaciona la ocupación con el efecto, la cual, de hecho, puede ser pluridimensional. Por lo tanto, los términos potencia, afinidad y eficacia deben utilizarse de forma precisa.

MEDIDA DEL ANTAGONISMO Y DEFINICIÓN DEL PA₂

Con objeto de obviar una definición de la compleja relación existente entre la fracción de receptores ocupados por un agonista y la respuesta fisiológica, Sir John H. Gaddum (1937) introdujo la ingeniosa idea de usar *respuestas equivalentes*: determinó la relación concentración-respuesta para un agonista, A, solo y a continuación en presencia de una concentración fija de un antagonista competitivo reversible, B (v. fig. 3-4). En el equilibrio, la proporción de receptores ocupados por A (p_{AR}) (y, por lo tanto, responsables del efecto) habrá disminuido en presencia de B y estará determinada por la siguiente modificación de la ecuación [4]:

$$p_{AR} = \frac{[A']}{K_A\left(1 + \dfrac{[B]}{K_B}\right) + [A']} \qquad [7]$$

donde K_A y K_B son las respectivas constantes de disociación del agonista y del antagonista. La fijación de B al receptor excluye la unión de A, pero la relación entre la ocupación por A y la respuesta desencadenada no varía, de modo que a igualdad de respuestas la fracción de receptores ocupados por A debe ser la misma:

$$\frac{[A]}{K_A + [A]} = \frac{[A']}{K_A\left(1 + \dfrac{[B]}{K_B}\right) + [A']} \qquad [8]$$

Reordenando y despejando:

$$\frac{[A']}{[A]} - 1 = \frac{[B]}{K_B} \qquad [9]$$

El cociente entre las concentraciones de agonista necesarias para producir, en presencia ([A']) y en ausencia ([A]) de antagonista, una respuesta equivalente (típicamente la mitad del efecto máximo), se conoce como la *razón de dosis*. Este valor sólo depende de la concentración del antagonista ([B]) y de su constante de disociación (K_B), que puede así determinarse sin necesidad de conocer la K_d del agonista (K_A).

La escala pA_x fue introducida por Heinz O. Schild en 1947 como una medida empírica del antagonismo farmacológico. Este investigador definió el pA_x como «el logaritmo negativo en base 10 de la concentración molar de un fármaco antagonista capaz de reducir el efecto de una dosis múltiple (x) de un fármaco agonista a aquel que produce una dosis única». Como se verá más adelante, el múltiplo x (o razón de dosis, d) más interesante es 2, por lo que puede definirse el pA_2 como el logaritmo del inverso de la concentración molar de antagonista que hace necesario duplicar la concentración de agonista para obtener el mismo efecto que cuando el antagonista no está presente. Es fácil imaginar que no se llega a una estimación de esta cantidad mediante ensayo y error hasta dar con esa concentración exacta de antagonista. El procedimiento seguido en la práctica es el recomendado por el propio Schild, que consiste en medir las razones de dosis para un abanico de concentraciones de antagonista tan amplio como sea posible. Cuando éstas se representan como $\log(d-1)$ frente al logaritmo del inverso de la concentración molar de antagonista, se obtiene una recta cuyo punto de corte con el eje de abscisas ($d = 2$) proporciona la medida del pA_2 (**fig. 3-6**).

Para entender su significado, tomemos logaritmos a ambos lados de la ecuación [9]:

$$\log\left|\frac{[A']}{[A]} - 1\right| = \log[B] - \log K_B \qquad [10]$$

que, por analogía con el pK_a y el pH, puede reescribirse:

$$\log(x - 1) = -\log K_B - pA_x \qquad [11]$$

donde pA_x es el logaritmo negativo de la concentración molar de antagonista, y x el número de veces que hay que aumentar la concentración del agonista en presencia del antagonista para obtener el mismo efecto. Para el caso concreto en que la razón de dosis valga 2:

$$\log(d - 1) = -\log K_B - pA_2 \qquad [12]$$

que corresponde a la ecuación de una recta de pendiente unidad.

Es práctica corriente realizar este tipo de representación para comprobar si los puntos experimentales dan lugar a una recta con una pendiente significativamente diferente de 1, en cuyo caso los datos son incompatibles con la hipótesis del antagonismo competitivo. Por otra parte, si los puntos se ajustan a una recta de pendiente unidad, la intersección con el eje de abscisas nos da una medida del log K_B o, si se cambia el signo, del pK_B, que se define como el logaritmo negativo de la constante de disociación. Tanto el pA_2 como el pK_B proporcionan estimaciones fidedignas de la afinidad de los antagonistas competitivos por los receptores. Estos valores se utilizan luego tanto para comparar antagonistas en un mismo sistema como para cuantificar el grado de antagonismo de una misma molécula sobre diversos receptores, lo que da una idea de su selectividad y permite distinguir entre subtipos de receptores.

A diferencia de lo que ocurre en un sistema biológico cerrado en condiciones de equilibrio, como es un baño de órganos o un tubo de ensayo, en un sistema abierto como es un organismo entero la duración del efecto de un fármaco (principalmente para antagonistas e inhibidores enzimáticos) no depende estrictamente del valor de la K_d sino que está determinada por la velocidad global de disociación del complejo ligando-receptor. Ésta viene definida por la k_{off} (o su recíproco, el *tiempo de residencia*, τ) si el mecanismo de interacción implica un solo paso, tanto para la asociación como para la disociación (como se ha considerado aquí para derivar la ecuación [3]), pero adquiere una forma más complicada cuando la fijación inicial del ligando al receptor va seguida por un proceso de isomerización del receptor a otro estado conformacional que presenta mayor afinidad por el ligando debido a una mejor complementariedad. Este segundo proceso puede prolongar de forma muy significativa la semivida del complejo binario ligando-receptor, y por consiguiente el efecto del fármaco, sobre todo en aquellos casos en que la reversión a la conformación basal del receptor es lenta. En casos extremos, la recuperación de la función del receptor requiere la síntesis de nueva proteína.

ESTUDIOS DE FIJACIÓN DE RADIOLIGANDOS

Alrededor de 1970 se desarrollaron los primeros experimentos con ligandos marcados radiactivamente (radioligandos), que se basan en dos conceptos ingeniosos y simples a la vez: en primer lugar, si un ligando presenta afinidad por una diana macromolecular (como mostraron durante años los estudios farmacológicos clásicos), debería ser termodinámicamente posible medir la fijación del ligando al receptor siempre que se pueda separar el complejo ligando-receptor del ligando libre. En segundo lugar, el etiquetado de ligandos con isótopos radiactivos adecuados (p. ej., tritio, ^3H) hace posible la detección sensible y rápida del complejo ligando-receptor, aspecto clave ya que los métodos químicos no ofrecen suficiente sensibilidad.

La fracción de radioligando que se ha fijado al receptor (R) se denomina unida (*bound* en la terminología anglosajona), mientras que la libre (*free*) es la que permanece sin unir. Las concentraciones de ligando tanto unido (B) como libre (F) pueden medirse experimentalmente, por lo que resulta posible sustituir estos términos en la ecuación [3], que representa el estado estacionario, para obtener:

$$\frac{F[R]}{B} = K_d \qquad [13]$$

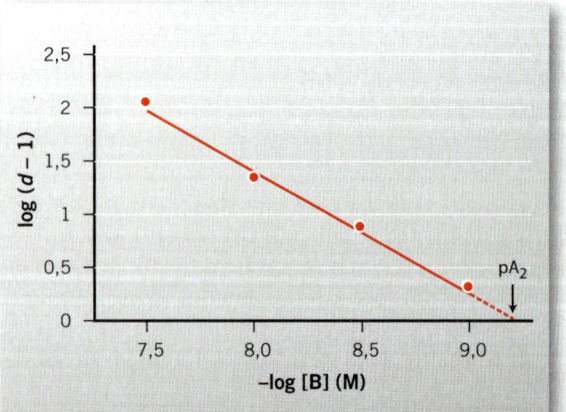

Figura 3-6. Representación de Schild obtenida a partir de los datos mostrados en la **figura 3-3**, calculando para cada concentración de antagonista, [B], la razón de dosis, d. El punto de corte de la recta con el eje de abscisas ($d = 2$) proporciona directamente el pA_2. Nótese que si se representara en abscisas directamente el log [B] la pendiente de la recta de regresión cambiaría de signo.

Dado que F y B son variables independientes y se desea determinar la K_d, es necesario cuantificar la concentración de receptores sin unir, lo cual no es técnicamente posible. Sin embargo, como:

$$[R] + [LR] = [R_{total}]$$

la concentración de receptores sin ocupar puede expresarse:

$$[R] = [R_{total}] - [LR] = B_{máx} - B$$

La *concentración total de receptores* $[R_{total}]$, es decir, el número máximo de sitios de unión, es de hecho otro parámetro experimental deseado, al que en la jerga de laboratorio se conoce como $B_{máx}$. Por lo tanto:

$$\frac{F\,(B_{máx} - B)}{B} = K_d$$

y reordenando:

$$B = \frac{F\,B_{máx}}{K_d + F} \qquad [14]$$

Esta última ecuación, que recuerda la ecuación de Michaelis-Menten de la cinética enzimática, deja claro cuál es el diseño experimental. Tenemos una variable independiente (F) y una variable dependiente (B), y los resultados del experimento nos deben permitir calcular las dos cantidades de interés: K_d y $B_{máx}$.

Los protocolos corrientemente utilizados son de tres tipos:

1. Experimentos de *saturación de unión*: se determina la fijación a los receptores en presencia de concentraciones crecientes de radioligando **(fig. 3-7)**.

2. Experimentos de *competición de unión* («desplazamiento»): se mide la fijación de una única concentración de radioligando (con una K_d conocida) en presencia de concentraciones crecientes de un competidor no marcado y se esti-

ma la concentración (CI_{50}) de éste que bloquea en un 50 % la unión del radioligando (o desplaza del receptor un 50 % del radioligando unido) **(fig. 3-8)**. A partir de este valor se puede calcular la constante de disociación en el equilibrio del inhibidor competitivo (K_i) mediante la ecuación de Y. Cheng y W. H. Prusoff (1973):

$$K_i = \frac{CI_{50}}{1 + \dfrac{[Radioligando]}{K_d}} \qquad [15]$$

En cuanto a esta ecuación, hay que tener en cuenta que la K_i es una propiedad del ligando sin etiquetar respecto a ese receptor en particular, mientras que la CI_{50} es una propiedad del experimento. Si las condiciones del experimento cambian, por ejemplo, el tipo de radioligando (con una K_d diferente) o la concentración de radioligando utilizada, la CI_{50} también cambiará pero la K_i no resultará afectada.

3. Experimentos *cinéticos*: mientras que en los experimentos anteriores se incuba hasta que la fijación alcanza el estado estacionario, los ensayos cinéticos miden el curso temporal de la unión (o la separación) de las dos especies moleculares (τ), para determinar las constantes de velocidad de asociación y disociación, respectivamente, las cuales, conjuntamente, también permiten calcular la K_d (ecuación [3]).

Para determinar cuánto radioligando se ha asociado con el receptor y cuánto radioligando permanece libre, pueden emplearse técnicas de centrifugación o de diálisis en el equilibrio, pero lo más frecuente es recurrir a la filtración al vacío, dado que la mayoría de las macromoléculas diana son insolubles por encontrarse localizadas en membranas biológicas, o se pueden insolubilizar mediante técnicas bioquímicas (p. ej., con polietilenglicol). Dado que el radioligando puede fijarse a otros componentes de la preparación, es necesario corregir por la *unión no específica*, la cual suele calcularse utilizando como competidor el mismo ligando «frío», es decir, no marcado radiactivamente.

La forma más común de representar los datos de fijación es la conocida como *representación de Scatchard* **(fig. 3-7,**

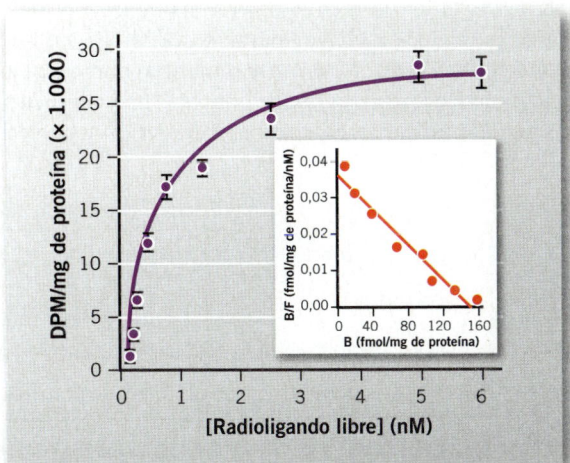

Figura 3-7. Experimento de saturación con un radioligando. Se representan tanto la isoterma de adsorción de Langmuir (hipérbola) como la transformación de Scatchard (recta). El valor de las desintegraciones por minuto (DPM) en el contador de centelleo está corregido para la fijación específica. Para este ligando resultan unos valores de $K_d = 0{,}38 \pm 0{,}03$ nM y $B_{máx} = 152 \pm 25$ fmol/mg de proteína. B/F representa la proporción ligando unido/ligando libre.

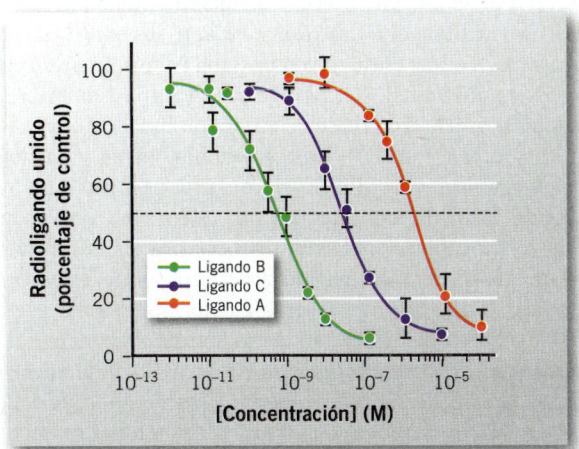

Figura 3-8. Experimento de desplazamiento de un radioligando unido por una serie de compuestos que actúan como ligandos competidores. Obsérvese la escala logarítmica del eje de abscisas. La línea discontinua representa un desplazamiento del 50 % de radioligando unido. El orden de afinidades por el receptor estudiado es B > C > A.

recuadro interior), que da lugar a una recta y permite estimar $B_{máx}$ como el punto de corte con el eje de abscisas y K_d como el inverso de la pendiente cambiado de signo:

$$\frac{B}{F} = -\frac{1}{K_d}B + \frac{B_{máx}}{K_d} \qquad [16]$$

Aunque esta transformación es muy práctica desde el punto de vista gráfico, no es conveniente para el cálculo directo de estos valores por regresión lineal, ya que distorsiona el error experimental. Los datos deben analizarse mediante regresión no lineal utilizando un programa adecuado. K_d es una constante del fármaco, con un valor único para cada tipo de receptor farmacológico. En este sentido, K_d puede utilizarse para clasificar fármacos y resulta útil para distinguir entre distintos subtipos de receptores.

En el caso de algunos receptores metabotrópicos de membrana (v. cap. 4), las curvas de desplazamiento obtenidas en ensayos de competición entre antagonistas y antagonistas marcados daban lugar a pendientes pronunciadas (seudocoeficientes de Hill de 1), pero las curvas de competición correspondientes a los agonistas originaban pendientes menores que la unidad. Se encontró que la forma de estas últimas curvas era compatible con la existencia de, al menos, dos estados del receptor en ausencia de nucleótidos de guanina (G): uno de alta afinidad, dependiente de iones magnesio y lentamente reversible, y otro de afinidad más baja que predomina en presencia de concentraciones altas de análogos no hidrolizables de guanosintrifosfato (GTP) (p. ej., Gpp[NH]p = guanil-5'-imidodifosfato o GTP-γS = guanosina 5'-O-[3-tiotrifosfato]). La interpretación temprana de estos hechos fue que, para describir la transición de una forma a otra, era necesario introducir un tercer componente, además del ligando y del receptor. Estos hallazgos llevaron al descubrimiento de las proteínas G por Alfred G. Gilman y colaboradores.

ACTIVACIÓN DEL RECEPTOR Y AGONISMO SESGADO

Como consecuencia de lo descrito anteriormente, el proceso de activación de un receptor acoplado a una proteína G (GPCR) se tiene que describir mediante un *modelo de complejo ternario*, que en su forma revisada comúnmente aceptada es un modelo alostérico que predice una isomerización espontánea del receptor entre un estado basal inactivo (R) y un estado activado (R*). En condiciones nativas y en ausencia de agonista, el equilibrio entre estas dos formas está desplazado hacia R, aunque siempre existirá en un instante dado una pequeña población de receptores en la forma R*, lo que permitirá la formación del complejo R*G, responsable de la activación del sistema efector. El modelo predice que la adición del agonista no convierte directamente al receptor de una forma R en otra forma R*, a diferencia del dogma anterior *(inducción conformacional)*, sino que el agonista se une preferentemente a receptores que ya se encuentran en forma R* *(selección conformacional)*, lo que desplaza el equilibrio de isomerización existente en favor de esta forma a costa de receptores en forma R. Los *antagonistas neutros* son los que presentan afinidades similares por los estados R y R*, de modo que no afectan este equilibrio de forma significativa; en esta situación, el acoplamiento a la proteína G y la activación del correspondiente efector permanecen inalterados, pero se encuentra bloqueada una mayor activación por la adición de un agonista. Los *agonistas inversos*, por el contrario, al presentar mayor afinidad por el receptor en forma R, no sólo inhiben su isomerización al estado R*, sino que pueden revertir este estado conformacional activado al estado basal.

Aunque el modelo anterior pueda parecer sofisticado en exceso, la realidad es aun más compleja. Hoy en día se reconoce que un GPCR puede adoptar más de una conformación activa tras la unión de un agonista, cada una de las cuales puede activar una red de señalización diferente, típicamente la mediada por una proteína G y la dependiente de las conocidas como β-arrestinas 1 y 2. La unión del GPCR a una de estas isoformas se asoció inicialmente con el fenómeno de desensibilización del receptor tras su activación debido a una fosforilación por cinasas específicas del receptor (GRK) pero posteriormente se fue haciendo evidente que estas proteínas no sólo participan en el proceso de internalización del GPCR, sino también en rutas de señalización independientes de las proteínas G. El hecho de que ciertos ligandos sintéticos, a diferencia de la mayoría de los agonistas naturales, sean capaces de estabilizar selectivamente sólo un subconjunto de las conformaciones activadas del receptor hace posible una separación de funciones *(selectividad funcional)*. En la actualidad se está intentando aprovechar este *agonismo sesgado* (**fig. 3-9**) para identificar fármacos que activen preferentemente sólo uno de los mecanismos de señalización y no el otro, con la esperanza de que este tipo de agentes pueda presentar ventajas terapéuticas.

RELACIONES ESTRUCTURA-ACTIVIDAD Y DISEÑO DE NUEVOS FÁRMACOS

Muchos de los fármacos hoy disponibles en la industria farmacéutica fueron caracterizados en su día mediante técnicas convencionales de cribado o barrido *(screening)* fenotípico consistentes en evaluar en la batería más amplia posible de ensayos biológicos el mayor número posible de sustancias, tanto de origen natural (terrestre o marino) como sintético, elegidas más o menos al azar. Con este procedimiento se consigue identificar nuevas «cabezas de serie», o moléculas

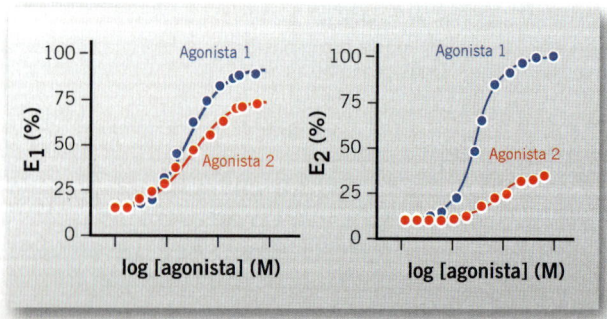

Figura 3-9. Agonismo sesgado sobre un receptor acoplado a proteína G (GPCR). La capacidad de los agonistas 1 y 2 para producir los efectos E_1 (mediado por la producción de un segundo mensajero a través de un efector activado por su correspondiente proteína G) y E_2 (mediado por el reclutamiento de una β-arrestina por parte del receptor fosforilado) puede variar en gran medida.

GLOSARIO DE ALGUNOS DE LOS TÉRMINOS FARMACOLÓGICOS MÁS USUALES

- **Afinidad.** Tendencia de ligandos y receptores a formar complejos entre sí.

- **Agonista.** Ligando que, al unirse a los receptores, altera la proporción de los que se encuentran en estado activado, lo que se traduce en una respuesta biológica. Los agonistas convencionales aumentan esta proporción, mientras que los agonistas inversos (en ocasiones denominados también antagonistas negativos, en contraposición a los antagonistas neutros), la reducen.

- **Agonista inverso.** Antagonista que, además de bloquear los efectos de los agonistas, es capaz de reducir la actividad constitutiva basal del receptor.

- **Agonista parcial.** Agonista que, en un tejido dado y en unas condiciones determinadas, no puede desencadenar un efecto tan grande como el de un agonista completo, aun cuando se utilice en concentraciones elevadas.

- **Antagonista.** Fármaco que reduce la acción de otro, generalmente un agonista. Aunque existen el antagonismo químico, el antagonismo funcional o fisiológico y antagonismos indirectos, probablemente el más relevante en farmacología es el antagonismo competitivo, que ocurre cuando la unión de agonista y antagonista a un mismo receptor es mutuamente excluyente.

- **Eficacia.** Término utilizado para expresar el modo en que distintos agonistas varían en su capacidad de producir una respuesta aun cuando ocupen la misma proporción de receptores.

- **pA_2.** Medida del grado de antagonismo, que suele calcularse mediante la representación de Schild.

- **Potencia.** Expresión de la actividad de un fármaco, ya sea en términos de la concentración o cantidad necesarias para producir un efecto determinado o bien, pero de forma menos recomendable, con respecto al efecto máximo que se puede alcanzar con él.

- **«Razón de dosis».** Término muy arraigado, que debería sustituirse por «razón de concentraciones», referido al cociente entre la concentración de agonista que da lugar a un efecto determinado en presencia de una concentración de antagonista y la concentración de ese mismo agonista que produce el mismo efecto cuando el antagonista no está presente.

- **Receptor.** Macromolécula celular implicada directa y específicamente en la señalización química que se produce tanto entre células como dentro de la célula. Por extensión, macromolécula biológica con la que interacciona un fármaco.

- **Receptor huérfano.** Receptor para el cual aún no se ha identificado el ligando endógeno.

- **Receptor quimérico.** Proteína cuya secuencia de aminoácidos contiene segmentos provenientes de dos o más receptores nativos.

- **Representación de Scatchard.** Modo de representar los datos de fijación de ligandos a receptores que da lugar a una recta y permite estimar los parámetros de la unión.

- **Representación de Schild.** Gráfica que representa el log $(d - 1)$ frente a la concentración de antagonista, donde d es la «razón de dosis», la cual permite calcular el pA_2.

- **Tiempo de residencia.** Duración temporal del complejo binario ligando-receptor.

sante porque puede convertir nuevas clases estructurales de compuestos en fármacos potenciales pero, al estar basado fundamentalmente en técnicas de ensayo y error, consume mucho tiempo y requiere grandes recursos económicos.

Los primeros intentos dirigidos a incrementar la probabilidad de sintetizar un análogo activo o de encontrar una nueva molécula cabeza de serie se basaron en el hallazgo de correlaciones entre la estructura química de una serie de compuestos y su actividad biológica. De ahí surgieron las famosas siglas QSAR, acrónimo de *quantitative structure-activity relationships* (relaciones cuantitativas estructura-actividad), hoy en día un término de uso corriente tanto en el proceso de diseño de nuevos fármacos como en la racionalización de las propiedades farmacológicas de una serie de sustancias sobre la base de sus características fisicoquímicas. Su origen, sin embargo, se remonta a 1868 en Edimburgo, cuando A. Crum Brown y Thomas R. Fraser escribieron su célebre ensayo sobre la conexión entre la constitución química y la acción fisiológica de las bases amónicas derivadas de la estricnina, brucina, tebaína, codeína, morfina y nicotina. En los últimos 25 años hemos asistido a una auténtica revolución en el desarrollo de los métodos de QSAR, y en la actualidad todos los centros de investigación farmacéutica hacen uso de alguna de estas tecnologías para optimizar la rentabilidad de sus síntesis químicas y mejorar sus expectativas de dar con una nueva sustancia que pueda ser explotada comercialmente. La creciente sensibilidad social ante nuevos procesos patológicos, como la enfermedad de Alzheimer o ciertas viriasis, la prevalencia de altas tasas de mortalidad por distintas enfermedades, como las cardiovasculares y neoplásicas, el descubrimiento de nuevas dianas farmacológicas (como las provenientes de los proyectos genómicos) y la imperiosa necesidad de innovación en una industria muy competitiva son algunos de los factores que proporcionan un ímpetu adicional a la búsqueda más racional de nuevos agentes terapéuticamente eficaces y con menos efectos adversos.

Prácticamente todos los métodos que relacionan la estructura química con la actividad biológica en la actualidad consideran las propiedades de las moléculas en tres dimensiones (3D-QSAR). Estudiando la respuesta del receptor a la unión de distintos compuestos química o estructuralmente relacionados resulta posible, en muchos casos, inferir la topología aproximada del sitio receptor mediante cartografiado *(mapping)*. Este procedimiento indirecto permite, por una parte, delimitar parcialmente la naturaleza y la disposición geométrica de los grupos funcionales que resultan esenciales para la actividad (el denominado «farmacóforo») y, por otra, distinguir distintos subtipos de un mismo receptor. El abordaje más directo, consistente en la resolución de la estructura tridimensional de la macromolécula diana a escala atómica, así como la de sus complejos con distintos ligandos, ha superado recientemente muchos de los problemas técnicos derivados del hecho de que muchos receptores farmacológicamente importantes son proteínas de membrana, inherentemente flexibles y que necesitan ser expresadas de forma recombinante en cantidades suficientes para los estudios cristalográficos y de microscopia electrónica. Debido a numerosos avances tecnológicos en muy variados frentes, en la actualidad disponemos de un buen número de estructuras detalladas de GPCR

prototipo, pertenecientes a una clase estructural determinada y con potencial en una área terapéutica concreta. A continuación, se llevan a cabo modificaciones químicas dirigidas a producir «análogos» de esas estructuras con una mayor actividad, un mejor perfil farmacocinético o una menor incidencia de efectos colaterales. Este método de descubrimiento de nuevos agentes con actividad biológica es intere-

de distintas familias (http://gpcr.scripps.edu), así como de receptores ionotrópicos (p. ej., nicotínico de acetilcolina, $GABA_A$, $5-HT_3$, AMPA y NMDA) y catalíticos.

Los gráficos moleculares interactivos, asequibles hoy en día a cualquier usuario de un ordenador personal (v. https://molstar.org/ y http://www.pymol.org/), permiten fácilmente la representación y manipulación de sistemas moleculares complejos. Su visualización proporciona una información espacial muy detallada que es esencial para comprender la interacción entre ligandos y receptores macromoleculares. Además, gracias a progresos muy notables en otras muchas y variadas disciplinas, existe actualmente un amplio arsenal de nuevas metodologías, tanto experimentales como teóricas, que permiten crear modelos tridimensionales de ligandos y receptores, estudiar sus preferencias y cambios conformacionales, dilucidar la naturaleza y magnitud de las fuerzas interatómicas que gobiernan su interacción y analizar el comportamiento dinámico de cada molécula por separado y de sus respectivos complejos. Estos procedimientos ayudan a comprender mejor las sutilezas de estos sistemas en una escala submolecular, permiten comparar los resultados experimentales con los datos teóricos y posibilitan la generación de hipótesis y predicciones cuantitativas, por lo que constituyen herramientas muy poderosas para diseñar nuevas moléculas con afinidad por un sitio receptor determinado en una macromolécula biológica de interés.

Una vez conseguido un buen ligando para un receptor, queda un largo camino hasta que el fármaco potencial pueda integrarse como medicamento en el arsenal terapéutico. Unas características farmacocinéticas inadecuadas, la aparición de efectos secundarios inaceptables o la biotransformación en un metabolito tóxico son algunos de los factores que pueden hacer que un compuesto, en principio prometedor, vuelva a los laboratorios de investigación en un intento de optimización. Por esta razón, cada día cobra mayor pujanza, especialmente en las fases tempranas del proceso, el denominado *cribado virtual*, entendido como un conjunto de procedimientos computacionales (farmacología *in silico*) que sirven de complemento y refuerzo a las técnicas experimentales más tradicionales.

BIBLIOGRAFÍA

Alexander SPH y colaboradores de la CGTP. The Concise Guide to Pharmacology 2021/22. Br J Pharmacol 2021; 178 Suppl 1: S1-S513 (DOI: 10.1111/bph.15543).

Black JW, Leff P, Shankley NP, Wood J. An operational model of pharmacological agonism: the effect of E/[A] curve shape on agonist dissociation constant estimation. Br J Pharmacol 1985; 84: 561-71 (publicado de nuevo en Br J Pharmacol 2010; 160 (Suppl. 1): S54–S64).

Buchwald P. Quantification of receptor binding from response data obtained at different receptor levels: a simple individual sigmoid fitting and a unified SABRE approach. Sci Rep 2022; 12(1): 18833.

Cheng Y, Prusoff WH. Relationship between the inhibition constant (KI) and the concentration of inhibitor which causes 50 per cent inhibition (I50) of an enzymatic reaction. Biochem Pharmacol 1973; 22: 3099-108.

Copeland RA. The drug-target residence time model: a 10-year retrospective. Nat Rev Drug Discov 2016; 15: 87-95.

Dror RO, Pan AC, Arlow DH, Borhani DW, Maragakis P, Shan Y, Xu H, Shaw DE. Pathway and mechanism of drug binding to G-protein-coupled receptors. Proc Natl Acad Sci USA 2011; 108: 13118-23.

Gago F. Molecular simulations of drug-receptor complexes in anticancer research. Future Med Chem 2012; 4: 1961-70.

Kenakin TP. A Pharmacology Primer: Techniques for More Effective and Strategic Drug Discovery, Elsevier Academic Press, 5th ed., 2018.

Kenakin T, Christopoulos A. Signalling bias in new drug discovery: detection, quantification and therapeutic impact. Nat Rev Drug Discov 2013; 12: 205-16.

Laschet C, Dupuis N, Hanson J. The G protein-coupled receptors deorphanization landscape. Biochem Pharmacol 2018; 153: 62-74.

Lefkowitz RJ, Shenoy, SK. Transduction of receptor signals by β-arrestins. Science 2005; 308: 512-7.

Motulsky HJ, Neubig RR. Analyzing Binding Data. Curr Protoc Neurosci. 2010; chapter 7: unit 7.5.

Munson PJ. LIGAND: a computerized analysis of ligand binding data. Methods Enzymol 1983; 92: 543-76.

Portoghese PS, Sultana M, Takemori AE. Design of peptidomimetic delta opioid receptor antagonists using the message-address concept. J Med Chem 1990; 33(6): 1714-20.

Ratnala VR, Kobilka B. Understanding the ligand-receptor-G protein ternary complex for GPCR drug discovery. Methods Mol Biol 2009; 552: 67-77.

Schöneberg T, Liebscher I, Luo R, Monk KR, Piao X. Tethered agonists: a new mechanism underlying adhesion G protein-coupled receptor activation. J Recept Signal Transduct Res 2015; 35: 220-3.

Sehnal D, Bittrich S, Deshpande M, Svobodová R, Berka K, Bazgier V, Velankar S, Burley SK, Koča J, Rose AS. Mol* Viewer: modern web app for 3D visualization and analysis of large biomolecular structures. Nucleic Acids Res. 2021;49(W1):W431-W437.

Shoichet BK, Kobilka BK. Structure-based drug screening for G-protein-coupled receptors. Trends Pharmacol Sci 2012; 33: 268-72.

Smith JS, Lefkowitz RJ, Rajagopal S. Biased signalling: from simple switches to allosteric microprocessors. Nat Rev Drug Discov 2018; 17: 243-60.

Violin JD, Crombie AL, Soergel DG, Lark MW. Biased ligands at G-protein-coupled receptors: promise and progress. Trends Pharmacol Sci 2014; 35: 308-16.

Vizurraga A, Adhikari R, Yeung J, Yu M, Tall GG. Mechanisms of adhesion G protein-coupled receptor activation. J Biol Chem 2020; 295: 14065-83.

Weis WI, Kobilka BK. The molecular basis of G protein-coupled receptor activation. Annu Rev Biochem 2018; 87: 897-919.

Aspectos moleculares de la interacción de los fármacos con sus dianas farmacológicas

4

M. Á. Moro Sánchez, J. M. Pradillo Justo, M. I. Cuartero Desviat y M. Hernández-Jiménez

INTRODUCCIÓN

Para producir un efecto, los fármacos deben interactuar con moléculas diana en el organismo. Éstas suelen ser de naturaleza proteica, si bien, en ocasiones, se encuentran de naturaleza lipídica o lipoproteica e incluso ácidos nucleicos. Uno de los tipos más frecuentes de proteínas sobre las que actúan los fármacos son los *receptores*, estructuras macromoleculares encargadas directa y específicamente de la señalización química entre las células y dentro de ellas. Para ello, permiten la unión selectiva de ligandos endógenos o exógenos, a lo que responden con una modificación específica de las funciones celulares. Otras proteínas utilizadas habitualmente como dianas farmacológicas son los canales iónicos, las enzimas y las moléculas transportadoras. De forma coordinada, la Unión Internacional de Farmacología Básica y Clínica (IUPHAR, *International Union of Basic and Clinical Pharmacology*) y la *British Pharmacological Society* (BPS) crearon la Guía de la Farmacología IUPHAR/BPS *(IUPHAR/BPS Guide to Pharmacology)* como un portal de información farmacológica. Esta guía contiene una sección con información detallada sobre las diferentes familias de dianas, que incluye propiedades farmacológicas, fisiológicas, estructurales, genéticas y fisiopatológicas de cada una de ellas.

CANALES IÓNICOS

Los canales iónicos son estructuras formadas por macromoléculas proteicas que atraviesan la membrana plasmática a modo de poros y permiten el flujo selectivo y rápido de determinados iones (del orden de 10^8 iones/s) a favor de un gradiente químico y eléctrico. Así, juegan un papel fundamental en la fisiología celular, ya que sus señales alteran el potencial de membrana o la composición iónica intracelular. Existen , además, algunos canales permeables a otras sustancias, como agua y pequeños solutos.

Un canal puede estar abierto de manera permanente, con lo que el gradiente químico y eléctrico será el único condicionante para el paso de los iones específicos, pero es más frecuente que se encuentre cerrado y se abra en respuesta a señales específicas. Las señales capaces de activar un canal iónico dependen del tipo de canal de que se trate. Así, existen *canales operados por ligandos* que se activan por mediadores extracelulares, generalmente neurotransmisores, que interactúan con dominios específicos de la molécula que conforma el canal. Otros, como los canales depen-

---

⊕ DIANAS PRINCIPALES DE ACCIÓN DE LOS FÁRMACOS

- Canales iónicos.
- Receptores de membrana:
    - Ionotrópicos o asociados a canales iónicos.
    - 7TM o acoplados a proteínas G.
    - Catalíticos.
- Receptores nucleares.
- Enzimas.
- Transportadores.
- Otras proteínas.
- Otras dianas no proteicas (ADN, etc.).

dientes de voltaje (o de potencial) se abren en respuesta a modificaciones del potencial de membrana, como, por ejemplo, una despolarización. En algunos casos, los canales iónicos se activan por estímulos mecanosensitivos, como la presión osmótica o la curvatura de la membrana, o por estímulos como el frío, el calor, el mentol o las sustancias picantes.

Aparte de las señales que gobiernan la apertura de los canales, existen mecanismos intracelulares de *regulación*, que incluyen modificaciones por fosforilación o por interacción directa con determinadas moléculas, como pueden ser ligandos citoplasmáticos de pequeño tamaño, proteínas G, proteínas de andamiaje y otros canales iónicos.

Los canales iónicos muestran selectividad tanto para el tipo de iones que dejan pasar a su través como para el estímulo que los activa. Esta selectividad es muy estricta en el caso de los canales dependientes de voltaje.

En general, los canales se hallan cerrados, y se abren en respuesta a señales específicas. Los *estados* en que puede encontrarse el canal son los siguientes:

- Estado de *reposo*: canal cerrado y susceptible de ser activado.
- Estado *activo*: canal abierto.
- Estado *inactivado o refractario*: canal cerrado pero que no responde a estímulos de apertura. En los canales dependientes de voltaje, la *inactivación* se produce inmediatamente tras la activación por un mecanismo que parece debido a cambios conformacionales que hacen que los dominios citoplásmicos del canal interfieran con el poro de éste taponándolo. En los canales operados por transmisores, el estado refractario se provoca tras una exposición prolongada del receptor al ligando, en un proceso que se conoce como *desensibilización*; ésta se debe normalmente a la fosforilación y, a menudo, a la subsiguiente internalización de los receptores.

Como se ha mencionado, dependiendo del tipo de señal que los activa, se distinguen, por un lado, los *canales operados por transmisores*, que se estudiarán dentro de otra familia de dianas moleculares de fármacos, los *receptores*, en concreto los *receptores ionotrópicos*. Por otro lado, destacamos otra gran familia, constituida por los *canales iónicos* propiamente dichos, que se describe en este apartado. Esta gran familia de canales iónicos está formada principalmente por:

- *Canales iónicos dependientes de voltaje*: canales de Na^+, canales de Ca^{2+}, la mayoría de los canales de K^+, algunos canales de Cl^-, CatSper (*Cation Channel of Sperm*), canales regulados por nucleótidos cíclicos, etcétera.
- *Otros canales iónicos*: la mayoría de los canales de Cl^-, canales TRP (*Transient Receptor Potential*), canales de K^+ tipo 4TM/2P, acuaporinas, conexinas y panexinas, entre otros.

Canales iónicos dependientes de voltaje o de potencial

Constituyen un gran grupo que, como su nombre indica, permiten el paso selectivo de algunos iones, principalmente Na^+, Ca^{2+} y K^+, en respuesta a un cambio en el potencial de membrana, si bien hay que mencionar que no todos los canales de K^+ son estrictamente dependientes de voltaje, como se verá más adelante. El resultado de dicho paso son, consiste en cambios de tipo eléctrico, como variaciones en el potencial de membrana que incluyen la propagación y la modulación de los potenciales de acción, o en cambios no eléctricos, principalmente el aumento de la concentración intracelular de Ca^{2+}, que actúa como un segundo mensajero capaz de activar y/o regular numerosas funciones celulares, como fenómenos de secreción, contracción, apertura de otros canales, actividad de enzimas metabólicas o de señalización, expresión génica, etcétera.

Los canales dependientes de voltaje tienen una construcción similar (**fig. 4-1**). De su secuencia de aminoácidos se deduce que se trata de proteínas homólogas que descienden de un ancestro común, un canal iónico bacteriano. Todos ellos están formados por varias subunidades que constituyen una estructura transmembrana con simetría cuádruple atravesada por un poro acuoso. En general, en su boca externa presentan el diámetro más estrecho, que funciona como un filtro de selectividad. El vestíbulo interior es más ancho, y se estrecha de nuevo en su cara citoplasmática. Tiene dominios que permiten detectar cambios de potencial (sensor de voltaje) y ser diana de diversos mecanismos reguladores.

En el caso de los canales de Na^+ y de Ca^{2+}, la subunidad principal es la α (en el canal de Na^+) o α_1 (en el canal de Ca^{2+}), con una secuencia lineal de 1.800-4.000 aminoácidos. Esta gran subunidad es responsable de todas las propiedades características de los canales dependientes de voltaje, como el poro, las compuertas que abren o cierran el canal, el sensor de voltaje y los sitios de unión de algunas toxinas. Las restantes subunidades (β, γ y δ) se consideran *auxiliares* o *reguladoras*, y participan en funciones complementarias, como la de conferir la capacidad de inactivar el canal. Respecto a la estructura del canal, la subunidad α o α_1 del canal de Na^+ o Ca^{2+}, respectivamente (**v. fig. 4-1**) muestra cuatro dominios (I-IV) dispuestos en simetría cuádruple. Cada dominio tiene, a su vez, seis segmentos α-hélice transmembrana (S_1-S_6) y un bucle reentrante entre el segmento quinto y sexto, que forma la parte más estrecha del poro y que se conoce como «bucle del poro»; los segmentos S_5 y S_6 de cada dominio constituyen las paredes del poro, mientras que el segmento S_4 contiene numerosas argininas que le otorgan cargas positivas. Gracias a ello, el segmento S_4 constituye la parte principal del módulo sensor de voltaje, en el que también participan otros segmentos (S_1, S_2 y S_3), permitiendo al módulo su exposición alterna a los dos lados de la membrana y su contacto con el módulo compuerta y con el poro. Ambos extremos carboxilo y amino terminales son intracelulares. Se incluyen en este apartado la mayoría de los canales de Na^+, Ca^{2+} y K^+, y los activados por nucleótidos cíclicos.

Canales de Na^+

Los canales de sodio son canales iónicos dependientes de voltaje selectivos para el paso del ión Na^+ que están presentes en la membrana plasmática de la mayoría de las células excitables. Como se ha mencionado anteriormente, estos canales están formados por una subunidad α, que es la más voluminosa (260 kDa) y la primordial para las funciones del canal.

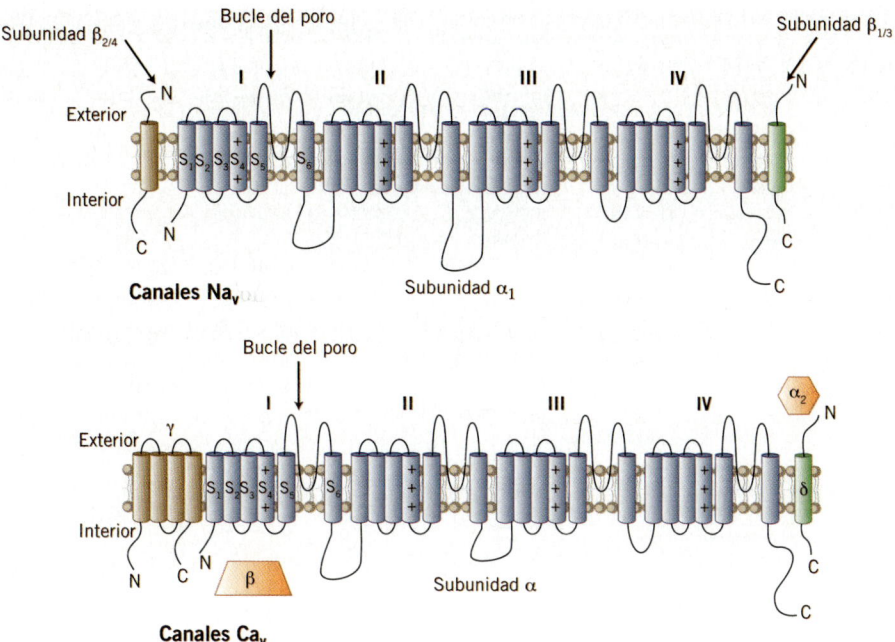

Figura 4-1. Estructura esquemática de los canales iónicos dependientes de voltaje de Na^+ y Ca^{2+}. En los canales de Na^+ dependientes de voltaje (Na_v), la subunidad α está formada por una cadena polipeptídica sencilla con cuatro dominios (I-IV), cada uno con seis segmentos transmembrana (S_1-S_6). Con ella se ensamblan las subunidades β, $\beta_{1/3}$ y $\beta_{2/4}$. Los canales de Ca^{2+} dependientes de voltaje (Ca_v) son similares a los de Na^+ en su subunidad α_1. Poseen hasta 4 subunidades auxiliares asociadas: α_2, β, γ y δ.

La región del poro posee cadenas de ácidos grasos que se extienden hacia el interior de la cavidad central, lo que permite el acceso de fármacos hidrófobos de pequeño tamaño que bloquean el canal. Aunque se han clonado varias secuencias, en mamíferos se expresan, al menos, nueve subunidades α distintas, que dan lugar a diferentes canales caracterizados farmacológicamente y denominados, secuencialmente, $Na_v1.1$, $Na_v1.2$, $Na_v1.3$, $Na_v1.4$, $Na_v1.5$, $Na_v1.6$, $Na_v1.7$, $Na_v1.8$ y $Na_v1.9$. Además, presentan subunidades accesorias (β_1, β_2, β_3 y β_4), conformadas por un dominio N terminal extracelular de gran tamaño, un segmento transmembrana único y un dominio citoplasmático corto, que pueden tener un papel modulador específico según el tejido en el que esté situado el canal.

Los canales de Na^+ presentan sitios de fijación específicos para determinadas moléculas, como toxinas de animales inferiores. Así, algunos poseen sitios de unión para tetrodotoxina (TTX) y saxitoxina, que provocan el bloqueo del canal. No todos los canales muestran la misma afinidad frente a la TTX, hecho que se utiliza para su caracterización (**tabla 4-1**). Por ejemplo, $Na_v1.5$, $Na_v1.8$ y $Na_v1.9$ son mucho menos sensibles al bloqueo que el resto; asimismo, poseen sitios de unión externos para neurotoxinas polipeptídicas que deprimen la inactivación o desplazan la activación de estos canales y sitios de unión hidrofóbicos para toxinas liposolubles que originan su apertura (como batracotoxina, veratridina y aconitina).

▸▸ Entre los principales fármacos que actúan sobre estos canales se encuentran los **anestésicos locales**, que lo hacen sobre el canal de Na^+ taponando el poro mediante la interacción con residuos del dominio S_6. Además, por sus acciones en células excitables, pueden utilizarse como fármacos **antiarrítmicos** moléculas que bloquean

los canales del Na^+ (v. cap. 22) y anticonvulsivantes o antiepilépticos como **fenitoína**, **carbamazepina**, **lamotrigina** y **valproato**, aunque este último tiene un efecto débil sobre los canales de Na^+) (v. cap. 14). Por su papel en la excitabilidad eléctrica de neuronas sensoriales, son importantes en la sensación dolorosa, por lo que bloqueantes como la **carbamazepina** se utilizan en el tratamiento de la neuralgia del trigémino. Aunque, en general, estas moléculas no muestran una clara selectividad por un tipo específico de canal del sodio, evidencias recientes sugieren la importancia del canal $Na_v1.7$ en la señalización del dolor, lo que apunta a la posibilidad futura de utilizar bloqueantes selectivos de este canal para el tratamiento de diferentes tipos de dolor. ◂◂

Canales de Ca^{2+}

Los canales del calcio (Ca^{2+}) dependientes del voltaje son complejos heterooligoméricos. Incluyen, por una parte, la subunidad principal α_1, que forma el poro, contiene los rasgos característicos de los canales dependientes de voltaje y posee los sitios de unión para prácticamente todas las moléculas que los activan o bloquean. Las 10 subunidades α_1 que se han clonado hasta el momento, se agrupan en tres familias:

- Canales sensibles a dihidropiridinas (DHP) y activables por alto voltaje (tipo L o $Ca_v1.x$).
- Canales insensibles a DHP y activables por alto voltaje ($Ca_v2.x$, correspondientes a los tipos P/Q, N y R).
- Canales activables por bajo voltaje (tipo T, $Ca_v3.x$) (**tabla 4-2**).

La terminología P/Q se ha adoptado por la dificultad de separar los componentes P y Q en muchos tipos celulares. Su estructura es similar a la descrita para los canales de Na^+, con una subunidad principal α_1 acompañada de subunidades

Tabla 4-1. Clasificación de los canales de sodio voltaje-dependientes

Nomenclatura	Na$_V$1.1	Na$_V$1.2	Na$_V$1.3	Na$_V$1.4	Na$_V$1.5	Na$_V$1.6	Na$_V$1.7	Na$_V$1.8	Na$_V$1.9
Nombre del gen (HGNC)	*SCN1A*	*SCN2A*	*SCN3A*	*SCN4A*	*SCN5A*	*SCN8A*	*SCN9A*	*SCN10A*	*SCN11A*
Características funcionales	Activación $V_{0,5}$ = –20 mV. Rápida inactivación (0,7 ms)	Activación $V_{0,5}$ = –24 mV. Rápida inactivación (0,8 ms)	Activación $V_{0,5}$ = –24 mV. Rápida inactivación (0,8 ms)	Activación $V_{0,5}$ = –30 mV. Rápida inactivación (0,6 ms)	Activación $V_{0,5}$ = –26 mV. Rápida inactivación (1 ms)	Activación $V_{0,5}$ = –29 mV. Rápida inactivación (1 ms)	Activación $V_{0,5}$ = –27 mV. Rápida inactivación (0,5 ms)	Activación $V_{0,5}$ = –16 mV. Inactivación (6 ms)	Activación $V_{0,5}$ = –32 mV. Inactivación lenta (16 ms)
Activadores selectivos de familia	Batracotoxina, veratridina	–	Batracotoxina, veratridina	–	–	Batracotoxina, veratridina	Batracotoxina, veratridina	–	–
Bloqueantes del canal selectivos de familia	Saxitoxina (bloqueante del poro),	–	Tetrodotoxina (bloqueante del poro), saxitoxina (bloqueante del poro)	Tetrodotoxina (bloqueante del poro), μ-conotoxina GIIIA (bloqueante del poro)	–	Saxitoxina (bloqueante del poro)	Tetrodotoxina (bloqueante del poro), saxitoxina (bloqueante del poro)	–	–
Bloqueantes selectivos del canal	–	–	–	–	–	–	–	PF-01247324 (bloqueante del poro)	–

HGNC: *Human Genome Organisation (HUGO) Gene Nomenclature Committee.*

auxiliares α$_2$/δ, β y γ **(v. fig. 4-1)**. Se cree que los canales nativos de la familia activable por alto voltaje resultan del ensamblado de subunidades α$_1$, β y α$_2$/δ. Las subunidades γ sólo parecen asociarse con el canal de músculo esquelético Ca$_V$1.1.

▸▸ Los canales de Ca^{2+} desempeñan funciones esenciales para la célula. Están presentes en las células excitables. Tienen dos papeles fundamentales: a diferencia de los canales de Na$^+$, no se inactivan bruscamente, por lo que pueden proporcionar una corriente de entrada mantenida para estímulos despolarizantes de larga duración. Además, son el único nexo de transducción de señales entre la despolarización y las actividades no eléctricas (contracción muscular, secreción, expresión génica, etc.) controladas por fenómenos de excitación. Los canales L (de alta conductancia y corriente de larga duración) median la entrada de Ca^{2+} en células que experimentan procesos de contracción o secreción en respuesta a despolarizaciones largas o estables. Son también la fuente de entrada de Ca^{2+} para procesos lentos, como la expresión génica. Varios fármacos de gran utilidad clínica, como las **dihidropiridinas**, el **verapamilo** y el **diltiazem**, actúan bloqueando los canales L en el corazón y el músculo liso vascular (v. caps. 22, 25 y 26). Por su parte, los canales N, P/Q y R controlan la entrada de Ca^{2+} en diversas neuronas centrales y periféricas, modulando la liberación de neurotransmisores excitadores e inhibidores.

Aparte de los importantes fármacos ya existentes que actúan sobre canales de Ca^{2+} (dihidropiridinas, verapamilo o diltiazem), hay en la actualidad un gran interés por el desarrollo de antagonistas del Ca^{2+} de tipo N por su implicación en la transmisión de la señal dolorosa. Por ello, se ha aprobado la **ziconotida**, análogo sintético de la ω-conotoxina MVIIA, toxina con propiedades analgésicas procedente del veneno del pequeño molusco *Conus magus*. Otra diana terapéutica reciente relacionada con los canales de Ca^{2+} es la subunidad a$_2$δ. Dos fármacos anticonvulsivantes, la **gabapentina** y la **pregabalina**, se unen a las subunidades α$_2$-δ$_1$ y α$_2$-δ$_2$ y reducen la entrada de calcio en la célula, disminuyen la liberación de neurotransmisores excitadores en el asta posterior de la médula, por lo que están indicados para el tratamiento del dolor neuropático (en especial la neuropatía diabética, la neuralgia postherpética y la neuralgia trigeminal), así como de crisis epilépticas, fibromialgias y ansiedad. También se ha investigado el canal de Ca^{2+} en relación con la migraña. Hasta el mo-

mento se ha comercializado la **flunarizina**, antagonista del calcio que se usa en la profilaxis de la migraña. Por otra parte, la presencia de una mutación del Ca$_V$2.1 en pacientes con migraña hemipléjica familiar sugiere la posibilidad de que fármacos que actúen en estos canales pudieran usarse en un futuro para el tratamiento de este y otros tipos de migrañas.

En la mayoría de las células, la corriente de calcio es regulada por influencias externas, en particular por neurotransmisores u hormonas que afectan a la producción de segundos mensajeros, principalmente por la activación de receptores acoplados a proteínas G, como se verá más adelante. Estos segundos mensajeros son capaces de modular la actividad de los canales de Ca^{2+} generalmente por procesos de fosforilación (como, por ejemplo, la fosforilación por proteína cinasa A mediada por el nucleótido AMPc); además, algunas subunidades activadas de las proteínas G pueden actuar directamente sobre estos canales. Otro tipo de regulación es la interacción de asas intracelulares de algunos canales con otras proteínas de señalización intracelulares, como las proteínas de la maquinaria sináptica (sintaxina, SNAP25, sinaptotagmina), los receptores de rianodina y la calmodulina. ◂◂

Canales de K$^+$

Son los más sencillos y aparecen ya en levaduras y otros procariotas, por lo que se consideran los canales originarios. Se trata de una familia ampliamente diversificada que permite la salida de K$^+$. En consecuencia, son reguladores fundamentales de procesos de excitabilidad, participando en varias funciones, como ayudar a mantener el potencial de reposo de la célula, repolarizarla tras un episodio despolarizante, hiperpolarizarla, etc. Controlan así la frecuencia y la forma de la onda del potencial de acción, la secreción de hormonas y neurotransmisores, y el potencial de membrana de la célula. Su actividad puede regularse por voltaje, por calcio, y por neurotransmisores y sus vías de señalización. Si bien con distintas arquitecturas, la mayoría de estos canales se reconocen por rasgos característicos, como la presencia, revistiendo el poro, de las regiones «asas P» o «bucles P», y una secuencia de consenso denominada «secuencia firma» de los canales

Tabla 4-2. Clasificación de los canales de calcio voltaje-dependientes

CANAL DE Ca²⁺ (SUBUNIDAD α)	Ca$_V$1.1	Ca$_V$1.2	Ca$_V$1.3	Ca$_V$1.4	Ca$_V$2.1	Ca$_V$2.2	Ca$_V$2.3	Ca$_V$3.1	Ca$_V$3.2	Ca$_V$3.3
NOMBRE DEL GEN (HGNC)	*CACNA1S*	*CACNA1C*	*CACNA1D*	*CACNA1F*	*CACNA1A*	*CACNA1B*	*CACNA1E*	*CACNA1G*	*CACNA1H*	*CACNA1I*
Activación	Alto voltaje						Voltaje intermedio	Bajo voltaje		
Inactivación por voltaje	Lenta				Moderada		Rápida	Moderada		
Tipo de corriente	L				P/Q	N	R	T		
Activadores	(–)-(S)-BayK8644, FPL64176			(–)-(S)-BayK8644	–	–	–	–	–	–
Bloqueantes del canal	–	–	–	–	–	–	Ni²⁺	Z944 (bloqueante poro), TTA-A2 (bloqueante del poro), Mibefradilo (antagonista)	Z944 (bloqueante poro), TTA-A2 (bloqueante del poro), Mibefradilo (antagonista), Ni²⁺ (antagonista)	Z944 (bloqueante poro), TTA-A2 (bloqueante del poro), Mibefradilo (antagonista)
Bloqueantes del canal selectivos de (sub)familia	–	Calciseptina (antagonista)	–	–	–	–				
Inhibidores de procesos de apertura/cierre (*gating*)	Nimodipino (antagonista)	Isradipino (antagonista)	Nitrendipino (inhibición)ª, Isradipino, Nifedipino (antagonista)	Nifedipino, Nimodipino, Nitrendipinoᵇ	–	–	Selectivo: SNX482 (antagonista)			

ª Ca$_V$1.3 se activa a potenciales más negativos que Cav1.2 y no es completamente inhibido por antagonistas dihidropiridínicos.
ᵇ Ca$_V$1.4 es menos sensible a antagonistas dihidropiridínicos que otros canales Ca$_V$1.
HGNC: *Human Genome Organisation (HUGO) Gene Nomenclature Committee.*

de K⁺. En lugar de un canal formado por cuatro dominios de una misma subunidad, como los que se han descrito, se trata de cuatro subunidades distintas, y el canal queda formado por un tetrámero (**fig. 4-2**).

Se han encontrado más de 70 genes que codifican distintas subunidades de los canales de K⁺ que se agrupan, según sus propiedades estructurales y funcionales, en tres familias principales:

Familia 6TM/1P. Sus subunidades están formadas por seis segmentos transmembrana y un dominio o bucle P formador de poro (**v. fig. 4-2**). Relacionados estructuralmente con los canales mencionados en el apartado anterior, los *canales 6TM-1P* están constituidos por homotetrámeros o heterotetrámeros de las subunidades principales (4 × 6TM-1P), incluso entre subfamilias, y a menudo son suplementados por subunidades auxiliares. La tetramerización hace que se reúnan los cuatro bucles P para formar la estrecha boca exterior del poro y el filtro de selectividad iónica. Esta familia engloba la subfamilia de *canales dependientes de voltaje K$_V$* (rectificadores tardíos), la subfamilia *KCNQ*, la subfamilia *EAG (ether-a-go-go)* y las subfamilias de *canales activados por Ca²⁺ K$_{Ca}$*.

▶▶ Los canales dependientes de voltaje K$_V$ incluyen, a su vez, los canales K$_V$1.1-1.8 *(Shaker)*, K$_V$2.1-2.2 *(Shab)*, K$_V$3.1-3.4 *(Shal)* y K$_V$4.1-K$_V$4.3 *(Shaw)*. Son responsables de la alta permeabilidad al K⁺ en la mayoría de las células excitables. En el corazón, por su papel en el inicio de la repolarización final, son muy importantes en el control de la duración del potencial de acción cardíaco. La subfamilia KCNQ engloba los canales K$_V$7, entre los que se encuentra K$_V$7.1, implicado en la repolarización del potencial de acción ventricular. Por su parte, la subfamilia EAG *(ether-a-go-go*; KCNH en seres humanos) incluye los

miembros *Eag* (K$_V$10), *Erg (ether-a-go-go related gene*, K$_V$11) y *Elk (ether-a-gogo-like K-channel*; K$_V$12), que producen corrientes de activación lenta. Los K$_{Ca}$, por su parte, engloban la subfamilia *Maxi-Ca* o *Slo* (con alta conductancia; con 6TM o 7TM; K$_{Ca}$1.1, K$_{Ca}$4.1-4.2 y K$_{Ca}$5.1) y *SK* (con baja conductancia; K$_{Ca}$2.1-2.3 y K$_{Ca}$3.1). Los canales K$_V$5 y K$_V$9 no expresan corrientes, pero regulan la actividad de otros canales K$_V$. ◀◀

Familia 2TM/1P. Son canales rectificadores de entrada o K$_{ir}$; sus subunidades están constituidas por dos segmentos transmembrana que flanquean a un dominio P formador de poro, y que se ensamblan formando un tetrámero. Incluye los canales rectificadores internos clásicos o K$_{ir}$2.x, los canales acoplados a proteínas G o K$_{ir}$3.x, los canales sensibles a ATP o K$_{ir}$6.x/SURx (K$_{ATP}$), que heteromerizan con el receptor de sulfonilureas (SUR), y los canales de transporte de K⁺

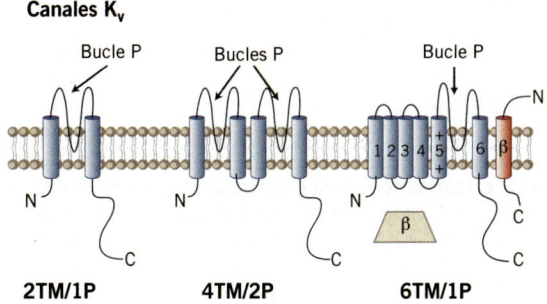

Figura 4-2. Estructura esquemática de los canales de K⁺ dependientes de voltaje (K$_V$). Los canales K$_V$ presentan cuatro subunidades α similares, cada una con un dominio único, además de subunidades auxiliares.

⊕ CANALES IÓNICOS

- Se clasifican, de manera general, en:
  - Canales dependientes de voltaje (Ca^{2+}, Na^+, K^+, activados por nucleótidos cíclicos, etc.).
  - Otros canales iónicos (TRPs, Cl^-, acuaporinas, etc.).
- Permiten el flujo pasivo de iones a favor de gradiente y sirven para mantener o alterar el potencial de membrana, así como la concentración iónica intracelular.
- Los **canales iónicos voltaje-dependientes** producen como efectos cambios de tipo eléctrico (variaciones en el potencial de membrana que incluyen la propagación y la modulación de los potenciales de acción), o cambios no eléctricos (principalmente el aumento de la concentración intracelular de Ca^{2+}, que actúa como segundo mensajero).
- A nivel estructural, los canales iónicos voltaje-dependientes están constituidos por varias subunidades transmembrana con simetría cuádruple atravesada por un poro acuoso. Una sola subunidad de los canales de Na^+ (α) y Ca^{2+} (α_1), la principal, constituye el poro y está típicamente formada por 4 dominios (I-IV), cada uno con 6 segmentos transmembrana (S_1-S_6) y un bucle reentrante *(bucle del poro)* entre el quinto y el sexto segmento. A esta subunidad se unen varias subunidades accesorias. En los canales de K^+, el poro está constituido por varias subunidades: dependiendo del subtipo, cuatro subunidades 6TM-1P (6 segmentos transmembrana y 1 bucle formador de poro cada una), cuatro subunidades 2TM-1P o dos subunidades 4TM-2P.
- Los canales iónicos voltaje-dependientes también incluyen los canales activados por nucleótidos cíclicos, los canales de protones voltaje-dependientes, los canales CatSper y los canales de 2 poros.
- **Otros canales iónicos** son los canales TRP *(transient receptor potential)*, los canales de K^+ 4TM/2P, las acuaporinas y los canales de fuga de sodio.
- **Interacción con fármacos:** son diana molecular de varios fármacos.
  - Canales de sodio: esta familia es la diana molecular de los fármacos anestésicos locales, varios antiarrítmicos (clase I) y algunos anticonvulsivantes (fenitoína, carbamazepina, lamotrigina...), etcétera.
  - Canales de calcio: varios antihipertensores, antianginosos y antiarrítmicos (verapamilo, diltiazem, dihidropiridinas), y algunos anticonvulsivantes (gabapentina, pregabalina), ciertos analgésicos (ziconotida), para prevención de migrañas (flunarizina), etcétera.
  - Canales de potasio: varios antiarrítmicos (clase III), algunos antianginosos (nicorandil), antialopécico (minoxidil), algunos hipoglucemiantes (sulfonilureas), en esclerosis múltiple (fampridina), etcétera.
  - Canales TRP: analgésicos (capsaicina).

($K_{ir}1.1$, $K_{ir}4.x$, $K_{ir}5.1$ y $K_{ir}7.1$). En esta familia, el complejo del canal es un tetrámero de la subunidad principal α, que es 2TM. Poseen, además, subunidades auxiliares.

▸▸ Los $K_{ir}2.x$ dan lugar a la corriente I_{K1}, que normalmente determina el potencial de reposo de las fibras de Purkinje, así como de los miocitos auriculares y ventriculares cerca del potencial de inversión para el K^+. Contribuyen a la fase 3 de repolarización cardíaca. Aparte del corazón, también se encuentran en células endoteliales, en células musculares lisas, en el túbulo colector corticorrenal y en neuronas, en las que se localizan en el soma y las dendritas y donde determinan el potencial de reposo y controlan la excitabilidad neuronal. Los canales $K_{ir}3.x$ son responsables de la corriente de K^+ generada por estimulación del receptor M_2 por acetilcolina (I_{KACh}), responsable de la disminución de la frecuencia cardíaca por el nervio vago. Los canales $K_{ir}6.x$ se encuentran en gran densidad en las membranas del sarcolema cardíaco. En el corazón son quiescentes debido a la alta concentración interna de ATP, pero se abren en respuesta a agresiones metabólicas como la isquemia, y son importantes en la protección que confiere el precondicionamiento isquémico cardíaco. ◂◂

Familia 4TM/2P o K_{2P}. Sus subunidades están formadas por cuatro segmentos transmembrana y dos bucles P formadores de poros. Mientras que los canales 2TM/1P y 6TM/1P se ensamblan como tetrámeros, parece que los canales 4TM/2P forman dímeros con el fin de mantener la simetría de cuatro subunidades α alrededor del poro, motivo por el cual se denominan canales de K^+ de dominio de dos poros. También hay evidencias de que pueden formar heterodímeros entre subfamilias (p. ej., $K_{2P}3.1$ con $K_{2P}9.1$). Sin embargo, no se ha alcanzado un consenso claro sobre su nomenclatura ni sobre su clasificación en subfamilias. De hecho, estos canales no se consideran estrictamente canales dependientes de voltaje, ya que se encuentran abiertos en el rango de voltaje fisiológico y son, sin embargo, regulados por un amplio rango de neurotransmisores y mediadores bioquímicos. Estos canales son importantes en el establecimiento del potencial de reposo, en la regulación de la excitabilidad celular, y en el incremento de la permeabilidad a K^+ en células que necesitan transportar iones K^+.

▸▸ Entre los fármacos que actúan sobre canales de potasio dependientes de voltaje se encuentran los **antiarrítmicos de clase III** (**amiodarona, sotalol, dronedarona**, etc., v. cap. 22), que actúan como bloqueantes de varios de estos canales, **minoxidil** (activador de canales de potasio que se utiliza para evitar la alopecia androgénica en adultos), las **sulfonilureas** (hipoglucemiantes que bloquean canales de potasio dependientes de ATP), **fampridina** (bloqueante de canales de potasio K_v1 utilizado para mejorar la marcha en la esclerosis múltiple), entre otros. ◂◂

Canales iónicos activados por nucleótidos cíclicos

Los canales CNG (del inglés, *cyclic nucleotide-gated*) son responsables de la señalización en células sensitivas primarias de los sistemas visual y olfativo de vertebrados. Son canales catiónicos independientes de voltaje formados como tetrámeros, en los que cada subunidad presenta arquitectura 6TM, con el dominio formador de poro entre TM5 y TM6. Se caracterizaron por primera vez en los fotorreceptores de los bastones de la retina, donde se utilizan para la transducción de señales activados por el nucleótido cíclico GMPc. A este grupo también pertenecen otros canales como los presentes en los cilios de neuronas olfativas sensibles al AMPc y en la glándula pineal. Los nucleótidos actúan mediante su fijación al dominio C-terminal de la subunidad proteica. Otros canales a los que se unen los nucleótidos cíclicos son los HCN (del inglés, *hyperpolarization-activated cyclic nucleotide-gated*), *eag* y ciertos canales de potasio de plantas. Los HCN subyacen a las corrientes marcapasos de muchas células excitables, como células cardíacas y neuronas.

▸▸ **Otros.** Entre los canales iónicos dependientes de voltaje se incluyen otras familias como los canales de protones voltaje-dependientes (H_v1), los canales CatSper (CatSper1-4) y los canales de 2 poros (TPC1-2). ◂◂

Otros canales iónicos

Canales TRP

Los canales TRP se encuentran en la frontera entre los dependientes de voltaje y los operados por ligando. Se trata de

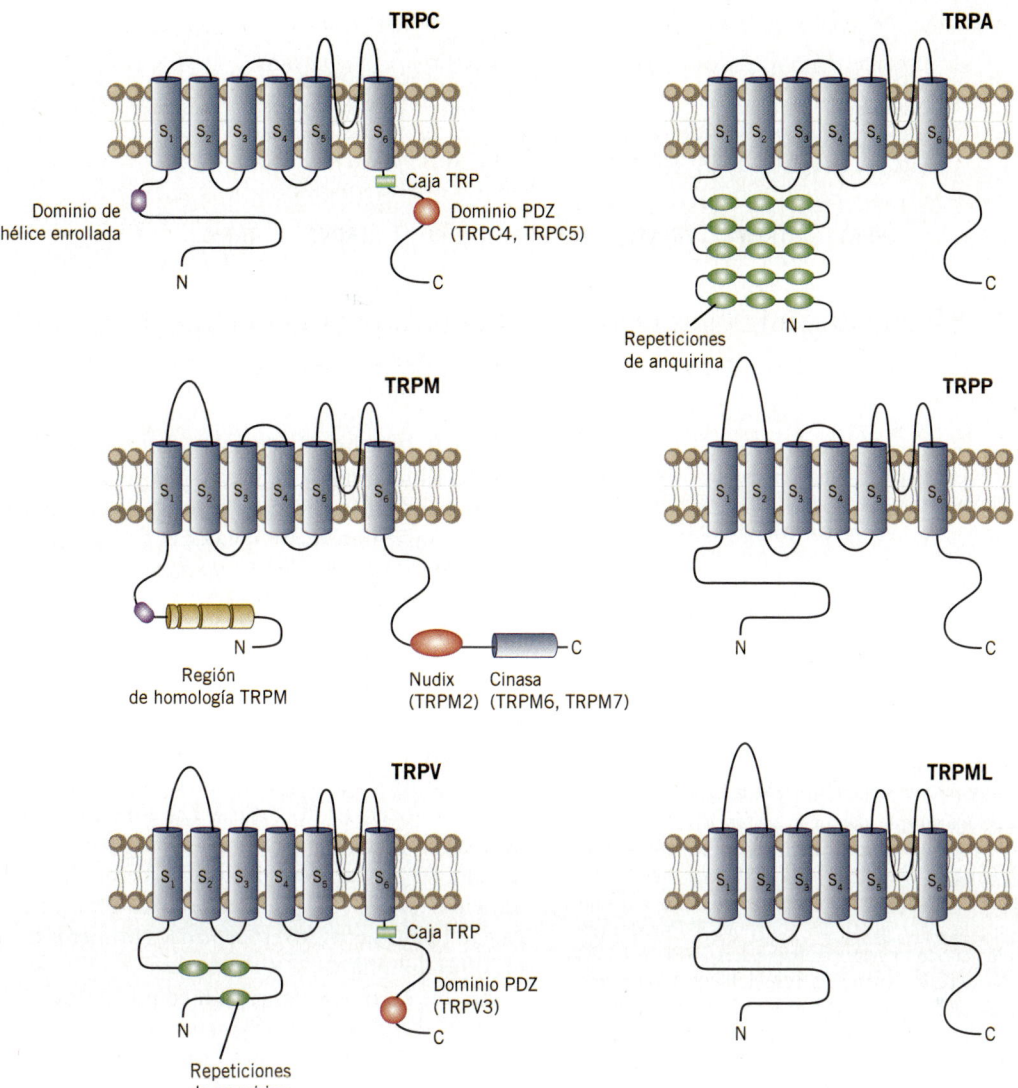

Figura 4-3. Estructura esquemática de los canales catiónicos de potencial transitorio (TRP). TRPA (anquirina), TRPC (canónica), TRPM (melastatina), TRPML (mucolipina),TRPP (policistina) y TRPV (vaniloide). Estos canales presentan subunidades con seis dominios transmembrana, que se ensamblan como una estructura cuaternaria homotetramérica o heterotetramérica.

una familia con casi 30 canales que desempeñan diversas funciones, incluyendo la sensación térmica, la sensación por estímulos químicos, y el transporte de magnesio y de hierro, entre otras. Estos canales presentan seis dominios transmembrana (6TM) **(fig. 4-3)** y extremos amino y carboxilo terminales intracelulares y de gran tamaño. Como otros canales 6TM, forman una estructura cuaternaria generalmente homotetramérica y, en ocasiones, heterotetramérica, lo que da origen a canales selectivos para cationes con diversos modos de activación y variadas propiedades de permeación. En mamíferos, según su homología en aminoácidos, se agrupan en seis subfamilias: TRPC (canónica), TRPM (melastatina), TRPV (vaniloide), TRPA (anquirina), TRPP (policistina) y TRPML (mucolipina).

Aunque la mayoría de los canales TRP son catiónicos con selectividad limitada por el calcio, existen miembros selectivos del calcio (TRPV5 y TRPV6) y selectivos del sodio (TRPM4 y TRPM5). Además, algunos transportan cationes no canónicos, como hierro (TRPML1) o magnesio (TRPV6). Estos canales TRP son activados por numerosos estímulos, que in-

cluyen moléculas orgánicas como capsaicina, alicina o mentol, lípidos o productos del metabolismo lipídico como diacilglicerol, anandamida, metabolitos de la vía del ácido araquidónico, etc., y cambios en la temperatura ambiental. Por ejemplo, TRPV1 y TRPM8 funcionan como sensores de modificaciones de la temperatura ambiental, si bien cambios de 10 °C tienen importantes efectos en otros TRP, como TRPV2, TRPV3 y TRPV4; TRPM2, TRPM 4 y TRPM 5, y TRPA1.

▸▸ Las propiedades funcionales de muchos de los canales TRP hacen que puedan actuar como sensores celulares. La estructura de estos canales consta de seis dominios transmembrana (S1-S6) con un poro entre los dominios S5 y S6. Carecen de un sensor de voltaje característico de los canales iónicos dependientes de voltaje. Los dominios amino (N) y carboxilo (C) terminal son intracelulares. En la porción N terminal existen, en algunos subtipos de canales TRP, complejos de secuencias repetidas de anquirina, secuencia que puede actuar con proteínas y otras dianas intracelulares **(v. fig. 4-3)**.

De las seis subfamilias de canales TRP, la más importante y conocida es la TRPV o vaniloide (TRPV1-TRPV6). TRPV1-TRPV4 son receptores térmicos. Por su interés farmacológico, el TRPV1 es el más

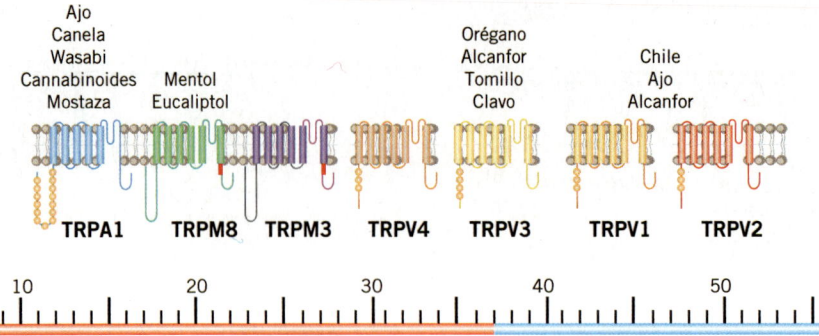

Figura 4-4. Estímulos de activación de los principales canales catiónicos de potencial transitorio (TRP).

importante. Se trata de un receptor polimodal y bastante «promiscuo», ya que es activado por muchos estímulos como la **capsaicina** (principio activo del pimiento picante o chile), calor con capacidad lesiva, H⁺ extracelular, etc. **(fig. 4-4)**. Está implicado en el desarrollo de la hiperalgesia térmica inflamatoria y puede contribuir a la detección de calor doloroso. Los TRPV2 se activan con calor, pero con temperaturas mucho más altas **(v. fig. 4-4)**, y posiblemente no sean termosensores en los seres humanos, aunque se han implicado recientemente en la inmunidad innata. TRPV3 y TRPV4 son termosensibles, y TRPV4 quizá también mecanosensible. Por su parte, TRPV5 y TRPV6 son canales catiónicos selectivos del calcio implicados en la absorción y reabsorción de este catión en el epitelio del intestino y del túbulo renal. Los canales TRPM (melastatina) comprenden ocho subtipos (TRPM1-TRPM8). El TRPM8 se activa por frío y por agentes farmacológicos que provocan sensación de frescor, como el mentol, participando en la termosensación de temperaturas frías **(v. fig. 4-4)**. El canal TRPA1 participa en la nocicepción, en neuronas sensoriales. Se activa por sustancias acres como el aceite de mostaza, la alicina y la cinamaldehído, entre otras. Parece que puede activarse también con temperaturas bajas. Los TRPP1-TRPP3 se conocen también como poliquistinas, ya que mutaciones en estos canales producen riñón poliquístico, una enfermedad autonómica dominante en las que las células epiteliales del riñón están alteradas. Los TRPML1-TRPML-3 o mucolipinas se localizan en vesículas intracelulares. El canal más importante es el TRPML1, que tiene un papel en el transporte de endosomas en la vía endocítótica tardía. Los TRPC fueron los primeros TRP descubiertos en mamíferos, pero su función no está clara. En general, se acepta que se activan en la señalización por receptores acoplados a proteínas Gq/11 o por receptores tirosincinasa.

El crecimiento en la investigación de los canales TRP ha puesto de manifiesto funciones de estos canales en numerosas áreas terapéuticas, que incluyen el dolor, indicaciones pulmonares, oncología, neurología y trastornos genéticos. Posiblemente el área del dolor es la más desarrollada. Hasta el momento, se han comercializado en España varias formulaciones de **capsaicina**, en crema y en parche transdérmico, para el tratamiento del dolor neuropático periférico, como neuropatía diabética, dolores musculares, etc. Existen varios fármacos en desarrollo preclínico y clínico en la actualidad. ◄◄

Canales de Cl⁻

Los canales de Cl⁻ constituyen un grupo funcional y estructuralmente muy diverso de canales selectivos para aniones. Están implicados en procesos como la regulación de la excitabilidad de neuronas y de los músculos esquelético, cardíaco y liso; la regulación del volumen celular; el transporte transepitelial de sales; la acidificación de compartimentos intracelulares y extracelulares; el ciclo celular, y la apoptosis. Excluyendo los operados por receptor que se verán más adelante (receptores ionotrópicos de GABA_A y glicina), los ca-

nales de Cl⁻ incluyen miembros de la subfamilia de canales ClC sensibles a voltaje, los activados por calcio CaCC, los de alta conductancia (maxi-Cl⁻), los canales reguladores de la conductancia transmembrana de la fibrosis quística (CFTR, *cystic fibrosis transmembrane conductance regulator*), y los regulados por volumen (VRAC).

Acuaporinas

Las acuaporinas (AQP) son una familia de canales de membrana que permiten el paso de agua y solutos de pequeño tamaño a través de la membrana plasmática. En la actualidad se conocen 13 miembros. Los principales son las acuaporinas propiamente dichas y las acuagliceroporinas, dependiendo de su permeabilidad al glicerol. Las subunidades individuales de AQP presentan seis dominios transmembrana con una simetría inversa entre los primeros tres y los últimos tres dominios.

Las AQP funcionales existen como tetrámeros, pero cada subunidad contiene un poro separado, por lo que cada canal posee cuatro poros. Algunos estudios sugieren que las AQP pueden ser diana de nuevos fármacos para el tratamiento de enfermedades inflamatorias, migraña, edema cerebral, glaucoma, obesidad y cáncer, aunque este punto sigue en estudio.

Otros: Canal de fuga (*pérdida*) de sodio no selectivo

►► El canal de fuga o de pérdida de sodio (*sodium leak channels*, Na_v2.1) pertenece estructuralmente a la familia de canales de sodio dependientes de voltaje, los cuales, a diferencia de éstos, es insensible al voltaje y posee selectividad iónica y propiedades farmacológicas distintivas. ◄◄

RECEPTORES

Con anterioridad se han definido los receptores como las macromoléculas celulares encargadas directa y específicamente de la señalización química intercelular e intracelular (v. cap. 3). Para ejercer esta función, el receptor, además de poseer un componente para la fijación y el reconocimiento selectivo de determinadas moléculas, interactúa con el *efector*, elemento responsable de la respuesta biológica. De acuerdo con la localización, la estructura molecular y la naturaleza de los mecanismos de *transducción* (conjunto de pasos que vinculan la unión de una sustancia química con su receptor mediante la generación de una señal en la célula en la que se encuentra), se distinguen cuatro superfamilias

• Macromoléculas de señalización. Poseen un lugar para la fijación y el reconocimiento selectivo de determinadas moléculas, e interactúan con el *efector*, elemento responsable de la respuesta biológica.

• Por su localización diferenciamos los **receptores de membrana**, que incluyen los receptores ionotrópicos, los receptores asociados a proteínas G (GPCR) o 7TM (7 segmentos transmembrana) y los receptores catalíticos, y los **receptores nucleares**.

de receptores, tres de ellas localizadas en la membrana plasmática, y una cuarta de localización intracelular:

• Receptores de membrana plasmática:

– Receptores asociados a canales iónicos o ionotrópicos: receptores acoplados directamente a un canal iónico y sobre los que actúan neurotransmisores rápidos. Se trata de los canales iónicos operados por transmisores, definidos previamente como canales operados por ligando (v. «Canales iónicos», antes).

– Receptores acoplados a proteínas G (GPCR, *G-protein coupled receptors*), 7TM o metabotrópicos: receptores con siete segmentos transmembrana que se acoplan a los sistemas efectores por medio de una proteína G. En este tipo se encuentran los receptores de muchas hormonas y de neurotransmisores «lentos».

– Receptores catalíticos: receptores con un segmento transmembrana (1TM) que integran un sistema intracelular enzimático, que suele ser tirosincinasa. Incluye los receptores de insulina y de varias citoquinas y factores de crecimiento, entre otros.

• Receptores intracelulares:

– Receptores nucleares: son proteínas intracelulares solubles, de localización nuclear, aunque en ocasiones se encuentran en el citosol. Los receptores de hormonas esteroideas, hormona tiroidea, retinoides y vitamina D pertenecen a este tipo.

Receptores asociados a canales iónicos

Los receptores asociados a canales iónicos, también conocidos como **receptores ionotrópicos**, son proteínas integrales de membrana que contienen un poro que permite el flujo regulado de determinados iones a través de la membrana plasmática. De esta manera, el receptor y el canal forman parte de una misma estructura, en la que el dominio receptor se localiza en la porción extracelular de la membrana, en un lugar de fácil acceso para el ligando. El flujo iónico a través del poro es pasivo y está regido por el gradiente electroquímico de los iones permeados. El estado del canal está regulado por la unión de un neurotransmisor a un sitio ortostérico, lo que determina un cambio conformacional que da lugar a la apertura del poro. La apertura puede regularse, además, por la unión de moduladores endógenos y exógenos a sitios alostéricos.

Esta familia de receptores es responsable de la transmisión sináptica rápida, en escalas de tiempo de milisegundos,

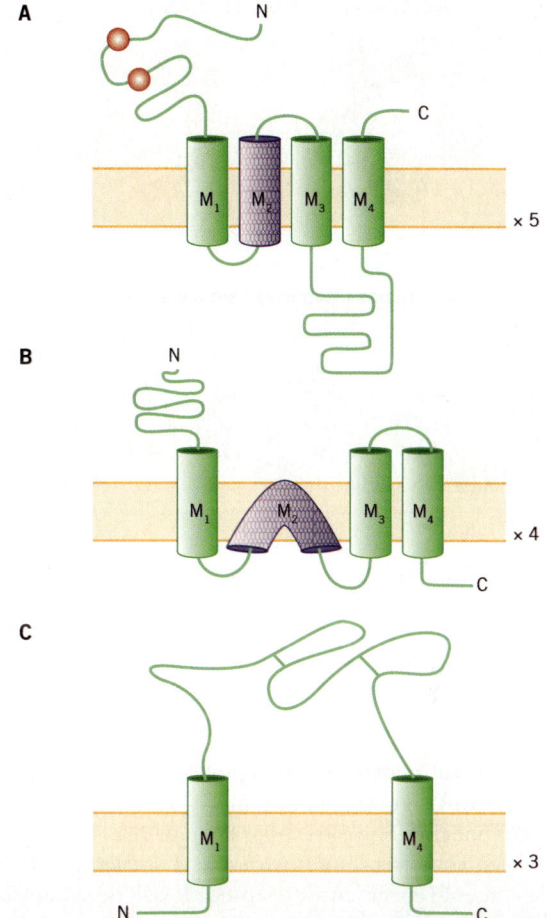

Figura 4-5. Unidad básica de los receptores ionotrópicos pentaméricos (bucle-Cys) (A), de glutamato/aspartato (B) y purinérgicos P2X (C).

en el sistema nervioso y en la unión neuromuscular. Este tipo de transmisión implica la liberación de un neurotransmisor desde la neurona presináptica y la subsiguiente activación de receptores de localización postsináptica que median una señal eléctrica, física, rápida (el potencial postsináptico excitador o inhibidor). La mayoría de estos receptores son complejos macromoleculares heteromultiméricos de gran tamaño, compuestos generalmente por cuatro o cinco subunidades que se disponen ordenadamente dentro de la membrana formando un poro.

▸▸ Además de su papel en la neurotransmisión física, algunos de estos receptores también participan en una forma tónica de regulación neuronal que resulta de la activación de receptores extrasinápticos por niveles ambientales de neurotransmisor. Además, la expresión de estos receptores en células no excitables sugiere que pueden existir funciones adicionales.

Las subunidades que componen el complejo están codificadas por múltiples genes; tal diversidad de combinaciones resulta, en cada subfamilia, en una amplia variedad de receptores que difieren en sus propiedades farmacológicas y biofísicas, y en patrones variados de expresión en el sistema nervioso y en otros tejidos. ◂◂

Los receptores ionotrópicos pueden ser *excitadores selectivos de cationes* (nicotínico de acetilcolina, 5-HT$_3$ de serotonina, ionotrópico de glutamato y purinérgicos P2X) e *inhibidores selectivos de aniones* (GABA$_A$ y glicina). Según su estructura (**fig. 4-5**), se clasifican como se explica a continuación.

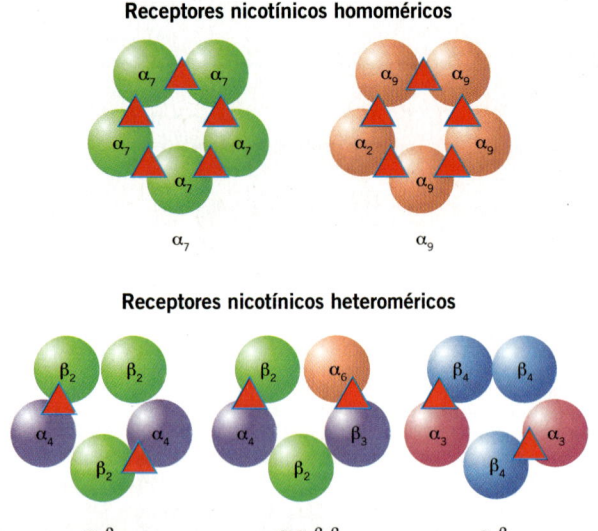

Figura 4-6. Estructura del receptor nicotínico de acetilcolina. Las subunidades del canal (α_2, β, γ y δ) forman un grupo alrededor de un poro central, ensamblándose como homopentámeros o heteropentámeros. En cada subunidad α hay un lugar de fijación de acetilcolina.

Receptores ionotrópicos pentaméricos

Esta superfamilia engloba los receptores de acetilcolina nicotínicos, $GABA_A$, glicina, de serotonina $5\text{-}HT_3$, y los canales activados por cinc. Son estructuras pentaméricas que también se conocen como receptores *bucle-Cys (Cys-loop)* por la presencia –ausente en sus ancestros procariotas– de un bucle de residuos formado por un puente disulfuro en el dominio extracelular de las subunidades que los constituyen (**v. fig. 4-5**).

La activación de estos receptores resulta en la despolarización o la hiperpolarización de la membrana en la que se encuentran, según sea el movimiento iónico que genere. Así, son *despolarizantes* el receptor nicotínico, cuya activación por la acetilcolina abre el canal y facilita la entrada de Na^+ (y, en menor grado, la de otros iones) y el receptor $5\text{-}HT_3$, cuya activación por la serotonina permite la entrada de cationes monovalentes. Por otro lado, el receptor $GABA_A$ permite el paso de Cl^- y será, por lo general, *hiperpolarizante*.

En cuanto a su estructura, los miembros de esta familia están constituidos por un complejo pentamérico de subunidades homólogas que forman un canal en el eje central; cada subunidad posee 4 segmentos TM (M_1-M_4), de los cuales el segmento M_2 constituye el revestimiento del poro. En cada subunidad, los extremos N y C terminal son extracelulares, y se sitúan en el sitio de unión del ligando, en el dominio extracelular N terminal, de gran tamaño (**v. fig. 4-5**). Uno de los receptores cuya estructura ha sido ampliamente estudiada es el receptor nicotínico.

Receptor nicotínico de acetilcolina

El canal asociado a este receptor permite principalmente el paso de Na^+, si bien también admite el de K^+ y Ca^{2+}. Es un pentámero compuesto por cuatro tipos de subunidades diferentes (α, β, γ y δ), con la subunidad α duplicada, lo que origina formas como $\alpha_2\beta\gamma\delta$ o $\alpha_2\beta\epsilon\delta$ (**fig. 4-6**). Las cuatro subunidades, cada una con cuatro dominios α-helicoidales,

se organizan alrededor de la cavidad central que configura el canal iónico. El extremo N terminal de cada subunidad α contiene el sitio que fija la acetilcolina, de modo que son dos las moléculas de acetilcolina que deben unirse para que el canal se abra eficientemente.

Este receptor es de gran importancia pues es responsable de la transmisión en la placa motora, y en diversas sinapsis. Además de la acetilcolina, otros de sus agonistas son nicotina, epibatidina y DMPP, dependiendo del subtipo. Vareniclina y citisina, ambos utilizados para la deshabituación tabáquica, son agonistas parciales de un subtipo de este receptor. Sus antagonistas específicos incluyen el alcaloide d-tubocurarina y el veneno de serpiente α-bungarotoxina.

Receptor 5-HT₃

El único receptor ionotrópico de la serotonina pertenece también a esta familia. Su canal permite el paso de cationes.

Receptores GABA_A y glicina

En estos canales, la apertura del canal produce la entrada de Cl^- al interior celular. Los neurotransmisores responsables de la activación del canal son los aminoácidos γ-aminobutírico (GABA) y glicina (Gly). El GABA actúa de manera diferente según el tipo de receptor al que se una: $GABA_A$ es un receptor ionotrópico con un canal de Cl^-, y $GABA_B$, un receptor acoplado a proteínas G.

El *receptor $GABA_A$* tiene una estructura pentamérica ($\alpha1_2\beta1_2\gamma2$ es la más común), similar a la del receptor nicotínico. Entre las cinco subunidades forman el complejo en el que se encuentra el canal de Cl^- y los sitios a los que se fijan diversas moléculas con capacidad para regular la actividad del canal. Así, la bicuculina y la picrotoxina actúan sobre diferentes subunidades del receptor con acciones inhibidoras: la primera, como antagonista selectivo, reduce los potenciales inhibidores postsinápticos inducidos por el GABA, y la segunda actúa como bloqueante del canal. Otras moléculas, por el contrario, aumentan el tamaño o la duración de los potenciales inhibidores postsinápticos desencadenados por el GABA, y actúan como moduladores alostéricos; es el caso de las benzodiazepinas, los barbitúricos, el etanol y algunos esteroides. Aunque en condiciones fisiológicas el cloruro es el ión que penetra por el poro con un diámetro de unos 0,5 nm, el canal es permeable a algunos aniones orgánicos de pequeño tamaño.

El *receptor de glicina* tiene, también, estructura pentamérica (bien un homopentámero 5α, bien un complejo de 2α y 3β). En el extremo N terminal de las subunidades α se sitúa el sitio de unión para la glicina y para su antagonista, la **estricnina**. Además, tiene subunidades β cuya región bucle intracelular está asociada a la gefirina, proteína que se une por su otro extremo a proteínas del citoesqueleto, lo que permite el anclaje del receptor a la sinapsis.

Receptores ionotrópicos de glutamato/aspartato

Una segunda familia de receptores ionotrópicos, de naturaleza tetramérica, está constituida por los receptores de glutamato selectivos a cationes. Los aminoácidos L-glutamato y

L-aspartato son neurotransmisores excitadores en el sistema nervioso central. Actúan en varios tipos de receptores: los receptores sinápticos de glutamato rápidos son receptores ionotrópicos, que se describen a continuación, a diferencia de un segundo tipo (metabotrópico), que está acoplado a proteínas G. Los receptores ionotrópicos presentan varios subtipos, que se denominan de acuerdo con con el análogo que se comporta como agonista más selectivo: **NMDA** (*N*-metil-D-aspartato), **AMPA** (ácido α-amino-3-hidroxi-5-metil-4-isoxazolpropiónico) y **kainato**, porque fija ácido kaínico.

Estos receptores difieren de los receptores pentaméricos (homooligoméricos o heterooligoméricos) en secuencia, arquitectura y origen evolutivo. En este caso, el complejo que forma el canal es un tetrámero. Cada subunidad comprende un extremo extracelular amino terminal de gran longitud, un dominio extracelular de unión a ligando, tres segmentos transmembrana (M_1, M_3 y M_4), un bucle P (o de unión a fosfato) reentrante que recubre el canal (M_2) entre los segmentos M_1 y M_3, y un dominio carboxilo terminal intracelular (v. fig. 4-5).

La diversidad de estos receptores se deriva de la existencia de, al menos, nueve genes para los no-NMDA (AMPA *GluA1-GluA4* y kainato *GluK1-GluK5*) y siete genes para los NMDA (*GluN1, GluN2A-GluN2D* y *GluN3A* y *GluN3B*), de la existencia de variantes de empalme *(splicing)* y de distintas combinaciones de las diferentes subunidades. Todos ellos se encuentran en neuronas centrales. Los *receptores no-NMDA* son responsables de la señalización excitadora rápida del sistema nervioso central. Por su parte, los *receptores NMDA* tienen características de permeabilidad distintivas (fig. 4-7): aunque participan en la generación de señales eléctricas, su papel principal es desencadenar la elevación de la concentración intracelular de Ca^{2+} en respuesta a su estimulación conjunta por agonistas y por cambios de potencial, como se verá a continuación. Para ello, su permeabilidad al catión Ca^{2+} es 5-10 veces superior que a Na^+ o a K^+, y no se desensibilizan tan rápidamente como los no-NMDA. Además, muestran dependencia de voltaje, aumentando su conductancia cuando la célula está despolarizada y siempre que el glutamato esté presente, para lo que la despolarización libera al canal del bloqueo dependiente de voltaje que sobre él ejerce un catión extracelular fisiológico, el Mg^{2+}; así, en reposo, este receptor no se activa por sus agonistas si existen concentraciones submilimolares de Mg^{2+}. Sin embargo, si la célula está despolarizada, se elimina el bloqueo por Mg^{2+} (p. ej., por activación previa de un receptor no-NMDA), y el canal del receptor NMDA se abre durante decenas de milisegundos, lo que permite la entrada de Ca^{2+}. Gracias a este mecanismo, estos receptores son capaces de detectar la coincidencia de una despolarización postsináptica y una liberación de glutamato en la sinapsis, a lo que responden con una elevación intracelular del segundo mensajero Ca^{2+}.

» El receptor NMDA está formado por heterómeros obligados que pueden formarse con las subunidades GluN1, GluN2A, GluN2B, GluN2C, GluN2D, GluN3A y GluN3B. La activación de los receptores NMDA que contienen subunidades GluN1 y GluN2 requiere la unión de dos agonistas: glutamato a GluN2 y glicina a GluN1. El requerimiento mínimo para la expresión funcional eficiente de los receptores NMDA *in vitro* es un ensamblado diheteromérico de GluN1 y, al menos, una variante de GluN2, adoptando una disposición dimérica

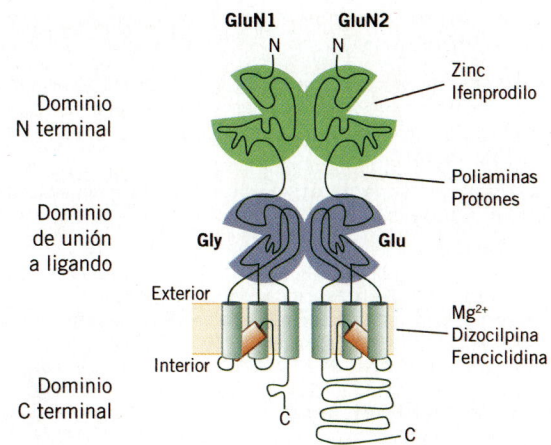

Figura 4-7. Modelo esquemático del receptor *N*-metil-D-aspartato (NMDA), que muestra las subunidades GluN1 y GluN2. Agonistas: glutámico (Glu) y glicina (Gly). Bloqueantes: dizocilpina, Mg^{2+}.

de heterodímeros en el dominio extracelular. Además, hay ensamblados triheteroméricos más complejos, con múltiples subtipos de GluN2 o de Glu3, que se generan *in vitro* y pueden darse *in vivo*.

El receptor NMDA contiene varios sitios de regulación. Uno de ellos tiene que ocuparse por glicina o D-serina para que el receptor pueda ser activado por un agonista, comportándose éstos como coagonistas. Además de los sitios para los agonistas endógenos glutamato y glicina, existen sitios adicionales de modulación inhibidora de importancia fisiológica para Mg^{2+}, Zn^{2+} y protones. La inhibición independiente de voltaje por Zn^{2+}, con alta afinidad por el dominio amino terminal extracelular e independiente del estado de actividad del canal, es altamente selectiva de subunidad (GluN2A-GluN2D). El receptor también se modula alostéricamente tanto positiva como negativamente por esteroides neuroactivos endógenos de manera dependiente de la subunidad. El bloqueo tónico por protones de la función del receptor NMDA se atenúa por poliaminas, mientras que los antagonistas no competitivos ifenprodil y traxoprodil aumentan la fracción de receptores bloqueados por protones. Además, determinados compuestos (**fenciclidina** o PCP, **ketamina** y dizocilpina o MK-801) antagonizan selectiva, pero no competitivamente, la activación producida por NMDA, actuando como antagonistas. Una vez activado el canal, y dado que permite la entrada de Ca^{2+}, se activan numerosos mecanismos intracelulares dependientes de Ca^{2+}, que amplificarán y complicarán la respuesta a través de segundos y terceros mensajeros. ◂◂

Receptores ionotrópicos purinérgicos P2X

Una familia distinta de receptores ionotrópicos son los receptores de ATP/nucleótidos purinérgicos, de topología trimérica, que permiten el paso de Na^+, K^+ y Ca^{2+} y, excepcionalmente, Cl^-. En este caso, el canal parece estar formado por tres subunidades de dos segmentos TM, donde los extremos N y C terminales son intracelulares y poseen un gran bucle extracelular al que une el ligando (v. fig. 4-5). Hasta el momento se han clonado 7 proteínas distintas ($P2X_1$-$P2X_7$). Los receptores funcionales nativos existen como homopolímeros o heteropolímeros. Están distribuidos en una gran variedad de tejidos y se cree que intervienen en numerosos procesos fisiológicos, que incluyen la neurotransmisión tanto central como periférica, la contracción del músculo liso y procesos inflamatorios.

» Existen antagonistas de $P2X_2$, como la **ivermectina**, que se utilizan desde hace varios años en el tratamiento de las helmintiasis. Los

⊛ RECEPTORES IONOTRÓPICOS

- Proteínas integrales de membrana con un poro que permite el flujo de ciertos iones a través de la membrana plasmática, regulado por la unión de un neurotransmisor a un sitio(s) ortostérico del receptor.

- Son responsables de la transmisión sináptica rápida en el sistema nervioso y en la unión neuromuscular.

- Se subdividen en:
  - Pentámeros o bucle-Cys: estructuras pentámeras de subunidades 4TM cuya activación produce la despolarización o la hiperpolarización de la membrana en la que se encuentran. Incluyen los receptores nicotínico, $5HT_3$, $GABA_A$ y glicina.
  - De glutamato/aspartato. Estructuras tetraméricas con tres segmentos TM y un bucle P. Incluye los receptores NMDA y no-NMDA (AMPA y kainato).
  - Purinérgicos P2X: estructuras triméricas de subunidades de 2 segmentos TM, y un gran bucle extracelular al que une el ligando.
  - Superfamilia de canales de Na^+ operados por receptor. Incluye los canales iónicos sensores de ácido (ASICs), los canales de Na^+ epiteliales (ENaC), los canales activados por FRMF-amida (FaNaC) de invertebrados, las degenerinas (DEG) de *C. elegans*, canales de *D. melanogaster*, y varios canales huérfanos.
  - Otros: receptor de 1,4,5-trifosfato (IP_3), receptor de rianodina (RyRs) y los canales activados por zinc (ZAC).

- **Interacción con fármacos:** algunos ejemplos de fármacos que tienen como diana molecular receptores ionotrópicos son los bloqueantes neuromusculares sobre el receptor nicotínico, las benzodiacepinas como moduladores alostéricos del receptor $GABA_A$, antieméticos como ondansetrón como antagonistas del receptor 5HT3, memantina (enfermedad de Alzheimer) sobre el receptor NMDA (putativo), ivermectina (helmintiasis) como antagonista P2X2, antidiuréticos como amilorida y triamtereno sobre canales ENaC, etcétera.

P2X$_3$ como homómero (P2X$_3$-P2X$_3$) y como heterómero (P2X$_3$-P2X$_2$) se expresan en neuronas sensoriales e intervienen en los procesos de detección de la señal dolorosa. Los P2X$_7$ parecen estar involucrados en procesos inflamatorios con activación de la microglia. ◂◂

Superfamilia de canales de Na⁺ operados por receptor

Esta superfamilia incluye los canales iónicos sensores de ácido (ASIC), los canales de Na^+ epiteliales (ENaC, *epithelial sodium channels*), los canales activados por FRMF-amida (FaNaC) de invertebrados, las degenerinas (DEG) de *Caenorhabditis elegans*, canales de *Drosophila melanogaster* y varios canales «huérfanos».

Los *canales ENaC* se expresan en células epiteliales, neuronas y otras células excitables. Son estructuras heteromultiméricas constituidas por subunidades homólogas α, β y γ, en los que cada subunidad contiene dos segmentos TM α-helicoidales conectados por un bucle extracelular de gran tamaño, y extremos amino y carboxilo terminales citoplasmáticos cortos. En las células epiteliales del túbulo renal, las vías respiratorias, el colon distal y las glándulas exocrinas se encargan de la reabsorción de Na^+. Son los canales que median la reabsorción de sodio en la región distal, sensible a aldosterona, de la nefrona, y en el túbulo colector renal. Los ENaC están regulados en el riñón por la aldosterona, la vasopresina, la angiotensina II, la insulina y los glucocorticoides, y se bloquean con los diuréticos **amilorida** y **triamtereno** (v. cap. 24).

Los *canales ASIC (acid-sensing ion channels)* se expresan primariamente en neuronas centrales y periféricas, donde modulan la transmisión sináptica y a nivel periférico participan en la señalización del estímulo doloroso, de manera que la activación de estos canales está implicada en la percepción del dolor. Por ejemplo, en los nociceptores participan en la sensibilidad neuronal a la acidosis. Además se expresan en otras localizaciones. Se ha propuesto su participación en procesos de memoria y aprendizaje, lesión neuronal isquémica, degeneración axonal autoinmune, dolor postoperatorio, terminación de crisis epilépticas, etcétera.

Los ASIC están constituidos por subunidades que contienen dos dominios TM y se ensamblan como homotrímeros o heterotrímeros y dan lugar a canales permeables a Na^+ operados por protones e independientes de voltaje. Así pues, los ASIC se activan por H^+ extracelulares, cuya concentración aumenta al disminuir el pH (p. ej., en un proceso inflamatorio), lo que permite la entrada de Na^+ por el poro del canal. Por esta razón, los ASIC se consideran canales iónicos activados por ligando, en este caso los H^+. Detectan cambios de pH (se activan cuando disminuye el pH extracelular) que se producen en algunas alteraciones como la isquemia, la esclerosis múltiple o la epilepsia, por lo que emergen como dianas terapéuticas potenciales para el tratamiento de trastornos isquémicos, el dolor, la epilepsia, la tos, la resistencia a la insulina, etcétera.

▸▸ Varios estudios indican que los canales ASIC se inhiben por el diurético **amilorida** y por varios antiinflamatorios no esteroideos (AINE), actuando como antagonistas. También se han identificado diversas toxinas antagonistas de estos canales, como psalmotoxina, APETx2 y mambalginas.

Otros receptores

Se consideran dentro de este grupo, además, el receptor de inositol-1,4,5-trifosfato (IP_3), el receptor de rianodina y los canales ZAC. Los **receptores de inositol-1,4,5-trifosfato (IP_3R)** son canales de liberación de Ca^{2+} operados por ligando situados en lugares de almacenamiento de Ca^{2+} intracelular, como el retículo endoplasmático. Son responsables de la movilización de los depósitos de Ca^{2+} intracelular y tienen un papel primordial en la señalización por Ca^{2+} intracelular en multitud de tipos celulares. Son estructuras tetraméricas que se asocian con algunas proteínas, como la calmodulina. El IP_3 es su activador endógeno, así como el Ca^{2+} citosólico. Se han descrito como antagonistas el fosfatidilinositol-4,5-difosfato (PIP_2), el decavanadato y la cafeína.

De manera similar, los **receptores de rianodina (RyRs)** se localizan en organelas de almacenamiento/liberación de Ca^{2+} intracelular: la familia incluye tres subtipos (RyR1, RyR2 y RyR3) que se ensamblan como estructuras tetraméricas de gran tamaño. Se expresan de forma ubicua en multitud de tipos celulares y participan en una gran variedad de fenómenos de señalización por Ca^{2+} (neurotransmisión, secreción, etc.). Sus activadores endógenos incluyen Ca^{2+} y ATP citosólicos. Otros activadores son la cafeína, la rianodina y la suramina. El dantroleno actúa como antagonista, mientras que la procaína y el rojo rutenio son bloqueantes del canal.

Los **canales activados por cinc (ZAC)** son miembros de la familia de receptores ionotrópicos pentaméricos o bucle-Cys. Por su estructura son, posiblemente, homopentámeros de subunidades 4TM que forman un canal selectivo a cationes con actividad constitutiva. ◂◂

Receptores acoplados a proteínas G o receptores 7TM

Son numerosas las hormonas, los neurotransmisores «lentos» y los estímulos sensoriales que ejercen sus efectos a través de los receptores de membrana asociados a proteínas fijadoras de nucleótidos de guanina (proteínas G), también denominados receptores acoplados a proteínas G (GPCR) o receptores 7TM o heptahelicoidales, que reciben este nombre porque constan de siete segmentos transmembrana e interaccionan con una proteína G, que activa sistemas efectores como enzimas o canales iónicos que producen cambios a corto plazo (p. ej., en el tono muscular y en procesos metabólicos) y a largo plazo (p. ej., en el crecimiento y la diferenciación celular). Hasta la fecha, se han identificado en el ser humano más de 800 miembros de esta familia. La mitad desempeñan funciones sensoriales, mediando el olfato, el gusto, la percepción de la luz y la señalización por feromonas, y la otra mitad es responsable de la interseñalización por ligandos, entre los que se encuentran desde pequeñas moléculas hasta péptidos y proteínas grandes; de hecho, son las dianas de la mayoría de los fármacos de uso clínico, a pesar de que sólo una minoría se utiliza en terapia.

Estructura

Los receptores 7TM constan de una cadena polipeptídica sencilla, con una arquitectura típica de siete regiones transmembrana con estructura α-helicoidal, conectados por asas intracelulares y extracelulares alternantes (**fig. 4-8**). La superficie extracelular del receptor, que incluye el extremo N terminal, varias asas extracelulares y porciones exofaciales de varios dominios TM, desempeña un papel crítico en la unión de los ligandos. Para los ligandos pequeños, la zona de fijación se localiza entre los segmentos α-helicoidales en el interior de la membrana. Los ligandos peptídicos, de mayor tamaño, se fijan probablemente en zonas más superficiales. Por otra parte, la superficie intracelular del receptor, formada por asas intracelulares, el dominio C terminal, así como los extremos citoplasmáticos de los dominios TM, son importantes para la interacción y la activación de proteínas G.

Clasificación

Se han empleado varios esquemas de clasificación para los GPCR. El esquema de clasificación que se presenta aquí es el GRAFS (puede encontrarse más información en http://www.guidetopharmacology.org/GRAC/GPCRListForward), que los divide en cinco clases, que se describen a continuación.

Familia rodopsina (clase A). Constituye la familia de mayor tamaño, e incluye ligandos con gran diversidad estructural. El rasgo distintivo es un conjunto de unos 20 aminoácidos localizados en la mitad citoplasmática del núcleo del receptor, necesario para la estabilidad del receptor y/o para regular los cambios conformacionales que acompañan a la activación del receptor. Esta familia comprende varios subgrupos, entre los que se encuentran receptores de estímulos sensitivos (rodopsina, opsinas, etc.), hormonas glucoproteicas (FSH, LH/CG, TSH), péptidos (angiotensina II, bombesi-

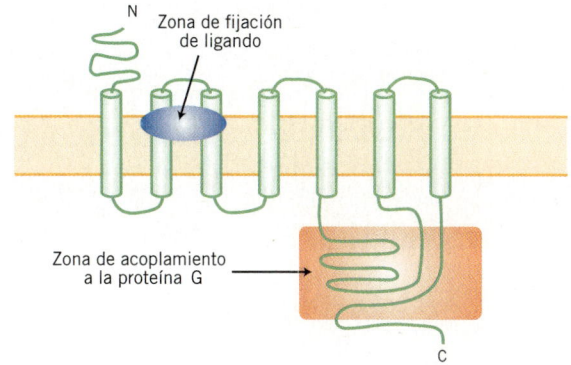

Figura 4-8. Estructura básica de los receptores 7TM, acoplados a proteínas G.

na, bradicinina, endotelina, neuropéptido Y, neurotensina, oxitocina, opiáceos, somatostatina, etc.), aminas biógenas (acetilcolina, dopamina, adrenalina, noradrenalina, histamina, serotonina) y otros receptores variados (ATP/UTP [P2Y], leucotrienos, PAF, prostanoides, trombina).

Familia secretina (clase B). Está constituida por un pequeño grupo de receptores (15 genes en los seres humanos) para hormonas polipeptídicas. Incluye receptores para calcitonina, el péptido relacionado con el gen de la calcitonina (CGRP), glucagón y secretina, entre otros.

Receptores metabotrópicos de glutamato (clase C). Esta familia está formada por los 8 subtipos de receptores metabotrópicos de glutamato (mGluRs), un receptor sensor de calcio de la glándula paratiroides, el receptor GABA$_B$, tres receptores de gusto tipo 1, entre otros.

Familia *frizzled* (clase F). Incluye, entre otros, receptores para lipoglucoproteínas secretadas de la familia Wnt.

Familia de adhesión. Están relacionados filogenéticamente con la clase B, de los que se diferencian por poseer un extremo N terminal que se corta por autoproteólisis en un sitio conservado. La *clase E* (receptores de AMPc) no se encuentra en vertebrados.

Transducción de señales de los receptores 7TM: proteínas G

Las proteínas G (proteínas que unen GTP o *GTP-binding proteins*) funcionan mediante la unión al nucleótido GTP y la hidrólisis de éste a GDP, y se comportan como interruptores moleculares que sirven de base para multitud de procesos reguladores.

El alto grado de conservación de la secuencia de estas proteínas en eucariotas subraya las semejanzas en el control funcional de los procesos que regulan, entre los que se encuentran la síntesis de proteínas, las vías secretoras, la señalización intercelular e intracelular y la proliferación y la diferenciación celulares. Según la estructura de sus subunidades y su peso molecular, las proteínas G se dividen en *proteínas G heterotriméricas* y la *superfamilia Ras*, de pequeñas *GTPasas monoméricas*. Este capítulo, enfocado en los procesos de señalización de los GPCR, se enfocará en las primeras.

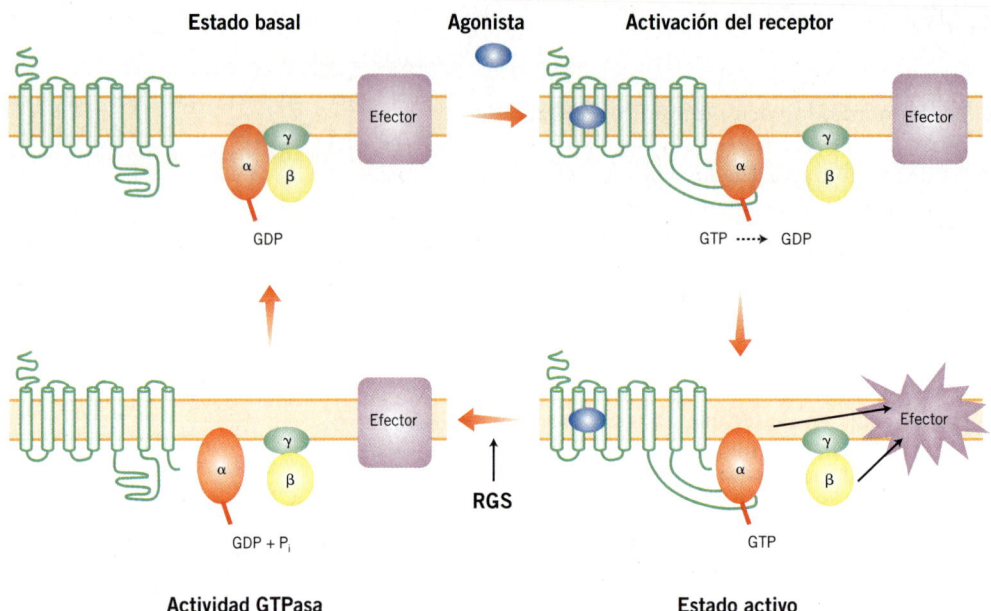

Figura 4-9. Ciclo de activación-inactivación de los receptores 7TM. GDP: guanosindifosfato; GTP: guanosintrifosfato; RGS: proteínas reguladoras de la señalización por proteínas G.

Estructura y ciclo de activación de las proteínas G heterotriméricas

❗ Las proteínas G heterotriméricas son, como su nombre indica, heterotrímeros formados por las subunidades α, β y γ. Los nucleótidos de guanina se fijan a la subunidad α, que posee actividad enzimática GTPasa. Las subunidades β y γ permanecen asociadas como un complejo βγ. Las tres subunidades se encuentran ancladas a la membrana mediante una cadena de ácidos grasos, y pueden difundirse libremente por la membrana.

En la **figura 4-9** se muestra el mecanismo por el que actúa una proteína G. En el *estado basal*, el complejo βγ y el complejo α-GDP están asociados formando un trímero $\alpha_{GDP}\beta\gamma$. En este estado, el heterotrímero puede ser reconocido por un receptor 7TM activado por su ligando y, como resultado de esta interacción, el GDP se disocia de la subunidad α y es reemplazado por GTP, en un proceso dependiente de Mg^{2+}, lo que produce un cambio conformacional y la disociación de la subunidad α del complejo βγ. Las subunidades α-GTP y βγ separadas son las *formas activas* de la proteína G, responsables de la activación de los sistemas efectores. El proceso finaliza cuando el GTP es hidrolizado por la propia actividad GTPasa de la subunidad α y se forma de nuevo el heterotrímero. Además, existen unas proteínas que se pueden asociar con α-GTP y acelerar su actividad GTPasa, las proteínas «reguladoras de la señalización por proteínas G» (proteínas RGS). Éste no es el único punto de finalización de la señalización, ya que existen otros mecanismos que incluyen acciones inhibidoras de las propias proteínas G, así como procesos de desensibilización de los receptores (v. más adelante). Por otra parte, existen también proteínas que se conocen como «activadoras de la señalización por proteínas G» (proteínas AGS).

▸▸ El intercambio GDP/GTP y la hidrólisis de GTP representan los dos pasos limitantes del ciclo de activación de las proteínas G. Están estrechamente regulados por proteínas accesorias que aceleran o dificultan estos procesos modulando sus constantes cinéticas, y que difieren según la isoforma Gα. Estas proteínas reguladoras son:

- Factores de intercambio de nucleótidos de guanina (GEF, *guanine nucleotide exchange factors*), que interaccionan con Gα y estimulan el intercambio de GDP por GTP, acelerando la generación de la forma activa.
- Inhibidores de la disociación de nucleótidos de guanina (GDI, *guanosine nucleotide dissociation inhibitors*), que estabilizan Gα en una forma inactiva unida a GDP; la mayoría poseen un motivo conservado denominado GPR (*G protein regulatory*) o GoLoco (interacción «Gα$_{i/o}$-Loco»), que interacciona específicamente con Gα$_{i/o}$ y está directamente implicado en prevenir la disociación de GDP y también la reasociación de Gα-Gβγ, por lo que exhibe funciones duales.
- Proteínas activadoras de GTPasa (GAP, *GTPase-activating proteins*), que antagonizan la actividad de los GEF acelerando la hidrólisis de GTP, lo que favorece la vuelta al estado de reposo y la terminación de la señalización por la proteína G. Dentro de este grupo, la familia principal es la de los reguladores de la señalización por proteínas G (RGS, *regulators of G protein signaling*). ◂◂

Tipos de proteínas G heterotriméricas

❗ A pesar de la semejanza estructural y mecánica de las proteínas G, las respuestas a la activación de cada receptor muestran una gran especificidad, gracias a su diversidad molecular **(tabla 4-3)**. En general, sus propiedades están determinadas por el tipo de subunidad α, de la que se han descrito más de 20 tipos distintos que dan lugar a cuatro subfamilias de proteínas G según su homología funcional y estructural: G$_s$, G$_i$, G$_q$ y G$_{12/13}$.

▸▸ La subfamilia **G$_s$** forma un grupo de proteínas G (α$_s$, α$_{olf}$) cuyo sistema efector es la adenililciclasa (EC 4.6.1.1), a la que estimulan aumentando la producción de AMPc; la principal dentro de este grupo

Tabla 4-3. Ejemplos de ligandos endógenos, receptores y sus proteínas G

	LIGANDO	RECEPTOR	PROTEÍNA G
Aminoácidos	Glutámico	mGlu1, mGlu5 mGlu2, mGlu3, mGlu4, mGlu6, mGlu7, mGlu8	$G_{q/11}$ $G_{i/o}$
	GABA	$GABA_{B1}$, $GABA_{B2}$	$G_{i/o}$
Aminas biogénicas	Dopamina	D_1, D_5 D_2, D_3, D_4	G_s, G_{olf} $G_{i/o}$
	Adrenalina y noradrenalina	α_{1A}, α_{1B}, α_{1D} α_{2A}, α_{2B}, α_{2C} β_1, β_2 β_3	$G_{q/11}$ $G_{i/o}$ G_s G_s, $G_{i/o}$
	Serotonina	$5HT_{1A}$, $5\text{-}HT_{1B}$, $5\text{-}HT_{1D}$, $5\text{-}HT_{1E}$, $5\text{-}HT_{1F}$ $5\text{-}HT_{2A}$, $5\text{-}HT_{2B}$, $5\text{-}HT_{2C}$ $5\text{-}HT_4$, $5\text{-}HT_{5A\text{-}B}$, $5\text{-}HT_6$, $5\text{-}HT_7$	$G_{i/o}$ $G_{q/11}$ G_s
	Acetilcolina	M_1, M_3, M_5 M_2, M_4	$G_{q/11}$ $G_{i/o}$
	Histamina	H_1 H_2 H_3, H_4	$G_{q/11}$ G_s $G_{i/o}$
Iones	Calcio	CaSR	$G_{q/11}$ $G_{i/o}$ $G_{12/13}$ G_s
Lípidos	Anandamida	CB_1, CB_2	$G_{i/o}$
	Leucotrienos	BLT_1, BLT_2 $CysLT_1$, $CysLT_2$ Oxe	$G_{i/o}$, $G_{q/11}$ $G_{q/11}$ $G_{i/o}$
	Tromboxano A_2 (TXA_2) PGE_2 PGE_1 y PGE_2 PGE_2 PGD_2 $PGF_{2\alpha}$ PGI_2	TP EP_1 EP_2, EP_4 EP_3 DP_1 y DP_2 FP IP	$G_{q/11}$ $G_{q/11}$ G_s $G_{i/o}$, $G_{q/11}$, G_s G_s $G_{q/11}$ G_s
	Lipoxinas	ALX	G_i
Péptidos y proteínas	Opioides	δ, κ, μ, NOP	$G_{i/o}$
	Somatostatina	$SST_{1\text{-}5}$	$G_{i/o}$
	Angiotensina II	AT_1 AT_2	$G_{q/11}$, $G_{i/o}$ $G_{12/13}$ (Tyr y Ser/Threo fosfatasas)
	Endotelina	ET_A ET_B	$G_{q/11}$, G_s $G_{q/11}$, $G_{i/o}$
	Bradiquinina	B_1, B_2	$G_{q/11}$
Nucleósidos y nucleótidos	ADP/ATP/UTP	$P2Y_1$, $P2Y_2$, $P2Y_4$, $P2Y_6$, $P2Y_{14}$ $P2Y_{11}$ $P2Y_{12}$, $P2Y_{13}$	$G_{q/11}$ $G_{q/11}$, G_s $G_{i/o}$
	Adenosina	A1, A3 A2A, A2B	$G_{i/o}$ G_s
Quimioquinas		CCR1-CCR10 CXCR1-CXCR6 CX3CR1, XCR1, ACKR2-ACKR4	$G_{i/o}$ $G_{i/o}$ $G_{i/o}$ Arrestina

ADP: adenosindifosfato; ATP: adenosintrifosfato; GABA: ácido γ-aminobutírico; UTP: uridintrifosfato.

es la subunidad α_s, sistema efector de importantes GPCR como son los receptores β-adrenérgicos, varios receptores serotoninérgicos y los receptores D_1 de la dopamina y H_2 de la histamina.

Al contrario que la anterior, la subfamilia G_i (α_i, α_o, α_z, α_t, α_{gust}) inhibe la adenililciclasa, disminuyendo los niveles de AMPc. Además, la mayoría de las isoformas también activan canales de K^+ o inhiben canales de Ca^{2+}. Las principales subunidades, α_i y α_o, están acopla-

das a GPCR como los receptores colinérgicos muscarínicos M_2 y M_4, los receptores α_2-adrenérgicos y los receptores $5\text{-}HT_1$ de la serotonina, entre otros.

La subfamilia G_q, con varios miembros (α_q, α_{11}, α_{14}, α_{15} y α_{16}), de los que el principal es α_q, tienen como primer efector a la fosfolipasa C β (PLC-β) a la que activan, lo que resulta en la degradación de PIP_2 en dos segundos mensajeros, IP_3 y diacilglicerol (DAG). Se acoplan a

Adenililciclasa (AC)

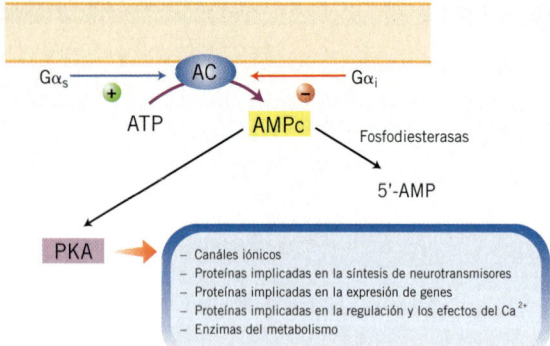

Fosfolipasa C (PLC)

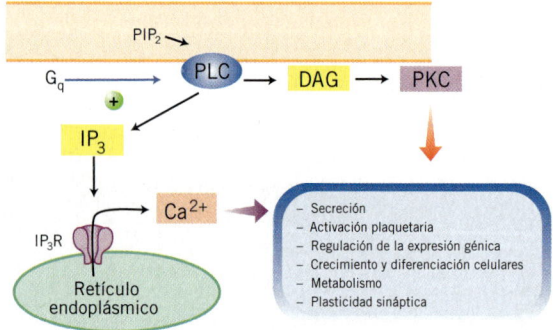

Figura 4-10. Sistemas efectores de proteínas G. DAG: diacilglicerol; IP$_3$: inositol-1,4,5-trifosfato; IP$_3$R: receptor de IP$_3$; PIP: fosfatidilinositol-4,5-bifosfato; PKA: proteincinasa A; PKC: proteincinasa K.

importantes GPCR, como los receptores α_1-adrenérgicos, los receptores muscarínicos M$_1$, M$_3$ y M$_5$, el receptor histaminérgico H$_1$ y el receptor de serotonina 5-HT$_2$.

Por su parte, las **G$_{12/13}$** (α_{12} y α_{13}) regulan la familia Rho de GTPasas, y pueden activar un amplio panel de efectores como las fosfolipasas D, entre otras. ◄◄

Originalmente se pensó que la señalización de las proteínas G estaba mediada únicamente por el complejo α-GTP, y que el papel del complejo activo βγ era sólo el de facilitar al anclaje de Gα a la membrana plasmática y estabilizar su estado inactivo. Sin embargo, en la actualidad se sabe que existen al menos seis proteínas G β y 12 γ, y que el complejo βγ ejerce de mediador para activar sistemas efectores específicos, como canales de K$^+$ K$_{ir}$3.x (I$_{KACh}$), PLC-β, algunas isoformas de adenililciclasa (II, IV, VII) y Src-cinasas, o la inhibición de otros como adenililciclasa I o canales de Ca^{2+} (N, P/Q y R).

▸▸ Existen defectos en este sistema de señalización que pueden producir enfermedades, incluido el cáncer, y que se deben a mutaciones puntuales, somáticas o germinales, en posiciones críticas de la secuencia de aminoácidos del receptor o de alguno de los componentes de la proteína G (en particular la subunidad α), así como modificaciones inducidas por agentes externos, como la exotoxina de *Vibrio cholerae* o la de la difteria (toxina *pertussis*). La primera inhibe la hidrólisis del GTP por la Gα$_s$ al producir la ADP-ribosilación de un residuo crítico de arginina, lo que resulta en la inhibición de la actividad GTPasa y en una activación permanente de la proteína. La segunda, por el contrario, bloquea la activación por el receptor de una Gα$_i$ al causar la ADP-ribosilación de una cisteína, con pérdida de función. ◄◄

Sistemas efectores de las proteínas G heterotriméricas

Los sistemas que se ven afectados por las proteínas G son sus dianas o sistemas efectores. Entre ellos, destacan la adenililciclasa, la PLC-β, otras fosfolipasas como la D y la A$_2$, y también canales iónicos.

▸▸ La **adenililciclasa** (fig. 4-10) es una glucoproteína que se localiza en la membrana plasmática, de la que se han identificado hasta ocho isoformas diferentes, que se agrupan en tres subfamilias con una estructura similar: dos porciones cada una con seis segmentos TM y dos segmentos citoplasmáticos en los que puede residir la actividad catalítica. Esta enzima es capaz de generar AMPc a partir de ATP en presencia de Mg^{2+}. El AMPc activa a una serintreonincinasa específica, la proteincinasa dependiente de AMPc o PKA, y su acción termina cuando el AMPc es hidrolizado por fosfodiesterasas específicas a 5'AMP. La PKA fosforila proteínas de carácter diverso y, con ello, se produce la activación o desactivación de canales iónicos, de enzimas reguladoras del metabolismo, de proteínas que intervienen en la contracción o en la síntesis de neurotransmisores, y cambios en los movimientos de Ca^{2+} y en la expresión de genes. La adenililciclasa es diana de dos proteínas G: G$_s$, que produce su estimulación, y G$_{i/o}$, que la inhibe.

La proteína G$_q$ tiene como sistema efector a la **isozima β$_1$ de la fosfolipasa C (PLC-β)**. La PLC (v. fig. 4-10) es una enzima que hidroliza el enlace éster fosfato de los fosfolípidos, entre ellos, el del PIP$_2$, y da lugar a IP$_3$ y DAG, ambos con función de segundos mensajeros. Por un lado, el IP$_3$ activa un receptor específico del retículo endoplásmico, que se abre y permite la salida de Ca^{2+} libre al citosol, el cual, a su vez, actúa como tercer mensajero, iniciando fenómenos como la contracción muscular, la secreción de glándulas exocrinas y la liberación de neurotransmisores y hormonas, así como la activación de enzimas y fenómenos de citotoxicidad. Para ello, el Ca^{2+} puede fijarse directamente a las proteínas, o bien el efecto puede mediarse a través de otras proteínas fijadoras de Ca^{2+}, como la calmodulina (CaM). De este modo, el complejo Ca^{2+}-CaM regula la actividad de proteincinasas, fosfodiesterasas, óxido nítrico-sintasas constitutivas y ATPasa dependiente de Ca^{2+}. Por su parte, el DAG estimula la proteincinasa C o PKC, cuyas isoenzimas se translocan a la membrana por la elevación de Ca^{2+}, actuando así ambos mensajeros de manera sinérgica. La PKC modifica canales iónicos, receptores y enzimas, lo que supone una modificación de la secreción celular, la activación de plaquetas, la regulación de la expresión de genes, procesos de crecimiento celular y diferenciación, etc. Tras la acción, DAG se fosforila y forma ácido fosfatídico, e IP$_3$ se desfosforila y se acopla al ácido fosfatídico para formar fosfatidilinositol.

La **fosfolipasa D** hidroliza preferentemente la fosfatidilcolina, con lo que produce ácido fosfatídico y colina, y su actividad se encuentra regulada por isoenzimas de la PKC.

Las proteínas G pueden activar **canales iónicos** por mecanismos directos e indirectos. La activación directa significa que la proteína G opera directamente sobre la molécula del canal. En ocasiones, la subunidad α actúa sobre el canal, y en otras el responsable es el complejo βγ, como en los canales de K$^+$ abiertos por el recetor muscarínico de acetilcolina M$_2$. La activación indirecta implica que la proteína G provoque la liberación de segundos mensajeros y sus correspondientes respuestas, los cuales, al final, actúan sobre el canal. ◄◄

Regulación de la señalización

Los fenómenos de *desensibilización* de los receptores GPCR se manifiestan como una falta de respuesta tras una activación sostenida de éstos. Este proceso tiene lugar por un conjunto de modificaciones postraduccionales sobre los receptores, pero también intervienen mecanismos transcripcionales y traduccionales. Ello supone diferentes modificaciones y asociaciones con proteínas que, de forma muy rápida, modifican las respuestas del receptor.

En la porción intracelular del receptor, principalmente en los bucles citoplasmáticos y la cola C terminal, existen aminoácidos que pueden ser fosforilados por cinasas, por lo general serintreonincinasas, como la PKA, la PKC y otras cinasas específicas de estos receptores (GPCR-cinasas, GRK). La fosforilación por PKA y PKC afecta a varios sustratos, no sólo los receptores *(desensibilización heteróloga)*, y por lo general implica una modificación del estado funcional del receptor, principalmente la reducción de su interacción con la proteína G. Por el contrario, la fosforilación ejercida por las GRK es selectiva de estos receptores *(desensibilización homóloga)*. Al receptor fosforilado se unen las

proteínas intracelulares **β-arrestinas**, principalmente las β-arrestinas 1 y 2, una de cuyas funciones es desensibilizar el receptor e internalizarlo en vesículas recubiertas de clatrina **(fig. 4-11)**.

Transducción de señales de los receptores 7TM independientes de proteínas G. Agonismo sesgado

El paradigma de la señalización a un estado *on* u *off* de los receptores TM mediado por el acoplamiento a proteínas G se ha visto superado por el descubrimiento de que algunos ligandos promueven respuestas celulares independientemente de estas proteínas. En la actualidad, se sabe que los receptores TM dan lugar a una plétora de rutas de señalización moduladas por múltiples mecanismos además de las proteínas G, entre los que se encuentran β-arrestinas, GRK y otros efectores. Así, aunque identificadas inicialmente como mediadores de la desensibilización de los receptores 7TM, las β-arrestinas (1 y 2) se reconocen actualmente como auténticas proteínas adaptadoras que transducen señales a múltiples vías efectoras, como las cinasa de proteínas activadas por mitógenos o MAP-cinasas (MAPK), la tirosincinasa Src, el factor nuclear kappa B (NF-κB) y la fosfatidilinositol-3-cinasa (PI3K). El descubrimiento de moléculas capaces de activar distintas vías tras interaccionar con un mismo receptor ha dado lugar a los conceptos de *agonismo sesgado* (también denominado *selectividad funcional, eficacia colateral* o *tráfico por estímulo*). Así, los agonistas que desencadenan preferentemente rutas de señalización dependientes de β-arrestina se han denominado *agonistas sesgados a β-arrestina*, mientras que los que utilizan vías dependientes de proteínas G se denominan *agonistas sesgados a proteínas G*. En realidad, se conocen pocos ligandos que se comporten únicamente como sesgados a proteínas G, ya que la mayoría, en menor medida, también activan la ruta de la β-arrestina **(fig. 4-12)**.

Es posible que la dicotomía proteína G/β-arrestina se modifique y amplíe por la inclusión de vías adicionales. El concepto de *agonismo sesgado* también incluye el hecho de que diferentes agonistas de un mismo receptor muestren selectividad por una proteína G o por otra. De hecho, el concepto de agonismo sesgado es una propiedad del complejo ligando-receptor, de manera que pueden existir tanto

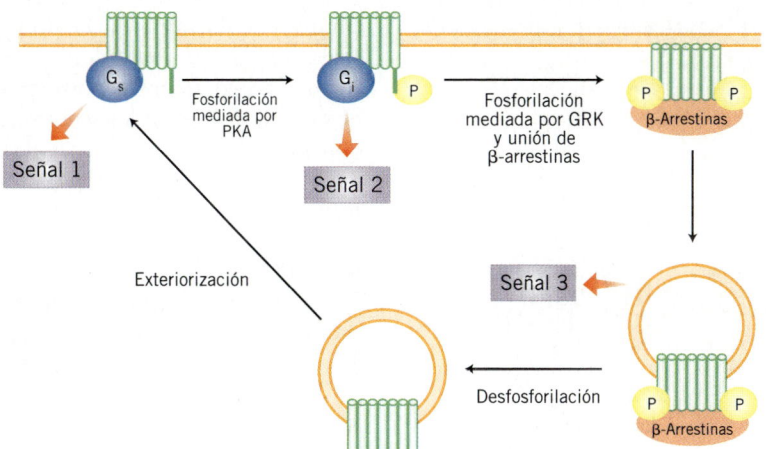

Figura 4-11. Ciclo de desensibilización de receptor. GRK: cinasa de receptores acoplados a proteínas G; PKA: proteincinasa A.

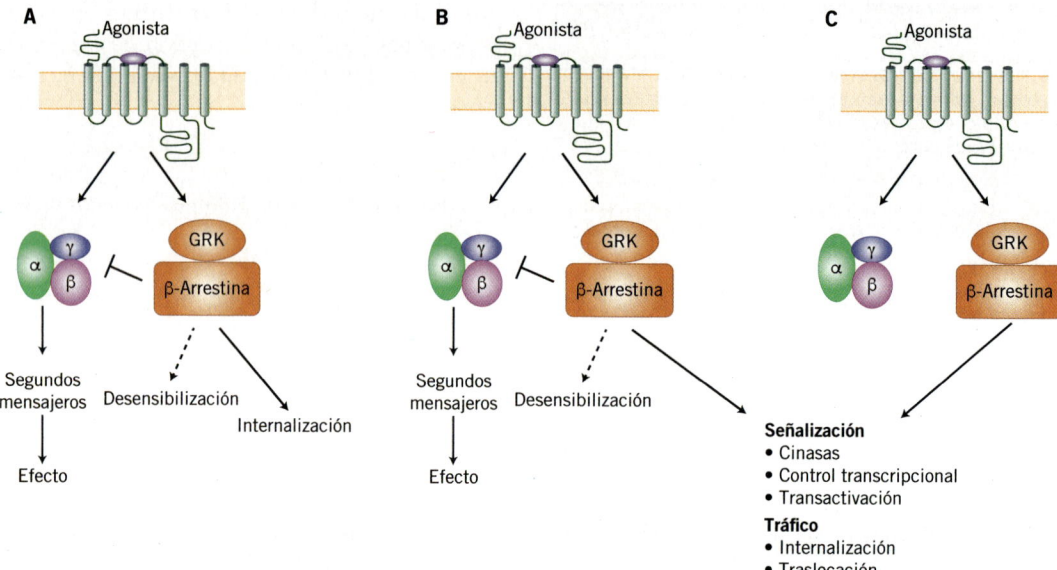

Figura 4-12. Señalización mediada por proteínas G y β-arrestina. A) En el modelo clásico, la señalización está mediada por proteínas G, y la desensibilización, por β-arrestinas. B) En el modelo actual, la unión del ligando resulta en la activación de la señalización por proteínas G y β-arrestinas, así como en la desensibilización e internalización por estas últimas. C) En un sistema con agonismo sesgado (por β-arrestina en el ejemplo), la señalización sólo tiene lugar por una de las vías. GDP: guanosindifosfato; GRK: cinasa de receptores acoplados a proteínas G (GPCR). (Tomado de Reiter y cols., 2012.)

ligandos como receptores sesgados. Dentro de este complejo puede incluirse, además, el sesgo dependiente del estado protomérico o heteromérico de los receptores, como se verá a continuación. En el capítulo 3 pueden encontrarse más detalles sobre este concepto.

Activación del receptor independiente de la unión de un ligando

En la mayoría de los casos, la activación del receptor se produce tras su unión. Existe una vía alternativa, que consiste en la activación de receptores 7TM por la acción de proteasas; estos receptores reciben el nombre de receptores activados por proteasas (PAR, *protease activated receptors*). Así, los PAR constituyen una familia de receptores 7TM, en los que la activación desenmascara una secuencia en el extremo amino terminal del receptor, que actúa como un ligando de éste, uniéndose a él, mientras por el otro extremo permanece unido al cuerpo principal del receptor (**fig. 4-13**). Tras la activación, el receptor se

inactivará por un proceso de desensibilización, por el cual el receptor se internalizará tras experimentar fosforilaciones.

Esta familia incluye al menos cuatro subgrupos (PAR1-PAR4), que se distinguen en las secuencias del ligando unido y en la sensibilidad para activarse por serin-proteasas. Uno de los PAR más conocidos es el *receptor de trombina*, denominado también PAR1, que es sensible a la acción de la trombina, y es asimismo activado por otras proteasas de la cascada de la coagulación.

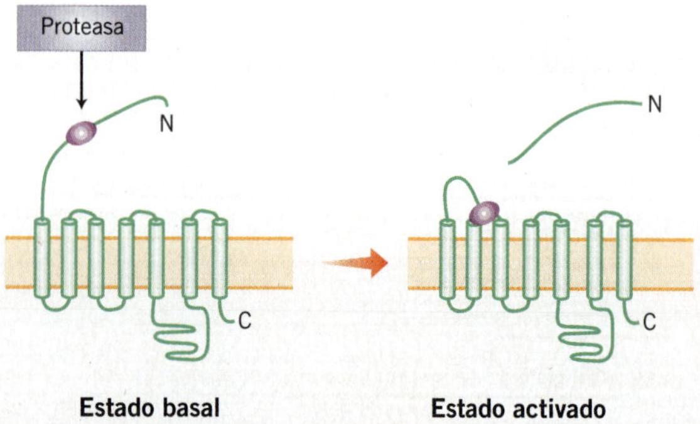

Heteromerización de receptores acoplados a proteínas G o 7TM

Clásicamente se ha considerado que los receptores 7TM existen y funcionan en la membrana plasmática como proteínas monoméricas que se activan por la unión de una molécula de agonista a una de receptor. Sin embargo, en los últimos años, cada vez más estudios ponen de manifiesto la existencia de procesos de *heteromerización* principalmente entre miembros de la familia A (o rodopsina) de GPCR. Estos *heterómeros* se definen como complejos macromoleculares compuestos de, al menos, dos unidades receptoras funcionales *(protómeros)* con propiedades bioquímicas diferentes de aquellas de sus componentes individuales por separado. Para demostrar que los receptores originan heterómeros, es necesario proporcionar evidencia de que:

1. Los componentes del heterómero colocalizan e interaccionan físicamente, bien directamente, bien a través de proteínas intermediarias de alosterismos.

2. Los heterómeros exhiben propiedades diferentes de las del protómero.

3. Los reactivos utilizados selectivos de heterómeros alterar las propiedades de éste.

Figura 4-13. Activación de receptores activados por proteasas (PAR).

Proteasa

N

N

C

C

Estado basal   **Estado activado**

Tabla 4-4. Ejemplos de heterómeros de receptores acoplados a proteínas G[a]

Heterómeros SNC	Criterios cumplidos	Heterómeros no SNC	Criterios cumplidos
δOR-µOR	1, 2, 3	β₁AR-β₂AR	2, 3
δOR-κOR	1, 3	β₂AR-AT1	2
κOR-µOR	3	β₂AR-EP1R	2
µOR-GRPR	1, 3	β₂AR-B2R	2, 3
µOR-NK1	3	α₂cAR-AT1	2
δOR-CB1	2, 3	α₁A/BAR-CXCR4	1, 2, 3
µOR-CB1	3	AT1-ETB	1, 2
A2A-CB1	1, 2	AT1-PGF2R	2
D2R-OTR	1, 2	ETA-ETB	1, 2
D2R-GSHR1a	1, 2	AT1-CB1	1, 3
A1-A2A	1, 2	AT2-RXFP1	2, 3
A1-mGlu1a	1, 2	PAR1-PAR2	2, 3
A2A-D2R	1, 2, 3	PAR3-PAR4	2
A2A-mGlu5	1, 2	PAR1-PAR4	2
D1R-D2R[a]	1, 2, 3	PAR1-PAR3	2
5-HT2A-D2R	2	PAR2-PAR3	2
CRHR1-V1bR	2	CXCR4-CXCR7	2
5-HT2A-mGlu2	1,3	ChemR23-CCR7	2
D2SR-D4R	2, 3	ChemR23-CXCR4	2
MT1-GPR50	2	AT1-CCR2	2
5-HT2C-MT2	3	µOR-CCR5	2
α1B AR-D4R	1, 2	CCR2-CCR5	2, 3
β1 AR-D4R	1, 2	CCR2-CXCR4	2, 3
D2R-SSTR2	3	CCR5-CXCR4	2, 3
AT1-SCTR	3	GPR55/CB2	1, 2
		MT1-MT2	1, 2, 3

Adaptado de Gomes y cols., 2016.
[a] Los heterómeros que se enumeran cumplen los criterios establecidos, detallados en el texto. Los indicados en cursiva indican heterómeros para los que las evidencias son contradictorias.
SNC: sistema nervioso central.

La **tabla 4-4** muestra ejemplos de heterómeros que cumplen varios de estos criterios.

Si bien hasta la fecha la heteromerización de receptores GPCR de la clase A ha sido ampliamente caracterizada en células heterólogas, no existe en todos los casos una demostración fehaciente de su presencia en los tejidos nativos. La comprensión del potencial terapéutico de los heterómeros de GPCR dependerá, pues, del entendimiento de sus propiedades farmacológicas, tanto en sistemas heterólogos como *in vivo*. El esclarecimiento de las consecuencias fisiológicas y patológicas de estas propiedades permitirá descubrir su potencial terapéutico, al revelar la mejor manera de modular la función del heterómero para obtener efectos beneficiosos. Varios heterómeros caracterizados como potenciales dianas de fármacos son, por ejemplo, δOR-µOR, MT1-MT2, β₁AR-β₂AR y β₂AR-β₃AR, y los varios formados con D1 y D2, entre otros. En este sentido, la **eluxadolina**, un δOR agonista-µOR antagonista, ejerce sus efectos a través del heterómero δOR-µOR y se aceptó por la FDA y la EMA para el tratamiento del síndrome del intestino irritable con diarrea predominante, aunque su autorización ha sido anulada recientemente.

Interacción con fármacos

La interacción más obvia de los fármacos que actúan en los receptores 7TM es la unión al sitio activo o unión del ligando endógeno *(ortostérico)* del receptor. De hecho, son numerosos los fármacos que actúan, bien como agonistas (puros, parciales o inversos) o bien como antagonistas en este nivel (v. tabla 4-3). Además, si bien aún no se conoce su potencial definitivo, existe un enorme interés por el desarrollo de *ligandos sesgados* como fármacos, con el fin de aumentar al máximo los efectos beneficiosos y reducir al mínimo los adversos. En la **tabla 4-5** se muestran algunas de las posibilidades terapéuticas que teóricamente permitirían este tipo de moléculas.

Alternativamente a los ligandos ortostéricos, los fármacos pueden unirse en una localización diferente de la del sitio de unión del ligando, pero con capacidad de inducir y/o estabilizar conformaciones específicas del receptor *(alostérico)* que determinan su actividad, aumentándola o disminuyéndola. Así, se habla de *moduladores alostéricos positivos o negativos*, respectivamente. Dos moduladores alostéricos de GPCR son el **maraviroc**, modulador del receptor de tipo 5 de quimiocinas (CCR5, *C-C motif chemokine receptor*), comercializado para el tratamiento de la infección por el virus de la inmunodeficiencia humana (VIH), y el **cinacalcet**, modulador positivo del GPCR de clase C receptor sensor de calcio (CaSR, *calcium sensing receptor*), indicado para el hipertiroidismo en adultos. Gentry y cols. (2015) ofrecen información sobre moduladores alostéricos representativos de GPCR, tanto endógenos como exógenos, así como ejemplos de moduladores alostéricos sesgados.

Receptores catalíticos

Los receptores catalíticos son receptores de membrana, normalmente de estructura dimérica (al menos en su estado activado, ya que a menudo es monomérica en estado inactivo), que incluyen dominios de unión al ligando y dominios funcionales en una única cadena polipeptídica. El dominio de unión al ligando se sitúa en la superficie extracelular de la membrana plasmática y está separado del dominio funcional intracelular por un dominio sencillo transmembrana (1TM) de 20-25 aminoácidos hidrófobos. El dominio funcional, localizado en la cara intracelular de la membrana plasmática, se caracteriza, bien por poseer actividad catalítica propia o asociada (lo que da a esta familia su nombre). Así, esta actividad enzimática puede ser intrínseca al receptor, o bien estar mediada por enzimas específicas que interactúan con el receptor. Los agonistas endógenos son péptidos o proteínas cuya unión puede inducir la dimerización del receptor y originar su forma funcional. Pertenecen a este grupo varios receptores, algunos de nomenclatura aún provisional, que se clasifican en varias familias según la actividad enzimática que llevan asociada y sus mecanismos de señalización (**tabla 4-6**). A continuación se describen algunos de los más importantes.

Tabla 4-5. Posibles aplicaciones terapéuticas de la selectividad funcional y la señalización sesgada

Receptor/diana	Efecto	Posible aplicación terapéutica
Tirotropina (TSH)	Activación $G_{\alpha q} > G_{\alpha s}$	Síntesis selectiva de hormona tiroidea
β-adrenoceptor	Activación $G_{\alpha s} > G_{\alpha 1}$	Tratamiento insuficiencia cardiaca congestiva
Histamina	↑ cAMP >> respuesta alérgica	Trastornos neuropsiquiátricos/ neurodegenerativos
GPR109	$G_{\alpha i}$ >> Activación β-arrestina	↓ Triglicéridos sin sofocos cutáneos
α-adrenoceptor	↓ Activación β-arrestina	Hipotensión con baja sedación
Dopamina D_2	↓ Fosforilación MAP cinasas + ↓ internalización	Perfil mejorado del tratamiento de la esquizofrenia
Hormona paratiroidea (PTH)	Activación selectiva de β-arrestina	Tratamiento mejorado de la osteoporosis
Opioides	↓ Interacción con β-arrestina	Analgesia con ↓ tolerancia/ ↓ depresión respiratoria/ ↓ estreñimiento
Dopamina D_1	↓ Internalización	Tratamiento mejorado de la enfermedad de Parkinson
Angiotensina	↑ Activación de β-arrestina/ ↓ activación de proteínas G	Terapia antihipertensiva con efecto antiapoptótico Efecto antihipertensivo con cardioprotección
Serotonina	↓ Interacción con PTEN	Tratamiento de la adicción
	↑ internalización de receptores	Tratamiento de psicosis/depresión
Péptido liberador de gastrina/ arginina-vasopresina	Bloqueo del receptor + estimulación ERK	Tratamiento del cáncer de pulmón microcítico
β-adrenoceptor	Bloqueo del receptor + estimulación ERK	Tratamiento mejorado de la insuficiencia cardíaca congestiva
Varios receptores 7TM sobreexpresados	↑ Internalización de receptores	Numerosos cánceres

Adaptado de Kenakin, 2011.
ERK: cinasa regulada por señales extracelulares; MAP: proteínas activadas por mitógenos; PTEN: fosfatidilinositol-3,4,5-trisfosfato-3-fosfatasa.

Tabla 4-6. Clasificación de los receptores catalíticos

Receptores con actividad guanilil ciclasa particulada: receptores del péptido natriurético
Guanilil ciclasas transmembrana
Guanilil ciclasa soluble (sensible a óxido nítrico [NO])
Receptores con actividad cinasa
Receptores con actividad cinasa intrínseca
- Receptores tirosina cinasa intrínseca (RTKs)
  - Tipo I: receptores ErbB (factor de crecimiento epidérmico; EGF)
  - Tipo II: receptores de insulina
  - Tipo III: receptores PDGFR, CSFR, Kit, FLT3
  - Tipo IV: receptores de VEGF (factor de crecimiento endotelial vascular)
  - Tipo V: receptores de FGF (factor de crecimiento de fibroblastos)
  - Tipo VI: PTK7/CCK4
  - Tipo VII: receptores de neurotrofina /Trk
  - Tipo VIII: familia ROR
  - Tipo IX: MuSK
  - Tipo X: receptores de HGF (factor de crecimiento de hepatocitos)
  - Tipo XI: receptores TAM (TYRO3-, AXL- and MER-TK)
  - Tipo XII: receptores TIE de angiopoyetina
  - Tipo XIII: receptores de efrinas
  - Tipo XIV: RET
  - Tipo XV: RYK
  - Tipo XVI: familia DDR (receptor de colágeno)
  - Tipo XVII: receptores ROS
  - Tipo XVIII: familia LMR
  - Tipo XIX: receptores de tirosina cinasa de leucocito (LTK)
  - Tipo XX: STYK1
- Receptores serina/treonina cinasa (RSTK)
  - Tipo I: receptores de activina o cinasas semejantes a receptores de activina (ALKs)
  - Tipo II
  - Tipo III
  - Heterómeros funcionales RSTK
Receptores con actividad cinasa extrínseca
- Receptores de citoquinas
  - Tipo I
    - Receptores de IL -2
    - Receptores de IL-3
    - Receptores de IL-6
    - Receptores de IL-12
    - Receptores de prolactina
  - Tipo II
    - Receptores de interferón
    - Receptores de IL-10
    - Receptores de IL-1
    - Receptores de IL-17
- Receptores de GDNF
Receptores de reconocimiento de patrones
- Familia de receptores Toll-like (TLRs): TLRs 1-11
- Familia de receptores NOD-like (NLRs): NOD1-2, NLRC3-5, NLRX1, CIITA, NLRP1-14
- Familia de receptores análogos del gen-I inducible por ácido retinoico (RLRs): RIG-I y MDA5.
- Familia de receptores de leptina tipo C (CLRs): DNGR1, MINCLE y Dectin-1.
- Familia de receptores homólogos ausentes en melanoma-2 (ALRs)
Receptores con actividad tirosina fosfatasa
Otros
- Receptores del factor de necrosis tumoral
- Receptores catalíticos de puntos de control inmunitarios
- Receptores Fc epsilon
- Integrinas

Receptores con actividad guanililciclasa particulada: receptores de péptidos natriuréticos

Se trata de la familia más pequeña del grupo de receptores catalíticos. El GMPc es un segundo mensajero capaz de actuar sobre proteína cinasas, fosfodiesterasas de nucleótidos cíclicos y otras proteínas, que se forma por la acción de la guanililciclasa y es metabolizado por fosfodiesterasas. Además de la guanililciclasa soluble, que se menciona más adelante, como receptor de membrana está la familia de receptores de péptidos natriuréticos, que se caracterizan por

- Receptores monoméricos/diméricos con 1 segmento TM en cada subunidad y cuyo dominio intracelular se caracteriza, bien por poseer actividad catalítica de manera intrínseca, o bien por interactuar con enzimas específicas independientes.

- Los principales receptores de este grupo son:
  – Receptores con actividad cinasa intrínseca
    • Receptores tirosina cinasa (RTKs)
    • Receptores serina/treonina cinasa (RSTKs)
  – Algunos receptores con actividad cinasa extrínseca, como los receptores de citoquinas.

- **Interacción con fármacos:** son diana de fármacos como insulina, muchos antitumorales, moléculas para el tratamiento de enfermedades autoinmunes, antiagregantes plaquetarios, etcétera.

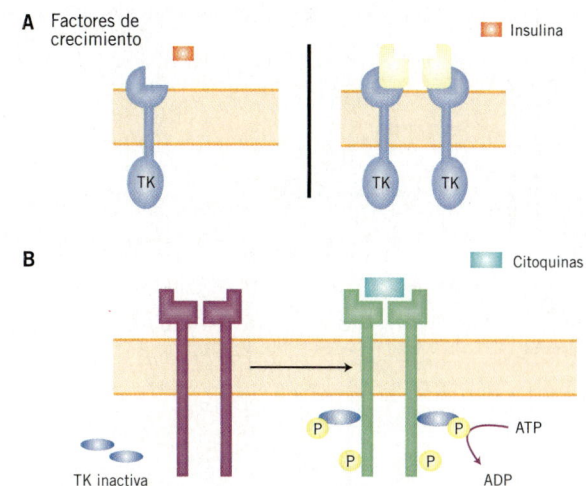

Figura 4-14. Estructura general de los receptores catalíticos. A) Receptores con actividad tirosincinasa (TK) intrínseca. B) Receptores que se asocian a tirosincinasas intracelulares.

conformar una proteína homodímera, en la que cada monómero presenta una única porción transmembrana y actividad guanililciclasa *(guanililciclasa particulada)* en su dominio intracelular. En su porción externa N terminal se encuentra el dominio que actúa como receptor de varias hormonas peptídicas, como los factores natriuréticos de aurícula, de cerebro y de tipo C (NPR-A, NPR-B y NPR-C). Otro miembro de esta familia es el receptor GC-C, al que se unen la guanilina y la uroguanilina.

Receptores con actividad cinasa

En este apartado se incluyen los receptores con actividad cinasa intrínseca, bien tirosincinasa, bien serintreonincinasa. También se describirán otros receptores con actividad cinasa extrínseca, como los receptores de citocinas y el de GDNF.

Receptores tirosincinasa

Los receptores tirosincinasa (RTK) son la familia más importante en este grupo. Estos receptores, que median las acciones de una gran variedad de ligandos, como las hormonas polipeptídicas y proteicas, citocinas y factores de crecimiento, son moduladores clave de procesos celulares críticos, como los procesos de proliferación, diferenciación, supervi-

vencia y metabolismo celular, la migración celular y el control del ciclo celular. En el genoma humano se han identificado numerosos RTK, que se clasifican en diversas subfamilias **(v. tabla 4-6)**.

La estructura básica general de estos receptores comprende un dominio extracelular de unión al ligando, un segmento hélice transmembrana, una región citoplasmática que contiene la actividad tirosincinasa (en ocasiones dividido en dos dominios por una inserción que se conoce como inserción de la cinasa) y regiones reguladoras en el extremo C terminal. Excepcionalmente, el receptor funcional de insulina, miembro de esta familia, deriva de un solo producto génico que es cortado a nivel postraduccional en dos péptidos que, con posterioridad, se entrecruzan mediante puentes disulfuro y forman un heterotetrámero **(fig. 4-14)**.

En cuanto a la *activación y transducción de señales*, la unión del agonista a su dominio extracelular desencadena la dimerización (en algunos casos, oligomerización) de los receptores RTK monoméricos **(fig. 4-15)**. Un pequeño

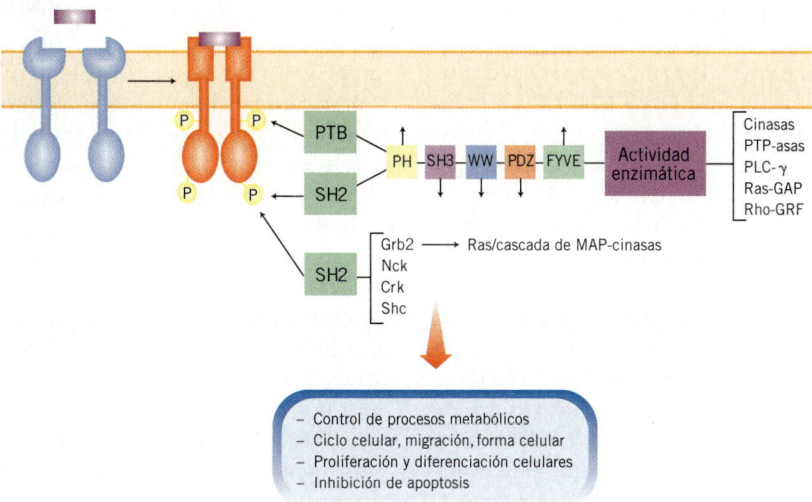

Figura 4-15. Transducción de señales por receptores catalíticos con actividad tirosincinasa intrínseca.

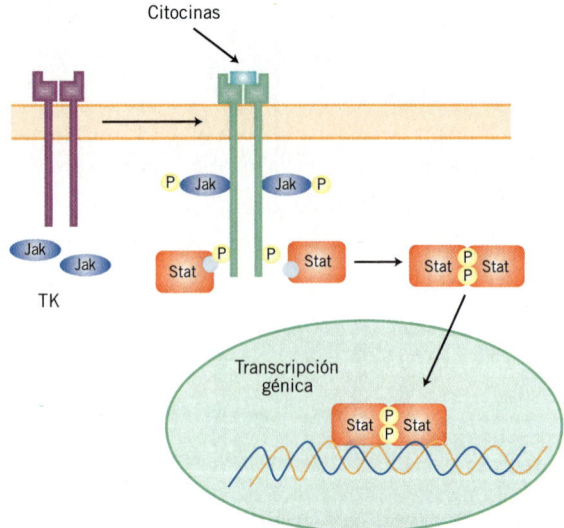

Figura 4-16. Transducción de señales por receptores catalíticos sin actividad enzimática intrínseca. TK: tirosincinasa.

subgrupo de RTK forma multímeros incluso en ausencia de ligando. Tras la dimerización, la actividad tirosincinasa de cada monómero fosforila un conjunto de residuos de tirosina en su pareja dimérica, proceso que se denomina *autofosforilación*. Estos dominios fosforilados sirven como sitio de ensamblado con complejos proteicos específicos *(proteínas intracelulares de señalización)*, lo que lleva a la estimulación de múltiples vías de transducción de señales. Por lo general, estos dominios son o una secuencia bien conservada de unos 100 aminoácidos, denominada zona SH2 (homóloga al producto oncogénico Src), o dominios de fijación a fosfotirosina (PTB, *phosphotyrosine binding*). Las proteínas intracelulares de señalización, con dominios SH2 o PTB, suelen estar formadas por *módulos* con distintas funciones. Estas proteínas de señalización se activarán en respuesta a la activación de receptores 1TM por tres mecanismos principales según los módulos implicados: por translocación a la membrana, por un cambio conformacional o por fosforilación de tirosina. Existen varios tipos de proteínas de señalización:

- En algunos casos, las proteínas intracelulares de señalización son *enzimas*, como las proteintirosina-cinasas, las proteintirosina-fosfatasas (PTP, *protein tyrosine phosphatases*) o la isoforma γ de la fosfolipasa C (PLC-γ), todas ellas con dominios SH2.
- Otras proteínas intracelulares de señalización funcionan como *adaptadores* para facilitar el acoplamiento entre el receptor y otras proteínas funcionales, entre las que se encuentran muchas implicadas en la regulación de la división y la diferenciación celular, capaces, por lo tanto, de estimular la transcripción de genes concretos. Un ejemplo es la *vía de transducción Ras/MAP cinasa*, en la que la proteína SH2 es Grb2; esta vía media el efecto de muchos factores de crecimiento y mitógenos a través de la fosforilación de proteínas diferentes, incluidos factores de transcripción que regulan la expresión de importantes proteínas del ciclo celular y de la diferenciación.

La *inactivación* o regulación a la baja de estos receptores se lleva a cabo por varios procesos, como endocitosis, ubiquitinación y posterior hidrólisis, o por acción de proteintirosina-fosfatasas.

Receptores serintreonincinasa

Los receptores serintreonincinasa (RSTK) poseen también actividad intrínseca, en este caso, serintreonina, en la unidad funcional heterodímera. Entre los ligandos de estos receptores se encuentran algunas citocinas, como el factor de crecimiento transformante β (TGF-β, *transforming growth factor*) y la proteína morfogénica ósea (BMP, *bone morphogenetic protein*). Se agrupan en dos subfamilias según su estructura, los tipos I y II **(v. tabla 4-6)**, a los que se une un tercer grupo, el tipo III, de proteínas accesorias o correceptores. La unión del agonista inicia la formación de un complejo de RSTK de tipo I y II, posiblemente heterotetramérico. La proteína de tipo II fosforila el dominio cinasa del compañero de tipo I, causa el desplazamiento de proteínas acompañantes y permite la unión y fosforilación de algunos miembros de la familia Smad. Éstos migran al núcleo donde regulan la transcripción génica. Los agonistas endógenos, aproximadamente unos 30 en el ser humano, se subdividen en las subfamilias TGF-β/activina/nodal y BMP/GDF (factor de crecimiento/diferenciación)/MIS (*Müllerian inhibiting substance*).

Receptores con actividad tirosincinasa extrínseca

En este grupo, la actividad catalítica reside en una proteína separada del receptor. Existen varios tipos. En primer lugar está la *familia de receptores de citocinas*, moléculas que participan en la regulación del sistema inmunitario, aunque también en otros procesos, como el desarrollo. Se subdividen, a su vez, en los tipos I y II, ejemplificados, respectivamente, por los receptores de interleucinas (IL-2, IL-3, IL-6, IL-12, prolactina) y de interferón (interferón, IL-10, IL-1, IL-17), respectivamente. Estos receptores poseen una región extracelular conservada, conocida como *dominio de homología de receptores de citocinas*, y varios módulos estructurales, que incluyen un dominio transmembrana y dominios de homología intracelulares, entre otros. Un rasgo característico de este grupo es la existencia de receptores solubles y señuelo *(decoy)*, con la capacidad de unirse al receptor sin que éste se active. Otro atributo de estos receptores es la producción de antagonistas endógenos. Como en los anteriores, la unión de ligandos induce homooligomerización o heterooligomerización, lo que resulta en el reclutamiento de proteínas intracelulares para poner en marcha sus vías de señalización, en especial en procesos inflamatorios o hematopoyéticos, dada la naturaleza de estos receptores. Aunque no de manera exclusiva, un tema común en esta familia es la vía Jak/Stat **(fig. 4-16)**, involucrada en la respuesta a numerosas citoquinas. Tras la unión del agonista, el primer fenómeno es la homooligomerización o la heterooligomerización de los receptores, en el caso de que sean monómeros. A continuación, los receptores activados atraen una tirosincinasa del citosol, denominada JAK, de la familia de las cinasas Janus, que se asocia a los receptores y produce la autofosforilación tanto en Jak como en el receptor. Esta fosforilación facilita el reclutamiento de una familia de factores de transcripción conocidos, los STAT *(signal transducers and activators of transcription)*, que son proteínas SH2 fosforiladas tras su unión al complejo receptor-JAK. Una vez activados, los STAT dimerizan y migran al núcleo para activar la transcripción génica.

En segundo lugar, dentro del grupo de receptores con actividad tirosincinasa extrínseca se encuentra también la *familia de receptores de GDNF*. En ésta, la unión del ligando al dominio extracelular del receptor, silente catalíticamente, activa un receptor tirosincinasa transmembrana que no tiene dominio de unión al ligando, el RET (RTK de tipo XIV; **v. tabla 4-6**), iniciando la señalización por la fosforilación de tirosina. Los ligandos endógenos en esta familia son típicamente dímeros, unidos por puentes disulfuro, como el factor neurotrófico derivado de las células gliales (GDNF).

Otros receptores

Receptores con actividad fosfatasa

Los receptores con actividad fosfatasa (RTP) contienen una región transmembrana y muestran actividad intracelular de fosfotirosina-fosfatasa en su dominio citosólico. Defosforilan así dianas intracelulares como la tirosincinasa Src (SRC) para activar cascadas de señalización. Varios miembros de esta familia se activan por contacto entre células, uniéndose a componentes de la matriz extracelular o a proteínas de la superficie celular, lo que indica su papel en la comunicación intercelular, principalmente en los sistemas esquelético, hematopoyético e inmunitario. Existen varios tipos (C, D, F, G, K, S y Z1), y entre sus ligandos putativos se encuentran las galectinas 1 y 3 y el condroitinsulfato proteoglucano 3.

Receptores de reconocimiento de patrones

Los receptores de reconocimiento de patrones (PRR, *pattern recognition receptors*) tienen una especial importancia por su relevante papel en la respuesta inmunitaria, tanto por participar en procesos infecciosos como en procesos inflamatorios derivados del daño celular (inflamación estéril). Estos receptores, localizados en la superficie celular o en diferentes compartimentos intracelulares, se componen principalmente de cinco familias: los receptores análogos de *Toll* (TLR), los receptores análogos de NOD *(nucleotide-binding oligomerization domainlike receptors)* o NLR, los receptores análogos del gen-I inducible por ácido retinoico *(RIG-I-like receptors)* o RLR, los receptores de leptina tipo C *(C-type lectin receptors)* o CLRs y los receptores homólogos ausentes en melanoma-2 *(absent in melanoma-2 (AIM2)-like receptors)* o ALRs. Los PRR expresan múltiples regiones ricas en leucina para unirse a un amplio abanico de ligandos derivados de microorganismos, denominados patrones moleculares asociados a patógenos (PAMPs, *pathogen-associated molecular patterns)*, o ligandos derivados de la lesión celular, denominados patrones moleculares asociados a lesión (DAMPs, *damage-associated molecular patterns)*, que incluyen péptidos, hidratos de carbono, peptidoglucanos, lipoproteínas, lipopolisacáridos y ácidos nucleicos. La unión de estos receptores a sus ligandos produce la activación de vías intracelulares que finalmente desencadena la activación del sistema inmune innato con la expresión y liberación de diferentes citoquinas y quimioquinas. Este proceso puede incluso llegar a inducir inflamación crónica, lo que activará finalmente la respuesta inmunitaria adquirida, para eliminar al patógeno o células dañadas o muertas.

Los TLR, una de las familias de PRR mejor conocidas, comparten homología estructural con la familia de receptores de IL-1 y parecen requerir homodimerización o heterodimerización para ser funcionalmente activos. Generalmente se localizan en la superficie celular, si bien otros se sitúan en organelas intracelulares, y señalizan habitualmente mediante vías dependientes de Myd88. Respecto a los NLR, se encuentran distintas vías de señalización en función del subtipo. Algunos (NOD1 y NOD 2) reclutan una Ser/Treocinasa, lo que conduce a una ruta señalizadora a través del NF-κB y de MAP-cinasas, y otros (principalmente NLRP1 y NLRP3) forman un complejo multiproteico de gran tamaño conocido como inflamasoma, que activa citocinas proinflamatorias. Por la implicación de estos receptores en procesos inflamatorios, se están desarrollando fármacos con potencial antiinflamatorio a través de su modulación.

Receptores del factor de necrosis tumoral

▸▸ La superfamilia de receptores del TNF muestra poca homología con el resto, más allá de un dominio extracelular rico en restos de Cys. Es activada por al menos 18 homólogos humanos diferentes de TNF. Muchos de estos receptores y ligandos funcionan como entidades multiméricas. La señalización a través de estos receptores es compleja, y requiere la interacción con proteínas adaptadoras citoplasmáticas, como TRADD y TRAF1. Varios de los receptores contienen motivos citoplasmáticos conocidos como «dominios de muerte», cruciales para el inicio de la respuesta apoptótica mediante el reclutamiento de otras proteínas también con dominios de muerte o con dominios efectores de muerte. Otras vías utilizadas por estos receptores incluyen la regulación de vías dependientes de NFκB o MAP-cinasas.

Integrinas

Las integrinas desempeñan funciones cruciales en la comunicación intercelular, a menudo asociada a la señalización de células sanguíneas. Poseen la capacidad de transmitir señales desde el entorno extracelular al interior celular, pero también desde el citoplasma al exterior de la célula. Las cascadas de señalización intracelulares por su activación se centran en actividades proteincinasa, como la cinasa de adhesión focal y Src, razón por la que se incluyen entre los receptores catalíticos. Estructuralmente son entidades heterodímeras, compuestas por subunidades α y β, 1TM cada una de ellas, que se unen a componentes de la matriz extracelular o a contrarreceptores expresados en otras células. Entre sus ligandos están el colágeno, la laminina, el fibrinógeno, la fibronectina, el factor Von Willebrand, etcétera. ◂◂

Ejemplos de interacción con fármacos

Los RTK tienen gran interés no sólo por sus funciones fisiológicas, sino también como dianas farmacológicas para varias enfermedades, principalmente el cáncer y las que se originan como consecuencia de cambios genéticos o anomalías que alteran la actividad, la abundancia, la distribución celular y/o la regulación de los RTK. Los fármacos que modifican las

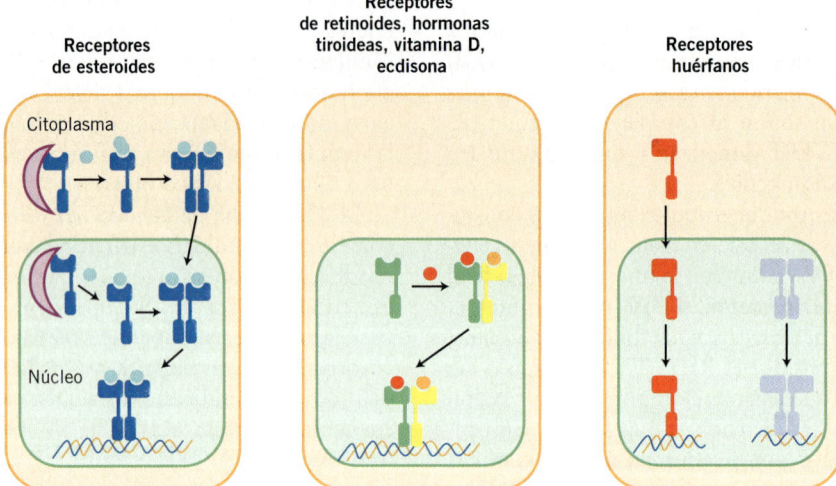

Figura 4-17. Familias de receptores nucleares.

funciones alteradas de estos receptores se engloban en dos categorías: un grupo de fármacos denominados «biológicos», que bloquean la activación de RTK de forma directa o quelando los ligandos relacionados, y un segundo grupo constituido por pequeñas moléculas, diseñadas para inhibir de forma directa la actividad tirosincinasa. Algunos de ellos ya se usan en clínica como fármacos antineoplásicos, y otros se encuentran en estudio. Algunos ejemplos se presentan en el capítulo 55. Frente a los receptores de citocinas y de TNF se encuentran anticuerpos monoclonales, citocinas recombinantes y moléculas inhibidoras, con aplicaciones muy diversas, como el tratamiento de la esclerosis múltiple, la dermatitis atópica, la artritis reumatoide, el asma grave, el lupus y la psoriasis, la prevención de rechazo de trasplantes, como antiagregantes plaquetarios, etcétera.

Receptores nucleares

Definición

La superfamilia de receptores nucleares, o receptores nucleares de hormonas según IUPHAR/BPS, comprende un gran grupo de factores de transcripción eucariotas muy especializados, cuya función es regular el desarrollo y el metabolismo celular mediante el control de la expresión génica. Los miembros de esta superfamilia son proteínas intracelulares solubles, que actúan como receptores de moléculas lipófilas, entre las que se encuentran las hormonas esteroideas, las hormonas tiroideas, los retinoides y la vitamina D, así como receptores de diversos productos del metabolismo lipídico, como ácidos grasos y prostaglandinas. La superfamilia de receptores nucleares incluye, además, un gran número de los conocidos como receptores «huérfanos», para los cuales no se ha identificado un ligando específico. En seres humanos se han identificado aproximadamente 50 miembros de esta superfamilia, de los cuales algo menos de 30 poseen ligandos o activadores conocidos. Estos receptores muestran diversas funciones en la regulación del crecimiento, el desarrollo y la homeostasis, y son dianas importantes de fármacos bien conocidos y de otros en estudio para el tratamiento de enfermedades como la diabetes, el cáncer y la hipercolesterolemia.

Estructura

La mayoría de los receptores nucleares hormonales son homodímeros o heterodímeros, con la capacidad de unirse a secuencias de consenso específicas de ADN (elementos de respuesta) presentes en las regiones promotoras de genes diana específicos. De esta manera, regulan (promoviendo o reprimiendo) la transcripción de los genes diana en respuesta a una variedad de ligandos endógenos. Las subunidades son proteínas monoméricas de gran tamaño, pertenecientes a la familia de *proteínas con dedos de cinc*, de 400-1.000 residuos, con cuatro dominios diferenciados:

- Una región N terminal (A y B), cuya longitud y secuencia varía enormemente entre los diferentes receptores; contiene un dominio de activación específico, conocido como AF-1 *(activation function 1)*, que permite una función de transactivación (v. más adelante), que es independiente de ligando y puede conferir al receptor una actividad constitutiva, y que se regula (por lo general de manera negativa) por fosforilación.
- Un dominio de unión al ADN (DBD, *DNA-binding domain*) (C), generalmente de 66 aminoácidos y que contiene dos dedos de cinc separados por una región conectora. En cada dedo de cinc, cuatro restos de cisteína se encargan de coordinar la unión de un ión Zn^{2+}. Ésta es una región muy conservada esencial para el reconocimiento específico de la secuencia de ADN a la que se une el elemento de respuesta a hormonas (HRE, *hormone response element*).
- Un dominio bisagra (D), que conecta el dominio DBD con el dominio de unión al ligando.
- Un dominio C terminal (E y F), región que alberga numerosas funciones (v. más adelante), como la de unión al ligando (LBD, *ligand-binding domain*). Otras funciones son la de transactivación (función de activación 2; AF-2), transrepresión, translocación nuclear y dimerización. La unión del ligando en este caso modula las funciones del dominio C terminal. Así, la función de transactivación de AF-2 es dependiente de la unión del ligando.

Clasificación

Aunque se trata de un campo en el que la investigación realiza continuos avances, la familia de receptores nucleares se clasifica con fines didácticos en tres grandes grupos por la semejanza estructural de sus ligandos y su mecanismo de acción (**fig. 4-17**).

Receptores de hormonas esteroideas

Los receptores de hormonas esteroideas (SR, *steroid receptors*) incluyen el receptor de andrógenos (AR, *androgen receptor*), el receptor de mineralocorticoides (MR, *mineralocorticoid receptor*), el receptor de estrógenos (ER, *estrogen receptor*, con los subtipos ERα y ERβ), el receptor de glucocorticoides (GR, *glucocorticoid receptor*) y el receptor de progesterona (PR, *progesterone receptor*). Estos receptores funcionan típicamente como entidades diméricas, sobre todo homodímeros. Se localizan fundamentalmente fuera del núcleo cuando no están unidos a su ligando, formando complejos con chaperonas (factores de choque térmico). Tras la unión del ligando, se disocian del complejo de chaperonas y migran al núcleo, uniéndose a elementos de respuesta en el ADN, y/o interaccionan con otros reguladores de la transcripción, como ARN-polimerasa, acetiltransferasas y deacetilasas, lo que permite la regulación de la transcripción génica.

Receptores que forman heterodímeros con el receptor de ácido 9-cis-retinoico

Los receptores que forman heterodímeros con el receptor de ácido 9-*cis*-retinoico (RXR) incluyen los dos receptores de hormonas tiroideas, TRα (NR1A1, con sus isoformas TRα$_1$ y TRα$_2$) y TRβ (NR1A2, con sus isoformas TRβ$_1$ y TRβ$_2$), el receptor de vitamina D$_3$ (VDR, NR1I1), el receptor de ácido retinoico (RAR, con sus isoformas RARα o NR1B1, RARβ o NR1B2, y RARγ o NR1B3), el receptor de ácidos biliares farnesoide X (*farnesoid X receptor*; FXR), el propio receptor de ácido 9-*cis*-retinoico (RXR, con sus isoformas RXRα o NR2B1, RXRβ o NR2B2, y RXRγ o NR2B3), los receptores activados por proliferadores de los peroxisomas (PPAR, *peroxisome proliferator-activated receptor*), con sus isoformas PPARα (NR1C1), PPARβ/δ (NR1C2) y PPARγ (NR1C3), y los receptores X de hígado (LXR, *liver X receptor*), activados por oxisteroles, con sus isoformas LXRα o NR1H3 y LXRβ o NR1H2. Los PPAR, por regular la expresión de genes relacionados con el metabolismo de los hidratos de carbono y de los lípidos, son dianas de fármacos para el tratamiento de la hipertrigliceridemia y de la diabetes, y poseen acción antiinflamatoria. Su localización es principalmente nuclear, incluso en ausencia de ligando, donde a menudo se encuentran ya unidos a una secuencia específica del ADN, formando un heterodímero con el RXR y, a su vez, ensamblados a moléculas correpresoras. Tras la unión del ligando, cambian su conformación e interaccionan con otros reguladores transcripcionales, produciendo cambios en la transcripción de genes. Por su parte, los LXR regulan la expresión de genes implicados en el metabolismo del colesterol, además de poseer, de manera similar a los PPAR, acciones antiinflamatorias de interés.

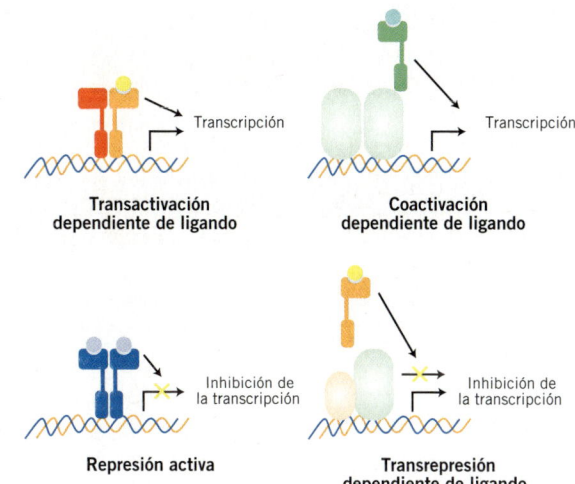

Figura 4-18. Mecanismos de activación de receptores nucleares.

Receptores huérfanos

Los receptores «huérfanos» son un tercer grupo de receptores nucleares para los que no se han establecido, al menos de manera definitiva, sus ligandos endógenos. Se subdividen en dos grupos: los que se unen al ADN como monómeros y los que se unen como dímeros. Algunos ejemplos son el receptor esteroide y xenobiótico (SXR, *steroid and xenobiotic receptor*), y el receptor constitutivo de androstano (CAR, *constitutive androstane receptor*), que incide en la regulación de genes de la familia del citocromo P-450 (CYP) al funcionar como receptor pleiotrópico atípico de una gran variedad de compuestos xenobióticos, mecanismo por el cual estos últimos son capaces de afectar al metabolismo de diversos fármacos. Aunque varios se han asociado con ligandos potenciales, quizás existan miembros que no necesiten un ligando para ser activos.

Activación y transducción de señales

Estos receptores son capaces de inducir o de reprimir genes específicos, e iniciar patrones de síntesis de proteínas y efectos fisiológicos completamente diferentes. La regulación de la transcripción génica se lleva a cabo por diversos mecanismos (**fig. 4-18**).

✪ RECEPTORES NUCLEARES

- Son factores de transcripción activados por ligando, en su mayoría pertenecientes a la familia de proteínas con dedos de zinc.

- Sus ligandos son moléculas liposolubles, como hormonas, retinoides y vitamina D.

- Tras su activación regulan fenómenos de expresión génica por mecanismos de activación e inhibición transcripcional.

- Incluyen varios grupos:
  - Receptores de hormonas esteroideas.
  - Receptores que heterodimerizan con RXR: TR, VDR, RAR y PPAR.
  - Receptores huérfanos: LXR y FXR.

- **Interacción con fármacos:** son diana de las hormonas esteroideas y tiroideas, de vitaminas liposolubles, de antidiabéticos (glitazonas), antihipertrigliceridémicos (fibratos), etcétera.

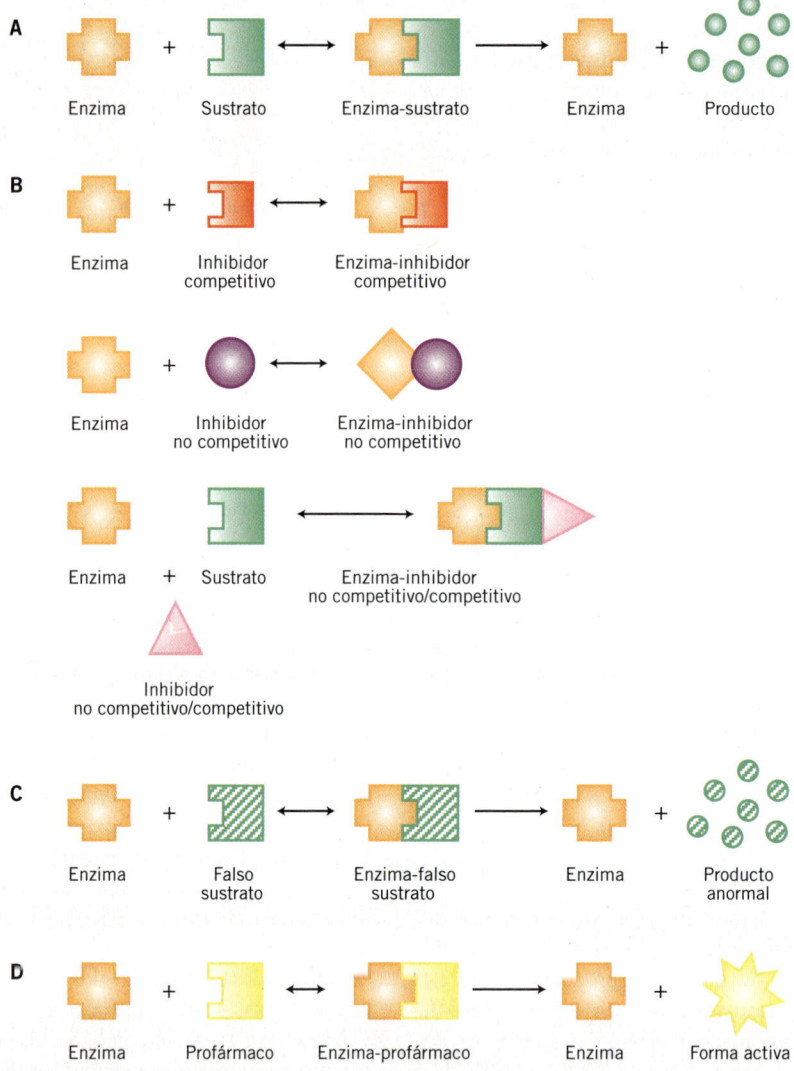

Figura 4-19. Posibles acciones farmacológicas sobre enzimas. A) Reacción normal. B) Distintos tipos de inhibición enzimática reversible. C) Utilización de un falso sustrato. D) Utilización de un profármaco.

Mecanismos de activación transcripcional

El mecanismo prototípico de acción de los receptores nucleares es la *transactivación*, es decir, la activación dependiente de ligando de la transcripción cuando estos receptores se unen a los elementos de respuesta a hormonas (HRE) específicos en genes diana. Estas secuencias se disponen típicamente como palíndromos repetidos o invertidos en los promotores génicos, lo que permite la acumulación de numerosos factores de transcripción.

Algunos receptores nucleares pueden participar en la activación de genes actuando como coactivadores de otros factores de transcripción, como el receptor de glucocorticoides para determinados genes que responden a STAT5; este proceso se denomina *coactivación*. Los coactivadores suelen encargarse de reorganizar los moldes de cromatina y de reclutar la maquinaria transcripcional basal a la región del promotor.

Algunos receptores nucleares huérfanos (como CARβ y HNF4) son capaces de activar la transcripción de manera constitutiva, en ausencia de ligando.

Mecanismos de inhibición transcripcional

Algunos receptores nucleares forman heterodímeros con el receptor retinoide X (RXR, *retinoid X receptor*), como el de las hormonas tiroideas (TR) y el del ácido retinoico (RAR, *retinoic acid receptor*), y son capaces de reprimir activamente genes diana por unión a HRE en el ADN en ausencia de ligando. Este mecanismo de denomina *represión activa*.

Varios receptores nucleares, como el de glucocorticoides (GR), pueden inhibir las actividades de otros factores de transcripción, como AP-1, de manera dependiente de ligando y sin unión directa al ADN, un fenómeno que se conoce como *transrepresión*.

Otros factores de transcripción activados por ligando

Aparte de los descritos, pertenecientes a la familia de *proteínas con dedos de cinc*, cabría incluir dentro de este gran grupo varios factores de transcripción que tienen la peculiaridad de ser activados por ligando, hecho que les confiere naturaleza de receptor, aunque no se encuentren hasta ahora clasificados como tales por BPS/IUPHAR. Entre los diversos grupos cabe destacar los factores de transcripción de la *familia hélice-bucle-hélice* (HLH, *helix-loop-helix*), en concreto la subfamilia bHLH, que se caracteriza por poseer una región altamente básica adyacente al motivo HLH, necesaria para su unión al ADN.

Un dímero en el que ambas subunidades poseen la región básica puede unirse al ADN. En esta familia se incluyen receptores importantes como el de hidrocarburos aromáticos (AhR, *aryl hydrocarbon receptor*), implicado en el metabolismo de xenobióticos y en los efectos tóxicos de la dioxina, pero también activado por ligandos endógenos y que media efectos fisiológicos y patológicos en la homeostasis vascular y cardíaca, el desarrollo, la inmunidad, la función neuronal, etcétera.

ENZIMAS

Las enzimas son proteínas que actúan como catalizadores en reacciones para la transformación de un sustrato en un producto. Así, intervienen en la transformación de productos endógenos, bien del propio organismo o de agentes patógenos que lo invaden; ayudan a transportar sustancias químicas vitales; regulan la velocidad de las reacciones químicas, y realizan otras funciones estructurales, reguladoras o de transporte. Las enzimas se clasifican en seis grupos: oxidorreductasas, transferasas, hidrolasas, liasas, isomerasas y ligasas. Aunque hay más enzimas que receptores, de manera global, el número de enzimas que son dianas de fármacos es relativamente pequeño. Aun así, las enzimas constituyen una de las dianas más importantes para la acción de los fármacos. Estos fármacos pueden actuar de diversas formas, que se describen a continuación (tabla 4-7).

Inhibición enzimática

El fundamento de esta estrategia se basa en que la inhibición enzimática provoca el incremento o la acumulación del sustrato y la correspondiente reducción del metabolito. De esta forma se puede conseguir una respuesta clínicamente útil.

En general, este mecanismo lo ejercen fármacos que, actuando como análogos estructurales del sustrato o mediante otros mecanismos, se unen a la enzima e inhiben su actividad catalítica. Los procesos de inhibición enzimática pueden ser de dos tipos: reversible e irreversible.

Inhibición reversible. La mayoría de las interacciones fármaco-enzima son reversibles, es decir, el fármaco puede ser desplazado al cabo de algún tiempo y la enzima recupera su funcionamiento normal. Suelen ser uniones de intensidad muy débil (fuerzas de van der Waals, puentes de hidrógeno).

Un tipo de inhibición reversible es la *competitiva*, en la que el inhibidor compite con el sustrato por el sitio activo de la enzima. Suelen ser fármacos análogos estructurales del sustrato y que se combinan con la enzima para formar el complejo enzima-inhibidor (fig. 4-19). Otro tipo de inhibición reversible es la *no competitiva*, en la que el inhibidor se une a un sitio distinto del que se une el sustrato. Esta unión ocasiona la mo-

Tabla 4-7. Ejemplos de enzimas inhibidas reversible o irreversiblemente por fármacos	
ENZIMAS	**FÁRMACOS INHIBIDORES**
Inhibición reversible	
Acetilcolinesterasa	Edrofonio, donepezilo, tacrina
Ciclooxigenasa	Ibuprofeno, metamizol, indometacina
Monoaminooxidasa A	Moclobemida
L-Aminoácido aromático-descarboxilasa	Benserazida, carbidopa
Na⁺/K⁺-ATPasa	Digoxina
Enzima convertidora de angiotensina	Captopril
Trombina	Argatrobán
Aldosterona	Espironolactona
Anhidrasa carbónica	Acetazolamida
5α-Reductasa de tipo I	Finasterida
Aromatasa	Anastrozol
HMG-CoA-reductasa	Simvastatina
Xantinooxidasa	Alopurinol
Dihidrofolato-reductasa	Metotrexato
Timidilato-sintetasa	Fluorouracilo
ADN-polimerasa α	Citarabina
Inhibición irreversible	
Acetilcolinesterasa	Organofosforados
Ciclooxigenasa	Ácido acetilsalicílico
GABA-transaminasa	Vigabatrina
Monoaminooxidasas	Iproniazida, tranilcipromina
Monoaminooxidasa A	Clorgilina
Monoaminooxidasa B	Selegilina
Aromatasa	Formestano
ADN-topoisomerasa II	Podofilotoxinas

dificación de la conformación de la enzima, que impide la formación del producto. Los inhibidores no competitivos pueden unirse al complejo enzima-sustrato. Por lo general, los inhibidores no competitivos se parecen poco o no se parecen al sustrato (v. fig. 4-19). Existe un tercer tipo de inhibición, la *acompetitiva*, en la que, a diferencia de la no competitiva, el inhibidor sólo se une al complejo enzima-sustrato, y no a la enzima libre. Suele observarse en las reacciones en las que las enzimas unen más de un sustrato (v. fig. 4-19).

✪ ENZIMAS

- Proteínas que actúan como catalizadores en reacciones de transformación de un sustrato en un producto.
- Se clasifican en seis grupos: oxidorreductasas, transferasas, hidrolasas, liasas, isomerasas y ligasas.
- Los mecanismos principales de acción de los fármacos sobre enzimas son:
  - Inhibición enzimática:
    - Reversible: competitiva o no competitiva.
    - Irreversible.
  - Activación enzimática.
- **Interacción con fármacos: v. tabla 4-7.**

A

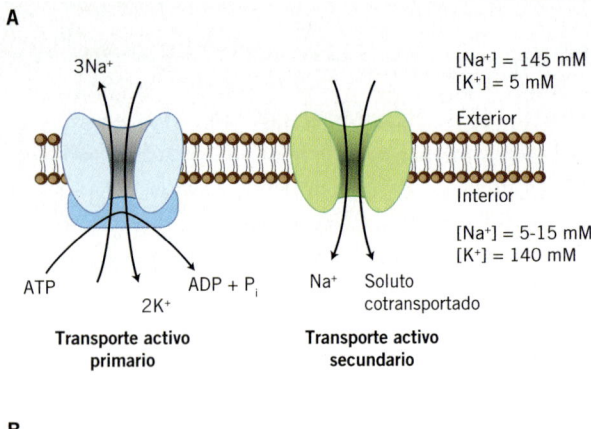

B

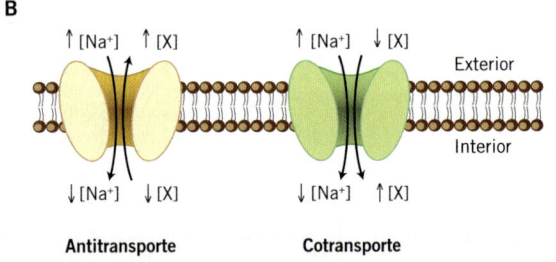

Figura 4-20. Moléculas transportadoras. A) Tipos de moléculas transportadoras. B) Tipos de transporte secundario.

Inhibición irreversible. El inhibidor se une mediante enlace covalente con una región de la enzima que es esencial para su actividad. En este tipo de inhibición persiste el efecto del fármaco hasta que el organismo sintetice enzima *de novo*, como sucede con el omeprazol, que inhibe la H^+/K^+-ATPasa, enzima involucrada en la secreción de ácido gástrico, y con el ácido acetilsalicílico, que inhibe a la enzima ciclooxigenasa.

No siempre es fácil encontrar un inhibidor selectivo, ya que muchas enzimas comparten una similitud estructural aunque presenten funciones diferentes, inhibiendo así sistemas biológicos muy diferentes. Esta selectividad es muy importante cuando se trata de inhibir enzimas de un organismo distinto (virus, bacterias).

Activación enzimática

En ocasiones (las menos), el fármaco es capaz de producir una modificación enzimática que aumenta la actividad catalítica de ésta. Es el caso del óxido nítrico y sus donadores, que interactúan con la enzima guanililciclasa soluble, con un aumento en la producción del nucleótido cíclico GMPc a partir de GTP por interacción con el grupo hemo de la enzima. Otro caso es el de la metformina, cuyo posible mecanismo podría ser la activación de la AMP-cinasa, si bien las evidencias recientes indican que este efecto no es directo.

Otras modificaciones

Existen circunstancias en las que el fármaco actúa como un falso sustrato de una enzima, de manera que su molécula experimenta una transformación química que origina un producto anormal que altera la vía metabólica habitual. Es el caso de distintos fármacos antineoplásicos, cuyos productos en el organismo son sustratos anormales que van a inhibir la actividad de las enzimas implicadas en la síntesis de proteínas y ácidos nucleicos, como el 5-fluorouracilo y el metotrexato.

También debe mencionarse que los fármacos pueden actuar como profármacos y requerir una transformación enzimática para originar la forma activa **(v. fig. 4-19)**.

En la **tabla 4-7** se recogen ejemplos de fármacos que actúan sobre enzimas.

TRANSPORTADORES

Las membranas celulares separan dos compartimentos, el intracelular y el extracelular, de diferente composición. Dado que la mayoría de los solutos biológicos son moléculas orgánicas o inorgánicas cargadas, y que las membranas celulares son de naturaleza hidrófoba y, por lo tanto, barreras impermeables para el paso de estas sustancias, la diferencia de concentración a través de ellas hace necesaria la labor de *moléculas transportadoras*, que van a permitir el paso de determinados solutos en contra de su gradiente de concentración. Este proceso de transporte activo requiere el consumo de energía en forma de ATP o el uso de los gradientes iónicos a ambos lados de la membrana. Así, se cuenta con dos sistemas fundamentales: el *transporte activo primario*, realizado principalmente por ATPasas, y los procesos de *transporte activo secundario*, conocidos como de *cotransporte* y de *antitransporte* electrogénicos.

Transporte activo primario

El transporte activo está desfavorecido desde el punto de vista termodinámico, y se realiza por bombas que requieren el aporte de energía, proporcionada sobre todo a partir de la hidrólisis de ATP **(fig. 4-20)**. Se trata de enzimas transmembrana que, por esta característica, se conocen como ATPasas. Pueden localizarse tanto en membranas extracelulares como intracelulares. Existen varios tipos de ATPasas.

Las *ATPasas de tipo P* (de tipo fosforilación), que son proteínas integrales de membrana, multiméricas, se encargan principalmente del **transporte de cationes inorgánicos**. Están muy ampliamente distribuidas, aunque su localización principal es la membrana plasmática. La *Na⁺/K⁺-ATPasa* —el prototipo de este grupo— es responsable del potencial eléctrico transmembrana: por cada molécula de ATP degradada, esta ATPasa introduce 2 iones K^+ al interior celular y extrae 3 iones Na^+ al exterior, a través de la membrana plasmática; así, el proceso es electrogénico, haciendo que el interior sea más negativo que el exterior celular. Otras ATPasas de este grupo son la *H⁺/K⁺-ATPasa*, esencial para la formación de ácido gástrico por las células parietales, y las *Ca²⁺-ATPasas*, una localizada en la membrana plasmática y que extrae el Ca^{2+} al exterior celular, y otra en el retículo endoplásmico y que secuestra el Ca^{2+} hacia el interior de éste; así, ambas regulan la concentración de Ca^{2+} intracelular.

Una clase diferente de ATPasa es la responsable de la acidificación de diversos compartimentos intracelulares, como vacuolas, por lo que recibe el nombre de *ATPasa de tipo V* (o bomba de protón vacuolar o vesicular). También acidifica otras organelas, como lisosomas, aparato de Golgi y vesículas secretoras. Esta acidificación genera la energía de tipo protón-motor necesaria para la activación de algunas proteasas o para el almacenamiento de neurotransmisores en vesículas sinápticas.

Una tercera familia de bombas de protones que hidrolizan ATP y que desempeñan un papel primordial en las reacciones de conservación de energía en mitocondrias son las *ATPasas de tipo F*, cuyo nombre se originó al identificarse como factores acopladores de energía. El flujo de H$^+$ a través de la membrana mitocondrial interna a favor del gradiente de concentración produce la síntesis de ATP, por lo que se denominan también *ATP-sintasas* o *ATP-fosfohidrolasas*.

Entre las ATPasas con función transportadora están, por último, las *ATPasas de tipo ABC*, cuyo nombre procede de sus siglas en inglés *(ATP-binding cassette)*. Este grupo incluye proteínas de membrana ubicuas que se caracterizan por el movimiento dependiente de ATP de muchos sustratos, como iones, lípidos, péptidos y esteroides, entre otros. Pertenecen a esta superfamilia algunas ATPasas capaces de transportar fármacos al exterior celular, participando así en mecanismos de resistencia a fármacos antineoplásicos (como la ATPasa GpP o MDR1, también conocida como ABCB1), así como ATPasas cuyas alteraciones están implicadas en procesos patológicos, como la ABCC7, también conocida como CFTR o proteína reguladora del transporte en la fibrosis quística, o la ABCC2, que participa en el síndrome de Dubin-Johnson, entre otros.

Cabe destacar que las ATPasas, como la Na$^+$/K$^+$-ATPasa, tienen una importancia adicional al generar los gradientes iónicos necesarios para proporcionar la fuerza motriz para el funcionamiento de los sistemas de transporte activo secundario, que se estudiarán a continuación.

Transporte activo secundario: sistemas de cotransporte y antitransporte

Los gradientes iónicos generados por el transporte activo primario representan un almacén de energía, ya que un ión en exceso a un lado de la membrana tenderá a acceder al lado contrario. Así, los sistemas de transporte secundario utilizan la fuerza motriz generada por estos gradientes para la translocación de determinados solutos en contra de su gradiente. Si ambas sustancias son transportadas en el mismo sentido se habla de *cotransporte*, y cuando lo son en sentido contrario, de *antitransporte* o *contratransporte* (v. fig. 4-20).

La familia de proteínas de transporte secundario o transportadores de solutos (SLC, *solute carrier family*) constituye la segunda familia más grande de proteínas de membrana, por detrás de los receptores acoplados a proteínas G, con 52 subfamilias de casi 400 miembros. La variedad de solutos transportados por esta familia es muy amplia, desde simple iones inorgánicos a aminoácidos, azúcares y moléculas orgánicas de cierta complejidad, como el grupo hemo. Estas proteínas constan de un número variable de segmentos α-helicoidales transmembrana. La mayoría contienen 12 de estos segmentos, si bien algunos miembros presentan 4, 6, 8, 10 o 13 segmentos. En todos ellos, los extremos terminales N y C son de localización intracelular y contienen varios sitios susceptibles de fosforilación. Aunque una subunidad sencilla, con sus distintos segmentos α-helicoidales transmembrana posee todos los elementos necesarios para el

> ### ❂ MOLÉCULAS TRANSPORTADORAS
>
> * Permiten el paso de ciertos solutos en contra de su gradiente de concentración, proceso de transporte activo requiere bien el consumo de energía en forma de ATP bien la utilización de los gradientes iónicos a ambos lados de la membrana establecidos por el primero.
>
> * Así se clasifican en:
>   – Transporte activo primario: ATPasas (P, V, F y ABC).
>   – Transporte secundario:
>   • Cotransporte.
>   • Antitransporte.
>
> * **Interacción con fármacos:** las ATPasas son diana de fármacos como los glucósidos cardíacos, los antiulcerosos inhibidores de la bomba de protones; sobre los transportadores SLC actúan varios diuréticos y muchos antidepresivos.

transporte, es decir, consta de un sitio de unión del sustrato y de una vía de translocación, parece que en la mayoría de los casos experimentan una oligomerización, lo que sirve para regular la actividad del sistema.

Las familias de transportadores se clasifican según su estructura. Las famillias con mayor importancia farmacológica son los miembros de la SLC6, de 12 segmentos transmembrana y que incluye a los transportadores de GABA, monoaminas y glicina, y la familia SLC1, con 8 segmentos transmembrana y dos bucles de reentrada, que incluye a los transportadores de glutamato.

En función de la dirección de los solutos transportados existen importantes sistemas de *cotransporte*, impulsados por los gradientes de iones como Na$^+$, H$^+$, y Cl$^-$, entre otros. Así, glucosa, colina y varios aminoácidos son transportados al interior de la mayoría de las células por este sistema. También es importante, sobre todo desde el punto de vista farmacológico, el cotransporte de los neurotransmisores glutamato (transportadores EAAT1-5 de la familia SLC1), GABA (transportadores GAT1-3 y BGT-1, de SLC6), glicina (transportadores GlyT1-2, de SLC6) y monoaminas (DAT, principalmente de dopamina; NET, principalmente de noradrenalina y adrenalina, y SERT, principalmente de serotonina, pertenecientes a SLC6), y el cotransporte de nucleósidos (SLC28 y SLC29).

Dos mecanismos de *antitransporte* de especial relevancia son el intercambio Na$^+$/Ca^{2+} y el Na$^+$/H$^+$. El antitransporte Na$^+$/Ca^{2+} se produce prácticamente en todos los tipos celulares, y su función es intercambiar el ión Na$^+$ por el ión Ca^{2+}. El intercambio Na$^+$/H$^+$ se lleva a cabo en varios tejidos. Un ejemplo importante es el que ocurre en el túbulo proximal renal. Se mencionará aquí también el de Cl$^-$-HCO$_3^-$ en la célula parietal de la mucosa gástrica, que contribuye a la formación de ácido clorhídrico.

Ejemplos de interacción con fármacos

Algunos ejemplos de la interacción de fármacos con moléculas transportadoras son:

* Con transporte primario: las ATPasas son dianas de varios fármacos; así, la Na$^+$/K$^+$-ATPasa es inhibida por los glucósidos cardíacos, y la H$^+$/K$^+$-ATPasa es la diana de antiulcerosos como el omeprazol.

- Con transporte secundario: algunos diuréticos actúan inhibiendo el cotransportador $Na^+/K^+/Cl^-$ del asa de Henle; de forma similar, varios antidepresivos actúan mediante la inhibición de los transportadores de monoaminas SERT y NET.

OTRAS DIANAS DE ACCIÓN DE LOS FÁRMACOS

Se conocen otros tipos de moléculas diana para fármacos específicos. Entre ellas se encuentran:

- Proteínas estructurales como la tubulina, diana de la colchicina que impide la migración de neutrófilos a la articulación por su unión con esta proteína.
- Proteínas intracelulares como las inmunofilinas, que son diana para diversos inmunosupresores como la ciclosporina.
- Proteínas constituyentes de la pared celular y del ADN que son las dianas para fármacos quimioterápicos.
- Además, los fármacos pueden ser anticuerpos específicos, normalmente monoclonales, y bloquear la acción de determinadas moléculas o complejos macromoleculares (p. ej., abciximab, infliximab, trastuzumab, etc.).

CONSIDERACIONES FINALES

En términos cuantitativos, son aproximadamente 900 las dianas moleculares sobre las que actúan los fármacos, de las cuales el 75 % son proteínas humanas, el 20 % proteínas de patógenos, y las restantes son otro tipo de biomoléculas, humanas o no. Entre las dianas clasificadas como proteínas humanas, el 12 % corresponden a los receptores GPCR/7TM de la clase A (tipo rodopsina); el 19 % a canales iónicos; el 10 % a cinasas; el 3 % a receptores nucleares, y el resto a otras dianas, principalmente enzimas. Es interesante que, debido al número variable de fármacos aprobados por diana, estas familias privilegiadas son responsables del efecto terapéutico del 70 % de los fármacos «pequeños» (moléculas pequeñas, tradicionales, en contraposición con los fármacos «biológicos»). De ellos, el 33 % corresponden a los que actúan sobre los GPCR de clase A; el 18 %, a los que actúan sobre canales iónicos; el 3 %, a los que actúan sobre cinasas, y el 16 %, a los que actúan sobre receptores nucleares.

En estas cifras se observa una notable diferencia entre los valores para cinasas y sus fármacos, un área emergente y de gran innovación, debido a la amplia polifarmacología (interacción con múltiples dianas) que caracteriza a los pequeños inhibidores de cinasas y posiblemente al hecho de que un gran porcentaje de los fármacos que actúan a este nivel son de los denominados «biológicos»; la tendencia contraria se observa en los receptores nucleares. No obstante, estos valores son resultado de una simplificación excesiva; mientras que algunas dianas lo son de fármacos de gran selectividad (p. ej., el receptor glucocorticoide, con aproximadamente 60 fármacos aprobados), en otros casos se da la situación contraria, como sucede con los inhibidores (pequeños) de cinasas, entre los que unos pocos fármacos actúan en muchas dianas, lo que contribuye a la respuesta farmacológica global que muestran estas moléculas. Otra tendencia en desarrollo son las terapias basadas en anticuerpos monoclonales («biológicos»), típicamente muy específicas frente a un único producto génico, en contraste con los fármacos de pequeño tamaño.

En lo que se refiere a la innovación por áreas terapéuticas, las áreas de fármacos que actúan sobre el sistema cardiovascular y sobre la piel, claramente evolucionadas, contrastan con la reciente innovación en las áreas de oncología e inmunología y, en el otro extremo, con el poco progreso en la clase de antiparasitarios. En cuanto a las dianas, ya se ha mencionado la alta innovación en fármacos que modulan cinasas, frente a los que actúan sobre receptores nucleares y canales iónicos.

La búsqueda de nuevos fármacos es un proceso costoso, complejo y a menudo impredecible. El éxito del descubrimiento de fármacos basado en mecanismos depende de la apropiada definición de la diana farmacológica. Ello, unido a un mejor entendimiento de la importancia de la variabilidad genética interindividual, la búsqueda de eficacia y seguridad en la clínica, la consideración de las diferencias entre fármacos del mismo grupo terapéutico, y el interés de la farmacogenética, seguramente contribuirán a un descubrimiento más eficiente de nuevas generaciones de fármacos.

BIBLIOGRAFÍA

Alexander SPH adn CGTP Collaborators. Concise Guide to PHARMACOLOGY 2023/24. Br J Pharmacol 2023; 180: S1-S469.

Burris TP, Solt LA, Wang Y, Crumbley C, Banerjee S, Griffett K y cols. Nuclear receptors and their selective pharmacologic modulators. Pharmacol Rev 2013; 65: 710-78.

Dani JA, Bertrand D. Nicotinic acetylcholine receptors and nicotinic cholinergic mechanisms of the central nervous system. Annu Rev Pharmacol Toxicol 2007; 47: 699-729.

Earley S, Brayden JE. Transient receptor potential channels in the vasculature. Physiol Rev 2015; 95: 645-90.

Gentry PR, Sexton PM, Christopoulos A. Novel allosteric modulators of G protein-coupled receptors. J Biol Chem 2015; 290: 19478-88.

Gomes I, Ayoub MA, Fujita W, Jaeger WC, Pfleger KD, Devi LA. G protein-coupled receptor heteromers. Annu Rev Pharmacol Toxicol 2016; 56: 403-25.

González C, Baez-Nieto D, Valencia I, Oyarzun I, Rojas P, Naranjo D, Latorre R. K(+) channels: function-structural overview. Compr Physiol 2012; 2: 2087-149.

Gronemeyer H, Gustafsson JA, Laudet V. Principles for modulation of the nuclear receptor superfamily. Nat Rev Drug Discov 2004; 3: 950-64.

Haan C, Kreis S, Margue C, Behrmann I. Jaks and cytokine receptors—an intimate relationship. Biochem Pharmacol 2006; 72: 1538-46.

Hille B. Ionic channels of excitable membranes, 3ª ed. Sunderland: Sinauer, 2001.

Kenakin T. Functional selectivity and biased receptor signaling. J Pharmacol Exp Ther 2011; 336: 296-302.

Lai HC, Jan LY. The distribution and targeting of neuronal voltage-gated ion channels. Nat Rev Neurosci 2006; 7: 548-62.

Lemmon MA, Schlessinger J. Cell signaling by receptor tyrosine kinases. Cell 2010; 141: 1117-34.

Macfarlane SR, Seatter MJ, Kanke T, Hunter GD, Plevin R. Proteinase-activated receptors. Pharmacol Rev 2001; 53: 245-82.

Moran MM, McAlexander MA, Bíró T, Szallasi A. Transient receptor potential channels as therapeutic targets. Nat Rev Drug Discov 2011; 10: 601-20.

Pascual G, Glass CK. Nuclear receptors versus inflammation: mechanisms of transrepression. Trends Endocrinol Metab 2006; 17: 321-7.

Payandeh J, Scheuer T, Zheng N, Catterall WA. The crystal structure of a voltage-gated sodium channel. Nature 2011; 475: 353-8.

Pedersen PL. Transport ATPases in biological systems and relationship to human disease: a brief overview. J Bioenerg Biomembr 2002; 34: 327-32.

Ramsey IS, Delling M, Clapham DE. An introduction to TRP channels. Annu Rev Physiol 2006: 68: 619-47.

Reiter E, Ahn S, Shukla AK, Lefkowitz RJ. Molecular mechanism of β-arrestin-biased agonism at seven-transmembrane receptors. Annu Rev Pharmacol Toxicol 2012; 52: 179-97.

Rosenbaum DM, Rasmussen SG, Kobilka BK. The structure and function of G-protein-coupled receptors. Nature 2009; 459: 356-63.

Santos R, Ursu O, Gaulton A, Bento AP, Donadi RS, Bologa CG y cols. A comprehensive map of molecular drug targets. Nat Rev Drug Discov 2017; 16: 19-34.

Sepúlveda FV, Pablo Cid L, Teulon J, Niemeyer MI. Molecular aspects of structure, gating, and physiology of pH-sensitive background K2P and Kir K+-transport channels. Physiol Rev 2015; 95: 179-217.

Shoichet BK, Kobilka BK. Structure-based drug screening for G-protein-coupled receptors. Trends Pharmacol Sci 2012; 33: 268-72.

Verkman AS, Anderson MO, Papadopoulos MC. Aquaporins: important but elusive drug targets. Nat Rev Drug Discov 2014; 13: 259-77.

Villarino AV, Kanno Y, Ferdinand JR, O'Shea JJ. Mechanisms of Jak/STAT signaling in immunity and disease. J Immunol 2015; 194: 21-7.

Wettschureck N, Offermanns S. Mammalian G proteins and their cell type specific functions. Physiol Rev 2005; 85: 1159-204.

Introducción a la farmacología del sistema nervioso autónomo

5

M. Salaices Sánchez, M. J. Alonso Gordo y R. Hernanz Martín

INTRODUCCIÓN

El sistema nervioso periférico regula gran cantidad de funciones corporales, como la contracción de los músculos esquelético, liso y cardíaco y la función de las glándulas y de diferentes vísceras. Muchos de los fármacos que actúan sobre el sistema nervioso periférico lo hacen mimetizando o antagonizando los efectos de los neurotransmisores liberados por las fibras autónomas a nivel ganglionar y en los órganos efectores o por las fibras somáticas que inervan el músculo esquelético. El conocimiento de la anatomía y la fisiología del sistema nervioso periférico es esencial para el estudio de los fármacos que tienen su principal diana terapéutica en este sistema, los cuales se estudiarán en esta sección.

Desde el punto de vista anatómico, el sistema nervioso se divide en sistema nervioso central (SNC), compuesto por el encéfalo y la médula espinal, y sistema nervioso periférico (**fig. 5-1**), constituido por neuronas que entran o salen del SNC. Así, el sistema nervioso periférico tiene una división eferente, cuyas neuronas llevan las señales desde el SNC hasta las células efectoras de los tejidos periféricos, y otra aferente, cuyas neuronas recogen la información sensorial de la periferia y la llevan al SNC.

La porción eferente del sistema nervioso periférico se subdivide funcionalmente en sistema nervioso somático y sistema nervioso autónomo (SNA, también llamado visceral o vegetativo). El sistema nervioso somático interviene en la contracción voluntaria del músculo esquelético y los nervios están mielinizados y constan de una única neurona que conecta el

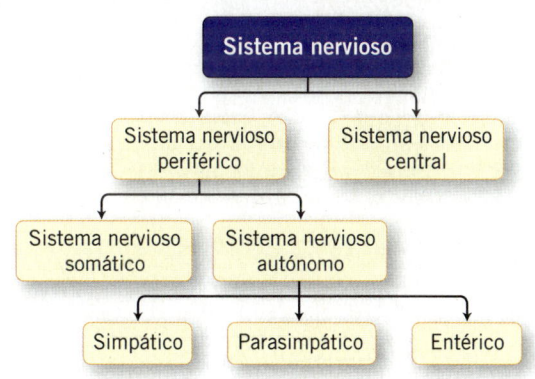

Figura 5-1. Organización del sistema nervioso.

SNC con la fibra de músculo esquelético, por lo que no contienen ganglios a nivel periférico. Sin embargo, el SNA inerva los músculos liso y cardíaco, los epitelios secretores y las glándulas, regula diferentes funciones corporales de forma involuntaria, los nervios generalmente no están mielinizados y constan de dos neuronas en serie que forman sinapsis en ganglios autónomos localizados fuera del SNC. Las dos neuronas de la vía autónoma se denominan preganglionar y posganglionar.

Divisiones del sistema nervioso autónomo

El SNA consta de tres grandes divisiones morfológicas y funcionales, los sistemas nervioso simpático y parasimpático y el sistema nervioso entérico (**v. fig. 5-1**).

Los cuerpos celulares de las neuronas preganglionares del sistema nervioso simpático se sitúan en el asta intermediolateral de la sustancia gris de la médula espinal, desde el primer segmento torácico (T1) hasta el segundo o tercer segmento lumbar (L2 o L3), razón por la cual este sistema se denomina también toracolumbar **(fig. 5-2)**. Estas neuronas, cortas, abandonan la médula espinal por los nervios espinales y hacen sinapsis en los ganglios paravertebrales, situados a ambos lados de la columna vertebral, en los ganglios prevertebrales de la cavidad abdominal (celíaco, aorticorrenal, mesentérico superior e inferior e hipogástrico) y, unas pocas, en ganglios terminales próximos al órgano efector (incluye los ganglios conectados con la vejiga urinaria y el recto y los ganglios de la región del cuello). Las neuronas posganglionares del sistema simpático salen de estos ganglios, son de largo recorrido y van a inervar glándulas, órganos y tejidos. Cada fibra preganglionar simpática puede hacer conexión con unas 200 neuronas posganglionares que, a su vez, dan origen a fibras posganglionares con una extensa ramificación periférica, lo que explica el carácter difuso de la estimulación simpática. La médula suprarrenal recibe fibras preganglionares simpáticas procedentes del nervio esplácnico y se comporta como una neurona posganglionar simpática que, al ser estimulada, libera catecolaminas. Esta similitud está relacionada con el origen embriológico común a partir de la cresta neural. La médula suprarrenal se diferencia de las neuronas posganglionares en que carece de axones y en que el neurotransmisor es, fundamentalmente, adrenalina, que se libera a la sangre para ejercer su efecto en otros órganos diana.

A diferencia del sistema simpático, el sistema nervioso parasimpático posee generalmente largas neuronas preganglionares y las sinapsis están próximas o incluso dentro del órgano efector. Estas neuronas se originan en el tronco encefálico (bulbo raquídeo, protuberancia y mesencéfalo) y los segmentos sacros S2-S4 de la médula espinal: *a)* núcleos de los pares craneales III, VII y IX (nervios oculomotor, facial y glosofaríngeo, respectivamente), los cuales hacen sinapsis en los ganglios ciliar, pterigopalatino, auditivo y en los situados en las glándulas submaxilares y sublinguales; *b)* núcleos del X par craneal (nervio vago), el cual hace sinapsis en pequeños ganglios terminales próximos o dentro de las vísceras del tórax y el abdomen, y *c)* sustancia gris de los segmentos S2, S3 y S4 de la médula sacra, que forman los nervios esplácnicos pélvicos, los cuales hacen sinapsis en ganglios próximos o dentro de la vejiga, colon sigmoide y descendente, el recto y los órganos sexuales **(v. fig. 5-2)**. Este origen determina que al sistema parasimpático se lo denomine también craneosacro. En general, las neuronas preganglionares parasimpáticas hacen sinapsis sólo con una o dos neuronas posganglionares. Este hecho, unido a que los ganglios están cerca o incluso dentro del órgano efector, explica, en parte, el carácter más limitado de la estimulación parasimpática.

El sistema nervioso entérico (SNE), localizado en la pared del aparato gastrointestinal, incluyendo el páncreas y el

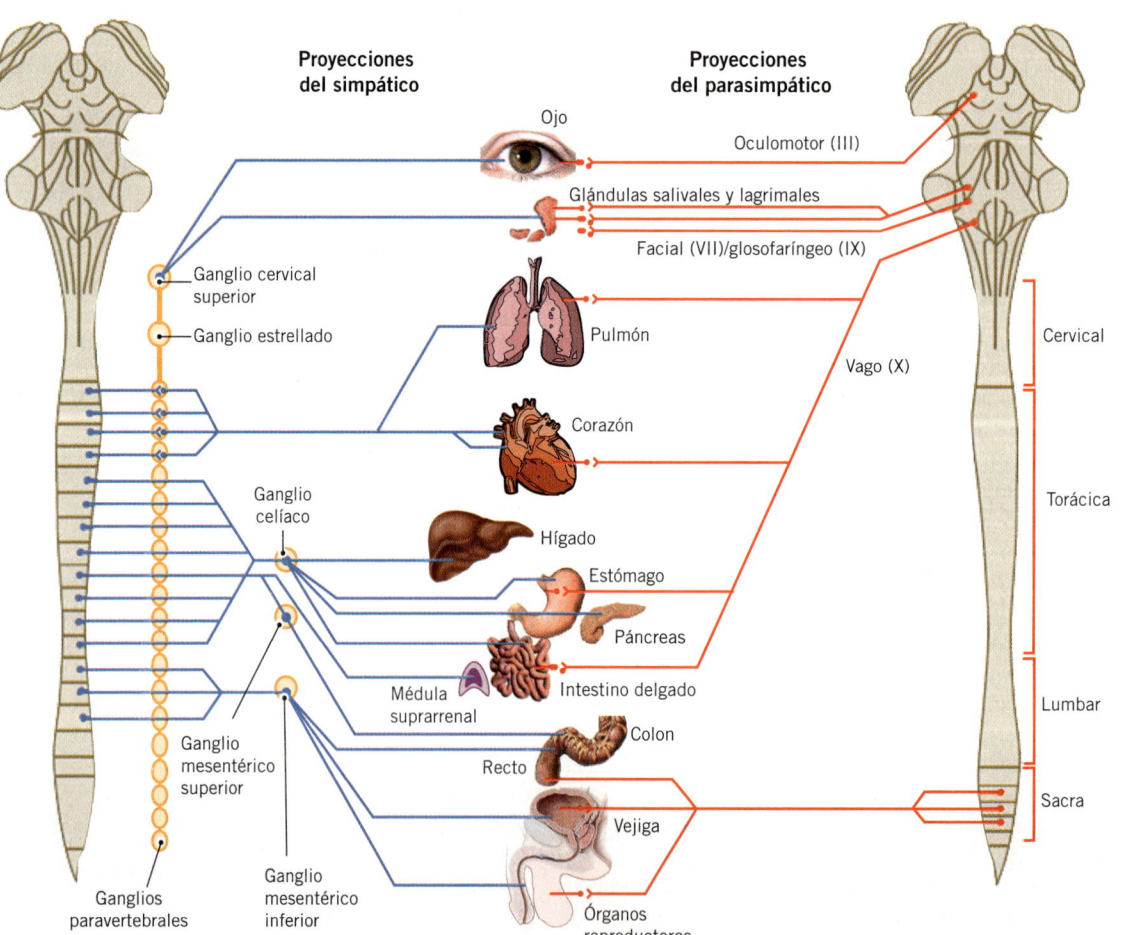

Figura 5-2. Esquema de la organización del sistema nervioso autónomo.

- La porción eferente del **sistema nervioso periférico** se divide en dos porciones funcionales: el sistema nervioso somático y el sistema nervioso autónomo.

- Los **nervios somáticos** están implicados en las funciones controladas voluntariamente, como la contracción del músculo esquelético, y constan de una única neurona que conecta el SNC con el músculo esquelético.

- El **sistema nervioso autónomo** regula funciones corporales de forma involuntaria, consta de dos neuronas en serie que forman sinapsis en ganglios situados fuera del SNC y se divide en dos grandes porciones, simpática y parasimpática.

- Las neuronas preganglionares simpáticas son cortas, conectan con, al menos, 20 neuronas posganglionares que son de largo recorrido, se ramifican ampliamente e inervan glándulas, órganos y tejidos.

- El sistema nervioso parasimpático posee, generalmente, largas neuronas preganglionares que hacen sinapsis con una o dos neuronas posganglionares próximas o dentro del órgano efector.

- La mayoría de los órganos reciben inervación simpática y parasimpática, cuya activación suele ocasionar efectos contrarios.

- La **acetilcolina** es el neurotransmisor de todas las fibras autónomas preganglionares, las parasimpáticas posganglionares, las que inervan la médula suprarrenal y las somáticas que inervan el músculo esquelético. Por ello, todas estas fibras se denominan **colinérgicas**.

- La **noradrenalina** es el neurotransmisor de la mayoría de las fibras simpáticas posganglionares, por lo que se denominan fibras **adrenérgicas**.

sistema biliar, conforma un caso aparte dentro de esta estructura. La inervación es muy compleja y está constituida por más de 100 millones de neuronas, incluyendo, sensitivas, interneuronas y neuronas motoras, cuyos cuerpos celulares están localizados en la pared intestinal y forman redes neuronales denominadas plexos, el mientérico (Auerbach) y el submucoso (Meissner). Las neuronas de estos plexos liberan numerosos neurotransmisores y neuromoduladores (acetilcolina, noradrenalina, serotonina, adenosintrifosfato [ATP], sustancia P, neuropéptidos, 5-hidroxitriptamina, encefalinas u óxido nítrico [NO], entre otros). Muchas de las neuronas del sistema entérico pueden funcionar como mecanorreceptores o quimiorreceptores que dan origen a vías reflejas locales implicadas en el funcionamiento del aparato gastrointestinal. Este sistema funciona como un sistema independiente del sistema nervioso, aunque los plexos entéricos reciben fibras preganglionares parasimpáticas y posganglionares simpáticas cuya activación se superpone con la regulación local ejerciendo un papel modulador; en general, la estimulación simpática inhibe mientras que la parasimpática estimula el SNE. Este sistema regula muchas funciones gastrointestinales, entre ellas las del esófago, estómago y las funciones colorrectales, además de estar implicado en la absorción y digestión de los nutrientes y el mantenimiento de las mucosas protectoras.

Las divisiones simpática y parasimpática pueden actuar independientemente una de la otra. En general, se puede decir que, en condiciones de estrés, ansiedad, actividad física, miedo y excitación se produce un aumento de la división simpática, lo que Walter Cannon denominó en 1915 como la respuesta de «lucha o huida»; por su parte, durante una actividad sedentaria, al comer y con otras conductas «vegetativas» aumenta la actividad parasimpática, por lo que a esta se le denomina de «reposo y digestión».

La mayoría de los órganos recibe doble inervación simpática y parasimpática y, a menudo, el efecto de esta doble inervación es contrario. En algunos tejidos, las dos inervaciones ejercen efectos opuestos actuando en la misma célula efectora (p. ej., corazón), mientras que en otros la acción opuesta se debe a su actuación en células diferentes (p. ej., la contracción del músculo radial del iris por activación simpática produce midriasis, mientras que la contracción del músculo esfínter del iris por activación parasimpática provoca miosis). En las glándulas salivales, ambos sistemas producen efectos estimuladores, aunque de distinta magnitud y con diferencias en la composición de la secreción. Por su parte, las acciones del SNA sobre los órganos sexuales masculinos son complementarias e integradas para promover la función sexual. Algunos órganos, como las glándulas sudoríparas, los músculos piloerectores y la mayor parte de los vasos sanguíneos periféricos están inervados solo por la división simpática. En la **tabla 5-1** se muestran algunas de las respuestas debidas a la activación del SNA en el hombre.

Transmisión de impulsos en el sistema nervioso autónomo

La información se transmite en el sistema nervioso en forma de potenciales de acción, que conllevan cambios en la permeabilidad de la membrana neuronal para ciertos iones (Na^+ y K^+); la disminución del potencial de reposo de la membrana y la consiguiente despolarización de las zonas adyacentes, hace que el impulso se propague a través de las fibras nerviosas. La llegada del potencial de acción al terminal axónico produce la liberación de un mediador químico (neurotransmisor) a la hendidura sináptica (sinapsis química), que altera la actividad de las células postsinápticas. Excepcionalmente, en algunas sinapsis distribuidas en el SNC, el potencial de acción de una célula se transmite a la siguiente por el flujo directo de corriente a través un tipo específico de uniones conocidas como *gap junctions*; estas sinapsis se denominan sinapsis eléctricas.

Los primeros estudios que sugirieron que la transmisión de información a través de las sinapsis neuronales era de tipo químico fueron realizados por Elliot a principios del siglo pasado (1904), y se basaron en la semejanza en los efectos obtenidos tras la administración de adrenalina y los inducidos tras la estimulación de las fibras nerviosas simpáticas. Dixon, en 1907, sugirió que los nervios colinérgicos liberarían una sustancia de tipo muscarínico al observar la similitud entre las respuestas obtenidas tras la administración de muscarina y las inducidas tras la estimulación de los nervios parasimpáticos. Más tarde, en 1914, Dale constató una gran similitud entre los efectos provocados por acetilcolina y los observados tras la estimulación colinérgica, proponiendo el nombre de parasimpaticomiméticos a los efectos producidos por acetilcolina. Fue Otto Loewi quien finalmente, en 1921, demostró el carácter químico del proceso de neurotransmisión. Para ello, Loewi aisló y perfundió un corazón de rana (donante) con el nervio vago intacto, y el líquido

Tabla 5-1. Respuesta de algunos órganos efectores a la estimulación simpática y parasimpática

ÓRGANO	RESPUESTA SIMPÁTICA	RESPUESTA PARASIMPÁTICA
Ojo		
Músculo radial del iris	Contracción (midriasis) (α_1)	–
Músculo esfínter del iris	–	Contracción (miosis) (M_3, M_2)
Músculo ciliar	Relajación para la visión lejana (β_2)	Contracción para la visión cercana (M_3, M_2)
Corazón		
Nódulo sinoauricular	Aumento de la frecuencia cardíaca ($\beta_1 > \beta_2$)	Disminución de la frecuencia cardíaca ($M_2 \gg M_3$)
Aurícula	Aumento de la contractilidad y la velocidad de conducción ($\beta_1 > \beta_2$)	Disminución de la contractilidad y acortamiento de la duración del potencial de acción ($M_2 \gg M_3$)
Nódulo AV	Aumento de la automaticidad y la velocidad de conducción ($\beta_1 > \beta_2$)	Disminución de la velocidad de conducción y bloqueo AV ($M_2 \gg M_3$)
Sistema His-Purkinje	Aumento de la automaticidad y la velocidad de conducción ($\beta_1 > \beta_2$)	Escaso efecto ($M_2 \gg M_3$)
Ventrículo	Aumento de la contractilidad, la velocidad de conducción, la automaticidad y la velocidad de marcapasos idioventriculares ($\beta_1 > \beta_2$)	Escaso efecto ($M_2 \gg M_3$)
Pulmón		
Músculo liso bronquial	Relajación[b] (β_2)	Contracción (M_3, M_2)
Glándulas bronquiales	Reducción de la secreción (α_1)	Estímulo de secreciones (M_3, M_1)
	Incremento de la secreción (β_2)	
Arterias y arteriolas	Contracción (α_1, α_2)	Relajación[a] (M_3)
	Relajación (β_2)	
Venas	Contracción (α_1, α_2)	–
	Relajación (β_2)	–
Aparato gastrointestinal		
Tono y motilidad	Disminución (α_1, α_2, β_1, β_2)	Aumento ($M_2 = M_3$)
Secreciones	Inhibición (α_2)	Aumento (M_2, M_3)
Esfínteres	Contracción (α_1)	Relajación (M_2, M_3)
Piel		
Músculo liso pilomotor	Contracción (α_1)	–
Glándulas sudoríparas	Secreción localizada (α_1 fundamentalmente colinérgica a través de receptores M3)	Secreción generalizada (M_3, M_2)
Glándulas salivales	Secreción (α_1)	Secreción intensa (M_3, M_2)
Sistema genitourinario		
Músculo detrusor de la vejiga	Relajación (β_2)	Contracción ($M_3 > M_2$)
Trígono y esfínter	Contracción (α_1)	Relajación ($M_3 > M_2$)
Útero		
Grávido	Contracción (α_1)	–
No grávido	Relajación (β_2)	Variable (M)
Órganos sexuales masculinos	Eyaculación (α_1)	Erección (M_3)
Funciones metabólicas		
Gluconeogénesis	Aumento (β_2)	–
Glucogenólisis	Aumento (α_1)	–
Liberación de renina	Aumento (β_1)	–
Lipólisis[b]	Aumento (β_1, β_3)	–
	Disminución (α_2)	
Secreción de insulina[b]	Disminución (α_2)	–
	Aumento (β_2)	
Médula suprarrenal	–	Aumento de secreción (N(α_3)2(β_4)3), M (secundario)

[a] Sólo las que están inervadas.
[b] Sin inervación directa. El efecto está mediado por la adrenalina circulante liberada de la médula suprarrenal.

de perfusión procedente de él fue utilizado para perfundir un segundo corazón (receptor); la estimulación del nervio vago del corazón donante provocó un paro cardíaco, tanto de éste como del corazón receptor.

Los neurotransmisores son moléculas químicas, liberadas por las terminaciones nerviosas, que son reconocidas por receptores específicos localizados en la membrana de la célula postsináptica. Como consecuencia de la interacción del neurotransmisor con el receptor específico se origina un estímulo que, dependiendo de las características de la célula postsináptica, pone en marcha una respuesta excitadora o inhibidora. Para que un compuesto pueda considerarse un neurotransmisor debe cumplir, de forma general, los siguientes criterios: *a)* las neuronas presinápticas deben contenerlo y ser capaces de sintetizarlo; *b)* el compuesto tiene que ser liberado de las neuronas presinápticas ante un estímulo apropiado, en una cantidad lo suficientemente alta como para tener un efecto; *c)* las estructuras nerviosas deben contener los sistemas necesarios para su retirada de las sinapsis para finalizar las acciones; *d)* su aplicación a la membrana postsináptica debe reproducir los efectos de la estimulación de la neurona presináptica, y *e)* los efectos de la estimulación presináptica y de la aplicación del compuesto deben modificarse de la misma forma por la acción de fármacos, generalmente antagonistas competitivos.

Hasta la fecha, se han identificado más de 100 mensajeros químicos. La mayoría de los neurotransmisores conocidos pertenecen a alguna de las siguientes clases de compuestos químicos: ésteres (p. ej., acetilcolina), aminas (p. ej., dopamina, noradrenalina, adrenalina, serotonina) y aminoácidos (p. ej., glicina, ácido γ-aminobutírico [GABA], glutamato). Además de estos neurotransmisores clásicos, algunas neuronas liberan también neuropéptidos (péptidos opiáceos, sustancia P, polipéptido intestinal vasoactivo), algunos de los cuales pueden actuar como verdaderos neurotransmisores, aunque la mayoría lo hacen como neuromoduladores. Los neurotransmisores clásicos, como acetilcolina o noradrenalina, se sintetizan y almacenan en la terminación nerviosa presináptica en pequeñas vesículas que se acumulan cerca de las zonas de la membrana donde se van a liberar; se diferencian de los neuropéptidos en que éstos son moléculas más grandes (2-40 aminoácidos) y se sintetizan y almacenan en grandes vesículas en el cuerpo neuronal, las cuales son transportadas mediante transporte axoplásmico hasta la terminación nerviosa. Un terminal típico libera un solo neurotransmisor clásico, pero puede liberar varios neuropéptidos que dan lugar a respuestas más lentas y prolongadas. Por otra parte, el NO es un gas que puede actuar como neurotransmisor y neuromodulador en el SNC; aunque se sintetiza en neuronas específicas, por su naturaleza no se almacena en vesículas sinápticas y no se libera por exocitosis. El aumento de Ca^{2+} citosólico estimula la síntesis de NO, que difunde a las células vecinas, donde puede influir sobre múltiples procesos celulares, entre ellos ciertos canales iónicos. La adenosina y el ATP también actúan como neurotransmisores y neuromoduladores en el SNC y el sistema nervioso periférico.

Los dos neurotransmisores fundamentales que actúan en el sistema nervioso autónomo son la acetilcolina y la noradrenalina. La acetilcolina es el neurotransmisor de todas las fibras autónomas preganglionares, las parasimpáticas posganglionares, y las que inervan la médula suprarrenal; además, es el neurotransmisor de las fibras las somáticas que inervan el músculo esquelético. Estas fibras nerviosas se denominan colinérgicas porque son capaces de sintetizar, almacenar y liberar acetilcolina, que va a interaccionar con los receptores colinérgicos situados en la correspondiente célula postsináptica. Algunos nervios parasimpáticos postganglionares usan NO como neurotransmisor (por lo que se les llama nitrérgicos). La noradrenalina es el principal neurotransmisor de la mayoría de las fibras simpáticas posganglionares, por lo que se denominan fibras adrenérgicas o noradrenérgicas **(fig. 5-3)**. La excepción la constituyen las fibras posganglionares simpáticas de las glándulas sudoríparas, así como las de algunos vasos sanguíneos del músculo esquelético, cuyo neurotransmisor es acetilcolina, y, por lo tanto, son fibras colinérgicas. Las neuronas del SNA también liberan ATP, adenosina y diversos péptidos, entre otros, que pueden coexistir en la misma terminación nerviosa junto con los neurotransmisores adrenérgico y colinérgico. A continuación se estudiará la neurotransmisión colinérgica, y en el capítulo 8, la neurotransmisión adrenérgica.

NEUROTRANSMISIÓN COLINÉRGICA

Biosíntesis, almacenamiento y liberación de acetilcolina

Las terminaciones nerviosas colinérgicas contienen un gran número de pequeñas vesículas concentradas cerca de la membrana celular. Estas vesículas se forman en el soma neuronal y son transportadas a la terminación nerviosa mediante un sistema de transporte axonal rápido, donde pueden ser reutilizadas varias veces. La acetilcolina es sintetizada en el citoplasma neuronal a partir de colina y acetilcoenzima A (acetil-CoA) por la enzima colinoacetiltransferasa, enzima que se encuentra únicamente en las neuronas colinérgicas **(fig. 5-4)**. La acetil-CoA se sintetiza en la mitocondria a partir de un grupo acetilo proveniente del piruvato, que a su vez

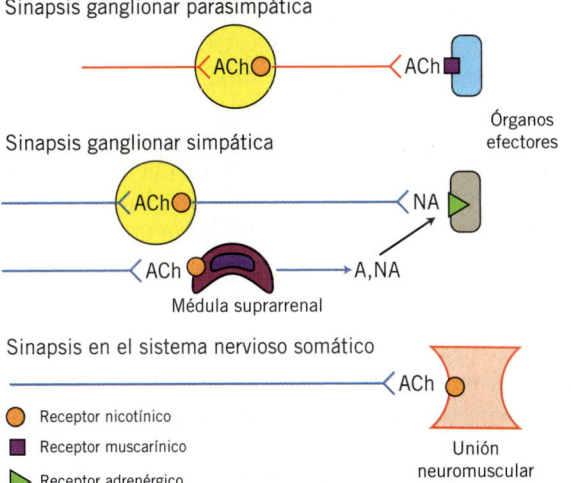

Figura 5-3. Representación esquemática de los neurotransmisores liberados y los tipos de receptores en las distintas sinapsis del sistema nervioso autónomo y del sistema nervioso somático. A: adrenalina; ACh: acetilcolina; NA: noradrenalina.

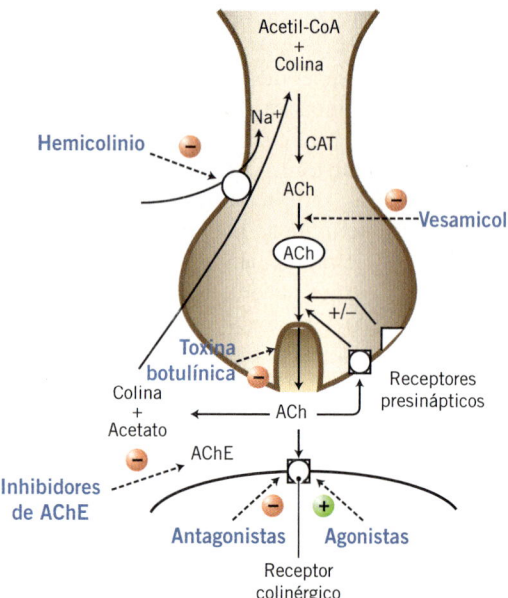

Figura 5-4. Representación esquemática de los principales procesos que ocurren en una terminación nerviosa colinérgica, así como fármacos que interfieren en ellos. Acetil-CoA: acetilcoenzima A; ACh: acetilcolina; AChE: acetilcolinesterasa; CAT: colinoacetiltransferasa.

procede de la glucosa o del acetato. La colina proviene del metabolismo de la fosfatidilcolina de la membrana de la propia neurona y, hasta en un 50 %, de la hidrólisis de la acetilcolina liberada. La colina presente en el espacio sináptico es transportada a la terminación nerviosa colinérgica por un sistema de transporte dependiente de Na⁺. Este transporte, que se bloquea con fármacos como el **hemicolinio** o la **trietilcolina**, es muy específico de las neuronas colinérgicas y constituye el paso limitante de la síntesis de acetilcolina. La estructura primaria de la colinoacetiltransferasa es bien conocida y su localización inmunohistoquímica se ha utilizado como prueba para identificar neuronas colinérgicas. Aunque existen inhibidores de la colinoacetiltransferasa (α-NETA o derivados de arilvinilpiridinio), estos tienen poca utilidad terapéutica, ya que, como hemos indicado, el paso limitante en la síntesis de acetilcolina es el transporte de colina al interior del terminal presináptico.

Una vez sintetizada, la acetilcolina es transportada al interior de las vesículas por un transportador vesicular (VAChT) que la intercambia por protones y que es inhibido por diferentes compuestos, como el **vesamicol (v. fig. 5-4)**. Además de almacenarse en las vesículas, a veces asociada a otro neurotransmisor, la acetilcolina puede encontrarse en forma libre en el citoplasma o asociada lábilmente a membranas de la terminación nerviosa. Se ha estimado que cada vesícula almacena entre 1.000 y 50.000 moléculas de acetilcolina y que una sola terminación puede contener 300.000 vesículas o más.

La liberación de acetilcolina se ha estudiado, fundamentalmente, en la placa motora, si bien es posible aplicar los mismos principios a los restantes lugares de transmisión colinérgica. La llegada de un potencial de acción a la terminación nerviosa colinérgica origina la apertura rápida y transitoria de canales de Ca²⁺ de tipo N, con entrada de este ión; el incremento local de la concentración de Ca²⁺ origina la

formación del complejo de las proteínas SNARE (receptor de la proteína de unión del factor sensible a *N*-etilmaleimida, *soluble N-ethylmaleimide-sensitive-factor attachment receptor*) sinaptobrevina y sintaxina -1 y la proteína SNAP-25 (proteína asociada al sinaptosoma), lo que permite que la vesícula se acerque y se fije en un punto de la membrana del terminal; la proteína dependiente de Ca²⁺ sinaptotagmina de la pared vesicular provoca la fusión de la membrana de la vesícula con la de la terminación nerviosa y la liberación del neurotransmisor a la hendidura sináptica. En la placa motora, esta fusión origina la liberación síncrona de varios cientos de *quanta* (vesículas) de acetilcolina a la hendidura sináptica; en las terminaciones nerviosas posganglionares la cantidad de transmisor liberado por despolarización es probablemente menor. A nivel neuromuscular se ha demostrado en reposo la liberación espontánea, lenta y continua, de uno o dos *quanta* de acetilcolina que da lugar a los denominados potenciales miniatura de placa motora (MEPP, del inglés *miniature end-plate potential*), que no alcanzan el nivel necesario para desencadenar la contracción muscular y que se asocian con el mantenimiento de la capacidad de respuesta del músculo esquelético.

La liberación de acetilcolina es inhibida por neurotoxinas como la **β-bungarotoxina** o las toxinas botulínicas o tetánica **(v. fig. 5-4)**, que inactivan proteínas involucradas en el proceso exocitósico. La **toxina botulínica**, producida por *Clostridium botulinum*, microorganismo que puede multiplicarse en las conservas de alimentos y causar botulismo, es uno de los venenos más potentes. La inhibición de la secreción de acetilcolina origina parálisis fláccida y puede producir la muerte debido al bloqueo de la función respiratoria. Se conocen ocho serotipos diferentes de toxina botulínica, con una estructura similar, aunque cada uno de ellos tiene un mecanismo de acción, duración del efecto y efectos adversos diferentes. Sólo los serotipos A y B se han desarrollado para la práctica clínica. La molécula activa está formada por dos cadenas, una ligera de ~50 kDa y otra pesada de ~100 kDa unidas por puentes disulfuro e interacciones no covalentes. La cadena pesada es la responsable de la fijación específica de la toxina a la membrana de las neuronas colinérgicas y de su internalización. La cadena ligera, que tiene actividad metaloproteinasa, corta componentes esenciales de la maquinaria de liberación de neurotransmisores, las proteínas SNARE, impidiendo la fusión de las vesículas sinápticas con la membrana plasmática, y, por tanto, la liberación del neurotransmisor. Los diferentes serotipos de toxina botulínica interfieren con proteínas diferentes del complejo SNARE. La **toxina tetánica** es producida por *Clostridium tetani*, presente en forma de esporas muy resistentes en los suelos de todo el mundo, y causa infección por contaminación de las heridas. La toxina viaja a través de los nervios periféricos y actúa sobre interneuronas inhibitorias donde, por un mecanismo similar al de la toxina botulínica, inhibe la liberación de GABA o glicina. El resultado es la denervación parcial de las motoneuronas, lo que conduce a su hiperactividad y al aumento de la actividad muscular en forma de rigidez y espasmos, que suele iniciarse en los músculos de la masticación. Por su parte, la **α-latrotoxina** del veneno de la araña «viuda negra» produce una descarga masiva de vesículas, que da lugar, inicialmente, a una parálisis tónica y, posteriormente, a una parálisis flácida por agotamiento del neurotransmisor; no tiene utilidad terapéutica. La **tetrodotoxina**, presente en algunas vísceras del pez globo, de gran consumo en países orientales, bloquea los canales de Na⁺ dependientes de voltaje, lo que impide que se propague el potencial de acción y, por tanto, la liberación de acetilcolina; de forma similar actúa la **saxitoxina**, presente en algunos mariscos. La **batracotoxina**, secretada por una rana sudamericana, origina una despolarización persistente y la liberación de acetilcolina por activar, de forma selectiva, el canal de Na⁺ voltaje-dependiente, lo que origina parálisis.

La liberación de acetilcolina puede ser regulada por la propia acetilcolina y por otros neurotransmisores al actuar sobre receptores presinápticos (v. fig. 5-4). Así, la activación de receptores presinápticos muscarínicos M_2 y M_4 generalmente inhibe la liberación en terminaciones nerviosas colinérgicas posganglionares, mientras que la acción de la acetilcolina sobre receptores presinápticos nicotínicos en la unión neuromuscular y en el cerebro facilita la liberación. Otros neurotransmisores, como la noradrenalina, inhiben también la liberación de acetilcolina por su acción sobre receptores presinápticos α-adrenérgicos. También existen heterorreceptores presinápticos para adenosina A_1, de histamina H_3 o de opiáceos que inhiben la liberación de acetilcolina. A su vez, la acetilcolina puede modular, a través de receptores presinápticos muscarínicos, la transmisión ganglionar. Además, se ha descrito la existencia de receptores muscarínicos facilitadores e inhibidores de la liberación de otros neurotransmisores en terminaciones nerviosas posganglionares. En la figura 5-5 se muestra el efecto inhibidor o facilitador de la acetilcolina, dependiendo de su concentración, sobre la liberación de noradrenalina de terminaciones nerviosas adrenérgicas perivasculares.

Inactivación de la acetilcolina

Tras su liberación, la acetilcolina difunde a través del espacio sináptico (~50 nm) para unirse con los receptores colinérgicos en la membrana postsináptica. Gran parte de esta acetilcolina es hidrolizada en la hendidura sináptica por la acetilcolinesterasa a acetato y colina (v. fig. 5-4). La colina carece prácticamente de actividad neurotransmisora, de manera que este proceso permite recuperar la capacidad de respuesta de la célula efectora ante la llegada de un nuevo impulso nervioso. Es necesaria una rápida retirada del neurotransmisor, fundamentalmente en la unión neuromuscular, para evitar la activación sostenida del receptor colinérgico nicotínico, lo que originaría una parálisis de la neurotransmisión. Si bien la hidrólisis puede ocurrir de forma espontánea, es mucho más rápida en presencia de acetilcolinesterasa, la cual es extraordinariamente eficaz, ya que cada molécula de enzima puede hidrolizar 600.000 moléculas de acetilcolina por minuto. Los fármacos anticolinesterásicos actúan inhibiendo la acetilcolinesterasa e incrementan las concentraciones de acetilcolina en el espacio sináptico, sobre todo en la unión neuromuscular. Existen dos tipos de colinesterasa, la *acetilcolinesterasa*, localizada fundamentalmente en neuronas colinérgicas y en la unión neuromuscular, y la *butirilcolinesterasa* o *seudocolinesterasa*, que se encuentra en plasma, hígado y otros tejidos, siendo casi inexistente en las neuronas. Mien-

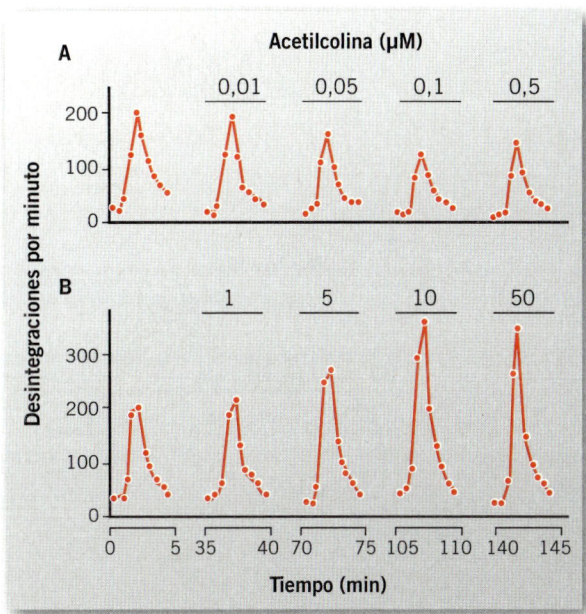

Figura 5-5. Modelo representativo que muestra el efecto de la acetilcolina sobre la liberación de noradrenalina tritiada inducida por estimulación eléctrica de arterias carótidas de cobayo. En concentraciones bajas (A, 0,05-0,1 μM), la acetilcolina ejerce un efecto inhibidor de la liberación de noradrenalina tritiada, mientras que en concentraciones altas (B, 1-50 μM) tiene un efecto facilitador. (Tomado de Casado y cols., 1994.)

tras que la acetilcolinesterasa hidroliza fundamentalmente acetilcolina en la sinapsis, la butirilcolinesterasa hidroliza la acetilcolina que escapa de la sinapsis por difusión, otros ésteres de colina (p. ej., **succinilcolina**) y otros ésteres (p. ej., **procaína**). Dos genes diferentes, pero de estructura similar, codifican para ambas colinesterasas. A su vez, existen variantes genéticas de las dos enzimas originadas por el procesamiento alternativo del ARNm, lo cual explica, parcialmente, la variabilidad individual de acción de los ésteres de la colina, como se verá más adelante (v. cap. 6).

Receptores colinérgicos

Los receptores colinérgicos fueron clasificados por Sir Henry Dale en 1914 en dos categorías, muscarínicos y nicotínicos (figs. 5-6 y 5-7), basándose en la similitud entre los efectos producidos por los alcaloides **muscarina** y **nicotina** y los debidos a la estimulación de las fibras nerviosas autónomas. Así, la muscarina y la acetilcolina eran capaces de imitar las acciones sobre los órganos efectores observadas tras la estimulación de las fibras posganglionares parasimpáticas, mientras que la nicotina y la acetilcolina producían efectos similares sobre los ganglios autónomos, la unión neuromuscular y la médula suprarrenal. La capacidad de la **atropina** y la **tubocurarina** para bloquear selectivamente efectos muscarínicos y nicotínicos, respectivamente, apoyó la existencia de dos tipos de receptores sobre los que actuaría el neurotransmisor colinérgico. La síntesis de nuevas moléculas con distinta afinidad por los receptores, los estudios de fijación de radioligandos y la biología molecular confirmaron la existencia de estos dos tipos de receptores, con estructura

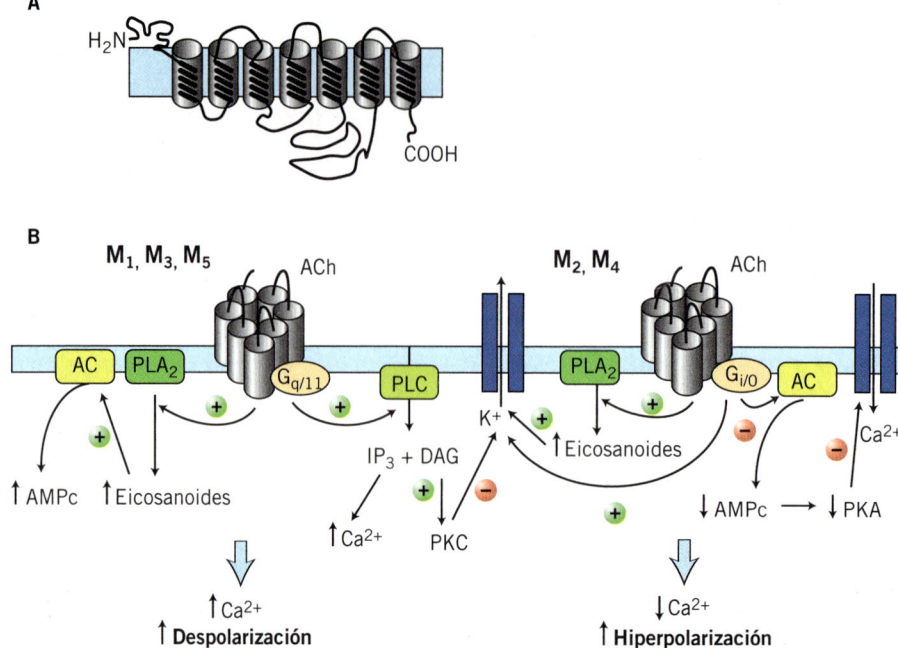

Figura 5-6. A) Esquema de la estructura de los receptores muscarínicos. B) Activación de receptores muscarínicos y sus consecuencias celulares. AC: adenililciclasa; ACh: acetilcolina; DAG: diacilglicerol; IP_3: inositol-1,4,5-trifosfato; M_1-M_5: receptores muscarínicos; PKA: proteincinasa A; PKC: proteincinasa C; PLA_2: fosfolipasa A_2; PLC: fosfolipasa C.

molecular y funciones diferentes, y permitieron, a su vez, subdividirlos.

Receptores muscarínicos

Los receptores muscarínicos (mAChR) median los efectos del neurotransmisor colinérgico en los órganos inervados por el sistema nervioso parasimpático, por lo que están involucrados en muchos procesos fisiológicos, como la contracción del músculo liso, la génesis y conducción de estímulos cardíacos y la secreción glandular, entre otras funciones (**tabla 5-1**). Además, modulan la transmisión ganglionar y en

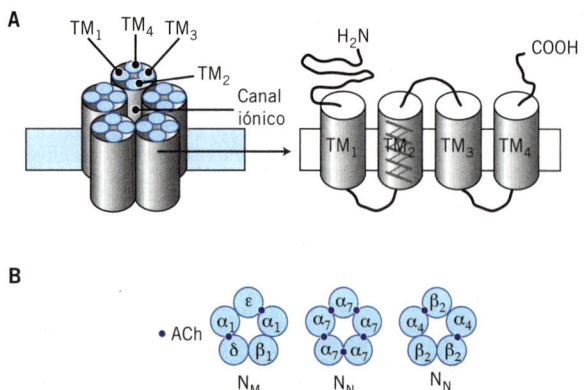

Figura 5-7. A) Esquema de la estructura de los receptores nicotínicos y de una de las subunidades compuesta por cuatro segmentos transmembrana (TM_1-TM_4). B) Disposición de las subunidades y de los lugares de fijación de acetilcolina (ACh) en el receptor nicotínico muscular (N_M) y diferentes ejemplos de receptores nicotínicos neuronales (N_N) homoméricos y heteroméricos.

el SNC regulan el sueño REM, la temperatura corporal y funciones cognitivas como el aprendizaje y la memoria. Estos receptores también se localizan en órganos que carecen de inervación parasimpática, como la mayoría de los lechos vasculares, donde median respuestas vasodilatadoras a través de la liberación endotelial de NO. En 1951 ya se intuyó que los receptores muscarínicos no constituían una entidad única, al observar los diferentes efectos de la galamina en el corazón y en el músculo liso. En 1980, Hammer constató que la pirenzepina distinguía entre los receptores muscarínicos del cerebro (M_1) y los de corazón (M_2 cardíacos) y glándulas (M_2 glandulares); posteriormente, los receptores M_2 glandulares se denominaron M_3. Más tarde se describieron cinco receptores muscarínicos (M_1-M_5), codificados por cinco genes *(CHRM1-CHRM5)* distintos **(tabla 5-2)**. La clasificación farmacológica y la localización de estos receptores han sido posibles gracias a la existencia de fármacos agonistas y, fundamentalmente, antagonistas, con selectividad para cada subtipo. Por otra parte, toxinas procedentes de venenos de serpientes del género *Dendroaspis* han mostrado ser muy selectivas para los subtipos M_1, M_2 y M_4, lo que ha ayudado a mejorar el conocimiento de la localización y la cuantificación de estos receptores en los diversos tejidos, así como de los cambios en los distintos subtipos de receptores que acontecen en enfermedades asociadas a disfunción del sistema colinérgico.

Los receptores muscarínicos están ampliamente distribuidos, y la mayoría de los tejidos tienen más de un subtipo, aunque algunos subtipos suelen predominar en lugares específicos **(v. tabla 5-2)**. Todos ellos son glucoproteínas que tienen entre 460-590 aminoácidos. Los cinco subtipos poseen una similitud en su secuencia de aminoácidos hasta del 90 % y, a su vez, cada subtipo posee una homología del 89-98 % en las distintas especies de mamíferos. Los receptores muscarínicos pertenecen a la familia de receptores acoplados a proteínas G y, por lo tanto, estructuralmente están formados por siete segmentos α-helicoidales transmembrana con el extremo NH_2-terminal localizado en la porción extracelular y el COOH terminal en la citoplasmática; su gran tercer bucle intracitoplasmático es el responsable del reconocimiento y activación de las correspondientes proteínas G **(v. fig. 5-6)**. Clásicamente se han subdividido en dos grandes grupos, basado en las proteínas G a las que se acoplan. En general, puede decirse que los receptores M_1, M_3 y M_5 activan la fosfolipasa C a través de proteínas G insensibles a la toxina *pertussis* ($G_{q/11}$). Esto origina la hidrólisis de fosfatidilinositol-4,5-difosfato (PIP_2) en la membrana conduciendo a la formación intracelular de inositol-1,4,5-trifosfato (IP_3) y diacilglicerol (DAG), los cuales actúan como segundos mensajeros movilizando calcio desde depósitos intracelulares y activando la proteincinasa C (PKC), respectivamente, lo que origina diversas respuestas fisiológicas. Los receptores M_2 y

Tabla 5-2. Subtipos de receptores muscarínicos

Receptor	M_1	M_2	M_3	M_4	M_5
Antagonista	MT7 4-DAMP Pirenzepina[a]	AFDX384[a] Metoctramina[a]	4-DAMP[a] Darifenacina[a]	4-DAMP MT3 AFDX384 PD102807[a]	4-DAMP Darifenacina ML381[a]
Localización	Ganglios autónomos SNC Glándulas Nervios entéricos	Miocardio Músculo liso SNC Terminación nerviosa autónoma	Músculo liso Glándulas Endotelio SNC	SNC	SNC glándulas salivales iris/músculo ciliar
Mecanismos efectores	$G_{q/11}$ IP_3/DAG disminución conductancia K Activación de PLD_2, PLA_2; aumento AA	G_i/G_0 ↓ AMPc/aumento conductancia K	$G_{q/11}$ IP_3/DAG NO Activación de PLD_2, PLA_2, aumento ʌʌ	G_i/G_0 ↓ AMPc	$G_{q/11}$ IP_3/DAG NO
Función principal	Aprendizaje y memoria Aumento de secreciones	Bradicardia ↓Fuerza de contracción cardíaca Contracción de músculo liso Analgesia Modulación de liberación de neurotransmisores	Contracción de músculo liso visceral Aumento de secreciones Vasodilatación cerebral Regulación del apetito	Modulación de liberación de neurotransmisores	Facilitación de la liberación de DA Dilatación de arterias y arteriolas
Relevancia en enfermedades	Enfermedad de Alzheimer Esquizofrenia Enfermedad de Parkinson	Dolor Enfermedad de Alzheimer	EPOC Incontinencia urinaria Colon irritable	Enfermedad de Parkinson Esquizofrenia Dolor neuropático	Dependencia Enfermedad de Alzheimer

[a] Antagonistas selectivos.

DA: dopamina; DAG: diacilglicerol; EPOC: enfermedad pulmonar obstructiva crónica; IP: inositoltrifosfato; NO: óxido nítrico; SNC: sistema nervioso central; MT: toxinas del veneno de la mamba.

Tabla 5-3. Subtipos de receptores nicotínicos

Receptor (subtipo)	Sitio de sinapsis	Agonistas	Antagonistas
Muscular $\alpha_1\beta_1\epsilon\delta$ (adulto) $\alpha_1\beta_1\gamma\delta$ (feto)	Unión neuromuscular	Acetilcolina Nicotina Succinilcolina	Atracurio Vecuronio d-Tubocurarina Pancuronio α-Conotoxina α-Bungarotoxina
Neuronal $\alpha_3\beta_4$	Ganglios autónomos; médula suprarrenal	Acetilcolina Nicotina Epibatina 1,1-Dimetil-4-fenilpiperazinio	Trimetafán Mecamilamina Hexametonio α-Conotoxinas Dihidro-β-Eritrodina Ibogaína
$\alpha_4\beta_4$	Sistema nervioso central	Citisina Epibatidina	Mecamilamina Dihidro-β-eritrodina
$\alpha_4\beta_2$	Sistema nervioso central	Acetilcolina Nicotina Epibatidina Vareniclina Metilcarbamilcolina Citisina Anatoxina A	Mecamilamina α-Conotoxina
α_7	Sistema nervioso central	Acetilcolina Nicotina Anatoxina A 1,1-Dimetilfenil-4-piperazinio enceniclina	Metilicaconitina α-Bungarotoxina α-Conotoxina α-Cobratoxina

M_4 se acoplan a proteínas G sensibles a la toxina *pertussis* (G_i y G_0) que inhiben la adenililciclasa, activan los canales de potasio con rectificación «hacia adentro», causando hiperpolarización, e inhiben los canales de calcio activados por voltaje. Las consecuencias funcionales de estos procesos son hiperpolarización e inhibición de membranas excitables. Los receptores muscarínicos también pueden acoplarse a otras enzimas; así, por ejemplo, pueden activar las fosfolipasas A_2 y D. Además del sitio de unión del agonista, los receptores muscarínicos tienen uno o más sitios de regulación alostérica que pueden modular la activación por agonista.

Después de su activación por agonistas clásicos o alostéricos, los receptores muscarínicos pueden ser fosforilados por una serie de cinasas. Una vez fosforilado, el receptor interacciona con β-arrestina, entre otras proteínas adaptadoras, conduciendo a la internalización y desensibilización del receptor muscarínico.

Receptores nicotínicos

Los receptores nicotínicos (nAChR) pertenecen a la superfamilia de receptores «Cys-loop» acoplados a canales iónicos y están constituidos por cinco subunidades glucoproteicas que se disponen alrededor del canal que permite el paso de cationes de diámetro inferior a 8 Å, tales como Na^+ y K^+ y, en menor medida, Ca^{2+}. Estos receptores se clasificaron inicialmente como ganglionares o musculares por su preferencia a ser bloqueados por compuestos como el **hexametonio** o el **decametonio**, respectivamente. Hoy en día se denominan receptores nicotínicos neuronales (N_n) a los que se encuentran en los ganglios simpáticos y parasimpáticos, en la mé-

dula suprarrenal y en diversas localizaciones del SNC, y musculares (N_m) a los de la unión neuromuscular esquelética. Los primeros estudios encaminados a la identificación de la estructura de este receptor pudieron llevarse a cabo, ya en la década de 1970, gracias a la abundancia de receptores nicotínicos en el órgano eléctrico del pez torpedo y a la existencia de toxinas como la **α-bungarotoxina** con gran afinidad por este receptor. Posteriormente, las técnicas de biología molecular y la utilización de toxinas como los péptidos (conotoxinas) procedentes de caracoles marinos del género *Conus,* que se unen específicamente a diferentes subtipos de receptor nicotínico, permitieron un conocimiento muy detallado de su estructura.

Cada una de las cinco subunidades del receptor nicotínico consiste en una única cadena polipeptídica con un largo extremo NH_2 terminal extracelular, cuatro segmentos hidrófobos transmembrana helicoidales (TM_1-TM_4), y un bucle citoplasmático entre los segmentos transmembrana tercero y cuarto, de longitud y secuencia de aminoácidos variables, y un extremo extracelular C-terminal corto. El poro central del canal está compuesto por los segmentos helicoidales TM_2 de cada una de las subunidades que componen el receptor (v. fig. 5-7). El receptor nicotínico en el músculo esquelético embrionario de vertebrados está compuesto por cuatro subunidades distintas (α_1, β_1, γ y δ) en una relación estequiométrica de 2:1:1:1; en la placa motora del músculo adulto una subunidad ϵ reemplaza a γ (tabla 5-3). Los nAChR neuronales están compuestos de uno (receptores homoméricos) o dos tipos (receptores heteroméricos) de subunidades distintas y, en mamíferos, resultan de la combinación pentámerica de hasta nueve subtipos de la subunidad α

(α_{1-7}, α_{9-10}) y cuatro subtipos de la subunidad β (β_1-β_4), si bien no todas las combinaciones dan lugar a receptores funcionales. Los receptores homoméricos sólo resultan de la combinación de subunidades α_7 y α_9, mientras que los heteroméricos se forman por diferentes combinaciones de subunidades α_2-α_6 y β_1-β_4, comúnmente por una única subunidad α y una única β, con una estequiometría de 2α y 3β; la subunidad α_{10} sólo da lugar a receptores nicotínicos funcionales cuando se coexpresa con α_9. A nivel ganglionar, el receptor mayoritariamente expresado está formado por la combinación de subunidades α_3/β_4 (v. tabla 5-3), probablemente combinadas con la subunidad α_5; la deleción génica de α_3 induce un fenotipo relacionado con una disminución en la transmisión ganglionar.

Las subunidades α son necesarias para la unión de acetilcolina y otros agonistas así como de los antagonistas competitivos; el lugar de unión del agonista se sitúa en la interfaz entre las subunidades α (residuos Cys 192 y Cys 193) y el resto; en el caso de los receptores musculares y de los neuronales heteroméricos, que contienen dos subunidades α, tienen dos sitios de unión para la acetilcolina; en el caso de los receptores neuronales homoméricos, con cinco subunidades α, tienen cinco sitios idénticos de unión de acetilcolina localizados en la interfaz de dos subunidades adyacentes. Los residuos Cys 128 y Cys 142, presentes en todas las subunidades nicotínicas, son fundamentales para conservar la estructura terciaria necesaria para la funcionalidad del receptor, y su mutación origina abolición de la respuesta a acetilcolina.

El receptor nicotínico puede encontrarse, al menos, en tres estados conformacionales interconvertibles. En ausencia de neurotransmisor, la mayoría de los receptores están en un *estado de reposo, cerrado,* de baja afinidad por el agonista. Tras la unión del neurotransmisor, el receptor sufre un cambio conformacional que conduce a la apertura del canal, *estado abierto,* de alta afinidad por el agonista. Una vez abierto, el canal permite el paso de cationes monovalentes y divalentes de diámetro inferior a 8 Å a través de la membrana. El Na+ y el K+ pasan con facilidad, y el Ca2+ y el Mg2+ en menor cuantía. El aumento de la permeabilidad iónica ocasiona despolarización y la generación de un potencial postsináptico excitador en la placa motora, las neuronas posganglionares periféricas o el SNC. La presencia prolongada del agonista convierte al receptor activado a un *estado desensibilizado*; en este estado, de alta afinidad por el agonista, el canal iónico permanece cerrado. Las respuestas mediadas por el receptor nicotínico son inmediatas y de corta duración; así, el tiempo que transcurre entre la unión del agonista con el receptor, la apertura del canal y la respuesta celular puede ser de milisegundos.

Además de los agonistas y los antagonistas competitivos, que se unen al mismo sitio de unión del neurotransmisor, los receptores nicotínicos pueden ser activados o bloqueados por moduladores alostéricos y bloqueados por antagonistas no competitivos, que actúan en otros sitios del receptor. La localización de los sitios de unión depende del estado conformacional del receptor y del subtipo de receptor. Así, algunos inhibidores alostéricos bloquean la apertura del canal, uniéndose y estabilizando el receptor en estado de reposo o en estado desensibilizado, mientras que otros aumentan la velocidad de desensibilización. Algunos inhibidores no competitivos, como es el caso de los bloqueantes ganglionares derivados de amonio cuaternario, se unen al poro cuando el receptor está en estado abierto, bloqueando físicamente el paso de iones. Compuestos como anestésicos locales o generales, barbitúricos, antidepresivos y otras moléculas se unen a diferentes subtipos de receptores nicotínicos actuando como inhibidores no competitivos. Los esteroides pueden modular a los receptores nicotínicos tanto por inhibición como por activación. El modo de acción depende del subtipo de receptor. Así, los corticosteroides y la progesterona bloquean receptores nicotínicos musculares y ganglionares, mientras que el estradiol es capaz de activar el receptor $\alpha_4$$\beta_2$. Los alcoholes también modulan a los receptores nicotínicos de forma dual: los alcoholes de cadena larga actúan como bloqueantes, y el etanol y otros alcoholes de cadena corta pueden activar receptores nicotínicos musculares y algunos subtipos de los neuronales.

Entre los activadores alostéricos se encuentran galantamina y fisostigmina. La activación de receptores nicotínicos por estos compuestos depende de la presencia de acetilcolina, que proporciona la estimulación fisiológica del receptor. En el caso de la galantamina se combina su acción como activador alostérico de receptores nicotínicos con su acción como inhibidor de la acetilcolinesterasa, por lo que se usa para el tratamiento de la enfermad de Alzheimer.

Todos los receptores nicotínicos pueden ser regulados por tirosincinasas, aunque las consecuencias funcionales de esta regulación son específicas del subtipo de receptor y de su localización. Así, mientras que en la unión neuromuscular regulan la distribución de los receptores musculares, la misma familia de tirosincinasas aumenta la actividad de receptores nicotínicos neuronales heteroméricos en células cromafines y disminuye la actividad del subtipo α_7 en el cerebro.

Interferencia farmacológica en la neurotransmisión colinérgica

Los fármacos con utilidad terapéutica que afectan a la neurotransmisión colinérgica se estudiarán en este capítulo y en los capítulos 6 y 7. Estos fármacos pueden actuar de dos formas: *a)* en los receptores, mimetizando las acciones de la acetilcolina sobre los receptores muscarínicos (parasimpaticomiméticos de acción directa) y nicotínicos ganglionares (estimulantes ganglionares) o antagonizando sus acciones (parasimpaticolíticos, bloqueantes ganglionares y bloqueantes neuromusculares) y *b)* inhibiendo la inactivación de la acetilcolina (parasimpaticomiméticos de acción indirecta o inhibidores de la acetilcolinesterasa).

Existen otros fármacos que constituyen importantes herramientas para la investigación de la neurotransmisión colinérgica. Entre ellos se pueden incluir fármacos que: *a)* inhiben la síntesis de acetilcolina (**hemicolinio, trietilcolina**); *b)* inhiben su almacenamiento en vesículas (**vesamicol**); *c)* interfieren en la liberación, bien inhibiéndola (**toxina botulínica** y antibióticos aminoglucósidos) o facilitándola (**α-latrotoxina** y **4-aminopiridina**); *d)* inhiben la propagación del potencial de acción (**tetrodotoxina** y anestésicos locales), o *e)* inhiben la contracción muscular por bloqueo

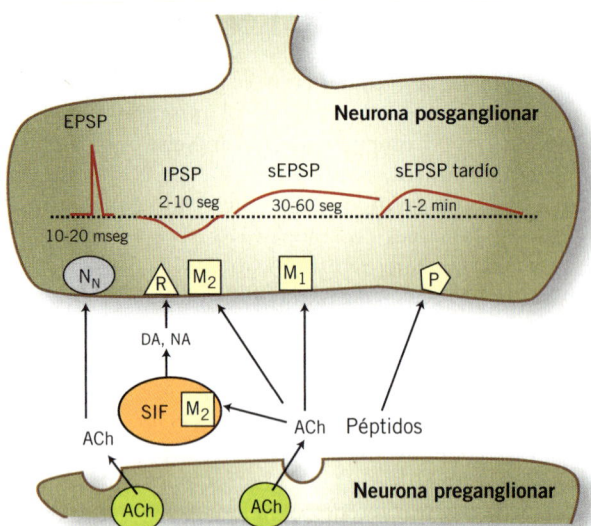

Figura 5-8. Representación esquemática de los potenciales registrados en la fibra posganglionar tras la liberación de acetilcolina (ACh). DA: dopamina; EPSP: potencial postsináptico excitador rápido; IPSP: potencial postsináptico inhibidor; M: receptor muscarínico; NA: noradrenalina; N_N: receptor nicotínico neuronal; P: receptor para péptidos; R: receptor adrenérgico; sEPSP: potencial postsináptico excitador lento; SIF: interneuronas catecolaminérgicas.

de la liberación de Ca^{2+} del retículo sarcoplásmico (**dantroleno**). Estos fármacos no tienen utilidad terapéutica por sus efectos a este nivel, excepto el dantroleno y la toxina botulínica.

FARMACOLOGÍA GANGLIONAR

La transmisión en los ganglios autónomos es un proceso mucho más complejo que el que se produce en otras sinapsis y, además, está sujeto a múltiples influencias fisiológicas y farmacológicas. En los cuerpos celulares de las neuronas posganglionares se han descrito tanto receptores muscarínicos como nicotínicos. La estimulación de la neurona preganglionar da lugar a la liberación de acetilcolina, que activa receptores nicotínicos posganglionares y conduce a la propagación del potencial de acción a lo largo del axón de la neurona posganglionar.

Mediante técnicas de electrofisiología se han registrado, en algunas neuronas posganglionares, hasta cuatro tipos diferentes de cambios en el potencial de membrana tras la estimulación de la neurona preganglionar (**fig. 5-8**). El primero, que aparece tempranamente tras la activación de receptores nicotínicos postsinápticos, se denomina potencial postsináptico excitador (EPSP, del inglés *excitatory postsynaptic potential*) rápido y tiene una duración de 10-20 ms. Se debe principalmente a la entrada de Na^+ y, quizás Ca^{2+}, a través del canal iónico acoplado al receptor nicotínico. Las subunidades presentes en el receptor nicotínico ganglionar son numerosas, siendo α_3 y β_4 las más abundantes. Este receptor es inhibido por bloqueantes ganglionares no despolarizantes, como **mecamilamina**, **hexametonio** y **trimetafán**. Si este EPSP es de suficiente magnitud, puede desencadenar un potencial de acción. Esta primera fase es seguida de hiperpolarización de la membrana por incremento de la conductancia al K^+ o por incremen-

to de la del Cl^-, que origina un potencial postsináptico inhibidor (IPSP, del inglés *inhibitory postsynaptic potential*) lento, que dura entre 2 y 5 segundos. El receptor involucrado en esta fase parece ser del subtipo M_2, aunque no se descarta la participación de receptores M_4. Asimismo, en algunas sinapsis ganglionares parecen existir otros neurotransmisores mediando este potencial inhibidor. En este caso, la acetilcolina estimularía receptores muscarínicos M_2 en interneuronas catecolaminérgicas (células pequeñas con intensa fluorescencia denominadas SIF, del inglés *small intense fluorescence*), con la consiguiente liberación de dopamina o noradrenalina, las cuales, tras la activación de la adenililciclasa y el aumento de AMPc, originarían hiperpolarización de la membrana; asimismo, se produce un aumento de la conductancia al K^+. El siguiente componente se debe a la interacción de acetilcolina con receptores M_1, que origina una disminución de la conductancia al K^+ por inhibición de la corriente M de K^+ dependiente de voltaje. Este componente se denomina EPSP lento (sEPSP) y tiene una duración de unos 10 segundos. Finalmente, se puede producir un sEPSP tardío, con una duración de 1-2 minutos, debido también a una disminución de la conductancia al K^+; aunque no está claro cual es el mediador implicado, se ha descrito que la sustancia P u otros péptidos liberados de terminaciones nerviosas o de interneuronas pueden ser los responsables en determinados ganglios.

Si bien los potenciales IPSP, sEPSP y sEPSP tardío pueden aparecer en algunas sinapsis ganglionares, su significado fisiológico no es bien conocido, pudiendo tener únicamente un papel modulador del EPSP inicial. De esta manera, sólo los antagonistas de receptores nicotínicos, y no los antagonistas muscarínicos u otros fármacos, pueden inhibir la transmisión ganglionar por completo. De forma similar, sólo los fármacos que estimulan los receptores nicotínicos van a favorecer de forma importante esta transmisión. En cualquier caso, los efectos farmacológicos de los fármacos estimulantes y bloqueantes ganglionares en los distintos órganos son múltiples y complejos, puesto que afectan tanto a la transmisión simpática como a la parasimpática, y el resultado final dependerá del tono predominante en cada órgano. Por lo tanto, la utilización terapéutica de estos compuestos es muy limitada, aunque constituyen importantes herramientas experimentales.

Fármacos estimulantes ganglionares

Los fármacos estimulantes específicos sobre receptores nicotínicos ganglionares producen efectos excitadores rápidos (mimetizan el EPSP inicial), que se bloquean con bloqueantes ganglionares no despolarizantes, como el hexametonio. El representante de este grupo es la **nicotina** (**fig. 5-9**). Además, la **lobelina**, el **1,1-dimetil-4-fenilpiperazinio (DMPP)**, la **epibatidina** y el **tetrametilamonio (TMA)** producirían efectos similares.

La **nicotina** es un alcaloide natural líquido que se obtiene de las hojas de tabaco (*Nicotiana tabacum*). Su importancia es más bien histórica, pues su administración en la placa motora llevó a Langley a proponer en 1905 la existencia de una «sustancia receptora» en la superficie de la placa motora, y toxicológica, por su implicación en la etiología de diversos

FÁRMACOS ESTIMULANTES GANGLIONARES

- Los fármacos estimulantes de los receptores **nicotínicos** ganglionares, como la **nicotina**, originan una respuesta compleja, que combina acciones simpáticas y parasimpáticas.
- En dosis altas producen bloqueo de la transmisión por despolarización persistente.
- La nicotina ejerce también importantes acciones en el SNC. Carece de utilidad terapéutica y su interés es sólo toxicológico.

cuadros clínicos y generación de comportamientos de farmacodependencia. En la actualidad su uso clínico, así como el de otros activadores nicotínicos neuronales como la **citisina**, está restringido a los programas de deshabituación tabáquica (v. cap. 20).

Mecanismo de acción

Al interactuar con receptores nicotínicos de la membrana postsináptica, la **nicotina** produce inicialmente una estimulación de todos los ganglios autónomos, lo que da lugar a una compleja respuesta, con mezcla de acciones simpáticas y parasimpáticas. En la médula suprarrenal, la nicotina también posee una acción bifásica, de manera que pequeñas dosis provocan la descarga de catecolaminas, mientras que dosis mayores previenen su liberación. Sin embargo, en dosis altas (mayores que las que se obtienen tras el consumo de tabaco) o tras su aplicación prolongada produce bloqueo ganglionar, que se origina por un mecanismo que implica la despolarización persistente y la desensibilización de los receptores. En dosis ligeramente superiores a las que producen efectos sobre los receptores nicotínicos ganglionares, actúa en la unión neuromuscular, donde produce también efectos estimulantes iniciales y, posteriormente, bloqueantes por desensibilización del receptor.

Acciones farmacológicas

La nicotina produce múltiples efectos farmacológicos dependientes del tono predominante, si bien, los más importantes son los cardiovasculares.

Sistema cardiovascular. Produce efectos inotrópico y cronotrópico positivo, así como aumento de la presión arterial, como consecuencia de la liberación de catecolaminas de la médula suprarrenal y de las terminaciones nerviosas simpáticas.

Aparato digestivo. Produce incremento del tono y de la actividad motora del intestino como consecuencia de la estimulación parasimpática.

Aparato respiratorio. Dosis bajas producen efectos estimulantes respiratorios por activar quimiorreceptores localizados en el arco aórtico y en el cuerpo carotídeo. Dosis altas estimulan directamente los centros respiratorios. Dosis tóxicas deprimen la respiración por inhibir los centros respiratorios, así como por su compleja acción sobre los receptores nicotínicos de la placa motora de los músculos respiratorios.

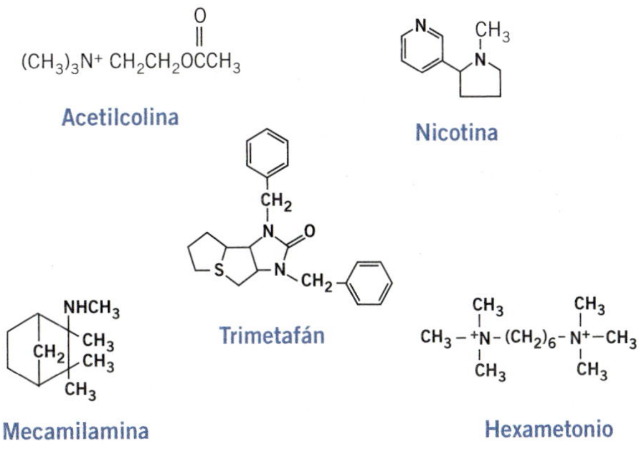

Figura 5-9. Estructura química de la acetilcolina, la nicotina y algunos fármacos bloqueantes ganglionares.

Sistema nervioso central. Los efectos en el SNC, que resultan de la combinación de efectos estimulantes y depresores, incluyen temblor, convulsiones, estimulación de la respiración y liberación de hormona antidiurética. Asimismo, provoca náuseas y vómitos por estimular la zona «gatillo» quimiorreceptora en el área postrema del bulbo raquídeo, fundamentalmente al inicio del consumo de tabaco; sin embargo, a diferencia de lo que ocurre con los efectos cardiovasculares, rápidamente se desarrolla tolerancia.

Glándulas exocrinas. Produce, generalmente, incremento de las secreciones salival, sudorípara, bronquial y gástrica, debido al predominio del componente parasimpático en estos órganos efectores. Ese incremento inicial es seguido de depresión.

Farmacocinética

La nicotina se absorbe bien y rápidamente en los aparatos gastrointestinal y respiratorio, por todas las mucosas y por la piel. Se distribuye rápida y ampliamente por todo el organismo. La nicotina está disponible en varias formas de dosificación para ayudar a lograr abstinencia del consumo de tabaco. Así, la nicotina puede administrarse por vía oral, como goma de mascar y comprimidos para desleír en la boca y en parches transdérmicos.

Aproximadamente el 80-90 % del alcaloide se metaboliza en el hígado, pero también en el riñón y el pulmón; los principales metabolitos son la conitina y la conitina-1'-*N*-óxido. La semivida tras la inhalación o la administración parenteral es de 2 horas. Tanto la nicotina como sus metabolitos se eliminan por la orina y también a través de la leche, hecho que debe tenerse en cuenta en mujeres en período de lactancia.

Toxicidad

La intoxicación aguda puede ocurrir de manera accidental por ingestión de soluciones que contienen nicotina utilizadas como insecticidas o, en los niños, tras la ingestión accidental de tabaco. Los síntomas aparecen muy rápidamente y consisten en náuseas, vómitos, salivación, dolor abdominal, diarrea, temblores, dolor de cabeza, sudores fríos y confusión mental. En dosis muy elevadas puede producir convulsiones y en intoxicaciones graves puede sobrevenir la muerte por parálisis de los músculos respiratorios.

El tratamiento es fundamentalmente sintomático. Puede ser necesaria la utilización de respiración asistida. Se debe eliminar el tóxico cuando sea posible, aunque está contraindicada la administración de soluciones alcalinas.

Otros estimulantes ganglionares

La **lobelina**, obtenida de *Lobelia inflata*, es un alcaloide que tiene efectos similares a la nicotina. Aunque es menos potente, sus efectos estimulantes sobre el aparato respiratorio son mayores. La **epibatidina**, obtenida de la piel de ranas venenosas, es un agonista de los receptores nicotínicos ganglionares y de los del SNC. Posee una potente actividad analgésica, aunque su elevada toxicidad impide su uso terapéutico.

El **TMA** y el **DMPP** son compuestos sintéticos que originan estimulación ganglionar, que difiere de la producida por nicotina por carecer del efecto bloqueante posterior. El DMPP es más potente y más selectivo por los receptores nicotínicos ganglionares que la nicotina, ya que al ser un compuesto de amonio cuaternario carece de efectos centrales.

Otros agentes, como **muscarina**, **McN-A-343** y **metacolina**, pueden tener efectos estimulantes ganglionares por estimular los receptores muscarínicos M_1 ganglionares. Provocan un EPSP de tipo lento y sus acciones pueden ser antagonizadas por atropina.

Fármacos bloqueantes ganglionares

El bloqueo de la transmisión ganglionar puede producirse por:

- Despolarización continuada. Como se ha indicado anteriormente, la **nicotina** y la **lobelina** producen un efecto bloqueante tras la estimulación inicial.
- Interferencia con la acción postsináptica de la acetilcolina. Estos fármacos actúan bien por bloquear competitivamente los receptores nicotínicos ganglionares, bien por bloquear el canal iónico al que están acoplados dichos receptores. El fármaco prototipo es el **hexametonio**.

Además, como ya se ha mencionado, el **hemicolinio**, la **trietilcolina** y algunas toxinas, como la **toxina botulínica**, inhiben la liberación de acetilcolina por diversos mecanismos.

El primer «paralizante nicotínico» ganglionar descrito fue el **tetraetilamonio** (TEA), que posee un grupo amonio cuaternario. Posteriormente, se desarrollaron compuestos con dos grupos amonio cuaternario, separados por grupos con 5 o 6 átomos de carbono, cuyos representantes son el **pentametonio**, el **hexametonio** y el **pentolinio**. Es interesante destacar que el decametonio, un análogo del hexametonio que posee 10 átomos de carbono, es un bloqueante neuromuscular efectivo, como se verá más adelante. Más tarde se comprobó que compuestos derivados de trietilsulfonio (**tri-**

metafán), así como aminas secundarias (**mecamilamina**) o terciarias (**pempidina**), también poseían efectos bloqueantes ganglionares (**v. fig. 5-9**).

Mecanismo de acción

Los bloqueantes ganglionares impiden la acción de la acetilcolina sobre los receptores nicotínicos. La similitud estructural de los derivados de amonio cuaternario con la acetilcolina llevó a la creencia inicial de que estos fármacos actuaban como antagonistas competitivos del receptor nicotínico. Sin embargo, se ha hecho evidente que mientras que el **trimetafán** y la **mecamilamina** actúan bloqueando el receptor y compitiendo con la acetilcolina, los bloqueantes ganglionares derivados de amonio cuaternario actúan fundamentalmente bloqueando el canal iónico asociado al receptor nicotínico. El bloqueo que provocan en el canal iónico se manifiesta preferentemente cuando se encuentra en conformación abierta, por lo que el máximo efecto de estos antagonistas se produce ante elevadas concentraciones del agonista. Esta característica marca una diferencia importante con los antagonistas competitivos, en cuyo caso el antagonismo se revierte al aumentar la concentración del agonista.

La administración prolongada de bloqueantes ganglionares conduce al desarrollo de tolerancia a los efectos farmacológicos. Una posible explicación para este mecanismo es que el receptor muscarínico responsable del sEPSP (M_1) «tome el relevo» del papel del receptor nicotínico en la neurotransmisión ganglionar.

Acciones farmacológicas

Los efectos que producen estos fármacos son múltiples y complejos, ya que bloquean tanto los ganglios simpáticos como los parasimpáticos, pero son predecibles considerando el tono predominante en cada órgano (**tabla 5-4**). En orden decreciente de sensibilidad, los primeros en afectarse son los ganglios parasimpáticos salivales, a los que siguen el ganglio simpático cervical superior, los ganglios simpáticos vasomotores y parasimpáticos intestinales, siendo los ganglios parasimpáticos cardíacos los más resistentes al bloqueo.

Aparato cardiovascular. Como consecuencia del bloqueo de los ganglios simpáticos se produce una importante reduc-

---

⊗ FÁRMACOS BLOQUEANTES GANGLIONARES

- Comprenden compuestos de amonio cuaternario (**hexametonio**), derivados de trietilsulfonio (**trimetafán**) y aminas secundarias (**mecamilamina**) o terciarias (**pempidina**).

- Los efectos farmacológicos son múltiples debido al bloqueo de ganglios simpáticos y parasimpáticos, pero predecibles en función del tono predominante en cada órgano. Los principales efectos son: hipotensión, inhibición de secreciones, parálisis gastrointestinal, midriasis y alteraciones en la micción y la erección. La mecamilamina puede tener también efectos centrales.

- Su utilidad como agentes antihipertensivos o para producir hipotensión controlada en la anestesia es mínima al haber sido sustituidos por otros agentes antihipertensivos con menos efectos adversos.

Tabla 5-4. Tono predominante en diversos sitios efectores y efecto del bloqueo ganglionar

ÓRGANO	TONO PREDOMINANTE	EFECTO DEL BLOQUEO GANGLIONAR
Arteriolas	Simpático	Dilatación y aumento del flujo sanguíneo periférico: hipotensión
Venas	Simpático	Dilatación y disminución del retorno venoso y del volumen sistólico
Corazón	Parasimpático	Taquicardia
Iris	Parasimpático	Midriasis
Músculo ciliar	Parasimpático	Cicloplejía
Aparato digestivo	Parasimpático	Inhibición de secreciones y reducción del tono y la motilidad: estreñimiento
Vejiga urinaria	Parasimpático	Inhibición del tono y la motilidad: retención urinaria
Glándulas salivales	Parasimpático	Inhibición de secreciones: sequedad de boca
Glándulas sudoríparas	Simpático (colinérgico)	Inhibición de secreciones: anhidrosis
Aparato genital	Simpático y parasimpático	Disminución de la estimulación

ción de la presión arterial por disminución de la resistencia vascular periférica y del retorno venoso y por la vasodilatación arteriolar; este efecto es especialmente importante al pasar a la sedestación o al ortostatismo (hipotensión postural u ortostática). Asimismo, tiene importancia la hipotensión que producen después de la realización de ejercicio físico. En el corazón, el efecto de los bloqueantes ganglionares dependerá de la existencia de tono vagal y, generalmente, se manifiesta en forma de taquicardia.

Aparato gastrointestinal. Producen disminución de las secreciones, aunque no de manera eficiente para tratar la úlcera péptica. También inhiben otras secreciones, como la salival, pancreática y duodenal. Asimismo, producen disminución del tono y la motilidad gástricos y pueden provocar estreñimiento. Además, el retardo en el vaciamiento gástrico puede dar lugar a la acumulación de fármacos, con la consiguiente posibilidad de sobredosificación.

Ojo. Puesto que el músculo ciliar del iris está inervado por el sistema nervioso parasimpático, los bloqueantes ganglionares producen pérdida de la acomodación para la visión cercana. A pesar de que la pupila recibe inervación simpática y parasimpática, el tono predominante es el parasimpático, por lo que el efecto de estos fármacos es de midriasis moderada.

Vía genitourinaria. El músculo liso de las vías genitourinarias es parcialmente dependiente de la inervación autónoma. Así, los bloqueantes ganglionares pueden producir dificultades en la micción y, como consecuencia, originar retención urinaria. Además, dificultan la erección e impiden la eyaculación.

Glándulas sudoríparas. La sudoración es bloqueada por estos fármacos, lo que origina sequedad y calor en la piel. Este efecto es importante para la termorregulación sólo en ambientes muy cálidos, puesto que normalmente la vasodilatación cutánea es suficiente para mantener la temperatura corporal.

Otros efectos. Los derivados de amonio cuaternario, así como el **trimetafán**, carecen de efectos centrales puesto que no atraviesan la barrera hematoencefálica. La **mecamilamina**

llega fácilmente al SNC y puede producir efectos centrales muy intensos, como convulsiones, temblores, confusión, sedación y psicosis tóxica.

Farmacocinética

La absorción oral de los compuestos muy polares (derivados de amonio cuaternario y **trimetafán**) es incompleta e impredecible. A ello contribuye la disminución en el vaciamiento gástrico que producen. Una vez absorbidos, su distribución queda confinada al espacio extracelular y se excretan por vía renal prácticamente sin metabolizar.

La absorción oral de **mecamilamina** y **pempidina** es mayor. Se distribuyen ampliamente por el organismo y cruzan la barrera hematoencefálica. La **mecamilamina** puede acumularse en el hígado y el riñón, excretándose lentamente sin metabolizar.

Toxicidad y efectos adversos

La falta de especificidad de estos compuestos determina que puedan provocar numerosos efectos secundarios. Entre ellos cabe destacar hipotensión ortostática, alteraciones visuales, sequedad de boca, estreñimiento moderado, dificultad para la micción, impotencia masculina y anorexia. Otros efectos secundarios más graves, aunque menos frecuentes, son hipotensión acusada, estreñimiento que puede progresar hasta un íleo paralítico, retención urinaria y dolor anginoso. Los derivados amínicos pueden ocasionar síntomas centrales, como confusión, temblor, convulsiones o psicosis tóxica.

Indicaciones terapéuticas

Los bloqueantes ganglionares como **mecamilamina** y **trimetafán** tuvieron una importante utilidad en el tratamiento de la hipertensión arterial durante los años 1950-1960; sin embargo, el rápido desarrollo de tolerancia a los efectos cardiovasculares y los numerosos efectos secundarios que producen determinan que en la actualidad dicha utilidad clínica esté muy limitada. También estos fármacos han sido sustituidos por otros para inducir hipotensión controlada en determinados tipos de cirugía.

A

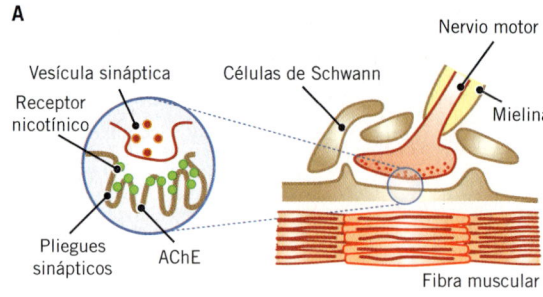

B

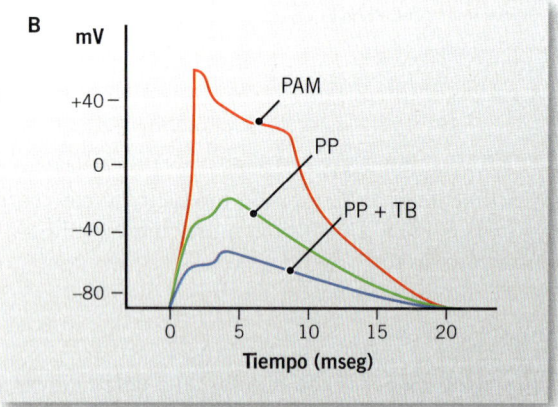

Figura 5-10. A) Representación esquemática de la unión neuromuscular. B) La estimulación de receptores nicotínicos por la acetilcolina liberada produce un potencial de placa (PP) que, al superar el umbral, desencadena el potencial de acción muscular (PAM). En presencia de tubocurarina (TB), un bloqueante no despolarizante, el PP no alcanza el umbral necesario para generar el PAM. ACh: acetilcolinesterasa.

FARMACOLOGÍA DE LA PLACA MOTORA

La unión neuromuscular esquelética constituye la sinapsis colinérgica más estudiada desde el punto de vista farmacológico. Los nervios motores que proceden del asta anterior de la médula espinal se dividen en varios axones mielinizados que, a su vez, se ramifican. Estas ramas pierden su vaina de mielina y se subdividen de nuevo en terminaciones finas, que hacen sinapsis con las áreas especializadas donde la membrana muscular está dispuesta en pequeños pliegues para constituir la membrana postsináptica, muy rica en receptores nicotínicos y en acetilcolinesterasa, y que se denomina placa motora **(fig. 5-10)**.

La llegada de un potencial de acción a la terminación nerviosa induce la liberación de acetilcolina. La unión de dos moléculas de acetilcolina a los respectivos lugares de unión en las interfaces αγ y αδ de cada receptor nicotínico de la membrana postsináptica ocasiona la apertura del canal. Esta apertura supone un fuerte incremento de la conductancia iónica al Na^+ y al K^+, y en menor medida al Ca^{2+}, capaz de producir un potencial excitador de unos 60 mV denominado *potencial de placa motora*. La magnitud de este potencial es muy superior a la de la mayoría de los potenciales sinápticos inducidos en otros territorios. En una célula en reposo, la apertura de un solo canal produce una despolarización de 0,3 μV. Cuando el terminal presináptico genera un potencial de acción, se produce la liberación de acetilcolina de gran

número de vesículas que abren brusca y simultáneamente más de 200.000 canales, provocando la elevación rápida del potencial postsináptico, el cual, cuando llega a un valor umbral, produce un potencial de acción que desencadena la contracción muscular. La concentración de acetilcolina cae rápidamente debido a la hidrólisis por la acetilcolinesterasa y los canales comienzan a cerrarse de manera irregular, de forma que unos pueden permanecer abiertos mientras otros se cierran; ésta es la causa de que el potencial postsináptico caiga más lentamente **(v. fig. 5-10)**.

Existen muchos fármacos que pueden interferir en la neurotransmisión neuromuscular. Sin embargo, los únicos que tienen utilidad terapéutica son los fármacos inhibidores de la acetilcolinesterasa, que facilitan la transmisión al aumentar las concentraciones de acetilcolina a este nivel (v. cap. 6), y los fármacos bloqueantes de la transmisión, que se estudian a continuación. El bloqueo farmacológico de la transmisión neuromuscular puede producirse por dos mecanismos:

- Inhibición competitiva del receptor nicotínico: bloqueantes no despolarizantes que son antagonistas competitivos reversibles.
- Activación del receptor nicotínico con despolarización sostenida: bloqueantes despolarizantes.

Otros compuestos y toxinas bloquean la transmisión neuromuscular por otros mecanismos, como es el caso de la interferencia con la síntesis o liberación de acetilcolina, aunque la mayoría de ellos carecen de utilidad clínica para este fin, excepto la **toxina botulínica**.

Fármacos bloqueantes no despolarizantes

El curare, nombre con que se designaban diversos venenos elaborados con jugos de plantas utilizados por los indios de Sudamérica para cazar animales, fue la primera sustancia que demostró producir parálisis muscular por un mecanismo que, hoy se sabe, es dependiente del bloqueo competitivo del receptor nicotínico muscular. Del curare, obtenido de la planta *Chondodendrum tomentosum,* se purificó el alcaloide **tubocurarina**, cuya estructura química fue determinada en 1935. La tubocurarina fue el primer fármaco empleado y, todavía hoy, se considera el prototipo. De la planta *Strichnos toxifera* se obtuvo la **toxiferina I**, el alcaloide del curare más potente, y de las semillas de varias especies del género *Erythrina*, el alcaloide **eritroidina**. Posteriormente, se obtuvieron compuestos semisintéticos, como **metocurina** y **alcuronio,** a partir de los alcaloides naturales tubocurarina y toxiferina I, respectivamente, y sintéticos como **galamina, pancuronio, pipecuronio, doxacurio, atracurio, cisatracurio, mivacurio, vecuronio, rocuronio** y **rapacuronio**. La mayoría de estos compuestos se caracterizan por ser moléculas muy voluminosas que poseen una estructura bisamonio cuaternario **(fig. 5-11)**, con una distancia entre los grupos amonio relativamente constante de alrededor de 1 nm. Se pueden clasificar en función de su estructura química en aminas cuaternarias, bencilisoquinolinas o aminosteroides, o en función de su duración de acción como de acción corta (menos de 20 minutos), intermedia (20-60 minutos) o larga (más de 60 minutos) **(tabla 5-5)**.

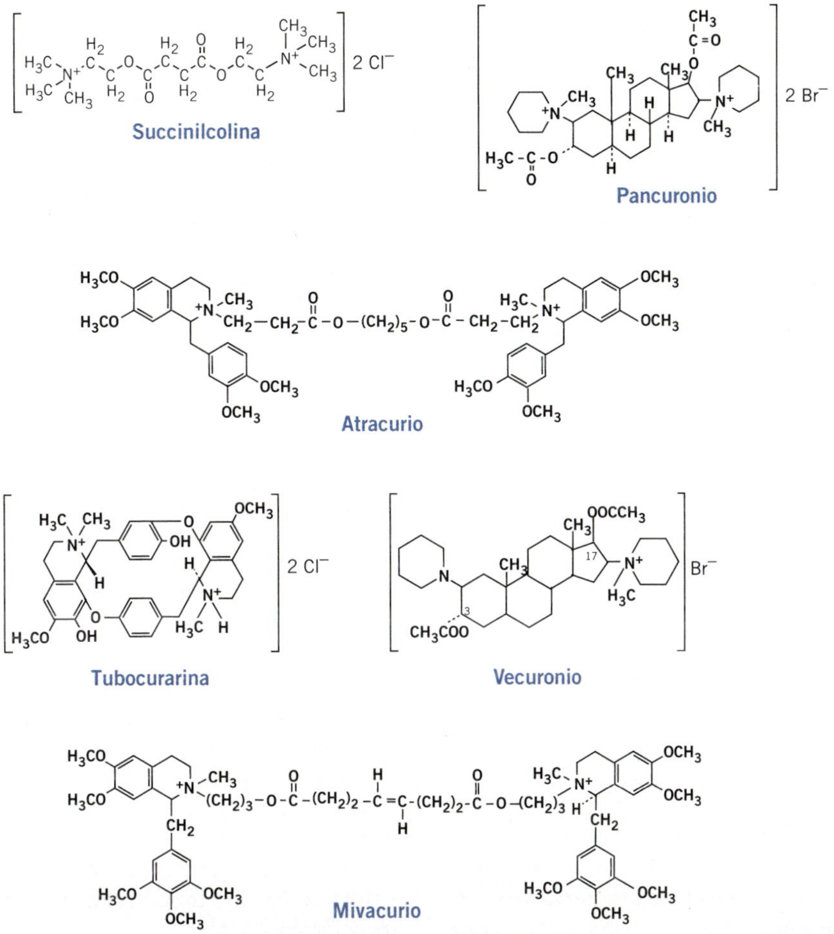

Figura 5-11. Estructura química de algunos fármacos bloqueantes neuromusculares.

Tabla 5-5. Clasificación y propiedades de los fármacos bloqueantes neuromusculares

FÁRMACO	INICIO DE ACCIÓN (MIN)	DURACIÓN DE ACCIÓN (MIN)	EFECTO GANGLIONAR	EFECTO MUSCARÍNICO	LIBERACIÓN DE HISTAMINA
No despolarizantes					
Aminas cuaternarias					
Galamina	1-2	20-30	No	Sí	No
Bencilisoquinolinas					
d-Tubocurarina	4-6	80-120	Sí	No	Sí
Doxacurio	4-6	90-120	No	No	Ligera
Metocurina	2-4	30-120	Ligero	No	No
Atracurio	2-4	30-40	No	No	Ligera
Cisatracurio	2-8	45-90	No	No	No
Mivacurio	2-4	12-18	No	No	Ligera
Aminosteroides					
Pancuronio	4-6	120-180	Ligero	Ligero	No
Pipecuronio	4-6	30-90	No	No	No
Vecuronio	2-4	40-45	No	No	No
Rocuronio	1-2	30-60	No	Ligero	No
Despolarizantes					
Succinilcolina	1-2	5-8	Sí	Sí	Ligera

Mecanismo de acción

La **tubocurarina** y los restantes agentes no despolarizantes se comportan como antagonistas competitivos de acetilcolina. Se fijan específicamente al receptor nicotínico de la placa motora y reducen la frecuencia de apertura del canal y la amplitud del potencial postsináptico al impedir la unión de acetilcolina. Esta amplitud debe disminuir por debajo del 70 % de su valor inicial para que se bloquee la propagación del potencial de acción muscular, lo que constituye un factor de seguridad para garantizar la transmisión neuromuscular en circunstancias adversas. Puesto que el bloqueo es competitivo, el aumento del número de moléculas de acetilcolina en la vecindad del receptor nicotínico desplaza a los bloqueantes de su unión al receptor, restaura el potencial de placa motora y, por consiguiente, se recuperan la transmisión y la contracción muscular como ocurre tras la administración de fármacos inhibidores de la acetilcolinesterasa, que pueden emplearse en la recuperación de la anestesia para acortar la duración de acción de los bloqueantes neuromusculares. En concentraciones altas se comportan como antagonistas no competitivos produciendo un bloqueo del canal iónico similar al que provocan algunos bloqueantes ganglionares, como hexametonio; a estas concentraciones, los inhibidores de la acetilcolinesterasa no revierten el bloqueo neuromuscular sino que, incluso, pueden agravarlo.

Estos fármacos pueden bloquear también los receptores nicotínicos presinápticos facilitadores de la liberación de acetilcolina. De esta forma pueden inhibir la liberación de acetilcolina durante la estimulación del nervio motor; esto da lugar a lo que se conoce como «fatiga tetánica», que se utiliza por parte de los anestesistas para controlar la recuperación postoperatoria de la transmisión neuromuscular.

Acciones farmacológicas

Las acciones farmacológicas de los bloqueantes no despolarizantes derivan fundamentalmente del bloqueo del receptor nicotínico del músculo esquelético. Todos ellos producen, inicialmente, una sensación de debilidad muscular, seguida de parálisis flácida. Los primeros músculos que se afectan son los extrínsecos de los ojos, lo que ocasiona diplopía, y los músculos de la cara; a continuación se paralizan los músculos de la faringe, lo que origina dificultad para tragar, y los de las extremidades y el tronco. Los músculos intercostales y el diafragma son los últimos en resultar afectados y ello conduce a parálisis respiratoria. Estos fármacos no pasan al SNC, por lo que la conciencia y la sensibilidad al dolor se conservan. La recuperación de la contracción muscular se produce en orden inverso al de la parálisis, de manera que la respiración es lo primero que se recupera. La rapidez en alcanzar la parálisis muscular, así como la intensidad, es potenciada por los anestésicos halogenados. Asimismo, los anestésicos locales y algunos antibióticos como aminoglucósidos, polimixinas y clindamicina, que tienen capacidad de alterar la transmisión en la placa motora, pueden potenciar la acción de los bloqueantes no despolarizantes.

Estos fármacos pueden tener capacidad de bloquear también los receptores nicotínicos ganglionares y los receptores muscarínicos y producir liberación de histamina de los mastocitos (v. tabla 5-5), lo que ocasiona efectos adversos derivados de estas acciones.

Farmacocinética

Debido a los grupos amonio cuaternario que contienen en su molécula, poseen una capacidad limitada de atravesar membranas, por lo que no se absorben por vía oral. Este hecho era conocido por los indígenas, que consumían con tranquilidad las piezas que cazaban utilizando curare. Se absorben bien cuando se administran por vía intramuscular, aunque suelen administrarse por vía intravenosa, pero no llegan al SNC, y su distribución es escasa. Se eliminan en buena parte sin modificar por el riñón, con excepción del **atracurio**, que es hidrolizado espontáneamente en el plasma y por esterasas plasmáticas y hepáticas. Los fármacos con estructura aminoesteroidea, como el **vecuronio** y el **rocuronio**, son desacetilados en el hígado y pueden eliminarse sin metabolizar por la bilis. Algunos fármacos, como el **pancuronio** y el **vecuronio**, pueden dar lugar a metabolitos activos. En función del tipo de eliminación, la duración de acción de estos fármacos varía entre minutos y 3 horas; el **mivacurio** es el que presenta menor duración de acción, probablemente debido a su rápida hidrólisis por la seudocolinesterasa plasmática. Sin embargo, la duración de acción de todos ellos puede aumentar durante la anestesia debido a la depresión de las funciones renal y hepática que se produce en individuos con insuficiencia renal o hepática. Las características farmacocinéticas de los distintos fármacos condicionan también el tiempo necesario para alcanzar el efecto farmacológico (v. tabla 5-5).

Efectos adversos

El efecto adverso más importante es la parálisis respiratoria, aunque este efecto es minimizado por las condiciones de control de la respiración durante la anestesia. Es mayor el peligro en el postoperatorio inmediato al permanecer restos de estos fármacos en el organismo, cuya acción puede ser potenciada por otros fármacos que también alteran la neurotransmisión en la placa motora, como antibióticos aminoglucósidos, antagonistas del calcio, antiarrítmicos o anestésicos locales. La recuperación de la parálisis respiratoria se acelera con anticolinesterásicos. Más recientemente se han introducido en la terapéutica derivados de γ-ciclodextrina, como el **sugammadex**, para revertir el bloqueo neuromuscular inducido por rocuronio o vecuronio en adultos. Este efecto se debe a su capacidad para interactuar con el nitrógeno del grupo amonio cuaternario. Debido al bloqueo de receptores nicotínicos ganglionares que produce la **tubocurarina**, puede originar hipotensión y taquicardia; el **pancuronio** tiene menos efectos y los restantes fármacos carecen de efectos ganglionares. La liberación de histamina que producen algunos bloqueantes neuromusculares, como **tubocurarina**, **atracurio** o **mivacurio**, puede ocasionar broncoespasmo, hipotensión y excesiva secreción bronquial y salival en personas sensibles. La **galamina** y, en menor medida, el **pancuronio** y el **rocuronio** pueden producir efectos taquicardizantes debido al bloqueo de receptores muscarínicos.

Fármacos bloqueantes despolarizantes

Los dos compuestos mejor conocidos son el **decametonio** y la **succinilcolina** o **suxametonio**, si bien este último es el único que se utiliza en clínica debido a que la duración de los efectos del decametonio es excesivamente larga. Ambos fármacos tienen una estructura química lineal sencilla relacionada con la acetilcolina. Tienen dos grupos catiónicos con amonio cuaternario, pero, a diferencia de los fármacos no despolarizantes, sus estructuras son menos rígidas; la succinilcolina está formada por dos moléculas de acetilcolina (v. fig. 5-11) y el decametonio consiste en dos amonios cuaternarios separados por una cadena de 10 metilos. La distancia entre ambos grupos amonio es esencial para la especificidad del bloqueo de receptores nicotínicos musculares.

Mecanismo de acción

Los bloqueantes despolarizantes se unen al receptor nicotínico y lo activan, por lo que abren el canal y producen una despolarización prolongada; como consecuencia pueden originar una breve fase de estimulación muscular que se manifiesta en forma de fasciculaciones. Esta fase es seguida de bloqueo de la transmisión neuromuscular con parálisis fláccida, por despolarización mantenida de la membrana, al no ser estos fármacos metabolizados por la acetilcolinesterasa (fase I). Esta acción es similar a la producida por dosis elevadas de acetilcolina o de inhibidores de la acetilcolinesterasa. Por lo tanto, estos últimos fármacos no sólo no revierten la parálisis producida por los bloqueantes despolarizantes sino que pueden agravarla. Con la administración continuada de estos compuestos sobreviene una segunda fase de parálisis o fase II. El bloqueo se convierte lentamente en un bloqueo similar al que causan los bloqueantes no despolarizantes, debido probablemente a la desensibilización del receptor; el potencial de membrana se recupera parcialmente, pero la sensibilidad de la placa motora a la acetilcolina se ve reducida. Durante esta segunda fase de parálisis, el efecto de la administración de inhibidores de la acetilcolinesterasa es difícil de predecir.

Acciones farmacológicas

La **succinilcolina** produce inicialmente fasciculaciones musculares, en particular de los músculos del tórax y del abdomen, seguidas de parálisis muscular fláccida que se inicia en el primer minuto, es máxima a los 2 minutos y, si la administración se interrumpe, desaparece en 5 minutos. La secuencia de la parálisis puede ser algo diferente a la observada con los bloqueantes no despolarizantes, pero, al igual que ocurre con ellos, los músculos respiratorios son los últimos en afectarse. En dosis altas, la **succinilcolina** puede actuar también sobre receptores nicotínicos ganglionares y muscarínicos; asimismo, puede originar liberación de histamina de los mastocitos, aunque en menor medida que la tubocurarina, a no ser que se administre rápidamente.

Farmacocinética

Por sus características químicas y sus indicaciones terapéuticas, la vía intravenosa es la que se utiliza para la administra-

ción de **succinilcolina**. Su extremada brevedad de acción se debe a la rápida hidrólisis por la seudocolinesterasa plasmática. Sufre una primera hidrólisis por la que se convierte en succinilmonocolina inactiva y, posteriormente, queda libre el radical monocolina. En la población general hay muchos individuos en los que la respuesta a este fármaco es muy prolongada a causa de un metabolismo deficiente. Esta alteración puede ser debida a una disminución en los niveles de seudocolinesterasa plasmática o a la existencia de una variante de la enzima con menor actividad; la incidencia de esta alteración es de 1 de cada 2.500 individuos. También puede encontrarse una reducción en la actividad de la enzima que metaboliza la **succinilcolina** en pacientes con insuficiencia hepática o en los recién nacidos. El **gantacurio** se degrada por dos mecanismos químicos, independientes de la actividad enzimática.

Efectos adversos

La **succinilcolina** puede ocasionar, en algunos pacientes, dolor muscular en el postoperatorio, que se asocia a las fasciculaciones que produce y que puede alterar irreversiblemente los husos musculares. Los síntomas son similares a los que aparecen tras un ejercicio físico desacostumbrado y suelen desaparecer con antiinflamatorios no esteroideos.

En ocasiones se produce parálisis muscular prolongada, que puede comprometer la vida del paciente a causa de la parálisis respiratoria. Este efecto adverso puede aparecer en individuos con déficit en los niveles o en la actividad de seudocolinesterasa, en pacientes con insuficiencia hepática, en recién nacidos o con el uso concomitante de inhibidores de acetilcolinesterasa.

La utilización de estos fármacos ocasiona la salida de K^+ intracelular, que puede originar hiperpotasemia, sobre todo en los pacientes que presentan otras causas que predisponen a la pérdida de K^+, como quemaduras, traumatismos, insuficiencia renal o tratamiento con fármacos como los digitálicos. La hiperpotasemia puede ser causa de arritmias ventriculares graves e incluso de paro cardíaco. Además, debido al efecto de la succinilcolina sobre los receptores nicotínicos ganglionares y muscarínicos, puede tener variados efectos sobre el corazón; en dosis bajas, tiene efectos inotrópicos y cronotrópicos negativos que son antagonizados con atropina; en dosis altas puede ejercer efectos inotrópicos y cronotrópicos positivos. Como consecuencia de la contractura de los músculos extrínsecos del ojo, la succinilcolina puede aumentar la presión intraocular.

La hipertermia maligna es uno de los efectos secundarios más graves de la succinilcolina cuando se utiliza con anestésicos inhalatorios halogenados como el halotano. Se debe a una alteración congénita poco frecuente (una de cada 15.000-50.000), que cursa con espasmo muscular intenso, aumento del metabolismo muscular, acidosis metabólica y gran aumento de la temperatura corporal, pudiendo causar la muerte del paciente (aproximadamente el 65 % de los pacientes fallecen). El desencadenante de este proceso parece ser una liberación masiva de Ca^{2+} del retículo sarcoplásmico como consecuencia de cambios en la región del cromosoma que codifica para el receptor de rianodina. Esta situación se trata con **dantroleno**, que inhibe la contracción al bloquear

⊕ FÁRMACOS BLOQUEANTES NEUROMUSCULARES

- Los fármacos disponibles producen parálisis muscular por: *a)* bloqueo competitivo del receptor nicotínico de la placa motora (bloqueantes no despolarizantes: **tubocurarina**, **galamina**, **pancuronio**, **atracurio**, etc.) o *b)* activación del receptor con despolarización sostenida (bloqueantes despolarizantes: **succinilcolina**).
- Los fármacos inhibidores de la acetilcolinesterasa revierten la parálisis muscular de los bloqueantes no despolarizantes y potencian la de los despolarizantes.
- Los diferentes bloqueantes no despolarizantes se diferencian, fundamentalmente, en la duración de acción y en los efectos adversos (hipotensión y broncoconstricción) que producen. Estos efectos son debidos a la capacidad de liberar histamina o de bloquear receptores muscarínicos o nicotínicos ganglionares.
- La **succinilcolina** es hidrolizada rápidamente por la seudocolinesterasa plasmática y sus efectos son de corta duración. Puede producir parálisis de larga duración en individuos con déficit de seudocolinesterasa.
- Otros efectos adversos de la succinilcolina son dolor muscular en el postoperatorio, arritmias cardíacas por hiperpotasemia, aumento de la presión intraocular e hipertermia maligna.
- Se utilizan para producir relajación muscular en la anestesia general.
- Otros compuestos y toxinas bloquean la transmisión neuromuscular por distintos mecanismos, como la interferencia con la síntesis o liberación de acetilcolina. El único que tiene aplicación clínica es la **toxina botulínica**, que inhibe la liberación de acetilcolina.

la liberación de Ca^{2+} del retículo sarcoplásmico y reduce la producción de calor.

Indicaciones terapéuticas de los fármacos bloqueantes neuromusculares

En España están comercializados **atracurio**, **cisatracurio**, **rocuronio** y **succinilcolina**. La indicación más importante de los fármacos bloqueantes neuromusculares es la obtención de relajación muscular en la anestesia general. La utilización de estos fármacos durante la anestesia permite, además, reducir las dosis de anestésicos generales, con la

consiguiente disminución del riesgo de aparición de efectos tóxicos que estos fármacos producen. La **succinilcolina** se emplea para producir una relajación rápida e intensa, pero de muy corta duración, como la requerida para la intubación traqueal del paciente para la ventilación artificial durante la anestesia o para facilitar la broncoscopia, la laringoscopia o la esofagoscopia, exploraciones que con mucha frecuencia se realizan bajo anestesia general. Algunos de los bloqueantes no despolarizantes de efecto rápido o intermedio, como el **rocuronio**, pueden usarse también para esta indicación. Un efecto más prolongado de cualquiera de los bloqueantes neuromusculares se obtiene con la infusión intravenosa lenta, cuya velocidad ha de ser regulada en cada individuo y para cada fármaco. La elección del fármaco depende de las características del paciente y de la duración del efecto que se desee. Así, el **rocuronio** es apropiado para pacientes con enfermedad cardiovascular, y el **atracurio** para pacientes con insuficiencia renal o hepática.

Durante la terapia electroconvulsiva, el uso de bloqueantes neuromusculares puede evitar las fracturas y luxaciones. Menos frecuente es la utilización de estos fármacos en cuadros convulsivos no controlables con sedación central, como ocurre en el *status epilepticus*, en las convulsiones tóxicas y en otros cuadros convulsivos graves.

Los bloqueantes neuromusculares de acción breve pueden emplearse también para la reducción de luxaciones y fracturas, que a menudo se acompañan de espasmo muscular defensivo intenso.

La **toxina botulínica** tipo A se administra localmente en los músculos oculares para el tratamiento del blefaroespasmo y el estrabismo, así como para controlar el espasmo de otros músculos y facilitar la relajación muscular facial, como por ejemplo para el tratamiento del bruxismo. También se ha utilizado para tratar la acalasia, así como en dermatología para tratar la hiperhidrosis. Durante los últimos años se ha incrementado su uso cosmético para la reducción temporal de las arrugas faciales. La toxina botulínica tipo B, de uso exclusivo intramuscular, se utiliza únicamente en el tratamiento de la distonía cervical.

BIBLIOGRAFÍA

Casado MA, Sevilla MA, Alonso MJ, Marín J, Salaices M. Muscarinic receptors involved in modulation of norepinephrine release and vasodilatation in guinea pig carotid arteries. J Pharmacol Exp Ther 1994; 271: 1638-46.

Birdsall NJM, Bradley S, Brown DA, Buckley NJ, Challiss RJ, Christopoulos A, Eglen RM, Ehlert F, Felder CC, Hammer R, Kilbinger HJ, Lambrecht G, Langmead C, Mitchelson F, Mutschler E, Nathanson NM, Schwarz RD, Thal D, Tobin AB, Valant C, Wess J. Acetylcholine receptors (muscarinic) in GtoPdb v.2021.3. IUPHAR/BPS Guide to Pharmacology CITE. 2021; 2021(3). Available from: https://doi.org/10.2218/gtopdb/F2/2021.3.

Fagerlund MJ, Eriksson LI. Current concepts in neuromuscular transmission. Br J Anaesth 2009; 103: 108-14.

Hammer R, Berrie CP, Birdsall NJM, Burgen ASV, Hulme EC. Pirenzepine distinguishes between subclasses of muscarinic receptors. Nature 1980; 283: 90-2.

Ho TNT, Abraham N, Lewis RJ. Structure-Function of Neuronal Nicotinic Acetylcholine Receptor Inhibitors Derived From Natural Toxins. Front Neurosci. 2020;14:609005.

Hurst R, Rollema H, Bertrand D. Nicotinic acetylcholine receptors: from basic science to therapeutics. Pharmacol Ther 2013; 137: 22-54.

Karlsson E, Jolkkonen M, Mulugeta E, Onali P, Adem A. Snake toxins with high selectivity for subtypes of muscarinic acetylcholine receptors. Biochimie 2000; 82: 793-806.

Lien CA. Development and potential clinical impairment of ultra-short-acting neuromuscular blocking agents. Br J Anaesth 2011; 107(S1): i60-71.

Gotti C, Marks MJ, Millar NS, Wonnacott S. Nicotinic acetylcholine receptors (nACh) (version 2019.3) in the IUPHAR/BPS Guide to Pharmacology Database. IUPHAR/BPS Guide to Pharmacology CITE. 2019; 2019(3). Available from: https://doi.org/10.2218/gtopdb/F76/2021.3.

Romanelli MN, Gratteri P, Guandalini L, Martini E, Bonaccini C, Gualtieri F. Central nicotinic receptors: structure, function, ligands, and therapeutic potential. Chem Med Chem 2007; 2: 746-67.

Shear TD, Martyn JA. Physiology and biology of neuromuscular transmission in health and disease. J Crit Care 2009; 24: 5-10.

Van Koppen CJ, Kaiser B. Regulation of muscarinic acetylcholine receptor signaling. Pharmacol Ther 2003; 98: 197-220.

Wiesner A, Fuhrer C. Regulation of nicotinic acetylcholine receptors by tyrosine kinases in the peripheral and central nervous system: same players, different roles. Cell Mol Life Sci 2006; 63: 2818-28.

Sistema nervioso parasimpático: fármacos colinomiméticos

6

J. D. Machado Ponce, A. Valenzuela Fernández y R. Borges Jurado

INTRODUCCIÓN

La **acetilcolina** estimula dos grandes tipos de receptores: muscarínicos y nicotínicos (v. cap. 5). En general, la sensibilidad de los receptores muscarínicos por la **acetilcolina** es bastante mayor que la de los nicotínicos, por lo que concentraciones bajas de ésta sólo mediarían respuestas muscarínicas. Nos centraremos aquí en la farmacología de los agonistas muscarínicos.

Varias sustancias tienen la propiedad de reproducir algunas de las acciones de la **acetilcolina**, se denominan –colinomiméticos–. También se conocen como «parasimpaticomiméticos» por su capacidad para reproducir lo observado tras la estimulación del sistema parasimpático.

La acción colinomimética puede llevarse a cabo estimulando directamente los receptores para la **acetilcolina** y se denominan «colinomiméticos directos» o «agonistas muscarínicos». La estimulación muscarínica puede lograrse igualmente incrementando localmente la concentración de la **acetilcolina** liberada mediante la inhibición de su degradación por las colinesterasas, son los llamados agentes anticolinesterasa o también «colinomiméticos indirectos», cuya acción farmacológica puede predecirse en los órganos y tejidos donde fisiológicamente se libera la acetilcolina.

La utilidad terapéutica de los colinomiméticos se ha reducido en los últimos años y actualmente ha quedado restringida a unos pocos usos. No obstante, su conocimiento resulta imprescindible para identificar las acciones colinérgicas y anticolinérgicas de muchos de los fármacos utilizados en terapéutica. Una función esencial de estos fármacos es su uso en laboratorio como herramientas farmacológicas.

RESEÑA HISTÓRICA

►► La **acetilcolina** fue sintetizada por Baeyer (1867) como una curiosidad química. Fue Dale quien, en 1914, distinguió sus efectos y los clasificó en muscarínicos (similares a la **muscarina** y bloqueados por la **atropina**) y nicotínicos (similares a la **nicotina** y bloqueados por el **curare**). En 1921 Loewi descubrió que la estimulación de los nervios vagos liberaba el *vagusstoff,* capaz de detener los latidos del corazón aislado de una rana. Poco después, el *vagusstoff* fue identificado como acetilcolina. Algunas sustancias naturales como la **muscarina**, aislada del hongo *Amanita muscaria,* o la **pilocarpina**, aislada del *Pilocarpus jaborandi*, eran conocidas por sus acciones tóxicas y su capacidad para mimetizar a la acetilcolina. En los años 30 del siglo xx se incorporaron al arsenal terapéutico algunos ésteres de la colina como la **metacolina**, el **carbacol** y el **betanecol**. La **fisostigmina** o **eserina** había sido aislada en 1864 por Jobst y Hesse de las semillas del haba del Calabar *(Physostigma venenosum)*, siendo el primer anticolinesterásico empleado en la clínica. Diversos agentes organofosforados tienen la capacidad de alterar irreversiblemente a la acetilcolinesterasa, como el **ecotiopato**. Otros como el **paratión** son empleados como insecticidas. Varias decenas de organofosforados, como el **sarín**, se desarrollarían como armas químicas.

Otros inhibidores de la colinesterasa fueron reconocidos por su capacidad de mejorar la cognición, así la **tacrina** se convirtió en el primer fármaco aprobado para el tratamiento de la enfermedad de Alzheimer en 1993, actualmente en desuso. Esto fue seguido por la aprobación en 1996 del **donepezilo**, la **rivastigmina** y la **galantamina**. ◄◄

FÁRMACOS COLINOMIMÉTICOS DIRECTOS

En la **tabla 6-1** se muestran las estructuras químicas de varios agonistas muscarínicos. A tenor de ello se clasifican en ésteres de la colina y alcaloides (naturales y sintéticos). Los ésteres de la colina pueden, a su vez, dividirse en dos grupos según ésta se una al ácido acético: la **acetilcolina** y la **metacolina**

⊛ FÁRMACOS COLINOMIMÉTICOS

- Deben su nombre a la capacidad para mimetizar los efectos de la **acetilcolina**.

- Se clasifican en fármacos de acción *directa* e *indirecta*. Los primeros son agonistas que activan los receptores colinérgicos, mientras que los segundos (anticolinesterásicos) incrementan la concentración **acetilcolina** mediante la inhibición de la AChE.

- Los fármacos inhibidores de la AChE potencian la transmisión en las sinapsis colinérgicas, por lo que sus efectos están mediados tanto por receptores nicotínicos como muscarínicos. En cambio, los colinomiméticos de acción directa pueden actuar selectivamente sobre los receptores nicotínicos o los muscarínicos.

- Por su acción estimuladora del sistema nervioso parasimpático también son conocidos como fármacos *parasimpaticomiméticos*.

(**acetil-β-metilcolina**), o al ácido carbámico: el **carbacol** (**carbamilcolina**) y el **betanecol** (**carbamil-β-metilcolina**).

En la molécula de **acetilcolina** se distinguen dos porciones relevantes para la actividad farmacológica: el grupo nitrógeno cuaternario, dotado de una carga positiva, y el grupo éster, que es el susceptible a la hidrólisis por colinesterasas. La esterificación con ácido carbámico confiere a la molécula una menor sensibilidad a las colinesterasas, mientras que la metilación en posición β incrementa la selectividad muscarínica de los compuestos, al tiempo que aumenta su resistencia a la hidrólisis. Los alcaloides naturales y los compuestos sintéticos pueden contener un nitrógeno terciario o cuaternario (v. tabla 6-1). Así, la **muscarina** posee un nitrógeno cuaternario, mientras que la **pilocarpina**, la **cevimelina,** la **arecolina** y la **oxotremorina** contienen uno terciario.

Farmacocinética

Los ésteres de la colina son aminas cuaternarias cuya carga positiva motiva una pobre absorción enteral y muy baja difusión a través de barreras biológicas como la hematoencefálica. Los alcaloides con nitrógeno terciario, como la **pilocarpina**, se absorben mejor en el tracto digestivo que los que poseen nitrógeno cuaternario, como la **muscarina**, y se distribuyen ampliamente en el organismo. No obstante, el **betanecol** posee una suficiente absorción enteral que permite su utilización por vía oral para facilitar el vaciamiento de la vejiga urinaria. Debemos recordar que la **muscarina**, pese a su grupo de amonio cuaternario, es causante de no pocas intoxicaciones por consumo de setas (*Amanita muscarida* y algunas variedades de *Inocybe* y *Citocybe*).

Por su similar estructura con la **acetilcolina**, la **metacolina** conserva una cierta susceptibilidad a las colinesterasas (incluida la butirilcolinesterasa plasmática y hepática). La administración intravenosa de un bolo de **acetilcolina** origina efectos de breve duración (5-20 segundos) y su administración subcutánea sólo produce efectos locales. Por el contrario, el **carbacol** y el **betanecol**, que son resistentes a la hidrólisis por colinesterasas, producen efectos sistémicos prolongados tras la administración parenteral. Se eliminan por vía renal, acelerándose la eliminación de los compuestos de nitrógeno terciario al acidificar la orina.

Tabla 6-1. Propiedades de los fármacos colinomiméticos de acción directa

Fármaco	Estructura molecular	Actividad nicotínica	Selectividad muscarínica	Tisular[a]	Susceptibilidad a la AChE
Acetilcolina		++	+++	−	+++
Carbacol		+++	++	Gastrointestinal y urinario	−
Metacolina		+	+++	Cardiovascular	++
Betanecol		−	+++	Gastrointestinal y urinario	
Muscarina			+++		−
Pilocarpina		−	+++	Ojo, secreciones	−
Cevimelina		−	+++	Ojo, secreciones	−

[a] Con respecto a los receptores muscarínicos ubicados en los territorios orgánicos inervados por el sistema nervioso parasimpático.
AChE: acetilcolinesterasa.

Mecanismo de acción

Se han identificado cinco subtipos de receptores muscarínicos M_{1-5} (v. cap. 5), que se encuentran ampliamente distribuidos por el organismo. Se pueden localizar en sinapsis donde la **acetilcolina** actúa como neurotransmisor, en las uniones neuroefectoras del sistema nervioso parasimpático, en los ganglios del sistema vegetativo y en la médula adrenal. Además, están presentes en algunas sinapsis periféricas (unión neuroefectora de las glándulas sudoríparas) y del SNC. Curiosamente, los receptores muscarínicos se encuentran también presentes en estructuras no inervadas como las células endoteliales de los vasos, cuyas acciones abarcan a todos los lechos vasculares incluidos el coronario y el pulmonar. Igualmente, existen receptores presinápticos localizados en la propia terminación colinérgica o en los botones simpáticos (autorreceptores), donde regulan la liberación de **noradrenalina** y **acetilcolina**, por lo que este tipo de fármacos también modifica indirectamente la función de los órganos inervados por ambos componentes del sistema nervioso autónomo.

En general, los agonistas colinérgicos reproducen las acciones de la **acetilcolina**, pero la duración de su acción es mayor ya que no son degradados por las colinesterasas.

Efectos farmacológicos

Las acciones de los colinomiméticos son fáciles de intuir si se recuerdan los efectos de una hiperestimulación parasimpática: crisis vagal que viene a reproducir un incremento generalizado de la acetilcolina. Por su importancia fisiológica y por servir de modelo al resto de los fármacos colinomiméticos de acción directa, se describen en primer lugar los efectos farmacológicos de la **acetilcolina**.

Acetilcolina

Aparato cardiovascular. Los efectos directos de la acetilcolina sobre el aparato cardiovascular incluyen: *a)* vasodilatación arteriolar generalizada; *b)* disminución de la frecuencia cardíaca (efecto cronotrópico negativo); *c)* disminución de la velocidad de conducción (efecto dromotrópico negativo) en los nodos sinusal (SA) y auriculoventricular (AV), y *d)* disminución de la fuerza de contracción cardíaca (efecto inotrópico negativo). La vasodilatación arteriolar se debe fundamentalmente a la activación de receptores muscarínicos del tipo M_3 de las células del endotelio vascular. La activación de estos receptores favorece la síntesis y la liberación, por difusión, de **óxido nítrico** (**NO**), que, a su vez, promueve la relajación de las células musculares lisas de los vasos. Al efecto vasodilatador de la acetilcolina también puede contribuir la inhibición de la liberación de **noradrenalina** desde las terminaciones nerviosas simpáticas vasculares, un efecto dependiente de la activación de receptores muscarínicos del tipo M_2.

Los efectos directos sobre el corazón están mediados por receptores muscarínicos del tipo M_2 y consisten en: *a)* aumento de la corriente de potasio $I_{K(Ach)}$ en las células auriculares y de los nodos SA y AV; *b)* disminución de la corriente de entrada de Ca^{2+} del tipo L, y *c)* disminución de la corrien-

te activada por la hiperpolarización (I_f), responsable de la lenta despolarización diastólica (fase 4 del potencial de acción cardíaco) de las células automáticas. Todas estas acciones subyacen al efecto cronotrópico negativo de la acetilcolina, mientras que las dos primeras dan cuenta de la disminución de la contractilidad. Por su lado, el aumento de la permeabilidad celular al K^+ y la disminución de la entrada de Ca^{2+} producen hiperpolarización y reducción de la duración del potencial de acción de las células auriculares, con la consiguiente disminución del período refractario efectivo. Como consecuencia, la velocidad de conducción auricular puede incrementarse, lo cual explica la capacidad de los fármacos colinomiméticos y de la acetilcolina endógena liberada por reflejos vagales de perpetuar o agravar el flúter o la fibrilación auricular. Por el contrario, la acetilcolina enlentece la velocidad de conducción y prolonga el período refractario en el nodo AV. De ahí la capacidad de los fármacos colinomiméticos de producir un bloqueo AV y de ciertos fármacos que incrementan el tono vagal, como los glucósidos cardíacos, de controlar la frecuencia ventricular durante el flúter y la fibrilación auricular.

Los efectos de la acetilcolina sobre el corazón se deben también al antagonismo de los efectos de la estimulación cardíaca adrenérgica y a la inhibición de la liberación de noradrenalina desde las terminaciones nerviosas simpáticas. La acetilcolina deprime la respuesta del corazón a las catecolaminas por contrarrestar el aumento de la síntesis del AMPc inducido por la activación de los receptores β_1-adrenérgicos. El AMPc actúa a través de la proteincinasa A para incrementar la actividad de los canales de Ca^{2+} de tipo L y, consecuentemente, la entrada del Ca^{2+} y contractilidad cardíaca. La importancia de este mecanismo en la regulación de la función cardíaca depende de la intensidad del tono adrenérgico. Así, en condiciones basales y debido también a la reducida densidad de receptores muscarínicos y de la inervación parasimpática en los ventrículos, la estimulación vagal o la administración de acetilcolina producen un efecto inotrópico negativo con mínima repercusión en el volumen sistólico. Sin embargo, en situaciones en las que aumenta la estimulación adrenérgica (ejercicio físico, emociones fuertes, etc.), el efecto inhibidor de la acetilcolina sobre la contracción ventricular es mucho más pronunciado.

Los efectos sobre el aparato cardiovascular en el animal entero dependen de la dosis y de la activación de reflejos compensadores. La administración intravenosa de una dosis pequeña de acetilcolina produce vasodilatación arteriolar generalizada, hipotensión arterial y taquicardia refleja. Sin embargo, dosis mayores originan bradicardia y disminución de la velocidad de conducción a través del nodo AV por un efecto directo sobre el corazón. El resultado de la interacción entre el sistema nervioso simpático y los fármacos colinomiméticos sobre la frecuencia cardíaca es difícil de predecir, pero dependerá de la concentración del agonista en el corazón, en los vasos y de la magnitud de los reflejos compensadores, que también son modificados por estos fármacos al inhibir la liberación de noradrenalina por las terminaciones nerviosas simpáticas. Conviene finalmente señalar que la acetilcolina administrada en dosis altas activa receptores nicotínicos ganglionares, cuyos efectos sólo resultan evidentes cuando se bloquean las respuestas muscarínicas con

atropina. En estas condiciones, la acetilcolina produce una elevación de la presión arterial debida a la liberación de catecolaminas por las terminaciones nerviosas posganglionares simpáticas y por la médula adrenal.

Aparato respiratorio. La acetilcolina induce la contracción del músculo liso de las vías respiratorias y estimula la secreción de las glándulas de la mucosa traqueobronquial mediante la activación de receptores muscarínicos del tipo M_3. El antagonismo farmacológico de este efecto tiene un prominente papel terapéutico, notablemente en la EPOC (v. cap. 7).

Aparatos digestivo y genitourinario. La estimulación vagal y, en menor medida, la administración de acetilcolina –debido a su degradación por la colinesterasa plasmática– incrementan el tono (la frecuencia y la amplitud) de las contracciones peristálticas del tubo digestivo, que, unidas a la relajación de esfínteres, promueven un notable incremento de la velocidad de tránsito intestinal. Esta acción puede dar origen a dolor cólico y diarrea, que se potencian por la estimulación de la actividad secretora, particularmente la de las glándulas salivales y de la mucosa gástrica. Estos efectos están mediados fundamentalmente por receptores muscarínicos de los tipos M_1, situados en las neuronas del plexo de Auerbach y en las células parietales gástricas, y M_3, presentes en las células musculares lisas de la pared del tubo digestivo y en las glándulas salivales y de la mucosa intestinal.

La acetilcolina incrementa el peristaltismo ureteral, contrae el músculo detrusor y relaja el trígono y el esfínter de la vejiga, favoreciendo la micción voluntaria. La acetilcolina tiene escasos efectos estimulatorios sobre el útero humano.

Ojo. La instilación de acetilcolina en el saco conjuntival induce, mediante la activación de receptores muscarínicos del tipo M_2, la contracción de los músculos esfínter del iris y ciliar, con el resultado de miosis y acomodación para la visión cercana. La contracción del esfínter del iris facilita también el drenaje del humor acuoso en el canal de Schlemm, lo que justifica la utilización de los fármacos colinomiméticos en el tratamiento del glaucoma de ángulo abierto.

Glándulas exocrinas. La acetilcolina incrementa la secreción de las glándulas sudoríparas, lacrimales y nasofaríngeas. Los receptores muscarínicos del tipo M_3 son los responsables principales de estos efectos.

Otros agonistas colinérgicos directos

Debido a su menor o nula sensibilidad a la AChE y a la butirilcolinesterasa (BChE), poseen una mayor potencia y duración de acción que la acetilcolina; además, presentan un perfil farmacológico diferente **(v. tabla 6-1)**.

Al igual que ocurre con la acetilcolina, los agonistas muscarínicos que vamos a estudiar poseen escasa actividad específica sobre los distintos subtipos de receptores M_{1-5} estimulándolos, en mayor o menor medida, a todos. A continuación, se revisan las acciones farmacológicas de los principales compuestos.

Aparato cardiovascular. Los efectos cardiovasculares de la **muscarina** y de la **metacolina** son similares a los de la acetilcolina. Por el contrario, el **carbacol** y el **betanecol** apenas ejercen efectos cardiovasculares a las dosis a las que modifican la función de otros aparatos, particularmente el digestivo y el urinario.

Aparato respiratorio. Estos fármacos producen efectos superponibles a los de la acetilcolina. La **metacolina** se utiliza en algunos países para el diagnóstico de la hiperreactividad bronquial en pacientes sin asma clínicamente aparente. En personas no asmáticas este fármaco produce una broncoconstricción limitada (una reducción del FEV menor al 20 %), mientras que en pacientes asmáticos, aun en períodos intercrisis, puede desencadenar un ataque asmático.

Aparatos digestivo y urinario. El **carbacol**, el **betanecol** y la **pilocarpina** presentan una cierta acción selectiva sobre los aparatos digestivo y urinario en relación con sus efectos cardiovasculares. Cualitativamente, sus efectos son similares a los de la acetilcolina, aunque sólo el **betanecol** tiene algún uso clínico. La **cevimelina** (un agonista con cierta selectividad M_3) puede utilizarse para incrementar la salivación y la secreción lacrimal.

Ojo. Producen efectos análogos a los de la acetilcolina pero más potentes y prolongados.

Glándulas exocrinas. Los ésteres de la colina y los alcaloides con efecto muscarínico son poderosos estimulantes de la secreción de la práctica totalidad de las glándulas exocrinas (sudoríparas, salivales, lacrimales, nasofaríngeas, de las mucosas tranqueobronquial, gástrica e intestinal, y del páncreas exocrino). La **pilocarpina** y la **cevimelina** destacan por sus potentes efectos sialogogo y diaforético.

Sistema nervioso periférico y placa motora del músculo esquelético. El **carbacol** presenta una importante actividad nicotínica que se ejerce tanto a nivel de los ganglios autónomos como de la placa motora del músculo esquelético. La activación de los receptores nicotínicos ganglionares origina un potencial sináptico excitatorio rápido que desencadena el disparo de potenciales de acción en las neuronas posganglionares. Los efectos resultantes reproducen los de la activación de los sistemas nervioso simpático y parasimpático, con el predominio de los efectos del simpático sobre el aparato cardiovascular y del parasimpático sobre los tractos digestivo y genitourinario (v. cap. 5). En el músculo esquelético, la administración de **carbacol** origina un potencial de placa motora que promueve la contracción muscular. La estimulación sostenida de los receptores nicotínicos por un agente como el **carbacol**, no hidrolizable por la AChE, conduce a la aparición de bloqueo por despolarización, bloqueo de la transmisión posrepolarización y parálisis flácida (v. cap. 5).

Sistema nervioso central. En animales de experimentación, la administración intravenosa de pequeñas dosis de **pilocarpina**, **muscarina**, **oxotremorina** o **arecolina** produce activación cortical generalizada. Dosis superiores pueden producir temblor, hipotermia, estimulación del centro respiratorio, vómitos, convulsiones y coma. Distintos receptores (muscarínicos de los tipos M_1 y M_2 y una gran variedad de receptores nicotínicos) han sido involucrados en estos efectos.

Aplicaciones terapéuticas

Como ya se ha indicado, el uso actual de la acetilcolina y de los agonistas colinérgicos directos ha quedado reducido a unas pocas aplicaciones. Por diversas causas, estas indicaciones tampoco son comunes en todos los países. A continuación se resumen los principales usos clínicos.

Aparatos digestivo y urinario. La activación de los receptores muscarínicos puede ser una estrategia adecuada en el tratamiento de diferentes trastornos que cursan con depresión de la actividad del músculo liso digestivo y urinario, siempre que no exista obstrucción mecánica. Dichos trastornos incluyen el íleo paralítico, la distensión abdominal postoperatoria, la atonía y retención gástricas y el megacolon congénito, en la esfera gastroenterológica, y la atonía vesical, la retención urinaria postoperatoria o posparto y algunos casos de vejiga hipotónica de origen miógeno o neurógeno en el ámbito de la urología. En general, para el tratamiento de estos procesos se prefiere el **betanecol**.

Por otra parte, la **pilocarpina** y la **cevimelina** son fármacos útiles en el tratamiento de la sequedad de boca y para incrementar la secreción lacrimal asociada al síndrome de Sjögren o secundaria a la radioterapia de cabeza y cuello.

Ojo. La **acetilcolina** se emplea para obtener una miosis rápida y completa después de la extracción del cristalino en la cirugía de la catarata, así como en la queratoplastia penetrante, iridectomía y otras intervenciones del segmento anterior en las que se requiera una rápida y completa miosis. La **pilocarpina** es el colinomimético de elección en el tratamiento de la presión intraocular elevada asociada con glaucoma de ángulo abierto o hipertensión ocular, y también en algunas formas de glaucoma secundario. Su uso se extiende a la reducción de la presión intraocular previa a una operación quirúrgica o en la profilaxis asociada a la cirugía de láser. Y para revertir la midriasis producida por **atropina**. Utilizada de forma alternante con fármacos midriáticos, se emplea también en la iritis para evitar la formación de adherencias entre el iris y el cristalino.

Reacciones adversas

Los efectos adversos de estos fármacos derivan de la activación excesiva de los receptores muscarínicos y nicotínicos y, por tanto, consisten en la exacerbación de los efectos farmacológicos ya descritos. Signos indicativos de toxicidad muscarínica son las náuseas, los vómitos, la diarrea, la salivación y sudoración excesivas, la disnea, la bradicardia y la vasodilatación cutánea. Estas manifestaciones son similares a las que se producen tras la ingesta de setas de los géneros *Amanita* e *Inocybe*, que contienen alcaloides con actividad muscarínica, y responden favorablemente a la administración parenteral de 0,5-1 mg de **atropina** por vía intramuscular o intravenosa. Los agonistas muscarínicos están contraindicados en pa-

⊗ FÁRMACOS COLINOMIMÉTICOS DE ACCIÓN DIRECTA

- Se clasifican en ésteres de la colina, alcaloides naturales y derivados sintéticos. Los ésteres de la colina se dividen, a su vez, en dos grupos: *a)* ésteres de la colina y ácido acético (**acetilcolina** y **metacolina**) y *b)* ésteres de la colina y ácido carbámico (**carbacol** y **betanecol**).

- Entre los alcaloides tenemos la **muscarina**, la **pilocarpina**, la **oxotremorina** y la **cevimelina**.

- Se comportan como agonistas de los receptores muscarínicos y nicotínicos colinérgicos. Difieren entre sí por su selectividad para los receptores muscarínicos o nicotínicos, y la susceptibilidad a la hidrólisis por la AChE. Este último aspecto determina la duración de su efecto.

- Los principales efectos de los agonistas muscarínicos son: bradicardia y vasodilatación, contracción del músculo liso visceral (intestinal, urinario y bronquial), aumento de las secreciones exocrinas, miosis y contracción del músculo ciliar con espasmo de la acomodación y disminución de la presión intraocular.

- Se emplean en el tratamiento del glaucoma (**pilocarpina**) y de diferentes trastornos de la motilidad de los tractos digestivo y urinario (**betanecol**).

cientes asmáticos, hipertiroideos o con cardiopatía isquémica, y deben utilizarse con precaución en pacientes con úlcera péptica o propensión a ella.

FÁRMACOS INHIBIDORES DE LA ACETILCOLINESTERASA

En los vertebrados existen dos tipos de colinesterasas, la AChE y la BChE. Ambas colinesterasas presentan una homología del 65 %, mostrando diferencias en su estructura molecular, su distribución tisular, su especificidad de sustrato y sus funciones asociadas.

La AChE se presenta principalmente formando estructuras tetraméricas, generalmente formadas por 4 unidades de AChE, si bien se ha descrito su organización en forma monomérica y dimérica. Estas subunidades catalíticas pueden aparecer agrupadas con subunidades puramente estructurales, no funcionales, en lo que se denominan asociaciones heteroméricas de AChE. Su tasa de recambio es de unas 8-16 horas, tiempo que tarda en recuperarse tras una inhibición irreversible. Una sola molécula de AChE es capaz de hidrolizar 7×10^5 moléculas de acetilcolina por minuto (es decir, un tiempo de recambio de unos 100 μs), siendo una de las enzimas más eficaces que se conocen. La AChE se localiza en las sinapsis colinérgicas, tanto en la hendidura sináptica como en el interior de las terminaciones nerviosas, en el suero sanguíneo y en la membrana de los hematíes. Muestra una elevada selectividad para la acetilcolina y desempeña un papel esencial en la terminación de la acción de ese transmisor en los sitios donde se libera.

La BChE se sintetiza en el hígado y se distribuye ampliamente en el organismo, encontrándose en el suero sanguíneo, hígado, piel, cerebro y músculo liso gastrointestinal. Cataliza la hidrólisis de la butirilcolina más rápidamente que la de la acetilcolina e interviene en el metabolismo de otros muchos fármacos dotados de enlaces tipo éster, como pueden ser la **succinilcolina** o la **procaína**.

De forma general, se puede decir que las acetilcolinesterasas poseen tres dominios diferenciados, que conforman los sitios de unión de las moléculas inhibidoras de la actividad de estas enzimas y que confieren las diferencias de especificidad de sustrato entre la AChE y la BChE: el bolsillo acilo del centro activo, el subsitio de la colina del centro activo y el sitio aniónico periférico del centro activo de la AChE, que comprende dos regiones diferentes: el sitio aniónico, cargado negativamente y constituido por el grupo carboxilo libre de un residuo de glutamato, y el sitio esterásico, constituido por el anillo imidazólico de un residuo de histidina y el grupo hidroxilo de otro de serina (**fig. 6-1**). De forma característica, el sitio aniónico atrae electrostáticamente a la carga positiva del grupo básico del sustrato (p. ej., la colina) mientras que el sitio esterásico interactúa con el grupo ácido (p. ej., ácido acético, carbámico, fosfórico, etc.) del mismo formando un enlace covalente. El proceso catalítico de la acetilcolina comprende dos etapas: una primera, que implica la hidrólisis de la acetilcolina con liberación de la colina y transferencia del grupo acetilo a la serina, dando lugar a la forma acetilada de la enzima, muy lábil a la hidrólisis, y una segunda que comporta la desacetilación mediante hidrólisis del enlace, rindiendo la formación de acetato con la consiguiente recuperación de la enzima activa (v. **fig. 6-1**).

Como se ha indicado anteriormente, este proceso transcurre con extraordinaria celeridad (≈100 µs), permitiendo el adecuado funcionamiento de sinapsis rápidas como las existentes en la placa motora del músculo esquelético. Todos los fármacos anticolinesterásicos se unen a la AChE, si bien lo hacen de manera distinta en función de su estructura química. Así, los alcoholes simples, como el **edrofonio**, interactúan sólo con el sitio aniónico de la enzima. Esta interacción es rápidamente revertida, por lo que este compuesto produce una inhibición –por impedir el acceso de la acetilcolina al centro activo de la enzima– de la AChE reversible y de breve duración (2-10 minutos). Los derivados carbámicos son hidrolizados por la AChE de forma similar a como lo es la acetilcolina; sin embargo, el enlace covalente formado entre el ácido carbámico y el sitio esterásico del centro activo resulta más resistente a la hidrólisis que el formado con el grupo acetilo. En consecuencia, la hidrólisis de los derivados carbámicos se produce lentamente, lo que conlleva un mayor tiempo de regeneración de la enzima y, consiguientemente, una inhibición más prolongada (de 30 minutos a 6 horas). Por último, los compuestos organofosforados forman complejos con la enzima muy estables. En algunos casos (**ecotiopato**), la regeneración de la enzima puede producirse muy lentamente (100 horas), mientras que en otros (diisopropilfluorofosfato) prácticamente no se produce, por lo que la recuperación de la actividad enzimática dependerá necesariamente de la síntesis de nuevas moléculas de la enzima a lo largo de varias semanas. La distinta velocidad de regeneración de la AChE tras el tratamiento con los diferentes fármacos anticolinesterásicos condujo a denominarlos, de forma algo simplista, como *reversibles* (alcoholes simples y derivados carbámicos) e *irreversibles* (compuestos organofosforados). Esta clasificación, aunque de gran importancia práctica, es meramente operativa y no implica la existencia de dos mecanismos de inhibición diferentes.

Los anticolinesterásicos se clasifican en cuatro grupos de acuerdo con su estructura química (**fig. 6-2**): *a*) alcoholes simples con nitrógeno cuaternario: **edrofonio**; *b*) derivados carbámicos constituidos por ésteres del ácido carbámico y alcoholes con nitrógeno terciario como la **fisostigmina** (o **eserina**) o la **galantamina**, o cuaternario como la **neostigmina** (o **prostigmina**) y la **piridostigmina**; *c*) derivados orgánicos del ácido fosfórico (organofosforados) que han tenido aplicación clínica como el **ecotiopato**, y *d*) otros inhibidores poseen estructuras químicas muy diversas: derivados de la acridina como la **tacrina** y derivados piperidínicos como el **donepezilo**, que se une con gran afinidad al centro activo de la enzima.

Queda fuera del objeto de este capítulo el uso de anticolinesterásicos de aplicación como insecticidas agrícolas (**paratión** y **malatión**) o de aplicación bélica («gases de guerra»: **sarín**, **tabún** y **somán** o **VX**). La extrema toxicidad de estos compuestos se debe, además de a la inactivación irreversible de la AChE, a la neurotoxicidad independiente de la actividad anticolinesterasa.

Propiedades farmacocinéticas

Los derivados del ácido carbámico con nitrógeno cuaternario (**neostigmina** y **piridostigmina**) y el **edrofonio** están cargados positivamente al pH fisiológico, por lo que atraviesan con dificultad las barreras celulares. En consecuencia, apenas se absorben tras la administración cutánea o conjuntival, y presentan una baja (< 10 %) biodisponibilidad por vía oral o inhalatoria. Los derivados carbámicos se metabolizan por esterasas plasmáticas y posteriormente son eliminados por excreción renal. De hecho, la estructura cuaternaria del **edrofonio** facilita su eliminación renal y acorta aún más se actividad farmacológica (**tabla 6-2**).

Las aminas terciarias, como la **fisostigmina** (prototipo histórico de anticolinesterásico reversible), se absorben bien, con independencia de la vía de administración, y atraviesan la barrera hematoencefálica. Administrada parenteralmente,

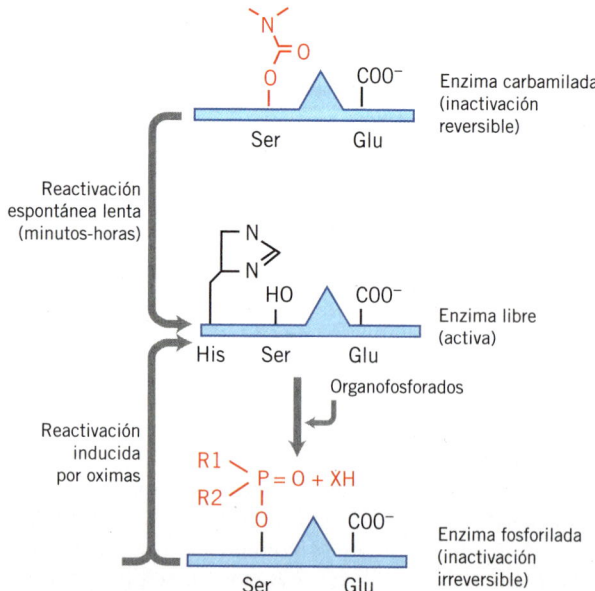

Figura 6-1. Mecanismo de la inhibición de la acetilcolinesterasa por compuestos organofosforados y carbamatos. Glu: glutamato; His: histidina; Ser: serina.

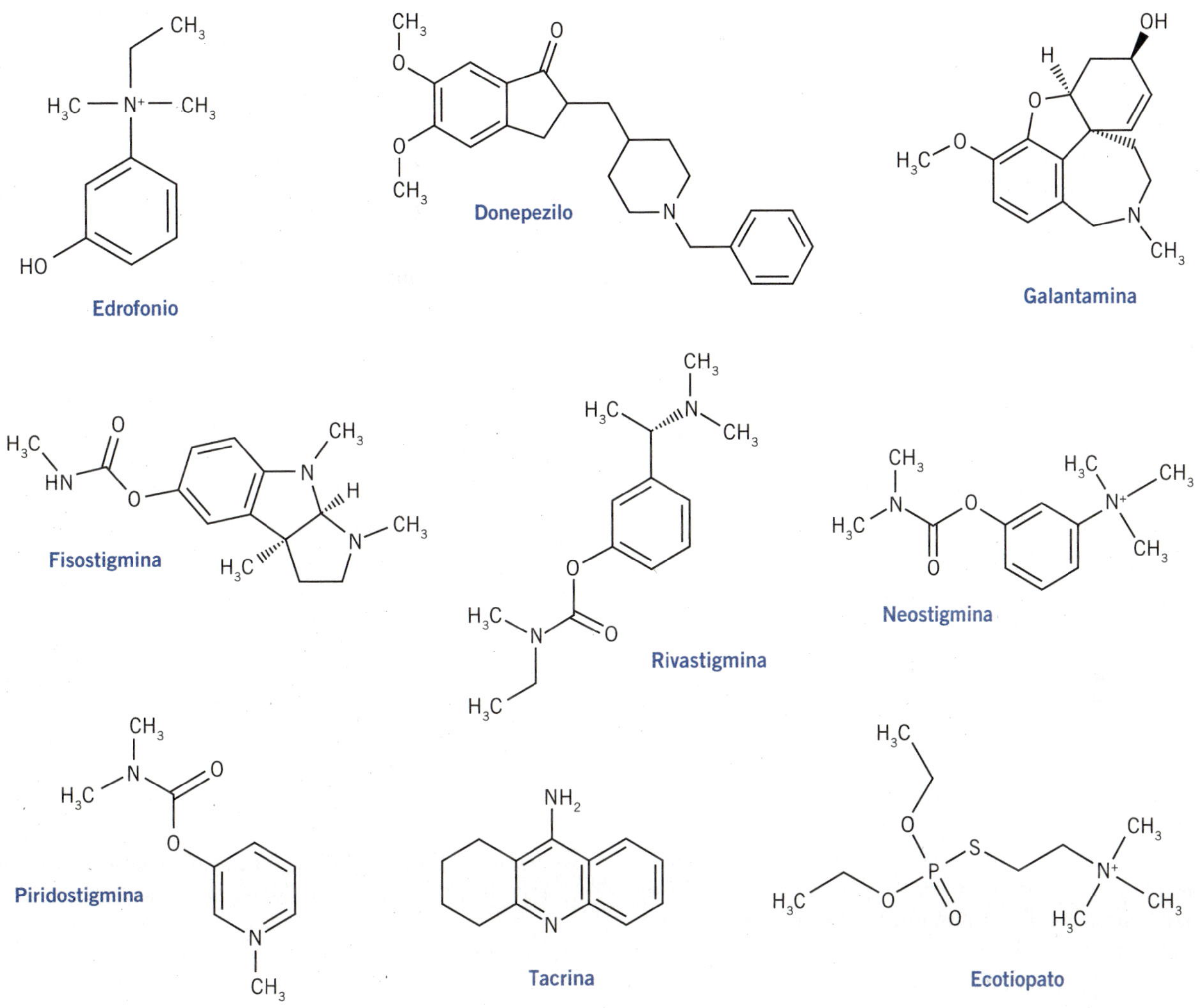

Figura 6-2. Estructura química de los principales antagonistas de la acetilcolinesterasa.

su efecto dura 2-3 horas, siendo destruida principalmente por las esterasas plasmáticas. La **fisostigmina** y la **neostigmina** son hidrolizadas por las esterasas plasmáticas.

Los compuestos organofosforados, con excepción del **ecotiopato**, que porta un nitrógeno cuaternario, son muy liposolubles, absorbiéndose rápidamente a través de la piel, conjuntiva, pulmón y tubo digestivo. Se distribuyen amplia-

mente, incluyendo el SNC, y se inactivan por la acción de carboxilesterasas y paraoxonasas hepáticas y plasmáticas. Al margen de la cinética de eliminación de estos fármacos, su efecto va a depender fundamentalmente del tiempo de recuperación de la actividad de las moléculas de AChE, que generalmente implica la síntesis de nueva proteína, como se indica a continuación.

Tabla 6-2. Propiedades farmacocinéticas de los anticolinesterásicos

Fármaco	Biodisponibilidad oral (%)	Paso de barrera hematoencefálica	Unión a proteínas (%)	$t^{1/2} \alpha$ (MIN) Semivida distribución	$t^{1/2} \beta$ (MIN) Semivida eliminación	V_D (L/kg)
Edrofonio		–		7,2	60-110	0,8-1,6
Neostigmina	< 5	–	15-25	0,5-3,5	25-80	0,7-1,4
Piridostigmina	< 8	–		1,0-6,3	120-180	0,5-1,1
Rivastigmina	35-40	+	40		90-120[a]-200[b]	1,8-2,7
Donepezilo	100	+	96		3.600-5.400	12
Galantamina	85-100	+	18		360-480	2,6

[a] Administración oral.
[b] Administración en parche.
$t^{1/2}$: semivida; V_D: volumen de distribución.

Mecanismo de acción y efectos farmacológicos

El efecto principal común a todos es el de inhibir la hidrólisis de la acetilcolina por la AChE. Ello se traduce en un incremento de acetilcolina libre en todos los lugares desde donde es liberada. Los efectos esperables de los fármacos anticolinesterasa son los propios de la acetilcolina sobre los receptores muscarínicos y en todas las uniones neuroefectoras colinérgicas. Si recordamos las acciones de la acetilcolina en los distintos órganos y sistemas, sus efectos son fácilmente deducibles. Su diana farmacológica fundamental es la AChE, si bien algunos compuestos pueden actuar igualmente como inhibidores de otras serina-hidrolasas, como la BChE, la tripsina o la trombina, e incluso actuar como agonistas o moduladores alostéricos de los receptores nicotínicos.

Los efectos de los fármacos anticolinesterásicos se producen por el aumento de la concentración local de acetilcolina, que produce la activación de los receptores colinérgicos muscarínicos y nicotínicos y se ejercen fundamentalmente a tres niveles: *a)* las sinapsis colinérgicas del sistema nervioso autónomo, que incluyen los ganglios vegetativos y las uniones neuroefectoras del sistema nervioso parasimpático; *b)* la placa motriz del músculo esquelético, y *c)* el SNC.

Sinapsis colinérgicas del sistema nervioso autónomo. Los efectos son el resultado del incremento de la actividad de los órganos inervados por el sistema nervioso parasimpático y de la estimulación, a veces seguida de depresión, de los ganglios autónomos. Los efectos sobre el aparato respiratorio, el aparato digestivo y urinario, ojo y glándulas exocrinas son cualitativamente similares a los que se observan tras la administración de fármacos agonistas muscarínicos. Los inhibidores de la AChE producen broncoconstricción e incrementan la actividad motora en los tractos digestivo y urinario. Aplicados tópicamente sobre el ojo producen miosis de larga duración (horas e incluso días), acomodación para la visión cercana y reducción de la presión intraocular en pacientes con glaucoma. Los fármacos anticolinesterásicos incrementan la secreción de la práctica totalidad de las glándulas exocrinas (sudoríparas, lacrimales, bronquiales, salivales, gástricas, intestinales y acinares pancreáticas).

Los efectos sobre el aparato cardiovascular son complejos y en ellos intervienen múltiples mecanismos. Sobre el corazón, estos compuestos reproducen los efectos de la estimulación vagal, causando bradicardia y disminución de la contractilidad auricular y, en menor grado, ventricular, con la consiguiente reducción del gasto cardíaco. Los efectos sobre el tono vascular son considerablemente menores que los de los fármacos colinomiméticos de acción directa, debido a la escasa o nula inervación colinérgica de la mayoría de los lechos vasculares. Por ello, dosis pequeñas de anticolinesterásicos apenas modifican la presión arterial, mientras que dosis elevadas producen una marcada hipotensión por un efecto bloqueante (bloqueo por despolarización) sobre la transmisión en los ganglios simpáticos y en el centro vasomotor del tronco del encéfalo.

Placa motora del músculo esquelético. Los fármacos anticolinesterásicos aumentan el tiempo de permanencia de la acetilcolina en la placa motora. Como consecuencia, se incrementa la duración del potencial de placa, de forma que puede llegar a inducir la descarga de más de un potencial de acción. Este efecto se asocia a un aumento de la fuerza de contracción muscular, si bien conlleva aparejadamente la desincronización entre la actividad eléctrica del nervio motor y la del músculo esquelético, con el consiguiente riesgo de aparición de contracciones descoordinadas de las fibras musculares (fibrilaciones musculares).

Los inhibidores de la AChE son particularmente eficaces para restablecer la transmisión neuromuscular en aquellos sujetos en los que se vea afectada, bien como consecuencia de una disminución de la densidad de los receptores nicotínicos, como en la miastenia grave, o de la ocupación de éstos por fármacos bloqueantes neuromusculares de tipo no despolarizante (curares). En estas circunstancias, los anticolinesterásicos posibilitan que la acetilcolina se una y active los receptores nicotínicos necesarios para que el potencial de placa que se genere sea capaz de iniciar un potencial de acción. Sin embargo, una inhibición excesiva de la AChE conduce a la aparición de efectos adversos. Así, la acumulación sináptica de la acetilcolina produce, mediante la activación de autorreceptores nicotínicos, la despolarización de la terminación nerviosa de la motoneurona y el disparo de potenciales de acción que se conducen antidrómicamente a través de toda la unidad motora, dando lugar a fasciculaciones musculares. Asimismo, la despolarización prolongada de la célula muscular puede ocasionar un bloqueo de la transmisión y parálisis por despolarización, al que, en ocasiones, sucede un bloqueo posrepolarización secundario a la desensibilización de los receptores nicotínicos.

Por su inhibición de la AChE, la **neostigmina**, al igual que otros derivados carbámicos con nitrógeno cuaternario, ejerce también un efecto agonista indirecto sobre los receptores nicotínicos de la placa motora de utilidad en el tratamiento de la miastenia grave.

Sistema nervioso central. Los derivados carbámicos con nitrógeno terciario como la **fisostigmina** y la mayoría de los compuestos organofosforados atraviesan la barrera hematoencefálica, produciendo efectos en el SNC. En dosis bajas ocasionan una estimulación generalizada y una sensación subjetiva de alerta. En dosis elevadas, la estimulación desemboca en convulsiones, que preceden a la depresión respiratoria y al coma.

Indicaciones terapéuticas

En la actualidad, sus usos terapéuticos están restringidos a unos pocos tratamientos. Del tratamiento de la atonía vesical y de la musculatura intestinal, a la mejora de los síntomas de la miastenia grave, a la reversión del bloqueo neuromuscular por análogos del curare (v. cap. 5), al tratamiento del glaucoma, a la mejora de los síntomas de la enfermedad de Alzheimer (v. cap. 19) y al tratamiento de la intoxicación por anticolinérgicos.

Aparatos digestivo y urinario. La **neostigmina** es el anticolinesterásico de elección en el tratamiento de muy diversos procesos, médicos y quirúrgicos, que cursan con parálisis intestinal o atonía de la vejiga urinaria. Aumenta las contracciones gástricas e incrementa la secreción de ácido gástrico.

Además, estimula la porción inferior del esófago, algo que puede ser de utilidad en pacientes con acalasia notable y dilatación del esófago. La **neostigmina** también incrementa la actividad motora de los intestinos delgado y grueso; lo hace en particular sobre el colon. Al igual que los fármacos colinomiméticos de acción directa, está contraindicada en casos de obstrucción mecánica vesical o intestinal y cuando el déficit motor es consecuencia de una enfermedad inflamatoria intestinal o se acompaña de peritonitis.

Miastenia grave. Ésta es una enfermedad neuromuscular caracterizada por la debilidad y fatigabilidad de la musculatura esquelética. Está causada por una respuesta autoinmune mediada por anticuerpos y dirigida contra los receptores nicotínicos de la placa motora. Por ello, disminuye notablemente el número de receptores funcionales, produciéndose una reducción del margen de seguridad de la transmisión en la unión neuromuscular. Como consecuencia, el número de fibras musculares que se contraen en respuesta a una estimulación del nervio motor es menor (debilidad) y tiende a disminuir durante la estimulación repetida (fatiga). Los pacientes se encuentran débiles e incapaces de mantener la actividad motora voluntaria durante períodos prolongados de tiempo.

Los fármacos inhibidores de la AChE desempeñan un papel fundamental en el diagnóstico y tratamiento de esta enfermedad, debido a su capacidad para restaurar la transmisión en la unión neuromuscular y recuperar la fuerza muscular. Para el diagnóstico se empleaba el **edrofonio**, un anticolinesterásico con duración de acción breve, pero ya no está disponible. Si el paciente padece miastenia grave, la administración intravenosa de **neostigmina** provocará un marcado aumento de la fuerza muscular. Para el tratamiento crónico de la miastenia grave se puede recurrir a la administración por vía oral de **piridostigmina**. La dosis se ajusta de forma empírica, incrementándose hasta que se obtiene una respuesta óptima; la semivida plasmática es de 1-2 horas. El compuesto original no metabolizado, al igual que sus metabolitos, se acaban excretando con facilidad por la orina.

Los anticolinesterásicos constituyen una terapia sintomática de la enfermedad. No modifican su curso temporal y, en consecuencia, pueden perder eficacia con el tiempo. Ello obliga a reajustar periódicamente la dosis en función de la respuesta clínica. En ocasiones, una sobredosificación puede conducir a una disminución de la transmisión muscular por bloqueo despolarizante, que se manifestará con síntomas –debilidad y cansancio (crisis colinérgica)– similares a los de la miastenia grave. Durante el tratamiento con inhibidores de la AChE pueden aparecer efectos dependientes de la estimulación de receptores muscarínicos (sialorrea, dolor abdominal, diarrea, bradicardia), que son controlables mediante la administración de **atropina**.

Es de reseñar que existe una variante de miastenia de base genética por mutaciones en los receptores nicotínicos en la que los agentes AChE no van a producir mejoras clínicas sustanciales. Otras medidas terapéuticas como el uso de corticoides, inmunoterapia o plasmaféresis pueden encontrarse en manuales de neurología.

Ojo. La **fisostigmina** asociada a la pilocarpina se utilizó en el tratamiento inicial del glaucoma de ángulo cerrado. Hoy se

> ## ✪ FÁRMACOS COLINOMIMÉTICOS DE ACCIÓN INDIRECTA: INHIBIDORES DE LA ACETILCOLINESTERASA
>
> • Se clasifican en tres grupos según la duración de sus efectos: de acción breve (**edrofonio**), intermedia (**fisostigmina, neostigmina, piridostigmina, ambenonio** y **demecario**) y prolongada (**ecotiopato** y compuestos organofosforados).
>
> • Sus efectos se deben a la potenciación de la acción de la **acetilcolina** en las sinapsis colinérgicas del sistema nervioso autónomo y en la placa motora del músculo esquelético. Sobre las primeras, los efectos son similares a los de los fármacos colinomiméticos de acción indirecta, mientras que sobre la musculatura voluntaria producen un incremento de la fuerza de contracción, fasciculaciones y, en dosis altas, parálisis muscular por bloqueo de tipo despolarizante.
>
> • Son particularmente útiles en el tratamiento de la miastenia grave y para revertir la parálisis muscular postanestésica provocada por los bloqueantes neuromusculares de tipo no despolarizante.
>
> • Las intoxicaciones agudas por fármacos anticolinesterásicos usados como insecticidas en agricultura o jardinería, o como antiparasitarios en medicina veterinaria, son potencialmente mortales.

utilizan otros anticolinesterásicos de acción más prolongada, como el **demecario** o el **ecotiopato**, se emplean en algunos países como fármacos de segunda línea en el tratamiento del glaucoma de ángulo abierto.

Anestesia. Los anticolinesterásicos se emplean para revertir la parálisis muscular provocada por los bloqueantes neuromusculares de tipo no despolarizante (v. cap. 5). Se utiliza la **neostigmina** por vía intravenosa.

Intoxicación por anticolinesterásicos. Los cuadros de intoxicación aguda se encuentran relacionados con el uso de plaguicidas agrícolas o de intoxicación deliberada con fines suicidas. La **fisostigmina** atraviesa la barrera hematoencefálica y resulta eficaz para revertir los efectos centrales y periféricos de la intoxicación por **atropina** y de altas dosis de otros fármacos con actividad antimuscarínica. Dado que la **fisostigmina** no está desprovista de efectos adversos graves (convulsiones), su empleo debe reservarse para aquellos pacientes en los que los síntomas atropínicos (taquicardia supraventricular, elevación de la temperatura corporal, etc.) constituya una amenaza para la vida.

Demencias. Uno de los hallazgos en la enfermedad de Alzheimer fue la pérdida de neuronas colinérgicas corticales frontales y del núcleo basal de Meynert. En ello se basa el uso de agentes anticolinesterasa capaces de acceder al SNC. Aunque estos compuestos (**rivastigmina, donepezilo, galantamina**) no interfieren en el curso de la enfermedad, sí mejoran diversos aspectos cognitivos y prolongan la autonomía de los pacientes con demencia en sus estadios iniciales.

Reacciones adversas

Aparecen frecuentemente durante el tratamiento de la miastenia grave cuando se ajustan las dosis para conseguir un efecto óptimo. Consisten en la exacerbación de sus efectos farmacológicos: fasciculaciones musculares, sialorrea, dificultad respiratoria, bradicardia, vómitos, molestias abdominales y diarrea. Cesan al suspender la medicación y sólo en casos esporádicos resulta necesaria la administración de **atropina** y el empleo de medidas de soporte vital (ventilación mecánica, oxígeno, etc.).

Intoxicación por organofosforados

En ambientes rurales los organofosforados son causa común de intoxicaciones, bien por exposición profesional a insecticidas o antiparasitarios de uso veterinario. Igualmente es relativamente común su utilización con fines suicidas o criminales.

Esta intoxicación es potencialmente mortal y se considera una urgencia médica. Los síntomas reproducen los esperados de una sobreestimulación muscarínica con algún componente nicotínico (fasciculaciones) en casos de bloqueo importante de la AChE y se van a manifestar a tenor de su sensibilidad a la acetilcolina.

Cuando la intoxicación proviene del uso de plaguicidas fumigados, que son muy permeables, la absorción es múltiple (piel, inhalación, ojo y mucosas orofaríngeas), lo cual da origen a varios síntomas que aparecen entre la primera y segunda hora tras la exposición: intensa sialorrea, broncoconstricción e hipersecreción bronquial, que se acompañan de sudoración, miosis, dolor ocular y bradicardia. Luego, o antes si la ingestión es oral, aparece la hiperactivación gastrointestinal, con incremento de la motilidad y secreción, que se manifiesta con vómitos, cólicos y diarrea. En los cuadros graves se produce un compromiso importante de la transmisión en la placa motora, con sensación de debilidad, fasciculaciones y parálisis muscular que puede llegar a impedir la ventilación pulmonar. Los signos de afectación del SNC incluyen confusión, ataxia, convulsiones, depresión respiratoria y coma. La muerte se produce por hipoxia o parada cardíaca. Los organofosforados son causa habitual de envenenamiento animal, bien intencionado bien por ingerir animales intoxicados o muertos por ellos (**fig. 6-3**).

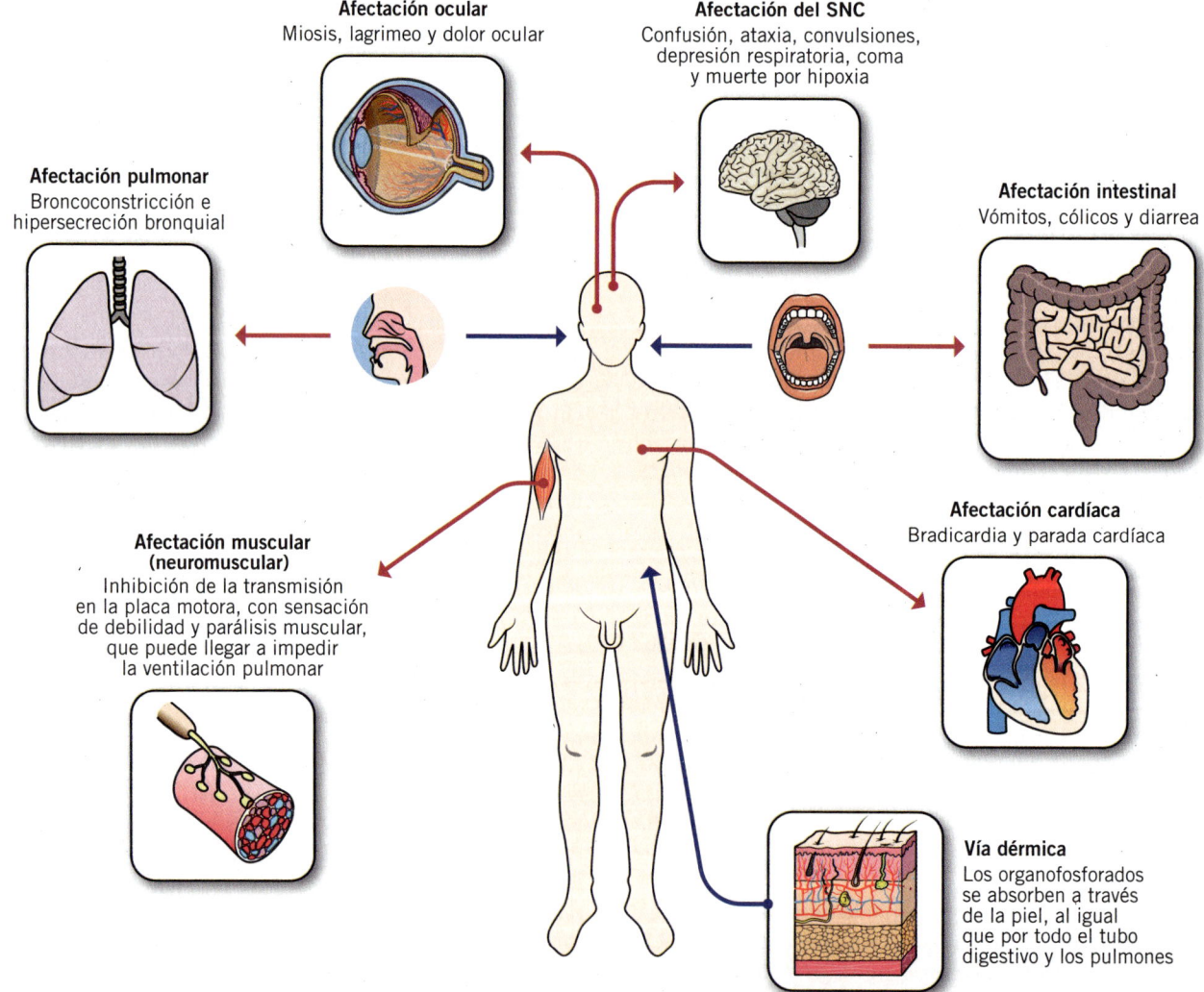

Figura 6-3. Principales vías de entrada de los plaguicidas organofosforados al organismo y efectos tóxicos. Los compuestos organofosforados entran al organismo a través de la piel (vía dérmica), las vías respiratorias y las vías oral y ocular. Una vez absorbidos, estos pesticidas inhiben la colinesterasa plasmática y de los glóbulos rojos, evitando la degradación de la acetilcolina. En el esquema se muestran los principales órganos y tejidos afectados por su intoxicación, pudiendo llegar a causar la muerte por hipoxia y parada cardíaca a altas concentraciones o por exposiciones repetidas a estos tóxicos. Las flechas azules señalan las principales vías de absorción, y las rojas, los principales órganos dianas afectados. Se muestra un resumen de los efectos causados en los principales órganos y tejidos afectados. *Esquema desarrollado con BioRender.com bajo licencia.* SNC: sistema nervioso central.

Las medidas generales incluyen cortar la absorción del tóxico. Según la vía de exposición será necesario retirar la ropa y lavar la piel y las mucosas contaminadas. Considerar el lavado gástrico, la administración de carbón activado y laxantes para evitar en lo posible la absorción gástrica e intestinal del tóxico. Ello se acompaña de medidas de sostén vital, que incluyen la intubación, la administración de oxígeno y la aspiración bronquial para eliminar el exceso de secreciones. Las convulsiones se tratarán con **diazepam**. Está contraindicado la administración de **morfina** (deprime el centro respiratorio), **teofilina** (inhibe AChE) o **niquetamida** (**coramina**) (refuerza el tono vagal).

Es necesario remarcar aquí que, al margen de las acciones sobre la AChE, estos tóxicos generan efectos tóxicos a largo plazo que aparecen días después de la exposición. Se trata de una polineuropatía desmielinizante de fibras motoras y sensitivas que cursa junto con debilidad muscular y parálisis flácida.

El tratamiento específico consiste en la administración de **atropina** (2-4 mg i.v. o 0,05 mg/kg en niños) y repetir la dosis cada 5-10 minutos hasta conseguir síntomas de atropinización (la piel comienza a estar enrojecida y seca, las pupilas se dilatan y suele aparecer taquicardia; v. cap. 7). Hasta 200 mg de atropina suele ser necesario administrar el primer día para asegurar una concentración suficiente en el SNC, aunque en ocasiones se ha llegado a administrar hasta 3 g. La atropina tiene poca o nula acción sobre la función neuromuscular, que suele, en cambio, beneficiarse de los reactivadores de colinesterasas.

El uso de reactivadores de la colinesterasa, como las oximas, **pralidoxima** (1-2 g [15-25 mg/kg v.o.]), **obidoxima** (250-750 mg/día i.v.) (**pralidoxima** o **2-PAM**, **diacetilmonoxima**, **HI-6**) suele ser de utilidad sólo si se lleva a cabo en las 24 horas siguientes a la intoxicación, ya que progresivamente la enzima fosforilada deja de ser susceptible a la reactivación (envejecimiento del complejo inhibidor-enzima). Las oximas poseen una elevada afinidad por el fósforo y son capaces de hidrolizar el complejo organofosforado-enzima y recuperar la actividad enzimática. La **pralidoxima** posee un nitrógeno cuaternario, por lo que no es capaz de atravesar la barrera hematoencefálica. Por el contrario, la **diacetilmonoxima** penetra en el SNC, donde puede reactivar la enzima.

BIBLIOGRAFÍA

Brodde OE, Michel MC. Adrenergic and muscarinic receptors in the human heart. Pharmacol Rev 1999; 51: 651-90.

Costa LG. Current issues in organophosphate toxicology. Clin Chim Acta 2006; 366: 1-13.

Eglen RM, Choppin A, Dillon MP, Hegde S. Muscarinic receptor ligands and their therapeutic potential. Curr Opin Chem Biol 1999; 3: 426-32.

Giacobini E. Cholinesterase inhibitors: new roles and therapeutic alternatives. Pharmacol Res 2004; 50: 433-40.

Ishii M, Kurachi Y. Muscarinic acetylcholine receptors. Curr Pharm Des 2006; 12: 3573-81.

Jann MW, Shirley KL, Small GW. Clinical pharmacokinetics and pharmacodynamics of cholinesterase inhibitors. Clin Pharmacokinet 2002; 41: 719-39.

Klafki HW, Staufenbiel M, Kornhuber J, Wiltfang J. Therapeutic approaches to Alzheimer's disease. Brain 2006; 129: 2840-55.

Langmead CJ, Watson J, Reavill C. Muscarinic acetylcholine receptors as CNS drug targets. Pharmacol Ther 2008; 117: 232-43.

Marquis RE, Whitson JT. Management of glaucoma: focus on pharmacological therapy. Drugs Aging 2005; 22: 1-21.

Massoulié J. Molecular forms and anchoring of acetylcholinesterase. En: Giacobini E, ed. Cholinesterases and Cholinesterase Inhibitors. London: Martin Dunitz, 2000; pp. 81-103.

Noetzli M, Eap CB. Pharmacodynamic, Pharmacokinetic and Pharmacogenetic Aspects of Drugs Used in the Treatment of Alzheimer's Disease. Clin Pharmacokinet 2013; 52: 225-41.

Nusair S, Rubinow A. The use of oral pilocarpine in xerostomia and Sjögren´s syndrome. Semin Arthritis Rheum 1999; 28: 360-7.

Silman I, Sussman JL. Acetylcholinesterase: 'classical' and 'non-classical' functions and pharmacology. Curr Opin Pharmacol 2005; 5: 293-302.

Soreq H, Seidman S. Acetylcholinesterase--new roles for an old actor. Nat Rev Neurosci 2001; 4: 294-302.

Taylor P, Luo ZD, Camp S. The genes encoding the cholinesterases: structure, evolutionary relationships and regulation of their expression. En: Giacobini E, ed. Cholinesterases and Cholinesterase Inhibitors. London: Martin Dunitz, 2000; pp. 63-80.

Trang A, Khandhar PB. Physiology, Acetylcholinesterase. [Updated 2023 Jan 19]. En: StatPearls [Internet]. Treasure Island (FL): StatPearls Publishing; 2023.

Sistema nervioso autónomo: fármacos antagonistas muscarínicos*

M. V. Barahona Gomariz, L. A. Olivos-Oré y A. Rodríguez Artalejo

CONTENIDOS

Indicaciones terapéuticas
  - Sistema nervioso central
  - Anestesia
  - Oftalmología
  - Aparato respiratorio
  - Sistema cardiovascular
  - Aparato digestivo
  - Aparato genitourinario
  - Intoxicación por fármacos anticolinesterásicos y agentes muscarínicos

INTRODUCCIÓN

Los fármacos descritos en este capítulo impiden los efectos de la acetilcolina mediante la ocupación de los receptores colinérgicos muscarínicos tanto en las uniones neuroefectoras del sistema nervioso parasimpático –efecto parasimpaticolítico– como en los ganglios del sistema nervioso autónomo (SNA), la médula suprarrenal, el sistema nervioso central (SNC), las glándulas sudoríparas y prácticamente la totalidad de los lechos vasculares.

 Los órganos inervados por el sistema nervioso autónomo difieren en su sensibilidad a los antagonistas muscarínicos. Así, la potencia de la **atropina** –el prototipo de antagonista muscarínico– para modificar la función de dichos órganos es, en orden decreciente, la siguiente: glándulas salivales, bronquiales y sudoríparas; músculo liso de los sistemas genitourinario y gastrointestinal; sistema de excitación–conducción del corazón; musculatura intrínseca del ojo; glándulas de secreción gástrica, y ganglios del SNA. Teniendo en cuen-

ta que la atropina presenta similar afinidad por todos los subtipos de receptores muscarínicos, el orden de sensibilidad referido podría estar determinado por la distinta importancia del tono parasimpático en la regulación funcional de los diferentes órganos. La mayoría de estos fármacos posee sólo una moderada selectividad por los distintos subtipos de receptores muscarínicos (M_1-M_5) que se manifiesta mediante una sensibilidad relativa de los diferentes órganos distinta a la enunciada para la atropina. Además, cuando se administran en dosis elevadas, algunos antagonistas muscarínicos bloquean también los receptores nicotínicos, llegando a afectar de manera notable la transmisión en los ganglios del SNA y en la placa motora del músculo esquelético.

RESEÑA HISTÓRICA

▸▸ Las plantas solanáceas del grupo de la belladona constituyen la principal fuente natural de alcaloides (atropina y **escopolamina**) con actividad antagonista de los receptores muscarínicos. Los preparados de la belladona se han utilizado durante siglos con fines cosméticos, medicinales o criminales (como venenos). Por eso, Linneo denominó a esta planta *Atropa belladonna* en una doble referencia a su toxicidad y al uso cosmético de sus extractos. Así, *Atropa* hace referencia a Átropos, la diosa griega que corta el hilo de la vida, y denota las consecuencias mortales que puede llevar aparejada la intoxicación por sus alcaloides; por otra parte, *belladonna* recuerda su empleo para embellecer el rostro de las mujeres por la intensa midriasis que origina. La atropina se encuentra también en otras plantas,

---

* Preferimos la denominación de fármacos antagonistas muscarínicos a la de parasimpaticolíticos, pues hace referencia a la capacidad de los fármacos estudiados en este capítulo de inhibir los efectos mediados por la totalidad de los receptores muscarínicos y no sólo los relacionados con los efectos de la estimulación parasimpática. Ello se debe a que los receptores muscarínicos se encuentran también en localizaciones anatómicas como el sistema nervioso central, los ganglios simpáticos, la médula suprarrenal, las glándulas sudoríparas o el endotelio vascular, que no reciben eferencias del sistema nervioso parasimpático.

como el estramonio o chamico *(Datura stramonium)*, mientras que la escopolamina se halla principalmente en el beleño negro *(Hyoscyamus niger)*. La atropina fue aislada por Mein en 1831, lo cual favoreció el estudio más preciso de sus acciones. Desde entonces se han desarrollado numerosas moléculas antagonistas de los receptores muscarínicos, semisintéticas y sintéticas, con la finalidad de lograr efectos más selectivos sobre los distintos órganos o mejorar las propiedades farmacocinéticas. ◂◂

ORIGEN Y CLASIFICACIÓN

Atendiendo a su origen, los fármacos antagonistas muscarínicos se dividen en: *a)* alcaloides naturales; *b)* derivados semisintéticos, obtenidos por modificación de los anteriores, y *c)* compuestos sintéticos, producidos en su totalidad en el laboratorio sin recurrir a precursores de origen natural. A su vez, los derivados semisintéticos y sintéticos pueden presentar estructura terciaria o cuaternaria en función del número de sustituyentes del grupo amino de su molécula.

La **atropina** *(d,l*-hiosciamina) y la **escopolamina** *(l*-hioscina) son alcaloides naturales, con estructura de ésteres orgánicos de un ácido aromático, el ácido trópico, y una base nitrogenada terciaria (la tropina en el caso de la atropina, y la escopamina en el de la escopolamina) **(fig. 7-1)**. Aunque la atropina se encuentra en la planta como *l*-hiosciamina, durante su extracción experimenta una transformación racémica, por lo que se comercializa como racemato *(d,l*-hiosciamina). La escopolamina se encuentra naturalmente como *l*-hioscina. Los isómeros *l* de ambos alcaloides son, al menos, 100 veces más potentes que los isómeros *d*.

Los derivados semisintéticos con estructura terciaria se obtienen por esterificación de la base natural con diferentes ácidos orgánicos. Dentro de este grupo se encuentra la **homatropina**, que es el éster de la tropina y el ácido mandélico **(v. fig. 7-1)**.

Los compuestos sintéticos con amina terciaria difieren notablemente de los anteriores en su estructura química; entre ellos, cabe señalar a la **pirenzepina**, la **diciclomina (dicicloverina)**, la **tropicamida** y la **benzatropina (fig. 7-2)**.

Los compuestos con estructura cuaternaria **(tabla 7-1)** se caracterizan por la existencia de un segundo grupo metilo unido al átomo de nitrógeno y comprenden moléculas tanto sintéticas como semisintéticas, como el **glucopirrolato (glicopirronio)**, la **metilatropina**, la **metilescopolamina**, el **ipratropio** y el **tiotropio (fig. 7-3)**.

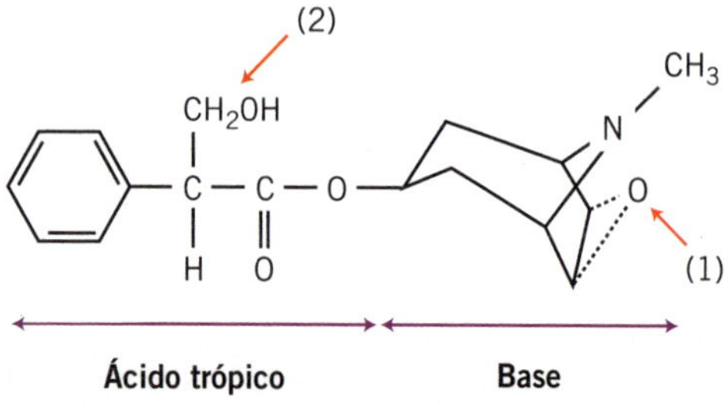

Figura 7-1. Estructura química de la escopolamina. La atropina se diferencia de la escopolamina por carecer del átomo de oxígeno (1), mientras que en la homatropina, un derivado semisintético de la atropina, el radical hidroximetilo (2) es sustituido por un radical hidroxilo (ácido mandélico), y el átomo de oxígeno (1) no está presente.

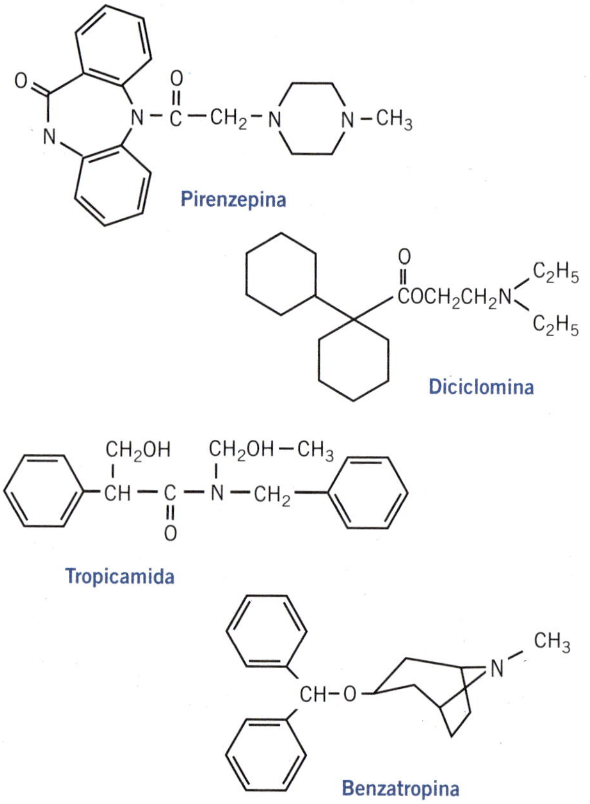

Figura 7-2. Estructura química de algunos antagonistas muscarínicos sintéticos con estructura terciaria.

PROPIEDADES FARMACOCINÉTICAS

Los alcaloides naturales y la mayoría de los antagonistas muscarínicos con nitrógeno terciario se absorben bien por el tubo digestivo y se distribuyen ampliamente en el organismo, atravesando la barrera hematoencefálica (BHE) y la placentaria, y accediendo a la leche. En contraste, los fármacos con estructura cuaternaria se absorben pobremente en el tubo digestivo (sólo el 10-30 % de la dosis administrada por vía oral) y se distribuyen lentamente a través de las barreras orgánicas.

Tabla 7-1. Principales fármacos antagonistas muscarínicos

DE ESTRUCTURA TERCIARIA	DE ESTRUCTURA CUATERNARIA
Atropina	Aclidinio
Benzatropina	Butilescopolamina
Ciclopentolato	Glucopirrolato
Darifenacina	Ipratropio
Diciclomina	Isopropamida
Escopolamina	Metantelina
Homatropina	Metilatropina
Fesoterodina	Metilescopolamina
Flavoxato	Metilhomatropina
Oxibutinina	Otilonio
Oxifenciclimina	Oxifenonio
Pirenzepina	Pinaverio
Prociclidina	Pirfinio
Propiverina	Poldina
Solifenacina	Propantelina
Tolterodina	Tiotropio
Trihexifenidilo	Trospio
Tropicamida	Umeclidinio

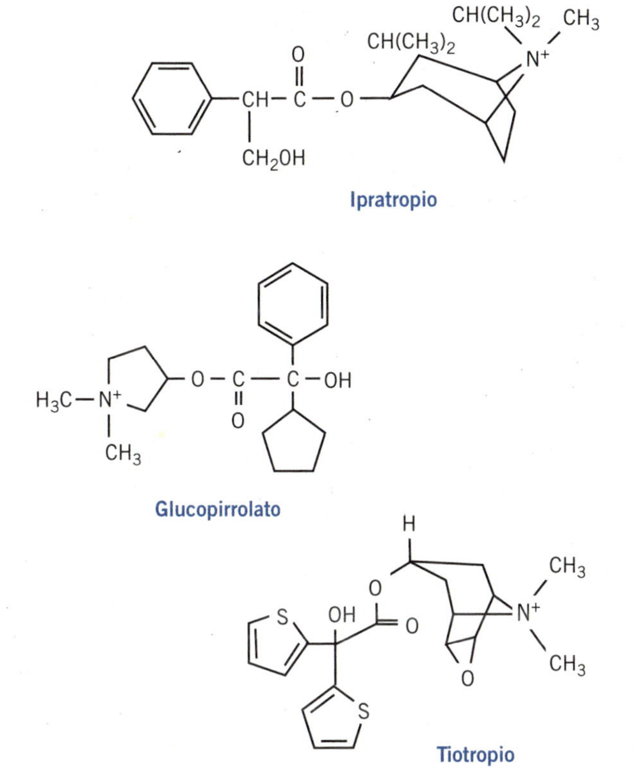

Figura 7-3. Estructura química de algunos antagonistas muscarínicos con estructura cuaternaria.

La atropina presenta una semivida plasmática de 2 horas, por lo que sus efectos desaparecen rápidamente de todos los órganos, excepto el ojo, donde persisten durante más de 72 horas. La atropina se elimina mayoritariamente por el riñón sin metabolizar. La escopolamina sufre un importante efecto de primer paso hepático que reduce su biodisponibilidad al tiempo que determina una mínima excreción urinaria en forma activa cuanto se administra por vía oral. Una semivida de eliminación muy corta (2,5 horas) y la producción de efectos adversos dependientes de la concentración plasmática han limitado la utilización clínica de la escopolamina tanto por vía oral como parenteral, y favorecido el desarrollo de formulaciones para la administración transdérmica (parches cutáneos). Existe una importante variación interindividual en las concentraciones plasmáticas de escopolamina al administrarse por esta vía, si bien la concentración máxima suele alcanzarse 8 horas después de la colocación del parche.

MECANISMO DE ACCIÓN

Los antagonistas muscarínicos se unen al sitio ortostérico (se comportan como antagonistas competitivos) de los receptores muscarínicos, pudiendo actuar como antagonistas puros y como agonistas inversos. Ello se debe a que los receptores muscarínicos, al igual que muchos otros receptores de membrana acoplados a proteínas G, se encuentran constitutivamente activos. En la mayoría de los tejidos, estos fármacos muestran mayor potencia para antagonizar el efecto de la administración de los agonistas muscarínicos que la acción de la acetilcolina endógena. Esta diferencia probablemente sea consecuencia de la elevada concentración que la acetilco-

lina liberada desde las terminaciones nerviosas alcanza en las sinapsis y de la mayor dificultad de los compuestos exógenos para acceder a ellas. Los antagonistas muscarínicos pueden diferir en su afinidad relativa (orden de potencia) por los diferentes subtipos de receptores muscarínicos (v. cap. 5). Así, la atropina y la escopolamina presentan similar afinidad por todos los subtipos, mientras que otros antagonistas muestran una clara selectividad sobre algún subtipo determinado (p. ej., las toxinas **MT3** y **MT7** y el receptor M_1) (tabla 7-2). Además, cuando se emplean en concentraciones uno o dos órdenes de magnitud superiores a su constante de afinidad por los receptores muscarínicos, la mayoría de estos fármacos pueden actuar por otros mecanismos, por lo que sus efectos sólo son indicativos de una mediación colinérgica cuando se usan en las concentraciones apropiadas.

ACCIONES FARMACOLÓGICAS

Alcaloides naturales de la belladona: atropina y escopolamina

Sistema nervioso central. La atropina y la escopolamina difieren en sus efectos sobre el SNC en razón de la mayor dificultad de la primera para acceder a ese territorio orgánico. En las dosis comúnmente empleadas en clínica, la atropina produce sólo una ligera estimulación central con mínima alteración de las funciones cerebrales; en dosis más elevadas, la atropina causa un cuadro caracterizado por excitación acentuada, alteraciones del comportamiento (nerviosismo, irritabilidad y desorientación), alucinaciones y delirio; en dosis muy altas, la estimulación es seguida de depresión, parálisis bulbar, colapso circulatorio, insuficiencia respiratoria, coma y muerte. En dosis terapéuticas, la escopolamina ocasiona depresión del SNC acompañada de amnesia anterógrada y alteraciones del sueño; no obstante, en ocasiones puede originar el efecto contrario, similar al producido por dosis tóxicas de atropina. La escopolamina ejerce también un efecto anticinetósico probablemente a través del bloqueo de las vías que conectan el aparato vestibular con el centro del vómito en el tronco del encéfalo.

Aparatos digestivo y genitourinario. Estos fármacos ejercen un efecto acusado sobre la motilidad y de menor intensidad sobre la función secretora del aparato digestivo. Incluso en dosis que producen el bloqueo completo de los receptores muscarínicos, la atropina y la escopolamina no suprimen la actividad contráctil y secretora gastrointestinal, que se conserva gracias a la acción de diversos mediadores de índole neuronal y endocrina, de procedencia fundamentalmente local (neuronas aminérgicas y peptidérgicas de los plexos mientéricos, células enterocromafines, etc.).

La secreción salival es muy sensible a los antagonistas muscarínicos, que reducen notablemente tanto la secreción basal como la inducida por estímulos neurógenos o químicos. La secreción gástrica es inhibida con menor eficacia y sólo durante períodos breves de tiempo, viéndose más afectado el volumen total que la concentración de ácido (al inhibirse la secreción tanto de ácido clorhídrico como de bicarbonato), pepsina o mucina. La atropina y la escopolamina reducen en mayor grado la secreción basal que la estimulada

Tabla 7-2. Afinidad de los antagonistas muscarínicos sobre los distintos subtipos de receptores muscarínicos (M_1-M_5)

ANTAGONISTA	M_1	M_2	M_3	M_4	M_5
Atropina[a]	8,5-9,6	7,8-9,2	8,5-9,8	8,7-9,5	8,7-9,5
Biperideno[d]	9,3	8,2	8,4	8,6	8,6
Tiotropio[a]	9,6-10,7	9,9-10,7	9,5-11,1	10,2-10,6	ND
Ipratropio[a]	9,3-9,8	9,3-9,8	9,3-9,8	9,2	9,2
4-DAMP[a]	9,3	8,4	9,3	8,9	8,9
Darifenacina[a]	8,9-9,1	7,2-7,3[e]	8,9-9,1	7,3-8,1	7,3-8,1
Escopolamina[a]	9,0	8,7	9,4	9,1-9,5	ND
Oxibutinina[a]	8,6	7,9-8,1	8,8	8,4-8,7	6,3
Tolterodina[a]	8,4-8,5	8,4-8,5[c]	8,4-8,5	8,3-8,4	6,1-6,3
Tropicamida[a]	ND	7,2	7,0	6,9	6,3
Aclidinio[b]	10,1-10,2	10,1	10,1-10,2	10,0	5,2
Glucopirronio[b]	9,6-10,1	8,7-9,5	9,6-9,8	9,1-10,0	ND
MT3[c]	7,1	< 6	< 6	8,7	< 6
MT7[c]	9,8	< 6	< 6	< 6	< 6

[a] Los valores referenciados corresponden a la pK_i obtenida en estudios de fijación de radioligandos.
[b] Los valores referenciados corresponden a la pCI_{50} obtenida en estudios de fijación de radioligandos.
[c] Los valores referenciados corresponden a la pK_B obtenida en estudios funcionales.
[d] Los valores referenciados corresponden a la pK_D obtenida en estudios de fijación de radioligandos.
[e] Agonista inverso.
ND: No determinado.

por alimentos, nicotina o alcohol. En la práctica, la acción antisecretora ácida de estos compuestos carece de utilidad clínica. El efecto de estos fármacos sobre la secreción pancreática e intestinal es mínimo.

La motilidad digestiva se ve afectada desde el estómago hasta el colon. Generalmente se observa una reducción del tono, la frecuencia y la amplitud de las ondas peristálticas, con enlentecimiento del vaciamiento gástrico y del tránsito intestinal. La inhibición de la motilidad inducida por estos fármacos es transitoria, recuperándose parcialmente el peristaltismo al cabo de 1-3 días de iniciar el tratamiento. Sobre la motilidad de las vías biliares el efecto es escaso e inferior al que producen otros relajantes del músculo liso, como los derivados de la papaverina.

En las vías urinarias la acción es débil, y consiste en la relajación de la musculatura lisa de la pelvis renal, cálices, uréter y vejiga urinaria. Estos efectos tienen utilidad en el tratamiento de cuadros espasmódicos de origen inflamatorio y neurológico de las vías urinarias, pero entrañan el riesgo de inducir retención urinaria en personas con hiperplasia prostática. Los efectos de la atropina y la escopolamina sobre los órganos genitales son insignificantes.

Sistema cardiovascular. El principal efecto de la atropina en el corazón es el incremento de la frecuencia cardíaca. Como consecuencia del bloqueo de los receptores M_2 cardíacos aumenta el automatismo del nódulo sinusal (SA) y la velocidad de conducción en el nódulo auriculoventricular (AV), siendo ambos efectos tanto más pronunciados cuanto mayor sea el tono vagal del individuo, como es el caso de los adultos jóvenes. El efecto taquicardizante es con frecuencia precedido por una bradicardia de corta duración atribuida al bloqueo de receptores M_1 presinápticos inhibidores de la liberación de acetilcolina por las terminaciones nerviosas parasimpáticas (autorreceptores), lo que daría lugar a un aumento de la libe-

ración de acetilcolina y de su efecto sobre el corazón. Por su parte, la escopolamina produce sobre todo bradicardia, probablemente de origen central. La atropina puede ser de utilidad en pacientes con infarto de miocardio para aliviar la bradicardia sinusal o el bloqueo AV.

La acción de los alcaloides naturales sobre la musculatura lisa vascular es escasa y variable. Conviene señalar que la mayoría de los vasos sanguíneos no reciben inervación directa del sistema nervioso parasimpático y que las fibras simpáticas colinérgicas dilatadoras de los vasos del músculo esquelético apenas intervienen en la regulación del tono vascular en ese territorio. En dosis elevadas, la atropina y la escopolamina relajan los vasos sanguíneos de la piel, especialmente en las zonas más proclives al enrojecimiento. El mecanismo de esta respuesta vascular es desconocido, aunque se ha propuesto que podría tener una finalidad termorreguladora (v. más adelante el efecto de estos fármacos sobre la sudoración).

Aparato respiratorio. Producen relajación directa de la musculatura lisa bronquial mediante el bloqueo de los receptores M_1 y M_3. Sin embargo, el efecto broncodilatador que se observa tras la administración de los antagonistas muscarínicos probablemente sea el resultado de su acción tanto sobre los receptores M_1 y M_3 de las fibras musculares como sobre los M_2, inhibidores de la liberación de acetilcolina por las terminaciones colinérgicas del árbol respiratorio y, por consiguiente, del balance entre los efectos contrapuestos de ambos tipos de receptores sobre el tono bronquial. La atropina y la escopolamina reducen la broncoconstricción inducida por los agonistas muscarínicos y por los fármacos anticolinesterásicos, así como la producida por histamina, bradicinina y eicosanoides, que en parte depende de la activación de un reflejo vagal. Esta capacidad para inhibir de manera directa e indirecta los efectos broncoconstrictores de muy diversos mediadores inflamatorios constituye la base de la utilización de los antagonistas muscarínicos en el tratamiento de la enfermedad pulmonar obstructiva crónica (EPOC). Asimismo, la atropina y la escopolamina reducen la secreción de las glándulas mucosas de la nariz, faringe, laringe, tráquea y bronquios, siendo útiles para prevenir la secreción excesiva, como la que ocurre durante la anestesia general (como consecuencia de la intubación y del uso de determinados anestésicos inhalatorios).

Glándulas sudoríparas. Dosis bajas de atropina o escopolamina reducen la producción de sudor estimulada por la acetilcolina liberada por las terminaciones de las fibras simpáticas que inervan las glándulas sudoríparas. Este efecto origina piel seca y caliente, que puede asociarse a un incremento de la temperatura corporal tras la administración de dosis altas de estos fármacos especialmente cuando la temperatura ambiental es elevada.

Ojo. Reducen la contracción del esfínter del iris y del músculo ciliar provocando dilatación pupilar (midriasis) y parálisis de la acomodación (cicloplejía), respectivamente **(fig. 7-4)**. La visión se vuelve borrosa, aparece fotofobia y disminuye el reflejo pupilar a la luz y la convergencia de los ojos. Estos efectos se originan después de su administración local o sistémica, si bien cuando la aplicación se realiza directamente en el saco conjuntival los efectos aparecen más lentamente y se prolongan durante varios días.

Los antagonistas muscarínicos difieren en sus efectos oculares de los agentes simpaticomiméticos, ya que éstos producen dilatación pupilar sin pérdida de la acomodación. Por sus efectos sobre los músculos intrínsecos del ojo, los antagonistas muscarínicos pueden elevar la presión intraocular al dificultar el drenaje del humor acuoso e, incluso, desencadenar un ataque de glaucoma de ángulo estrecho en individuos predispuestos (con una cámara anterior del ojo poco profunda).

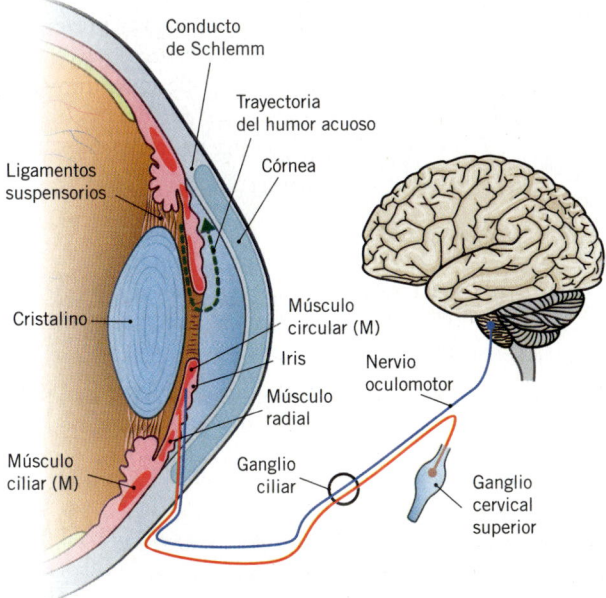

Figura 7-4. Inervación por el sistema nervioso autónomo de los músculos intrínsecos del ojo. Las fibras nerviosas posganglionares parasimpáticas se originan en las neuronas del ganglio ciliar e inervan los músculos ciliar y circular del iris, donde se localizan los receptores muscarínicos (M). Las fibras posganglionares simpáticas proceden del ganglio cervical superior e inervan el músculo radial del iris.

Derivados sintéticos y semisintéticos de los alcaloides de la belladona

Los alcaloides de la belladona de origen natural presentan como principales inconvenientes su falta de selectividad, ya que no discriminan entre los diferentes subtipos de receptores muscarínicos, y su elevada accesibilidad a todos los tejidos, incluyendo al SNC; por ello, se ha intentado conseguir derivados que actúen preferentemente sobre un órgano determinado (en particular el aparato gastrointestinal, las vías respiratorias y el ojo) y que no atraviesen la BHE y, por lo tanto, carezcan de efectos sobre el SNC.

Derivados con nitrógeno cuaternario

La síntesis de antagonistas muscarínicos con nitrógeno cuaternario ha estado dirigida principalmente a conseguir una acción circunscrita al tubo digestivo o las vías respiratorias; algunos de los compuestos obtenidos son derivados semisintéticos de los alcaloides de la belladona, como la metilescopolamina y la **metilhomatropina**, pero otros como el **otilonio**, el ipratropio, el tiotropio, el trospio, el glucopirrolato, el **aclidinio** y el **umeclidinio** son enteramente sintéticos **(v. tabla 7-1)**. Se diferencian de los alcaloides naturales por su pobre absorción intestinal, bronquial y conjuntival, su escasa penetración en el SNC y, en algunos casos, una notable potencia para bloquear los receptores nicotínicos. Esta última característica implica una mayor capacidad para interferir en la actividad de los plexos nerviosos mientéricos, alcanzando, por ello, una mayor selectividad sobre el tubo digestivo. Como consecuencia de esta acción mixta, muscarínica y nicotínica, pueden originar también efectos adversos atribuibles al bloqueo ganglionar, como impotencia, hipotensión postural y, en caso de intoxicación grave, parálisis muscular esquelética. Como se mencionó anteriormente, se absorben mal tras la administración oral, apenas difunden a través de la conjuntiva y no atraviesan la BHE, careciendo, por lo tanto, de efectos apreciables sobre el SNC.

La actividad antiulcerosa gástrica y duodenal de estos compuestos es inferior a la que presentan otros fármacos que actúan por mecanismos diferentes (antagonistas de los receptores H_2 de la histamina o inhibidores de la bomba de protones). Algunos compuestos se emplean con fines espasmolíticos, solos o asociados a analgésicos menores y a otros espasmolíticos de acción directa.

El ipratropio se absorbe mínimamente desde los pulmones o el tubo digestivo, por lo que administrado por vía inhalatoria presenta una acción circunscrita a la boca y las vías respiratorias, útil en el tratamiento del broncoespasmo agudo o crónico. Al disociarse muy lentamente de los receptores, el tiotropio, el glucopirrolato, el aclidinio y el umeclidinio ejercen una acción más prolongada que el ipratropio, por lo que resultan de elección en el tratamiento de mantenimiento de la EPOC.

La **propantelina** y el trospio añaden el bloqueo ganglionar a su acción antagonista muscarínica inespecífica. Se han utilizado en el tratamiento de la incontinencia urinaria, aunque su eficacia es menor que la de los derivados con nitrógeno terciario.

Derivados con nitrógeno terciario

Dada su capacidad para acceder al SNC, algunos fármacos de este grupo, como la benzatropina y el **trihexifenidilo**, se emplean en el tratamiento de la enfermedad de Parkinson y para reducir los efectos extrapiramidales de los fármacos antipsicóticos. Por su capacidad para relajar el músculo liso visceral destacan también la **oxifenciclimina**, la diciclomina, el **flavoxato** y la **oxibutinina**. Además, este grupo incluye fármacos de especial utilidad en oftalmología, como la homatropina, el **ciclopentolato** y la tropicamida. Administrados de forma tópica, su efecto queda limitado al iris y a los músculos de la acomodación y es de menor duración que el de la atropina o la escopolamina.

Antagonistas selectivos

La pirenzepina presenta alta afinidad por los receptores muscarínicos del subtipo M_1, baja afinidad por el M_2 e intermedia por el M_3 **(tabla 7-2)**, por lo que se ha utilizado en el tratamiento de la úlcera péptica. Su acción antisecretora gástrica se debe fundamentalmente al bloqueo de los receptores M_1 de las neuronas posganglionares de los plexos intramurales del estómago. Debido a que atraviesa lentamente la BHE, carece de efecto a nivel central. Además, la incidencia de efectos como la sequedad de boca o la visión borrosa es relativamente baja con las dosis comúnmente empleadas. La **telenzepina** es un análogo de la pirenzepina con similar selectividad por los receptores del subtipo M_1, pero 4-10 veces más potente. Estudios recientes han puesto de manifiesto el valor terapéutico de la pirenzepina y la telenzepina en la EPOC, debido a su capacidad para inhibir la broncoconstricción mediada por el sistema nervioso parasimpático.

La **tripitramina** y la **darifenacina** son antagonistas selectivos de los receptores muscarínicos M_2 y M_3, respectivamente, con utilidad para reducir la bradicardia colinérgica (M_2), la actividad contráctil del músculo liso o las secreciones glandulares (M_3).

La mayor selectividad para un subtipo de receptor muscarínico la presentan dos toxinas peptídicas, la MT3 (subtipo M_4) y la MT7 (subtipo M_1), procedentes del veneno de la mamba verde **(v. tabla 7-2)**, para las que no se ha encontrado todavía una aplicación terapéutica.

EFECTOS ADVERSOS

Debido a la amplia distribución tisular de los receptores muscarínicos, la administración de antagonistas muscarínicos para modificar la función de un órgano o sistema corporal origina casi siempre efectos no deseables en otros territorios orgánicos. Así, la midriasis y la cicloplejía podrán ser efectos deseables en determinadas exploraciones oftalmológicas, pero constituirán efectos adversos cuando los antagonistas muscarínicos se administren para reducir la secreción o la motilidad gastrointestinal. Por otra parte, estos fármacos pueden también ocasionar efectos adversos relacionados con el bloqueo de otros receptores, como los nicotínicos o los de histamina H_1. De forma análoga, muy diversos compuestos cuya acción principal no es colinérgica (antipsicóticos fenotiazínicos, antidepresivos tricíclicos, inhibidores selectivos

de la recaptación de serotonina, antihistamínicos, etc.) pueden dar lugar a efectos adversos por bloqueo de los receptores muscarínicos.

Las reacciones adversas dependientes del antagonismo de los receptores muscarínicos suelen presentarse agrupadas en dos síndromes: el anticolinérgico central y el anticolinérgico periférico **(fig. 7-5)**. Ambos pueden aparecer de forma concurrente o aislada. Así, los derivados cuaternarios producen un síndrome anticolinérgico periférico caracterizado por presentar todas las manifestaciones propias del bloqueo parasimpático, pero pocos o ninguno de los efectos centrales de la atropina. El diagnóstico se basa en la observación de signos de parálisis y abolición de la secreción en los órganos inervados por los nervios parasimpáticos y en la reversión de la sintomatología mediante la administración de anticolinesterásicos como la **fisostigmina** (1 mg por vía intravenosa; v. cap. 6). Según la intensidad del cuadro clínico pueden diferenciarse varios grados. A nivel periférico, el primer grado incluye sequedad de boca, inhibición de las secreciones traqueobronquial y sudorípara, rubefacción, estreñimiento y bradicardia; en el segundo grado aparecen midriasis, visión borrosa, taquicardia y anormalidades en la conducción cardíaca; el tercero cursa con fibrilación auricular, retención urinaria e íleo adinámico. A nivel central, el primer grado comprende cambios de humor y ataxia; el segundo, disminución de la atención y pérdida de memoria, y el tercero, confusión, agitación, convulsiones, alucinaciones y delirio.

La atropina es un fármaco seguro en los adultos siendo los niños y los ancianos los grupos de población en los que los efectos adversos adquieren mayor gravedad. En particular, los niños son más proclives a desarrollar hipertermia tras la administración de atropina. Se han descrito intoxicaciones en niños que han sido tratados con antidiarreicos que contienen **difenoxilato** (v. cap. 35) y atropina o a los que se le han colocado parches de escopolamina para prevenir la cinetosis. Los niños también pueden experimentar efectos adversos como consecuencia de la instilación conjuntival de

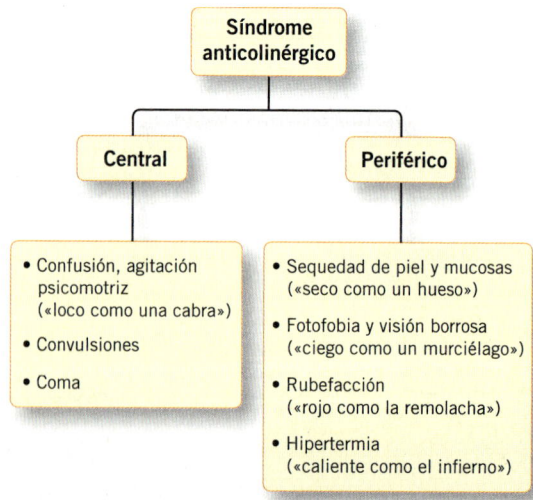

Figura 7-5. Síndrome anticolinérgico. El cuadro clínico comprende síntomas y signos centrales y periféricos (bloqueo parasimpático) que pueden presentarse con independencia. Junto a la mayoría de los síntomas y signos aparece una frase alusiva a ellos que forma parte de la descripción clásica de este síndrome.

- Inhiben los efectos de la acetilcolina mediante la ocupación de los receptores colinérgicos muscarínicos tanto en las uniones neuroefectoras del sistema nervioso parasimpático –*efecto parasimpaticolítico*– como en los ganglios del SNA, las glándulas sudoríparas, el endotelio vascular y el SNC.

- Sus efectos dependen de su selectividad por los diferentes subtipos de receptores muscarínicos, de sus propiedades farmacocinéticas y del tono parasimpático existente en los distintos órganos y tejidos.

- Sus efectos incluyen taquicardia, dilatación pupilar y parálisis de la acomodación, inhibición de las secreciones exocrinas y relajación del músculo liso visceral (intestinal, urinario y bronquial); sobre el SNC producen una acción dual, consistente en una estimulación seguida de depresión.

- Los efectos adversos consisten en la exacerbación de los efectos farmacológicos: sequedad de boca, fotofobia, visión borrosa, retención urinaria e íleo adinámico. En el SNC se manifiestan como trastornos de la atención y del estado de ánimo, amnesia, desorientación, alucinaciones, hipertermia, ataxia, etc. Estos síntomas aparecen también con frecuencia durante el tratamiento con fármacos que no son primariamente antagonistas muscarínicos, como los antipsicóticos, los antidepresivos y los bloqueantes de los receptores de histamina H_1.

antagonistas muscarínicos que, tras haber atravesado el conducto nasolagrimal, son absorbidos sistémicamente desde la mucosa nasal o desde el intestino si son deglutidos. En lo que respecta a los ancianos, la hiperplasia prostática y el deterioro cognitivo son los principales factores predisponentes a la toxicidad por atropina y otros fármacos antimuscarínicos.

El tratamiento de la intoxicación por atropina es de tipo sintomático y consiste inicialmente en la realización de lavados gástricos, con el fin de limitar la absorción intestinal, y en la administración de fármacos anticolinesterásicos que atraviesen la BHE. Suele emplearse la fisostigmina en inyección intravenosa lenta de 1-4 mg en los adultos, y de 0,5-1 mg en los niños, que debe repetirse 1-2 horas después debido a que este fármaco se metaboliza muy rápidamente. En caso de existir estimulación central se recurre a la administración de **diazepam** (v. cap. 16) para producir sedación y controlar las convulsiones, debiendo evitarse la administración de dosis elevadas a fin de no agravar la depresión central que aparece tardíamente en la intoxicación por atropina.

Los fármacos antagonistas muscarínicos están contraindicados o deben administrarse con precaución en pacientes con glaucoma, retención urinaria y obstrucción gastrointestinal.

INDICACIONES TERAPÉUTICAS

Sistema nervioso central

Los antagonistas muscarínicos se emplean habitualmente como fármacos de segunda línea en el tratamiento de diversos procesos con asiento en el SNC. Por ello, en este apartado dejamos simplemente constancia de dichas indicaciones, remitiendo al lector interesado en el abordaje terapéutico completo de estas enfermedades a los capítulos correspondientes de esta obra.

Enfermedad de Parkinson y parkinsonismo

El cuadro clínico que acompaña a la enfermedad de Parkinson es el resultado de un desequilibrio entre la neurotransmisión dopaminérgica y colinérgica (muscarínica) en el sistema extrapiramidal como consecuencia de procesos degenerativos de la sustancia negra. Por ello, responde favorablemente a fármacos que incrementen de forma directa o indirecta la actividad dopaminérgica o disminuyan la muscarínica en el cuerpo estriado. Los alcaloides naturales de la belladona y, posteriormente, los derivados sintéticos con estructura terciaria fueron los únicos fármacos útiles para el tratamiento de esta enfermedad hasta la introducción de la **levodopa** (v. cap. 15). En la actualidad, los antagonistas muscarínicos aún conservan cierta utilidad como tratamiento alternativo o complementario en algunos pacientes.

El aumento de la actividad colinérgica en el estriado agrava la sintomatología parkinsoniana, mientras que el bloqueo de los receptores muscarínicos la mejora, siendo el temblor y la rigidez los síntomas más sensibles (**tabla 7-3**). Además, como la rigidez y el temblor suelen ser los síntomas de comienzo de la enfermedad, los fármacos anticolinérgicos tienden a emplearse como tratamiento inicial. En esta indicación, los efectos adversos más frecuentes de los antagonistas muscarínicos afectan al SNC e incluyen delirio, alucinaciones, somnolencia y cambios en el estado de ánimo. La reacción más grave consiste en un estado de confusión mental con pérdida de memoria reciente; el riesgo de aparición aumenta con la edad, con la dosis de antagonista y, sobre todo, con la existencia de demencia, que suele aparecer a medida que avanza la enfermedad.

El trihexifenidilo, el **biperideno**, la benzatropina y la **prociclidina** son los anticolinérgicos que presentan mayor selectividad a nivel central. La benzatropina es capaz también de inhibir la recaptación de dopamina por las terminaciones nerviosas, mejorando así la disponibilidad sináptica de este neurotransmisor. En general, estos agentes son intercambiables en cuanto a su eficacia clínica, si bien los enfermos pueden presentar diferencias en la tolerabilidad a ellos, por lo que en ocasiones es preciso cambiar de un preparado a otro.

Los antagonistas muscarínicos se emplean también en el control de las discinesias agudas (parkinsonismo) provocadas por los bloqueantes dopaminérgicos, como los neurolépticos utilizados como antipsicóticos y como antieméticos (v. cap. 17).

Cinetosis

Entre los antagonistas muscarínicos con acción central, la escopolamina es el más efectivo para tratar trastornos vestibulares como los mareos y vómitos debidos al movimiento

Tabla 7-3. Eficacia de los antagonistas muscarínicos sobre los síntomas extrapiramidales

Antagonista	Temblor	Rigidez	Distonía	Acinesia
Benzatropina	++	++	++	+
Biperideno	+	+	+	+
Prociclidina	+	+	+	+
Trihexifenidilo	+	+	+	++

(cinetosis). A fin de obtener un efecto óptimo debe administrarse con carácter preventivo tanto por vía oral como mediante preparados de absorción transdérmica (parches cutáneos). La duración de la acción de este fármaco administrado por vía transdérmica es de 48-72 horas. Con independencia de su forma de administración, el efecto antiemético suele acompañarse de sequedad de boca y somnolencia.

Anestesia

La atropina y la escopolamina se utilizan como medicación preanestésica para reducir el aumento de las secreciones salivales y traqueobronquiales producido por la intubación, la cirugía de las vías respiratorias altas y algunos anestésicos generales. Además, se emplean como tratamiento de urgencia de las respuestas vagales (bradicardia e hipotensión) que aparecen con fármacos utilizados en anestesia como el **halotano**, el **propofol** o el **suxametonio**. La escopolamina también es eficaz para prevenir las náuseas y los vómitos postoperatorios cuando se administra en forma de parches transdérmicos durante las 24 horas siguientes al inicio de la anestesia, así como de los vómitos inducidos por la quimioterapia. El glucopirrolato y la atropina se utilizan para prevenir los efectos muscarínicos de la **neostigmina** cuando se administra para revertir el efecto de los relajantes musculares no despolarizantes (v. cap. 6).

Oftalmología

Los antagonistas muscarínicos se emplean en la clínica oftalmológica fundamentalmente como midriáticos y ciclopléjicos en aplicación tópica, en forma de colirios o pomadas (**tabla 7-4**). Las dosis necesarias para inducir midriasis son mucho menores que las que producen ciclopléjía, y la alteración de la acomodación persiste menos tiempo que la dilatación pupilar.

Se recurre a la midriasis para facilitar el examen del cristalino, el humor vítreo y el fondo del ojo y en la práctica de procedimientos como la angiografía y la fotocoagulación retinianas. La elección de un fármaco midriático se realiza en función de la duración de su efecto y de si también se necesita producir ciclopléjía. Los fármacos simpaticomiméticos como la **adrenalina** y la **fenilefrina** también dilatan la pupila, pero en menor grado que los anticolinérgicos y, además, no causan ciclopléjía (v. cap. 8). Entre los antagonistas muscarínicos, la tropicamida es el midriático ideal por su rapidez, eficacia, mínimo efecto ciclopléjico y breve duración de acción. El ciclopentolato y la homatropina son menos útiles debido a su mayor efecto ciclopléjico, mientras que la atropina ejerce una acción demasiado prolongada. No obstante,

en los niños pequeños es necesario muchas veces recurrir a la atropina por su mayor eficacia, aunque el riesgo de intoxicación sea mayor. En estos casos se prefiere la formulación de atropina en pomada para disminuir la absorción sistémica del fármaco. Por su efecto midriático, la atropina y la homatropina también se emplean asociadas a fenilefrina en el tratamiento de la uveítis anterior para prevenir la formación de adherencias entre el borde del iris y el cristalino (sinequias posteriores).

Por otra parte, la ciclopléjía es conveniente cuando se desea realizar una medición precisa de los defectos de refracción (miopía, hipermetropía, etc.) en los niños, y como tratamiento de la ambliopía (como alternativa a la oclusión del ojo normal) y de diversos procesos inflamatorios del polo anterior del ojo (uveítis y abrasión corneal). En esta última indicación, los fármacos ciclopléjicos resultan útiles no sólo por su capacidad para disminuir la convexidad del cristalino y así prevenir la formación de sinequias, sino también por el efecto analgésico que se obtiene de la reducción del espasmo del músculo ciliar que acompaña a la mayoría de los procesos inflamatorios oculares. Dado que se requiere la administración de dosis elevadas de antagonistas muscarínicos para producir la parálisis del músculo ciliar, la ciclopléjía que producen estos fármacos lleva siempre aparejada la midriasis. La atropina y la homatropina son los ciclopléjicos de elección en la mayoría de las situaciones, prefiriéndose no obstante el ciclopentolato para el tratamiento de urgencia de las abrasiones corneales.

Una nueva aplicación en oftalmología de los antagonistas muscarínicos es en el enlentecimiento de la progresión de la miopía debido, al parecer, a su capacidad para disminuir la elongación del eje longitudinal del ojo. En esta indicación, la atropina o la pirenzepina se administran de forma tópica en dosis bajas durante períodos de tiempo prolongados (1 año). Sin embargo, estos fármacos no tienen efecto sobre el defecto visual una vez establecido, siendo entonces necesaria la corrección óptica con gafas o lentillas.

Los efectos adversos asociados a la utilización de antimuscarínicos en esta especialidad médica son tanto locales como sistémicos. Entre los primeros destacan visión borrosa, fotofobia, quemazón, reacciones alérgicas como la dermatitis de contacto en la piel de la cara y aumento de presión intraocular, que puede precitar un ataque de glaucoma de ángulo estrecho en individuos predispuestos (ancianos e hipermétropes). Los efectos adversos sistémicos se presentan con menor frecuencia con los antimuscarínicos menos potentes; sin embargo, se han descrito episodios de pérdida de conciencia y palidez con la tropicamida y reacciones psicóticas con el ciclopentolato. El bromuro de **oxifenonio** es un antagonista muscarínico cuaternario con propiedades ciclopléjicas y mi-

Tabla 7-4. Antagonistas muscarínicos usados en oftalmología

Fármaco	Duración del efecto (días)	Concentración (%)	Efecto midriático	Efecto ciclopléjico
Atropina	7-10	0,5-1	+++	+++
Escopolamina	3-7	0,25	+++	+++
Homatropina	1-3	2-5	+++	+++
Ciclopentolato	1	0,5-2	+++	+++
Tropicamida	0,25	0,5-1	++	+

driáticas similares, pero menos duraderas que las de la atropina. Se utiliza en pacientes alérgicos a la atropina, en los que la duración del efecto de la tropicamida y el ciclopentolato resulta demasiado breve.

Aparato respiratorio

El empleo de antagonistas muscarínicos en enfermedades respiratorias tiene la triple finalidad de reducir las secreciones de las vías aéreas, procurando así un beneficio sintomático en infecciones víricas y bacterianas, la inflamación y la broncoconstricción. Los fármacos antimuscarínicos son particularmente eficaces para reducir el broncoespasmo inducido por irritantes químicos o el que se asocia a la EPOC. Los antagonistas muscarínicos utilizados en la EPOC son el ipratropio, el tiotropio, el glucopirrolato y el aclidinio. Los tres se usan por vía inhalatoria (en forma de solución o polvo) para reducir sus efectos sistémicos. El ipratropio produce el efecto máximo a los 30 minutos de su administración y debe administrarse tres veces al día. El tiotropio, el glucopirrolato y el aclidinio presentan un efecto más prolongado debido a su lenta disociación de los receptores muscarínicos, por lo que se administran una sola vez al día y además presentan la ventaja de apenas inhibir el aclaramiento mucociliar, evitando la acumulación de secreciones. Los antagonistas muscarínicos de acción prolongada se utilizan como terapia añadida en pacientes asmáticos con síntomas persistentes, a pesar del tratamiento inhalatorio con fármacos corticosteroides y agonistas β_2 de larga duración, mejorando la función pulmonar y reduciendo las exacerbaciones.

Sistema cardiovascular

Los efectos cardiovasculares de estos fármacos tienen una limitada aplicación clínica. La atropina se emplea en pacientes con infarto agudo de miocardio en los que el excesivo tono vagal origina bradicardia y bloqueo AV. La posología debe ser cuidadosamente ajustada, ya que dosis demasiado bajas pueden provocar bradicardia paroxística, mientras que dosis excesivas pueden originar taquicardia, aumentando la demanda de oxígeno y, por lo tanto, extendiendo el área del infarto. La atropina es también útil en bradicardias secundarias al bloqueo β adrenérgico, a la administración de fármacos agonistas muscarínicos o anticolinesterásicos y a la existencia de un reflejo del seno carotídeo aumentado.

Aparato digestivo

Con anterioridad a la aparición de los fármacos antagonistas de los receptores H_2 de la histamina, los antagonistas muscarínicos, fundamentalmente la pirenzepina y la telenzepina, constituían los únicos fármacos capaces de inhibir con cierta efectividad la secreción ácida gástrica. Por ese motivo, fueron utilizados en el tratamiento de la úlcera péptica, si bien en la actualidad su empleo ha sido prácticamente abandonado.

Los antagonistas muscarínicos también han encontrado aplicación en el tratamiento de procesos que cursan con aumento del peristaltismo, como la diarrea del viajero, el cólico biliar, las náuseas y los vómitos posoperatorios, el espasmo del píloro, la colitis espasmódica, la distensión abdominal o

el síndrome del intestino irritable. Como ya se ha mencionado, los derivados con nitrógeno cuaternario, como la metilescopolamina, la **butilescopolamina**, la diciclomina, la **octatropina**, el otilonio o el **pinaverio**, presentan la ventaja de limitar su acción al tubo digestivo cuando se administran por vía oral. Además, algunos de ellos, como el pinaverio y el otilonio, ejercen también un efecto espasmolítico gracias a su capacidad para bloquear los canales de calcio dependientes de voltaje del músculo liso. Debido a su mayor índice terapéutico, se recomienda la butilescopolamina para el tratamiento de los cólicos agudos, mientras que el otilonio constituye la mejor opción para tratar procesos crónicos como la distensión abdominal y el síndrome del intestino irritable.

La utilidad real de todos estos fármacos en el tratamiento de las alteraciones motoras digestivas (cólicos y distonías) es muy controvertida. Además, el efecto sobre los procesos diarreicos es limitado, ya que no inhiben la hipermotilidad provocada por factores estimulantes que no dependan de la inervación colinérgica, como es el caso de las toxinas bacterianas y de diversos mediadores celulares (histamina, etc.). Se pueden emplear solos, pero es más frecuente su asociación con espasmolíticos miotropos, opioides, analgésicos menores y ansiolíticos.

Aparato genitourinario

Los alcaloides de la belladona y sus derivados sintéticos disminuyen la frecuencia de las contracciones del músculo detrusor y reducen la presión intravesical al antagonizar el control parasimpático de este órgano. Aunque su efecto es mucho menos intenso que en otras localizaciones, se han utilizado para reducir la frecuencia miccional en casos de paraplejía espástica y enuresis infantil, así como para incrementar la capacidad de la vejiga en trastornos en los que la inflamación origina hipertonía del músculo detrusor.

Los antagonistas muscarínicos constituyen, junto con los agonistas de los receptores β_3 adrenérgicos (v. cap. 8), la piedra angular del tratamiento farmacológico de la vejiga hiperactiva, por su eficacia para reducir la urgencia y la frecuencia miccional y, en consecuencia, aliviar la incontinencia urinaria. Los fármacos comúnmente utilizados, como la oxibutinina, la diciclomina, la **tolterodina**, la **fesoterodina**, la darifenacina, la **solifenacina**, la **propiverina**, el flavoxato y el trospio, son antagonistas de los receptores M_2 y/o M_3 del músculo detrusor. Los receptores M_3 inducen la contracción del músculo liso por un mecanismo dependiente de la formación de inositoltrifosfato y la movilización de calcio desde los depósitos intracelulares; por su parte, los receptores M_2 potencian la contracción inducida por los receptores M_3 al disminuir la formación de adenosinmonofosfato cíclico y contrarrestar así la relajación inducida por la activación de los receptores β adrenérgicos, que depende del aumento de ese nucleótido cíclico **(fig. 7-6)**. Además, algunos de los compuestos ya citados poseen mecanismos de acción adicionales al antagonismo muscarínico que contribuyen a su efecto relajante vesical. Es el caso de la oxibutinina, la diciclomina y la propiverina, que ejercerían también un efecto relajante del músculo liso urinario relacionado con el bloqueo de los canales de calcio dependientes de voltaje del tipo L **(tabla 7-5)**.

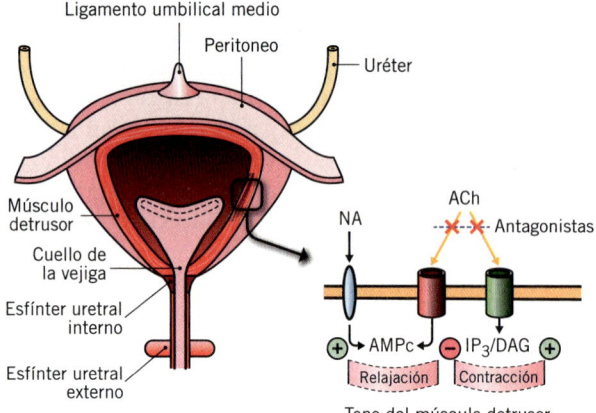

Figura 7-6. Regulación de la actividad contráctil del músculo detrusor de la vejiga por el sistema nervioso autónomo. La acetilcolina (ACh) liberada por las terminaciones nerviosas de las fibras posganglionares del sistema nervioso parasimpático estimula los receptores M_3 produciendo la elevación de la concentración intracelular de calcio y, consiguientemente, la contracción muscular. A través de los receptores M_2, la ACh inhibe la formación de adenosinmonofosfato cíclico (AMPc), por lo que induce la contracción del detrusor indirectamente al contrarrestar la relajación inducida por la noradrenalina (NA) que activa los receptores β adrenérgicos estimuladores de la formación de AMPc (v. el texto). DAG: diacilglicerol; IP_3: inositoltrifosfato.

La oxibutinina es el fármaco de referencia en el tratamiento de la vejiga hiperactiva y en la prevención de espasmos vesicales tras intervenciones urológicas (prostatectomías, etc.). La administración de la oxibutinina por vía oral se acompaña de una alta incidencia de efectos adversos (sequedad de boca y estreñimiento en el 80 % de los pacientes), que parece disminuir con las formulaciones de liberación controlada y con los parches transdérmicos. La tolterodina es un antagonista muscarínico específicamente desarrollado para el tratamiento de la vejiga hiperactiva. Diversos estudios urodinámicos han demostrado que la tolterodina y la oxibutinina son igualmente efectivas para reducir la frecuencia miccional y la incontinencia urinaria, si bien la tolterodina sería mejor tolerada. La darifenacina y la solifenacina son antagonistas selectivos de los receptores M_3 que mejoran rápida y significativamente los síntomas de la vejiga hiperactiva, no presentan efectos adversos sobre la función cognitiva y ocasionan una incidencia mínima de estreñimiento y visión borrosa.

Por su acción antiespasmódica ureteral, los fármacos antimuscarínicos se usan en combinación con analgésicos en el tratamiento sintomático (cólicos nefríticos) de la urolitiasis.

Intoxicación por fármacos anticolinesterásicos y agentes muscarínicos

La atropina antagoniza los efectos de los fármacos anticolinesterásicos (compuestos organofosforados y derivados carbámicos) sobre las células efectoras del sistema nervioso parasimpático y sobre las regiones corticales y subcorticales del SNC donde abundan los receptores muscarínicos. Asimismo, inhibe los efectos excitadores muscarínicos de los antico-

Tabla 7-5. Antagonistas muscarínicos utilizados en el tratamiento de la vejiga hiperactiva

Fármaco	Mecanismo de acción
Darifenacina	Antagonista de los receptores muscarínicos M_1 y M_3
Fesoterodina	Antagonista de los receptores muscarínicos M_2 y M_3
Oxibutinina	Antagonista de los receptores muscarínicos M_1 y M_3; bloqueante de los canales de calcio; anestésico local
Propiverina	Antagonista de los receptores muscarínicos M_2 y M_3; bloqueante de los canales de calcio
Solifenacina	Antagonista de los receptores muscarínicos M_3
Tolterodina	Antagonista no selectivo de los receptores muscarínicos
Trospio	Antagonista de los receptores muscarínicos M_1, M_2 y M_3

linesterásicos en los ganglios vegetativos, pero resulta ineficaz en el control de la hiperactividad nicotínica, tanto periférica como central. Se emplea en el tratamiento de la intoxicación por anticolinesterásicos en dosis de 1-2 mg por vía intravenosa o intramuscular, administradas cada 5-15 minutos hasta que desaparezcan los síntomas muscarínicos o surjan signos de intoxicación atropínica (sequedad de piel, midriasis, taquicardia). La administración de atropina debe man-

✪ PRINCIPALES INDICACIONES DE LOS ANTAGONISTAS MUSCARÍNICOS

- **Cardiovasculares.** Tratamiento de la bradicardia sinusal y control de los reflejos vagales tras infarto de miocardio y en pacientes con reflejo del seno carotídeo aumentado: **atropina** intravenosa.

- **Oftalmológicas.** Inducción de midriasis y ciclopejía: **tropicamida** (acción breve) y **ciclopentolato** (acción prolongada) tópicos; prevención de sinequias en uveítis anteriores: **atropina** y **homatropina** tópicas; enlentecimiento de la progresión de la miopía: **atropina** (dosis bajas) tópica.

- **Neurológicas.** Prevención de la cinetosis: **escopolamina** oral o transdérmica; enfermedad de Parkinson: **trihexifenidilo, biperideno** y **benzatropina** orales; control de las discinesias agudas producidas por neurolépticos.

- **Anestesia.** Reducción de la secreción salival y traqueobronquial y control de los reflejos vagales: **atropina** o **escopolamina** subcutánea, intramuscular o intravenosa; prevención de náuseas y vómitos postoperatorios: **escopolamina** intramuscular o transdérmica.

- **Respiratorias.** Tratamiento de la EPOC y del asma: **ipratropio, tiotropio, glucopirrolato** y **aclidinio** inhalados.

- **Digestivas.** Tratamiento del síndrome del intestino irritable: **diciclomina** u **otilonio** orales; tratamiento de la colitis espasmódica: **butilescopolamina** oral.

- **Urológicas.** Tratamiento de la vejiga hiperactiva y del espasmo vesical postoperatorio: **darifenacina, tolterodina** y **solifenacina** orales o parenterales; tratamiento del cólico nefrítico: **metilescopolamina** oral o parenteral.

- **Toxicológicas.** Tratamiento de la intoxicación por anticolinesterásicos y agentes muscarínicos: **atropina** intravenosa.

tenerse mientras persistan los efectos del anticolinesterásico (1-30 días). El tratamiento específico de la intoxicación por compuestos anticolinesterásicos organofosforados incluye también la utilización de oximas que, administradas en las primeras 24 horas, son capaces de reactivar la acetilcolinesterasa. Se emplea fundamentalmente la **pralidoxima** (**2-PAM** o **P2S**) en dosis de 1-2 g en infusión intravenosa lenta de

15-30 minutos, que puede repetirse al cabo de 20-60 minutos (v. cap. 6).

La atropina (1-2 mg) es también de utilidad en el tratamiento de la intoxicación muscarínica producida tras la ingesta de setas de los géneros *Amanita* e *Inocybe*, que contienen alcaloides con actividad muscarínica, o de fármacos agonistas muscarínicos (v. cap. 6).

BIBLIOGRAFÍA

Alexander SPH y cols. The concise Guide to Pharmacology 2021/22: G-protein-coupled receptors. BJP 2021; 178: S27-S156.

Apfel CC, Zhang K, George E, Shi S y cols. Transdermal scopolamine for the prevention of postoperative nausea and vomiting: a systematic review and meta-analysis. Clin Ther 2010; 32: 1987-2002.

Bartley JM, Blum ES, Sirls LT, Peters KM. Understanding clinic options for overactive bladder. Curr Urol Rep 2013; 14: 541-8.

Buels KS, Fryer AD. Muscarinic receptor antagonists: effects on pulmonary function. Handb Exp Pharmacol 2012; (208): 317-41.

Fan DS, Lam DS, Chan CK y cols. Topical atropine in retarding myopic progression and axial length growth in children with moderate to severe myopia: a pilot study. Jpn J Ophthalmol 2007; 51: 27-33.

Forte E, Pizzoferrato M, Lopetuso L y cols. The use of anti-spasmodics in the treatment of irritable bowel syndrome: focus on otilonium bromide. Eur Rev Med Pharmacol Sci 2012; 16: 25-37.

Glatstein M, Alabdulrazzaq F, Scolnik D. Belladonna alkaloid intoxication: the 10-year experience of a large tertiary care pediatric hospital. Am J Ther 2016; 23: e74-7.

Harvey RD. Muscarinic receptor agonists and antagonists: effects on cardiovascular function. Handb Exp Pharmacol 2012; 208: 299-316.

Jones P, Dauger S, Peters MJ. Bradycardia during critical care intubation: mechanisms, significance and atropine. Arch Dis Child 2012; 97: 139-44.

Mitchelson F. Muscarinic receptor agonists and antagonists: effects on ocular function. Handb Exp Pharmacol 2012; 208: 263-98.

Muiser S, Gosens R, van der Berge, M, Kerstjens HAM. Understanding the role of long-acting muscarinic antagonists in asthma treatment. Ann Allergy Asthma Immunol 2022; 128: 352-60.

Roth M. Airway and lung remodelling in chronic pulmonary obstructive disease: a role for muscarinic receptor antagonists? Drugs 2015; 75: 1-8.

Spinks A, Wasiak J. Scopolamine (hyoscine) for preventing and treating motion sickness. Cochrane Database Syst Rev 2011; (6): CD002851.

Stewart CE, Moseley MJ, Fielder AR. Amblyopia therapy: an update. Strabismus 2011; 19: 91-8.

Tehan BG, Bortolato A, Blaney FE y cols. Unifying family A GPCR theories of activation. Pharmacol Ther 2014; 143: 51-60.

Tytgat GN. Hyoscine butylbromide–a review on its parenteral use in acute abdominal spasm and as an aid in abdominal diagnostic and therapeutic procedures. Curr Med Res Opin 2008; 24: 3159-73.

Upadhyay A, Beuerman RW. Biological mechanisms of atropine control of myopia. Eye & contact lens 2020; 46: 129-35.

Yamada S, Ito Y, Nishijima S, Kadekawa K, Sugaya K. Basic and clinical aspects of antimuscarinic agents used to treat overactive bladder. Pharmacol Ther 2018; 189: 130-48.

Sistema nervioso simpático: fármacos simpaticomiméticos

8

M. García López, E. Tortosa Binacua y L. Gandía Juan

INTRODUCCIÓN

Un fármaco simpaticomimético es aquel que induce respuestas fisiológicas similares a las que se producen tras la estimulación de las fibras simpáticas posganglionares. Estos fármacos actúan estimulando directamente los receptores adrenérgicos o aumentando la disponibilidad de las catecolaminas endógenas (estimulan la producción o liberación de las catecolaminas endógenas en las terminaciones simpáticas, bloquean su transporte o inhiben su degradación). Las catecolaminas (adrenalina, noradrenalina y dopamina) secretadas por el sistema nervioso simpático o la médula suprarrenal participan en multitud de funciones, sobre todo en aquellas en las que existe un compromiso con la integridad del individuo (reacciones de lucha o huida).

La noradrenalina constituye el neurotransmisor primordial en el sistema nervioso simpático periférico, mientras que la adrenalina se libera mayoritariamente de la médula suprarrenal (**fig. 8-1**).

La dopamina es un importante neurotransmisor en los ganglios basales del sistema nervioso central (SNC), aunque también posee acciones periféricas, fundamentalmente cardiovasculares y renales.

Muchas de las acciones de los agonistas adrenérgicos o aminas simpaticomiméticas pueden equipararse a las acciones de las catecolaminas endógenas. Aunque a veces puede emplearse la propia adrenalina con fines terapéuticos, la mayoría de los fármacos simpaticomiméticos disponibles son análogos estructurales de la adrenalina o la noradrenalina, a las que aventajan por no ser metabolizados por la monoami-

nooxidasa (MAO) o la catecol-*O*-metiltransferasa (COMT) y por sus propiedades farmacocinéticas más favorables.

RESEÑA HISTÓRICA

▸▸ En 1896, Oliver y Schafer observaron que la administración de un extracto de glándula suprarrenal a animales provocaba una elevación de la presión arterial. Posteriormente, se pudo aislar el componente activo de dicho extracto, que resultó ser la adrenalina. En 1913, Dale observó, accidentalmente, que la inyección de adrenalina causaba vasoconstricción en determinados lechos vasculares, y vasodilatación en otros. También demostró que si previamente trataba los animales con un derivado del cornezuelo de centeno, el componente vasoconstrictor desaparecía y, posteriormente, la adrenalina

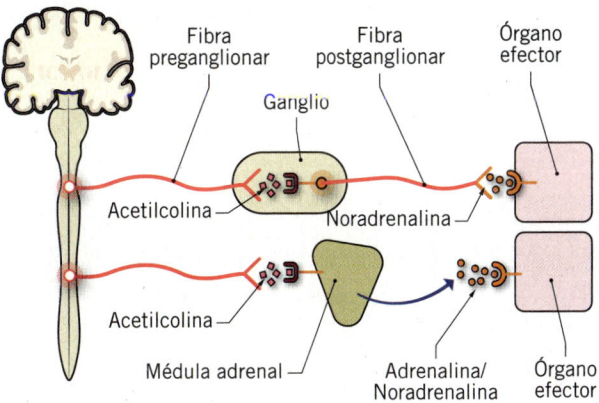

Figura 8-1. Origen y distribución de las fibras eferentes simpáticas.

incrementaba la presión arterial. Dado que esta observación transcurrió de forma paralela a la demostración, también por Dale, de que la acetilcolina tenía dos componentes claramente diferenciados, el muscarínico y el nicotínico, la interpretación del mecanismo dual de la adrenalina a través de dos subtipos de receptores quedó diluida.

En 1948, Ahlquist observó dos patrones de actuación de algunos agonistas simpaticomiméticos en cuanto a su capacidad para originar respuestas farmacológicas en una serie de órganos y propuso la clasificación de los adrenoceptores en dos tipos: receptores α-adrenérgicos (noradrenalina > adrenalina > isoproterenol) y receptores β-adrenérgicos (isoproterenol > adrenalina > noradrenalina). Posteriormente se confirmó este hallazgo mediante la identificación de antagonistas selectivos para estos dos sitios: fentolamina y ergotamina para los receptores α y propranolol e isoproterenol para los β.

Diecinueve años después del descubrimiento de Ahlquist, se comprobó la existencia de distintos subtipos de receptores β: β_1 en el músculo cardíaco y β_2 en los bronquios. Lo mismo ocurrió para los receptores α: se descubrió la existencia y distinta localización de dos subtipos. La nomenclatura α_1 y α_2 para dichos receptores se basó únicamente en la potencia relativa de ciertos agonistas y antagonistas. En años posteriores, la disponibilidad de nuevos fármacos más selectivos y las técnicas de clonación molecular permitieron identificar siete tipos distintos de receptores α (α_{1a}, α_{1b}, α_{1d}, α_{2a}, α_{2b}, α_{2c}, α_{2d}) y cuatro de β (β_1, β_2, β_3, β_4). ◀◀

TRANSMISIÓN ADRENÉRGICA

Síntesis, almacenamiento y liberación de las catecolaminas

La dopamina, la adrenalina y la noradrenalina son catecolaminas endógenas que se caracterizan por contener en su estructura química un grupo aromático catecol o 3,4-hidroxifenilo, unido a una cadena lateral etilamino con diversas modificaciones.

La biosíntesis de catecolaminas comienza con la captación del aminoácido tirosina en el citoplasma de las neuronas simpáticas, las células cromafines, posiblemente las células enterocromafines paraaórticas y algunos centros específicos del cerebro. El aminoácido tirosina puede proceder de la dieta o mediante la hidroxilación de la fenilalanina en el hígado. A partir de la tirosina, se sintetizan las catecolaminas mediante

la participación secuencial de cuatro enzimas (**fig. 8-2**). El primer paso consiste en la hidroxilación del anillo fenólico del aminoácido L-tirosina mediante la tirosina-hidroxilasa (TH), que da origen a la L-dihidroxifenilalanina (L-dopa). El segundo paso consiste en la descarboxilación de la L-dopa en dopamina mediante la dopa-descarboxilasa (DD); este proceso se lleva a cabo en el citoplasma. La hidroxilación de la dopamina en la posición β de la cadena lateral que la convierte en noradrenalina la realiza la enzima dopamina-β-hidroxilasa (DBH). La DBH es una enzima intravesicular y, por consiguiente, la dopamina sintetizada ha de transportarse al interior vesicular para allí convertirse en noradrenalina. Finalmente, la noradrenalina puede metilarse y formar adrenalina por acción de la feniletanolamina-*N*-metiltransferasa (FNMT). El paso limitante en esta ruta biosintética es la conversión de l-tirosina en l-dopa; de ahí que la tirosina-hidroxilasa sea una enzima altamente regulada a nivel transcripcional, traduccional y postraduccional (véase revisión por Tekin y colaboradores). En el contexto de este capítulo, cabe resaltar que esta enzima aumenta su actividad cuando se estimula el simpático y se inhibe cuando los niveles tisulares de las catecolaminas son elevados.

Las catecolaminas sintetizadas se **almacenan** en vesículas de núcleo denso en concentraciones enormes, de 1 molar. Este depósito casi cristalino de catecolaminas es posible gracias a que forman un complejo intravesicular con adenosintrifosfato (ATP) y con proteínas de carácter ácido denominadas cromograninas. También se almacena en estas vesículas gran cantidad de ascorbato y de neuropéptidos, particularmente de tipo opioide. Las catecolaminas, moléculas muy polares, pueden penetrar hasta el interior vesicular gracias a que el ambiente intravesicular es muy ácido; se crea así un gradiente de protones que favorece el trabajo de un transportador de aminas que requiere Mg^{2+} y ATP, y que se ubica en la membrana vesicular. Dicho transportador vesicular de monoaminas (VMAT) se bloquea selectivamente por la reserpina, lo que conduce a una reducción gradual de los depósitos de catecolaminas (**fig. 8-3**).

La **liberación** de catecolaminas al espacio sináptico en las uniones neuroefectoras simpáticas, o al torrente circulatorio

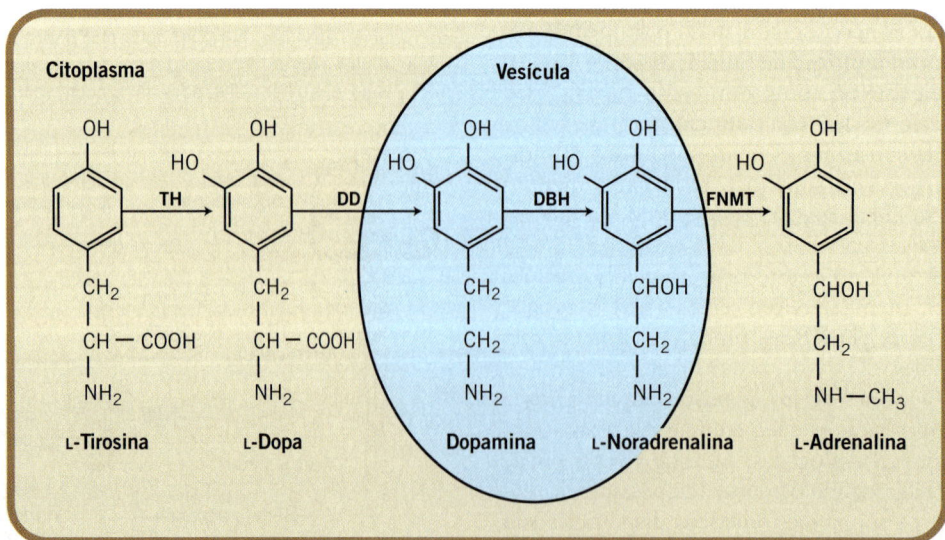

Figura 8-2. Vía sintética de las catecolaminas. TH: tirosina-hidroxilasa. DD: dopa-descarboxilasa. DBH: dopamina-β-hidroxilasa. FNMT: feniletanolamina-N-metiltransferasa (v. el texto para más detalle).

en la médula suprarrenal, se lleva a cabo mediante el proceso denominado de exocitosis. El estímulo secretor es la despolarización, que ocasiona la apertura de canales de calcio sensibles al voltaje; la entrada de Ca^{2+} por estos canales da lugar a la fusión de la membrana de la vesícula con la membrana celular, formándose un poro de fusión por el que se libera en pocos milisegundos todo el contenido vesicular: catecolaminas, ATP, cromograninas y neuropéptidos. Este proceso de exocitosis está muy bien regulado por una maquinaria formada por varias proteínas que, en conjunto, se denomina con las siglas SNARE *(soluble N-ethylmaleimide-sensitive-factor attachment receptor)*. Los receptores presinápticos α_2, acoplados a proteínas G, regulan la entrada de Ca^{2+} por los canales de calcio sensibles a voltaje; los agonistas α_2 tipo clonidina frenan la liberación del neurotransmisor, precisamente por enlentecer y disminuir las corrientes de calcio. Se han descrito otros muchos receptores presinápticos que frenan (purinérgicos, opioides) o facilitan (β-adrenérgicos) la liberación del neurotransmisor. Las catecolaminas pueden liberarse también por un proceso que es independiente de Ca^{2+}, no exocitótico, que consiste en el «desplazamiento» de sus lugares de depósito por las denominadas aminas simpaticomiméticas de acción indirecta, tipo tiramina o anfetamina.

Recaptación e inactivación de las catecolaminas

Una vez liberadas, las catecolaminas pueden desaparecer de la hendidura sináptica, bien por sistemas de recaptación tisular, bien por metabolismo enzimático de la MAO o la COMT.

✪ SISTEMAS ENZIMÁTICOS DE INACTIVACIÓN DE LAS CATECOLAMINAS

• **Monoaminooxidasa (MAO)**
  – Se localiza en la membrana externa mitocondrial.
  – Existen dos isoformas, la MAO-A y MAO-B con distinta localización y preferencia por sustrato.
  – Convierte las catecolaminas en sus aldehídos, que posteriormente son metabolizados por las aldehído-deshidrogenasas en los ácidos carboxílicos correspondientes (en el caso de la noradrenalina, el ácido hidroximandélico).

• **Catecol-*O*-metiltransferasa (COMT)**
  – Presente en tejido neuronal y no neuronal.
  – Metila un grupo catecol-OH para producir un derivado metoxi.
  – Puede actuar:
    a) Sobre catecolaminas.
    b) Sobre catecolaminas desaminadas previamente por la MAO (el metabolito principal en este caso es el ácido 3-metoxi-4-hidroximandélico).

La noradrenalina liberada en la unión neuroefectora simpática sufre un proceso de **recaptación** por un transportador de noradrenalina, ubicado en el plasmalema de la terminación nerviosa simpática (sistema de recaptación tipo 1). El transporte de noradrenalina es activo, requiere Na^+, es saturable y competitivo y se realiza contra un gradiente de concentración. La importancia de este sistema de retirada del neurotransmisor se pone de manifiesto por el hecho de que su bloqueo por cocaína o desipramina (un antidepresivo tricíclico) potencia de forma notable los efectos fisiológicos de la estimulación sináptica (v. fig. 8-3). Esta potenciación se observa también cuando se administran noradrenali-

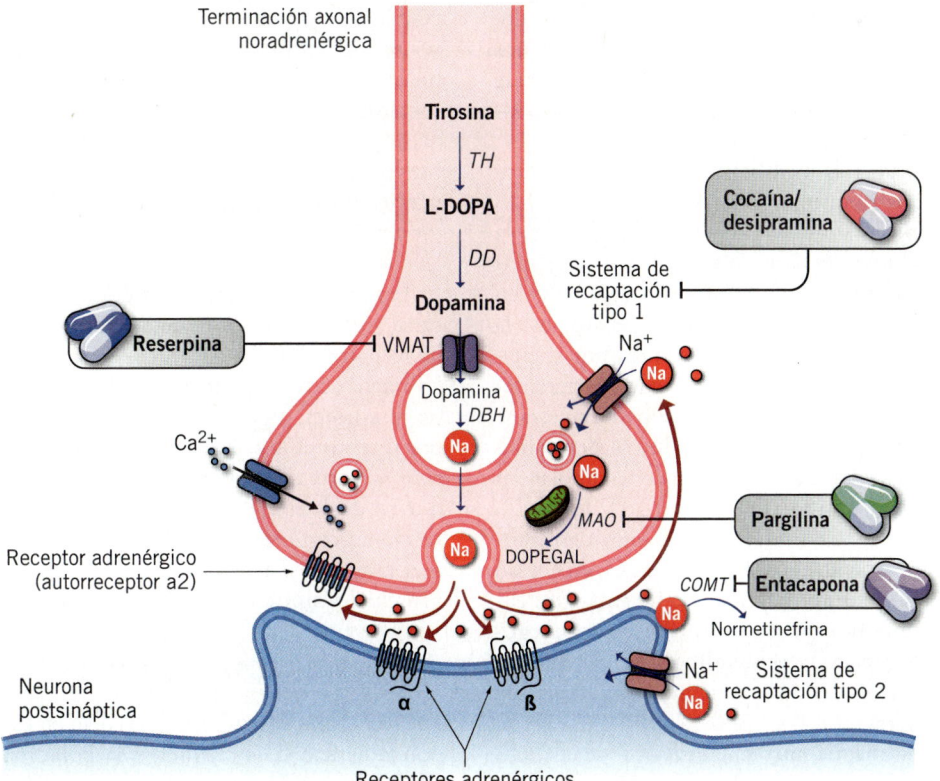

Figura 8-3. Síntesis, almacenamiento, liberación y recaptación de las catecolaminas. VMAT: transportador vesicular de aminas; NA: noradrenalina; MAO: monoaminoxidasa; COMPT: catecol-o-metil-transferasa; DOPEGAL: 3,4 dihidroxifenilglicol aldehído.

Tabla 8-1. Resumen de las características de los sistemas de recaptación de aminas simpaticomiméticas

	RECAPTACIÓN 1 (U1) O NEURONAL	RECAPTACIÓN 2 (U2) O EXTRANEURONAL
$V_{máx}$ (nmol/g/min)[a]	1,2	100
K_m (mmol/l)[a]	0,3	250
Especificidad	NA > A > ISO	A > NA > ISO
Otros sustratos	Metilnoradrenalina Dopamina Serotonina Tiramina	(+)-Noradrenalina Dopamina Serotonina Histamina
Inhibidores	Cocaína Antidepresivos tricíclicos (p. ej., imipramina) Fenoxibenzamina Anfetamina	Normetanefrina Hormonas esteroideas Fenoxibenzamina

[a] Datos tomados del trasportador de corazón de rata.
A: adrenalina; ISO: isoproterenol; K_m: constante de Michaelis-Menten; NA: noradrenalina; $V_{máx}$: velocidad máxima de la enzima.

na o adrenalina exógenas. El transportador identifica mejor las isoformas (–), pero exhibe pobre especificidad de sustrato.

Otras células no neuronales (p. ej., las de músculo liso, músculo cardíaco, endotelio o glía) también poseen sistemas de recaptación para la noradrenalina y otras aminas; este sistema de recaptación tipo 2 presenta menos afinidad por la noradrenalina que el sistema de recaptación 1, pero tiene más capacidad. En la **tabla 8-1** se muestran las características de los sistemas de captación 1 y 2 de noradrenalina.

Las catecolaminas sufren también un proceso de **degradación** metabólica por la MAO y la COMT. Sin embargo, este proceso parece ser cuantitativa y fisiológicamente menos relevante que la recaptación neuronal, según se desprende del hecho de que la inhibición enzimática potencia poco los efectos de las catecolaminas.

La MAO se localiza en la membrana externa de las mitocondrias. Existen dos isoformas, la MAO-A y la MAO-B, codificadas por genes distintos. En los seres humanos, la MAO-A es abundante en el cerebro y el hígado, mientras que el hígado, los pulmones y el intestino son ricos en MAO-B. Poseen distinta selectividad por sustrato, así la MAO-A oxida fundamentalmente la serotonina, noradrenalina y adrenalina, mientras que la MAO-B oxida preferentemente la β-feniletilamina. En el caso de la dopamina, esta se oxida por ambas isoformas. La MAO cataliza la desaminación oxidativa de las catecolaminas, transformandolas en 3,4-dihidroxifenilglicoaldehido (DOPEGAL) (v. fig. 8-3), que posteriormente se metaboliza por la aldehído-deshidrogenasa en los ácidos carboxílicos correspondientes; en el caso de la noradrenalina se transforma en ácido hidroximandélico. En las terminaciones simpáticas puede, asimismo, regular el contenido de dopamina y noradrenalina, de manera que, si se inhibe la enzima, puede aumentar las reservas de estos neurotransmisores.

La **COMT** es una enzima muy extendida que se encuentra en tejido neuronal y no neuronal. Su función es metilar uno de los grupos catecol-OH para producir un derivado metoxi y puede actuar directamente sobre las catecolaminas

o sus productos desaminados por la MAO. En este caso el metabolito principal de la adrenalina y noradrenalina es el ácido 3-metoxi-4-hidroximandélico. La metilación por COMT de la adrenalina y noradrenalina produce, respectivamente, los metabolitos metanefrina y normetanefrina.

CLASIFICACIÓN DE LAS AMINAS SIMPATICOMIMÉTICAS

Las aminas simpaticomiméticas pueden clasificarse de diferentes maneras. Atendiendo a su mecanismo de acción se pueden clasificar en tres categorías:

1. *Simpaticomiméticos de acción directa.* Actúan directamente sobre los receptores adrenérgicos para inducir la liberación del neurotransmisor. La respuesta a ellas no se modifica por reserpina y se potencia por cocaína y denervación quirúrgica. En el caso de la metoxamina y el isoproterenol, no hay potenciación de la respuesta, dado que no tienen afinidad por el sistema de recaptación tipo 1.

Estas aminas pueden clasificarse en función de su naturaleza química en:

a) Catecolaminas: adrenalina, noradrenalina, dopamina, isoproterenol.
b) No catecolaminas: dimetofrina, orciprenalina, fenilefrina, amidefrina.

2. *Simpaticomiméticos de acción indirecta.* Aumentan los efectos del neurotransmisor pero lo hacen por mecanismos que no implican la activación directa de los receptores adrenérgicos, por ejemplo, inhibiendo los sistemas de recaptación (cocaína), incrementando la liberación fisiológica del neurotransmisor (tiramina, cocaína) o inhibiendo el metabolismo de éste por las enzimas MAO (pargilina) o COMT (entacapona) (v. fig. 8-3).

3. *Simpaticomiméticos de acción mixta.* Actúan tanto sobre los receptores como sobre la terminación nerviosa adrenérgica, liberando noradrenalina endógena (efedrina, anfetamina).

Las aminas simpaticomiméticas también pueden clasificarse atendiendo a la afinidad por un determinado subtipo de receptor adrenérgico (tabla 8-2). Aunque muchos de los fármacos activan, en mayor o menor grado, ambos subtipos de receptores, algunos muestran una selectividad específica por receptores α o β. Esta especificidad, a veces, es relativa y sólo se pone de manifiesto con dosis bajas del fármaco, ya que en dosis elevadas pierden su selectividad y pueden interaccionar con otros subtipos de receptores adrenérgicos.

En la **figura 8-4** se muestra la estructura química de las principales aminas simpaticomiméticas.

RECEPTORES ADRENÉRGICOS

Los receptores adrenérgicos se hallan en la membrana celular, donde actúan la adrenalina y la noradrenalina, tanto en el SNC como en el sistema nervioso periférico. Si se considera que son la diana de muchos fármacos de gran importancia terapéutica empleados en el tratamiento de enfermedades

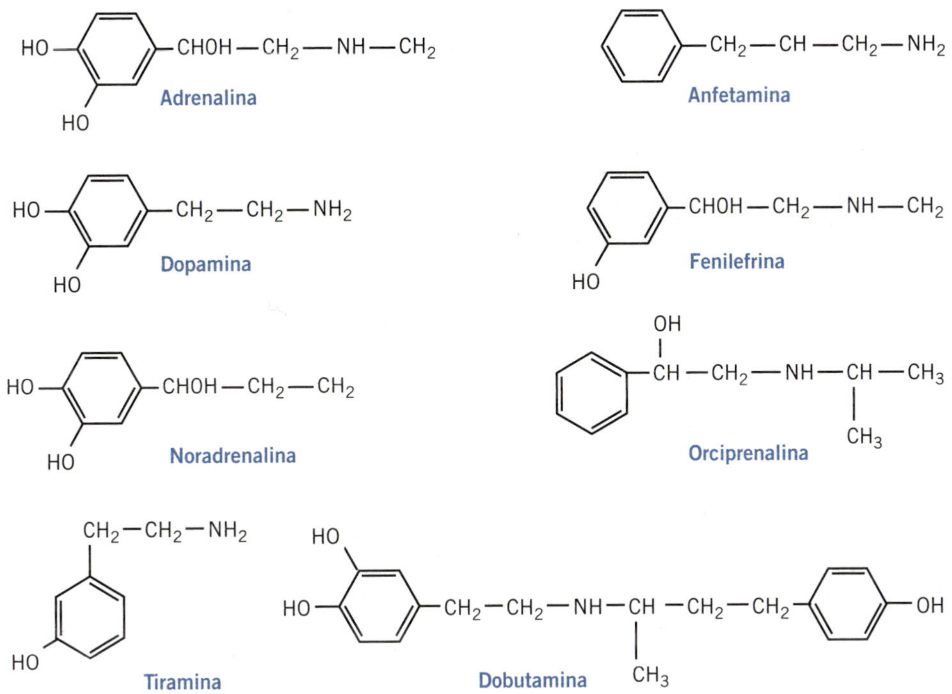

Figura 8-4. Estructura química de las principales aminas simpaticomiméticas.

cardiovasculares, asma, obesidad y dolor, se comprende su interés farmacológico.

En la **figura 8-5** se representan, de forma esquemática, los mecanismos de transducción de señales involucrados en los efectos farmacológicos de los principales tipos de receptores adrenérgicos.

Receptores α-adrenérgicos

Los receptores del **subtipo α₁** predominan en el SNC, aunque también se encuentran en el sistema nervioso periférico. En el SNC desempeñan una función excitadora y su localización es principalmente postsináptica. En el sistema nervioso periférico su función es mediar la contracción y se encuentran en músculo liso tanto vascular como no vascular. En el músculo liso vascular su localización es intrasináptica. En otras regiones median diferentes funciones: *a)* en el hígado, glucogenólisis y liberación de K⁺; *b)* en el corazón median un efecto inotrópico positivo; *c)* en el músculo gastrointestinal causan relajación, y *d)* en las glándulas salivales, reducen la secreción.

La activación de los receptores α₁ produce la estimulación de la enzima fosfolipasa C, que cataliza la transformación de fosfoinositol-4,5-difosfato (PIP₂) en inositol-1,4,5-trifosfato (IP₃) y diacilglicerol (DAG). Este último activará a la proteincinasa C (PKC), mientras que el IP₃ liberará Ca²⁺ de los depósitos intracelulares que, como segundo mensajero, mediará numerosas funciones en el organismo. Además de la movilización de Ca²⁺ intracelular mencionada anteriormente, los receptores α₁ activan la entrada de Ca²⁺ a través de canales de Ca²⁺ dependientes e independientes de voltaje.

Los receptores del **subtipo α₂** se encuentran tanto en el SNC como en el sistema nervioso periférico y, en ambos casos, su localización es presináptica y postsináptica. Están involucrados en funciones inhibidoras. Los presinápticos son

activados por la noradrenalina liberada, lo que ocasiona la inhibición de más neurotransmisor; se regula así la eficacia sináptica en la unión neuroefectora simpática. Los postsinápticos se localizan en células hepáticas, plaquetas y músculo liso vascular. Su activación causa agregación plaquetaria y vasoconstricción.

La activación de los receptores α₂ está acoplada a proteínas Gᵢ (inhibidoras), que inhibirán el sistema adenililciclasa responsable del paso de ATP a adenosinmonofosfato cíclico (AMPc). Como consecuencia, disminuirá la concentración de AMPc intracelular, produciéndose la inhibición de canales de Ca²⁺ y la activación de los de K⁺. Ello trae consigo una disminución en la liberación de neurotransmisores por las

Tabla 8-2. Clasificación de las aminas simpaticomiméticas de acuerdo con su mecanismo de acción y su afinidad por uno o más subtipos de receptores adrenérgicos

Acción directa	
Selectivos	**No selectivos**
• α1: etilefrina, fenilefrina, fenoxazolina, propilhexedrina • α2: clonidina, guanfacina, lofexidina α-metilnoradrenalina, xilacina • β1: dobutamina, prenalterol • β2: fenoterol, salbutamol, soterenol, terbutalina	• α1, α2: dimetofrina, metoxamina, nafazolina, oximetazolina, tetrahidrozolina • α1, α2, β1, β2: noradrenalina • β1, β2: metaproterenol, isoxuprina, nilidrina • β1, β2, β3: isoproterenol • α1, α2, β1, β2, β3: adrenalina
Acción indirecta	
Efedrina, cocaína, tiramina	
Acción mixta	
Anfetamina, dopamina, efedrina, metanfetamina	

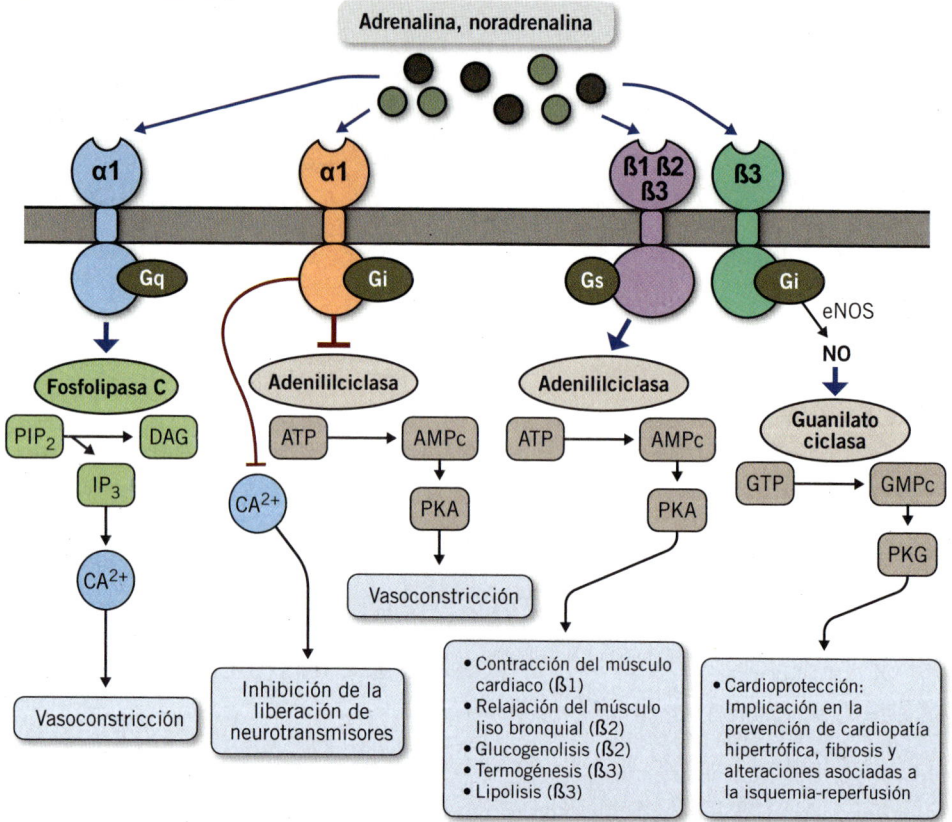

Figura 8-5. Esquema de los sistemas de transducción de señales asociados a los receptores adrenérgicos.

terminaciones nerviosas. Por ello, los antagonistas α_2 son útiles en el tratamiento del síndrome de abstinencia a opioides, en el que se produce una liberación masiva de neurotransmisores.

En la **tabla 8-3** se resumen las características y los principales ligandos de los receptores adrenérgicos α_1 y α_2.

Receptores β-adrenérgicos

Los receptores del **subtipo β₁** son, en su mayoría, postsinápticos. Se localizan principalmente en el corazón, pero también en las plaquetas, las glándulas salivales y el aparato gastrointestinal (con excepción de los esfínteres). Su activación

Tabla 8-3. Resumen de las características principales de los receptores α-adrenérgicos		
Subtipo de receptor	α_1	α_2
Orden de potencia de los principales agonistas	A = NA >> ISO	A = NA >> ISO
Distribución tisular	Músculo liso vascular, músculo liso visceral	Terminales presinápticas, páncreas, plaquetas, epitelio ciliado, glándulas salivares
Otros agonistas	Cirazolina Etilefrina Fenilefrina Mefentermina Metaraminol Metoxamina Midodrina Oximetazolina	Clonidina Guanabenzo Guanfacina Metoxamina Moxonidina Oximetazolina Rilmenidina
Segundos mensajeros y efectores	Activación de PLC vía G_q produciendo un incremento de la $[Ca^{2+}]_c$	Disminución de AMPc vía G_i produciendo un descenso de la $[Ca^{2+}]_c$
Efecto fisiológico	Vasoconstricción Relajación del músculo liso gastrointestinal Secreción salival Glucogenólisis hepática	Inhibición de la liberación de neurotransmisores Hipotensión y anestesia Vasoconstricción Agregación plaquetaria Disminución de la liberación de insulina

A: adrenalina; AMPc: adenosinmonofosfato cíclico; $[Ca^{2+}]_c$: concentración de calcio libre en el citosol; Gq: proteína asociada a la activación de la PLC; Gi: proteína G asociada a la inhibición de la adenil ciclasa; ISO: isoproterenol; NA: noradrenalina; PLC: fosfolipasa C.

provoca un incremento de la fuerza y la velocidad de contracción del corazón, relajación del tubo gastrointestinal (excepto los esfínteres), agregación plaquetaria y secreción de amilasa por las glándulas salivales.

Los receptores del **subtipo β$_2$** son también, en su mayoría, postsinápticos. Se localizan en diversos tejidos –vasos, bronquios, aparato gastrointestinal, músculo esquelético, hígado y mastocitos– y su activación provoca vasodilatación, broncodilatación, relajación del tubo gastrointestinal, glucogenólisis hepática, temblor muscular e inhibición de la liberación de la histamina de los mastocitos. Los β$_2$ presinápticos facilitan la liberación de noradrenalina, un efecto opuesto al de los α$_2$ presinápticos.

Los receptores del **subtipo β$_3$** se expresan fundamentalmente en tejido graso marrón, vesícula biliar e ileón y, en menor medida, en tejido graso blanco en humanos. Su activación está relacionada con los cambios en el metabolismo energético inducidos por la noradrenalina, vía lipólisis y termogénesis. Así, en el tejido adiposo marrón regulan la termogénesis y en el tejido adiposo marrón regulan la lipolisis.

Los receptores B3 también se encuentran en el tejido cardíaco y se han implicado en la mejora del metabolismo, función y remodelado cardíaco

Los receptores del **subtipo β$_4$** se localizan en el tejido cardíaco y su activación determina un incremento en la fuerza y la velocidad de contracción del corazón.

La activación de los **receptores β** produce una estimulación del sistema adenililciclasa mediada por proteínas G$_s$, estimuladoras o por inhibición de las proteínas G$_i$, inhibidoras. Como consecuencia se produce un aumento de la concentración de AMPc intracelular, el cual, a su vez, activará proteincinasas responsables de la fosforilación de diversas proteínas enzimáticas y estructurales que modulan multitud de funciones. En el caso de los receptores β presinápticos (β$_2$), su activación produce un aumento en la liberación de neurotransmisores desde la terminación nerviosa.

✪ CLASIFICACIÓN DE LOS RECEPTORES ADRENÉRGICOS

• **Receptores α-adrenérgicos**

Subtipo α$_1$:
- En el sistema nervioso central: Función excitadora, localización postsináptica.
- En el sistema nervioso periférico: La función depende de su localización:
  • Músculo liso vascular: Contracción.
  • Ojo: Midriasis.
  • Hígado: Glucogenolisis.
  • Corazón: Efecto inotrópico positivo.
  • Músculo liso gastrointestinal: Relajación.
  • En las glándulas salivales: Disminución de la secreción.

Subtipo α$_2$:
- En el sistema nervioso central y periférico: Función inhibidora, localización presináptica y postsináptica.
- Receptores presinápticos: Inhiben la liberación de noradrenalina.
- Receptores postsinápticos:
  • Músculo liso vascular: Vasoconstricción.
  • Plaquetas: Agregación.

• **Receptores β-adrenérgicos**

Subtipo β$_1$:
- Receptores postsinápticos (en su mayoría). Se localizan en diversos tejidos y su activación origina:
  • Corazón: Incremento de la fuerza y velocidad de contracción.
  • Ap. gastrointestinal: Relajación del aparato gastrointestinal (excepto esfínteres).
  • Plaquetas: Agregación.
  • Glándulas salivales: Secreción de amilasa.
- Receptores presinápticos: Su activación incrementa la liberación de noradrenalina.

Subtipo β$_2$:
- Receptores postsinápticos (en su mayoría). Se localizan en diversos tejidos. Su activación origina:
  • Bronquios: Broncodilatación.
  • Músculo liso vascular: Vasodilatación.
  • Musculatura lisa gastrointestinal: Relajación.
  • Hígado: Glucogenolisis.
  • Músculo esquelético: Temblor.
  • Mastocitos: Inhibición de la liberación de histamina.

Subtipo β$_3$:
- Tejido adiposos marrón: Termogénesis.
- Tejido adiposo blanco: Lipolisis.
- Propiedades metabólicas (anti-obesidad y anti-diabético).
- Tejido miocárdico: Cardioprotección

Subtipo β$_4$:
- Tejido cardíaco: Incremento en la fuerza y velocidad de contracción.

Tabla 8-4. Resumen de las características de los receptores β-adrenérgicos

SUBTIPO DE RECEPTOR	β$_1$	β$_2$	β$_3$	β$_4$
Orden de potencia de los principales agonistas	ISO < A = NA	ISO > A >> NA	ISO = NA > A	
Distribución tisular	Corazón, riñón, algunas terminales sinápticas	Músculo liso visceral, bronquiolos, hígado, músculo esquelético	Tejido adiposo	
Otros agonistas	Dobutamina Doxaminol Prenalterol Xamoterol	Fenoterol Hexoprenalina Orciprenalina Procaterol Rimiterol Ritodrina Salbutamol Salmeterol Terbutalina	Mirabegrón Vibegrón	Ninguno
Segundos mensajeros y efectores	Incremento de AMPc vía G$_s$	Incremento de AMPc vía G$_s$	Incremento de AMPc vía G$_s$ e incremento de GMPc vía G$_i$	Incremento de AMPc vía G$_s$
Efecto fisiológico	Aumento de la frecuencia y la fuerza de contracción cardíaca Aumento de la secreción de renina	Vasodilatación Broncodilatación Relajación del músculo liso genitourinario Glucogenólisis hepática y de musculatura esquelética	Lipólisis Termogénesis	Aumento de la frecuencia y la fuerza de contracción cardíaca

A: adrenalina; AMPc: adenosinmonofosfato cíclico; G$_s$: proteína G asociadas a la activación de la adenil ciclasa; ISO: isoproterenol; NA: noradrenalina.

En la **tabla 8-4** se resumen las características y los principales ligandos de los distintos subtipos de receptores adrenérgicos β.

AMINAS SIMPATICOMIMÉTICAS DE ACCIÓN DIRECTA

Las principales catecolaminas de referencia son la adrenalina, la noradrenalina, el isoproterenol y la dobutamina, por lo que a continuación éstas se describirán con mayor detalle.

Adrenalina

La adrenalina es un potente agonista de los receptores adrenérgicos α y β; ello explica la complejidad de sus acciones en los diferentes órganos.

Farmacocinética

La adrenalina, molécula muy polar, se caracteriza por ser inactiva por vía oral. En el tejido subcutáneo, la absorción es más lenta, dado que produce vasoconstricción local, y por vía intramuscular se absorbe rápidamente. No atraviesa la barrera hematoencefálica. Posee una semivida muy corta y es biotransformada por las enzimas hepáticas COMT o MAO. Aunque sólo aparecen pequeñas cantidades en la orina en las personas normales, los que padecen un feocromocitoma tienen elevadas cantidades de adrenalina, noradrenalina y sus metabolitos en orina.

Se dispone de adrenalina inyectable (por lo general subcutánea, aunque también hay preparados para administración intravenosa), para inhalación o aplicación local. Cabe también señalar que la adrenalina es inestable en solución alcalina y, si se expone al aire, se oxida y pierde sus acciones.

Acciones farmacológicas

Los efectos farmacológicos de la adrenalina dependen de la densidad relativa de receptores α y β presentes en cada tejido. Es de destacar que la afinidad de la adrenalina por receptores β es mayor que por los α; de ahí que en dosis altas predominen los efectos α, y en dosis bajas, los β. Así, la inyección subcutánea produce efectos β, mientras que la inyección intravenosa rápida origina acciones α.

En los **vasos**, por la acción β se produce vasodilatación de las arteriolas musculares, de las coronarias y de otros territorios; el resultado de esta vasodilatación es un aumento y una redistribución del flujo sanguíneo y una reducción de la presión diastólica que, por mecanismo reflejo, causa taquicardia. A este efecto reflejo se suma una acción directa sobre el nódulo sinusal, mediada por receptores β₁, que exacerba la taquicardia. La administración rápida de adrenalina por vía intravenosa provoca un aumento de la presión arterial en forma dependiente de la dosis; dicho aumento es mayor para la presión sistólica que para la diastólica. El mecanismo por el que se produce el incremento de la presión arterial es triple: *a)* efecto inotrópico positivo directo; *b)* aumento de la frecuencia cardíaca, y *c)* vasoconstricción de los vasos precapilares de resistencia de la piel, las mucosas y el riñón, unido

a un efecto vasoconstrictor venoso. Pero la adrenalina, en dosis bajas, puede disminuir la presión arterial. El efecto depresor de las dosis bajas y la reacción bifásica con dosis mayores se debe a la mayor sensibilidad de los receptores β vasodilatadores que de los receptores α constrictores a la adrenalina, ya mencionada anteriormente.

En el **corazón** existen fundamentalmente receptores β₁; éstos se encuentran en el miocardio, en las células marcapaso y en los tejidos de conducción. La acción de la adrenalina sobre estos receptores produce un incremento de la frecuencia cardíaca, de la velocidad de conducción y de la fuerza de contracción. La sístole se hace más corta, y la contracción y la relajación del miocardio, más rápidas. La taquicardia sinusal se debe al aumento de la pendiente de despolarización de la fase 4; aumenta también la velocidad de despolarización de la fase 0 y se acorta la duración del potencial de acción y el período refractario. La conducción auriculoventricular se hace más rápida. Todos estos procesos determinan un aumento del volumen minuto y del consumo de oxígeno. En dosis elevadas, la adrenalina puede aumentar la automaticidad en el tejido de conducción y provocar extrasístoles y otras arritmias.

Los efectos de la adrenalina en el **músculo liso** de los diferentes órganos y sistemas dependen del subtipo de receptor adrenérgico que predomine en cada subtipo de músculo.

En los **bronquios**, la adrenalina produce intensa broncodilatación (acción β₂); este efecto es más evidente cuando existe una enfermedad de base que causa broncoconstricción, como el asma. En los pacientes asmáticos, la adrenalina también puede ejercer un efecto beneficioso, por la inhibición de la secreción de mediadores de la inflamación de los mastocitos (receptores β₂) y por el efecto descongestionante al producir vasoconstricción en la mucosa (receptores α) de las vías respiratorias y en la circulación pulmonar.

En el **aparato gastrointestinal**, la adrenalina generalmente relaja (efectos α y β). En los esfínteres pilórico e ileocecal, la acción depende del tono preexistente, es decir, si el tono era alto antes de administrar la adrenalina, se produce relajación, y viceversa.

En el **músculo uterino**, las acciones de la adrenalina dependen de la especie, la fase del ciclo sexual, el estado de gestación y la dosis administrada. Durante el último mes de embarazo y en el momento del parto, la adrenalina inhibe el tono y las contracciones uterinas (efecto β₂). Por ello, se han empleado agonistas β₂ selectivos para retrasar el parto prematuro, aunque su eficacia es limitada.

En la **vejiga**, la adrenalina relaja el músculo detrusor (receptores β) y contrae los músculos del trígono y del esfínter (acción α).

En el **iris**, la adrenalina contrae el músculo radial (receptores α) produciendo midriasis.

En el **músculo estriado**, la adrenalina puede actuar en dos sitios: *a)* en la placa motora (acción α), donde favorece la liberación de acetilcolina, y *b)* directamente en la fibra muscular (acción β). La consecuencia final suele ser temblor muscular; este efecto suele aparecer tras la administración de adrenalina y otros agonistas β₂.

Con respecto a los **efectos metabólicos**, la adrenalina incrementa la glucosa y el ácido láctico en sangre por varios mecanismos: por una parte, la activación de los receptores β hepáticos induce la formación de AMPc; éste activa la proteincinasa A (PKA), cuya unidad catalítica se encarga, por una parte, de fosforilar e inactivar la glucógeno-sintetasa y, por lo tanto, no pueden incorporarse unidades de glucosa en el glucógeno y, por otra, de activar la fosforilasa-cinasa, que a su vez fosforila y activa la glucógeno-fosforilasa que se encarga de transformar el glucógeno en glucosa-1-fosfato. El resultado es un aumento de la glucogenólisis y de la glucosa en sangre (hiperglucemia); por otra parte, también se estimula el metabolismo muscular y se produce un incremento del ácido láctico (hiperlactacidemia).

En el **páncreas**, la adrenalina tiene un efecto dual: cuando actúa sobre los receptores β_2, se estimula la liberación de insulina, y cuando se activan los receptores α_2, se inhibe su liberación. En condiciones normales existe un predominio de la acción α_2, por lo que se produce una inhibición tónica de la secreción de insulina y se favorece la hiperglucemia.

La adrenalina también participa en la regulación del metabolismo lipídico, ya que la PKC fosforila y activa la triglicérido-lipasa, favoreciendo la lipólisis y la producción de ácidos grasos libres. Esta acción podría estimular la oxidación de sustratos y aumentar el consumo de oxígeno y la producción de calor.

En el **sistema nervioso central**, dado que la adrenalina no atraviesa la barrera hematoencefálica, cabría esperar que no ejerciera efectos centrales. Sin embargo, su administración se acompaña con frecuencia de aprensión, cefalea, desasosiego y temblor; estos efectos pueden deberse, en realidad, a sus acciones periféricas.

Reacciones adversas e interacciones

La adrenalina puede producir reacciones adversas, como ansiedad, miedo, tensión, inquietud, cefalea pulsátil, temblor, mareo, palidez y palpitaciones. Todas estas molestias pueden desaparecer si el individuo permanece en un ambiente tranquilo y en reposo.

Dados los efectos cardiovasculares de la adrenalina, hay que adoptar precauciones cuando se administre a pacientes hipertensos, ya que son más sensibles a las reacciones adversas y presoras de la adrenalina; lo mismo sucede en los pacientes hipertiroideos. Las reacciones adversas más graves son la hemorragia cerebral y las arritmias. La hemorragia cerebral puede producirse como consecuencia de un incremento brusco de la presión arterial. Las arritmias ventriculares pueden pasar a fibrilación si la adrenalina se asocia a anestésicos halogenados. En pacientes con antecedentes de coronariopatía puede aparecer dolor anginoso.

La adrenalina está contraindicada en pacientes que reciben bloqueantes β no selectivos, puesto que sus acciones, sin oposición en los receptores α_1-adrenérgicos vasculares, pueden producir hipertensión grave y hemorragia cerebral. La indometacina puede potenciar los efectos de la adrenalina mediante la inhibición de la síntesis de prostaglandinas y provocar hipertensión arterial grave. También hay que tomar precauciones si se asocia a fármacos que pueden incrementar la disponibilidad de adrenalina, como los inhibidores de su recaptación (antidepresivos tricíclicos) y los inhibidores de la MAO, dado que se pueden potenciar sus efectos e incrementar el riesgo de efectos secundarios graves.

Noradrenalina

La noradrenalina es el neurotransmisor fisiológico liberado desde las terminaciones nerviosas adrenérgicas posganglionares. La noradrenalina constituye el 10-20 % del contenido de catecolaminas de la médula suprarrenal y puede llegar hasta el 97 % en algunos feocromocitomas.

Farmacocinética

Al igual que la adrenalina, la noradrenalina es ineficaz cuando se administra por vía oral y se absorbe mal cuando se administra por vía subcutánea. Es metabolizada por las enzimas MAO y COMT, y en condiciones normales se encuentra en cantidades mínimas en la orina. Sin embargo, en los pacientes con feocromocitoma pueden aparecer cantidades aumentadas, tanto de noradrenalina como de sus metabolitos en la orina.

Acciones farmacológicas

Sus acciones farmacológicas difieren de las de la adrenalina porque actúa de forma diferente sobre los distintos subtipos de receptores adrenérgicos. Ambos fármacos son agonistas directos de las células efectoras, y sus acciones difieren fundamentalmente en su eficacia para estimular los receptores α y β_2, aunque son equipotentes para los receptores β_1. La noradrenalina es más potente sobre los receptores α que sobre los β_2. Sin embargo, su potencia sobre los receptores α es ligeramente inferior a la de la adrenalina. En consecuencia, produce intensa vasoconstricción de la piel, las mucosas y el área esplácnica, incluida la circulación renal, tanto en arteriolas como en vénulas. Al no provocar vasodilatación β_2, aumenta la resistencia periférica y la presión diastólica.

Su acción sobre el **corazón** es similar a la de la adrenalina, es decir, aumenta la frecuencia cardíaca, la contractilidad, el volumen minuto y la presión sistólica. Sin embargo, la hipertensión que produce a menudo provoca bradicardia refleja, y el aumento de la poscarga puede ejercer un efecto negativo sobre el gasto cardíaco.

En cuanto a sus **efectos metabólicos**, también puede causar hiperglucemia como la adrenalina, pero se necesitan dosis mayores. Tampoco atraviesa la barrera hematoencefálica, por lo que apenas produce efectos centrales.

Reacciones adversas e interacciones

Los efectos secundarios de la noradrenalina son similares a los de la adrenalina, aunque suelen ser menos frecuentes e intensos. Los más comunes son ansiedad, disnea, percepción de bradicardia y cefalea transitoria. En casos de sobredosis o si el individuo es hipersensible a la noradrenalina, por ejemplo en hipertiroideos, puede producirse hipertensión grave con cefalea, fotofobia, dolor retroesternal, palidez, sudoración intensa y vómitos. Conviene tomar precauciones si se administra por vía intravenosa, puesto que puede producir necrosis tisular a causa de extravasación del fármaco. La noradrenalina, por su efecto vasoconstrictor, puede provocar una reducción del flujo sanguíneo hacia las regiones vitales. Se debe evitar su uso en la mujer embarazada, ya que puede causar contracción del útero grávido.

Al igual que ocurre con la adrenalina, se debe evitar su uso con fármacos que inhiban los sistemas de recaptación de aminas simpaticomiméticas o inhibidores de la MAO.

Isoproterenol

El isoproterenol, o isoprenalina, es un agente de síntesis, agonista β-adrenérgico no selectivo, con baja afinidad por los receptores α. Por lo tanto, el isoproterenol posee efectos agonistas β y prácticamente carece de efectos α-adrenérgicos.

Farmacocinética

El isoproterenol se absorbe con facilidad cuando se administra por vía parenteral o en forma de aerosol. Es metabolizado por la COMT y, muy escasamente, por la MAO. A diferencia de la adrenalina y la noradrenalina, no es recaptado en las neuronas simpáticas; esta propiedad determina que su semivida sea más prolongada que la de la adrenalina.

Acciones farmacológicas

Cuando el isoproterenol actúa sobre los receptores β cardíacos, se produce taquicardia y aumento de la contractilidad, con vasodilatación casi generalizada. En consecuencia tiende a elevarse la presión sistólica y descender la diastólica, lo que provoca una pequeña reducción de la presión arterial media. En las situaciones en que el estado circulatorio está comprometido y el volumen minuto es escaso, la vasodilatación puede producir una grave caída de la presión arterial.

El isoproterenol provoca relajación de casi todos los subtipos de músculo liso, sobre todo cuando su tono es elevado, y esta acción es más manifiesta en el músculo bronquial y gastrointestinal. Previene o alivia la broncoconstricción en pacientes asmáticos; esta mejoría está relacionada no sólo con el efecto broncodilatador directo secundario a la activación de los receptores β_2, sino también con su capacidad para inhibir la liberación de histamina y otros mediadores de la inflamación inducidos por los antígenos.

El isoproterenol produce menos hiperglucemia porque ejerce menos efecto sobre los receptores α-adrenérgicos en las células β pancreáticas y, por lo tanto, predomina el efecto β, que estimula la secreción de insulina. Su acción sobre el metabolismo lipídico es equipotente a la de la adrenalina.

Reacciones adversas e interacciones

Por su acción agonista β cardíaca, son frecuentes las palpitaciones y la taquicardia; también puede provocar cefalea y bochornos. En individuos con antecedentes de coronariopatía pueden aparecer isquemia miocárdica y arritmias.

Dobutamina

La dobutamina se desarrolló inicialmente como un agonista β_1 relativamente selectivo. Sin embargo, con el tiempo se comprobó que sus acciones eran mucho más complejas y que eran el resultado de interacciones entre receptores α y β. La dobutamina presenta la peculiaridad de tener en su estructura química un carbono asimétrico, razón por la cual tiene dos enantiómeros; la mezcla racémica es la que se emplea en clínica. El isómero (–) de la dobutamina es un potente agonista α-adrenérgico, mientras que el isómero (+) se comporta como un potente antagonista de los receptores α_1-adrenérgicos y, por lo tanto, puede inhibir las acciones del isómero (–). Sin embargo, las acciones fundamentales de estos dos isómeros están relacionadas con sus acciones sobre los receptores β-adrenérgicos. La forma (–) es 10 veces más potente que la forma (+) para activar los receptores β-adrenérgicos. A diferencia del isoproterenol, la dobutamina ejerce un mayor efecto inotrópico que cronotrópico positivo en el corazón.

Dopamina

De simple precursor de la noradrenalina, la dopamina pasó a ser la catecolamina más abundante en el cerebro, particularmente en el núcleo caudado, donde desempeña un importante papel como neurotransmisor. Se han secuenciado y clonado cinco genes que expresan otros tantos receptores dopaminérgicos, D_1 a D_5. Sin embargo, los receptores siguen agrupándose en torno a los subtipos D_1 (que activan a la adenililciclasa) y D_2 (que inhiben a la adenililciclasa). Los D_5 recuerdan a los D_1, y los D_3 y D_4 a los D_2. Algunos de estos receptores también se expresan periféricamente, lo que explica los efectos cardiovasculares de la dopamina.

En dosis bajas, la dopamina activa receptores D_1 que producen vasodilatación y aumento del flujo sanguíneo renal, de la filtración glomerular y de la eliminación de Na^+. Dosis más altas activan los receptores β_1 miocárdicos y ejercen un efecto inotrópico positivo. Por ello, aumentan la presión arterial sistólica sin afectar la diastólica. En dosis muy altas, activa los receptores α_1 y produce vasoconstricción.

La dopamina, una molécula muy polar y un buen sustrato para la MAO y la COMT, sólo puede administrarse en venoclisis; su extravasación puede producir necrosis isquémica del tejido circundante. En infusión intravenosa se ha asociado a la aparición de náuseas, vómitos, cefalea, arritmias e hipertensión. La dopamina no debe administrarse (o debe hacerse en dosis mucho más bajas) a individuos que estén tomando inhibidores de la MAO o antidepresivos tricíclicos, puesto que pueden generarse reacciones hemodinámicas, incluso una crisis hipertensiva.

Otros agonistas de los receptores adrenérgicos

Agonistas de acción preferente α

Agonistas de acción preferente α_1

Los efectos clínicos más evidentes de los simpaticomiméticos α_1-adrenérgicos derivan de su acción sobre el músculo liso vascular; así, provocan vasoconstricción, por lo que producen un aumento de las resistencias vasculares periféricas y, por consiguiente, un incremento la presión arterial.

La **fenilefrina**, la **etilefrina** y la **metoxamina** pertenecen al grupo de las feniletilaminas y se caracterizan por tener una semivida más prolongada que la adrenalina. Actúan preferentemente sobre los receptores α_1-adrenérgicos, aunque en dosis elevadas pueden activar también los receptores β-adrenérgicos. Entre sus efectos farmacológicos destaca el incremento de la presión arterial, acompañado de bradicardia sinusal por activación de los reflejos vagales. Tanto la fenilefrina como la etilefrina pueden administrarse por vía parenteral (vía intravenosa) en situaciones de hipotensión. La fenilefrina también puede administrarse por vía nasal como descongestivo nasal y en formulaciones oftalmológicas como agente midriático.

La **midodrina** es un derivado imidazólico que tiene la particularidad de ser un agonista α_1 eficaz por vía oral y que no atraviesa la barrera hematoencefálica. Al ser un profármaco inactivo que se metaboliza en desglimidodrina (metabolito activo) y glicina, la midodrina no produce los picos plasmáticos típicos que ocurren con otros agonistas α-adrenérgicos. Tiene una semivida de 4-6 horas. Al no atravesar la barrera hematoencefálica y ejercer un efecto vasoconstrictor arterial y venoso, resulta un fármaco útil en el tratamiento de la hipotensión ortostática.

Dentro de los agonistas α_1 existe un grupo de fármacos de acción tópica que se emplean como vasoconstrictores de acción local en las mucosas y a nivel ocular. Los principales compuestos de este grupo son la **nafazolina**, la **oximetazolina**, la **tramazolina** y la **xilometazolina**. El efecto vasoconstrictor que producen en las mucosas hace que estos fármacos sean útiles como descongestivos de las vías respiratorias y de la conjuntiva. Tienen el inconveniente de que, una vez pasada la acción vasoconstrictora, pueden producir congestión de rebote. Entre los efectos secundarios derivados de su uso tópico se encuentran sequedad de la mucosa nasal, sensación de quemazón y escozor.

Agonistas de acción preferente α_2

El agonista α_2 más conocido es la **clonidina**, un derivado imidazólico inicialmente desarrollado como descongestivo nasal vasoconstrictor que, cuando se administró por vía parenteral, se comprobó que producía hipertensión arterial, seguida de hipotensión paradójica. El análisis de esta acción hipotensora permitió dilucidar que la activación del tronco cerebral causaba inhibición del tono vasomotor. Posteriormente, se constató su selectividad por los receptores α_2. Sin embargo, cuando se administra por vía oral, no se observa efecto hipertensivo sino hipotensor; de ahí que este fármaco pueda administrarse para tratar la hipertensión arterial.

La clonidina se absorbe bien por vía oral, con una biodisponibilidad de casi el 100 %. La concentración plasmática máxima se alcanza aproximadamente a las 3 horas y posee una semivida de alrededor de 12 horas. El 50 % se elimina por la orina sin transformar. También puede administrarse en parches transdérmicos, que la liberan de forma constante y sostenida durante alrededor de 1 semana.

Los principales efectos adversos de la clonidina son la xerostomía y la sedación, que puede aparecer en el 50 % de los pacientes; estos efectos desaparecen a la semana del tratamiento. Algunos pacientes pueden presentar disfunción sexual y bradicardia. Estos efectos suelen estar directamente relacionados con la dosis, y su incidencia puede disminuirse si se administra por vía transdérmica, ya que se evitan los picos del fármaco en sangre. Se ha descrito la aparición de dermatitis de contacto en el 15-20 % de los casos tras su administración por vía transdérmica.

La **moxonidina** también se emplea como agente antihipertensivo, si bien presenta una baja afinidad por los receptores α_2-adrenérgicos, lo que explica la baja incidencia de sequedad de boca y sedación que aparecen con su uso. Por otro lado, este fármaco es también agonista selectivo de los receptores imidazolínicos, por lo que se ha postulado que su efecto antihipertensivo se debe más al efecto estimulante de los receptores imidazolínicos en el SNC, que conduce a una reducción de la actividad simpática.

La **apraclonidina** y la **brimonidina** son dos agonistas selectivos de los receptores α_2, que se utilizan para el tratamiento del glaucoma administrados por vía oftálmica. Estos fármacos reducen la presión intraocular mediante un mecanismo de acción relacionado con la reducción en la producción de humor acuoso. La administración tópica de estos agentes carece prácticamente de efectos pulmonares o cardiovasculares. La brimonidina, por su efecto vasoconstrictor, también se emplea mediante administración en forma de gel tópico para el tratamiento de la rosácea.

La **tizanidina** es un agonista de los receptores α_2-adrenérgicos, que presenta efectos relajantes musculares, posiblemente debidos a un aumento de la inhibición presináptica de la neurona motora. Se utiliza en el tratamiento de espasmos musculares asociados a trastornos espáticos y funcionales de la columna vertebral o en procesos de espasticidad asociada a determinados trastornos neurológicos.

Agonistas de acción preferente β

El desarrollo de nuevos agonistas β-adrenérgicos pretende mejorar los efectos del isoproterenol en dos aspectos fundamentales: *a)* mejorar la selectividad: los β_1 selectivos ejercen efecto inotrópico positivo y los β_2 ejercen efecto relajante bronquial y uterino, y *b)* mejorar las propiedades farmacocinéticas: que posean mayor semivida al no ser susceptibles de metabolización por la COMT y que posean una buena biodisponibilidad por vía oral.

Agonistas de acción preferente β_1

Si bien cabría esperar que estos fármacos mejoraran la función cardíaca, incrementando tanto la contractilidad como la frecuencia cardíaca, como ya se ha indicado, la dobutamina se caracteriza por presentar mayor actividad inotrópica que cronotrópica. Además, estos fármacos tienen cierta actividad β_2 vasodilatadora que reduce la poscarga y beneficia la hemodinamia cardíaca.

Agonistas de acción preferente β_2

Inicialmente, cuando se empleaban los agonistas β para tratar a los pacientes con asma, se observó que éstos presentaban efectos secundarios como consecuencia de la acción sobre los receptores β_1-cardíacos. Por ello, se desarrollaron fármacos que fueran más selectivos para los receptores β_2; sin embargo, esta selectividad no es absoluta, puesto que en dosis elevadas también actúan sobre los receptores β_1, produciendo efectos adversos cardíacos A partir de la **orciprenalina**, que mostraba selectividad por los receptores β_2, se ha sintetizado un gran número de fármacos con acción predominantemente β_2. Muchos de estos fármacos pueden administrase por vía oral e inhalatoria; esta última permite activar los receptores β_2 de los bronquios con concentraciones sistémicas más bajas del fármaco, lo que reduce la probabilidad de estimular los receptores β_1 cardíacos y, en consecuencia, disminuye los efectos adversos. Las acciones de los fármacos agonistas β_2 en el tratamiento del asma se estudiarán con más detalle en el capítulo 42.

El **rimiterol** y la **hexoprenalina** mantienen en su estructura química el grupo catecol y, por lo tanto, son susceptibles de ser catabolizados por la COMT y poseen una menor semivida. Sin embargo, los agonistas β_2 que no contienen un grupo catecol (salbutamol, fenoterol, terbutalina, procaterol, entre otros) resisten la acción de la COMT y poseen una mayor semivida. Aunque la biodisponibilidad oral de los no catecoles es superior a la de los catecoles, ésta sigue siendo baja porque sufren metabolismo de primer paso en el hígado; aunque existe gran variabilidad, su semivida oscila entre 3 y 8 horas.

Atendiendo principalmente a la velocidad de instauración de sus efectos broncodilatadores y a la duración de éstos, se pueden distinguir tres subgrupos de agonistas β_2. El primer grupo está representado por los denominados SABA (de *short acting beta agonists*), entre los que se incluyen el **salbutamol** y la **terbutalina**, y que administrados por vía inhalatoria inducen una broncodilatación efectiva en 15 minutos y cuya duración de acción es de unas 6 horas. Estos fármacos son utilizados como medicación «de rescate», proporcionando un alivio rápido y temporal de los síntomas del asma o de las exacerbaciones.

El segundo grupo lo constituyen los LABA (de *long acting beta agonists*), entre los que se encuentran el **salmeterol** y el **formoterol**, dos agonistas β_2 altamente selectivos, cuya capacidad broncodilatadora persiste durante 1 hora tras su administración por vía inhalatoria. Estos fármacos están indicados en el tratamiento regular a largo plazo de la enfermedad pulmonar obstructiva crónica (EPOC). El tercer grupo está formado por los ultra-LABA (de *ultra-long acting beta agonists*), que poseen una duración de acción de hasta 24 h y permite su administración en una sola dosis diaria. A este grupo pertenecen el **indacaterol**, el **bambuterol** (un profármaco de la terbutalina de larga duración de acción), el **olodaterol** y el **vilanterol**, que están indicados para el tratamiento de la EPOC en combinación con anticolinérgicos de acción prolongada.

Finalmente, cabe destacar que los agonistas β_2, por su efecto relajante sobre la musculatura uterina, también pueden utilizarse para inhibir las contracciones uterinas en casos de riesgo de parto prematuro. Varios principios activos, como fenoterol, hexoprenalina, isoxsuprina, ritodrina, salbutamol y terbutalina, se encuentran disponibles en diversos países europeos para su administración oral, rectal o parenteral, con indicaciones obstétricas heterogéneas, si bien únicamente la **ritodrina** está autorizada en España para estas indicaciones.

Los efectos secundarios de este grupo de fármacos dependen de la dosis y de la vía de administración. La probabilidad de aparición de efectos secundarios se incrementa si se emplea la vía parenteral y disminuye si se emplea la vía tópica, por ejemplo, en forma de aerosol. Los efectos secundarios incluyen vasodilatación, con reducción de la presión arterial, sobre todo de la diastólica. Un efecto hipotensor acusado puede ocasionar hipoxia y arritmias. La aparición

de taquicardia puede ser de tipo reflejo, secundario a la hipotensión, o por activación de los receptores β_1. En cuanto al metabolismo, estos fármacos pueden incrementar los niveles de glucosa, renina, lactato y cuerpos cetónicos, así como reducir los de potasio, fosfato y calcio.

Agonistas de acción preferente β_3

El **mirabegrón** y el **vibegrón** son agonistas selectivos del receptor β_3-adrenérgico, que produce relajación del músculo liso de la vejiga, al actuar sobre este receptor, predominante en el músculo detrusor. La activación del receptor β_3 en el trígono vesical facilita el almacenamiento de la orina mediante el aplanamiento y alargamiento de la base de la vejiga y, de esta forma, reduce el número de micciones diarias así como los episodios de incontinencia, por lo que está indicado para el tratamiento sintomático de la urgencia y del aumento de la frecuencia miccional y/o la incontinencia de urgencia, que pueden ocurrir en pacientes con síndrome de vejiga hiperactiva.

AMINAS SIMPATICOMIMÉTICAS DE ACCIÓN INDIRECTA

El descubrimiento de un mecanismo de acción simpaticomimético indirecto se produjo al comprobar que el efecto de la tiramina y de otras no catecolaminas desaparecía al tratar con cocaína o reserpina o tras una denervación posganglionar crónica. Estas aminas son suficientemente parecidas a la noradrenalina para ser transportadas al interior de la terminación adrenérgica mediante el mecanismo de recaptación de tipo 1. Una vez allí, son captadas por el transportador vesicular de monoaminas, desplazando y sustituyendo a la noradrenalina de las vesículas sinápticas (y también de los lugares de unión extravesiculares). De esta manera, la noradrenalina pasa al citosol, donde parte de ella es degradada por la MAO y otra parte se intercambia con la monoamina externa mediante el mecanismo de recaptación de tipo 1, interaccionando con los receptores postsinápticos y produciendo los consiguientes efectos simpaticomiméticos. El proceso de liberación no es exocitótico, por lo que no requiere calcio.

Se incluyen en este grupo fármacos que aumentan los efectos del neurotransmisor simpático endógeno porque aumentan sus niveles sinápticos, mediante mecanismos que actúan inhibiendo los sistemas de recaptación (**cocaína**), incrementando la liberación fisiológica del neurotransmisor (**tiramina, cocaína**) o inhibiendo el metabolismo de éste por las enzimas MAO (**pargilina**) o COMT (**entacapona**).

Algunos fármacos inhiben la recaptación neuronal de noradrenalina bloqueando el sistema de recaptación de tipo 1 y, por consiguiente, aumentan los efectos de la actividad de los nervios simpáticos a corto plazo. Los antidepresivos tricíclicos, como la **desipramina**, actúan por este mecanismo. Aunque su efecto es principalmente central, producen taquicardia y arritmias cardíacas que reflejan sus efectos periféricos sobre la transmisión simpática. Los efectos de euforia y excitación de la cocaína también se deben a una manifestación de este mecanismo, pero de localización central

Estos fármacos no son muy específicos y deben su acción a varios factores, entre ellos cierto efecto sobre los receptores adrenérgicos y la inhibición de la MAO y del sistema de recaptación tipo 1. Puesto que su acción es indirecta, ésta se modifica por la presencia de otros fármacos. Por ejemplo, la cocaína inhibe el funcionamiento del transportador de monoaminas, con lo cual la tiramina y otras aminas similares no pueden entrar en la terminación nerviosa, y su efecto es inhibido (mientras que, por el contrario, el efecto de las aminas de acción directa es potenciado). La reserpina también inhibe la acción de la tiramina al reducir el contenido de noradrenalina de las terminaciones nerviosas. Por el contrario, los inhibidores de la MAO potencian su efecto al impedirse la metabolización de la noradrenalina desplazada de las vesículas sinápticas. Esta potenciación es especialmente acusada en el caso de la tiramina, que es además sustrato de la MAO. Cuando esta enzima no puede actuar, se impide la destrucción de tiramina en el intestino y en el hígado, con lo cual la ingestión de alimentos ricos en tiramina, como el queso fermentado, puede originar aumentos peligrosos de la presión arterial.

Una característica general de estas aminas es que desarrollan tolerancia, tal vez debido al agotamiento progresivo del neurotransmisor de las vesículas.

AMINAS SIMPATICOMIMÉTICAS DE ACCIÓN MIXTA

Se incluyen en este apartado los fármacos que actúan tanto sobre los receptores adrenérgicos (efecto directo) como sobre la terminación nerviosa adrenérgica, favoreciendo la liberación de la noradrenalina endógena (efecto indirecto).

La **efedrina** estimula los receptores tanto α-adrenérgicos como β-adrenérgicos. Además, favorece la liberación de catecolaminas de forma similar a la tiramina e inhibe de forma competitiva la recaptación de neurotransmisores y la acción de la MAO mitocondrial. Los efectos de la efedrina son complejos; produce efectos inotropos y cronotropos positivos, eleva la presión arterial sistólica y diastólica y puede provocar vasoconstricción (efecto α-adrenérgico) o vasodilatación (efecto β_2-adrenérgico) periférica. Produce retención de orina como consecuencia de la constricción del músculo del esfínter, a través de la estimulación de los receptores α-adrenérgicos, y relajación de la vejiga, a través de la estimulación de los receptores β-adrenérgicos. La efedrina está indicada para el tratamiento de la hipotensión durante la anestesia general y de la anestesia locorregional, ya sea raquídea o peridural, practicada en el curso de un acto quirúrgico u obstétrico.

La **seudoefedrina** es un estereoisómero de la efedrina que se comporta como agonista de los receptores α_1-adrenérgicos y, en menor medida, de los receptores β. Además, al igual que la efedrina, se comporta como agonista indirecto, ya que es captado por la fibra simpática, desplaza a la noradrenalina de sus vesículas y favorece su liberación. El efecto agonista sobre los receptores α_1 da lugar a vasoconstricción de los vasos sanguíneos, incluidos los de la mucosa nasal, disminuyendo el contenido de sangre y la hinchazón de la mucosa, lo que produce un efecto descongestionante de las vías nasales, por lo que está indicada para el alivio temporal de la congestión nasal asociada a rinitis, resfriado común y gripe. Por otra parte, el efecto agonista sobre receptores β podría dar lugar a broncodilatación, disminuyendo la resistencia al flujo de aire.

✪ INDICACIONES TERAPÉUTICAS DE LOS FÁRMACOS SIMPATICOMIMÉTICOS

- **Reacciones anafilácticas agudas.** La adrenalina por vía subcutánea es el tratamiento de elección en las reacciones agudas graves de hipersensibilidad (p. ej., por picaduras, alimentos). Puede salvar al individuo de una asfixia por edema de glotis. Además de los efectos cardiovasculares, por su acción β-adrenérgica, la adrenalina parece inhibir la liberación de histamina y otros mediadores de la inflamación.

- **Estados de *shock*.** Se pueden emplear agonistas adrenérgicos para incrementar la contractilidad cardíaca (agonistas β) y la resistencia vascular periférica (agonistas α). La dopamina dilata los lechos vasculares renal y esplácnico, además de activar los receptores adrenérgicos α y β; aumenta el filtrado glomerular y la eliminación de Na^+ y mejora la diuresis, de ahí su utilidad no sólo en cuadros de *shock*, sino también en la insuficiencia cardíaca congestiva. La dobutamina es un potente inotrópico por estímulo β_1 cardíaco, pero a nivel periférico, por estímulo β_2, produce vasodilatación con caída de la presión diastólica y taquicardia refleja, por lo que su administración debe acompañarse de la de noradrenalina.

- **Hipotensión.** Los agonistas α-adrenérgicos pueden aumentar la presión arterial cuando están disminuidas las resistencias periféricas. El tratamiento oral con efedrina o clonidina puede ser eficaz en pacientes seleccionados que presentan hipotensión postural crónica por disfunción del sistema nervioso autónomo.

- **Hipertensión.** Para tratar la hipertensión, pueden emplearse agonistas α_2-adrenérgicos como la clonidina, la moxonidina y la α-metildopa cuando los inhibidores de la enzima convertidora de angiotensina o los bloqueantes β no han sido eficaces.

- **Descongestión nasal.** Las gotas nasales que contienen agonistas α, como la oximetazolina, son efectivas en la congestión nasal de las rinitis alérgicas, la fiebre del heno, la sinusitis o los catarros agudos. Si se usan de forma continuada pueden originar una hiperemia de rebote por vasodilatación y establecer un círculo vicioso.

- **Asma y EPOC.** Los agonistas β_2-adrenérgicos (salbutamol, terbutalina, salmeterol, formoterol) están indicados en el tratamiento del asma y la EPOC por su efecto broncodilatador.

- **Prolongación del efecto anestésico local.** A las inyecciones de anestésicos locales suele añadirse adrenalina o un agonista selectivo con el fin de producir vasoconstricción y un retraso en la absorción en el lugar de administración.

- **Efecto vasoconstrictor local.** La acción vasoconstrictora de los agonistas α es útil en muchas intervenciones quirúrgicas de nariz, garganta y laringe, ya que mejora la visibilidad al limitar la hemorragia. La brimonidina, por su efecto vasoconstrictor, también se emplea en forma de gel tópico para el tratamiento de la rosácea.

- **Midriáticos.** La fenilefrina, la efedrina y la fenilanfetamina se usan en oftalmología como midriáticos para explorar la retina.

- **Inhibición de las contracciones uterinas** Se emplean agonistas β_2-adrenérgicos como la ritodrina para relajar el útero grávido, en la amenaza de aborto.

- **Narcolepsia.** La potenciación de la actividad α_1-adrenérgica en el SNC con fármacos como el modafinilo ha mostrado eficacia clínica en el tratamiento de la somnolencia excesiva asociada a narcolepsia, con cataplejía o sin ella, en adultos.

- **Tratamiento del trastorno por déficit de atención con hiperactividad en niños.** Fármacos simpaticomiméticos de acción mixta, como el metilfenidato, la atomoxetina o la lisdexanfetamina, se utilizan como parte de un programa de tratamiento integral del TDAH en niños a partir de los 6 años y adolescentes cuando otras medidas, por sí mismas, han demostrado ser insuficientes.

El **metilfenidato** es un estimulante suave del SNC que parece actuar bloqueando la recaptación de noradrenalina y dopamina en la neurona presináptica y aumenta la liberación de estas monoaminas al espacio extraneuronal. Actualmente está indicado como parte de un programa de tratamiento integral del trastorno por déficit de atención con hiperactividad (TDAH) en niños a partir de 6 años y adolescentes cuando otras medidas, por sí mismas, han demostrado ser insuficientes.

La **atomoxetina** es un inhibidor potente y altamente selectivo del transportador presináptico de la noradrenalina, sin que actúe directamente sobre los transportadores de serotonina o dopamina, y presenta una mínima afinidad por otros receptores noradrenérgicos. Este fármaco también estaría indicado en el tratamiento del TDAH.

La **lisdexanfetamina** es un profármaco farmacológicamente inactivo. Tras su administración oral, se absorbe rápidamente desde el tracto gastrointestinal y se hidroliza dando lugar a la dexanfetamina, que es responsable de la actividad del fármaco. Las anfetaminas son aminas simpaticomiméticas no catecolaminas con actividad estimulante del SNC. La lisdexanfetamina está indicada en el TDAH en niños a partir de los 6 años, cuando la respuesta al tratamiento previo con metilfenidato se considere clínicamente inadecuada. El mecanismo de acción de este derivado de la anfetamina en el TDAH no se conoce totalmente; sin embargo, se piensa que se debe a su capacidad de bloquear la recaptación de noradrenalina y dopamina en la neurona presináptica y aumentar la liberación de estas monoaminas en el espacio extraneuronal.

El **modafinilo** se une al transportador de noradrenalina e inhibe la recaptación de este neurotransmisor. Por otro lado, no parece ser un agonista directo de los receptores α_1, aun cuando la alerta inducida por modafinilo puede atenuarse mediante el antagonista α_1 prazosina. El modafinilo, a diferencia de los estimulantes psicomotores clásicos, afecta predominantemente las regiones cerebrales implicadas en la regulación de la excitación, el sueño, la alerta y la vigilia, y restaura y/o mejora el nivel y la duración de la vigilia y la alerta diurna, por lo que está indicado para el tratamiento de la somnolencia excesiva asociada a narcolepsia con cataplejía o sin ella en adultos.

OTROS FÁRMACOS QUE MODULAN LA TRANSMISIÓN ADRENÉRGICA

Algunos fármacos inhiben la recaptación neuronal de noradrenalina bloqueando el sistema de recaptación de tipo 1 y, por consiguiente, aumentan los efectos de la actividad de los nervios simpáticos a corto plazo. Los antidepresivos tricíclicos, como la **desipramina**, actúan por este mecanismo. Aunque ejercen sus efectos sobre todo a nivel central, producen taquicardia y arritmias cardíacas que reflejan sus efectos periféricos sobre la transmisión simpática. Los efectos de euforia y excitación de la **cocaína** también se deben a una manifestación de este mecanismo, pero de localización central. Otros compuestos, como la **anfetamina**, la **fenoxibenzamina** y la **guanetidina**, que actúan sobre otros procesos de la transmisión simpática, también pueden inhibir el mecanismo de recaptación de tipo 1.

Otros fármacos inhiben el sistema de recaptación de tipo 2, como la **3-metilisoprenalina** y la **fenoxibenzamina**; así, bloquean el proceso de recaptación extraneuronal de catecolaminas en células efectoras inervadas, o no, por el simpático.

INDICACIONES TERAPÉUTICAS DE LOS FÁRMACOS SIMPATICOMIMÉTICOS

El empleo de fármacos simpaticomiméticos para tratar diversos procesos patológicos ha sido posible en la medida en que se han desarrollado fármacos selectivos para un determinado subtipo de receptor adrenérgico. A continuación se analizarán las indicaciones más relevantes de este grupo de fármacos.

Reacciones anafilácticas agudas. La adrenalina por vía subcutánea es el tratamiento de elección de las reacciones agudas graves de hipersensibilidad (p. ej., por picaduras, alimentos). Además de aliviar los síntomas de prurito, ronchas y tumefacción de labios, párpados y lengua, puede salvar al individuo de una asfixia por edema de glotis. Aparte de los efectos cardiovasculares, la adrenalina, por su acción β-adrenérgica, parece inhibir la liberación de histamina y otros mediadores de la inflamación.

Estados de *shock*. El *shock* es un estado clínico caracterizado por hipoperfusión tisular, en general, asociado a hipotensión y en último término a fallo multiorgánico. Las causas de *shock* son hipovolemia (deshidratación o hemorragia), insuficiencia cardíaca (infarto agudo de miocardio, arritmia grave), obstrucción del volumen minuto (embolia pulmonar, taponamiento pericárdico) y disfunción circulatoria periférica (sepsis o anafilaxia). El tratamiento del *shock* comprende unas medidas específicas dirigidas a tratar su causa y unas medidas generales destinadas a corregir las alteraciones hemodinámicas. Con independencia de la causa del *shock*, la caída de presión arterial induce la activación del sistema nervioso simpático, que provoca vasoconstricción periférica, taquicardia y aumento de la fuerza de contracción. El organismo adopta estas medidas para mantener la presión arterial y asegurar el flujo sanguíneo cerebral, pero si la situación de *shock* persiste, se produce hipoperfusión general.

Se pueden emplear agonistas adrenérgicos para incrementar la contractilidad cardíaca (agonistas β) y la resistencia vascular periférica (agonistas α). La dopamina dilata los lechos vasculares renal y esplácnico, además de activar los receptores adrenérgicos α y β; aumenta el filtrado glomerular, la eliminación de Na^+ y mejora la diuresis, de ahí su utilidad no sólo en cuadros de *shock*, sino también en la insuficiencia cardíaca congestiva.

Hipotensión. Los agonistas α-adrenérgicos pueden aumentar la presión arterial cuando están disminuidas las resistencias periféricas. En general, no se requiere tratar la hipotensión con estos fármacos, excepto si existe compromiso de perfusión de órganos vitales (cerebro, corazón, riñón). El tratamiento oral con efedrina o clonidina puede tener eficacia en pacientes seleccionados que presentan hipotensión postural crónica por disfunción del sistema nervioso autónomo.

Hipertensión. Para tratar la hipertensión pueden emplearse agonistas α_2-adrenérgicos, como la clonidina, la moxonidina y la α-metildopa. Habitualmente no son fármacos de primera elección para el tratamiento de la hipertensión, pero pueden utilizarse cuando los inhibidores de la enzima convertidora de angiotensina o los bloqueantes β no han sido eficaces.

Descongestión nasal. Las gotas nasales que contienen agonistas α, como la oximetazolina, son efectivas en la congestión nasal de las rinitis alérgicas, la fiebre del heno, la sinusitis o los catarros agudos. Suelen emplearse de forma tópica. Su acción es inmediata y la duración es variable. Si se usan de forma continua, pueden originar una hiperemia de rebote por vasodilatación y establecerse un círculo vicioso. Para los catarros comunes y la rinitis alérgica suelen emplearse la seudoefedrina, la fenilpropanolamina y la fenilefrina por vía oral como descongestionantes. Estos fármacos se asocian con frecuencia con otros en los preparados anticatarrales.

Asma y EPOC. Los agonista β_2-adrenérgicos (p. ej., salbutamol, terbutalina, salmeterol, formoterol) están indicados en el tratamiento del asma y la EPOC por su efecto broncodilatador (v. cap. 29 para más detalle).

Prolongación del efecto anestésico local. A las inyecciones de anestésicos locales suele añadirse adrenalina o un agonista selectivo, con objeto de producir vasoconstricción y así provocar un retraso en la absorción desde el lugar de administración. Esto prolonga el efecto anestésico.

Efecto vasoconstrictor local. La acción vasoconstrictora de los agonistas α es útil en muchas intervenciones quirúrgicas de nariz, garganta y laringe, pues mejora la visibilidad al limitar la hemorragia. La brimonidina, por su efecto vasoconstrictor, también se emplea en forma de gel tópico para el tratamiento de la rosácea, en la que presenta un efecto muy rápido, siendo visible la mejoría al cabo de unos 30 minutos, con una duración de acción de hasta 12 horas.

Midriáticos. La fenilefrina, la efedrina y la fenilanfetamina se emplean en oftalmología como midriáticos para explorar la retina. La ventaja de estos fármacos sobre los antimuscarínicos es que no producen cicloplejía ni aumentan la presión intraocular.

Inhibición de las contracciones uterinas. Se emplean agonistas β_2-adrenérgicos como la ritodrina para relajar el útero grávido, en la amenaza de aborto.

Narcolepsia. La potenciación de la actividad α_1-adrenérgica en el SNC con fármacos como el modafinilo ha mostrado eficacia clínica en el tratamiento de la somnolencia excesiva asociada a narcolepsia, con cataplejía o sin ella, en adultos.

Tratamiento de la hiperactividad con déficit de atención. Fármacos simpaticomiméticos de acción mixta, como el metilfenidato, la atomoxetina o la lisdexanfetamina, se utilizan como parte de un programa de tratamiento integral del TDAH en niños a partir de los 6 años y en adolescentes cuando otras medidas, por sí mismas, han demostrado ser insuficientes.

BIBLIOGRAFÍA

Ahlquist RP. A study of the adrenotropic receptors. Am J Physiol 1948; 153: 586-600.

Becker DE. Basic and clinical pharmacology of autonomic drugs. Anesth Prog 2012; 59: 159-69. Briars L, Todd TA. Review of pharmacological management of attention-deficit/hyperactivity disorder. J Pediatr Pharmacol Ther 2016; 21: 192-206.

Calzada C, de Artiñano A. Alpha-adrenoceptor subtypes. Pharmacol Res 2001; 44: 195-208.

Cazzola M, Matera MG, Lötvall J. Ultra long-acting beta 2-agonists in development for asthma and chronic obstructive pulmonary disease. Expert Opin Investig Drugs 2005; 14: 775-83.

Gilman AG. G proteins: transducers of receptor-generated signals. Annu Rev Biochem 1987; 56: 615-49.

Goldstein DS. (2012). Noradrenergic Neurotransmission. Eds. David Robertson, Italo Biaggioni, Julian F.R. Paton. Primer on the Autonomic Nervous System. Tercera Edición. Capitulo 6. Pg. 37-43. Elsevier Inc.

Guimaraes S, Moura D. Vascular adrenoceptors: an update. Pharmacol Rev 2001; 53: 319-56.

Kaya E, Sikka SC, Oral DY, Ozakca I, Gur S. B3-adrenoceptor control of lower genitourinary tract organs and function in male: an overview. Curr Drug Targets 2017, Jan 20.

Kumar B, Baskaran R, Huang CH. Detailed insight on b-adrenoceptors as therapeutic targets. Biomedicine & Pharmacotherapy 2019; 117: 109039.

Malerba M, Radaeli A, Montuschi P, Babu KS, Morjaria JB. Investigational beta-2 adrenergic agonists for the treatment of chronic obstructive pulmonary disease. Expert Opin Investig Drugs 2017; 6: 1-11.

Matera MG, Page CP, Calzetta L, Rogliani P, Cazzola M. Pharmacology and Therapeutics of Bronchodilators Revisited. Pharmacol Rev 2020; 72(1): 218-52.

Molinoff PB. Alpha- and beta-adrenergic receptor subtypes properties, distribution and regulation. Drugs 1984; 28: 1-15.

Nelson DL, Gehlert DR. Central nervous system biogenic amine targets for control of appetite and energy expenditure. Endocrine 2006; 29: 49-60.

Paton DM. Vibegron: a β3-adrenergic agonist for the treatment of overactive bladder. Drugs Today (Barc) 2021; 57: 507-17.

Piascik MT, Pérez DM. Alpha-adrenergic receptors: new insights and directions. J Pharmacol Exp Ther 2001; 298: 403-10.

Riederer P, Konradi C, Schay V, Kienzl E, Birmayer G, Danielczyk W, Sofic E, Youdim MB. Localization of MAO-A and MAO-B in human brain: a step in understanding the therapeutic action of L-deprenyl. Adv Neurol 1987; 45: 111-18.

Seiden LS, Sabol KE. Amphetamine: effects on catecholamine systems and behavior. Ann Rev Pharmacol Toxicol 1993; 32: 639-77.

Starke K, Göthert M, Kiebinger H. Modulation of neurotransmitter release by presynaptic autoreceptors. Physiol Rev 1989; 69: 864-989.

Tekin I, Roskoski R Jr, Carkaci-Salli N and Vraba KE. Complex molecular regulation of tyrosine hydroxylase. J Neural Transm 2014; 121: 1451-81.

Velmurugana BK, Baskaranb R, Huang CY. Detailed insight on β-adrenoceptors as therapeutic targets. Biomedicine & Pharmacotherapy 2019; 117: 109039.

Wachter SB, Gilbert EM. Beta-adrenergic receptors, from their discovery and characterization through their manipulation to beneficial clinical application. Cardiology 2012; 122(2): 104-12.

Yan L, Tao Y. Physiology and pathophysiology of the β3-adrenergic receptor. Prog Mol Biol Transl Sci 2019; 161: 91-112.

Sistema nervioso simpático: fármacos simpaticolíticos

9

F. Abad-Santos, J. F. Padín Nogueira y M. García López

INTRODUCCIÓN

La actividad del sistema nervioso simpático puede suprimirse mediante el uso de cuatro categorías de fármacos: *a)* simpaticolíticos de acción central, mediante el agonismo de los receptores α₂ en el tronco encefálico; *b)* bloqueantes ganglionares, que bloquean la transmisión nerviosa en los ganglios simpáticos; *c)* bloqueantes neuronales de la síntesis, almacenamiento o liberación de catecolaminas adrenérgicas desde las neuronas postganglionares simpáticas, y *d)* antagonistas de los receptores α y β-adrenérgicos (selectivos y no selectivos) situados sobre las membranas de las células efectoras. Debido a la mayor importancia de los fármacos antagonistas de los receptores adrenérgicos, de ellos se va a ocupar la mayor parte de este capítulo.

Como se ha descrito en el capítulo 8, se distinguen dos tipos principales de receptores adrenérgicos (α y β), por lo que se revisarán los antagonistas de cada uno de ellos por separado.

El mejor conocimiento de la localización y las funciones de los distintos subtipos de receptores ha posibilitado el desarrollo de antagonistas que tienen mayor afinidad por un subtipo de receptor, de forma que es posible abolir selectivamente algunas respuestas simpáticas sin producir otros efectos. Por ejemplo, los antagonistas selectivos de los receptores β₁ actúan sobre el corazón sin producir apenas efectos en las vías respiratorias, donde predominan los receptores β₂.

RESEÑA HISTÓRICA

▸▸ Desde que Ahlquist planteó la existencia de los dos tipos de receptores adrenérgicos, se intentó sintetizar fármacos que bloquearan estos receptores de forma selectiva, aunque se prestó más atención a los antagonistas de los receptores β. Al final de la década de 1950 se sintetizaron los primeros bloqueantes β en el laboratorio de sir James Black, que eran tóxicos en animales, pero pronto se llegó al **propranolol**, que sigue siendo el prototipo de antagonista de receptores β-adrenérgicos no selectivos. Posteriormente, a partir del propranolol se desarrollaron otros fármacos a los que se añadieron otras propiedades, como mayor afinidad por receptores β₁ o β₂, actividad simpaticomimética intrínseca, bloqueo de receptores α-adrenérgicos, capacidad para producir vasodilatación y diferencias en la liposolubilidad o las características farmacocinéticas. ◂◂

ANTAGONISTAS DE LOS RECEPTORES α-ADRENÉRGICOS

Propiedades farmacológicas generales

Mecanismo de acción y clasificación

Los efectos de los antagonistas de los receptores α-adrenérgicos, o bloqueantes α, dependen de la inhibición del efecto mediado por los receptores α-adrenérgicos producida tanto por el sistema simpático como por la administración de catecolaminas exógenas. Constituyen un grupo de fármacos muy heterogéneo desde el punto de vista químico, que muestran una afinidad muy diferente por los receptores α₁ y α₂.

Mientras que algunos bloquean los dos tipos de receptores (como la **fentolamina**), otros tienen una afinidad 1.000 veces mayor por los α_1 (como la **prazosina**) y algunos son selectivos por los α_2 (como la **yohimbina**). La fenoxibenzamina se une de manera irreversible tanto a los receptores α_1 como α_2, aunque tiene una ligera selectividad por los receptores α_1, que no parece ser relevante en los seres humanos. En la **tabla 9-1** se presenta una clasificación de los antagonistas de los receptores α-adrenérgicos de acuerdo con su selectividad por los receptores. Incluso algunos fármacos nuevos parece que pueden discriminar entre ciertos subtipos de receptores, como la **tamsulosina** y la **silodosina**, que muestran mayor afinidad por los receptores α_{1A} que por los α_{1B}. Existen muchos compuestos que bloquean los receptores α-adrenérgicos de forma poco específica, ya que pueden ocupar también receptores de otros tipos, como los derivados del cornezuelo de centeno (ergóticos), y muchos neurolépticos (**haloperidol, clorpromazina, risperidona**) que bloquean también los receptores dopaminérgicos o serotoninérgicos. Algunos derivados ergóticos, como la **ergotamina** y la **dihidroergotamina**, poseen un efecto agonista parcial sobre los receptores α_1. Los bloqueantes β-adrenérgicos **labetalol** y **carvedilol**, que se describen más adelante, también bloquean los receptores α_1. Hasta ahora, el antagonismo del efecto α_1 ha sido más estudiado y tiene mayor aplicación en terapéutica que el antagonismo α_2.

Aunque la mayoría de los fármacos bloquean los receptores α-adrenérgicos de forma reversible (antagonismo competitivo), algunos, como la **fenoxibenzamina**, lo hacen de forma irreversible porque se unen covalentemente al receptor (antagonismo no competitivo) y es necesario que se sinteticen nuevos receptores para que desaparezca su efecto.

Los antagonistas α-adrenérgicos no selectivos también producen efectos sobre otros neurotransmisores. La **fenoxi-**

benzamina inhibe la recaptación de catecolaminas y antagoniza receptores de dopamina, serotonina, histamina y acetilcolina, aunque en dosis muy superiores a las necesarias para bloquear los receptores α. La **fentolamina** bloquea los receptores de serotonina y los canales de potasio y puede estimular el músculo liso gastrointestinal y la secreción de ácido gástrico por efecto agonista sobre receptores muscarínicos e histaminérgicos, respectivamente. La **prazosina** también inhibe la fosfodiesterasa de nucleótidos cíclicos.

El **urapidil** tiene una estructura química diferente y bloquea principalmente los receptores α_1-adrenérgicos, aunque también actúa sobre los receptores 5-HT$_{1A}$ centrales. Se ha descrito que puede bloquear receptores adrenérgicos α_2 y β_1, pero estos efectos son insignificantes en las dosis que se utilizan habitualmente en la clínica.

En la **figura 9-1** se muestra la estructura química de los principales fármacos antagonistas de los receptores α-adrenérgicos, no selectivos y selectivos.

Tabla 9-1. Clasificación de los antagonistas α-adrenérgicos

Antagonistas α-adrenérgicos no selectivos (α₁ y α₂)
Irreversible: fenoxibenzamina
Reversibles: fentolamina, tolazolina

Antagonistas α₁-adrenérgicos selectivos
Alfuzosina
Doxazosina
Prazosina
Silodosina
Tamsulosina
Terazosina
Urapidil

Antagonistas α₂-adrenérgicos selectivos
Yohimbina
Mirtazapina

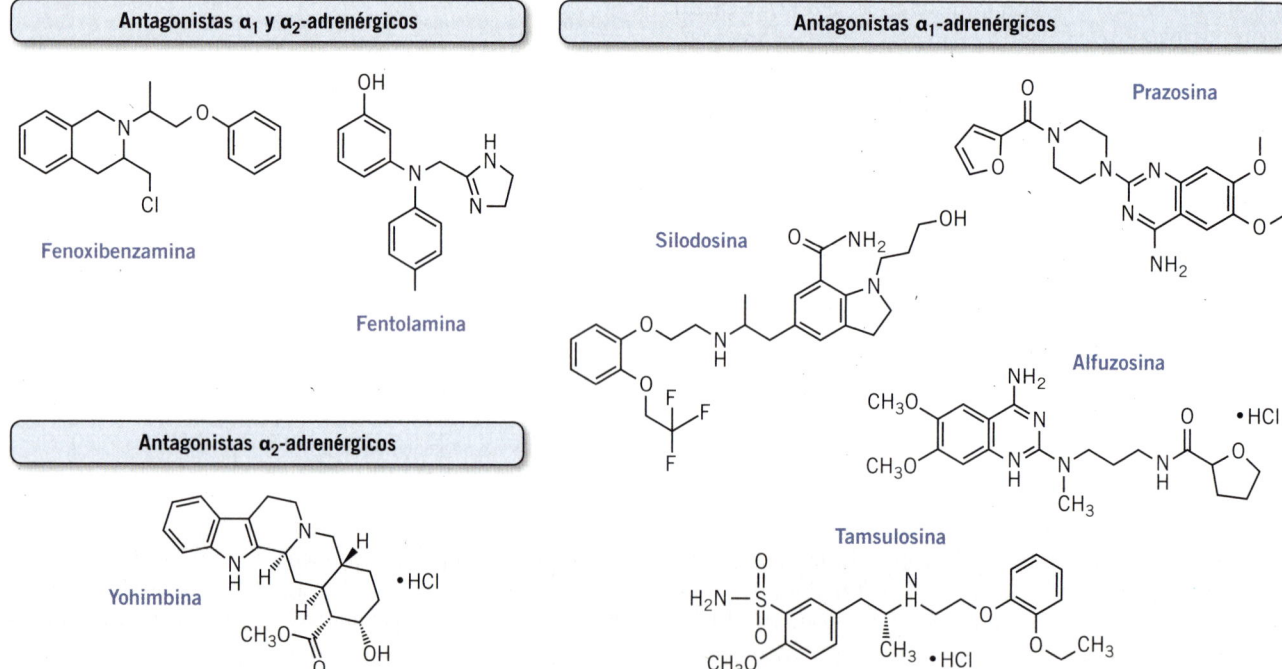

Figura 9-1. Estructura de los principales fármacos antagonistas α_1-adrenérgicos.

Efectos cardiovasculares

Los principales efectos de los antagonistas α-adrenérgicos se manifiestan en el sistema cardiovascular. Los receptores α-adrenérgicos median uno de los efectos más importantes del sistema simpático, el mantenimiento del tono vascular a través de la contracción del músculo liso de arteriolas y venas. Este efecto vasoconstrictor está mediado por los receptores α_1 (principalmente α_{1B}), y su bloqueo produce vasodilatación tanto de los vasos de resistencia (arteriolas) como de las venas. El resultado es una disminución de las resistencias periféricas por vasodilatación arteriolar, que produce hipotensión y taquicardia refleja, porque el efecto cardíaco está mediado por los receptores β. La magnitud del efecto hipotensor depende de la actividad del sistema simpático: por ejemplo, es menor en decúbito que en bipedestación, o es más acentuado en situaciones de hipovolemia, cuando el sistema simpático está muy activado. La taquicardia refleja apenas se produce con antagonistas α_1 selectivos como la **prazosina**, pero es muy manifiesta con los antagonistas α-adrenérgicos no selectivos que bloquean también los receptores α_2 presinápticos, ya que estos receptores inhiben la secreción de noradrenalina y su bloqueo aumenta su liberación.

Los bloqueantes α también inhiben el efecto vasoconstrictor y el aumento de la presión arterial producidos por la administración de catecolaminas exógenas, aunque el efecto depende del fármaco administrado. Por ejemplo, bloquean totalmente el efecto de los agonistas α como la **fenilefrina**, pero en el caso de la **adrenalina** pueden transformar el efecto vasoconstrictor en vasodilatador porque este fármaco puede estimular los receptores β_2 vasculares.

La vasodilatación del lecho venoso por los bloqueantes α produce una disminución del retorno venoso y, por consiguiente, de la precarga y del gasto cardíaco. Si este efecto es pronunciado, puede producirse hipotensión postural, que es agravada por la abolición del efecto vasoconstrictor compensador.

Los receptores α_2-adrenérgicos regulan la actividad del sistema nervioso simpático a nivel periférico y central. El bloqueo de estos receptores a nivel presináptico con antagonistas selectivos como la **yohimbina** aumenta la liberación de noradrenalina y produce un incremento de la presión arterial. No obstante, con los antagonistas α-adrenérgicos no selectivos este incremento de la presión no se produce porque los receptores α_1 están bloqueados. En algunos lechos vasculares se ha visto que hay receptores α_2-adrenérgicos postsinápticos que pueden producir vasoconstricción o vasodilatación a través de la liberación de óxido nítrico de las células endoteliales; sin embargo, no se sabe bien el papel fisiológico que desempeñan en la regulación del flujo sanguíneo, y el efecto de los antagonistas α_2 está dominado por sus acciones sobre los receptores centrales y las terminaciones nerviosas.

Otros efectos

Como los receptores α_1 están involucrados en la contracción del músculo liso del trígono vesical, del esfínter vesical y de la uretra proximal y prostática, los antagonistas α-adrenérgicos producen su relajación, con lo que facilitan la mic-

ción en pacientes con hipertrofia benigna de próstata. La contracción del músculo liso prostático parece que está mediada por el subtipo de receptores α_{1A} sobre los que la tamsulosina parece tener mayor actividad. Además, la terazosina y la doxazosina inducen apoptosis de las células de músculo liso de la próstata. Los antagonistas α también inhiben la eyaculación, reducen la sudoración y aumentan la congestión nasal.

La **prazosina** y sus derivados producen efectos beneficiosos sobre los lípidos plasmáticos: disminuyen el LDL-colesterol y los triglicéridos y aumentan el HDL-colesterol, pero no se sabe bien cuál es la significación clínica de estos cambios.

Por otro lado, los receptores α_2 facilitan la agregación plaquetaria (α_{2A}), bloquean la secreción de insulina e inhiben la lipólisis. Aunque los receptores α_2 pueden producir contracción del músculo liso bronquial, la relevancia clínica de este efecto es mínima. De todas estas funciones podría deducirse que el potencial terapéutico de los antagonistas α_2-adrenérgicos es muy alto, pero sus efectos clínicos todavía han sido poco evaluados.

Antagonistas α-adrenérgicos no selectivos

Farmacocinética

La **fenoxibenzamina** tiene una biodisponibilidad por vía oral del 20-30 % y se metaboliza ampliamente en el hígado. Su semivida es inferior a 24 horas pero, como inactiva los receptores α-adrenérgicos de forma irreversible, la duración de su efecto depende de la velocidad de síntesis de nuevos receptores, que puede ser de 4 días a 1 semana.

La biodisponibilidad de la **fentolamina** por vía oral es pequeña, se metaboliza ampliamente en el hígado y su semivida es de 19 minutos cuando se administra por vía intravenosa. Por el contrario, la **tolazolina** se absorbe completamente por vía oral y se elimina por el riñón.

Reacciones adversas

El principal efecto adverso de estos fármacos es la hipotensión postural, que puede acompañarse de taquicardia refleja, arritmias y, a veces, isquemia cardíaca. La hipotensión es más grave en pacientes hipovolémicos o en situaciones que producen vasodilatación, como el ejercicio o la ingestión de alcohol o de grandes cantidades de alimentos. Estos fármacos deben utilizarse con precaución en pacientes con cardiopatía isquémica. Por su liposolubilidad, la **fenoxibenzamina** atraviesa la barrera hematoencefálica y puede producir mareos, sedación, somnolencia, cansancio y convulsiones cuando se infunde rápidamente por vía intravenosa. La **fentolamina** produce estimulación gastrointestinal, que se manifiesta por dolor abdominal, náuseas y exacerbación de úlcera péptica.

Indicaciones terapéuticas

La principal indicación del tratamiento con **fenoxibenzamina** es el feocromocitoma, un tumor de la médula suprarrenal o las neuronas simpáticas que secreta grandes cantidades de catecolaminas, produciendo hipertensión, a menudo

---

✪ CARACTERÍSTICAS FARMACOLÓGICAS DE LOS ANTAGONISTAS α-ADRENÉRGICOS

- Grupo de fármacos químicamente muy heterogéneo con afinidad muy diferente por los receptores α_1 y α_2.
- Principales efectos sobre el sistema cardiovascular:
  - Disminución de resistencias periféricas por vasodilatación arteriolar que produce hipotensión y taquicardia refleja.
  - Vasodilatación venosa que produce disminución del retorno venoso, de la precarga y del gasto cardíaco.
- Relajación del músculo liso vesical y prostático que facilita la micción en pacientes con hipertrofia benigna de próstata.
- Efectos beneficiosos sobre lípidos plasmáticos.

---

episódica. El tratamiento suele ser quirúrgico, pero se administra fenoxibenzamina para controlar las crisis hipertensivas y preparar al paciente para la cirugía. Suele empezarse con una dosis de 10 mg dos veces al día, 1-3 semanas antes de la intervención, y se aumenta en días alternos hasta conseguir el efecto deseado sobre la hipertensión arterial. La dosis necesaria suele ser de 40-120 mg diarios, administrados en dos o tres tomas. Como también hay que bloquear el efecto de las catecolaminas sobre los receptores β-adrenérgicos, se administra un bloqueante β después de haber conseguido el control de la presión arterial, especialmente si hay arritmias.

Si no es posible operar al paciente, es necesario el tratamiento a largo plazo, aunque en estos casos suele preferirse el bloqueo de la síntesis de catecolaminas con **α-metiltirosina**.

La **fentolamina** se utiliza por vía intravenosa para controlar las crisis hipertensivas del feocromocitoma o las que aparecen cuando se interrumpe el tratamiento con **clonidina**, o en pacientes tratados con inhibidores de la monoaminooxidasa que ingieren alimentos ricos en tiramina. Es útil para prevenir la necrosis dérmica que se puede producir por extravasación de **noradrenalina** o **dopamina**. También se ha utilizado para la disfunción eréctil, administrándola por vía intracavernosa o por vía oral en forma de **fentolamina mesilato**, que se absorbe bien y tiene una semivida de 5-7 horas.

La **tolazolina** se utiliza en el tratamiento de la hipertensión pulmonar persistente del recién nacido cuando no se consigue mantener una oxigenación adecuada a pesar de la ventilación mecánica.

Antagonistas α_1-adrenérgicos selectivos

Farmacocinética

La **prazosina** es el prototipo de una familia de fármacos antagonistas α_1-adenérgicos muy potentes y selectivos. La prazosina y sus derivados se absorben bien por vía oral y circulan unidos a proteínas plasmáticas, principalmente a la α_1-glucoproteína ácida **(tabla 9-2)**. Se metabolizan ampliamente en el hígado y menos del 5-10 % se elimina como fármaco inalterado en la orina. Algunos metabolitos se eliminan por las heces y otros por la orina. Aunque la semivida plasmática de la prazosina es relativamente corta (2-3 horas), la duración del efecto hipotensor es de 7-10 horas. La semivida aumenta en la insuficiencia cardíaca a 6-8 horas. La **terazosina** y la **doxazosina** tienen una semivida más larga y su efecto puede durar 18 y 36 horas, respectivamente, lo que permite su administración en una dosis única diaria.

El **urapidil** tiene unas propiedades farmacocinéticas similares a la prazosina y, aunque su semivida también es corta, el efecto hipotensor se mantiene durante 12 o incluso 24 horas.

Reacciones adversas

El principal riesgo de la **prazosina** y sus derivados es el fenómeno de la primera dosis, que se caracteriza por hipotensión ortostática y síncope, que aparece a los 30-90 minutos de tomar la dosis inicial, especialmente en personas de edad avanzada. Suele desarrollarse tolerancia a este efecto con el tratamiento prolongado, posiblemente por una reducción de la actividad simpática a nivel central. Para disminuir este riesgo, se recomienda empezar con dosis bajas (1 mg) al irse a la cama, aumentar la dosis lentamente y añadir otros antihipertensivos con precaución. Otros efectos adversos son cefalea, mareos y astenia. La **tamsulosina** y la **silodosina** se diferencian porque en las dosis bajas habituales no suelen producir efecto hipotensor, pero pueden provocar una alteración de la eyaculación.

Indicaciones terapéuticas

La **prazosina** y sus análogos arilpiperazínicos **terazosina** y **doxazosina**, que son no selectivos de los subtipos α_1, se utilizan para el tratamiento de la hipertensión arterial. Para evi-

---

Tabla 9-2. Propiedades farmacocinéticas de los bloqueantes α_1

Fármaco	Biodisponibilidad (%)	Unión a proteínas (%)	Semivida (horas)	Duración del efecto hipotensor (horas)	Principal vía de eliminación
Alfuzosina	64	90	3-5	[a]	Hepática
Doxazosina	65	99	20	> 24	Hepática
Prazosina	70	95	2-3	7-10	Hepática
Silodosina	32	97	11	[a]	Hepática
Tamsulosina	99	99	13	[a]	Hepática
Terazosina	90	92	12	18-24	Hepática
Urapidil	72	80	4	12-24	Hepática

[a] No se utiliza para el tratamiento de la hipertensión arterial.

tar el riesgo de reacciones sincopales que pueden producirse con la primera dosis, se recomienda empezar con una dosis baja de 1 mg por la noche. La utilización de estos fármacos en monoterapia está cuestionada por los resultados de un ensayo clínico con doxazosina (estudio ALLHAT), en el que aumentó el riesgo de insuficiencia cardíaca.

Al igual que otros vasodilatadores, pueden utilizarse en la insuficiencia cardíaca porque reducen la precarga y la poscarga, con lo que mejora el gasto cardíaco. No obstante, no se ha demostrado que la prazosina aumente la supervivencia, a diferencia de lo que ocurre con los inhibidores de la enzima convertidora de angiotensina.

La prazosina también puede disminuir la incidencia de vasoespasmo digital en pacientes con enfermedad de Raynaud.

Además, existen otros fármacos que no comparten la misma naturaleza química de la prazosina, y que son más selectivos por los receptores α_{1A} mejorando el balance beneficio/riesgo para el tratamiento de la hipertrofia benigna de próstata. De hecho, **alfuzosina** (quinazolinamina), **silodosina** (indolcarboxamida) y **tamsulosina** (derivado anfetamínico) sólo se utilizan para esta indicación en monoterapia (ver estructuras químicas en **figura 9-1**). Estos fármacos mejoran el caudal miccional y los otros síntomas urinarios del paciente en menor tiempo que la finasterida y sus análogos, que pueden tardar meses. Sin embargo, la dutasterida, es más eficaz en la reducción del volumen prostático. Los medicamentos que combinan alfuzosina/finasterida, o bien tamsulosina/solifenacina (antagonista muscarínico M_3), o tamsulosina/tadalafilo (inhibidor de fosfodiestearasa-5) o tamsulosina/dutasterida, muestran una acción sinérgica, por lo que son aún más potentes. No existen diferencias entre los distintos fármacos antagonistas α_1-adrenérgicos en relación con la eficacia para el tratamiento de la hiperplasia benigna de próstata. No obstante, la ventaja que presenta la selectividad por los receptores α_{1A}, como muestra la tamsulosina a la dosis de 0,4 mg/día, es que entrañen menor riesgo de producir hipotensión ortostática por no actuar sobre los receptores α_{1B} vasculares. También pueden mejorar el vaciamiento vesical en pacientes con lesión espinal.

Un derivado piperazínico de la prazosina como el **urapidil** puede utilizarse por vía oral para el tratamiento de la hipertensión o por vía parenteral para controlar las crisis hipertensivas, principalmente en el perioperatorio o el postoperatorio.

Antagonistas α_2-adrenérgicos selectivos

La **yohimbina** pasa rápidamente al SNC y produce un aumento de la presión arterial y la frecuencia cardíaca, efectos opuestos a los de la clonidina, un agonista α_2 selectivo. También aumenta la actividad motora y produce temblor. Además, es un antagonista de los receptores de la serotonina. Se ha sugerido que puede ser útil en el tratamiento de la disfunción sexual masculina, en la neuropatía diabética y en la hipotensión postural, aunque su eficacia no se ha demostrado claramente.

La búsqueda de la acción antagonista sobre los receptores α_2 presinápticos centrales es una estrategia en la acción

---

> **✪ PRINCIPALES INDICACIONES DE LOS ANTAGONISTAS α-ADRENÉRGICOS**
>
> • **α_1 No selectivos**
> - Tratamiento del feocromocitoma (fenoxibenzamina).
> - Control de crisis hipertensivas del feocromocitoma (fentolamina).
> - Prevención de la necrosis dérmica por extravasación de catecolaminas (fentolamina).
> - Tratamiento de la disfunción eréctil (fentolamina).
> - Tratamiento de la hipertensión pulmonar permanente del recién nacido (tolazolina).
>
> • **α_1 Selectivos**
> - Tratamiento de la hipertensión arterial.
> - Vasospasmo digital en la enfermedad de Raynaud (prazosina).
> - Hipertrofia benigna de próstata.
>
> • **α_2 Selectivos**
> - Tratamiento de la disfunción sexual masculina (?).
> - Neuropatía diabética (?).
> - Hipotensión postural (?).
> - Depresión.
>
> • **Derivados ergóticos**
> - Tratamiento de la migraña aguda (ergotamina y dihidroergotamina).
> - Estimula la contracción del útero para disminuir las hemorragias posparto (ergonovina).

---

antidepresiva, por producir una mayor liberación de catecolaminas de la terminal nerviosa. Así, fármacos antidepresivos tricíclicos como la **dosulepina** combinan la inhibición de los sistemas de recaptación de 5-HT y noradrenalina con el antagonismo α_2, lo que potencia la acción antidepresiva. Otros antidepresivos que antagonizan receptores adrenérgicos y serotoninérgicos, pero que no actúan sobre los sistemas de recaptación de monoaminas, como la **mirtazapina**, tienen también en su perfil de acción el antagonismo de los receptores α_2 presinápticos centrales y de serotonina 5-HT$_2$ y 5-HT$_3$.

Derivados ergóticos

Los ergóticos son un grupo de alcaloides naturales presentes en el hongo cornezuelo del centeno y sus derivados sintéticos. La **ergotoxina**, que es una mezcla de tres alcaloides (**ergocornina**, **ergocristina** y **ergocriptina**), es la que posee mayor potencia antagonista α-adrenérgica. La **ergotamina**, la **dihidroergotamina**, la **dihidrocrgocristina** y la **ergonovina** son agonistas parciales de los receptores α, pero se comportan como antagonistas en situaciones de estimulación simpática. Aunque revierten el efecto presor de la adrenalina por antagonismo α, también pueden provocar vasoconstricción por sí mismos, ya que son agonistas parciales. También actúan sobre receptores de serotonina y dopamina, por lo que pueden producir diferentes efectos. Las principales indicaciones terapéuticas son el tratamiento de la migraña aguda (ergotamina y dihidroergotamina) y para estimular la contracción del útero y disminuir las hemorragias después del parto (ergonovina), aunque para las dos situaciones se han desarrollado alternativas más eficaces. Como efectos adversos pueden producir náuseas y vómitos, parestesias y crisis anginosas. El uso prolongado puede provocar insuficiencia vascular, incluyendo isquemia miocárdica y gangrena de las extremidades debido a intensa constricción arterial, y cefaleas de rebote (ergotismo).

Por vía oral la biodisponibilidad es muy baja (1-5 %) porque sufren un metabolismo de primer paso hepático muy importante. Como la absorción es errática, existe una gran variabilidad en la respuesta a estos fármacos. Su eliminación es bifásica, con una fase inicial muy rápida (semivida de 0,5 horas para la dihidroergotamina y 2 horas para la ergotamina) y una fase terminal más lenta (semivida de 22-32 horas). Se metabolizan ampliamente en el hígado y se eliminan por las heces.

ANTAGONISTAS DE LOS RECEPTORES β-ADRENÉRGICOS

Propiedades farmacológicas generales

Los antagonistas de los receptores β-adrenérgicos, también conocidos como bloqueantes β, han recibido mucha atención en la clínica por su utilidad en el tratamiento de enfermedades muy prevalentes como la hipertensión arterial, la cardiopatía isquémica y, más recientemente, la insuficiencia cardíaca.

Mecanismo de acción y clasificación

Los antagonistas de los receptores β-adrenérgicos son fármacos que se fijan a estos receptores con una alta afinidad y especificidad, pero sin activar la adenililciclasa. Incluso algunos, como el **propranolol** y el **timolol**, se comportan como agonistas inversos y producen una inhibición de la adenililciclasa. El carvedilol se comporta como un ligando de receptores adrenérgicos sesgado, con sesgo hacia la señalización dependiente de β-arrestinas, que son mediadores de la desensibilización del receptor. La inhibición es competitiva, por lo que pueden ser desplazados de su lugar de unión a los receptores cuando aumenta la concentración de agonistas, bien por un incremento de la actividad simpática, bien por la administración de catecolaminas exógenas.

Los efectos producidos en el organismo por estos fármacos pueden explicarse a partir del conocimiento de la actividad del sistema simpático y de la distribución de receptores en los diferentes tejidos.

Algunos fármacos antagonizan tanto receptores β_1 como β_2, como es el caso del propranolol, pero otros tienen mayor afinidad por los receptores β_1, como el **atenolol** o el **metoprolol**, aunque la selectividad no es absoluta y puede desaparecer en dosis elevadas. Además, hay otros fármacos, como el **pindolol**, que se comportan como agonistas parciales cuando no hay catecolaminas, es decir, poseen actividad simpaticomimética intrínseca (también conocida como actividad agonista intrínseca), pero en presencia de catecolaminas predomina el efecto antagonista. Esta propiedad puede ser contraproducente en algunas situaciones clínicas.

El **celiprolol** es un antagonista β_1-selectivo y agonista β_2-selectivo, por lo que produce vasodilatación. Hay algunos fármacos antagonistas β que, además, antagonizan los receptores α_1, como el **labetalol** y el **carvedilol**. Otros fármacos pueden tener propiedades vasodilatadoras mediadas por

Tabla 9-3. Clasificación de los antagonistas β-adrenérgicos

Antagonistas β-adrenérgicos no selectivos
- Nadolol
- Propranolol
- Sotalol
- Timolol

Antagonistas β-adrenérgicos no selectivos con actividad agonista parcial
- Alprenolol
- Carteolol
- Oxprenolol
- Penbutolol
- Pindolol

Antagonistas β_1-adrenérgicos selectivos
- Acebutolol[a]
- Atenolol
- Betaxolol
- Bisoprolol
- Celiprolol[b]
- Esmolol
- Metoprolol
- Nebivolol[c]

Antagonistas β y α-adrenérgicos
- Bucindolol
- Carvedilol
- Labetalol

[a] Actividad agonista parcial y actividad estabilizante de membrana.
[b] Actividad agonista parcial β_2.
[c] Liberación de óxido nítrico.

otros mecanismos, como el **nebivolol**, que favorece la producción de óxido nítrico. La mayoría de estos fármacos son inactivos sobre los receptores β_3, por lo que no actúan sobre la lipólisis.

Los bloqueantes β se clasifican de acuerdo a su selectividad por los subtipos de receptores β-adrenérgicos **(tabla 9-3)**. También pueden clasificarse en bloqueantes β de primera generación (antagonistas de receptores β no selectivos), de segunda generación (antagonistas β_1 selectivos) y de tercera generación (antagonistas selectivos o no selectivos con efectos cardiovasculares adicionales, principalmente vasodilatación).

En la **figura 9-2** se muestra la estructura química de los principales fármacos antagonistas de los receptores β-adrenérgicos, no selectivos y selectivos.

Efectos cardiovasculares

Los principales efectos de los bloqueantes β se producen sobre el sistema cardiovascular, y la magnitud del efecto depende principalmente del grado de actividad del sistema simpático. Por ejemplo, tienen poco efecto sobre el corazón de una persona sana en reposo, pero son muy activos en las situaciones de máxima actividad del sistema simpático, como durante el ejercicio o el estrés.

Debido a que las catecolaminas poseen efectos cronotrópico e inotrópico positivos, los antagonistas β-adrenérgicos enlentecen la frecuencia cardíaca y disminuyen la contractilidad miocárdica.

La administración a corto plazo de antagonistas no selectivos como el **propranolol** disminuye el gasto cardíaco, por

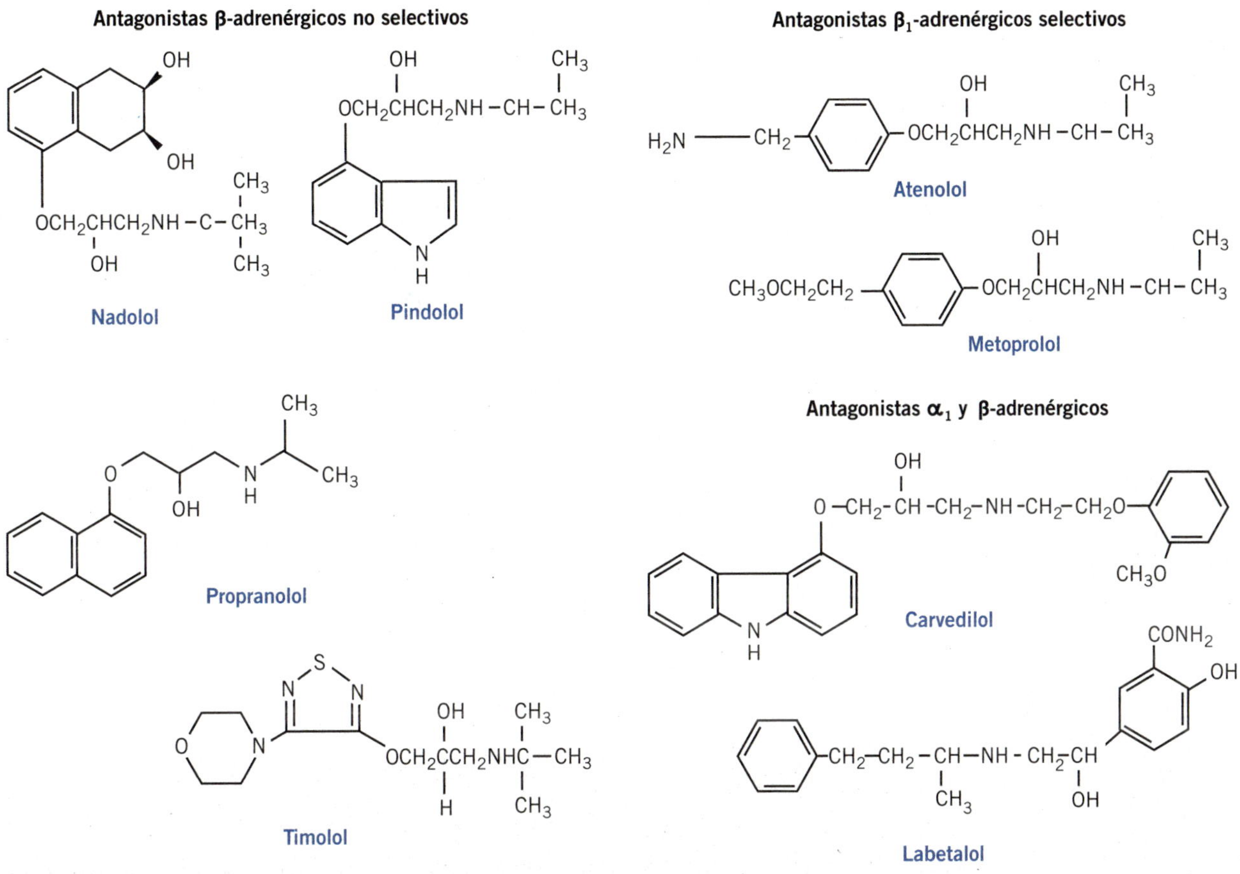

Figura 9-2. Estructura química de los principales fármacos antagonistas de los receptores β-adrenérgicos.

lo que se produce un aumento proporcional de la resistencia periférica para mantener la presión arterial a través de dos mecanismos: el bloqueo de los receptores β$_2$ vasodilatadores y la activación refleja del sistema simpático que activa los receptores α$_1$-adrenérgicos vasoconstrictores. Sin embargo, con el tratamiento continuado, la resistencia periférica total vuelve a valores normales o incluso disminuye en los pacientes hipertensos. El aumento de las resistencias periféricas es menor con los bloqueantes β$_1$ selectivos porque los receptores β$_2$ no bloqueados contrarrestarían parte del efecto α$_1$ vasoconstrictor. Con los bloqueantes β que también bloquean los receptores α$_1$-adrenérgicos, como **labetalol** y **carvedilol**, el gasto cardíaco se mantiene a costa de un mayor descenso de la resistencia periférica.

Los bloqueantes β afectan de forma importante el ritmo cardíaco y la automaticidad de las fibras cardíacas: reducen la frecuencia sinusal, disminuyen la tasa espontánea de despolarización de los marcapasos ectópicos, enlentecen la conducción en la aurícula y en el nódulo auriculoventricular por lo que aumenta el intervalo PR del electrocardiograma, e incrementan el período refractario funcional del nódulo auriculoventricular, de modo que producen un efecto antiarrítmico. Se ha comprobado que estos efectos se producen por bloqueo tanto de los receptores β$_1$ como de los β$_2$, que también están involucrados en la regulación de la frecuencia cardíaca en los seres humanos. Además, en concentraciones elevadas, algunos bloqueantes β, como el **propranolol**, tienen un efecto antiarrítmico similar al de la

quinidina (acción antiarrítmica de clase I) por un mecanismo independiente del bloqueo de estos receptores (actividad estabilizante de membrana por inhibir canales de sodio de las membranas cardíacas o nerviosas). Es dudoso que pueda producirse este efecto con las dosis habituales, pero puede ser importante en caso de sobredosis. Independientemente de este efecto estabilizador de membrana, todos los bloqueantes β tienen actividad antiarrítmica (clase II). El **sotalol** es el único bloqueante β que tiene actividad antiarrítmica de clase III.

La reducción de la frecuencia y de la contractilidad miocárdica contribuye a disminuir el trabajo cardíaco y el consumo de oxígeno miocárdico, lo cual resulta beneficioso en la angina de pecho. Por otro lado, podría esperarse que el bloqueo β se acompañara de un efecto vasoconstrictor coronario; sin embargo, la prolongación del tiempo de llenado diastólico, como efecto de la disminución de la frecuencia cardíaca durante el ejercicio, contribuye a una mejor irrigación del miocardio durante la diástole, lo que representa un importante efecto terapéutico.

Los antagonistas β-adrenérgicos atenúan los incrementos de la frecuencia cardíaca y la contractilidad miocárdica producidos por el ejercicio; sin embargo, el aumento del gasto cardíaco causado por el ejercicio se ve menos afectado a causa del aumento del volumen de eyección. Los bloqueantes β suelen reducir la capacidad de los pacientes para realizar ejercicio; este efecto perjudicial es menor con los fármacos β$_1$ selectivos, puesto que el bloqueo de los receptores β$_2$ tiende a impedir el incremento del flujo sanguíneo que necesitan los músculos esqueléticos activos. El bloqueo de los receptores β también atenúa la activación del metabolismo de la glucosa y la lipólisis producidos por las catecolaminas durante el ejercicio. Por el contrario, en los pacientes con angina, los bloqueantes β mejoran la tolerancia al ejercicio. Las catecolaminas liberadas durante el ejercicio aumentan la demanda de oxígeno del miocardio, y el dolor se produce por la isquemia resultante de la imposibilidad de aumentar el flujo coronario en las arterias estenosadas. Los bloqueantes β reducen el consumo de oxígeno del miocardio por disminución de la frecuencia cardíaca y de la contractilidad, con lo que disminuyen el riesgo de aparición de isquemia y, por lo tanto, de dolor torácico.

Los bloqueantes β disminuyen la presión arterial en los pacientes hipertensos, aunque no suelen reducirla en individuos normotensos; los mecanismos por los que se produce este efecto antihipertensivo no se conocen bien. El principal mecanismo puede ser la reducción del gasto cardíaco como consecuencia de sus efectos cronotrópico e inotrópico negativos. Además, se sabe que el sistema nervioso simpático estimula la liberación de renina en el aparato yuxtaglomerular (receptores β_1), por lo que los antagonistas β-adrenérgicos podrían actuar inhibiendo la liberación de renina, ya que en algunos estudios se ha encontrado que el **propranolol** es más eficaz en pacientes con concentraciones elevadas de renina plasmática; sin embargo, también es eficaz en pacientes con renina plasmática baja. Por otra parte, se ha postulado que los efectos centrales de los bloqueantes β pueden ser importantes, dado que los receptores β_2-adrenérgicos presinápticos aumentan la liberación de noradrenalina en las neuronas simpáticas; por ello, su bloqueo puede originar una caída de las resistencias periféricas que, unida a una reducción persistente del gasto cardíaco, puede explicar la mayor parte del efecto antihipertensivo. Además, algunos antagonistas β-adrenérgicos poseen efectos adicionales que pueden contribuir a reducir la presión arterial por vasodilatación periférica; dichos efectos son el antagonismo α_1-adrenérgico de **labetalol** y **carvedilol**, el efecto agonista parcial sobre los receptores β_2 del **celiprolol** o la liberación de óxido nítrico por **nebivolol** y carvedilol.

Debe tenerse en cuenta que los bloqueantes β aumentan el efecto presor producido por la **adrenalina**; en presencia de bloqueo β, la adrenalina actuaría sólo sobre los receptores α. Por este motivo, no se deben administrar bloqueantes β en pacientes con feocromocitoma hasta que se haya conseguido un bloqueo adecuado de los receptores α-adrenérgicos.

Efectos respiratorios

Los antagonistas β-adrenérgicos no selectivos bloquean los receptores β_2 del músculo liso bronquial, lo que puede originar broncoconstricción en pacientes con asma o enfermedad pulmonar obstructiva crónica. No suelen alterar la función pulmonar en individuos normales. El riesgo de broncoconstricción es más bajo con los antagonistas β_1 selectivos o con los que tienen actividad simpaticomimética intrínseca. El **celiprolol**, que posee efecto agonista parcial β_2, es un fármaco prometedor para los pacientes con hipertensión y asma, aunque aún es escasa la experiencia clínica.

Efectos metabólicos

Los antagonistas de los receptores β-adrenérgicos alteran el metabolismo de los hidratos de carbono y los lípidos. Ante una situación de hipoglucemia, las catecolaminas promueven la glucogenólisis y movilizan la glucosa, por lo que los bloqueantes β, especialmente los no selectivos, pueden retrasar la recuperación de las situaciones de hipoglucemia que con frecuencia presentan los pacientes diabéticos tratados con insulina. Además, todos los bloqueantes β atenúan los síntomas (taquicardia, temblor, nerviosismo) típicos de una situación de hipoglucemia, por lo que privan al paciente de una señal de alerta importante.

El receptor β activa la lipasa sensible a hormonas en las células adiposas, con lo que se liberan ácidos grasos libres a la circulación. En algunos pacientes, los bloqueantes β no selectivos pueden aumentar ligeramente las concentraciones plasmáticas de triglicéridos y LDL-colesterol, y disminuir el HDL-colesterol. Por el contrario, algunos bloqueantes β nuevos, como celiprolol, carvedilol y nebivolol, pueden mejorar el perfil lipídico en los pacientes con dislipemia.

Otros efectos

Los bloqueantes β-adrenérgicos reducen la presión intraocular en pacientes con glaucoma por mecanismos no bien conocidos, entre los que se ha involucrado una reducción de la producción de humor acuoso y un aumento de su drenaje. Los bloqueantes β pueden reducir el flujo plasmático renal y la velocidad de filtrado glomerular, aunque estos efectos no tienen relevancia clínica. Pueden aumentar el tono uterino. Eliminan el temblor inducido por las catecolaminas a través del bloqueo de los receptores β_2 en el músculo esquelético. También bloquean la inhibición por catecolaminas de la desgranulación de las células cebadas.

Propiedades farmacodinámicas específicas de cada subtipo de bloqueantes β

Antagonistas β-adrenérgicos no selectivos

El **propranolol**, prototipo de los bloqueantes β, interacciona de forma competitiva y con igual afinidad con los receptores β_1 y β_2, no posee actividad simpaticomimética intrínseca y no bloquea los receptores α. Los otros fármacos de este grupo (**sotalol**, **timolol** y **nadolol**) presentan las mismas características farmacodinámicas, aunque el **sotalol** es mucho menos potente, y el **nadolol** y el **timolol** son 3 y 6 veces más potentes que el **propranolol**, respectivamente. De estos cuatro fármacos, sólo el **propranolol** tiene actividad estabilizadora de membrana en dosis altas. No obstante, el **sotalol** posee un efecto antiarrítmico independiente de la actividad bloqueante β.

El **propranolol** y otros bloqueantes β presentan estereoespecificidad y el enantiómero levo suele ser el activo sobre los

Tabla 9-4. Propiedades farmacodinámicas de los bloqueantes β

Fármaco	Cardioselectividad (β₁)	Actividad agonista intrínseca	Antagonismo α₁	Actividad estabilizante de membrana	Liposolubilidad
Acebutolol	+	+	0	+	0
Alprenolol	0	++	0	+	++
Atenolol	+	0	0	0	0
Betaxolol	+	0	0	0	++
Bisoprolol	+++	0	0	0	+
Carteolol	0	++	0	0	0/+
Carvedilol	0	0	+	++	+
Celiprolol	++	++ (β₂)	0	0	0/+
Esmolol	+	0	0	0	+
Labetalol	0	+	+	+	+
Metoprolol	+	0	0	+ª	++
Nadolol	0	0	0	0	0
Nebivolol	++	0	0	0	+++
Oxprenolol	0	++	0	+	+
Pindolol	0	+++	0	+	+
Penbutolol	0	+	0	0	+++
Propranolol	0	0	0	++	+++
Sotalol	0	0	0	0	0
Timolol	0	0	0	0	+

ª En dosis altas.
0: ausente; +: leve; ++: moderado; +++: intenso; +/–: dudoso.

receptores β, aunque el otro enantiómero puede actuar a otros niveles.

Antagonistas β-adrenérgicos con actividad agonista parcial

El prototipo de este grupo es el **pindolol**, que se comporta como agonista parcial no cardioselectivo, por lo que el efecto depende del grado de activación simpática en cada tejido. Por ejemplo, en reposo, la reducción de la frecuencia cardíaca es inapreciable o incluso puede aumentar por el efecto agonista parcial; sin embargo, durante el ejercicio, el bloqueo del aumento de la frecuencia cardíaca es similar al producido por el **propranolol**. Los otros fármacos de este grupo (tablas 9-3 y 9-4) presentan menor actividad simpaticomimética intrínseca. Estos fármacos producen menor disminución de la frecuencia cardíaca y de la presión arterial en reposo, por lo que podrían ser más adecuados para los pacientes con tendencia a la bradicardia. No obstante, no se ha demostrado que esta propiedad se traduzca en algún beneficio clínico concreto con respecto a los otros bloqueantes β no cardioselectivos.

Antagonistas β₁-adrenérgicos selectivos

Estos fármacos bloquean en mayor medida los receptores β₁ cardíacos que los β₂ vasculares, por lo que algunos autores los denominan cardioselectivos, aunque el grado de selectividad es relativo y desaparece con dosis altas. Destacan el **atenolol**, el **metoprolol** y el **bisoprolol**. El bisoprolol es el más cardioselectivo, seguido de atenolol y metoprolol, y el **acebutolol** el menos selectivo. Gracias a su selectividad presentan las siguientes ventajas teóricas: pueden reducir la actividad cardíaca con dosis que no alteran el tono vascular, bronquial ni uterino; presentan mayor eficacia hipotensora al no bloquear el efecto vasodilatador β₂, y no interfieren en el metabolismo de los hidratos de carbono. El acebutolol se caracteriza porque es un antagonista selectivo β₁ con cierta actividad simpaticomimética intrínseca y cierta actividad estabilizante de membrana.

En este grupo de fármacos puede incluirse el **celiprolol**, que se considera un bloqueante β de tercera generación porque es antagonista β₁ y agonista β₂, con lo que produce un efecto vasodilatador que potenciaría la actividad hipotensora. El **nebivolol** es otro fármaco β₁ selectivo de tercera generación que está constituido por una mezcla racémica, siendo el isómero dextro el que posee actividad bloqueante β, y el isómero levo el que produce liberación de óxido nítrico.

También se han sintetizado bloqueantes selectivos de los receptores β₂, pero, por ahora, carecen de aplicación clínica.

Antagonistas adrenérgicos β y α

Los dos fármacos más importantes de este grupo son **labetalol** y **carvedilol**. El **labetalol** es la forma racémica de cuatro

Tabla 9-5. Propiedades farmacocinéticas de los bloqueantes β

Fármaco	Biodisponibilidad oral (%)	Unión a proteínas (%)	Paso de BHE	Semivida (horas)	Eliminación	Fármaco sin metabolizar en orina (%)
Acebutolol	20-60	15-20	+/-	3-4[a]	H*/R	40
Alprenolol	20	85	+	2-3	H*	< 1
Atenolol	50-60	< 10	Escaso	6-7	R	100
Bisoprolol	80	30	+	9-12	H/R	50
Carteolol	85	20-30	Escaso	5-6	R/H	50-75
Carvedilol	25	> 98	+	6-10	H*	1
Celiprolol	30-70	4-5	+/-	4-8	H/R	40
Esmolol	i.v.	55	+/-	0,15	Sangre	< 1
Labetalol	25-40	50	+	4-8	H*/R	< 5
Metoprolol	50	12	+	3-8[b]	H*	10
Nadolol	30-50	30	Escaso	20-24	R	75
Nebivolol	12-96[c]	98	+	8-27[c]	H*	< 1
Oxprenolol	25-60	80	+	1,5-2	H*	< 5
Pindolol	75-90	40-60	+	3-4	H/R	40
Propranolol	25-70	90	+	3-5	H*	< 1
Sotalol	60-100	< 5	Escaso	7-18	R	75-85
Timolol	50-60	< 10	–	3-5	H*/R	20

[a] La semivida de eliminación del metabolito activo diacetolol es de 8-12 horas.
[b] La semivida es de 3-4 horas en metabolizadores rápidos para CYP2D6, y de 7-8 horas, en metabolizadores lentos.
[c] La biodisponibilidad del nebivolol es del 12 % en metabolizadores rápidos, y del 96 % en metabolizadores lentos para el citocromo CYP2D6, y la semivida es de 8 y 27 horas, respectivamente.
BHE: barrera hematoencefálica; H: eliminación hepática; H*: eliminación hepática con fenómeno de primer paso; i.v.: vía intravenosa; R: eliminación renal.

esteroisómeros con propiedades farmacodinámicas diferentes; en conjunto tienen actividad antagonista adrenérgica β₁, β_2 y α_1, actividad agonista parcial β_2 e inhibición de la recaptación de noradrenalina. El isómero R,R (denominado **dilevalol**) es el que justifica la mayor parte del efecto bloqueante β y, además, tiene actividad simpaticomimética intrínseca sobre los receptores β_2. Los isómeros S,R y S,S producen efecto antagonista α_1, y el isómero R,S apenas bloquea los receptores α o β.

El **carvedilol** es un antagonista β no selectivo y un bloqueante α_1-adrenérgico que, además, tiene actividad antioxidante, aunque no se sabe cuál puede ser la relevancia clínica de esta propiedad. El **bucindolol** también bloquea los receptores adrenérgicos β_1, β_2 y α_1, aunque el efecto antagonista α_1-adrenérgico es débil.

El bloqueo α_1 que provocan estos fármacos contribuye al efecto hipotensor producido por los bloqueantes β.

Propiedades farmacocinéticas

Absorción

La mayoría de los bloqueantes β son moléculas liposolubles **(v. tabla 9-4)** que se absorben muy bien en el tubo digestivo, pero sólo una pequeña parte de ellos llega a la circulación sistémica (baja biodisponibilidad) **(tabla 9-5)** porque sufren un importante metabolismo de primer paso hepático, lo que hace que presenten una gran variabilidad interindividual.

Por ejemplo, el **propranolol**, que es el más lipófilo, se absorbe completamente en el tubo digestivo pero su biodisponibilidad es sólo del 25 %. Otros fármacos que sufren un importante efecto de primer paso son **carvedilol**, **labetalol**, **metoprolol** y **timolol**. Como existe una gran variabilidad interindividual en el aclaramiento presistémico de **propranolol**, las concentraciones que se alcanzan después de una dosis oral pueden variar hasta 20 veces de unos individuos a otros, lo que obliga a realizar múltiples incrementos de dosis en algunos pacientes. La biodisponibilidad aumenta si se toman con los alimentos o con la administración de altas dosis en tratamientos prolongados porque disminuye el grado de extracción hepática.

Otros fármacos son hidrosolubles, como **atenolol**, **nadolol** y **sotalol**, y no sufren metabolismo de primer paso. Aunque la absorción del atenolol y del nadolol es incompleta, presentan la ventaja de una menor variabilidad interindividual. En estos casos la biodisponibilidad puede disminuir un 20 % con los alimentos, como se ha comprobado con atenolol, celiprolol y sotalol.

En el tratamiento del glaucoma se administran por vía tópica ocular, pero se debe tener precaución porque pueden pasar cantidades importantes a la circulación sistémica, como se ha comprobado con la formulación ocular de **timolol**.

Sólo existen preparados para la administración intravenosa de propranolol, atenolol, metoprolol, labetalol y esmolol.

Distribución y eliminación

Los bloqueantes β más liposolubles se unen en un alto porcentaje a las proteínas plasmáticas, presentan un gran volumen de distribución y penetran rápidamente en el SNC. Se metabolizan ampliamente en el hígado, y los metabolitos se eliminan por la orina **(v. tabla 9-5)**. Algunos presentan metabolitos activos, como el 4-hidroxipropranolol, que posee cierta actividad bloqueante β, pero su semivida es muy corta y contribuye poco al efecto farmacológico. El **acebutolol** se metaboliza ampliamente a un metabolito activo, el diacetolol, que explica la mayor parte de la actividad farmacológica; el metabolito es cardioselectivo, con actividad simpaticomimética intrínseca y tiene una semivida más prolongada (8-13 horas). El **carvedilol** se metaboliza en, al menos, seis metabolitos activos diferentes. La semivida de eliminación de estos fármacos es muy variable **(v. tabla 9-5)** y no se correlaciona bien con la duración del efecto. Por ejemplo, aunque la semivida plasmática del **propranolol** es corta (4 horas), su efecto antihipertensivo es suficientemente prolongado para permitir la administración dos veces al día. Existen formulaciones comerciales de **propranolol** y **metoprolol** que permiten la administración en una sola dosis al día.

Algunos fármacos se eliminan tanto por vía hepática como por vía renal, como, por ejemplo, el **pindolol** y el **bisoprolol**. Otros, los más hidrosolubles, como el **atenolol**, el **nadolol** y el **sotalol**, se eliminan casi exclusivamente por vía renal sin metabolizar, por lo que pueden acumularse en pacientes con insuficiencia renal. Estos fármacos hidrosolubles pasan muy poco al SNC, por lo que pueden producir menos efectos adversos neurológicos.

La semivida de estos compuestos es mayor que la del **propranolol**: 6-7 horas para el **atenolol** y puede llegar a 24 horas para el **nadolol**. Los fármacos que son metabolizados por el citocromo P-450 CYP2D6, como, por ejemplo, el metoprolol y el nebivolol, presentan una semivida más prolongada en los individuos metabolizadores lentos.

El **esmolol** se administra por vía intravenosa y su efecto es muy corto (semivida de 8 minutos) porque es hidrolizado rápidamente por las esterasas sanguíneas. Se forma un metabolito que se elimina por el riñón y tiene una semivida más prolongada (4 horas); se puede acumular durante las infusiones prolongadas de esmolol, pero su potencia como bloqueante β es muy baja.

Reacciones adversas

La mayoría de las reacciones adversas se producen como consecuencia del bloqueo de los receptores β-adrenérgicos.

Aparato cardiovascular. La bradicardia es una respuesta normal al tratamiento con bloqueantes β, pero puede desembocar en bradiarritmias graves en los pacientes que presentan defectos de la conducción auriculoventricular o que están recibiendo otros antiarrítmicos, como el verapamilo. Al inicio del tratamiento con bloqueantes β puede desencadenarse una insuficiencia cardíaca aguda porque el sistema nervioso simpático estimula el funcionamiento cardíaco en los pacientes con alteración de la función miocárdica,

---

CARACTERÍSTICAS FARMACOLÓGICAS DE LOS ANTAGONISTAS β-ADRENÉRGICOS

- Se fijan a los receptores β-adrenérgicos sin activar la adenilil-ciclasa.
- Principales efectos sobre el sistema cardiovascular:
  - Enlentecen la frecuencia cardíaca y disminuyen la contractilidad miocárdica.
  - Disminuyen el trabajo y el consumo de O_2 miocárdico, efectos beneficiosos en la angina de pecho.
  - Al afectar el ritmo cardíaco y la automoticidad de las fibras cardíacas tienen efecto antiarrítmico.
  - Disminuyen la presión arterial en los pacientes hipertensos.
- Principales efectos sobre el aparato respiratorio: bloquean receptores β_2 del músculo bronquial y producen broncoconstricción.
- Efectos metabólicos: alteran el metabolismo de los hidratos de carbono y los lípidos.
- Reducen la presión intraocular en los pacientes con glaucoma.

---

como son los que padecen insuficiencia cardíaca compensada, han sufrido un infarto agudo de miocardio o tienen cardiomegalia. No se ha demostrado que los bloqueantes β con actividad simpaticomimética intrínseca o con efecto vasodilatador sean más eficaces en estas situaciones. A pesar de este riesgo, se ha demostrado que el tratamiento a largo plazo aumenta la supervivencia de los pacientes con insuficiencia cardíaca.

Algunos pacientes pueden referir frío en las extremidades o incluso fenómeno de Raynaud, que se debe a la vasoconstricción secundaria al bloqueo de los receptores β_2. No obstante, es infrecuente que se produzca un empeoramiento de la claudicación intermitente. Estos efectos son más raros con los fármacos que tienen actividad simpaticomimética intrínseca y no se produce con los que bloquean también los receptores α_1-adrenérgicos.

La interrupción brusca del tratamiento con bloqueantes β en pacientes con insuficiencia coronaria puede agravar los síntomas de angina y aumentar el riesgo de arritmias y muerte súbita, debido a un estado de hipersensibilidad por aumento del número de receptores β-adrenérgicos. Este fenómeno se ha descrito para **propranolol** y **metoprolol** pero no para **pindolol**, que tiene actividad simpaticomimética intrínseca. Por este motivo, parece prudente reducir gradualmente la dosis y restringir el ejercicio durante este período.

Función pulmonar. El bloqueo de los receptores β_2 pulmonares puede dar lugar a broncoconstricción grave en pacientes con asma y, con menos probabilidad, en pacientes con enfermedad pulmonar obstructiva crónica. El riesgo es superior con los bloqueantes β no selectivos, aunque también puede aparecer con los β_1 selectivos porque la selectividad desaparece al aumentar la dosis.

Sistema nervioso central. Los bloqueantes β pueden producir fatiga, alteraciones del sueño, que incluye insomnio y pesadillas, y depresión. Estos efectos podrían ser menos frecuentes con los fármacos menos lipófilos, porque pasan peor la barrera hematoencefálica.

Otras reacciones. Estos fármacos deben utilizarse con precaución en pacientes diabéticos con riesgo de hipoglucemia, porque el bloqueo de los receptores β-adrenérgicos puede dificultar su reconocimiento al atenuar los síntomas. También pueden retrasar la recuperación de una hipoglucemia porque reducen la movilización de glucosa hepática que se produce como respuesta a la hipoglucemia. El riesgo es menor con los fármacos β$_1$ selectivos y no se produce con los que bloquean también los receptores α-adrenérgicos.

El tratamiento crónico con bloqueantes β puede aumentar las concentraciones plasmáticas de triglicéridos y reducir las de HDL. Aunque el mecanismo no es bien conocido, al parecer se asocia al bloqueo β$_2$, por lo que el riesgo es menor con los fármacos cardioselectivos y desaparece cuando al bloqueo β se añade el α.

Puede producirse disfunción eréctil en hipertensos tratados con bloqueantes β, aunque su incidencia no se ha definido claramente. También es muy poco frecuente la aparición de síntomas digestivos y manifestaciones cutáneas (erupciones, lesiones psoriasiformes o liquenoides), que desaparecen al cambiar el fármaco.

La información sobre la seguridad de estos fármacos durante el embarazo es limitada, por lo que no se deben utilizar si no están claramente indicados.

Sobredosis. En los casos de intoxicación con bloqueantes β se producen hipotensión, bradicardia, alteraciones del ECG (aumento del tiempo de conducción auriculoventricular y ensanchamiento del QRS), convulsiones, depresión y, raras veces, hipoglucemia. No suele producirse broncoespasmo en pacientes sin enfermedad pulmonar. La bradicardia habitualmente se trata con **atropina**, aunque en algunos casos es necesario colocar un marcapasos transitorio. Para la hipotensión se utiliza **adrenalina,** y para el broncoespasmo, **isoproterenol**.

Precauciones y contraindicaciones

De los efectos adversos mencionados anteriormente, es fácil deducir que estos fármacos se deben utilizar con precaución en pacientes con hiperreactividad bronquial, claudicación intermitente y diabetes mellitus. También se debe tener precaución en ancianos porque la respuesta es mayor y en los pacientes con miastenia grave, feocromocitoma, depresión, hepatopatía (sobre todo los que se eliminan exclusivamente por metabolismo hepático), insuficiencia renal (ajustar la dosis de los fármacos que se eliminan por esa vía) y en los tratados con inhibidores de la monoaminooxidasa. Están contraindicados en los pacientes con insuficiencia cardíaca congestiva descompensada, *shock* cardiogénico, bradicardia grave, bloqueo auriculoventricular de segundo o tercer grado, asma o broncoespasmo moderado a grave, especialmente los no cardioselectivos.

Interacciones

Los bloqueantes β pueden presentar interacciones de tipo farmacocinético o farmacodinámico con otros fármacos. Desde el punto de vista farmacocinético, la absorción de estos fármacos puede disminuir con sales de aluminio, colestiramina o colestipol. La rifampicina, la fenitoína, el fenobarbital y el tabaco pueden inducir las enzimas hepáticas y disminuir las concentraciones plasmáticas de los fármacos que se metabolizan ampliamente en el hígado, como el **propranolol**. Por el contrario, la **cimetidina**, la **hidralazina** y la **fluoxetina** inhiben el metabolismo, con lo que aumentan la biodisponibilidad de **metoprolol** y **propranolol**. Por otro lado, estos dos fármacos pueden inhibir el metabolismo de las benzodiazepinas y aumentar su efecto. Los bloqueantes β pueden alterar el aclaramiento de **lidocaína** y conducir a toxicidad por este fármaco.

Desde el punto de vista farmacodinámico, las interacciones se producen con los fármacos que poseen efectos similares. Cuando se asocian a antagonistas del calcio, puede desencadenarse insuficiencia cardíaca o bloqueo auriculoventricular, este último especialmente en el caso del verapamilo. Con antiarrítmicos como **amiodarona** o **quinidina** también puede producirse bradicardia grave e hipotensión. Con otros antihipertensivos se potencia el efecto hipotensor, lo que a menudo supone un efecto deseado, pero en el caso de los diuréticos tiazídicos puede aumentar su efecto hiperglucemiante. Por otro lado, los antiinflamatorios no esteroideos pueden reducir el efecto antihipertensivo de los bloqueantes β. La asociación de bloqueantes β con aminas simpaticomiméticas como la **adrenalina** disminuye el efecto antihipertensivo por antagonismo farmacológico y puede desencadenar crisis hipertensivas por estimulación adrenérgica α sin oposición.

Indicaciones terapéuticas

Enfermedades cardiovasculares

Los antagonistas β-adrenérgicos son los fármacos cardiovasculares que tienen más usos terapéuticos.

Se utilizan ampliamente en el tratamiento de la hipertensión arterial, en la que han demostrado que disminuyen la morbimortalidad, y hasta hace poco se consideraban uno de los tratamientos de primera línea. Sin embargo, los últimos ensayos clínicos y metaanálisis han demostrado que su eficacia es inferior a la de los antagonistas del calcio, los inhibidores de la enzima convertidora de angiotensina o los antagonistas de los receptores de angiotensina. El efecto antihipertensivo suele ser menor en pacientes ancianos y en individuos de raza negra. Todos los fármacos tienen una eficacia hipotensora similar y el efecto suele ser suficientemente prolongado para permitir su administración dos veces al día, o incluso una vez al día en los de semivida más larga.

También están indicados en el tratamiento de la cardiopatía isquémica (angina estable e inestable) porque reducen el número de episodios de angina, aunque no se ha demostrado que reduzcan la mortalidad en los pacientes con angina inestable. En muchas ocasiones es necesario utilizarlos asociados a nitratos o antagonistas del calcio. No obstante, los bloqueantes β se consideran ineficaces en la angina vasoespástica de Prinzmetal, que suele tratarse con antagonistas del calcio.

En el infarto agudo de miocardio, su administración poco después del infarto y su continuación a largo plazo pueden disminuir la mortalidad alrededor de un 25 %, a la vez que reducen el tamaño del infarto y previenen el reinfarto. El efecto beneficioso puede depender de la disminución del consumo de oxígeno en el miocardio, de la redistribución del flujo sanguíneo miocárdico y de los efectos antiarrítmicos porque disminuyen la incidencia de muerte súbita. Los fármacos con los que se han realizado más estudios en la fase aguda del infarto son **atenolol** y **metoprolol** y, a largo plazo, **propranolol**, **metoprolol**, **timolol**, **atenolol** y **carvedilol**. Al parecer, los fármacos con actividad simpaticomimética intrínseca, como **pindolol** y **oxprenolol**, no serían recomendables porque en varios estudios han resultado ineficaces.

Hasta hace poco, los bloqueantes β estaban contraindicados en los pacientes con insuficiencia cardíaca porque pueden producir su descompensación al iniciar el tratamiento. Sin embargo, varios estudios recientes con **carvedilol**, **metoprolol** y **bisoprolol** han demostrado claramente que el tratamiento a largo plazo puede mejorar la función miocárdica y prolongar la supervivencia de los pacientes con insuficiencia cardíaca leve y moderada, y posiblemente también grave, que están siendo tratados con **digoxina**, inhibidores de la enzima convertidora de angiotensina y diuréticos. No obstante, el inicio del tratamiento debe ser realizado por personal experimentado, empezando con dosis bajas y aumentándolas lentamente para evitar la descompensación. El mecanismo por el que se produce este efecto beneficioso no se conoce, pero se sabe que hay alteraciones en la respuesta a las catecolaminas en la insuficiencia cardíaca, que el exceso de catecolaminas puede ser tóxico para el corazón porque la estimulación de receptores β puede inducir apoptosis de los cardiomiocitos, y que el bloqueo de estos receptores β puede atenuar la remodelación cardíaca.

También se utilizan a menudo para el tratamiento de las arritmias supraventriculares y ventriculares. Los más usados son el **sotalol** y el **propranolol**. En esta indicación no parece adecuada la utilización de fármacos con actividad simpaticomimética intrínseca. Son eficaces en el control de las arritmias que pueden presentar los pacientes con feocromocitoma, pero antes de su administración se debe conseguir el bloqueo α-adrenérgico para evitar el empeoramiento de la hipertensión por pérdida del efecto β$_2$ vasodilatador. También son muy efectivos para controlar otras arritmias causadas por el aumento de las catecolaminas circulantes (fase inicial después de un infarto agudo de miocardio, ansiedad, anestesia, arritmias desencadenadas por el ejercicio, prolapso de la válvula mitral) o por incremento de la sensibilidad del corazón a las catecolaminas (tirotoxicosis).

El **propranolol** se ha utilizado en otras enfermedades cardiovasculares, como la estenosis subaórtica hipertrófica idiopática, la miocardiopatía obstructiva hipertrófica, en la que alivia las palpitaciones, los síncopes y los cuadros de angina, y el aneurisma aórtico disecante agudo.

Otras indicaciones

Los bloqueantes β-adrenérgicos se utilizan por vía tópica para el tratamiento del glaucoma de ángulo abierto porque disminuyen la presión intraocular, probablemente debido a que reducen la producción de humor acuoso en el cuerpo ciliar. Aunque se utilicen por vía tópica, pueden alcanzar la circulación sistémica y producir efectos adversos cardiovasculares o pulmonares en pacientes susceptibles. En España

---

> ### ✪ PRINCIPALES INDICACIONES DE LOS ANTAGONISTAS β-ADRENÉRGICOS
>
> • **Enfermedades cardiovasculares**
>   - Hipertensión arterial (menos eficaces que otros antihipertensivos).
>   - Cardiopatía isquémica.
>   - Infarto agudo de miocardio.
>   - Insuficiencia cardíaca congestiva.
>   - Arritmias supraventriculares y ventriculares.
>   - Otras enfermedades cardiovasculares: estenosis subaórtica hipertrófica idiopática, miocardiopatía obstructiva hipertrófica, aneurisma aórtico disecante agudo.
>
> • **Otras indicaciones**
>   - Glaucoma de ángulo abierto (timolol, carteolol, levobunolol, betaxolol).
>   - Control de los síntomas del hipertiroidismo: taquicardia, palpitaciones y temblor.
>   - Profilaxis de la migraña (propranolol, nadolol, metoprolol, timolol).
>   - Control sintomático del temblor esencial benigno y ciertas discinesias.
>   - Control de estados de ansiedad (propranolol).
>   - Tratamiento sintomático del síndrome de abstinencia alcohólica.
>   - Prevención del sangrado de varices esofágicas (propranolol, nadolol).

están comercializados para esta indicación por vía tópica el **timolol**, el **carteolol**, el **metipranolol** y el **levobunolol**, que no son selectivos, y el **betaxolol**, que es selectivo β$_1$.

Los bloqueantes β pueden controlar muchos de los síntomas del hipertiroidismo: taquicardia, palpitaciones, temblor y nerviosismo. Este efecto puede explicarse porque el exceso de hormonas tiroideas aumenta la expresión de receptores β-adrenérgicos y porque el **propranolol** inhibe la conversión periférica de tiroxina en triyodotironina.

En algunos estudios se ha comprobado que el **propranolol**, el **metoprolol**, el **nadolol** y el **timolol** son eficaces para la profilaxis de la migraña, aunque no se conoce el mecanismo por el que se produce este efecto. También son útiles para controlar el temblor esencial y ciertas discinesias provocadas por neurolépticos, como la acatisia y el temblor resistente a anticolinérgicos.

El **propranolol** puede aliviar los síntomas que aparecen en situaciones de ansiedad, como hablar en público. También puede ser de utilidad en el tratamiento sintomático del síndrome de abstinencia alcohólica. El **propranolol** y el **nadolol** han sido eficaces para prevenir el sangrado de varices esofágicas en pacientes con hipertensión portal por cirrosis hepática.

Selección de un antagonista β-adrenérgico

Todos los bloqueantes β parecen tener una eficacia similar para el tratamiento de la hipertensión arterial y de la angina de pecho. En estos casos, la elección del fármaco más adecuado para un paciente concreto debe basarse en las características farmacocinéticas y farmacodinámicas, en el coste y en las enfermedades acompañantes.

Para otras enfermedades, como el infarto agudo de miocardio, la insuficiencia cardíaca, las varices esofágicas o la profilaxis de la migraña, no debe considerarse que todos los fármacos son igual de eficaces, sino utilizar simplemente los que han demostrado eficacia en cada enfermedad concreta.

Las propiedades farmacodinámicas pueden ayudar a elegir el fármaco. Por ejemplo, los bloqueantes β no selectivos muy liposolubles, como el **propranolol**, no son recomendables para el tratamiento a largo plazo por la alta incidencia de efectos adversos centrales. Los antagonistas β_1 selectivos son preferibles en los pacientes con asma, bronquitis crónica, diabetes mellitus, enfermedad vascular periférica o fenómeno de Raynaud. Los bloqueantes β con actividad simpaticomimética intrínseca serían preferibles en los pacientes con bradicardia, aunque no se ha demostrado claramente esta ventaja. Por el contrario, esta actividad agonista parcial β es poco deseable en el hipertiroidismo, la estenosis hipertrófica subaórtica, la fase posterior al infarto agudo de miocardio y la angina. Los bloqueantes β con efecto vasodilatador por antagonismo α_1 o agonismo parcial β_2 podrían ser más adecuados en pacientes con hipertensión, enfermedad arterial periférica oclusiva o insuficiencia cardíaca congestiva, aunque tampoco se ha demostrado claramente su ventaja con respecto a los otros antagonistas β.

FÁRMACOS QUE BLOQUEAN LA TRANSMISIÓN NORADRENÉRGICA

Fármacos que inhiben la síntesis de noradrenalina

Entre los escasos fármacos conocidos capaces de inhibir directamente la síntesis de noradrenalina se encuentra la **α-metiltirosina** o **metirosina**, que inhibe la tirosina-hidroxilasa, enzima limitante de la velocidad de síntesis de noradrenalina, y que por lo tanto resulta eficaz para disminuir el contenido de catecolaminas de las vesículas secretoras. Se utiliza en el tratamiento del feocromocitoma.

La **carbidopa** y la **benserazida** inhiben la enzima que cataliza la conversión de L-dopa a dopamina (dopa-descarboxilasa). Como no atraviesan la barrera hematoencefálica, inhiben la síntesis de dopamina a partir de levodopa a nivel periférico, por lo que se emplean para incrementar la eficacia de la levodopa en el tratamiento de la enfermedad de Parkinson. También existen inhibidores de la dopamina-β-hidroxilasa, como el ácido fusárico, la 3-fenilpropargilamina y el disulfiram, de escasa utilidad clínica, pero muy usados en experimentación animal. El disulfiram se emplea en el tratamiento del alcoholismo porque inhibe el metabolismo del etanol.

La **α-metildopa** es un agente antihipertensivo de acción central, que inhibe la dopa-descarboxilasa. Es un análogo de la dopa y es metabolizado a α-metildopamina, que a su vez es convertida en α-metilnoradrenalina; estos falsos neurotransmisores son almacenados en las vesículas de neuronas adrenérgicas, sustituyendo a la noradrenalina. La α-metil-

noradrenalina es también un potente vasoconstrictor y su sustitución por la noradrenalina no altera la respuesta vasoconstrictora periférica. A nivel central, tiene efecto antihipertensivo, probablemente porque actúa como agonista α_2, y atenúa la señal vasoconstrictora adrenérgica en el sistema nervioso simpático periférico. Dado que puede producir muchos efectos adversos (como toxicidad hepática y anemia hemolítica), sólo se utiliza para el tratamiento de la hipertensión arterial durante el embarazo porque no es teratógena.

Fármacos que inhiben el almacenamiento de noradrenalina

Los principales compuestos son la **reserpina** y sus derivados, como la **guanetidina** y la **6-hidroxidopamina**. La reserpina es un alcaloide procedente de un arbusto, la rauwolfia, utilizado en la India durante siglos para tratar enfermedades mentales. En la actualidad sólo se utiliza en experimentación, ya que sus efectos centrales, fundamentalmente la depresión, descartaron su uso como antihipertensivo. La reserpina actúa por un mecanismo de bloqueo del transporte de noradrenalina y otras aminas a las vesículas sinápticas de las terminaciones adrenérgicas o vesículas secretoras en células cromafines. En presencia de reserpina, la noradrenalina permanece y se acumula en el citoplasma celular, donde es degradada por la monoaminooxidasa. Las neuronas quedan así vacías de neurotransmisor, bloqueándose la transmisión sináptica. La reserpina también puede producir depleción de serotonina y dopamina cerebrales. La 6-hidroxidopamina disminuye los neurotransmisores como consecuencia de su acción tóxica sobre las terminaciones nerviosas.

Fármacos que inhiben la liberación de noradrenalina

Son fármacos bloqueantes de neuronas noradrenérgicas. Los principales compuestos son **guanetidina**, **guanadrel**, **debrisoquina** y **bretilio**. Penetran en la terminación noradrenérgica y se acumulan en ella, sustituyendo a la noradrenalina. Su principal efecto es la inhibición de la liberación de noradrenalina. La guanetidina también desplaza a la noradrenalina en las terminaciones nerviosas simpáticas y se acumula en el interior de las vesículas sinápticas, impidiendo la exocitosis. Aunque es eficaz para reducir la presión arterial, apenas se utiliza porque causa graves efectos secundarios asociados con la pérdida de reflejos simpáticos (ortostatismo). El bretilio se emplea en el tratamiento de las arritmias ventriculares resistentes a otros fármacos.

La **clonidina** y la **dexmedetomidina** disminuyen el tono simpático a través de la estimulación de los receptores α_2-adrenérgicos presinápticos a nivel central, lo que reduce la liberación de noradrenalina.

BIBLIOGRAFÍA

Al-Gobari M, El Khatib C, Pillon F, Gueyffier F. β-Blockers for the prevention of sudden cardiac death in heart failure patients: a meta-analysis of randomized controlled trials. BMC Cardiovasc Disord 2013; 13: 52.

Bradley HA, Wiysonge CS, Volmink JA, Mayosi BM, Opie LH. How strong is the evidence for use of beta-blockers as first-line therapy for hypertension? Systematic review and meta-analysis. J Hypertens 2006; 24: 2131-41.

Chatterjee S, Biondi-Zoccai G, Abbate A, D'Ascenzo F, Castagno D, Van Tassell B y cols. Benefits of β blockers in patients with heart failure and reduced ejection fraction: network meta-analysis. BMJ 2013; 346: f55. Corrección en: BMJ 2013; 346: f596.

Cooper KL, McKiernan JM, Kaplan SA. Alpha-adrenoceptor antagonists in the treatment of benign prostatic hyperplasia. Drugs 1999; 57: 9-17.

DiNicolantonio JJ, Fares H, Niazi AK, Chatterjee S, D'Ascenzo F, Cerrato E y cols. β-Blockers in hypertension, diabetes, heart failure and acute myocardial infarction: a review of the literature. Open Heart 2015; 2(1): e000230.

Docherty JR. The pharmacology of α1-adrenoceptor subtypes. Eur J Pharmacol 2019; 855: 305-20.

Fitzgerald JD. The applied pharmacology of beta-adrenoceptor antagonists (beta blockers) in relation of clinical outcomes. Cardiovasc Drugs Ther 1993; 5: 561-76.

Frishman WH. β-Adrenergic blockade in cardiovascular disease. Cardiovasc Pharmacol Ther 2013; 18: 310-9.

Kaiser P, Tesch PA, Frisk-Holmberg M, Juhlin-Dannfelt A, Kaijser L. Effect of beta1-selective and nonselective beta-blockade on work capacity and muscle metabolism. Clin Physiol 1986; 6: 197-207.

Kenny BA, Miller AM, Williamson IJ, O'Connell J, Chalmers DH, Naylor AM. Evaluation of the pharmacological selectivity profile of alpha1 adrenoceptors antagonists at prostatic alpha1 adrenoceptors: binding, functional and in vivo studies. Br J Pharmacol 1996; 118: 871-8.

Kubon C, Mistry NB, Grundvold I, Halvorsen S, Kjeldsen SE, Westheim AS. The role of beta-blockers in the treatment of chronic heart failure. Trends Pharmacol Sci 2011; 32: 206-12.

Opie LH, Poole-Wilson PA. β-Bloqueantes. En: Opie LH, Gersh BJ, eds. Fármacos para el corazón, 6ª ed. Madrid: Elsevier España, 2005; 1-32.

Packer M. Beta-adrenergic blockade in chronic heart failure: principles, progress, and practice. Prog Cardiovasc Dis 1998; 41: 39-52.

Ripley TL, Saseen JJ. ß Blockers: a review of their pharmacological and physiological diversity. Ann Pharmacother 2014; 48: 723-33.

Tilley DG, Houser SR, Koch WJ. Adrenergic agonists and antagonists. En: Brunton LL, Knollmann BC, eds. Goodman & Gilman's The pharmacological basis of therapeutics, 14ª ed. New York: McGraw-Hill, 2023; 251-84.

Van Zwieten PA. The renaissance of centrally acting antihypertensive drugs. J Hypertens 1999; 17 (suppl 3): S15-S21.

Yuan J, Liu Y, Yang Z, Qin X, Yang K, Mao C. The efficacy and safety of alpha-1 blockers for benign prostatic hyperplasia: an overview of 15 systematic reviews. Curr Med Res Opin 2013; 29: 279-87.

Fármacos anestésicos locales

10

M. C. Gasco García, A. Vidal Marcos y M. C. Portolés Díez

CONTENIDOS

INTRODUCCIÓN

Desde la introducción en clínica del primer anestésico local, la cocaína, por Carl Koller en 1884, la investigación química ha conseguido sintetizar un número importante de agentes anestésicos locales. El logro de anestésicos locales más potentes, con menor capacidad de producir reacciones adversas, y las nuevas formulaciones para uso tópico sobre la piel han contribuido al progreso de las técnicas de anestesia locorregional y al alivio del dolor.

La popularidad de la cocaína descendió al comprobarse su poder de adicción (en muchos investigadores como Halsted y Hall, en sí mismos) y bajo índice terapéutico, si bien fue el punto de arranque de nuevos anestésicos locales. Poco después se introdujo la procaína (novocaína) en 1905 y la lidocaína (xilocaína) en 1946, constituyendo dos etapas esenciales en la búsqueda de compuestos con actividad anestésica local (ésteres y amidas). Mepivacaína, prilocaína, bupivacaína, etidocaína, ropivacaína y, posteriormente, levobupivacaína son ejemplos de anestésicos locales, tipo amino-amida, que son más estables químicamente y con menor capacidad alérgica que los amino-ésteres, introducidos en 1957 en la práctica clínica.

Por último, nuevos anestésicos locales, como la ametocaína, la dibucaína, la sameridina y la ciprocaína, que despertaron gran interés, siguen en proceso de convalidación en cuanto a eficacia y seguridad. Asimismo, formulaciones galénicas originales, como el encapsulamiento de los anestésicos locales (bupivacaína, lidocaína) en liposomas o microesferas, revisten gran interés por su acción sostenida en el tiempo para su uso en cuadros de dolor postoperatorio prolongado o dolor crónico.

CONCEPTO

Los anestésicos locales son sustancias químicas que bloquean la conducción nerviosa de manera específica, temporal y reversible, sin afectar la conciencia del paciente. Esencialmente, se diferencian entre sí por el tiempo que tardan en iniciar su acción (período de latencia), por la duración de acción y por su toxicidad y potencia y también por su selectividad de bloqueo.

Después de la inyección de un anestésico local, aunque actúa sobre todas las fibras nerviosas y en todos los niveles del sistema nervioso, es preciso tener en cuenta que las fibras de menor diámetro (fibras C) son más sensibles a su acción que las de mayor diámetro (fibras A), pudiendo bloquearse la conducción de las fibras que transmiten el dolor (fibras Aβ y C), sin llegar a afectarse otros tipos de fibras. Este fenómeno se denomina bloqueo nervioso diferencial, y es posible obtenerlo en la clínica ajustando la concentración del fármaco y el volumen inyectado.

Las fibras nerviosas periféricas pueden clasificarse en tres tipos, sobre la base de su diámetro y velocidad de conducción (tabla 10-1).

Teniendo en cuenta las características de las fibras nerviosas, la secuencia del bloqueo nervioso se producirá en el siguiente orden: *a)* bloqueo de las fibras ortosimpáticas y parasimpáticas, con la consiguiente vasodilatación (fibras B); *b)* bloqueo de las fibras de conducción dolorosa (fibras C); *c)* bloqueo de las fibras de sensibilidad térmica; *d)* bloqueo de las fibras de sensibilidad dolorosa (fibras Aδ) y propioceptivas (fibras Aγ), y *e)* bloqueo de las fibras de tacto-presión (fibras Aβ) y motoras (fibras Aα).

Tabla 10-1. Clasificación y características de las fibras nerviosas

Tipo de fibra	Diámetro (µm)	Mielina	Velocidad de conducción (m/seg)	Función	Orden de bloqueo
Aα	12-20	+++	70-120	Motora	5
Aβ	5-12	+++	30-70	Tacto-presión	4
Aγ	3-6	++	15-30	Propiocepción	3
Aδ	2-5	++	12-30	Dolor-temperatura	2
B	< 3	+	3-15	Vasoconstricción	1
C	0,3-1,3	–	0,5-2,3	Dolor-temperatura	2

Existen otros fármacos con acción anestésica local, como algunos antihistamínicos, espasmolíticos, bloqueantes β y analgésicos, pero que no son utilizados como tales.

Es posible conseguir un bloqueo terapéutico de larga duración con los fármacos neurolíticos (alcohol, fenol, clorocresol, entre otros), que permiten bloquear de manera irreversible la conducción nerviosa y causar una destrucción parcial o total de las fibras nerviosas. Estos bloqueos neurolíticos están, generalmente, reservados para pacientes con dolor crónico refractario a otros tratamientos menos agresivos y, muchas veces, en situación terminal por patología oncológica que no se puede resolver con procedimientos quirúrgicos.

Según la región anatómica y el método de administración de los anestésicos de acción local, pueden lograrse zonas limitadas de analgesia y anestesia: *tópica* o de superficie, local *infiltrativa*, de conducción o de bloqueo nervioso *regional* (troncular, plexural o regional intravenosa), *neuroaxial*, epidural, peridural o extradural (cervical, dorsal, lumbar y sacra) y *subaracnoidea o intradural*.

Aunque los términos «analgesia» y «anestesia» se emplean a menudo de manera indistinta, hay que señalar que el bloqueo de los impulsos nerviosos afecta siempre a la conducción de los estímulos dolorosos que se conducen por las fibras superficiales de los nervios, mientras que la motilidad y las sensaciones de tacto y presión no siempre resultan totalmente abolidas, si bien es posible conseguir esta abolición, por lo que es analgesia lo que se obtiene habitualmente.

ESTRUCTURA QUÍMICA Y PROPIEDADES FISICOQUÍMICAS

Actualmente, se dispone de un gran número de anestésicos locales de estructura química muy diversa, sin que exista una relación estricta entre ésta y la actividad anestésica local, aunque prácticamente todos los estabilizadores de membrana se comportan como anestésicos locales.

La estructura química de los anestésicos locales consta de tres elementos: porción lipófila, cadena intermedia y porción hidrófila. La *porción lipófila* está formada por una estructura aromática (derivado del ácido benzoico, paraaminobenzoico o anilina) y confiere a la molécula sus propiedades anestésicas (difusión, fijación, actividad). La *cadena intermedia*, constituida por 1-3 átomos, con un enlace éster (–COO–) o amida (–NHCO–), influye en la duración de acción, el metabolismo y la toxicidad. La *por-*

ción hidrófila o grupo amino puede encontrarse en dos formas: no ionizada y catiónica, cargada positivamente (fig. 10-1).

Es esencial conocer las características fisicoquímicas de los anestésicos locales, puesto que son determinantes en su período de latencia, potencia y duración de acción, así como en su toxicidad.

De esta manera, el período de latencia está determinado, principalmente, por el pK_a de cada anestésico local. La mayoría de los anestésicos locales son bases débiles, con un pK_a que varía de 7,5 a 9,0, siendo mayor que el pH de los tejidos (pH = 7,40), lo cual indica que el anestésico local existe en el organismo predominantemente en la forma catiónica. Dado que sólo la base no ionizada puede difundir con rapidez al interior del nervio, los fármacos con elevados pK_a tienden a tener un inicio de acción (latencia) más lento. La acidez tisular (disminución del pH) también puede impedir el comienzo de la anestesia local, al limitar la formación de la base libre.

El atrapamiento iónico de los anestésicos locales en los espacios extracelulares no sólo retarda el inicio de la anestesia local, sino que también pueden hacer imposible el bloqueo nervioso eficaz. La carbonatación (CO_2-lidocaína-CO_2-bupivacaína) de una solución anestésica local incre-menta sustancialmente el comienzo de acción (menor latencia) y, en ocasiones, la profundidad de la anestesia, al potenciar el dióxido de carbono la actividad anestésica por efecto directo sobre la membrana del nervio. La potencia está relacionada con el coeficiente de solubilidad, y la duración de acción con el porcentaje de unión a las proteínas plasmáticas (tabla 10-2).

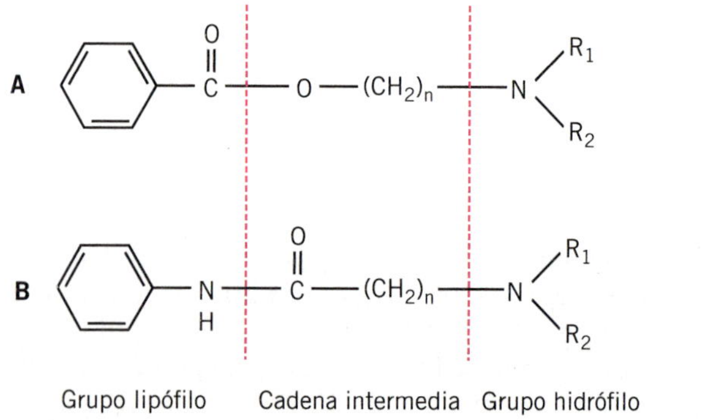

Figura 10-1. Estructura general de los anestésicos locales. A: tipo éster; B: tipo amida.

Tabla 10-2. Propiedades fisicoquímicas de los anestésicos locales más utilizados

Fármaco	Potencia anestésica	Liposolubilidad	pKₐ	Unión a proteínas plasmáticas (%)	Forma no ionizada (%)			Toxicidad
					pH = 7	pH = 7,4	pH = 7,8	
Procaína	+	0,6	8,9	6	1	3	7	+
Tetracaína	++++	80	8,5	76	3,1	7,4	11,2	++++
Lidocaína	++	2,9	7,9	64	11	24	44	++
Mepivacaína	++	0,8	7,6	78	20	39	61	++
Prilocaína	++	0,9	7,9	55	11	24	33	+
Bupivacaína	++++	28	8,1	96	7	17	33	++++
Ropivacaína	++	2,8	8	94	6	14	28	++
Levobupivacaína	++++	28	8,1	97	7	17	33	+++

CLASIFICACIÓN

El tipo de unión entre la cadena intermedia y la porción lipófila permite diferenciar dos grandes grupos de anestésicos locales: los ésteres y las amidas (fig. 10-2). Esta clasificación es de utilidad, ya que expresa las diferencias en la capacidad alérgica y en el metabolismo entre los dos tipos de fármacos. Los ésteres (**cocaína**, **procaína**, **cloroprocaína**, **tetracaína**) son rápidamente hidrolizados en el plasma por la seudocolinesterasa.

Las amidas son degradadas y metabolizadas más lentamente por los microsomas hepáticos. Los anestésicos locales más conocidos de este grupo son **lidocaína**, **prilocaína**, **mepivacaína**, **bupivacaína**, **articaína**, **etidocaína**, **ropivacaína** y **levobupivacaína**.

> ⊛ **CONSIDERACIONES GENERALES DE LOS ANESTÉSICOS LOCALES**
>
> • Los anestésicos locales utilizados con mayor frecuencia son lidocaína, mepivacaína, prilocaína, bupivacaína, ropivacaína y levobupivacaína. La levobupivacaína ha sido la última en introducirse en clínica.
>
> • Los anestésicos locales bloquean la conducción nerviosa de manera selectiva, temporal y reversible, sin afectar la conciencia del paciente.
>
> • La cronología del bloqueo del impulso nervioso se produce según un orden determinado: bloqueo de las fibras ortosimpáticas y parasimpáticas, de conducción dolorosa, de sensibilidad térmica, de sensibilidad dolorosa, propioceptivas, de tacto-presión y, finalmente, de las fibras motoras.
>
> • Según la región anatómica y el método de administración de los anestésicos locales, se distinguen diversos tipos de anestesia: tópica o de superficie, infiltrativa, troncular, plexural y de conducción central (epidural y subaracnoidea).
>
> • La estructura química de los anestésicos locales consta de tres elementos: estructura aromática o porción lipófila, cadena intermedia y el grupo amino o porción hidrófila. El primero confiere a la molécula sus propiedades anestésicas (difusión, fijación, actividad); el segundo influye en la duración de acción, metabolismo y toxicidad, y el tercer elemento o grupo amino puede encontrarse en dos formas: no ionizada y catiónica o ionizada.
>
> • Las características fisicoquímicas de los anestésicos locales determinan el período de latencia, la potencia, la duración de acción y la toxicidad.

Los anestésicos locales se clasifican también según su duración de acción y potencia anestésica: *a)* de acción corta y potencia anestésica baja: procaína, cloroprocaína; *b)* de acción media y potencia anestésica intermedia: lidocaína, mepivacaína, prilocaína, articaína, y *c)* de acción larga y potencia anestésica elevada: tetracaína, bupivacaína, etidocaína, ropivacaína y levobupivacaína.

MECANISMO DE ACCIÓN

El mecanismo íntimo de acción de los anestésicos locales es todavía hoy desconocido. Esto hace que existan diversas teorías sobre su forma de actuar, que se han visto enriquecidas en los últimos años con la introducción de nuevas técnicas electrofisiológicas y que han permitido conocer mejor la electrofisiología de la membrana y los movimientos iónicos a través de ella, así como de los mecanismos de funcionamiento molecular de los canales iónicos.

Algunas teorías, como la de la acetilcolina, la del desplazamiento del calcio, la de la carga de superficie celular o de expansión de membrana, están en franca controversia, aceptándose la acción específica sobre los canales de sodio.

La mayoría de los anestésicos locales se presentan en soluciones ligeramente ácidas y en dos formas: catiónica y no ionizada; por esta razón, la forma más habitual del preparado es la del clorhidrato, que le confiere mayor estabilidad. En la práctica clínica estas variaciones de pH no tienen significado, ya que se equilibran con el pH de los tejidos por los sistemas tampón extracelulares y se libera la forma base (no ionizada) del anestésico local. La forma no ionizada difunde más fácilmente a través de la membrana del nervio, mientras que la forma catiónica, menos difusible, se uniría al receptor de membrana situado en la parte interna axoplásmica. Esta interacción anestésico-receptor origina el bloqueo de los canales de Na⁺, con la consiguiente disminución de la entrada de Na⁺ y la inhibición de la despolarización de la membrana, que producen el bloqueo de la transmisión del impulso nervioso a través del nervio (fig. 10-3).

El predominio de las formas no ionizada o catiónica depende del pH de la solución y del pKₐ específico del anestésico local, según la ecuación de Henderson-Hasselbach ($pK_a = pH - log$ [base no ionizada/forma catiónica]). Cuando el pH aumenta, la cantidad de forma catiónica disminuye

Ésteres

Amidas

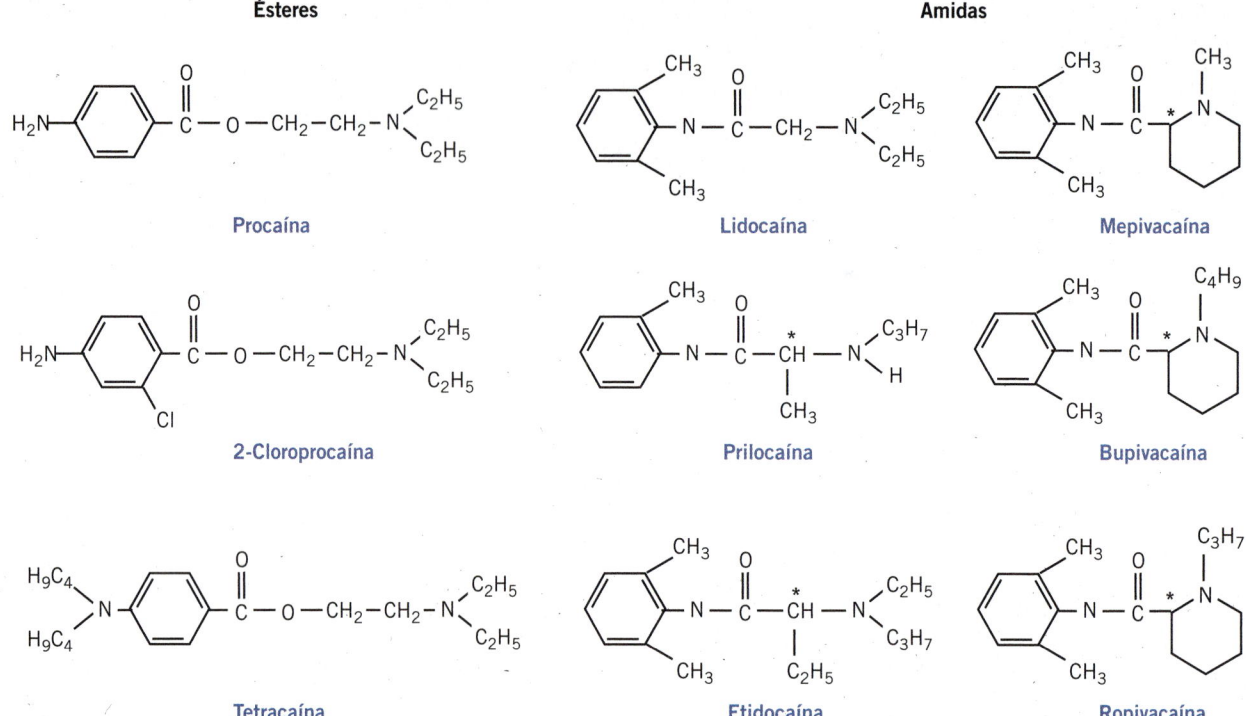

Figura 10-2. Estructura química de los anestésicos locales clasificados según el tipo de enlace éster o amida. El asterisco (*) indica un átomo de carbono asimétrico cuando está presente.

y la proporción de forma no ionizada aumenta, y lo contrario ocurre cuando el pH disminuye.

Los anestésicos locales en forma catiónica producen mayor bloqueo nervioso que los anestésicos locales en forma no disociada. Los anestésicos locales (forma catiónica) compiten con el Ca^{2+} para fijarse en los lugares estratégicos de la membrana, donde el Ca^{2+} controla la permeabilidad al Na^+. Se ha sugerido una interacción de los anestésicos locales con el Ca^{2+}. El aumento del Ca^{2+} extracelular, a la luz de la ley de acción de las masas, desplazaría al anestésico local facilitando el transporte de Na^+ y antagonizando el bloqueo.

Ciertos anestésicos locales, como la benzocaína, penetrarían en la forma no ionizada en la zona lipídica de la membrana celular, donde ocasionarían una desorganización de los fosfolípidos y una expansión de la membrana, disminuyendo su conductancia al comprimir los canales para el Na^+ y el K^+.

Otra hipótesis es la que considera necesario el papel de cada una de las formas catiónica y no ionizada del anestésico local. Pero para llegar a la superficie interna de la membrana, es necesaria la forma no ionizada, muy liposoluble, que fácilmente difunde a través de la membrana en función del gradiente de concentración entre los medios intracelular y extracelular. Una vez en el axoplasma, se establece un nuevo equilibrio entre las formas no ionizada y catiónica, y es la forma catiónica la que produce el bloqueo de los canales de Na^+.

En relación con los movimientos iónicos y los procesos de excitación en la membrana del nervio, los anestésicos locales, por inhibir la conductancia al Na^+, disminuyen la velocidad de conducción del potencial de acción del nervio (PAN) y la velocidad de elevación del PAN y aumentan el umbral para la estimulación eléctrica y el período refractario.

Por todo ello, la acción fundamental de los anestésicos locales es, efectivamente, una disminución de la permeabilidad de la membrana a los iones Na^+, que provoca un bloqueo de la conducción nerviosa.

FARMACOCINÉTICA

Cuando una solución anestésica se pone en contacto con fibras nerviosas, para ejercer su acción de bloqueo requiere un período de tiempo denominado período de latencia; éste depende del tipo de anestésico utilizado y de la concentración de la solución, de la protección mielínica del nervio, del tipo de nervio y de la distancia entre el lugar de aplicación del anestésico local y el nervio que se pretende anestesiar.

Progresivamente, el anestésico difunde hacia el interior del nervio y se requiere una concentración mínima eficaz para bloquear la conducción del impulso. Cuanto más elevada es la concentración, más rápido es el comienzo del bloqueo. Así, se establece un gradiente de difusión que no cesa hasta que la concentración intraneural iguala a la concentración extraneural. La recuperación del bloqueo se produce cuando la concentración intraneural disminuye por debajo de la concentración mínima eficaz, recuperándose entonces la función del nervio.

Aunque los anestésicos locales no atraviesan la piel intacta, nuevas formulaciones (crema EMLA *[eutetic mixture of local anesthetics]* al 5 %), consistentes en una mezcla eutéctica de las bases de lidocaína y prilocaína en una emulsión aceite-agua, permiten su absorción cutánea. En algunos casos, cuando se aplican sobre mucosas o heridas, pueden ser absorbidos (cocaína al 4 % o lidocaína al 10 %) y en otras ocasiones se emplean por vía intravenosa como antiarrítmi-

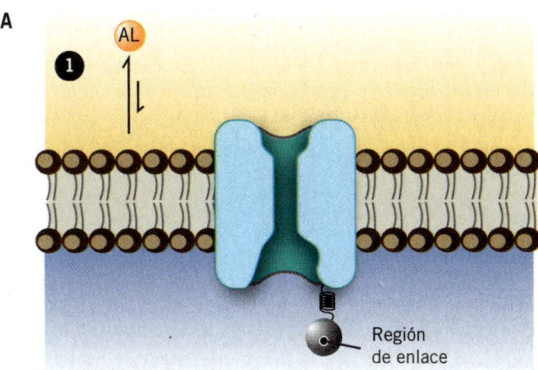

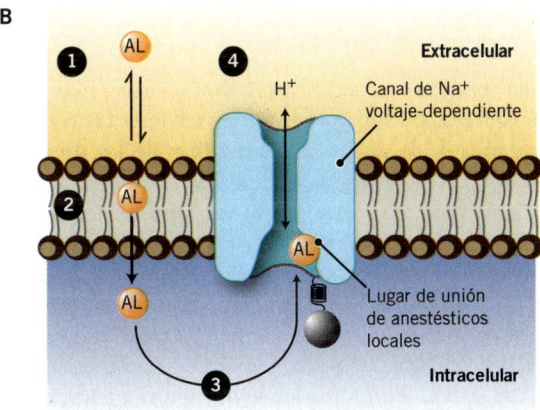

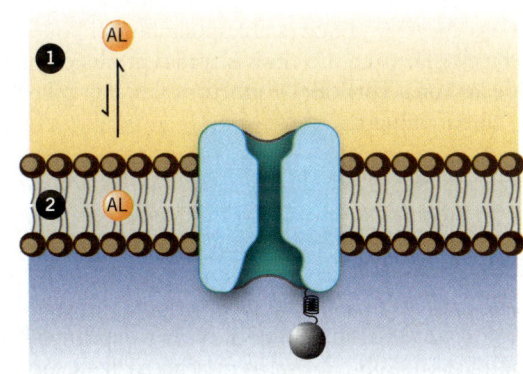

Figura 10-3. Lugar de acción de los anestésicos locales (AL). A) AL poco hidrófobos. B) AL moderadamente hidrófobos. C) AL muy hidrófobos. 1: medio extracelular; 2: bicapa lipídica; 3: receptor intracelular; 4: apertura del canal.

co (lidocaína y procainamida) y en anestesia regional intravenosa (técnica de Bier). También pueden emplearse técnicas novedosas, como la sonoforesis, que permiten la facilitación de la difusión de los anestésicos locales empleando ultrasonidos de baja frecuencia, lo que generaría microcanales en el estrato corneo de la piel facilitando su difusión.

La absorción depende de diversos factores:

1. Lugar de administración: la absorción aumenta con la vascularización y disminuye en función de la abundancia de grasa.

2. Dosis y concentración empleada: para la mayoría de los anestésicos locales existe una relación lineal entre dosis y concentración sanguínea.

3. Características fisicoquímicas del anestésico local: poder vasodilatador, velocidad de distribución tisular, eliminación y grado de ionización, dependiente a su vez del pH de la solución y del pK_a del anestésico. El aumento de los valores del pH determina un acortamiento del período de latencia y, por consiguiente, el efecto anestésico es más rápido, pero también lo es la recuperación. La disminución de las cifras del pH proporciona un período de latencia más prolongado y un efecto anestésico menor.

4. Adición de un vasoconstrictor: a menudo se añade un vasoconstrictor al anestésico local con el fin de eliminar la vasodilatación, que es un efecto colateral de casi todos estos fármacos. La adición de un vasoconstrictor tiene las siguientes ventajas: a) produce una absorción gradual, con disminución de la posibilidad de reacción sistémica; b) aumenta la duración de acción del bloqueo; c) disminuye los niveles plasmáticos y la toxicidad, y d) reduce el sangrado en el campo operatorio.

Desde hace muchos años se utilizan como vasoconstrictores los fármacos simpaticomiméticos adrenalina y noradrenalina y, más recientemente, los péptidos vasoactivos como la felipresina y vasopresina. La más usada es la solución de adrenalina al 1/200.000 (5 µg/ml); para anestesia infiltrativa es suficiente 2,5 µg/ml (1/400.000) y en la práctica odontológica hasta 1/80.000.

La adrenalina y otros fármacos vasoconstrictores nunca deben utilizarse para anestesia de superficies mucosas o de

⊗ FARMACOCINÉTICA DE LOS ANESTÉSICOS LOCALES

• El tipo de unión entre la cadena intermedia y la porción lipófila permite diferenciar dos grandes grupos de anestésicos locales: los ésteres y las amidas. Los ésteres son: cocaína, procaína, cloroprocaína y tetracaína, que se hidrolizan en el plasma por la seudocolinesterasa. Las amidas son: lidocaína, prilocaína, mepivacaína, bupivacaína, etidocaína, articaína, ropivacaína y levobupivacaína, que se metabolizan en el hígado.

• La absorción del anestésico local depende del tipo de anestésico utilizado, del lugar de administración, de la dosis y las concentraciones empleadas, de las características fisicoquímicas y de la adición, o no, de un vasoconstrictor.

• Las propiedades fisicoquímicas de los anestésicos locales, como liposolubilidad, constante de disociación (pK_a) y unión a proteínas, condicionan sus características farmacodinámicas.

⊗ ACCIONES FARMACOLÓGICAS DE LOS ANESTÉSICOS LOCALES

• Los anestésicos locales ejercen sus efectos en todos los órganos en los que hay conducción o transmisión del impulso nervioso, según la dosis y la concentración utilizadas.

• Pueden provocar desde una acción sedante y anticonvulsiva hasta un paro cardiorrespiratorio, pasando por un cuadro de náuseas, vómitos, agitación psicomotora, confusión, verborrea, temblores y convulsiones.

• En el aparato cardiovascular son estabilizadores de membranas y se comportan como antiarrítmicos y cardiopléjicos.

• Bloquean los receptores nicotínicos, muscarínicos, histamínicos y serotonínicos, comportándose como curarizantes.

• Ejercen una acción espasmolítica sobre el músculo liso.

órganos o partes del cuerpo que no tienen circulación colateral (oído, dedos, lengua, pene) ni en la anestesia regional intravenosa. Es especialmente peligrosa la asociación de adrenalina a los anestésicos locales en pacientes diabéticos, hipertensos, hipertiroideos y cardiópatas.

Distribución

La distribución del anestésico local depende de sus características fisicoquímicas, pero, fundamentalmente, parece estar relacionada con el coeficiente de solubilidad y el grado de unión a las proteínas plasmáticas. Así, tras la inyección epidural de lidocaína y mepivacaína, en dosis iguales, se obtienen concentraciones plasmáticas más bajas de lidocaína que de mepivacaína. Una explicación de estas diferencias en los niveles plasmáticos puede hallarse en las características fisicoquímicas de ambos fármacos (v. tabla 10-2): el coeficiente de solubilidad de la lidocaína es considerablemente más alto que el de la mepivacaína y su unión a las proteínas es menor que la de la mepivacaína, lo que determina que la lidocaína se distribuya con mayor facilidad en los tejidos periféricos y presente una menor concentración plasmática.

Los anestésicos locales atraviesan las barreras hematoencefálica y placentaria por difusión simple, y ésta es tanto mayor cuanto menor sea la unión a las proteínas plasmáticas.

Metabolismo y eliminación

La biotransformación depende de la estructura química del anestésico local. Los anestésicos locales de tipo éster son rápidamente hidrolizados por la seudocolinesterasa plasmática. La velocidad de hidrólisis varía con el anestésico local. Así la cloroprocaína se hidroliza más rápido que la procaína y la tetracaína debido a la inclusión de un átomo de cloro en el grupo amino, por lo que disminuye su toxicidad y duración de acción. La duración de acción de estos fármacos aumenta en los pacientes con déficit de seudocolinesterasa o ante la presencia de seudocolinesterasa atípica.

Los anestésicos locales tipo amida sufren una degradación enzimática en el hígado, seguida de una eliminación por la orina de los productos metabólicos de desecho, un 5 % en forma inalterada y una cantidad pequeñísima por las heces.

Los metabolitos y el fármaco no metabolizado se eliminan por la orina; como son bases débiles, la eliminación depende del pH urinario: se eliminan mejor a través de la orina ácida y mucho más lentamente cuando la orina es alcalina. La velocidad de metabolización depende de la función hepática y del flujo sanguíneo hepático.

EFECTOS GENERALES

Al producir bloqueo de la conducción nerviosa, los anestésicos locales interfieren en todos los órganos en los que hay conducción o transmisión del impulso nervioso. Estas acciones sólo ocurren cuando se utilizan dosis elevadas, al producirse una absorción sistémica desde el lugar «local» de su administración.

EFECTOS ADVERSOS DE LOS ANESTÉSICOS LOCALES

- Los efectos tóxicos de los anestésicos locales están relacionados con sus niveles plasmáticos y se manifiestan sobre todo en el SNC y el aparato cardiovascular.

- Se producen por la inyección intravascular accidental y por sobredosis.

- El tratamiento de la toxicidad sistémica de los anestésicos locales comprende: mantener la vía respiratoria permeable, asegurar una oxigenación y una ventilación adecuadas, controlar las convulsiones y tratar la hipotensión y la bradicardia. Se puede usar Intralipid® 20 % intravenoso para el tratamiento de la toxicidad aguda.

- Si se produce un colapso cardiovascular profundo, hay que realizar maniobras de reanimación cardiopulmonar.

Sistema nervioso central. Al atravesar la barrera hematoencefálica, los efectos sobre el sistema nervioso central (SNC) dependerán de la dosis administrada y de las propiedades fisicoquímicas y farmacocinéticas del anestésico local, que regulan su paso. En dosis pequeñas, pueden tener una acción sedante y anticonvulsiva; así, en dosis terapéuticas, la lidocaína tiene propiedades anticonvulsivas y se ha empleado para controlar el *status epilepticus*; en dosis medias, los anestésicos locales presentan una acción estimulante caracterizada por náuseas, vómitos, agitación psicomotriz, confusión, verborrea, temblores y convulsiones. Esta acción estimulante sobre el SNC es especialmente importante en el caso de la cocaína, ya que es la responsable del poder adictógeno de este fármaco. En dosis elevadas produce una depresión de las zonas corticales y subcorticales, con paro respiratorio, coma y muerte.

Aparato cardiovascular. Los anestésicos locales son estabilizadores de membrana y se comportan como antiarrítmicos y cardiopléjicos. Tienen una acción semejante a la quinidina sobre el miocardio, ya que reducen la excitabilidad del músculo cardíaco, incrementan el período refractario efectivo, prolongan el tiempo de conducción y deprimen la fuerza de contracción. Sobre los vasos producen dilatación arteriolar, la mayoría de ellos por acción directa sobre el músculo liso vascular. Sólo la cocaína es vasoconstrictora, por un mecanismo indirecto al bloquear la incorporación de catecolaminas a la terminación nerviosa.

El resultado hemodinámico es la hipotensión, por vasodilatación, que en dosis elevadas puede provocar una hipotensión mantenida y colapso cardiovascular, que puede ser favorecida por la depresión de las funciones cardíacas.

Sistema nervioso autónomo y placa motora. Los anestésicos locales bloquean los receptores nicotínicos (acción gangliopléjica), muscarínicos, histamínicos y serotoninérgicos y se comportan como curarizantes por su acción presináptica al impedir la liberación de acetilcolina.

Otros efectos. Los anestésicos locales ejercen un efecto espasmolítico sobre el músculo liso gastrointestinal, vascular, bronquial, biliar, etcétera.

Es importante señalar la acción antiarrítmica de la lidocaína.

TOXICIDAD

Cuando los anestésicos locales se administran en dosis adecuadas y en el lugar anatómico apropiado, son relativamente seguros. Así, la incidencia de reacciones tóxicas generales, como revelan diversos estudios epidemiológicos, es del 0,2-1,5.

Los efectos tóxicos se deben a la inyección intravascular accidental o por una sobredosis, por ejemplo, en niños pequeños o por la retirada del manguito al realizar una analgesia regional intravenosa (técnica de Bier).

Las reacciones tóxicas pueden ser sistémicas (en el SNC y cardiovasculares), locales, y otras que son específicas de algunos anestésicos locales sintéticos.

Reacciones tóxicas sistémicas. El SNC es más vulnerable a los efectos sistémicos del anestésico local que el aparato cardiovascular. Los signos y síntomas de los efectos tóxicos sistémicos sobre el SNC son bifásicos, como resultado de una excitación seguida de una depresión, y consisten en vértigos, nistagmo, fasciculaciones de los músculos de la cara y los dedos, adormecimiento perioral, taquicardia-hipertensión, confusión, convulsiones tónico-clónicas, somnolencia, depresión del SNC con desaparición de las convulsiones, inconsciencia y paro respiratorio.

Los efectos tóxicos sobre el aparato cardiovascular se producen, por lo general, en el siguiente orden: depresión de la contractilidad, excitabilidad y velocidad de conducción, disminución del volumen minuto, hipotensión ligera-moderada, vasodilatación periférica, hipotensión grave, bradicardia sinusal y colapso cardiovascular.

Efectos indirectos. Después de cualquier tipo de bloqueo de conducción puede producirse cierto grado de hipotensión, en función del estado fisiológico del paciente, como resultado de la disminución del retorno venoso por el almacenamiento en los vasos de capacitancia del músculo esquelético y la piel en las extremidades inferiores.

La taquifilaxia o tolerancia aguda se manifiesta por una disminución de respuesta a una dosis estándar de anestésico local, que requiere incrementar la dosis para mantener el mismo efecto analgésico. Es un fenómeno que interfiere en el empleo de anestésicos locales durante largo tiempo en la práctica clínica. Aunque ha sido imputado al pH, esto no se ha demostrado en todos los casos.

Reacciones tóxicas locales. Si bien los anestésicos locales disponibles en la actualidad se caracterizan por tener un período de latencia corto, con efectos completamente reversibles, y no irritan o dañan los tejidos, puede producirse toxicidad tisular local. Ésta depende de la naturaleza del anestésico local (duración de acción en particular), del solvente y de la concentración de la solución. Se han descrito lesiones neurotóxicas con déficit sensitivomotor prolongado, tras la administración subaracnoidea de cloroprocaína, debidas probablemente a la disminución del pH y la presencia de metabisulfito sódico en la solución; asimismo, se han referido lesiones en el músculo esquelético con elevación de los niveles séricos de creatinfosfocinasa, después de la administración intramuscular de lidocaína.

Otras reacciones tóxicas. Los anestésicos locales sintéticos pueden producir reacciones alérgicas, como urticaria, prurito, edema angioneurótico, broncoespasmo y *shock* anafiláctico. Las manifestaciones alérgicas son más frecuentes con los ésteres del ácido paraaminobenzoico (PABA) y son cruzadas con numerosos fármacos.

La incidencia de verdaderas reacciones alérgicas es muy baja, probablemente menos del 1 % de todos los efectos colaterales atribuibles a los anestésicos locales.

Algunos anestésicos locales amídicos contienen el conservante metilparabeno, cuya estructura química es similar a la del PABA, que se emplea como aditivo antibacteriano en los viales, el cual puede producir reacciones alérgicas, así como el metabisulfito sódico, sustancia antioxidante, presente en las soluciones comerciales con adrenalina.

Metahemoglobinemia. Se ha observado después del uso de dosis elevadas de prilocaína, superiores a 600 mg. No suele tener trascendencia clínica y remite después de la inyección intravenosa de azul de metileno (1 mg/kg de peso).

Efectos sistémicos de la adrenalina. Su absorción en grado excesivo, a veces, da origen a reacciones adversas, como inquietud, aumento de la frecuencia cardíaca, palpitaciones y dolor precordial.

Interacciones. La procaína y los derivados del PABA antagonizan el efecto antibacteriano de las sulfamidas. La cocaína potencia las aminas simpaticomiméticas de acción directa, que sufren un proceso de recaptación por la neurona adrenérgica, al tiempo que antagonizan los simpaticomiméticos de acción indirecta. Los anestésicos locales pueden potenciar los efectos de los gangliopléjicos y relajantes neuromusculares. Los bloqueantes β, la cimetidina, el verapamilo y el dantroleno potencian la toxicidad de los anestésicos locales de estructura amídica. La hipoxia, la acidosis y la hipopotasemia incrementan la toxicidad sobre el SNC y cardiovascular.

TRATAMIENTO DE LAS COMPLICACIONES

La primera consideración en el tratamiento de una reacción tóxica sistemática consiste en mantener permeables las vías respiratorias y proporcionar ventilación asistida o controlada con oxígeno. Hay que tratar los signos de excitación del SNC con diazepam (5-10 mg, i.v.) o midazolam (3-5 mg, i.v.) o un barbitúrico de acción rápida, como el tiopental sódico (dosis de 50 mg, i.v. hasta el cese de las convulsiones). Si las convulsiones no ceden con estas medidas, puede estar indicado un relajante neuromuscular despolarizante tipo succinilcolina (1 mg/kg) y requerirse intubación endotraqueal.

Se deben corregir los estados hipotensos mediante elevación de los miembros inferiores, fluidoterapia y vasopresores (metoxamina, efedrina, entre otros). Si hay bradicardia, debe administrarse atropina (0,6 mg, i.v.).

Las reacciones alérgicas pueden tratarse con adrenalina, y la broncoconstricción, con teofilina intravenosa o con otros broncodilatadores; en situaciones graves se administrarán

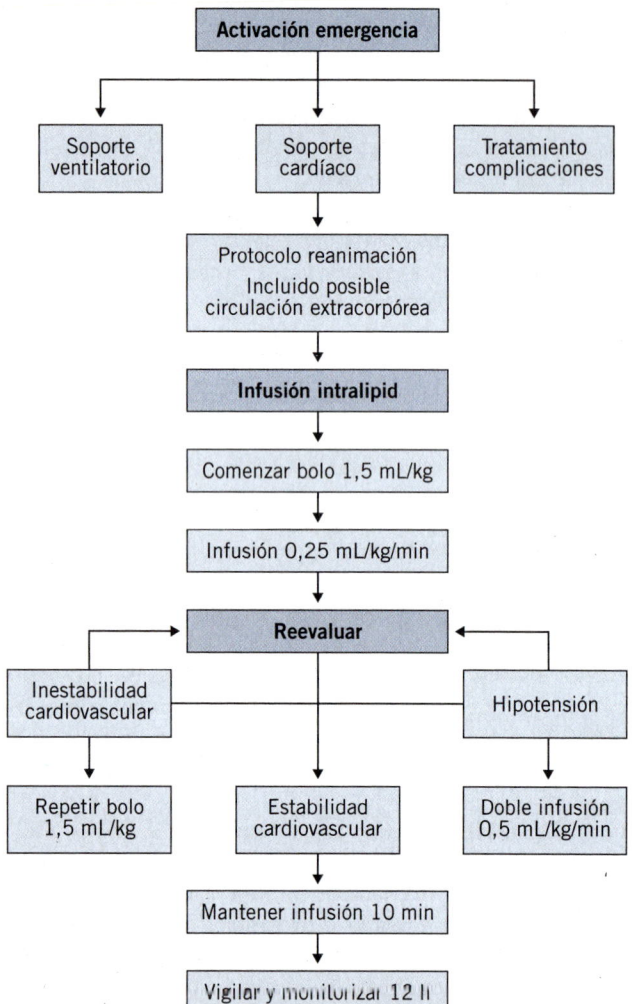

Figura 10-4. Algoritmo. Esquema de tratamiento de la toxicidad de los anestésicos locales.

Tabla 10-3. Utilización clínica de los anestésicos locales	
Fármaco	**Recomendaciones de uso clínico**
Cocaína	Tópica
Procaína	Infiltración, anestesia subaracnoidea
Cloroprocaína	Bloqueo de nervios periféricos, anestesia epidural obstétrica
Tetracaína	Tópica
Lidocaína	Tópica, infiltración, anestesia regional intravenosa, bloqueo de nervios periféricos, anestesia epidural
Prilocaína	Infiltración, anestesia regional intravenosa, bloqueos nervios periféricos y anestesia subaracnoidea
Mepivacaína	Infiltración, bloqueo de nervios periféricos, anestesia epidural y subaracnoidea
Bupivacaína	Infiltración, bloqueo de nervios periféricos, anestesia epidural y subaracnoidea
Etidocaína	Infiltración, bloqueo de nervios periféricos, anestesia epidural
Articaína	Infiltración, bloqueo de nervios en odontología
Ropivacaína	Infiltración, bloqueo de nervios periféricos, anestesia epidural
Levobupivacaína	Infiltración, bloqueo de nervios periféricos, anestesia epidural y subaracnoidea

Ésteres

Cocaína

Las soluciones empleadas clínicamente sólo para anestesia tópica varían del 4 al 10 %. Debido a las propiedades vasoconstrictoras de la cocaína, sus aplicaciones clínicas sólo revisten interés en la anestesia tópica de la mucosa nasal antes de la intubación nasotraqueal, aunque en esta indicación se ha sustituido por fármacos más seguros; no se comenta aquí su efecto como droga de abuso.

Clorhidrato de procaína

Está disponible en soluciones al 1 y 2 %, especialmente utilizado para anestesia infiltrativa en procedimientos odontológicos y para bloqueos nerviosos periféricos, en ocasiones se emplean con fines diagnósticos en alguno cuadros dolorosos. Históricamente se utilizaban soluciones al 5 y 10 % para anestesia subaracnoidea, en desuso en la actualidad. La dosis máxima recomendada es de 10 mg/kg. Al ser hidrolizada la procaína en PABA, el cual es responsable de reacciones alérgicas después de dosis repetidas, se ha sustituido por los anestésicos locales tipo amida y en nuestro medio hospitalario no se utiliza.

Cloroprocaína

El clorhidrato de cloroprocaína se expende en soluciones al 1 % para anestesia espinal en intervenciones quirúrgicas de muy corta duración (históricamente anestesia obstétrica), también para anestesia infiltrativa y bloqueos nerviosos periféricos. Se ha planteado la posibilidad de toxicidad neuroló-

corticoides. En el tratamiento del edema pulmonar se aplicará ventilación, con presión positiva telespiratoria.

El empleo de soluciones lipídicas intravenosas tipo Intralipid® 20 % tras un cuadro de intoxicación mejora la recuperación al desplazar el anestésico del tejido graso de la persona hacia el torrente circulatorio, disminuyendo la gravedad y acortando la recuperación, de hecho, las soluciones lipídicas se han convertido en el tratamiento estándar para intoxicaciones severas confirmándose el papel del calcio en las mismas.

Niveles bajos de calcio o uso de calcio-antagonistas puede complicar una intoxicación y niveles normales mejoran su respuesta.

Se debe iniciar su perfusión de forma precoz en caso de intoxicación acompañado de otras medidas de soporte vital (**fig. 10-4**).

PREPARADOS Y DOSIFICACIÓN: INDICACIONES TERAPÉUTICAS

En la **tabla 10-3** se resumen las recomendaciones para el uso clínico de los anestésicos locales.

gica por inyección accidental subaracnoidea de la dosis epidural, si bien parece ser el bisulfito sódico el responsable. Sin embargo, de todos los anestésicos locales es el que se asocia con menor toxicidad. La dosis máxima recomendada es de 800 mg con adrenalina y de 600 mg sin ella y de 50 mg por vía intratecal.

Tetracaína

El clorhidrato de tetracaína es uno de los anestésicos tópicos más eficaces utilizado en soluciones al 2 y 1 %, solo o en combinación con otros anestésicos locales. Su utilidad en anestesia espinal ha sido desplazada por los nuevos anestésicos tipo amida debido a su riesgo de reacciones alérgicas. La dosis máxima recomendada es de 20 mg.

Benzocaína

Es poco soluble en soluciones acuosas y tiende a permanecer en el lugar de aplicación, por lo que su empleo está restringido para aplicación superficial. Está disponible en forma de ungüento y gel para anestesia tópica.

Amidas

Lidocaína

El clorhidrato de lidocaína se presenta en diversas formas: inyectables, gel, pomada y aerosol.

Los inyectables al 0,5-1 % se emplean para anestesia por infiltración, al 0,25-0,5 % para anestesia regional intravenosa, al 1-1,5 % para bloqueos de nervios periféricos, al 1-2 % para anestesia epidural o caudal y al 5 % para anestesia espinal con la incorporación de dextrosa al 7,5 %. Es eficaz en anestesia tópica en las siguientes formas de presentación: gel (2 %), pomada (5 %) y aerosol (10 %). La administración de clorhidrato de lidocaína al 2 % con adrenalina 1:80.000 es la más utilizada en la práctica odontológica, aunque también está disponible 1:50.000.

Otras indicaciones en la práctica clínica son como antiarrítmico y en perfusión intravenosa en ciertos cuadros neurálgicos. La dosis máxima recomendada de lidocaína es de 300 mg sin adrenalina y de 500 mg con ella.

Prilocaína

El clorhidrato de prilocaína se presenta en soluciones al 2 % en España aunque en otros países puede estar disponible también al 5 %. La prilocaína al 0,5-1 % se utiliza para anestesia por infiltración; al 0,5 % es el anestésico de elección para anestesia regional intravenosa (técnica de Bier); al 1, 2 y 5 % se emplea para el bloqueo de nervios periféricos y para anestesia subaracnoidea (especialmente útil para cirugías de corta duración).

Está disponible en solución al 4 %, con adrenalina o sin ella, para anestesia dental. También está disponible como geles y cremas para aplicación tópica, sola o en asociación con Lidocaína. Dosis máxima 6 mg/kg, 80 mg en administración subaracnoidea.

La prilocaína administrada a dosis elevadas puede producir metahemoglobinemia como se ha explicado previamente

en el capítulo, esto está descrito también en el caso de su utilización tópica en superficies de piel extensas.

Mepivacaína

El clorhidrato de Mepivacaína se presenta en soluciones al 1, 2 y 3 %. Especialmente utilizada para infiltración, bloqueos nerviosos periféricos y para procedimientos dentales, actualmente en desuso en nuestro medio para anestesia subaracnoidea o epidural. Se encuentra disponible asociada con epinefrina en diferentes concentraciones pero ésta es poco empleada. La dosis máxima recomendada es similar a la de la lidocaína. Puede ser un fármaco útil cuando la adrenalina está contraindicada.

Bupivacaína

El clorhidrato de bupivacaína se expende en soluciones al 0,25, 0,5 y 0,75 %. Para anestesia infiltrativa se utilizan soluciones al 0,25 %, con adrenalina o sin ella; para bloqueo de nervios periféricos se emplean soluciones al 0,25-0,5 % y para anestesia epidural, caudal y subaracnoidea (como solución isobara o mezclada con dextrosa al 10 %) al 0,5-0,75 %.

Otras indicaciones de las soluciones al 0,25 % son: alivio del dolor postoperatorio, anestesia epidural, obstétrica (mínimos efectos sobre el feto y ausencia de bloqueo motor) y bloqueos del simpático. La dosis máxima recomendada es de 150 mg sin adrenalina y de 175 mg con ella. Recientemente se ha comercializado una nueva asociación con un antiinflamatorio (Meloxicam), indicada para el tratamiento del dolor postoperatorio somático de heridas quirúrgicas de pequeño-mediano tamaño en adultos cuya aplicación se realiza como dosis única en el lecho quirúrgico.

La presentación de anestésicos locales en forma de liposomas es relativamente reciente. Los objetivos son varios: protegen al anestésico de su metabolización rápida, aumentan la lipofilia, prolongan su acción y tienen un período de acción más corto.

Las propiedades vasoactivas son mínimas y disminuyen cualquier interferencia potencial con éxito. No se asocian a metahemoglobinemia.

La bupivacaína en forma de liposoma es una nueva formulación para producir analgesia de larga duración. La duración media de la analgesia después de 0,5, 1 y 2 % de la bupivacaína en forma de liposoma es de 19, 38 y 48 horas, respectivamente.

Etidocaína

Anestésico de larga duración, poco utilizado de manera habitual. Se presenta en solución inyectable al 0,5 % (para infiltración y para bloqueo de nervios periféricos) y al 1-1,5 % (para anestesia epidural/caudal), también al 1,5 % utilizado con epinefrina 1:200.000 en procedimientos odontológicos. La dosis máxima única recomendada es de 200 mg sin adrenalina y de 300 mg con adrenalina.

Articaína

Muy utilizada en odontología, pese a estar incluida en el grupo de las amidas tiene características de ambos grupos

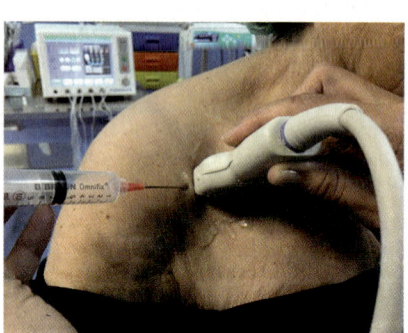

Figura 10-5. Estructura molecular de la levobupivacaína y la dextrobupivacaína. El asterisco (*) indica un átomo de carbono asimétrico.

éster y amida, lo que hace que su metabolismo ocurra tanto en el plasma como en el hígado para luego excretarse por riñón. Suele emplearse al 4 % con adrenalina y su potencia es 1,5 veces la de la lidocaína. Su dosis máxima recomendada es de 7 mg/kg de peso del paciente.

Ropivacaína

Es un anestésico local, tipo amida, de larga duración, que se une a las proteínas en un 94 %. La característica clínica más importante es que se presenta en la forma de S-enantómero puro, lo que le confiere una menor toxicidad cardiovascular

y sobre el SNC. Produce mayor bloqueo sensorial (fibras Aδ y C) y menor propensión al bloqueo motor. Es menos potente que la bupivacaína; en general, la ropivacaína al 0,75 % es igual a la bupivacaína al 0,5 %. Se presenta en concentraciones al 0,2, 0,75 y 1 %. Se utiliza especialmente para analgesia, tanto en dolor postoperatorio como en trabajo de parto, a nivel epidural o bloqueo de nervios periféricos. No se utiliza por vía subaracnoidea.

Levobupivacaína

Es el enantómero S (–) de bupivacaína (**fig. 10-5**), de larga duración de acción y con un perfil clínico similar a la bupivacaína. Se utiliza en anestesia quirúrgica, en técnicas de infiltración, bloqueo del plexo braquial, anestesia peribulbar, bloqueos nerviosos de todo tipo, poplíteo, supraescapular, ilioinguinal o iliohipogástrico en niños y adultos, analgesia epidural para cirugía de miembro inferior y abdominal, en administración subaracnoidea en el tratamiento del dolor postoperatorio, en combinación con opioides, así como en la analgesia epidural para el trabajo de parto por su tendencia a producir menor bloqueo motor y mayor efecto vasoconstrictor *per se*.

Tiene menos toxicidad cardiovascular y sobre el SNC que la bupivacaína. Se presenta en concentraciones al 0,0625 y 0,125 % para perfusión continua epidural y al 0,25, 0,50 y 0,75 % para bloqueos nerviosos (**fig. 10-6**).

A

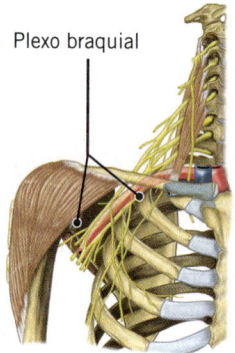
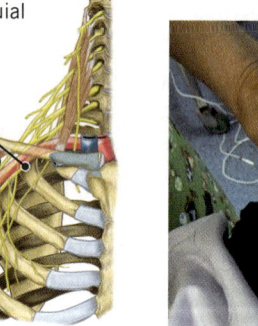

Bloqueo del plexo braquial

Bloqueo del nervio ciático

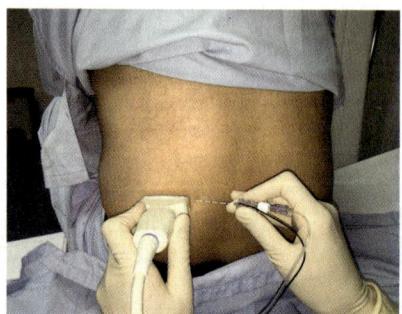

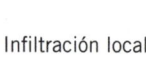
Infiltración local

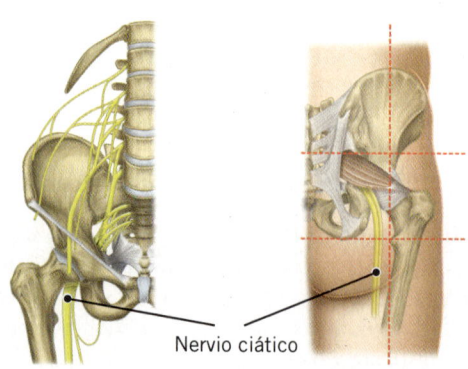

Nervio ciático

Figura 10-6. Vías de administración de los anestésicos locales. A) Bloqueo nervioso con control ecográfico: plexo braquial, nervio ciático o inyección percutánea. B) Bloqueo nervioso central: anestesia epidural o espinal (intradural) *(continúa)*.

B

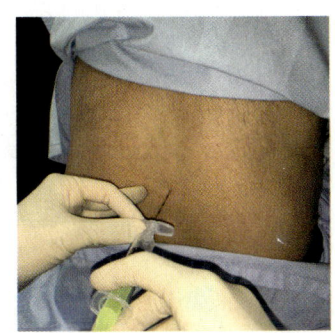
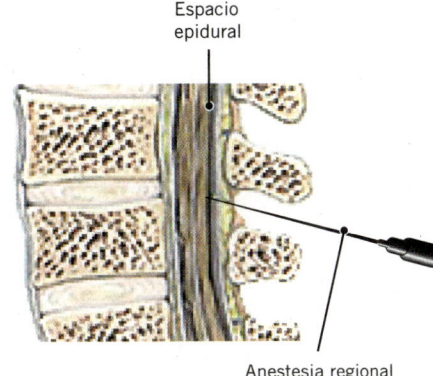
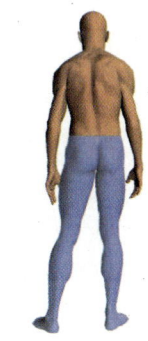

Espacio
epidural

Anestesia regional
(epidural)

Área sin sensibilidad

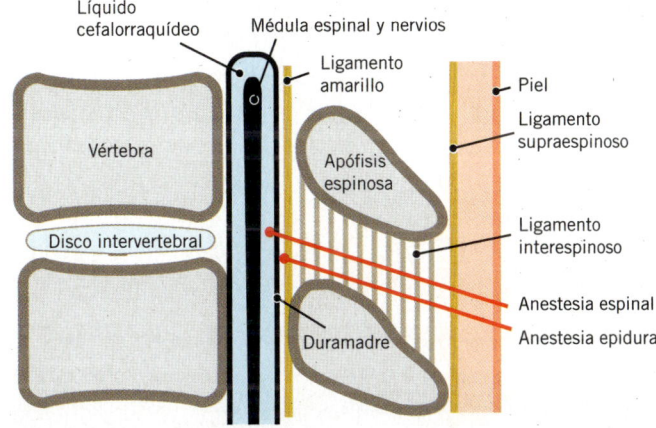

Líquido
cefalorraquídeo

Médula espinal y nervios

Ligamento
amarillo

Piel

Ligamento
supraespinoso

Vértebra

Apófisis
espinosa

Disco intervertebral

Ligamento
interespinoso

Anestesia espinal

Anestesia epidural

Duramadre

Figura 10-6. Vías de administración de los anestésicos locales. A) Bloqueo nervioso con control ecográfico: plexo braquial, nervio ciático o inyección percutánea. B) Bloqueo nervioso central: anestesia epidural o espinal (intradural) *(cont.)*.

BIBLIOGRAFÍA

Agencia Española de Medicamentos y Productos Sanitarios. 10/02/2023. Disponible en: www.aemps.gob.es

Berde C. Local Anesthetics in infants and children: an update. Paediatr Anaesth 2004; 14: 387-93.

Berde C, Athiraman U, Yahalom B, Zurakowski D, Corfas G, Bognet CH. Tetrodotoxin-bupivacaine-epinephrine combinations for prolonged local anesthesia. Mar Drugs 2011; 9: 2717-28.

Centro de información online de medicamentos de la AEMPS. 10/02/2023. Disponible en: https://cima.aemps.es

Covino BG. Pharmacology of local anesthetics agents. Br J Anaesth 1986; 58: 701-6.

Diansan S, Yang G, Zhenhong W, Xiangrui W. Lidocaine attenuates proinflammatory cytokine production induced by extracellular adenosine triphosphate in cultured rat microglia. Anaesth Analg 2010; 111: 768-74.

Foster R, Markham A. Levobupivacaine: a review of its pharmacology and use as local anesthetic. Drugs 2000; 59: 551-79.

Harvey M, Cave G. Lipid emulsion in local anesthtic toxicity. Curr Opin Anesthesiol 2017; 30: 632-8.

Hori K, Kuno M, Nishikawa K. Lipid emulsion increases the fast Na⁺ current and reverses the bupivacaine-induced block: a new aspect of lipid resuscitation? Anesthesiology 2014; 121: 903-4.

Kindler CH, Yost CS. Two-pore domain potassium channels: new site of local anesthetic action and toxicity. Reg Anesth Pain Med 2005; 30: 260-74.

Koppert W, Weigand M, Neumann F y cols. Perioperative intravenous lidocaine has preventive effects on postoperative pain and morphine consumption after major abdominal surgery. Anesth Analg 2004; 98: 1050-5.

Kuthiala G, Chaudhary G. Ropivacaine: a review of its pharmacology and clinical use. Indian J Anaesth 2011; 55: 104-10.

López Timoneda F, Gasco García MC. Anestésicos locales. En: Donado M, ed. Cirugía bucal. Patología y técnica, 4ª ed. Barcelona: Elsevier Masson, 2014; p. 63-9.

López Timoneda F, Gasco García M. Anestesia local: tópica, infiltrativa y troncular. En: Treguerres JAF, ed. Medicina estética y antienvejecimiento. Madrid: Editorial Médica Paramericana, 2012; p. 59-69.

Neal JM, Mulroy MF, Weinberg GL. Sociedad Estadounidense de Estudios Regionales. Lista de verificación de anestesia y medicina del dolor para el manejo de la anestesia local toxicidad sistémica: versión 2012. Reg Anesth Pain Med 2012; 37: 16-8.

McLeod GA, Burke D. Levobupivacaine. Anesthesia 2001; 56: 331-41.

Mitragotri S, Kost J. Low-frequency sonophoresis: a review. Adv Drug Deliv Rev 2004; 56: 589-601.

Moore PA, Hersh EV. Local anesthetics: pharmacology and toxicity. Dent Clin North Am 2010; 54: 587-99.

Plakhotnik J, Zhang L, Estrada M, Coles JG, Lonnqvist PA, Maynes JT. Local Anesthetic Cardiac Toxicity Is Mediated by Cardiomyocyte Calcium Dynamics. Anesthesiology 2022; 137: 687-703.

Schoiz A. Mechanisms of local anaesthetics on voltage-gated sodium and other ion channels. Br J Anaesth 2002; 89: 52-61.

Stewart J, Kellett N, Castro D. The central nervous system and cardiovascular effects of levobupivacaine and ropivacaine in healthy volunteers. Anesth Analg 2003; 97: 412-6.

Weinberg GL. Treatment of local anesthetic systemic toxicity (LAST). Reg Anesth Pain Med 2010; 35: 188-93.

Introducción a la farmacología del sistema nervioso central: neurotransmisores, receptores y otros elementos sinápticos

11

J. Fernández Ruiz, E. de Lago Femia y O. Sagredo Ezkioga

CONCEPTOS

- Introducción: sitios de acción de los fármacos en la sinapsis
- La sinapsis química: un mosaico de procesos moleculares y dianas farmacológicas
  - Canales iónicos
  - Síntesis, almacenamiento y liberación de neurotransmisores
  - Receptores presinápticos y postsinápticos
  - Inactivación de la señal mediada por los neurotransmisores
- Nuevos elementos en la comunicación sináptica
  - Señalización retrógrada
  - Modulación alostérica
  - Sinapsis tripartita y redes neurogliales
  - Cotransmisión
  - Heteromerización
- Algunos sistemas de neurotransmisión en el sistema nervioso central

- Neurotransmisores excitadores: glutamato y aspartato
- Neurotransmisores inhibidores: GABA y glicina
- Catecolaminas: dopamina y noradrenalina
- Indolaminas: serotonina
- Acetilcolina
- Histamina
- Taurina
- Purinas
- Neuropéptidos
- Otros moduladores de la comunicación y la homeostasis sináptica
  - Neurotrofinas y otros factores tróficos
  - Citocinas
  - Ácido araquidónico y lípidos derivados
  - Endocannabinoides
  - Óxido nítrico

INTRODUCCIÓN: SITIOS DE ACCIÓN DE LOS FÁRMACOS EN LA SINAPSIS

▸▸ El desarrollo de fármacos activos sobre el sistema nervioso central (SNC) se ha basado tradicionalmente en interferir en la transmisión sináptica, actuando sobre los receptores para los neurotransmisores, para elevar su actividad **(agonistas)**, inhibirla **(antagonistas)** o simplemente regularla **(reguladores alostéricos positivos o negativos)**. Este desarrollo ha tenido menos en cuenta la posibilidad de interferir en la conducción del impulso nervioso, por ejemplo, modulando la permeabilidad para los diferentes iones implicados en dicho proceso. Ello se debe a la dificultad de provocar efectos selectivos actuando a ese nivel, algo que sí puede conseguirse, en mayor o menor medida, actuando en la sinapsis, sobre los receptores para los diferentes neurotransmisores o sobre otras proteínas específicas de cada neurotransmisor (enzimas de síntesis y/o degradación, transportadores de membrana o vesiculares). En los últimos años, sin embargo, se han producido avances muy notables en la identificación de elementos que participan en la comunicación sináptica, que van más allá de los elementos clásicos, por ejemplo, la señalización retrógrada, la participación de los astrocitos en la comunicación (sinapsis tripartita) o la heteromerización de receptores. Ello ha abierto un nuevo campo de desarrollo farmacológico para actuar en el SNC, especialmente en los diferentes procesos patológicos de este sistema.

El objetivo de este capítulo es revisar los conocimientos sobre elementos clásicos utilizados en el desarrollo de neurofármacos, como los diferentes sistemas de neurotransmisión y los elementos específicos que los componen, junto con una actualización de los nuevos elementos identificados en los procesos de comunicación neuronal que pueden ser susceptibles de manipulación farmacológica. Se intentará analizar los fundamentos bioquímicos de la actuación de los diferentes tipos de neurofármacos, clásicos o de reciente desarrollo, y situar las dianas sobre las que actúan en el contexto del nuevo conocimiento de los procesos de comunicación en el SNC. Ello incluye, por un lado, neurofármacos cuya actuación se basa en la interacción con un único sistema de neurotransmisión (benzodiazepinas), cuyos efectos se deben a su capacidad de potenciar la acción del ácido γ-aminobutírico (GABA) sobre uno de sus receptores, el receptor GABA$_A$, o de opioides como el fentanilo, cuyos efectos derivan de su capacidad de actuar como agonista del receptor μ. También se incluirán muchos neurofármacos cuyos efectos se deben a la alteración de varios sistemas de neurotransmisión, incluyendo efectos sobre las nuevas dianas farmacológicas relacionadas con los nuevos procesos implicados en la comunicación sináptica. Éste sería el caso de fármacos antiepilépticos como la carbamazepina que, al tiempo que actúa sobre los canales de sodio voltaje-dependientes, tiene efectos inhibidores sobre los receptores NMDA (N-metil-D-aspartato) de glutamato. También es el caso de fármacos antipsicóticos como la

⊘ **ÚLTIMOS AVANCES MÁS SIGNIFICATIVOS EN NEUROFARMACOLOGÍA**

- La mayor parte de los neurofármacos activos en enfermedades del SNC actúan a través de elevar, reducir o modular la transmisión por aminoácidos neurotransmisores o aminas biógenas.

- Entre estos neurofármacos ocupan un papel muy importante los ligandos (agonistas, antagonistas, moduladores alostéricos positivos o negativos) de los receptores para esos neurotransmisores, en particular los metabotrópicos o GPCR.

- En los últimos años se han incorporado a ese arsenal neurofarmacológico moléculas con actividad sobre los mecanismos menos selectivos en la comunicación neuronal, especialmente los canales iónicos y la maquinaria implicada en la exocitosis de los neurotransmisores.

- La investigación básica también ha hecho aportaciones relevantes en la identificación de nuevas dianas farmacológicas derivadas del avance en el conocimiento de nuevos actores en la comunicación sináptica: cotransmisión, señalización retrógrada, heteromerización de receptores, y otros reguladores neurales (neurotrofinas, citocinas).

olanzapina o la risperidona, que, a su capacidad de antagonizar los receptores dopaminérgicos tipo D_2, suman efectos sobre receptores 5-HT_{2A}. ◂◂

LA SINAPSIS QUÍMICA: UN MOSAICO DE PROCESOS MOLECULARES Y DIANAS FARMACOLÓGICAS

Entre todos los procesos que subyacen al fenómeno de la comunicación entre las neuronas, la **sinapsis** ha sido el que mayor interés ha despertado, tanto en su conocimiento básico como en su aplicación farmacológica. La evolución ha determinado que la mayor eficacia en la comunicación entre neuronas se base en generar mensajeros químicos, los neurotransmisores. Ésta es la denominada sinapsis química, que resuelve el principal dilema de este proceso de comunicación: ¿cómo salvar la barrera que significa la discontinuidad entre dos elementos celulares en comunicación? En este tipo de sinapsis, las señales eléctricas que se generan en una neurona se convierten en una señal química: el **neurotransmisor**. Este mediador químico viaja a través de la hendidura sináptica desde el elemento celular que lo ha generado, denominado neurona presináptica, al elemento celular que tiene la capacidad de interpretar ese mensaje, denominado neurona postsináptica. Sin embargo, la evolución también ha determinado que esta forma de comunicación coexista, incluso en los mamíferos, con otro tipo de sinapsis, la sinapsis eléctrica, en la que las neuronas presináptica y postsináptica están en contacto mucho más estrecho a través de las denominadas uniones con hendidura (formadas por conexinas). Éstas permiten que las señales eléctricas pasen de una célula a otra sin necesitar de la participación de un mediador químico. La continuidad de los citoplasmas de ambas células permite que la comunicación sea bidireccional, a diferencia de las sinapsis químicas, en las que el neurotransmisor sólo se mueve en una dirección. No obstante, a pesar de su existencia en los organismos más evolucionados, se trata de una forma de comunicación más típica de organismos menos desarrollados, como algunos tipos de peces.

En esencia, el funcionamiento de la sinapsis química implica que, tras la llegada de un potencial de acción al terminal presináptico, se produce la entrada de iones Ca^{2+} a través de canales específicos activados por los cambios de potencial, lo que activa la maquinaria proteica involucrada en la exocitosis de las vesículas que contienen el neurotransmisor, y la difusión de éste al espacio sináptico. Para ello, el neurotransmisor tiene que haber sido ya sintetizado por enzimas específicas y vehiculizado al interior de las vesículas sinápticas a través de un sistema de transporte concentrativo (transportador vesicular). Su liberación a la hendidura sináptica permite que el neurotransmisor se una a receptores localizados en la neurona postsináptica, cuya activación va a determinar cambios directos en la permeabilidad para ciertos iones (en el caso de los receptores ionotrópicos) o la generación de señales químicas que modificarán la respuesta de esa neurona (en el caso de los receptores metabotrópicos). La naturaleza de los receptores que son activados por el neurotransmisor es, por lo tanto, muy importante para determinar el tipo de respuesta que éste genera en el elemento postsináptico, de la misma forma que el tipo de neurotransmisor y el tipo de ión cuya permeabilidad sea modificada van a determinar que la neurona postsináptica pueda resultar excitada (por ejemplo en las sinapsis glutamatérgicas o colinérgicas) o inhibida (por ejemplo en las sinapsis GABA-érgicas).

Este proceso, tal como se ha presentado, determina cierta direccionalidad en el mensaje vehiculizado a través del neurotransmisor, siempre desde el elemento presináptico al elemento postsináptico, pero se sabe ya desde hace bastante tiempo que la comunicación entre dos neuronas a través de una sinapsis química también es **bidireccional**, pues también hay comunicación química desde el elemento postsináptico hacia el elemento presináptico, en lo que se ha definido como señalización retrógrada. El objetivo de esta bidireccionalidad es claro: se trata de un proceso implicado en el mantenimiento de una buena homeostasis sináptica, tanto a corto plazo como durante tiempos más largos. ¿Cómo se ejerce ese autocontrol de la sinapsis? Son varios los niveles que participan en ese control. En primer lugar, generando los denominados **mensajeros retrógrados**, que son sintetizados por la neurona postsináptica en respuesta a una activación sostenida de algunos de los receptores postsinápticos, de forma que son liberados al espacio sináptico para realizar el viaje en sentido contrario, donde encontrarán receptores específicos de estos mensajeros, cuya activación es crítica para regular la actividad de la neurona presináptica. La consecuencia es una disminución en la liberación del neurotransmisor con la intención de proteger la actividad sináptica, como se definirá más adelante. Este proceso se suma a otros procesos activos en la sinapsis que también están implicados en la regulación de la actividad sináptica, por ejemplo, la unión del neurotransmisor a los **autorreceptores** o receptores presinápticos, localizados en la misma neurona que ha liberado el neurotransmisor. De nuevo, el objetivo de este proceso es adaptar la síntesis y liberación del neurotransmisor a las necesidades de la comunicación y evitar un exceso de actividad, tanto excitadora como inhibidora, que puedan deteriorar la comunicación sináptica. Un exceso de actividad excitadora en las sinapsis glutamatérgicas puede conducir a fenómenos de hiperexcitabilidad (epilepsia) o a daño excitotóxico (neurodegeneración), de la misma forma que un exceso de actividad inhibidora en las sinapsis GABA-érgicas puede ser perjudicial por la depresión sostenida de la actividad eléctrica.

Señalización retrógrada y **activación de autorreceptores** son, por lo tanto, ejemplos de cómo la sinapsis regula el proceso de comunicación entre los dos elementos neuronales. La sinapsis dispone además de un mecanismo altamente eficaz para hacer que la actividad derivada de la interacción del neurotransmisor con sus receptores desaparezca rápidamente. Es lo que se denomina **inactivación de la señal del neurotransmisor**, que se ejerce mediante la eliminación del neurotransmisor del espacio sináptico, bien a través de su degradación enzimática, en la que intervienen enzimas localizadas en la cara externa de los diferentes elementos celulares de la sinapsis (catecol-*O*-metil transferasa [COMT], acetilcolinesterasa), bien mediante un proceso conocido como **recaptación**, que es llevado a cabo por proteínas transportadoras específicas localizadas en la membrana de las neuronas presinápticas o postsinápticas o de células gliales adyacentes. Una vez internalizado, el neurotransmisor es metabolizado por la acción de enzimas intracelulares, por ejemplo, la monoaminooxidasa (MAO), o se almacena de nuevo en vesículas sinápticas para ser reutilizado.

En este proceso de inactivación de la señal del neurotransmisor tienen un papel muy importante, especialmente en algunos tipos de sinapsis como las glutamatérgicas, los astrocitos que se encuentran en la proximidad de la propia sinapsis. Disponen de transportadores altamente específicos y eficaces para el aclaramiento del neurotransmisor del espacio sináptico, deteniendo su acción sobre los receptores postsinápticos y facilitando principalmente su reciclaje. Junto con el apoyo trófico y metabólico a las neuronas, éste ha sido uno de los principales papeles atribuidos a estas células gliales en la sinapsis. Sin embargo, hace relativamente pocos años se pudo demostrar que los astrocitos vecinos a las sinapsis neuronales tienen también un papel propio en la comunicación celular, lo que llevó a la definición de la **sinapsis tripartita**, mediante la cual los astrocitos pueden ser activados y propagar la señal de una sinapsis determinada, a través de la generación de los denominados gliotransmisores, a sinapsis cercanas que no tienen más comunicación directa que la que facilita la presencia de la propia célula glial. Esto ha llevado aparejado un cambio importante en la idea de cómo se ejerce la comunicación celular en el SNC y una revaloración del papel de los astrocitos en esa comunicación, lo cual también tiene potencial farmacológico, como más adelante se detallará.

Otro elemento nuevo es la denominada **transmisión no sináptica**, que ocurre cuando las neuronas liberan neurotransmisores al margen de los contactos sinápticos, que difunden por el espacio extracelular hasta encontrar los sistemas destinatarios de esa señal. Éstos pueden ser receptores, pero también transportadores, a los que se denomina dianas extra-sinápticas o perisinápticas. Se localizan en los terminales axónicos en sitios más distantes que los correspondientes a la propia sinapsis. Ocurre en el caso de las catecolaminas, serotonina y acetilcolina. La función de esta transmisión no sináptica es desconocida hasta la fecha, pero se sabe que, en el caso de los transportadores, puede tener implicaciones fisiopatológicas,

ya que se ha visto que algunos inhibidores de los transportadores de monoaminas, por ejemplo los antidepresivos, usan especialmente estos transportadores extrasinápticos.

Por lo tanto, la complejidad de la sinapsis química ha significado un reto importante para los neurocientíficos, que han investigado los elementos que participan en ella, pero una vez que ya se conocen esos elementos y cómo funcionan, se ha podido avanzar notablemente en su manipulación farmacológica, principalmente de los receptores, pero también de muchos otros actores en el proceso de la comunicación neuronal. El objetivo es el desarrollo de neurofármacos que, a través de la modificación de la actividad sináptica, tengan potencial en el tratamiento de enfermedades del SNC. Un aspecto interesante al respecto que proporciona la sinapsis química es que está determinada por el tipo de neurotransmisor que es utilizado por el elemento presináptico y por los receptores que se asocian en el elemento postsináptico, lo que implica mayor especificidad, con gran valor farmacológico, aunque los procesos que ocurren entre ambos elementos (síntesis del neurotransmisor, almacenamiento en vesículas, liberación del neurotransmisor, interacción con sus receptores, finalización de la señal, señalización retrógrada, extensión de la señal a través de las redes neurogliales) sean más o menos comunes a los diferentes tipos de neurotransmisores. En la **figura 11-1** se han esquematizado los diferentes procesos relacionados con la actividad sináptica que son susceptibles de modificación por neurofármacos. Esto incluye aquellos que pueden actuar sobre la síntesis y el almacenamiento del neurotransmisor, así como sobre su liberación, o que inhiben los procesos de recaptación y degradación enzimática. No obstante, las dianas farmacológicas fundamentales de la acción de los neurofármacos son habitualmente los receptores, tanto de localización postsináptica como presináptica. A estas dianas se suman ahora las identificadas en los nuevos procesos descubiertos en relación a la actividad sináptica que se describirán más adelante (v. «Nuevos elementos en la comunicación sináptica»).

Canales iónicos

Como ya se ha mencionado, uno de los pilares en los que se fundamenta la comunicación entre neuronas es su capacidad de generar señales eléctricas. La membrana plasmática de la neurona está potencialmente capacitada para generar y/o transmitir esas señales con una distribución topográfica específica de determinados elementos moleculares, que permite la instrumentalización de esas señales. Es decir, la distribución de estos elementos (canales) no es la misma en las dendritas y en el soma, donde se generan los potenciales locales en respuesta a estímulos de otras neuronas, que en el cono axónico, donde se generan los potenciales de acción, en el axón mielinizado, donde se lleva a cabo la trasmisión saltatoria, y en el botón sináptico, donde se produce la transducción química de esas señales eléctricas. Para que esto sea posible, se requieren cuatro condiciones específicas: *a*) una distribución asimétrica en la membrana celular de ciertos iones (principalmente Na^+, K^+, Cl^- y Ca^{2+}); *b*) un gasto energético (ATP) que permita ese desequilibrio iónico con la participación de ATPasas capaces de trabajar de forma concentradora (en contra de gradiente); *c*) una permeabilidad

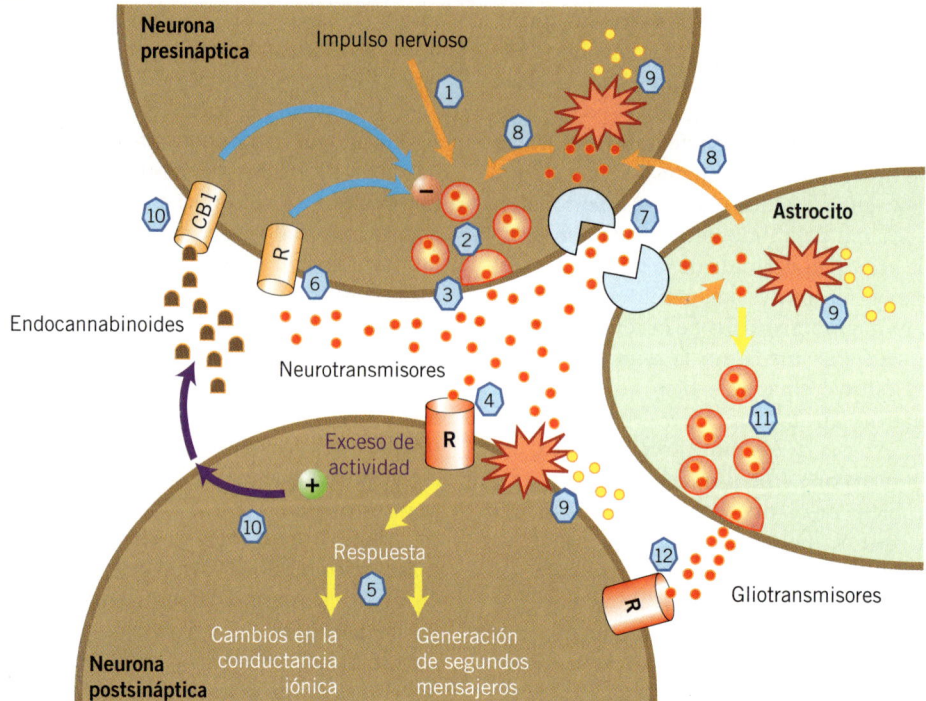

Figura 11-1. Esquema tipo de una sinapsis química incluyendo la participación de la glía (sinapsis tripartita) y la señalización retrógrada. 1: llegada de un potencial de acción; 2: almacenamiento del neurotransmisor en vesículas sinápticas; 3: liberación a la brecha sináptica; 4: interacción con los receptores postsinápticos; 5: respuesta en la neurona postsináptica; 6: interacción con los receptores presinápticos; 7: recaptación del neurotransmisor; 8: reutilización en la propia neurona presináptica o a través de la glía; 9: degradación enzimática; 10: señalización retrógrada; 11: generación de gliotransmisores; 12: acción del gliotransmisor en sitios extrasinápticos.

selectiva para cada uno de esos iones en el tiempo (sólo cuando es necesario) y en el espacio (sólo donde es necesario) facilitada por la apertura/cierre de canales iónicos, y *d)* dos tipos diferentes de estímulos (unión de un ligando o cambios en el potencial de membrana) para llevar a cabo la apertura y el cierre de los canales iónicos ligando-dependientes o voltaje-dependientes, respectivamente. Dado que este código de señales eléctricas generadas y transmitidas por las neuronas para comunicarse entre ellas es un código general que funciona en todas las poblaciones neuronales, siempre se ha considerado tremendamente complicado poder manipular a nivel farmacológico de forma específica y selectiva los elementos (canales iónicos, ATPasas) que lo hacen posible. Sin embargo, en los últimos años se han desarrollado los primeros inhibidores selectivos de los diferentes subtipos de canales y de sus diferentes estados conformacionales asociados a los cambios de potencial, por ejemplo, la lamotrigina, la carbamazepina y otros similares. Se han investigado en la epilepsia, el dolor crónico y otras afecciones, y ya representan uno de los principales grupos de fármacos activos sobre el SNC, tras los ligandos de los receptores metabotrópicos. En la **figura 11-2** se muestra un esquema general de un canal iónico activo en el SNC.

Síntesis, almacenamiento y liberación de neurotransmisores

La llegada de señales eléctricas en forma de potenciales de acción repetidos al terminal axónico en las sinapsis químicas determina un importante cambio en la naturaleza del men-

saje: la conversión de estas señales basadas en movimientos *rápidos* de iones en la membrana de la neurona en un proceso de exocitosis de un neurotransmisor, de forma que este mediador químico es, a partir de este momento, el responsable de la comunicación neuronal. Ya se ha explicado parte del fundamento de este proceso en el apartado anterior, por lo que ahora profundizaremos en la identificación de todos los elementos que permiten esa transducción de señal, en especial, de aquellos elementos susceptibles de ser manipulados farmacológicamente para provocar cambios en la intensidad de esta respuesta sináptica. La clave que inicia este proceso es la presencia de canales iónicos selectivos del ión Ca^{2+} y sensibles a cambios de voltaje que se localizan de forma específica en las proximidades de las sinapsis, en la deno-

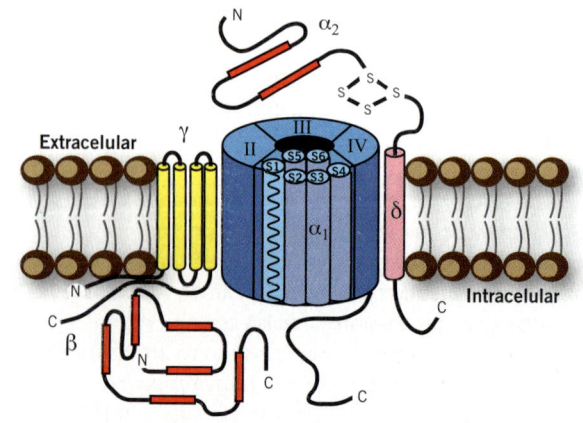

Figura 11-2. Estructura tipo de un canal iónico voltaje-dependiente.

⊗ PRINCIPALES CARACTERÍSTICAS DE LAS DIFERENTES FAMILIAS DE CANALES IÓNICOS VOLTAJE-DEPENDIENTES IMPLICADOS EN LAS SEÑALES ELÉCTRICAS ENTRE NEURONAS CON MAYOR DESARROLLO FARMACOLÓGICO

- **Canales de sodio voltaje-dependientes**
  - Familia de 9 miembros ($Na_V1.1$-$Na_V1.9$) más el canal Na_X.
  - Resultan de la combinación de subunidades α *(SCN1A–SCN11A)*, responsables de la función del canal, con una o varias subunidades β *(SCN1B–SCN4B)* que modulan sus propiedades biofísicas y su tráfico.
  - Se activan por despolarización de la membrana o por cambios en la concentración de Na^+ (sólo el canal Na_X).
  - Se expresan en el SNC de forma heterogénea, lo que permite relacionarlos con ciertas enfermedades. $Na_V1.1$, $Na_V1.2$ y $Na_V1.6$ son los más abundantes en las neuronas, principalmente GABA-érgicas y glutamatérgicas. También están presentes en células gliales ($Na_V1.6$).
  - Algunos inhibidores no selectivos, como la lidocaína, se usan como anestésicos locales.
  - Aplicación clínica: inhibidores selectivos de subtipos de canales o cuya acción es dependiente del estado conformacional del canal, por ejemplo topiramato y lamotrigina (migraña), riluzol (esclerosis lateral amiotrófica), carbamazepina (epilepsia) y sobre todo los nuevos anticonvulsivantes, como la lacosamida, que actúa preferentemente sobre los canales $Na_V1.3$ y $Na_V1.7$.

- **Canales de potasio voltaje-dependientes**
  - Cuatro familias: K_{Ca} (activados por Ca^{2+}), K_{ir} (rectificadores de entrada), K_{2P} (de dos poros) y K_v (activados por voltaje), cada uno de ellos formado por diferentes subfamilias.
  - Los más importantes y abundantes son los K_v, que contienen hasta 40 genes y 12 subfamilias. Localización, en función del subtipo, preferentemente en axones y terminales nerviosos (K_v1), área somatodendrítica (K_v2 y K_v4) o segmentos iniciales del axón y nodos de Ranvier (K_v7).
  - Mutaciones en estos canales se han relacionado con enfermedades del SNC, como algunas formas de la discinesia paroxística.
  - En estudio para tratamiento de epilepsia, migraña y dolor neuropático. Tradicionalmente se han investigado bloqueantes no selectivos de los K_v, como la 4-aminopiridina para la esclerosis múltiple o la ataxia, aunque de forma reciente se ha empezado a trabajar en activadores de los canales K_{Ca}, como la clorzoxazona (epilepsia, ataxia y trastornos de memoria) y de los K_v, como la retigabina (epilepsia y dolor neuropático).

- **Canales de calcio voltaje-dependientes**
  - Familia constituida por proteínas multiméricas que incluyen siempre la subunidad α_1, de la que existen varios tipos y que es la que forma el poro, junto con subunidades auxiliares (β y $\alpha_2\delta$) que facilitan el tráfico del canal desde el aparato de Golgi.
  - Se trata de una familia de gran diversidad (tres subfamilias: Ca_V1, Ca_V2 y Ca_V3), aunque en la zona activa de la presinapsis sólo aparecen los canales de la subfamilia Ca_V2, como los $Ca_V2.1$ (subunidad α_1A codificada por el gen *Cacna1A*, que corresponde a los canales de tipo P/Q), $Ca_V2.2$ (subunidad α_1B codificada por el gen *Cacna1B*, que corresponde a los canales de tipo N) y $Ca_V2.3$ (subunidad α_1E codificada por el gen *Cacna1E*, que corresponde a los canales de tipo R).
  - Son responsables de las respuestas intracelulares dependientes de la entrada de Ca^{2+} en el terminal presináptico que provocan la liberación del neurotransmisor. Para ello contienen sitios de interacción con proteínas sinápticas, como la sintaxina 1 y la proteína 25 asociada a sinaptosomas (SNAP-25), especialmente en el caso de la subfamilia Ca_V2, lo que facilita su presencia cercana a las vesículas sinápticas.
  - Su desregulación se ha relacionado con algunas situaciones patológicas, como epilepsia, migraña, dolor crónico, ataxia, autismo y otras, lo que convierte a estos canales en potenciales dianas farmacológicas en estas enfermedades. Por ejemplo, los canales Ca_V2 se pueden bloquear de forma selectiva con venenos de diferentes especies de arañas o moluscos, mientras que el bloqueo de los Ca_V3 con algunos derivados 1,4-dihidropiridinas se está investigando para el tratamiento del dolor neuropático.

minada zona activa. Dado que la activación de estos canales es fundamental para la transducción de la señal eléctrica en química, los inhibidores de estos canales, como ya se ha mencionado, tienen claros efectos al limitar la actividad sináptica, lo cual puede tener valor terapéutico en determinadas enfermedades. La zona activa, además de por la presencia de los canales de Ca^{2+}, se caracteriza por la presencia de numerosas proteínas sinápticas que trabajan de forma concertada para hacer posible, en cuestión de milisegundos, el acoplamiento entre la excitación eléctrica que llega por el axón y el proceso de exocitosis de un neurotransmisor que se produce en los botones sinápticos. Entre estas proteínas destaca la sinaptotagmina, que actúa como sensor de Ca^{2+} y dispara el proceso de exocitosis, es decir, la fusión de las membranas de las vesículas sinápticas y del botón sináptico para el vaciado del contenido de las vesículas al espacio intersináptico, proceso que ejecutan las proteínas que forman el complejo SNARE *(soluble N-ethylmaleimide-sensitive-factor attachment receptor)*, como sinaptobrevina, sintaxina y SNAP-25, y en el que participan otras proteínas reguladoras como RIM, Munc18-1 y complexina. Al tratarse de un conjunto de proteínas presentes en los diferentes tipos de sinapsis, el desarrollo de herramientas farmacológicas para modificar su actividad se ha visto siempre limitado por sus efectos generalizados e indiscriminados, aunque en los últimos años

se ha avanzado en el desarrollo de algunas herramientas farmacológicas susceptibles de actuar sobre estas proteínas en determinados procesos patológicos.

Para la exocitosis de las vesículas con neurotransmisor se requiere que ya estén preparadas para este proceso antes de la llegada de las señales eléctricas. Para ello, y salvo en las sinapsis de neuronas peptidérgicas, el terminal axónico debe reclutar tanto las enzimas necesarias para la síntesis de un neurotransmisor determinado como las proteínas transportadoras capaces de concentrarlo en el interior de las vesículas sinápticas. Estos elementos sí son específicos de los diferentes neurotransmisores, por lo que, desde su identificación en cada caso, se han podido manipular farmacológicamente, tanto para incrementar la actividad sináptica como para limitarla. Por ejemplo, el incremento de esta actividad se puede propiciar mediante la administración de alguno de los precursores de los neurotransmisores. Éste es el caso de la levodopa, que se utiliza como terapia de reemplazo dopaminérgico en la enfermedad de Parkinson, gracias a la capacidad de este precursor de convertirse fácilmente en dopamina. Con el efecto contrario, para limitar la actividad sináptica, se han desarrollado inhibidores de las enzimas limitantes de la síntesis de catecolaminas (p. ej., α-metil-*p*-tirosina que inhibe la tirosina-hidroxilasa) o de serotonina (p. ej., la *p*-clorofenilalanina que inhibe la triptófano-hidroxilasa).

Otro proceso que se lleva a cabo previamente es el relleno de las vesículas sinápticas con el neurotransmisor, que depende de la participación de transportadores vesiculares, cuyo funcionamiento aprovecha movimientos de ciertos iones a favor del gradiente generado por ATPasas capaces de concentrar un determinado ión con gasto energético. En el caso del transportador vesicular de monoaminas se utiliza un sistema de antiporte con H⁺ concentrados en el interior de la vesícula.

Es importante señalar que estos transportadores vesiculares representan una diana interesante para limitar la actividad en determinadas sinapsis. Éste es el caso del transportador vesicular de monoaminas, cuyo tipo 2 es inhibido por la tetrabenazina, utilizada para el tratamiento de la corea en la enfermedad de Huntington.

Los **transportadores vesiculares** se agrupan en tres familias:

- Transportador de solutos 17 (SLC17, *solute carrier 17*). Se encarga del transporte vesicular de neurotransmisores aniónicos, como glutamato, aspartato y ATP. Incluye VGLUT1, VGLUT2, VGLUT3, VEAT (transportador vesicular de aminoácidos excitadores) y VNUT (transportador vesicular de nucleótidos). Su funcionamiento es dependiente de Cl⁻ y se produce gracias a un gradiente electroquímico de H⁺.
- Transportador de solutos 18 (SLC18, *solute carrier 18*). Se encarga del transporte vesicular de neurotransmisores catiónicos, como catecolaminas, serotonina, histamina y acetilcolina. Incluye VMAT1 (periferia exclusivamente) y VMAT2 (inhibido por tetrabenazina) para monoaminas, así como VAChT para acetilcolina (inhibido por vesamicol), en ambos casos dependiendo de un antiporte de H⁺.
- Transportador de solutos 32 (SLC32, *solute carrier 32*). Se encarga del transporte vesicular de los neurotransmisores neutros, como el GABA y la glicina. Incluye VGAT que utiliza un sistema de cotransporte con Cl⁻.

Finalmente, es importante mencionar algunas cuestiones relativas al proceso de endocitosis que ocurre tras el vaciado de las vesículas sinápticas, cuyo objetivo es precisamente recomponer estas vesículas en los terminales presinápticos en condiciones de volver a ser rellenadas con el neurotransmisor. Se trata de un proceso que, en general, está coordinado con el proceso de inactivación de la señal neurotransmisora, cuando éste implica la recaptación del neurotransmisor por el propio terminal presináptico para su reutilización. El proceso ocurre a través de dos pasos: en primer lugar, recuperar los componentes de las vesículas sinápticas a partir de zonas de la membrana plasmática adyacentes a la zona activa, y, en segundo lugar, regenerar las vesículas desde el punto de vista funcional, por lo tanto con todos los componentes necesarios en su membrana y en su interior, incluyendo el propio neurotransmisor.

Se han descrito al menos cuatro diferentes mecanismos para llevar a cabo este proceso de endocitosis, que se distinguen entre sí en cuanto a la velocidad a la que se llevan a cabo y en cuanto a los componentes moleculares que intervienen.

Receptores presinápticos y postsinápticos

Una vez que se ha producido la transducción de la señal eléctrica a señal química y que el neurotransmisor ha sido liberado a la brecha sináptica, se encuentra en disposición de activar receptores específicos para ese neurotransmisor localizados en las dendritas o en el cuerpo celular (en ocasiones también en el axón en el caso de contactos axoaxónicos) de la neurona postsináptica. El sistema es selectivo, es decir, no hay posibilidad de error, ya que los receptores que están disponibles para un neurotransmisor determinado en una sinapsis determinada son siempre específicos para ese neurotransmisor, si bien es cierto que suelen corresponder sólo a uno de los diferentes tipos de receptores de ese neurotransmisor. Por ejemplo, en las sinapsis de los terminales dopaminérgicos de las neuronas nigroestriatales en los ganglios basales, si el contacto es con las neuronas GABA-érgicas que proyectan al globo pálido, la dopamina liberada sólo accede a receptores de tipo D_2, mientras que si el contacto es con las neuronas GABA-érgicas que proyectan a la porción reticulada de la sustancia negra, lo hace a través de receptores de tipo D_1. Esta especificidad es fundamental para determinar el tipo de respuesta que se genera a través de cada sinapsis y explica por qué un neurotransmisor determinado puede generar respuestas diferentes, incluso antagónicas, según el tipo de receptor disponible en cada sinapsis.

Los receptores postsinápticos son de dos tipos **(fig. 11-3)**. Por un lado están los **receptores ionotrópicos**, que permiten el cambio de permeabilidad para un ión determinado gracias a un dominio del propio receptor que funciona como canal iónico. Ejemplos de este tipo de receptor son los receptores NMDA, AMPA y kainato para glutamato, el receptor $GABA_A$ para GABA, los receptores nicotínicos de acetilcolina y el receptor $5\text{-}HT_3$ de serotonina. Permiten que un neurotransmisor concreto tenga una acción muy rápida en una sinapsis determinada, ya que la unión del neurotransmisor a uno de los dominios de la proteína receptora provoca de forma directa un cambio de permeabilidad ejecutado por otro de los dominios de la misma proteína. Éste es el caso de los neurotransmisores excitadores, como el glutamato, o los inhibidores, como el GABA. Los receptores ionotrópicos son complejos en cuanto a la presencia de sitios de unión de más tipos de ligandos que el propio neurotransmisor (coagonistas, reguladores alostéricos) y ofrecen un amplio potencial para el desarrollo de ligandos selectivos con capacidad de activar, inhibir o regular la señal mediada por ese receptor.

Por otro lado, están los **receptores metabotrópicos**, también denominados receptores acoplados a proteínas G (GPCR, del inglés, *G protein-coupled receptors*) con capacidad de unión e hidrólisis de GTP. Estos receptores señalizan a través de diferentes vías intracelulares que incluyen enzimas (adenililciclasa, fosfolipasa C) activadas o inhibidas por los cambios en una determinada proteína G (G_s, $G_{i/o}$, G_q), que alteran los niveles de mensajeros intracelulares (AMP cíclico, inositoltrifosfato, diacilglicerol), con el resultado de incrementar o disminuir la actividad de determinadas cinasas (proteincinasa A, proteincinasa C, proteincinasa B [Akt], fosfatidil-inositol-3-cinasa, cinasa regulada por señales extracelulares [ERK]) capaces de modificar a través de fosforilación la actividad de diferentes efectores celulares. Esto pue-

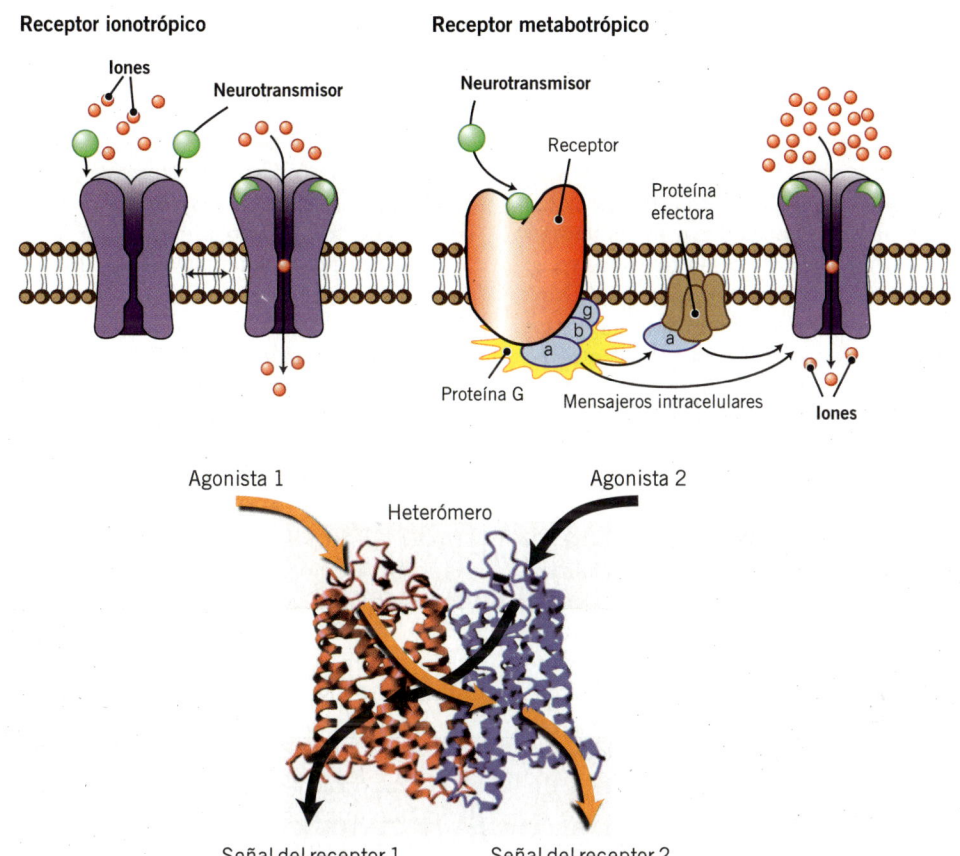

Figura 11-3. Tipos de receptores para neurotransmisores y esquema del funcionamiento de los heterómeros de receptores acoplados a proteínas G (GPCR).

✪ HETERÓMEROS DE RECEPTORES ACOPLADOS A PROTEÍNAS G (GPCR) MÁS FRECUENTES

- **Receptor dopaminérgico D₂-receptor de grelina GHSR1a.** Se localiza principalmente en el hipotálamo. Tiene relevancia en la regulación del apetito.

- **Receptor dopaminérgico D₂-receptor de adenosina A₂ₐ.** Se localiza en las neuronas GABA-érgicas que proyectan desde el estriado al globo pálido. Se ha relacionado con procesos patológicos como la enfermedad de Parkinson, la esquizofrenia o el abuso de drogas.

- **Receptor opioide μ-receptor para glutamato mGlu5.** Se localiza en neuronas de la médula espinal. Tiene interés en el dolor crónico y relevancia farmacológica, ya que la combinación de **morfina** (agonista μ) y **2-metil-6(feniletinil)piridina** (MPEP; antagonista mGlu5) aumenta el efecto antinociceptivo de la morfina, a la par que reduce sus efectos secundarios. A partir de esa interacción se han desarrollado compuestos bivalentes, como el **MMG-22**, que, a través de un puente de 22 átomos, une los elementos farmacofóricos para ambos receptores. Se investiga este compuesto en el dolor crónico.

- **Receptores opioides μ y δ.** Localizados en neuronas de la médula espinal y también relacionados con el dolor crónico. La interacción de ambos receptores aumenta la afinidad de cada uno por sus ligandos.

- **Receptor serotoninérgico 5-HT₂ₐ-receptor para glutamato mGlu2.** Tienen relevancia en enfermedades psiquiátricas como la esquizofrenia, dado el papel de la serotonina y el glutamato en este trastorno.

- **Receptor cannabinoide CB₁-receptor dopaminérgico D₂.** Se ha relacionado con los procesos adictivos.

---

de incluir, obviamente, canales para determinados iones modificando su conductancia, aunque es evidente que este tipo de respuestas no se producen de la forma tan directa y rápida como en el caso de los neurotransmisores que activan receptores ionotrópicos. Los receptores metabotrópicos son, en general, típicos de los neurotransmisores reguladores, como la dopamina, o de la actividad reguladora de neurotransmisores como la acetilcolina (a través de receptores muscarínicos), que también actúan en sinapsis mediadas por receptores ionotrópicos (receptores nicotínicos). Los receptores metabotrópicos son especialmente interesantes desde el punto de vista farmacológico, ya que permiten el desarrollo de herramientas químicas para modificar su actividad, desde agonistas hasta antagonistas o agonistas inversos, y también reguladores alostéricos positivos o negativos, algunos de los cuales han llegado a ser aprobados para el tratamiento de diferentes enfermedades neurológicas o psiquiátricas, por ejemplo, los antipsicóticos que tienen capacidad de bloquear los receptores dopaminérgicos de tipo D₂, o ansiolíticos (buspirona) que actúan activando el receptor serotoninérgico 5-HT₁ₐ.

La activación por el neurotransmisor de los receptores postsinápticos en la sinapsis es el mecanismo fundamental en la transmisión de la señal de una neurona a otra, pero, en la sinapsis, los receptores postsinápticos no son los únicos receptores accesibles para su activación por el neurotransmisor. Con el objetivo de ejercer un ajuste de la transmisión, operan diferentes mecanismos, uno de los cuales implica la unión del neurotransmisor a receptores, que, en este caso, se localizan en la membrana de la neurona que secreta el mensajero. Son los denominados receptores presinápticos o «**autorreceptores**». Son activados por el neurotransmisor siguiendo un patrón que difiere significativamente de su acción sobre los receptores postsinápticos, ya que su objetivo es ajustar la síntesis y liberación del neurotransmisor, evitando un exceso de activación que pueda dañar la homeostasis sináptica. Es importante mencionar que no todos los receptores descritos para un neurotransmisor dado tienen la capacidad de actuar como autorreceptores, sino que este papel está asignado a alguno de los distintos tipos de receptores y, además, suelen presentar diferencias de afinidad respecto al mismo receptor cuando se encuentran en la neurona postsináptica. Entre los que pueden actuar como autorreceptores se incluyen el receptor dopaminérgico D_2, el receptor adrenérgico α_2 y los receptores serotoninérgicos 5-HT_{1A}, 5-HT_{1B} y 5-HT_{1D}. Lo interesante es que pueden servir de dianas utilizando ligandos que tengan mayor afinidad por los autorreceptores que por los receptores postsinápticos, lo que permite controlar farmacológicamente el exceso de transmisión. Un ejemplo de ello sería el uso de clonidina, agonista de los receptores adrenérgicos de tipo α_2, para reducir el exceso de transmisión noradrenérgica en las áreas implicadas en las respuestas emocionales que subyacen en la abstinencia a ciertas drogas.

Inactivación de la señal mediada por los neurotransmisores

Tan importante como que se produzca una rápida y adecuada liberación de neurotransmisor una vez que las señales eléctricas llegan a un botón sináptico es que la interacción del neurotransmisor con los receptores postsinápticos cese de forma rápida una vez que se interrumpen las señales eléctricas que han disparado ese proceso. Se trata de evitar la acumulación extracelular del neurotransmisor y su acceso permanente a los receptores, así como de facilitar su reutilización por el terminal presináptico. Para ello, la sinapsis dispone de mecanismos moleculares altamente específicos que responden a un patrón común con ciertas diferencias en relación con el tipo de neurotransmisor. Participan enzimas degradativas, como la acetilcolinesterasa (AChE), en el caso de la acetilcolina, la MAO, en el caso de la transmisión monoaminérgica, y otras, pero también pueden participar proteínas transportadoras encargadas de aclarar la presencia del neurotransmisor de la brecha sináptica, por ejemplo, los transportadores de glutamato ($EAAT_1$-$EAAT_5$) o de monoaminas (transportador de dopamina [DAT], transportador de serotonina [5-HTT]). La variabilidad es amplia, con sistemas de neurotransmisión como el dopaminérgico, que pueden optar por la recaptación al terminal presináptico mediada por un sistema transportador que trabaja como sistema de transporte activo secundario, lo que permite que el neurotransmisor sea reutilizado o degradado por enzimas mitocondriales, como la MAO, o bien por degradación extracelular por una enzima localizada en la cara externa de las membranas sinápticas, la COMT, que convierte la dopamina de la brecha sináptica en un metabolito inactivo sobre los receptores dopaminérgicos. Hay neurotransmisores, sin embargo, en los que el papel de los transportadores es crítico, como en el caso del glutamato, cuya recaptación es el único mecanismo para facilitar el aclaramiento del neurotransmisor y su reutilización, o bien su desvío hacia el metabolismo energético (ciclo de Krebs) a través de su correspondiente α-cetoácido. Los transportadores de glutamato pertenecen a la familia SLC1. Son transportadores de alta afinidad dependientes de Na^+ y también de K^+. Por el contrario, los transportadores de monoaminas y de GABA/glicina pertenecen a la familia SLC6 y son también de alta afinidad y dependientes de Na^+, pero, a diferencia de los de glutamato, dependen además de Cl^- en vez de K^+. En el apartado correspondiente a cada neurotransmisor se incluirán detalles del funcionamiento y la relevancia biológica del sistema de inactivación en cada neurotransmisor. Es importante adelantar aquí que los diferentes elementos, enzimas y/o transportadores, implicados en ese proceso de inactivación presentan localizaciones celulares y subcelulares que son determinantes para su función. Como ejemplo de ello baste mencionar el caso de los transportadores de glutamato, GABA y glicina, cuya localización predominante es glial, en los astrocitos que se encuentran en la vecindad de estas sinapsis, o el caso de la acetilcolinesterasa, cuya localización es neuronal y siempre asociada a la cara externa de la membrana plasmática. La **figura 11-4** resume esquemáticamente el funcionamiento y la localización celular y subcelular de este proceso.

Dado que la inactivación de la señal mediada por un determinado neurotransmisor parece ser un proceso crítico en el correcto funcionamiento de la sinapsis, se ha convertido también en una diana importante, cuya inhibición sirve para elevar y prolongar la actividad neurotransmisora en condiciones de baja actividad de un neurotransmisor determinado. Se han desarrollado inhibidores de las enzimas de degradación, así como de los transportadores, que se han denominado **agonistas indirectos** por su capacidad de facilitar y prolongar la activación de los receptores a través del propio neurotransmisor; este tipo de estrategia farmacológica es la utilizada en fármacos para el tratamiento de la depresión, como los inhibidores selectivos de la recaptación de serotonina, como el citalopram, los que inhiben la serotonina y también la noradrenalina, como la venlafaxina, o los antidepresivos tricíclicos, como la imipramina o la clomipramina, que también son activos, aunque menos, sobre el transportador de dopamina. Asimismo, se han desarrollado inhibidores de la MAO (selegilina, clorgilina, moclobemida) que tienen efectos también antidepresivos e incluso se han utilizado en el tratamiento de la enfermedad de Parkinson, así como inhibidores de la acetilcolinesterasa (donepezilo, rivastigmina) que se usan en la enfermedad de Alzheimer y también en una enfermedad neuromuscular como la miastenia grave.

Es importante mencionar que, aunque la función primordial de los transportadores es la recaptación del neurotransmisor, hay evidencias de que también pueden funcionar de forma bidireccional, es decir, no solo internalizar el neurotransmisor, sino contribuir a incrementar su concentración extracelular. En principio, éste sería un proceso más asociado a situaciones patológicas (isquemia) como consecuencia de la desregulación de los gradientes iónicos y de la deficiencia en ATP con pérdida de la actividad de las ATPasas, y también como consecuencia del intercambio con

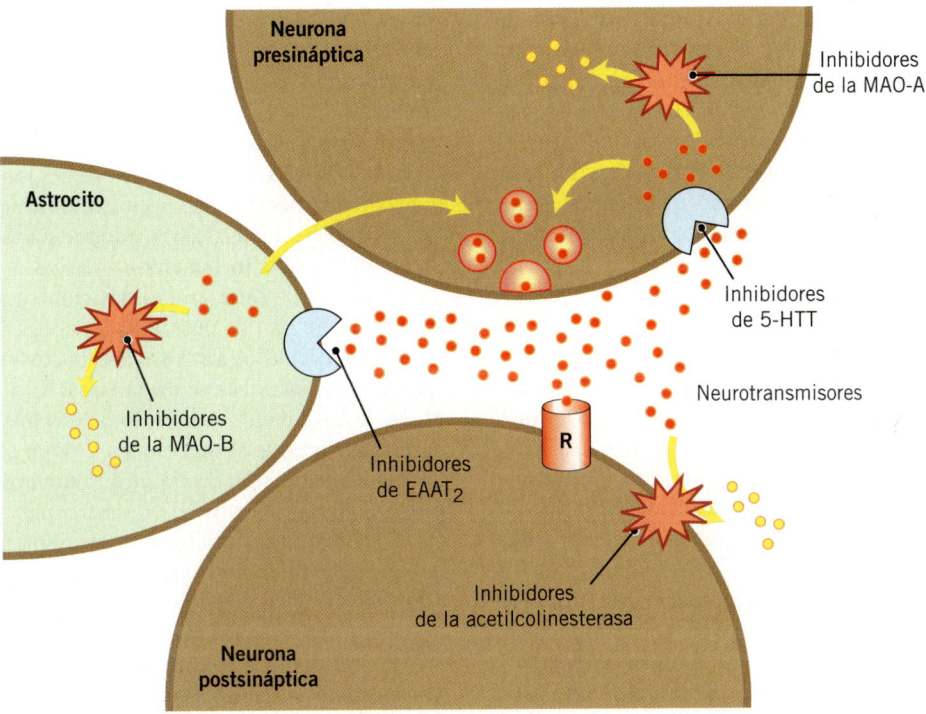

Figura 11-4. Inactivación de la señal del neurotransmisor, con indicación de dianas farmacológicas potenciales y ejemplos de inhibidores específicos. EAAT: transportador de glutamato; 5-HTT: transportador de serotonina; MAO: monoaminooxidasa.

determinados fármacos, como la tiramina, el MDMA o la anfetamina. Sin embargo, también parece ocurrir en ciertas condiciones fisiológicas en las que los transportadores pueden unir el neurotransmisor presente de forma libre en el citosol y exportarlo al espacio extracelular mediante transporte reverso. Por ejemplo, en el caso de la transmisión inhibidora se ha observado liberación fisiológica de GABA a través del transportador GAT1. Se piensa también que éste es el mecanismo por el que los astrocitos liberan gliotransmisores (v. más adelante).

NUEVOS ELEMENTOS EN LA COMUNICACIÓN SINÁPTICA

Los elementos descritos en el apartado anterior, así como los fármacos desarrollados para convertir esos elementos en dianas farmacológicas susceptibles de ser activadas o inhibidas, forman parte del conocimiento tradicional sobre la comunicación neuronal en sus dos aspectos: generación y transmisión de señales eléctricas y transducción de esas señales en la sinapsis química. Los últimos años, sin embargo, han traído importantes novedades, lo que ha permitido generar nuevo conocimiento de los procesos mediante los cuales las neuronas se comunican, incluyendo el papel de la glía en esa comunicación. Los siguientes apartados se dedicarán a introducir los nuevos aspectos de la comunicación celular en el SNC que aportan elementos nuevamente susceptibles de manipulación farmacológica.

Señalización retrógrada

El hecho de que la comunicación entre dos neuronas sea un proceso bidireccional es algo conocido desde hace ya bastante tiempo, pero la identificación de los mecanismos moleculares que median en la comunicación que podría denominarse «retrógrada», es decir, dirigida desde el elemento postsináptico al elemento presináptico y, por lo tanto, en dirección contraria al camino que recorre el neurotransmisor, es un proceso relativamente reciente. Su objetivo es regular la homeostasis sináptica, adaptar la intensidad del mensaje vehiculizado por el neurotransmisor a una ventana tolerable para la neurona postsináptica, evitando procesos de liberación masiva de neurotransmisores, sobre todo excitadores como el glutamato, que provocan efectos excitotóxicos, o inhibidores como el GABA, que puede deprimir la actividad eléctrica cerebral. El SNC dispone de medios para evitar que la comunicación neuronal provoque ese tipo de situaciones. Una de ellas ya se ha abordado con anterioridad cuando se ha hecho referencia a los receptores presinápticos o autorreceptores que funcionan para adaptar los procesos de síntesis, almacenamiento y liberación del neurotransmisor en una sinapsis determinada. La investigación ha permitido identificar un mecanismo más, posiblemente mucho más eficaz y versátil, que consiste en la generación de **mensajeros retrógrados** en el elemento postsináptico, sintetizados a partir de precursores lipídicos, localizados en la membrana plasmática, por enzimas activadas por señales inducidas tras la activación sostenida de los receptores postsinápticos por el neurotransmisor presináptico. Estos mensajeros retrógrados hacen el camino inverso para encontrarse receptores específicos de tipo metabotrópico y localizados en la membrana presináptica en la proximidad de la sinapsis donde van a disparar señales intracelulares capaces de indicarle a la neurona presináptica que debe cesar su actividad de liberación del neurotransmisor (v. fig. 11-1). Además, hoy se sabe que la señalización retrógrada es también muy importante en los fenómenos adaptativos y en la plasticidad sináptica. Especial relevancia en esa función tiene el denominado sistema endocannabinoide, cuyos elementos, forma de funcionamiento y potencial farmacológico se describirán más adelante. Este último aspecto es muy importante, ya que significa que se puede actuar sobre la regulación sináptica a través de modular farmacológicamente la actividad de mecanismos diferentes a los que corresponden a un neurotransmisor determinado.

Modulación alostérica

Otro aspecto novedoso, especialmente para la neurofarmacología, ha sido la identificación en muchos de los receptores para los diversos neurotransmisores de sitios de modulación alostérica diferentes de los sitios ortostéricos a los que se une el neurotransmisor. Esto, que fue una verdadera revolución farmacológica cuando se identificaron los primeros sitios alostéricos en los receptores GABA$_A$ y NMDA (v. figs. 11-5 y 11-6, más adelante) se ha extendido ahora a muchos otros tipos de receptores, incluyendo no sólo los correspondientes a los diferentes neurotransmisores, sino también los receptores para los mensajeros retrógrados (p. ej., los receptores cannabinoides CB$_1$) o para otros tipos de mediadores a nivel neuronal o glial. Las posibilidades que han abierto en neurofarmacología son enormes, al permitir una modulación de la actividad del propio neurotransmisor a través de amplificar o reducir la intensidad de su señal. Uno de los ejemplos clásicos es el de las benzodiazepinas, que actúan como moduladores alostéricos positivos de los receptores GABA$_A$, de forma que intensifican el efecto inhibidor de ese neurotransmisor ejercido a través de incrementar la permeabilidad del ión Cl$^-$ cuyo canal forma parte del complejo del receptor GABA$_A$. El resultado sería una mayor inhibición de la actividad eléctrica. La regulación que ejercen los sitios alostéricos es en las dos direcciones, ya se han desarrollado también moléculas como la picrotoxina, que actúa como modulador alostérico negativo del mismo sitio, con el resultado de una reducción de la capacidad del GABA de abrir el canal y, por lo tanto, menor inhibición de la actividad eléctrica en la neurona postsináptica. En ningún caso se producen alteraciones de los niveles del neurotransmisor, pero sí de su eficacia a nivel sináptico. Lo interesante de los sitios de regulación alostérica es que es razonable pensar que deben funcionar para ser modulados por ligandos específicos endógenos (en general, todavía no identificados) capaces de actuar de forma endógena para regular el exceso/defecto de actividad sináptica, convirtiéndose, por lo tanto, en otra forma más mediante la que las neuronas regulan la homeostasis de la comunicación neuronal.

Sinapsis tripartita y redes neurogliales

Además de sus reconocidas funciones en el control homeostático y en el soporte trófico y metabólico, en los últimos años se han obtenido evidencias bastante sólidas del papel de los astrocitos en el procesamiento de la información en los circuitos neuronales a través de la denominada **sinapsis tripartita**. Ello implica también la existencia de mensajeros gliales, denominados **gliotransmisores**, que son sintetizados y liberados por los propios astrocitos para modular la comu-

nicación sináptica clásica (v. fig. 11-1). Todavía hay dudas sobre cómo se produce el proceso de liberación de los gliotransmisores. Se cree que podría ser una liberación clásica por exocitosis desde orgánulos de almacenamiento similares a las vesículas sinápticas (liberación vesicular), aunque no se descarta una liberación a través de canales iónicos o transportadores directamente desde el citosol (liberación no vesicular). No se conoce a ciencia cierta, aunque sí se sabe que, independientemente de la forma en que ocurra, el proceso es dependiente de Ca^{2+}, como en la liberación sináptica. A favor de la primera de las dos posibilidades abogarían datos como la identificación en los astrocitos de microvesículas parecidas a las vesículas sinápticas neuronales, así como de transportadores vesiculares para el rellenado de estas vesículas, condición necesaria para que el proceso sea de tipo exocitótico, y también la identificación de algunos elementos de la maquinaria proteica (sinaptobrevina II) necesaria para la liberación vesicular. La segunda posibilidad estaría respaldada por datos que involucran a diferentes canales en la liberación de gliotransmisores, por ejemplo los hemicanales de conexina/panexina, los receptores (canales) purinérgicos P2X$_7$ o los canales aniónicos regulados por volumen, así como también a diferentes transportadores, como el intercambiador glutamato-cisteína o los transportadores clásicos de glutamato trabajando en reverso, aunque no está claro que éste sea un mecanismo fisiológico, por lo que, en general, se asume que el verdadero mecanismo sería la liberación vesicular.

Con independencia de cómo ocurra este proceso de liberación de gliotransmisores, la sinapsis tripartita implica que los astrocitos pueden participar en la comunicación bidireccional entre dos neuronas, recibiendo y enviando también señales químicas a las propias neuronas. Pueden responder a varios tipos de neurotransmisores para los que tendrían receptores específicos, así como liberar gliotransmisores como glutamato, D-serina, ATP, GABA y taurina, además de prostaglandinas y neuropéptidos. Una de las características de la gliotransmisión es la posibilidad de difusión del gliotransmisor a distancias más largas que en la sinapsis neuronal, lo que les permitiría acceder a receptores extrasinápticos que pueden tener funciones diferentes de las de los receptores sinápticos. Esto incluye la posibilidad de que, a través de los gliotransmisores, se produzca la comunicación real entre dos sinapsis neuronales que no estarían conectadas directamente entre sí, formando redes neurogliales con capacidad de extender la comunicación. Los procesos de los astrocitos tendrían un papel decisivo a este nivel, ya que una única célula astroglial sería capaz de alcanzar varias sinapsis y envolverlas facilitando enormemente la modulación de la comunicación sináptica y la plasticidad neuronal. Se ha visto que los astrocitos contienen receptores para diferentes neurotransmisores (AMPA, NMDA, receptores α_1 o receptores para ATP), que estarían localizados en los procesos de estas células accediendo a sinapsis neuronales específicas en determinadas áreas del SNC. Su activación provocaría, por ejemplo, la elevación del Ca^{2+} intracelular en el astrocito, lo que conllevaría una respuesta de estas células en forma de liberación de un gliotransmisor como el propio glutamato o el GABA. Este gliotransmisor podría actuar sobre receptores presinápticos localizados en terminales axónicos, incrementando la liberación del neurotransmisor, tanto en sinapsis excitadoras como inhibidoras, o bien podría hacerlo sobre receptores postsinápticos localizados en dendritas donde regularía la excitabilidad.

Cotransmisión

Otro aspecto interesante y novedoso se relaciona con la idea de **cotransmisión**. La idea de un único transmisor en cada sinapsis no responde a lo que parece que suele ocurrir en un número importante de sinapsis, en las que coexisten más de un posible neurotransmisor, o un neurotransmisor y un cotransmisor o un neuromodulador. El perfil más habitual es la combinación de un transmisor clásico de tipo amina o aminoácido, que asumiría la tarea principal en la sinapsis, y un cotransmisor, que en numerosas ocasiones tiene una estructura peptídica y que cumpliría un papel de tipo modulador. Algunas asociaciones son habituales, por ejemplo:

- Glutamato con dinorfina en neuronas del hipocampo.
- GABA con somatostatina en determinadas áreas corticales y en el hipocampo, con colecistocinina en otras áreas de la corteza, o con encefalina/dinorfina o sustancia P en neuronas de los ganglios basales.
- Acetilcolina con péptido intestinal vasoactivo (VIP) en áreas corticales o con sustancia P en la protuberancia.
- Dopamina con colecistocinina o neurotensina en el área ventral-tegmental.
- Noradrenalina con neuropéptido Y (NPY) en neuronas de la protuberancia y de la médula espinal.
- Serotonina con encefalinas o sustancia P en las proyecciones del rafe a la médula espinal.

Esta idea de cotransmisión amina-péptido permite explicar la actividad de numerosos péptidos en el SNC, denominados genéricamente «neuropéptidos», que tienen un indudable papel sobre la actividad sináptica, pero que no responden a las funciones que se asignan a un neurotransmisor, por ejemplo, no son capaces de generar *per se* potenciales locales en las neuronas postsinápticas con las que contactan, pero sí serían capaces de modular la acción de un neurotransmisor clásico. Necesitan, por lo tanto, de ese papel principal ejercido por las aminas clásicas e incluso por los aminoácidos neurotransmisores. Esto no excluye que algunos neuropéptidos, por ejemplo los opioides endógenos, se hayan caracterizado como un mecanismo propio de neurotransmisión, con capacidad de generar esas respuestas a través de receptores específicos. Tampoco excluye aquellos casos, como el del NPY, que se comporta como neurotransmisor clásico en determinadas sinapsis, pero como neuromodulador en otras. Más adelante se detallarán algunos aspectos relacionados con el papel de ciertos neuropéptidos como neurotransmisores, pero en este apartado se pretende destacar este otro papel ejercido por diferentes neuropéptidos como cotransmisores o neuromoduladores (v. «Neuropéptidos», más adelante). La relevancia que esta cotransmisión amina-péptido puede tener en el contexto de la neurofarmacología se basa en la posibilidad de modular la acción transmisora de la amina a través de la modulación farmacológica del papel regulador del neuropéptido. Como ejemplo de ello, antagonistas no peptídicos de los receptores tipo B de colecistocinina se han investigado en clínica para los trastornos de ansiedad y los ataques de pánico, mientras que agonistas de neurotensina lo han sido por sus efectos antipsicóticos.

Por último, siguiendo con esta idea de cotransmisión, es necesario mencionar también el papel de algunos **coagonistas endógenos** de ciertos receptores como, por ejemplo, el caso de la D-serina o la glicina en relación con el receptor glutamatérgico NMDA. Por ejemplo, la glicina que se acumula en terminales glutamatérgicos en el hipocampo lo hace en vesículas sinápticas, de forma que se libera durante la exocitosis siempre en sinapsis en las que el glutamato actúa a través de receptores NMDA para los que la glicina es coagonista. Se supone que entra en los terminales glutamatérgicos a través del transportador GlyT1, pero se desconoce cómo entra en las vesículas. La clave parece estar en la necesidad de combinación de dos ligandos agonistas para la activación segura del receptor, por más que uno de ellos, el glutamato, es el limitante. El papel crítico que el receptor NMDA desempeña en la transmisión excitadora posiblemente justifica ese mecanismo de «seguridad». En el caso de la D-serina, la síntesis de este coagonista ocurre a partir de L-serina por actuación de la serina-racemasa, mientras que la degradación se debe a la actuación de la D-aminoácido-oxidasa. La inhibición farmacológica de estas enzimas permite alterar la disponibilidad de D-serina y, por lo tanto, la actividad de glutamato actuando a través de receptores NMDA, lo que podría servir para el tratamiento de la esquizofrenia (inhibidores de D-aminoácido-oxidasa) o frente al daño por exceso de glutamato en enfermedades neurodegenerativas (inhibidores de la serina-racemasa).

En áreas diferentes del hipocampo, la glicina, sin embargo, aparece junto con GABA en terminales GABA-érgicos gracias a la presencia en estos terminales de los transportadores GAT1 y GlyT2. Se ha visto que ambos neurotransmisores inhibidores pueden ser coliberados, por ejemplo, en neuronas cerebelosas y, por lo tanto, actuar como cotransmisores. Sin embargo, este proceso parece ser independiente de la entrada de Ca^{2+} extracelular, o dependiente pero en un grado pequeño, lo que excluye que la liberación se produzca por exocitosis. Se cree que el proceso podría implicar liberación por transporte reverso a través de los transportadores GAT1 y GlyT2, aunque esto no ha podido ser demostrado hasta la fecha. La hipótesis sería que la activación de GAT1 permitiera la liberación de glicina, mientras que la de GlyT2 lo hiciera con la de GABA. La cotransmisión también puede implicar a otros neurotransmisores clásicos, por ejemplo GABA liberado de terminales dopaminérgicos nigroestriatales para actuar sobre receptores GABA localizados en las dendritas y el soma de las neuronas de proyección en el estriado que son GABA-érgicas. Para ello, las neuronas dopaminérgicas no necesitan sintetizar GABA y, por lo tanto, expresar la enzima glutamato-descarboxilasa. Les basta captarlo del medio extracelular, algo que parece que son capaces de hacer, ya que se ha identificado al transportador GAT1 en terminales dopaminérgicos y se ha podido determinar la internalización de GABA, que entra en las vesículas sinápticas a través del transportador vesicular VMAT2 (en vez del VGAT).

Heteromerización

Quizás uno de los avances relacionados con la comunicación neuronal más llamativos y con mayor influencia farmacológica en los últimos años es el descubrimiento de la hetero merización de receptores. Supone un cambio radical en el planteamiento de la modulación de receptores metabotrópicos con fármacos selectivos, ya que el hecho de que diferentes tipos de receptores puedan, por su cercanía en la membrana de las neuronas, asociarse formando heterodímeros, de manera que los cambios provocados por agonistas o antagonistas/agonistas inversos en uno de esos receptores asociados puedan influir en la respuesta del otro, significa un cambio de paradigma a la hora de interpretar los efectos neurofarmacológicos. A ello se suma la posibilidad de desarrollar **ligandos bivalentes** con capacidad de unirse a la vez a los farmacóforos de ambos receptores que forman el heterodímero. Es importante señalar que, cuando se habla de heteromerización de receptores, se va más allá de los fenómenos de señalización cruzada entre receptores distintos que comparten señales intracelulares similares o cercanas, fenómenos que ya se conocían antes de describir las interacciones directas proteína-proteína que implica la heteromerización. Los heterómeros presentan diferencias importantes en sus propiedades farmacológicas, de tráfico y de señalización respecto de lo que hace cada receptor de forma individual. También es importante distinguir el fenómeno de heteromerización de receptores de los homómeros que algunos GPCR forman para funcionar más eficazmente, por ejemplo, los receptores dopaminérgicos D$_2$ pueden formar homodímeros (dos receptores) asociados con una única proteína G.

La heteromerización de receptores se sospechó por primera vez hace más de dos décadas, precisamente al observar que las propiedades farmacológicas del antagonista del receptor D$_2$ (acoplado a G$_{i/0}$) racloprida eran modificadas por la activación del receptor A$_{2A}$ (acoplado a G$_s$) con el agonista CGS-21680. Desde entonces, este tema ha crecido de forma exponencial, si bien es cierto que la mayor parte de la información se ha obtenido en sistemas de expresión heteróloga y que sólo unas pocas observaciones han podido ser demostradas a nivel funcional y en modelos *in vivo*. Las que lo han sido, han permitido conocer los tipos de receptores metabotrópicos que más frecuentemente heteromerizan, las áreas del SNC, las subpoblaciones neuronales donde este fenómeno ocurre de forma más frecuente y las repercusiones que esa asociación tiene sobre la función y el tráfico de los receptores, así como sobre los efectos farmacológicos clásicos de los agonistas/antagonistas de cada uno de los receptores asociados por separado **(v. fig. 11-3)**.

ALGUNOS SISTEMAS DE NEUROTRANSMISIÓN EN EL SISTEMA NERVIOSO CENTRAL

▸▸ A continuación se abordarán los diferentes sistemas de neurotransmisión activos en el SNC. Esto incluye, en primer lugar, los aminoácidos neurotransmisores como el glutamato, que es el neurotransmisor excitador más importante del SNC, y el GABA, que actúa como principal neurotransmisor inhibidor. En términos cuantitativos representan el 40 % y el 30 %, respectivamente, de las sinapsis del SNC. A ellos se suman dos aminoácidos neurotransmisores más, la glicina (inhibidor) y el aspartato (excitador), pero cuya relevancia en términos cuantitativos y cualitativos es significativamente menor y está circunscrita a determinadas áreas del cerebro y de la médula espinal. En segundo lugar se incluyen los neurotransmisores de tipo amina biógena, como noradrenalina, dopamina, serotonina e hista-

mina, que sólo intervienen en un porcentaje relativamente pequeño de las sinapsis centrales, aunque algunas de ellas (por ejemplo, las de dopamina y serotonina) tienen gran importancia cualitativa en el control de determinados procesos neurobiológicos. A ellos se suma la acetilcolina, el neurotransmisor más importante en la sinapsis neuromuscular, pero que también tiene cierta relevancia en el SNC, a pesar de su relativamente escasa presencia. Por último, se incluirán algunos neurotransmisores singulares, como taurina y purinas, así como algunos ejemplos concretos de transmisión mediada por neuropéptidos, haciendo hincapié en las diferencias de este tipo de transmisión con respecto a los neurotransmisores clásicos. ◂◂

Neurotransmisores excitadores: glutamato y aspartato

Prácticamente toda la transmisión excitadora en el SNC de los mamíferos es responsabilidad de los dos aminoácidos ácidos, especialmente del **glutamato** (40 % de las sinapsis centrales). La concentración de este neurotransmisor, en la mayor parte de las estructuras del SNC, es elevada cuando se compara con las aminas neurotransmisoras. Una característica muy importante de ambos aminoácidos neurotransmisores es su relación de dependencia con el metabolismo intermediario en el tejido nervioso. Ello se debe a que la síntesis de ambos se produce a partir de metabolitos del ciclo de los ácidos tricarboxílicos. El glutamato procede de la aminación de su cetoácido correspondiente, que es el α-cetoglutarato, mientras que el **aspartato** lo hace a partir del oxalacetato, ambos metabolitos del ciclo de Krebs. Esta relación con el metabolismo intermediario tiene importantes implicaciones en condiciones basales y, especialmente, en diferentes enfermedades. Ésta es una de las razones de la extremada vulnerabilidad que tiene la transmisión glutamatérgica, y su necesidad de disponer de importantes mecanismos protectores. Uno de esos mecanismos se relaciona con la elevada reutilización del glutamato en las sinapsis para evitar nueva síntesis, siempre dependiente de detraer metabolitos del ciclo de Krebs, que son fundamentales para la generación de ATP. Por ello, una fuente muy importante del glutamato neuronal en la sinapsis procede de la glutamina generada con el concurso de la enzima glutamina-sintetasa a partir de glutamato recaptado por astrocitos cercanos a las sinapsis glutamatérgicas. Para ello, los astrocitos contienen transportadores para glutamato y también receptores glutamatérgicos. De esta forma, el glutamato procedente de la recaptación glial se transfiere a la neurona en forma de su derivado amida utilizando transportadores de baja afinidad (transportador de aminoácidos neutros dependiente de sodio [SNAT, *sodium-dependent neutral aminoacid transporters*]) **(fig. 11-5)**. Una vez en la neurona, se transforma de nuevo en glutamato por la enzima glutamina-liasa o glutaminasa, y se almacena de nuevo en vesículas sinápticas utilizando alguno de los transportadores vesiculares de glutamato, de los que se han identificado tres tipos: VGLUT1, VGLUT2 y VGLUT3. Los tres son selectivos para glutamato, no funcionan para glutamina o aspartato, y sólo los dos primeros son típicos de las neuronas glutamatérgicas. Un último aspecto de la glutamina generada en los propios astrocitos a partir de la recaptación del glutamato en el espacio sináptico es que puede además comportarse como gliotransmisor, siendo liberada a través de los propios SNAT.

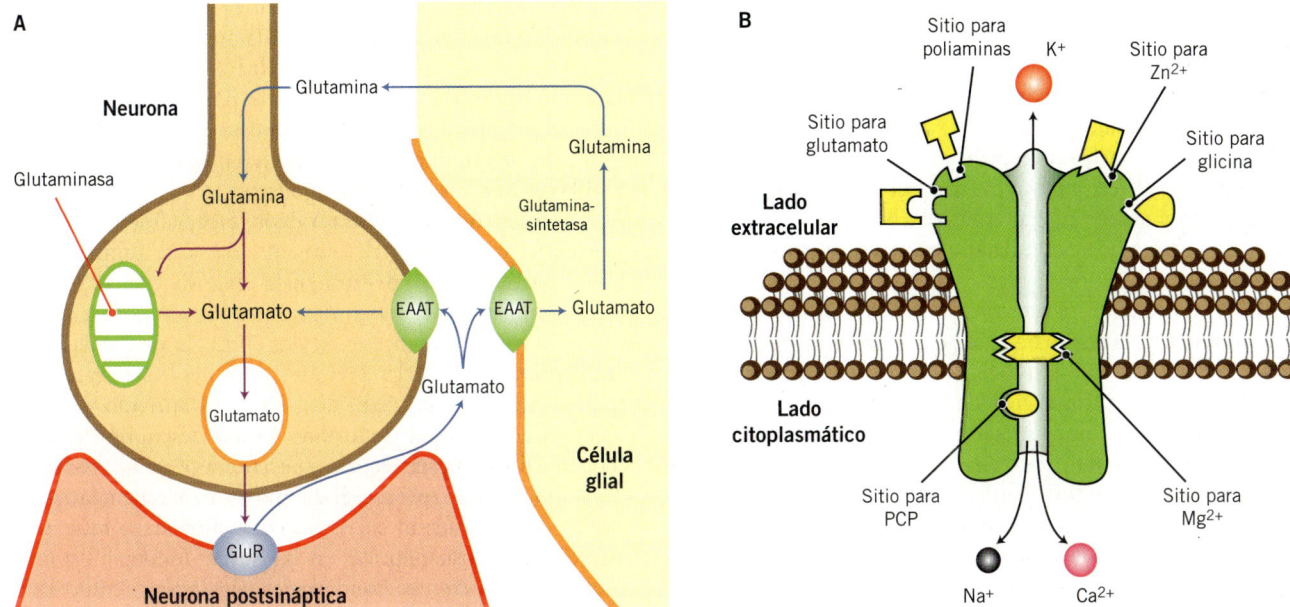

Figura 11-5. A) Transmisión por glutamato. B) Esquema del receptor *N*-metil-D-aspartato (NMDA) con los diferentes sitios de modulación alostérica. EAAT: transportador de aminoácidos excitadores; PCP: fenciclidina.

⭐ ESTRUCTURA, LOCALIZACIÓN Y FUNCIÓN DE LOS DIFERENTES TIPOS DE RECEPTORES GLUTAMATÉRGICOS

- **Receptores NMDA (del agonista *N*-metil-D-aspartato)**
  - Son receptores heterooligoméricos (estructura pentamérica) formados por subunidades GluN1, GluN2 y GluN3. Para ser funcionales, necesitan al menos una subunidad GluN1 con el resto de la estructura formada por subunidades GluN2A-D o GluN3A-B.
  - Se trata de receptores postsinápticos cuya activación genera potenciales postsinápticos excitadores (EPSP) lentos. Es un canal activado por ligando que, además, es dependiente de voltaje. Es permeable al Na$^+$ y principalmente al Ca^{2+}.
  - Tiene varios sitios de unión a ligando, algunos de los cuales son sitios de modulación alostérica.
  - La unión del glutamato permite la apertura del canal siempre que la membrana esté despolarizada. Para que sea efectiva, tiene que unirse también un coagonista como la glicina o la D-serina. Existe también un sitio de unión para el Mg^{2+}, que inactiva el canal, y sitios para otros cationes divalentes, como el Zn^{2+} (bloquea la acción del glutamato), para la unión de fenciclidina y de otros antagonistas no competitivos (dizolcipina, ketamina) y para la unión de poliaminas, como espermina y espermidina (facilitan la transmisión glutamatérgica).

- **Receptores AMPA (del agonista ácido α-amino-3-hidroxi-5-metil-4-isoxazolpropiónico)**
  - Formados por la combinación, en forma de homooligómeros o heterooligómeros de subunidades GluA1, GluA2, GluA3 y/o GluA4, cuya variabilidad modifica las propiedades del canal catiónico.
  - La presencia de subunidades GluA2 aumenta la permeabilidad por el ión Na$^+$, mientras que su ausencia favorece la del Ca^{2+}.
  - La activación de los receptores AMPA por glutamato, pero no por aspartato, genera EPSP rápidos que están asociados a canales no dependientes de voltaje responsables de corrientes despolarizantes, debidas primordialmente a la entrada de Na$^+$, aunque también son permeables al ión Ca^{2+}.
  - También tienen varios sitios de unión, algunos de regulación alostérica.

- **Receptores de kainato (activados de forma selectiva por el ácido kaínico)**
  - Formados siempre por cuatro subunidades iguales (homooligómeros) o diferentes (heterooligómeros) a partir de combinaciones de cinco tipos de subunidades: GluK1-GluK5.
  - Su localización es tanto presináptica como postsináptica.
  - Comparten agonistas con los receptores AMPA, lo que ha llevado a considerarlos en ocasiones como una única entidad usando el término receptores AMPA/kainato o simplemente receptores no-NMDA.
  - Se activan por glutamato, pero no por aspartato, generando despolarizaciones (EPSP) rápidas, pero provocan inhibición cuando están localizados a nivel presináptico.
  - Su presencia en más notable en determinadas sinapsis, sobre todo en el hipocampo, donde también tienen un papel en la plasticidad sináptica.

- **Receptores metabotrópicos de glutamato (mGluR)**
  - Incluye hasta ocho subtipos diferentes clasificados en función de su homología en la secuencia, tipo de proteína G a la que se acoplan y propiedades farmacológicas.
  - Su localización es tanto presináptica como postsináptica dependiendo del subtipo.
  - Se activan por glutamato, pero no por aspartato, y se trata de receptores que, dado su acoplamiento a proteínas de unión a GTP, median las respuestas sinápticas más lentas. También participan en los fenómenos de plasticidad sináptica.
  - Se clasifican en tres familias:
  - Grupo I (activados por 3,5-dihidroxifenilglicina): mGluR1 y mGluR5, que señalizan a través de fosfolipasa C, elevando los niveles de inositoltrifosfato, Ca^{2+} y diacilglicerol.
  - Grupo II (activados por 4-carboxi-3-hidrofenilglicina): mGluR2 y mGluR3, que inhiben la adenililciclasa y disminuyen los niveles de AMPc.
  - Grupo III (activados por 2-amino-4-fosfonobutirato): mGluR4, mGluR6, mGluR7 y mGluR8, que también inhiben la adenililciclasa y disminuyen los niveles de AMPc.

Como gliotransmisor también puede actuar el propio glutamato presente en el astrocito y procedente del proceso de recaptación glial.

La importancia de los transportadores de glutamato en la sinapsis glutamatérgica no sólo tiene que ver con la necesidad de optimizar los niveles de glutamato presentes en las sinapsis sin interferir en el ciclo de Krebs, sino también con el control del exceso de glutamato extracelular y su potencial neurotóxico por estimulación excesiva y prolongada de los receptores glutamatérgicos, especialmente el receptor NMDA. La solución a este riesgo es el desarrollo de sistemas altamente eficaces para la recaptación del propio glutamato, facilitando que la señal glutamatérgica cese rápidamente cuando la estimulación de los terminales desaparece, y manteniendo su concentración extracelular en la sinapsis por debajo de niveles excitotóxicos (< 25 nM). Se trata de proteínas transportadoras (en general, de estructura homo-trimérica o heterotrimérica) de alta afinidad que dependen secundariamente de la actividad de determinadas ATPasas y que están acopladas al *simporte* (cotransporte) del glutamato junto con el ión Na^+ (también H^+) y al *antiporte* (antitransporte) de iones K^+. Se conocen cinco tipos de transportadores de glutamato (sirven también para el aspartato) identificados por el acrónimo EAAT (transportador de aminoácidos excitadores).

- $EAAT_1$ (antiguo GLAST; *SLC1a3*): es abundante en el SNC, sobre todo en astrocitos, sobre todo del cerebelo. También está presente en el oído interno y en la retina.
- $EAAT_2$ (antiguo GLT-1; *SLC1a2*): es el más activo en el SNC (se encarga aproximadamente del 90 % de la recaptación de glutamato) y el más abundante (representa el 1-2 % de la cantidad de proteína total del cerebro). Es típico de los astrocitos, aunque también está presente en neuronas glutamatérgicas a nivel presináptico (p. ej., neuronas piramidales de la capa CA3 del hipocampo).
- $EAAT_3$ (antiguo EAAC1; *SLC1a1*): su abundancia es 100 veces menor que el $EAAT_2$, siendo selectivo de las neuronas y el más abundante en estas células. Se localiza principalmente a nivel postsináptico (somas y dendritas) en todo el cerebro. Ha sido identificado incluso en neuronas GABA-érgicas, en las que apenas contribuye al aclaramiento de glutamato, pero en las que la internalización de este aminoácido se utiliza para sintetizar GABA.
- $EAAT_4$ (*SLC1a6*): se expresa principalmente en las neuronas de Purkinje del cerebelo.
- $EAAT_5$ (*SLC1a7*): se expresa principalmente en la retina.

Los $EAAT_{1-3}$ son los más eficaces en el transporte del glutamato, mientras que la cinética de transporte de los $EAAT_{4-5}$ es más lenta, siendo más eficaces en el transporte de aniones (Cl^-), hasta el punto de que se los ha llegado a denominar «canales aniónicos estimulados por ligando (glutamato)».

La señal excitadora del glutamato se propaga al elemento postsináptico a través de cuatro tipos de receptores. Tres de ellos son receptores ionotrópicos, que permiten de forma directa cambios en la permeabilidad de determinados iones gracias a la presencia de un canal iónico formando parte del propio receptor. Se han descrito tres tipos de receptores ionotrópicos para glutamato denominados **NMDA**, **AMPA** y **kainato**. El cuarto tipo de receptor es metabotrópico y corresponde, en realidad, a una familia que engloba ocho diferentes denominados **$mGluR_1$-$mGluR_8$**. Muchos de estos tipos de receptores para glutamato han servido, y sirven actualmente, para el diseño de agonistas, antagonistas o agonistas inversos con potencial en diferentes enfermedades del SNC (ver caja verde página siguiente).

Los **receptores glutamatérgicos**, especialmente NMDA y AMPA, tienen una distribución bastante amplia en el SNC, participando en numerosas sinapsis excitadoras. Su activación está asociada con distintas formas de plasticidad sináptica, especialmente en la denominada **potenciación a largo plazo** (LTP, del inglés *long term potentiation*), que es importante en los procesos de memoria y aprendizaje. También tienen un papel importante en los desequilibrios de la transmisión glutamatérgica, especialmente en el fenómeno denominado **excitotoxicidad**, que es consecuencia de un exceso de transmisión excitadora que provoca la muerte de las neuronas postsinápticas en las que se localizan estos receptores en diferentes condiciones patológicas, como la isquemia, traumatismos cerebrales o enfermedades neurodegenerativas crónicas progresivas. Además de su presencia en neuronas, tanto a nivel postsináptico (NMDA, AMPA, kainato y mGluR) como presináptico (kainato y mGluR), todos estos receptores, salvo los de kainato, han sido también identificados en células gliales, como astrocitos, glía de Bergman, oligodendrocitos y sus células precursoras, e incluso en la microglía. La expresión de estos receptores gliales es variable en función de la región del SNC y del estado de activación de estas células.

Dada la importancia funcional y la diversidad estructural y anatómica de los diferentes elementos que intervienen en la transmisión glutamatérgica, tiene gran relevancia su manipulación farmacológica, aunque, dadas las características de los procesos de síntesis y recaptación (dependencia del metabolismo intermediario, reutilización del glutamato y riesgo de daño excitotóxico), ésta se ha dirigido especialmente a los diferentes tipos de receptores para los que se han diseñado y sintetizado tanto agonistas como antagonistas selectivos de cada uno de ellos. Se trata de herramientas muy útiles en investigación básica, pero que también se han desarrollado con un objetivo terapéutico, aunque, hasta la fecha, éste ha sido relativamente limitado. Se pueden citar algunos antiglutamatérgicos que actúan a través del receptor NMDA, como la **ketamina** (anestésico general), la **memantina** (aprobado para el tratamiento de la enfermedad de Alzheimer), la **fenciclidina** (PCP) o la dizocilpina, y algunos más en desarrollo en la actualidad. A ellos se suman varios antagonistas AMPA, como el ácido 7-cloroquinurénico, antagonistas del receptor de kainato, como la 2,3-dihidro-6-nitro-7-sulfamoilbenzoquinoxalina (NBQX), o antagonistas de los mGluR, como la α-metil-4-carboxifenilglicina (MCPG). En el caso de los transportadores de glutamato, la mayoría de las moléculas con actividad inhibidora que se han identificado, como el inhibidor no selectivo DL-treo-β-benciloxiaspartato, o los inhibidores selectivos del $EAAT_2$ (GLT-1) como el dihidroxikainato o el WAY213613, sirven como herramientas experimentales, pero no tanto como potenciales fármacos. Ello se debe a la dificultad de desarrollar inhibidores selectivos (excepto para

EAAT$_2$) y también al importante riesgo de inducir efectos adversos al elevar el glutamato, como consecuencia de la abundancia de sinapsis glutamatérgicas en el SNC, y a la importancia de este neurotransmisor en numerosos procesos. Las soluciones que se están buscando a este problema incluyen el desarrollo de moduladores alostéricos negativos de los transportadores, por ejemplo, UCPH-101 y UCPH-102, que son selectivos del EAAT$_1$, o el desarrollo de moduladores transcripcionales/traduccionales, por ejemplo, los antibióticos β-lactámicos como la ceftriaxona y otros, que aumentan *in vivo* la expresión del EAAT$_2$. Se están investigando en el dolor y en enfermedades psiquiátricas, incluyendo la adicción a drogas.

Neurotransmisores inhibidores: GABA y glicina

El **GABA** es, por detrás del glutamato, el segundo aminoácido neurotransmisor más abundante en el SNC, representando alrededor del 30 % de las sinapsis centrales. Se trata casi siempre de neuronas de poca longitud, muchas veces intrínsecas a un mismo núcleo cerebral (interneuronas locales), que están presentes en casi todas las estructuras del SNC. Un ejemplo de ellas lo constituyen las células en cesto del cerebelo y el hipocampo, las células de Purkinje del cerebelo, las células granulares del bulbo olfatorio y las células amacrinas de la retina. En algunos casos, el GABA es el neurotransmisor en ciertos tractos de mayor longitud, como las vías eferentes, que parten del estriado y se proyectan al globo pálido y a la zona reticulada de la sustancia negra. Se trata del principal neurotransmisor inhibidor, lo que justifica esta abundante presencia anatómica en el SNC. Desempeña un papel clave en la regulación del balance entre las señales excitadoras (glutamato) e inhibidoras (GABA), de forma que cualquier desequilibrio en GABA afecta a este equilibrio y puede generar importantes trastornos neurológicos y psiquiátricos.

Al igual que en el caso del glutamato, un rasgo importante de este neurotransmisor es su dependencia del metabolismo energético en las neuronas, así como en los astrocitos que las acompañan en la sinapsis. En las neuronas GABA-érgicas, la generación de GABA también depende del α-cetoglutarato, que se tiene que convertir en glutamato, pero en las neuronas GABA-érgicas está expresada una descarboxilasa para glutamato, que es capaz de eliminar el α-carboxilo de este aminoácido para convertirlo en el γ-aminoácido GABA. Por lo tanto, las mismas limitaciones que se han identificado para la síntesis de glutamato son válidas también para la transmisión GABA-érgica, incluyendo la elevada necesidad de reutilización del neurotransmisor a través de sistemas de recaptación para GABA dependientes de sodio localizados tanto a nivel neuronal como glial. Obviamente, la recaptación de GABA, además de su papel en la reutilización del neurotransmisor, ejerce un papel importante en la inactivación de la señal GABA-érgica. Se han identificado hasta seis formas distintas del transportador de GABA que pertenecen a la familia SLC6, de los cuales los tres más importantes son GAT1, GAT2 y GAT3 (transportan GABA y otras moléculas), que están ubicados tanto en la glía como en las neuronas, aunque esto varía de una región a otra. Pueden ser inhibidos para aumentar el tono GABA-érgico, por ejemplo, usando

SKF89976A o tiagabina, que inhiben principalmente el GAT1. Los restantes son transportadores que, además de GABA, transportan específicamente taurina (TauT), betaína (BGT1) o creatina (CT1). Se trata de transportadores de alta afinidad dependientes de Na$^+$ y también de Cl$^-$. El hecho de que en este proceso de recaptación de GABA y de glutamato estén implicadas tanto las neuronas presinápticas como los astrocitos acompañantes es una característica común de los aminoácidos neurotransmisores, que los distingue de la transmisión mediada por aminas biógenas, en las que sólo la neurona presináptica, y no la glía, ejecutan ese proceso.

La inactivación de la señal GABA-érgica no sólo implica a los diferentes transportadores para GABA sino también a las enzimas GABA-transaminasa y semialdehído-succinato-deshidrogenasa, dando lugar a metabolitos intermediarios, que pueden ser empleados para la síntesis de glutamato o para su incorporación al ciclo de Krebs a través de su conversión en α-cetoglutarato. La GABA-transaminasa está presente en mitocondrias, tanto neuronales como gliales, y es inhibida de forma irreversible por el agente antiepiléptico vigabatrina, lo que provoca una elevación de los niveles de GABA y de su actividad inhibidora.

La señal inhibidora GABA-érgica actúa a nivel post-sináptico a través de dos receptores principales, uno ionotrópico, el receptor **GABA$_A$**, de respuesta muy rápida, y otro metabotrópico, el receptor **GABA$_B$**, de respuesta más lenta (ver caja verde página siguiente). Sustancias que actúan sobre ambos tipos de receptores, sobre todo GABA$_A$, como agonistas, antagonistas o moduladores alostéricos, se utilizan para el tratamiento de numerosas enfermedades que incluyen trastornos de la ansiedad, trastornos del sueño (insomnio), esclerosis múltiple (espasticidad) o epilepsia. Los receptores GABA-érgicos pueden estar ubicados también en células gliales (astrocitos). En la **figura 11-6** se muestra un esquema del

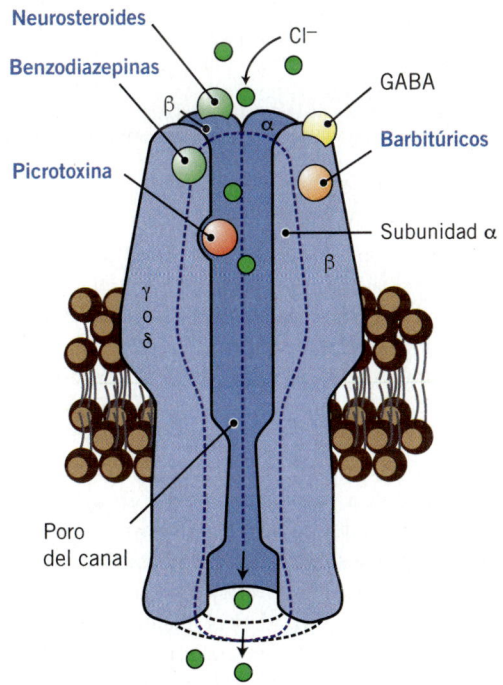

Figura 11-6. Esquema del receptor GABA$_A$ con los diferentes sitios de modulación alostérica. GABA: ácido γ-aminobutírico.

⊗ ESTRUCTURA, LOCALIZACIÓN Y FUNCIÓN DE LOS DIFERENTES TIPOS DE RECEPTORES GABA-ÉRGICOS

- **Receptor GABA$_A$**
  - Es el receptor ionotrópico para GABA y su localización es preferentemente postsináptica, aunque puede actuar como autorreceptor en algunas sinapsis.
  - Tiene un papel decisivo en los procesos rápidos de transmisión de tipo inhibidor, que conducen a la reducción de la excitabilidad de la membrana celular, actuando para ello como un canal de Cl$^-$ activado por ligando.
  - Su estructura es compleja, combinando en una única estructura el sitio de unión al GABA, un dominio canal para Cl$^-$ y también numerosos sitios de modulación alostérica.
  - Se trata de una glucoproteína formada por cinco subunidades polipeptídicas. Esta estructura pentamérica deriva de la combinación de varias clases distintas de subunidades (α, β, γ, δ, ε, θ, π, ρ) codificadas a partir de 19 genes distintos (α_{1-6}, β_{1-3}, γ_{1-3}, δ, ε, θ, π, ρ_{1-3}) distribuidos de forma diferente a lo largo del SNC.
  - Con las diferentes combinaciones de subunidades se generan múltiples isoformas con diversa localización anatómica y abundancia en el SNC y con diferencias en la respuesta a GABA, en las propiedades electrofisiológicas del canal (diferente conductancia para el Cl$^-$), en la sensibilidad a los diferentes agentes activos sobre este receptor (mayor eficacia de las benzodiazepinas cuando está presente la subunidad α_1 y menor cuando están las $\alpha_{2/3/5}$) y en la regulación a nivel transcripcional, postranscripcional y traduccional. Esta complejidad es la base de la extraordinaria diversidad estructural de los receptores GABA$_A$.
  - Desde el punto de vista farmacológico, el receptor GABA$_A$ ofrece numerosas posibilidades de modulación, bien por agonistas (muscimol, isoguvacina) o antagonistas competitivos (bicuculina) del sitio de unión a GABA, bien a través de los múltiples sitios de modulación alostérica de este receptor. A los sitios de modulación alostérica se unen fármacos anticonvulsivantes o ansiolíticos, como las benzodiazepinas, los barbitúricos (ya no utilizados en clínica por sus efectos secundarios) o el valproato, o anestésicos como el etomidato o el propofol, así como el alcohol o mediadores endógenos como ciertos neurosteroides (alopregnanolona) y derivados como la alfaxalona (también usada como anestésico) o la ganaxolona (en investigación para el síndrome del cromosoma X frágil).
  - Los moduladores alostéricos positivos estimulan la unión de GABA a su sitio y, sobre todo, su actividad sobre la conductancia de Cl$^-$, aunque por sí mismos no son capaces de abrir el canal. También se unen a los sitios alostéricos otros mediadores endógenos, entre ellos alguna sustancia de naturaleza proteica o derivados sulfatados de neurosteroides (pregnenolona-sulfato), que se fijan de forma competitiva al lugar de unión de las benzodiazepinas y que, en su momento, sirvieron para introducir el concepto de agonismo inverso por sus efectos ansiogénicos y proconvulsivantes. El flumazenilo actúa como antagonista selectivo del receptor de benzodiazepinas, sin actividad como agonista inverso, pudiendo bloquear tanto los moduladores alostéricos positivos como los negativos. En clínica se utiliza como antídoto en caso de intoxicación por benzodiazepinas. Otros agentes activos a este nivel son los proconvulsivantes picrotoxina y pentilenetetrazol, que actúan como bloqueantes no competitivos del canal de Cl$^-$ (inhiben el flujo de este ión inducido por la unión del GABA a su sitio), por lo que son utilizados en farmacología experimental para la evaluación de antiepilépticos.

- **Receptor GABA$_B$**
  - Es el receptor metabotrópico de GABA y pertenece a la misma categoría (clase III) que los receptores mGluR.
  - Se expresa en el SNC de forma bastante amplia, aunque menor en términos cuantitativos cuando se compara con el receptor GABA$_A$.
  - Implicado en la inhibición tanto presináptica (principalmente de neuronas GABA-érgicas y glutamatérgicas) como postsináptica.
  - Desde el punto de vista estructural es un receptor heterotrimérico formado por combinaciones de subunidades GABA-B$_1$ y GABA-B$_2$, cuya distribución es variable a lo largo del SNC, con dos subtipos principales: GABA-B$_{1a}$ + GABA-B$_2$ y GABA-B$_{1b}$ + GABA-B$_2$. El primero parece ser el presináptico, por lo tanto, presente en terminales axónicos, mientras que el segundo sería el postsináptico, presente en dendritas, aunque en algunas regiones, como la habénula, se ha visto lo contrario.
  - Ambos están acoplados a proteínas G$_{i/o}$, por lo que sus efectos sobre la conductancia iónica serían siempre indirectos. En el caso de los receptores postsinápticos, la activación de la proteína G$_{i/o}$ provoca un aumento de la conductancia de K$^+$ mediada por las subunidades β/γ, que activan los canales K$_{ir}$3, mientras que, en el caso de los receptores presinápticos, el efecto implicaría una disminución de la entrada de Ca^{2+} necesaria para mantener la exocitosis del neurotransmisor. Como consecuencia, la estimulación del receptor GABA$_B$ conduce a una hiperpolarización postsináptica o al bloqueo de la liberación de neurotransmisor a nivel presináptico, en las neuronas donde se encuentre este receptor.
  - Además de GABA, agonistas como el baclofeno o el 3-aminopropil-fosfonato (3-APPA o CGP27492) pueden activar el receptor, mientras que se puede bloquear con antagonistas como el saclofeno o el faclofeno. El baclofeno está aprobado desde 1972 para el tratamiento de la espasticidad y de la rigidez muscular en pacientes con lesión medular, esclerosis múltiple, esclerosis lateral amiotrófica o parálisis cerebral, aunque tiene numerosos efectos secundarios (sedación, tolerancia y excesiva relajación muscular).

receptor GABA$_A$ con los diferentes sitios de modulación alostérica.

Respecto a la **glicina**, se trata también de un neurotransmisor inhibidor, pero de localización restringida a sinapsis del tallo cerebral y de la médula espinal. Su síntesis parte de la serina y activa receptores ionotrópicos, formados por cinco subunidades, que regulan la entrada del ión Cl$^-$. A estos receptores se los denomina receptores glicinérgicos dependientes de **estricnina** (alcaloide presente en las semillas de varias especies vegetales del género *Strychnos*), que bloquea la acción de la glicina sobre estos receptores. A los receptores glicinérgicos dependientes de estricnina también se los denomina receptores no-NMDA para glicina. Se debe a que la glicina también actúa como coagonista del glutamato (v. fig. 11-5B) en el receptor NMDA. Otros elementos importantes de la neurotransmisión glicinérgica son los transportadores de membrana para glicina, pertenecientes a la familia SLC6, que son dependientes de Na$^+$ y Cl$^-$, y para los que se han identificado dos tipos. Por un lado está el GlyT1, que se ha localizado principalmente en astrocitos, aunque también de forma presináptica en neuronas glicinérgicas corticales, hipocámpicas y cerebelosas. Su actividad parece estar más relacionada con la actividad de la glicina como coagonista del glutamato en los receptores NMDA. Se han desarrollado inhibidores para este tipo, que se están investigando en la esquizofrenia para atenuar los síntomas negativos y el deterioro cognitivo, y que se han relacionado con una transmisión glutamatérgica deficiente a través del receptor NMDA, de forma que la inhibición del GlyT1 permitiría aumentar la ocupación del sitio para glicina en ese receptor glutamatérgico. El origen de esa glicina no sería sólo neuronal, sino que, dada su actividad también como posible gliotransmisor, podría proceder de astrocitos, en los que la presencia del GlyT1 es abundante.

El segundo tipo de transportador sería el GlyT2, que también está presente en terminales glicinérgicos, así como de glutamato y GABA, y también en astrocitos. Ha sido relacionado principalmente con la actividad de la glicina como neurotransmisor inhibidor y, por lo tanto, con su actividad en la médula espinal, donde participa en numerosas funciones dependientes de esta estructura del SNC, como la regulación del tono muscular y la nocicepción. La neurotoxina tetánica producida por *Clostridium tetani* impide la liberación de glicina, dando lugar al espasmo tónico de los músculos voluntarios típico del tétanos. Por el contrario, los inhibidores de GlyT2 aumentan el tono glicinérgico, y están siendo investigados en modelos experimentales de dolor crónico y neuropático con resultados hasta el momento positivos.

Catecolaminas: dopamina y noradrenalina

La **dopamina** es uno de los principales neurotransmisores reguladores. Sus niveles son relativamente discretos, ya que las áreas cerebrales que reciben inervación dopaminérgica están restringidas a unas pocas estructuras. Sin embargo, en todas ellas desempeña un papel funcional muy importante, hasta el punto de que su malfuncionamiento está asociado a importantes enfermedades del SNC. La mayor parte de la dopamina cerebral se encuentra en terminales nerviosos situados en el cuerpo estriado, que corresponden a neuronas cuyo cuerpo celular se halla en otra estructura de los ganglios basales, la porción compacta de la sustancia negra, y que forman el haz nigroestriatal, o en terminales nerviosos situados en el núcleo *accumbens* y parte de la corteza cerebral (corteza prefrontal), cuyos cuerpos celulares se encuentran en otra estructura del cerebro medio, el área ventral tegmental, formando el haz mesocorticolímbico. Ambos sistemas son críticos en la regulación de procesos cerebrales como el control de los automatismos motores o los procesos motivacionales y la recompensa cerebral, de forma que su alteración funcional se asocia con importantes enfermedades, como la de Parkinson (pérdida de neuronas nigroestriatales y denervación dopaminérgica del cuerpo estriado) o la esquizofrenia (malfuncionamiento de las proyecciones mesolímbicas y mesocorticales). Una tercera subpoblación de neuronas dopaminérgicas está constituida por las proyecciones que, desde el núcleo arqueado del hipotálamo medio basal, inervan la eminencia media en esa estructura, sistema que se denomina tuberoinfundibular. La mayor parte de los terminales dopaminérgicos, en este caso, no establecen contactos sinápticos con otras neuronas, sino que actúan como terminales neurosecretores liberando la dopamina a la sangre a nivel del infundíbulo para conectar de forma directa, mediante un sistema corto de doble capilarización, con la parte anterior de la hipófisis donde se encuentran las células sensibles a dopamina, que son las células productoras de la hormona adenohipofisaria **prolactina**, cuya producción es inhibida por dopamina a través de receptores D_2. En la **figura 11-7** se describe la localización anatómica de estos tres sistemas dopaminérgicos del SNC.

▸▸ La síntesis de dopamina ocurre a partir del aminoácido L-tirosina por actuación consecutiva de dos enzimas que también intervienen en la síntesis de las restantes catecolaminas. La primera enzima, la tirosina-hidroxilasa, es una monooxigenasa que hidroxila en posición 3 el anillo de la L-tirosina. Éste es el paso regulador de la velocidad de síntesis de todas las catecolaminas, mediado por una enzima extremadamente restrictiva respecto a los sustratos que es capaz de hidroxilar. Se genera L-3,4-dihidroxifenilalanina (L-dopa) que, por actuación de una segunda enzima denominada L-dopa-descarboxilasa, pierde el grupo carboxilo y se convierte en dopamina. A diferencia de la tirosina hidroxilasa, la L-dopa-descarboxilasa es muy activa y poco restrictiva respecto a los sustratos sobre los que actúa, pudiendo descarboxilar también otros aminoácidos aromáticos. La actividad de ambas enzimas es modulable desde el punto de vista farmacológico; por ejemplo, la tirosina-hidroxilasa puede ser inhibida por α-metil-*p*-tirosina, herramienta muy utilizada en la investigación de los sistemas catecolaminérgicos. En cuanto a la L-dopa-descarboxilasa, se han descrito también varios inhibidores (benserazida, carbidopa) que son de actuación periférica, pues no atraviesan la barrera hematoencefálica. Por ese motivo, son utilizados con fines farmacológicos para inhibir la descarboxilación periférica y potenciar la descarboxilación de la L-dopa a nivel central cuando se administra de forma exógena a pacientes con enfermedad de Parkinson (tratamiento de la rigidez y de la acinesia). ◂◂

Tras ser sintetizada, la dopamina es transportada al interior de las vesículas sinápticas a través de un proceso de transporte activo secundario dependiente de H^+, en el que se han involucrado dos tipos de proteínas transportadoras denominadas VMAT1 (periférica) y VMAT2 (neuronas monoaminérgicas). El VMAT2 se puede inhibir por la tetrabenazina que es el único fármaco aprobado en la actualidad para el tratamiento de la enfermedad de Huntington. Una vez dentro de las vesículas, la dopamina se libera en las sinapsis dopaminérgicas a través de un proceso clásico de exocitosis dependiente del ión Ca^{2+} y de la actuación de la maquinaria proteica descrita previamente. Cuando se encuentra en el espacio sináptico, es capaz de actuar sobre sus receptores específicos, denominados receptores dopaminérgicos, que son en todos los casos receptores de tipo metabotrópico, lo que concuerda con el papel esencialmente regulador de la dopamina, y que se agrupan en dos grandes familias: los receptores D_1, que también incluyen los D_5, y los receptores D_2, que también incluyen los D_3 y D_4 (ver caja verde página siguiente).

Con respecto al mecanismo de inactivación de la señal dopaminérgica, participan tanto mecanismos de recaptación como degradación enzimática. La dopamina liberada se elimina del espacio sináptico por un proceso de difusión hacia regiones extrasinápticas, en las que se localiza un transportador específico que reintroduce la dopamina en la neurona. Este transportador tiene una estructura similar a la de los transportadores de noradrenalina, serotonina, glicina y GABA con los que forma la familia SLC6. La recaptación de la dopamina sólo ocurre en los terminales presinápticos y permite la reutilización de ese neurotransmisor o su degradación final por una MAO mitocondrial, que convierte la dopamina en ácido dihidroxifenilacético (DOPAC) con la ayuda de una aldehído-deshidrogenasa. Este metabolito puede encontrarse en el líquido cefalorraquídeo (LCR) y servir como marcador de actividad dopaminérgica. Una vía alternativa para la inactivación de la señal dopaminérgica implica la metilación de la dopamina por la COMT localizada a nivel postsináptico que convierte la dopamina en 3-metoxitiramina. Con independencia de la vía, el metabolito final de la degradación de

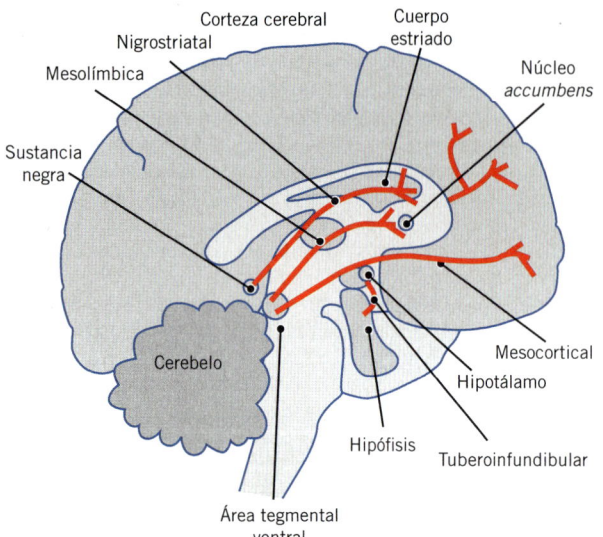

Figura 11-7. Distribución anatómica del sistema dopaminérgico en el SNC.

la dopamina es siempre el ácido homovanílico (HVA) resultado de la actividad de ambas enzimas, MAO y COMT, en un orden u en otro, y con localizaciones celulares generalmente distintas para cada orden.

Una característica importante de los diferentes tratamientos activadores o inhibidores de la transmisión dopaminérgica es que afectan de forma paralela a los principales sistemas dopaminérgicos, como el nigroestriatal y el mesolímbico. Como se ha mencionado anteriormente, ambos sistemas tienen gran importancia en algunas enfermedades que afectan al SNC. En

el caso de la enfermedad de Parkinson, los fármacos que se utilizan en su tratamiento tienen como objetivo aumentar la disponibilidad de dopamina en el cuerpo estriado a través de distintos mecanismos. Éste es el caso de la **levodopa**, precursor de la dopamina, que atraviesa la barrera hematoencefálica y se metaboliza en el SNC para dar lugar a dopamina. El mismo tipo de efecto se puede obtener con la **selegilina** o la **rasagilina**, que son inhibidores de la MAO-B y que, por lo tanto, incrementan la concentración de dopamina, efecto que también se puede conseguir con inhibidores de la COMT, como la **tolcapona**, aunque este tipo de inhibidores suele utilizarse más para bloquear la COMT periférica y evitar la degradación de la levodopa, utilizando para ello derivados con poca penetrabilidad en el SNC, como la entacapona. En el tratamiento de la enfermedad de Parkinson también se utilizan agonistas de los receptores dopaminérgicos, como la **rotigotina** o el **pramipexol**. El riesgo principal de los tratamientos prodopaminérgicos en la enfermedad de Parkinson es que pueden aumentar también la transmisión dopaminérgica en el sistema mesolímbico, lo que se puede llegar a ocasionar efectos psicóticos en los pacientes parkinsonianos.

Por otro lado, el efecto terapéutico de los fármacos **antipsicóticos clásicos** se relaciona con el bloqueo de receptores D_2 en las neuronas mesolímbicas. De nuevo, el hecho de que los fármacos de acción antidopaminérgica como los antipsicóticos clásicos actúen indiscriminadamente no sólo sobre el sistema mesolímbico sino también sobre el sistema nigroestriatal puede tener una gran repercusión desde el punto de vista clínico, ya que, por ejemplo, el bloqueo de los receptores D_2 en el cuerpo estriado provoca efectos adversos de tipo extrapiramidal, que pueden llegar a convertirse en irreversibles y dar lugar a una nueva entidad patológica, la discinesia

---

✪ CARACTERÍSTICAS FARMACOLÓGICAS Y MOLECULARES DE LOS DIFERENTES TIPOS DE RECEPTORES DOPAMINÉRGICOS

• **Familia de receptores D_1**
  - Incluye los receptores D_1 y D_5, ambos acoplados a proteínas G_s.
  - Se trata de receptores de localización postsináptica que activan la adenililciclasa, elevan los niveles de AMPc y activan la proteincinasa A.
  - Los D_1 son los más abundantes en el SNC y se localizan en todas las áreas del cerebro que reciben inervación dopaminérgica, sobre todo el cuerpo estriado, el núcleo *accumbens* y la corteza prefrontal.
  - Desde el punto de vista farmacológico, los receptores D_1 (también D_5) son activados por agonistas, como el SKF-38393 (derivado benzazepina) o la dihidrexidina, de la que se investigan varias aplicaciones clínicas, o bloqueados por antagonistas como el SCH-23,390. Asimismo, pueden ser bloqueados por antagonistas no selectivos (bloquean también el receptor D_2) como el haloperidol. También existen ligandos selectivos del receptor D_5, como el 4-cloro-7-metil-5,6,7,8,9,14-hexahidrodibenz[*d,g*]azecina-3-ol, que se comportan como antagonistas D_5.

• **Familia de receptores D_2**
  - Constituida por los receptores D_2, D_3 y D_4, todos ellos acoplados a proteínas G_i capaces, por lo tanto, de inhibir la adenililciclasa, aumentar la permeabilidad para K^+ y reducir la de Ca^{2+}.
  - Se trata de receptores de localización postsináptica (isoforma larga del receptor D_2), pero que también actúan como autorreceptores o receptores presinápticos (isoforma corta del receptor D_2), siendo activados por dopamina en concentraciones significativamente más bajas (5-10 veces menores).
  - Los autorreceptores D_2 regulan la actividad de las propias neuronas dopaminérgicas (bloquean la descarga de estas neuronas e inhiben la síntesis de dopamina), razón por la cual son muy abundantes en los terminales dopaminérgicos del cuerpo estriado y del núcleo *accumbens* y en el cuerpo celular de estas neuronas en la sustancia negra y en el área tegmental ventral.
  - También hay receptores D_2 en las interneuronas colinérgicas del cuerpo estriado, en las que inhiben la liberación de acetilcolina, así como en la hipófisis, donde inhiben la liberación de prolactina, y en la zona quimiorreceptora reguladora del vómito, donde estimulan la emesis (los antagonistas D_2 tienen actividad antiemética).
  - Desde el punto de vista farmacológico, los receptores D_2 son activados por agonistas del tipo de la bromocriptina, el pramiprexol o el piribedil, provocando un incremento de la actividad dopaminérgica mediada por el receptor D_2, pero, dado su papel también como autorreceptores, algunos agonistas D_2, como la apomorfina, son especialmente activos sobre los receptores de localización presináptica, con el resultado de una reducción de la actividad dopaminérgica.
  - Los receptores D_2 pueden ser bloqueados por antagonistas como sulpirida, clorpromazina o flufenazina, utilizados como antipsicóticos de primera generación también denominados neurolépticos. Son sensibles al haloperidol que, como ya se ha mencionado, se comporta como antagonista no selectivo (bloquea también el receptor D_1). También existen ligandos selectivos del receptor D_3 y del D_4.

tardía. De la misma forma, la acción de estos antipsicóticos clásicos provoca la aparición de hiperprolactinemia por el bloqueo persistente de los receptores D_2, que inhiben la secreción de prolactina por las células adenohipofisarias.

Con respecto a la **transmisión noradrenérgica**, dado que se ha descrito con detalle (v. caps. 5 y 8) en relación con su papel en el componente simpático del sistema nervioso autónomo y que, además, presenta muchas similitudes en los procesos de síntesis, almacenamiento y liberación con la transmisión dopaminérgica, aquí sólo se realizará una descripción somera de algunas particularidades relacionadas con la localización y las funciones en las que participa la noradrenalina en el SNC. Los cuerpos celulares de las neuronas nor-adrenérgicas tienen una distribución restringida a algunas áreas del tronco encefálico, como el *locus cœruleus* y, en menor medida, la región tegmental lateral (fig. 11-8). Las neuronas noradrenérgicas del *locus cœruleus* proyectan en sentido ascendente para inervar toda la corteza, el tálamo, el hipotálamo, los tubérculos olfatorios y el hipocampo, donde participan en la regulación de diferentes tipos de funciones neurobiológicas (emocionalidad, ansiedad, alerta/vigilancia, regulación neuroendocrina), aunque nunca presentan un papel determinante como el que desarrolla la dopamina en el control de los automatismos motores o en los fenómenos motivacionales. Las neuronas del *locus cœruleus* que proyectan en sentido descendente lo hacen hacia determinados núcleos en la médula espinal. En la región tegmental lateral, los cuerpos celulares noradrenérgicos tienen una distribución más difusa que en el *locus cœruleus*, proyectando en sentido descendente hacia la médula espinal, donde participan en la regulación de reflejos autónomos y en el control de la nocicepción, y en sentido ascendente también hacia el hipotálamo, donde participan en la regulación neuroendocrina.

La síntesis de noradrenalina es similar a la de la dopamina, con la particularidad de que las neuronas noradrenérgicas tienen expresada una enzima más, denominada dopamina-β-hidroxilasa, otra monooxigenasa capaz de hidroxilar la cadena alifática de la dopamina generando noradrenalina. Esta enzi-

---

✪ CARACTERÍSTICAS FARMACOLÓGICAS Y MOLECULARES DE LOS DIFERENTES TIPOS DE RECEPTORES NORADRENÉRGICOS

- **Receptores α_1**
  - Se trata de receptores postsinápticos formados por tres subtipos: α_{1a}, α_{1b}, α_{1d}.
  - Están acoplados a proteínas $G_{q/11}$ y, por lo tanto, señalizan a través de fosfolipasa C e inositoltrifosfato.
  - En general, se activan tanto por adrenalina como por noradrenalina.
  - La fenilefrina y la metoxamina son agonistas de los tres subtipos, mientras que la prazoxina actúa como antagonista, aunque también puede bloquear los receptores $\alpha_{2b/c}$.

- **Receptores α_2**
  - Se trata de receptores tanto presinápticos como postsinápticos formados por tres subtipos: α_{2a}, α_{2b}, α_{2c}.
  - Están acoplados a proteínas $G_{i/o}$ y, por lo tanto, señalizan a través de inhibir la adenililciclasa.
  - Se activan tanto por adrenalina como por noradrenalina.
  - La clonidina es agonista de los tres subtipos, mientras que la yohimbina actúa como antagonista también de los tres subtipos.

- **Receptores β_1**
  - Se trata de receptores postsinápticos acoplados a proteínas G_s, que, por lo tanto, señalizan a través de activar la adenililciclasa.
  - Se activan principalmente por adrenalina.
  - La isoprenalina es agonista, mientras que el propranolol y el pindolol actúan como antagonistas.

- **Receptores β_2**
  - Se trata de receptores tanto presinápticos como postsinápticos acoplados a proteínas G_s, que, por lo tanto, señalizan a través de activar la adenililciclasa.
  - Se activan principalmente por adrenalina.
  - La isoprenalina y la terbutalina (selectivo β_2) son agonistas, mientras que el propranolol y el pindolol actúan también como antagonistas.

- **Receptores β_3**
  - Son típicos del tejido adiposo y están acoplados a proteínas G_s, por lo que señalizan a través de activar la adenililciclasa.
  - Se activan principalmente por adrenalina.
  - Amibregon es agonista selectivo, mientras que SR59230A actúa como antagonista.

---

ma puede ser inhibida con nepicastat, que ha sido investigado en clínica para diversos tipos de afecciones mentales. Una característica importante de la dopamina-β-hidroxilasa es que se trata de una enzima localizada en el interior de las vesículas sinápticas asociada a la membrana, por lo que, además de participar en el final del proceso biosintético, tiene también un papel importante en el rellenado de las vesículas sinápticas, actuando de forma asociada con el mismo transportador vesicular que se ha descrito para la dopamina: VMAT2.

Una vez libre en la brecha sináptica, la noradrenalina actúa sobre diferentes receptores, denominados receptores adrenérgicos, todos ellos GPCR y relevantes como dianas terapéuticas en la farmacología actual. De hecho, los receptores adrenérgicos constituyen desde el punto de vista estructural, de señalización y regulación y desde el punto de vista farmacológico uno de los primeros grupos de GPCR que fue investigado y cuyos resultados han sido la base para el estudio farmacológico de los demás GPCR. Como se detalla en el capítulo relativo al sistema nervioso autónomo (v. cap. 7), pertenecen a dos familias denominadas por las letras griegas α y β, que a su vez se subdividen en diferentes tipos (α_1, α_2, β_1, β_2, β_3) (ver caja verde).

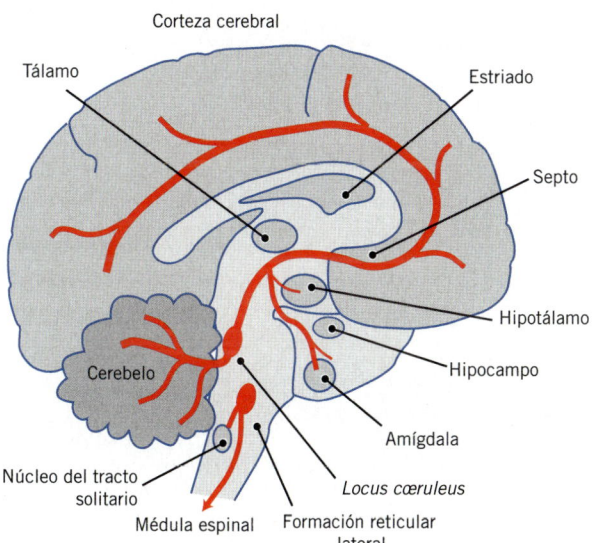

Figura 11-8. Distribución anatómica del sistema noradrenérgico en el SNC.

Corteza cerebral
Tálamo
Estriado
Septo
Hipotálamo
Hipocampo
Amígdala
Locus cœruleus
Cerebelo
Núcleo del tracto solitario
Médula espinal
Formación reticular lateral

A diferencia de lo que ocurre en el componente simpático del sistema nervioso autónomo, los receptores adrenérgicos más abundantes en las sinapsis centrales son los receptores β y los α₂. Su distribución está asociada a las funciones de la noradrenalina en el SNC; por ejemplo, son abundantes en la corteza prefrontal, la amígdala y el hipocampo. En general, las sinapsis de las proyecciones noradrenérgicas con origen en el *locus cœruleus* actúan a través de receptores de tipo β-adrenérgico. Estas proyecciones también contienen autorreceptores, que son de tipo α₂-adrenérgico y que tienen un efecto regulador de la actividad noradrenérgica, por lo que se han desarrollado agonistas selectivos del autorreceptor, como la clonidina, capaces de disminuir esta actividad en determinadas condiciones patológicas (por ejemplo, el síndrome de abstinencia a opiáceos). La **clonidina** también se utiliza como antihipertensivo por sus efectos sobre los centros reguladores cardiovasculares situados en el tallo cerebral. Otros agonistas α₂-adrenérgicos se emplean como antidepresivos, incluyendo la **mirtazapina** que, además, se une a los receptores serotoninérgicos 5-HT₂ y 5-HT₃. La **guanfacina** es otro agonista α₂-adrenérgico utilizado para el trastorno de déficit de atención/hiperactividad. Por último, algunos antipsicóticos atípicos, como la **clozapina** o la **risperidona**, también tienen afinidad por los receptores α₂. Con respecto a los receptores β-adrenérgicos centrales, se investigan los efectos de su activación en la epilepsia y, de forma más específica, los agonistas β₃, como el amibegron, se investigan para el tratamiento de la depresión y la ansiedad.

La finalización de la señal mediada por la noradrenalina en las sinapsis noradrenérgicas centrales se produce también por mecanismos similares a los descritos para la dopamina, es decir, existe un transportador específico para recaptar la noradrenalina que pertenece a la misma familia que los transportadores de dopamina, serotonina, glicina y GABA. Una vez incorporada al terminal presináptico, la noradrenalina podrá reutilizarse o ser metabolizada por la MAO mitocondrial, asociada en este caso a una aldehído-reductasa, para generar 3,4-dihidroxifeniletilenglicol (DHPG). También puede ser metabolizada en la propia brecha sináptica por la COMT, generando un metabolito metilado denominado normetanefrina. Cuando a la acción de la COMT se suma también la de la MAO, se producen dos tipos de metabolitos finales: 3-metoxi-4-hidroxifeniletilenglicol (MHPG) si además interviene una aldehído-reductasa, o ácido vanilmandélico, cuando la que interviene es una aldehído-deshidrogenasa. Los inhibidores de la MAO y de la COMT, que se han descrito para el metabolismo de la dopamina, son, por lo tanto, activos también sobre el metabolismo de la noradrenalina, aunque, para inhibir la inactivación de la señal de este neurotransmisor, lo que suele utilizarse son inhibidores específicos del transportador de noradrenalina, por ejemplo la atomoxetina. También se pueden utilizar imipramina y otros antidepresivos tricíclicos (inhiben además el transportador de serotonina), todos ellos empleados como antidepresivos.

Indolaminas: serotonina

La **serotonina** o 5-hidroxitriptamina (5-HT) es uno de los neurotransmisores de tipo amina más abundantes y ubicuos

en el SNC. Existen terminales serotoninérgicos en la mayoría de las estructuras del encéfalo y de la médula espinal, y en todas ellas, la actividad serotoninérgica ejerce un importante papel. La organización anatómica de las neuronas serotoninérgicas está bien definida y es relativamente similar en todos los mamíferos, formada por proyecciones ascendentes, cuyos cuerpos celulares están en el mesencéfalo y en la protuberancia, y proyecciones descendentes de origen bulbar. Los cuerpos celulares aparecen concentrados en los denominados núcleos del rafe, con una distribución topográfica que los divide en 9 grupos definidos como B1-B9. Los de posición más caudal (B1-B5) forman las proyecciones descendentes, que llegan a la médula espinal, a otros núcleos bulbares y también al cerebelo, mientras que los de localización más rostral (B6-B9) forman las proyecciones ascendentes, que alcanzan estructuras anteriores del cerebro. A nivel funcional, las proyecciones descendentes intervienen en el control de la emesis y de la nocicepción. Las vías que proyectan hacia áreas hipotalámicas se han involucrado en la regulación neuroendocrina, en el control del apetito y de la ingesta y en la regulación de la temperatura corporal. Las proyecciones a los ganglios basales participan en el control de las respuestas motoras automáticas, mientras que las corticales y límbicas están implicadas en aspectos relacionados con la regulación sueño-vigilia, la memoria, la recompensa cerebral y la conducta afectiva. En la **figura 11-9** se muestra su distribución anatómica en el SNC. Es importante indicar que la desregulación de algunas de estas proyecciones en estructuras específicas del SNC se ha asociado con procesos patológicos como trastornos del estado de ánimo, esquizofrenia, abuso de drogas, trastornos alimentarios, dolor crónico o trastornos relacionados con la emesis, lo que explica la posición emergente que tiene la transmisión serotoninérgica en el desarrollo de neurofármacos que corrijan las desregulaciones identificadas en dichos trastornos.

» La serotonina es sintetizada a partir del aminoácido L-triptófano siguiendo una secuencia enzimática similar a la que ocurre en el caso de la dopamina, es decir, primero actúa una monooxigenasa

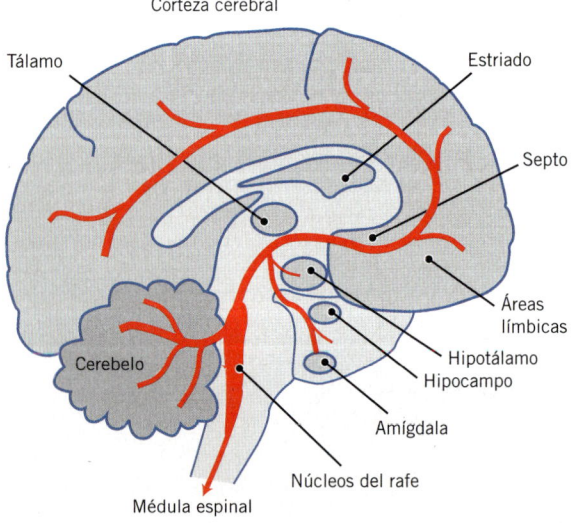

Figura 11-9. Distribución anatómica del sistema serotoninérgico en el SNC.

específica de L-triptófano, la triptófano-hidroxilasa, que es la enzima limitante de la velocidad de síntesis, y genera 5-hidroxitriptófano, que a su vez es sustrato de una isoforma de la misma descarboxilasa que actúa en la síntesis de catecolaminas para generar serotonina. Ambas enzimas, sobre todo la triptófano-hidroxilasa, son modulables farmacológicamente, lo que ha permitido desarrollar herramientas, como la *p*-clorofenilalanina (PCPA), que inhibe la triptófano-hidroxilasa, útiles para el estudio de la transmisión serotoninérgica. ◂◂

Una vez sintetizada, la serotonina se almacena en vesículas sinápticas usando el mismo transportador vesicular, VMAT2, que se ha descrito para las catecolaminas. La inhibición de este transportador con tetrabenazina origina una reducción de la actividad serotoninérgica, reducción que también puede conseguirse con sustancias como la **reserpina** que, además de inhibir el VMAT2 y el VMAT1, origina un vaciamiento de las vesículas que contienen el neurotransmisor. La reserpina también es activa en sinapsis dopaminérgicas y noradrenérgicas. El proceso de exocitosis de la serotonina es similar al descrito en el caso de otros neurotransmisores. Una vez liberada en la brecha sináptica, la serotonina es capaz de actuar sobre los receptores serotoninérgicos postsinápticos para propagar su señal y también sobre los autorreceptores para regular su propia actividad. Ésta es una de las singularidades que diferencia a la transmisión serotoninérgica de la de otros neurotransmisores, ya que la serotonina puede actuar sobre un grupo numeroso de receptores que presentan gran heterogeneidad desde el punto de vista molecular y farmacológico. Además, este hecho tiene importantes implicaciones desde el punto de vista terapéutico, ya que los receptores serotoninérgicos, junto con otros elementos de esta transmisión, como el transportador de membrana, representan uno de los grupos de dianas farmacológicas más investigadas y utilizadas para el tratamiento de diferentes enfermedades del SNC, que comprenden desde la migraña hasta diferentes enfermedades neuropsiquiátricas (hasta el 40 % de los medicamentos aprobados para enfermedades del SNC y también afecciones periféricas).

La serotonina actúa a través de 14 receptores diferentes en las sinapsis centrales, de los cuales 13 son GPCR y uno es ionotrópico (5-HT$_3$) (ver caja verde). Los diferentes tipos de receptores serotoninérgicos se clasifican basándose en su mecanismo de señalización, el grado de homología de su secuencia de aminoácidos y la estructura del correspondiente gen. Se consideran siete familias (5-HT$_1$ a 5-HT$_7$), alguna de las cuales engloba varios tipos diferentes de receptores. Cada una de ellas comparte un mismo mecanismo de

---

✪ CARACTERÍSTICAS FARMACOLÓGICAS Y MOLECULARES DE LOS DIFERENTES TIPOS DE RECEPTORES SEROTONINÉRGICOS

- **Familia de los receptores 5-HT$_1$**
  - La componen cinco tipos diferentes: 5-HT$_{1A}$, 5-HT$_{1B}$, 5-HT$_{1D}$, 5-HT$_{1E}$ y 5-HT$_{1F}$, con una distribución heterogénea en el SNC.
  - Están acoplados a proteínas G$_{i/o}$, por lo que median efectos inhibidores de la adenililciclasa o ligados a la apertura de canales de K$^+$ (5-HT$_{1A}$).
  - En general, se trata de autorreceptores localizados a nivel somatodendrítico o en terminales axónicos, que actúan regulando la actividad de las propias neuronas serotoninérgicas, aunque, dependiendo del área, también pueden ser postsinápticos y regular la liberación de otros neurotransmisores.
  - Desde el punto de vista farmacológico, los receptores 5-HT$_{1A}$ (se están investigando en varias enfermedades mentales) pueden ser activados con buspirona y bloqueados con WAY100,635, mientras que la ergotamina y la metisergida se utilizan en el tratamiento de la migraña por su actividad agonista 5-HT$_{1F}$, aunque no son completamente selectivos, ya que actúan sobre receptores 5-HT$_2$ y provocan efectos adversos periféricos (vasculares). Para resolverlo, se trabaja en nuevos agonistas 5-HT$_{1F}$, 5-HT$_{1D}$ y 5-HT$_{1B}$ con baja actividad 5-HT$_2$, como el sumatriptán.

- **Familia de los receptores 5-HT$_2$**
  - La componen tres tipos diferentes: 5-HT$_{2A}$, 5-HT$_{2B}$ y 5-HT$_{2C}$ (antiguo 5-HT$_{1C}$).
  - Están acoplados a proteínas G$_q$, de forma que tienen efectos activadores ejercidos a través del cierre de los canales de K$^+$ por un mecanismo dependiente de proteincinasa C.
  - Los receptores 5-HT$_{2A}$ son receptores postsinápticos, con una distribución muy amplia en el SNC, mientras que los 5-HT$_{2B}$ tienen una localización muy restringida en el cerebro humano (son más abundantes en la periferia: efectos cardíacos) y los 5-HT$_{2C}$ presentan una distribución similar a la de los receptores 5-HT$_{2A}$.
  - Tienen un importante papel en la regulación de la actividad de las neuronas dopaminérgicas mesocorticolímbicas, lo que explica que los efectos de los antipsicóticos atípicos (olanzapina, risperidona) se hayan relacionado con los sitios 5-HT$_{2A}$ y, en menor medida, 5-HT$_{2C}$. Agonistas selectivos del receptor 5-HT$_{2C}$, como la lorcaserina, se investigan en trastornos del apetito.

- **Familia de los receptores 5-HT$_3$**
  - Son los únicos que son canales iónicos activados por ligando con especificidad para Na$^+$ y K$^+$.
  - Están implicados en la regulación de la emesis, ya que se localizan en interneuronas del área postrema y en la zona quimiorreceptora reguladora del vómito. Los antagonistas 5-HT$_3$, como el ondansetrón y el tropisetrón, tienen efectos antieméticos y se investigan también para la adicción al alcohol.

- **Familia de los receptores 5-HT$_4$**
  - Están acoplados a proteínas G$_s$.
  - Su distribución en el SNC es variable (hipocampo, ganglios basales).

- **Familia de los receptores 5-HT$_5$**
  - La componen dos tipos diferentes, 5-HT$_{5A}$ y 5-HT$_{5B}$, de los cuales sólo el primero se ha encontrado en el SNC (corteza cerebral y cerebelo) como receptor presináptico.
  - Se conoce poco de estos receptores, aunque se sabe que señalizan a través de proteínas G$_{i/o}$.

- **Familia de los receptores 5-HT$_6$ y familia de los receptores 5-HT$_7$**
  - Son dos familias diferentes, pero comparten mecanismos de señalización (siempre a través de proteínas G$_s$) y una distribución anatómica con ciertas similitudes (presencia en tálamo, hipotálamo e hipocampo).
  - Desde el punto de vista farmacológico, antagonistas 5-HT$_6$ (SB271046, idalopirdina) y también antagonistas 5-HT$_7$ se han propuesto para el tratamiento del deterioro cognitivo en la esquizofrenia y la enfermedad de Alzheimer.

transducción y una secuencia con un grado de homología elevado. La principal diferencia entre los tipos de una misma familia radica en su localización anatómica. Están presentes en neuronas, tanto en terminales axónicos como en soma y dendritas, y también se han identificado en astrocitos. Se han desarrollado ligandos que actúan de forma selectiva sobre estos receptores, especialmente sobre 5-HT$_1$, 5-HT$_2$, 5-HT$_3$ y 5-HT$_4$.

A diferencia de lo que ocurre con otras monoaminas que combinan recaptación y degradación enzimática, el transporte de la serotonina al interior del terminal serotoninérgico es el mecanismo más importante para la finalización de la acción de este neurotransmisor. Como ya se ha mencionado antes, el transportador de serotonina presenta una elevada homología con los transportadores de noradrenalina y dopamina y puede compartir con ellos algunos tipos de inhibidores no selectivos, como los antidepresivos tricíclicos (**nortriptilina**) o los inhibidores mixtos de noradrenalina y serotonina (**venlafaxina**), aunque los inhibidores más utilizados como antidepresivos son selectivos del transportador de serotonina. Lo mismo ocurre con la sertralina que, además de sus efectos antidepresivos, se usa para el tratamiento del alcoholismo. Una vez en el interior del terminal serotoninérgico, la serotonina puede ser reutilizada o seguir un proceso de degradación enzimática, que, en el caso de este neurotransmisor, depende del concurso previo del transportador, ya que la única enzima que inicia este proceso es la MAO, presente en el terminal serotoninérgico (MAO-A) o bien en células gliales cercanas a la sinapsis (MAO-B). A través de la acción de esta enzima, asociada con una aldehído-deshidrogenasa, se genera ácido 5-hidroxiindolacético (5-HIAA).

Acetilcolina

La transmisión colinérgica ha sido mucho más estudiada en relación con las sinapsis neuromusculares en el sistema nervioso periférico o con las correspondientes al componente parasimpático del sistema nervioso autónomo (v. caps. 5 a 7), dado que tradicionalmente se consideraba que su presencia en el SNC era cualitativa y cuantitativamente menos importante. Sin embargo, utilizando diferentes técnicas histológicas para marcadores colinérgicos (enzimas y receptores) pudieron identificarse los diferentes tractos colinérgicos, y se observó una distribución también relativamente abundante en el SNC. La acetilcolina está presente en estructuras tan importantes como el núcleo *accumbens*, el cuerpo estriado y los tubérculos olfatorios, donde forma parte de circuitos locales, es decir, se localiza en interneuronas intrínsecas a estas estructuras. La acetilcolina también forma parte de tractos que conectan estructuras diferentes, por ejemplo, las proyecciones que, desde el área prosencefálica basal (tabique medio, núcleos basales y área preóptica magnocelular), alcanzan regiones corticales, hipocampo y estructuras olfatorias, y también las que, desde áreas troncoencefálicas, proyectan hacia el tálamo, la médula espinal, el cerebelo y los núcleos de los nervios craneales (**fig. 11-10**). Desde el punto de vista funcional, la inervación colinérgica de áreas

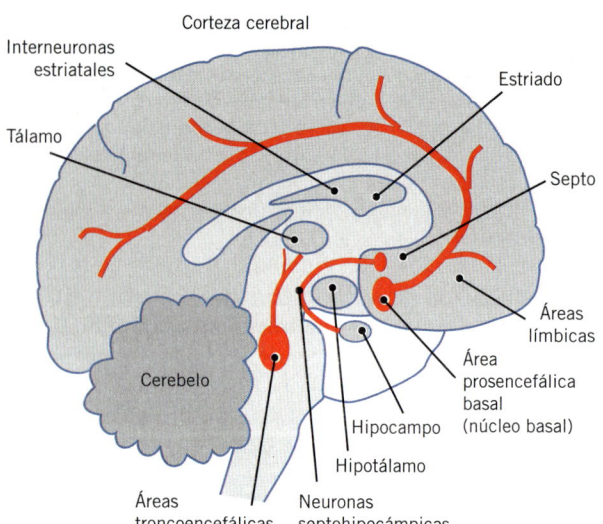

Figura 11-10. Distribución anatómica del sistema colinérgico en el SNC.

límbicas y corticales regula el estado emocional. Dado que las proyecciones al hipocampo están involucradas en el aprendizaje y la memoria, la elevación del tono colinérgico mediante la inhibición de la acetilcolinesterasa se utiliza como terapia en la enfermedad de Alzheimer y, en general, en los trastornos de memoria. Las interneuronas colinérgicas del cuerpo estriado intervienen en la respuesta motora a nivel extrapiramidal.

Con respecto a los procesos de síntesis, liberación y metabolismo de la acetilcolina en las sinapsis centrales, en general puede decirse que son similares a los que ocurren en las sinapsis periféricas. En el proceso de síntesis participa una única enzima, la colina-acetiltransferasa, que genera acetilcolina a partir de acetil-CoA y colina, por lo que, como en el caso de glutamato, aspartato y GABA, la síntesis de acetilcolina tiene una relación de dependencia con el metabolismo energético cerebral y, en concreto, con la disponibilidad de acetil-CoA. Baste decir que una simple reducción del 10 % en el aporte de glucosa y/u oxígeno para el metabolismo cerebral origina una reducción cercana al 70 % en la síntesis de acetilcolina, respuesta que está orientada a dirigir la acetil-CoA, el precursor natural de la acetilcolina, exclusivamente a abastecer el ciclo de Krebs y generar ATP.

En cuanto a la inactivación de la acetilcolina, una diferencia sustancial con respecto a otros neurotransmisores (glutamato, GABA, catecolaminas y serotonina) es que depende exclusivamente de la actividad de una única enzima hidrolítica, la acetilcolinesterasa, que está localizada en la cara externa de las membranas en torno a la sinapsis y que conduce a la hidrólisis de la acetilcolina en acetato y colina. Esta exclusividad es una de las razones del interés farmacológico de los inhibidores de la acetilcolinesterasa, como rivastigmina, galantamina o piridostigmina, que se utilizan para elevar el tono colinérgico en trastornos de la memoria (incluida la enfermedad de Alzheimer), en enfermedades neuromusculares, como la miastenia grave, o en la esquizofrenia (déficit cognitivo). Se los denomina coli-

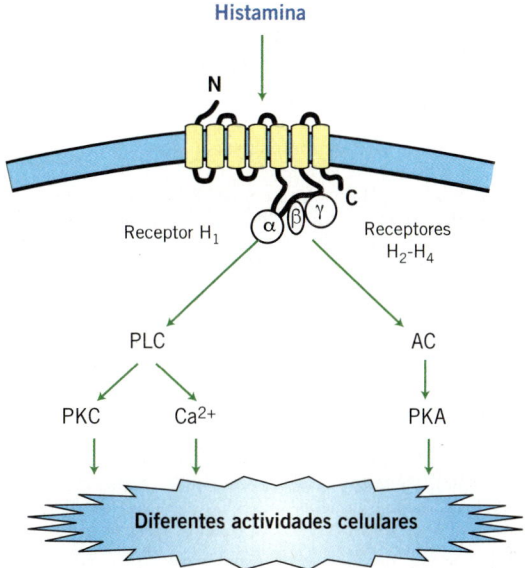

Figura 11-11. Esquema general de la señalización de los receptores histaminérgicos. AC: adenililciclasa; PKA: proteincinasa A; PKC: proteincinasa C; PLC: fosfolipasa C.

> ✪ **CARACTERÍSTICAS FARMACOLÓGICAS Y MOLECULARES DE LOS DIFERENTES TIPOS DE RECEPTORES COLINÉRGICOS**
>
> • **Receptores nicotínicos**
>   – Son los receptores ionotrópicos para acetilcolina.
>   – Su estructura difiere de la de los receptores de los ganglios autónomos o de las sinapsis neuromusculares en cuanto a la composición de las subunidades que forman la estructura pentamérica del receptor.
>   – En el caso de los receptores periféricos están formados por cuatro subunidades diferentes, subunidades α_1, β_1, δ, γ/ε, mientras que los receptores centrales están formados únicamente por subunidades α y β, que se presentan en nueve (α_2-α_{10}) y tres (β_2-β_4) formas diferentes, respectivamente.
>   – Ambos tipos de subunidades se combinan de forma diferente, incluida la posibilidad de que el pentámero esté formado siempre por la misma subunidad (p. ej., $[\alpha_7]_5$), dando lugar a los distintos tipos de receptores nicotínicos, que se distribuyen de manera heterogénea en las diversas regiones del SNC.
>   – En general, la densidad de los receptores nicotínicos es menor que la de los muscarínicos. La región en la que son más abundantes es la corteza cerebral.
>   – Desde el punto de vista farmacológico, los receptores nicotínicos son activados por agonistas como la nicotina, que les da el nombre, mientras que son bloqueados por antagonistas, como la mecamilamina o el hexametonio, pero ya existen diferentes agonistas y antagonistas que presentan mayor selectividad por algunos de los diferentes tipos de receptores nicotínicos.
>
> • **Receptores muscarínicos**
>   – Son los receptores metabotrópicos para acetilcolina.
>   – Se han descrito hasta cinco tipos diferentes denominados M_1-M_5. M_1, M_3 y M_5 están acoplados a proteínas G_q, mientras que M_2 y M_4 lo hacen a proteínas $G_{i/o}$.
>   – Los cinco tipos de receptores muscarínicos están presentes en el SNC, pero los más abundantes son los de tipo M_1, que se localizan preferentemente en las láminas externas de la corteza, el núcleo *accumbens*, la amígdala y el hipocampo.
>   – Hay agonistas comunes a los cinco, como la muscarina o la pilocarpina, y antagonistas, como la escopolamina o la atropina.
>   – También se dispone de algunos ligandos con selectividad por alguno de los diferentes tipos de receptores muscarínicos, por ejemplo, el 1-(3-[4-butil-1-piperidinil]propil)-3,4-dihidro-2(1H)-quinolinona (77-LH-28-1), que es un agonista de los receptores M_1, o el N-{3-oxo-3-(4-[4-piridinil]-1-piperazinil)propil}-2,1,3-benzotiadiazol-4-sulfonamida (VU0255035), que actúa como antagonista M_1 y que se está investigando como posible tratamiento en la enfermedad de Parkinson.

nomiméticos, junto con los agonistas de los receptores colinérgicos.

En las sinapsis neuromusculares y en el sistema parasimpático son varios los receptores disponibles para la acetilcolina, los cuales se clasifican en dos grandes familias: los **receptores nicotínicos**, que son ionotrópicos (canal para sodio), y los **receptores muscarínicos**, que son metabotrópicos (acoplados a diferentes sistemas de señalización). Son también operativos en las sinapsis centrales, aunque los receptores nicotínicos, por ejemplo, tienen una estructura diferente comparada con la de los receptores de los ganglios autónomos o de las sinapsis neuromusculares (ver caja verde).

Histamina

La histamina es un neurotransmisor modulador, *a priori*, poco abundante en el SNC, aunque participa en algunas funciones importantes relacionadas con la regulación del ciclo vigilia-sueño, de la ingesta y de la homeostasis neuroendocrina. También participa en la respuesta nociceptiva. Los cuerpos celulares de las neuronas histaminérgicas están restringidos al núcleo tuberomamilar del hipotálamo posterior. Sin embargo, sus proyecciones se encuentran diseminadas por todo el cerebro, incluidos el tálamo, el cuerpo estriado, la sustancia negra, la amígdala, el núcleo *accumbens*, la corteza prefrontal y el hipocampo.

La histamina se sintetiza a partir del aminoácido histidina por acción de una histidina-descarboxilasa, cuya actividad aumenta en la fase de vigilia, provocando un aumento de los niveles de histamina, y disminuye en la fase de sueño. Se han desarrollado inhibidores de esta enzima, como la tritocualina, a los que se denomina antihistaminérgicos atípicos, por su capacidad de afectar por igual a los diferentes tipos de receptores histaminérgicos al disminuir los niveles de histamina. La enzima está presente en las neuronas histaminérgicas, pero la mayoría de estas neuronas también contienen enzimas que intervienen en la síntesis de otros neurotransmisores como el GABA (glutamato-descarboxilasa), y también pueden acumular diferentes neuropéptidos, por lo que en ocasiones se le asigna a la histamina un papel más como cotransmisor o neuromodulador que como neurotransmisor primario. La degradación de la histamina ocurre principalmente en los astrocitos, aunque no se conoce cómo entra la histamina en ellos. La histamina es metabolizada por una histamina-*N*-metiltransferasa que la convierte en telemetilhistamina. Este metabolito se detecta en altas concentraciones en el LCR durante la fase de vigilia. La histamina actúa sobre cuatro tipos de receptores histaminérgicos, todos ellos metabotrópicos (ver caja verde página siguiente). En la **figura 11-11** se muestra un esquema general de la señalización de los receptores histaminérgicos.

✪ CARACTERÍSTICAS FARMACOLÓGICAS Y MOLECULARES DE LOS DIFERENTES TIPOS DE RECEPTORES HISTAMINÉRGICOS

- **Receptores H_1**
  - Señalizan a través de proteínas $G_{q/11}$, fosfolipasa C, inositol-trifosfato/Ca^{2+} y diacilglicerol.
  - Se localizan en la corteza cerebral (capas V y VI), tálamo, hipotálamo, hipocampo y otras regiones límbicas, aunque existen diferencias entre especies. Se localizan tanto en neuronas como en células gliales. En las neuronas están localizados de forma postsináptica e incluso extrasináptica (se ha propuesto que la histamina se libera desde varicosidades axonales que no forman sinapsis clásicas).
  - Desde el punto de vista funcional, los receptores H_1 median efectos excitadores debidos a despolarización inducida por el bloqueo de canales de K^+.
  - Participan en los procesos relacionados con los efectos adversos (somnolencia, déficit cognitivo) provocados por los antihistamínicos clásicos. Los antagonistas H_1, utilizados en clínica para bloquear las acciones periféricas de la histamina liberada en procesos alérgicos, ejercen un efecto sedante central, que se ha relacionado con el bloqueo de receptores H_1 en el cerebro, y tienen utilidad como antieméticos y como agentes inductores del sueño, debido a una acción central.

- **Receptores H_2**
  - Están acoplados a proteínas G_s y, por lo tanto, activan la adenililciclasa/AMPc.
  - Presentan una elevada densidad en la corteza cerebral (capas I y II), caudado-putamen y algunas áreas límbicas, aunque no aparecen en el hipotálamo. Como en el caso de los H_1, se han hallado en neuronas con localización postsináptica y también extrasináptica y en células gliales, y también median efectos excitadores debidos a despolarización inducida por el bloqueo de canales de K^+.
  - Los antagonistas H_2, usados para controlar la secreción ácida en el estómago, atraviesan mal la barrera hematoencefálica y tienen escasos efectos centrales.

- **Receptores H_3**
  - Se trata de receptores presinápticos, acoplados negativamente a la adenililciclasa a través de $G_{i/o}$, de forma que inhiben canales de Ca^{2+} (tipos N y Q), inhibiendo la liberación de histamina.
  - Su distribución es relativamente similar a la de los H_2, aunque son sólo neuronales. En la corteza cerebral se sitúan en las capas III y IV, y también aparecen en el hipotálamo y en la sustancia negra.
  - Se comportan, también, como receptores postsinápticos localizados en neuronas no histaminérgicas, en las que inhiben la liberación de otros neurotransmisores, como catecolaminas, serotonina, acetilcolina, GABA, glutamato y algunos neuropéptidos.
  - El receptor H_3 parece estar involucrado en la regulación del gasto energético y de la ingesta en el hipotálamo.
  - Los antagonistas H_3 se están investigando como potenciales fármacos para el tratamiento de enfermedades neurodegenerativas relacionadas con déficit de aprendizaje. También se ha sugerido que los agonistas podrían tener utilidad en el tratamiento de la obesidad y de la diabetes mellitus.

- **Receptores H_4**
  - Parece haber alguna evidencia de un cuarto tipo de receptor histaminérgico, que hasta hace poco tiempo se creía que no se expresaba en el SNC. Se desconocen su distribución y su función a nivel central.

Taurina

La taurina es un β-aminoácido muy abundante en los mamíferos. Es un neurotransmisor «atípico» en el SNC, ya que tiene funciones más allá de la comunicación neuronal, incluyendo trofismo en el desarrollo cerebral, regulación de la homeostasis del Ca^{2+}, mantenimiento de la integridad estructural de las membranas de las células neurales y una función neuroprotectora. En su papel como neurotransmisor, la taurina se sintetiza a partir de la dioxigenación de la cisteína, seguida de descarboxilación en la que interviene una cisteína-ácido sulfínico-descarboxilasa que actúa también sobre el ácido cisteico. Se localiza tanto en dendritas como en el soma y en los terminales axónicos de neuronas que contienen taurina. Su acción a nivel postsináptico es inhibidora e implica hiperpolarización derivada de la apertura de canales de Cl^-. Se han descrito receptores para taurina que son de tipo metabotrópico para los que se ha referido un proceso de señalización a través de proteína $G_{i/o}$ que originaría una disminución de fosfolipasa C por mecanismos desconocidos. También se ha descrito un sistema transportador de taurina (TauT), que forma parte de la familia de transportadores de GABA y que, además, puede transportar específicamente taurina, como parte del mecanismo de inactivación de la señal mediada por este neurotransmisor.

Purinas

Otro neurotransmisor atípico es el nucleósido **adenosina**, que, junto con sus nucleótidos ADP y ATP y otras purinas (UDP y UTP), pueden actuar a nivel extracelular (alcanzan concentraciones nM) como mensajeros químicos en algunas sinapsis en lo que se ha definido como transmisión purinérgica. Esta transmisión está bastante distribuida por el SNC, donde alcanza estructuras tanto corticales como subcorticales, aunque las áreas con mayor actividad son la habénula, la médula espinal, el *locus cœruleus*, el hipotálamo, el hipocampo y la corteza somatosensorial. La estimulación eléctrica de estas áreas provoca la liberación de adenosina a partir de neuronas y también de astrocitos (en los que puede ser gliotransmisor), lo que conlleva una disminución de la excitabilidad neuronal. No obstante, algunos estudios han sugerido que en realidad se trata más bien de una forma de cotransmisión con un neurotransmisor clásico diferente en cada estructura cerebral, por ejemplo con glutamato en el hipocampo, con GABA en la retina y la médula espinal, con noradrenalina en el *locus cœruleus*, el hipotálamo y en varias áreas corticales, y con dopamina o acetilcolina en el estriado. En contra de esta posibilidad, otros estudios han sugerido que la liberación de purinas no se produce a partir del mismo *pool* de vesículas con el neurotransmisor clásico, y que no hay sincronía entre ambas liberaciones. En cualquier caso y a tenor de su distribución regional, parece claro que la transmisión purinérgica está implicada en procesos relacionados con el aprendizaje y la memoria, el sueño/vigilia, la actividad motora y exploratoria, el apetito y el estado de ánimo.

En general, la liberación de purinas parece ocurrir por exocitosis vesicular en neuronas y astrocitos, aunque se cree que la liberación puede también producirse a través de transportadores o de hemicanales de conexina. La síntesis de estos mediadores atípicos se lleva a cabo a partir de ATP que genera AMP y posteriormente adenosina libre, proceso que puede ser intracelular o extracelular, en este caso por participación de ectonucleotidasas; es decir, puede liberarse directamente adenosina o generarse extracelularmente cuando lo

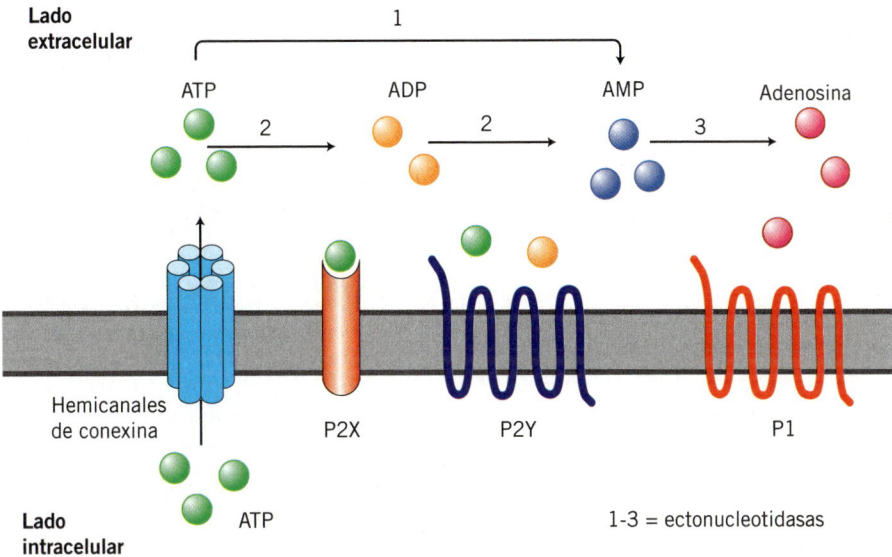

Figura 11-12. Esquema de la síntesis extracelular de purinas y su interacción con los receptores purinérgicos. 1 a 3: ectonucleotidasas.

que se libera es ATP (**fig. 11-12**). *A priori*, la acción de estas ectonucleotidasas (se han identificado cuatro subtipos con una distribución diferente en el SNC) podría considerarse tanto parte de la síntesis como parte del proceso de inactivación enzimática, hecho derivado de que tanto el ATP como el ADP y la adenosina libre son activas sobre los receptores purinérgicos. Se ha propuesto que la clave para distinguir ambos procesos es la participación de un mecanismo de transporte que sea continuado por metabolismo intracelular de las purinas. Parece ser que los astrocitos tienen un papel importante a este nivel, ya que expresan tres subtipos diferentes de transportadores para las purinas y, además, contienen altos niveles de la enzima adenosincinasa, que es la principal responsable de su metabolismo intracelular. El conjunto

✪ CARACTERÍSTICAS FARMACOLÓGICAS Y MOLECULARES DE LOS DIFERENTES TIPOS DE RECEPTORES PURINÉRGICOS

- **Receptores P1**
  - Se activan principalmente por adenosina.
  - Se conocen cuatro tipos, denominados A_1, A_{2A}, A_{2B} y A_3, todos ellos acoplados a proteínas G, de los que A_1 y A_3 inhiben la adenililciclasa/ AMPc a través de proteína G_i, mientras que A_{2A} y A_{2B} elevan el AMPc a través de G_s, aunque se han descrito vías no canónicas (fosfatidi-linositol-3-cinasa, proteinacinasa activada por mitógenos) para algunos de ellos.
  - Todos se expresan en neuronas y en células gliales (astrocitos, oligodendrocitos y microglía), siendo los A_1 y A_{2A} los más abundantes.
  - Pueden actuar aumentando la excitabilidad neuronal, como en el caso de los A_2, o produciendo un efecto depresor en el caso de los A_1, que se debe a un incremento de la conductancia para el K^+ y un descenso de la entrada de Ca^{2+}.
  - La transmisión purinérgica mediada por receptores P1 está implicada en diversas funciones del SNC, como el sueño, los fenómenos de alerta y vigilancia, el aprendizaje y la memoria.
  - Los receptores A_1 y los dos tipos de A_2 son bloqueados por metilxantinas (cafeína, teína y teobromina), lo que explica su efecto como estimulantes del SNC.

- **Receptores P2X**
  - Son activados principalmente por el ATP.
  - Se trata de canales iónicos activados por ligando, que son permeables a Na^+, K^+ y Ca^{2+} tras la unión del ATP, y que, como otros receptores ionotrópicos, son regulables por diferentes moduladores alostéricos y por metales.
  - Hasta la fecha se han identificado siete subtipos diferentes procedentes de la combinación trimérica de diferentes subunidades: $P2X_{1-5}$ (se combinan en estructuras heterotriméricas u homotriméricas), $P2X_6$ (sólo presentes en receptores heterotriméricos) y $P2X_7$ (sólo presentes en homotrímeros típicos de las células gliales y que tienen menor afinidad por el ATP).
  - La combinación de subunidades forma diversos canales con importantes diferencias en la afinidad por el ATP, la permeabilidad a los iones y la velocidad del proceso de desensibilización.
  - Los niveles de expresión de las subunidades y el tipo de combinaciones también varían en función del tipo celular y de la región cerebral, lo cual tiene interés terapéutico.
  - Tienen una distribución heterogénea en el SNC: $P2X_2$, $P2X_4$ y $P2X_6$ son los más abundantes, mientras que $P2X_1$ es típico del cerebelo y $P2X_3$ del tallo cerebral. Se localizan en neuronas, astrocitos, oligodendrocitos y microglía.

- **Receptores P2Y**
  - Al igual que los receptores P2X, son estimulados por el ATP, aunque también por el ADP y por nucleótidos de uridina.
  - Como los receptores P1, se trata de receptores metabotrópicos, de los que se han identificado ocho tipos, de los cuales $P2Y_1$, $P2Y_2$, $P2Y_4$, $P2Y_6$ y $P2Y_{11}$ (denominados $P2Y_1$-*like*) están acoplados a proteínas G_q, mientras que $P2Y_{12}$, $P2Y_{13}$ y $P2Y_{14}$ (denominados $P2Y_{12}$-*like*) están acoplados a proteínas G_i.
  - Todos están expresados en el SNC, aunque con una distribución variable y, en ocasiones, limitada, dependiendo de su presencia en neuronas, astrocitos, oligodendrocitos o células de microglía. El más abundante y más distribuido es el $P2Y_1$.

de este proceso de liberación, recaptación y metabolismo de la adenosina forma el denominado *ciclo de la adenosina*. Este proceso se altera en condiciones de estrés metabólico y daño celular, de forma que las concentraciones de adenosina extracelulares se elevan significativamente. En estas condiciones, la adenosina y el ATP, actuando concertadamente, sirven como señales de alarma de forma que promueven o inhiben procesos de tipo neuroinflamatorio. En cuanto a los receptores purinérgicos, se han identificado varios tipos (ver caja verde página anterior).

La manipulación farmacológica de la transmisión purinérgica, principalmente de sus diferentes receptores, se está investigando para diferentes tipos de procesos patológicos del SNC. Entre ellos se incluye la epilepsia, la migraña, el dolor neuropático y la neurodegeneración. Algunos agonistas purinérgicos, por ejemplo, CGS21680 que es un agonista A_{2A}, se han investigado como fármacos potencialmente interesantes para el tratamiento neuroprotector en la enfermedad de Parkinson o de la enfermedad de Alzheimer, y también en enfermedades mentales como la depresión. Sin embargo, las reacciones adversas que provocan los fármacos agonistas actualmente disponibles limitan su utilidad terapéutica. Como alternativa, se investiga la forma de aumentar la concentración extracelular de adenosina con fármacos que inhiban su metabolismo. A diferencia de los agonistas, los antagonistas de los receptores A_1 parecen fármacos prometedores para mejorar los procesos de aprendizaje y memoria, mientras que los antagonistas $P2X_4$ y $P2X_7$ se investigan para el dolor crónico e inflamatorio. Un antagonista A_{2A} como la istradefilina (KW-6002) y otros (preladenant, ST1535) se han propuesto para el tratamiento sintomático y/o antidiscinético en la enfermedad de Parkinson.

Neuropéptidos

A lo largo de los años se han ido identificando numerosos neuropéptidos, algunos de mayor tamaño molecular y otros con sólo unos pocos aminoácidos en sus secuencias, que tienen actividad como transmisores, cotransmisores o simplemente moduladores en el SNC, participando en numerosos procesos funcionales (se han identificado alrededor de unos 90 genes en el cerebro humano). En algunos casos se trata de péptidos típicos del SNC, por ejemplo, **péptidos opioides**, **NPY**, **neurotensina** y **hormona liberadora de corticotropina** (CRH), que se identificaron por primera vez en este sistema, aunque luego se encontraron también en la periferia. A veces, se trata justo de lo contrario, es decir, péptidos identificados en tejidos periféricos que con el tiempo se encontraron también en las células neurales. Éste sería el caso de muchos péptidos del tracto gastrointestinal difuso, como **colecistocinina**, **gastrina**, **VIP**, **galanina** y **secretina**. Esta diversidad muestra lo que los neuropéptidos también reflejan desde el punto de vista funcional, ya que, en algunos casos, se trata de péptidos con función neurotransmisora (péptidos opioides), pero en otros casos (colecistocinina, galanina, **sustancia P**), la actividad encaja mejor con la idea de cotransmisión, como se ha definido previamente (v. «Cotransmisión»). En una tercera categoría se debe incluir a los neuropéptidos que simplemente desarrollan una función neuromoduladora y que no encajan en los dos perfiles anteriores (algunas hormonas adenohipofisarias). La **tabla 11-1** resume algunos de los neuropéptidos más característicos correspondientes a estas tres categorías.

La principal singularidad de estos neuropéptidos, especialmente cuando se habla de ellos como neurotransmisores o cotransmisores, es que el proceso de síntesis de estos mediadores tiene necesariamente que ocurrir en el cuerpo celular de las neuronas que producen ese neuropéptido, ya que es allí donde se localizan los ribosomas capaces de llevar a cabo la síntesis proteica. De esta forma, el mensajero peptídico, a menudo en forma de molécula de mayor tamaño molecular que la forma biológicamente activa, tiene que ser transportado a través del flujo axoplásmico, a la par que va adquiriendo su estructura final (maduración postraduccional). Con frecuencia, un mismo precursor puede dar lugar a diferentes neuropéptidos pertenecientes a una misma familia, como, por ejemplo, el caso de la proopiomelanocortina (POMC). El proceso de maduración ocurre hasta llegar al terminal nervioso donde el péptido quedará almacenado en vesículas sinápticas y en condiciones de ser liberado y esti-

---

Tabla 11-1. Neuropéptidos más relevantes en el sistema nervioso central

Péptidos opioides
- Se trata de tres familias de mediadores, encefalinas, β-endorfinas y dinorfinas, que actúan también a través de tres tipos de receptores denominados μ, δ y κ
- Se localizan en estructuras relacionadas con el control nociceptivo (sustancia gris periacueductal, núcleos espinales), control motor (ganglios basales), emesis (área postrema)
- Entre sus agonistas están la morfina, la codeína o el fentanilo, y entre sus antagonistas, la naloxona, aunque también hay ligandos selectivos de cada uno de los tipos de receptor, como la naltrexona (antagonista μ) o la binaltorfimina (antagonista κ)

Péptidos gastrointestinales
- La mayoría de ellos se identificaron inicialmente en el tracto gastrointestinal difuso y posteriormente también en el SNC
- Incluye gastrina, colecistocinina, péptido intestinal vasoactivo, sustancia P, secretina y galanina

Péptidos hipotalámicos hipofisotropos
- Se trata de péptidos sintetizados por neuronas hipotalámicas (situadas en el hipotálamo mediobasal), que secretan en el infundíbulo al sistema porta hipofisario, para alcanzar de forma directa la adenohipófisis, donde regulan la producción de hormonas de esta glándula
- Incluyen CRH, TRH, GnRH, somatostatina y GHRH
- En algunos casos (CRH), proyectan también a otras estructuras del SNC

Péptidos neurohipofisarios
- Se trata de péptidos sintetizados por neuronas hipotalámicas (núcleos supraóptico y paraventricular), cuyo axón discurre por el tallo hipofisario y libera los neuropéptidos en la neurohipófisis
- Incluyen vasopresina y oxitocina

Otros neuropéptidos de interés y orígenes diversos
- Neurotensina (activo en los ganglios basales)
- Grelina y orexina (activos en los centros hipotalámicos reguladores de las señales de saciedad/hambre)
- Neuropéptido Y (activo en los mismos centros hipotalámicos, pero presente también en otras estructuras del SNC)

CRH: hormona liberadora de corticotropina; GnRH: hormona liberadora de gonadotropinas; SNC: sistema nervioso central; TRH: hormona liberadora de tirotropina.

mular sus receptores específicos localizados en la neurona postsináptica. Una vez liberado, el neuropéptido no puede ser reciclado, sino que se degrada cuando cesa la señal, pero, en ocasiones, sufre modificaciones extracelulares que aumentan su actividad. En cuanto a los receptores, son específicos para cada tipo de neuropéptido y suelen ser, en general, de tipo metabotrópico. Cabe destacar los tres tipos principales de **receptores opioides**, denominados con las letras griegas μ, δ y κ, que intervienen en las sinapsis opioidérgicas.

Desde el punto de vista funcional intervienen en múltiples procesos neurobiológicos, lo cual es lógico teniendo en cuenta la larga lista de neuropéptidos identificados hasta la fecha y también su importante presencia en el SNC, bien como neurotransmisores individuales, bien como cotransmisores. Cabe destacar su función nociceptiva (opioides endógenos), en la regulación del apetito y la ingesta (NPY, grelina, orexinas), y en la regulación de la actividad hipofisaria (hormona liberadora de tirotropina [TRH], somatostatina, hormona liberadora de la hormona del crecimiento [GHRH]). A pesar de tratarse del grupo más numeroso de neurotransmisores/cotransmisores/neuromoduladores y de la variedad de receptores sobre los que actúan, no son muchos los fármacos (exceptuando los opioides) que deben su acción a la interacción directa con sistemas peptidérgicos. En la actualidad, se están ensayando antagonistas de los receptores de algunos neuropéptidos, como sustancia P, colecistocinina y bradicinina, como alternativa terapéutica para el tratamiento de algunos tipos de dolor.

Mención especial merece el **péptido relacionado con el gen de la calcitonina (CGRP)**, muy abundante en los vasos pericerebrales y en el ganglio de Gasser. Tiene una potente acción vasodilatadora y facilitadora de la nocicepción, lo que resulta clave en la activación del sistema trigéminovascular, verdadero inicio del ataque de migraña. Sus concentraciones se elevan durante la migraña (aguda y crónica). En los últimos años su bloqueo farmacológico ha supuesto una nueva línea de tratamiento en pacientes resistentes a otros tratamientos clásicos (v. cap 28). Las estrategias son: *a)* anticuerpos monoclonales contra ligando y contra el receptor del CGRP, y *b)* antagonistas del CGRP (**gepantes**).

Los anticuerpos monoclonales antiCGRP disponibles son **eptinezumab** (iv), **erenumab, fremanezumab y galcanezumab** (sc). Erenumab se une contra uno de los receptores de CGRP; los demás se unen a la molécula CGRP. Debido a su especificidad y a que apenas cruzan la BHE, evitan efectos secundarios en el SNC como sedación y mareos. Pueden provocar nasofaringitis, reacciones de hipersensibilidad en el sitio de inyección y estreñimiento. Los anticuerpos se degradan y no interaccionan con otros fármacos evitado el metabolismo hepático y renal.

La eficacia de los gepantes es similar a la de los triptanes más potentes (agonistas 5HT1B/1D, v. cap. 28). Sus ventajas residen en la mayor duración de su efecto y ausencia de efectos secundarios cardiovasculares. Su principal desventaja frente alguno de los triptanes es su mayor paso de la BHE, lo que provoca somnolencia. Rimegepant y atogepant están disponibles por vía oral (liofilizado y en comprimidos respectivamente). Aún bajo vigilancia especial debido a sus numerosas interacciones. Las reacciones adversas más comunes son náuseas, estreñimiento, somnolencia y disminución del apetito.

OTROS MODULADORES DE LA COMUNICACIÓN Y LA HOMEOSTASIS SINÁPTICA

La neurofarmacología tradicional se ha basado en la utilización de fármacos más o menos selectivos de las dianas más importantes (receptores, enzimas de degradación, proteínas transportadoras) de los principales sistemas de neurotransmisión. Sin embargo, en los últimos años se han ido sumando nuevas dianas farmacológicas. Esto incluye, en primer lugar, dianas relacionadas con el proceso de transmisión del impulso nervioso, como, por ejemplo, los canales iónicos localizados en la zona de recepción de señales de las neuronas, en el cono axónico para la generación de los potenciales de acción, en los nódulos de Ranvier para ejecutar la transmisión saltatoria o en los terminales sinápticos para desencadenar el proceso de exocitosis. Como ya se ha mencionado, los canales iónicos han sido menos utilizados para el diseño de neurofármacos por su falta de selectividad y por su localización en múltiples sustratos celulares, pero, en los últimos años, se han realizado avances significativos. También a lo largo de los últimos años, gracias al descubrimiento de nuevos actores en la comunicación sináptica, el desarrollo de nuevos neurofármacos ha incluido neurotrofinas, citocinas, eicosanoides, óxido nítrico y endocannabinoides y, sobre todo, sus receptores o la maquinaria enzimática a cargo de su síntesis y degradación. A continuación se repasarán de forma breve las principales características anatómicas, bioquímicas, funcionales y farmacológicas de cada uno de estos nuevos procesos, que aportan nuevas dianas farmacológicas para el tratamiento de trastornos relacionados con la comunicación sináptica.

Neurotrofinas y otros factores tróficos

Las neurotrofinas son proteínas con función trófica, ejercida a través de su unión a receptores específicos. Fueron identificadas inicialmente por su importante papel en procesos celulares relacionados con el desarrollo del sistema nervioso, por ejemplo, la proliferación, diferenciación, elongación axonal, sinaptogénesis y mielinización. Con el tiempo, también se identificaron en el cerebro adulto con un papel en los procesos de generación de nuevas neuronas u otros tipos de células neurales, con la formación de nuevas sinapsis y con la regulación de la homeostasis y la supervivencia celular. La primera neurotrofina descubierta se denominó **factor de crecimiento nervioso** (NGF), y posteriormente se identificaron varias neurotrofinas que son más activas en el cerebro de los mamíferos, como el **factor de crecimiento derivado del cerebro** (BDNF), la **neurotrofina 3** (NT-3) y la neurotrofina 4 (NT-4, también conocida como NT-4/5). Otros factores neurotróficos incluyen moléculas como el **factor neurotrófico derivado de las células gliales** (GDNF) y también factores tróficos identificados inicialmente fuera del SNC, pero que posteriormente se encontraron en el SNC, como el **factor de crecimiento endotelial vascular** (VEGF) o el **factor de crecimiento análogo de la insulina tipo 1** (IGF-1). Se trata, por lo tanto, de elementos activos en la sinapsis, aunque no participen de forma directa en los procesos de comunicación, de lo que deriva su interés para el tratamiento de diferentes afecciones, como la enfermedad de Huntington, en la que se produce una desregulación transcripcional de la expresión del gen para el BDNF.

Las neurotrofinas señalizan a través de dos tipos de receptores. El primer tipo está constituido por los receptores de tropomiosincinasa (Trk), que pertenecen a la familia de receptores tirosincinasa e incluyen TrkA, TrkB, TrkC. Las neurotrofinas se unen de manera específica a estos receptores. TrkA es el receptor del NGF, mientras que TrkB lo es del BDNF y del NT-4, y TrkC del NT-3. El segundo tipo se denomina receptor p75^{NTR} (del inglés, *p75 neurotrophin receptor*) y pertenece a la familia de receptores del factor de necrosis tumoral (TNF). A este receptor se pueden unir todas las neurotrofinas y, al no tener actividad catalítica intrínseca, puede asociarse a los receptores TrkA, TrkB, TrkC y también a sortilina y Nogo2, para ejercer su función. Cuando se asocia a los receptores Trk, se produce un aumento de su afinidad por las neurotrofinas, lo que provoca mayor supervivencia neuronal y crecimiento neurítico. Por el contrario, la ausencia de unión a los receptores Trk promueve la apoptosis neuronal.

Muchas enfermedades que afectan al SNC conllevan alteraciones en los mecanismos de señalización a través de los receptores Trk y p75, por lo que se investigan las posibilidades de manipulación farmacológica de la señalización neurotrófica como objetivo terapéutico. Es importante tener en cuenta que la activación de los receptores para neurotrofinas puede causar muerte, pero también supervivencia celular, por lo que resulta imprescindible conocer cómo afecta la situación patológica a la señalización mediada por neurotrofinas, ya que de eso dependerá la estrategia terapéutica que se quiera adoptar. Por ejemplo, se ha visto que en la epilepsia existe una exacerbación de la señalización mediada por factores neurotróficos, que puede conducir a un brote dendrítico aberrante, a una disminución en la poda y alteración de las propiedades electrofisiológicas formando redes neuronales anómalas. En estas condiciones, la estrategia terapéutica estaría dirigida a limitar el exceso de señalización, lo cual difiere de lo que se espera en la enfermedad de Alzheimer, la corea de Huntington o el síndrome de Rett, en los que la señalización por neurotrofinas está reducida, hecho que se relaciona con las disfunciones neuronales observadas en estos pacientes y en los que la estrategia se debería orientar a incrementar esa señalización.

Citocinas

Las citocinas en el SNC comprenden un amplio grupo de péptidos de diferente tamaño molecular y de origen tanto glial como neuronal, que regulan procesos celulares en la propia célula de origen (señalización autocrina) o en las células vecinas (señalización paracrina). Su principal foco de acción es la interacción entre los diferentes tipos celulares que intervienen en la respuesta neuroinflamatoria, que subyace a numerosos procesos patológicos en el SNC, como enfermedades desmielinizantes, neurodegenerativas, neuropsiquiátricas o síndromes epilépticos. Para ejercer su acción, se unen a receptores específicos de la membrana de las células donde ejercen su función, iniciando una cascada de transducción intracelular de señales que altera el patrón de expresión génica, de modo que esas células diana producen una determinada respuesta biológica. Se han descrito los siguientes tipos de receptores para citocinas:

- Familia de receptores de citocinas de la superfamilia de las inmunoglobulinas: que poseen varios dominios extracelulares de tipo inmunoglobulina. Un ejemplo sería el receptor específico para la interleucina 1 (IL-1).
- Familia de clase I de receptores de citocinas (= familia de receptores de hematopoyetinas).
- Familia de clase II de receptores de citocinas (= familia de receptores de interferones [IFN]). Ejemplos de ligandos son los IFN no inmunes (IFN-α, IFN-β) y el IFN-γ.
- Familia de receptores de TNF: sus miembros se caracterizan por un dominio extracelular rico en cisteínas. Ejemplos de ligandos: TNF-α, TNF-β, CD40.
- Familia de receptores de quimiocinas: son proteínas integrales de membrana, con 7 hélices α inmersas en la bicapa lipídica. Interaccionan por el lado que da al citoplasma con proteínas de señalización triméricas que unen GTP. Ejemplos de quimiocinas que se unen a miembros de esta familia: IL-8, RANTES.

Las citocinas y sus receptores están expresados constitutivamente en el SNC, tanto en condiciones normales como en situaciones patológicas. En el SNC, las citocinas tienen dos posibles orígenes: citocinas que se originan en órganos periféricos y atraviesan la barrera hematoencefálica o citocinas que son producidas dentro del SNC (células de microglia, macrófagos). Fisiológicamente, la expresión de citocinas en el SNC está estrictamente controlada en consonancia con el papel de la microglía en relación con la homeostasis del cerebro. Debido a sus diferentes estados de activación, la microglía puede regular los procesos inflamatorios de maneras diversas, incluyendo la citotoxicidad, la reparación y la regeneración. La microglía activada es altamente plástica, pudiendo tener diferentes fenotipos como respuesta a diferentes factores y a cambios microambientales. De esta forma, en procesos inflamatorios del SNC, se distingue el papel de la microglía tipo M1 (similar a los macrófagos periféricos), que puede producir citocinas pro-inflamatorias, como TNF-α, IL-6, IL-23, IL-1β e IL-12, a la par que produce óxido nítrico (NO; v. más adelante), especies reactivas de oxígeno, prostaglandina E$_2$ (PGE$_2$) y quimiocinas que pueden contribuir al malfuncionamiento sináptico y retroalimentar la reacción inflamatoria. Además, es posible distinguir la polarización hacia otros tipos de microglía, denominados tipo M2, que en este caso se caracterizan por la secreción de mediadores antiinflamatorios, como la citocina IL-10, el factor de crecimiento transformante beta (TGF-β), moléculas de matriz extracelular (fibronectina) y factores neurotróficos (BDNF, VEGF, NGF), que están involucrados en restablecer la homeostasis. Igualmente, en ciertas condiciones patológicas, la expresión de determinados genes de citocinas puede ser espacial y temporalmente modificada. De esta forma, es posible encontrar un patrón alterado de varias citocinas en el cerebro en una gran variedad de trastornos del SNC, como en la enfermedad de Alzheimer, la esclerosis múltiple, infecciones bacterianas o procesos isquémicos, entre otros. Se han propuesto diversos agentes, como los agonistas de los receptores nucleares PPAR-γ (subtipo gamma de receptores activados por proliferadores de peroxisomas), los moduladores del sistema endocannabinoide, diferentes hormonas esteroideas, interleucinas o moduladores de los canales iónicos, entre otros, para intervenir en el restablecimiento de la homeostasis en diversos procesos patológicos al potenciar la respuesta tipo M2 frente a la M1.

Ácido araquidónico y lípidos derivados

Como precursor de los eicosanoides, el **ácido araquidónico** puede seguir dos rutas oxidativas, la primera catalizada por las enzimas 5-lipooxigenasa y 12-lipooxigenasa (LOX), cuyos productos principales son los leucotrienos y las lipoxinas, y la segunda catalizada por la enzima ciclooxigenasa (COX), cuyos principales productos son las prostaglandinas, los tromboxanos y las prostaciclinas. Los eicosanoides desempeñan importantes funciones como mediadores en el SNC, en procesos inflamatorios, además de participar en la respuesta inmunitaria.

Las **prostaglandinas** son moléculas de señalización, de semivida corta, que ejercen múltiples funciones fisiológicas en diferentes sistemas del organismo, entre ellos, el SNC. La COX-1 es una enzima constitutiva que se expresa en el aparato digestivo y en el tejido endotelial, entre otros. En el cerebro, la producción de prostaglandinas depende fundamentalmente de la actividad de la isoenzima COX-2, regulada por la acción de citocinas y especies reactivas de oxígeno en las neuronas, pero también se expresa en otros órganos, como músculo estriado o corazón. Aunque la COX-2 es constitutiva, puede ser inducida por bastantes factores externos, como citocinas, factores de crecimiento o factores de transcripción. En los procesos inflamatorios se incrementa la síntesis de prostaglandinas, que producen, entre otros efectos, peroxidación lipídica, oxidación de proteínas y de ácidos nucleicos, activación de la microglía y activación de las vías apoptóticas, las cuales, en última instancia, pueden llevar a la muerte celular.

La prostaglandina más común en el SNC es la PGE_2, que se sintetiza en neuronas donde tiene un papel fisiológico importante en diversos procesos, como la formación de la memoria. Debido al gran número de acciones y la importancia de las rutas en las que intervienen, se han desarrollado diversos fármacos que inhiben la formación de prostaglandinas, como inhibidores de las enzimas de síntesis, principalmente de la COX-2, aunque también se han diseñado agonistas o antagonistas de los receptores para las diferentes prostaglandinas.

Endocannabinoides

Los endocannabinoides son mensajeros generados en las neuronas postsinápticas, que se sintetizan a demanda a partir de sus precursores lipídicos, localizados en las membranas plasmáticas. Tienen como objetivo actuar como mensajeros retrógrados regulando la señal neurotransmisora proveniente de la neurona presináptica y preservando la correcta homeostasis sináptica (v. «Señalización retrógrada», antes). Son de naturaleza eicosanoide, derivados del ácido araquidónico, de los cuales los dos más activos y mejor conocidos son la **N-araquidoniletanolamina** o **anandamida** (AEA) y el **2-araquidonoilglicerol** (2-AG). La AEA se forma a partir

de la hidrólisis de una *N*-araquidonoilfosfatidiletanolamina (NAPE) por la acción de una fosfolipasa D específica de este precursor. El 2-AG se forma a partir de diacilglicerol generado, a su vez, por la hidrólisis de fosfatidilinositol por la fosfolipasa C. La generación de 2-AG implica la participación de una enzima denominada diacilglicerol-lipasa (DAGL). Los endocannabinoides se sintetizan en la neurona postsináptica y viajan a la neurona presináptica, donde se unen a los receptores cannabinoides, principalmente el denominado **receptor cannabinoide tipo 1** (CB_1), para ejecutar así su función como mensajeros retrógrados. También participan en procesos de plasticidad sináptica.

Además del receptor CB_1, localizado de forma ubicua en neuronas glutamatérgicas y GABA-érgicas del SNC y con una función predominantemente sináptica implicada en la señalización retrógrada, existe un segundo tipo de receptor denominado **receptor cannabinoide tipo 2** (CB_2), identificado en un principio en el tejido inmunitario pero que también se ha hallado en el SNC, preferentemente en células gliales (astrocitos, oligodendrocitos y microglía activada) y de forma mucho más restringida en algunas subpoblaciones neuronales. La función de este receptor sería sobre todo el control de la actividad glial hacia las neuronas.

Tras ejercer su acción moduladora, los endocannabinoides son recaptados por la neurona presináptica o por células gliales para su posterior degradación intracelular, de la cual se encargan dos lipasas: la amidohidrolasa de ácidos grasos (FAAH) y la monoacilglicerol-lipasa (MAGL), que se encargan, respectivamente, de la degradación de la AEA y del 2-AG, aunque este último endocannabinoide también puede ser sustrato de la FAAH.

Desde el punto de vista farmacológico se han desarrollado herramientas para modificar la actividad de todos los elementos (receptores, enzimas) que forman parte de este sistema de neuromodulación, por ejemplo, ligandos de los receptores CB_1 y CB_2 (agonistas: CP55,940, HU-210 y WIN55,212-2; antagonistas: SR141716 [selectivo CB_1] y SR144528 [selectivo CB_2]), y también inhibidores de la FAAH (URB597) y de la MAGL (JZL184). Algunos de ellos se encuentran actualmente en investigación para diferentes trastornos neurológicos y psiquiátricos.

Óxido nítrico

El óxido nítrico es un gas inestable, de semivida muy corta y altamente lipófilo, que actúa como mensajero biológico en muchos sistemas del organismo, incluido el SNC. El óxido nítrico difunde muy rápidamente a través de las membranas y activa directamente enzimas intracelulares (guanililciclasa que estimula la producción de GMPc). De esta forma, ejerce papeles biológicos importantes en una gran variedad de procesos, que incluyen, entre otros, la comunicación neuronal, aunque no se ha caracterizado como posible neurotransmisor. De interés para el SNC, también participa como mediador en el proceso inflamatorio, en la regulación del tono vascular (importante en la isquemia) y tiene un papel dual sobre la supervivencia celular, ya que puede ser citoprotector o citotóxico, dependiendo de diversos factores. En el SNC, el óxido nítrico, en concentraciones bajas, a través de una acción retrógrada sobre la neurona presináptica, activa una guanililciclasa soluble que eleva la concentración de GMPc, de forma que se activan diversas cinasas dependientes de GMPc. Sin embargo, en concentraciones más altas, puede reaccionar con ión superóxido y contribuir así a la formación de peroxinitrito, que es un potente agente neurotóxico implicado en el efecto neurotóxico del glutamato.

Con respecto a la síntesis del óxido nítrico, éste se produce a partir del aminoácido L-arginina por acción de una óxido nítrico-sintasa (NOS). Existen tres isoformas de esta enzima: la NOS neuronal (nNOS), presente en el 2 % de las neuronas centrales; la NOS endotelial (eNOS), que como la nNOS es una enzima constitutiva, muy importante en la regulación fisiológica del tono vascular, y la NOS inducible (iNOS), que se expresa fundamentalmente en astrocitos,

microglía y macrófagos activados en respuesta a agentes extraños y/o daño tisular y que, por lo tanto, está relacionada con la fisiopatología de la inflamación.

Desde el punto de vista farmacológico, a pesar de que el óxido nítrico es una molécula dual que puede contribuir tanto a la muerte como a la supervivencia neuronal, los esfuerzos se han centrado en la síntesis de este mediador, que parece ser una diana interesante para regular farmacológicamente los niveles de óxido nítrico, lo cual puede tener importantes implicaciones terapéuticas en diversas enfermedades neuroinflamatorias o neurodegenerativas. Entre las diferentes estrategias farmacológicas propuestas se incluyen los inhibidores de la iNOS, como son el metiléster de nitroarginina (L-NAME) y la nitroarginina (L-NOARG, que limitan la generación de este mediador.

BIBLIOGRAFÍA

Ayala-Lopez N, Watts SW. Physiology and Pharmacology of Neurotransmitter Transporters. Compr Physiol. 2021 Jun 30;11(3):2279-2295. doi: 10.1002/cphy.c200035. PMID: 34190339.

Barnes NM, Ahern GP, Becamel C, Bockaert J, Camilleri M, Chaumont-Dubel S, Claeysen S, Cunningham KA, Fone KC, Gershon M, Di Giovanni G, Goodfellow NM, Halberstadt AL, Hartley RM, Hassaine G, Herrick-Davis K, Hovius R, Lacivita E, Lambe EK, Leopoldo M, Levy FO, Lummis SCR, Marin P, Maroteaux L, McCreary AC, Nelson DL, Neumaier JF, Newman-Tancredi A, Nury H, Roberts A, Roth BL, Roumier A, Sanger GJ, Teitler M, Sharp T, Villalón CM, Vogel H, Watts SW, Hoyer D. International Union of Basic and Clinical Pharmacology. CX. Classification of Receptors for 5-hydroxytryptamine; Pharmacology and Function. Pharmacol Rev. 2021 Jan;73(1):310-520. doi: 10.1124/pr.118.015552. PMID: 33370241; PMCID: PMC7770494.

Danbolt NC, Furness DN, Zhou Y. Neuronal vs glial glutamate uptake: resolving the conundrum. Neurochem Int 2016; 98: 29-45.

Ferron L, Koshti S, Zamponi GW. The life cycle of voltage-gated Ca2+ channels in neurons: an update on the trafficking of neuronal calcium channels. Neuronal Signal. 2021 Feb 23;5(1):NS20200095. doi: 10.1042/NS20200095. PMID: 33664982; PMCID: PMC7905535.

Gaitonde SA, González-Maeso J. Contribution of heteromerization to G protein-coupled receptor function. Curr Opin Pharmacol 2017; 32: 23-31.

Ghit A, Assal D, Al-Shami AS, Hussein DEE. GABAA receptors: structure, function, pharmacology, and related disorders. J Genet Eng Biotechnol. 2021 Aug 21;19(1):123. doi: 10.1186/s43141-021-00224-0. PMID: 34417930; PMCID: PMC8380214.

Guidelli R. A historical biophysical dogma vs. an understanding of the structure and function of voltage-gated tetrameric ion channels. A review. Biochim Biophys Acta Biomembr. 2022 Dec 1; 1864(12):184046. doi: 10.1016/j.bbamem.2022.184046. Epub 2022 Sep 10. PMID: 36096197.

Gundersen V, Storm-Mathisen J, Bergersen LH. Neuroglial transmission. Physiol Rev 2015; 95: 695-726.

Jensen AA, Fahlke C, Bjørn-Yoshimoto WE, Bunch L. Excitatory amino acid transporters: recent insights into molecular mechanisms, novel modes of modulation and new therapeutic possibilities. Curr Opin Pharmacol 2015; 20: 116-23.

Kaneko Y, Szallasi A. Transient receptor potential (TRP) channels: a clinical perspective. Br J Pharmacol 2014; 171: 2474-507.

Kononenko NL, Haucke V. Molecular mechanisms of presynaptic membrane retrieval and synaptic vesicle reformation. Neuron 2015; 85: 484-96.

Lalo U, Pankratov Y. ATP-mediated signalling in the central synapses. Neuropharmacology. 2023 May 15;229:109477. doi: 10.1016/j.neuropharm.2023.109477. Epub 2023 Feb 24. PMID: 36841527.

Luo H, Marron Fernandez de Velasco E, Wickman K. Neuronal G protein-gated K+ channels. Am J Physiol Cell Physiol. 2022 Aug 1;323(2):C439-C460. doi: 10.1152/ajpcell.00102.2022. Epub 2022 Jun 15. PMID: 35704701; PMCID: PMC9362898.

Meriney SD, Umbach JA, Gundersen CB. Fast, Ca2+-dependent exocytosis at nerve terminals: shortcomings of SNARE-based models. Prog Neurobiol 2014; 121: 55-90.

Nieto A, Bailey T, Kaczanowska K, McDonald P. GABAB Receptor Chemistry and Pharmacology: Agonists, Antagonists, and Allosteric Modulators. Curr Top Behav Neurosci. 2022;52:81-118. doi: 10.1007/7854_2021_232. PMID: 34036555.

Panula P, Nuutinen S. The histaminergic network in the brain: basic organization and role in disease. Nat Rev Neurosci 2013; 14: 472-87.

Raiteri L, Raiteri M. Multiple functions of neuronal plasma membrane neurotransmitter transporters. Prog Neurobiol 2015; 134: 1-16.

Rodríguez-Campuzano AG, Ortega A. Glutamate transporters: Critical components of glutamatergic transmission. Neuropharmacology. 2021 Jul 1;192:108602. doi: 10.1016/j.neuropharm.2021.108602. Epub 2021 May 12. PMID: 33991564.

Saini A, Patel R, Gaba S, Singh G, Gupta GD, Monga V. Adenosine receptor antagonists: Recent advances and therapeutic perspective. Eur J Med Chem. 2022 Jan 5;227:113907. doi: 10.1016/j.ejmech.2021.113907. Epub 2021 Oct 13. PMID: 34695776.

Simms BA, Zamponi GW. Neuronal voltage-gated calcium channels: structure, function, and dysfunction. Neuron 2014; 82: 24-45.

Südhof TC. Neurotransmitter release: the last millisecond in the life of a synaptic vesicle. Neuron 2013; 80: 675-90.

Wisedchaisri G, Gamal El-Din TM. Druggability of Voltage-Gated Sodium Channels-Exploring Old and New Drug Receptor Sites. Front Pharmacol. 2022 Mar 17;13:858348. doi: 10.3389/fphar.2022.858348. PMID: 35370700; PMCID: PMC8968173.

Yaffe D, Forrest LR, Schuldiner S. The ins and outs of vesicular monoamine transporters. J Gen Physiol. 2018 May 7;150(5):671-682. doi: 10.1085/jgp.201711980. Epub 2018 Apr 17. PMID: 29666153; PMCID: PMC5940252.

Fármacos analgésicos opioides

12

M. I. Martín Fontelles y C. Goicoechea García

INTRODUCCIÓN

«De entre todos los remedios que Dios Todopoderoso se ha dignado dar al hombre para mitigar sus males, ninguno es tan universal y eficaz como el opio.» Esta frase, escrita por Thomas Sydenham en 1680, resume más de 6.000 años de la historia del opio. Ya desde las primeras referencias escritas a lo que podría ser opio, en tablillas sumerias datadas 3000 años a.C., el opio y sus derivados son considerados la mejor herramienta terapéutica disponible para el tratamiento del dolor. El opio (del griego *opos*, jugo), extraído de la amapola *(Papaver somniferum)*, fue también empleado por los griegos y los romanos para aliviar el dolor, el cansancio y el sufrimiento. En 1803, el boticario alemán Friedrich W.A. Sertürner, consiguió aislar el principal alcaloide del opio, al que denominó **morfina** (en honor del dios griego de los ensueños, Morfeo). Posteriormente se descubrirían hasta 20 componentes diferentes, entre ellos la **codeína**, la **tebaína**, la **noscapina** y la **papaverina** (tabla 12-1). Pese a la frecuente utilización de los derivados opioides durante todo el

siglo XIX y principios del XX, poco se conocía sobre sus mecanismos de acción. No sería hasta principios de la década de 1970 cuando se demostró la existencia de un sistema opioide endógeno, con receptores específicos y ligandos selectivos de esos receptores.

SISTEMA OPIOIDE ENDÓGENO

En 1973 se demostró la existencia de lugares de fijación selectivos para sustancias opioides, en 1975 se identificaron los primeros ligandos endógenos y un año después se diferenciaron tres tipos de receptores opioides. Esto completó los requerimientos para definir el sistema opioide endógeno. Conocer este sistema y sus componentes permite comprender mejor las acciones de los fármacos.

Neurotransmisores

Existen varias familias de opioides endógenos de las que derivan secuencias peptídicas con actividad opioide (tabla 12-2).

Tabla 12-1. Principales alcaloides presentes en el opio

Alcaloide	Presencia (%)
Morfina (analgésico, antidiarreico, espasmógeno)	10-15
Codeína (analgésico, antitusígeno)	0,5
Tebaína (proconvulsivante)	1
Papaverina (espasmolítico)	1
Noscapina (antitusígeno)	10

Tabla 12-2. Péptidos opioides endógenos

Precursor	Péptidos endógenos
Proencefalina	Met-encefalinas Leu-encefalina
Proopiomelanocortina	β-Endorfina
Prodinorfina	Dinorfinas A y B α-Neoendorfina
Pronociceptina	Nociceptina/orfanina FQ
¿?	Endomorfinas

La producción del principal precursor, la **proopiomelanocortina**, se localiza en las neuronas del núcleo arqueado y del núcleo del tracto solitario, que proyectan sus axones hacia el sistema límbico y la médula espinal. Además se encuentran **endorfinas** en la hipófisis y en células pancreáticas y derivados de **proencefalina** y **prodinorfina** a lo largo de todo el sistema nervioso central (SNC). Esta distribución incluye zonas relacionadas con el dolor (asta dorsal de la médula), con la integración de sensaciones afectivas (hipocampo, corteza cerebral), con el sistema nervioso autónomo (bulbo) y con el sistema endocrino (eminencia media). Además, hay liberación de encefalinas fuera del SNC en la médula suprarrenal, los plexos nerviosos, las glándulas exocrinas intestinales y, sobre todo en situaciones de inflamación, en muchos otros tejidos.

Los últimos péptidos opioides endógenos descritos son: la **nociceptina/orfanina FQ** (N/OFQ) y las **endomorfinas 1 y 2**. La N/OFQ procede de un precursor que también da lugar a otros polipéptidos activos. Aunque la N/OFQ no comparte en su totalidad la estructura común a los demás péptidos opioides endógenos, se considera un péptido opioide debido a su elevada afinidad por el receptor «huérfano» u ORL, un receptor asociado al sistema opioide endógeno (v. más adelante), aunque la localización del precursor de N/OFQ no coincide exactamente con la de otros péptidos opioides.

Las endomorfinas 1 y 2, cuyo precursor sigue siendo desconocido, han sido propuestas como los ligandos endógenos selectivos del receptor μ. A pesar de su nombre, no tienen similitud estructural con la morfina. Su papel parece relacionado con la modulación de las fases iniciales de la sensación dolorosa, pero la velocidad con la que inducen tolerancia y dependencia y su rápida degradación enzimática limitan su potencial terapéutico.

Receptores opioides

La existencia de distintos fármacos opioides, con acciones farmacológicas diferentes y sin tolerancia cruzada, llevó a postular la existencia de varios tipos de receptores. En la actualidad se acepta que hay tres tipos de receptores opioides, denominados clásicamente μ, δ y κ, y se dispone de argumentos para incluir al receptor ORL, ahora denominado NOP.

No hay unanimidad en cuanto a la denominación adecuada para los receptores opioides. En función de sus acciones farmacológicas se clasificaron como μ, δ y κ, que a su vez se subdividen en subtipos (μ₁, μ₂ y μ₃; δ₁ y δ₂, κ₁, κ₂ y κ₃), en función de la afinidad de distintos agonistas. Más tarde se clonaron los tres tipos de receptores y se denominaron MOR (receptor opioide μ), DOR (receptor opioide δ) y KOR (receptor opioide κ), pero hasta el momento no se han clonado separadamente los subtipos funcionales (tabla 12-3). La Unión Internacional de Farmacología (IUPHAR) ha propuesto una nueva denominación (OP1, OP2 y OP3) en función del orden cronológico de clonación (δ, κ, μ).

Los receptores opioides pertenecen a la familia de receptores con siete segmentos transmembranarios, acoplados a proteínas G, sensibles a *Toxina pertussis*. Por otra parte, se ha propuesto la existencia de agrupaciones receptoriales que pudieran explicar diferencias farmacológicas, en general dímeros: μ-μ, μ-κ y dímeros de cualquiera de los tres con N/OFQ. Estas agrupaciones podrían explicar algunas discrepancias entre la farmacología, los ensayos de unión a receptor y los receptores clonados.

Las neuronas opioides liberan péptidos que se unen a receptores de localización presináptica y bloquean la transmisión del estímulo nervioso (fig. 12-1). La unión del opioide al receptor provoca, mediado por la subunidad α de la proteína G, la inhibición de la actividad de la adenililciclasa, responsable de la transformación de adenosintrifosfato (ATP) a adenosinmonofosfato cíclico (AMPc), disminuyendo así las concentraciones de AMPc intracelular y la disponibilidad de energía. Por otra parte, las subunidades β y γ de la proteína G actúan modulando los canales de K⁺ y Ca²⁺. La activación de los receptores μ y δ provoca la apertura de los canales de K⁺, mientras que los receptores κ provocan el cierre de determinados canales de Ca²⁺. Al localizarse de manera preferente en el terminal presináptico, cuando se abren los canales de K⁺, éste escapa de la neurona y se hiperpolariza la membrana, lo que la hace menos excitable. Si se cierran los

Tabla 12-3. Localización del ARNm de los receptores opioides en el sistema nervioso central

Receptor opioide μ (MOR)	Receptor opioide κ (KOR)
Caudado-putamen	Corteza (capa IV) no frontal
Tálamo	Tubérculo olfatorio
Amígdala	Amígdala
Núcleos del rafe	Núcleo *accumbens*
Sustancia gris periacueductal	Tálamo
Ganglios de la raíz dorsal	Hipotálamo
Médula I y II, V y VI (III y IV)	Sustancia negra
Hipocampo	Sustancia gris periacueductal
Receptor opioide δ (DOR)	Ganglios de la raíz dorsal
Corteza (capas II, III, V y VI)	Médula (I y II, III a X)
Caudado-putamen	Caudado-putamen
Tubérculo olfatorio	**Receptor opioide NOP**
Amígdala	Hipocampo
Ganglios de la raíz dorsal	Cerebelo
Médula (I a VIII y X)	Estriado
Hipotálamo	
Mesencéfalo	

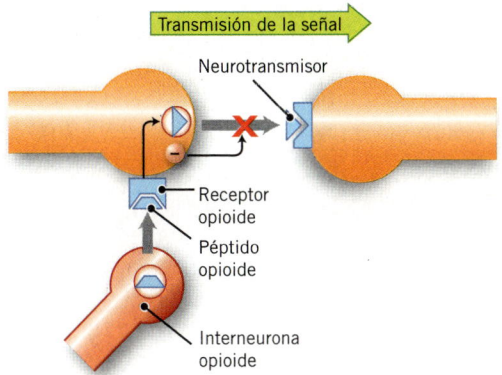

Figura 12-1. Efecto de los opioides sobre la transmisión sináptica.

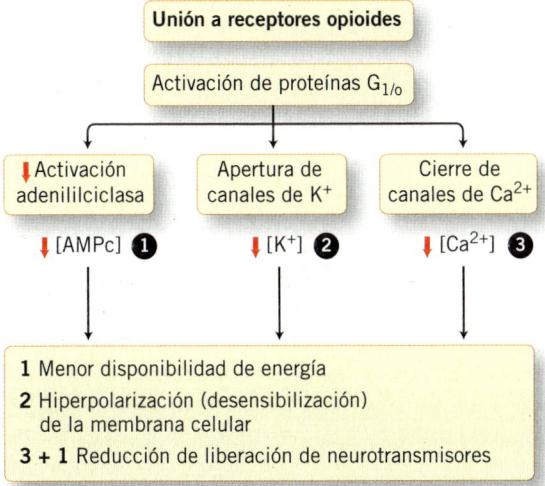

Figura 12-2. Mecanismo de transducción de los receptores opioides.

canales de Ca^{2+}, se reduce su concentración intracelular y, al ser este ión fundamental para la liberación de neurotransmisores, disminuye su liberación (**fig. 12-2**).

Los receptores opioides se localizan en los ganglios de la raíz dorsal de la médula espinal, en las raíces dorsales del asta posterior de la médula y en numerosas estructuras supraespinales. Durante mucho tiempo se creyó que los receptores opioides estaban limitados a estas localizaciones, pero en la actualidad se sabe que también se localizan en la periferia (**tabla 12-4**) y que su presencia se incrementa en situaciones de inflamación.

Los fármacos opioides son moléculas no peptídicas sintéticas o semisintéticas, que se unen a uno o más receptores opioides. En la **tabla 12-5** se muestran los más utilizados, clasificados en función de su estructura química.

FARMACOCINÉTICA

Absorción

Existen presentaciones de fármacos opioides para administración enteral, parenteral, percutánea o transmucosa; la elección de la vía depende de la indicación, del paciente y de su estilo de vida.

Tabla 12-4. Localización periférica de los receptores opioides

Linfocitos T y B	Aparato digestivo
Macrófagos	Pulmón
Monocitos	Trompas de Falopio
Intraarticular	Riñón

Casi todos los fármacos opioides se absorben en el aparato gastrointestinal, aunque la biodisponibilidad es variable: la **loperamida** carece de biodisponibilidad oral, la **morfina** tiene una biodisponibilidad del 25 % y la **codeína** o la **metadona** llegan al 60 %. Esta variabilidad se debe tanto a la diferente absorción como al metabolismo de primer paso hepático.

La administración por vía oral está indicada para el tratamiento del dolor en pacientes ambulatorios y en usos no analgésicos (antitusígeno o antidiarreico). No es de elección cuando se requiere una analgesia rápida, ni en pacientes con alteraciones gastrointestinales, por la dificultad para predecir la eficacia terapéutica y la toxicidad.

La administración por vía transdérmica tiene gran importancia para el tratamiento del dolor crónico. Tanto el **fentanilo** como la **buprenorfina** están disponibles en parches transdérmicos de liberación sostenida. Esta vía es cómoda para el paciente; los niveles plasmáticos se mantienen estables durante 48-72 horas, aunque el inicio se demora 12-16 horas. Si se detecta cualquier síntoma de sobredosificación, debe retirarse el parche inmediatamente; se detectan concentraciones plasmáticas hasta transcurridas 24 horas de la retirada.

Otra vía de administración interesante es la transmucosa, que se emplea para administrar fentanilo para el tratamiento del dolor irruptivo. Se dispone de dos formas: intranasal y oral, la primera en forma de aerosol y la segunda en «caramelos» o

⊕ RECEPTORES OPIOIDES

Son receptores acoplados a proteínas $G_{i/o}$, de localización presináptica y postsináptica, que se clasifican en varios tipos fundamentales.

- **Receptor μ**
  - Se han descrito tres variantes de polimorfismo de un solo nucleótido (SNP) en seres humanos con significado biológico.
  - Abre los canales de potasio.
  - Es responsable de muchos de los efectos adversos asociados al uso de opioides.
  - Es la principal diana de los analgésicos opioides más utilizados.

- **Receptor δ**
  - Comprende dos subtipos: δ_1 y δ_2.
  - Abre los canales de potasio.
  - Está localizado fundamentalmente en la periferia y es el más abundante en la corteza cerebral.

- **Receptor κ**
  - Comprende tres subtipos: κ_1, κ_2 y κ_3.
  - Cierra los canales de calcio.
  - Produce disforia y, por ello, sus agonistas son menos adictógenos.
  - Contribuye a la analgesia espinal.

- **Receptor NOP**
  - Se han descrito dos variantes de SNP en seres humanos con significado biológico.
  - Inhibe la adenililciclasa.
  - Abre los canales de potasio.

Tabla 12-5. Clasificación de los principales fármacos opioides según su afinidad

		MOR	DOR	KOR	OTROS MECANISMOS
Análogos de morfina	Buprenorfina	+/−		− −	
	Codeína	++			
	Hidromorfona	+++		+	
	Morfina	+++	+	+	
	Naloxona	− − −	−	− −	
	Naltrexona	− − −	−	− −	
	Oxicodona	+++	+	++	
Derivados fenilpiperidínicos	Fentanilos	+++			
	Loperamida	++	++		
	Meperidina	++	+		
Análogos de metadona	Metadona	+++			Antagonista NMDA
	Propoxifeno	++			Antagonista NMDA
	Pentazocina	+/−		++	
	Tramadol	+			Inhibición de la recaptación de 5-HT y dopanina, antagonista NMDA
	Tapentadol	++			Inhibición de la recaptación de NA

+ agonista; − antagonista; +/−: agonista parcial: 5-HT: serotonina; NA: noradrenalina; NMDA: *N*-metil-ᴅ-aspartato.

comprimidos para absorción bucal, cuya absorción se realiza a través de la mucosa oral (como se consume un caramelo); con ellas se obtienen efectos analgésicos en 15 minutos. También hay presentaciones de buprenorfina para utilización sublingual. Esta vía de administración está indicada en el tratamiento de dolores irruptivos, intensos y de corta duración en pacientes que ya están recibiendo tratamiento opioide.

La vía parenteral sigue siendo la opción más utilizada. La administración subcutánea permite la obtención de una buena analgesia de manera cómoda. La vía intramuscular, disponible para la morfina y otros opioides, no presenta importantes ventajas farmacocinéticas, aunque comparte con la administración subcutánea una mayor comodidad para el paciente. Por vía intravenosa se consigue un efecto rápido, pero pueden plantearse problemas, como náuseas y vómitos, sobre todo cuando la administración es en bolo. Para el

mantenimiento de una buena analgesia cn casos de cuadros muy dolorosos, como ciertos cánceres, se recomienda la infusión continua, que permite el mantenimiento de una concentración plasmática constante.

Un sistema cada vez más empleado consiste en la implantación de sistemas portátiles de liberación constante o métodos de analgesia controlada por el paciente (PCA). Estos sistemas liberan el opioide directamente en el torrente circulatorio o el espacio epidural, y el paciente puede modificar la dosificación según las necesidades, sin sobrepasar los límites impuestos al programar la bomba. Hasta el momento, esta forma de autoadministración no ha provocado problemas importantes de sobredosificación ni de adicción.

Las vías centrales, como la epidural o la intratecal, se utilizan también para ciertos dolores agudos, como el dolor del parto y dolores posquirúrgicos. Estas vías permiten localizar mejor la zona de acción del opioide, disminuir las dosis necesarias y la incidencia de efectos adversos, tanto periféricos (p. ej., las alteraciones de la motilidad gastrointestinal) como centrales (p. ej., la somnolencia). Sin embargo, no carecen de efectos adversos, como prurito, náuseas y vómitos o depresión respiratoria, por lo que se recomienda la observación y el estricto control del paciente. Para obtener analgesia metamérica puede utilizarse **metadona**, cuya acción queda más localizada, aunque, por esta vía, su analgesia es de más corta duración que la de **morfina**.

Distribución

La elevada hidrofilia de la morfina determina que su porcentaje de unión a proteínas no supere el 35 %. Otros opioides más lipófilos (codeína, heroína, metadona) tienen mayor tasa de unión a proteínas, llegando en el caso de la buprenorfina al 96 %. La distribución de los opioides es buena y alcanzan concentraciones efectivas (incluso para los poco liposolubles como la morfina) en el SNC. Por lo tanto, todos los agentes opioides atraviesan la barrera hematoencefálica en concentraciones suficientes para ejercer su efecto, que es máximo para la heroína, el fentanilo y la codeína y más limitado para la morfina. Algunos fármacos, como la metadona y el fentanilo, se acumulan en los tejidos y sufren redistribución, lo que prolonga su semivida y su efecto.

Metabolismo

La inmensa mayoría de los opioides son metabolizados por vía hepática. La morfina sufre conjugación con el ácido glucurónico, que da origen a morfina-3-glucurónido (M-3-G) y morfina-6-glucurónido (M-6-G), ambas con capacidad para atravesar la barrera hematoencefálica (la M-6-G es el doble de potente que la morfina). Probablemente, la M-6-G desempeña un importante papel en el mantenimiento del efecto analgésico de la morfina, sobre todo en uso crónico.

La codeína también sufre metabolismo hepático, que da lugar a morfina (10 %). Esta fracción es la responsable principal de su efecto analgésico.

La heroína se metaboliza y da lugar a un metabolito activo, la 6-monoacetilmorfina. Tanto la heroína como este metabolito atraviesan fácilmente la barrera hematoencefálica. Posteriormente, tras una segunda hidrolización, se convertirá en morfina, que probablemente sea el agente responsable del efecto farmacológico de la heroína. La mayor potencia de la heroína depende de su facilidad para atravesar la barrera hematoencefálica.

Excreción

La forma de eliminación más común es la vía renal. En el caso de la morfina, la eliminación es casi completa a las 24 horas en forma de M-3-G. Una pequeña proporción puede aparecer en las heces, por eliminación biliar.

En el caso de los demás opioides, no existen grandes diferencias con respecto a la excreción. Tanto la codeína como la heroína se eliminan parcialmente como morfina; ésta es la causa de que deportistas que consuman codeína, presente en

algunos anticatarrales, puedan dar positivo en un control antidopaje.

ACCIONES FARMACOLÓGICAS

Las acciones farmacológicas de los opioides dependen de su unión a los distintos tipos de receptores opioides y de su capacidad para estimularlos o bloquearlos. Las diferencias entre los diversos fármacos se justifican por las distintas combinaciones de activación o bloqueo de receptores: no serán iguales los efectos de un agonista puro del receptor μ que los de un agonista del receptor μ/κ o los de un agonista μ que es antagonista κ.

Estas posibilidades multiplican los posibles efectos de los opioides y enriquecen sus aptitudes terapéuticas. Hasta el momento, la morfina no sólo es el fármaco de referencia con el que se compara la potencia analgésica de los nuevos compuestos, sino que continúa siendo el analgésico más utilizado para el tratamiento de dolores que no responden al tratamiento con analgésicos antiinflamatorios. Por lo tanto, para exponer las principales acciones farmacológicas de los opioides se utilizará la morfina como ejemplo, y después se describirán algunas características específicas de otros fármacos.

Una interesante característica de los efectos de los opioides es el hecho de que se modifican de acuerdo con las circunstancias en que se consumen. Los pacientes con dolor experimentan analgesia y una mejoría del estado anímico (euforia) que puede acompañarse de somnolencia. La depresión respiratoria es generalmente poco importante. Sin embargo, en ausencia de dolor, los primeros consumos suelen provocar sensaciones de disforia, más somnolencia y mayor riesgo de depresión respiratoria; también son más comunes las náuseas y los vómitos entre los consumidores que no sufren dolor, aunque estos efectos pueden aparecer en cualquier consumidor.

Analgesia

La analgesia es el principal efecto farmacológico de la morfina. Se caracteriza porque: *a)* no se acompaña de pérdida de la conciencia; *b)* reduce la percepción de dolor y también de la sensación de sufrimiento, lo que mejora el estado anímico y la actitud; *c)* prácticamente no tiene techo analgésico, son los efectos secundarios los que limitan la dosis utilizable, y *d)* es una analgesia mediada por la estimulación del principal sistema endógeno relacionado con el control fisiológico del dolor, el sistema opioide.

El efecto analgésico de los opioides puede producirse por estimulación de receptores μ, κ o δ. La mayoría de los opioides que tienen utilidad terapéutica, como la morfina, actúan a través de la activación de receptores μ.

En el SNC, el primer punto en el que los opioides actúan es el asta posterior de la médula espinal, donde inhiben la transmisión del estímulo doloroso hacia la vía ascendente espinotalámica. Los receptores μ que se localizan en esta zona son fisiológicamente activados por péptidos opioides que se liberan presinápticamente desde neuronas descendentes, cuyos cuerpos se localizan en centros mesencefálicos. La activación de estos receptores reduce la liberación de neurotransmisores facilitadores de la transmisión dolorosa.

También existen interneuronas espinales opioides que contribuyen a esta analgesia endógena espinal.

La estimulación de los receptores δ provoca analgesia en animales de laboratorio, si bien no existen agonistas selectivos de este receptor disponibles en clínica.

Algunos analgésicos actúan a través de la activación de los receptores κ (como la **pentazocina**), pero la disforia que provocan limita su utilidad y son peor aceptados por los pacientes.

La administración simultánea de morfina espinal y supraespinal activa receptores en dos áreas diferentes y da como resultado un efecto sinérgico, que permite reducir la dosificación.

La analgesia opioide tiene también componentes periféricos cuya importancia se incrementa en los procesos inflamatorios. De hecho, una de las nuevas líneas de desarrollo de nuevos opioides intenta la síntesis de opioides que no atraviesen la barrera hematoencefálica, puesto que, de este modo, los efectos analgésicos serían periféricos y se minimizarían algunos de los efectos adversos.

Efectos psicomiméticos

Los efectos psicomiméticos opioides parecen independientes de las acciones analgésicas y se relacionan con vías y centros dopaminérgicos. Dependen de factores individuales, de la experiencia previa y de la presencia o la ausencia de dolor en el momento del consumo. Estos efectos son los responsables de la capacidad adictiva de los opioides.

Las principales estructuras anatómicas involucradas en los circuitos de recompensa son el núcleo *accumbens*, parte del tubérculo olfatorio y la región ventral del cuerpo estriado. Los tres subtipos de receptores opioides están presentes en estas regiones. La administración de agonistas μ o δ en estos centros promueve la liberación de dopamina y activa los circuitos de recompensa; la administración de agonistas κ o de antagonistas μ (naloxona) reduce la liberación de este neurotransmisor y tiene efectos aversivos. La actividad de los antagonistas demuestra la existencia de una liberación tónica de opioides, que controla los circuitos de recompensa.

Otra estructura relacionada con modificaciones de la conducta y muy rica en receptores opioides es el *locus cœruleus*, que tiene también inervación noradrenérgica y está involucrado en la sintomatología del síndrome de abstinencia. Los opioides inhiben la actividad del *locus cœruleus*.

Efectos respiratorios

Las alteraciones respiratorias causadas por los opioides tienen un origen central y periférico.

En ausencia de alteraciones de la conciencia puede detectarse leve **depresión respiratoria**, y la muerte por intoxicación opioide es causada por paro respiratorio. La depresión afecta a todos los parámetros que influyen en la eficacia de la función respiratoria: volumen minuto, frecuencia y ritmo. La depresión se debe, fundamentalmente, a la reducción de la sensibilidad de los centros respiratorios bulbares al dióxido de carbono; la estimulación por hipoxia se mantiene y la respiración voluntaria también puede continuar. La depresión de la sensibilidad al dióxido de carbono que se produce durante el sueño fisiológico se puede sumar a la depresión respiratoria inducida por opioides. Algunos nuevos opioides como la oliceridina, denominados de forma genérica «agonistas sesgados» parecen inducir menor depresión respiratoria, al no activar de forma preferente la vía de las beta-arrestinas tras la estimulación del receptor opioide.

A pesar de ello, la importancia clínica de la depresión respiratoria se ha sobreestimado con frecuencia. Ésta suele ser grave sólo si existen otros procesos patológicos que afecten la función respiratoria, o si los opioides se utilizan junto con otros fármacos depresores del SNC (alcohol, anestésicos, tranquilizantes, etc.). En ausencia de estos factores, hay bajo riesgo de depresión respiratoria cuando se utilizan dosis analgésicas.

En general, puede considerarse que dosis equianalgésicas de los diferentes opioides provocan grados equivalentes de depresión respiratoria. Los opioides muy liposolubles, que alcanzan rápidamente y en grandes concentraciones el SNC, entrañan mayor riesgo (fentanilo, heroína…).

En cuanto a los mecanismos periféricos, dosis altas pueden provocar rigidez muscular que comprometa la función respiratoria. Este problema reviste interés clínico sólo tras el uso de opioides potentes, como el fentanilo o sus derivados, cuando se emplean en dosis elevadas como las necesarias en anestesia.

El **efecto antitusígeno** es otro de los efectos opioides relacionados con el aparato respiratorio. Este efecto es independiente de la depresión respiratoria y está mediado por estimulación de receptores bulbares localizados en el centro de la tos. Es poco sensible al bloqueo por naloxona, y su potencia tampoco presenta una relación lineal con la potencia analgésica.

Efectos cardiovasculares

En pacientes normotensos y en las dosis analgésicas habituales, los opioides no provocan alteraciones importantes de los parámetros cardiovasculares. En dosis más elevadas o en pacientes lábiles, los opioides pueden inhibir los reflejos baropresores (depresión del reflejo vasopresor inducido por aumento de dióxido de carbono), producir vasodilatación periférica (arterial y venosa), reducir las resistencias periféricas y provocar hipotensión ortostática. Los mecanismos responsables de estos efectos incluyen acciones centrales y periféricas y son bloqueados por naloxona.

Cabe destacar que los opioides estimulan la liberación de histamina que, a través de la activación de receptores H_1, provoca vasodilatación. El prurito que presentan algunos pacientes es consecuencia de la vasodilatación periférica inducida por histamina. Puede aparecer tras la administración sistémica y acompañarse de urticaria tras la administración subcutánea de algunos opioides como la morfina. Otros, como el fentanilo, liberan menos histamina y, generalmente, carecen de estos efectos.

Los efectos de los opioides en el miocardio no son evidentes en ausencia de enfermedad; sin embargo, tienen interés en algunos procesos patológicos, como la angina de pecho o el infarto agudo de miocardio, en los que, al reducir el dolor, el consumo de oxígeno y el estrés, tienen efecto cardioprotector.

La circulación del SNC se afecta poco por los opioides, pero cuando aparece depresión respiratoria, el incremento de la concentración de dióxido de carbono provoca vasodilatación e incremento de la presión intracraneal, lo que contraindica, en principio, su uso en caso de traumatismo craneal.

Efectos gastrointestinales

Los opioides pueden modificar la actividad del aparato gastrointestinal, por activación directa de receptores localizados en él e, indirectamente, por activación de receptores μ localizados en el área postrema. Las acciones directas afectan a todos los segmentos del aparato gastrointestinal y regulan el tono, la motilidad y las secreciones. Con respecto al control de las secreciones, la activación de los receptores de las células parietales las incrementa, pero por otro lado reducen la liberación de acetilcolina e incrementan la de somatostatina, siendo el resultado variable.

Con respecto a la motilidad gastrointestinal, los opioides tienen los siguientes efectos: *a)* en el estómago reducen la motilidad, retardan el vaciamiento y aumentan el tono antral; *b)* en las vías biliares contraen el esfínter de Oddi e incrementan el tono (esto descarta su uso en el cólico biliar), y *c)* en el intestino delgado y grueso disminuyen todas las secreciones (biliares, pancreáticas e intestinales), aumentan el tono, incrementan los movimientos no propulsivos y reducen los movimientos propulsivos. Como consecuencia se retardan la digestión y el tránsito y se incrementa la absorción de agua, lo que favorece el estreñimiento.

Las acciones indirectas, que involucran receptores situados en el SNC, se relacionan, sobre todo, con los efectos proeméticos. En el área postrema de la médula, el estímulo de receptores opioides μ activa el centro quimiorreceptor del vómito y puede provocar náuseas y vómitos. La variabilidad interindividual de este efecto es muy acusada e impredecible.

Efectos genitourinarios

El estímulo de los receptores μ y δ aumenta el tono y las contracciones ureterales y reduce la diuresis. Además, incrementa el tono de los esfínteres y deprime el reflejo de vaciamiento vesical, lo que puede provocar retención urinaria.

En el útero los efectos no son muy importantes, aunque si la motilidad está muy estimulada por oxitócicos, la morfina puede restaurar los valores normales.

Efectos sobre el sistema inmunitario

Las acciones de los opioides en el sistema inmunitario, como en otros sistemas, tienen un doble componente: algunas dependen de receptores opioides localizados en el sistema inmunitario, mientras que otras están mediadas por mecanismos neuronales.

Los mecanismos que median los efectos directos aún no se conocen totalmente, pero parece que dependen de receptores μ y δ, y es posible que participen otros tipos de receptores todavía no bien caracterizados.

Los efectos indirectos dependen de la estimulación simpática en la fase aguda de la respuesta inmunitaria y de la modulación de la actividad del eje hipotálamo-hipófisis-suprarrenal en la fase crónica.

Aunque en animales de experimentación está bien establecido el efecto inmunosupresor de los opioides, en la clínica los efectos son controvertidos y parecen estar relacionados con la duración del tratamiento. Además el dolor intenso provoca inmunosupresión, como se ha demostrado en pacientes con cáncer, en los que el tratamiento con morfina puede mejorar la inmunocompetencia por reducir el dolor. Por otro lado, el consumo crónico de opioides en ausencia de dolor (drogadicción) reduce la inmunidad y facilita las infecciones.

Adicción, tolerancia y dependencia

La capacidad para desarrollar fenómenos de adicción, tolerancia y dependencia es una de las características más interesantes y ampliamente estudiadas de los opioides. Estos fenómenos con frecuencia hacen dudar a la hora de introducir los opioides en el tratamiento antiálgico. Este aspecto, que se tratará en el capítulo 20, aquí se abordará brevemente.

La **adicción** es el deseo compulsivo de consumir una sustancia. En el caso de los opioides, su capacidad para desarrollar adicción, especialmente cuando su consumo es recreativo, es muy acusada porque el sistema opioide está muy involucrado en el control de los circuitos dopaminérgicos de recompensa, como se ha señalado anteriormente.

En los pacientes en los que su uso está indicado por dolores intensos, incluso cuando el uso es prolongado, la tendencia al abuso es excepcional, si bien es necesario un adecuado seguimiento por parte del médico para detectar y reducir el riesgo de conductas erróneas.

La **tolerancia** se manifiesta como una reducción del efecto analgésico que hace necesario incrementar la dosis. La tolerancia se desarrolla, en grado variable, en todos los consumidores de opioides, pero rara vez constituye un problema insalvable. El desarrollo de tolerancia está relacionado con las interacciones del sistema opioide con otros sistemas reguladores de la neurotransmisión como el glutamato y el óxido nítrico. En la actualidad se plantea la posibilidad del uso de fármacos, o combinaciones de fármacos, capaces de estimular simultáneamente los receptores opioides y de bloquear los receptores *N*-metil-D-aspartato (NMDA) o la síntesis de óxido nítrico como medio para prevenir el desarrollo de tolerancia.

Cuando se interrumpe de forma abrupta el consumo crónico, sea éste recreativo o terapéutico, se produce un **síndrome de abstinencia**. El momento en que comienzan los síntomas está condicionado por la cinética de eliminación del opioide que se consuma. Así, si se consume morfina o heroína, el síndrome comienza 6-8 horas después de la última toma, mientras que tras el cese del consumo de metadona se inicia a las 24-48 horas, por su semivida prolongada. La intensidad y la duración también dependen del fármaco utilizado y, por supuesto, de la forma de supresión y del tiempo de consumo.

En general, la interrupción del tratamiento cuando un paciente deja de sentir dolor no representa un inconveniente si se tiene la precaución de reducir la dosificación a medida que cede el dolor y prolongar la retirada durante 4 o 5 días.

La hiperalgesia opioide es la exacerbación paradójica del dolor causada por el consumo de estos analgésicos. Se puede sospechar un problema de hiperalgesia opioide si el control del dolor falla sin progreso de la enfermedad o aparece un dolor inexplicable o el incremento de la dosis agrava el cuadro. Aunque ha sido en los últimos años cuando la hiperalgesia ha comenzado a ser considerada como un verdadero problema, su descripción data de 1870 y se publicó cuando se iniciaba la administración parenteral de morfina.

El mecanismo exacto que subyace a este fenómeno no está bien determinado. Participan la activación del sistema glutamatérgico, el aumento de actividad de la proteincinasa C dependiente del calcio, la activación glial, con participación de los Receptores Análogos de Toll (TLR, del inglés *Toll Like Receptors*), y el desacoplamiento de los receptores opioides de sus sistemas de transducción.

Otros efectos

Los opioides producen otros efectos, menos importantes, que presentan mayor variabilidad según la molécula utilizada y que dependen del estímulo de receptores centrales y periféricos.

Rigidez muscular. Ya se ha hecho referencia a este efecto en el apartado correspondiente a efectos respiratorios.

Hipotermia. Se debe a un desequilibrio hipotalámico en el control de la temperatura. El consumo crónico puede causar discreta hipertermia.

Alteraciones neuroendocrinas. Los opioides aumentan la liberación de la hormona del crecimiento y reducen la liberación de hormonas liberadoras hipotalámicas (corticotropa, gonadotropa). Como consecuencia, se reducen los niveles de las hormonas sexuales. Este déficit está infradiagnosticado, es más importante en consumidores crónicos porque tiene repercusión en la calidad de vida y favorece la osteoporosis.

Miosis. Es importante conocer este efecto puesto que es patognomónico de la intoxicación opioide, que se caracteriza por pupilas puntiformes, depresión respiratoria y coma. El efecto está mediado por receptores μ y κ localizados en la inervación parasimpática de la pupila. Se desarrolla muy poca tolerancia a este efecto.

Convulsiones. Dosis altas de opioides tienen un efecto proconvulsivante que responde mal al tratamiento con anticonvulsivantes tradicionales. Los mecanismos implican la excitación de grupos de neuronas piramidales hipotalámicas y afecta especialmente a los niños.

REACCIONES ADVERSAS

Las reacciones adversas derivadas del uso de opioides pueden deducirse de sus acciones farmacológicas y se resumen en la **tabla 12-6**. Muchas de ellas están directamente relacionadas con las concentraciones que se alcanzan en el SNC. Los opioides más liposolubles son los que presentan reacciones adversas más graves, ya que la velocidad de paso de la barrera hematoencefálica es mayor.

A continuación se reseñan las más importantes por su interés clínico, sin mencionar los mecanismos subyacentes descritos en el apartado anterior.

Tabla 12-6. Efectos adversos de los opioides

Frecuentes	Esporádicos
Agudos	Sequedad de boca
Náuseas	Inquietud
Vómitos	Prurito
Somnolencia	Alucinaciones
Inestabilidad	Mioclonías
Confusión	
Crónicos	**Infrecuentes**
Estreñimiento	Depresión respiratoria
Náuseas y vómitos	Dependencia

Alteraciones psicomiméticas

Al inicio del consumo puede aparecer disforia, más frecuente en consumidores sin dolor (drogas de abuso) y cuando el fármaco utilizado estimula receptores κ.

La somnolencia y el estado de ensoñación pueden considerarse una reacción adversa cuando reducen la capacidad de relación del paciente con el medio. Tienen especial importancia en tratamientos crónicos, porque en este caso la disminución del estado de alerta lleva aparejada una reducción de la calidad de vida del paciente.

Aunque la presencia de déficit cognitivo ha sido aceptada como un problema del consumo de opioides, no hay pruebas basadas en la evidencia de que este problema se presente de modo habitual.

Alteraciones respiratorias

La depresión respiratoria es el efecto adverso más temido cuando se utilizan opioides. Tiene componentes centrales y periféricos y afecta a todos los parámetros de la función respiratoria. En los pacientes con dolor intenso, la depresión respiratoria es muy infrecuente, a menos que exista patología respiratoria añadida. De hecho, si un paciente está recibiendo dosis altas de un opioide y cede el dolor, existe riesgo de depresión respiratoria.

También es importante el riesgo en recién nacidos, dado que los opioides atraviesan bien la barrera placentaria y la barrera hematoencefálica del feto y del recién nacido es más permeable.

El uso conjunto de otros depresores también aumenta el riesgo: alcohol, ansiolíticos y anestésicos, entre otros.

Probablemente, el riesgo de depresión respiratoria esté sobrevalorado y, aunque no debe olvidarse, es un problema que no constituye una contraindicación ni una restricción que limite su uso.

Alteraciones cardiovasculares

Los efectos cardiovasculares no son importantes y, por consiguiente, tampoco son graves sus efectos secundarios relacionados con alteraciones de la función cardiovascular.

Puede producirse hipotensión ortostática leve, por inhibición de reflejos vasopresores y por la vasodilatación.

La urticaria y el prurito, consecuencia de la liberación de histamina, no son graves, pero sí frecuentes.

La vasodilatación puede incrementar la presión intracraneal. Esto no constituye un problema con repercusión clíni-

REACCIONES ADVERSAS

- Las náuseas y los vómitos son la principal causa de intolerancia al tratamiento en las primeras etapas, y no todos los pacientes desarrollan tolerancia a estos efectos.

- El estreñimiento es un efecto adverso para el que no se desarrolla tolerancia y debe advertirse a los pacientes desde el inicio de la indicación de un opioide.

- La depresión respiratoria es infrecuente en pacientes con dolor.

- La somnolencia y el estado confusional son especialmente peligrosos en pacientes ancianos, por el deterioro cognitivo y el aumento del riesgo de caídas.

- El prurito es un efecto adverso, también infrecuente, pero que altera la calidad de vida del paciente hasta el punto de ser causa de abandono del tratamiento.

- Todos los analgésicos opioides producen tolerancia, pero es autolimitada, es decir, su desarrollo tiene un límite, y generalmente es posible alcanzar dosis analgésicas eficaces.

- La dependencia psicológica asociada al uso de opioides no aparece si se lleva un control adecuado, y nunca puede considerarse un obstáculo al establecimiento de un tratamiento analgésico crónico.

ca en ausencia de otras alteraciones, pero sí entraña riesgo si la presión intracraneal está incrementada (hemorragias, hematomas, etc.).

Alteraciones gastrointestinales

El estreñimiento pertinaz es uno de los efectos adversos más comunes en los pacientes tratados con opioides. Aparece de forma temprana y no se desarrolla tolerancia en caso de uso crónico. Cuando se administran fármacos opioides, es conveniente el uso simultáneo de laxantes que eviten su aparición.

Las náuseas y los vómitos también aparecen especialmente en el inicio del tratamiento y, aunque se desarrolla tolerancia, pueden llegar a impedir el uso de opioides.

El aumento del tono de la fibra lisa provocado por los opioides explica su contraindicación (relativa) en el tratamiento de dolores de tipo cólico. También pueden generar dificultad en las maniobras de intubación. Para evitar estos problemas, se recomienda la administración conjunta de relajantes de la fibra muscular lisa.

Otros efectos adversos

En el sistema genitourinario incrementan el tono de las vías urinarias, lo que constituye una contraindicación relativa para su uso en los dolores de origen ureteral.

En caso de consumo prolongado, los opioides pueden provocar una ligera inmunodepresión, aunque es poco evidente en pacientes con dolor.

La adicción, la tolerancia y la dependencia son, junto con la depresión respiratoria, las principales causas de la opiofobia. Constituyen un problema real, pero nunca una contraindicación para el uso de opioides salvo en pacientes con antecedentes de abuso.

Concentraciones altas de opioides en el SNC pueden causar convulsiones, con mayor frecuencia en niños.

Toxicidad aguda

Constituye una urgencia médica importante porque pone en peligro la vida. Es importante identificar los síntomas y conocer su tratamiento.

Puede ser causada por consumo excesivo de origen yatrogénico, generalmente por sobredosificación debida a un cálculo erróneo, aunque en la práctica es infrecuente porque, en general, el médico utiliza los opioides incluso con excesiva prudencia. Otra posible causa de intoxicación es el consumo excesivo accidental, por repetición involuntaria de la toma o, en el caso de un drogadicto heroinómano, por consumir una partida de mayor pureza. Por último, la sobredosificación puede deberse a un intento de suicidio en pacientes o en consumidores recreacionales.

Los síntomas más característicos de la intoxicación por opioides corresponden a una depresión central generalizada, que puede conducir a apnea, coma por hipoxia y muerte. El coma opioide se acompaña de miosis bilateral y simétrica, muy acentuada (pupila puntiforme), que permite diferenciar el coma causado por consumo de opioides de otros tipos de depresión respiratoria. Si la hipoxia se prolonga, la miosis cede y aparece midriasis. Además de estos síntomas, hay falta de tono muscular, cianosis, anuria y en niños pueden aparecer convulsiones.

El tratamiento farmacológico consiste en la administración de **naloxona**, por vía intramuscular o intravenosa lenta, que debe repetirse hasta revertir la depresión respiratoria, individualizando siempre la pauta de administración. Esto será posible siempre que la hipoxia no haya causado daños neuronales.

Es importante recordar que la semivida de la naloxona es más breve que la de la morfina o la heroína, y mucho más que la de metadona, por lo que el paciente debe permanecer vigilado para evitar el riesgo de recaídas. Un cuadro de intoxicación aguda en el que intervengan más fármacos no es contraindicación para el uso de naloxona, aunque su eficacia puede ser menor.

INTERACCIONES

El efecto opioide puede modificarse por el consumo de inductores enzimáticos como el tabaco o los barbitúricos, que afectan fundamentalmente a la actividad de los opioides que generan metabolitos activos (meperidina), de los que deben biotransformarse para ser activos (codeína) o de aquellos cuya semivida es prolongada porque se metabolizan lentamente (metadona).

Todos los fármacos depresores del SNC (anestésicos, neurolépticos, alcohol, cannabinoides, etc.) potencian los efectos depresores de los opioides.

Algunas interacciones de los opioides son dependientes del mecanismo de acción; por ejemplo, la meperidina, el tramadol o el tapentadol no deben administrarse junto con fármacos que modifiquen la actividad del sistema serotoninérgico (inhibidores de la monoaminooxidasa, inhibidores de la recaptación, etc.) porque su efecto analgésico se basa, en parte, en su capacidad para modificar la recaptación de serotonina.

Numerosos fármacos se utilizan junto con los opioides por su capacidad para incrementar la analgesia opioide (tabla 12-7).

Tabla 12-7. Interacciones con coadyuvantes en analgesia

1. A nivel periférico

– Antiinflamatorios no esteroideos

2. En los troncos nerviosos

– Anestésicos locales

3. En el asta dorsal de la médula

– Inhibidores glutamatérgicos:

Carbamazepina	Gabapentina
Lamotrigina	Metadona
Fenitoína	Ketamina
Dextrometorfano	Valproato

– Inhibidores GABA-érgicos:

Baclofeno	Valproato
Benzodiazepinas	Fenobarbital

4. En las vías descendentes

– Bloqueantes de la inhibición descendente:

- IMAO, inhibidores de la recaptación de 5-HT

5-HT: serotonina; IMAO: inhibidores de la monoaminooxidasa

CARACTERÍSTICAS DIFERENCIALES DE LOS FÁRMACOS OPIOIDES. INDICACIONES TERAPÉUTICAS

En la **tabla 12-8** se indican los principales usos terapéuticos de los opioides.

Morfina y análogos

Morfina

La morfina es un agonista de los receptores opioides que actúa preferentemente sobre los receptores μ, aunque también se une a los δ y κ.

Es el analgésico opioide más utilizado y el que se considera como referencia para comparar la potencia de los nuevos fármacos.

Su principal utilidad clínica es el tratamiento del dolor intenso, tanto agudo (quirúrgico, infarto de miocardio, etc.) como crónico de diversas etiologías: dolores oncológicos, terminales o no, y dolores musculoesqueléticos que no respondan a analgésicos antiinflamatorios. En el dolor neuro-pático y en el síndrome de dolor regional complejo, la respuesta al tratamiento con morfina, u otros opioides, no es tan eficaz. Puede ser parcialmente eficaz, por lo que es correcto intentar esta alternativa terapéutica teniendo en cuenta que son dolores en los que la mala respuesta a cualquier terapia analgésica es frecuente. Si en un paciente con dolor neuropático se instaura un tratamiento con opioides, debe tenerse en cuenta que, hasta la fecha, no hay datos basados en estudios clínicos fiables que confirmen o descarten su eficacia en tratamientos crónicos.

El efecto analgésico de la morfina puede potenciarse combinando el tratamiento con coadyuvantes como antidepresivos, anticonvulsivantes o con analgésicos antiinflamatorios.

Puede asimismo utilizarse en el tratamiento de la disnea, porque tiene un efecto reductor de la ansiedad asociada al distrés respiratorio. Esta mejoría del distrés respiratorio repercute en una disminución del trabajo cardíaco.

Heroína

Estructuralmente, la heroína (diacetilmorfina) es muy parecida a la morfina. Aunque es un opioide con una potencia analgésica superior a la morfina, su uso está restringido (sólo aceptado en la farmacopea británica) porque su consumo es ilegal debido a su elevado poder adictivo, que está relacionado con su facilidad para atravesar la barrera hematoencefálica. El interés en conocer este fármaco se basa en su frecuente uso como sustancia de abuso.

Codeína

Es uno de los alcaloides que se encuentran en el opio. Su estructura original (metilmorfina) es poco activa, pero se metaboliza parcialmente convirtiéndose en morfina.

Tabla 12-8. Principales usos terapéuticos de los opioides

USO TERAPÉUTICO	OPIOIDES
Analgésico	Morfina, codeína, oxicodona, buprenorfina, fentanilo, propoxifeno, levorfanol, tramadol
Antitusígeno	Codeína, dextrometorfano
Antidiarreico	Loperamida, difenoxilato, papaverina
Antidisneico	Morfina
Antiastringente	Naloxona oral

Su potencia analgésica es unas 10 veces menor que la de la morfina y cuando se utiliza como analgésico suele combinarse con analgésicos antiinflamatorios. Su eficacia está condicionada por la capacidad del paciente para metabolizar la codeína y convertirla en morfina y por el consumo de inductores o de inhibidores enzimáticos.

La codeína es un potente antitusígeno de acción central y se utiliza con frecuencia con esta finalidad.

Debe recordarse que, aunque es menos potente que la morfina, no carece de efectos adversos, como la depresión respiratoria y el estreñimiento, si bien son menos graves debido a su baja afinidad por los receptores opioides.

Hidromorfona

Es un derivado semisintético de la morfina; sus características diferenciales son una mayor potencia (aproximadamente 10 veces más que la morfina) y una buena biodisponibilidad tras administración oral.

Dextrometorfano

Es el isómero *d* del levorfanol. El dextrometorfano carece de capacidad analgésica, pero es un potente antitusígeno, se une poco a receptores opioides y es antagonista de los receptores NMDA.

Buprenorfina

Es un derivado de la tebaína, uno de los alcaloides naturales que se obtienen del opio. Es un agonista parcial del receptor μ y un antagonista del receptor κ. Su potencia analgésica es unas 30 veces superior a la de la morfina, aunque su eficacia es menor, puesto que es un agonista parcial. La duración del efecto analgésico es de unas 8 horas. El desarrollo de tolerancia es más lento que con otros opioides, lo que permite tratamientos prolongados sin necesidad de incrementos significativos de la dosificación. Los efectos secundarios son los mismos que los de la morfina y los más frecuentes son la sedación y las náuseas, que pueden limitar su uso. El riesgo de depresión respiratoria es similar al de la morfina. La disponibilidad de presentaciones para administración transcutánea ha incrementado sus indicaciones en dolores crónicos.

Oxicodona

Es uno de los últimos opioides que se han comercializado, aunque no es un medicamento nuevo, dado que se sintetizó a partir de la codeína en 1916. Es un agonista no selectivo de receptores μ, κ y δ, y su biodisponibilidad por vía oral es superior a la de la morfina. La semivida es de aproximadamente 3 horas y en las presentaciones farmacéuticas se encuentra en formas de liberación retardada y en combinaciones con otros analgésicos como el paracetamol.

Recientemente se ha comercializado una combinación de oxicodona con naloxona para uso oral que aprovecha el bloqueo de receptores opioides en el tubo digestivo para evitar el estreñimiento. Gracias al efecto de primer paso hepático que sufre la naloxona, el antagonista no alcanza la circulación sistémica, con lo que los efectos opioides en el SNC (analgesia) se mantienen.

Derivados fenilpiperidínicos

Meperidina (petidina)

Es sobre todo un agonista de los receptores μ. Puede administrarse por vía oral, y dosis equianalgésicas provocan menos depresión respiratoria y menos alteraciones gastrointestinales que la morfina. Su principal metabolito, la normeperidina, conserva la actividad analgésica (50 %) y tiene efectos proconvulsivantes no reversibles por naloxona. Su utilización se complica por las múltiples interacciones con anticonvulsivantes, antidepresivos e inhibidores y activadores enzimáticos. Su potencia analgésica es unas 10 veces menor que la de la morfina.

Difenoxilato

Es un derivado de la meperidina con una potente acción antidiarreica, que constituye su principal indicación. Sólo está disponible para administración oral, lo que reduce el riesgo de abuso, aunque en grandes dosis puede provocar efectos opioides centrales.

Loperamida

Es un derivado piperidínico con muy baja absorción oral. Se emplea en el tratamiento de procesos diarreicos crónicos o agudos. Su efecto astringente se debe a la interacción con receptores opioides del aparato gastrointestinal, y reduce la velocidad de tránsito y las secreciones. Si se administra por vía parenteral, evitando el proceso de absorción, tiene efecto analgésico mediado por receptores opioides periféricos, ya que no atraviesa la barrera hematoencefálica.

Fentanilos

El fentanilo es el primer fármaco de esta familia, a partir de cuya estructura se han sintetizado varias moléculas (**alfentanilo, remifentanilo, sufentanilo**) que presentan utilidad clínica. Todas ellas son potentes agonistas, bastante selectivos de los receptores μ.

El fentanilo es unas 100 veces más potente que la morfina, y durante años su uso principal, casi único, fue la analgesia operatoria. El rápido inicio de acción (10 minutos), la corta duración de su efecto (aproximadamente 90 minutos) cuando se realiza una única administración, y la potente depresión respiratoria limitaban su utilización como analgésico extrahospitalario. Con la introducción de los sistemas de administración transdérmica, que permiten una absorción lenta y sostenida de este fármaco, su empleo se ha hecho más frecuente. Está indicado en las mismas situaciones que la morfina. El riesgo de sobredosificación y de abuso por esta vía es menor, lo que, sumado a la comodidad de la vía de administración, ha hecho que su uso se generalice para el tratamiento de dolores de curso crónico. También están disponibles presentaciones para administración transmucosa, que están indicadas para episodios de dolor irruptivo.

El **alfentanilo** es 10 veces menos potente, pero el inicio de la analgesia es muy rápido y la duración del efecto muy breve. Se utiliza por vía intravenosa en perfusión continua y está indicado en analgesia quirúrgica.

El **remifentanilo** es también un fármaco con elevada potencia analgésica, disponible únicamente para administración intravenosa y uso hospitalario; la analgesia comienza al cabo de unos pocos minutos y su efecto cesa a los 10 minutos de suspender la administración, debido a su rápido metabolismo por las esterasas plasmáticas. Esto lo convierte también en un agente útil en la analgesia quirúrgica. Ningún derivado presenta ventajas farmacodinámicas importantes sobre el fentanilo.

Metadona y análogos

Metadona

Es un agonista de los receptores μ. Se absorbe bien por vía oral y su semivida es prolongada y muy variable, entre 13 y 100 horas. Su potencia analgésica es ligeramente menor que la de la morfina (0,8). Aunque es un analgésico potente y en algunos centros se utiliza como tal, su uso clínico más frecuente es la terapia de sustitución de los adictos a la heroína (v. cap. 20).

Propoxifeno

Se une principalmente a receptores μ, aunque no es muy selectivo. Su actividad analgésica es baja, unas 20 veces menor que la de la morfina. Con frecuencia se combina con analgésicos antiinflamatorios. Por sus características puede considerarse una alternativa a la codeína, como analgésico en dolores moderados y como antitusígeno.

Pentazocina

Actúa como agonista parcial o antagonista de los receptores μ y agonista de los receptores κ. Es unas 3 a 6 veces menos potente y eficaz que la morfina, y su semivida es más corta (2-3 horas). Por su afinidad por los receptores κ provoca disforia en muchos pacientes y es mal tolerada. Estos efectos son más frecuentes en tratamientos crónicos. También está relativamente contraindicada en caso de cardiopatía, puesto que incrementa la resistencia vascular sistémica y pulmonar y compromete la función cardíaca. Puede desencadenar síndrome de abstinencia en consumidores de morfina o heroína.

Opioides de acción mixta

Tramadol

Estructuralmente es un análogo de la codeína. Es un agonista de los receptores μ, δ y κ, a los que se une con poca afinidad. Su capacidad analgésica está relacionada con la activación de receptores opioides inducida por el enantiómero +, la inhibición de la recaptación de serotonina y noradrenalina (enantiómero +), la unión a receptores α_2-adrenérgicos (enantiómero –) y la liberación neuronal de serotonina.

Está indicado en el tratamiento de dolores medios a moderados, dado que en el dolor intenso es menos eficaz que otros agonistas opioides.

Debido a su baja afinidad por los receptores opioides, los efectos secundarios de tipo opioide (tolerancia, dependencia, depresión respiratoria) son poco acusados. Sin embargo, puede desencadenar convulsiones (sobre todo en presencia de factores predisponentes), náuseas, estreñimiento, vómitos, cefaleas y mareo.

Es importante recordar que, como cabe esperar en virtud de su mecanismo de acción, las interacciones con cualquier fármaco que modifique la actividad del sistema serotoninérgico o adrenérgico complican su utilización.

Tapentadol

El tapentadol es un analgésico con un mecanismo de acción dual: es una molécula agonista del receptor μ y, además, actúa como inhibidor de la recaptación de noradrenalina.

Presenta una afinidad por el receptor μ 50 veces menor que la morfina. Se administra por vía oral, se une en un 20 % a proteínas plasmáticas, sufre metabolismo hepático de fase II (no emplea la vía del citocromo P-450), dando lugar a metabolitos poco activos y sin repercusión clínica. La eliminación es renal en un 98 %.

Es útil en el tratamiento de dolor moderado a intenso, incluso con componente neuropático. Estudios preclínicos y clínicos han demostrado que su capacidad analgésica en este tipo de dolor es superior a la de los agonistas opioides puros, dado que la inhibición de la recaptación de noradrenalina potencia el efecto de las vías inhibidoras descendentes que actúan en la médula espinal.

Su baja afinidad por el receptor μ supone una menor incidencia de efectos adversos, sobre todo gastrointestinales, y por su escasa actividad serotoninérgica presenta menor tasa de náuseas y vómitos que el tramadol.

Antagonistas

Naloxona

Es un antagonista que se une preferentemente a receptores μ, aunque en concentraciones elevadas provoca bloqueo de todos los tipos de receptores opioides.

Es el tratamiento de elección en la intoxicación opioide, revierte la depresión respiratoria, pero es importante recordar su corta semivida (30-45 minutos), por lo que debe repetirse la administración para evitar recaídas.

Administrada por vía oral no alcanza el SNC, por lo que se utiliza para disminuir los efectos secundarios periféricos, fundamentalmente gastrointestinales, y otros como prurito, náuseas y vómitos causados por la administración intratecal de morfina.

Como efecto secundario puede provocar estimulación cardiovascular, hipertensión, taquicardia, edema pulmonar y trastornos del ritmo cardíaco, debido a un incremento del tono simpático.

Naloxegol

Es un antagonista opioide derivado de la naloxona; esta molécula se modifica químicamente mediante una pegilación, por lo que se dificulta enormemente su paso a través de la barrera hematoencefálica y, en consecuencia, la concentración de naloxegol en el SNC es mínima.

Se administra por vía oral para el tratamiento del estreñimiento inducido por opioides en pacientes en los que los laxantes no son eficaces. Aunque se tolera bien y su presencia en el SNC es mínima, no se pueden descartar completamente efectos de acción central. Los efectos adversos más frecuentes

⚙ ANTAGONISTAS OPIOIDES

Aunque existen antagonistas selectivos para cada uno de los distintos tipos de receptores opioides, los de mayor utilidad clínica son la naloxona y la naltrexona.

- **Naloxona**
  - Es un antagonista potente pero de semivida corta, por lo que su uso se limita al tratamiento de la intoxicación por agonistas opioides.
  - La semivida corta determina que pueda ser necesario repetir su administración para que no aparezcan de nuevo los síntomas de toxicidad.
  - Sólo se utiliza por vía parenteral a causa de su baja biodisponibilidad por vía oral.
- **Naloxegol**
  - Forma de naloxona pegilada.
  - Se utiliza por vía oral para el manejo del estreñimiento inducido por opioides.
- **Naltrexona**
  - Es un antagonista de semivida prolongada, cuyo metabolismo da lugar a metabolitos activos que prolongan el efecto antagonista.
  - Se administra habitualmente por vía oral y su uso fundamental es el tratamiento de mantenimiento de la desintoxicación opioide.
  - En la actualidad su uso se ha ampliado al tratamiento de otras drogodependencias, ya que reduce el deseo compulsivo de consumo.
- **Metilnaltrexona**
  - Se usa por vía parenteral para el manejo del estreñimiento.

del naloxegol son de origen gastrointestinal y pueden incluir dolor abdominal, diarrea, náuseas o flatulencia; la frecuencia de aparición se relaciona con la dosis administrada.

Naltrexona

Es un antagonista estructuralmente relacionado con la naloxona, pero mucho más eficaz por vía oral porque sufre poco efecto de primer paso hepático. La duración de su efecto es mucho mayor (24 horas).

Su principal uso es el tratamiento de mantenimiento de los adictos a opioides (v. cap. 20).

Metilnaltrexona

Es un antagonista de receptores opioides μ, que no atraviesa la membrana hematoencefálica y, por lo tanto, carece de efectos centrales.

Se utiliza para tratar el estreñimiento provocado por opioides y debe administrarse por vía parenteral debido a la mala absorción del fármaco.

Está indicado para tratamientos de corta duración. Se emplea fundamentalmente en pacientes en cuidados paliativos, aunque se está analizando su uso para otros tipos de pacientes.

Influencia del sexo en la analgesia opioide

En el momento actual no existen bases sólidas para recomendar un uso diferenciado de los opioides para tratar pacientes de diferente sexo biológico (XX o XY) y se carece de toda evidencia para seleccionar tratamientos específicos en otras variantes genéticas del sexo (XXX, XXY, XYY…) y en los casos de género discordante del sexo biológico.

Sin embargo, sí hay algunos datos que muestran diferencias en la respuesta al tratamiento opioide ligadas al sexo. Se ha descrito un mayor riesgo de efectos adversos en la mujer tras administración de oxicodona o tramadol y también un riesgo ligeramente mayor de problemas tras un uso prolongado de opioides.

Se requiere un mejor conocimiento de la influencia del sexo, y posiblemente del género, en la respuesta a los opioides para poder individualizar los tratamientos y reducir los efectos indeseables.

BIBLIOGRAFÍA

Allbutt C. On the abuse of hypodermic injections of morphia. 1870. Tomado de Marion Lee M, Sanford Silverman M, Hans Hansen M, Vikram Patel M. A comprehensive review of opioid-induced hyperalgesia. Pain Physician 2011; 14: 145-61.

Brennan MJ. The effect of opioid therapy on endocrine function. Am J Med 2013; 126: S12-8.

Eisenberg E, McNicol E, Carr DB. Opiáceos para el dolor neuropático (Revisión Cochrane traducida). En: La Biblioteca Cochrane Plus, 2007 Número 1. Oxford: Update Software Ltd. Disponible en: http://www.update-software.com. (Traducida de The Cochrane Library, 2007 Issue 1. Chichester, UK: John Wiley & Sons, Ltd.)

Fichna J, Janecka A, Costentin J, Do Rego JC. The endomorphin system and its evolving neurophysiological role. Pharmacol Rev 2007; 59: 88-123.

Hale ME, Dvergsten C, Gimbel J. Efficacy and safety of oxicodone extended release in chronic low pain: results of a randomized, double-blind, placebo- and active-controled phase III study. J Pain 2005; 6: 21-8.

Jaeger M, Hosier GW, McGregor T, Beiko D, Medina Kasasni S, Booth CM, Whitehead M, Siemens DR. The association of gender and persistent opioid use following an acute pain event: A retrospective population based study of renal colic. PLoS One. 2021 Aug 26;16(8):e0256582. doi: 10.1371/journal.pone.0256582. PMID: 34437612; PMCID: PMC8389463.

Kalso E, Edwards JE, Moore RA, McQuay HJ. Opioids in chronic non-cancer pain: systematic review of efficacy and safety. Pain 2004; 112: 372-80.

Lee MM, Silverman MS, Hansen MH, Patel MV. A comprehensive review of opioid-induced hyperalgesia. Pain Physician 2011; 14: 145-61.

McNicol ED, Midbari A, Eisenberg E. Opioids for neuropathic pain. Cochrane Database Syst Rev 2013; 8: CD006146.

Miyoshi HR, Leckband SG. Systemic opioid analgesics. En: Loesser JD, Butler SH, Chapman CR, Turk DC, eds. Bonica's management of pain. Editorial Philadelphia: Lippincott Williams & Wilkins, 2001; 1682-709.

Pasternak GW. The pharmacology of mu analgesics: from patients to genes. Neuroscientist 2001; 7: 220-31.

Pugsley MK. The diverse molecular mechanisms responsible for the actions of opioids on the cardiovascular system. Pharmacol Ther 2002; 93: 51-75.

Raisch DW, Fye CL, Boardman KD, Sather MR. Opioid dependence treatment, including buprenorphine/naloxone. Ann Pharmacother 2002; 36: 312-21.

Schultz JE, Gross GJ. Opioids and cardioprotection. Pharmacol Ther 2001; 89: 123-37.

Scott LJ, Perry CM. Tramadol: a review of its use in perioperative pain. Drugs 2000; 60: 139-76.

Sjøgren P, Thomsen AB, Olsen AK. Impaired neuropsychological performance in chronic nonmalignant pain patients receiving long-term oral opioid therapy. J Pain Symptom Manage 2000; 19: 100-8.

Tzschentke TM, Christoph T, Kögel BY. The mu-opioid receptor agonist/noradrenaline reuptake inhibition (MOR-NRI) con-cept in analgesia: the case of tapentadol. CNS Drugs 2014; 28: 319-29.

Watson CPN, Moulin D, Watt-Watson J, Gordon A, Eisenhoffer J. Controled-release oxycodone relieves neuropathic pain: a randomized trial in painful diabetic neuropathy. Pain 2005; 105: 71-8.

Zimmermann M. Pathobiology of neuropathic pain. Eur J Pharmacol 2001; 429: 23-37.

Fármacos anestésicos generales

13

M. C. Gasco García, B. Quintana Villamandos y L. Santé Serna

INTRODUCCIÓN

La anestesia en el paciente quirúrgico ha cambiado desde sus inicios, pasando de ser una manera de facilitar la labor del cirujano a ser entendida como el control del bienestar del paciente en todo el proceso perioperatorio, además de garantizar la seguridad del paciente y las condiciones óptimas para llevar a cabo la cirugía. En el pasado, la anestesia general se conseguía con la administración de un solo anestésico, éter o cloroformo, lo que claramente aumentaba el riesgo de morbimortalidad. Hoy en día, se realizan intervenciones cada vez más complejas en pacientes más graves y de más edad, siendo excepcionales los pacientes rechazados para tratamientos quirúrgicos debido a su alto riesgo anestésico. Este cambio de filosofía contrasta con una época, no muy lejana, en la que la clave para la supervivencia del enfermo en una intervención quirúrgica residía en la rapidez del cirujano, al ser la anestesia muy elemental y la experiencia del anestesiólogo esencial en la observación de signos físicos (pulso, presión arterial, respiración, cambios en la coloración) como único método de control utilizando las constantes vitales.

La **anestesia general**, clásicamente, se ha definido como una depresión controlada y reversible de las funciones del sistema nervioso central, inducida farmacológicamente.

 Así, según la definición, se obtiene el llamado «estado anestésico» como resultado de la acción combinada y dinámica de diversos fármacos que mediante distintos mecanismos de acción, inducen hipnosis, amnesia, analgesia, parálisis neuromuscular y bloqueo de la respuesta vegetativa al estrés. Dinamismo (cambio de las necesidades de efecto farmacológico) y sinergia (potenciación de los efectos) son dos aspectos fundamentales para mantener este «estado anestésico». En el concepto de anestesia moderna se han diferenciado dos componentes fundamentales: un componente cortical, que integraría inconsciencia y amnesia, y otro subcortical, que correspondería a la analgesia, la relajación muscular y la protección neurovegetativa.

La vigilancia clínica, mediante la monitorización tradicional, que incluye los monitores habituales (electrocardiograma, presión arterial, frecuencia cardíaca, pulsioximetría, volumen corriente, capnografía) y el análisis telespiratorio de gases anestésicos, es útil pero insuficiente. Con el fin de asegurar un adecuado nivel de hipnosis durante todo el acto anestésico se dispone de la monitorización de la profundidad de la anestesia, que permite prevenir el despertar intraoperatorio y administrar las dosis necesarias de hipnóticos, evitando los efectos adversos por sobredosificación.

ETAPAS DE LA ANESTESIA

En 1937, Guedel describió la secuencia clínica de la anestesia éter-oxígeno, en la cual aparecían una serie de manifestaciones que reflejaban los efectos de este anestésico sobre las funciones respiratoria y cardiovascular y sobre el sistema nervioso autónomo. Sigue siendo de utilidad, a pesar de la aparición de los nuevos anestésicos que han modificado esta secuencia clínica.

Esencialmente, se distinguen cuatro períodos o etapas. Se describen las modificaciones que se producen en el aparato respiratorio, el tono muscular, los reflejos palpebral, corneal, conjuntival, faríngeo, laríngeo, cutáneo y peritoneal, la reacción pupilar y los movimientos oculares.

▶▶ **Período I: inducción-analgesia.** Abarca desde el inicio de la anestesia hasta la pérdida de conciencia. Se comprueba la ausencia de respuesta a las órdenes verbales, no hay pérdida de respuesta al dolor, aunque el grado de analgesia depende del tipo de anestésico empleado.

Período II: excitación o delirio. Pérdida de la conciencia e inicio de la respiración irregular con retención de la misma, posibilidad de laringoespasmo y secreciones. El ritmo cardíaco aumenta e incluso puede haber arritmias. La respuesta a estímulos físicos está aumentada. Es el período de mayor peligro para el paciente porque pueden aparecer complicaciones, como obstrucción de las vías respiratorias superiores por relajación de la musculatura de la faringe, laringoespasmo, regurgitación o aspiración del contenido gástrico, acumulación excesiva de secreciones e hipotensión secundaria a una depresión miocárdica o a vasodilatación periférica.

Los dos primeros períodos constituyen la inducción, que se caracteriza por la pérdida rápida de la conciencia y el paso al plano superficial de la anestesia quirúrgica.

Período III: anestesia quirúrgica propiamente dicha. En este período, que incluye cuatro planos, la respuesta somática a los estímulos disminuye progresivamente hasta ser nula en la anestesia profunda. Al principio, el ritmo cardíaco y la frecuencia respiratoria son regulares, pero ésta va deprimiéndose hasta presentar apnea. La frecuencia cardíaca se mantiene estable en cuanto al ritmo, pero en cambio se inicia un ligero descenso de la presión arterial; se produce relajación muscular.

Período IV: parálisis bulbar. Se produce por depresión de los centros bulbares hasta el paro respiratorio, coma y muerte. Esta situación puede ocurrir por un accidente si se profundiza la anestesia. ◀◀

DESARROLLO PRÁCTICO DE UNA ANESTESIA GENERAL

Como ya se ha indicado, los objetivos principales de la anestesia son proporcionar amnesia, analgesia, relajación y protección neurovegetativa óptimas. Para ello, se establece la cadena asistencial anestesiológica, constituida por tres etapas: preoperatorio, intraoperatorio y postoperatorio.

Preparación preoperatoria. En esta etapa se establece la relación paciente-especialista y se desarrolla la evaluación preoperatoria (historia clínica, estudio analítico, radiológico, valoración del riesgo), junto con la petición del consentimiento informado, y se administra la medicación preoperatoria.

Intraoperatorio. La **inducción** es el paso del estado de conciencia al estado de inconsciencia por métodos farmacológicos. Se obtienen hipnosis, analgesia y relajación muscular y se monitoriza al paciente. La elección de la técnica anestésica está sujeta a las condiciones médicas del paciente, al manejo de la vía respiratoria, a las preferencias del paciente y a la intervención quirúrgica. Los fármacos empleados en el caso de la inducción intravenosa serán agentes de tipo barbitúrico rápido, como tiopental sódico, o propofol y benzodiazepinas, seguido de un relajante neuromuscular e intubación. Si se trata de una inducción inhalatoria, en el caso de los pacientes pediátricos se utilizarán agentes generales como isoflurano o sevoflurano.

El **mantenimiento** se inicia en el momento en que el paciente adquiere la profundidad anestésica adecuada para la intervención y termina cuando ésta finaliza. La ventilación puede ser espontánea (el paciente respira por sí solo) o asistida controlada (respirador volumétrico o de presión).

Durante el acto quirúrgico se mantiene la hipnosis (mediante técnica inhalatoria o con propofol en perfusión) y se refuerzan la analgesia y la relajación neuromuscular en función de la duración de la intervención y los requerimientos de la cirugía.

Al **despertar** (educción), el paciente debe recuperar la conciencia, responder a órdenes sencillas y restablecer la respiración espontánea; para ello se ajusta la semivida de los hipnóticos y relajantes y se suspende su administración con suficiente antelación. La relajación neuromuscular puede revertirse, si es necesario, con anticolinesterásicos del tipo de la prostigmina.

El despertar finaliza con la extubación del paciente y su traslado a la unidad de recuperación postanestésica. En el **postoperatorio**, siguen vigilándose las constantes vitales y se ajustan los requerimientos de analgesia mientras el paciente se recupera de los efectos residuales de los fármacos anestésicos. Este período es complejo para el paciente, puesto que puede presentar una serie de complicaciones respiratorias, cardiovasculares, neurológicas, etc. Uno de los puntos importantes es el control del dolor agudo mediante técnicas locorregionales y uso de fármacos analgésicos.

TIPOS DE ANESTESIA GENERAL

Durante la anestesia general se precisa la combinación de un hipnótico (inhalado o intravenoso), un analgésico (opioide) y, en algunos caso, también un relajante muscular. En función de la combinación utilizada, se distinguen tres tipos de anestesia general: inhalatoria, intravenosa, balanceada y anestesia libre de opioides.

Anestesia inhalatoria. Consiste en la administración exclusiva de anestésicos inhalatorios; generalmente se emplea sevofluorano o desfluorano, a los que puede añadirse óxido nitroso. Este tipo de anestesia requiere la administración de concentraciones elevadas de anestésico, por lo que se utiliza poco en la actualidad, excepto en pacientes pediátricos a los cuales se les aplica una anestesia balanceada administrando analgésicos para evitar las complicaciones por la elevada concentración del agente halogenado.

Anestesia total intravenosa (TIVA). Básicamente consiste en la administración conjunta de un hipnótico (p. ej., propofol), un analgésico opioide (remifentanilo) y un relajante muscular (cisatracurio o rocuronio), si se precisa. Utiliza, por lo tanto, exclusivamente fármacos intravenosos que, tras la administración inicial de una dosis de carga (inducción anestésica), se infunden de forma continua mediante bombas de perfusión, consiguiendo unos niveles plasmáticos que pueden modificarse en función de la intensidad del estímulo quirúrgico y un grado de profundidad anestésica adecuado. La TIVA ofrece una alternativa a la anestesia inhalatoria, con una rápida recuperación de los efectos anestésicos, si bien el analgésico intraoperatorio utilizado es de corta duración y no contribuye a una analgesia postoperatoria.

Anestesia balanceada o multimodal. Esta modalidad anestésica utiliza una combinación de fármacos inhalatorios e intravenosos (opioides y relajantes musculares) y es la más utilizada en la actualidad. La búsqueda de sinergismo entre distintos fármacos, con diferentes mecanismos de acción, permite reducir las dosis necesarias para conseguir el efecto deseado y, con ello, la incidencia de efectos adversos asociados a la utilización de dosis altas de un único agente. Cuando se realiza una anestesia general asociada con una anestesia regional neuroaxial (intradural, epidural) o bloqueos nerviosos, se habla de anestesia combinada.

Sedación. Utiliza una combinación de agente inhalatorio (óxido nitroso o halogenado) o un intravenoso (propofol, una BDZ tipo midazolam y un analgésico). No olvidar la monitorización pertinente para la seguridad del paciente.

Anestesia libre de opioides - OPA (*opioid-free anesthesia*). Ante el alarmante incremento de la mortalidad por opioides en EE.UU., debido al tratamiento del dolor agudo perioperatorio y dolor crónico, los organismos pertinentes han sugerido la disminución de los opioides en los patrones anestésicos usados hasta ahora. Consiste esta técnica en el empleo de antiinflamatorios, anestesia locorregional, agentes intravenosos (ketamina, dexmetomidina) y finalmente opioides (fentanest, morfina) en bolo o en infusión.

MECANISMOS DE ACCIÓN DE LOS ANESTÉSICOS GENERALES

A pesar de que los fármacos anestésicos generales fueron introducidos en la clínica hace más de 170 años, los mecanismos por los cuales producen la sedación e hipnosis que conducen a la pérdida de la conciencia, la inmovilidad, la falta de respuesta a estímulos intensos y la amnesia siguen siendo una incógnita. Los anestésicos generales pueden interactuar con múltiples estructuras cerebrales, que van desde la corteza cerebral hasta las neuronas periféricas sensoriales. En términos generales, las acciones de los anestésicos generales dependen de la dosis; así, en dosis bajas producen amnesia, excitación, analgesia e hiperreflexia, y en dosis altas, sedación profunda, relajación muscular y disminución de las respuestas vegetativas y motoras a estímulos nocivos. La sedación y la pérdida de conciencia se han relacionado con acciones depresoras sobre neuronas corticales, proyecciones talamocorticales y espinotalámicas y sobre la formación reticular mesencefálica y con un desacoplamiento de la actividad eléctrica anteroposterior e interhemisférica. El efecto amnésico de los anestésicos inhalados e intravenosos se ha relacionado con una inhibición a nivel del hipocampo, una estructura que desempeña un importante papel en la memoria episódica, aunque otras áreas (amígdala, corteza prefrontal y corteza sensorial y motora, dependiendo del tipo de estímulo) están también implicadas. La inmovilidad se atribuye a acciones inhibitorias de estos fármacos a nivel de la médula espinal, tanto sobre las motoneuronas del asta ventral como sobre las aferencias sensoriales primarias, y a nivel de las proyecciones descendentes de origen supraespinal.

Las hipótesis que han intentado explicar el mecanismo de acción de los anestésicos generales pueden dividirse en dos grandes grupos: teorías fisicoquímicas que consideran mecanismos inespecíficos y teorías que implican un receptor proteico específico.

1. Mecanismos inespecíficos (teorías fisicoquímicas). Desde principios del siglo XX se ha considerado que los anestésicos generales eran agentes de acción inespecífica que modificaban la función de la membrana neuronal y se disolvían en el componente lipídico de ésta, alterando sus propiedades fisicoquímicas (teoría de la alteración de la permeabilidad celular, teoría de la inhibición de la respiración celular, teoría de la tensioactividad, teoría coloidal). Meyer y Overton fueron los que postularon la teoría de la liposolubilidad al establecer una relación entre la potencia anestésica y la solubilidad lipídica, lo que sugería un «sitio» de fijación lipófilo. Las teorías tradicionales consideraban a los anestésicos como agentes no selectivos que actuaban como consecuencia de la desestructuración de la membrana fosfolipídica de la célula nerviosa. Estas teorías se han abandonado.

2. Teorías que implican un receptor específico. El efecto de los anestésicos generales sería consecuencia de su interacción con proteínas específicas (receptores, canales) presentes en las membranas de las células del SNC. Ello explicaría por qué el efecto de los anestésicos generales se manifiesta principalmente sobre el SNC e, incluso, el hecho de que un anestésico general de una misma familia química pueda afectar de una forma muy distinta los mismos canales iónicos y producir estados anestésicos diferentes.

Los **canales iónicos** sensibles a los anestésicos generales pueden clasificarse atendiendo a los mecanismos que determinan su apertura en dos grandes grupos (ver caps. 4 y 11):

1. Canales activados por cambios de voltaje (voltaje-dependientes). Son aquellos que modulan su estado (abierto o cerrado) en respuesta a cambios en el potencial eléctrico a través de la membrana celular. Su principal función es generar y facilitar la propagación de los potenciales de acción nerviosos. Los anestésicos generales inhiben todos los canales iónicos activados por voltaje al reducir su probabilidad de apertura y la fracción de tiempo que el canal permanece abierto, pero no modifican la corriente unitaria de dicho canal (Na^+, Ca^{2+}, K^+).

2. Canales activados por ligandos extracelulares. En este caso, un ligando (neurotransmisor) interactúa con dominios específicos de su receptor localizado en la superficie de la membrana celular produciendo la apertura o el cierre asociado al receptor (receptores ionotrópicos) o a un receptor que no está asociado al canal pero que activaría vías de señalización (proteínas G, fosforilación proteica) que determinan su apertura/cierre.

Los canales iónicos activados por ligando sensibles a los anestésicos generales incluyen los canales de la familia que contiene un lazo de cisteína, que regulan la rápida activación o inhibición de la transmisión sináptica en el SNC. A ella pertenecen los receptores nicotínicos de la acetilcolina, el tipo 3 de serotonina ($5-HT_3$), los receptores glutamatérgicos, los ionotropos de ATP (receptores P2X), el receptor $GABA_A$ activado por el ácido γ-aminobutírico (GABA) y el receptor de la glicina. La activación de estos receptores puede produ-

⊗ MECANISMODEACCIÓNDELOSANESTÉSICOSGENERALES

- La anestesia general es un estado que resulta de los efectos farmacológicos de un grupo de agentes anestésicos generales analgésicos, relajantes musculares, que actúan sobre diferentes órganos y aparatos y, especialmente, sobre el sistema nervioso central, deprimiéndolo de una forma reversible.

- A pesar de las investigaciones realizadas, aún no está claro el mecanismo de acción de los anestésicos generales. Se ha considerado que los agentes anestésicos generales eran fármacos de acción inespecífica que modificaban las propiedades fisicoquímicas de la membrana neuronal.

- Meyer y Overton postularon la teoría de un lugar de acción lipófilo y relacionaron la potencia del anestésico con su solubilidad lipídica.

- En la actualidad se piensa que los anestésicos generales ejercen su efecto en la transmisión sináptica y no en la conducción axonal. Actuarían fundamentalmente sobre proteínas y no sobre lípidos, de forma que los estudios que se realizan en la actualidad se dirigen a los mecanismos moleculares de la anestesia.

- Una serie de receptores, canales iónicos (Na^+, Ca^{2+}, K^+) dependientes de voltaje y canales iónicos activados por ligandos (GABA$_A$, NMDA) se han considerado lugares específicos en los que actuarían los anestésicos generales.

- Los anestésicos generales potencian la neurotransmisión sináptica inhibidora e inhiben la neurotransmisión excitadora.

cir una despolarización de la membrana postsináptica (que genera un potencial excitador postsináptico) o una hiperpolarización del potencial de membrana (que genera un potencial inhibidor postsináptico) según el tipo de corriente generada a través del canal activado por el ligando. Producen una **despolarización** del potencial de membrana: *a)* el receptor nicotínico activado por la acetilcolina, que activa un canal que facilita la entrada de Na^+; *b)* el receptor 5-HT$_3$ activado por la 5-hidroxitriptamina, que permite la entrada de cationes monovalentes; *c)* los receptores ionotrópicos de glutamato asociados a canales de Na^+ y K^+ (AMPA y kainato) y a canales de Na^+ y Ca^{2+} (NMDA), y *d)* los receptores P2X asociados a canales de Na^+ y Ca^{2+}. Por el contrario, los receptores GABA$_A$ y de glicina facilitan la entrada de Cl^-, **hiperpolarizan** el potencial de membrana e inhiben la transmisión sináptica.

En general, podría proponerse que los anestésicos generales inhiben los canales activados por ligandos excitadores, disminuyendo la frecuencia y/o duración de apertura del canal, acelerando la cinética de desensibilización o ejerciendo una inhibición directa de tipo competitivo, mientras que potencian la función de los canales activados por ligandos inhibidores. En otras palabras, los anestésicos generales potencian la neurotransmisión sináptica inhibidora e inhiben la neurotransmisión excitadora.

Finalmente, cabe señalar que muchos de los receptores y canales sensibles a los anestésicos generales que participan en la plasticidad neuronal pueden ser regulados por procesos de fosforilación. Los anestésicos generales activan diversas isoformas de la proteincinasa C (PKC) y fosforilan diversos sustratos. El isoflurano, el propofol y la ketamina reducen la fosforilación de residuos de serina en los receptores NMDA y AMPA que modulan los canales iónicos y la activación de serina/treonina proteincinasas reguladas por señales extracelulares.

ANESTESIA GENERAL INHALATORIA

A continuación, se describirá la farmacología básica de los anestésicos generales inhalatorios, haciendo especial hincapié en sus aspectos farmacocinéticos, farmacodinámicos y toxicológicos, sin tratar los aspectos técnicos que son únicamente útiles para el especialista.

Farmacocinética

Los gases y los líquidos volátiles en estado gaseoso se absorben por vía pulmonar, el mecanismo de absorción es por difusión pasiva simple a favor de un gradiente de concentración o presión parcial, siguiendo las leyes generales de los gases (leyes de Dalton, de Fick, de Henry y de Graham).

La cinética de las sustancias administradas por vía inhalatoria se rige por las leyes de Paul Bert, que indican que la intensidad o profundidad de la anestesia depende de la presión parcial del gas o vapor anestésico en el aire inspirado y de su concentración en la sangre. El vapor o gas se desplaza desde el lugar donde su presión parcial es mayor hacia donde es menor. En este paso se distinguen tres fases: pulmonar de inhalación, de distribución y de eliminación.

La *fase pulmonar* tiene por objeto conseguir una presión parcial alveolar satisfactoria, que depende de varios factores: de la concentración o presión parcial de la sustancia en la mezcla inhalada, de la ventilación alveolar, de la perfusión sanguínea alveolar, del gradiente de presión alveoloarterial, de la solubilidad de la sustancia en sangre y del efecto de concentración y del segundo gas.

Si el coeficiente de solubilidad es alto, el volumen de distribución de la sustancia es mayor, y tarda más tiempo en conseguirse una presión parcial suficiente en la sangre pulmonar; así, la velocidad de inducción es rápida para los anestésicos menos solubles, como el **óxido nitroso** (gran contaminante: en algunos centros se ha eliminado y se administra una mezcla de oxígeno + aire) y el **ciclopropano** (coeficiente de solubilidad o partición sangre/gas = 0,5) y lenta para los anestésicos más solubles, como el **metoxiflurano** y el **éter** (coeficiente de partición sangre/gas = 12).

El «efecto del segundo gas» es un fenómeno importante; consiste en que, en presencia de dos gases anestésicos en el pulmón, por ejemplo, protóxido de nitrógeno al 75 % y halotano al 1 %, con un 24 % de oxígeno, cuando se capta el protóxido de nitrógeno se incrementa la velocidad de captación del halotano (el segundo gas).

La *fase de distribución en los tejidos* depende de tres factores: aporte sanguíneo a los órganos, coeficiente de partición tejidos/sangre y concentración del anestésico en sangre arterial. El flujo sanguíneo cerebral es de 54 ml/100 g/min, es decir, el 15 % del gasto cardíaco. El tejido adiposo tiene un elevado coeficiente de partición tejido/sangre, pero recibe muy poca irrigación; el organismo actúa como amortiguador y tiende a igualar la presión parcial de la sustancia volátil en todos los tejidos.

La *fase de eliminación* se produce cuando la presión parcial de la sustancia en el aire inhalado es igual a cero y se establece un gradiente de concentración tejido-sangre, sangre-

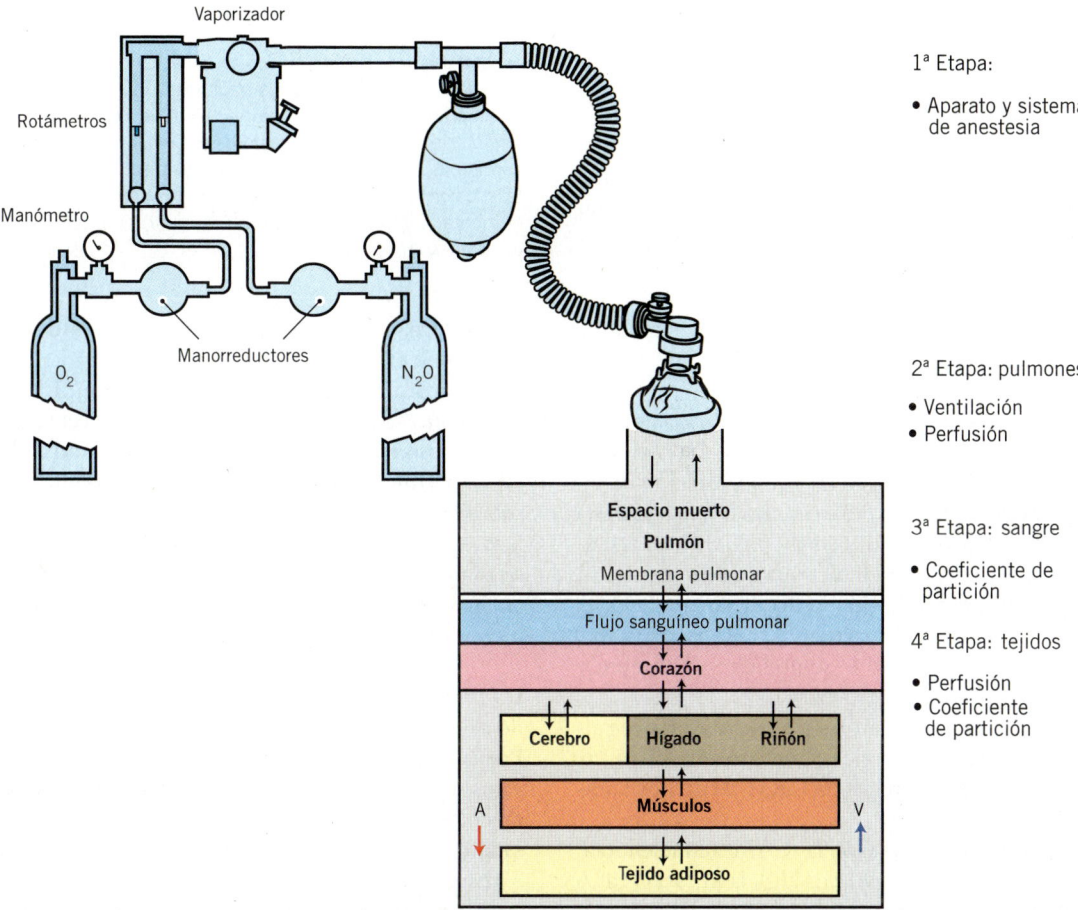

1ª Etapa:

• Aparato y sistema de anestesia

2ª Etapa: pulmones

• Ventilación
• Perfusión

Espacio muerto

Pulmón

Membrana pulmonar

3ª Etapa: sangre

• Coeficiente de partición

Flujo sanguíneo pulmonar

4ª Etapa: tejidos

Corazón

• Perfusión
• Coeficiente de partición

Cerebro **Hígado** **Riñón**

Músculos

A

V

Tejido adiposo

Figura 13-1. Diagrama de la farmacocinética de los anestésicos generales inhalatorios. A: sangre arterial. B: sangre venosa.

aire alveolar, aire alveolar-atmósfera; se rige por los mismos principios que la fase de absorción pulmonar, pero en orden inverso. La ventilación desempeña un papel muy importante. El último tejido en soltar la sustancia volátil es el tejido adiposo, especialmente cuando la sustancia es muy liposoluble y tiene un elevado coeficiente de partición tejido adiposo/sangre **(fig. 13-1)**.

La rapidez del despertar de la anestesia está determinada por la cantidad del agente anestésico que permanece disuelta en los tejidos. En principio, los anestésicos más solubles se asocian con un mayor retraso en la recuperación de la anestesia, pero generalmente no hay diferencias significativas entre los diversos anestésicos, a pesar de las diferencias en los coeficientes de partición.

Cabe destacar tres conceptos propios de cada agente que son fundamentales para su manejo y compresión: los coeficientes de partición sangre/gas y aceite/gas y la concentración alveolar mínima. Este último concepto se describe en detalle en el siguiente apartado.

Coeficiente de partición sangre/gas. El agente inhalatorio pasa desde el alvéolo a la sangre para luego llegar al cerebro. Este coeficiente informa de la solubilidad en sangre (agua) del fármaco y es, por lo tanto, inversamente proporcional a la rapidez de su acción.

Coeficiente de partición aceite/gas. El tejido cerebral es rico en lípidos. Cuanto más liposoluble sea el agente, más se retendrá en el SNC. Por lo tanto, es un índice directamente proporcional a la potencia del agente anestésico.

✪ ANESTESIA GENERAL INHALATORIA

• Los agentes anestésicos inhalatorios, gases y líquidos volátiles en estado gaseoso se absorben por difusión pasiva a favor de un gradiente de concentración o presión parcial del gas o vapor anestésico. Este factor es de gran importancia, ya que incide en la profundidad de la anestesia.

• Esta difusión se realiza en tres etapas. En la etapa pulmonar, los agentes menos solubles (óxido nitroso, sevoflurano) alcanzan una velocidad de inducción rápida, mientras que en el caso de los más solubles (metoxiflurano, halotano) la inducción sería lenta. En la etapa de distribución en los tejidos, así como en la etapa de eliminación, los coeficientes de partición tejido adiposo/sangre y tejido/sangre son importantes y determinan la rapidez en el despertar de la anestesia.

• Cada agente anestésico presenta unos coeficientes de partición sangre/gas y aceite/gas y una concentración alveolar mínima específicos.

• El coeficiente de partición sangre/gas indica la solubilidad en sangre del fármaco, el coeficiente aceite/gas es un índice de potencia del anestésico y la concentración alveolar mínima es un parámetro que expresa la dosis anestésica y permite definir el grado de la profundidad anestésica.

Potencia anestésica

El término potencia tiene tres posibles interpretaciones cuando se aplica a los anestésicos inhalatorios:

1. La rapidez del comienzo de acción del fármaco; aquí, potencia es sinónimo de coeficiente de distribución o solubilidad sangre/gas.
2. La profundidad de la anestesia lograda con el fármaco en relación con narcosis o relajación muscular.
3. La concentración del fármaco requerida para abolir la respuesta a un estímulo quirúrgico estándar.

De ellas, la última es la que se toma para definir la potencia y se expresa como **concentración alveolar mínima** (CAM). La CAM de un anestésico es la concentración inspirada de un anestésico que, *en equilibrio*, aboliría la respuesta a un estímulo quirúrgico estándar en el 50 % de los pacientes. A menor CAM mayor será la potencia de un anestésico volátil. El término «en equilibrio» indica la situación en la cual la concentración tisular es igual a la concentración inspirada; depende sobre todo de la solubilidad del agente y puede tardar muchas horas en alcanzarse.

En la **tabla 13-1** se muestran las propiedades fisicoquímicas de los principales anestésicos inhalatorios. En la **tabla 13-2** se indican los valores de la CAM de dichos anestésicos.

Algunos factores actúan sobre la CAM reduciéndola, como la hipercapnia ($PaCO_2 > 90$ mmHg), la hipoxia ($PaO_2 < 40$ mmHg), < 10 % hematocrito, la edad y la hipotermia, entre otros.

La CAM permite justificar algunas de las teorías sobre la narcosis y comparar los efectos farmacológicos de los distintos anestésicos, así como la expresión patrón de la dosis anestésica, la cual puede ayudar a definir los signos clínicos de profundidad anestésica.

Anestésicos generales inhalatorios

Los anestésicos generales inhalatorios más utilizados son: sevoflurano y desflurano. En la **tabla 13-3** se indica la clasificación de los anestésicos inhalatorios, cuyas fórmulas se muestran en la **figura 13-2**.

Anestésicos líquidos volátiles

▸▸ **Éter dietílico.** Es un líquido muy volátil, inflamable y explosivo. Estimula la respiración y causa náuseas, vómitos y alteraciones metabólicas (acidosis, hiperglucemia). Produce relajación muscular satisfactoria y es broncodilatador, pudiendo utilizarse en pacientes asmáticos. Aumenta la frecuencia y el gasto cardíacos, manteniendo la presión arterial estable. El éter no sensibiliza el miocardio ni aumenta la irritabilidad ventricular. Ya no se emplea en la anestesia quirúrgica. ◂◂

Metoxiflurano. Se caracteriza por producir inducción y recuperación lentas. El período de recuperación de la conciencia puede acortarse notablemente al interrumpir la utilización del anestésico 30 minutos antes de finalizar el acto quirúrgico. Al poseer un punto de ebullición elevado (104,7 °C), se evapora difícilmente a temperatura ambiente. Los efectos sobre los aparatos cardiovascular y respiratorio son similares a los que causa el halotano. La analgesia postoperatoria es satisfactoria y disminuye las necesidades de administrar analgésicos en dicho período. Puede producir nefrotoxicidad por la liberación de iones fluoruro libres.

Enflurano. Líquido claro e incoloro, volátil, con olor parecido al éter, actualmente en desuso. Potente, es no inflamable. Presenta un punto de ebullición de 56,5 °C y una presión de vapor de 175 mmHg a 20 °C. Sus propiedades físicas, farmacológicas y clínicas son similares a las que presenta el halotano.

Es depresor respiratorio y miocárdico al igual que el halotano, sin alterar la frecuencia cardíaca. Es relajante muscular y potencia los relajantes no despolarizantes. En concentraciones del 3 % puede producir un cuadro convulsivo que parece exacerbarse cuando existen bajas concentraciones arteriales de dióxido de carbono. Tiene un escaso metabolismo hepático y sólo el 2,4 % del enflurano administrado se detecta en la orina postanestesia, en forma de compuestos fluorados orgánicos e inorgánicos.

Isoflurano. Líquido estable y volátil, se evapora fácilmente a temperatura ambiente. El isoflurano y el enflurano son isómeros químicos: ambos contienen los mismos elementos químicos pero situados de forma diferente. La inducción y la recuperación son rápidas.

Tabla 13-1. Propiedades fisicoquímicas de los modernos anestésicos generales inhalatorios							
	ISOFLURANO	**DESFLURANO**	**HALOTANO**	**ÓXIDO NITROSO**	**SEVOFLURANO**	**ENFLURANO**	**XENÓN**
Peso molecular (kDa)	184,5	168	197,4	44	200	184,5	131,3
Punto de ebullición (mmHg a 20 °C)	48,5	22,8	50,2	−88	58,5	56,5	−108,2
Presión de vapor	240	669	241	39.000	160	175	–
Coeficiente de partición (a 37 °C)							
Sangre/gas	1,4	0,45	2,5	0,47	0,65	1,8	0,115
Cerebro/sangre	1,6	1,3	1,9	1,1	1,7	1,3	–
Grasa/sangre	45	27	51	2,3	47	42	–
Aceite/gas	90,8	18,7	224	1,4	47,2	98,5	1,8

Tabla 13-2. Valores de la concentración alveolar mínima*

Anestésicos	Porcentaje con O_2 solo	Con N_2O al 60-70 %
Desflurano	6,00	2,83
Enflurano	1,68	0,57
Halotano	0,75	0,29
Isoflurano	1,15	0,50
Sevoflurano	1,71	0,66
Óxido nitroso	104	–
Xenón	71	–

* Patrón cloroformo CAM:1.

Tabla 13-3. Clasificación de los anestésicos generales inhalatorios*

Líquidos volátiles	Gases anestésicos
Éteres Simples: éter dietílico Fluorados: metoxiflurano, enflurano, isoflurano, sevoflurano, desflurano **Hidrocarburos halogenados** Simples: cloroformo, cloruro de etilo, tricloroetileno Fluorados: halotano	Óxido nitroso Ciclopropano Xenón

* Patrón cloroformo CAM:1.

El halotano y el enflurano actúan de igual manera sobre la precarga y la contractilidad ventricular izquierda; en cambio, el isoflurano preserva la función ventricular izquierda, disminuyendo las resistencias vasculares periféricas. El isoflurano es un potente vasodilatador. No sensibiliza el miocardio a las catecolaminas y proporciona una buena relajación muscular. No tiene actividad convulsivante como el enflurano, y no es hepatotóxico.

Al ser un isómero del enflurano, sufre una desfluoración mucho menor que éste y la anestesia no cursa con nefrotoxicidad por el flúor, por lo que puede utilizarse especialmente en pacientes con enfermedad hepática o renal.

Sevoflurano. Moderno anestésico con un bajo coeficiente de solubilidad sangre/gas de 0,60, lo que le permite producir una inducción y una recuperación de la anestesia más rápidas. Tiene un olor agradable y no es inflamable ni explosivo. Ejerce un efecto broncodilatador similar al del isoflurano y no irritante de las vías respiratorias.

El sevoflurano absorbido se metaboliza en el hígado en un 2-5 %, dando lugar a fluoruros inorgánicos y a hexafluorisopropanol. La interacción con cal sodada (utilizada en los circuitos de anestesia para absorber el CO_2) genera productos de descomposición, de los cuales uno de los más interesantes por sus efectos adversos es el «compuesto A». Éste es nefrotóxico, razón por la cual se aconseja administrar el sevoflurano con flujos frescos de 2 l/min para disminuir la acumulación de este compuesto.

No aumenta el ritmo cardíaco ni incrementa el flujo sanguíneo cerebral. Tiene efectos depresores cardiovasculares y respiratorios muy parecidos a los del isoflurano. Produce una buena relajación esquelética. Clínicamente es un producto de primera línea, excelente inductor, que permite un control óptimo de la profundidad anestésica.

Desflurano. Es un anestésico fluorado metiletiléter idéntico en su estructura al isoflurano, excepto la sustitución de un flúor por un cloro en el carbono metil-alfa. Es menos soluble que el sevoflurano (coeficiente de partición sangre/gas = 0,42), y la recuperación de la anestesia es más rápida. Como los otros anestésicos potentes, es depresor cardiorrespiratorio. Al igual que el sevoflurano, no es ni nefrotóxico ni hepatotóxico, ya que su biotransformación es mínima. Tiene una presión de vapor muy elevada y requiere un vaporizador especial para su administración. De olor picante, es irritante de las vías respiratorias y puede provocar tos, laringoespasmo y salivación. Deprime igualmente el SNC y aumenta la presión intracraneal. Disminuye el volumen corriente pulmonar e incrementa la frecuencia respiratoria. Al igual que los demás anestésicos halogenados, la CAM disminuye al asociarse con opioides, óxido nitroso y benzodiazepinas.

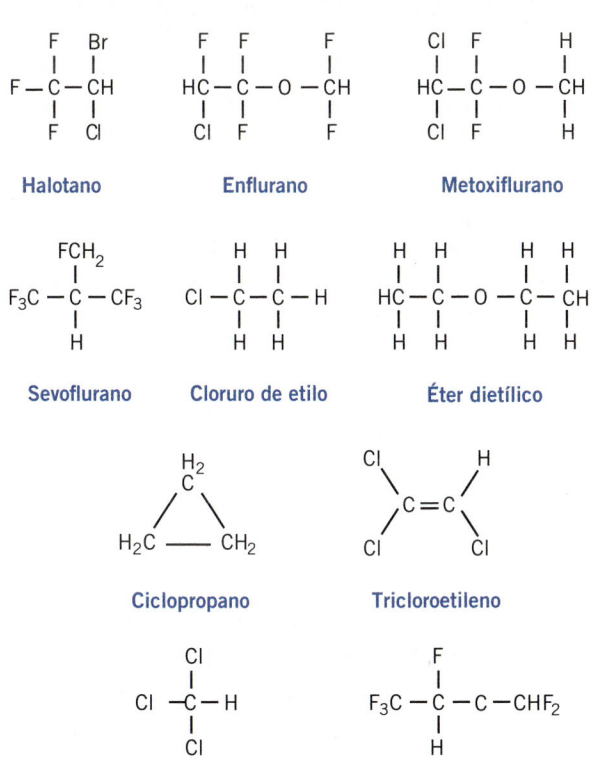

Figura 13-2. Principales anestésicos generales inhalatorios.

AGENTES GENERALES INHALATORIOS

- Los principales anestésicos generales inhalatorios de uso habitual son el isoflurano, el sevoflurano y el desflurano.

- El isoflurano es un agente anestésico derivado fluorado del éter, de inducción rápida, potente vasodilatador y no hepatotóxico. Isómero del enflurano, es menos nefrotóxico.

- El sevoflurano, derivado fluorado del éter, es un excelente inductor por su rapidez. Es broncodilatador y nefrotóxico por la presencia de productos de degradación, obtenidos al reaccionar con la cal sodada.

- El desflurano, de estructura similar al isoflurano y sevoflurano, es depresor cardiorrespiratorio e irritante de las vías respiratorias por su olor picante. La inducción es rápida, aunque menos que con el sevoflurano.

Hidrocarburos halogenados

▸▸ **Cloroformo.** Líquido volátil, no inflamable, no explosivo y no irritante. Es depresor del centro respiratorio. Es depresor miocárdico y hepatotóxico. No se utiliza en anestesia.

Cloruro de etilo. El cloroetano (monocloroetano) o cloruro de etilo es un compuesto químico gaseoso. Comprimido a presión y temperatura ambiente, se condensa en un líquido incoloro, volátil, inflamable, explosivo y de olor parecido al éter.

Es un anestésico tópico de acción rápida que produce analgesia por enfriamiento local (crioterapia) del área donde se aplica. Por su rápida evaporación y alta volatilidad, aplicado sobre la piel, baja la temperatura a −20 °C produciendo insensibilidad de las terminaciones nerviosas. Disminuye la función enzimática en las reacciones inflamatorias, con la consiguiente vasoconstricción, atenuando el dolor y la contractura muscular.

Está indicado en forma de aerosol en el campo de la medicina deportiva, en dermatología, en articulaciones y en lesiones con participación muscular. Su aplicación está contraindicada cerca de los ojos, en las mucosas y en las heridas. Las reacciones adversas no son frecuentes con esta aplicación, pero a veces se producen inflamación local, endurecimiento de la piel, comezón, erupción cutánea y pigmentación de la piel.

Se considera una droga recreativa o de abuso por vía inhalatoria. Al ser un depresor del SNC provoca embriaguez, confusión, ataxia, alucinaciones, nauseas y vómitos, laringoespasmo y depresión cardiovascular intensa.

Tricloroetileno. Líquido incoloro, no irritante, no inflamable, no explosivo. Es depresor miocárdico. No debe utilizarse con el sistema de absorción de dióxido de carbono, pues reacciona con la cal sodada formando sustancias tóxicas, como el fosgeno (irritante de las vías respiratorias) y el dicloroacetileno (explosivo y neurotóxico de los pares craneales V y VII). No se utiliza en la práctica anestésica. Es una droga de abuso utilizada por vía inhalatoria y su uso prolongado entraña cierto riesgo de carcinogénesis. ◂◂

Halotano. Es un anestésico no inflamable, volátil con un punto de ebullición de 50,2 °C y una presión de vapor de 241 mmHg a 20 °C. Tiene un olor agradable, dulzón y un poco picante. Es broncodilatador y no irrita las vías respiratorias. No es un buen analgésico. Es útil en asmáticos y pacientes bronquíticos. Tiene un efecto miorrelajante sobre la musculatura esquelética. La inducción y la recuperación de la anestesia son rápidas y fáciles.

Es hipotensor y causa una reducción del gasto cardíaco y una ligera disminución en las resistencias vasculares sistémicas. Se emplea para la hipotensión controlada. Es arritmogénico y sensibiliza el miocardio frente a la acción de las catecolaminas. Este efecto es aparente en la anestesia superficial o en presencia de hipercapnia. El halotano se caracteriza por desencadenar un cuadro de hipertermia maligna cuando se asocia a relajantes del tipo de la succinilcolina.

Es hepatotóxico y un potente relajador uterino. Es depresor del SNC y aumenta la presión intracraneal.

Experimenta un alto grado de metabolización, siendo su principal metabolito el ácido trifluoroacético. Permanece en la sangre, unido a las proteínas, durante períodos de hasta 7 días, tras inhalación de bajas concentraciones de halotano e incluso en períodos de inhalación muy cortos.

La exposición prolongada a concentraciones subanestésicas de halotano produce un aumento de la metabolización farmacológica en animales de experimentación y en seres humanos.

Se han descrito cuadros de fallo hepático fulminante, causado por un mecanismo de inmunorreacción. Está indicado para el mantenimiento de la anestesia general y en anestesia pediátrica. En la actualidad, su uso ha disminuido.

Gases anestésicos

Óxido nitroso. Es el anestésico más antiguo. Proporciona una inducción y una recuperación rápidas. No es inflamable, pero mantiene la combustión de los anestésicos inflamables. En concentración del 70 % es analgésico. Su concentración en el aire inspirado debe ser muy elevada, por lo que se requiere utilizar concentraciones de oxígeno superiores a la atmosférica para evitar la hipoxia. No es depresor respiratorio y no irrita las mucosas. No produce alteraciones cardiovasculares en ausencia de hipoxia. No se metaboliza y se excreta inalterado por vía pulmonar. No tiene efectos sobre el hígado, el riñón y el aparato gastrointestinal.

Aunque el óxido nitroso tiene un bajo coeficiente de partición sangre/gas, es 35 veces más soluble que el nitrógeno, por lo que difunde con gran facilidad en espacios cerrados, especialmente aquellos con contenido gaseoso. El resultado es un aumento de la presión en dichos espacios (neumotórax a tensión, distensión intestinal, incluso embolia gaseosa). Además, puede generar conflicto de espacio con las estructuras contenidas en cavidades cerradas no distensibles como el cráneo (encéfalo) o el oído medio (tímpano, ventana oval).

Al despertar, la interrupción brusca de la mezcla inhalatoria oxígeno-óxido nitroso y su sustitución por aire puede causar una anoxia transitoria denominada «anoxia por difusión». La incidencia de náuseas y vómitos es mínima.

Es el único anestésico inhalatorio que ha demostrado experimentalmente poder teratógeno. Su administración en concentraciones superiores al 50 % durante 24 horas en ratas gestantes provocó un aumento de la incidencia de malformaciones fetales. Se piensa que el mecanismo se relaciona con la inhibición de la síntesis de la metionina, necesaria para la síntesis de ADN.

Aún se utiliza combinado con anestésicos halogenados y/u opioides en la inducción y el mantenimiento de la anestesia general. A pesar de ello es un gran contaminante y muchos centros hospitalarios han dejado de utilizarlo. Sí se usa como droga con finalidades lúdicas.

▸▸ **Ciclopropano.** Gas inflamable y muy explosivo. A diferencia del cloroformo y el éter, el ciclopropano no estimula la respiración. Causa arritmias cardíacas, apreciables por irregularidades del pulso, que ocurren con mayor frecuencia con planos más profundos que en anestesia superficial. Estas arritmias pueden guardar relación con el aumento de la actividad simpática suprarrenal, que aparece en la anestesia profunda con ciclopropano.

La adrenalina puede producir fibrilación ventricular en un corazón sensibilizado por ciclopropano. Es un buen analgésico y de eliminación pulmonar rápida. Se ha dejado de utilizar por su carácter explosivo y sus efectos cardiovasculares. ◂◂

Xenón. Es un gas inerte que se extrae del aire atmosférico, no es tóxico ni contaminante y no se metaboliza. Tiene varios lugares de acción, aunque su interacción con el sistema glutamato - N-metil D-aspartato (NMDA) parece ser la más importante. Inhibe los canales de NMDA sin efectos sobre el receptor GABA. Es 1,5 veces más potente que el óxido nitroso como anestésico, lo que permite disminuir los requerimientos de anestésicos volátiles, así como los efectos secundarios. Tiene una CAM_{50} del 71 %, es poco soluble en sangre (coeficiente de solubilidad sangre/gas, 0,115; coeficiente de solubilidad aceite/gas, 1,9); por lo tanto, produce una inducción y un despertar rápidos.

No es depresor cardiocirculatorio, no afecta la función respiratoria ni la función hepatorrenal. En principio, parece ser el agente anestésico ideal, pero tiene un gran inconveniente: es muy caro, casi 500 veces más que el óxido nitroso. Ello se debe a que se obtiene a partir de la atmósfera y es el gas que se encuentra en la atmósfera en menor proporción.

Impacto medioambiental de los anestésicos inhalatorios

Los gases anestésicos clorofluorcarbonos (isoflurano) y el óxido nitroso presentan efecto sobre la capa de ozono y el calentamiento, y los hidrofluorocarbonos (desflurano y sevoflurano) sobre el calentamiento.

El sevoflurano y desflurano son los anestésicos inhalatorios más utilizados actualmente debido a sus propiedades farmacocinéticas. Sin embargo, ambos difieren en el potencial de calentamiento global: sevoflurano 440 y desflurano 6810. Se han establecido recomendaciones para disminuir la contaminación, entre ellas el uso de bajos flujos de gas fresco.

ANESTESIA INTRAVENOSA

La anestesia intravenosa se diferencia de la anestesia general inhalatoria en los siguientes aspectos: *a)* ausencia de fase pulmonar; *b)* unión a proteínas plasmáticas; *c)* la ionización puede desempeñar cierto papel en la distribución y eliminación de estos fármacos; *d)* gran parte de estas sustancias se biotransforman en el organismo, originando metabolitos activos, y *e)* la finalización del efecto anestésico depende de los fenómenos de biotransformación y eliminación urinaria y, en algunos casos, se presenta el fenómeno de redistribución.

Por todas estas razones, la anestesia intravenosa presenta el inconveniente de que es menos controlable que la anestesia inhalatoria en caso de sobredosis. Sin embargo, la gran ventaja de la anestesia intravenosa en anestesiología es la comodidad que supone para el enfermo la rapidez con que se establece la inducción anestésica; no obstante, como los hipnóticos y los analgésicos no producen relajación muscular adecuada cuando se emplean en dosis terapéuticas, es necesario asociar, como coadyuvantes, relajantes musculares por vía intravenosa para completar las exigencias requeridas en la anestesia quirúrgica. Al igual que para los anestésicos inhalatorios la CAM se consideró el primer indicador de la potencia anestésica, en el caso de los anestésicos intravenosos se definió la velocidad de infusión mínima (VIM) para alcanzar los diversos objetivos clínicos propuestos: ausencia de respuesta a la orden verbal, pérdida de conciencia, ausencia de movimiento en respuesta al estímulo doloroso.

En la **figura 13-3** se muestra la estructura química de los principales agentes intravenosos.

Propofol

El propofol es un agente hipnótico-sedante sin relación estructural con otros compuestos hipnóticos. Químicamente es el 2-6 diisopropilfenol y se presenta en forma de emulsión al 1 % (10 mg/ml) y al 2 % (20 mg/ml). El disolvente que se empleó en un principio provocó graves reacciones anafilactoides que obligaron a cambiarlo por una emulsión lipídica en base a aceite de soja (10 %), fosfátidos de huevo (1,2 %) y glicerol (2,25 %).

Es muy poco soluble en agua (coeficiente octano/agua de 15 para un pH = 7,4) y con un pK_a en agua de 11. Produce una hipnosis rápida y presenta efectos hipnóticos aditivos o sinérgicos con otros muchos agentes utilizados en anestesia (benzodiazepinas, opiáceos).

El perfil farmacocinético del propofol sigue un modelo tricompartimental y se caracteriza por una rápida distribución de la sangre a los tejidos por su gran liposolubilidad, un rápido aclaramiento metabólico de la sangre y un lento retorno del fármaco desde el compartimiento periférico. La interacción de estos procesos determina una acción de inicio rápido y corta duración. Su mecanismo de acción no se conoce con exactitud, pero se sabe que aumenta la afinidad de la unión GABA con el receptor GABA-A. Este receptor se acopla a un canal de Cl^- y su actividad hace que la membrana celular se hiperpolarice aumentando la sinapsis inhibitoria. También inhibe los receptores de glutamato.

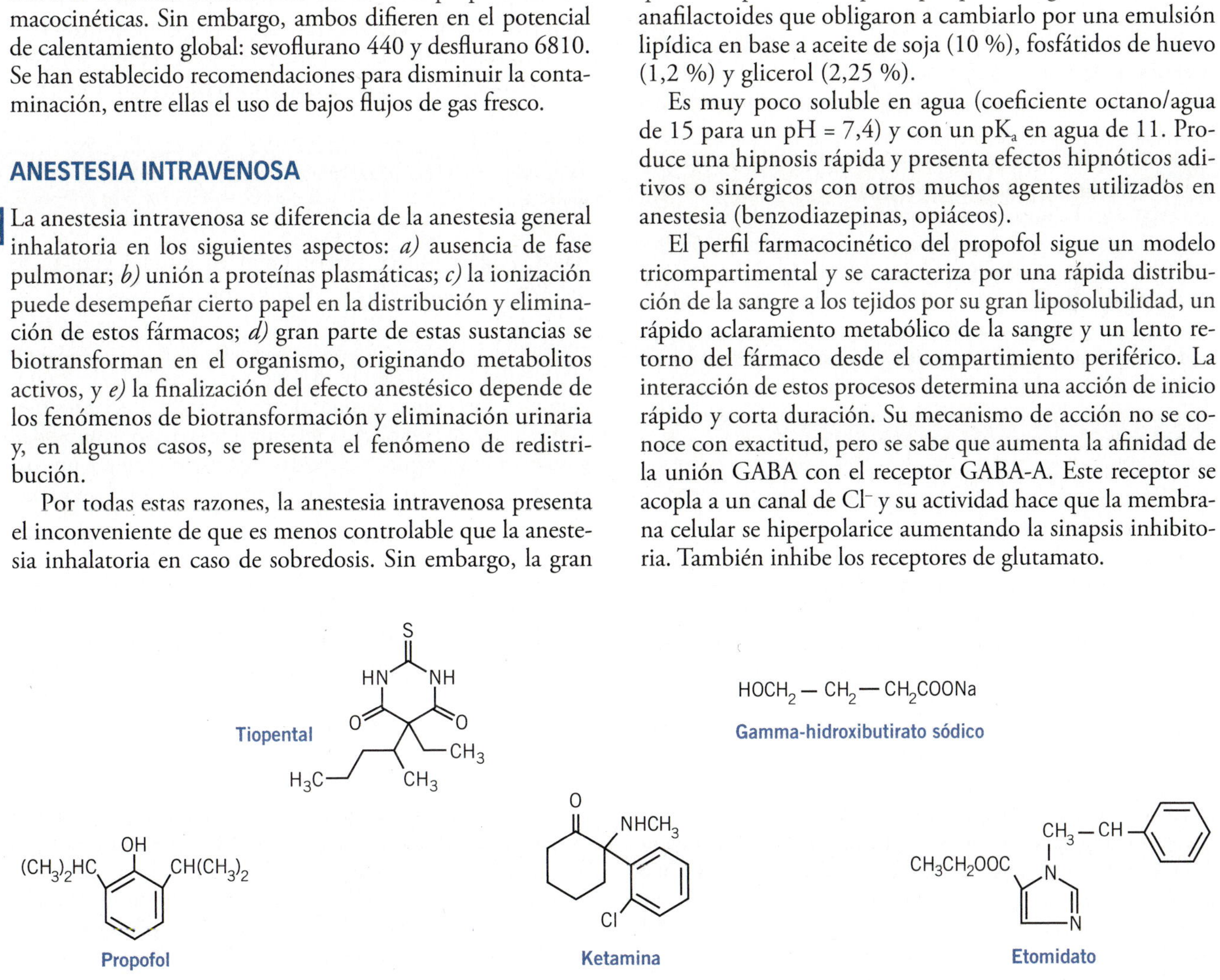

Figura 13-3. Principales agentes anestésicos intravenosos.

Es un depresor cardiovascular y puede producir una disminución de la presión arterial del 15-35 %, bradicardia (< 50 latidos/min) durante la inducción anestésica. El propofol atenúa eficazmente la respuesta hipertensora secundaria a la intubación, a la inserción de una mascarilla laríngea o a la broncoscopia. Tiene efectos depresores respiratorios (disminución del volumen corriente y apnea).

Disminuye la presión de perfusión cerebral y el flujo sanguíneo cerebral, lo que se acompaña de una reducción de la demanda metabólica de oxígeno y de una menor presión intracraneal.

Tiene, a la vez, una acción anticonvulsivante y neuroexcitadora. Se cree que la actividad anticonvulsivante del propofol está mediada por los receptores del GABA, mientras que el origen de su actividad neuroexcitadora es desconocido.

Posee propiedades amnésicas, pero no tan intensas como las de las benzodiazepinas. No tiene efectos sobre la función hepática ni sobre la producción de cortisol por las glándulas suprarrenales. Muestra una actividad antioxidante.

Se metaboliza en el hígado y menos del 0,3 % de la dosis administrada se excreta por la orina en forma del compuesto original. La presencia de cirrosis o de alteraciones renales no afecta significativamente la farmacocinética del propofol.

Actualmente es el agente hipnótico de elección en cirugía ambulatoria porque la velocidad de recuperación es mayor después de la inducción/mantenimiento con propofol que con una combinación tradicional de agentes intravenosos/volátiles o con otros agentes intravenosos.

La recuperación de la anestesia con propofol es «más suave» que la que se produce con algunos agentes volátiles e intravenosos. Es importante señalar que el propofol también se asocia con una menor incidencia de náuseas y vómitos postoperatorios que otras pautas terapéuticas.

En cirugía cardíaca es similar en el mantenimiento de la anestesia a las pautas más tradicionales en cuanto a estabilidad hemodinámica. Se ha usado con éxito como sedante en la anestesia locorregional, así como en niños sometidos a procedimientos de diagnóstico o radioterapia. Se recomienda controlar la saturación de oxígeno ya que puede producirse bradipnea y/o hipoxemia.

La cirugía oftálmica, la terapia electroconvulsiva, la cardioversión y la intubación o la colocación de una mascarilla laríngea son otros contextos clínicos en los que el propofol puede ser útil como agente anestésico. Asimismo, tiene efectos antieméticos, antipruriginosos y antiepilépticos.

El dolor durante la inyección es el efecto adverso más frecuente en la inducción con propofol: el 32-52 % de los pacientes presentan un dolor entre moderado e intenso, que disminuye o desaparece con la administración de lidocaína intravenosa. Otros efectos asociados con menor frecuencia al propofol son bradicardia intensa, anafilaxia y comportamiento desinhibido al salir de la anestesia. Se debe observar una estricta asepsia durante su preparación y administración para minimizar el riesgo de contaminación externa, ya que puede favorecer el crecimiento de bacterias y hongos.

Los pacientes adultos precisan 2-2,5 mg/kg de propofol para la inducción de la anestesia, y los pacientes mayores de 55 años, dosis menores. Su uso en niños es *off-label*. En niños mayores de 8 años en los que no puedan administrarse halogenados se puede utilizar una dosis de inducción de 2,5 mg/kg. Niños más pequeños podrían requerir dosis mayores por su volumen de distribución.

La anestesia puede mantenerse con una infusión continua o con inyecciones repetidas de bolos (25-50 mg) a medida que sean necesarias.

Para la sedación resulta apropiada la administración de 6-9 mg/kg/hora de propofol, seguida de 1,5-4,5 mg/kg/hora para el mantenimiento.

Nuevos derivados del propofol

Se están desarrollando nuevas moléculas para mejorar las características farmacocinéticas y farmacodinámicas y disminuir los efectos secundarios del propofol. Tienen una estructura química similar al propofol al igual que su mecanismo de acción para anestesia general y/o sedación.

Ciprofol. Es el 2-1-ciclopropiletil-6-isoprooilfenol o HSK3486 (Haisco Pharma). Inicialmente se desarrolló para sedación en procedimientos endoscópicos invasivos, en los cuidados intensivos y reanimación de adultos. Agente anestésico intravenoso a dosis de 0,4-0,6 mg/kg con datos de eficacia anestésica, de inicio de acción con recuperación y eliminación rápidos parecidos a datos del propofol tras infusión. Se ha comprobado que se tiene menos dolor a la inyección (por menor concentración en la fase acuosa de la emulsión y mejor estabilidad cardiovascular. En la actualidad, está registrado en EE. UU. para la inducción en anestesia general. Se requieren más estudios para asegurar su superioridad al propofol.

HX0969W. Profármaco del propofol en estudio clínico. Se metaboliza dando lugar a propofol y ácido gamma-hidroxibutírico. En estudios iniciales sobre farmacodinamia en animales, se observó efectos similares hipnóticos sedantes al propofol con un tiempo de inicio más prolongado. Duración más corta que el propofol y fospropofol. Recientes modificaciones de la molécula muestran una mayor solubilidad y un inicio más rápido. De todas formas, se requiere un mayor número de estudios para evaluar la seguridad y eficacia en humanos.

Fosfopropofol. Es un profármaco (Lusedra, Eisai, Corp.), compuesto inactivo, metabolizado por las fosfatasas alcalinas, dando lugar a propofol y formaldehído. Su mecanismo de acción no es del todo conocido pero se sabe que facilita la actividad del GABA-A y la glicina. Fosfopropofol no necesita formularse en una solución lipídica, debería reducir la incidencia del dolor en la inyección, disminuye el riesgo a la infección y a los riegos de efectos secundarios metabólicos. Es bien tolerado pero se ha detectado en pacientes sometidos a colonoscopia y/o broncoscopias, un dolor perineal quemante después de la inyección de este fármaco. Esta aprobado en EE. UU., para sedación en adultos sometidos a procedimientos diagnósticos y/o terapéuticos y para anestesia general: en la inducción a dosis de 20 mg/kg para adultos ASA I-II, en cirugías electivas. Es seguro y eficaz siempre bajo supervisión anestesiológica.

Barbitúricos

» Los barbitúricos son compuestos resultantes de la reacción de una molécula de urea con una de ácido malónico; se eliminan dos moléculas de agua, obteniendo el anillo de la malonilurea o ácido barbitúrico. Éste carece totalmente de propiedades hipnóticas, pero posee diversos hidrógenos sustituibles por distintos radicales, originando así hipnóticos interesantes. La historia de los hipnóticos barbitúricos se inició en 1903, cuando Fisher y Von Mering obtuvieron el ácido dietilbarbitúrico y, en homenaje a la ciudad de Verona, considerada por ellos la ciudad más pacífica y tranquila del mundo, le pusieron el nombre de Veronal. Éste fue seguido por el fenobarbital, en 1912, y desde entonces la investigación química farmacológica produjo un gran número de barbitúricos de uso clínico. Pronto se apreció el interés de los barbitúricos en anestesiología y se buscaron derivados apropiados para uso intravenoso. Durante los años veinte y treinta del siglo xx alcanzó popularidad el pentobarbital, pero sus acciones por vía intravenosa eran inciertas y no satisfactorias. En 1932, Weese introdujo el hexobarbital, y 2 años más tarde, Lundy, el tiopental sódico, primer tiobarbitúrico para uso intravenoso. Desde entonces se han obtenido infinidad de tiobarbitúricos útiles en clínica, y el tiopental sigue siendo el anestésico intravenoso de elección.

Composición química

La combinación de urea con ácidos orgánicos forma dos grupos de ureidos: los monoureidos y los diureidos. Los monoureidos son hipnóticos débiles, que apenas se usan, como el bromural y el carbomal (adalina) Los diureidos son potentes hipnóticos con gran importancia clínica, que incluyen los barbitúricos. El ácido barbitúrico no es hipnótico, pero la sustitución de sus átomos de hidrógeno en C_5 por varios radicales orgánicos produce los compuestos hipnóticos denominados barbitúricos. Si se sustituye el átomo de oxígeno en C_2 por un átomo de azufre, se forma el ácido tiobarbitúrico, base de los tiobarbitúricos.

Clasificación

Los barbitúricos se clasifican según la duración de la acción de una dosis única hipnótica. La duración refleja cómo se elimina del organismo: cuanto más breve sea la acción, más deprisa se destoxifica en el hígado y se elimina por el riñón. Los barbitúricos de acción más breve son también más rápidos en ejercer su efecto que los de acción más prolongada; por eso pueden combinarse, para conseguir una acción rápida y duradera. Los tiobarbitúricos son de acción breve, irritantes para los tejidos y producen un espasmo arterial grave si se pasa accidentalmente a esta vía. Pueden administrarse por vía rectal para producir narcosis basal.

Farmacocinética

Los barbitúricos se distribuyen por todos los tejidos y líquidos del organismo. En la sangre se unen a la fracción albuminoide del plasma, de forma variable según el barbitúrico, desde el 70-80 %, como el tiopental, hasta cantidades insignificantes como el barbital. Con excepción del barbital y el fenobarbital, alcanzan rápidamente el equilibrio entre el cerebro y el plasma. El tiopental alcanza rápidamente en el líquido cefalorraquídeo la concentración del plasma. Los depósitos de grasa son importantes, especialmente con los ultrarrápidos (tiopental). A las 24 horas de su administración, el 75 % del tiopental está aún presente en las grasas.

Los barbitúricos se eliminan de dos formas: por metabolismo en los tejidos, especialmente en el hígado, y por eliminación a través de los riñones. En general, los de acción breve son más metabolizados que eliminados, al contrario que los de acción prolongada. Los productos de destoxificación hepática pueden originar compuestos hipnóticos activos.

✪ ANESTESIA INTRAVENOSA

- La anestesia intravenosa facilita rápidamente la inducción de la anestesia, pero es menos controlable que la anestesia inhalatoria. Se utiliza el parámetro velocidad de infusión (VIM) para cumplir los requisitos de la anestesia clínica.
- Existe una gran diversidad de agentes farmacológicos inductores intravenosos, entre los cuales destacan propofol, etomidato, benzodiazepina y ketamina, como inductores intravenosos no barbitúricos, y los barbitúricos tipo tiopental sódico.
- El propofol es un agente hipnótico, sedante, inductor intravenoso, vehiculizado en una solución lipídica. Su empleo se asocia a amnesia, como todos los inductores intravenosos, y produce una inducción y una recuperación rápidas debido a su perfil farmacocinético. Su utilización en anestesia se inició para cirugía ambulatoria y, en la actualidad, junto con las benzodiazepinas tipo midazolam, es el más empleado para todo tipo de anestesia.
- La ketamina se caracteriza por provocar anestesia disociativa, cuyos componentes son analgesia, amnesia y trastornos del comportamiento. Tiene las mismas indicaciones que los restantes anestésicos intravenosos. El etomidato es un agente GABA-mimético, sin capacidad analgésica y sin efectos sobre el sistema cardiovascular, de ahí su indicación en anestesia para cirugía cardíaca.
- Entre las benzodiazepinas, el midazolam, hidrosoluble y con una semivida corta, es el más utilizado.

Los barbitúricos se metabolizan por oxidación de sus cadenas laterales y originan productos de desecho inactivos. Los *N*-metilbarbitúricos, como el hexobarbital y el metohexital sódico, son desmetilados y originan barbitúricos hipnóticamente activos; éstos aparecen en la orina, pero no se encuentran en el plasma y, por lo tanto, no dependen de ellos las acciones farmacológicas de los fármacos originales.

Por otra parte, los tiobarbitúricos son, en primer lugar, desulfurados, dando lugar a compuestos con actividad hipnótica que se encuentran en gran cantidad en el plasma y que, por lo tanto, participan en la acción farmacológica.

Tras la anestesia con tiobarbitúricos se encuentran sustancias hipnóticas activas en el plasma al cabo de 3-5 días , mientras que con los *N*-metilbarbitúricos sólo persisten durante 24 horas, y con el hexobarbital, 48 horas.

La eliminación de los metabolitos conjugados con ácido glucurónico se realizar por vía renal.

Barbitúricos anestésicos

Destacan los siguientes preparados de barbitúricos intravenosos.

Tiopental sódico. Es el 5-etil-5-(1-metilbutil)-2*tiobarbitúrico sódico. El tiopental sódico inyectable es una mezcla estéril del tiopental sódico y de carbonato sódico anhidro, como amortiguador. Se encuentra en ampollas estériles que contienen 500 mg o 1, 5 y 10 g. La solución es amarilla. Las dosis usuales son: para inducción intravenosa, 2-3 ml de una solución al 2,5 % a una velocidad de 1 ml cada 5 segundos; para mantenimiento, 0,5-2 ml, según se requiera; por vía rectal, 45 mg/kg de peso corporal en solución al 10 %. El tiopental sódico, destinado al uso rectal, al disolverse colorea de verde la solución.

Tiamilal sódico. Es una mezcla estéril del 5 alil-5-(1-metilbutil)-2-tiobarbitúrico sódico, con carbonato sódico anhidro como amortiguador. Se presenta en ampollas que contienen 500 mg, 1, 5 y 10 g. La dosis usual para inducción intravenosa es 3-6 ml de una solución al 2,5 % a una velocidad de 1 ml cada 5 segundos, y para mantenimiento, 0,5 ml, según se requiera.

Metohexital sódico. Es el dl-1-metil-5-alil-5-(1-metil-2-pentinil)-barbitúrico sódico. La dosis usual para inducción es 70-100 mg (7-10 ml de una solución al 1 %). Para administración intermitente, en el mantenimiento de la anestesia general (o complementada con un anestésico gaseoso más oxígeno), en dosis de 20-40 mg (2-4 ml de una solución al 1 %) en función de la profundidad de anestesia que se desee. Administrado por goteo intravenoso, para complementar otras formas de anestesia, se usa una solución al 0,2 %. Se presenta en ampollas de 500 mg y 2,5 y 5 g.

Acciones farmacológicas

Sistema nervioso central. Los barbitúricos actúan sobre todos los niveles, pero en especial sobre la corteza cerebral y el sistema reticular activador central. Las dosis hipnóticas producen un sueño normal y el electroencefalograma (EEG) refleja sueño natural fisiológico. Sin embargo, las dosis narcóticas producen cambios característicos en el EEG, en el cual alternan descargas de actividad con períodos de inactividad eléctrica. Con dosis crecientes, los intervalos de inactividad se alargan.

Los barbitúricos no tienen acción analgésica y, en presencia de dolor intenso, producen agitación y delirio.

Todos los barbitúricos pueden prevenir las convulsiones, como las epilépticas, o por sobredosificación de anestésicos locales. Los barbitúricos con un grupo fenilo, como el fenobarbital, se usan en el tratamiento de la epilepsia.

Sistema nervioso autónomo. Pueden producir hipertonía vagal. También inhiben la transmisión sináptica ganglionar de todo el sistema autónomo.

Sistema cardiovascular. Las dosis hipnóticas normales tienen poco efecto, pero puede haber hipotensión y bradicardia ligera; con dosis altas, la hipotensión se acentúa por acción depresora central y periférica. Las complicaciones cardiovasculares graves por sobredosificación son secundarias a la depresión respiratoria.

Aparato respiratorio. Producen depresión del centro respiratorio, por ascenso del umbral al CO_2; en las sobredosificaciones, la respiración puede estar mantenida por estímulo hipóxico vía quimioceptores carotídeos y aórticos.

Otros efectos. Todos los barbitúricos atraviesan la barrera placentaria. Asimismo, disminuyen el metabolismo y el consumo de oxígeno. Son inductores potentes del metabolismo enzimático del hígado, especialmente del citocromo P-450, por lo que son responsables de interacciones farmacológicas. ◀◀

Precauciones y contraindicaciones

Los barbitúricos están contraindicados en las *porfirias*, pues pueden originar complicaciones neurológicas y colapso circulatorio. Hay que extremar las precauciones en las *enfermedades hepáticas y renales*, en las que se produce un gran retraso en su eliminación, particularmente en los ancianos, a los que deben indicarse sólo los ultrarrápidos. Se deben evitar en el *parto* y en presencia de *dolores*, a menos que se combinen con un analgésico. La *idiosincrasia* es rara, pero puede aparecer, especialmente en enfermos alérgicos. Las reacciones consisten en edema de párpados y labios, dermatitis eritematosa y otras lesiones de la piel; estas lesiones desaparecen al retirar el fármaco y al administrar antihistamínicos.

Puede haber *toxicidad crónica* por acumulación en caso de uso prolongado de barbitúricos. Aparecen somnolencia, embotamiento, falta de memoria, incoherencia al hablar, depresión, confusión y desorientación. En casos más graves puede haber vértigo, afasia, nistagmo, diplopía, dificultad de acomodación, disartria, paresias de las extremidades, temblores, parestesias y alteraciones de los reflejos profundos.

Intoxicación

Generalmente se produce como consecuencia de un intento suicida. También ocurre por ingerir los barbitúricos junto con alcohol. La sobredosis origina varios grados de depresión central y sus secuelas. En casos graves se produce coma, depresión respiratoria, piel fría, húmeda y cianótica, pupilas dilatadas y perezosas, hipotensión y arreflexia. Posteriormente, neumonía hipostática.

El tratamiento consiste en mantener una respiración eficaz, realizar lavado de estómago, administrar líquidos intravenosos y mantener el equilibrio hidroelectrolítico, con control del pH y la PCO_2 sanguínea.

Para profilaxis de las neumonías deben administrarse antibióticos y movilizar al paciente. Hay que mantener la circulación y evitar el colapso circulatorio (elevar los miembros inferiores, administrar expansores plasmáticos y agentes presores).

Indicaciones

Las indicaciones de los barbitúricos dependen de sus acciones sedantes, hipnóticas, anestésicas y anticonvulsivantes, y la elección del preparado se realiza de acuerdo con la duración de acción deseada. En la actualidad se emplean como anestésicos y en algunas epilepsias (v. cap. 14).

Esteroides anestésicos

El empleo de esteroides como anestésicos intravenosos comenzó en 1941, cuando Selye observó pérdida de conocimiento reversible en la rata tras la administración de varias hormonas esteroideas. En la década de los cincuenta se introdujo la *hidroxidiona* como anestésico intravenoso, pero presentaba el inconveniente de que producía con gran frecuencia depresión cardiorrespiratoria y tromboflebitis; con posterioridad se introdujo el preparado alfaxalona solubilizado en aceite de ricino polioxietilado (Cremophor®).

La alfaxalona se administra por vía intravenosa; en veterinaria (perros y gatos) los esteroides se metabolizan en el hígado por glucuronoconjugación; no se acumulan en el tejido adiposo. La semivida plasmática de la alfaxalona, la sustancia más activa del preparado, es de 7 minutos. La pérdida de conciencia comienza a los 30 segundos y la recuperación se produce a los 5-10 minutos.

La inducción puede acompañarse de un grave período de apnea, seguido de hiperpnea; aparecen euforia, amnesia, vasodilatación, hipotensión y taquicardia. La alfaxalona posee una débil acción antiestrogénica, pero no es antiinflamatorio, ni retiene sodio. Disminuye el consumo de oxígeno cerebral.

Entre los efectos secundarios de la alfaxalona destacan los siguientes: enrojecimiento de la piel del cuello y parte alta del tórax, laringoespasmo, tos, náuseas, vómitos, hipo, lagrimeo, agitación, fasciculaciones musculares, euforia al despertar con confusión, sin alucinaciones; se han señalado reacciones anafilácticas debidas al Cremophor®, excipiente del producto. Este agente anestésico ha dejado de utilizarse.

Para mejorar la formulación manteniendo el perfil clínico favorable de la alfaxalona en humanos, se produjo una nueva formulación de alfaxalona en un solución acuosa, 7-sulfofobutil éter B ciclodextrina al 13 % (SBECD/betadex: **PHASAN**. En estudios preclínicos, demostró un efecto clínico rápido y de corta duración. En un estudio farmacocinético-farmacodinámico de Phaxan, se observó un alto aclaramiento plasmático y a pesar de una vida media relativamente larga presentó un inicio de anestesia rápido al igual que el final.

Amidas fenoxiacéticas

▶▶ Dentro de este grupo destacan varias amidas, entre las cuales la propanidida fue la que más se empleó en clínica.

La propanidida es un anestésico de acción muy rápida y fugaz; su efecto dura 3-6 minutos, posee un ligero efecto anestésico total; no es analgésico, prolonga ligeramente los efectos de la succinilcolina y puede provocar taquipnea y taquicardia. Entre los efectos adversos de la propanidida destacan: irritación local, tromboembolia, movimientos involuntarios, hipotensión, náuseas y vómitos, alergia e hipersensibilidad. Interacciona con los curarizantes y forma mezclas incompatibles con el metohexital.

La propanidida se empleaba generalmente como inductor de la anestesia y en obstetricia, por producir menor depresión respiratoria fetal que los tiobarbitúricos. En la actualidad se halla en desuso. ◀◀

Ketamina

La ketamina es el clorhidrato de (±)-2-(2-clorofenil)-2-metil-aminociclohexanona; es una sustancia sólida, cristalina, muy soluble en agua y menos en etanol y cloroformo. La ketamina se administra por inyección intramuscular o intravenosa, así como por vías oral y rectal; se distribuye ampliamente, atraviesa las barreras placentaria y hematoencefálica y se metaboliza por oxidación y conjugación. Su semivida plasmática es de aproximadamente 2 horas.

La ketamina es un antagonista no competitivo de los receptores del NMDA (*N*-metil-D-aspartato) que se caracteriza por producir un estado disociativo acompañado de amnesia (**anestesia disociativa**) y efectos sedantes. De los hipnóticos intravenosos, es el único agente que posee actividad analgésica intrínseca. Potencia la acción analgésica de los opioides y, en razón de sus efectos sobre el comportamiento, debe administrarse una benzodiazepina para evitar las reacciones psicológicas durante el despertar.

La ketamina incrementa el consumo de oxígeno cerebral y aumenta el tono muscular; los ojos permanecen abiertos hasta que se alcanza una anestesia profunda. Produce taquicardia e hipertensión.

Entre los efectos adversos de la ketamina destacan: fenómenos de excitación y alucinaciones cuando el paciente sale de la anestesia, vómitos, sialorrea, lagrimeo, temblores, convulsiones, exantemas cutáneos, taquicardia, hipertensión, aumento de la presión intraocular, apnea, laringospasmo, cefalea, diplopía, nistagmo y, rara vez, hipertermia maligna. Conviene tener cuidado o evitar su administración en hipertiroideos, hipertensos, psicóticos, glaucomatosos y en pacientes con eclampsia.

La ketamina tiene las mismas indicaciones que los demás anestésicos intravenosos. Se presenta en forma de soluciones inyectables que contienen 10, 50 o 100 mg/ml. La inducción por vía intravenosa suele requerir una dosis de 2 mg/kg, mientras que en la inducción por vía intramuscular suelen utilizarse 10 mg/kg; el mantenimiento se consigue con la mitad de la dosis de inducción. La esketamina se usa como antidepresivo de urgencia en crisis psiquiátricas (v. cap 18).

Gamma-hidroxibutirato sódico o gamma-OH

▶▶ Es un polvo blanco, higroscópico, soluble en agua; sus soluciones acuosas al 24 % tienen un pH de 9,5. Se administra por vía intravenosa, produce inconsciencia, pero escasa analgesia; es poco tóxico y apenas deprime las funciones respiratoria, circulatoria, hepática y renal; puede producir movimientos musculares anormales, náuseas, vómitos, bradicardia vagal y delirio. Se ha empleado en dosis de 60 mg/kg de peso, fundamentalmente como sedante e hipnótico. Está contraindicado en los pacientes con eclampsia, hipertensión arterial, bradicardia, epilepsia y *delirium tremens* alcohólico. ◀◀

Etomidato

Es el sulfato de R-(+)etil-1-(alfa-metilbencil)-imidazol-5-carboxilato; se administra en vehículo acuoso conteniendo propilenglicol. Por vía intravenosa difunde rápidamente por todo el organismo; se une a las proteínas plasmáticas (76 %), se metaboliza en el organismo por hidrólisis y *N*-desalquilación.

El etomidato es un agente GABA-mimético que, en bajas concentraciones, incrementa el consumo de oxígeno cerebral. Induce la anestesia muy rápidamente, y su duración es de 6-8 minutos; carece de actividad analgésica, presenta mínimos efectos sobre la frecuencia cardíaca, la respiración, la presión arterial y el gasto cardíaco, por lo que se utiliza como agente de elección en la inducción de pacientes hemodinámicamente comprometidos. Produce una inhibición reversible y dosis-dependiente de la síntesis de cortisol en la corteza suprarrenal. Entre sus efectos adversos destacan: tos, excitación, laringoespasmo, náuseas y vómitos, enrojecimiento cutáneo y movimientos musculares mioclónicos. La dosis habitual es de 0,3-0,6 mg/kg de peso por vía intravenosa.

Benzodiazepinas

La farmacología sistémica de las benzodiazepinas se trata extensamente en el capítulo 16 de esta obra. Por vía intravenosa se han empleado los siguientes derivados benzodiazepínicos: diazepam (0,16-0,32 mg/kg), lorazepam, flurazepam, flunitrazepam (2 mg/70 kg). Actualmente se prefieren las benzodiazepinas hidrosolubles de semivida corta (1,2-2,3 horas), como el **midazolam**, que pueden sustituir a los barbitúricos en pacientes graves que no toleran la depresión cardiorrespiratoria. Es la más utilizada en la inducción anestésica. Tiene efectos hipnótico, amnésico, anticonvulsivante y relajante muscular. No tiene propiedades analgésicas. Sobre el aparato respiratorio produce disminución de la frecuencia respiratoria y del volumen corriente. La depresión respiratoria aumenta con el uso concomitante de opioides. Las benzodiazepinas liposolubles pueden provocar tromboflebitis debido al excipiente; este inconveniente se evita con el midazolam. Para la reversión de sus efectos se utiliza el antagonista flumazenilo (v. cap. 16).

Remimazolam

Besilato (y tosilato) de Remimazolam es una nueva molécula de acción ultracorta. Sus efectos se producen al unirse al sitio de unión de las benzodiacepinas en el receptor GABA. Se caracteriza por un aclaramiento alto, un volumen de distribución pequeño, una semivida de eliminación corta y unos inicios y recuperación rápidos. Al metabolizarse rápidamente por las esterasas tisulares CES1 da lugar a un metabolito inactivo convirtiéndolo en un fármaco de acción ultracorta. Tiene una baja probabilidad de depresión respiratoria y una ausencia de dolor en su administración por via i.v.

Ha sido aprobado recientemente para la sedación en adultos.

Tiene una serie de inconvenientes. Precipita al mezclarse con soluciones de acetato de Ringer o lactato de Ringer, por lo tanto se debe realizar la administración conjunta con otros liquidos i.v.

Hemineurina o clometiazol

▶▶ La hemineurina o clometiazol está constituida por la fracción tiazólica de la vitamina B_1; se presenta en forma de polvo blanco, moderadamente soluble en agua, de olor característico a geranio. Se administra por todas las vías, se biotransforma muy rápidamente por oxidación y se elimina por el riñón. Su distribución es bicompartimental, con unas semividas de 0,54 y 4,05 horas; es un fármaco que sufre un intenso fenómeno de primer paso. La hemineurina es un fármaco hipnótico (ver cap. 16), antiemético, anticonvulsivante y anestésico general; desacopla la fosforilación oxidativa mitocondrial. Entre sus efectos tóxicos destacan: intolerancia digestiva, vértigos, cefalea, depresión respiratoria, hipotensión, aumento de secreción bronquial; por vía intravenosa puede producir tromboflebitis y hemólisis. La hemineurina se emplea como antiemético, anticonvulsivante en el *status epilecticus* y la eclampsia, en el síndrome de abstinencia aguda al etanol y como inductor en la anestesia general; no es analgésico, pero potencia los efectos de los analgésicos y depresores del SNC. ◀◀

Dexmetomidina

Es un agonista alfa 2 adrenérgico altamente selectivo. Estos se encuentran en el SNC, periférico y autónomo, así como en órganos vitales y vasos sanguíneos. Es un agente imidazólico compuesto por levometomidina (inactivo) y dexmetomidina (activo). Tiene una elevada unión a las proteínas, una distribución rápida y una vida media de eliminación de dos horas. Se metaboliza a nivel hepático y se elimina por vía renal, de ahí que en pacientes con insuficiencia hepática y renal el aclaramiento disminuye. Tiene un efecto hipnótico-sedante, disminuyendo las necesidades de otros fármacos como los opioides e hipnóticos. El efecto analgésico lo obtiene al actuar sobre los receptores a nivel central y médula espinal; nulo efecto sobre la respiración. A nivel cardiovascular los efectos son dosis dependientes: a dosis bajas de perfusión, disminuye la frecuencia cardiaca y la tensión arterial, en cambio si son altas se produce un vasoconstricción periférica con aumento de las resistencias periféricas y el consiguiente incremento de la tensión arterial y disminución de la frecuencia cardiaca.

Indicada para sedación en reanimación o cuidados intensivos, para procedimientos diagnósticos o terapéuticos, en el síndrome de abstinencia asociado a tóxicos y en el delirio del paciente crítico.

SISTEMAS DE INFUSIÓN CONTROLADOS POR ORDENADOR

Estos sistemas TCI (*target controlled infusion*) son jeringas automatizadas para administración de anestésicos i.v. Van perfeccionándose y existen modelos específicos para pacientes con obesidad mórbida, para ancianos y niños.

Estos sistemas, al establecer el anestesiólogo la concentración plasmática deseada, basándose en parámetros biométricos (edad, peso, talla y sexo) del paciente, calcularían el bolo y la tasa de infusión para lograr la concentración del objetivo.

Los nuevos modelos: *Marsh* funciona para pacientes con obesidad mórbida con datos como masa corporal, peso y talla, se elude la edad. *Schnider*, más útil porque sólo se toma la edad para el paciente anciano. El *paedfusor* se utiliza para niños. El rendimiento de estos modelos (precisión, variabilidad y sesgo) se compara con unos criterios específicos de Varvel en varios pasos, comparando las mediciones de concentración del fármaco con las concentraciones predichas por el modelo.

BIBLIOGRAFÍA

Antognini JF, Carstens E. In vivo characterizacion of clinical anaesthesia and its components. Br J Anaesth 2002; 89: 156-66.

Dexker F, Bayman EO, Epstein RH. Statistical modeling of average and variability of time to extubation for meta-analysis comparing desflurane to sevoflurane. Anesth Analg 2010; 110: 570-80.

Diao S, Ni J, Shi X y cols. Mechanisms of action of general anaesthetics. Front Biosci 2014; 19: 747-57.

Eger EI. Inhaled anesthetics: uptake and distribution. En: Miller RD, ed. Miller's Anesthesia, 7ª ed. Philadelphia: Elsevier Churchill Livingstone, 2010; pp. 539-59.

Eikaas H, Raeder J. Total intravenous anaesthesia techniques for ambulatory surgery. Curr Opin Anaesthesiol 2009; 22: 725-29.

Eleved DJ, Colin P, Absalom AR, Struys MMRF. Pharmacokinetic-pharmacodynamic model for propofol for broad application in anaesthesia and sedation. Br J Anaesth 2018; 120: 942-59.

Fatheree RS, Leighton BL. Acute respiratory distress syndrome alter an exothermic Baralyme®-sevoflurane reaction. Anesthesiology 2004; 101: 531-3.

Forman SA, Miller KW. Anesthetic sites and allosteric mechanisms of action on cys-loop ligand-gated ion channels. Can J Anaesth 2011; 58: 191-205.

Franks NP. General anaesthesia: from molecular targets to neuronal pathways of sleep and arousal. Nat Rev Neurosci 2008; 9: 370-86.

Gasco García MC, López Timoneda F. Sedación y anestesia general en cirugía bucal y maxilofacial. En: Donado M, ed. Cirugía bucal. Patología y técnica, 4ª ed. Madrid: Elservier-Masson 2014; pp. 89-100.

Ishizawa Y. General anesthetic gases and the global environment. Anesth Analg 2011; 112: 213-7.

Kampman JM, Sperna Weilan NH. Anaesthesia and environment: impact of a green anaesthesia on economics. Curr Opin Anesthesiol 2023; 36: 188-95.

King A, Benedetto W, Plichta A. General anesthesia: Intravenous agents. UptoDate: Nancy A Nussmeier, M.D. FAHA; 2020.

Koepke EJ, Manning EL, Miller TE, Ganesh A, Williams DGA, Manning MW. The rising tide of opioid use and abuse: the role of anesthesiologist. Perioper Med (Lond) 2018; 7: 16. doc: 10.1186/s 13741-018-0097-4.

Preckel B, Bolten J. Pharmacology of modern volatile anaesthetics. Best Pract Res Clin Anaesthesiol 2005; 19: 331-48.

Sanders RD, Franks NP, Maze M. Xenon: no stranger to anaesthesia. Br J Anaesth 2003; 91: 709-17.

Sonner JM, Cantor RS. Molecular mechanisms of drug action: an emerging view. Annu Rev Biophys 2013; 42: 143-67.

Torri G. Inhalation anesthetics: a review. Minerva Anestesiol 2010; 76: 215-28.

Rui W, Long G, Li G, Yang Y, Hengjin L, Zhenhu W. Effects of ethyl chloride spray on early recovery after total knee arthroplasty: a prospective study. J Orthop Sci 2017; 22: 89-93.

Vellinga R, Valk BI, Absalom AR, Struys MMRF, Barends CRM. What's New Hypnotics, New Models and New Applications. J Clin Med 2022; 11: 3493.

Fármacos anticonvulsivantes y antiepilépticos

14

A. Gil-Nagel Rein, M. Romeral Jiménez, R. Monteiro Ventura e I. García Morales

CONTENIDOS

- Introducción
- Mecanismos básicos de la epileptogénesis
- Fármacos antiepilépticos
  - Mecanismos de acción

- Características de los fármacos antiepilépticos agrupados según su mecanismo de acción
- Recomendaciones generales de tratamiento

INTRODUCCIÓN

Las crisis epilépticas son la expresión clínica de una alteración funcional cerebral autolimitada debida a una actividad anómala y excesiva de neuronas corticales, que producen descargas eléctricas sincrónicas. La definición más reciente considera la epilepsia no sólo como una alteración cerebral caracterizada por una predisposición mantenida a generar crisis epilépticas, sino que amplía el concepto y también incluye las alteraciones neurobiológicas, cognitivas y psicológicas secundarias a la condición.

Las etiologías son diversas, pero comparten mecanismos de excitabilidad y falta de inhibición neuronal, que dan lugar a los fenómenos de sincronización y reclutamiento neuronal propios de las crisis epilépticas. La semiología de las crisis tiene relación con la función de las neuronas afectadas, tanto en el inicio como en la propagación de esta descarga eléctrica anormal.

La prevalencia de epilepsia activa es de 8/1.000 habitantes (aproximadamente 250.000 casos en España). La incidencia anual de epilepsia es de 31-57/100.000 (entre 12.400 y 22.000 casos nuevos cada año en España), siendo superior en niños, adolescentes y ancianos. Hasta la edad de 80 años, la incidencia acumulada de epilepsia es del 3 %. Estos enfermos tienen una mortalidad entre 10 y 40 veces mayor que la población general y con frecuencia padecen dificultades cognitivas e inadaptación social.

Para la sistematización clínica de la enfermedad, la *International League Against Epilepsy* (ILAE) ha desarrollado dos clasificaciones: la clasificación de las crisis epilépticas (tabla 14-1) y la clasificación de las epilepsias y los síndromes epilépticos (tabla 14-2).

MECANISMOS BÁSICOS DE LA EPILEPTOGÉNESIS

La comunicación entre neuronas se lleva a cabo mediante *potenciales de acción*, que se propagan a lo largo del axón de forma centrífuga, permitiendo el transporte intraneuronal de la señal, y las *sinapsis*, que permiten la transmisión interneuronal mediante impulsos químicos que se convierten en señales eléctricas. La membrana neuronal es semipermeable a diferentes iones. Esto permite cambios rápidos en la diferencia de potencial entre el interior y el exterior de la célula. En la *fase de reposo,* los iones Na^+, que están en concentraciones altas en

Tabla 14-1. Clasificación internacional de las crisis epilépticas

Crisis parciales
Crisis parciales simples (sin alteración de la conciencia)
  Síntomas motores
  Síntomas sensitivos
  Síntomas autónomos
  Síntomas psíquicos
Crisis con alteración de la conciencia (crisis parciales complejas)
Crisis focales con evolución tónico-clónica bilateral

Crisis generalizadas
Ausencia típica
Ausencia atípica
Atónica
Mioclónica
Clónica
Tónica

Crisis no clasificables

Crisis de inicio desconocido

Tomado de International League Against Epilepsy, versión extendida 2017.

Tabla 14-2. Clasificación de las epilepsias y los síndromes epilépticos

Epilepsias y síndromes relacionados con la localización (focales o parciales)
Idiopáticas
Epilepsia benigna de la infancia con puntas centrotemporales
Epilepsia de la infancia con paroxismos occipitales
Epilepsia primaria de la lectura
Sintomáticas
Epilepsia parcial continua progresiva de la infancia (síndrome de Kojewnikov)
Epilepsias reflejas
Epilepsias del lóbulo temporal
Epilepsias del lóbulo frontal
Epilepsias del lóbulo parietal
Epilepsias del lóbulo occipital

Epilepsias y síndromes generalizados
Idiopáticas
Convulsiones neonatales familiares benignas
Convulsiones neonatales benignas
Epilepsia mioclónica benigna de la infancia
Epilepsia de ausencias infantil y juvenil
Epilepsia mioclónica juvenil
Epilepsia con crisis de gran mal al despertar
Otras epilepsias generalizadas idiopáticas no especificadas
Epilepsias reflejas
Criptogénicas o sintomáticas
Síndrome de West o espasmos infantiles
Síndrome de Lennox-Gastaut
Epilepsia mioclónico-astática
Epilepsia con ausencias mioclónicas
Sintomáticas
Sin etiología específica
  Encefalopatía mioclónica precoz
  Encefalopatía epiléptica infantil precoz con brotes de supresión
  Otras
Síndromes específicos: epilepsias como manifestación principal de enfermedades (p. ej., esclerosis tuberosa)

Epilepsias y síndromes sin determinar si son focales o generalizados
Con crisis generalizadas y focales
Crisis neonatales
Epilepsia mioclónica grave de la infancia
Afasia epiléptica adquirida (síndrome de Landau-Kleffner)
Epilepsia con punta-onda continua durante el sueño lento
Otras
Sin poder definir aspectos generalizados o focales de forma inequívoca (p. ej., casos con crisis GTC en los que la clínica y el EEG
  no permiten diferenciar crisis focales y secundariamente generalizadas)

Síndromes especiales (convulsiones relacionadas con alteraciones especiales)
Convulsiones febriles
Crisis aisladas o *status epilepticus* aislado
Crisis relacionadas con tóxicos y trastornos metabólicos agudos

Tomado de International League Against Epilepsy, 1981.
EEG: electroencefalograma; GTC: generalizadas tónico-clínicas.

el espacio extracelular, fluyen lentamente al interior de la célula y los iones K⁺ fluyen al exterior. Una bomba activa de Na^+/K^+, que utiliza ATP para obtener la energía, reemplaza los iones desplazados manteniendo la negatividad del interior respecto del exterior celular *(potencial de reposo)*. El flujo hacia el interior de los iones Na^+ y Ca^{2+} incrementa la tendencia de la membrana hacia la *despolarización*, mientras que la entrada de Cl^- y la salida de K^+ favorece la *hiperpolarización*. Cuando los canales de Na^+ se abren, permitiendo que los iones Na^+ entren en el espacio intracelular, la membrana celular se despolariza hasta su umbral, dando lugar a un *potencial de acción*. La salida de K^+ de la célula lleva a la *repolarización*.

Cuando el terminal presináptico del axón es estimulado por un potencial de acción, se produce la entrada de Ca^{2+} en la célula, que desencadena la liberación de neurotransmisores. Éstos se acoplan a los receptores de membrana postsi-nápticos originando potenciales postsinápticos excitadores (EPSP) e inhibidores (IPSP). La suma de los EPSP y los IPSP sincronizados da lugar a la actividad eléctrica que se registra en el electroencefalograma (EEG). El glutamato y, en menor medida, el aspartato son los principales neurotransmisores excitadores del sistema nervioso central (SNC), mientras que el ácido γ-aminobutírico (GABA) es el principal neurotransmisor inhibidor.

La epilepsia afecta a estructuras de la corteza y sus conexiones con el diencéfalo y el tronco cerebral. El neocórtex contiene principalmente seis grupos de neuronas: piramidales, estrelladas (o granulares), horizontales, fusiformes, en cesta y células de Martinotti. Las piramidales están alineadas verticalmente y constituyen las principales neuronas emisoras de impulsos, cuentan con arborizaciones dendríticas muy extensas y terminales sinápticos excitadores que facilitan la propagación de la actividad eléctrica. Las células estrelladas transmiten impulsos inhibidores y excitadores. Los axones de las neuronas horizontales y granulares, y las colaterales de las neuronas piramidales y fusiformes se distribuyen de forma transversal. Los axones de las células piramidales, fusiformes, estrelladas y de Martinotti forman redes radiales con proyecciones y fibras de asociación verticales. Las fibras de proyección transmiten impulsos aferentes y eferentes a la corteza. Las fibras eferentes se originan en la corteza y descienden a lo largo de la corona radiada y la cápsula interna. Las fibras aferentes se originan principalmente en el tálamo y se dirigen hacia la corteza cerebral a través de la cápsula interna. Las diferentes regiones corticales se conectan entre sí mediante *fibras de asociación*, que se agrupan en varios haces. Las *comisuras cerebrales* (cuerpo calloso, fórnix y comisura blanca anterior) conectan las regiones homólogas de cada hemisferio entre sí.

La excitabilidad neuronal anómala que origina las crisis se denomina *epileptogenicidad*. Se debe a una disminución de las propiedades inhibidoras de las neuronas o a un aumento de las excitadoras. Las alteraciones electrolíticas, los fármacos y los tóxicos pueden dar lugar a crisis epilépticas por alterar el equilibrio entre la excitabilidad y la inhibición neuronal. El aumento del K+ extracelular facilita las descargas neuronales repetitivas. La hipocalcemia aumenta la excitabilidad de la membrana neuronal, favoreciendo la sincronización y la propagación del impulso neuronal anormal. La hipomagnesemia, la hiperglucemia, la hipoxia y la isquemia también pueden dar lugar a crisis epilépticas. Algunos fármacos, como los antidepresivos tricíclicos, y tóxicos también facilitan la aparición de crisis.

Las crisis pueden tener relación con alteraciones estructurales de los receptores de los neurotransmisores y de los canales iónicos, cambios en el medio iónico y circuitos neuronales anómalos. En animales de experimentación se inducen crisis focales mediante la aplicación en la corteza de metales, como aluminio, cobalto y hierro. El análisis histológico de estas lesiones revela gliosis, pérdida neuronal y disminución de las arborizaciones y espinas en las dendritas vecinas. El modelo experimental de lesiones por sales de hierro en la corteza se utiliza para estudiar la epilepsia postraumática, relacionada con depósitos de hemosiderina. El hierro depositado en la corteza causa crisis epilépticas, mediante un proceso de unión al ATP que inhibe la actividad ATPasa en la bomba Na+/K+, produciendo un incremento de la excitabilidad neuronal.

El modelo de *kindling* se obtiene mediante la colocación de un electrodo en el hipocampo de un animal de experimentación y la aplicación de un estímulo eléctrico de forma repetitiva. También es un modelo de epilepsia focal. Las neuronas que reciben descargas eléctricas anormales pueden alterarse con el paso del tiempo y generar crisis epilépticas, inicialmente cada vez que reciben un impulso eléctrico y más adelante de forma espontánea. Todos los animales son susceptibles de desarrollar *kindling*, pero la susceptibilidad de los seres humanos a este proceso no se conoce con exactitud. Las estructuras cerebrales más propensas a desarrollar *kindling* son la corteza motora, el hipocampo, la amígdala y el sistema límbico. Factores genéticos modulan la susceptibilidad individual a padecer crisis recurrentes. Numerosos genes influyen en la excitabilidad neuronal, y en la mayoría

de las situaciones, la epilepsia se debe a la acción combinada de varios de ellos. Sin embargo, se han identificado numerosas epilepsias causadas por mutaciones en un solo gen. Muchas se relacionan con mutaciones en genes codificadores de subunidades de canales iónicos o con receptores de membrana, y otras con genes implicados en procesos de migración y diferenciación neuronal durante el desarrollo embrionario. Esto está conllevando en los últimos años a la *medicina de precisión* para proporcionar el tratamiento correcto basado en características individuales incluyendo biomarcadores genéticos específicos. Esto supone un avance en el tratamiento de epilepsias causadas por diferentes canalopatías/sinaptopatías.

FÁRMACOS ANTIEPILÉPTICOS

La estructura química de los fármacos se muestra en la **figura 14-1**. Las dosis, indicaciones, características farmacocinéticas y efectos secundarios se reflejan en las **tablas 14-3** a **14-7**.

Mecanismos de acción

Los fármacos antiepilépticos están diseñados para modificar la excitabilidad neuronal responsable de las crisis. Actúan sobre los canales iónicos con el fin de favorecer la inhibición sobre la excitación y así evitar o prevenir las crisis; sin embargo, hasta el momento no se dispone de fármacos antiepilépticos que modifiquen la epileptogénesis y, por lo tanto, la evolución de la enfermedad. Los principales mecanismos de acción de los fármacos se muestran de forma esquemática en la **figura 14-2**.

1. Los fármacos que actúan sobre los canales del sodio estabilizan la membrana neuronal, evitan la potenciación postetánica, limitan el desarrollo de la actividad epiléptica máxima y reducen la progresión de las crisis. Fundamentalmente son: **fenitoína**, **felbamato**, **carbamazepina**, **oxcarbazepina**, **acetato de eslicarbazepina**, **lamotrigina**, **zonisamida**, **rufinamida** y **lacosamida**. También el **valproato** y el **topiramato** tienen un efecto más débil sobre los canales de sodio. La lacosamida y la esclicarbazepina actúan sobre el canal de sodio de forma diferente a los restantes fármacos antiepilépticos de este grupo.

2. Los fármacos que actúan sobre el sistema GABA lo hacen a diferentes niveles:

a) Directamente sobre el receptor GABA$_A$, que tiene múltiples sitios de unión para benzodiazepinas (BZD) y barbitúricos, así como para otras sustancias (neuroesteroides, bicuculina). Las BZD usadas con más frecuencia en la epilepsia son **lorazepam**, **diazepam**, **clobazam**, **clonazepam** y los barbitúricos **fenobarbital** y **primidona**. El topiramato actúa sobre este receptor independientemente de las BZD y potencia la acción del GABA.

b) Inhibiendo la recaptación del GABA: **tiagabina**.

c) Inhibiendo la GABA-transaminasa: **vigabatrina**.

d) Actuando sobre la enzima glutamato-descarboxilasa (GAD), que transforma el glutamato en GABA: **gabapentina** y **valproato** actúan sobre esta enzima aumentando la concentración de GABA.

3. Los fármacos que actúan sobre los canales de calcio tipo T son especialmente eficaces en el tratamiento de las

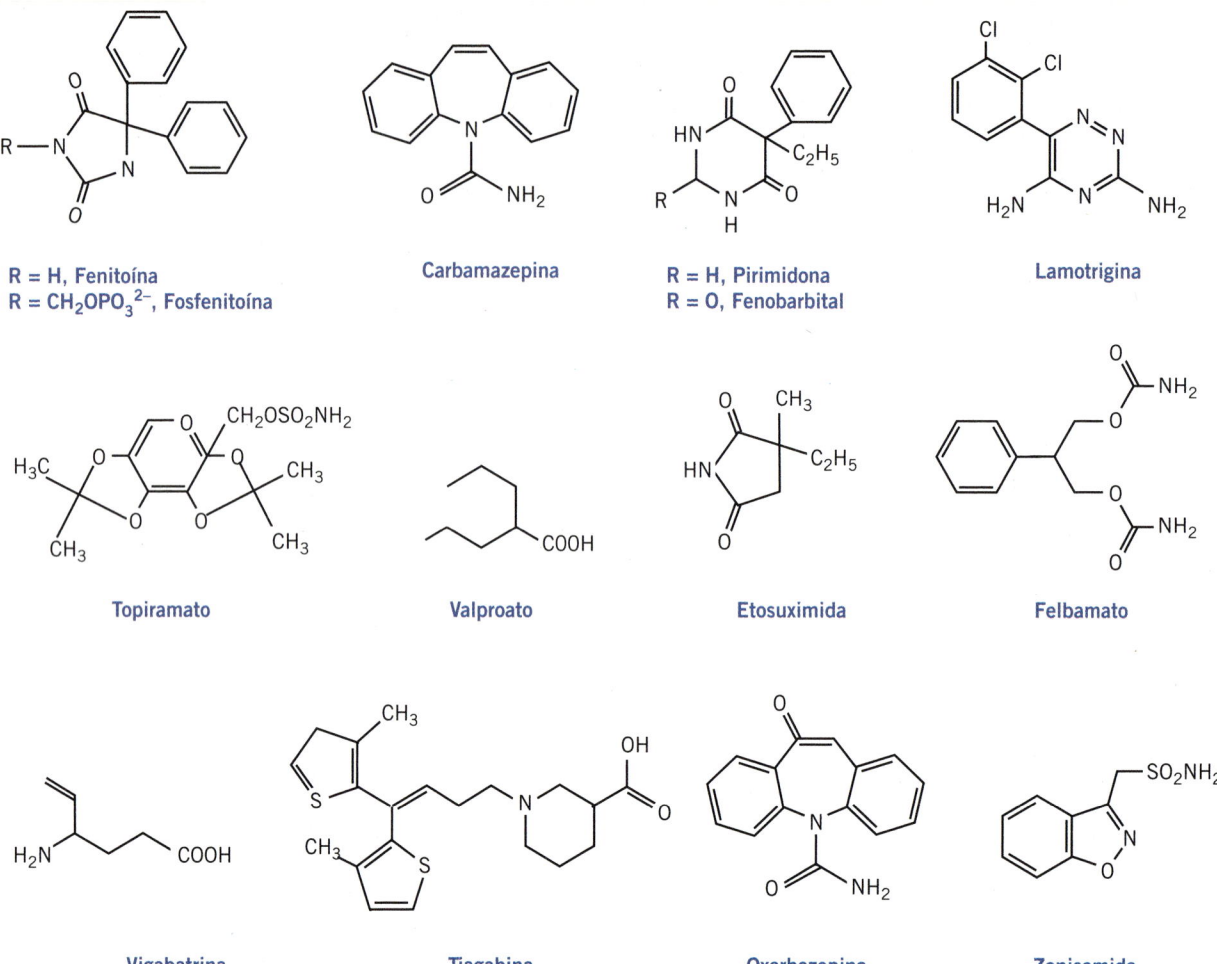

R = H, Fenitoína
R = CH$_2$OPO$_3$$^{2-}$, Fosfenitoína

Carbamazepina

R = H, Pirimidona
R = O, Fenobarbital

Lamotrigina

Topiramato

Valproato

Etosuximida

Felbamato

Vigabatrina

Tiagabina

Oxarbazepina

Zonisamida

Figura 14-1. Estructura química de los fármacos antiepilépticos *(continúa)*.

epilepsias generalizadas, ya que se sabe que estos canales tienen un papel importante en las descargas de puntas-onda a 3 Hz. La **etosuximida** es el fármaco que tiene este mecanismo de acción. La **gabapentina**, la **pregabalina**, el **topiramato** y la **lamotrigina** actúan también sobre canales de calcio. La **zonisamida** modula la conductancia de los canales de calcio tipo L voltaje-dependientes.

4. Los fármacos que actúan sobre el sistema glutamatérgico se unen a los diferentes receptores del sistema (ácido α-amino-3-hidroxi-5-metil-4-isoxazolpropiónico [AMPA], kainato, *N*-metil-D-aspartato [NMDA] y glicina) induciendo su inhibición. Este mecanismo de acción lo ejerce principalmente el **perampanel** y, en menor medida, el **felbamato** y el **topiramato**.

5. Otros mecanismos de acción:

a) El **levetiracetam** se acopla a la proteína de membrana SV2A de las vesículas presinápticas, modulando la liberación de su contenido en la hendidura sináptica.

b) La **gabapentina** y la **pregabalina**, a pesar de ser análogos del GABA, carecen de un mecanismo de acción relacionado con este neurotransmisor. Se unen al sitio α$_2$δ del canal de Ca tipo L, reduciendo la despolarización indu-

---

✪ MECANISMOS DE ACCIÓN DE LOS PRINCIPALES FÁRMACOS ANTIEPILÉPTICOS

- Bloqueo de canales de Na$^+$ dependientes de voltaje: **carbamazepina, fenitoína, felbamato, valproato, lamotrigina, oxarbazepina, elicarbazepina, topiramato, zonisamida, rufinamida, lacosamida.**

- Potenciación GABA-érgica: **benzodiazepinas, felbamato, fenobarbital, gabapentina, tiagabina, topiramato, valproato, vigabatrina.**

- Bloqueo de canales de Ca^{2+} tipo T en neuronas talámicas: **etosuximida, zonisamida.**

- Modulación o bloqueo de canales de Ca^{2+} sensibles al voltaje: **gabapentina, lamotrigina, topiramato.**

- Atenuación y antagonismo de neurotransmisores excitadores: **felbamato, topiramato, perampanel.**

- Inhibición de la anhidrasa carbónica: **topiramato, zonisamida.**

- Además, la gabapentina inhibe la liberación de monoaminas excitadoras, el valproato inhibe la liberación de γ-hidroxibutirato, la pregabalina reduce la despolarización inducida por los iones calcio y disminuye la liberación de neurotransmisores en el terminal presináptico (glutamato, noradrenalina, calcitonina) y el levetiracetam se une a un sitio específico de la membrana.

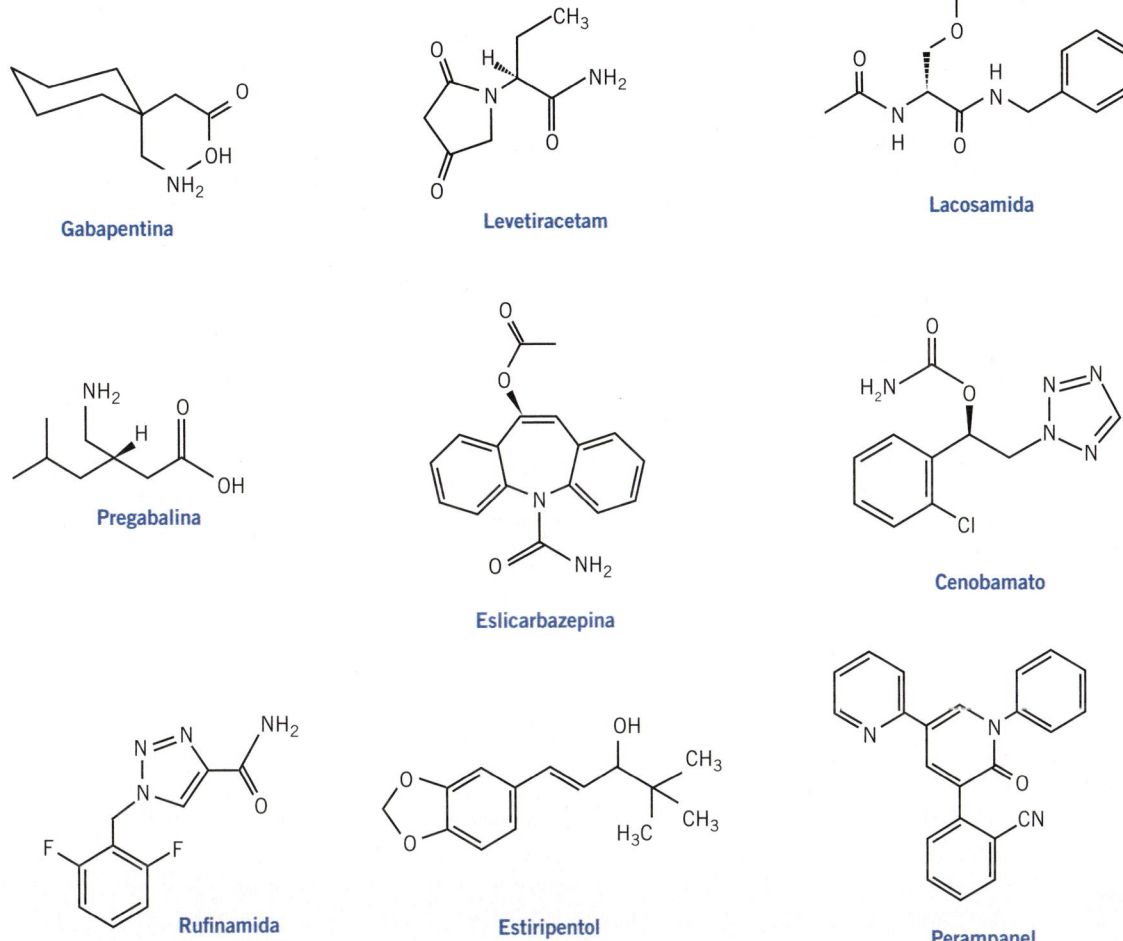

Figura 14-1. Estructura química de los fármacos antiepilépticos *(cont.)*.

cida por la corriente de iones calcio en el terminal nervioso y disminuyendo la liberación de neurotransmisores en el terminal presináptico (glutamato, noradrenalina y calcitonina).

Características de los fármacos antiepilépticos agrupados según su mecanismo de acción

Bloqueantes de los canales de sodio

Fenitoína

Se utiliza desde 1938. Su uso está disminuyendo, debido a su farmacocinética no lineal, sus interacciones frecuentes y efectos secundarios a largo plazo, junto con la aparición de nuevos fármacos.

Estructura química. Es similar a la de los barbitúricos (ácido 5-fenil-5-etilbarbitúrico).

Mecanismo de acción. La fenitoína bloquea los iones sodio durante la propagación del potencial de acción, evitando la potenciación postetánica y la propagación de las crisis; además, limita el desarrollo de la actividad epiléptica máxima.

Tiene también un efecto inhibitorio sobre el calcio en el terminal nervioso y, por lo tanto, sobre la liberación de neurotransmisores en la sinapsis.

Farmacocinética. En el estómago la absorción es pobre, debido a que la fenitoína es muy insoluble a pH ácido; en el intestino, la absorción es lenta y se reduce en presencia de comida, en el embarazo y en la enfermedad intestinal. Presenta una biodisponibilidad del 95 %; alcanza niveles máximos en 4-12 horas. No se puede administrar por vía intramuscular, pues precipita y puede causar necrosis tisular. Por vía intravenosa debe administrarse muy lentamente, de forma directa o diluido en suero salino (en suero glucosado no es soluble). La proporción de fármaco no unido a proteínas es superior en neonatos, pacientes con hipoalbuminemia y cuando se asocia con otros medicamentos que también se unen a proteínas (p. ej., valproato). Presenta un volumen de distribución de 0,6-0,8 l/kg. Se elimina de forma casi completa por vía hepática, mediante el sistema enzimático P-450 (isoenzimas CYP2C9, CYP2C10 y CYP2C19). La cinética de eliminación no es lineal; a partir de ciertas dosis, el incremento de la concentración plasmática con cada aumento de dosis es muy acusado. La semivida es de

Tabla 14-3. Dosificación de antiepilépticos por vía oral

FÁRMACO	INICIO	PAUTA DE DOSIFICACIÓN	DOSIS DE MANTENIMIENTO
Brivaracetam			
Adultos/Niño >50 kg	50 mg/día	25-50 mg/día	50-200 mg/día
Niños 20-50 kg	1 mg/kg/día	1-2 mg/kg/día	2 mg/kg/día
Niños 10-20 kg	1 mg/kg/día	1-2,5 mg/kg/día	2,5 mg/kg/día
Cannabidiol			
Adultos/Niños	5 mg/kg/día (2 veces/día)	1ª semana10 mg/kg/día 5 mg/kg/d cada 7 días	10-20 mg/kg/día
Carbamazepina			
Adultos	200 mg (3 veces/día)	100 mg cada 5 días	800-1.800 mg/día
Niños	4-5 mg/kg (3 veces/día)	5 mg/kg/día (↑)	10-30 mg/kg/día
Ancianos			600 mg/día
Cenobamato			
Adultos	12,5 mg 1 vez/día	12,5→25→50→100→150→200 mg/día cada 2 semanas	200-400 mg/1 vez al día
Niños	*No aprobado*		
Clobazam			
Adultos	10-15 mg (3 veces/día)	10 mg/día (↑)	30-60 mg/día
Niños	0,25 mg/kg (3 veces/día)	0,25 mg/kg/día (↑)	0,5-1 mg/kg/día
Clonazepam			
Adultos	1 mg (2 veces/día)	0,5 mg/día (↑)	1,5-6 mg/día
Niños	0,05-0,1 mg/kg (3 veces/día)		0,05-0,2 mg/kg/día
Eslicarbazepina			
Adultos	400 mg/día (1 sola toma nocturna)	400 mg/día (↑)	Hasta 1.200 mg/día
Niños	*No aprobada*		
Estiripentol			
Adultos/Niños	20mg/kg/d (2-3 veces/día)	1ª semana 30mg/kg/días 5-20mg/kg/día cada 7 días	50mg/kg/día (2-3 veces/día)
Etosuximida			
Adultos	500 mg (2 veces/día)	250 mg/día (↑)	750-2.000 mg/día
Niños	10 mg/kg (2 veces/día)	10 mg/kg/día (↑)	20-40 mg/kg/día
Ancianos		125 mg/día (↑)	
Felbamato			
Adultos	400-600 mg/día (2 veces/día)	400-600 mg/día (↑)	1.600-3.600 mg/día
Niños	7,5-15 mg/kg (2 veces/día)	7,5-15 mg/kg/día (↑)	45 mg/kg/día (máximo 3.600 mg/día)
Fenitoína[a]			
Adultos	Dosis de carga v.o.: 20 mg/kg (3 veces/día) 300 mg (2 veces/día)	No requiere	300-600 mg/día
Niños	Dosis de carga v.o.: 15 mg/kg (3 veces/día) 6-10 mg/kg/día (2 veces/día)		6-10 mg (2 veces/día)
Ancianos			200 mg/día
Lactantes			20 mg/kg/día
Fenobarbital			
Adultos	100 mg (1 vez/día)	50 mg/día (↑ cada 3 sem)	150-300 mg/día
Niños	3 mg/kg (1 vez/día)	1 mg/kg/día (↑)	3-5 mg/kg/día
Ancianos			100 mg/día
Flenfluramina			
Adultos	0,1 mg/kg 2 veces/día	0,1 mg/kg cada 7 días (pacientes que necesitan un ajuste más rápido se puede incrementar la dosis cada 4 días)	0,1-0,35 mg/kg 2 veces/día; hasta 26 mg o 17 mg si tratamiento con estiripentol
Niños			

Continúa

Tabla 14-3. Dosificación de antiepilépticos por vía oral *(cont.)*

FÁRMACO	INICIO	PAUTA DE DOSIFICACIÓN	DOSIS DE MANTENIMIENTO
Gabapentina			
Adultos	Días 1 y 2: 400 mg Día 3: 400 mg (3 veces/día)	400 mg/día (↑)	1.800-3.600 mg/día
Niños	Día 1: 4 mg/kg (3 veces/día)	4 mg/kg/día (↑)	10-50 mg/kg/día
Lacosamida			
Adultos	50 mg/día[b]	50 mg/día (↑)	Hasta 400 mg/día[b]
Niños	*No aprobada*		
Lamotrigina			

Adultos	50 mg (12,5 mg con valproato)
	    (3 veces/día)
		50-100 mg/día (↑) (25 mg/día
		    ↑ con valproato)
			200-500 mg/día (con valproato,
			    100-200 mg/día)

Niños	2 mg/kg (0,2 mg/kg con valproato)
	    (3 veces/día)
		5 mg/kg/día (↑) (0,5 mg/kg/día
		    ↑ con valproato)
			5-15 mg/kg/día (con valproato,
			    1-5 mg/kg/día)

Levetiracetam			
Adultos	1.000 mg (2 veces/día)	500 mg/día	2.000-3.000 mg/día
Niños	250 mg (2 veces/día)	250 mg/día	250-2.000 mg/día
Oxcarbazepina			
Adultos	600 mg (2 veces/día)	600 mg/día (↑)	900-2.400 mg/día
Niños	150 mg (2 veces/día)		150-900 mg/día
Perampanel			
Adultos	4 mg/día (1 vez/día)	4 mg (↑) hasta 12 mg/día	12 mg/día
Pregabalina			
Adultos	150 mg (2 veces/día)	75-150 mg/día (↑)	300-600 mg/día
Niños	25 mg (2 veces/día)	25 mg/día (↑)	5-10 mg/kg/día
Primidona			
Adultos	125 mg (3 veces/día)	125 mg/día (↑)	750-1.500 mg/día
Niños	5 mg/kg (3 veces/día)	5 mg/kg/día (↑)	15-20 mg/kg/día
Rufinamida			
Adultos > 30 kg	400 mg/día (10 ml)	400 mg/día (↑ cada 2 días como mínimo)	1.000-3.000 mg/día según peso

Niños < 30 kg	200 mg/día (5 ml)	200 mg/día (↑ cada 2 días
		    como mínimo)
			1.000 mg/día (con valproato,
			    600 mg/día)

Tiagabina			
> 12 años	5 mg (3 veces/día)	5 mg/día (↑)	15-30 mg/día
Adultos			30-70 mg/día
Topiramato			
Adultos	25 mg (2 veces/día)	25-50 mg/día (↑)	200-1.000 mg/día
Niños	1 mg/kg (2 veces/día)	1 mg/kg/día (↑)	3-9 mg/kg/día
Valproato			
Adultos	Crono: 500 mg (2 veces/día) o normal 200 mg (3 veces/día)	300-500 mg cada 3 días	1.000-3.000 mg/día
Niños	15 mg/kg	15 mg/kg cada 3 días	30-100 mg/kg/día (hasta 200 mg/kg/día en epilepsias graves)
Vigabatrina			
Adultos	500 mg (2 veces/día)	500 mg/día (↑)	2.000-4.000 mg/día
Niños	40 mg/kg (2 veces/día)	25 mg/kg/día (↑)	40-80 mg/kg/día (hasta 200 mg en el síndrome de West)
Zonisamida			
Adultos	100 mg (2 veces/día)	100 mg/día (↑ 2 sem)	200-400 mg/día
Niños	2 mg/kg (2 veces/día)	2 mg/kg/día (↑ 2 sem)	4-8 mg/kg/día

[a] Preparado de absorción lenta. En la ficha técnica se recomienda empezar por 100 mg al día, pero se ha visto mejor tolerancia empezando con 50 mg al día.
[b] En la ficha técnica se recomienda empezar por 100 mg al día, pero se ha visto mejor tolerancia iniciando con 50 mg al día. En la ficha técnica se recomienda empezar por 100 mg al día, pero se ha visto mejor tolerancia empezando con 50 mg al día.
v.o.: vía oral; ↑: incremento semanal, excepto que se indique otra cosa.

Tabla 14-4. Dosificación de antiepilépticos por vía parenteral

Fármaco	Inicio y mantenimiento
ACTH	Tratamiento de espasmos infantiles: 0,2-0,4 mg/día Mantener el tratamiento 2-3 semanas, si la respuesta inicial es buena, y 6-8 semanas, si la respuesta es menos favorable
Brivaracetam	Adultos: 1-2 mg/kg (50-200 mg) en 10-15 min. Máximo 3 mg/kg. 50 mg si < 50 kg Misma bioequivalencia que formulación oral
Clonazepam	Adultos: 1 mg en 2 min Niños y lactantes: 0,5 mg en 2 min
Diazepam	Adultos: 10 mg en 2 min Niños: 0,5 mg/kg en 2 min
Fenobarbital	Adultos: infusión de 20 mg/kg a 100 mg/min, seguido de infusión continua de 0,1 mg/kg/min (1-4 mg/kg/día) Recién nacidos: infusión de 20 mg/kg, seguido de dosis de mantenimiento de 3-4 mg/kg/día Niños: infusión de 20 mg/kg, seguido de dosis de mantenimiento de 1-4 mg/kg/día
Fenitoína	Infusión de 20 mg/kg a 50 mg/min (adultos) o 15-25 mg/min (ancianos) o 1 mg/kg/min (niños), seguido de infusiones de mantenimiento de 300-600 mg/día (adultos) o 15 mg/kg/día (lactantes) o 10 mg/kg/día (niños) en 3-4 dosis Puede disolverse en suero fisiológico, 50-250 ml
Fosfenitoína	15-20 equivalentes mg fenitoína/kg en una dosis lenta
Lacosamida	Adultos: 100-300 mg en bolo, seguido de 100-200 mg cada 12 horas
Levetiracetam	Adultos: 500-1.500 mg divididos en dos dosis en infusión en 15 min Niños: 20-60 mg/kg divididos en dos dosis en infusión en 15 min
Midazolam	Adultos: bolo de 200 mg/kg, seguido de infusión de 0,75-11 mg/kg/min Niños: 150 mg/kg en bolo, seguido de infusión de 1-5 mg/kg/min
Valproato	Adultos: 15 mg/kg en 3 min, seguido a los 30 min de bomba de infusión de 1 mg/kg/hora (máximo 25 mg/kg/día) Niños y lactantes: 20 mg/kg en 3 min, seguido a los 30 min de bomba de infusión de 1 mg/kg/hora (máximo 40 mg/kg/día)

Tabla 14-5. Propiedades farmacocinéticas e interacciones de los antiepilépticos

Fármaco	Absorción (%)	Efecto enzimático	Unión a proteínas (%)	Nivel plasmático (mg/ml)	Efecto de éste sobre otros fármacos	Efecto de otros fármacos sobre éste
Brivaracetam	≈ 100	No	≥20	–	Puede ↑ alcohol, lansoprazol, omeprazol, diazepam	↑ BRV: fluconazol, fluvoxamina, cannabidiol ↓ BRV: rifampicina, CBZ, PHT, PB
Cannabidiol		Inhibición	>94%	–	↑ Clobazam, estiripentol, fenitoína, lamotrigina, everólimus ↓ Rifampicinam CBZ	↑ CNBL: clobazam
Carbamazepina	> 80	Inducción	70-80	4-12	↓ ACO, dicumarina, teofilina, doxiciclina ↓ FBM, LTG, PHT, VPA, ESM, CNZ, PRM	↑ CBZ-epóxido: VPA, fluoxetina, propoxifeno, eritromicina, cimetidina, nifimidona, verapamilo, danazol, fluvoxamina y viloxacina ↓CBZ: FBM, PB, PHT, LTG
Cenobamato	> 88 %	Inducción (CYP3A4, CYP2B6) Inhibición (CYP2C19)	60 %	11,3-18,7	↓ACO, ↓ midazolam ↑PHT, ↑PB, ↑clobazam, ↓LTG, ↓carbamazepina	↓ CNB: PHT, ↑ Cenobamato: clobazam
Clonazepam	> 80	No	86	–	Ninguno	↓ CZP: PHT, CBZ, PB
Eslicarbazepina	> 95	Inducción leve	< 40		↓ ACO	↓ ESL: PHT, CBZ, PB
Estiripentol		Inhibición	99		↑ Otros antiepilépticos	
Etosuximida	> 80	No	No	40-100	No significativos	↑ ESM: VPA (variable) ↓ ESM: PB, PHT, CBZ, rifampicina
Felbamato	> 90	Inhibición	25	23-136	↑ PHT, CBZ-epóxido ↓ CBZ	↑ FBM: VPA ↓ FBM: PRM, PHT, CBZ
Flenfluramina	70 %	No	–	50 %		↑ FFA: estiripentol, cannabidiol, fluvoxamina, paroxetina ↓ FFA: rifampicina
Fenitoína	> 80	Inducción	90	10-20 (30)	↓ ACO, quinidina, vitamina D, ácido fólico, corticoides, teofilina, antirretrovirales, antimicóticos, prazicuantel, busulfano ↓ PB, LTG, FB, ESM, TGB, TPM, VPA, FBM ↑ Quinidina, furosemida, cloranfenicol	↑ PHT: cimetidina, alcohol, cumadina, isoniazida, fluconazol, amiodarona, disulfiram, VPA, FBM, PB ↓ PHT: CBZ, PB, alcohol, antiácidos

Continúa

Tabla 14-5. Propiedades farmacocinéticas e interacciones de los antiepilépticos *(cont.)*

Fármaco	Absorción (%)	Efecto enzimático	Unión a proteínas (%)	Nivel plasmático (mg/ml)	Efecto de éste sobre otros fármacos	Efecto de otros fármacos sobre éste
Fenobarbital	> 80	Inducción	55	15-40	↓ CBZ, PHT, ciclosporina, dicumarina, haloperidol, ACO, esteroides, VPA teofilina, tricíclicos	↑ PB: VPA ↓ PB: PHT
Gabapentina	35[a]	No	No	2-20	–	↓ GBP 20 %: antiácidos de hidróxido de Al o Mg
Lacosamida	> 95	No	15			
Lamotrigina	> 80	No	55	2-20	–	↑ LTG: VPA ↓ LTG: PB, PHT, CBZ, PRM
Levetiracetam	> 90	No	< 10	?	Ninguno	Ninguno
Oxcarbazepina	> 90	Inducción débil	60	15-35	↓ ACO	Ninguno
Perampanel	> 95	Inhibición leve	95		↑ OXC, VPA, LTG sin clara significación clínica ↓ Levonogestrel (40 %) en dosis de 12 mg	↓ PER (50 %): CBZ, OXC, PHT ↓ PER (20 %): TPM
Pregabalina	80	No	0	Sin utilidad	Ninguno	Ninguno
Primidona	> 90	Inducción	PRM: 25 PB: 60	PRM: 3-12 PB: 15-40	Similar a PB	Similar a PB
Rufinamida	85	Inhibición	24-36		↑ PHT y PB ↓ CBZ y LTG	↑ RFM: VPA
Tiagabina	> 80	No	96[b]	?	–	↓ TGB: PB, PHT, CBZ, PRM
Topiramato	> 80	Inducción débil	< 20	2-20	↑ PHT ↓ ACO	↓TPM: PHT, CBZ
Valproato	> 80	Inhibición	> 90	50-100 (150)	↑ PB, ESM, PHT, 10,11-CBZ-epóxido, LTG No afecta a los ACO	↑ VPA: FBM, cimetidina, salicilatos ↓ VPA: CBZ, PB, PHT, LTG
Vigabatrina	> 80	No	No	Sin utilidad	↓ PHT (disminuye absorción intestinal)	–
Zonisamida	> 90	No	40	20-40	–	–

[a] Dosis de 1.600 mg/día.
[b] Poco significativo dada su baja dosis relativa.
   ACO: anticonceptivos orales; CBZ: carbamazepina; CNZ: clonazepam; ESL: eslicarbazepina; ESM: etosuximida; FBM: felbamato; GBP: gabapentina; LTG: lamotrigina; OXC: oxcarbazepina; PB: fenobarbital; PER: perampanel; PHT: fenitoína; PRM: primidona; RFM: rufinamida; TGB: tiagabina; TPM: topiramato; VPA: valproato; ?: posible interacción; ↓: disminuye la concentración plasmática del fármaco; ↑: aumenta la concentración plasmática del fármaco.

aproximadamente 22 horas (7-42 horas). Alcanza el estado estable en 2-4 semanas. Algunos individuos tienen una limitación genética en su capacidad de metabolizar la fenitoína. La dosis debe reducirse en pacientes con insuficiencia hepática grave. La hemodiálisis no afecta a su concentración plasmática. En pacientes ancianos, con insuficiencia renal, insuficiencia hepática o hipoalbuminemia deben utilizarse dosis inferiores, incluso con niveles por debajo de 10 mg/ml.

Interacciones farmacológicas. Los antiácidos, el calcio y la nutrición enteral reducen su absorción. Sus niveles pueden reducirse o elevarse cuando se administra junto a carbamazepina o fenobarbital, que inducen y compiten por las enzimas hepáticas. El valproato, la tolbutamida, los salicilatos y la fenilbutazona la desplazan de la albúmina. Por su efecto inductor del citocromo P-450 la fenitoína puede disminuir la concentración de varios medicamentos (anticoagulantes orales, anticonceptivos hormonales, ciclosporina, antirretrovirales). El valproato, la isoniazida, la amiodarona y el fluconazol inhiben su metabolismo.

Efectos secundarios. Por vía intravenosa puede provocar hipotensión, arritmias cardíacas y depresión del SNC. Si se extravasa del sistema venoso, puede originar necrosis grave de la piel y el tejido subcutáneo. El tratamiento oral puede provocar molestias gastrointestinales (que se reducen administrando el medicamento con las comidas), visión borrosa, diplopía, hiperactividad, confusión, somnolencia, dificultad de concentración y alucinaciones. El 2-5 % de los pacientes presentan una reacción alérgica cutánea, en la mayoría de los casos leve, pero en ocasiones puede dar lugar a síndrome de Stevens-Johnson. La sobredosificación oral provoca síntomas de toxicidad vestibular y cerebelosa (principalmente ataxia), obnubilación de la conciencia y coma. Es posible que en algunos enfermos ocasione atrofia cerebelosa por pérdida de neuronas de Purkinje. El tratamiento prolongado puede ocasionar polineuropatía, hiperplasia gingival, osteoporosis, disminución de factores de coagulación vitamina K-dependientes, anemia megaloblástica por alteraciones del metabolismo del ácido fólico, hirsutismo, elevación de enzimas hepáticas, alteraciones hormonales, hiponatremia por secreción inade-

Tabla 14-6. Antiepilépticos de elección en los diversos tipos de epilepsias

TIPO DE EPILEPSIA	1ª ELECCIÓN[a]	2ª ELECCIÓN	CONTRAINDICADOS[b]
Epilepsias focales y generalizadas sintomáticas y probablemente sintomáticas	Carbamazepina Gabapentina Lamotrigina Oxcarbazepina Topiramato	Levetiracetam Tiagabina Fenitoína Fenobarbital Primidona Zonisamida Pregabalina Lacosamida Retigabina Eslicarbamazepina Perampanel Rufinamida Cenobamato	Etosuximida
Epilepsias de ausencias (infantil o juvenil)	Valproato	Etosuximida (ineficaz en crisis generalizadas tónico-clónicas) Lamotrigina Clonazepam Brivaracetam	Carbamazepina Fenitoína Gabapentina Vigabatrina
Epilepsias mioclónicas sintomáticas y criptogénicas	Valproato Lamotrigina Levetiracetam	Clonazepam Fenitoína Topiramato Zonisamida Brivaracetam	Carbamazepina Gabapentina Vigabatrina
Epilepsia mioclónica juvenil	Valproato Lamotrigina Levetiracetam	Clonazepam Brivaracetam Topiramato	Carbamazepina Fenitoína Gabapentina Vigabatrina
Epilepsia con crisis de gran mal al despertar	Valproato Lamotrigina Levetiracetam	Fenitoína Topiramato Fenobarbital Primidona Brivaracetam	
Espasmos infantiles	Vigabatrina	Valproato ACTH Prednisona Benzodiazepina Topiramato Zonisamida	
Síndrome de Dravet	Flenfluramina Estiripentol Cannabidiol		
Síndrome de Lennox-Gastaut	Valproato Cannabidiol Flenfluramina	Lamotrigina Topiramato Felbamato Levetiracetam Zonisamida Rufinamida	Carbamazepina Fenitoína Gabapentina
Canalopatías y sinaptopatías Deficiencia de GLUT1	Dieta cetogénica		Fenobarbital, valproato, benzodiazepina
ALDH7A TRPM6 POLG FOLR1 SLC35A2 mTOR (DEPDC5; NPRL2/3; TSC1/2)	Piridoxina Sulfato de magnesio Ácido folínico Galactosa Vigabatrina; everólimus, sirólimus, temsirólimus		Valproato
SCN1A/SCN2A	Valproato, clobazam, estiripentol	Flenfluramina	Carbamazepina, oxcarbamazepina, eslicarbacepina, lacosamida, fenitoína, lamotrigina
SCN8A	Carbamazepina, oxcarbamazepina, fenitoína		

Continúa

Tabla 14-6. Antiepilépticos de elección en los diversos tipos de epilepsias *(cont.)*

TIPO DE EPILEPSIA	1ª ELECCIÓN[a]	2ª ELECCIÓN	CONTRAINDICADOS[b]
KCNT1/2	Vigabatrina, quinidina		
KCNQ2/ KCNQ3	Gabapentina	Fenitoína, carbamazepina	
CACNA1A	Etosuximida, lamotrigina		
HCN1	Gabapentina, lamotrigina		Carbamazepina, fenitoína, lamotrigina, lacosamida
GRIN1A/2[a]	Memantina	Perampanel	
CDKL5	ACTH	Ataluren	
PCDH19	Ganaloxona		
PRRT2	Carbamazepina		

[a] Se incluyen los fármacos que cuentan con aprobación para uso en monoterapia.
[b] Fármacos no indicados porque son ineficaces o pueden empeorar este tipo de epilepsia.

Tabla 14-7. Efectos secundarios más relevantes de los fármacos antiepilépticos

FÁRMACO	NO DEPENDIENTES DE LA DOSIS	DEPENDIENTES DE LA DOSIS
Brivaracetam		Somnolencia, mareo, fatiga, depresión, ansiedad, insomnio, náuseas
Cannabidiol		Hipertransaminasemia, somnolencia, disminución del apetito
Carbamazepina	Aplasia de médula ósea, exantema cutáneo (síndrome de Stevens-Johnson), miocarditis	Mareo, diplopía, náuseas, vómitos, cefalea, hiponatremia, leucopenia, trombocitopenia, aumento de transaminanasas
Cenobamato	Reacción de hipersensibilidad con eosinofilia y síntomas sistémicos (Síndrome de DRESS)	Cefalea, cansacio, somnolencia, mareos, acortamiento del intervalo QTcF
Clobazam	Confusión, síndrome depresivo	Sedación, ataxia, depresión respiratoria, tolerancia
Clonazepam	Confusión, síndrome depresivo	Sedación, ataxia, depresión respiratoria, tolerancia
Eslicarbazepina		Mareo, náuseas, vómitos, hiponatremia
Estiripentol		Los más comunes (aparecen en > 1 de cada 10 pacientes) son anorexia, pérdida de peso, insomnio, somnolencia, ataxia, hipotonía y distonía
Etosuximida	Dolor abdominal, psicosis, agresividad, aplasia de médula ósea, exantema	Náuseas, vómitos, diarrea
Felbamato	Anemia aplásica (0,5 %), insuficiencia hepática (0,25 %)	Anorexia, pérdida de peso, náuseas, vómitos, cefalea, insomnio
Flenfluramina	Glaucoma de ángulo cerrado	Disminución del apetito y pérdida de peso, vómitos, diarrea, pirexia, fatiga, somnolencia, infección de vías respiratorias superiores
Fenitoína	Hipertricosis, hiperplasia gingival, osteomalacia, linfadenopatía, exantema, hiperglucemia	Ataxia, nistagmo
Fenobarbital	Excitación paradójica e hiperactividad, exantema	Sedación, síndrome depresivo, depresión respiratoria, *status epilepticus* en la suspensión
Gabapentina	–	Somnolencia, aumento de peso
Lacosamida	No se observaron prolongaciones del QT, pero sí un leve aumento del PR	Los más frecuentes fueron: náuseas, cefaleas, alteraciones visuales
Lamotrigina	Exantema (3-5 %, sobre todo en niños y en combinación con valproato)	Insomnio, irritabilidad, somnolencia, cefalea, mareo, náuseas
Levetiracetam	–	Somnolencia, agresividad
Oxcarbazepina	Exantema	Somnolencia, ataxia, hiponatremia
Perampanel		Somnolencia, mareo, cefalea, fatiga, irritabilidad, náuseas. Casos con síntomas psiquiátricos, como agitación, agresividad e ideación suicida. Aumento de peso > 7 % con dosis de 8 y 12 mg
Pregabalina		Mareo, somnolencia, aumento de apetito, aumento de peso, alteración de la libido, estreñimiento, flatulencia, sequedad de boca, edemas periféricos, alteración de la atención y la memoria, trastornos de la marcha

Continúa

Tabla 14-7. Efectos secundarios más relevantes de los fármacos antiepilépticos *(cont.)*

Fármaco	No dependientes de la dosis	Dependientes de la dosis
Primidona	Excitación paradójica e hiperactividad, exantema	Sedación, síndrome depresivo, depresión respiratoria, intolerancia gastrointestinal, mareo, *status epilepticus* en la suspensión
Rufinamida	Algunos casos de síndrome de hipersensibilidad y un caso de síndrome de Stevens-Johnson	Somnolencia, vómitos, cefalea y aumento de temperatura
Tiagabina	*Status* no convulsivo	Somnolencia, mareo, astenia, cefalea, nerviosismo, temblor, diarrea, psicosis, depresión
Topiramato	Litiasis renal, acidosis metabólica	Somnolencia, anorexia, pérdida de peso, dificultad del lenguaje, parestesias
Valproato	Pérdida de pelo, hepatitis tóxica, pancreatitis, ovario poliquístico	Temblor, trombocitopenia, náuseas, vómitos, aumento del tiempo de hemorragia, aumento de peso
Vigabatrina	Reducción concéntrica del campo visual (30 %), *status* no convulsivo	Somnolencia, cansancio, cefalea, mareo, aumento de peso, agitación, temblor, psicosis, depresión
Zonisamida	Litiasis renal, exantema cutáneo (síndrome de Stevens-Johnson), anhidrosis	Anorexia, pérdida de peso, astenia, mareo, somnolencia, ataxia

Se indican entre paréntesis las incidencias de algunos efectos adversos que, por su elevada frecuencia, pueden limitar el uso del fármaco en situaciones especiales.

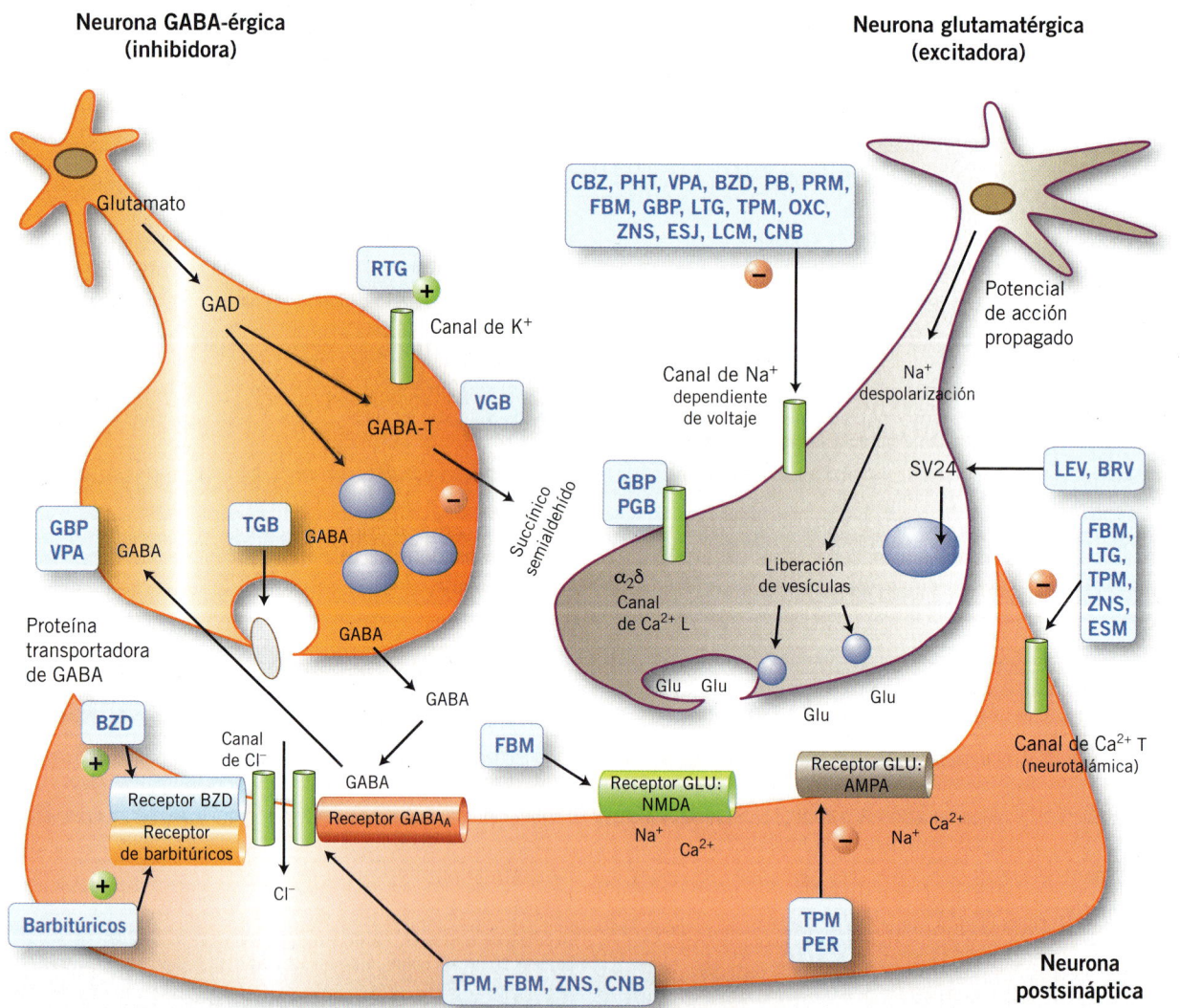

Figura 14-2. Principales mecanismos de acción de los fármacos antiepilépticos. AMPA: ácido α-amino-3-hidroxi-5-metil-4-isoxazolpropiónico; BZD: benzodiazepinas; CBZ: carbamazepina; CNB: cenobamato; ESL: eslicarbazepina; ESM: etosuximida; FBM: felbamato; GABA: ácido γ-aminobutírico; GABA-T: GABA-transaminasa; GAD: glutamato-descarboxilasa; GBP: gabapentina; Glu: glutámico; LCM: lacosamida; LEV: levetiracetam; LTG: lamotrigina; NMDA: *N*-metil-D-aspartato; OXC: oxcarbazepina; PB: fenobarbital; PER: perampanel; PHT: fenitoína; PRM: primidona; TGB: tiagabina; TPM: topiramato; VPA: valproato; VGB: vigabatrina; ZNS: zonisamida.

⭐ **CARACTERÍSTICAS FARMACOCINÉTICAS DE LOS PRINCIPALES FÁRMACOS ANTIEPILÉPTICOS**

- **Gabapentina, etosuximida, levetiracetam, lamotrigina, tiagabina, lacosamida, retigabina** y **perampanel** no tienen efecto enzimático inductor o inhibidor, por lo cual no modifican el aclaramiento de otros fármacos.

- **Valproato, felbamato, topiramato** y **estiripentol** son inhibidores de algunas isoenzimas del citocromo P-450, por lo que pueden disminuir el aclaramiento (aumento del nivel plasmático) de otros fármacos (p. ej., lamotrigina, epóxido de carbamazepina).

- **Rufinamida** disminuye la eliminación de fenitoína y fenobarbital.

- **Carbamazepina, fenitoína, fenobarbital** y **primidona** son inductores fuertes, y **oxcarbazepina, eslicarbazepina, rufinamida** y **topiramato** son inductores débiles, por lo que pueden aumentar el aclaramiento (disminución del nivel plasmático) de otros fármacos (p. ej., anovulatorios hormonales, anticoagulantes orales, antirretrovirales).

cuada de hormona antidiurética (ADH) e hiperglucemia y glucosuria por inhibición de la secreción de insulina. Otras complicaciones raras son lupus eritematoso sistémico, insuficiencia hepática aguda, aplasia de médula ósea, agranulocitosis, trombocitopenia y linfadenopatía.

Uso clínico. Crisis parciales simples, complejas y secundariamente generalizadas. Ineficaz en el tratamiento de las crisis de ausencia y mioclónicas.

Otras hidantoínas en desuso

Se incluyen en este grupo la **mefenitoína** y la **etotoína**, actualmente en desuso.

Carbamazepina

Estructura química. Relacionada con los antidepresivos tricíclicos, es un derivado iminoestilbeno con un grupo carbamilo en la posición 5, que le confiere su acción antiepiléptica.

Mecanismo de acción. Su principal forma de actuar es el bloqueo de los canales de Na^+ durante el disparo neuronal repetitivo y mantenido evitando la potenciación postetánica.

Farmacocinética. Se absorbe lentamente en el tubo digestivo y alcanza su concentración plasmática máxima en 4-8 horas. Su volumen de distribución es de 0,8-1,2 l/kg. Se metaboliza en el hígado, dando lugar a 10,11-epóxido de carbamazepina, un metabolito activo. Se hidroliza a 10,11-trans-dihidrodiol de carbamazepina. Otros metabolitos menos relevantes, conjugados y no conjugados, son excretados en la orina. El 1 % del fármaco se excreta por la orina sin cambios. Induce su propio metabolismo y, a partir de 2-4 semanas de tratamiento, aumenta su aclaramiento, disminuyendo un 50 % su concentración plasmática, por lo que hay que aumentar la dosis. Desde ese momento, los cambios en la dosificación alcanzan su nivel estable en 3 días y la semivida se establece en 10-20 horas. No hay una relación simple entre la dosis de carbamazepina y la concentración plasmática del fármaco.

Interacciones farmacológicas. Los fármacos inductores del sistema enzimático citocromo P-450 aumentan su aclaramiento

y reducen la concentración plasmática. Otros fármacos aumentan los niveles de carbamazepina por inhibir su metabolismo. El valproato inhibe la enzima epóxido-hidroxilasa, incrementando los niveles de 10,11-epóxido de carbamazepina, metabolito que causa efectos secundarios importantes.

Efectos secundarios. Son más frecuentes al inicio del tratamiento. Para evitarlos hay que utilizar dosis bajas al principio, hasta alcanzar la autoinducción. También se observan en tratamientos prolongados, cuando los niveles plasmáticos se incrementan por aumentar la dosis, pérdida de peso o asociación de un fármaco que disminuye el aclaramiento de carbamazepina (p. ej., valproato). En ocasiones se presentan periódicamente en relación con el efecto máximo durante el período de pico de dosis; en este caso pueden evitarse repartiendo la dosis diaria total. Algunos poco frecuentes son asterixis y distonía. Las ausencias y mioclonías pueden aumentar cuando se administra carbamazepina, por lo que se desaconseja su uso en las epilepsias generalizadas. La hiponatremia no suele ser sintomática y responde a restricción hídrica. Se observan elevaciones leves de las enzimas hepáticas y leucopenia leve en el 5-10 % de los enfermos. Estos efectos suelen ser transitorios y mejoran al reducir la dosis de carbamazepina. En el 2 % de los enfermos aparece trombocitopenia leve, generalmente al iniciar el tratamiento. La aplasia de médula ósea ocurre en 1 de cada 200.000 pacientes tratados y generalmente aparece en enfermos con politerapia antiepiléptica. Aproximadamente el 5 % de los pacientes presentan un exantema cutáneo en las 8 primeras semanas de tratamiento; la mayoría de ellos son leves y desaparecen al suspender el fármaco, pero también se han descrito reacciones graves, como síndrome de Stevens-Johnson. Algunos estudios sugieren que el tratamiento con carbamazepina puede inducir hipercolesterolemia.

Uso clínico. Crisis parciales simples, complejas y secundariamente generalizadas. Además, es eficaz en el tratamiento de la neuralgia del trigémino y glosofaríngea, en el dolor neuropático y en el trastorno bipolar en psiquiatría.

Oxcarbazepina

Estructura química. Es un derivado 10-ceto de carbamazepina desarrollado con el fin de evitar la autoinducción y las interacciones farmacocinéticas del compuesto original.

Mecanismo de acción. Su principal forma de actuar es el bloqueo de los canales del Na^+ durante el disparo neuronal repetitivo y mantenido evitando la potenciación postetánica. También tiene efecto sobre la conductancia del K^+ y sobre los canales de Ca^{2+} de alto voltaje.

Farmacocinética. No origina metabolitos, por lo que se tolera mejor que la carbamazepina. La absorción digestiva es completa y no resulta afectada por los alimentos. Rápidamente es metabolizada a su compuesto activo, un metabolito 10-monohidroxilado (MMH), responsable de su acción. Ambos compuestos se unen a proteínas plasmáticas en diferente proporción. Existe una relación lineal entre la concentración de oxcarbazepina y de MMH. La concentración plasmática máxima de MMH se alcanza a las 4-6 horas. La mayor parte del fármaco se transforma en el hígado, y el 1 % del compuesto original se elimina en orina. El MMH se excreta en orina, por lo que la dosis de oxcarbazepina debe reducirse en enfermos con insuficiencia renal. En pacientes con insuficiencia hepática la oxcarbazepina se tolera mejor que la carbamazepina, ya que no sufre epoxidación. La semivida es de 8-10 horas y no varía en presencia de otros fármacos antiepilépticos.

Interacciones farmacológicas. Es un inductor de CYP3A4, por lo que puede disminuir los niveles de anticonceptivos orales.

Efectos secundarios. Los más relevantes son generalmente leves y no requieren la suspensión del fármaco. Aproximadamente el 3-5 % de los pacientes presentan reacciones alérgicas cutáneas, que obligan a suspender el medicamento; la frecuencia del exantema cutáneo es inferior a la de la carbamazepina y similar a la de la fenitoína. Sólo el 25 % de los enfermos con alergia a la carbamazepina presentan también hipersensibilidad a la oxcarbazepina, por lo que en ellos también puede utilizarse este fármaco, siguiendo titulaciones más lentas de las habituales. La hiponatremia se observa en el 20 % de los pacientes, pero no suele ser clínicamente significativa, y se maneja reduciendo la ingesta de líquidos o disminuyendo la dosis del fármaco. En ancianos y pacientes en tratamiento con diuréticos, la hiponatremia puede tener peores consecuencias. Otros efectos secundarios leves son mareo, inestabilidad, alopecia, sedación, náuseas, diarrea, hiperplasia gingival e hirsutismo. Las alteraciones cognitivas son menos pronunciadas que con carbamazepina. La inducción hepática es menor, por lo que los efectos sobre las hormonas tiroideas y sexuales son menos llamativos. Los niveles de colesterol son más bajos que en los pacientes tratados con carbamazepina.

Uso clínico. Sus indicaciones son similares a las de la carbamazepina: epilepsias parciales en monoterapia y terapia adyuvante. Puede ser eficaz en epilepsias que no responden a la carbamazepina, así como combinando ambos fármacos.

Acetato de eslicarbazepina

Estructura química. La eslicarbazepina es una molécula que pertenece a la familia de las dibenzazepinas, a la que también pertenecen la carbamazepina y la oxcarbazepina. Comparte con ellas el núcleo dibenzazepina, pero difiere en una carboxamida en las posiciones 10 y 11 que le confiere algunas ventajas frente a ambas. En primer lugar no se metaboliza como la carbamazepina al 10,11-epóxido, un compuesto activo y con toxicidad, y a diferencia de la oxcarbazepina, que se metaboliza a las formas S-enantiómero y R-enantiómero, ésta sólo lo hace a la forma S-enantiómero. Con esto se pretendía obtener una molécula más eficaz y mejor tolerada.

Mecanismo de acción. La eslicarbazepina estabiliza preferentemente el estado inactivado de los canales de Na^+ voltaje-dependientes de la membrana neuronal, evitando el retorno al estado activo y la despolarización neuronal repetitiva. Inhibe de forma selectiva las neuronas de descarga rápida.

Farmacocinética. La eslicarbazepina se metaboliza en el hígado a S-licarbazepina, que es el metabolito activo. Se absorbe completamente por vía oral, consiguiendo mayor biodisponibilidad que la oxcarbazepina, y no es alterada por los alimentos. El pico de concentración máxima en sangre se alcanza al cabo de 1-4 horas y tiene una semivida de 14-20 horas, por lo que se puede administrar sólo una vez al día. Se une a proteínas menos del 40 % y se elimina fundamentalmente por vía renal. En caso de insuficiencia renal se debe ajustar la dosis; sin embargo, no es necesario hacerlo en caso de insuficiencia hepática leve-moderada (no se ha estudiado en insuficiencia hepática grave). Tiene escasas interacciones farmacológicas, pero su concentración en sangre puede verse reducida si se administra junto a fenitoína, carbamazepina o fenobarbital. No interfiere con antidiabéticos, anticoagulantes o digoxina, pero sí afecta a la concentración de anticonceptivos orales.

Interacciones. Tiene un efecto inductor sobre CYP3A4. Aunque no son esperables interacciones con otros fármacos antiepilépticos, en voluntarios sanos se ha observado una reducción del 37 % de levonorgestrel y del 42 % de etinilestradiol, así como del 50 % de sinvastatina; estos efectos probablemente están relacionados con la inducción del CYP3A4.

Efectos adversos. Los más frecuentes observados fueron mareos, náuseas y vómitos; no obstante, hay que tener en cuenta que un número importante de pacientes tomaba simultáneamente otros antagonistas de los canales de Na^+. Si se combina con otros fármacos con diferente mecanismo de acción, es esperable que los efectos adversos disminuyan. La probabilidad de causar hiponatremia o exantema cutáneo es inferior que con carbamazepina y oxcarbazepina.

Uso clínico. Está aprobada para el tratamiento de crisis focales (crisis parciales simples y complejas) y secundariamente generalizadas como terapia asociada.

Lamotrigina

Estructura química. Derivado triacínico.

Mecanismo de acción. Bloquea la conductancia de los canales de Na^+. Inhibe la despolarización de la membrana presináptica en el receptor de glutamato e inhibe la liberación de glutamato.

Farmacocinética. Tiene buena absorción oral y su biodisponibilidad es completa. Alcanza su concentración máxima en 1-3 horas y tiene una farmacocinética lineal. En el hígado es glucuronizado, dando lugar a una forma inerte que es excretada por el riñón. Un porcentaje pequeño se excreta inalterado por la orina. Su semivida en adultos es de 24-41 horas (15-27 horas en niños), por lo que puede ser administrada en una o dos dosis diarias.

Interacciones farmacológicas. No produce inhibición ni inducción de enzimas hepáticas, por lo que no altera el metabolismo de otros fármacos. Los inductores enzimáticos (fenobarbital, fenitoína, carbamazepina, primidona) reducen su semivida a aproximadamente 15 horas en adultos (10 horas en niños), y los inhibidores enzimáticos (principalmente valproato) incrementan su semivida a más de 60 horas en adultos (más de 44 en niños).

Efectos secundarios. Comparada con otros fármacos, la lamotrigina tiene poca acción sedante. Rara vez causa psicosis, agresividad, irritabilidad, confusión, alucinaciones y agitación, que remiten al reducir la dosis o suspender el fármaco. En niños con epilepsia mioclónica grave de la infancia puede dar lugar a *status epilepticus* de tipo mioclónico, por lo que no se aconseja su utilización en estos enfermos. Las reacciones cutáneas con lamotrigina inicialmente se observaron hasta en el 5 % de los enfermos tratados, pero utilizando pautas de titulación más lentas son mucho menos frecuentes. La mayoría de las veces el exantema cutáneo es leve, pero en ocasiones puede evolucionar a un síndrome de Stevens-Johnson. En ocasiones se observan cuadros autoinmunes, con fiebre, artralgia, linfadenopatía y eosinofilia, que pueden acompañarse de exantema o no. La incidencia de exantema cutáneo es mayor cuando la lamotrigina se administra con valproato.

Uso clínico. Asociada y en monoterapia en el tratamiento de epilepsias parciales. También es eficaz en epilepsias fotosensibles, generalizadas primarias (crisis mioclónicas, ausencias y crisis generalizadas tónico-clónicas [GTC]) y generalizadas criptogénicas y sintomáticas (síndrome de Lennox-Gastaut).

Zonisamida

Estructura química. Sulfamida con estructura similar a la serotonina.

Mecanismo de acción. Bloquea los canales de Na^+ e inhibe la liberación del neurotransmisor. También afecta a la conductancia de los canales de Ca^{2+} tipo T y tiene efecto neuroprotector al eliminar radicales libres.

Farmacocinética. Su absorción oral es rápida y completa. Alcanza niveles máximos en 2-5 horas. Su eliminación es principalmente por metabolismo hepático (CYP3A4) y el 35 % por vía renal inalterado. Su semivida es de 50-70 horas. No es inductor ni inhibidor hepático. No tiene interacciones con otros medicamentos.

Efectos secundarios. Provoca cálculos renales en el 2,6 % de los pacientes tratados, por lo que debe vigilarse especialmente en personas con antecedentes personales o familiares de esta afección. Puede ocasionar erupciones cutáneas, que en raras ocasiones son graves (síndrome de Stevens-Johnson). Debido a su efecto inhibidor de la anhidrasa carbónica puede inducir oligohidrosis, con hipertermia y acidosis metabólica.

Uso clínico. Tratamiento adyuvante en crisis parciales y secundariamente generalizadas. Puede ser eficaz en epilepsias generalizadas sintomáticas, epilepsia mioclónica grave de la infancia, epilepsias generalizadas idiopáticas, síndrome de West y epilepsia mioclónica progresiva.

☼ USOS CLÍNICOS DE LOS PRINCIPALES FÁRMACOS ANTIEPILÉPTICOS

- En las epilepsias generalizadas idiopáticas (con crisis generalizadas tónico-clónicas, ausencias típicas y mioclonías), **valproato** es el fármaco más eficaz, seguido por lamotrigina, levetiracetam, topiramato, zonisamida y benzodiazepinas.

- En las epilepsias focales (con crisis parciales simples, parciales complejas y secundariamente generalizadas), la eficacia de **carbamazepina**, **oxcarbazepina**, **gabapentina**, **lamotrigina**, **pregabalina**, **fenobarbital**, **fenitoína**, **primidona**, **topiramato**, **zonisamida** y **levetiracetam** en monoterapia es similar, por lo que la elección inicial suele realizarse en función de su tolerancia.

- **Retigabina, rufinamida, estiripentol, flenfluramina, cenobamato** y **cannabidiol** no están aceptados oficialmente en monoterapia.

Rufinamida

Estructura química. Tiene una estructura diferente a otros fármacos existentes en el mercado, es un derivado triazol (1-[2,6-difluoro-fenil]-metil-1-hidro-1,2,3-triazol-4-carboxamida).

Mecanismo de acción. Los modelos preclínicos sugieren que parte de su mecanismo de acción consiste en prolongar el tiempo de recuperación del estado inactivo de los canales de sodio, disminuyendo así la frecuencia de disparo de las neuronas.

Farmacocinética. Se absorbe en un 85 % tras administración oral y alcanza el pico de concentración a las 4-6 horas. Con dosis superiores a 600 mg/día se enlentece la absorción sin que se haya apreciado que esto tenga efecto clínico significativo. La unión a proteínas es baja (24-36 %). Se metaboliza extensamente, vía hidrólisis hepática de la carboxamida, y se transforma en metabolito inactivo, que se elimina por vía renal. No afecta al citocromo P-450. Sólo el 2 % se elimina sin cambios. Tiene una semivida de 6-10 horas.

Interacciones. Dado que no afecta al citocromo P-450, las interacciones son mínimas. Se ha visto que disminuye la eliminación de fenitoína y fenobarbital, y aumenta la eliminación de carbamazepina y lamotrigina. El valproato puede disminuir la eliminación de rufinamida, sobre todo en niños, en los que se recomienda reducir la dosis en un 50 %. Disminuye la concentración de etinilestradiol.

Efectos adversos. La mayoría de los efectos adversos son leves y consisten en somnolencia, vómitos, cefalea y aumento de temperatura. Se han descrito algunos casos de síndrome de hipersensibilidad y un caso de síndrome de Stevens-Johnson.

Uso clínico. Se ha aprobado su uso como terapia asociada en pacientes mayores de 4 años con síndrome de Lennox-Gastaut, aunque se admite su uso en otro tipo de epilepsias.

Lacosamida

Estructura química. El principio activo (R-2-acetamido-*N*-bencil-3-metoxipropionamida) es un aminoácido (serina) que presenta un mecanismo de acción novedoso que ofrece ventajas sobre los fármacos antiepilépticos ya existentes.

Mecanismo de acción. Potencia la inactivación lenta de los canales de Na^+ voltaje-dependientes, por lo que reduce la disponibilidad a largo plazo de estos canales y estabiliza las membranas hiperexcitables patológicas, sin interferir en funciones fisiológicas más relacionadas con la inactivación rápida. Otros fármacos antiepilépticos que también actúan sobre estos canales modulan la inactivación rápida y, por lo tanto, tienen más posibilidades de afectar a procesos fisiológicos. Por otro lado, se une a la proteína mediadora de la respuesta a colapsina de tipo 2 (CRMP-2), una fosfoproteína que se expresa fundamentalmente en el sistema nervioso y que está involucrada en la diferenciación neuronal y en el crecimiento axonal. Esta CRMP-2 puede estar alterada en el sistema nervioso de los pacientes con epilepsia.

Farmacocinética. La farmacocinética de la lacosamida, al igual que la de otros fármacos antiepilépticos de tercera generación, ofrece un buen perfil de tolerabilidad y efectos adversos que también suponen una ventaja. Se absorbe rápidamente de forma completa y alcanza una concentración máxima en sangre 1-2 horas después de la administración. Se une escasamente a proteínas (15 %), se elimina fundamentalmente por el riñón en su mayoría como fármaco inalterado (40 %) y el resto como metabolitos. No afecta significativamente al citocromo P-450 y su semivida es de 13 horas.

Interacciones. Las características farmacocinéticas hacen que las interacciones con otros fármacos sean escasas o nulas, ya que la lacosamida no afecta significativamente al metabolismo hepático. Sin embargo, se debe ajustar la dosis en la insuficiencia renal moderada o grave y, al eliminarse por hemodiálisis, se debe ajustar la dosis tras cada sesión.

Efectos adversos. Los más frecuentes fueron náuseas, cefalea y alteraciones visuales. No se observaron prolongaciones del QT, pero sí un leve aumento del PR.

Uso clínico. Está aprobada para el tratamiento de crisis focales (crisis parciales simples y complejas) y secundariamente generalizadas.

Fármacos que actúan sobre el sistema GABA

Fármacos que actúan directamente sobre el receptor GABA$_A$

Este receptor cuenta con múltiples sitios de unión para benzodiazepinas y barbitúricos, así como para otras sustancias.

Fenobarbital

Se empezó a utilizar en 1912 y es todavía ampliamente utilizado en el mundo.

Estructura química. Ácido 5-fenil-5-etilbarbitúrico. Muestra efectos antiepilépticos en dosis inferiores a las que son necesarias para inducir hipnosis.

Mecanismo de acción. Actúa en el receptor GABA$_A$ aumentando la corriente postsináptica; aumenta la inhibición GABA postsináptica y disminuye la excitabilidad del glutamato.

Farmacocinética. Presenta una absorción intestinal completa y alcanza una concentración plasmática máxima en 1-3 horas. Tiene un volumen de distribución de 0,5 l/kg. El 25 % del fármaco es eliminado sin cambios por vía renal y el resto por enzimas hepáticas, principalmente mediante el citocromo P-450. En parte sufre glucosidación, una vía metabólica que se activa a partir de las 2 semanas de vida; por esta razón, la semivida del fenobarbital en el recién nacido es más larga. Es el fármaco antiepiléptico con una semivida más larga: en adultos, 75-120 horas; en niños es más corta, y en neonatos, 110-400 horas. La combinación de bicarbonato sódico y diuresis forzada aumenta su excreción renal.

Interacciones farmacológicas. Es un potente inductor del citocromo P-450, por lo que acelera la eliminación de fármacos que se eliminan mediante esta vía: anovulatorios, anticoagulantes orales, ciclosporina, antirretrovirales y otros fármacos antiepilépticos.

Efectos secundarios. Los efectos adversos graves son raros. En adultos es frecuente la sedación y en niños produce irritabilidad, incluso con niveles terapéuticos. Las reacciones alérgicas o alteraciones hematológicas son raras.

Uso clínico. Crisis neonatales. Como segunda elección en crisis generalizadas y parciales a cualquier edad, pero principalmente en niños.

Primidona

Farmacocinética. Presenta una absorción intestinal completa y alcanza su concentración plasmática máxima a las 3 horas. Su volumen de distribución es de 0,5-1 l/kg y su semivida es de 10-15 horas. Es transformada en el hígado a fenobarbital y feniletilmalonamida; ambos metabolitos tienen acción antiepiléptica.

Interacciones farmacológicas. Como el fenobarbital, es inductor del citocromo P-450, por lo que comparte sus interacciones.

Efectos secundarios. En general presenta efectos secundarios importantes en el SNC. Para mejorar su tolerabilidad debe administrarse muy despacio.

Uso clínico. Como segunda elección en crisis generalizadas secundarias y parciales.

Benzodiazepinas

Se usan sobre todo en el tratamiento de crisis agudas y del *status epilepticus*. En otras situaciones el uso está limitado por el desarrollo de tolerancia.

Estructura química. La mayoría de las benzodiazepinas que tienen propiedades antiepilépticas presentan una estructura

1,4 que limita su uso debido a los efectos secundarios (somnolencia, alteraciones psicomotoras y desarrollo de tolerancia).

Clonazepam

Farmacocinética. Tras su administración oral, alcanza los niveles máximos en 1-4 horas. Presenta un volumen de distribución de 1,5-4,4 l/kg y una semivida de 18-39 horas. Su principal metabolismo consiste en la reducción de su grupo nitroso a una forma inactiva, 7-aminoclonazepam, que se conjuga con ácido glucurónico y se excreta por vía renal.

Uso clínico. Distintas epilepsias con mioclonías, epilepsia con punta-onda continua durante el sueño, crisis neonatales, hiperreflexia y porfiria aguda intermitente.

Clobazam

Estructura química. Es la única benzodiazepina utilizada como antiepiléptico que tiene una estructura 1,5.

Farmacocinética. Presenta una buena absorción oral y alcanza concentraciones máximas en 1-4 horas. Su principal metabolito, el *N*-desmetilclobazam, es el componente anticonvulsivo primario. Su semivida es de 18 horas. El tratamiento crónico induce el metabolismo hepático.

Uso clínico. Es eficaz en el tratamiento a corto plazo de todos los tipos de epilepsia.

Inhibidores de la recaptación del GABA

Tiagabina

Estructura química. Derivado del ácido nipecótico, un inhibidor de la recaptación de GABA.

Mecanismo de acción. Incrementa la concentración de GABA en el espacio sináptico mediante inhibición reversible del transportador de GABA (GAT-1).

Farmacocinética. Extenso metabolismo hepático con numerosos metabolitos sin efectos antiepilépticos. La principal vía enzimática se realiza a través de la isoenzima CYP3A, del citocromo P-450. Su semivida, de 4,5-8,1 horas, se reduce en los niños y en los pacientes tratados con inductores hepáticos. En pacientes con insuficiencia hepática la semivida aumenta hasta 7-16 horas. Aproximadamente el 3 % del fármaco se excreta por la orina sin metabolizar.

Interacciones farmacológicas. No influye en el metabolismo de otros fármacos. Cuando se administra con valproato, puede reducirse la concentración de éste, pero esta disminución no tiene significado clínico. Debido a su elevada unión a proteínas puede ser desplazado por otros medicamentos que también se unen a la albúmina.

Efectos secundarios. Poco efecto sedante. Rara vez aparecen cuadros de psicosis que requieren reducir la dosis o suspender el fármaco. También se han descrito algunos casos de *status epilepticus* no convulsivo.

Uso clínico. Epilepsias parciales, como tratamiento asociado. Especial cautela en pacientes con antecedentes de depresión o *status epilepticus*. En pacientes con insuficiencia hepática no debe utilizarse. Dado que su excreción renal es mínima y su unión a proteínas evita en gran parte el filtrado durante hemodiálisis, puede ser especialmente útil en pacientes con insuficiencia.

Inhibidores de la GABA-transaminasa

Vigabatrina

Estructura química. Es un análogo estructural del GABA.

Mecanismo de acción. Se une a la enzima GABA-transaminasa, inhibiendo de forma irreversible su acción e incrementando la concentración de GABA en el espacio sináptico.

Farmacocinética. Su acción tiene relación principalmente con la velocidad de síntesis de nueva enzima y no se afecta por la concentración máxima, la semivida ni otros parámetros farmacocinéticos. La semivida biológica (el tiempo requerido para que la concentración enzimática se recupere al 50 % de su nivel basal) es de varios días. La biodisponibilidad es del 100 % en adultos y ligeramente menor en niños. Su absorción no es afectada por los alimentos. El 95 % del fármaco se excreta sin cambios en la orina. No tiene efecto inductor de enzimas hepáticas. Su semivida es de 4-7 horas en adultos jóvenes y de 8-14 horas en ancianos. En éstos y en pacientes con insuficiencia renal debe reducirse la dosis.

Efectos secundarios. Produce reducción concéntrica del campo visual por afectación de la retina en el 30-50 % de los enfermos tratados. En un tercio de los casos la afectación puede ser grave e irreversible. Es posible que este efecto, cuyo mecanismo se desconoce, esté relacionado con la inhibición del GABA en la retina, un tejido rico en receptores GABA$_C$. También se desconoce si el efecto está relacionado con la dosis, pero sí parece asociarse con la duración del tratamiento. Otros efectos secundarios se resuelven con la retirada del fármaco. Tiene pocos efectos secundarios sobre la función cognitiva. Puede causar *status* de ausencia o empeorar crisis mioclónicas y de ausencia.

Uso clínico. Epilepsia parcial de adultos y niños, espasmos infantiles y síndrome de West, y epilepsia asociada a esclerosis tuberosa. No es eficaz en el tratamiento de epilepsias generalizadas idiopáticas y sintomáticas/criptogénicas (como el síndrome de Lennox-Gastaut). Debido a las complicaciones visuales su uso está limitado a niños con síndrome de West o espasmos infantiles, y a epilepsias parciales en las que no haya otro tratamiento eficaz. En estas circunstancias debe realizarse campimetría visual periódicamente.

Fármacos que actúan sobre la enzima glutamato-descarboxilasa

Esta enzima transforma el glutamato en GABA, por lo que su activación aumenta los niveles de GABA.

Gabapentina

Estructura química. Aminoácido con estructura similar al GABA.

Mecanismo de acción. Actúa sobre la enzima GAD aumentando las concentraciones de GABA. Actúa también sobre los canales de Ca^{2+}.

Farmacocinética. Tiene un espectro farmacocinético muy seguro. Su biodisponibilidad es del 60 %. A partir de dosis elevadas disminuye su absorción debido a que ésta se realiza por transporte activo mediante un L-aminoácido. La edad y los alimentos no influyen en su absorción intestinal. Su concentración plasmática es máxima en 2-4 horas. Carece de metabolismo hepático, siendo eliminada de forma inalterada por el riñón. Su aclaramiento renal tiene una correlación lineal con el aclaramiento de creatinina. Se elimina durante la hemodiálisis. Su semivida es de 5-9 horas, por lo que requiere tres dosis diarias. Alcanza el equilibrio estable en 2 o 3 días. Es posible alcanzar dosis eficaces de 900-1.200 mg/día a partir del tercer día de tratamiento.

Interacciones farmacológicas. No presenta.

Efectos secundarios. Somnolencia, aumento de peso, inestabilidad, temblor y diplopía, que en general mejoran al reducir la dosis.

Uso clínico. Como adyuvante y en monoterapia en crisis parciales y secundariamente generalizadas de adultos y niños. Es ineficaz en ausencias y mioclonías. También está indicada en el tratamiento del dolor neuropático y se utiliza de forma empírica en el tratamiento de algunos trastornos psiquiátricos, el temblor esencial y los movimientos periódicos del sueño.

Valproato

Estructura química. Es un ácido graso carboxílico de cadena corta.

Mecanismo de acción. En dosis altas, aumenta la acción del GABA. Potencia el efecto inhibidor postsináptico del GABA.

Farmacocinética. La absorción oral es variable, generalmente rápida y completa. Tiene un volumen de distribución de 0,13-0,19 en adultos y de 0,2-0,3 en niños. Presenta una intensa unión a proteínas, que aumenta a medida que se incrementa la concentración plasmática. Su farmacocinética es lineal, y su semivida, de 13-16 horas. Puede administrarse por vía intravenosa. Los metabolitos principales son los compuestos glucurónidos y el 3-oxovalproato.

Interacciones farmacológicas. Se deben fundamentalmente a tres mecanismos: desplazamiento de otros fármacos de la unión a proteínas, inhibición del metabolismo y cambios inducidos en su propio metabolismo por otros fármacos.

Efectos secundarios. Somnolencia y confusión se presentan con dosis altas. Rara vez provoca una encefalopatía reversible que evoluciona a estupor y coma; ésta es más frecuente en politerapia. Las náuseas, los vómitos y la anorexia mejoran tomando el fármaco con alimentos. En niños con politerapia puede provocar insuficiencia hepática aguda. Las complicaciones hematológicas son leves y frecuentes: puede reducir el recuento plaquetario y alterar la hemostasia. Ocasiona irregularidades menstruales y cambios hormonales (ovario poliquístico). La hiperamoniemia, frecuente pero asintomática, puede reducirse administrando L-carnitina, pero no está claro su beneficio clínico.

Uso clínico. Primera elección en epilepsias generalizadas idiopáticas (ausencias, mioclonías y crisis GTC). También es eficaz en epilepsias parciales y generalizadas criptogénicas o sintomáticas (síndrome de Lennox-Gastaut).

Fármacos que actúan sobre receptores de sistema GABA

Estiripentol

Mecanismo de acción. Su acción antiepiléptica está mediada a través de receptores GABA. Debido a que habitualmente se utiliza en asociación, se ha valorado que parte de su efecto puede estar mediado de forma indirecta, a través de la inhibición del metabolismo de otros fármacos antiepilépticos. Se ha comprobado que aumenta la concentración y la duración de la acción de fármacos como fenobarbital, carbamazepina, valproato, clobazam y fenitoína, aumentando así su concentración en sangre. Asociado a clobazam aumenta no sólo el clobazam, sino también su metabolito norclobazam.

Farmacocinética. El estiripentol se absorbe rápidamente, con un tiempo hasta la concentración plasmática máxima de aproximadamente 1,5 horas. La biodisponibilidad absoluta del estiripentol no se conoce. Se absorbe bien por vía oral, pues la mayor parte de la dosis oral es excretada en la orina. Se une en un 99 % a proteínas. El aclaramiento plasmático se reduce significativamente con dosis altas: desciende desde aproximadamente 40 l/kg/día con dosis de 600 mg/día a unos 8 l/kg/día con dosis de 2.400 mg. La semivida de eliminación es de 4,5-13 horas, aumentando con la dosis. El estiripentol se metaboliza ampliamente, habiéndose encontrado 13 metabolitos diferentes en la orina. Los principales procesos metabólicos son la desmetilenación y la glucuronidación. Según estudios *in vitro*, se considera que las principales isoenzimas del citocromo hepático P-450 que intervienen en la fase 1 del metabolismo son CYP1A2, CYP2C19 y CYP3A4. La mayor parte del estiripentol se excreta a través del riñón.

Interacciones. Potente inhibidor del CYP3A4, CYP1A2 y CYP2C19, por lo que aumenta las concentraciones de fenitoína, fenobarbital, valproato, carbamazepina y clobazam. Aumenta también la concentración de otros fármacos eliminados por la vía del citocromo P-450, por lo que debe reducirse la dosis en un 50 %, y se recomienda evitar, por ejemplo, el uso concomitante de warfarina.

Efectos adversos. Los efectos secundarios más comunes (presentes en más de 1 de cada 10 pacientes) son anorexia, pérdida de peso, insomnio, somnolencia, ataxia, hipotonía y distonía.

Uso clínico. Está indicado en combinación con clobazam y valproato como terapia adyuvante para las GTC refractarias en pacientes con epilepsia mioclónica grave de la infancia (síndrome de Dravet) cuyas convulsiones no se controlan adecuadamente con clobazam y valproato.

Fármacos bloqueantes de sodio y que actúan sobre el sistema GABA

Cenobamato

Estructura química. El cenobamato es un derivado de carbamato alquilo-tetrazol.

Mecanismo de acción. El cenobamato tiene un mecanismo de acción que involucra la modulación positiva alostérica de subtipos del canal iónico del ácido γ-aminobutírico ($GABA_A$), diferente del sitio de unión de las benzodiazepinas. Además, disminuye la descarga neuronal repetitiva al aumentar la inactivación de los canales de sodio e inhibir el componente persistente de la corriente de sodio. Sin embargo, aún se desconoce el mecanismo exacto por el cual el cenobamato ejerce sus efectos terapéuticos.

Farmacocinética. Después de ser administrado oralmente, se absorbe adecuadamente sin verse interferido por la toma conjunta de alimentos. El tiempo medio en el que alcanza su concentración máxima varía de 1 a 4 horas desde su administración. El cenobamato se une en un 60 % a proteínas plasmáticas, principalmente a la albúmina humana. El fármaco es ampliamente metabolizado por glucoronidación y en conjunto con sus metabolitos es excretado principalmente por la orina. La semivida es de 50-60 horas, por lo que se administra sólo una vez al día.

Interacciones farmacológicas. El uso conjunto de cenobamato con fármacos que deprimen el sistema nervioso central, como las benzodiazepinas, los barbitúricos y el alcohol, puede incrementar el riesgo de exposición a reacciones neurológicas adversas. Puede ser necesario reducir las dosis de barbitúricos y benzodiazepinas si se utilizan junto con cenobamato, así como de fármacos que actúan como bloqueantes del sodio para disminuir los efectos secundarios. La combinación de cenobamato con lamotrigina no afecta a la exposición a cenobamato, pero disminuye la concentración de lamotrigina hasta un 35 y 52 %, al tomar 200 y 400 mg/día de cenobamato, respectivamente. Por su efecto inductor del CYP3A4, puede reducir la eficacia de los anticonceptivos hormonales y la exposición a midazolam.

Efectos secundarios. Los efectos secundarios más frecuentes son cefalea, cansancio, somnolencia, vértigo y ataxia. Se han descrito casos, tras un escalado de dosis rápido o inicio con dosis altas, de erupción cutánea, linfadenopatía, anomalías en pruebas de función hepática y eosinofilia (síndrome de DRESS). En caso de presentarse indicios o síntomas que denoten estas reacciones, el tratamiento deberá ser suspendido de manera inmediata y evaluar la opción de una terapia alternativa. También se asocia a acortamiento del intervalo QT, por lo cual no debe utilizarse en pacientes con síndrome del QT corto familiar.

Uso clínico. Como adyuvante en crisis focales y focales con generalización secundaria en adultos con epilepsia refractaria.

Fármacos que actúan sobre los canales T de calcio

Etosuximida

Estructura química. Compuesto cíclico con cinco componentes en anillo (2-etil-2-metilsuccinamida).

Mecanismo de acción. Inhibe los canales de Ca^{2+} de bajo umbral en el tálamo y también tiene acciones GABA-érgicas.

Farmacocinética. La absorción oral es rápida y casi completa. Se distribuye por todos los tejidos, excepto el adiposo. Se elimina casi exclusivamente por vía hepática y es inactivada por el sistema enzimático CYP3A. Su semivida es de 40-60 horas, aunque es menor en los niños.

Interacciones farmacológicas. No afecta a la farmacocinética de otros fármacos; sin embargo, algunos fármacos sí alteran sus concentraciones.

Efectos secundarios. La mayoría dependen de la dosis.

Uso clínico. Sólo resulta eficaz en el tratamiento de ausencias típicas.

Metsuximida

Uso restringido por ser menos eficaz y con más efectos secundarios que la etosuximida.

La gabapentina, la lamotrigina y la zonisamida también actúan modulando los canales de Ca^{2+}, al igual que el topiramato, que tiene otro mecanismo de acción que se comentará más adelante.

Fármacos que activan los canales de potasio

Retigabina

Estructura química. Se trata de un etil-N-(2-amino-4-[{4-fluorofenil}metilamino]fenilcarbamato), conocido en Europa como retigabina, aunque el nombre adoptado en Estados Unidos es ezogabina. Fue aprobada por la Agencia Europea de Medicamentos (EMA) y la *Food and Drug Administration* (FDA) en 2011 y comercializada en España en noviembre de 2011.

Mecanismo de acción. Tiene un mecanismo de acción, hasta ahora no demostrado, que consiste en la activación de los canales de potasio, KCNQ2-5, lo cual supone un aumento de la hiperpolarización de la membrana neuronal y, por lo tanto, una disminución de la excitabilidad. Es posible que tenga también un mínimo efecto sobre los canales de Na^+ y sobre los receptores GABA, esto último en dosis altas.

Farmacocinética. Se absorbe bien por vía oral y alcanza concentraciones adecuadas a las 1,5-2 horas si se toma con alimento. Tiene una semivida de 8 horas y se une a proteínas en un 80 %. Se metaboliza sobre todo en el hígado por glucuronización a través del sistema de uridindifosfato-glucoroniltransferasa (UGT). El citocromo P-450 no parece tener un papel importante en su metabolismo. La mayoría se excreta por la orina (84 %) y sin modificar hasta el 34 %. Se recomienda reducir la dosis en la insuficiencia hepática y renal moderada.

Interacciones. No presenta interacciones significativas con otros fármacos antiepilépticos, excepto con lamotrigina, que reduce la tasa de eliminación de la retigabina. Se ha observado que ésta altera la concentración de bilirrubina, que aparece falsamente elevada.

Efectos adversos. Los más frecuentes fueron los relacionados con el sistema nervioso, principalmente mareo y somnolencia. Se observó cierta relación con la dosis. No se registraron alteraciones cardiológicas, pero sí se recomienda vigilar la aparición de problemas urinarios. Recientemente se ha comunicado un efecto adverso no conocido previamente, que consiste en pigmentación cutánea y de retina, con afectación ocasional de la agudeza visual. No se conoce exactamente la fisiopatología de este efecto. Se recomienda realizar revisiones oftalmológicas periódicas.

Uso clínico. Está aprobada para el tratamiento de crisis focales (crisis parciales simples y complejas) y secundariamente generalizadas como terapia asociada. Debido a los efectos adversos descritos, actualmente su uso está limitado a pacientes que no han respondido a otros fármacos y han de realizarse controles periódicos.

En modelos animales mostró mayor eficacia que fármacos antiepilépticos previos, y los resultados de los ensayos clínicos indicaron que era significativamente superior al placebo en dosis de 600-1.200 mg/día.

Fármacos que actúan sobre el sistema glutamatérgico

Se unen a los diferentes receptores del sistema (AMPA, kainato, NMDA, glicina), inhibiendo su acción.

Felbamato

Estructura química. Dicarbamato, relacionado con el meprobamato.

Mecanismo de acción. Modulador positivo de los receptores $GABA_A$ y bloqueante de los receptores NMDA, en particular las isoformas que contienen la subunidad NR2B. En dosis altas aumenta la acción del GABA. Potencia el efecto inhibidor postsináptico del GABA.

Farmacocinética. Su absorción oral es casi completa y alcanza niveles plasmáticos máximos en 1-4 horas. Sufre metabolismo hepático mediante hidroxilación y conjugación, por lo que puede presentar interacciones con otros fármacos. Su semivida es de 20 horas (intervalo de 13-30 horas) y se acorta cuando se administra con inductores enzimáticos.

Efectos secundarios. Incidencia relativamente alta de insuficiencia hepática y anemia aplásica, que pueden ser mortales y aparecen en los primeros 6 meses de tratamiento.

Uso clínico. Debido a sus riesgos, queda restringido a enfermos con epilepsia parcial grave o síndrome de Lennox-Gastaut que no han tenido una respuesta aceptable al tratamiento con otros medicamentos.

Topiramato

Estructura química. Derivado del monosacárido D-fructosa.

Mecanismo de acción. Acción inhibidora de los receptores del glutamato, sobre todo el subtipo AMPA. Además, es inhibidor de la anhidrasa carbónica.

Farmacocinética. Alcanza concentraciones plasmáticas máximas 2 horas después de su administración oral y tiene una biodisponibilidad del 100 %. Los alimentos retrasan su absorción, pero no la reducen. Su cinética es lineal. Se metaboliza en el hígado, a través del sistema P-450, dando origen a varios metabolitos que carecen de efecto antiepiléptico. Su semivida es de 18-23 horas. En monoterapia el metabolismo hepático es ligero, y el 85 % del fármaco se excreta inalterado por el riñón. En politerapia con inductores hepáticos el metabolismo hepático es extenso y la concentración plasmática puede reducirse en un 50 %, siendo necesario aumentar la dosis. Debido a la excreción renal puede ser necesario disminuir la dosis en pacientes con insuficiencia renal. Puede dar lugar a incrementos en la concentración de fenitoína, que no suelen ser significativos.

Interacciones farmacológicas. No afecta a otros fármacos antiepilépticos. Reduce en un 30 % los niveles de etilestradiol, por lo que puede interferir con los anticonceptivos orales.

Efectos secundarios. Puede provocar un cuadro de depresión, pérdida de memoria, dificultad para encontrar palabras y lentitud en el habla. También puede causar parestesias distales similares a las descritas en el tratamiento con fármacos inhibidores de la anhidrasa carbónica (p. ej., acetazolamida). Estas molestias mejoran o desaparecen con la reducción de la dosis. Se tolera mejor si la dosificación se hace lentamente. Con frecuencia se observa pérdida de apetito y de peso, que generalmente es dependiente de la dosis y no suele ser motivo para retirar el tratamiento. Debido a su efecto inhibidor de la anhidrasa carbónica, puede originar cálculos renales, por lo que se recomienda beber agua en abundancia, realizar análisis periódicos de orina y sedimento, y utilizarlo con cautela en pacientes con antecedentes personales o familiares de litiasis renal. Otros efectos secundarios infrecuentes son miopía grave, glaucoma de ángulo cerrado, acidosis, hipertermia y anhidrosis.

Uso clínico. En monoterapia y en terapia asociada en epilepsias parciales. También es eficaz en epilepsias generalizadas idiopáticas, síndrome de Lennox-Gastaut y epilepsia mioclónica grave de la infancia.

Perampanel

Estructura química. Se trata de una molécula 2-(6'-oxo-1'-fenil-1'6'-dihidro-[2,3-bipiridín]-5'-yl)benzonitrilo.

Mecanismo de acción. Actúa sobre receptores AMPA, que están involucrados en la neurotransmisión postsináptica mediada por glutamato. Teniendo en cuenta el mecanismo de acción, se considera que puede modular la neurotoxicidad y que podría tener implicaciones en la modificación de la evolución de la enfermedad y, por lo tanto, en la epileptogénesis. Los estudios preclínicos mostraron que se une a los receptores en un sitio de unión no competitivo y con elevada selectividad.

Farmacocinética. Se absorbe completamente por el aparato gastrointestinal tras una toma oral y alcanza la concentración máxima en 1 hora. Tiene elevada potencia como fármaco y una semivida prolongada, de aproximadamente 105 horas. Se une a proteínas en un 95 %. Se metaboliza vía oxidación y glucuronidación, principalmente a través del CYP3A4 dentro del sistema P-450. No es inductor ni inhibidor enzimático. Se elimina en su mayor parte por las heces (70 %), un pequeño porcentaje por la orina (30 %) y sólo el 2 % sin metabolizar en orina. Su eliminación disminuye y el área bajo la curva aumenta en caso de insuficiencia renal leve moderada. No se requieren ajustes de dosis en casos de insuficiencia renal leve, pero no se recomienda su uso si ésta es grave o en pacientes en hemodiálisis. En la insuficiencia hepática leve aumenta el área bajo la curva en 1,8 y la dosis recomendada es de 6 mg/día; en la insuficiencia hepática moderada aumenta el área bajo la curva en 3,3 y se recomiendan dosis máximas de 4 mg/día. No hay estudios en pacientes con insuficiencia hepática grave. No se han visto cambios en la eliminación del fármaco dependientes de la edad en un rango de 12-74 años.

Interacciones. Los fármacos inductores, como carbamazepina, oxcarbazepina y fenitoína aumentan la eliminación de perampanel, reduciendo su concentración en sangre hasta la mitad. El topiramato reduce el área bajo la curva en un 20 %. Levetiracetam, lamotrigina, valproato, zonisamida y benzodiazepinas no afectan a la eliminación de perampanel. Éste disminuye la eliminación de oxcarbazepina un 26 % y de valproato y lamotrigina en menos del 10 %, aunque sin clara significación clínica. No se recomienda su asociación con otros fármacos inductores del CYP3A, como rifampicina, para evitar interacciones. En dosis de 12 mg reduce la concentración de levonogestrel hasta el 40 %.

Efectos adversos. La mayoría son de intensidad leve o moderada: somnolencia, mareo, cefalea, fatiga, irritabilidad, náuseas. Se han comunicado casos con síntomas psiquiátricos, como agitación, agresividad e ideación suicida. Se ha descrito un aumento de peso de más del 7 % con dosis de 8 y 12 mg.

Uso clínico. El perampanel ha demostrado eficacia frente a placebo para el tratamiento de crisis focales y secundariamente generalizadas. Su indicación es como terapia asociada en el tratamiento de la epilepsia focal. Se comercializó en España en enero de 2014.

> ### ⊗ EFECTOS COGNITIVOS DE LOS FÁRMACOS ANTIEPILÉPTICOS
>
> • **Gabapentina, lamotrigina, oxcarbazepina, levetiracetam, brivaracetam** y **tiagabina** son los fármacos antiepilépticos que causan menos efectos secundarios cognitivos y sedación.

Fármacos con otros mecanismos de acción

Modulación del contenido de vesículas presinápticas

Estos fármacos actúan en la hendidura sináptica mediante la unión a una proteína de la membrana denominada SV2A.

Levetiracetam

Estructura química. Derivado de la pirrolidona con efecto antiepiléptico.

Mecanismo de acción. Su sitio de acción es una proteína de la membrana de las vesículas presinápticas, denominada SV2A, por lo que se piensa que actúa modulando la liberación del contenido de las vesículas a la hendidura presináptica.

Farmacocinética. Presenta una absorción intestinal rápida y alcanza concentraciones plasmáticas máximas en 0,6-1,3 horas. Su biodisponibilidad se aproxima al 100 %. Su absorción se enlentece con los alimentos, pero éstos no modifican su absorción total. Es hidrolizado en el hígado, la sangre y otros tejidos, pero su metabolismo no tiene relación con el sistema enzimático del citocromo P-450. Su semivida es de 6-8 horas. Se excreta por vía renal, con una eliminación proporcional al aclaramiento de creatinina, por lo que su semivida se incrementa en casos de insuficiencia renal. Es eliminado durante la hemodiálisis.

Interacciones farmacológicas. No se han identificado interacciones significativas.

Efectos secundarios. En la mayoría de los casos, los efectos secundarios mejoran con la reducción de la dosis.

Uso clínico. Tratamiento de epilepsias parciales. Posiblemente también es eficaz en las crisis generalizadas primarias (mioclónicas, ausencias y GTC) y las epilepsias fotosensibles.

Reducción de la despolarización inducida por la corriente de iones calcio

Estos fármacos actúan sobre canales de Ca^{2+} tipo L, disminuyendo la liberación de neurotransmisores en el terminal presináptico (glutamato, noradrenalina, calcitonina).

Brivaracetam

Estructura química. Derivado de la pirrolidona con efecto antiepiléptico.

Mecanismo de acción. Similar al del levetiracetam. Su sitio de acción es la proteína de membrana de las vesículas presinápticas,

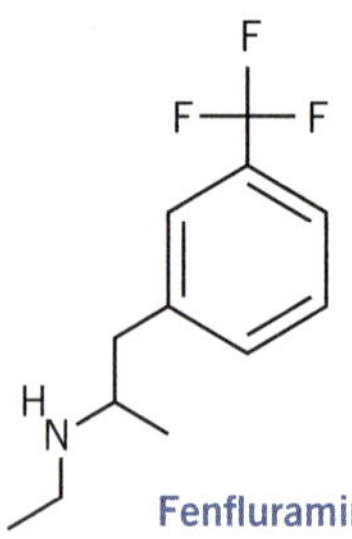

Figura 14-3. Composición química de nuevos fármacos antiepilépticos.

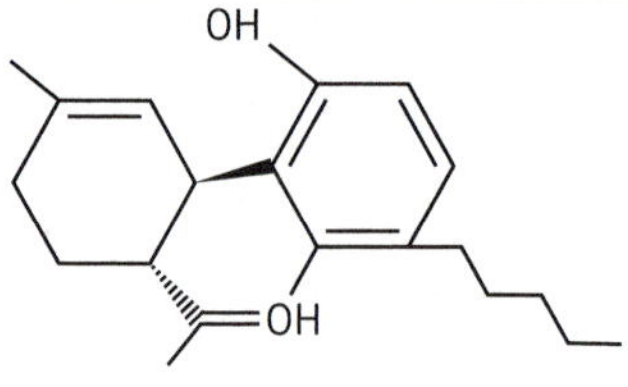

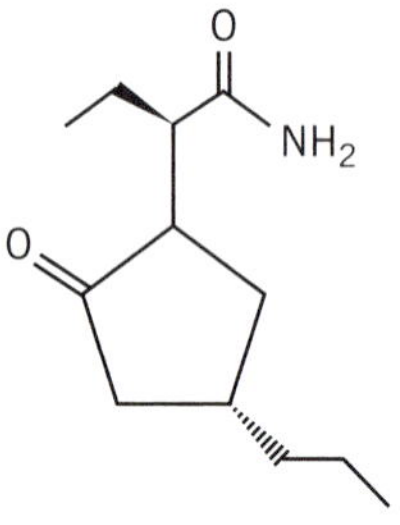

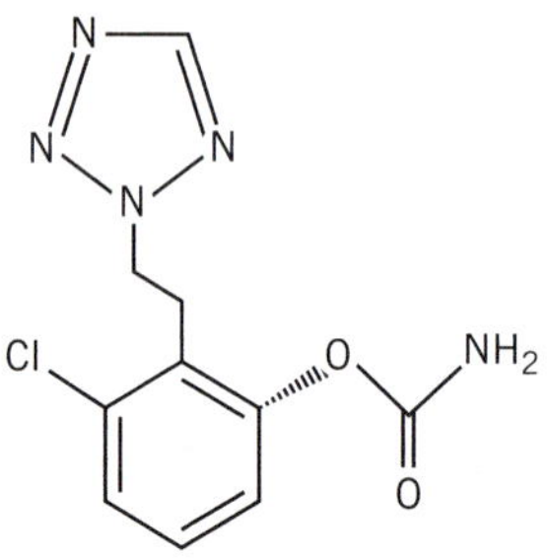

denominada SV2A. Esta proteína desempeña un papel clave en la liberación de neurotransmisores, por lo que se piensa que actúa modulando la liberación del contenido de las vesículas a la hendidura presináptica.

Farmacocinética. Se absorbe rápidamente, su biodisponibilidad es cercana al 100 %. Alcanza concentraciones plasmáticas máximas en 0,25-3 horas. Su absorción puede verse enlentecida con comidas ricas en grasas. Se une débilmente a proteínas (< 20 %). Es altamente lipofílico, por lo que tiene gran permeabilidad a través de las membranas celulares. Se metaboliza principalmente por hidrólisis a través del CYP2C19. Se excreta en más del 95 % por vía renal, en las siguientes 72 horas posteriores a la ingresa y en menos del 1 % en heces. Su semivida plasmática es de 9 horas.

Interacciones farmacológicas. No se han identificado interacciones significativas. No se ha visto beneficio clínico en combinación con levetiracetam, tampoco problemas de tolerancia o seguridad, en combinación con éste. Brivaracetam puede doblar los efectos del alcohol sobre la función psicomotora, atención y memoria; puede aumentar las concentraciones plasmáticas de los medicamentos metabolizados por CYP2C19, como lansoprazol, omeprazol y diazepam.

Efectos secundarios. Somnolenciaa y mareo son los más frecuentes. También son frecuentes, aunque en menor medida, síntomas de depresión, ansiedad e irritabilidad. Con respecto al levetiracetam, los efectos secundarios en la esfera anímica son menos prevalentes.

Uso clínico. Indicado en el tratamiento de epilepsias focales con crisis focales con o sin generalización, y también es eficaz en epilepsias generalizadas (ausencias, mioclonías y CTCG).

Pregabalina

A pesar de ser análogo del GABA, su efecto no tiene relación con este neurotransmisor.

Estructura química. Es un análogo lipófilo del GABA (ácido (S)-3-(aminometil)-5-metilhexanoico).

Mecanismo de acción. Se une a una subunidad auxiliar (proteína $\alpha_2\delta$) de los canales de Ca^{2+} dependientes del voltaje en el SNC, desplazando potencialmente a la [3H]-gabapentina. La pregabalina actúa como un neuromodulador, de forma que la unión potente a la subunidad $\alpha_2\delta$ reduce la entrada de calcio en los terminales nerviosos presinápticos y, por lo tanto, la liberación de neurotransmisores excitadores, como el glutamato, la noradrenalina y la sustancia P.

Farmacocinética. La absorción oral es rápida y completa, y alcanza niveles máximos en 1 hora. Su eliminación es principalmente por vía urinaria, sin metabolizar. Tiene una semivida de 6 horas. No es inductor ni inhibidor hepático. No presenta interacciones con otros medicamentos.

Efectos secundarios. Los más frecuentes son mareo y somnolencia, aumento de apetito y peso, alteración de la libido, estreñimiento, flatulencia, sequedad de boca, edemas periféricos, alteración de la atención y memoria, y alteraciones de la marcha.

Uso clínico. Su efecto antiepiléptico suele manifestarse pronto, generalmente en las primeras 2 semanas. Es eficaz como tratamiento asociado en crisis focales y secundariamente generalizadas.

Nuevos fármacos para el tratamiento de las encefalopatías epilépticas

En los últimos años se ha llevado a cabo la aprobación de fármacos que están suponiendo un cambio en el paradigma del tratamiento de pacientes con encefalopatías epilépticas (fig. 14-3).

Cannabidiol

Estructura química. Es un fitocannabinoide, derivado natural del cannabis. Se obtiene a través de reacción de decarboxilación del ácido cannabidiólico.

Mecanismo de acción. Sus propiedades derivan de la combinación de varios mecanismos de acción. Actúa como modulador negativo alostérico del receptor CB1. Además, activa los receptores serotoninérgicos 5-HT$_{1A/2A/3A}$, receptor vaniloide TRPV1-2; tiene función antagónica sobre los receptroes α_1-adrenérgicos y μ-opioides; inhibe la recaptación de noradrenalina, dopamina, serotonina y GABA; actúa sobre los depósitos mitocondriales de calcio y bloquea los canales de calcio de bajo voltaje (T) Ca2+ a través del receptor acoplado a proteínas G 55 (GPR55), y modula las señales mediadas por adenosinas mediante la inhibición de la recaptación celular de adenosinas a través del transportador equilibrativo de nucleósidos 1 (ENT-1).

Farmacocinética. Se absorbe rápidamente y aparece de forma rápida en plasma, alcanzando el equilibrio estacionario entre 2,5 y 5 horas. La ingesta con comidas grasas puede aumentar la biodisponibilidad del cannabidiol (3 veces). Se recomienda para disminuir la variabilidad, administrarlo en comidas, incluyendo la dieta cetogénica. Tiene una alta unión a proteínas plasmáticas (94 %). La semivida en plasma oscila entre 56 y 61 horas (tras una toma de 2 dosis diarias durante 7 días). Se metaboliza de forma amplia en el hígado mediante las enzimas CYP450 (CYP3A4, CYP2C19) y las enzimas UGT (UGT1A7, UGT1A9, UGT2B7). Su eliminación es predominantemente hepática e intestinal; se excreta en heces y la eliminación renal del fármaco es una vía menor.

Interacciones farmacológicas. Su concentración puede verse afectada por fármacos inductores de CYP3A4 y/o CYP2C19 (rifampicina, carbamazepina, enzalutamida, hierba de San Juan). La administración conjunta de cannabidiol y clobazam produce interacción bidireccional, aumentando la concentración de ambos fármacos, por lo que se debe considerar una reducción de la dosis de clobazam. La combinación de ácido valproico y cannabidiol produce aumento de las transaminasas. Cannabidiol pude aumentar los niveles de estiripentol y everólimus.

Efectos secundarios. Aumento de las transaminasas hepáticas, somnolencia, disminución de peso, irritabilidad.

Uso clínico. Indicado como tratamiento en el síndrome de Lennox-Gastaut, síndrome de Dravet (SD) y crisis en pacientes con esclerosis tuberosa, como terapia asociada, a partir de los 2 años de edad.

Flenfluramina

Estructura química. Fenfluramina es una molécula quiral y consta de dos enantiómeros (δ-fenfluramina y λ-fenfluramina), que se destilan en metabolitos activos, siendo el principal norfenfluramina.

Mecanismo de acción. Fenfluramina se une a la bomba de recaptación de serotonina y estimula diversos subtipos del receptor 5-HT. Actúa como agonista de determinados receptores serotoninérgicos en el cerebro, incluidos los receptores 5-HT$_{1D}$, 5-HT$_{2A}$ y 5-HT$_{2C}$, y también actúa sobre el receptor sigma-1, actuando de forma dual como un agente inhibidor de la recaptación y liberador de serotonina.

Farmacocinética. Fenfluramina se absorbe rápidamente después de la administración oral, con una biodisponibilidad de aproximadamente el 70 % y alcanza concentraciones plasmáticas máximas en 2-4 horas. La absorción no se ve interferida por alimentos. Es metabolizada principalmente por el hígado, donde se produce el principal metabolito activo, norfenfluramina, además de otros metabolitos inactivos. La mayor parte de los metabolitos se excretan en la orina (> 90 %) y el 5 % se elimina en heces como fármaco libre. Tiene una vida media de aproximadamente 20 horas.

Interacciones farmacológicas. Riesgo de desarrollar síndrome serotoninérgico cuando se utiliza con otros fármacos que aumentan los niveles de serotonina, como los inhibidores selectivos de la recaptación de serotonina (ISRS), inhibidores de la recaptación de serotonina-norepinefrina (ISRN) e inhibidores de la monoaminooxidasa (IMAO).

Efectos secundarios. La mayoría de los efectos secundarios son de intensidad leve a moderada y dependientes de la dosis: disminución del apetito, pérdida de peso, vómitos, diarrea, pirexia, fatiga, somnolencia e infección de vías respiratórias superiores. Anteriormente, la fenfluramina se usaba en dosis más elevadas como supresor del apetito en el tratamiento de la obesidad adulta, pero se suspendió su uso debido a casos comunicados de valvulopatía cardíaca e hipertensión arterial pulmonar. No se observaron dichos efectos secundarios durante estudios para tratamiento del síndrome de Dravet y síndrome de Lennox-Gastaut. Se recomienda realización de ecocardiograma para descartar valvulopatía o hipertensión pulmonar preexistente antes de empezar el tratamiento, y posteriormente cada 6 meses durante los 2 primeros años y después de forma anual.

Uso clínico. Fenfluramina se encuentra aprobada para el tratamiento de niños y adultos jóvenes con síndrome de Dravet o síndrome de Lennox-Gastaut como terapia asociada.

RECOMENDACIONES GENERALES DE TRATAMIENTO

El 60 % de los enfermos que presentan una primera crisis no tienen recidivas, por lo que no siempre es necesario el tratamiento después del primer ataque. El riesgo de recurrencia tras una primera crisis es mayor si hay una lesión estructural del SNC, discapacidad intelectual, actividad epileptiforme en el EEG y antecedentes familiares de epilepsia. En estos casos puede estar indicado iniciar el tratamiento a partir de la primera crisis, sobre todo cuando se asocian varios factores. En crisis agudas sintomáticas (p. ej., inmediatamente después de un traumatismo craneal), niños con una primera crisis de cualquier tipo y adultos con una primera crisis generalizada tónico-clónica, el riesgo de recurrencia es bajo y no suele estar indicado el tratamiento. La decisión de tratar en estos casos debe considerar otros factores, como la profesión, la cercanía de un centro médico y las preferencias del paciente y sus familiares. Después de la segunda crisis, el riesgo de recidiva es del 65 %, por lo que a partir de ésta el tratamiento es aconsejable casi siempre.

El tratamiento debe iniciarse con un solo fármaco y titular la dosis hasta alcanzar la dosis eficaz o la dosis máxima tolerada. Si persisten las crisis, debe añadirse otro fármaco antiepiléptico y, en el momento en que se alcanza la dosis eficaz de éste, reducir lentamente la dosis del primer fármaco hasta suspenderlo. No ha de demorarse el cambio del fármaco una vez que se ha comprobado que las crisis persisten a pesar de administrar dosis máximas toleradas.

A la hora de elegir el fármaco es importante tener en cuenta varios factores, como el espectro amplio o limitado a epilepsias focales, perfil farmacocinético que pueda permitir la toma de solamente dos o una dosis al día, el mecanismo de acción (p. ej., eficacia alta de agentes sobre canal de Na en epilepsia focales), efectos adversos y sensibilidad del paciente a éstos, dosis individualizada en función de eficacia y efectos adversos, riesgos de teratogencidad en la mujer en edad fértil y potenciales interacciones con otros medicamentos.

En las mujeres que toman fármacos antiepilépticos el riesgo de malformaciones congénitas aumenta hasta un 6 %. La mayoría de estas alteraciones son leves, pero los antiepilépticos también incrementan el riesgo de malformaciones de la cresta neural y otros órganos. Parece que el riesgo es máximo con valproato y menor con carbamazepina y lamotrigina. Cada vez hay más datos que avalan también la utilización de levetiracetam dado el bajo porcentaje de malformaciones cuando se utiliza este fármaco. Para reducir las posibilidades de malformaciones congénitas, se debe planificar el embarazo con antelación, valorar la posibilidad de retirar el tratamiento en mujeres que llevan varios años sin crisis, utilizar monoterapia en la dosis mínima eficaz y administrar ácido fólico (5 mg/día) antes de la concepción y durante el embarazo.

Después de 5 años sin crisis puede valorarse la retirada de la medicación antiepiléptica. La probabilidad de recurrencia varía según el tipo de epilepsia, siendo más alta en pacientes con epilepsia generalizada idiopática, actividad epileptiforme en el EEG, lesión estructural del SNC, alteraciones en la exploración neurológica y cuando la epilepsia ha sido difícil de controlar.

En estas situaciones puede ser necesario aplicar un tratamiento indefinido.

Los ancianos son más sensibles a los fármacos antiepilépticos, por lo que es aconsejable hacer escaladas de dosis más lentamente y utilizar dosis menores.

BIBLIOGRAFÍA

Anónimo. Practice parameter: management issues for women with epilepsy (summary statement). Report of Quality Standards Subcommitee of the American Academy of Neurology. Neurology 1998; 51: 944-88.

Appleton R, Martland T, Phillips B. Drug management for acute tonic-clonic convulsions including convulsive status epilepticus in children. Cochrane Database Syst Rev 2002; (4): CD001905.

Brunbech L, Sabers A. Effect of antiepileptic drugs on cognitive function in individuals with epilepsy: a comparative review of newer versus older agents. Drugs 2002; 62: 593-604.

Commission on Classification and Terminology of the Intenational League Against Epilepsy. Proposal for classification of epilepsies and epileptic syndromes. Epilepsia 1985; 26: 268-78.

Gil-Nagel A. Review of new antiepileptic drugs as initial therapy. Epilepsia 2003; 44 (suppl 4): 3-10.

Greenwood RS. Adverse effects of antiepileptic drugs. Epilepsia 2000; 41 (suppl 2): S42-52.

Hauser WA, Hersdorffer DC. Incidence and prevalence. En: Hauser WA, Hersdorffer DC, eds. Epilepsy: frequency, causes and consequences. New York: Demos, 1990; pp. 1-51.

Kwan P, Brodie MJ. Neuropsychological effects of epilepsy and antiepileptic drugs. Lancet 2001; 357: 216-22.

Lowenstein DH, Alldridge BK. Status epilepticus. N Engl J Med 1998; 338: 970-6.

Lynch BA, Lambeng N, Nocka K, Kensel-Hammes P, Bajjalieh SM, Matagne A, Fuks B. The synaptic vesicle protein SV2A is the binding site for the antiepileptic drug levetiracetam. Proc Natl Acad Sci USA 2004; 101: 9861-6.

Meldrum B. Do preclinical seizure models preselect certain adverse effects of antiepileptic drugs. Epilepsy Res 2002; 50: 33-40.

Rowan AJ. Reflections on the treatment of seizures in the elderly population. Neurology 1998; 51 (suppl 4): S28-33.

Schmidt D. The clinical impact of new antiepileptic drugs after a decade of use in epilepsy. Epilepsy Res 2002; 50: 21-32.

Schmidt D. Strategies to prevent overtreatment with antiepileptic drugs in patients with epilepsy. Epilepsy Res 2002; 52: 61-9.

Terapia farmacológica en la enfermedad de Parkinson

15

S. Sierra San Nicolás y J. L. Lanciego Pérez

INTRODUCCIÓN

La enfermedad de Parkinson (EP) es el segundo trastorno neurodegenerativo en frecuencia (afecta al 1 % de la población a partir de los 65 años) y fue descrita por James Parkinson en 1817. Es una enfermedad crónica e idiopática, si bien en un 15 % de los casos se ha relacionado con factores genéticos y en otros se ha vinculado con factores ambientales (pesticidas y traumatismos craneoencefálicos, entre otros). La EP se ha definido *clásicamente* como un síndrome que consta de una tétrada de trastornos motores que incluyen bradicinesia, rigidez, temblor de reposo (un tercio no lo presentan) y en fases avanzadas inestabilidad postural. Esta sintomatología tiene un correlato anatomopatológico que afecta diferencialmente a las neuronas dopaminérgicas de la *pars compacta* de la sustancia negra que proyectan al estriado (la sintomatología motora se inicia cuando existe una degeneración del 70-80 % de estas neuronas) y que incluye la presencia de inclusiones intraneuronales (cuerpos de Lewy).

A día de hoy sabemos que la EP no se restringe a una degeneración nigroestriatal. Las vías nigro-extra-estriatales y otras no dopaminérgicas (colinérgicas, noradrenérgicas y serotoninérgicas) están involucradas en el desarrollo de alteraciones no motoras que pueden anteceder en varios años a la sintomatología motora. Se puede clasificar la sintomatología no motora en función del momento de su inicio en temprana (precede al diagnóstico) y tardía (sucede al diagnóstico). En la primera se incluyen la hiposmia, fatiga, depresión, alteración del comportamiento del sueño REM y estreñimiento. Y en la segunda destacan la disfagia, ansiedad, alteraciones autonómicas y deterioro cognitivo, entre otros

(tabla 15-1). Asimismo, el tratamiento dopaminérgico puede provocar efectos deletéreos como naúseas o, a largo plazo, complicaciones motoras (fluctuaciones *on-off* y

Tabla 15-1. Sintomatología de la enfermedad de Parkinson
Síntomas motores primarios (al diagnóstico)
Rigidez
Bradicinesia
Temblor de reposo
Síntomas no motores tempranos (pueden anteceder a los síntomas motores)
Hiposmia
Fatiga
Alteración de la conducta del sueño REM
Depresión
Estreñimiento
Síntomas tardíos
Síntomas axiales resistentes al tratamiento
Inestabilidad postural/caídas
Disfagia
Trastornos neuropsiquiátricos
Ansiedad
Alucinaciones
Agitación
Trastornos autonómicos
Sialorrea
Incontinencia urinaria y nocturia
Disfunción sexual
Hipotensión ortostática
Deterioro cognitivo
Deterioro cognitivo ligero
Demencia
Dolor

discinesias) y no motoras (alucinaciones, comportamiento impulsivo y compulsivo).

La EP es la causa más frecuente de síndrome parkinsoniano; sin embargo, existen otras etiologías como el uso de fármacos antidopaminérgicos (antieméticos, antipsicóticos o antivertiginosos) que son una causa frecuente, y habitualmente reversible, en la práctica clínica. Asimismo, existen otros trastornos parkinsonianos degenerativos (demencia con cuerpos de Lewy, parálisis supranuclear progresiva, atrofia multisistémica o degeneración corticobasal) que remedan las alteraciones motoras propias de la EP pero cuya evolución, pronóstico y tratamiento difieren sensiblemente de ésta.

Los ganglios basales y el sistema dopaminérgico

▸▸ Los ganglios basales son núcleos subcorticales que conforman un complejo circuito implicado en la iniciación, modulación e integración del movimiento, entre otras funciones. El modelo clásico de los ganglios basales, desarrollado en los años 80 del siglo xx, ha sentado las bases para explicar el procesamiento de información en condiciones fisiológicas y en los diferentes trastornos del movimiento. Este circuito se compone de núcleos de entrada (caudado y putamen), que reciben información procedente de la corteza cerebral, y circuitos de salida (globo pálido interno y sustancia negra *pars reticulata*), que devuelven la información hacia la corteza a través del tálamo. Existen a su vez núcleos intrínsecos (núcleo subtalámico de Luys, globo pálido externo y sustancia negra *pars compacta*) que participan en dicho circuito (fig. 15-1). La proyección nigroestriatal de la sustancia negra *pars compacta* tiene un papel esencial en la modulación de la información vehiculizada a través de la vía directa (facilitadora del movimiento) y vía indirecta (inhibidora del movimiento).

La vía directa, que utiliza el neurotransmisor GABA (inhibitorio), está formada por neuronas de los núcleos de entrada que se dirigen *directamente* hacia los núcleos de salida, ejerciendo un efecto inhibidor sobre estos.

La vía indirecta también parte de los núcleos de entrada y proyecta de forma *multisináptica* utilizando los neurotransmisores GABA y glutamato (excitatorio) a través del globo pálido externo y núcleo subtalámico, respectivamente, para proyectar finalmente sobre los núcleos de salida, ejerciendo un efecto excitatorio sobre éstos.

La dopamina ejerce un efecto dual sobre ambas vías, de tal forma que la activación de las neuronas estriatales de la vía directa (expresan el receptor dopaminérgico tipo D_1) tiene un efecto excitatorio sobre la liberación de neurotransmisor. La acción de la dopamina sobre las neuronas estriatales de la vía indirecta (expresan el receptor dopaminérgico tipo D_2) inhibe la liberación de neurotransmisor. La adecuada ejecución del movimiento requiere de un equilibrio entre el control inhibitorio de la vía indirecta sobre las dianas talámicas y núcleos del troncoencéfalo y la vía directa, que libera a dichas estructuras de la inhibición tónica, facilitando así la producción de movimiento.

La destrucción de las neuronas de la sustancia negra *pars compacta* genera un desequilibrio en el correcto funcionamiento del circuito, el cual desemboca en una hiperactividad de la vía indirecta frente a una hipoactividad de la vía directa, favoreciendo la inhibición del movimiento, esto es, el síndrome parkinsoniano (v. fig. 15-1). En la actualidad se sabe que el modelo clásico de organización de los ganglios basales es más complejo e incluye núcleos como el colículo superior, involucrado en los movimientos de la cabeza y los ojos, o el núcleo pedunculopontino, implicado en la orientación de los movimientos del cuerpo. Además, este modelo no puede explicar, entre otros, el temblor de reposo (con un probable origen talámico).

Dopamina y receptores dopaminérgicos

La dopamina es un neurotransmisor catecolaminérgico sintetizado en los cuerpos neuronales y terminales nerviosos a partir de la L-tirosina. La tirosina-hidroxilasa es la enzima más importante en la síntesis de catecolaminas y cataliza la conversión de L-tirosina a L-3,4-dihidroxifenilalanina (L-DOPA), que, a su vez, por acción de la L-aminoácido aromático-decarboxilasa (LAAD), da lugar a la dopamina. El transportador vesicular de monoaminas tipo 2 (VMAT-2) es el encargado del transporte de la dopamina hacia el interior de las vesículas sinápticas, donde queda almacenada en el terminal presináptico hasta su liberación. Estas vesículas se fusionarán con la membrana y la dopamina será liberada al espacio sináptico gracias a la activación de proteínas dependientes de calcio involucradas en la exocitosis.

La acción de la dopamina en el espacio sináptico finaliza por dos procesos: *a)* recaptación por el terminal presináptico o células gliales circundantes por medio del transportador de dopamina (DAT) o *b)* inactivación de la dopamina por las enzimas monoaminooxidasa tipo A y B (MAO-A y MAO-B) y la catecol-*O*-metiltransferasa (COMT). La acción secuencial de ambas enzimas metabolizará la dopamina a ácido homovanílico (HVA).

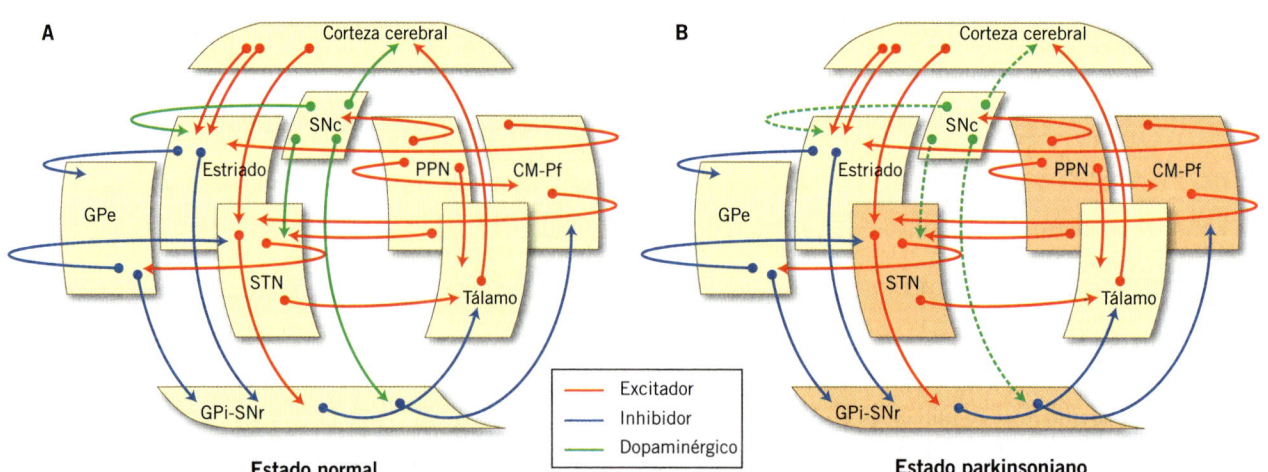

Figura 15-1. Esquema representativo de los circuitos de los ganglios basales en condiciones de normalidad (A) y tras denervación dopaminérgica (B). En condiciones patológicas, la pérdida de aporte dopaminérgico provoca una cascada de eventos en la cual diferentes núcleos cerebrales relacionados con los ganglios basales se encuentran en estado hiperactivo, produciendo en conjunto una excesiva inhibición talámica y resultando finalmente en la aparición de los síntomas característicos de la enfermedad. CM-Pf: complejo centromediano-parafascicular del tálamo; GPe: globo pálido externo; GPi-SNr: globo pálido interno-*pars reticulata* de la sustancia negra; PPN: núcleo tegmental pedunculopontino; SNc: *pars compacta* de la sustancia negra; STN: núcleo subtalámico. (Tomado de Lanciego y cols., 2011.)

Los efectos de la dopamina se llevan a cabo en cinco subtipos de receptores dopaminérgicos (D_1 a D_5) con siete dominios transmembrana y acoplados a una proteína G. Según la acción de la proteína G sobre la síntesis de AMP cíclico se pueden clasificar en dos subgrupos: D_1 y D_5, que acoplan una proteína Gs y, por tanto, estimulan la producción de AMP cíclico y la hidrólisis de fosfatidilinositol, favoreciendo la liberación de neurotransmisor, y D_2, D_3 y D_4, que acoplan una proteína Gi/o que inhibe la producción de AMP cíclico, favorece el cierre de canales de calcio y la apertura de canales de potasio, inhibiendo en último término la liberación de neurotransmisor.

Los receptores D_1 y D_2 se expresan abundantemente en el estriado y definen las proyecciones de la vía directa e indirecta, respectivamente. Sin embargo, también se ha descrito la presencia de receptores D_3 en el estriado, D_4 y D_5 en la corteza cerebral, lo cual puede explicar las complicaciones motoras y efectos secundarios derivados de la administración de fármacos agonistas o antagonistas dopaminérgicos. ◄◄

FÁRMACOS EMPLEADOS EN EL TRATAMIENTO DE LA ENFERMEDAD DE PARKINSON

A día de hoy no existe ninguna terapia que prevenga o retrase el desarrollo de la enfermedad. El mejor tratamiento actual de la EP se basa en la restauración de la denervación dopaminérgica. Así, desde la demostración del efecto beneficioso de la L-dopa por parte de George C. Cotzias en 1967, éste sigue siendo el mejor fármaco para el tratamiento de pacientes con EP. Sin embargo, las complicaciones motoras derivadas de su uso crónico ha favorecido que otros fármacos potenciadores del tono dopaminérgico (agonistas dopaminérgicos o inhibidores de la monoaminooxidasa B) se hayan empleado en algunos pacientes en las fases iniciales de la enfermedad. Asimismo, existen en el mercado multitud de fármacos que han contribuido, con mayor o menor éxito, a un mejor control de la sintomatología de estos pacientes. A continuación se describen los fármacos disponibles en el mercado para el tratamiento de pacientes con EP.

Fármacos basados en la estimulación dopaminérgica

Levodopa

En condiciones fisiológicas la dopamina no atraviesa la barrera hematoencefálica (está en su forma protonada), es por ello que se administra su precursor, la levodopa, que es menos básica y capaz de atravesar la barrera hematoencefálica. Si bien su síntesis se realiza en el laboratorio, la podemos encontrar de forma natural en varios alimentos (p. ej., habas), aunque su concentración está muy por debajo de los requerimientos en un paciente con EP.

La L-dopa presenta un elevado metabolismo periférico (sólo alcanza el sistema nervioso central el 1-3 % del fármaco), por ello se administra junto a un inhibidor de la L-aminoácido aromático-descarboxilasa (LAAD) favoreciendo una mayor biodisponibilidad y reduciendo el riesgo de efectos adversos y de arritmia cardíaca. Los efectos adversos más significativos son de índole gastrointestinal (náuseas, vómitos y anorexia), pero habitualmente son pasajeros y pueden prevenirse o tratarse con domperidona.

El efecto terapéutico de la levodopa se mantiene durante todo el curso de la enfermedad, pero es óptimo en etapas precoces (luna de miel de la levodopa) y comienza a disminuir a partir de los 3-5 años del inicio del tratamiento. La respuesta terapéutica tiene dos componentes: la respuesta de duración corta y la de duración prolongada. La primera se manifiesta en una mejoría de la función motora y se correlaciona con los niveles del fármaco en plasma y cerebro. La segunda ha sido evidenciada en estudios clínicos, donde participantes en tratamiento crónico con levodopa presentaron una evaluación motora mejor que la inicial antes de iniciar el tratamiento, días después de suspender el tratamiento y con niveles plasmáticos de levodopa insignificantes (**fig. 15-2**). Se ha propuesto que al inicio de la enfermedad la levodopa es convertida y captada por los terminales presinápticos y liberada «fisiológicamente». La pérdida progresiva de terminales dopaminérgicos propiciaría que la levodopa administrada tuviera una acción dependiente de los niveles plasmáticos (respuesta de duración corta), lo cual explicaría, en parte, las fluctuaciones motoras de estos pacientes.

Farmacocinética. La levodopa, administrada por vía oral, es absorbida de forma activa a través del intestino delgado (yeyuno proximal) gracias a un transporte específico y saturable compartido por todos los aminoácidos neutros grandes (valina, leucina, isoleucina, tirosina, fenilalanina, triptófano, histidina, levodopa y 3-oximetildopa). Ello explica que la

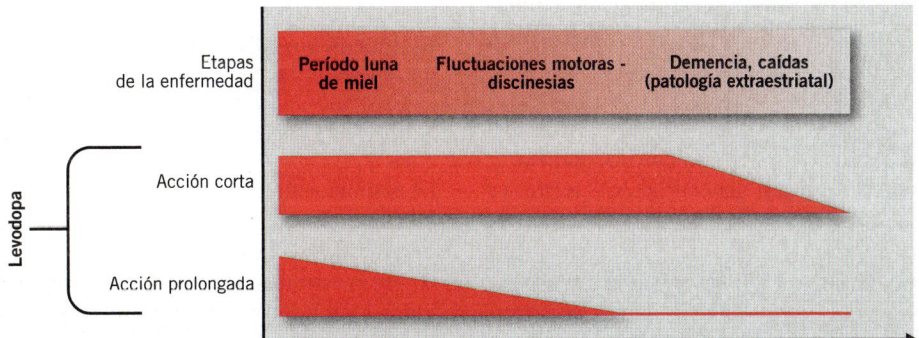

Figura 15-2. Efecto de la terapia dopaminérgica durante la progresión de la enfermedad de Parkinson. En etapas iniciales de la enfermedad la respuesta prolongada de la levodopa produce un beneficio motor continuo con dosis estándar de levodopa. Con el avance de la enfermedad este efecto disminuye y las fluctuaciones motoras y discinesias aparecen. La acción corta de la levodopa predomina en esta etapa y permite un beneficio motor temporal con dosis más frecuentes. En etapas avanzadas la enfermedad afecta a la corteza, y los aferentes corticales degeneran reduciendo el efecto de la acción corta de la levodopa. Al mismo tiempo, la degeneración de sistemas extraestriatales (p. ej., colinérgico) contribuyen a la discapacidad de la enfermedad. (Modificado de Albin RL, Leventhal DK. Ann Neurol. 2017; 82: 4-19.)

absorción de levodopa sea menor tras la ingesta de proteínas y mejore tras las comidas ricas en hidratos de carbono, que favorecen la secreción de insulina disminuyendo los niveles de aminoácidos ramificados (valina, leucina e isoleucina). Los niveles plasmáticos de levodopa son máximos entre 1 o 2 horas tras la administración oral, si bien depende del pH y ritmo de vaciamiento gástrico. Una vez en plasma, el paso de la barrera hematoencefálica se realiza por un sistema de transporte activo.

El metabolismo de la levodopa se lleva a cabo por medio de la dopa-decarboxilasa, produciendo dopamina. La dopamina es metabolizada fundamentalmente por la monoaminooxidasa tipo B (MAO-B), produciendo el metabolito ácido homovanílico y una pequeña cantidad es metilada por la catecol-*O*-metiltransferasa (COMT), dando lugar a la 3-*O*-metildopa. La semivida de la 3-*O*-metildopa es de casi 24 horas y alcanza niveles plasmáticos de 10 a 20 veces mayores que la levodopa, compitiendo con el transportador de ésta, motivo por el cual en ocasiones se utiliza un inhibidor de la COMT (p. ej., entacapona, tolcapona).

Formulaciones de la levodopa

La pobre biodisponibilidad oral del fármaco y la rápida eliminación farmacocinética suponen un problema en fases avanzadas de la enfermedad. Así, existen formulaciones de liberación controlada que permiten una reducción en la frecuencia de la administración; sin embargo, dada la demora en el inicio de acción su uso se ha restringido a aquellos trastornos nocturnos y matutinos (acinesia nocturna, distonía del despertar y trastornos del sueño). También está en el mercado una formulación que combina levodopa de liberación inmediata y retardada que ha demostrado ser eficaz en pacientes que pueden beneficiarse de niveles plasmáticos más estables en plasma (p. ej., fluctuaciones motoras). Con el fin de evitar el tránsito gástrico se han diseñado dispositivos en forma de bombas que administran una suspensión (gel) de levodopa directamente en el intestino delgado o una formulación soluble (foslevodopa-foscarbidopa) a través de infusión subcutánea continua (en ensayo clínico). Recientemente se ha ampliado el arsenal de levodopa con una nueva formulación de administración intranasal, que básicamente es un inhalador que se ha diseñado para pacientes con períodos en «*off*». Al ser un producto de administración inhalatoria, pasa de los pulmones a la sangre sin necesidad de absorción por el tracto digestivo, haciendo efecto en aproximadamente 10 minutos **(tabla 15-2)**.

Reacciones adversas. Al inicio del tratamiento las náuseas y vómitos son frecuentes, aunque generalmente suelen ser transitorios. Estos efectos derivan de la estimulación dopaminérgica a nivel del área postrema del bulbo raquídeo. Para minimizarlos se suele iniciar con una dosis baja de levodopa, que se incrementa progresivamente en semanas o meses. También se suele utilizar domperidona (antagonista del receptor D_2 periférico) de forma concomitante al inicio o se administra una dosis adicional de carbidopa (no disponible en España) media hora antes de la levodopa.

A nivel periférico, la decarboxilación periférica de la dopamina puede favorecer la aparición de hipotensión ortostá-

tica por el efecto vasodilatador de la dopamina a nivel del lecho vascular renal y esplácnico. Asimismo, el metabolismo de la levodopa provoca la liberación de catecolaminas, que podría explicar la aparición de arritmias en algunos pacientes en tratamiento con levodopa.

El tratamiento prolongado con levodopa, especialmente en aquellos pacientes con inicio de la enfermedad a una edad joven, aumenta la probabilidad de padecer movimientos involuntarios de extremidades y tronco (discinesias) en relación con los niveles plasmáticos de levodopa. Las discinesias se pueden clasificar en tres tipos:

- Discinesias de pico de dosis (más frecuentes), que aparecen cuando el fármaco alcanza niveles máximos en plasma y predominan en las extremidades superiores.
- Discinesias difásicas, que aparecen al inicio o terminación del efecto de la levodopa y suelen producir posturas forzadas (distónicas), produciendo dolor; predominan en las extremidades inferiores.
- Distonía «*off*», que suelen producirse por la mañana, antes de la toma de la medicación, producen dolor y predominan en las extremidades inferiores

Si bien no se conoce del todo la fisiopatología de las discinesias, se han propuesto cuatro mecanismos. En primer lugar, la pérdida de terminales nerviosas nigroestriatales en el estriado se correlaciona con la intensidad de las discinesias. Por otro lado, los receptores dopaminérgicos, tras el tratamiento prolongado con levodopa, se hipersensibilizan y por tanto el tratamiento provoca una respuesta exagerada. Tercero, con la progresión de la enfermedad el margen terapéutico de la levodopa se reduce y se requieren de mecanismos (fármacos de liberación prolongada o que eviten el tránsito gástrico) que mantengan unos niveles plasmáticos más estables. Por último, la estimulación de receptores D_1 propiciada por la levodopa se ha relacionado con el desarrollo de discinesias, por ello fármacos que tienen débil afinidad por éstos (p. ej., agonistas dopaminérgicos) producen una menor incidencia de éstas.

La levodopa también puede provocar somnolencia diurna y trastornos neuropsiquiátricos (confusión, alucinaciones), especialmente en aquellos pacientes con una enfermedad evolucionada y alteraciones cognitivas.

Fármacos que aumentan la biodisponibilidad de la levodopa

Inhibidores de la L-aminoácido aromático-descarboxilasa (LAAD)

La combinación rutinaria de levodopa con un inhibidor de la LAAD mejora la biodisponibilidad un 1-10 % (requiriendo menos dosis de levodopa), disminuyendo los efectos periféricos de la estimulación dopaminérgica y mejorando la tolerabilidad del fármaco. El impacto sobre la vida media de la levodopa es pequeño. Los más utilizados son la benserazida y la carbidopa, que no atraviesan la barrera hematoencefálica y se emplean en una razón levodopa/inhibidor de la LAAD de 4:1. Se han realizado estudios que demuestran una mayor biodisponibilidad de la levodopa y, por tanto, mayor beneficio motor incrementando la dosis de LAAD. En adelante, cuan-

Tabla 15-2. Fármacos dopaminérgicos

Fármaco	Dosis inicial (mg)	Dosis máxima diaria (mg)	Efectos adversos	
Levodopa + LAAD				
Levodopa + carbidopa	100/25 (3 dosis/día)	1.500/375 mg	Náuseas, hipotensión ortostática, discinesias, alucinaciones	
Levodopa + benserazida				
Agonistas dopaminérgicos				
Bromocriptina	1,25 (2-3 dosis/día)	40	Alucinaciones, fibrosis cardiovalvular, retroperitoneal y pleuropulmonar	
Cabergolina	0,25 (1 dosis/día)	8		
Pergolida	0,05 (1 dosis/día)	5 (3-4 dosis/día)		
Piribedil LP	50 mg (1 dosis/día)	250 (2-3 dosis/día)	Naúsea, hipotensión ortostática, alucinaciones, edema, somnolencia diurna y ataques de sueño repentino, trastornos del control de impulsos	
Pramipexol	0,125 (3 dosis/día)	4,2		
Pramipexol LP	0,26 (1 dosis/día)	3,15 (1 dosis/día)		
Ropinirol	0,25 (3 dosis/día)	24		
Ropinirol LP	2 (1 dosis/día)	24 (1 dosis día)		
Rotigotina	2 (1 parche/día)	16		
Apomorfina	2 (inyección i.m.)	100		
Inhibidores de la COMT				
Entacapona	200 (con cada dosis de levodopa)	2.000	Diarrea	Coloración amarilla de orina, incremento de efectos adversos de levodopa
Tolcapona	100 (3 veces/día)	200 (3 veces/día)	Toxicidad hepática	
Opicapona	50 (1 dosis al día)	50		Incremento de efectos adversos de levodopa
Inhibidores de la MAO-B				
Rasagilina	1 (1 dosis/día)		Síndrome catarral, estreñimiento, artralgia, dispepsia	Cefalea, incremento de efectos adversos de levodopa
Selegilina	2,5 (1 dosis/día)	5 (2 dosis/día)	Efecto estimulante, mareo	
Zonisamida	50	200	Somnolencia, apatía, pérdida de peso, estreñimiento	
Safinamida	50 (1 dosis/día)	100 (1 dosis/día)	Discinesias	

COMT: catecol-O-metiltransferasa; i.m.: intramuscular; LAAD: L-aminoácido aromático-descarboxilasa; LP: liberación prolongada; MAO-B: monoaminooxidasa de tipo B; s.c.: vía subcutánea.

do se nombre la levodopa, se hará referencia a la combinación de levodopa e inhibidor de la LAAD.

Fármacos que reducen el metabolismo de la dopamina

La progresiva degeneración de terminales dopaminérgicas reduce la capacidad de almacenamiento de levodopa y, por tanto, el beneficio farmacológico se reduce al tiempo de exposición de los receptores dopaminérgicos a la dopamina. La inhibición de las enzimas encargadas del metabolismo de la dopamina (catecol-O-metiltransferasa y monoaminooxidasa B) incrementan la vida media del fármaco.

Inhibidores de la catecol-O-metiltransferasa (COMT)

Los inhibidores de la COMT inhiben la metilación periférica de la levodopa a 3-O-metildopa aumentando la cinética, biodisponibilidad y semivida de eliminación de la dopamina. Se suelen emplear en pacientes con fluctuaciones motoras que tienen una desaparición de respuesta al fármaco (wearing off), produciendo un incremento del tiempo con respuesta (on) en un 25-30 %.

Existen en el mercado tres inhibidores de la COMT: entacapona, opicapona y tolcapona. Entacapona es un inhibidor COMT selectivo y reversible que no cruza la barrera hematoencefálica y actúa fundamentalmente a nivel intestinal. Su farmacocinética es muy similar a la de la dopamina, por ello se puede administrar simultáneamente. Tolcapona puede cruzar la barrera hematoencefálica y producir cierta inhibición de la COMT central. La semivida de la tolcapona es similar a la de la entacapona, pero presenta una mayor biodisponibilidad e inhibición de la COMT, y requiere de una periodicidad de dosis menor. Sin embargo, su uso se ha restringido a pacientes que no responden a entacapona por su potencial toxicidad hepática. Recientemente se ha aprobado opicapona, un potente inhibidor de la COMT periférica que es mejor tolerado y produce menos efectos adversos (p. ej., diarrea) que la entacapona.

Entacapona y tolcapona pueden producir efectos secundarios gastrointestinales (diarrea, naúseas y vómitos), así como coloración amarilla de la orina. Todos ellos pueden provocar discinesias (derivados de un incremento de la actividad dopaminérgica central).

Hoy en día existen en el mercado comprimidos que combinan levodopa e inhibidores de la LAAD y COMT, lo cual permite simplificar el régimen de dosificación en aquellos pacientes que requieren un inhibidor de la COMT.

Inhibidores de la monoaminooxidasa tipo B (MAO-B)

Inhiben de forma irreversible la MAO-B, aumentando la biodisponibilidad de la dopamina central, sin afectar al metabolismo de otras catecolaminas (adrenalina o serotonina). Han demostrado un efecto sintomático en pacientes con EP y cierta actividad neuroprotectora en estudios de laboratorio.

Este grupo lo componen selegilina, rasagilina y más recientemente safinamida. La rasagilina está relacionada estructuralmente con la selegilina, pero con ciertas características que hacen que se haya impuesto sobre ésta. Ambas atraviesan bien la barrera hematoencefálica, pero la rasagilina presenta una potencia 10-15 veces mayor que la selegilina, se tolera mejor (la rasagilina se metaboliza a aminoindiano frente al metabolito metanfetamina de la selegilina) y tiene una semivida prolongada (40 horas), lo cual permite una dosificación única diaria. La safinamida fue inicialmente desarrollada para el tratamiento de síndromes epilépticos, y ha sido aprobada para el tratamiento en combinación con levodopa para el tratamiento de las fluctuaciones motoras. Además de inhibir la MAO-B, inhibe la recaptación de dopamina, bloquea lo canales de sodio y la liberación de glutamato.

Los inhibidores de la MAO-B han sido objeto de estudio en varios ensayos, que ponen de manifiesto su eficacia en monoterapia en pacientes con una fase inicial, pero también en combinación con fármacos dopaminérgicos.

Agonistas dopaminérgicos

Son fármacos que comparten la capacidad de estimular directamente los receptores dopaminérgicos sin las complicaciones motoras asociadas con la levodopa, motivo por el cual se han utilizado en la fase precoz de la EP. Las ventajas de éstos sobre la levodopa son variadas. En primer lugar, no necesitan conversión metabólica para producir un efecto farmacológico, por ello actúan independientemente de las neuronas dopaminérgicas degeneradas. Segundo, los agonistas dopaminérgicos no compiten en la absorción con aminoácidos de la dieta y, por tanto, pueden administrarse con la dieta habitual. Tercero, tienen una vida media mayor, lo cual redunda en una estimulación estriatal sostenida, reduciendo la posibilidad de desarrollo de discinesias. Por último, en combinación con levodopa permiten reducir las dosis de levodopa y, por tanto, sus complicaciones a largo plazo. A pesar de estas ventajas, al cabo de 2-3 años los pacientes requerirán la adición de levodopa a su tratamiento para controlar la sintomatología. Por todo ello, el uso de estos fármacos se debe evitar en pacientes mayores de 70 años, con antecedentes de trastorno del control de impulsos, deterioro cognitivo o somnolencia diurna excesiva.

Se pueden clasificar en ergóticos (bromocriptina, cabergolina y pergolida) y no ergóticos (pramipexol, piribedil, ropinirol, rotigotina y apomorfina). La diferencia radica en que los primeros se han asociado con riesgo alucinógeno secundario a su afinidad por el receptor 5-HT$_{2A}$ y fibrosis cardiovalvular, retroperitoneal y pleuropulmonar posiblemente por su afinidad por receptores serotoninérgicos 5-HT$_{2B}$. Si bien no se conoce del todo el mecanismo, la dosis o su relación temporal con la aparición de estos efectos adversos, el uso de los agonistas no ergóticos se ha impuesto. En la **tabla 15-3** se detallan las afinidades por los diferentes receptores dopaminérgicos y su dosis equivalente de levodopa.

Los efectos secundarios derivados de la estimulación dopaminérgica son similares a los de la levodopa, esto es, náuseas, vómitos e hipotensión postural. Sin embargo, también se ha descrito la aparición de edema periférico, somnolencia diurna (sobre todo al inicio del tratamiento) y alucinosis (mayor en ancianos). A nivel neuropsiquiátrico es bien conocida la asociación de los agonistas dopaminérgicos con los trastornos del control de impulsos (juego o actos compulsivos, oniomanía o desinhibición sexual), quizá por una mayor afinidad por los receptores dopaminérgicos D$_3$. Por todo ello el uso de estos fármacos se debe evitar en pacientes mayores de 70 años, con antecedentes de trastorno del control de los impulsos, deterioro cognitivo o somnolencia diurna excesiva.

Bromocriptina

Fue el primer agonista dopaminérgico aprobado para su uso en la EP. Es un agonista D$_2$ y antagonista D$_1$ débil. Ha demostrado su eficacia en combinación con la levodopa para tratar los síntomas de la enfermedad y reducir la incidencia de discinesias y fluctuaciones motoras.

Cabergolina

Es un agonista con una gran afinidad por el receptor D$_2$ y también por el receptor D$_1$. Tiene una vida media muy larga (63-68 horas), lo cual permite una administración diaria y lo hace atractivo en el tratamiento de trastornos del sueño o matutinos.

Pergolida

Al igual que la cabergolina, tiene gran afinidad por el receptor D$_2$ y también por el receptor D$_1$. Tiene una vida media de 27 horas. Es el agonista dopaminérgico con más riesgo de episodios de psicosis.

Apomorfina

Es el agonista dopaminérgico más potente y requiere del uso concomitante con domperidona para evitar náuseas y vómitos. Activa los cinco receptores dopaminérgicos. No requiere de transporte activo para alcanzar el cerebro. Debido a su baja biodisponibilidad oral y vida media corta se usa a nivel subcutáneo. Tiene una latencia de inicio de 22 minutos y un beneficio de 45-60 minutos. Se ha usado como «fármaco de rescate» en pacientes con EP avanzada con bloqueos frecuentes. En la actualidad también se utiliza en bomba de infusión continua subcutánea en pacientes en fases avanzadas que no son candidatos a estimulación cerebral profunda. Los efectos secundarios más frecuentes son a nivel local (irritación de piel y hematomas en la zona de inyección). A pesar del nombre, no es un ligando de receptores opioides.

Ropinirol

Fue el primer agonista dopaminérgico oral no ergotínico en el mercado. Tiene una elevada actividad agonista sobre

Tabla 15-3. Agonistas dopaminérgicos

Agonista dopaminérgico	Receptores dopaminérgicos[a]					Otros receptores	Factor de conversión DEL[b]
	D$_1$	D$_2$	D$_3$	D$_4$	D$_5$		
Bromocriptiina	+	+++	++	++	+	5-HT$_{1A}$, 5-HT$_{1B}$ 5-HT$_{1D}$, 5-HT$_{2A}$ 5-HT$_{2B}$	× 10
Cabergolina	++	++++	+++	+++	+		× 100
Pergolida	++	+++	++++	+++	+		× 1
Piribedil	0	+++	+++	+++	0	α$_2$	× 1
Pramipexol	0	+++	++++	+++	0	5-HT$_{1A}$, 5-HT$_{1B}$, 5-HT$_{1D}$	× 100
Ropinirol	0	+++	+++	+++	0	5-HT$_{1A}$, 5-HT$_{1D}$	× 20
Rotigotina	++	++	++++	+++	+++	5-HT$_{1A}$, 5-HT$_{1D}$	× 30
Apomorfina	+	++	++	++++	+	5-HT$_{1A}$, 5-HT$_{2A}$, 5-HT$_{2B}$, 5-HT$_{2C}$	× 10

[a] Las afinidades de los fármacos por los diferentes receptores dopaminérgicos se ha realizado según los valores de la constante de inhibición (Ki en nM) de la siguiente forma: 0 = Ki > 10.000; 100 > + < 10.000; 10 > ++ < 100; 1 > +++ <10; ++++ < 1.

[b] La dosis equivalente de levodopa (DEL) es la cantidad de agonista dopaminérgico que produce el mismo efecto que 100 mg de levodopa. Se muestra el factor de conversión (en mg de levodopa) para cada agonista dopaminérgico.

el receptor D$_3$ y una menor afinidad por el D$_2$. Es rápidamente absorbido y tiene un 50 % de biodisponibilidad. Se ha desarrollado una formulación de liberación sostenida que permite una única dosificación diaria y menos efectos secundarios.

Los ataques de sueño o la somnolencia diurna son efectos secundarios significativos, que podrían explicarse por su actividad inhibitoria sobre neuronas orexinérgicas en el hipotálamo.

Piribedil

Es un agonista parcial del receptor D$_3$ y tiene menor afinidad por el D$_2$. Además, es un antagonista de los receptores adrenérgicos α$_2$, lo cual le confiere propiedades antidepresivas, antidiscinéticas y mejoría de la atención y la consolidación de la memoria. Se absorbe rápido, pero tiene una baja biodisponibilidad oral. Su vida media es de 12 horas.

Pramipexol

Tiene una vida media de 8-12 horas. Existen formulaciones de liberación sostenida que facilitan una única dosis diaria para una estimulación dopaminérgica más sostenida y una mayor adherencia y mejor tolerancia del tratamiento. Además de la mejoría que ocasiona sobre la sintomatología motora, también presenta efecto antidepresivo.

Rotigotina

Fue el último en introducirse en el mercado. Tiene una baja biodisponibilidad oral y una vida media corta por un elevado metabolismo gastrointestinal, motivo por el cual su administración es a través de un parche transdérmico que permite una liberación continua durante 24 horas. Ello favorece su uso en pacientes con EP sometidos a una cirugía y que no pueden tomar su tratamiento antiparkinsoniano por vía oral.

Como complicaciones destacan la irritación local y los mismos efectos secundarios que el resto de agonistas dopaminérgicos no ergóticos.

Fármacos no dopaminérgicos

Antagonistas del receptor de adenosina$_{2A}$

El receptor A$_{2A}$ está distribuido de forma especial en los ganglios basales e interacciona con el receptor D$_2$ a nivel de la vía indirecta. La adición de un antagonista A$_{2A}$ al tratamiento con levodopa ha resultado beneficioso en modelos animales; sin embargo, los efectos en pacientes no parecen ser tan llamativos. No hay fármacos de este grupo comercializados en nuestro país. Istradefillyne ha sido aprobado en Japón y Estados Unidos en terapia combinada con levodopa.

Bloqueantes de los receptores muscarínicos

El uso de fármacos antimuscarínicos (antes denominados anticolinérgicos) ha descendido dramáticamente en la era de la levodopa y los agonistas dopaminérgicos; sin embargo, son utilizados ocasionalmente en pacientes jóvenes (menores de 60 años) que presentan temblor como síntoma más significativo y en los cuales no hay deterioro cognitivo. El beneficio que ofrecen estos fármacos se basa en el bloqueo de la hiperactivación de las interneuronas colinérgicas del estriado, secundaria a la depleción dopaminérgica, que regulan la función dopaminérgica.

En la actualidad el más utilizado es el trihexifenidilo, pero también existen otros como el biperideno y la prociclidina. En otros países se comercializan antimuscarínicos periféricos que pueden mejorar la sialorrea; sin embargo, la toxina botulínica puede ofrecer los mismos resultados sin los efectos secundarios derivados del bloqueo muscarínico.

Los efectos adversos centrales son frecuentes y limitan su uso. Los más importantes son deterioro de la memoria, confusión y alucinaciones, y son más frecuentes en pacientes mayores. Otros efectos incluyen sedación y disforia. Los efectos derivados del bloqueo muscarínico periférico incluyen boca seca, visión borrosa, estreñimiento (puede retrasar la absorción de levodopa), náuseas, retención urinaria y taquicardia. Además, hay que tener precauciones en aquellos pacientes que padecen hipertrofia de próstata y glaucoma.

Bloqueantes β-adrenérgicos

Propanol es el fármaco más utilizado de este grupo. Se usa en pacientes con temblor postural, hiperhidrosis (sobre todo en la fase «*on*») y para el tratamiento de las arritmias e hipertensión en pacientes con EP. Como efectos secundarios destacan mareo, fatiga, bradicardia e impotencia.

Inhibidores de los receptores de aminoácidos excitadores

La amantadina es un fármaco antiviral que ha demostrado tener leves y transitorios efectos antiparkinsonianos. Aunque su mecanismo de acción no es del todo conocido, se considera que incrementa la liberación y recaptación de dopamina, tiene efectos antimuscarínicos y es un antagonista no competitivo de receptores NMDA (receptor inotrópico de glutamato). Ha demostrado mejorar la bradicinesia, rigidez y temblor en monoterapia o en combinación con levodopa. También tiene un efecto antidiscinético, y se ha hipotetizado que es debido al bloqueo del los receptores NMDA, que podrían estar implicados en los cambios secundarios a la hiperactividad glutamatérgica.

En la actualidad es el único fármaco que ha demostrado tener eficacia antidiscinética sin empeorar la sintomatología parkinsoniana (aunque su efecto es escaso). Su uso, sin embargo, está limitado por la propensión a facilitar el deterioro cognitivo, alucinaciones y confusión, particularmente en pacientes mayores. Se han descrito además casos de *livedo reticularis* y edema.

La memantina es también un antagonista no competitivo de receptores NMDA; sin embargo, se ha preconizado su uso en el deterioro cognitivo de la EP. Si bien no ha sido aprobada, algunos médicos la prescriben a la vista del beneficio observado en pacientes con demencia tipo Alzheimer.

Antidepresivos

La alteración del comportamiento y trastornos del ánimo afectan a un 40 % de los pacientes con EP. La depleción de monoaminas y la reducción de la inervación dopaminérgica y noradrenérgica es un hecho constatado en pacientes deprimidos con EP. Los inhibidores selectivos de la recaptación de serotonina (ISRS) son los más empleados en la actualidad. Fluoxetina, sertralina, paroxetina y fluvoxamina son las opciones más utilizadas en pacientes con EP y depresión. Dado su perfil activador del estado de ánimo, están especialmente indicados en pacientes apáticos, debiéndose tener precaución en los agitados. Sus efectos secundarios incluyen incremento del temblor (sertralina y fluoxetina), insomnio, ansiedad, disfunción sexual y alteraciones cardíacas, entre otros.

Bupropión es un antidepresivo dual que inhibe la recaptación de noradrenalina y dopamina sin efectos sobre la serotonina, lo cual puede ser una buena opción en aquellos pacientes que no toleran los fármacos serotoninérgicos.

Atomoxetina es también un antidepresivo con efecto dual sobre la recaptación de serotonina y noradrenalina (IRSN). Dado que la denervación noradrenérgica del *locus coeruleus* se ha relacionado con la disfunción ejecutiva en la EP, su uso

ha mostrado resultados prometedores. Los efectos adversos derivados de su uso incluyen insomnio, estreñimiento, confusión e hipomanía, sobre todo al inicio del tratamiento.

Debe tenerse en cuenta que el uso combinado con inhibidores de la MAO-B puede provocar crisis hipertensivas y síndrome serotoninérgico.

Los antidepresivos tricíclicos y tetracíclicos han quedado relegados a un segundo lugar debido a los efectos antimuscarínicos e hipotensión ortostática que producen.

Fármacos anticolinesterásicos

El deterioro cognitivo se asocia frecuentemente a la EP. Dado que este trastorno se ha relacionado con un déficit colinérgico, se han realizado diversos estudios con fármacos anticolinesterásicos utilizados en la demencia tipo Alzheimer. Se ha demostrado que éstos tienen un leve impacto positivo en la función cognitiva, alteraciones del comportamiento y calidad de vida. Actualmente rivastigmina es el único fármaco anticolinesterásico indicado. Donepezilo también ha mostrado beneficio en el tratamiento de la demencia en la EP.

Fármacos antipsicóticos

Las alucinaciones y la agitación son síntomas no motores frecuentes derivados del tratamiento dopaminérgico y la evolución propia de la enfermedad (fases avanzadas). Antes de iniciar un tratamiento antipsicótico deben descartarse otras causas y valorar la disminución o sustitución de fármacos dopaminérgicos. Antipsicóticos típicos como haloperidol o clorpromazina no se recomiendan en estos pacientes por su capacidad para bloquear los receptores de dopamina D_2. Se recomienda el uso de antipsicóticos atípicos que presentan menor incidencia de deterioro motor, dado que bloquean fundamentalmente receptores dopaminérgicos corticales y límbicos, y por su baja afinidad por receptores D_1 y D_2. La clozapina es el fármaco que mejores resultados presenta; sin embargo, el requerimiento de controles analíticos periódicos por el riesgo potencial de agranulocitosis (1-2 %) ha hecho que no se utilice como primera opción. Quetiapina no presenta efectos adversos hematológicos y suele ser el fármaco de primera elección en estos pacientes. Otros fármacos como olanzapina o risperidona pueden mejorar las alucinaciones, pero pueden provocar un deterioro motor, por ello no deberían utilizarse en estos pacientes. En la última década se ha aprobado pimavanserina, un fármaco antipsicótico no dopaminérgico que actúa sobre los receptores de serotonina $5\text{-}HT_{2A}$ y fue aprobado para el tratamiento de la psicosis en la EP.

Fármacos ansiolíticos

Se ha estimado que un 40 % de los pacientes con EP manifiestan ansiedad aislada o en combinación con depresión. Los síntomas pueden incluir ansiedad generalizada, ataques de pánico y trastornos obsesivo-compulsivos. Los ataques de pánico y la ansiedad son manifestaciones frecuentes de pacientes en la fase «*off*» y pueden ser más incapacitantes que las complicaciones motoras. La modificación de las dosis de fármacos

Tabla 15-4. Fármacos no dopaminérgicos

FÁRMACO	DOSIS INICIAL DIARIA (mg)	DOSIS MÁXIMA DIARIA (mg)	EFECTOS ADVERSOS
Bloqueantes de receptores dopaminérgicos periféricos			
Domperidona	10 (3 dosis/día)	20 (4 dosis/día)	Arritmia cardíaca, dolor torácico, boca seca
Bloqueantes de receptores muscarínicos			
Trihexifenidilo	1 (1 dosis/día)	2 (3 dosis/día)	Confusión, alucinaciones, boca seca, visión borrosa, retención urinaria y estreñimiento
Biperideno	2 (2-3 dosis/día)	2 (2-3 dosis/día)	
Prociclidina	2,5 (3 dosis/día)	30	
Tolterodina	1 (2 dosis/día)	2	
Agonistas α-adrenérgicos			
Midodrina	2 (3 dosis/día)	10	Hipertensión, debilidad, náuseas, cefalea, escalofríos
Bloqueantes β-adrenérgicos			
Propranolol	40 (2 dosis/día)	320	Fatiga, mareo, bradicardia, impotencia
Inhibidores de receptores de aminoácidos excitadores			
Amantadina	100 (1 dosis/día)	400	Alucinaciones, confusión, visión borrosa, edema tobillo, *livedo reticularis*, náuseas, boca seca, estreñimiento
Memantina	5	20	Cefalea, somnolencia, mareo, hipertensión arterial, estreñimiento
Antidepresivos			
Fluoxetina	20 (1 dosis/día)	60	Insomnio, ansiedad, disfunción sexual, alteraciones cardíacas, incremento del temblor
Sertralina	50 (1 dosis/día)	200	
Paroxetina	20 (1 dosis/día)	60	
Fluvoxamina	50 (1 dosis/día)	300	
Bupropión	150 (1 dosis/día)	300	Similares a los ISRS, además de alteración de la concentración, alteración del gusto, aumento de la presión arterial y frecuencia cardíaca
Atomoxetina	40 (1 o 2 dosis/día)	100	
Anticolinesterásicos			
Rivastigmina	4,6 (parche/día)	13,3	Anorexia, agitación, ansiedad, mareo, temblor, cefalea, alucinaciones, eritema, urticaria
Donepezilo	5 (1 dosis/noche)	10	
Antipsicóticos			
Quetiapina	50 (1 dosis/noche)	100	Incremento parkinsonismo, hipotensión ortostática, disartria, somnolencia, cefalea, estreñimiento, taquicardia
Clozapina	12,5 (1 dosis/noche)	100	Agranulocitosis, incremento parkinsonismo, crisis epilépticas, sedación, hipotensión ortostática, hipertensión
Pimavanserina	34 (1 dosis/día)	34	Estreñimiento, retención urinaria, náusea, prolongación intervalo QT
Ansiolíticos			
Alprazolam	0,25 (1-3 dosis/día)	4	Sedación, embotamiento afectivo, somnolencia, astenia, confusión, visión doble, debilidad muscular
Lorazepam	1 (1-3 dosis/día)	4	
Clonazepam	0,5 (1 dosis/noche)	2	
Laxantes			
Plantago ovata	3,5 g (1-3 dosis/día)	11 g	Flatulencia, meteorismo, dolor abdominal, diarrea
Lactulosa	20 g (2 dosis/día)	40 g	Flatulencia, meteorismo, dolor abdominal, diarrea
Macrogol	5,9 g (1-2 dosis/día)	11,8 g	Náuseas, diarrea, dolor abdominal, distensión abdominal
Inhibidores de la fosfodiesterasa 5			
Sildenafilo	50	100	Hipotensión ortostática, cefalea, mareo, palpitaciones, dolor torácico, visión borrosa
Tadalafilo	10	20	

dopaminérgicos puede ser suficiente, pero si es necesario el uso de benzodiazepinas, se prefieren las de vida media corta (alprazolam, lorazepam). Asimismo, clonazepam, también de vida media corta, se utiliza en el trastorno de conducta en sueño REM. Se debe tener precaución en pacientes con deterioro cognitivo y utilizar la mínima dosis eficaz (**tabla 15-4**).

TRATAMIENTO ACTUAL DE LA ENFERMEDAD DE PARKINSON

El tratamiento de la EP requiere de un abordaje multidisciplinar, en el que paciente, familia, médico de familia, especialista, enfermería, terapeuta ocupacional y asociaciones de familiares, entre otros, contribuyen a una mejor vivencia de la enfermedad para el paciente y su entorno.

El inicio del tratamiento farmacológico depende de las necesidades y circunstancias del paciente. Asimismo, existen estudios que demuestran las diferencias farmacogenéticas existentes entre la población y, por tanto, las diferentes respuestas terapéuticas posibles ante un mismo fármaco. Por ello, no sería válido aplicar a todos los pacientes un mismo protocolo de tratamiento. Las manifestaciones no motoras más incapacitantes se comentarán en último lugar, si bien pueden anteceder al diagnóstico o aparecer durante todo el transcurso de la enfermedad. Se han dividido las fases de la enfermedad en tres con el fin de comentar algunas recomendaciones a seguir en el proceso evolutivo de la enfermedad.

Fase inicial

Una vez alcanzado un acuerdo entre médico y paciente en relación con la introducción de la terapia farmacológica, es necesario considerar la elección del fármaco inicial.

Si los síntomas motores son leves pero requieren del inicio farmacológico, se recomienda un inhibidor de la MAO-B o amantadina (segunda opción). En los pacientes jóvenes con temblor se puede iniciar un fármaco antimuscarínico o un betabloqueante. Para los que presentan un deterioro significativo de las actividades diarias se recomienda iniciar un agonista dopaminérgico o levodopa, acompañado al inicio de domperidona. La levodopa proporciona mayor beneficio sintomático que los agonistas dopaminérgicos y menos efectos adversos (somnolencia, edema, alucinaciones y trastorno de control de impulsos), por lo que se recomienda su uso inicial en pacientes mayores o con una sintomatología motora muy incapacitante. Se suele introducir en régimen de tres dosis diarias, aunque la breve semivida del fármaco no parece garantizar una estimulación dopaminérgica continuada y quizá una mayor frecuencia de administración po-

> **⚙ FÁRMACOS EMPLEADOS EN EL TRATAMIENTO DE LA ENFERMEDAD DE PARKINSON**
>
> - **Fármacos basados en la estimulación dopaminérgica**
>   - Levodopa:
>   - Fármacos que aumentan la biodisponibilidad de la levodopa: inhibidores de la LAAD.
>   - Fármacos que reducen el metabolismo de la dopamina: inhibidores de la COMT, inhibidores de la MAO-B.
>   - Agonistas de receptores dopaminérgicos.
> - **Fármacos no dopaminérgicos**
>   - Antimuscarínicos.
>   - Bloqueantes β-adrenérgicos.
>   - Estimulantes de la liberación de dopamina e inhibidores de los receptores de glutamato.
>   - Antidepresivos.
>   - Anticolinesterásicos.
>   - Antipsicóticos.
>   - Ansiolíticos.

dría presentar menos riesgos de desarrollar complicaciones motoras. Los agonistas dopaminérgicos son de elección en los pacientes jóvenes (menores de 60 años) o con síntomas moderados, con la intención de retrasar las complicaciones motoras derivadas del tratamiento con levodopa. Las formulaciones de liberación prolongada son preferibles por inducir una estimulación dopaminérgica sostenida y favorecer la adherencia al tratamiento. Es aconsejable avisar a los familiares del paciente de la posibilidad de la aparición del trastorno de control de impulsos, por su potencial impacto en la dinámica familiar.

Fase intermedia

Con la progresión de la enfermedad todos los pacientes requerirán del inicio de levodopa. La mayor parte de los pacientes responden bien al inicio de ésta y con un ajuste periódico de la dosis pueden presentar un control adecuado de la función motora durante varios años. La mayoría de los pacientes desarrollan con el paso del tiempo complicaciones motoras en relación con el estrechamiento del margen terapéutico eficaz, que se manifiestan en forma de fluctuaciones *off-on* y discinesias. Las primeras tienen que ver con el beneficio o deterioro motor en relación con la dosis de terapia dopaminérgica. La desaparición de respuesta (estado «*off*») provocará la reaparición de los síntomas motores y, por tanto, el estado motor dependerá de la estabilidad de la estimulación dopaminérgica. Para favorecer una estimulación dopaminérgica sostenida y, por tanto, disminuir el tiempo en estado «*off*», se puede incrementar la periodicidad de las dosis de levodopa, asociar un inhibidor de la COMT y asociar un agonista dopaminérgico de liberación sostenida. En el caso de las discinesias conviene identificar primero el tipo (de pico de dosis, bifásicas o distonía tipo «*off*») para plantear una estrategia terapéutica. Las discinesias de pico de dosis leves no suelen ser motivo de queja por parte del paciente; sin embargo, pueden ocasionar problemas para la interacción social. En casos graves pueden provocar lesiones en el paciente. Pueden tratarse fraccionando la dosis de levodopa, introduciendo un agonista dopaminérgico de liberación sostenida o añadiendo amantadina al tratamiento. Es de mucha utilidad para el médico contar con la información (calendario) de las variaciones motoras y no motoras que experimenta el paciente durante el día para un ajuste de tratamiento óptimo.

Cuando el tratamiento farmacológico no es capaz de aliviar las complicaciones motoras, se puede recurrir a terapias invasivas. En la actualidad existen tres: tratamiento con infusión continua subcutánea de apomorfina, bomba con dispositivo intraduodenal de levodopa y estimulación cerebral profunda de alta frecuencia. La decisión de emplear una u otra requiere de un abordaje multidisciplinar y de un estrecho apoyo familiar. Ensayos clínicos han evaluado el uso de fosfolevodopa-foscarbidopa en infusión subcutánea continua con resultados prometedores. El desarrollo del ultrasonido focal de alta intensidad (HIFUS) ha supuesto un gran avance en la lesión del núcleo subtalámico o globo pálido sin la necesidad de cirugía (descrito en la última sección del capítulo). A día de hoy esta técnica sólo se realiza de forma unilateral, pero hay estudios en marcha investigando la ablación bilateral.

Fase avanzada

Recientemente se ha llegado a un consenso para definir la fase avanzada de la enfermedad. Para ello se han tenido en cuenta aspectos como el tiempo de evolución de la enfermedad, limitación para la realización de las actividades diarias, síntomas motores relacionados con el tratamiento (fluctuaciones motoras o discinesias) o la enfermedad (disfagia, caídas, bloqueos de la marcha, alteración de reflejos posturales), síntomas no motores relacionados con la enfermedad (disautonomía, somnolencia) y trastornos neuropsiquiátricos y cognitivos (alucinaciones, apatía demencia). En esta fase el objetivo fundamental del tratamiento no será la optimización de la respuesta motora, sino el control de las complicaciones derivadas de la enfermedad y/o tratamiento (politerapia). El médico abordará los síntomas que el paciente y sus familiares refieran en la consulta y planteará la conveniencia o no de un ingreso hospitalario para un mejor estudio de la mejor opción de tratamiento. Entre los síntomas no motores destacan el trastorno de control de impulsos, deterioro cognitivo, alucinaciones y depresión, que se han tratado anteriormente, y otros que se detallan a continuación:

Apatía. Está presente en un 17-70 % de los pacientes con EP, tiene poca respuesta al tratamiento de los síntomas motores y un gran impacto en el paciente y sus cuidadores. Asimismo, confiere mayor riesgo para el desarrollos de demencia. La rivastigmina y la rotigotina son los fármacos más empleados.

Ansiedad y depresión. Con una prevalencia en torno al 35 %, tienen mucho impacto en áreas cognitivas, motoras y sociales, reducen la calidad de vida e incrementan la dependencia de los cuidadores. Los pacientes con Parkinson pueden desarrollar una ansiedad durante el período motor *off* de la terapia dopaminérgica. El tratamiento con inhibidores de la recaptación de serotonina, agonistas dopaminérgicos y la terapia conductual han demostrado ser eficaces. El uso de benzodiazepinas no está aconsejado por los efectos cognitivos y motores. Habitualmente se emplea un único fármaco que trate los dos problemas simultáneamente.

Trastorno de conducta en sueño REM. Con una frecuencia variable según los estudios (20-72 %), se caracteriza por una actividad física violenta (golpes, chillidos) en el contexto de un contenido violento de los ensueños y es proporcional a las escenas de éstos. Puede provocar importantes lesiones al paciente y al acompañante. El clonazepam en dosis única nocturna es el tratamiento de primera línea. La melatonina también ha mostrado resultados positivos y podría emplearse como segunda opción o en aquellos pacientes con contraindicaciones relativas para el tratamiento con clonazepam (demencia, síndrome de apneas e hipopneas del sueño o riesgo de caídas).

Incontinencia urinaria y nocturia. Es un problema que afecta al 25-28 % de los pacientes con EP y en el que están implicados varios núcleos (corteza frontal, ganglios basales, hipotálamo, cerebelo y células de la columna intermediolateral), y donde la ausencia de inhibición de la vejiga (hiperactividad del músculo detrusor) es determinante a todos los niveles. Existen tres síntomas urinarios frecuentes en estos pacientes: urgencia miccional (urgencia irrefrenable para orinar), polaquiuria (incremento de la frecuencia miccional, no relacionado con la ingesta hídrica) y nocturia (necesidad de orinar por la noche a pesar de disminuir la ingesta hídrica vespertina y excluida la presencia de fallo cardíaco). Además, el hecho de presentar una vejiga hiperactiva (frecuente en edades avanzadas) o una hiperplasia benigna de próstata en los varones complica el tratamiento. Los fármacos antimuscarínicos (p. ej., tolterodina) son la primera opción de tratamiento; sin embargo, la existencia de numerosos efectos secundarios, especialmente en pacientes mayores, ha limitado su uso. Se han propuesto la inyección de toxina botulínica en el músculo detrusor de la vejiga y cirugía de la musculatura vesical, si bien son tratamientos de segunda línea.

Disfunción sexual. El 54-79 % de los pacientes se quejan de problemas para una relación sexual satisfactoria. Sin embargo, es un tema que pocas veces es reconocido y por el que médico debe preguntar. Es conveniente poder obtener información del cónyuge con el fin de evaluar el trastorno de forma concreta y, a su vez, descartar efectos derivados del tratamiento farmacológico. La disfunción autonómica es responsable de la dificultad para la eyaculación en los hombres y en las mujeres la pérdida de lubricación, micción involuntaria e inhibición. El uso de inhibidores de la fosfodiesterasa tipo 5 (sildenafilo, tadalafilo) puede mejorar la disfunción eréctil en los hombres, pero debe utilizarse con precaución por el riesgo de hipotensión ortostática.

Hipotensión ortostática. Es una manifestación frecuente (20-50 %) de la disfunción autonómica simpática en estos pacientes, que consiste en una disminución de los niveles plasmáticos de catecolaminas en la posición de pie y una alteración de la respuesta barorrefleja en cuanto a frecuencia cardíaca y vasoconstricción periférica que da lugar a caídas. En ocasiones, síntomas vagos como desconcentración, visión borrosa o embotamiento pueden sugerir este problema. Hay que tener en cuenta que los agonistas dopaminérgicos pueden favorecerla y, por tanto, su suspensión o la adición de domperidona puede ser suficiente. En otros casos su prevención o tratamiento requiere de la adopción de medidas posturales, incrementar el consumo de agua y sal, medias de compresión e intentar el tratamiento con agonistas α_1-adrenérgicos (midodrina) o piridostigmina.

Estreñimiento. Es una manifestación de la denervación autonómica, la desarrollan un 59 % de los pacientes y puede empeorar con el tratamiento dopaminérgico. Es recomendable tomar medidas no farmacológicas, como incrementar la hidratación y fibra de la dieta y evitar el sedentarismo. El tratamiento farmacológico incluye el uso de laxantes formadores de masa u osmóticos. El uso de procinéticos como la domperidona tiene un efecto mínimo sobre la motilidad intestinal.

Disfagia. Es un síntoma muy prevalente en los pacientes en fase avanzada (85 %) y que puede ocasionar varias complicaciones (neumonía por broncoaspiración). El mecanismo tiene que ver con la bradicinesia y rigidez de los músculos orolinguofaríngeos, que favorece la aspiración de líquidos. El tratamiento farmacológico no ofrece eficacia significativa y se recomienda la adición de espesante a los líquidos, realizar la ingesta en la fase «on», medidas posturales (comer trozos pequeños y sentado con la cabeza inclinada hacia delante y con leve flexión). La presencia de infecciones respiratorias frecuentes a pesar de estas medidas debe hacer considerar la necesidad de colocación de sonda nasogástrica o gastrostomía.

Sialorrea. Es un síntoma frecuente en fases avanzadas (56 %) y se debe a la hipocinesia de músculos faríngeos y la consiguiente alteración del reflejo de deglución. Si la gravedad o consecuencias psicosociales de la sialorrea lo requieren se puede ensayar el tratamiento con fármacos antimuscarínicos, aunque dados los efectos secundarios no es la primera opción. La inyección de toxina botulínica en la parótida (responsable de la secreción fásica de saliva durante la ingestión de comida) o en las glándulas submandibulares (responsables de la secreción sostenida) es la opción con menos efectos secundarios; sin embargo, una reducción excesiva de la secreción de saliva también puede favorecer la disfagia.

Dolor. Es probablemente uno de los síntomas menos reconocidos y, sin embargo, muy frecuente (75-90 %) en la etapa premotora y sobre todo en fases avanzadas de la enfermedad, donde las fluctuaciones motoras y los períodos «off». Su origen puede ser musculoesquelético, radicular, neuropático, central, asociado a distonía o discinesias. La optimización del tratamiento dopaminérgico para reducir los períodos «off» es crucial. El uso de analgésicos no esteroideos, antidepresivos o antiepilépticos dependerá del tipo de dolor. La safinamida ha mostrado efectos positivos en este sentido (tabla 15-5).

PERSPECTIVAS TERAPÉUTICAS A FUTURO

▸▸ En la actualidad, el éxito de la farmacopea disponible, especialmente la levodopa y los agonistas dopaminérgicos, implica que el mercado farmacéutico está ya razonablemente satisfecho. Fruto del arsenal terapéutico disponible, hoy en día los pacientes parkinsonianos están por lo general bien medicados, hasta el punto que cuadros clínicos que anteriormente se observaban con mucha frecuencia, como graves discinesias inducidas por la medicación antiparkinsoniana, afortunadamente ya no se encuentran con facilidad en la práctica clínica actual. Aparte de la terapia farmacológica sustitutiva, también es necesario señalar los excelentes resultados obtenidos mediante la neurocirugía funcional, consistente en la implantación de electrodos de estimulación a alta frecuencia *(deep brain stimulation)* o ultrasonido focal de alta intensidad (HIFUS), técnicas que consiguen resultados clínicos realmente espectaculares, pero que no comentaremos aquí por exceder del ámbito de este capítulo. Simplemente señalar con brevedad la creciente popularidad del HIFUS. Consiste en la colocación de un casco con 1.024 emisores de ultrasonidos, los cuales se pueden focalizar en una diana cerebral profunda bajo control de MRI, de manera que tras su activación cada haz singular no realiza daño de ningún tipo, si bien la focalización puntual de los 1.024 haces consigue una lesión térmica en la zona diana. Hasta la fecha está aprobado su uso para el tratamiento del temblor esencial tomando como diana el núcleo talámico ventralis intermedio (Vim), y se está ensayando su uso para indicación de Parkinson en otras dianas como el núcleo subtalámico y los campos de Forel.

Tabla 15-5. Pauta de tratamiento en la enfermedad de Parkinson

Fase inicial
- Información sobre la enfermedad, abordaje multidisciplinar desde atención primaria y especialista, contacto con asociaciones de familiares
- Valorar inicio con inhibidor MAO/amantadina/agonista dopaminérgico o levodopa directamente

Fase intermedia
- Levodopa + LAAD (incremento y/o fraccionamiento de dosis)
- Se puede añadir inhibidor COMT, inhibidor MAO, agonista dopaminérgico o levodopa de liberación retardada para disminuir las fluctuaciones
- Valorar amantadina para las discinesias
- Si las fluctuaciones motoras no son controlables, plantear tratamiento con apomorfina/levodopa intestinal o subcutánea/estimulación cerebral profunda o HIFU

Fase final
- Apoyo familiar (mayor dependencia)
- Complicaciones motoras con mala respuesta terapéutica (riesgo de caídas)
- Complicaciones no motoras (condicionan la calidad de vida de paciente y familia), valorar introducción de medidas farmacológicas y no farmacológicas según evolución

COMT: catecol-*O*-metiltransferasa; LAAD: L-aminoácido aromático-descarboxilasa; MAO: monoaminooxidasa.

Así las cosas, es necesario reflexionar acerca de qué aspectos de nuestros pacientes no se encuentran convenientemente satisfechos con la farmacopea actual, a la par que hay que reconocer que cualquiera de los tratamientos disponibles, por muy efectivos que éstos sean, son meramente sintomáticos, esto es, no detienen el curso natural progresivo de esta enfermedad neurodegenerativa. En la última década, el descubrimiento de nuevos genes implicados en la EP ha facilitado la investigación de nuevas terapias que puedan modificar el curso de la enfermedad. Mutaciones en el gen *LRRK2* son las responsables de la mayoría de los casos de EP genéticos. Hay nuevos ensayos en marcha que están analizando el uso de moléculas inhibidoras de la cinasa LRRK2. Si los resultados son positivos, sería el primer fármaco que retrasaría o reduciría el impacto de la enfermedad. Otro hecho principal del que se ha aportado evidencia reciente es que las mutaciones heterocigotas en el gen *GBA1* (que codifica para la enzima lisosómica glucocerebrosidasa) son el principal factor genético que predispone a padecer EP. Se considera que dicha mutación está presente en entre un 7 y 10 % de los pacientes parkinsonianos; correlaciona positivamente con una mayor incidencia la EP y aún más con la demencia por cuerpos de Lewy. Estos datos han motivado el desarrollo de ensayos clínicos con ambroxol, un mucolítico con actividad chaperona de glucocerebrosidasa (ClinicalTrials. gov identifiers NCT02941822 y NCT02914366). Un enfoque diferente está representado por el empleo de eliglustat y venglustat, ambos con carácter inhibidor de la glucosilceramida sintasa (la enzima que degrada glucocerebrosidasa). Se han completado dos ensayos clínicos con estos dos inhibidores (ClinicalTrials.gov identifiers NCT00891202 y NCT02906020). Finalmente, otra opción en marcha es el empleo de procedimientos de terapia génica en los cuales se utiliza un vector viral adenoasociado serotipo 9 y portador del gen *GBA1* (AAB9-GBA1), desarrollado por la compañía norteamericana Prevail Therapeutics y actualmente en ensayo clínico con su administración mediante punción en la cisterna magna (ClinicalTrials.gov identifier NCT04127578).

Actualmente se está llevando a cabo una intensa actividad investigadora en el campo de la EP, con dos retos a abordar, globalmente.

Existe un gran empeño, aún principalmente en lo experimental (aunque se ha realizado algún ensayo clínico, todavía poco concluyente) en el diseño de terapia génica. Estas técnicas, hasta fechas recientes completamente quiméricas, se basan en un cambio conceptual, reflejado por el hecho de que por primera vez es factible emplear diversos vectores virales como caballos de Troya para introducir determinados genes en el cerebro, cuyo efecto principal es el de conseguir modificar un determinado circuito cerebral de interés, de manera que el efecto terapéutico esperable venga sustentado por las modificaciones inducidas en dichos circuitos. Aunque nuevamente estos estudios exceden el ámbito de este capítulo, más adelante se comenta brevemente el primer ensayo clínico con este foco, conseguido mediante el empleo de un vector lentiviral (denominado ProSavin).

Finalmente, mención aparte merece el empleo de factores neurotróficos como el factor neurotrófico derivado de las células gliales (GDNF). Este factor neurotrófico ejerce un potente efecto dopaminotrófico. Se realizaron dos ensayos de fase 1 independientes, concretamente los estudios de Bristol (7 pacientes) y de Kentucky (10 pacientes), mediante la infusión directa intracerebral (en el putamen poscomisural) de la proteína recombinante administrada mediante una bomba de infusión continua. Los esperanzadores resultados obtenidos en ambas fases 1 no fueron replicados en un estudio de fase 2 realizado en 34 pacientes. Aparte de sugerentes mejoras individuales observadas en algún paciente concreto, el estudio en su conjunto no alcanzó el *end-point* primario (25 % de mejora en la escala UPDRS), al tiempo que se observaron anticuerpos circulantes anti-GDNF (en 4 pacientes) e incluso una inexplicable toxicidad cerebelosa en macacos tratados con dosis 100 veces superiores a las administradas a los pacientes enrolados en el estudio de fase 2. Dichos datos (falta de

mejoría estadísticamente evidenciable, junto con potencial presencia de toxicidad a altas dosis) llevaron a la compañía Amgen a paralizar dicho ensayo, dándolo por concluido en fase 2. Aunque dicha decisión fue muy polémica e incluso se llegó a criticar el diseño del propio ensayo clínico, al final no se continuó avanzando en fases clínicas con GDNF. A pesar de que las expectativas iniciales fueron muchas, al final y lamentablemente el GDNF quedó como un buen ejemplo de nuevas iniciativas que entran en fases clínicas prematuramente, pues para el momento en el que se comenzó a ensayar el GDNF era muy escasa la información que se tenía de su actividad biológica.

Terapia génica con vectores virales

El uso de vectores lentivirales en el tratamiento de la EP ha mostrado recientemente resultados esperanzadores en pacientes. La inyección de vectores virales que portan las enzimas tirosina-hidroxilasa, LAAD y ciclohidrolasa-1 (ProSavin) en el estriado podría inducir la secreción de dopamina a nivel estriatal, proveyendo de una fuente endógena de dopamina a estos pacientes y evitando las complicaciones derivadas del tratamiento dopaminérgico a largo plazo. Recientemente se han publicado los resultados, aún no demasiado esperanzadores, de un estudio abierto en fases 1/2. Todavía se requieren más estudios que evalúen su eficacia en un mayor número de pacientes y durante un mayor período de tiempo. ◂◂

BIBLIOGRAFÍA

Albin RL, Leventhal DK. The missing, the short, and the long: L-Dopa responses and dopamine actions. Ann Neurol 2017; 82(1): 4-19.

Albin RL. Parkinson disease. En: Feldman E, ed. Contemporary Neurology Series. Oxford University Press, 2022.

Armstrong MJ, Okun MS. Diagnosis and treatment of Parkinson disease. JAMA 2020; 323(6): 548-60.

Blandini F, Armentero MT. Dopamine receptor agonists for Parkinson's disease. Expert Opin Investig Drugs 2014; 23(3): 387-410.

Blandini F, Cilia R, Cerri S, Pezzoli G, Schapira AHV, Mullin S, Lanciego JL. Glucocerebrosidase mutations and synucleinopathies: toward a model of precision medicine. Mov Disord 2019; 34(1): 9-21.

Broadstock M, Ballard C, Corbett A. Latest treatment options for Alzheimer's disease, Parkinson's disease dementia and dementia Lewy bodies. Expert Opin Pharmacother 2014; 15(13): 1797-810.

Bronner G, Vodusek DB. Management of sexual dysfunction in Parkinson's disease. Ther Adv Neurol Disord 2011; 4(6): 375-83.

Buhmann C, Kassubek J, Jost WH. Management of pain in Parkinson's disease. J Parkinson Dis 2020; 10(s1): S37-S48.

Jennings D, Huntwork-Rodriguez S, Henry AG et al. Preclinical and clinical evaluation of the LRRK2 inhibitor DNL201 for Parkinson's disease. Sci Transl Med 2022; 14(648): eabj2658.

Jost WH. Urological problems in Parkinson's disease: clinical aspects. J Neural Transm. 2013; 120(4): 587-91.

Kvernmo T, Härtter S, Bürger E. A review of the receptor-binding and pharmacokinetic properties of dopamine agonists. Clin Ther 2006; 28(8): 1065-78.

Lanciego JL, Luquin N, Obeso JA. Functional neuroanatomy of the basal ganglia. En: Przedborski S, ed. Additional Perspectives on Parkinson's Disease. Cold Spring Harbor Perspectives in Medicine. 2012.

Lees AJ, Ferreira J, Rascol O y cols. Opicapone as adjunct to levodopa therapy in patients with Parkinson disease and motor fluctuations: A randomized clinical trial. JAMA Neurol 2017; 74(2): 197-206.

Lizarraga KJ, Fox SH, Strafella AP. Hallucinations, delusions and impulse control disorders in Parkinson disease. Clin Geriatr Med 2020; 36 (1): 105-18.

Martin MI, Abalo R, García de Yébenes JA. Capítulo 15. Fármacos en la enfermedad de Parkinson y en otros trastornos del movimiento. En: Velázquez, ed. Farmacología básica y clínica, 18ª edición. Editorial Médica Panamericana, 2009.

Martínez-Fernández R, Máñez-Miró J, Rodriguez-Rojas R y cols. Subthalamotomy for Parkinson's disease. NEJM 2020; 383 (26): 2501-13.

Obeso JA, Rodriguez-Oroz MC, Benitez-Termino B y cols. Functional organization of the Basal Ganglia: Therapeutic Implications for Parkinson's Disease. Mov Dis 2008; 23, Suppl 3: S548-59.

Olanow CW, Schapira AH. Therapeutic prospects for Parkinson Disease. Ann Neurol 2013; 74: 337-47.

Olanow CW, Stern MB, Sethi K. The scientific and clinical basis for the treatment of Parkinson disease. Neurology 2009; 72, Suppl 4: S1-S136.

Ondo W. IPX066, a mixed immediate/sustained-release levodopa preparation for Parkinson's disease. Expert Opin Pharmacother 2014; 15(14): 2081-5.

Pagonabarraga J, Kulisevsky J. Dopaminergic treatment in Parkinson's disease: what has each therapeutic family got to offer? Rev Neurol 2014; 58(1): 25-34.

Palfi S, Gurruchaga JM, Ralph GS y cols. Long-term safety and tolerability of ProSavin, a lentiviral vector-based gene therapy for Parkinson's disease: a dose escalation, open-label, phase 1/2 trial. Lancet 2014; 383(9923): 1138-46.

Soileau MJ, Aldred J, Budur K y cols. Safety and efficacy of continuous subcutaneous foslevodopa-foscarbidopa in patients with advanced Parkinson's disease: a randomized, double-blind, active-controlled, phase 3 trial. Lancet Neurol 2022; (12): 1099-109.

Stathis P, Konitsiotis S, Antonini A. Dopamine agonists early monotherapy for the delay of development of levodopa-induced dyskinesias. Expert Rev Neurother 2015; 15(2): 207-13.

Stayte S, Vissel B. Advances in non-dopaminergic treatments for Parkinson disease. Front Neurosci 2014; 8: 113.

Svenningsson P, Rosenblad C, Arvidsson KE y cols. Eltoprazine counteracts L-DOPA-induced dyskinesias in Parkinson's disease: a dose-finding study. Brain. 2015. Pii: awu409. [Epub ahead of print].

Weintraub D, Irwin D. Diagnosis and treatment of cognitive and neuropsychiatric symptoms in Parkinson disease and dementia with lewy bodies. Continuum (Minneap Minn) 2022; 28(5): 1314-32.

Wenzel K, Homann CK, Fabbrini G y cols. The role of subcutaneous infusion of apomorphine in Parkinson's disease. Expert Rev Neurother 2014; 14(7), 833-43.

Zhou CQ, Zhang JW, Wang M y cols. Meta-analysis of the efficacy and safety of long-acting non-ergot dopamine agonists in Parkinson's disease. J Clin Neurosci 2014; 21: 1094-101.

Fármacos ansiolíticos e hipnóticos

16

J. L. Muñoz Madrigal, B. García Bueno, J. R. Caso Fernández y J. C. Leza Cerro

FARMACOLOGÍA DE LA ANSIEDAD

▸▸ El *Diccionario de la Real Academia de la Lengua Española* define *ansiedad* como un «estado de agitación, inquietud o zozobra del ánimo», o «angustia que suele acompañar a muchas enfermedades, en particular a ciertas neurosis, y que no permite sosiego a los enfermos». Según la intensidad y la repercusión sobre la actividad de la persona, la ansiedad puede ser una emoción normal, un impulso vital para enfrentarse a situaciones nuevas, incluidas las vividas como estresantes, o bien un trastorno psiquiátrico, si interfiere de tal forma que llegue a conseguir que el individuo desplace hacia ella toda su atención. En este caso, la persona experimenta un sentimiento de amenaza ante un peligro, sea real o imaginario, o bien reacciona desproporcionadamente a él. Al sentimiento de aprensión, temor o angustia acompañan otros síntomas, como irritabilidad, alteración de la concentración, o síntomas somáticos, como sudor, palpitaciones, opresión precordial, insomnio, alteraciones urinarias o digestivas, etc. La ansiedad es a veces un componente casi inevitable de numerosas enfermedades que el paciente o las personas allegadas viven con miedo.

La ansiedad puede convertirse en un trastorno psiquiátrico por sí misma. En su 5ª edición, el *Manual diagnóstico y estadístico de enfermedades mentales* (DSM-5) define los trastornos de ansiedad como aquellos en los que aparece miedo o temor excesivo, no apropiado al estímulo. Este *temor* es una respuesta emocional a un peligro real o no, percibido como inminente, mientras que la *ansiedad* es la anticipación a un peligro futuro. Obviamente, ambos conceptos se solapan, pero también difieren en que el temor se asocia más a menudo con respuestas autonómicas necesarias para iniciar la respuesta de «ataque o huida» o comportamientos de escape, mientras que la ansiedad se asocia más comúnmente con tensión y vigilancia ante peligros inminentes y comportamientos de precaución o evitación. El DSM-5 clasifica diferentes trastornos de ansiedad: por separación (de personas, de situaciones o de cosas), mutismo selectivo, fobias específicas o sociales, trastornos de angustia, agorafobias, trastorno de ansiedad generalizada, trastorno de ansiedad concomitante con otras enfermedades médicas o psiquiátricas, o trastorno de ansiedad inducido por sustancias.

Como se ha mencionado, la ansiedad está muy relacionada con la vivencia y la respuesta del individuo a situaciones estresantes, por lo que el sustrato neuroanatómico, atendiendo a lo que se ha comprobado en modelos animales y en estudios de imagen cerebral en seres humanos, es el mismo que el del estrés, y son la amígdala y la corteza prefrontal las áreas cerebrales especialmente implicadas. ◂◂

Fármacos ansiolíticos

Tanto si el estado anímico ansioso se debe a una respuesta inadecuada a un estrés inespecífico como si acompaña a otra alteración, el manejo de estos cuadros debe incluir medidas psicoterapéuticas además de las farmacológicas. En este sentido, históricamente se diferenciaron los **ansiolíticos**, o fármacos que alivian o suprimen los síntomas de la ansiedad sin producir sedación o sueño, de los **sedantes** y de los **hipnóticos**. Estas diferencias se establecieron sobre las dosis de **barbitúricos** (v. cap. 13), ya en desuso como ansiolíticos. Posteriormente se introdujo en esta sección el meprobamato (retirado de muchas farmacopeas), y quedaron los más utilizados en la actualidad, las benzodiazepinas (en dosis no hipnóticas). Existen otros ansiolíticos no benzodiazepínicos, con acción agonista parcial de receptores de la serotonina 5-HT$_{1A}$ (buspirona y fármacos relacionados), también retirados en muchos países por su escasa eficacia. Otros fármacos se utilizan por su efecto sobre ciertos síntomas orgánicos que acompañan a la ansiedad, como algunos bloqueantes β-adrenérgicos, así como algunos antihistamínicos o determinados psicofármacos con acción estabilizadora del estado de ánimo (algunos antidepresivos, anticonvulsivantes y neurolépticos).

Benzodiazepinas

Las benzodiazepinas constituyen la principal herramienta farmacológica para el tratamiento de la ansiedad y el insomnio, aunque poseen otras indicaciones clínicas como relajantes musculares o anticonvulsivantes (v. caps. 5 y 14). La primera benzodiazepina sintetizada en los laboratorios Hoffman-La Roche en la década de 1950, recibió el nombre de **clordiazepóxido** y se introdujo en clínica en 1957. Posteriormente, en 1963, se introdujo el **diazepam**, que ha sido ampliamente utilizado desde entonces. Este tipo de fármacos resultaron ser más específicos, seguros y eficaces que los que se habían utilizado hasta entonces, los barbitúricos, por lo que significaron un gran avance en el tratamiento de los trastornos de ansiedad y el insomnio. Sin embargo, su potencial empleo como sustancias de abuso limita su uso y obliga a controlar su prescripción, advertir al paciente de la necesidad de un uso racional durante períodos de tiempo no muy prolongados y realizar un seguimiento. Las benzodiazepinas tienen un nivel de eficacia adecuado para el tratamiento agudo de la mayoría de las manifestaciones de ansiedad. Sin embargo, su eficacia se limita al período en el que se mantiene su utilización y, por lo tanto, constituyen sólo un tratamiento sintomático, lo que debiera restringir su empleo a las situaciones que requieran una atenuación transitoria de un cuadro de ansiedad.

▸▸ Las benzodiazepinas son sustancias en general lipófilas y se agrupan en varias familias en función de su estructura química: las 1,4-benzodiazepinas, caracterizadas por tener dos átomos de nitrógeno en las posiciones 1 y 4 del anillo B, entre las cuales se encuentran las triazolobenzodiazepinas, que incorporan una estructura triazólica, y las 1,5-benzodiazepinas, con átomos de nitrógeno en posiciones 1 y 5. También pueden clasificarse por los radicales que caracterizan su espectro, en: 2-ceto, 7-nitro, 3-hidroxi y triazolo (fig. 16-1 y tabla 16-1). Los derivados 2-ceto se caracterizan por una semivida prolongada y por ser metabolizados por oxidación hepática,

que con frecuencia produce metabolitos activos (como el derivado desmetildiazepam); los derivados 7-nitro tienen una semivida intermedia y se metabolizan mediante nitrorreducción; los derivados 3-hidroxi tienen una semivida corta o intermedia y se metabolizan mediante glucuronización, lo que produce metabolitos inactivos y fácilmente eliminables, y en el proceso de eliminación influyen poco la edad o las interacciones farmacológicas, razón por la cual son adecuados en los pacientes con alteraciones hepáticas o en ancianos y pacientes polimedicados. Finalmente, las triazolobenzodiazepinas tienen semividas cortas o intermedias y se metabolizan mediante oxidación. ◂◂

Mecanismo de acción

La *International Union of Basic and Clinical Pharmacology* (IUPHAR) identifica en la actualidad 11 receptores del ácido γ-aminobutírico A (GABA$_A$) nativos (α1β2γ2, α1βγ2, α3βγ2, α4βγ2, α4β2δ, α4β3δ, α5βγ2, α6βγ2, α6β2δ, α6β3δ y ρ). Las benzodiazepinas se ligan a un sitio de unión específico en el complejo macromolecular del receptor GABA$_A$, distinto del usado por el neurotransmisor GABA. La unión del GABA se establece en las subunidades α/β del receptor GABA$_A$, mientras que la de las benzodiazepinas se realiza en las subunidades α/γ. Esta unión provoca cambios en la conformación del receptor, lo que aumenta la afinidad de GABA. Por ello, las benzodiazepinas se han definido como «moduladores alostéricos positivos» para GABA o *estimuladores del paso previo preactivador*. Su unión, por lo tanto, en presencia de GABA, facilita la entrada de ión cloruro (Cl⁻) en las neuronas y provoca su hiperpolarización, lo que da lugar a un estado de inhibición neuronal que se traduce, entre otras cosas, en la reducción de los estados de ansiedad y la inducción del sueño. Además de las benzodiazepinas, otras moléculas como el zolpidem o el zaleplón, también ejercen su acción sobre el mismo receptor GABA$_A$ y tienen un efecto clínico similar, en este caso preferentemente hipnótico (v. más adelante) (fig. 16-2).

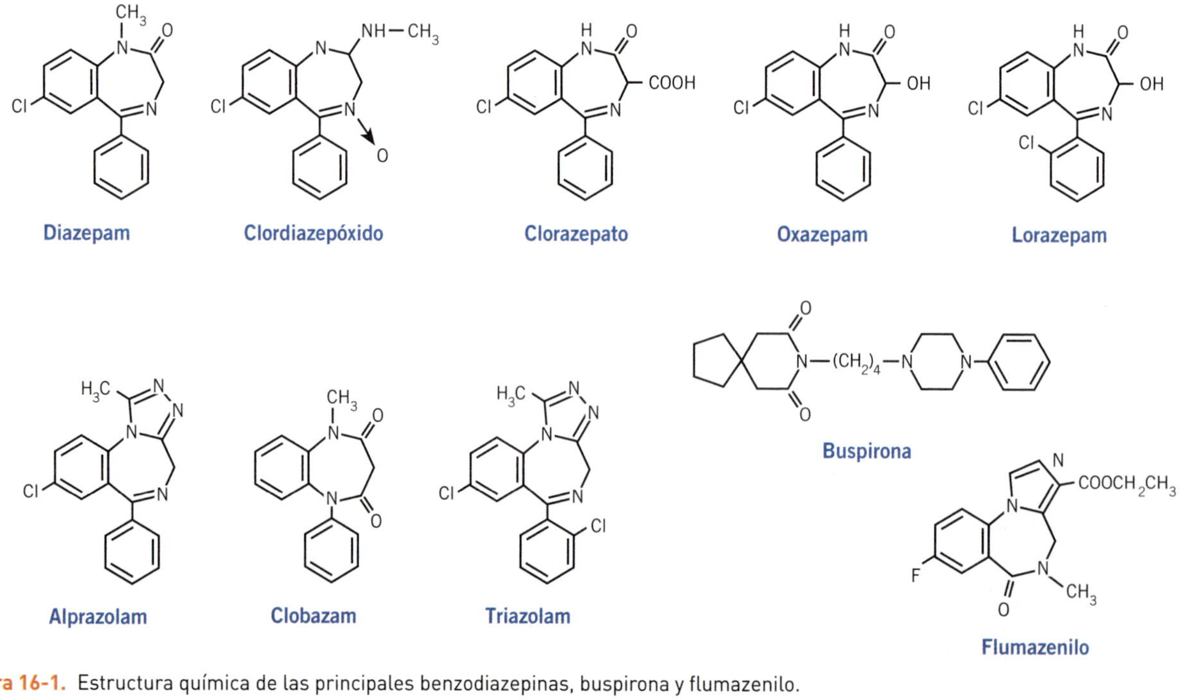

Figura 16-1. Estructura química de las principales benzodiazepinas, buspirona y flumazenilo.

Tabla 16-1. Clasificación química de las benzodiazepinas

1,4-BENZODIAZEPINAS		TRIAZOLOBENZODIAZEPINAS	1,5-BENZODIAZEPINAS
Bromazepam Clorazepato Clordiazepóxido Diazepam Flurazepam Halazepam Lorazepam	Ketazolam Medazepam Oxazepam Pinazepam Prazepam Tetrazepam	Alprazolam Estazolam Triazolam	Clobazam Triflubazam

3-HIDROXI	7-NITRO
Lorazepam Lormetazepam Oxazepam Temazepam	Clonazepam Nitrazepam Flunitrazepam

En el complejo macromolecular GABA$_A$ se han identificado varios sitios de unión y varias moléculas que interactúan específicamente: *a) agonistas*, afines por el receptor y favorecedores de la acción del GABA (las benzodiazepinas); *b) agonistas inversos,* afines por el receptor benzodiazepínico, pero que interfieren en la acción del GABA disminuyendo la frecuencia de apertura del canal de Cl$^-$, lo cual provoca efectos opuestos a las benzodiazepinas (ansiedad, miedo, temblor, convulsiones); son el péptido inhibidor de la fijación del diazepam (DBI) y ciertas β-carbolinas; *c) antagonistas*, capaces de unirse al sitio de las benzodiazepinas y bloquear las acciones, tanto de agonistas como de agonistas inversos, sin apenas tener efectos por sí mismos, y *d)* finalmente, se ha descrito un *agonista parcial*, con muy escasa actividad intrínseca y que actúa tanto sobre agonistas como sobre agonistas inversos y antagonistas: el flumazenilo.

Farmacocinética

Véase la **tabla 16-2**.

Absorción. Las benzodiazepinas son bien absorbidas tras administración oral en las primeras secciones del intestino, y alcanzan su concentración plasmática máxima en 1-4 horas.

Cada una presenta una velocidad de absorción distinta, que se traduce en una acción clínica más o menos rápida muy útil en la elección del fármaco como ansiolítico, hipnótico o para otras indicaciones. Debe tenerse en cuenta que un inicio de acción rápido puede coincidir, o no, con unos efectos más o menos prolongados, según su semivida de eliminación y la existencia de metabolitos activos. De igual modo, la ingestión con el estómago vacío facilita su absorción, mientras que la presencia de antiácidos con aluminio o de agentes que retrasen el vaciado gástrico dificulta la absorción, aumentando el tiempo necesario para observar efectos. El tiempo de absorción es un factor importante cuando las benzodiazepinas se emplean como hipnóticos, mientras que en los casos en que se busca un efecto prolongado o para administraciones crónicas suelen emplearse benzodiazepinas con tiempos de absorción más largos.

Aunque la vía oral es la más utilizada, excepcionalmente se emplea la vía intravenosa en situaciones de emergencia y en casos particulares, como en la anestesia (midazolam) o ante convulsiones (diazepam), en los que se requiere monitorización estricta. La administración por vía intramuscular da lugar a una absorción errática y lenta, por lo que no es muy utilizada. En algunos casos se utilizan irrigaciones rectales a través de cánulas (convulsiones febriles en la infancia).

Distribución. Todas las benzodiazepinas son muy liposolubles, por lo que atraviesan fácilmente la barrera hematoencefálica y alcanzan rápidamente el equilibrio entre plasma y cerebro. Por ello, el inicio de sus efectos a nivel central va a depender principalmente de la velocidad de absorción. Las más liposolubles (diazepam, midazolam) se distribuyen ampliamente en distintos tejidos, con lo que disminuyen rápidamente sus concentraciones plasmáticas.

Las benzodiazepinas presentan semividas plasmáticas que oscilan entre más de 30 horas, como diazepam y clorazepato, y menos de 6 horas, como triazolam y midazolam. Sin embargo, puesto que sus efectos a nivel central dependen de su volumen de distribución tisular y de su liposolubilidad, la semivida plasmática no es un buen indicador de la duración de éstos. Como se ha señalado, debe tenerse en cuenta, además, la presencia de metabolitos activos que en muchos casos extienden muy notablemente la duración de los efectos.

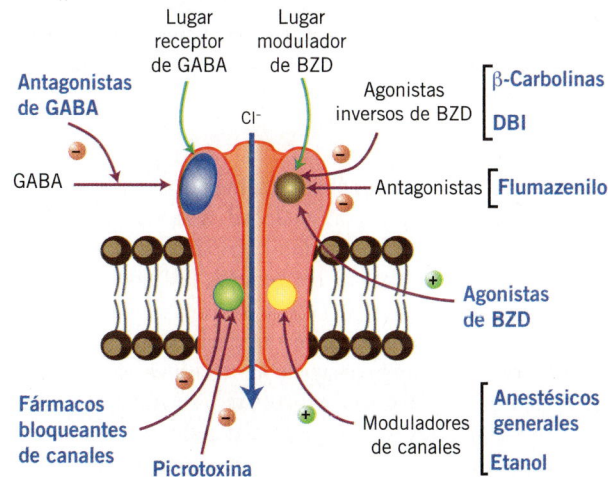

Figura 16-2. Receptor GABA$_A$ con los sitios de unión (agonistas y antagonistas) de las benzodiazepinas (BZD), de los agonistas inversos y de los moduladores bloqueadores de canales. DBI: neuropéptido inhibidor de la fijación del diazepam.

Metabolismo y eliminación. Se realizan principalmente en el hígado, en un proceso relativamente complejo, en muchas

Tabla 16-2. Parámetros farmacocinéticos y usos terapéuticos[a] de las principales benzodiazepinas

	INICIO DE ACCIÓN (VÍA ORAL)	BIODISPONIBILIDAD (%)	V_D (l/kg)	UNIÓN A PROTEÍNAS (%)	SEMIVIDA DE ELIMINACIÓN (HORAS)	METABOLITOS ACTIVOS
Acción ultracorta						
Midazolam[3,5]	3-5 min	30-70	50,2	96-98	1,5-2,5	No
Triazolam[2]	15-30 min	90-100	0,57-0,86	80-94	1,5-5,5	No
Acción corta						
Alprazolam[1]	1 h	80	0,72	80	12-15	No
Lorazepam[1,2]	20-40 min	90	1-1,3	85	10-20	No
Lormetazepam[2]	20 min	80	2,8-4,6	85	12-20	No
Oxazepam[1]	20 min-1 h			97	6-10	No
Brotizolam[2]	30 min-1 h				3-6	Sí
Acción intermedia						
Bromazepam[1]	2-3 h	60	50	70	11-22	No
Ketazolam[1,4]	2,5-3 h	90-100	193,7	93	15-52	Sí
Flunitrazepam[2]	0,5-2 h					Sí
Loprazolam[2]	0,5-4 h	90				No
Acción larga						
Clobazam[1,3]	30-120 min	100	100	80-90	36-42	Sí
Clonazepam[1,3]	20-60 min	90	3	82-86	18-50	No
Clorazepato[1,2]	30-60 min	50	0,93-1,27	98	36-60	Sí
Clordiazepóxido[1,2]	15-45 min	100	0,27-0,33	85-95	40-100	Sí
Diazepam[1,3,4,5]	10-45 min	80-100	0,8-1	98	40-200	Sí
Flurazepam[2]	20 min	30	1,4	97	50-160	Sí
Quazepam[2]	60 min				40	Sí
Medazepam[1]	1-2 h		0,9-1,2			Sí

[a] Usos terapéuticos: 1: ansiolítico; 2: hipnótico; 3: anticonvulsivante; 4: relajante muscular; 5: sedante.
V_D: volumen de distribución.

ocasiones dependiente del CYP3A4. Las principales vías incluyen la oxidación mediante oxidasas mixtas microsómicas (**medazepam** y **prazepam**), desmetilación o desalquilación (**clordiazepóxido**, **ketazolam** y **clobazam**), hidroxilación (**alprazolam**, **bromazepam**, **clotiazepam** y **desmetildiazepam**), conjugación o glucuronidación (**lorazepam** y **oxazepam**) y nitrorreducción (**nitrazepam**, **clonazepam** y **flunitrazepam**). Algunas benzodiazepinas dan lugar a metabolitos activos, lo que aumenta la duración de sus efectos. Entre estos metabolitos destaca *N-desmetildiazepam* o nordiazepam, con una semivida de 50-100 horas, resultante de la degradación de **diazepam** o **clorazepato** (fig. 16-3).

El metabolismo oxidativo hepático de las benzodiazepinas puede verse modificado por diversos factores, como la edad, la enfermedad hepática o el uso de inhibidores metabólicos (cimetidina, estrógenos, disulfiram, omeprazol). Los derivados conjugados suelen ser inactivos, y se excretan como tales por la orina. La edad, las hepatopatías o el uso de inhibidores metabólicos no suelen tener consecuencias sobre la conjugación, por lo que se recomienda que, en ancianos y en otros casos, se prescriban benzodiazepinas como lorazepam, oxazepam o temazepam.

Los productos resultantes del metabolismo de las benzodiazepinas se eliminan principalmente por la orina, aunque una pequeña parte se elimina también a través de la bilis y las heces.

Acciones farmacológicas

La mayoría de las benzodiazepinas tienen efectos ansiolíticos, hipnóticos, sedantes, anticonvulsivantes y relajantes musculares, que pueden ser ligeramente distintos dependiendo del tipo de benzodiazepina, y muy especialmente de su dosis y de la duración de sus efectos. En general, se obtienen efectos ansiolíticos con dosis más bajas y continuadas; para la hipnosis y la miorrelajación se necesita aumentar la dosis. Los efectos anticonvulsivantes se obtienen con las dosis más elevadas (tabla 16-2).

Acción ansiolítica. Las benzodiazepinas alivian la tensión emocional en pacientes con ansiedad, a la vez que reducen síntomas objetivos de la ansiedad, como taquicardia, sudoración o molestias digestivas. En general, las dosis empleadas con este fin no dificultan la actividad física o mental en personas sanas. Sin embargo, como se explica más adelante, el aumento de dosis puede provocar alteraciones de tipo sedante o relajante muscular que dificulten la realización de algunas actividades, por lo que se recomienda un seguimiento muy cercano del paciente tratado con estos fármacos.

Paradójicamente, en algunos casos las benzodiazepinas pueden provocar un aumento de la irritabilidad y hostilidad. Este efecto parece ser más frecuente con moléculas de acción corta, por lo que se sospecha que podría deberse al

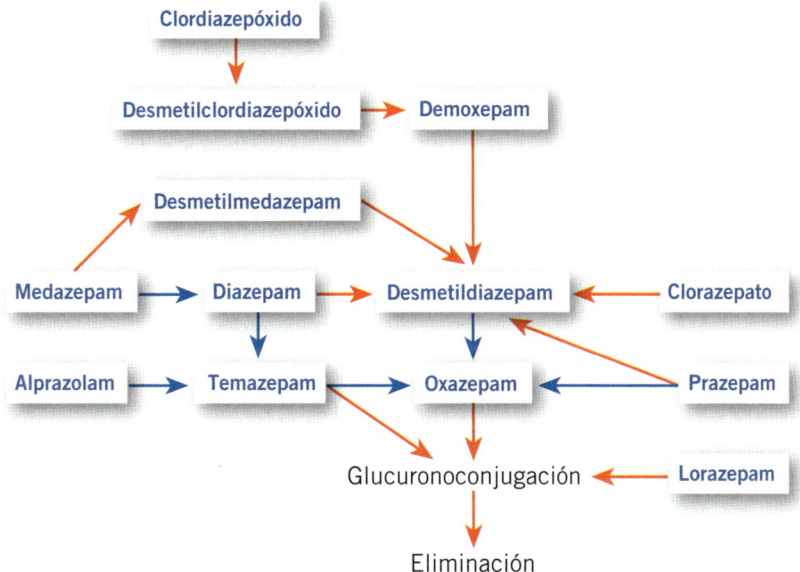

Figura 16-3. Vías metabólicas de las principales benzodiazepinas. En rojo, vía principal; en azul, vía secundaria.

síndrome de abstinencia resultante del tratamiento con este tipo de fármacos.

Acción relajante muscular. Las benzodiazepinas provocan relajación muscular sin ejercer un efecto directo sobre la placa motora o los músculos. Este efecto se debe a su interacción con distintas estructuras del SNC, como la médula espinal, la formación reticular activadora descendente del tronco del encéfalo, los ganglios basales y el cerebelo, y puede acompañarse de ansiólisis y sedación, puesto que las dosis miorrelajantes normalmente son mayores. Por ello, resultan de especial utilidad en aquellos casos en que la ansiedad también provoca tensión muscular, pero hay que tener precaución cuando la sedación es un efecto no deseado.

Acción anticonvulsivante. Las benzodiazepinas reducen las convulsiones provocadas por diferentes causas, como fiebre, epilepsia y síndrome de abstinencia a alcohol o barbitúricos. Este efecto también se observa en convulsiones causadas por agentes proconvulsivantes, como estricnina o cardiazol, e incluso por electroshock. Por lo general se necesitan dosis elevadas de benzodiazepinas para conseguir el efecto anticonvulsivante.

Acción hipnótica. Las benzodiazepinas reducen el tiempo necesario para conciliar el sueño y aumentan la duración total de éste, puesto que también reducen el número de despertares y el tiempo de vigilia. Dependiendo del perfil farmacocinético, los efectos hipnóticos varían de una benzodiazepina a otra, siendo las de tiempo de acción corto especialmente útiles porque permiten reducir el efecto «resaca» que se observa al despertar en algunos casos. El empleo de estos fármacos para tratar el insomnio (v. más adelante) no debe ser prolongado, puesto que se desarrolla tolerancia tras 1-2 semanas de uso continuado, y puede aparecer insomnio y síndrome de abstinencia tras su interrupción.

Reacciones adversas

Las reacciones adversas se deben a menudo a errores en la dosificación, así que las más frecuentes consisten en un aumento no deseado de sus acciones farmacológicas: sedación, confusión, desorientación, disartria, ataxia, somnolencia o reducción de la coordinación motora. Estas alteraciones pueden ser peligrosas para la realización de algunas tareas, como la conducción o el manejo de maquinaria peligrosa. En este tipo de reacciones adversas se puede incluir también la dificultad para reaccionar de forma rápida a distintos estímulos que requieran una respuesta motora o verbal. En general, las benzodiazepinas de semivida larga o las que generen metabolitos activos (clordiazepóxido, diazepam, nitrazepam o flurazepam) pueden presentar problemas debido a su acumulación, en especial en tratamientos prolongados. Esto no es frecuente con benzodiazepinas de semivida corta (lorazepam, triazolam, temazepam u oxazepam), en las que su rápida eliminación reduce el riesgo de acumulación.

Es particularmente importante la **potenciación del efecto depresor del SNC** que se produce al combinar benzodiazepinas con otros depresores como el alcohol, barbitúricos, antihistamínicos sedantes u opiáceos. Por ello, el amplio margen de seguridad de estos fármacos puede verse reducido por combinaciones de este tipo.

Pueden producir **amnesia anterógrada**, de forma que no se recuerda lo sucedido tras la administración. En pacientes con alteraciones de la memoria, como enfermos de Alzheimer u otras demencias, este efecto puede ser especialmente grave, ya que pueden repetir la toma de la dosis por olvidar haberla ingerido ya. En general, las reacciones adversas que afectan al SNC se producen con más frecuencia en ancianos y pacientes con alteraciones cerebrales. Esto puede ser debido a un aumento de la sensibilidad o a una eliminación insuficiente en el caso de los ancianos, en los que, además, parece producirse una pérdida de tolerancia a los efectos sedantes de las benzodiazepinas.

Pueden provocar un estado depresivo que aumente la sensación de abatimiento y falta de energía en algunos pacientes, por lo que no se recomienda el empleo de benzodiazepinas solas en pacientes deprimidos, aunque sí en combinación con tratamientos antidepresivos cuando los pacientes presenten también ansiedad y agitación. Se han comunicado efectos paradójicos, de agitación o ansiedad, en particular en niños o adolescentes y ancianos, y un efecto ansiogénico, con alteraciones de la conducta, de algunos hipnóticos como el triazolam, en los que el efecto hipnótico predomina sobre el ansiolítico.

Cuando se administran por vía intravenosa puede aparecer hipotensión, depresión respiratoria e incluso paro cardíaco. Este efecto presenta gran variabilidad, y es especialmente peligrosa la depresión respiratoria en aquellos con enfermedades respiratorias crónicas. Aunque no existen suficientes datos para confirmarlo, se sospecha, por datos en animales, que el empleo de diazepam durante el primer trimestre del embarazo podría estar relacionado con la aparición de labio leporino y fisura palatina. Son fármacos contraindicados durante el primer trimestre del embarazo.

Sobredosis

Las benzodiazepinas presentan un amplio margen de seguridad (en comparación con fármacos usados antiguamente con las mismas indicaciones, como los barbitúricos), siempre que no se combinen con otras sustancias con actividad sedante o depresora, como alcohol, barbitúricos u opiáceos. Aun así, en casos de sobredosis pueden aparecer las reacciones adversas descritas, entre las que es particularmente peligrosa la depresión respiratoria, que puede llegar a provocar coma. El tratamiento indicado para la sobredosis de benzodiazepinas consiste en la administración de flumazenilo.

El **flumazenilo** es un agonista parcial con muy poca actividad intrínseca sobre el sitio de unión a benzodiazepinas en el complejo receptor GABA$_A$, por lo que se comporta como un antagonista competitivo. Se absorbe bien por vía oral, pero no se usa esta vía porque experimenta un efecto de primer paso hepático muy importante, lo cual reduce su biodisponibilidad a un escaso 15 %. Se usa por vía intravenosa, llega al cerebro rápidamente, con un tiempo en el que se alcanza la concentración máxima ($t_{máx}$) de 5-10 minutos. Su semivida de eliminación es inferior a 1 hora, y la duración del efecto es inferior a 4 horas. Por todo ello resulta un fármaco muy útil para revertir la sedación inducida por benzodiazepinas tras la anestesia y en el diagnóstico diferencial y el tratamiento de la intoxicación por éstas. Tiene pocos efectos adversos (náuseas y sensación de mareo). Puede inducir convulsiones en pacientes que han recibido altas dosis de benzodiazepinas con antidepresivos. Se ha utilizado también en enfermos con hepatopatías crónicas porque mejora los síntomas de la encefalopatía hepática, en la que algunos metabolitos tóxicos producen una estimulación del receptor GABA$_A$.

Tolerancia y dependencia

El empleo de benzodiazepinas de forma continuada da lugar al desarrollo de **tolerancia** para los efectos sedantes y anti-

PAUTAS DE EMPLEO DE LAS BENZODIAZEPINAS

- Establecer claramente su indicación, la duración del tratamiento y cómo retirarlo.
- En los trastornos crónicos, establecer su administración sólo como tratamiento auxiliar limitado en el tiempo, hasta que surtan efecto otras medidas terapéuticas (psicoterapia, antidepresivos).
- Proponer pautas breves, si es posible intermitentes y no continuas y crecientes.
- Usar la dosis mínima eficaz durante el mínimo tiempo posible.
- Valorar de forma periódica (semanal) la necesidad de su continuidad.
- Valorar la posibilidad de reducir la dosis cuando el paciente mejora.
- Evitar su empleo en pacientes con antecedentes de abuso de alcohol u otras sustancias.
- Advertir de las interacciones con el alcohol y otras sustancias.
- Prevenir al paciente de sus efectos hipnótico-sedantes para que no conduzca ni maneje maquinaria peligrosa ni se coloque en situación de riesgo físico.
- Tener especial cuidado en los ancianos y los individuos con deterioro cognitivo cerebral.
- Evitar su empleo en niños y en mujeres embarazadas.
- Utilizar como máximo durante 2 meses (1 mes en el caso de hipnóticos).
- Retirar de forma gradual a lo largo de 1 mes.

convulsivantes. Este fenómeno se ve facilitado por la acumulación que se produce con el empleo de agentes de semivida larga. El alcohol y otros sedantes presentan tolerancia cruzada con las benzodiazepinas, las cuales, además, pueden provocar el desarrollo de dependencia tanto física como psicológica. El **síndrome de abstinencia** se caracteriza por la aparición de ansiedad, insomnio, inquietud, irritabilidad, temblor, cefalea, mareos, confusión, alteraciones sensoriales y síntomas somáticos como palpitaciones, hiperventilación, intestino irritable, etc. En casos extremos puede aparecer delirio, despersonalización, alucinaciones o convulsiones. La intensidad del síndrome depende de factores individuales, del tipo de benzodiazepina y de la dosis y duración del tratamiento, siendo más intenso cuanto mayores hayan sido éstas.

El consumo de benzodiazepinas de semivida larga da lugar a un síndrome de abstinencia que tarda más en aparecer y es más duradero que en el caso de las de semivida corta, y el síndrome de abstinencia que éstas provocan es más intenso y de aparición más temprana (la porción unida al receptor se reduce más rápidamente, al no tener metabolitos activos).

Interacciones

Los efectos depresores de las benzodiazepinas sobre el SNC se ven potenciados por su combinación con alcohol, barbitúricos, antipsicóticos, antidepresivos, analgésicos narcóticos, antiepilépticos, anestésicos o antihistamínicos sedantes, y puede llegar a producirse depresión respiratoria con dosis elevadas. Estas situaciones deben tratarse con flumazenilo, como se ha indicado en el apartado de sobredosis.

Los niveles séricos de fenitoína y otros anticonvulsivantes pueden verse alterados por su administración conjunta con benzodiazepinas (se ha descrito tanto aumento como disminución), además de potenciarse el efecto depresor sobre el SNC. Los fármacos antiácidos derivados de aluminio y magnesio pueden dificultar la absorción de benzodiazepinas, retrasando el inicio de sus efectos. Los anticonceptivos hormonales pueden aumentar la concentración plasmática de las benzodiazepinas que generan metabolitos activos. La cimetidina y el disulfiram inhiben el metabolismo oxidativo de las benzodiazepinas, lo que dificulta su eliminación, por lo que se produce un aumento de sus niveles plasmáticos.

Indicaciones clínicas

Véase la **tabla 16-2**.

Ansiedad patológica. El empleo de benzodiazepinas para el tratamiento de la ansiedad patológica está muy extendido. Sin embargo, estudios de utilización muestran una preocupante tendencia a prescribirlas en casos en los que la ansiedad está causada por traumas recientes, en los que otro tipo de tratamiento no farmacológico, como la terapia cognitiva, sería recomendable. Debe evitarse su empleo en los estados de ansiedad esporádica leve, así como durante un tiempo prolongado y no controlado. Su uso como «muletas farmacológicas» debe abarcar sólo hasta el momento en que el paciente experimenta un buen nivel de motivación y buena capacidad de control y adaptación, que deben ser valorados por el médico; de lo contrario, pueden convertirse para el paciente en «muletas imprescindibles» y aumentar el riesgo de reacciones adversas, tolerancia y dependencia. En los casos de ansiedad generalizada, con un estado permanente de preocupación sin una causa definida, las benzodiazepinas muestran gran eficacia. En otros trastornos, como estados de pánico o fobia social generalizada, son más recomendables los antidepresivos.

Las guías clínicas y los informes de consenso recomiendan limitar el empleo de benzodiazepinas como ansiolíticos a 2 meses, con un tercer mes destinado a su retirada gradual, a fin de reducir el número de casos de dependencia. Este período debe limitarse a 1 mes en el caso de los hipnóticos. La realidad clínica, sin embargo, es otra, ya que un elevado porcentaje de la población consume benzodiazepinas de forma más o menos continuada para el control de la ansiedad o el tratamiento de trastornos psíquicos de diversa naturaleza. La respuesta a la pregunta de cómo debe tratarse en el futuro esta población no está clara. El empleo de antidepresivos serotoninérgicos para el tratamiento de la mayoría de los trastornos de ansiedad es preferible en pacientes que hasta ahora han dependido de las benzodiazepinas para el tratamiento de sus trastornos. Igualmente, la asociación de técnicas psicológicas puede ser una alternativa viable en algunos casos.

Insomnio. Las benzodiazepinas están indicadas en el manejo del insomnio (v. más adelante), cuando otras medidas de higiene del sueño no han dado resultado, puesto que reducen el tiempo necesario para conciliar el sueño, aumentan la duración de éste y reducen los despertares. Con el fin de reducir el riesgo de desarrollar dependencia y/o tolerancia, se recomienda el empleo de las menores dosis posibles durante períodos no muy prolongados.

Espasmos musculares. Debido a su acción miorrelajante, las benzodiazepinas pueden emplearse para tratar algunos tipos de contractura muscular, como los provocados por enfermedades reumatológicas, traumatológicas, tétanos, etcétera.

Inducción anestésica. En algunos casos de cirugía menor o maniobras diagnósticas o exploratorias (colonoscopias, gastroscopias) resultan útiles benzodiazepinas como midazolam y lorazepam por vía intravenosa. Los efectos ansiolíticos y relajantes musculares obtenidos por vía oral pueden ser útiles en tratamientos preoperatorios.

Convulsiones. La administración de diazepam por vía intravenosa es el tratamiento de elección para el *status epilepticus*. Se usa también, por vía rectal en cánulas, para el manejo de las convulsiones febriles en niños. Su alta liposolubilidad le permite alcanzar rápidamente niveles cerebrales suficientes para controlar las convulsiones. Existen preparaciones de midazolam en forma de solución bucal (jeringas precargadas) para el tratamiento de crisis convulsivas en niños, hasta los 18 años de edad.

Abstinencia alcohólica. El efecto depresor del SNC ejercido por las benzodiazepinas permite su empleo como sustituto del etanol para tratar los síntomas del síndrome de abstinencia alcohólica, tanto en su forma leve (ansiedad, insomnio, trastornos neurovegetativos) como en la forma grave de *delirium tremens* (alucinaciones, delirio, convulsiones). El más útil es el diazepam intravenoso de forma repetida hasta lograr la sedación del paciente. Las benzodiazepinas de acción prolongada pueden emplearse para tratamientos de mantenimiento.

Contraindicaciones

Las contraindicaciones absolutas de las benzodiazepinas son escasas y están en relación con sus efectos tóxicos o secundarios. No deben emplearlas personas que manejen maquinaria peligrosa, conduzcan automóviles o desarrollen su trabajo en situaciones de riesgo. No deben utilizarse en caso de miastenia grave, y han de administrarse con sumo cuidado en pacientes con enfermedades respiratorias graves o asma, individuos con deterioro cognitivo o ancianos en los que el efecto relajante muscular suponga un riesgo de caída o de cuadros confusionales. Su utilización durante el primer trimestre del embarazo está desaconsejada por su relación causal con defectos de cierre del paladar. También se desaconseja su uso durante el parto para evitar la depresión respiratoria en el recién nacido. Debido a que se secretan por la leche materna, no deben administrarse a mujeres lactantes.

Ansiolíticos no benzodiazepínicos

La **buspirona** y sus análogos (**ipsapirona** y **gepirona**) son agonistas parciales de los receptores $5HT_{1A}$ que se utilizan para el tratamiento del trastorno de ansiedad generalizada. Por una acción presináptica, reducen la actividad de las neuronas serotoninérgicas del rafe y, por lo tanto, su influencia sobre el sistema septohipocámpico y la amígdala. Inhiben también la formación hipocámpica, al interactuar con receptores postsinápticos.

Su eficacia es menor que la de las benzodiazepinas, aunque provocan menos reacciones adversas e interacciones que aquéllas. Sus efectos ansiolíticos tardan días e incluso semanas en aparecer. Aunque se utilizaron hace años, su uso hoy es mucho menor, y han desaparecido de numerosas farmacopeas.

No tienen acciones hipnóticas, anticonvulsivantes ni miorrelajantes. No alteran la memoria ni provocan trastornos cognitivos o psicomotores.

Se absorben con rapidez en el aparato digestivo ($t_{máx}$ de 30-60 min), con un alto efecto de primer paso hepático. Se metabolizan en el hígado mediante reacciones de oxidación y conjugación, y dan lugar a metabolitos activos. Su semivida es de 3-4 horas.

No se ha descrito dependencia física o abstinencia. Producen algunos efectos adversos, como náuseas, vértigo, sudor, cefalea, parestesias e inquietud (y, en ocasiones, insomnio), lo que provoca que no mejoren la adherencia terapéutica de los pacientes con ansiedad que ya han sido tratados previamente con benzodiazepinas. Con dosis elevadas pueden producir disforia, que en muchos casos conduce al abandono del tratamiento y, en consecuencia, no incitan a su abuso. No interactúan con el alcohol ni con otros depresores del SNC. Si se asocian con un inhibidor de la monoaminooxidasa (IMAO) pueden aparecer cuadros hipertensivos.

Antidepresivos como ansiolíticos

Para algunas enfermedades relacionadas con la ansiedad, como el trastorno de ansiedad generalizada, el de pánico o el síndrome de estrés postraumático, se utilizan como fármacos de primera línea los inhibidores de la recaptación de serotonina y noradrenalina (IRSN), como venlafaxina o duloxetina e inhibidores de la recaptación de 5-HT (ISRS) como fluoxetina, paroxetina, citalopram, escitalopram y sertralina (v. cap. 18). En algunos casos particulares, como en el síndrome obsesivo-compulsivo, se emplean antidepresivos tricíclicos, como la clomipramina, que inhibe el transportador de 5-HT. Al igual que la buspirona, los efectos ansiolíticos de los antidepresivos tardan semanas en aparecer. Este hecho es debido, probablemente, a su acción sobre la neurotransmisión serotoninérgica y en concreto sobre los autorreceptores $5-HT_{1A}$. Los inhibidores de la recaptación de 5-HT tienen mayor eficacia que las benzodiazepinas a medio y largo plazo, y carecen de potencial adictivo y sedante; además, al tener un mecanismo de acción distinto de las benzodiazepinas, pueden combinarse con ellas de ser necesario.

Otros fármacos con actividad ansiolítica

En algunos casos en los que la ansiedad se presenta junto con otros síntomas, pueden utilizarse algunos **antipsicóticos** en dosis bajas con efecto estabilizador del estado de ánimo, o bien **anticonvulsivantes** como el valproato, la carbamazepina, la gabapentina o la lamotrigina. Algunos nuevos anticonvulsivantes, como la pregabalina, se utilizan en el tratamiento de la ansiedad generalizada. Antipsicóticos atípicos como la olanzapina o la risperidona tienen efectos ansiolíticos en dosis bajas, pero sus potenciales efectos motores adversos reducen su uso a pacientes que no respondan a ninguna otra terapia o que presenten esquizofrenia (v. cap. 17). También se utilizan para combatir los cuadros de ansiedad en el síndrome de estrés postraumático.

Se usan asimismo algunos fármacos **bloqueantes β-adrenérgicos** para combatir los síntomas asociados con la activación del sistema nervioso simpático que aparecen en algunos tipos de ansiedad como temblores, taquicardia, palpitaciones, sudoración o sofocaciones. En general son eficaces para reducir la ansiedad secundaria en determinadas situaciones, como ansiedad de ejecución, fobia social, conductas agresivas en casos de psicosis y trastornos de la personalidad. El más utilizado es el propranolol, en dosis de 10-20 mg. Como ventaja sobre las benzodiazepinas se apunta que no producen dependencia ni sedación. Son un mero tratamiento sintomático y, por supuesto, no deben usarse en pacientes con problemas cardiovasculares o respiratorios.

Históricamente se han empleado múltiples sustancias para el tratamiento de la ansiedad, cuyo uso ha ido declinando como consecuencia de la eficacia y relativa inocuidad de las benzodiazepinas. En general presentan mayor toxicidad y/o mayor capacidad de generar dependencia, como los barbitúricos, por lo que han dejado de utilizarse con esta indicación (el fenobarbital sigue estando indicado en la epilepsia), o bien tienen un menor índice de eficacia o un perfil de efectos secundarios mayor que las benzodiazepinas (bromuros, metacualona, meprobamato, etc.). Por ello, su empleo no es recomendable excepto en situaciones marginales de intolerancia a las benzodiazepinas y a otros tratamientos alternativos con mayor índice de eficacia/seguridad. El antihistamínico **hidroxizina** puede utilizarse para tratar períodos cortos de ansiedad gracias a su actividad sedante. El **meprobamato** aún se usa en algunos países como ansiolítico, pero puede producir taquiarritmias, cambios inespecíficos en el electroencefalograma y cuadros de hipersensibilidad. Un precursor suyo, el carisoprodol, fue retirado como relajante muscular por sus efectos adversos (riesgo de abuso y alteraciones psicomotoras). Igualmente, el **hidrato de cloral**, retirado ya en la mayoría de las farmacopeas, aún se encuentra disponible en algunos países para su uso como ansiolítico y sedante, pero comporta numerosos efectos adversos, y su discontinuación puede producir abstinencia.

FARMACOLOGÍA DE LOS TRASTORNOS DEL SUEÑO

Neurobiología del sueño

El sueño es un estado reversible de disminución de la conciencia, de la actividad motora y de la capacidad de respuesta al medio ambiente. No es sólo un proceso pasivo, sino el resultado de la correcta actividad de grupos neuronales y sistemas de neurotransmisión concretos, cuyo fallo se traduce en alteraciones muy determinadas. Igualmente, el despertar es un proceso finamente regulado por distintas estructuras cerebrales, como la formación reticular del tallo cerebral, y sigue un ritmo circadiano independiente de las horas de sueño o descanso.

Las principales herramientas para el estudio del sueño son la electroencefalografía (EEG), la electrooculografía (EOG) y la electromiografía (EMG). Las distintas fases del sueño se identifican por parámetros específicos en estas pruebas. Es posible distinguir tres estados: *a)* vigilia (que puede ser *tranquila*, con los ojos cerrados y ritmo en el EEG con ondas α de 8-12 Hz, o *activa*, con los ojos abiertos y ritmo en el EEG con ondas β de 14-30 Hz); *b)* sueño sin movimientos rápidos de los ojos (no REM, *no rapid eye movements*), y *c)* sueño REM o con ensueños.

Arquitectura del sueño. Fases

El sueño presenta unos parámetros más o menos comunes, cuyas alteraciones derivan en disomnias.

El *tiempo total de sueño* suele ser de 7 horas por la noche, con cierta variabilidad interpersonal. Se encuentra determinado por la edad del individuo, la existencia de enfermedad subyacente, la actividad diurna y el cansancio físico acumulado.

La *latencia del sueño* es el tiempo que tarda la persona en iniciar el sueño, que debe de ser inferior a 30 minutos.

La estructura del sueño en el adulto sigue un patrón estereotipado:

- *Despierto.* Ondas de bajo voltaje, rápidas y estocásticas.
- *Somnolencia.* Ondas α (8-12 Hz) durante aproximadamente la primera hora de sueño.
- *Etapa no REM I.* Transición conciencia/sueño. Ondas θ (4-7 Hz) de fondo con ondas especulares transitorias. EOG: movimientos oculares lentos; EMG: amplitud entre intermedia y elevada.
- *Etapa no REM II.* Sueño ligero. Ondas θ de fondo con picos de actividad conocidos como «husos del sueño» y complejos K. EOG: no hay movimientos oculares; EMG: poca actividad.
- *Etapas no REM III y IV.* Sueño profundo. Ondas δ (0,5-2 Hz), lentas, de gran amplitud, con alta sincronía en la actividad sináptica neuronal. EOG: no hay movimientos oculares; EMG: amplitud baja. Este estado no REM

dura unos 90 minutos. A continuación se entra en el primer ciclo REM.
- *Etapa V, estado REM o de sueño paradójico.* Actividad en el EEG asincrónica y de bajo voltaje, parecida al estado no REM I, con aparición de ondas en diente de sierra. EOG: movimientos oculares rápidos; EMG: profunda relajación de la musculatura de las extremidades, aunque regularmente se registran pequeñas contracciones de los músculos faciales y de las extremidades.

Los ciclos no REM/REM se repiten 4-5 veces, con mayor predominio de la fase REM a lo largo del período de sueño. Durante estos ciclos se producen despertares intermitentes, no recordados por la mayoría de las personas y con posibles funciones adaptativas. Los sueños ocurren en todas las fases, pero son más característicos de la fase REM **(fig. 16-4)**.

Fisiología y funciones del sueño. Ritmos circadianos

➤➤ Cada fase del sueño tiene asociados cambios fisiológicos específicos. Así, el estado no REM se asocia con una tasa metabólica cerebral reducida, descenso en la temperatura corporal, poca actividad muscular, ritmos cardíaco y respiratorio reducidos, inhibición de la síntesis de cortisol y de la hormona tiroidea, y aumento de la producción de la hormona del crecimiento, la testosterona, la prolactina, la insulina y la glucosa. Las áreas cerebrales que se asocian con esta fase son el hipotálamo anterior, las neuronas de proyección talamocorticales y el núcleo reticular talámico.

El estado REM se caracteriza por una actividad eléctrica cerebral, un flujo sanguíneo y un metabolismo de la glucosa similares a los que se tienen cuando se está despierto. Otras características fisiológicas son: poca actividad muscular (menos en los músculos oculares) y cambios rápidos en las tasas cardíaca y respiratoria. Las regiones cerebrales que se han encontrado activadas en esta fase son el hipocampo, el puente geniculooccipital, el hipotálamo posterior, el tallo cerebral y la amígdala. El sueño está muy conservado en la evolución; tanto, que su pérdida total conlleva la muerte. Sin embargo, sus funciones no están aún muy claras. La teoría más extendida es que el sueño es imprescindible para regular el gasto energético de estar vivo. Otras hipótesis apuntan a que la fase REM es necesaria para el procesamiento y la consolidación de la memoria declarativa y emocional y el aprendizaje.

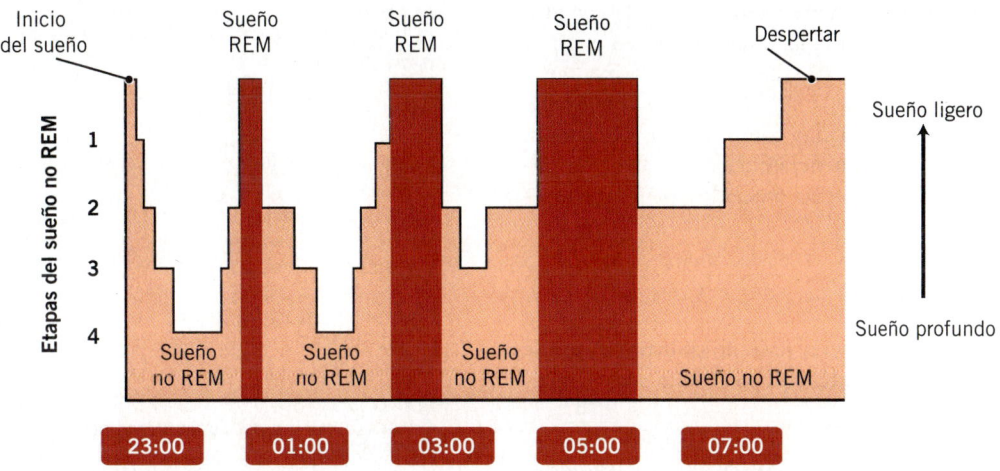

Figura 16-4. Fases del sueño. El sueño transcurre sucesivamente por las etapas 1, 2, 3 y 4; en la última etapa se mantiene durante 30-50 minutos, y vuelve luego a las etapas 3 y 2. A los 80-90 minutos de haber comenzado el sueño no REM aparece el primer episodio de sueño REM. La alternancia entre sueño no REM y sueño REM se repite 4-5 veces en la noche, durando cada uno de estos ciclos alrededor de 90 minutos. En un adulto sano, el 4-5 % de las 8 horas de sueño corresponde a la etapa 1, el 46-50 % a la etapa 2, el 6-8 % a la etapa 3, el 10-16 % a la etapa 4 y el 20-28 % al sueño REM.

Neuroanatomía del sueño

Los principales sistemas neuronales que regulan las diferentes fases del sueño y el tránsito entre el sueño y estar despierto son:

Sistema reticular activador ascendente. Circuito muy complejo que incluye las cuatro vías monoaminérgicas (noradrenalina desde el *locus cæruleus*, serotonina desde los núcleos del rafe, dopamina desde al área tegmental ventral e histamina desde el núcleo tuberomamilar). En general la actividad de estas vías promueve el insomnio. Otro grupo de neuronas situadas en el tallo cerebral son las colinérgicas pedunculopontinas y tegmentales dorsolaterales que promueven el sueño REM.

Área preóptica ventrolateral del hipotálamo. En ella se encuentran neuronas GABA-érgicas que mantienen relaciones recíprocas con los elementos del sistema reticular ascendente y del sistema orexina/hipocretina.

Sistema orexina/hipocretina. Grupo de neuronas situadas en el hipotálamo lateral y que liberan el neuropéptido orexina, esencial en el mantenimiento del estado de vigilia. Inervan todos los componentes del sistema reticular activador ascendente.

En una visión simplista, las dos fases principales del sueño están reguladas por grupos neuronales distintos: la fase no REM es regulada por la acción inhibidora de las neuronas GABA-érgicas del área preóptica ventrolateral sobre las neuronas histaminérgicas del núcleo tuberomamilar, mientras que la iniciación de la fase REM es controlada por las neuronas colinérgicas pedunculopontinas y tegmentales dorsolaterales.

Control circadiano del sueño. La inducción del sueño está regulada fisiológicamente por la cantidad de horas seguidas en vigilia. Esta regulación es compleja y dependiente de la producción de distintas moléculas como la adenosina, el dipéptido murámico, la interleucina 1, el péptido delta inductor del sueño, la prostaglandina D_2 y la citocina factor de necrosis tumoral (TNF). Sin embargo, también está afectada por mecanismos de naturaleza circadiana. El núcleo supraquiasmático situado en el hipotálamo anterior es el área cerebral que regula los ritmos circadianos mediante mecanismos relacionados con la producción de melatonina en la glándula pineal. Este ritmo circadiano está finamente controlado, a nivel molecular, por la regulación transcripcional de genes «reloj» muy conservados en la evolución. ◀◀

Trastornos asociados al sueño

La mayoría de las personas tienen problemas relacionados con el sueño alguna vez en su vida, mientras que en el 10 % estas alteraciones son recurrentes. En el DSM-5 se incluye el *trastorno por insomnio* (tabla 16-3). Hay cuatro grandes categorías de alteraciones asociadas con el sueño: disomnias, parasomnias, trastornos del sueño asociado con afección psiquiátrica y trastornos del sueño asociados con trastornos neurológicos.

Disomnias

En esta categoría se incluye una serie de síndromes que se manifiestan con síntomas heterogéneos y que son parcialmente desconocidos.

Insomnio primario y secundario. El insomnio primario es un trastorno relacionado con un estado de excitación/agitación extrema, que se caracteriza por la dificultad para iniciar y mantener el sueño y un claro aumento en el número de despertares nocturnos, lo que produce déficits cognitivos que afectan decisivamente a la calidad de vida del paciente. En este tipo de insomnios la terapia psicológica (relajación, meditación) y la introducción de hábitos que mejoren la higiene del sueño son especialmente útiles como alternativas a los tratamientos puramente farmacológicos.

Hipersomnia primaria. Los pacientes muestran un alto grado de somnolencia durante el día, pero no sufren narcolepsia o apnea del sueño. Se desconocen sus causas, pero el tratamiento incluye el uso de psicoestimulantes.

Narcolepsia. Se caracteriza por la aparición de sueño fragmentado y fases de sueño REM durante el día. Otros síntomas son: somnolencia, parálisis, alucinaciones y cataplejía inducida por estímulos emocionales positivos (pérdida del tono muscular). Se ha relacionado con una drástica pérdida de neuronas orexígenas en el hipotálamo lateral. El tratamiento primario consiste en la administración de psicoestimulantes o de **modafinilo**, así como antidepresivos tricíclicos que bloquean la etapa REM (v. más adelante).

Tabla 16-3. Criterios diagnósticos del DSM-5 para el trastorno por insomnio

A. Predominante insatisfacción por la cantidad o la calidad del sueño, asociada a uno (o más) de los siguientes síntomas:

1. Dificultad para iniciar el sueño. (En niños, esto se puede poner de manifiesto por la dificultad para iniciar el sueño sin la intervención del cuidador)
2. Dificultad para mantener el sueño, que se caracteriza por despertares frecuentes o problemas para volver a conciliar el sueño después de despertar. (En niños, esto se puede poner de manifiesto por la dificultad para volver a conciliar el sueño sin la intervención del cuidador)
3. Despertar pronto por la mañana con incapacidad para volver a dormir

B. La alteración del sueño causa malestar clínicamente significativo o deterioro en lo social, laboral, educativo, académico, del comportamiento u otras áreas importantes del funcionamiento

C. La dificultad del sueño se produce al menos tres noches a la semana

D. La dificultad del sueño está presente durante un mínimo de tres meses

E. La dificultad del sueño se produce a pesar de las condiciones favorables para dormir

F. El insomnio no se explica mejor por otro trastorno del sueño-vigilia y no se produce exclusivamente en el curso de otro trastorno del sueño-vigilia (p. ej., narcolepsia, un trastorno del sueño relacionado con la respiración, un trastorno del ritmo circadiano de sueño-vigilia, una parasomnia)

G. El insomnio no se puede atribuir a los efectos fisiológicos de una sustancia (p. ej., una droga, un medicamento)

H. La coexistencia de trastornos mentales y afecciones médicas no explica adecuadamente la presencia predominante de insomnio

Especificar si:

- **Con trastorno mental concurrente no relacionado con el sueño**, incluidos los trastornos por consumo de sustancias
- **Con otra afección médica concurrente**
- **Con otro trastorno del sueño**

Tomado de American Psychiatric Association. Manual diagnóstico y estadístico de los trastornos mentales (DSM-5), 5ª ed. Madrid: Editorial Médica Panamericana, 2014.

Apnea obstructiva del sueño. Se caracteriza por dificultades para respirar por colapso orofaríngeo durante el sueño, que causa fragmentación de éste, hipoxia pulmonar, hipertensión y arritmias cardíacas. Los tratamientos recomendados incluyen cambios en la posición para dormir, pérdida de peso y el uso de prótesis mecánicas y/o dentales o cirugía que faciliten la respiración correcta.

Alteraciones en el ritmo circadiano. Son trastornos cronobiológicos producidos por *jet-lag* o trabajos con cambios de turno constantes. Las manifestaciones clínicas incluyen somnolencia, insomnio, pérdida de atención, fatiga, etcétera.

Síndrome de fase adelantada del sueño. Este trastorno, de herencia autosómica dominante, comporta anomalías en el ciclo circadiano que hacen que el sueño empiece antes de anochecer y dure hasta las 4:00 de la madrugada.

Síndrome de fase atrasada de sueño. Este trastorno del sueño es el de mayor incidencia en adultos jóvenes. Consiste en un retraso persistente a la hora de conciliar el sueño (sueño desde las 4:00 de la madrugada hasta el mediodía). En estas personas se han encontrado polimorfismos para el gen de la melatonina.

Trastornos producidos por el abuso de sustancias psicotrópicas. Se relacionan con el consumo de alcohol, psicoestimulantes y alucinógenos.

Parasomnias

Son las pesadillas, los terrores nocturnos y el sonambulismo (noctambulismo). Suelen aparecer en el estado 4 de la fase no REM. Si se repiten mucho en el tiempo pueden asociarse con trastornos neurológicos, como esquizofrenia o ansiedad/depresión. Para su tratamiento se utilizan benzodiazepinas como el clonazepam y algunos inhibidores de la recaptación de serotonina (p. ej., paroxetina).

Otros trastornos asociados con el sueño

Son *trastornos del sueño asociados con alteraciones psiquiátricas*, como la depresión, la esquizofrenia, el estrés postraumático y la ansiedad crónica generalizada, que pueden acompañarse de insomnio, conocido como secundario. Habitualmente los fármacos típicos destinados a combatir los síntomas mejoran el insomnio relacionado, y no es necesario el uso de hipnóticos específicos.

Son *trastornos del sueño asociados con alteraciones neurológicas* las enfermedades cerebrales degenerativas, las demencias, las cefaleas nocturnas o las epilepsias de aparición durante el sueño.

Un *trastorno del movimiento asociado con el sueño* es el síndrome de piernas inquietas, entre otros.

Fármacos hipnóticos

El uso de fármacos hipnóticos es cada vez más necesario, ya que la frecuencia y la comorbilidad del insomnio en la población adulta está aumentando. Sin embargo, su correcta aplicación no es sencilla, ya que pueden producirse problemas de tolerancia, dependencia o rebote (mayoritariamente con el uso de benzodiazepinas). Lormetazepam es el hipnótico más utilizado en España en los últimos 10 años. Se recomienda que la duración del tratamiento con benzodiazepinas sea corta (7-10 noches) para evitar efectos adversos. En muchos casos de insomnio primario se hacen necesarias otras aproximaciones terapéuticas de naturaleza psicológica (terapia cognitiva) y/o de reeducación para obtener unos correctos hábitos que mejoren la higiene del sueño.

Otro problema subjetivo asociado con el uso de hipnóticos se relaciona con el hecho de que la calidad del sueño inducido por estos fármacos depende en gran medida de la percepción que tiene el paciente de sus horas de sueño y de los posibles problemas cognitivos resultantes. Por ello, los objetivos terapéuticos de un fármaco hipnótico son: facilitar la inducción del sueño de forma rápida y predecible, aumentar la cantidad (7-8 horas) y la calidad de las horas de sueño, reducir los despertares, conservar la arquitectura normal del sueño (en etapas y porcentajes) y no provocar déficits cognitivos ni psicomotores durante la parte del día en que el paciente se encuentre despierto.

Benzodiazepinas

Las benzodiazepinas sustituyeron a los barbitúricos como fármacos hipnóticos por su mejor perfil de seguridad. Utilizadas en el manejo de las alteraciones relacionadas con el sueño, se clasifican en función de su duración de acción (v. tabla 16-2):

- Corta: triazolam (ultracorta), lorazepam, lormetazepam y brotizolam.
- Intermedia: flunitrazepam y loprazolam.
- Larga: clorazepato, flurazepam, quazepam y clordiazepóxido.

En sentido estricto, las benzodiazepinas no respetan la estructura del sueño, ya que tienden a suprimir las etapas no REM III y REM, incrementando la etapa no REM II. El correlato clínico de estos efectos no está muy claro, pero estos estados se relacionan con el valor reparador del sueño y su función como consolidador de la memoria. Las principales

---

⊕ CONSIDERACIONES TERAPÉUTICAS EN EL INSOMNIO

- **En el insomnio transitorio**: utilizar un hipnótico con semivida de eliminación breve (triazolam, midazolam, brotizolam, zolpidem, zopiclona) durante un período **no superior a 3 días**.

- **En el insomnio de corta duración**: es muy importante una **buena higiene del sueño** (más actividad física durante el día; regularizar la hora de dormir; evitar las siestas; restringir el uso de alcohol, café, bebidas de cola, pantallas luminosas y comidas copiosas al final del día). Puede asociarse un hipnótico de semivida breve durante un período **no superior a 3 semanas**.

- **En el insomnio de larga duración o crónico**: si existe una causa psiquiátrica, al administrar el tratamiento específico mejorará; si es necesario, puede asociarse un hipnótico de semivida breve.

- **En el insomnio crónico primario**: además de medidas de higiene del sueño puede usarse un hipnótico de semivida breve durante un período **no superior a 3 meses**.

Para la adecuada elección de un hipnótico se deben tener en cuenta los siguientes aspectos:

- Necesidades individuales del paciente, sobre todo el grado de alerta que precise al día siguiente (especial cuidado en profesiones de riesgo: pilotos, conductores, albañiles, etc.).

- Tipo específico de insomnio (transitorio, situacional, crónico, etc.).

- Propiedades farmacológicas específicas de cada sustancia:
  – Semivida y otras características farmacocinéticas.
  – Potencial de generar dependencia.
  – Efectos secundarios y margen de seguridad.

- En los pacientes con dificultad para conciliar el sueño, el hipnótico más adecuado deberá tener una acción rápida y una semivida corta.

- En los pacientes con dificultad para mantener el sueño y muchos despertares nocturnos o con despertar precoz, el hipnótico deberá tener efectos más duraderos (semivida intermedia o larga), teniendo presente la posibilidad de repercusiones al día siguiente.

- Si el insomnio se asocia con un problema de ansiedad diurno, puede ser preferible utilizar sustancias cuyo efecto perdure al día siguiente, es decir, moléculas con actividad hipnótica y efecto ansiolítico al día siguiente.

- Los fármacos hipnóticos deben emplearse durante períodos cortos de tiempo, no superiores a 4 semanas, y en caso de que sea necesario prolongar el tratamiento, se aconseja pasar a una pauta discontinua, acompañada siempre de medidas de tipo psicológico.

- La retirada del fármaco debe ser progresiva, no suprimir su administración de forma brusca, para evitar o minimizar el insomnio de rebote. Cuanto mayor sea la dosis o el tiempo de utilización, más cauta debe ser la retirada. En casos extremos se han descrito complicaciones graves, como convulsiones, estados de agitación o complicaciones neurológicas, producidas por la retirada brusca.

consideraciones para el uso de benzodiazepinas como hipnóticos son las siguientes:

1. Sus efectos adversos son: ataxia, amnesia, vértigo, disartria, caídas, incoordinación motora, sedación al día siguiente y desinhibición, entre otros. Su uso repetido puede producir tolerancia y dependencia. Los efectos depresores son más frecuentes con las de semivida prolongada (flurazepam) y son más intensos en ancianos, sobre todo durante la mañana. Ocasionalmente, las benzodiazepinas (sobre todo las de acción corta, y en especial triazolam) pueden originar reacciones paradójicas, con signos de hiperexcitabilidad, agitación, ansiedad, confusión, amnesia anterógrada, pánico, depresión, agresividad o sonambulismo.

La supresión brusca puede dar lugar a un cuadro de rebote. Los factores que más influyen en la aparición del rebote al insomnio son: *a)* la utilización de fármacos con semivida de eliminación breve (el rebote es más frecuente y más intenso), y *b)* el uso de dosis mayores de las habituales. El rebote puede evitarse reduciendo progresivamente la dosis durante un período de 8-12 días.

También pueden aparecer síndromes de abstinencia al día siguiente de la retirada si el hipnótico tiene una semivida breve o intermedia (y persiste 2-3 días), y al cabo de 4-8 días en los de semivida prolongada (y persiste unos 10 días). Los

síntomas son: *a)* frecuentes e inespecíficos (temblor, cefaleas, náuseas, irritabilidad, visión borrosa, sudoración, pérdida de peso); *b)* perceptivos cuantitativos (hipersensibilidad a los ruidos, a la luz, a los olores y a estímulos táctiles y olfatorios); *c)* perceptivos cualitativos (de tipo cinestésico, óptico, gustatorio, acústico y olfatorio), y *d)* heterogéneos (despersonalización, psicosis y convulsiones).

2. La farmacocinética es muy variable y se debe a la dosis y la pauta de administración a cada caso, para evitar el alto riesgo de producir sedación en la parte del día en que los pacientes realizan su labor. Por lo tanto, es imprescindible conocer la semivida de las distintas benzodiazepinas para evitar efectos secundarios no deseados. Las de larga duración con múltiples metabolitos activos (flurazepam, quazepam, clordiazepóxido) pueden provocar somnolencia y déficits cognitivos que interfieran con la vida normal de los pacientes. Por el contrario, las de semivida corta (2-4 horas), como triazolam o midazolam, favorecen la aparición del sueño pero tienen problemas a la hora de mantenerlo y pueden producir un rebote de insomnio y ansiedad. Por todas estas razones, lo más adecuado es emplear una benzodiazepina de semivida intermedia, como loprazolam y lormetazepam, o también **estazolam** o **temazepam**, disponibles en varios países ($t_{máx}$ de 2 y 1,5 horas, respectivamente) y sin metabolitos activos.

3. Vigilar posibles interacciones con fármacos antidepresivos, antipsicóticos y alcohol. Las benzodiazepinas ingeridas con alcohol pueden producir amnesia anterógrada.

Agonistas GABA no benzodiazepínicos

Estos compuestos, entre los que se encuentran **zolpidem**, **zaleplón**, **zopiclona** y **eszopiclona** (**fig. 16-5** y **tabla 16-4**) difieren de las benzodiazepinas en su estructura química y constituyen una nueva generación de hipnóticos que también modulan la actividad de los receptores $GABA_A$, pero que se diferencian en función de su selectividad de unión a diferentes subunidades del $GABA_A$ ($\alpha1$, $\alpha2$, $\alpha3$ y $\alpha5$). Los efectos sedantes de las benzodiazepinas parecen estar me-

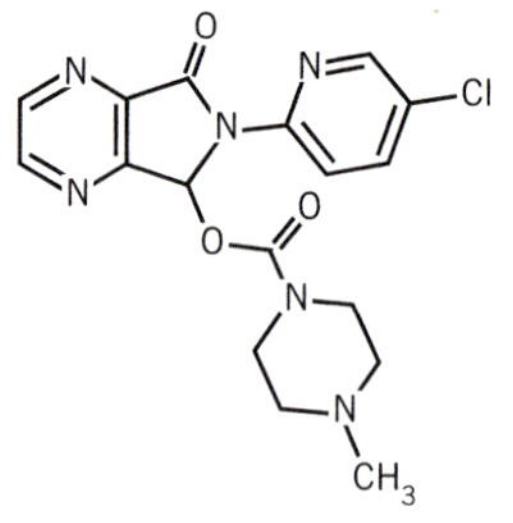

Zopiclona

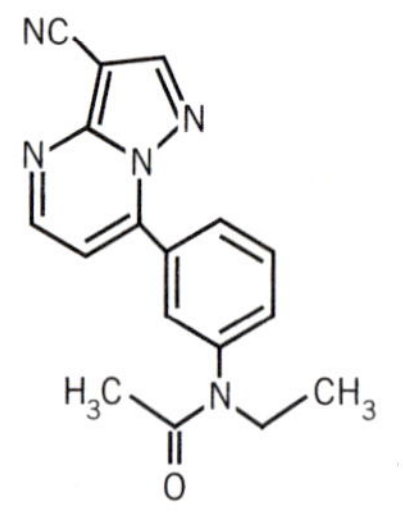

Zaleplón

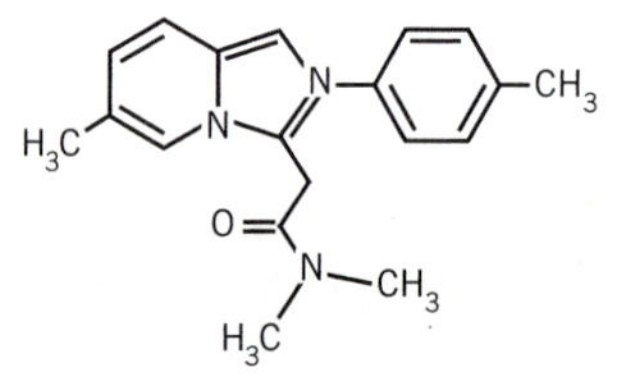

Zolpidem

Figura 16-5. Estructuras de los principales hipnóticos no benzodiazepínicos.

Tabla 16-4. Farmacocinética de los hipnóticos «Z»			
	INICIO DE ACCIÓN (HORAS)	DURACIÓN (HORAS)	METABOLITOS ACTIVOS
Zaleplón	0,25-0,5	2-4	No
Zolpidem	0,25-0,5	3-8	No
Zopiclona	0,5-1	5-8	No
Eszopiclona	0,5-1	5-8	No

diados por el subtipo α1, y algunos de estos compuestos parecen tener cierta selectividad por esta subunidad, con lo que es posible que causen menos efectos cognitivos negativos. Zolpidem y zopiclona ocupan el segundo y tercer lugar en la clasificación de los hipnóticos más utilizados en España, mientras que Zaleplón dejó de comercializarse en España en 2014. El mayor efecto adverso que presentan es que aumentan el riesgo de presentar parasomnias. Por lo general, estos compuestos «Z» aumentan la duración de la etapa II del sueño, aunque no el zaleplón, porque su efecto inductor del sueño es muy rápido y corto. Estos fármacos respetan mejor la arquitectura general del sueño que las benzodiazepinas.

Zaleplón. Por su acción rápida y semivida corta está disponible en algunos países para inducir el sueño sin provocar dependencia y con pocos efectos secundarios (cefaleas). Puede interaccionar con fármacos moduladores de su metabolismo hepático por CYP3A4 (inhibidor: cimetidina; inductor: rifampicina). En pacientes con insuficiencia hepática deben realizarse estudios funcionales previos. Mejora la latencia y la calidad subjetiva del sueño.

Zolpidem. Es un derivado imidazopiridínico con acción específicamente hipnótica que produce pocos efectos psicomotores. Su efecto clínico es comparable al de las benzodiazepinas, facilita la inducción y aumenta el tiempo de sueño, reduce el número de despertares y el período de latencia, y mejora la calidad del sueño. Muestra poca capacidad para producir dependencia y efecto rebote tras su supresión, pero puede producir tolerancia en su uso continuado.

Zopiclona. Está indicada para el tratamiento del insomnio en el anciano por su selectividad GABA$_A$, que le permite no producir sedación residual ni déficits psicomotores. No provoca dependencia ni tolerancia, pero se acompaña de un característico sabor metálico al día siguiente en el 10 % de los casos.

Eszopiclona. Este isómero S de la zopiclona está indicado para el tratamiento del insomnio crónico pero no se encuentra en la actualidad ni autorizado ni comercializado en España.

Todos estos compuestos se administran por vía oral y se absorben rápidamente (v. tabla 16-4). Se metabolizan por reacciones de fase I (oxidación, hidrólisis y reducción), que pueden estar enlentecidas en los ancianos. Se excretan principalmente por la orina y en pequeña proporción por la bilis o por las heces. Por su rapidez de inicio, se recomienda ingerirlos e inmediatamente meterse en la cama, en especial los ancianos, en los que podría aumentar el riesgo de caídas.

Otros agentes hipnótico-sedantes

En este heterogéneo grupo se encuentran fármacos antihistamínicos, la melatonina, el clometiazol, anticonvulsivantes, antipsicóticos, antidepresivos y antagonistas del sistema orexina/hipocretina.

Antihistamínicos. Los fármacos antihistamínicos no selectivos pueden producir somnolencia como resultado de la inhibición de los receptores H$_1$ centrales. El principal problema es su larga semivida, que puede producir déficits cognitivos y sedación diurna, y son menos eficaces que las benzodiazepinas como inductores del sueño. Algunos ejemplos son la difenhidramina, el dimenidrinato, la clorfeniramina, la hidroxicina y la **doxilamina**. Pueden producir tolerancia y otros efectos secundarios, como mareos, alteraciones gastrointestinales, sequedad de boca y confusión.

Melatonina. Es un péptido liberado por la glándula pineal estimulada desde el núcleo supraquiasmático, que a su vez se activa tras la exposición lumínica del tracto retinohipotalámico. La secreción de melatonina es estimulada por la oscuridad e inhibida por la luz. Posee dos tipos de receptores, MT$_1$ y MT$_2$. Su utilidad para combatir el insomnio no es concluyente. Se utiliza para el tratamiento de alteraciones en el ritmo circadiano (jet-lag). Se administra por vía oral (comprimidos de liberación prolongada de 2 mg), 1-2 horas antes de dormir. Se metaboliza con rapidez por hidroxilación y por glucuronoconjugación. Muestra pocas reacciones adversas (hipotermia, reducción de la hormona luteinizante y aumento de la prolactina). Los β-bloqueantes, los antiinflamatorios no esteriodeos (AINE) y las benzodiazepinas suprimen su liberación endógena, no así zopiclona ni zolpidem. El **ramelteón** es un agonista MT$_1$ y MT$_2$ en el núcleo supraquiasmático del hipotálamo anterior que se ha retirado de varias farmacopeas por su escasa eficacia y porque aumenta el porcentaje de ideaciones suicidas en pacientes con antecedentes de depresión. Un compuesto relacionado es el **tasimelteón**.

Clometiazol. Es un derivado clorado de los alcoholes (familia del hidrato de cloral), relacionado estructuralmente con la vitamina B$_1$ (tiamina), de semivida corta (4-6 horas) tras su administración oral; disminuye la latencia del sueño y el número de despertares. Es necesario vigilar sus interacciones con otros fármacos debido a su efecto depresor del SNC y su potencial capacidad de producir dependencia. En algunos estudios ha demostrado poseer efectos GABA-miméticos y antiglutamatérgicos (está en estudio como neuroprotector tras un ictus). Tiene efectos sedantes, hipnóticos y anticonvulsivantes, y se usa en el tratamiento del delirium tremens, en los estados de abstinencia alcohólica, en la agitación y la confusión del anciano y en algunos cuadros convulsivantes (preeclampsia). Sus principales reacciones adversas son: congestión nasal, cefalea e irritación conjuntival. Puede producir efectos secundarios como mareo, ataxia y pesadillas. Puede inducir dependencia, por lo que no debe usarse durante períodos prolongados.

Anticonvulsivantes. Algunos poseen actividad sedante que puede utilizarse para el tratamiento del insomnio como

🔆 RECOMENDACIONES SOBRE EL TRATAMIENTO DEL INSOMNIO EN PERSONAS MAYORES[a]

- Tener en cuenta las posibles enfermedades concomitantes, la posibilidad de modificación de los factores del estilo de vida que afecten a la calidad del sueño, y la contribución que algunos fármacos pueden tener en el insomnio.

- Se recomienda la terapia conductual y cognitivo-conductual (TCC) en personas mayores con insomnio, en especial el control de estímulos y la restricción del tiempo en cama, apoyándolos con medidas de higiene del sueño.

- En general no se recomienda la utilización de hipnóticos en las personas mayores, debido a la desfavorable relación beneficio/riesgos. Cuando se prescribe un hipnótico a una persona mayor, se recomienda empezar con la mitad de la dosis normal para los adultos.

- Se dispone de evidencias para recomendar la utilización de antidepresivos para el insomnio asociado al trastorno de depresión, pero no para el insomnio primario.

- En personas mayores no hay suficientes evidencias para recomendar la utilización de barbitúricos, antipsicóticos o antihistamínicos como difenhidramina, hidroxizina y doxilamina.

- En las personas mayores consumidoras de hipnóticos a largo plazo, se recomienda una reducción gradual del fármaco, combinada con TCC, para ayudar a reducir o abandonar el consumo de benzodiazepinas.

[a] Tomado de las Guías de práctica clínica del Sistema Nacional de Salud Español.

síntoma acompañante de otras alteraciones. Un ejemplo es la gabapentina.

Antipsicóticos. El antagonismo dopaminérgico producido por estos fármacos comporta cierto grado de sedación. Un ejemplo es la **quetiapina**, que muestra actividad como antagonista de los receptores 5-HT$_2$ y H$_1$. Otros antipsicóticos que también se utilizan son la levomepromazina, la clotiapina y la tioridazina, pero siempre en dosis más bajas que las que comportan actividad antipsicótica.

Antidepresivos. Los antidepresivos tricíclicos y heterocíclicos producen somnolencia mediante mecanismos poco conocidos, aunque es posible que estén relacionados con efectos anticolinérgicos y antihistamínicos (cap. 18). Algunos ejemplos son la **trazodona** y la **mirtazapina**. La mirtazapina antagoniza los receptores centrales α$_2$-adrenérgicos y 5-HT$_2$ y 5-HT$_3$; reduce la latencia, y mejora la calidad del sueño y del despertar en pacientes deprimidos. Por su parte, la trazodona es un antagonista α$_1$-adrenérgico y 5-HT$_2$ que produce efectos parecidos en el sueño y no causa tolerancia o dependencia. Puede producir efectos adversos cardiovasculares (p. ej., arritmias). La **doxepina** es un antidepresivo con potentes efectos antihistamínicos H$_1$ usado en algunos países, incluido España, como hipnótico.

Antiorexígenos. En estados Unidos, la *Food and Drug Administration* (FDA) aprobó en 2014 el uso de suvorexant, un fármaco cuyo mecanismo de acción es el antagonismo dual de los receptores de orexina 1 y 2 para el tratamiento del insomnio. A finales de 2022, la AEMPS autorizó **daridorexant**, un antagonista dual de los receptores de orexina indicado para adultos que llevan padeciendo al menos 3 meses de insomnio con un impacto considerable en su actividad diurna.

Fármacos utilizados en otros trastornos del sueño. Narcolepsia

En la narcolepsia, los pacientes experimentan una intensa sensación de sueño durante el día, a pesar de haber dormido profundamente durante la noche. Se caracteriza por episodios diurnos de sueño irrefrenable que alteran todo tipo de actividad. A veces, los pacientes presentan trastornos de cataplejía que son episodios breves de debilidad muscular al reír, enfadarse o ante estímulos afectivos. Estos pacientes muestran una latencia muy breve para entrar en el sueño y una latencia menor para iniciar episodios de sueño REM, así como un mayor número de estos episodios durante la noche.

Fármacos estimulantes que aumentan el estado de alerta

La principal familia de fármacos estimulantes son las anfetaminas y sus derivados (metanfetamina, metilfenidato, mazindol, pemolina), aunque también están la cafeína, la teofilina, la teobromina y el modafinilo. Las anfetaminas y sus derivados aumentan los niveles de catecolaminas, produciendo excitación del SNC, y se usan para el tratamiento de la narcolepsia. Las propiedades estimulantes de la cafeína y la teofilina se deben probablemente a que antagonizan los receptores de adenosina A$_1$ y A$_{2A}$. En grandes cantidades pueden producir náuseas, dolor de cabeza y mareos. Es fundamental no ingerir bebidas que contengan estos compuestos en horas cercanas al inicio del período de sueño para evitar el insomnio.

El **modafinilo** y el **armodafinilo** aumentan el estado de alerta y vigilancia en pacientes con narcolepsia. Son menos eficaces que las anfetaminas, pero se acompañan de menor riesgo cardiovascular. Su mecanismo de acción es desconocido, pero parecen interferir en la transmisión de catecolaminas (inhiben la recaptación de dopamina y noradrenalina), aunque también poseen efectos histaminérgicos, GABAérgicos y serotoninérgicos. El **metilfenidato** se utiliza en el tratamiento del trastorno por déficit de atención/hiperactividad. En algunos países se utiliza el **oxibato de sodio**, un depresor del SNC que reduce la cataplejía en dosis bajas tras administración oral (en dosis elevadas tiene efecto sedante). No se conoce con exactitud su mecanismo de acción.

BIBLIOGRAFÍA

Chagraoui A, Skiba M, Thuillez C, Thibaut F. To what extent is it possible to dissociate the anxiolytic and sedative/hypnotic properties of GABA-A receptors modulators? Prog Neuropsychopharmacol Biol Psychiatr 2016; 71: 189-202.

Kurko TA, Saastamoinen LK, Tähkäpää S, Tuulio-Henriksson A, Taiminen T, Tiihonen J y cols. Long-term use of benzodiazepines: definitions, prevalence and usage patterns–a systematic review of register-based studies. Eur Psychiatry 2015; 30: 1037-47.

Olsen R, Peters JA, Hales TG, Sieghart W, Rudolph U, Lambert JJ y cols. GABA-A receptors. IUPHAR/BPS Guide to pharmacology. (Disponible en: http://www.guidetopharmacology.org/GRAC/FamilyDisplayForward?familyId=72. [Consultado 16/08/2016].)

Schroeck JL, Ford J, Conway EL, Kurtzhalts KE, Gee ME, Vollmer KA, Mergenhagen KA. Review of safety and efficacy of sleep medicines in older adults. Clin Therap 2016; 38: 2340-72.

Starcevic V. The reappraisal of benzodiazepines in the treatment of anxiety and related disorders. Expert Rev Neurother 2014; 14: 1275-86.

Wilson SJ, Nutt DJ, Alford C, Argyropoulos SW, Baldwin DS, Bateson AN y cols. British Association for Psychopharmacology consensus statement on evidence-based treatment of insomnia, parasomnias and circadian rhythm disorders. J Psychopharmacol 2010; 24: 1577-600.

Fármacos antipsicóticos

17

E. Berrocoso Domínguez, S. Torres Sánchez y L. Bravo García

INTRODUCCIÓN

Los antipsicóticos son un grupo de fármacos utilizados principalmente en el tratamiento de la esquizofrenia y de otros trastornos psicóticos. No obstante, con la aparición de antipsicóticos de nueva generación, su espectro de indicaciones se ha ampliado considerablemente.

El primer fármaco antipsicótico que se introdujo en terapéutica fue la **clorpromazina** en 1950. Sin embargo, fue otro antipsicótico, el **haloperidol**, el que realmente marcó un hito en el tratamiento de la esquizofrenia y de otras psicosis. Desde la aparición de estos dos antipsicóticos se realizaron pocos avances en la psicofarmacología de la esquizofrenia hasta la introducción en terapéutica del considerado primer antipsicótico *atípico*, la **clozapina**.

Al grupo de fármacos antipsicóticos inicialmente se lo denominó *neurolépticos* o *tranquilizantes mayores*. El término neuroléptico se basaba en las repercusiones clínicas del bloqueo neurológico, como la aparición de una rigidez muy acusada al tiempo que el paciente se mostraba tranquilo y sosegado, indiferente al mundo que lo rodeaba y sin iniciativa. No obstante, el paciente presentaba la característica típica de ser capaz de responder o atender a un estímulo suficientemente fuerte, existiendo lo que se ha denominado *desaferentización sensorial*.

El término neuroléptico se fue abandonando progresivamente al comprobarse que el bloqueo extrapiramidal que producían no estaba relacionado con el efecto terapéutico. Pasaron entonces, poco a poco, a denominarse antipsicóticos, ya que se mostraban especialmente eficaces en los cuadros psicóticos, esquizofrénicos o no, en los que predominaban los delirios y las alucinaciones, no siendo necesario, por lo tanto, el bloqueo extrapiramidal para surtir efecto terapéutico. Al mismo tiempo, también se abandonó el término

tranquilizantes mayores, que hacía referencia a la capacidad sedativa de algunos neurolépticos que los diferenciaba de los denominados *tranquilizantes menores* o ansiolíticos.

La introducción de la clorpromazina en el tratamiento de la esquizofrenia marcó el inicio de la era más floreciente de la psicofarmacología en general. En la siguiente década se comercializaron más dc 20 neurolépticos con efecto antipsicótico, así como formas de liberación retardada que mejoraron el cumplimiento terapéutico de los pacientes. Algunos años después, el descubrimiento del mecanismo de acción de estos fármacos sobre el sistema dopaminérgico permitió formular nuevas hipótesis sobre la etiopatogenia de la enfermedad. Sin embargo, en los años setenta, el desarrollo de este grupo farmacológico sufrió un proceso de estancamiento que fue paralelo al descenso de investigaciones biológicas y clínicas sobre la esquizofrenia, e inverso al espectacular avance de las investigaciones sobre la biología y la clínica de la ansiedad y de la depresión.

Los denominados antipsicóticos *clásicos* o *típicos* no disminuyen los síntomas psicóticos en todos los pacientes y ejercen un efecto limitado sobre los síntomas negativos, cognitivos o afectivos, a los que incluso, en algunos casos, pueden agravar. Por otra parte, sus efectos adversos limitan el cumplimiento terapéutico por parte del paciente.

La aparición de la clozapina, como se ha mencionado anteriormente, representó otro hito e introdujo el término *atípico*, ya que este fármaco se diferenciaba claramente de los existentes hasta el momento. En efecto, con la clozapina se comprobó una incidencia mínima de síntomas extrapiramidales y de discinesia tardía, así como una ausencia de incremento de prolactina, efectos que eran más frecuentes con los clásicos. Por otro lado, se demostró su eficacia en pacientes resistentes a otros tratamientos. En estos casos, clozapina ha mostrado una mejoría tanto en los síntomas positivos como negativos de la esquizofrenia en ensayos a corto plazo.

Se comprobó que todos estos efectos diferenciales eran debidos a ejercer un antagonismo preferente de los receptores serotoninérgicos 5-HT_{2A} sobre los dopaminérgicos D_2. Sin embargo, su eficacia clínica se encuentra seriamente limitada por sus efectos hematológicos y por el incremento de peso que se produce en un porcentaje relativamente elevado de pacientes. A partir de ese momento se introduce en terapéutica una nueva generación de antipsicóticos con el fin de encontrar una clozapina sin efectos hematológicos. A estos nuevos antipsicóticos se los ha denominado, tal vez erróneamente, *atípicos* ya que son la norma y no la excepción.

Por último, cabe destacar la reciente aprobación por parte de la FDA de una combinación innovadora de xanomelina, un agonista selectivo de los receptores muscarínicos M^1 y M^4, con cloruro de trospio, un antagonista muscarínico que no atraviesa la barrera hematoencefálica y que ayuda a mitigar los efectos periféricos de la xanomelina. Esta combinación representa un avance significativo en el tratamiento de los síntomas positivos y negativos de la esquizofrenia, al ofrecer una nueva opción terapéutica dirigida a los receptores muscarínicos centrales, en lugar de basarse en el antagonismo tradicional del receptor de dopamina D2, utilizado por la mayoría de los antipsicóticos actuales.

CLÍNICA Y NEUROBIOLOGÍA DE LA ESQUIZOFRENIA Y DE OTRAS PSICOSIS

▸▸ La principal indicación de los antipsicóticos es el tratamiento de algunos síntomas de la esquizofrenia. La esquizofrenia es una enfermedad que se inicia al final de la adolescencia o al principio de la edad adulta y tiene un curso variable, con grandes diferencias interpersonales e intrapersonales. Así, un elevado porcentaje de pacientes presentan un nivel de deterioro muy importante que conduce a una elevada incapacidad y a hospitalizaciones prolongadas, con un bajo porcentaje de recuperación total. Sin embargo, hay muchos tipos o formas de esquizofrenia, por lo que no parece lógico que todas las formas tengan un sustrato neurobiológico común, aunque coincidan en algunos aspectos fundamentales. De acuerdo con la historia natural de la enfermedad, antes de la aparición de un primer episodio ya existen síntomas que indicarían la posibilidad de que una persona desarrollara una esquizofrenia.

La esquizofrenia es una enfermedad muy heterogénea en su clínica y, probablemente, en su etiología. Los síntomas de la esquizofrenia dependen, fundamentalmente, de la alteración de determinados núcleos y circuitos neuronales, mientras que las manifestaciones clínicas en el tiempo de estos síntomas dependería de la interacción entre la gravedad de tales alteraciones y las fluctuaciones de diversos neurotransmisores y neuromoduladores, entre ellos, la dopamina.

La esquizofrenia con predominio de **síntomas negativos** se manifiesta clínicamente por la presencia de alogia, abulia, apatía, anhedonia, asociabilidad, indiferencia afectiva y déficit de atención. Este subtipo se caracteriza por una peor adaptación premórbida, mala respuesta al tratamiento antipsicótico convencional, peor evolución de la enfermedad, importante deterioro neuropsicológico y diversas alteraciones anatomopatológicas y neurofisiológicas, como dilatación ventricular e hipofrontalidad en las pruebas funcionales de imagen cerebral. La esquizofrenia con predominio de **síntomas positivos**, por su parte, se manifiesta por la presencia de alucinaciones, delirios, comportamiento extravagante y alteraciones formales del pensamiento.

Esta clasificación categorial es la forma más simple de clasificar los síntomas de la esquizofrenia, pero es una forma imprecisa y no se ajusta con exactitud a la realidad clínica. Clínicamente es preferible la clasificación dimensional, que distingue tres síndromes: pobreza psicomotora, desorganización y distorsión de la realidad. Sin embargo,

---

✪ CLASIFICACIÓN DE LA ESQUIZOFRENIA

- **Clasificación categorial**
  - Predominio de síntomas positivos.
  - Predominio de síntomas negativos.
- **Clasificación dimensional**
  - Síndrome de pobreza psicomotora: síntomas negativos primarios, pobreza en la expresión verbal, aplanamiento afectivo y disminución de la movilidad espontánea.
  - Síndrome de desorganización: trastorno formal del pensamiento, afectividad inapropiada y conducta extraña o desorganizada.
  - Síndrome de distorsión de la realidad: delirios y alucinaciones.
- **Clasificación clínica**
  - Síntomas positivos.
  - Síntomas negativos primarios.
  - Síntomas negativos secundarios a los positivos y a los efectos extrapiramidales.
  - Déficit cognitivo.
  - Síntomas afectivos.

---

en este momento parece que la clasificación que más se adaptaría a la clínica y los criterios de investigación sería la clasificación clínica que diferencia los síntomas positivos, los síntomas negativos primarios y secundarios, el déficit cognitivo y los síntomas afectivos.

El *primer episodio* es un momento determinante en la evolución y gravedad de la esquizofrenia, y la intervención farmacológica puede determinar que esta evolución sea más favorable. En términos generales, si se trata farmacológicamente este primer episodio, los síntomas positivos responden favorablemente al tratamiento, y en menor medida los negativos y cognitivos. Por otra parte, el tratamiento correcto de un primer episodio retrasa las recaídas, previene los suicidios y mejora el funcionamiento social en la mayoría de los pacientes.

Es posible que un paciente diagnosticado de esquizofrenia quede asintomático para toda su vida tras la administración de un tratamiento psicofarmacológico. Es posible, pero no probable. Como ya se ha señalado, la esquizofrenia es una enfermedad poligénica, polisintomática y deteriorante y, de acuerdo con los conocimientos actuales sobre la neurobiología de esta enfermedad, es difícil creer que sea posible curar esta enfermedad con medicamentos que actúan únicamente en el plano funcional. Lo que sí es posible es modificar su evolución, pero para entenderlo es necesario conocer las alteraciones anatómicas y funcionales que se producen en esta enfermedad.

En efecto, los síntomas de la esquizofrenia se deben a la suma de alteraciones neuroanatómicas y funcionales y, a pesar de las numerosas investigaciones realizadas, todavía existe controversia sobre los núcleos y circuitos que están involucrados en la esquizofrenia. ◂◂

CLASIFICACIÓN DE LOS FÁRMACOS ANTIPSICÓTICOS

Existen varias formas de clasificar los antipsicóticos; la más simple es la que distingue entre los *clásicos* o *típicos* y los de nueva generación o atípicos. Esta clasificación responde a criterios farmacológicos y/o clínicos. Otra forma de clasificarlos es de acuerdo con su estructura química. En la **tabla 17-1** se muestra una clasificación que combina ambos criterios.

MECANISMO DE ACCIÓN

Acción sobre receptores

En sus principios, lo importante en el tratamiento de la esquizofrenia era controlar los síntomas psicóticos y acortar las estancias hospitalarias incluso a expensas de la posible aparición de efectos extrapiramidales, discinesia tardía e hiperprolactinemia y del empeoramiento de los síntomas cognitivos y afectivos. Todo ello se debía a la producción de un bloqueo

Tabla 17-1. Clasificación de los antipsicóticos

Antipsicóticos típicos

- Fenotiazinas
  - Derivados alifáticos: clorpromazina, levomepromazina
  - Derivados piperidínicos: tioridazina[a], palmitato de pipotiazina (preparado de liberación prologada)
  - Derivados piperacínicos: flufenazina decanoato (preparado de liberación prologada), perfenazina, trifluoperazina
- Tioxantenos: zuclopentixol, zuclopentixol decanoato y acetato (preparado de liberación prologada)
- Butirofenonas: haloperidol y haloperidol decanoato (preparado de liberación prologada)
- Difenilbutilpiperidinas: pimozida
- Dibenzoxazepinas: loxapina
- Dibenzotiepina: clotiapina
- Benzamidas: sulprida, tiaprida

Antipsicóticos atípicos

- Antagonistas 5-HT$_{2A}$/D$_2$: clozapina, olanzapina, risperidona, sertindol, ziprasidona
- Agonistas parciales: aripiprazol
- Antagonistas D$_2$/D$_3$: amisulprida
- Agonistas muscarínicos: combinación xanomelina/trospio

[a] Retirada en enero de 2005 por toxicidad cardíaca (*torsades de pointes*).

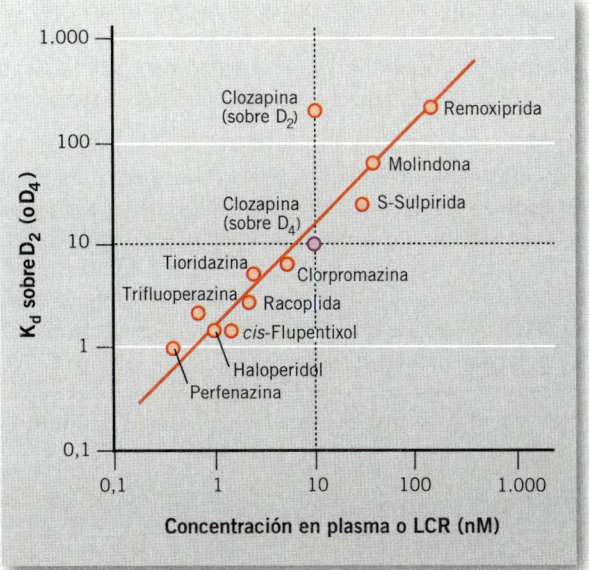

Figura 17-1. La afinidad (K$_d$) de los antipsicóticos sobre el receptor D$_2$ se relaciona con la concentración en el plasma o el líquido cefalo-rraquídeo (LCR) de los pacientes. Obsérvese la excepción de la clozapina, en la que no existe relación con su afinidad sobre el receptor D$_2$, pero sí sobre el D$_4$. (Modificado de Seeman, 1995).

inespecífico de los receptores dopaminérgicos D$_2$ **(fig. 17-1)** en todas las vías dopaminérgicas centrales. Esta eficacia limitada de los antipsicóticos clásicos en la esquizofrenia, junto al perfil de efectos secundarios **(tabla 17-2)**, determinaba que los abandonos del tratamiento fueran frecuentes. Hoy en día, se considera fundamental que un antipsicótico, además de ser eficaz sobre los síntomas positivos, no produzca ni agrave los déficits cognitivos y los síntomas afectivos inherentes a la propia enfermedad. Asimismo, se le pide que sea eficaz frente a la agresividad, la hostilidad y la ansiedad. Del mismo modo, se procura que sea activo sobre otras enfermedades en las que hay alteraciones cognitivas o de la impulsividad o afectivas, como las demencias o el trastorno bipolar. Como se comprenderá, es difícil que todo este espectro de acciones responda a un único mecanismo de acción.

Aunque la eficacia de los antipsicóticos se asoció durante muchos años a su actividad neuroléptica, ya hace largo tiempo que se sabe que los efectos terapéuticos no dependen de la inducción de una disfunción extrapiramidal. Esta hipótesis se confirmó con la aparición de la clozapina y fue nueva-

mente validada con la introducción de los nuevos antipsicóticos, los denominados *atípicos*.

En el pasado se atribuía la fisiopatología de la esquizofrenia a un exceso de actividad dopaminérgica, por lo que era lógico que el perfil farmacológico de los antipsicóticos se centrara en el antagonismo de los receptores dopaminérgicos D$_2$, e incluso se postuló un mecanismo particular para la clozapina, el bloqueo de los receptores dopaminérgicos del subtipo D$_4$. Posteriormente se incrementó el interés por el papel de la serotonina, apareciendo los antagonistas mixtos de los receptores 5-HT$_2$/D$_2$, pero actualmente la neurobiología de la esquizofrenia se centra en la existencia de una alteración de la comunicación cortical y de la integración corticomesencefálica, con la participación de múltiples neurotransmisores. Por ello, es probable que en el futuro los nuevos fármacos antipsicóticos sean antagonistas más selectivos, agonistas parciales e incluso análogos de algunos neuropéptidos.

Tabla 17-2. Unión a receptores y efectos adversos de los principales antipsicóticos típicos

	UNIÓN A RECEPTORES						EFECTOS ADVERSOS					
	D$_1$	D$_2$	5-HT$_{2A}$	α$_1$	M$_1$	H$_1$	SEDACIÓN	ANTICOLINÉRGICOS	EPS	AUMENTO DE PESO	AUMENTO DE PROLACTINA	AUMENTO INTERVALO QT
Clorpromazina	–	+++	++	+++	++	++	+++	++	+	++	+++	++
Levomepromazina	–	+++	++	+++	++	++	+++	+++	+			++
Flupentixol	+	+++	+	+	–	–	+	+	++	++	+++	+
Haloperidol	–	+++	+	+	–	–	+	+	+++	+	+++	++
Perfenazina	–	+++	++	+	–	++	++	+	++	+	+++	+
Pimozida	–	+++	–	+	–	–	+	+	+++	+	+++	+++
Sulpirida	–	+++	–	–	–	–	–	–	+	+	+++	+
Zuclopentixol	+	+++	+	++	–	++	++	+	++	++	+++	¿?[a]

EPS: Síntomas extrapiramidales; –: sin efecto o débil; +: efecto leve; ++: efecto moderado; +++: efecto intenso; [a] Datos limitados, posible riesgo de prolongación intervalo QT.

Se piensa que los antipsicóticos atípicos están definidos por su perfil receptorial **(tabla 17-3)**. En este sentido, para algunos autores es importante que el antagonismo 5-HT$_{2A}$ sea superior al D$_2$, de acuerdo con las siguientes dos observaciones:

1. La serotonina modula la liberación de dopamina de forma directa, posiblemente a través de los heterorreceptores presinápticos en neuronas dopaminérgicas de la sustancia nigra e indirectamente, a través de estos heterreceptores situados en neuronas glutamatérgicas corticales. El aumento de dopamina en el cuerpo estriado y la hipófisis compite con el bloqueo D$_2$ e impide la aparición de síntomas extrapiramidales e hiperprolactinemia **(fig. 17-2)**.

2. El antagonismo serotoninérgico tiene efectos beneficiosos sobre los síntomas negativos, el estado de ánimo, la ansiedad y, posiblemente, el déficit cognitivo.

Resulta evidente que los nuevos antipsicóticos deben ser algo más que antagonistas dopaminérgicos D$_2$. La acción de la clozapina sobre receptores 5-HT$_{2A}$/D$_2$ permitió que esta característica se considerara fundamental para establecer un criterio de atipicidad y que apareciera un nuevo grupo de antipsicóticos, los antagonistas serotoninérgicos/dopaminérgicos. Las bases científicas de esta propuesta radicaban, por una parte, en que tanto las sustancias que incrementan la función serotoninérgica (LSD y mCPP) como las que aumentan la función dopaminérgica (anfetamina y cocaína) pueden producir síntomas psicóticos y, por otra, en la aparente eficacia de la ritanserina (antagonista de los receptores 5-HT$_2$) sobre síntomas positivos y negativos, al tiempo que disminuye la aparición de síntomas extrapiramidales.

El antagonismo de los receptores dopaminérgicos D$_2$ en la vía mesolímbica es la causa del efecto de los antipsicóticos clásicos sobre los síntomas positivos, pero el antagonismo de estos receptores en la vía nigroestriada produce síntomas extrapiramidales **(v. fig. 17-2)**.

Para los nuevos antipsicóticos se mantiene el antagonismo de los receptores D$_2$ en la vía mesolímbica, pero en la vía nigroestriada el bloqueo D$_2$ se compensa por el incremento de la liberación de dopamina debido al bloqueo de los recep-

tores 5-HT$_{2A}$. Además, el antagonismo 5-HT$_{2A}$ a nivel cortical, contrarresta el déficit de dopamina, lo que justifica una mejoría tanto de los síntomas negativos como de los positivos e impide el incremento de prolactina consecuente al bloqueo dopaminérgico, disminuyendo la incidencia de galactorrea, amenorrea y ginecomastia.

Estos fármacos no sólo se unen a diferentes receptores, sino que las características de la unión a un mismo receptor pueden ser diferentes. Para el receptor dopaminérgico D$_2$, la afinidad de algunos antipsicóticos, tanto típicos como atípicos, es superior a la de la dopamina e impide que se mantenga una función dopaminérgica fisiológica. Una consecuencia importante es que se produce una regulación al alza *(up regulation)* de los receptores D$_2$, con el consiguiente riesgo de recaídas y discinesia tardía. La afinidad debe ser menor que la de la dopamina (baja incidencia de síntomas extrapiramidales y poca tendencia a la regulación al alza), pero suficientemente alta para evitar el desplazamiento demasiado rápido del receptor a fin de impedir que aparezcan rápidamente síntomas de discontinuación o recaídas.

Hasta ahora se consideraba que era necesario que los antipsicóticos ocuparan el 60-80 % de los receptores D$_2$ centrales para que apareciera un efecto terapéutico y que, si se superaba el 80 %, aparecerían los síntomas extrapiramidales. Por otro lado, se ha propuesto que el efecto antipsicótico y la ausencia de síntomas extrapiramidales y de efectos endocrinos que presentan algunos de los antipsicóticos atípicos, especialmente la clozapina y la quetiapina, se deben a que se disocian muy rápidamente del receptor D$_2$ y a que el antagonismo 5-HT$_{2A}$ no es tan necesario, proponiendo el concepto de *k-off* (velocidad de disociación) como característica esencial de atipicidad. Los fármacos con elevado *k-off* preservarían la función fisiológica al tiempo que impedirían la hiperactividad patológica. En tratamientos prolongados, además del *k-off*, son importantes las variaciones de los niveles cerebrales del fármaco. El bloqueo constante de los receptores dopaminérgicos inducido por la administración mantenida, por ejemplo, de haloperidol, produce un incremento del número y de la sensibilidad de receptores dopaminérgicos postsinápticos, así como tolerancia al bloqueo, lo que no se produce con el bloqueo transitorio. Esto

---

Tabla 17-3. Unión a receptores y efectos adversos de los principales antipsicóticos atípicos

	UNIÓN A RECEPTORES									EFECTOS ADVERSOS					
	D$_1$	D$_2$	5-HT$_{1A}$	5-HT$_{2A}$	5-HT$_6$	α$_1$	α$_2$	M$_1$	H$_1$	SEDACIÓN	ANTICOLINÉRGICOS	EPS	↑PESO	↑PROLACTINA	↑INTERVALO QT
Amisulprida	–	+++	–	–	–	–	–	–	–	+	+	++	–	+++	++
Aripiprazol#	+	+++	+++	++	+	+	–	–	+	+	–	+	–	–	+
Cariprazina	–	+++	+++	++	–	–	–	–	++	–	–	+	+	–	–
Clozapina	++	++	+	+++	+++	+++	+	+++	++	+++	+++	+	+++	–	+
Olanzapina	++	++	–	+++	+++	++	+	++	++	+	+	+	+++	+	+
Quetiapina	+	+	+	++	–	++	+	–	++	++	++	+	++	–	++
Risperidona (Paliperidona)	–	+++	+	+++	–	+++	+	–	+	+	+	+	++	+++	+
Sertindol	–	+++	+	+++	–	++	+	–	+	–	–	+	++	–	+++
Ziprasidona*	+	++	+++	+++	+	+++	–	–	+	++	+	++	–	+	++

EPS: Síntomas extrapiramidales; –: sin efecto o débil; +: efecto leve; ++: efecto moderado; +++: efecto intenso; * Inhibidor moderado de la recaptación de serotonina y noradrenalina; # Inhibidor moderado de la recaptación de serotonina; sombreado naranja: agonismo parcial.

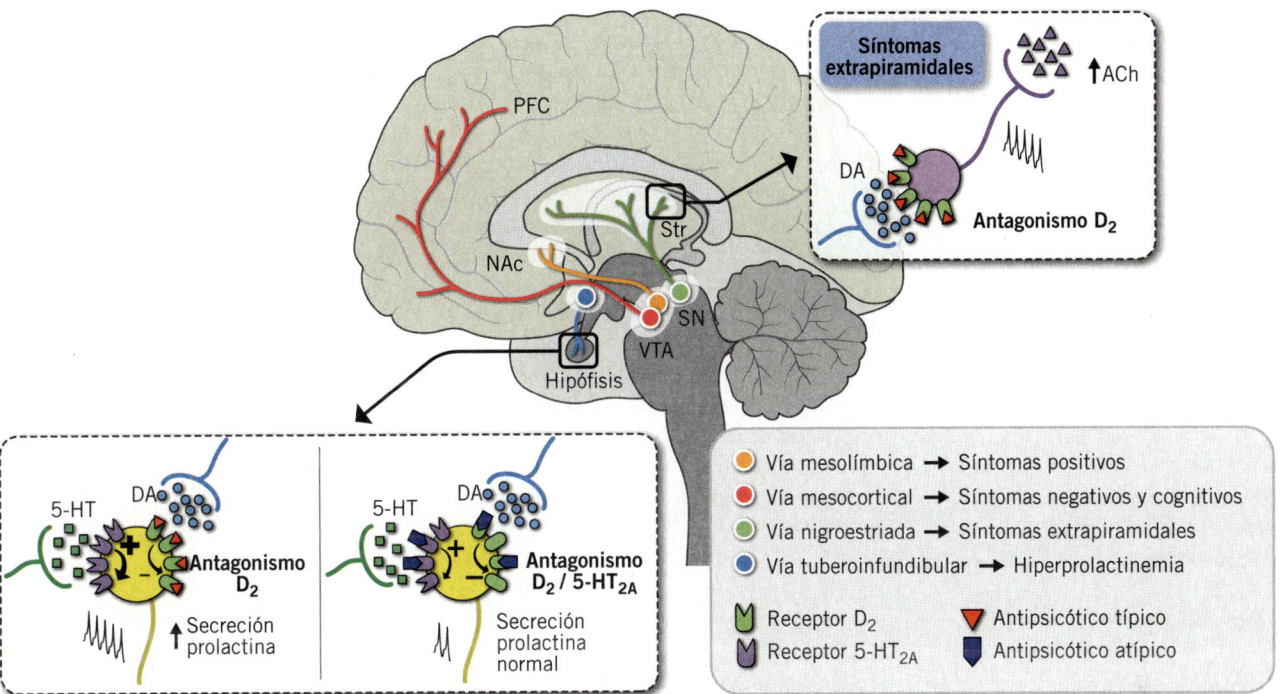

Figura 17-2. Vías dopaminérgicas y efectos farmacológicos mediado por los antipsicóticos. ACh: acetilcolina; DA: dopamina; HT: hipotálamo; NAc: núcleo *accumbens*; PFC: corteza prefrontal; SN: sustancia nigra; Str: estriado; VTA: área tegmental ventral; 5-HT: serotonina.

explicaría la menor capacidad de los antipsicóticos atípicos para producir discinesia tardía y/o resistencias al tratamiento.

Los estudios realizados con otro antipsicótico atípico, el aripiprazol, introdujeron otro nuevo concepto, el de *agonista parcial*, que apoyaría la hipótesis dopaminérgica basada en el *k-off*. Agonista parcial es un fármaco que sólo es capaz de activar parcialmente un receptor, por lo que incrementará la función de las vías en las que falta agonista (dopamina en la vía mesocortical) y disminuirá la función de las que tienen exceso. Otro ejemplo de agonista parcial es el antipsicótico atípico cariprazina (v. tabla 17-3).

Por otra parte, algunos de los antipsicóticos atípicos también son agonistas parciales de otros receptores. En estudios *post mortem* se ha encontrado un incremento de la densidad de receptores $5-HT_{1A}$ en la corteza prefrontal de pacientes esquizofrénicos y, dado que estos receptores se encuentran fundamentalmente en las células piramidales, podría corresponderse con la alteración de mecanismos glutamatérgicos y con ello contribuir al perfil clínico de fármacos como la clozapina, la quetiapina y la ziprasidona. En cuanto a otros subtipos de receptores $5-HT_1$, todos los antipsicóticos, excepto la ziprasidona, se comportan como agonistas inversos de los receptores $5-HT_{1B}$ y $5-HT_{1D}$.

Algunos estudios indican que la olanzapina es un potente antagonista de los receptores $5-HT_6$, igual que la clozapina, mientras que la ziprasidona tiene una potencia tres veces inferior y la risperidona, la quetiapina y el haloperidol sólo tendrían una actividad muy débil.

Además de sus acciones sobre receptores serotoninérgicos y dopaminérgicos, los nuevos antipsicóticos son antagonistas de receptores adrenérgicos, histaminérgicos y colinérgicos. El antagonismo M_1 de la clozapina y la olanzapina se ha relacionado con la baja incidencia de síntomas extrapirami-

dales, aunque podría disminuir las funciones cognitivas y producir confusión; sin embargo, la actividad anticolinérgica de la clozapina y la olanzapina se ha sobrestimado, y hay datos que indican que ambas poseen una baja actividad anticolinérgica plasmática en relación con la atropina. Además, la olanzapina no muestra acción anticolinérgica central en clínica o en modelos de conducta en animales en los que se valoran parámetros cognitivos.

La olanzapina, además de ser un agonista parcial de los receptores M_4, es un antagonista muy específico de los receptores M_2 *in vivo*, lo que explicaría el bajo perfil de síntomas extrapiramidales y la falta de efectos secundarios anticolinérgicos (tanto centrales como periféricos), ya que el antagonismo M_2 modula el recambio de la dopamina en el estriado y disminuye la afinidad de los receptores D_2 en esta zona. También se ha observado que la clozapina, la olanzapina, la risperidona y la ziprasidona aumentan la liberación de acetilcolina en la corteza prefrontal medial, mientras que el haloperidol y la S(–)-sulpirida carecen de este efecto.

Aunque numerosos estudios han establecido una clara relación entre la dopamina y la esquizofrenia, otros sistemas, como el sistema colinérgico y glutamatérgico se encuentran alterados en esta enfermedad y son actualmente objeto de investigación. Los estudios en investigación básica han evidenciado el papel de los receptores M_1 y M_4 en la modulación de las alteraciones psicóticas, así como en la mejoría de los síntomas negativos y/o cognitivos, respectivamente. Esto respalda la eficacia observada para los agonistas de los receptores muscarínicos M_1 y M_4, como la xanomelina, en el tratamiento de la esquizofrenia (Moran et al., 2019; Foster et al., 2021).

Finalmente, como ya se ha mencionado, la alteración de la función glutamatérgica es en la actualidad uno de los as-

Tabla 17-4. Principales acciones derivadas de la unión de los antipsicóticos (típicos y atípicos) a diferentes receptores

RECEPTOR	EFECTO TERAPÉUTICO	EFECTO ADVERSO
Antagonismo postsináptico D_2	Efecto antipsicótico Mejoría de síntomas positivos	Síntomas extrapiramidales Hiperprolactinemia Empeoramiento de síntomas negativos
Antagonismo D_3/D_2 presináptico	Mejoría de los síntomas negativos y cognitivos	
Antagonismo $5-HT_{2A}$	Mejoría de síntomas negativos y cognitivos Disminución de EPS Disminución de hiperprolactinemia	
Agonismo $5-HT_{1A}$	Mejoría de los síntomas negativos (efecto ansiolítico)	
Antagonismo $5-HT_{1D}$	Mejoría de los síntomas negativos (efecto antidepresivo)	
Antagonismo $5-HT_6$	Mejoría de síntomas cognitivos*	Aumento de peso
Inhibición de NA y 5-HT	Mejoría de los síntomas negativos (efecto antidepresivo)	
Antagonismo H_1		Sedación, aumento de peso, síndrome metabólico
Antagonismo M_1	Disminución de EPS	Disminución de la función cognitiva/confusión
Antagonismo M_2/M_4	Mejoría de síntomas cognitivos Disminución de EPS	
Antagonismo α_1	Mejoría de síntomas positivos (psicosis)	Hipotensión ortostática Aumento de peso
Antagonismo α_2	Mejoría de los síntomas negativos (efecto antidepresivo)	

EPS: Síntomas extrapiramidales, NA: noradrenalina, 5-HT: serotonina.* Datos limitados.

pectos emergentes de la fisiopatología de la esquizofrenia. Los antagonistas del receptor NMDA, como la fenciclidina (PCP), producen efectos neuroquímicos y conductuales que son muy semejantes a la esquizofrenia, tanto en los síntomas positivos y negativos como en los cognitivos. De los nuevos antipsicóticos, la olanzapina, la clozapina y la quetiapina revierten los efectos de los antagonistas de este receptor, mientras que no lo hacen la ziprasidona y la risperidona.

En la **tabla 17-4** se resumen los conceptos enunciados en relación con la acción de los antipsicóticos sobre varios sistemas de neurotransmisión.

Mecanismos intracelulares

Numerosos mecanismos intracelulares han demostrado ser regulados por los antipsicóticos. Entre ellos, la modulación de genes de expresión rápida como *c-fos* o *Arc* como marcadores de actividad en determinadas áreas cerebrales que parecen variar en función al perfil farmacológico del antipsicótico y que podrían relacionarse con sus características clínicas. Así, se ha demostrado un aumento de la expresión de este tipo de genes principalmente en estriado asociado al tratamiento con antipsicóticos típicos mientras que con antipsicóticos atípicos el aumento de la expresión se produce preferentemente en otras áreas cerebrales como corteza e hipocampo. Por otra parte, cada día hay más datos indicativos de que los beneficios clínicos de los antipsicóticos atípicos se deben a cambios de la expresión génica que producen cambios moleculares a medio-largo plazo. Un ejemplo sería el GABA, que podría desempeñar un papel importante en el desarrollo de la esqui-

zofrenia. La olanzapina y la clozapina producen una regulación a la baja *(down-regulation)* de los receptores $GABA_A$ en diversas regiones cerebrales, lo que indicaría un incremento de la actividad gabaérgica, que inhibiría los efectos de la dopamina y permitiría que dosis bajas de estos antipsicóticos tuvieran clara actividad antipsicótica. Sin embargo, cabe destacar los mecanismos intracelulares desencadenados por los antipsicóticos (principalmente atípicos) subyacentes a su acción neuroprotectora y sobre los procesos de plasticidad sináptica, neuroinflamación y estrés oxidativo. En este sentido, el efecto neuroprotector asociado al tratamiento con antipsicóticos como clozapina o risperidona parece estar mediado por su acción sobre la vía de señalización intracelular TrkB-Akt-mTOR promoviéndose la expresión de factores neurotróficos como BDNF *(brain-derived neurotrofic factor)* y el proceso de neurogénesis, frecuentemente alterados en esquizofrenia. Asimismo, antipsicóticos como clozapina o aripiprazol han demostrado presentar la capacidad de modificar la forma y aumentar el número de espinas dendríticas corticales por activación de la cascada de señalización intracelular Akt-GSK-3β, efectos que podrían reducir el impacto de la esquizofrenia sobre la pérdida progresiva de volumen cerebral. Además, antipsicóticos atípicos como risperidona, aripipazol, quetiapina o paliperidona han mostrado producir una reducción de la respuesta inflamatoria y acción antioxidante e inmunomoduladora mediante cambios en el balance de mediadores pro- y anti-inflamatorios, reducción de la activación microglial, activación de enzimas antioxidantes y de la vía antioxidante Nrf2 y regulando mecanismos de inmunidad innata (vía receptores *toll-like*, TLR-4), respectivamente.

Estos mecanismos intracelulares podrían contribuir al efecto beneficioso de estos antipsicóticos sobre los síntomas negativos y cognitivos de esta patología.

FARMACOCINÉTICA

Antipsicóticos clásicos o típicos

Aunque con importantes diferencias entre ellos, todos los antipsicóticos típicos tienen una absorción muy aceptable tanto por vía oral como por vía parenteral, siendo haloperidol uno de los antipsicóticos típicos más usados. Tras la administración oral se alcanzan picos plasmáticos a las 1-4 horas, mientras que el estado de equilibrio se alcanza al cabo de 4-7 días. No obstante, puede observarse una respuesta clínica óptima en la primera semana o retrasarse 5-6 semanas e, incluso, más. La diferencia entre las vías oral y parenteral puede residir en la absorción incompleta del antipsicótico en el aparato gastrointestinal o de su metabolización durante el primer paso hepático. Además, se ha sugerido que diversos factores pueden interferir, como antiácidos, café, tabaco o determinados alimentos.

El metabolismo suele ser hepático mediado por CYP3A4 y CYP2D6 y las reacciones de conjugación más comunes son con ácido glucurónico, hidroxilación, oxidación, desmetilación y formación de sulfóxidos. Algunos antipsicóticos típicos tienen un metabolismo muy complejo como es el caso de la clorpromazina, que posee más de 100 metabolitos y muchos de ellos son activos, es decir, pueden ejercer una actividad farmacológica neta. Sin embargo, el haloperidol tiene un solo metabolito que, según algunos estudios, presenta menos actividad antidopaminérgica que el propio haloperidol.

La semivida de eliminación suele oscilar entre 10 y 30 horas. Sin embargo, esta eliminación es parcial, porque, debido a su alta liposolubilidad, gran cantidad se acumula en tejidos como grasa, pulmón o cerebro. En este sentido, hay que tener en cuenta que la actividad biológica de un antipsicótico puede prolongarse más tiempo del predecible a partir de su semivida. De hecho, la cinética de los antipsicóticos sobre los diferentes receptores del sistema nervioso central mencionados anteriormente puede no relacionarse con los niveles plasmáticos.

Concretamente, haloperidol (**fig. 17-3**) presenta picos plasmáticos tras 2-6 horas de la administración y una biodisponibilidad del 60-70 %. La vida media es de 24 horas (15-37 horas: **tabla 17-5**). Presenta una unión a proteínas del 88 al 92 % y un metabolismo hepático mediado por CYP3A4 y CYP2D6. Se han notificado casos de prolongación intervalo QT y muerte súbita con haloperidol, por lo que se recomienda un electrocardiograma antes y durante el tratamiento.

Tabla 17-5. Semivida, dosificación e indicaciones terapéuticas de los principales antipsicóticos

	SEMIVIDA (HORAS)	DOSIS (MG/DÍA)[a]	INDICACIÓN TERAPÉUTICA
Antipsicóticos típicos			
Clorpromazina	30[b]	300-1000	Procesos psicóticos (esquizofrenia, síndromes delirantes crónicos). Estados de agitación psicomotriz (psicosis agudas, crisis maniacas, accesos delirantes, síndromes confusionales, procesos psicogeriátricos, etc.)
Haloperidol	15-37[b]	4-20	Esquizofrenia (adultos y adolescentes resistentes), Trastorno bipolar I (episodios maníacos y agitación psicomotora), agresividad, tics, Corea de Huntington, etc.
Levomepromazina	15-78	75-1000	Esquizofrenia, psicosis y estados paranoides. Coadyuvante en delirio, agitación o confusión asociado al dolor en fase terminal
Perfenazina	8-12	8-24	Síndromes psicóticos agudos, síndromes catatónicos, delirios y agitación psicomotriz
Pimozida	55	2-20	Psicosis agudas y crónicas y trastornos de ansiedad
Sulpirida	7	400-2400	Trastornos psicóticos funcionales. Cuadros psicopatológicos neurosis, depresiones y somatizaciones psicóticas. Síndromes psicosomáticos. Psicoastenias, somatizaciones gastrointestinales o vértigos
Zuclopentixol	20	20-150	Esquizofrenia crónica o subcrónica con crisis agudas (especialmente en pacientes agitados/agresivos)
Antipsicóticos atípicos			
Amisulprida	12	400-1200	Esquizofrenia (adultos)
Aripiprazol	75-146[bc]	10-30	Esquizofrenia (adultos y adolescentes >15 años) y trastorno bipolar I (episodios maníacos)
Cariprazina	1-19 días[b]	1,5-6	Esquizofrenia (adultos)
Clozapina	6-26	200-900	Esquizofrenia resistente y psicosis en enfermedad de Parkinson
Olanzapina	33,8-51,8	7,5-20	Esquizofrenia (adultos) y episodios maníacos
Paliperidona	23	3-12	Esquizofrenia (adultos y adolescentes >15 años) y trastorno esquizoafectivo (adultos)
Quetiapina	7-12[b]	300-800	Esquizofrenia y trastorno bipolar (episodios maníacos, depresivos o prevención en respondedores)

Tabla 17-5. Semivida, dosificación e indicaciones terapéuticas de los principales antipsicóticos *(cont.)*

	SEMIVIDA (HORAS)	DOSIS (MG/DÍA)[a]	INDICACIÓN TERAPÉUTICA
Risperidona	3-24[b]	4-16	Esquizofrenia, trastorno bipolar (episodios maníacos) y agresión persistente (Enfermedad de Alzheimer, déficit de funcionamiento intelectual en niños/adolescentes)
Sertindol	2-4 días	12-24	Esquizofrenia (efecto cardiovascular, recomendación en intolerantes a otros antipsicóticos)
Ziprasidona	6.6	80-160	Esquizofrenia (adultos) y trastorno bipolar (episodios maníacos o mixtos en adultos y niños/adolescentes > 10 años)
Inyectables de liberación prolongada			
Aripiprazol	29-46,5 días	300-400 mg/ mes	Mantenimiento de esquizofrenia (adultos estabilizados con aripiprazol oral)
Paliperidona (mensual)	25-49 días	25-150 mg/ mes	Mantenimiento de esquizofrenia (adultos estabilizados con paliperidona o risperidona)
Paliperidona (trimestral)	84-95 días	175-525 mg/ 3 meses	Mantenimiento de esquizofrenia (adultos estabilizados con las formulaciones inyectables mensuales de paliperidona)
Paliperidona (semestral)	148-159 días	700-1000 mg/ 6 meses	Mantenimiento de esquizofrenia (adultos estabilizados con las formulaciones inyectables trimestrales de paliperidona)
Risperidona	16,7-28,8h	25-50 mg/ 2 semanas	Mantenimiento de esquizofrenia (adultos estabilizados con antipsicóticos orales)
Zuclopentixol	21 días	200-600 mg/ semana	Esquizofrenia crónica y subcrónica (especialmente pacientes con dificultad de cumplimiento por vía oral)

[a] Dosis mínima efectiva y máxima autorizada para el tratamiento de esquizofrenia; [b] Presenta metabolitos activos; [c] Metabolizadores rápidos-lentos.

Lógicamente, las formas inyectables de acción prolongada *(depot)* tienen características farmacocinéticas particulares. Estas preparaciones suelen necesitar mucho más tiempo que las formas convencionales para alcanzar el estado de equilibrio; por ejemplo, las preparaciones de liberación prolongada de haloperidol pueden requerir hasta 3 meses para alcanzar el estado de equilibrio, y es posible detectar niveles importantes de fármaco incluso meses después de haber interrumpido el tratamiento.

Antipsicóticos atípicos

Clozapina

Se absorbe rápidamente por vía oral y alcanza picos plasmáticos máximos al cabo de 0,4-4,2 horas (**fig. 17-3**). Se une en un 95 % a las proteínas plasmáticas, pudiendo aumentar las concentraciones de fármacos con elevada unión a proteínas (p.ej., warfarina, digoxina).

Es metabolizada de forma casi completa en hígado mediante CYP1A2 y CYP3A4 y genera tres metabolitos primarios, entre ellos, desmetilclozapina, que es el único activo, aunque con acciones más débiles y de menor duración. La semivida de eliminación es de 12 horas (6-26 horas: **tabla 17-5**). No existe un criterio uniforme en cuanto a la «dosis óptima» de clozapina, aunque se postula la utilización de dosis de 200-900 mg/día. Dosis superiores a 550 mg/día se han asociado con la aparición de convulsiones. Su propensión a desarrollar agranulocitosis obliga a la monitorización del recuento leucocitario. En fumadores los niveles plasmáticos de clozapina son menores puesto que el humo del tabaco actúa como potente inductor del CYP1A2, por lo que es necesario monitorizar y ajustar dosis.

Risperidona

Se absorbe bien por vía oral, alcanzando concentraciones plasmáticas máximas 1 ó 2 horas después de ser administrado (**fig. 17-3**). Es metabolizada en el hígado principalmente por el citocromo CYP2D6 a un metabolito, que también ha dado lugar a su uso como fármaco independiente (**paliperidona**). Las dosis medias oscilan entre 0,5 y 8 mg/día. Dosis superiores a 6 mg/día pueden provocar reacciones extrapiramidales en pacientes sensibles. Después de su administración pueden alcanzarse niveles plasmáticos máximos en 1 hora. La semivida global de la risperidona y su metabolito es de 3-24 horas (**v. tabla 17-5**).

Entre sus formulaciones encontramos la forma oral sólida, la forma líquida y una formulación inyectable de acción prolongada que puede considerarse como el primer antipsicótico atípico de liberación prolongada, aunque se trate de un sistema galénico especial (esferas que contienen el producto de las que se libera progresivamente) y no de un verdadero efecto prolongado (asociación con un ácido graso). Esta presentación tiene la ventaja de facilitar la cumplimentación de la medicación antipsicótica. En las dosis correspondientes a la risperidona oral, sus efectos adversos son muy inferiores, lo cual representa una clara ventaja.

Olanzapina

Es bien absorbida por vía oral y alcanza el nivel plasmático máximo a las 5 horas (**fig. 17-3**). La semivida de eliminación se encuentra entre 33,8-51,8 horas (**v. tabla 17-5**). Su principal metabolito, resultante de reacciones de conjugación y oxidación es olanzapina-*N*-glucurónido, y olanzapina-*N*-óxido. Los citocromos CYP1A2 y CYP2D6 contribuyen a la síntesis

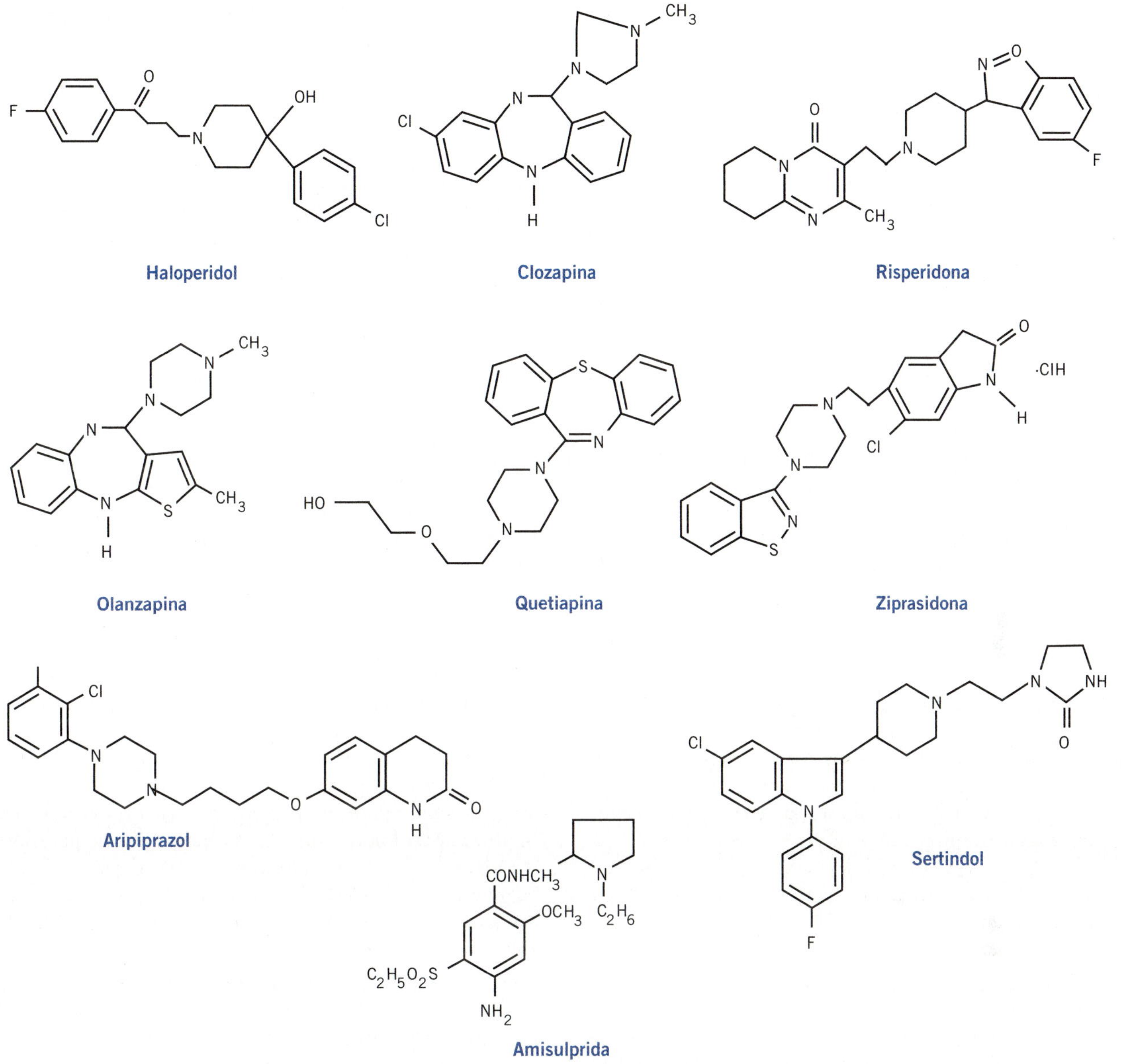

Figura 17-3. Estructura química de algunos antipsicóticos.

de los metabolitos N-desmetilolanzapina y 2-hidroximetilo-lanzapina con actividad farmacológica menor que la de olanzapina. Puede administrarse una vez al día, con dosis iniciales de 5-10 mg/día, que pueden incrementarse hasta 20 mg/día. Tiene varias formulaciones galénicas: oral normal, disolución rápida en la boca e inyectable de acción rápida. Los niveles plasmáticos pueden estar disminuidos en pacientes fumadores por el efecto inhibidor del tabaco sobre el CYP1A2.

Quetiapina

Después de la absorción óptima por vía oral, este fármaco alcanza niveles plasmáticos máximos al cabo de 1,2-1,8 horas **(fig. 17-3)**. CYP3A4 es la enzima principal responsable del metabolismo de quetiapina, generándose su metabolito activo, norquetiapina. La semivida oscila entre 7-12 horas, por lo que es necesario administrarla en dosis repetidas. Las dosis medias recomendada es de 600 mg/día, siendo la máxima de 800 mg/día **(v. tabla 17-5)**.

Ziprasidona

Este fármaco se absorbe bien por vía oral, tiene una farmacocinética lineal y las concentraciones máximas se alcanzan a las 6-8 horas **(fig. 17-3)**. La biodisponibilidad con alimen-

---

✪ MECANISMO DE ACCIÓN DE LOS ANTIPSICÓTICOS

- Para los nuevos antipsicóticos, excepto la amisulprida, lo importante es que el antagonismo 5-HT$_{2A}$ sea superior al D$_2$.

- La velocidad de disociación del receptor D$_2$ (*k-off*) o el hecho de que un fármaco sea agonista parcial pueden ser esenciales para determinar la relación entre los efectos terapéuticos y los efectos adversos de un nuevo antipsicótico.

- Los antipsicóticos clásicos aumentarían la expresión de *c-fos* en el núcleo *accumbens* (lo que se asociaría a un efecto antipsicótico) y en el estriado dorsolateral (síntomas extrapiramidales), mientras que los nuevos antipsicóticos lo harían también en el núcleo *accumbens*, mucho menos en el estriado dorsolateral y algunos de ellos también en la corteza prefrontal, lo que justificaría su efecto sobre los síntomas negativos y cognitivos.

tos está próxima al 100 %, y sin alimentos, al 60 %, por lo que se recomienda administrarla con las comidas. No son necesarios ajustes de dosis en los ancianos ni en los pacientes con insuficiencia renal o hepática leve a moderada. Las dosis recomendadas son de 80-160 mg/día **(v. tabla 17-5)**, aunque pueden utilizarse dosis superiores. Existe una formulación inyectable indicada para el control rápido de la agitación en pacientes con esquizofrenia.

Aripiprazol

Se absorbe bien por vía oral, aunque presenta una fuerte unión a proteínas plasmáticas (99 %) y tiene una biodisponibilidad del 87 %, alcanzándose los niveles máximos a las 3 horas **(v. fig. 17-3)**. Su vida media es de 75-146 horas por vía oral, mientras que las formulaciones inyectables alcanzan los 29-46,5 días, suponiendo un avance para el mantenimiento del tratamiento de la esquizofrenia en el adulto **(v. tabla 17-5)**. La dosis por vía oral es de 10-30 mg/día. Su biodisponibilidad no se ve afectada por la administración de alimentos, por lo que puede administrarse antes o después de las comidas.

Amisulprida

Su semivida es de 12 horas, con escasa unión a proteínas (< 16 %) y escaso metabolismo hepático **(v. fig. 17-3)**. Las dosis recomendadas son de 50 mg/día en los pacientes con distimia y de 400-800 mg/día en la esquizofrenia, pero se puede llegar hasta 1.200 mg/día en pacientes con cuadros psicóticos agudos.

En la **tabla 17-5** se recogen las características farmacocinéticas de los principales antipsicóticos típicos y atípicos, y las dosis mínimas y máximas diarias.

Antipsicóticos de acción prolongada

Los pacientes esquizofrénicos manifiestan baja adherencia al tratamiento (aproximadamente el 50 %) y dado que éste es el motivo principal de recaídas, se buscaron formulaciones galénicas especiales para estos pacientes. Estas formulaciones son los antipsicóticos de acción prolongada *(depot)* que, generalmente, son esterificaciones de ácidos grasos con el antipsicótico manteniendo niveles plasmáticos estables durante más tiempo.

Además de las diferentes formas galénicas para la administración oral, algunos antipsicóticos pueden administrarse por vía intramuscular como inyectables de liberación prolongada para el mantenimiento del tratamiento.

☢ CLOZAPINA

- Primer fármaco considerado atípico debido a:
  - Perfil clínico.
  - Mínimos efectos extrapiramidales.
  - Ausencia de incremento de prolactina.
  - Eficacia sobre síntomas negativos.
  - Antagonismo preferente de los receptores 5-HT$_{2A}$ sobre los D$_2$.

- Su efectividad se encuentra gravemente limitada, sobre todo, por sus efectos hemáticos.

☢ CONSECUENCIAS DE LA HIPERPROLACTINEMIA

- Función menstrual:
  - Anovulación.
  - Amenorrea.
  - Menstruación irregular e impredecible.

- Función sexual:
  - Disminución de la libido.
  - Disminución del orgasmo o anorgasmia.
  - Impotencia.

- Mamas:
  - Ginecomastia.
  - Galactorrea.

- Osteoporosis: disminución de la densidad ósea por deficiencia estrogénica.

- Sistema cardiovascular: aterosclerosis.

- Comportamiento: hostilidad y ansiedad por acción directa y secundaria a hipogonadismo.

Se administran cada 15-30 días o incluso cada 3 o 6 meses (ej.: paliperidona) por vía intramuscular en pacientes ya estabilizados **(v. tabla 17-5)**. Sin embargo, estudios comparativos no han podido demostrar que el número de recaídas sea menor ni que dichas preparaciones sean superiores a las formulaciones orales. Por otra parte, hay un porcentaje elevado de pacientes que tampoco cumplen con esta medicación, en particular, aquellos en los que predominan los síntomas negativos, en los que los antipsicóticos de acción prolongada producen especialmente un acusado deterioro neurocognitivo. Algunas de las formulaciones de acción prolongada disponibles en España son: **zuclopentixol decanoato, risperidona, aripiprazol y paliperidona palmitato.**

Además, existen formulaciones para la administración intravenosa de antipsicóticos para pacientes en estados de agitación psicomotora. Las presentaciones disponibles en España son las siguientes: **zuclopentixol acetato, clorpromazina hidrocloruro, haloperidol o sulpirida.**

EFECTOS ADVERSOS

Los antipsicóticos clásicos se caracterizan por producir síntomas extrapiramidales e incrementos de prolactina, con consecuencias clínicas importantes, debido al bloqueo de los receptores dopaminérgicos D$_2$ en las vías nigroestriada y tuberoinfundibular. En cuanto a los atípicos, por lo menos tres de ellos, clozapina, olanzapina y quetiapina, no difieren en la incidencia de síntomas extrapiramidales con respecto a placebo. La clozapina y la olanzapina (y, posiblemente, también los otros) producen menos discinesia tardía. En relación con la hiperprolactinemia, la risperidona y la amisulprida no presentan grandes diferencias con los antipsicóticos clásicos, sobre todo en dosis altas. Sin embargo, hay otros efectos adversos que deben tenerse en cuenta, como la hipotensión ortostática inducida por clozapina, risperidona y quetiapina, la acción sedativa de clozapina, olanzapina y quetiapina y el efecto anticolinérgico asociado a clozapina que implica una supervisión cuidadosa si el paciente presenta hipertrofia de próstata o glaucoma de ángulo estrecho. Actualmente se presta mucha atención al incremento de peso y a la diabetes tipo II que puede aparecer con estos fármacos (síndrome metabólico). Así, pacientes con diagnóstico de diabetes previa que inicien un tratamiento con antipsicóticos, deben ser controlados con monitorización de niveles de glucosa periódicamente.

Síntomas extrapiramidales. Son frecuentes tras la administración de antipsicóticos típicos. Se producen cuando el bloqueo de los receptores D2 en la vía nigroestriada supera el 75-80 % y ocurre un incremento relativo de la actividad colinérgica, aunque afecta también a otros neurotransmisores. Así, su aparición es más frecuente con los más incisivos, como haloperidol y flufenazina, que con clorpromazina prácticamente no produce síntomas extrapiramidales. Para su aparición e incidencia son muy importantes la edad, el sexo y el tiempo de administración.

Las **distonías agudas** aparecen al inicio del tratamiento y consisten en movimientos involuntarios (espasmos musculares, lengua protuyente e intranquilidad). La incidencia es mayor en los varones jóvenes, especialmente si coexiste hipertiroidismo, hipoparatiroidismo o una hipocalcemia.

En el caso de **acatisia,** un trastorno del movimiento que se caracteriza por dificultad para permanecer quieto acompañado de una sensación de intranquilidad, se presenta con mayor frecuencia en pacientes de edad avanzada, sexo femenino, esquizofrenia con sintomatología negativa y déficit de hierro.

Los síntomas del **síndrome parkinsoniano** son más frecuentes en edad avanzada y en mujeres. A menudo se confunde con los síntomas negativos o con depresión pospsicótica de la propia enfermedad, ya que puede manifestarse, además de con síntomas motores, con disminución de la espontaneidad en las expresiones faciales, del habla y de los movimientos corporales, así como ineptitud social, pérdida de interés y aplanamiento afectivo. Sus consecuencias son abandono de tratamiento, exacerbación de síntomas psiquiátricos, las conductas violentas e, incluso, el riesgo suicida.

La **discinesia tardía** se manifiesta tras varios meses o años de tratamiento con antipsicóticos y se ha asociado a un aumento de receptores D_2 postsinápticos (hipersensibilidad) en la vía nigroestriada tras el tratamiento prolongado.

Su gravedad depende de la intensidad de los síntomas, los cuales pueden ser desde alteraciones ligeras de los movimientos y tics orales, hasta problemas respiratorios graves e incluso suicidio. Entre los numerosos factores de riesgo involucrados, cabe destacar el uso concomitante de antipsicóticos y antiparkinsonianos y la existencia de diabetes mellitus.

Los antipsicóticos atípicos, entre ellos la clozapina, producen menos síntomas extrapiramidales, lo que se podría explicar por varias hipótesis:

1. Selectividad regional, con un mayor bloqueo de la vía mesocortical que de la nigroestriada **(v. fig. 17-2).**
2. Antagonismo de los heterorreceptores 5-HT_{2A} en corteza, con incremento de la liberación de dopamina en la vía nigroestriada.
3. La rápida disociación del receptor D_2 *(k-off).*
4. Agonismo parcial en los receptores D_2 que justificaría el perfil clínico del aripiprazol y cariprazina **(v. tabla 17-3).**
5. Mayor proporción de la relación de bloqueo entre receptores D3/D2, lo que explicaría la eficacia de la amisulprida.

Síndrome neuroléptico maligno. El bloqueo excesivo de los receptores dopaminérgicos del cuerpo estriado, el hipotála-

---

> **⊗ EFECTOS ADVERSOS DE LOS ANTIPSICÓTICOS**
>
> • Los antipsicóticos atípicos se diferencian de los clásicos en que producen menos síntomas extrapiramidales y menos hiperprolactinemia. No obstante, en dosis altas, la risperidona y la amisulprida pueden provocar un aumento de la prolactina.
>
> • Hay otros efectos adversos que deben tenerse en cuenta, como la hipotensión ortostática inducida por algunos de ellos. Hoy en día se presta mucha atención al incremento de peso, así como a la diabetes tipo II que puede aparecer con estos fármacos.

mo y la médula espinal altera la termogénesis dependiente de la contracción muscular, la disipación del calor y el control vegetativo. Asimismo, hay alteraciones de la función mitocondrial del endotelio vascular que producirían anomalías en la barrera hematoencefálica. Se ha observado algún caso tras la administración de clozapina en dosis elevadas, especialmente en pacientes jóvenes, o tras la administración concomitante de clozapina con litio, flufenazina o haloperidol. También se han descrito casos aislados para los otros nuevos antipsicóticos atípicos.

Hiperprolactinemia. La hiperprolactinemia ha sido infravalorada en la clínica, y sus consecuencias a largo plazo son muy importantes. Los efectos clínicos de la hiperprolactinemia no se limitan a ginecomastia y galactorrea, y deben valorarse otras implicaciones clínicas en las funciones menstrual y sexual, osteoporosis, el sistema cardiovascular y el comportamiento.

Hay muchos estudios sobre los incrementos de prolactina inducidos por los nuevos antipsicóticos. En todos ellos, la risperidona es la que tiene un perfil más parecido al haloperidol. Cuando se comparan los niveles basales de prolactina antes del tratamiento y después de éste, parece haber coincidencia en que la risperidona y la amisulprida incrementan más dichos niveles que el haloperidol. La olanzapina provoca incrementos muy moderados, mientras que la clozapina y la quetiapina no los producen.

Bloqueo α_1-adrenérgico. Las consecuencias del bloqueo α_1-adrenérgico son: hipotensión ortostática, arritmias (por repolarización) con aumento del QT, ondas T invertidas o bífidas o aplanadas, ondas U, aumento del PR y depresión del ST; trastornos de la erección (impotencia) y acinesia («apatía por psicolepsia»). Es más frecuente con fenotiazinas alifáticas y piperidínicas.

Prolongación del intervalo QTc. Existen datos que asocian diversos tratamientos antipsicóticos con prolongación del intervalo QTc y *torsades de pointes.* El mecanismo parece relacionarse con los canales de potasio, ya que todos los fármacos que lo producen se unen a estos canales. La predicción de *torsades de pointes* y muerte súbita se relaciona con el número de intervalos que superan los 500 mseg y las interacciones medicamentosas. Aunque la incidencia de muerte súbita es el doble en individuos que toman antipsicóticos, se ha de tener en cuenta que la prevalencia es de 10-15 casos de cada 10.000 personas observadas por año. El intervalo QTc se ve aumentado con la edad, y las mujeres presentan un intervalo

QTc mayor al de los hombres. No se ha demostrado relación alguna con olanzapina, quetiapina o risperidona. La ziprasidona prolonga el intervalo QT, pero tampoco se ha podido asociar a *torsades de pointes* o muerte súbita.

Convulsiones. La clozapina disminuye el umbral convulsivo, pero sólo el 1,5 % de los pacientes tratados con dosis de hasta 600 mg/día presentaron convulsiones.

Efectos hematológicos. Son los efectos adversos (agranulocitosis) limitantes para la clozapina. Descritos por primera vez en Finlandia, al parecer existe una predisposición genética y es más frecuente en determinadas poblaciones. Antes de iniciar el tratamiento con clozapina debe realizarse un recuento leucocitario y una fórmula hemática diferencial, en los 10 días previos. El control debe continuar durante todo el tratamiento y durante 4 semanas tras la interrupción completa.

Efectos metabólicos. El incremento de peso parece asociarse a todos los antipsicóticos, pero empezó a destacar como efecto secundario con la introducción de la clozapina y se sugirió que la mejoría clínica estaba relacionada directamente con el incremento de peso. La olanzapina y la clozapina producirían mayor aumento de peso que la quetiapina y la risperidona. Aunque este efecto podría deberse, en parte, a la acción antihistamínica y antiserotoninérgica, no es posible descartar otros mecanismos, como la inducción de la secreción de leptina.

Diabetes tipo II. Se ha asociado a la administración de los nuevos antipsicóticos, especialmente la clozapina y la olanzapina. Sin embargo, se ha de tener en cuenta que la prevalencia de diabetes tipo II es tres veces superior en los esquizofrénicos que en la población general. En un estudio realizado en 38.632 pacientes tratados con antipsicóticos se confirmó que la prevalencia de diabetes es superior en los pacientes esquizofrénicos y, entre éstos, en los tratados con nuevos antipsicóticos, pero que se trataría de un efecto de clase más que de producto. Si se analizan todos los datos, la **risperidona** parece ser la única que no se asocia con diabetes, pero cuando se desglosa por edades se constata que en los pacientes menores de 40 años la diabetes se asocia con todos los nuevos antipsicóticos; de 40 a 49 años, con todos menos con risperidona; de 50 a 59, con olanzapina y risperidona, y a partir de los 60 años, con ninguno.

OTRAS INDICACIONES DE LOS ANTIPSICÓTICOS

Debido a su perfil receptorial, los antipsicóticos, sobre todo los atípicos, se utilizan en otras enfermedades diferentes de la propia esquizofrenia y otras psicosis. Algunos de ellos tienen una indicación oficialmente reconocida, pero otras tantas patologías, no reconocidas todavía como indicación, se benefician del tratamiento con antipsicóticos atípicos. Los casos más reconocidos para el uso de antipsicóticos atípicos son las demencias y el trastorno bipolar. En efecto, diferentes estudios han demostrado que los antipsicóticos atípicos obtienen una respuesta óptima en el tratamiento de los trastornos de la conducta en pacientes con demencia. En estos casos, las dosis suelen ser más bajas que las utilizadas en la esquizofrenia. Se han realizado estudios con risperidona, olanzapina y quetiapina, además de con clozapina, si bien esta última tiene una utilización muy limitada debido a sus efectos adversos.

Otras indicaciones reconocidas para los antipsicóticos atípicos son la **manía** y la **depresión bipolar**. Se habla de fármacos que se comportan como «estabilizadores del estado de ánimo», junto con algunos antiepilépticos. Diferentes estudios han puesto de manifiesto la utilidad de risperidona, olanzapina, quetiapina, ziprasidona y aripiprazol como antes lo había sido la clozapina. En estos casos, los antipsicóticos atípicos suelen asociarse al tratamiento de elección, el cual, pese a las reservas, casi siempre es el litio.

También se tiene alguna experiencia con estos fármacos como coadyuvantes en el tratamiento de las **depresiones resistentes**, asociados a antidepresivos habituales.

Otros cuadros que han sido objetivo terapéutico de los antipsicóticos atípicos son los trastornos del comportamiento en los niños, así como ciertos trastornos de la personalidad, tics, corea de Huntington, trastorno obsesivo-convulsivo y patología dual.

BIBLIOGRAFÍA

Arana GW. An overview of side effects caused by typical antipsychotics. J Clin Psychiatry 2000; 61: 5-11.

Aringhieri S, Carli M, Kolachalam S, Verdesca V, Cini E, Rossi M, McCormick PJ, Corsini GU, Maggio R, Scarselli M. Molecular targets of atypical antipsychotics: From mechanism of action to clinical differences. Pharmacol Ther. 2018 Dec;192:20-41. doi: 10.1016/j.pharmthera.2018.06.012.

Carlsson A, Waters N, Holm-Waters S, Tedroff J, Nilsson M, Carlsson ML. Interactions between monoamines, glutamate, and GABA in schizophrenia: new evidence. Annu Rev Pharmacol Toxicol 2001; 41: 237-60.

Correll CU, Kane JM. Schizophrenia: mechanism of action of current and novel treatments. J Clin Psychiatry 2014; 75: 347-8.

Creese I, Burt DR, Snyder SH. Dopamine receptor binding predicts clinical and pharmacological potencies of antischizophrenic drugs. Science 1976; 192: 481-483.

De Bartolomeis A, Barone A, Begni V, Riva MA. Present and future antipsychotic drugs: A systematic review of the putative mechanisms of action for efficacy and a critical appraisal under a translational perspective. Pharmacol Res. 2022 Feb;176:106078. doi: 10.1016/j.phrs.2022.106078.

Foster DJ, Bryant ZK, Conn PJ. Targeting muscarinic receptors to treat schizophrenia. Behav Brain Res. 2021;405:113201.

Hamshere ML, Bennett P, Williams N y cols. Genomewide linkage scan in schizoaffective disorder: significant evidence for linkage at 1q42 close to DISC1, and suggestive evidence at 22q11 and 19p13. Arch Gen Psychiatry 2005; 62: 1081-8.

Ginovart N, Kapur S. Role of dopamine D(2) receptors for antipsychotic activity. Handb Exp Pharmacol 2012; 212: 27-52.

Glick ID, Murray SR, Vasudevan P, Marder SR, Hu RJ. Treatment with atypical antipsychotics: new indications and new populations. J Psychiatr Res 2001; 35: 187-91.

Kuroki T, Nagao N, Nakahara T. Neuropharmacology of second generation antipsychotic drugs: a validity of the serotonin-dopamine hypothesis. Prog Brain Res 2008; 172: 199-212.

Mailman RB, Murthy V. Third generation antipsychotic drugs: partial agonism or receptor functional selectivity? Curr Pharm Des 2010; 16: 488-501.

Matsubara S, Matsubara R, Kusumi I, Koyama T, Yamashita I. Dopamine D1, D2 and serotonin 2 receptor occupation by typical and atypical antipsychotic drugs in vivo. J Pharmacol Exp Ther 1993; 265: 498-508.

Meltzer HY. Serotonergic mechanisms as targets for existing and novel antipsychotics. Handb Exp Pharmacol 2012; 212: 87-124.

Meltzer HY. Update on typical and atypical antipsychotic drugs. Annu Rev Med 2013; 64: 393-406.

Meltzer HY, Matsubara S, Lee JC. Classification of typical and atypical antipsychotic drugs on the basis of dopamine D-1, D-2 and serotonin 2 pKi values. J Pharmacol Exp Ther 1989; 251: 238-46.

Micó JA, Berrocoso E, Rojas-Corrales O. Acción farmacológica de los antipsicóticos y su relación con los mecanismos neurobiológicos de la esquizofrenia. Actas Esp Psiquiatr 2001; 29: 2-8.

Millar JK, Pickard BS, Mackie S y cols. DISC1 and PDE4B are interacting genetic factors in schizophrenia that regulate cAMP signaling. Science 2005; 310: 1187-91.

Miyamoto S, Miyake N, Jarskog LF, Fleischhacker WW, Lieberman JA. Pharmacological treatment of schizophrenia: a critical review of the pharmacology and clinical effects of current and future therapeutic agents. Mol Psychiatry 2012; 17: 1206-27.

Moran SP, Maksymetz J, Conn PJ. Targeting muscarinic acetylcholine receptors for the treatment of psychiatric and neurological disorders. Trends Pharmacol Sci. 2019;40(12):1006-1020.

Nord M, Farde L. Antipsychotic occupancy of dopamine receptors in schizophrenia. CNS Neurosci Ther 2011; 17: 97-103.

Rabin CR, Siegel SJ. Antipsychotic dosing and drug delivery. Curr Top Behav Neurosci 2010; 4: 141-77.

Richelson E. Receptor pharmacology of neuroleptics: relation to clinical effects. J Clin Psychiatry 1999; 60 (suppl 10): 5-14.

Schreiber R, Newman-Tancredi A. Improving cognition in schizophrenia with antipsychotics that elicit neurogenesis through 5-HT(1A) receptor activation. Neurobiol Learn Mem 2014; 110: 72-80.

Seeman P. Dopamine receptors. Clinical correlates. En: Blomm FE, Kupfer DJ, eds. Psychopharmacology: fourth generation of progress. New York: Raven, 1995.

Stockmeier CA, Dicarlo JJ, Zhang Y, Thompson P, Meltzer HY. Characterization of typical and atypical antipsychotic drugs based on in vivo occupancy of serotonin 2 and dopamine 2 receptors. J Pharmacol Exp Ther 1993; 266: 1374-84.

Wagner E, Kane JM, Correll CU, Howes O, Siskind D, Honer WG, Lee J, Falkai P, Schneider-Axmann T, Hasan A; TRRIP Working Group. Clozapine Combination and Augmentation Strategies in Patients With Schizophrenia -Recommendations From an International Expert Survey Among the Treatment Response and Resistance in Psychosis (TRRIP) Working Group. Schizophr Bull. 2020 Dec 1;46(6):1459-1470. doi: 10.1093/schbul/sbaa060.

Wang G, Zheng W, Li XB, Wang SB, Cai DB, Yang XH, Ungvari GS, Xiang YT, Correll CU. ECT augmentation of clozapine for clozapine-resistant schizophrenia: A meta-analysis of randomized controlled trials. J Psychiatr Res. 2018 Oct;105:23-32. doi: 10.1016/j.jpsychires.2018.08.002.

Weickert CS, Kleinman JE. The neuroanatomy and neurochemistry of schizophrenia. Psychiatr Clin North Am 1998; 21: 57-75.

Fármacos antidepresivos y antimaníacos

18

J. J. Meana Martínez y L. F. Callado Hernando

CONTENIDOS

ASPECTOS EPIDEMIOLÓGICOS Y FISIOPATOLÓGICOS DE LA DEPRESIÓN

La depresión representa un complejo sindrómico formado por diferentes síntomas y signos que cursan de manera recurrente y cuyo diagnóstico se basa en el cumplimiento de una serie de criterios definidos en escalas internacionales como el *Manual diagnóstico y estadístico de los trastornos mentales* (DSM-5) y la Clasificación Internacional de Enfermedades (CIE-10). Los síntomas que definen un episodio depresivo son la existencia de tristeza, pérdida de interés y de la capacidad para experimentar placer, cambios de peso y apetito, trastornos del sueño, sensación de fatiga, agitación o enlentecimiento psicomotor, sentimientos de inutilidad o culpa, disminución de la capacidad de concentración y pensamientos recurrentes de muerte que pueden llegar a ideación o planificación suicida. Es necesaria la persistencia en el tiempo así como la presencia diaria de esta sintomatología para considerar la existencia de depresión. La recurrencia de estos episodios o la presencia continuada de ciertos síntomas dan lugar a criterios específicos de subtipos de depresión, como la depresión recidivante, la distimia, etc. Los episodios depresivos tienden a remitir, pero sin tratamiento la recurrencia es cada vez más frecuente y el episodio de mayor intensidad.

La depresión presenta una prevalencia en España en la población general de alrededor del 10 % a lo largo de la vida. Se presenta como entidad única, pero en muchas ocasiones aparece asociada a otras enfermedades de naturaleza cardiovascular, metabólica, inflamatoria o neoplasias. También es muy frecuente la asociación de trastornos depresivos junto a

cuadros de ansiedad. Los costos derivados de la depresión son elevados y se derivan de su naturaleza crónica, lo que supone no sólo gastos sanitarios sino también de asistencia sociofamiliar y los derivados de la discapacidad laboral.

La mortalidad de las personas con depresión se acelera respecto a la de la población general. El incremento de la mortalidad se debe a la presencia de suicidio en aproximadamente el 15 % de los casos, la importante comorbilidad, los efectos adversos del tratamiento farmacológico crónico junto a los hábitos de vida poco saludables (sedentarismo, consumo de drogas, alimentación poco equilibrada).

La etiología de la depresión es desconocida. Se admite la presencia de un componente genético que representaría alrededor del 35 % del riesgo para padecer la enfermedad, lo que supone una tasa menor que la existente en otras enfermedades mentales graves. Se desconocen los genes implicados en este riesgo heredable a pesar de los múltiples estudios realizados. Posiblemente se trata de una enfermedad multigénica, en la que diferentes genes contribuyen parcialmente a la posibilidad de aparición de cada uno de los síntomas que la caracterizan. La influencia ambiental sobre el desarrollo de episodios depresivos está bien establecida. Se sabe que situaciones como el estrés, el consumo de drogas, el maltrato en la edad infantil y situaciones similares contribuyen a incrementar el riesgo de aparición de depresión en individuos con predisposición a ella. En este sentido, la depresión constituye probablemente una enfermedad en la que la influencia ambiental sobre el genoma (epigenética) es determinante en la aparición de los diferentes síntomas, lo que dificulta sobremanera la definición de un fenotipo depresivo único.

A finales de los años sesenta del siglo pasado se sugirió que la depresión podría representar un déficit de la neurotransmisión noradrenérgica y/o serotoninérgica en el sistema nervioso central (SNC). Esta hipótesis se basaba en hallazgos empíricos farmacológicos que mostraban cómo un reductor de los niveles de monoaminas, como el antihipertensivo reserpina (fármaco bloqueante del transportador vesicular de monoaminas VMAT2), generaba depresión con elevada frecuencia. De forma complementaria se observó que el incremento de la disponibilidad de monoaminas inducido por inhibidores de la recaptación o de la enzima monoaminooxidasa (MAO) tenía actividad antidepresiva. Sin embargo, la hipótesis del déficit monoaminérgico en la depresión mostraba una disociación temporal entre las acciones farmacológicas inmediatas y el retraso temporal en la aparición de los efectos terapéuticos. Este hecho llevó a pensar que las alteraciones neuroquímicas subyacentes a la depresión podrían relacionarse más con regulaciones alteradas de neurorreceptores y/o de sus sistemas de señalización intracelular. Los estudios de neuroimagen *in vivo* y en cerebro *post mortem* parecen corroborar esta idea, aunque su generalización a todos los cuadros depresivos y a sus variables sintomatologías sigue pendiente de demostración. El retraso en la aparición de efectos clínicos por parte de los antidepresivos podría suponer una regulación de tipo génico que involucra la modulación de los procesos de síntesis, maduración y degradación de nuevas proteínas involucradas en la señalización neuronal y/o glial.

Hace algunas décadas se comprobó que aproximadamente la mitad de las personas con depresión presentaban una hiperactividad del eje hipotálamo-hipófiso-suprarrenal. Esta hiperactividad se manifiesta como una ausencia de los mecanismos de *feedback* negativos ejercidos por la elevación de los niveles de glucocorticoides sobre la liberación hipotalámica de hormona liberadora de corticotropina (CRF) y la liberación hipofisaria de corticotropina (ACTH). Se ha propuesto que representaría una desensibilización de los receptores de glucocorticoides. El hallazgo es coherente con la existencia de una reducción del volumen del hipocampo, cuya función es fundamentalmente inhibitoria sobre la actividad hipotalámica, y con el efecto inhibitorio ejercido por los glucocorticoides sobre la neurogénesis presente en la circunvolución dentada del hipocampo. El tratamiento antidepresivo promueve la neurogénesis, enlentece la disminución del volumen del hipocampo y revierte la hiperactividad del eje hipotálamo-hipófiso-suprarrenal.

Más recientemente se ha demostrado un incremento de la actividad de citocinas inflamatorias, como la interleucina 6 (IL-6) en el plasma y el cerebro de pacientes con depresión. Se ha sugerido que la hiperactividad inflamatoria podría manifestarse en el SNC como alteraciones de la microglía que terminarían afectando a los restantes tipos celulares. Esta hipótesis neuroinflamatoria de la depresión es coherente con la posibilidad de una desensibilización a los glucocorticoides, cuya actividad es antiinflamatoria, de las células del sistema inflamatorio encargadas de la formación de citocinas. La hipótesis inflamatoria podría explicar la comorbilidad epidemiológica observada entre depresión y otros trastornos con etiopatogenia inflamatoria, como la arteriosclerosis y sus enfermedades derivadas, la enfermedad inflamatoria intestinal, ciertas enfermedades autoinmunes y algunas neoplasias. Sin embargo, son necesarios más estudios para confirmar el papel etiopatogénico de todos estos factores sobre la depresión.

FÁRMACOS ANTIDEPRESIVOS

Los fármacos con actividad antidepresiva tienen en común la capacidad de promover la actividad de los sistemas monoaminérgicos, especialmente el noradrenérgico y el serotoninérgico. Esta actividad se produce tanto a nivel central, contribuyendo a los efectos terapéuticos, como a nivel periférico, lo que supone una fuente de potenciales efectos adversos. El único antidepresivo aprobado que presenta un mecanismo de acción no relacionado directamente con las monoaminas es la esketamina.

En función de los mecanismos de acción farmacológica suelen distinguirse tres grupos de antidepresivos: los inhibidores de la recaptación de monoaminas, los inhibidores de la monoaminooxidasa (IMAO) y los antidepresivos de acción directa sobre receptores (tabla 18-1).

Fármacos inhibidores de la recaptación de monoaminas

Mecanismo de acción antidepresiva

Se trata de fármacos que inhiben la actividad de uno o varios de los transportadores situados en la presinapsis y que se en-

Tabla 18-1. Clasificación de los antidepresivos

Antidepresivos tricíclicos

Amineptina	Imipramina
Amitriptilina	Maprotilina
Amoxapina	Nortriptilina
Clomipramina	Dotiepina
Desipramina	Tianeptina
Doxepina	Trimipramina

Inhibidores selectivos de la recaptación de serotonina

Citalopram	Fluvoxamina
Escitalopram	Paroxetina
Fluoxetina	Sertralina

Inhibidores selectivos de la recaptación de noradrenalina
Reboxetina

Inhibidores de la recaptación de serotonina y noradrenalina

Duloxetina	Venlafaxina
Milnacipram	Desvenlafaxina

Inhibidores de la recaptación de dopamina
Bupropión

Inhibidores de la recaptación de serotonina y agonistas/antagonistas de receptores de serotonina

Trazodona ($5-HT_{2A}$)	Vilazodona ($5-HT_{1A}$)
Vortioxetina ($5HT_3$)	

Antagonistas de receptores

Agomelatina	Mirtazapina
Mianserina	

Inhibidores de la monoaminooxidasa (MAO)
Inhibidores irreversibles no selectivos

Fenelzina	Tranilcipromina
Nialamida	

Inhibidores reversibles de la MAO tipo A
Moclobemida

Otros mecanismos
Esketamina
Neuroesteroides
Brexanolona, zuranolona

cargan de recaptar la correspondiente monoamina. Presentan afinidad por uno o varios de los transportadores de las monoaminas noradrenalina (NET o SLC6A2), serotonina (SERT o SLC6A4) y dopamina (DAT o SLC6A3). El bloqueo de estos transportadores induce un incremento de la disponibilidad de las monoaminas en los espacios sinápticos, contribuyendo a una mayor estimulación de receptores **(fig. 18-1)**. Sin embargo, la instauración de este efecto farmacológico no genera una respuesta terapéutica inmediata, sino que se requieren al menos 2 semanas de tratamiento, lo que parece indicar que el mecanismo de acción terapéutica podría estar relacionado con una regulación génica de sistemas sensibles a las monoaminas.

No está demostrado que la mayor o menor selectividad por alguno de los transportadores represente una ventaja terapéutica. De hecho, en condiciones fisiológicas los diversos sistemas de monoaminas están conectados entre sí en el SNC y se regulan de manera recíproca. Desde el punto de vista clínico, existe tendencia a seleccionar el perfil farmacológico en función de la sintomatología predominante en el cuadro. Así, los inhibidores más selectivos de la recaptación de serotonina se utilizan cuando predominan los trastornos del sueño, del apetito o existe ideación suicida, mientras que los inhibidores con perfil más noradrenérgico se emplean cuan-

do predomina el retardo psicomotor. Sin embargo, no existen evidencias científicas claras para este ajuste de indicación.

Clasificación

Dentro del grupo de los inhibidores de la recaptación de monoaminas, la primera generación de fármacos se denomina antidepresivos tricíclicos, en función de su estructura química **(fig. 18-2)**. Pertenecen a este grupo **amitriptilina, amoxapina, clomipramina, desipramina, dotiepina, doxepina, imipramina, maprotilina, nortriptilina, protriptilina, tianeptina** y **trimipramina**. Algunos de ellos presentan una selectividad importante por el transportador de noradrenalina (desipramina, maprotilina, nortriptilina), mientras que otros inhiben la recaptación tanto de noradrenalina como de serotonina con similar potencia (amitriptilina, imipramina). Además de estas acciones, los antidepresivos tricíclicos con una amina terciaria en su estructura química poseen gran afinidad por receptores colinérgicos muscarínicos, lo que determina importantes efectos adversos. Además, los antidepresivos tricíclicos poseen afinidad por receptores α_1-adrenérgicos y receptores H_1 de la histamina **(tabla 18-2)**.

La segunda generación de antidepresivos inhibidores de la recaptación está formada fundamentalmente por aquellos que presentan selectividad por la recaptación de serotonina **(v. fig. 18-2)**. Este grupo incluye **citalopram** y su esteroisómero **escitalopram, fluoxetina, fluvoxamina, paroxetina** y **sertralina**. Se trata de fármacos con similar eficacia terapéutica a los antidepresivos tricíclicos pero con un perfil de seguridad mejor, debido a la ausencia de acciones directas como antagonista de receptores. Esta propiedad es la que permitió la rápida extensión del uso de estos fármacos en las décadas pasadas **(v. tabla 18-2)**.

Dentro de esta segunda generación de antidepresivos se podrían integrar la **reboxetina**, un inhibidor selectivo de la recaptación de noradrenalina, y el **bupropión**, un inhibidor de la recaptación de dopamina y, en menor medida, de noradrenalina. Existe otro inhibidor selectivo de la recaptación de noradrenalina denominado **atomoxetina**, pero cuya eficacia terapéutica ha sido contrastada en el trastorno de déficit de atención e hiperactividad, por lo que no está autorizado su uso como antidepresivo.

Existen también fármacos de acción mixta sobre los transportadores de noradrenalina y serotonina que podrían formar parte de esta segunda generación de antidepresivos. Son **venlafaxina**, su esteroisómero **desvenlafaxina, duloxetina** y **milnacipram (v. tabla 18-2 y fig. 18-2)**.

Otras acciones farmacológicas

Los inhibidores mixtos de la recaptación de serotonina y noradrenalina como **amitriptilina, venlafaxina** y **duloxetina** han mostrado eficacia como fármacos coadyuvantes analgésicos, especialmente en situaciones de dolor crónico neuropático. Se utilizan asociados a otros fármacos analgésicos (antiinflamatorios no esteroideos, opiáceos). Su acción antiálgica parece guardar relación con la modulación de los sistemas monoaminérgicos descendentes de control del dolor. Las dosis a las que actúan como coadyuvantes son menores que las dosis necesarias para la acción antidepresiva.

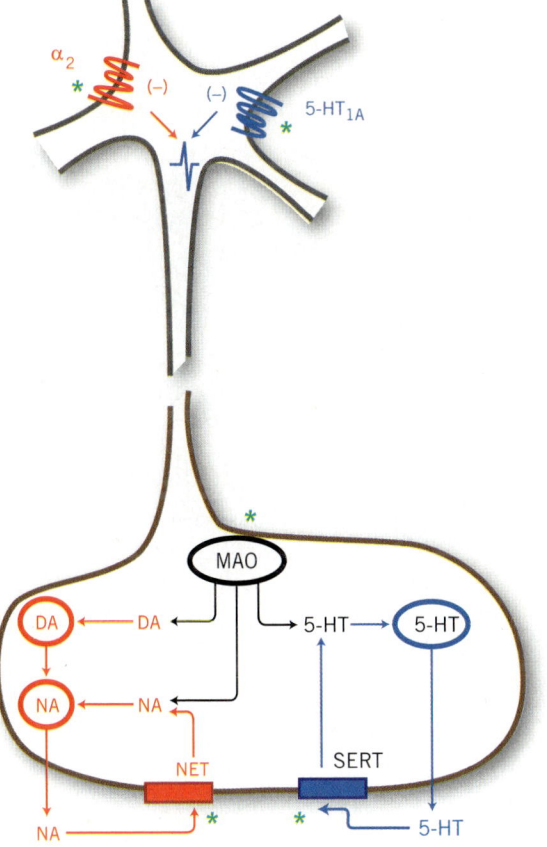

Figura 18-1. Esquema de neurona noradrenérgica o serotoninérgica con los procesos sinápticos (rojo para noradrenalina; azul para serotonina) susceptibles de regulación por fármacos antidepresivos. Los antidepresivos pueden actuar: sobre receptores presinápticos (* receptores α_2-adrenérgicos o receptores de serotonina 5-HT$_{1A}$), cuya función es inhibir la actividad eléctrica neuronal a nivel somatodendrítico; inhibiendo la recaptación de las monoaminas mediante bloqueo de los transportadores (* NET para noradrenalina y/o SERT para serotonina), o inhibiendo la monoaminooxidasa (* MAO) encargada de la degradación de las monoaminas. DA: dopamina; NA: noradrenalina.

Antidepresivos tricíclicos

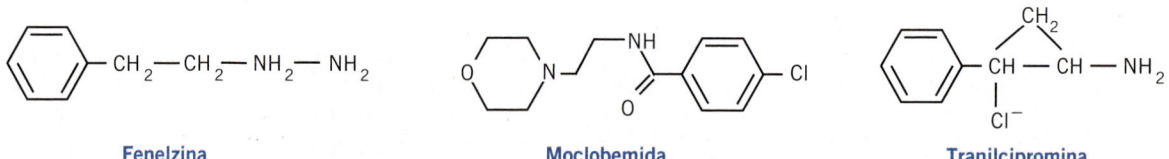

Imipramina Clomipramina Desipramina Doxepina

Amoxapina Maprotilina Nortriptilina

Inhibidores selectivos de la recaptación de serotonina

Fluoxetina

Paroxetina

Fluvoxamina

Sertralina

Citalopram

Inhibidores de la MAO

Fenelzina Moclobemida Tranilcipromina

Figura 18-2. Estructura química de los antidepresivos. MAO: monoaminooxidasa.

Tabla 18-2. Actividad de los antidepresivos sobre los sistemas de recaptación de monoaminas y los receptores de neurotransmisores

	Bloqueo NET	Bloqueo SERT	Bloqueo DAT	ACh	α_1	α_2	5-HT$_1$	5-HT$_2$	H$_1$
Amitriptilina	++	++	+	+++	+++	++	+	++	+++
Amoxapina	+++	+	+	0	++	0	+	++	++
Clomipramina	++	+++	+	++	+++	+	+	++	++
Desipramina	+++	+	0	+	+	+	0	+	+
Doxepina	++	++	0	++	+++	+	+	++	+++
Imipramina	++	++	+	++	++	+	+	+	++
Maprotilina	+++	+	+	+	++	+	0	+	+++
Nortriptilina	+++	++	+	++	++	+	+	++	++
Citalopram Escitalopram	+	+++	+	+	+	0	0	+	+
Fluoxetina	+	+++	+	0	0	0	0	+	+
Fluvoxamina	+	+++	+	+	+	+	0	+	0
Paroxetina	++	+++	+	+	0	0	0	0	0
Sertralina	+	+++	++	+	+	+	0	+	0
Reboxetina	+++	+	0	0	0	0	0	+	+
Duloxetina	++	++	+	0	0	0	0	0	0
Milnacipram	++	++	0	0	0	0	0	0	0
Venlafaxina Desvenlafaxina	++	+++	+	0	0	0	0	0	0
Bupropión	+	0	++	0	0	0	0	0	+
Trazodona	0	++	0	0	++	+	++	+++	+
Vortioxetina[a]	+	+++	0	0	0	0	+++	0	0
Agomelatina[b]	0	0	0	0	0	0	0	++	0
Mianserina	+	0	0	+	+++	+++	+	++	+++
Mirtazapina	0	0	0	+	+	+++	+	++	+++

[a] Vortioxetina presenta afinidad por los receptores 5-HT$_3$.
[b] Agomelatina presenta afinidad por los receptores de melatonina MT$_1$ y MT$_2$.
α_1, α_2: receptores adrenérgicos α_1 y α_2; ACh: receptor colinérgico muscarínico; DAT: transportador de dopamina; H$_1$: receptores de histamina; 5-HT$_{1A}$, 5-HT$_2$: receptores de serotonina; NET: transportador de noradrenalina; SERT: transportador de serotonina.

Los inhibidores de la recaptación con actividad antagonista sobre receptores H$_1$ de la histamina poseen actividad sedante, propiedad que, en ocasiones, puede ser de interés en el tratamiento antidepresivo.

Los inhibidores de la recaptación han demostrado su eficacia en los trastornos de ansiedad, especialmente en las crisis de angustia y la ansiedad generalizada. Dado el retraso en la aparición de efectos terapéuticos, se utilizan asociados a benzodiazepinas, a fin de dar cobertura en la primera fase de tratamiento.

Los inhibidores selectivos para el transportador de serotonina y los mixtos ofrecen la ventaja sobre las benzodiazepinas de no producir dependencia y tolerancia a la acción sedante.

Algunos antidepresivos de este grupo, especialmente con perfil serotoninérgico, han mostrado eficacia en el tratamiento de trastornos obsesivo-compulsivos y de trastornos de la personalidad.

El **bupropión** ha demostrado eficacia en la deshabituación tabáquica debido a su importante actividad inhibidora sobre el transportador de dopamina, lo que contribuye al control de los sistemas cerebrales de recompensa.

Farmacocinética

En general, los antidepresivos poseen un amplio rango de dosis, lo que permite incrementos de dosis antes de establecer la ausencia de eficacia. Los inhibidores de la recaptación de monoaminas se absorben por vía oral. Son fármacos muy liposolubles que atraviesan con facilidad la barrera hematoencefálica y también otras barreras como la maternoplacentaria. La liposolubilidad promueve la acumulación en el SNC. Su biodisponibilidad es variable **(tabla 18-3)** y la fijación a proteínas plasmáticas es elevada. La semivida plasmática permite, en general, la administración de una única dosis diaria. Los niveles plasmáticos no son predictivos de la eficacia terapéutica, pero en el caso de los antidepresivos tricíclicos se utilizan para evitar la aparición de efectos adversos y toxicidad en el proceso de ajuste de dosis.

Algunos fármacos de este grupo, como **imipramina**, **amitriptilina**, **clomipramina** y **fluoxetina**, poseen metabolitos activos que pueden contribuir a prolongar la duración de efectos **(v. tabla 18-3)**. Su metabolismo es fundamentalmente hepático sufriendo desmetilaciones e hidroxilaciones a través de las diversas isoenzimas del citocromo P-450

Tabla 18-3. Características farmacocinéticas de los antidepresivos más comunes

	INTERVALO HABITUAL DE DOSIS TERAPÉUTICA (mg/día)	SEMIVIDA (horas)	t$_{máx}$ (horas)	BIODISPO- NIBILIDAD (%)	ACTIVIDAD DE METABOLITOS	UNIÓN A PROTEÍNAS (%)	ENZIMAS METABOLIZADORAS DE CITOCROMO P-450	EFECTO INHIBIDOR SOBRE CITOCROMO P-450	MODIFICACIÓN DE POSOLOGÍA
Amitriptilina	75-150	9-36	2-12	48	Sí (nortriptilina)	95	1A2, 3A3/4, 2D6		Sí: IH, IR, ancianos
Clomipramina	100-150	23	2-6	50	Sí	97	1A2, 2C19, 2D6, 3A4	Moderada 2D6	Sí: IH
Imipramina	75-200	19	1	95	Sí (DMI)	86	1A2, 2C19, 3A4, 2D6		No: IR Sí: IH, ancianos
Nortriptilina	75-150	16-90	1	50-80	Sí	95	2D6, 3A4, 1A2		No: IR Sí: IH, ancianos
Citalopram	20-40	33	4	80	Escasa	71	2C19, 3A4, 2D6	Leve 2D6	Sí: IR, IH, ancianos
Escitalopram	10-20	30	4	80	Sí	80	2C19	Leve 2D6	Sí: IR, IH, ancianos
Fluoxetina	20-60	72-144 NF: 4-16 días	6-8	72	Relevante (NF)	95	2D6	2D6, leve 3A4	Sí: IR, IH ancianos
Fluvoxamina	100-300	15	3-8	53	Mínima	80	2D6	1A2, 2C9, 2C19, leve 3A4	No: ancianos Sí: IR, IH
Paroxetina	20-40	24	4-5	31	Metabolitos inactivos	95	2D6	2D6	No: ancianos Sí: IR, IH
Sertralina	50-200	26	5-8	Variable	Escasa	98	3A4, 2D6	Leve 2D6	No: IR, ancianos Sí: IH
Reboxetina	8-10	13	2	60	Metabolitos inactivos	96	3A4	Sin efecto	Sí: IH, IR, ancianos
Duloxetina	60-120	12	6	50	Metabolitos inactivos	96	1A2, 2D6	Moderada 2D6	Sí: IH No: IR, ancianos
Venlafaxina	75-375	5 DMV: 11	LI: 1-2 LR: 6	40-45	Actividad similar (DMV)	27	2D6, 3A4	Leve 2D6	No: ancianos Sí: IR, IH
Desvenlafaxina	50-200	11	7,5	80	Metabolitos inactivos	30	3A4	Leve 2D6	No: IH, ancianos Sí: IR
Bupropión	150-300	20	5	87	Sí	84	2B6	Moderada 2D6	Sí: IR, IH, ancianos (?)
Trazodona	100-400	13	1-2	100	Sí	85-95	3A4		No: IR Sí: IH, ancianos
Vortioxetina	10-20	66	7-11	75	Mínima	99	2D6, 3A4/5, 2C9	Sin efecto	Sí: ancianos IR, IH (?)
Agomelatina	25-50	1-2	1-2	5	Metabolitos inactivos	95	1A2, 2C9, 2C19	Sin efecto	Sí: IH No: IR, ancianos
Mirtazapina	15-45	20-40	2	50	Sí	85	3A4, 1A2		No: ancianos Sí: IH, IR
Moclobemida	300-600	2-4	3	60-80	Escasa	50	2C19, 2D6		No: IR, ancianos Sí: IH

DMI: desipramina; DMV: desmetilvenlafaxina; IH: insuficiencia hepática; IR: insuficiencia renal; LI: liberación inmediata; LR: liberación retardada; NF: norfluoxetina; t$_{máx}$: tiempo en alcanzarse la concentración plasmática máxima.

(CYP), lo que representa una fuente de interacciones farmacocinéticas y de variabilidad farmacogenética. Los metabolitos más hidrosolubles se eliminan por vía renal.

La **fluoxetina** y la **paroxetina** son potentes inhibidores de CYP2D6, y la **fluvoxamina**, de CYP1A2, de CYP2C9 y de CYP2C19. La fluoxetina y la fluvoxamina tienen también potencial inhibidor sobre el CYP3A4. Esta actividad inhibidora es fuente de interacciones con otros fármacos, incluidos los antidepresivos tricíclicos, y la consiguiente potencial toxicidad.

Efectos adversos

Los efectos adversos de los antidepresivos inhibidores de la recaptación provienen de las acciones sobre los sistemas de monoaminas a nivel periférico (sistema nervioso simpático, plaquetas y sistema enterocromafín) y de las acciones directas como antagonistas de otros receptores, como los colinérgicos muscarínicos, los receptores α_1-adrenérgicos y los receptores H_1 de la histamina (v. tabla 18-2).

Los antidepresivos tricíclicos, a través de la potenciación de la transmisión noradrenérgica, incrementan la frecuencia cardíaca generando taquicardia sinusal y palpitaciones. Adicionalmente, su potencial como antagonistas muscarínicos potencia estos efectos cardíacos, lo que obliga a su manejo cuidadoso en pacientes con cardiopatía isquémica y arritmias. La actividad adrenérgica sobre el SNC disminuye el umbral convulsivo.

La propiedad como antagonistas de receptores α_1-adrenérgicos de los antidepresivos tricíclicos puede causar hipotensión ortostática y genera taquicardia refleja que puede contribuir a los efectos arritmogénicos y al incremento de la demanda de oxígeno.

Las acciones antimuscarínicas de los antidepresivos tricíclicos se manifiestan por sequedad de boca, retención urinaria, visión borrosa y estreñimiento. Además, el bloqueo muscarínico a nivel cerebral puede generar sintomatología que llega a confundirse con los síntomas propios de la depresión, lo que dificulta su discriminación.

La sedación, vinculada al antagonismo sobre receptores H_1 de la histamina, es un efecto de los antidepresivos tricíclicos que puede tener interés terapéutico en ocasiones. El incremento de peso es también un efecto característico de los tricíclicos.

Los inhibidores selectivos de la recaptación de serotonina inducen muy frecuentemente náuseas y alteraciones de la motilidad intestinal, lo que suele constituir una causa de abandono del tratamiento, aunque suelen ser autolimitantes. La pérdida de peso es un efecto asociado a la fluoxetina. Este grupo de fármacos puede inducir alteraciones del sueño, temblor y sintomatología extrapiramidal.

La disfunción sexual, manifestada como impotencia, reducción en la eyaculación y anorgasmia, es un efecto adverso típico de los inhibidores de la recaptación. Esta propiedad se ha utilizado para el tratamiento de la eyaculación precoz con el análogo de fluoxetina denominado **dapoxetina**.

Se ha comprobado que los inhibidores de la recaptación de serotonina incrementan el riesgo de sangrado gastrointestinal y de hemorragias cerebrales debido al bloqueo de la función plaquetaria de la serotonina.

El **síndrome serotoninérgico** es una reacción grave que se produce por incremento de la disponibilidad de serotonina a nivel periférico y central inducido por elevadas dosis de un fármaco (p. ej., por inhibición de su metabolismo) o asociaciones de fármacos con diferentes mecanismos de acción (inhibición de la recaptación de serotonina, liberación indirecta, etc.). Afecta a diversos grupos farmacológicos, entre ellos, a los antidepresivos y algunos opiáceos como tramadol. Se caracteriza por una tríada sintomática de alteraciones mentales (agitación, ansiedad, inquietud, desorientación), neuromusculares (temblor, mioclono, hiperreflexia, rigidez muscular) e hiperactividad vegetativa (hipertensión, taquicardia, taquipnea, hipertermia, diaforesis, enrojecimiento, vómitos, diarrea, arritmias).

Algunos antidepresivos de este grupo, como el **escitalopram**, han mostrado inducir una prolongación del intervalo QT en el ECG.

Los antidepresivos en general pueden desencadenar la aparición de una fase maníaca en pacientes con trastorno bipolar. Si bien la ideación y el comportamiento suicida son síntomas de los trastornos depresivos, existe controversia acerca de si los antidepresivos podrían inducirlos, especialmente en niños y adolescentes, y sobre todo en las primeras fases del tratamiento.

Interacciones

Las interacciones de los inhibidores de la recaptación con base farmacocinética se relacionan con el desplazamiento desde las proteínas plasmáticas –que tiene relevancia clínica en el caso de los anticoagulantes orales por el riesgo de sangrado– o bien con la interacción en el metabolismo hepático. La inducción de las isoenzimas del citocromo P-450 (barbitúricos, tabaco, anticonvulsivantes) puede contribuir a reducir las dosis plasmáticas de los inhibidores de la recaptación, mientras que la inhibición de este sistema metabólico puede provocar toxicidad, especialmente con los antidepresivos tricíclicos (v. cap. 62). La potente inhibición de varias isoformas del citocromo P-450 por fluoxetina, paroxetina y fluvoxamina es fuente de numerosas interacciones con fármacos que utilizan esta vía metabólica (v. cap. 62).

Las interacciones de tipo farmacodinámico afectan a fármacos cuyos receptores son bloqueados por los antidepresivos tricíclicos y a la potenciación de efectos monoaminérgicos a nivel sináptico o periférico por agonistas directos o indirectos simpaticomiméticos (tiramina, fenilefrina, IMAO, etc.) que pueden generar una hiperactividad adrenérgica o un síndrome serotoninérgico.

La asociación con antiinflamatorios no esteroideos o anticoagulantes orales, fármacos que potencian las hemorragias gastrointestinales y los ictus hemorrágicos, debe ser considerada con precaución.

Fármacos inhibidores de la monoaminooxidasa

Mecanismo de acción antidepresiva y otros usos terapéuticos

La enzima MAO se expresa en la membrana mitocondrial de las terminaciones sinápticas, donde metaboliza la fracción de las monoaminas no almacenada en las vesículas sinápticas (v. fig. 18-1). Existen dos isoformas de MAO denominadas A y B, con afinidad relativa para la degradación de noradrenalina y serotonina (MAO-A) y de dopamina (MAO-B).

Los primeros IMAO (iproniazida) no presentan selectividad entre isoformas y, a través de una inhibición irreversible, incrementan la disponibilidad de monoaminas citoplasmáticas que pueden ser almacenadas y liberadas al espacio sináptico. Pertenecen también a este grupo de inhibidores irreversibles y no selectivos de la MAO, la **tranilcipromina**, la **fenelzina** y la **nialamida** (v. tabla 18-1). Posteriormente se desarrollaron inhibidores selectivos que, en el caso de la MAO-A, muestran eficacia como antidepresivos y que, además, poseen carácter reversible, lo que representa una garantía de seguridad frente a situaciones con incremento de las monoaminas citoplasmáticas. En la actualidad, el fármaco más representativo de este grupo es la **moclobemida (v. fig. 18-2)**.

Los IMAO son fármacos con eficacia antidepresiva similar a los tricíclicos, pero que por sus potenciales interacciones han quedado relegados como segunda o tercera alternativa terapéutica. Dados sus efectos inhibitorios sobre la fase REM del sueño, en algunos países son utilizados en el tratamiento de la narcolepsia, aunque se prefiere el modafinilo (v. cap. 16).

Farmacocinética

Los IMAO se absorben por vía oral y carecen de metabolitos activos y de potencial inhibidor del citocromo P-450 u otros sistemas metabolizadores **(v. tabla 18-3)**. Su fijación a proteínas plasmáticas es baja y, aunque su semivida plasmática es corta, los efectos farmacológicos son más prolongados. La moclobemida y la tranilcipromina suelen administrarse dos veces al día, evitando las tomas en las últimas horas del día.

Efectos adversos e interacciones

Los IMAO pueden producir efectos vinculados a la potenciación de los sistemas noradrenérgico y serotoninérgico, por lo que debe vigilarse especialmente su administración en pacientes con enfermedades cardiovasculares, como hipertensión arterial.

La principal fuente de interacción de los IMAO es la potenciación de sus efectos con fármacos agonistas indirectos simpaticomiméticos, como la tiramina presente en alimentos y bebidas (denominado efecto «queso», aunque puede aparecer también con vinos, embutidos, chocolate, etc.) y la efedrina, la fenilpropanolamina, etc., presentes en medicamentos anticatarrales.

La asociación de IMAO con inhibidores de la recaptación de monoaminas o la sustitución entre ambos grupos requiere un cuidadoso manejo terapéutico. Los IMAO pueden contribuir a la aparición de un síndrome serotoninérgico.

Algunos antibióticos como linezolida poseen potencial inhibidor de la MAO, por lo que debe tenerse en cuenta por las potenciales interacciones con otros antidepresivos.

Antidepresivos de acción directa sobre receptores de monoaminas

Este grupo de antidepresivos está conformado por diferentes fármacos con mecanismos que inciden como antagonistas de ciertos receptores de monoaminas y a los que, en ocasiones, se les asocia actividad como inhibidores de la recaptación **(v. fig. 18-2)**.

La **trazodona** es un fármaco inhibidor de la recaptación de serotonina que posee importantes propiedades como antagonista del receptor de serotonina 5-HT$_{2A}$ y agonista parcial del receptor de serotonina 5-HT$_{1A}$. Está indicado como antidepresivo con un importante componente ansiolítico y es habitual su prescripción cuando el insomnio constituye

un síntoma clave del trastorno. A diferencia de los antidepresivos tricíclicos, no posee efectos antimuscarínicos, pero su afinidad por receptores adrenérgicos es importante, por lo que la hipotensión ortostática es un efecto adverso muy común de la trazodona. Su metabolismo hepático depende del citocromo P-450.

La **vilazodona** es un nuevo antidepresivo inhibidor de la recaptación de serotonina y agonista parcial de los receptores de serotonina 5-HT$_{1A}$. Su mecanismo presináptico pretende antagonizar el exceso de autoinhibición a nivel somatodendrítico generado por la mayor disponibilidad de serotonina a ese nivel **(v. fig. 18-1)**.

La **mianserina** y su análogo **mirtazapina** son antidepresivos tetracíclicos que se comportan como antagonistas de los receptores α_2-adrenérgicos y de diferentes tipos de receptores de serotonina, como 5-HT$_{2A}$, 5-HT$_{2C}$, así como de receptores H$_1$ de la histamina. La mianserina posee afinidad por receptores α_1-adrenérgicos, a diferencia de la mirtazapina. No actúan como inhibidores de la recaptación de monoaminas. Su mecanismo de acción farmacológico, por lo tanto, apunta al bloqueo de receptores autoinhibidores somatodendríticos y de terminales presinápticos, actuando tanto sobre el sistema noradrenérgico como sobre el serotoninérgico **(v. fig. 18-1)**. La eficacia antidepresiva de estos fármacos parece instaurarse más rápidamente que en el caso de los inhibidores de la recaptación o los IMAO, aunque su eficacia terapéutica no parece diferir. Son fármacos antidepresivos con un importante potencial hipnótico para el que se genera tolerancia rápidamente. La ganancia de peso es un importante efecto secundario de estos fármacos. A diferencia de los inhibidores de la recaptación de serotonina, no generan molestias gastrointestinales ni disfunción sexual. Este particular perfil de eficacia y de tolerabilidad ha convertido especialmente a la mirtazapina en un antidepresivo de segunda elección o un antidepresivo para añadir a otro previamente instaurado en estrategias de mejora de eficacia.

✪ USO DE ANTIDEPRESIVOS Y FÁRMACOS PARA EL TRASTORNO BIPOLAR

- El mecanismo de acción de los fármacos antidepresivos se basa en la potenciación de la transmisión monoaminérgica a través de diversos mecanismos: inhibición de la recaptación, inhibición de la monoaminooxidasa y antagonismo de receptores.

- La aparición de efectos terapéuticos de los antidepresivos precisa, como mínimo, 2 semanas de tratamiento. La administración debe instaurarse durante períodos prolongados de tiempo.

- Los antidepresivos inhibidores selectivos de la recaptación de serotonina o mixtos para serotonina y noradrenalina son el tratamiento de elección para la depresión. Los antidepresivos tricíclicos y los inhibidores de la MAO son fármacos de elección más restringida debido a sus importantes efectos adversos y potenciales interacciones.

- Las sales de litio son el tratamiento de elección para el trastorno bipolar junto a los anticonvulsivantes carbamazepina, valpropato y lamotrigina.

- Los fármacos antipsicóticos y antidepresivos pueden ser útiles en situaciones concretas de episodios agudos de manía y de depresión bipolar.

La mirtazapina posee metabolismo hepático mediante el citocromo P-450 y es susceptible de interacciones a este nivel que deben ser consideradas en caso de asociación con fluoxetina o fluvoxamina. Desde el punto de vista de las interacciones farmacodinámicas, la posibilidad de aparición de síndrome serotoninérgico debe considerarse en las asociaciones.

La **vortioxetina** posee propiedades como inhibidor de la recaptación de serotonina junto a una importante afinidad como agonista parcial de receptores de serotonina 5-HT$_{1A}$ y como antagonista de receptores de serotonina 5-HT$_3$. Su perfil farmacológico representa una adición de bloqueo de la recaptación con el bloqueo de receptores autoinhibidores (**v. fig. 18-1**).

La **agomelatina** representa un abordaje nuevo de la depresión. Se trata de un antagonista de los receptores de melatonina MT$_1$ y MT$_2$ y de los receptores de serotonina 5-HT$_{2C}$. Su acción farmacológica se explica a través de una normalización de los ritmos circadianos controlados por el hipotálamo y que parecen estar alterados en la depresión. Se trata de un fármaco con eficacia especial cuando predomina el insomnio. Su administración exige un control de la función hepática debido a que se han descrito alteraciones inducidas por el fármaco en este órgano.

Otros antidepresivos

Recientemente se ha comercializado la **esketamina** como el primer antidepresivo con un mecanismo de acción no monoaminérgico. La esketamina es un antagonista no selectivo y no competitivo del receptor de N-metil-D-aspartato (NMDA), receptor ionotrópico del glutamato. Mediante este mecanismo de acción, la esketamina produce un aumento pasajero de la liberación de glutamato que causa un incremento de la señalización neurotrófica que puede contribuir al restablecimiento de la función sináptica en regiones cerebrales que intervienen en la regulación del estado de ánimo y del comportamiento emocional. Está indicado en adultos con trastorno depresivo mayor resistente al tratamiento, en combinación con un inhibidor de la recaptación de monoaminas. La administración de esketamina se realiza por vía nasal y puede producir un estado disociativo transitorio, y cuadros hipertensivos, por lo que se aconseja su administración bajo la supervisión directa de un profesional sanitario, preferentemente en medio hospitalario.

La depresión postparto es una condición específica que se observa en un 10-15 %. En los últimos años se ha demostrado la relación de síntomas de ansiedad y depresión resistentes a otros tratamientos con la disminución abrupta de los niveles de pregnanolona tras el parto. Los neuroesteroides **brexanolona** y **zuranolona** son formas de alopregnanolona que se comportan como moduladores alostéricos positivos en los receptores GABA-A (ver cap. 11), manteniendo la homeostasis del GABA. Aprobados por la FDA, ambos siguen desde 2023 en estudio por la EMA. Brexanolona requiere uso hospitalario (perfusión iv en 60 h), zuranolona se utiliza por vía oral durante 2 semanas. Las reacciones adversas más comunes son sedación, somnolencia, fatiga y nasofaringitis.

Manejo terapéutico de los antidepresivos

El retraso en la instauración de los efectos terapéuticos sobre la depresión es común a todos los antidepresivos y representa una limitación, especialmente en situaciones de gravedad como la presencia de ideación suicida. Aunque la respuesta suele iniciarse hacia la segunda semana del tratamiento, la decisión sobre la continuidad o modificación del tratamiento inicial suele tomarse en la sexta semana tras el inicio del tratamiento. Aproximadamente un tercio de los pacientes son resistentes al primer fármaco antidepresivo instaurado, lo que obliga a utilizar estrategias de sustitución por otro antidepresivo con diferente perfil farmacológico o al uso de potenciadores, entre los cuales puede incluirse litio, tiroxina y antipsicóticos de segunda generación.

Las recomendaciones actuales sugieren iniciar el tratamiento con inhibidores de la recaptación de serotonina o mixtos, utilizando el incremento de dosis hasta donde sea posible, dejando los antidepresivos tricíclicos y los IMAO como opción alternativa posterior a la sustitución del antidepresivo o la asociación entre fármacos. La psicoterapia cognitivo-conductual es utilizada habitualmente junto al tratamiento farmacológico en pacientes con depresión recurrente o presencia de síntomas residuales. La terapia electroconvulsiva está reservada a situaciones de depresiones graves.

Se recomienda que el tratamiento antidepresivo se prolongue al menos durante 6 meses tras la remisión del episodio. La retirada de un antidepresivo debe realizarse de manera gradual, a lo largo de unas 4 semanas, a fin de evitar la aparición de un síndrome de retirada. Este síndrome se caracteriza por sensación de desequilibrio, náuseas y vómitos, clínica gripal y alteraciones sensoriales y del sueño. Pueden aparecer síntomas de ansiedad, agitación e irritabilidad. El síndrome de retirada es más frecuente con antidepresivos de semivida plasmática corta.

En la **depresión de niños y adolescentes** se recomienda un retraso en la instauración de tratamiento farmacológico, procurando instaurar tratamientos psicoterapéuticos. Cuando es necesario, los fármacos recomendados en estas edades tempranas son los diferentes inhibidores de la recaptación de serotonina.

En **mujeres gestantes**, los antidepresivos atraviesan la barrera placentaria, lo que puede representar riesgos para el feto, incluido un síndrome de retirada tras el parto. La retirada del tratamiento a la mujer gestante puede inducir recaídas que alcanzan hasta el 70 % de los casos en depresiones recurrentes, especialmente en el primer trimestre. Los antidepresivos sobre los que se dispone de más información en relación con la ausencia de anomalías congénitas son desipramina, nortriptilina y fluoxetina.

En **ancianos**, los aclaramientos hepático y renal suelen estar reducidos, por lo que se recomienda un ajuste de dosis (**v. tabla 18-3**). Esta actuación es fundamental cuando se utilicen antidepresivos tricíclicos cuyo riesgo de cardiotoxicidad es elevado. Deben extremarse las advertencias sobre los potenciales efectos secundarios en todos los pacientes y, especialmente, en ancianos. La hipotensión ortostática o la somnolencia pueden generar situaciones de riesgo que el paciente debe aprender a prevenir.

ASPECTOS EPIDEMIOLÓGICOS Y FISIOPATOLÓGICOS DEL TRASTORNO BIPOLAR

El trastorno bipolar es un síndrome compuesto de episodios depresivos con períodos de euforia o irritación, hiperactividad psicomotriz, agitación y pérdida de razonamiento con aceleración del pensamiento e, incluso psicosis, que constituyen los episodios de manía. En ocasiones, los episodios maníacos se presentan con menor intensidad o en pacientes con antecedentes de depresión, denominándose a esta condición hipomanía.

El trastorno bipolar es menos frecuente que la depresión, pero su potencial discapacidad es superior. Aunque de etiopatogenia desconocida, el componente genético es superior al caso de la depresión. Se trata, al igual que la depresión, de un proceso crónico, recurrente y que puede variar en la frecuencia de aparición de ciclos de manía y de depresión.

TRATAMIENTO DEL TRASTORNO BIPOLAR

En el tratamiento del trastorno bipolar se distingue el tratamiento del episodio agudo de manía, el tratamiento de la depresión bipolar y la profilaxis de nuevos episodios de la enfermedad.

El tratamiento del episodio agudo de manía se basa en el uso de neurolépticos, especialmente si se trata de una crisis grave (ver cap. 17). Otras alternativas son las sales de litio y el anticonvulsivante valproato.

En el caso de la depresión bipolar, el tratamiento se basa en el uso de antidepresivos inhibidores de la recaptación de serotonina, asociados a una cobertura con sales de litio, valproato u otro anticonvulsivante con propiedades de **estabilización del estado de ánimo**, como carbamazepina y lamotrigina. La **quetiapina**, un antipsicótico atípico con un metabolito activo con elevada potencia como inhibidor de la recaptación de noradrenalina, es una alternativa en el tratamiento de la depresión bipolar. Uno de los riesgos más importantes del uso de antidepresivos en la depresión bipolar es el de inducción de una crisis de manía o hipomanía.

El tratamiento profiláctico a largo plazo del trastorno bipolar se basa en la administración de sales de litio, valproato, lamotrigina o carbamazepina.

Sales de litio

Mecanismo de acción

No se conoce con exactitud el mecanismo de acción del ión litio, que se presenta habitualmente como sal carbonatada.

Se ha sugerido actividad sobre la Na^+/K^+-ATPasa, lo que contribuiría a la modificación del trasiego iónico celular. Por otro lado, podría alterar el ciclo de los fosfoinositoles a través de la inhibición de la inositolmonofosfatasa, modulando la actividad de receptores acoplados a este sistema de señalización. Se han observado acciones del litio sobre la liberación de monoaminas y sobre la señalización celular vinculada a GSK3beta. Sin embargo, ninguno de estos mecanismos puede establecerse como explicación de las acciones farmacológicas del litio en el trastorno bipolar, al desconocerse las alteraciones neuroquímicas que subyacen en esta enfermedad.

Farmacocinética

El litio se absorbe por vía gastrointestinal y alcanza niveles máximos en 2-4 horas. Sin embargo, su lenta redistribución, incluyendo el acceso al sistema nervioso, determina que el equilibrio estacionario tarde en alcanzarse entre 5 y 10 días. La semivida de eliminación es aproximadamente de 24 horas. El litio se elimina por filtración en el glomérulo renal y sufre una importante reabsorción tubular, donde compite con el sodio. Los niveles plasmáticos han de ajustarse a un rango muy estrecho, que no debe superar la cifra de 1 mEq/l, por lo que la monitorización de estos niveles es obligatoria.

Efectos adversos e interacciones

La administración de litio, incluso en dosis terapéuticas, conlleva la aparición de síntomas como temblor fino, náuseas, diarrea y somnolencia y de sintomatología propia de diabetes insípida, como poliuria y polidipsia. El litio puede reducir la función tiroidea, disminuyendo los niveles de tiroxina (T_4) e incrementando los de tirotropina (TSH), con aparición de bocio.

Las alteraciones de los niveles de sodio pueden repercutir de manera importante en la litemia, por lo que siempre que se prescriba este fármaco deben considerarse las potenciales interacciones con fármacos que modulan los niveles de sodio (diuréticos, inhibidores de la enzima convertidora de angiotensina, etc.) y la adecuada hidratación y normofunción renal.

La intoxicación por litio se manifiesta por alteraciones neuromusculares, ataxia, somnolencia e incluso convulsiones, junto a sintomatología gastrointestinal.

Utilización terapéutica

Las sales de litio deben administrarse de manera continuada al menos durante 6 meses. El litio presenta eficacia en el control de las fases maníacas agudas y en la profilaxis secundaria del trastorno bipolar, aunque su eficacia es superior en la prevención de las fases maníacas. El efecto suele apreciarse entre la primera y la segunda semana del tratamiento, por lo que en las fases agudas de manía la monoterapia con litio sólo es posible si la sintomatología es leve. La retirada del tratamiento puede provocar una descompensación en aproximadamente el 50 % de los pacientes, a diferencia de los anticonvulsivantes, por lo que se ha sugerido la utilización de éstos como primera elección en pacientes no cumplidores. El tratamiento profiláctico del trastorno bipolar debe perdurar al menos durante 5 años y posiblemente debe ser indefinido.

La administración de litio en la gestación se ha asociado con la aparición de anomalías cardíacas en el feto y la presencia de bocio tiroideo en la madre y en el feto. Se desaconseja el uso de litio durante el período de organogénesis. El valproato no es una alternativa al litio debido a su potencial teratogénico, por lo que debe evitarse su uso en mujeres en edad fértil.

Otros fármacos utilizados en el trastorno bipolar

Los anticonvulsivantes **valproato** y **carbamazepina** representan alternativas farmacológicas al litio en el tratamiento de las fases agudas no graves de manía y en la profilaxis del trastorno bipolar.

En el uso de estos fármacos deben seguirse recomendaciones similares a las expresadas en su empleo como anticonvulsivante, incluyendo el control de los niveles plasmáticos.

La **lamotrigina** ha mostrado su eficacia en el tratamiento de la depresión bipolar aguda grave, bien en monoterapia, bien asociada al litio.

Las características principales de los fármacos de este capítulo disponibles en la AEMPS se muestran en la **tabla 18-4**.

Tabla 18-4. Características principales de los antidepresivos y antimaníacos dados de alta en la AEMPS

	PRESENTACIÓN	INDICACIONES	REACCIONES ADVERSAS MÁS FRECUENTES	INTERACCIONES
Amitriptilina	Oral	Depresión, dolor crónico neuropático	Sequedad de boca, sedación, visión borrosa, estreñimiento, retención urinaria, somnolencia, hipotensión ortostática y taquicardia	Farmacodinámicas con IMAOs y depresores del SNC Farmacocinéticas con inhibidores del CYP2D6
Clomipramina	Oral, parenteral	Depresión, trastorno obsesivo-compulsivo, fobias, crisis de angustia Síndrome de narcolepsia con crisis de cataplejía, enuresis nocturna (niños)	Sequedad de boca, sedación, visión borrosa, estreñimiento, retención urinaria, somnolencia, hipotensión ortostática y taquicardia	Farmacodinámicas con IMAOs, anticolinérgicos, diuréticos y depresores del SNC Farmacocinéticas con inhibidores del CYP2D6, CYP1A2, CYP2C19 y CYP3A4 e inductores del CYP3A4, CYP2C19 y/o CYP1A2
Imipramina	Oral	Depresión, crisis de ansiedad, dolor crónico, enuresis nocturna (niños)	Sequedad de boca, sedación, visión borrosa, estreñimiento, retención urinaria, somnolencia, hipotensión ortostática y taquicardia	Farmacodinámicas con IMAOs y depresores del SNC Farmacocinéticas con inhibidores del CYP2D6
Nortriptilina	Oral	Depresión	Sequedad de boca, sedación, visión borrosa, estreñimiento, retención urinaria, somnolencia, hipotensión ortostática y taquicardia	Farmacodinámicas con IMAOs y depresores del SNC Farmacocinéticas con inhibidores del CYP2D6
Maprotilina	Oral	Depresión	Sequedad de boca, sedación, visión borrosa, estreñimiento, retención urinaria, somnolencia, hipotensión ortostática y taquicardia	Farmacodinámicas con IMAOs y depresores del SNC Farmacocinéticas con inhibidores del CYP2D6
Citalopram	Oral	Depresión, trastorno obsesivo-compulsivo, trastorno de angustia con o sin agorafobia	Disfunción sexual, alteraciones del sueño, cefalea, sequedad de boca, náuseas, sudoración, prurito	Farmacodinámicas con IMAOs y depresores del SNC Farmacocinéticas con inhibidores del CYP2D6, 3A4 y 1A2
Escitalopram	Oral	Depresión, trastorno obsesivo-compulsivo, trastorno de angustia con o sin agorafobia, trastorno de ansiedad social, trastorno de ansiedad generalizada	Disfunción sexual, alteraciones del sueño, cefalea, sequedad de boca, náuseas, sudoración, prurito	Farmacodinámicas con IMAOs y depresores del SNC Farmacocinéticas con inhibidores del CYP2D6 y 2C19
Fluoxetina	Oral	Depresión, trastorno obsesivo-compulsivo, bulimia nerviosa	Trastornos gastrointestinales, alteraciones del sueño, cefalea, sequedad de boca, sudoración, mareos, vértigo	Farmacodinámicas con IMAOs y depresores del SNC Farmacocinéticas con inhibidores del CYP2D6
Fluvoxamina	Oral	Depresión, trastorno obsesivo-compulsivo	Trastornos gastrointestinales, alteraciones del sueño, cefalea, sequedad de boca, sudoración, mareos, vértigo	Farmacodinámicas con IMAOs, anticoagulantes orales y etanol Farmacocinéticas con inhibidores del CYP3A4 y 1A2

Continúa

Tabla 18-4. Características principales de los antidepresivos y antimaníacos dados de alta en la AEMPS (cont.)

	PRESENTACIÓN	INDICACIONES	REACCIONES ADVERSAS MÁS FRECUENTES	INTERACCIONES
Paroxetina	Oral	Depresión, trastorno obsesivo-compulsivo, trastorno de angustia con o sin agorafobia, trastorno de ansiedad social, trastorno de ansiedad generalizada, trastorno por estrés post-traumático	Trastornos gastrointestinales, alteraciones del sueño, cefalea, sequedad de boca, sudoración, mareos, vértigo	Farmacodinámicas con IMAOs, anticoagulantes orales, AINEs y etanol Farmacocinéticas con inhibidores del CYP2D6
Sertralina	Oral	Depresión, trastorno obsesivo-compulsivo, trastorno de angustia con o sin agorafobia, trastorno de ansiedad social, trastorno por estrés post-traumático	Trastornos gastrointestinales, disfunción sexual, alteraciones del sueño, cefalea, sequedad de boca, incremento de la sudoración, mareos, vértigo	Farmacodinámicas con IMAOs, anticoagulantes orales, AINEs y depresores del SNC Farmacocinéticas con inhibidores del CYP2D6
Reboxetina	Oral	Depresión	Insomnio, sequedad de boca, estreñimiento, sudoración, vértigo, taquicardia, hipotensión ortostática, anorexia, disfunción sexual	Farmacodinámicas con IMAOs Farmacocinéticas con inhibidores del CYP3A4
Duloxetina	Oral	Depresión, trastorno de ansiedad generalizada, dolor neuropático periférico diabético	Náuseas, cefalea, sequedad de boca, somnolencia y mareos	Farmacodinámicas con IMAOs, medicamentos que prolongan el intervalo QT y depresores del SNC Farmacocinéticas con inhibidores del CYP2D6 y CYP1A2
Venlafaxina	Oral y oral retard	Depresión	Náuseas, cefalea, sequedad de boca, sudoración y mareos	Farmacodinámicas con IMAOs, anticoagulantes orales y depresores del SNC Farmacocinéticas con inhibidores del CYP2D6 y CYP3A4
Desvenlafaxina	Oral retard	Depresión	Náuseas, cefalea, sequedad de boca, sudoración y mareos	Farmacodinámicas con IMAOs, anticoagulantes orales y depresores del SNC Farmacocinéticas con inhibidores del CYP2D6 y CYP3A4
Bupropión	Oral y oral retard	Depresión y dependencia del tabaco	Insomnio, cefalea, trastornos gastrointestinales, sequedad de boca	Farmacodinámicas con IMAOs Farmacocinéticas con inhibidores del CYP2D6
Trazodona	Oral	Depresión y estados mixtos de depresión y ansiedad	Alteraciones del sueño, trastornos gastrointestinales, sequedad de boca, hipotensión, cefalea, vértigo	Farmacodinámicas con IMAOs, anticoagulantes orales y medicamentos que prolongan el intervalo QT Farmacocinéticas con inhibidores del CYP3A4
Vortioxetina	Oral	Depresión	Alteraciones del sueño, trastornos gastrointestinales, mareos, prurito	Farmacodinámicas con IMAOs Farmacocinéticas con inhibidores del CYP2D6, CYP2C9 y CYP3A4
Agomelatina	Oral	Depresión	Alteraciones del sueño, trastornos gastrointestinales, cefaleas, nauseas, mareos, ansiedad, sudoración, aumento de las enzimas hepáticas	Farmacocinéticas con inhibidores del CYP1A2 y CYP2C9
Mianserina	Oral	Depresión	Aumento de peso, discrasia sanguínea, sedación, bradicardia, hipotensión, aumento de las enzimas hepáticas	Farmacodinámicas con IMAOs, medicamentos que prolongan el intervalo QT y etanol Farmacocinéticas con inhibidores del CYP3A4
Mirtazapina	Oral	Depresión	Somnolencia, sedación, sequedad de boca, aumento de peso, aumento del apetito, mareos y fatiga	Farmacodinámicas con IMAOs, anticoagulantes orales, sedantes y etanol Farmacocinéticas con inhibidores del CYP3A4

Continúa

Tabla 18-4. Características principales de los antidepresivos y antimaníacos dados de alta en la AEMPS *(cont.)*

	PRESENTACIÓN	INDICACIONES	REACCIONES ADVERSAS MÁS FRECUENTES	INTERACCIONES
Moclobemida	Oral	Depresión	Insomnio, vértigo, nauseas, cefalea y confusión	Farmacodinámicas con opiáceos y dextrometorfano. Farmacocinéticas con inhibidores del CYP2D6 y CYP2C9
Tranilcipromina	Oral	Depresión y agorafobia	Vértigo, hipotensión ortostática, mareos, cefalea	
Esketamina	Nasal	Depresión resistente	Disociación, mareo, vértigo, hipertensión arterial, estado confusional	Farmacodinámicas con depresores y estimulantes que generen hipertensión arterial
Carbonato de litio	Oral	Profilaxis y tratamiento del trastorno bipolar. Depresión mayor recurrente	Síntomas de diabetes insípida nefrogénica: poliuria y polidipsia, hipercalcemia, somnolencia, cansancio, debilidad muscular, hiperirritabilidad muscular, temblor, cefalea, confusión, alteraciones benignas y reversibles de la onda T en el ECG	Diuréticos, IECAs, calcioantagonistas y AINEs
Carbamazepina	Oral	Manía y tratamiento profiláctico del trastorno bipolar, depresión, epilepsia, neuralgia esencial del trigémino, neuralgia esencial del glosofaríngeo, síndrome de deshabituación al alcohol	Mareos, sedación, ataxia, vértigo, trastornos gastrointestinales, hiponatremia, neuropatía periférica	Anticoagulantes orales, anticonceptivos orales, propoxifeno, IMAOs, anticonvulsionantes, doxiciclina, ácido salicílico, litio, eritromicina, triacetiloleandomicina, troleandomicina, viloxacina, cimetidina, isoniacida, fluoxetina y bloqueantes de los canales de calcio
Valproato	Oral y parenteral	Epilepsia y prevención de la manía asociada a trastornos bipolares	Trastornos gastrointestinales, aumento de peso, temblor, alteraciones hepáticas	Neurolépticos, IMAOs, antidepresivos, benzodiacepinas, antiepilépticos, zidovudina, nimodipina, rifampicina
Lamotrigina	Oral	Epilepsia y trastorno bipolar	Cefaleas, irritabilidad, somnolencia, ataxia, vértigo, visión borrosa, trastornos gastrointestinales, erupción cutánea	Antiepilépticos, anticonceptivos orales, rifampicina, lopinovir y ritonavir

BIBLIOGRAFÍA

Carvalho AF, Firth J, Vieta E. Bipolar Disorder. N Engl J Med 2020; 383(1): 58-66.

Gillman PK. Tricyclic antidepressant pharmacology and therapeutic interactions updated. Br J Pharmacol 2007; 151: 737-48.

Li X, Frye MA, Shelton RC. Review of pharmacological treatment in mood disorders and future directions for drug development. Neuropsychopharmacology 2011; 37: 77-101.

Malhi GS, Mann JJ. Depression. Lancet 2018; 392(10161): 2299-312.

Marmol F. Litio: 55 años de historia en el tratamiento del trastorno bipolar. Med Clin (Barc) 2006; 127: 189-95.

Marwaha S, Palmer E, Suppes T, Cons E, Young AH, Upthegrove R. Novel and emerging treatments for major depression. Lancet 2023; 401(10371): 141-53.

McIntyre RS, Berk M, Brietzke E, Goldstein BI, López-Jaramillo C, Kessing LV, Malhi GS, Nierenberg AA, Rosenblat JD, Majeed A, Vieta E, Vinberg M, Young AH, Mansur RB. Bipolar disorders Lancet 2020 Dec 5; 396(10265): 1841-56.

Singh I, Morgan C, Curran V, Nutt D, Schlag A, McShane R. Ketamine treatment for depression: opportunities for clinical innovation and ethical foresight. Lancet Psychiatry 2017; 4(5): 419-26.

Farmacología de la enfermedad de Alzheimer y de la enfermedad cerebrovascular. Fármacos psicoestimulantes y nootropos

19

M. Á. Moro Sánchez, I. Lizasoain Hernández y J. Vivancos Mora

INTRODUCCIÓN

El término **neurodegeneración** (de *neuro*, en referencia a las neuronas, y *degeneración*, al proceso de pérdida de la estructura o de la función) comprende cualquier situación patológica que afecta primariamente a las neuronas. Las neoplasias, las hemorragias o los traumatismos del sistema nervioso central (SNC), que no son enfermedades neuronales primarias, no se considerarían **enfermedades neurodegenerativas**. Tampoco incluye aquellas que no afectan a las neuronas *per se*, como la esclerosis múltiple, en la que se afecta la mielina. Entre las numerosas enfermedades neurodegenerativas destacan la enfermedad de Alzheimer, la enfermedad de Parkinson, la corea de Huntington y la esclerosis lateral amiotrófica. Este capítulo se centrará en la enfermedad de Alzheimer (EA), e incluye el tratamiento farmacológico de las **enfermedades cerebrovasculares**. En esta parte revisaremos el tratamiento del ictus isquémico en fase aguda así como algunos fármacos que se utilizan en la fase crónica y también en el deterioro cognitivo vascular.

 Los fármacos que consiguen prevenir o bloquear la lesión neuronal, independientemente de su etiología, se denominan **neuroprotectores**, si bien en la actualidad se prefiere el término, más general, de citoprotectores. En gran parte debido al fracaso de la neuroprotección, se ha introducido el término de fármacos **neurorreparadores**, los cuales, teóricamente, estimulan procesos de plasticidad, neurogénesis y angiogénesis endógena para restablecer la función del cerebro lesionado. Por otra parte, se denominan **nootropos** a sustancias (fármacos, complementos alimenticios y nutracénicos, alimentos funcionales) que permiten mejorar las fun-

ciones cerebrales más evolucionadas (memoria y aprendizaje), con un efecto beneficioso sobre la calidad de vida del paciente y de las personas dedicadas a su cuidado diario. Varios fármacos neuroprotectores que se presentan en este capítulo poseen, además, efecto nootropo y otros han sido ya estudiados en capítulos anteriores.

ENFERMEDAD DE ALZHEIMER

Introducción

▸▸ En 1907, el médico austríaco Alois Alzheimer describió por primera vez la forma de demencia senil progresiva que lleva su nombre, y en la que él ya identificó los rasgos distintivos de este trastorno: extensa distribución de ovillos neuronales y placas amiloides, astrogliosis, pérdida neuronal y alteraciones vasculares. Gracias a este descubrimiento hoy se sabe que los déficits cognitivos, en especial en la memoria de trabajo, el lenguaje y los procesos de aprendizaje que caracterizan a esta enfermedad no son una manifestación del envejecimiento normal, sino que se deben a procesos patológicos específicos. La enfermedad de Alzheimer es la causa más común de demencia entre las personas de más de 65 años de edad, y afecta a más de 20 millones de personas en todo el mundo; se espera que la desarrollen en torno a unos 135 millones de personas antes de 2050, teniendo en cuenta el crecimiento demográfico de la década de 1960, el progresivo incremento de la esperanza de vida en los países desarrollados y que su prevalencia aumenta notablemente por encima de los 65 años.

▸▸ La enfermedad de Alzheimer es un trastorno neurodegenerativo progresivo de causa y patogenia inciertas, cuya manifestación clínica esencial y más precoz es el deterioro selectivo de la memoria, aunque hay excepciones. El patrón de deterioro de la memoria en la EA es distintivo, afectándose la memoria episódica declarativa (recuerdo de eventos que ocurren en un momento y lugar en particular) y más específicamente la memoria de eventos recientes (que depende en gran medida del hipocampo, la corteza entorrinal y otras estructuras del lóbulo temporal medial). La función ejecutiva y la resolución de problemas también suelen verse afectadas en las primeras etapas de la enfermedad. Con la evolución de la patología se van a ir añadiendo otros síntomas cognitivos como la alteración del lenguaje (dificultad para la nominación, parafasias semánticas, etc.), apraxias (dificultad para realizar tareas motoras aprendidas), alteraciones visuoespaciales, dificultad en juicio y toma de decisiones, etc., con pérdida de independencia y transición a etapas más moderadas de demencia. Los síntomas neuropsiquiátricos también son comunes, particularmente en el curso medio y tardío de la enfermedad. Al inicio incluyen apatía, retraimiento social e irritabilidad. Posteriormente pueden aparecer agitación, agresividad, deambulación y psicosis (alucinaciones, delirios, síndromes de identificación errónea...) que requieren un manejo específico. El establecimiento de la enfermedad es gradual pero imparable, y su lenta progresión conduce a trastornos de la función motora y, en último término, a la muerte, estableciéndose un curso de la enfermedad de aproximadamente una década desde su diagnóstico. Desde su descripción, la conceptualización de la enfermedad de Alzheimer ha pasado a considerarse un continuum clínico-biológico en el que los cambios degenerativos aparecen en el cerebro de los pacientes años antes del desarrollo de los primeros síntomas clínicos (en lo que se conoce como enfermedad preclínica), síntomas que, por otro lado, pasan por fases previas a la demencia (fase prodrómica y deterioro cognitivo leve).

Fisiopatología

La enfermedad se extiende generalmente desde regiones límbicas específicas hacia el hipocampo, la neocorteza y varios núcleos subcorticales, que incluyen el núcleo basal de Meynert y el septo medial, de naturaleza colinérgica; los núcleos del rafe, serotoninérgicos, y el *locus cœruleus*, noradrenérgico. La pérdida de neuronas colinérgicas y, por ende, la deficiencia en acetilcolina (ACh) se han asociado tradicionalmente con la disminución de la función cognitiva propia de la enfermedad. De todos modos, el déficit de neurotransmisores en esta situación es más complejo, y abarca otros sistemas, como los de monoaminas, glutamato y ciertos neuropéptidos.

Los principales hallazgos histopatológicos que definen la EA son la degeneración neuronal y la pérdida sináptica en el contexto de la presencia de placas neuríticas o seniles extraneuronales, compuestas fundamentalmente por agregados de Aβ-amiloide, y los ovillos neurofibrilares intraneuronales de proteína tau. Existe una amplia evidencia clínica y experimental, tanto en las formas genéticamente determinadas como en los casos de inicio tardío, de que el desequilibrio entre la producción y el aclaramiento de ciertas especies derivadas de la proteína precursora del amiloide (APP), especialmente la isoforma Aβ42, es un factor iniciador o al menos precoz en la EA. La proteína precursora del amiloide es una proteína transmembrana codificada por el gen APP (cromosoma 21) cuya función todavía hoy se desconoce. Los péptidos β-amiloides se originan a partir de la proteólisis de la proteína precursora del amiloide por las acciones enzimáticas secuenciales de una β-secretasa (BACE-1) y la γ-secretasa, un complejo proteico con presenilina 1 en su núcleo catalítico. Un desequilibrio entre la producción y eliminación, y la agregación de péptidos, hace que se acumule Aβ, y este exceso puede ser el factor iniciador de la enfermedad de Alzheimer. Los monómeros Aβ se agregan formando oligómeros solubles, que son las formas que han demostrado su neurotoxicidad tanto por su probable toxicidad directa (sobre la función sináptica y de la activación de microglia), como por su papel iniciador de la cadena neurodegenerativa. Los oligómeros pueden unirse a su vez en filamentos y fibrillas, y pueden acabar formando diferentes tipos de placas.

La otra proteína más implicada en los estudios neuropatológicos es la proteína tau (gen MAPT, cromosoma 17), que pertenece al grupo de proteínas asociadas a los microtúbulos. Su función principal parece ser estabilizar los microtúbulos, que proporcionan soporte

estructural a las neuronas e intervienen en el transporte axonal. En la EA se produce una hiperfosforilación y plegamiento anormal de tau, que disminuye su capacidad de unión a tubulina y conduce a la desorganización de los microtúbulos y del flujo axonal. La hiperfosforilación de tau es el resultado del desequilibrio de la acción de diferentes cinasas y fosfatasas. Además, la hiperfosforilación de tau permite su agregación en forma de oligómeros solubles y filamentos helicoidales, que constituyen el componente principal de los ovillos neurofibrilares, los cuales se relacionan con la degeneración axonal, la pérdida sináptica y los síntomas cognitivos.

La enfermedad de Alzheimer es multifactorial, causada probablemente por una gran variedad de interacciones complejas entre factores genéticos, epigenéticos y ambientales. Existen dos formas principales de la enfermedad: familiar y no familiar. La forma familiar es dominante, poco frecuente y de aparición temprana, mientras que la no familiar es la más frecuente (más del 90 % de los casos) y de aparición tardía. El análisis genético de la forma familiar ha identificado mutaciones responsables del trastorno en tres genes involucrados en la síntesis del péptido Aβ: el correspondiente a su sustrato, la APP, y los que codifican las enzimas claves para la generación de Aβ, las proteínas presenilina 1 (PS1) y 2 (PS2); estas mutaciones ocasionan un aumento en la producción de Aβ. Por otra parte, el síndrome de Down incrementa el riesgo de desarrollar la enfermedad, así como las mutaciones en el gen de la apolipoproteína E4 (Apo E4) que predisponen a la enfermedad de Alzheimer, probablemente debido a que la expresión de proteínas Apo E4 anómalas facilita la agregación de Aβ. Estudios epidemiológicos indican que son factores de riesgo de padecer la enfermedad la edad, el sexo (más frecuente en mujeres), una lesión cerebral aguda previa (ictus, traumatismo) y la enfermedad cardiovascular. Es probable que Aβ y tau sean factores de riesgo en la forma no familiar, si bien las causas reales son probablemente anteriores a estas proteinopatías y de naturaleza diversa, con el envejecimiento como uno de los principales causantes.

Durante las últimas décadas (**fig. 19-1**), el marco principal de estudio sobre los mecanismos moleculares y celulares de la enfermedad se ha basado en la hipótesis bioquímica de la *cascada amiloide*, que afirma que el proceso neurodegenerativo consiste en una serie de sucesos desencadenados por la deposición del péptido Aβ. Ello conduciría progresivamente a la enfermedad por tau, debida a la formación de confórmeros de esta proteína y a su hiperfosforilación, lo que provocaría cambios en el citoesqueleto (hipótesis de la *degeneración del citoesqueleto neuronal*). Esta *fase bioquímica* de la enfermedad incluye además la «siembra» y propagación, en forma priónica, de estas proteínas anormalmente plegadas, la generación de amiloides oligoméricos (Aβ y tau) y la generación de placas amiloides y ovillos neurofibrilares. Precisamente estas conformaciones anómalas serían las responsables de ejercer un estrés proteopático en diferentes células del cerebro, desencadenando la *fase celular* de la enfermedad de Alzheimer. En ésta, la alteración de los mecanismos de aclaramiento de Aβ y tau participaría en su inicio, con un papel determinante en el mal funcionamiento del sistema vascular. Éste, además, contribuiría inicialmente en los procesos de hipoperfusión e hipoxia y en las alteraciones de la barrera hematoencefálica, con la consiguiente acumulación cerebral de proteínas séricas neurotóxicas. De hecho, muchos estudios funcionales apoyan la hipótesis vascular, según la cual las lesiones vasculares son fundamentales en el desarrollo de la enfermedad de Alzheimer. Junto a los problemas vasculares, las alteraciones de las neuronas y de las redes que forman (actividad aberrante de la red excitatoria, depresión sináptica, remodelado hipocámpico), de la microglía, de la astroglía y, finalmente, de los oligodendrocitos participarían en conjunto en esta fase de la enfermedad, que evolucionaría durante décadas hasta desembocar en una alteración irreversible de la homeostasis cerebral, con disfunción de las sinapsis, inflamación, pérdida neuronal (con mayor vulnerabilidad de las células piramidales excitatorias, y de las neuronas colinérgicas, noradrenérgicas y serotoninérgicas) y, en último término, demencia. ◄◄

Tratamiento farmacológico

Las opciones de tratamiento existentes, así como una variedad de ensayos clínicos en curso, se encaminan principalmente a tratar la disfunción cognitiva de los pacientes, así como a enlentecer su progresión y la dependencia de éstos. Además, es también necesario el tratamiento farmacológico de las alteraciones comportamentales no cognitivas que aparecen, que fundamentalmente son depresivas, psicóticas y del ritmo del sueño, relacionadas con la ansiedad y con la actividad del individuo.

Los inhibidores de la enzima acetilcolinesterasa (IACE), donepezilo, galantamina y rivastigmina han demostrado mejoría sintomática en cognición, actividades de la vida diaria y síntomas psicológicos y conductuales en la EA, sin diferencias significativas entre ellos en eficacia o seguridad. Aunque su impacto en los estudios es globalmente modesto, el beneficio en cada paciente puede ser muy variable. Están aprobados para la EA leve a moderadamente grave, aunque también han demostrado eficacia en fase grave de la enfermedad.

La **memantina** es un **antagonista no competitivo de los receptores glutamatérgicos NMDA**. Ha demostrado mejoría en cognición, estado clínico global, actividades de la vida diaria y alteraciones conductuales en EA moderada y grave. Al igual que los IACE, aunque el beneficio global es modesto, la respuesta interindividual es variable. Está autorizada en la EA en fases moderada a grave.

Recientemente, se están obteniendo resultados alentadores de ensayos clínicos con fármacos modificadores de la enfermedad, específicamente **anticuerpos monoclonales** anti-amiloide.

▶▶ El primero de ellos es **aducanumab**, aprobado por la FDA en una vía acelerada el 7 de junio de 2021 por su evidencia en el cambio producido sobre los biomarcadores de EA (más concretamente en la reducción de placas de beta-amiloide en la PET), siendo su efecto clínico sobre la EA temprana controvertido. Por este motivo, Biogen debe realizar un nuevo estudio post-comercialización para demostrar su eficacia clínica y su aprobación en EE.UU. puede retirarse si no tiene éxito. El 17 de diciembre de 2021 la Agencia Europea del Medicamento (EMA) rechazó la aprobación para su llegada al mercado.

Lecanemab es un anticuerpo monoclonal humanizado IgG1 con alta afinidad por las protofibrillas solubles Aβ que, en el ensayo clínico CLARITY, ha demostrado recientemente que reduce los niveles de amiloide en el cerebro de forma significativa en personas con enfermedad de Alzheimer temprana, lo que se asoció con una disminución moderadamente menor (28 % de diferencia de cambio) en las medidas clínicas de cognición y funcionalidad con respecto a placebo a 18 meses. El 6 de enero de 2023 la FDA aprobó lecanemab bajo la vía de aprobación acelerada y en julio de 2023 obtuvo la aprobación tradicional. En julio de 2024 la EMA ha rechazado su aprobación en Europa.

Donanemab es un anticuerpo IgG1 monoclonal humanizado que se une específicamente al epítopo piroglutamato N-terminal de Aβ, presente en el Aβ depositado. En julio de 2023 se anunciaron los resultados positivos del ensayo clínico TRAILBLAZER-ALZ 2, ensayo clínico global aleatorizado de fase 3 que evaluó la eficacia y los efectos adversos de donanemab en un grupo de 1736 participantes con enfermedad de Alzheimer sintomática temprana (deterioro cognitivo leve/demencia leve) con patología amiloide, y tau baja/media o alta. Los resultados muestran que donanemab redujo significativamente

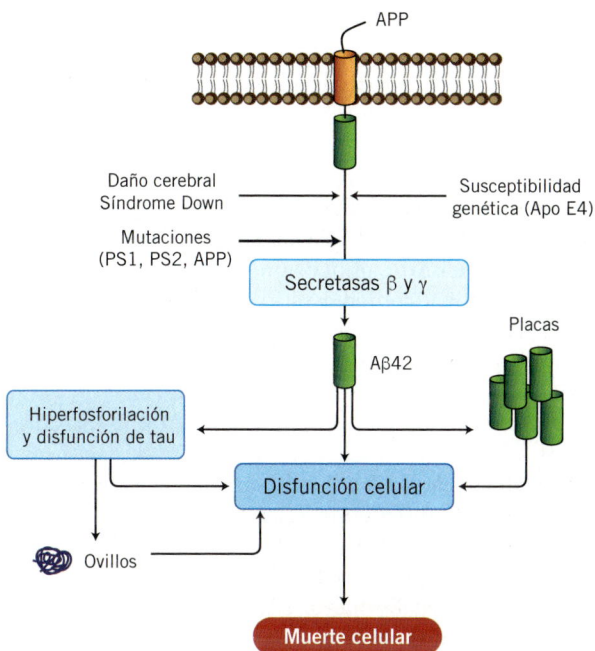

Figura 19-1. Diagrama general de la fisiopatogenia de la enfermedad de Alzheimer. Aβ: péptido β-amiloide; Apo E4: apolipoproteína E4; APP. proteína precursora de amiloide; PS: presenilina.

el deterioro cognitivo y funcional en personas con enfermedad de Alzheimer sintomática temprana (desaceleró el deterioro clínico un 35 % con respecto a placebo y produjo un 40 % menos de deterioro en la capacidad para realizar actividades de la vida diaria). Donanemab ha sido aprobado por la FDA en julio de 2024. ◀◀

Tratamiento sintomático de la disfunción cognitiva

Un síntoma clínico primario de la enfermedad de Alzheimer es el deterioro progresivo de la capacidad de memoria y de aprendizaje. Existen múltiples evidencias que indican que esta disfunción cognitiva se debe a alteraciones significativas del sistema colinérgico central, con disminución no sólo de los niveles de ACh en la neocorteza y el hipocampo y las neuronas colinérgicas del cerebro anterior y del núcleo basal de Meynert, sino también de los niveles de la acetiltransferasa de colina y de la captación de colina, ambas necesarias para la síntesis de ACh.

Los principales abordajes terapéuticos se han centrado tradicionalmente en el aumento de la transmisión colinérgica cerebral, principalmente mediante inhibidores de la acetilcolinesterasa (AchE) (v. cap. 6) o mediante la administración de agonistas colinérgicos directos. Así, se han ensayado o se están ensayando diversos agonistas selectivos muscarínicos o nicotínicos. Es por ejemplo el caso de la **blarcamesina**, ligando mixto de receptores muscarínicos y sigma1 en fase II/III.

Hasta la fecha, los inhibidores de la AChE han demostrado mayor eficacia que otros agentes colinomiméticos. Se ha sugerido que la enzima AChE, aparte de su función en el metabolismo de la ACh, es capaz de promover la agregación de Aβ, por lo que su bloqueo no sólo aumentaría la neurotransmisión colinérgica, sino que tendría la ventaja adicional de reducir el depósito de amiloide.

Otro sistema neurotransmisor implicado en la cognición es el mediado por el aminoácido excitador glutamato, con funciones reconocidas en los procesos de memoria y aprendizaje. Parece que la insuficiente activación de receptores de glutamato de subtipo AMPA (ácido α-amino-3-hidroxi-5-metil-4-isoxazolpropiónico) debida a niveles bajos de este neurotransmisor puede alterar los procesos cognitivos. Sin embargo, no hay que olvidar que la sobreactivación de receptores de glutamato, principalmente NMDA, participa en la lesión neuronal común a varios trastornos neurológicos. Así, en la enfermedad de Alzheimer podrían participar tanto excesos como defectos en los niveles de glutamato en distintos tiempos y bajo diferentes circunstancias.

En cuanto al tratamiento sintomático de la disfunción cognitiva, se han ensayado otras estrategias terapéuticas de utilidad en la enfermedad de Alzheimer, que actúan sobre la neurotransmisión serotoninérgica (antagonistas 5-HT$_6$ o agonistas parciales 5-HT$_4$) y sobre la histaminérgica (antagonistas H$_3$), aunque la mayoría han resultado fallidos. También se han ensayado nuevos anticolinesterásicos, pero no han aportado datos positivos.

▸▸ **Tacrina.** También conocida como tetrahidroaminoacridina, fue el primer fármaco aprobado con eficacia en la enfermedad de Alzheimer. En la actualidad no se utiliza por su corta semivida plasmática, por sus frecuentes efectos adversos y por la necesidad de monitorizar los valores de las enzimas hepáticas en los pacientes que la reciben. Este fármaco causa una inhibición potente, reversible y no competitiva de la AChE cerebral, por lo que produce un aumento de ACh, aunque posiblemente promueva otros mecanismos de acción, como la inhibición débil de canales de K$^+$.

La tacrina se absorbe con rapidez tras su administración oral, se metaboliza en el hígado y origina **venalcrina** como metabolito principal. Su biodisponibilidad es muy baja y su semivida de eliminación, muy corta, por lo que es necesario administrarla en cuatro tomas.

Su acción sobre la cognición es amplia, mejorando el rendimiento intelectual de manera global, lo que se manifiesta en la mejoría en la subescala cognitiva de la Escala de Valoración de la Enfermedad de Alzheimer (ADAS-cog, *Alzheimer's Disease Assessment Scale, cognitive subscale*) y en el Miniexamen Cognoscitivo (MMSE, *Mini-Mental State Examination*). La respuesta varía desde la mejoría a la estabilización o lentificación de la velocidad de progresión de la enfermedad. La tacrina está indicada en la enfermedad de Alzheimer leve o moderada. El efecto de la tacrina es modesto y aparece sólo en el 40 % de los pacientes.

Los efectos adversos pueden ser importantes y obligan a limitar la dosis administrada. Incluyen efectos gastrointestinales, como cólicos abdominales, anorexia, náuseas, vómitos y diarrea hasta en el 33 % de los pacientes, y hepatotoxicidad, con aumentos de las transaminasas séricas en hasta el 50 %. El valor de la transaminasa glutamicopirúvica (GPT) debe vigilarse durante todo el tratamiento.

La tacrina está contraindicada en pacientes con enfermedad hepática activa y úlcera gastrointestinal activa no tratada, alergia o sensibilidad a productos similares, en el embarazo y durante la lactancia.

Por tanto, aunque la tacrina parece que puede reportar algún beneficio en el tratamiento del deterioro cognitivo en la EA, la mejoría desde el punto de vista clínico aún no parece bien delimitada. Esto se añade al hecho de que, como se comentó más arriba, los efectos secundarios derivados de su toxicidad, así como su alto coste económico, tanto por el actual precio del fármaco como del originado por el seguimiento del tratamiento, han llevado a la discontinuación de su empleo. ◂◂

Donepezilo. Es un derivado piperidínico que inhibe de forma selectiva y reversible la AChE a nivel cortical. Sin embar-

go, la inhibición de la AChE cerebral se corresponde con la inhibición de la AChE eritrocitaria/plasmática.

Su absorción digestiva es muy rápida. Se liga a las proteínas plasmáticas en un 95 %. Se metaboliza en el hígado por el sistema P-450, con un metabolismo lento y no saturable. Presenta como ventaja sobre la tacrina una semivida superior, lo que permite administrarlo en una única dosis diaria. Los efectos adversos son mucho menores que los de la tacrina, si bien incluyen manifestaciones gastrointestinales como náuseas, vómitos y diarreas con las dosis más altas y, en ocasiones, insomnio o pesadillas/sueños vívidos, que mejoran con la dosificación matutina. Las contraindicaciones son las habituales de los anticolinesterásicos; se debe vigilar su administración en el paciente con asma o alérgico a los colinomiméticos, así como en enfermos con crisis epilépticas y úlcera gastroduodenal activa sin tratamiento. La posología se detalla en la **tabla 19-1**. El donepezilo ha mostrado efectividad en varios ensayos clínicos. Produce mejorías en escalas como la ADAS, el MMSE y la *Clinician's Interviewed-Based Impression of Change Scale* (CIBIC), y en el estado clínico global. El tratamiento consigue mejorar la cognición y la capacidad funcional del paciente, así como su calidad de vida. La proporción de enfermos que mejoran es muy alta (supera el 90 %). En los estudios a largo plazo se ha observado que la medicación mantiene su efectividad durante varios años.

Es el inhibidor de la colinesterasa más antiguo que todavía se utiliza y sigue siendo un fármaco de elección y ampliamente recetado debido a su dosificación una vez al día y su facilidad de uso. No es necesario ajustar la dosis en caso de insuficiencia renal o hepática. Por todo ello, el donepezilo está indicado para el tratamiento de la enfermedad de Alzheimer de leve a moderadamente grave.

Galantamina. Es un alcaloide fenantrénico que actúa como inhibidor selectivo, reversible y competitivo de la AChE, siendo aproximadamente 50 veces más efectivo frente a la AChE que frente a la butirilcolinesterasa (BuChE) en dosis terapéuticas. Además, tiene acciones como modulador alostérico de los receptores nicotínicos cerebrales, lo que potencia su acción sobre la función colinérgica.

Se absorbe bien, con una biodisponibilidad oral de aproximadamente el 90 %. Posee una semivida plasmática de 4-6 horas, y está disponible como una pastilla o solución dos veces al día o como una cápsula de liberación prolongada una vez al día. Se prefiere este último a menos que los pacientes no puedan tragar las cápsulas. La posología se detalla en la **tabla 19-1**.

Los síntomas gastrointestinales (náuseas, vómitos, diarrea, anorexia, pérdida de peso) son los efectos adversos más comunes y pueden ser más probables con galantamina que con donepezilo. La galantamina debe administrarse con las comidas para disminuir el riesgo de náuseas. No debe usarse en pacientes con enfermedad renal en etapa terminal o insuficiencia hepática grave y se recomienda una dosis máxima de 12 mg en pacientes con insuficiencia renal moderada (aclaramiento de creatinina de 9-59 ml/minuto) o hepática.

Su eficacia se ha demostrado en varios ensayos clínicos a gran escala, y está indicada para la enfermedad de Alzheimer con demencia leve o moderadamente grave.

Tabla 19-1. Tratamiento farmacológico específico de la enfermedad de Alzheimer

	MECANISMO DE ACCIÓN	SEMIVIDA	PRESENTACIONES	ESCALADA Y DOSIS DE MANTENIMIENTO	EFECTOS ADVERSOS
Donepezilo	Inhibidor AChE reversible	60-104 h en jóvenes-ancianos, respectivamente	• Comprimidos 5 y 10 mg • Comprimidos bucodispersables 5 y 10 mg	5 mg diarios el primer mes y 10 mg posteriormente (habitualmente en noche)	Náuseas, vómitos, diarrea, mareo, pérdida de peso y cefalea
Galantamina	Inhibidor AChE reversible, agonista nicotínico	5-6 h	• Cápsulas de liberación prolongada 8, 16 y 24 mg • Solución oral 4 mg/ml	*Cápsulas:* 8 mg el primer mes, con aumento mensual de 8 mg/día hasta 16 o 24 mg (en desayuno) *Solución:* 8 mg/día el primer mes en desayuno y cena, con aumento mensual de 8 mg/día, hasta 16 o 24 mg/día en 2 dosis	Náuseas, diarrea, calambres abdominales, anorexia a dosis altas
Rivastigmina	Inhibidor AChE reversible	2 h	• Cápsulas 1,5, 3, 4,5 y 6 mg • Solución oral 2 mg/ml • Parches 4,6, 9,5 y 13,3 mg	*Oral:* 1,5 mg en desayuno y cena 2-4 semanas, y aumento de 3 mg/día cada 2-4 semanas hasta 6-12 mg/día en 2 dosis *Parches:* 4,6 mg/día 1 o 2 meses, y 9,5 mg posteriormente. Puede aumentarse a 13,3 mg tras 6 meses	Vómitos, anorexia, dispepsia, astenia, pérdida de peso Reacción cutánea con los parches
Memantina	Antagonista no competitivo del receptor NMDA	60-100 h	• Comprimidos 10 y 20 mg • Comprimidos 5, 10, 15 y 20 mg (envase de iniciación) • C. bucodispersables 10 y 20 mg • Solución oral 5 mg/pulsación	5 mg/día la primera semana, con aumento de 5 mg diarios cada semana, hasta 20 mg/día en 1 o 2 dosis (10 mg si hay insuficiencia renal)	Mareo, estreñimiento, somnolencia, cefaleas, hipertensión y agitación En insuficiencia renal grave, la dosis debe reducirse

ᵃ Inhibidores de la acetilcolinesterasa: También pueden favorecer bradicardias, bloqueo arteriovenoso (AV) y síncopes, por lo que debería considerarse realizar electrocardiograma (ECG) en pacientes de riesgo.

Rivastigmina. Es un carbamato inhibidor de doble acción, que actúa tanto sobre la AChE como sobre la BuChE. Inhibe de forma preferente la isoforma G1 de la AChE. Causa una inhibición seudoirreversible de la AChE. Aunque su semivida es corta (1-2 h), inactiva la AChE durante unas 10 horas.

Se absorbe bien por vía oral. Se une en pequeña proporción (aprox. un 40 %) a las proteínas plasmáticas. El metabolismo principal corre a cargo de la enzima diana, y el producto de la escisión se elimina por vía renal tras experimentar una conjugación con sulfato. Se elimina rápidamente del plasma aunque, como ya se ha comentado, su efecto farmacodinámico es de larga duración, por ser lentamente reversible. La posología se detalla en la **tabla 19-1**.

Los efectos adversos más comunes son las náuseas, los vómitos, los mareos y la diarrea, y probablemente es peor tolerada por vía oral que el donepezilo, por lo que debe administrase con alimentos y titularse más lentamente que los otros medicamentos. En la actualidad se dispone de una presentación de aplicación transdérmica, que se prefiere a la formulación oral porque tiene una mejor tolerabilidad y una eficacia similar, si bien puede causar irritación de la piel y se deben rotar los sitios de aplicación.

Muestra eficacia significativa en la ADAS-cog y en el estado clínico global. Se utiliza para pacientes con enfermedad de Alzheimer leve o moderadamente grave. También está indicada para la demencia leve a moderadamente grave en la enfermedad de Parkinson idiopática.

Memantina. Es un antagonista no competitivo del receptor NMDA, aprobado en 2002 en Europa para el tratamiento de la enfermedad de Alzheimer moderada a grave. Su mecanismo de acción más probable se basa en su acción preferente sobre receptores NMDA extrasinápticos, que se asumen en la actualidad como los principales responsables de las acciones excitotóxicas del glutamato, lo que permite mantener una correcta neurotransmisión en las sinapsis de este aminoácido excitador.

Se absorbe bien, con una biodisponibilidad oral de aproximadamente el 100 %. Su semivida plasmática es de 60-100 horas, con un tiempo hasta alcanzar la concentración máxima ($t_{máx}$) de 3-8 horas. Alrededor del 45 % se une a proteínas plasmáticas. Se metaboliza en pequeña proporción (en torno al 20 %), lo que da metabolitos inactivos. Se elimina mayoritariamente por vía renal. La posología se detalla en la **tabla 19-1**.

Se trata de un fármaco con pocos efectos adversos, entre los que se han descrito algunos casos de alucinaciones, confusión, vértigo, cefalea y fatiga, que hay que diagnosticar y diferenciar del propio cuadro demencial. Debido a sus efectos farmacológicos y a su mecanismo de acción, debe evitarse la administración concomitante con otros antagonistas NMDA, como amantadina, ketamina y dextrometorfano. Los efectos de la levodopa, los agonistas dopaminérgicos y los anticolinérgicos pueden aumentar por el tratamiento con memantina, que puede reducir los efectos de los barbitúricos y de los neurolépticos. Además, la administración conjunta de memantina y relajantes musculares del tipo del dantroleno y el baclofeno puede modificar sus efectos y hacer necesario un ajuste de la dosis. Se recomienda precaución en la administración de este fármaco a pacientes epilépticos o con insuficiencia renal grave.

La memantina ha mostrado eficacia significativa en pacientes con enfermedad de Alzheimer moderada a grave, tomando como variables primarias la valoración del dominio global (CIBIC-Plus) y el dominio funcional, y como variable secundaria el nivel de cognición (SIB, *Severe Impairment Battery*) como variable secundaria. La memantina se agrega comúnmente a la terapia con inhibidores de la colinesterasa cuando los pacientes alcanzan una etapa moderada de EA (MMSE ≤18), según datos de que la terapia combinada conduce a beneficios sintomáticos modestos en la cognición y el comportamiento. La memantina también se puede utilizar como agente único en pacientes que no toleran los inhibidores de la colinesterasa.

Nuevas estrategias

Aunque seguirán los intentos de desarrollar mejores potenciadores cognitivos y medicaciones con efecto en la neuroconducta con perfiles favorables de efectos adversos, actualmente gran parte de la atención actual se centra en los tratamientos que actúen directamente sobre las cascadas patológicas de la EA. Si bien en la última década muchas de las moléculas estudiadas han fracasado en los ensayos clínicos, las publicaciones recientes de varios anticuerpos monoclonales contra amiloide, mencionados previamente, han hecho que se produzca una revolución en el campo de la enfermedad, con los primeros fármacos que han demostrado posibilidad de modificación de la evolución de la misma.

Tratamientos modificadores de la enfermedad

▸▸ El tratamiento con inhibidores de la AChE no detiene el curso de la enfermedad y termina por ser inefectivo. La mejor opción terapéutica, al menos teóricamente, consistiría en actuar de forma causal en una fase anterior, sobre las moléculas responsables de la neurodegeneración.

La discusión se centra en si los ovillos neurofibrilares o el amiloide pueden ser causas «primarias» de la enfermedad, pero las cascadas patológicas son el objetivo del intenso interés y trabajo de investigación. Como ya se ha comentado, la hipótesis central que se maneja como causa de la enfermedad de Alzheimer es la «hipótesis amiloide», según la cual el desequilibrio entre síntesis y eliminación de Aβ en el cerebro es el desencadenante de la enfermedad. La forma soluble de Aβ se agregaría para dar lugar a oligómeros solubles y a fibrillas más grandes e insolubles, y el subsiguiente depósito en placas. Ello contribuiría a la formación de ovillos neurofibrilares, en los que la proteína tau está anormalmente hiperfosforilada; a la disfunción neuronal, y posiblemente a la inflamación y la lesión oxidativa, siendo el resultado final la neurodegeneración y la demencia (v. fig. 19-1). La interrupción de la cascada amiloide cuenta con diversas estrategias, dirigidas a evitar la síntesis de APP, inhibiendo la β- y/o γ-secretasa, supresión de la agregación de Aβ y eliminación o aclaramiento cerebral de Aβ (principalmente mediante infusión de anticuerpos o inmunización pasiva). Los estudios para alterar el depósito de ovillos neurofibrilares se centran en su prevención, porque el amplio entrecruzamiento y la hiperfosforilación hacen que su eliminación sea una tarea difícil, sino imposible. Se cree que la glucógeno sintasa cinasa 3 (GSK3) participa en la fosforilación de tau, y se ha estudiado actuar directamente sobre ella o hallar otras formas de interferir en la fosforilación patológica de la proteína tau.

Todas estas estrategias, se exponen a continuación (tabla 19-2).

Acción sobre Aβ

Aumento de la eliminación de Aβ: inmunoterapia pasiva y activa. El aumento del aclaramiento del péptido se puede conseguir por inmunización, bien con el propio péptido (activa) o con anticuerpos frente a él (pasiva). Una ventaja de la inmunoterapia es la variedad de moléculas y mecanismos que puede tener como dianas, y que incluyen tanto el precursor APP, la forma monomérica de Aβ, sus oligómeros solubles y las fibrillas insolubles.

La *inmunoterapia activa* causó problemas serios con las primeras vacunas que se ensayaron, debido generalmente a procesos inflamatorios del SNC como meningoencefalitis aséptica. Posteriormente, varios ensayos fueros discontinuados. En la actualidad están en marcha ensayos en fase I y II (v. tabla 19-2).

La *inmunoterapia pasiva* supone una alternativa más molesta y costosa, en cuanto que implica administraciones frecuentes de anticuerpos monoclonales anti-Aβ. Sin embargo, hace posible un mejor control de su seguridad y su eficacia.

Dentro de la inmunoterapia pasiva, varios *anticuerpos monoclonales* han sido testados sin éxito. El primer anticuerpo monoclonal con esta aplicación fue bapineuzumab, dirigido frente al extremo N-terminal de Aβ (Aβ1-5), con afinidad mayor por las placas amiloides depositadas que por los monómeros solubles. Dos grandes ensayos en fase III no fueron capaces de confirmar su eficacia y manifestaron efectos adversos importantes. Solanezumab es un anticuerpo monoclonal humanizado que se dirige al dominio medio del péptido Aβ (Aβ13-28) y que se une selectivamente a las especies solubles monoméricas tóxicas de éste para aumentar su eliminación. Dos ensayos clínicos de fase III completados, EXPEDITION 1 y EXPEDITION 2, no lograron demostrar la eficacia de solanezumab para retrasar el deterioro cognitivo y mejorar la capacidad funcional en pacientes con EA de leve a moderada. Además, el estudio de extensión también resultó fallido. Posteriormente, otros dos ensayos clínicos de fase III, Expedition 3 y ExpeditionPRO, se suspendieron debido a ineficacia en mejorar el deterioro cognitivo. En un ensayo reciente (DIAN-TU) en pacientes con EA hereditaria autosómica dominante, solanezumab cumplió el objetivo Aβ pero no mostró mejoría sino incluso un pequeño empeoramiento del deterioro cognitivo en comparación con el grupo control. Aunque estos ensayos clínicos no mostraron beneficios estadísticamente significativos, se está realizando otro ensayo clínico de fase III, A4, para explorar los efectos de solanezumab en pacientes mayores de 65 años asintomáticos o muy leves con biomarcadores que indican depósito de amiloide cerebral. Gantenerumab es un anticuerpo monoclonal IgG1 humanizado que se une a Aβ agregado con alta afinidad y facilita la eliminación de Aβ a través de la fagocitosis mediada por el receptor Fc. En febrero de 2020, se anunció que gantenerumab no logró cumplir con el objetivo principal de un ensayo de fase II en pacientes con EA hereditaria. Posteriormente, se llevó a cabo otro ensayo de fase II, DIAN-TU-001, en individuos con mutaciones asociadas a la enfermedad de inicio temprano, en el que gantenerumab redujo significativamente las placas de Aβ, la tau total y la fosfo-tau 181 del LCR y atenuó el incremento de los neurofilamentos de cadena ligera, pero sin beneficios a nivel cognitivo. Se observó ARIA-E (anomalías de imagen tipo edema asociadas a amiloide) en el 19,2 % de los sujetos. Estos resultados llevaron a pensar que se necesitaba una dosis más alta para lograr

Tabla 19-2. Algunos fármacos en ensayos clínicos para el tratamiento de la enfermedad de Alzheimer en 2023

FAMILIA DE FÁRMACOS	FASE III/IV	FASE II Y II/III	FASE I Y I/II
Inmunoterapia			
Inmunoterapia activa relacionada con Aβ		ABvac40 ACI-24 UB-311	ALZ-101 AV-1959D DNL919
Inmunoterapia pasiva relacionada con Aβ	Aducanumab Lecanemab Donanemab Solanezumab Remternetug	ABBV-916	ACU-193 DNL919 IBC-Ab002 MEDI1814 PRX012 Trontinemab
Inmunoterapia activa frente a Tau		AADVac1 ACI-35	
Inmunoterapia pasiva frente a Tau		Bepranemab Semorinemab JNJ-63733657	APNmAb005 E2814 Lu AF87908 MK-2214 PNT-001 PRX005
Inmunoterapia activa (otros)		GV1001	Protollin
Inmunoterapia pasiva (otros)		AL002 Inmunoglobulina intravenosa (Gamunex)	AL101 IBC-Ab002 AL044 Pepinemab TB006
Pequeñas moléculas relacionadas con Aβ	ALZ-801 (inhibe agregación de Aβ42) Simufilam (previene/revierte unión de Aβ42 a α7nAChR)	Acitretin (agonista RAR; modulador α-secretasa) Bexaroteno (agonista RXR) CT1812 (antagonista σ2) Levetiracetam (anticonvulsivante atípico) NIC5-1515 (modulador γ-secretasa), PBT2 (atenuante interacción metales-Aβ) Posiphen (reduce producción APP) Varoglutamstat (inhibidor de glutaminil ciclasa)	ALX-001 (modulador alostérico de mGluR5 como co-receptor de oligómeros Aβ) Contraloid
Relacionados con amiloide (otros)		Epigalocatequina galato (EGCG)	
Pequeñas moléculas relacionadas con Tau	LMTM (Inhibidor agregación Tau)	LY3372689	ASN51 AZP2006 OLX-07010
Basados en ADN/ARN			ALN-APP LX1001 NIO752 BIIB080 (IONIS-MAPTRx)
Pequeñas moléculas relacionadas con factores de riesgo cardiovascular	Carvedilol Prazosin Semaglutida	Candesartán Losartán Telmisartán Insulina nasal Metformina Liraglutida Semaglutida Mitoglitazona T3D-959 Trappsol® Cyclo™ Vascepa	Dapaglifozina Empaglifozina Gemfibrozilo GSK2647544
Pequeñas moléculas relacionadas con sistema colinérgico	ALPHA-1062	BPN14770 Blarcamesina	SUVN-C3031
Combinaciones	ALZT-OP1 (cromolyn+ibuprofeno) AVP-786 (dextrometorfano/quinidina) AVP-923 KarXT (xanomelina-trospium)	AXS-05 Relyvrio	Dasatinib+Quercetin

Tabla 19-2. Algunos fármacos en ensayos clínicos para el tratamiento de la enfermedad de Alzheimer en 2023 *(cont.)*

FAMILIA DE FÁRMACOS	FASE III/IV	FASE II Y II/III	FASE I Y I/II
Pequeñas moléculas antiinflamatorias/ inmunomoduladoras	NE3107	Baricitinib Benfotiamina CY6463 Etanercept G-CSF GRF6019 Lenalidomida Lomecel-B MW150 Montelukast Neflamapimod Rilapladib Sargramostim XPro1595	Edicotinib GC021109 Inzomelid MW151
Otros	AR1001, Alfa-tocoferol, Aripiprazol, Brexpiprazol, Citalopram, Guanfacina, Lumateperona, Masitinib, Masupirdina, Metilfenidato, Mirtazapina, Nabilona, NE3107, Nilotinib, Resveratrol, Trazodona	Alopregnanolona, Atomoxetina, Bosutinib, Bryostatina 1, Cannabidiol, Cerebrolisina, Circadin, Deferiprona, Dexpramipexol, Dayvigo, Dronabinol, EHT0202, Edavarona, Edonerpic, Fosgonimeton, LM11A-31-BHS, Leuprolida, MK-1942, Melatonina, XPro1595, ORM-12741, Piromelatina, PU-AD, Rasagilina, Riluzol, Rotigotina, SAGE-718, SAR110894D, Seltorexant, Vafidemstat, Valaciclovir, Xanamem	ABBV-552, BIIB118, S-equol

una probable eficacia clínica. Se llevaron a cabo dos ensayos de fase III de grupos paralelos, aleatorizados, doble ciego, controlados con placebo, GRADUATE 1 y GRADUATE 2, para estudiar la seguridad y eficacia de gantenerumab subcutáneo en EA precoz. Además, se llegaron a hacer dos ensayos abiertos fase III para evaluar la administración a largo plazo. Lamentablemente todos estos ensayos se han discontinuado a inicios de 2023 por ineficacia (pese a que disminuyó los biomarcadores de LCR y la reducción de amiloide fue significativa, no llegó a ser la esperada y no cumplió el objetivo primario de eficacia). Crenezumab es un anticuerpo monoclonal IgG1 humanizado que se dirige a múltiples formas de Aβ, incluidos monómeros y agregados. Tiene una afinidad diez veces mayor por los oligómeros. Dos ensayos de fase III, CREAD y CREAD2, se cancelaron porque un análisis intermedio encontró que era poco probable que alcanzara el objetivo principal de mejorar las puntuaciones de CDR-SB (Clinical Dementia Rating-Sum of Boxes). El ensayo de fase III CREAD OLE también se finalizó debido a un análisis intermedio. Actualmente, se está realizando un ensayo clínico de fase II en pacientes con EA preclínica con mutación autosómica dominante de presenilina 1 (PSEN1) E280A.

Como se ha mencionado anteriormente, los anticuerpos monoclonales que se encuentran en fases más avanzadas son aducanumab, lecanemab y donanemab. **Aducanumab** es un anticuerpo monoclonal IgG1 humanizado recombinante que se une específicamente a las formas agregadas de Aβ humano, incluyendo los oligómeros solubles y las fibrillas insolubles. Un ensayo aleatorizado de fase Ib, PRIME, mostró reducciones significativas de amiloide en PET en pacientes con EA prodrómica o leve tratados con aducanumab, especialmente en aquellos tratados con 10 mg/kg (disminución dosis-dependiente). Además, demostró menor caída de puntuaciones en CDR-SB y MMSE Mini-Mental State Examination) por lo que tuvo efecto positivo sobre la cognición y la progresión clínica. Aparecieron anomalías en las imágenes relacionadas con el amiloide de tipo edema (ARIA-E) dependiente de la dosis en el 3 %-41 % de los que recibieron aducanumab y fue más común en portadores de APOE ε4. El

estudio de fase II se omitió debido a los datos prometedores de la fase I. Se realizaron dos estudios de fase III de diseño idéntico, ENGAGE y EMERGE, pero ambos finalizaron en marzo de 2019 dado que un análisis de futilidad indicó poca probabilidad de eficacia del fármaco. Sin embargo, un análisis ampliado realizado en octubre de 2019 reveló que EMERGE cumplió con su objetivo primario de reducción del deterioro en los pacientes del grupo de dosis alta. Es controvertido si los resultados positivos de EMERGE son suficientes para establecer la validez en el contexto de los resultados negativos de ENGAGE. No obstante, en junio de 2021 aducanumab recibió la aprobación de la FDA a través de la vía de aprobación acelerada, basado en el efecto sobre las placas de beta-amiloide en la PET. No obstante, es el primer fármaco contra la EA en obtener la aprobación de la FDA desde que se lanzó la memantina en 2003. Sin embargo, la EMA ha rechazado su autorización debido a la falta de evidencia concluyente sobre su seguridad y eficacia clínica.

Lecanemab es un anticuerpo monoclonal IgG1 humanizado que se dirige preferentemente a Aβ agregado soluble y posee actividad sobre de oligómeros, protofibrillas y fibrillas insolubles. En el ensayo de fase II, aunque no se cumplió el objetivo principal a 12 meses, las placas de amiloide cerebrales se redujeron y varios criterios de valoración clínicos y de biomarcadores en líquido cefalorraquídeo (LCR) mostraron una remisión sostenida con la dosis más alta de 10 mg/kg quincenal. El estudio de fase III, Clarity, evaluó la eficacia de lecanemab intravenoso (10 mg por kilogramo de peso corporal cada 2 semanas) frente a placebo en pacientes con EA temprana a los 18 meses (con un total de casi 900 pacientes en cada brazo). Los resultados de este ensayo se publicaron a finales de 2022, encontrándose un 28 % de diferencia de cambio de menor empeoramiento en los pacientes tratados con lecanemab y una reducción significativa de la carga de amiloide en PET (así como de biomarcadores en LCR) cumpliéndose, por tanto, los objetivos primarios y secundarios del estudio. Lecanemab se ha aprobado en EEUU por la FDA y en Japón, y su aprobación en Europa ha sido rechazada en julio de 2024.

Por último, **donanemab** es un anticuerpo IgG1 monoclonal humanizado que se une específicamente al epítopo piroglutamato N-terminal de Aβ, presente en el Aβ depositado. Un ensayo en fase II, TRAILBLAZER-ALZ realizado en 257 pacientes mostró una mejoría en cognición y en capacidad para realizar actividades de la vida diaria, si bien no mostró diferencias en algunos objetivos secundarios. En mayo de 2023, Eli Lilly hizo públicos los resultados del ensayo en fase III TRAILBLAZER-ALZ 2, en el que objetivan que casi la mitad (47 %) de los participantes que recibieron donanemab (en comparación con el 29 % que recibieron placebo) no tuvieron progresión clínica al año (definida como ausencia de disminución en CDR-SB). Además, el tratamiento con donanemab desaceleró el deterioro clínico en un 35 % en comparación con el placebo y resultó en un 40 % menos de deterioro en la capacidad para realizar las actividades de la vida diaria, por lo que el ensayo ha cumplido el objetivo primario y todos los secundarios a 18 meses. Donanemab recibió la aprobación por la FDA en julio de 2024

Otro anticuerpo en estudio fase III es **remternetug**.

Dentro de la inmunoterapia pasiva incluimos el tratamiento con *inmunoglobulinas intravenosas* (IVIgs) como **Gamunex**, la única que sigue en estudio en la actualidad (fase II/III).

Inhibición de la síntesis de Aβ. Las estrategias de inhibición de la síntesis de Aβ por **modulación de secretasas** cobraron gran importancia inicialmente. Dos tipos de enzimas, β-y γ-secretasas, cortan la proteína APP dando lugar al péptido Aβ **(v. fig. 19-1)**. Por ello, se han estudiado ampliamente una variada gama de moléculas con capacidad de actuar sobre estas proteasas. Pero muchos de los estudios se han discontinuado por falta de eficacia y/o por efectos adversos. Es el caso de los inhibidores de γ-secretasa como semagacestat y avagacestat, y el AINE tarenflurbil (R-flurbiprofeno), y el de los inhibidores de la β-secretasa lanabecestat, verubecestat, atabecestat y elenbecestat.

En la actualidad, siguen en estudio **NIC5-1515**, modulador de γ-secretasa, **acitretina**, un retinoide agonista del receptor de ácido retinoico (RAR) y modulador de α-secretasa, y **bryostatina 1**, un activador de la proteína cinasa Cε (PKCε) que parece mejorar la función sináptica, y aumenta el procesado de APP por la α-secretasa.

Por otra parte, la APP ha sido otro pilar en la investigación de terapias para la EA. Es una proteína transmembrana tipo 1 que juega un papel esencial en la adhesión neuronal y sináptica, la formación de la unión neuromuscular y la señalización celular. Además, mutaciones en este gen se asocian a una herencia autosómica dominante de la EA. Se han ensayado fármacos que se dirigen directamente a la disminución de la síntesis de APP y por tanto hipotéticamente a una disminución en la formación de placas de Aβ. Un ejemplo de ellos es el **tartrato de posifeno (+ fenserina),** que demostró reducir los niveles de APP en ratones transgénicos con EA. Un estudio en fase 1/2 en pacientes con EA está actualmente en activo.

Inhibición de la agregación amiloide. Además de inhibir la formación de péptido Aβ, otra posibilidad sería evitar su agregación, ya que es la forma agregada la que parece acarrear mayor toxicidad neuronal. Aunque existían compuestos avanzados para esta estrategia, finalmente la mayoría han fracasado. Es el caso del mimético glucosaminoglucano **tramiprosato u homotaurina (alzhemed)**, molécula con la capacidad de unirse a los péptidos Aβ inhibiendo la formación de agregados e impidiendo así la formación de placas. Sin embargo, un profármaco de homotaurina, **ALZ-801**, está en estudio en fase III. También en fase III se encuentra **sumifilam**, una molécula que se une a proteínas de andamiaje impidiendo la unión de Aβ42 al α7nAChR, lo que previene la hiperfosforilación de tau y la deposición de Aβ y tau. Actualmente siguen en marcha estudios en fase II con **PBT2**, un derivado de 8-hidroxiquinolina que no contiene iodo y que impide la unión de los metales al péptido Aβ en el cerebro, y con **varoglutamstat**, un inhibidor de glutaminil ciclasa, enzima sobreexpresada en cerebros de pacientes con EA y que cataliza la formación de piroglutamato Aβ, una forma patogénica del péptido.

Acción sobre tau

Inhibición de la agregación de tau. Existen moléculas con potencial terapéutico en la EA por disminuir la agregación de tau. Así, el compuesto **LMTM** (TRx0237 ó LMT-X), un derivado de segunda generación de una forma purificada del azul de metileno, continúa en fase III en sendos estudios sobre su efectividad en EA y en demencia frontotemporal.

Inhibición de la hiperfosforilación de tau: inhibidores GSK-3β. Las lesiones neurofibrilares por formas agregadas hiperfosforiladas de la proteína tau representan el segundo rasgo neuropatológico que define a la EA. La hiperfosforilación patológica de tau interfiere con su función biológica normal disminuyendo la capacidad de esta proteína de unirse a los microtúbulos estabilizándolos. Por tanto, la inhibición de la degeneración neurofibrilar constituye una aproximación prometedora y que, al menos teóricamente, puede alcanzarse, bien inhibiendo las cinasas que fosforilan tau, bien aumentando la actividad de sus fosfatasas. Hasta la fecha, los que han recibido mayor atención son los *inhibidores de la glucógeno sintasa cinasa 3-β (GSK3β)*. Los estudios con tideglusib, una tiadiazolidinona que actúa como inhibidor de GSK3β y que se ensayó para el tratamiento de la EA y de otra taupatía, la parálisis supranuclear progresiva, también fueron interrumpidos.

Inmunoterapia. Dentro de las estrategias de *inmunoterapia activa* frente a tau, en la actualidad se encuentran en estudio 2 vacunas, **AADvac-1**, un péptido sintético derivado de los aminoácidos 294 a 305 de la secuencia de tau (fase II) y **ACI35**, con copias de un fragmento sintético de tau fosforilado en residuos de fosforilación patológica y anclado a un liposoma (fase II). Existen además varios anticuerpos para *inmunización pasiva* en fase II, **bepranemab, semorinemab** (RO 7105705) y **JNJ-63733657**, aparte de varios en fase I.

Otros abordajes

Antiinflamatorios/inmunomoduladores. Los mediadores de la respuesta microglial en enfermedades neurodegenerativas con un componente inflamatorio como la EA han atraído el interés de los investigadores, años después del fracaso los ensayos clínicos realizados con varios AINES.

ALZT-OP1 es una combinación de cromoglicato e ibuprofeno actualmente en fase III que aprovecha la acción antiinflamatoria de ambos compuestos.

NE3107, un derivado de β-androstenetriol con acción antiinflamatoria, se encuentra en fase III.

Baricitinib es un inhibidor de la Janus cinasa (JAK) que se utiliza en el tratamiento de artritis reumatoide y COVID grave, y que se ha reposicionado para enfermedades neurodegenerativas, encontrándose en fase II frente a la EA.

Benfotiamina es un precursor sintético de vitamina B1 con potencial utilidad en la deficiencia de tiamina descrita en la EA, y que se encuentra en fase II.

CY6463 es un modulador alostérico positivo de la guanilato ciclasa soluble en fase II que parece mejorar el flujo sanguíneo cerebral y mejorar déficits cognitivos.

Etanercept es una molécula en fase II basada en un receptor «señuelo» del factor de necrosis tumoral (TNF)-α, una citoquina proinflamatoria. Se une tanto a la forma soluble como de membrana del TNF-α inhibiendo su acción. Su potencial en EA reside en la evidencia de varios estudios que sugieren que una inflamación sistémica crónica de bajo grado puede liberar TNF-α induciendo una respuesta inmune a nivel del SNC con activación de la microglía.

El **galato de epigalocatequina** es un flavonoide polifenólico, en fase II/III, que se considera el principal ingrediente bioactivo del té verde, con posibles propiedades antitumorales, antiinflamatorias y neuroprotectoras. Se ha propuesto que inhibe la formación de oligómeros tóxicos aumentando la actividad de la α-secretasa.

Un estudio en fase I utilizando plasma de individuos jóvenes, con la hipótesis de que factores sistémicos presentes en la sangre joven puedan llegar al cerebro para contrarrestar procesos de envejecimiento y de neurodegeneración, resultó negativo. Una segunda generación de esta estrategia es **GRF6019**, una fracción de plasma de unas 400 proteínas, actualmente en fase II.

La talidomida es un agente inmunomodulador con un espectro no bien esclarecido que en estudios preclínicos reduce la patología amiloide y la gliosis en modelos animales por inhibición de la expresión de la β-secretasa BACE1. Su estudio fue discontinuado, pero uno de sus derivados, la **lenalidomida**, se encuentra actualmente en fase II.

MW150 es un inhibidor selectivo de la isoforma α de la cinasa activada por mitógenos p38 (p38 MAPK) en fase II que inhibe la liberación de citoquinas estimulada por ésta.

Masitinib es un inhibidor de la proteína tirosina cinasa c-kit presente, entre otras, en células cancerosas. También inhibe los receptores de PDGF y de FGF. Así, interfiere con la supervivencia, migración y actividad de los mastocitos, por lo que ha se ha postulado su utilidad en trastornos neuroinflamatorios y neurodegenerativos. Hace años se inició un ensayo en fase III con esta molécula, pero los resultados no se han publicado.

Montelukast es un antagonista del receptor 1 de cisteinil-leucotrienos (CysLT1) con acciones antiinflamatorias, actualmente en fase II.

Neflamapimod es una molécula en fase II que inhibe selectivamente la isoforma α de la protein-cinasa activada por mitógenos (MAPK) p38, una cinasa de estrés que se considera una diana terapéutica en enfermedades del SNC. En modelos animales desplaza la activación microglial desde un estado proinflamatorio a un estado fagocítico lo que mejora la función mitocondrial, la transmisión sináptica y la memoria.

Sargramostim es una forma sintética del factor de crecimiento hematopoyético GM-CSF (ver cap. 43) en fase II que estimula el sistema inmune innato, utilizado en el tratamiento de varios tipos de leucemia y en la neutropenia, y que podría incrementar la fagocitosis de depósitos de la proteína patogénica por macrófagos y microglía, y estimular otros procesos de inmunidad innata neuroprotectores.

Prevención de enfermedad cardiovascular y factores de riesgo vascular. Cada vez más evidencias apoyan que la *hipertensión crónica* aumenta el riesgo de demencia. Es por ello por lo que el tratamiento con antihipertensivos podría tener interés terapéutico en este contexto. Sin embargo, los datos de los que se dispone hasta la fecha son contradictorios. Nilvadipino, un calcio-antagonista dihidropiridínico que previene la pérdida cognitiva en pacientes con deterioro cognitivo leve y que aumenta el flujo sanguíneo cerebral en pacientes con EA temprana e hipertensión, demostró posteriormente ser inactivo en un ensayo clínico en fase III. Por otra parte, los antagonistas del receptor de angiotensina II **candesartán**, **losartán** y **telmisartán** se encuentran en ensayos fase II frente a EA. **Carvedilol**, antagonista no selectivo α/β-adrenérgico y el antagonista α1 **prazosín** se encuentran en fase IV frente a EA.

La diabetes se considera un factor de riesgo de demencia. En este sentido, la **insulina nasal** está en fase II/III frente a EA y en fase II frente a deterioro cognitivo leve. También en fase II/III está **metformina** ya que, además de sus acciones antidiabéticas, parece reducir la inflamación y el estrés oxidativo y promover la neurogénesis. Los antidiabético **dapagliflozina** y **empagliflozina** están en fase I/II y I, respectivamente. Los análogo de GLP-1 **liraglutida** y **semaglutida** están en fase II y II/III, respectivamente. Exenatida, por su parte, ha resultado inefectivo.

Antihiperlipidémicos. Aunque se había observado una conexión entre niveles altos de colesterol en la mediana edad y la EA en la edad avanzada, y que pacientes en tratamiento con estatinas mostraban un riesgo disminuido de padecer la enfermedad, estudios prospectivos más recientes no han demostrado asociación entre el uso de estatinas y un menor riesgo de EA. Los estudios realizados con atorvastatina y simvastatina han resultado fallidos (simvastatina

se encuentra aún en estudio en fase IV para el deterioro cognitivo leve). Se han explorado otras estrategias actuando sobre los lípidos plasmáticos. En la actualidad hay un estudio en fase 1 con **gemfibrozilo**, un agonista PPARα (v. cap. 27) por su capacidad de aumentar la expresión del miRNA107, un microRNA que regula los niveles de β-secretasa y cuya expresión está disminuida en EA. Por otra parte, se han ensayado inhibidores de la fosfolipasa A2 asociada a lipoproteínas (Lp-PLA2), enzima que genera mediadores proinflamatorios y prooxidantes que promueven el desarrollo de lesiones ateroscleróticas, y que se considera factor de riesgo para las enfermedades cardiovasculares y la inflamación vascular. En esta línea, se ha concluido un estudio en fase II con **rilapladib**, un inhibidor de Lp-PLA2, en el que se han objetivado diferencias significativas con respecto a placebo en medidas cognitivas de función ejecutiva y memoria de trabajo, sin cambios en biomarcadores en LCR pero sí un posible efecto en otros (tau/P-tau y cadena ligera de neurofilamentos); otro inhibidor de la Lp-PLA2, **GSK2647544**, se encuentra en fase I frente a EA. **Trappsol® Cyclo™** es una formulación intravenosa de 2-hidroxipropil-β-ciclodextrina en fase II para el tratamiento de enfermedades asociadas a metabolismo de colesterol alterado, incluyendo la EA.

Recientemente se ha propuesto que los *fármacos anticoagulantes* podrían ser de utilidad como estrategia preventia/terapéutica para la EA, si bien se necesitan estudios clínicos que lo confirmen.

Otros [v. tabla 19-2]. ◀◀

Tratamiento coadyuvante de la EA

Al abordaje farmacológico de la enfermedad de Alzheimer hay que añadir el tratamiento de las alteraciones conductuales, para las que se emplean fármacos antipsicóticos, anticonvulsivos, etc., ya estudiados en otros capítulos.

Cabe destacar un agente en revisión para la agitación de la EA, **brexpiprazol**, que ha mostrado resultados favorables superiores a los riesgos y que podría ser el primer agente específico aprobado para tratar la agitación de la EA.

ENFERMEDADES VASCULARES CEREBRALES

Introducción

Se define como enfermedad cerebrovascular la alteración de la función cerebral que aparece como consecuencia de un trastorno circulatorio, bien de los vasos cerebrales, bien por alteraciones hemáticas. Entre las *enfermedades cerebrovasculares agudas* se encuentran tanto alteraciones transitorias (AIT, ataque isquémico transitorio) como permanentes (ictus, que engloba, a su vez, el infarto cerebral, la hemorragia cerebral parenquimatosa o ventricular, la hemorragia subaracnoidea y la trombosis de senos venosos cerebrales). Dentro de enfermedades cerebrovasculares también se incluyen la demencia vascular, la encefalopatía hipóxico-isquémica (isquemia cerebral global) y los síndromes de encefalopatía por vasoconstricción cerebral reversible (PRES), entre otros.

Según la Organización Mundial de la Salud, 15 millones de personas al año sufren un *ictus* en el mundo. De ellas, 5 millones fallecen y otros 5 millones quedan permanentemente discapacitadas. En los países occidentales, el ictus es la segunda-tercera causa más frecuente de muerte, la primera causa de discapacidad de origen neurológico, y la segunda causa de demencia después de la enfermedad de Alzheimer. Además, constituye la principal causa de ingreso en instituciones por pérdida de la independencia en adultos. Las mujeres presentan un riesgo más alto que los hombres: 1 de cada 5 mujeres (20-21 %) y 1 de cada 6 hombres (14-17 %) sufrirán un ictus en su vida. En los años venideros se prevé un aumento de la prevalencia de esta enfermedad por la mayor esperanza de vida. Además, se estima en un rango del 6-28 % la prevalencia de los infartos cerebrales silentes (lesiones del parénquima con características de infartos cerebrales puestas de manifiesto por técnicas de neuroimagen, como resonancia magnética o tomografía computarizada, pero no asociadas con signos o síntomas clínicos correspondientes a un ictus). Estas cifras son preocupantes si se considera que el infarto cerebral silente se ha relacionado tanto con el riesgo de un primer episodio de ictus clínico como con deterioro cognitivo.

El ictus se produce por la interrupción del suministro de sangre al cerebro, bien por la rotura de un vaso (ictus hemorrágico; 14 % de todos los casos), bien por su oclusión con un coágulo o trombo (ictus isquémico; 86 % de todos los casos). El ictus interrumpe el aporte de oxígeno y nutrientes, y lesiona el tejido cerebral. Sus efectos dependerán de la zona lesionada y de la intensidad del daño. El síntoma más común es la debilidad o entumecimiento repentino de la cara, el brazo o la pierna, a menudo hemilateral. Otros síntomas incluyen: confusión, dificultad para hablar o entender el habla; dificultad para ver con uno o ambos ojos; dificultad para caminar; mareos; pérdida de equilibrio o de la coordinación, y dolor de cabeza muy intenso sin causa conocida. La pérdida de la capacidad cognitiva también es común tras un ictus. Un ictus grave puede incluso causar una muerte súbita: hasta el 12-13 % de los ictus isquémicos y el 37-38 % de los hemorrágicos comportan la muerte en los 30 días siguientes. Además del impacto en la vida de un individuo, el ictus es un problema socioeconómico de gran relevancia, tanto para la sociedad como para los sistemas de atención de salud, debido a los enormes costes directos e indirectos que provoca. El coste estimado en Europa en 2010 fue de aproximadamente 64.100 millones de euros.

A pesar de la importancia socioeconómica de la enfermedad cerebrovascular, la orientación terapéutica en estos pacientes es limitada. Sólo el ingreso en unidades de ictus y las terapias de reperfusión han demostrado beneficios. La reciente demostración del beneficio de la trombectomía mecánica por vía endovascular, añadida al ya establecido de la trombólisis intraarterial e intravenosa, apoyan la necesidad de disponer de *tratamientos farmacológicos* neuroprotectores que mejoren su eficacia. Mientras que el objetivo de la recanalización del vaso ocluido mediante trombectomía o tratamiento trombolítico en la fase aguda del ictus isquémico es la restauración de la perfusión cerebral, el del tratamiento neuroprotector sería la prevención del desarrollo de complicaciones y la limitación de la lesión cerebral originada por la isquemia. Dada la extraordinaria rapidez con que se produce la necrosis celular en algunas zonas afectadas, el tratamiento neuroprotector iría encaminado fundamentalmente a la zona de «penumbra», una zona de isquemia cerebral incompleta en la cual las neuronas están funcionalmente inactivas, pero todavía son viables. La zona de penumbra, en el curso de minutos, horas o días, puede destruirse progresivamente

como consecuencia de la cascada isquémica, como se comenta más adelante. Esta destrucción progresiva es uno de los mecanismos responsables del deterioro neurológico que experimentan una tercera parte de los pacientes con ictus isquémico durante las primeras 48 horas.

A pesar de los resultados negativos en la investigación clínica, continúan los esfuerzos encaminados a la búsqueda de un neuroprotector eficaz para el tratamiento del ictus isquémico, a través del estudio de los mecanismos básicos que conducen a la muerte neuronal.

Fisiopatogenia de la isquemia cerebral

➤➤ La disminución del flujo sanguíneo en una zona determinada del cerebro produce una muerte celular rápida. Sin embargo, entre este núcleo intensamente isquémico o *core* y el parénquima cerebral con perfusión normal existe una zona moderadamente hipoperfundida, denominada *zona de penumbra isquémica*, con una perfusión críticamente disminuida pero en la que el consumo de oxígeno es todavía suficiente para preservar la supervivencia tisular. La mayor parte de esta zona en la fase aguda del ictus isquémico progresará a infarto cerebral si no se restablece una perfusión adecuada. A partir de aquí se desencadenan una serie de procesos bioquímicos que conducen a la destrucción del parénquima cerebral, conocidos como **cascada isquémica** (v. fig. 19-2).

Excitotoxicidad

En las neuronas, la disminución de adenosintrifosfato (ATP) condiciona el fallo de las bombas de Na^+ y de K^+, lo que produce una rápida reducción del K^+ intracelular, con la consiguiente despolarización neuronal y la apertura de los canales de Ca^{2+} dependientes de voltaje y el aumento de la liberación de grandes cantidades de glutamato y de otros aminoácidos excitadores. Se ha demostrado que la liberación de ácido glutámico tras una isquemia grave se debe, en gran parte, al mal funcionamiento e incluso a la inversión de los transportadores neuronales de ácido glutámico debido a la caída de los niveles de ATP. Aunque estos transportadores cotransportan Na^+ e H^+ con ácido glutámico por K^+ y recaptan glutamato al interior celular en condiciones fisiológicas, su función se altera tras la isquemia. Por su parte, los astrocitos desempeñan, a su vez, un papel fundamental en el ictus, tanto en el establecimiento de la lesión definitiva como en la reparación tisular. En situaciones fisiológicas los astrocitos también recaptan glutamato por medio de potentes transportadores. Dentro del astrocito, el glutamato es convertido en glutamina a través de la glutamina-sintetasa; la glutamina será reutilizada nuevamente por las neuronas para la síntesis de glutamato y de GABA. Durante la isquemia cerebral, se produce edema de los astrocitos por el fallo energético, lo que origina despolarización y apertura de varios canales iónicos, dependientes o no del glutamato, con la consiguiente entrada de Na^+ y agua. El edema astrocítico es uno de los factores responsables de la disminución de la recaptación de glutamato. El aumento de la concentración extracelular de glutamato estimula receptores AMPA, NMDA y metabotrópicos (v. cap. 11). La activación del receptor AMPA contribuye a sensibilizar más receptores NMDA, ya que facilita la extrusión de más moléculas de Mg^{2+}. La estimulación de los receptores NMDA, en especial de los de localización extrasináptica, es responsable del notable aumento de la $[Ca^{2+}]_i$ y de la puesta en marcha de la cascada isquémica dependiente de Ca^{2+}, que originará la muerte celular.

Estrés oxidativo y nitrosativo

Consecuencia directa de la excitotoxicidad es la elevación de la $[Ca^{2+}]_i$, que activa una serie de enzimas (proteincinasas, proteasas, endonucleasas, proteinfosfatasas y óxido nítrico-sintasa [NOS]) y condiciona

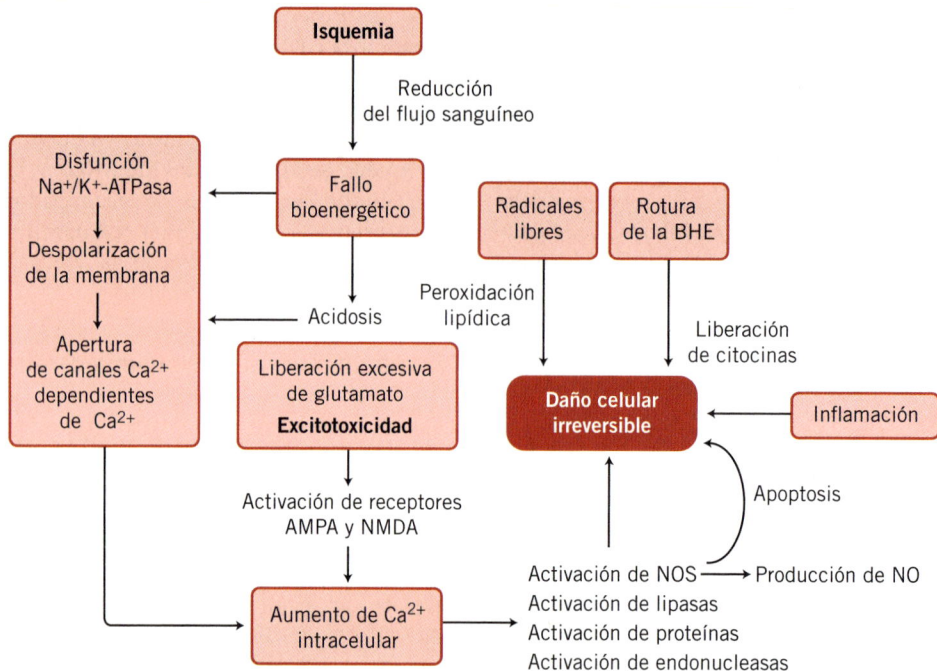

Figura 19-2. Representación esquemática la cascada isquémica. Principales sucesos celulares y moleculares que se desencadenan tras una isquemia y que conducen finalmente a un daño celular irreversible. AMPA: ácido α-amino-3-hidroxi-5-metil-4-isoxazolpropiónico; BHE: barrera hematoencefálica; NMDA: N-metil-D-aspartato; NO: óxido nítrico; NOS: óxido nítrico-sintasa.

la expresión de varios genes de respuesta inmediata. En la isquemia cerebral, la formación de especies reactivas de oxígeno (ROS) puede exceder la capacidad antioxidante de las neuronas y ocasionar alteraciones de algunos constituyentes celulares, como proteínas, ácidos nucleicos y lípidos. Las ROS responsables del «estrés oxidativo» en las neuronas son radicales libres como el anión superóxido ($O_2^{\cdot-}$), el radical hidroxilo ($^{\cdot}OH$) y el óxido nítrico ($NO^{\cdot}$), y otras especies reactivas que, aunque no son radicales libres, son muy tóxicas, como el peróxido de hidrógeno (H_2O_2) y el peroxinitrito ($ONOO^-$). La microglía, en colaboración con los astrocitos, también contribuye a la lesión tisular isquémica a través de varios mecanismos, como la producción de citoquinas, $NO^{\cdot}$ y otros radicales libres. El $NO^{\cdot}$ es un gas inorgánico que en situaciones fisiológicas actúa como un mensajero neuronal, pero que en algunas situaciones patológicas, como la isquemia, en la que se origina una elevada producción de $NO^{\cdot}$, desempeña un doble papel, neurotóxico y neuroprotector. El incremento de la producción de $NO^{\cdot}$ mediado por la acción de la NOS neuronal (nNOS) origina una lesión neuronal inmediata, mientras que el procedente de la NOS inducible (iNOS) contribuye a la lesión neuronal retardada; sin embargo, la producción de $NO^{\cdot}$ mediada por la NOS endotelial (eNOS) actúa como neuroprotectora, induciendo la relajación de la fibra muscular lisa y el mantenimiento del flujo sanguíneo cerebral.

La muerte neuronal en la zona de penumbra isquémica también es, en parte, el resultado de un proceso apoptótico. La lesión del ADN a través de las endonucleasas o de las ROS inicia un complejo mecanismo autodestructivo en el que se implica una alteración de la expresión génica. Cada vez más evidencias demuestran el papel de las mitocondrias en la inducción de esta muerte neuronal programada de la apoptosis.

Las células gliales que sobreviven al episodio isquémico experimentan un proceso de hipertrofia y proliferación, fundamentalmente de astrocitos, conocido como gliosis reactiva, que se ha relacionado con mecanismos de neuroprotección y reparación de la lesión isquémica. Los astrocitos constituyen una de las fuentes más importantes de factores del crecimiento, sobre todo del factor de crecimiento neural (NGF), el factor de crecimiento derivado del cerebro (BDNF) y el factor de crecimiento vascular endotelial (VEGF). Este último es capaz de aumentar la permeabilidad vascular, y todos ellos pueden

desempeñar un papel importante en la tolerancia isquémica.

Inflamación

Las células endoteliales vasculares principalmente, pero también neuronas, astrocitos y microglía de la zona isquémica, participan en la activa respuesta inflamatoria tras un ictus. Tras la isquemia se libera una gran cantidad de sustancias, muchas de las cuales (proteínas de choque térmico, proteína del grupo de alta movilidad B1 o HMGB1, fibronectina, proteínas de la familia S100, etc.) funcionan como *patrones moleculares asociados a lesión* (DAMP, *damage-associated molecular patterns*) y desencadenan una respuesta inflamatoria estéril mediada por receptores de la inmunidad innata, como los receptores análogos de *Toll* (TLR). Ello lleva a la liberación y/o expresión de moléculas quimioatrayentes y de adhesión, y a la subsiguiente infiltración de células inmunitarias en el parénquima cerebral. Así, la interleuquina 1β (IL-1β) y el TNF-α son dos citoquinas que inician la primera respuesta inflamatoria y que inducen una segunda respuesta inflamatoria, mucho más persistente, mediada por otras dos citoquinas, IL-6 e IL-8. Estas dos últimas desempeñan un importante papel en el desarrollo de reactantes de fase aguda, incluida la fiebre, la proteína C reactiva y el fibrinógeno, y en la liberación de un grupo de moléculas, genéricamente conocidas como adhesinas, que originan la agregación leucocitaria y posteriormente su adherencia a elementos conjuntivos de la pared vascular. Entre estas adhesinas se incluyen las selectinas (L, E y P), que contribuyen a la interacción inicial entre leucocitos y células endoteliales en la periferia del infarto; miembros de la superfamilia de las inmunoglobulinas, como las moléculas de adhesión intracelular 1 (ICAM-1), las moléculas de citoadhesión vascular 1 (VCAM-1) y las moléculas de adhesión plaquetoendotelial 1 (PCAM-1), y las integrinas, que también intervienen en la adhesión intracelular. Recientemente se ha demostrado la participación en la lesión tisular postisquémica de algunas metaloproteinasas de matriz (MMP), enzimas proteolíticas que se encargan del remodelado de la matriz extracelular y que, en conjunto, pueden degradar todos sus constituyentes. La MMP-2 (gelatinasa A) y la MMP-9 (gelatinasa B) se han implicado en la isquemia cerebral como responsables de la rotura de la barrera hematoencefálica, lo que trae como consecuencia el desarrollo del edema vasogénico y la facilitación de la transformación hemorrágica del infarto. ◄◄

Tratamiento farmacológico del ictus isquémico en fase aguda

Trombólisis

El tratamiento farmacológico del ictus isquémico en su fase aguda, como se ha comentado más arriba, tiene como principal objetivo la recanalización del vaso ocluido mediante la trombólisis intravenosa con el **activador tisular del plasminógeno recombinante (rtPA, alteplasa**, v. cap. 44), tratamiento aprobado por la EMA para el ictus isquémico agudo. La ventana temporal para la administración de este fármaco llega hasta las 4,5 horas siguientes al inicio de los síntomas, aunque es en los primeros 90 minutos cuando se obtiene el mejor balance riesgo/beneficio. Su principal efecto adverso es la transformación hemorrágica del infarto cerebral, lo que ocurre entre el 2 y 6 % de los pacientes tratados, y que tiene repercusiones graves en la situación neurológica del paciente, incluida la muerte. Por ello, este tratamiento está sujeto a unos estrictos criterios de selección de los potenciales pacientes candidatos, que pueden permitir ampliar dichos tiempos, hasta 9 horas o después de un ictus de inicio al despertar, si se dispone de técnicas de neuroimagen avanzada y se demuestra la existencia de un *mismatch* favorable que objetive la persistencia de tejido salvable (penumbra isquémica).

Por su parte, la **tenecteplasa** es un activador recombinante del plasminógeno específico para la fibrina, derivado del t-PA natural por modificación en tres puntos de la estructura proteica. La tenecteplasa posee una mayor selectividad por la fibrina, un inicio de acción más rápido, una semivida más prolongada y una mayor resistencia a la inactivación por su inhibidor endógeno (PAI-1) en comparación con el t-PA natural. La EMA ha aprobado recientemente su uso para el tratamiento del ictus isquémico agudo. Su principal ventaja es su pauta rápida de administración iv en bolo, lo que acorta los tiempos en caso de tener que recurrir al tratamiento de rescate mediante trombectomía mecánica. Estudios recientes han demostrado su no inferioridad a la alteplasa en eficacia y seguridad.

Si bien no se trata de un tratamiento farmacológico, la **trombectomía endovascular** (es decir, la extracción mecánica del coágulo mediante angiografía por catéter) es el otro tratamiento médico aprobado por los organismos oficiales, y que reduce la discapacidad en un amplio grupo de pacientes con oclusión de grandes vasos cuando se realiza en las 6 horas siguientes al inicio de los síntomas y, en pacientes seleccionados mediante imágenes de perfusión cerebral, hasta 24 horas después del inicio del ictus.

Neuroprotección

Durante las últimas décadas se ha investigado el efecto de numerosos fármacos para el tratamiento de la isquemia cerebral a nivel experimental con resultados muy esperanzadores; sin embargo, cuando se han ensayado en la clínica humana, todos han fracasado, por lo que no existen evidencias convincentes de un tratamiento neuroprotector eficaz para el ictus isquémico agudo en seres humanos. En amplios estudios controlados, algunos fármacos han mostrado resultados contradictorios, parcialmente positivos o beneficiosos en determinados subgrupos de pacientes. Debido a ello, los neuroprotectores, en general, de momento no pueden recomendarse de forma sistemática a los pacientes con infarto cerebral, aunque alguno, con seguridad probada y eficacia en algún subgrupo de pacientes, podría utilizarse siguiendo los estrictos criterios de los ensayos clínicos. Ninguno de estos estudios se había realizado en combinación con estrategias de recanalización eficaces como la trombectomía mecánica. Es de destacar que, recientemente, ensayos clínicos en fase I/II han obtenido resultados esperanzadores, aunque aún tendrán que confirmarse en fases posteriores.

Los ensayos clínicos en marcha y las propiedades de cada uno de ellos se pueden consultar en el *Stroke Trials Registry*, base de datos que se actualiza continuamente (http://www.strokecenter.org/trials/). A continuación se destacan algunas de las estrategias más prometedoras actualmente en estudio **(tabla 19-3)**.

►► Por su papel causal e inicial en la lesión isquémica, la **excitotoxicidad** ha sido el tema principal de numerosos ensayos clínicos, que han evaluado antagonistas de los receptores de glutamato, inhibidores de la liberación de este aminoácido, etc. Aunque, desgraciadamente, los ensayos no han demostrado eficacia clara, la excitotoxicidad sigue siendo objeto de estudio. Uno de los más recientes ha sido el ensayo con **nerinetida (NA-1)**, un eicosapéptido que interfiere con la unión de la densidad postsináptica 95 (PSD95) al receptor NMDA, inhibiendo así los procesos de excitotoxicidad. Por su parte, nelonemdaz, previamente conocido como Neu2000, en fase III, es un derivado de sulfasalazina con acciones mixtas como antagonista selectivo del receptor de NMDA NR2B y como potente antioxidante célula-permeable.

La eliminación del glutamato sanguíneo permitiría, teóricamente, eliminar el glutamato cerebral, al aumentar el gradiente cerebro-sangre. Así, en modelos animales se ha demostrado que la eliminación del glutamato plasmático mediante **diálisis** reduce el volumen del infarto y mejora la función neurológica. Se trataría de una estrategia de gran interés por sus pocos efectos adversos previsibles y por su posible aplicación en ictus tanto isquémicos como hemorrágicos. A pesar de que un ensayo clínico en fase II con diálisis peritoneal, se concluyó prematuramente por su carencia de viabilidad en su aplicación a la clínica, está en marcha otro pequeño estudio con hemodiálisis.

⚙ **TRATAMIENTO FARMACOLÓGICO DEL ICTUS ISQUÉMICO**

- Está demostrado el beneficio de las trombólisis intraarterial e intravenosa durante la fase aguda (primeras 4,5 horas).

- El único trombolítico aprobado para el ictus isquémico agudo es el activador tisular del plasminógeno recombinante (rtPA, alteplasa).

- Aunque se han obtenido resultados positivos de la terapia neuroprotectora a nivel experimental, hasta la fecha no ha tenido éxito en los ensayos clínicos.

- A pesar del fracaso de los neuroprotectores, siguen en estudio varias estrategias dirigidas a diversos procesos de la cascada isquémica, como la excitotoxicidad, la inflamación y el estrés oxidativo y nitrosativo.

- Se están estudiando, también, fármacos «neurorreparadores», que estimulen procesos de plasticidad, neurogénesis y angiogénesis en la fase crónica del ictus.

Tabla 19-3. Candidatos prometedores en estudio como neuroprotectores en el ictus

FÁRMACO	MECANISMO	EVIDENCIA	LIMITACIONES	PERSPECTIVAS
Nerinetida (NA-1)	Eicosapéptido que interfiere con la unión de la PSD95 al receptor NMDA, inhibiendo así la entrada excesiva de Ca^{2+} y la generación de NO	Reducción en volumen de infarto y función neurológica en modelos preclínicos	El ECA ESCAPE-NA1 no mostró mejora neurológica de los pacientes. Posible interacción entre alteplasa y NA-1	Un ECA está investigando el efecto de NA-1 en pacientes sin tratamiento trombolítico (ESCAPE-NEXT)
Sovateltida	Agonista del receptor B de endotelina (ET-B), que mejora la diferenciación de células progenitoras neurales y la forma y la biogénesis mitocondrial en cerebros isquémicos	Un ECA fase III mostró mejoría neurológica 90 días tras el tratamiento	El tamaño muestral del ECA fue tan sólo de 40 participantes	Se necesita un ECA con mayor tamaño muestral para confirmar los resultados
3K3A-APC	La APC recombinante, con menores propiedades anticoagulantes, tiene efectos anti-apoptóticos y anti-inflamatorios	En un ECA en fase II, el tratamiento IV combinado con trombectomía, trombólisis o ambos mostraba una tendencia hacia menores tasas de hemorragia (RHAPSODY)	El tamaño muestral del ECA fue de sólo 110 participantes	Un ensayo fase III con 1400 participantes está en marcha (RHAPSODY-2)
HUK (calidinogenasa urinaria humana)	Regula el sistema calicreína-quinina	Un meta-análisis de 18 ECAs indica que HUK combinada con rt-PA mejora significativamente la recuperación neurológica y la calidad de vida de los pacientes tras ictus	Pequeño tamaño muestral y debilidades metodológicas en los estudios. Sólo 2 estudios documentaron la tasa de mortalidad durante el periodo de seguimiento	Se necesitan más estudios especialmente sobre la tasa de mortalidad ara conocer la seguridad del fármaco
Minociclina	Antibiótico del grupo de las tetraciclinas, que ha demostrado ser un potente inhibidor de la activación de la microglía, suprimiendo la producción de mediadores proinflamatorios	Varios ECAs indican un efecto neuroprotector en la independencia funcional a 3 meses, el índice Barthel y la escala NIHSS	Varios ECAs tenían tamaño muestral insuficiente. En la combinación con magnesio los resultados no fueron claros	Ensayos adicionales en marcha (NCT05512910; NCT05032781)
Neu2000	Derivado de sulfasalazina con acciones como antagonista selectivo del receptor de NMDA NR2B y acciones antioxidantes	En un ECA fase II en 208 pacientes con reperfusión endovascular, los resultados mostraron mejores puntuaciones en la escala Rankin 12 semanas tras ictus, pero sin diferencias significativas	Los ECAs no han mostrado efectos neuroprotectores significativos hasta la fecha	Un ECA en fase III está en marcha en ictus hiperagudo con trombectomía (RODIN)
Ácido úrico	Subproducto del metabolismo de las purinas que actúa como antioxidante endógeno	Varios estudios preclínicos positivos. Un ECA fase IIb/III con 411 pacientes con ictus no mostró una mayor proporción de pacientes con excelentes resultados 90 días tras el ictus. Un análisis secundario reveló que hubo una mejoría en el deterioro isquémico temprano	No hubo diferencias significativas en el criterio de valoración primario del ECA (NCT00860366)	Se necesitan ensayos clínicos adicionales para determinar los beneficios potenciales

Tabla 19-3. Candidatos prometedores en estudio como neuroprotectores en el ictus *(cont.)*

FÁRMACO	MECANISMO	EVIDENCIA	LIMITACIONES	PERSPECTIVAS
ApTOLL	Antagonista TLR4, receptor que juega un papel determinante en la activación de la respuesta inmune innata y el desencadenamiento de la respuesta inflamatoria	Varios estudios preclínicos han demostrado efectos neuroprotectores. Un ECA de fase I ha demostrado que el fármaco es seguro	Un ECA de fase Ib/IIa con 151 pacientes en 2022 ha demostrado una disminución de la mortalidad desde 18 % a 5 % vs placebo, así como una reducción del volumen de infarto, la valoración en la escala NIHSS a 72 h, y la discapacidad a 3 meses en la escala Rankin (APRIL)	A la espera del lanzamiento de un ECA en fase IIb/III
Edaravona	Eliminador de radicales libres que ha demostrado regular la apoptosis, la activación de la microglía y la neuroinflamación a largo plazo	Un metanálisis de 19 ECAs mostró mejores resultados neurológicos y disminución de la mortalidad. La combinación de edaravona y dexborneol fue más efectiva que Edaravona sola en el pronóstico	La mayoría de los estudios sobre edaravona se realizaron en Asia, particularmente en Japón	Más estudios está en marcha para probar la eficacia de edaravona solo y en combinación con dexborneol (NCT05024526; NCT05032781)

Adaptada de Haupt et al., 2023.
ECA: ensayo clínico aleatorizado; APC (activated protein C): proteína C activada; IV: intravenoso. PSD95: densidad postsináptica 95.

Como ya se ha comentado, el *estrés oxidativo y nitrosativo* causado por especies reactivas de oxígeno y nitrógeno es un importante ejecutor de lesión cerebral tras un ictus. La eliminación de estas especies, que se generan principalmente en la penumbra isquémica, ha demostrado ser una medida eficaz para atajar la expansión de la lesión isquémica en modelos preclínicos. Al igual que sucede con las estrategias antiexcitotóxicas, son múltiples las moléculas que se han ensayado con resultados negativos en pacientes.

En la actualidad se encuentran varias moléculas en estudio. Una de ellas es el **ácido úrico**, molécula endógena que da cuenta de aproximadamente dos terceras partes de la capacidad antioxidante del plasma, y que ha mostrado propiedades neuroprotectoras en modelos preclínicos *in vitro* e *in vivo*. Los ensayos realizados en pacientes con esta molécula muestran que reduce el crecimiento del infarto y mejoran el pronóstico funcional en grupos determinados de pacientes, como mujeres e individuos hiperglucémicos. Estos resultados requieren validación en futuros ensayos.

La **edaravona** es un eliminador de varias especies oxidantes que también posee propiedades neuroprotectoras en modelos preclínicos por varios mecanismos. Aunque los resultados obtenidos en diversos ensayos no habían demostrado eficacia, una revisión más reciente sugiere ciertos beneficios, y de hecho su uso en el ictus agudo está aprobado en China. Se necesitan ensayos adicionales para confirmar su utilidad en el ictus agudo.

La *inflamación* constituye otra diana de gran interés y con una ventana teórica superior a la de la excitotoxicidad. Como en los casos anteriores, se han ensayado un gran número de fármacos con poco éxito. Sigue en estudio la **minociclina** es una tetraciclina para la que se han demostrado efectos antiinflamatorios en diversos contextos, incluido el ictus en modelos animales, lo que se está estudiando en combinación con tratamiento trombolítico. Quizá la molécula de mayor interés sea **ApTOLL**, un aptámero con acciones antagonistas sobre el receptor Toll-like 4 (TLR4), receptor que inicia el daño y la inflamación en el ictus isquémico, media los procesos de transformación hemorrágica y participa en procesos de inmunotrombosis en modelos experimentales. En este sentido, ApTOLL ha demostrado efectos neuroprotectores en estudios preclínicos. En un ensayo en fase I ha demostrado ser un fármaco seguro en humanos. Además, un ensayo clínico aleatorizado reciente Ib/IIa ha demostrado que ApTOLL. En conjunción con la reperfusión tras trombectomía mecánica, disminuye la mortalidad, la lesión isquémica y la discapacidad funcional a largo plazo, lo que ha sido considerado por expertos como un renacimiento de la neuroprotección.

Con *mecanismos de tipo pleiotrópico*, posiblemente debido a un correcto mantenimiento de microdominios funcionales de las membranas plasmáticas, lo que permite un mejor funcionamiento de los transportadores de glutamato y la preservación de los niveles de ATP, entre otras acciones, la **citicolina** o **CDP-colina** ejerce notables efectos neuroprotectores en modelos preclínicos *in vitro* e *in vivo*. La *citicolina* se ha empleado en un alto número de voluntarios y pacientes con diversas enfermedades neurológicas, y su perfil de seguridad ha sido siempre similar al grupo placebo. En la década de 1990, el desarrollo clínico de la citicolina en el ictus agudo se realizó con esquemas terapéuticos en los que el fármaco se administró por vía oral, en dosis de 500-2.000 mg/día durante 6 semanas y con una ventana terapéutica de 24 horas. En estos estudios los resultados no fueron concluyentes, fundamentalmente debido a la variabilidad del objetivo principal. Sin embargo, en todos ellos se evidenció una tendencia positiva del efecto neuroprotector del fármaco, tanto desde el punto de vista clínico como neurorradiológico. Un metaanálisis publicado en 2002 sobre la citicolina en el ictus isquémico elaborado con los datos de 1.372 pacientes incluidos en cuatro ensayos clínicos a doble ciego y controlados con placebo, aleatorizados, con una ventana terapéutica de 24 horas y con 3 dosis (500, 1.000 y 2.000 mg/día) por vía oral durante 6 semanas, demostraba la eficacia del fármaco. El 25,2 % de los pacientes del grupo tratado alcanzó la recuperación global a los 3 meses, frente al 20,2 % del grupo placebo. En los pacientes que recibieron 2.000 mg de citicolina la recuperación fue un 38 % superior al placebo. Sin embargo, un ensayo clínico posterior (ICTUS) no mostró resultados positivos a nivel global, aunque sí en aspectos concretos en varios subgrupos de pacientes que presentaban mayor gravedad.

En conclusión, a pesar de los notables fracasos de los ensayos clínicos, la evidencia muestra resultados positivos de varios fármacos neuroprotectores en subgrupos definidos de pacientes, lo que aporta cierto grado de optimismo en el campo y una información importante que tener en cuenta para el diseño de futuros estudios. ◀◀

Tratamiento farmacológico del ictus en fase crónica

La mayor parte de la investigación preclínica sobre el ictus se ha centrado en el estudio de la neuroprotección en la fase aguda. En gran parte debido al fracaso de la neuroprotección, y habida cuenta de que una parte de los pacientes que sobreviven presenta algún tipo de discapacidad, parece esencial dedicar esfuerzos al desarrollo de terapias capaces de propiciar la reparación neural en la fase crónica del ictus con el fin de mejorar la recuperación de estos pacientes. Esta estrategia, que se conoce como *neurorreparación*, supone una alternativa con una amplia ventana terapéutica en comparación con las estrategias neuroprotectoras. La plasticidad axonal y la remodelación dendrítica, la neurogénesis y la angiogénesis en el periinfarto y áreas relacionadas conectadas con la zona dañada son posibles mecanismos de recuperación después del ictus.

El arsenal farmacológico con potencial neurorreparador es muy amplio, abarcando tanto fármacos reposicionados, usados anteriormente en clínica con otras indicaciones, como compuestos de nueva síntesis que muestran prometedores resultados en modelos animales. La eficacia de algunos de estos compuestos ha sido evaluada en ensayos clínicos, con resultados muy diversos.

Los modelos animales han demostrado que los fármacos que aumentan las concentraciones de **aminas cerebrales** (serotonina, dopamina y noradrenalina) pueden mejorar la tasa y el grado de recuperación funcional tras un ictus. La sobreactivación noradrenérgica implica un estado de especial interés desde el punto de vista de la recuperación funcional de los circuitos neuronales y gliales afectados tras un ictus. En este sistema, la **D-anfetamina**, agonista adrenérgico de naturaleza mixta, ha sido posiblemente uno de los fármacos más ampliamente estudiados. Su efectividad en la mejora de la recuperación motora tras un ictus no ha sido determinada de forma definitiva, si bien existen serias dudas acerca del diseño y la validez de los ensayos clínicos realizados al respecto, que no descartan terminantemente un efecto positivo de este fármaco sobre la terapia física de recuperación tras un ictus. Otros fármacos con los que se han obtenido resultados esperanzadores son el **metilfenidato**, de perfil farmacodinámico semejante a la anfetamina, y los inhibidores de la recaptación de noradrenalina **atomoxetina** y **reboxetina**. También han demostrado resultados potencialmente positivos sobre la recuperación funcional tras un ictus la **carbidopa** y la **levodopa**, compuestos utilizados en el tratamiento de la enfermedad de Parkinson por su acción sobre la neurotransmisión dopaminérgica (v. cap. 15).

El sistema serotoninérgico y su neurotransmisor, la serotonina, han mostrado también un gran potencial para la recuperación funcional tras un ictus. Varios antidepresivos inhibidores de la recaptación de serotonina (ISRS; v. cap. 18), como **fluoxetina**, **paroxetina**, **citalopram** y **escitalopram**, se han

estudiado en modelos animales, y se ha observado que la administración de estos compuestos provoca un aumento del BDNF y mayor respuesta neurogénica tras la lesión isquémica. Aunque la depresión aparece de forma frecuente como secuela en pacientes tras un ictus, las acciones beneficiosas de estos compuestos sobre la recuperación funcional parecen independientes de que el paciente sufra o no depresión. De todos ellos, la mayor evidencia se ha obtenido con **fluoxetina**.

▶▶ El sistema de neurotransmisión **colinérgico** y su neurotransmisor, la ACh, controlan algunas funciones neuronales a menudo afectadas tras un ictus. En el SNC, la ACh modula los fenómenos de plasticidad neural necesarios para el aprendizaje y la memoria a corto y largo plazo en estructuras cerebrales como el hipocampo, el área de Broca (implicada en el control de la verbalización), la corteza somatosensorial y la corteza motora. El objetivo final del uso de los fármacos moduladores del sistema colinérgico es conseguir restaurar y/o potenciar la actividad colinérgica en las regiones cerebrales isquémicas, contribuyendo así a la recuperación de algunas de las funciones que controla este sistema. A su vez, el papel de la ACh como modulador de la plasticidad sináptica lo convierte en un neurotransmisor clave en el proceso de neurorreparación a largo plazo. Por su implicación en los procesos cognitivos, los fármacos utilizados en la modulación del sistema colinérgico se describen en el siguiente apartado («Tratamiento farmacológico del deterioro cognitivo vascular y la demencia vascular»).

La **citicolina**, cuyo potencial neuroprotector ya se describió, además de ser un excelente estabilizador de la membrana plasmática, contribuye al aumento de los niveles celulares de colina para la posterior biosíntesis de ACh. Además de sus propiedades neuroprotectoras, su potencial neurorreparador también se ha descrito en modelos animales de isquemia cerebral focal, en paralelo con un aumento del número de espinas dendríticas y de la complejidad neuronal en las áreas corticales próximas al infarto, lo que sugiere un efecto directo de citicolina sobre la plasticidad sináptica tras un ictus.

En esta fase de la enfermedad, la espasticidad es una complicación que puede afectar a las capacidades funcionales del paciente y su calidad de vida. La **toxina botulínica**, neurotoxina producida por el microorganismo *Clostridium botulinum*, actúa sobre proteínas presinápticas y endosómicas implicadas en la exocitosis de ACh, como SNAP-25, VAMP y sintaxina. De esta manera, bloquea las uniones neuromusculares motoras colinérgicas voluntarias, induciendo parálisis flácida, por lo que se usa por vía intramuscular en pacientes para el tratamiento focal de la espasticidad muscular.

Se ha propuesto la utilidad de la **memantina**, antagonista NMDA utilizado en la EA, para la recuperación funcional y para el tratamiento de la afasia post-ictus. Para la recuperación funcional hay datos que apoyan la utilidad de diversos factores de crecimiento (v. cap. 43). En este grupo podría incluirse la **eritropoyetina (EPO)**, una glucoproteína estimuladora del proceso de eritropoyesis o generación de eritrocitos de la sangre en la médula ósea. Varios estudios indican que la administración de EPO reduce el tamaño del infarto y mejora la recuperación funcional tras un ictus en modelos experimentales adultos y neonatos. La EPO, además, actúa como un agente neurotrófico en el cerebro, promoviendo la supervivencia de las células progenitoras neurales y vasculares generadas en respuesta a la lesión cerebral isquémica e impidiendo su degeneración apoptótica. Sin embargo, su administración se asocia con un riesgo importante de complicaciones vasculares que cuestionan su utilidad. Cabe destacar que los análogos no hematopoyéticos de la EPO han mostrado una eficacia similar a los análogos hematopoyéticos en estos modelos, y menor incidencia de efectos adversos. Por su parte, los **factores estimulantes de colonias** (CSF, *colony stimulating factors*) son hormonas naturales que controlan la producción de células sanguíneas en la médula ósea. Algunos CSF también liberan células progenitoras desde la médula ósea al torrente sanguíneo, lo que podría propiciar la reparación cerebral tras el ictus. De hecho, en modelos experimentales mejoran la discapacidad tras la isquemia cerebral. Uno de estos factores, el **filgrastim** no ha demostrado eficacia clara en el ictus agudo, pero hay estudios sobre su posible utilidad en la recuperación funcional.

Otras estrategias potenciales para mejorar el pronóstico del ictus incluyen terapias celulares, incluido el trasplante intralesional, terapias de estimulación cerebral no invasiva, como estimulación magnética o eléctrica transcraneales, y terapias rehabilitadoras, como la inmovilización de extremidades sanas, asistencia robótica, etcétera. ◀◀

Tratamiento farmacológico del deterioro cognitivo vascular y la demencia vascular

El término «demencia vascular» hace referencia a los trastornos cognitivos de base cerebrovascular; constituye aproximadamente al menos el 20 % de los casos de demencia, y es la segunda causa de demencia después de la enfermedad de Alzheimer. Muchos autores prefieren el término «deterioro cognitivo vascular» para reflejar mejor la gama de síndromes cognitivos resultantes de los diversos trastornos cerebrovasculares que van desde el ictus clínico bien definido a lesiones cerebrovasculares subclínicas, entre los que la demencia vascular sería el extremo de mayor gravedad. Estudios recientes también destacan el papel de la enfermedad cerebrovascular no sólo como una causa importante de deterioro cognitivo, sino también como un adyuvante para la expresión de demencias de otra naturaleza, como la enfermedad de Alzheimer y otras enfermedades neurodegenerativas. Además, varios estudios neuropatológicos desafían la noción de subtipos discretos, de tal modo que las formas mixtas de la enfermedad parecen ser mucho más comunes que las «puras», en particular para la enfermedad de Alzheimer y la demencia vascular. Los sustratos neuropatológicos del deterioro cognitivo vascular van desde la enfermedad de pequeño vaso (infartos lacunares aislados, con lesiones isquémicas en la sustancia blanca subcortical), enfermedad aterosclerótica de grandes vasos (principalmente con afectación cortical), el fracaso global de la perfusión cerebral y la angiopatía amiloide cerebral. Neuropsicológicamente, el deterioro cognitivo vascular se caracteriza por un deterioro temprano de la atención y de la función ejecutiva, junto con un enlentecimiento del rendimiento motor y del procesamiento de la información. Como el deterioro cognitivo vascular y la enfermedad de Alzheimer a menudo coexisten, el diagnóstico diferencial es difícil, aunque destacan algunos rasgos propios: la disfunción ejecutiva es característica del primero, mientras que la alteración de la memoria lo es menos.

El envejecimiento es, en sí mismo, una condición que predispone al deterioro cognitivo. Los vasos sanguíneos cerebrales se someten a cambios profundos que reducen la perfusión cerebral, agotan las reservas cerebrovasculares y aumentan la susceptibilidad del cerebro a la insuficiencia vascular y la lesión isquémica.

▐ ▶▶ No hay tratamiento establecido para la demencia vascular más allá de los hábitos saludables y los fármacos dirigidos a contrarrestar los factores de riesgo de la enfermedad (antihipertensivos, antihipercolesterolémicos, antiagregantes plaquetarios, anticoagulantes y antidiabéticos) o las comorbilidades que la acompañan (antidepresivos). En principio, los **inhibidores de acetilcolinesterasa y la memantina**, utilizados para la enfermedad de Alzheimer no están indicados específicamente para la demencia vascular, si bien varios ensayos clínicos en marcha apuntan a su eficacia en esta en-

fermedad, en especial en el caso de la **memantina**, la **rivastigmina** y el **donepezilo**. En relación con la neurotransmisión colinérgica, la citicolina, ya comentada anteriormente, muestra también potencial en los déficits cognitivos. Otra molécula relacionada con este sistema es el **alfoscerato de colina** (gliatilina; α-GPC), que en algunos ensayos muestra mejorías en las alteraciones de la memoria y la atención en el deterioro cognitivo vascular y la enfermedad de Alzheimer.

Algunos estudios muestran efectos positivos de ciertos fármacos, muchos de ellos considerados nootropos. Así, el inhibidor de la fosfodiesterasa 3 **cilostazol**, del que, además de sus acciones antiagregantes, se postula que aumenta la memoria y la plasticidad sináptica regulando a la alta factores de transcripción como la proteína de unión a elementos de respuesta a adenosinmonofosfato cíclico o AMPc (CREB); el antagonista del calcio **nimodipino**, que muestra ciertas evidencias de beneficio a corto plazo; la **cerebrolisina**, una preparación peptídica obtenida de proteínas de cerebro de cerdo, o la **actovegina**, un extracto de sangre de ternera no autorizado en España.

También se utilizan varios fármacos clasificados como *vasodilatadores periféricos*, de eficacia no bien establecida, como el **piracetam**, para el que la evidencia sugiere el interés de estudios adicionales; la **vinpocetina** y su precursor la **vincamina** (alcaloide de la *Vinca minor*); los ergóticos **dihidroergocristina**, **nicergolina** y **dihidroergotoxina** (la comercialización de este último se ha suspendido en España); el **naftidrofurilo**, el antagonista del calcio y antihistamínico **cinarizina** y el antiagregante **pentoxifilina**.

Existen evidencias no concluyentes o negativas de la eficacia de **α-tocoferol**, **acetil-L-carnitina**, **ácido α-lipoico**, extractos de hojas del **ginkgo biloba**, la asociación de **almitrina y raubasina** (δ-yohimbina) o de **ácidos grasos poliinsaturados omega-3** (si bien se están realizando estudios con el **ácido eicosapentaenoico**), entre otros. En concreto, respecto a los extractos de hojas del **ginkgo biloba**, diversos estudios con poblaciones heterogéneas muestran resultados inconsistentes. Metanálisis recientes concluyen que en pacientes tratados con extracto de ginkgo biloba EGb 761 a dosis de 240 mg/día puede verse mejoría de las funciones cognitivas, en las actividades de la vida diaria y en la impresión clínica global, especialmente en aquellos con síntomas conductuales. Está aprobado en España sólo en deterioro cognitivo asociado a la edad, aunque la EMA también incluye su uso para mejorar la calidad de vida de los pacientes adultos con demencia leve.

Existen en la actualidad ensayos para evaluar la eficacia de moléculas frente a demencia vascular, como los fármacos para la EA memantina, donepecilo, y rivastigmina, la butilftalida (benzofurano del apio con propiedades antioxidantes y antihipertensivas), antipsicóticos como pimavanserina, N-acetilcisteína, metformina, y numerosas fórmulas de la medicina tradicional china (STA-1, Tianzhi gránulos, TMBCZG o Tianmabianchunzhigan, SaiLuoTong, Fufangdanshen, etc.). ◀◀

FÁRMACOS PSICOESTIMULANTES, NOOTROPOS Y AGENTES PARA EL TRASTORNO POR DÉFICIT DE ATENCIÓN/HIPERACTIVIDAD

Como sección aparte se presentan una serie de fármacos con indicaciones diversas y muchos ya mencionados en los epígrafes anteriores, que se clasifican y están comercializados en España como psicoestimulantes, nootrópicos así como otros de utilidad en el trastorno por déficit de atención/hiperactividad (TDAH). Como ya se ha comentado, en algunos casos son fármacos y complementos alimenticios cuya eficacia no está siempre bien establecida.

Para el *tratamiento del TDAH* son de utilidad los simpaticomiméticos indirectos/mixtos **metilfenidato**, **atomoxetina** y **lisdexanfetamina**. Por su parte, el **modafinilo** está indicado en adultos para el tratamiento de la somnolencia excesiva asociada a narcolepsia. Para *trastornos diversos de la atención y la memoria* están comercializados en España el **piracetam**, la **citicolina** y la **vinpocetina**, ya comentados, y la asociación de **pidolato de deanol** y **heptaminol hidrocloruro**.

Se incluye en este grupo de fármacos psicoestimulantes el *Hypericum perforatum* para el tratamiento sintomático de estados de decaimiento y astenia. ◀◀

BIBLIOGRAFÍA

Berge E, Whiteley W, Audebert H, De Marchis GM, Fonseca AC, Padiglioni C, de la Ossa NP, Strbian D, Tsivgoulis G, Turc G. European Stroke Organisation (ESO) guidelines on intravenous thrombolysis for acute ischaemic stroke. Eur Stroke J 2021; 6: I-LXII.

Chamorro Á, Dirnagl U, Urra X, Planas AM. Neuroprotection in acute stroke: targeting excitotoxicity, oxidative and nitrosative stress, and inflammation. Lancet Neurol 2016; 15: 869-81.

Cuartero MI, Lizasoain I, Moro MA, Ballesteros I. «The Complexity of the Innate Immune System Activation in Stroke Pathogenesis». En «Neuroinflammation: New Insights into Beneficial and Detrimental Functions», First Edition. Edited by Samuel David. 2015 John Wiley & Sons, Inc. ISBN: 978-1-118-73282-3.

Cummings J, Lee G, Nahed P, Kambar MEZN, Zhong K, Fonseca J, Taghva K. Alzheimer's disease drug development pipeline: 2022. Alzheimers Dement (N Y) 2022; 8(1): e12295.

De Strooper B, Karran E. The Cellular Phase of Alzheimer's Disease. Cell 2016; 164: 603-15.

Durán-Laforet V, Peña-Martínez C, García-Culebras A, Alzamora L, Moro MA, Lizasoain I. Pathophysiological and pharmacological relevance of TLR4 in peripheral immune cells after stroke. Pharmacol Ther. 2021 Dec; 228: 107933.

Endres M, Moro MA, Nolte CH, Dames C, Buckwalter MS, Meisel A. Immune Pathways in Etiology, Acute Phase, and Chronic Sequelae of Ischemic Stroke. Circ Res 2022 Apr 15; 130(8): 1167-86.

Gorelick PB, et al. Vascular contributions to cognitive impairment and dementia: a statement for healthcare professionals from the American Heart Association/American Stroke Association. Stroke 2011; 42: 2672-713.

Haupt M, Gerner ST, Bähr M, Doeppner TR. Neuroprotective Strategies for Ischemic Stroke-Future Perspectives. Int J Mol Sci 2023; 24: 4334.

Hernández-Jiménez M, Abad-Santos F, Cotgreave I, Gallego J, Jilma B, Flores A, Jovin TG, Vivancos J, Hernández-Pérez M, Molina CA, Montaner J, Casariego J, Dalsgaard M, Liebeskind DS, Cobo E, Castellanos M, Portela PC, Masjuán J, Moniche F, Tembl JI, Terceño Izaga M, Arenillas JF, Callejas P, Olivot JM, Calviere L, Henon H, Mazighi M, Piñeiro D, Pugliese M, González VM, Moro MA, Garcia-Tornel A, Lizasoain I, Ribo M. Safety and Efficacy of ApTOLL in Patients With Ischemic Stroke Undergoing Endovascular Treatment: A Phase 1/2 Randomized Clinical Trial. JAMA Neurol 2023 Jun 20: e231660.

Huang Y, Mucke L. Alzheimer mechanisms and therapeutic strategies. Cell 2012; 148: 1204-22.

Iadecola C, Duering M, Hachinski V, Joutel A, Pendlebury ST, Schneider JA, Dichgans M. Vascular Cognitive Impairment and Dementia: JACC Scientific Expert Panel. J Am Coll Cardiol 2019; 73: 3326-44.

Mead GE, Hsieh CF, Lee R, Kutlubaev M, Claxton A, Hankey GJ, Hackett M. Selective serotonin reuptake inhibitors for stroke recovery: a systematic review and meta-analysis. Stroke 2013; 44: 844-50.

Moro MA, Almeida A, Bolaños J, Lizasoain I. Mitochondrial respiratory chain and free radicals generation in stroke. Free Radic. Biol Med 2005; 39: 1291-304.

Self WK, Holtzman DM. Emerging diagnostics and therapeutics for Alzheimer disease. Nat Med 2023 Sep 4. doi: 10.1038/s41591-023-02505-2.

Scheltens P, De Strooper B, Kivipelto M, Holstege H, Chételat G, Teunissen CE, Cummings J, van der Flier WM. Alzheimer's disease. Lancet 2021; 397: 1577-90.

Schneider et al. Mixed brain pathologies account for most dementia cases in community-dwelling older persons. Neurology 2007; 69: 2197-204.

Sims JR, Zimmer JA, Evans CD, et al. Donanemab in Early Symptomatic Alzheimer Disease: The TRAILBLAZER-ALZ 2 Randomized Clinical Trial. JAMA. Published online July 17, 2023. doi:10.1001/jama.2023.13239.

Sinha K, Sun C, Kamari R, Bettermann K. Current status and future prospects of pathophysiology-based neuroprotective drugs for the treatment of vascular dementia. Drug Discov Today 2020; 25: 793-9.

Suh Y-H, Checler F. Amyloid precursor protein, presenilins, and a-synuclein: molecular pathogenesis and pharmacological applications in Alzheimer's disease. Pharmacol Rev 2002; 54: 469-525.

Szelenberger R, Kostka J, Saluk-Bijak J, Miller E. Pharmacological Interventions and Rehabilitation Approach for Enhancing Brain Self-repair and Stroke Recovery. Curr Neuropharmacol 2020; 18:51-64.

Toribio-Fernandez R, Ceron C, Tristão-Pereira C, Fernandez-Nueda I, Perez-Castillo A, Fernandez-Ferro J, Moro MA, Ibañez B, Fuster V, Cortes-Canteli M. Oral anticoagulants: A plausible new treatment for Alzheimer's disease? Br J Pharmacol 2023 Jan 12. doi: 10.1111/bph.16032.

Tsao CW, Aday AW, Almarzooq ZI, Anderson CAM, Arora P, Avery CL, Baker-Smith CM, Beaton AZ, Boehme AK, Buxton AE, Commodore-Mensah Y, Elkind MSV, Evenson KR, Eze-Nliam C, Fugar S, Generoso G, Heard DG, Hiremath S, Ho JE, Kalani R, Kazi DS, Ko D, Levine DA, Liu J, Ma J, Magnani JW, Michos ED, Mussolino ME, Navaneethan SD, Parikh NI, Poudel R, Rezk-Hanna M, Roth GA, Shah NS, St-Onge MP, Thacker EL, Virani SS, Voeks JH, Wang NY, Wong ND, Wong SS, Yaffe K, Martin SS; American Heart Association Council on Epidemiology and Prevention Statistics Committee and Stroke Statistics Subcommittee. Heart Disease and Stroke Statistics-2023 Update: A Report From the American Heart Association. Circulation 2023 Feb 21; 147(8): e93-e621.

Wisniewski T, Goñi F. Immunotherapeutic approaches for Alzheimer's disease. Neuron 2015; 85: 1162-76.

Drogas de abuso

20

M. I. Colado Megía, L. F. Alguacil Merino y M. Farré Albaladejo

INTRODUCCIÓN

El abuso de drogas y las adicciones constituyen un importante problema sanitario, social y económico, ya que los trastornos físicos y conductuales que padecen las personas afectadas terminan repercutiendo profundamente en todo su entorno. Los efectos de las drogas dependen en primer lugar de las características farmacotoxicológicas intrínsecas de cada sustancia en particular, pero varían en gran medida dependiendo del ambiente que rodea al consumo y del perfil biopsicosocial de cada individuo. Existe así una vulnerabilidad muy heterogénea en la población ante los efectos de las drogas, en buena parte condicionada por factores genéticos. Los consumidores de drogas utilizan normalmente varias sustancias psicotropas a la vez y con mucha frecuencia padecen simultáneamente otra enfermedad psiquiátrica («**patología dual**»), todo lo cual debe llevar a considerar con cautela las generalizaciones sistemáticas acerca de los efectos biológicos de las diferentes drogas de abuso que se estudiarán en este capítulo.

 Desde el punto de vista conductual, las drogas de abuso se caracterizan por proporcionar efectos que son inicialmente percibidos como positivos o placenteros por el consumidor, lo que potencia el desarrollo de comportamientos de búsqueda y consumo de estas sustancias. En este sentido, las drogas se comportan como **reforzadores positivos** de una manera similar a los reforzadores naturales, como la comida o el sexo, y de hecho comparten con éstos parte de los sustratos neuronales sobre los que actúan (**fig. 20-1**). El consumo prolongado de drogas puede dar lugar al desarrollo de adaptaciones biológicas en el organismo, que se manifiestan mediante la aparición de fenómenos como la **tolerancia** y la **abstinencia.** De esta forma, el consumidor necesitará incrementar sus dosis para reproducir los efectos deseados (tolerancia) y tenderá a mantener un consumo continuado para evitar la aparición de un síndrome de abstinencia. Los estados de abstinencia actúan también, por lo tanto, como reforzadores del consumo, que en este caso estaría orientado a prevenir o aliviar una situación que es negativa (**refuerzo negativo**). Además de estas adaptaciones, el consumo prolongado de drogas puede provocar otros cambios patológicos en diversas regiones corticales (especialmente la corteza frontal y temporal), subcorticales (amígdala, hipocampo, corteza insular) o basales (cuerpo estriado) que están relacionados con la aparición de complicaciones psiquiátricas en los consumidores. Cuando estas alteraciones afectan al sistema cerebral de refuerzo y recompensa, se producen deficiencias en el procesamiento de los estímulos reforzantes (entre ellos, el efecto de la propia droga) y el consumo de la sustancia se convierte en una conducta prioritaria y compulsiva, sobre todo en determinadas situaciones en las que el «ansia» por consumir *(craving)* resulta irrefrenable (p. ej., cuando los sujetos se encuentran en ambientes previamente asociados al consumo de la droga). La progresión del refuerzo positivo al negativo y de la impulsividad a la compulsividad representa la emergencia de lo que hoy se denomina **trastorno por consumo de sustancias**, una patología conductual por la que el indi-

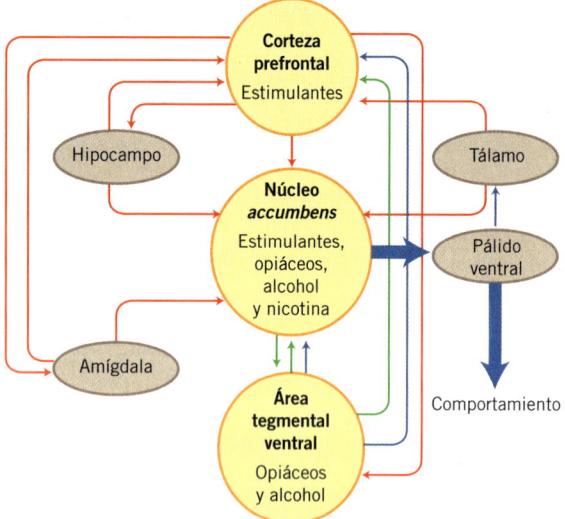

Figura 20-1. Circuito neuronal implicado en la adicción a las drogas de abuso, en el que se muestran los principales sitios de actuación de las sustancias más adictivas y las proyecciones más importantes (línea roja: vía glutamatérgica; línea azul: vía GABA-érgica; línea verde: vía dopaminérgica). Las vías mesolímbicas y mesocorticales que interconectan el área ventral tegmental, el núcleo *accumbens* y la corteza prefrontal constituyen el eje principal del circuito, aunque reciben influencias importantes de múltiples áreas del sistema nervioso central. Entre estas conexiones, las vías dopaminérgicas que parten del área ventral tegmental son esenciales en la adicción, y así casi todas las drogas adictivas modifican de alguna manera los niveles de dopamina en las sinapsis del núcleo *accumbens*. Éste, por su parte, actúa como interfaz entre el sistema límbico y el motor, de forma que sus proyecciones GABA-érgicas sobre estructuras motoras, como el pálido ventral, son también influidas en última instancia por todas las drogas adictivas. (Modificado de Nutt, 1996, y Wolf, 2002.)

viduo prioriza la búsqueda y el consumo de la droga a otras actividades y experimenta una tendencia permanente a consumir.

En los últimos años se ha progresado notablemente en el conocimiento de la neurobiología de la adicción a las drogas, lo que ha llevado al surgimiento de dianas farmacológicas potencialmente útiles para facilitar la desintoxicación de los consumidores (esto es, la superación del síndrome de abstinencia, un objetivo frecuentemente bien conseguido), para mantener un estado libre de drogas en personas ya desintoxicadas (previniendo las recaídas en el consumo, un objetivo mucho más difícil de alcanzar) o incluso para revertir las alteraciones cerebrales a largo plazo producidas por las drogas sobre los sistemas biológicos sensibles. Dentro de estas últimas estarían los cambios epigenéticos que se han visto asociados al consumo de distintas sustancias, entre ellos las modificaciones en la metilación o acetilación de histonas, en la metilación del ADN, o en la expresión de factores de transcripción estables y diversos tipos de ARN no codificante.

Es importante tener en cuenta que los avances en este campo pueden trascender a otras enfermedades psiquiátricas en las que también se presenta una disfunción del sistema cerebral de refuerzo y recompensa junto con conductas adictivas asociadas a otro tipo de estímulos; este sería el caso de las denominadas adicciones comportamentales como el juego patológico (única recogida en la última versión del Ma-

- **Abuso de drogas.** Cualquier tipo de consumo de una sustancia que difiere del admitido en un contexto social determinado.
- **Tolerancia.** Disminución gradual de los efectos de una sustancia de forma que se requieren dosis cada vez mayores para obtener el mismo efecto. Existe tolerancia cruzada entre dos sustancias cuando el consumo de una de ellas genera tolerancia a los efectos de la otra, hecho que suele ocurrir cuando ambas comparten un mismo mecanismo de acción farmacológico.
- **Abstinencia.** Conjunto de síntomas físicos y mentales que aparece tras interrumpir el consumo de una sustancia. La magnitud de dichos síntomas es proporcional a la de los cambios adaptativos provocados por el consumo previo.
- **Trastorno por consumo de sustancias.** Patrón de consumo inadaptado de una sustancia que conduce a la aparición de al menos dos síntomas relacionados con la pérdida de control (entre ellos el ansia por consumir o *craving*), la desadaptación social (p. ej., imposibilidad de atender a las obligaciones), el consumo de riesgo (uso recurrente en circunstancias peligrosas o al margen de sus consecuencias físicas o psicológicas) o la aparición de tolerancia y abstinencia (DSM-5, 2013).
- **Dependencia.** Síndrome caracterizado por un esquema de comportamiento en el que se establece una gran prioridad para el uso de una o varias sustancias psicoactivas determinadas, frente a otros comportamientos considerados habitualmente como más importantes (OMS, 1982). En la actualidad se considera equivalente a un trastorno por consumo de sustancias de intensidad moderada/grave.
- **Adicción.** Trastorno por consumo de sustancias grave.

nual diagnóstico y estadístico de los trastornos mentales, DSM-5, DSM-5-TR), la adicción a los móviles, la adicción a internet o la adicción a la comida (un fenómeno que podría desempeñar un papel importante en la obesidad de algunas personas).

Al margen de la adicción, el consumo de drogas conlleva otro tipo de comorbilidades centrales y periféricas que pueden estar directamente relacionadas con los efectos de la sustancia en cuestión o bien con la presencia de elementos nocivos adicionales en el producto final que circula en el mercado ilegal. El abordaje de estos problemas resulta a menudo tan urgente o incluso más que el de la adicción en sí. De esta forma, la producción casera a mayor o menor escala de metanfetamina, cocaína, opiáceos y otras drogas implica el uso de solventes orgánicos y la generación de subproductos altamente tóxicos que son consumidos por los usuarios (sobre todo por los más desfavorecidos económicamente) con efectos potencialmente devastadores. Por otra parte, las condiciones del consumo pueden ser también fuente de complicaciones graves, como ocurre con las infecciones que afectan a los adictos a drogas por vía parenteral (ADVP). Es por ello que aunque la abstinencia a largo plazo sea el objetivo final, los programas de reducción de riesgos y de mantenimiento de los consumidores con sustitutos farmacológicos (cuando éstos existen) pueden resultar estrategias altamente eficaces para reducir notablemente la morbimortalidad asociada al consumo de drogas, al menos a corto y medio plazo.

En la **tabla 20-1** se recogen las drogas de abuso más comunes y una valoración general de sus características potenciales en cuanto a dependencia y toxicidad.

Tabla 20-1. Drogas de abuso más comunes		
Sustancias	**Potencial de abuso**	**Toxicidad crónica**
Depresores del SNC		
Opiáceos: heroína, fentanilo	+++	+++
Cannabinoides	+	++
Alcohol etílico	++	+++
Inhalables	+	+++
Ácido γ-hidroxibutírico	+	?
Estimulantes del SNC		
Cafeína	+	+
Cocaína	+++	+++
MDMA	+	+++
Tabaco y nicotina	++	+++ (tabaco)
Anfetamina, metanfetamina	+++	+++
Psicodélicos		
LSD, psilocibina, mescalina	+/−	++
Anestésicos disociativos		
Ketamina, fenciclidina	+	++
Esteroides anabolizantes		
Nandrolona, estanozolol, testosterona	+	+++

MDMA: 3,4-metilenodioximetanfetamina; SNC: sistema nervioso central +/−: débil/ausente; +: débil; ++: intensa; +++: muy intensa; ?: no hay datos.

DEPRESORES DEL SISTEMA NERVIOSO CENTRAL

Opiáceos

Los opiáceos (u opioides, términos ambos que hoy en día se utilizan indistintamente) constituyen un conjunto de sustancias de varias familias químicas que comparten entre sí su capacidad de actuar como agonistas de receptores opioides, imitando así total o parcialmente el efecto de los ligandos endógenos de dichos receptores (los denominados péptidos opioides: encefalinas, endorfinas y dinorfinas, principalmente). Dentro de los opiáceos se incluyen alcaloides naturales como la morfina y la codeína, presentes en el opio (extracto de las cápsulas de *Papaver somniferum*, que da nombre al grupo), o la mitraginina contenida en el kratom (*Mitragyna speciosa*, un árbol procedente del sudeste asiático). También se incluyen en este grupo derivados semisintéticos de los alcaloides anteriores (como la heroína) y un buen número de moléculas sintéticas relacionadas. Los opiáceos se han utilizado en terapéutica desde hace milenios para el tratamiento del dolor, y aún siguen siendo extremadamente útiles en este sentido. Pero tan antiguo es su uso médico como su uso recreativo, ya que entre las propiedades que comparten muchos opiáceos está su capacidad de producir euforia, aliviar estados negativos y generar adicción. En España, el máximo número de adictos a opiáceos ilegales se alcanzó a mediados de la década de 1980, tratándose por entonces en su mayoría de consumidores de heroína por vía intravenosa. Desde entonces el consumo de esta droga se ha diversificado en buena parte hacia modalidades menos peligrosas (heroína esnifada o fumada) y el número

de consumidores habituales ha disminuido notablemente, habiéndose situado en los últimos años en cifras nunca superiores al 0,1 % de la población de edad comprendida entre los 15 y los 64 años. A pesar de este descenso, el consumo de opiáceos sigue siendo responsable de unas tasas muy elevadas de mortalidad y morbilidad por consumo de drogas tanto en España como en el resto de Europa. Tradicionalmente se consideraba que el uso médico de analgésicos opiáceos (morfina, fentanilo, buprenorfina, metadona, hidrocodona, oxicodona, codeína, tramadol) desencadenaba escasos problemas adictivos si la prescripción se ajustaba de forma estricta a las recomendaciones establecidas en cada caso. Sin embargo, el uso inadecuado de opioides de prescripción, la derivación de estas sustancias para usos ilegales y su efecto como «puerta de entrada» a otras adicciones ha representado un problema creciente, y en algunos países europeos la buprenorfina o el fentanilo han llegado a superar a la heroína como opiáceos de uso más frecuente entre los adictos que demandan tratamiento. En las últimas décadas este problema ha adquirido dimensiones epidémicas en algunos países como los Estados Unidos, donde durante las sucesivas «crisis de los opioides» cientos de miles de personas se han convertido en adictos o han fallecido por sobredosis asociadas al consumo de analgésicos orales de prescripción (oxicodona, hidromorfona), heroína o más recientemente fentanilo tanto de prescripción como de fabricación ilegal. En los países africanos se ha registrado una crisis semejante asociada principalmente al abuso de tramadol. En los últimos años han llegado al mercado ilegal nuevos opioides sintéticos de potencia y toxicidad similares o aún superiores a las del fentanilo. Este es el caso del carfentanilo, el protonitazeno y el isotonitazeno, estas dos últimas sustancias pertenecientes a la nueva subclase opioide de los benzimidazoles.

Mecanismo de acción y farmacocinética

La farmacología de los opiáceos se estudia de forma pormenorizada en el capítulo 12, por lo que nos centraremos aquí en los aspectos que están más estrechamente relacionados con su abuso. Los agonistas preferentes del receptor opioide μ son lo que han mostrado mayor potencial de abuso en el ser humano, en particular aquellas moléculas que se concentran rápidamente en el SNC como la heroína y el fentanilo (**fig. 20-2**). Los opiáceos de semivida más larga como la metadona son menos euforizantes y, cuando se utilizan de forma ilegal, su consumo va dirigido principalmente a la automedicación de los síntomas de abstinencia de otros opiáceos como la heroína. La acción agonista κ produce efectos disforizantes y aversivos que limitan el potencial adictivo de los opiáceos que la poseen.

Acciones farmacológicas inmediatas

La heroína por vía intravenosa o inhalatoria produce de forma casi instantánea una sensación placentera muy intensa y breve, vasodilatación cutánea, sequedad de boca, pesadez en las extremidades y, en ocasiones, náuseas, vómitos y picor. Se instaura después una pronunciada sedación, que puede mantenerse durante horas, y una profunda depresión respiratoria.

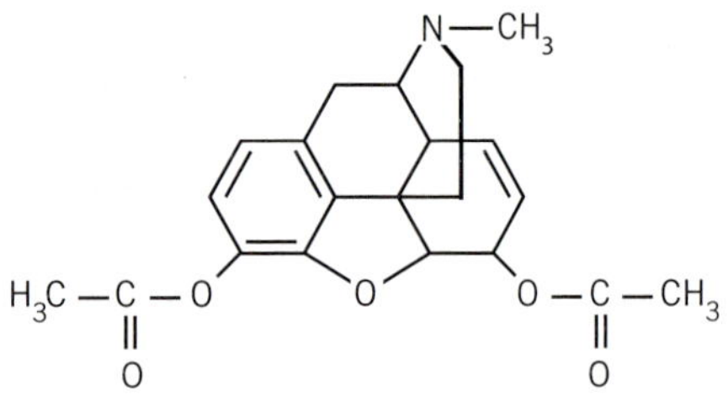

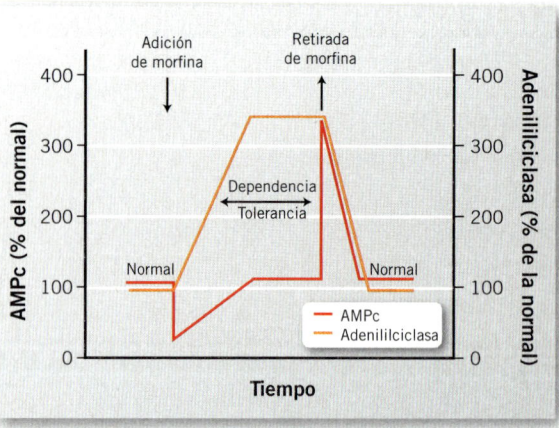

Heroína

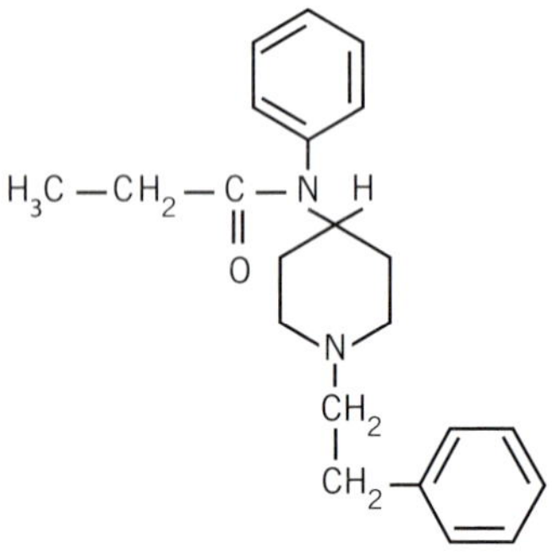

Fentanilo

Figura 20-2. Estructura química de la heroína y el fentanilo, dos de los opiáceos más importantes en cuanto a su potencial adictivo.

Tolerancia y abstinencia

La estimulación repetida de receptores opioides genera fenómenos adaptativos que conllevan la aparición de tolerancia y abstinencia. El síndrome de abstinencia de los agonistas μ es fuertemente aversivo, aunque no potencialmente mortal; las drogas de semivida corta, como la heroína, producen síntomas intensos y de corta duración (con una disminución importante al cabo de 1 semana), mientras que los opiáceos de semivida larga, como la metadona, provocan síndromes más leves y prolongados.

Los recién nacidos de madres drogodependientes experimentan síntomas de abstinencia que requieren atención médica. La privación puede resultar mortal.

Las adaptaciones biológicas que subyacen a estos fenómenos han sido ampliamente estudiadas, si bien se desconoce la contribución real de muchas de ellas a los fenómenos observables en clínica humana. La estimulación de receptores opioides conlleva fenómenos rápidos de desensibiliza-

---

✪ SÍNDROME DE ABSTINENCIA DE HEROÍNA

Los síntomas se distribuyen según su patrón más característico de aparición, pero pueden presentarse en todas las fases del síndrome.

- **Fase temprana:** rinorrea, lagrimeo, sudación, bostezos.
- **Fase intermedia:** dolores óseos y musculares, fasciculaciones y contracturas musculares, disregulación térmica: sensaciones de frío (piloerección, carne de gallina) y calor, activación simpática (taquicardia, sudación, temblor, hiperglucemia), ansiedad, agitación, insomnio, anorexia, intenso deseo de consumo.
- **Fase tardía:** alteraciones gastrointestinales (náuseas y vómitos, diarrea, espasmos intestinales) y musculares.

Figura 20-3. Esquema clásico (modificado) de la adaptación del sistema de la adenililciclasa a la presencia crónica de opiáceos, propuesto por Sharma y cols. (1977) a partir de experimentos en cultivos celulares. De forma aguda, la morfina inhibe la actividad adenililciclasa y disminuye, por lo tanto, los niveles de AMPc. La presencia prolongada de morfina en el medio provoca, como adaptación compensadora, una hipertrofia del sistema productor de AMPc: de esta forma se compensa la inhibición enzimática y desaparece el efecto de disminución de los niveles de AMPc (tolerancia). La misma adaptación subyace al fenómeno de dependencia, ya que, cuando se retira la morfina del medio y con ella la inhibición enzimática, dicha hipertrofia se manifiesta en forma de un incremento brusco de los niveles de AMPc; este incremento es, por consiguiente, un fenómeno de abstinencia y, de forma característica, resulta totalmente contrario al efecto agudo del opiáceo (disminución de los niveles de AMPc). En la actualidad se sabe que este modelo es relativamente simple por muchas razones: por ejemplo, las distintas isoformas de la adenililciclasa se adaptan de forma diferente al efecto de los opiáceos. También se sabe que los efectos de los opiáceos sobre la adenililciclasa apenas participan en el control de la liberación de neurotransmisores en condiciones agudas, y que adquieren importancia sólo en los consumos crónicos. En cualquier caso, el modelo que se representa en la figura tiene el valor añadido de que podría generalizarse para cualquier sistema efector, ya que, en principio, este tipo de evolución a lo largo del tiempo es el que cabría esperar para cualquier sistema biológico que se adapte a la presencia prolongada de una droga.

---

ción e internalización, pero la aparición de tolerancia responde preferentemente a cambios adaptativos a más largo plazo que afectan a las células dotadas de receptores opioides **(fig. 20-3)** y generan una readaptación funcional de los circuitos neuronales en los que participan. Cuando se interrumpe el consumo, estas adaptaciones se desenmascaran y dan lugar al establecimiento de un síndrome de abstinencia, que en buena parte es consecuencia a una hiperactividad noradrenérgica central muy acusada.

Propiedades reforzantes

La actividad del sistema opioide endógeno parece estar relacionada tanto con las propiedades reforzantes de los opiáceos como con las de otras drogas de abuso, de forma indirecta. La estimulación directa de receptores μ bloquea el efecto inhibitorio de neuronas gabérgicas sobre las neuronas dopaminérgicas del área tegmental ventral, lo que conlleva una desinhibición de estas últimas, un incremento consecuente de la liberación de dopamina en núcleo accumbens y refuerzo positivo. El alcohol, los cannabinoides, la nicotina y los psicoestimulantes son capaces de activar de una u otra forma mecanismos opioides, lo que parece estar relacionado,

Tabla 20-2. Complicaciones orgánicas características del consumo de opiáceos

Sistema nervioso
Encefalopatías postanóxicas
Delirios
Aumento de la presión intracraneal
Convulsiones
Plexitis braquial y lumbosacra
Mononeuritis y polineuritis
Accidentes cerebrovasculares
Deterioro intelectual
Leucoencefalopatía espongiforme
Mielitis transversa

Aparato renal
Síndrome nefrótico
Mioglobinuria
Insuficiencia renal

Aparato digestivo
Estreñimiento
Pancreatitis

Sistema endocrino y funciones sexuales
Incremento de ADH y prolactina
Disminución de ACTH y LH
Disminución de la libido
Trastornos de la erección y eyaculación
Trastornos menstruales
Mayor frecuencia de alteraciones obstétricas

Aparato respiratorio
Edema agudo de pulmón
Granulomatosis pulmonar
Bronquiectasias
Hiperreactividad bronquial

Aparato cardiovascular
Arritmias

Sistema musculoesquelético
Síndrome musculoesquelético-articular
Rabdomiólisis aguda
Miositis osificantes
Mialgias y artralgias

Sangre y sistema inmunitario
Anemia normocítica
Trombocitopenia
Linfopenia, alteraciones linfocitarias
Alteraciones quimiotácticas de los monocitos
Alteraciones de las inmunoglobulinas

Sistema ocular
Edema macular
Hemorragias
Disminución de la agudeza visual
Escotomas centrales
Miosis paralítica

ACTH: hormona adrenocorticotropa; ADH: hormona antidiurética; LH: hormona luteinizante.

al menos en parte, con su potencial adictivo; por esta razón se han diseñado estrategias terapéuticas para la deshabituación de drogodependientes basadas en la utilización de antagonistas opiáceos como la naltrexona o agonistas parciales como la buprenorfina.

Toxicidad

Además de la dependencia, el consumo crónico de opiáceos ilegales causa importantes problemas médicos. La sobredosificación produce una rápida y profunda depresión respiratoria que puede llegar a ser mortal, un riesgo especialmente asociado al consumo de fentanilo ilegal, cuyo margen de seguridad es extremadamente pequeño. Durante el consumo crónico pueden aparecer distintas alteraciones orgánicas, algunas de las cuales son consecuencia directa de las pausas de apnea y la hipoxia tisular que siguen a cada consumo (tabla 20-2).

Las complicaciones infecciosas están fuertemente asociadas al uso parenteral y son favorecidas por la inmunodeficiencia producida por el opiáceo; las infecciones por el virus de la inmunodeficiencia humana y por los virus de la hepatitis B y C constituyen la principal causa de muerte entre estos adictos. Existe un riesgo elevado de infecciones oportunistas (neumonías, toxoplasmosis, tuberculosis, candidiasis) y son también frecuentes las infecciones por gramnegativos (endocarditis bacteriana, flebitis, abscesos, meningitis, etc.).

Los adulterantes y las impurezas contenidas en las preparaciones de opiáceos ilegales pueden provocar diversos problemas médicos y llegar a desencadenar un *shock* anafiláctico, aunque suelen ser poco tóxicos. Sin embargo, existen algunas sustancias de fabricación casera como el «krokodil» o «heroína caníbal» que resultan altamente tóxicas al conte-

ner elevadas cantidades de solventes orgánicos, ácido clorhídrico, yodo o fósforo.

Tratamiento farmacológico

Los programas de intervención tienen habitualmente un enfoque multidisciplinar y se adaptan al nivel de exigencia adecuado para cada paciente (fig. 20-4). En los **programas de mantenimiento con agonistas opiáceos** se sustituye el consumo de la droga ilegal por otro opiáceo legal y más seguro en condiciones sanitarias controladas, lo que evita la aparición del síndrome de abstinencia, reduce los riesgos del consumo clandestino y facilita otro tipo de intervenciones terapéuticas. Los agonistas opiáceos con buena disponibilidad oral y larga semivida son los más adecuados para esta aplicación. La **metadona** bloquea los síntomas de abstinencia, aunque no sustituye suficientemente los efectos euforizantes de la heroína; son frecuentes, por lo tanto, los consumos esporádicos de esta última droga y de otros psicotropos que posiblemente se emplean como automedicación. Otro inconveniente de la metadona es que presenta numerosas interacciones con los antirretrovirales. Una alternativa a la metadona para los programas de mantenimiento es el agonista parcial μ **buprenorfina**, fármaco que ha demostrado un perfil similar de seguridad y eficacia en los ensayos clínicos comparativos. En algunos países existen programas minoritarios de prescripción de heroína, que se reservan a consumidores de este opiáceo en los que han fracasado las demás opciones terapéuticas.

Los **programas libres de drogas** son los más exigentes y comienzan con la desintoxicación del paciente. Para ello puede sustituirse inicialmente la droga por un agonista opiáceo oral (por lo común metadona) cuya dosis se reduce

Programa libre de drogas

- Desintoxicación
- Pautas farmacológicas
  Ambulatorias
  Piso de apoyo
  Hospital
- Deshabituación
- Reinserción sociolaboral

Programa de agonistas opioides

- Atención biopsicosocial
- Prescripción y dispensación de agonistas (metadona)
- Deshabituación
- Actividades de reinserción sociolaboral

Programa de atención básica

- Acogida e información
- Intercambio de jeringuillas/ entrega de preservativos
- Atención sanitaria básica
- Apoyo psicosocial básico
- Cobertura de necesidades básicas
- Orientación a otros recursos

Intoxicación aguda

- Atención sanitaria de urgencia
- Orientación posterior: programas

Figura 20-4. Modelos de intervención en la dependencia de heroína, según el nivel de exigencia. (Cortesía de la Dra. Victoria Iglesias.)

progresivamente hasta la supresión total del tratamiento y de los síntomas. Existen también pautas de desintoxicación con fármacos no opiáceos, como el agonista α_2-adrenérgico **clonidina**, que bloquea gran parte de los síntomas de abstinencia, probablemente como consecuencia de disminuir la hiperactividad noradrenérgica central. La clonidina es poco eficaz frente al deseo de consumir y, además, produce somnolencia, debilidad, bradicardia e hipotensión. Los procedimientos cortos y ultracortos de desintoxicación consisten en la administración de un antagonista opiáceo (**naloxona** o **naltrexona**) para desencadenar un síndrome de muy corta duración pero muy intenso, que se maneja con un cóctel de fármacos en dosis elevadas (agonistas α_2-adrenérgicos, hipnosedantes, antieméticos, octeotrida, etc.).

Los procedimientos de desintoxicación disponibles son en general satisfactorios, pero, por el contrario, la supresión total del consumo es extraordinariamente difícil de mantener y las recaídas son muy frecuentes. El antagonista opiáceo **naltrexona** puede ser útil en este sentido, ya que al bloquear los efectos reforzadores de la heroína contribuye a desensibilizar al paciente ante la presentación de los estímulos condicionados por el consumo. Este tratamiento es, sin embargo, poco aceptado por pacientes no muy concienciados y entraña riesgos de hepatotoxicidad. En lo que respecta al tratamiento de las sobredosificaciones agudas, la administración repetida del antagonista **naloxona** resuelve con eficacia la depresión respiratoria.

Cannabinoides

La planta del cáñamo (*Cannabis sativa*, variedades *indica* y *sativa*) contiene diversas moléculas tricíclicas conocidas como cannabinoides, entre las que destacan el Δ^9-tetrahidrocannabinol (THC) por sus efectos psicoactivos y el cannabidiol, que no es psicoactivo, por sus acciones ansiolíticas y sedantes (**fig. 20-5**). Los efectos característicos del *cannabis* dependen de la concentración de THC, que varía entre el 5 y el 25 % y que se ha incrementado en los últimos años. Sólo las plantas femeninas contienen THC en concentraciones apreciables. Recientemente ha aparecido en el mercado ilegal un gran número de cannabinoides sintéticos dentro del fenómeno de nuevas sustancias psicoactivas, como el JWH-018 (**v. fig. 20-5**), que se venden como incienso o

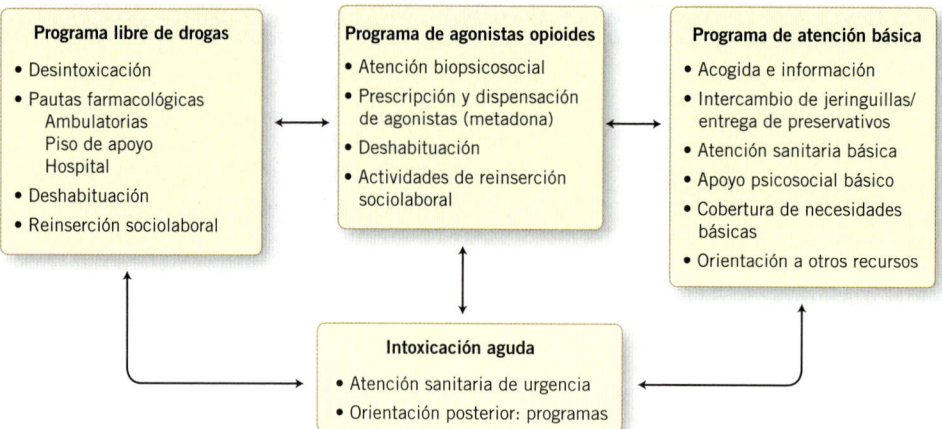

Cannabidiol

Δ^9-**Tetrahidrocannabinol**

JWH-018

Anandamida

Figura 20-5. Estructura química de algunos derivados cannabinoides naturales (Δ^9-tetrahidrocannabinol y cannabidiol), sintéticos (JWH-018) y endocannabinoides (anandamida).

preparados herbáceos para fumar y cuya composición cannabinoide no se declara (*spice drugs*).

El THC se absorbe por vía oral o inhalatoria, siendo esta última la forma de consumo habitual en las sociedades occidentales en forma de cigarrillos que contienen **marihuana** (obtenida tras secar y trocear las flores y hojas de la planta) o **hachís**, un preparado resinoso más elaborado y, generalmente, con mayor concentración de principios activos. También se puede tomar por vía oral en forma de aceites o pasteles y sin mezclar con tabaco usando vaporizadores.

En el mundo, los cannabinoides son las drogas ilegales más consumidas y su utilización es muy frecuente en la población joven y escolar. En España, en 2021, el 22,2 % y el 14,9 % de los jóvenes de 14-18 años manifestaba haber consumido *cannabis* a lo largo del año o en los 30 días anteriores a ser encuestado, respectivamente. En algunos países, la tenencia y el consumo de *cannabis* están penalizados. En España, el consumo público comporta una sanción administrativa. En Holanda y algunos estados de Estados Unidos, la adquisición y la compra de ciertas cantidades de *cannabis* por los mayores de edad son legales.

Hay diferentes medicamentos comercializados en algunos países que contienen cannabinoides. Destacan el dronabinol (que es THC obtenido sintéticamente), nabilona (un cannabinoide sintético), una mezcla de THC y cannabidiol (nabiximoles, en relación 1:1). También se pueden encontrar preparados de *cannabis* medicinal en países como Holanda, Canadá y algunos estados de Estados Unidos. Las indicaciones aprobadas son el tratamiento de náuseas/vómitos tras quimioterapia antineoplásica, la anorexia asociada a pérdida de peso en el sida y la esclerosis múltiple (dolor neuropático/espasticidad), además de su uso compasivo. Se ha estudiado la eficacia del cannabidiol en la ansiedad y la esquizofrenia con resultados prometedores, aunque faltan ensayos clínicos comparativos de fase II-III. El cannabidiol está comercializado para el tratamiento de algunos tipos de epilepsias (síndrome de Lennox-Gastaut y el síndrome de Dravet). El **rimonabant**, un antagonista de los receptores cannabinoides, estuvo comercializado para el tratamiento de la obesidad y fue retirado del mercado por incrementar el riesgo de patología psiquiátrica (depresión y suicidio).

Mecanismo de acción

Los cannabinoides interaccionan en el organismo con receptores específicos acoplados a proteínas G, cuyos ligandos endógenos son derivados de ácidos grasos poliinsaturados, como la **anandamida** (v. fig. 20-5) y el **2-araquidonilglicerol**. Los receptores CB_1 modulan la actividad de diversos canales iónicos, inhiben la adenililciclasa y activan la vía de las MAP-cinasas; están localizados en el SNC y parecen ser los principales responsables de los efectos psicotropos de los cannabinoides. Los receptores CB_2 son principalmente periféricos y responsables de los efectos inmunomoduladores.

Forman también parte del sistema cannabinoide endógeno una proteína transportadora de membrana, que recapta los cannabinoides endógenos, y dos enzimas que controlan la activación y disponibilidad de los endocannabinoides: la hidrolasa de amida de los ácidos grasos (FAAH) y la monoglicerol-lipasa (MLG). Los cannabinoides endógenos se sintetizan a demanda en las neuronas postsinápticas y se liberan en la sinapsis para actuar sobre los receptores cannabinoides presinápticos. Se trata de una neurotransmisión retrógrada que regula la actividad neuronal. El THC es un agonista parcial de los receptores CB_1 y CB_2, mientras que la mayoría de los cannabinoides sintéticos son agonistas puros.

Farmacocinética

El THC se absorbe con facilidad en las vías respiratorias y alcanza rápidamente el SNC debido a su elevada liposolubilidad, por lo que sus efectos aparecen en pocos minutos. La redistribución es también rápida y, en consecuencia, la mayoría de estos efectos desaparecen completamente en pocas horas, aunque los efectos cognitivos y el incremento del apetito son más persistentes. La liposolubilidad del THC también determina su depósito en el tejido adiposo, del que se libera lentamente, por lo que puede generar niveles sanguíneos y urinarios analíticamente detectables durante largo tiempo. El THC es hidroxilado en el hígado a 11-hidroxi-THC, que es activo biológicamente, y a 11-nor-9-carboxi-THC, que se elimina en su mayor parte por la orina y se utiliza como marcador biológico del consumo de *cannabis* (es positivo hasta 3-7 días después de un consumo aislado y hasta más de 1 mes en consumidores crónicos). Los cannabinoides sintéticos no se detectan con los métodos rápidos de análisis de THC en orina.

Acciones farmacológicas inmediatas

El consumo de marihuana o hachís produce euforia y bienestar, relajación, locuacidad y aumento de la sociabilidad. Estos efectos se acompañan de alteraciones sensoriales (especialmente de los colores), cambios en la percepción del tiempo, incoordinación motora, pérdida de memoria, disminución de la capacidad de concentración, enlentecimiento de las reacciones y empeoramiento del rendimiento psicomotor, además de un aumento del apetito. Se observa también hipotensión con taquicardia refleja, vasodilatación conjuntival y ptosis palpebral.

Trastorno por consumo de cannabis

Los cannabinoides son reforzadores positivos débiles. Tras su administración se libera dopamina en el núcleo *accumbens*. La exposición crónica a cannabinoides parece generar cambios adaptativos en los receptores, en los sistemas de transducción de la señal y en la función del sistema opioide endógeno, cuya relación con el sistema cannabinoide es muy estrecha. El uso habitual provoca un trastorno por consumo de sustancias (adicción, antes denominado dependencia) que está acompañado de una tolerancia moderada a sus efectos centrales y periféricos. Ha podido definirse un síndrome de abstinencia que implica dependencia física. Los síntomas de abstinencia son leves, incluso entre los consumidores de grandes cantidades, siendo los más comunes irritabilidad, ansiedad, trastornos del sueño, pérdida de apetito o peso, intranquilidad, estado de ánimo deprimido y algún síntoma físico (dolor abdominal, espasmos y temblores, sudoración, fiebre, escalofríos o cefalea). La mayoría de ellos suele desaparecer durante la primera semana de abstinencia.

Aunque se ha discutido ampliamente si el consumo de cannabinoides actúa como puerta de entrada al consumo de otras drogas de abuso, como la heroína o la cocaína, puede decirse que los datos disponibles no permiten establecer conclusiones claras al respecto.

Toxicidad

El consumo agudo puede provocar raramente intoxicación, que es una exageración de sus efectos en jóvenes, tras el uso de preparados con alto contenido de THC o tras su consumo oral. Se pueden observar episodios disfóricos con ansiedad o crisis de angustia, alteraciones del humor, despersonalización, delirios y, excepcionalmente, alucinaciones. Estos episodios suelen ser breves y, por lo general, no requieren tratamiento farmacológico. En el caso de los cannabinoides sintéticos se han descrito intoxicaciones graves con cuadros psicóticos floridos, taquicardia e hipertensión, convulsiones e incluso la muerte, síntomas que se relacionan con su potencia como agonistas y a que no contienen cannabidiol.

El uso prolongado y habitual se ha relacionado con un síndrome amotivacional y con **deterioro cognitivo** que afecta especialmente a la memoria, si bien el abandono del consumo revierte en parte la mayoría de estas alteraciones.

El consumo de *cannabis* se ha asociado con la aparición de episodios psicóticos agudos, el agravamiento de cuadros psicóticos preexistentes o, incluso, el desencadenamiento de psicosis y esquizofrenia. Estos riesgos son notablemente superiores cuando el consumo se inicia a una edad temprana (15 años o antes), si existen antecedentes familiares de este tipo de trastornos, si se es portador de algunos polimorfismos genéticos o si concurren rasgos de personalidad que habitualmente están asociados a ellos.

El uso prolongado de cannabinoides tiende a disminuir los niveles de hormonas sexuales. El uso de cannabinoides durante el embarazo se ha asociado a irritabilidad, inquietud, alteraciones del sueño y disminución del apetito en el recién nacido, alteraciones cognitivas durante los primeros años de vida y trastornos conductuales a más largo plazo. La combustión de las preparaciones de la planta del cáñamo origina compuestos similares a los obtenidos con la combustión del tabaco, por lo que presenta los mismos riesgos, especialmente si se consume junto a tabaco.

No existe por el momento tratamiento farmacológico específico o aprobado para el tratamiento de la adicción a *cannabis*, siendo el tratamiento sintomático.

Alcohol etílico o etanol

En las sociedades occidentales, el alcohol y el tabaco son las sustancias de abuso más consumidas y afectan a casi todos los segmentos de la población. En España, por ejemplo, puede decirse que el consumo de bebidas alcohólicas está generalizado entre la población escolar. La dependencia surge normalmente como consecuencia de un consumo regular excesivo de varios años de duración, pero el riesgo aumenta apreciablemente cuando existen antecedentes familiares de alcoholismo, cuando el consumo se inicia a una edad temprana o cuando existe un trastorno psiquiátrico comórbido. Los consumos excesivos de alcohol se acompañan de un acu-

sado deterioro orgánico y son un factor de riesgo para numerosas enfermedades.

Mecanismo de acción

El alcohol afecta de forma inespecífica la fluidez de la membrana celular y el movimiento de los fosfolípidos, pero estas acciones sólo ocurren con concentraciones muy elevadas en relación con los consumos habituales. Los principales efectos del alcohol sobre el funcionalismo neuronal se producen fundamentalmente como consecuencia de una interacción con receptores de tipo ionotrópico. De esta forma, el alcohol favorece la apertura del canal de Cl^- asociado al receptor $GABA_A$, lo que conlleva una hiperpolarización de las neuronas. Aunque el sitio de acción dentro del complejo receptor $GABA_A$ es distinto del de otros hipnosedantes (v. cap. 16), en general todas estas sustancias presentan efectos parecidos y tienden a potenciarse o sustituirse unas a otras en alguna medida. Otra de las principales acciones farmacológicas del alcohol consiste en la inhibición de la apertura del canal asociado al receptor NMDA (*N*-metil-D-aspartato) de glutamato, lo que se traduce en una disminución de la permeabilidad al Ca^{2+} y, por lo tanto, de la despolarización neuronal. El alcohol modifica además la función de otros receptores ionotrópicos, como los $5-HT_3$ y los nicotínicos, la apertura de canales de Ca^{2+} dependientes de voltaje y la función de diversas cinasas y fosfolipasas.

Farmacocinética

El alcohol se consume exclusivamente por vía oral, se absorbe muy bien en el aparato digestivo y se distribuye ampliamente por todo el organismo. El 2-10 % se elimina sin modificación por vía urinaria y pulmonar, y el resto sufre metabolización hepática generando acetaldehído. Esta conversión se produce fundamentalmente como consecuencia de la acción de la alcohol-deshidrogenasa, aunque un 20 % del alcohol consumido es metabolizado por dos sistemas inducibles: el sistema oxidativo microsomal y la catalasa. El acetaldehído se convierte finalmente en ácido acético por acción de la acetaldehído-deshidrogenasa. Se han descrito variantes farmacogenéticas en estas rutas metabólicas que confieren distinta vulnerabilidad a los efectos del alcohol. Existen además grandes diferencias farmacocinéticas entre los varones y las mujeres, lo que determina que la alcoholemia alcanzada por cada consumición sea alrededor de un 45 % más alta en la mujer.

Acciones farmacológicas inmediatas

En el SNC el alcohol se comporta como un depresor. De forma aparentemente paradójica, el consumo de alcohol produce desinhibición, locuacidad y aumento de la sociabilidad, lo que se explica porque uno de los sitios más sensibles al alcohol es la formación reticular, cuya inhibición conlleva un incremento secundario de la excitabilidad cortical. La inhibición producida sobre otros circuitos neuronales se manifiesta en forma de alteraciones de la concentración, del juicio y de la comprensión. Con el incremento de la dosis y la adquisición de un estado de embriaguez, se acentúan estas reacciones y aparecen cambios variables del estado de ánimo, alteraciones de la atención y la memoria, trastornos de la percepción, incoordinación motora y tendencia al sueño. Cuando los niveles sanguíneos alcanzan 2-3 g/L se presentan síntomas graves de intoxicación, con ataxia, temblor, irritabilidad, estupor e hipotermia, a los que puede seguir el coma etílico. El cuadro es muy variable de unos individuos a otros; así, por ejemplo, en algunas intoxicaciones se observa un incremento de la agresividad, y en otras, no.

Tolerancia y abstinencia

El consumo crónico de alcohol genera tolerancia y su interrupción un síndrome de abstinencia que, a diferencia de lo que ocurre con otras drogas de abuso, puede ser mortal si no se trata convenientemente, ya que se acompaña de graves desequilibrios electrolíticos y térmicos. En una primera fase se observan inquietud, ansiedad y temblores, a los que siguen sudoración, congestión facial, insomnio y, en algunos casos, convulsiones y alucinaciones. El *delirium tremens* aparece entre el segundo y el tercer día de abstinencia, con una exacerbación de las manifestaciones anteriores, además de fiebre, deshidratación, etc. Entre los cambios adaptativos subyacentes se han descrito modificaciones de los receptores NMDA y GABA$_A$, así como de los canales de Ca^{2+} **(fig. 20-6)**. El metabolismo oxidativo del alcohol se incrementa en los consumos crónicos y participa en la génesis de tolerancia, aunque de forma cuantitativamente limitada.

Propiedades reforzantes

El efecto reforzante positivo del alcohol se ha relacionado con una potenciación de la actividad dopaminérgica en el sistema de refuerzo, resultado de una combinación de acciones farmacológicas que implican la modulación de vías GABA-érgicas, glutamatérgicas y opioides.

Toxicidad

El consumo habitual excesivo de alcohol origina importantes problemas sanitarios. La **tabla 20-3** recoge los criterios actuales de consumo de riesgo definidos por la

OMS. El consumo de alcohol se recoge en gramos/día, pero es más común referirlo como unidad de bebida estándar/día (UBE). Una UBE equivale en España a 10 g de alcohol. Una caña de cerveza (200 mL), un vaso de 100 mL de vino o de 70 mL de vermut son 1 UBE, una mediana de cerveza (330 mL), 1,5 UBE; un combinado de destilados (40 mL) representa 2 UBE. Son especialmente preocupantes los efectos del consumo en las poblaciones más vulnerables a los efectos tóxicos del alcohol, como es el caso de los adolescentes; en este sentido, en 2022 la edad media de inicio de consumo en España era de 16 años en el caso de los varones y de 17 en el caso de las mujeres. Las alteraciones que provoca el alcohol afectan principalmente a las funciones hepática y gastrointestinal, lo que puede ser a su vez origen de alteraciones diferidas en otros sistemas. Así, los trastornos metabólicos y la deficiente absorción de lípidos, minerales, ácido fólico o vitaminas B$_6$ y B$_{12}$ están relacionados con la aparición de anemia, polineuropatía periférica, encefalopatía y deterioro de la función del sistema nervioso. Bien por toxicidad directa, bien por toxicidad indirecta o por una combinación de ambas, el consumo de alcohol provoca un deterioro orgánico generalizado que origina diversas enfermedades **(tabla 20-4)** y aumenta la incidencia de otras, como el cáncer de orofaringe, esófago, hígado o mama. Un alto porcentaje de hijos de madres alcohólicas sufre el **síndrome alcohólico fetal**, en el que se producen distintas malformaciones, retraso de la maduración psicomotora y, a menudo, deficiencia mental.

Tratamiento farmacológico

El tratamiento del síndrome de abstinencia puede requerir hospitalización y un control estrecho de la glucemia y los iones. El control farmacológico de los síntomas se realiza por lo general mediante el uso de hipnosedantes (fundamentalmente benzodiazepinas de acción larga), vitaminoterapia e hidratación. Para facilitar posteriormente la deshabituación se han utilizado inhibidores de la acetaldehído-deshidrogenasa, como el **disulfiram**, que produce acumulación de acetaldehído cuando se consumen bebidas alcohólicas. Se provocan así náuseas, vómitos y taquicardias, con lo que se persigue instaurar una aversión condicionada que ayude a mantener la abstinencia. El procedimiento parece escasamente eficaz a largo plazo y, además, resulta peligroso si hay hepatopatías o cardiopatía isquémica, pero resulta convincente en el caso de pacientes altamente motivados por dejar de beber. El disulfiram parece reducir el *craving* y las recaídas en el consumo de alcohol por otros

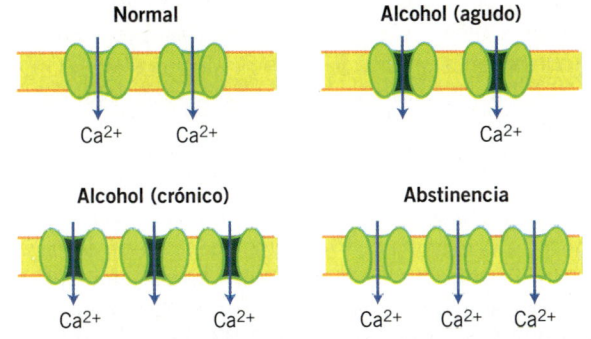

Figura 20-6. Adaptaciones del flujo de Ca^{2+} inducidas por el alcohol. El uso agudo disminuye el flujo de Ca^{2+}, pero la exposición crónica genera adaptaciones que restauran el flujo normal. La interrupción del consumo desenmascara dichas adaptaciones con un incremento en el flujo de Ca^{2+} por encima de las condiciones fisiológicas normales. Adviértanse las semejanzas con la adaptación de la adenililciclasa en el caso de los opiáceos **(v. fig. 20-3)**. (Parcialmente modificado de Little, 1991, con permiso.)

Tabla 20-3. Consumo de alcohol y nivel de riesgo		
	CONSUMO MEDIO DIARIO EN EL ÚLTIMO AÑO (G)	
NIVEL DE RIESGO	**HOMBRES**	**MUJERES**
Muy alto	> 100	> 60
Alto	> 60-100	> 40-60
Moderado	> 40-60	> 20-40
Bajo	2-40	1-20

Tabla 20-4. Complicaciones orgánicas características del consumo crónico excesivo de alcohol

Sistema nervioso Disartria Temblores Convulsiones Ataxia Alteraciones sensoriales Polineuritis Síndrome amnésico Encefalopatías persistentes Demencias Delirios, paranoia	**Aparato respiratorio** Laringitis Bronquitis Neumonías
	Aparato cardiovascular Miocardiopatía Hipertensión Telangiectasias faciales
Aparato digestivo Irritación mucosa Malabsorción Pérdida de apetito Varices esofágicas Hemorragias Gastritis Úlceras Diarreas Pancreatitis Esteatosis hepática Hepatitis Cirrosis hepática	**Sangre y sistema inmunitario** Anemias Leucopenia Disminución de los factores de la coagulación Trombocitopenia
	Metabolismo Hipoglucemia Hiperuricemia Hipovitaminosis
	Sistema endocrino y funciones sexuales Disminución de hormona luteinizante, oxitocina y testosterona Aumento de cortisol, aldosterona e insulina Disminución de la libido Infertilidad femenina Impotencia Ginecomastia Pérdida de pelo facial y atrofia testicular
Sistema musculoesquelético Miopatía aguda y crónica Osteoporosis	

mecanismos diferentes del anterior; uno de ellos consistiría en la inhibición de la enzima dopamina-β-hidroxilasa, lo que disminuiría los niveles de noradrenalina en el SNC y podría contribuir a que este fármaco resultase también útil para reducir el consumo de otras drogas como la cocaína, como sugieren diversos estudios. Otros tres fármacos disponibles para el tratamiento del alcoholismo son **naltrexona**, **nalmefeno** y **acamprosato**. Los dos primeros son antagonistas de receptores opioides capaces de disminuir el consumo de alcohol en los bebedores, lo que pone de manifiesto el importante papel del sistema opioide endógeno en el abuso de distintos tipos de drogas. La **naltrexona** debe utilizarse con mucha precaución o incluso evitarse si existe una afección hepática concomitante, mientras que el **nalmefeno** parece ser más seguro en estas circunstancias, pero sólo ha demostrado un efecto terapéutico claro en bebedores de alto riesgo. La eficacia terapéutica real del acamprosato está actualmente en discusión.

Ácido γ-hidroxibutírico

El ácido γ-hidroxibutírico (**GHB**, éxtasis líquido) es un depresor del SNC cuya popularidad como droga de abuso ha aumentado en los últimos 10 años. También recibe los nombres de oxibato sódico, 4-hidroxibutirato sódico o ácido 4-hidroxi-n-butírico. Se sintetizó en la década de 1960 en un intento de crear un análogo del ácido γ-aminobutírico (GABA) que pudiera atravesar la barrera hematoencefálica. De manera simultánea se descubrió que el GHB existía de manera natural en el cerebro humano como un metabolito del GABA (**fig. 20-7**). Durante las décadas de 1970 y 1980 se recomendó su empleo en el tratamiento de la narcolepsia (v. cap. 16) y del síndrome de abstinencia

producido por opiáceos y alcohol. Actualmente está indicado en el tratamiento de la narcolepsia y, en algunos países (Italia y Austria), en el tratamiento del síndrome de abstinencia a alcohol y en el mantenimiento de la abstinencia en la dependencia alcohólica. Desde 1990, el número de intoxicaciones por GHB ha aumentado de manera alarmante y en marzo de 2000 se incluyó en la lista I de sustancias controladas.

Mecanismo de acción

Probablemente son múltiples los mecanismos que contribuyen a los efectos del GHB en el SNC. El GHB presenta baja afinidad por los receptores GABA$_B$, es un agonista parcial con potencia milimolar. Sin embargo, los niveles endógenos de GHB se sitúan en el rango micromolar y, por lo tanto, en concentraciones demasiado bajas para activar los receptores GABA$_B$. En consecuencia, la activación del receptor GABA$_B$ es probable que se observe únicamente tras la administración exógena del compuesto, ya sea con fines terapéuticos o recreativos. En tales circunstancias, los receptores GABA$_B$ son dianas farmacológicamente relevantes para GHB y contribuyen a la mayoría de los efectos que se observan *in vivo*. Se han identificado sitios de unión de alta afinidad para GHB que se encuentran distribuidos principalmente en el hipocampo, la corteza, el estriado y el bulbo olfatorio. Algunas de las acciones de GHB son prevenidas por antagonistas de sus propios receptores, mientras que otras son bloqueadas por antagonistas de receptores GABA$_B$. El GHB modula los niveles extracelulares de varios neurotransmisores, incluidos GABA, glutamato y dopamina, ejerciendo una acción dual dependiente de concentración.

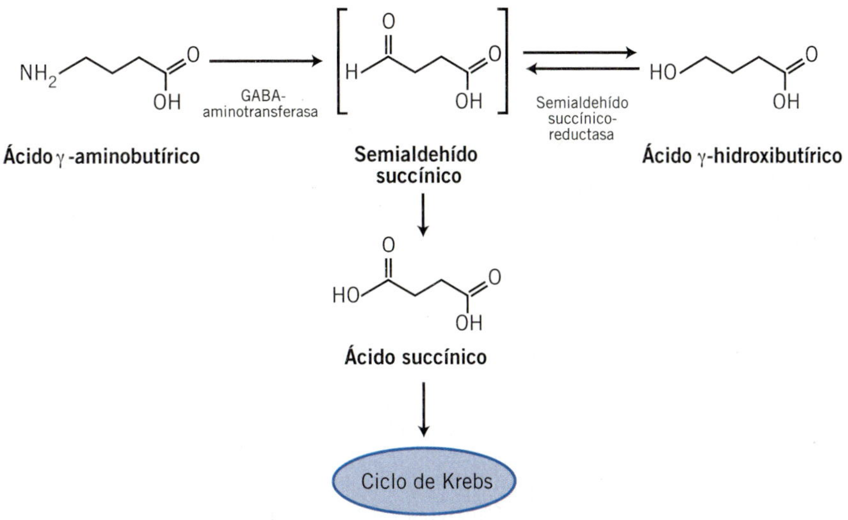

Figura 20-7. Síntesis del ácido γ-hidroxibutírico en el sistema nervioso central a partir del ácido γ-aminobutírico y su eliminación del organismo.

Farmacocinética

El GHB se absorbe rápidamente por vía oral y sus efectos aparecen 15 minutos después de su administración. Atraviesa la barrera hematoencefálica utilizando un sistema de transporte típico de ácidos monocarboxílicos. La semivida de eliminación plasmática es muy corta (30-45 minutos) en dosis bajas, pero en dosis elevadas (sobredosis) la absorción es lenta y mantenida y la semivida de eliminación plasmática más prolongada (presenta metabolismo de saturación). En general, el GHB y sus análogos se usan por vía oral y, en ocasiones, por vía intravenosa.

Acciones farmacológicas

El GHB ha llegado a ser una droga de abuso popular debido a su capacidad para producir un estado de relajación y tranquilidad acompañado de euforia moderada, logorrea, desinhibición, incremento de la sociabilidad y de la libido. No obstante, la curva dosis-efecto del GHB es muy pronunciada, e incrementos ligeros de la dosis originan la aparición de efectos desagradables. Los efectos del GHB son similares a los que provoca el alcohol, y ambos agentes actúan sinérgicamente incrementando el riesgo de intoxicación. A los 15-60 minutos de la ingestión aparecen vómitos, confusión, amnesia, hipotermia moderada, somnolencia, mareo, hipotonía muscular o vértigo. Dependiendo de la dosis y del uso concomitante de otros depresores del SNC, como el alcohol, puede producirse pérdida de conciencia, depresión respiratoria, temblor, mioclonía, convulsiones, bradicardia, hipotensión, coma e incluso la muerte. Se ha utilizado en casos de violación debido a su capacidad para producir intoxicación y amnesia. A diferencia de la 3,4-metilenodioximetanfetamina (MDMA), la administración de dosis repetidas no es tolerable.

Tolerancia y abstinencia

Aparece tolerancia a los efectos placenteros que provoca el GHB y un estado de dependencia física (después de semanas de uso frecuente) que da lugar a un síndrome de abstinencia si

se suprime la droga (insomnio, temblor, ansiedad, agitación, náuseas) y dura alrededor de 1 semana. A veces, se producen confusión, delirio, alucinaciones y taquicardia e hipertensión por estimulación autónoma. Suele utilizarse **diazepam** u otros sedantes. El manejo de los pacientes dependientes de GHB es complicado debido a las elevadas dosis de fármacos que requieren para controlar los síntomas de abstinencia. Sin embargo, hay poca evidencia de abuso entre aquellos pacientes a los que se prescribe GHB para el tratamiento de la narcolepsia.

Sustancias inhalables

También se las denomina disolventes o sustancias volátiles. Son sustancias que producen vapores químicos que, tras ser inhalados por vía nasal u oral, originan un efecto psicoactivo. Se trata de sedantes del SNC.

Se agrupan en cuatro categorías:

1. Disolventes volátiles (diluyentes y decapantes de pinturas, líquidos para lavado en seco, quitagrasas, gasolinas, pegamentos y colas).
2. Aerosoles (de pinturas, desodorantes, para el pelo, etc.).
3. Gases de uso médico (anestésicos como éter, cloroformo, halotano, óxido nitroso), de uso doméstico e industrial (mecheros y botellas de butano, tanques de propano, refrigerantes, etc.).
4. Nitritos: nitrito de ciclohexilo (perfumadores ambientales), nitrito de amilo *(poppers)* y nitrito de isobutilo.

El nitrito de amilo y otros nitritos son utilizados por adultos y adolescentes para intensificar el placer y el rendimiento sexuales, especialmente en ambientes homosexuales. El óxido nitroso (denominado «gas de la risa») es un anestésico general que produce bienestar y risa fácil durante varios minutos.

Los restantes inhalables se encuentran entre las primeras drogas utilizadas por los niños más jóvenes; son las denominadas drogas de los pobres, muy comunes en países en vías de desarrollo. Pueden provocar adicción, síndrome de absti-

Efectos farmacológicos

- Los inhalables, con excepción de los nitritos, provocan una euforia rápida similar a la producida por el alcohol con una excitación inicial, seguida por somnolencia, desinhibición, aturdimiento y agitación. Si se inhalase suficiente cantidad, casi todos los disolventes y gases producirían anestesia.

- Los nitritos producen vasodilatación, relajación muscular, incremento de la frecuencia cardíaca y una sensación de calor y excitación que puede durar varios minutos. Otros posibles efectos son rubor, mareo y dolor de cabeza.

- Producen dependencia y un síndrome de abstinencia cuando cesa el consumo.

Toxicidad

- La inhalación prolongada de disolventes (butano, propano) o aerosoles puede producir muerte súbita por inhalación.

- Su uso crónico produce, a largo plazo, neurotoxicidad. Por ejemplo, el tolueno (solvente en pegamentos y aerosoles de pintura) provoca una destrucción de fibras nerviosas en el SNC y el sistema nervioso periférico clínicamente similar a la que se observa en enfermedades neurológicas como la esclerosis múltiple. Hay incoordinación motora, espasticidad, pérdida de la capacidad auditiva y visual y anormalidades cognitivas, que oscilan desde un leve deterioro hasta una demencia grave.

- Algunas de las lesiones producidas por el abuso repetido de inhalables son irreversibles.

- El abuso de nitritos incrementa el riesgo de contraer y extender enfermedades infecciosas, como la hepatitis o el sida. Además, deterioran la actividad del sistema inmunitario.

nencia, tolerancia e intoxicaciones graves. Su consumo provoca un estado rápido de borrachera con desinhibición, que se acompaña de visión borrosa, incoordinación, debilidad muscular, trastorno de la marcha y que puede progresar a letargia, estupor y coma. Son frecuentes la agresividad, las distorsiones sensoriales y las alucinaciones. Pueden causar arritmias y muerte. Su uso crónico puede inducir neuropatía periférica y encefalopatía, hepatotoxicidad y nefrotoxicidad.

ESTIMULANTES PSICOMOTORES O PSICOESTIMULANTES

Metilxantinas

El grupo de las metilxantinas está formado por la **teofilina** (presente en el té), la **teobromina** (presente en el cacao) y la **cafeína**. La cafeína es el estimulante más consumido en el mundo. La principal fuente es el café o el té, pero la cafeína también está presente en un gran número de alimentos (cacao), así como en bebidas (cola) y formulaciones dispensadas sin receta médica.

La cafeína se utiliza terapéuticamente en combinación con ergotamina en el tratamiento de la migraña.

Mecanismo de acción

La cafeína es un antagonista competitivo de los receptores de adenosina **(tabla 20-5)**. Es un antagonista no selectivo de los receptores A_1 y A_{2A}, que muestra menor afinidad por los receptores A_{2B} y A_3.

Farmacocinética

Tras su ingestión oral, la cafeína se absorbe rápida y completamente a través del tubo digestivo sin sufrir un efecto de primer paso hepático significativo. La concentración plasmática de cafeína es máxima entre 30 y 120 minutos después de la ingestión, según la dosis, las características de la bebida (volumen, pH, etc.) o la comida (grasa o no) y el estado del tubo digestivo (vacío o no).

La ingestión de cafeína a partir de diferentes productos dietéticos produce unos niveles plasmáticos que oscilan entre 5 y 20 mM, niveles que son capaces de producir efectos farmacológicos en la mayoría de la población. La semivida de eliminación plasmática de la cafeína en individuos sanos se cifra en 2,5-4,5 horas.

Acciones farmacológicas

Efectos subjetivos y comportamentales

La popularidad de la cafeína se debe a que es un estimulante débil del SNC. Es capaz de incrementar el estado de alerta y el estado de ánimo, potenciar el sentimiento de bienestar, facilitar las tareas psicomotoras, aumentar la motivación por el trabajo, la energía y la concentración y retrasar el inicio del sueño.

Otros efectos

Es un relajante del músculo liso bronquial. Ejerce una débil acción diurética que resulta en un incremento de la concentración urinaria de Na^+, Cl^- y K^+. Todas las metilxantinas estimulan la secreción de ácido clorhídrico por la mucosa gástrica. Por lo tanto, los individuos con úlcera gastroduodenal deberían evitar el consumo de bebidas ricas en metilxantinas. En dosis muy altas, la cafeína incrementa la frecuencia cardíaca y puede provocar la aparición de arritmias en individuos susceptibles.

Tolerancia y abstinencia

El consumo prolongado conduce a la aparición de tolerancia frente a los efectos subjetivos y comportamentales. Al igual que sucede con otros estimulantes psicomotores, la supresión de la dosis tras su administración crónica diaria produce un síndrome de abstinencia cuyos principales componentes son la aparición de fatiga, somnolencia, irritabilidad y cefalea. Se ha observado en individuos que consumen alrededor de 600 mg de cafeína por día (unas 6 tazas de café).

Cocaína

La cocaína es un alcaloide que se obtiene a partir de las hojas de diversas especies de *Erythroxylon*, principalmente de *E. coca*, arbusto que crece espontáneamente en América del Sur. La cocaína se comercializa en forma de sal, el clorhidrato de cocaína que es soluble en agua y se presenta como un polvo blanco y cristalino o en forma de base libre *(crack)*. El *crack* se funde a alta temperatura y se vaporiza incluso a temperaturas más altas sin perder potencia, lo cual permite fumarlo.

Tabla 20-5. Acciones farmacológicas opuestas de la cafeína y los análogos de adenosina en el sistema nervioso central

	CAFEÍNA	ADENOSINA
Sistema nervioso central	↑ Actividad eléctrica espontánea	↓ Actividad eléctrica espontánea
	↑ Liberación de neurotransmisores	↓ Liberación de neurotransmisores
	Actividad convulsivante	Actividad anticonvulsivante
	↑ Actividad locomotora	↓ Actividad locomotora
Vasculatura central	Contracción	Dilatación

Mecanismo de acción

La cocaína se une a las proteínas transportadoras de dopamina, serotonina y noradrenalina bloqueando su recaptación en el terminal presináptico. La inhibición de la recaptación eleva, consiguientemente, las concentraciones sinápticas de cada uno de estos neurotransmisores y, por lo tanto, potencia y prolonga sus acciones centrales y periféricas. Los efectos psicoestimulantes de la cocaína están mediados, al parecer, por su capacidad para potenciar la actividad dopaminérgica dentro de los circuitos mesolímbico y mesocortical. En particular, la prolongación del efecto dopaminérgico en el sistema límbico causa la intensa euforia inicial que la convierte en una de las sustancias más adictivas hasta ahora conocidas. Además, la cocaína interactúa con múltiples sistemas neuromoduladores (glutamato, endocannabinoide y GABA).

El consumo crónico de cocaína tiene un gran impacto en la función cerebral, puesto que origina una regulación a la baja de receptores dopaminérgicos D_2 en el estriado, anormalidad en el metabolismo de la glucosa e hipoperfusión vascular en regiones subcorticales, temporales y frontales.

Farmacocinética

La cocaína se usa por vía inhalatoria (esnifada o fumada). Atraviesa el endotelio de los alvéolos pulmonares y se incorpora rápidamente al torrente circulatorio. El comienzo de la acción varía entre 3 segundos y 5 minutos (dependiendo de la vía de administración), el efecto máximo se alcanza generalmente en los primeros 20 minutos y la duración de la acción oscila entre 5 y 90 minutos. Posee una semivida de eliminación plasmática de 30-60 minutos. Es metabolizada por colinesterasas hepáticas y plasmáticas a los compuestos hidrosolubles benzoilecgonina y metiléster de ecgonina, que son eliminados por la orina.

Acciones farmacológicas

El uso de cocaína se asocia con diversas condiciones psiquiátricas y con consecuencias negativas a nivel físico y psicosocial. Entre otras, se incluyen trastornos neurológicos y cardiovasculares, síntomas psicóticos, infecciones transmitidas por vía sanguínea (virus de la inmunodeficiencia humana, virus de hepatitis B y C), comportamiento violento y muerte prematura. De acuerdo con datos epidemiológicos, los consumidores de cocaína muestran un índice de mortalidad de 4 a 8 veces superior a la población general de la misma edad y sexo. Aunque muchos consumidores usan cocaína esporádicamente, algunos desarrollan un patrón de uso compulsivo y llegan a ser dependientes de la cocaína. Se estima que el 6-7 % de aquellos que consumen cocaína por primera vez desarrollarán un síndrome de dependencia dentro del primer año de consumo y 1 de cada 5 cumplirá los criterios de dependencia a la edad de 45 años. La dependencia de cocaína es un trastorno mental crónico caracterizado por altas tasas de recaídas que pueden ocurrir tras muchos meses o incluso años de abstinencia.

Efectos subjetivos y comportamentales

Los efectos farmacológicos de la cocaína se asemejan a los de la anfetamina, de manera que individuos experimentados son incapaces de distinguir entre ambas drogas. Provoca euforia, locuacidad, profundos sentimientos subjetivos de bienestar, incremento de la actividad motora y disminución de la ansiedad.

✪ ADICCIÓN A LA COCAÍNA: REACCIONES ADVERSAS

- **Alteraciones cardiovasculares.** No relacionadas con la dosis, la vía de administración o los niveles plasmáticos de cocaína. La variabilidad individual a las respuestas hemodinámicas y a la cardiotoxicidad inducida por la droga es sustancial.
  - *Infarto agudo de miocardio.* Es el efecto cardíaco más frecuente. Aparece en individuos con enfermedad previa de las arterias coronarias o sin ella, relativamente jóvenes (media 34 años). Más del 90 % son varones sanos. El riesgo es máximo en la primera hora después de la ingestión.
  - *Arritmias ventriculares.* Se producen como consecuencia de un incremento de la actividad simpática y de los efectos directos que ejerce la droga sobre el corazón (altera la automaticidad del miocardio).
- **Alteraciones neurológicas**
  - *Síndromes psiquiátricos.* Psicosis (paranoia y alucinaciones), impulsos suicidas, inestabilidad del comportamiento y crisis de angustia.
  - *Ictus cerebral.* Se produce como consecuencia de infarto cerebral o de una hemorragia subaracnoidea o intracerebral tras una crisis hipertensiva. La mayoría de los afectados están en la treintena y el déficit neurológico ocurre en la mayor parte de las víctimas a las 3 horas del consumo de cocaína.
  - *Convulsiones.* Menos frecuentes, se producen como consecuencia de un ictus cerebral o de la exposición a grandes dosis de cocaína (sobredosis). En algunos casos constituyen una manifestación de un trastorno convulsivo preexistente.
- **Alteraciones renales.** Puede producirse necrosis tubular aguda secundaria a rabdomiólisis (consecuencia de una actividad física extrema y un incremento en la temperatura corporal).
- **Perforación del tabique nasal.** La inhalación de cocaína causa constricción de los vasos de la nariz que puede conducir a isquemia del tejido nasal, necrosis y perforación del tabique nasal.

Otros efectos

Puede observarse un incremento de la temperatura corporal que resulta de un aumento de la actividad motora, unido a una disfunción de los mecanismos de disipación de calor.

Los efectos inmediatos de la cocaína sobre el sistema cardiovascular están claramente definidos. La cocaína actúa como un estimulante del sistema nervioso simpático aumentando los niveles de catecolaminas, la frecuencia cardíaca, la presión arterial y la contractilidad del miocardio. En conjunto, estas acciones producen un incremento en la demanda de oxígeno. Concomitantemente, la cocaína también produce vasoconstricción, limitando el aporte de oxígeno y, por lo tanto, aumentando el riesgo de isquemia o infarto. Por otra parte, la cocaína actúa como agente anestésico, bloqueando los canales de sodio y potasio en el miocardio e inhibiendo la función contráctil normal. Estos efectos son capaces de inducir arritmias que aparecen en el electrocardiograma como una prolongación de los intervalos QRS y QT.

Los efectos crónicos de la cocaína sobre el sistema cardiovascular son más complejos y no están tan bien definidos. Está bien establecido que el consumo crónico de cocaína se asocia con el desarrollo de varios procesos patológicos cardíacos, entre ellos hipertensión, arteriosclerosis coronaria, hipertrofia ventricular izquierda y miocarditis. Estos procesos parecen estar correlacionados con la prevalencia de dolor torácico asociado al consumo de cocaína.

Tolerancia y abstinencia

La tolerancia aguda se refiere a una disminución de la efectividad de la droga en el transcurso de una sola sesión, a diferencia de la tolerancia crónica que hace referencia a cambios entre diferentes sesiones tras la administración repetida de la droga. Cuando se administra cocaína por vía intravenosa a individuos que 60 minutos antes habían inhalado una dosis activa de cocaína, los efectos subjetivos y cardiovasculares son significativamente menores que los observados tras la administración de la misma dosis de cocaína a individuos que 60 minutos antes habían inhalado un placebo.

Tras el empleo prolongado, la retirada de la droga produce depresión física grave y emocional que requiere un tratamiento antidepresivo específico. El 83 % de los individuos presenta disforia y ansiedad durante el período de abstinencia, siendo la ansiedad uno de los factores que contribuye a mantener los ciclos repetitivos en el consumo crónico de cocaína. Se observa también un incremento de la presión arterial y de la frecuencia cardíaca y sudoración.

Tratamiento de la adicción a cocaína

El tratamiento de la dependencia de cocaína todavía constituye un gran reto. Tras casi tres décadas de intensa investigación, no se dispone de un tratamiento eficaz bien establecido ni hay ningún fármaco aprobado por ninguna autoridad reguladora de medicamentos para el tratamiento de la dependencia de cocaína. Las intervenciones principales que han mostrado eficacia son aproximaciones conductuales.

Una posible aproximación terapéutica en el abordaje de la dependencia de cocaína es la terapia de sustitución, que ya se ha mostrado eficaz en el tratamiento de la dependencia de opioides y nicotina. Este término implica que un agente farmacológicamente similar sustituye a la sustancia de abuso con el objetivo de reducir el ciclo de consumo compulsivo y los peligros asociados. Estas estrategias farmacológicas persiguen la activación del sistema dopaminérgico mediante la administración de agonistas dopaminérgicos (**amantadina, bromocriptina**) o estimulantes de la liberación de dopamina (**metilfenidato**), puesto que existe una relación entre la capacidad adictiva de la cocaína y el circuito de recompensa/refuerzo. También se han empleado fármacos antiepilépticos, como carbamazepina, gabapentina, lamotrigina, fenitoína, tiagabina, topiramato y vigabatrina. Sin embargo, no existe un consenso general con respecto a la efectividad de éstos y otros fármacos (disulfiram, naltrexona y mazindol) en el tratamiento de la dependencia de cocaína; incluso los datos experimentales disponibles en la actualidad indican que los individuos en tratamiento con estos compuestos presentan una disminución similar en el consumo de cocaína y en el deseo por la droga que los que habían recibido placebo. Existe, por lo tanto, la necesidad de explorar estrategias alternativas en el tratamiento de la dependencia de cocaína (antagonistas de receptores σ_1, agentes glutamatérgicos).

Contrariamente a lo que ocurre tras la administración aguda de cocaína, el consumo crónico conduce a una deficiencia en la regulación de los sistemas monoaminérgicos que podría ser la causa de la depresión y del deseo de cocaína que aparece tras el consumo de la droga. Ésta es la base sobre la que se sustenta la utilización de antidepresivos (desipramina, fluoxetina) en el tratamiento de la dependencia de la cocaína.

Metilenodioximetanfetamina (éxtasis)

La 3,4-metilenodioximetanfetamina (MDMA, éxtasis) es un derivado anfetamínico sustituido en el anillo bencénico, que está estructuralmente relacionado con el alucinógeno mescalina. Fue patentada en Alemania en 1914 como un agente precursor de compuestos terapéuticamente activos. En la década de los setenta, la MDMA comenzó a usarse en psicoterapia debido a su supuesta capacidad para disminuir la ansiedad, aumentar la autoestima, desarbolar los mecanismos de defensa psicológicos y facilitar la comunicación terapéutica.

En 1985, la *Drug Enforcement Administration* (DEA) en Estados Unidos incluyó la MDMA en la lista de sustancias psicotrópicas debido a su alto potencial de abuso y a que la 3,4-metilenodioxianfetamina (MDA), el principal metabolito de la MDMA, inducía una degeneración de los terminales nerviosos serotoninérgicos en el cerebro de la rata.

No obstante, a partir de la segunda mitad de la década de los ochenta, la MDMA se hizo muy popular como droga recreativa de abuso, principalmente entre amplios sectores de la población juvenil. La autoadministración de esta droga se realiza por vía oral en forma de comprimidos o cápsulas y, habitualmente, los consumidores de MDMA son de fin de semana.

Mecanismo de acción

Los efectos agudos producidos por la MDMA se relacionan con un incremento de la liberación de monoaminas, serotonina y dopamina de sus respectivos terminales axónicos y, al parecer, son producidos por el compuesto original. Por el contrario, los efectos a largo plazo se atribuyen a un proceso de estrés oxidativo que se inicia inmediatamente después de la administración de MDMA y que probablemente está causado por un metabolito neurotóxico de la droga. También participan en la neurotoxicidad de la droga el sistema transportador de serotonina y el incremento de la temperatura corporal que se observa en los animales de experimentación.

Neurotoxicidad

Se ha demostrado que la MDMA, al igual que otros derivados anfetamínicos como la metanfetamina y la fenfluramina, es tóxica para el SNC de diversas especies animales. Produce un efecto neurotóxico selectivo sobre los terminales nerviosos serotoninérgicos en el cerebro de rata (**fig. 20-8**) y de primate tras la administración única o múltiple de dosis que no están alejadas de las que habitualmente consume el ser humano.

En los consumidores de éxtasis se observa una disminución en la concentración cerebral de serotonina y de su metabolito, el ácido 5-hidroxiindolacético (5-HIAA), en el líquido cefalorraquídeo, reducción que es más intensa en las mujeres que en los varones. Además, se manifiesta una acusada reducción en la densidad del sistema transportador de serotonina, un aumento en el número de receptores 5-HT$_{2A}$ y una mayor excitabilidad en el neocórtex. Estos datos sugieren que el uso recreacional de MDMA en seres humanos conduce a una reducción prolongada en la señalización serotoninérgica neocortical. Se necesitan estudios adicionales para entender las consecuencias clínicas de esta disminución en la función cerebral de serotonina y si es secundaria a una pérdida de axones o a un cambio funcional a largo plazo.

En conjunto, cada vez son más abundantes los datos científicos que indican que los consumidores habituales de MDMA son susceptibles a los efectos que la droga produce sobre las neuronas serotoninérgicas cerebrales de los animales de experimentación y, en consecuencia, manifiestan diversas alteraciones psicopatológicas relacionadas con la lesión neuronal.

Farmacocinética

La MDMA se absorbe bien por vía oral y atraviesa rápidamente la barrera hematoencefálica. La concentración plasmática máxima se alcanza 2 horas después de la administración oral. El metabolismo de la MDMA ha sido ampliamente estudiado, sobre todo en la rata, y se han encontrado numerosos metabolitos de la droga, algunos de los cuales carecen de actividad, mientras que otros poseen un perfil neurotóxico distinto del compuesto original. La MDMA se metaboliza en el hígado y presenta metabolismo de saturación.

Acciones farmacológicas inmediatas

Efectos fisiológicos

Los principales efectos fisiológicos inmediatos que se observan en el consumidor tras la ingestión de MDMA son:

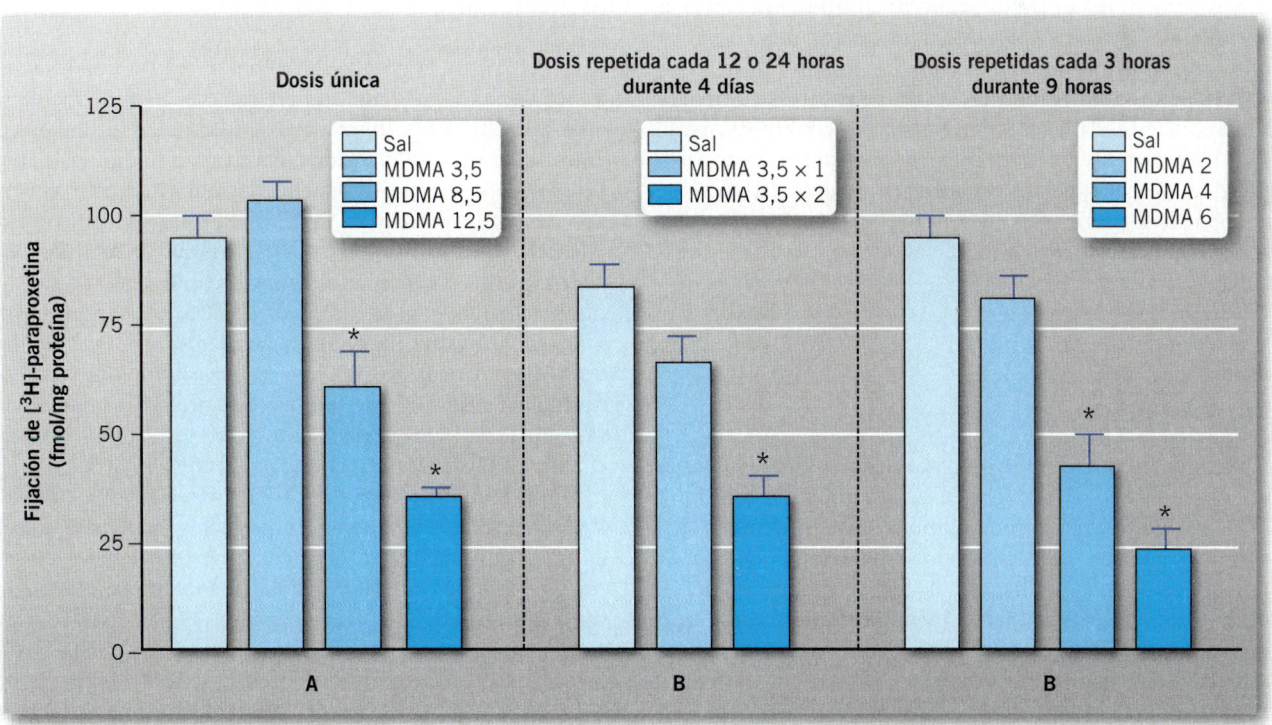

Figura 20-8. Densidad del transportador de serotonina en la corteza cerebral de ratas 7 días después de la administración de una dosis única de 3,4-metilenodioximetanfetamina (MDMA) (3,5, 8,5 y 12,5 mg/kg, i.p.) (A), una dosis repetida de MDMA (3,5 mg/kg, por vía intraperitoneal) una o dos veces diarias durante 4 días consecutivos (B) y varias dosis repetidas de MDMA (2, 4 y 6 mg/kg, i.p.) tres veces con un intervalo de 3 horas (C). * $p < 0,05$ frente a suero salino (sal).

incremento de la presión arterial y de la frecuencia cardíaca, náuseas, escalofríos, sudoración, sequedad de boca, temblor, trismo, bruxismo, hiperreflexia, aumento de la micción, tensión o dolor muscular, sofocos, nistagmo, insomnio e incremento de las concentraciones plasmáticas de prolactina y cortisol. Algunos de estos efectos son prevenidos por la administración de citalopram o haloperidol.

La **hipertermia** es uno de los principales síntomas de la toxicidad aguda inducida por MDMA, y se han detectado temperaturas corporales de hasta 43 °C. Este efecto, a su vez, conduce a otras manifestaciones, como rabdomiólisis, coagulación intravascular diseminada (que provoca hemorragias generalizadas y necrosis hística) e insuficiencia renal aguda. Además, tras la ingestión de MDMA pueden producirse efectos neurológicos potencialmente mortales, como hemorragia subaracnoidea o intracraneal, infarto cerebral y trombosis de los senos venosos cerebrales.

Estas complicaciones pueden ser consecuencia de una hipertensión a corto plazo, angitis cerebral o deshidratación. También se ha descrito necrosis hepática o del tejido cardíaco en el examen *post morten* de individuos cuya muerte estaba asociada al uso de derivados anfetamínicos.

Efectos psicológicos

La MDMA origina una serie de síntomas y sensaciones subjetivas, las más frecuentes de las cuales son las siguientes: aumenta la empatía, produce apertura emocional, reduce los pensamientos negativos, disminuye las inhibiciones, incrementa la actividad psicomotora, produce logorrea, facilita la comunicación, produce insomnio y aumenta el estado de alerta. Los sonidos y los colores aparecen más intensos. Estos efectos se manifiestan en los primeros 20-60 minutos tras la ingestión de una dosis única de éxtasis, alcanzan el pico a los 60-90 minutos y se mantienen durante unas 3-5 horas.

También se han comunicado efectos adversos como depresión, irritabilidad, crisis de angustia, alucinaciones visuales e ideas paranoides. Las crisis de angustia son de corta duración y generalmente no recurren cuando MDMA es ingerida en ocasiones sucesivas; por el contrario, las alucinaciones visuales y las ideas paranoides pueden persistir durante días o semanas.

Acciones farmacológicas a largo plazo

Efectos fisiológicos

Los efectos fisiológicos a largo plazo que resultan del consumo crónico de MDMA incluyen el desarrollo del síndrome de la articulación temporomandibular, erosión dental y dolor miofacial, que son secundarios a los efectos agudos de trismo y bruxismo. También se ha constatado en los consumidores de MDMA la aparición de hepatotoxicidad, que probablemente podría ser atribuida a la presencia de contaminantes en las tabletas de éxtasis.

Efectos psicológicos

Persisten durante mucho tiempo después de suprimido el consumo. Las alucinaciones visuales y las ideas paranoides pueden formar parte de los efectos agudos de la droga, pero algunas veces persisten durante días o semanas junto con cuadros de ansiedad, depresión, crisis de angustia y otras alteraciones del comportamiento. El uso regular de MDMA produce psicosis crónica.

Alteraciones cognitivas

El consumo crónico origina alteraciones en la memoria verbal inmediata y en la memoria visual, disminución de la capacidad de aprendizaje, de la concentración y de la capacidad para realizar tareas que requieran una complejidad excesiva. Las alteraciones en la memoria se relacionan con la dosis y la duración del consumo.

Tolerancia y abstinencia

No existen pruebas, hasta el momento, de que la MDMA produzca un problema importante de dependencia como sucede con otras drogas. Cuando la droga se consume con demasiada frecuencia, se produce una disminución de los efectos placenteros y un incremento de los efectos desagradables. Esta circunstancia hace que disminuya el incentivo a usar la droga de una manera que produzca dependencia. Este mismo fenómeno se ha observado con los alucinógenos.

No obstante, la anfetamina y la metanfetamina son, al menos, tan capaces como la cocaína de producir dependencia. Podría ser que el grupo metilenodioxi del anillo fenólico presente en la estructura química de la MDMA, la MDA y la 3,4-metilenodioxietilanfetamina (MDEA) asemejara más estas drogas a la mescalina que a la metanfetamina.

Uso terapéutico

A principios de la década de 1990, la FDA aprobó los primeros ensayos que ayudaron a establecer parámetros de seguridad para la administración de MDMA en humanos en entornos clínicos controlados. Poco tiempo después se aprobó para su uso en el tratamiento psiquiátrico del trastorno por estrés postraumático (TEPT) en ensayos clínicos bajo condiciones especiales. Hasta la actualidad se han sucedido alrededor de un centenar de ensayos clínicos en fase I y II y, muy recientemente, tres ensayos clínicos en fase III, el primero de los cuales ha publicado recientemente sus resultados (Mitchell et al., 2021), y se ha demostrado que tres dosis de MDMA junto con terapia durante 18 semanas atenúan de forma significativa tanto los síntomas clínicos como el deterioro funcional en el trabajo, el colegio y la vida social o familiar producidos por el TEPT.

Estos estudios no están exentos de amplio debate no solo entre la comunidad científica, con expertos a favor y en contra, sino también en la esfera pública. No obstante, si bien el uso ilícito de MDMA puede dar lugar a los efectos adversos ya mencionados en anteriores apartados, en los ensayos en fase I y II se ha demostrado que la psicoterapia asistida por MDMA es segura. Distintos metaanálisis y revisiones sistémicas de los efectos de la MDMA en el TEPT han evaluado los posibles riesgos y beneficios relacionados con la dosis y la estabilidad del tratamiento, y los resultados apoyaron el uso de MDMA como tratamiento complementario a la psicoterapia para el TEPT crónico resistente a los tratamientos convencionales. Se postula que la baja tasa de efectos adversos se debe al perfil favorable de muchos de los condicionantes de la toxicidad aguda de la droga como son la dosis, la frecuencia e intervalo entre dosis y las condiciones ambientales. Es, por tanto, esperable que esto mismo confiera un perfil seguro en lo que se refiere a posibles consecuencias neurotóxicas. No obstante, dichas expectativas han sido en parte frustradas ya que un panel de asesores de la FDA ha votado recientemente en contra de la aprobación de la terapia con MDMA para el tratamiento del TEPT. Tras analizar un ensayo clínico en fase III concluyeron que los datos disponibles no demostraban que la MDMA fuera efectiva para tratar el TEPT y que los beneficios de la terapia asistida con MDMA no superaban los riesgos.

Tabaco y nicotina

La **nicotina** es el principal alcaloide psicoactivo presente en el tabaco, y su presencia en el humo del cigarrillo es fundamental para el inicio y la persistencia del comportamiento del fumador, a pesar de existir abundantes pruebas de sus efectos nocivos para la salud. La nicotina es el segundo estimulante del SNC más usado (después de la cafeína) y la segunda droga de abuso más consumida (después del alcohol). La fuente más importante de consumo de nicotina son los cigarrillos (contienen aproximadamente 0,8 g de tabaco y 0,8-1,7 mg de nicotina), siendo otras menos comunes la pipa, el puro y el tabaco mascado. Recientemente se ha sumado el cigarrillo electrónico, que consiste en un recipiente con el líquido conteniendo nicotina, propilenglicol, glicerina y saborizantes que se vaporiza mediante un dispositivo eléctrico. Además, la nicotina se encuentra en diferentes presentaciones para uso médico (parches transdérmicos, chicles, pastillas blandas, comprimidos para chupar).

Mecanismo de acción

La nicotina activa receptores colinérgicos nicotínicos del cerebro (subtipo $\alpha_4\beta_2$, fundamentalmente) y de los ganglios vegetativos simpáticos y parasimpáticos. En el SNC, dichos receptores se expresan en las vías mesolímbicas y en las neuronas del área tegmental ventral. La activación de los receptores nicotínicos estimula la liberación de dopamina de las terminaciones mesolímbicas, especialmente las del núcleo *accumbens*. Tras el consumo de un cigarrillo se ocupan de forma rápida y casi completa los receptores cerebrales durante unas 2-3 horas.

Farmacocinética

Aproximadamente el 90 % de la nicotina inhalada al fumar un cigarrillo se absorbe y se transporta junto con el alquitrán en la fase particulada, alcanzando el cerebro en aproximadamente 20 segundos. La nicotina también se absorbe a través de las mucosas bucal, nasal y gastrointestinal y de la piel.

Los niveles plasmáticos de nicotina varían enormemente entre los fumadores y dependen de la intensidad y el número de bocanadas y del contenido de nicotina del cigarrillo en particular. Se metaboliza en el hígado a **cotinina**, que se elimina por la orina y es un biomarcador de consumo. Su semivida de eliminación plasmática es de 2-4 horas, pero los fumadores (comparados con los no fumadores) tienen un promedio de depuración de nicotina más bajo.

Efectos farmacológicos

En los fumadores, la nicotina produce sentimientos subjetivos agradables, como un incremento del estado de alerta, relajación o reducción de la ansiedad y un estado de ánimo positivo. Además, mejora la atención, el aprendizaje y el tiempo de reacción. Se cree que estos efectos subjetivos son un factor importante en el mantenimiento de la motivación para fumar. A nivel periférico la nicotina produce taquicardia, aumento de la presión arterial, disminución de la motilidad intestinal y sudoración, efectos que disminuyen con el uso repetido.

Reacciones adversas

La nicotina es una sustancia tóxica y adictiva y, en combinación con los alquitranes y el monóxido de carbono presente en el humo del cigarrillo, es un factor de riesgo grave para enfermedades pulmonares, diversas formas de enfermedades neoplásicas, enfermedades cardíacas y otras alteraciones. Es una de las causas más importantes de muerte prevenible, calculándose que está implicado en el 10 % de las muertes. Es responsable de más del 90 % de las muertes por cáncer pulmonar, del 80 % de las provocadas por la enfermedad pulmonar obstructiva crónica y de casi el 20 % de las de causa cardiovascular. En el embarazo produce bajo peso y aumenta la mortalidad perinatal. No se conocen los efectos a medio y largo plazo de los cigarrillos electrónicos.

Tolerancia y abstinencia

La exposición repetida induce la aparición de tolerancia a la mayoría de los efectos subjetivos y a algunos de los efectos cardiovasculares (incremento de la frecuencia cardíaca) de la nicotina. El consumo crónico de nicotina produce adicción con dependencia física que da lugar a un síndrome de abstinencia cuando se suprime el consumo. Además de un deseo irrefrenable por el tabaco, aparecen irritabilidad, ansiedad, agitación, dificultad para la concentración, dolor de cabeza e insomnio. A menudo se altera el apetito y se produce aumento de peso.

Interacciones farmacológicas

En los fumadores se observa un buen número de interacciones medicamentosas de carácter farmacocinético y farmacodinámico. El tabaco (hidrocarburos policíclicos) es un inductor metabólico del citocromo P-450 CYP1A2. Los fumadores metabolizan más rápidamente las metilxantinas (teofilina, cafeína), propranolol, imipramina, flecainida, fluvoxamina, tacrina, olanzapina, clozapina, haloperidol, pentazocina y estradiol. Incrementa la eliminación de heparina. Al dejar de fumar deben reducirse las dosis de los fármacos afectados. El perfil farmacocinético de la insulina inhalada (disponible en algunos países de América) se afecta significativamente, observándose un pico más rápido y concentraciones plasmáticas más elevadas en los individuos fumadores, en comparación con los no fumadores, mientras que reduce la absorción subcutánea. La principal interacción farmacodinámica ocurre con los anticonceptivos orales. En las mujeres mayores de 35 años y que fuman más de 15 cigarrillos al día, el uso de contraceptivos hormonales de cualquier tipo está contraindicado por existir un riesgo elevado de aparición de efectos cardiovasculares adversos. El tabaco reduce los efectos cardiovasculares de los bloqueantes β. Fumar reduce la sedación de las benzodiazepinas, provoca menor analgesia de los opioides y empeora la respuesta a los antihistamínicos H_2 en el tratamiento de la úlcera péptica.

Tratamiento del trastorno por consumo de nicotina (tabaco)

Las intervenciones farmacológicas más comunes son la terapia de **sustitución con nicotina** (en forma de chicle, aerosol nasal, parches y comprimidos), el **bupropión** y la **vareniclina**. La sustitución con nicotina reduce los síntomas de abstinencia. Los parches permiten una administración diaria. Contraindicada en embarazo, lactancia, infarto de miocardio y accidente cerebrovascular reciente y arritmias graves. Los chicles provocan dolor mecánico, molestias bucales (irritación), molestias digestivas (dispepsia, náuseas, hipo), cefalea, insomnio y mareo. Los parches pueden causar irritación cutánea, insomnio, sueños anormales, cefalea y mareo.

La eficacia del **bupropión** en el tratamiento de la dependencia del tabaco se atribuye al bloqueo de la recaptación de dopamina en el sistema mesolímbico y a su antagonismo de los receptores nicotínicos. Disminuye algunos de los síntomas del síndrome de abstinencia, como la irritabilidad, la ansiedad, la dificultad de concentración y la depresión. También parece atenuar la ganancia de peso que ocurre después de abandonar el hábito tabáquico. Se administra al menos 1 semana antes de dejar de fumar. Los efectos adversos más frecuentes son sequedad de boca e insomnio (debe administrarse varias horas antes de dormir), pero el más importante es el riesgo de aparición de convulsiones (0,1 %), siendo las tónico-clónicas generalizadas las más frecuentes. Es inhibidor metabólico del CYP2D6. Está contraindicado en individuos que manifiesten hipersensibilidad, alteraciones del apetito, convulsiones o antecedentes de convulsiones, cirrosis hepática, enfermedad bipolar y en pacientes medicados con inhibidores de la monoaminooxidasa.

La **vareniclina** es un agonista parcial de los receptores nicotínicos de la acetilcolina tipo $\alpha_4\beta_2$ (los ocupa y previene la ocupación). Se debe iniciar la terapia 1-2 semanas antes de dejar de fumar. Las reacciones adversas más frecuentes son náusea, cefalea, fatiga, insomnio y sueños anormales. No parece que se asocie a incremento de riesgo cardiovascular. Aunque se relacionó con la aparición de síntomas depresivos, ideación y comportamiento suicida e intento de suicidio, estudios más recientes no han confirmado un mayor riesgo de aparición de estas complicaciones.

Recientemente se ha introducido la **citisina** en el tratamiento de la dependencia tabáquica en fumadores que estén dispuestos a dejar de fumar. Ayuda a dejar de fumar y alivia la ansiedad que se produce cuando se deja de fumar. El objetivo del tratamiento de citisina es el abandono permanente del hábito de fumar. Este fármaco permite una reducción gradual de la dependencia de la nicotina mediante el alivio de los síntomas de abstinencia. La acción de la citisina es similar a la de la nicotina, pero en general es más débil. La citisina compite con la nicotina por los mismos receptores y gradualmente desplaza la nicotina al tener un enlace más fuerte. Tiene una menor capacidad de estimular los receptores nicotínicos, principalmente los del subtipo $\alpha_4\beta_2$ (es su agonista parcial). Se ha planteado la hipótesis de que en el sistema nervioso central la citisina actúe sobre el mecanismo implicado en la dependencia de la nicotina y sobre la liberación de neurotransmisores. Previene la plena activación dependiente de nicotina del sistema dopaminérgico mesolímbico y aumenta moderadamente el nivel de dopamina en el cerebro, lo que alivia los síntomas centrales de abstinencia de nicotina.

Otros medicamentos utilizados fuera de indicación aprobada son la nortriptilina, la clonidina y el rimonabant (retirado del mercado). Los cigarrillos electrónicos (vaporizadores) se han empleado para la deshabituación del tabaco, aunque se desconoce su seguridad a largo plazo.

ALUCINÓGENOS, PSICOTOMIMÉTICOS O PSICODÉLICOS: LSD

Los alucinógenos producen profundas distorsiones en la percepción de la realidad. Bajo la influencia de los alucinógenos, los individuos ven imágenes, oyen sonidos y perciben sensaciones que parecen reales, pero que no existen. Algunos alucinógenos también producen intensas y rápidas fluctuaciones emocionales. Tradicionalmente los alucinógenos se han dividido en dos grupos: fenilalquilaminas (mescalina, 2,5-dimetoxi-4-metilanfetamina [DOM], 2,5-dimetiloxi-4-bromoanfetamina [DOB]) e indolalquilaminas (psilocibina, LSD, harmalina, bufotenina).

La **LSD** es la dietilamida del ácido lisérgico (lisergida), el cual es el más potente de los alcaloides del hongo *Claviceps purpurea* (cornezuelo de centeno). Es el alucinógeno prototipo y sus efectos son extrapolables a otras drogas, como la **mescalina**, la **psilocibina** y la **ibogaína**.

Las propiedades alucinógenas de la LSD fueron descritas en 1943 por Albert Hoffman, quien, tras sufrir una ingestión accidental por LSD, decidió experimentar consigo mismo las acciones de la droga. En los primeros 20-30 minutos produce mareo, ansiedad, distorsiones visuales, síntomas de parálisis e hilaridad. Además, hay signos de hiperactividad simpática: incremento del pulso y de la presión arterial, midriasis, piloerección, hiperreflexia y ligera pirexia. Las alucinaciones pueden presentarse en cualquier modalidad sensorial, aunque las más comunes son las visuales. En algunos casos las percepciones sensoriales se mezclan, fenómeno conocido como sinestesia (el individuo afirma oír o sentir los colores y ver los sonidos). No se pierde la orientación ni la claridad de pensamiento.

Los efectos de la LSD se mantienen durante 6-12 horas. Los consumidores se refieren al conjunto de efectos producidos por la LSD como «viajes» o «malos viajes» si aparecen experiencias desagradables (terror, desesperación). Aunque la mayor parte de los viajes incluyen aspectos agradables y desagradables, los efectos de la LSD son impredecibles y varían en función de la cantidad ingerida, de la personalidad del individuo, de su estado de ánimo y del ambiente que lo rodea. Algunos consumidores de LSD experimentan efectos psicológicos devastadores que persisten tras la finalización del viaje, produciendo un estado psicótico duradero. Se observan también episodios denominados coloquialmente *flashbacks*. Son recurrencias espontáneas y repetidas de algunas de las distorsiones sensoriales que originó inicialmente la LSD. La experiencia puede incluir alucinaciones, pero normalmente consiste en alteraciones visuales. Esta situación puede persistir durante años después de que el individuo ha suprimido el consumo.

Mecanismo de acción

Las acciones de la LSD sobre procesos tan complejos como el conocimiento, las percepciones y el humor sugieren la participación de la corteza cerebral.

El efecto alucinógeno de la LSD se ha asociado a su actividad como agonista parcial sobre los receptores 5-HT$_2$, particularmente los 5-HT$_{2A}$, localizados fundamentalmente en la corteza cerebral, pero también en el *locus cœruleus*. También es un agonista de autorreceptores 5-HT$_{1A}$ en el *locus cœruleus*, núcleos del rafe y corteza cerebral y agonista parcial de receptores 5-HT$_{1A}$ postsinápticos. Presenta también afinidad por otros subtipos de receptores 5-HT$_1$ y por otros receptores serotoninérgicos cuya relevancia fisiológica permanece incierta.

Farmacocinética

La LSD se ingiere mascando o comiendo papel impregnado con la droga o en pastillas. Se absorbe rápida y completamente y se metaboliza enseguida y extensamente en el hígado. Los alimentos y el pH del estómago y del duodeno alteran la absorción.

Tolerancia y abstinencia

Los consumidores de LSD desarrollan rápidamente un alto grado de tolerancia a los efectos psicológicos y simpaticomiméticos de la droga, tolerancia que aparece también frente a mescalina y psilocibina. Es de corta duración y desaparece si el consumidor interrumpe el consumo de la droga durante varios días. No produce síndrome de abstinencia tras la supresión del consumo crónico. Se ha observado la existencia de tolerancia cruzada parcial entre LSD, psilocibina y mescalina.

En los últimos años, tal como se ha comentado para la MDMA, se ha reiniciado el estudio de las posibles propiedades terapéuticas de la LSD y la psilocibina.

ANESTÉSICOS DISOCIATIVOS

La **fenciclidina** (PCP, «polvo de ángel») y la **ketamina** se desarrollaron como anestésicos. La PCP rápidamente se descartó, mientras que persiste el uso de ketamina, sobre todo en animales y menos en seres humanos, como analgésico y anestésico. Ambas sustancias provocan la denominada **anestesia**

disociativa: el paciente presenta insensibilidad al dolor (analgesia) pero está completamente consciente y puede padecer manifestaciones psicodélicas. El dextrometorfano, muy utilizado para suprimir la tos, cuando se administra en dosis muy altas produce efectos similares a los de la ketamina y la PCP.

Ambos compuestos distorsionan las percepciones visuales y auditivas y producen sentimientos de disociación entre el ambiente y uno mismo; los consumidores experimentan un sentimiento de estar fuera de su cuerpo y separados de su ambiente. No provocan auténticas alucinaciones.

Fenciclidina

Mecanismo de acción

La PCP actúa alterando la neurotransmisión excitadora mediada por glutamato. Se fija específicamente y bloquea los receptores del glutamato (receptor NMDA). Los receptores de glutamato desempeñan un papel importante en la percepción del dolor, en los procesos cognitivos (aprendizaje y memoria) y en la emoción. En el cerebro, la PCP también altera la liberación de dopamina, neurotransmisor responsable de la euforia asociada al consumo de muchas drogas. Es una sustancia de uso frecuente en Estados Unidos y raramente en Europa.

Farmacocinética

La PCP habitualmente se fuma, se esnifa, se inyecta por vía intravenosa o se ingiere por vía oral y atraviesa rápidamente la barrera hematoencefálica.

Acciones farmacológicas

Efectos psicológicos

Los efectos psicológicos son impredecibles. En general aparecen en minutos y duran varias horas. Puede haber sentimientos de disociación de la realidad, incluyendo distorsión del espacio, del tiempo o de la imagen corporal; otras veces aparecen alucinaciones, pánico y miedo. Algunos consumidores refieren sentimientos de invulnerabilidad y una fuerza exagerada.

Los individuos pueden llegar a estar desorientados, violentos, y presentar un comportamiento suicida. El uso repetido de la droga causa adicción, y la supresión del consumo, un síndrome de abstinencia. Síntomas como la pérdida de memoria y la depresión pueden persistir durante un año tras el cese del consumo.

Efectos fisiológicos

En dosis bajas (5 mg o menos) aparece respiración rápida y superficial, incremento de la presión arterial y de la frecuencia cardíaca y aumento de la temperatura corporal. Con dosis más altas (10 mg o más) se intensifican estos efectos y aparecen también náuseas, visión borrosa, mareo y disminución de la percepción del dolor. Las contracciones musculares pueden causar movimientos incoordinados y posturas extrañas. Cuando las contracciones musculares son graves pueden producirse fracturas óseas. Dosis muy altas de PCP pueden causar convulsiones, coma, hipertermia y muerte. La intoxicación es una urgencia médica, ya que puede ser grave y potencialmente mortal. El tratamiento consiste en medidas de soporte.

Ketamina

La ketamina se emplea como anestésico veterinario y como anestésico y analgésico en seres humanos.

Se distribuye en el mercado ilegal a través de los preparados de uso veterinario, ya que es un medicamento de uso exclusivamente hospitalario en España y en muchos países bajo control. El uso ilegal de ketamina *(Super K, Special K, kit-kat, K)* ha ido aumentando en los últimos años. Al igual que la PCP, es antagonista de los receptores NMDA. Se administra por vía parenteral, oral, fumada e inhalada. La semivida de eliminación es de 2-3 horas. Los efectos son rápidos, poco duraderos y dependientes de la dosis. Provoca cambios perceptuales (desde sensación de disociación del organismo hasta las experiencias cercanas a la muerte, denominadas *K-hole*) y reacciones psicopatológicas similares a las de la PCP. La intoxicación cursa con taquicardia, alteración de la conciencia, discurso desorganizado y nistagmo. El tratamiento se basa en medidas de soporte. Algunos consumidores de ketamina padecen síntomas urinarios (cistitis ulcerativa), como molestias y necesidad urgente de orinar, que mejoran o desaparecen al cesar el consumo. Un derivado similar de aparición reciente dentro del grupo de las nuevas sustancias psicoactivas es la metoxetamina, que tiene un inicio más lento pero mayor duración de los efectos en comparación con la ketamina.

La ketamina se ha estudiado para el tratamiento de la depresión resistente al tratamiento sin resultados definitivos. La esketamina (S-ketamina), en combinación con un inhibidor selectivo de la recaptación de serotonina o un inhibidor selectivo de la recaptación de noradrenalina, está indicada en adultos con trastorno depresivo mayor resitente al tratamiento, que no han respondido al menos a dos tratamientos diferentes con antidepresivos en el episodio depresivo moderado o grave actual. Se administra por vía intranasal mediante un pulverizador y en un entorno clínico controlado en las 2 horas después de la dosis (v. cap 18).

ESTEROIDES ANDROGÉNICOS ANABOLIZANTES

Aunque el estudio detallado de las hormonas sexuales se aborda específicamente en el capítulo 38, cabe hacer un comentario aquí sobre su abuso. Las hormonas masculinas, como la testosterona, poseen propiedades anabolizantes que condujeron a su utilización fraudulenta en el mundo del deporte con el fin de incrementar el rendimiento en las competiciones y facilitar entrenamientos más intensos y prolonga-

dos. En la década de 1980 el consumo ilegal de estas hormonas comenzó a extenderse fuera del entorno del deporte de élite, apareciendo además un abuso de tipo exclusivamente estético, orientado a la remodelación del aspecto físico. Paralelamente se han sintetizado numerosos esteroides androgénicos anabolizantes con mayor potencia que las hormonas naturales, menor perfil androgénico o más difíciles de detectar en controles antidopaje. Mientras que el uso terapéutico de los andrógenos para las indicaciones aprobadas es bastante seguro, la utilización prolongada y en dosis altas de esteroides androgénicos anabolizantes con los fines ilegales previamente mencionados se acompaña de virilización, hepatopatías, trastornos metabólicos y cardiovasculares, problemas mecánicos derivados de un exceso de masa muscular y otros riesgos sanitarios. Además, se ha descrito que este tipo de consumo puede generar dependencia física, ya que su interrupción genera un síndrome de abstinencia, con depresión, fatiga, deseo de consumo, inquietud, anorexia, insomnio y disminución de la libido. Por último, existe suficiente evidencia para afirmar que los esteroides androgénicos anabolizantes pueden alterar los sistemas de refuerzo, aunque estén prácticamente desprovistos de efectos euforizantes a corto plazo en comparación con otras drogas de abuso. Se ha sugerido que la dependencia de estas drogas en los seres humanos seguiría una trayectoria bifásica característica: en primer lugar, el consumo crónico estaría impulsado por la consecución de los efectos anabolizantes, a diferencia de otras drogas de abuso que se consumen por sus efectos directos sobre el SNC; sin embargo, en consumos más prolongados serían los efectos centrales de los esteroides androgénicos anabolizantes sobre los sustratos neuronales de la motivación y el refuerzo los que cobrarían protagonismo, de la misma forma que ocurre con otras drogas. Los estudios epidemiológicos asocian el consumo abusivo de esteroides androgénicos anabolizantes al de diversas drogas ilegales (psicoestimulantes, sedantes, cannabinoides y opiáceos).

OTROS PSICOFÁRMACOS DE PRESCRIPCIÓN

Además de los fármacos de prescripción anteriormente considerados en los distintos apartados de este capítulo, otras familias de psicofármacos tienen también un potencial de abuso significativo. Las benzodiazepinas, especialmente aquellos agentes de duración de acción corta y efectos potentes (triazolam, alprazolam) generan tolerancia y abstinencia tras consumos prolongados, lo que obliga a adoptar procedimientos terapéuticos estandarizados para el manejo de los síntomas asociados a la interrupción de su prescripción continuada. Entre los antidepresivos se ha descrito un alto riesgo de abstinencia asociado al consumo crónico de paroxetina, duloxetina y venlafaxina, no estando exentos de riesgo el resto de los fármacos de este grupo. Se ha descrito también abuso de algunos antipsicóticos, especialmente quetiapina.

BIBLIOGRAFÍA

Alguacil LF, González-Martín C. Target identification and validation in brain reward dysfunction. Drug Discov Today 2015; 20: 347-52.

American Psychiatric Association. Diagnostic and Statistical Manual of Mental Disorders, 5ª ed. Arlington: American Psychiatric Asociation, 2013 (text revision, DSMV-TR, 2022).

Aubin HJ, Luquiens A, Berlin I. Pharmacotherapy for smoking cessation: pharmacological principles and clinical practice. Br J Clin Pharmacol 2014; 77: 324-36.

Balster RL, Cruz SL, Howard MO, Dell CA, Cottler LB. Classification of abused inhalants. Addiction 2009; 104: 878-82.

Batalla A, Soriano-Mas C, López-Solà M, Torrens M, Crippa JA, Bhattacharyya S y cols. Modulation of brain structure by catechol-O-methyltransferase Val(158) Met polymorphism in chronic cannabis users. Addict Biol 2014; 19: 722-32.

Bay T, Eghorn LF, Klein AB, Wellendorph P. GHB receptor targets in the CNS: Focus on high-affinity binding sites. Biochem Pharmacol 2014; 87: 220-8.

Bell J. Pharmacological maintenance treatment of opiate addiction. Br J Clin Pharmacol 2014; 77: 253-63.

Benningfield MM, Cowan RL. Brain serotonin function in MDMA (ecstasy) users: evidence for persisting neurotoxicity. Neuropsychopharmacology 2013; 38: 253-5.

Benowitz NL. Nicotine addiction. N Engl J Med 2010; 362: 2295-303.

Brennan R, Van Hout MC. Gamma-hydroxybutyrate (GHB): a scoping review of pharmacology, toxicology, motives for use, and user groups. J Psychoactive Drugs 2014; 46: 243-51.

Corazza O, Schifano F, Simonato P, Fergus S, Assi S, Stair J y cols. Phenomenon of new drugs on the Internet: the case of ketamine derivative methoxetamine. Hum Psychopharmacol 2012; 27: 145-9.

Corkery JM, Loi B, Claridge H, Goodair C, Corazza O, Elliott S, Schifano F. Gamma hydroxybutyrate (GHB), gamma butyrolactone (GBL) and 1,4-butanediol (1,4-BD; BDO): a literature review with a focus on UK fatalities related to non-medical use. Neurosci Biobehav Rev 2015; 53: 52-78.

Diaper AM, Law FD, Melichar JK. Pharmacological strategies for detoxification. Br J Clin Pharmacol 2014; 77: 302-14.

Dürsteler KM, Berger EM, Strasser J, Caflisch C, Mutschler J, Herdener M, Vogel M. Clinical potential of methylphenidate in the treatment of cocaine addiction: a review of the current evidence. Subst Abuse Rehabil 2015; 6: 61-74.

European Monitoring Centre for Drugs and Drug Addiction (EMCDDA). European Drug Report 2014: Trends and developments. (Disponible en: http://www.emcdda.europa.eu/publications/edr/trends-developments/2014.)

Farré M, Galindo L, Torrent M. Addiction of hallucinogens, dissociatives, designer drugs and «legal highs». En: El-Guebaly N, Galanter M, Carrá G, eds. The textbook of addiction treatment: international perspectives. Milán: Springer, 2015; p. 567-96.

Ford JB, Sutter ME, Owen KP, Albertson TE. Volatile substance misuse: an updated review of toxicity and treatment. Clin Rev Allergy Immunol 2014; 46: 19-33.

Grana R, Benowitz N, Glantz SA. E-cigarettes: a scientific review. Circulation 2014; 129: 1972-86.

Green AR, King MV, Shortall SE, Fone KCF. Lost in translation: preclinical studies on 3,4-methylenedioxymethamphetamine provide information on mechanisms of action, but do not allow accurate prediction of adverse events in humans. Br J Pharmacol 2012; 166: 1523-36.

Green AR, Mechan AO, Elliott JM, O'Shea E, Colado MI. The pharmacology and clinical pharmacology of 3,4-methylenedioxymethamphetamine (MDMA, «ecstasy»). Pharmacol Rev 2003; 55: 463-508.

Kanayama G, Brower KJ, Wood RI, Hudson JI, Pope HG Jr. Treatment of anabolic-androgenic steroid dependence: emerging evidence and its implications. Drug Alcohol Depend 2010; 109: 6-13.

Koob GF. Addiction is a reward deficit and stress surfeit disorder. Front Psychiatry 2013; 4: 72.

Hall W. What has research over the past two decades revealed about the adverse health effects of recreational cannabis use? Addiction 2015; 110: 19-35.

Little HJ. Ethanol tolerance and physical dependence: the role of calcium channels and other possible mechanisms. En: Pratt J, ed. The biological bases of drug tolerance and dependence. San Diego: Academic Press, 1991; p. 73-120.

Minozzi S, Cinquini M, Amato L, Davoli M, Farrell MF, Pani PP, Vecchi S. Anticonvulsants for cocaine dependence. Cochrane Database Syst Rev 2015; 4: CD006754.

Mitchell JM, Bogenschutz M, Lilienstein A, Harrison C, Kleiman S, Par-ker-Guilbert K et al. MDMA-assisted therapy for severe PTSD: a ran-domized, double-blind, placebo-controlled phase 3 study. Nat Med 2021; 27: 1025-33.

Morgan CJ, Curran HV; Independent Scientific Committee on Drugs. Ketamine use: a review. Addiction 2012; 107: 27-38.

Parrott AC. MDMA, serotonergic neurotoxicity, and the diverse functional deficits of recreational «Ecstasy» users. Neurosci Biobehav Rev 2013; 37: 1466-84.

Passie T, Halpern JH, Stichtenoth DO, Emrich HM, Hintzen A. The pharmacology of lysergic acid diethylamide: a review. CNS Neurosci Ther 2008; 14: 295-314.

Reardon S. MDMA therapy for PTSD rejected by FDA panel. Nature 2024 Jun 5. doi: 10.1038/d41586-024-01622-3.

Sordo L, Indave BI, Barrio G, Degenhardt L, de la Fuente L, Bravo MJ. Cocaine use and risk of stroke: a systematic review. Drug Alcohol Depend 2014; 142: 113.

Uhl GR, Hall FS, Sora I. Cocaine, reward, movement and monoamine transporters. Mol Psychiatry 2002; 7: 21-6.

Van Amsterdam J, Brunt T, Van den Brink W. The adverse health effects of synthetic cannabinoids with emphasis on psychosis-like effects. J Psychopharmacol 2015; 29: 254-63.

Volkow ND, Baler RD, Compton WM, Weiss SR. Adverse health effects of marijuana use. N Engl J Med 2014; 370: 2219-27.

Volkow ND, Wang GJ, Fowler JS, Tomasi D. Addiction circuitry in the human brain. Annu Rev Pharmacol Toxicol 2012; 52: 321-36.

Volkow ND, Wang GJ, Tomasi D, Baler RD. The addictive dimensionality of obesity. Biol Psychiatry 2013; 73: 811-8.

Wackernah RC, Minnick MJ, Clapp P. Alcohol use disorder: pathophysiology, effects, and pharmacologic options for treatment. Subst Abuse Rehabil 2014; 23: 1-12.

Fármacos con efecto inotrópico positivo

21

R. Caballero Collado, J. L. López-Sendón y J. Tamargo Menéndez

INTRODUCCIÓN

 La insuficiencia cardíaca es un síndrome clínico en el que el corazón es incapaz de mantener un volumen minuto adecuado en relación con el retorno venoso y las necesidades metabólicas del organismo en cada momento o cuando sólo puede hacerlo a expensas de unas presiones de llenado muy elevadas. La insuficiencia cardíaca cursa con *síntomas* (sensación de falta de aire, reducción de la tolerancia al esfuerzo, cansancio, fatiga, aumento del tiempo necesario para recuperar fuerzas después del ejercicio, edema de tobillos) y/o *signos* (aumento de presión en las venas yugulares, tercer tono cardíaco, desplazamiento lateral del impulso apical) clínicos típicos causados por una anomalía cardíaca estructural o funcional que produce una elevación de las presiones intracardíacas o un volumen minuto inadecuado en reposo o durante el ejercicio. Normalmente la insuficiencia cardíaca es causada por una disfunción cardíaca, ya sea sistólica y/o diastólica, aunque anomalías de las válvulas, pericardio, endocardio y ritmo cardíaco también pueden causar o contribuir a su aparición.

Además, en los pacientes con insuficiencia cardíaca se activan sistemas neurohumorales (p. ej., sistema nervioso simpático, sistema renina-angiotensina-aldosterona (SRAA), péptidos natriuréticos). Por ello, en la actualidad para diagnosticar la insuficiencia cardíaca se exige determinar los niveles plasmáticos de péptidos natriuréticos, siendo los valores de corte para el péptido natriurético cerebral (BNP) ≥ 35 pg/ml en enfermos ambulatorios y ≥ 100 pg/ml en enfermos hospitalizados (con insuficiencia cardíaca descompensada), y para el fragmento *N*-terminal del propéptido natriurético B (NT-proBNP) ≥ 125 pg/ml y ≥ 300 pg/ml, respectivamente. Sin embargo, los valores normales de estos péptidos pueden alterarse con la edad y el sexo, así como en situaciones que cursan con aumento de la presión intraauricular (p. ej., hipertensión arterial, *cor pulmonale* o fibrilación auricular), por lo que una elevación en los niveles plasmáticos de los péptidos natriuréticos no constituye una prueba inequívoca de insuficiencia cardíaca.

Clasificación de la insuficiencia cardíaca

Recientemente se ha propuesto una clasificación de la insuficiencia cardíaca atendiendo a la **fracción de eyección** del ventrículo izquierdo (FEVI), que representa el cociente entre el volumen sistólico (que es el volumen diastólico final menos el volumen sistólico final) y el volumen diastólico final. Por tanto, se puede clasificar la insuficiencia cardíaca en:

1. *Insuficiencia cardíaca con fracción de eyección reducida* (IC-FEr), en la que existe un déficit de la contractilidad cardíaca y de la función sistólica del ventrículo izquierdo que se traduce en una disminución de la FEVI (≤ 40 %). En estos casos los fármacos inotrópicos positivos tienen una utilidad potencial.

2. *Insuficiencia cardíaca con fracción de eyección ligeramente reducida* (IC-FElr), en la que los pacientes presentan una función sistólica del VI ligeramente reducida y una FEVI del

41-49 %. Estos pacientes podrían beneficiarse de tratamientos similares a los de los pacientes con FEVI ≤ 40 %.

3. *Insuficiencia cardíaca con fracción de eyección conservada* (IC-FEc), en la que los pacientes presentan FEVI ≥ 50 % y una alteración de la distensibilidad ventricular que dificulta la relajación y aumenta la presión diastólica final ventricular. En estos casos la contractilidad miocárdica es normal y el empleo de inotrópicos está contraindicado.

MECANISMO DEL ACOPLAMIENTO EXCITACIÓN-CONTRACCIÓN CARDÍACO

◄◄ El acoplamiento excitación-contracción es el proceso que coordina la despolarización de la célula cardíaca con la respuesta contráctil **(fig. 21-1)**. El principal determinante de este proceso es el aumento de la concentración de Ca^{2+} intracelular ($[Ca^{2+}]_i$) a nivel de las proteínas contráctiles, como consecuencia de la entrada de Ca^{2+} extracelular a través de los canales tipo L de la membrana y/o la liberación de Ca^{2+} desde sus depósitos intracelulares, principalmente el retículo sarcoplásmico. El proceso de contracción cardíaca se inicia con la entrada de Ca^{2+} al interior del cardiomiocito a través de los canales de tipo L, que se abren-activan durante la fase de meseta o fase 2 del potencial de acción y, en menor medida, a través del intercambiador Na^+/Ca^{2+} **(v. fig. 21-1)**. Aun cuando el Ca^{2+} que penetra a través de estos canales representa sólo el 10-15 % de la cantidad necesaria para inducir la contracción cardíaca, es imprescindible para que ésta se produzca. Esto se debe a que los canales de Ca^{2+} se concentran a nivel de los túbulos T, particularmente en la región en la que éstos contactan con el retículo sarcoplásmico, que es donde se expresan los canales de rianodina (RyR2). De esta forma, el Ca^{2+} que ha entrado a través de los canales tipo L interacciona con el canal RyR2 e induce la liberación de una gran cantidad de Ca^{2+} desde el retículo sarcoplásmico hacia el citoplasma. Este proceso, denominado *liberación de calcio provocada por el calcio*, conduce a un marcado aumento de la $[Ca^{2+}]_i$ a nivel de las proteínas contráctiles que es el responsable de la contracción de la célula cardíaca.

Durante la diástole la actina está recubierta por el complejo troponina I (TnI)-tropomiosina, lo que impide que los puntos activos de la actina puedan formar enlaces cruzados con la cabeza de la miosina. Durante la sístole la $[Ca^{2+}]_i$ aumenta y este catión se une a la troponina C (TnC), produciendo en ella un cambio conformacional que disocia el complejo TnI-tropomiosina de la actina y deja libres las zonas activas de la actina. Ello permite la formación de enlaces cruzados entre la actina y la miosina, que producen el deslizamiento progresivo de los filamentos de actina entre los de miosina, lo que genera una respuesta contráctil.

Durante la diástole disminuye rápidamente la $[Ca^{2+}]_i$ a nivel de las proteínas contráctiles y se produce la relajación cardíaca. Esta disminución de la $[Ca^{2+}]_i$ es consecuencia de: *a)* la activación de la ATP-asa dependiente de Ca^{2+} del retículo sarcoplásmico (SERCA2a), que estimula la reincorporación del Ca^{2+} a su interior. La actividad de la SERCA2a está regulada por el fosfolambano que en su forma defosforilada éste inhibe la SERCA2a; por el contrario, la fosforilación del fosfolambano producida por la proteincinasa A (PKA) o la Ca^{2+}/calmodulina proteincinasa II (CaMKII) suprime el efecto inhibitorio del fosfolambano y aumenta la velocidad a la que la SERCA2a reincorpora el Ca^{2+} en el retículo sarcoplásmico. *b)* La salida de Ca^{2+} al medio extracelular a través de la activación de una ATPasa dependiente de Ca^{2+} de la membrana celular y/o del intercambiador Na^+-Ca^{2+} situado en la membrana celular permite la entrada de 3 iones Na^+, que se intercambian por un ion Ca^{2+} que sale de la célula. Es decir, que, a diferencia de la contracción, la relajación es un proceso activo que consume ATP.

En la insuficiencia cardíaca se producen importantes alteraciones en los procesos relacionados con el manejo del Ca^{2+} intracelular: *a)* disminuye la captación de Ca^{2+} en el retículo sarcoplásmico como

consecuencia de una reducción en la actividad y la expresión de la SERCA2a y la fosforilación del fosfolambano; *b)* los canales RyR2 se encuentran en un estado hiperfosforilado que da lugar a la salida de Ca^{2+} desde el retículo sarcoplásmico hacia el citosol durante la diástole, y *c)* aumenta la expresión del intercambiador Na^+-Ca^{2+}. El resultado es una disminución del Ca^{2+} almacenado en el retículo sarcoplásmico disponible para ser liberado durante la diástole y un aumento de la $[Ca^{2+}]_i$ durante ésta, lo que se traduce, respectivamente, en una reducción de la fuerza contráctil máxima desarrollada y una disminución de la velocidad de relajación ventricular. ◄◄

FÁRMACOS CON EFECTO INOTRÓPICO POSITIVO

Son aquellos que aumentan la contractilidad cardíaca actuando directamente sobre los miocitos cardíacos. Los fármacos con efecto inotrópico positivo se utilizan en diversas situaciones clínicas de insuficiencia cardíaca con fracción de eyección reducida, en las que la contracción miocárdica está disminuida. Sin embargo, los inotrópicos: *a)* aumentan no sólo la contractilidad, sino también la frecuencia cardíaca (que disminuye la diástole y la perfusión coronaria) y el consumo miocárdico de O_2, lo que agrava la cardiopatía isquémica y podría acelerar la progresión de la insuficiencia cardíaca; *b)* no modifican el pronóstico de los pacientes o incluso pueden aumentar la mortalidad, y *c)* no tienen ningún valor en la IC-FEc, donde la contractilidad es normal. Por ello, o son de elección secundaria en pacientes con IC-FEr cuando persisten los síntomas a pesar del tratamiento convencional o se reservan para situaciones clínicas graves con hipotensión arterial.

Atendiendo a su mecanismo de acción, podemos clasificar a los inotrópicos positivos se pueden clasificar en varios subgrupos **(tabla 21-1)**.

GLUCÓSIDOS CARDÍACOS O DIGITÁLICOS

El glucósido cardíaco más utilizado es la digoxina, que se obtiene a partir de las hojas de la *Digitalis lanata,* por lo que en este capítulo sólo se hará referencia a ella.

Estructura química

La digoxina consta de: *a)* una aglicona o genina, formada por un anillo ciclopentanoperhidrofenantreno que presenta un grupo hidroxilo en posición β en el C14, al que se une una lactona insaturada de cinco miembros en el C17, y *b)* una fracción glucídica, compuesta por tres moléculas de digitoxosa unidas por enlaces glucosídicos 1-4 **(fig. 21-2)**. La genina es la responsable de los efectos farmacológicos de la digoxina, mientras que la fracción glucídica determina su liposolubili-

---

Tabla 21-1. Fármacos que aumentan la contractilidad cardíaca: inotrópicos positivos

1. Fármacos que bloquean la ATPasa dependiente de Na^+/K^+: digoxina, metildigoxina
2. Fármacos que aumentan los niveles celulares de AMPc
   - Simpaticomiméticos: dopamina, dobutamina
   - Inhibidores de fosfodiesterasa III: milrinona
3. Sensibilizadores de las proteínas contráctiles al Ca^{2+}: levosimendán
4. Fármacos vasopresores: adrenalina y noradrenalina

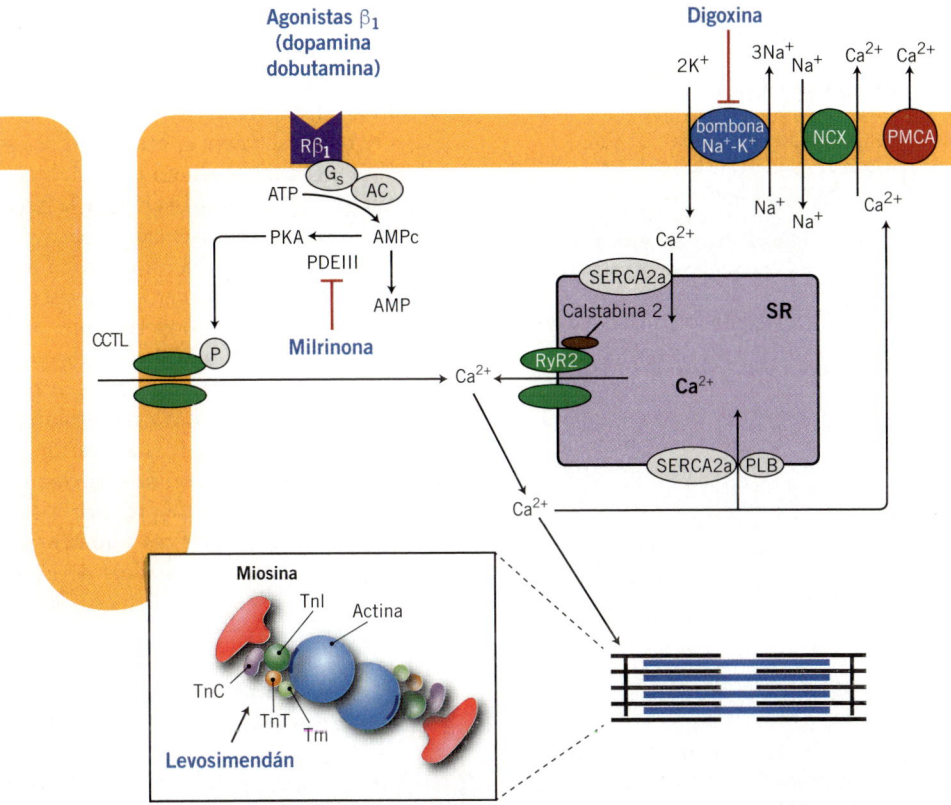

Figura 21-1. Representación esquemática del proceso de acoplamiento excitación-contracción en el que se indican los sistemas enzimáticos, receptores celulares y proteínas contráctiles que constituyen los sitios de acción de los fármacos con efecto inotrópico positivo. 1) Inhibición de la ATPasa dependiente de Na^+ y K^+ por la digoxina. 2) Acción de la milrinona sobre la fosfodiesterasa III (PDE-III). 3) Estimulación de los receptores β_1-adrenérgicos ($R\beta_1$) por dobutamina y dopamina. 4) Sensibilización de la troponina C (TnC) al calcio por levosimendán. AC: adenililciclasa; CCTL: canales de calcio tipo L; NCX: intercambiador Na^+/Ca^{2+}; PKA: proteincinasa A; PLB: fosfolambano; PMCA: ATPasa Ca^{2+}-dependiente de la membrana plasmática; RyR2: receptores sensibles a rianodina; SERCA2a: ATPasa dependiente de Ca^{2+} del retículo sarcoplásmico; Tm: tropomiosina; TnI: troponina I; TnT: troponina T.

dad, potencia y características farmacocinéticas. La metildigoxina se obtiene por semisíntesis a partir de la digoxina.

Mecanismo de acción

Durante el potencial de acción cardíaco, el Na^+ entra en la célula cardíaca durante la fase 0 de rápida despolarización, mientras que durante las fases 1-3 de repolarización el K^+ sale de las células cardíacas hacia el espacio extracelular. Durante la diástole, la activación de la ATPasa dependiente de Na^+ y de K^+ (bomba Na^+/K^+) revierte estos cambios, facilitando la salida de 3 iones Na^+ y la entrada de 2 iones K^+.

La digoxina se une de manera específica, reversible y saturable a la superficie extracelular de la subunidad α de la ATPasa dependiente de Na^+/K^+ inhibiendo su actividad **(v. fig. 21-1)**. Ello conduce a un incremento progresivo de la concentración intracelular de Na^+ $[Na^+]_i$, que, a su vez, activa el intercambiador Na^+/Ca^{2+}, que intercambia la salida de 3 iones Na^+ por la entrada de 1 ion Ca^{2+}. El aumento de la $[Na^+]_i$ activa el intercambiador Na^+/Ca^{2+}, lo que incrementa la entrada de Ca^{2+} y la $[Ca^{2+}]_i$ a nivel de las proteínas contráctiles. Además, es posible que el aumento de la $[Ca^{2+}]_i$ se almacene en el retículo sarcoplásmico, con lo que aumentaría la cantidad de Ca^{2+} que podría liberarse desde el retículo sarcoplásmico en potenciales de acción sucesivos, lo que, en

último término, sería responsable del aumento de la contractilidad cardíaca.

Acciones farmacológicas

La digoxina modifica las propiedades contráctiles y eléctricas del corazón **(tabla 21-2)**.

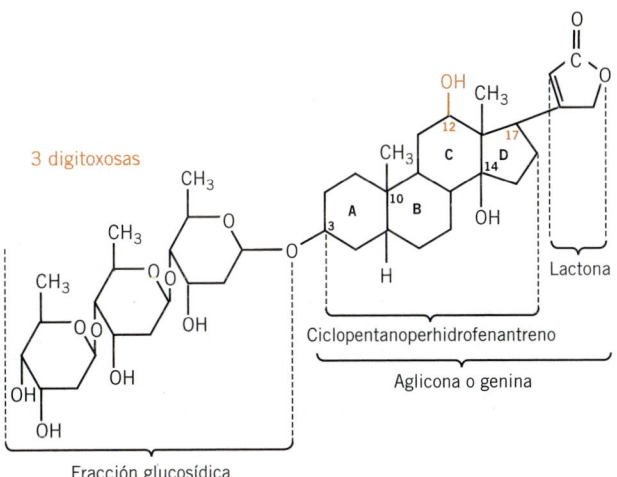

Figura 21-2. Estructura química de la digoxina.

Tabla 21-2. Efectos cardíacos de la digoxina

A. Efectos terapéuticos

1. Aumenta la contractilidad y el volumen minuto cardíaco
2. Efecto sobre los períodos refractarios cardíacos:
   - A nivel del nódulo AV prolonga el período refractario y disminuye la velocidad de conducción (prolonga el intervalo PR del ECG): aumenta el tono vagal e inhibe el tono simpático
   - Acorta los períodos refractarios auriculares: aumenta la liberación de acetilcolina y activa una corriente de salida de K^+ (I_{KACh})
   - Acorta los períodos refractarios de la aurícula, el ventrículo y las fibras de Purkinje (acorta el QT del ECG): el aumento de la $[Ca^{2+}]_i$ induce la inactivación de los canales de Ca^{2+} tipo L
3. No modifica ni disminuye la actividad del nódulo SA, tanto por aumentar el tono vagal como por inhibir el tono simpático

B. Efectos tóxicos

1. El bloqueo de la ATPasa dependiente de $Na^+\text{-}K^+\text{-}$ aumenta las concentraciones intracelulares de Na^+ y Ca^{2+} y despolariza el potencial de membrana, lo que inactiva los canales de Na^+
2. Deprime la excitabilidad y la velocidad de conducción intraauricular e intraventricular
3. Acorta los períodos refractarios auriculares y ventriculares
4. Deprime la conducción a través del nódulo AV, facilitando la aparición de diversos grados de bloqueo de la conducción a este nivel
5. Produce efectos sobre el automatismo cardíaco:
   - Aumenta el automatismo de los marcapasos ectópicos auriculares, ventriculares (sistema His-Purkinje) y del nódulo AV: aumenta el tono simpático
   - Aumenta la $[Ca^{2+}]_i$ durante la diástole, lo que facilita la aparición de pospotenciales tardíos
   - Deprime el automatismo del nódulo SA (bradicardia)

Efectos sobre la contractilidad cardíaca y hemodinámicos

En *pacientes con IC-FEr*, la digoxina aumenta la fuerza contráctil (efecto inotrópico positivo), el volumen latido y el volumen minuto cardíacos, tanto en reposo como durante el ejercicio, y disminuye la presión y el volumen telediastólico ventricular, la presión capilar pulmonar, la tensión de la pared ventricular y el tamaño cardíaco, y aumenta la FEVI. Como consecuencia, la digoxina desplaza la curva presión-volumen hacia arriba y hacia la izquierda, es decir, aumenta el volumen minuto para cualquier presión telediastólica ventricular **(fig. 21-3)**, mejora los signos de congestión pulmonar (disnea), la hipoperfusión tisular (oliguria, fatiga) y la capacidad funcional (aumenta la tolerancia al ejercicio).

En pacientes con insuficiencia cardíaca, la reducción del volumen minuto cardíaco produce una activación neurohumoral que facilita la redistribución del flujo sanguíneo, manteniéndose los flujos coronario y cerebral, mientras que los flujos sanguíneos muscular, cutáneo, esplácnico y renal disminuyen. La reducción del flujo sanguíneo renal disminuye la velocidad de filtración glomerular y la excreción renal de Na^+ y agua, lo que facilita la aparición de edemas periféricos. A concentraciones terapéuticas, la digoxina disminuye el tono simpático y el SRAA, reduciendo los niveles plasmáticos de noradrenalina, renina y angiotensina II. Esta inhibición neurohumoral contribuye a reducir las resistencias vasculares periféricas y a mejorar la perfusión tisular en pacientes con insuficiencia cardíaca. De hecho, la digoxina disminuye la vasoconstricción de las arteriolas aferentes renales y aumenta el flujo sanguíneo renal, la velocidad de filtración glomerular y la excreción de Na^+ y agua. Este efecto natriurético contribuye también a reducir los edemas y las presiones telediastólica ventricular y capilar pulmonar del paciente con insuficiencia cardíaca. Por último, el aumento del volumen minuto, unido a la inhibición neurohumoral, explican por qué la digoxina reduce la frecuencia cardíaca en los pacientes con insuficiencia cardíaca.

A concentraciones altas la digoxina aumenta la $[Ca^{2+}]_i$ a nivel de las células musculares lisas vasculares, lo que podría producir una acción vasoconstrictora. Sin embargo, en pacientes con insuficiencia cardíaca la digoxina puede aumentar el flujo sanguíneo coronario, tanto por reducir la presión telediastólica ventricular como por prolongar la diástole (produce bradicardia) e inhibir la activación neurohumoral. Sin embargo, la administración de digoxina en la fase aguda del infarto de miocardio puede producir vasoconstricción de las arterias coronarias epicárdicas y aumentar el área de infarto; también puede producir cuadros de isquemia mesentérica.

Efectos electrofisiológicos

A concentraciones terapéuticas la digoxina produce los siguientes efectos electrofisiológicos **(v. tabla 21-2)**:

1. Prolonga el período refractario (intervalo mínimo entre dos potenciales de acción propagados) y disminuye la velocidad de conducción a través del nódulo auriculoventricular (AV), ya que la digoxina aumenta el tono vagal (lo que inhibe la entrada de Ca^{2+} a través de los canales tipo L a este nivel) e inhibe el tono simpático cardíaco. Este efecto sobre el nódulo AV prolonga el intervalo PR del electrocardiograma (ECG) y explica la utilización de la digoxina para disminuir la frecuencia ventricular en los pacientes con taquicardias supraventriculares (p. ej., fibrilación o flúter auriculares).

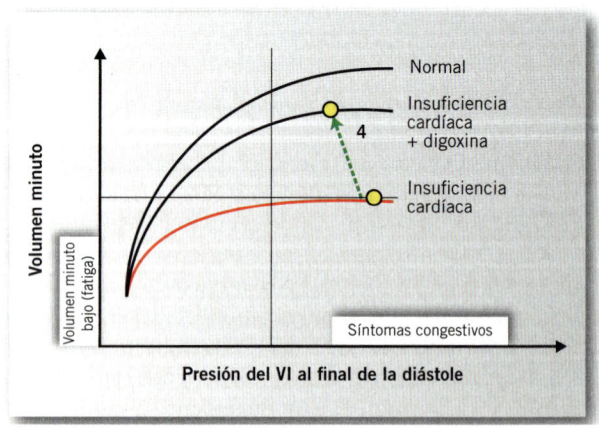

Figura 21-3. Curvas de función ventricular del ventrículo izquierdo en condiciones normales y en presencia de insuficiencia cardíaca antes y después de la administración de digoxina. La insuficiencia cardíaca produce un aplanamiento de la curva que relaciona la presión del ventrículo izquierdo (VI) y el volumen minuto cardíaco, de tal forma que el volumen minuto disminuye para cualquier presión de llenado del ventrículo izquierdo. La digoxina desplaza la curva presión-volumen hacia arriba, de tal forma que para cualquier presión de llenado aumenta el volumen minuto cardíaco, lo que se traduce en una corrección de los signos congestivos.

2. Acorta la duración de los potenciales de acción y de los períodos refractarios de las células musculares auriculares y ventriculares y de las fibras del sistema His-Purkinje. Este acortamiento de la duración de los potenciales de acción se ha atribuido a que el aumento de la $[Ca^{2+}]_i$ producido por la digoxina inactiva los canales de Ca^{2+} tipo L; a nivel auricular, la digoxina aumenta además la liberación de acetilcolina y activa una corriente de salida de K^+ (I_{KAch}) que contribuye a acortar los potenciales de acción. El acortamiento de los potenciales de acción ventriculares se traduce en un acortamiento del intervalo QT del ECG.

3. No modifica ni disminuye la actividad del nódulo sinoauricular (SA), tanto por aumentar el tono vagal como por inhibir el tono simpático.

A concentraciones tóxicas la digoxina produce cualquier tipo de arritmia cardíaca, ya que:

1. Aumenta el automatismo de los marcapasos ectópicos ventriculares como consecuencia de que incrementa la pendiente de la fase de lenta despolarización diastólica característica de las células automáticas cardíacas (v. cap. 22). Ello se ha atribuido a un aumento del tono simpático y a una acción directa del fármaco. Además, induce la aparición de actividad automática asociada a la aparición de pospotenciales tardíos. Éstos se generan en aquellas condiciones en las que aumenta la $[Ca^{2+}]_i$ y/o la frecuencia cardíaca, algo que sucede durante la intoxicación digitálica. Este aumento de la $[Ca^{2+}]_i$ induce la activación del intercambiador Na^+-Ca^{2+}, lo que genera una corriente de entrada de Na^+ que despolariza el potencial de membrana, y si éste alcanza el potencial umbral, desencadena un potencial de acción (pospotencial tardío).

2. Produce una depresión directa de la conducción a nivel del nódulo AV que facilita la aparición de bloqueos AV.

3. El bloqueo de la ATPasa dependiente de Na^+ y de K^+ produce un aumento de los niveles intracelulares de Na^+ y Ca^{2+} que despolariza el nivel del potencial de membrana de las células cardíacas e inactiva de forma progresiva los canales de Na^+ responsables de la excitabilidad y de la velocidad de conducción intraauricular e intraventricular. Ello, unido al acortamiento no uniforme de la duración de los potenciales de acción, facilita la aparición de arritmias por reentrada, tanto supraventriculares como ventriculares.

4. Deprime la actividad del nódulo SA disminuyendo el automatismo cardíaco normal (bradicardia).

Características farmacocinéticas

Por vía oral la digoxina presenta una biodisponibilidad del 70-80 %, sus efectos aparecen al cabo de 1-2 horas y alcanzan su máximo en 3-5 horas. Por vía intravenosa (i.v.) sus efectos aparecen al cabo de 5-10 minutos y las concentraciones plasmáticas máximas se alcanzan al cabo de 2-4 horas. Se une poco (25 %) a proteínas plasmáticas y se distribuye ampliamente (Vd 7,2 l/kg), alcanzando concentraciones 10-50 veces superiores a las plasmáticas en corazón, riñón e hígado. Este elevado Vd explica por qué la dosis se debe calcular en función del peso magro, y no del peso corporal total, y la ineficacia de la hemodiálisis en pacientes intoxicados con digoxina. La digoxina atraviesa las barreras hematoencefálica y placentaria,

pudiendo utilizarse en el tratamiento de algunas taquiarritmias supraventriculares fetales, pero apenas se biotransforma en el hígado (10-20 %), eliminándose mayoritariamente por vía renal (75-80 %) de forma inalterada. La eliminación renal es proporcional a la velocidad de filtración glomerular, por lo que la dosis de mantenimiento estará determinada por el aclaramiento de creatinina. Un 30 % se elimina por vía biliar, y en el intestino sufre recirculación enterohepática, por lo que la eliminación extrarrenal total es de un 14 %. La semivida de la digoxina es de 35-45 horas, alcanzando niveles plasmáticos estables al cabo de 7 días y sus acciones persisten 4-6 días después de suspender el tratamiento. En pacientes con insuficiencia renal, la semivida se prolonga 2-4 veces (3,5-5 días), lo que obliga a reducir la dosis a la mitad y a espaciar el intervalo interdosis. En un 10-20 % de la población la digoxina puede ser degradada en el intestino por la bacteria anaerobia *Eggerthella lenta* (antiguamente conocida como *Eubacterium lentum*), que forma parte de la flora intestinal.

La metildigoxina presenta una elevada biodisponibilidad oral (90 %) y sus efectos aparecen más rápido (al cabo de 0,7-2 horas por vía oral; 5-20 minutos por vía i.v.). En el hígado se convierte en digoxina por desmetilación y se elimina mayoritariamente por vía renal, siendo su semivida de eliminación de 48-72 horas.

Reacciones adversas

Cardíacas. La digoxina induce la aparición de cualquier tipo de arritmia cardíaca, tanto bradiarritmias (bloqueo AV, bradicardia) como taquiarritmias supraventriculares o ventriculares (extrasístoles, taquicardia y fibrilación ventriculares), especialmente en presencia de hipopotasemia, por lo que es obligatorio monitorizar los electrólitos séricos y la función renal.

Extracardíacas. *a) Gastrointestinales* (anorexia, náuseas, vómitos), que son debidas a irritación directa de la mucosa digestiva y a la estimulación de la zona gatillo quimiorreceptora). *b) Neurológicas* (cefaleas, fatiga, apatía, neuralgias y parestesias) y *psiquiátricas* (desorientación, confusión, depresión). Son más frecuentes en ancianos, y en ellos pueden confundirse con un cuadro de demencia progresiva. *c) Visuales*: visión borrosa, visión coloreada (halos verdes o amarillentos).

Intoxicación digitálica

La digoxina presenta un estrecho margen terapéutico, por lo que es necesario reconocer los síntomas de la intoxicación digitálica y determinar periódicamente sus niveles plasmáticos en situaciones que modifican las propiedades farmacocinéticas o la respuesta al fármaco. El estudio DIG *(The Digitalis Investigation Group)* demostró que en pacientes con niveles plasmáticos > 1 ng/mL la digoxina aumentaba las hospitalizaciones totales y la mortalidad.

Tratamiento de la intoxicación digitálica

La primera medida es suprimir la digoxina (aunque dada su prolongada semivida el fármaco persiste durante 3-5 días en el organismo), determinar la digoxinemia y administrar K^+, que desplaza el fármaco de la ATPasa dependiente de

Tabla 21-3. Factores que modifican los niveles plasmáticos de la digoxina

A. Situaciones en las que disminuye la digoxinemia

1. Fármacos que disminuyen su absorción por vía oral: acarbosa, antiácidos (hidróxido de magnesio, trisilicato de magnesio, algeldrato), caolín-pectina, colestipol, colestiramina, fenitoína, fenobarbital, hierba de San Juan, miglitol, neomicina, sucralfato, sulfasalazina, topiramato
   - Anticancerosos: alteran el epitelio intestinal y disminuyen la absorción de digoxina
   - Diarrea, procesos inflamatorios intestinales o fármacos que aceleran el tránsito intestinal: metoclopramida
2. Cuando aumenta su aclaramiento renal:
   - Niños, hipertiroideos
   - Fármacos que aumentan el volumen minuto y el flujo sanguíneo renal: hidralazina, nitroprusiato o dopamina
3. Cuando aumenta el Vd: niños, embarazadas, hipertiroideos

B. Situaciones en las que aumenta la digoxinemia

1. Fármacos que retrasan el tránsito digestivo: antimuscarínicos
2. Fármacos que inhiben su degradación por el jugo gástrico ácido: omeprazol
3. Fármacos que inhiben su degradación por *Eggerthella* lenta: macrólidos, neomicina, tetraciclinas
4. Fármacos que inhiben la glucoproteína P y aumentan su absorción por vía oral: itraconazol, ranolazina, tolvaptán, trazodona
5. Cuando disminuye el Vd y/o el aclaramiento renal:
   - Ancianos, pacientes hipotiroideos o con insuficiencia renal
   - AINE (además, producen hipopotasemia), amiodarona, ciclosporina, dronedarona, epoprostenol, fenitoína, flecainida, IECA, lapatinib, nefazodona, propafenona, trazodona, trimetoprim
   - Diuréticos ahorradores de K⁺ (espironolactona, amilorida y triamtereno) reducen el aclaramiento renal de digoxina, pero producen hiperpotasemia que antagoniza sus efectos

C. Situaciones en las que aumenta la sensibilidad a la digoxina (mayor riesgo de arritmias cardíacas)

1. Presencia previa de arritmias cardíacas, miocardiopatías difusas, cardiopatía isquémica, hipoxemia, acidosis (metabólica o respiratoria), amiloidosis o hipertiroidismo
2. Alteraciones electrolíticas: hipopotasemia, hipomagnesemia o hipercalcemia
3. Fármacos que producen hipopotasemia: ACTH, agonistas β-adrenérgicos, amfotericina B, bloqueantes neuromusculares (atracuronio, suxametonio), carbenoxolona, diuréticos tiazídicos o del asa, glucocorticoides, laxantes o insulina
4. β-bloqueantes, verapamilo o diltiazem: aumentan el riesgo de bradicardia y bloqueo AV
5. Fármacos antiarrítmicos: deprimen la contractilidad cardíaca (antagonizan el efecto de la digoxina) y aumentan el riesgo de bradicardia, bloqueo AV y taquiarritmias
6. Fármacos simpaticomiméticos, inhibidores de fosfodiesterasa (p. ej., teofilina) y sales de calcio

---

Na^+/K^+ en las células cardíacas. Se evaluará si la dosis de digoxina administrada es la correcta para la edad, peso y función renal del paciente, y se corregirán aquellos factores que pueden incrementar el riesgo de intoxicación. La hipopotasemia potencia los efectos de la digoxina y la normalización de la potasemia con cloruro de potasio (por vía oral: 4-6 g diarios; por vía i.v.: 40-60 mmol/día en suero glucosado al 10 %) permite controlar las alteraciones del ritmo cardíaco. La administración de K^+ se realizará vigilando el ECG, la función renal y la potasemia, ya que potasemias > 5 mEq/l pueden aumentar el grado de bloqueo AV producido por la digoxina.

Las taquiarritmias ventriculares se tratan con lidocaína, que no deprime los nodos SA y AV ni la contractilidad miocárdica. Otros fármacos antiarrítmicos se administrarán bajo estricto control médico por el riesgo de aparición de bradicardia, bloqueo AV y depresión de la contractilidad cardíaca. Si aparece bradicardia o bloqueo AV, se administrará atropina (0,5-1 mg i.v.) y, si fuera preciso, se implantará un marcapasos temporal.

Sin embargo, el tratamiento específico de la intoxicación grave es la administración intravenosa de anticuerpos antidigoxina (38 mg del anticuerpo neutralizan 0,5 mg de digoxina), que forman complejos con la digoxina que se eliminan rápidamente por vía renal, suprimiendo las arritmias ventriculares graves en pocos minutos. La cardioversión eléctrica de las taquiarritmias ventriculares se realizará utilizando cantidades de energía reducidas (5-20 J) para prevenir la degeneración de la taquiarritmia en fibrilación ventricular.

Interacciones

Las interacciones farmacológicas de la digoxina pueden ser de tipo farmacocinético o farmacodinámico y se resumen en la **tabla 21-3**.

Contraindicaciones

La digoxina está contraindicada en pacientes con enfermedad del nódulo SA o bloqueos AV de segundo o tercer grado en pacientes sin marcapasos, con extrasístoles y taquiarritmias ventriculares, hipopotasemia o con síndrome de Wolff-Parkinson-White, ya que la digoxina deprime la conducción de los impulsos cardíacos a través del nodo AV, pero facilita su conducción a través de la vía accesoria, pudiendo aumentar excesivamente la frecuencia ventricular. También está contraindicada en pacientes con estenosis subaórtica hipertrófica o aórtica grave, miocardiopatía hipertrófica obstructiva, derrame pericárdico, aneurisma aórtico y en pacientes con IC-FEc. Se consideran contraindicaciones relativas todas aquellas circunstancias que aumentan el riesgo de intoxicación digitálica (**v. tabla 21-3**).

Pautas posológicas

La dosis de digoxina debe individualizarse según la edad, peso magro, potasemia y aclaramiento de creatinina. El tratamiento comienza con una dosis de carga que variará en función de la urgencia clínica y de la vía de administración elegida, seguida de una dosis de mantenimiento determinada por la respuesta del paciente. Por vía oral puede utilizarse una dosis de carga única de 0,75-1,5 mg; en casos menos urgentes y en ancianos se puede administrar esta dosis cada 6 horas, administrándose la mitad de la dosis total en la primera toma. La administración lenta por vía oral se inicia con 0,25-0,75 mg/día durante 1 semana seguida de la dosis de mantenimiento (0,125-0,75 mg/día). Por vía intravenosa la dosis de carga es de 0,5-1 mg dividida en dosis cada 4-8 horas, considerando que la mitad de la dosis total ha de administrarse en la primera administración. Cada dosis se administra en infusión intravenosa durante 10-20 minutos. En pacientes con insuficiencia cardíaca y función renal nor-

Tabla 21-4. Dosis de los fármacos inotrópicos positivos que se administran por vía intravenosa[a]

	Bolo	Infusión
Adrenalina	1 mg repetido cada 3-5 min	0,05-0,5 µg/kg/min
Digoxina[b]		0,5 mg (500 µg) en infusión continua durante 10-15 min, cada 8 h
Dobutamina	No	2-20 mg/kg/min
Dopamina	No	0,5-20 mg/kg/min
Levosimendán	3-24 mg/kg durante 10 min[c]	0,05-0,2 mg/kg/min
Milrinona	25-75 mg/kg durante 10-20 min[c]	0,375-0,75 mg/kg/min
Noradrenalina	No	0,05-0,15 µg/kg/min

[a] El ritmo de infusión puede modificarse de acuerdo con la respuesta hemodinámica y la aparición de reacciones adversas.
[b] Dosis variables en función del peso, edad y función renal del paciente.
[c] No utilizar el bolo inicial en pacientes hipotensos (presión arterial sistólica < 100 mmHg).

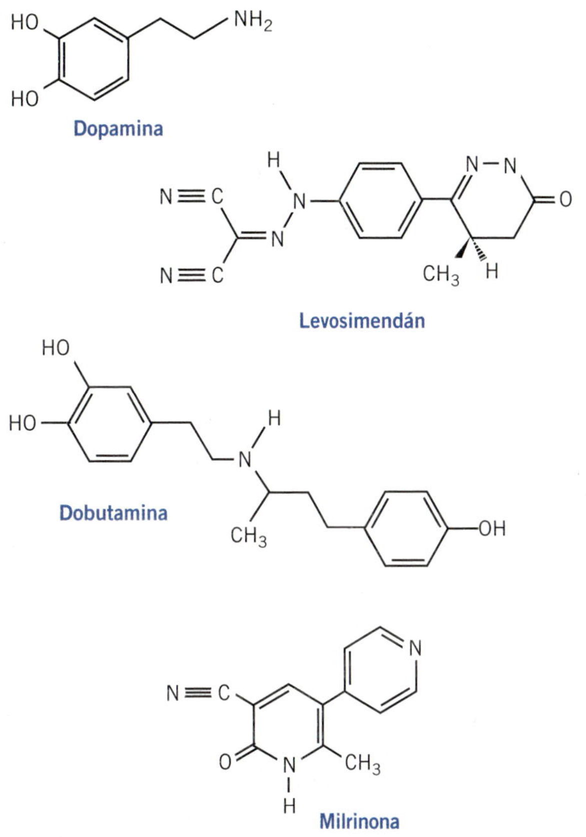

Figura 21-4. Estructuras químicas de dopamina, dobutamina, milrinona y levosimendán.

mal, la dosis oral de mantenimiento es de 0,25 mg/día, y en pacientes con fibrilación auricular, de 0,125-0,5 mg/día. En ancianos disminuye la masa muscular y la velocidad de filtración glomerular, y la función neurológica está más deteriorada; además, presentan múltiples enfermedades y reciben numerosos fármacos con los que la digoxina podría interactuar. Por tanto, en ancianos y en pacientes con insuficiencia renal la dosis se reducirá a 0,062-0,125 mg/día (o 0,125 mg cada 2 días en insuficiencia renal grave). Por su parte, niños prematuros y lactantes tienen disminuida la función renal y requieren dosis más bajas de digoxina, debiendo evitarse administrar el fármaco inmediatamente antes o después de las comidas, pues los vómitos producen una pérdida indeterminada del mismo. No se recomienda la administración intravenosa de digoxina en los pacientes con insuficiencia cardíaca aguda.

Usos clínicos

La digoxina se recomienda en el tratamiento de pacientes con IC-FEr que siguen sintomáticos a pesar de recibir tratamiento estándar con inhibidores de la enzima de conversión/antagonistas de los receptores AT1 de la angiotensina II, bloqueantes β, antagonistas de los receptores de mineralocorticoides, inhibidores del co-transportador Na-glucosa tipo 2 (SGLT2) y diuréticos si existen signos de congestión. La digoxina aumenta el volumen minuto, mejora los síntomas y la tolerancia al ejercicio, y reduce las hospitalizaciones por empeoramiento de la insuficiencia cardíaca, pero a diferencia del tratamiento estándar no disminuye la mortalidad. Es decir, que igual que el resto de los inotrópicos la digoxina es un fármaco muy secundario en el tratamiento de la IC-FEr. Sin embargo, dado que la digoxina aumenta la $[Ca^{2+}]_i$, está contraindicada en pacientes con IC-FEc.

Por deprimir la velocidad de conducción y prolongar el período refractario del nódulo AV, la digoxina se utiliza en pacientes con IC-FEr sintomática asociada a fibrilación o flúter auriculares para controlar la frecuencia ventricular rápida. En pacientes con fibrilación auricular en los que no se controla la frecuencia ventricular, se puede asociar la digoxina a otros fármacos (bloqueantes β, verapamilo o diltiazem) que deprimen la conducción a través del nódulo AV.

FÁRMACOS QUE AUMENTAN LOS NIVELES DE AMPc

En pacientes con insuficiencia cardíaca aguda o descompensación de la insuficiencia cardíaca crónica que cursan con reducción del volumen minuto y signos de hipoperfusión periférica (piel fría, hipotensión, disminución de la función renal, confusión mental) o congestión a pesar del uso de vasodilatadores y/o diuréticos, se pueden utilizar fármacos que aumentan: *a)* los niveles intracelulares de adenosina 3'-5'-monofosfato cíclico (AMPc), ya sea por incrementar la actividad de la adenililciclasa (fármacos simpaticomiméticos) o inhibir su degradación (inhibidores de la fosfodiesterasa III-PDEIII); y *b)* la sensibilidad de las proteínas contráctiles al Ca^{2+} (levosimendán) (v. tabla 21-1). Las dosis de estos fármacos se resumen en la tabla 21-4.

Fármacos simpaticomiméticos

La dobutamina y la dopamina son los simpaticomiméticos más empleados en pacientes con insuficiencia cardíaca aguda (fig. 21-4).

- Son aquellos que aumentan directamente la fuerza contráctil del miocardio.

- De acuerdo con su mecanismo de acción se distinguen cuatro grupos de fármacos:
  - Glucósidos digitálicos, que inhiben la ATPasa dependiente de Na^+ y de K^+: **digoxina**.
  - Agonistas de receptores β-adrenérgicos: **dobutamina** y **dopamina**.
  - Inhibidores de la fosfodiesterasa III: **milrinona**.
  - Fármacos que aumentan la sensibilidad de las proteínas contráctiles cardíacas al Ca^{2+}: **levosimendán**.

Mecanismo de acción

Los *receptores β₁/β₂-adrenérgicos* se encuentran acoplados a proteínas G_s y su estimulación activa la vía de señalización adenililciclasa-AMPc-PKA (v. fig. 21-1).

A nivel cardíaco. La PKA fosforila y activa: *a)* la subunidad α que forma el poro iónico de los canales de Ca^{2+} tipo L aumentando la entrada de Ca^{2+} a su través desde el espacio extracelular. *b)* Los canales RyR2 del retículo sarcoplásmico, facilitando la salida del Ca^{2+} allí almacenado hacia el citosol. El resultado de ambas acciones es un aumento de la $[Ca^{2+}]_i$ durante la sístole y de la contractilidad y la frecuencia cardíacas. *c)* El fosfolambano, lo que suprime la inhibición que éste ejerce sobre la actividad de la SERCA2a y acelera la reincorporación del Ca^{2+} citosólico en el retículo sarcoplásmico y la velocidad de la relajación cardíaca (efecto lusitrópico positivo). Sin embargo, la estimulación β-adrenérgica también aumenta la frecuencia cardíaca y el consumo de O_2 por el miocardio.

A nivel vascular. La activación de la PKA disminuye la $[Ca^{2+}]_i$, ya que inhibe la entrada de Ca^{2+} a través de los canales tipo L, aumenta la captación de Ca^{2+} en el retículo sarcoplásmico y facilita la salida de Ca^{2+} a través de la ATPasa dependiente de Ca^{2+} de la membrana celular. Como consecuencia, produce una vasodilatación arteriovenosa que reduce las resistencias vasculares periféricas y pulmonares. Es decir, los fármacos que aumentan los niveles intracelulares de AMPc se comportan como inodilatadores en pacientes con insuficiencia cardíaca.

Dopamina

Esta catecolamina precursora de la noradrenalina activa los receptores dopaminérgicos DA_1 y DA_2, β₁- y α-adrenérgicos, y aumenta la liberación de noradrenalina en las terminaciones nerviosas simpáticas.

La dopamina presenta una semivida de 1-3 minutos debido a su rápida biotransformación, por lo que se administra en infusión intravenosa continua, dependiendo sus efectos de la dosis administrada (tabla 21-5). A dosis bajas (< 3 μg/kg/min), estimula los receptores dopaminérgicos DA_1, produciendo una vasodilatación renal que aumenta la velocidad de filtración glomerular, el flujo urinario y la excreción renal de Na^+. Además, estimula los receptores DA_2, produciendo una inhibición de la activación neurohumoral,

ya que reduce la liberación de renina por las células yuxtaglomerulares del riñón, la de aldosterona por la zona glomerulosa de la corteza suprarrenal y la de noradrenalina desde los terminales nerviosos simpáticos. A estas dosis, la dopamina disminuye ligeramente la presión arterial, pero la frecuencia cardíaca no se modifica ni disminuye. A dosis intermedias (3-5 μg/kg/min), la dopamina estimula también los receptores β₁- y β₂-adrenérgicos y aumenta la liberación de noradrenalina desde los terminales simpáticos cardíacos. La estimulación de los receptores β₁-adrenérgicos aumenta la contractilidad, la frecuencia y el volumen minuto cardíacos, y la de los receptores β₂, DA_1 y DA_2 reduce las resistencias vasculares periféricas, por lo que la presión arterial apenas se modifica. A estas dosis, el aumento de la frecuencia cardíaca depende de la estimulación β₁-adrenérgica y de la vasodilatación producida, que provoca una respuesta taquicardizante por vía refleja. Sin embargo, la presión arterial no se modifica. A dosis > 5 μg/kg/min, la dopamina estimula los receptores α-adrenérgicos aumentando las resistencias vasculares periféricas y la presión arterial, la contractilidad y la frecuencia cardíacas (acción proarritmogénica) y las demandas miocárdicas de O_2. Este efecto puede ser potencialmente útil en pacientes hipotensos, pero puede ser deletéreo en pacientes con insuficiencia cardíaca aguda, ya que aumenta la poscarga del ventrículo izquierdo y las resistencias vasculares y la presión arterial pulmonar.

La semivida de la dopamina es de de unos 2 minutos, por lo que la dopamina se administra en infusión i.v.; por esta vía sus acciones aparecen aproximadamente a los 2-5 minutos. Aproximadamente el 25 % de la dosis se convierte en noradrenalina dentro de las terminaciones nerviosas adrenérgicas; el 75 % restante se biotransforma en el hígado, riñones y plasma mediante la monoaminoxidasa (MAO) y la catecol-*O*-metiltransferasa (COMT), dando lugar a metabolitos inactivos que se eliminan por vía renal (v. cap. 8).

Reacciones adversas e interacciones

La infusión intravenosa de dopamina produce reacciones adversas digestivas (náuseas, vómitos), centrales (cefaleas, mareos, ansiedad, temblor) y cardíacas (taquiarritmias), flebitis en el punto de inyección, erupciones cutáneas, fiebre, calambres en las piernas, disnea e hipopotasemia. A dosis altas, produce vasoconstricción, hipertensión y taquiarritmias ventriculares, y aumento de las demandas miocárdicas de O_2, pudiendo incrementar el riesgo de la isquemia miocárdica y el área de infarto. Esta vasoconstricción puede originar necrosis cutánea si el fármaco se extravasa, razón por la que debe perfundirse, si es posible, en una vena de gran calibre. Dada su corta semivida, estas reacciones adversas desaparecen rápidamente cuando la infusión se interrumpe. El riesgo de reacciones adversas cardíacas aumenta en pacientes hipertiroideos. No se debe administrar bicarbonato sódico u otros fármacos por la misma vía.

Los antagonistas de receptores β-adrenérgicos antagonizan las acciones inotrópicas positivas y proarrítmicas de la dopamina y desenmascaran su efecto α-adrenérgico vasoconstrictor, mientras que los antagonistas de receptores α-adrenérgicos inhiben la vasoconstricción periférica causada por las dosis altas de dopamina. Los anestésicos halogenados pueden sensibilizar al miocardio a las acciones de las catecolaminas, pudiendo provocar taquiarritmias ventriculares e hipertensión. Los antidepresivos tricíclicos también pueden potenciar los efectos cardiovasculares de la dopamina, y la administración conjunta de dopamina con otros agentes vasopresores aumenta la respuesta vasoconstrictora. El haloperidol y las fenotiazinas pueden suprimir la vasodilatación dopaminérgica mesentérica y renal inducida por la dopamina a dosis bajas. Dado que la dopamina es metabolizada por la MAO, los inhibidores de esta enzima prolongan y potencian sus acciones, siendo necesario reducir la dosis de dopamina.

La dopamina está contraindicada en pacientes con taquiarritmias, obstrucción mecánica en la eyección o el llenado del ventrículo izquierdo (cardiomiopatía obstructiva, estenosis aórtica, pericarditis constrictiva), hipotensión (presión arterial sistólica < 90 mmHg) o feocromocitoma.

Usos clínicos

A dosis bajas, la administración intravenosa de dopamina se utiliza para incrementar el flujo sanguíneo renal y la diuresis en pacientes con insuficiencia cardíaca aguda descompensada y signos de congestión pulmonar, edemas y oliguria refractaria al tratamiento estándar. A dosis intermedias, se utiliza en pacientes con insuficiencia cardíaca aguda que cursa con hipotensión (presión arterial sistólica < 90 mmHg) y signos de hipoperfusión periférica o de congestión. A dosis altas, la vasoconstricción es útil para aumentar la presión arterial y la perfusión de los órganos vitales en pacientes con insuficiencia cardíaca, hipoperfusión periférica e hipotensión arterial (presión arterial sistólica < 70 mmHg) o en estados de choque independientemente de su etiología. La dopamina es un pobre vasodilatador venoso, por lo que, en ocasiones, debe asociarse a vasodilatadores venosos (nitroglicerina) o arteriovenosos. La asociación de dopamina con dobutamina o inhibidores de la PDEIII incrementa el volumen minuto más que cada fármaco por separado. La dopamina también se puede utilizar en la bradicardia sintomática (< 50 latidos/minuto) refractaria a atropina.

Dobutamina

La dobutamina es una catecolamina sintética que presenta una mayor afinidad por los receptores β_1- que por los β_2- y α_1-adrenérgicos ($\beta_1 > \beta_2 > \alpha_1$). A dosis terapéuticas, produce principalmente un efecto inotrópico positivo, aumentando la contractilidad y el volumen minuto cardíacos, pero, a diferencia de la dopamina, apenas modifica la frecuencia cardíaca o el flujo sanguíneo renal (v. tabla 21-5). A dosis altas, la estimulación de los receptores β_2 produce vasodilatación coronaria y de la musculatura esquelética, y la de los receptores α_1-adrenérgicos, vasoconstricción esplácnica y renal; estas acciones contrapuestas explican por qué la presión arterial no se altera ni disminuye. El aumento de la diuresis observada durante la infusión de dobutamina en los pacientes con insuficiencia cardíaca es el resultado de un aumento del flujo sanguíneo renal secundario al aumento del volumen minuto cardíaco.

La dobutamina produce un mayor efecto inotrópico positivo y un mayor aumento del volumen minuto cardíaco,

Tabla 21-5. Efectos hemodinámicos de la dopamina (DA) y dobutamina

	DA (µg/kg/min)			DOBUTAMINA
	<2	2-5	>5	
Receptores	RDA_1/RDA_2	$R\beta_1$	$R\beta_1+R\alpha_1$	
Contractilidad	±	++	++	++
Frecuencia	±	+	++	±
Presión arterial	±	+	++	++
FS renal	++	+	±	+
Arritmias	–	±	++	±

RDA_1 y RDA_2: receptores dopaminérgicos. $R\beta_1$ y $R\alpha_1$: receptores β_1- y α_1-adrenérgicos; FS: flujo sanguíneo.

pero produce un menor efecto sobre la frecuencia cardíaca (menor riesgo de arritmias) y sobre la presión arterial que la dopamina, pero la dobutamina no presenta el efecto vasodilatador renal de la dopamina. La combinación de dobutamina con dopamina, nitroprusiato sódico o nitroglicerina puede aumentar el volumen minuto y disminuir la presión arterial pulmonar más que cada fármaco por separado.

Las principales características farmacocinéticas de la dobutamina se mencionan en el capítulo 8.

Reacciones adversas

Las más frecuentes son palpitaciones y taquiarritmias (que pueden desencadenar dolor torácico en pacientes con cardiopatía isquémica), hipertensión arterial, aumento de la frecuencia ventricular en pacientes con fibrilación auricular. Sin embargo, presenta menor riesgo arritmogénico que la dopamina o los inhibidores de la PDEIII. En ocasiones puede producir una caída brusca de la presión arterial (hipotensión), que vuelve a valores normales reduciendo la dosis o interrumpiendo la administración. Otras reacciones adversas menos frecuentes son gastrointestinales (náuseas, vómitos), musculares (calambres, temblor), metabólicas (hipopotasemia) y respiratorias (broncoespasmo y disnea) y cefaleas.

Contraindicaciones, precauciones e interacciones farmacológicas

La dobutamina está contraindicada en pacientes con taquiarritmias, obstrucción mecánica en la eyección o el llenado del ventrículo izquierdo (cardiomiopatía obstructiva, estenosis aórtica, pericarditis constrictiva), hipotensión (presión arterial sistólica < 90 mmHg) o feocromocitoma. Los bloqueantes β disminuyen los efectos inotrópicos positivos de la dobutamina y su administración conjunta con anestésicos generales inhalados aumenta el riesgo de arritmias ventriculares. En pacientes con fibrilación auricular, la dobutamina puede aumentar la frecuencia ventricular; este efecto puede controlarse con digoxina.

La dobutamina debe administrarse con precaución en pacientes con cardiopatía isquémica (pues el incremento de la frecuencia y la contractilidad pueden agravar la isquemia), hipertensión arterial, diabetes, vasculopatías periféricas, fibrilación auricular o arritmias ventriculares graves.

La dobutamina contiene sulfitos que pueden provocar reacciones alérgicas en individuos sensibles y no se debe administrar simultáneamente con soluciones que tengan bicarbonato, heparina, hidrocortisona, cefamandol, cefazolina, cefalotina, penicilina, aciclovir, aminofilina, sales de calcio, diazepam, digoxina, insulina, sales de potasio, sulfato magnésico, estreptocinasa, verapamilo, furosemida o fenitoína.

Usos clínicos

La dobutamina es el inotrópico positivo más utilizado en el tratamiento de pacientes con: *a)* insuficiencia cardíaca aguda de origen cardíaco (postinfarto de miocardio, tras cirugía cardíaca, choque cardiogénico) y signos de hipoperfusión (presión arterial sistólica de < 85 mmHg, disminución de la función renal) que no responde a diuréticos y vasodilatadores; *b)* descompensación aguda de la insuficiencia cardíaca crónica asociada a reducción del volumen minuto y aumento de la presión capilar pulmonar; *c)* estados de hipoperfusión periférica aguda (secundarios a traumatismos, cirugía, sepsis o hipovolemia) cuando la presión arterial media es > 70 mmHg y la presión capilar pulmonar ≤ 18 mmHg con respuesta inadecuada a la repleción de volumen e incremento de la presión de llenado ventricular, y *d)* reducción del volumen minuto secundaria a ventilación mecánica con presión positiva respiratoria final. En todas estas circunstancias, la dobutamina sólo debe administrarse tras reponer la volemia. Además, la dobutamina se utiliza para el diagnóstico de cardiopatía isquémica en una exploración ecocardiográfica (ecocardiografía de estrés con dobutamina) o cuando la prueba de esfuerzo no proporciona información suficiente.

Inhibidores de la fosfodiesterasa III: milrinona

La milrinona es una bipiridina **(v. fig. 21-4)** que inhibe la PDEIII cardíaca, enzima que degrada e inactiva el AMPc mediante su conversión en 5'-AMP. Como consecuencia, aumenta los niveles intracelulares de AMPc y la actividad de la PKA.

Por sus acciones inodilatadoras, la milrinona aumenta la contractilidad, el volumen latido y el volumen minuto cardíacos, y reduce las presiones telediastólica ventricular y capilar pulmonar, las resistencias vasculares periféricas y la presión arterial. Como consecuencia, mejora los signos de congestión sistémica y pulmonar y los signos de hipoperfusión periférica, e incrementa la tolerancia al ejercicio. Su efecto inotrópico es aditivo al de la dopamina o la dobutamina, pero, a diferencia de estos dos fármacos, su acción inotrópica persiste en pacientes tratados con β-bloqueantes.

La milrinona se administra en infusión intravenosa y sus efectos aparecen a los 2 minutos y persisten durante 0,5-2 horas. Se une en un 70 % a proteínas plasmáticas, presenta un Vd de 0,38 l/kg y una semivida de 2,3 horas. Un 83 % de la dosis administrada se elimina por vía renal sin biotransformar, y el resto en forma de metabolitos glucuronoconjugados.

La milrinona puede producir hipotensión, taquiarritmias ventriculares, intolerancia digestiva (anorexia, vómitos, náuseas, dolor abdominal), retención hidrosalina, cefaleas, cansancio muscular, erupciones cutáneas, fiebre, prurito y dolor en el punto de inyección. En pacientes con fibrilación auricular puede producir un aumento de la frecuencia ventricular,

debido a que acelera la conducción a través del nódulo AV. En pacientes con IC y cardiopatía isquémica, la milrinona acelera el deterioro de la función ventricular y aumenta la incidencia de taquiarritmias y la mortalidad del paciente.

La milrinona está contraindicada en pacientes con hipovolemia grave y no debe diluirse en soluciones para perfusión intravenosa que contengan bicarbonato sódico. Forma un precipitado con furosemida o bumetanida, lo que contraindica la administración conjunta. Se recomienda evitar el uso concomitante de la milrinona con otros fármacos que inhiban la PDEIII como el cilostazol o la anagrelida.

La milrinona sólo está indicada como tratamiento a corto plazo (35 horas) de la insuficiencia cardíaca aguda grave refractaria al tratamiento convencional sin hipotensión marcada (presión arterial sistólica > 90 mmHg), incluyendo estados de bajo volumen minuto tras cirugía cardíaca. Las dosis se ajustan en función de la respuesta hemodinámica y de la función renal. En pacientes hipotensos puede asociarse a dosis altas de dopamina.

Limitaciones de los fármacos que activan la vía AMPc-PKA

Todos estos fármacos:

a) Presentan una corta semivida corta (2-4 minutos), por lo que deben administrarse en infusión continua por vía intravenosa, en medio hospitalario y bajo monitorización hemodinámica y electrocardiográfica continua del paciente para prevenir los cuadros de hipotensión arterial, arritmias e isquemia miocárdica.

b) Aunque a corto plazo la dopamina, dobutamina y milrinona mejoran la sintomatología del paciente con insuficiencia cardíaca aguda, su administración puede aumentar la incidencia de isquemia y taquiarritmias cardíacas, acelerar la progresión de la insuficiencia cardíaca aguda y aumentar la mortalidad total y cardíaca, particularmente en pacientes con cardiopatía isquémica. Este incremento de la mortalidad es consecuencia de su capacidad para aumentar: *1)* la contractilidad, la frecuencia y las demandas miocárdicas de O_2; *2)* la $[Ca^{2+}]_i$, que facilita los procesos de necrosis y apoptosis cardíaca, y *3)* la activación neurohumoral (sistema nervioso simpático y SRAA).

c) La infusión continua de dopamina y dobutamina conduce a una pérdida progresiva de su efectividad porque la estimulación β-adrenérgica continuada reduce la densidad de receptores $β_1$-adrenérgicos cardíacos y altera los mecanismos que acoplan el receptor $β_1$ a la producción de AMPc. Por tanto, la administración de estos fármacos no debería exceder las 24-48 horas.

d) Los bloqueantes β antagonizan los efectos de la dopamina o la dobutamina, por lo que en pacientes tratados con éstos es necesario utilizar dosis altas de dopamina o dobutamina para aumentar la contractilidad cardíaca.

MODULADORES DE LA SENSIBILIDAD MIOCÁRDICA AL CA²⁺: LEVOSIMENDÁN

El levosimendán es un derivado piridazinona-dinitrilo **(v. fig. 21-4)** que se une a la troponina C y aumenta la sensibilidad al Ca^{2+} de las proteínas contráctiles. Incrementa el número y velocidad de formación de los enlaces cruzados entre actina-miosina, y aumenta la fuerza contráctil desarrollada a cualquier $[Ca^{2+}]_i$. La afinidad del levosimendán por la TnC aumenta al incrementarse la $[Ca^{2+}]_i$, es decir, durante la sístole y disminuye durante la diástole, lo que implica que el levosimendán no modifica la relajación ventricular. Además, no incrementa el consumo de ATP, la $[Ca^{2+}]_i$ o las demandas miocárdicas de O_2, y produce vasodilatación arteriolar sistémica y pulmonar a través de la activación de canales de K^+ dependientes de ATP. Como consecuencia de su efecto inodilatador, el levosimendán produce un rápido aumento del volumen minuto cardíaco y una disminución de la presión capilar pulmonar, mejorando la disnea y la fatiga del paciente sin afectar a la relajación ventricular. El levosimendán aumenta el flujo sanguíneo coronario en pacientes que se recuperan de una operación coronaria y mejora la perfusión miocárdica en pacientes con insuficiencia cardíaca.

El levosimendán se administra por vía intravenosa, se une a proteínas plasmáticas en un porcentaje muy elevado (98 %), presenta un Vd de 0,2 l/kg y se biotransforma rápidamente y casi en su totalidad en el hígado (semivida de 1 hora), formándose metabolitos activos (OR-1855 y OR-1896), con una semivida de 75-80 horas y que se eliminan conjugados con ácido glucurónico por vía renal.

Las principales reacciones adversas del levosimendán son: dolor en el punto de inyección, cefaleas, mareos, náuseas, vómitos, hipotensión arterial, extrasístoles, palpitaciones, disminución de los niveles de hemoglobina e hipopotasemia, arritmias (fibrilación auricular, taquicardia ventricular) e isquemia cardíaca. Si ha de administrarse con otros fármacos vasodilatadores, debe hacerse con precaución, ya que aumenta el riesgo de hipotensión ortostática. El levosimendán inhibe el CYP2C8, por lo que se recomienda evitar su administración con loperamida, pioglitazona, repaglinida y enzalutamida. Está contraindicado en pacientes con hipotensión grave, hipovolemia, taquiarritmias, obstrucciones mecánicas importantes que afecten al llenado o al vaciado ventricular e insuficiencia hepática o renal grave.

El levosimendán está indicado en el tratamiento a corto plazo (24 horas) de la descompensación aguda de la insuficiencia cardíaca crónica grave en situaciones en las que el tratamiento convencional es insuficiente y en casos en los que se considere adecuado el tratamiento con un fármaco inotrópico positivo. El efecto del levosimendán persiste en pacientes tratados con bloqueantes β, por lo que constituye una alternativa a la dobutamina y la dopamina en estos pacientes. La duración de la perfusión recomendada es de 24 horas y, a diferencia de la dobutamina o la dopamina, no se observa la aparición de tolerancia a sus efectos.

FÁRMACOS INOTRÓPICOS CON EFECTO VASOPRESOR

Por su potente acción vasoconstrictora, la adrenalina y la noradrenalina se utilizan para aumentar la presión arterial, el volumen minuto cardíaco y la perfusión tisular en pacientes con insuficiencia cardíaca aguda e hipotensión arterial (p. ej., choque séptico o cardiogénico producido postinfarto de miocardio) cuando la administración de dopamina o dobutamina y la reposición de la volemia no permite restablecer la presión sistólica (> 90 mmHg) y mantener una perfusión orgánica adecuada. La farmacología de estos fármacos se describe en el capítulo 8.

Acciones farmacológicas

La adrenalina presenta distinta afinidad por los distintos receptores adrenérgicos $(\beta_2 > \beta_1 > \alpha_1 = \alpha_2)$, mientras que la noradrenalina es un potente agonista de los receptores α_1 y β_1 $(\alpha_1 = \alpha_2 = \beta_1)$, pero no estimula los receptores β_2. La estimulación de los receptores β_1 cardíacos aumenta la frecuencia, contractilidad y el volumen minuto cardíaco, la presión arterial sistólica y el consumo miocárdico de O_2. La estimulación de los receptores β_2 vasculares por la adrenalina produce vasodilatación arterial coronaria y de la musculatura esquelética, que disminuye la presión diastólica, mientras que la estimulación de los receptores β_2 bronquiales produce broncodilatación. La estimulación de los receptores α-adrenérgicos produce una potente vasoconstricción que aumenta las resistencias vasculares periféricas (poscarga) y la presión arterial diastólica.

Reacciones adversas e interacciones farmacológicas

La adrenalina y la noradrenalina producen palpitaciones, taquiarritmias, hipertensión (que puede producir una hemorragia cerebral o insuficiencia cardíaca aguda con edema pulmonar), vasoconstricción periférica (frialdad y palidez cutánea), bradicardia (refleja en respuesta al aumento de la presión arterial), angina de pecho, necrosis en el lugar de la inyección, sudoración, disnea, palidez, debilidad, temblor, cefaleas, nerviosismo y ansiedad.

La asociación de adrenalina con bloqueantes β no selectivos (propranolol) produce hipertensión (debido al predominio del tono α-adrenérgico vasoconstrictor), bradicardia refleja y taquiarritmias, y suprime el efecto broncodilatador de la adrenalina. Estos cambios son mucho menos marcados con los bloqueantes β cardioselectivos. La asociación de adrenalina con antidepresivos tricíclicos, que disminuyen la recaptación de adrenalina en las terminaciones adrenérgicas, puede conducir a una intensa respuesta presora. La adrenalina disminuye los niveles plasmáticos de K^+, un efecto que puede potenciarse si se asocia a fármacos que producen hipopotasemia (corticosteroides, diuréticos tiazídicos o del asa).

Se desaconseja la asociación de adrenalina y noradrenalina con anestésicos halogenados volátiles, antidepresivos tricíclicos, levodopa, inhibidores de la MAO o digoxina por el riesgo de aparición de taquiarritmias ventriculares. Los efectos de la noradrenalina aumentan por derivados del ergot (potencian los efectos vasoconstrictores), simpaticomiméticos, hormonas tiroideas, inhibidores de la MAO, doxapram o mazindol. El litio disminuye las acciones de la noradrenalina. La adrenalina y la noradrenalina incrementan la glucemia, por lo que se requieren dosis mayores de insulina o fármacos antidiabéticos.

Contraindicaciones y precauciones

La adrenalina está contraindicada en pacientes con cardiopatía isquémica (por aumentar las demandas miocárdicas de O_2), taquiarritmias cardíacas, hipertiroidismo, hipertensión arterial, accidentes cerebrovasculares, glaucoma de ángulo cerrado o con feocromocitoma, que pueden desarrollar hipertensión grave. La noradrenalina está contraindicada en pacientes con hipotensión secundaria a hipovolemia (es necesario normalizar la volemia antes de administrar cualquier vasopresor). No se recomienda su uso durante el parto, ya que inhibe las contracciones uterinas espontáneas.

La extravasación de la noradrenalina puede producir una marcada vasoconstricción que conduce a una necrosis cutánea, que puede revertirse con fentolamina. La noradrenalina puede reducir el flujo sanguíneo uterino y producir hipoxia y bradicardia fetal al final del embarazo.

La adrenalina y la noradrenalina se administrarán con precaución en embarazadas y en pacientes diabéticos, hipertensos, hipertiroideos, con taquicardia o trombosis vascular coronaria, mesentérica o periférica, pues su acción vasoconstrictora puede aumentar la isquemia y el área del infarto.

Usos clínicos

La adrenalina y la noradrenalina pueden usarse en el tratamiento de la insuficiencia cardíaca grave refractaria a otros tratamientos e hipotensión sintomática refractaria a la expansión de volumen (presión arterial sistólica < 70 mmHg) asociada a choque cardiogénico o séptico.

En pacientes con choque cardiogénico causado por un infarto de miocardio, la adrenalina se asocia a una mayor incidencia de choque refractario, taquicardia, acidosis láctica y mortalidad que la noradrenalina; sin embargo, la noradrenalina produce más complicaciones arrítmicas y mayor mortalidad que la dobutamina en estos pacientes.

FÁRMACOS INOTRÓPICOS EN DESARROLLO

Omecamtiv mecarbilo. Es un activador de la miosina cardíaca que actúa uniéndose específicamente a su dominio catalítico. Como consecuencia, acelera la formación de enlaces cruzados entre la miosina y la actina, y aumenta el tiempo de eyección sistólica, la contractilidad y el volumen latido cardíaco sin modificar la $[Ca^{2+}]_i$, los niveles de o AMPc o las demandas miocárdicas de O_2. El fármaco es bien tolerado a dosis < 0,625 mg/kg/h. A dosis mayores, pueden aparecer cefaleas, mareos y palpitaciones, y síntomas de isquemia cardíaca (opresión torácica), debido a una prolongación excesiva del tiempo de eyección sistólica.

BIBLIOGRAFÍA

Francis GS, Bartos JA, Adatya S. Inotropes. J Am Coll Cardiol 2014; 63: 2069-78.

Hashim T, Sanam K, Revilla-Martinez M y cols. Clinical characteristics and outcomes of intravenous inotropic therapy in advanced heart failure. Circ Heart Fail 2015; 8:880-6.

Heidenreich PA, Bozkurt B, Aguilar D y cols. 2022 AHA/ACC/HFSA Guideline for the management of heart failure: Executive Summary: A Report of the American College of Cardiology/American Heart Association Joint Committee on Clinical Practice Guidelines. Circulation 2022;145:e876-94

Maack C, Eschenhagen T, Hamdani N y cols. Treatments targeting inotropy. Eur Heart J 2019; 40: 3626-44.

McDonagh TA, Metra M, Adamo M y cols. 2021 ESC Guidelines for the diagnosis and treatment of acute and chronic heart failure: Developed by the Task Force for the diagnosis and treatment of acute and chronic heart failure of the European Society of Cardiology (ESC) With the special contribution of the Heart Failure Association (HFA) of the ESC. Eur Heart J 2021; 42: 4901. Ver traducción al español en: Rev Esp Cardiol (Engl Ed) 2022; 75(6): 523.

Tamargo J, Delpón E. La función de bomba del corazón: el ciclo cardíaco. En: Tresguerres J, Cachofeiro V, Cardinali D, Delpón E, Díaz-Rubio E, Escrich E, Lahera V, Mora F, Tomano M, eds. Fisiología humana, 5ª edición. México: Ed. McGraw Hill Education Inc.; 2020.

Tariq S, Aronow WS. Use of inotropic agents in treatment of systolic heart failure. Int J Mol Sci 2015; 16(12): 29060-8.

Uhlig K, Efremov L, Tongers J y cols. Inotropic agents and vasodilator strategies for the treatment of cardiogenic shock or low cardiac output syndrome. Cochrane Database Syst Rev 2020; 11: CD009669.

Fármacos antiarrítmicos

22

E. Delpón Mosquera, J. Pérez-Villacastín Domínguez y R. Caballero Collado

CONTENIDOS

INTRODUCCIÓN

Los fármacos antiarrítmicos (FFAA) forman un grupo de sustancias heterogéneo, tanto en su estructura química como en su mecanismo de acción, que se utilizan para el tratamiento y prevención de las *arritmias cardíacas*. Hoy en día frecuentemente se utilizan en combinación con otros abordajes terapéuticos como la *ablación con catéter* y la implantación de *desfibriladores*. Las *arritmias* se definen como trastornos del ritmo cardíaco y pueden alterar la frecuencia del latido por aumento (taquiarritmia) o disminución (bradiarritmia) anormal de ésta, con o sin irregularidad del ritmo. En ausencia de cardiopatía estructural, las arritmias pueden producir graves alteraciones funcionales, como taquicardias paroxísticas, síncope e incluso muerte súbita cardíaca (MSC); pero en presencia de cardiopatía su potencial patogénico es aún mayor. El envejecimiento de la población y la alta prevalencia de la cardiopatía isquémica y de la insuficiencia cardíaca (IC) aumentan el riesgo de MSC por arritmias ventriculares y la prevalencia de la fibrilación auricular. La ablación es capaz de eliminar el sustrato de taquicardias nodales, vías accesorias, arritmias auriculares focales y macrorreentrantes y algunas taquicardias ventriculares. Los desfibriladores reducen el riesgo de muerte arrítmica en pacientes con cardiopatía estructural grave. Sin embargo, el tratamiento de la fibrilación auricular y la prevención de la MSC siguen siendo un reto terapéutico, entre otros motivos porque se desconoce la diana óptima y el mecanismo último que las generan. Por todo ello, y a pesar de sus limitaciones, los FFAA siguen siendo una herramienta fundamental para el tratamiento de las arritmias.

CLASIFICACIÓN

La clasificación de los FFAA en cuatro grupos en función de sus mecanismos de acción principales propuesta por Vaughan Williams en 1992 es la que aún sigue utilizándose (tabla 22-1 y fig. 22-1):

- *Grupo I (FFAA-I):* bloqueantes de los canales de Na^+ dependientes del voltaje.
- *Grupo II (FFAA-II):* antagonistas de receptores β-adrenérgicos (comúnmente denominados β-bloqueantes).
- *Grupo III (FFAA-III):* fármacos que prolongan la duración del potencial de acción (DPA) y el período refractario cardíaco.
- *Grupo IV (FFAA-IV):* verapamilo, diltiazem y fármacos bloqueantes de los canales de Ca^{2+} dependientes del voltaje tipo L.

En la clasificación no están incluidos otros fármacos como la adenosina, el sulfato de magnesio, la digoxina y la atropina (v. tabla 22-1), que también presentan propiedades antiarrítmicas y que se describen en este capítulo.

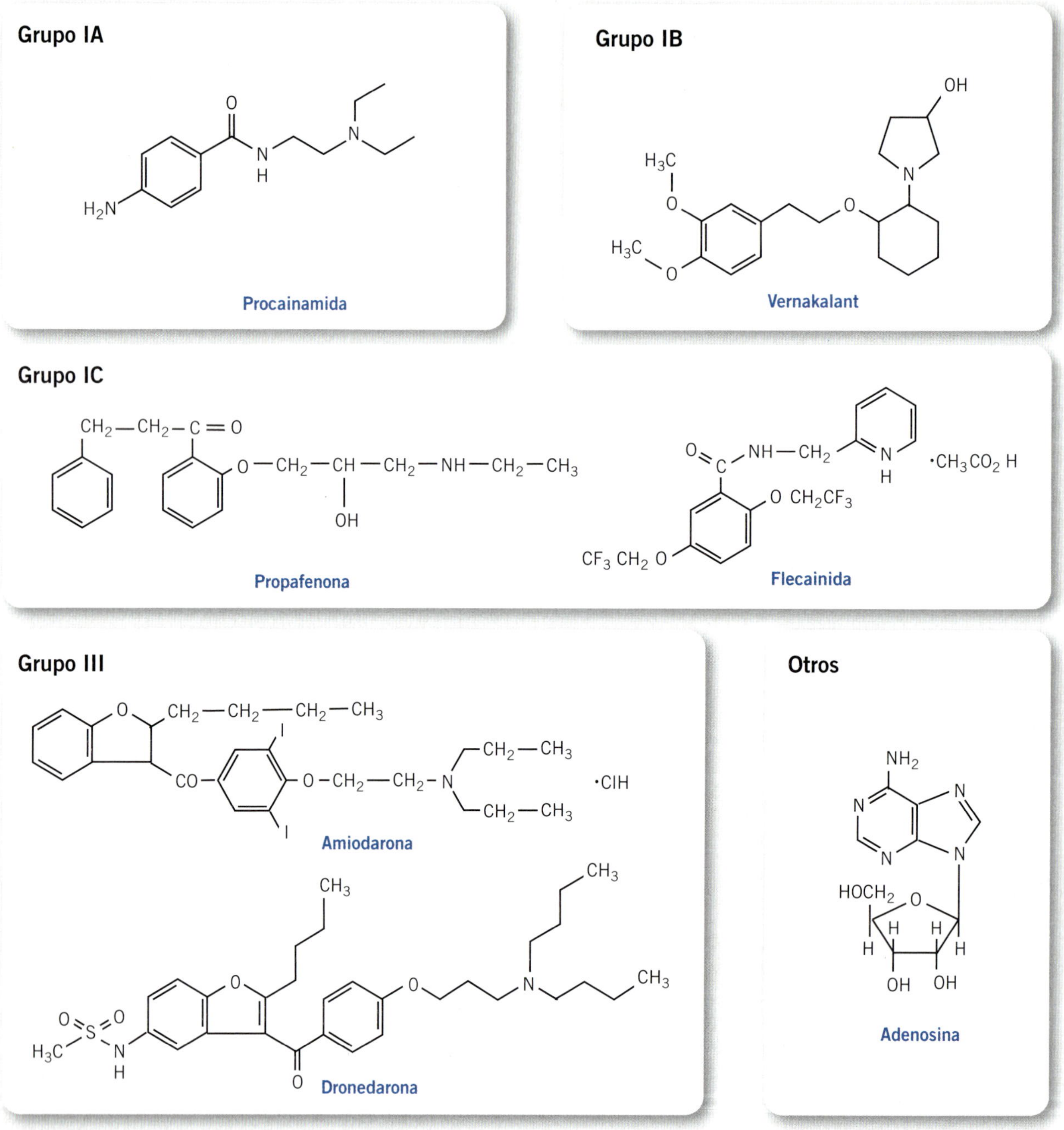

Grupo IA

Procainamida

Grupo IB

Vernakalant

Grupo IC

Propafenona

Flecainida

Grupo III

Amiodarona

Dronedarona

Otros

Adenosina

Figura 22-1. Estructura química de algunos fármacos antiarrítmicos.

Tabla 22-1. Clasificación de los fármacos antiarrítmicos

Grupo I

Ia	Ib	Ic
Hidroquinidina	Lidocaína	Propafenona
Procainamida	Vernakalant	Flecainida
Disopiramida		

Grupo II

Antagonistas de receptores β-adrenérgicos: atenolol, bisoprolol[a], esmolol, metoprolol, nebivolol[a], propranolol

Grupo III

Amiodarona, dronedarona, sotalol

Grupo IV

Verapamilo, diltiazem

Otros

Adenosina, digoxina, atropina, ivabradina[a], ranolazina[a]

[a] Fármacos que no tienen aprobada la indicación como antiarrítmicos en su ficha técnica.

ACTIVACIÓN ELÉCTRICA CARDÍACA

▸▸ La activación eléctrica, de la que depende la sístole mecánica, se inicia en el nódulo sinoauricular (NSA) y se transmite a través del miocardio auricular hasta el nódulo auriculoventricular (NAV). Partiendo del NAV, el impulso progresa a través del sistema especializado de conducción, formado por el haz de His, las ramas del haz de His y las fibras de Purkinje. Desde las fibras de Purkinje la activación llega al músculo ventricular empezando por el septo medio izquierdo y la base de los músculos papilares, y desde ahí al resto de los ventrículos. El NSA está formado por *células automáticas*, capaces de generar, sin estímulo externo y de forma rítmica ($\approx$ 60 latidos/min), potenciales de acción (PA). Las células del NAV y del tejido especializado de conducción son también automáticas ($\approx$ 40 latidos/min). Normalmente el NAV es la única conexión eléctrica de aurículas y ventrículos, y la presencia de otras conexiones *(vías accesorias)* es causa de arritmias *(síndromes*

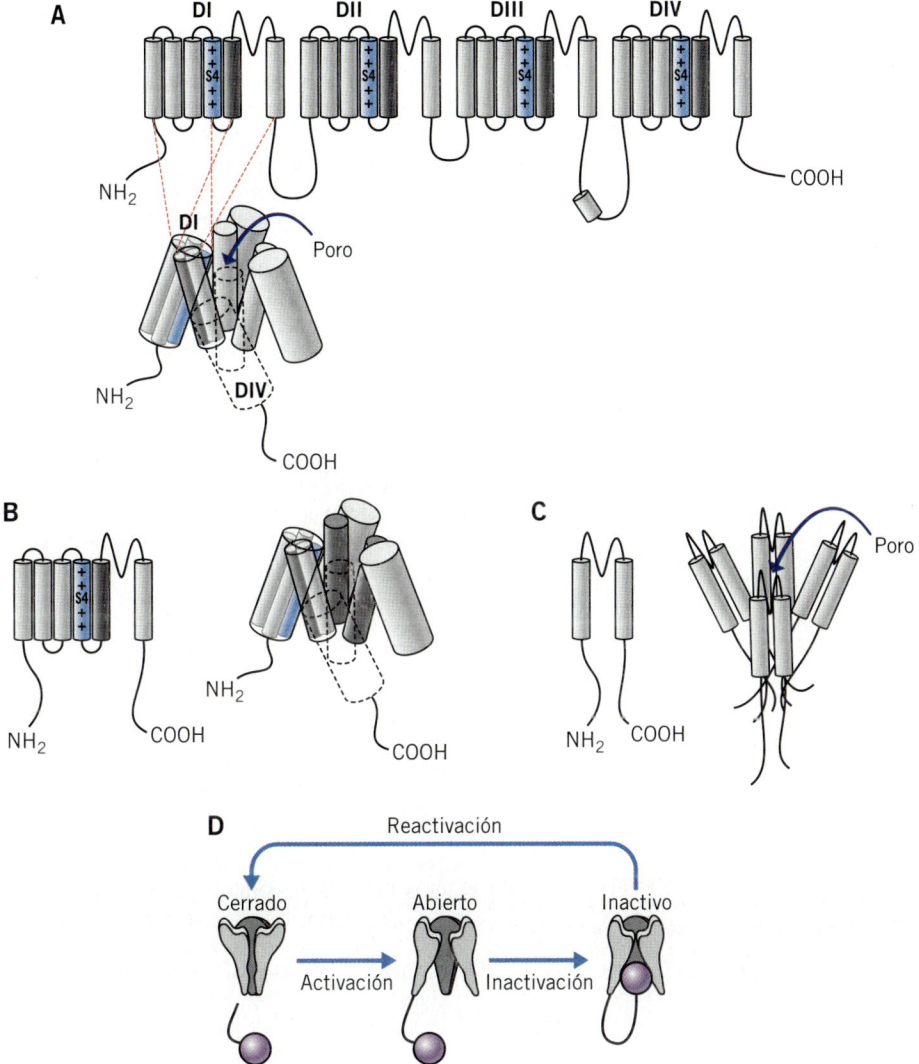

Figura 22-2. A, B y C) Esquemas de las subunidades α de los canales de Na⁺ (Nav1.5) y Ca²⁺ (A), de los canales de K⁺ dependientes del voltaje (B) y de los canales de K⁺ tipo Kir (C). Obsérvese que son necesarias cuatro subunidades α para formar el poro de los canales de K⁺. D) Esquema representando las distintas conformaciones de los canales dependientes del voltaje y las transiciones entre ellos.

de preexcitación). Concluida la excitación eléctrica de los ventrículos, el frente de activación se extingue, permaneciendo el miocardio en reposo hasta que se produce una nueva descarga del NSA.

CANALES IÓNICOS CARDÍACOS

Las células cardíacas mantienen un potencial de reposo electronegativo y deben su actividad eléctrica al aumento transitorio y secuencial de la permeabilidad de la membrana al Na⁺, Ca²⁺, K⁺ y, en menor medida, al Cl⁻. La entrada/salida de estos iones se produce a través de estructuras proteicas especializadas denominadas **canales iónicos (fig. 22-2)**. La apertura de dichos canales en función del potencial de membrana (canales dependientes del voltaje) y/o de la presencia de ligandos (canales operados por ligando) genera corrientes iónicas (I) que, a su vez, modifican el potencial de membrana y la composición del medio intracelular. Al cambio reversible del potencial de membrana de las células cardíacas producido como consecuencia del flujo de iones se le denomina PA.

Los canales iónicos están compuestos por subunidades α, que forman el poro hidrófilo y que atraviesan todo el espesor de la membrana, y subunidades asociadas, denominadas β, que modulan las funciones de las subunidades α. Los cambios en el potencial de

membrana son detectados por el sensor de voltaje presente en las subunidades α de los canales dependientes de voltaje **(v. fig. 22-2)**, y se traducen en un cambio de la conformación del canal que permite el paso de iones a su través **(v. fig. 22-2)**. La mayor parte de los canales, tras abrirse, pasan a un estado no conductor, distinto del **cerrado**, denominado **inactivo (v. fig. 22-2)**. Los canales en estado inactivo no pueden abrirse sin pasar antes al estado cerrado o de **reposo**. La célula tendrá que repolarizarse de nuevo para que esta transición, denominada **reactivación**, tenga lugar. La reactivación se produce, dependiendo del tipo de canal, de forma rápida (canales de Na⁺ y algunos de K⁺) o lenta (canales de Ca²⁺ y algunos de K⁺), completándose hacia el final de la fase 3 o al principio de la fase 4 del PA.

Los canales de K⁺ tipo Kir *(inward rectifiers)* encargados de mantener el potencial de reposo (I_{K1}) y los que participan en las respuestas a agonistas como la acetilcolina/adenosina (I_{KACh}) y mediadores, como el ATP (I_{KATP}), están formados por subunidades α que carecen de sensor de voltaje **(v. fig. 22-2)**.

POTENCIALES DE ACCIÓN CARDÍACOS

El potencial de membrana en reposo de las células ventriculares y del sistema de conducción His-Purkinje es de ≈−90 mV y el de las células

A

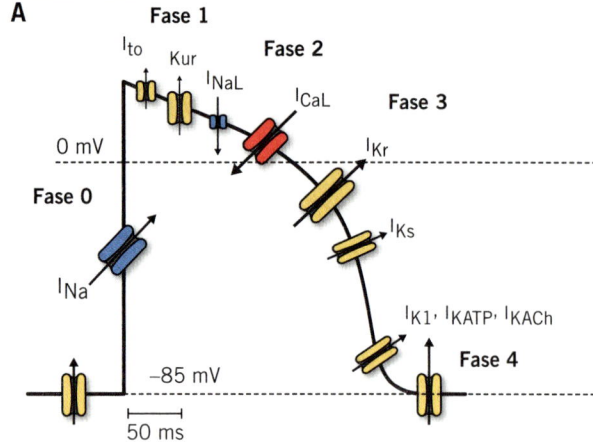

B

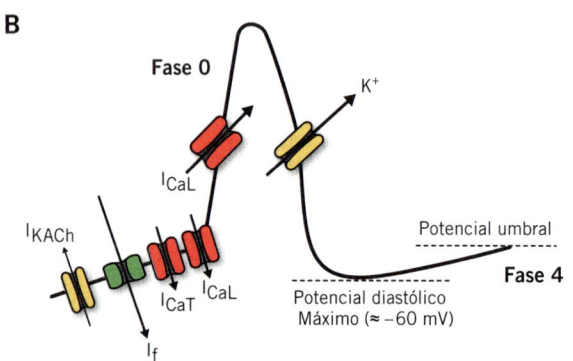

Figura 22-3. Esquema de un potencial de acción cardíaco Na⁺- (A) y Ca²⁺- dependiente (B) y sus distintas fases, indicando las corrientes iónicas que participan en su génesis. I_{K1}: corriente de K⁺ con rectificación interna; I_{KACh}: corriente activada por acetilcolina/adenosina; I_{Na}: corriente de Na⁺; I_{to}: corriente transitoria de salida de K⁺; I_{CaL}: corriente de Ca²⁺ tipo L; I_{NaL}: corriente de Na⁺ durante la fase de meseta; I_{CaT}: corriente de Ca²⁺ tipo T; I_{Kur}, I_{Kr} e I_{Ks}: corrientes de K⁺ de activación ultrarrápida, rápida y lenta, respectivamente; I_f: corriente marcapasos.

auriculares, ≈–80 mV. En reposo, la membrana es muy permeable al K⁺, que puede entrar o salir de la célula a través de los canales que generan la I_{K1}, encargada de mantener el potencial de membrana estable y próximo al potencial de equilibrio electroquímico del K⁺ (≈–90 mV). Cuando la célula es excitada, la membrana se despolariza, y si el potencial supera el umbral (≈–65 mV), se genera un PA (fig. 22-3 A). La *fase 0* o *fase de rápida despolarización* es debida a la entrada de Na⁺ que genera la corriente rápida de entrada de Na⁺ (I_{Na}). En 1-2 ms el potencial de membrana alcanza su valor más positivo (+30/+40 mV) y la mayor parte de los canales de Na⁺ se inactivan. Sólo una pequeña parte de los canales de Na⁺ se inactivará más lentamente permitiendo la entrada de Na⁺ durante la fase 2 (I_{NaL}). A medida que se completa la repolarización, los canales de Na⁺ se reactivan y el tiempo que tarden en reactivarse determinará la duración del *período refractario*.

En la *repolarización de los PA humanos* se distinguen tres fases. En la **fase 1**, la membrana se repolariza rápidamente como consecuencia de la inactivación de la I_{Na} y la activación de los canales de salida de K⁺ que generan la corriente transitoria (I_{to}) presente en los miocitos auriculares y ventriculares y la de activación ultrarrápida (I_{Kur}) presente sólo en los auriculares. En la **fase 2 o de meseta** tiene lugar la entrada de Ca²⁺ a través de canales de Ca²⁺ tipo L (I_{CaL}). El aumento de la concentración intracelular de Ca²⁺ ([Ca²⁺]ᵢ) dispara la liberación del Ca²⁺ almacenado en el retículo sarcoplásmico, provocando la contracción del miocito (*acoplamiento excitación-contracción*). Durante la fase 2 también se inicia la salida de K⁺ a través de diversos canales que se activan más lentamente, por ello a pesar de que está

entrando Ca²⁺, y en menor medida Na⁺, el potencial de membrana permanece estable (meseta). Paulatinamente los canales de Ca²⁺ se inactivan mientras sigue aumentando la salida de K⁺, lo que acelera de nuevo la repolarización (**fase 3**). Los canales de K⁺ de activación rápida y lenta que generan la I_{Kr} («r» de *rapid*) e I_{Ks} («s» de *slow*), junto con la I_{K1}, determinarán la repolarización completa.

La morfología y duración de los PA difieren en las aurículas y los ventrículos, así como en distintas regiones de cada cámara debido a variaciones en la expresión de las subunidades α y/o β que forman los distintos canales. La exageración de la heterogeneidad por variaciones bruscas en la frecuencia, mutaciones en los genes que codifican los canales o presencia de fármacos que los bloquean puede provocar la aparición de arritmias por reentrada (v. más adelante).

Completada la repolarización, en las células musculares auriculares y ventriculares el potencial de membrana permanece estable hasta que la célula es despolarizada de nuevo. Esta fase entre dos PA se denomina **fase 4** y se corresponde con la diástole. Durante la fase 4 se activarán diversos intercambiadores, como el Na⁺/K⁺, encargados de reponer la homeostasis iónica intracelular. En las células automáticas del NSA y NAV y del sistema His-Purkinje la fase 4 no es isoeléctrica, sino que, tras alcanzar el potencial de membrana más negativo (potencial diastólico máximo), se inicia una despolarización paulatina que llevará a alcanzar el potencial umbral (fig. 22-3 B). La velocidad con la que se produce la despolarización (pendiente de la fase 4) determina la frecuencia de disparo. La I_{K1} no existe en el NSA, pero sus células, al igual que las del NAV, tienen canales que generan una corriente similar, activada por acetilcolina o adenosina (I_{KACh}), que hiperpolariza el potencial de membrana disminuyendo la frecuencia de disparo (v. fig. 22-3 B). En las células automáticas, un delicado equilibrio entre activación de corrientes despolarizantes activadas con la hiperpolarización (corriente marcapasos o I_f), desactivación de corrientes de salida de K⁺ y activación de corrientes de Ca²⁺ (en los nódulos, I_{CaL} e I_{CaT}) y de Na⁺ (en el sistema His-Purkinje) determina la pendiente de la fase 4.

La fase 0 de los PA generados en el NSA y NAV se debe a la entrada de Ca²⁺ a través de canales tipo L y, en menor proporción, de tipo T. Dado que la magnitud de la I_{CaL} es menor y su activación más lenta que la de la I_{Na}, estos PA presentan una menor amplitud y se conducen más lentamente que los dependientes de Na⁺. La repolarización de los PA dependientes de Ca²⁺ se debe también a la salida de K⁺ a través de los distintos canales antes mencionados.

Cuando se genera un PA, el espacio intracelular se carga positivamente, mientras que el de las células vecinas está cargado negativamente (fig. 22-4), y esta diferencia de potencial origina una corriente que excita a las células vecinas, produciéndose así la *conducción* del impulso cardíaco. Cuanto mayor es la diferencia de potencial entre células, mayor intensidad de la corriente local y mayor probabilidad de generar un PA en la célula en reposo (mayor *factor de seguridad* de la conducción). En las células parcialmente despolarizadas (p. ej., por la isquemia) o estimuladas prematuramente sin completar la repolarización, parte de los canales de Na⁺ permanecen en estado inactivo, por lo que la amplitud de la I_{Na} y del PA generado es menor, disminuyendo el factor de seguridad y lentificándose la conducción. El impulso cardíaco avanza en frentes de activación sin posibilidad de retroceso, puesto que deja tras de sí tejido en período refractario. El período refractario determina el intervalo mínimo entre dos PA propagados y depende del tiempo que tarda la célula en repolarizarse y reactivar los canales de Na⁺.

La actividad eléctrica cardíaca tiene su reflejo en el electrocardiograma (ECG), existiendo una relación entre los intervalos del ECG y las secuencias de activación y repolarización. La activación auricular (fase 0 de los PA) se corresponde con la onda P, y la ventricular, con el complejo QRS, siendo su duración inversamente proporcional a la velocidad de conducción intraventricular. El intervalo PR refleja el tiempo de conducción a través del NAV, el haz de His y sus ramas, y se prolonga cuando disminuye la velocidad de conducción en estas estructuras. La duración del intervalo QT refleja el tiempo de repolarización ventricular.

GÉNESIS DE LAS ARRITMIAS CARDÍACAS

Clásicamente se distinguen dos mecanismos por los que se generan las taquiarritmias cardíacas: alteraciones en la iniciación del impulso (**focales**) y alteraciones en la secuencia de activación del miocardio (**reentrantes**).

Alteraciones en la iniciación del impulso: arritmias focales

Las arritmias focales se deben a alteraciones del automatismo normal, o bien a la aparición de focos anormales de despolarización espontánea (automatismo anormal, actividad desencadenada) (fig. 22-5).

Alteraciones en los tejidos automáticos

El NSA normalmente es el marcapasos cardíaco porque genera PA a mayor frecuencia que el NAV y el sistema His-Purkinje (**marcapasos subsidiarios**), por lo que estos últimos son excitados por el frente de activación generado en el NSA antes de generar su propio PA. En ciertas situaciones la frecuencia de los marcapasos subsidiarios puede superar a la del NSA y dominar el ritmo cardíaco, como cuando: *a)* disminuye la frecuencia de disparo del NSA (bradicardia sinusal), *b)* se bloquea la conducción del impulso generado en el NSA (bloqueo sinoauricular o AV) y *c)* aumenta la frecuencia de un marca-

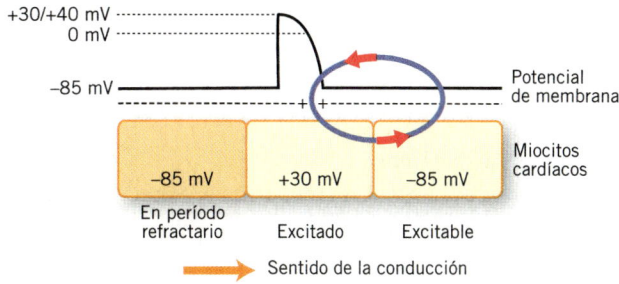

Figura 22-4. Esquema en el que se ejemplifica la conducción eléctrica del impulso cardíaco entre células vecinas.

pasos subsidiario por encima de la del NSA (p. ej., intoxicación digitálica o isquemia).

La frecuencia de disparo de cualquier célula automática depende de: *a)* la pendiente de la fase 4 de despolarización diastólica; cuanto más acusada sea ésta, mayor será la frecuencia, y *b)* del potencial diastólico máximo que alcanza la célula al inicio de la fase 4 (v. fig. 22-3 B y 22-5 A). La hipopotasemia, la acidosis, la distensión de la pared cardíaca, el aumento del tono simpático y ciertos fármacos (inhibidores de fosfodiesterasas, digoxina, agonistas β-adrenérgicos y antagonistas de receptores M2) aumentan la

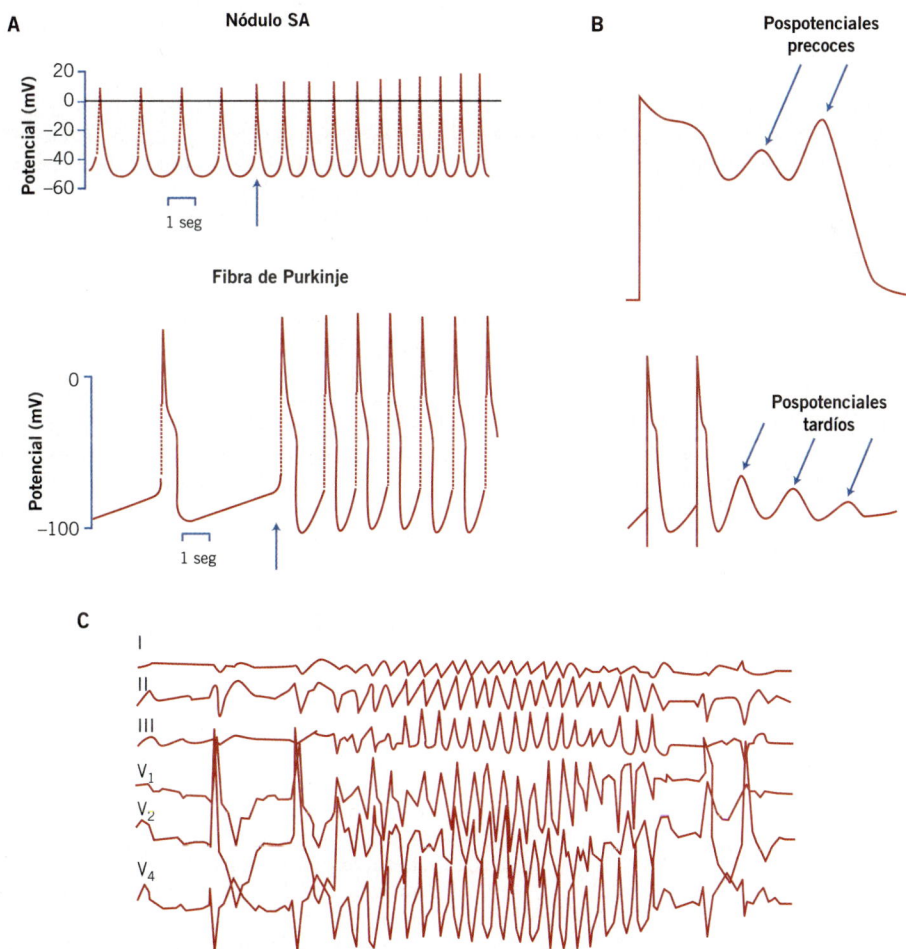

Figura 22-5. Taquiarritmias focales. A) Ejemplo de PA registrados en una célula del NSA y en una célula de Purkinje en ausencia y en presencia de adrenalina. Puede observarse cómo la adrenalina (flecha) aumenta la inclinación de la fase 4 aumentando la frecuencia de disparo. B) En el panel superior se muestran pospotenciales precoces registrados en una célula ventricular, y en el panel inferior, pospotenciales tardíos registrados en una fibra de Purkinje. C) Ejemplo del electrocardiograma registrado durante una *torsades de pointes*.

pendiente de la fase 4 y pueden producir taquiarritmias. Por otra parte, la isquemia y la hiperpotasemia despolarizan el potencial diastólico máximo, acercándolo al potencial umbral, aumentando así la frecuencia.

Automatismo anormal

El automatismo anormal es el mecanismo por el que cualquier célula miocárdica que está parcialmente despolarizada (–60/–55 mV) puede generar impulsos espontáneamente. La despolarización puede ser consecuencia de la isquemia, la fibrosis, la hiperpotasemia, una miocardiopatía o la intoxicación digitálica (por inhibir el intercambiador Na$^+$/K$^+$). La fase 0 de los PA generados por automatismo anormal se debe a la entrada de Ca^{2+}, puesto que a esos niveles de potencial de membrana los canales de Na$^+$ se encuentran en estado inactivo. Esto explica por qué la aparición de automatismo anormal se ve favorecida en presencia de fármacos que aumentan la I$_{CaL}$ (catecolaminas) y por qué los impulsos generados se conducen lentamente.

Actividad desencadenada

Este término engloba un conjunto de arritmias generadas por la aparición de oscilaciones del potencial de membrana producidas durante la fase 3, antes de que la célula se repolarice (**pospotenciales precoces**) o inmediatamente después de que la célula se haya repolarizado por completo (**pospotenciales tardíos**) (**v. fig. 22-5 B**). Si estas despolarizaciones alcanzan el potencial umbral, podrán generar uno o más PA (actividad desencadenada) muy prematuros, que pueden iniciar frentes de activación. Si el frente de activación es organizado, se producirá una taquicardia uniforme (monomorfa), y si es desorganizado se producirá una taquicardia ventricular de aspecto cambiante (polimórfica, *torsades de pointes*, **v. fig. 22-5 C**) o una activación totalmente caótica (fibrilación).

Los **pospotenciales precoces** se deben a la entrada de Ca^{2+} y aparecen en cualquier situación en la que se retrase excesivamente la repolarización. Todos aquellos factores que prolonguen la DPA, como

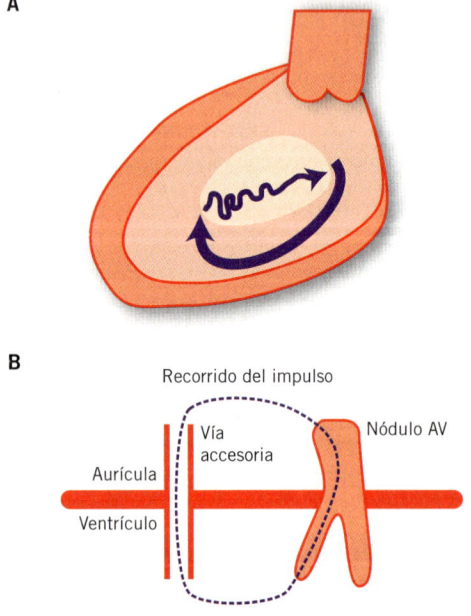

Figura 22-6. A) Ejemplo de circuito de reentrada en el ventrículo izquierdo abierto en visión lateral izquierda y la raíz aórtica. La zona endocárdica clara representa una cicatriz postinfarto de miocardio. La conducción es rápida en la zona sana y lenta en el miocardio cicatricial (flecha ondulada). B) Reentrada de un impulso desde las aurículas hacia los ventrículos cuando, además del nódulo auriculoventricular (AV), existe una vía accesoria que los conecta eléctricamente.

⊕ **ARRITMIAS CARDÍACAS**

- Las arritmias son trastornos del ritmo cardíaco.

- El mecanismo por el que se generan la mayor parte de las arritmias es la *reentrada*: recirculación del impulso en un circuito entorno a un obstáculo (anatómico o funcional) o desplazamiento de un frente espiral por el miocardio (rotor).

- La reentrada se genera principalmente por la estimulación prematura de un miocardio con heterogeneidades en la repolarización, isquemia o desacoplamiento celular.

- La hipopotasemia, la acidosis, la distensión de la pared y la estimulación adrenérgica aumentan la frecuencia de los marcapasos ectópicos y del NSA.

- Los tejidos no automáticos despolarizados pueden, en presencia de catecolaminas, generar PA (automatismo anormal).

- La prolongación excesiva de la DPA producida por la bradicardia, hipopotasemia, mutaciones en los canales iónicos y/o fármacos bloqueantes de canales de K$^+$ cardíacos favorece la aparición de pospotenciales precoces que pueden desencadenar *torsades de pointes*.

- El aumento de la [Ca^{2+}]$_i$ (taquicardia, catecolaminas, digitálicos) favorece la aparición de pospotenciales tardíos que pueden desencadenar una arritmia.

la bradicardia, la hipopotasemia, mutaciones de proteínas que forman los canales iónicos o que interaccionan con ellos (**síndromes de QT largo congénito**), la administración de fármacos que bloquean los canales de K$^+$ cardíacos (**síndromes de QT largo adquirido**) o la IC, favorecen la aparición de pospotenciales precoces y, con ello, de *torsades de pointes*. Por el contrario, el acortamiento de la DPA por aumento de la frecuencia, la hiperpotasemia o la inhibición de la entrada de Ca^{2+} con sulfato de magnesio o FFAA-I y FFAA-IV los suprimen.

Los **pospotenciales tardíos** son consecuencia de la entrada de Na$^+$ a través de un mecanismo que implica el intercambio electrogénico Na$^+$/Ca^{2+}. Este tipo de entrada de Na$^+$ se produce en células en las que ya estaba definida la [Ca^{2+}]$_i$ es anormalmente alta, por lo que los pospotenciales tardíos aparecen más frecuentemente cuando aumenta la frecuencia o en situaciones como la hipercalcemia, la isquemia, la intoxicación digitálica o la hiperactividad simpática. Los pospotenciales tardíos parecen ser los desencadenantes de las arritmias en un síndrome hereditario de taquicardias ventriculares polimórficas catecolaminérgicas (TVPC). Dicho síndrome, que presenta una prevalencia muy baja en la población, se produce fundamentalmente como consecuencia de anomalías en el canal de rianodina (RyR2) y la calsecuestrina, dos proteínas localizadas en el retículo sarcoplásmico que participan en la regulación del Ca^{2+} intracelular. En este tipo de arritmias el abordaje terapéutico más razonable será reducir la [Ca^{2+}]$_i$ utilizando FFAA-II y FFAA-IV.

Alteraciones en la conducción: reentrada

La reentrada es responsable de la mayor parte de las taquiarritmias y consiste en la perpetuación de un impulso en forma de frente de activación que reexcita el miocardio reiteradamente. Para que se mantenga la recirculación es necesario que el impulso recorra una trayectoria (circuito) en un único sentido, bloqueándose cuando intenta circular en sentido contrario (*bloqueo unidireccional*). El bloqueo se puede producir por el desacoplamiento celular (isquemia) o por diferencias marcadas (dispersión) de la duración del período refractario de células adyacentes (**fig. 22-6**). Existen distintos tipos de circuitos de reentrada (**fig. 22-7**) y, en teoría, se debería poder seleccionar la estrategia antiarrítmica (deprimir todavía más la excitabilidad con FFAA-I o prolongar la refractariedad con FFAA-III) en función del tipo de circuito responsable de la arritmia.

Existen circuitos en los que el frente recorre una trayectoria fija (*circuitos anatómicamente determinados*) y recircula entorno a un obstáculo inexcitable que ha encontrado en su avance (p. ej., la escara de un infarto). Si la velocidad de conducción es rápida, el tamaño del circuito puede ser grande. El mejor ejemplo es el flúter auricular (v. fig. 22-7). Por el contrario, si la velocidad de conducción es más lenta, se permitirá la reentrada en circuitos pequeños (taquicardia nodal). La presencia de vías accesorias como en el síndrome de Wolf-Parkinson-White (WPW) también permite al frente circular por una trayectoria fija en la que participan el miocardio auricular y ventricular, la vía accesoria y el NAV (v. fig. 22-6).

En otro tipo de circuitos de reentrada el impulso gira en torno a un área muy pequeña (< 1 cm) del miocardio que en ese momento no es excitable o excitada. Las células parcialmente despolarizadas (p. ej., por la isquemia o la fibrosis) o estimuladas prematuramente antes de que completen la repolarización, en particular cuando hay diferencias en la DPA entre áreas adyacentes, pueden crear áreas inexcitables. Estos circuitos están *funcionalmente determinados* no sólo por su obstáculo funcional, sino porque no hay apenas intervalo entre el frente de activación y la estela de período refractario del giro anterior (circuitos sin hiato excitable), de modo que se excita tejido sólo parcialmente repolarizado, por lo que la velocidad de conducción es muy lenta (v. fig. 22-7).

Los circuitos de reentrada responsables de la génesis de las arritmias fibrilatorias (fibrilación auricular y ventricular) se denominan *rotores*. En los rotores el frente de activación reentrante es un frente curvo que gira sobre sí mismo a gran velocidad, generando actividad a frecuencias muy altas (> 10 Hz). El punto en torno al cual gira el frente puede desplazarse por el miocardio de forma similar a como se desplaza un tornado. En estas condiciones la curvatura del frente es proporcional a la excitabilidad, de manera que cuando ésta disminuye mucho (p. ej., en presencia de un FFAA-I como propafenona o flecainida), la curvatura del frente disminuye, siendo este efecto más marcado en la porción del frente con una menor velocidad de conducción (la de mayor curvatura). Además, la disminución de la excitabilidad amplía la trayectoria recorrida por el rotor en su desplazamiento, lo que facilita que el rotor choque con otro frente que estuviera activando el miocardio o con un obstáculo no excitable, anulando su actividad. ◀◀

FACTORES QUE MODULAN LOS EFECTOS DE LOS FÁRMACOS ANTIARRÍTMICOS

Diversos factores modulan la interacción del FFAA con el miocardio, modificando los efectos esperados tras su administración.

Los trastornos electrolíticos. La hipopotasemia disminuye la I_{Kr} y prolonga la DPA potenciando la prolongación de la DPA producida por los FFAA que inhiben esta corriente, favoreciendo la aparición de *torsades de pointes*. Por el contrario, la hiperpotasemia revierte parcialmente la inhibición de la I_{Kr} producida por algunos FFAA y, además, despolariza el potencial de membrana, aumentando con ello la proporción de canales de Na^+ en estado inactivo. Esto aumenta la potencia de los FFAA del grupo I favoreciendo la aparición de bloqueos de la conducción.

La isquemia, la hipoxia y el aumento de la presión y el volumen auriculares y ventriculares. Todos ellos modifican las propiedades eléctricas del miocardio y favorecen la aparición de arritmias. Esto explica que las arritmias sean más frecuentes en presencia de hipertensión, prolapso mitral, hipertrofia ventricular, valvulopatías e IC. A la vez, el miocardio de estos pacientes representa un sustrato complejo con disparidades en la repolarización, fibrosis o infiltración intersticial

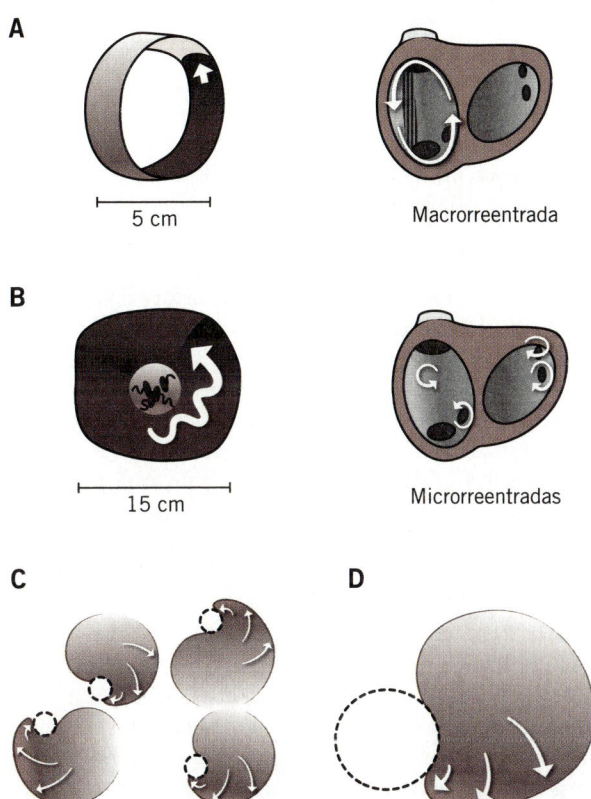

Figura 22-7. Esquema de un circuito de reentrada determinada anatómicamente (macrorreentrada) (A) o funcionalmente (microrreentrada) (B). A) Un frente de activación avanza (flecha) en un anillo de tejido excitable dejando a su paso tejido en período refractario (oscuro). La longitud del circuito es suficientemente grande para que el tiempo que tarda el frente de activación en dar una vuelta sea mayor que la duración del período refractario, dejando un hiato excitable (claro). B) El frente de activación avanza lentamente (flecha ondulada) sobre tejido sólo parcialmente repolarizado y excitable (gris más claro). En la parte derecha de los paneles A y B, sobre una visión esquemática de las aurículas en proyección oblicua anterior izquierda, se muestra un circuito de flúter auricular (A) en el que el «anillo» está delimitado por delante por el anillo tricúspide y por detrás por un obstáculo formado por los orificios de las venas cavas y la cresta terminal (rayado) y las localizaciones de varias microrrentradas en ambas aurículas (B). C) Coexistencia de múltiples rotores con radio de giro pequeño como posible mecanismo de activación fibrilatoria. Las posiciones de los rotores no son fijas, sino que pueden desplazarse y colisionar, bien extinguiéndose, bien generando nuevos rotores. D) Tras la administración de un fármaco depresor de la excitabilidad, los rotores no pueden hacer giros de radio pequeño y se funden en uno, de gran radio de giro, que puede mantenerse como una reentrada estable (taquicardia o flúter) o extinguirse al exceder el tamaño del sustrato.

(que dificultan el acoplamiento eléctrico intercelular), regiones parcialmente despolarizadas, zonas cicatriciales inexcitables, etc. Este sustrato modula los efectos del FFAA, pudiendo tanto disminuir los efectos terapéuticos como potenciar los proarrítmicos.

Las alteraciones adquiridas de los canales iónicos. Son la diana de los FFAA en pacientes con IC y fibrilación auricular. En la IC disminuye la densidad de canales que generan la I_{Na}, la I_{to} y la I_{K1}, lo que disminuye la excitabilidad y la velocidad de conducción, prolonga la DPA y predispone a estos pacientes a sufrir arritmias ventriculares, fibrilación ventricular y MSC. El remodelado eléctrico producido por la IC aumenta la sensibilidad a los FFAA potenciando sus efectos arritmo-génicos. La fibrilación auricular crónica disminuye la densi-dad de los canales que generan la I_{CaL}, I_{to}, I_{Kur} e I_{Na}, y aumen-ta la densidad de los que generan la I_{K1} y la I_{Ks}, con lo que tiende a autoperpetuarse la arritmia. En este caso, el remode-lado eléctrico limita la eficacia de los FFAA para el control y la prevención de la arritmia.

Variaciones farmacocinéticas. Las modificaciones en los pro-cesos de absorción, distribución, biotransformación y excre-ción de los FFAA son responsables de importantes diferen-cias entre las concentraciones plasmáticas alcanzadas y las esperadas. Los polimorfismos genéticos de las enzimas en-cargadas de la biotransformación de los FFAA son responsa-bles de variaciones interindividuales en los niveles plasmáti-cos del FFAA y de sus metabolitos. Ello obliga a ajustes individuales de las dosis y pautas terapéuticas. Asimismo, determinantes genéticos y hormonales predisponen al sexo femenino a sufrir arritmias relacionadas con la prolongación excesiva de la DPA.

Numerosos estudios clínicos demuestran la eficacia en el tratamiento de las arritmias de fármacos que ejercen efectos antioxidantes, antiisquémicos, antiinflamatorios, antiapop-tóticos, cardioprotectores o que previenen el remodelado car-diovascular. En este contexto destacan dos grupos de fárma-cos: los inhibidores del sistema renina-angiotensina-aldosterona y las estatinas. Tanto los inhibidores de la enzima de conversión como los antagonistas de los receptores tipo 1 de angiotensina II disminuyen la incidencia de arritmias au-riculares y ventriculares que aparecen en pacientes con car-diopatía isquémica, hipertensión o IC. La espironolactona y la eplerenona disminuyen la incidencia de MSC arrítmica en pacientes con IC. Las estatinas, por su parte, ejercen efectos antiarrítmicos en arritmias tanto supraventriculares como ventriculares, en buena medida relacionados con sus efectos antiisquémicos, pero no limitados a ellos. Hoy se presta gran atención al potencial terapéutico de intervenciones dirigidas no directamente a los aspectos electrofisiológicos de las arrit-mias, sino a los factores causantes de ésta. Esta preocupación es particularmente evidente en el campo de la fibrilación au-ricular, donde la intervención sobre la hipertensión, diabetes, obesidad y apnea de sueño se han propuesto como una posi-ble forma de detener o revertir el remodelado estructural de las aurículas que subyace a la arritmia.

EFECTOS PROARRÍTMICOS DE LOS FFAA

Una de las reacciones adversas más peligrosas de los FFAA es el agravamiento de la arritmia original o la inducción de nuevas arritmias que pueden ser incluso mortales (*efectos proarrítmicos de los FFAA*). Se han descrito dos tipos de efec-tos proarrítmicos relacionados con el bloqueo de los canales de Na$^+$ o con la prolongación excesiva de la DPA, respectiva-mente. Algunos FFAA, como los del grupo Ia, que bloquean tanto canales de Na$^+$ como de K$^+$ cardíacos, pueden producir los dos efectos proarrítmicos, lo que ha limitado considera-blemente su uso.

La **depresión de la excitabilidad** es la base tanto de los efectos antiarrítmicos como proarrítmicos de los FFAA que

bloquean los canales de Na$^+$, y cuanto más deprimen la exci-tabilidad y más potentes efectos antiarrítmicos producen, más riesgo conllevan. Las acciones proarrítmicas de estos FFAA son más marcadas en aquellos sujetos que tienen car-diopatía isquémica, IC, hipertrofia o que han sufrido previa-mente un infarto (cardiopatía estructural). Por todo ello, los FFAA más potentes del grupo I, propafenona y flecainida, sólo se utilizan en pacientes sin cardiopatía estructural.

La **prolongación excesiva de la DPA** y del intervalo QT (*síndrome de QT largo adquirido*) es un efecto característico de los FFAA de los grupos Ia y III, pero también de otros fármacos utilizados en terapéutica que bloquean los canales de K$^+$ cardíacos. Los efectos serán más acusados en mujeres, cardiópatas y en presencia de hipopotasemia o bradicardia. La prolongación excesiva de la repolarización conduce, por el mecanismo antes explicado, a la aparición de pospotencia-les precoces y *torsades de pointes*.

Casi todos los FFAA deprimen el automatismo normal, produciendo en sujetos predispuestos bradicardia sinusal y bloqueo sinoauricular, que pueden ser sintomáticos *per se* y aumentar la incidencia de la arritmia que se buscaba tratar (caso de la fibrilación o flúter auricular en el síndrome de bradicardia-taquicardia). En sujetos con bloqueos de ramas del haz de His, los fármacos bloqueantes de los canales de Na$^+$, incluyendo la amiodarona, pueden provocar blo-queo AV completo y deben utilizarse con precaución, o no utilizarse en absoluto.

Debe extremarse la vigilancia cuando se administran dos o más FFAA simultáneamente, puesto que se pueden produ-cir efectos proarrítmicos tanto por interacciones farmacodi-námicas como farmacocinéticas.

FÁRMACOS ANTIARRÍTMICOS DEL GRUPO I

Estos fármacos bloquean los canales de Na$^+$, lo que disminu-ye la entrada de Na$^+$ durante la fase 0 y, con ello, la amplitud de los PA generados. Como consecuencia, la diferencia de potencial entre la célula excitada y las adyacentes es menor, y el circuito local de corriente que permite la excitación de las células contiguas puede no ser suficiente para conseguir la progresión del frente de activación. Los FFAA-I depri-men la excitabilidad y la velocidad de conducción del impul-so en el circuito de reentrada, siendo este efecto más marca-do en las áreas donde la conducción estaba más deprimida. Como se ha mencionado antes, la depresión de la excitabili-dad disminuye la frecuencia de rotación de los rotores por-que amplía su radio de giro, obligándolos a invadir un área miocárdica mayor y disminuyendo la probabilidad de su mantenimiento (v. fig. 22-7).

Los FFAA-I son útiles también para el tratamiento de las arritmias producidas por un aumento del automatismo nor-mal en las células del sistema especializado de conducción His-Purkinje (actividad automática dependiente de Na$^+$).

Mecanismo de acción de los FFAA-I

Los FFAA-I se unen en un sitio receptor localizado en el poro de la subunidad α del canal de Na$^+$ cardíaco. Para acce-der a este receptor atraviesan por difusión pasiva la membra-na celular y penetran en el poro desde la cara citoplasmática.

Todos los FFAA-I son bases débiles que a pH fisiológico co-existen en forma catiónica y neutra, predominando la catiónica. Es la forma neutra (F) la que puede atravesar la membrana, pero es la catiónica (FH$^+$) la que se une al receptor **(fig. 22-8)**. La conformación del receptor y la disponibilidad para acceder a éste cambia en cada uno de los tres estados en los que se puede encontrar el canal **(v. fig. 22-3)**. Esto explica por qué la afinidad de los FFAA-I por el receptor y el acceso/salida del mismo no son constantes a lo largo del PA. La afinidad de los FFAA-I por el canal en estado cerrado es muy baja, pero es alta en estado abierto y/o inactivo. Como consecuencia, todos los FFAA-I producen un mayor bloqueo de la conducción cuanto mayor es la frecuencia de la arritmia (bloqueo dependiente de la frecuencia), puesto que cuanto mayor es el número de latidos, más número de veces pasa el canal por los estados por los que el FFAA-I tiene mayor afinidad. Además, todos los FFAA-I prolongan, en mayor o menor medida, el tiempo necesario para la reactivación del canal de Na$^+$, pasando éste desde $\approx$ 20 ms hasta incluso varios segundos. Esta prolongación del tiempo de reactivación también contribuye al aumento del bloqueo de la conducción dependiente de la frecuencia, puesto que cuando el intervalo diastólico se abrevia por la arritmia, no es posible completar la reactivación. De hecho, cuanto más prolonguen la reactivación, más deprimirán la conducción y ensancharán el QRS cuando el paciente se encuentre en ritmo sinusal.

Los FFAA, además de producir un bloqueo dependiente de la frecuencia, bloquean la conducción preferentemente en tejidos isquémicos parcialmente despolarizados (potencial de membrana $\approx$ –60 mV), puesto que con la despolarización una importante proporción de canales de Na$^+$ pasa al estado inactivo.

Los FFAA-I presentan importantes diferencias farmacológicas entre sí que no se limitan al tipo de bloqueo del canal de Na$^+$ que producen. Exceptuando la lidocaína, todos ellos bloquean en mayor o menor medida alguno/s de los canales de K$^+$ y/o de Ca^{2+}. Muchos de ellos son también antagonistas de receptores adrenérgicos y/o muscarínicos. Son fármacos, por tanto, con multiplicidad de acciones que modulan los efectos electrofisiológicos finales que se observan en la clínica. Utilizando como criterio cuánto prolongan la reactivación del canal de Na$^+$ se han subclasificado en tres subgrupos: Ia, Ib y Ic **(v. tabla 22-1)**.

Los FFAA-Ia. Retrasan la reactivación del canal de Na$^+$, llegando a ser necesarios $\approx$ 5 s para que ésta se complete. Todos ellos bloquean diversos canales de K$^+$, pero es la inhibición de la corriente I_{Kr} la principal responsable de la prolongación de la DPA ventricular y del intervalo QT que producen. Como consecuencia de la prolongación de la DPA y de la reactivación, prolongan el período refractario. Presentan una potencia de bloqueo del canal de Na$^+$ moderada-alta, deprimiendo la velocidad de conducción intracardíaca y ensanchando el intervalo QRS cuando el paciente está en ritmo sinusal.

Los FFAA-Ib. Son los que menos retrasan la reactivación del canal de Na$^+$ (200 ms-1,6 s). Son muy eficaces para prevenir extrasístoles precoces o arritmias con una frecuencia rápida. Sin embargo, no bloquean la conducción intracardíaca cuando el paciente está en ritmo sinusal, puesto que el intervalo diastólico es lo suficientemente prolongado ($\approx$ 800 ms) como para permitir la reactivación del canal. Los FFAA selectivos para la aurícula (dronedarona y vernakalant) retrasan poco la reactivación canal de Na$^+$ ($\approx$ 260 ms). Desde ese punto de vista ambos producen efectos de «tipo Ib». Esto justifica que el bloqueo de los canales de Na$^+$ sólo sea evidente a frecuencias de estimulación altísimas (> 5 Hz), como las alcanzadas durante los episodios de fibrilación auricular. Sin embargo, los fármacos «auriculoselectivos», a diferencia de la lidocaína, son además potentes bloqueantes de diversos canales de K$^+$ que están presentes de forma exclusiva o preferente en el tejido auricular.

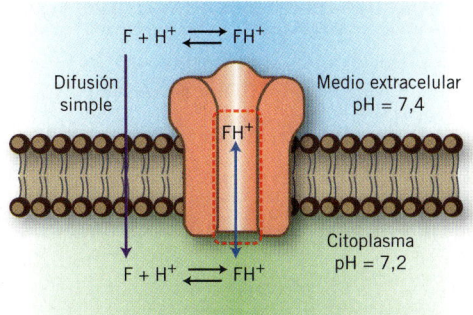

Figura 22-8. Ruta de acceso de los fármacos antiarrítmicos del grupo I a la luz del canal de Na$^+$ para alcanzar su sitio de unión y bloquear el flujo de Na$^+$ a su través. F: forma neutra; FH$^+$: forma catiónica.

Los FFAA-Ic. Son los que más retrasan la reactivación del canal, llegando hasta $\approx$ 12 s. Por ello deprimen la velocidad de conducción intracardíaca y prolongan el intervalo QRS cuando el paciente está en ritmo sinusal.

Fármacos antiarrítmicos del grupo Ia

Quinidina-hidroquinidina

En España está comercializada la hidroquinidina, un análogo de la quinidina con idénticas propiedades. La hidroquinidina no sólo bloquea el canal de Na$^+$, sino que deprime la contractilidad cardíaca por bloquear los canales de Ca^{2+} y prolonga la DPA por inhibir diversas corrientes de K$^+$, en particular la I_{Kr}. A concentraciones terapéuticas prolonga la duración de los intervalos QRS ($\approx$ 10-20 %) y QT ($\approx$ 25 %). Presenta también acciones antimuscarínicas y es antagonista de receptores α-adrenérgicos, lo que aumenta la frecuencia sinusal y la velocidad de conducción a través del NAV y produce vasodilatación. Estas acciones contrarrestan, parcialmente, la depresión de la contractilidad, del automatismo del NSA y de la conducción en el NAV que se derivan del bloqueo de los canales de Ca^{2+}.

Reacciones adversas

1. Diarrea, que aparece en un 30-50 % de los pacientes. Es especialmente peligrosa la hipopotasemia que puede desencadenar, puesto que exacerba la prolongación del QT.
2. Efectos anticolinérgicos (sequedad de boca, visión borrosa o retención urinaria).

Tabla 22-2. Características farmacocinéticas de los fármacos antiarrítmicos[a]

Grupo	Fármaco	Biodisponibilidad (%)	Unión a proteínas plasmáticas (%)	$t_{1/2}$ (horas)	Excreción renal[b]!)& *	V_D!! (l/kg)	Concentración plasmática terapéutica ! (mg/ml)
Ia	Hidroquinidina	80-90	80	3-16	10	2,7	2-5
	Procainamida	80-90	20	3,5	60	2	3-8
	Disopiramida	75-85	30-70	6-8	55	0,6	2-5
Ib	Lidocaína	(i.v.)	65	1,8	5	1	1-6
	Vernakalant	(i.v.)	37-47	3	7-11	2	1-5
Ic	Propafenona	5-30	97	4-8	1	3,6	0,4-1
	Flecainida	100	80	13	40	4,9	0,2-1
III	Amiodarona	25-65	95-99	28-110 días	7	66	0,5-2,5
	Dronedarona	15	99,7	20-25	6	20	0,08-0,2
	Sotalol	90-100	0	12	> 75	2	< 5

[a] La farmacocinética de los antiarrítmicos de los grupos II y IV se describe en los capítulos 9 y 25.
[b] Excreción renal: fracción del fármaco eliminado por vía renal sin biotransformar; $t_{1/2}$: semivida plasmática; V_D: volumen aparente de distribución.

3. Reacciones de hipersensibilidad que pueden cursar con fiebre, urticaria, asma, hepatitis y depresión medular. Es frecuente la trombocitopenia, que en ocasiones es grave y que generalmente revierte al cesar el tratamiento.

4. Reacciones cardiovasculares: hipotensión, bradicardia, bloqueo AV y depresión de la contractilidad. Sin embargo, la quinidina suele ser bien tolerada por pacientes con IC probablemente por sus acciones vasodilatadoras. A dosis altas la quinidina puede producir efectos proarrítmicos derivados del bloqueo de canales de Na+, y a dosis terapéuticas, entre un 2 y 8 % de los pacientes desarrollan una prolongación excesiva del intervalo QT y *torsades de pointes*.

La hidroquinidina inhibe el CYP2D6 (aunque es biotransformada mediante CYP3A4) y la glucoproteína P y, por tanto, aumenta las concentraciones plasmáticas de propafenona, acenocumarol y digoxina. A su vez, fenobarbital, cimetidina y verapamilo elevan las concentraciones plasmáticas de hidroquinidina.

Indicaciones

Independientemente de las indicaciones para las que está aprobada, la realidad es que hoy en día la hidroquinidina se utiliza muy poco para el tratamiento de las arritmias supraventriculares y ventriculares. Se ha propuesto su utilidad para el tratamiento o prevención de arritmias ventriculares potencialmente mortales asociadas a los síndromes de Brugada, QT corto o de repolarización precoz, en sujetos con o sin desfibrilador implantado.

Procainamida

Es un fármaco derivado del anestésico local procaína y con un perfil farmacológico similar al de la hidroquinidina (bloquea canales de Na+, K+ y Ca2+), pero con menor actividad antimuscarínica, por lo que deprime más la frecuencia sinusal y la conducción a través del NAV. La procainamida se tolera bien por vía intravenosa, pero puede producir hipotensión y

depresión de la contractilidad. Su metabolito, la *N*-acetilprocainamida, presenta una semivida más prolongada (6-8 h) que el compuesto padre **(tabla 22-2)** y carece de actividad bloqueante de canales de Na+, pero prolonga la DPA, presentando efectos antiarrítmicos y proarrítmicos de tipo III.

Reacciones adversas

1. Reacciones de hipersensibilidad. Cuando se utilizaba en tratamiento crónico, un 80 % de los enfermos desarrollaban anticuerpos antinucleares y un 20 % síndrome tipo lupus eritematoso (fiebre, artralgias de las articulaciones pequeñas, eritemas, hepatomegalia, pericarditis) que persistía semanas tras la supresión del tratamiento.

2. Efectos anticolinérgicos, menos marcados que con hidroquinidina.

3. Efectos neurológicos (vértigos, alucinaciones, psicosis, depresión, etc.).

4. Efectos cardiovasculares: hipotensión y bloqueo AV (His-Purkinje) que aparecen frecuentemente tras la administración intravenosa. Puede producir también bradicardia, depresión de la contractilidad y efectos proarrítmicos por los mismos mecanismos que la hidroquinidina.

Indicaciones

La procainamida es eficaz para el tratamiento agudo por vía intravenosa de arritmias ventriculares sostenidas en pacientes hemodinámicamente estables. Se utiliza en medio hospitalario, monitorizando el ECG y la presión arterial. Menos frecuentemente se puede utilizar para la cardioversión de la fibrilación auricular.

Disopiramida

Su perfil es similar al de la hidroquinidina, presentando efectos antimuscarínicos y depresores de la contractilidad más marcados que ésta, pero carece de los efectos antagonistas de receptores α-adrenérgicos. Puede producir vasoconstricción, hipertensión y depresión de la contractilidad cardíaca, disminuyendo el volumen minuto más que la hidroquinidina y la procainamida, por lo que está contraindicada en pacientes con IC. Hoy en día sólo se utiliza en pacientes con fibrilación auricular, sin cardiopatía estructural, cuando se sospecha un papel del tono vagal o si otros FFAA han fracasado o no se toleran. Por sus efectos inotrópicos negativos se puede utilizar para aliviar los síntomas de la cardiomiopatía hipertrófica obstructiva.

Fármacos antiarrítmicos del grupo Ib

Lidocaína

Es un anestésico local tipo amida que produce una marcada inhibición frecuencia-dependiente de la I_{Na}. Dado que no es antagonista de ningún tipo de receptor y que sólo bloquea canales de Na^+, se puede considerar el único FFAA-I «puro». Por disminuir la entrada de Na^+ durante la fase 2, acorta la DPA ventricular, siendo este efecto más marcado en las fibras de Purkinje, que normalmente tienen una DPA más prolongada, lo que tiende a homogeneizar la DPA impidiendo la reentrada. Su pobre biodisponibilidad y corta semivida (v. tabla 22-2) impide su utilización por vía oral y obliga a su infusión continua cuando se requiere un efecto sostenido para evitar recurrencias del episodio arrítmico. Se biotransforma a nivel hepático (preferentemente a través del CYP1A2), dando lugar a un metabolito activo (monoetilglicina xilidida), y la disminución del flujo sanguíneo hepático que acompaña la IC o la administración de antagonistas β-adrenérgicos pueden prolongar su semivida. Las características farmacológicas y las reacciones adversas más frecuentes de la lidocaína se han revisado en el capítulo 10. Cabe destacar que la infusión de dosis altas de lidocaína puede producir convulsiones, mientras que cuando su concentración aumenta de forma lenta, es frecuente que aparezca temblor, confusión y alteraciones de la consciencia.

Indicaciones

La lidocaína es el tratamiento de elección de las arritmias ventriculares graves (extrasístoles ventriculares frecuentes o episodios repetidos de fibrilación ventricular) que aparecen postinfarto de miocardio, durante cateterismo, tras cardioversión o cirugía, así como en el tratamiento de las arritmias de la intoxicación digitálica. Sin embargo, es poco efectiva en las taquicardias ventriculares de la cardiopatía isquémica crónica, en las que, como ya se ha comentado, es preferible utilizar procainamida.

Vernakalant

Pertenece al grupo de FFAA-I «selectivos para la aurícula» por bloquear los canales de Na^+ en estado inactivo y prolongar la reactivación apenas hasta los 250 ms, lo que da lugar a un bloqueo sólo aparente a frecuencias muy altas y en tejidos con potencial de reposo más positivo. Por tanto, desde el punto de vista de la inhibición de la I_{Na} el vernakalant se puede considerar un fármaco del grupo Ib. Además, bloquea varios canales de K^+, entre los que destacan dos presentes

exclusivamente en el tejido auricular (que generan I_{Kur} e I_{KACh}) y uno preferentemente auricular (I_{to}). A dosis terapéuticas puede bloquear los canales de K^+ que determinan la repolarización ventricular (I_{Kr}). Como consecuencia, el vernakalant prolonga la duración de los PA y del período refractario auriculares y en menor medida la duración del PA ventricular y el intervalo QT del ECG. Por todo ello, se considera que el riesgo de aparición de *torsades de pointes* producidas por el vernakalant es bajo.

Las características farmacocinéticas del vernakalant se describen en la tabla 22-2. Se administra por vía intravenosa y se biotransforma principalmente a través de CYP2D6, dando lugar a un metabolito *O*-desmetilado que rápidamente se conjuga con ácido glucurónico, dando lugar a un glucurónido que se elimina por vía renal. No es necesario modificar la dosis en pacientes con insuficiencia cardíaca, renal o hepática.

Reacciones adversas

Las más frecuentes son la disgeusia, estornudos, parestesias y náuseas. También se han descrito efectos cardiovasculares menos frecuentes, pero más graves, que incluyen bradicardia, hipotensión y arritmias ventriculares no sostenidas. Estos dos últimos efectos aparecen con mayor frecuencia en pacientes con IC.

El vernakalant está contraindicado en pacientes con estenosis aórtica grave, hipotensión (presión arterial sistólica < 100 mmHg), IC grave (NYHA clase III o IV, pero no en sujetos con mejor clase funcional), QTc > 470 ms, bradicardia o bloqueo AV de segundo y tercer grado sin marcapasos. Asimismo, no debe administrarse en pacientes que han sido tratados con FFAA-I y FFAA-III en las 4 horas previas o han sufrido un infarto de miocardio recientemente (< 30 días). Por el contrario, no está contraindicado en pacientes con enfermedad coronaria estable o cardiopatía hipertensiva.

Indicaciones

El vernakalant se puede utilizar para la cardioversión de la fibrilación auricular de menos de 7 días de duración y de menos de 3 días en el caso de fibrilación auricular posquirúrgica. Durante la administración de este fármaco y hasta 2-4 horas después es necesario monitorizar la presión arterial y el ECG.

Fármacos antiarrítmicos del grupo Ic

Propafenona

Bloquea los canales de Na^+ prolongando su reactivación hasta 8 segundos, los de Ca^{2+} tipo L y diversos tipos de canales de K^+. Es también antagonista de receptores β-adrenérgicos. La propafenona disminuye la velocidad de conducción intraauricular e intraventricular, prolongando los intervalos PR y QRS. Prolonga la DPA auricular tanto más cuanto mayor es la frecuencia, y a esto se atribuyó su eficacia en el tratamiento de la fibrilación auricular que, sin embargo, parece estar más relacionada con la depresión de la excitabilidad que produce. En presencia de síndrome de WPW con fibrilación auricular la propafenona bloquea la conducción a través de la vía accesoria. Por bloquear los canales de Ca^{2+}, deprime la velocidad de conducción y prolonga el período refractario del NAV, por lo que puede ser útil en el tratamiento de taquicardias reentrantes nodales en espera de ablación con catéter, pero este efecto no basta para controlar la frecuencia ventricular en las taquicardias auriculares, especialmente cuando el fármaco desencadena un flúter de frecuencia < 200 latidos/min con conducción AV 1:1 en pacientes tratados por fibrilación auricular (v. más adelante). Por este motivo se recomienda asociarla a otro fármaco bloqueante del NAV en estos casos. Su efecto depresor de la contractilidad la contraindica en pacientes con IC.

La propafenona se elimina por vía renal y en parte por biotransformación oxidativa a nivel hepático, a través del CYP2D6 (v. tabla 22-2), produciéndose 5-hidroxipropafenona, que es más potente como bloqueante de los canales de Na^+ pero menos como antagonista de receptores β-adrenérgicos que la propafenona. Esta ruta de biotransformación es responsable del efecto «de primer paso». Otras rutas oxidativas hepáticas dan lugar a N-desalquilpropafenona, menos activa que la propafenona.

Reacciones adversas

Las más graves no son las digestivas (sabor metálico, anorexia, ictericia colestática) ni las neurológicas (mareos, temblor, parestesias, visión borrosa), sino las cardiovasculares. La propafenona puede producir: hipotensión, depresión de la contractilidad, bradicardia, bloqueo AV o de la conducción intraventricular. Sus acciones proarrítmicas se manifiestan hasta en un 5-15 % de los enfermos y son mucho más frecuentes en los pacientes que más necesitan el tratamiento antiarrítmico (con trastornos de la conducción intracardíaca, isquemia, IC o síndrome de QT largo). En pacientes con fibrilación auricular puede transformar ésta en flúter. En un 2-3 % de los casos este flúter puede conducirse 1:1 a los ventrículos, lo que produce un QRS ancho, debido al mismo retraso de la conducción producido por el fármaco a alta frecuencia, simulando una taquicardia ventricular. Las indicaciones de la propafenona se describirán conjuntamente con las de la flecainida por ser muy similares.

Flecainida

Sus propiedades farmacológicas y reacciones adversas son similares a las de la propafenona, pero se diferencia de ésta en que no es antagonista de receptores β-adrenérgicos. La flecainida bloquea los canales asociados al receptor de rianodina tipo 2 (RyR2), lo que disminuye la salida de Ca^{2+} desde el retículo sarcoplásmico a través de dichos canales. Éste es un efecto antiarrítmico que inhibe la aparición de pospotenciales tardíos en condiciones en las que hay una sobrecarga de Ca^{2+} intracelular. Al igual que la propafenona, la flecainida también prolonga la DPA auricular, más cuanto mayor es la frecuencia de latido. La flecainida se elimina en parte por vía renal sin biotransformar, acelerándose la eliminación al acidificar la orina, y en parte por oxidación hepática mediante CYP2D6 (v. tabla 22-2). Produce pocas reacciones adversas no cardíacas, como visión borrosa o mareo. Las reacciones adversas cardíacas son consecuencia de sus potentes efectos como bloqueante de canales de Na^+ y depresores de la contractilidad, por lo que está contraindicada en pacientes con IC y con cardiopatía estructural, porque en ellos aumenta la mortalidad. También se utiliza con precaución en presencia de bloqueos de rama del haz de His. Puede convertir la fibrilación auricular en flúter lento, igual que la propafenona.

Indicaciones

Las indicaciones de la propafenona y la flecainida son similares. Por vía oral o intravenosa son fármacos de primera elección para la cardioversión de la fibrilación auricular de reciente comienzo, en pacientes que no presentan cardiopatía estructural, consiguiendo la conversión a ritmo sinusal en pocas horas en un 70-80 % de los casos. No se deben utilizar en la cardioversión del flúter porque disminuyen la frecuencia auricular, permitiendo que la conducción 1:1 a través del NAV dé lugar a un aumento marcado de la frecuencia ventricular. Son eficaces en la prevención de recurrencias del flúter y la fibrilación auricular paroxísticos, pero se ha recomendado asociarlos a algún fármaco que deprima la conducción del NAV para evitar frecuencias ventriculares altas en caso de recidiva. No obstante, esta asociación puede provocar bradicardias graves y la asociación no ha demostrado ventajas frente al FFAA-Ic sólo. Su uso en taquicardias reentrantes intranodales y el síndrome de WPW se limita a los casos en que no se pueda hacer ablación con catéter. Son también eficaces en el tratamiento de arritmias ventriculares, pero pueden aumentar la mortalidad, por lo que su uso queda reservado para el tratamiento de arritmias ventriculares sintomáticas en pacientes sin cardiopatía estructural (infarto reciente, hipertrofia ventricular, IC, cardiopatía isquémica, etc.) o para el de taquicardias ventriculares recurrentes en pacientes con desfibrilador implantado.

Por sus efectos sobre los canales de RyR2, la flecainida se utiliza para suprimir las arritmias en pacientes con TVPC que no responden a los antagonistas de receptores β-adrenérgicos.

FÁRMACOS ANTIARRÍTMICOS DEL GRUPO II

Los antagonistas de receptores β-adrenérgicos (β-bloqueantes), cuya farmacología se describe en el capítulo 9, forman el grupo II de los FFAA. La estimulación β-adrenérgica aumenta la entrada de Ca^{2+} a la célula, la corriente marcapasos activada con la hiperpolarización (I_f) y la amplitud de algunas corrientes de salida de K^+, aumentando la frecuencia de disparo del tejido automático y acortando la DPA. Los β-bloqueantes disminuyen la inclinación de la fase 4 deprimiendo o suprimiendo los marcapasos normales y anormales. También suprimen el automatismo anormal que aparece en el miocardio despolarizado y la actividad desencadenada por pospotenciales precoces y tardíos. Los efectos de los β-bloqueantes son tanto más marcados cuanto más elevado es el tono simpático, por lo que su efecto consiste en la inhibición de la taquicardización producida por el ejercicio o el estrés. Los β-bloqueantes no modifican la velocidad de conducción ni los períodos refractarios auricular o ventricular basales. En el NAV (tejido dependiente de Ca^{2+}) retrasan la conducción (prolongan el PR del ECG) y prolongan el período refractario. La administración en las primeras 24 horas postinfarto de miocardio reduce el riesgo de aparición de arritmias, el área de infarto y la incidencia posterior de muerte súbita. Sus efectos antiarrítmicos en la cardiopatía isquémica se deben a que:

1. En el infarto se produce una destrucción de terminales simpáticos en las zonas isquémicas, por lo que el aumento del tono simpático acorta la DPA sólo en las zonas que permanecen inervadas. Los β-bloqueantes impiden esta dispersión de la DPA evitando la reentrada.

2. Deprimen la excitabilidad y aumentan el umbral de fibrilación ventricular.

3. Suprimen PA Ca^{2+}-dependientes promovidos por las catecolaminas en el miocardio despolarizado por la isquemia.

4. Son antiisquémicos, antihipertensivos y antiagregantes plaquetarios.

5. Mejoran el metabolismo cardíaco inhibiendo la lipólisis y la captación de ácidos grasos.

6. Contrarrestan la hipopotasemia que provoca el aumento del tono simpático y que sensibiliza a la aparición de arritmias.

Reacciones adversas

La bradicardia y la hipotensión son las más frecuentes y limitan su uso en pacientes con disfunción latente del NSA o con una prolongación en el intervalo PR del ECG. En algunos casos la bradicardia puede facilitar la aparición de fibrilación auricular paroxística (síndrome taquicardia-bradicardia). Pueden precipitar IC en pacientes con disfunción ventricular grave y deben asociarse con precaución a otros fármacos con efectos bradicardizantes y bloqueantes del NAV.

Indicaciones

Se utilizan para el tratamiento de todo tipo de arritmias asociadas a un aumento del tono simpático (p. ej., ansiedad, feocromocitoma, anestesia general e hipertiroidismo). Son fármacos de primera elección en la prevención de todas las taquiarritmias paroxísticas, con especial eficacia en las reentradas en las que participa el NAV (intranodal y por vía accesoria). Solos o asociados a digoxina o a antagonistas del Ca^{2+} se usan para controlar la frecuencia ventricular en pacientes con fibrilación o flúter auricular. Administrados en

> ### ✪ FÁRMACOS ANTIARRÍTMICOS DE LOS GRUPOS II Y IV
>
> - Los FFAA-II y FFAA-IV disminuyen la frecuencia cardíaca, suprimen el automatismo anormal y la actividad desencadenada por pospotenciales precoces.
>
> - Los FFAA-II y FFAA-IV prolongan el período refractario y disminuyen la velocidad de conducción a través del NAV. Por ello se usan para el control de la frecuencia ventricular en pacientes con arritmias supraventriculares.
>
> - Los β-bloqueantes disminuyen la mortalidad de los pacientes postinfarto de miocardio.

las primeras 24 horas postinfarto reducen el reinfarto y la incidencia de taquicardia y fibrilación ventricular, siendo los fármacos de elección en la prevención primaria y secundaria de la MSC en pacientes con cardiopatía isquémica, IC o cardiomiopatías. Están indicados para el tratamiento de las arritmias ventriculares asociadas a prolapso mitral, síndrome de QT largo (tanto congénito como adquirido), cardiomiopatía obstructiva o la intoxicación digitálica. Reducen la necesidad de descargas en pacientes con taquicardia y fibrilación ventricular portadores de un desfibrilador. Por disminuir la $[Ca^{2+}]_i$ son de elección para el tratamiento de las taquicardias desencadenadas por pospotenciales tardíos (p. ej., TVPC).

FÁRMACOS ANTIARRÍTMICOS DEL GRUPO III

Los FFAA-III prolongan la duración del PA cardíaco y, en consecuencia, el período refractario a concentraciones a las que no modifican la velocidad de conducción. Teóricamente los FFAA-III suprimen la reentrada del impulso porque el frente de activación no puede avanzar sobre un tejido que se encuentra todavía en período refractario. En España están comercializados la amiodarona, su análogo dronedarona y el sotalol, siendo la amiodarona el fármaco más utilizado y uno de los antiarrítmicos más eficaces.

Amiodarona

La amiodarona es un compuesto yodado (v. fig. 22-1) con propiedades antiarrítmicas, vasodilatadoras y antianginosas. Prolonga la DPA (efectos tipo III) bloqueando la salida de K^+ a través de diversos canales, que pueden ser distintos en tratamiento agudo (I_{Kr}, I_{Ks}, I_{KACh}) y crónico (I_{to}, I_{Kr}). Estas diferencias se deben fundamentalmente a que en tratamiento crónico la amiodarona modifica los niveles de expresión de algunos canales de K^+. También bloquea los canales de Na^+ en estado inactivo (retrasa la reactivación del canal < 400 ms, por lo que tiene propiedades similares a los FFAA-Ib) y los de Ca^{2+} (efectos tipo IV) y, a dosis altas, es antagonista no competitivo de los receptores α y β-adrenérgicos (efectos tipo II). Quizá este amplio espectro de acciones es el responsable de su eficacia, no compartida por otros FFAA-III. La amiodarona, al ser un compuesto yodado, antagoniza las acciones cardíacas de la hormona tiroidea T_3, habiéndose propuesto que sus efectos cardíacos, que son similares a los producidos por el hipotiroidismo, se producen a través de este mecanismo.

⊕ FÁRMACOS ANTIARRÍTMICOS DEL GRUPO III

- La amiodarona bloquea canales de Na⁺, Ca²⁺ y K⁺ y es antagonista de los receptores α y β-adrenérgicos. En tratamiento agudo prolonga el período refractario y disminuye la velocidad de conducción a través del NAV. En tratamiento crónico prolongan el período refractario y homogenizan la repolarización.

- La amiodarona es un FFAA muy eficaz en arritmias ventriculares y supraventriculares, pero su uso está limitado por las reacciones adversas que presenta. Sin embargo, su administración en pacientes con cardiopatía estructural no se asocia a un aumento de mortalidad.

- La dronedarona es un análogo no yodado de amiodarona con propiedades farmacológicas muy similares pero menor eficacia. Está indicada para la prevención de las recurrencias de la fibrilación auricular y contraindicada en pacientes con IC o con fibrilación auricular permanente.

Los efectos de la amiodarona aparecen lentamente, incluso cuando se administra por vía intravenosa. Sólo en caso de contraindicación o fracaso de otros FFAA debería utilizarse amiodarona en tratamiento agudo, con la excepción de la reanimación cardiopulmonar, donde parece favorecer la recuperación de un ritmo estable.

En tratamiento crónico prolonga el período refractario de forma más marcada en los tejidos cardíacos que tienen una DPA corta (músculo auricular y ventricular) que en fibras de Purkinje o células M (capa media del miocardio ventricular) que presentan una DPA prolongada. Como resultado, homogeneiza la repolarización ventricular, reduciendo la dispersión de la DPA, dificultando la reentrada. A diferencia de otros FFAA, la prolongación de la DPA producida por la amiodarona se mantiene a frecuencias rápidas. Como consecuencia del bloqueo de la entrada de Ca²⁺ y del efecto antagonista de receptores β-adrenérgicos, la amiodarona disminuye la frecuencia sinusal, suprime el automatismo anormal y la actividad desencadenada por pospotenciales precoces y tardíos. Todo ello justifica su eficacia en taquiarritmias focales y la baja incidencia de *torsades de pointes* asociada a amiodarona a pesar de prolongar marcadamente la DPA.

El bloqueo de canales de Ca²⁺ y el antagonismo de receptores α-adrenérgicos es responsable de la vasodilatación periférica y coronaria, lo que, unido a su acción bradicardizante (que reduce las demandas miocárdicas de O₂), explica su efecto antiisquémico. La amiodarona no deprime la contractilidad cardíaca ni el volumen minuto porque el efecto inotrópico negativo debido a la inhibición de la I_{CaL} se contrarresta por la activación simpática que produce su acción vasodilatadora. Por ello, es el FFAA de elección en el tratamiento de arritmias en pacientes con función ventricular comprometida. El aumento del tono simpático que produce la vasodilatación puede agravar algunas arritmias (WPW con fibrilación auricular preexcitada, taquicardia ventricular), precipitando la aparición de fibrilación ventricular.

Farmacocinética

Cuando se administra por vía oral, su absorción es lenta e irregular (biodisponibilidad 20-80 %), alcanzando concentraciones plasmáticas máximas a las 3-7 horas y uniéndose en elevada proporción a proteínas plasmáticas (v. tabla 22-2). Dada su alta liposolubilidad presenta especial tropismo por

tejido adiposo, pulmón, miocardio y músculo esquelético, donde se acumula (concentraciones > 10 veces la plasmática) y tarda en alcanzar niveles estables entre 1 y 4 semanas. Por ello, se recomienda usar dosis de carga para saturar estos depósitos en un corto espacio de tiempo (1-2 semanas). Se biotransforma en hígado mediante el citocromo CYP3A4, obteniéndose metabolitos activos que se eliminan por vía biliar; entre ellos, la desetilamiodarona, que es activo y que tiende a acumularse en el miocardio. Su alta fijación tisular explica su prolongada semivida (28-110 días) y por qué pueden detectarse sus metabolitos en orina meses después de suspender el tratamiento.

Reacciones adversas

El principal inconveniente de la amiodarona es la elevada incidencia de reacciones adversas, que persisten incluso meses tras la supresión del tratamiento. Destacan las siguientes:

1. Endocrinas: hipotiroidismo/hipertiroidismo por interferencia con las hormonas tiroideas.
2. Pulmonares: en un 5-20 % de los pacientes que reciben dosis de 400-800 mg/día produce neumonitis y fibrosis pulmonar reversible, que en ocasiones requiere tratamiento con corticoides.
3. Hepáticas: aumento de las transaminasas, y hepatitis y cirrosis.
4. Neurológicas: neuropatías, cefaleas, temblor y trastornos del sueño.
5. Digestivas: estreñimiento, anorexia y náuseas.
6. Cutáneas: fotosensibilidad, eritemas, pigmentación gris-azulada de la piel, que tarda en desaparecer más de 1 año tras suspender el tratamiento.
7. Oculares: produce depósitos corneales de lipofuscina, que ocasionan visión borrosa y halos hasta en un 10 % de los pacientes.
8. Aumenta los niveles plasmáticos de creatinina, un efecto que no se debe a alteraciones en la tasa de filtración glomerular, sino a una inhibición del sistema de transporte tubular orgánico de cationes.
9. Cardiovasculares: hipotensión, que es frecuente cuando se administra por vía intravenosa, bradicardia, bloqueo AV y bloqueo en la conducción intracardíaca. Por todo ello, debe administrarse con precaución en pacientes con bradicardia, bloqueo AV de primer grado o de rama. Aunque no presenta una especial predisposición a producir *torsades de pointes*, debe vigilarse la aparición de bradicardia y potasemia, y evitar su asociación con fármacos que también pueden prolongar la DPA y el intervalo QT, como sotalol, FFAA-Ia, antidepresivos tricíclicos, fenotiazinas, tiazidas, antibióticos macrólidos (eritromicina), antifúngicos azólicos y ciertos antihistamínicos.

En consecuencia, la amiodarona está contraindicada en pacientes con alergias al yodo, hipotiroidismo o hipertiroidismo, enfermedades pulmonares, hepatopatías graves, bradicardia marcada o bloqueos SAN o NAV avanzados (a menos que se haya implantado un marcapaso), hipotensión arterial o QTc > 470 ms. No se administrará durante el primer trimestre de embarazo, ya que puede producir disfunción tiroidea neonatal, retraso del crecimiento intrauterino, parto prematuro, anomalías neurológicas y bradicardia fetal. Tampoco se administrará en mujeres durante el período de lactancia.

La amiodarona inhibe la biotransformación de diversos fármacos, como digoxina, dihidroquinidina, flecainida, diltiazem y anticoagulantes orales (con los que se asocia en el tratamiento de la fibrilación auricular), aumentando sus concentraciones plasmáticas.

Indicaciones

La amiodarona es eficaz en el tratamiento de taquiarritmias supraventriculares y ventriculares. Su eficacia para revertir el flúter o la fibrilación auricular de comienzo reciente a ritmo sinusal es baja, pero puede hacer recuperar el ritmo sinusal hasta en un 20-25 % de los pacientes con fibrilación auricular persistente. La amiodarona es muy efectiva para prevenir las recurrencias de flúter y fibrilación auricular, pudiéndose administrar a pacientes con IC. Además, tiene la ventaja de que, al reducir la frecuencia ventricular, las recidivas son mejor toleradas sin necesidad de asociarla a otros FFAA. Su capacidad para deprimir la conducción en el NAV y las vías accesorias la hace efectiva en las taquicardias nodales y en el síndrome de WPW. Sin embargo, en la fibrilación auricular preexcitada del síndrome de WPW su administración puede producir un aumento de frecuencia ventricular que lleve a la fibrilación ventricular, quizás porque el efecto vasodilatador aumente el tono simpático. Es eficaz en el tratamiento de arritmias ventriculares refractarias a otros tratamientos o que aparecen en pacientes con cardiopatía estructural (p. ej., cardiopatía isquémica, hipertensión arterial, IC, cardiomiopatías, valvulopatías) en las que otros fármacos están contraindicados. Ello convierte a la amiodarona en una alternativa en pacientes a los que no se les puede implantar un desfibrilador, aunque en esta población la amiodarona no aumenta la supervivencia. La amiodarona no aumenta la mortalidad en pacientes que han sufrido un infarto de miocardio, aunque se desconoce si mejora la supervivencia en pacientes con cardiopatía estructural y arritmias ventriculares.

Dronedarona

Se trata de un análogo no yodado de amiodarona (v. fig. 22-1) que, como consecuencia de la introducción de un grupo metilsulfonamida en la molécula, presenta mucha menor liposolubilidad, lo que mejora sus características farmacocinéticas (v. tabla 22-2). Al igual que la amiodarona, bloquea canales de Na^+, Ca^{2+} y K^+, y es antagonista de los receptores α- y β-adrenérgicos. Es también antagonista de receptores muscarínicos. Esta combinación de efectos hace que, aunque prolongue el intervalo QT, la incidencia de *torsades de pointes* sea baja. La dronedarona produce bradicardia, aunque menos marcada que la que produce la amiodarona, prolonga la DPA y los períodos refractarios en todos los tejidos cardíacos, así como los intervalos RR y PR del ECG, y deprime la conducción a través del NAV. La dronedarona también tiene propiedades vasodilatadoras a nivel coronario y sistémico, acciones a las que contribuye la activación de la vía óxido nítrico-guanililciclasa-GMPc

La dronedarona se acumula menos en los tejidos que la amiodarona (no es necesario dosis de carga) y tiene una semi-vida de eliminación de 1-2 días (v. tabla 22-2). Se biotransforma por CYP3A4 y su principal metabolito, *N*-debutildronedarona, presenta actividad antiarrítmica, siendo entre 3 y 10 veces menos potente que el compuesto padre. Los metabolitos se excretan fundamentalmente por heces (85 %).

La dronedarona es eficaz, aunque probablemente menos que la amiodarona, en la prevención de recurrencias del flúter y la fibrilación auricular. Como la amiodarona, tiene la ventaja clínica añadida de reducir la frecuencia ventricular durante las recurrencias. Las dosis máximas quedan limitadas por efectos indeseables gastrointestinales, en particular la diarrea, aunque también produce náuseas y dolor abdominal. Al igual que la amiodarona, puede producir hepatotoxicidad, lo que obliga al control de la función hepática antes y durante el tratamiento. Sin embargo, la incidencia de reacciones adversas tiroideas y neurológicas parece menor que con amiodarona. La dronedarona aumenta de forma reversible los niveles de creatinina sin que por ello disminuya la función renal. Se han descrito algunos casos de neumonitis y fibrosis, lo que obliga a evaluar periódicamente la función pulmonar, especialmente si aparece disnea o tos productiva. Asimismo, se recomienda evaluar la función cardíaca cada 6 meses para detectar la aparición de síntomas de IC.

La dronedarona está contraindicada en pacientes con insuficiencia hepática o renal grave, toxicidad pulmonar asociada a amiodarona, inestabilidad hemodinámica, síndrome del nodo del seno enfermo, bradicardia (< 50 latidos/min), bloqueo AV de segundo o tercer grado e intervalo QT ≥ 500 ms. La dronedarona puede aumentar la mortalidad en pacientes con IC o cuando se usa para el control de la frecuencia ventricular en pacientes con fibrilación auricular permanente. Asimismo, está contraindicada durante el embarazo o la lactancia. La dronedarona no debe emplearse en aquellos pacientes tratados con fármacos que prolongan el intervalo QT, inhibidores potentes de CYP3A4 o dabigatrán.

En el momento actual la dronedarona está indicada para mantener el ritmo sinusal tras una cardioversión efectiva en pacientes clínicamente estables con fibrilación auricular paroxística o persistente.

Sotalol

El sotalol es un racémico compuesto por la mezcla de sus dos isómeros ópticos *(d,l)* (v. fig. 22-1). Ambos isómeros inhiben la I_{Kr} y el isómero *l* además es antagonista de receptores β-adrenérgicos. El sotalol produce una prolongación muy marcada de la DPA y del período refractario en todos los tejidos cardíacos que es más acusada cuando el paciente está en ritmo sinusal que durante la taquicardia. Esto reduce su eficacia antiarrítmica, pero, además, en presencia de bradicardia y/o hipopotasemia, la prolongación de la DPA (y del QT) es tan marcada que puede desencadenar *torsades de pointes*. La incidencia de este efecto proarrítmico es del 2-3 % en pacientes que reciben dosis de 80-160 mg/día y es más frecuente en las mujeres. Por sus efectos antagonistas de receptores β-adrenérgicos prolonga el tiempo de conducción y el período refractario del NAV.

El sotalol deprime menos la contractilidad que otros β-bloqueantes, pero en pacientes con IC debe usarse con precaución. También es efectivo en el tratamiento de las arritmias ventriculares graves, pero, a diferencia de los demás β-bloqueantes, no reduce la mortalidad postinfarto de miocardio.

Indicaciones

Se utiliza para la prevención de recurrencias de la fibrilación y del flúter auricular cuando otros fármacos no se toleran o han fracasado, o en presencia de cardiopatía (vigilando la función ventricular). También puede utilizarse en el tratamiento de taquicardias ventriculares sintomáticas recurrentes cuando la función ventricular no está muy comprometida o en portadores de un desfibrilador con múltiples recurrencias arrítmicas. A diferencia de otros β-bloqueantes, el sotalol no reduce la mortalidad en pacientes postinfarto de miocardio.

FÁRMACOS ANTIARRÍTMICOS DEL GRUPO IV

Verapamilo y diltiazem

Ambos inhiben la entrada de Ca^{2+} a través de canales de Ca^{2+} cardíacos tipo L (antagonistas del calcio). Verapamilo y diltiazem bloquean los canales de Ca^{2+} preferentemente en estado abierto y/o inactivo, presentando mínima afinidad por el estado de reposo, lo que los diferencia de las dihidropiridinas, que pueden unirse al canal cuando éste está en estado de reposo. Como consecuencia, verapamilo y diltiazem producen una inhibición de la I_{CaL} que aumenta con la frecuencia de latido. Por el contrario, las dihidropiridinas como el nifedipino bloquean preferentemente los canales de Ca^{2+} vasculares, efecto que es responsable de su potente acción vasodilatadora y que provoca una activación simpática refleja que contrarresta sus acciones cardiodepresoras y antiarrítmicas directas. En consecuencia, sólo verapamilo y diltiazem presentan propiedades antiarrítmicas, constituyendo el grupo IV de FFAA. Verapamilo y diltiazem disminuyen menos la velocidad de conducción a través del NAV cuando el paciente está en ritmo sinusal que en presencia de taquicardia, puesto que, al aumentar el número de PA generados por unidad de tiempo, aumenta el número de veces que pasa el canal de Ca^{2+} por los estados activo e inactivo, por los que presentan mayor afinidad. Además, disminuyen la pendiente de la fase 4 de los PA generados en el NSA y el NAV, pero pueden aumentar esta pendiente y acelerar la frecuencia de disparo de marcapasos de escape en casos de bloqueo AV. Verapamilo y diltiazem suprimen las arritmias por automatismo anormal o por pospotenciales precoces.

En pacientes con disfunción sinusal pueden producir bradicardia, pero por lo general a dosis terapéuticas no modifican la frecuencia sinusal, ya que su acción depresora directa se compensa por el aumento del tono simpático que produce su acción vasodilatadora. Lo mismo ocurre con la contractilidad y el volumen minuto, que sólo disminuyen en pacientes con disfunción ventricular previa, con los reflejos simpáticos parcialmente inhibidos o en tratamiento con β-bloqueantes. En estas condiciones, la administración de verapamilo o diltiazem puede precipitar un cuadro de IC. Ambos fármacos disminuyen las demandas

miocárdicas de O_2 (por disminuir la poscarga, la frecuencia y la fuerza de contracción cardíacas), son vasodilatadores y previenen el espasmo coronario, lo que les confiere propiedades antiisquémicas, pero no se ha demostrado que puedan prevenir la MSC. El resto de las propiedades farmacológicas de verapamilo y diltiazem han sido revisadas, ver capítulos 4 y 25.

Es importante recordar que el sulfato de magnesio actúa también como bloqueante de los canales de Ca^{2+}, lo que justifica su utilización por vía intravenosa en el tratamiento de algunos tipos de arritmias como las *torsades de pointes*.

Indicaciones

Teóricamente las indicaciones del verapamilo y el diltiazem son las mismas, pero la experiencia con el verapamilo es mayor. Verapamilo es de elección en el tratamiento agudo de taquicardias reentrantes que involucran el NAV (nodal o por vía accesoria) y para controlar la frecuencia ventricular en pacientes con flúter y fibrilación auricular, siendo de elección en pacientes con asma o enfermedad pulmonar obstructiva crónica en los que está contraindicada la administración de β-bloqueantes. Verapamilo está contraindicado en la fibrilación auricular con preexcitación (síndrome de WPW) porque el aumento del tono simpático producido por la vasodilatación puede aumentar la frecuencia de conducción por la vía accesoria y producir fibrilación ventricular. Por vía oral puede ser útil en la prevención de recurrencias de taquicardias intranodales. En taquicardias ventriculares en pacientes con cardiopatía estructural no sólo no es eficaz, sino que puede provocar *shock* o degeneración a fibrilación ventricular por la activación simpática refleja, por lo que su uso está contraindicado. Es eficaz en las pocas arritmias ventriculares que son debidas a automatismo anormal en presencia o ausencia de cardiopatía estructural. El verapamilo es útil para el tratamiento de las *torsades de pointes* inducidas por fármacos y, por reducir la liberación de Ca^{2+} desde el retículo sarcoplásmico, para el tratamiento de las TVPC administrado conjuntamente con β-bloqueantes.

OTROS FÁRMACOS ANTIARRÍTMICOS

Adenosina

La adenosina es un nucleósido de purina que actúa como agonista de los receptores A_1 cardíacos. Al unirse al receptor, que está acoplado a proteínas G, activa la corriente de salida de K^+ estimulada por acetilcolina y/o adenosina (I_{KACh}) **(v. fig. 22-4 B)**. Este efecto desplaza el potencial diastólico máximo de las células del NSA y NAV hacia valores más negativos, alejándolo del potencial umbral y disminuyendo su actividad automática. Además, el receptor A_1 inhibe la entrada de Ca^{2+} estimulada por el AMPc, contrarrestando los efectos de la estimulación simpática. La adenosina deprime hasta suprimir el automatismo del NSA y NAV y prolonga el período refractario del NAV, llegando a bloquear la conducción a su través. La adenosina es captada por la mayor parte de las células, incluyendo las endoteliales y los eritrocitos, siendo rápidamente (≈ 10 s) biotransformada por la adenosina desaminasa, por lo que debe administrarse en infusión rápida en forma de bolo.

Por vía intravenosa es el tratamiento de primera elección de taquicardias con participación del NAV (reentrantes intranodales y por vía accesoria). También se usa para el diagnóstico diferencial de taquicardias regulares rápidas porque el breve bloqueo AV permite demostrar una taquicardia auricular subyacente. La adenosina suele producir asistolia y/o bloqueo AV fugaz ($\approx$ 5 s), seguido de un efecto «rebote» con aumento marcado del tono simpático que puede ocasionar taquicardia sinusal o recidiva de la arritmia. Al acortar la DPA auricular, ocasionalmente precipita fibrilación auricular. En pacientes tratados con dipiridamol, β-bloqueantes o verapamilo debe reducirse la dosis de adenosina a la mitad. Las xantinas, por el contrario, son antagonistas de receptores A_1, lo que contrarresta los efectos de la adenosina. La administración de adenosina puede producir sensación de opresión en el pecho, mareo, angustia, disnea, broncoespasmo e hipotensión (muy desagradables, aunque fugaces). Está contraindicada en pacientes con asma, insuficiencia respiratoria, historia de broncoespasmo, hipotensión grave, angina inestable, IC descompensada o síndrome de QT largo.

Digoxina

Las características farmacológicas de la digoxina han sido revisadas en el capítulo 21, por lo que en este capítulo sólo se mencionan las propiedades que justifican su utilización como FFAA. La digoxina disminuye la velocidad de conducción y prolonga el período refractario del NAV por un doble mecanismo: por aumentar el tono vagal y por su efecto directo a nivel de las células del NAV. El aumento del tono vagal se debe a la sensibilización de los barorreceptores, a la estimulación del centro cardioinhibidor vagal y al aumento en la liberación de acetilcolina. Al aumento del tono vagal hay que sumar la disminución del tono simpático que acompaña a la mejoría hemodinámica que produce la digoxina en la IC.

Está indicada para controlar la frecuencia ventricular en pacientes con fibrilación o flúter auricular, especialmente si tienen IC. La digoxina mantiene la frecuencia ventricular en 60-90 latidos/min en reposo en un 80 % de los casos; sin embargo, para el control de la frecuencia durante el ejercicio casi siempre debe asociarse con β-bloqueantes, verapamilo o diltiazem. La digoxina puede provocar fibrilación en casos de flúter porque acorta la DPA auricular. Su eficacia para controlar la frecuencia ventricular en las crisis paroxísticas de fibrilación es muy limitada, quizá por el aumento asociado

del tono simpático. Puede ser eficaz para prevenir recurrencias de las taquicardias nodales o por vía accesoria, pero está contraindicada en el WPW, especialmente en presencia de fibrilación auricular, porque acorta el período refractario de la vía accesoria, aumentando la frecuencia ventricular y pudiendo provocar fibrilación ventricular.

Atropina

El antagonismo de los receptores M_2 presentes en los NSA y NAV produce taquicardia sinusal y acelera el paso de estímulos desde las aurículas a los ventrículos, acortando también el período refractario de ambas estructuras. Estos efectos permiten su uso en el tratamiento por vía intravenosa de pacientes con bradicardia sinusal sintomática que se acompaña de hipotensión arterial (p. ej., tras infarto de miocardio). También puede utilizarse en pacientes con bloqueo del NAV avanzado. Las reacciones adversas de la atropina y sus contraindicaciones se han descrito en el capítulo 7.

Ivabradina

La ivabradina es un fármaco antianginoso que inhibe de forma selectiva la corriente marcapasos (I_f) responsable de la pendiente de la fase 4 de despolarización de los PA generados por las células del NSA actuando como bradicardizante selectivo. En consecuencia, no modifica la velocidad de conducción intracardíaca, la duración de la repolarización, la contractilidad ni la presión arterial. La ivabradina es eficaz para el tratamiento de las taquicardias sinusales inapropiadas bien sola o en combinación con β-bloqueantes, así como para el tratamiento de la taquicardia postural ortostática.

Ranolazina

La ranolazina es un fármaco antianginoso, cuya farmacología se describe en el capítulo 26, que bloquea la entrada de Na^+ que se produce durante la fase de meseta del PA (inhibe la I_{NaL}) **(v. fig. 22-4)**. Algunas mutaciones del canal de Na^+ aumentan la I_{NaL}, lo que prolonga de forma heterogénea la DPA (de forma más marcada en las fibras de Purkinje que en el resto del miocardio ventricular), dando lugar al *síndrome de QT largo tipo 3*. La ranolazina es eficaz en el tratamiento y prevención de arritmias en estos pacientes, pero no en el tratamiento del síndrome de QT largo cuando éste no se debe al aumento de la I_{NaL}. Hay que tener precaución con sus efectos bradicardizantes.

BIBLIOGRAFÍA

Aliot E, Capucci A, Crijns HJ, Goette A, Tamargo J. Twenty-five years in the making: flecainide is safe and effective for the management of atrial fibrillation. Europace 2011; 13: 161-73.

Hindricks G, Potpara T, Dagres N, Arbelo E, Bax JJ, Blomström-Lundqvist C, Boriani G, Castella M, Dan GA, Dilaveris PE, Fauchier L, Filippatos G, Kalman JM, La Meir M, Lane DA, Lebeau JP, Lettino M, Lip GYH, Pinto FJ, Thomas GN, Valgimigli M, Van Gelder IC, Van Putte BP, Watkins CL; ESC Scientific Document Group. 2020 ESC Guidelines for the diagnosis and management of atrial fibrillation developed in collaboration with the Europe-an Association for Cardio-Thoracic Surgery (EACTS): The Task Force for the diagnosis and management of atrial fibrillation of the European Society of Cardiology (ESC) Developed with the special contribution of the European Heart Rhythm Association (EHRA) of the ESC. Eur Heart J 2021; 42: 373-498.

Nattel S, Maguy A, Le Bouter S, Yeh YH. Arrhythmogenic ion-channel remodeling in the heart: heart failure, myocardial infarction, and atrial fibrillation. Physiol Rev 2007; 87: 425-56.

Pulford BR, Kluger J. Ranolazine Therapy in Cardiac Arrhythmias. Pacing Clin Electrophysiol 2016; 39: 1006-15.

Ritchie LA, Qin S, Penson PE, Henney NC, Lip GY. Vernakalant hydrochloride for the treatment of atrial fibrillation: evaluation of its place in clinical practice. Future Cardiol 2020 Nov; 16(6): 585-95.

Tamargo J, Caballero R, Delpón E. Cardiovascular drugs from A to Z. En: Kaski JC, Kjeldsen K, eds. The ESC Handbook on Cardiovascular Pharmacotherapy. Oxford: Oxford University Press and European Society of Cardiology, 2019; pp. 813-96.

Tamargo J, Caballero R, Delpón E. Fármacos antiarrítmicos. En: Tamargo J, Delpon E (coords.). Trastornos cardiovasculares, renales y hematológicos. Programa de actualización de farmacología y farmacoterapia. Madrid: Ed. Consejo General de Colegios Oficiales de Farmacéuticos, 2021; pp. 405-35.

Tamargo J, Delpón E. Pharmacologic bases of antiarrhythmic therapy. En: Zipes D, Jalife J. Cardiac electrophysiology. 7ª ed. Filadelfia: Elsevier, 2017; pp. 513-24.

Turker I, Ai T, Itoh H, Horie M. Drug-induced fatal arrhythmias: Acquired long QT and Brugada syndromes. Pharmacol Ther. 2017; 176: 48-59.

Zeppenfeld K, Tfelt-Hansen J, de Riva M, Winkel BG, Behr ER, Blom NA, Charron P, Corrado D, Dagres N, de Chillou C, Eckardt L, Friede T, Haugaa KH, Hocini M, Lambiase PD, Marijon E, Merino JL, Peichl P, Priori SG, Reichlin T, Schulz-Menger J, Sticherling C, Tzeis S, Verstrael A, Volterrani M; ESC Scientific Document Group. 2022 ESC Guidelines for the management of patients with ventricular arrhythmias and the prevention of sudden cardiac death. Eur Heart J 2022; 43: 3997-4126.

Fármacos que actúan sobre el sistema renina-angiotensina

23

V. Lahera Juliá, P. López Jaramillo y V. Cachofeiro Ramos

DESCRIPCIÓN DEL SISTEMA RENINA-ANGIOTENSINA

Clásicamente se considera la existencia de un sistema renina-angiotensina circulante de acción fundamentalmente endocrina, cuyas acciones están relacionadas con la regulación del equilibrio hidroelectrolítico y de la presión arterial. Sin embargo, la demostración de la existencia de todos los componentes del sistema renina-angiotensina y de sus ARNm en diferentes tejidos indica la existencia de sistemas renina-angiotensina tisulares que realizan funciones paracrinas, autocrinas e intracrinas. Son especialmente relevantes las acciones de dichos sistemas de la pared vascular, del miocardio, del riñón, del sistema nervioso central (SNC) y del tejido adiposo.

La vía de síntesis del sistema renina-angiotensina se inicia con la acción de la *renina* sobre el angiotensinógeno. La renina es una enzima proteolítica que procede de una molécula más larga, la preprorrenina. La transformación de prorrenina en renina se lleva a cabo mediante la acción de diversas peptidasas como la plasmina, la tonina, la calicreína, la elastasa, el activador del plasminógeno tisular (t-PA), la catepsina G y la enzima activadora de la renina derivada del endotelio (**fig. 23-1**). Recientemente se ha demostrado que la prorrenina no es un mero precursor de la renina, sino que puede ejercer efectos catalíticos con generación de angiotensina II y no catalíticos con formación de factores fibrogénicos y proinflamatorios.

El *angiotensinógeno* es una α_2-globulina de origen hepático, sobre la que actúa la renina generando un decapéptido

inactivo, la *angiotensina I*. A su vez, la angiotensina I es el sustrato de la *enzima convertidora de la angiotensina* (ECA), que da lugar a la *angiotensina II*, principal efector del sistema. Por acción de la aminopeptidasa A, la angiotensina II da origen a la *angiotensina III* (2-8), con acciones similares a la angiotensina II aunque de menor intensidad. La acción de la aminopeptidasa M sobre la angiotensina III da lugar a la *angiotensina IV* (3-8), cuya significación fisiológica y fisiopatológica no está del todo establecida, aunque se la ha implicado fundamentalmente con acciones en el SNC como los procesos de aprendizaje y memoria.

Además de esta vía clásica del sistema renina-angiotensina, existen otras enzimas, como la catepsina G, la tonina y el t-PA (**v. fig. 23-1**), que tienen la capacidad de generar angiotensina II directamente a partir del angiotensinógeno. Además, la catepsina G, la quimasa y la enzima generadora de angiotensina II sensible a quimostatina (CAGE) también tienen capacidad de producir angiotensina II a partir de angiotensina I. La relevancia fisiológica y fisiopatológica de estas vías de síntesis de angiotensina II parece ser menor que la vía clásica. Se ha sugerido que la producción de angiotensina II en el corazón y en la pared arterial a través de la quimasa podría tener importancia en las alteraciones funcionales y estructurales de estos órganos en situaciones de hipertensión.

Asimismo, en los últimos años se ha establecido la existencia de dos ECA: la 1 y la 2. La ECA-1 es la responsable de la conversión de angiotensina I en angiotensina II ya mencionada, y la ECA-2 cataliza la conversión de angiotensina II

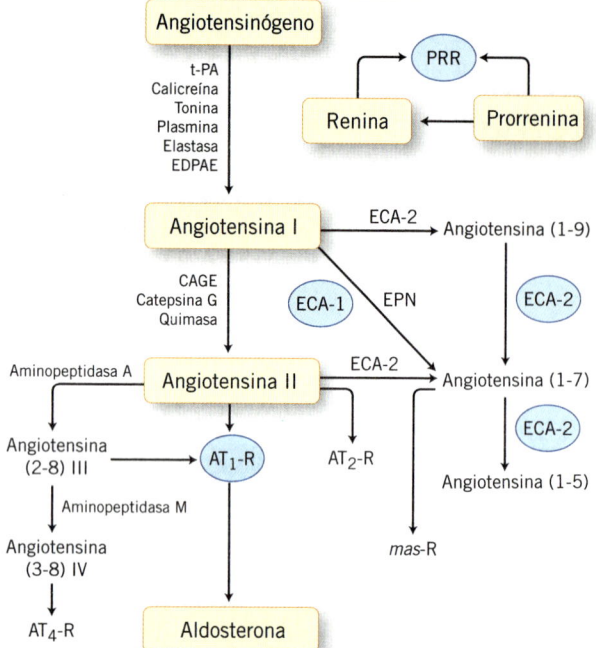

Figura 23-1. Componentes del sistema renina-angiotensina. Biosíntesis de angiotensina II. AT_1-R: receptor tipo AT_1; AT_2-R: receptor tipo AT_2; AT_{1-7}-R: receptor de angiotensina 1-7; CAGE: enzima generadora de angiotensina sensible a quimostatina; ECA-1: enzima convertidora de la angiotensina I; ECA-2: enzima convertidora de la angiotensina II; EDPAE: enzima activadora de prorrenina derivada del endotelio; EPN: endopeptidasa neutra; *mas*-R: receptor tipo *mas*; PRR: receptor de renina/prorrenina; t-PA: activador del plasminógeno tisular.

en angiotensina (1-7) y la conversión de angiotensina I en angiotensina (1-9). Además de la ECA-2, la propilendopeptidasa y la propilcarboxipeptidasa también tienen capacidad de convertir la angiotensina II en angiotensina (1-7).

Por otra parte, la angiotensina (1-9) puede ser convertida a angiotensina (1-7) por acción de la ECA-1, y la angiotensina (1-7) puede ser convertida en angiotensina (1-5) por medio de esta misma enzima. Por último, hay que destacar que las acciones de la endopeptidasa neutra y de la propilendopeptidasa catalizan la formación de angiotensina (1-7) a partir de angiotensina I (v. fig. 23-1).

RECEPTORES DE LOS COMPONENTES DEL SISTEMA RENINA-ANGIOTENSINA

Receptor de prorrenina y renina

El receptor de la prorrenina es una proteína transmembrana que une tanto a la prorrenina como a la renina casi con la misma afinidad (v. fig. 23-1). Este receptor se expresa en numerosos tejidos incluido el cerebro, el corazón, el hígado, y el riñón, entre otros. La unión de la prorrenina al receptor produce un cambio conformacional y la activación no proteolítica de la prorrenina que resulta, finalmente, en la formación de angiotensina I a partir del angiotensinógeno. Además, la unión de la prorrenina a su recetor activa la vía de señalización intracelular MAPK/ERK que puede mediar diferentes efectos sobre el sistema cardiovascular y el riñón de manera independiente de la activación de la renina.

Receptores de la angiotensina II

La angiotensina II ejerce sus acciones a través de su unión a receptores específicos (fig. 23-2). Se han descrito varios tipos de receptores para la angiotensina II, pero los mejor conocidos son los AT_1 y los AT_2. Los receptores AT_1 se localizan en numerosos tejidos incluido los vasos, el riñón, el corazón, el cerebro, el útero, los adipocitos, el ovario, la glándula adrenal y el pulmón. Existen dos subtipos de receptores AT_1, los AT_{1A} y los AT_{1B} que difieren en 19 aa, fundamentalmente, en el extremo C-terminal y ambos ejercen los mismos efectos fisiológicos. Desde el punto de vista farmacológico ambos receptores son indistinguibles.

Los receptores AT_2 se han detectado fundamentalmente en tejidos embrionarios o en crecimiento, y en menor densidad en la médula adrenal, el cerebro y en órganos reproductores en individuos adultos. Sin embargo, su expresión aumenta en respuesta al daño vascular o cardiaco.

Las acciones características de la angiotensina II están mediadas a través de la activación de los receptores AT_1. Estos receptores tienen siete dominios transmembranarios, cuyo grupo carboxiterminal es de localización citoplasmática y cuyo grupo aminoterminal glucosilado es extracelular. La angiotensina II se une a la superficie externa de los dominios 2 y 3 y activa el receptor AT_1. El lazo intracelular que une los dominios 5 y 6 y la porción carboxiterminal constituyen la zona que se acopla y regula la proteína G_{qa}. Posteriormente se activa la fosfolipasa C (PLC), enzima que, a su vez, hidroliza el fosfatidilinositol-4,5-difosfato (PIP_2), formándose inositol-1,4,5-trifosfato (IP_3) y diacilglicerol (DAG). El IP_3 actúa sobre receptores específicos localizados en la membrana del retículo sarcoplásmico y facilita la liberación del calcio allí almacenado y la posterior entrada de calcio extracelular a través de canales de calcio dependientes de voltaje. El resultado final es un aumento de la concentración intracelular de calcio, que puede ser inhibido por bloqueantes de los canales de calcio e inhibidores de la PLC. El aumento de la concen-

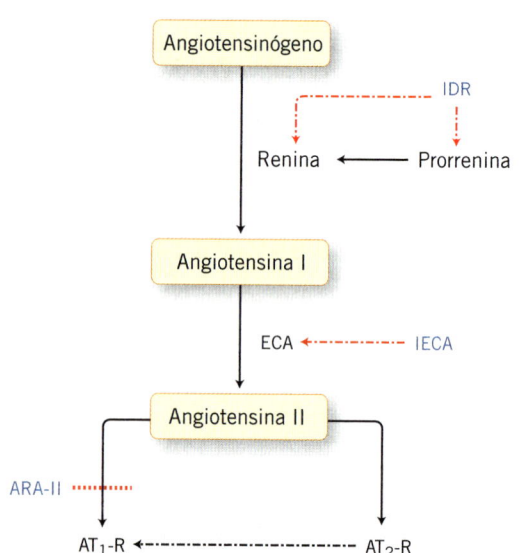

Figura 23-2. Niveles de bloqueo del sistema renina-angiotensina. ARA-II: antagonistas del receptor tipo 1 de la angiotensina II; AT_1-R: receptor de tipo AT_1; AT_2-R: receptor de tipo AT_2; ECA: enzima convertidora de la angiotensina; IDR: inhibidores directos de renina y prorrenina; IECA: inhibidores de la ECA.

tración de calcio intracelular en el músculo cardíaco incrementa la contractilidad y la frecuencia cardíacas; en el músculo liso vascular aumenta el tono arteriovenoso, en la corteza suprarrenal aumenta la síntesis de aldosterona y en la médula suprarrenal potencia la liberación de catecolaminas. A su vez, el DAG activa y transloca la proteincinasa C hacia la membrana celular, donde estimula la fosforilación de diversas proteínas, activa el intercambiador Na^+/H^+ y la fosfolipasa A_2 que aumenta la síntesis de eicosanoides. Además, el DAG favorece la expresión de diversos factores de transcripción (como erg-1, c-fos, c-jun) y produce el cierre de diversos canales de potasio. Como consecuencia de este último efecto, despolariza la membrana y conduce a la activación de canales de calcio dependientes de voltaje tipo L, lo que también conduce a un aumento de la contractilidad cardíaca y del tono vascular. Además de los efectos mencionados, la estimulación de los receptores AT_1 en el hígado o en la hipófisis puede activar proteínas G_{ia} que inhiben la actividad de la adenililciclasa y, por consiguiente, disminuyen los niveles celulares de AMPc **(fig. 23-3)**.

El receptor AT_2 presenta también una estructura con siete dominios transmembranarios y tiene poca homología con el receptor AT_1 (alrededor de un 34 %). La transducción de la señal no está asociada a la activación de los fosfoinositoles ni a incrementos en la concentración intracelular de calcio. Las principales vías intracelulares que se activan con los receptores AT_2 incluye diferentes fosfatasas y la consiguiente desforilación de proteínas así como la estimulación de la formación de bradicinina que a través de sus receptores B_2 activa la síntesis de óxido nítrico (NO) al estimular la óxido nítrico sintasa. Además, la heterodimerización con los receptores AT_1, lo que inhibe su función o con los receptores B_2 se consideran mecanismos implicados en la acción de los receptores AT_2. Aunque se desconoce en cierta medida el papel funcional de los receptores AT_2, la acusada expresión de estos receptores en tejidos embrionarios ha llevado a suponer que desempeñan un papel importante en el crecimiento y el desarrollo celulares, particularmente durante el período fetal, y que podrían sobreexpresarse en ciertas situaciones patológicas. La utilización de antagonistas específicos de los receptores AT_2 ha permitido establecer que estos receptores tienen acciones opuestas a las de los AT_1, por lo que se postula que podrían modular las acciones de éstos, especialmente podrían contribuir a la reducción de la presión arterial a través de mecanismos indirectos como una reducción de la rigidez vascular a través de sus acciones antifibróticas. Por tanto, acciones con relevancia para la función y la estructura vasculares y la función renal **(fig. 23-4)**.

Receptores de la angiotensina III, la angiotensina IV y la angiotensina (1-7)

La angiotensina III ejerce sus acciones a través de la interacción con receptores AT_1, razón por la cual sus acciones son similares a la de la angiotensina II, aunque de menor magnitud. Se ha descrito que la angiotensina III estimula la proliferación de astrocitos a través de la activación de receptores AT_1. La angiotensina IV ejerce sus acciones a través del receptor AT_{IV}, que recientemente se ha identificado como el receptor IRAP/P-LAP (del inglés, *insulin regulated aminopeptidase/placental leucine aminopeptidase*). La activación de este receptor media acciones similares a las del receptor AT_1. Por último, las acciones de la angiotensina (1-7) están mediadas a través de su interacción con el receptor *mas*. La activación de este receptor regula diversas vías de señalización, como la PI3K/Akt (fosfatidilinositol-3-cinasa)/proteincinasa B) y la ERK (cinasa regulada por señales extracelulares), las cuales están relacionadas con diversos agentes y efectores como el óxido nítrico y las ciclooxigenasas 1 y 2 (COX-1 y COX-2).

ACCIONES DE LA ANGIOTENSINA II

Como ya se ha mencionado, la mayoría de las acciones clásicas de la angiotensina II que ejerce sobre órganos diana,

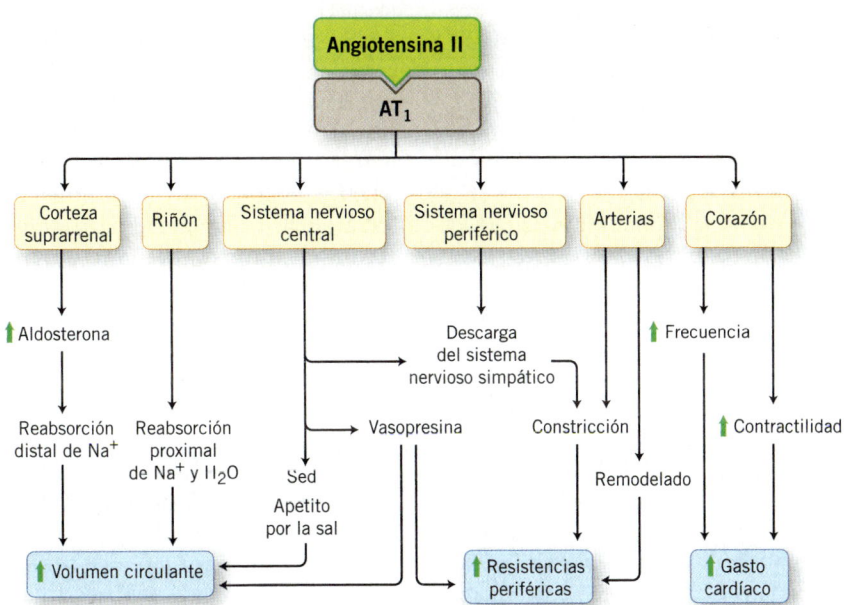

Figura 23-3. Acciones mediadas por los receptores AT_1 de la angiotensina II.

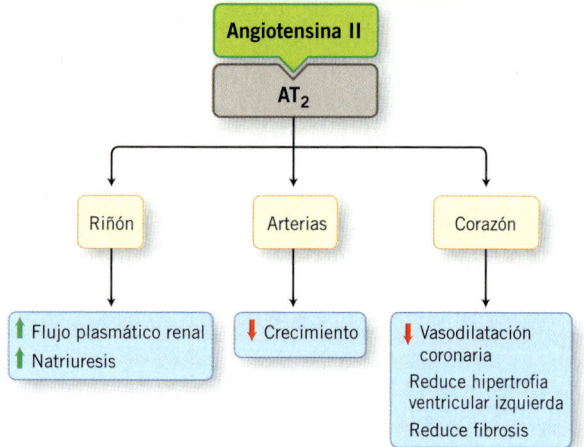

Figura 23-4. Acciones mediadas por los receptores AT$_2$ de la angiotensina II.

como el riñón, el corazón, las arterias, el SNC, el sistema nervioso periférico y las glándulas suprarrenales, se llevan a cabo a través de la activación de los receptores AT$_1$. Dichas acciones, de manera directa o indirecta, afectan a las funciones vascular, cardíaca y renal y participan en el desarrollo, el mantenimiento y las complicaciones de la hipertensión arterial, la aterosclerosis, la insuficiencia cardíaca, la insuficiencia renal, la nefropatía diabética, etc. (**fig. 23-3**).

Acciones sobre el sistema nervioso central y periférico

Se ha demostrado la existencia de todos los componentes del sistema renina-angiotensina en el SNC. La angiotensina II, el principal efector del sistema, participa en procesos tan diversos como los relacionados con la memoria, la atención, el comportamiento, la regulación vasomotora, la secreción de vasopresina, el mecanismo de la sed y la secreción de ACTH. Se ha demostrado la existencia de receptores AT$_1$ en zonas del SNC como el área postrema, el bulbo raquídeo, el área preóptica, los órganos circunventriculares, etc. En la mayoría de estas áreas desencadena una serie de acciones relacionadas con la regulación de la presión arterial y del equilibrio hidroelectrolítico, interaccionando con neurotransmisores como las catecolaminas, la acetilcolina, la dopamina, la serotonina y el ácido γ-aminobutírico (GABA).

A nivel periférico, la angiotensina II potencia la actividad del sistema nervioso simpático a través de los receptores AT$_1$, por lo que este mecanismo puede amplificar la acción vasoconstrictora de la angiotensina II. Esta acción facilitadora del sistema nervioso simpático actúa a nivel presináptico, mediante un aumento de la liberación de noradrenalina en las terminaciones nerviosas, una reducción de su recaptación y un aumento de su biosíntesis. A nivel postsináptico, la angiotensina II potencia el efecto contráctil de la noradrenalina mediante la «sensibilización» de sus receptores. Recientemente se ha observado, además, que la angiotensina II es capaz de activar la expresión de los receptores postsinápticos α$_2$, por lo que éste podría ser el mecanismo de potenciación de la respuesta inducida por la noradrenalina. Asimismo, a nivel central, la angiotensina II estimula la actividad del sis-

tema nervioso simpático actuando sobre varias estructuras (núcleo preóptico, órgano subfornical, tallo cerebral, órgano vasculoso de la lámina terminal, neuronas preganglionares de la médula rostral ventrolateral y de la columna intermediolateral). Recientemente se ha establecido que dicha estimulación está mediada por un aumento del estrés oxidativo y una inhibición de la óxido nítrico-sintasa (NOS) neural.

Acciones sobre la pared vascular

La angiotensina II participa en la regulación del tono vascular principalmente mediante su acción constrictora del músculo liso vascular y, como se ha señalado antes, por su acción potenciadora de la liberación de noradrenalina. La angiotensina II aumenta la concentración de calcio libre citosólico, estimulando su entrada desde el espacio extracelular a través de canales tipo L o T y su salida de los depósitos intracelulares del retículo sarcoplásmico; a continuación, el calcio se une a la calmodulina, activando la cinasa de la cadena ligera de miosina, que cataliza la fosforilación de la miosina y supone el establecimiento de la interacción actina-miosina con la consiguiente contracción del músculo liso vascular.

Las acciones de la angiotensina II sobre el crecimiento vascular afectan a todos los tipos celulares de la pared vascular, células musculares lisas, células endoteliales y fibroblastos. Por ello, la angiotensina II se considera un factor que posibilita la angiogénesis, pero también favorece el engrosamiento patológico de la pared vascular. Dicho engrosamiento se produce principalmente a expensas del crecimiento de la capa media muscular y fibrosis debido a la acumulación excesiva de colágeno. Las modificaciones estructurales de la pared arterial pueden ser debidas a tres procesos distintos: la hipertrofia, la hiperplasia y el remodelado de los componentes de la pared vascular. En términos generales, todos ellos suponen un aumento del cociente entre el grosor de la capa media y el diámetro de la luz arterial debido a un aumento del grosor de la media, a una disminución del diámetro de la luz, a ambos a la vez o, simplemente, a una reorganización de los componentes de la pared del vaso, que reduce la luz de éste, sin que exista proliferación celular o hipertrofia.

Es importante destacar que las vías de señalización intracelular activadas por la angiotensina II, a corto plazo, median la vasoconstricción, pero su activación a largo plazo modifica la expresión génica promoviendo la síntesis de ADN y de proteínas y el crecimiento, finalmente, de la pared arterial. La angiotensina II estimula la producción y la acción de diversos factores de crecimiento que activan la proliferación de las células musculares lisas y la síntesis de proteínas. Conviene recordar, como se ha señalado anteriormente, que la unión de la angiotensina II a los receptores AT$_2$ tiene efectos antiproliferativos de las células endoteliales y musculares vasculares, opuestos a los mencionados para los receptores AT$_1$ (**fig. 23-4**).

Numerosos estudios indican que la angiotensina II debe considerarse, además de un factor vasoconstrictor y de crecimiento, un factor aterogénico, ya que potencia la mayoría de los factores y mecanismos que participan en la iniciación, el desarrollo y las complicaciones de la aterosclerosis.

A través del receptor AT$_1$ la angiotensina II produce las siguientes acciones relacionadas con el proceso ateroscleró-

ACCIONES DE LA ANGIOTENSINA II MEDIADAS POR LOS RECEPTORES AT₁

- Sistema nervioso central y periférico:
  - Estimulación generalizada del sistema nervioso simpático.
  - Síntesis y liberación de vasopresina.
  - Estimulación de la sed.
- Pared vascular:
  - Contracción de células musculares lisas.
  - Crecimiento de células musculares lisas y fibroblastos.
  - Síntesis y liberación de matriz extracelular.
- Corazón:
  - Efecto inotrópico positivo.
  - Efecto cronotrópico positivo.
- Riñón:
  - Reducción del flujo sanguíneo renal.
  - Aumento de la presión intraglomerular.
  - Reabsorción tubular de sodio.
- Glándulas suprarrenales
  - Síntesis y liberación de aldosterona.
  - Liberación de catecolaminas.

tico: *a)* disminuye la expresión de la NOS constitutiva y, con ello, la producción de NO, promoviendo la disfunción endotelial; *b)* aumenta el estrés oxidativo potenciando la actividad de sistemas enzimáticos que aumentan la producción de aniones superóxido y otras especies reactivas de oxígeno como la NADPH-oxidasa, la xantinooxidasa, la 15-lipooxigenasa, la COX-1 y la COX-2, etc.; *c)* aumenta la expresión endotelial de moléculas quimiotácticas de monocitos (MCP-1), moléculas de adhesión de células vasculares tipo 1 (VCAM-1) e intercelular tipo 1 (ICAM-1) y selectinas E y P); *d)* aumenta la producción de citocinas inflamatorias que promueven el desarrollo y la complicación de la lesión ateromatosa (proteína C reactiva [PCR], factor de necrosis tumoral alfa [TNF-α] e interleucinas 1β y 6 [IL-1β e IL-6]), y *e)* promueve la expresión de factores protrombóticos, como el factor tisular, el fibrinógeno y el inhibidor del activador del plasminógeno tisular.

Acciones sobre el corazón

En el corazón la angiotensina II, a través de los receptores AT₁, ejerce efectos inotrópico y cronotrópico positivos que conducen a un aumento del volumen minuto. Recientemente se ha propuesto, además, que la angiotensina II generada localmente en el corazón participa en la regulación de la comunicación entre cardiomiocitos y en la propagación del impulso cardíaco. Además de estas acciones directamente relacionadas con la función miocárdica, la angiotensina II participa en la regulación del flujo coronario mediante un efecto vasoconstrictor similar al descrito para el territorio arterial general, aunque su efecto es, quizá, menos importante.

El aumento de la masa ventricular se debe, por un lado, a una hipertrofia de los miocitos producida por un aumento de la síntesis de proteínas contráctiles y, por otro, a una expansión intersticial producida por una síntesis anormal de colágeno por los fibroblastos. Aunque los factores mecánicos o hemodinámicos como la presión arterial elevada son importantes desencadenantes del crecimiento cardíaco, diver-

sos agentes vasoactivos, entre los que cabe destacar la angiotensina II, ejercen su función trófica sobre los cardiomiocitos con independencia de su acción presora. Sin embargo, hay que destacar que la acción hemodinámica de la hipertensión es un estímulo para la activación del sistema renina-angiotensina en el miocardio.

Acciones sobre el riñón

La angiotensina II ejerce múltiples acciones sobre la hemodinámica renal y la función excretora. Hay que destacar una acción constrictora preferente sobre la arteriola eferente, aunque ello no implica que no se produzca vasoconstricción de la arteriola aferente, sino que la acción vasoconstrictora de la angiotensina II se encuentra modulada de una manera importante por factores vasodilatadores como la prostaciclina y el NO. La acción vasoconstrictora preferente sobre la arteriola eferente produce la disminución del flujo sanguíneo renal, pero permite mantener sin grandes cambios la tasa de filtración glomerular cuando disminuye la presión de perfusión renal, por lo que tiene una participación importante en el proceso de autorregulación renal. La vasoconstricción de la arteriola eferente también es un mecanismo indirecto por el que la angiotensina II disminuye la natriuresis.

La angiotensina II es uno de los principales factores con acción antinatriurética. Además de los efectos hemodinámicos ya citados, aumenta de forma directa la reabsorción de sodio en varias porciones de la nefrona, como el túbulo proximal y el segmento ascendente del asa de Henle. Este efecto se debe a la disminución de la concentración intracelular de AMPc y al aumento de la actividad del intercambiador Na^+/H^+.

Asimismo, la angiotensina II es responsable de algunos mecanismos que desencadenan lesiones glomerulares y que se producen durante la hipertensión arterial y la diabetes. Éstos participan en el desarrollo de la insuficiencia renal. La angiotensina II incrementa la presión hidrostática glomerular, produce hiperfiltración y es responsable de la aparición de microalbuminuria y/o proteinuria.

Acciones sobre la corteza suprarrenal

La angiotensina II es uno de los principales estímulos para la síntesis y liberación de la aldosterona en la zona glomerulosa de la corteza suprarrenal. Además, ejerce un efecto permisivo y trófico que potencia otros estímulos que aumentan la producción de aldosterona (ACTH y concentraciones plasmáticas de potasio). Hay que recordar que parte de los efectos tubulares de la angiotensina II son mediados por la aldosterona, que estimula la reabsorción de sodio en la nefrona distal. Sin embargo, la participación de la aldosterona en la acción antinatriurética de la angiotensina II en condiciones normales parece que es secundaria, pero contribuye a evitar una pérdida excesiva de sodio en situaciones de una ingesta baja en sal. La angiotensina II libera aldosterona en concentraciones muy bajas que no tienen efecto sobre la presión arterial. Este efecto puede ser potenciado o reducido en función de los niveles plasmáticos de sodio y potasio. Estos cambios de sensibilidad se deben, en parte, a cambios en el número de receptores para la aldosterona II en la zona glomerulosa.

Acciones metabólicas

Se ha demostrado que el tejido adiposo tiene la capacidad de producir todos los componentes del sistema renina-angiotensina, habiéndose comprobado la expresión de los genes que codifican para angiotensinógeno, renina, ECA, aldosterona, receptores AT_1, AT_2 y *mas*. Se ha propuesto que en situaciones de exceso de tejido adiposo, como ocurre en la obesidad, éste podría ser una fuente importante de componentes del sistema renina-angiotensina, que ejercerían sus efectos a nivel endocrino, paracrino y autocrino. Incluso se ha propuesto que muchas de las complicaciones cardiovasculares, renales y neurales (simpáticas) de la obesidad podrían ser debidas, en parte, a la angiotensina II producida por el tejido adiposo.

Hay que destacar que las acciones de la angiotensina II sobre la resistencia a la insulina en el tejido adiposo podrían ser dependientes de acciones paracrinas o autocrinas de la angiotensina II. En este sentido, se ha demostrado que la angiotensina II inhibe la activación de los sustratos intracelulares del receptor de insulina (IRS) dificultando su fosforilación. Este efecto se ha demostrado en los órganos diana de la insulina (tejido adiposo, músculo esquelético e hígado) y parece ser que implica un aumento de especies reactivas de oxígeno y activación de factores inflamatorios como factor nuclear kappa B (NF-κB) y TNF-α. Asimismo, se ha descrito que la angiotensina II promueve resistencia a la insulina en los cardiomiocitos y las células del músculo liso vascular a través de un aumento de la oxidación y la inflamación intracelular. En las células endoteliales, la angiotensina II interfiere en la activación del IRS, inhibiendo la activación de la Akt y la subsiguiente activación de la NOS endotelial, siendo éste otro posible mecanismo de inducción de disfunción endotelial.

La angiotensina II es un factor clave en la diferenciación de los preadipocitos a adipocitos, ya que favorece su diferenciación a adipocitos grandes resistentes a la insulina. Por el contrario, la inhibición de la ECA o el bloqueo de los receptores AT_1 favorece la diferenciación de los preadipocitos a adipocitos pequeños sensibles a la insulina, lo que confirma la relevancia de la angiotensina II en la aparición de resistencia a la insulina en el tejido adiposo. Por último, hay que destacar que la angiotensina II está implicada en la producción de adipocinas por el tejido adiposo. Se ha demostrado que la angiotensina II, a través de los receptores AT_1, estimula la producción por el tejido adiposo de factores inflamatorios como TNF-α, IL-6 e IL-1β, así como de leptina y resistina.

Por otra parte, la angiotensina II ejerce efectos negativos sobre la expresión y la producción de adiponectina. Por ello, parece que la angiotensina II desempeña un papel en el equilibrio leptina/adiponectina, el cual participa en las alteraciones metabólicas y sistémicas ligadas al desarrollo de resistencia a la insulina.

ACCIONES DE LA ANGIOTENSINA (1-7)

La angiotensina (1-7) tiene acciones vasodilatadoras, antiproliferativas, antifibróticas y antiinflamatorias que parecen ser dependientes de la prostaciclina y del NO. Hay que destacar además que la angiotensina (1-7) ha demostrado efectos de sensibilización a la insulina, aumentando la captación de glucosa en los tejidos diana de la insulina. Teniendo en cuenta que la angiotensina II y la angiotensina (1-7) tienen acciones opuestas, se ha propuesto que ésta última actuaría como una limitación o contrarregulación de las acciones de la angiotensina II (**fig. 23-5**).

INTERVENCIÓN FARMACOLÓGICA SOBRE EL SISTEMA RENINA-ANGIOTENSINA

La participación del sistema renina-angiotensina y su contribución al desarrollo de las enfermedades cardiovasculares han sido objeto de intenso estudio en las últimas décadas. De hecho, el bloqueo de este sistema ha sido uno de los objetivos prioritarios del tratamiento de diversas afecciones cardiovasculares y renales, como la hipertensión arterial, la insuficiencia cardíaca y la insuficiencia renal. En la actualidad se utilizan en clínica tres grupos de fármacos que actúan sobre este sistema: los inhibidores de la ECA (IECA), los

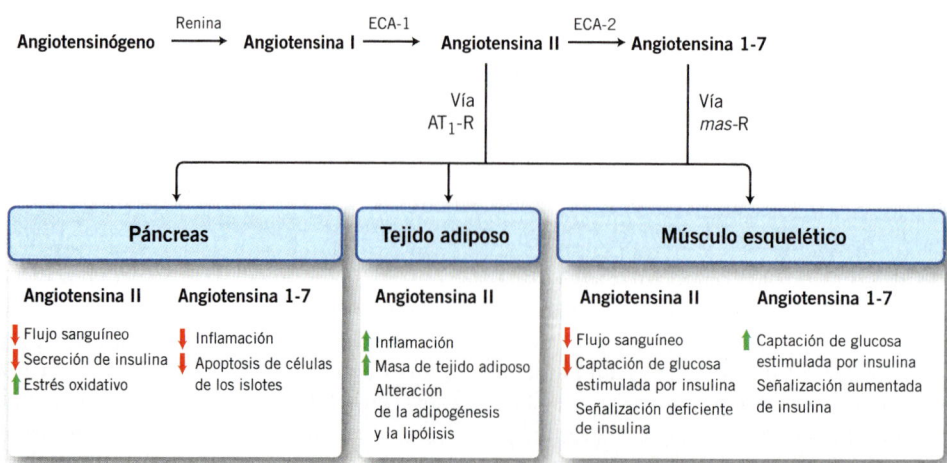

Figura 23-5. Acciones y efectos mediados por la angiotensina II y la angiotensina (1-7) en diferentes órganos y tejidos. AT_1-R: receptor tipo AT_1; ECA-1: enzima convertidora de la angiotensina I; ECA-2: enzima convertidora de la angiotensina II; *mas*-R: receptor tipo *mas*.

antagonistas no peptídicos de los receptores AT_1 de la angiotensina II (ARA-II) y los inhibidores directos de la renina (v. fig. 23-2).

Inhibidores de la enzima convertidora de la angiotensina

Aspectos históricos y clasificación

» Dos observaciones realizadas en la década de 1960 fueron claves para el desarrollo posterior de los IECA. La primera fue realizada por el grupo de Ferreira, que observó que el veneno de la serpiente *Bothrops jaracaca* contenía factores que intensificaban la respuesta a la bradicinina. Esta potenciación era mediada por una familia de péptidos que inhibían a la cininasa II, una enzima que inactiva a la bradicinina. La segunda fue realizada por Ërdos y cols., quienes establecieron que la ECA y la cininasa II eran la misma enzima. A partir del veneno de la serpiente se aislaron diversos péptidos que inhibían con intensidad variable a la ECA. El más activo de todos ellos era un nonapéptido, denominado teprotida, pero sólo era activo por vía parenteral. A partir del análisis de la teprotida, así como de la acción de la ECA y de su sustrato, Ondetti y Cushman en 1977 desarrollaron el primer IECA oralmente activo aprobado para uso clínico. «

Los IECA se clasifican, fundamentalmente, en tres grupos en función de la composición química del ligando que se une al ión cinc del centro activo de la ECA (fig. 23-6):

1. Inhibidores que contienen un grupo sulfhidrilo y que están estructuralmente relacionados con el **captopril**.
2. Inhibidores que contienen un grupo dicarboxilo y que están estructuralmente relacionados con el **enalapril**, como: **benazepril, cilazapril, delapril, espirapril, imidapril, lisinopril, moexipril, perindopril, quinapril, ramipril** y **trandolapril**.
3. Inhibidores que contienen un grupo fosfato y que están estructuralmente relacionados con el **fosinopril**.

Algunos IECA son profármacos que contienen un grupo éster y que son activados por la acción de una esterasa. Estos profármacos son entre 100 y 1.000 veces menos potentes que sus correspondientes metabolitos activos, pero presentan mayor biodisponibilidad oral que ellos.

En términos generales no parece que exista un IECA mejor que otro, puesto que todos tienen las mismas indicaciones terapéuticas, los mismos efectos secundarios y las mismas contraindicaciones. Sin embargo, las diferencias en sus características farmacocinéticas pueden tener relevancia clínica. Así, diferencias en la semivida pueden determinar la dosis de titulación en pacientes de alto riesgo, o un mecanismo dual de eliminación (renal y hepático) facilita su eliminación en los pacientes con insuficiencia renal, o las diferencias en la distribución tisular pueden determinar la inhibición más o menos efectiva de los sistemas renina-angiotensina locales. En conjunto, todas estas características determinan, finalmente, ventajas terapéuticas de algunos de los fármacos.

Mecanismo de acción

El mecanismo de acción principal de este grupo de fármacos es la inhibición de la ECA tanto tisular como circulante, que

es la enzima responsable de la conversión de angiotensina I a angiotensina II y, en consecuencia, del bloqueo de la cascada del sistema renina-angiotensina (fig. 23-7). Esta acción la ejercen al interaccionar con el átomo de cinc que contiene la ECA en su centro activo y que es el lugar de unión de la angiotensina I. De este modo, los IECA atenúan las respuestas a la angiotensina II, al impedir su transformación de angiotensina I en angiotensina II por esta vía, pero no impiden las acciones de la angiotensina II que pueda formarse por otra vía diferente.

Los IECA no interactúan de manera directa con otros componentes del sistema renina-angiotensina, y sus principales efectos derivarían de la inhibición de la síntesis de angiotensina II. Sin embargo, la ECA es una enzima con muchos sustratos, por lo que su inhibición puede inducir efectos no relacionados con la reducción de la formación de angiotensina II y que pueden participar en el mecanismo de acción de estos compuestos. Uno de estos sustratos es la bradicinina, que es degradada por la ECA a compuestos inactivos (v. fig. 23-7). La bradicinina ejerce una acción vasodilatadora a través de sus receptores B_2 endoteliales, que median la síntesis y liberación de prostaglandinas, de NO y del factor hiperpolarizante derivado del endotelio (EDHF). Aunque no se ha observado de manera constante un aumento de la concentración plasmática de cininas tras la administración de IECA, probablemente debido a que son factores de acción local, por lo que los cambios en su síntesis o su degradación no tienen por qué reflejarse en su concentración plasmática, numerosos estudios indican que una parte importante de los efectos terapéuticos de los IECA están mediados por un aumento de la disponibilidad de prostaglandinas y NO. En diversos estudios se ha constatado que los IECA son capaces de estimular también la síntesis de NO a través de la activación directa de los receptores B_1 de cininas. Estos receptores se expresan poco en condiciones fisiológicas, pero en ciertas situaciones patológicas, como la isquemia y la aterosclerosis, aumentan su expresión.

Otro posible mecanismo involucrado en la acción de los IECA sería un aumento de los niveles de angiotensina 1-7 (v. fig. 23-7). Ésta se forma a partir de la angiotensina I acumulada tras la administración de estos fármacos, ya que interfieren en los mecanismos de retroalimentación negativa de asa corta y larga, sobre la liberación de renina. La formación es mediada por la acción de una endopeptidasa sobre la angiotensina I y sobre la angiotensina II. La angiotensina 1-7 ejerce una acción vasodilatadora que se ha implicado en la acción de los IECA, al estimular la liberación de cininas y, en consecuencia, de prostaglandinas y NO.

Farmacocinética

En la actualidad están aprobados en España para uso clínico 13 IECAs: **benazepril, captopril, cilazapril, delapril, enalapril, espirapril, fosinopril, imidapril, lisinopril, moexipril, perindopril, quinapril, ramipril, trandolapril** y **zofenopril**. Sus principales características famacocinéticas y las dosis recomendadas en el tratamiento de la hipertensión arterial se resumen en la **tabla 23-1**.

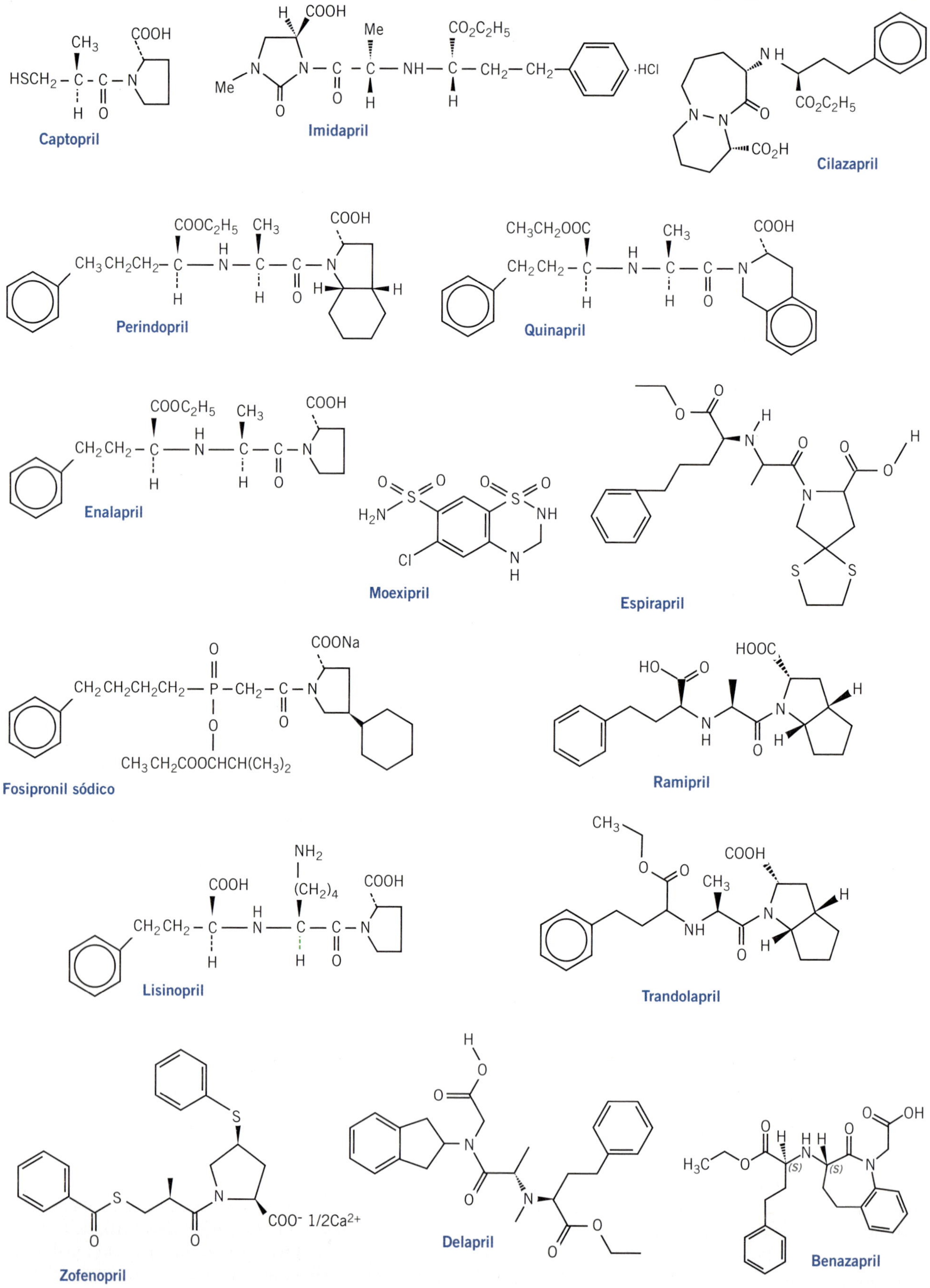

Captopril

Imidapril

Cilazapril

Perindopril

Quinapril

Enalapril

Moexipril

Espirapril

Fosipronil sódico

Ramipril

Lisinopril

Trandolapril

Zofenopril

Delapril

Benazapril

Figura 23-6. Estructura química de los inhibidores de la enzima convertidora de la angiotensina (IECA).

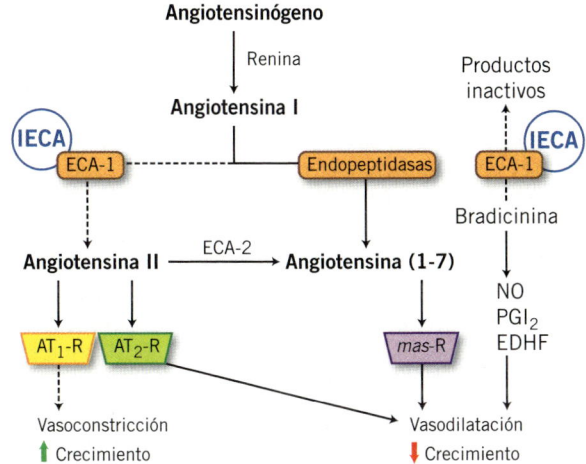

Figura 23-7. Mecanismos de acción de los inhibidores de la enzima convertidora de la angiotensina (IECA). AT_1-R: receptor tipo AT_1; AT_2-R: receptor tipo AT_2; ECA-1: enzima convertidora de la angiotensina 1; ECA-2: enzima convertidora de la angiotensina 2; EDHF: factor hiperpolarizante derivado del endotelio; NO: óxido nítrico; PGI_2: prostaglandina I_2.

Efectos farmacológicos

Los efectos farmacológicos de los IECA derivan principalmente de la inhibición de la formación de angiotensina II, ya que no interactúan de manera directa con otros componentes del sistema renina-angiotensina. En este sentido, se ha observado que estos fármacos inhiben de manera selectiva las denominadas acciones clásicas de la angiotensina II y que están mediadas por su unión a los receptores AT_1: el efecto vasoconstrictor, el efecto dipsogénico, la liberación de la vasopresina, la secreción de aldosterona, el aumento de la frecuencia y la contracción cardíacas, la estimulación y potenciación del tono simpático, la reducción de la hemodinámica renal, de la diuresis y de la natriuresis y el crecimiento y la proliferación de diversos tipos celulares.

Hay que volver a recordar que como la ECA es una enzima que actúa sobre las cininas (las cuales, a su vez, estimulan la síntesis de prostaglandinas y de NO), es lógico pensar que éstas también participan en sus acciones farmacológicas. Finalmente, hay que destacar que se ha demostrado que este grupo de fármacos no sólo reduce la presión arterial, sino que mejora el daño orgánico asociado a ella (remodelado cardiovascular, alteraciones de la función renal), mejora la función cardíaca en pacientes con insuficiencia cardíaca y reduce la progresión de la neuropatía diabética.

Reacciones adversas

Las reacciones adversas asociadas a los IECA son infrecuentes, ya que estos fármacos se toleran bien. Todas ellas son efecto de clase y no específicas de ningún inhibidor en concreto (**tabla 23-2**).

Angioedema. Afecta al 0,1-0,2 % de los pacientes. Es una reacción adversa grave porque puede ocasionar la muerte debido a insuficiencia respiratoria por obstrucción de las vías respiratorias. Los síntomas pueden aparecer dentro del primer mes del inicio del tratamiento, aunque en general lo hacen en las primeras horas después de la primera dosis. Los síntomas desaparecen horas después de la suspensión del tratamiento. El mecanismo que subyace a este proceso parece implicar la potenciación de los efectos de las cininas.

Tos. Esta reacción es, probablemente, la más frecuente y molesta de las producidas por este grupo de fármacos. Su incidencia varía entre el 5 y el 20 %, y es mayor en las mujeres que en los varones. Su aparición es muy variada, ya que puede hacerlo 1 semana o 6 meses después del inicio del tratamiento e incluso 2 años después. La tos se inicia como una sensación de picor en la garganta y es persistente, seca y en raras ocasiones suficientemente intensa como para causar el vómito. Desaparece unos días después de suspender el

IECA	Concentración plasmática máxima (horas)	Semivida (horas)	Biodisponibilidad (%)	Eliminación renal/biliar (%)	Afectación por insuficiencia renal/hepática	Dosis (mg/día)[a]	Interacción con alimentos
Benazapril	0,5-1	10-11	Sí/sí	Sí/no	Sí/no	5-10	Sí
Captopril	1	2	65	80/20	Sí/no	100-150	Sí
Cilazapril	1-2	8-24	80	Renal	Sí/no	2,5-5	No
Delapril	0,5-2	4-8	60-90	Renal	No/no	30-90	No
Enalapril	3-4	11	60	Renal	Sí/no	20-40	No
Espirapril	2-3	2-40	45	40/60	No/no	3-6	Sí
Fosinopril	3	11,5	40	70/30	Sí/sí	10-40	No
Imidapril	7	7-9	42	50/50	Sí/sí	2,5-10	Sí
Lisinopril	6-7	12	30	Renal	Sí/no	20-80	No
Moexipril	0,8	1,3-9,8	13	Hepática	Sí/sí	7,5-30	Sí
Perindopril	2-3	10	60-75	70/30	Sí/no	4-8	Sí
Quinapril	1-2	15	60	70/30	Sí/no	20-40	No
Ramipril	1-4	13-17	54-65	90/10	Sí/no	2,5-5	No
Trandolapril	2	10	70	75/25	Sí/no	2-4	No
Zofenopril	3	5,5	30-40	65/35	Sí/sí	30-60	No

Tabla 23-1. Características farmacocinéticas y dosis recomendada de los IECA

[a] En el tratamiento de la hipertensión esencial. IECA: inhibidores de la enzima convertidora de la angiotensina.

Tabla 23-2. Reacciones adversas más comunes de los IECA, los ARA-II y los inhibidores directos de la renina

	IECA	ARA-II	INHIBIDORES DIRECTOS DE LA RENINA
Angioedema	+	–	–
Tos	++	–	–
Hipotensión	+	+	+
Hiperpotasemia	+	+	+
Neutropenia	+	–	–

ARA-II: antagonistas de los receptores tipo 1 de la angiotensina II; IECA: inhibidores de la enzima convertidora de la angiotensina.

tratamiento. La acumulación de bradicinina, sustancia P o prostaglandinas en los pulmones parece que es el mecanismo que subyace a esta reacción.

Hipotensión. Se observa tanto en pacientes con insuficiencia cardíaca como en pacientes con hipertensión grave, especialmente los que tienen niveles de renina elevados, o con depleción de sodio (como los tratados con diuréticos). Esta caída brusca de la presión arterial producida después de la primera dosis puede minimizarse mediante la titulación progresiva del fármaco en los pacientes potencialmente sensibles a este efecto adverso. La causa de esta hipotensión parece estar relacionada con una venodilatación anormalmente acusada. La ausencia de una taquicardia refleja sugiere una acción parasimpaticomimética.

Hiperpotasemia. Puede ocurrir en pacientes con insuficiencia renal o que reciben fármacos suplementados con potasio, como es el caso de los diuréticos que contienen potasio, como consecuencia de la disminución de la liberación de aldosterona producida por los IECA.

Insuficiencia renal aguda. Puede ocurrir en pacientes tratados con IECA que tengan una estenosis bilateral de la arteria renal, en los que el efecto constrictor de la angiotensina II sobre la arteriola eferente ayuda a conservar la filtración glomerular en estas condiciones de disminución de la perfusión renal. Este efecto es reversible y se produce de manera secundaria a una dilatación de la arteriola eferente y, en consecuencia, a la disminución de la tasa de filtración glomerular. Asimismo, esta disminución de la función renal puede observarse en pacientes con insuficiencia cardíaca grave, en los

✪ ACCIONES FARMACOLÓGICAS DE LOS IECA Y LOS ARA-II

- Las acciones farmacológicas de los IECA y de los ARA-II son similares. Aunque los dos tipos de fármacos tienen diferente mecanismo de acción, ambos inhiben las acciones de la angiotensina II.
- Las acciones farmacológicas principales de los IECA y los ARA-II son:
  - Disminución de la resistencia periférica total.
  - Disminución de la presión arterial.
  - Reducción de la hipertrofia cardíaca.
  - Disminución del remodelado arterial.
  - Aumento del flujo sanguíneo renal.
  - Moderado aumento a corto plazo de la diuresis y la natriuresis.

que la perfusión renal bilateral está disminuida. En consecuencia, el tratamiento con este grupo de fármacos se acompaña de un incremento de los niveles plasmáticos de urea y de creatinina. En ocasiones, la administración de estos fármacos puede desencadenar un fallo renal agudo o crónico en pacientes con insuficiencia renal preexistente, que incluso puede asociarse a proteinuria.

Neutropenia. Es un efecto adverso grave, pero muy poco frecuente (incidencia < 0,02 %) en pacientes con función renal normal. Su incidencia aumenta en hipertensos con enfermedad vascular del colágeno o en pacientes con insuficiencia renal, en los que la administración junto con alopurinol se asocia con la aparición de esta reacción adversa. Generalmente, la neutropenia se detecta en los 3 primeros meses después del inicio del tratamiento.

Se han descrito otros efectos adversos con una incidencia baja, entre los que se incluyen disgeusia, glucosuria, exantema cutáneo y hepatotoxicidad. Además, su administración durante el segundo y el tercer trimestres del embarazo puede producir efectos deletéreos sobre el feto, por lo que el tratamiento debe interrumpirse lo antes posible.

Interacciones farmacológicas

Los IECA presentan interacciones con diversos fármacos. Los antiinflamatorios no esteroideos (AINE) pueden reducir su efecto hipotensor al inhibir la síntesis de prostaglandinas que, como se ha mencionado previamente, participan en su mecanismo de acción.

Los antiácidos pueden reducir la absorción de los IECA, por lo que no se recomienda su uso simultáneo y, si se hace, deben espaciarse las tomas al menos 2 horas. La administración junto con diuréticos ahorradores de potasio, como amilorida, así como los complementos de potasio pueden exacerbar la hiperpotasemia inducida por los IECA. Asimismo, estos fármacos incrementan las concentraciones plasmáticas de digoxina y litio, por lo que es necesario reajustar la dosis. Además, aumentan la hipersensibilidad al alopurinol, por lo que es conveniente vigilar la aparición de reacciones cutáneas.

Por último, hay que destacar que es necesario tener precaución cuando se administran IECA junto con diuréticos, vasodilatadores y agentes que modifiquen la actividad simpática, ya que pueden potenciar un descenso brusco de la presión arterial.

Aplicaciones terapéuticas

Los IECA fueron diseñados inicialmente para el tratamiento de la hipertensión; sin embargo, en los últimos años se ha comprobado que son capaces de ejercer efectos adicionales en el tratamiento de otras situaciones patológicas, como la insuficiencia cardíaca, el infarto de miocardio, la prevención de la nefropatía diabética y la reducción del daño orgánico asociado a hipertensión. Como consecuencia de los denominados efectos pleiotrópicos, este grupo de fármacos podría ejercer numerosos efectos beneficiosos sobre las alteraciones de los sistemas cardiovascular y renal, lo que explicaría la reducción de la morbimortalidad observada en los numerosos estudios realizados con este tipo de fármacos.

Hipertensión

Numerosos estudios han demostrado la eficacia de este grupo farmacológico en el tratamiento de distintos tipos de hipertensión, ya que se ha observado que la inhibición de la ECA se acompaña de una disminución de las presiones arteriales media, sistólica y diastólica, que se asocia a una reducción de la resistencia arterial sistémica. Esta disminución de las resistencias periféricas no se asocia con cambios significativos ni de la frecuencia ni del gasto cardíacos. Aunque los efectos de los IECA sobre la redistribución del flujo sanguíneo regional pueden variar de unos estudios a otros en función del inhibidor o de las condiciones en que se valora el efecto, en general se ha constatado que aquélla no es homogénea, ya que algunos territorios son más sensibles que otros, como es el caso del riñón y el bazo, donde se produce un aumento del flujo, mientras que en el cerebro, el corazón y la piel no se modifican los flujos locales.

La administración de estos fármacos normaliza la presión arterial en aproximadamente el 50 % de los pacientes, aunque este porcentaje puede variar en función del fármaco y de la dosis, así como del criterio utilizado. Este número aumenta de manera importante cuando se asocian a otros fármacos. Las combinaciones más habituales son con diuréticos, como tiazidas, aunque también con antagonistas del calcio y bloqueantes β. Más recientemente se ha iniciado su combinación con otros fármacos que también interaccionan con el sistema renina-angiotensina, como los ARA-II, con objeto de conseguir un bloqueo mayor de este sistema. Las ventajas de la terapia combinada son un mejor control de la presión arterial y la disminución de la dosis utilizada de los fármacos y, en consecuencia, de la aparición de efectos secundarios.

Estos fármacos mejoran también el remodelado vascular y cardíaco y la disfunción endotelial asociada a la hipertensión. Esta acción no es consecuencia del efecto hemodinámico producido por ellos, sino de efectos directos del bloqueo del sistema renina-angiotensina. En este sentido se ha demostrado que esta mejora no se consigue con el tratamiento con bloqueantes β para un efecto hipotensor similar al producido por los IECA.

Insuficiencia cardíaca

Diversos estudios clínicos, como COSENSUS, SOLVD, V-HeFt, SAVE AIRE, TRACE y otros, han demostrado que el tratamiento con IECA reduce la mortalidad en pacientes con insuficiencia cardíaca. El tratamiento con IECA retrasa la progresión de la insuficiencia cardíaca, reduce la incidencia de muerte súbita y de hospitalización y, en general, mejora la calidad de vida de estos pacientes. En consecuencia, este tipo de fármacos está indicado para el tratamiento de la insuficiencia cardíaca, con independencia de su gravedad, desde la disfunción ventricular asintomática hasta la insuficiencia cardíaca congestiva.

El tratamiento con IECA mejora no sólo la función en los pacientes con insuficiencia cardíaca sino también el remodelado patológico del corazón asociado a ella, puesto que reduce la dilatación ventricular. Este efecto es consecuencia no sólo de los cambios hemodinámicos, que mejoran la precarga y la poscarga, sino también de la inhibición de los efectos de la angiotensina II sobre el crecimiento de los miocitos y de la fibrosis intersticial.

Infarto de miocardio

Numerosos estudios clínicos, como SAVE, QUIET, GISSI-3, SMILE, TRACE, FAMIS, HOPE y otros, han demostrado claramente que el tratamiento con IECAs reduce la mortalidad general tras el infarto de miocardio. Este efecto es mucho más pronunciado cuando se consideran pacientes con otros factores de riesgo cardiovascular asociados, como hipertensión y diabetes. El tratamiento debe iniciarse, siempre que no existan contraindicaciones como hipotensión grave, durante la fase aguda del infarto. Su administración se asocia con frecuencia a otros fármacos utilizados en el infarto de miocardio, como los trombolíticos, la aspirina y los bloqueantes β.

Nefropatía diabética

Los IECA previenen la progresión de la enfermedad renal y reducen las secuelas clínicas que se asocian a ella (incluidas la necesidad de diálisis y trasplante renal y la mortalidad por enfermedad renal terminal). Este beneficio se observa tanto en las nefropatías de origen diabético como de otras etiologías e, incluso, en pacientes con un deterioro muy importante de la función renal. Este efecto de protección renal es independiente de la acción hipotensora de estos fármacos y se produce como consecuencia de efectos directos sobre el riñón.

Antagonistas no peptídicos de la angiotensina II
Reseña histórica

▸▸ Desde principios de la década de 1970 se hicieron diversos intentos para crear antagonistas de los receptores de la angiotensina II (ARA-II) que pudieran tener aplicación en la clínica. Inicialmente, los primeros antagonistas de estos receptores eran análogos de naturaleza peptídica, como la **saralasina**, la **1-sarcosina**, la **8-isoleucina-angiotensina II**, y otros derivados de la angiotensina con sustitución en posición 8. Sin embargo, estos compuestos no tuvieron utilidad clínica debido a que no podían administrarse por vía oral y porque, a pesar de ser antagonistas de los receptores de la angiotensina II, presentaban importantes efectos agonistas.

Con la identificación de los receptores de la angiotensina II, en la década de 1980, empezaron a desarrollarse antagonistas no peptídicos de la angiotensina II con el objetivo de evitar la actividad agonista de los anteriores. En esos años se patentaron varios derivados del

---

⭐ **APLICACIONES TERAPÉUTICAS DE LOS IECA, LOS ARA-II Y LOS INHIBIDORES DE LA RENINA**

- Las aplicaciones terapéuticas de los IECA y los ARA-II son:
  - Tratamiento de la hipertensión esencial.
  - Tratamiento de la insuficiencia cardíaca.
  - Tratamiento del infarto de miocardio.
  - Tratamiento de la nefropatía diabética.

- En el caso de los inhibidores de la renina, sólo están aprobados para el tratamiento de la hipertensión esencial.

ácido imidazol-5-acético, que reducían la respuesta presora a la angiotensina II en ratas. Algunos de estos compuestos eran altamente específicos. Después de numerosos cambios en la estructura y el diseño de estos compuestos, se desarrolló el primer antagonista no peptídico de los receptores tipo 1 de la angiotensina II, selectivo y activo por vía oral, el **losartán**, que fue aprobado para su uso terapéutico en 1995. A partir de entonces se han desarrollado ocho antagonistas más de esta familia, derivados bifenilmetilo o tienilmetilo del ácido acrílico (fig. 23-8). ◂◂

Mecanismo de acción

El principal mecanismo de acción de los ARA-II es el bloqueo de la activación de los receptores tipo 1 de la angiotensina II (fig. 23-9). Como consecuencia quedan en cierta medida inhibidas las señales intracelulares relacionadas con el aumento de la concentración de calcio intracelular (proteína Gqa, fosfolipasa C, IP_3 y DAG) en las células musculares lisas, corticosuprarrenales y diversos tipos de conducciones neuronales. Asimismo, la vía de señalización intracelular de las MAPK también sufre una disminución de su actividad, que es responsable de los efectos antiproliferativos y reductores del crecimiento celular que producen estos fármacos. En los últimos años se ha destacado otro posible mecanismo de acción de los ARA-II que involucra cierta acción antioxidante. Recientemente se ha sugerido que algunos ARA-II (telmisartán e irbesartán) pueden estimular los receptores activados por proliferadores de peroxisomas γ (PPAR-γ), que regulan la expresión génica de numerosos mediadores implicados en el metabolismo lipídico y glucídico y poseen ciertos efectos antiinflamatorios y antioxidantes. Además, los ARA-II han demostrado un importante efecto de retardo e inhibición del desarrollo aterosclerótico. Se ha constatado que los ARA-II mejoran la disfunción endotelial asociada a hipertensión, dislipemia y diabetes y disminuyen la producción de especies oxidantes de oxígeno, el número de leucocitos y de factores inflamatorios en la lesión aterosclerótica, contribuyendo a estabilizar la placa de ateroma y también a prevenir la aparición de un proceso trombótico. Todas estas acciones son consecuencia del bloqueo de las acciones derivadas de la activación de los receptores AT_1 sobre los mecanismos y factores implicados en el proceso aterosclerótico y sus complicaciones.

En años recientes se ha discutido sobre la participación de los receptores AT_2 en los efectos de los ARA-II (fig. 23-2). Se ha propuesto que, aunque la afinidad de la angiotensina II por dichos receptores es mucho menor que por los AT_1, en presencia de ARA-II la angiotensina II podría unirse a los receptores AT_2 y poner en marcha las acciones derivadas de la activación de estos receptores. Como dichas acciones parece que son, en general, opuestas a las de los receptores AT_1, se ha propuesto que parte de las acciones de los ARA-II podrían también tener un componente dependiente de los receptores AT_2. Diversos resultados han puesto de manifiesto que el bloqueo de los receptores AT_2 disminuye los efectos de los antagonistas de los AT_1, como la disminución de la presión arterial, el aumento del flujo sanguíneo renal, de la diuresis y de la natriuresis y la disminución de la hipertrofia vascular en modelos experimentales de hipertensión (fig. 23-3). La activación de los receptores AT_2 parece estimular la síntesis de NO y, con ello, el aumento de la concentración de GMP cíclico, así como la estimulación de la fosfotirosina-fosfatasa implicada en la inhibición de la proliferación celular.

Farmacocinética

En la actualidad están comercializados ocho ARA-II: **azilsartán**, **candesartán**, **eprosartán**, **irbesartán**, **losartán**, **olmesartán**, **telmisartán** y **valsartán**. La biodisponibilidad de los ARA-II es variable y oscila entre el 33 % para el losartán y el 70 % para el irbesartán, aunque su unión a proteínas plasmáticas es en general elevada, alrededor del 90 %. Las principales características farmacocinéticas se presentan en la tabla 23-3.

Efectos farmacológicos

Los ARA-II se pueden dividir en tres grupos: los que bloquean selectivamente los receptores AT_1, los que bloquean los receptores AT_2 y los que antagonizan de manera similar ambos tipos de receptores. Los del segundo tipo se desarrollaron inicialmente con la esperanza de encontrar algún uso terapéutico, pero todavía no se conoce proceso o mecanismo patológico alguno que pueda hacer útil la antagonización de los receptores AT_2, por lo que este tipo de antagonistas se ha quedado como herramienta de investigación. Los actuales antagonistas no peptídicos de los receptores AT_1 muestran una afinidad por estos receptores unas 10.000 veces mayor que la que tienen por los receptores AT_2. En cuanto al orden de afinidad por el receptor AT_1, se ha establecido el siguiente: candesartán = azilsartan > irbesartán > telmisartán = valsartán > eprosartan > losartán. Hay que destacar que aunque la unión de estos antagonistas a los receptores AT_1 es de tipo competitivo, la inhibición de las acciones biológicas de estos compuestos es en general insuperable *(insurmontable)*, es decir, que la respuesta máxima a la angiotensina II no puede ser restaurada en presencia de los ARA-II independientemente de la concentración de angiotensina II utilizada. El losartán parece que no tiene esta característica *per se*, aunque su metabolito activo EXP 3174 muestra cierto grado de insuperabilidad. Entre los ARA-II disponibles hasta el momento, el candesartán es el que muestra mayor potencia para suprimir la respuesta máxima a la angiotensina II. El mecanismo de insuperabilidad no es conocido, pero podría basarse en la lenta disociación de estos compuestos de los receptores AT_1 o estar relacionado con la internalización del receptor en la célula diana. Sea como fuere, el antagonismo de tipo insuperable ofrece ventajas importantes desde el punto de vista clínico, ya que el bloqueo de las acciones derivadas de la activación del receptor AT_1 persiste incluso cuando aumentan los niveles de la angiotensina II.

Actualmente se conocen bien las características farmacológicas de los ARA-II. Estos fármacos han demostrado su capacidad para inhibir de manera selectiva la mayoría de las acciones clásicas de la angiotensina II, como las respuestas presoras a corto y largo plazo, la contracción de las células musculares lisas, la sed, la liberación de la vasopresina por el hipotálamo, la secreción de aldosterona, la liberación de catecolaminas por la médula suprarrenal, la estimulación de la transmisión adrenérgica, el aumento del tono simpático,

Estructura básica de los derivados bifenilmetílicos

Radicales específicos

R1	R2

Candesartán cilexetilo

Irbesartán

Estructura básica de los derivados del ácido tienilmetilacrílico

Losartán

Eprosartán

Telmisartán

Valsartán

Azilsartán

HOOC —

Olmesartán

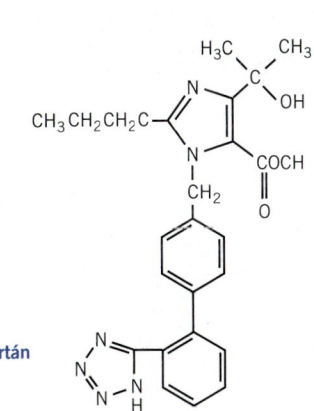
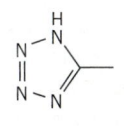
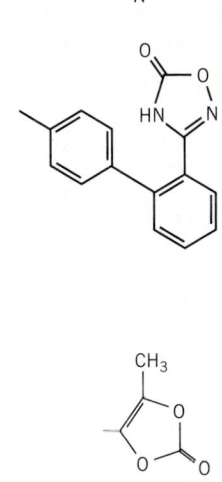

Figura 23-8. Estructura química de los antagonistas de los receptores de la angiotensina II.

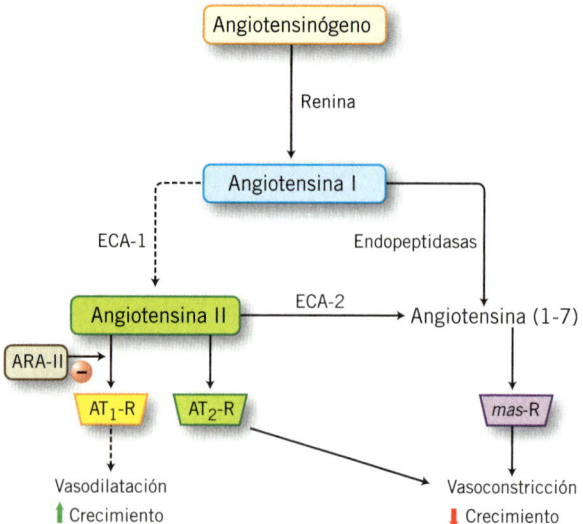

Figura 23-9. Mecanismos de acción de los antagonistas de los receptores de angiotensina II (ARA-II). AT_1-R: receptor de tipo AT_1; AT_2-R: receptor de tipo AT_2; ECA-1: enzima convertidora de la angiotensina I; ECA-2: enzima convertidora de la angiotensina II; *mas*-R: receptor tipo *mas*.

la reducción del flujo sanguíneo renal, de la diuresis y de la natriuresis y el crecimiento y la proliferación de diversos tipos celulares. Además, los ARA-II han demostrado claramente su capacidad antihipertensiva en modelos experimentales de hipertensión genética, transgénica y renovascular, aunque su efecto reductor de la presión arterial es menor en modelos de sobrecarga de sal y/o mineralocorticoides que cursan con inhibición del sistema renina-angiotensina. Hay que destacar que estas acciones no son consecuencia de un efecto de los ARA-II sobre otros tipos de receptores, ya que son altamente selectivos, y se ha demostrado que no son capaces de desplazar a ligandos que se unen a canales calcio, receptores adrenérgicos, muscarínicos, dopaminérgicos, serotoninérgicos, opioides, histaminérgicos, de vasopresina, de mineralocorticoides, etcétera.

Un aspecto que surgió desde la aparición de los ARA-II fue su similitud en cuanto a acciones y eficacia terapéutica con los IECA. Es evidente que aunque los dos tipos de fár-

macos inhiben las acciones del sistema renina-angiotensina, tienen mecanismos de acción diferentes. Los ARA-II bloquean la unión de la angiotensina II a los receptores AT_1 y los IECA inhiben la conversión de angiotensina I en angiotensina II. Los IECA disminuyen la producción de la angiotensina II exclusivamente por esta vía enzimática, mientras que los ARA-II bloquean las acciones de la angiotensina II procedente de esta ruta o de otras actividades enzimáticas anteriormente señaladas. Como se ha señalado, el bloqueo de los receptores AT_1 conlleva una activación indirecta de los receptores AT_2, mientras que la inhibición de la ECA supone, además, una disminución de la degradación de las cininas, que a largo plazo desempeña un papel principal en las acciones de estos fármacos. Los ARA-II estimulan la liberación de renina y aumentan los niveles plasmáticos de angiotensina II; sin embargo, los IECA no estimulan la liberación de renina y aumentan las concentraciones de angiotensina II en mucha menor proporción. Los IECA incrementan la angiotensina 1-7, que tiene acciones opuestas a las de la angiotensina II, mientras que los ARA-II aumentan en menor medida la angiotensina 1-7. Por lo tanto, es clara la diferencia entre ambos tipos de fármacos, aunque todavía está por demostrar que estas diferencias farmacológicas den lugar a diferentes resultados terapéuticos.

Reacciones adversas

Numerosos estudios clínicos han demostrado que los ARA-II presentan efectos adversos similares a los del placebo y, por ello, la incidencia de interrupción de los tratamientos con estos fármacos debidos a efectos adversos es mínima. A diferencia de los IECA, los ARA-II no provocan tos, y la incidencia de edema angioneurótico es también menor que con aquéllos **(v. tabla 23-2)**. De manera similar a los IECA, los ARA-II tienen potenciales efectos patológicos diversos sobre el desarrollo fetal, por lo que no se deben utilizar durante el embarazo. Asimismo, en pacientes en los que la presión arterial o la función renal es altamente dependiente de la actividad del sistema renina-angiotensina, los ARA-II deben emplearse con cierta precaución, puesto que podrían producir hipotensión y oliguria, azoemia e insuficiencia renal aguda. Hay que señalar que los ARA-II pueden ocasio-

Tabla 23-3. Características farmacocinéticas y dosis recomendada de los ARA-II

ARA-II	Concentración plasmática máxima (horas)	Semivida (horas)	Biodisponibilidad (%)	Eliminación renal/biliar (%)	Afectación por insuficiencia renal/hepática	Dosis (mg/día)[a]	Interacción con alimentos
Azilsartán	1,5-3	11	60	57/52	No/sí	40-80	No
Candesartán	3-4	9	15	33/67	Sí/no	4-16	No
Eprosartán	1-2	5-9	13	22/87	Sí/sí	600-800	Sí
Irbesartán	1,5-2	11-15	60-80	20/80	No/no	150-300	No
Losartán (EXP 3174)	1-3	2 (6-9)	33	75/25	No/sí	25-100	Mínima
Olmesartán	1-2	13	26	40/60	No/no	80-320	No
Telmisartán	0,5-1	24	40-60	Biliar	No/sí	40-80	Sí
Valsartán	2-4	6	~ 25	20/80	No/sí	80-160	Sí

[a] En el tratamiento de la hipertensión esencial.
ARA-II: antagonistas de los receptores tipo 1 de la angiotensina II.

nar hiperpotasemia en pacientes con nefropatía o en pacientes que toman complementos de potasio o diuréticos ahorradores de potasio.

Interacciones farmacológicas

Algunos fármacos antihipertensivos podrían, teóricamente, potenciar los efectos hipotensores de los ARA-II, en concreto, el tratamiento previo con dosis elevadas de diuréticos podría causar depleción de volumen y riesgo de hipotensión al iniciar el tratamiento con ARA-II. Sin embargo, en general no se han observado interacciones de los ARA-II con bloqueantes β, antagonistas de los canales del calcio de acción prolongada y diuréticos tiacídicos o del asa.

Teniendo en cuenta la experiencia con otros fármacos que actúan sobre el sistema renina-angiotensina, el uso concomitante de diuréticos ahorradores de potasio, suplementos de potasio, sustitutos de la sal que contengan potasio u otros medicamentos capaces de incrementar los niveles séricos de potasio (heparina, etc.) pueden producirse elevaciones de las concentraciones séricas de este catión, por lo que deben emplearse con precaución y monitorizar con frecuencia los niveles séricos de potasio.

Asimismo, durante la administración concomitante de litio e IECA se han descrito incrementos reversibles en las concentraciones séricas de litio e incluso efectos tóxicos. Sin embargo, aunque este aspecto no se ha observado con ARA-II, no se puede excluir la posibilidad de un efecto similar, por lo que, durante la administración concomitante, se recomienda realizar un control riguroso de los niveles séricos de litio.

En algunos casos se ha constatado un aumento de las concentraciones medias de digoxina plasmática tras la administración conjunta de las dosis habituales de ARA-II, por lo que debe considerarse la monitorización de los niveles de digoxina plasmática.

No se han descrito interacciones farmacológicas clínicamente significativas con los siguientes fármacos: cimetidina, ranitidina, warfarina, indometacina, glibenclamida, ketoconazol y fluconazol.

Aplicaciones terapéuticas

Los ARA-II fueron aprobados inicialmente para el tratamiento de la hipertensión arterial. Su eficacia antihipertensiva es similar a la de otros fármacos con la misma indicación, pero hay que destacar que los efectos adversos son menores con estos antagonistas que con otros fármacos antihipertensivos. Asimismo, existen combinaciones en dosis fija de ARA-II con hidroclorotiazida (12,5 mg) que han demostrado una gran eficacia antihipertensiva. Además del tratamiento de la hipertensión arterial, los ARA-II están indicados por lo general junto con otros fármacos en el tratamiento de la insuficiencia cardíaca, la enfermedad renal en pacientes con diabetes tipo 2 con proteinuria e hipertensión, la prevención de accidentes cerebrovasculares en pacientes hipertensos, la hipertrofia del ventrículo izquierdo y el infarto de miocardio.

Diversos estudios han constatado que los ARA-II son capaces de reducir la morbimortalidad cardiovascular en situaciones de hipertensión, diabetes e insuficiencia cardíaca. Dichos efectos son, en general, superiores a los demostrados por los bloqueantes β y similares a los demostrados por los IECA. Asimismo, los ARA-II se han mostrado eficaces en la reducción de la hipertrofia ventricular izquierda y en la mejora de la función renal, como indican sus efectos beneficiosos sobre la concentración plasmática de creatinina y sobre la proteinuria en pacientes hipertensos y con nefropatía diabética.

COVID-19 y el uso de ECA/ARAII

Debido a que el coronavirus SARS-CoV-2, como otros coronavirus, se introduce en las células pulmonares acoplándose a la enzima convertidora de angiotensina (ECA), algunas publicaciones han sugerido que el tratamiento con IECA o ARA-II podría ser un factor de riesgo de gravedad para pacientes hospitalizados infectados con este virus. Sin embargo, otras publicaciones proponen que el tratamiento con ARA-II podría actuar como factor de protección para la enfermedad. La Agencia Española del Medicamento y Productos Sanitarios (AEMPS) recomienda que los pacientes en tratamiento con IECA o ARA-II deben continuar con el tratamiento, sin que actualmente esté justificada una modificación del mismo.

Inhibidores duales de la angiotensina II y de la neprilisina

Inhibidores de la vasopeptidasa

Los inhibidores de la vasopeptidasa son compuestos que combinan la inhibición de la endopeptidasa neutra (EPN) o neprilisina y la ECA o la enzima convertidora de la endotelina (ECE). La EPN metaboliza los péptidos natriuréticos auricular (ANP), cerebral (BNP) y tipo C (CNP) y la bradicinina, lo que produce un aumento de sus acciones, como vasodilatación, diuresis y natriuresis. Los inhibidores puros de la EPN tienen una débil actividad antihipertensiva y, además, aumentan las concentraciones de angiotensina II y endotelina 1, que son metabolizados por esta enzima. Por ello es necesaria la combinación de un inhibidor de la EPN y de la ECA o ECE, con objeto de bloquear las acciones de la angiotensina II y la endotelina 1. El primer fármaco desarrollado, omapatrilat, inhibe de manera dual la ECA y la EPN.

Estos inhibidores de la vasopeptidasa, al combinar en una sola molécula la capacidad de inhibir la ECA y la EPN, pueden considerarse, teóricamente, fármacos eficaces en todo tipo de hipertensión. En situaciones de hipertensión asociada a expansión de volumen, la inhibición de la EPN produce un aumento de los niveles de péptidos natriuréticos, que contribuye a aumentar la natriuresis y a disminuir el volumen circulante y, con ello, el aumento de la presión arterial que se hubiera producido. A pesar de que esta familia de fármacos tiene potenciales efectos beneficiosos y eficacia antihipertensiva demostrada, el omapatrilat fue retirado del mercado por un aumento de la incidencia de angioedema. Este efecto se atribuyó principalmente a la acumulación de bradicinina y, en menor medida, a la sustancia P y la neurocinina. Asimismo, este efecto negativo podría también ser amplificado por la inhibición no específica de otras enzimas asociadas con el metabolismo de la bradicinina, como la aminopeptidasa P. Estos hallazgos instaron al desarrollo de nuevos inhibidores de la vasopeptidasa activos por vía oral con perfiles diferentes, centrados en una menor capacidad de inhibición de la aminopeptidasa P y una mayor inhibición de la ECA que de la EPN. El desarrollo de estos nuevos fármacos se centró en la seguridad y la tolerabilidad a largo plazo, en particular en relación con la aparición de angioedema. Uno de esos nuevos fármacos es el ilepatril, que se caracteriza por la inhibición selectiva, intensa y prolongada de la ECA. Actualmente se están desarrollando ensayos en fase 3.

La ECE es una peptidasa cuya acción es romper la molécula de preproendotelina para dar lugar a la endotelina 1 activa, que se une a los receptores tipo A que producen una fuerte vasoconstricción. Los inhibidores de la ECE impiden la activación de la endotelina 1 y, en consecuencia, bloquean su fuerte efecto vasoconstrictor. La combinación de inhibidores de la EPN y de la ECE tienen ventajas teóricas. En primer lugar, la inhibición de la ECE ha demostrado tener efectos antiinflamatorios y antifibróticos, mientras que el aumento de la disponibilidad de los péptidos natriuréticos tiene efecto vasodilatador, antihipertrófico y antifibrótico. Además, la acción de los péptidos natriuréticos tiende a oponerse a la posible retención de sodio y agua a nivel renal producida por el bloqueo no selectivo de receptores de endotelina. Daglutril es un potente inhibidor de la ECE y de la EPN que está actualmente en fase de desarrollo con ensayos en fase 2.

Inhibidores duales de los receptores de angiotensina y de la neprilisina (ARNI)

Con el objeto de evitar el riesgo de angioedema asociado a la inhibición de la EPN o neprilisina, se han desarrollado fármacos que combinan dicha inhibición con antagonistas de receptor AT_1 de angiotensina II. Estos fármacos, al contrario que los inhibidores de la vasopeptidasa, no tienen efectos sobre las metalopeptidasas que participan en la degradación de bradicinina.

Mecanismo de acción

Presenta el mecanismo de acción de un inhibidor de la neprilisina y del receptor de la angiotensina mediante la inhibición simultánea de la neprilisina (endopeptidasa neutra;

NEP), y mediante el antagonismo del receptor de la angiotensina II tipo-1 (AT_1).

Farmacocinética

En la actualidad sólo está comercializado 1: sacubitril/valsartán. La biodisponibilidad oral absoluta de sacubitrilo y valsartán se estima que es más de 60 % y 23 %, respectivamente, aunque su unión a proteínas plasmáticas es en general elevada, alrededor del 94-97 %. Las principales características farmacocinéticas se presentan en la tabla 23-4.

Reacciones adversas

De manera similar a los IECA, y a los ARA-II tienen potenciales efectos patológicos diversos sobre el desarrollo fetal, por lo que no se deben utilizar durante el embarazo. Asimismo, en pacientes en los que la presión arterial o la función renal es altamente dependiente de la actividad del sistema renina-angiotensina, sacubitril/valsartán debe emplearse con cierta precaución, puesto que podrían producir hipotensión y oliguria, azoemia e insuficiencia renal aguda. Hay que señalar que los ARA-II pueden ocasionar hiperpotasemia en pacientes con nefropatía o en pacientes que toman complementos de potasio o diuréticos ahorradores de potasio. Además se ha descrito la aparición de anemia e hipoglucemia.

Interacciones farmacológicas

El uso concomitante de sacubitril/valsartán con inhibidores de la ECA está contraindicado dado que la inhibición concomitante de la neprilisina y la ECA puede aumentar el riesgo de angioedema. Tampoco es recomendable el uso concomitante de sacubitril/valsartán con los inhibidores de la renina (aliskireno) ya que su combinación aumenta la frecuencia de acontecimientos adversos como hipotensión, hiperpotasemia y disminución de la función renal. Tampoco es recomendable el uso concomitante con otro ARA-II. En relación con el uso con diuréticos ahorradores de potasio o suplementos de potasio, pueden dar lugar a aumentos del potasio sérico y aumentos de la creatinina sérica, por lo que deben emplearse con precaución y monitorizar con frecuencia los niveles séricos de potasio. Durante la administración concomitante de litio y sacubitril/valsartán se han descrito incrementos reversibles en las concentraciones séricas de litio e incluso efectos tóxicos, similares a los descritos para los IECAs. El uso concomitante de sacubitril/valsartán con AINEs en paciente con edad avanzada o pacientes con función renal comprometida puede aumentar el riesgo de un empeoramiento de la función renal. En relación con la metformina, se ha observado que reduce la concentración máxima y el AUC de metformina. No se han descrito interacciones farmacológicas clínicamente significativas con los siguientes fármacos: digoxina, warfarina, hidroclortiazida, amlodipino, omeprazol, carvedilol o combinaciones de levonorgestrel/etinilestradiol.

Aplicaciones terapéuticas

Sacubitril/valsartán es una combinación que ha sido aprobada por la EMA y la FDA para el tratamiento de pacientes con insuficiencia cardiaca con fracción de eyección reduci-

Tabla 23-4. Características farmacocinéticas y dosis recomendadas de sacubitril/valsartán

Concentración plasmática máxima (horas)	1-2
Biodisponibilidad (%)	Sacubitril (63 %)/valsartán (23 %)
Afectación por insuficiencia renal/hepática	No/no
Interacción con alimentos	No
Semivida (horas) 23-36	1,5-9,9
Eliminación renal/biliar (%)	Sacubitril (~60 %)-valsartán (~13 %) / Sacubitril (~42 %)-valsartán (~86 %)
Dosis (mg/día)[a]	24 mg/26 mg-97 mg/103 mg

[a] En el tratamiento de la hipertensión esencial.

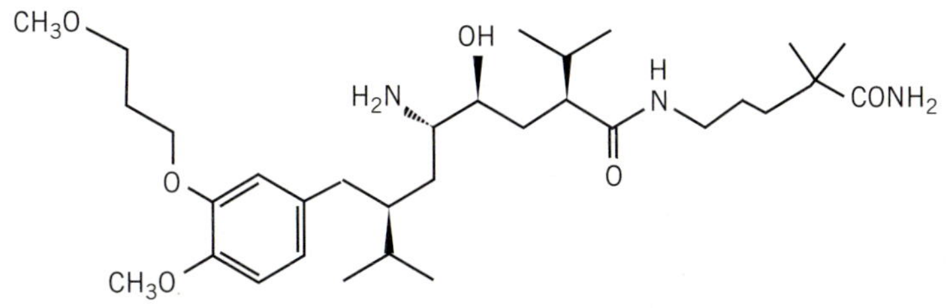

Figura 23-10. Estructura química del inhibidor directo de renina y prorrenina, aliskireno.

da sintomática persistente a pesar de recibir terapia óptima. Esta combinación ha sido recomendada por las guías de la Sociedad Europea de Cardiología y la Asociación Americana del Corazón/Colegio Americano del Corazón. En estudios clínicos recientes el tratamiento con Sacubitril/valsartán ha demostrado una disminución de 20 % de mortalidad cardiovascular y 16 % de mortalidad de cualquier causa en comparación con enalapril.

Inhibidores de la renina

Reseña histórica

⏩ Los inhibidores de la renina han sido objeto de investigación desde hace más de 50 años, habiéndose realizado diferentes aproximaciones. Una de las primeras fue el uso de anticuerpos contra la renina, cuya administración se asoció con una reducción de la presión arterial en situación de depleción de volumen. Los primeros inhibidores directos de la renina desarrollados fueron análogos peptídicos del prosegmento de la renina o análogos del sustrato de la secuencia N-terminal del angiotensinógeno, que contiene el lugar de procesamiento de la renina. Sin embargo, diversas características, como su absorción deficiente y su disponibilidad reducida, han dificultado su desarrollo y su aplicación clínica. Únicamente los análogos del angiotensinógeno parecen tener cierto potencial clínico, ya que han demostrado disminuir la presión arterial en pacientes hipertensos y en individuos normotensos con restricción salina. A continuación se sintetizaron peptidomiméticos análogos del sitio activo de la renina, que presentaban mayor potencia y se administraban por vía parenteral. A finales de los años ochenta se desarrollaron nuevos inhibidores directos de la renina con estructura peptídica, como el enalkireno, remikireno, zankireno y ciprokireno. Ninguno de ellos llegó a comercializarse, ya que presentaban una pobre biodisponibilidad oral, semividas cortas y pobre actividad antihipertensiva.

La identificación de la estructura del sitio activo de la renina permitió diseñar una nueva familia de inhibidores directos de la renina no peptídicos que han superado los inconvenientes de los anteriores; de éstos, el aliskireno **(fig. 23-10)** es el primer representante, aunque otros (SPP600, SP800, SPP1100, SPP676, SPD1148 y SPP635) se encuentran en fases de desarrollo clínico. ⏪

Mecanismo de acción

❗ Los inhibidores directos de la renina se unen directamente al centro catalítico de la renina y/o de la prorrenina activada e inhiben su capacidad para convertir el angiotensinógeno en angiotensina I. Se ha señalado, además, que la unión del aliskireno al centro catalítico de la renina podría producir un cambio conformacional que evitaría que ésta se una al receptor de renina/prorrenina (PRR) y la posterior activación del sistema renina-angiotensina **(fig. 23-11)**. Los inhibidores directos de la renina disminuyen la concentración plasmática y tisular de angiotensina I y angiotensina II. De manera similar a los IECA y ARA-II, los inhibidores directos de la renina aumentan la concentración renal y circulante de renina al interrumpir el sistema de retroalimentación negativo que la angiotensina II ejerce sobre la liberación de renina por el riñón. Por lo tanto, el aumento de la concentración plasmática de renina es independiente de dónde se bloquea el sistema renina-angiotensina, aunque los inhibidores directos de la renina producen un mayor aumento de ésta que los IECA y los ARA-II. Sin embargo, al unirse el aliskireno al centro catalítico de la renina, puede inhibir su actividad enzimática. Por ello, el aliskireno disminuye la actividad de renina plasmática (ARP) y la cantidad circulante y local de angiotensina I y angiotensina II.

Farmacocinética

Actualmente, de todos los inhibidores de renina que se han desarrollado sólo está aprobado para uso clínico el aliskireno **(v. fig. 23-10)**. Sus principales características farmacocinéticas y las dosis recomendadas en el tratamiento de la hipertensión arterial se resumen en la **tabla 23-5**. En estudios *in vitro*, se ha demostrado que el aliskireno es un inhibidor específico de la renina humana, siendo sólo débilmente activo o incluso inactivo para otras proteasas aspárticas. Su biodisponibilidad varía en función de la especie y oscila entre el 33 % en perros y sólo el 2,4 % en ratas, siendo en el caso del hombre de alrededor del 3 %. Su concentración en los diferentes tejidos después de dosis múltiples fue similar a la del plasma, con excepción del hígado y el riñón, en los que fue mucho mayor. La unión del aliskireno a las proteínas plasmáticas es muy variada en función de la especie considerada, siendo en el caso del hombre del 50 %.

Efectos farmacológicos

Los efectos farmacológicos de los inhibidores de la renina derivan fundamentalmente de la inhibición de esta enzima, que cataliza el paso limitante de la formación de angiotensina I a partir de angiotensinógeno, ya que no interactúan de manera directa con otros componentes del sistema renina-angiotensina. Por lo tanto, estos fármacos, al igual que se ha mencionado para los IECA y los ARA-II, tienen la capacidad de inhibir de manera selectiva las acciones del principal efector del sistema –la angiotensina II– al impedir su formación. Estos fármacos, además, han demostrado en estudios preclínicos que no sólo reducen la presión arterial, sino que

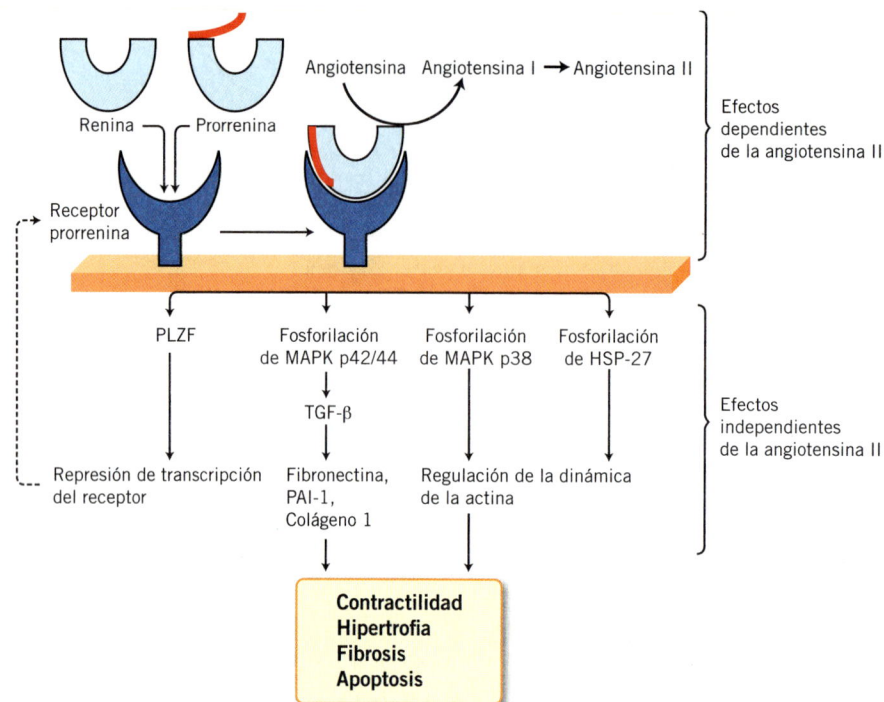

Figura 23-11. Efectos de la activación del receptor de renina/prorrenina. HSP: proteínas de choque térmico; MAPK: proteincinasa activada por mitógenos; PAI-1: inhibidor del activador del plasminógeno tisular 1; PLZF: proteína con dedo de cinc de la leucemia promielocítica (*promyelocitic leukemia zinc finger*); TGF-β: factor de crecimiento transformante beta.

también mejoran el daño orgánico asociado a ella, tienen efectos renoprotectores, reducen la hipertrofia cardíaca asociada a la hipertensión y mejoran la función cardíaca en los pacientes con insuficiencia cardíaca.

Reacciones adversas

Algunos estudios han mostrado que el aliskireno presenta muy pocos efectos adversos. En individuos sanos y en pacientes con hipertensión, los principales efectos adversos descritos, con muy baja incidencia, son cefalea, dolor abdominal, diarrea, náuseas, fatiga y dolor de espalda. Hay que señalar que el aliskireno, al igual que los IECA y los ARA-II, puede producir hiperpotasemia en pacientes con nefropatía.

Interacciones farmacológicas

No se han descrito interacciones farmacológicas clínicamente significativas entre el aliskireno y los siguientes fármacos:

Tabla 23-5. Características farmacocinéticas y dosis recomendadas de aliskireno

Concentración plasmática máxima (horas)	2-4
Semivida (horas)	23-36
Biodisponibilidad (%)	2,7
Eliminación renal/biliar (%)	10/90
Afectación por insuficiencia renal/hepática	No/no
Dosis (mg/día)[a]	75-300
Interacción con alimentos	Sí

[a] En el tratamiento de la hipertensión esencial.

cimetidina, ranitidina, warfarina, lovastatina, atenolol, celecoxib, hidroclorotiazida y digoxina.

Aplicaciones terapéuticas

El aliskireno ha sido aprobado en algunos países para el tratamiento de la hipertensión arterial, aunque posiblemente en el futuro tenga otros usos terapéuticos, como ha sucedido con los IECA y los ARA-II.

La eficacia antihipertensiva de los inhibidores de la renina es similar a la de otros fármacos que bloquean las acciones del sistema renina-angiotensina, aunque hay que destacar que su efecto antihipertensivo podría prolongarse más de 24 horas.

Agentes inhibidores del ARN del angiotensinógeno

El angiotensinógeno es el único precursor de los péptidos del sistema renina-angiotensina y es el factor limitante de la producción de angiotensina II, y por ello juega un papel importante en la patogenia de la hipertensión. Las evidencias demuestran que cuanto mayor es el número de copias del gen del angiotensinógeno, mayor es la presión arterial. Los niveles plasmáticos de angiotensinógeno se correlacionan con la presión arterial en pacientes con hipertensión. Por ello, la inhibición del angiotensinógeno, parece un enfoque lógico para disminuir la actividad del sistema con el fin de reducir la presión arterial.

Zilebesirán es un pequeño ARN de interferencia (siRNA) de doble hebra que impide la traducción y síntesis de proteínas. Zilebesiran silencia postranscripcionalmente la expresión hepática de angiotensinógeno lo que conduce a una disminución de la producción de angiotensina I y II y la consiguiente reducción de presión arterial. El siRNA se conjuga con N-acetilgalactosamina (GalNAc), que se une al receptor de asialoglicoproteína de la superficie de los hepatocitos y facilita el direccionamiento de zilebesiran a su gen diana. Debido a su especificidad hepática, zilebesirán probablemente afecta poco a la expresión de angiotensinógeno en tejidos extrahepáticos, que contribuyen poco al angiotensinógeno circulante.

Otra estrategia utiliza un ADN monocatenario que se une a su ARNm diana. Las enzimas endógenas (como la ribonucleasa [RNasa] H1) escinden el ARNm, impidiendo la traducción de la proteína diana. IONIS-AGT-LRx es oligo-nucleótido antisentido que se dirige al ARNm de AGT. Al igual que el zilebesirán, este fármaco está vinculado a GalNAc3. Este agente tiene una secuencia de nucleótidos que se une a una parte no codificante del ARNm de angiotensinógeno, evitando así La producción de la proteína de angiotensinógeno. Los estudios clínicos han demostrado que IONIS-AGT-LRx reduce los niveles plasmáticos de angiotensinógeno y disminuye la presión arterial en pacientes de bajo riesgo.

Los agentes terapéuticos basados en ARN para inhibir el angiotensinógeno, parecen especialmente interesantes en pacientes con falta de adherencia al tratamiento, porque pueden administrarse en una sola inyección cada pocos meses.

BIBLIOGRAFÍA

Alenina N, dos Santos RAS. Angiotensin-(1-7) and Mas: A Brief History. The Protective Arm of the Renin Angiotensin System (RAS) 2015: 155-9.

Azizi M, Webb R, Nussberger J, Hollenberg NK. Renin inhibition with aliskiren: where are we now, and where are we going? J Hypertens 2006; 24: 243-56.

Bozkurt B, Nair AP, Misra A, Scott CZ, Mahar JH, Fedson S. Neprilysin Inhibitors in Heart Failure: The Science, Mechanism of Action, Clinical Studies, and Unanswered Questions. JACC Basic Transl Sci 2022; 8(1): 88-105.

Brunner HR, Waeber B, Nussberger J. Angiotensin-converting enzyme inhibitors. En: Messerli FH, ed. Cardiovascular drug therapy. Philadelphia: WB Saunders, 1996; p. 690-710.

Desai AS, Webb DJ, Taubel J, Casey S, Cheng Y, Robbie GJ, Foster D, Huang SA, Rhyee S, Sweetser MT, Bakris GL. Zilebesiran, an RNA Interference Therapeutic Agent for Hypertension. N Engl J Med. 2023 Jul 20;389(3):228-238. doi: 10.1056/NEJMoa2208391. PMID: 37467498.

Ërdos EG. Kinins, the long march. A personal view. Cardiovasc Res 2002; 54: 485-91.

Floras JS. Vasopeptidase inhibition: a novel approach to cardiovascular therapy. Can J Cardiol 2002; 18: 177-82.

Friedrich S, Schmieder RE. Review of direct renin inhibition by aliskiren. J Renin Angiotensin Aldosterone Syst 2013; 14: 193-6.

Higuchi S, Ohtsu H, Suzuki H, Shirai H, Frank GD, Eguchi S. Angiotensin II signal transduction through the AT1 receptor: novel insights into mechanisms and pathophysiology. Clin Sci 2007; 112: 417-22.

https://www.aemps.gov.es

Kazi D, Deswal A. Role and optimal dosing of angiotensin-converting enzyme inhibitor therapy. Heart Fail Clin 2005; 1: 25-37.

Kramkowski K, Mogielnicki A, Buczko W. The physiological significance of the alternative pathways of angiotensin II production. J Physiol Pharmacol 2006; 57: 529-39.

Krum H, Gilbert RE. Novel therapies blocking the renin-angiotensin-aldosterone system in the management of hypertension and related disorders. J Hypertens 2007; 25: 25-5.

Lahera V, Navarro-Cid J, de las Heras N, Vázquez- Pérez S, Cediel E, Cachofeiro V. Sistema renina-angiotensina. En: Tresguerres JAF, Aguilar E, Devesa J, Moreno B, eds. Tratado de endocrinología básica y clínica. Madrid: Síntesis, 2000; 1368-84.

Laurent S, Schlaich M, Esler M. New drugs, procedures, and devices for hypertension. Lancet 2012; 380: 591-600.

Lépori LR. Interacciones medicamentosas. Jaén: Aula Magna, 2002.

Lévy BI, Mourad JJ. Renin Angiotensin Blockers and Cardiac Protection: From Basis to Clinical Trials. Am J Hypertens 2022; 35(4): 293-302.

Maggioni AP. Efficacy of angiotensin receptor blockers in cardiovascular disease. Cardiovasc Drugs Ther 2006; 20: 295-308.

Massolini Bianca Domingues, Contieri Stephanie San Gregorio, Lazarini Giulia Severini, Bellacosa Paula Antoun, Dobre Mirela, Petroianu Georg, Brateanu Andrei, Campos Luciana Aparecida, Baltatu Ovidiu Constanti. Therapeutic Renin Inhibition in Diabetic Nephropathy - A Review of the Physiological Evidence. Front Physiol 2020; 11: 190.

McMurray JJ, Packer M, Desai AS, Gong J, Lefkowitz MP, Rizkala AR, Rouleau JL, Shi VC, Solomon SD, Swedberg K, Zile MR. Angiotensin - neprilysin inhibition versus enalapril in heart failure. N Engl J Med 2014; 371: 993-1004.

Nguyen G, Muller DN. The biology of the (pro)renin receptor. J Am Soc Nephrol 2010; 21: 18-23.

Opie LH. Angiotensin converting enzyme inhibitors. Scientific basis for clinical use. New York: Authors' Publishing, 1992.

Patel VB, Zhong JC, Grant MB, Oudit GY. Role of the ACE2/Angiotensin 1-7 Axis of the Renin-Angiotensin System in Heart Failure. Circ Res 2016 Apr 15; 118(8): 1313-26.

Paul M, Poyan Mehr A, Kreutz R. Physiology of local renin-angiotensin systems. Physiol Rev 2006; 86: 747-803.

Rafiq K, Mori H, Masaki T, Nishiyama A. (Pro)renin receptor and insulin resistance: possible roles of angiotensin II-dependent and -independent pathways. Mol Cell Endocrinol 2013; 378: 41-5.

Rashikh A, Ahmad SJ, Pillai KK, Najmi AK. Aliskiren as a novel therapeutic agent for hypertension and cardio-renal diseases. J Pharm Pharmacol 2012; 64: 470-81.

Restrepo YM, Noto NM, Speth RC. CGP42112: the full AT2 receptor agonist and its role in the renin-angiotensin-aldosterone system: no longer misunderstood. Clin Sci 2022; 136(21): 1513-33.

Robert M. Carey, AT2 Receptors: Potential Therapeutic Targets for Hypertension, American Journal of Hypertension 2017; 30(4): 339-47.

Robles NR, Cerezo I, Hernandez-Gallego R. Renin-angiotensin system blocking drugs. J Cardiovasc Pharmacol Ther 2014; 19: 14-33.

Romero CA, Orias M, Weir MR. Novel RAAS agonists and antagonists: clinical applications and controversies. Nat Rev Endocrinol 2015; 11: 242-52.

Sakoda M, Ichihara A, Kaneshiro Y, Takemitsu T, Nakazato Y, Nabi AH y cols. (Pro)renin receptor-mediated activation of mitogen-activated protein kinases in human vascular smooth muscle cells. Hypertens Res 2007; 30: 1139-46.

Schmieder RE, Hilgers KF, Schlaich MP, Schmidt BM. Renin-angiotensin system and cardiovascular risk. Lancet 2007; 369: 1208-19.

Schupp M, Janke J, Clasen R, Unger T, Kintscher U. Angiotensin type 1 receptor blockers induce peroxisome proliferator-activated receptor-gamma activity. Circulation 2004; 109: 2054-7.

Sica DA. Angiotensin receptor blockers: new considerations in their mechanism of action. J Clin Hypertens (Greenwich) 2006; 8: 381-5.

Sica DA. Combination ACE inhibitor and angiotensin receptor blocker therapy—future considerations. J Clin Hypertens (Greenwich) 2007; 9: 78-86.

Sihn G, Rousselle A, Vilianovitch L, Burckle C, Bader M. Physiology of the (pro)renin receptor: Wnt of change? Kidney Int 2010; 78: 246-56.

Staessen JA, Li Y, Richart T. Oral renin inhibitors. Lancet 2006; 368: 1449-56.

Stanton A. Therapeutic potential of renin inhibitors in the management of cardiovascular disorders. Am J Cardiovasc Drugs 2003; 3: 389-94.

Suzuki H, Kikuta T, Inoue T, Hamada U. Time to re-evaluate effects of renin-angiotensin system inhibitors on renal and cardiovascular outcomes in diabetic nephropathy. World J Nephrol 2015; 4: 118-26.

Touyz RM. Silencing Angiotensinogen in Hypertension. N Engl J Med. 2023 Jul 20;389(3):278-281. doi: 10.1056/NEJMe2303534. PMID: 37467504.

Weltman R, Brands CM, Corral E. Assessment of the environmental fate and effects of azilsartan, a selective antagonist of angiotensin II type 1. Chemosphere 2012; 87: 1323-9.

Yancy CW, Jessup M, Bozkurt B, Butler J, Casey DE Jr, Colvin MM, Drazner MH, Filippatos G, Fonarow GC, Givertz MM, Hollenberg SM, Lindenfeld J, Masoudi FA, McBride PE, Peterson PN, Stevenson LW, Westlake C. 2016 ACC/AHA/HFSA focused update on new pharmacological therapy for heart failure: an update of the 2013 ACCF/AHA guideline for the management of heart failure: a report of the American College of Cardiology/American Heart Association Task Force on Clinical Practice Guidelines and the Heart Failure Society of America. J Am Coll Cardiol 2016; 68(13): 1476-88.

Zhang H, Luginina A, Mishin A, Baidya M, Shukla AK, Cherezov V. Structural insights into ligand recognition and activation of angiotensin receptors. Trends Pharmacol Sci 2021; 42(7): 577-87.

Zheng W, Tian E, Liu Z, Zhou C, Yang P1, Tian K, Liao W, Li J, Ren C. Small molecule angiotensin converting enzyme inhibitors: A medicinal chemistry perspective. Frontiers Pharmacol 2022; 13: 968104.

Fármacos diuréticos

24

J. M. Portolés Pérez, M. Márques Vidas y C. Delgado Canencia

INTRODUCCIÓN

 Los fármacos diuréticos son, por definición, medicamentos que favorecen la diuresis por su acción sobre el contenido y el volumen de la orina excretada.

Los diuréticos actúan fundamentalmente disminuyendo la reabsorción tubular de Na+, pero también pueden ejercer efectos sobre otros cationes (K+, H+, Ca^{2+} y Mg^{2+}), así como aniones (Cl–, HCO$_3^–$ y H$_2$PO$_4^–$) y el ácido úrico. Los diuréticos son fármacos muy útiles en numerosos procesos patológicos, como la hipertensión, la insuficiencia cardíaca, el fracaso renal agudo, la enfermedad renal crónica, el síndrome nefrótico y la cirrosis hepática.

Las acciones de los diuréticos están estrechamente relacionadas con los mecanismos de transporte que se llevan a cabo en el túbulo renal, por lo que es necesario revisar brevemente los mecanismos de transporte tubular en cada uno de los segmentos de la nefrona.

MECANISMOS DE TRANSPORTE TUBULAR

▸▸ La tasa de filtración glomerular en un adulto sano de 70 kg de peso es de 180 l/día (125 ml/min). Si se considera que en el hombre el volumen total de plasma es, en promedio, de casi 3 l, se deduce que la totalidad de ese volumen se filtra en los riñones unas 60 veces al día. La oportunidad de procesar enormes volúmenes de plasma permite a los riñones excretar gran cantidad de desechos y regular de manera muy precisa los constituyentes del medio interno. Para ello, al menos el 99 % del filtrado glomerular debe ser transferido desde la luz tubular hacia la sangre.

Existen dos vías posibles para los movimientos de reabsorción (fig. 24-1). La primera es la difusión entre las células, es decir, a través de las uniones estrechas que unen las células, que se denomina *paracelular*. La reabsorción paracelular requiere un gradiente electroquímico en dirección a ésta y que las uniones intercelulares sean permeables a la sustancia. La segunda vía es la *transcelular* (a través de la célula), en la que la sustancia reabsorbida debe cruzar dos membranas plasmáticas en su viaje desde la luz tubular hacia el líquido intersticial: la *membrana luminal* (o apical), que separa el líquido luminal del citoplasma celular, y la *membrana basolateral*, que separa el citoplasma del líquido intersticial. Por consiguiente, la caracterización completa del transporte íntegro de una sustancia a través del epitelio del túbulo renal requiere conocer si hay transporte paracelular y, en caso de transporte transcelular, las características de las membranas luminal y basolateral.

De forma simplista, el transporte de solutos puede ser activo, que requiere energía metabólica, y pasivo, que no requiere energía.

El *transporte activo* denominado primario está acoplado a la hidrólisis del ATP. El proceso de transporte activo más importante que se lleva a cabo en la nefrona es el acoplado a la bomba de Na+/K+-ATPasa, localizada en la membrana basolateral, que utiliza la mayor parte del oxígeno consumido por el riñón (se reabsorben 28 mmol de Na+/mmol de oxígeno consumido) y permite a las nefronas reabsorber aproximadamente el 99 % del Na+ filtrado. Otros mecanismos de transporte activo primarios en la nefrona son Ca^{2+}-ATPasa, H+-ATPasa y H+/K+-ATPasa.

Las ATPasas, y particularmente la Na+/K+-ATPasa, establecen gradientes iónicos a través de las membranas de la nefrona, y estos gradientes luego actúan como fuerza electromotriz para la reabsorción o secreción de muchos otros solutos. Aunque el transporte de dichos solutos no está directamente unido a la hidrólisis del ATP, indirectamente dependerá de que ocurra el transporte activo. El gradiente de Na+ es la fuerza electromotriz más importante para el transporte activo secundario. Cuando el soluto que se está transportando se mueve con el gradiente de Na+, el proceso se denomina *cotransporte*, y cuando el soluto que es transportado se mueve en dirección contraria al gradiente de Na+ se denomina *antitransporte*.

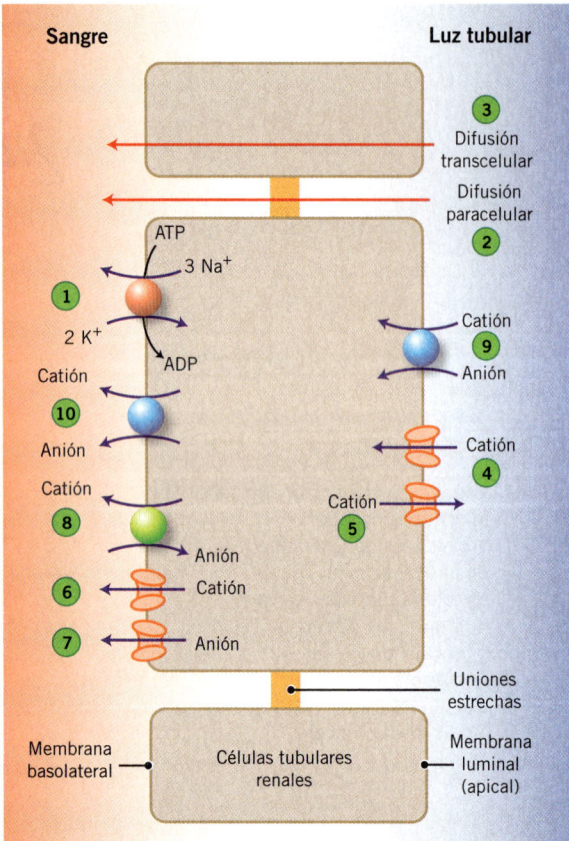

Figura 24-1. Representación esquemática de los mecanismos de transporte en las células del túbulo renal. Los solutos son transportados a través del túbulo renal por transporte activo (1), difusión (2 y 3), canales iónicos (4-7), antitransporte (transporte de solutos en direcciones opuestas a través de la membrana; 8) y cotransporte (transporte de solutos en la misma dirección a través de la membrana; 9 y 10).

Ambos procesos se realizan mediante unas proteínas presentes en las membranas celulares que se denominan transportadores. Además de las ATPasas y las moléculas transportadoras, las membranas de las células epiteliales contienen proteínas que constituyen *canales iónicos*. Hay un canal de Na$^+$ en la membrana apical de las células a través de la nefrona. Este canal se cierra por la acción del fármaco **amilorida**. También hay canales de K$^+$ y de Cl$^-$ en las membranas apicales en todos los segmentos de la nefrona. Los canales iónicos transportan con mayor rapidez los iones que las ATPasas o las moléculas transportadoras, pero las membranas celulares contienen relativamente pocos canales iónicos. Una nefrona típica, por ejemplo en el túbulo proximal, puede contener sólo 100 canales de Na$^+$ y un número similar de canales de Cl$^-$ en la membrana apical, pero cada uno de ellos puede conducir 10^6-10^8 iones por segundo. En contraste, puede haber 10^7 Na$^+$/K$^+$-ATPasa moléculas en la membrana basal, cada una de las cuales bombea aproximadamente 100 Na$^+$ por segundo.

En cuanto al *agua*, no se produce reabsorción activa de ella. La reabsorción de agua a través de la nefrona se produce por gradiente osmótico durante la reabsorción de solutos y puede ser tanto transcelular como paracelular. El agua que pasa transcelularmente tiene que cruzar las membranas apical y basal de las nefronas y ocurre a velocidades mucho más rápidas de las esperables por difusión a través de la bicapa lipídica de la membrana. Esto es posible gracias a la existencia de canales específicos de agua denominados acuoporinas en las membranas celulares. Existen cinco tipos diferentes de acuoporinas. La *acuoporina 1* está ampliamente distribuida en el organismo, por ejemplo, en los pulmones y las neuronas. En el riñón, la acuoporina 1 es la responsable de la alta permeabilidad al agua de las membranas apical y basolateral de las células del túbulo proxi-

mal. La *acuoporina 2* está presente en los túbulos colectores. La incorporación de esta acuoporina a la membrana de las células apicales del túbulo colector está controlada por la hormona antidiurética (ADH), también conocida como vasopresina. La *acuoporina 3*, presente en la membrana basolateral de las células del túbulo colector, permite que el agua reabsorbida a través de la membrana apical, vía acuoporina 2, abandone las células y entre en el intersticio. La *acuoporina 4* y la *acuoporina 5* se distribuyen sobre todo en regiones no renales (cerebro, pulmones y glándulas salivales).

Túbulo contorneado proximal

El túbulo proximal (incluidas las porciones contorneadas y rectas) es la porción de mayor reabsorción de Na$^+$, Cl$^-$ y agua. Alrededor del 65 % de Na$^+$ y agua y una fracción algo más pequeña del Cl$^-$ filtrado se reabsorben antes de que el líquido alcance el extremo del túbulo proximal. La reabsorción proximal de Na$^+$ es principalmente un proceso activo primario efectuado por la bomba de Na$^+$ (Na$^+$/K$^+$-ATPasa) localizada en la membrana basolateral **(fig. 24-2)**. Por este mecanismo, 3 moléculas de Na$^+$ son intercambiadas por 2 moléculas de K$^+$. El resultado del cambio en la concentración celular de Na$^+$ y la pérdida de una carga positiva crea un gradiente electroquímico favorable para la entrada pasiva de Na$^+$.

En la porción inicial, gran parte del Na$^+$ que entra en la célula a través de la membrana luminal lo hace por transporte acoplado con nutrientes orgánicos y fosfatos. El resto del movimiento de Na$^+$ desde la luz tubular hacia el interior de la célula en la porción inicial del túbulo proximal se realiza casi siempre por medio del antitransportador Na$^+$-H$^+$ **(v. fig. 24-2)**. Por este mecanismo, a medida que entra Na$^+$ en la célula, sale H$^+$ a la luz tubular, y el H$^+$ impulsa la reabsorción activa secundaria del bicarbonato filtrado (HCO$_3^-$). El H$^+$ reacciona con el HCO$_3^-$ filtrado para formar H$_2$CO$_3$, que se disocia rápidamente en CO$_2$ y H$_2$O por la acción de la anhidrasa carbónica. El CO$_2$ difunde a través del epitelio tubular y, dentro de la célula, vuelve de nuevo a sufrir la acción de la anhidrasa carbónica, en este caso citoplasmática, para formar H$_2$CO$_3$ que de nuevo se disocia en HCO$_3^-$ y H$^+$, de forma que, en la porción inicial del túbulo contorneado proximal, el HCO$_3^-$ es el principal anión que se reabsorbe con Na$^+$ y su concentración en la luz tubular desciende de forma significativa. Por lo que respecta al Cl$^-$, la reabsorción es sobre todo pasiva a lo largo del túbulo proximal. En la porción inicial del túbulo, la reabsorción de agua, impulsada por la de Na$^+$, más sus solutos y el HCO$_3^-$ cotransportados, incrementan de manera sustancial la concentración luminal de Cl$^-$. Por consiguiente, a medida que el líquido corre a través de las porciones media y terminal del túbulo proximal, este gradiente de concentración, mantenido por la reabsorción continua de agua, suministra la mayor fuerza impulsora para la reabsorción pasiva paracelular de Cl$^-$ y, en consecuencia, la solución que abandona el túbulo proximal hacia el asa de Henle se mantendrá isotónica con respecto al plasma.

Además de los procesos de reabsorción existen procesos de secreción activa para ácidos orgánicos (úrico, paraaminohipúrico, diuréticos, antibióticos, etc.) y bases orgánicas (creatinina, procainamida, colina, etc.). Estos procesos secretores son muy importantes en el caso de los diuréticos, objeto de este capítulo, ya que suponen un factor determinante en su distribución a los lugares de acción a lo largo de los distintos segmentos tubulares de la nefrona y también se relaciona con algunas de las interacciones entre diuréticos y ácido úrico u otros compuestos orgánicos (p. ej., interacción entre diuréticos y probenecid).

Asa de Henle

El asa de Henle, por lo general, reabsorbe casi el 25 % del Na$^+$ y del Cl$^-$ filtrados y el 15 % del agua filtrada. También hay una distinción muy importante con respecto a la reabsorción de ClNa y de agua. La rama descendente del asa de Henle no reabsorbe Na$^+$ o Cl$^-$, pero reabsorbe agua. En contraste, la rama ascendente del asa de Henle reabsorbe Na$^+$ y Cl$^-$ por transporte activo, pero prácticamente nada de agua. La rama ascendente gruesa del asa de Henle extrae Na$^+$ por

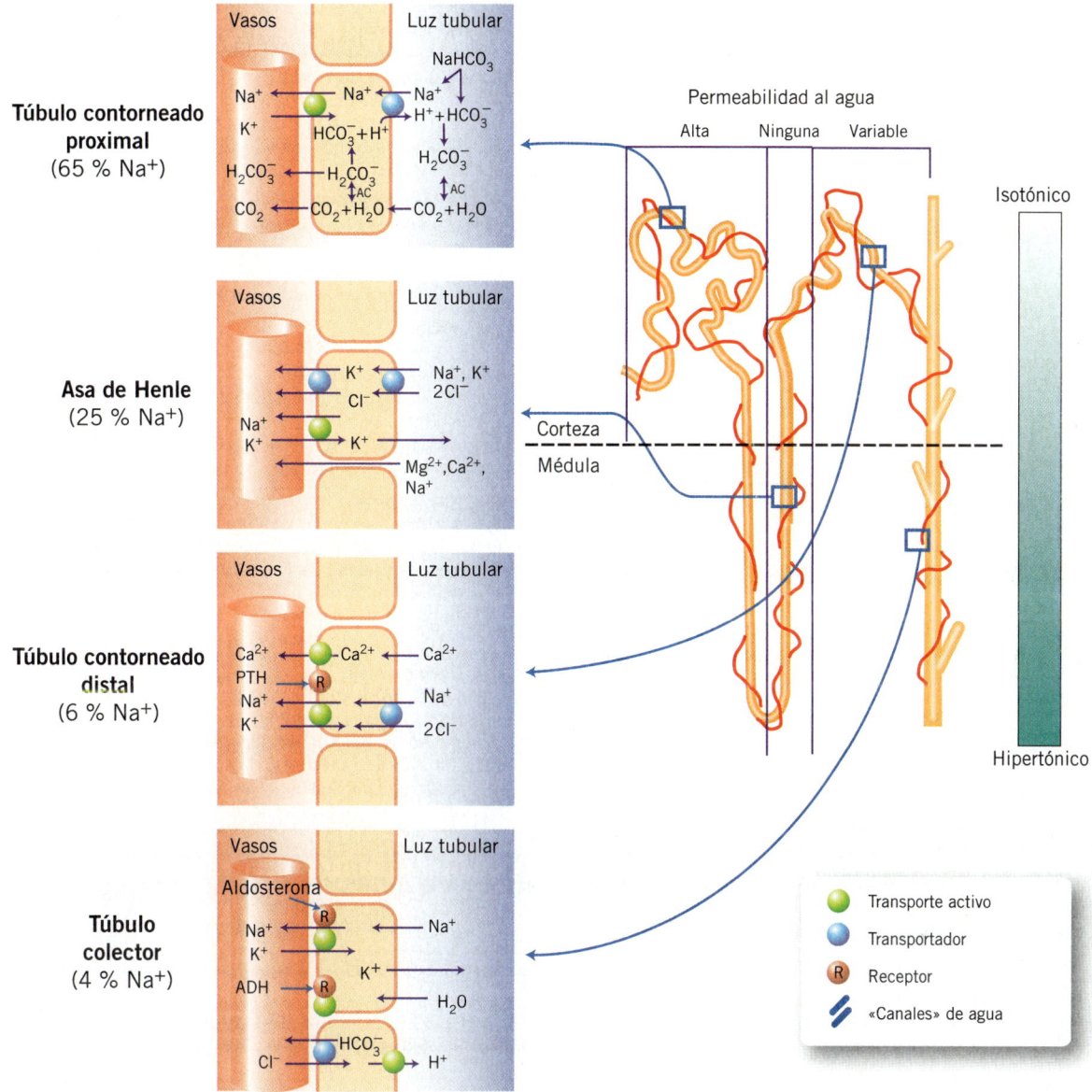

Figura 24-2. Esquema que resume los principales sistemas de transporte de electrólitos en los distintos segmentos de la nefrona. AC: anhidrasa carbónica; ADH: hormona antidiurética; PTH: hormona paratiroidea.

transporte activo al intersticio medular (v. fig. 24-2), pero es impermeable al agua, por lo que ésta es incapaz de seguir osmóticamente el movimiento de Na^+ y otros iones que lo acompañan. Como consecuencia, la osmolaridad del intersticio medular aumenta y la osmolaridad del fluido en la rama ascendente disminuye. El transporte activo primario implicado en la rama ascendente gruesa del asa de Henle es la bomba de Na^+ (Na^+/K^+-ATPasa) situada en la membrana basolateral. La entrada de solutos en la célula a través de la membrana apical se realiza mediante cotransporte de Na^+, Cl^- y K^+ (v. fig. 24-2) con la estequiometría de 1 Na^+, 2 Cl^- y 1 K^+; por lo tanto, el proceso es eléctricamente neutro. Este transporte puede ser inhibido por los diuréticos del asa, como furosemida, bumetanida y piretanida. La mayor parte del K^+ vuelve a la luz tubular, por lo que es predominantemente ClNa el que se acumula en el intersticio medular.

El fluido que entra en el asa de Henle es isotónico con respecto al plasma, pero después de atravesar el asa, el fluido que entra en el túbulo distal es hipotónico con respecto al plasma. Por lo tanto, la rama ascendente del asa de Henle y su continuación en el segmento cortical, denominado túbulo contorneado distal, pueden denominarse *segmentos diluyentes de la nefrona*.

Túbulo contorneado distal y colector

El filtrado que abandona el asa de Henle y pasa a la porción proximal del túbulo distal (conocido también como *segmento diluyente proximal*) es hipotónico con respecto al plasma. A diferencia de lo que ocurre en el túbulo proximal y el asa de Henle, la reabsorción de agua y electrólitos en los túbulos distal y colector es mucho menor y bastante variable. La reabsorción de Na^+ alcanza el 5-10 % del filtrado. Las células epiteliales del túbulo distal poseen en su membrana luminal un cotransportador Na^+-Cl^- que utiliza la energía originada por la bomba de Na^+ de la membrana basolateral, que es la que crea el gradiente electroquímico para el Na^+. De este modo, entra el Cl^- en la célula contra gradiente y sale después al intersticio (v. fig. 24-2). Este segmento también contiene receptores para la hormona paratiroidea (PTH). La PTH aumenta el número de canales de Ca^{2+} en la membrana luminal, por lo que facilita la difusión pasiva de Ca^{2+} a la célula epitelial y, posteriormente, el paso a través de la membrana basolateral mediante una Ca^{2+}-ATPasa y el antitransportador Na^+-Ca^{2+} (v. fig. 24-2).

En el tubo colector hay dos tipos de células, las *células principales*, que participan en la reabsorción de Na^+ y en la excreción de K^+, y las *células intercaladas*, que participan en la secreción de H⁺ (o bicarbonato) y en la reabsorción activa de K⁺. Esta porción de la nefrona muestra una permeabilidad baja tanto para los solutos como para el agua, por lo que, debido a esta propiedad, el movimiento de iones y de agua puede ser influido por hormonas. La reabsorción de Na⁺ se encuentra bajo el control del mineralocorticoide aldosterona, y la absorción de agua, bajo el control de la ADH. La aldosterona aumenta la reabsorción de Na⁺ y promueve la excreción de K⁺. El efecto de la aldosterona sobre la reabsorción de Na⁺ se realiza como consecuencia de su unión a receptores dentro de la célula y de dirigir la síntesis de una proteína específica mediadora que activa los canales de Na⁺ en la membrana apical y también aumenta la actividad de la bomba de Na⁺.

La ADH produce un aumento sostenido de la permeabilidad al agua en esta parte de la nefrona y permite su reabsorción pasiva. Esta hormona es segregada por la glándula pituitaria posterior y se une a los receptores en la membrana basolateral conocidos como V_2. La urea se reabsorbe por la sección medular del túbulo colector y pasa al tejido intersticial, donde desempeña el papel de incrementar la osmolaridad de esta área. El bicarbonato se intercambia por H⁺ como en el túbulo proximal, y los inhibidores de la anhidrasa carbónica actúan previniendo este intercambio. ◀◀

CLASIFICACIÓN DE LOS DIURÉTICOS

Los diuréticos pueden clasificarse según diversos criterios: la potencia diurética, la duración del efecto, el lugar de acción, la estructura química (**fig. 24-3**) o el mecanismo de acción (**tabla 24-1**). De acuerdo con su mecanismo de acción, los diuréticos se clasifican en ocho grupos:

1. Inhibidores de la anhidrasa carbónica: acetazolamida.
2. Diuréticos osmóticos: manitol.
3. Inhibidores del cotransportador Na⁺-K⁺-2Cl⁻ (diuréticos del asa): furosemida, ácido etacrínico, bumetanida y torasemida.
4. Inhibidores del cotransportador Na⁺-Cl⁻ (tiazidas): clorotiazida, hidroclorotiazida, bendroflumetiazida, indapamida, xipamida y clortalidona.
5. Inhibidores de los canales de Na⁺ de la membrana epitelial (diuréticos ahorradores de K⁺): amilorida y triamtereno.
6. Antagonistas de receptores de mineralocorticoides (antagonistas de aldosterona, diuréticos ahorradores de potasio): espironolactona y eplerenona.
7. Antagonistas de receptores de vasopresina V_2 (acuaréticos): tolvaptán, lixivaptán y conivaptán, que son útiles es situaciones en las que se produce una secreción inadecuada de ADH y que cursan con euvolemia/hipervolemia e hiponatremia.
8. Inhibidores del cotransportador sodio-glucosa tipo 2 (SGLT-2) en el riñón: SGLT-2 se encuentra fundamentalmente en el segmento inicial (S1) del túbulo proximal y transporta glucosa aprovechando el gradiente de energía de la reabsorción de sodio en el filtrado tubular (**fig. 24-4**). La familia de las glifozinas (canagliflozina, dapagliflozina y empagliflozina) incluye a un nuevo grupo de fármacos inhibidores de SGLT-2 que actúan mediante un efecto glucosúrico, disminuyendo la glucosa plasmática y la glucotoxicidad, y que han sido aprobados para el tratamiento de la diabetes de tipo 2. Su mecanismo de acción les confiere algunas características asimilables a los diuréticos:

- Inducen aumento del volumen de diuresis y natriuresis, con disminución del peso corporal total.

Tabla 24-1. Criterios utilizados para la clasificación de los diuréticos

Eficacia o potencia diurética
- De alto techo: furosemida, bumetanida, torasemida
- De bajo techo: hidroclorotiazida, clortalidona, indapamida, xipamida, triamtereno, amilorida, espironolactona, manitol, acetazolamida

Duración del efecto diurético
- Corta (< 8 horas): furosemida, bumetanida
- Media (12-24 horas): torasemida, tiazidas, xipamida, acetazolamida, triamtereno, amilorida
- Larga (> 24 horas): clortalidona, espironolactona

Lugar de acción
- Túbulo proximal: osmóticos, tiazidas, diuréticos del asa, amilorida
- Asa de Henle: furosemida, bumetanida, torasemida, indapamida, xipamida
- Túbulos distal y colector: tiazidas, clortalidona, espironolactona, amilorida, triamtereno

Estructura química
- Sulfamoilbenzoatos: furosemida, bumetanida
- Benzotiazidas: tiazidas e hidrotiazidas (hidroclorotiazida, bendroflumetiazida), derivados de tiazidas (indapamida, xipamida, clortalidona)
- Aminopteridinas: triamtereno
- Mineralocorticoides: espironolactona

Mecanismo de acción
- Inhibidores de la anhidrasa carbónica: acetazolamida
- Diuréticos osmóticos: manitol
- Inhibidores del cotransportador Na⁺-K⁺-2Cl⁻ (diuréticos del asa): furosemida, ácido etacrínico, bumetanida, torasemida
- Inhibidores del cotransportador Na⁺-Cl⁻ (diuréticos tiacídicos): clorotiazida, hidroclorotiazida, bendroflumetiazida, indapamida, xipamida, clortalidona
- Inhibidores de los canales de Na⁺ de la membrana epitelial (diuréticos ahorradores de K⁺): amilorida, triamtereno
- Antagonistas de receptores de mineralocorticoides (antagonistas de aldosterona, diuréticos ahorradores de K⁺): espironolactona
- Antagonistas de receptores de vasopresina V_2: tolvaptán, lixivaptán, conivaptán
- Inhibidores del cotransportador sodio-glucosa tipo 2 (SGLT-2): canaglifozina, dapaglifozina, empaglifozina

---

- Provocan una disminución modesta pero consistente de la presión arterial preferentemente sistólica.
- Tienen un papel relevante en al manejo de la congestión en la insuficiencia cardiaca y previenen la hospitalización por esa causa.
- Previenen la aparición de hiperpotasemia especialmente en pacientes en tratamiento con bloqueadores del sistema renina angiotensina aldosterona por mecanismos aún no bien identificados, pero donde el aumento de la kaliuresis parece tener un papel relevante.
- Son eficaces en el manejo del síndrome de secreción inadecuada de hormona antidiurética regulando la natremia y disminuyendo la eliminación de agua libre.

Sin embargo, tienen dos puntos diferenciales respecto al resto de la clase farmacológica de los diuréticos:

- Producen una movilización de la volemia simultánea en los dos compartimentos (intra y extravascular), hecho que probablemente explica su mejor tolerancia cardiovascular.
- No producen activación del eje neurohormonal, como sí ocurre con otros diuréticos, especialmente los de vida media corta, probablemente a consecuencia del punto anterior.

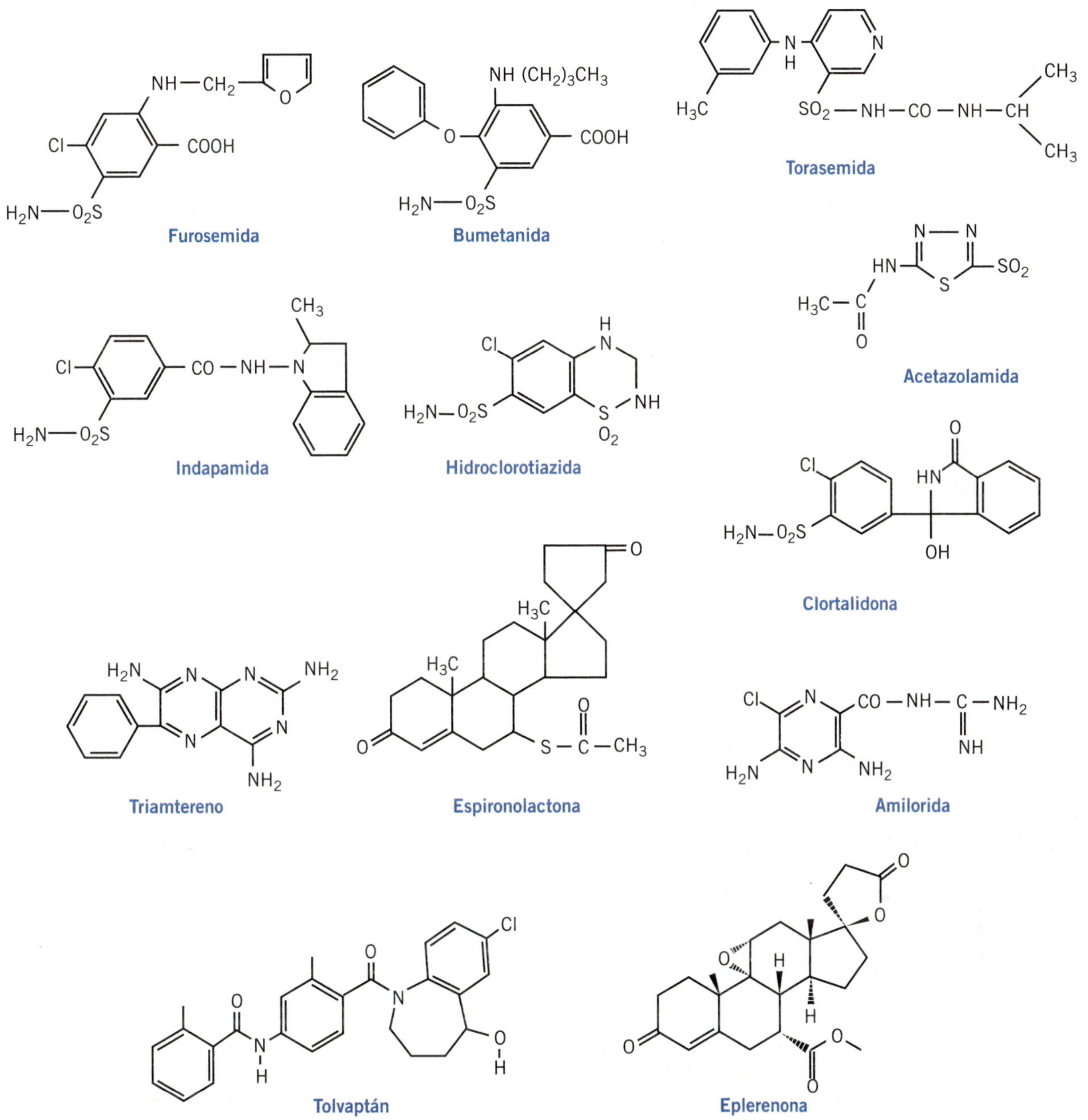

Figura 24-3. Estructura química de los principales diuréticos.

Una descripción más detallada de este nuevo grupo de fármacos se encuentra en el capítulo 37.

Inhibidores de la anhidrasa carbónica

Los inhibidores de la anhidrasa carbónica son los precursores de los diuréticos modernos. El desarrollo de estos compuestos se inició al observar que la sulfanilamida causaba como efecto secundario una acidosis metabólica moderada debido a su acción inhibidora sobre la anhidrasa carbónica. Como consecuencia de distintas modificaciones de la estructura original, en 1950 se introdujo en terapéutica la **acetazolamida**, cuya estructura química se muestra en la **figura 24-3**.

Mecanismo de acción y acciones farmacológicas

La anhidrasa carbónica está presente en muchos lugares de la nefrona, como el citoplasma y las membranas luminal y basolateral, y también en los glóbulos rojos de los capilares peritubulares. El lugar predominante de acción es el túbulo proximal **(v. fig. 24-4)**, donde esta enzima cataliza las reacciones de hidratación y deshidratación de CO_2 que están involucradas en la reabsorción de bicarbonato **(fig. 24-5 A)**. La dirección de esta reacción depende del pH del medio. Un aumento del pH aumenta la velocidad de hidratación, y una caída favorece la deshidratación. En los mamíferos, la familia de las anhidrasas carbónicas está constituida por, al menos, 10 miembros con isoformas citosólicas e isoformas con su

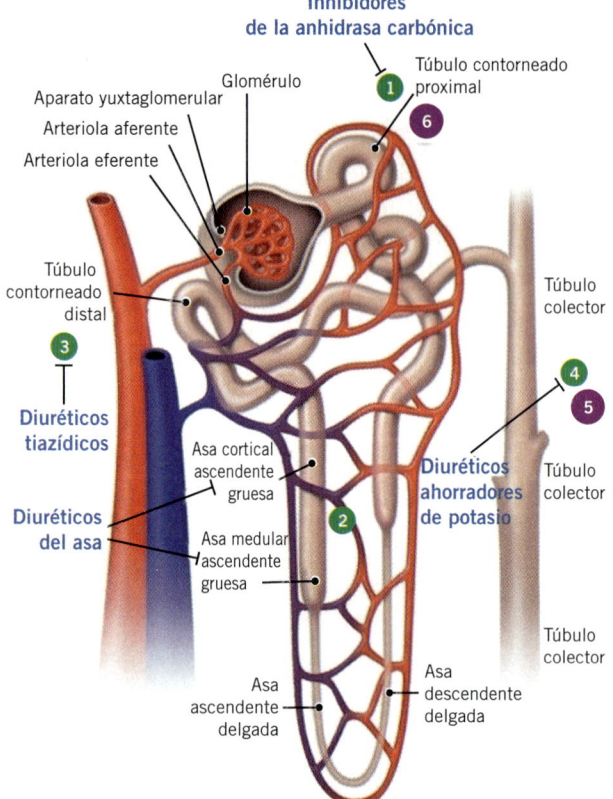

Figura 24-4. Lugar de acción de los principales grupos de diuréticos. 1: inhibidores de la anhidrasa carbónica; 2: diuréticos del asa; 3: diuréticos tiazídicos; 4: diuréticos ahorradores de potasio; 5: vaptanes, y 6: glifozinas.

de ácido carbónico, la fuente principal de los iones hidrógeno que es secretada en la luz del túbulo por el mecanismo de cotransporte de Na$^+$-H$^+$ y el de bicarbonato celular que reemplaza el ión filtrado **(v. fig. 24-2)**. La isoenzima IV, que se encuentra en las membranas, deshidrata el ácido carbónico de la luz del túbulo, el cual procede de los H$^+$ secretados y del bicarbonato filtrado. La secreción de H$^+$, por lo tanto, media la preservación del bicarbonato plasmático y disminuye el gradiente contra el que el H$^+$ es transportado. Por lo tanto, los inhibidores de la anhidrasa carbónica causan un aumento de la excreción de bicarbonato, acompañada también de Na$^+$, K$^+$ y agua, que resulta en un aumento del flujo de orina básica y una acidosis metabólica moderada. A medida que descienden los niveles de bicarbonato en sangre, disminuye el efecto de estos diuréticos, por lo que su acción es autolimitante.

Dado que la anhidrasa carbónica está presente en numerosos tejidos extrarrenales, como el ojo, la mucosa gástrica, el páncreas, el sistema nervioso central (SNC) y los glóbulos rojos, los inhibidores de la anhidrasa carbónica pueden ejercer diversas acciones extrarrenales. Por ejemplo, en el ojo, la anhidrasa carbónica media la formación de bicarbonato en el humor acuoso. Por esta razón, la inhibición de la anhidrasa carbónica disminuye la tasa de formación de humor acuoso y, como consecuencia, reduce la presión intraocular. La eficacia de la acetazolamida en la epilepsia es, en parte, consecuencia de la acidosis metabólica que produce, pero también efectos directos sobre el SNC podrían contribuir a su acción anticonvulsivante.

Farmacocinética

La acetazolamida se absorbe bien en el aparato gastrointestinal. Más del 90 % del fármaco se une a proteínas plasmáticas. Las concentraciones más altas se encuentran en tejidos que contienen grandes cantidades de anhidrasa carbónica

unidad catalítica anclada en la superficie externa de la membrana celular. Por ejemplo, la actividad de la isoenzima citoplasmática tipo II en el túbulo proximal acelera la formación

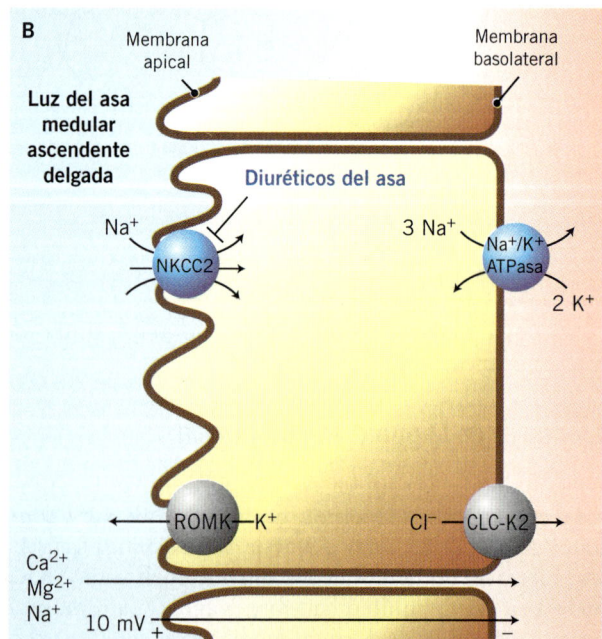

Figura 24-5. Esquema representativo del mecanismo de acción de los diuréticos inhibidores de la anhidrasa carbónica (A) y de los diuréticos del asa (B). ACII: anhidrasa carbónica citosólica; ACIV: anhidrasa carbónica asociada a membrana; CLC-K2: canal de Cl$^-$; NBCe1: cotransportador Na$^+$-HCO$_3^-$; NHE3: antitransportador Na$^+$/H$^+$; NKCC2: cotransportador Na$^+$-K$^+$-2Cl$^-$; ROMK: canal de K$^+$; vH: bomba de H$^+$ ATPasa.

Tabla 24-2. Potencia de diversos diuréticos: comienzo y duración de acción

TIPO DE FÁRMACO	DOSIS/DÍA (mg)	FRECUENCIA/DÍA	COMIENZO DE ACCIÓN		DURACIÓN DE ACCIÓN (oral)
			ORAL (horas)	VÍA I.V. (min)	
Inhibidores de la anhidrasa carbónica					
Acetazolamida					
Como diurético	250-1.000	1-2	1-2	30-60	8-12 h
En el glaucoma	250-1.500	3-6			
Diuréticos osmóticos					
Manitol	50-200	Variable		Sólo i.v.	
Inhibidores del cotransportador Na⁺-K⁺-2Cl⁻ (diuréticos del asa)					
Furosemida	20-240	1-2	0,5	5	6-8 h (2-3 h i.v.)
Ácido etacrínico	50-250	1-2	0,5	5	6-8 h (3 h i.v.)
Bumetanida	0,5-2,0	1-2	0,5	5	4-6 h (2-3 h i.v.)
Torasemida	2,5-20	1	1	10	12 h (3-5 h i.v.)
Inhibidores del cotransportador Na⁺-Cl⁻ (diuréticos tiazídicos)					
Clorotiazida	500-2.000	1-2	2	15	6-12 h
Hidroclorotiazida	50-100	1-2	2	–	6-12 h
Bendroflumetiazida	2,5-15	1-2	2	–	8-16 h
Indapamida	2,5-5,0	1	1-2	–	12-24 h
Xipamida	10-80	1	1-2	–	12-20 h
Clortalidona	25-50	1	2	–	48-72 h
Inhibidores de los canales de Na⁺ de la membrana epitelial (ahorradores de K⁺)					
Amilorida	5-10	1	2	–	24 h
Triamtereno	100-300	1-2	2-4	–	7-9 h
Antagonistas de receptores de aldosterona (ahorradores de K⁺)					
Espironolactona	25-400	1-4	48-72	–	3-4 días

i.v.: vía intravenosa.

(p. ej., región cortical renal, glóbulos rojos). Los efectos renales son evidentes a los 30 minutos y, por lo general, son máximos a las 2 horas (tabla 24-2). La acetazolamida no es metabolizada, pero es excretada rápidamente por filtración glomerular y secreción tubular proximal. La semivida es de aproximadamente 5 horas y la excreción renal es prácticamente completa en 24 horas.

Reacciones adversas e interacciones

Los inhibidores de la anhidrasa carbónica pueden provocar acidosis metabólica hiperclorémica, fosfaturia e hipercalciuria con producción de cálculos renales, hipopotasemia intensa y reacciones de hipersensibilidad.

Indicaciones terapéuticas

Actualmente, el uso de los inhibidores de la anhidrasa carbónica como diuréticos es poco importante debido fundamentalmente a tres razones: la rápida aparición de tolerancia que producen, el aumento en la excreción urinaria de bicarbonato, con las consiguientes manifestaciones de acidosis cuando el fármaco se administra diariamente, y la disponibilidad de fármacos diuréticos más interesantes.

La principal indicación de los inhibidores de la anhidrasa carbónica es en el glaucoma. La acetazolamida también es

útil para el tratamiento de la epilepsia (v. cap. 14), aunque el rápido desarrollo de tolerancia puede limitar esta indicación.

La acetazolamida puede ser útil también en la prevención de los síntomas del «mal de altura». Finalmente, los inhibidores de la anhidrasa carbónica pueden ser útiles para corregir una alcalosis metabólica, sobre todo la causada por diuréticos que inducen un aumento en la excreción de H⁺.

Diuréticos osmóticos

El **manitol** es el fármaco tipo, aunque también se incluyen en este grupo **urea**, **glicerol** e **isosorbida**.

Mecanismo de acción y acciones farmacológicas

Los diuréticos osmóticos son filtrados en el glomérulo y ejercen su acción osmótica dentro del túbulo renal, lo que limita la reabsorción pasiva tubular de agua. La reabsorción de agua se produce mediante el gradiente osmótico a través de las células tubulares que es creado por el transporte activo de Na⁺ a través de la membrana basolateral. La pérdida de agua producida por un diurético osmótico se acompaña de una natriuresis variable, como consecuencia del gradiente de concentración creado entre el fluido tubular diluido en Na⁺ y la concentración más alta en las células tubulares. Durante la administración de un diurético osmótico, sus moléculas difunden desde la sangre hacia el espacio intersticial, donde el aumento de la presión osmótica atrae agua desde las células, por lo que aumenta el volumen del espacio extracelular. La filtración glomerular de este tipo de fármacos en el fluido tubular inicia, por lo tanto, la respuesta diurética. En el túbulo proximal, las moléculas de estos diuréticos retardan la reabsorción pasiva de agua que sigue normalmente el transporte activo de Na^+. En efecto, la fuerza osmótica del soluto no reabsorbido en la luz del túbulo se opone a la fuerza osmótica del Na^+ reabsorbible. La isoosmolaridad de la orina se preserva porque las moléculas de diurético reemplazan a los iones Na^+ reabsorbidos. Hay una reducción en la fracción reabsorbida de agua y, por lo tanto, un aumento en la cantidad que entra en el asa de Henle.

Aunque los diuréticos osmóticos no actúan directamente sobre el mecanismo de transporte de Na^+, la tasa del transporte de Na^+ resulta afectada. La concentración iónica del fluido luminal disminuye cuando el Na^+ es transportado y el agua no sigue al Na^+. Esto se traduce en un cambio en el gradiente de concentración de Na^+ y lleva a un flujo de retorno de Na^+ hacia la luz del túbulo y, finalmente, a un pequeño aumento (relativo al agua) en la excreción de Na^+. La pérdida de Na^+ en la orina depende de la dosis, pero es invariablemente menor que la fracción excretada de agua.

Farmacocinética

El manitol se administra por vía intravenosa debido a su impredecible absorción intestinal. La excreción es casi exclusivamente por filtración glomerular, y alrededor del 90 % aparece en la orina en las 24 horas siguientes a su administración. Menos del 10 % se reabsorbe en los túbulos renales, y una cantidad similar se metaboliza, probablemente en el hígado. La semivida plasmática es de unos 15-20 minutos.

La isosorbida y el glicerol se administran por vía oral para reducir la presión intraocular previa a una intervención oftalmológica.

La urea no suele administrarse por vía oral, porque induce náuseas y vómitos. Se administra por vía intravenosa como solución acuosa conteniendo dextrosa. Tanto la urea como el glicerol y la isosorbida se metabolizan extensamente.

Reacciones adversas e interacciones

El manitol se distribuye rápidamente en el espacio extracelular y atrae agua desde el espacio intracelular y, como consecuencia, aparecen hiponatremia y expansión del volumen extracelular. Estos efectos pueden tener consecuencias desastrosas en los pacientes con insuficiencia cardíaca congestiva, puesto que pueden desencadenar la aparición de edema pulmonar. El uso de este grupo de diuréticos en estos pacientes debe estar absolutamente contraindicado. En ocasiones, los diuréticos osmóticos provocan cefalea, náuseas y vómitos.

Debe vigilarse la osmolaridad del plasma y de la orina, así como la concentración de Na^+ en plasma y orina, para evitar situaciones de hipernatremia o hiponatremia y cambios excesivos del espacio extracelular.

Los diuréticos osmóticos están contraindicados en los pacientes con anuria debido a enfermedad renal y en los que no han respondido a dosis de prueba de los fármacos.

La urea puede causar trombosis o dolor si se produce extravasación, y no debería administrarse a los pacientes que tengan alterada la función hepática debido al riesgo de la elevación de los niveles de amonio en sangre.

Indicaciones terapéuticas

Los diuréticos osmóticos se utilizan para aumentar la excreción de agua en relación con la de Na^+. Este efecto puede ser útil cuando la hemodinámica renal está comprometida o cuando la retención de Na^+ limita la respuesta a los diuréticos convencionales. Se ha propuesto su uso en la profilaxis de la lesión renal inducida por contrastes iónicos, pero ha quedado claramente establecido en recientes metaánalisis que no reducen la tasa de aparición de insuficiencia renal nefrotóxica.

Al aumentar la presión osmótica del plasma, estos fármacos también extraen agua del ojo y del cerebro. Como consecuencia, los diuréticos osmóticos se utilizan para controlar la presión intraocular durante los ataques agudos de glaucoma y para la reducción a corto plazo de la presión intraocular, antes de la cirugía oftálmica y después de ella. El manitol y la urea también son útiles para reducir la presión intracraneal antes de la neurocirugía y después de ésta.

Inhibidores del cotransportador Na^+-K^+-$2Cl^-$ (diuréticos del asa)

Los fármacos de este grupo no comparten la misma estructura química (v. fig. 24-3). La **furosemida** y la **bumetanida** son sulfamoilbenzoatos; la **torasemida** (torsemida) es un derivado de la sulfonilurea, y el **ácido etacrínico** es un derivado del ácido fenoxiacético.

Mecanismo de acción y acciones farmacológicas

Los inhibidores del cotransportador Na^+-K^+-$2Cl^-$ constituyen un grupo de diuréticos que tienen en común su capacidad para inhibir el cotransportador Na^+-K^+-$2Cl^-$ en la rama gruesa ascendente del asa de Henle (v. fig. 24-4). Por ello, este grupo de diuréticos también se conoce como *diuréticos del asa*. Estos fármacos alcanzan su lugar de acción en la membrana apical no sólo por filtración, sino también por secreción en la nefrona a través del mecanismo de secreción de ácidos orgánicos, presente en el túbulo proximal.

Actualmente se acepta que en la rama gruesa ascendente, el flujo de Na^+, K^+ y Cl^- desde la luz tubular hacia las células epiteliales es mediado por el cotransportador Na^+-K^+-$2Cl^-$ (NKCC2) (fig. 24-5 B). Este cotransportador captura la energía libre del gradiente electroquímico establecido por la bomba de Na^+ en la membrana basolateral para conseguir el transporte hacia la célula de K^+ y Cl^-. Los canales de K^+ en la membrana luminal (denominados ROMK) proporcionan la vía para el reciclado apical de este catión, y los canales de Cl^- en la membrana basolateral (CLC-K2) proporcionan el mecanismo de salida de Cl^-. Las membranas luminales de las células epiteliales en la rama gruesa ascendente del asa de Henle sólo tienen canales para el K^+; por lo tanto, el voltaje de la membrana apical está determinado por el potencial de equilibrio para el K^+ (E_K). En contraste, la membrana basolateral tiene canales para K^+ y Cl^- y, por lo tanto, el voltaje de la membrana basolateral es menos negativo que el E_K, está más despolarizado y esto se traduce en una diferencia de potencial transepitelial de aproximadamente 10 mV con la luz tubular positiva con respecto al espacio intersticial. Esta diferencia de potencial positiva con la luz repele cationes (Na^+, Ca^{2+} y Mg^{2+}) y, por lo tanto, proporciona una fuerza electromotriz importante para el flujo paracelular de estos cationes hacia el espacio intersticial.

Como su nombre indica, los inhibidores del cotransportador Na^+-K^+-$2Cl^-$ se unen al cotransportador y bloquean su función. Como consecuencia, causan un aumento claro en la excreción de Na^+ y Cl^- (es decir, por encima del 25 % del la carga filtrada de Na^+). Al abolir la diferencia de potencial transepitelial, aumentan la excreción de Ca^{2+} y Mg^{2+}. Algunos diuréticos de este grupo derivados de las sulfamidas, como la furosemida, pero no la bumetadina o la piretanida, tienen débiles propiedades como inhibidores de la anhidrasa carbónica y, por lo tanto, aumentan la excreción urinaria de HCO_3^- y fosfato.

Los inhibidores del cotransportador Na^+-K^+-$2Cl^-$ aumentan la excreción urinaria de K^+ debido, en parte, al aumento del paso de Na^+ hacia la parte final del túbulo distal y también como consecuencia del aumento de la actividad de la aldosterona, la cual facilita la eliminación de K^+.

De forma aguda, los diuréticos del asa aumentan la excreción de ácido úrico, mientras que la administración crónica de estos fármacos se traduce en una excreción reducida de ácido úrico. Los efectos crónicos de los diuréticos del asa sobre la excreción de ácido úrico pueden ser debidos a la competición entre el diurético y el ácido úrico por el mecanismo secretor de ácidos orgánicos en el túbulo proximal.

Mediante el bloqueo activo de la reabsorción de ClNa en la rama gruesa ascendente, los inhibidores del cotransportador de Na^+-K^+-$2Cl^-$ interfieren en un paso crítico del mecanismo que produce un intersticio medular hipertónico. Por lo tanto, los diuréticos del asa bloquean la capacidad del riñón de concentrar la orina durante la hidropenia. Además, dado que la rama ascendente gruesa es parte del segmento diluyente, los inhibidores del cotransportador de Na^+-K^+-$2Cl^-$ bloquean la capacidad de los riñones de excretar una orina diluida durante la diuresis de agua.

Además de sus propiedades diuréticas, los inhibidores del cotransportador de Na^+-K^+-$2Cl^-$ provocan dilatación venosa como resultado de la liberación de algún factor renal, probablemente prostaglandinas. Esta acción aparece antes que la acción diurética y puede ser utilizada en el edema agudo de pulmón.

Los diuréticos del asa también pueden modificar el flujo renal por un mecanismo que también involucra la producción de prostaglandinas.

Farmacocinética

Los diuréticos del asa se absorben bien por vía oral, inician sus acciones antes de 30 minutos y sus efectos duran 6-8 horas (v. tabla 24-2). Por vía intravenosa el comienzo de acción se aprecia aproximadamente a los 5 minutos, pero su intensidad es similar a la que se observa tras la administración por vía oral, y la vía intravenosa se asocia con mayor frecuencia a ototoxicidad.

Todos los fármacos de este grupo se unen en gran proporción a proteínas plasmáticas (> 95 %), por lo que son filtrados en el glomérulo en escasa cantidad; en cambio, son secretados por transporte activo en el túbulo proximal, mecanismo que puede ser bloqueado por probenecid y por otros fármacos que utilicen este transporte. La bumetanida pasa al líquido tubular también por difusión debido a su elevada liposolubilidad. En cuanto a su eliminación, los diuréticos del asa son excretados parcialmente por orina en forma activa y en parte son también metabolizados. El 50 % de la dosis de furosemida se excreta inalterada por orina, y el 50 % restante se conjuga con ácido glucurónico en los riñones. Por lo tanto, en pacientes con insuficiencia renal la semivida plasmática de furosemida se prolonga no sólo debido a la excreción urinaria, sino también a la conjugación renal. La bumetanida y la torasemida se metabolizan en una alta proporción en el hígado (50 y 80 %, respectivamente), por lo que su semivida no se prolonga en pacientes con insuficiencia renal, pero sí en presencia de alteraciones de la función hepática (tabla 24-3).

Otro parámetro farmacocinético de gran relevancia clínica es la biodisponibilidad. Por ejemplo, en el caso de la furosemida, la cantidad absorbida después de una dosis oral es en promedio del 50 %, pero puede variar entre el 10 y el 100 % (v. tabla 24-3). Debido a este intervalo tan amplio, resulta muy difícil predecir cuánta furosemida será absorbida en un paciente dado, para lo cual sería necesario titular distintas dosis antes de concluir que el fármaco no es efectivo en un paciente determinado. En situaciones de insuficiencia cardíaca congestiva suele usarse la vía intravenosa y debe establecerse el umbral diurético de una dosis única de furosemida, ya que la respuesta individual es muy variable. Si no se obtiene respuesta con una dosis de, por ejemplo, 20 mg, debe duplicarse la dosis buscando superar el umbral diurético y establecer después el intervalo en función de la respuesta. Por el contrario, la absorción de bumetanida y torasemida es casi completa, entre el 80 y el 100 % (v. tabla 24-3), lo que obviaría la necesidad de titulación. Estas diferencias en la biodisponibilidad pueden tener gran importancia clínica, puesto que se ha demostrado que los pacientes con insuficiencia cardíaca tratados con un diurético del asa con alta biodisponibilidad, como torasemida, requieren menos tiempo de hospitalización y presentan una mejor calidad de vida que los tratados con furosemida.

Reacciones adversas e interacciones

Los diuréticos del asa aumentan el transporte de sal y agua hacia segmentos más distales de la nefrona, con lo que la consecuencia más predecible de este efecto será un aumento de la excreción renal de K^+ y H^+. En clínica, el resultado se traducirá en alcalosis metabólica hipoclorémica asociada a hipopotasemia. La hipopotasemia es más frecuente cuando se utilizan dosis altas y mantenidas y puede resultar peligrosa en los pacientes tratados con digital, ya que aumenta la toxicidad digitálica (v. cap. 21), o en los pacientes con cirrosis, en los que puede facilitar la aparición de encefalopatía hepática.

También pueden producir hiperuricemia (gota), hiperglucemia (menos frecuente que con tiazidas), incremento del colesterol total, HDL-colesterol y triglicéridos.

Tabla 24-3. Biodisponibilidad y semivida de eliminación de los diuréticos más utilizados

FÁRMACO	BIODISPONIBILIDAD ORAL (%)	SEMIVIDA DE ELIMINACIÓN (horas)			
		INDIVIDUOS SANOS	PACIENTES CON ENFERMEDAD RENAL	PACIENTES CON CIRROSIS HEPÁTICA	PACIENTES CON ICC
Furosemida	10-100	1,5-2	2,8	2,5	2,7
Bumetanida	80-100	1	1,6	2,3	1,3
Torasemida	80-100	3-4	4-5	8	6
Bendroflumetiazida	ND	2-5	ND	ND	ND
Clortalidona	64	24-55	ND	ND	ND
Clorotiazida	30-50	1,5	ND	ND	ND
Hidroclorotiazida	65-75	2,5	Aumenta	ND	ND
Indapamida	93	15-25	ND	ND	ND
Amilorida	Controversia	17-26	100	Sin cambios	ND
Triamtereno[a]	> 80	2-5	Aumenta	Sin cambios	ND
Espironolactona	Controversia	1,5	Sin cambios	Sin cambios	ND
Metabolitos activos de espironolactona		> 15	ND	ND	ND

Tomado de Brater DC, 1998.
[a] Los valores se refieren al metabolito activo.
ICC: insuficiencia cardíaca congestiva; ND: sin datos.

La ototoxicidad es otro de los efectos adversos de estos fármacos. Este efecto adverso era más frecuente con el ácido etacrínico, fármaco que ya no se comercializa en España. Los demás fármacos de este grupo también pueden provocar ototoxicidad, sobre todo si se utilizan en dosis elevadas y se administran por vía intravenosa o en pacientes con insuficiencia renal o que también estén recibiendo otros fármacos ototóxicos, como antibióticos aminoglucósidos.

Otros efectos secundarios menos frecuentes son: erupción cutánea, aplasia de médula ósea, pancreatitis, acúfenos, vértigo, sordera, agranulocitosis y fotosensibilidad.

Indicaciones terapéuticas

Los diuréticos del asa están indicados en el edema cardíaco, hepático y renal, en el edema agudo de pulmón, en urgencias hipertensivas, en la oliguria por insuficiencia renal, en casos de hipercalcemia, hipernatremia e hiperpotasemia, en la hipertensión arterial esencial (torasemida) y en la hipertensión arterial con enfermedad renal crónica asociada.

Los diuréticos del asa son de elección en la enfermedad renal crónica de grado 4 y superiores (aclaramiento de crea-

tinina < 30 ml/min), por la falta de respuesta a otras familias de diuréticos. El manejo de la sobrecarga hídrica propia de la insuficiencia cardíaca (agudizaciones) suele precisar su administración por vía parenteral, ya que la biodisponibilidad por vía oral se ve disminuida. Es preciso establecer el umbral de respuesta titulando al alza la dosis inicial y luego repetirla en intervalos de 6-8 horas. Una vez recuperado el equilibrio, la administración puede pasar a vía oral. La torasemida parece tener mejor biodisponibilidad que la furosemida y una semivida más amplia que la hace más útil para tratamientos crónicos. El uso de los diuréticos de asa en la hipertensión arterial se limita a aquellos casos con enfermedad renal crónica estadio 3 o superior que no responden a tiazidas. La furosemida tiene una semivida muy corta (6 horas) por lo que al pasar su efecto inicial de pérdida de agua y Na^+, se produce una activación del sistema renina-angiotensina que contrarresta ese efecto hipotensor. En caso de ser necesario el empleo de diuréticos del asa es preferible usar torasemida, pues su semivida supera las 16 horas y evita este efecto de vaivén. No existen estudios clínicos comparativos entre torasemida y furosemida en el manejo de la hipertensión arterial.

Inhibidores del cotransportador Na⁺-Cl⁻ (tiazidas)

Los diuréticos inhibidores del cotransportador Na⁺-Cl⁻ (NCC) se conocen también como tiazidas o diuréticos tipo tiazidas, ya que se desarrollaron a partir de la estructura de las sulfamidas con la finalidad de obtener fármacos con efectos natriuréticos, pero que afectaran lo menos posible la actividad de la anhidrasa carbónica. El primer fármaco de este grupo que se sintetizó fue la **clorotiazida**. También se desarrollaron fármacos con acciones farmacológicas similares a las tiazidas, pero con diferente estructura, que se conocen como fármacos tipo tiazidas. Ambos grupos son los diuréticos más ampliamente utilizados en tratamientos prolongados o permanentes. Se denominan también de bajo techo o

⊕ PRECAUCIONES EN EL USO DE LOS DIURÉTICOS

- El efecto diurético depende de la cantidad de fármaco presente en la luz tubular y, por lo tanto, del grado de funcionamiento renal; esto determina que, cuando el aclaramiento de creatinina es < 40 ml/min, sólo son eficaces los diuréticos del asa.

- Los diuréticos tiazídicos y del asa favorecen la aparición de hipopotasemia, lo que predispone al desarrollo de arritmias graves en pacientes con hipertrofia ventricular izquierda, insuficiencia cardíaca o cardiopatía isquémica crónica.

- Los diuréticos ahorradores de potasio no deben asociarse con inhibidores de la enzima convertidora de angiotensina (IECA) ni utilizarse en casos de deterioro de la función renal.

de baja potencia en contraposición con los diuréticos del asa, que presentan una potencia diurética mayor.

Los fármacos de este grupo suelen clasificarse en función de su duración de acción:

- De acción corta: **benzotiazida**, **clorotiazida** e **hidroclorotiazida**.
- De acción intermedia: **bendroflumetiazida**, **indapamida** y **xipamida**.
- De acción prolongada: **clortalidona**.

Mecanismo de acción y acciones farmacológicas

Las tiazidas inhiben la reabsorción de Na^+ principalmente en la porción proximal del túbulo contorneado distal **(v. fig. 24-4)** por un mecanismo que implica la inhibición del cotransportador Na^+-Cl^- de la membrana luminal **(fig. 24-6 A)**. Las células epiteliales del túbulo distal poseen en su membrana luminal un cotransportador Na^+-Cl^- (NCC) que utiliza la energía originada por la bomba de Na^+ de la membrana basolateral, que es la que crea el gradiente electroquímico para el Na^+. De este modo entra el Cl^- en la célula contra gradiente y sale después al intersticio a través de un canal de Cl^-. Los diuréticos tiazídicos inhiben el cotransportador Na^+-Cl^- probablemente por competir por el sitio de unión para el Cl^-. Como consecuencia de su mecanismo de acción, los inhibidores del cotransportador Na^+-Cl^- aumentan la excre-

ción de Na^+ y Cl^-. Sin embargo, las tiazidas tienen sólo una eficacia moderada, puesto que aproximadamente el 90 % del Na^+ filtrado es reabsorbido antes de alcanzar la porción proximal del túbulo contorneado distal.

Algunas tiazidas son también inhibidores débiles de la anhidrasa carbónica y, por consiguiente, aumentan la excreción de bicarbonato y fosfato. Este efecto no tiene repercusión global en la acción diurética, pero explica el hecho de que exista una menor disponibilidad de H^+ en el túbulo distal para ser intercambiado con el Na^+ y tenga que ser compensado con un mayor intercambio con K^+. Como ocurría con los inhibidores del cotransportador Na^+-K^+-$2Cl^-$, los inhibidores del cotransportador Na^+-Cl^- aumentan la excreción de K^+.

La administración aguda de tiazidas aumenta la excreción de ácido úrico. Sin embargo, la excreción de ácido úrico se reduce durante la administración crónica por un mecanismo similar al descrito para los diuréticos del asa.

Los efectos de la inhibición del cotransportador Na^+-Cl^- sobre la excreción de Ca^{2+} son variables; cuando se administran de forma crónica, las tiazidas diuréticas disminuyen la excreción (hipocalciuria). Aunque el mecanismo es desconocido, podría ser consecuencia del aumento en la reabsorción proximal debido a la depleción de volumen, así como a efectos directos de las tiazidas sobre los canales TRPV-5 (receptores de potencial transitorio) para aumentar la reabsorción de Ca^{2+} en la porción proximal del túbulo contorneado

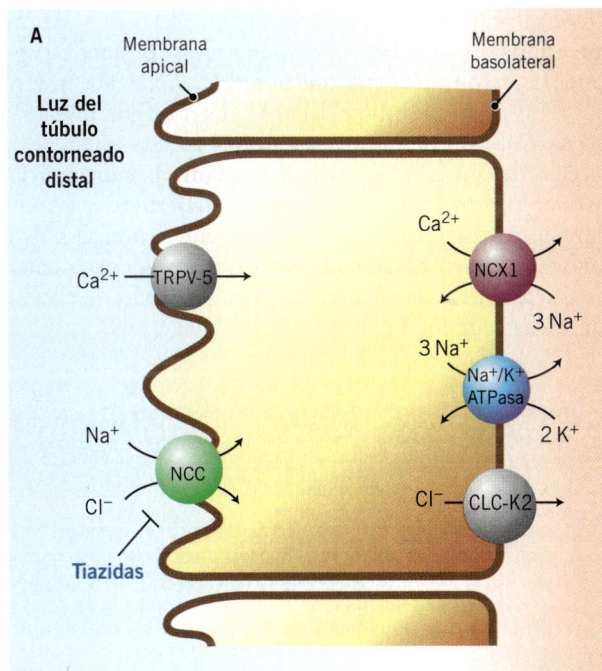

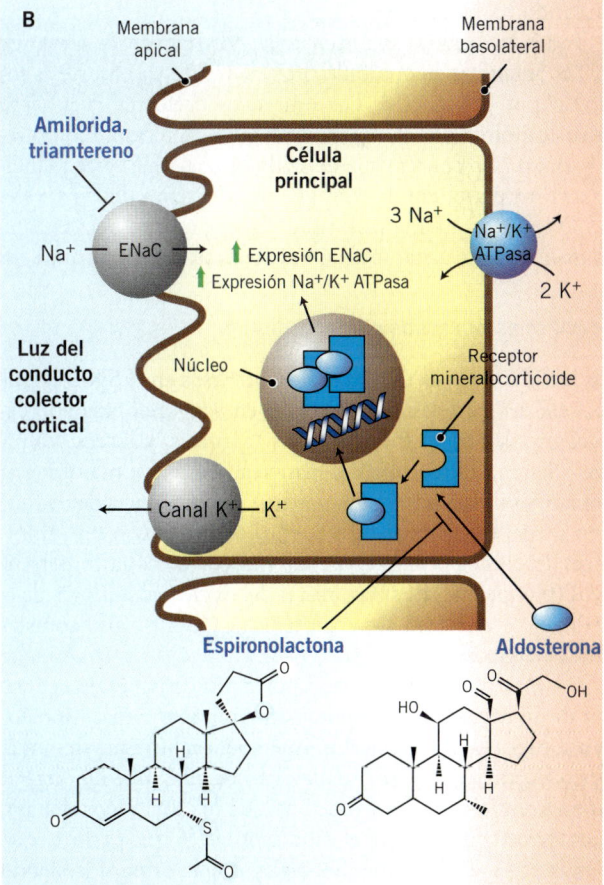

Figura 24-6. Esquema representativo del mecanismo de acción de los diuréticos tiazídicos (A) y los diuréticos ahorradores de potasio (B). CLC-K2: canal de Cl^-; ENaC: canal de Na^+ epitelial; NCC: cotransportador Na^+-Cl^-; NCX1: intercambiador Na^+-Ca^{2+}; TRPV-5: receptores de potencial transitorio.

distal. Los diuréticos tiazídicos pueden causar cierta magnesuria por un mecanismo no bien conocido y, por lo tanto, el uso prolongado de estos fármacos puede provocar déficit de Mg^{2+}, en particular en el anciano. Reducen la tolerancia a la glucosa, por lo que pueden producir hiperglucemia.

Farmacocinética

Todas las tiazidas se absorben bien cuando se administran por vía oral, pero existen diferencias en su metabolismo y en la duración de acción (v. tabla 24-2). Algunos diuréticos de este grupo se metabolizan principalmente en el hígado, como la bendroflumetiazida o la indapamida; otras se excretan en gran proporción por la orina en forma inalterada, como es el caso de la clorotiazida, la clortalidona y la hidroclorotiazida.

Se dispone de muy poca información acerca de la influencia que ciertas enfermedades de base ejercen sobre la farmacocinética de este grupo de fármacos (v. tabla 24-3). Las dosis empleadas para el tratamiento de la hipertensión arterial dependerán de la indicación. Las Guías Clínicas de Hipertensión Arterial de 2014 (*Joint National Comitee*) recomiendan las siguientes dosis de inicio para el tratamiento de la hipertensión arterial en pacientes con función renal > 60 ml/min: clortalidona, 12,5 mg titulando al alza hasta 25 mg; hidroclorotiazida, 12,5-25 mg titulando al alza 25-100 mg (1 o 2 dosis al día); indapamida, dosis inicial 1,25 mg titulando hasta 2,5 mg, y bendroflumetiazida, 5 mg titulando hasta 510 mg.

Todas las tiazidas son excretadas por transporte activo de ácidos orgánicos en el túbulo proximal. Este transporte es inhibido por probenecid. Los diuréticos tiazídicos y el ácido úrico compiten por el mismo sistema de excreción. Como resultado, la tasa de secreción de ácido úrico puede verse reducida a corto plazo, con la consiguiente elevación de los niveles de ácido úrico plasmáticos; sin embargo, a largo plazo, la excreción renal de ácido úrico no es afectada por las tiazidas.

Reacciones adversas e interacciones

Las tiazidas rara vez causan efectos adversos en el SNC (vértigo, cefaleas, parestesias, debilidad); en ocasiones pueden aparecer problemas gastrointestinales (anorexia, náuseas, vómitos, diarrea, estreñimiento, pancreatitis) y dermatológicos (fotosensibilidad, eritemas cutáneos). La incidencia de disfunción sexual (problemas de erección) es mayor con los inhibidores del cotransportador Na^+-Cl^- que con otros antihipertensivos (bloqueantes β, antagonistas del calcio, inhibidores de la enzima convertidora de angiotensina (IECA), antagonistas α-adrenérgicos).

Los efectos adversos más importantes de las tiazidas derivan de su acción renal: hipotensión, hiponatremia, hipocloremia, hipopotasemia, alcalosis metabólica, hipomagnesemia, hipercalcemia e hiperuricemia. Las tiazidas pueden causar hiponatremia con más frecuencia que los diuréticos del asa, pues ejercen su efecto en el túbulo distal, lo que permite que se mantenga el gradiente medular y que la orina siga siendo concentrada (pierda más Na^+) en presencia de ADH. Los pacientes ancianos son especialmente proclives a esta hiponatremia, que puede ser subclínica y euvolémica.

Los diuréticos tiazídicos disminuyen la tolerancia a la glucosa y también aumentan los niveles plasmáticos de LDL-colesterol, colesterol total y triglicéridos totales.

En cuanto a las interacciones con otros fármacos, las tiazidas pueden disminuir el efecto de los anticoagulantes, los fármacos uricosúricos y la insulina, y aumentar el de los anestésicos, los glucósidos digitálicos, el litio, los diuréticos del asa y la vitamina D.

Se ha descrito una interacción potencialmente letal al asociar diuréticos tiazídicos con quinidina. La quinida induce una prolongación del intervalo QT que puede ocasionar el desarrollo de taquicardia ventricular polimórfica (*torsade de pointes*) debida a actividad desencadenada inducida por pospotenciales tempranos (v. cap. 22). Este tipo de taquicardia puede desembocar en una fibrilación ventricular letal. El riesgo de que la quinidina ocasione *torsades de pointes* aumenta en presencia de hipopotasemia; por lo tanto, la depleción de K^+ originada por los diuréticos tiacídicos podría estar detrás de muchos de los casos en los que la quinidina ha inducido *torsade de pointes*.

Indicaciones terapéuticas

Las tiazidas son los diuréticos de elección en la hipertensión arterial no sólo para conseguir el control de las cifras tensionales, sino porque en ensayos clínicos controlados han demostrado disminuir la morbimortalidad cardiovascular. La clortalidona parece ser la primera elección por su semivida prolongada, por su mayor efecto en reducir las cifras de presión arterial y por haber demostrado mejor protección ante episodios cardiovasculares que la hidroclorotiazida en estudios retrospectivos como el MRFIT. Es más, en un reciente metaanálisis, Roush estima que para el mismo efecto de reducción de la presión arterial, el riesgo de episodios cardiovasculares es un 21 % menor con la clortalidona que con la hidroclorotiazida. Las Guías Clínicas de Hipertensión Arterial de 2014 (*Joint National Comitee*) recomiendan comenzar el tratamiento antihipertensivo en pacientes de raza negra con estos fármacos.

⚙️ **NUEVAS INDICACIONES DE LOS DIURÉTICOS ANTAGONISTAS DE RECEPTORES DE ALDOSTERONA**

• En los pacientes con insuficiencia cardíaca grave debida a disfunción ventricular izquierda sistólica tratados con inhibidores de la enzima convertidora de angiotensina (IECA), el bloqueo de la aldosterona reduce la mortalidad, la frecuencia de muerte súbita por causas cardíacas y la frecuencia de hospitalización. El bloqueo de la aldosterona también previene el remodelado ventricular y la formación de colágeno en pacientes con disfunción ventricular izquierda después de un infarto agudo de miocardio.

• Se ha demostrado (estudio EPHESUS) que la eplerenona, un antagonista de la aldosterona que bloquea selectivamente el receptor de mineralocorticoides pero no el de glucocorticoides, progesterona o andrógenos, reduce la mortalidad total y la mortalidad cardiovascular, así como la frecuencia de hospitalización por episodios cardiovasculares en pacientes con infarto agudo de miocardio complicado con disfunción ventricular izquierda e insuficiencia cardíaca que están recibiendo un tratamiento médico óptimo.

Las tiazidas utilizan también en el tratamiento del edema asociado a enfermedades cardíacas (insuficiencia cardíaca congestiva), hepáticas (cirrosis hepática) y renales (síndrome nefrótico, enfermedad renal crónica y glomerulonefritis aguda). La mayoría de los diuréticos tiazídicos, con excepción de la indapamida, son ineficaces cuando el aclaramiento de creatina es < 40 ml/min, ya que su efecto diurético depende de la cantidad de fármaco presente en la luz tubular y, por lo tanto, del grado de funcionamiento renal. Sin embargo, las tiazidas tienen un efecto sinérgico con los diuréticos del asa al bloquear la reabsorción, en el túbulo contorneado distal, del sodio aportado por los diuréticos del asa. Por ello, la adición de, por ejemplo, 25-50 mg de hidroclorotiazida puede mejorar situaciones de sobrehidratación resistentes al uso de furosemida en la enfermedad renal crónica de grado 3 o superior.

Los diuréticos tiazídicos también se utilizan en el tratamiento de la diabetes insípida y de la acidosis tubular renal, en la prevención de urolitiasis y en la osteoporosis en estados que cursan con hipercalciuria.

Inhibidores de los canales de Na⁺ de la membrana epitelial (ahorradores de K⁺)

A los fármacos de este grupo se los conoce también como diuréticos ahorradores de K⁺, debido a que, aunque provocan un pequeño aumento en la excreción de ClNa, se emplean principalmente por su capacidad de interferir en los procesos de pérdida de K⁺. A este grupo pertenecen dos fármacos: **triamtereno** y **amilorida**.

Mecanismo de acción y acciones farmacológicas

Los fármacos de este grupo, fundamentalmente la amilorida, actúan en el túbulo contorneado distal y el comienzo del colector (v. fig. 24-4). El mecanismo de acción es consecuencia del bloqueo de los canales de Na⁺ de la membrana luminal (ENaC) (fig. 24-6 B). Estos canales proporcionan una vía para la entrada de Na⁺ hacia la célula gracias al gradiente electroquímico creado por la bomba de Na⁺ de la membrana basolateral. Este paso de Na⁺ origina una diferencia de potencial transepitelial que proporciona la fuerza electromotriz para la secreción de K⁺ hacia la luz a través de los canales de K⁺ (ROMK) presentes en la membrana luminal. El bloqueo de los canales de Na⁺ por amilorida hiperpolariza la membrana luminal y disminuye el gradiente de voltaje transepitelial y, por lo tanto, atenúa la tasa de excreción no sólo de K⁺, sino también de H⁺, Ca²⁺ y Mg²⁺.

Dado que las células de los túbulos contorneado distal y colector tienen una capacidad limitada para reabsorber solutos, el bloqueo de los canales de Na⁺ en esta parte de la nefrona resultará sólo en un ligero aumento en la tasa de excreción de Na⁺ y Cl⁻ (aproximadamente el 2 % de la carga filtrada).

Farmacocinética

La amilorida se absorbe lenta e incompletamente cuando se administra por vía oral. El efecto máximo se consigue a las 3-4 horas de su administración oral (v. tabla 24-2). No se

biotransforma en el organismo y se elimina por la orina sin metabolizar. Su semivida plasmática es de 6-9 horas, pero se prolongará, por consiguiente, en los pacientes con insuficiencia renal (v. tabla 24-3). El triamtereno es activo por vía oral; su efecto diurético aparece a las 2-3 horas de su administración y persiste durante 8-12 horas (v. tabla 24-3). Se metaboliza en el hígado y da lugar a un metabolito activo, que luego es secretado en el fluido tubular. En los pacientes con insuficiencia renal, la secreción del metabolito al fluido tubular está disminuida, con lo que se prolongará la semivida de eliminación, mientras que en el caso de insuficiencia hepática estará disminuida la producción del metabolito en el hígado (v. tabla 24-3).

Reacciones adversas e interacciones

La reacción adversa más importante es la hiperpotasemia, por lo que para disminuir al máximo este efecto adverso está contraindicado su uso en los pacientes con insuficiencia renal. También debe evitarse la asociación con IECA. Por su estructura, el triamtereno podría comportarse como un antagonista débil del ácido fólico, y en los pacientes cirróticos podría provocar megaloblastosis.

Otros efectos adversos son hiponatremia, acidosis metabólica, debilidad muscular, impotencia, cefalea, trastornos gastrointestinales y, con menor frecuencia, fotosensibilidad y anafilaxia

Indicaciones terapéuticas

La principal indicación es potenciar la acción natriurética y antihipertensiva de otros diuréticos. Suelen asociarse con tiazidas o con diuréticos del asa para disminuir sus efectos secundarios, ya que permiten una dosificación menor sin pérdida del efecto diurético, a la vez que disminuyen la pérdida excesiva de potasio. Su uso en pacientes hipertensos está limitado a situaciones de sobrecarga hídrica con resistencia a otros diuréticos. La amilorida está especialmente indicada en descompensaciones hidrópicas de hepatopatías.

Antagonistas de receptores de mineralocorticoides (ahorradores de K⁺)

Este grupo de fármacos antagonistas de receptor mineralocorticoide (ARM), también se conoce como antagonistas de receptores de aldosterona o diuréticos ahorradores de potasio (v. fig. 24-4).

El fármaco tipo de este grupo es la **espironolactona**, cuya estructura química se muestra en la **figura 24-3**. También pertenecen a este grupo un metabolito de la espironolactona, la **canrenona**, y la sal potásica de un derivado γ-hidroxiácido de la canrenona, el **canreonato potásico**.

La **finerenona** forma parte del grupo terapéutico de los ARM no esteroideos y tiene mayor afinidad y selectividad por el receptor mineralocorticoideo con una vida media menor. Esto les confiere algunas peculiaridades como no provocar ginecomastia, menor potencial hipotensor y menor hiperkaliemia.

El principal desarrollo clínico de estos fármacos ha sido hasta la fecha la enfermedad renal crónica del paciente DM2 con dos EC (Fígaro y Fidelio) que han demostrado claro papel nefroprotector en este grupo de pacientes.

Mecanismo de acción y acciones farmacológicas

La aldosterona es una hormona mineralocorticoide que forma parte del sistema-renina-angiotensiona-aldosterona (v. fig. 24-6 B). La unión de la aldosterona a sus receptores específicos en las células epiteliales del túbulo distal y colector favorece la reabsorción de Na^+ y la excreción de K^+ y H^+, con las consiguientes alteraciones hemodinámicas derivadas del consecuente aumento del volumen intravascular.

Los fármacos de este grupo inhiben de manera competitiva, estereoespecífica y reversible la acción de la aldosterona sobre su receptor específico, situado en el citoplasma de las células epiteliales del túbulo distal. Como consecuencia, impiden que el complejo aldosterona-receptor se una a los elementos de respuesta a la hormona, presentes en el ADN y que regulan la expresión de distintas proteínas inducidas por aldosterona, como canales de Na^+ y bombas de Na^+, así como enzimas implicados en la producción de ATP mitocondrial. Su eficacia diurética está, por lo tanto, relacionada con los niveles endógenos de aldosterona. Cuanto mayor sean estos niveles, mayor será el efecto de estos fármacos sobre la excreción urinaria.

Farmacocinética

La espironolactona se absorbe parcialmente (alrededor del 65 %) cuando se administra por vía oral, y sufre una extensa metabolización. Se une en gran medida a proteínas plasmáticas y presenta una semivida corta, de aproximadamente 1,6 horas; sin embargo, un metabolito activo de la espironolactona, la canrenona, tiene una semivida de 16,5 horas, lo que prolonga significativamente los efectos de la espironolactona. El inicio de la acción diurética está determinado por la cinética de la respuesta de la aldosterona en las células diana, y es de 1 a 2 días en el caso de la espironolactona.

La eplerenona tiene una buena disponibilidad oral, se elimina sobre todo por metabolismo hepático mediado por la isoenzima CYP3A4 del citocromo P-450, dando lugar a metabolitos inactivos con una semivida de 5 horas, aproximadamente.

Los antagonistas de la aldosterona son los únicos diuréticos que no requieren acceder a la luz tubular para inducir diuresis.

Reacciones adversas e interacciones

Como ocurre con otros fármacos ahorradores de potasio descritos previamente, la espironolactona puede causar hiperpotasemia y también acidosis metabólica, sobre todo en pacientes cirróticos. El estudio RALES demostró, en 1999, que la espironolactona añadida a un IECA reducía la mortalidad en los pacientes con insuficiencia cardíaca. Cinco años más tarde se publicó que, desde el cambio de actitud promovido por el RALES, la tasa de episodios de hiperpotasemia y de muertes en hiperpotasemia prácticamente se había duplicado. Esto se debía a que no se respetaban las dosis bajas recomendadas de espironolactona y a que no se controlaba la función renal ni la evolución del potasio de un modo preventivo. Además, como consecuencia de su estructura esteroidea, puede provocar ginecomastia y alteraciones menstruales. Otros posibles efectos adversos son cefalea, trastornos gastrointestinales y, con menor frecuencia, fotosensibilidad y anafilaxia. En cuanto a los efectos adversos asociados a la eplerenona, si se excluye la posible hiperpotasemia y los trastornos gastrointestinales, la tasa de reacciones adversas de la eplerenona es similar a la del placebo. Hay que indicar que los inhibidores del CYP3A4 pueden aumentar las concentraciones plasmáticas de eplerenona, y viceversa.

Indicaciones terapéuticas

La espironolactona a menudo se coadministra con tiazidas o con diuréticos del asa en el tratamiento del edema y la hipertensión. Es útil en el tratamiento del hiperaldosteronismo primario (adenomas suprarrenales, hiperplasia suprarrenal bilateral) y del edema asociado con hiperaldosteronismo secundario (insuficiencia cardíaca, cirrosis hepática, síndrome nefrótico y ascitis grave).

Estudios clínicos multicéntricos han demostrado que la incorporación de espironolactona al tratamiento habitual de la insuficiencia cardíaca congestiva reduce significativamente la morbilidad y la mortalidad. Las guías clínicas actuales recomiendan por ello asociar su uso con IECA o con antagonistas de los receptores de angiotensina, pero siempre utilizando dosis bajas de espironolactona (25 mg/día) y controlando la evolución de la función renal y del potasio durante 7-10 días, especialmente en situación de enfermedad renal crónica de grado 3 o superior (aclaramiento < 60 ml/min). Los efectos beneficiosos de la espironolactona en la insuficiencia cardíaca apoyarían la idea de nuevos efectos no epiteliales de la aldosterona, que participarían en la enfermedad cardíaca y renal. Este hallazgo ha apoyado la síntesis de nuevos fármacos antagonistas de aldosterona, como la eplerenona, capaz de bloquear selectivamente el receptor de mineralocorticoides sin afectar al de glucocorticoides, progesterona o andrógenos y, por lo tanto, con menos efectos secundarios derivados de su estructura esteroidea que la espironolactona. El estudio EPHESUS ha demostrado que la eplerenona está especialmente indicada en la insuficiencia cardíaca postinfarto con disfunción ventricular. Se consigue una reducción de la mortalidad cardiovascular del 15 % especialmente a expensas de una reducción de muerte súbita temprana. Este efecto se debe tanto a su acción como diurético ahorrador de potasio como a su efecto pleiotrópico sobre el remodelado vascular y miocárdico.

Antagonistas de receptores de vasopresina

Este grupo de fármacos, de muy reciente incorporación, incluye básicamente tres moléculas (**tolvaptán**, **lixivaptán** y **conivaptán**), aunque sólo la primera ha completado su desarrollo y está comercializada actualmente para ciertas indicaciones en España. Son un grupo farmacológico de gran interés y proyección por su efecto selectivo sobre la eliminación de agua libre y por tener un mecanismo de acción completamente novedoso y diferente del de otros agentes diuréticos.

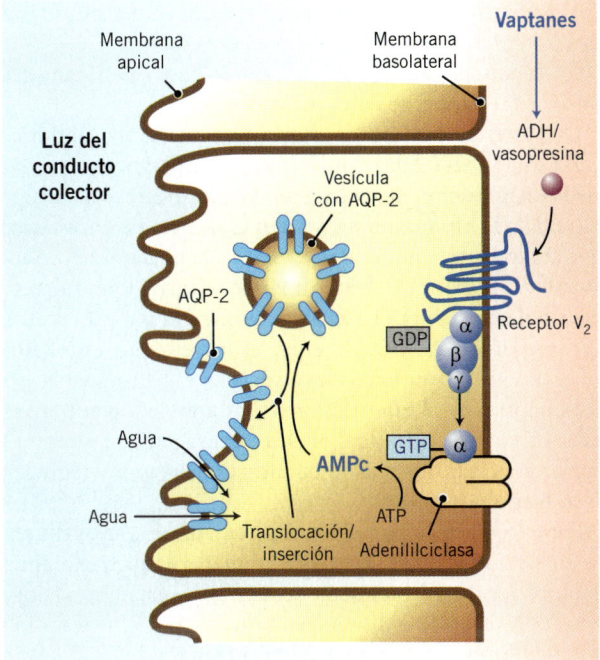

Figura 24-7. Esquema representativo del mecanismo de acción de los vaptanes. ADH: hormona antidiurética

Mecanismo de acción y acciones farmacológicas

Existen tres subtipos diferentes de receptores de arginina-vasopresina. Los V_{1A} están presentes en el músculo liso vascular y los miocitos y su activación produce vasoconstricción e hipertrofia. Los V_{1B} están presentes en la pituitaria y provocan liberación de β-endorfinas y de hormona adrenocorticotropina. Finalmente, los V_2 están presentes en el túbulo colector renal **(v. fig. 24-4)** y promueven la reabsorción de agua libre **(fig. 24-7)**.

El tolvaptán es un fármaco antagonista competitivo de los receptores V_2 con buena biodisponibilidad por vía oral. Pertenece al grupo de los vaptanes, a los que se conoce como acuréticos por su capacidad para provocar una excreción neta de agua libre. El estímulo de esos receptores da lugar a la inserción de canales de acuaporina 2 en la membrana apical de las células principales del túbulo colector y, en un segundo tiempo, al incremento en la síntesis de esos canales, lo que permite la reabsorción de agua desde el túbulo colector **(v. fig. 24-4)**. El tolvaptán es el único fármaco de esta clase autorizado en 2010 por la Agencia Europea de Medicamentos (EMA) para su uso en el síndrome de secreción inadecuada de ADH (SIADH), y actúa bloqueando los receptores V_2 de manera selectiva. Es potencialmente útil en tres escenarios: la hiponatremia del SIADH, la insuficiencia cardíaca refractaria al tratamiento diurético convencional y, más recientemente, la poliquistosis renal.

El lixivaptán es otro miembro de la familia con bloqueo muy selectivo de los receptores V_2 y activo por vía oral, que presenta prometedores resultados de mejoría sintomática de la insuficiencia cardíaca y con el que existe un ensayo en marcha (BALANCE). El conivaptán es un bloqueante de receptores V_{1A} y V_2, aunque su efecto es debido al bloqueo V_2; es activo sólo por vía intravenosa y presenta problemas de uso con otros fármacos, pues es un potente inhibidor del citocromo P-450.

Indicaciones terapéuticas

Se hará referencia fundamentalmente al tolvaptán, ya que es el único fármaco de la familia que ha completado el proceso de desarrollo y está aprobado para uso clínico. Como se ha mencionado antes, se ha propuesto su uso en tres escenarios clínicos: la hiponatremia, la insuficiencia cardíaca refractaria y la poliquistosis renal autosómica dominante.

La hiponatremia es la alteración electrolítica más frecuente en pacientes hospitalizados. Por desgracia, recibe poca atención, aunque se asocia a mala evolución y aumento de complicaciones, ingreso prolongado e incluso mortalidad (especialmente en pacientes cardiópatas). El SIADH es la causa más frecuente de hiponatremia hospitalaria. Un reciente documento de consenso español establece las recomendaciones de uso en hiponatremias. Se propone un algoritmo de diagnóstico preciso y, una vez confirmado el SIADH, se reserva el uso de tolvaptán para pacientes en los que no pueda usarse el manejo convencional (restricción hídrica con o sin suero hipertónico) o sean resistentes a él. El inicio del tratamiento será siempre en ámbito hospitalario. Se recomienda una dosis de 15 mg por vía oral a primera hora de la mañana para facilitar la monitorización de la respuesta. Al cabo de 1 hora y de 6 horas se determinan osmolaridad, Na^+ y K^+ en suero y orina. Deben considerarse interacciones potenciales, puesto que es un fármaco dependiente del citocromo P-450, y nunca debe asociarse a suero hipertónico por el riesgo de hipercorrección de los niveles de Na^+.

Los pacientes con insuficiencia cardíaca presentan con frecuencia hiponatremia secundaria a diversos mecanismos neurohumorales y a la sobrecarga hídrica (dilucional) que puede progresar a anasarca y/o edema agudo de pulmón. La activación de los barorreceptores por el fallo de perfusión conlleva la activación del eje renina-angiotensina y del sistema nervioso simpático y la liberación de arginina-vasopresina. La producción de vasopresina se mantiene inadecuadamente a pesar de la sobrecarga hídrica en los pacientes con insuficiencia cardíaca e hiponatremia. Este ciclo perpetúa la retención hídrica. El tratamiento básico consiste en restricción hídrica, sueros hipertónicos y diuréticos del asa, así como tratamientos que mejoren la contractilidad cardíaca, como los IECA, los antagonistas del los receptores de la angiotensina II y la digoxina, entre otros. El tolvaptán facilita la excreción de agua libre, corrigiendo la hiponatremia y mejorando variables hemodinámicas intermedias, por lo que se presentaba como una alternativa interesante para casos de pacientes en descompensaciones cardíacas refractarias a tratamiento diurético. Sin embargo, los ensayos clínicos a doble ciego y controlados con placebo (p. ej., EVEREST y METEOR) no demostraron una reducción de la mortalidad ni de episodios cardiovasculares ni tampoco reducción de los ingresos o mejora en la calidad de vida. Por ello, no consiguió finalmente esta indicación en su ficha técnica. Algunos grupos han comunicado beneficios en pacientes seleccionados en los que se utilizó para una indicación no autorizada *(off label)* como uso compasivo, aunque nunca debe emplearse en hepatópatas por su potencial toxicidad, y su administración inicial debe siempre en medio hospitalario.

La poliquistosis hepatorrenal autosómica dominante es la enfermedad hereditaria que más frecuentemente lleva a diálisis a los pacientes. Es una forma de enfermedad renal crónica progresiva en la que el crecimiento de los quistes intrarrenales conlleva la destrucción del parénquima renal y la reducción de la función renal. Hasta ahora no se disponía de tratamiento específico, por lo que la EMA ha aplicado un procedimiento acelerado para la aprobación del uso de tolvaptán en esta enfermedad y ya dispone de esta indicación en ficha técnica en Japón y en algunos países de Europa desde 2015. El tolvaptán ha demostrado que frena la acumulación de líquido intraquístico y el crecimiento de los quistes en ensayos controlados, como el TEMPO 3/4. Puesto que la velocidad de deterioro renal es lenta en esta enfermedad, su uso esta restringido por el momento a los casos en fases precoces de la enfermedad (filtrado glomerular estimado > 60 ml/min) y que han demostrado un rápido crecimiento del tamaño y el número de quistes en estudios de resonancia magnética.

Farmacocinética, interacciones y efectos secundarios

El tolvaptán tiene una buena disponibilidad oral, se absorbe en un 40 %, se une a proteínas en un 99 %, se elimina sobre todo por metabolismo hepático mediado por la isoenzima CYP3A4 del citocromo P-450 dando lugar a metabolitos inactivos y tiene una semivida de 12 horas.

Su efecto sobre la reabsorción de agua libre es prolongado, por lo que este fármaco se utiliza en pautas de dosis única diaria. Requiere una adecuada monitorización de la respuesta en hiponatremias, ya que una corrección excesivamente rápida de los niveles de Na^+ puede requerir ajustes de la hidratación para evitar sus efectos secundarios en el SNC. Si el aumento del Na^+ plasmático es > 5 mEq/l en 6 horas, se debe iniciar rehidratación oral o con suero glucosado, anular la siguiente dosis e, incluso, usar desmopresina para contrarrestar su efecto.

Hay que considerar interacciones potenciales, al ser un fármaco dependiente del citocromo P-450, y no debe usarse en pacientes con hepatopatías porque puede generar insuficiencia hepática grave. Por último, en su indicación de hiponatremia, nunca debe asociarse a suero hipertónico por el riesgo de hipercorrección de niveles de Na^+.

Visión integrada del uso de diuréticos en distintas situaciones clínicas

La estrategia de tratamiento diurético debe adaptarse a las distintas situaciones clínicas de sobrecarga de volumen, como la insuficiencia cardíaca, la insuficiencia renal y el síndrome nefrótico.

Insuficiencia cardiaca

El manejo de la congestión en la insuficiencia cardíaca (IC) es el contexto clínico donde con mayor frecuencia se utilizan los diuréticos. En la IC, el aumento progresivo de la volemia frecuentemente desemboca en un episodio de descompensación aguda. El objetivo del tratamiento diurético de la IC tiene por ello dos vertientes: la resolución de episodio de IC descompensada o aguda y el manejo crónico del paciente con IC.

En la actualidad, los iSGLT2 son la base del tratamiento con IC especialmente en el paciente estable.

Durante el episodio de descompensación los diuréticos de asa son la base del tratamiento, sin embargo, es frecuente que la disminución del volumen circulante efectivo, la hipocloremia o la hiponatremia limiten la eficacia de estos fármacos para lograr restaurar la volemia. La activación neurohormonal y los cambios hemodinámicos intraglomerulares y peritubulares facilitan la reabsorción de Na y agua en el túbulo proximal. Adicionalmente, el incremento en el flujo linfático lava las proteínas intersticiales y disminuye la presión oncótica en el intersticio renal promoviendo aún más la reabsorción pasiva de Na. Por ello, la curva dosis respuesta se desplaza hacia la derecha precisando dosis mayor y reduciendo su techo terapéutico.

Por ello, es frecuente el uso combinado de varios diuréticos en los que se ha venido a denominar «bloqueo secuencial de la nefrona». El bloqueo secuencial de la nefrona logra evitar la resistencia a diuréticos inducida por el uso prolongado de diuréticos de asa y facilita el manejo de las alteraciones electrolíticas asociadas al uso de una sola clase terapéutica (asociando, por ejemplo, ahorradores de potasio con diuréticos de asa para prevenir la hipopotasemia, o acetazolamida a diuréticos de asas para provenir la alcalosis metabólica). No existe una pauta concreta para la combinación de diuréticos utilizada en la IC y, en general, cuando los diuréticos de asa son insuficientes para lograr la respuesta diurética deseada, tanto tiazidas, como antagonistas del receptor mineralocorticoide, inhibidores de la anhidrasa carbónica o vaptanes han demostrado ser eficaces para el manejo de la congestión.

Un reciente consenso de expertos recomienda iniciar con furosemida IV, añadir clortalidona (12,5-50 mg/24 h) si existe resistencia diurética. Si persiste la congestión seleccionaremos un tercer fármaco, eligiendo un antagonista mineralocorticoide en situaciones de hipopotasemia y fracción eyección deprimida, o tolvaptan en situaciones de hiponatremia o acetazolamida en situaciones de alcalosis metabólica (fig. 24-8). En aquellos casos con fracción de eyección < 40 % se valorará añadir sacubitrila/valsartan y si además se añade Diabetes tipo 2 un iSGTL2. Es imprescindible controlar los electrolitos y niveles de creatinina.

Enfermedad renal crónica (ERC) y síndrome nefrótico

Los diuréticos de asa son eficaces, con limitaciones, hasta filtrados glomerulares por debajo de 5 ml/min/1,73 m², donde los diuréticos distales son ineficaces. Las tiazidas mantienen efectos sinérgicos en ERC avanzada como se comentó antes para insuficiencia cardíaca. En ERC se reduce mucho el número de nefronas y se dificulta el acceso del diurético al túbulo. En fases avanzadas de ERC con filtrados por debajo de 15 ml/min/1,73 m² se consigue máxima natriuresis con 160-200 mg de furosemida IV sin beneficio mas allá de esa dosis que puede repetirse 2-3 veces al día.

La acidosis metabólica propia de la ERC limita la llegada intratubular de los diuréticos de asa, por lo que su corrección puede optimizar la respuesta a los diuréticos.

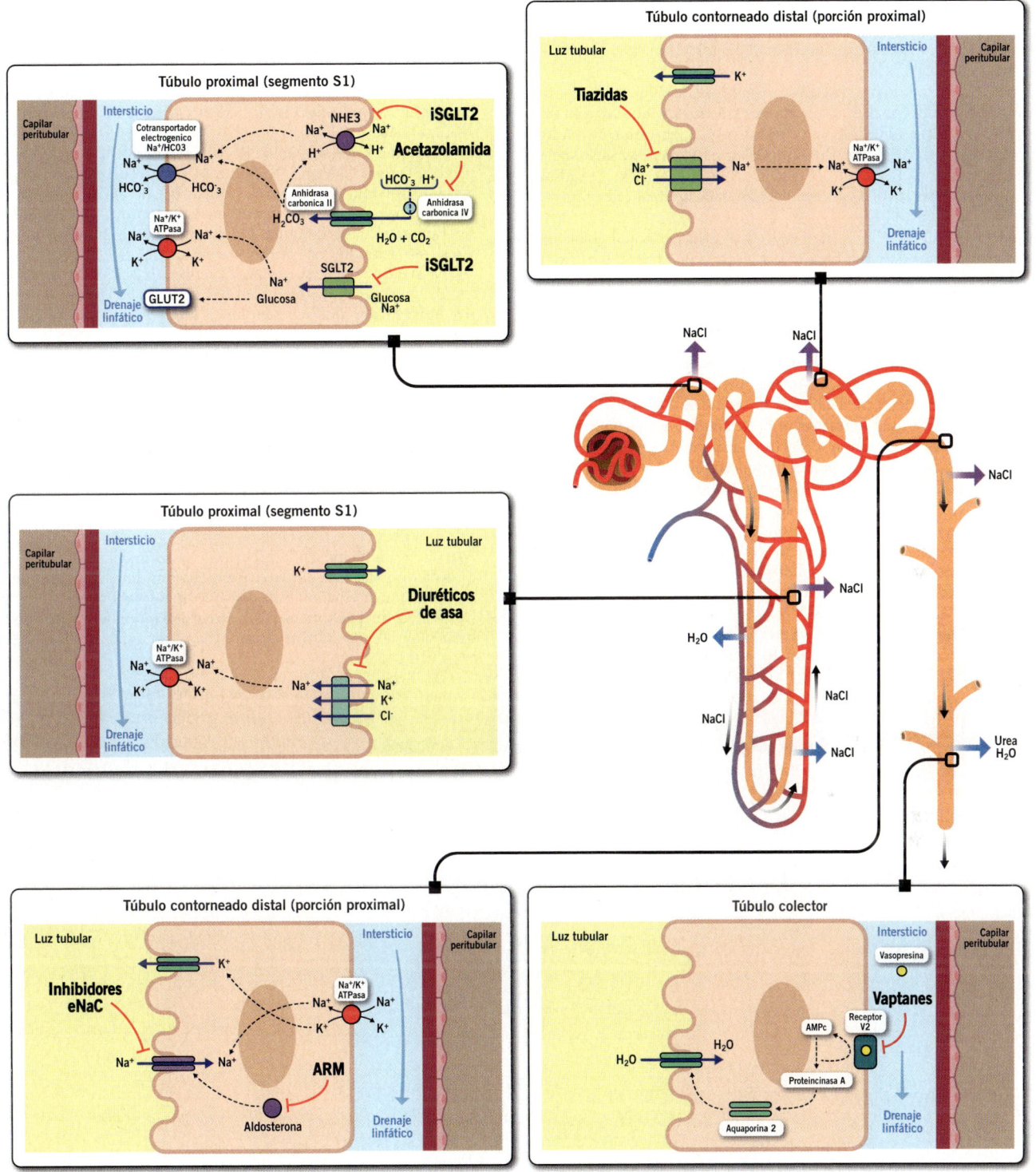

Figura 24-8. Visión integrada de la acción de los diuréticos y acuaréticos en la nefrona. (Tomada de Espriella et al 2022.)

El síndrome nefrótico se caracteriza por una pérdida masiva de proteínas con reducción de la albúmina sérica.

La alta afinidad de los diuréticos por las proteínas, dificulta el acceso de los mismos al túbulo, aunque su secreción tubular no está limitada. La baja presión oncótica por la hipoalbuminemia condiciona un bajo volumen circulante que desencadena una situación de hiperaldosteronismo. La angiotensina condiciona una mayor reabsorción de Na+ de los segmentos proximales y la aldosterona tiene un efecto similar en los segmentos distales. Estos factores contribuyen a la resistencia a los diuréticos y hace preciso un aumento de dosis de diuréticos de ase y la adición de otros fármacos para buscar sinergia.

BIBLIOGRAFÍA

Brater DC. Pharmacology of diuretics. N Engl J Med 1998; 339: 387-95.

Brater DC. Pharmacology of diuretics. Am J Med Sci 2000; 319: 38-50.

De la Espriella R, Santas E, Zegri Reiriz I Górriz JL, Cobo Marcos M, Núñez J. Quantification and Treatment of Congestion in Heart Failure: A Clinical and Pathophysiological Overview. Nefrologia (Engl Ed). 2021 Jul 18:S0211-6995(21)00114-4. English, Spanish. doi: 10.1016/j.nefro.2021.04.006. Epub ahead of print. PMID: 34289940.

James PA, Oparil S, Carter BL y cols. 2014 evidence-based guideline for the management of high blood pressure in adults report from the panel members appointed to the Eighth Joint National Committee (JNC 8) JAMA 2014; 311: 507-20.

Lote CJ. Principles of renal physiology. Boston: Kluwer Academic Publishers, 2000.

Mullens W, Damman K, Harjola VP, Mebazaa A, Brunner-La Rocca HP, Martens P, Testani JM, Tang WHW, Orso F, Rossignol P, Metra M, Filippatos G, Seferovic PM, Ruschitzka F, Coats AJ. The use of diuretics in heart failure with congestion - a position statement from the Heart Failure Association of the European Society of Cardiology. European Journal of Heart Failure 2019; 21(2): 137-55. https://doi.org/10.1002/ejhf.1369

Munger MA. New agents for managing hyponatremia in hospitalized patients. Am J Health Syst Pharm 2007; 64: 253-65.

Ong A, Devuyst O, Knbelmann B, Walz G; ERA-EDTA Working Group for Inherited Kidney Diseases. Autosomal dominant polycystic kidney disease: the changing face of clinical management. Lancet 2015; 385: 1993-2002.

Pitt B, Remme W, Zannad F y cols. Eplerenone, a selective aldosterone blocker, in patients with left ventricular dysfunction after myocardial infarction. N Engl J Med 2003; 348: 1309-21.

Pitt B, White H, Nicolau J y cols. Eplerenone reduces mortality 30 days after randomization following acute myocardial infarction in patients with left ventricular systolic dysfunction and heart failure. J Am Coll Cardiol 2005; 46: 425-31.

Pitt B, Zannad F, Remme WJ y cols. The effect of spironolactone on morbidity and mortality in patients with severe heart failure. N Engl J Med 1999; 341: 709-17.

Refardt J, Imber C, Nobbenhuis R, Sailer CO, Haslbauer A, Monnerat S, Bathelt C, Vogt DR, Berres M, Winzeler B, Bridenbaugh SA, Christ-Crain M. Treatment Effect of the SGLT2 Inhibitor Empagliflozin on Chronic Syndrome of Inappropriate Antidiuresis: Results of a Randomized, Double-Blind, Placebo-Controlled, Crossover Trial. Journal of the American Society of Nephrology: JASN. 2022. https://doi.org/10.1681/ASN.2022050623

Reyes AJ. Diuretics in the treatment of patients who present congestive heart failure and hypertension. J Hum Hypertens 2002; 16: S104-13.

Rossignol P, Ménard J, Fay R, Gustafsson F, Pitt B, Zannad F. Eplerenone survival benefits in heart failure patients post-myocardialinfarction are independent from its diuretic and potassium-sparing effects insights from an EPHESUS (Eplerenone Post-Acute Myocardial Infarction Heart Failure Efficacy and Survival Study) Ssubstudy. J Am Coll Cardiol 2011; 58: 1958-66.

Roush GC, Holford TR, Guddati AK. Chlorthalidone compared with hydrochlorothiazide in reducing cardiovascular events. Hypertension 2012; 59: 1110-17.

Runkle I, Villabona C, Navarro A, Pose A, Formiga F, Tejedor A, Poch E. Tratamiento de la hiponatremia secundaria al síndrome de secreción inadecuada de la hormona antidiurética: algoritmo multidisciplinar español. Nefrologia 2014; 34: 439-50.

Schrier RW, Cadnapaphornchai MA. Renal aquaporin water channels: from molecules to human disease. Prog Biophys Mol Biol 2003; 81: 117-31.

Vander AJ. Renal physiology. New York: McGraw-Hill, 1995.

Fármacos vasodilatadores. Bloqueantes de los canales de calcio

25

F. Pérez Vizcaíno, Á. Cogolludo Torralba y A. M. Briones Alonso

INTRODUCCIÓN

El término vasodilatadores designa a una gran cantidad de fármacos que relajan el músculo liso vascular y que se utilizan en enfermedades crónicas de alta prevalencia en la población, como la hipertensión arterial, la cardiopatía isquémica, la insuficiencia cardíaca, las arteriopatías cerebrales y periféricas, la disfunción eréctil y la hipertensión pulmonar. En todas estas enfermedades se producen alteraciones dinámicas, caracterizadas por un aumento de la contractilidad vascular, y alteraciones estructurales, caracterizadas por hipertrofia e hiperplasia celular y fibrosis, que producen un remodelado de la pared arterial con un aumento del cociente entre la capa media y la luz del vaso y una disminución de la elasticidad vascular. El objetivo del tratamiento con vasodilatadores es reducir la contracción del músculo liso vascular y la resistencia vascular para aumentar el flujo tisular y/o disminuir la presión arterial. En mayor o menor medida, los vasodilatadores pueden contribuir también, mediante sus efectos antiproliferativos o como consecuencia del efecto vasodilatador prolongado, a revertir el remodelado vascular.

Contracción y relajación de la célula muscular lisa vascular

La contracción del músculo liso se produce por el desplazamiento de los filamentos de actina sobre los de miosina. El grado de contracción de las células de músculo liso vascular (CMLV) depende directamente del grado de fosforilación de la cadena ligera de la miosina (MLC_{20}). Dicha fosforilación depende, a su vez, de la actividad de la cinasa de la cadena ligera de la miosina (MLCK), que fosforila (y activa) a la MLC_{20}, y de la actividad de la fosfatasa de la cadena ligera de la miosina (MLCP), que desfosforila (e inactiva) a la MLC_{20}. Por lo tanto, existen dos mecanismos básicos para inducir la contracción de las CMLV **(fig. 25-1)**: *a)* aumento de la actividad de la MLCK (mecanismo dependiente de Ca^{2+}) y *b)* disminución de la actividad de la MLCP (independiente de Ca^{2+}).

La concentración de calcio libre intracelular ($[Ca^{2+}]_i$) es la principal responsable del tono vascular. Diversos agonistas (noradrenalina, angiotensina II, endotelinas y serotonina entre otros), factores de crecimiento y factores físicos (estiramiento, presión, cizallamiento) aumentan la $[Ca^{2+}]_i$ e

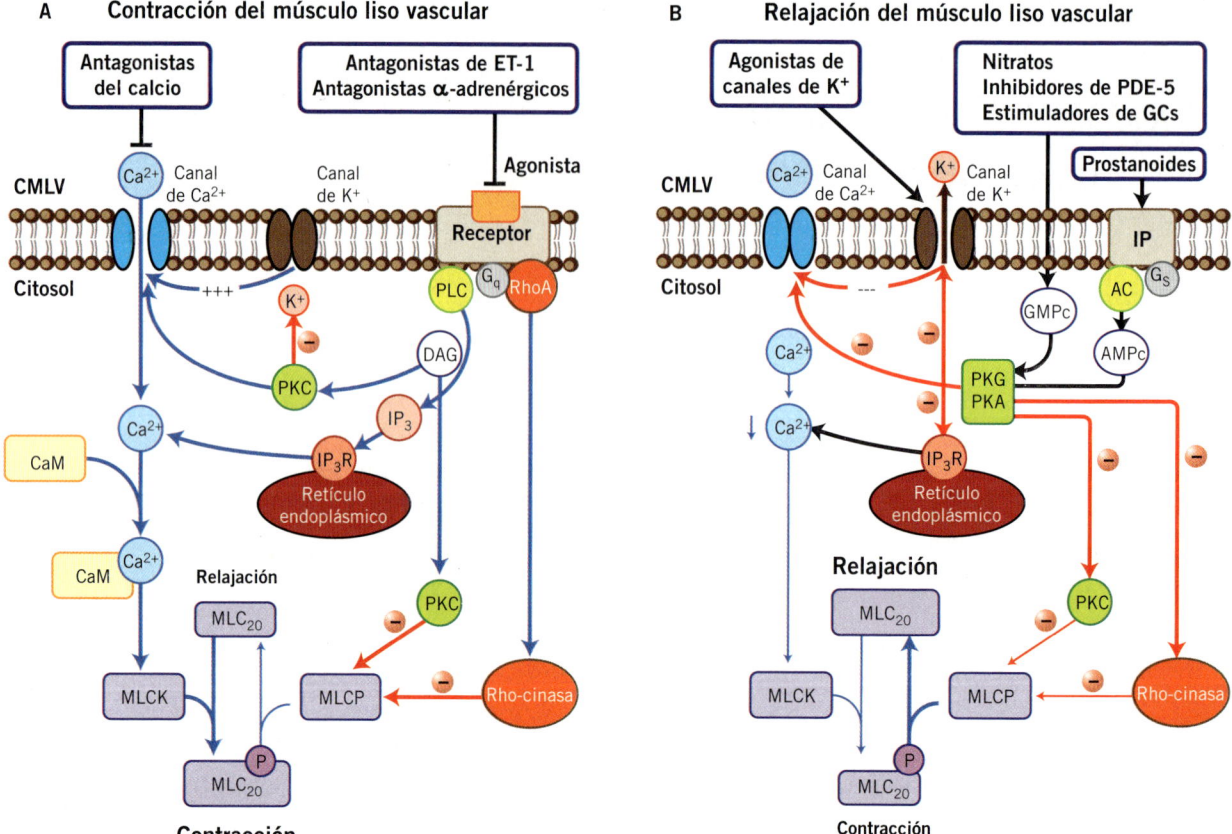

Figura 25-1. Principales mecanismos implicados en la contracción (A) y la relajación (B) del músculo liso vascular y lugares de acción de los fármacos. AC: adenililciclasa; Ca-CaM: complejo Ca-calmodulina; CaM: calmodulina; CMLV: célula muscular lisa vascular; DAG: diacilglicerol; GCs: guanililciclasa soluble; G_q: proteína G_q; G_s: proteína G_s; IP: receptor de prostaciclina; IP_3: inositol-1,4,5-trifosfato; IP_3R: receptor de IP_3; MLC_{20}: cadena ligera de la miosina; MLCK: cinasa de la cadena ligera de la miosina; MLCP: fosfatasa de la cadena ligera de la miosina; PKC: proteincinasa C; PKA: proteincinasa A; PKG: proteincinasa G; PLC: fosfolipasa C.

inducen la contracción de las CMLV por facilitar su entrada desde el medio extracelular y/o su liberación desde el retículo sarcoplásmico. La entrada de Ca^{2+} desde el medio extracelular se realiza a través de canales iónicos y proteínas transportadoras (intercambiador Na^+-Ca^{2+}). En la CMLV, el Ca^{2+} se une a la calmodulina formando un complejo Ca^{2+}-calmodulina que activa a la MLCK. La relajación muscular se produce cuando disminuye la $[Ca^{2+}]_i$, lo que reduce la actividad de la MLCK y hace que predomine la actividad de la MLCP, que desfosforila a la MLC_{20}.

En las CMLV, la entrada de Ca^{2+} depende fundamentalmente de los canales de Ca^{2+} tipo L. Estos canales se activan cuando la membrana se despolariza con potenciales positivos a –30 mV. Algunos agonistas vasoconstrictores (como la noradrenalina, la angiotensina II o la serotonina entre otros), así como factores físicos, bloquean canales de potasio, despolarizando la membrana plasmática, lo que aumenta la probabilidad de apertura de los canales L y la $[Ca^{2+}]_i$. Los agonistas pueden también producir una respuesta vasoconstrictora sin modificar el potencial de membrana mediante mecanismos dependientes e independientes de la $[Ca^{2+}]_i$. La mayoría de los agonistas actúan sobre receptores específicos de la membrana celular acoplados a subunidades α de las proteínas Gq y activan la fosfolipasa C β1 (PLC-β1), que hidroliza el fosfatidilinositol-4,5-difosfato (PIP_2) en diacilglicerol (DAG) e inositol-1,4,5-trifosfato (IP_3). El IP_3 liberado interactúa con

sus receptores específicos, localizados en la superficie del retículo sarcoplásmico, que actúan como canales de Ca^{2+} y promueven la rápida y masiva liberación del Ca^{2+} almacenado en su interior. Las respuestas independientes de Ca^{2+} se producen mediante cambios en la sensibilidad al Ca^{2+} de las proteínas contráctiles, que se regulan fundamentalmente a través de la actividad de la MLCP. Así, la estimulación de receptores acoplados a proteínas G activa la vía de la Rho cinasa, que inhibe la MLCP y, por lo tanto, aumenta el grado de fosforilación de la MLC_{20} y la contracción de las CMLV. Asimismo, la estimulación de receptores aumenta la actividad de diversas proteína cinasas C (PKC) que fosforilan y modulan la actividad de canales iónicos y de la MLCP.

Papel del endotelio en la regulación del tono vascular

Las células endoteliales ejercen un importante papel en la regulación del tono vascular, ya que liberan mediadores vasodilatadores (óxido nítrico [NO], prostaciclina [PGI_2] y el factor hiperpolarizante derivado del endotelio [EDHF]) y vasoconstrictores (endotelinas, tromboxano A_2). Diversos mediadores vasodilatadores (acetilcolina, cininas, sustancia P) ejercen sus efectos tras estimular receptores específicos localizados en la membrana de las células endoteliales, facilitando la síntesis de NO y PGI_2. A su vez, las células endoteliales contienen diversas enzimas que regulan los niveles de factores vasoactivos (p. ej., las enzimas convertidoras de la angiotensina II y de la endotelina que sintetizan angiotensina II y endotelina-1 y la endopeptidasa neutra que degrada los péptidos natriuréticos auriculares y las cininas).

Papel de los nucleótidos cíclicos sobre el tono vascular

Diversos agonistas (p. ej., alfa-2-adrenérgicos, PGI_2, adenosina) interactúan con receptores acoplados a proteínas Gs, estimulando la actividad de la adenililciclasa y elevando los niveles celulares de 3',5'-adenosinmonofosfato cíclico (AMPc). El 3',5'-guanosinmonofosfato cíclico (GMPc) es sintetizado por dos isoenzimas de la guanililciclasa, la particulada, activada por péptidos natriuréticos auriculares, y la soluble, activada por el NO y los nitrodilatadores (nitratos, nitroprusiato). La activación de las proteína cinasas A (PKA) y G (PKG) por AMPc y GMPc, respectivamente, da lugar a la fosforilación de distintas proteínas, lo que produce una respuesta vasodilatadora por diversos mecanismos: *a)* estimulación de la ATPasa de Ca^{2+} del retículo sarcoplásmico o SERCA (fosforila el fosfolambano, aumentando la captación de Ca^{2+} por el retículo sarcoplásmico) y/o de la ATPasa de Ca^{2+} de la membrana plasmática o PMCA; *b)* activación de diversos canales de salida de K^+, lo que hiperpolariza la membrana celular y reduce la apertura de los canales de Ca^{2+} y la síntesis de IP_3; fosforilación e inactivación de la MLCK, y *c)* inhibición de la Rho-cinasa.

Vasodilatadores

Los fármacos vasodilatadores directos producen su efecto principalmente a través de uno o varios de los siguientes mecanismos:

1. Bloqueo de los canales de Ca^{2+} tipo L (p. ej., bloqueantes de los canales de calcio).
2. Activación de canales de K^+. La apertura de canales de K^+ conduce a la hiperpolarización de la membrana y el cierre de los canales tipo L (p. ej., nicorandil, minoxidil y diazóxido).
3. Aumento de la salida de Ca^{2+} del citosol a través de: *a)* la activación del intercambiador Na^+/Ca^{2+}, *b)* la PMCA y *c)* la SERCA.
4. Reducción de la sensibilidad de las proteínas contráctiles al Ca^{2+} mediante la inhibición de la Rho-cinasa.

La mayoría de los vasodilatadores no actúan por un único mecanismo. Así, los fármacos que aumentan los niveles de los nucleótidos cíclicos pueden, en cierta medida, actuar sobre todos ellos. Además, los fármacos antagonistas de mediadores vasoconstrictores (noradrenalina, angiotensina, endotelina, serotonina o vasopresina, entre otros), bien por antagonizar sus receptores, bien por inhibir la síntesis o liberación de estos vasoconstrictores endógenos, dan lugar a efectos similares a los de los fármacos vasodilatadores directos. Es por ello que, a menudo, los simpaticolíticos, los inhibidores del sistema renina-angiotensina-aldosterona o los antagonistas de otros vasoconstrictores son considerados también vasodilatadores.

⭐ **REGULACIÓN DEL TONO VASCULAR**

- La contracción del músculo liso vascular depende de: *a)* la actividad de la MLCK (mecanismo dependiente de Ca^{2+}) y *b)* la disminución de la actividad de la MLCP (independiente de Ca^{2+}).

- El aumento de la $[Ca]_i$ puede deberse a su entrada desde el medio extracelular a través de canales tipo L y/o su liberación desde el retículo sarcoplásmico.

- Los fármacos vasodilatadores:
  - Inhiben la entrada de Ca^{2+} extracelular a través de los canales de la membrana celular.
  - Aumentan la salida de Ca^{2+} a través del intercambiador Na^+/Ca^{2+} o la ATPasa de Ca^{2+} de la membrana celular.
  - Activan la ATPasa de Ca^{2+} del retículo sarcoplásmico (SERCA).
  - Activan canales de potasio e hiperpolarizan el potencial de membrana de la célula muscular lisa vascular.
  - Disminuyen la sensibilidad de las proteínas contráctiles al calcio.

En la **tabla 25-1** se muestra la clasificación de los fármacos vasodilatadores de acuerdo con su capacidad para vasodilatar el territorio venoso, el arterial o ambos. Los vasodilatadores venosos reducen la presión venosa central y la presión telediastólica ventricular izquierda (precarga), y los arteriales disminuyen las resistencias arteriales periféricas (poscarga) y la presión arterial, a la vez que aumentan el flujo sanguíneo regional. Por otro lado, algunos fármacos vasodilatadores presentan cierta selectividad por algunos lechos vasculares o su potencia puede variar en función del calibre del vaso. Algunos fármacos vasodilatadores se estudian en otros capítulos de este libro, por lo que aquí se describirán sólo los que no se desarrollan en otra parte. En la **figura 25-2** se muestra la estructura de algunos fármacos vasodilatadores.

BLOQUEANTES DE LOS CANALES DE CALCIO

En las células en reposo, la concentración de Ca^{2+} en el medio extracelular es unas 10.000 veces mayor que en el intracelular (0,1 μM frente a 1 mM), por lo que existe un gradiente electroquímico que facilita la entrada de Ca^{2+} al interior de la célula. Esta entrada de Ca^{2+} extracelular a través de la membrana se realiza por cuatro vías distintas: *a)* canales activados por cambios de voltaje (tipos L, T, N, P/Q y R); *b)* canales activados por ligandos (catecolaminas, angiotensina II, endotelinas); *c)* canales activados por segundos mensajeros o por liberación intracelular de Ca^{2+}, y *d)* intercambio Na^+-Ca^{2+}. En las células musculares cardíacas y lisas vasculares predominan los canales activados por voltaje tipo L, aunque también existen canales tipo T.

Definición y clasificación

Los bloqueantes de los canales de calcio fueron inicialmente denominados antagonistas del calcio, pero este término está cayendo en desuso. Son un grupo heterogéneo de fármacos que comparten la propiedad de inhibir selectivamente la entrada de Ca^{2+} a través de los canales dependientes de voltaje tipo L, disminuyendo la concentración citoplasmática de Ca^{2+} libre. Atendiendo a su estructura química, se subdividen en tres grupos (**v. tabla 25-1**): fenilalquilaminas, dihidropiridinas y benzotiazepinas.

Tabla 25-1. Clasificación de los fármacos vasodilatadores

Vasodilatadores arteriales
Hidralazina
Agonistas de los canales de K⁺: minoxidilo, diazóxido

Vasodilatadores venosos
Nitratos (v. cap. 26)

Vasodilatadores arteriovenosos
Inhibidores neurohumorales
Moduladores del sistema nervioso simpático (v. cap. 9)
- Bloqueantes α-adrenérgicos: doxazosina, prazosina, terazosina, tamsulosina
- Agonistas de los receptores α₂-adrenérgicos presinápticos centrales
- Agonistas de los receptores imidazolínicos I₁
- Estimulantes de los receptores dopaminérgicos: dopamina
- Bloqueantes de la neurona adrenérgica
Inhibidores del sistema renina-angiotensina-aldosterona (v. cap. 23)
- Inhibidores de la renina: aliskireno
- Inhibidores de la enzima convertidora de la angiotensina (IECA)
- Antagonistas de los receptores AT₁
- Inhibidores de los receptores de aldosterona
Antagonistas de la endotelina
- Antagonistas de los receptores ET_A: ambrisentán
- Antagonistas de los receptores ET_A y ET_B: bosentán, macitentán
De acción directa
Bloqueantes de los canales L de Ca²⁺
- Fenilalquilaminas: verapamilo
- Dihidropiridinas: amlodipino, barnidipino, felodipino, isradipino, lacidipino, lercanidipino, nicardipino, nifedipino, nimodipino, nisoldipino, nitrendipino
- Benzotiazepinas: diltiazem
Inhibidores de las fosfodiesterasas (PDE)
- PDE-3: teofilina, papaverina, amrinona, milrinona
- PDE-5: sildenafilo, tadalafilo, vardenafilo
Aumentan los niveles celulares de AMPc: agonistas
- β₂-adrenérgicos, dopamina, dobutamina, adenosina, PGI₂ y análogos
Aumentan los niveles celulares de GMPc
- Óxido nítrico, nitroprusiato
- Activadores de la guanililciclasa soluble: riociguat
- Péptidos natriuréticos: nesiritida

Estructura molecular de los canales de calcio

Los canales de calcio dependientes de voltaje son proteínas heterooligoméricas constituidas por cinco subunidades denominadas α1 (190 kDa), α2 (143 kDa), β (55 kDa), δ (27 kDa) y γ (33 kD). Las subunidades α1, δ y γ atraviesan la membrana, la subunidad β es intracitoplasmática y la α2 es extracelular y se une a la membrana gracias a la subunidad δ, formando el dímero α2/δ **(fig. 25-3)**. La subunidad α1 es la más importante desde el punto de vista funcional, ya que contiene el poro y el sensor de voltaje del canal, así como los receptores para los bloqueantes de canales de calcio. Las diez subunidades α1 clonadas se agrupan en tres familias: *1)* Los canales que se activan por alto voltaje sensibles a dihidropiridinas (tipo-L, CaV1.x); *2)* Los canales que se activan por moderado a alto voltaje insensibles a dihidropiridinas (CaV2.x) y *3)* los canales que se activan por bajo voltaje (tipo-T, CaV3.x). Se han identificado las siguientes subunidades α1 Cav1.1, Cav1.2, Cav1.3, Cav1.4, Cav2.1, Cav2.2, Cav2.3, Cav3.1, Cav3.2 y Cav3.3. Cada subunidad α1 tiene cuatro repeticiones homólogas (I-IV), y cada una de ellas tiene seis dominios transmembrana (S1-S6) y

una región formadora de poros entre S5 y S6. La activación dependiente del voltaje es impulsada por el segmento S4 que abarca la membrana, que contiene cargas positivas altamente conservadas que responden a los cambios en el potencial de la membrana. Al menos para los canales activados de alto voltaje, es probable que los canales nativos comprendan conjuntos de subunidades α1, β y α2-δ. No se ha demostrado que las subunidades γ se asocien con canales distintos del canal Cav1.1 del músculo esquelético.

Los canales L se activan a potenciales de membrana más positivos de –30 mV, y su alta conductancia (16-24 pS) permite afirmar que representan la principal vía de entrada de Ca²⁺ durante el potencial de acción cardíaco y que participan directamente en el acoplamiento excitación-contracción en las células musculares cardíacas y lisas vasculares. La densidad de canales tipo L aumenta en situaciones fisiológicas (edad), patológicas (hipertensión arterial, cardiomiopatías) o tras la ingesta de sal.

Mecanismo de acción

Los bloqueantes de canales de calcio se unen específicamente a receptores localizados en la subunidad α1 del canal de Ca²⁺. Su afinidad es similar para Cav1.2 y Cav1.3. El receptor de las dihidropiridinas (nifedipino) se localiza en la superficie externa de la subunidad α1 e incluye los residuos aminoácidos del segmento S6 de los dominios III y IV y del segmento S5 del dominio III. La unión de las dihidropiridinas induce alostéricamente una conformación asimétrica del filtro de selectividad del poro del canal. Por el contrario, las fenilalquilaminas (verapamilo) y las benzotiazepinas (diltiazem) deben atravesar la membrana y, una vez en el citoplasma, alcanzan su receptor localizado en el interior del canal cuando éste se abre. El receptor para las fenilalquilaminas está formado por residuos aminoácidos en el segmento S6 de los dominios III y IV, está localizado en la cavidad central del poro en el lado intracelular del filtro de selectividad, y la unión de verapamilo conlleva el bloqueo físico del flujo de Ca²⁺. El diltiazem y las benzotiazepinas relacionadas parecen unirse a un tercer tipo de receptor, aunque los residuos aminoácidos que necesitan para fijarse se solapan ampliamente con los que usan las fenilalquilaminas para unirse a su receptor, lo que explica su similar perfil farmacológico.

La unión de los bloqueantes de canales de calcio a su receptor está modulada por el estado conformacional del canal: reposo, activo, inactivo. Los estados de reposo e inactivo no permiten la entrada de Ca²⁺. Sin embargo, un canal que se encuentra en estado de reposo puede activarse si se aplica un estímulo adecuado, mientras que el canal que se halla en estado inactivo debe volver al estado de reposo antes de poder volver a activarse; al paso del estado inactivo a estado de reposo se lo denomina reactivación del canal. Los bloqueantes de canales de calcio presentan una alta afinidad por el estado inactivo, que es el que predomina al despolarizar el potencial de membrana (bloqueo dependiente de voltaje) o al prolongar la duración del potencial de acción. En condiciones fisiológicas, las células musculares auriculares y ventriculares y del sistema HisPurkinje cardíaco presentan potenciales de reposo muy negativos (–80 a –90 mV), mientras

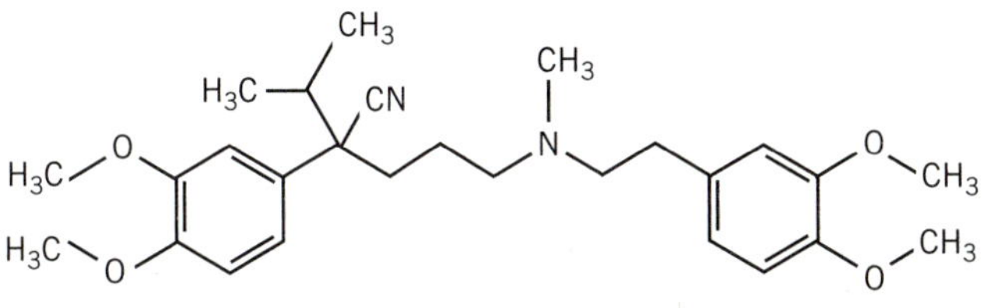

Verapamilo

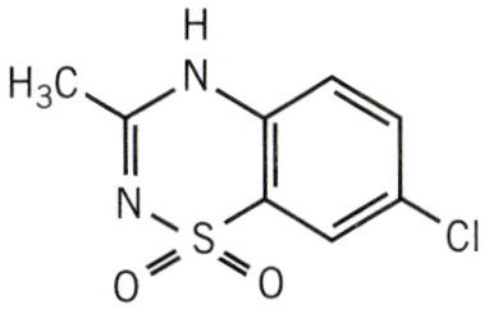

Diazóxido

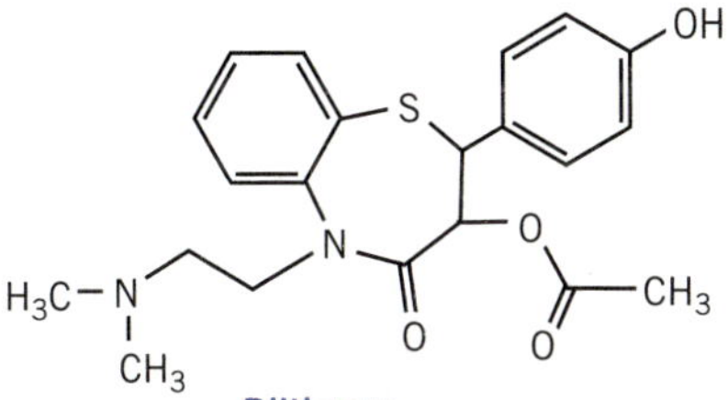

Diltiazem

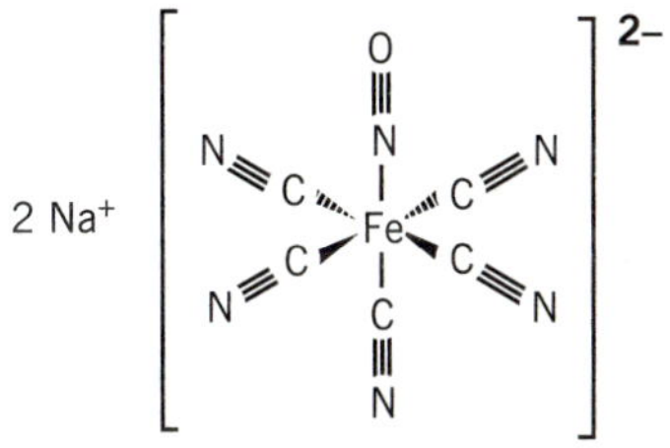

Nitroprusiato

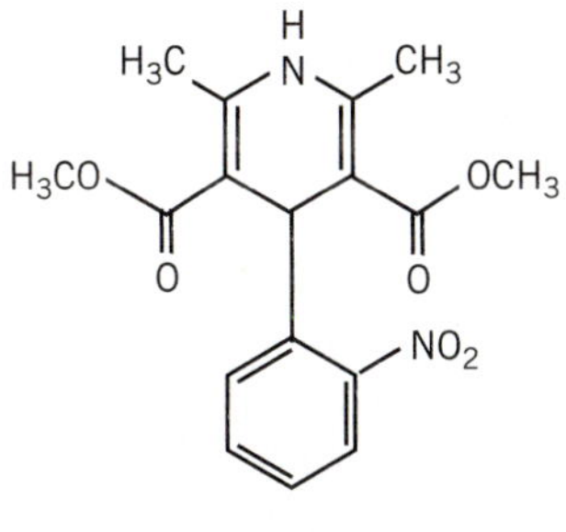

Nifedipino

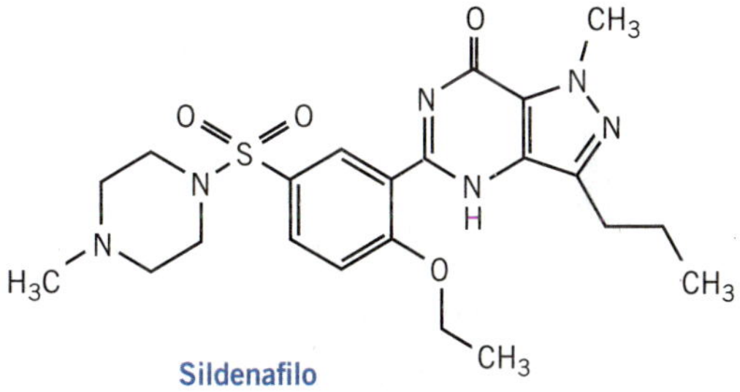

Sildenafilo

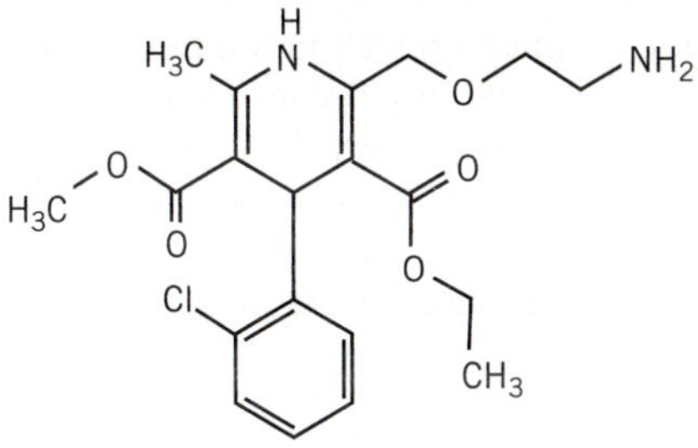

Amlodipino

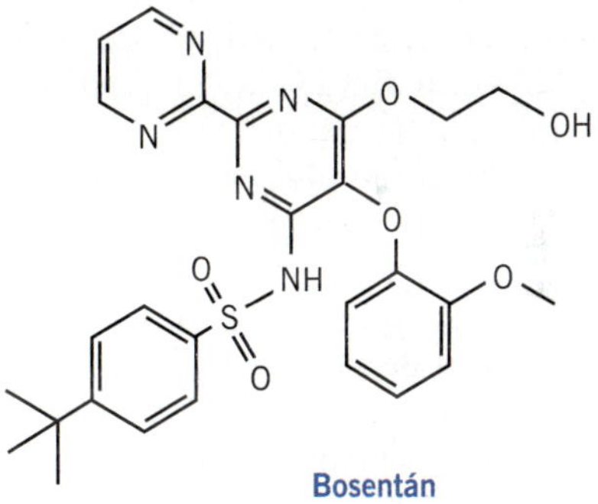

Bosentán

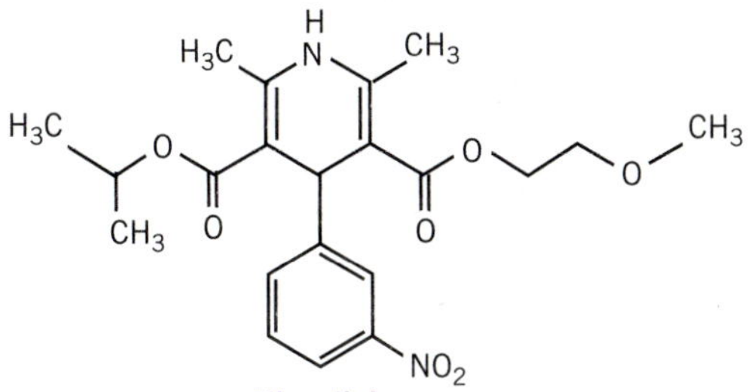

Nicardipino

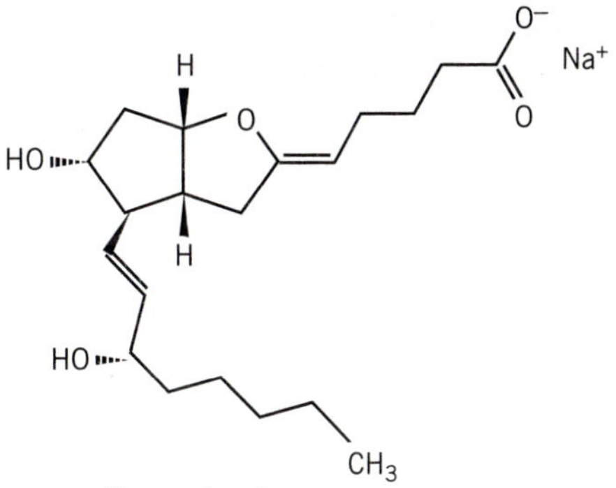

Epoprostenol

Figura 25-2. Estructura química de algunos fármacos vasodilatadores.

que los nodos sinoauricular (SA) y auriculoventricular (AV) y las fibras musculares lisas vasculares presentan un potencial de membrana más despolarizado (–60 a –40 mV). Por otro lado, la duración del potencial de acción cardíaco oscila entre 175 y 350 ms, mientras que en las fibras musculares lisas vasculares la despolarización es más sostenida. Estas diferencias explicarían por qué los bloqueantes de canales de calcio producen vasodilatación arterial en concentraciones a las

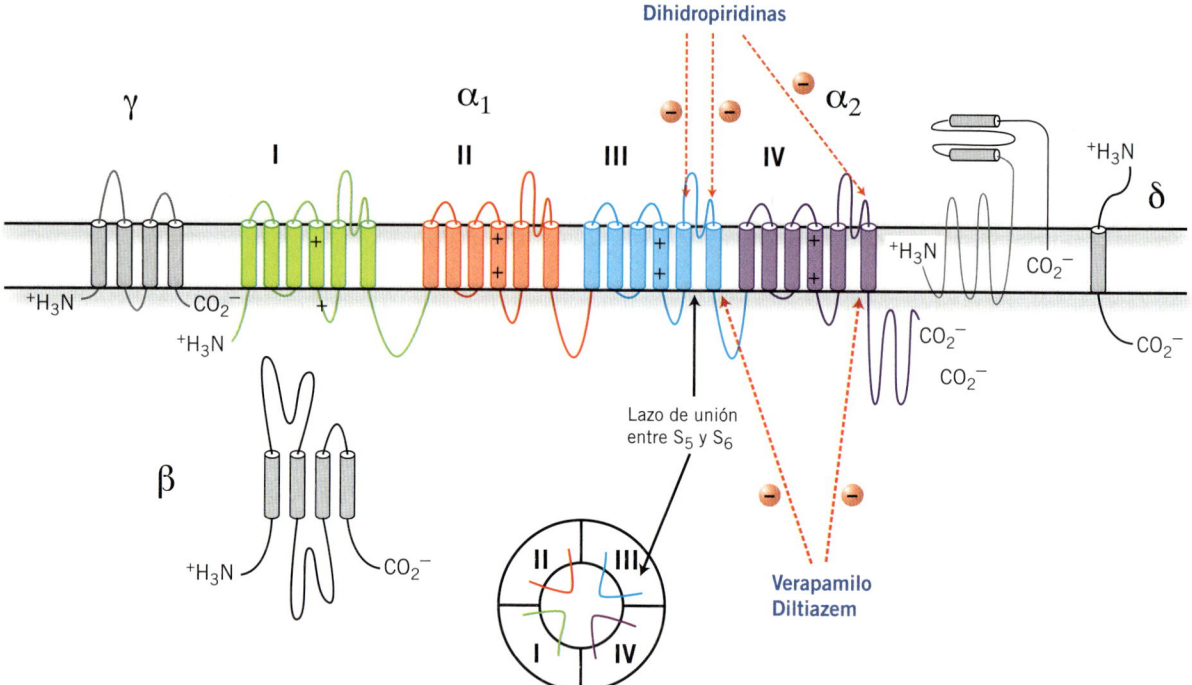

Figura 25-3. Representación esquemática de la estructura de los canales de calcio tipo L. La subunidad está formada por cuatro dominios (I-IV), cada uno de los cuales contiene seis segmentos que atraviesan la membrana (S_1-S_6). El poro del canal de Ca está formado por el bucle que une los segmentos S_5 y S_6. El esquema también muestra los puntos de unión para las dihidropiridinas y el verapamilo, así como la disposición de los cuatro dominios para formar un canal funcional.

que apenas modifican la contractilidad cardíaca, la frecuencia sinusal o la conducción AV (selectividad vascular).

Además, el bloqueo del canal de Ca^{2+} cardíaco producido por verapamilo y diltiazem aumenta notablemente al incrementar la frecuencia de estimulación (bloqueo dependiente de frecuencia). Cuando la frecuencia cardíaca aumenta, los canales de Ca^{2+} permanecen más tiempo en estado activo y/o inactivo, y disminuye el tiempo disponible para que el canal se reactive antes de que llegue el siguiente estímulo. El verapamilo y el diltiazem no sólo presentan una alta afinidad por el estado inactivo, sino que, además, prolongan la constante de tiempo para la reactivación del canal desde 100-200 ms hasta varios segundos. Tras la administración de ambos fármacos, el bloqueo del canal de Ca^{2+} cardíaco es mínimo en ritmo sinusal, pero aumenta en presencia de taquiarritmias, ya que el siguiente latido de la taquicardia llega cuando un porcentaje de canales aún se encuentra en estado inactivo y son incapaces de activarse. Ello explica por qué la génesis y la propagación de los impulsos cardíacos pueden

bloquearse en los tejidos cardíacos que generan potenciales de acción dependientes de Ca^{2+} (nódulos SA y AV). De hecho, el verapamilo y el diltiazem deprimen intensamente la conducción AV en presencia de taquicardias supraventriculares o por reentrada intranodal, pero muy poco en ritmo sinusal, comportándose como fármacos antiarrítmicos. Las dihidropiridinas apenas modifican la reactivación del canal de Ca^{2+}, por lo que el bloqueo que producen no es dependiente de la frecuencia.

Efectos farmacológicos

Efecto antihipertensivo

Los bloqueantes de canales de calcio, en concentraciones que no modifican la frecuencia o la contractilidad cardíaca, disminuyen el flujo de entrada de Ca^{2+} y la $[Ca^{2+}]_i$ en las células de la musculatura lisa vascular produciendo una vasodilatación arteriolar que reduce las resistencias vasculares periféricas y la presión arterial; sin embargo, apenas modifican el tono venoso, por lo que no afectan de forma significativa la precarga cardíaca. El efecto antihipertensivo de estos compuestos guarda relación con el nivel tensional previo, siendo más acusado cuanto más elevada sea la presión arterial del paciente y se mantiene a lo largo del tratamiento. Aunque el mecanismo de acción es común a los tres subtipos de antagonistas del Ca^{2+}, su potencia vasodilatadora es distinta, siendo las dihidropiridinas las que poseen mayor capacidad vasodilatadora, seguidas de verapamilo y diltiazem.

Las dihidropiridinas producen una reducción rápida y pronunciada de la presión arterial, que activa por vía refleja los barorreceptores, aumentando el tono simpático y los niveles

---

✪ BLOQUEANTES DE CANALES DE CALCIO

- Inhiben el flujo de entrada de Ca^{2+} a través de los canales voltaje-dependientes tipo L de las membranas de las células excitables.

- Se unen a receptores localizados en la subunidad α_1 del canal de Ca^{2+}.

- Presentan una afinidad muy alta por el estado inactivo del canal (bloqueo voltaje-dependiente).

- El bloqueo producido por verapamilo y diltiazem aumenta de forma acusada a frecuencias cardíacas rápidas (bloqueo dependiente de la frecuencia).

plasmáticos de noradrenalina. Esta activación simpática aumenta la frecuencia y la contractilidad cardíacas y la velocidad de conducción a través del nódulo AV, lo que contrarresta las posibles acciones cardiodepresoras directas de las dihidropiridinas (depresión de la frecuencia y la contractilidad cardíacas y de la conducción a través del nódulo AV). El resultado final es que la frecuencia y la contractilidad cardíacas no se modifican e, incluso, pueden aumentar ligeramente. La activación neurohumoral es menos acusada con las dihidropiridinas que producen una reducción gradual de la presión arterial (p. ej., amlodipino, lacidipino, formulaciones de acción retardada). El verapamilo y el diltiazem, además de producir vasodilatación, tienen efectos inotrópicos, cronotrópicos y dromotrópicos negativos, por lo que en las dosis habituales no producen taquicardia refleja e incluso pueden provocan una ligera bradicardia y depresión de la conducción AV (**fig. 25-4**).

Efecto sobre la hipertrofia cardíaca y vascular

Los bloqueantes de canales de calcio inhiben la hipertrofia de los cardiomiocitos, la proliferación de los fibroblastos y la síntesis de proteínas de la matriz extracelular, con la consiguiente reducción de la fibrosis cardíaca. En pacientes hipertensos producen una regresión de la hipertrofia ventricular y de la fibrosis cardíaca, efectos que, unidos a su acción vasodilatadora arterial que disminuye la poscarga, podrían mejorar la relajación ventricular.

En los vasos, los bloqueantes de canales de calcio inhiben la hipertrofia, la hiperplasia y la migración de las células musculares lisas, la proliferación de los fibroblastos y la síntesis de colágeno. En arteriolas del tejido subcutáneo glúteo de enfermos hipertensos, disminuyen la hipertrofia de la capa media y el cociente media/luz vascular, aumentan la distensibilidad arterial y preservan la relajación dependiente del endotelio.

Sin embargo, existen importantes diferencias en la acción antiproliferativa de los distintos bloqueantes de canales de calcio. Las dihidropiridinas de acción rápida y semivida corta (**tabla 25-2**) causan una regresión de la hipertrofia ventricular menor de la que cabría esperar por su acción antihipertensiva, hecho que se ha atribuido a la acusada activación neurohumoral que producen. De hecho, los fármacos que provocan una activación neurohumoral mínima (verapamilo, diltiazem, dihidropiridinas de acción prolongada y las formulaciones de acción retardada) producen una mayor regresión de las alteraciones cardiovasculares del paciente hipertenso.

Efecto antianginoso

Por su acción vasodilatadora arterial sistémica y coronaria, los bloqueantes de canales de calcio reducen, respectivamente, las resistencias vasculares periféricas (poscarga) y la demanda miocárdica de oxígeno, suprimen los vasoespasmos coronarios y aumentan el flujo sanguíneo coronario (**v. fig. 25-4**). Ello los convierte en fármacos de primera elección en el tratamiento de la angina de esfuerzo y de reposo (v. cap. 26).

Efecto antiaterosclerótico

Los bloqueantes de canales de calcio pueden retrasar la progresión de las placas de ateroma coronarias incipientes sin modificar la de las placas ya establecidas. En pacientes hipertensos el amlodipino y el lacidipino retrasan la progresión de las lesiones ateromatosas en la arteria carótida y disminuyen la incidencia de angina inestable y el número de procedimientos de revascularización coronaria.

Efectos antiarrítmicos

El verapamilo y el diltiazem deprimen la actividad de los nódulos SA y AV que generan potenciales de acción dependientes de Ca^{2+}. En las dosis habituales no alteran o apenas disminuyen la frecuencia sinusal, pero no producen bradicardia sintomática, ya que su acción depresora directa sobre el nódulo SA es contrarrestada por el aumento del tono simpático que su acción vasodilatadora produce. Sin embargo, pueden provocar bradicardia sintomática en pacientes con disfunción sinusal previa. También suprimen el automatismo anormal que aparece en las fibras cardíacas parcialmente despolarizadas y la actividad desencadenada por pospotenciales tempranos o tardíos. En el nódulo AV prolongan el período refractario y disminuyen la conducción a su través (prolongan el intervalo PR). Ésta es la base de su inclusión en el grupo IV de la clasificación de los antiarrítmicos (v. cap. 22). Las dihidropiridinas no modifican la reactivación del canal de Ca^{2+}, y su potente acción vasodilatadora aumenta por vía refleja el tono simpático cardíaco, lo que incrementa la frecuencia y la contractilidad cardíacas y la velocidad de conducción AV. Por lo tanto, a diferencia del verapamilo y del diltiazem, no exhiben propiedades antiarrítmicas. Los bloqueantes de canales de calcio no modifican la velocidad de conducción ni los períodos refractarios de las células auriculares o ventriculares que generan potenciales

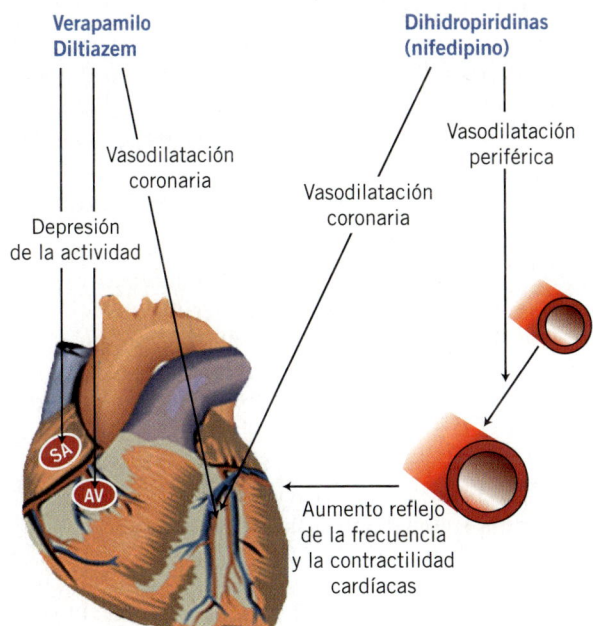

Figura 25-4. Lugares de acción preferente de las distintas clases de bloqueantes de canales de calcio. AV: nódulo auriculoventricular; SA: nódulo sinoauricular.

Tabla 25-2. Características farmacocinéticas de los bloqueantes de los canales de Ca^{2+}

Fármaco	Biodisponibilidad (%)	t$_{máx}$ (horas)	Unión a proteínas plasmáticas (%)	Semivida (horas)	V$_D$ (l/kg)	Eliminación renal[a] (%)
Amlodipino	65	6-10	95	40,0	20	5
Barnidipino	10	5-6	92	20,0		
Diltiazem	41	1-2	98	5,1	4,5	4
Felodipino	16	1	99	11,4	4-10	1
Isradipino	20	1-2	96	8	4,0	4
Lacidipino	20	3	98	7-14	4-8	1
Lercanidipino		1,5-3	98	2-5		1
Nicardipino	30	0,5-1,5	98	5-7	1,2	0
Nifedipino	50	1-2	97	1,8	1,3	2
Nimodipino	8	1	98	2,7	1,9	1
Nisoldipino	8	1-2	99	11,3	3,5	0
Nitrendipino	65	2	98	6,3	5,4	0
Verapamilo	25	1-2	93	4,1	4,4	5

[a] Fracción de fármaco eliminada sin biotransformar por vía renal.
t$_{máx}$: tiempo hasta que el fármaco alcanza su concentración plasmática máxima; V$_D$: volumen de distribución.

de acción dependientes de Na$^+$ (no modifican el QRS ni los intervalos PR y QTc del electrocardiograma). Tampoco modifican el automatismo del sistema His-Purkinje. Por ello, son poco efectivos en arritmias ventriculares, con excepción de las que aparecen asociadas a la cardiopatía isquémica.

Efectos renales

En los pacientes hipertensos, los bloqueantes de canales de calcio producen vasodilatación de la arteriola aferente, que aumenta el flujo renal y la velocidad de filtración glomerular. También ejercen un efecto natriurético, ya que inhiben la reabsorción de Na$^+$ en el túbulo proximal y el tono simpático renal, pero no modifican la excreción renal de K$^+$ ni la volemia. Los bloqueantes de canales de calcio, y en especial las dihidropiridinas, retrasan y/o previenen la insuficiencia renal aguda postrasplante renal o la inducida por contrastes radiológicos, ciclosporina, aminoglucósidos o quimioterápicos, que cursa con vasoconstricción de la arteriola aferente glomerular y disminución de la velocidad de filtración glomerular. Ello se debe a que inhiben la vasoconstricción de la arteriola aferente y reducen la [Ca^{2+}] renal, la producción de radicales libres y el transporte mesangial de macromoléculas e inhiben la agregación plaquetaria. En pacientes con insuficiencia renal crónica o con nefropatía diabética, hipertensos o no, los bloqueantes de canales de calcio no modifican la presión capilar intraglomerular, y sus efectos sobre la proteinuria son variables. En estos pacientes, los fármacos de elección son los inhibidores de la enzima convertidora de la angiotensina (IECA) o los antagonistas de los receptores AT1 de la angiotensina II.

Otros efectos

Los bloqueantes de canales de calcio inhiben la agregación plaquetaria, la síntesis plaquetaria de tromboxano A$_2$ y la liberación de PGI$_2$. Sin embargo, las plaquetas carecen de canales L, por lo que su acción antiagregante no sería consecuencia del bloqueo de la entrada de Ca^{2+}.

Farmacocinética

Los bloqueantes de canales de calcio se absorben bien por vía oral (90-100 %), pero sufren un importante efecto de primer paso hepático, por lo que su biodisponibilidad es en general inferior al 50 % (tabla 25-2). El efecto de primer paso hepático explica por qué se requieren dosis muy superiores por vía oral que por vía intravenosa. Por vía oral, la acción vasodilatadora de la mayoría de los bloqueantes de canales de calcio aparece muy rápidamente (15-30 minutos) y las concentraciones plasmáticas máximas se alcanzan al cabo de 1-2 horas. Por vía intravenosa sus acciones aparecen al cabo de 2 minutos. Se unen en un 78-99 % a proteínas plasmáticas (α1-glucoproteína ácida), se distribuyen ampliamente (volumen de distribución [VD] = 1,2-10 l/kg) y atraviesan la barrera hematoencefálica y la placenta. Estas características explican por qué no se eliminan por hemodiálisis. La biotransformación se produce en el hígado por la CYP3A4, con formación, en el caso del verapamilo y

---

✪ BLOQUEANTES DE CANALES DE CALCIO

- Antihipertensivo:
  - Son vasodilatadores arteriolares, que disminuyen las resistencias vasculares periféricas y la presión arterial.
  - Revierten la hipertrofia cardíaca y vascular.

- Antianginoso: reducen las resistencias vasculares periféricas y las demandas miocárdicas de oxígeno y suprimen los vasoespasmos coronarios.

- Antiarrítmico (sólo verapamilo y diltiazem):
  - Taquiarritmias supraventriculares.
  - Deprimen la frecuencia sinusal y prolongan el período refractario del nódulo auriculoventricular.

- Renales:
  - Acción natriurética.
  - Revierten y/o previenen la insuficiencia renal aguda inducida por contrastes, ciclosporina A, aminoglucósidos o quimioterápicos.

- Antiagregante plaquetario.

del diltiazem, de metabolitos activos (norverapamilo y desacetildiltiazem), que también presentan propiedades vasodilatadoras y antiarrítmicas, aunque con una potencia menor que los compuestos originales; los metabolitos de las dihidropiridinas son inactivos a nivel cardiovascular. Esta rápida biotransformación es la responsable de que muchos bloqueantes de canales de calcio presenten una semivida corta, que obliga a administrarlos varias veces al día. Para facilitar el seguimiento del tratamiento, existen fármacos de semivida prolongada y formulaciones de liberación retardada que permiten controlar al paciente hipertenso o anginoso con una sola dosis diaria.

En los pacientes ancianos y cirróticos están disminuidas la biotransformación hepática y la unión a proteínas plasmáticas de los bloqueantes de canales de calcio, por lo que aumentan la biodisponibilidad oral, las concentraciones plasmáticas y la semivida de estos fármacos. Por consiguiente, en estos pacientes se recomienda iniciar el tratamiento con la mínima dosis posible e incrementarla de forma gradual de acuerdo con la respuesta terapéutica.

Las dihidropiridinas se eliminan por vía renal como metabolitos inactivos, por lo que su farmacocinética no se modifica en los pacientes con insuficiencia renal. Por el contrario, los metabolitos activos de verapamilo y diltiazem pueden acumularse en pacientes con insuficiencia renal avanzada, lo que obliga a reducir la dosis administrada.

Reacciones adversas

La mayoría de las reacciones adversas de los bloqueantes de canales de calcio son consecuencia de sus acciones farmacológicas. Durante el tratamiento aparecen reacciones adversas digestivas (náuseas y vómitos; estreñimiento con verapamilo), neurológicas (sedación, depresión, parestesias, mareos) y cardiovasculares. Por su acción cardiodepresora pueden producir bradicardia, bloqueo AV, disfunción sinusal e insuficiencia cardíaca, y por su rápida y potente acción vasodilatadora, enrojecimiento cutáneo, mareos, cefaleas, congestión nasal, palpitaciones, hipotensión, fatiga y edema pretibial. Los efectos cardiodepresores son más frecuentes con verapamilo y diltiazem, y los efectos vasodilatadores con las dihidropiridinas. El edema pretibial no se debe a retención hidrosalina (los bloqueantes de canales de calcio son natriuréticos y el edema no responde a los diuréticos), sino a que producen vasodilatación selectiva de las arteriolas precapilares y vasoconstricción refleja poscapilar; ello aumenta la presión capilar hidrostática y facilita la extravasación de líquido hacia el espacio extravascular. En pacientes con cardiopatía isquémica, la supresión brusca de los bloqueantes de canales de calcio, al igual que ocurre con los nitratos y los betabloqueantes, puede desencadenar un cuadro de angina, por lo que el tratamiento debe suspenderse de forma gradual.

Contraindicaciones

El verapamilo y el diltiazem (y, en menor grado, las dihidropiridinas) están contraindicados en los pacientes con bradicardia, bloqueo AV avanzado, hipotensión arterial (presión sistólica < 90 mmHg), disfunción ventricular (fracción de

---

❂ BLOQUEANTES DE CANALES DE CALCIO

- Reacciones adversas:
  - Digestivas (náuseas, vómitos; estreñimiento con verapamilo).
  - Neurológicas (sedación, depresión, parestesias, mareos).
  - Vasculares (enrojecimiento cutáneo, mareos, cefaleas, congestión nasal, palpitaciones, hipotensión, fatiga y edema pretibial).
  - Cardiodepresoras (bradicardia, bloqueo AV e insuficiencia cardíaca).
- Contraindicaciones:
  - Pacientes con bradicardia, bloqueo AV avanzado, hipotensión arterial (presión sistólica < 90 mm Hg), disfunción ventricular (fracción de eyección < 40 %) o infarto de miocardio reciente.
  - Verapamilo y diltiazem en pacientes con flúter o fibrilación auriculares asociados a síndrome de Wolff-Parkinson-White.

---

eyección < 40 %) o infarto de miocardio reciente. La depresión de la contractilidad cardíaca aumenta cuando se administran por vía intravenosa o a pacientes con disfunción ventricular previa. El verapamilo no modifica (o incluso acelera) la conducción a través de las vías accesorias y aumenta la frecuencia ventricular en los pacientes con flúter o con fibrilación auriculares asociados al síndrome de Wolff-Parkinson-White, por lo que está contraindicado en estos pacientes.

Interacciones farmacológicas

Interacciones farmacocinéticas

El verapamilo inhibe la glucoproteína P y aumenta la concentración de la digoxina (digoxinemia), por lo que esta asociación puede producir arritmias en los pacientes con insuficiencia renal; en ellos se recomienda utilizar bloqueantes de canales de calcio que no aumentan la digoxinemia (amlodipino). Algunos bloqueantes de canales de calcio reducen la biotransformación de metoprolol y propranolol e incrementan sus concentraciones plasmáticas, por lo que puede aumentar la incidencia de reacciones adversas cardiodepresoras. El nifedipino desplaza a la quinidina y a la fenitoína de su unión a proteínas plasmáticas e inhibe su biotransformación, con el consiguiente incremento de sus concentraciones plasmáticas; como consecuencia, aumentan las reacciones adversas centrales de la fenitoína. El verapamilo y el diltiazem inhiben la CYP3A4 y aumentan las concentraciones plasmáticas de los fármacos que se metabolizan por esta vía (carbamazepina, ciclosporina, tacrólimus, atorvastatina, simvastatina, midazolam, triazolam, inhibidores de la proteasa del VIH).

Las concentraciones plasmáticas de los bloqueantes de canales de calcio aumentan en los ancianos, en situaciones patológicas (cirrosis, insuficiencia cardíaca, infarto de miocardio) y en presencia de fármacos que inhiben el sistema microsomal y/o reducen el flujo sanguíneo hepático (bloqueantes α-adrenérgicos). En estas situaciones se debe reducir la dosis y/o incrementar el intervalo entre dosis. Los inductores del sistema microsomal hepático (barbitúricos, etambutol, rifampicina, fenitoína, estradiol, corticoides, etanol) aumentan el efecto de primer paso y reducen las concentraciones plasmáticas y la semivida de los bloqueantes de canales de calcio, por lo que es preciso aumentar la dosis para mantener su eficacia clínica. En los fumadores disminuye la eficacia antianginosa del nifedipino y del diltiazem, aunque sus concentraciones plasmáticas son similares a las de los no fumadores; ello podría explicarse porque la nicotina aumenta los niveles de α1-glucoproteína ácida reduciendo la fracción libre del fármaco, produce vasoconstricción coronaria y aumenta la frecuencia cardíaca y las demandas miocárdicas de oxígeno.

Interacciones farmacodinámicas

Los bloqueantes de canales de calcio aumentan el efecto de otros antihipertensivos. El verapamilo y el diltiazem potencian la depresión de la conducción AV producida por digoxina, amiodarona y bloqueantes β-adrenérgicos. La asociación de verapamilo o diltiazem y bloqueantes β-adrenérgicos aumenta la incidencia de bradicardia, insuficiencia cardíaca, bloqueo AV e hipotensión arterial. El riesgo es menor cuando se utilizan dihidropiridinas, cuya potente acción vasodilatadora contrarresta, en parte, sus acciones cardiodepresoras. El verapamilo y el diltiazem no deben combinarse con ivabradina por el descenso adicional de frecuencia cardíaca. La asociación de anestésicos inhalatorios (halotano, isoflurano) con bloqueantes de canales de calcio aumenta la incidencia de bradicardia e hipotensión y la depresión de la contractilidad cardíaca.

Indicaciones terapéuticas

Uso como antihipertensivos

En monoterapia, la efectividad de los bloqueantes de canales de calcio es similar a la de otros antihipertensivos; responden mejor los ancianos (particularmente si presentan hipertensión sistólica aislada), los individuos de raza negra y los pacientes que no restringen la ingesta de sal. En los ancianos están parcialmente inhibidas la sensibilidad de los barorreceptores y la compensación refleja simpática en respuesta a su acción vasodilatadora y, además, está disminuida la biotransformación hepática de los bloqueantes de canales de calcio, por lo que sus niveles plasmáticos aumentan. En tratamientos crónicos, los bloqueantes de canales de calcio no producen cambios en las concentraciones plasmáticas de glucosa, insulina, hemoglobina A1c, potasio, creatinina y ácido úrico ni en el perfil lipídico. Tampoco provocan retención hidrosalina, depresión, impotencia, hipotensión postural, efecto rebote o broncoconstricción y mejoran las vasculopatías periféricas. Por lo tanto, son fármacos de elección en la hipertensión arterial asociada a cardiopatía isquémica, accidentes cerebrovasculares y vasculopatías periféricas o nefropatías y en la hipertensión que no responde o en la que están contraindicados los diuréticos (pacientes con diabetes, hiperuricemia, hiperlipidemia o hipopotasemia), los bloqueantes α-adrenérgicos (pacientes con broncoespasmo, asma, hiperlipidemia o vasculopatías periféricas) o los IECA y los antagonistas de los receptores AT1 de la angiotensina II (tos, angioedema, hiperpotasemia, embarazo). El verapamilo y el diltiazem son de elección en los pacientes hipertensos con taquicardias supraventriculares. No existen diferencias en la actividad antihipertensiva de los distintos bloqueantes de canales de calcio, pero se prefieren los que presentan una semivida prolongada o las formulaciones de liberación prolongada que permiten controlar al hipertenso con una dosis diaria.

Uso como antianginosos

Los bloqueantes de canales de calcio son de elección en el tratamiento de la angina de esfuerzo y de reposo (v. cap. 26). Sin embargo, en los pacientes con angina inestable o infarto de miocardio previo, los bloqueantes de canales de calcio no modifican la mortalidad total ni el índice de reinfarto. No obstante, el verapamilo y el diltiazem podrían utilizarse en los pacientes con infarto de miocardio en los que los bloqueantes β-adrenérgicos están contraindicados, siempre que no exista disfunción ventricular.

Uso como antiarrítmicos

Dado que el verapamilo y el diltiazem prolongan el período refractario y disminuyen la conducción a través del nódulo AV, se utilizan en el tratamiento de taquicardias supraventriculares por reentrada intranodal y para controlar la frecuencia ventricular en pacientes con taquicardias supraventriculares paroxísticas y flúter y fibrilación auriculares. Sin embargo, no revierten la fibrilación auricular a ritmo sinusal ni previenen la recidiva de la arritmia tras su cardioversión.

Tratamiento de la insuficiencia cardíaca

Por sus acciones vasodilatadoras arteriales y antianginosas, los bloqueantes de canales de calcio podrían ser de utilidad en el tratamiento de la insuficiencia cardíaca sistólica. Sin embargo, también disminuyen la contractilidad y la frecuencia cardíacas, efectos que se acentúan en pacientes con insuficiencia cardíaca (fracción de eyección del ventrículo izquierdo $<35\%$) o en los que los reflejos simpáticos están inhibidos. En la actualidad, no son fármacos de elección en el tratamiento de la insuficiencia cardíaca, ya que no mejoran los síntomas o la tolerancia al ejercicio ni modifican la mortalidad del paciente. No obstante, podrían ser útiles cuando la insuficiencia cardíaca se asocia a angina de pecho o hipertensión arterial. Si la depresión de la contractilidad se debe a taquiarritmias supraventriculares, el verapamilo y el diltiazem podrían mejorar la situación clínica. La disfunción ventricular diastólica se caracteriza por un aumento desproporcionado de la presión intraventricular con respecto al volumen diastólico y por una disminución de la relajación ventricular y se asocia a la presencia de isquemia, fibrosis e hipertrofia cardíaca. El diltiazem y el verapamilo presentan acciones vasodilatadoras, antiisquémicas y bradicardizantes (prolongan la diástole), revierten la hipertrofia cardíaca y reducen la $[Ca^{2+}]$ intramiocárdica, por lo que podrían acelerar la relajación cardíaca y reducir las manifestaciones clínicas de la disfunción diastólica en pacientes hipertensos o con cardiopatía isquémica.

Enfermedad cerebrovascular

En los pacientes hipertensos, los bloqueantes de canales de calcio disminuyen la incidencia de ictus. En los pacientes con hemorragia subaracnoidea, el nimodipino, que posee gran afinidad por los vasos cerebrales, aumenta el flujo cerebral, suprime los cuadros de vasoespasmo y mejora el deterioro neurológico, aunque no modifica su supervivencia; sin embargo, no es efectivo en los pacientes con ictus isquémico. Algunos bloqueantes de canales de calcio disminuyen la frecuencia, intensidad y duración de los ataques de migraña, quizá por suprimir los cuadros de vasoespasmo cerebral, la agregación plaquetaria y la liberación de mediadores plaquetarios. Algunas dihidropiridinas se utilizan en el tratamiento de la insuficiencia cerebrovascular, el vértigo, la sordera o el nistagmo vestibular.

Enfermedad de Raynaud

Las dihidropiridinas (nifedipino, felodipino) suprimen los espasmos y aumentan el flujo digital, disminuyen la frecuencia e intensidad de los ataques, mejoran los síntomas y aceleran la cicatrización de las úlceras digitales.

Indicaciones no cardiovasculares

Las dihidropiridinas inhiben las contracciones esofágicas, por lo que son útiles en el tratamiento de la acalasia y los espasmos esofágicos que cursan con disfagia y dolor difuso retrosternal. También inhiben la contracción del músculo detrusor y se han utilizado en el tratamiento de la incontinencia urinaria, la enuresis nocturna y la vejiga irritable que cursan con hiperreactividad del detrusor. También relajan la musculatura uterina y disminuyen la amplitud de las contracciones espontáneas o inducidas por oxitocina.

AGONISTAS DE LOS CANALES DE K+

Bajo esta denominación se incluyen fármacos que tienen la capacidad de activar canales de K+, fundamentalmente los canales de K+ regulados por ATP (KATP), presentes en las CMLV. Ello facilita la salida de K+, lo que hiperpolariza la membrana de las CMLV y disminuye la probabilidad de apertura de los canales de Ca^{2+} tipo L y la $[Ca^{2+}]$ intracelular. El resultado es una vasodilatación, principalmente arteriolar, con mínimos cambios sobre los vasos venosos. La vasodilatación arterial aumenta, por vía refleja, el tono simpático y el sistema renina-angiotensina-aldosterona. Ello se traduce, respectivamente, en: *a)* un aumento de la contractilidad, la frecuencia cardíaca y las demandas miocárdicas de oxígeno, razón por la que se recomienda asociarlos con un bloqueante β-adrenérgico, y *b)* retención hidrosalina y edemas, por lo que se puede requerir la asociación con un diurético. Por lo tanto, estos fármacos, aunque tienen una alta eficacia, se reservan para los hipertensos resistentes a otros vasodilatadores. El minoxidil, en desuso en el momento actual como vasodilatador, se emplea en el tratamiento de la alopecia. El nicorandil presenta un mecanismo de acción mixto como activador de canales de KATP y dador de NO y se emplea en el tratamiento de la angina de pecho (v. cap. 26). El diazóxi-

do es una tiazida que carece de propiedades diuréticas. Se administra por vía intravenosa y sus efectos aparecen al cabo de 2 minutos. Se une en una alta proporción a proteínas plasmáticas, se biotransforma en el hígado y el 20-50 % de la dosis administrada se elimina por vía renal. La semivida y la duración de sus acciones vasodilatadoras son muy variables (4-20 horas). Durante el tratamiento aparecen náuseas, vómitos, enrojecimiento cutáneo, dolor en el punto de inyección, retención hidrosalina, aumento de peso e hiperglucemia, ya que inhibe la liberación de insulina como consecuencia de la activación de canales KATP en las células β-pancreáticas. Está contraindicado en los pacientes diabéticos, con cardiopatía isquémica y con aneurismas disecantes aórticos y, a causa de la rápida reducción de la presión arterial que produce, en los ancianos o en los pacientes con enfermedad cerebrovascular. Hoy en día se reserva para el tratamiento de emergencias hipertensivas y de insulinomas.

HIDRALAZINA

En la musculatura lisa arteriolar, la hidralazina disminuye la $[Ca^{2+}]i$ y reduce las resistencias vasculares periféricas. Su mecanismo de acción no está totalmente establecido. Se ha propuesto que inhibe la liberación de Ca^{2+} desde el retículo sarcoplásmico inducida por el IP_3. El efecto vasodilatador se acompaña de una activación refleja del tono simpático y del sistema renina-angiotensina-aldosterona, que cursa con taquicardia refleja y retención hidrosalina. Estos efectos tienden a contrarrestar los efectos vasodilatadores de la hidralazina y aumentan las demandas miocárdicas de oxígeno, por lo que pueden producirse episodios de angina de pecho. Por esta razón, la administración de hidralazina no está recomendada en los pacientes con cardiopatía isquémica, excepto que se asocie a un bloqueante β-adrenérgico (que suprime la taquicardia refleja) y un diurético, y está contraindicada en los pacientes con disección aórtica. Se absorbe bien por vía oral, pero sufre un importante efecto de primer paso hepático (biodisponibilidad del 20 %). Se une a proteínas plasmáticas (87 %) y en el hígado sufre un proceso de N-acetilación. Los acetiladores lentos presentan niveles plasmáticos más elevados y mayor incidencia de reacciones adversas. Por vía oral alcanza niveles plasmáticos máximos al cabo de 0,5-2 horas y una semivida de 1-2 horas, pero sus efectos vasodilatadores persisten durante 6-8 horas. Por vía intravenosa sus efectos máximos se alcanzan al cabo de 20-30 minutos y persisten 3-5 horas. Durante el tratamiento aparecen cefaleas, náuseas, enrojecimiento cutáneo, congestión nasal, palpitaciones y taquicardias. En tratamientos crónicos y con dosis superiores a 200 mg/día puede producir un síndrome tipo lupus, que cursa con fiebre, mialgias, artralgias y esplenomegalia y persiste varios meses tras suspender el tratamiento, lo que limita su utilización. Asociada a nitratos (vasodilatadores venosos) puede ser de utilidad en pacientes con insuficiencia cardíaca que no toleran los IECA o en los que estos fármacos están contraindicados, así como en pacientes afroamericanos.

NITROPRUSIATO

El nitroprusiato es el vasodilatador arteriovenoso más rápido y eficaz que existe. Actúa activando la guanililciclasa soluble y aumentando así los niveles vasculares de GMPc. Es ampliamente considerado como un donador de NO, aunque la conversión del nitroprusiato y de los nitratos en NO es catalizada por enzimas distintas, lo que explicaría por qué el nitroprusiato, a diferencia de los nitratos, es un vasodilatador arteriovenoso y no aparece tolerancia a sus efectos.

Efectos farmacológicos

Por su potente acción venodilatadora, el nitroprusiato disminuye las presiones capilar pulmonar y telediastólica del ventrículo izquierdo, mejorando los signos de congestión pulmonar; por su potente acción vasodilatadora arteriolar disminuye las resistencias vasculares periféricas y la presión arterial, aunque apenas modifica la frecuencia cardíaca. Por lo tanto, reduce la tensión de la pared ventricular y las demandas miocárdicas de oxígeno. Su efecto sobre el volumen minuto depende del equilibrio entre sus acciones vasodilatadoras arteriales y venosas, que aumentan o disminuyen según que la presión telediastólica del ventrículo izquierdo alcance valores superiores o inferiores a 12 mmHg. El aumento del volumen minuto se acompaña de un incremento del flujo sanguíneo renal que, en los pacientes con insuficiencia cardíaca grave, puede aumentar la velocidad de filtración glomerular y producir un efecto diurético.

Farmacocinética

Se administra por vía intravenosa y sus efectos aparecen al cabo de 1-2 minutos, pero persisten durante sólo 3-5 minutos, ya que el fármaco es captado rápidamente por los eritrocitos, donde interactúa con grupos –SH y libera iones cianuro. Éste es rápidamente reducido por la rodanasa hepática a tiocianato, que se elimina lentamente por vía renal (semivida de eliminación de 3 días, que pasa a 5-7 días en caso de insuficiencia renal). Para evitar la toxicidad asociada al aumento de tiocianato, se recomienda que el tiempo de perfusión con nitroprusiato no supere las 72 horas.

Reacciones adversas

La principal reacción adversa es la aparición de una acusada hipotensión, que obliga a monitorizar de forma continua al paciente, particularmente si existe cardiopatía isquémica, debido al riesgo de reducir la presión de perfusión coronaria. También produce náuseas, vómitos, palpitaciones, ansiedad e incluso síncope, reacciones que obligan a suspender o a reducir la velocidad de infusión. El aumento de los niveles plasmáticos de cianuro puede producir mareos, acidosis metabólica (el cianuro inhibe el metabolismo aerobio) y arritmias. En los pacientes tratados durante más de 48 horas con nitroprusiato y, particularmente, si se utilizan dosis altas o si existe insuficiencia renal, la acumulación de tiocianato puede producir náuseas, delirio, confusión y psicosis. También se han descrito cuadros de hipotiroidismo, pues el tiocianato interfiere en el transporte de yoduros en el tiroides. Para evitar estas reacciones se recomienda mantener los niveles plasmáticos de tiocianato por debajo de 10 mg/dl y, si es necesario, reducir los niveles de tiocianato con tiosulfato de sodio o mediante hemodiálisis. El nitroprusiato puede aumentar

la hipoxemia en los pacientes con enfermedad pulmonar obstructiva crónica avanzada, porque inhibe la vasoconstricción pulmonar hipóxica y produce vasodilatación arterial en zonas mal ventiladas pulmonares y un desacoplamiento ventilación-perfusión pulmonar. Está contraindicado en las mujeres embarazadas. La supresión brusca del tratamiento puede producir hipertensión arterial de rebote, que se acompaña de un aumento de los niveles plasmáticos de renina y angiotensina II.

Indicaciones terapéuticas

Por su potente y rápida acción vasodilatadora, es de elección en el tratamiento de urgencias hipertensivas (accidentes cerebrovasculares, encefalopatía hipertensiva), en los aneurismas disecantes de aorta (con un bloqueante β-adrenérgico para limitar la taquicardia refleja) y para producir hipotensión controlada durante la cirugía. También está indicado en el tratamiento de la insuficiencia cardíaca grave que cursa con bajo volumen minuto, aumento de la presión capilar pulmonar y cifras normales o elevadas de presión arterial. El tratamiento se inicia con 0,25-1 µg/kg/min y se aumenta la velocidad de infusión con intervalos de 5-10 minutos hasta alcanzar valores de presión capilar pulmonar que se acompañen del máximo incremento del volumen minuto sin producir hipotensión arterial; la dosis máxima no debe ser > 300 µg/min. La luz hidroliza el nitroprusiato y lo convierte en cianuro, por lo que el sistema de infusión debe protegerse de la luz.

INHIBIDORES DE LA FOSFODIESTERASA 5

Como se ha indicado (v. «Papel de los nucleótidos cíclicos sobre el tono vascular», antes), el aumento de los niveles de nucleótidos cíclicos, AMPc y GMPc, constituye un paso común en la vía de señalización de numerosos vasodilatadores. Estos segundos mensajeros se degradan por la actividad de las fosfodiesterasas (PDE), una amplia familia de enzimas (PDE-1-PDE-11) con distinta localización tisular y afinidad relativa por el AMPc y el GMPc. En los vasos pulmonares, al igual que en el cuerpo cavernoso del pene y en las plaquetas, la PDE-5 representa la principal vía metabólica para el GMPc. Los fármacos inhibidores de la PDE-5 sildenafilo, tadalafilo y vardenafilo compiten con el GMPc por el lugar catalítico de la enzima y reducen su degradación.

Efectos farmacológicos

Los inhibidores de la PDE-5 incrementan el GMPc, aumentando y prolongando la actividad vasodilatadora del NO y de la PGI_2, entre otros. Por ello, los inhibidores de la PDE-5 producen una vasodilatación con cierta selectividad por el territorio vascular pulmonar. Si bien se puede producir una disminución leve y transitoria de la presión arterial sistémica, en la mayoría de los casos no se traduce en efectos clínicos. Estos fármacos potencian la relajación del músculo liso de los cuerpos cavernosos, originando su engrosamiento y la erección del pene (**fig. 25-5**). En presencia de estimulación sexual, los inhibidores de la PDE-5 producen erecciones más prolongadas y una mayor rigidez y tumescencia del pene en los pacientes con disfunción eréctil de causa orgánica (hipertensión, diabetes, dislipidemias, lesión de la médula espinal), psicógena (depresión) o tras prostatectomía radical. Su efecto desaparece cuando cesa la estimulación sexual. Los inhibidores de la PDE-5 no aumentan la morbimortalidad cardiovascular. El sildenafilo es un fármaco seguro en los varones con enfermedad coronaria, diabetes o hipertensión arterial.

Farmacocinética

Los inhibidores de la PDE-5 se absorben bien por vía oral y alcanzan concentraciones plasmáticas máximas a partir de 30 minutos. Los alimentos grasos retrasan la absorción de sildenafilo y vardenafilo. Son metabolizados en el hígado por las isoenzimas CYP3A4 y CYP2C9. La N-desmetilación del sildenafilo da lugar a un metabolito activo, que contribuye en un 35 % del efecto farmacológico. El tadalafilo presenta una semivida prolongada y la duración de sus efectos puede alcanzar hasta 36 horas, mientras que para sildenafilo y vardenafilo es de 4 horas. La dosis debe reducirse en los ancianos y en los pacientes con hepatopatías o insuficiencia renal grave (aclaramiento de creatinina < 30 ml/min).

Reacciones adversas e interacciones

Producen cefaleas, rubor facial, congestión nasal, diarrea, dispepsia y dolor en las extremidades. Todas estas reacciones aumentan al administrarse concomitantemente con epoprostenol. Estos fármacos deben administrarse con precaución en los pacientes con afecciones que predispongan al priapismo, con alteraciones anatómicas del pene o que reciben inhibidores del CYP3A4 (macrólidos, antifúngicos, inhibidores de la proteasa, etc.). Pueden provocar hipotensión sintomática, especialmente cuando se asocian con otros vasodilatadores. Así, está contraindicada la asociación de inhibidores de la PDE-5 con nitratos, ya que disminuye notablemente la presión arterial; para evitarlo, es necesario suspender la administración de los nitratos con 24 horas (sildenafilo, vardenafilo) o 48 horas (tadalafilo) de antelación. También están contraindicados en pacientes con hipotensión arterial, insuficiencia cardíaca grave, antecedente reciente de accidente cerebrovascular, infarto de miocardio, estenosis aórtica o retinitis pigmentaria, y en los pacientes que no toleren un esfuerzo como el que representa la actividad sexual. En dosis terapéuticas, el sildenafilo y el vardenafilo también presentan cierta afinidad por la PDE-6, que se localiza en los conos y bastones retinianos, causando alteraciones de la percepción del color. El dolor de espalda y las mialgias son más frecuentes con tadalafilo que con los otros inhibidores de la PDE-5, probablemente por su mayor acción inhibidora sobre la PDE-11 (localizada en el riñón, los testículos, la próstata y el músculo esquelético).

Indicaciones terapéuticas

Son los fármacos de elección en el tratamiento de la disfunción eréctil. Se administran a demanda 30-60 minutos antes de realizar la actividad sexual.

El sildenafilo y el tadalafilo han demostrado su eficacia en el tratamiento de la hipertensión arterial pulmonar de grado

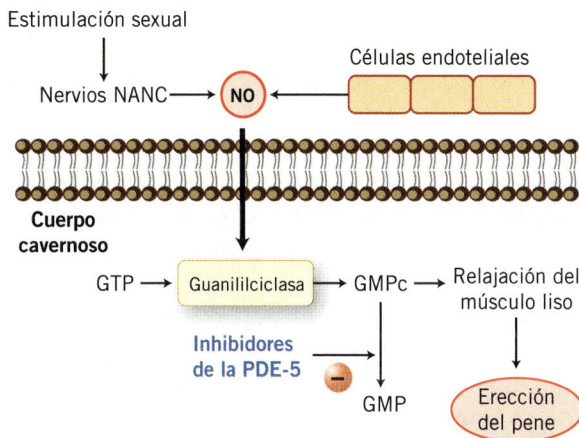

Figura 25-5. Mecanismo de acción de los inhibidores de fosfodiesterasa 5 (PDE-5) y su papel en la disfunción eréctil. NANC: nervios no adrenérgicos no colinérgicos; NO: óxido nítrico.

funcional II y III tanto primaria como asociada a enfermedades de tejido conectivo. El sildenafilo reduce la presión arterial pulmonar media y aumenta la capacidad de ejercicio a partir de la cuarta semana de tratamiento. La interrupción brusca del tratamiento no se asocia a un aumento de la presión arterial pulmonar de rebote.

ESTIMULADORES DE LA GUANILILCICLASA SOLUBLE

Otros fármacos dirigidos a modular la vía NO/GMPc son los estimuladores de la guanililciclasa soluble. La guanililciclasa soluble es la principal enzima responsable de los efectos vasculares del NO. Tras la unión de NO al grupo hemo de la guanililciclasa soluble, la enzima cataliza la síntesis de GMPc. El riociguat es un estimulador de la guanililciclasa soluble. Presenta un mecanismo de acción doble, ya que estimula directamente la guanililciclasa soluble de manera independiente del NO y, además, aumenta la sensibilidad de la enzima al NO. El resultado es un incremento de los niveles de GMPc, que ejerce efectos vasodilatadores, antiproliferativos y antifibróticos. Mejora significativamente la tolerancia al ejercicio y la hemodinámica pulmonar. El riociguat presenta una buena biodisponibilidad oral (90 %) y se metaboliza a través de las isoenzimas CYP1A1 (dando lugar a un metabolito activo), CYP3A, CYP2C8 y CYP2J2. Puede producir cefalea, hipotensión, alteraciones gastrointestinales, mareos, edema periférico y, con menor frecuencia, hemoptisis, hemorragia pulmonar e insuficiencia renal. Su empleo está contraindicado en pacientes con insuficiencia hepática grave, con hipotensión, o tratados con nitratos o inhibidores de PDE-5. El riociguat se utiliza en el tratamiento de la hipertensión pulmonar tromboembólica crónica y de la hipertensión arterial pulmonar de clase funcional II o III. Dado que la alteración de la vía del NO constituye una característica patogénica común a diversas enfermedades cardiovasculares, los estimuladores de la guanililciclasa soluble podrían ser útiles en otras enfermedades, como la insuficiencia cardíaca, la hipertensión arterial o la aterosclerosis. Así, el veraciguat ha sido aprobado para la insuficiencia cardíaca tras episodio de descompensación. Una nueva familia de fármacos en desarrollo que modulan de manera distinta esta vía son los denominados activadores de la guanilil ciclasa. Los activadores, en contraposición a los estimuladores, son capaces de activar el enzima incluso cuando ésta está oxidada y no responde a NO.

ÓXIDO NÍTRICO INHALADO

El endotelio vascular y el epitelio bronquial son las principales fuentes de NO en el pulmón. La administración de NO inhalado permite restringir su efecto vasodilatador a la vasculatura pulmonar. Este hecho, unido a su corta semivida por inactivarse inmediatamente por la hemoglobina al alcanzar el torrente sanguíneo, reduce notablemente la incidencia de reacciones adversas. Se emplea en el tratamiento de la hipertensión pulmonar persistente neonatal, un síndrome caracterizado por un aumento de las resistencias vasculares pulmonares y un cortocircuito de derecha a izquierda a través del conducto arterioso y del agujero oval. En estos pacientes, el NO inhalado mejora de forma aguda la hemodinámica pulmonar y reduce la necesidad de oxigenación extracorpórea. Sin embargo, un elevado porcentaje de los niños no responden a esta terapia. La dosis máxima recomendada es de 20 ppm, la cual debe reducirse a 5 ppm, dosis de mantenimiento, en cuanto se observe una mejoría en la oxigenación del paciente. Dosis superiores a las indicadas o tratamientos prolongados (más de 4 días de duración) aumentan el riesgo de metahemoglobinemia. La suspensión brusca del tratamiento puede dar lugar a un aumento en la presión arterial pulmonar y a un empeoramiento de la oxigenación sanguínea. Estas consideraciones, junto con la relativamente alta incidencia de edema pulmonar, han llevado a que el uso del NO inhalado, en adultos con hipertensión pulmonar, haya quedado limitado al ensayo de vasorreactividad pulmonar aguda durante los procesos de cateterización cardíaca o en los intentos de estabilización de pacientes de forma aguda.

ANTAGONISTAS DE LOS RECEPTORES DE LA ENDOTELINA

Las endotelinas son una familia de péptidos de 21 aminoácidos que desempeñan un papel clave en el control del tono vascular. Entre las distintas endotelinas (ET-1, ET-2 y ET-3), la ET-1 es el vasoconstrictor endógeno más potente. Asimismo, la ET-1 es un potente mitógeno, que aumenta la proliferación de diversos tipos celulares incluidas las CMLV. Existen dos tipos de receptores de endotelinas (ETA y ETB), pertenecientes a la familia de receptores acoplados a proteína G. Ambos se expresan en las células musculares lisas vasculares pulmonares, y los ETB también están presentes en las células endoteliales. La activación del receptor ETA da lugar a vasoconstricción mediada a través de la activación de la PLC. Como consecuencia, se pone en marcha una serie de vías de señalización celular (cinasas y fosfatasas) que desencadenan un aumento de la entrada de Ca^{2+} del medio extracelular y de su liberación desde los depósitos intracelulares. Asimismo, parte de la contracción es independiente de cambios en la concentración de calcio y es debida a un aumento de sensibilidad de las proteínas contráctiles (miosina) al calcio.

El bosentán y el macitentán son antagonistas competitivos de los receptores ETA y ETB, aunque presentan mayor afinidad por los ETA. El efecto de estos fármacos sobre el tono vascular depende de la actividad de la endotelina en cada circunstancia. En pacientes con hipertensión arterial pulmonar disminuyen las resistencias vasculares pulmonares, reducen la hipertrofia vascular pulmonar y la hipertrofia ventricular derecha y mejoran la sintomatología del enfermo y la tolerancia al ejercicio. Se eliminan principalmente por el hígado, donde son metabolizados a través de los sistemas enzimáticos CYP2C9 y CYP3A4, dando lugar a metabolitos activos que pueden contribuir al efecto farmacológico. El bosentán es un inductor de ambas isoenzimas y puede disminuir los niveles plasmáticos de las sustancias metabolizadas a través de ellas (p. ej., sildenafilo).

Entre las reacciones adversas destacan cefaleas, edemas, hipotensión, palpitaciones, reflujo gastroesofágico, anemia y aumento de bilirrubina y de las transaminasas hepáticas (hasta en un 10 %). Esto último hace necesario llevar a cabo controles regulares de la función hepática. Los antagonistas de la endotelina están contraindicados en pacientes con insuficiencia hepática de moderada a grave y durante el embarazo, por ser potencialmente teratógenos. A pesar de estas posibles reacciones adversas, son fármacos generalmente bien tolerados.

Los antagonistas de la endotelina son fármacos de primera elección en el tratamiento de la hipertensión arterial pulmonar de grado II y III. El bosentán también está indicado para la reducción de nuevas úlceras digitales en pacientes con esclerosis sistémica y alteración digital ulcerosa activa.

Con el objetivo de preservar el efecto vasodilatador mediado a través de los receptores ETB presentes en las células endoteliales, se han desarrollado antagonistas selectivos de los receptores. El ambrisentán es un antagonista selectivo de los receptores ETA que mejora la capacidad de ejercicio en pacientes con hipertensión arterial pulmonar, pero que no parece ofrecer ventajas sustanciales frente a los antagonistas no selectivos. Su empleo está contraindicado en pacientes con fibrosis pulmonar idiopática. El antagonista de receptor de endotelina aprocicentan ha sido recientemente aprobado para la hipertensión arterial resistente.

PROSTACICLINA Y DERIVADOS

La PGI_2, un metabolito de la vía de la ciclooxigenasa, interactúa con sus receptores específicos, denominados receptores IP, que se encuentran acoplados a proteínas Gs, y activa la adenililciclasa, lo que aumenta los niveles celulares de AMPc, que activa la PKA. Como consecuencia, la PGI_2 produce un acusado efecto vasodilatador arteriolar, que reduce las resistencias vasculares pulmonares y sistémicas. También presenta acciones antiagregantes plaquetarias, antitrombóticas, antiinflamatorias y antimitogénicas (inhibe la proliferación de la neoíntima y de las células musculares lisas de las arterias pulmonares). La PGI_2 también inhibe la motilidad gastrointestinal, uterina y bronquial y retrasa el vaciamiento gástrico. Además, inhibe la secreción gástrica ácida basal y la estimulada por la pentagastrina, ejerciendo acciones protectoras de la mucosa gástrica y antiulcerosas. En el riñón, aumenta el flujo sanguíneo, la diuresis y la natriuresis. Dado que las arterias intraacinares pulmonares están rodeadas por alvéolos, es posible producir una vasodilatación selectiva de estos vasos cuando la PGI_2 se administra por vía inhalatoria. El aclaramiento de la PGI_2 y sus derivados disminuye en pacientes con insuficiencia hepática o sometidos a diálisis, por lo que en estos casos debe reducirse la dosis a la mitad.

El epoprostenol (prostaciclina obtenida por síntesis) es inestable a temperatura ambiente, se degrada por vía enzimática en el estómago y se hidroliza rápidamente al pH de la sangre. Ello explica su pobre volumen de distribución (357 ml/kg) y su corta semivida (4-6 minutos), que obliga a administrar el fármaco en infusión intravenosa continua, a través de un catéter venoso central conectado a una bomba de infusión. Por esta vía se alcanzan concentraciones plasmáticas estables de epoprostenol al cabo de unos 15 minutos. El epoprostenol se biotransforma en dos metabolitos, 6-ceto-13,14-dihidro-$PGF_{1\alpha}$ y el 6,15-diceto-13,14dihidro-$PGF_{1\alpha}$, que presentan cierto grado de actividad farmacológica y se eliminan por orina (93 %) y heces (7 %). El iloprost es un análogo más estable de la PGI_2, que presenta una semivida de 20-25 minutos y puede administrarse por vía intravenosa o en aerosol. Se une a proteínas plasmáticas en un 60 % y se metaboliza de forma rápida y completa en el hígado, descendiendo la concentración plasmática a menos del 10 % 2 horas después de finalizada la infusión. Su principal metabolito, el tetranoriloprost, es inactivo. El 80 % del fármaco se excreta con la orina, y el resto con las heces. Por vía inhalatoria sus efectos desaparecen al cabo de unos 30-90 minutos, siendo necesarias 6-9 inhalaciones al día para obtener el efecto hemodinámico deseado. La dosis diaria es de 50-200 μg.

El treprostinil es estable a temperatura ambiente y presenta una semivida de 3-4 horas, lo que permite su administración por vía subcutánea (abdomen, cadera y muslos). Por esta vía, su biodisponibilidad es del 100 %, alcanzando niveles plasmáticos estables al cabo de 10 horas tras la administración del fármaco en dosis de 2,5-22 ng/kg/min. Se une en un 91 % a las proteínas plasmáticas, se biotransforma en el hígado, presenta un volumen de distribución de 0,2 l/kg y se elimina en un 79 % por vía renal, fundamentalmente en forma de metabolitos inactivos, y el 13 % por heces. Se puede administrar en infusión continua por vía subcutánea a través de un catéter conectado a una bomba de infusión, que puede cambiarse de posición cada 2-3 semanas.

El beraprost y el selexipag son análogos de la PGI_2 que pueden administrarse por vía oral. La corta semivida del beraprost (35 min) obliga a administrarlo cuatro veces al día. El selexipag se biotransforma en un metabolito activo que, en comparación con los restantes análogos de PGI_2, presenta mayor selectividad por el receptor de PGI_2 y una semivida más prolongada (8 horas).

La PGI_2 y derivados producen reacciones adversas frecuentes e importantes cuando la infusión persiste más de 48 horas: cefaleas, enrojecimiento cutáneo, dolor de mandíbula al masticar, eritemas, diarrea, hipotensión, taquicardia, cansancio, apatía y dolores en manos y pies. Más raramente (< 1 %) aparecen bradicardia, sudoración, náuseas, dolor abdominal, hipoxemia, fiebre y escalofríos. El epoprostenol se administra por vía intravenosa continua mediante una bomba de perfusión conectada a un catéter venoso central. Por esta razón, las reacciones adversas más graves observadas du-

rante el tratamiento crónico son alteraciones de la bomba de infusión, infecciones y embolias o trombosis relacionadas con el catéter y aparición de neumotórax o hemotórax por desplazamiento del catéter. La interrupción brusca de la infusión puede producir una hipertensión arterial pulmonar de rebote y muerte del paciente, por lo que se realizará siempre de forma gradual. Por este motivo, los pacientes deben llevar siempre consigo una carga de epoprostenol y una

---

✪ OTROS VASODILATADORES

- **Agonistas de los canales de K regulados por ATP (diazóxido, nicorandil)**
  - Vasodilatación arteriolar, que aumenta por vía refleja el tono simpático y el sistema renina-angiotensina-aldosterona.
  - Aumento de la contractilidad, la frecuencia y las demandas miocárdicas de oxígeno y retención hidrosalina.

- **Hidralazina**
  - Vasodilatador arteriolar.
  - Activa la guanililciclasa y aumenta los niveles de GMPc intracelular; además, inhibe la liberación de Ca^{2+} desde el retículo sarcoplásmico.
  - Produce taquicardia refleja y retención hidrosalina.

- **Nitroprusiato**
  - Es el vasodilatador arteriovenoso más rápido y eficaz.
  - Actúa como un donador de NO.
  - Uso en emergencias hipertensivas y en el tratamiento de la insuficiencia cardíaca.
  - Se utiliza en infusión intravenosa continua.

- **Inhibidores de la fosfodiesterasa 5 (sildenafilo, tadalafilo, vardenafilo)**
  - Incrementan el GMPc, aumentando la actividad vasodilatadora del NO.
  - Producen vasodilatación y erecciones más prolongadas y una mayor rigidez y tumescencia del pene.
  - Son los fármacos de elección en el tratamiento de la disfunción eréctil. Se administran a demanda 30-60 minutos antes de realizar la actividad sexual.
  - El sildenafilo y el tadalafilo han demostrado su eficacia en el tratamiento de la hipertensión arterial pulmonar.

- **Estimuladores de la guanililciclasa soluble (riociguat)**
  - Aumentan los niveles de GMPc.
  - Se emplean en el tratamiento de la hipertensión pulmonar tromboembólica crónica y de la hipertensión arterial pulmonar.

- **Óxido nítrico inhalado**
  - Efecto vasodilatador restringido a la vasculatura pulmonar.
  - Se emplea en el tratamiento de la hipertensión pulmonar persistente neonatal.

- **Antagonistas de receptores de endotelina (bosentán, macitentán y ambrisentán)**
  - Antagonistas competitivos de los receptores ET_A, su afinidad por los ET_B es variable.
  - Se emplean en el tratamiento de la hipertensión arterial pulmonar.

- **Prostaciclina y derivados (epoprostenol, iloprost, teprostinil, beraprost, selexipag)**
  - La PGI_2 y derivados interactúan con los receptores IP.
  - Acusado efecto vasodilatador arteriolar, que reduce las resistencias vasculares pulmonares y sistémicas.
  - Acciones antiagregantes plaquetarias, antitrombóticas, antiinflamatorias y antiproliferativas.
  - La administración por vía intravenosa en infusión continua (epoprostenol) entraña riesgo de hipertensión de rebote.
  - Otros se administran por vía inhalatoria (iloprost), subcutánea (teprostinil) u oral (beraprost, selexipag).
  - Se emplean en el tratamiento de la hipertensión arterial pulmonar.

bomba de infusión de repuesto, debiendo acudir a un centro hospitalario de forma inmediata si el catéter se obstruye o se desplaza. Es decir, el tratamiento con epoprosterenol sólo puede realizarse en centros especializados.

TRATAMIENTO DE LA HIPERTENSIÓN PULMONAR

La hipertensión pulmonar engloba un grupo heterogéneo de trastornos caracterizados por una elevación mantenida de la presión arterial pulmonar media (PAPm). Clásicamente se consideraban valores de PAPm superiores a 25 mgHg pero las nuevas guías clínicas han reducido el umbral diagnóstico de PAPm a 20 mmHg (2022 ESC/ERS Guidelines for the diagnosis and treatment of pulmonary hypertension). Se trata de una enfermedad progresiva y letal, asociada a una esperanza media de vida tras el diagnóstico de 3-5 años en ausencia de tratamiento. La reducción de la luz en las arterias pulmonares es consecuencia de desequilibrio de factores vasoactivos debido a la vasoconstricción, la proliferación de las células endoteliales y de músculo liso, la trombosis y la inflamación perivascular. La vasoconstricción pulmonar, debido a un exceso de vasoconstrictores o a un defecto de vasodilatadores, se considera un componente temprano de la patología de la hipertensión arterial pulmonar mientras que la proliferación celular da lugar a lesiones obliterativas que son responsables de la progresión y del mal pronóstico de la enfermedad. Los tratamientos farmacológicos actuales (fig. 25-6) están encaminados a producir una relajación de la vasculatura pulmonar, bien por aumentar los niveles de los nucleótidos cíclicos AMPc (PGI$_2$) o GMPc (NO, inhibidores de PDE-5 y estimuladores de la guanililciclasa soluble), bien por inhibir las acciones de mediadores vasoconstrictores (antagonistas de los receptores de endotelina) o inhibir la

entrada de calcio. Uno de los principales inconvenientes de la terapia vasodilatadora tradicional es su pobre selectividad por el territorio pulmonar y, como consecuencia, la alta incidencia de efectos secundarios sistémicos, que empeoran la situación clínica del paciente. El fármaco ideal en el tratamiento de la hipertensión arterial pulmonar debe, por lo tanto, combinar selectividad pulmonar, sencillez de administración y pocas reacciones adversas.

El tratamiento de la hipertensión arterial pulmonar ha experimentado un enorme avance en las últimas décadas gracias al descubrimiento de nuevas dianas farmacológicas y a la incorporación de nuevas vías de administración. El tratamiento de los pacientes, que habitualmente incluye más de un fármaco, sigue un algoritmo basado en el tipo o subtipo de hipertensión, la estratificación del riesgo y la presencia de comorbilidades (2022 ESC/ERS Guidelines for the diagnosis and treatment of pulmonary hypertension). Hasta el momento solamente se han aprobado diversos fármacos para tratar la clase 1 de hipertensión pulmonar (hipertensión arterial pulmonar) y el riociguat para tratar la clase 4 (hipertensión pulmonar tromboembólica crónica).

Los bloqueantes de canales de calcio son eficaces en un porcentaje bajo de pacientes, los denominados pacientes «vasoreactivos» que responden con una bajada de PAPm al NO o a iloprost inhalado de manera aguda. Estos pacientes presentan muy buen pronóstico con este tratamiento. Hoy en día, los inhibidores de la PDE-5, los antagonistas de la endotelina y el estimulador de la guanililciclasa riociguat soluble se consideran, por su eficacia y por su facilidad de administración, los fármacos de primera elección en la mayor parte de los pacientes con hipertensión arterial pulmonar.

El epoprostenol ha demostrado aumentar la capacidad de ejercicio, la hemodinámica e incluso la supervivencia en pa-

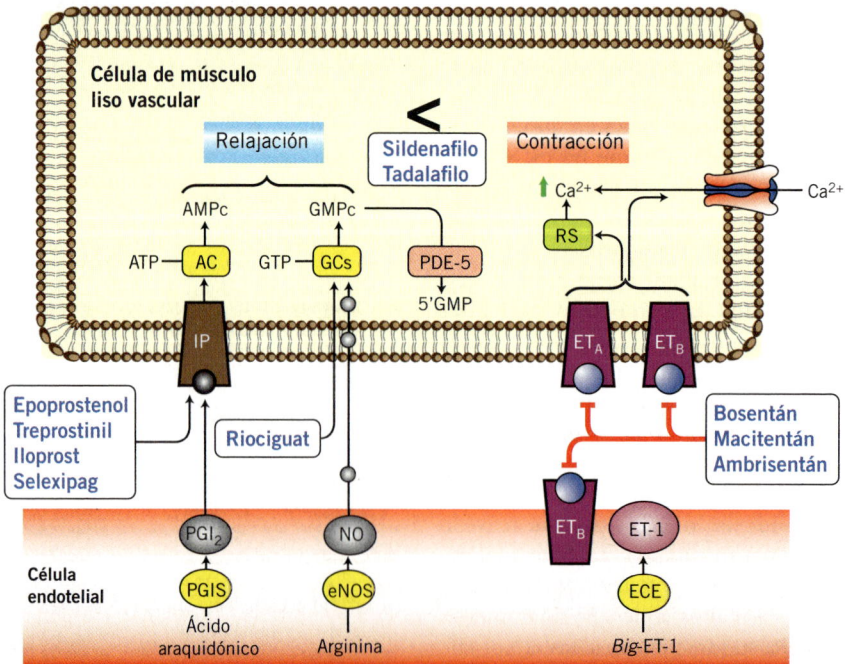

Figura 25-6. Mecanismo de acción de los fármacos empleados en el tratamiento de la hipertensión pulmonar. AC: adenililciclasa; *big*-ET-1: precursor de la endotelina 1; ECE: enzima convertidora de la endotelina; eNOS: óxido nítrico-sintasa endotelial; ET$_A$: receptor A de la endotelina; ET$_B$: receptor B de la endotelina; GCs: guanililciclasa soluble; IP: receptor de prostaciclina; NO: óxido nítrico; PDE-5: fosfodiesterasa 5; PGI2: prostaciclina; PGIS: prostaciclina-sintasa; RS: retículo sarcoplásmico.

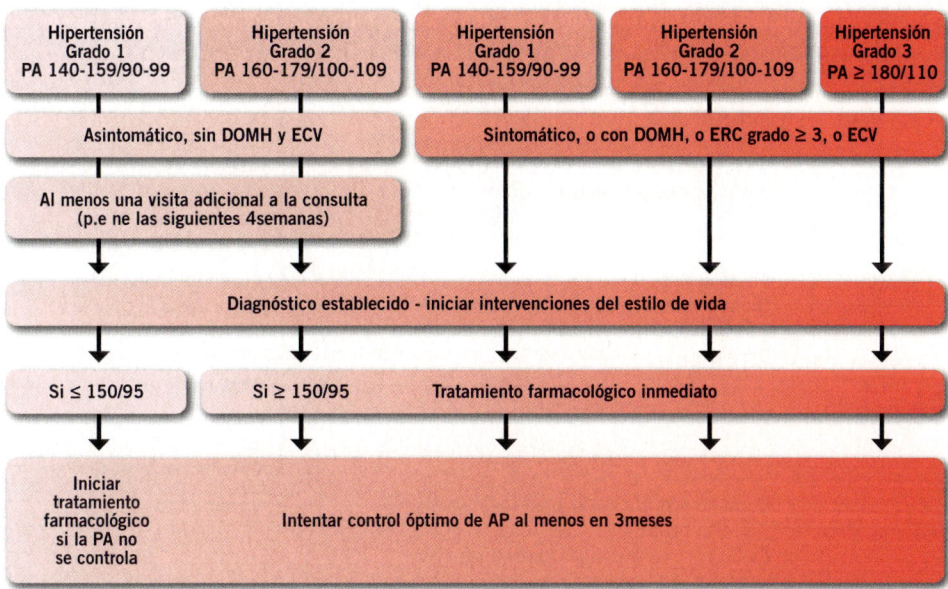

Figura 25-7. Diagnóstico de presión arterial en consulta y manejo inicial de la hipertensión. PA: presión arterial; DOMH: daño de órgano mediado por la hipertensión; ECV: enfermedad cardiovascular; ERC: enfermedad renal crónica. Recomendaciones de la Sociedad Europea de Hipertensión para el manejo de la hipertensión arterial (2023 ESH *Guidelines*).

cientes con hipertensión arterial pulmonar, pero su administración por infusión continua intravenosa y sus efectos adversos resultan un factor limitante. Su uso se reserva para los pacientes en las formas más avanzadas de la enfermedad (clase funcional IV). Otros análogos más estables administrados por vía subcutánea (treprostinil), por inhalación (iloprost) o, incluso, por vía oral (beraprost y selexipag) han demostrado también una eficacia similar y son mejor tolerados. El NO inhalado se emplea exclusivamente en recién nacidos con hipertensión pulmonar persistente neonatal.

A pesar de que estos fármacos aumentan la capacidad de ejercicio y la esperanza de vida en pacientes con hipertensión arterial pulmonar, el pronóstico de los pacientes sigue siendo pobre. La combinación de varios de estos fármacos claramente produce un beneficio adicional.

Aunque todos los fármacos que se emplean actualmente ejercen en menor o mayor medida un efecto antiproliferativo sobre las CMLV pulmonares que contribuye a su eficacia terapéutica, la regresión de las lesiones obliterativas de las arterias pulmonares es un reto para los nuevos fármacos en estudio. En esta línea, el sotatercept, una nueva proteína de fusión compuesta por el dominio extracelular del receptor tipo IIA de la activina humana unido al dominio Fc de la IgG1 humana, se comporta como un ligando que bloquea varios miembros de la familia del TGF-β. El sotatercept está en fase muy avanzada de desarrollo y ha demostrado una alta eficacia en ensayos clínicos en fase III.

TRATAMIENTO DE LA DISFUNCIÓN ERÉCTIL

La disfunción eréctil es un patología muy habitual, que afecta al 34 % de los varones de 60-69 años y a más del 50 % de los >70 años. Es más frecuente en los pacientes con hipertensión arterial, dislipidemia, diabetes, cardiopatía isquémica o insuficiencia cardíaca. Durante la estimulación sexual, las neuronas no adrenérgicas no colinérgicas que inervan los cuerpos cavernosos y las células endoteliales de las arterias que los irrigan liberan NO, que estimula la actividad de la guanililciclasa e incrementa los niveles celulares de GMPc **(v. fig. 25-5)**. Éste, a su vez, reduce la concentración intracelular de calcio y produce la relajación de la musculatura lisa vascular de los cuerpos cavernosos, que provoca un aumento de la entrada de sangre arterial, a la vez que comprime las venas eferentes; el resultado es la acumulación de sangre en los cuerpos cavernosos, el llenado de sangre de los espacios sinusoidales y la erección del pene.

Para la disfunción eréctil de origen vascular, clásicamente se han empleado vasodilatadores con poca selectividad por el cuerpo cavernoso (prostaglandina E1, fentolamina, papaverina, minoxidilo o nitratos), lo que obligaba a administrarlos directamente mediante inyección local intracavernosa o por vía intrauretral, procedimientos que obviamente tienen una baja aceptación por los pacientes. Hoy en día, los inhibidores de PDE-5 constituyen el tratamiento de primera elección, siendo eficaces y bien tolerados por la mayoría de los pacientes con disfunción eréctil tanto de origen orgánico como psicógeno. Potencian la respuesta del NO endógeno generado por la estimulación sexual. El sildenafilo y el vardenafilo por su semivida corta se usan a demanda, el tadalafilo tiene una duración de acción más prolongada.

TRATAMIENTO DE LA HIPERTENSIÓN ARTERIAL

La hipertensión arterial, definida como el aumento mantenido de las cifras de presión arterial sistólica/diastólica (PAS/PAD) en valores ≥ 140/90 mmHg tomadas en la consulta, es el problema cardiovascular más frecuente en el mundo. La hipertensión arterial se clasifica en grados del 1 al 3 en función de los valores de presión arterial **(fig. 25-7)**. De acuerdo con la Organización Mundial de la Salud, la hipertensión afecta a unos 1280 millones de personas entre 30-79 años. La prevalencia de hipertensión arterial se estima que es del

Tabla 25-3. Contraindicaciones de los fármacos antihipertensivos y situaciones que requieren precaución en el uso de fármacos antihipertensivos

Fármaco	Contraindicaciones absolutas	Precaución de uso
Diuréticos (tiazidas)/Diuréticos similares a tiazidas	Hiponatremia Enfermedad renal crónica debida a uropatía obstructiva Alergias a sulfonamidas	Gota Intolerancia a la glucosa Embarazo Hipercalcemia Hipopotasemia Pacientes de cáncer con metástasis de hueso
Bloqueantes β-adrenérgicos	Asma severo Bloqueo sinoauricular o auriculoventricular de alto grado Bradicardia	Síndrome metabólico Intolerancia a la glucosa Deportistas EPOC (excepto los bloqueantes β-adrenérgicos vasodilatadores)
Bloqueantes de canales de calcio (dihidropiridinas)		Taquiarritmias Insuficiencia cardíaca Edema severo preexistente en las piernas
Bloqueantes de canales de calcio no dihidropiridinas (verapamilo, diltiazem)	Bloqueo sinoauricular o auriculoventricular de alto grado Disfunción ventricular izquierda grave. Insuficiencia cardíaca Bradicardia Administración simultánea de medicamentos con potencial de interacción farmacológica mediado por glucoproteína P o CYP3A4	Estreñimiento
Inhibidores de la enzima convertidora de la angiotensina	Embarazo Mujeres que planean embarazo Angioedema Hiperpotasemia severa Estenosis bilateral de la arteria renal	Mujeres con posibilidad de quedarse embarazadas sin uso de anticonceptivos fiables
Antagonistas de los receptores de la angiotensina II	Embarazo Mujeres que planean embarazo Hiperpotasemia severa Estenosis bilateral de la arteria renal	Mujeres con posibilidad de quedarse embarazadas sin uso de anticonceptivos fiables
Antagonistas del receptor mineralocorticoide	Hiperpotasemia severa Filtración glomerular disminuida	Administración simultánea de medicamentos con potencial de interacción farmacológica mediado por glucoproteína P o CYP3A4 para eplerenona

EPOC: enfermedad pulmonar obstructiva crónica.

34 % en hombres y 32 % en mujeres con diferencias entre distintos países, y con un aumento acusado con la edad.

Existe una relación continua –e independiente de otros factores– entre el aumento de presión arterial y el riesgo de accidentes cerebrovasculares, infarto de miocardio, muerte súbita, insuficiencia cardiaca, enfermedad arterial periférica y desarrollo y progresión de enfermedad renal crónica, lo cual ocurre en todas las edades y grupos étnicos. Los valores de PAS son mejores predictores de eventos cardiovasculares que los de PAD a partir de la edad de 50 años. El control de la presión durante las 24 horas del día es un importante factor pronóstico.

Se estima que, en pacientes hipertensos, una reducción media de 7 mmHg en la presión arterial en consulta reduce substancialmente el riesgo de accidente cerebrovascular, enfermedad coronaria, insuficiencia cardiaca, y la mortalidad cardiovascular y por otras causas. Además, la disminución de la presión arterial disminuye el daño renal e incluso el deterioro cognitivo. Por ello, el tratamiento farmacológico de la hipertensión es una de las estrategias preventivas que más beneficio puede aportar a la salud de la población. El riesgo asociado a los valores de PAS/PAD es potenciado por otros factores de riesgo cardiovascular que comúnmente acompa-

ñan a la hipertensión como la dislipemia, intolerancia a la glucosa y diabetes tipo 2. Así, la estimación del riesgo cardiovascular total, es decir la probabilidad de desarrollar un evento cardiovascular, normalmente en los 10 años siguientes, se recomienda para cada paciente hipertenso por su relevancia para el manejo de la hipertensión. Igualmente, la reducción del riesgo implica un abordaje de los factores de riesgo modificables incluyendo el tabaquismo, la dislipidemia, la obesidad abdominal o la diabetes.

La Sociedad Europea de Hipertensión (ESH 2023), ha actualizado recientemente sus recomendaciones para el establecimiento de tratamiento antihipertensivo. Según estas guías, la decisión de comenzar el tratamiento farmacológico se basará en los niveles de presión arterial en consulta como se muestra en la **figura 25-7**. En general, se recomienda que todos los pacientes hipertensos reciban tratamiento farmacológico y adopten cambios en el estilo de vida independientemente de su riesgo cardiovascular. Dichos cambios en el estilo de vida, consistentes en la restricción de sal, aumento del consumo de potasio, el ejercicio físico, la moderación en el consumo de alcohol, el consumo de dietas ricas en frutas y verduras y bajas en grasas, la pérdida de peso y el abandono del tabaco, constituyen un pilar del tratamiento de la hipertensión no

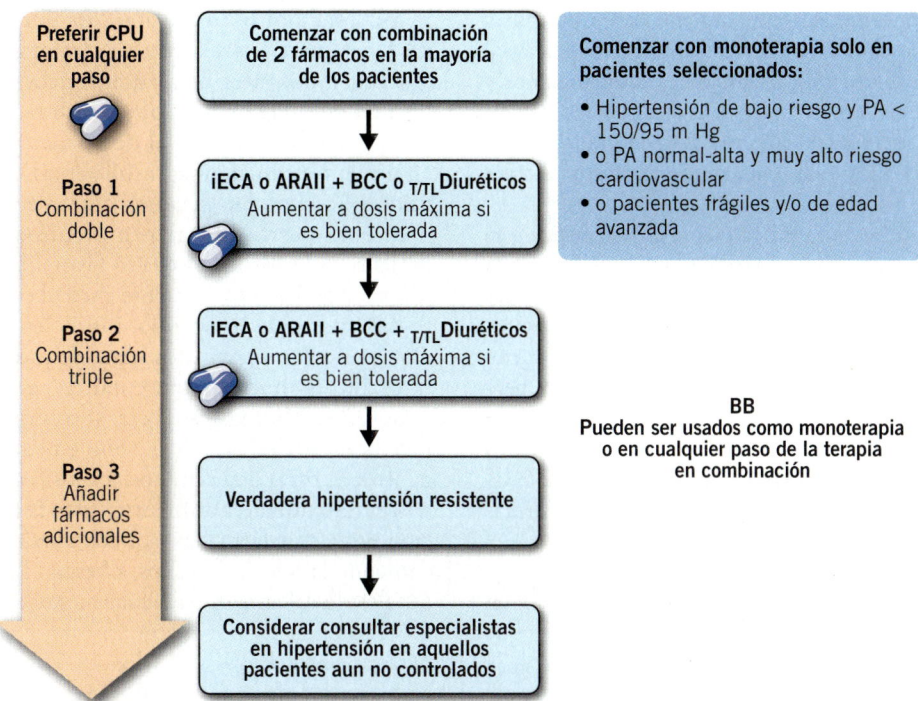

Figura 25-8. Estrategia general de manejo de la hipertensión arterial. CPU: combinación de forma farmacéutica única; iECA: inhibidores de la enzima conversora de angiotensina; ARAII: antagonistas de los receptores de angiotensina II; BB: bloqueantes beta adrenérgicos; BCC: bloqueantes de canales de calcio; T/TL: tiazidas/similares a tiazidas. Recomendaciones de la Sociedad Europea de Hipertensión para el manejo de la hipertensión arterial) (2023 ESH *Guidelines*).

sólo por su efecto sobre la presión sino también por ser factores de riesgo adicionales. En pacientes con grado 1 en el rango de presión arterial menor sin daño de órgano diana y un bajo riesgo cardiovascular, se puede considerar la opción de comenzar el tratamiento solo con cambios en el estilo de vida durante un tiempo y evaluar cambios en la presión arterial. En la población general hipertensa se recomienda reducir los valores de PAS/PAD al menos por debajo de 140/90 mmHg. Estos valores pueden diferir en algunos subgrupos de pacientes como pacientes ancianos, embarazadas, diabéticos, etc.

En el momento actual, hay cinco clases de fármacos antihipertensivos –que se han estudiado en diversos capítulos de este libro– considerados de primera línea: los bloqueantes de canales de calcio, los bloqueantes beta-adrenérgicos, los IECA, los antagonistas de los receptores de angiotensina II (ARAII) y los diuréticos tiazídicos y similares a tiazidas (clortalidona e indapamida). Los antagonistas alfa1-adrenérgicos, los agonistas alfa2-adrenérgicos y moduladores de receptores imidazolínicos (moxonidina), los antagonistas del receptor mineralocorticoide de aldosterona y los inhibidores de la renina (aliskireno) no son fármacos de primera línea, aunque han demostrado también reducir la presión arterial y en algunos casos, tener efectos metabólicos favorables. La combinación de valsartan (un ARAII) y del inhibidor de neprilisina sacubitril también disminuye la presión arterial, si bien esta combinación está aprobada solo para el tratamiento de la insuficiencia cardiaca en la mayoría de los países. Algunos de estos fármacos pueden emplearse en asociación con los fármacos de primera elección, especialmente en la hipertensión resistente, definida como el fracaso para reducir la presión a valores < 140/90 mmHg con cambios del estilo de vida apropiados y con un tratamiento con

dosis óptimas o bien toleradas de 3 o más fármacos (un diurético tiazídico o similar a tiazida, un bloqueante del sistema renina angiotensina (iECA o ARAII) y un bloqueante de canales de calcio), y con confirmación de presión arterial de 24 h descontrolada medida fuera de la consulta, evidencia de adhesión al tratamiento y exclusión de causas de hipertensión secundaria. El beneficio del tratamiento antihipertensivo sobre el riesgo cardiovascular es esencialmente debido a la reducción de la presión arterial en sí misma y es, en su mayor parte, independiente del fármaco empleado o del mecanismo molecular implicado.

En base a la evidencia disponible y con el objetivo de evitar o minimizar los factores que contribuyen al mal control de la presión arterial en pacientes hipertensos tratados, las guías de la Sociedad Europea de Hipertensión de 2023 proporcionan las siguientes recomendaciones simples y pragmáticas para el tratamiento de la hipertensión (**fig. 25-8**):

1) En la mayoría de los pacientes, el tratamiento debería ser iniciado con una combinación de dos fármacos en una única forma farmacéutica para mejorar la rapidez, eficacia y predictibilidad del control de presión arterial.

2) Aunque se pueden usar diversas combinaciones de dos fármacos, las combinaciones preferidas deberían ser un bloqueante del sistema renina angiotensina (iECA o ARAII) con un bloqueante de canales de calcio o un diurético tiazídico o similar a tiazida.

3) Los bloqueantes beta-adrenérgicos se pueden utilizar en cualquier momento en combinación con cualquier otro fármaco de los grupos principales en indicaciones clínicas concretas dirigidas por guías clínicas o en otras condiciones concretas.

4) La monoterapia inicial se recomienda para pacientes con muy alto riesgo cardiovascular con una presión arterial alta-normal y, por precaución, en pacientes muy ancianos y frágiles. También pueden ser considerada en pacientes con bajo riesgo cardiovascular con hipertensión de grado 1 cuya presión arterial sistólica está más modestamente elevada (< 150 mmHg).

5) Se debería utilizar una única forma farmacéutica que combine un bloqueante del sistema renina angiotensina (iECA o ARAII) más un bloqueante de canales de calcio más un diurético tiazídico o similar a tiazida, cuando la combinación de dos fármacos no logre el control de presión arterial (a las dosis máximas toleradas) y un bloqueante beta adrenérgico no esté indicado.

6) Independientemente de la elección del tratamiento inicial, finalmente la mayoría de los pacientes deberían seguir un tratamiento combinado en una única forma farmacéutica cuando sea posible.

Los principales grupos farmacológicos muestran buen grado de tolerabilidad, que es uno de los criterios por los que se recomienda su uso, aparte del claro efecto reductor de la presión arterial y su probada eficacia en la reducción de eventos cardiovasculares. Las principales contraindicaciones y recomendaciones de precaución de los principales grupos farmacológicos aparecen en la **tabla 25-3**.

La hipertensión es extremadamente frecuente en individuos mayores en los que se acompaña de un elevado riesgo cardiovascular y renal. En ausencia de indicaciones específicas, no existe evidencia de beneficios o daños más pronunciados a largo plazo de algún grupo farmacológico concreto en la población de mayor edad. Por tanto, cualquiera de los cinco grupos principales de fármacos puede ser usado. Sin embargo, los pacientes de mayor edad son más susceptibles a los efectos adversos de los bloqueantes beta adrenérgicos como fatiga, desórdenes del sueño y depresión. Por tanto, en estos individuos, los beta bloqueantes no deberían ser la primera elección en ausencia de indicaciones clínicas específicas recomendadas para su uso. Sin embargo, estos fármacos son muy utilizados en la práctica clínica en la población de mayor edad por su indicación para muchas condiciones clínicas cardiacas, vasculares y no cardiovasculares.

Los bloqueantes beta-adrenérgicos tienen una eficacia ligeramente menor para proteger frente a accidentes cerebrovasculares, siendo igual de efectivos que otros fármacos en pacientes con angina, insuficiencia cardíaca o infarto de miocardio. Los bloqueantes de tercera generación como nebivolol o carbedilol tienen propiedades vasodilatadoras directas. Además de su efecto favorable en situaciones clínicas específicas como la enfermedad coronaria, tratamiento del infarto de miocardio, insuficiencia cardiaca, fibrilación auricular y otras, los beta bloqueantes ejercen efecto favorable en muchas otras condiciones clínicas. Los diuréticos y los bloqueantes beta adrenérgicos tienen efectos metabólicos desfavorables. Sin embargo, puesto que el control óptimo de la presión arterial es el principal objetivo del tratamiento antihipertensivo, la terapia en combinación con estos fármacos es frecuentemente necesaria y recomendada en individuos obesos. Los bloqueantes de canales de calcio son particularmente eficaces en pacientes descendientes de población africana y en la población general anciana. Los IECA y los ARA II son menos efectivos en pacientes afroamericanos. Sin embargo, son muy efectivos para reducir la proteinuria y mejorar el pronóstico de la insuficiencia cardíaca.

Los fármacos antihipertensivos son fármacos esenciales en una enorme variedad de enfermedades cardiovasculares como la enfermedad arterial coronaria, la insuficiencia cardiaca, la fibrilación auricular, la enfermedad valvular, la enfermedad vascular, la enfermedad renal, y el ictus, pero también tienen gran importancia en el manejo del paciente diabético, y distintas evidencias apuntan a su posible papel en el tratamiento de otras comorbilidades como la obesidad, asma, enfermedad pulmonar, enfermedades inmunes, o pacientes oncológicos. Además, como se ha mencionado, el tratamiento antihipertensivo puede diferir en función de diferentes situaciones como el envejecimiento, el embarazo o la raza. La información detallada del uso de los distintos fármacos en distintas condiciones clínicas aparece descrita en las correspondientes guías clínicas.

BIBLIOGRAFÍA

Andersson KE. Mechanisms of penile erection and basis for pharmacological treatment of erectile dysfunction. Pharmacol Rev. 2011 Dec; 63(4): 811-59.

Humbert M, Kovacs G, Hoeper MM, Badagliacca R, Berger RMF, Brida M, Carlsen J, Coats AJS, Escribano-Subias P, Ferrari P, Ferreira DS, Ghofrani HA, Giannakoulas G, Kiely DG, Mayer E, Meszaros G, Nagavci B, Olsson KM, Pepke-Zaba J, Quint JK, Rådegran G, Simonneau G, Sitbon O, Tonia T, Toshner M, Vachiery JL, Vonk Noordegraaf A, Delcroix M, Rosenkranz S; ESC/ERS Scientific Document Group. 2022 ESC/ERS Guidelines for the diagnosis and treatment of pulmonary hypertension. Eur Respir J. 2023 Jan 6; 61(1): 2200879.

Godfraind T. Discovery and Development of Calcium Channel Blockers. Front Pharmacol. 2017 May 29; 8: 286. doi: 10.3389/fphar.2017.00286. eCollection 2017.

IUPHAR/BPS guide to pharmacology. https://www.guidetopharmacology.org/targets.jsp

Mancia Chairperson G, Kreutz Co-Chair R, Brunström M, Burnier M, Grassi G, Januszewicz A, Muiesan ML, Tsioufis K, Agabiti-Rosei E, Algharably EAE, Azizi M, Benetos A, Borghi C, Hitij JB, Cifkova R, Coca A, Cornelissen V, Cruickshank K, Cunha PG, Danser AHJ, de Pinho RM, Delles C, Dominiczak AF, Dorobantu M, Doumas M, Fernández-Alfonso MS, Halimi JM, Járai Z, Jelaković B, Jordan J, Kuznetsova T, Laurent S, Lovic D, Lurbe E, Mahfoud F, Manolis A, Miglinas M, Narkiewicz K, Niiranen T, Palatini P, Parati G, Pathak A, Persu A, Polonia J, Redon J, Sarafidis P, Schmieder R, Spronck B, Stabouli S, Stergiou G, Taddei S, Thomopoulos C, Tomaszewski M, Van de Borne P, Wanner C, Weber T, Williams B, Zhang ZY, Kjeldsen SE; Authors/Task Force Members:. 2023 ESH Guidelines for the management of arterial hypertension The Task Force for the management of arterial hypertension of the European Society of Hypertension Endorsed by the European Renal Association (ERA) and the International Society of Hypertension (ISH). J Hypertens. 2023. doi: 10.1097/HJH.0000000000003480. PMID: 37345492

Reho JJ, Zheng X, Fisher SA. Smooth muscle contractile diversity in the control of regional circulations. Am J Physiol Heart Circ Physiol 2014; 306: H163-72.

Somlyo AP, Somlyo AV. Signal transduction by G-proteins, Rho-kinase and protein phosphatase to smooth muscle and non-muscle myosin II. J Physiol 2000; 522: 177-85.

Fármacos antianginosos

26

J. Tamargo Menéndez, R. Caballero Collado, E. Delpón Mosquera y J. L. López-Sendon Hentschel

INTRODUCCIÓN

La cardiopatía isquémica se produce cuando existe un desequilibrio entre el aporte coronario de O_2 y las necesidades o demandas miocárdicas de O_2 (MVO_2). Es la principal causa de muerte en la Unión Europea, siendo responsable de más de 750.000 defunciones anuales. Tan importante como el impacto sobre la supervivencia es el aumento progresivo de la población con cardiopatía isquémica crónica. Ello se debe a tres causas principales: *a)* el aumento de la esperanza de vida y de la población en edad de padecer cardiopatía isquémica, *b)* el aumento de los factores de riesgo cardiovascular (arteriosclerosis, obesidad, diabetes mellitius) y *c)* la reducción de la mortalidad al disponer de tratamientos cada vez más efectivos en la prevención secundaria y de las complicaciones más frecuentes e importantes de la cardiopatía isquémica: los síndromes coronarios agudos (angina inestable e infarto de miocardio), la insuficiencia cardíaca y las arritmias.

La mortalidad anual de los pacientes con cardiopatía isquémica crónica en el momento actual se estima en torno al 2-3 %, y en más de la mitad de los casos la causa de muerte no es atribuible a la cardiopatía. Por todo lo anterior, las manifestaciones crónicas de la cardiopatía isquémica adquieren mayor relevancia, incluyendo la angina de pecho crónica, que es la más frecuente (más de la mitad de los pacientes con cardiopatía isquémica crónica presentan episodios de angina), empeora la calidad de vida de los pacientes y se considera uno de los problemas más relevantes desde el punto de vista médico y social.

En este capítulo se analizan los factores implicados en la aparición de la isquemia cardíaca, así como los fármacos utilizados en el tratamiento de la angina de pecho.

FISIOPATOLOGÍA DE LA CARDIOPATÍA ISQUÉMICA

En condiciones fisiológicas, el corazón extrae el 75 % del oxígeno contenido en la sangre que lo irriga, por lo que, cuando aumentan las MVO_2 debe aumentar de forma paralela el flujo sanguíneo coronario. Los factores que controlan el flujo sanguíneo coronario y las MVO_2 se muestran en la **figura 26-1**.

Tres factores controlan el flujo sanguíneo coronario:

1. El gradiente de perfusión coronaria, determinado por la diferencia existente entre la presión diastólica aórtica y la presión telediastólica del ventrículo izquierdo. Cuanto mayor sea la diferencia, mayor será el flujo coronario. Por el contrario, una reducción pronunciada de la presión arterial disminuye el gradiente de perfusión y el flujo coronario y puede producir una isquemia cardíaca.

2. Las resistencias vasculares coronarias reguladas por factores intrínsecos (tono vegetativo, productos metabólicos: p. ej., adenosina, endotelina 1) y extrínsecos. Durante la contracción/sístole cardíaca, la presión ejercida por el músculo cardíaco sobre las arterias intramurales que penetran en el interior del músculo cardíaco hace que éstas se colapsen y que el flujo sanguíneo disminuya, muy en particular a nivel subendocárdico, razón por la que la perfusión subendocárdica tiene lugar durante la diástole.

3. La duración de la diástole, ya que es el momento del ciclo cardíaco en el que se produce el flujo coronario efectivo. Los fármacos que reducen la frecuencia cardíaca prolongan la duración de la diástole y aumentan el aporte sanguíneo coronario; por el contrario, el aumento de la frecuencia cardíaca disminuye el aporte coronario de oxígeno.

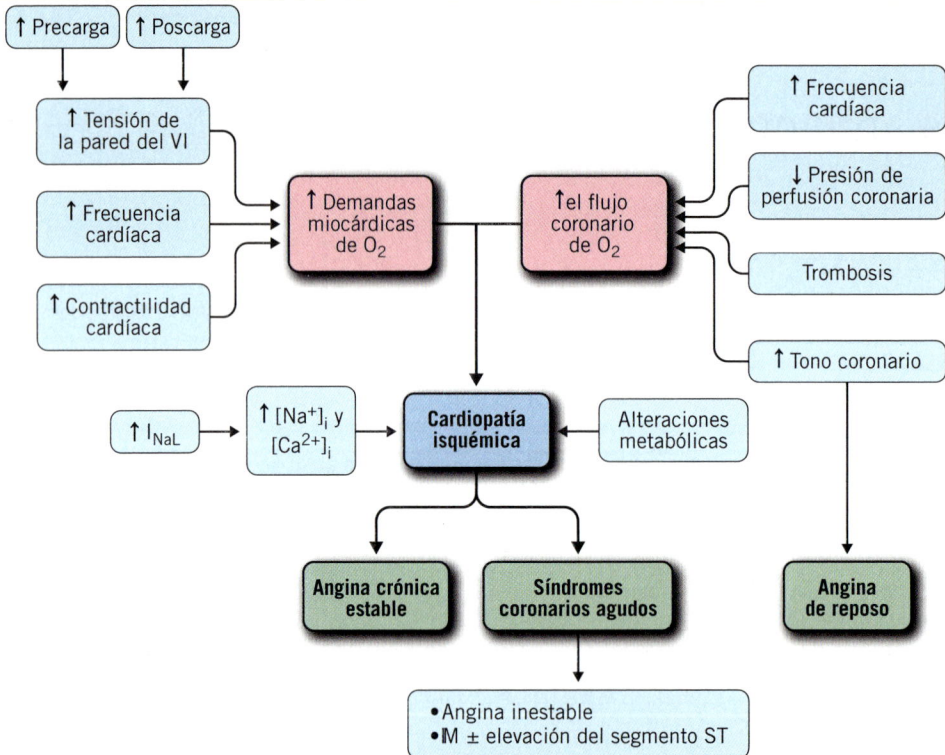

Figura 26-1. Factores que determinan el balance entre las demandas miocárdicas de oxígeno (MVO₂) y el aporte coronario de oxígeno. IM: infarto de miocardio; ST: segmento ST del electrocardiograma; VI: ventrículo izquierdo.

Otros tres factores determinan las MVO₂: la frecuencia cardíaca (regulada por el tono simpático cardíaco), la contractilidad miocárdica y la tensión de la pared ventricular durante la sístole. Esta última, a su vez, depende de la presión diastólica que distiende al ventrículo antes de contraerse (precarga) y la fuerza contra la que se contrae el ventrículo (poscarga). En la práctica, ambos parámetros equivalen a la presión telediastólica ventricular izquierda y a las resistencias vasculares periféricas, respectivamente. Un aumento de cualquiera de estos factores incrementa las MVO₂.

La cardiopatía isquémica se define como un desequilibrio entre el aporte coronario de oxígeno y las necesidades o demandas miocárdicas de oxígeno (MVO₂). Sus manifestaciones clínicas son:

* **Angina de pecho.** Definida como dolor, opresión o malestar, generalmente torácico.
    - *Angina de esfuerzo:* provocada por el ejercicio u otras situaciones que impliquen un aumento de las MVO₂. Se asocia a la presencia de placas de ateroma.
    - *Angina de reposo:* se asocia a un aumento brusco y transitorio del tono vascular coronario (vasoespasmo coronario).
    - *Angina inestable:* implica fisura y/o rotura de la placa arteriosclerótica, que estimula la agregación plaquetaria y la formación de un trombo que ocluye la luz vascular.
* **Síndromes coronarios agudos.** Comprenden la angina de pecho inestable y el infarto de miocardio con elevación del segmento ST en el electrocardiograma o sin ella.
* **Infarto de miocardio.** Implica la necrosis cardíaca.
* **Isquemia silente.** No produce síntomas.

Existen otros mecanismos responsables de la cardiopatía isquémica: 1) alteraciones metabólicas. El corazón sintetiza ATP utilizando como sustratos ácidos grasos (70-80 %) y, en menor grado, glucosa y ácido láctico (25-30 %). Sin embargo, la β-oxidación de los ácidos grasos consume un 15 % más de O₂ por molécula de ATP sintetizada que cuando su utiliza la vía glucolítica. En situaciones de isquemia disminuye el aporte de O₂ y la β-oxidación de los ácidos grasos produce catabolitos que inhiben la piruvato-deshidrogeneasa, la enzima mitocondrial limitante de la oxidación de la glucosa. En estas condiciones, el objetivo es disminuir la β-oxidación de los ácidos grasos y estimular la vía glucolítica. 2) Un aumento de las concentraciones intracelulares de Na⁺ ([Na⁺]ᵢ) y Ca²⁺ ([Ca²⁺]ᵢ) producidas por la isquemia. Durante la isquemia cardíaca el Na⁺ penetra en la célula cardíaca a través de unos canales que se inactivan lentamente y que generan la corriente tardía de entrada de Na⁺ (I_NaL) durante la fase 2 del potencial de acción cardíaco. El aumento de la [Na⁺] intracelular, a su vez, activa el intercambiador Na⁺-Ca²⁺ y produce un aumento en la [Ca²⁺]ᵢ **(v. fig. 26-1).** Este aumento de las concentraciones intracelulares de Na⁺ y Ca²⁺ aumenta la tensión de la pared ventricular y las MVO₂ y retrasa la relajación cardíaca, lo que indirectamente comprime los vasos coronarios subendocárdicos y disminuye el flujo sanguíneo coronario.

DEFINICIÓN Y CLASIFICACIÓN DE LA ANGINA DE PECHO

Se define como angina de pecho el dolor o malestar precordial secundario a una isquemia cardíaca transitoria. El dolor o malestar precordial típico de la angina se describe como una sensación de presión retroesternal que puede irradiarse u ocurrir en el cuello, la mandíbula o los brazos. Puede acompañarse o no de otros síntomas como sudoración profusa, disnea, mareos o palpitaciones. Los síntomas generalmente son transitorios y desaparecen en pocos minutos, cuando desaparece la causa desencadenante como, por ejemplo, ejercicio o estrés.

La angina es el resultado del desequilibrio entre el aporte coronario de O_2 y las MVO_2. Dependiendo de la gravedad de la isquemia se produce, aproximadamente en este orden: *a)* una isquemia miocárdica silente (la isquemia cardíaca no produce síntomas), con o sin alteraciones del electrocardiograma (ECG), *b)* angina de pecho y *c)* si la isquemia producida por la oclusión de una arteria coronaria se mantiene más de 20 minutos, se produce una lesión irreversible que conduce a la necrosis de las células cardíacas, es decir, a un *infarto de miocardio*, que puede conducir a la muerte súbita del paciente o a una posterior insuficiencia cardíaca.

Tipos/formas de angina

La angina de pecho es un síndrome muy heterogéneo, con distintas manifestaciones clínicas y causas fisiopatológicas.

Según su forma de presentación clínica

Típica y atípica. El término **angina típica** hace referencia a aquella que cursa con los síntomas descritos, y la **atípica**, cuando los síntomas son menos precisos.

Angina estable e inestable. La **angina estable** se caracteriza por síntomas transitorios, que generalmente ocurren en condiciones predecibles, con una frecuencia similar en el curso de semanas o meses, desaparece cuando se suprime la causa o se administran nitratos sublinguales. Generalmente es la angina que se desencadena con el esfuerzo u otras causas que cursan con un aumento de las MVO_2 y se asocia a la presencia de placas de ateroma que ocnluyen las arterias epicárdicas coronarias. La **angina inestable** debe considerarse cuando el dolor es persistente, no cede en minutos con el reposo o nitratos y presenta un carácter progresivo en intensidad, duración y frecuencia de los episodios o de un agravamiento de los síntomas acompañantes. Tambien se considera como inestable la que sucede en reposo y la de reciente comienzo en pacientes sin diagnóstico de cardiopatía isquémica o que habían permanecido durante largos períodos sin angina. La fisiopatología de este tipo de angina es diferente y generalmente está relacionada con la inestabilidad o rotura de una placa de ateroma que activa la agregación plaquetaria y la formación de un trombo que ocluye, en mayor o menor grado, la luz vascular. La evolución de la angina inestable es incierta; puede ser hacia la lisis espontánea del trombo o hacia una oclusión coronaria, que, si persiste, conduce a un infarto de miocardio y, posiblemente, a la muerte del paciente como consecuencia de un fallo mecánico de los ventrículos o una arritmia ventricular. La angina inestable, junto con el infarto de miocardio, constituyen lo que se denominan *síndromes coronarios agudos* y siempre es una emergencia médica.

Según la gravedad de la angina

Aunque es un síntoma subjetivo, la gravedad de la angina se clasifica en cuatro grados. Grado I: la angina aparece sólo al realizar un ejercicio intenso, superior al de las actividades físicas habituales. Grado II: la angina aparece con un ejercicio moderado durante las actividades diarias habituales. Grado III: la angina aparece con actividades que exigen poco esfuerzo, como subir un piso de escaleras. Grado IV: la angina se desencadena tras una mínima actividad física, como vestirse o lavarse. Ya se mencionó que la angina de reposo debe considerarse como inestable.

Según la fisiopatología subyacente

La angina es el resultado del desequilibrio entre el aporte coronario de O_2 y las MVO_2, pudiendo ser consecuencia de (v. fig. 26-1):

1. Factores que disminuyen el aporte coronario de O_2, como las estenosis por placas de ateroma en las arterias coronarias epicárdicas, el aumento del tono coronario, la formación de trombos o agregados de plaquetas o la disfunción microvascular.

2. Factores que aumentan las MVO_2, entre los que se encuentran el aumento de la frecuencia y/o de la contractilidad cardíaca y el aumento de la precarga (presión telediastólica del ventrículo izquierdo) o de la poscarga (fuerza contra la que se contraen los ventrículos determinada por la presión arterial y las resistencias vasculares periféricas).

3. La propia isquemia, que produce alteraciones metabólicas y al activar la I_{NaL} conduce a un aumento en la $[Na^+]$ e $[Ca^{2+}]_i$.

Atendiendo a estos mecanismos se distinguen varios tipos de angina:

Angina con lesiones coronarias epicárdicas obstructivas (> 70 % de la luz vascular). La reducción de la luz de la arteria coronaria disminuye el aporte coronario de O_2. Es la causa considerada como prototipo en la angina y generalmente se relaciona con la angina de esfuerzo crónica estable. En condiciones normales, durante el ejercicio físico las resistencias vasculares coronarias disminuyen hasta un 20 % y el flujo coronario puede aumentar 4-10 veces. La diferencia existente entre el flujo coronario en reposo y el flujo máximo durante el ejercicio físico intenso se denomina *reserva coronaria*. Esta reserva coronaria explica por qué en situaciones de reposo o en pacientes sedentarios una obstrucción de hasta el 70 % de la luz de una arteria coronaria epicárdica permite mantener un flujo coronario basal suficiente para que no aparezcan los signos de isquemia. Sin embargo, cuando la placa de ateroma ocluye ≥ 70 % de la luz de la arteria coronaria epicárdica, los signos de cardiopatía isquémica aparecen incluso en condiciones de reposo.

Angina sin lesiones coronarias epicárdicas obstructivas. Al menos un 20 % de los pacientes con un test de isquemia positivo no presentan lesiones coronarias epicárdicas significativas. Dentro de esta forma de angina sin lesiones coronarias se pueden distinguir:

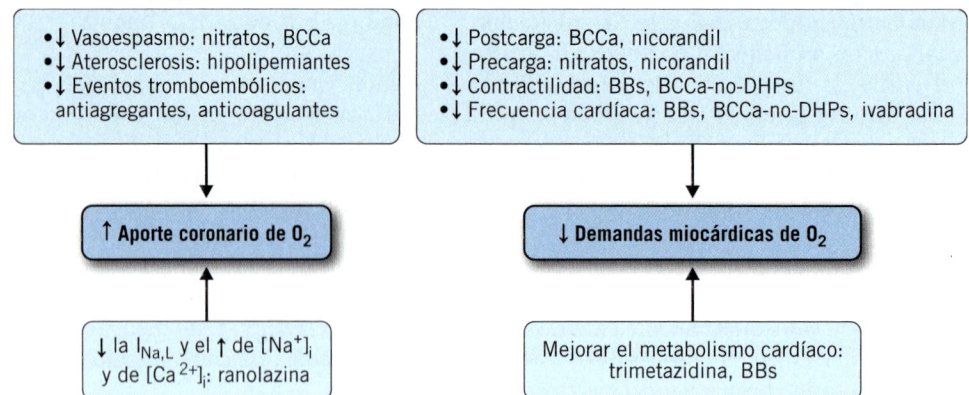

Figura 26-2. Tratamiento de la angina crónica estable según las Guías de la Sociedad Europea de Cardiología. Según las comorbilidades y/o la tolerancia, los fármacos de segunda línea pueden ser la primera elección en determinados pacientes. BBs: bloqueantes β-adrenérgicos; BCCa: bloqueantes de los canales de calcio; DHPs: dihidropiridínicos.

Angina microvascular. La isquemia se debe a una disfunción endotelial o microvascular intracoronaria que incrementa las resistencias vasculares en las arterias coronarias a nivel microvascular o produce una respuesta vasodilatadora inapropiada cuando aumentan las MVO_2.

Angina vasoespástica. Ocurre cuando se produce un aumento brusco y transitorio del tono vascular (vasoespasmo) en una arteria epicárdica que conduce a una reducción marcada y transitoria del flujo coronario. En ocasiones el vasoespasmo puede superponerse sobre una lesión arteriosclerótica coronaria.

Angina secundaria a otras causas. Incluyen hipertensión arterial, hipercolesterolemia, hipertiroidismo, taquiarritmias, ansiedad, estenosis aórtica o anemia.

Otras formas de angina reconocidas. Aparecen en situaciones clínicas con especial dificultad en el tratamiento, como la angina con lesiones coronarias no revascularizables o la angina refractaria a tratamiento médico y a la revascularización.

En cualquier caso, conviene indicar que sólo en determinadas ocasiones el mecanismo responsable de la isquemia cardíaca se debe a un único factor. Lo habitual es que exista un factor principal y otros asociados que contribuyen a la fisiopatología de la isquemia miocárdica en proporciones variables.

TRATAMIENTO GENERAL DE LA ANGINA DE PECHO

El tratamiento de la angina de pecho se basa en tres pilares:

Controlar los factores de riesgo que facilitan la progresión de la enfermedad. Teniendo presente que en más de un 60 % de los casos la placa de ateroma es la causante del ataque anginoso, se deben controlar los factores de riesgo de la arteriosclerosis coronaria (hipertensión arterial, hiperlipidemias, diabetes, obesidad) y otros procesos que desencadenan la angina.

Modificar los estilos de vida. Ello incluye el abandono del tabaco y del sedentarismo, y una dieta sana (mediterránea) en la que predominen verduras y frutas frescas, legumbres, pescados y aceites vegetales (oliva, girasol, soja o maíz). El ejercicio físico retrasa la aparición de la angina para cualquier nivel de esfuerzo, por lo que se recomienda realizar al menos 150 minutos de ejercicio no competitivo a la semana.

Realizar una revacularización miocárdica en pacientes con angina crónica estable que no se controlan con fármacos antianginosos o que presentan un síndrome coronario agudo. Dado que las zonas de oclusion coronarias suelen estar muy localizadas, se puede realizar una **angioplastia coronaria transluminal percutánea**, que consiste en introducir a través de una arteria periférica un catéter con un balón dilatador en su extremo, que se coloca a nivel del segmento coronario estenosado. Después se hincha el balón a una presión conocida, lo que permite que la placa ateroesclerótica que produce la estenosis quede comprimida contra la pared de la arteria. La angioplastia se combina a menudo con la colocación de una endoprótesis metálica autoexpandible *(stent)* en la zona de oclusión coronaria, que, al distenderse, ayuda a recuperar el diámetro de la arteria y a normalizar la circulación de la sangre. Existen *stents* recubiertos con fármacos antiproliferativos que se liberan lentamente a la pared vascular, donde impiden los procesos que conducen a la reoclusión coronaria. Otra opción es la **cirugía de revascularización coronaria**, que consiste en utilizar un injerto venoso (vena safena) o arterial (arteria mamaria) del propio paciente, que se coloca entre la aorta y la zona distal a la zona de oclusión para normalizar el flujo sanguíneo coronario a este nivel.

Tratamiento farmacológico

Se realiza utilizando **(fig. 26-2 y tabla 26-1)**:

1. Fármacos antianginosos o antiisquémicos, que reducen la isquemia miocárdica y las crisis de angina y mejoran la capacidad funcional y la calidad de vida del paciente por disminuir las MVO_2 y/o aumentar el flujo coronario. Sin embargo, estos fármacos no mejoran el pronóstico del paciente anginoso.

2. Fármacos que mejoran el pronóstico y previenen la aparición de futuros eventos cardiovasculares (infarto de miocardio, cuadros trombóticos agudos o disfunción ventri-

Tabla 26-1. Tratamiento médico de la angina de pecho

Angina crónica estable

1. *Tratamiento inmediato de la angina*: nitroglicerina (vía sublingual o inhalatoria)
2. Controlar los síntomas y mejorar la capacidad física y la calidad de vida del paciente administrando fármacos antianginosos que reducen las MVO$_2$ y/o aumentan el flujo coronario (aporte de O$_2$)

Nitratos: nitroglicerina, dinitrato de isosorbida, 5-mononitrato de isosorbida

Bloqueantes β-adrenérgicos
- No selectivos: nadolol, oxprenolol, propranolol
- β$_1$-selectivos: atenolol, bisoprolol, celiprolol, metoprolol
- Bloqueantes β + α$_1$-adrenérgicos: carvedilol

Bloqueantes de los canales del calcio
- Dihidropiridínicos: amlodipino, felodipino, nicardipino, nifedipino, nisoldipino
- No dihidropiridínicos: diltiazem, verapamil

Agentes bradicardizantes: ivabradina

Inhibidores de la corriente tardía de entrada de sodio: ranolazina

Inhibidores de la β-oxidación de los ácidos grasos: trimetazidina

Activadores de canales de potasio: nicorandilo

Molsidomina

3. *Fármacos que previenen los eventos cardiovasculares y mejoran el pronóstico*

Antiagregantes plaquetarios (v. cap. 44): aspirina y/o inhibidores del receptor P2Y12 (clopidogrel, prasugrel, ticagrelor). El valor de los inhibidores de la glicoproteína IIb/IIIa es incierto

Anticoagulantes (v. cap. 27): antagonistas de vitamina K y antiacoagulantes orales directos

Hipolipemiantes (v. cap. 27): inhibidores de la 3-hidroxi-3-metilglutaril-coenzima A (estatinas), ezetimiba, ácido bempedoico e inhibidores de proproteína convertasa subtilisina/kexina tipo 9 (PCSK9)

Bloqueantes β-adrenérgicos (v. cap. 25) en pacientes con insuficiencia cardíaca o postinfarto de miocardio

Angina de reposo

Suprimir los cuadros de vasoespasmo coronario: nitratos, antagonistas del calcio

Fármacos que mejoran el pronóstico (v. Angina crónica estable)

---

cular), que incluyen fármacos hipolipemiantes (v. cap. 27), antiagregantes y anticoagulantes (v. cap. 44)

En este capítulo se analizan las propiedades farmacológicas de los fármacos antianginosos (antiisquémicos) utilizados en el tratamiento de la angina de pecho. Los restantes fármacos se analizan de forma específica en otros capítulos de este libro.

FÁRMACOS ANTIANGINOSOS

Nitratos

Son ésteres del ácido nitroso con polialcoholes (R-ONO$_2$). En la actualidad se utilizan tres nitratos **(fig. 26-3)**: trinitrato de glicerina o nitroglicerina, dinitrato de isosorbida y 5-mononitrato de isosorbida.

Mecanismo de acción

En condiciones fisiológicas, el endotelio libera óxido nítrico (NO) que difunde a las células musculares lisas coronarias produciendo un efecto vasodilatador **(v. fig. 26-3)**. En pacientes con arteriosclerosis coronaria, el endotelio ha sido destruido o es disfuncional y la expresión de la NO sintasa endotelial (NOSe) disminuye. Los nitratos actúan como donadores de NO produciendo vasodilatación coronaria y fundamentalmente venosa, por lo que se les denomina *nitrovasodilatadores*. Para liberar NO, los nitratos deben bioactivarse a nivel del músculo liso vascular. La nitroglicerina se bioactiva por acción de la aldehído-deshidrogenasa tipo 2 (ALDH-2) mitocondrial, y el dinitrato y 5-mononitrato de isosorbida, por oxidasas del citocromo P450 del retículo endoplásmico. Los pacientes asiáticos que presentan una variante inactiva de la ALDH-2 no responden a la nitroglicerina, pero sí al dinitrato y 5-mononitrato de isosorbida.

A nivel de la célula muscular lisa vascular **(fig. 26-4)**, los nitratos liberan NO, que estimula la actividad de la guanosín ciclasa soluble e incrementa la concentración celular de guanosinmonofosfato cíclico (GMPc). Los nitratos, además, pueden combinarse con grupos tiol o sulfhidrilo (-SH) endógenos formando S-nitrosotioles (R-SNO), que posteriormente se convierten en NO. El GMPc activa la proteína cinasa G (PGK), que disminuye la [Ca^{2+}]$_i$ y produce una respuesta vasodilatadora, ya que: *a)* estimula la ATPasa Ca^{2+}-dependiente de la membrana celular y aumenta el flujo de salida de Ca^{2+} de la célula, *b)* aumenta la recaptación del Ca^{2+} en el retículo endoplásmico, *c)* inhibe la formación de inositol-1,4,5-trifosfato y la liberación del Ca^{2+} almacenado en el retículo endoplásmico, y *d)* activa la fosfatasa que desfosforila la cadena ligera de la miosina e inhibe la formación de puentes cruzados entre actina y miosina. El resultado es una acción relajante de las células musculares lisas vasculares y una respuesta vasodilatadora.

Nitroglicerina   **5-Mononitrato de isosorbida**   **Dinitrato de isosorbida**

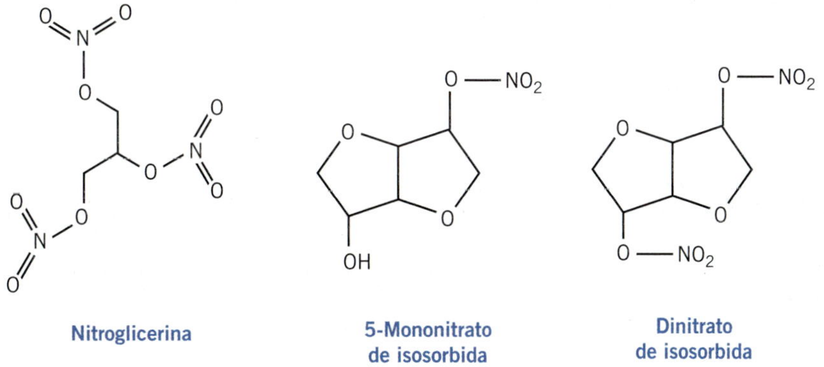

Figura 26-3. Estructura química de los nitratos.

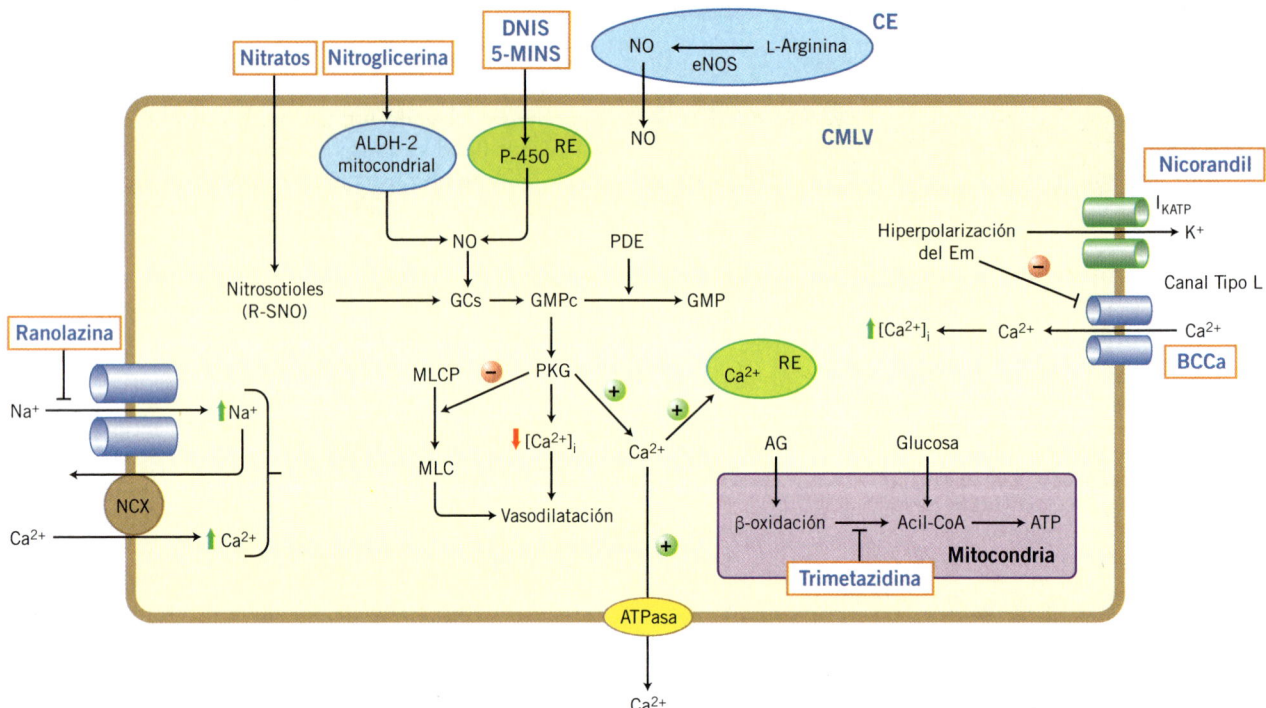

Figura 26-4. Mecanismo de acción de diversos antiaginosos. ALDH-2: deshidrogenasa tipo 2; [Ca²⁺]ᵢ: concentración de calcio intracelular; CE: célula endotelial; CMLV: células de músculo liso vascular; DNIS: dinitrato de isosorbida; Em: potencial de reposo celular; eNOS: óxido nítrico-sintasa endotelial; GCs: guanililciclasa soluble. I_KATP: corriente de salida de potasio sensible a ATP. MLC:cadena ligera de la miosina; MLC-P: cadena ligera de la miosina fosforilada. 5-MNIS: 5-mononitrato de isosorbida. NCX: intercambiador Na⁺-Ca²⁺. NO: óxido nítrico: NOS3: óxido nítrico sintasa endotelial. P450: citocromo P450.

Efectos farmacológicos

Efectos hemodinámicos

A dosis terapéuticas, los nitratos producen fundamentalmente una vasodilatación de los grandes vasos (> 200 μm de diámetro), preferentemente venosos y coronarios, pero no de las arteriolas de mediano calibre que regulan las resistencias vasculares periféricas **(tabla 26-2)**. Esta selectividad venosa se atribuye a que se acumulan y se biotransforman en NO más a nivel venoso que arterial. La vasodilatación venosa disminuye el retorno venoso, la presión capilar pulmonar, la presión y el volumen telediastólicos del ventrículo izquierdo (precarga) y el volumen minuto cardíaco. Estos efectos mejoran los signos de congestión pulmonar (disnea) y disminuyen la tensión de la pared miocárdica, las MVO₂ y la isquemia cardíaca. A estas dosis, los nitratos no modifican la presión arterial ni la frecuencia cardíaca.

A concentraciones 10-50 veces mayores los nitratos producen una vasodilatación arterial, disminuyendo las resistencias vasculares periféricas (poscarga) y las MVO₂. Esta vasodilatación arterial aumenta el volumen minuto, contrarrestando la posible reducción producida por su acción venodilatadora. Sin embargo, a estas dosis también reducen la presión arterial y la presión de perfusión coronaria, y pueden producir un aumento reflejo de la frecuencia cardíaca, que podría incrementar las MVO₂ y contrarrestar sus efectos antianginosos. El efecto final sobre el volumen minuto depende de la presión telediastólica del ventrículo izquierdo. Cuando ésta está elevada, los nitratos pueden aumentar el volumen minuto y disminuir los signos de congestión pulmonar, pero si la presión telediastólica del ventrículo izquierdo es ≤ 12 mmHg, los nitratos pueden reducir el volumen minuto.

Los nitratos no modifican la contractilidad cardíaca ni los intervalos PR, QRS o QT del ECG. Por tanto, el aumento de la contractilidad cardíaca y los efectos antiarrítmicos que se observan en pacientes con cardiopatía isquémica serían consecuencia de la mejoría de la isquemia miocárdica que producen.

Tabla 26-2. Efectos beneficiosos de los nitratos en los pacientes con angina de pecho

Efectos hemodinámicos

Venodilatación: disminuyen la presión y el volumen telediastólico ventricular (precarga) y las MVO₂

Vasodilatación arteriolar
- Disminuyen las resistencias vasculares periféricas (poscarga), la presión arterial y las MVO₂
- Pueden producir taquicardia refleja y activación neurohumoral, que contrarrestan los efectos antianginosos

Vasodilatación de las arterias coronarias
- Aumentan el flujo sanguíneo coronario subendocárdico y a través de colaterales
- Suprimen el vasoespasmo coronario

Acción antiagregante plaquetaria

MVO₂: demandas miocárdicas de O₂.

Tabla 26-3. Características farmacocinéticas de los nitratos

PARÁMETRO	NITROGLICERINA	DINITRATO DE ISOSORBIDA	5-MONONITRATO DE ISOSORBIDA
Biodisponibilidad (%)			
Sublingual	30-50	30-60	100
Oral	20	20-25	100
Percutánea	70-90	10-30	–
Semivida (horas)	2-6 min	1,1-1,3	4,4-4,6
Volumen de distribución (l)	77-310	100-473	40-48
Metabolitos activos	Sí	Sí	No
Aclaramiento (l/min)	15-82	3,4-4,1	0,12-0,13
Excreción	Renal	Renal	Renal

Efectos sobre la circulación coronaria

Los nitratos mejoran la perfusión subendocárdica por producir:

1. Una *vasodilatación directa* de las arterias coronarias, que es más marcada en las arterias coronarias epicárdicas de mayor calibre y en las que se rellenan retrógradamente a través de colaterales. Por tanto, en presencia de una obstrucción coronaria epicárdica, los nitratos aumentan la circulación colateral y mejoran la perfusión del miocardio distal a la zona ocluida. Esta vasodilatación aparece a concentraciones que no modifican la presión arterial ni la frecuencia cardíaca.

2. Un *efecto vasodilatador indirecto*, ya que su acción venodilatadora disminuye el retorno venoso, la presión y el volumen telediastólicos ventriculares y, por tanto, la compresión que el corazón ejerce sobre los vasos coronarios subendocárdicos durante la diástole. Ambas acciones facilitan la redistribución del flujo coronario desde las zonas epicárdicas hacia las subendocárdicas potencialmente isquémicas, mejorando la perfusión coronaria a este nivel.

3. Una *reducción del tono vascular coronario*, que suprime los cuadros de vasoespasmo; ésta es la base de la utilización de los nitratos en la angina de reposo.

El hallazgo de que la administración de nitroglicerina directamente en la circulación coronaria no suprime la angina a pesar de que aumenta el flujo coronario, pero sí lo hace si se administra por vía sublingual y reduce la precarga, sugiere que el efecto antianginoso de los nitratos en pacientes con angina crónica estable se debe más a la reducción de la precarga y las MVO$_2$ que a la vasodilatación coronaria, mientras que en la angina de reposo su efectividad estaría relacionada con su capacidad para suprimir los vasoespasmos coronarios.

La acción antianginosa se manifiesta por una reducción en la intensidad, frecuencia y duración de los ataques de angina, que puede mejorar la función sistólica y diastólica cardíaca, una reducción en el consumo de nitroglicerina y una prolongación del tiempo para la aparición de angina o para la depresión del segmento ST del ECG > 1 mm en una prueba de esfuerzo.

Otros efectos farmacológicos

Los nitratos producen vasodilatación cutánea (cara, cuello y región clavicular), pulmonar y esplácnica. A nivel cerebral la vasodilatación arterial meníngea incrementa la presión intracraneal y la presión del líquido cefalorraquídeo, lo que explica las cefaleas frontales que producen. También relajan la musculatura lisa (bronquial, gastrointestinal, biliar o genitourinario), suprimiendo cuadros de dolor precordial asociados a espasmo esofágico o biliar que pueden conducir a un diagnóstico erróneo de angina de pecho.

Los nitratos poseen propiedades antiagregantes plaquetarias que parecen correlacionarse con su capacidad para incrementar la producción de NO, la concentración intraplaquetaria de GMPc y la actividad antitrombogénica de las células endoteliales.

Propiedades farmacocinéticas

Los nitratos son muy liposolubles y se absorben rápidamente por cualquier vía, pudiendo administrarse por vía sublingual, oral, bucal, intravenosa, transdérmica (parches, gel) o inhalatoria. En las **tablas 26-3 y 26-4** se resumen las características farmacocinéticas, formulaciones galénicas, vías de administración y dosis de los nitratos.

Tabla 26-4. Formulaciones galénicas y dosis de nitratos

FÁRMACO/FORMA GALÉNICA	DOSIS	COMIENZO DE ACCIÓN (min)	EFECTO MÁXIMO (min)	DURACIÓN DEL EFECTO (horas)
Nitroglicerina				
Sublingual	0,4-1,6 mg	1-3	4-8	0,15-0,5
Parche	5-15 mg/24 h	30-60	60-180	Hasta 24
Intravenosa[a]	5-200 µg/min	Inmediato	–	0,1-0,5
Aerosol	1-2 pulverizaciones	2-5	5-10	10-30
Dinitrato de isosorbida				
Sublingual	5-15 mg	3-15	15-40	0,5-2
Aerosol	1,25 mg/dosis	10-20	–	4-6
Retardada	40-80 mg/8-12 h[b]	30-60	30-120	6-8
5-Mononitrato de isosorbida				
Oral retardada	20-60 mg/12 h[b]	5-10	45-60	6-10

[a] La dosis inicial recomendada es de 10-20 µg/min, incrementándose 5-10 µg/min cada 3-5 min, suspendiendo su administración si la presión arterial sistólica es < 90 mmHg.
[b] Las dos dosis deben estar separadas por un intervalo de 7 horas.

Por vía oral, la biodisponibilidad de la nitroglicerina es muy pobre, ya que sufre una rápida biotransformación a nivel vascular y hepático por acción de una glutatión-reductasa y una glutatión-*S*-transferasa. Para evitarlo, la nitroglicerina se administra por vía sublingual (colocando un comprimido bajo la lengua) o utilizando un aerosol. Por esta vía su acción venodilatadora es más rápida e intensa, por lo que es de elección para suprimir las crisis de angina. La nitroglicerina se une en un 60 % a proteínas plasmáticas y se biotransforma en el hígado en metabolitos activos (1,2- y 1,3-dinitrato de glicerol) que se convierten en mononitratos, que, tras ser glucuronoconjugados, se eliminan rápidamente por vía renal, por lo que su semivida plasmática es de sólo 1-4 minutos, aunque su acción (y la de sus metabolitos) persiste durante 25 minutos. La nitroglicerina es volátil y se evapora, por lo que se recomienda desechar el medicamento no utilizado cada 6 meses.

El dinitrato de isosorbida se une en un 30 % a proteínas plasmáticas, se distribuye ampliamente y se biotransforma en 2- y 5-mononitrato de isosorbida, que se inactivan por glucoconjugación y se eliminan por vía renal (< 1 % sin biotransformar). Los niveles plasmáticos de dinitrato de isosorbida aumentan en pacientes cirróticos y en situaciones en las que disminuye el flujo sanguíneo hepático, pero no se modifican en pacientes con insuficiencia renal o cardíaca. El 5-mononitrato de isosorbida presenta una biodisponibilidad oral del 100 % y una semivida prolongada. Sus características farmacocinéticas no se modifican por la edad ni en presencia de alimentos, insuficiencia cardíaca, hepática o renal.

Reacciones adversas

Las principales reacciones adversas son:

1. *Vasculares*: al comienzo del tratamiento aparecen sofocos, enrojecimiento cutáneo (en cara, cuello y región clavicular), palpitaciones y cefaleas pulsátiles, que desaparecen o disminuyen en intensidad al cabo de 1-2 semanas y responden bien a antitérmico-analgésicos (p. ej., aspirina). Por su acción venodilatadora pueden reducir el retorno venoso y producir mareos, sudor frío e hipotensión ortostática, un cuadro que puede confundirse con un síncope. Para evitarlo se recomienda que el paciente permanezca sentado durante la administración de los nitratos, evitando incorporarse brúscamente. La administración de dosis altas de nitratos por vía intravenosa puede producir una marcada vasodilatación e hipotensión arterial, que reduce la presión de perfusión coronaria y aumenta por vía refleja la frecuencia cardíaca y las MVO$_2$; estos efectos contrarrestan sus acciones antianginosas y pueden empeorar la cardiopatía isquémica.

La administración de nitratos por vía oral aumenta el estrés oxidativo y la producción de radicales libres, que conducen a una disfunción endotelial que puede empeorar el pronóstico, por lo que se desaconseja su empleo durante períodos de tiempo prolongados.

2. *Cutáneas*: erupciones o dermatitis exfoliativa aparecen cuando se utilizan formulaciones tópicas (gel, parches) y pueden evitarse cambiando el punto de aplicación del fármaco.

3. *Digestivas*: náuseas, vómitos y dolor abdominal.

Los nitratos están contraindicados en pacientes con hipersensibilidad a los nitratos, hipovolemia no corregida o hipotensión marcada (presión arterial sistólica [PAS] ≤ 90 mmHg), insuficiencia circulatoria aguda (p. ej., *shock*, infarto agudo de miocardio con baja presión de llenado ventricular), miocardiopatía hipertrófica, estenosis aórtica o mitral grave, pericarditis constrictiva o taponamiento cardíaco. Deben administrarse con precaución en pacientes con anemia grave, hipertensión intracraneal (la vasodilatación arterial cerebral eleva la presión intracraneal) o glaucoma de ángulo estrecho. En pacientes con infarto agudo de miocardio, los nitratos se administran sólo bajo estricta supervisión médica evitando que la PAS caiga por debajo de 90 mmHg.

Después de tratamientos prolongados la supresión brusca de la administración de nitratos puede producir un síndrome de retirada, caracterizado por vasoconstricción, hipertensión arterial, angina, vasoespasmo arterial coronario o incluso infarto de miocardio. Por ello, el tratamiento se suprimirá de forma gradual.

Interacciones farmacológicas

Los inhibidores de la fosfodiesterasa 5 (sildenafilo, taladafilo, vardenafilo) utilizados en el tratamiento de la disfunción eréctil inhiben la degradación del GMPc y aumentan sus niveles en las células musculares lisas vasculares. Cuando se coadministran con nitratos, se produce una intensa respuesta vasodilatadora que reduce marcadamente la PAS (> 25 mmHg) y el flujo sanguíneo coronario, efectos que agravan la cardiopatía isquémica. Por tanto, los inhibidores de la fosfodiesterasa 5 están contraindicados en pacientes tratados con nitratos y, si se desea utilizarlos, debe suspenderse la administración de nitratos al menos 24 horas antes (48 horas si se utiliza taladafilo). También está contraindicado el uso de nitratos junto a estimulantes directos de la guanilil ciclasa soluble (rciguat) debido a que aumenta el riesgo de hipotensión.

Tolerancia

La administración repetida de nitratos reduce la intensidad y duración de sus efectos (tolerancia). La tolerancia es cruzada y aparece en 24-48 horas cuando se utilizan formulaciones que permiten mantener concentraciones plasmáticas estables de nitratos (vía intravenosa, parches transdérmicos que liberan el nitrato durante 24 horas), pero desaparece también rápidamente (menos de 48 horas) tras suspender el tratamiento y no se revierte aumentando la dosis. La tolerancia puede evitarse intercalando un período de tiempo sin fármaco, por ejemplo, retirando los parches al cabo de 8-10 horas, administrando el nitrato de forma asimétrica (una dosis a las 08:00 y otra a las 15:00) u omitiendo la dosis nocturna en los pacientes con angina de esfuerzo). De esta forma las concentraciones plasmáticas del fármaco caen por debajo de la concentración mínima efectiva durante la noche, lo que permite a la fibra muscular lisa vascular recuperar su sensibilidad a los nitratos. La tolerancia es mínima cuando la nitroglicerina se administra por vía sublingual o en aerosol.

No se considera tolerancia la pérdida de actividad de la nitroglicerina con el paso del tiempo (se debe renovar el medicamento cada 6 meses) o una mala respuesta secundaria a la pobre absorción del nitrato a través de la mucosa intestinal edematosa en enfermos con insuficiencia cardíaca o a la presencia de grandes edemas periféricos, que disminuyen la distensibilidad venosa.

Mecanismos implicados en la aparición de la tolerancia a los nitratos

La tolerancia a los nitratos cursa con un aumento de sus concentraciones plasmáticas, lo que indica que no se debe a una menor absorción o a un aumento de su biotransformación y/o excreción. La tolerancia se atribuye a:

1. Una menor producción de GMPc secundaria a una depleción de grupos sulfhidrilo y una menor formación de nitrosotioles, una menor actividad de la guanililciclasa soluble o un aumento en la actividad de las GMPc-fosfodiesterasas.

2. El efecto vasodilatador de los nitratos activa el sistema renina-angiotensina-aldosterona y el sistema nervioso simpático, produciéndose una respuesta vasoconstrictora que contrarrestaría la acción vasodilatadora de los nitratos.

3. El tratamiento crónico con nitratos puede producir disfunción endotelial y aumento en la producción vascular de anión superóxido (O_2^-) que inhibiría o degradaría el NO. Ello sería consecuencia de la menor bioactivación de la nitroglicerina por la ALDH-2, la activación de la NADPH oxidasa producida por la angiotensina II y una menor expresión de la GTP-ciclohidrolasa que reduce los niveles de tetrahidrobiopterina, desacopla la NOSe y aumenta la producción de O_2^-. Además, el O_2^- incrementa la liberación de entotelina-1, un potente vasoconstrictor que, además, sensibiliza la célula muscular lisa vascular a la acción vasoconstrictora de catecolaminas, serotonina y angiotensina II a través de la activación de la proteincinasa C y la inhibición de la NOSe.

Aplicaciones clínicas

Tratamiento y/o profilaxis de la angina crónica estable o de reposo

Tratamiento de la crisis de angina. La nitroglicerina, por vía sublingual o en aerosol, es el fármaco de elección para suprimir de forma inmediata la angina de esfuerzo o de reposo. Se debe indicar al paciente que se siente (estar de pie promueve la hipotensión; recostarse aumenta el retorno venoso) y triture el comprimido con los dientes, lo coloque debajo de la lengua y no trague saliva durante al menos 1 minuto. Por esta vía su acción aparece en 1-2 minutos, alcanza su efecto máximo a los 5 minutos y desaparece al cabo de 20-30 minutos. En el caso de que la primera dosis no suprima el ataque de angina, puede repetirse la dosis a intervalos de 10 minutos. Si tras la toma de tres comprimidos no cede el dolor, es posible que se trate de un cuadro grave con riesgo de degenerar en infarto de miocardio o que se trate de un cuadro de dolor precordial no isquémico (p. ej., de origen digestivo o reumático). Los pacientes aprenden rápidamente a automedicarse 5-10 minutos antes de realizar una actividad física que saben o temen que puede desencadenarles un ataque anginoso. La nitroglicerina debe protegerse de la luz y renovarse antes de la fecha de caducidad. En aerosol (1-2 pulverizaciones) la nitro-

glicerina actúa más rápido que por vía sublingual, siendo ésta la vía de elección en pacientes con dentadura postiza o boca seca. La nitroglicerina intravenosa se usa en el tratamiento de la angina grave y recurrente en pacientes hospitalizados que no han respondido a la terapia convencional.

Por vía sublingual el dinitrato de isosorbida requiere su conversión hepática en mononitrato, por lo que sus efectos tardan más tiempo en aparecer (3-10 minutos), aunque persisten durante al menos 1 hora. Por ello, se prefiere la nitroglicerina para suprimir una crisis de angina.

Los pacientes que presentan un aumento de la presión telediastólica del ventrículo izquierdo durante el descanso nocturno (ortopnea) pueden beneficiarse de la administración de nitratos por la tarde-noche, evitando las dosis diurnas.

Profilaxis crónica de la angina. Se realiza utilizando: *a)* parches de nitroglicerina sobre la piel intacta, limpia y sin pelo, evitando utilizar el mismo lugar hasta pasados unos días, y/o *b)* formulaciones retardadas de dinitrato de isosorbida y 5-mononitrato de isosorbida, que permiten una única toma diaria. Los parches son muy útiles para prevenir la angina nocturna **(fig. 26-5)**.

En la angina de reposo

En la angina de reposo, los nitratos en monoterapia son poco eficaces y deben asociarse a los bloqueantes de los canales del Ca^{2+} para suprimir mejor los espasmos coronarios.

Angina inestable

La nitroglicerina por vía intravenosa se administra para controlar el dolor, reducir las MVO_2 y mejorar la perfusión coronaria, especialmente si existe hipertensión arterial o insuficiencia cardíaca. Sin embargo, los nitratos no reducen la mortalidad, el reinfarto o los procedimientos de revascularización coronaria.

Insuficiencia cardíaca

Por su acción venodilatadora, la nitroglicerina intravenosa disminuye el retorno venoso, la presión y el volumen tele-

---

⊕ MECANISMO DE ACCIÓN ANTIANGINOSO

- **Nitratos**
  - *Angina de esfuerzo:* reducen la precarga (son venodilatadores) y las MVO_2.
  - *Angina de reposo:* suprimen los cuadros de vasoespasmo.

- **Bloqueantes β-adrenérgicos**
  - *Angina de esfuerzo:* disminuyen las MVO_2 (reducen la frecuencia y la contractilidad cardíacas y la presión arterial), mejoran el metabolismo cardíaco y exhiben propiedades antihipertensivas, antiarrítmicas, ansiolíticas y antiagregantes plaquetarias.

- **Antagonistas del calcio**
  - *Angina de esfuerzo:* reducen las resistencias vasculares periféricas (poscarga) y las MVO_2 y aumentan el flujo sanguíneo coronario (son vasodilatadores coronarios). Además, el verapamilo y el diltiazem disminuyen la contractilidad, la frecuencia cardíaca y las MVO_2.
  - *Angina de reposo:* suprimen los cuadros de vasoespasmo.

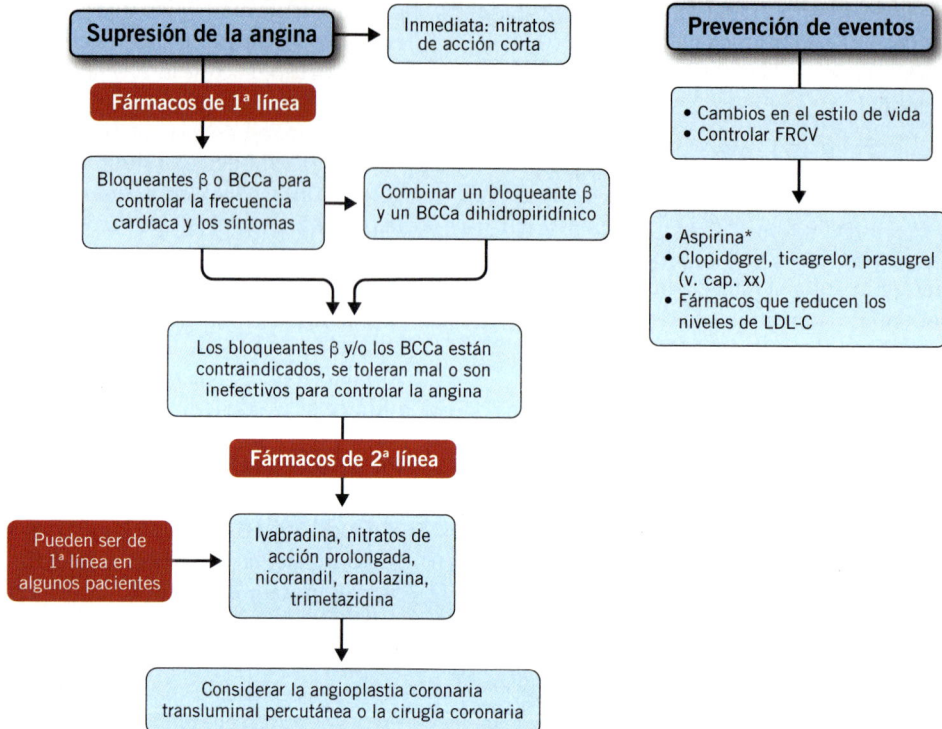

Figura 26-5. Algoritmo de tratamiento de la angina crónica estable. BCCa: bloqueantes de los canales de calcio; FRCV: factores de riesgo cardiovascular; LDL-C: colesterol transportado por lipoproteínas de baja densidad.

diastólicos del ventrículo izquierdo, los signos de congestión pulmonar y de isquemia cardíaca, a la vez que mejora la distensibilidad ventricular, pudiendo utilizarse en pacientes con insuficiencia cardíaca aguda asociada a infarto de miocardio o signos de congestión pulmonar (disnea, edema agudo de pulmón) y presión arterial sistólica > 90 mmHg. Sus efectos son inmediatos y desaparecen 10-30 minutos tras suspender la infusión. La dosis inicial recomendada es de 10-20 μg/min, incrementándose 5-10 μg/min cada 3-5 minutos (v. tabla 26-4), suspendiendo su administración si la presión arterial sistólica es < 90 mmHg. En pacientes con un volumen minuto reducido, la nitroglicerina puede asociarse a vasodilatadores arteriales, y en hipotensos, a dopamina o dobutamina. En pacientes con edema agudo de pulmón, la administración intravenosa de nitratos y furosemida es más eficaz que la administración de dosis altas de furosemida.

La asociación de dinitrato de isosorbida e hidralazina (20-40 mg + 37,5-75 mg cada 8 horas) se recomienda: *a)* en pacientes de raza negra con una fracción de eyección del ventrículo izquierdo ≤ 35 % o (< 45 % junto con dilatación del ventrículo izquierdo) que reciben el tratamiento estándar para reducir el riesgo de hospitalización por insuficiencia cardíaca y la mortalidad, y *b)* en pacientes con intolerancia o contraindicaciones para el tratamiento con un inhibidor de la enzima de conversión (o sacubitrilo-valsartán), un bloqueante β o un antagonista de los receptores de la aldosterona par reducir la mortalidad.

Otras aplicaciones

La nitroglicerina intravenosa también se utiliza para controlar la hipertensión arterial que aparece durante la cirugía cardíaca o coronaria, al realizar exploraciones hemodinámicas o que acompaña al infarto de miocardio, así como las crisis hipertensivas que cursan con dolor precordial. La dosis de NTG (20-100 μg/min) será la que disminuya la presión arterial sistólica en un 10 % en normotensos o un 30 % en hipertensos, pero evitando siempre valores < 90 mmHg y aumentos de frecuencia cardíaca > 10 latidos/min.

Bloqueantes β-adrenérgicos

Producen un antagonismo competitivo y reversible de los efectos que las catecolaminas producen a través de la estimulación de los receptores β-adrenérgicos (v. cap. 9).

Mecanismo de acción antianginoso

El aumento del tono del sistema nervioso simpático (ejercicio físico, emociones, estrés) aumenta la frecuencia y contractilidad cardíacas, la presión arterial y las MVO_2 y, además, disminuye el aporte coronario de O_2 (la taquicardia acorta el intervalo diastólico y el aumento de la contractilidad incrementa la compresión de los vasos coronarios subendocárdicos por el músculo cardíaco) y estimula la agregación plaquetaria a la vez que disminuye la fibrinólisis. Todos estos efectos facilitan la aparición de episodios de cardiopatía isquémica.

Los antagonistas de receptores β-adrenérgicos (bloqueantes β) reducen la frecuencia y contractilidad cardíacas, particularmente durante el ejercicio físico, y la presión arterial, efectos que disminiuyen las MVO_2. Además, aunque no modifican el flujo coronario total, podrían aumentar el flujo subendocárdico, ya que disminuyen la fuerza contráctil que comprime los vasos coronarios durante la sístole y la frecuencia cardíaca, aumentando así tanto la duración de la diástole como el tiempo de perfusión coronaria. Los bloqueantes β también inhiben: *a)* la lipólisis producida por las catecolaminas y la captación de ácidos grasos por el miocardio. La menor captación de ácidos grasos es importante, ya que éstos incrementan las MVO_2 y el consumo de fosfatos de alta energía (ATP, creatinfosfato), disminuyen la contractilidad y ejercen una acción directa sobre la membrana cardíaca que facilita la aparición de arritmias cardíacas; *b)* la apoptosis cardíaca mediada a través de la estimulación de los receptores β-adrenérgicos, y *c)* exhiben propiedades antihipertensivas, antiarrítmicas y ansiolíticas beneficiosas en el paciente anginoso. Los bloqueantes β son los únicos antianginosos que disminuyen la mortalidad, quizás por reducir la muerte súbita asociada a la cardiopatía isquémica.

Reacciones adversas y contraindicaciones

Se han descrito de forma detallada en el capítulo 25.

Los bloqueantes β están contraindicados en pacientes con angina vasoespástica, asma, hipotensión arterial (PAS < 90 mmHg), choque cardiogénico, bradicardia (< 50 latidos/min) o bloqueo auriculoventricular avanzado (a menos que tengan implantado un marcapasos) o insuficiencia cardíaca descompensada. Contraindicaciones relativas son la presencia de enfermedad pulmonar obstructiva crónica (pueden usarse bloqueantes $β_1$-selectivos: atenolol, metoprolol, nebivolol o bisoprolol), diabetes (los bloqueantes β disminuyen los signos de hipoglucemia en diabéticos tratados con insulina), vasculopatías periféricas (se pueden utilizar carvedilol y nebivolol, que presentan propiedades vasodilatadoras directas) o depresión. La supresión brusca del tratamiento con bloqueantes β puede producir un síndrome de retirada caracterizado por angina, arritmias e incluso infarto de miocardio, por lo que la supresión del tratamiento se realizará siempre de forma gradual.

Indicaciones terapéuticas

En pacientes con angina crónica estable, los bloqueantes β disminuyen el número de ataques de angina, aumentan la tolerancia al ejercicio, suprimen las arritmias ventriculares graves y reducen la muerte súbita cardíaca postinfarto de miocardio. La dosis de bloqueantes β debe ajustarse para alcanzar una frecuencia cardíaca de 55-60 lpm en reposo. Son de elección en el tratamiento de pacientes con hipertensión arterial, taquiarritmias ventriculares, cardiomiopatía hipertrófica, insuficiencia cardíaca o fibrilación auricular, y su efectividad aumenta cuando se combinan con nitratos y bloqueantes de los canales de calcio (BCCa). La efectividad de los bloqueantes β parece ser superior a la de nitratos y BCCa; esta superioridad parece estar relacionada con el grado de bradicardia producido. Se prefieren los bloqueantes $β_1$ selectivos y el carvedilol, y las formulaciones que permitan administrar una única dosis al día. Sin embargo, los bloqueantes β están contraindicados en pacientes con *angina vasoespástica*, pues al bloquear los receptores β-adrenérgicos vasodilatadores producen un predominio del tono α-adrenérgico vasoconstrictor que acentúa el vasoespasmo coronario.

En pacientes con *angina inestable* los bloqueantes β disminuyen el número de episodios isquémicos, estabilizan la angina y reducen la incidencia de infarto, pero no modifican la mortalidad.

En pacientes con *infarto de miocardio*, la administración intravenosa de un bloqueante β en las primeras 6 horas de evolución disminuye el dolor, el área de necrosis, la incidencia de fibrilación ventricular, la rotura cardíaca, el reinfarto y la mortalidad cardíaca. Sin embargo, con los tratamientos actuales (revascularización coronaria precoz, uso de potentes antitrombóticos y estatinas), la administración intravenosa de bloqueantes β se reserva a los pacientes con hipertensión arterial o taquiarritmias. Administrados por vía oral en los primeros 28 días postinfarto de miocardio disminuyen la mortalidad, y este efecto persiste a lo largo del tratamiento posiblemente como consecuencia de sus acciones antianginosas, antihipertensivas y bradicardizantes, existiendo una correlación entre la bradicardia producida y la reducción de la mortalidad.

Bloqueantes de los canales del calcio

Son un grupo heterogéneo de fármacos que inhiben de forma selectiva el flujo de entrada de Ca^{2+} a través de los canales tipo L de las membranas de las células excitables (v. cap. 25).

Mecanismo de acción

En pacientes con *angina crónica estable*, su acción vasodilatadora arterial reduce las resistencias vasculares periféricas, la tensión parietal y las MVO_2. Además, dilatan las arterias coronarias y aumentan el flujo a través de los vasos colaterales y el aporte coronario de O_2 a la zona postestenótica. También podrían aumentar indirectamente el flujo subendocárdico al reducir la tensión parietal y la compresión de los vasos subendocárdicos durante la sístole. Verapamilo y diltiazem, pero no las dihidropiridinas, disminuyen la frecuencia (que aumenta el tiempo de perfusión diastólica coronaria) y la contractilidad cardíaca, lo que contribuye a reducir aún más las MVO_2. Sus acciones antiagregantes plaquetarias y antiarrítmicas podrían jugar también un papel en sus acciones antianginosas.

En la *angina de reposo* reducen el tono coronario y suprimen los cuadros de vasoespasmo al disminuir la $[Ca^{2+}]$ intravascular, y en la *angina inestable* reducen la frecuencia y duración de los ataques isquémicos por reducir las MVO_2 y la agregación plaquetaria y suprimir el vasoespasmo.

Propiedades farmacocinéticas, reacciones adversas, interacciones y contraindicaciones

Se han descrito en detalle en el capítulo 25.

En fumadores, disminuye la efectividad antianginosa de los BCCa, quizás porque la nicotina produce vasoconstricción coronaria y aumenta la frecuencia cardíaca y las MVO_2. Los BCCa están contraindicados en pacientes con hipotensión (PAS < 90 mmHg), choque cardiogénico, estenosis aórtica grave, miocardiopatía hipertrófica, insuficiencia cardíaca (fracción de eyección < 40 %) o disfunción ventricular. Verapamilo y diltiazem (y en menor grado las dihidropiridinas) están contraindicados también en pacientes con bradicardia, síndrome del nódulo sinusal enfermo y bloqueo auriculoventricular sin un marcapasos implantado.

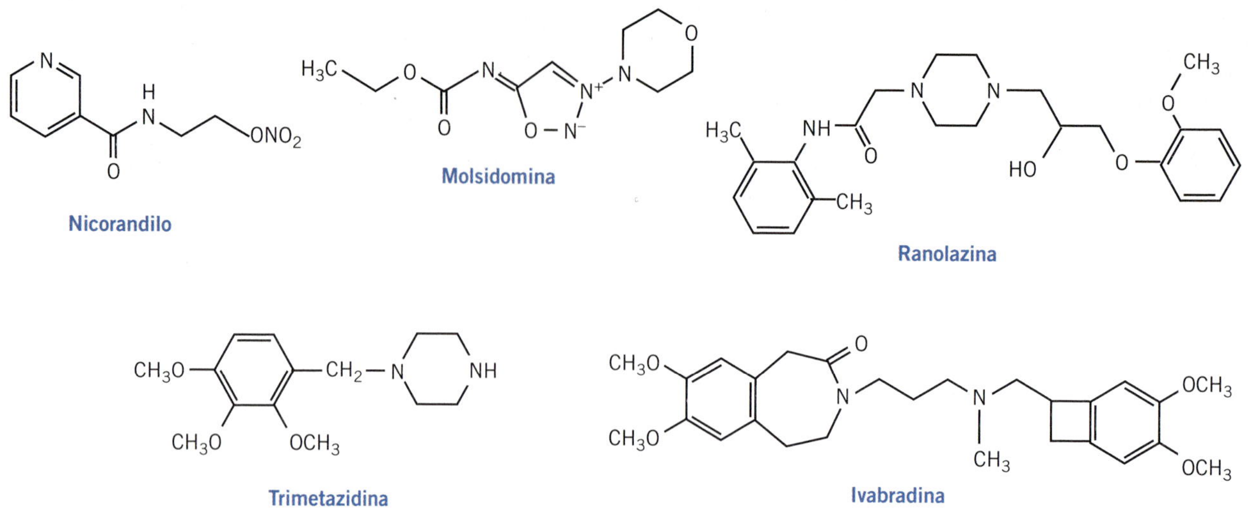

Figura 26-6. Estructura química de otros antianginosos.

Usos clínicos

Los BCCa, en monoterapia o asociados a bloqueantes β, se usan en el tratamiento de la angina crónica estable o de reposo. En la angina crónica estable reducen el número y gravedad de los episodios isquémicos y la depresión del segmento ST, sin beneficio aparente sobre la morbimortalidad cardiovascular y presentan la misma efectividad, pero menos reacciones adversas y contraindicaciones que los bloqueantes β (no empeoran la diabetes y producen menos depresión) y, a diferencia de los nitratos, no aparece tolerancia a sus efectos. Verapamilo y diltiazem son de elección en pacientes con angina asociada a fibrilación auricular o taquiarritmias supraventriculares. En pacientes con insuficiencia cardíaca con fracción de eyección reducida no se recomienda utilizar BCCa, aunque podrían utilizarse amlodipino o felodipino para controlar cuadros de angina de pecho resistentes a otros tratamientos.

Angina de reposo. En monoterapia o asociados a nitratos, los BCCa son fármacos de elección para suprimir los cuadros de vasoespasmo coronario.

En el momento actual no se consideran de utilidad los BCCa en la *angina inestable* y están contraindicados en el infarto agudo de miocardio.

OTROS FÁRMACOS

En pacientes que no responden al tratamiento con nitratos, bloqueantes β y/o BCCa pueden utilizarse otros fármacos antianginosos, cuyas estructuras químicas se muestran en la **figura 26-6** y sus propiedades farmacocinéticas se resumen en la **tabla 26-5**.

Bradicardizantes selectivos: ivabradina

La frecuencia cardíaca que determina el aporte coronario de O_2 y las MVO_2 está determinada por la activación en las células del nódulo sinoauricular de una corriente de entrada de iones Na^+ y K^+, denominada I_f (corriente *funny*), generada por canales HCN (*canales catiónicos regulados por nucleótidos cíclicos activados por hiperpolarización*). Ivabradina es un inhibidor selectivo de la I_f que reduce la frecuencia cardíaca, tanto más cuanto mayor sea la frecuencia basal, incluso en pacientes tratados con bloqueantes β. Esta bradicardia disminuye las MVO_2 y aumenta el aporte coronario de O_2 al aumentar el tiempo de perfusión diastólica. Ivabradina es tan efectiva como atenolol o amlodipino en pacientes con angina crónica estable, pero a diferencia de bloqueantes β y BCCa, no modifica la presión arterial, la contractilidad cardíaca, la velocidad de conducción aurículo-ventricular o los intervalos PR, QT y QRS del ECG.

Ivabradina se absorbe de forma rápida por vía oral (biodisponibilidad = 40 %), se une en un 70 % a proteínas plasmáticas y se biotransforma en el hígado a través del CYP3A4, formándose un derivado demetilado (S18982), que se elimina junto al 4 % del fármaco administrado sin biotransformar por vía renal. Las semividas de ivabradina y su metabolito son de 2 y 13 horas, respectivamente.

Durante el tratamiento pueden aparecer reacciones adversas oculares (un aumento pasajero de la luminosidad en un área limitada del campo visual [fósfenos], visión borrosa), cardiovasculares (bradicardia, bloqueo auriculoventricular, fibrilación auricular), digestivas (náuseas, estreñimiento, diarrea), cefaleas, mareos y vértigo.

Ivabradina está contraindicada en pacientes con bradicardia (< 60 lpm) o enfermedad del nódulo sinoauricular, choque cardiogénico, hipotensión grave (< 90/50 mmHg), insuficiencia hepática grave o angina inestable, y durante el embarazo y lactancia. No se recomienda asociar ivabradina con verapamilo o diltiazem (aumentan las concentraciones plasmáticas de ivabradina y el riesgo de bradicardia sintomática) o con inhibidores potentes del CYP3A4 (antifúngicos azólicos [ketoconazol, itraconazol], macrólidos [eritromicina, claritromicina], inhibidores de la proteasa del VIH [nelfinavir, ritonavir] y nefazodona). El uso concomitante de ivabradina con inhibidores moderados del CYP3A4 (p. ej., fluconazol) obliga a iniciar el tratamiento con dosis más bajas (2,5 mg/12 h), siempre que la frecuencia cardíaca en reposo sea > 70 lpm y a monitorizar la frecuencia cardíaca. Su

Tabla 26-5. Características farmacocinéticas de otros fármacos antianginosos

	BIODISPONIBILIDAD (%)	t$_{máx}$ (horas)	UNIÓN A PROTEÍNAS PLASMÁTICAS (%)	V$_D$ (l/kg)	BIOTRANSFORMACIÓN	t$_{1/2}$ (horas)	ELIMINACIÓN RENAL (%)	DOSIS (mg)
Ivabradina	40	1	70	1,42	CYP3A4	11	4	5-7,5/12 h
Molsidomina	45-60	1-2	10	1,4	Hidrólisis, descarboxilación	4-5	> 90	1-2/12 h
Nicorandilo	90	1	25	1	Oxidación, desnitración	1-2	21	10-20/12 h
Ranolazina	35-50	2-4	65	1,2-2,5	CYP3A4 (CYP2D6)	7	75	375-750/12 h
Trimetazidina	85	1-2	16	4,8	Mínima	6	> 90	20/8 h

t$_{máx}$: tiempo hasta que el fármaco alcanza su concentración plasmática máxima; t$_{1/2}$: semivida de eliminación; V$_D$: volumen de distribución

asociación con inductores potentes del CYP3A4 (rifampicina, fenitoína, fenobarbital, carbamazepina) obliga a aumentar la dosis de ivabradina hasta 10 mg dos veces al día.

Ivabradina está indicada en pacientes con angina crónica estable que presentan una frecuencia cardíaca ≥ 70 lpm y en los que el tratamiento con bloqueantes β está contraindicado o no se tolera, o en pacientes no controlados adecuadamente con dosis óptimas de bloqueantes β. En estos pacientes ivabradina reduce los episodios de angina, los ingresos por infarto agudo de miocardio y las revascularizaciones coronarias. En pacientes con insuficiencia cardíaca con fracción de eyección reducida en clase funcional II-IV de la *New York Heart Association* y frecuencia cardíaca ≥ 70 latidos/minuto que reciben tratamiento estándar, la ivabradina reduce la mortalidad cardiovascular y las hospitalizaciones por agravamiento de la insuficiencia cardíaca. En estos pacientes ivabradina puede ser una alternativa a los bloqueantes β cuando éstos están contraindicados o no se toleran.

Inhibidores de la corriente tardía de entrada de sodio ranolazina

La ranolazina inhibe la I$_{NaL}$ y disminuye las [Na$^+$]$_i$ y [Ca^{2+}]$_i$ durante la isquemia cardíaca **(v. figs. 26-2 y 26-4)**. También inhibe el componente rápido de la corriente rectificadora tardía (I$_{Kr}$), pero el efecto sobre la I$_{NaL}$ compensa la inhibición de la salida de K$^+$, por lo que apenas prolonga el intervalo QT del ECG (≈2,5 ms). En pacientes con angina crónica estable, la ranolazina mejora los síntomas, aumenta el tiempo hasta la aparición de la angina y el tiempo total de ejercicio sin modificar la presión arterial o la frecuencia cardíaca. En pacientes diabéticos con cardiopatía isquémica o con infarto agudo de miocardio sin elevación del segmento ST (IAMSEST), la ranolazina disminuye los niveles de hemoglobina glucosilada (HbA$_{1c}$), siendo su efecto antianginoso más marcado en los pacientes con niveles de HbA$_{1c}$ más elevados. Este hallazgo sugiere que ranolazina sería el antianginoso de elección en pacientes diabéticos con angina crónica estable.

Se absorbe de forma rápida por vía oral (biodisponibilidad = 35-50 %), se une a proteínas plasmáticas en un 60 % y se biotransforma en el hígado por el CYP3A4 y, en menor grado, por CYP2D6, dando lugar a distintos metabolitos que se eliminan por vía renal (75 %) y fecal (25 %). Su semivida es de 7 horas.

La ranolazina produce reacciones adversas centrales (mareos, cefaleas) y digestivas (náuseas, estreñimiento). Se asociará con precaución con fármacos que prolongan el intervalo QT del ECG, inhibidores moderados/potentes de CYP3A4 (diltiazem, fluconazol, eritromicina) o de la glucoproteína P (verapamil, ciclosporina), ya que aumentan sus concentraciones plasmáticas. Ranolazina aumenta la digoxinemia e inhibe la biotransformación de las estatinas que se biotransforman a través del CYP3A4 (atorvastina, lovasttaina, simvastatina) y de ciclosporina, everólimus, sirólimus y tacrólimus, por lo que puede ser necesario reajustar las dosis de estos fármacos. Está contraindicada en pacientes con insuficiencia hepática o renal grave (aclaramiento de creatinina < 30 ml/min) o tratados con inhibidores o inductores potentes de CYP3A4. Ranolazina es un inhibidor débil del CYP2D6 que podría aumentar las concentraciones plasmáticas de sustratos del CYP2D6 (p. ej., metoprolol, propafenona y flecainida, antidepresivos tricíclicos y antipsicóticos) y ser necesario reducir las dosis de esos fármacos.

Se utiliza en el tratamiento de la angina crónica estable que no se controla con bloqueantes β y/o BCCa o en los que éstos están contraindicados. En pacientes con IAMSEST ranolazina reduce los episodios de isquemia recurrente y la incidencia de arritmias cardíacas.

Agonistas de los canales de potasio: nicorandilo

Este derivado de la nicotinamida produce una vasodilatación arteriovenosa y coronaria por un doble mecanismo. Por un lado, presenta un mecanismo idéntico al de los nitratos, ya que libera NO que activa la guanililciclasa y aumenta las concentraciones celulares de GMPc. Además, a nivel de los vasos coronarios activa canales de K$^+$ regulados por ATP (K$_{ATP}$), lo que hiperpolariza el potencial de membrana y disminuye la probabilidad de apertura de los canales de Ca^{2+} y la [Ca^{2+}] intravascular **(v. figs. 26-2 y 26-4)**. Como consecuencia, produce una vasodilatación arteriovenosa sistémica (disminuye precarga/poscarga) y coronaria (aumenta el flujo sanguíneo coronario y suprime los cuadros de vasoespasmo coronario) a dosis a las que apenas modifica la frecuencia, la contracción o la velocidad de conducción intracardíaca y, a diferencia de los nitratos, no aparece tolerancia a sus efectos vasculares. Nicorandilo produce también la apertura de canales K$_{ATP}$ mitocondriales e inhibe la producción de radicales libres durante la isquemia-reperfusión coronaria. Además, parece estabilizar la placa de ateroma en pacientes con angina crónica estable y exhibe propiedades antiagregantes plaquetarias.

Nicorandilo se absorbe bien por vía oral y se biotransforma casi totalmente en el hígado, eliminándose sus metabolitos por vía renal. Su semivida es de unas 1-2 horas. Durante el tratamiento aparecen mareos, cefaleas, sofocos, astenia, hipotensión, palpitaciones, náuseas, vómitos y ulceraciones gastrointestinales (oral, intestinal o perianal), cutáneas y mucosas que obligan a suspender de forma inmediata el tratamiento. Las ulceraciones aumentan en pacientes tratados con AINE o corticosteroides. Nicorandilo potencia las acciones vasodilatadoras de otros antianginosos, antihipertensivos y alcohol. Su uso está contraindicado en pacientes con choque cardiogénico, hipotensión arterial, insuficiencia cardíaca sistólica o tratados con inhibidores de la fosfodiesterasa 5 o estimulantes de la guanililciclasa soluble (riociguat), y se administrará con precaución en pacientes con insuficiencia cardíaca grave.

Se utiliza en la profilaxis y tratamiento de la angina crónica estable y de reposo, asociado a bloqueantes β (que reducen el aumento reflejo del tono del sistema nervioso simpático que su acción vasodilatadora podría producir) y/o BCCa. En estos pacientes nicorandilo disminuye la mortalidad coronaria, los infartos de miocardio no fatales y las hospitalizaciones por angina de pecho.

Inhibidores de la β-oxidación de los ácidos grasos: trimetazidina

La trimetazidina inhibe la 3-cetoacil coenzima A-tiolasa mitocondrial, enzima implicada en la β-oxidación de los ácidos grasos de cadena larga y estimula la piruvato-deshidrogenasa, desplazando el metabolismo cardíaco hacia la vía glucolítica (v. fig. 26-2). Durante la isquemia la trimetazidina mantiene los niveles cardíacos de ATP, reduce la acidosis, la producción de radicales libres y la $[Ca^{2+}]_i$ y previene el acortamiento de la duración del potencial de acción cardíaco que facilita la aparición de arritmias cardíacas. En pacientes diabéticos reduce la HbA_{1c} y la glucemia, posiblemente por aumentar la captación periférica de glucosa. Sin embargo, no modifica la presión arterial o la frecuencia cardíaca.

Se absorbe bien por vía oral, se une poco a proteínas plasmáticas y se elimina en un 60 % por vía renal en forma inalterada, siendo su semivida de 6 horas. Produce cefaleas, mareos, náuseas, vómitos, dispepsia y erupciones exantemáticas. Trimetazidina está contraindicada en pacientes con enfermedad de Parkinson y alteraciones del movimiento (temblor, síndrome de piernas inquietas, rigidez muscular) o insuficiencia renal grave (aclaramiento de creatinina < 30 ml/min). No se han descrito interacciones medicamentosas clínicamente relevantes. Se utiliza en pacientes con angina crónica estable no controlados con el tratamiento convencional o que no toleran los fármacos antianginosos de primera línea.

Molsidomina

Es un profármaco que en el hígado sufre procesos de hidrólisis y decarboxilación, convirtiéndose en un metabolito activo (SIN, 3-morfolino-sidnonimina) que activa directamente la guanililciclasa soluble e incrementa los niveles vasculares de GMPc. Por tanto, sus acciones farmacológicas, reacciones adversas y contraindicaciones son similares a las de los nitratos, aunque a diferencia de éstos no aparece tolerancia a sus efectos. Molsidomina se absorbe bien por vía oral, se une poco a proteínas plasmáticas y sus metabolitos activos se eliminan por vía renal, aumentando su semivida en pacientes con hepatopatías graves. Durante el tratamiento aparecen cefaleas, anorexia, náuseas, vómitos, hipotensión ortostática y transtornos del sueño. Molsidomina es efectiva en la angina crónica estable y de reposo, pudiendo asociarse a bloqueantes β y BCCa.

SELECCIÓN DE LOS FÁRMACOS ANTIANGINOSOS

El tratamiento antianginoso es complejo y frecuentemente implica la administración conjunta de varios fármacos. Los criterios de selección de los fármacos antianginosos ha evolucionado en los últimos años. La estrategia original consideraba que bloqueantes β y BCCa eran los fármacos de primera elección, ya sea en monoterapia o en combinación (v. fig. 26-5). En pacientes en los que bloqueantes β y BCCa son ineficaces, su combinación con los fármacos antianginosos de segunda elección (nitratos de acción prolongada, ivabradina, nicorandil, ranolazina, trimetazidina (v. fig. 26-6) permite obtener un efecto aditivo y el control de la angina. Sin embargo, cuando los fármacos antianginosos de primera elección están contraindicados o no se toleran, los fármacos de segunda elección pasarían a ser de primera elección.

Por tanto, en el momento actual la selección del fármaco antianginoso debe individualizarse en cada paciente teniendo presente: a) la fisiopatología de la angina, por lo que es necesario determinar con precisión el papel del componente estático (placa de ateroma) y dinámico (vasoespasmo, trombosis); b) el mecanismo de acción de cada fármaco; c) la situación hemodinámica (frecuencia cardíaca y presión arterial); d) las comorbilidades del paciente; e) las reacciones adversas y contraindicaciones de cada fármaco, y f) la respuesta al tratamiento. Esta estrategia aparentemente compleja es fácil de aplicar en la práctica clínica, y en la tabla 26-6 se resume la selección de los fármacos antianginosos teniendo presentes estas consideraciones.

El tratamiento antianginoso seleccionado debe ser revisado a intervalos periódicos, y para facilitar su seguimiento se deben utilizar, siempre que sea posible, formulaciones galénicas que permitan administrar una única dosis diaria del fármaco selecionado. El tratamiento de la angina debe mantenerse hasta que desaparezcan los episodios de angina. Si tras 6-12 meses el paciente persiste asintomático, se puede reducir la dosis. Pero incluso si se llegara a suspender el tratamiento, es necesario mantener permanentemente todas las medidas no farmacológicas (cambios en el estilo de vida) y las encaminadas a prevenir la progresión de la enfermedad coronaria. En cualquier caso, el paciente que ha presentado episodios de angina debe tener disponible nitroglicerina para suprimir de forma rápida un posible nuevo episodio.

Tabla 26-6. Selección de los fármacos antianginosos teniendo en consideración los efectos hemodinámicos, reacciones adversas y potenciales interacciones farmacológicas de los fármacos y las comorbilidades del paciente

COMORBILIDAD	FÁRMACO DE ELECCIÓN	POSIBLE	CON PRECAUCIÓN/ CONTRAINDICADO [c]
Angina microvascular	Ranolazina, trimetazidina	BB[a], BCCa-DHP/no-DHP, ivabradina, nitratos, nicorandil	
Asma, EPOC	BCCa, ivabradine, nicorandil, nitratos, ranolazina, trimetazidina		BB[b] [c]
Bloqueo AV	Nitratos, ranolazina	BCC-DHP, nicorandil, trimetazidina	BB, BCCa-no-DHP, ivabradina
Bradicardia (< 50 lpm)	BCCa-DHP, nicorandil, nitratos, ranolazina	Nicorandil, trimetazidina	BB, ivabradina, BCCa-no-DHP
Diabetes mellitus	Ranolazina, trimetazidina	BB[b], BCCa, ivabradina, nicorandil, nitratos	
Disfunción ventricular/ Insuficiencia cardíaca	BB	Ivabradina, nitratos, ranolazina, trimetazidina	BCCa-DHP/-no-DHP [c], nicorandil
Embarazo	BB, BCCa-DHP, nitratos, nicorandil, trimetazidina	Ranolazina	Ivabradina [c]
Enfermedad arterial periférica	BCCa-DHP/-no-DHP	Ivabradina, nitratos, ranolazina, trimetazidina	BB[b]
Fibrilación auricular	BB, BCCa-no-DHP	Ranolazina, trimetazidina	DHP-CCBs, ivabradina [c], nitratos, nicorandil
Hipertiroidismo	BB no selectivos (propranolol), ivabradina, ranolazina	BCCa-DHP/no-DHP, trimetazidina	
Hipertensión	BB, BCCa-DHP/-no-DHP	Ivabradina, nitratos, nicorandil, ranolazina, trimetazidina	
Hipotensión	Ivabradina, ranolazina, trimetazidina	Dosis bajas de BB o BCCa-no-DHP	BB [c], BCCa [c], nicorandil [c], nitratos [c]
Insuficiencia renal	BB, BCCa-no-DHP, ivabradina, nitratos, nicorandil	Trimetazidina	Insuficiencia renal grave: ranolazina
Taquiarritmias (frecuencia ≥ 70 lpm)	BB, BCC-no-DHP, ivabradina	Nicorandil, nitratos, ranolazina, trimetazidina	BCCa-DHP, ivabradina
Vasoespasmo coronario	BCCa-DHP/-no-DHP, nicorandil, nitratos	Ivabradina, ranolazina, trimetazidina	BB [c]

[a] BB vasodilatadores: carvedilol, nebivolol.
[b] Los BBA están contraindicados en pacientes con asma y EPOC con broncorreactividad positiva; podrían prescribirse bloqueantes β1 selectivos o carvedilol. Ivabradina debe administrarse en pacientes con una frecuencia cardíaca basal > 70 lpm estén o no tratados con bloqueantes β.
AV: auriculoventricular; BB: bloqueantes β; BCCa-DHP/no-DHP: bloqueantes de los canales de calcio dihidropiridínicos o no dihidropiridínicos; EPOC: enfermedad pulmonar obstructiva crónica; [c]: contraindicado; Lpm: latidos por minuto.

BIBLIOGRAFÍA

Belsey J, Savelieva I, Mugellu A y cols. Relative efficacy of antianginal drugs used as add-on therapy in patients with stable angina: A systematic review and meta-analysis. Eur J Prev Cardiol 2015; 22: 837-48.

Crea F, Camici PG, Bairey Merz CN. Coronary microvascular dysfunction: an update. Eur Heart J 2014; 35: 1101-11.

Daiber A, Münzel T. Organic Nitrate Therapy, Nitrate Tolerance, and Nitrate-Induced Endothelial Dysfunction: Emphasis on Redox Biology and Oxidative Stress. Antioxid Redox Signal 2015; 23: 899-942.

Escobar C, Ariza A, Barrios V, Campuzano R, Freixa R, Gámez JM, Fernández MR, Pérez PJ, Tamargo J. Actualización del uso de los fármacos antianginosos en el tratamiento del síndrome coronario crónico: enfoque práctico. Rev Esp Cardiol 2022; 22 (Suple 5): 1-10.

Ferrari R, Camici PG, Crea F y cols. Expert consensus document: A 'diamond' approach to personalized treatment of angina. Nat Rev Cardiol 2018; 15: 120-32.

Ferrari R, Pavasini R, Camici PG y cols. Anti-anginal drugs-beliefs and evidence: systematic review covering 50 years of medical treatment. Eur Heart J 2019; 40: 190-4.

Fragasso G, Margonato A, Spoladore R, Lopaschuk GD. Metabolic effects of cardiovascular drugs. Trends Cardiovasc Med 2019; 29: 176-87.

Gulati M, Levy P, Mukherjee D y cols. 2021 AHA/ACC/ASE/CHEST/SAEM/SCCT/SCMR Guideline for the Evaluation and Diagnosis of Chest Pain. J Am Coll Cardiol 2021; 78: e187-e285.

Hochman JS, Reynolds HR, Bangalore S y cols. Baseline Characteristics and Risk Profiles of Participants in the ISCHEMIA Randomized Clinical Trial. JAMA Cardiol 2019; 4: 273-86.

Husted SE, Ohman EM. Pharmacological and emerging therapies in the treatment of chronic angina. Lancet 2015; 386: 691-701.

Keating GM. Ranolazine: a review of its use as add-on therapy in patients with chronic stable angina pectoris. Drugs 2013; 73: 55-73.

Knuuti J, Wijns W, Saraste A y cols. 2019 ESC Guidelines for the diagnosis and management of chronic coronary syndromes. Rev Esp Cardiol 2020; 73: 495.e1-495.e51.

Lopaschuk GD, Ussher JR, Folmes CD y cols. Myocardial fatty acid metabolism in health and disease. Physiol Rev 2010; 90: 207-58.

Manolis AJ, Ambrosio G, Collins P y cols. Impact of stable angina on health status and quality of life perception of currently treated patients. The BRIDGE 2 survey. Eur J Intern Med 2019; 70: 60-7.

Padro T, Manfrini O, Bugiardini R y cols. ESC Working Group on Coronary Pathophysiology and Microcirculation position paper on 'coronary microvascular dysfunction in cardiovascular disease'. Cardiovasc Res 2020; 116: 741-55.

Pavasini R, Camici PG, Crea F y cols. Anti-anginal drugs: Systematic review and clinical implications. Int J Cardiol 2019; 283: 55-63.

Roth GA, Mensah GA, Johnson CO y cols. Global Burden of Cardiovascular Diseases Writing Group. Global Burden of Cardiovascular Diseases and Risk Factors, 1990-2019: Update From the GBD 2019 Study. J Am Coll Cardiol 2020; 76: 2982-3021.

Tamargo J, Caballero R, Delpón E. Chapter 8.1 Cardiovascular drugs-from A to Z. En: Kaski JC, Kjeldsen KP, eds. The ESC Handbook on Cardiovascular Pharmacotherapy (2 edn). Oxford University Press, mayo 2019; pp. 413-812.

Tamargo J, Lopez-Sendon J. Ranolazine: a better understanding of its pathophysiology and patient profile to guide treatment of chronic stable angina. Future Cardiol 2022; 18: 235-51.

Tarkin JM, Kaski JC. Vasodilator Therapy: Nitrates and Nicorandil. Cardiovasc Drugs Ther 2016; 30: 367-78.

Thadani U. Management of stable angina - current guidelines: a critical appraisal. Cardiovasc Drugs Ther 2016; 30: 419-26.

Fármacos hipolipemiantes

27

J. Tamargo Menéndez, R. Caballero Collado y E. Delpón Mosquera

CONTENIDOS

INTRODUCCIÓN

El colesterol y los ácidos grasos forman parte de las membranas celulares. Además, el colesterol es el punto de partida para la síntesis de ácidos biliares y hormonas esteroideas en el hígado y en las glándulas suprarrenales y las gonadas, respectivamente, mientras que los triglicéridos son una de las principales fuentes de energía para el organismo. Los ácidos grasos son transportados en el plasma hacia los tejidos ligados a la albúmina, mientras que el colesterol y los triglicéridos son sustancias insolubles en un medio acuoso, por lo que se transportan unidos a fosfolípidos y proteínas específicas (apoproteínas), formando macrocomplejos hidrosolubles denominados *lipoproteínas*. Éstas están formadas por un núcleo central hidrófobo compuesto de triglicéridos y ésteres de colesterol rodeado por una cubierta de moléculas más polares-hidrosolubles compuesta de fosfolípidos, colesterol no esterificado y apoproteínas (apo).

Según su estructura, densidad, movilidad electroforética y acción biológica se diferencian seis tipos de lipoproteínas (**tabla 27-1**): *a) quilomicrones*, ricos en triglicéridos, son las lipoproteínas más grandes y menos densas, y transportan fundamentalmente las grasas de la dieta en forma de triglicéridos y ésteres de colesterol a distintos órganos (tejido adiposo, musculoesquelético, hígado y corazón); *b) lipoproteínas de muy baja densidad* (VLDL), que transportan los triglicéridos y el colesterol sintetizado en el hígado hacia los tejidos

periféricos; *c) lipoproteínas de densidad intermedia* (IDL); *d) lipoproteínas de baja densidad* (LDL), que representan el principal sistema de transporte del colesterol hacia los tejidos; *e) lipoproteínas de alta densidad* (HDL), que son las lipoproteínas más pequeñas, con menor contenido en lípidos y mayor proporción de proteínas, y transportan el colesterol desde los tejidos al hígado para su excreción en forma de ácidos biliares, y *f)* la lipoproteína a [Lp(a)], compuesta de una partícula de LDL en la que la apo-B100 se une a la apo(a) por un puente disulfuro. Los quilomicrones contienen apo-B48 sintetizada en el intestino, mientras que LDL, IDL, VLDL y Lp(a) contienen apo-B100 sintetizada en el hígado. Las apoproteínas ejercen diversas funciones, ya que estabilizan la estructura de las lipopoteínas y pueden actuar como cofactores enzimáticos y como ligandos para receptores de lipoproteínas (p. ej., la apo-B100 es un ligando para el receptor de las LDL) o como cofactores en procesos que regulan el metabolismo de estas. Todas las lipoproteínas que contienen apo-B con un diámetro < 70 nm, incluidas las lipoproteínas más pequeñas ricas en triglicéridos y sus remanentes (pero no los quilomicrones), pueden atravesar el endotelio vascular y quedar atrapadas en la pared arterial, donde la apo-B pone en marcha un proceso que conduce al acúmulo lipídico y la formación de una placa de ateroma. A nivel de la pared vascular, las LDL oxidadas son captadas por dos receptores barredores *(scavengers)* de los macrófagos (CD36 y SRA-1/2) que las convierten en células espumosas,

Tabla 27-1. Densidad y composición porcentual de las lipoproteínas plasmáticas

	QM	VLDL	IDL	LDL	HDL	LP(A)
Densidad (g/ml)	< 0,95	0,95-1,006	1,006-1,019	1,019-1,063	1,063-1,210	1,006-1,125
Diámetro (nm)	80-100	30-80	25-30	20-25	8-13	25-30
Fosfolípidos (%)	2-6	12-16	16-24	22-25	55	17-24
Triglicéridos (%)	90-95	50-65	25-40	4-6	7	4-8
Ésteres de colesterol (%)	2-4	8-14	20-35	35-35	10-20	35-46
Colesterol (%)	1	4-7	7-11	6-15	5	6-9
Apolipoproteínas: Principales Otras	Apo-B48 Apo-AI, AII, AIV, AV CI, CII, CIII, E	Apo-B100 Apo-AI, CII, CIII, E, AV	Apo-B100 CII, CIII, E	Apo-B100	Apo-AI AII, CIII, E, M	Apo(a) Apo-B100
Lugar de síntesis	Intestino	Hígado	Producto del catabolismo de las VLDL	Producto del catabolismo de las VLDL	Intestino, hígado, plasma	Hígado

HDL: lipoproteínas de alta densidad; IDL: lipoproteínas de densidad intermedia; LDL: lipoproteínas de baja densidad; Lp(a): lipoproteína a; Qm: quilomicrones; VLDL: lipoproteínas de muy baja densidad.

el primer paso para el desarrollo y progresión de la placa de ateroma.

DISLIPIDEMIAS: IMPORTANCIA Y CLASIFICACIÓN

Las alteraciones del metabolismo lipídico que cursan con un aumento en los niveles plasmáticos de colesterol y/o triglicéridos y una disminución de los niveles de HDL se engloban genéricamente bajo la denominación de *dislipidemias* y afectan a más del 15 % de la población adulta en los países occidentales. Los estudios epidemiológicos han demostrado que las dislipidemias representan un importante problema socio-sanitario, ya que:

- Existe una relación directa entre el aumento de los niveles plasmáticos de colesterol total y del colesterol transportado por las LDL (c-LDL) y la aparición de complicaciones arterioscleróticas (cardiopatía isquémica, hipertensión arterial, accidentes cerebrovasculares, vasculopatías periféricas). De hecho, una reducción de 1 mmol/l (~40 mg/dl) en los niveles plasmáticos de LDL-C reduce en un 10 % la mortalidad total y en un 22 % la mortalidad asociada a eventos coronarios graves (infarto de miocardio, mortalidad coronaria, revascularización coronaria o accidentes cerebrovasculares).
- La hipertrigliceridemia (aumento en los niveles de lipoproteínas ricas en triglicéridos [quilomicrones y sus remanentes, VLDL]) asociada a hipertensión arterial, resistencia a la insulina, diabetes, niveles bajos de c-HDL y obesidad abdominal constituye el *síndrome metabólico*, que incrementa el riesgo aterogénico y la morbimortalidad cardiovascular. Las hipertrigliceridemias deben tratarse siempre que existan factores de riesgo coronario o antecedentes de cardiopatía isquémica o aterosclerosis prematura en la familia; si los niveles de triglicéridos alcanzan valores > 1.000 mg/dl, el tratamiento debe ser agresivo para evitar cuadros de pancreatitis aguda.
- La Lp(a) presenta un efecto proaterogénico y aterotrombótico atribuido a que contiene fosfolípidos oxidados proinflamatorios (OxPL) y a que presenta una estructura similar a la del plasminógeno, lo que le permite unirse a su receptor y ejercer un efecto antifibrinolítico. Representa un importante factor de riesgo de enfermedad cardiovascular aterosclerótica (infarto de miocardio, ictus, enfermedad arterial periférica y estenosis de la válvula aórtica), especialmente en presencia de una hipercolesterolemia familiar.
- La reducción de los niveles elevados de colesterol total, LDL-C y triglicéridos retrasa la progresión e incluso puede reducir el tamaño de la placa de ateroma, y disminuye la mortalidad y los eventos cardiovasculares graves. Todos estos datos ponen de manifiesto que el control de las dislipidemias es de crucial interés en la prevención primaria y secundaria de las enfermedades cardiovasculares.

Aunque se había propuesto que el colesterol ligado a HDL (c-HDL) ejercía un efecto cardioprotector, estudios recientes indican que no existe una asociación entre el aumento en los niveles de HDL-C y la reducción de enfermedad cardiovascular aterosclerótica, y se desconoce si los tratamientos que alteran la función de las partículas de HDL reducen el riesgo cardiovascular.

TRANSPORTE DE LAS LIPOPROTEÍNAS

▶▶ El colesterol circulante tiene dos orígenes, uno *endógeno*, como resultado de su síntesis por las células del organismo, y otro *exógeno*, resultado de la absorción intestinal de las grasas de la dieta **(fig. 27-1)**.

Vía exógena. La ingesta diaria de colesterol es de 0,4-0,7 g y el hígado elimina 0,8-1,2 g/día de colesterol por la bilis. Del colesterol que alcanza el intestino, 0,7 g son absorbidos, y el resto (~ 50 %) se elimina por vía fecal; es decir, que el hígado debe sintetizar diariamente unos 0,8 g de colesterol. En el intestino, las grasas de la dieta son hidrolizadas a colesterol, monoglicéridos y ácidos grasos libres **(v. fig. 27-1)**. Los monoglicéridos y ácidos grasos libres pasan al interior del enterocito, donde forman triglicéridos. El colesterol es emulsionado formándose micelas que se absorben gracias a la proteína NPC1L1 *(Niemann-Pick C1-like 1)* a través de las membranas del borde en cepillo de los enterocitos del yeyuno, aunque

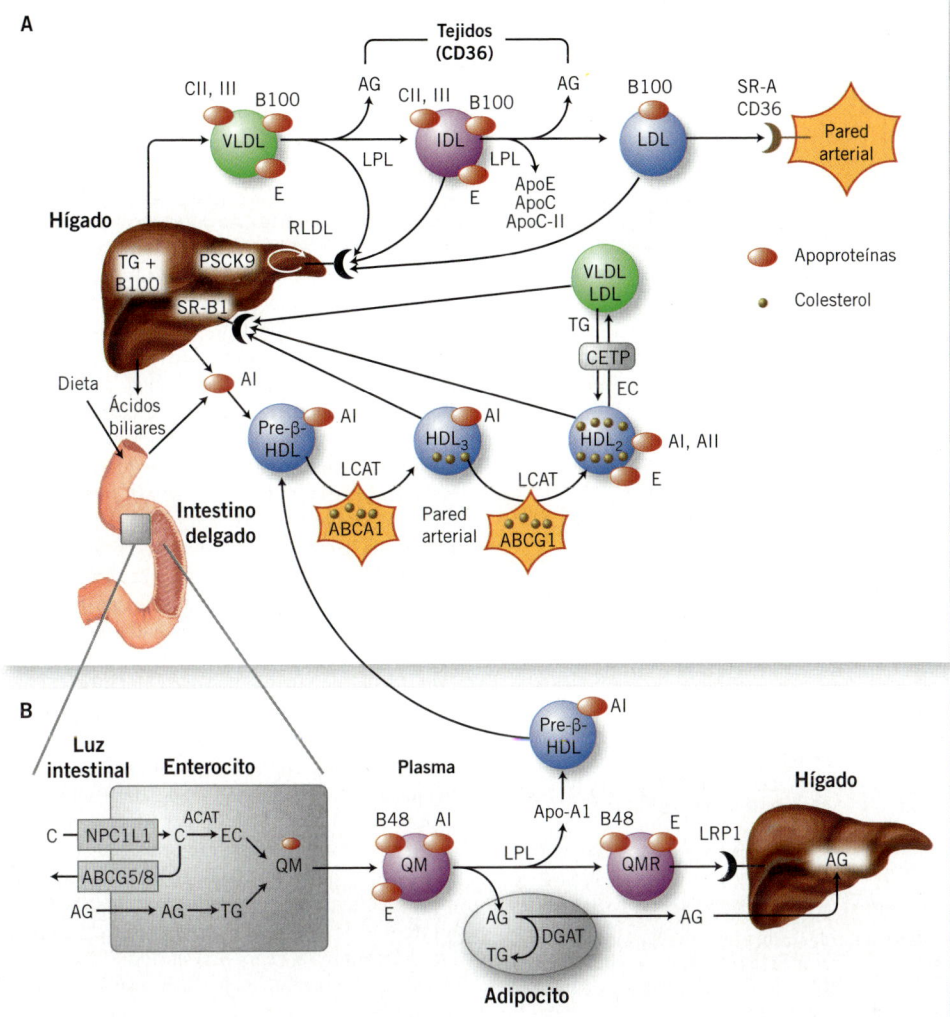

Figura 27-1. Vías endógena (A) y exógena (B) del transporte de lipoproteínas. ABCG1 y ABCG5/8: transportadores; ACAT: acil-CoA-colesterol-*O*-aciltransferasa; AG: ácidos grasos; CETP: proteína plasmática de transferencia; DGAT: diacilglicerol-acil-transferasa; EC: éstres de colesterol; HDL: lipoproteínas de alta densidad; HDL2 y HDL3: subtipos de HDL (HDL2 son grandes y menos densas; HDL3 son menores y más densas); IDL: lipoproteínas de densidad intermedia; LCAT: lecitina-colesterol-aciltransferasa; LDL: lipoproteínas de baja densidad; LH: lipasa hepática; LPL: lipoproteinlipasa; LRP1: receptores para lipoproteínas remanentes tipo 1; MTP: proteína microsomal transportadora de triglicéridos; NPC1L1: *Niemann-Pick C1-like 1*; PSCK9: proproteína convertasa subtilisina/kexina tipo 9; QM: quilomicrones; QMR: quilomicrones remanentes; RLDL: receptores de las LDL; SR-A: receptor barredor tipo A; SR-B1: receptor barredor tipo B1; TG: triglicéridos; VLDL: lipoproteínas de muy baja densidad.

parte del colesterol absorbido vuelve a la luz intestinal por dos ATPasas transportadoras del tipo ABC *(ATP binding cassette)* (ABCG5 y ABCG8). A continuación, el colesterol es reesterificado por la acil-CoA-colesterol-*O*-aciltransferasa 2 (ACAT-2) y, junto a los triglicéridos y las apoproteínas (A, C y B-48) sintetizadas en la pared intestinal, se incorpora a los quilomicrones nacientes que pasan a través de la linfa a la circulación sistémica. El complejo proceso de ensamblaje de los quilomicrones es controlado por la proteína microsomal transportadora de triglicéridos (MTP). Los esteroles vegetales se absorben por difusión pasiva a través de los enterocitos, pero no se esterifican ni se incorporan a los quilomicrones, ya que los transportadores ABCG5 y ABCG8 los transportan de nuevo a la luz intestinal. Mutaciones en los genes que codifican estos transportadores dan lugar a una acumulación de sitosteroles en el plasma *(sitosterolemia)*.

Los quilomicrones circulantes son hidrolizados por la lipoproteinlipasa (LPL) de las células endoteliales en los tejidos graso y muscular esquelético, formándose ácidos grasos que se incorporan a ambos tejidos. Esta hidrólisis también libera apo-AI, que es el origen de las HDL nacientes (o pre-β-HDL). En ausencia de LPL o de apo-CII (que activa la LPL), no se hidrolizan los triglicéridos, produciéndose una hiperquilomicronemia e hipertrigliceridemia con riesgo de pancreatitis. Los «remanentes» de los quilomicrones hidrolizados por la LPL que no han perdido su colesterol y contienen en su superficie apo-B48 son reconocidos por los receptores para lipoproteínas remanentes tipo 1 (LRP1) y receptores para el LDL (RLDL) hepáticos, lo que indirectamente aumenta los niveles de LDL-C al impedir su captación por estos receptores. En los hepatocitos, los remanentes sufren la acción de la lipasa hepática que reduce su contenido en triglicéridos y pueden convertirse en lipoproteínas o en ácidos biliares que se eliminan por la bilis.

Vía endógena. Aproximadamente el 80 % del colesterol endógeno se sintetiza en el hígado y se libera a la circulación en forma de VLDL. El colesterol se sintetiza a partir de la 3-hidroxi-3-metilglutaril-coenzima A (HMG-CoA) que, por acción de la 3-hidroxi-3-metilglutaril-

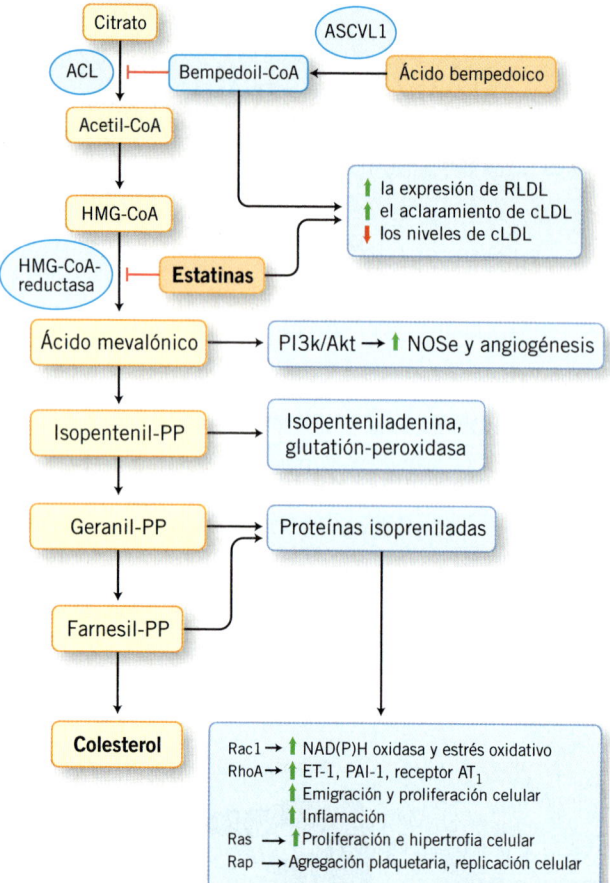

Figura 27-2. Vía de síntesis del colesterol e intermediarios isoprenoides y puntos de acción de ácido bempedoico y estatinas. ACL: adenosina trifosfato-citrato liasa; ACSVL1: acil-CoA sintetasa-1 de cadena muy larga; AT1: receptor de la angiotensina; ET-1: endotelina 1; HMGCoA-reductasa: 3-hidroxi-3-metilglutarilcoenzima A-reductasa; NOSe: óxido nítrico-sintasa endotelial; PAI-1: inhibidor del activador del plasminógeno tisular; PI3K/Akt: fosfatidilinositol-3-cinasa/proteincinasa B; Rac1: sustrato de la toxina botulínica 1 relacionada con Ras C3; Rap: proteína asociada a receptor; RhoA: miembro de la familia homóloga a Ras tipo A; RLDL: receptor para las lipoproteínas de baja densidad.

✪ LIPOPROTEÍNAS

- El colesterol y los triglicéridos se transportan en el plasma unidos a fosfolípidos y proteínas (apoproteínas), formando complejos hidrosolubles denominados *lipoproteínas*.

- Existen cinco tipos de lipoproteínas:
  - *Quilomicrones*, que transportan fundamentalmente las grasas de la dieta desde el intestino.
  - *Lipoproteínas de muy baja densidad* (VLDL), que transportan los triglicéridos.
  - *Lipoproteínas de densidad intermedia* (IDL) y *de baja densidad* (LDL), que transportan el colesterol hacia los tejidos periféricos.
  - *Lipoproteínas de alta densidad* (HDL), que transportan el colesterol desde los tejidos al hígado para su excreción en forma de ácidos biliares.

- Las alteraciones del metabolismo lipídico (*dislipidemias*) afectan a más del 15 % de la población, existiendo una relación directa entre el aumento en los niveles plasmáticos del colesterol transportado a través de las LDL y la aparición de aterosclerosis y sus complicaciones (cardiopatía isquémica, accidentes cerebrovasculares, vasculopatías periféricas).

---

coenzima A-reductasa (HMG-CoA-reductasa), se convierte en ácido mevalónico, el precursor del colesterol (fig. 27-2). Los triglicéridos se sintetizan en el hígado y, gracias a la MTP, se unen a la apo-B100, formando las VLDL nacientes, a las que se incorporan apo-E y apo-C para formar las VLDL, que pasan a la circulación sistémica (v. fig. 27-1). Mutaciones en el gen *MTTP* que codifica la MTP inhiben la incorporación de los triglicéridos de la dieta a la apo-B48 y la formación de quilomicrones en el intestino y la incorporación de la apo-B100 en el hígado, con la consiguiente disminución de las lipoproteínas que contienen apo-B (VLDL, IDL, LDL), produciendo un cuadro denominado *abetalipoproteinemia* que cursa con niveles muy bajos de colesterol plasmático, LDL y VLDL. Finalmente, el colesterol hepático, ya sea de origen endógeno o exógeno, puede ser esterificado y almacenado, excretarse en la bilis como colesterol libre o transformado en ácidos biliares, constituir nuevas lipoproteínas o incorporarse a las membranas plasmáticas de los hepatocitos.

En los capilares del músculo esquelético y del tejido graso, la LPL hidroliza los triglicéridos de las VLDL, formándose ácidos grasos que son captados por ambos tejidos, y las VLDL se convierten en IDL. Las IDL sufren la acción de la LPL y pierden más triglicéridos, transfieren las apo-CII y la apo-E a las HDL y se convierten en LDL, que son más ricas en colesterol y contienen sólo apo-B100. De hecho, el 70 % del colesterol plasmático se encuentra en las LDL circulantes. Las apo-B100 de VLDL, IDL y LDL pueden ser reconocidas por receptores LDL (RLDL) de las membranas celulares y sufrir un proceso de endocitosis, y en el interior celular se convierten en colesterol libre por acción de enzimas lisosomales.

La densidad de los RLDL está regulada por los niveles celulares de colesterol. El aumento de los niveles intracelulares inhibe la expresión del gen *LDLR*, que codifica la síntesis de RLDL y fosforila-inactiva la HMG-CoA-reductasa, disminuyendo la síntesis de colesterol. Por el contrario, cuando disminuyen los niveles celulares de colesterol, se activan factores de transcripción SREBP-1 (proteínas de unión al elemento de respuesta a esteroles tipo 1), que aumentan la expresión de los RLDL y la captación de c-LDL circulantes, normalizándose los niveles celulares de colesterol. La *hipercolesterolemia familiar homocigota* (HFHo) es una enfermedad monogénica, autosómica dominante, causada por mutaciones con pérdida de función (LOF) en los genes *LDLR* o *APO-B*, o por una mutación con ganancia de función en el gen *PCSK9*, que codifica la proproteína convertasa subtilisina/kexina tipo 9 (PCSK9) (véase más adelante).

Transporte inverso de colesterol. El colesterol acumulado en los tejidos periféricos puede volver al hígado a través del denominado *transporte inverso de colesterol* (v. fig. 27-1). Este proceso se inicia a partir de la apo-AI sintetizada en el hígado o en el intestino, o de la hidrólisis de los quilomicrones y las VLDL por acción de la LPL. La apo-AI interactúa con proteínas transportadoras de membrana (ABCA1) e incorpora una pequeña cantidad de colesterol no esterificado y fosfolípidos para formar las pre-β-HDL. La maduración de las HDL implica la transferencia de colesterol no esterificado desde las células (p. ej., macrófagos, tejidos extrahepáticos) hacia las HDL nacientes y por la acción de la lecitina-colesterol-aciltransferasa (LCAT) que esterifica el colesterol (que migra al núcleo de la partícula), van aumentando su contenido en colesterol esterificado y su tamaño, convirtiéndose en partículas de HDL3 y HDL2 que pueden acceder al hepatocito para ceder el colesterol. El colesterol intercambiado con las HDL se intercambia, gracias a una proteína transferidora de ésteres de colesterol (CETP), por los triglicéridos de quilomicrones, VLDL, IDL y LDL. Por tanto, las HDL son responsables del transporte inverso de colesterol (desde las células periféricas al hígado) que reduce el acúmulo de colesterol en los tejidos periféricos, en particular en la pared vascular, representando un mecanismo de defensa frente a la progresión de la placa de ateroma. Por el contrario, mutaciones en el gen *APO-1* producen una deficiencia de HDL-C y se asocian con una aterosclerosis acelerada.

TRATAMIENTO DE LAS DISLIPIDEMIAS

Las dislipidemias pueden clasificarse en primarias (determinadas por mutaciones en los genes que codifican las lipoproteínas o sus receptores) o secundarias a una ingesta dietética rica en colesterol y/o triglicéridos u otras patologías (**tabla 27-2**). Como se ha mencionado, la reducción del colesterol total, el colesterol no-HDL (se calcula sustrayendo de la cifra de colesterol total plasmático el HDL-C) y el LDL-C conlleva una reducción significativa del riesgo cardiovascular, y la prevención y tratamiento de las dislipidemias deben contemplarse como parte fundamental de la prevención de la enfermedad cardiovascular. Los objetivos terapéuticos deben ajustarse atendiendo al riesgo cardiovascular del paciente concreto, que puede estimarse siguiendo distintos sistemas de valoración, siendo el más utilizado el SCORE-*Systematic COronary Risk Evaluation*. Las recomendaciones de las guías de las Sociedades Europeas de Cardiología y Arteriosclerosis se resumen en la **tabla 27-3**.

El tratamiento de las dislipidemias pretende reducir el riesgo de padecer una enfermedad cardiovascular aterosclerótica (cardiopatía isquémica, ictus, accidente isquémico transitorio, revascularización coronaria/arterial o enfermedad arterial periférica) y comprende tres pasos (**tabla 27-4**).

Tratamiento dietético. Dado que existe una relación entre el consumo excesivo de grasas saturadas y el aumento en los niveles plasmáticos de LDL-C, el primer paso es reducir la ingesta de grasas, aumentar el gasto energético incrementando del ejercicio físico y reducir el exceso de peso corporal. El aporte exógeno de colesterol debe ser < 300 mg/día, y el de grasas totales < 30 % de las calorías totales diarias (< 1 % de grasas trans, < 7 % de grasa saturada-animal, 10 % de ácidos grados poliinsaturados-aceites de pescado y vegetales y < 20 % de ácidos grasos monoinsaturados-aceite de oliva). Además, se debe incrementar la ingesta de fibra, frutas, verduras, legumbres, cereales de grano entero y pescado (rico en ácidos grasos omega-3, al menos dos veces a la semana), usar alimentos funcionales enriquecidos con fitosteroles y suplementos de levadura roja de arroz y reducir la ingesta de alcohol y el consumo total de hidratos de carbono (consumo de monosacáridos y disacáridos). Hasta un 20 % de los pacientes pueden controlar su dislipidemia con una dieta adecuada, por lo que éste debe ser el primer paso en el tratamiento del paciente y el único en pacientes con hiperquilomicronemia.

Los fitosteroles (sitosterol, campesterol, estigmasterol) y estanoles (sitostanol y campostanol) son químicamente similares al colesterol y están presentes de manera natural en los aceites vegetales y, en menor cantidad, en verduras, fruta fresca, frutos secos, cereales y legumbres. Sitostanol y campostanol se han incorporado en diversos productos alimenticios (margarinas, yogur). Actúan interfiriendo con la estructura micelar, reducen la absorción intestinal de colesterol a través de ABCA1 y ABCG5/G8 y disminuyen los niveles plasmáticos de LDL-C (7-15 %), pero no modifican los de los triglicéridos o HDL-C. Asociados a estatinas, incrementan la reducción de LDL-C que éstas producen. Los estanoles no se absorben, por lo que sus reacciones adversas son mínimas. No modifican los niveles plasmáticos de vitaminas liposolubles, aunque en tratamientos crónicos pueden reducir los de

---

Tabla 27-2. Fármacos y patologías que producen dislipidemia secundaria

1. *Fármacos que aumentan los niveles de LDL-C:* amiodarona, danazol, esteroides anabolizantes, fibratos[a], glucocorticoides, inmunosupresores, isotreonina, tiazidas, pioglitazona
2. *Fármacos que aumentan los niveles de triglicéridos:* antipsicóticos atípicos (clozapina, olanzapina), antirretrovirales para VIH, asparaginasa, bloqueantes β-adrenérgicos no selectivos, ciclofosfamida, estrógenos, glucocorticoides, inmunosupresores, interferón, raloxifeno, secuestrantes de ácidos biliares, tamoxifeno, diuréticos tiazídicos
3. *Patologías:* alcoholismo, cirrosis biliar primaria y enfermedades colestásicas del hígado, diabetes tipo 2, enfermedades autoinmunes, hipotiroidismo, infección por VIH, lupus eritematoso sistémico, menopausia, nefropatías (síndrome urémico, proteinuria, glomerulonefritis), obesidad, paraproteinemia, resistencia a la insulina, síndrome metabólico, síndrome del ovario poliquístico

[a] En pacientes con hipertrigliceridemia grave.
VIH: virus de la inmunodeficiencia humana.

β-carotenos y α-tocoferol. Se utilizan (0,8-3 g/día) en adultos con hipercolesterolemia y enfermedad cardiovascular, en los que sea necesaria una reducción adicional de LDL-C, pero no en la población general (prevención primaria).

Corregir los factores de riesgo. Se deben identificar y controlar los factores de riesgo: alcohol, tabaquismo, sedentarismo, obesidad, estrés, hipertensión arterial y diabetes. También hay que descartar que la hiperlipidemia no sea secundaria a otras enfermedades o a la administración de fármacos; en este caso, la corrección de la causa puede reducir la necesidad de tratamiento farmacológico. Los pacientes sin factores de riesgo deben tratarse con medidas dietéticas y cambios en el estilo de vida durante 3-6 meses antes de iniciar el tratamiento farmacológico.

Tratamiento farmacológico. Los fármacos utilizados en el tratamiento de las dislipidemias son un grupo heterogéneo de fármacos con mecanismos de acción muy distintos, que se utilizan como complemento a la dieta y otros tratamientos

---

⊗ TRATAMIENTO DE LAS DISLIPIDEMIAS

- *Tratamiento dietético:* debe ser el primer paso en el tratamiento del paciente.
- *Identificar y controlar los factores de riesgo:* tabaquismo, sedentarismo, consumo de alcohol, obesidad, estrés, hipertensión arterial y diabetes.
- *Descartar que la hiperlipidemia no sea secundaria* a otras enfermedades o a la administración de fármacos.
- *Tratamiento farmacológico:*
  – Disminuir los niveles plasmáticos de c-LDL, inhibiendo su síntesis hepática (inhibidores de la HMG-CoA-reductasa), la degradación de los RLDL (inhibidores de PCSK9) o la reabsorción intestinal del colesterol o su absorción intestinal (secuestrantes de ácidos biliares, ezetimiba y esteroles y estanoles vegetales).
  – Disminuir los niveles de triglicéridos, ya sea disminuyendo su síntesis y/o liberación, o aumentando su catabolismo y el de las VLDL (fibratos).

Tabla 27-3. Dianas terapéuticas y objetivos que alcanzar en la prevención de la enfermedad cardiovascular

LIPOPROTEÍNA	PACIENTES Y OBJETIVO TERAPÉUTICO
	LDL-C
Riesgo muy alto	Pacientes con alguno de los siguientes parámetros: • ECVAS clínica o documentada por imagen de manera inequívoca. La ECVAS clínica documentada incluye SCA previo (infarto de miocardio o angina inestable), angina estable, revascularización coronaria (ICP, CABG y otros procedimientos de revascularización arterial), ACV/AIT y EAP. La ECVAS documentada inequívocamente por imagen incluye los hallazgos cuyo valor predictivo de eventos clínicos está establecido, como la presencia de placa significativa en la angiografía coronaria o la TC (EC multivaso de dos arterias epicárdicas mayores con estenosis > 50 %) o ecografía carotídea • DM2 con daño en órganos diana o al menos tres factores de riesgo mayores o DM1 de inicio precoz y larga duración (> 20 años) • ERC grave (TFGe < 30 ml/min/1,73 m²) • Insuficiencia cardíaca con enfermedad cardiovascular aterosclerótica u otro factor de riesgo mayor • Estimación SCORE > 10 %
	Objetivos de LDL-C en: • Prevención secundaria en pacientes con riesgo CV muy alto: reducir ≥ 50 % del valor basal y un objetivo de LDL-C < 1,4 mmol/l (< 55 mg/dl) • Prevención primaria en pacientes con riesgo CV muy alto sin insuficiencia cardíaca: reducir ≥ 50 % del valor basal y un objetivo de LDL-C < 1,4 mmol/l (< 55 mg/dl) • Prevención primaria en pacientes con insuficiencia cardíaca y riesgo CV muy alto: reducir ≥ 50 % del valor basal y un objetivo de LDL-C <1,4 mmol/l (< 55 mg/dl) • Pacientes con ECVAS que experimentan un segundo evento CV en 2 años (no necesariamente del mismo tipo que el primero) a pesar de recibir un tratamiento con estatinas a la dosis máxima tolerada, se puede considerar un objetivo de LDL-C < 1,0 (< 40 mg/dl)
Riesgo alto	Pacientes con: • Factores de riesgo aislados muy elevados, sobre todo colesterol > 8 mmol/l (> 310 mg/dl), LDL-C > 4,9 mmol/l (> 190 mg/dl) o PA ≥ 180/110 mmHg • Insuficiencia cardíaca sin otros factores de riesgo mayores • DM sin daño en órganos diana, DM de duración ≥ 10 años u otro factor de riesgo adicional • ERC moderada (TFGe 30-59 ml/min/1,73 m² • Estimación SCORE[a] ≥ 5 y < 10 %
	Objetivo de LDL-C: reducir ≥ 50 % del valor basal y un objetivo de LDL-C < 1,8 mmol/l (< 70 mg/dl)
Riesgo moderado	Objetivo de LDL-C: < 2,6 mmol/l (< 100 mg/dl)
	Pacientes jóvenes (DM1 < 35 años; DM2 < 50 años) con DM de duración < 0 años, sin otros factores de riesgo Estimación SCORE[a] ≥1 y < 5 %
Bajo	• Riesgo bajo: nivel de riesgo SCORE[a] < 1 % • Objetivo de LDL-C: < 3,0 mmol/l (< 116 mg/dl)
	HDL-C
	• > 40 mg/dl (> 1,0 mmol/l) en varones • > 48 mg/dl (> 1,2 mmol/l) en mujeres
	Colesterol no-HDL
	Los objetivos son < 2,2, 2,6 y 3,4 mmol/l (< 85, 100 y 130 mg/dl) para personas con riesgo muy alto, alto y moderado, respectivamente
	Apo-B
	Los objetivos son < 65, 80 y 100 mg/dl para personas con riesgo muy alto, alto y moderado respectivamente
	Triglicéridos
	No hay un objetivo, pero unos niveles < 1,7 mmol/l (< 150 mg/dl) indican menor riesgo; los valores más altos indican que se deben buscar otros factores de riesgo
	Lp(a)
	< 30 mg/l

[a] SCORE (*Systematic Coronary Risk Evaluation*) estima el riesgo de muerte CV a 10 años según la edad, el sexo, la presión arterial sistólica, los niveles plasmáticos de colesterol total del suero y los antecedentes de tabaquismo.

ACV: accidente cerebrovascular; AIT: accidente isquémico transitorio; CABG: cirugía de revascularización coronaria; HDL-C: colesterol unido a lipoproteínas de alta densidad; LDL-C: colesterol unido a lipoproteínas de baja densidad; CT: colesterol total; CV: cardiovascular; DM1: diabetes de tipo 1; DM2: diabetes de tipo 2; EAP: enfermedad arterial periférica; EC: enfermedad coronaria; ECV: enfermedad cardiovascular; ECVAS: enfermedad cardiovascular aterosclerótica; ERC: enfermedad renal crónica; HF: hipercolesterolemia familiar; ICP: intervención coronaria percutánea; PA: presión arterial; SCA: síndrome coronario agudo; SCORE: *Systematic Coronary Risk Estimation*; TC: tomografía computarizada; TFGe: tasa de filtrado glomerular estimada.

Tabla 27-4. Tratamiento de las dislipidemias

1. *Tratamiento dietético:* debe ser el primer paso en el tratamiento del paciente
2. *Identificar y controlar los factores de riesgo:* tabaquismo, sedentarismo, consumo de alcohol, obesidad, estrés, hipertensión arterial y diabetes
3. *Descartar que la hiperlipidemia no sea secundaria* a otras enfermedades o a la administración de fármacos
4. *Tratamiento farmacológico*
   a. Disminuir los niveles plasmáticos de LDL-C:
      - Moléculas pequeñas:
        – Inhiben la síntesis de colesterol: estatinas (inhibidores de la 3-hidroxi-3-etilglutaril coenzima A-reductasa (atorvastatina, fluvastatina, lovastatina, pitavastatina, pravastatina, rosuvastatina y simvastatina), ácido bempedoico (inhibidor de la adenosina trifosfato-citrato liasa)
        – Reducen la absorción intestinal del colesterol: secuestrantes de ácidos biliares (colestiramina, colestipol, colesevelam), ezetimiba
      - Anticuerpos monoclonales inhibidores de PCSK9 que aumentan la expresión de los RLDL: alirocumab, evolocumab
      - Oligonucleótido antisentido inhibidore de la síntesis de apoB-100: mipomersén
      - siRNA que degrada el ARNm de PCSK9: inclisirán
   b. Disminuir los niveles de triglicéridos y sus remanentes:
      - Eicosapento de etilo
      - Moléculas pequeñas que disminuyen su síntesis y/o liberación o aumentan su catabolismo: estatinas, fibratos (bezafibrato, fenofibrato, gemfibrozilo), icosapento de etilo
      - Inhibidores de la proteína de transferencia microsomal: lomitapida
      - Anticuerpos monoclonales inhibidores de ANGPTL3: evinacumab
      - Oligonucleótidos antisentido frente a apoC-3 (volanesorsén) o ANGPTL3 (vupanorsén)
      - siRNA que degradan apoC-3 (ARO-APOC3) o ANGPTL3 (ARO-ANG3)
   c. Disminuir los niveles de Lp(a):
      - Oligonucleótidos antisentido: pelacarsen
      - siRNA: olpasiran (AMG-890), SLN360, LY3819469

Lp(a): lipoproteína a; siRNA: ARN pequeño de interferencia.

---

no farmacológicos (p. ej., ejercicio, pérdida de peso) en pacientes que ya han sufrido un evento cardiovascular (prevención secundaria) o presentan un alto riesgo de padecerlo (prevención primaria) para reducir: *a)* los niveles de LDL-C, ya sea por inhibir su síntesis hepática (inhibidores de la HMG-CoA-reductasa, ácido bempedoico), la degradación de los RLDL (inhibidores de PCSK9) o la absorción intestinal del colesterol (secuestrantes de ácidos biliares, ezetimiba y esteroles y estanoles vegetales). Estos fármacos reducen el riesgo de enfermedad cardiovascular aterosclerótica y el beneficio es proporcional a la disminución de los niveles de LDL-C producida, y *b)* los niveles de triglicéridos, ya sea disminuyendo su síntesis y/o liberación o aumentando su catabolismo y el de las VLDL: estatinas, fibratos e icosapento de etilo. El icosapento de etilo, pero no los fibratos, reduce el riesgo de enfermedad cardiovascular aterosclerótica.

FÁRMACOS QUE REDUCEN LOS NIVELES DE LDL-C

Fármacos que inhiben la síntesis de colesterol

Inhibidores de la HMG-CoA-reductasa (estatinas)

Las estatinas (**atorvastatina**, **fluvastatina**, **lovastatina**, **pitavastatina**, **pravastatina**, **rosuvastatina** y **simvastatina**) son un grupo de fármacos análogos de la HMG-CoA, el precursor inmediato del ácido mevalónico (**v. fig. 27-2**). Aunque su mecanismo de acción es común, las estatinas difieren en su estructura (**fig. 27-3**), potencia y características farmacocinéticas (**tabla 27-5**). La lovastatina y la simvastati-

na presentan un núcleo lactónico y actúan en realidad como profármacos que, tras la apertura del anillo, dan lugar al correspondiente hidroxiácido, que es la forma activa.

Mecanismo de acción

Las estatinas producen una inhibición potente, competitiva y reversible de la HMG-CoA-reductasa, la enzima limitante

---

⚙ INHIBIDORES DE LA HMG-CoA-REDUCTASA (ESTATINAS)

- Inhiben la HMG-CoA-reductasa y reducen los niveles plasmáticos de colesterol total (20-45 %), c-LDL (25-65 %) y triglicéridos (5-20 %), y aumentan los de c-HDL (5-12 %). La disminución del LDL-C varía entre las distintas estatinas.

- Además, mejoran la función endotelial, estabilizan la placa de ateroma, exhiben propiedades antiinflamatorias, antiproliferativas y antitrombóticas, aumentan la fibrinólisis y disminuyen la presión arterial.

- Reacciones adversas: gastrointestinales, cefaleas, neuropatías, aumento de transaminasas y miopatías. El riesgo de hepatopatías y miopatías aumenta cuando se asocian a fármacos que incrementan los niveles plasmáticos de las estatinas.

- Son los fármacos de primera elección para reducir los niveles de LDL-C en pacientes con hipercolesterolemia primaria (familiar heterocigótica y no familiar) o dislipidemia mixta. En pacientes que no se controlan se deben combinar con ezetimiba, ácido bempedoico y/o inhibidores de PCSK9.

- En estudios de prevención primaria y/o secundaria, las estatinas reducen los eventos coronarios mayores, las revascularizaciones coronarias, el ictus isquémico y la mortalidad coronaria, vascular y total.

Tabla 27-5. Parámetros farmacocinéticos de los principales fármacos hipolipemiantes (en orden alfabético)

Fármaco	Biodisponibilidad (%)	T$_{máx}$ (h)	V$_D$ (l/kg)	U.P.P. (%)	Procesos/enzimas implicados en la biotransformación	t$_{1/2}$ (h)	Eliminación renal (%)	Dosis
Ácido bempedoico	–	3,5	0,25	99	Glucuronoconjugación	19	70	180 mg/día asociado o no a ezetimiba (10 mg)
Alirocumab (s.c.)	85	3-7 días	0,04	–	Endo/exonucleasas	17-20 días	–	75-150 mg cada 2 semanas 300 mg/1 vez al mes
Atorvastatina	12	1-2,5	5,4	> 98	CYP3A4	14	< 2	10-80 mg/día
Bezafibrato	70 (100^b)	–		95	Glucuronoconjugación	2	50	200 mg/8 h *Retard*: 400 mg/día
Evinacumab (i.v.)	100		0,06		Endonucleasas			15 mg/kg durante 60 min cada 4 semanas
Evolocumab (s.c.)	72	3-4 días	3,3	–	Endo/exonucleasas	11-17 días	< 3	140 mg cada 2 semanas 420 mg/1 vez al mes
Ezetimiba	20-30	1,2		> 90	Glucuronoconjugación	22	10	10 mg /día
Fenofibrato^a	parcial	4		> 90	Glucuronoconjugación	20-24	60	145-250 mg/día
Fluvastatina	25	0,5-1,5	4,7	> 99	CYP2C9 (3A4, 2D6)	3	< 6	20-80 mg/día
Gemfibrozilo	100	1-2		95	Hidroxilación Carboxilación	1,5	70	600 mg/12 h; 900 mg/24 h Dosis máxima 1,5 g/día
Icosapento de etilo	–	5	1,25	99	β-oxidación	89	< 1	2 g/12 h
Inclisirán (s.c.)		4	7,1	87	Nucleasas	9	16	284 mg inicial repetido a los 3 meses; luego cada 6 meses
Lomitapida	7	6		> 99	CYP3A4	39	60	5-60 mg/día
Lovastatina	< 5	2-3		95	CYP3A4	2-3	30	10-80 mg/día
Mipomersen (s.c.)					Endo/exonucleasas	1-2 meses	–	200 mg una vez a la semana
Pelacarsen (s.c.)		4	54-134		Endo/exonucleasas	2,7-3,5 semanas		20 mg una vez a la semana
Pitavastatina	40-50	1	1,9	97	CYP2C9 (2C8)	9-12	< 2	1-4 mg/día
Pravastatina	17	1-1,5	0,5	55	Hidroxilación Sulfoconjugación	1,5-2	60	10-40 mg/día
Rosuvastatina	20	3-5	1,9	90	CYP2C9/19 (mínimo)	18-20	5	5-40 mg/día
Simvastatina	< 5	4		> 95	CYP3A4	2	13	5-80 mg/día
Volanesorsén (s.c.)	80	2-4	4,7	> 98	Endonucleasas		< 3	285 mg 1 vez a la semana

^{a}: Parámetros para los correspondientes ácidos fíbricos. ^{b}: formulación retardada. ^{c}: se debe comenzar con 100 mg/8 h e ir incrementando la dosis paulatinamente. i.v.: vía intravenosa; s.c.: vía subcutánea; T$_{máx}$: tiempo necesario para alcanzar concentraciones plasmáticas máximas; t$_{1/2}$: semivida. U.P.P.: unión a proteínas plasmáticas.

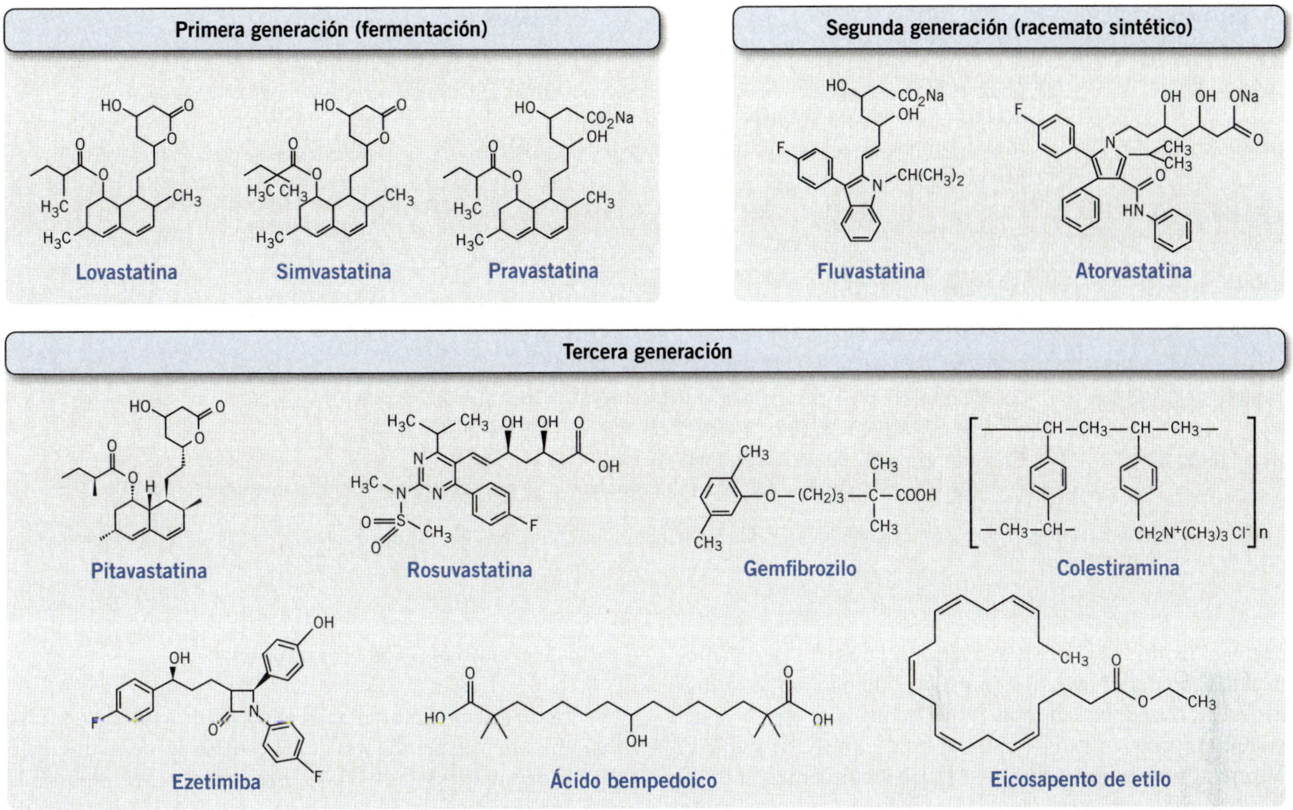

Figura 27-3. Estructura química de los principales fármacos hipolipemiantes.

de la síntesis endógena del colesterol, que convierte la HMG-CoA en ácido mevalónico **(v. fig. 27-2)**. Como consecuencia, disminuyen la síntesis hepática de LDL y los niveles plasmáticos de LDL-C. Los hepatocitos responden a esta reducción: *a)* aumentando la expresión del gen que codifica la HMG-CoA-reductasa, por lo que la síntesis de colesterol disminuye sólo ligeramente. Ello explica por qué las células siguen disponiendo del colesterol necesario para sintetizar la membrana celular, hormonas esteroideas y ácidos biliares, y por qué las estatinas no producen efectos indeseables a nivel adrenal y gonadal, y *b)* activando factores de transcripción SREBP-1 que se translocan al núcleo, donde se unen a elementos de respuesta localizados en el gen *LDLR* incrementando la expresión de RLDL en la membrana de los hepatocitos. El resultado de estas acciones es un aumento de la captación de las LDL y VLDL circulantes por los hepatocitos y una reducción de sus concentraciones plasmáticas.

Efecto sobre las lipoproteínas

Las estatinas producen una reducción dosis-dependiente de los niveles plasmáticos de colesterol total (20-45 %), c-LDL (25-65 %) y triglicéridos (5-20 %), y un discreto aumento de los niveles plasmáticos de c-HDL (4-10 %). La disminución del LDL-C varía entre las distintas estatinas **(fig. 27-4)**. Sin embargo, son poco efectivas en pacientes con HFHo en la que los dos alelos del gen *LDLR* son disfuncionales. En estudios comparativos, rosuvastatina y atorvastatina son las únicas capaces de reducir los niveles de LDL-C ≥ 50 % y

las que más reducen los niveles de triglicéridos y aumentan los de HDL-C, siendo la fluvastatina la menos potente. Además, la reducción de los niveles de LDL-C aumenta cuando las estatinas se asocian con otros hipolipemiantes. La disminución en los niveles de triglicéridos es más marcada con atorvastatina, rosuvastatina y pitavastatina cuando los valores basales son > 250 mg/dl y está mediada por la menor

> ### ✪ ÁCIDO BEMPEDOICO
>
> - Es un profármaco que se une a la coenzima A a través de la acil-CoA-sintetasa-1 de cadena muy larga (ACSVL1), convirtiéndose en el fármaco activo (bempedoil-CoA) que inhibe la enzima adenosina trifosfato-citrato liasa (ACL) y la síntesis de colesterol en un paso previo al catalizado por la HMG-CoA-reductasa.
>
> - La adición de ácido bempedoico a pacientes tratados con estatinas a la dosis máxima tolerada produce una reducción adicional de los niveles de LDL-C (17-28 %), triglicéridos (15-19 %), colesterol total y apo-B (9-14 %).
>
> - Está indicado en adultos con hipercolesterolemia primaria (heterocigota familiar y no familiar) o dislipidemia mixta en combinación con una estatina y/o con otros hipolipemiantes en pacientes que no puedan alcanzar sus objetivos de LDL-C con la dosis máxima tolerada de una estatina más ezetimiba o en los que esté contraindicada una estatina.
>
> - En pacientes intolerantes a estatinas, alto riesgo de enfermedad cardiovascular y niveles de LDL-C ≥ 100 mg/dl el ácido bempedoico reduce el riesgo de eventos cardiovasculares mayores (muerte de causa cardiovascular, infarto de miocardio no fatal, accidente cerebrovascular no fatal o revascularización coronaria).

REDUCCIÓN DE LDL-C	TRATAMIENTO
Muy alta (hasta un 85 %)	
Hasta ~85 %	Dosis altas de un inhibidor de PCSK9 (alirocumab 75-150 mg o evolocumab 140 mg) + estatinas de alta potencia + ezetimiba (10 mg)
Hasta ~75 %	Dosis altas de un inhibidor de PCSK9 (alirocumab 75-150 mg o evolocumab 140 mg) + estatinas de alta potencia
Alta (50-70 %)	
~65-70 %	Estatinas de alta potencia (atorvastatina 40-80 mg; rosuvastatina 10-40 mg) + ezetimiba (10 mg)
~60 %	Inhibidores de PCSK9
~50 %	Estatinas de alta potencia (atorvastatina 40-80 mg o rosuvastatina 10-40 mg)
	Estatinas de potencia intermedia + ezetimiba 10 mg
Moderada (30-49 %)	Estatinas de potencia intermedia: atorvastatina 10-20 mg; fluvastatina 80 mg, lovastatina 40 mg; pitavastatina 2-4 mg; pravastatina 40 mg; rosuvastatina 5 mg; simvastatina 20-40 mg
Baja (20-30 %)	Estatinas de potencia baja + ezetimiba (10 mg) Fluvastatina 40 mg, lovastatina 20 mg; pitavastatina 1 mg; pravastatina 20 mg; simvastatina 10 mg

Figura 27-4. Combinaciones de fármacos hipolipemiantes para conseguir un control más óptimo de los niveles de LDL-C. PCSK9: proproteína convertasa subtilisina/kexina tipo 9.

producción de VLDL y un mayor aclaramiento de lipoproteínas remanentes en el hígado. Además, las estatinas disminuyen la síntesis de apo-B100 (representa un 95 % del contenido proteico de las LDL), apo-CII, apo-CIII y apo-E, y aumentan la de apo-AI y apo-AII, que representan el 80 % del contenido proteico deL HDL-C. Estos cambios hacen que las LDL sean menos susceptibles a la oxidación, lo que permite que disminuyan los niveles de LDL oxidadas (LDLox) a nivel de la placa de ateroma. Sin embargo, las estatinas no modifican las concentraciones plasmáticas de Lp(a).

> ⭐ **INHIBIDORES DE PCSK9**
>
> - Se unen con alta afinidad y especificidad a la proteína PCSK9 circulante e impiden la degradacion intracelular de los RLDL mediada por PCSK9.
>
> - Reducen los niveles plasmáticos de colesterol total (35-40 %), LDL-C (50-70 %), colesterol no-HDL-C (42-52 %), triglicéridos (20-26 %), apo-B (20-30 %) y Lp(a) (25-40 %) en comparación con placebo.
>
> - Se administran por vía subcutánea y son bien tolerados. Las reacciones adversas más frecuentes son locales (eritema/enrojecimiento, picor, edema, y/o dolor en la zona de inyección) y cuadros seudogripales (dolor orofaringeo, rinorrea, estornudos).
>
> - Indicados en adultos con hipercolesterolemia primaria (familiar heterocigótica y no familiar) o dislipidemia mixta: a) en combinación con una estatina o una estatina con otros tratamientos hipolipemiantes en pacientes que no consiguen alcanzar sus objetivos de cLDL con la dosis máxima tolerada de una estatina o b) en monoterapia o en combinación con otros tratamientos hipolipemiantes en pacientes con intolerancia a las estatinas, o en los que éstas están contraindicadas.
>
> - En pacientes con enfermedad cardiovascular establecida, alirocumab y evolocumab reducen (15-20 %) el riesgo de los eventos cardiovasculares mayores (mortalidad cardiovascular, infarto de miocardio, accidentes cerebrovasculares, hospitalización por angina inestable o revascularización coronaria).
>
> - Evolocumab también está indicado en adultos y niños a partir de 10 años con HFHo en combinación con otros tratamientos hipolipemiantes.

Acciones pleiotrópicas de las estatinas

Las estatinas exhiben otras acciones (denominadas pleiotrópicas) que son independientes de los cambios producidos en los niveles plasmáticos de LDL-C, pero que contribuirían a las acciones beneficiosas de estos fármacos. Estarían relacionadas con la reducción en la síntesis de diversos isoprenoides como el isopentenil-5-pirofosfato y el farnesil pirofosfato, que se producen a partir del ácido mevalónico y que regulan múltiples funciones celulares **(v. fig. 27-2)**. Las principales acciones pleiotrópicas de las estatinas se resumen en la **tabla 27-6**.

Características farmacocinéticas

Las estatinas se administran por vía oral, pero sufren un importante efecto de primer paso, por lo que su biodisponibilidad es, en general, bastante pobre **(v. tabla 27-5)**. Lovastatina y simvastatina son lactonas inactivas que se hidrolizan en el hígado para producir β-hidroxiácidos activos. Las estatinas se unen en > 95 % a proteínas plasmáticas (menos pravastatina y rosuvastatina) y atraviesan las barreras hematoencefálica (especialmente lovastatina y simvastatina) y placentaria. Se acumulan en el hígado, pero el mecanismo de captación es variable. Atorvastatina, pravastatina y rosuvastatina utilizan el polipéptido transportador de aniones orgánicos 1B1 (OATB1B1), mientras que lovastatina y simvastatina, que son más liposolubles, penetran por difusión simple. Atorvastatina, lovastatina y simvastatina se biotransforman a nivel hepático a través del CYP3A4, la fluvastatina por el CYP2C9 (en menor grado por CYP3A4 y 2D6), la rosuvastatina sólo se biotransforma en un 10 % por el CYP2C9 y 2C19 (el resto se elimina de forma inalterada en heces) y la pivastatina sufre glucuronidación y una pequeña parte se biotransforma a través del CYP2C9 y CYP2C8. La pravastatina no se biotransforma por CYP y sufre procesos de oxidación y sulfoconjugación. La biotransformación de atorvastatina, fluvastatina y rosuvastatina da lugar a metabolitos activos que contribuyen a sus acciones. La semivida plasmática de las estatinas es de 1-3 horas, a excepción de rosuvastatina

Tabla 27-6. Efectos pleiotrópicos de las estatinas

Revierten la disfunción endotelial	• Aumentan la expresión y actividad de la NOSe y la liberación de óxico nítrico • Inhiben la actividad de la NADPH-oxidasa y la formación de radical superóxido • Inhiben la apoptosis de las células endoteliales y aumentan las células madre endoteliales
Acciones protectoras cardiovasculares	• Disminuyen la presión arterial • Inhiben la migración, hipertrofia e hiperplasia de las células musculares lisas vasculares y la proliferación neointimal • Facilitan la regresión del remodelado cardiovascular en pacientes hipertensos o con insuficiencia cardíaca • Inhiben la activación del sistema renina-angiotensina-aldosterona
Efectos antioxidantes	• Son potentes antioxidantes: reducen las LDLox y antagonizan los efectos prooxidantes de angiotensina II y endotelina 1 • Inhiben la difusión de los radicales libres generados en el interior de las lipoproteínas en condiciones de estrés oxidativo
Efectos sobre la placa de ateroma	• Inhiben la endocitosis de LDL por las células musculares lisas vasculares y los macrófagos, y disminuyen la formación de células espumosas • Inhiben el proceso inflamatorio: activación y acúmulo de macrófagos y expresión de citocinas proinflamatorias (NF-κB, TNF-α, MCP-1, IL-1 e IL-6, M-CSF) y moléculas de adhesión (ICAM-1, VCAM, selectinas) • Inhiben el antígeno-1 asociado con la función linfocitaria (LFA-1), que estimula la extravasación de leucocitos y la activación de linfocitos T • Disminuyen la expresión de metaloproteinasas que degradan la cubierta fibrosa de la placa de ateroma • Estabilizan la placa de ateroma
Acciones antitrombóticas	• Inhiben la agregación plaquetaria y potencian las acciones antiagregantes del NO • Disminuyen la síntesis de tromboxano A_2 y la expresión del factor tisular • Aumentan la fibrinólisis: reducen la expresión de PAI-1 y aumentan la de t-PA en las células endoteliales
Inmunomodulación	• Inhiben la inducción del complejo principal de histocompatibilidad tipo II (MHC-II)

IL: interleucinas; ICAM-1: molécula de adhesión intracelular 1; LFA-1: antígeno de función linfocitaria 1; LDLox: LDL oxidadas; MCP-1: proteína quimiotáctica de monocitos; M-CSF: factor estimulante de colonias de macrófagos; NF-κB: factor nuclear kappa B; NOSe: óxido nítrico sintasa endotelial; PAI-1: inhibidor del activador tisular del plasminógeno; PCR: proteína C reactiva; TNF-α: factor de necrosis tumoral alfa; t-PA: activador tisular del plasminógeno; VCAM-1: molécula de citoadhesión vascular 1.

(13-20 horas) y atorvastatina (14 horas; 20-30 horas para sus metabolitos). La prolongada semivida de estas dos estatinas podría explicar su mayor potencia hipolipemiante y por qué pueden administrarse a cualquier hora del día, mientras que se recomienda que las restantes se administren por la tarde, ya que la síntesis de colesterol y RLDL es máxima entre las 12 de la noche y las 4 de la madrugada. Los metabolitos se eliminan por vía biliar (75-80 %) y renal, aumentando los niveles plasmáticos de las estatinas en hepatopatías graves.

Reacciones adversas

Las más frecuentes son gastrointestinales (dispepsia, náuseas, flatulencia, diarrea), neurológicas (cefaleas, mareos, parestesias, neuropatías periféricas, insomnio, sueños vívidos; más frecuentes en las que atraviesan más la barrera hematoencefálica), enrojecimiento cutáneo y erupciones exantemáticas. Fluvastatina, lovastatina y simvastatina también pueden producir un síndrome seudogripal. A dosis altas y cuando se utilizan las estatinas más potentes pueden empeorar el control de la glucemia y aumentar los niveles de hemoglobina glucosilada (HbA_{1c}) y el riesgo de diabetes tipo 2; el riesgo de diabetes aumenta en ancianos o en presencia de otros factores de riesgo, como el sobrepeso o la resistencia a la insulina. Pero a pesar de estos cambios las estatinas no aumentan, sino que disminuyen, la mortalidad cardiovascular en pacientes diabéticos. Se han descrito casos de pérdida de memoria o de confusión asociada al uso crónico de estatinas, que desaparecen tras suspender el tratamiento. A dosis altas las estatinas pueden incrementar la proteinuria, un efecto que parece deberse a una reducción de la reabsorción tubular, y no a una disfunción glomerular.

Las estatinas pueden aumentar los niveles de transaminasas, pero la progresión a insuficiencia hepática es extremadamente rara, por lo que ya no se recomienda la monitorización sistemática de las transaminasas durante el tratamiento con estatinas, a menos que aparezcan síntomas que sugieran el desarrollo de hepatotoxicidad. Las estatinas también producen miopatías, caracterizadas por mialgia, debilidad y fatiga muscular sin elevación de la creatincinasa (CK). Estas reacciones adversas musculares leves constituyen una fuente de preocupación para el paciente que en muchos casos puede desembocar en el abandono del tratamiento. Sin embargo, mientras que en estudios observacionales la miopatía aparece en un 10-15 % de los pacientes, en los ensayos clínicos su frecuencia es similar a la del grupo de placebo o sólo ligeramente superior. Esta discrepancia podría explicarse por un efecto nocebo (el paciente presenta los efectos adversos que produce un medicamento sólo porque cree que pueden ocurrir). La miopatía aumenta cuando se utilizan dosis altas de estatinas o combinarse con fármacos que incrementan sus niveles plasmáticos o con otros hipolipemiantes que también producen miopatías (fibratos), en pacientes con insuficiencia renal o hepática, hipotiroidismo, diabetes, infecciones graves, edad avanzada o polimorfismos en el gen *OATP1B1*. De hecho, las estatinas son una de las causas más frecuentes de miopatía grave. Su presencia puede obligar a reducir la dosis o a suspender el tratamiento con estatinas (y cualquier otro fármaco con el que puedan interactuar) y determinar los niveles plasmáticos de CK para confirmar el diagnóstico. En raras ocasiones (1-3/100.000 pacientes/año), la miopatía puede progresar a rabdomiólisis, que cursa con dolor muscular intenso, marcado aumento de la CK (10-40 veces por encima de su nivel normal), necrosis muscular y mioglobinuria, y

Tabla 27-7. Fármacos con los que interactúan las estatinas

Inhibidores del CYP3A4 (aumentan las Cp de atorvastatina, lovastatina y simvastatina)
- Macrólidos: claritromicina, eritromicina, telitromicina
- Antifúngicos imidazólicos: fluconazol, itraconazol, ketoconazol, posaconazol, voriconazol
- Inhibidores de proteasas de VIH: indinavir, nelfinavir, ritonavir, saquinavir, tripanavir
- Antidepresivos: fluvoxamina, nefazodona
- Antagonistas del calcio: amlodipino, diltiazem, verapamilo
- Antivirales: boceprevir, telaprevir
- Inmunosupresores: everólimus, sirólimus, tacrólimus
- Otros: amiodarona, boceprevir, ciclosporina, ciprofloxacino, colchicina, conivaptán, delavirdina, danazol, dronedarona, gemfibrozilo, norfloxacino, propoxifeno, ranolazina, sildenafilo, telaprevir, ticagrelor, zumo de pomelo, zafirlukast

Inductores del CYP3A4 y CYP2C9 (disminuyen las Cp de atorvastatina, lovastatina y simvastatina)
- Barbitúricos, carbamazepina, fenitoína, griseofulvina, rifabutina, rifampicina

Inhibidores del CYP2C9 (aumentan las Cp de fluvastatina y rosuvastatina)
- Amiodarona, antidepresivos (fluoxetina, fluvoxamina, paroxetina), fluconazol, isoniazida, miconazol, metronidazol, sulfametoxazol, trimetoprim

Fármacos que disminuyen la absorción de las estatinas
Secuestrantes de ácidos biliares (se recomienda espaciar su administración al menos 4 horas)

Cp: concentraciones plasmáticas; VIH: virus de la inmunodeficiencia humana.

puede conducir a insuficiencia renal y muerte. Para prevenir la aparición de miopatías se recomienda reducir la dosis de estatinas, asociarlas con ezetimiba para así reducir la dosis total de estatinas administrada o emplear estatinas con semivida prolongada en días alternos.

Interacciones y contraindicaciones

Los antiácidos con aluminio y magnesio disminuyen la absorción de atorvastatina (35 %). Los fármacos que inhiben el CYP3A4 aumentan los niveles plasmáticos y el riesgo de hepatotoxicidad y miopatías producido por lovastatina, simvastatina y atorvastatina, mientras que los inductores del CYP3A4 disminuyen sus niveles plasmáticos y efectividad (tabla 27-7). Los fármacos que inhiben el CYP2C9 aumentan las concentraciones plasmáticas de fluvastatina, mientras que los inductores de esta isoforma las disminuyen. La fluvastatina puede aumentar los niveles plasmáticos de fármacos que se biotransforman a través del CYP2C9 (p. ej., diclofenaco, fenitoína, tolbutamida y warfarina). Para evitar estas interacciones se pueden utilizar aquellas estatinas que no se biotransforman (pravastatina) o lo hacen mínimamente a través de isoformas del citocromo P-450 (pitavastatina, rosuvastatina). Las estatinas pueden aumentar los niveles plasmáticos de digoxina y anticoagulantes orales. Los secuestrantes de ácidos biliares reducen la biodisponibilidad de las estatinas, por lo que se recomienda administrar la estatina al menos 1 hora antes o 4 horas después del secuestrante. La ciclosporina prolonga la semivida de las estatinas por interferir en su excreción biliar.

Las estatinas están contraindicadas en pacientes con hipersensibilidad al fármaco, hepatopatías activas o elevaciones persistentes de las transaminasas que superen el triple del valor máximo de normalidad, embarazo y lactancia y en aquellos tratados con inhibidores potentes de CYP3A4 o CYP2C9 (v. tabla 27-7). El gemfibrozilo inhibe la captación hepática de las estatinas mediada por el OATP1B1 e interfiere en los procesos de glucuronoconjugación de éstas aumentando sus niveles plasmáticos y el riesgo de miopatías graves (p.ej. rabdomiólisis), por lo que su asociación está contraindicada. Las estatinas están contraindicadas durante el embarazo (por el riesgo de malformaciones esqueléticas) y la lactancia (se desconoce si se excretan en la leche materna). Por tanto, se recomienda que la mujer utilice medidas anticonceptivas eficaces durante el tratamiento con estatinas y que lo suspenda si se queda embarazada. Las estatinas no deben utilizarse en niños < 10 años (salvo que presenten hipercolesterolemia familiar o hiperlipidemia combinada familiar).

Usos clínicos

Las estatinas son los fármacos de primera elección para reducir los niveles de LDL-C en pacientes con hipercolesterolemia primaria (familiar heterocigótica y no familiar) o dislipidemia mixta. La elección de una determinada estatina vendrá determinada por su eficacia para reducir el LDL-C, habiéndose calculado que reducen la incidencia de eventos cardiovasculares mayores a 5 años en un 23 % por cada 1 mmol/l de reducción del LDL-C, independientemente del valor inicial del LDL-C, y este efecto persiste en pacientes ancianos o diabéticos. El beneficio clínico no depende del tipo de estatina, sino del grado de reducción de los niveles de LDL-C; por tanto, la selección de la estatina debe basarse en la búsqueda de aquella que permita alcanzar la concentración de LDL-C deseada en un determinado paciente. En la HFHo su eficacia es menor, ya que existe una carencia de RLDL, siendo necesarias dosis máximas de atorvastatina o rosuvastatina para reducir los niveles de LDL-C en sólo un 30 %. En estudios de prevención primaria (pacientes hipercolesterolémicos, normocolesterolémicos con cifras bajas de HDL-C, hipertensos y personas > 75 años) y de prevención secundaria (p. ej., pacientes con hipercolesterolemia y enfermedad cardiovascular aterosclerótica, diabetes o insuficiencia cardíaca), las estatinas reducen los eventos coronarios mayores (21-29 %), las revascularizaciones coronarias (25 %), el ictus isquémico (20 %) y la mortalidad coronaria (22 %), vascular (17 %) y total (15 %). En estudios de prevención secundaria, las estatinas retrasan la progresión e incluso producen la regresión de las placas ateromatosas coronarias y carotídeas. En pacientes con cardiopatía isquémica la reducción de los niveles de LDL-C hasta valores 70 mg/dl disminuye la incidencia de síndromes coronarios agudos (angina inestable, infarto de miocardio con o sin elevación del segmento ST del electrocardiograma). En pacientes con síndromes coronarios agudos se recomienda iniciar el tratamiento con estatinas a dosis altas en los primeros 1-4 días de hospitalización hasta alcanzar un valor de LDL-C < 1,4 mmol/l (< 55 mg/dl). También se recomienda un pretratamiento corto con una estatina a dosis alta (o la dosis de carga para pacientes con tratamiento crónico) antes de una intervención coronaria percutánea electiva. El pretratamiento con estatinas también es eficaz para reducir el riesgo de daño renal agudo por contraste después de una angiografía coronaria o una intervención. Diversos estudios sugieren que las estatinas disminuyen las hospitalizaciones y la mortalidad en pacientes con insuficiencia cardíaca y ejercen acciones antiarrítmicas en pacientes con fibrilación auricular o taquiarritmias ventriculares. Si con la dosis máxima tolerada de estatinas no se alcanzan los niveles de LDL-C deseados, se recomienda asociar las estatinas con otros fármacos hipolipemiantes tal como se muestra en la **figura 27-4**.

El tratamiento en niños de la hipercolesterolemia familiar con estatinas se debe iniciar con una dosis baja que se irá aumentando progresivamente hasta alcanzar niveles de LDL-C < 3,5 mmol/l (< 135 mg/dl) en niños mayores de 10 años y hasta producir una reducción del LDL-C del 50 % en niños de menor edad.

Ácido bempedoico

Es un profármaco que se acumula a nivel hepático, donde se une a la coenzima A a través de la acil-CoA-sintetasa-1 de cadena muy larga (ACSVL1), convirtiéndose en el fármaco activo (bempedoil-CoA) que inhibe la enzima adenosina trifosfato-citrato liasa (ACL) que participa en la biosíntesis de colesterol en un paso previo al catalizado por la HMG-CoA-reductasa **(v. fig. 27-2)**. La ACSVL1 está presente en el hígado, pero no en los músculos esqueléticos, lo que disminuye el riesgo de efectos adversos musculares. La inhibición de la ACL reduce los niveles de colesterol intrahepáticos, lo que aumenta la expresión de RLDL en la superficie de los hepatocitos y disminuye los niveles plasmáticos de LDL-C. Además, la inhibición de ACL reduce la síntesis hepática y aumenta la β-oxidación de los ácidos grasos. En modelos animales, el ácido bempedoico activa la proteíncinasa activada por AMP (AMPK), que inhibe la síntesis de esteroles y ácidos grasos y aumenta la oxidación mitocondrial de ácidos grasos de cadena larga.

Como consecuencia, la adición de ácido bempedoico a pacientes tratados con estatinas a la dosis máxima tolerada produce una reducción adicional de los niveles de LDL-C (17-28 %), triglicéridos (15-19 %), colesterol total y apo-B (9-14 %). También reduce los niveles de proteína C reactiva (30-42 %), sugiriendo un efecto antiinflamatorio. La combinación a dosis fijas de ácido bempedoico + ezetimiba reduce los niveles de LDL-C en un 38 %, y un 27 % de ellos alcanzan el objetivo de C-LDL < 70 mg/dl (con ácido bempedoico o ezetimiba por separado sólo el 8 % alcanza este objetivo) y la asociación de ácido bempedoico + ezetimiba y atorvastatina disminuye los niveles de LDL-C en un 64 %. Se ha sugerido que el ácido bempedoico reduce el riesgo de aparición o empeoramiento de la diabetes.

Administrado por vía oral, el ácido bempedoico alcanza sus $C_{máx}$ al cabo de 3,5 horas; los alimentos retrasan su absorción, pero no modifican su biodisponibilidad **(v. tabla 27-5)**. Se une en un 99 % a proteínas plamáticas y presenta una distribución limitada (Vd 0,24 l/kg). En el hígado sufre un proceso de glucuronoconjugación, formándose un metabolito activo y ambos son eliminados por vía renal (70 %, menos de 5 %

sin biotransformar) y fecal. Su semivida es de 15-24 horas. No se ha estudiado el efecto del fármaco en pacientes con insuficiencia renal o hepática grave.

Los efectos adversos más frecuentes son nasofaringitis, mialgias, artralgia, diarrea, cefaleas, mareos y aumento de transaminasas y de infecciones del tracto urinario. El ácido bempedoico inhibe el transportador de aniones orgánicos OAT2 a nivel tubular renal implicado en la excreción de ácido úrico y creatinina, por lo que puede producir o incrementar la hiperuricemia y precipitar gota en pacientes con antecedentes de gota; se debe suspender el tratamiento si aparece hiperuricemia acompañada de síntomas de gota. También aumenta la creatinina sérica y el nitrógeno ureico en sangre, y disminuye los niveles de hemoglobina, pero estos cambios revierten tras la suspensión del tratamiento.

El ácido bempedoico y su metabolito activo inhiben OATP1B1 y OATP1B3, pudiendo aumentar los niveles plasmáticos de fármacos que son sustratos de estos transportadoress como, por ejemplo, antivirales frente al virus de la hepatitis C (asunaprevir, glecaprevir, grazoprevir), bosentán y estatinas (atorvastatina, pravastatina, fluvastatina, pitavastatina, rosuvastatina y simvastatina). El aumento de las concentraciones plasmáticas de estatinas puede ocasionalmente producir miopatías, por lo que se recomienda utilizar las dosis diarias de estatina más bajas posibles. El ácido bempedoico está contraindicado durante el embarazo o la lactancia, y se evitará su asociación con estatinas en pacientes con enfermedad hepática activa o elevaciones persistentes no explicadas de las transaminasas séricas.

El ácido bempedoico está indicado, como complemento a la dieta, en adultos con hipercolesterolemia primaria (heterocigota familiar y no familiar) o dislipidemia mixta: a) en combinación con una estatina o con una estatina y otros tratamientos para la reducción de los lípidos en pacientes que no puedan alcanzar sus objetivos de LDL-C con la dosis máxima tolerada de una estatina más ezetimiba, o b) en monoterapia o en combinación con otros tratamientos para la reducción de los lípidos en pacientes intolerantes a las estatinas (incapacidad para tolerar dos o mas estatinas, una a dosis baja) o en los que esté contraindicada una estatina. Recientemente se ha demostrado que en pacientes intolerantes a estatinas que presentaban o estaban en alto riesgo de tener una enfermedad cardiovascular y niveles de LDL-C ≥ 100 mg/dl el ácido bempedoico reduce el riesgo de eventos cardiovasculares mayores (muerte de causa cardiovascular, infarto de miocardio no fatal, accidente cerebrovascular no fatal o revascularización coronaria).

Inhibidores de la PCSK9

Los fármacos actualmente disponibles son alirocumab, evolocumab e inclisirán, que reducen el papel de PCSK9 en la degradación de los RLDL. En condiciones normales los hepatocitos sintetizan RLDL que emigran a la superficie de la membrana, donde se unen al LDL-C circulante, formándose un complejo que se internaliza en el hepatocito, donde el LDL-C es degradado por enzimas lisosomales mientras que los RLDL vuelven de nuevo a la superficie de la membrana. Los hepatocitos también sintetizan PCSK9 que se libera a la

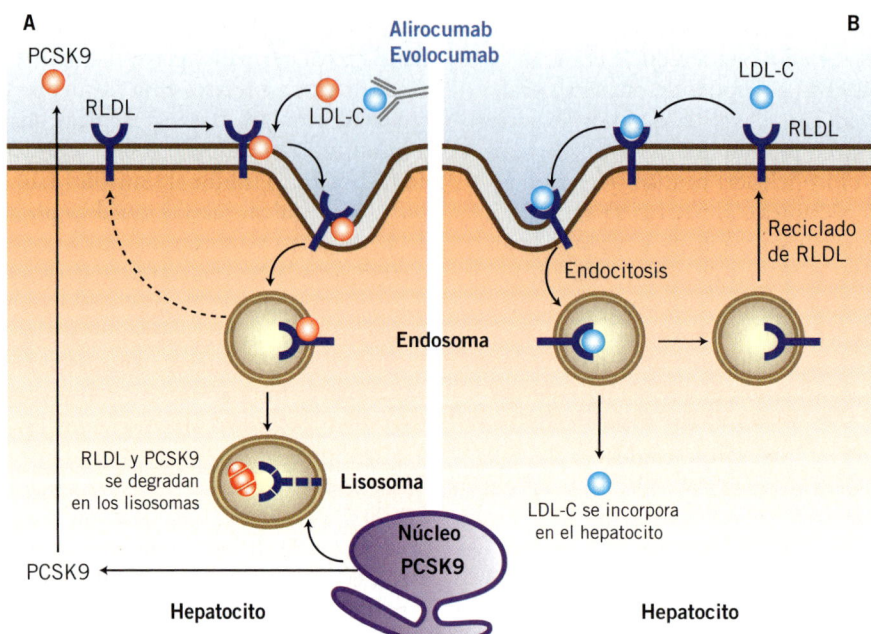

Figura 27-5. Mecanismo de acción de los inhibidores de PCSK9. PCSK9: proproteína convertasa subtilisina/kexina tipo 9; LDL-C: colesterol unido a lipoproteínas de baja densidad; RLDL: receptor para el LDL-C.

circulación donde, se une al dominio EGF-A del RLDL (fig. 27-5). El complejo así formado se internaliza en el hepatocito, donde es degradado por enzimas lisosomales, lo que conduce a una reducción en la densidad de RLDL en los hepatocitos, una menor captación de LDL-C y un aumento de sus niveles plasmáticos (v. fig. 27-5). Pacientes con mutaciones en los dos alelos del gen *PCSK9* (homocigotos) que producen pérdida de función de PCSK9 presentan niveles de LDL-C muy bajos (de hasta 15-20 mg/dl) y una menor incidencia de enfermedades cardiovasculares ateroscleróticas que la población general. Por el contrario, los portadores de mutaciones con ganancia-de-función presentan un cuadro de hipercolesterolemia familiar con herencia autosómica dominante, niveles muy altos de LDL-C y un alto riesgo de cardiopatía isquémica. Es importante destacar que las estatinas incrementan la expresión y la función de PCSK9. Ello podría explicar por qué cuando se aumentan las dosis de estatinas no se consigue una reducción proporcional en los niveles de LDL-C (sólo un 6 % por cada duplicación de la dosis). Este hallazgo es la base para la asociación de estatinas e inhibidores de la PCSK9.

Mecanismo de acción

Alirocumab es un anticuerpo monoclonal IgG$_1$ y **evolucumab** un anticuerpo monoclonal IgG$_2$ completamente humanos producidos mediante tecnología de ADN recombinante. Ambos se unen con alta afinidad y especificidad a la proteína PCSK9 circulante e impiden la degradación intracelular de los RLDL mediada por PCSK9. Como consecuencia, se reduce la degradación de los RLDL, aumentando su densidad en la superficie del hepatocito, lo que se traduce en una marcada reducción en los niveles de LDL-C circulantes (v. fig. 27-5). El RLDL también se une a las VLDL e IDL,

por lo que sus niveles plasmáticos, así como las concentraciones de apo-B, Lp(a) y de triglicéridos, también disminuyen.

Inclisirán es un ácido ribonucleico de interferencia pequeño (siRNA) bicatenario, en el que la cadena sentido está conjugada con un complejo de N-acetilgalactosamina triantenaria (GalNac) que facilita su unión a los receptores de asialoglucoproteína que se expresan específicamente en la superficie de los hepatocitos. Una vez en el citoplasma del hepatocito, la hebra antisentido-guía del siRNA se une al complejo de silenciamiento inducido por ARN (RISC) y moléculas de ARN mensajero (ARNm) que codifican específicamente PCSK9. Ello aumenta la expresión del receptor del LDL-C en la membrana del hepatocito y la recaptación de LDL-C reduciendo los niveles circulantes de LDL-C. Por tanto, a diferencia de alirocumab o evolocumab, el inclisirán inhibe PSCK9 a nivel intracelular antes de su secreción sin interactuar directamente con las partículas de LDL y los RLDL.

Alirocumab y evolocumab producen una reducción en los niveles plasmáticos de colesterol total (35-40 %), LDL-C (50-70 %), colesterol no-HDL-C (42-52 %), triglicéridos (20-26 %), apo-B (40-50 %) y Lp(a) (20-30 %) en comparación con placebo. Además, aumentan los niveles de HDL-C (5-9 %) y apo-A1 (4 %). En pacientes ya tratados con estatinas y ezetimiba, los inhibidores de PCSK9 reducen los niveles de LDL-C en un 75-85 %, alcanzándose en un 50-70 % de los pacientes valores < 70 mg/dl. En pacientes con hipercolesterolemia familiar homocigota (HFHo) reducen los niveles de LDL-C un 20-31 %, estén o no recibiendo aféresis. Sin embargo, son poco efectivos en pacientes que carecen de RLDL.

En pacientes tratados con estatinas, la administración subcutánea de inclisirán produce una reducción en los niveles de LDL-C (40-55 %), colesterol total (30 %), colesterol no-HDL (45-55 %), apo-B (35-45 %) y Lp(a) (15-25 %). Es importante destacar que la disminución de los niveles de LDL-C persistía al cabo de 180 días de la administración del fármaco, lo que explica su pauta de administración (véase más adelante).

Propiedades farmacocinéticas

Tras su administración por vía subcutánea, el alirocumab presenta una biodisponibilidad del 85 %, alcanza concentraciones plasmáticas máximas a los 3-7 días y niveles plasmáticos estables al cabo de 2-3 dosis. El evolocumab presenta una biodisponibilidad del 72 % y alcanza concentraciones séricas máximas al cabo de 3-4 días. Ambos fármacos tienen un volumen de distribución de 0,04-0,05 l/kg, lo que indica que se distribuyen sobre todo en el sistema circulatorio y que su distribución tisular es limitada. A concentraciones bajas, la eliminación se produce predominantemente a través de la unión saturable a la PCSK9, mientras que a concentraciones altas la eliminación se produce, al igual que sucede con otras inmunoglobulinas, por degradación en pequeños péptidos y aminoácidos simples a través de una vía proteolítica insaturable. La semivida aparente de alirocumab es de 17-20 días (disminuye hasta 12 días en pacientes tratados con una estatina) y la del evolocumab es de 11-17 días. Dado que los anticuerpos monoclonales no se eliminan por vía renal, no es de esperar que la función renal afecte a sus propiedades farmacocinéticas, aunque no se han sido estudiado en pacientes con una tasa de filtración glomerular < 30 ml/min/1,73 m². En pacientes con insuficiencia hepática moderada aumentan los niveles plasmáticos máximos (20-30 %) y el AUC de ambos fármacos (40-50 %), pero no es necesario reajustar la dosis; sin embargo, no se han analizado en pacientes con insuficiencia hepática grave. Los niveles plasmáticos de alirocumab y evolocumab disminuyen (25-35 % y 45 %, respectivamente) en pacientes de más de 100 kg de peso con respecto a los pacientes que pesan entre 50 y 100 kg, pero no es necesario ajustar la dosis en función del peso corporal.

Inclisirán se administra por vía subcutánea, seguida de otra dosis al cabo de 3 meses y posteriormente una inyección cada 6 meses. Esta pauta (dos inyecciones al año) mejora el cumplimiento terapéutico. Alcanza su $C_{máx}$ a las 4 horas, se une en un 87 % a proteínas plasmáticas, presenta un Vd de 7,1 l/kg, se biotransforma por nucleasas en nucleótidos inactivos cortos, siendo su semivida de 9 horas, y un 16 % se elimina por vía renal.

No es necesario reajustar la dosis de estos fármacos en pacientes con insuficiencia renal leve y moderada o en insuficiencia hepática leve o en mayores de 65 años, pero se administrarán con precaución en pacientes con insuficiencia hepática o renal grave. Se desconoce la seguridad de alirocumab y evolocumab en mujeres embarazadas o si se excretan en la leche materna, aunque la IgG humana sí se excreta por esta vía. Por ello, sólo se utilizarán durante el embarazo o la lactancia si la situación clínica de la madre así lo requiere.

Reacciones adversas

Las más frecuentes son reacciones locales en la zona de inyección (eritema/enrojecimiento, picor, edema, dolor), debiendo alternar las zonas de inyección y descartando aquellas que presenten infecciones cutáneas activas o donde la piel presente dolor a la palpación o esté amoratada, enrojecida o dura. También se observan cuadros seudogripales (dolor orofaríngeo, rinorrea, estornudos), mialgias, artralgias, cefaleas, diarrea, mialgia y vasculitis (obliga a interrumpir el tratamiento e iniciar el tratamiento sintomático adecuado). En la mayoría de los casos estas reacciones adversas suelen ser transitorias y de intensidad leve. También se han descrito síntomas cognitivos (confusión, amnesia, demencia), cuya relevancia es desconocida en la actualidad. El 1,8-5 % de los pacientes tratados desarrollan anticuerpos antifármaco, pero se desconoce si su aparición se asocia a una pérdida de eficacia. El capuchón de la aguja de la jeringa de vidrio precargada está fabricado con caucho natural (un análogo del látex), que puede causar reacciones alérgicas.

Interacciones farmacológicas

Dado que se trata de medicamentos biológicos, no cabe esperar efectos farmacocinéticos sobre otros medicamentos ni efecto alguno sobre las enzimas del citocromo P-450. Estatinas, ezetimiba y fenofibrato aumentan la producción de PCSK9, lo que disminuye la exposición sistémica de alirocumab o evolocumab en un 15-30 %, pero ello no afecta a la reducción de los niveles de LDL-C cuando alirocumab y evolocumab se administran cada 2 semanas.

Usos clínicos

Alirocumab, evolocumab e inclisirán están indicados en adultos con hipercolesterolemia primaria (familiar heterocigótica y no familiar) o dislipidemia mixta: *a)* en combinación con una estatina o con una estatina y otros tratamientos hipolipemiantes en pacientes que no consiguen alcanzar sus objetivos de LDL-C con la dosis máxima tolerada de estatinas, o *b)* en monoterapia o en combinación con otros tratamientos hipolipemiantes en pacientes con intolerancia a las estatinas, o en los que se contraindique el uso de éstas. El tratamiento con inhibidores de PCSK9 debe iniciarse en pacientes que no alcanzan los objetivos de LDL-C tras 4-6 semanas de tratamiento con estatinas a la dosis máxima tolerada + ezetimiba.

Alirocumab y evolocumab están indicados en pacientes con enfermedad cardiovascular establecida (cardiopatía isquémica, ictus isquémico, enfermedad arterial periférica) para reducir (15-20 %) el riesgo de eventos cardiovasculares mayores (mortalidad cardiovascular, infarto de miocardio, accidentes cerebrovasculares, hospitalización por angina inestable o revascularización coronaria): *a)* en combinación con la dosis máxima tolerada de una estatina con o sin otros tratamientos hipolipemiantes, o *b)* solos o en combinación con otros tratamientos hipolipemiantes en pacientes que no toleran las estatinas o en los que éstas están contraindicadas. Los efectos de inclisirán en estos pacientes se desconocen. Se recomienda iniciar de forma temprana (preferiblemente durante el ingreso) la administración de inhibidores de PCSK9 en pacientes que presentan un síndrome coronario agudo y que no han alcanzado el objetivo de LDL-C pese a tomar estatinas a la dosis máxima tolerada y ezetimiba antes del evento.

Evolocumab está, además, indicado en adultos y niños a partir de 10 años con HFHo en combinación con otros tratamientos hipolipemiantes. En estos pacientes la dosis inicial recomendada es 420 mg una vez al mes, que se puede aumentar a 420 mg cada 2 semanas si al cabo de 12 semanas no se ha obtenido la respuesta deseada.

FÁRMACOS QUE INHIBEN LA ABSORCIÓN DIGESTIVA DEL COLESTEROL

Secuestrantes de ácidos biliares

Los ácidos biliares se sintetizan en el hígado a partir del colesterol, se almacenan en la vesícula biliar y en respuesta a una comida se excretan al duodeno, donde contribuyen a la emulsión de las grasas para facilitar su absorción. Sin embargo, más del 95 % de los ácidos biliares se reabsorben en el íleon y vuelven al hígado.

Mecanismo de acción

Colestiramina, colestipol y colesevelam son resinas poliméricas. Estos fármacos no se absorben ni se degradan por enzimas digestivas y en el intestino delgado las cargas electropositivas localizadas en grupos amino actúan como captadores de los grupos carboxi (COO-) y oxi (O-) de los ácidos biliares, formando complejos que no se absorben y se excretan por vía fecal. Como consecuencia, inhiben la circulación enterohepática de ácidos biliares y la absorción digestiva de colesterol. La pérdida fecal de ácidos biliares estimula la 7α-hidrolasa hepática, la enzima limitante en la conversión del colesterol en ácidos biliares, disminuyendo el contenido hepático de colesterol. Esta reducción, a su vez, aumenta: *a)* la densidad de RLDL y la captación hepática de LDL-C disminuyendo sus niveles plasmáticos (18-25 %); ésta es la razón de por qué los secuestrantes son poco efectivos en pacientes con HFHo, y *b)* la actividad de la HMG ACo-reductasa, lo que constituye la base para asociar resinas y estatinas en pacientes con hipercolesterolemia. A dosis máximas (24 g de colestiramina, 20 g de colestipol o 4,5 g de colestagel), los secuestrantes reducen moderadamente los niveles plasmáticos de LDL-C (12-25 %), y esta reducción llega a un 50-60 % cuando se asocian a estatinas. Sin embargo, aumentan muy poco el HDL-C (2-5 %) y pueden aumentar la síntesis hepática y los niveles plasmáticos de triglicéridos en algunos pacientes. Por ello, en pacientes con hiperlipidemia combinada los secuestrantes deben asociarse a estatinas y/o fibratos. El colesevelam aumenta la secreción del péptido similar al glucagón tipo 1 (GLP-1), lo que aumenta la secreción de insulina y reduce la glucemia en pacientes diabéticos. Colestiramina y colestipol se administran en forma de polvo, que debe disolverse en agua o zumos de frutas hasta obtener una suspensión uniforme, antes del desayuno y de la cena (no entre comidas). Colesevelam se administra en forma de comprimidos.

Reacciones adversas e interacciones

Son los hipolipemiantes más seguros, ya que no se absorben. Las reacciones adversas más frecuentes son las gastrointestinales (náuseas, pirosis, dispepsia, flatulencia, estreñimiento), que limitan su uso; pueden reducirse si se administran inicialmente a dosis bajas y se ingieren con gran cantidad de líquido. Además, dado que los ácidos biliares aumentan la solubilidad del colesterol en la bilis, los secuestrantes pueden aumentar la incidencia de cálculos biliares de colesterol. A dosis altas, pueden producir esteatorrea y reducen la absorción de vitaminas liposolubles (A, D, K), pudiendo ser necesario administrar suplementos vitamínicos durante el tratamiento. Los secuestrantes se fijan a sustancias ácidas y pueden disminuir la absorción oral de ácido fólico, anticoagulantes orales, aspirina, ácido valproico, digoxina, estatinas, furosemida, hierro, tetraciclinas, propranolol, tiazidas y tiroxina. Para evitar esta interacción, se recomienda administrar estos fármacos 1 hora antes o 4 horas después del secuestrante. Colesevelam es el que presenta menos interacciones y no modifica la absorción de digoxina, warfarina o estatinas. Están contraindicados en niños menores de 6 años, pacientes con obstrucción biliar completa (no son efectivos), diverticulitis o hipertrigliceridemia, y se administrarán con precaución en presencia de estreñimiento, insuficiencia hepática o cirrosis biliar primaria (pueden aumentar los niveles de colesterol). A diferencia de otros hipolipemiantes, los secuestradores de ácidos biliares pueden utilizarse durante el embarazo. No obstante, podrían reducir la absorción de vitaminas liposolubles, por lo que se recomienda utilizar un suplemento vitamínico 2-3 horas después de su administración.

Usos clínicos

Se utilizan en combinación con una estatina para reducir los niveles elevados de LDL-C en pacientes con hipercolesterolemia primaria o secundaria que no se controlan con estatinas, o en monoterapia cuando las estatinas no se toleran o están contraindicadas. La colestiramina reduce la mortalidad por cardiopatía isquémica, los episodios de angina e infarto de miocardio no fatal y los procesos de revascularización coronaria. Además, la colestiramina se utiliza en el prurito secundario a obstrucción parcial de vías biliares o cirrosis biliar primaria.

Ezetimiba

Es un inhibidor selectivo de la proteína transportadora intestinal NPC1L1 (*Niemann-Pick C1-Like 1*), localizada en la membrana del borde en cepillo de los enterocitos del yeyuno. Por tanto, la ezetimiba disminuye la absorción intestinal de colesterol (50 %) y de estanoles vegetales (campestanol, sitosterol), sin modificar la absorción de vitaminas liposolubles, triglicéridos o ácidos biliares. La menor absorción intestinal de colesterol reduce el contenido de éste en los quilomicrones y en los remanentes de quilomicrones más aterogénicos, así como el aporte de colesterol exógeno al hígado. En respuesta, aumenta la expresión de RLDL en los hepatocitos y disminuyen los niveles plasmáticos de LDL-C (15-22 %), a la vez que aumenta la expresión de la HMG-CoA-reductasa y la síntesis de colesterol. Ésta es la base de la combinación de ezetimiba con estatinas. Esta combinación permite reducir los niveles de LDL-C en un porcentaje similar al que se consigue con dosis altas de estatinas (40-80 mg/día) y, por tanto, la incidencia de reacciones adversas producidas por las estatinas. Su combinación con secuestradores de ácidos biliares o inhibidores de PCKS9 permite reducir un 10-20 % adicional los niveles de LDL-C. La ezetimiba aumenta ligeramente los niveles de HDL-C (3-5 %) y disminuye los de colesterol total (13%) y triglicéridos (8 %).

Ezetimiba se absorbe rápidamente por vía oral y se acumula en los enterocitos, donde se convierte en un metaboli-

⊕ FIBRATOS

- Son agonistas de los receptores nucleares activados por proliferadores de peroxisomas (PPAR-α). Disminuyen la síntesis de triglicéridos y la secreción hepática de VLDL, y aumentan la expresión de la lipoproteinlipasa en el endotelio vascular y el catabolismo de los triglicéridos.

- Reducen los niveles plasmáticos de VLDL y triglicéridos (20-50 %) y aumentan los de HDL-C (10-20 %). Sin embargo, apenas modifican, o inlcuso aumentan, los de LDL-C.

- Producen reacciones adversas digestivas (náuseas, diarrea, dolor abdominal, aumento de transaminasas), cutáneas (prurito, exantemas), neurológicas (cefaleas, inestabilidad, fatiga), impotencia y miopatías.

- Se utilizan en el tratamiento de hipertrigliceridemias primarias asociadas o no con hiperquilomicronemia. También son útiles en hiperlipoproteinemias mixtas, asociados a otros hipolipemiantes.

to glucuronoconjugado activo que se acumula a este nivel y presenta una semivida de 22 horas (v. tabla 27-5). Se elimina por vía biliar y en el intestino sufre recirculación enterohepática. Se excreta por heces (80-90 %) y orina. No es preciso ajustar la dosis en pacientes con insuficiencia hepática o renal. Ezetimiba produce diarrea, dolor abdominal, cefaleas y aumentos de transaminasas en pacientes tratados también con estatinas. No interactúa con antiácidos, anticonceptivos orales, digoxina, estatinas, fibratos, glipizida o warfarina. Los secuentrantes de ácidos biliares reducen (55 %) sus niveles plasmáticos (por lo que se debe administrar 1 hora antes o 4 horas después del secuestrante), mientras que fenofibrato, gemfibrozilo y ciclosporina los aumentan, particularmente en pacientes con insuficiencia renal. Está contraindicada en niños, durante el embarazo o la lactancia y en pacientes con hepatopatías graves u obstrucción biliar.

Está indicada en pacientes con hipercolesterolemia primaria (familiar heterocigótica y homocigótica, y no familiar) que no se controla con estatinas o cuando éstas están contraindicadas o el paciente no las tolera, o con sitosterolemia familiar homocigótica (fitosterolemia). La asociación de ezetimiba a una estatina reduce el riesgo de eventos cardiovasculares mayores (mortalidad coronaria, infarto de miocardio, accidentes cerebrovasculares o revascularizaciones) en pacientes con cardiopatía isquémica y antecedentes de síndrome coronario agudo o con enfermedad renal crónica en fases 3-5 no dependientes de diálisis.

FÁRMACOS QUE REDUCEN LOS NIVELES DE TRIGLICÉRIDOS

Fibratos

Este grupo incluye dos derivados del ácido clofíbrico (bezafibrato, fenofibrato) y su análogo, el gemfibrozilo (v. fig. 27-3).

Mecanismo de acción

Los fibratos son agonistas de la isoforma α de los receptores nucleares activados por proliferadores de peroxisomas (PPAR-α), que modulan la expresión de diversos genes implicados en el metabolismo lipídico. Como consecuencia, los fibratos: *a)* aumentan la expresión de la LPL, que hidroliza los triglicéridos, disminuyendo el contenido de éstos en quilomicrones y VLDL; *b)* aumentan la expresión de los transportadores de ácidos grasos (FATP y PAT) y su captación por los hepatocitos y la actividad de la acil-CoA-sintetasa que regula su esterificación y posterior utilización en la producción celular de energía; *c)* a nivel hepático y muscular esquelético aumentan la β-oxidación mitocondrial de los ácidos grasos y disminuyen la síntesis de apo-CIII (que inhibe la hidrólisis de los triglicéridos por la LPL) y apo-B. Todos estos cambios disminuyen los niveles de quilomicrones, la síntesis de triglicéridos y la secreción hepática de VLDL, y aumentan el catabolismo de los triglicéridos. Además, facilitan que las VLDL se transformen en LDL, cuyos niveles plasmáticos pueden aumentar, y *d)* inducen la expresión de las apo-AI y apo-II, que aumentan la producción de HDL nacientes (10-15 %) y el transporte inverso de colesterol.

Efecto sobre las lipoproteínas

En pacientes con hipertrigliceridemia moderada (< 400 mg/dl), los fibratos reducen los niveles plasmáticos de VLDL, triglicéridos (30-70 %) y las partículas remanentes de lipoproteínas ricas en triglicéridos, y aumentan los de HDL-C (10-20 %), mientras que los de LDL-C no se modifican. En hipertrigliceridemias graves, los fibratos facilitan la conversión de VLDL en LDL y pueden aumentar los niveles de LDL-C en un 10-30 %, por lo que deben asociarse con estatinas. También exhiben acciones antitrombóticas [inhiben la coagulación y estimulan la fibrinólisis] y antiinflamatorias (reducen los niveles plasmáticos de proteína C reactiva (PCR) e interleucina 6], disminuyen la agregación plaquetaria y los niveles plasmáticos de fibrinógeno y mejoran la tolerancia a la glucosa. El fenofibrato presenta acciones uricosúricas, siendo de elección en dislipidemias asociadas a hiperuricemia.

Farmacocinética (v. tabla 27-5)

Bezafibrato y gemfibrozilo se absorben de forma casi completa por vía oral; la absorción de fenofibrato es parcial, pero aumenta cuando se administra con las comidas que no tengan un alto contenido graso (mejor con la cena). Dado que la presencia de alimentos altera su biodisponibilidad, gemfibrozilo debe tomarse 30 minutos antes de las comidas. Tras su absorción, el fenofibrato se hidroliza, formándose el correspondiente ácido fíbrico activo. Los fibratos se unen en una alta proporción a proteínas plasmáticas, alcanzan concentraciones en hígado y riñón superiores a las plasmáticas y se distribuyen ampliamente, atravesando la barrera hematoencefálica y la placenta. Se conjugan con ácido glucurónico en el hígado, eliminándose el fármaco y sus metabolitos por vía renal y biliar, pudiendo sufrir recirculación enterohepática. Los niveles plasmáticos de fibratos aumentan en pacientes con insuficiencia hepática o renal, debiendo reajustarse la dosis o suprimir el tratamiento en estos pacientes.

Reacciones adversas

Las más frecuentes son las digestivas (náuseas, vómitos, diarrea, dolor abdominal, flatulencia y colelitiasis), cutáneas (prurito, exantemas, urticaria, alopecia), hematológicas (anemia, leucopenia) y neurológicas (cefaleas, visión borrosa, fatiga), aumento del apetito, impotencia y disminución de la líbido. También pueden aumentar las transaminasas y la excreción biliar de colesterol, pudiendo, en tratamientos crónicos, incrementar la incidencia de colelitiasis, particularmente en mujeres o en pacientes obesos o diabéticos. En ocasiones pueden producir miopatías (mialgias, rigidez y debilidad muscular); su incidencia aumenta en pacientes con nefropatías, ya que la hipoalbuminemia aumenta la fracción libre de fibratos y en los tratados con estatinas. Los fibratos aumentan los niveles plasmáticos de creatinina (lo que no refleja un efecto adverso renal) y homocisteína.

Gemfibrozilo inhibe la captación hepática de estatinas mediada por OATP1B1 y compite con ellas por la biotransformación a través de isoformas del CYP y glucuronidasas. Como consecuencia aumenta los niveles plasmáticos y el riesgo de reacciones adversas musculares y hepáticas de las estatinas, por lo que su asociación está contraindicada. Fenofibrato no interfiere con el metabolismo de las estatinas, siendo el fibrato de elección para asociar con estatinas. Los fibratos pueden desplazar a otros fármacos (tiroxina, acenocumarol, warfarina, hipoglucemiantes orales, fenitoína) de su unión a la albúmina y potenciar sus efectos. Por ello, se recomienda reducir la dosis de acenocumarol o warfarina en un 50 % y monitorizar el tiempo de protrombina (INR).

Los fibratos están contraindicados en enfermos con enfermedad hepática activa (hepatitis, cirrosis), colelitiasis, insuficiencia renal grave (aclaramiento de creatinina < 30 ml/min), alcoholismo crónico o hipoalbuminemia, en niños y en mujeres durante el embarazo y la lactancia.

Usos clínicos

En prevención primaria, se puede considerar el tratamiento con fenofibrato o bezafibrato en combinación con estatinas en pacientes que cumplan el objetivo de LDL-C y tengan niveles de triglicéridos > 200 mg/dl. Los fibratos son de elección en el tratamiento de disbetalipoproteinemia, una hiperlipemia mixta grave que cursa con acumulación de partículas remanentes de quilomicrones y VLDL en plasma; en estos pacientes los fibratos reducen marcadamente los xantomas cutáneos (acúmulos de grasa debajo de la piel). También son de elección en hipertrigliceridemias graves (> 1.000 mg/dl) con alto riesgo de pancreatitis, síndrome de hiperquilomicronemia familiar o en hiperlipidemias mixtas (en este caso asociados a estatinas, resinas, ezetimiba y/o inhibidores de PCSK9). Combinados con estatinas son útiles en pacientes con hipertrigliceridemia y niveles bajos de HDL-C. En la actualidad está siendo reemplazados por icosapento de etilo y otros fármacos que se muestran en la **tabla 27-4**.

Ácidos grasos insaturados omega-3

Los ácidos grasos omega-3 (eicosapentanoico o [EPA] y docosahexaenoico [DHA]) forman parte de las membranas celulares y son precursores de los eicosanoides. A nivel hepático disminuyen la síntesis (inhiben la fosfatasa del ácido fosfatídico y la diacilglicerol-acil-transferasa) y aumentan la β-oxidación de los ácidos grasos, reduciendo su disponibilidad para la síntesis de triglicéridos y VLDL, y disminuyen la secreción de apo-B. Además, inhiben MTP, lo que resulta en una reducción en la síntesis de triglicéridos y VLDL en la pared intestinal, y aumentan la expresión de la LPL. EPA y DHA se absorben bien por vía oral y sufren un metabolismo hepático similar al de las grasas de la dieta, siendo su semivida de 50-80 horas. En pacientes con hipertrigliceridemia la combinación de EPA y DHA (2-4 g/día) reduce los niveles plasmáticos de triglicéridos (20-50 %) y VLDL (35 %), pero su efecto sobre otras lipoproteínas es poco relevante. Sin embargo, no modifica la mortalidad total o los eventos cardiovasculares en pacientes con enfermedad aterosclerótica por lo que no se recomienda su uso en el tratamiento de dispilipemias.

Icosapento de etilo

El icosapento de etilo (IPE) es un éster etílico del EPA altamente purificado que reduce los niveles plasmáticos de triglicéridos (14-33 %), VLDL (24-26 %), remanentes de quilomicrones (25-28 %), colesterol total (12-16 %) y LDL-C (2-6,5 %). En pacientes tratados con estatinas con niveles de LDL-C controlados (41-100 mg/dl) y niveles de triglicéridos elevados (150-499 mg/dl), y que presentan una enfermedad cardiovascular diagnosticada o diabetes, y al menos otro factor de riesgo cardiovascular, el IPE reduce en un 25 % el riesgo de la variable primaria compuesta (tiempo hasta la primera aparición de muerte cardiovascular, infarto de miocardio, ictus, revascularización coronaria u hospitalización por angina inestable) comparado con el placebo (aceite mineral). Además, en pacientes con aterosclerosis coronaria e hipertrigliceridemia (niveles de triglicéridos 135-500 mg/dl) tratados con estatinas, el IPE reduce la progresión (e incluso podría producir la regresión) de la placa, a la vez que aumenta la cubierta fibrosa reduciendo su vulnerabilidad.

Estos efectos beneficiosos no pueden explicarse exclusivamente por los cambios en el perfil lipídico producidos por el IPE, por lo que se ha propuesto que serían consecuencia de sus efectos antiinflamatorios, antioxidantes (mejora la función endotelial y disminuye la producción de radicales libres, moléculas de adhesión, agentes quimiotácticos, citocinas proinflamatorias) y antitrombóticos. El IPE previene la conversión de ácido araquidónico en potentes mediadores proinflamatorios (prostaglandina E2 y leucotrieno B4) y proagregantes (tromboxano A2), que son reemplazados por mediadores proinflamatorios (prostaglandina E3 y leucotrieno B) y proagregantes (tromboxano A3) menos potentes y por prostaglandina I3, que presenta propiedades vasodilatadoras y antiagregantes similares a las de la prostaglandina I2.

La biodisponibilidad oral del IPE aumenta cuando se administra con los alimentos **(v. tabla 27-5)**. La mayor parte del EPA circulante en el plasma se incorpora en fosfolípidos, triglicéridos y ésteres de colesterol, y < 1 % está presente como ácido graso no esterificado. Se biotransforma en el hígado, donde sufre una β-oxidación similar a la de los ácidos grasos de la dieta y se convierte en energía a través del ciclo de Krebs. Su semivida es de 89 horas.

Las reacciones adversas más frecuentes son digestivas (dispepsia, eructos, estreñimiento, aumento de los niveles de transaminasas hepáticas), *rash* e hiperuricemia. También au-

menta el riesgo de hemorragias, particularmente cuando se combina con anticoagulantes y antiagregantes, y de pacientes hospitalizados por fibrilación o flúter auricular.

El IPE está indicado para reducir el riesgo de eventos cardiovasculares en pacientes adultos tratados con estatinas con riesgo cardiovascular alto y triglicéridos elevadoss (≥ 150 mg/dl) que presentan *a)* una enfermedad cardiovascular diagnosticada o *b)* diabetes y, al menos, otro factor de riesgo cardiovascular.

OTROS FÁRMACOS

Inhibidores de la proteína de transferencia microsomal

Lomitapida es un inhibidor selectivo de la MTP, localizada en el retículo endoplásmico de enterocitos y hepatocitos y que transfiere los triglicéridos y fosfolípidos a la apo-B como paso previo para la síntesis y secreción de VLDL nacientes. Como consecuencia, lomitapida reduce la absorción intestinal de triglicéridos a través de los quilomicrones y disminuye la síntesis y secreción hepática de VLDL, reduciendo los niveles plasmáticos de triglicéridos (50-65 %) y de LDL-C (35-50 %), así como la frecuencia de aféresis en pacientes con HFHo. También puede reducir la absorción de vitaminas liposolubles y los niveles plasmáticos de ácidos grasos.

Lomitapida sufre un importante efecto de primer paso (biodisponibilidad oral del 7 %), alcanza concentraciones plasmáticas máximas ($C_{máx}$) a las 4-8 horas, se une en un 99 % a proteínas plasmáticas, presenta un Vd elevado (~17 l/kg) y se biotransforma predominantemente por CYP3A4 y, en menor grado, por otras isoformas (CYP 2E1, 1A2, 2B6, 2C8 y 2C19) **(v. tabla 27-5)**. Se elimina en un 33 % por la orina y el resto en las heces, principalmente en forma de metabolitos oxidados, siendo su semivida de 29 horas. No es necesario reajustar la dosis en pacientes con enfermedad renal. La administración con comida puede aumentar la exposición a la lomitapida. Por ello se recomienda administrarla con el estómago vacío, al menos 2 horas después de la cena, ya que una dieta baja en grasas disminuye las reacciones adversas gastrointestinales que el fármaco produce.

Las reacciones adversas más frecuentes son gastrointestinales (náuseas, dispepsia, vómitos, anorexia, dolor abdominal, estreñimiento y flatulencia), que disminuyen en presencia de una dieta baja en grasas, elevaciones de las transaminasas y acúmulo graso en el hígado, por lo que es necesario monitorizar la función hepática durante el tratamiento y evitar el consumo de alcohol y de fármacos hepatotóxicos (amiodarona, isotretinoína, metotrexato, tetraciclinas, tamoxifeno). Lomitapida está contraindicada en mujeres gestantes o en pacientes tratados con inhibidores/inductores potentes del CYP3A4 (p. ej., antifúngicos azólicos [itraconazol, fluconazol, ketoconazol, voriconazol, posaconazol], antibióticos macrólidos [eritromicina, claritromicina], telitromicina, inhibidores de la proteasa del VIH, diltiazem, verapamilo, dronedarona, zumo de pomelo] o con insuficiencia hepática moderada-grave, enfermedad intestinal grave aguda o crónica o malabsorción. Lomitapida aumenta las concentraciones plasmáticas de estatinas (aumentando el riesgo de miopatía) y warfarina (se recomienda monitorizar el tiempo de protrombina) y está contraindicada en pacientes tratados con simvastatina a dosis > 40 mg.

Lomitapida está indicada junto a una dieta baja en grasas y otros medicamentos hipolipemiantes (y/o aféresis de las LDL) en pacientes adultos con diagnóstico genético de HFHo. Tras 2 semanas se puede aumentar la dosis desde 5 a 10 mg, pudiendo aumentarse posteriormente la dosis, debiendo transcurrir al menos 4 semanas entre cada cambio de dosis (dosis máxima 60 mg). En pacientes con insuficiencia hepática leve (Child-Pugh A) o enfermedad renal terminal sometidos a diálisis, la dosis máxima no debe sobrepasar los 40 mg/día y en pacientes tratados con inhibidores del CYP3A4 de potencia moderada no debe superar los 30 mg/día.

Inhibidores de la síntesis de apo-B100

Mipomersen es un oligonucleótido antisentido que, tras su administración por vía subcutánea, se transporta al hígado, donde se une al ARNm de la apo-B100 e induce su degradación y la expresión de apo-B. Como consecuencia, reduce los niveles plasmáticos de las lipoproteínas ricas en apo-B100 (VLDL, IDL, LDL) que transportan colesterol y triglicéridos desde el hígado hacia los tejidos periféricos. Mipomersen disminuye los niveles de LDL-C (25-36 %), triglicéridos, apo-B y Lp(a) (20-40 %) en pacientes con HFHo con un riesgo cardiovascular muy elevado. Se biotransforma a nivel tisular por endonucleasas, dando lugar a oligonucleótidos más cortos, que en último término son degradados por exonucleasas, siendo su semivida de 1-2 meses (v. tabla 27-5). Produce reacciones adversas en el punto de inyección (eritema, picor, dolor), síntomas de gripe, fatiga y cefaleas. Aunque se ha aprobado en algunos países como tratamiento coadyuvante a otras medicaciones hipolipemiantes para reducir el LDL-C en pacientes con HFHo con un riesgo cardiovascular muy elevado, no ha sido aprobado en Europa por el marcado aumento en los niveles de transaminasas y el aumento en el riesgo de esteatosis hepática que produce.

COMBINACIONES DE FÁRMACOS HIPOLIPEMIANTES

En la mayoría de los pacientes la dislipidemia no se puede controlar con un único fármaco, siendo necesario asociar dos o más.

Las guías de la Sociedad Europea de Cardiología recomiendan los siguientes pasos en el tratamiento farmacológico de la hipercolesterolemia (v. fig. 27-4): *1)* administrar estatinas hasta alcanzar la dosis máxima tolerada para lograr el objetivo de LDL-C para cada nivel. Si éstas están contraindicadas o el paciente no las tolera, se debe considerar el tratamiento con ezetimiba y/o ácido bempedoico. *2)* Si no se alcanza el objetivo, se recomienda la combinación de estatina con ezetimiba (o con un secuestrante de ácidos biliares). *3)* En la prevención primaria de pacientes con riesgo cardiovascular muy alto sin insuficiencia cardíaca, se puede considerar añadir un inhibidor de la PCSK9 cuando no se alcanza el objetivo de LDL-C con la combinación de estatina a la dosis máxima tolerada y ezetimiba. *4)* En prevención secundaria, se recomienda añadir un inhibidor de la PCSK9 en

pacientes con riesgo muy alto cuando no se alcanza el objetivo de c-LDL con la combinación de estatina a la dosis máxima tolerada y ezetimiba. *5)* En pacientes con insuficiencia cardíaca y riesgo cardiovascular muy alto que no alcanzan el objetivo de c-LDL con la combinación de estatina a la dosis máxima tolerada y ezetimiba, se recomienda añadir un inhibidor de la PCSK9. *6)* En pacientes que han sufrido un síndrome coronario agudo y que no alcanzan el objetivo de LDL-C al cabo de 4-6 semanas, a pesar de administrar la dosis máxima tolerada de estatina y ezetimiba, se debe añadir un inhibidor de la PCSK9 precozmente tras el episodio isquémico (si es posible, durante la hospitalización).

Los fármacos que más disminuyen los niveles de LDL como las estatinas, ezetimiba e inhibidores de PCSK9 producen una modesta reducción (5-15 %) de los de triglicéridos, mientras que fibratos e IPE los reducen en un 25-45 %. Por ello, en pacientes con hipertrigliceridemia se recomienda: *a)* administrar estatinas como fármacos de primera elección para reducir el riesgo cardiovascular de los pacientes con riesgo alto e hipertrigliceridemia (> 200 mg/dl); *b)* Administrar icosapento de etilo en combinación con estatinas en pacientes con riesgo alto (o muy alto) con concentraciones plasmáticas de triglicéridos entre 135 y 499 mg/dl a pesar del tratamiento con estatinas, y *c)* en prevención primaria, se puede considerar el tratamiento con fenofibrato o bezafibrato en combinación con estatinas en pacientes que cumplan el objetivo de LDL-C y tengan niveles de triglicéridos > 200 mg/dl.

NUEVAS PERSPECTIVAS EN EL TRATAMIENTO DE LAS HIPERLIPIDEMIAS

Diversos fármacos hipolipemiantes han sido recientemente aprobados y, por tanto, aún se desconoce su seguridad a largo plazo, sus interacciones y sus efectos sobre la enfermedad cardiovascular aterosclerótica. Estos fármacos y otros que todavía se encuentran en desarrollo clínico se resumen en la tabla 27-4.

El desarrollo de alguno de los nuevos fármacos parte de la observación de los pacientes con mutaciones en el gen *LPL*, que producen una pérdida de función de la LPL responsable de la hidrólisis de triglicéridos, presentan niveles de triglicéridos más altos y un mayor riesgo de cardiopatía isquémica, mientras que mutaciones en genes como *APO-C3*, *ANGPTL3* y *ANGPTL4*, que reducen la actividad de inhibidores naturales de la LPL, se asocian con niveles de triglicéridos más bajos y un menor riesgo de cardiopatía isquémica.

Antagonistas de apo-CIII

La apo-CIII sintetizada en hígado e intestino actúa como un potente inhibidor de la LPL que regula el metabolismo de los triglicéridos y el aclaramiento hepático de los quilomicrones y de otras lipoproteínas ricas en triglicéridos. Además, aumenta la producción y secreción intrahepática de VLDL e inhibe la unión de apo-B y apo-E a los receptores hepáticos de LDL y LRP1, lo que lleva a la acumulación de partículas remanentes ricas en triglicéridos. Niveles elevados de apo-CIII se asocian con un aumento de VLDL

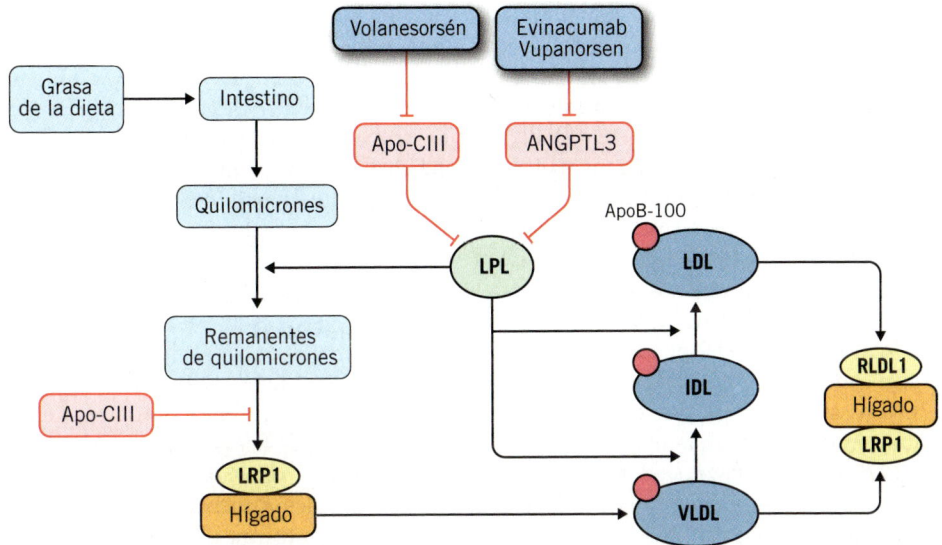

Figura 27-6. Mecanismo de acción de los fármacos inhibidores de apo-CIII y angiopoietina 3 (ANGPTL3). Apo-CIII: apolipoptrína CIII; IDL: lipoproteínas de densidad intermedia; LDL: lipoproteínas de baja densidad; LRP1: receptores para lipoproteínas remanentes tipo 1; RLDL: receptores de las LDL; VLDL: lipoproteínas de muy baja densidad.

e IDL, y una redistribución de partículas LDL hacia aquellas más densas y pequeñas que conllevan un mayor riesgo aterogénico (y de cardiopatía isquémica); por el contrario, los portadores de mutaciones en *APO-C3* que causan pérdida de función presentan niveles bajos de triglicéridos y un menor riesgo (40 %) de cardiopatía isquémica. Estos hallazgos avalan el bloqueo de la apo-C3 como posible diana terapéutica.

Volanesorsén es un oligonucleótido antisentido quimérico diseñado para unirse de forma selectiva al ARNm de la apo-CIII en la región no traducida 3' (en la región entre las bases 489 y 508), lo que causa la degradación del ARNm y elimina el efecto inhibidor de la apo-CIII sobre aclaramiento de los triglicéridos y activa el metabolismo por una vía independiente de la LPL (**fig. 27-6**). En pacientes con síndrome de quilomicronemia familiar (SQF) que presentan valores basales de triglicéridos de 2.200 mg/dl e historia previa de pancreatitis, volanesorsén disminuye los niveles de triglicéridos en ayunas (72 %) y el 77 % de los pacientes alcanzan niveles de triglicéridos < 750 mg/dl y las crisis de pancreatitis. También disminuye los niveles de colesterol total (39 %), colesterol no-HDL-C (45 %), apo-CIII (84 %), apo-B48 (75 %) y los triglicéridos de los quilomicrones (77 %), a la vez que aumenta los niveles de LDL-C (139 %), HDL-C (45 %) y apo-B (20 %).

Tras su administración por vía subcutánea presenta una biodisponibilidad del 80 % y alcanza su $C_{máx}$ al cabo de 2-4 horas. Se une a las proteínas plasmáticas (> 98 %) y se distribuye ampliamente (Vd = 4,7 l/kg), siendo biotransformado en los tejidos por endonucleasas, formándose oligonucleótidos más cortos que son sustratos de exonucleasas, por lo que su eliminación renal en forma inalterada es < 3 % (**v. tabla 27-5**). Su semivida de eliminación terminal es de 2-5 semanas aproximadamente.

Los efectos adversos más frecuentes son reacciones en el lugar de la inyección (dolor, hinchazón, picor, hematomas),

cefaleas, mialgias, elevación de transaminasas y trombocitopenia. La relevancia clínica de la trombocitopenia es aún desconocida, pero la administración de volanesorsén está contraindicada en pacientes con trombocitopenia (plaquetas < 140 × 10⁹/l). Se interrumpirá el tratamiento en pacientes con trombocitopenia (plaquetas < 140 × 10⁹/l) si la proteinuria es ≥ 500 mg/24 h o el aclaramiento de la creatinina es ≤ 30 ml/min/1,73 m², si aumentan los niveles plasmáticos de transaminasas o de bilirrubina, y si se observan signos o síntomas de insuficiencia hepática o de hepatitis. Un 16 % de los pacientes tratados durante 6 meses desarrolla anticuerpos antifármaco.

Volanesorsén está aprobado como complemento de la dieta en pacientes adultos con SQF confirmado genéticamente y con alto riesgo de pancreatitis, en quienes la dieta y el tratamiento farmacológico para disminuir los niveles de triglicéridos no han sido suficientes. Se administra por vía subcutánea una vez a la semana. Transcurridos 3 meses, los pacientes que hayan experimentado una reducción > 25 % en sus niveles de triglicéridos reducirán la frecuencia a una inyección cada 2 semanas. La frecuencia de las inyecciones se ajusta de nuevo al cabo de 6 y 9 meses, dependiendo de la eficacia del tratamiento.

Antagonistas de la angiopoyetina (ANGPTL3)

La angiopoyetina 3 se expresa fundamentalmente en el hígado y juega un papel importante en la regulación del metabolismo lipídico al inhibir la LPL y la lipasa endotelial. Los pacientes con variantes en el gen *ANGPTL3* que producen una pérdida de función presentan niveles elevados de LPL en músculo esquelético y tejido adiposo y una hipolipidemia combinada familiar con disminución de los niveles LDL-C, triglicéridos y HDL-C y un menor riesgo (41 %) de cardiopatía isquémica. En esta línea, la deleción del gen *ANGPTL3* reduce el desarrollo de aterosclerosis en ratones deficientes en apolipoproteína E (apo-E$^{-/-}$). Por tanto, la inhibición de la ANGPLT3 podría producir un efecto beneficioso sobre el riesgo cardiovascular.

Evinacumab es un anticuerpo monoclonal humano recombinante que se une específicamente e inhibe la ANGPTL3 (v. fig. 27-6). Como consecuencia aumenta la actividad de la LPL y de la lipasa endotelial, y en pacientes con hipercolesterolemia resistente y reduce los niveles de triglicéridos (50 %), apo-B (36 %) y LDL-C (45-50 %) por un mecanismo independiente de los R-LDL, al promover el procesamiento de las VLDL y la eliminación de restos de VLDL antes de la formación de LDL-C a través de un mecanismo dependiente de la lipasa endotelial. En pacientes con HFHo (valor medio de LDL-C basal 255,2 mg/dl) que recibían dosis máximas de tratamiento hipolipemiante, evinacumab reduce los niveles de LDL-C en un 49 % y un 47 % los de pacientes alcanzaron valores de LDL-C < 100 mg/dl, efectos que persistieron en pacientes que carecían prácticamente de R-LDL. Además, disminuye los niveles de apo-B (36 %), colesterol total (48 %) y triglicéridos (50 %).

Evinacumab se administra por vía intravenosa a la dosis de 15 mg/kg cada 4 semanas y no se debe mezclar con otros fármacos en el reservorio para la perfusión intravenosa. No se une a proteínas plasmáticas, se distribuye principalmente en el sistema vascular y se degrada por proteólisis en péptidos pequeños y aminoácidos a través de vías catabólicas de forma similar a la IgG endógena (v. tabla 27-5). La mediana de tiempo para que las concentraciones de evinacumab disminuyan por debajo del límite inferior de detección es de 19 semanas. Las reacciones adversas más frecuentes son nasofaringitis, rinitis, infecciones del tracto respiratorio superior, náuseas, estreñimiento, mareos, dolores de espalda y en extremidades, astenia y un cuadro seudogripal. Pueden aparecer hipotensión y taquicardia, que no requieren intervención. No se han realizado estudios de interacciones y no ha sido estudiado en pacientes con insuficiencia hepática o renal o en menores de 12 años. Las mujeres en edad fértil deben utilizar métodos anticonceptivos eficaces durante el tratamiento y al menos 5 meses después de la última dosis de evinacumab. Evinacumab está indicado, como adyuvante de la dieta y de otros tratamientos hipolipemiantes, para reducir el LDL-C en adultos y adolescentes ≥ 12 años con HFHo.

Inhibidores de la Lp(a)

Casi un 20 % de la población presenta niveles de Lp(a) > 50 mg/dl. Sin embargo, estatinas y ezetimiba no modifican los niveles de Lp(a), y los inhibidores de PCSK9 o lomitapida los reducen en un 20-30%. La aféresis los reduce en un 70-80%, pero su efecto desaparece en unos pocos días.

Pelacarsen es un oligonucleótido antisentido químico conjugado con un complejo GalNac tricatenario diseñado para acumularse selectivamente en los hepatocitos que contiene una secuencia 20 nucleótidos complementaria a la del ARNm de la Lp(a), produciendo su degradación. En pacientes con niveles de Lp(a) elevados, pelacarsen reduce los niveles de Lp(a) (35-78 %) y casi en el 98 % de los pacientes se alcanzan niveles < 50 mg/dl; también disminuye los niveles de LDL-C (≈20 %) y de fosfolípidos oxidados que transporta la apo-B (20 %) y apo(a) (41 %). Se administra por vía

subcutánea y sus características farmacocinéticas se resumen en la **tabla 27-5**. Las reacciones adversas más frecuentes son alteraciones en el punto de inyección, mialgia o artralgia, malestar general, infecciones del tracto urinario y cefaleas. En el momento actual, existe poca información sobre la seguridad e interacciones farmacológicas de pelacarsen. Sus efectos sobre la enfermedad aterosclerótica cardiovascular son aún desconocidos.

OTROS FÁRMACOS HIPOLIPEMIANTES EN DESARROLLO

- *Inhibidores de PCSK9.* Lerodalcibep (LIB003) es una proteína de fusión recombinante entre un dominio de unión de PCSK9 (adnectina) y la albúmina sérica humana con una semivida de 12-15 días lo que permite una administración mensual. Otra estrategia es el desarrollo de vacunas contra PCSK9, que desencadenan la generación de anticuerpos anti-PCSK9 que previenen la unión de PCSK9 al RLDL y cuya acción persiste durante 1 año. Otra posibilidad es utilizar un sistema de edición genómica para inducir la inactivación del gen *PCSK9*; este método permite reducir en modelos animales los niveles de PCSK9 y colesterol total en un 50 % y ≈30 %, respectivamente. MK-0616 es un inhibidor de PCSK9 que se administra por vía oral una vez y reduce los niveles de LDL-C medios en un 40-61 %.
- *Antagonistas de apo C-III.* Olezarsen, un oligonucleótido antisentido (OAS), y el siRNA ARO-APO-C3 parecen mostrar una eficacia similar (reducen los niveles de apo-C3 y VLDL hasta en un 70 %), pero un menor riesgo de trombocitopenia y de alteraciones hepáticas y renales que volanesorsén. Ambos fármacos se estudian en pacientes con SQF. Vupanorsen es un OAS que inhibe la síntesis de ANGPTL3 cuyo desarrollo ha sido suspendido por la aparición de aumentos de transaminasas y de esteatosis hepática grave (fig. 27-6).
- *Fármacos que disminuyen los niveles de Lp(a).* Olpasiran (AMG860) es un siRNA que reduce los niveles de Lp(a) en > 90 % y sus efectos persisten durante más de 6 meses. Otros dos fármacos de este grupo son SLN360 y LY3819469.
- *Alipogene tiparvovec* (AAV1-LPLS447X) es una terapia génica basada en el serotipo 1 del virus adeno-asociado no replicante que administra copias del gen *LPL* humano al tejido muscular. En adultos con deficiencia familiar de LPL, la inyección intramuscular de alipogene tiparvovec reduce la incidencia de pancreatitis. Esta terapia se aprobó en Europa para pacientes con deficiencia familiar de LPL, pero finalmente se retiró del mercado debido a su coste.
- *Inhibidores de ANGPTL3.* ANGPTL3 (ARO-ANG3) es un siRNA en desarrollo.
- *Inhibidores de la diacilglicerol aciltransferasa 1 (DGAT1).* Esta enzima participa en la fase final de la síntesis de triglicéridos usando como sustrato diacilglicerol y acilCoA. Pradigastat es un inhibidor selectivo de DGAT1 diseñado para el tratamiento del SQF. Sus reacciones adversas digestivas (náuseas y vómitos) limitan su uso.
- *Fármacos que aumentan los niveles de HDL-C.* Diversos fármacos han sido estudiados con el objetivo de incrementar los niveles de HDL-C (p. ej., inhibidores de la

CEPT, agonistas mixtos de PPAR-α y PPAR-γ), pero ninguno ha sido comercializado.

- *Fármacos miméticos de apo-1.* Apo-A1 es una proteína sintetizada en el hígado y el intestino que representa el principal componente proteico de las HDL. Tras interactuar con el transportador ABCA1, facilita la microsolubilización de los lípidos de la membrana celular y la transferencia de colesterol libre y fosfolípidos para formar partículas HDL nacientes. Se han desarrollado varias proteínas apo-A1 recombinantes (CER-001, MDCO-216), pero los resultados han sido decepcionantes. En la actualidad se estudia una formulación de apo-A1 nativa purificada del plasma humano (CSL-112) en pacientes con síndrome coronario agudo (NCT0-3473223).

- *Terapia génica con el objetivo de sobreexpresar o aumentar la expresión de los genes* que codifican transportadores (ABC-A1, ABCG1), enzimas (LCAT) o receptores (SR-BI) implicados en el transporte inverso de colesterol.

BIBLIOGRAFÍA

Berberich AJ, Hegele RA. A Modern Approach to Dyslipidemia. Endocr Rev 2022; 43: 611-53.

Cholesterol Treatment Trialists' (CTT) Collaboration, Baigent C, Blackwell L, Emberson J y cols. Efficacy and safety of more intensive lowering of LDL cholesterol: a meta-analysis of data from 170,000 participants in 26 randomised trials. Lancet 2010; 376: 1670-81.

Collins R, Reith C, Emberson J y cols. Interpretation of the evidence for the efficacy and safety of statin therapy. Lancet 2016; 388: 2532-61.

Ferraro RA, Leucker T, Martin SS y cols. Contemporary Management of Dyslipidemia. Drugs 2022; 82, 559-76.

Grundy SM, Stone NJ, Bailey ALJ y cols. 2018 AHA/ACC/AACVPR/AAPA/ABC/ACPM/ADA/AGD/APhA/ASPC/NLA/PCNA guideline on the management of blood cholesterol: a report of the American College of Cardiology/American Heart Association Task Force on Clinical Practice Guidelines. J Am Coll Cardiol 2019; 73:e285-e350.

Hardy J, Niman S, Goldfaden RFJ y cols. A Review of the Clinical Pharmacology of Pelacarsen: A Lipoprotein(a)-Lowering Agent. Am J Cardiovasc Drugs 2022; 22(1): 47-54.

Kayikcioglu M, Tokgozoglu L. Current Treatment Options in Homozygous Familial Hypercholesterolemia. Pharmaceuticals (Basel) 2022; 16(1): 64.

Laufs U, Parhofer KG, Ginsberg HN y cols. Clinical review on triglycerides. Eur Heart J 2020; 41: 99-109c.

Mach F, Baigent C, Catapano AL y cols. 2019 ESC/EAS Guidelines for the management of dyslipidaemias: lipid modification to reduce cardiovascular risk. Eur Heart J 2020; 41: 111-88.

Merćep I, Strikić D, Slišković AM y cols. New therapeutic approaches in treatment of dyslipidaemia-a narrative review. Pharmaceuticals (Basel) 2022; 15: 839.

Pedro-Botet J, Barrios V, Sánchez-Margalet V y cols. Treatment of hypertriglyceridaemia with icosapent ethyl in patients with high/very high cardiovascular risk. Consensus document of the Sociedad Española de Cardiología [Spanish Society of Cardiology] and the Sociedad Española de Diabetes [Spanish Diabetes Society]. Endocrinol Diabetes Nutr (Engl Ed) 2023; 70 Suppl 1: 51-62.

Pirillo A, Catapano AL. Evinacumab: a new option in the treatment of homozygous familial hypercholesterolemia. Expert Opin Biol Ther 2022; 22(7): 813-20.

Sosnowska B, Adach W, Surma S, Rosenson RS, Banach M. Evinacumab, an ANGPTL3 Inhibitor, in the Treatment of Dyslipidemia. J Clin Med 2022; 12: 168.

Tokgozoglu L, Orringer C, Catapano A. The year in cardiovascular medicine 2022: the top 10 papers in dyslipidaemias. Eur Heart J 2023; 44: 256-8.

Writing Committee, Lloyd-Jones DM, Morris PBJ y cols. 2016 ACC Expert Consensus Decision Pathway on the Role of Non-Statin Therapies for LDL-Cholesterol Lowering in the Management of Atherosclerotic Cardiovascular Disease Risk: A Report of the American College of Cardiology Task Force on Clinical Expert Consensus Documents. J Am Coll Cardiol 2016; 68: 92-125.

Serotonina y fármacos que actúan sobre el sistema serotoninérgico. Purinas

28

E. O'Shea Gaya, M. D. Gutiérrez-López y M. I. Colado Megía

INTRODUCCIÓN

La serotonina o 5-hidroxitriptamina (5-HT) pertenece a la familia de los autacoides. La palabra autacoide deriva del griego *autós* (por sí mismo) y *ákos* (remedio o agente medicinal). Los autacoides son una variedad de sustancias que poseen una estructura química diversa y ejercen unas propiedades farmacológicas diferentes. Sin embargo, todos ellos tienen una característica común: se forman en los tejidos sobre los que actúan y, por lo tanto, funcionan como hormonas locales. Difieren de las hormonas circulantes en que son producidos por muchos tejidos, en lugar de por glándulas endocrinas específicas.

Desde principios del siglo xx se sabía de la existencia en el suero de una sustancia vasoconstrictora y de la presencia en el intestino de una sustancia que incrementaba la motilidad intestinal. Sin embargo, no fue hasta 1953, una vez identificada como serotonina, cuando se observó que esta monoamina estaba presente también en el sistema nervioso central (SNC) de los mamíferos y se consideró un posible neurotransmisor.

Entre 1964 y 1965, Fuxe y Dahlström proporcionaron la primera descripción de las neuronas serotoninérgicas y sus proyecciones. Actualmente, es un hecho constatado que ninguna región del SNC de los mamíferos carece de inervación serotoninérgica. Como neurotransmisor, la ubicuidad de la serotonina es no sólo anatómica, sino también filogenética, y podría ser uno de los neurotransmisores más antiguos entre los conocidos actualmente.

SÍNTESIS, METABOLISMO Y LOCALIZACIÓN

La serotonina es una amina biógena con un pK de 9,8. Por lo tanto, a pH fisiológico está cargada y no atraviesa la barrera hematoencefálica. Es sintetizada en el interior de las neuronas serotoninérgicas, de manera que es la presencia de las enzimas necesarias para su síntesis lo que identifica esas neuronas (fig. 28-1).

La exocitosis es el principal mecanismo utilizado por las células neuronales para la liberación de serotonina. La exocitosis es disparada por despolarización celular, la cual induce la apertura de canales de calcio dependientes de voltaje y la consiguiente entrada de calcio. Una vez liberada, la serotonina es activamente eliminada del espacio sináptico mediante un transportador de alta afinidad localizado en la membrana neuronal presináptica. Éste funciona en serie con otro tipo de transportador, el transportador vesicular, que secuestra la serotonina intracelularmente dentro de las vesículas sinápticas.

Sólo el 1-2 % de la serotonina del organismo se encuentra en el cerebro (aproximadamente el 90 % se localiza en las células enterocromafines del aparato gastrointestinal y existe también una pequeña proporción en las plaquetas). Únicamente las neuronas y las células cromafines de la pared intestinal sintetizan 5-HT; las plaquetas almacenan 5-HT procedente del plasma por un mecanismo de transporte activo. En el cerebro, las neuronas serotoninérgicas, cuyos cuerpos celulares se localizan en los núcleos del rafe del tronco cerebral, proyectan difusamente a todas las áreas del SNC (v. cap. 11).

Debido a su distribución anatómica difusa, la serotonina parece modular muchos aspectos diferentes de la función cerebral y está involucrada en la patogenia de una gran variedad de enfermedades cerebrales. El sistema serotoninérgico adulto está organizado en dos subsistemas: una división rostral, cuyos cuerpos celulares se localizan en el cerebro medio y en la protuberancia rostral proporcionando proyecciones al cerebro anterior, y una división caudal, localizada principalmente en el bulbo raquídeo con proyecciones descendentes a la médula espinal y a los núcleos del tronco cerebral.

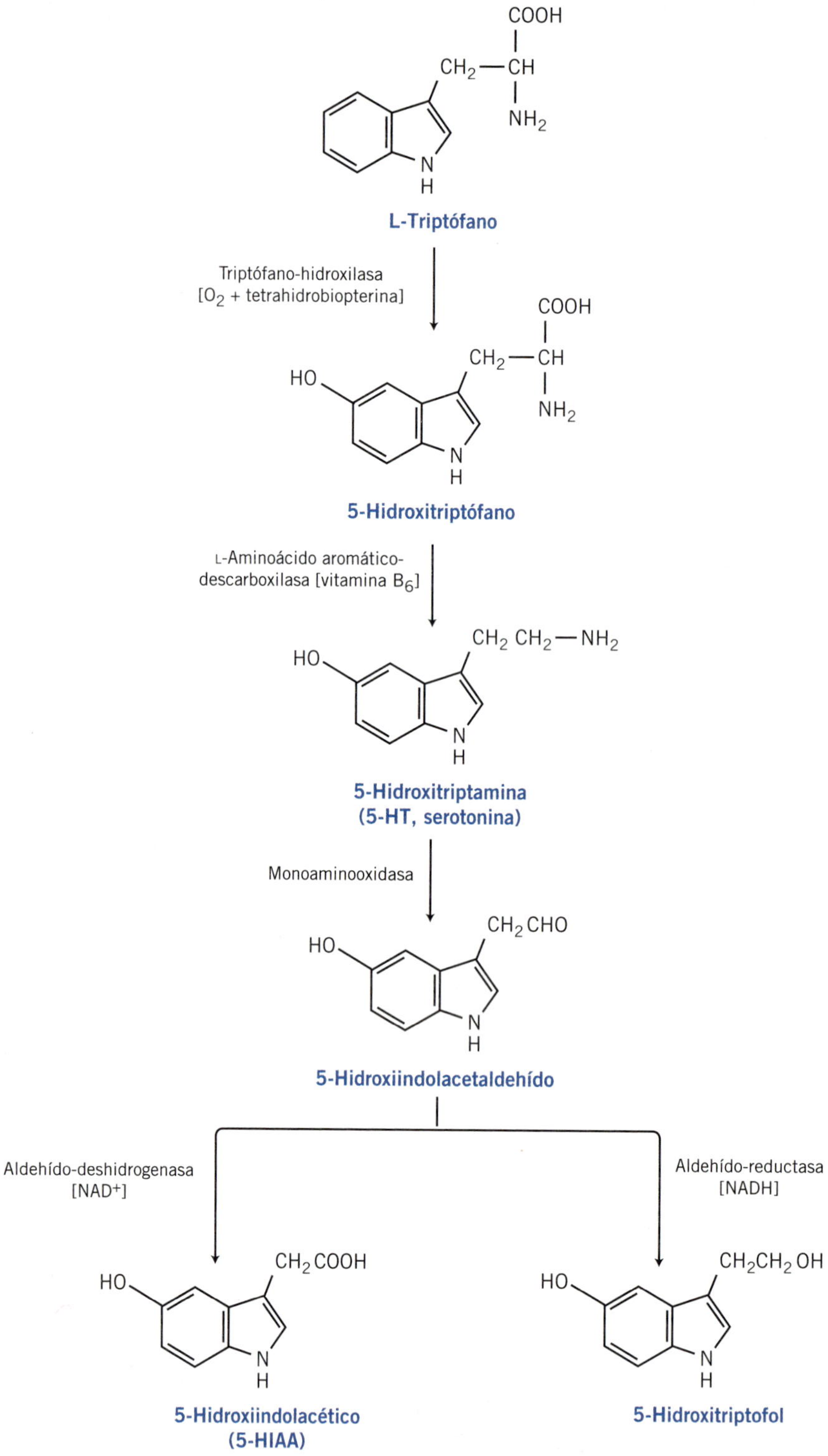

Figura 28-1. Síntesis y metabolismo de la serotonina.

RECEPTORES SEROTONINÉRGICOS

Los receptores serotoninérgicos representan productos génicos separados y diferentes. Pueden dividirse en, al menos, siete clases, las cuales se designan de 5-HT$_1$ a 5-HT$_7$. Las clases 5-HT$_1$, 5-HT$_2$ y 5-HT$_5$ comprenden, a su vez, cinco (5-HT$_{1A}$ 5-HT$_{1B}$, 5-HT$_{1D}$, 5-ht1e y 5-HT$_{1F}$), tres (5-HT$_{2A}$ a 5-HT$_{2C}$) y dos (5-HT$_{5A}$ y 5-ht5b) subtipos, respectivamente,

mientras que las clases 5-HT$_3$, 5-HT$_4$, 5-HT$_6$ y 5-HT$_7$ constan, hasta el momento, de un subtipo cada una.

Excepto el receptor 5-HT$_3$, que es un receptor inotrópico, todos los demás están relacionados estructuralmente con la superfamilia de receptores acoplados a proteínas G **(tabla 28-1)**. Los receptores 5-HT$_5$ no están aún completamente caracterizados, si bien se ha descrito que 5-ht5b es un pseudogen y no es funcional.

Tabla 28-1. Tipos y subtipos de receptores serotoninérgicos

TIPO	LOCALIZACIÓN	RESPUESTA	AGONISTAS	ANTAGONISTAS
5-HT$_{1A}$	Cerebro: sistema límbico, corteza y núcleos del rafe (autorreceptores)	Ansiólisis ↑ Secreción (ACTH) Síndrome serotoninérgico experimental Hipotermia Hiperfagia (autorreceptor)	Buspirona Gepirona 8-OH-DPAT Flesinoxán Vilazodona	WAY 100,635
5-HT$_{1B}$	Cerebro: ganglios basales, estriado, corteza frontal, ganglio del trigémino Músculo liso vascular	Analgesia Hipofagia Hipotermia Vasoconstricción	Sumatriptán Zolmitriptán RU-24969	SB 216641 SB 272183 GR 55562
5-HT$_{1D}$	Cerebro: ganglios basales, núcleo dorsal del rafe (autorreceptor), ganglio del trigémino Corazón (autorreceptor)	Analgesia ↓ Extravasación de proteínas plasmáticas ↓ Liberación de neuropéptidos	Sumatriptán Zolmitriptán PNU 109291	BRL-15572
5-HT$_{1F}$	Cerebro: núcleo dorsal del rafe, hipocampo, corteza, estriado, tálamo e hipotálamo Mesenterio Útero	Analgesia	Lasmiditán	¿?
5-HT$_{2A}$	Cerebro: corteza, ganglios basales Músculo liso vascular, uterino y bronquial Plaquetas	↑ Secreción hormonal: ACTH, corticosterona, oxitocina, renina y prolactina Hipertermia	DOI mCPP Pimavanserina	Volinanserina Ketanserina
5-HT$_{2B}$	Fundus gástrico Músculo liso vascular y no vascular Válvulas cardíacas Médula espinal Cerebro: cerebelo, hipotálamo, *septum*	Ansiólisis Hiperfagia ↑ Motilidad intestinal	α-Metil-5-HT 5-Metoxitriptamina BW 723C86	SB 200646 SB 204741
5-HT$_{2C}$	Cerebro y plexo coroideo Médula espinal	Hipofagia Hipoactividad Ansiedad Erección Discinesia oral	Ro 600175 Vabicaserina Lorcaserina	Mesulergina
5-HT$_3$	Neuronas entéricas Neuronas sensitivas nociceptivas	Emesis, náuseas Regulación de motilidad y secreción intestinales	SR 57227 m-Clorofenil biguanida	Granisetrón Ondansetrón Tropisetrón
5-HT$_4$	Tubo digestivo Corazón Cerebro Glándula suprarrenal	↑ Motilidad y secreción intestinales Efecto inotrópico y cronotrópico positivos ↑ Secreción aldosterona	Cisaprida BIMU 8	GR 113808
5-HT$_{5A}$	Cerebro: corteza, hipocampo, amígdala, cerebelo, estriado, n. caudado, substantia nigra	?	LSD (no selectivo)	SB 699551 Ritanserina (no selectivo)
5-HT$_6$	Cerebro: estriado, amígdala, núcleo *accumbens*, hipocampo y corteza	↑ Neurotransmisión colinérgica central	¿?	Ro 630563 SB 271046 Idalopirdina
5-HT$_7$	Músculo liso vascular y no vascular Cerebro: sistema límbico, tálamo, corteza	Relajación músculo liso vascular y del aparato gastrointestinal	¿?	SB 258719 SB 269970

ACTH: hormona adenocorticotropa.

FUNCIONES FISIOLÓGICAS DE LA SEROTONINA

Como resultado de su presencia en el SNC y en el sistema nervioso periférico, la serotonina desempeña un importante papel en una gran variedad de funciones fisiológicas, como la regulación del apetito, la temperatura, el estado emocional, el comportamiento agresivo, el comportamiento sexual, el aprendizaje y la memoria, la actividad motora, la modulación del dolor y la regulación del sueño, de la función suprarrenocortical y de la presión arterial.

Motilidad intestinal. Las células enterocromafines en la mucosa son las responsables de la síntesis, liberación y almacenamiento de la mayor parte de la serotonina en el organismo. Aunque una gran cantidad de la serotonina sintetizada y liberada por estas células pasa a la circulación, la liberación local por estimulación mecánica o vagal regula la función gastrointestinal mediante los receptores 5-HT$_{2B}$ y 5-HT$_4$, incrementando el tono y la motilidad del tubo digestivo y facilitando el reflejo peristáltico. Sin embargo, mediante su acción sobre otros de los múltiples subtipos de receptores presentes en el aparato digestivo, la serotonina también puede producir relajación de la musculatura lisa. Por lo tanto, el control de la motilidad gastrointestinal por parte de la serotonina depende de su interacción con todos los receptores presentes.

Regulación del sueño. Prácticamente desde su descubrimiento, hace unos 60 años, el sistema serotoninérgico se ha involucrado en la regulación del ciclo sueño-despertar. Sin embargo, a pesar de que el progreso en la investigación sobre el sueño ha sido notable, todavía es motivo de discusión dónde y cómo modula la serotonina el sueño y el despertar. Los primeros estudios indicaban que la serotonina se relacionaba con la iniciación y el mantenimiento del sueño; parecía que la serotonina era, incluso, la sustancia del sueño y que niveles cerebrales elevados de serotonina no sólo permitían o facilitaban el sueño, sino que eran necesarios para su aparición. Sin embargo, pronto aparecieron otros datos que pusieron en duda dichos conceptos. Estos estudios más recientes indican que las neuronas del núcleo dorsal del rafe son más activas durante el despertar, que su actividad se reduce considerablemente durante el sueño de ondas lentas y que está completamente abolida durante la fase REM *(rapid eye movement)*. Además, la activación selectiva de los receptores 5-HT$_{1A}$ somatodendríticos en el núcleo dorsal del rafe incrementa el sueño REM.

Por otra parte, estudios de microdiálisis intracerebral han revelado que en el tronco cerebral y el cerebro anterior los niveles de serotonina son más altos durante el despertar y más bajos durante el sueño. Estos datos más recientes sugieren que la serotonina ejerce un efecto facilitador y promueve el estado de alerta. Esta información contradictoria sobre la modulación serotoninérgica del ciclo sueño-despertar está probablemente relacionada, por una parte con el hecho de que esta modulación se ejerce a través de múltiples receptores presinápticos y postsinápticos que median respuestas diferentes o, incluso opuestas y por otra parte, con el hecho de que la consecución de cualquier estado comportamental depende de una compleja interacción entre múltiples sistemas de neurotransmisores.

Regulación de la función suprarrenocortical. La serotonina desempeña un papel clave en la regulación del eje hipotálamo-hipófisis-suprarrenal. Concretamente, la serotonina está involucrada en la estimulación de la secreción de hormona adrenocorticotropa (ACTH) durante el estrés. En el hombre, la serotonina se almacena en células perivasculares y actúa como un regulador local de la secreción de corticosteroides, mineralcorticoides y glucocorticoides en la glándula suprarrenal a través de receptores 5-HT$_4$.

Efectos sobre la musculatura vascular. El efecto final de la serotonina sobre la musculatura vascular depende del resultado global de su interacción con los diferentes receptores presentes en los vasos. La serotonina contrae la mayoría de las arterias y venas por acción directa sobre los receptores 5-HT$_{2A}$ y, en parte, sobre los 5-HT$_{1B}$ y 5-HT$_{1D}$, aunque los 5-HT$_1$ desempeñan, al parecer, un papel más importante en los vasos craneales. Por otra parte, mediante un efecto sobre los receptores 5-HT$_{1B}$, 5-HT$_{1D}$ y 5-HT$_{2B}$ del endotelio vascular, la serotonina libera factores endoteliales que producen relajación. La acción de la serotonina sobre los receptores 5-HT$_7$ presentes en el músculo liso también produce dilatación, al igual que su acción sobre los 5-HT$_1$, que origina una inhibición de la liberación de noradrenalina.

Efectos cardiovasculares. La serotonina produce efectos inotrópicos y cronotrópicos positivos debido a la estimulación del receptor 5-HT$_4$. Por otra parte, concentraciones altas de 5-HT estimulan la liberación de noradrenalina de las terminaciones simpáticas que inervan el miocardio y ejercen un efecto cronotrópico positivo.

Niveles altos de 5-HT en el torrente circulatorio (síndrome carcinoide) pueden inducir fibroplasia de las válvulas cardíacas.

Efectos sobre las plaquetas. La serotonina presente en las plaquetas no se sintetiza en ellas, sino que es recaptada hacia el interior por un mecanismo de transporte activo dependiente de Na$^+$. El contacto de las plaquetas con el endotelio lesionado conduce a la liberación de factores como ADP, trombina y tromboxano A$_2$, sustancias que provocan agregación plaquetaria y liberación de serotonina. La serotonina también favorece la agregación plaquetaria y produce vasoconstricción a través de los receptores 5-HT$_{2A}$.

PARTICIPACIÓN DE LA SEROTONINA EN ESTADOS PATOLÓGICOS

Migraña. La migraña es un trastorno neurológico con una prevalencia del 18 % en las mujeres y del 6 % en los varones. La migraña se define, según la clasificación de la *International Headache Society* (IHS, 2018), como una enfermedad incapacitante crónica familiar (en torno al 70 % de los pacientes tienen antecedentes familiares de cefalea), que consiste en ataques recurrentes de dolor de cabeza comúnmente de localización unilateral y pulsátiles, muy variables en cuanto a intensidad, frecuencia y duración y por lo general asociados a náuseas y vómitos. Su duración oscila entre 4 y 72 horas. Aunque el primer episodio de migraña puede producirse a cualquier edad, es más común en la adolescencia; su prevalencia es máxima entre los 35 y los 45 años, y disminuye en frecuencia e intensidad al aumentar la edad del individuo. Debido a que la migraña aparece en personas por otra parte sanas y durante los años productivos de la vida desde el punto de vista profesional, su impacto socioeconómico es muy importante y ha instado a la búsqueda de fármacos efectivos para la prevención y, sobre todo, para el tratamiento de los ataques agudos migrañosos.

El *Headache Classification Committee* de la IHS (2018) reconoce seis tipos y varios subtipos de migraña según su presentación clínica y los conocimientos actuales de los procesos fisiopatológicos subyacentes **(tabla 28-2)**. En general, las migrañas se clasifican en dos grupos según la presencia o la ausencia de aura; la *migraña sin aura* (antes denominada

Tabla 28-2. Clasificación de las migrañas

Migraña sin aura

Migraña con aura
Migraña con aura típica
Migraña con aura troncoencefálica
Migraña hemipléjica
Migraña retiniana

Migraña crónica

Complicaciones de la migraña
Estado migrañoso
Aura persistente sin cefalea
Infarto migrañoso
Crisis epiléptica desencadenada por aura migrañosa

Probable migraña
Probable migraña con aura
Probable migraña sin aura

Síndromes episódicos que pueden estar asociados a migraña
Trastorno gastrointestinal recurrente
Vértigo paroxístico benigno
Tortícolis paroxística benigna

Según la *International Headache Society*, 2018.

✪ SEROTONINA (5-HIDROXITRIPTAMINA, 5-HT)

- Localización: neuronas entéricas y células cromafines del aparato gastrointestinal, las plaquetas y el SNC.

- Síntesis: en el aparato gastrointestinal y el SNC a partir del triptófano de la dieta.

- Respuestas fisiológicas reguladas por 5-HT: motilidad intestinal, apetito, sueño, función adrenocortical, agregación plaquetaria.

- Procesos patológicos regulados por 5-HT: migraña, bulimia nerviosa, demencia, alcoholismo, ansiedad, depresión, síndrome carcinoide, nocicepción.

---

migraña común) es la más frecuente, ya que representa el 80 % de los casos, mientras que la *migraña con aura* (anteriormente denominada *migraña clásica*) constituye el 15 %.

Existen múltiples desencadenantes de la migraña, entre ellos acontecimientos psicológicos, ambientales y cambios neuroquímicos o neuroendocrinos. Sin embargo, la patología de la migraña parece estar mediada por una vía común: la activación del sistema trigeminovascular. Este sistema está compuesto por el ganglio trigémino, los grandes vasos que regulan el flujo cerebral y los pequeños vasos presentes en las meninges. La dilatación local de los vasos sanguíneos intracraneales extracerebrales podría activar el nervio trigémino y causar la liberación de neuropéptidos de las fibras nerviosas primarias que originarían una inflamación neurogénica y una disminución de la inhibición de la transmisión del dolor **(fig. 28-2)**. La búsqueda de fármacos eficaces en el tratamiento de la migraña se basa en su efecto sobre varios de los componentes que participan en la activación de este sistema neurovascular. Los más eficaces hasta el momento han resultado ser los agonistas 5-HT_{1B}, 5-HT_{1D} y 5-HT_{1F} por su actividad sobre varios pasos del proceso migrañoso.

La participación de la serotonina en la fisiopatología de la migraña se describió hace más de 40 años a raíz de dos observaciones:

1. Disminución de los niveles de serotonina en sangre y plaquetas al comienzo del proceso e incremento en los niveles del principal metabolito de la serotonina, el ácido 5-hidroxiindolacético (5-HIAA) en la orina durante el ataque migrañoso.

2. La administración intravenosa de serotonina o de agonistas de la serotonina (como ergotamina o dihidroergotamina) era capaz de abortar el desarrollo de dolor de cabeza espontáneo.

Estas observaciones sugirieron que el sistema serotoninérgico, en concreto, algún receptor de serotonina, podría servir de diana para el tratamiento de la migraña. Otros antimigrañosos específicos actúan sobre el péptido relacionado con el gen de calcitonina CGRP (ver cap. 11).

Bulimia nerviosa. La serotonina es uno de los varios neuromoduladores del apetito. Una reducción de la actividad serotoninérgica en animales de experimentación incrementa la ingesta de comida, mientras que un aumento de dicha actividad produce el efecto opuesto. Diversos estudios sugieren que las mujeres con bulimia nerviosa muestran signos de una reducida actividad serotoninérgica que podría ser el origen del consumo compulsivo de alimentos.

Demencia. Anomalías en el sistema serotoninérgico se han involucrado específicamente en algunos síntomas comportamentales y psicológicos de la demencia (estado depresivo, ansiedad, agitación y agresividad). En los pacientes con enfermedad de Alzheimer con síntomas psicóticos se ha observado una reducida concentración de serotonina en el prosubículo.

Respuesta al alcohol. Una disfunción de la neurotransmisión serotoninérgica central se ha relacionado con la patogenia y el mantenimiento del alcoholismo. La disfunción serotoninérgica podría estar asociada con tres patrones comportamentales fundamentales en el alcoholismo: agresión impulsiva, bajo estado de ánimo y menor respuesta a la ingesta de alcohol.

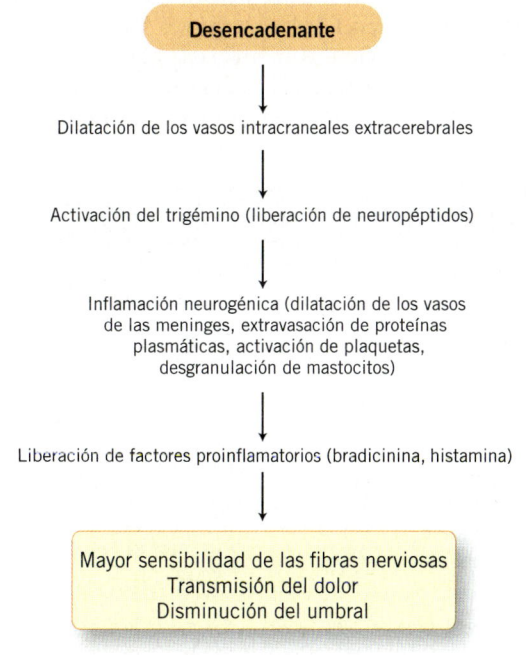

Figura 28-2. Fisiopatología del proceso migrañoso.

Ansiedad. Aunque el papel de la serotonina en la ansiedad no está totalmente esclarecido, estudios experimentales han demostrado alteraciones en los receptores, y datos clínicos indican una disfunción del sistema serotoninérgico en los pacientes con trastornos de ansiedad. Así, se ha constatado que existe una correlación inversa entre la densidad cerebral de los receptores $5-HT_{1A}$ y la puntuación de ansiedad en tests de personalidad. Por otra parte, la administración del agonista del receptor $5-HT_{2A}$, mCPP, a pacientes que manifiestan crisis de angustia, crisis de ansiedad generalizada o trastornos obsesivo-compulsivos provoca un aumento de la ansiedad.

Síndrome carcinoide. El síndrome carcinoide es un conjunto de síntomas que habitualmente experimentan los individuos con tumores carcinoides. Estos tumores malignos de las células enterocromafines, que pueden localizarse en el intestino delgado, el colon y el apéndice, segregan cantidades excesivas de serotonina, entre otras sustancias. Los síntomas más comunes son enrojecimiento de la cara (rubefacción), diarrea, broncoconstricción e hipotensión.

El análisis de 5-HIAA en la orina constituye una prueba diagnóstica, ya que los niveles del metabolito de la serotonina aparecen elevados en el 75 % de los casos.

Otros. Cada vez existen más evidencias clínicas y experimentales de la importancia del sistema serotoninérgico en la modulación del **sistema inmune**. Varios estudios han sugerido la acción proinflamatoria de 5-HT en enfermedades inflamatorias del intestino asociada a su elevada concentración y la disminución del transportador de 5-HT en estas patologías. Estudios preclínicos recientes proponen que citocinas proinflamatorias como TNF-α, IL-1b, IL-6 e IFNγ así como la anti-inflamatoria IL-10, regulan la expresión y actividad del transportador de 5-HT en intestino. Por otro lado, la activación de los receptores $5-HT_{1A}$, $5-HT_4$ y $5-HT_7$ epiteliales podrían tener un efecto anti-inflamatorio en modelos de colitis experimental. Existe actualmente cierta contradicción en diferentes estudios y por ello es necesaria más investigación para determinar el papel de los receptores 5-HT y los mecanismos celulares implicados en procesos inflamatorios intestinales. También es un área reciente de gran interés el estudio del papel de 5-HT y su función en **metabolismo óseo**.

Tabla 28-3. Aplicación clínica de los fármacos que modifican la función serotoninérgica

PROCESO PATOLÓGICO	GRUPO FARMACOLÓGICO
Ansiedad	Agonistas parciales $5-HT_{1A}$
Migraña	Agonistas $5-HT_{1B}$ y $5-HT_{1D}$ (tratamiento agudo) Agonistas $5-HT_{1F}$ (tratamiento agudo)
Esquizofrenia	Antagonistas $5-HT_{2A}$
Obesidad	Agonistas $5-HT_{2C}$
Vómitos inducidos por quimioterapia y/o radioterapia	Antagonistas $5-HT_3$
Síndrome del colon irritable	Antagonistas $5-HT_4$
Disfunción cognitiva	Antagonistas $5-HT_6$ (en ensayo clínico)
Depresión	Inhibidores del transportador de 5-HT

FÁRMACOS QUE MODIFICAN LA FUNCIÓN SEROTONINÉRGICA

La serotonina *per se* no tiene utilidad terapéutica alguna. Sin embargo, diversos compuestos pueden modificar los niveles endógenos de serotonina en los tejidos, actuar como agonistas en los varios receptores de serotonina o bloquear sus efectos sobre dichos receptores (tabla 28-3).

Agonistas parciales de los receptores $5-HT_{1A}$

Los agonistas parciales de los receptores $5-HT_{1A}$, como la buspirona, ejercen una actividad ansiolítica parecida a la de las benzodiazepinas, aunque de instauración mucho más lenta; sin embargo, carecen de actividad hipnótica, anticonvulsivante y miorrelajante (v. cap. 16). Además, algunos antidepresivos con un importante componente ansiolítico como trazodona son también agonistas parciales de este receptor (v. cap. 18).

Por otra parte, recientemente, agonistas parciales de $5-HT_{1A}$ como tandospirona, sarizotan y eltoprazina (este último también agonista parcial de $5-HT_{1B}$) se han empezado a evaluar para el tratamiento de discinesias producidas por L-DOPA en pacientes con Parkinson. Pero aún existen pocos datos y se requieren más ensayos para avalar su efectividad.

Agonistas de los receptores $5-HT_{1B}$ y $5-HT_{1D}$: triptanes

Debido a la presencia de ARNm y proteína del receptor $5-HT_{1B}$ en los vasos meníngeos y a la presencia de receptores $5-HT_{1D}$ en los nervios trigeminales periféricos y centrales, un agonista de ambos tipos de receptores produciría, por una parte, vasoconstricción (que contribuiría, por lo tanto, a restaurar el tono normal de estos vasos durante la migraña) y, por otra parte, atenuaría la estimulación de liberación de neuropéptidos de las terminaciones nerviosas trigeminales (al inhibir la transmisión de los estímulos nociceptivos al SNC) (v. fig. 28-2).

El primer agonista de los receptores $5-HT_{1B}$ y $5-HT_{1D}$ diseñado específicamente para el tratamiento agudo de la migraña fue el **sumatriptán** (fig. 28-3). Este compuesto muestra una afinidad selectiva por las subclases 1B y 1D, menos afinidad por la subclase 1F y una afinidad muy débil por la subclase 1A, así como por otros receptores 5-HT ($5-HT_{2A}$, $5-HT_3$, $5-HT_4$, $5-HT_5$ y $5-HT_7$) y no 5-HT (adrenérgicos, dopaminérgicos y muscarínicos).

El sumatriptán ha demostrado ser eficaz en el tratamiento de la cefalea migrañosa en el 70-80 % de los pacientes, en los que además alivia o reduce los síntomas asociados con la migraña, como las náuseas, la fotofobia y la fonofobia. El efecto del sumatriptán empieza a los 30-60 minutos de su administración, alcanza su concentración máxima a los 90 minutos (forma oral) y tiene una semivida plasmática de 2 horas.

En cuanto a la vía de administración, el sumatriptán ha demostrado ser más rápido en su inicio de acción por vía subcutánea que por vía intranasal y oral debido, al parecer, a la diferencia en los tiempos que tarda en alcanzar la concentración máxima (12, 60 y 90 minutos respectivamente). El 20-40 % de los pacientes tratados con sumatriptán su-

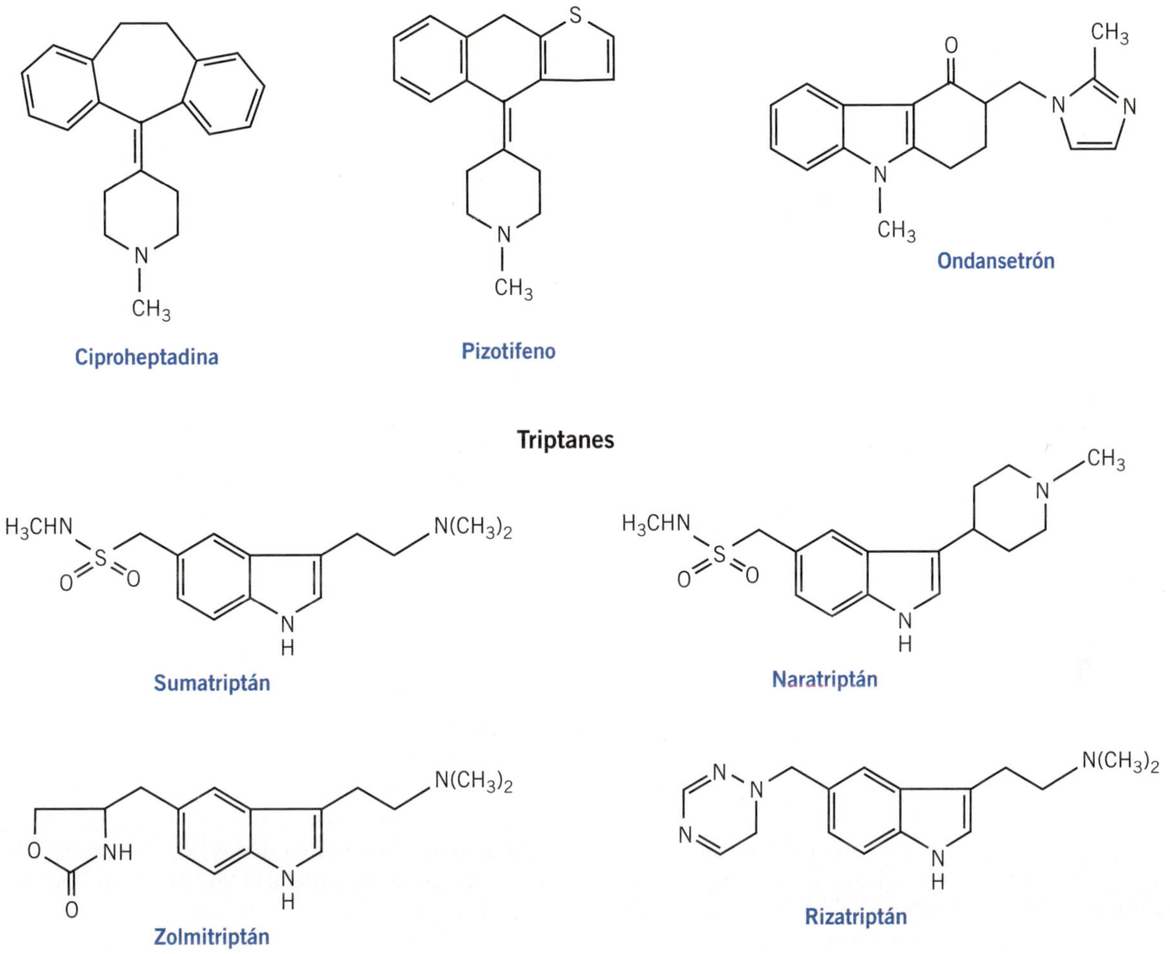

Ciproheptadina

Pizotifeno

Ondansetrón

Triptanes

Sumatriptán

Naratriptán

Zolmitriptán

Rizatriptán

Figura 28-3. Estructura química de los fármacos agonistas y antagonistas de los receptores serotoninérgicos.

fren una cefalea de intensidad moderada o grave dentro de las 24 horas siguientes al tratamiento. Esta cefalea suele responder a una segunda dosis de sumatriptán.

La búsqueda de mayor biodisponibilidad oral, un efecto más rápido y mayor acción central, la prevención de cefaleas recurrentes y la posibilidad de reducir los efectos vasoconstrictores en las arterias coronarias han sido motivaciones importantes en el desarrollo de una segunda generación de triptanes. En la actualidad existen seis triptanes de nueva generación comercializados en España: **naratriptán**, **zolmitriptán**, **rizatriptán** (v. fig. 28-3), **eletriptán**, **frovatriptán** y **almotriptán**. Sus ventajas son, en su mayor parte, farmacocinéticas: mayor biodisponibilidad, semivida plasmática más larga, absorción más rápida y mayor lipofilia, ofreciendo así una mayor penetración cerebral que el sumatriptán. La mayor biodisponibilidad ha permitido la utilización de dosis más bajas, y la absorción más rápida se ha traducido en una respuesta más rápida. Sin embargo, no ha podido demostrarse una clara relación entre una semivida plasmática más prolongada y una disminución de la cefalea recurrente. Además, no se ha obtenido una mejora en el perfil de vasoconstricción de las arterias coronarias, razón por la cual el empleo de estos triptanes sigue contraindicado, además de en las enfermedades cerebrovasculares, en la enfermedad isquémica cardíaca y en la hipertensión no controlada. Estas reacciones adversas aumentan si se coadministran con fármacos serotonérgicos (antidepresivos IMAOs o ISRS).

Agonistas de los receptores 5-HT$_{1F}$: ditanes

Recientemente, la AEMPS ha autorizado un agonista del receptor 5-HT$_{1F}$, el **lasmiditán**, para el tratamiento agudo de la fase de cefalea de los ataques de migraña, con o sin aura en adultos. Su eficacia terapéutica se debe a la disminución de la liberación de neuropéptidos y la inhibición de las vías del dolor, incluido el nervio trigémino, debido a su unión con alta afinidad a la subclase 1F del receptor. Además, posee una alta selectividad frente a las subclases 1B y 1D, característica por la cual, en el caso de la primera, probablemente tiene como consecuencia la ausencia de efecto vasoconstrictor en las arterias coronarias humanas, arterias mamarias internas humanas o arterias meníngeas medias humanas en ensayos ex vivo. Se elimina en su mayoría a través del metabolismo hepático y extrahepático, principalmente por enzimas no-CYP, produciéndose metabolitos farmacológicamente inactivos. Presenta un perfil de reacciones adversas leves siendo las más frecuentes mareos, somnolencia, fatiga, parestesia, náuseas, vértigo, hipoestesia y debilidad muscular. Si bien lasmiditán parece carecer de interacciones importantes relacionadas con la biotransformación de otros fármacos, bloquea varios transportadores: glucoproteína-P, proteína de resistencia del cáncer de mama (BCRP) y transportador de cationes orgánicos tipo 1 (OCT-1), pudiendo, por tanto, producirse una interacción con fármacos sustratos de éstos.

Agonistas de los receptores 5-HT₂

La **lorcaserina** es un agonista selectivo 5-HT$_{2C}$, que estimula específicamente estos receptores en el centro regulador del apetito, lo que supone una ventaja frente a otros fármacos con efectos adversos debidos a acciones sistémicas. Recientemente introducido en algunos países para el manejo de la obesidad, consigue hasta una reducción del 8 % del peso corporal tras 1 año de tratamiento por vía oral. Mejora muchos factores de riesgo cardiovascular en pacientes obesos, incluida la diabetes tipo 2. Puede producir cefaleas, fatiga o náuseas, y la posibilidad de desarrollo de hipoglucemia debe ser vigilada en pacientes que reciben sulfonilureas. Está contraindicada en la diabetes gestacional.

La **pimavanserina** es un agonista inverso 5-HT$_{2A}$ aprobado por la FDA para el tratamiento de las alucinaciones y los delirios asociados a la enfermedad de Parkinson. No está aprobado para pacientes ancianos con psicosis relacionadas con demencia, ya que incrementa el riesgo de mortalidad. La pimavanserina prolonga el intervalo QT, por lo que debe evitarse su administración en combinación con fármacos que lo prolonguen, en pacientes con antecedentes de arritmias cardíacas o en circunstancias que puedan aumentar el riesgo de *torsades de pointes* o de muerte súbita, como bradicardia sintomática, hipopotasemia o hipomagnesemia, así como en la prolongación congénita del intervalo QT. Las reacciones adversas más comunes son edema periférico y estado confusional. No está indicada en pacientes con enfermedad hepática.

Antagonistas de los receptores 5-HT₂

La metisergida, la **ciproheptadina**, la **ketanserina**, el **ketotifeno** y el **pizotifeno** (v. fig. 28-3) son antagonistas no selectivos de los receptores 5-HT₂, que muestran afinidad también por receptores α-adrenérgicos e histaminérgicos. La ciproheptadina se utiliza para disminuir los síntomas del síndrome carcinoide y como estimulante del apetito, como el pizotifeno. Ketotifeno es un antialérgico (v. cap 29). La metisergida ya no se emplea debido a la gravedad de los efectos secundarios (fibrosis retroperitoneal y mediastínica). La **clozapina** debe parte de su perfil terapéutico (eficacia antipsicótica sin efectos extrapiramidales) al antagonismo de los receptores 5-HT$_{2A}$, 5-HT$_{2C}$ y 5-HT$_7$ (v. cap. 17). Otros antipsicóticos atípicos también muestran un perfil de antagonismo de los receptores 5-HT₂.

Antagonistas de los receptores 5-HT₃

Antagonistas de los receptores 5-HT₃, como el **ondansetrón** (v. fig. 28-3), el **granisetrón**, el **tropisetrón** y el **palonosetrón**, se utilizan como antieméticos para prevenir las náuseas y los vómitos postoperatorios y asociados a muchas formas de quimioterapia y radioterapia (v cap. 35).

Varios antagonistas de los receptores 5-HT₃ se han estudiado clínicamente o se hallan sometidos a estudio en la actuali-

dad como posibles herramientas terapéuticas en el tratamiento de los trastornos de ansiedad. Sin embargo, es poca la información disponible sobre los resultados obtenidos. La mayoría de los ensayos clínicos se han realizado con ondansetrón. En voluntarios sanos no se ha observado que produzca sedación, ni ansiedad de rebote al interrumpir el tratamiento crónico, aunque el estreñimiento se ha revelado como el principal efecto secundario. Un perfil similar se ha descrito para el granisetrón.

El **alosetrón** es uno de los escasos tratamientos aprobados por la FDA para casos graves de síndrome de colon irritable con predominio de diarrea en mujeres (su uso en hombres no está autorizado) que no hayan respondido a otros tratamientos.

Agonistas de los receptores 5-HT₄

La **metoclopramida** se utiliza en el tratamiento de diversos trastornos gastrointestinales por su acción procinética y como antiemético. En 2013, el Comité de Medicamentos de Uso Humano (CHMP) de la Agencia Europea de Medicamentos (EMA), recomendó restringir las condiciones de uso de la metoclopramida en relación a sus indicaciones terapéuticas, duración de tratamiento y dosis máxima diaria, suspendiéndose las formulaciones de concentraciones más altas. Puede producir efectos neurológicos en niños y ancianos (p. ej., alteraciones extrapiramidales y discinesia tardía) y reacciones cardiovasculares graves. También ejercen actividad procinética la **prucaloprida** (utilizada como laxante), la **cleboprida** (utilizada como antiemético) y la **cisaprida**, aunque esta última en la actualidad no se encuentra comercializada en España debido a una restricción en las indicaciones tras una revisión del balance beneficio-riesgo (v. cap. 35).

Recientemente se han desarrollado otros agonistas del receptor 5-HT₄, como **renzaprida**, que es también antagonista del receptor 5-HT₃. En estudios clínicos recientes para el tratamiento del síndrome del colon irritable en mujeres con predominio de síntomas de estreñimiento o síntomas mixtos ha mostrado una eficacia limitada, asociada a mayor incidencia de colitis isquémica.

Inhibidores del sistema de transporte de serotonina

Los antidepresivos del tipo de la **fluoxetina** inhiben la recaptación de 5-HT en el terminal nervioso y determinan la aparición de niveles más altos de serotonina en el espacio sináptico (v. cap. 18).

Algunos de estos fármacos modulan también la actividad de diferentes receptores de serotonina pudiendo esto contribuir a su efecto «multimodal» antidepresivo. Es el caso de vortioxetina, inhibidor del transportador de la serotonina, agonista del receptor 5-HT$_{1A}$, agonista parcial de los receptores 5-HT$_{1B}$ y 5-HT$_{1D}$ y probable antagonista de los receptores 5-HT₃ y 5-HT$_7$, siendo la afinidad más elevada por el transportador y por 5-HT₃.

PURINAS

El ATP está presente en las neuronas de todos los mamíferos debido a que es la principal fuente de energía para el metabolismo celular. Además, actúa como transmisor o cotransmisor en la unión neuromuscular y como transmisor sináptico rápido en el cerebro (v. cap 11). El ATP se libera junto con acetilcolina, noradrenalina, glutamato, GABA y neuropéptido Y. A continuación es rápidamente metabolizado por ectonucleotidasas extracelulares a ADP y adenosina, que a su vez interactúan con sus respectivos receptores para producir sus propios efectos sobre la función celular, algunos de los cuales son opuestos a los ejercidos por ATP. Así, mientras que el ATP funciona como un neurotransmisor excitador, la adenosina inhibe la excitabilidad del SNC **(tabla 28-4)**.

Los receptores purinérgicos se clasifican en receptores de adenosina (también conocidos como P1) y P2. Los receptores de adenosina y son bloqueados por las metilxantinas, mientras que los P2 son receptores de ATP, ADP, UTP y UDP y originalmente fueron bloqueados por un agente tripanocida, la **suramina**. Los receptores de adenosina están acoplados a proteínas G y, a su vez, se dividen en A_1, A_{2A}, A_{2B} y A_3. La activación de los A_1 y A_3 disminuye la concentración intracelular de AMPc, mientras que la estimulación de los A_2 aumenta su formación. Los receptores de adenosina se distribuyen de forma heterogénea en el SNC y el sistema nervioso periférico, el músculo liso vascular y no vascular, el endotelio, las plaquetas y el corazón. Los receptores P2 se clasifican en P2X y P2Y y están acoplados a canales iónicos y proteínas G, respectivamente. Actualmente se han clonado, caracterizado y aceptado como miembros de la familia de receptores P2X siete receptores ($P2X_1$ a $P2X_7$) y 14 para la familia de receptores P2Y ($P2Y_1$ a $P2Y_{14}$). Se encuentran en cerebro, médula espinal, corazón, vejiga urinaria, placenta, bazo y monocitos.

Los compuestos que producen sus efectos por la interacción con receptores purinérgicos se encuadran en tres tipos:

1. Agonistas convencionales, agonistas parciales o antagonistas.
2. Moduladores alostéricos de la función del receptor.
3. Moduladores de los sistemas enzimáticos que regulan la disponibilidad extracelular de ATP, adenosina y sus respectivos nucleótidos.

La utilización de agonistas de los receptores de adenosina como agentes terapéuticos conlleva una serie de efectos secundarios asociados a la activación global del receptor (disminución del metabolismo energético, hipotermia, hipotensión). Hasta el momento, únicamente están comercializados el agonista inespecífico la **adenosina**, indicada para el tratamiento de la taquicardia paroxística y el agonista específico

Tabla 28-4. Fisiopatología del ATP y la adenosina

ATP	ADENOSINA
Convulsivante	Anticonvulsivante
Mediador del dolor asociado a angina, migraña y cáncer	Inhibidor de procesos nociceptivos asociados al dolor neuropático
Modulador de la inflamación	Antiinflamatorio
Facilita el desarrollo de procesos neurodegenerativos	Neuroprotector en isquemia cerebral
Broncoconstricción	Broncoconstricción
Facilita la liberación de insulina	Hipotensión
Contracción del músculo detrusor de la vejiga	Vasodilatación coronaria
Citostático	Bradicardia
	Inhibición de la conducción auriculoventricular
	Cardioprotector
	Hipnótico y sedante

del receptor A_2, **regadenosón**, indicado para detectar anomalías en estudios de perfusión miocárdica; sin embargo, recientemente se han desarrollado agonistas específicos de los otros subtipos de receptores, que en este momento se encuentran en ensayos clínicos para su posible utilización en diversas indicaciones. Así, existen agonistas del receptor A_1, como el **tecadenosón** (CVT-510), que se está evaluando para el tratamiento de arritmias cardíacas, mientras los agonistas de los receptores A_3 se están evaluando para el tratamiento de la artritis reumatoide, la psoriasis y en afecciones oculares (piclidenosón; CF 101; en ensayos clínicos, fases 2 y 3) y en patologías hepáticas como esteatohepatitis no alcohólica (NASH) y carcinoma hepatocelular (namodenosón; CF 102; en ensayos clínicos, fases 2 y 3). Por otra parte, recientemente, la FDA aprobó un antagonista del receptor A_{2A}, istradefilina, como tratamiento «add on» en pacientes con la enfermedad de Parkinson tratados con levodopa para reducir el número de episodios en «off», si bien el fármaco ha mostrado falta de consistencia en los resultados de sus ensayos clínicos. Esto ha sido la principal razón por la cual la EMA ha denegado la autorización de este fármaco en Europa. Fármacos inhibidores de la adenosincinasa, enzima intracelular clave en la regulación de las concentraciones intracelulares y extracelulares de adenosina, han resultado eficaces en modelos animales de epilepsia, isquemia cerebral, dolor e inflamación, lo cual crea expectativas sobre su potencial utilidad terapéutica en estos trastornos. Por otra parte, el uso de antagonistas del receptor $P2Y_{12}$ plaquetario, como **clopidogrel**, **prasugrel** y **ticagrelor**, ha constituido una aproximación novedosa en el tratamiento antitrombótico (v. cap. 44).

BIBLIOGRAFÍA

Akerman S, Romero-Reyes M, Holland PR. Current and novel insights into the neurophysiology of migraine and its implications for therapeutics. Pharmacol Ther 2017; 172: 151-70.

Azmitia EC, Segal M. An autoradiographic analysis of the differential ascending projections of the dorsal and median raphe nuclei in the rat. J Comp Neurol 1978; 179: 641-7.

Barnes NM, Ahern GP, Becamel C y cols. International Union of Basic and Clinical Pharmacology. CX. Classification of Receptors for 5-hydroxytryptamine; Pharmacology and Function. Pharmacol Rev 2021; 73(1): 310-520.

Durham PL, Russo AF. New insights into the molecular actions of serotonergic antimigraine drugs. Pharmacol Ther 2002; 94: 77-92.

Gao ZG, Jacobson KA. Emerging adenosine receptor agonists. Expert Opin Emerg Drugs 2007; 12: 479-92.

Goadsby PJ. The pharmacology of headache. Prog Neurobiol 2000; 62: 509-25.

Headache Classification Committee of the International Headache Society (IHS). The International Classification of Headache Disorders, 3ª ed. Cephalalgia 2018; 38(1): 1-211.

Heinz A, Mann K, Weinberger DR, Goldman D. Serotonergic dysfunction, negative mood states, and response to alcohol. Alcohol Clin Exp Res 2001; 25: 487-95.

Hoyer D, Hannon JP, Martin GR. Molecular, pharmacological and functional diversity of 5-HT receptors. Pharmacol Biochem Behav 2002; 71: 533-54.

Johnston MM, Rapoport AM. Triptans for the management of migraine. Drugs 2010; 70: 1505-18.

Lefebvre H, Contesse V, Delarue C, Vaudry H, Kuhn JM. Serotonergic regulation of adrenocortical function. Horm Metab Res 1998; 30: 398-403.

McCorvy JD, Roth BL. Structure and function of serotonin G protein-coupled receptors. Pharmacol Ther 2015; 150: 129-42.

Navari RM, Aapro M. Antiemetic prophylaxis for chemotherapy-induced nausea and vomiting. N Engl J Med 2016; 374: 1356-67.

Olivier B. Serotonin: a never-ending story. Eur J Pharmacol 2015; 753: 2-18.

Portas CM, Bjorvatn B, Ursin R. Serotonin and the sleep/wake cycle: special emphasis on microdialysis studies. Prog Neurobiol 2000; 60: 13-35.

Rasmussen BK, Jensen R, Schroll M, Olesen J. Epidemiology of headache in a general population–a prevalence study. J Clin Epidemiol 1991; 44: 1147-57.

Stewart WF, Linet MS, Celentano DD, Van Natta M, Ziegler D. Age- and sex-specific incidence rates of migraine with and without visual aura. Am J Epidemiol 1991; 134: 1111-20.

Von Kügelgen I, Hoffmann K. Pharmacology and structure of P2Y receptors. Neuropharmacology 2016; 104: 50-61.

Weltzin TE, Fernstrom MH, Kaye WH. Serotonin and bulimia nervosa. Nutr Rev 1994; 52: 399-408.

Zobdeh F, Ben Kraiem A, Attwood MM, Chubarev VN, Tarasov VV, Schiöth HB, Mwinyi J. Pharmacological treatment of migraine: Drug classes, mechanisms of action, clinical trials and new treatments. British Journal of Pharmacology 2021; 178(23), 4588-607.

Zubenko GS, Moossy J, Martinez AJ, Rao G, Claassen D, Rosen J, Kopp U. Neuropathologic and neurochemical correlates of psychosis in primary dementia. Arch Neurol 1991; 48: 619-24.

Histamina y fármacos antihistamínicos. Farmacología de otros mediadores inflamatorios

29

M. J. Sanz Ferrando, L. Piqueras Ruiz y P. Gomes Marques

HISTAMINA

La histamina es una amina compuesta por un anillo imidazólico y una cadena lateral etilamina que presenta un amplio espectro de importantes efectos fisiopatológicos, tanto en el sistema nervioso central (SNC) como en el sistema nervioso periférico.

Fue sintetizada en 1907 y posteriormente aislada de distintos tejidos de mamíferos. Dale y Laidlaw demostraron en 1910 que la inyección de histamina provocaba efectos muy similares a los síntomas que se desarrollan en una reacción alérgica. De hecho, la histamina es el principal autacoide liberado en este tipo de reacciones. Se encuentra almacenada en gránulos, principalmente en los mastocitos del tejido conjuntivo y en los basófilos sanguíneos. Sin embargo, también se localiza en otras áreas, como el SNC, donde actúa como neurotransmisor, o en el estómago, donde es liberada por las células enterocromafines, activando la producción de ácido por la célula parietal (v. cap. 34). Se sintetiza intracelularmente a partir del aminoácido L-histidina, mediante la acción de la L-histidina-descarboxilasa **(fig. 29-1)** y, en menor medida, por la L-dopa-descarboxilasa. Una vez formada, la histamina es almacenada o rápidamente inactivada. La metabolización de esta amina se produce por metilación o desaminación. La metilación se lleva a cabo por la histamina-*N*-metiltransferasa, formándose *N*-metilhistamina y la posterior acción de la monoaminooxidasa da lugar a la formación del ácido metilimidazolacético. En la desaminación, interviene una diaminooxidasa, formándose ácido imidazolacético, el cual se conjuga con ribosa, generándose el ribósido del ácido.

La liberación de histamina puede ser citotóxica, para lo cual se requiere la rotura de la membrana celular, aunque lo más normal es que se libere por procesos de exocitosis. En los tejidos periféricos, los mastocitos y los basófilos constituyen las fuentes de histamina mejor caracterizadas. Los mastocitos son muy abundantes en lugares potencialmente expuestos al daño, como la nariz, la boca, los pies, superficies internas o los vasos sanguíneos. En las células de tipo enterocromafín y en las neuronas la histamina está igualmente preformada y almacenada y puede ser liberada rápidamente tras activación celular. Sin embargo, la enzima encargada de su síntesis, la L-histidina descarboxilasa, es ubicua y se ha detectado secreción de la amina tras síntesis *de novo* en numerosos subtipos celulares, como macrófagos, células dendríticas, neutrófilos y linfocitos T. A pesar de ello, su participación en procesos patológicos en los que se libera de forma más o menos explosiva es la que mejor se conoce, como es el caso de reacciones inflamatorias o de reacciones de hipersensibilidad inmediata o de tipo I.

Las reacciones de tipo I (anafilácticas o inmediatas) se producen cuando un individuo se expone por primera vez a sustancias antigénicas y sintetiza anticuerpos específicos del tipo inmunoglobulina E (IgE) frente a ellas. Tras una segunda exposición, los antígenos (alergenos) se unen a los anticuerpos IgE específicos previamente fijados a receptores de IgE de alta afinidad (FcεR1) sobre la superficie de los

Biosíntesis de histamina

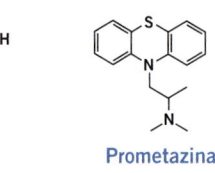

Antihistamínicos de primera generación

Difenhidramina   Mepiramina   Clorfeniramina   Hidroxizina   Prometazina

Antihistamínicos de segunda generación

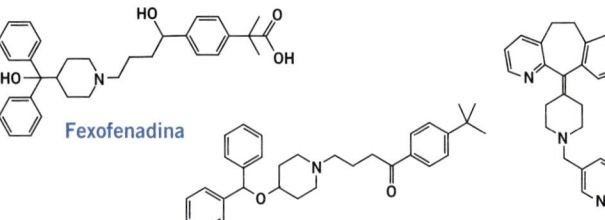

Loratadina   Cetirizina   Fexofenadina   Ebastina   Rupatadina

Figura 29-1. Síntesis de histamina. Estructura química de los antihistamínicos H₁ de primera y segunda generación.

mastocitos y basófilos sanguíneos. Así, por un proceso dependiente del aumento de calcio intracelular, se produce la liberación de potentes mediadores vasoactivos e inflamatorios que o bien están preformados (histamina, triptasa, quimasa, ATP, citocinas y quimiocinas) o bien se sintetizan rápidamente (prostaglandinas, leucotrienos o el factor activador de las plaquetas [PAF]) **(fig. 29-2)**. Estos mediadores producen numerosas acciones asociadas a procesos pa-

tológicos como asma, rinitis alérgica estacional, urticaria, angioedema, *shock* anafiláctico y alergia digestiva. Frecuentemente se emplea el término alergia como sinónimo de este tipo de hipersensibilidad.

Por otro lado, estímulos mecánicos (calor, frío, radiaciones o traumatismos) y químicos (factores del complemento C5a y C3a, acetilcolina, bradicinina, distintos neuropéptidos, fármacos como la morfina y la tubocurarina, el compuesto 48/80, determinados alimentos o venenos de insectos y reptiles) también pueden producir daño o activación mastocitaria y provocar la liberación de histamina.

Mecanismo de acción: receptores de histamina

La histamina ejerce sus efectos biológicos mediante su interacción con receptores específicos presentes en la superficie de la membrana plasmática de la célula diana. Estos receptores presentan siete dominios transmembrana y pertenecen a la superfamilia de receptores acoplados a proteínas G (GPCR). Los GPCR son «interruptores celulares», y existe un equilibrio entre su estado activo e inactivo. Los receptores de histamina presentan escasa homología en la secuencia de aminoácidos que conforman la proteína, ya que oscila entre un 16 y un 35 %. Existen cuatro tipos de receptores histamínicos: H₁, H₂, H₃ y H₄ **(fig. 29-3)**.

Receptor H₁

Este receptor está ampliamente distribuido. Se localiza en el SNC, sistemas gastrointestinal, respiratorio, cardiovascular y genitourinario y médula suprarrenal y es expresado por numerosos tipos celulares, como endotelios, musculatura lisa, terminaciones nerviosas, monocitos o linfocitos. Al unirse a

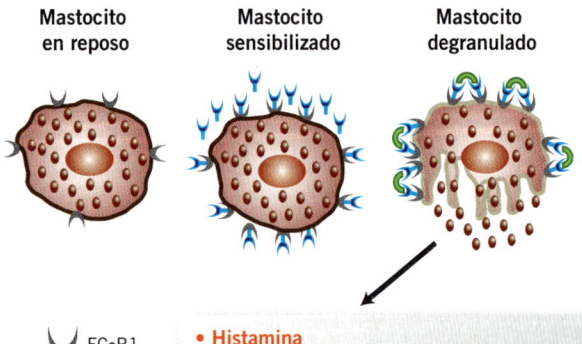

Figura 29-2. Proceso de degranulación mastocitaria en la reacción alérgica aguda y liberación de histamina. FcεR1: receptor de inmunoglobulina E (IgE); IL: interleucina; LT: leucotrienos; MIP-1α: proteína inflamatoria de macrófagos alfa; PAF: factor activador de plaquetas; PG: prostaglandina; TNF-α: factor de necrosis tumoral alfa.

- FcεR1
- IgE
- Antígeno

- **Histamina**
- **Proteasas:** quimasa y triptasa
- **Leucotrienos:** LTC₄, LTD₄ y LTE₄
- **Prostaglandinas:** PGD₂, etc.
- **PAF**
- **Citocinas:** TNF-α, IL-6, IL-4, IL-5, etc.
- **Quimiocinas:** MIP-1α, linfotactina, etc.

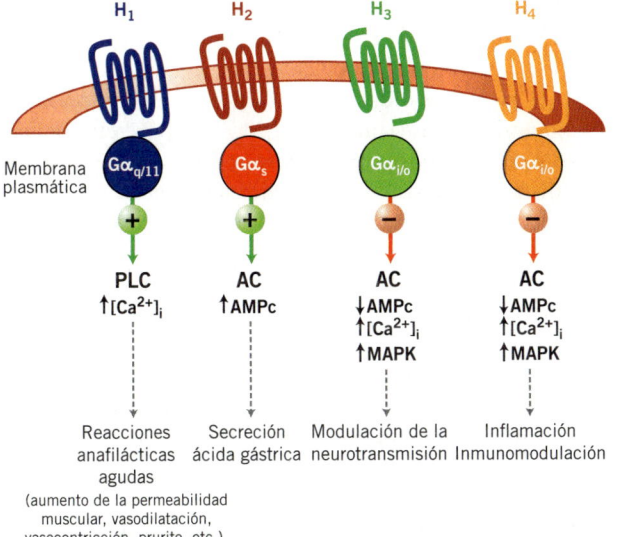

Figura 29-3. Receptores histamínicos, principales vías de señalización y efectos. AC: adenililciclasa; $[Ca^{2+}]_i$: concentración de calcio intracelular; MAPK: proteincinasas activadas por mitógeno; PLC: fosfolipasa C.

⊗ **LA HISTAMINA**

- Se sintetiza intracelularmente a partir de aminoácido L-histidina, mediante la acción de la L-histidina descarboxilasa.
- Una vez formada, es almacenada o rápidamente inactivada.
- Su liberación puede ser citotóxica aunque normalmente se libera por exocitosis (reacciones inflamatorias o reacciones alérgicas agudas).
- Ejerce sus efectos biológicos mediante su interacción con receptores específicos presentes en la membrana plasmática (H_1, H_2, H_3 y H_4).

este receptor, la histamina establece uniones cruzadas con los dominios transmembrana III y V, estabilizándolo en su conformación activa. El receptor H_1 está acoplado a proteínas $G\alpha_{q/11}$ y da lugar a la activación de las fosfolipasas C (PLC), A_2 (PLA$_2$) y D (PLD). La activación de la PLC lleva a la producción de inositol-1,4,5-trifosfato (IP$_3$) y 1,2-diacilglicerol (DAG), la activación de la proteincinasa C (PKC) y la movilización de calcio intracelular. También se producen aumentos en los niveles de adenosinmonofosfato cíclico (AMPc) y guanosinmonofosfato cíclico (GMPc), así como producción de óxido nítrico (NO). Además, el receptor H_1 puede aumentar constitutivamente los niveles de IP$_3$ y activar el factor nuclear kappa B (NF-κB), implicado en la generación de mediadores inflamatorios. Tanto las proteínas $G_{q/11}$ como las subunidades βγ son necesarias para que se produzca la activación del NF-κB.

Receptor H_2

El receptor H_2 se localiza en diversos órganos y tejidos, entre ellos el cerebro, las células parietales del estómago o el tejido cardíaco. Asimismo, se ha detectado en diversas células del sistema inmunitario (neutrófilos, eosinófilos, mastocitos, basófilos o linfocitos). Su relevancia reside en su papel modulador de la secreción ácida gástrica. Los receptores H_2 se acoplan a la proteína $G\alpha_s$ y provocan un aumento intracelular de AMPc a través de la activación de la adenilato ciclasa (AC) y la posterior activación de la proteincinasa A (PKA). Sin embargo, también pueden acoplarse a proteínas $G\alpha_q$ y dar lugar a la activación de la PLC y el aumento de IP$_3$. Asimismo, los receptores H_2 presentan actividad constitutiva.

Receptor H_3

▸▸ El receptor H_3 se identificó al detectar que la histamina era capaz de inhibir su propia liberación e incluso la de otros neurotransmiso-

res. Actúa como un autorreceptor presináptico y se expresa principalmente en el sistema nervioso, participando tanto en la neurotransmisión central como en la periférica. Se ha comprobado que los receptores H_3 parece que están involucrados en la función de la barrera hematoencefálica (BHE) y podrían participar en la neuroinflamación. Actúan a través de proteínas $G\alpha_{i/o}$ e inhiben la AC y la síntesis de AMPc, aumentan la movilización de calcio de depósitos intracelulares y provocan la liberación de ácido araquidónico por PLA$_2$, activan las proteincinasas activadas por mitógeno (MAPKs) y la fosfoinositol-3-cinasa (PI3K), resultando en la activación del eje Akt/glucógeno sintasa cinasa (GSK)-3β, la cual parece estar implicada en la protección de la apoptosis neuronal. Este receptor puede formar heterooligómeros con los receptores dopaminérgicos D_1 o D_2 en la terminación postsináptica de determinadas áreas cerebrales.

Receptor H_4

El receptor H_4 muestra una expresión más selectiva, localizándose en células de origen hematopoyético (células dendríticas, mastocitos, eosinófilos, monocitos, basófilos y linfocitos T).

Su activación induce la liberación de varias citocinas y quimiocinas proinflamatorias, vía factor nuclear κB (NFκB), tales como interleucina 6 (IL-6), IL-8 (CXCL8), factor de necrosis tumoral-α (TNF-α), factor de crecimiento transformante-β (TGF-β) y la proteína quimioatrayente de monocitos-1 (MCP-1/CCL2). Como consecuencia, la activación del receptor H_4 interviene en las respuestas proinflamatorias, la diferenciación de linfocitos T, la activación de células dendríticas, así como en la quimiotaxis de mastocitos, eosinófilos y células dendríticas. Además de mediar respuestas inflamatorias, estudios *in vivo* sugieren que el receptor H_4 media también respuestas pruriginosas. Este receptor está principalmente acoplado a proteínas $G\alpha_{i/o}$ sensibles a toxina pertúsica y señaliza a través de aumentos de calcio intracelulares y polimerización de actina. Sin embargo, en células transfectadas, la inhibición de la AC y la inhibición de la formación de AMPc también han sido detectadas. Igualmente, se ha descrito la activación de MAPKs y del factor de trascripción AP-1. El receptor H_4 también puede formar heterómeros y presentar activación constitutiva. ◂◂

Efectos fisiopatológicos de la histamina

❚ **Sistema nervioso.** La presencia de histamina en el cerebro se conoce desde hace más de 60 años. Su síntesis se produce en las neuronas histaminérgicas localizadas principalmente en el núcleo tuberomamilar en el hipotálamo posterior. Las proyecciones histaminérgicas ascendentes inervan la corteza cerebral, el hipotálamo, el tálamo y estructuras límbicas como el hipocampo o la amígdala, mientras que las proyecciones descendentes inervan el bulbo raquídeo y la médula espinal. Postsinápticamente, la histamina puede ejercer su acción interaccionando con cualquiera de sus receptores (H_1-H_4), ya que todos se han detectado en el SNC, aunque

✪ PRINCIPALES EFECTOS FISIOPATOLÓGICOS DE LA HISTAMINA

- En el SNC regula el sueño y la vigilia, los ritmos circadianos, el apetito, la temperatura corporal, la actividad locomotora y los procesos de memoria y aprendizaje. En la periferia, la sensación de picor y dolor.

- En el sistema cardiovascular causa vasodilatación, disminución de la presión arterial y aumento de la frecuencia cardiaca. En la microcirculación produce extravasación plasmática y formación de edema y la "triple respuesta de Lewis".

- En el pulmón produce broncoconstricción.

- En el sistema inmune e inflamación alérgica crónica aumenta la secreción de citocinas proinflamatorias y la síntesis y liberación de distintas quimiocinas.

con diferente distribución. La histamina cerebral ha sido implicada en la homeostasia y en funciones cerebrales como la regulación del sueño y la vigilia, los ritmos circadianos, el apetito, la temperatura corporal, la actividad locomotora y los procesos de memoria y aprendizaje. La activación de los receptores H_1 provoca vigilia y efectos excitadores sobre múltiples sistemas de neurotransmisión, como el serotoninérgico, el noradrenérgico y el colinérgico. El receptor H_2 parece estar más involucrado en los procesos de memoria y aprendizaje, mientras que el receptor H_3 funciona como autorreceptor y como heterorreceptor en determinadas áreas cerebrales. Participa en la regulación de la liberación de otros neurotransmisores, como noradrenalina, glutamato, acetilcolina y ácido γ-aminobutírico (GABA). El receptor H_4 se expresa en mayor proporción en la médula espinal que en otras áreas del SNC. De hecho, se está explorando el papel de la histamina en enfermedades autoinmunes y en procesos de neuroinflamación, dado que es posible que los receptores H_4 estén involucrados en importantes interacciones entre el sistema inmunitario y el nervioso.

En la periferia, la histamina estimula las fibras C sensitivas provocando la sensación de picor y dolor (efecto H_1). Sin embargo, tanto la histamina como los mastocitos han sido asociados a la fisiopatología del dolor neuropático, en el que los receptores H_3 y H_4 parecen contribuir a los mecanismos desencadenantes de esta respuesta. El receptor H_3 se coexpresa con el péptido relacionado con el gen de la calcitonina (CGRP) en determinadas fibras sensitivas presentes en la piel y otros órganos y su activación puede inhibir la liberación del neuropéptido.

Sistema cardiovascular. La histamina es un potente vasodilatador que causa disminución de la presión arterial y aumento de la frecuencia cardíaca (efecto H_1 y H_2, con predominio de H_1), con un importante papel en diversas formas de *shock*, sobre todo en el anafiláctico. En el endotelio causa liberación de NO y provoca relajación de la musculatura lisa vascular a través de aumentos en el GMPc (efecto H_1). En el músculo liso vascular activa la AC, aumenta los niveles de AMPc y ocasiona, asimismo, vasodilatación (efecto H_2).

En la microcirculación y en las vénulas poscapilares produce extravasación plasmática y formación de edema (efecto H_1). La inyección intradérmica de histamina produce la conocida *triple respuesta de Lewis*, consistente en una mancha roja por su efecto vasodilatador (efecto H_1), eritema por la estimulación de reflejos axonales y edema por aumento de la permeabilidad vascular.

En el corazón, la histamina enlentece la conducción del nódulo auriculoventricular (efecto H_1) y ejerce efectos inotropos y cronotropos positivos (efecto H_2). Alternativamente, la disminución de la presión arterial como consecuencia de su efecto vasodilatador también causa taquicardia refleja.

Musculatura lisa no vascular. En el pulmón produce broncoconstricción (efecto H_1) y broncodilatación e inhibición de la liberación de mediadores por un efecto H_2, predominando la respuesta H_1 sobre la H_2. En el aparato gastrointestinal causa contracción de la musculatura lisa intestinal (efecto H_1), aunque este efecto es menos pronunciado en el ser humano que en otras especies animales.

Glándulas secretoras. La histamina es un potente estimulante de la secreción ácida gástrica y, en menor medida, de la secreción de pepsina y factor intrínseco (efecto H_2). Sin embargo, la activación de los receptores H_3 inhibe la secreción ácida gástrica inducida por la ingesta de comida o gastrina. A dosis muy elevadas, puede estimular la secreción de otras glándulas, como la médula suprarrenal.

Sistema immunitario e inflamación alérgica crónica. La mayoría de las células implicadas en la respuesta inflamatoria expresan los receptores H_1, H_2 y H_4. La histamina aumenta la secreción de citocinas proinflamatorias como IL-1α, IL-1β o IL-6. En diversos tejidos y células es capaz de promover la síntesis y liberación de distintas quimiocinas, como IL-8 (CXCL8), MCP-1 (CCL2), *regulated on activation, normal T cell expressed and secreted* (RANTES/CCL5), MCP-3 (CCL7) o eotaxina (CCL11), la mayoría involucradas en la quimiotaxis de eosinófilos y, en menor medida, de monocitos y linfocitos Th2. El endotelio expresa receptores H_1 y H_2 y la histamina produce la rápida expresión de la selectina P preformada y almacenada en los gránulos de Weibel-Palade (efecto H_1). Esta molécula de adhesión está implicada en el rodamiento leucocitario que precede al fenómeno de diapédesis. Además, la expresión de otras moléculas de adhesión endoteliales también puede verse afectada por la histamina, pero quizá por mecanismos indirectos. Igualmente, en el endotelio y el epitelio, la histamina aumenta la permeabilidad paracelular, induciendo extravasación plasmática y formación de edema. Paralelamente, puede asimismo regular la expresión endotelial de sus propios receptores e influir en la respuesta inflamatoria global.

La acumulación de eosinófilos en piel, nariz y vías respiratorias es inhibida por antihistamínicos H_1, aunque el papel de la histamina en la quimiotaxis de estas células es controvertido. Mientras que dosis elevadas de histamina inhiben esta acción (efecto H_2), dosis bajas la aumentan (efecto H_1) pero es quizás el receptor H_4 el que media la quimiotaxis de estas células. Si bien se ha indicado que la histamina posee la mayoría de las propiedades de un agente quimiotáctico clásico, su potencia es modesta en comparación con quimiocinas relevantes como la eotaxina-1 (CCL11). No obstante, la activación del receptor H_4 aumenta la migración de eosinófilos inducida por eotaxina-1 u otras citocinas implicadas en la diferenciación, activación y supervivencia de eosinófilos como la IL-5. Asimismo, la histamina provoca la quimiotaxis de mastocitos (efecto H_4), pero inhibe tanto la quimiotaxis de neutrófilos como su activación (efecto H_2). A nivel linfocitario, parece que inhibe la producción de IL-2, IL-4, IL-13 e interferón gamma (IFN-γ) (efecto H_2,) pero induce la de IL-10 e IL-5. En células dendríticas polariza la respuesta linfocitaria hacia el tipo Th2 (efecto H_1 y H_4). Finalmente, en células epiteliales causa la liberación de citocinas como IL-6, IL-8 (CXCL8) y factor estimulante de las colonias de granulocitos y macrófagos (GM-CSF) (efecto H_1).

Agonistas histaminérgicos

Los agonistas del receptor H_1 de la histamina son empleados principalmente como herramientas farmacológicas y carecen de aplicación terapéutica. La histamina en forma de aerosol se ha utilizado como agente diagnóstico para evaluar la función pulmonar (hiperreactividad bronquial) en individuos asmáticos.

Antihistamínicos

Los receptores de histamina pueden encontrarse en estado activo o inactivo y la mayoría de los antihistamínicos son agonistas inversos del receptor de la histamina, es decir, estabilizan al receptor en su estado inactivo, ejerciendo el efecto opuesto a la histamina y reduciendo su actividad constitutiva. Por ello, se prefiere hablar de fármacos antihistamínicos que de antagonistas del receptor histamínico. Aun así, en determinados ensayos y sistemas existe un pequeño número de antihistamínicos que pueden ser calificados como antagonistas neutros.

Antihistamínicos H_1

Los antihistamínicos H_1 se subdividen en dos grandes grupos: antihistamínicos de primera generación y antihistamínicos de segunda generación (tabla 29-1). Es de destacar que la estructura química de estos antihistamínicos no está relacionada con la de la histamina. De hecho, estos fármacos actúan más como *agonistas inversos* que se unen a los receptores H_1 en un lugar distinto de la zona de reconocimiento de la histamina.

La mayoría de los *antihistamínicos de primera generación* derivan de una raíz química similar a la de los antagonistas muscarínicos, tranquilizantes, antipsicóticos o antihipertensivos. Por ello, muestran escasa selectividad de receptor y a menudo interaccionan con otros receptores de aminas biológicamente activas ejerciendo efectos antimuscarínicos, serotoninérgicos, dopaminérgicos o derivados del bloqueo de receptores α-adrenérgicos. No obstante, su principal inconveniente reside en su capacidad de atravesar la BHE e interferir en la transmisión a nivel central.

Desde el punto de vista químico, la mayoría de ellos presenta un grupo etilamino en su estructura, al igual que la histamina. Según su estructura química se diferencian en: etanolaminas (**difenhidramina, dimenhidrinato**), etilendiaminas (**mepiramina, tripelenamina, antazolina**), alquilaminas (**clorfeniramina, doxilamina, dexclorfeniramina,**

Tabla 29-1. **Clasificación de los antihistamínicos H_1**		
ESTRUCTURA QUÍMICA	**ANTIHISTAMÍNICOS H_1**	
	PRIMERA GENERACIÓN	**SEGUNDA GENERACIÓN**
Etanolaminas	Difenhidramina Dimenhidrinato	
Etilendiaminas	Mepiramina Tripelenamina Antazolina	
Alquilaminas	Clorfeniramina Doxilamina Dexclorfeniramina Dexbromfeniramina Dimetindeno Triprolidina	
Piperazinas	Hidroxizina Meclozina	Cetirizina Levocetirizina
Fenotiazinas	Prometazina Alimemazina	
Piperidinas	Ciproheptadina	Bilastina Loratadina Desloratadina Ebastina Fexofenadina Mizolastina Olopatadina
Otros	Ketotifeno	Levocabastina Rupatadina

dexbromfeniramina, dimetindeno, triprolidina), piperazinas (**hidroxizina, meclozina**), fenotiazinas (**prometazina, alimemazina**), piperidinas (**ciproheptadina**), otros (**ketotifeno**).

La introducción de los *antihistamínicos de segunda generación* en la década de 1980 supuso un gran avance en el desarrollo de estos fármacos. Presentan mínimos efectos sedantes, dada su limitada penetración a través de la BHE. Además, muestran mayor selectividad sobre el receptor H_1 y carecen de efectos anticolinérgicos. Los principales antihistamínicos de segunda generación comercializados en España son según su estructura química: alquilaminas (**acrivastina**), piperazinas (**cetirizina, levocetirizina**), piperidinas (**bilastina, loratadina, desloratadina, ebastina, fexofenadina, mizolastina, olopatadina**), otros (**levocabastina, rupatadina**). Asimismo, se ha intentado introducir el término *antihistamínicos de tercera generación* para referirse bien a enantiómeros (**levocetirizina**) o bien a metabolitos activos (**desloratadina, fexofenadina**) derivados de los de segunda generación que suelen presentar mayor eficacia y menores efectos adversos. Sin embargo, las ventajas de la levocetirizina o la desloratadina en comparación con la cetirizina y la loratadina no han sido claramente establecidas.

Efectos farmacológicos

En el SNC, los antihistamínicos H_1 de primera generación causan somnolencia, sedación, sopor, fatiga y reducen la concentración y la memoria. Estos efectos son, en parte,

⊗ LOS ANTIHISTAMÍNICOS H₁

- Se subdividen en dos grandes grupos: antihistamínicos de primera y segunda generación.

- Los de primera generación atraviesan la BHE e interfieren en la transmisión central.

- Los de primera generación causan somnolencia, sedación, sopor, fatiga, reducen la concentración y la memoria. Pueden bloquear receptores muscarínicos y otros receptores centrales además de los H₁.

- Inhiben la formación de edema y el prurito.

- Presentan una buena absorción por vía oral y su metabolización es mayoritariamente hepática.

debidos a la capacidad de estos fármacos de atravesar la BHE e interaccionar con receptores H₁ y también a su baja selectividad, ya que pueden bloquear receptores colinérgicos, serotoninérgicos, dopaminérgicos o α-adrenérgico. Son especialmente acusados en aquellos fármacos que presentan mayor semivida biológica. Aunque algunos de estos efectos no son deseables, otros han sido aprovechados con fines terapéuticos. En niños y, raras veces, en adultos, en dosis terapéuticas ocasionalmente pueden producir excitación, y en dosis tóxicas, agitación e incluso convulsiones que pueden preceder al coma. Estos efectos son prácticamente inexistentes en los antihistamínicos H₁ de segunda generación, ya que no cruzan la BHE y muestran mucha mayor selectividad por el receptor H₁.

Muchos de los antihistamínicos H₁ de primera generación pueden bloquear receptores muscarínicos y, por lo tanto, son utilizados para combatir la cinetosis en virtud de sus propiedades antieméticas y antivertiginosas. Quizá la prometazina sea el más potente. En la periferia, el bloqueo del receptor muscarínico produce sequedad de boca y mucosas, dificultades en la micción, visión borrosa y otros efectos asociados.

La prometazina también posee actividad anestésica local, debido a su capacidad de bloquear los canales de Na⁺ en las membranas excitables, aunque en concentraciones muy superiores a las requeridas para antagonizar las acciones de la histamina. Asimismo, este fármaco puede bloquear los receptores α-adrenérgicos y causar hipotensión ortostática en individuos susceptibles.

A nivel periférico, los antihistamínicos H₁ inhiben numerosas acciones mediadas por histamina, como el incremento de la permeabilidad vascular, el prurito, la broncoconstricción o la contracción intestinal. Sin embargo, en seres humanos, la broncoconstricción alérgica no se ve afectada debido a que intervienen otros mediadores. En la vasculatura sólo inhiben parcialmente la vasodilatación mediada por histamina, puesto que los receptores H₂ también están implicados. De hecho, en la práctica clínica, en la reacción anafiláctica sistémica, se prefiere utilizar un antagonista fisiológico de histamina como la adrenalina para contrarrestar sus efectos.

Respecto a las posibles acciones antiinflamatorias y antialérgicas, en seres humanos se limita a la inhibición de la formación de edema y, en algunas afecciones, al prurito. Se han detectado elevados niveles de histamina en la piel y el plasma

de pacientes con dermatitis atópica y urticaria crónica, y la eficacia de los antihistamínicos H₁ frente al prurito en la urticaria aguda de distinto origen y en la crónica idiopática ha sido ampliamente demostrada.

Un posible mecanismo de acción antiinflamatorio alternativo de los antihistamínicos H₁ sobre la acumulación de células inflamatorias y su activación tisular puede estar mediado a través de la inhibición del factor de trascripción NF-κB. Bajas dosis de **cetirizina** suprimen la activación del NF-κB y la síntesis de citocinas y quimiocinas, como IL-1β, IL-6, IL-8 (CXCL8), factor de necrosis tumoral alfa (TNF-α) y GM-CSF. *In vitro*, se ha descrito que **bilastina** también ejerce una actividad antiinflamatoria inhibiendo la liberación de IL-4 y de TNF-α de mastocitos y granulocitos humanos. En estudios clínicos se ha demostrado que **cetirizina**, **loratadina** y **levocabastina** pueden reducir la expresión de la molécula de adhesión, *intercellular adhesion molecule-1* (ICAM-1) involucrada en la adhesión y migración leucocitarias. La loratadina puede atenuar la quimiotaxis y la activación de eosinófilos inducida por el PAF.

Farmacocinética

La mayoría de los antihistamínicos H₁ de primera generación presentan una buena absorción por vía oral y alcanzan concentraciones plasmáticas efectivas en las 3 primeras horas de su administración. En general, su efecto dura 4-6 horas. Atraviesan fácilmente la BHE y se distribuyen por el SNC y ampliamente por el organismo. Su metabolización es mayoritariamente hepática eliminándose por las heces, efecto más rápido en niños y más lento en personas con hepatopatías graves. Algunos pueden eliminarse por vía renal **(tabla 29-2)**.

Los antihistamínicos H₁ de segunda generación muestran buena absorción por vía oral. La ingestión de alimentos puede aumentar la absorción de **loratadina**, enlentecer la velocidad de absorción de **cetirizina** y disminuir la de **fexofenadina**. El comienzo de su acción se produce en las 2 primeras horas tras su administración y la duración del efecto es más prolongada, hasta 24 horas. Presentan una elevada unión a proteínas plasmáticas y una escasa penetración en el SNC **(v. tabla 29-1)**.

La mayoría sufre metabolización hepática a través de las enzimas del sistema del citocromo P-450 (CYP) y, en concreto, la vía CYP3A4. Tras su metabolización pueden ser excretados en mayor o menor medida por el riñón, y algunos, como la **rupatadina** y la **fexofenadina**, por vía biliar, en este último caso sin metabolizar. La **cetirizina** y la **levocetirizina** se eliminan inalteradas por orina. Algunos sufren importantes efectos de primer paso, generando metabolitos activos. La dosis del fármaco puede requerir ajustes en caso de insuficiencia renal o hepática así como en pacientes ancianos.

Indicaciones terapéuticas

Los antihistamínicos H₁ son especialmente útiles en el tratamiento sintomático de diversas reacciones de **hipersensibilidad inmediata**. En general, la eficacia antialérgica de todos los antihistamínicos H₁ es similar, diferenciándose por la presencia, o no, de determinados efectos adversos.

Tabla 29-2. Características farmacocinéticas de los antihistamínicos H₁ de primera y segunda generación

Fármaco	Inicio del efecto (horas)	Duración del efecto (horas)	T₁/₂ (horas)	Unión a proteínas (%)	Metabolismo hepático	Pauta posológica	Volumen aparente de distribución (L/kg)
Antihistamínicos de primera generación							
Clorfeniramina	1-3	4-6	13-20	70	Sí	2,5-5 mg/4-6 h	3-10
Difenhidramina	1-2	3-6	3-5	85-98	Sí	25-50 mg	3-7
Dimenhidrinato	0,5-1	4-6	5-10	98-99	Sí	25-50 mg/4-6 h	–
Hidroxizina	1-2	12	20	–	Sí	25 mg/6-8 h	14
Ketotifeno	0,25	12	–	–	–	1 gota/8-12 h	–
Meclozina	1-3	8-24	5	–	Sí	25 mg/24 h	6,5
Prometazina	10-20 min	4-6	10	76-93	Sí	50-150 mg/24 h	13
Antihistamínicos de segunda generación							
Cetirizina	< 1	24	6,5-10	93	Mínimo	20 mg/24 h	0,56
Desloratadina	2-3	24	12-27	85	Sí	5 mg/24 h	50
Ebastina	1-3	24	10-20	95-98	Sí	20 mg/24 h	90-123
Fexofenadina	1-2	24	14	60-70	Mínimo	180 mg/24 h	6
Levocetirizina	< 1	24	8	96	Mínimo	5 mg/24 h	0,33
Loratadina	3-4	24	8	98	Sí	10 mg/24 h	119
Mizolastina	1	24	13	98	Sí	10 mg/24 h	1,4
Olopatadina	0,25	12-24	7-9	55	Mínimo	1 aplicación nasal/12 h o 1 gota/12 h	–
Rupatadina	2	24	6	95	Sí	10 mg/24 h	143

En la rinoconjuntivitis alérgica son efectivos sobre la rinorrea, el picor y los estornudos, pero apenas muestran efecto sobre la congestión nasal. Por ello, son más eficaces en el tratamiento de la rinitis alérgica estacional que en la rinitis alérgica perenne (mayor obstrucción nasal) e ineficaces en la rinitis no alérgica. Suelen ser fármacos de segunda elección, ya que se prefiere la administración de glucocorticoides intranasales. En general, las formulaciones nasales presentan mayor rapidez en la acción e incluso más eficacia que las orales.

En pacientes con conjuntivitis alérgica, la administración oral o tópica alivia el picor, el eritema, la secreción lagrimal y el edema que caracteriza la respuesta temprana al alergeno. Existen formulaciones oftálmicas de rápido inicio de acción (3-15 minutos). Las directrices actualmente revisadas para el tratamiento de la rinitis alérgica recomiendan el uso de los antihistamínicos de segunda generación, entre los cuales se destacan particularmente la **bilastina**, la **cetirizina/levocetirizina** y la **loratadina/desloratadina**.

En la **urticaria**, los antihistamínicos H₁ de segunda generación constituyen la primera elección en el tratamiento sintomático, especialmente en la urticaria aguda. Son más efectivos en reducir el prurito que la frecuencia, el número o el tamaño de las erupciones cutáneas. La **deslortadina** es quizá la de mayor potencia, seguida de **levocetirizina** y **fexofenadina**. Los antihistamínicos H₁ de primera generación también son ampliamente utilizados y presentan una eficacia similar.

En la dermatititis atópica, el prurito es el síntoma más frecuente y menos tolerable, pero la histamina es sólo uno de los mediadores implicados. Por lo tanto, el efecto de los antihistamínicos H₁ es cuestionable. Los de primera generación se han prescrito en el tratamiento del prurito durante la noche dados sus efectos sedantes, pero los de segunda generación han resultado inefectivos.

En el control del **asma** y del **angioedema**, la eficacia de los antihistamínicos H₁ es limitada y variable, debido a que intervienen numerosos mediadores.

En procesos de carácter no alérgico los antihistamínicos H₁ son eficaces en la prevención de la **cinetosis**. Se emplean principalmente **difenhidramina**, **prometazina**, **dimenhidrinato** y **meclozina**. La prometazina presenta además propiedades **antieméticas** que pueden prevenir y tratar las náuseas y el vómito, pero sus efectos sedantes son acusados. Aunque los antihistamínicos H₁ anticinetósicos pueden ser útiles en alteraciones vestibulares y en la enfermedad de Ménière, su eficacia en esta última no ha sido adecuadamente establecida.

El efecto sedante de los antihistamínicos H₁ de primera generación ha llevado a emplear algunos de ellos, como la

---

⊗ **PRINCIPALES APLICACIONES TERAPÉUTICAS DE LOS ANTIHISTAMÍNICOS H₁**

- Son especialmente útiles en el tratamiento sintomático de distintas reacciones de hipersensibilidad inmediata: rinoconjuntivitis alérgica, urticaria o dermatitis atópica.
- Son eficaces en la prevención de la cinetosis.
- Los de primera generación pueden emplearse en el tratamiento del insomnio leve.
- Suelen formar parte de fórmulas anticatarrales.

> ### ✪ PRINCIPALES EFECTOS ADVERSOS DE LOS ANTIHISTAMÍNICOS H₁
>
> - Los de primera generación presentan numerosos efectos adversos debido a su baja selectividad sobre el receptor H_1. La sedación es el efecto indeseable más frecuente.
> - Aquellos con efectos antimuscarínicos, pueden producir midriasis, sequedad de boca, estreñimiento o retención urinaria.
> - La administración conjunta de antihistamínicos H_1 de primera generación con alcohol u otros depresores del SNC puede exacerbar los efectos adversos centrales de ambos.
> - A nivel cardiaco, algunos antihistamínicos H_1 de segunda generación muestran efectos cardiotóxicos al prolongar el intervalo QT en el ECG (los más cardiotóxicos se han dejado de comercializar).
> - La mayoría son metabolizados en el hígado por la isoenzima CYP34A del citocromo P450. Los fármacos inhibidores de este sistema (antibióticos macrólidos o antifúngicos imidazólicos) pueden aumentar su toxicidad.
> - En la práctica clínica se prefiere el uso de antihistamínicos H_1 de segunda frente a los de primera generación. Son más efectivos y presentan menos efectos indeseables.

doxilamina, como **hipnóticos** y, aunque son ineficaces en las dosis recomendadas en comparación con los hipnóticos clásicos (v. cap. 16), pueden tener efecto en personas sensibles.

Finalmente, los antihistamínicos H_1 suelen formar parte de fórmulas **anticatarrales**, sobre todo los de primera generación, debido a que algunos presentan efectos antimuscarínicos y reducen la rinorrea, pero hay que tener en cuenta los efectos sedantes asociados.

Efectos adversos

Los antihistamínicos H_1 de primera generación presentan numerosos efectos adversos debido a su baja selectividad sobre el receptor H_1. La sedación es el efecto indeseable más frecuente. A pesar de ello, puede ser deseable en ocasiones, aunque interferirá en la actividad diurna. Aquellos con efectos **antimuscarínicos** pueden producir midriasis, sequedad de boca, nariz y ocular, estreñimiento, retención urinaria, disuria y polaquiuria. Los efectos **antiserotoninérgicos** ocasionan aumento de apetito y ganancia de peso, y los efectos **bloqueantes α-adrenérgicos** pueden provocar hipotensión ortostática y mareos. El agonismo inverso sobre los receptores H_1 en el SNC y la inhibición de la neurotransmisión histaminérgica conduce a una disminución del estado de alerta, de procesos cognitivos, aprendizaje y memoria, no necesariamente asociados a la sedación, sopor, fatiga o somnolencia. Otros potenciales efectos sobre el SNC incluyen cefaleas, mareos, confusión, agitación, cambios en el comportamiento, especialmente en niños, y menos comunes, distonías, discinesias y alucinaciones. Puede desarrollarse **tolerancia** a muchos de estos efectos centrales tras la administración del fármaco durante 4-5 días consecutivos, pero en ocasiones no se produce.

Estos efectos suelen ser más acentuados en pacientes vulnerables, como aquellos con insuficiencia renal o hepática o ancianos, en los que puede aparecer conducta delirante. En niños, la estimulación paradójica del SNC puede ocasionar irritabilidad, insomnio, alucinaciones y convulsiones y sue-

le preceder a la somnolencia y otros síntomas centrales. Estos efectos son más frecuentes con dosis tóxicas. La administración conjunta de antihistamínicos H_1 de primera generación con alcohol, benzodiazepinas u otros depresores del SNC puede exacerbar los efectos adversos sobre el SNC, y viceversa. Se recomienda, siempre que sea posible, administrar antihistamínicos H_1 por la noche antes de dormir.

Los antihistamínicos H_1 de segunda generación se asocian a menor penetración en el SNC, pero algunos pueden acceder a este territorio y causar cierto sopor y somnolencia, especialmente en elevadas dosis. Evidencias clínicas han demostrado que la incidencia de sopor y fatiga en individuos tratados con **cetirizina** es mayor que en aquellos a los que se administra placebo. Publicaciones recientes indican que la **levocetirizina** es menos sedante que la **cetirizina** y que la somnolencia causada por **bilastina**, **desloratadina** o **fexofenadina** es mínima. Aun así, debe tenerse en cuenta la susceptibilidad individual. Por ello, se prefiere administrar este subgrupo de fármacos a ancianos y niños.

En el aparato gastrointestinal, debido a sus efectos anticolinérgicos, los antihistamínicos H_1 de primera generación pueden ocasionar anorexia, náuseas, vómitos, estreñimiento y diarrea, efectos atenuados por la ingesta de alimentos. Por otros mecanismos pueden provocar reacciones alérgicas, especialmente tras la administración tópica, habiéndose detectado fenómenos de fotosensibilidad.

En el corazón, algunos antihistamínicos H_1 presentan efectos cardiotóxicos. Entre ellos se destaca la **terfenadina**, antihistamínico H_1 de segunda generación, puede bloquear la corriente de potasio I_{Kr} y prolongar el intervalo QT en el electrocardiograma, lo que causa serias arritmias ventriculares del tipo *torsades de pointes*. Por la importancia de su cardiotoxicidad, este fármaco ha sido retirado del mercado en numerosos países, incluido España. Algunos efectos cardiotóxicos se han descrito con otros antihistamínicos H_1 de segunda generación como **loratadina** y **cetirizina**, sin embargo, estos efectos no parecen ser clínicamente relevantes. A pesar de que la cardiotoxicidad se ha asociado más a los antihistamínicos H_1 de segunda generación, algunos de los de primera generación, como **prometazina**, **ketotifeno** y **difenhidramina**, también pueden prolongar el intervalo QT y desencadenar arritmias cardíacas cuando se administran en dosis elevadas o tóxicas.

Por otro lado, algunos antihistamínicos H_1 pueden reducir la respuesta inmunitaria innata frente a infecciones bacterianas, aunque este efecto es más atribuible a la coadministración de antihistamínicos H_2.

Finalmente, debe señalarse que la mayoría de los antihistamínicos H_1 son metabolizados en el hígado por la isoenzima CYP34A del citocromo P-450 y, por consiguiente, los fármacos que inhiben este sistema, como antibióticos macrólidos (eritromicina) o antifúngicos imidazólicos (ketoconazol, itraconazol), pueden aumentar la cardiotoxicidad del antihistamínico. Igualmente, es necesario reajustar la dosis en caso de insuficiencia hepática.

En conclusión, en la práctica clínica el uso de antihistamínicos H_1 de primera generación debe desaconsejarse frente a los de segunda generación porque en general son menos efectivos y presentan numerosos efectos indeseables. La única excepción la constituye el empleo de **hidroxizina** en niños para paliar el prurito grave asociado a urticaria o dermatitis atópica, ya que la sedación producida es más beneficiosa que dañina.

Antihistamínicos H₂

Este grupo de fármacos se utiliza fundamentalmente para inhibir la secreción ácida gástrica en el estómago y, por consiguiente, su farmacología se describe en detalle en el capítulo 34.

Antihistamínicos H₃ y H₄

»» El descubrimiento de los receptores H₃ de la histamina fue seguido del desarrollo de antagonistas del receptor, que en principio fueron ligandos con estructuras imidazólicas, como la **tioperamida**, el **clobenpropit** y el **ciproxifán**. Estos compuestos se han empleado como herramientas en investigación, pero su alto porcentaje de unión al citocromo P-450 y las consecuentes interacciones farmacológicas que podrían derivarse de ello orientaron la búsqueda de nuevos antagonistas de los receptores H₃ hacia compuestos sin estructura imidazólica. De hecho, el **pitolisant**, único antihistamínico H₃ disponible actualmente en el mercado, no posee grupo imidazólico. Mediante el bloqueo de los autorreceptores de la histamina (receptores H₃), aumenta la actividad de las neuronas histaminérgicas, así como la liberación de acetilcolina, noradrenalina y dopamina en el cerebro. Este antagonista y agonista inverso H₃ se usa hoy en día para tratar la narcolepsia, con o sin cataplejía. La narcolepsia es una enfermedad que cursa con hipersomnolencia diurna lo que lleva al paciente a quedarse dormido de repente. La cataplejía es una pérdida brusca del tono muscular, total o parcial, sin pérdida de la consciencia. La administración de **pitolisant** una vez al día es suficiente para mantener la vigilia y la atención diurna sin alteraciones significativas del sueño, sin embargo, la dificultad para dormir, así como la sensación de ansiedad o irritabilidad son posibles efectos adversos considerados frecuentes, pudiendo afectar hasta a 1 de cada 10 personas tratadas.

Una ventaja significativa de esta aproximación terapéutica, frente a muchos otros estimulantes, es la ausencia de tendencia a la adicción. Se han completado varios ensayos clínicos con otros antihistamínicos H₃ para tratar el deterioro cognitivo en la enfermedad de Alzheimer y la esquizofrenia, el déficit de atención en el desorden hiperactivo en adultos, y el síndrome de Tourette, pero los resultados no han sido lo suficientemente alentadores como para ampliar los ensayos a grupos más grandes. Se han registrado dos ensayos clínicos para tratar el trastorno por consumo de alcohol, pero ambos se retiraron antes de iniciarse por motivos de política de la empresa y no por falta de efecto. Además, también se está evaluando su potencial efectividad en la epilepsia, enfermedad de Parkinson, dolor neuropático, rinitis alérgica, obesidad y arritmias asociadas a miocardio isquémico.

Por otro lado, el desarrollo de antihistamínicos H₄ podría incrementar el arsenal terapéutico para diversos procesos patológicos con componente inflamatorio, como el asma o la rinitis alérgica. Los ensayos clínicos llevados a cabo con distintos compuestos sintetizados son esperanzadores y, además, se han desarrollado productos con eficacia tras una única administración diaria. Hasta ahora, estos fármacos se han probado principalmente en el tratamiento de afecciones inmunológicas y dermatológicas, algunos han mostrado su potencial aplicación en la dermatitis atópica al presentar efectos antipruriginosos, y otros han resultado ser eficaces en el control del dolor inflamatorio sin afectar al SNC. ««

Inhibidores de la liberación de histamina

Los mastocitos cumplen un importante papel en el desarrollo y mantenimiento de las enfermedades alérgicas y se considerraron una atractiva diana terapéutica en el tratamiento del asma, la rinitis o la conjuntivitis alérgica, ya que al estabilizar la membrana mastocitaria, se impediría la liberación de los mediadores contenidos en sus gránulos. Dos fármacos han sido tradicionalmente empleados con este propósito: el **cromoglicato** y el **nedocromilo**. Sin embargo, la administración de ambos fármacos por vía inhalatoria para el tratamiento y la profilaxis de algunas afecciones respiratorias (tales como la rinitis alérgica y el asma leve a moderada) se ha descontinuado en EEUU y más recientemente en España (2018 para el **cromoglicato** y 2019 para el **nedocromilo**) ya que presentaban algunos inconvenientes: *1)* su acción tardaba en desarrollarse, requiriendo casi dos semanas de tratamiento para alcanzar su efecto máximo y *2)* su dosificación era incómoda (4 a 6 administraciones diarias). Hoy en día, se siguen utilizando ambos fármacos, en forma de colirio, para la profilaxis y tratamiento sintomático de afecciones oculares de naturaleza alérgica tales como conjuntivitis estacional, conjuntivitis perenne, queratoconjuntivitis vernal y conjuntivitis papilar gigante (inflamación ocular en usuarios de lentes de contacto, prótesis oculares en otras situaciones), en adultos y niños.

Existe una segunda generación de estabilizantes mastocitarios que manifiestan dualidad de acción puesto que, además, son antihistamínicos H₁, entre ellos al **ketotifeno** y la **olopatadina**. Ambos parecen ejercer su primera acción impidiendo la liberación de mediadores inflamatorios mastocitarios al inhibir la entrada de calcio extracelular, el cual está implicado en los procesos de desgranulación y exocitosis. Además, el **ketotifeno** también inhibe la liberación de otros mediadores inflamatorios de los eosinófilos por lo que puede prevenir igualmente la infiltración, activación y degranulación de esta población leucocitaria. Por este motivo, además de la conjuntivitis alérgica, el **ketotifeno** también se emplea para el tratamiento del asma y de la rinitis alérgica. En la **tabla 29-4** se resumen las principales características de estos fármacos.

CININAS

Las cininas son péptidos vasoactivos derivados de α_2-globulinas, de origen principalmente hepático, denominadas cininógenos, a través de la acción de las calicreínas, unas serinaproteasas específicas. En el plasma se conoce la existencia de dos cininógenos, uno de alto peso molecular (110 kDa) y otro de bajo peso molecular (70 kDa). Mientras que la distribución del de alto peso molecular se restringe al torrente circulatorio, el de bajo peso molecular es tisular. Las calicreínas se localizan tanto en el plasma (36 kDa) como en tejidos (29 kDa), entre ellos páncreas, riñón, glándula salival, intestino, leucocitos, etc. La calicreína tisular actúa sobre el cininógeno de bajo peso molecular originando el decapéptido calidina o Lys-bradicinina. La calicreína plasmática produce el nonapéptido bradicinina a partir del cininógeno de alto peso molecular. Por último, la metionil-lisilbradicinina es generada por pepsina o enzimas de tipo pepsina. Tanto la calidina como la metionil-lisilbradicinina pueden ser convertidas rápidamente en bradicinina por distintas aminopeptidasas que escinden el residuo de lisina en la porción *N*-terminal.

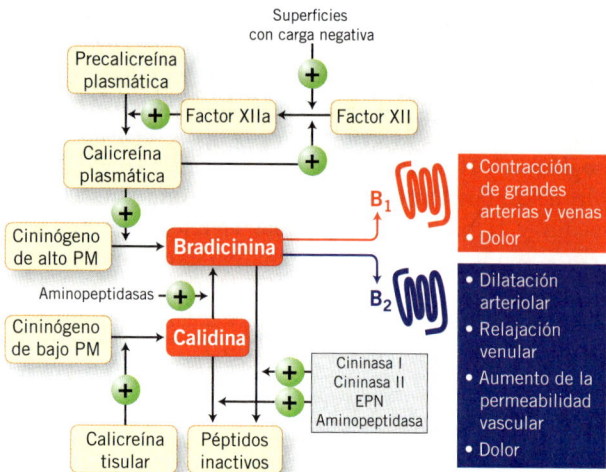

Figura 29-4. Síntesis y degradación de cininas. Principales efectos mediados por los receptores B_1 y B_2. EPN: endopeptidasa neutra; PM: peso molecular.

La producción de bradicinina comienza cuando el factor XII o de Hageman entra en contacto con superficies, por lo común cargadas negativamente (colágeno, lipopolisacáridos bacterianos, proteoglicanos tipo heparán-sulfato o condroitín-sulfato, productos plaquetarios y depósito de uratos) y se induce un cambio conformacional en el factor XII, que se activa (autoactivación). El factor XII activado (factor XIIa) escinde la precalicreína plasmática asociada a superficie, generando calicreína plasmática, la cual amplifica la respuesta al activar moléculas adicionales de factor XII. La precalicreína y la calicreína plasmáticas se unen a superficies a través del cininógeno plasmático. Una vez generado el complejo, la calicreína escinde el cininógeno entre Arg371-Ser372 en la porción *C*-terminal de la cadena pesada del cininógeno de alto peso molecular. La siguiente acción de la calicreína plasmática media la escisión de la unión Lys362-Arg363 liberando bradicinina (**fig. 29-4**).

El factor XIIa también desencadena otras cascadas de proteasas plasmáticas, como la vía intrínseca de la coagulación, la fibrinolítica o la del complemento. La activación de

⊕ LAS CININAS

- Son péptidos vasoactivos derivados de los cininógenos por acción de las calicreínas.

- Las principales son: bradicinina, calidina y metionil-lisil-bradicinina.

- Producen dilatación arteriolar debido a una acción directa o a la liberación de NO y prostaglandinas (PGI_2).

- Aumentan la permeabilidad vascular y producen edema.

- Son agentes algésicos, estimulan las terminaciones nerviosas sensitivas y provocan la liberación de distintos neuropéptidos.

- La *ecalantida* (inhibidor reversible de la calicreína plasmática), *conestat alfa* (un análogo de la C1-INH humana), el *lanadelumab* (un anticuerpo monoclonal totalmente humano frente a la calicreína plasmática) y el *icatibanto* (antagonista competitivo selectivo del receptor tipo B_2) se emplean en el tratamiento sintomático de crisis agudas de angioedema hereditario en adultos.

la calicreína tisular ocurre intracelularmente, aunque la precalicreína tisular no se ha identificado *in vivo* (**v. fig. 29-4**). Los inhibidores plasmáticos de proteasas (la α_2-macroglobulina, el inhibidor de la esterasa C1 o [C1NH] y la α_1-antitripsina) controlan la formación de cininas. La bradicinina presenta una corta semivida plasmática (~15 segundos) y sus niveles circulantes suelen ser bajos (0,2-7,1 pM); esto es debido a que se metaboliza rápidamente por la acción de metaloproteasas endógenas, como la **enzima convertidora de la angiotensina I** (ECA o cininasa II), la endopeptidasa neutra (EPN), la carboxipeptidasa N (CPN o cininasa I) y la aminopeptidasa P (**v. fig. 29-4**).

Mecanismo de acción

Las cininas ejercen su acción interaccionando con dos tipos de receptores: B_1 y B_2, ambos acoplados a proteína G de las familias $G\alpha_{q/11}$ y $G\alpha_{i/o}$. El receptor B_1 es inducible, presenta una desensibilización lenta por agonista y sus principales agonistas son la des-Arg^9-bradicinina y la des-Arg^{10}-calidina. El receptor B_2 se expresa de forma constitutiva y presenta una desensibilización rápida por agonista. Ambos pueden tener efectores intracelulares independientes de proteínas G. La estimulación de estos receptores conduce a aumentos de calcio intracelular a través de la activación de la PLC. La posterior activación de la PLA_2 libera ácido araquidónico y promueve la síntesis de prostaciclina (PGI_2). Asimismo, puede activarse la PKC. Además, el aumento de calcio intracelular es un potente estimulante de la óxido nítrico-sintasa endotelial (eNOS) generándose NO y la activación de la proteincinasa dependiente de GMPc (PKG). Todos estos mecanismos están implicados en la vasodilatación y el aumento de la permeabilidad vascular inducidos por la bradicinina.

Acciones fisiopatológicas

❗ Sistema cardiovascular. Las cininas provocan una intensa dilatación arteriolar en diferentes territorios (corazón, músculo esquelético, riñón, hígado, cerebro e intestino; efecto B_2). Este efecto puede ser debido a una acción directa o bien a su capacidad de liberar NO y prostaciclina (PGI_2), pudiendo conducir a una disminución de la presión arterial sistémica y taquicardia refleja. También pueden causar relajación venular (efecto B_2). En la microcirculación, las cininas aumentan la permeabilidad vascular (efecto B_2) por contracción de células endoteliales, con desarrollo de edema. Sin embargo, pueden causar contracción en las grandes arterias de conducción y las grandes venas (efecto B_1).

Sistema respiratorio. Las cininas parecen participar en trastornos alérgicos como el asma o la rinitis. En individuos asmáticos, la administración de bradicinina produce broncoconstricción (efecto B_2).

Riñón. Las cininas incrementan el flujo renal e inhiben la reabsorción de Na^+ en el túbulo colector, favoreciendo la natriuresis.

❗ Dolor. Las cininas son agentes algésicos; estimulan las terminaciones nerviosas sensitivas y provocan la liberación de distintos neuropéptidos. En procesos agudos estos efectos están mediados por el receptor B_2, mientras que en inflamación crónica parece que aumentan el número y la activación de receptores B_1.

Inflamación. La bradicinina participa en la inflamación activando el endotelio y promoviendo vasodilatación y aumento de la permeabilidad vascular. Produce los cuatro signos clásicos de la inflamación (rubor, calor, dolor y tumor). Contribuye a la inflamación local y la hiperreactividad tisular en rinitis alérgica, asma y anafilaxis. También está implicada en el angioedema hereditario o adquirido (uso de inhibidores de la ECA). Datos experimentales también involucran a las cininas en otras enfermedades inflamatorias crónicas, como la gota, la artritis reumatoide, el *shock* endotóxico o la enfermedad inflamatoria intestinal.

Modulación farmacológica

Los fármacos que alteran el sistema de las cininas se encuentran en el mercado, pero ninguno muestra una amplia aplicación clínica.

Inhibición de la actividad de la calicreína

La proteína plasmática C1-INH es el principal regulador de la activación de los sistemas de contacto y del complemento, ya que bloquea la calicreína activada (necesaria para la generación de bradicinina). El angioedema hereditario se caracteriza por una deficiencia de la C1-INH, por lo que los pacientes pueden presentar una activación descontrolada de la proteasa C1 esterasa. Como consecuencia, esta anomalía conlleva una sobreproducción de mediadores inflamatorios, que se manifiesta clínicamente en la aparición de crisis aguda de angioedema.

La **aprotinina** es un inhibidor competitivo de distintas proteasas, como calicreína, tripsina y plasmina, y de algunos factores de la coagulación. Es un péptido de 58 aminoácidos obtenido de pulmones bovinos. En 2007 se suspendió su comercialización, debido a que se detectó un incremento de la morbimortalidad renal al emplearse en pacientes sometidos a cirugía cardíaca extracorpórea para reducir el sangrado. Sin embargo, se puede encontrar actualmente **aprotinina** en la composición de algunas soluciones para adhesivo tisular (para aumentar la duración del coágulo) indicadas como sellante de tejidos para adherir o sellar tejido subcutáneo en cirugía plástica, reconstructiva o de quemados (sustituto o adyuvante de las suturas o de las grapas). La **ecalantida** es un inhibidor reversible de la calicreína, que fue aprobado por la *Food and Drug Administration* (FDA) para el tratamiento sintomático de crisis agudas de angioedema hereditario en pacientes mayores de 16 años, aunque este fármaco está aprobado por la Agencia Europea de Medicamentos (EMA).

Sin embargo, otros medicamentos moduladores de la actividad de la calicreína han entrado en el mercado español en los últimos años. Por ejemplo, **Conestat alfa** (un análogo de la C1-INH humana; pacientes ≥ 2 años de edad) y **lanadelumab** (un anticuerpo monoclonal totalmente humano frente a la calicreína; pacientes ≥ 12 años de edad) han sido aprobados por la Agencia Española de Medicamentos y Productos Sanitarios (AEMPS), en 2019 y 2020 respectivamente, para el tratamiento de las crisis agudas de angioedema en pacientes con angioedema hereditario.

Antagonistas de los receptores de las cininas

Se dispone de antagonistas selectivos de los receptores B_1 y B_2 de la bradicinina, aunque la mayoría está en fase de desarrollo y evaluación clínica. El único antagonista selectivo del receptor B_2 comercializado es el **icatibanto**. Es un decapéptido que se administra por vía subcutánea, empleado en el tratamiento sintomático de crisis agudas de angioedema hereditario en adultos. Otros antagonistas se encuentran actualmente en fase II y III de ensayos clínicos, con posibles indicaciones para el tratamiento del traumatismo cerebral (**deltibant y anatibant**) o de la osteoartritis (**fasitibant**). Asimismo, este grupo farmacológico mostrará, probablemente, mayores aplicaciones clínicas en un futuro.

FACTOR ACTIVADOR DE LAS PLAQUETAS

El factor activador de plaquetas (PAF) fue descrito por primera vez en 1974 como un mediador liberado por leucocitos que inducía activación y agregación plaquetaria. Es un derivado fosfolipídico que presenta la estructura química de 1-*O*-alquil-2-acetil-*sn*-glicero-3-fosfocolina. Actualmente se le atribuyen numerosas funciones biológicas, principalmente en la inflamación (**fig. 29-5**).

Es sintetizado en respuesta a la estimulación por una gran variedad de células (plaquetas, endotelio, neutrófilos, eosinófilos, monocitos, macrófagos, mastocitos, basófilos, diferentes células renales, etc.). Su síntesis se realiza por dos vías: la de remodelado y la *de novo*. En la de remodelado se sintetiza a partir del precursor 1-alquil-2-acil-*sn*-glicero-3-fosfocolina, presente abundantemente en las membranas celulares. La acción de la PLA_2 libera el residuo acilo en posición 2 y se forma el liso-PAF. El liso-PAF es posteriormente acetilado por la enzima acetil-CoA-liso-PAF-acetiltransferasa, generándose PAF. En la síntesis *de novo* interviene el precursor 1-*O*-alquil-2-liso-*sn*-glicero-3-P, el cual, por reacciones secuenciales de acilación, pérdida del grupo fosfato y transferencia de fosfocolina, se transforma en PAF. Esta vía da lugar a concentraciones fisiológicas de PAF. La inactivación del PAF se lleva a cabo de manera secuencial por las enzimas PAF-acetilhidrolasa y la liso-PAF-acetiltransferasa.

Mecanismo de acción del PAF

El PAF ejerce su acción interaccionando con su receptor específico acoplado a proteínas G, el cual está ampliamente distribuido en distintas células del organismo. Sus acciones ocurren principalmente a través de mecanismos asociados a proteínas G_q y G_i. La interacción con la proteína G_q activa la PLC, con la consiguiente formación de IP_3 y DAG y aumento del calcio intracelular (**v. fig. 29-5**). Se activa la PLA_2, liberándose ácido araquidónico. Por otro mecanismo minoritario, a través de la proteína G_i, se inhibe el aumento en AMPc, inactivándose la PKA.

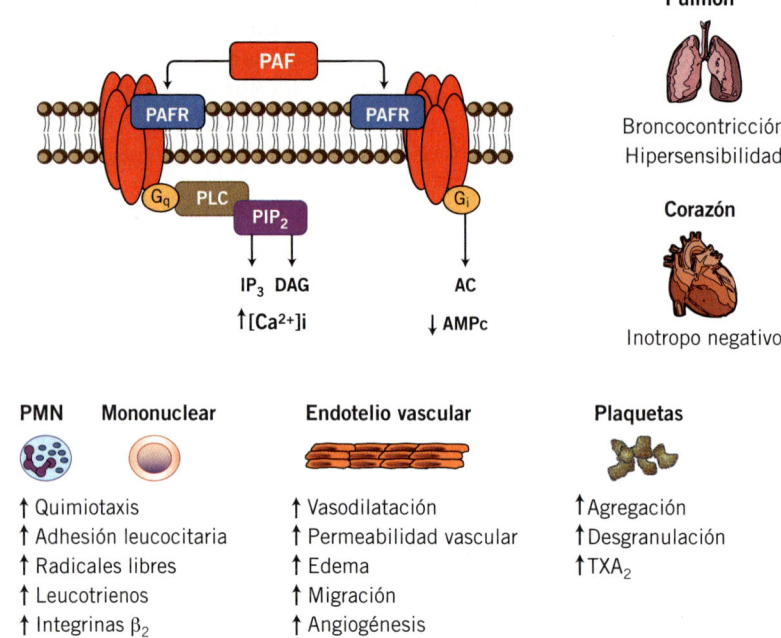

Figura 29-5. Cascada de señalización del factor activador de plaquetas (PAF) a través de la interacción con su receptor (PAFR) y sus principales efectos. AC: adenililciclasa; AMPc: adenosinmonofosfato cíclico; DAG: diacilglicerol; IP$_3$: Inositol-trifosfato; PIP$_2$: fosfatidilinositol-4,5-difosfato; PLC: fosfolipasa C; PMN: polimorfonuclear; TXA$_2$: tromboxano A$_2$.

Acciones fisiopatológicas

Los individuos sanos presentan niveles plasmáticos basales reducidos de PAF para mantener las funciones homeostáticas. Sin embargo, estos niveles aumentan en algunas enfermedades como la cirrosis hepática, la coagulación intravascular diseminada o la anafilaxia aguda. Además, la deficiencia de PAF-acetilhidrolasa (una de las enzimas responsables de la inactivación de PAF) se ha relacionado con enfermedades alérgicas.

El PAF presenta un gran número de propiedades **proinflamatorias (v. fig. 29-5)**. Es un **factor quimiotáctico** inespecífico que induce adhesión leucocitaria debido a su presencia en la superficie endotelial. Promueve la activación de leucocitos causando la generación de radicales libres, leucotrienos y otros mediadores, agregación, desgranulación y aumento de expresión de integrinas β$_2$.

En las plaquetas produce activación, agregación y desgranulación y provoca la liberación de tromboxano A$_2$ (TXA$_2$). Aunque puede contribuir en procesos tromboembólicos, no es un mediador independiente de la agregación plaquetaria.

El PAF aumenta la permeabilidad vascular y la formación de edema. Si bien es un vasodilatador potente en la mayoría de los lechos vasculares, también puede causar vasoconstricción dependiendo de la concentración, el territorio y la presencia de leucocitos y plaquetas. Asimismo, puede activar el endotelio vascular promoviendo la migración de las células endoteliales y estimular la angiogénesis.

A nivel pulmonar, el PAF induce la liberación mastocitaria de histamina y prostaglandinas, contribuye a la formación excesiva de mucosidad bronquial, produce broncoconstricción y aumenta la permeabilidad vascular de los vasos sanguíneos pulmonares. En asmáticos, parece tener un papel importante en la hipersensibilidad bronquial. De hecho, se

han descrito niveles elevados de PAF en muestras de esputo y lavado broncoalveolar de pacientes asmáticos durante el ataque de asma y tras la exposición a alérgenos. Esto se debe probablemente a una deficiencia en PAF-acetilhidrolasa en estos pacientes, ya que los niveles de esta enzima se han correlacionado inversamente con la gravedad del asma en algunos estudios.

Además, también se ha relacionado el PAF con otras reacciones alérgicas, tales como la rinitis alérgica, la urticaria crónica y las alergias alimentarias. Este mediador pleiotrópico también produce contracción de músculo liso gastrointestinal y uterino y es ulcerogénico.

Estudios recientes relacionan el PAF con la enfermedad coronaria, la patología vascular y el proceso neurodegenerativo asociado. Existen evidencias que sugieren que los efectos locales y sistémicos de este mediador contribuyen a la progresión de la insuficiencia cardíaca, ya que presenta un efecto inotropo negativo y puede inducir arritmias.

Antagonistas del receptor del factor activador de plaquetas

Curiosamente, a pesar de su relevancia potencial como diana terapéutica, no se han estudiado inhibidores específicos del PAF en humanos. Es cierto que se han desarrollado un gran número de antagonistas del receptor del PAF, tanto de origen natural como de síntesis química, pero, aunque la mayoría inhiben las acciones de este mediador en diferentes modelos experimentales, su eficacia clínica en el momento actual es nula. Esto se debe, probablemente, a la complejidad de las patologías en las que el PAF está implicado.

Simplemente mencionar dos antagonistas del receptor del PAF de origen natural: el **ginkgólido B** aislado de la hoja

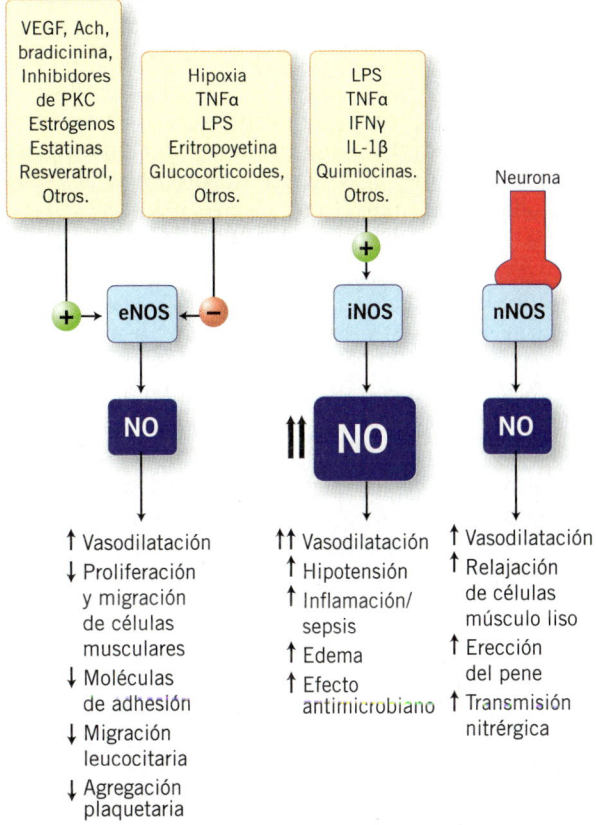

Figura 29-6. Isoformas de la óxido nítrico-sintasa (NOS) y principales efectos. eNOS: NOS endotelial; IFN-γ: interferón gamma; IL-1β: interleucina 1 β; iNOS: NOS inducible; LPS: lipopolisacárido bacteriano; nNOS: NOS neuronal; PKC: proteincinasa C; TNF-α: factor de necrosis tumoral alfa; VEGF: factor de crecimiento vascular endotelial.

del *Ginkgo biloba* y la **kadsurenona**, un lignano aislado de *Piper futokadsurae*. Sin embargo, los medicamentos a base de extracto de *Ginkgo biloba* comercializados actualmente en España no están indicados en el tratamiento o control de alergias, sino más bien en la mejora del deterioro cognitivo asociado a la edad. De hecho, la **kadsurenona** ya no se comercializa como medicamento en España. Por otro lado, la **rupatadina**, un antihistamínico de segunda generación mencionado anteriormente, ha demostrado poseer también un efecto anti-PAF. Este doble mecanismo de acción ha mostrado resultados prometedores, ya que bloquea los síntomas nasales e inhibe la activación de los mastocitos inducida por el PAF, en comparación con otros fármacos antihistamínicos.

Estudios recientes en modelos experimentales con antagonistas del PAF o en animales carentes del receptor del PAF parecen indicar que estos receptores podrían representar una diana terapéutica en el tratamiento del dolor neuropático, de infecciones respiratorias y de lesiones hepáticas.

ÓXIDO NÍTRICO

El óxido nítrico (NO), inicialmente denominado factor relajante derivado del endotelio (EDRF), es una molécula que actúa en la señalización de numerosos procesos biológicos. Se trata de un gas lábil, con una semivida de 3-8 segundos, que difunde desde las células endoteliales a las células de músculo liso de la pared vascular. Allí estimula a la guanililciclasa (GC), una enzima soluble que cataliza la formación de guanosinmonofosfato cíclico (GMPc) a partir de guanosintrifosfato (GTP), dando lugar a vasodilatación. Asimismo, se han descrito funciones del NO independientes de la señalización por GC. Además de ser producido en el sistema cardiovascular, también se genera en los sistemas nervioso, digestivo e inmunitario, entre otros, donde ejerce una variedad de acciones biológicas en condiciones fisiológicas y patológicas (**fig. 29-6**).

La biosíntesis del NO se lleva a cabo mediante la oxidación enzimática del aminoácido L-arginina, que da como subproductos L-citrulina y NO. Su síntesis se realiza a través de la acción de la enzima oxido nítrico-sintasa (NOS). Hasta el momento, se han descrito cuatro isoformas diferentes de la NOS que presentan una elevada homología estructural: la endotelial (eNOS o NOS de tipo III), la neuronal (nNOS o NOS de tipo I), la inducible (iNOS o NOS de tipo II) y, de existencia más controvertida, la mitocondrial

(mtNOS o NOS de tipo IV). La nNOS y la eNOS están expresadas constitutivamente en muchos tejidos, sobre todo neuronas y vasos, y su activación es dependiente del calcio intracelular en presencia de calmodulina. La iNOS es inducible y su expresión aumenta en respuesta a citocinas, quimiocinas o microorganismos y su activación es independiente del calcio.

La nNOS se localiza mayoritariamente en neuronas tanto centrales como periféricas. Sus funciones incluyen, entre otras: plasticidad sináptica en el SNC, regulación central de la presión arterial, relajación del músculo liso y vasodilatación a través de los nervios nitrérgicos periféricos. Los nervios nitrérgicos son de especial importancia en la relajación de los músculos en los cuerpos cavernosos y la erección del pene. Los inhibidores de la fosfodiesterasa 5 (PDE-5) (**sildenafilo**, **vardenafilo**, **tadalafilo** y **avanafilo**; v. cap. 25) requieren una actividad residual de la nNOS para su acción.

La iNOS se expresa principalmente en células del sistema inmunitario (macrófagos, hepatocitos, neutrófilos, células de músculo liso y células endoteliales, etc.). En el proceso inflamatorio esta enzima aumenta su expresión en respuesta a diferentes citocinas inflamatorias, como el IFN-γ, el TNF-α y la IL-1β, entre otras. Asimismo, puede ser inducida por quimiocinas o microorganismos invasores. De hecho, un gran estímulo es el lipopolisacárido bacteriano (LPS).

La eNOS se expresa en el endotelio vascular y endocárdico, así como en cardiomiocitos, monocitos y plaquetas. Esta enzima resulta esencial para el control del tono vascular basal. En la última década, diferentes estudios experimentales han demostrado que la eNOS tiene un papel fundamental en el desarrollo cardíaco embrionario y en la morfogénesis de las arterias coronarias. Determinados estímulos, como acetilcolina, bradicinina, factor de crecimiento vascular endotelial (VEGF), inhibidores de la PKC, estrógenos, estatinas o resveratrol, inducen la expresión de la eNOS. Por otro lado, la hipoxia, el TNF-α, el LPS, la eritropoyetina, los glucocorticoides y otros mediadores disminuyen su expresión.

En ocasiones, la eNOS puede generar anión superóxido en lugar de NO, fenómeno denominado *desacoplamiento*, que se debe a una disminución de las concentraciones de L-arginina o del cofactor tetrahidrobiopterina (BH$_4$). Este desacoplamiento ocurre principalmente en estados patológicos como diabetes mellitus, hipercolesterolemia, hipertensión, síndrome metabólico, aterosclerosis o incluso tabaquismo. Asimismo, el NO puede reaccionar rápidamente con residuos de aminoácidos, iones o anión superóxido. Si reacciona con este último da lugar a la formación de peroxinitrito (ONOO$^-$) que puede comportarse como antioxidante en bajas concentraciones o como radical altamente reactivo si éstas aumentan.

En la vasculatura, además de producir vasodilatación, el NO inhibe la proliferación y migración de las células musculares lisas, la expresión de moléculas de adhesión y la migración leucocitaria, la permeabilidad y la agregación plaquetaria y desempeña un importante papel como antioxidante y en el control de la angiogénesis.

El NO está implicado en gran cantidad de trastornos patológicos, como la enfermedad de Alzheimer, la disfunción de las células β pancreáticas (diabetes *mellitus*), el asma y las enfermedades renal y cardiovascular.

En la actualidad, la farmacología del NO se centra en los fármacos dadores de NO, el NO inhalado y los fármacos que actúan en la cascada de señalización de este gas, como los inhibidores de la PDE-5, enzima responsable de la degradación del GMP$_C$. Los inhibidores de la NOS descritos hasta el momento carecen de aplicación clínica debido a su inespecificidad por las distintas isoformas de la NOS. Entre los dadores de NO cabe citar la **nitroglicerina**, el **mononitrato de isosorbida** o el **nitroprusiato sódico**, los cuales producen relajación de la musculatura lisa y se emplean fundamentalmente como vasodilatadores en terapia cardiovascular (v. cap. 26). El **NO inhalado** reduce la presión de la arteria pulmonar y se emplea en la hipertensión pulmonar, en la hipoxemia aguda y en la reanimación cardiopulmonar. Finalmente, los inhibidores de la PDE-5 (**sildenafilo**, **vardenafilo**, **tadalafilo** y **avanafilo**) son ampliamente empleados en el tratamiento de la disfunción eréctil y de la hipertensión arterial pulmonar. Se está evaluando su posible aplicación en otras enfermedades, como la hipertensión sistémica, la fibrosis quística o la hiperplasia benigna de próstata.

Tabla 29-3. Resumen final

FÁRMACO	FORMA FARMACÉUTICA	INDICACIONES	INTERACCIONES	REACCIONES ADVERSAS
Alimemazina	Gotas orales.	Tratamiento sintomático de la rinitis y conjuntivitis alérgica estacional o perenne, angioedema y urticaria leve.	Aumenta los efectos de depresores del SNC: alcohol, etc. Absorción disminuida por antiácidos y antidiarreicos. Aumenta el efecto de antihipertensivos.	Sedación, somnolencia, sequedad de mucosas, alteración de equilibrio, vértigo, confusión, problemas de concentración, ataxia, problemas de acomodación ocular, midriasis y retención urinaria.
Antazolina	Colirio.	Alivio temporal de la conjuntivitis alérgica, con manifestaciones como enrojecimiento, irritación, picor, quemazón, lagrimeo, tras el contacto con el alergeno, como son: polen, ácaros del polvo, humo del tabaco, resplandor del sol, otros agentes (en combinación con el simpaticomimético vasoconstrictor nafazolina).	Pacientes bajo tratamiento con inhibidores de la mono-aminooxidasa (IMAO) deben usar este medicamento con precaución ya que puede producir una crisis hipertensiva debido al componente simpaticomimético (combinación con nafazolina).	Trastornos oculares: dilatación pupilar, aumento de la presión intraocular, enrojecimiento continuo e irritación. Posibles efectos sistémicos (principalmente simpaticomiméticos debido a la nafazolina) debidos a la absorción.
Bilastina	Comprimidos.	Tratamiento sintomático de la rinitis y conjuntivitis alérgica estacional o perenne y urticaria.	Aumenta los efectos de depresores del SNC: alcohol, etc. Biodisponibilidad reducida por alimentos y zumo de pomelo.	Sedación, somnolencia y cefaleas.

Continúa

Tabla 29-3. Resumen final *(cont.)*

FÁRMACO	FORMA FARMACÉUTICA	INDICACIONES	INTERACCIONES	REACCIONES ADVERSAS
Cetirizina	Comprimidos, gotas orales solución oral y jarabes	Tratamiento sintomático de la rinitis y conjuntivitis alérgica estacional o perenne y urticaria.	Aumenta los efectos de depresores del SNC: alcohol, etc.	Somnolencia, fatiga, cefalea, sequedad de boca, dolor abdominal, faringitis, náuseas, vértigo, mareo, aumento del apetito y retención urinaria.
Ciproheptadina	Comprimidos, cápsulas, jarabes y soluciones.	Alergia, prurito agudo y crónico, anogenital y varicela.	Aumenta los efectos de depresores del SNC: alcohol, etc. Efectos anticolinérgicos aumentados con otros anticolinérgicos e IMAOs	Sedación, somnolencia, trastorno de coordinación, confusión, excitación, nerviosismo, temblor, irritabilidad, insomnio, parestesia, neuritis, convulsiones, euforia, alucinaciones, histeria, desmayo, rash, edema, sudoración excesiva, urticaria, fotosensibilidad, visión borrosa, diplopía, vértigo, tinnitus, hipotensión, palpitaciones, taquicardia, sequedad de boca, nariz y garganta, retención urinaria y cefalea.
Clorfeniramina	Comprimidos, grageas, cápsulas, granulados, jarabe, solución oral y nasal y colirio.	Tratamiento sintomático de la rinitis y conjuntivitis alérgica estacional o perenne y urticaria.	Aumenta los efectos de depresores del SNC: alcohol, etc.	Somnolencia, fatiga, cefalea, sequedad de boca, dolor abdominal, faringitis, náuseas, vértigo, mareo, aumento del apetito y retención urinaria.
Conestat alfa	Polvo y disolvente para solución inyectable.	Tratamiento de las crisis agudas de angioedema pacientes con angioedema hereditario debido a un déficit de inhibidor de la C1 esterasa.	No destacables.	Náuseas. Con menor frecuencia: irritación de garganta, molestia abdominal, urticaria, cefalea, mareo.
Cromoglicato	Colirio.	Profilaxis y tratamiento sintomático de afecciones oculares de naturaleza alérgica tales como conjuntivitis estacional, conjuntivitis perenne, queratoconjuntivitis vernal y conjuntivitis papilar gigante (inflamación ocular en usuarios de lentes de contacto, prótesis oculares en otras situaciones), en adultos y niños.	No destacables.	Molestia o irritación ocular: secreción ocular, prurito en ocular, lagrimeo aumentado, hiperemia ocular (enrojecimiento de la esclerótica del ojo).
Dexclorfeniramina	Comprimidos, grajeas, jarabes, cremas e inyectables.	Tratamiento sintomático de la rinitis alérgica estacional o perenne, rinitis vasomotora, conjuntivitis, angioedema o urticaria leve. Alivio del eczema alérgico, dermatitis atópica y de contacto, picaduras de insectos, dermografismos y reacciones medicamentosas.	Aumenta los efectos de depresores del SNC: alcohol, etc. Efectos anticolinérgicos aumentados con otros anticolinérgicos e IMAOs. Disminuye la acción de los anticoagulantes orales.	Sedación, somnolencia y cefaleas.
Desloratadina	Comprimidos, liofilizado oral, solución oral y jarabe.	Tratamiento sintomático de la rinitis y conjuntivitis alérgica estacional o perenne y urticaria.	No destacables.	Cansancio, sequedad de boca y cefalea
Difenhidramina	Comprimidos, cápsulas, jarabes, soluciones, chicles, cremas.	Tratamiento sintomático de alergias por polen, animales, polvo u otros agentes. Tratamiento a corto plazo del insomnio.	Aumenta los efectos de depresores del SNC: alcohol, etc. Efectos anticolinérgicos aumentados con otros anticolinérgicos e IMAOs. Potencia efecto fotosensibilizador de otros fármacos.	Aturdimiento, somnolencia, anorexia, náuseas, vómitos, diarrea, estreñimiento, sequedad de boca, nariz y garganta, dificultad urinaria y visión borrosa.

Continúa

Tabla 29-3. Resumen final *(cont.)*

Fármaco	Forma farmacéutica	Indicaciones	Interacciones	Reacciones adversas
Dimenhidrinato	Comprimidos, cápsulas, chicles, soluciones y suspensiones.	Prevención y tratamiento de cinetosis. Tratamiento sintomático de vértigos, mareos y vómitos de origen laberíntico	Aumenta los efectos de depresores del SNC: alcohol, etc. Efectos anticolinérgicos aumentados con otros anticolinérgicos e IMAOs. Potencia el efecto fotosensibilizador de otros fármacos.	Somnolencia, sedación, cefalea, vértigo, mareo; glaucoma, trastornos de la visión (midriasis, visión borrosa, diplopía); náuseas, vómitos, estreñimiento, sequedad de boca; retención urinaria y fotosensibilidad.
Dimetindeno	Gel y emulsión cutánea.	Alivio del prurito asociado a dermatosis, urticaria, picaduras de insectos, pequeñas quemaduras solares y pequeñas quemaduras superficiales.	No destacables.	Sequedad en la piel, sensación de ardor en la piel, dermatitis alérgica.
Doxilamina	Comprimidos, cápsulas y jarabe.	Insomnio ocasional. Tratamiento sintomático de náuseas y vómitos.	Aumenta los efectos de depresores del SNC: alcohol, etc. Efectos anticolinérgicos aumentados con otros anticolinérgicos e IMAOs.	Somnolencia, sequedad de boca, estreñimiento, visión borrosa y retención urinaria.
Ebastina	Comprimidos, cápsulas, liofilizados y soluciones orales.	Tratamiento sintomático de la rinitis alérgica estacional o perenne asociada o no a conjuntivitis alérgica, urticaria crónica idiopática y dermatitis alérgica.	Fármacos que incrementen intervalo QT o inhibidores de CYP450, tales como antifúngicos azólicos y antibióticos macrólidos.	Somnolencia y sequedad de boca.
Fexofenadina	Comprimidos.	Tratamiento sintomático de la rinitis alérgica estacional o perenne y urticaria crónica idiopática.	Fármacos inhibidores de CYP450, tales como antifúngicos azólicos y antibióticos macrólidos.	Somnolencia, cefalea, mareos y náuseas.
Hidroxizina	Comprimidos, jarabes y grageas.	Tratamiento sintomático de la ansiedad, el prurito y la urticaria. También en la premedicación antes de la anestesia.	Aumenta los efectos de depresores del SNC: alcohol, etc. Efectos anticolinérgicos aumentados con otros anticolinérgicos e IMAOs.	Somnolencia, sedación, cefalea, fatiga y sequedad de boca.
Icatibanto	Solución inyectable.	Tratamiento sintomático de crisis agudas de angioedema hereditario.	Contraindicados con IECAs.	Mareo, cefalea, náuseas, erupción, eritema y prurito.
Lanadelumab	Solución inyectable.	Prevención rutinaria de las crisis recurrentes de angioedema hereditario.	No destacables.	Reacción en el lugar de inyección (dolor, eritema).
Levocabastina	Colirio y suspensión para nebulización nasal.	Tratamiento sintomático de la rinitis alérgica.	No destacables.	Somnolencia, cefalea, mareo, dolor faringolaríngeo, epistaxis, tos y náuseas.
Levocetirizina	Comprimidos y, soluciones orales.	Tratamiento sintomático de la rinitis alérgica y urticaria.	En pacientes sensibles, aumenta los efectos de depresores del SNC. Su velocidad de absorción disminuye por alimentos.	Somnolencia, cefalea, fatiga, astenia y sequedad de boca.
Loratadina	Comprimidos, cápsulas, jarabes y, soluciones orales.	Tratamiento sintomático de la rinitis alérgica y urticaria.	Fármacos inhibidores de CYP450, tales como antifúngicos azólicos y antibióticos macrólidos.	Somnolencia, cefalea y aumento de apetito. En niños, cefalea y nerviosismo.

Continúa

Tabla 29-3. Resumen final *(cont.)*

FÁRMACO	FORMA FARMACÉUTICA	INDICACIONES	INTERACCIONES	REACCIONES ADVERSAS
Ketotifeno	Colirio, comprimidos y, soluciones orales	Profilaxis de asma bronquial. Profilaxis y tratamiento sintomático de la rinitis y conjuntivitis alérgica estacional y urticaria.	Aumenta los efectos de los depresores del SNC: alcohol, etc.	Sedación, sequedad de boca y mareos. Ardor, escozor y queratitis punctata. En niños, excitación, irritabilidad, insomnio y nerviosismo.
Meclozina	Comprimidos, jarabes, y chicles.	Tratamiento sintomático de náuseas y vómito asociados a la cinetosis.	Aumenta los efectos de depresores del SNC: alcohol, etc. Efectos anticolinérgicos aumentados con otros anticolinérgicos e IMAOs.	Somnolencia, fatiga, sequedad de boca y visión borrosa.
Mepiramina	Cápsulas, gotas, jarabes, soluciones inyectables y orales.	Tratamiento de la broncoconstricción en bronquitis aguda y crónica. Tratamiento sintomático del resfriado y síntomas menstruales en combinación con otros fármacos. Tratamiento sintomático de la urticaria y picaduras de insectos.	Aumenta los efectos de depresores del SNC: alcohol, etc. Efectos anticolinérgicos aumentados con otros anticolinérgicos e IMAOs	Somnolencia, sedación, sequedad de boca, visión borrosa, confusión, tinnitus y retención urinaria.
Mizolastina	Comprimidos.	Tratamiento sintomático de la rinitis alérgica estacional o perenne y urticaria.	Fármacos inhibidores de CYP450, tales como antifúngicos azólicos y antibióticos macrólidos.	Somnolencia, cefalea, fatiga, astenia y sequedad de boca, aumento de apetito, dolor abdominal, dispepsia y diarrea.
Nedocromilo	Colirio.	Profilaxis y tratamiento sintomático de afecciones oculares de naturaleza alérgica tales como conjuntivitis estacional, conjuntivitis perenne, queratoconjuntivitis vernal y conjuntivitis papilar gigante (inflamación ocular en usuarios de lentes de contacto, prótesis oculares en otras situaciones), en adultos y niños.	No destacables.	Irritación local leve (quemazón, sensación de cuerpo extraño).
Olopatadina	Colirio.	Tratamiento sintomático de la conjuntivitis alérgica estacional.	No destacables.	Cefalea, dolor ocular, irritación ocular, sequedad nasal y fatiga.
Prometazina	Soluciones orales e inyectables, jarabes, cremas.	Tratamiento sintomático de la rinitis alérgica estacional o perenne, conjuntivitis alérgica, angioedema y urticaria leve. Náuseas, vómitos graves y prolongados de etiología conocida. Tratamiento sintomático de náuseas y vómito asociados a la cinetosis. Dermatitis de contacto, eritema solar, quemaduras, prurito, picadura de insectos.	Aumenta los efectos de depresores del SNC: alcohol, etc. Efectos anticolinérgicos aumentados con otros anticolinérgicos e IMAOs. Aumenta el riesgo de "torsades de pointes" con sultoprida. Absorción reducida por: antidiarreicos y antiácidos (sales de aluminio)	Somnolencia, sedación, sequedad de boca, fatiga y astenia.
Rupatadina	Comprimidos y soluciones orales.	Tratamiento sintomático de la rinitis alérgica y urticaria.	Fármacos inhibidores de CYP450, tales como antifúngicos azólicos y antibióticos macrólidos. Incrementa efectos del alcohol.	Somnolencia, cefalea, vértigo, sequedad de boca, fatiga y astenia.

Continúa

Tabla 29-3. Resumen final *(cont.)*

FÁRMACO	FORMA FARMACÉUTICA	INDICACIONES	INTERACCIONES	REACCIONES ADVERSAS
Tripelenamina	Barra cutánea.	Alivio temporal del prurito, dolor o escozor debido a picaduras de insectos o por contacto con medusas u ortigas, o picor por irritaciones leves de la piel.	No destacables.	Irritación y reacciones alérgicas leves, generalmente de naturaleza alérgica de contacto.
Triprolidina	Solución oral y jarabe.	Alivio sintomático de la tos improductiva (tos irritativa, tos nerviosa) acompañada de rinorrea y congestión nasal asociadas a resfriado común y gripe (en combinación con el simpaticomimético vasoconstrictor pseudoefedrina, y con el antitusivo dextrometorfano).	Aumenta los efectos de depresores del SNC: alcohol, etc. Efectos anticolinérgicos aumentados con otros anticolinérgicos e IMAOs.	Somnolencia, mareo, debilidad muscular, descoordinación, temblor, visión borrosa. Sequedad de nariz y garganta, espesamiento de las mucosidades. Trastornos cardiovasculares, gastrointestinales y urinarios.

BIBLIOGRAFÍA

Björkqvist J, Sala-Cunill A, Renné T. Hereditary angioedema: a bradykinin-mediated swelling disorder. Thromb Haemost 2013; 109: 368-74.

Bongers G, de Esch I, Leurs R. Molecular pharmacology of the four histamine receptors. Adv Exp Med Biol 2010; 709: 11-9.

Caballero T. Treatment of Hereditary Angioedema. J Investig Allergol Clin Immunol 2021; 31(1): 1-16.

Cau SB, Carneiro FS, Tostes RC. Differential modulation of nitric oxide synthases in aging: therapeutic opportunities. Front Physiol 2012; 3: 218.

Church MK, Church DS. Pharmacology of antihistamines. Indian J Dermatol 2013; 58: 219-24.

Cicardi M, Banerji A, Bracho F, Malbrán A, Rosenkranz B, Riedl M, et al. Icatibant, a new bradykinin-receptor antagonist, in hereditary angioedema. N Engl J Med 2010; 363: 532-41.

Criado PR, Criado RF, Maruta CW, Machado Filho Cd. Histamine, histamine receptors and antihistamines: new concepts. An Bras Dermatol 2010; 85: 195-210.

Durán WN, Breslin JW, Sánchez FA. The NO cascade, eNOS location, and microvascular permeability. Cardiovasc Res 2010; 87: 254-61.

Elieh Ali Komi D, Rambasek T, Bielory L. Clinical implications of mast cell involvement in allergic conjunctivitis. Allergy 2018; 73(3): 528-39.

Finn DF, Walsh JJ. Twenty-first century mast cell stabilizers. Br J Pharmacol 2013; 170: 23-37.

Jutel M, Akdis M, Akdis CA. Histamine, histamine receptors and their role in immune pathology. Clin Exp Allergy 2009; 39: 1786-800.

Kawauchi H, Yanai K, Wang DY, Itahashi K, Okubo K. Antihistamines for Allergic Rhinitis Treatment from the Viewpoint of Nonsedative Properties. Int J Mol Sci 2019; 20(1): 213.

Li L, Liu R, Peng C, Chen X, Li J. Pharmacogenomics for the efficacy and side effects of antihistamines. Exp Dermatol 2022; 31(7): 993-1004.

Lieberman P. The basics of histamine biology. Ann Allergy Asthma Immunol 2011; 106(2 Suppl): S2-S5.

Masini D, Lopes-Aguiar C, Bonito-Oliva A, et al. The histamine H3 receptor antagonist thioperamide rescues circadian rhythm and memory function in experimental parkinsonism. Transl Psychiatry 2017; 7(4): e1088.

Maurer M, Bader M, Bas M, Bossi F, Cicardi M, Cugno M, Howarth P, Kaplan A, Kojda G, Leeb-Lundberg F, Lötvall J, Magerl M. New topics in bradykinin research. Allergy 2011; 66: 397-1406.

Muñoz-Cano RM, Casas-Saucedo R, Valero Santiago A, Bobolea I, Ribó P, Mullol J. Platelet-Activating Factor (PAF) in Allergic Rhinitis: Clinical and Therapeutic Implications. J Clin Med 2019; 8(9): 1338.

Ridolo E, Montagni M, Bonzano L, Incorvaia C, Canonica GW. Bilastine: new insight into antihistamine treatment. Clin Mol Allergy 2015; 13(1): 1.

Saheera S, Potnuri AG, Guha A, Palaniyandi SS, Thandavarayan RA. Histamine 2 receptors in cardiovascular biology: A friend for the heart. Drug Discov Today 2022 Jan; 27(1): 234-45.

Seifert R, Strasser A, Schneider EH, Neumann D, Dove S, Buschauer A. Molecular and cellular analysis of human histamine receptor subtypes. Trends Pharmacol Sci 2013; 34: 33-58.

Shen JK, Zhang HT. Function and structure of bradykinin receptor 2 for drug discovery. Acta Pharmacol Sin 2023; 44(3): 489-98.

Simons FE, Simons KJ. Histamine and H1-antihistamines: celebrating a century of progress. J Allergy Clin Immunol 2011; 128: 1139-50.

Smuda C, Bryce PJ. New Developments in the Use of Histamine and Histamine Receptors. Curr Allergy Asthma Rep 2011; 11: 94-100.

Stafforini DM. Biology of platelet-activating factor acetylhydrolase (PAF-AH, lipoprotein associated phospholipase A2). Cardiovasc Drugs Ther 2009; 23(1): 73-83.

Singh P, Singh IN, Mondal SC, Singh L, Garg VK. Platelet-activating factor (PAF)-antagonists of natural origin. Fitoterapia 2013; 84: 180-201.

Thurmond RL, Gelfand EW, Dunford PJ. The role of histamine H_1 and H_4 receptors in allergic inflammation: the search for new antihistamines. Nat Rev Drug Discov 2008; 7(1): 41-53.

Farmacología de los eicosanoides

30

R. A. Díez Granado y N. A. Terragno

INTRODUCCIÓN

Los mediadores biológicos más importantes derivados de los fosfolípidos de membrana son los **eicosanoides** y el **factor activador de las plaquetas** (PAF), que se trata en el capítulo 29.

 Los eicosanoides (prostaglandinas, prostaciclinas, tromboxanos, leucotrienos, lipoxinas, hepoxilinas, ácidos epoxieicosatrienoicos o epóxidos y ácidos hidroxieicosatetraenoicos) se forman a partir de moléculas de 20 carbonos, por tres vías enzimáticas diferentes: *a)* la vía de las ciclooxigenasas (COX), *b)* la vía de las lipooxigenasas (LOX) y *c)* la vía del citocromo P-450 (CYP)-monooxigenasa. En forma no enzimática, por el ataque de radicales libres (como el hidroxilo y el hidroperoxilo, particularmente relevantes a nivel ocular y en neurodegeneración), el ácido araquidónico puede ser peroxidado a isoprostanos (fig. 30-1). Estos eicosanoides, que son producidos por la mayoría de los tejidos, se detectan en los fluidos biológicos y actúan como moduladores y mediadores de procesos fisiológicos y patológicos del organismo.

ORIGEN Y ESTRUCTURA QUÍMICA

▸▸ Las **prostaglandinas** (PG), los **tromboxanos** (TX), los **leucotrienos** (LT), las **lipoxinas** (LX), las **hepoxilinas** (HX), los **ácidos epoxieicosatrienoicos** (EET) y los **ácidos hidroxieicosatetraenoicos** (HETE) derivan de tres ácidos grasos esenciales de 20 carbonos: *a)* el **ácido dihomo-γ-linolénico** (ADHGL), que tiene tres enlaces dobles y origi-

na los *prostanoides de la serie 1* y los *leucotrienos de la serie 3,* como PGE_1, TXA_1 y LTA_3; *b)* el **ácido araquidónico**, que tiene cuatro enlaces dobles y origina los *prostanoides de la serie 2*, como PGI_2, PGE_2 y TXA_2, los *leucotrienos de la serie 4*, como LTA_4 y LTB_4, y los *EET* y *HETE*, y *c)* el **ácido eicosapentanoico** (AEPE), que contiene cinco enlaces dobles y origina los *prostanoides de la serie 3* y los *leucotrienos de la serie 5,* como PGE_3, TXA_3 y LTA_5.

Por ser el **ácido araquidónico** el precursor más importante y abundante en el hombre, en este capítulo se tratarán los derivados prostanoides de la serie 2 y de los leucotrienos de la serie 4 (v. fig. 30-1), que son los eicosanoides de mayor importancia biológica.

En el organismo, la mayor parte del ácido araquidónico tisular se encuentra esterificado en la posición 2' de los fosfolípidos de la membrana celular y es liberado por una reacción de desacilación dependiente de calcio, en la cual intervienen fosfolipasas específicas activadas por diferentes estímulos.

La enzima más abundante para la liberación del ácido araquidónico es la fosfolipasa A_2; no obstante, en las plaquetas otras enzimas, como la fosfolipasa C y la diglicérido-lipasa, liberan el ácido araquidónico durante el proceso de agregación plaquetaria. La enzima colesterol-esterasa, estimulada por la hormona luteinizante, también produce liberación de ácido araquidónico a partir de los ésteres del colesterol. La fosfolipasa A_2 no es una única proteína sino una superfamilia de enzimas con más de 30 miembros, entre los cuales la más numerosa es la familia de las fosfolipasas A_2 secretoras, típicamente de bajo peso molecular y calcio-dependientes, cuyos miembros participan en múltiples procesos biológicos, regulando la producción de mediadores lipídicos proinflamatorios y antiinflamatorios, el remodelamiento de las membranas, la degradación de fosfolípidos exógenos (en microbios y alimentos) y la modificación de componentes lipídicos extracelulares.

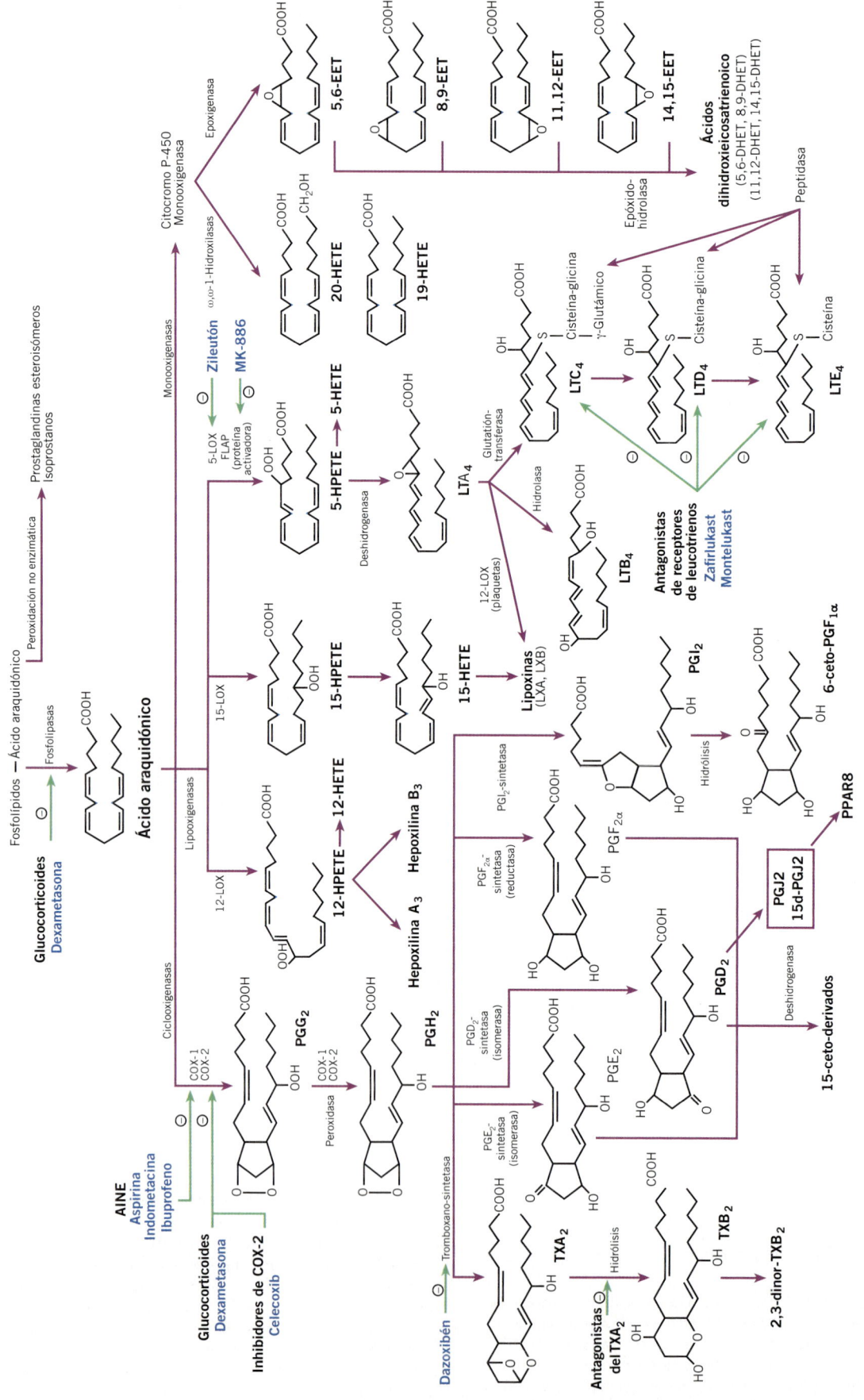

Figura 30-1. Biosíntesis de eicosanoides.

Aunque la interacción es variable, al igual que sus consecuencias, en general los **corticoides** reducen la cantidad de fosfolipasa A_2 y/o inhiben su actividad, disminuyendo la síntesis de eicosanoides. La transformación del ácido araquidónico a sus diferentes productos metabólicos depende del tipo de enzimas y cofactores presentes en cada célula.

Las **prostaglandinas** son ácidos grasos no saturados de 20 carbonos con un anillo ciclopentano y dos cadenas laterales cuyo esqueleto básico es el ácido prostanoico.

Las prostaglandinas se diferencian entre sí por las sustituciones en el anillo ciclopentano que las caracteriza: las prostaglandinas E y D son hidroxicetonas, y las prostaglandinas F son 1,3-dioles; la posición del grupo OH en el carbono 9 determina la forma α o β del compuesto. La **prostaciclina** (PGI_2) tiene un doble anillo que se forma por un puente entre los carbonos 6 y 9. Los **tromboxanos** se diferencian de las prostaglandinas por tener un anillo oxano **(v. fig. 30-1)**.

El interés centrado inicialmente en la PGE y la PGF cambió al identificarse sus precursores, los **endoperóxidos cíclicos PGG₂ y PGH₂**, de los cuales derivan no sólo las prostaglandinas PGE₂, PGF₂ y PGD₂, sino también otros compuestos altamente inestables, como el TXA₂, que es liberado durante el proceso de agregación plaquetaria, y la PGI₂, que es sintetizada por las células endoteliales de los vasos sanguíneos.

En 1979 se descubrieron otros derivados del ácido araquidónico, que carecen de estructura cíclica, originados por la acción enzimática de diferentes tipos de lipooxigenasas, a los que se denominó leucotrienos o ácido hidroperoxieicosatrienoico (HPETE). Se los designó **leucotrienos** por ser los leucocitos el lugar de síntesis más abundante y por tener tres dobles enlaces alternantes, que constituyen una función trieno conjugada **(v. fig. 30-1)**.

El ácido araquidónico puede también ser metabolizado por la enzima citocromo P-450 (CYP)-monooxigenasa a los EET o epóxidos por vía epoxigenasa y a los HETE por vía ω-hidroxilasa y ω-1-hidroxilasa **(v. fig. 30-1)**.

La hidroxilación (ω y ω-1) del ácido araquidónico por la vía de la CYP-hidroxilasa genera el 19-HETE y el 20-HETE, siendo este último el de mayor importancia biológica.

Adicionalmente, el ácido araquidónico puede ser nitrado por especies reactivas derivadas del óxido nítrico, y el producto resultante (ácido nitroaraquidónico) funciona como inhibidor de las PGH₂ sintetasa (ciclooxigenasa).

BIOSÍNTESIS Y CATABOLISMO

La liberación de ácido araquidónico se produce por la acción de diferentes estímulos (hormonales, químicos, mecánicos, inmunitarios) sobre receptores de membrana unidos a proteínas G reguladoras, que producen activación de las fosfolipasas y elevación del Ca^{2+} citosólico. El ácido araquidónico liberado es rápidamente oxigenado por varios mecanismos: *a)* **ciclooxigenasas**, enzimas microsomales, COX-1 y COX-2 denominadas endoperóxido-sintetasas, que forman los endoperóxidos inestables PGG₂ y PGH₂, de los cuales derivan los tromboxanos y las prostaglandinas; *b)* **lipooxigenasas**, enzimas citosólicas, LOX, que catalizan la oxidación del ácido araquidónico a sus correspondientes hidroperóxidos (HPETE), de los cuales derivan los leucotrienos, las lipoxinas y las hepoxilinas, siendo los leucotrienos los más importantes, y *c)* **citocromo P450-monooxigenasa**, que metaboliza el ácido araquidónico a los ácidos epoxieicosatrienoicos (EET) o epóxidos y a los ácidos hidroxieicosatetraenoicos (HETE). Existe otro mecanismo de metabolismo del ácido araquidónico: la **peroxidación** producida en forma no enzimática por acción directa de radicales libres que originan la formación de isoprostanos **(v. fig. 30-1)**.

Ciclooxigenasas

Las prostaglandinas se sintetizan en el organismo, principalmente, a partir del ácido araquidónico, por acción de enzimas microsomales denominadas ciclooxigenasas. Las dos más estudiadas son la **COX-1** y la **COX-2**, codificadas por genes diferentes.

Aunque también recibe el nombre de prostaglandina-sintetasa, la COX tiene dos sitios activos diferenciados: por una parte, posee un sitio ciclooxigenasa y, por otra, un sitio peroxidasa, separado del anterior, necesario para que se activen los grupos hemo, que participan en la reacción ciclooxigenasa. La COX es, en realidad, un dímero con dos subunidades idénticas, de forma que tiene dos sitios activos ciclooxigenasa y dos sitios activos peroxidasa. Además, cada subunidad posee un sitio de anclaje a las membranas celulares.

Las dos isoformas de COX tienen importantes diferencias. La COX-1 es constitutiva (significa que está siempre presente en los tejidos) y responde a la estimulación hormonal aumentando 2-4 veces su actividad. Los prostanoides sintetizados por acción de la COX-1 intervienen en procesos fisiológicos de homeostasia, como citoprotección gástrica, mecanismos de regulación del tono vascular, del tono bronquial, de la contracción uterina, de la función renal, de la agregación plaquetaria, etc. **(tabla 30-1)**. Por el contrario, la COX-2 no se encuentra normalmente en los tejidos, sino que es producto de una respuesta rápida de expresión génica que ocurre en células del sistema inmunitario y procesos inflamatorios. Su grado de actividad varía ampliamente, pudiendo ser estimulada 10-20 veces. Es inducida por múltiples estímulos, interleucinas, interferón, factor de necrosis tumoral alfa (TNF-α) y otros mediadores de lesión tisular, así como por hormonas o la privación de sodio. Hay órganos, como el cerebro, el endotelio vascular, el riñón y el hueso, donde la COX-2 se expresa en forma constitutiva **(v. tabla 30-1)**.

Aunque ambas isoenzimas poseen una homología del 60 % en su secuencia aminoacídica, los sitios activos de ambas difieren en un aminoácido (en la posición 523 de la COX-2 hay una valina en lugar de una isoleucina), lo que determina que el centro activo de COX-2 sea un 20 % más amplio que el de COX-1. Además, la COX-2 posee en su centro activo un «bolsillo» interno secundario que no tiene la COX-1 (v. cap. 31).

La COX-1 y la COX-2 son inhibidas en formas diferentes por los fármacos, y esta diferencia desempeña un papel muy importante en la elección del fármaco capaz de controlar el proceso inflamatorio sin producir lesiones gastrointestinales ni alteraciones en la coagulación **(fig. 30-2)**. Los antiinflamatorios esteroideos (p. ej., dexametasona) y no esteroideos (AINE) (p. ej., aspirina, indometacina, naproxeno, diclofenaco, ibuprofeno, etc.) inhiben de forma no selectiva la COX-1 y la COX-2, en tanto que los inhibidores de la COX-2 denominados coxibs (p. ej., celecoxib) inhiben de forma selectiva la COX-2.

La COX-3 es una variante de COX-1 obtenida por un diferente procesamiento al transcribir el mismo gen, cuya importancia en el hombre no ha podido establecerse hasta el momento.

Productos sintetizados por la vía de la ciclooxigenasa

Los primeros productos derivados del ácido araquidónico por acción de las COX son los endoperóxidos cíclicos. En la formación de estos endoperóxidos, las COX actúan de manera secuencial: primero, como endoperoxidasas, producen la oxigenación C9-C11 y la ciclación del ácido araquidónico, con formación de PGG₂ y, posteriormente, por acción del dominio peroxidasa de esta misma enzima, acoplan un grupo hidroxilo en el C15, que transforma la PGG₂ en PGH₂; este grupo C15 hidroxilo es esencial para su actividad biológica **(v. fig. 30-1)**. Los endoperóxidos cíclicos son lábiles, y de ellos derivan las prostaglandinas, los tromboxanos y la prostaciclina **(v. fig. 30-1)**.

La transformación de PGH₂ a prostanoides se lleva a cabo por diferentes vías enzimáticas. La PGE₂ y la PGD₂ se forman por acción de las endoperóxido-isomerasas denominadas PGE₂-sintetasa y PGD₂-sintetasa; la PGF₂ se forma a partir de la PGH₂ por acción de la PGF₂-sintetasa, que tiene actividad reductasa, y también puede hacerlo a partir de la PGE₂ por acción de la enzima 9-ceto-reductasa. La PGI₂ (prostaciclina) se forma a partir de la PGH₂ por la enzima prostaciclina-sintetasa, tiene una semivida de 3 minutos y es hidrolizada a su

Tabla 30-1. Características de las enzimas COX-1 y COX-2		
	COX-1	**COX-2**
Forma de expresión	Constitutiva	Inducida (constitutiva en SNC, riñón, próstata)
Localización cromosómica	Cromosoma 9	Cromosoma 1
Localización en células	Integrantes de proteínas de membranas en retículo endoplásmico y membrana nuclear	Integrantes de proteínas de membranas en retículo endoplásmico y membrana nuclear
Distribución en órganos y tejidos	Riñón, endotelio vascular, plaquetas, mucosa gástrica, intestino	SNC, riñón, ovarios, células epiteliales, sinoviales, condrocitos, fibroblastos y macrófagos
Cinética	K_m y $V_{máx}$ para el metabolismo del AA es similar para ambas enzimas	K_m y $V_{máx}$ para el metabolismo del AA es similar para ambas enzimas
Espectro de actividad	2-4 veces	10-20 veces
Glucocorticoides	No afectan su actividad	Inhiben su actividad
Funciones biológicas relacionadas	Procesos fisiológicos, protección de la mucosa gástrica, hemodinamia renal, función plaquetaria, etc.	Procesos patológicos, dolor, inflamación, artrosis, reproducción (ovulación), hemodinamia renal, etc.
Función enzimática	AA → endoperóxidos PGG_2-PGH_2	AA → endoperóxidos PGG_2-PGH_2
	Los productos finales PGI_2, PGE_2, $PGF_{2\alpha}$, PGD_2 y TXA_2 dependen de las células o los tejidos	Los productos finales PGI_2, PGE_2, $PGF_{2\alpha}$ y PGD_2 dependen de las células o los tejidos
AINE no selectivos (inhibición de la COX-1 y la COX-2)	AAS, indometacina, naproxeno, diclofenaco, ibuprofeno, etc., inhiben en grado diferente la COX-1 y la COX-2 según su actividad en cada tejido	AAS, indometacina, naproxeno, diclofenaco, ibuprofeno, etc., inhiben en grado diferente la COX-1 y la COX-2 según su actividad en cada tejido
Inhibidor COX-2 selectivo	Los coxibs (celecoxib) no afectan su actividad o apenas la influyen	Los coxibs (celecoxib) inhiben selectivamente la COX-2 evitando trastornos gástricos y de sangrado, pero pueden desequilibrar el cociente PGI_2/TXA_2 anti/pro- trombótico

AA: ácido araquidónico; AAS: ácido acetilsalicílico; K_m: constante cinética cuyo valor es igual a la concentración del sustrato (ácido araquidónico) producido a la mitad de la velocidad máxima ($V_{máx}$) de la reacción; SNC: sistema nervioso central. (V. explicación de las restantes siglas en el texto.)

metabolito estable, la 6-ceto-PGF_1 **(v. fig. 30-1)**. Otros derivados de la PGH_2 son los tromboxanos, formados por acción de la enzima tromboxano-sintetasa. El TXA_2 tiene un anillo hexano en lugar del anillo pentano que caracteriza a las prostaglandinas, es muy lábil, con una semivida de 30 segundos, y se hidroliza en sangre por vía no enzimática a su metabolito estable, el TXB_2, producto inactivo.

Productos sintetizados por la vía de la lipooxigenasa

Esta vía de oxigenación del ácido araquidónico se lleva a cabo por acción de LOX, enzimas citosólicas con función de dioxigenasas que incorporan al ácido araquidónico una molécula de oxígeno. Se las designa por la especificidad que tienen para introducir en un carbono determinado el grupo hidroperóxido. En el ser humano se han descrito la 5-LOX, la 12-LOX, la 15-LOX y otras LOX que sólo varían en la posición del grupo hidroperóxido o en su configuración espacial **(v. fig. 30-1)**.

La **5-LOX**, que da origen a productos de gran importancia biológica como los leucotrienos, se expresa principalmente en leucocitos y es muy relevante en la inflamación. Las plaquetas contienen sólo 12-LOX, mientras que los leucocitos contienen la mayoría de ellas. La piel y los epitelios expresan 15-LOX-2, 12-LOX, 12R-LOX y eLOX-3. La LOX-12 neuronal es relevante en el efecto analgésico de los AINE.

Por la acción de estas enzimas sobre el ácido araquidónico, sea la 5, la 12 o la 15, se forman los correspondientes ácidos 5-HPETE, 12-HPETE o 15-HPETE. Los HPETE son muy inestables y se convierten, por vía enzimática o no enzimática, en sus correspondientes productos hidroxilados **(v. fig. 30-1)**.

La formación de leucotrienos se produce por acción de la 5-LOX sobre el ácido araquidónico. La 5-LOX citosólica es inactiva y, para su activación, requiere una proteína activadora componente de la membrana nuclear denominada FLAP (del inglés, *five-lipoxygenase activa-*

ting protein: proteína activadora de la 5-LOX, de expresión en células de progenie mieloide). La importancia de esta proteína activadora en la síntesis de leucotrienos radica en que se ha demostrado que la unión de fármacos en experimentación (como, inicialmente, el ahora retirado MK-886 y el GSK2190915, entre otros) a esta proteína bloquea la formación de leucotrienos **(v. fig. 30-1)** de forma potencialmente útil en clínica.

El primer producto en la síntesis de leucotrienos es el 5-HPETE, formado por la incorporación de un grupo hidroperóxido en el C5 del ácido araquidónico, reacción que es catalizada por la 5-LOX; esta misma enzima por deshidratación transforma el 5-HPETE en LTA_4 (del 5-hidroperóxido al 5,6-epóxido) **(v. fig. 30-1)**.

El LTA_4 es muy inestable y se metaboliza por dos vías diferentes: *a)* por acción de una hidrolasa forma el LTB_4, o *b)* por conjugación con una molécula de glutatión (mediada por la glutatión S-transferasa II, también denominada leucotrieno C_4-sintetasa) se transforma en LTC_4 en los eosinófilos, monocitos y mastocitos. Las siguientes transformaciones de estos leucotrienos se producen extracelularmente por acción de peptidasas que, secuencialmente, degradan la molécula de glutatión: el LTC_4 pierde el ácido glutámico transformándose en LTD_4, y éste pierde la molécula de glicina, originando el LTE_4. Por acción de la enzima 12-LOX, el LTA_4 forma lipoxina.

El compuesto denominado años atrás sustancia de reacción lenta de la anafilaxia (SRS-A; del inglés *slow reacting substance of anaphylaxis*) es una mezcla de LTC_4, LTD_4 y LTE_4, los denominados leucotrienos peptídicos, cisteinil-leucotrienos o leucotrienos cisteínicos **(v. fig. 30-1)**. El LTD_4 y el LTC_4 son potentes broncoconstrictores y están involucrados en procesos de anafilaxis y asma. El LTC_4 y el LTD_4 son agonistas completos de los receptores de cisteinil-leucotrienos 1 y 2 (receptores Cist-LT_1 y Cist-LT_2), en tanto que el LTE_4 es un agonista parcial de esos mismos receptores.

Las **lipoxinas** LXA y LXB son productos que se originan por diferentes tipos de lipooxidación: *a)* en los neutrófilos, por acción secuencial de la 15-LOX-2, la 5-LOX y epoxihidrolasas se forman LXA_4 y LXB_4; *b)* en las plaquetas, el LTA por acción de la enzima 12-LOX

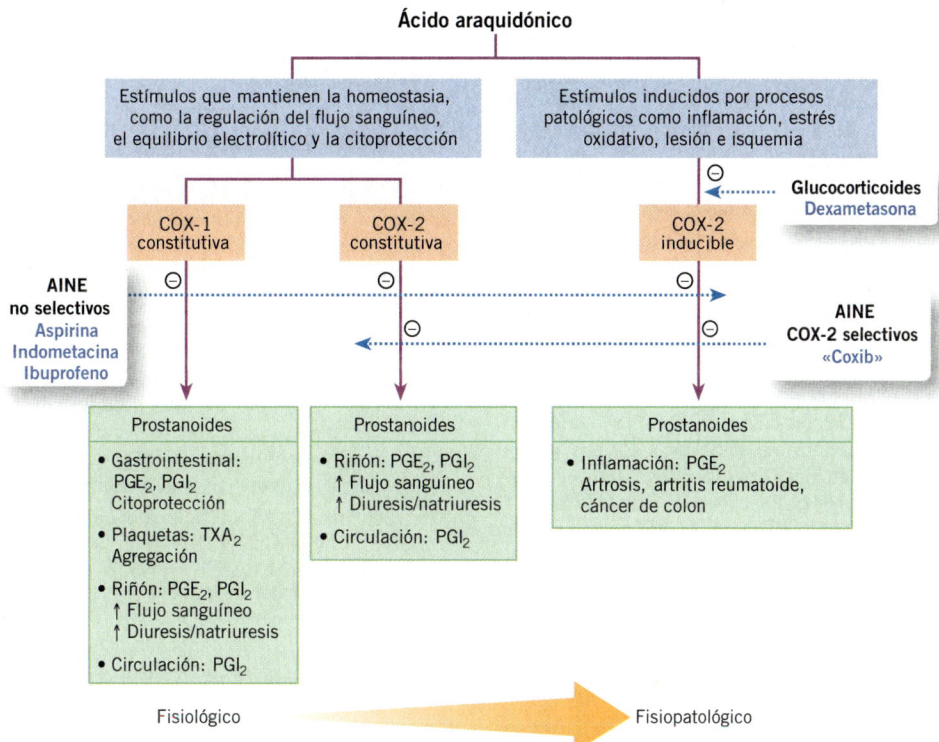

Figura 30-2. Diferencias biológicas de la COX-1 y la COX-2.

forma lipoxinas, y *c)* en los leucocitos, por acción de la COX-2 aceti-lada por aspirina y por la acción enzimática de la 5-LOX se forman 15-epi-LTA$_4$ y 15-epi-LTB$_4$. La importancia *in vivo* de estos productos aún es poco comprendida, pero se los considera reguladores endó-genos negativos de la inflamación, cuya acción es mediada por re-ceptores específicos (para LPA$_4$, el denominado FPR2/ALX).

Las **hepoxilinas** A y B son productos derivados de la 12-LOX cuya importancia biológica se desconoce, aunque parecen mediar infla-mación, causando movilización de calcio intracelular en los neutró-filos, extravasación de plasma, hiperalgesia y alodinia.

Productos sintetizdos por la vía del citocromo P-450-monooxigenasa

El ácido araquidónico puede ser oxigenado por epoxigenasas o por hidroxilasas, enzimas microsomales dependientes de NADPH, que son citocromo P-450. Estas enzimas metabolizan el ácido araquidóni-co, formando los EET o **epóxidos** y los HETE, los cuales son sintetiza-dos por las células endoteliales. La CYP-epoxigenasa agrega un gru-po epóxido en uno de los cuatro dobles enlaces del ácido araquidónico formando cuatro regioisómeros caracterizados por la posición del epóxido: 5,6-EET, 8,9-EET, 11,12-EET y 14,15-EET (v. fig. 30-1). Los EET modulan importantes funciones renales y cardiovasculares, intervi-niendo en el control de la reactividad vascular y el transporte iónico en el riñón. Los EET son hidrolizados por la enzima epóxido-hidrolasa a sus correspondientes dioles, los cuales tienen menor actividad bio-lógica.

El 20-HETE tiene una potente actividad vasoconstrictora y exhibe efectos complejos en la excreción de sodio y agua. Otro producto del metabolismo del ácido araquidónico por la vía CYP-hidroxilasa es el 19-HETE, el cual también contribuye a la regulación de la presión arterial antagonizando los efectos vasculares del 20-HETE.

Formación de isoprostanos

Los isoprostanos son estereoisómeros de las prostaglandinas que no requieren COX para su síntesis, ya que se forman *in situ* por pero-xidación directa del ácido araquidónico por radicales libres, cuando el ácido araquidónico está aún esterificado en los fosfolípidos de membrana (v. fig. 30-1). La producción de isoprostanos no es bloquea-da por los inhibidores de las ciclooxigenasas (COX-1 y COX-2). La importancia de esta vía no enzimática radica en la relación existente entre la lesión tisular mediada por radicales libres y la producción de isoprostanos (desde aterosclerosis hasta cirugía o daño en procesos neurológicos diversos); estos productos tienen un potente efecto va-soconstrictor (v. fig. 30-1), entre otras acciones, que contribuyen a la inflamación y al daño tisular.

Catabolismo

Los eicosanoides endógenos, prostaglandinas, tromboxanos y leuco-trienos actúan en general sobre receptores de membrana o intrace-lulares, dentro de los tejidos que los sintetizan. Gran parte es inacti-vada en su lugar de origen, por lo que llegan en escasa proporción a la sangre, donde son destruidos al pasar por el pulmón, con excep-ción de la PGI$_2$. La PGE$_2$, administrada por vía intravenosa, es des-truida en un 95 % al pasar por la circulación pulmonar. La PGI$_2$ es la única prostaglandina que escapa, en gran parte, a la degradación pulmonar, produciendo efectos sistémicos. Otros tejidos, como el ri-ñón, el bazo, el hígado y el tejido adiposo, tienen enzimas con alta actividad para degradar las prostaglandinas. El proceso de biotrans-formación es intracelular, tanto en los diversos tejidos como en el pulmón, lo cual requiere que el prostanoide sea captado por las cé-lulas; este proceso es mediado por transportadores, incluyendo al menos uno de alta afinidad y especificidad. Algunos metabolitos es-tables son de utilidad para estimar la producción de diversos prosta-noides en seres humanos.

El primer paso en el proceso metabólico de las prostaglandinas es la oxidación del grupo 15-OH a grupo cetona, por acción de la enzima 15-OH-deshidrogenasa (PDGH), que origina las 15-ceto-prostaglandinas, metabolitos inactivos. Finalmente, mediante un proceso de Δ^{13}-reducción, β-oxidación y ω-oxidación, estos com-puestos son convertidos en ácidos dicarboxílicos, productos solubles en medio acuoso de fácil eliminación. Este último paso se lleva a cabo principalmente en el hígado. El metabolito urinario más abundante del metabolismo del TXA_2 es el 2,3-dinor-TXB_2.

La degradación de PGI_2 se realiza por un rápido proceso de hidrólisis espontánea, siendo su producto metabólico más abundante la 6-ceto-$PGF_{1\alpha}$, la que, por β-oxidación, se transforma en 2,3-dinor-6-ceto-$PGF_{1\alpha}$, su metabolito urinario.

Los leucotrienos en su proceso metabólico pueden convertirse en derivados activos o inactivos. En el pulmón, el hígado y el riñón, el LTC_4 es convertido a LTE_4, que puede ser inactivado por oxidación del grupo S-cisteína originando un sulfóxido. La transformación metabólica del LTB_4 se produce *in situ,* en los neutrófilos, por una reacción análoga a la ω-oxidación de las prostaglandinas.

Los EET y HETE son rápidamente metabolizados por β-oxidación a productos de 16 y 18 carbonos, que en general son menos activos. En varios tejidos, los EET y HETE son metabolizados por COX, LOX e, incluso, CYP. El metabolismo de los EET y el 20-HETE cumple un papel importante en la modificación de sus efectos biológicos, ya que pueden ser metabolizados a endoperóxidos vasoconstrictores o derivados de las prostaglandinas con propiedades vasodilatadoras. Por ejemplo, el 5,6-EET puede ser convertido por la COX a metabolitos vasoconstrictores o vasodilatadores.

Los EET, DHETE (productos de la epóxido-hidrolasa) y HETE son reincorporados en los fosfolípidos de la membrana celular, los cuales pueden ser liberados por diferentes estímulos que activan a las fosfolipasas.

MECANISMO DE ACCIÓN: RECEPTORES

Receptores de membrana de prostanoides

Los receptores de membrana de prostanoides se clasifican en cinco grupos, según su afinidad por el receptor. Para su identificación se usa la letra P (prostanoide) anteponiéndole la inicial del prostanoide más afín al receptor. Así, DP, EP, FP, IP y TP corresponden a los receptores de PGD_2, PGE_2, PGF_2, PGI_2 y TXA_2, respectivamente.

Los receptores DP tienen dos subtipos: DP_1 y DP_2; los receptores EP tienen cuatro subtipos: EP_1, EP_2, EP_3 y EP_4, y los receptores IP, FP y TP tienen un solo tipo de receptor. Estos receptores son parte de la superfamilia de receptores acoplados a proteínas G, que transducen señales a través de diferentes segundos mensajeros. Los receptores DP_1, EP_2, EP_3, EP_4 e IP emplean G_s, aumentando el AMPc; el receptor EP_3 puede también ligar G_i e inhibir la producción de AMPc, y los receptores EP_1, EP_3, FP y TP señalizan mediante el inositoltrifosfato-diacilglicerol un aumento del Ca^{2+} citosólico. El receptor DP_2 es una molécula homóloga al receptor CRT_{H2} (receptor quimotáctico expresado en linfocitos T colaboradores tipo 2); por sus diferencias funcionales no está relacionado con los receptores de prostanoides, y tiene afinidad por la anandamida, un endocannabinoide con acción en el sistema nervioso central. El receptor EP_3 es el que presenta más variantes en el mecanismo de transducción de señales. La distribución tisular de los receptores y las principales funciones biológicas de las prostaglandinas y los tromboxanos se describen en la **tabla 30-2**.

Receptores de membrana de leucotrienos

Los receptores de LTB_4, LTC_4 y LTD_4/LTE_4 se han identificado en varios tejidos, y su existencia es avalada por estudios realizados con diferentes tipos de antagonistas.

Los efectos biológicos de los cisteinil-leucotrienos (Cist-LT), como broncoconstricción, edema, hipersecreción mucosa y quimiotaxis, son mediados por los receptores tipo 1 (Cist-LT_1). Las funciones de los receptores de los cisteinil-leucotrienos de tipo 2 (Cist-LT_2) no han sido aún bien caracterizadas, pero se sabe que estos receptores se localizan en endotelio, corazón, placenta y bazo y, a diferencia del tipo 1, no se hallan en el pulmón **(v. tabla 30-2)**.

El receptor Cist-LT_1 es el blanco de un grupo de fármacos denominados «lukast» (**montelukast, zafirlukast, pranlukast**); estos inhibidores no antagonizan al receptor Cist-LT_2 (v. cap. 43). Los receptores de EET y HETE aún no se han identificado y se desconoce su existencia.

Receptores intracelulares

Por su condición de derivados lipídicos, los prostanoides tienen facilidad para interactuar con receptores intracelulares, además de los receptores de membrana ya mencionados. El principal candidato es el **receptor activado por proliferadores de los peroxisomas gamma** (PPAR-γ), un miembro de la familia de receptores nucleares que se expresa preferentemente en tejido adiposo, células hematopoyéticas e intestino grueso. A diferencia de otros receptores nucleares, el PPAR-γ tiene varios ligandos naturales, incluyendo ácidos grasos y eicosanoides. El PPAR-γ expresa diversas funciones, como la regulación del metabolismo de lípidos y glucosa, la inhibición del estrés oxidativo y el aumento de diversas funciones endoteliales. Entre los prostanoides, algunos han sido identificados como agonistas endógenos de este receptor, por ejemplo, la 15-desoxi-$\Delta^{12,14}$-PGJ_2, cuyos análogos son interesantes candidatos para el tratamiento de la retinopatía diabética. La prostaciclina y el iloprost (un análogo de la PGI_2, empleado en el tratamiento de la hipertensión pulmonar) son ligandos de PPAR-γ, el cual parece mediar la acción protectora del endotelio de estos compuestos, así como la inhibición de la apoptosis de fibras musculares lisas que también producen. Mecanismos similares parecen operar también con algunos leucotrienos. ◂◂

FUNCIONES FISIOPATOLÓGICAS ATRIBUIDAS A LOS EICOSANOIDES

Los eicosanoides influyen en la mayoría de las funciones del organismo, y sus acciones pueden ser aumentadas por una variedad de estímulos fisiológicos y no fisiológicos así como por diversas enfermedades.

La producción de eicosanoides está asociada al control y la regulación de importantes funciones biológicas, como la presión arterial, el equilibrio electrolítico, la liberación de renina, la agregación plaquetaria y el trabajo de parto, y también a procesos patológicos, como la fiebre, el dolor, la inflamación, el cáncer de colon, la aterosclerosis, el asma y otras enfermedades. A continuación se describirán, en forma sucinta, estas funciones **(v. tabla 30-2)**.

Sistema cardiovascular. El tono y la permeabilidad vascular están influidos por la síntesis local de prostaglandinas, especialmente por la PGI_2, sintetizada por las células endoteliales mediante la COX-2. La prostaciclina comparte su acción vasodilatadora y antiagregante plaquetaria con el óxido nítrico; no obstante, éste tiene una acción mucho más potente que la prostaciclina en cuanto a la capacidad de inhibir la adhesión de las plaquetas al endotelio vascular.

Por sus propiedades vasodilatadora y antiagregante, la prostaciclina antagoniza los efectos del TXA_2.

En la circulación perinatal, la producción de PGI_2 y PGE_2 ayuda a mantener abierto el conducto arterioso; así, mediante inhibidores de la ciclooxigenasa, como el ibuprofeno o la indometacina, es posible inducir su cierre en lactantes prematuros (con eficacia en el 70-80 % de los casos en recién nacidos de muy bajo peso), y mediante prostaglandinas, prolongar su persistencia en los recién nacidos con enfermedades congénitas en los que conviene esperar un mayor desarrollo para llevar a cabo una intervención quirúrgica.

Tabla 30-2. Características de los receptores y funciones biológicas de los eicosanoides (prostaglandinas, tromboxanos, leucotrienos, ácidos epoxieicosatrienoicos y ácidos hidroxieicosatetraenoicos)

AGONISTA	RECEPTOR	PROTEÍNA G	SEGUNDO MENSAJERO	DISTRIBUCIÓN DE RECEPTORES	PRINCIPALES FUNCIONES BIOLÓGICAS
PGD$_2$	DP$_1$	G$_s$	↑ AMPc	Músculo liso vascular, plaquetas, íleon, pulmón, útero, cerebro	Vasodilatación Inhibición de la agregación plaquetaria Regulación del sueño Relajación del músculo liso GI y uterino
	DP$_2$	G$_i$	↑ Ca^{2+}	Linfocitos T, eosinófilos	Contrae el músculo liso bronquial Estimula el asma alérgica Quimiotáctico
PGE$_2$	EP$_1$	G$_q$	↑ IP$_3$-DAG ↑ Ca^{2+}	Ampliamente distribuido en diferentes tejidos: GI, riñón, pulmón	Contracción del músculo liso bronquial y GI Inhibición de la reabsorción de Na$^+$ y H$_2$O (natriuresis) Citoprotección de la mucosa gástrica
	EP$_2$	G$_s$	↑ AMPc	Músculo liso vascular, pulmón, placenta, útero, GI, timo, bazo	Vasodilatación Broncodilatación Relajación del músculo liso GI Citoprotección de la mucosa gástrica Inhibición de la función de granulocitos mastocitos
	EP$_3$	G$_s$ G$_i$ G$_q$	↑ AMPc ↓ AMPc ↑ IP$_3$-DAG ↑ Ca^{2+}	Ampliamente distribuidos en distintos tipos celulares	Contracción del músculo liso GI Citoprotección de la mucosa gástrica Inhibición de la liberación de neurotransmisores del sistema nervioso autónomo Inhibición de la lipólisis
	EP$_4$	G$_s$	↑ AMPc	Riñón, íleon, timo, bazo, pulmón, músculo liso vascular, GI, útero	Vasodilatación Citoprotección de la mucosa gástrica Inhibición funcional de linfocitos T Aumento del flujo sanguíneo renal y de la excreción de Na$^+$ Mantiene abierto el conducto arterioso
PGF$_{2\alpha}$	FP	G$_q$	↑ IP$_3$-DAG ↑ Ca^{2+}	Ovarios, intestino, próstata, bazo, testículo, timo	Vasoconstricción Contracción del músculo liso uterino Luteólisis Reducción de la presión intraocular
PGI$_2$	IP	G$_s$	↑ AMPc	Músculo liso vascular, pulmón, corazón, riñón	Vasodilatación (más potente que PGE$_2$) Inhibición de la agregación plaquetaria Aumenta la sensibilidad de los nervios sensoriales (hiperalgesia) Aumenta el flujo sanguíneo renal Produce natriuresis Aumenta la liberación de renina
TXA$_2$	TP	G$_q$	↑ IP$_3$-DAG ↑ Ca^{2+}	Plaquetas, músculo liso vascular, riñón, corazón, pulmón, útero y cerebro	Agregación plaquetaria Vasoconstricción Broncoconstricción
LTB$_4$	BLT	G$_q$	↑ IP$_3$-DAG ↑ Ca^{2+}	Leucocitos, bazo	Actividad quimiotáctica Desgranulación de leucocitos y adhesión a la lesión Generación de superóxidos PMN
LTC$_4$, LTD$_4$ y LTE$_4$	Cist-LT tipo 1	G$_q$	↑ IP$_3$-DAG ↑ Ca^{2+}	Leucocitos, pulmón, bronquios, macrófagos alveolares, bazo	Broncoespamo Secreción de moco Edema de las vías respiratorias Desarrollo de asma
	Cist-LT tipo 2	G$_q$	↑ IP$_3$-DAG ↑ Ca^{2+}	Corazón, endotelio, placenta, bazo. *No* se encuentran en el pulmón	Estimulación de procesos de inflamación crónica
EET	No se conoce		↑ AMPc ↑ BK$_{Ca}$	Los receptores y su distribución aún no se conocen Ejercen su acción en diversos tejidos	Vasodilatación mediada por hiperpolarización del músculo liso vascular Broncodilatación Antiinflamatorio Aumenta el flujo sanguíneo renal Produce natriuresis
HETE	No se conoce		↓ BK$_{Ca}$	Los receptores y su distribución aún no se conocen Actúan sobre todo en los sistemas cardiovascular y renal	Vasoconstricción Natriuresis

BK$_{Ca}$: canal de potasio activado por el canal de calcio de alta conductancia; DAG: diacilglicerol; GI: gastrointestinal; IP$_3$: inositol-1,4,5-trifosfato; PMN: polimorfonucleares. (V. explicación de las restantes siglas en el texto.)

Tras la administración exógena de prostaglandinas se han observado los siguientes efectos biológicos:

- La infusión de PGE_2 ejerce un efecto vasodilatador en la mayoría de los lechos sanguíneos, disminuyendo la presión arterial y aumentando los flujos sanguíneos locales, especialmente en el riñón. Aumenta también el volumen minuto cardíaco, efecto que es secundario a la disminución de la presión arterial y la resistencia periférica.
- La PGD_2 puede tener efecto vasodilatador o vasoconstrictor: en concentraciones bajas produce respuestas vasodilatadoras, y en concentraciones más altas, vasoconstrictoras; en la circulación pulmonar es sólo vasoconstrictora.
- La respuesta a la PGF_2 varía según el territorio vascular; en general es vasoconstrictora; en el hombre no altera la presión arterial.
- La administración intravenosa de PGI_2 produce hipotensión y taquicardia refleja mucho más potente que la causada por PGE_2.
- La administración de TXA_2 en diferentes lechos vasculares produce una potente vasoconstricción. Contrae también el músculo liso aislado.
- Los leucotrienos (LTC_4 y LTD_4) cumplen un papel muy importante en la extravasación capilar y el edema generalizado. Son potentes vasoconstrictores y disminuyen significativamente el flujo sanguíneo en la mayoría de los lechos vasculares (como el coronario, el pulmonar y la microvasculatura en general).

Los EET producen hiperpolarización de las fibras lisas de la musculatura vascular, originando relajación y caída de la presión arterial, por lo que son considerados como el factor hiperpolarizante derivado del endotelio (FHDE). Usando análogos de los EET pudo observarse que éstos anulan la respuesta a la angiotensina II en la microcirculación renal. Estos hallazgos sugieren que los EET pueden considerarse importantes reguladores de la presión arterial. Los EET tienen también otras propiedades relevantes, como, por ejemplo, efectos profibrinolíticos (antitrombóticos), acción antiinflamatoria e inhibición de la migración de las células del músculo liso vascular, lo que indica una función importante en la protección de órganos y del sistema cardiovascular en general. Los EET son hidrolizados por la enzima epóxido-hidrolasa a sus correspondientes dioles, los cuales tienen menor actividad biológica. Recientemente se ha despertado interés por el desarrollo de inhibidores de la enzima epóxido-hidrolasa soluble (los cuales aumentarían los niveles de los EET) para el tratamiento de enfermedades renales, cardiovasculares, pulmonares e, incluso, de la neuropatía diabética.

El 20-HETE tiene una potente actividad vasoconstrictora, que causa un aumento de la presión arterial. El 19-HETE contribuye a la regulación de la presión arterial, antagonizando los efectos vasculares del 20-HETE.

Sangre. La estimulación de los trombocitos, que induce el proceso de agregación plaquetaria, es precedida por la liberación de ácido araquidónico y la formación de TXA_2. La PGI_2 sintetizada por el endotelio antagoniza este mecanismo, evitando la formación de trombos intravasculares.

La PGE_2 en concentraciones altas inhibe la agregación plaquetaria, mientras que en concentraciones bajas la estimula. La PGD_2 (a través del receptor DP_1) inhibe la agregación plaquetaria.

En pacientes con infarto de miocardio están aumentados los metabolitos urinarios de TXA_2, efecto que puede evitarse administrando aspirina en dosis bajas, particularmente como prevención secundaria. La síntesis de tromboxano está aumentada en los fumadores.

Existe un importante sinergismo entre el óxido nítrico y la prostaciclina, especialmente con respecto a la inhibición de la agregación plaquetaria, y ambos autacoides son integrantes del sistema que regula la función plaquetaria (v. cap. 45).

Los leucocitos estimulados sintetizan diferentes proporciones de prostaglandinas y leucotrienos. Los neutrófilos estimulados liberan como eicosanoide principal leucotrienos (LTB_4); otros glóbulos blancos, como los basófilos, los mononucleares y los macrófagos (que derivan de ellos), además de leucotrienos, sintetizan prostaglandinas.

El LTB_4 es un potente factor quimiotáctico para neutrófilos, eosinófilos y monocitos, que estimula también la desgranulación, la agregación, el paso a través del endotelio y el estallido respiratorio de los neutrófilos.

Los cisteinil-leucotrienos (LTC_4, LTD_4, LTE_4), formados durante la respuesta inmunitaria a un proceso inflamatorio, alteran principalmente la permeabilidad vascular.

La PGE_2 inhibe importantes funciones de los leucocitos, como su proliferación celular, la formación de leucotrienos, la expresión de respuesta inmunológica y la liberación de linfocinas. La producción de trampas extracelulares de los neutrófilos (NET, una estructura de ADN relevante en la función microbicida de los neutrófilos y en diversos tipos de daño tisular, como la lesión pulmonar aguda) es inhibida por la PGE_2 y estimulada por la LXA_3.

Riñón. Las prostaglandinas regulan el flujo sanguíneo renal. La PGE_2 y la PGI_2 aumentan el flujo sanguíneo, favoreciendo la diuresis y la natriuresis. La síntesis intrarrenal de estos autacoides es estimulada por diversos mecanismos: la acción de mediadores vasoconstrictores (p. ej., angiotensina II, noradrenalina), la estimulación nerviosa simpática, la constricción de la arteria renal y la infusión intraarterial de bradicinina. A nivel tubular, a través de la activación del receptor EP_1, la PGE_2 ejerce una acción inhibidora sobre la hormona antidiurética, atenuando la reabsorción de agua y sodio, lo que estimula la diuresis. El TXA_2 disminuye el flujo sanguíneo renal y el filtrado glomerular.

En el síndrome de Bartter, caracterizado por hiperreninemia, hiperaldosteronismo e hipopotasemia, con presión arterial normal y disminución de la sensibilidad a la angiotensina, estos cambios están asociados a un aumento significativo de prostaglandinas vasodilatadoras (PGE_2 y PGI_2); de hecho, aunque los defectos genéticos responsables son diversos, con mecanismos diferentes, numerosos pacientes con este síndrome se benefician de la administración de inhibidores de la COX.

La PGI_2, la PGE_2 y la PGD_2 estimulan la secreción de renina de las células yuxtaglomerulares del riñón, siendo la prostaciclina uno de los más potentes estímulos fisiológicos para la secreción de renina.

Los leucotrienos ejercen una acción constrictora en la mayoría de los vasos, y en la vasculatura renal presentan respuestas variadas.

Los EET y el 20-HETE son sintetizados por los vasos sanguíneos y los túbulos (proximal y la porción medular de la rama ascendente del asa de Henle) del riñón, y modulan importantes funciones renales interviniendo en el control de la reactividad vascular y el transporte iónico en el riñón. Los EET ejercen una acción vasodilatadora en la microcirculación renal y tienen un efecto diurético y natriurético.

El 20-HETE tiene una potente actividad vasoconstrictora y exhibe efectos complejos en la excreción de sodio y agua. Por un lado, el 20-HETE sintetizado por los vasos sanguíneos aumenta la presión arterial mediante sus efectos vasoconstrictores y, por el contrario, el 20-HETE producido por las células de los túbulos renales tiene un efecto antihipertensivo (caída de la presión arterial) mediante un aumento de la excreción de sodio (natriuresis) debido a la inhibición de la absorción de sodio, principalmente en el túbulo proximal y la porción medular de la rama ascendente del asa de Henle.

El 19-HETE antagoniza los efectos vasculares del 20-HETE.

Sistema endocrino y reproductor. Los efectos de los derivados del ácido araquidónico son múltiples, pero se conocen aún en forma fragmentaria. La PGE_2 y la PGF_2 sintetizadas por las vesículas seminales facilitan la progresión del semen, por su acción sobre el cuello uterino, el útero y las trompas; estas prostaglandinas se encuentran en concentraciones 20 veces mayores en el varón fértil que en el infértil.

En la mujer, los síntomas de dismenorrea primaria son atribuidos a la liberación de prostaglandinas; estos síntomas responden mejor a los inhibidores de la COX que a los analgésicos opiáceos. La presencia de receptores FP en el cuerpo lúteo ha sido muy bien documentada.

En el trabajo de parto, la PGE_2 y la PGF_2 mantienen el tono, la frecuencia y el ritmo de las contracciones uterinas, iniciadas por la oxitocina; la PGI_2 sintetizada por los vasos placentarios antagoniza estos efectos durante el embarazo. El uso de inhibidores de la COX prolonga la duración del trabajo de parto.

Por sus potentes acciones oxitócicas, la PGE_2, la PGF_2 y sus análogos pueden emplearse para terminar el embarazo en cualquier estadio. La PGF_2 se utiliza por su efecto luteolítico en veterinaria, para sincronizar la ovulación.

Los eicosanoides influyen sobre la secreción neurohormonal. Las PGE promueven la liberación de hormona de crecimiento (GH), prolactina (PRL), tirotropina (TSH), ACTH, hormona foliculoestimulante (FSH) y hormona luteinizante (LH). Aunque el mecanismo exacto de esta regulación en el hombre se desconoce, la PGE_2, a través de los receptores EP_1, EP_2, EP_3 y EP_4, está involucrada en las respuestas neuroendocrinas a diferentes formas de estrés.

A través del receptor EP_3, la PGE_2 inhibe la lipólisis y presenta efectos similares a la insulina sobre el metabolismo hidrocarbonado. Sin embargo, a través del mismo receptor, presente en los islotes pancreáticos, la PGE_2 y los agonistas EP_3 inhiben la secreción de insulina estimulada por glucosa.

Los leucotrienos cisteínicos LTC_4 y LTD_4 estimulan la liberación de LH por la hipófisis. Por su parte, la inyección en los ventrículos cerebrales de LTB_4 estimula el eje hipotálamo-hipófiso-suprarrenal, con aumento de ACTH y corticoides circulantes.

Sistema nervioso. La PGE_2 produce un aumento de la temperatura corporal cuando se aplica en los ventrículos cerebrales. En la mayoría de los procesos patológicos, la *fiebre* es el resultado de la liberación, a partir de los leucocitos, de pirógenos, como la interleucina 1 (IL-1), que induce la expresión de COX-2 en el hipotálamo y promueve así la síntesis y liberación de PGE_2, que actúa como mediador en el proceso de fiebre; este efecto es bloqueado por los AINE y por los inhibidores no antiinflamatorios como el paracetamol.

La PGD_2 induce el *sueño* actuando sobre los receptores DP_1 de distribución cerebral y contribuye a reducir las crisis en epilepsia experimental y el daño resultante de la excitotoxicidad. Este efecto parece tener relevancia fisiológica y es motivo de activa investigación; así, por ejemplo, los antagonistas del receptor DP_1 se están evaluando para la narcolepsia.

La PGE_2, a través de su capacidad de inhibir la liberación de noradrenalina de las terminaciones nerviosas posganglionares del sistema simpático, desempeña un papel importante en la neurotransmisión.

El efecto vasoconstrictor de los inhibidores de la COX podría atribuirse a la inhibición de la síntesis de las prostaglandinas vasodilatadoras PGE_2 y PGI_2, efecto que se acompaña de un aumento de la liberación de noradrenalina. Es interesante que en una evaluación sistemática, el empleo de analgésicos no narcóticos (AINE y paracetamol) se asoció en forma independiente con un aumento moderado del riesgo de hipertensión.

La PGE_2 y la PGI_2 son importantes mediadores del *dolor*, provocando una disminución del umbral en las terminaciones nerviosas nociceptivas a estímulos físicos, químicos y hormonales (p. ej., calor, bradicinina e histamina). El LTB_4 tiene un potente efecto hiperalgésico. Adicionalmente, la inhibición de COX permite la derivación de ácido araquidónico a la 12-LOX, con aumento de la actividad analgésica de opioides endógenos, lo cual constituye un mecanismo analgésico central de los AINE.

Aparato gastrointestinal. La PGF_2, la PGI_2, el TXA_2, el LTB_4, el LTC_4 y el LTD_4 contraen el músculo liso longitudinal y circular, mientras que la PGE_2 contrae el músculo liso longitudinal y relaja el músculo liso circular. El potente efecto contráctil de la PGE_2 y la PGF_2 sobre el aparato gastrointestinal provoca contracciones dolorosas, diarrea, náuseas y vómitos, efectos que se ponen de manifiesto cuando se utiliza PGE_2 en forma oral para inducir el aborto.

La PGE_2 y la PGI_2 se consideran prostaglandinas citoprotectoras, puesto que disminuyen el volumen de la secreción gástrica, la acidez y el contenido de pepsina, produciendo vasodilatación en la mucosa gástrica, con aumento de la secreción de moco. Estas propiedades citoprotectoras de las prostaglandinas y sus análogos tienen interés para evitar la lesión de la mucosa gástrica y, en especial, en la elección y el empleo de los AINE, los cuales están contraindicados en los pacientes con úlcera gástrica.

Aparato respiratorio. Dentro del grupo de mediadores de los procesos inflamatorios pulmonares se encuentran varios eicosanoides, que son liberados por diversos alérgenos. La PGD_2, la PGF_2 y el TXA_2 son potentes broncoconstrictores. Adicionalmente, la PGE_2 inhibe la 5-LOX.

Los leucotrienos cisteínicos LTC_4, LTD_4 y LTE_4 liberados durante el proceso inflamatorio desempeñan un papel predominante al actuar sobre el receptor Cist-LT$_1$, produciendo broncoespasmo, aumento de la secreción mucosa y de la permeabilidad microvascular, edema de las vías respiratorias y deterioro de la función pulmonar. Todos estos signos y la función pulmonar deteriorada mejoran en los pacientes tratados con antagonistas del receptor Cist-LT1 (lukast), aliviando así los síntomas del asma, una enfermedad en la que los AINE y los antihistamínicos son inefectivos y, en el caso de los AINE, a veces perjudiciales, al permitir la derivación de ácido araquidónico a la síntesis de leucotrienos y facilitar la síntesis de estos mediadores por la falta de PGE_2.

Los cisteinil-leucotrienos presentan un efecto broncoconstrictor más potente y prolongado que la histamina; aumentan la permeabilidad vascular y causan vasoconstricción arteriolar seguida de vasodilatación. Las tres enzimas involucradas en la producción de leucotrienos (5-lipoxigenasa, LTC_4-sintetasa y leucotrieno hidrolasa) son polimórficas, lo cual resulta en importantes diferencias determinadas genéticamente en la tasa de producción de los diversos leucotrienos, fenómeno que es relevante en el asma y en la susceptibilidad a los efectos adversos respiratorios de los inhibidores de la COX.

Inflamación. Las prostaglandinas y los leucotrienos participan activamente en la respuesta inflamatoria; durante este proceso, los prostanoides estimulan algunas respuestas proinflamatorias y disminuyen otras; en general, inhiben la proliferación y la función de los linfocitos, disminuyendo la respuesta inmunitaria.

La PGE_2 potencia el efecto vasodilatador de la histamina y la bradicinina, favoreciendo el aumento del flujo sanguíneo al área inflamada, potencia el efecto de la bradicinina al dolor y media el aumento de la temperatura corporal (fiebre) inducido por citocinas. La PGE_2 disminuye la liberación de enzimas lisosomales, la generación de leucotrienos y de radicales libres en los neutrófilos y la liberación de histamina de los mastocitos. La PGD_2 es un potente agente quimiotáctico producido por los mastocitos.

Los leucotrienos cisteínicos tienen efectos significativos sobre la permeabilidad vascular. El LTB_4 es un potente agente quimiotáctico, que promueve la adhesión de neutrófilos al endotelio vascular y su migración, estimula la producción de superóxidos en polimorfonucleares y moviliza además otros importantes mediadores inflamatorios, con producción de edema. El LTC_4 y el LTD_4 son potentes agentes quimiotácticos para los eosinófilos y, en concentraciones altas, promueven la formación de radicales libres de oxígeno, estando involucrados en procesos inflamatorios intestinales y en el asma.

Las lipoxinas LXA y LXB tienen efectos estimulantes e inhibidores de las funciones de diferentes leucocitos, razón por la cual se las considera sustancias moduladoras del proceso inflamatorio. El uso de AINE, fármacos que inhiben la síntesis de algunos de estos compuestos, alivia los síntomas de la inflamación, razón por la que constituyen la medicación de elección (v. cap. 31).

INDICACIONES TERAPÉUTICAS

En la aplicación clínica de los eicosanoides se han usado varios enfoques: *a)* desarrollo de análogos estables de acción prolongada para uso oral y parenteral; *b)* desarrollo de inhibidores de las enzimas de síntesis (v. cap. 31), y *c)* desarrollo de antagonistas de receptores (v. cap. 43).

Eicosanoides

El uso terapéutico de análogos estables de las prostaglandinas está limitado por sus efectos colaterales. No obstante, se han desarrollado derivados sintéticos resistentes a la degradación enzimática con aplicación clínica en diversas áreas.

Obstetricia

La **dinoprostona** (denominación común internacional de la PGE_2), administrada en gel vaginal o por vía oral o intravenosa (muy infrecuente, por la mayor tasa de efectos adversos), se utiliza para inducir el parto (produce dilatación y maduración cervical), en gestaciones con mola hidatiforme (benigna) o en casos de muerte fetal intrauterina.

También se emplea en la inducción de aborto terapéutico en el primero o el segundo trimestre de la gestación. Su uso más frecuente es para facilitar el trabajo de parto, dado que induce la madurez y la dilatación del cérvix; se administra por vía vaginal en forma de supositorios o gel. Los efectos secundarios más importantes son diarreas, náuseas, hipotensión, mareos y cefalea, que desaparecen al suspender su administración. En dosis altas puede provocar rotura uterina.

El **misoprostol** (un análogo de la PGE_1), administrado por vía sistémica o intravaginal, en combinación con el antagonista de la progesterona **mifepristona**, ha demostrado en estudios clínicos ser muy efectivo y seguro como abortivo.

Gastroenterología

El **misoprostol** se usa como terapia combinada para prevenir la úlcera grastroduodenal en pacientes que deben tomar altas dosis de AINE no específicos para aliviar el dolor de osteoartritis o enfermedades reumáticas. También se comercializan medicamentos con AINE y misoprostol (v. cap. 31).

Pediatría

El **alprostadilo** (denominación común internacional de la PGE_1) se administra por infusión intravenosa para mantener abierto el conducto arterioso en recién nacidos y en caso de transposición de los grandes vasos mientras se espera para realizar la corrección quirúrgica necesaria para una óptima recuperación hemodinámica.

Diálisis. Hipertensión pulmonar primaria

El **epoprostenol** (denominación común internacional de la PGI_2) se utiliza en ocasiones para inhibir la agregación pla-

EICOSANOIDES

- Mediadores biológicos derivados de los fosfolípidos de membrana producidos por la mayoría de los tejidos.
- Los eicosanoides que han demostrado tener importancia biológica se forman a partir del ácido araquidónico por tres vías enzimáticas diferentes:
  - Ciclooxigenasas 1 y 2 (COX-1 y COX-2), que originan prostaglandinas (PG) y tromboxanos (TX).
  - Lipooxigenasas (LOX), que originan leucotrienos (LTS).
  - Monooxigenasas (citocromo P-450), que originan epóxidos (EET).
- Actúan sobre receptores específicos ejerciendo potentes efectos:
  - Regulan la musculatura lisa vascular, bronquial, uterina y gastrointestinal.
  - Estimulan los procesos inflamatorios por sus efectos vasodilatadores y quimiotácticos, el aumento de la permeabilidad vascular, la activación de los leucocitos y la agregación plaquetaria.
  - Regulan el flujo sanguíneo renal, la liberación de renina y la excreción de sodio.
  - Son citoprotectores de la mucosa gástrica.
  - Intervienen en el proceso del parto y la luteólisis.
- Para su uso clínico se dispone de:
  - Antiinflamatorios no esteroideos (AINE; v. cap. 31).
  - Inhibidores de la COX-2 selectivos.
  - Antagonistas competitivos del receptor Cist-LT_1: **montelukast** y **zafirlukast**, administrados en el tratamiento del asma por su acción antiinflamatoria y broncodilatadora.
  - Análogos estables de PG, que se usan por vía oral y parenteral en las siguientes aplicaciones clínicas: a) citoprotección gástrica (PGE_1, **misoprostol**); b) aborto terapéutico (PGE_1, **misoprostol**, en combinación con **mifepristona**); c) para mantener abierto el conducto arterioso (PGE_1, **alprostadilo**); d) hipertensión pulmonar primaria (PGI_2, **epoprostenol**), y e) glaucoma ($PGF_{2\alpha}$, **latanoprost**).

quetaria en hemodiálisis cuando está contraindicado el empleo de heparina. También se utiliza en el tratamiento de la hipertensión pulmonar primaria en casos de resistencia a otros fármacos, en pacientes en espera de trasplante de pulmón o corazón. Dada su muy corta semivida de eliminación (alrededor de 3 minutos) se administra por infusión intravenosa.

Un análogo sintético de la PGI_2, el **iloprost**, presenta una semivida más prolongada (5-25 minutos). Se utiliza por vía inhalatoria, así como también por vía intravenosa en pacientes que presentan enfermedad arterial oclusiva periférica o enfermedades de Raynaud o Buerger en sus formas graves.

Urología

El **alprostadilo** (PGE_1) puede utilizarse en el tratamiento de la impotencia en pacientes sin lesiones del cuerpo cavernoso o del sistema vascular. Se usa en inyección intracavernosa o mediante inserción uretral.

Oftalmología

El **latanoprost**, el **tafluprost** y el **travoprost** son profármacos de análogos de la PGF_2. Al igual que la prostamida sintética **bimatoprost**, actúan a través de los receptores FP, lo que aumenta el flujo de salida uveoescleral y reduce la presión intraocular. Se administran en forma tópica en el tratamiento del glaucoma, para disminuir la presión intraocular cuando otros fármacos de tratamiento sistémico están contraindicados. En 2015 cambió la formulación de latanoprost para permitir su almacenamiento a temperatura ambiente, y la nueva formulación parece asociarse con mayor irritación ocular, lo cual puede requerir revisión y cambio de la formulación prescrita.

Inhibidores de la ciclooxigenasa

Los AINE inhiben ambas ciclooxigenasas y la producción de prostanoides. Estos fármacos se diferencian por su potencia inhibidora, sus efectos terapéuticos y su grado de toxicidad, especialmente sobre la mucosa gástrica (v. cap. 31).

La aspirina, por acetilación irreversible de la COX, inhibe la síntesis de TXA_2 y es el prototipo de fármaco de uso clínico para prevenir la agregación plaquetaria.

Los inhibidores selectivos de la COX-2, denominados en general «coxib», son muy eficaces para aliviar el dolor y entrañan menos riesgo de producir efectos adversos gastrointestinales que los AINE inespecíficos. No obstante, a pesar de que los coxibs son efectivos en la artrosis y en otros procesos inflamatorios, los estudios clínicos y la evaluación en farmacovigilancia demostraron que los coxibs aumentan el riesgo de accidente cardiovascular en forma dosis-dependiente, razón por la cual algunos de ellos fueron retirados del mercado (v. cap. 31), aunque persisten algunos con supervisión adecuada.

Inhibidores de la tromboxano-sintetasa y antagonistas de receptores

A pesar del interés puesto en el desarrollo de inhibidores de la síntesis de tromboxano y antagonistas de los receptores TP, y de los resultados positivos de investigaciones *in vitro* e *in vivo,* su aplicación clínica no dio aún resultados aprovechables para el uso humano.

Inhibidores de la síntesis de leucotrienos y antagonistas de los receptores Cist-LT_1.

El **zileutón** es un inhibidor de la 5-LOX que bloquea toda la cadena de síntesis de los leucotrienos y es activo por vía oral. En la actualidad su uso es relativamente inusual. Los **lukast** son antagonistas de los receptores LT_1, muy efectivos y seguros. El **montelukast** y el **zafirlukast** son los antileucotrienos de elección en el tratamiento del asma (v. cap. 43).

BIBLIOGRAFÍA

Bäck M, Powell WS, Dahlén SE y cols. Update on leukotriene, lipoxin and oxoeicosanoid receptors: IUPHAR Review 7. Br J Pharmacol 2014; 171: 3551-74.

Flower RJ, Vane JR. Inhibition of prostaglandin synthetase in brain explains the antipyretic activity of paracetamol (4-acetamidophenol). Nature 1972; 240: 410-1.

Forman JP, Rimm EB, Curhan GC. Frequency of analgesic use and risk of hypertension among men. Arch Intern Med 2007; 167: 394-9.

Goetzl EJ, An S, Smith WL. Specificity of expression and effects of eicosanoid mediators in normal physiology and human diseases. FASEB J 1995; 9: 1051-8.

Gresele P, Deckmyn H, Nenci GG, Vermylen J. Thromboxane synthase inhibitors, thromboxane receptor antagonists and dual blockers in thrombotic disorders. Trends Pharmacol Sci 1991; 12: 158-63.

Khanapure SP, Garvey DS, Janero DR, Letts LG. Eicosanoids in inflammation: biosynthesis, pharmacology, and therapeutic frontiers. Curr Top Med Chem 2007; 7: 311-40.

Kroetz DL, Xu F. Regulation and inhibition of arachidonic acid w-hydroxylase and 20-HETE formation. Annu Rev Pharmacol Toxicol 2005; 45: 413-38.

Lichtenstein DR, Wolfe MM. COX-2-selective NSAIDs: new and improved? JAMA 2000; 284: 1297-9.

Martin V, Sawyer N, Stocco R y cols. Molecular cloning and functional characterization of murine cysteinyl-leukotriene 1 (Cys LT1) receptors. Biochem Pharmacol 2001; 62: 1193-200.

Morrow JD, Chen Y, Brame CJ y cols. The isoprostanes: unique prostaglandin-like products of free radical-initiated lipid peroxidation. Drug Metab Rev 1999; 31: 117-39.

Narumiya S, Sugimoto Y, Ushikubi F. Prostanoid receptors: structures, properties and functions. Physiol Rev 1999; 79: 1193-226.

Nicosia S, Capra V, Accomazzo MR y cols. Receptors for cysteinyl-leukotrienes in human cells. Adv Exp Med Biol 1999; 447: 165-70.

Roman R. P-450 metabolites of arachidonic acid in the control of cardiovascular function. Physiol Rev 2002; 82: 131-85.

Spector AA, Norris AW. Action of epoxyeicosatrienoic acids on cellular function. Am J Physiol Cell Physiol 2007; 292: C996-1012.

Vane JR. Inhibition of prostaglandin synthesis as a mechanism of action for aspirin-like drugs. Nature New Biol 1971; 231: 232-5.

Warner TD, Mitchell JA. Cycloxygenase-3 (COX-3): filling in the gaps toward a COX continuum? Proc Natl Acad Sci U S A 2002; 99: 13371-3.

Williams CS, DuBois RN. Prostaglandin endoperoxide synthase: why two isoforms. Am J Physiol 1996; 270: G393-400.

Fármacos antiinflamatorios no esteroideos y otros analgésicos-antipiréticos

31

I. Lizasoain Hernández, A. Lizasoain Moro y J. C. Leza Cerro

INTRODUCCIÓN

Los efectos medicinales de las preparaciones realizadas con la corteza del sauce son conocidos desde hace siglos por muchas culturas. En 1829, Leroux aisló el ingrediente activo, un glucósido amargo denominado salicina, del que se producen alcohol salicílico y ácido salicílico. En la década de 1870 se utilizó el ácido salicílico como antiséptico, pues se sabía que liberaba fenol en el organismo. Sin embargo, aunque reducía la fiebre, no afectaba a la infección que la causaba. Felix Hoffmann, un químico de la compañía Bayer, preparó una forma modificada de dicho ácido –siguiendo protocolos olvidados de Gerhardt en 1853–, el **ácido acetilsalicílico**, que demostró ser eficaz contra la fiebre y el dolor en artritis y tenía pocos efectos secundarios y mejor sabor. El nombre de **aspirina** proviene de la fuente natural de sus precursores (*Spiracea*). Desde su introducción en el mercado a finales de la década de 1890, la aspirina se ha usado más que cualquier otro fármaco.

CARACTERÍSTICAS GENERALES

Clasificación

En la **tabla 31-1** se muestra la clasificación de los antiinflamatorios no esteroideos (AINE) según su mecanismo de acción.

Mecanismo de acción

Aunque ya se disponía de datos dispersos sobre los efectos de la aspirina en diferentes tejidos, Vane y cols. demostraron en 1971 que la aspirina y la indometacina inhibían la pro-

ducción de prostaglandinas, efecto que desde un principio se consideró que era su principal mecanismo antipirético y antiinflamatorio.

Tabla 31-1. Clasificación de los AINE

Inhibidores no selectivos de la COX

- Derivados del ácido salicílico: aspirina, salicilato de sodio, acetilsalicilato de lisina, salsalato, trisalicilato de magnesio y colina, diflunisal, sulfasalazina, benorilato, ácido salicílico, salicilato de metilo, olsalazina, eterilato, fosfosal, salicilamida
- Derivados del paraaminofenol: paracetamol, propacetamol, fenazopiridina
- Derivados de las pirazolonas: metamizol, propifenazona, fenilbutazona, oxifenbutazona
- Derivados del ácido propiónico: ibuprofeno, naproxeno, fenoprofeno, oxaprozina, ketoprofeno, flurbiprofeno, piquetoprofeno, ácido tiaprofénico, fenbufeno, carprofeno, pirprofeno, indobufeno
- Derivados del ácido acético
  - Indolacéticos: indometacina, oximetacina, acemetacina, glucametacina
  - Pirrolacéticos: tolmetina, ketorolaco, sulindaco
  - Fenilacéticos: diclofenaco, alclofenaco, fentiazaco, nepafenaco
  - Naftilacético: nabumetona
- Derivados del ácido enólico (oxicams): piroxicam, tenoxicam, ampiroxicam, pivoxicam, lornoxicam, cinnoxicam
- Derivados del ácido antranílico (fenamatos): ácido mefenámico, ácido meclofenámico, ácido flufenámico, floctafenina, glafenina

Inhibidores selectivos de la COX-2

- Oxicams: meloxicam
- Sulfoanilida: nimesulida
- Indolacéticos: etodolaco
- Coxibs: celecoxib, etoricoxib, valdecoxib, lumiracoxib, parecoxib

Mecanismo de acción general

Todos estos fármacos bloquean la síntesis de prostaglandinas al inhibir, con mayor o menor potencia y especificidad, las isoformas de la ciclooxigenasa (COX) (v. cap. 30). La denominación *antiinflamatorios no esteroideos* hace referencia, además de a su estructura química, a este mecanismo independiente del efecto de los esteroides sobre la fosfolipasa A_2. La otra vía de metabolización del ácido araquidónico (vía de la 5-lipooxigenasa [5-LOX]), que produce leucotrienos, tampoco resulta directamente afectada por los AINE. Existen tres modos de unión de los AINE a la COX-1: *a)* unión rápida y reversible (ibuprofeno); *b)* unión rápida, de baja afinidad, reversible, seguida de una unión más lenta, dependiente del tiempo, de gran afinidad y lentamente reversible (flurbiprofeno), y *c)* unión rápida, reversible, seguida de una modificación irreversible, covalente (aspirina). Sobre la COX-2, los agentes específicos producen una inhibición reversible dependiente del tiempo.

La COX-1 y la COX-2 tienen el mismo peso molecular y son muy similares en su estructura. La enorme similitud entre ambas enzimas explica que sus productos (prostaglandinas) sean los mismos (**fig. 31-1**). Sin embargo, tanto el sitio activo como la entrada en el canal de la COX-1 son más pequeños que los de la COX-2, de forma que acepta un número menor de estructuras como sustratos (**v. fig. 31-1**). Esto significa que casi todos los AINE inhibidores de la COX-1 también inhiben la COX-2, pero que muchos inhibidores de la COX-2 poseen escaso poder bloqueante de la COX-1, lo cual tiene interesantes implicaciones clínicas. Los AINE bloquean el sitio de unión del ácido araquidónico en la enzima, lo que evita su conversión en prostaglandinas. El «cuello» entre la Arg120 y la Tir385 es el sitio de unión de los AINE, bloqueando el acceso del sustrato natural, el ácido araquidónico.

Excepciones

Una excepción a este mecanismo de acción es la **aspirina**, que acetila de forma irreversible, covalente, la COX, de forma que su efecto dura mucho más, ya que se tienen que sintetizar nuevas moléculas de COX para que reemplacen a las enzimas modificadas por el fármaco. El ácido salicílico no posee capacidad acetiladora. Cuando la COX-1 es acetilada por aspirina (en la serina 530), el sitio de unión para el ácido araquidónico queda bloqueado. Sin embargo, cuando la aspirina acetila la COX-2 (en la serina 516), el sitio activo, al ser más amplio, es capaz de aceptar más ácido araquidónico. Ésta puede ser una de las razones por las que el efecto sobre las plaquetas (efecto COX-1) de la aspirina requiere dosis inferiores a 50 mg/día (v. cap. 44), mientras que el efecto antiinflamatorio (vía COX-2) requiere unos 3-4 g/día. Al efecto antiinflamatorio de la aspirina contribuye, además, el hecho de que la COX-2 acetilada es capaz de sintetizar ácido 15-(*R*)-hidroxieicosatetraenoico (15-HETE), el cual, a su vez, forma un potente agente antiinflamatorio derivado de la 5-LOX, la 15-epilipoxina A_4.

Este mecanismo irreversible explica también que la duración de sus efectos dependa, por lo tanto, de la velocidad de recambio de la COX en las diferentes células. Una sola dosis

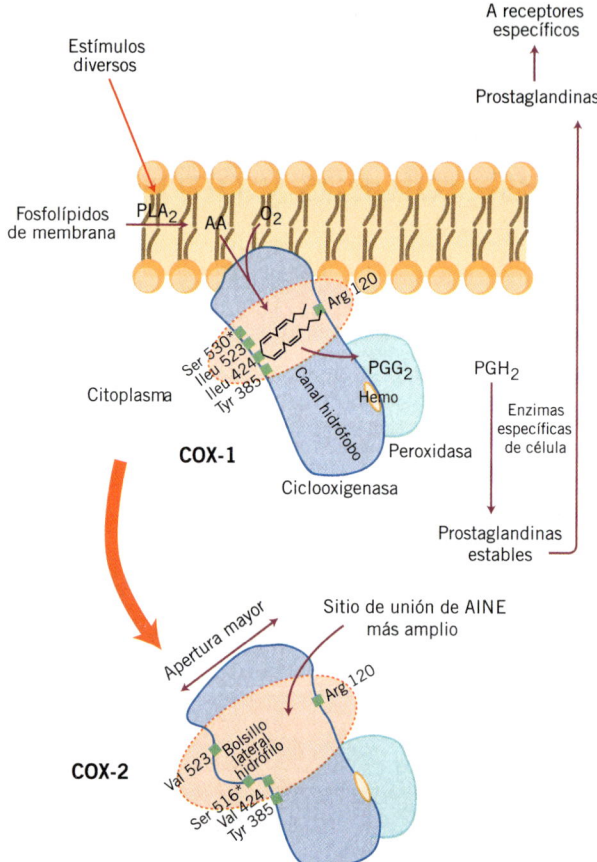

Figura 31-1. Mecanismo de acción de los AINE sobre la ciclooxigenasa (COX). La enzima tiene dos sitios activos: ciclooxigenasa y peroxidasa, denominados conjuntamente prostaglandina endoperóxido-sintetasa. El grupo peroxidasa es necesario para que se activen los grupos hemo que participan en la reacción ciclooxigenasa. El complejo enzimático es un dímero, así que en total posee dos sitios ciclooxigenasa y dos sitios peroxidasa. Cada subunidad tiene un canal, que se une a membranas celulares externas o internas. El sitio activo está dentro del complejo, a modo de túnel, que actúa guiando al ácido araquidónico (AA), liberado por la fosfolipasa A_2 (PLA$_2$) tras estímulos diversos, de los fosfolípidos de membrana. Tras su unión a dos moléculas de O_2, penetra en el canal, se ancla a diversos aminoácidos (especialmente Arg 120 y Tyr 385) y libera intermediarios inestables como PGG$_2$ y, posteriormente, PGH$_2$ por acción de la peroxidasa. La PGH$_2$ se convierte, por acción de enzimas específicas de célula, en prostaglandinas estables que salen de la célula. En la COX-2, tanto la apertura como la zona de unión de los AINE son un 20 % mayores, debido a la existencia de un bolsillo lateral hidrófilo y a ciertas variaciones en los aminoácidos (Val 523). Los AINE selectivos COX-2 poseen un lateral hidrófilo que encaja en el bolsillo. La aspirina acetila residuos de serina (*).

(en los seres humanos, ~ 40 mg) inhibirá la COX plaquetaria durante toda la vida de ésta (8-11 días), al ser una célula con escasa o nula capacidad para biosintetizar proteínas, incluida la COX.

La otra excepción interesante al mecanismo general de acción de los AINE la constituye el **paracetamol**, que posee sólo una ligera actividad sobre la COX-1 y la COX-2, pero es capaz de conseguir una reducción de la síntesis de prostaglandinas en condiciones en las que haya escasa concentración de peróxidos, como ocurre en el cerebro, aliviando el dolor y la fiebre. Esto explica también por qué no es activo en áreas inflamatorias, en las cuales la concentración de peróxidos es muy elevada.

En este contexto se ha llamado la atención sobre la sorprendente similitud estructural del paracetamol y la *N*-araquidonilfenolamina de ácidos grasos (AM404), un potente estimulante de receptores vanilloides V1 e inhibidor del recaptador del cannabinoide endógeno anandamida, lo que produce un aumento de los endocannabinoides. En el cerebro y la médula espinal, el paracetamol sufre una acetilación a *p*-aminofenol y, posteriormente, una conjugación con ácido araquidónico, sintetizando AM404 **(fig. 31-2)**. Según esto, el paracetamol actuaría como un profármaco de un metabolito activo (AM404), que estimularía directamente los receptores CB1 y V1.

Concepto de índice de selectividad IC$_{50}$ COX-2/IC$_{50}$ COX-1

Los inhibidores selectivos de la isoforma inducible de COX-2 pueden reducir el dolor, la fiebre y la inflamación, sin afectar a la regulación fisiológica ejercida por la isoforma constitutiva COX-1 en el aparato gastrointestinal, las plaquetas y el riñón y, por lo tanto, sin causar reacciones adversas en estas localizaciones **(v. fig. 30-2)**. Los AINE selectivos COX-1 tienen un índice COX-2/COX-1 mucho mayor que 1, y los fármacos selectivos COX-2, índices menores que 1. Estos índices se elaboran a partir de IC$_{50}$ en diferentes modelos experimentales **(tabla 31-2)**.

Mecanismos de acción específicos

Mecanismo de acción antiinflamatorio

El proceso inflamatorio se produce en tres fases: *a)* vasodilatación local y aumento de la permeabilidad capilar, *b)* infiltración de leucocitos y fagocitos y *c)* fenómenos proliferativos, degenerativos y fibrosis reactiva.

Es evidente que la inhibición de las COX no explica todo el efecto antiinflamatorio de los AINE, ya que la inhibición

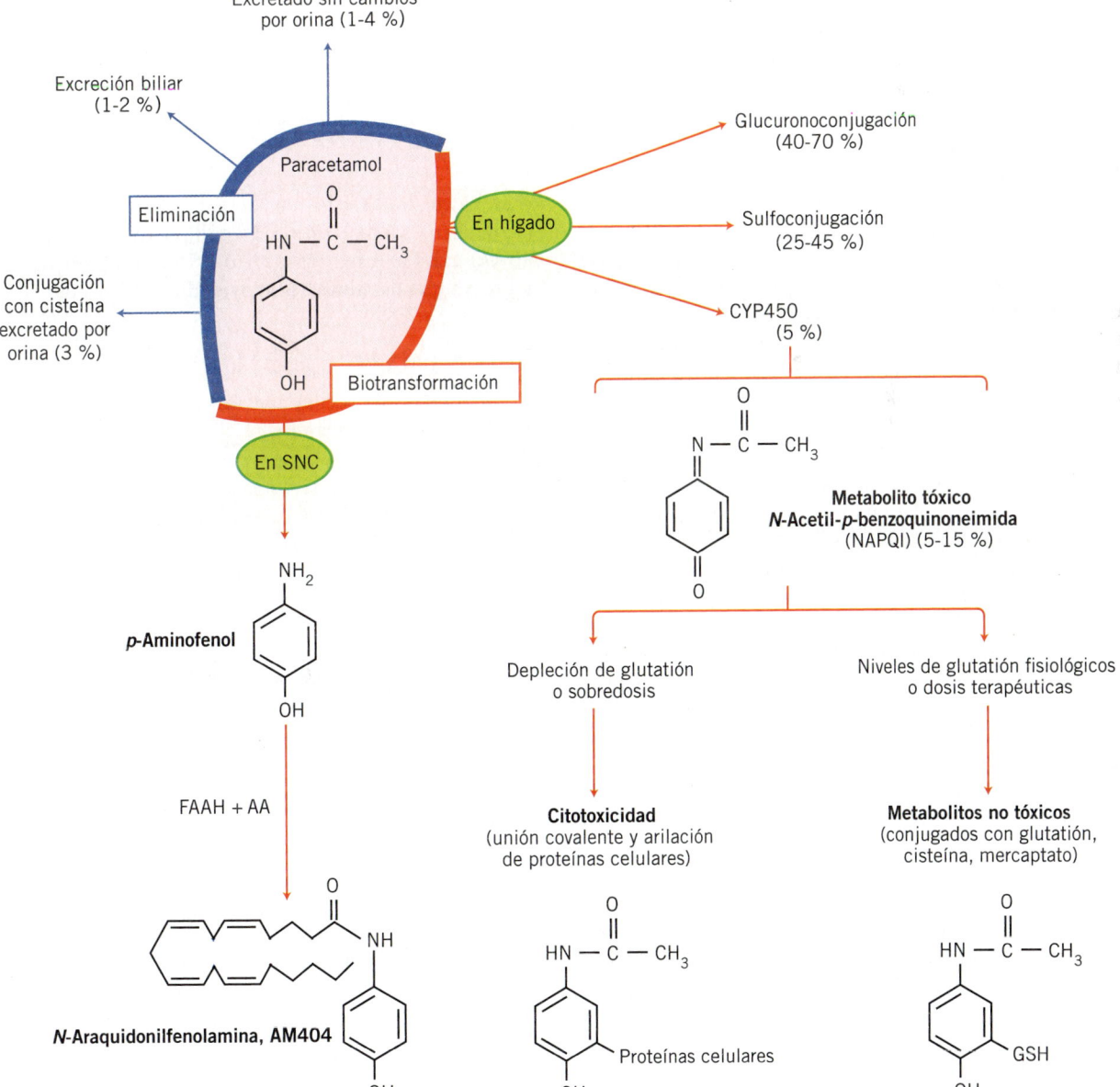

Figura 31-2. Estructura química y metabolismo del paracetamol. AA: ácido araquidónico; FAAH: amidohidrolasa de ácidos grasos; SNC: sistema nervioso central.

Tabla 31-2. Clasificación de los AINE según su índice COX-2/COX-1

FÁRMACO	IC_{50} COX-1 (µM)	IC_{50} COX-2 (µM)	ÍNDICE COX-2/COX-1	
Aspirina[a]	1,67	278	166 25-60	AINE preferentemente selectivos sobre COX-1
Indometacina	0,028	1,68	60	
Sulindaco	1,1220		31	
Ibuprofeno	4,8		0,7-50	
Tenoxicam	0,0201	0,322	16	
Ácido meclofenámico			7	
Flurbiprofeno	0,082		6	
Lornoxicam	0,005	0,008	1,6	
Naproxeno			1	
Diclofenaco	1,57	1,1	0,70	AINE preferentemente selectivos sobre COX-2
Nabumetona	278	187	0,67	
Etodolaco	34	3,4	0,100	
Meloxicam	4,8	0,43	0.090	
Nimesulida	9,2	0,52	0,057	
Celecoxib[a]	15 6,3	0,04 1	0,003 0,159	
Rofecoxib	19	0,5	0,026	

[a] Los valores difieren según el método empleado.

de las prostaglandinas y los tromboxanos evita cierto grado de vasodilatación y quimiotaxis, pero no otros procesos que ocurren durante la inflamación. Además, no debe olvidarse que existen prostaglandinas con actividad antiinflamatoria, como la PGD_2 y la PGI_2, que activan receptores activados por proliferadores de peroxisomas (PPAR), esenciales en la represión de mediadores de la inflamación, como la óxido nítrico-sintasa inducible (iNOS) y la COX-2.

Especialmente importante es el papel de las células que migran hacia el foco, como los leucocitos, además de células endoteliales, plaquetas y moléculas expresadas en esas células: selectinas E (en células endoteliales), P (en plaquetas) y L (en leucocitos), moléculas de adhesión celular (ICAM-1, de adhesión intercelular) y vascular (VCAM-1) e integrinas de adherencia leucocitaria. Todas estas células y el endotelio se activan y se adhieren al reconocer glucoproteínas e hidratos de carbono de la superficie celular. Algunos AINE inhiben la expresión o la actividad de algunas de estas moléculas de adhesión.

A este proceso de adherencia le sigue un proceso de reclutamiento celular, en el que intervienen factores como el C5a, el factor activador de las plaquetas (PAF), el leucotrieno B (LTB), la interleucina 8 (IL-8) y factores de crecimiento (como el factor estimulante del crecimiento de granulocitos-macrófagos [GM-CSF]). Sobre estos factores actúan positivamente también algunas citocinas, especialmente la IL-1 y el factor de necrosis tumoral alfa (TNF-α). La síntesis de muchos de estos mediadores debe ser activada por factores de transcripción, que pueden ser inhibidos por algunos AINE, especialmente los salicilatos (v. más adelante).

Una parte significativa del efecto antiinflamatorio de los salicilatos se debe a la inducción de la liberación de adenosina, que posee propiedades antiinflamatorias. Además, los salicilatos tienen propiedades antioxidantes, atrapando radi-

cales hidroxilo. Ya se ha mencionado que la aspirina (pero no el salicilato sódico) forma 15-epilipoxina A_4, a partir del 15-(R)-HETE. Este compuesto es un antinflamatorio potente, ya que disminuye la actividad de los granulocitos.

Mecanismo de acción analgésico

El mecanismo de acción analgésico de los AINE probablemente es consecuencia directa de la inhibición de la síntesis de prostaglandinas, aunque no se descartan efectos antinociceptivos en neuronas periféricas y centrales, entre los que se encuentran la inhibición de la liberación de glutamato a nivel espinal y supraespinal.

Mecanismo de acción antipirético

Un mecanismo común de los procesos febriles es la liberación de citocinas (IL-1β, IL-6, interferón [IFN] α y β y TNF-α). Estas citocinas incrementan la síntesis de PGE_2 en órganos periventriculares, especialmente en la lámina terminal y en el área hipotalámica preóptica; la PGE_2 a su vez aumenta el AMPc, estimulando al hipotálamo para elevar la temperatura corporal. Los AINE suprimen la elevación de prostaglandinas en el hipotálamo, especialmente la activada por IL-1.

Otros mecanismos de acción

Por lo general, otros mecanismos –en principio independientes del efecto sobre la síntesis de prostaglandinas– que podrían contribuir a las acciones de los AINE son la inhibición de la cascada de proteincinasas activadas por mitógenos (MAPK) (con la excepción de la p38 MAPK, que es estimulada por salicilato), y la consiguiente inhibición de factores de transcripción como el factor nuclear kappa B (NF-κB) o

⭐ **MECANISMO DE ACCIÓN DE LOS AINE**

Los AINE bloquean la síntesis de prostaglandinas al inhibir las dos isoformas de la COX.

- Los AINE selectivos son eficaces como analgésicos, antipiréticos y antiinflamatorios, pero provocan reacciones adversas gastrointestinales (inhibición de la COX-1), cardiovasculares (inhibición de la COX-2) y renales (inhibición de la COX-1 y la COX-2).

- Los efectos sobre la coagulación sanguínea dependen de las acciones de los AINE sobre las plaquetas (producción de TXA_2 por la COX-1) y del endotelio (producción de PGI_2 mediada por ambas enzimas). Los inhibidores de la COX-1 son antiagregantes, mientras que los inhibidores de la COX-2 pueden ser proagregantes.

- Los AINE selectivos COX-2 no afectan a la COX-1 y no producen toxicidad gastrointestinal, pero sí entrañan riesgo cardiovascular.

- El paracetamol no es antiinflamatorio.

el activador de proteína 1 (AP-1). Especialmente importante es la inhibición del NF-κB, cuya unión a sitios específicos en la región promotora de genes regula la expresión de enzimas proinflamatorias, quimiocinas, citocinas y moléculas de adhesión.

Desde hace tiempo se conoce que la aspirina desacopla la fosforilación oxidativa mitocondrial, reduciendo la formación de ATP; de hecho, se ha sugerido que ésta puede ser la base de la hepatopatía del síndrome de Reye. Otros AINE clásicos, como la indometacina e incluso algunos de los nuevos (nimesulida fue retirada por ello), comparten este efecto. Sin embargo, algunos estudios indican que el efecto sobre el ATP puede ser el contrario en el SNC, donde podría explicar cierta acción neuroprotectora.

Efectos farmacológicos y reacciones adversas comunes

Todos los AINE son antipiréticos, analgésicos y antiinflamatorios (con excepción del paracetamol, que no es antiinflamatorio).

Efecto antipirético. Los AINE disminuyen la temperatura corporal en estados febriles, pero no en individuos sanos.

Efecto analgésico. A los AINE también se los denomina analgésicos menores (en contraposición a los opiáceos): son eficaces por lo general en dolores de intensidad leve a moderada (dental, menstrual, dolor asociado a inflamación, etc.). Algunos AINE son especialmente útiles en la dismenorrea, debido a que el endometrio libera prostaglandinas durante la menstruación que causan contracciones dolorosas.

Efecto antiinflamatorio. Es especialmente beneficioso en el tratamiento de enfermedades musculoesqueléticas, como artritis reumatoide, espondilitis y artrosis, aunque en general este efecto es sintomático, no tanto en la progresión de la enfermedad.

Efecto antiplaquetario. La alteración de la función plaquetaria es también un rasgo común de los AINE, al evitar la formación del agregante tromboxano A_2 (TXA_2) en las pla-

quetas. Por esta razón prolongan el tiempo de hemorragia. Este efecto, en especial de la aspirina, se ha utilizado en el tratamiento profiláctico de diversas situaciones de riesgo tromboembólico (v. cap. 44). Las plaquetas sólo contienen COX-1, que convierte el ácido araquidónico en TXA_2; por lo tanto, los inhibidores de la COX-1 son capaces de producir este efecto antiplaquetario. Sin embargo, los inhibidores selectivos de la COX-2 producen una relativa reducción de la producción endotelial de prostaciclina sin afectar la producción de tromboxano por las plaquetas, de ahí que produzcan un aumento del riesgo de fenómenos trombóticos **(fig. 31-3)**.

Riesgo gastrointestinal. La reacción adversa más común de los AINE (con excepción de los COX-2 selectivos y de los paraaminofenoles, cuyo riesgo es tres veces menor que con los no selectivos) es la que se ha denominado **gastropatía por AINE (v. fig. 31-3)**. Se ha propuesto que el mecanismo de esta lesión es la inhibición de las prostaglandinas gastroprotectoras (en particular PGI_2 y PGE_2), que inhiben la secreción ácida, mejoran la corriente sanguínea mucosa y estimulan la secreción de moco protector. La administración del análogo PGE_1 misoprostol (v. cap. 30) evita la lesión, por eso hay preparados que mezclan AINE y misoprostol. Por otra parte, la desviación de la ruta bioquímica a la vía de la LOX también parece contribuir a la ulcerogenicidad, y probablemente a una mayor susceptibilidad a la infección por *Helicobacter pylori*.

Riesgo cardiovascular. Se ha propuesto que la inhibición selectiva de la COX-2 es la responsable de la mayoría de los efectos cardiovasculares de los AINE (en comparación con la inhibición selectiva de la COX-1 responsable de los efectos gastrointestinales). La inhibición selectiva de la COX-2 es responsable del efecto protrombótico (v. Efecto antiplaquetario, antes) y del incremento de sodio y la retención hídrica (v. Efecto sobre la función renal, a continuación). Hay que señalar que todos los AINE, en mayor o menor grado, son inhibidores de la COX-2 y, por lo tanto, no están exentos de producir riesgo cardiovascular. El riesgo cardiovascular de los AINE se manifiesta por un aumento del riesgo de fenómenos trombóticos, infarto de miocardio e ictus y por una mayor incidencia de insuficiencia cardíaca congestiva e hipertensión **(v. fig. 31-3)**. Es importante destacar que, tras la experiencia de los últimos años con los AINE selectivos o no selectivos, las complicaciones cardiovasculares son probablemente más frecuentes y tienen un mayor impacto en la vida del paciente que los propios efectos gastrointestinales, más aun teniendo en cuenta que el amplio uso de los inhibidores de la bomba de protones ha reducido de forma importante los efectos adversos gastrointestinales. Sin embargo, no existen estrategias eficaces para disminuir el riesgo cardiovascular asociado con el tratamiento crónico con AINE. Las autoridades sanitarias ya han incluido, en los prospectos de la mayoría de los AINE, cajas negras alertando sobre el riesgo gastrointestinal y cardiovascular de los AINE (v. recuadro en pág. siguiente).

Efecto sobre la función renal. La disminución de prostaglandinas vasodilatadoras produce una reducción del flujo san-

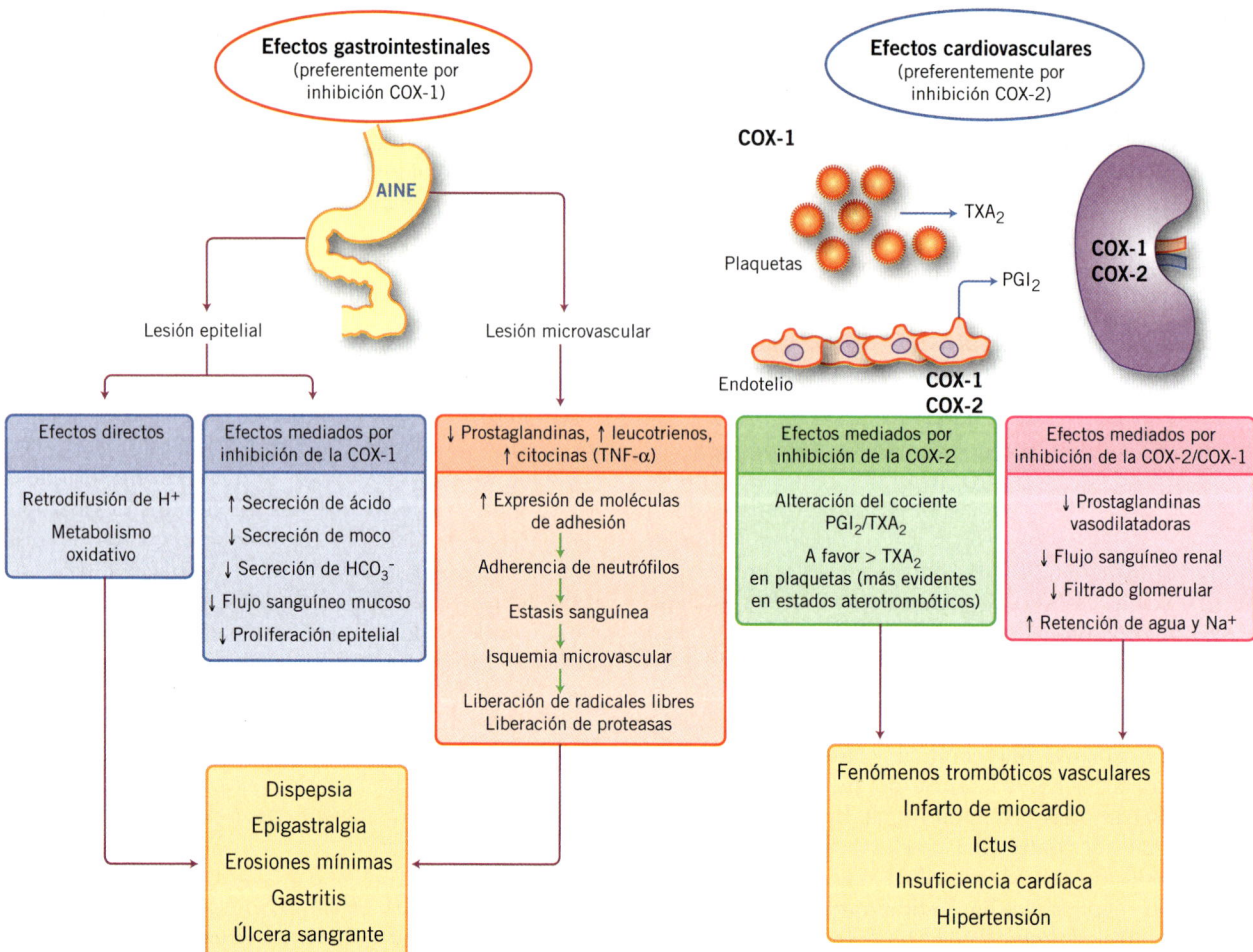

Figura 31-3. Mecanismos involucrados en el riesgo gastrointestinal y cardiovascular que producen los AINE.

guíneo renal y de la tasa de filtración glomerular, especialmente en los pacientes con insuficiencia cardíaca congestiva, ascitis o insuficiencia renal crónica, en los que la vasodilatación renal depende más de la síntesis local de prostaglandinas que en los individuos sanos. En el riñón, estos efectos están mediados fisiológicamente por las dos isoenzimas, COX-1 y COX-2. Además, los AINE estimulan la retención de sodio y agua al inhibir la reabsorción de Cl^- inducida por prostaglandinas y por la hormona antidiurética (ADH), lo que puede originar edema en algunos pacientes y contrarrestar la eficacia de tratamientos antihipertensivos (v. fig. 31-3). La consecuente menor disponibilidad de sodio en el túbulo distal produce hiperpotasemia; por esta razón son útiles en el tratamiento del síndrome de Bartter (hipopotasemia, hiperreninemia, hiperaldosteronismo, hiperplasia yuxtaglomerular y resistencia a la acción de la angiotensina II) y otros similares, como el síndrome hiperprostaglandínico E en lactantes.

En algunas personas sensibles se produce la **nefropatía por AINE**, nefritis intersticial aguda que puede progresar a necrosis papilar y nefritis intersticial crónica o nefropatía membranosa, sobre todo en consumidores crónicos de AINE.

! **Hipersensibilidad.** Algunos pacientes son alérgicos a la aspirina y a otros AINE. Pueden sufrir rinitis vasomotora con rinorrea, rubor, edema angioneurótico, urticaria local o gene-

ralizada, asma, edema laríngeo y *shock*. Por lo general, este tipo de reacción ocurre con varios AINE, incluso a pesar de pertenecer a grupos químicos diferentes, por lo que se recomienda no utilizar ningún AINE cuando se ha producido un cuadro como éste. El asma podría deberse, aunque esto no está claramente demostrado, a la desviación de la ruta bioquímica a la de la LOX y a la formación de grandes cantidades de leucotrienos, que serían responsables de broncoconstricción (v. cap. 43).

CAJA NEGRA DE ADVERTENCIA

Riesgo cardiovascular

Los AINE pueden producir un incremento del riesgo de fenómenos trombóticos cardiovasculares, de infarto de miocardio y de ictus que puede ser mortal. Este riesgo puede incrementarse en relación con la duración del tratamiento. Los pacientes con enfermedades cardiovasculares o con factores de riesgo cardiovascular pueden tener un riesgo aun superior.

Riesgo gastrointestinal

Los AINE pueden producir un incremento del riesgo de efectos adversos graves gastrointestinales, entre ellos, inflamación, hemorragia, úlceras y perforación gástrica e intestinal que puede ser mortal. Estos efectos pueden ocurrir en cualquier momento durante el tratamiento y sin síntomas de alerta. Los pacientes de mayor edad presentan mayor riesgo gastrointestinal.

Otros efectos. Algunos AINE se han empleado para cerrar el conducto arterioso incluso *in utero*, debido a que su permeabilidad depende del tono vasodilatador mantenido por las prostaglandinas locales.

Los AINE prolongan la gestación, ya que la PGE y la PGF son potentes uterotrópicos y su síntesis aumenta en las horas previas al parto, iniciando el borramiento del cuello (v. caps. 30 y 38). Su uso terapéutico para inhibir el parto pretérmino, sin embargo, se ve contrarrestado con la posibilidad de que cierren prematuramente el conducto arterioso en el feto.

Ciertos tipos de neoplasias (mama, colon) cursan con una elevación muy importante de la COX-2. Estudios epidemiológicos indican una reducción de la frecuencia de cáncer colorrectal por aspirina (325 mg/semana durante largos períodos) y de poliposis por sulindaco. En la actualidad gran parte de las investigaciones se dirigen a esclarecer este punto, que podría estar en relación con la inhibición de factores de transcripción de oncogenes.

Igualmente, los AINE consiguen tratar crisis de vasodilatación (como la producida tras la administración de calcitonina; v. cap. 40) e hipotensión (en individuos con mastocitosis sistémica, debida a la PGD_2 de las células cebadas).

También se ha observado una disminución de enfermedades neurodegenerativas en individuos que ingieren AINE de forma crónica. Estudios experimentales han demostrado que el ibuprofeno, la indometacina y el sulindaco disminuyen el contenido de proteína amiloide β42 hasta en un 80 %. Sin embargo, a falta de datos más fiables, no se debe prescribir estos fármacos a pacientes con enfermedad de Alzheimer.

FARMACOLOGÍA DIFERENCIAL

Inhibidores no selectivos de la ciclooxigenasa

Derivados del ácido salicílico

La aspirina y los salicilatos en general siguen siendo los fármacos más recetados y sirven de referencia para los restantes AINE. Aunque la aspirina es un fármaco muy común y eficaz, puede causar efectos adversos e intoxicaciones graves.

Estructura química y actividad

Los salicilatos poseen como núcleo fundamental el **ácido salicílico** (ácido ortohidroxibenzoico), un potente irritante que sólo puede usarse por vía tópica; por lo tanto se han sintetizado derivados para uso clínico: *a)* ésteres del ácido salicílico, por sustitución del grupo carboxilo y *b)* ésteres de salicilato de ácidos orgánicos por sustitución en el grupo hidroxilo **(fig. 31-4)**. Destacan la **aspirina (ácido acetilsalicílico)**, que es un éster de ácido acético, el **acetilsalicilato de lisina** (sal soluble para uso parenteral que libera aspirina) y el **benorilato** (éster de aspirina y paracetamol). Derivados del ácido salicílico son: **salicilato sódico**, **salicilato de metilo**, **trisalicilato de colina** y **magnesio**, **salsalato** (ácido salicilsalicílico), **diflunisal** y **sulfasalazina** (salicilazasulfapiridina), entre otros.

Existen diferentes formulaciones tamponadas-efervescentes y de liberación controlada que aumentan la solubilidad y la absorción y disminuyen la irritación gástrica.

Farmacocinética

Las propiedades farmacocinéticas de los salicilatos son complejas, ya que dependen de varios factores, como las diferentes formas galénicas, su metabolismo saturable y las diferentes dosis utilizadas en función de las indicaciones clínicas. Las principales propiedades están recogidas en la **tabla 31-3**.

Absorción. Los salicilatos se absorben con rapidez en su mayor parte en la zona alta del intestino delgado, y en menor proporción en el estómago. La rapidez de absorción depende de muchos factores –aunque en plasma es posible identificar niveles en menos de 30 minutos–, como la velocidad de desintegración, el pH y el tiempo de vaciamiento gástrico. La absorción del salicilato ocurre principalmente por difusión pasiva del ácido salicílico. En general puede decirse que hay poca diferencia entre las velocidades de absorción del salicilato sódico, la aspirina y los demás compuestos. La presencia de alimentos retrasa la absorción. La absorción por vía rectal es más lenta e incompleta.

El ácido salicílico, al igual que el salicilato de metilo, se absorbe rápidamente por la piel intacta, sobre todo si se aplica en forma de pomada o linimento; de hecho se han descrito casos de intoxicación sistémica después de su aplicación en zonas extensas de piel.

Distribución. Los salicilatos se distribuyen por los tejidos y líquidos corporales por difusión pasiva dependiente del pH

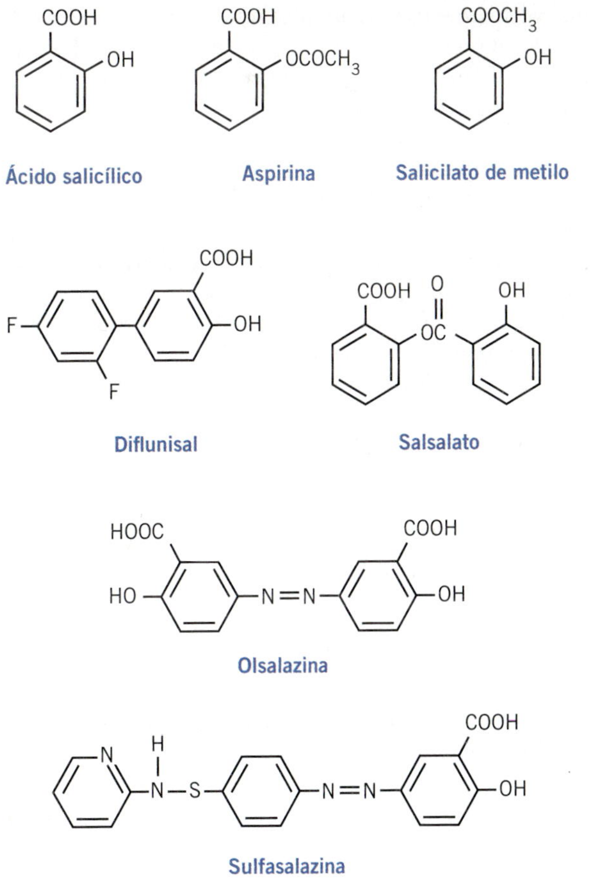

Figura 31-4. Estructura química de los derivados del ácido salicílico.

Tabla 31-3. Propiedades farmacocinéticas de los AINE

FÁRMACO	BIODISPONIBILIDAD (%)	UNIÓN A PROTEÍNAS PLASMÁTICAS (%)	$t_{1/2}$ (horas)	V_D (l/kg)	METABOLISMO PRESISTÉMICO	ACLARAMIENTO (ml/kg/min)
Derivados del ácido salicílico						
Aspirina	> 80	50	0,2-0,3	0,15	↑↑↑	9
Salicilato sódico (↑ dosis)	100	80	15-30	0,17	–	0,2
Diflunisal	90	99	8-12	0,10	–	0,1
Derivados de paraaminofenoles						
Paracetamol	70-90	< 20	1,5-3	0,95	20 %	5
Derivados de pirazolonas						
Metamizol	> 90	40-60	6-9	0,2	–	–
Propifenazona	> 90	–	1-1,5	–	–	–
Fenilbutazona	> 80	99	50-140	0,09	↑	0,02
Derivados de ácidos propiónicos						
Ibuprofeno	> 80	99	2-3	0,15	–	0,75
Naproxeno	99	99	14	0,16	5 %	0,13
Fenoprofeno	80-90	99	1,5-3	0,10	↑	0,5-1
Ketoprofeno	100	99	1,8	0,15	↑	1,2
Flurbiprofeno	90	99	5,5	0,15	–	0,35
Oxaprozina	> 95	99	20-25	0,14	–	0,03

$t_{1/2}$: semivida; V_D: volumen de distribución.

y por un sistema saturable de transporte activo al LCR. Cruzan bien la barrera placentaria. La aspirina se absorbe como tal, pero se hidroliza en plasma, hígado, mucosa gastrointestinal y hematíes y, a los 30 minutos de la ingestión, se detecta en forma acetilada un 27 % y el resto en forma de salicilato. El salicilato de metilo también se hidroliza rápidamente para generar ácido salicílico.

Metabolismo y excreción. Los salicilatos se metabolizan extensamente, aunque el retículo endoplásmico y las mitocondrias hepáticas son los lugares más importantes. Los principales metabolitos son: el ácido salicilúrico, el glucurónido de éter o fenólico (procesos que siguen cinéticas de orden 0 y, por lo tanto, son saturables) y el glucurónido de éster o acilo. En menor proporción se metabolizan a ácido 2,5-dihidroxibenzoico (ácido gentísico) y a los ácidos 2,3-dihidroxibenzoico y 2,3,5-trihidroxibenzoico. Se excretan por orina en un 10 % en forma de ácido salicílico libre, en un 75 % como ácido salicilúrico, en un 15 % como glucurónidos fenólicos y acilos y en menos del 1 % como ácido gentísico. Sin embargo, la excreción de salicilato libre depende en gran parte del pH de la orina; así, se alcanzan valores superiores al 30 % cuando la orina es alcalina e inferiores al 2 % cuando es ácida.

La semivida plasmática de la aspirina es de 15 minutos y la del salicilato de 2-3 horas en dosis bajas y de 15-30 horas en dosis antiinflamatorias. Estas diferencias, en función de las dosis, se deben fundamentalmente al metabolismo saturable que presentan los salicilatos.

Acciones farmacológicas

En la **tabla 31-4** se indican las principales acciones farmacológicas de los salicilatos.

Acción antipirética. Los salicilatos disminuyen de manera rápida y eficaz la fiebre, pero pueden incrementar el consumo de oxígeno y el metabolismo. En dosis tóxicas producen un efecto pirético que ocasiona sudación y deshidratación.

Acción analgésica. Los salicilatos son eficaces para el alivio de dolores moderados como cefalalgias, mialgias, odontalgias, artralgias y dismenorreas, en las que existe una gran actividad de prostaglandinas. En dosis superiores pueden ser útiles en dolores postoperatorios, postraumáticos, de origen cólico y algunos tipos de dolores cancerosos. Su consumo crónico no produce tolerancia ni adicción, a diferencia de los analgésicos opiáceos, y en general puede decirse que producen menos efectos adversos que éstos.

Acción antiinflamatoria. Desde hace más de 100 años los salicilatos se han usado para el tratamiento de enfermedades reu-

Tabla 31-4. Acciones de los salicilatos en función de sus concentraciones plasmáticas aproximadas

CONCENTRACIÓN DE SALICILATO (µg/ml)	DOSIS	ACCIÓN
~ 50	~ 40 mg	Antiagregante Hiperuricémica
Hasta 120	300-1.000 mg	Antitérmica
150-300	4-6 g	Analgésica Antiinflamatoria Uricosúrica
200 250 300 > 350 > 400	**Intervalo tóxico**	Acúfenos Alteraciones hepáticas, náuseas y vómitos Sordera Hiperventilación Acidosis metabólica

máticas. Mejoran el cuadro clínico de la fiebre reumática aguda, sin modificar las lesiones cardíacas ni viscerales, y son tratamientos sintomáticos en cuadros artríticos. El mecanismo de acción no es sólo la inhibición de la síntesis de prostaglandinas, también inhiben otros procesos celulares e inmunitarios, como la producción de anticuerpos, el acoplamiento antígeno-anticuerpo y la liberación de histamina, e inhiben la permeabilidad capilar.

Acción metabólica. En dosis terapéuticas no interfieren en los procesos metabólicos esenciales; sin embargo, en dosis ligeramente superiores a las utilizadas en la artritis reumatoide afectan intensamente el metabolismo. En dosis tóxicas los salicilatos pueden afectar las siguientes vías metabólicas:

1. Fosforilación oxidativa: desacoplan la fosforilación oxidativa y disminuyen la producción de ATP e incrementan el consumo de oxígeno.
2. Hidratos de carbono: interfieren en el metabolismo aerobio de la glucosa, inhiben las deshidrogenasas y la 6-fosfofructocinasa de la glucólisis y la vía de las pentosas. Disminuyen el glucógeno hepático y producen hiperglucemia y glucosuria. Incrementan la actividad de la glucosa-6-fosfato y estimulan la secreción de glucocorticoides.
3. Nitrógeno: producen un balance negativo ya que inducen aminoaciduria. La activación corticosuprarrenal puede contribuir al aumentar el catabolismo proteico.
4. Grasa: los salicilatos facilitan la penetración y oxidación de ácidos grasos en el músculo, el hígado y otros tejidos; disminuyen las concentraciones plasmáticas de ácidos grasos libres, fosfolípidos y colesterol y aumentan la oxidación de cuerpos cetónicos.

Acción respiratoria y sobre el equilibrio ácido-base. En concentraciones elevadas, los salicilatos estimulan directamente el centro respiratorio, por lo que aumentan la ventilación y disminuyen la PCO_2 y, por lo tanto, producen *alcalosis respiratoria* frecuente en adultos pero no en niños. Como compensación se produce un aumento de la eliminación renal de bicarbonato. Además, el aumento del consumo de oxígeno, la producción de CO_2 y de metabolitos ácidos (pirúvico y láctico) provoca *acidosis metabólica*. A medida que avanza la intoxicación, la estimulación del centro respiratorio desaparece y la consecuente depresión impide la eliminación del CO_2 producido por los tejidos. En definitiva, se produce una *acidosis metabólica y respiratoria* que es una urgencia médica.

Acción renal. Los salicilatos causan retención de sodio y agua y también disminución aguda de la función renal en pacientes con insuficiencia cardíaca congestiva, enfermedad renal o hipovolemia. El consumo crónico de salicilatos junto a cafeína produce nefrotoxicidad en forma de necrosis papilar y nefritis intersticial. Los efectos sobre la excreción de ácido úrico dependen de las dosis: dosis medias (1-2 g/día) disminuyen la excreción y producen hiperuricemia; dosis mayores (2-3 g/día) no modifican la excreción, y dosis superiores a 5 g/día inducen uricosuria e hipouricemia.

Acción sanguínea. La aspirina ejerce una acción antiagregante plaquetaria en dosis inferiores a las analgésicas (75-100 mg)

mediante la acetilación irreversible de la COX plaquetaria y, como consecuencia, la menor formación de TXA_2, hasta que se produzcan nuevas plaquetas a partir de los megacariocitos (v. cap. 44). Dado que la aspirina prolonga el tiempo de hemorragia, los pacientes hepatópatas deben consumirla con mucha precaución e interrumpir su consumo una semana antes de una intervención quirúrgica. Se usa en la profilaxis de la enfermedad tromboembólica coronaria y cerebral. La aspirina puede producir hemólisis leve en personas con deficiencia de glucosa-6-fosfato-deshidrogenasa.

Otras acciones. El ácido salicílico produce un efecto local irritante en piel y mucosas. Este efecto queratolítico del ácido se usa en el tratamiento local de verrugas, callosidades, infecciones micóticas y algunos tipos de dermatitis. Los salicilatos pueden producir el cierre prematuro del conducto arterioso si se administran durante el tercer trimestre de embarazo.

Indicaciones terapéuticas

Fiebre. Las dosis antipiréticas, generalmente por vía oral, son de 325-650 mg cada 6 horas en adultos. Si la vía oral no es tolerada, se puede emplear la rectal, aunque la absorción es más errática.

Dolor. Los salicilatos son útiles en el tratamiento de dolores como neuralgias, cefaleas, dolores radiculares, odontalgias, mialgias, dismenorrea, etc. Son útiles en el tratamiento agudo de la migraña junto a los ergóticos y los triptanes (v. cap. 28) y de los dolores posparto y postoperatorios de intensidad moderada o ligera. Los salicilatos son el primer escalón en el tratamiento del dolor oncológico, en especial cuando existen metástasis óseas. En el siguiente escalón se asocian con opiáceos menores (codeína) antes de usar opiáceos mayores por vía oral (morfina). Las dosis de los salicilatos que se usan como analgésicas son las mismas utilizadas para alcanzar el efecto antipirético.

Síndromes articulares. En la artritis reumatoide, la aspirina se consideró el AINE de referencia para comparar el efecto de otros tratamientos sintomáticos. Actualmente se prefieren otros AINE con menos efectos adversos (v. cap. 32). Se usaban dosis elevadas de salicilatos (4-6 g/día) durante largo tiempo para controlar los síntomas de la enfermedad. Disminuyen la hinchazón, el dolor y la rigidez matinal. Las dosis para el tratamiento de la artrosis, la artritis reumatoide juvenil y tendinitis y bursitis varían según los salicilatos empleados pero oscilan entre 2 y 6 g/día.

Antiagregante plaquetario. La aspirina es útil en la profilaxis de los cuadros que se acompañan de hiperagregabilidad plaquetaria, como las arteriopatías coronarias y cerebrales (v. cap. 44), las trombosis venosas profundas, la tromboembolia, los infartos, etc. Las dosis eficaces para conseguir un efecto antiagregante no se han establecido totalmente, pero dosis de 40-80 mg/día de aspirina son suficientes para inhibir la formación de tromboxano plaquetario, mientras que dosis superiores pueden también inhibir la formación de prostaciclina endotelial.

Enfermedad inflamatoria intestinal. Los salicilatos y en especial la sulfasalazina y derivados se emplean en el tratamiento de base de la colitis ulcerosa (v. cap. 35).

Reacciones adversas

Efectos adversos gastrointestinales. Son los más frecuentes. Son máximos con aspirina y disminuyen con los salicilatos no acetilados, el diflunisal y los diversos preparados farmacéuticos (tamponados, efervescentes, de liberación retardada, etc.). Las vías rectal, parenteral y tópica disminuyen dicho riesgo, pero no lo suprimen.

Efectos adversos renales. Los salicilatos pueden disminuir la función renal, generalmente en dosis tóxicas y en pacientes susceptibles. Al igual que los demás AINE, los salicilatos estimulan la retención de sodio y agua y pueden producir nefropatía analgésica en el caso de consumos crónicos. Los AINE pueden interferir en el control de la presión arterial en pacientes tratados con fármacos antihipertensivos.

Hipersensibilidad. La aspirina puede producir cuadros de asma, alergias y pólipos nasales y provocar broncoespasmos, angioedema y urticaria. Las erupciones dérmicas con diversas manifestaciones (eritemas, eccemas, descamaciones, etc.) son comunes. También se han descrito cuadros de hipersensibilidad tardíos como el síndrome DRESS (reacción de sensibilidad a medicamentos con eosinofilia y síntomas sistémicos) de aparición rara.

Otras reacciones adversas. Pueden provocar el cierre prematuro del conducto arterioso si se administran durante el tercer trimestre del embarazo. En niños y adolescentes puede aparecer el síndrome de Reye tras el consumo de aspirina en procesos febriles víricos. Se trata de una encefalopatía aguda con degeneración grasa del hígado y alteraciones mitocondriales. Es un cuadro muy raro pero grave con una mortalidad elevada (20-40 %) que contraindica la utilización de aspirina en los niños.

Las intoxicaciones aguda y crónica (salicilismo) se tratan más adelante (v. Intoxicación).

Derivados del paraaminofenol

El **paracetamol** es un fármaco muy eficaz como analgésico y antipirético que no posee acción antiinflamatoria (en sentido estricto no es un AINE) y que en general es bien tolerado y seguro en dosis terapéuticas. De hecho, se considera el tratamiento de elección como antipirético y analgésico frente a otros AINE y, en especial, a la aspirina, ya que no presenta muchos de los efectos adversos que éstos producen. Sin embargo, hay que señalar que la sobredosis aguda de paracetamol produce una lesión hepática muy grave.

Estructura química y actividad

El paracetamol (*N*-acetil-*p*-aminofenol) (en la nomenclatura inglesa, acetaminofeno) es el metabolito activo de la fenacetina, analgésico derivado de la anilina (alquitrán de hulla) que fue introducido en terapéutica en 1887 y retirado del mercado hace años a causa de su asociación con la nefropatía analgésica.

El paracetamol (**fig. 31-5**) fue utilizado por primera vez por Von Mering en 1893, pero no fue hasta 1949 cuando consiguió su popularidad.

Farmacocinética

El paracetamol se absorbe rápidamente por el intestino delgado. La velocidad de absorción depende del vaciado gástrico. La absorción por vía rectal es más lenta. Difunde bien por los tejidos y atraviesa las barreras. Es metabolizado principalmente en el hígado por tres rutas: *a*) conjugación con glucurónido (40-70 %), *b*) conjugación con sulfato (25-45 %) o *c*) oxidación por los sistemas de oxidasas de función mixta CYP2E1, 2A2 y 3A4 seguido de conjugación (**v. fig. 31-2**).

La oxidación del paracetamol produce la formación del metabolito altamente reactivo *N*-acetil-*p*-benzoquinoneimida (NAPQI). El NAPQI se combina rápidamente con glutatión (GSH) y con otros compuestos que contienen tioles, formando conjugados no tóxicos, que son eliminados por orina. Cuando la formación del NAPQI sobrepasa la concentración de GSH, el NAPQI libre se une a las proteínas intracelulares del hepatocito y causa toxicidad (v. Intoxicación, más adelante).

Acciones farmacológicas

El paracetamol tiene efectos analgésicos y antipiréticos similares a los de la aspirina; sin embargo, no produce efectos antiinflamatorios ya que posee sólo una ligera actividad sobre la COX-1 y la COX-2. El paracetamol es capaz de reducir la síntesis de prostaglandinas en condiciones en las que haya escasa concentración de peróxidos, como ocurre en el cerebro, aliviando el dolor y la fiebre. En dosis terapéuticas no produce efectos cardiovasculares, respiratorios ni afecta la agregación plaquetaria o la excreción de ácido úrico. Tampoco tiene efectos sobre el equilibrio ácido-base ni afecta la mucosa gástrica.

Indicaciones terapéuticas

El paracetamol es el tratamiento de elección como analgésico y antipirético, en particular cuando la aspirina está contraindicada (úlcera, niños, alergia, etc.). Las dosis que se utilizan varían entre 325 y 1.000 mg (500 mg cada 4-6 horas), sin sobrepasar los 4 g diarios. Las dosis pediátricas son de 10-15 mg/kg/día repartidas entre 4-5 tomas.

Reacciones adversas

En dosis terapéuticas, el paracetamol es muy bien tolerado y quizá sea el AINE más seguro de todos. A veces pueden aparecer alergias en forma de erupciones eritematosas, urticarias

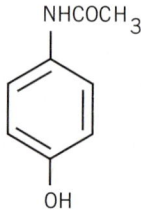

Figura 31-5. Estructura química de los derivados del paraaminofenol: paracetamol.

y otras reacciones. En general no hay hipersensibilidad cruzada con los salicilatos. La toxicidad hemática (leucopenia, trombocitopenia) es rara. La reacción adversa más importante es la intoxicación aguda con necrosis hepática grave (v. Intoxicación, más adelante).

Derivados de las pirazolonas

Este grupo comprende fármacos como el **metamizol** (fig. 31-6) o **dipirona** (metansulfonato sódico o magnésico de la noramidopirina), la **propifenazona**, la **fenilbutazona** y su metabolito activo **oxifenbutazona**. Son fármacos que se han usado durante mucho tiempo; sin embargo, en los últimos años muchas farmacopeas los han retirado del mercado por el riesgo de agranulocitosis graves.

En España se siguen utilizando de forma sistemática y en otros países han sido de nuevo introducidos, puesto que son muy eficaces en dolores cólicos, y algunos estudios epidemiológicos cifran en muy bajo el riesgo real de producir agranulocitosis. La amidopirina, retirada hace tiempo, produce en el tubo digestivo dimetilnitrosamina, que es cancerígena.

Farmacocinética

Se absorben bien por vía oral (v. tabla 31-3). El metamizol produce metabolitos activos (4-metilamino y 4-aminoantipirina) con semividas de 2,5-4 horas. La fenilbutazona se metaboliza por oxidación y conjugación con ácido glucurónico. Entre sus metabolitos activos destacan la oxifenbutazona, con actividad antiinflamatoria y analgésica, y la γ-oxifenbutazona, con actividad uricosúrica.

Acciones farmacológicas e indicaciones terapéuticas

El metamizol y la propifenazona se usan como antitérmicos y analgésicos. La analgesia que produce el metamizol es similar a la de la aspirina; en dosis elevadas su eficacia analgésica podría asemejarse a la de dosis bajas de opiáceos. Además, el metamizol posee un efecto relajante de la fibra muscular lisa que resulta útil en dolores de tipo cólico. Las dosis utilizadas varían entre 575 y 1.150 mg cada 6-8 horas por vía oral; puede administrarse por vía intramuscular o intravenosa en dosis de 2 g cada 8-12 horas.

El metamizol es menos gastrolesivo que la aspirina y no produce hemorragias ya que, aunque inhibe las COX como los otros AINE, el tipo de inhibición es competitiva, no irreversible como la de la aspirina.

La fenilbutazona posee buena actividad antiinflamatoria, analgésica, antitérmica y uricosúrica. Hasta hace unos años

era el tratamiento de elección de algunas afecciones reumáticas; sin embargo, por su alta toxicidad y por la aparición de otros AINE de eficacia similar y menos tóxicos, su uso ha disminuido de manera importante y hoy en día no se considera tratamiento inicial de ningún proceso reumático. Su uso ha quedado restringido a la vía tópica.

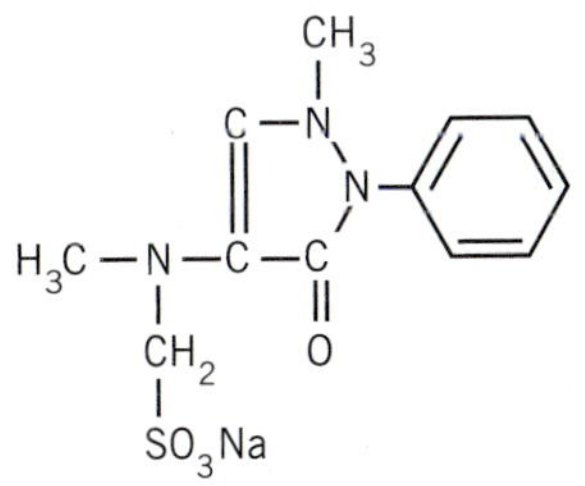

Reacciones adversas

Las reacciones más graves que producen las pirazolonas son agranulocitosis y anemia aplásica. El metamizol produce agranulocitosis en 1-10 casos/millón de habitantes/año y anemia aplásica en 2-3 casos/millón de habitantes/año, siendo en el caso de la fenilbutazona mayor y con mayor prevalencia para la anemia aplásica. El riesgo es más elevado en personas de edad avanzada, aumenta con la dosis y puede incluso aparecer una vez interrumpido el tratamiento. A pesar de que se han sugerido factores genéticos para explicar posibles diferencias entre poblaciones, no hay en este momento datos que permitan confirmar ni descartar un mayor riesgo en poblaciones con características étnicas diferentes. Por estas razones no parece razonable el uso de estos fármacos cuando existen otros de eficacia similar y sin estos riesgos.

El metamizol está retirado de las farmacopeas de diversos países por sus efectos adversos hematológicos. En España, la AEMPS, en base a los casos notificados de agranulocitosis, recomienda lo siguiente:

- Tratamientos de corta duración (7 días como máximo) y a las dosis mínimas eficaces.
- En caso de tratamientos más prolongados, realizar controles hematológicos periódicos.
- Durante el tratamiento vigilar la aparición de síntomas de agranulocitosis.
- Antes del tratamiento, realizar una anamnesis detallada para evitar su uso en pacientes con antecedentes de reacciones hematológicas a fármacos.
- Especial precaución en personas mayores y en población «flotante» a la que no se pueda hacer un seguimiento.

La toxicidad gástrica y la derivada del efecto plaquetario son, en general, menores que las que producen los salicilatos, aunque siempre hay que tener en cuenta que existe una gran variabilidad interindividual e intraindividual cuando se utiliza cualquier AINE. Los restantes efectos adversos comunes para los AINE también pueden aparecer después del consumo de pirazolonas (toxicidad renal, hipersensibilidad, etc.).

Derivados del ácido propiónico

Se trata de un grupo numeroso de AINE que presentan una muy buena relación beneficio/riesgo. Poseen actividad antiinflamatoria, analgésica, antitérmica y antiagregante plaquetaria similar a la aspirina en dosis medias (2-3 g/día), pero con una incidencia menor de efectos adversos que los salicilatos o la indometacina.

Estructura química y actividad

Los derivados del ácido propiónico son un grupo numeroso, con acciones farmacológicas y efectos adversos muy parecidos

Figura 31-6. Estructura química de los derivados de las pirazolonas: metamizol o dipirona.

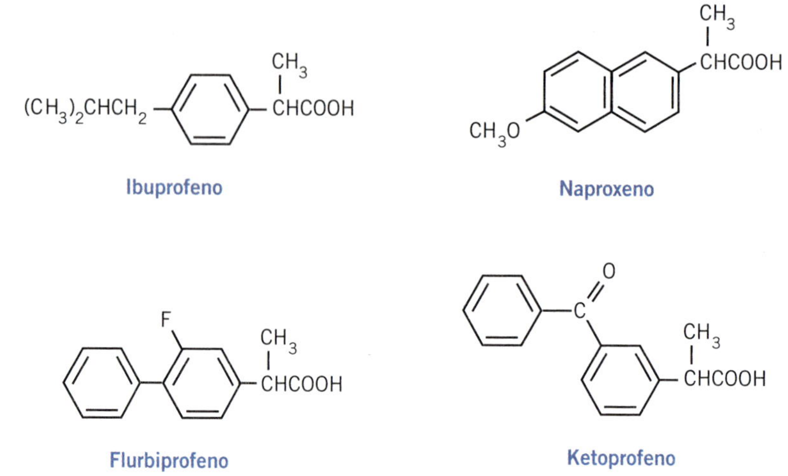

Figura 31-7. Estructura química de los derivados del ácido propiónico.

y que sólo difieren en sus características farmacocinéticas. Destacan entre otros: **ibuprofeno**, **naproxeno**, **ketoprofeno**, **flurbiprofeno**, **piquetoprofeno** (fig. 31-7), así como **dexibuprofeno** y **dexketoprofeno**. Otros se utilizan mucho menos.

Farmacocinética

Las principales características farmacocinéticas se recogen en la **tabla 31-3**. En general, todos se absorben bien por vía oral, pero los alimentos retrasan su absorción. La vía rectal es más lenta. El metabolismo es intenso por hidroxilación, desmetilación o conjugación con ácido glucurónico y se eliminan por orina (> 90 %). El ibuprofeno se absorbe con rapidez ($t_{máx}$ 15-30 minutos) y pasa lentamente al líquido sinovial. Las presentaciones de arginina o lisina con ibuprofeno consiguen mayor rapidez de absorción: el fármaco base alcanza su $t_{máx}$ en 1,5 horas; el ibuprofeno arginina, en 21 minutos, y el ibuprofeno lisina, en 30 minutos. El naproxeno se absorbe con rapidez ($t_{máx}$ 1-2 horas para la forma sódica y 4-9 horas para la liberación retardada), posee una semivida larga que hay que ajustar en pacientes de edad avanzada y que permite 2 tomas diarias, cruza la placenta y se excreta por la leche en un 1 %. El fenoprofeno se absorbe con rapidez pero de forma incompleta (85 %). El ketoprofeno y el piquetoprofeno pueden administrarse por vía tópica. La oxaprozina se absorbe de forma lenta pero completa, se elimina por orina en un 65 % y el resto por la bilis y presenta una semivida larga que permite una dosis diaria.

Tabla 31-5. Dosis de los derivados del ácido propiónico

FÁRMACO	DOSIS ANALGÉSICA/ ANTIPIRÉTICA	DOSIS ANTIINFLAMATORIA
Ibuprofeno	200-400 mg/4-6 h	400-800 mg/6-8 h
Naproxeno	250 mg/6-8 h	250-500 mg/12 h
Fenoprofeno	200 mg/4-6 h	300-600 mg/6-8 h
Ketoprofeno	25-50 mg/6-8 h	50-75 mg/6-8 h
Flurbiprofeno	50 mg/6 h	50-75 mg/6-12 h
Oxaprozina	–	600-1.200 mg/24 h

Acciones farmacológicas e indicaciones terapéuticas

El naproxeno es más potente que la aspirina como inhibidor de la COX-1, mientras que el ibuprofeno y el fenoprofeno son similares a la aspirina. Todos son antiagregantes. Se utilizan como analgésicos en el tratamiento de bursitis, tendinitis y dismenorreas y como antitérmicos y antiinflamatorios en artritis reumatoide, artrosis, espondilitis anquilosante y artritis gotosa aguda. Los efectos en los procesos inflamatorios son similares a los de la aspirina, disminuyendo la hinchazón articular, el dolor y la rigidez matinal. Las dosis de los principales derivados se indican en la **tabla 31-5**. No hay una base científica para un uso racional de uno en especial, aunque parece que el naproxeno es más eficaz como analgésico y en el alivio de la rigidez matinal.

Reacciones adversas

Son similares a las de los demás AINE, pero son menos gastrolesivos que los salicilatos y la indometacina; presentan menor toxicidad hematológica que las pirazolonas y menor toxicidad neurológica que los indolacéticos. Con respecto a la toxicidad cardiovascular propia de los AINEs, los propiónicos también pueden producir dichos efectos (hipertensión arterial, trombosis, infartos de miocardio, ictus, muerte, etc.), siendo el naproxeno el que parece tener un perfil más favorable aunque existen estudios contradictorios. Pueden aparecer dispepsias, toxicidad gastrointestinal, sedación, mareo y cefaleas, reacciones de hipersensibilidad o aumento del tiempo de hemorragia como con la mayoría de los AINE. Naproxeno, ibuprofeno y fenoprofeno, por este orden, son los mejor tolerados según algunos estudios.

Derivados del ácido acético

Los derivados del ácido acético se clasifican en: *a)* indolacéticos como **indometacina** y **etodolaco** (v. Inhibidores selectivos de la COX-2, más adelante); *b)* pirrolacéticos como **tolmetina**, **ketorolaco** y **sulindaco**; *c)* fenilacéticos como **diclofenaco** y **aceclofenaco**, y *d)* naftilacético, **nabumetona**. Las propiedades farmacocinéticas de este grupo se

Tabla 31-6. Propiedades farmacocinéticas de los AINE

FÁRMACO	BIODISPONIBILIDAD (%)	UNIÓN A PROTEÍNAS PLASMÁTICAS (%)	$t_{1/2}$ (horas)	V_D (l/kg)	METABOLISMO PRESISTÉMICO	ACLARAMIENTO (ml/kg/min)
Derivados del ácido acético						
Indolacéticos						
Indometacina	90-100	90	1-6	0,3	Escaso	1,4
Pirrolacéticos						
Tolmetina	> 90	> 99	5	0,5	Escaso	1,3
Ketorolaco	80-100	> 99	4-6	0,2	Escaso	0,5
Sulindaco	90	94	7-8	2	–	1,5
Fenilacéticos						
Diclofenaco	54	> 99	1-2	0,2	40 %	4,2
Naftilacético						
Nabumetona (6-MNA)	35	99	23	0,8	Elevado	0,4
Derivados del ácido enólico						
Piroxicam	100	99	30-60	0,15	–	0,04
Tenoxicam	100	99	60-75	0,15	–	0,025
Derivados del ácido antranílico						
Ácido mefenámico	> 90	99	2	1,3	0	–
Ácido meclofenámico	< 90	99	2-3	–	–	–
Inhibidores selectivos de la COX-2						
Celecoxib	40-80	97	11	7	–	–
Etodolaco	73	99	6	0,4	–	0,78
Meloxicam	89	> 99	20	–	11 %	0,11
Nimesulida	95	99	1,5-5	0,3	Escaso	1

$t_{1/2}$: semivida; V_D : volumen de distribución.

muestran en la **tabla 31-6**, y la estructura química de algunos de ellos, en la **figura 31-8**.

Indometacina. Introducida en 1963, es un fármaco muy eficaz, pero la gran frecuencia de efectos adversos limita su uso. Al igual que los restantes AINE, tiene acciones antinflamatorias, antitérmicas, analgésicas y antiagregantes. Es un potente inhibidor de la COX, con efectos parecidos a los salicilatos.

La concentración en líquido sinovial es igual que la plasmática y es máxima a las 5 horas. Se metaboliza por O-desmetilación (50 %), conjugación con ácido glucurónico (10 %) y N-desacilación produciendo metabolitos inactivos. Sufre circulación enterohepática. El 10-20 % del fármaco se excreta por orina como tal.

Se usa fundamentalmente como antiinflamatorio y no como analgésico o antipirético, con excepción de fiebres rebeldes (p. ej., en la enfermedad de Hodgkin), debido a la frecuencia de efectos adversos. En la artritis reumatoide mejora los síntomas de la enfermedad en un 66 % con dosis de 25 mg cada 8-12 horas o con dosis nocturnas (hasta 100 mg) utilizadas para reducir los efectos adversos. También se usa en espondilitis anquilopoyética, artrosis y gota aguda por su potente efecto antiinflamatorio, aunque no es uricosúrico. También se utiliza para el tratamiento de la persistencia del conducto arterioso, miopericarditis, cefalea tipo hemicránea paroxística y como tocolítico.

Hasta la mitad de los pacientes (35-50 %) tratados con indometacina presentan efectos adversos y el 20 % de ellos deben abandonarlo. Los más frecuentes son neurológicos en forma de cefaleas (10-20 %) y gastrointestinales como vómitos y náuseas (menos de un 15 %). También pueden aparecer efectos gastrointestinales, hemorragias y reacciones hematopoyéticas (agranulocitosis en menor frecuencia que el metamizol y anemia aplásica superior a otros AINE).

Tolmetina. En las dosis recomendadas, es similar a la aspirina y en general mejor tolerada. Sus acciones son similares a las de los restantes AINE. Se acumula en el líquido sinovial a partir de las 2 horas y se elimina por la orina en su mayor parte en forma conjugada. Se usa como antiinflamatorio (0,8-1,6 g/día) en el tratamiento de la artritis reumatoide y la espondilitis. Produce efectos adversos en el 25-40 % de los pacientes y el 5-10 % de ellos tienen que abandonarlo. Los efectos gastrointestinales son los más frecuentes (15 %) y los neurológicos son menos frecuentes que con la indometacina.

> ✪ **UTILIZACIÓN CLÍNICA DE LOS AINE**
>
> • Los AINE son: antipiréticos, analgésicos, antiinflamatorios, antiagregantes plaquetarios y uricosúricos (no todos).
>
> • Los principales efectos adversos comunes a los AINE (la frecuencia varía entre grupos) son: gastrointestinales, cardiovasculares, fenómenos de hipersensibilidad, nefrotoxicidad, toxicidad neurológica.
>
> • No existen estudios que indiquen la superioridad de un AINE frente a otros. La frecuencia de aparición de efectos adversos condiciona su elección. Hay gran variabilidad interindividual e intraindividual.

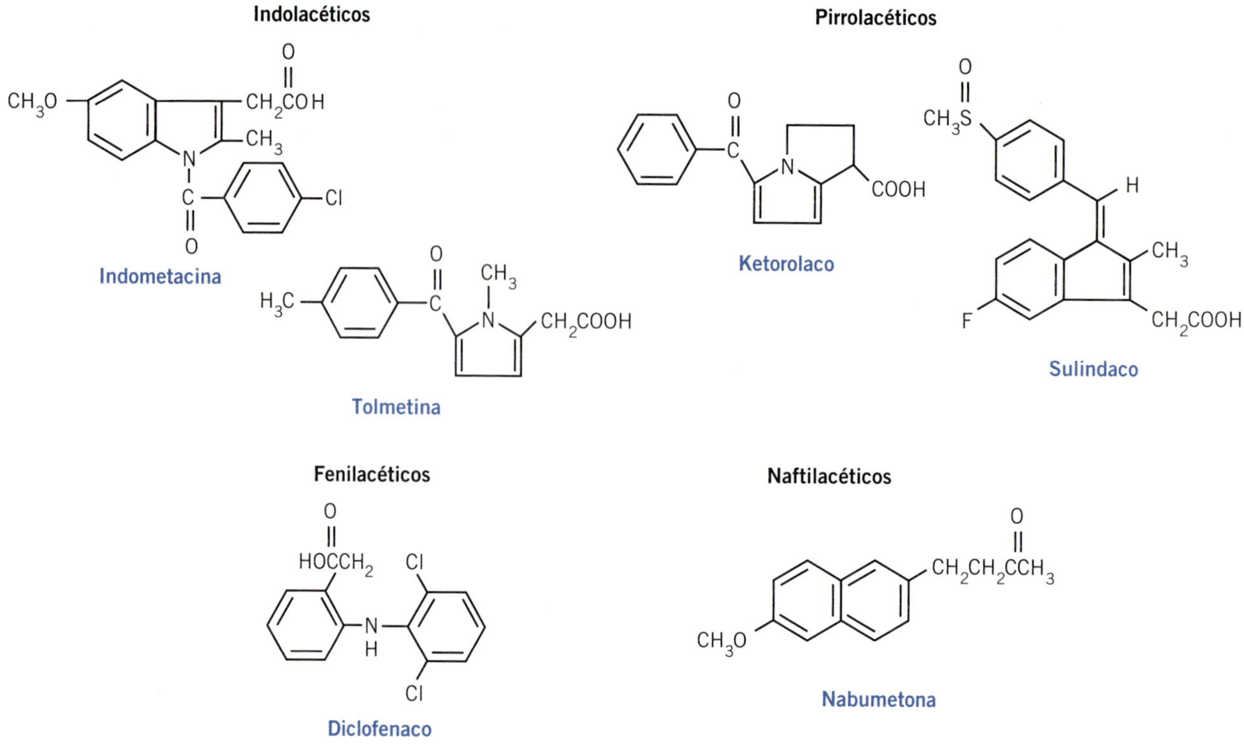

Indolacéticos

Pirrolacéticos

Indometacina

Ketorolaco

Tolmetina

Sulindaco

Fenilacéticos

Naftilacéticos

Diclofenaco

Nabumetona

Figura 31-8. Estructura química de los derivados del ácido acético.

Ketorolaco. Destaca por su potente acción analgésica, aunque comparte las demás acciones de los AINE. Asimismo, puede administrarse por vía parenteral. Una dosis intramuscular de 30 mg es similar a 10 mg de morfina pero no produce adicción y su efecto no depende de la dosis. Se metaboliza por el hígado en un 50 % y se elimina por riñón en un 91 %. Se utiliza en dolores postoperatorios, en lugar de los opiáceos, por vía intravenosa (15-30 mg), intramuscular (30-60 mg) u oral (5-30 mg) como dosis iniciales, seguidas de dosis menores. Existen preparados oftálmicos para el tratamiento de conjuntivitis alérgicas e inflamaciones postoperatorias de extracción de cataratas. Los efectos adversos son los comunes de los AINE. Debido a su potente acción analgésica, en algunos países sólo es de uso hospitalario.

Sulindaco. Es un derivado pirrolacético estructuralmente relacionado con la indometacina. Es un profármaco con las acciones propias de los AINE y cuya potencia es menos de la mitad que la de la indometacina. Se oxida a sulfona y después es reducido a sulfuro, que es la forma activa y que posee una potencia 500 veces superior que el sulindaco. Las tres formas aparecen en plasma y la semivida es de 7 horas para el sulindaco y de 18 horas para el sulfuro. Sufre circulación enterohepática. Se utiliza como antiinflamatorio para el tratamiento de artritis, artrosis, espondilitis y gota, en dosis de 150-200 mg cada 12 horas. Los efectos adversos gastrointestinales son menos frecuentes (20 %) que con la indometacina, seguramente porque la mucosa gástrica no se expone al fármaco activo directamente. Aparece toxicidad neurológica en el 10 % de los pacientes e hipersensibilidad en el 5 %.

Diclofenaco. Es un AINE muy utilizado. Posee una potencia similar a la de los derivados de ácidos propiónicos. Es ade-

más uricosúrico, interfiere en menor grado que los demás AINE en la agregación plaquetaria y posee cierta especificidad para inhibir la COX-2 **(v. tabla 31-2)**.

Se acumula en el líquido sinovial, se metaboliza en el hígado a través de CYP2C y, después de sufrir glucuronidación y sulfación, se elimina por orina (65 %) y por bilis (35 %).

Se utiliza como antiinflamatorio en el tratamiento de artritis y artrosis en dosis de 100-200 mg/día en 2-4 tomas orales. También se utiliza como analgésico (50 mg cada 8 horas) en procesos postoperatorios, tendinitis, bursitis, dismenorreas y cólicos renales (en este caso por vía intramuscular, 75 mg). Existen preparados de liberación retardada y combinados con misoprostol para reducir la toxicidad gastrointestinal.

Los efectos adversos se cifran en un 20 %, y hasta el 2 % de los pacientes tienen que abandonar el tratamiento; los efectos adversos gastrointestinales son los más frecuentes. Se produce un aumento moderado de transaminasas hepáticas en el 15 % de los pacientes, que suele ser reversible. Pueden aparecer los restantes efectos adversos descritos para los AINE.

Nabumetona. Es un profármaco que, una vez absorbido, se convierte en el hígado en su principal metabolito activo, el ácido 6-metoxi-2-naftilacético (6-MNA), que es un potente inhibidor de la COX, con cierta selectividad por la COX-2 **(v. tabla 31-2)**. Posee una buena actividad antiinflamatoria, analgésica y antipirética y afecta menos la agregación plaquetaria que los otros AINE. La nabumetona es indetectable en plasma, y las características farmacocinéticas **(v. tabla 31-6)** se refieren a su metabolito, el 6-MNA. Los efectos adversos son de intensidad e incidencia moderadas y similares a los de los restantes AINE: gastrointestinales en el 10 % de los pacientes y neurológicos y cutáneos hasta en el 3 %. Se usa en

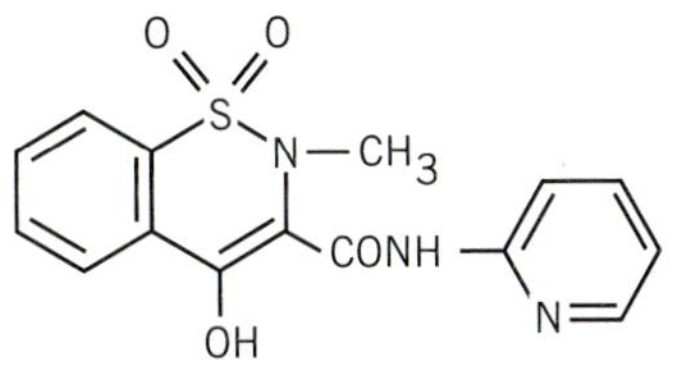

Figura 31-9. Estructura química de los derivados del ácido enólico (oxicams): piroxicam.

dosis de 1 g/día en una toma nocturna como analgésico o antiinflamatorio. Su eficacia es similar a la de aspirina, indometacina, ibuprofeno, naproxeno, diclofenaco o sulindaco.

Derivados del ácido enólico (oxicams)

Se introdujeron a finales de los años setenta como AINE de semivida larga, lo que permite una sola dosis diaria. Destacan **piroxicam**, **tenoxicam**, **lornoxicam** y **meloxicam** (este último, inhibidor selectivo de la COX-2, se estudiará más adelante). Los dos primeros comparten las acciones propias de los AINE, siendo potentes antiinflamatorios, analgésicos, antipiréticos y antiagregantes plaquetarios. Ambos fármacos son muy similares y la única diferencia es la semivida plasmática (**v. tabla 31-6**). El piroxicam (**fig. 31-9**) se acumula en el líquido sinovial, donde alcanza concentraciones similares a las plasmáticas, mientras que el tenoxicam lo hace en una proporción del 50 %.

El piroxicam se metaboliza en el hígado por hidroxilación mediada por CYP2C. Existen formas de administración tópica. Las dosis son de 20 mg/día y los efectos tóxicos se cifran, en promedio, en 20 %, y el 5 % tiene que abandonar el tratamiento; las reacciones adversas gastrointestinales son las más frecuentes.

Derivados del ácido antranílico (fenamatos)

Son derivados del ácido *N*-fenilantranílico introducidos en los años cincuenta (**fig. 31-10**). Destacan, entre otros, el **ácido mefenámico**, que se usa como analgésico (250 mg cada 6 horas), y el **ácido meclofenámico**, que se emplea como analgésico (50-100 mg cada 4-6 horas) y como antiinflamatorio (50 mg cada 6 horas). Los principales efectos adversos son los gastrointestinales que aparecen hasta en el 25 % de los pacientes y que se manifiestan por dispepsia, diarrea (a veces muy intensa), esteatorrea e inflamación intestinal. La anemia hemolítica puede aparecer esporádicamente.

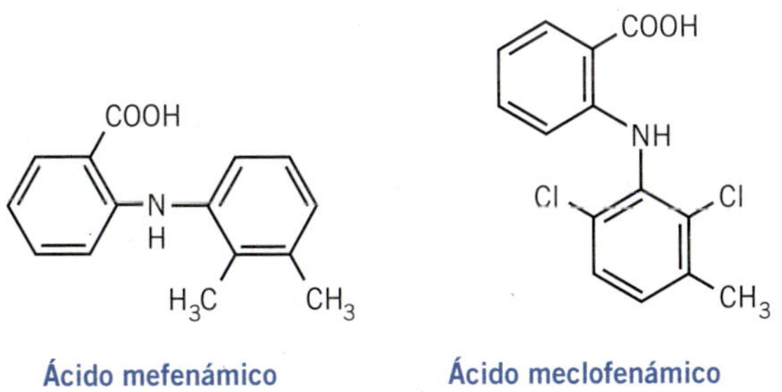

Ácido mefenámico   Ácido meclofenámico

Figura 31-10. Estructura química de los derivados del ácido antranílico.

Inhibidores selectivos de la ciclooxigenasa 2

Los inhibidores selectivos de la COX-2 (**fig. 31-11**) son muy eficaces como antiinflamatorios en el tratamiento de las enfermedades reumáticas, que no presentan los efectos adversos de los AINE clásicos puesto que no inhiben la COX-1. Son los siguientes: *a)* oxicams: **meloxicam**; *b)* sulfoanilida: **nimesulida**; *c)* indolacéticos: **etodolaco**, y *d)* coxibs: **celecoxib**, **etoricoxib**, **valdecoxib**, **lumiracoxib** y **parecoxib**.

Meloxicam. Pertenece al grupo de los derivados de ácidos enólicos (oxicams) pero con mayor selectividad por inhibir la COX-2. Es similar a los siguientes y se usa en dosis de 7,5-15 mg/día.

Nimesulida. Es una sulfoanilida con selectividad para inhibir la COX-2 que, además, posee acciones antioxidantes. Se usa en dosis de 100 mg cada 12 horas por vía oral o por vía rectal duplicando la dosis. En algunos países se ha retirado por sus efectos adversos hepáticos.

Etodolaco. Pertenece al grupo de los derivados del ácido acético –indolacéticos– pero presenta mayor selectividad para inhibir la COX-2. Es similar a los anteriores en su actividad tanto analgésica como antiinflamatoria, aunque posee, además, acción uricosúrica. Es eficaz en el tratamiento de artritis y artrosis. Se usa en dosis de 200-400 mg/día, en varias tomas o en dosis única en su preparado de liberación sostenida. Produce menos efectos adversos, en general, que otros AINE.

Celecoxib. Introducido en 1998, es similar al rofecoxib. La absorción es moderada y los datos sobre su uso en la insuficiencia renal o hepática indican que las concentraciones plasmáticas disminuyen y aumentan, respectivamente, y por lo tanto hay que ajustar las dosis. Se metaboliza en el hígado por CYP2C9. Se usa como analgésico y antiinflamatorio en dosis de 100-200 mg cada 12-24 horas.

Los coxibs son potentes antiinflamatorios y analgésicos, con menos efectos gastrointestinales que los otros AINE. Sin embargo, varios de ellos se retiraron (como el rofecoxib, en 2004) por sus efectos cardiovasculares. Se han incluido

---

⭐ **REACCIONES ADVERSAS DE LOS AINE**

- Los salicilatos causan toxicidad gastrointestinal con mucha frecuencia.
- Los paraaminofenoles son muy seguros, aunque pueden provocar hepatotoxicidad grave en caso de intoxicación.
- Las pirazolonas causan toxicidad hematológica grave (agranulocitosis y anemia aplásica), aunque con poca frecuencia.
- Los derivados de ácidos propiónicos presentan una buena relación beneficio/riesgo.
- Los indolacéticos presentan a menudo toxicidad neurológica (cefaleas).
- Los derivados enólicos son potentes antiinflamatorios y producen efectos gastrointestinales con frecuencia.
- Los derivados antranílicos pueden causar diarreas graves.
- Los coxibs producen menos efectos gastrointestinales pero se deben valorar sus riesgos cardiovasculares.

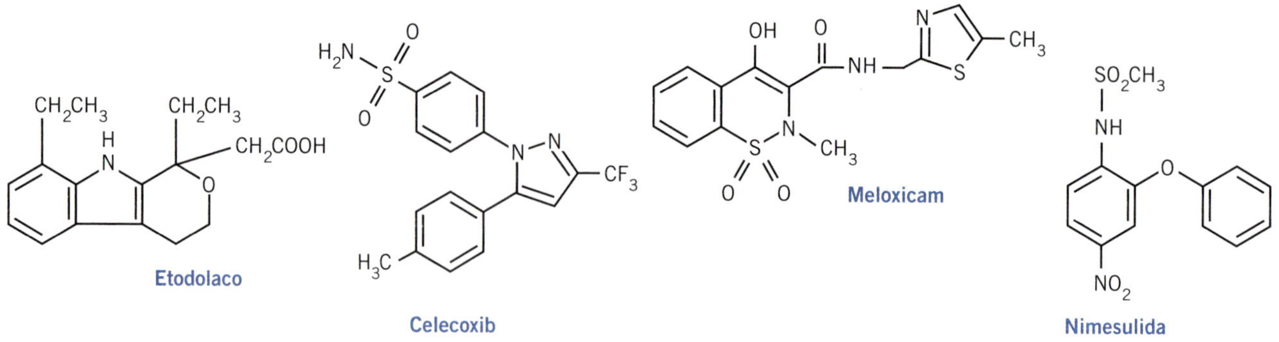

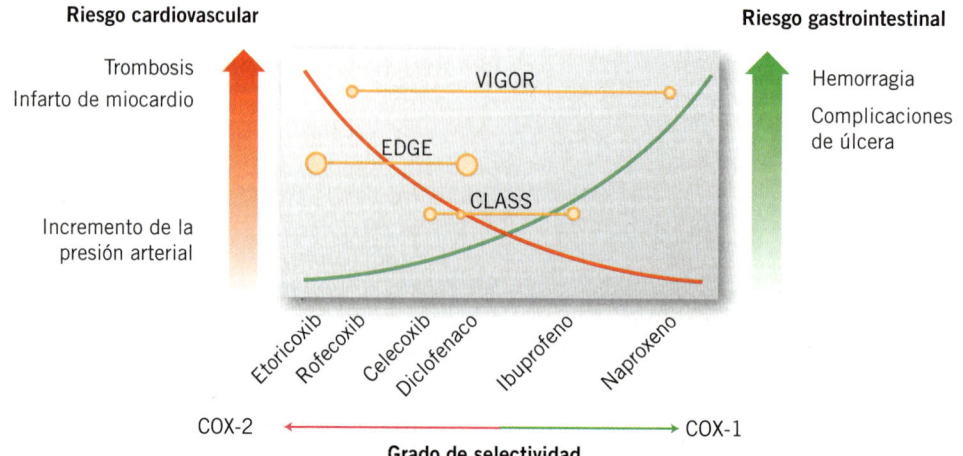

Figura 31-11. Estructura química de los inhibidores selectivos de la COX-2.

cajas negras de advertencia en los prospectos de la mayoría de los AINE y, en particular, de los inhibidores selectivos de la COX-2 alertando sobre el riesgo gastrointestinal y cardiovascular de los AINE. Si bien el riesgo gastrointestinal depende en gran medida de la inhibición selectiva de la COX-1, el riesgo cardiovascular dependería de la inhibición selectiva de la COX-2 **(v. fig. 31-3)**.

Como se ha mencionado previamente, las plaquetas sólo contienen COX-1, que convierte el ácido araquidónico en TXA_2; por lo tanto, los inhibidores de la COX-1 son capaces de producir este efecto antiplaquetario. Sin embargo, los inhibidores selectivos de la COX-2 producen una relativa reducción en la producción endotelial de prostaciclina sin afectar la producción de tromboxano por la plaqueta, de ahí que causen un aumento del riesgo de fenómenos trombóticos. El riesgo cardiovascular de los AINE se manifiesta por un aumento de fenómenos trombóticos, infarto de miocardio e ictus y por una mayor incidencia de insuficiencia cardíaca e hipertensión **(v. fig. 31-3)**.

Conocer el grado de inhibición de la COX por parte de los AINE es muy importante para interpretar los diferentes ensayos clínicos y ayuda a entender las posibles discrepancias de ensayos como CLASS (celecoxib frente a ibuprofeno), VIGOR (rofecoxib frente a naproxeno) o EDGE (etoricoxib frente a diclofenaco) **(fig. 31-12)**.

Después de más de dos décadas de uso de estos fármacos, puede decirse que su riesgo cardiovascular (igual que el gastrointestinal) debe ser previsto y prevenido valorando el riesgo previo del paciente, usando siempre la dosis mínima y teniendo en cuenta que también existe riesgo cardiovascular con otros inhibidores de COX-2, aunque no sean «selectivos». El diclofenaco y el ibuprofeno poseen el mismo riesgo que los coxibs, según muestran los últimos documentos de consenso. El más seguro en este aspecto es el naproxeno (aunque el riesgo de complicaciones gastrointestinales es mayor que con diclofenaco y coxibs).

Nuevos AINE

El uso de AINE liberadores de óxido nítrico con el fin de reducir los efectos gastrolesivos de los AINE no tuvo el éxito esperado. La adición de sales de **lisina** o **arginina** a ibuprofeno consigue acelerar la absorción oral del fármaco y reducir las dosis necesarias. El uso de **isómeros** D (ibuprofeno y y especialmente **dexketoprofeno**) también reduce las dosis de los AINE con las que se produce un efecto clínico eficaz. Por otra parte, los intentos de reducir los efectos gastrolesivos de los AINE han llevado a la comercialización de algunos junto con otros principios activos gastroprotectores, como es el caso de **esomeprazol con naproxeno**, formula-

Figura 31-12. Consecuencias de los grados de selectividad relativa de los inhibidores de la COX-1 y la COX-2. A medida que aumenta el grado de selectividad por la COX-2, se incrementa el riesgo cardiovascular, mientras que, a medida que lo hace la selectividad por la COX-1, se incrementa el riesgo gastrointestinal. (Modificado de Antman y cols., 2007.)

ción en comprimidos de liberación secuencial que combina una capa de esomeprazol de liberación inmediata (un inhibidor de la bomba de protones) y un núcleo de naproxeno con recubrimiento entérico de liberación retardada; de esta forma, el esomeprazol se libera en el estómago antes de la disolución del naproxeno en el intestino delgado. Otra presentación consta de un núcleo con recubrimiento entérico de **diclofenaco** rodeado por una cubierta exterior con **misoprostol** (un análogo de la PGE$_1$).

INDICACIONES TERAPÉUTICAS DE LOS AINE

Por lo general, la elección de uno de estos fármacos depende de la tolerabilidad a las posibles reacciones adversas y de la experiencia del médico que lo prescribe, ya que su perfil de acción y sus indicaciones son similares.

Estados febriles. Los AINE son los fármacos más empleados para disminuir la fiebre.

Dolor. Son analgésicos de potencia media, aunque alguno de ellos puede alcanzar potencias similares a la de los opiáceos menores, con los que también pueden asociarse (codeína). Se utilizan en artralgias, mialgias, neuralgias, cefaleas, dolores radiculares, producidos por infecciones (otitis), dolores postoperatorios, dismenorrea, etc. (v. recomendaciones generales de uso en el cap. 32).

Procesos reumatológicos. Se emplean en artritis reumatoide, artrosis, espondilitis anquilopoyética, artritis gotosa, tendinitis, bursitis, etc. Reducen la inflamación y el dolor, además de los síntomas asociados, como la rigidez matutina. Algunos poseen efecto uricosúrico (v. recomendaciones generales de uso en el cap. 32).

Profilaxis tromboembólica. La aspirina se utiliza en la profilaxis de recurrencia de ataques tromboembólicos. Su eficacia en prevención primaria todavía no está del todo establecida (v. cap. 44).

Enfermedad inflamatoria intestinal. Algunos derivados de salicilatos se usan como tratamiento de base en las colitis crónicas (v. cap. 35), como la sulfasalazina.

Procesos dermatológicos. Las preparaciones tópicas de salicilatos se emplean como queratolíticos en el tratamiento de verrugas vulgares y procesos de sobrecrecimiento de las capas superficiales de la piel.

Cierre del conducto arterioso. La indometacina y el ibuprofeno intravenosos consiguen cerrar el conducto arterioso abierto, pero los resultados no son del todo satisfactorios debido a la gran incidencia de reacciones adversas (hipertensión pulmonar, enterocolitis necrosante) y a que a menudo el cierre no es completo y obliga a una intervención quirúrgica.

Procesos oculares. Por lo general, soluciones tópicas de los derivados hidrosolubles fenilacéticos, pirrolacéticos e indólicos se emplean en el tratamiento de la inflamación posquirúrgica, el edema macular cistoide y la conjuntivitis alérgica.

Deben vigilarse posibles fenómenos de irritación local, alergias locales o incluso lesiones corneales tras el uso de solución de diclofenaco, así como cierto grado de absorción sistémica.

Niños. Sólo deben usarse fármacos muy conocidos: paracetamol e ibuprofeno son los más empleados.

Embarazadas. En general no se recomiendan. Probablemente el más seguro sea la aspirina en dosis bajas, aunque debe retirarse el tratamiento antes de comenzar el trabajo de parto, para evitar hemorragias. Se debe tener precaución para no emplear formulaciones de AINE con misoprostol, ya que podría provocarse el parto.

Consideraciones económicas. A falta de criterios más sólidos para elegir uno u otro AINE, debe tenerse en cuenta el coste para el paciente y para los sistemas sanitarios, ya que las diferencias pueden ser enormes.

INTERACCIONES

La mayoría de los AINE se unen en gran proporción a proteínas plasmáticas, por lo que pueden desplazar de su unión a otros fármacos. También son muy frecuentes las interacciones de tipo farmacodinámico **(tabla 31-7)**.

INTOXICACIÓN

Aspirina

Una dosis aguda de 200-300 mg/kg de aspirina es tóxica; la ingestión de 500 mg/kg es potencialmente mortal. Las manifestaciones iniciales de la toxicidad aguda por salicilato son acúfenos y otras alteraciones auditivas, hiperventilación, vómitos e hipertermia (a veces deshidratación grave). A menudo, la alcalosis respiratoria es seguida de acidosis metabólica y puede asociarse con alteraciones del nivel de conciencia, sobre todo en niños.

Intoxicación aguda

Las ingestiones masivas retrasan el vaciamiento gástrico, lo que provoca que las concentraciones plasmáticas se mantengan elevadas durante horas después de la ingestión. Además, en caso de intoxicación aguda, las vías metabólicas se saturan, y la excreción urinaria de ácido salicílico (que es sensible a los cambios del pH urinario) determina la semivida del salicilato, que puede aproximarse a 15-30 horas. Sus manifestaciones se exponen a continuación.

Alteraciones en el equilibrio ácido-base y efectos metabólicos. Los salicilatos estimulan el centro respiratorio e incrementan su sensibilidad al pH y a la PCO$_2$, causando un aumento de la ventilación. Si la elevación de las concentraciones plasmáticas persiste, se deprime el centro respiratorio. Al principio, los mecanismos compensadores (especialmente la excreción urinaria de bicarbonato) logran controlar la

Tabla 31-7. Interacciones de los AINE

FÁRMACO	INTERACCIÓN	OBSERVACIONES
Alcohol	Aumenta el riesgo de hemorragia gástrica	Evitar la ingestión de grandes cantidades de alcohol
AINE	Puede aumentar la incidencia de efectos GI Aumenta el riesgo de hemorragia en otros lugares fuera del aparato GI, por la inhibición aditiva de la agregación plaquetaria. La aspirina puede disminuir la biodisponibilidad de otros AINE	Evitar asociación
Antiácidos alumínicos	Aumenta el efecto del ácido mefenámico	Evitar asociación
Anticoagulantes orales	Aumenta el riesgo de hemorragia GI, sobre todo los AINE de semivida corta (salicilatos, indometacina) por desplazamiento de los anticoagulantes a los sitios de unión a proteínas	Controlar TP y hemorragias. Cuando se inicie o se suspenda tratamiento con AINE, vigilar pruebas de coagulación y ajustar la dosis del anticoagulante Diclofenaco, naproxeno, ibuprofeno y nabumetona alteran menos el TP
Bloqueantes β-adrenérgicos	Disminuye el efecto con indometacina o piroxicam	Dudoso con naproxeno. Usar sulindaco (no administrar con labetalol)
Antagonistas del calcio	Disminuye el efecto del verapamilo con diclofenaco	No se produce con naproxeno. Precaución en el uso
Colestiramina	Posible disminución del efecto del naproxeno	Administrar con un intervalo mínimo de 1 h
Corticosteroides, glucocorticoides	Aumenta el riesgo de ulceraciones y hemorragias GI Sin embargo, en enfermedades reumáticas, los AINE permiten disminuir la dosis de glucocorticoides	Vigilar
Dipiridamol	Retención hídrica con indometacina	Vigilar edemas
Diuréticos	Disminución de efectos hipotensor y diurético	Evitar asociación, si es posible. Control de la presión arterial y la diuresis
Fármacos que producen hipoprotrombinemia e inhiben la agregación plaquetaria (cefamandol, cefoperazona)	Puede aumentar el riesgo de hemorragia	Vigilar
Fenobarbital	Disminuye la semivida de eliminación del AINE, por la inducción de enzimas microsomales hepáticas	Evitar siempre que sea posible
Haloperidol	Somnolencia intensa con indometacina	Evitar asociación
Hipoglucemiantes orales o insulina	Aumento del efecto hipoglucémico: las prostaglandinas están directamente involucradas en los mecanismos de regulación del metabolismo de la glucosa. También por desplazamiento de los hipoglucemiantes orales de las proteínas séricas	Puede ser necesario ajustar la dosificación del hipoglucemiante. Es posible que la glipizida y la glibenclamida, debido a sus características de unión no iónica, no resulten tan afectadas como los demás hipoglucemiantes orales Precaución con el uso simultáneo
Inhibidores de la agregación plaquetaria (dipiridamol, azlocilina, carbenicilina parenteral, dextrano, mezlocilina, piperacilina, sulfinpirazona, ticarcilina, valproato)	Puede aumentar el riesgo de hemorragia	Vigilar
Inhibidores de la enzima convertidora de la angiotensina	Disminución de los efectos hipotensor y diurético	Evitar, si es posible, el uso simultáneo Usar dosis bajas de aspirina (< 100 mg/día)
Litio	Aumento de la toxicidad del litio	Control de la litemia. No sucede con sulindaco
Metotrexato	Disminución de la excreción de metotrexato y aumento de su concentración plasmática hasta niveles potencialmente tóxicos (piroxicam por su larga semivida)	Suspender el tratamiento con AINE durante 12-24 h (en general) hasta 10 días antes y al menos 12 h después de la administración de una dosis elevada de metotrexato. Ajustar dosificación del metotrexato
Paracetamol	Puede aumentar el riesgo de efectos renales adversos	Vigilar
Penicilamina	Posible toxicidad de penicilamina con indometacina	Control de la concentración de penicilamina
Potasio	Hiperpotasemia con indometacina	Evitar el uso simultáneo. Controlar la potasemia

Continúa

Tabla 31-7. Interacciones de los AINE *(cont.)*

Fármaco	Interacción	Observaciones
Prazosina	Disminución del efecto hipotensor con indometacina	Si es necesario, aumentar dosis de prazosina
Probenecid	Puede disminuir la excreción y aumentar la concentración sérica de los AINE	Vigilar reacciones adversas
Productos de fitoterapia	Aspirina con hierbas con actividad antiplaquetaria (ginkgo, ajo, jengibre, ginseng y otras) o con las que contienen cumarinas (camomilla, trébol) o tamarindo: aumento del riesgo de sangrado	Vigilar. Preguntar siempre al paciente
Quinolonas	Aumento del riesgo de convulsiones	Evitar el uso simultáneo
Zidovudina	Posible aumento del riesgo de hemorragia en hemofílicos	Control del estado clínico

GI: gastrointestinal; TP: tiempo de protrombina.

alcalosis respiratoria. Con el tiempo, esta pérdida de bicarbonato disminuye la capacidad tampón e intensifica la acidosis metabólica.

Los salicilatos desacoplan la fosforilación oxidativa, aumentando la tasa metabólica y la temperatura corporal. Incrementan la producción de CO_2 tisular y, al mismo tiempo, aumentan el consumo de O_2. El desacoplamiento aumenta la glucólisis en los tejidos, lo que predispone a los pacientes a presentar hipoglucemia, aunque en raras ocasiones se produce hiperglucemia debido a la gluconeogénesis hepática y la liberación de adrenalina.

Esta alteración metabólica depende del equilibrio entre los efectos respiratorios (hiperventilación) y los efectos metabólicos (desacoplamiento de la fosforilación oxidativa). Los niños menores de 2 años presentan mayor componente metabólico (acidosis), mientras que los niños mayores y los adultos presentan más efectos respiratorios.

Alteraciones electrolíticas. Se produce una pérdida significativa de K^+ como resultado de: *a)* vómitos, secundarios a la estimulación de la zona quimiorreceptora gatillo; *b)* aumento de la excreción renal de Na^+, bicarbonato y K^+ como respuesta compensadora de la alcalosis respiratoria; *c)* aumento de la permeabilidad en los túbulos renales; *d)* acumulación intracelular de Na^+ y agua, y *e)* inhibición del sistema de transporte activo.

Alteraciones renales. La insuficiencia renal aguda no oligúrica ocurre por una disminución del flujo renal o por nefrotoxicidad directa. La oliguria es el resultado de la secreción inadecuada de ADH producida por los salicilatos, con hiponatremia o deshidratación con disminución del flujo sanguíneo renal.

Edema pulmonar y cerebral. Los salicilatos aumentan la permeabilidad capilar pulmonar y de la barrrera hematoencefálica por mecanismos desconocidos, especialmente con niveles plasmáticos de salicilatos por encima de 400 µg/ml.

Otras alteraciones. Pueden producirse hemorragias y déficit de calcio. También pueden aparecer rabdomiólisis aisladas.

Ingesta crónica (salicilismo)

Suele ocurrir en ancianos. La disminución del flujo sanguíneo hepático reduce el metabolismo del salicilato, y la fun-

ción renal disminuye su aclaramiento. La absorción de aspirina durante mucho tiempo altera su unión a la albúmina, lo que aumenta el salicilato libre. Éste penetra en la célula, provocando un síndrome clínico significativo con niveles plasmáticos relativamente bajos. El salicilismo pediátrico debido a una sobredosificación mantenida puede ser más grave que la ingestión aguda. A veces, los síntomas de la intoxicación, como sudación, fiebre y taquicardia, pueden enmascarar el diagnóstico al atribuirse a la enfermedad de base. Se deben vigilar posibles fuentes de exposición a salicilato (lactancia, geles de dentición y ungüentos dérmicos).

Tratamiento

El tratamiento de la intoxicación por salicilatos tiene tres objetivos: prevenir la absorción de más salicilato, corregir los defectos hidroelectrolíticos y las alteraciones del equilibrio ácido-base y reducir la concentración de salicilato en los tejidos aumentando su excreción (tabla 31-8).

Como los salicilatos retrasan el vaciamiento gástrico, se deben adoptar medidas para disminuir su absorción, como la administración de carbón activado.

Tabla 31-8. Tratamiento de la intoxicación aguda por salicilatos

1. Iniciar la descontaminación intestinal o administrar carbón activado: dosis de carga 50-100 g y seguir con el 50 % cada 2-3 horas
2. Tratar la deshidratación: mantener diuresis de 2-3 ml/kg/h con dextrosa al 5 %
3. Corregir la hipopotasemia
4. Alcalinizar la orina
   a) Obtener valores basales de gases arteriales
   b) Administrar 1-2 mEq/kg de bicarbonato sódico inicialmente, seguido de lo que se necesite (50 ml de bicarbonato eleva el pH sanguíneo 0,1)
   c) Líquidos i.v.: dextrosa al 5 % con 100 mEq/l de bicarbonato
   d) Monitorizar pH sérico para no provocar alcalosis sistémica
   e) No forzar la diuresis
5. Valorar las indicaciones de hemodiálisis
   a) Coma, convulsiones
   b) Insuficiencia hepática, renal o pulmonar
   c) Edema pulmonar
   d) Desequilibrio ácido-base grave
   e) Deterioro evidente

Fluidoterapia. La deshidratación ocurre pronto y debe tratarse con reposición de líquidos. Sin embargo, dado que la sobrehidratación potencia el edema cerebral y pulmonar, la diuresis debe mantenerse en 2-3 ml/kg/hora y debe corregirse la hipopotasemia. Igualmente se ha de vigilar la hipoglucemia.

Alcalinización de la orina. Para aumentar la excreción es necesario mantener un pH urinario de 7,5-8,0. La acidosis incrementa la morbilidad (un descenso del pH sanguíneo de 7,4 a 7,2 multiplica por dos el número de moléculas de salicilato no ionizadas que pueden pasar al interior celular (p. ej., al SNC). La alcalinización de la orina puede resultar extremadamente dificultosa porque el ácido salicílico urinario disminuye el pH y porque las reservas de potasio están bajas, por lo que la depleción de potasio debe corregirse antes de administrar bicarbonato.

Hemodiálisis. Normaliza el equilibrio ácido-base y las alteraciones en los electrólitos. Debe considerarse en los casos citados en la **tabla 31-8**.

Embarazo. La sensibilidad fetal a los salicilatos es grande debido a la enorme concentración de salicilato en el lado fetal de la placenta y a la acidosis relativa del feto, lo que permite la penetración del ácido en el cerebro fetal. La sobredosis puede ser mortal para el feto, por lo que debe considerarse la posibilidad de provocar prematuramente el nacimiento del feto si éste es viable.

Otros AINE

La mayoría de las sobredosis por AINE, incluso de grandes cantidades, son asintomáticas o causan sólo alteraciones menores en el SNC o en el aparato gastrointestinal. La experiencia con sobredosis de los nuevos COX-2 selectivos es aún limitada.

El **ibuprofeno** es uno de los AINE más utilizados. A pesar de que se han descrito casos de coma, convulsiones, hipotensión, hipotermia, hemorragia digestiva alta, insuficiencia renal aguda y acidosis metabólica, la amplia mayoría de las sobredosis por ibuprofeno son benignas y reversibles. La sobredosis sintomática requiere ingestiones de, al menos, 100 mg/kg, y los síntomas se manifiestan durante las primeras 4 horas tras la ingestión. Sólo aproximadamente el 50 % de los adultos y el 7 % de los niños presentan síntomas.

Otros efectos clínicos menos frecuentes son acidosis metabólica leve, fasciculaciones musculares, midriasis, escalofríos, diaforesis, hiperventilación, elevación leve de la presión arterial sistólica, bradicardia, hipotensión, disnea, acúfenos y exantema cutáneo.

Las sobredosis con **ácido mefenámico** se asocian a una incidencia relativamente elevada de convulsiones, a las 2-7 horas tras la ingestión. Por lo general, los pacientes se recuperan rápidamente después de instaurar las medidas de soporte y de la administración de benzodiazepinas por vía intravenosa.

La **fenilbutazona** se utiliza menos en la actualidad a causa de su asociación con anemia aplásica y agranulocitosis.

Los pacientes gravemente intoxicados tienen dolor abdominal de comienzo rápido, náuseas, vómitos, hematemesis, diarrea, somnolencia, mareo, coma, convulsiones, hiperpirexia, alteraciones electrolíticas, hiperventilación, alcalosis o acidosis, paro respiratorio, hipotensión, cianosis, edema, alteraciones electrocardiográficas y paro cardíaco. Las secuelas de la intoxicación grave (tras 2-7 días) son alteraciones renales, hepáticas o sanguíneas.

El curso clínico es prolongado, comparado con otros AINE, lo que pone de manifiesto su prolongada semivida de eliminación y la de su principal metabolito, la oxifenbutazona **(v. tabla 31-3)**.

El *tratamiento* de la sobredosis por AINE es de soporte; no existen antídotos específicos. Tras la evaluación inicial y la estabilización, se debe tratar con carbón activo en las primeras horas, si se sospecha que aún puede haber restos en el intestino o para evitar la recirculacón enterohepática. Es obligado el abordaje enérgico de la hipotensión, ya que una buena perfusión renal reduce el riesgo de insuficiencia renal.

Paracetamol

La mayor parte de la absorción de paracetamol se produce en las 2 primeras horas tras la ingestión, incluso en el caso de sobredosis. Una vez absorbido, el NAPQI penetra en el hepatocito, provocando toxicidad **(v. fig. 31-2)**. Este proceso, que se creía irreversible, puede prevenirse, interrumpirse e incluso revertirse después de que se haya formado NAPQI. En cuanto a la lesión renal, se ha sugerido que puede estar mediada por la presencia de enzimas del citocromo P-450 y por la inhibición de la prostaglandina-sintetasa en el riñón.

La mayor parte del metabolismo oxidativo se concentra en la zona hepática III, que es la principalmente afectada por la toxicidad por paracetamol. En casos de toxicidad grave, la necrosis puede extenderse a las zonas I y II, destruir por completo el parénquima hepático y producir insuficiencia hepática fulminante.

La **N-acetilcisteína** (NAC) es el tratamiento de elección en la intoxicación por paracetamol, ya que sirve tanto de precursor como de sustituto del glutatión (GSH), que se combina con el NAPQI. Asimismo, la NAC puede disminuir la formación de NAPQI, aumentando la sulfatación no tóxica. También se han sugerido otros mecanismos, ya que, sorprendentemente, la administración intravenosa de NAC mejora la supervivencia en pacientes con hepatitis fulminante inducida por paracetamol incluso después de haberse completado su metabolismo. Los posibles mecanismos que explicarían este hecho son la mejora del aporte de oxígeno y su captación por los tejidos y la disminución del edema cerebral. Además, la NAC mejora el fallo multiorgánico, lo que sugiere mecanismos extrahepáticos sistémicos, como el efecto antioxidante.

Cuadro clínico

La progresión del daño hepático inducido por paracetamol se lleva a cabo en cuatro etapas. La primera etapa es el *período prelesional*: en las primeras 8 horas tras la ingestión los pacientes están asintomáticos o presentan síntomas inespecíficos, como náuseas, vómitos, anorexia, diaforesis y mal estado general. El cuadro se resuelve, en la mayoría de los casos, en 24 horas.

La segunda etapa es el *inicio del daño hepático*, por lo general 24 horas después de la ingestión. En casos muy raros, la afectación hepática es evidente ya a las 8 horas de la ingestión. Los signos y síntomas de daño hepático son náuseas, vómitos y dolor o hipersensibilidad en epigastrio e hipocondrio derecho.

La tercera etapa es el *daño hepático máximo*, por lo general 3-4 días después de la ingestión. Puede producirse insuficiencia hepática fulminante, con encefalopatía, coma y signos clínicos de coagulopatía, hipoglucemia y acidosis metabólica. La muerte puede ocurrir por hemorragia, distrés respiratorio, sepsis, fallo multiorgánico o edema cerebral. La insuficiencia renal ocurre en el 25 % de los pacientes con hepatopatía grave y aumenta con la gravedad del daño hepático.

La cuarta etapa es el *período de recuperación*. Las enzimas hepáticas vuelven a valores basales a los 5-7 días, aunque la recuperación puede retrasarse en caso de toxicidad más grave. La resolución histológica completa puede requerir meses y la regeneración del hígado es completa, sin disfunción crónica.

Diagnóstico

Los objetivos principales del tratamiento de un paciente expuesto a intoxicación por paracetamol son identificar el riesgo de hepatotoxicidad e iniciar rápidamente el tratamiento con NAC. Como los síntomas iniciales no dan pistas sobre una posible toxicidad y los síntomas tardíos ocurren después de haber comenzado la administración de NAC, las pruebas de laboratorio son esenciales. Una vez que se ha determinado que el paciente está en riesgo de toxicidad por paracetamol, se debe instaurar el tratamiento con NAC.

La exposición a paracetamol puede ser aguda o crónica. La *sobredosis aguda* se considera, por lo general, una ingestión única, arbitrariamente definida como la que ocurre en un período de 4 horas **(tabla 31-9)**. Otras ingestiones repe-

Tabla 31-9. Determinación del riesgo y recomendaciones de tratamiento en sobredosis agudas de paracetamol

1. Evaluación de laboratorio
   a) [PAR] 4 horas tras la ingestión o lo antes posible
   b) Determinación de la AST si:
      - El paciente tiene signos o síntomas de lesión hepática
      - [PAR] está en la línea del tratamiento en el nomograma o por encima de ella
      - Se desconoce por completo el tiempo de la ingestión
   c) Tiempo de protrombina, electrólitos, glucosa, urea en sangre, nitrógeno y creatincinasa si la AST está muy elevada
2. Tratamiento con NAC si:
   a) [PAR] está en la línea del tratamiento en el nomograma o por encima de ella
   b) AST está elevada
   c) [PAR] es > 10 μg/ml y se desconoce el momento de la ingestión[a]

[a] El tratamiento con *N*-acetilcisteína (NAC) no se debe retrasar más de 8 horas tras la ingestión. Si el paciente se presenta después de este momento, dar NAC lo antes posible.
AST: aspartato-aminotransferasa; [PAR]: concentración plasmática de paracetamol.

Tabla 31-10. Determinación del riesgo y recomendaciones de tratamiento en sobredosis crónicas de paracetamol

Indicaciones de sospecha
1. Signos y síntomas de lesión hepática
2. Niños
   a) Ingestión > 75 mg/kg en un período de 24 horas asociado con fiebre, malnutrición o uso crónico de inductores del CYP450 (p. ej., anticonvulsivantes, isoniazida)
   b) Ingestión > 150 mg/kg en 24 horas
3. Adultos
   a) Ingestión > 4 g en 24 horas asociado con malnutrición, uso crónico de alcohol o uso crónico de inductores del CYP450
   b) Ingestión > 7,5 g en 24 horas

Determinaciones que se han de realizar: [PAR], AST

Clasificación del riesgo
1. Riesgo elevado
   a) [PAR] < 10 μg/ml
      - AST más del doble de lo normal
      - AST mayor de lo normal, paciente sintomático
   b) [PAR] > 10 μg/ml o de lo esperado para la dosis ingerida[a]
      - AST mayor de lo normal
   c) [PAR] mayor de lo esperado para la dosis ingerida[a]
2. Riesgo bajo
   a) [PAR] < 10 μg/ml; AST normal o el doble de lo normal; paciente asintomático
   b) [PAR] esperada para la dosis ingerida[a]; AST normal
3. Riesgo mínimo
   a) [PAR] < 10 μg/ml; AST normal

Tratamiento basado en el grado de riesgo
1. Riesgo elevado
   a) Ingreso hospitalario
   b) Tratamiento con NAC
2. Riesgo bajo
   a) Dar instrucciones detalladas al paciente de que vuelva al hospital si presenta signos o síntomas de lesión hepática
   b) Seguimiento telefónico o domiciliario durante 24 horas
   c) Si lo anterior no se puede cumplir, admisión y tratamiento con NAC
3. Riesgo mínimo
   a) Alta hospitalaria
   b) Dar instrucciones detalladas al paciente de que vuelva al hospital si presenta signos o síntomas de lesión hepática

[a] Tras el pico plasmático de la última dosis, [PAR] no debe ser > 30 mg/ml (30-90 minutos tras la dosis), con una drástica reducción a < 10 mg/ml (4-6 horas tras la dosis).
AST: aspartato-aminotransferasa; NAC: N-acetilcisteína; [PAR]: concentración plasmática de paracetamol.

tidas y de dosis mayores que las recomendadas se consideran *exposiciones crónicas*. La insuficiencia hepática y la muerte pueden prevenirse por completo mediante la administración de NAC lo más rápidamente posible. El abordaje de la sobredosificación crónica por paracetamol es más polémico **(tabla 31-10)**.

Intoxicación aguda

La experiencia indica que ingestiones superiores a 7,5 g en adultos o a 150 mg/kg en niños entrañan riesgo potencial y requieren vigilancia especial.

Para identificar el riesgo de toxicidad se utiliza un nomograma de tratamiento (p. ej., el de Rumack-Matthew), que ha demostrado ser un método sensible, aunque carece de validez si no puede establecerse el momento de ingestión o el paciente se presenta después de 24 horas de la ingestión.

En estos casos se recomienda tratar a todos los adultos que han tomado más de 7,5 g y a los niños que han ingerido más de 150 mg/kg, así como en los casos en que no sea posible fiarse de la historia.

Exposición crónica

Los factores que pueden predisponer a un paciente a insuficiencia hepática tras la exposición crónica son: malnutrición, alcoholismo crónico, uso de fármacos inductores del CYP450 (anticonvulsivantes, isoniazida) y enfermedades febriles en niños.

Tratamiento

Los objetivos del tratamiento de la sobredosis por paracetamol son: *a)* limitar la absorción gastrointestinal; *b)* iniciar el tratamiento con NAC inmediatamente, al menos, durante las 8 primeras horas tras la ingestión; *c)* controlar los síntomas, y *d)* instaurar tratamiento de soporte y seguimiento.

Carbón activado. El carbón activado adsorbe eficazmente el paracetamol, pero también puede adsorber la NAC oral y limitar su eficacia. Si la administración de carbón activado se retrasara o fuera necesario el tratamiento con dosis múltiples porque se sospecha la ingestión de múltiples tóxicos, las dosis de NAC y de carbón activado deben separarse 1-2 horas.

***N*-Acetilcisteína.** Puede administrarse por vía oral, diluida al 3-5 %, en un envase protegido a través de una pajita o de una sonda gástrica. Cualquier dosis vomitada durante la primera hora de la administración debe repetirse. A veces se requieren antieméticos (p. ej., ondansetrón) para que el paciente tolere la NAC.

La administración del compuesto oral por vía intravenosa (aunque no está disponible en la mayoría de los países) puede ser beneficiosa en situaciones graves y su uso supera a los posibles riesgos, que consisten en reacciones anafilácticas, como exantema, broncoespasmo e hipotensión, pero que pueden prevenirse administrando lentamente la NAC diluida. Aun así, el 15 % de los pacientes desarrollan un exantema transitorio durante la dosis de carga, sin más secuelas importantes. La indicación más importante de la NAC por vía intravenosa es la insuficiencia hepática fulminante. Si se utiliza la vía intravenosa porque el paciente no tolera la NAC oral a pesar del tratamiento antiemético agresivo, la vía oral debe restablecerse cuanto antes una vez que se han controlado las náuseas y los vómitos.

La toxicidad fetal por paracetamol en el embarazo es rara y, aunque todavía no se ha establecido una relación causal, pueden aparecer reacciones adversas por paracetamol en todas las etapas del embarazo. La NAC es segura y eficaz en el tratamiento de la madre, pero no se dispone de datos fiables para evaluar sus efectos en el feto. El desarrollo fetal por lo general es excelente en casos de madres tratadas con NAC oral.

Duración del tratamiento. Hay varios protocolos aprobados por los organismos de evaluación de fármacos en distintos países (p. ej., dosis de carga oral, seguida de 17 dosis cada 4 horas; NAC intravenosa durante 20 horas o durante 48 horas). En general, puede decirse que más que un tratamiento de duración estándar en todos los pacientes, parece más apropiado utilizar diferentes protocolos según el curso clínico y los marcadores de lesión hepática.

Complicaciones y medidas de soporte. El tratamiento de la lesión hepática y renal y de otras manifestaciones más raras debe basarse en principios generales, con independencia de que se trate de una intoxicación por paracetamol. La supervivencia ha mejorado mucho con protocolos de NAC parenteral, otros avances en los tratamientos de soporte y el trasplante hepático.

BIBLIOGRAFÍA

Antman EM, Bennett JS, Daugherty A, Furberg C, Roberts H, Taubert KA. Use of nonsteroidal antiinflammatory drugs. An update for clinicians. A scientific statement from the American Heart Association. Circulation 2007; 115: 1634-42.

Bertolini A, Ferrari A, Ottani A, Guerzoni S, Tacchi S, Leone S. Paracetamol: new vistas of an old drug. CNS Drug Rev 2006; 12: 250-74.

Coxib and traditional NSAID Trialists' (CNT) Collaboration, Bhala N, Emberson J, Merhi A, Abramson S, Arber N, Baron JA y cols. Vascular and upper gastrointestinal effects of non-steroidal anti-inflammatory drugs: meta-analyses of individual participant data from randomised trials. Lancet 2013; 382: 769-79.

Grosser T, Fries S, Fitzgerald GA. Biological basis for the cardiovascular consequences of COX-2 inhibition: therapeutic challenges and opportunities. J Clin Invest 2006; 116: 4-15.

Patrono C. Cardiovascular effects of nonsteroidal anti-inflammatory drugs. Curr Cardiol Rep 2016; 18: 25.

Rosen. Medicina de urgencias. En: Marx J, Hockberger R, Walls R, eds., 5ª Madrid: Elsevier Science, 2003.

Smith WL, DeWitt DL, Garavito RM. Cyclooxygenases: structural, cellular, and molecular biology. Annu Rev Biochem 2000; 69: 145-82.

Vane JR. Inhibition of prostaglandin synthesis as a mechanism of action for aspirin-like drugs. Nat New Biol 1971; 21: 232-5.

Vane JR, Botting RM. Therapeutic roles of selectives COX-2 inhibitors. Cambridge: William Harvey, 2001.

Fármacos antirreumáticos

32

M. J. Alcaraz Tormo y M. L. Ferrándiz Manglano

INTRODUCCIÓN

Este capítulo se centra en los fármacos utilizados para el tratamiento de procesos reumáticos que cursan con inflamación articular. Las **artritis inflamatorias** incluyen un grupo heterogéneo de enfermedades caracterizadas por la inflamación de las articulaciones y estructuras adyacentes, acompañada de manifestaciones sistémicas. El tratamiento de la artritis reumatoide, la espondilitis anquilosante y la artritis psoriásica ha experimentado un gran avance en los últimos años debido a un mejor conocimiento de los mecanismos celulares y moleculares implicados en estas enfermedades, en las que los mecanismos proinflamatorios están asociados con una destrucción articular progresiva. Otras enfermedades reumáticas, como la **artrosis**, reciben en la actualidad un tratamiento sintomático, aunque está avanzando la investigación en su fisiopatología y en posibles nuevas alternativas terapéuticas. Por otro lado, los hallazgos más recientes pueden cambiar la percepción clásica sobre los mecanismos implicados en la **artritis por depósito de cristales**, fundamentalmente asociados a hiperuricemia, y facilitar el desarrollo de nuevos tratamientos.

FÁRMACOS ANTIRREUMÁTICOS

Artritis reumatoide

La artritis reumatoide es una enfermedad autoinmune que afecta al 0,5-1 % de la población en los países desarrollados, con mayor frecuencia a mujeres de mediana edad, y puede causar incapacidad funcional y muerte prematura si no se trata adecuadamente. Esta enfermedad crónica se caracteriza por dolor articular, rigidez e inflamación. Además de los síntomas articulares, muchos pacientes sufren manifestaciones extraarticulares y/o sistémicas. Las manifestaciones extraarti-

culares pueden consistir en nódulos subcutáneos, vasculitis, pericarditis, queratoconjuntivitis, uveítis y afectación pulmonar con nódulos pulmonares, pleuritis, neumonitis, etc. Las manifestaciones sistémicas incluyen la producción de proteínas de fase aguda, anemia, enfermedad cardiovascular, osteoporosis, fatiga y depresión. La inflamación sistémica con niveles elevados de proteínas de fase aguda causa aterogénesis como resultado de la disfunción endotelial y la dislipidemia, favoreciendo un aumento de la mortalidad por causas cardiovasculares en los pacientes con artritis reumatoide.

No se conoce la causa de la artritis reumatoide. Influyen factores de tipo genético; por ejemplo, más del 80 % de los pacientes posee el epítopo del *cluster* HLA-DRB1*04, y los pacientes que poseen dos alelos HLA-DRB1*04 tienen un elevado riesgo de desarrollar la forma nodular de la enfermedad y sufrir la afectación de los principales órganos. En el desarrollo de la artritis reumatoide participan factores humorales y reacciones celulares como la formación de inmunocomplejos, reacciones vasculares y la infiltración celular en la membrana sinovial. La presencia de autoanticuerpos como los antipéptidos cíclicos citrulinados (anti-CCP) y los niveles elevados de proteína C reactiva y posteriormente los de citocinas proinflamatorias pueden ser detectados años antes del inicio de las manifestaciones clínicas. Además, diversos factores, como el hábito de fumar o las infecciones, inciden en la evolución y la gravedad de la artritis reumatoide.

El diagnóstico de la enfermedad en su fase temprana es fundamental para iniciar el tratamiento lo antes posible, lo que determinará una mayor probabilidad de controlar el proceso inflamatorio y de reducir el daño estructural. Las evaluaciones inicial y de seguimiento de la artritis reumatoide se basan en la valoración de un conjunto de parámetros. Los índices de actividad compuestos resumen la informa-

Tabla 32-1. Categorías de actividad en la artritis reumatoide

	DAS	DAS28	SDAI	CDAI
Remisión	< 1,6	< 2,4	< 3,3	< 2,8
Actividad baja	< 2,4	< 3,6	< 11	2,8-10
Actividad moderada	2,4-3,7	3,6-5,5	11-26	10-22
Actividad alta	≥ 3,7	≥ 5,5	≥ 26	> 22

El DAS *(Disease Activity Score)* incluye el índice de Ritchie (evaluación del dolor, calculado sobre 26 articulaciones), el número de articulaciones tumefactas sobre 44 articulaciones, la velocidad de sedimentación globular y la evaluación global de la enfermedad efectuada por el paciente. El DAS28 es una modificación basada en el recuento de 28 articulaciones dolorosas y tumefactas, que recomienda la *European League Against Rheumatism* (EULAR). El SDAI *(Simplified Disease Activity Index)* realiza un recuento del número de articulaciones dolorosas (sobre 28) y del número de tumefactas (sobre 28), la valoración de la actividad por el paciente y por el médico, así como la concentración de proteína C reactiva, mientras que el CDAI *(Clinical Disease Activity Index)* no incluye este último parámetro.

ción sobre diversos parámetros en un solo indicador que es útil para seguir la actividad de la enfermedad, por ejemplo el DAS/DAS28 (*Disease Activity Score:* Puntuación de Actividad de la Enfermedad) y el SDAI (*Simplified Disease Activity Index:* Índice Simplificado de Actividad de la Enfermedad*)* y su modificación, el CDAI (*Clinical Disease Activity Index:* Índice Clínico de Actividad de la Enfermedad) **(tabla 32-1)**.

La artritis reumatoide se caracteriza por la inflamación crónica de las articulaciones sinoviales, con hiperplasia e infiltración en la membrana sinovial y activación de diferentes tipos de células que producen una cascada de mediadores inflamatorios y destructivos. Existe también un desarrollo de nuevos vasos sanguíneos. Todo ello lleva a la degradación del cartílago articular y el hueso adyacente. La sinovitis es causada por el influjo y la activación de diferentes células (linfocitos T, linfocitos B, células plasmáticas, células dendríticas, macrófagos, neutrófilos y mastocitos) y por la angiogénesis. El recubrimiento sinovial se vuelve hiperplásico y la membrana sinovial se extiende y forma prolongaciones. La porción rica en osteoclastos de la membrana sinovial, o *pannus*, destruye el hueso, mientras que las enzimas secretadas por neutrófilos, sinoviocitos y condrocitos degradan el cartílago **(fig. 32-1)**. El acontecimiento inicial en la patogenia de la artritis reumatoide es la activación de la respuesta inmunitaria innata, que incluye la respuesta de las células dendríticas ante material exógeno y antígenos autólogos, seguida por la activación de la respuesta inmunitaria adaptativa. Los antígenos asociados con la artritis son presentados a los linfocitos T por células dendríticas, macrófagos y linfocitos B activados, en un proceso que requiere la unión de los péptidos antigénicos a moléculas del complejo principal de histocompatibilidad (MHC) de clase II. Los alelos HLA-DR asociados a la enfermedad presentan los péptidos relacionados con la artritis y determinan la estimulación y expansión de linfocitos T específicos de autoantígenos en las articulaciones y/o ganglios linfáticos. Tradicionalmente se ha asignado un importante papel a los linfocitos T colaboradores (Th1) en el origen de la enfermedad autoinmune. La estimulación de los linfocitos Th1 induce la activación de macrófagos, linfocitos B, fibroblastos y osteoclastos. Por otro lado, las células Th17 tienen un importante papel en la sinovitis y predominan frente a los linfocitos T reguladores (Treg).

Las citocinas son mediadores clave de la inflamación y la inmunidad. La diferenciación de los linfocitos T CD4+ en linfocitos Th1 es regulada por interleucina (IL) 12, y en linfocitos Th17, por diferentes citocinas (IL-1, IL-6, factor de necrosis tumoral alfa [TNF-α]), IL-21, IL-23 y factor de crecimiento transformante beta [TGF-β]). La IL-6 es importante en la maduración de los linfocitos B y en la producción de autoanticuerpos y de proteínas de fase aguda, como la proteína C reactiva. Los niveles elevados de esta proteína pueden exacerbar la lesión tisular ligada a la enfermedad y contribuir al desarrollo de complicaciones, como las cardiovasculares. En la articulación, la presencia de citocinas proinflamatorias determina el balance entre células Th17 y Treg. La mayoría de las citocinas que se unen a los receptores de citocinas de tipo I o de tipo II activan la vía Janus-cinasa (JAK) 1/2/3 y tirosincinasa 2 (TYK2) y STAT (transductor de señal y activador de la transcripción) para generar la respuesta celular. Esta vía de señalización es activada por numerosas citocinas (interferón gamma [IFN-γ], IL-2, IL-3, IL-4, IL-6, IL-7, IL-9, IL-10, IL-12, IL-15, IL- 20, IL-21, IL-22 o IL-23) que tienen un papel principal en el desarrollo y la maduración de las células del sistema inmunitario, participando en la diferenciación de las células Th1, Th17 y *natural killer* (NK), así como en la proliferación y función de las células B.

En la membrana sinovial de los pacientes con artritis reumatoide existe una elevada expresión de citocinas proinflamatorias. Las citocinas con mayor implicación en este proceso son el TNF-α, la IL-6 y la IL-1, mediadores principales de la migración celular y la inflamación en la artritis reumatoide, aunque la IL-17 puede contribuir también en gran medida. El TNF-α tiene un papel central en la cascada inflamatoria al producir directamente la activación de diferentes tipos de células e inducir la generación de otras citocinas, como IL-1, IL-6, IL-8, etc. Las citocinas proinflamatorias del microambiente reumatoideo inicial, como el TNF-α y la IL-1 desempeñan un importante papel en la activación de los fibroblastos sinoviales. A su vez, cuando estas células están activadas producen TNF-α, IL-6 e IL-1, contribuyendo a la amplificación y cronificación del proceso.

La degradación del cartílago en la artritis reumatoide ocurre cuando las citocinas proinflamatorias activan diferentes tipos de células como los sinoviocitos y condrocitos, que liberan metaloproteinasas de matriz (MMP) y otras enzimas degradativas. Las cisteín-proteasas degradan componentes del cartílago, como proteoglicanos y colágeno de los tipos I, II, IX y XI, y componentes de la membrana basal. Las catepsinas B y L contribuyen a la degradación de colágenos y proteoglicanos, mientras que la catepsina K participa en la resorción ósea producida por los osteoclastos y se expresa en las áreas de destrucción articular. La destrucción del hueso se produce principalmente a través de la activación de los

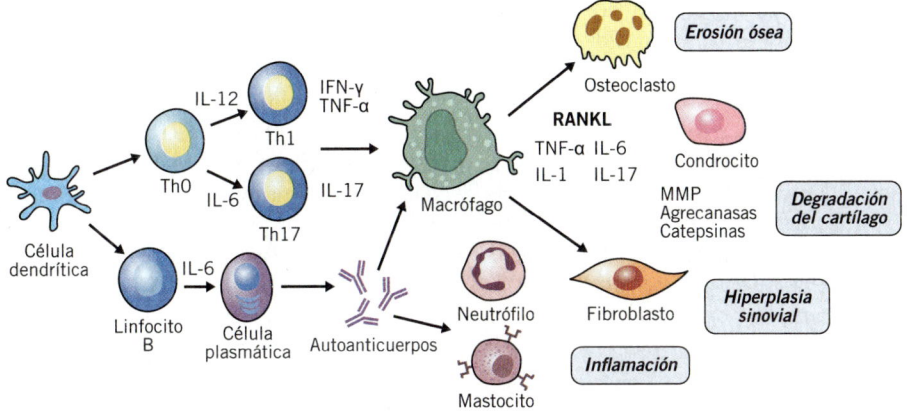

Figura 32-1. Esquema de las principales interacciones celulares que determinan la inflamación y la destrucción articular. En la artritis reumatoide hay una activación excesiva de las células del sistema inmune y una hiperplasia sinovial. Existe una infiltración celular en la membrana sinovial formada por células dendríticas, linfocitos T y B, macrófagos, células plasmáticas, neutrófilos y mastocitos. Estas células liberan citocinas y otros mediadores que amplifican y cronifican la respuesta inflamatoria. Los fibroblastos sinoviales activados aumentan su proliferación, adquieren un fenotipo invasivo y producen mediadores inflamatorios y degradativos. Los autoanticuerpos forman complejos inmunes que potencian la activación celular y la respuesta inflamatoria. Las citocinas proinflamatorias y el RANKL favorecen la diferenciación de los osteoclastos, que llevan a cabo la erosión del hueso adyacente. La acción de enzimas como MMP, agrecanasas, catepsinas, etc., producidas por los fibroblastos sinoviales, macrófagos, condrocitos y neutrófilos producen la destrucción del cartílago. MMP: metaloproteinasas de matriz; RANKL: ligando del receptor activador del factor nuclear κB.

osteoclastos, que derivan de monocitos y macrófagos y se diferencian en la membrana sinovial. La osteoclastogénesis dirigida por macrófagos requiere la presencia del factor estimulante de colonias de macrófagos (M-CSF) y resulta de la interacción del receptor activador del factor nuclear κB (RANK) con su ligando RANKL. La expresión de RANKL es regulada por citocinas proinflamatorias como TNF-α, IL-1, IL-6 e IL-17.

El tratamiento de la artritis reumatoide incluye una variedad de agentes antiinflamatorios o inmunomoduladores que pueden retrasar la progresión de la enfermedad (fármacos antirreumáticos modificadores de la enfermedad [FAME]). El objetivo principal es la prevención de la lesión articular y de la incapacidad. Los nuevos FAME han aumentado la posibilidad de lograr la remisión de la enfermedad o mantenerla en un nivel bajo de actividad. Con independencia del tratamiento con FAME, puede ser necesaria la utilización de fármacos que actúan sobre los síntomas de la enfermedad (analgésicos y antiinflamatorios).

Analgésicos y antiinflamatorios no esteroideos

Los analgésicos y los antiinflamatorios no esteroideos (AINE) actúan de forma sintomática. El paracetamol tiene una eficacia limitada. Para controlar el dolor pueden utilizarse por vía oral los AINE, que reducen además la inflamación. Los AINE ayudan a controlar los síntomas cuando se introduce un FAME, ya que estos fármacos requieren un tiempo para iniciar su efecto, y durante los periodos de empeoramiento de la enfermedad. Se recomienda utilizarlos a la mínima dosis eficaz y durante el mínimo tiempo posible. Después de un tratamiento de más de 3 meses, la retirada debe ser gradual para evitar un efecto de rebote del dolor. Si el dolor está localizado, se pueden usar AINE en preparación tópica, que son mejor tolerados. En dolor localizado persistente, la crema de capsaicina puede ser una alternativa. Con los inhibidores no

selectivos de la ciclooxigenasa (COX), el riesgo de sufrir efectos digestivos puede ser elevado, requiriendo el uso de fármacos protectores gástricos, lo que se debe valorar según los factores de riesgo presentes. El riesgo cardiovascular es mayor con los inhibidores selectivos de COX-2. Por todo ello se requiere precaución en el uso de los AINE, especialmente en ancianos. En caso de que el dolor no se controle adecuadamente con un AINE oral, puede ser necesario recurrir a otro tipo de analgésicos como los opiáceos, aunque no se recomienda su uso a largo plazo por sus efectos adversos. Si el dolor es de tipo neuropático, se pueden utilizar algunos antidepresivos, como duloxetina o amitriptilina, o anticonvulsivantes, como pregabalina, gabapentina o carbamazepina.

Glucocorticoides

Tienen efectos antiinflamatorios e inmunosupresores y mejoran el dolor, la inflamación y la rigidez articular de forma rápida. Se administran por vía sistémica o intraarticular, siendo la prednisona el fármaco más utilizado. Actúan por diferentes mecanismos y producen una inhibición rápida de la infiltración de células inflamatorias en el tejido sinovial, lo que estaría mediado en parte por la reducción de la expresión de TNF-α, IL-8 y moléculas de adhesión. También disminuyen la expresión de MMP. Generalmente, se recomienda la utilización de glucocorticoides por vía oral en dosis bajas (≤ 7,5 mg/día de prednisona o equivalente) en combinación con un FAME, para controlar los síntomas cuando el FAME todavía no ha ejercido su efecto o durante un brote artrítico. Las dosis deben reducirse de forma progresiva hasta su supresión El uso de glucocorticoides en la artritis reumatoide a dosis altas y a largo plazo se ha relacionado con un mayor riesgo de diabetes, osteoporosis, glaucoma, infecciones, ictus e infarto de miocardio. Se debe valorar la relación beneficio/riesgo antes de utilizar glucocorticoides en presencia de diabetes, enfermedad cardiovascular, úlcera péptica, infecciones recurrentes, inmunodepresión, factores de riesgo de glaucoma u osteoporosis. Para evitar la pérdida de masa ósea se administran junto con vitamina D y calcio, en los tratamientos superiores a 3 meses. La administración intraarticular (p. ej., de triamcinolona acetónido, que es de acción prolongada en comparación con otros agentes) es muy efectiva en la articulación que persiste inflamada a pesar de una buena respuesta terapéutica a un FAME, aunque no se recomienda realizar más de 3-4 infiltraciones al año, para evitar la posibilidad de atrofia del cartílago, osteonecrosis, sinovitis por cristales, sepsis articular o los efectos sistémicos típicos de los glucocorticoides.

Fármacos antirreumáticos modificadores de la enfermedad

Los FAME pueden atenuar los síntomas y retrasar o detener la destrucción articular.

FAME sintéticos convencionales

Son fármacos de síntesis, activos por vía oral, utilizados en la artritis reumatoide desde hace muchos años. Tienen efectos inmunomoduladores, aunque su mecanismo de acción específico en la artritis reumatoide no está bien establecido en muchos casos.

Metotrexato. Es el agente de elección para el tratamiento inicial de la artritis reumatoide en pacientes adultos. También se utiliza en la artritis idiopática juvenil activa grave, la psoriasis grave, la artritis psoriásica y la enfermedad de Crohn, en dosis menores que las que tienen un efecto antineoplásico.

Es un antagonista del ácido fólico, que inhibe la dihidrofolato-reductasa y produce una reducción de la síntesis de los cofactores derivados de tetrahidrofolato necesarios para la síntesis de las purinas y pirimidinas. No se conoce bien su mecanismo de acción en la artritis reumatoide, el cual podría depender de la liberación de adenosina, que inhibe la expresión de moléculas de adhesión en el endotelio y la migración de neutrófilos, así como la activación de los macrófagos y la producción de citocinas proinflamatorias. En la artritis reumatoide se emplea solo o en combinación con agentes biológicos, en dosis de 7,5-25 mg/semana por vía oral o, en caso de ineficacia o de toxicidad gastrointestinal, por vía subcutánea. La respuesta puede aparecer al cabo de 4-8 semanas. El metotrexato tiene un efecto antiinflamatorio e inmunomodulador, con una reducción de la infiltración de células mononucleares y la expresión de citocinas. Puede retrasar la degradación articular y es más efectivo cuando se inicia el tratamiento antes de la aparición de la erosión. Una vez obtenido el efecto deseado, se debe reducir la dosis al mínimo posible. Dosis superiores a 20 mg/semana pueden tener efectos adversos, como depresión de la médula ósea. Puede producir alteraciones gastrointestinales, como náuseas, diarrea, estomatitis, que en ocasiones mejoran al reducir la dosis o utilizar la vía parenteral. También puede dar lugar a alopecia, discrasias sanguíneas (leucopenia, trombocitopenia, anemia), exantema macular con predominio en extremidades, neurotoxicidad (cefalea, fatiga, dificultad de concentración) y hepatotoxicidad. La reacción

más grave es generalmente la neumonitis. En ocasiones, pueden aparecer infecciones oportunistas, como la neumonía por *Pneumocystis jirovecii*. También se pueden reactivar infecciones crónicas inactivas como herpes zóster, tuberculosis o hepatitis B o C. Se han descrito casos de leucoencefalopatía multifocal progresiva cuando se utiliza metotrexato con otros fármacos inmunosupresores. Se debe realizar la monitorización periódica de los parámetros hematológicos, enzimas hepáticas, de la función pulmonar y renal así como de la presencia de infecciones. La administración de ácido fólico o de ácido folínico puede reducir la toxicidad del metotrexato. Es teratogénico. También altera la espermatogénesis, por lo que se recomienda a los hombres tratados con metotrexato no concebir un hijo durante el tratamiento y, al menos, 6 meses después.

Leflunomida. Su metabolito activo (teriflunomida) produce efectos inmunosupresores. Es un inhibidor de la dihidroorotato-deshidrogenasa que inhibe la síntesis *de novo* de pirimidinas, lo que se ha relacionado con la reducción de la proliferación de linfocitos T autoinmunes y de la producción de autoanticuerpos por los linfocitos B. En la artritis reumatoide la dosis habitual es de 10-20 mg/día por vía oral. El efecto empieza normalmente después de 4-6 semanas. Es una alternativa cuando no está indicado el metotrexato. También se emplea en la artritis psoriásica. Las reacciones adversas más frecuentes son gastrointestinales (diarrea, náuseas, estomatitis) y respiratorias (infecciones de las vías respiratorias superiores, bronquitis), generalmente leves y que no obligan a suspender el tratamiento. Puede producir elevaciones de las transaminasas, aunque los efectos de toxicidad hepática grave son raros. Se deben realizar controles periódicos de las enzimas hepáticas. Otras reacciones son hipertensión, alopecia reversible, cefalea, vértigo, pérdida de peso, erupciones cutáneas y reacciones alérgicas leves. Es teratogénico.

Sulfasalazina. Es una combinación de ácido 5-aminosalicílico y sulfapiridina, que se utiliza en el tratamiento de la colitis ulcerosa y la enfermedad de Crohn activa. En la artritis reumatoide se emplea en el tratamiento inicial de formas leves de la enfermedad, en monoterapia o combinada con otros FAME, en dosis de 1-3 g/día por vía oral.

La mayoría de las reacciones adversas se presentan en los primeros meses de tratamiento y disminuyen con el uso continuado. Las más frecuentes afectan al sistema nervioso central (cefalea, vértigo) y al aparato digestivo (anorexia, náuseas, vómitos, dolor abdominal) y generalmente no requieren la suspensión del tratamiento. La toxicidad hematológica se manifiesta por macrocitosis, leucopenia, neutropenia y anemia megaloblástica, generalmente de aparición precoz (a las 5-12 semanas del inicio), aunque la macrocitosis o la anemia megaloblástica pueden aparecer después de un tratamiento prolongado. Se deben realizar controles hematológicos. También puede producir toxicidad hepática. En tratamiento prolongado puede producir una disminución reversible de la fertilidad en varones. Se considera seguro en el embarazo. La sulfasalazina es un potente inhibidor, no competitivo, del transporte de folato reducido, lo que puede provocar una notable pérdida de eficacia del metotrexato cuando se utilizan conjuntamente y obligaría a añadir suplementos de folato.

Hidroxicloroquina y cloroquina. Estos fármacos antipalúdicos son menos efectivos que otros FAME sintéticos convencionales. Se usan en pacientes con artritis reumatoide de baja actividad. Son relativamente seguros en las dosis recomendadas de hidroxicloroquina (dosis inicial, 400-600 mg/día, y de mantenimiento, 200-400 mg/día) y de cloroquina (155 mg/día, no se debe superar la dosis de 2,5 mg/kg/día). Las reacciones adversas más frecuentes son gastrointestinales (náuseas, vómitos, dolor y distensión abdominal) y cutáneas (exantema, urticaria, hiperpigmentación amarilla), mientras que las más graves son las oculares (defectos de acomodación, diplopía, depósitos corneales, retinopatía) y la toxicidad central (cefalea, insomnio, convulsiones, psicosis). Los efectos son generalmente reversibles y no obligan a suspender el tratamiento. Se debe realizar un examen oftalmológico inicial a los pacientes mayores de 40 años y/o con antecedentes familiares de enfermedad ocular. Hay que efectuar exámenes oculares periódicos (generalmente cada 6-12 meses). En tratamiento prolongado se deben realizar recuentos hemáticos por la posibilidad de discrasias sanguíneas. La administración con alimentos o por la noche mejora la tolerancia digestiva. Se consideran seguros en el embarazo.

Fármacos inmunosupresores. Azatioprina, ciclosporina o ciclofosfamida (v. cap. 33) se utilizan en casos graves de artritis reumatoide que no responden bien a otros fármacos.

FAME biológicos

Retrasan la progresión de la lesión articular en pacientes con respuesta insuficiente a los FAME sintéticos convencionales. Su coste es elevado. Al tener un efecto inmunosupresor poseen riesgos como la reactivación de infecciones latentes víricas o bacterianas, especialmente tuberculosis. Se debe descartar la infección con *Mycobacterium tuberculosis* antes de iniciar el tratamiento. El uso concomitante de glucocorticoides aumenta el riesgo de infecciones. Se utilizan por vía parenteral (principalmente subcutánea o perfusión intravenosa) y, con excepción de la anakinra, tienen una semivida de eliminación prolongada (70 horas para etanercept, y para los agentes restantes, entre 9,5 días para infliximab y 17-21 días para rituximab).

Anti-TNF-α. Actualmente, dentro de este grupo existen cuatro anticuerpos monoclonales recombinantes anti-TNF-α (**infliximab**, **adalimumab**, **certolizumab pegol** y **golimumab**) y un receptor soluble (**etanercept**). Infliximab es un anticuerpo IgG₁ humano-murino quimérico, adalimumab es un anticuerpo IgG₁ humano, certolizumab pegol es un fragmento Fab de un anticuerpo murino humanizado conjugado con polietilenglicol, y golimumab es un anticuerpo IgG₁ k humano. Etanercept es una proteína de fusión recombinante humana formada por la porción Fc de la IgG₁ humana y el receptor p75 de TNF-α.

Mecanismo de acción y acciones farmacológicas. Estos agentes se unen al TNF-α e impiden que la citocina active sus receptores (p55 y p75) en la membrana celular, bloqueando sus efectos **(fig. 32-2 A)**. El tratamiento con anti-TNF-α produce una reducción de la infiltración de linfocitos T CD3+, linfocitos B CD22+ y macrófagos CD68+, que sería el resultado de una menor expresión de las quimiocinas IL-8 y CCL-2 así como de moléculas de adhesión. También reducen la producción de numerosos mediadores inflamatorios, angiogénicos y degradativos. La restricción de la angiogénesis y la limitación de la acumulación de células activadas y de sus productos de secreción en el *pannus* sinovial son efectos importantes de los anti-TNF-α en la artritis reumatoide.

La eficacia de los diferentes agentes anti-TNF-α es similar en la práctica. Los efectos de los anti-TNF-α son similares a los de metotrexato, pero sobre la progresión radiográfica pueden ser superiores a éste y tener además una acción más rápida. En todo caso, la asociación de un anti-TNF-α con metotrexato produce efectos superiores a los de los fármacos individuales. Aproximadamente el 30 % de los pacientes no tiene una respuesta adecuada a los inhibidores de TNF-α. Cuando no se ha obtenido una buena respuesta a un primer agente anti-TNF-α existe la posibilidad de cambiar a otro fármaco del mismo grupo o a otro agente biológico de diferente mecanismo de acción.

Indicaciones terapéuticas. Infliximab está indicado en la artritis reumatoide en pacientes adultos, asociado con metotrexato. También se utiliza en la espondilitis anquilosante, la artritis psoriásica, la psoriasis, la enfermedad de Crohn y la colitis ulcerosa. Adalimumab se utiliza, preferentemente en combinación con metotrexato, en la artritis reumatoide, la artritis idiopática juvenil, espondiloartritis axial, artritis psoriásica, psoriasis, enfermedad inflamatoria intestinal, hidradenitis supurativa y uveítis. Certolizumab pegol está indicado en combinación con metotrexato en la artritis reumatoide activa de moderada a grave en pacientes adultos, en la espondiloartritis axial, en la artritis psoriásica y en la psoriasis en placas. Golimumab se emplea en la artritis reumatoide en pacientes adultos, en combinación con metotrexato. También está indicado en la espondiloartritis axial, la artritis psoriásica activa y la colitis ulcerosa. Etanercept se utiliza en la artritis reumatoide preferentemente en combinación con metotrexato, y además en la artritis idiopática juvenil, la artritis psoriásica, psoriasis en placas y espondiloartritis axial.

Reacciones adversas. Las más frecuentes son la reacciones agudas a la perfusión o anafilácticas, reacciones locales (dolor, hinchazón, picor, etc.), infecciones (vías respiratorias altas, bronquitis, infecciones vesicales e infecciones cutáneas), fiebre y desarrollo de autoanticuerpos. Su uso se ha asociado con un aumento en la presencia de infecciones, como tuberculosis activa o latente. También pueden reactivar la infección por virus de la hepatitis B o favorecer infecciones oportunistas. Antes de iniciar el tratamiento, se debe determinar la existencia de dichas infecciones y tratarlas adecuadamente. No se deben asociar con otro FAME biológico ni con un FAME sintético dirigido, por un posible aumento del riesgo de sufrir infecciones.

No se puede excluir un posible riesgo de desarrollar linfomas, leucemias u otras neoplasias hematopoyéticas o tumores sólidos. Se han notificado casos de reacciones hematológicas (anemia aplásica, neutropenia y trombocitopenia), empeoramiento de la insuficiencia cardíaca y aparición de trastornos desmielinizantes del sistema nervioso central (esclerosis múl-

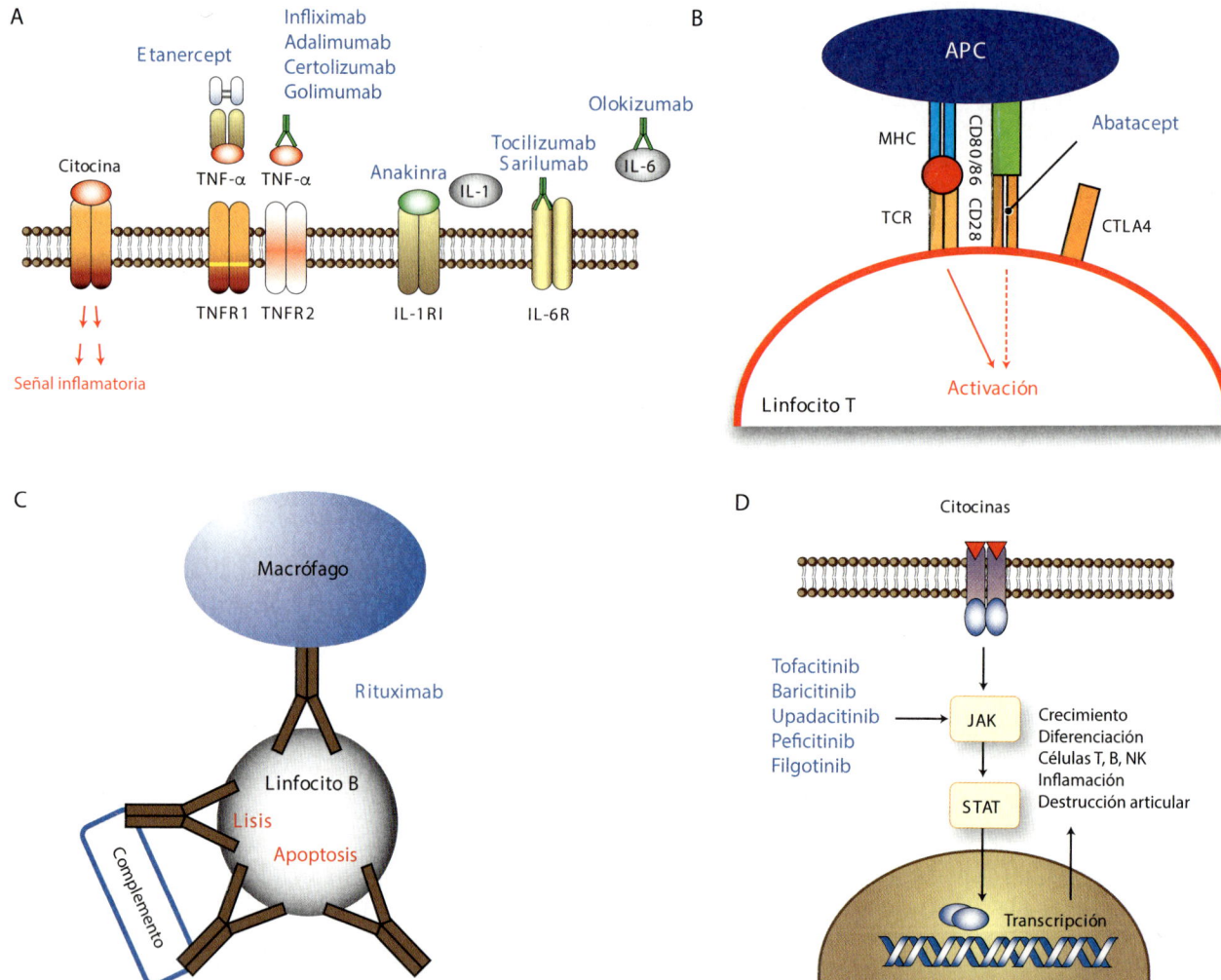

Figura 32-2. Mecanismos de acción de los fármacos antirreumáticos modificadores de la enfermedad (FAME) biológicos y FAME sintéticos dirigidos. A) Los agentes anticitocinas impiden que las citocinas proinflamatorias se unan a su receptor propio en la superficie celular y produzcan la activación celular. B) El abatacept inhibe el proceso de coestimulación de los linfocitos T. C) El rituximab produce la depleción de linfocitos B. D) Los inhibidores de JAK (JAKi) impiden la activación de la vía de señalización JAK-STAT. APC: célula presentadora de antígeno; CTLA4: antígeno 4 del linfocito T citotóxico; IL: interleucina; IL-1RI: receptor de IL-1 de tipo I; IL-6R: receptor de IL-6; JAK: Janus-cinasa; MHC: complejo principal de histocompatibilidad; NK: *natural killer*; STAT: transductor de señal y activador de la transcripción; TCR: receptor de linfocitos T; TNF-α: factor de necrosis tumoral alfa; TNFR1 y TNFR2: receptores de TNF-α de tipos 1 y 2.

tiple) y afectación desmielinizante localizada como neuritis óptica. A diferencia de otros fármacos del grupo, **certolizumab pegol** no atraviesa (o mínimamente) la barrera placentaria, lo que reduce el riesgo de que el niño sufra alteraciones del sistema inmunológico después del parto.

Anti-IL-6. La IL-6 media la diferenciación de varios tipos celulares del sistema inmune, como las células B y las células Th17, así como la activación de macrófagos y osteoclastos y la producción de las proteínas de fase aguda hepáticas. **Tocilizumab** y **Sarilumab** son anticuerpos monoclonales IgG₁ antirreceptor de IL-6 (v. fig. 32-2 A). El primer fármaco es un anticuerpo humanizado mientras que el segundo es humano y ambos están dirigidos contra la cadena alfa del receptor de IL-6, a la que se unen de forma selectiva, impidiendo la unión de dicha citocina y la homodimerización de las subunidades señalizadoras gp130. Actúan sobre la inflamación sinovial y la degradación articular, así como sobre las alteraciones sistémi-

cas de la artritis reumatoide, como la anemia y la fatiga. Normalizan el balance entre células Th17 y Treg en pacientes con artritis reumatoide. La indicación es la artritis reumatoide moderada a grave, en pacientes que no han respondido adecuadamente o han mostrado intolerancia al tratamiento previo con FAME. Se utilizan asociados con metotrexato, o en monoterapia en caso necesario. Otras indicaciones de Tocilizumab son la artritis idiopática juvenil poliarticular y la artritis idiopática juvenil sistémica. Los efectos adversos más frecuentes son cefalea, erupciones dérmicas, estomatitis y fiebre. Las infecciones graves son efectos adversos frecuentes con estos agentes. Existe la posibilidad de reactivar la tuberculosis o la hepatitis B. La neutropenia es un efecto dependiente de la dosis reversible al cesar el tratamiento. Debe valorarse su utilización en pacientes con recuentos bajos de neutrófilos o de plaquetas y realizar controles de seguimiento. Las concentraciones de alanina-aminotransferasa y aspartato-aminotransferasa pueden aumentar de forma dosis-dependiente, así como los niveles séricos de lípidos. **Olokizumab** es un anticuerpo monoclonal humanizado dirigido contra la IL-6, a la que se une específicamente impidiendo que active su receptor. Los ensayos clínicos han demostrado su eficacia en la artritis reumatoide asociado con metotrexato, siendo la aparición de infecciones su efecto adverso más frecuente.

Anti-IL-1. Anakinra (IL-1Ra). Es la forma recombinante del antagonista del receptor de la IL-1. Se une a los receptores de esta citocina e impide su activación (v. fig. 32-2 A). Tiene una semivida de eliminación de 4-6 horas y se administra diariamente. Aunque está indicado en la artritis reumatoide en combinación con metotrexato, en la práctica, ha perdido interés al ser menos efectivo que los demás agentes biológicos. Está indicado en los síndromes febriles periódicos autoinflamatorios, la enfermedad de Still y la enfermedad por coronavirus 2019 (Covid-19) en pacientes adultos con neumonía que necesitan oxígeno suplementario y que tienen riesgo de sufrir una insuficiencia respiratoria grave. Las reacciones en el sitio de inyección son frecuentes, generalmente al inicio del tratamiento y de intensidad moderada. Puede aumentar la frecuencia de infecciones y producir neutropenia. **Canakinumab** es un anticuerpo monoclonal del isotipo IgG_1 k humano dirigido contra IL-1β. Se utiliza en los síndromes febriles periódicos autoinflamatorios, la enfermedad de Still y la artritis gotosa.

Abatacept (CTLA4-Ig). Es una proteína de fusión recombinante formada por el dominio extracelular de la molécula CTLA4 (antígeno de linfocito T citotóxico) humana y parte del dominio Fc de la IgG_1 humana. Para la activación de los linfocitos T por los antígenos, los complejos péptido-MHC se unen al receptor de los linfocitos T (TCR) como primera señal. Estas células necesitan una segunda señal (coestimulación) para su activación completa, que es inducida por la unión de un ligando coestimulador (CD80/CD86) sobre una célula presentadora de antígeno (APC), a su receptor en el linfocito T (CD28). Para prevenir una excesiva activación, los linfocitos T expresan a continuación CTLA4, que tiene una mayor afinidad por CD80/CD86 que por CD28, y cuya unión a CD80/CD86 transmite una señal inhibidora. Abatacept compite con CD28 por la unión a CD80 y CD86, de forma que bloquea la señal de coestimulación e interfiere en la activación de estas células (fig. 32-2 B). Es efectivo en pacientes que no han respondido al metotrexato o a los anti-TNF-α. Puede utilizarse en monoterapia o combinado con un FAME sintético convencional. En combinación con metotrexato está indicado en la artritis reumatoide en adultos y en la artritis idiopática juvenil poliarticular. Los efectos adversos más frecuentes son cefalea, nasofaringitis y mareos. En el 8,8 % de los pacientes se han registrado reacciones a la infusión (cefalea, mareo, hipertensión), y en menos del 1 % de los pacientes, reacciones de hipersensibilidad. En asociación con metotrexato se han observado efectos adversos graves, como neumonía, celulitis, infecciones urinarias y diverticulitis.

Rituximab. Es un anticuerpo monoclonal quimérico (humano/ratón) dirigido contra el antígeno CD20, que se expresa en las células B maduras y precélulas B, pero no en otras células. Es una terapia dirigida a las células B que produce su depleción por varios mecanismos, como apoptosis, citotoxicidad mediada por células y dependiente de anticuerpo y citotoxicidad mediada por el complemento (fig. 32-2 C). La consecuencia sería el control de la función de los linfocitos B en la artritis reumatoide, como la presentación de antígenos y la producción de anticuerpos, autoanticuerpos y citocinas. Está aprobado su uso en pacientes adultos con artritis reumatoide grave con respuesta inadecuada o intolerancia a FAME. Se utiliza en monoterapia o, preferentemente, asociado a metotrexato. La respuesta se alcanza a las 16-24 semanas del ciclo de tratamiento inicial. También se emplea en la granulomatosis, la leucemia linfática crónica y el linfoma no hodgkiniano. Sus efectos adversos más frecuentes son las reacciones a la infusión, que alrededor del 30-35 % de los pacientes presentan en la primera infusión, siendo menos frecuentes en las infusiones posteriores. El uso de metilprednisolona (100 mg por vía intravenosa) previamente a la infusión reduce su frecuencia y gravedad. También se han descrito alteraciones cardiacas y reacciones cutáneas graves con el uso de rituximab. El tratamiento con este fármaco aumenta el riesgo de infecciones graves, incluyendo la reactivación de la hepatitis B o la leucoencefalopatía multifocal progresiva. A diferencia de otros agentes biológicos, no es necesario realizar la búsqueda del bacilo tuberculoso previamente al tratamiento, pero sí descartar la presencia de hepatitis crónica, especialmente por virus B, por la posibilidad de que sufra una reactivación.

Otros fármacos. Aunque las citocinas IL-12, IL-23 e IL-17 contribuyen a la patogénesis de la artritis reumatoide, los anticuerpos monoclonales que las neutralizan no han demostrado suficiente eficacia en los ensayos clínicos. Sin embargo, sí son efectivos en la artritis psoriásica o la artritis idiopática juvenil, entre otras patologías. **Ustekinumab.** Es un anticuerpo monoclonal IgG_1 k anti-IL-12/IL-23 (anti-p40) totalmente humano. Está indicado en la artritis psoriásica activa en adultos, solo o en combinación con metotrexato, cuando la respuesta a tratamientos con FAME no biológicos ha sido inadecuada. También está indicado en la psoriasis en placas, enfermedad de Crohn y colitis ulcerosa. Se han descrito reacciones de hipersensibilidad, infecciones graves y un aumento del riesgo de sufrir tumores malignos. **Secukinumab.** Es un anticuerpo IgG_1 k monoclonal íntegramente humano que se une selectivamente a IL-17A, impidiendo sus efectos. Se utiliza en la artritis psoriásica en adultos, solo o asociado a metotrexato, en casos de una respuesta inadecuada al tratamiento previo con FAME. También se usa en la psoriasis en placas, espondiloartritis axial y artritis idiopática juvenil. Puede aumentar el riesgo de sufrir infecciones, enfermedad inflamatoria intestinal o neutropenia. **Ixekizumab.** Es un anticuerpo monoclonal anti-IL-17A de tipo IgG4, utilizado en la artritis psoriásica en las mismas condiciones que el fármaco anterior (además de en psoriasis en placas y espondiloartritis axial) y con efectos adversos similares.

FAME sintéticos dirigidos

Inhibidores de JAK. Los inhibidores de JAK (JAKi) son compuestos sintéticos de bajo peso molecular que han demostrado una eficacia en la artritis reumatoide similar a la de los

> ### ⊗ TRATAMIENTO DE LA ARTRITIS REUMATOIDE
>
> - **Objetivos**
>   - Conseguir la remisión o mantener la enfermedad en un nivel bajo de actividad.
>   - Prevenir la destrucción articular y la pérdida de función.
> - **Tratamiento farmacológico**
>   - La administración de fármacos modificadores de la enfermedad (FAME) debe iniciarse lo antes posible, empezando con un FAME sintético convencional (metotrexato como primera opción).
>   - Se puede asociar un glucocorticoide por vía oral o intraarticular.
>   - Si la respuesta no es adecuada, estaría indicado un FAME biológico o un FAME sintético dirigido, teniendo en cuenta los factores de riesgo presentes, y preferiblemente asociado a metotrexato.
>   - Los AINE (y en caso necesario, analgésicos de otros grupos) se utilizan como tratamiento sintomático adicional.
> - **Tratamiento no farmacológico**
>   - Terapias físicas y rehabilitadoras.

FAME biológicos, con la ventaja de ser activos por vía oral y tener una semivida de eliminación más corta.

Mecanismo de acción y acciones farmacológicas. Son inhibidores reversibles de JAK y actúan de manera competitiva interfiriendo la unión del ATP a la enzima. Como consecuencia, impiden que numerosas citocinas proinflamatorias activen esta vía de señalización que tiene un papel principal en la patogénesis de la artritis reumatoide, al mediar procesos como la inflamación y proliferación de la membrana sinovial, el desarrollo de diferentes tipos de células del sistema inmune, la producción de autoanticuerpos y la destrucción articular. La inhibición de JAK1 impide la señalización de citocinas como IL-6 mientras que la alteración de JAK2 inhibe la de GM-CSF (factor estimulante de colonias de granulocitos y macrófagos) e IL-12/IL-23, pero también la de eritropoyetina. Además, la inhibición de JAK3 afecta el desarrollo de células funcionales de tipo B, T y NK (**fig. 32-2 D**).

Farmacocinética. Se administran por vía oral con o sin alimentos. **Tofacitinib** se elimina en un 70 % por metabolismo hepático (por CYP3A4 y en menor medida por CYP2C19) y en un 30 % por excreción renal. **Upadacitinib** se metaboliza principalmente por CYP3A4 y en menor proporción por CYP2D6. Las concentraciones plasmáticas de ambos fármacos pueden verse modificadas en presencia de inductores o de inhibidores de CYP3A4. La dosis de **Tofacitinib** debe reducirse a la mitad en caso de insuficiencia hepática moderada o de insuficiencia renal grave. Baricitinib se elimina principalmente por vía renal y se recomienda reducir su dosis a la mitad en caso de insuficiencia renal moderada y no utilizarlo en pacientes con aclaramiento de creatinina < 30 ml/min. Es un sustrato del transportador OAT3, por lo que puede haber una disminución de su eliminación en presencia de fármacos inhibidores potentes de OAT3 como el probenecid.

Indicaciones terapéuticas. Tofacitinib. Es un inhibidor de JAK1/JAK3 (con menor actividad sobre JAK2 y TYK2) y el primer miembro de este grupo aprobado para el tratamiento de la artritis reumatoide, en dosis de 5 mg dos veces al día. Se utiliza en la artritis reumatoide moderada o grave en adultos, en caso de ineficacia o intolerancia a uno o varios FAME, asociado a metotrexato o en monoterapia. También se utiliza en la artritis psoriásica, artritis idiopática juvenil, espondilitis anquilosante y colitis ulcerosa. Baricitinib es un inhibidor potente de JAK1/JAK2 y en menor medida, de TYK2. Se utiliza a dosis de 4 mg al día en la artritis reumatoide. Está autorizado su uso en la dermatitis atópica y la alopecia areata. Upadacitinib inhibe de forma relativamente selectiva a JAK1 y se administra a dosis de 15 mg al día en la artritis reumatoide. Se utiliza también en la artritis psoriásica, espondiloartritis axial, dermatitis atópica y colitis ulcerosa. **Peficitinib** y **Filgotinib** son nuevos JAKi indicados para el tratamiento de la artritis reumatoide en caso de respuesta inadecuada a FAME. El primero es un inhibidor no selectivo de JAK mientras que el segundo tiene selectividad por JAK1.

Reacciones adversas. La administración de estos agentes puede favorecer un aumento en la tasa de infecciones, como herpes zóster, tuberculosis y diversos gérmenes oportunistas. También puede producir linfopenia, anemia, aumento de las enzimas hepáticas e hipercolesterolemia. Están contraindicados en caso de infección grave activa, insuficiencia hepática grave, embarazo y lactancia. No se deben asociar a FAME biológicos o inmunosupresores potentes como ciclosporina, debido al aumento de la inmunosupresión y por tanto, del riesgo de sufrir infecciones, linfomas o tumores malignos. Se deben utilizar con precaución en personas que presenten factores de riesgo para sufrir tromboembolismo venoso o acontecimientos cardiovasculares adversos mayores (incluido el infarto de miocardio). El aumento del riesgo de sufrir efectos adversos cardiovasculares, neoplasias malignas, infecciones graves y mortalidad por todas las causas se considera un efecto de clase para todos los JAKi. Por ello, en pacientes a partir de 65 años, o con factores de riesgo cardiovascular o de neoplasias se recomienda que se utilicen si no hay otras alternativas terapéuticas y que se reduzca la dosis.

Otros fármacos

Apremilast. Es un inhibidor de la fosfodiesterasa 4 activo por vía oral. Aumenta la concentración intracelular de AMPc, disminuyendo la producción de citocinas proinflamatorias, como TNF-α, IFN-γ e IL-2, y aumentando la de citocinas antiinflamatorias, como IL-10, en diferentes tipos celulares (células del sistema inmunitario, queratinocitos, etc.). Está indicado en el tratamiento de la artritis psoriásica activa en adultos, psoriasis y enfermedad de Behçet. Puede producir alteraciones digestivas, disminución del apetito, cefalea y depresión.

Recomendaciones para el tratamiento de la artritis reumatoide

Según las recomendaciones de la *European League Against Rheumatism* (EULAR), el tratamiento con FAME debe iniciarse lo antes posible una vez que se diagnostique la enfermedad. El objetivo del tratamiento debe ser conseguir la remisión o al menos, un nivel de actividad bajo de la enfermedad, y prevenir los daños estructurales y la pérdida de función. El seguimiento de la enfermedad debe ser frecuente (1-3 meses) en la enfermedad activa; si no hay mejora como máximo a los 3 meses o no se ha alcanzado el objetivo a los 6 meses, debe ajustarse el tratamiento.

El metotrexato debe ser parte de la primera estrategia de tratamiento en pacientes con artritis reumatoide activa. Los pacientes con un nivel bajo de actividad podrían recibir otro FAME sintético convencional. Si existen contraindicaciones al metotrexato (como enfermedad hepática o renal) o aparece intolerancia temprana (dentro de las 6 primeras semanas), la leflunomida o la sulfasalazina pueden ser una alternativa. Un glucocorticoide puede considerarse como parte de la estrategia inicial de tratamiento o cuando se cambie el FAME sintético convencional. El glucocorticoide se usará en combinación con uno o más FAME sintéticos convencionales durante no más de 3 meses, y debe ser retirado en cuanto la situación clínica lo permita.

Si con la estrategia inicial de tratamiento con un FAME sintético convencional no se consigue el objetivo, se debería cambiar a otro fármaco del mismo grupo, aunque si existen factores que indican un mal pronóstico (erosiones radiológicas, anticuerpos anti-CCP, factor reumatoide, etc.), se debe considerar la adición de un FAME biológico. Como alternativa, se puede valorar la adición de un FAME sintético dirigido, teniendo en cuenta los factores de riesgo presentes para evitar posibles efectos adversos.

Un FAME biológico o un FAME sintético dirigido debe usarse asociado a un FAME sintético convencional. En caso de que no sea posible, para utilizarlos en monoterapia, los anti-IL-6 y los JAKi pueden tener algunas ventajas en términos de eficacia frente a varios FAME biológicos.

Si la respuesta no es la adecuada con un FAME biológico o con un FAME sintético dirigido, se puede cambiar a otro fármaco de dichos grupos. En caso de respuesta insuficiente a un anti-TNF-α o a un anti-IL-6, se puede considerar otro fármaco anti-TNF-α o anti-IL-6, o bien un fármaco con otro mecanismo de acción.

Cuando se requiera un ajuste del tratamiento se deben considerar otros factores además de la actividad de la enfermedad, como progresión de la lesión estructural, comorbilidad y seguridad.

Por otro lado, el tratamiento no farmacológico incluiría la rehabilitación, para prevenir y tratar el deterioro funcional, el ejercicio terapéutico, terapia ocupacional, ortesis o la terapia física del dolor (termoterapia, láser, estimulación eléctrica nerviosa transcutánea, etc.).

En la **tabla 32-2** se resumen las características principales de los antirreumáticos.

Tabla 32-2. Antirreumáticos

PRINCIPIO ACTIVO	FORMA FARMACÉUTICA	INDICACIONES	INTERACCIONES	REACCIONES ADVERSAS
Fame sintéticos convencionales				
Metotrexato	Comprimidos, solución inyectable 7,5-25 mg/semana v.o. o s.c.	Artritis reumatoide Artritis idiopática juvenil Artritis psoriásica Psoriasis Enfermedad de Crohn	Potenciación de la hepatotoxicidad: alcohol, fármacos hepatotóxicos Potenciación de la hematotoxicidad: metamizol, sulfonamidas Infecciones: inmunosupresores Reducción de secreción tubular: precaución con AINE, probenecid Reducción del aclaramiento renal: penicilinas Ácido fólico, ácido folínico	**Frecuentes:** Náuseas, vómitos, dolor abdominal, **Poco frecuentes** discrasias sanguíneas, neurotoxicidad, alopecia, erupciones, alveolitis/neumonitis **Raras:** pericarditis, hipotensión, asma, neumonía, hepatotoxicidad
Leflunomida	Comprimidos 10-20 mg/día v.o.	Artritis reumatoide Artritis psoriásica	Potenciación de la hepatotoxicidad: alcohol, fármacos hepatotóxicos Potenciación de la hematotoxicidad: metamizol, sulfonamidas	**Frecuentes:** erupciones, digestivas, pérdida de peso, infecciones leves, alopecia, parestesia, cefalea, ↑ transaminasas, **Poco frecuentes:** discrasias sanguíneas, ansiedad **Raras:** infecciones graves, neumonitis, hepatotoxicidad
Sulfasalazina	Comprimidos 2-3 g/día v.o.	Artritis reumatoide Colitis ulcerosa Enfermedad de Crohn	Inhibición de absorción y metabolismo del ácido fólico: metotrexato Reducción del metabolismo bacteriano intestinal: antibióticos	**Frecuentes:** digestivas, erupciones, cefalea **Poco frecuentes:** hematológicas, hepatotoxicidad
Hidroxicloroquina Cloroquina	Comprimidos Inicio: 400-600 mg/día Mantenimiento: 200-400 mg/día v.o. 155 mg/día v.o.	Artritis reumatoide	Potenciación de toxicidad: natalizumab, moxafloxacino, mefloquina, vacunas de virus vivos atenuados, tacrólimus	**Frecuentes:** digestivas, cutáneas, oculares **Poco frecuentes:** toxicidad central, miopatía, **Raras:** discrasias sanguíneas

Tabla 32-2. Antirreumáticos *(cont.)*

PRINCIPIO ACTIVO	FORMA FARMACÉUTICA	INDICACIONES	INTERACCIONES	REACCIONES ADVERSAS
Fame biológicos				
ANTI-TNFα				
Infliximab	Polvo para solución. Perfusión i.v. 3 mg/kg: inicial, a 2 y 6 semanas, posteriormente cada 8 semanas	Artritis reumatoide Espondilitis anquilosante Artritis psoriásica Psoriasis Colitis ulcerosa Enfermedad de Crohn	**General:** No utilizar en caso de infecciones graves activas. No se recomienda la asociación con otros FAME biológicos.	**Frecuentes:** reacciones a la perfusión, dolor, escalofríos, fiebre, fatiga. **General:** **Frecuentes:** Infección vírica (influenza, herpes), infecciones bacterianas, discrasias sanguíneas, reacciones alérgicas, cefalea, vértigo, depresión, taquicardia, hipotensión, hipertensión, rubor, artralgia, mialgia, náuseas, vómitos, reacción local a la inyección **Poco frecuentes** tuberculosis, infecciones fúngicas, infecciones oportunistas, reactivación de la hepatitis B, autoanticuerpos positivos, empeoramiento de la insuficiencia cardiaca **Raras:** enfermedades desmielinizantes, neoplasias: linfoma, leucemia, melanoma
Adalimumab	Solución inyectable 40 mg/14 días, s.c.	Artritis reumatoide Artritis idiopática juvenil Espondiloartritis axial Artritis psoriásica Psoriasis Enfermedad inflamatoria intestinal Hidradenitis supurativa Uveítis		
Certolizumab pegol	Solución inyectable Inicio: 400 mg s.c., semanas 0, 2 y 4. Mantenimiento: 200 mg/14 días s.c.	Artritis reumatoide Espondiloartritis axial Artritis psoriásica Psoriasis		
Golimumab	Solución inyectable 50 mg/mes s.c.	Artritis reumatoide Espondilitis anquilosante Artritis psoriásica Colitis ulcerosa		
Etanercept	Solución inyectable 50 mg/semana s.c.	Artritis reumatoide Artritis psoriásica Artritis idiopática juvenil Psoriasis Espondiloartritis axial	Con sulfasalacina: neutropenia	
ANTI-IL-6				
Tocilizumab	Solución para perfusión. Perfusión i.v. 8 mg/kg/4 semanas Solución inyectable, 162 mg/semana s.c.	Artritis reumatoide Artritis idiopática juvenil poliarticular Artritis idiopática juvenil sistémica		**General:** **Frecuentes:** infecciones de las vías respiratorias superiores, neumonía, dolor abdominal, erupciones, reacciones alérgicas, discrasias sanguíneas, hipercolesterolemia, ↑ transaminasas, hipertensión
Sarilumab	Solución inyectable, 200 mg/2 semanas s.c.			
ANTI-IL-1				
Anakinra	Solución inyectable, 100 mg/día s.c.	Artritis reumatoide Síndromes febriles periódicos autoinflamatorios Enfermedad de Still COVID-19		**Frecuentes:** infecciones graves, neutropenia, cefalea, reacción en el lugar de la inyección **Poco frecuentes:** reacciones alérgicas, erupciones
Abatacept	Polvo para solución de perfusión. Perfusión i.v. <60 kg: 500mg, hasta 100 kg: 750 mg y >100 kg: 1.000 mg. Se repite a las 2 y 4 semanas, después cada 4 semanas.	Artritis reumatoide Artritis idiopática juvenil		**Frecuentes:** Infección de vías respiratorias, cefalea, mareos, reacciones a la perfusión, discrasias sanguíneas, digestivas, **Poco frecuentes:** palpitaciones, carcinoma cutáneo **Raras:** tuberculosis, linfoma

Tabla 32-2. Antirreumáticos *(cont.)*

PRINCIPIO ACTIVO	FORMA FARMACÉUTICA	INDICACIONES	INTERACCIONES	REACCIONES ADVERSAS
Rituximab	Solución para perfusión. Perfusión i.v. 1g, se repite a las 2 semanas. Evaluación a las 24 semanas.	Artritis reumatoide		**Frecuentes:** Infección de vías respiratorias, urinarias, reacciones a la perfusión, discrasias sanguíneas, digestivas, **Raras:** angina, insuficiencia cardíaca, fibrilación auricular, infarto
Fame sintéticos dirigidos				
INHIBIDORES DE JAK			**General:** No se recomienda asociarlos a FAME biológicos ni a inmunosupresores potentes	
Tofacitinib	Comprimidos 10 mg/día v.o.	Artritis reumatoide Artritis idiopática juvenil Artritis psoriásica Espondilitis anquilosante Colitis ulcerosa	Probable interacción con inductores e inhibidores de CYP3A4	**General:** **Frecuentes:** Infecciones, discrasias sanguíneas, dislipidemias, náuseas, fatiga, ↑ de transaminasas **Poco frecuentes:** infarto de miocardio, tromboembolismo venoso
Baricitinib	Comprimidos 4 mg/día v.o.	Artritis reumatoide Dermatitis atópica Alopecia areata	Probable interacción con inhibidores de OAT3	**Raras:** neumonía, neoplasia Precaución en mayores de 65 años y en presencia de factores de riesgo cardiovascular o de neoplasias
Upadacitinib	Comprimidos 15 mg/día v.o	Artritis reumatoide Artritis psoriásica Espondiloartritis axial Dermatitis atópica Colitis ulcerosa	Probable interacción con inductores e inhibidores de CYP3A4	
Peficitinib	Comprimidos 100-150 mg/día v.o.	Artritis reumatoide		
Filgotinib	Comprimidos 200 mg/día v.o.	Artritis reumatoide	Aumento de su concentración plasmática en presencia de inhibidores potentes del CYP3A4	

Artrosis

La artrosis es una enfermedad articular crónica y degenerativa que se caracteriza por la destrucción progresiva del cartílago articular, asociada con la remodelación del hueso subcondral, formación de osteofitos e inflamación de la membrana sinovial. Es una importante causa de incapacidad laboral permanente. Sus síntomas son dolor, rigidez articular, deformidad y limitación funcional. La etiología es multifactorial, incluyendo la edad, factores genéticos, obesidad, traumatismos previos o comorbilidad. En particular, los factores biomecánicos articulares tienen un importante papel en su desarrollo. Como medidas no farmacológicas se debe procurar mejorar la alteración biomecánica, mediante la reducción de peso si hay obesidad, ayudas ortopédicas, ejercicios adecuados, etc. El tratamiento farmacológico se basa en el control de los síntomas, dado que no existen fármacos eficaces modificadores de la enfermedad.

Analgésicos y antiinflamatorios no esteroideos

Los AINE tópicos se recomiendan en la artrosis de rodilla o de mano (v. cap. 31). En estos casos, la **capsaicina tópica**

puede ser también de cierta utilidad. Como segundo escalón se emplean los AINE (incluyendo los coxibs) por vía oral, con protección gástrica, a la menor dosis eficaz y durante el mínimo tiempo posible, mientras que el paracetamol presenta una eficacia pequeña. Si no se controla el dolor adecuadamente, se puede administrar tramadol (200-400 mg/día) solo o en combinación, por ejemplo con paracetamol, lo que permite una reducción de las dosis, así como el tapentadol (50-200 mg, dos veces al día). Los opiáceos mayores no tienen una relación beneficio/riesgo adecuada. La duloxetina (60 o 120 mg/día) también se ha utilizado para el tratamiento del dolor en la artrosis, especialmente en presencia de depresión.

Glucocorticoides

En la afectación monoarticular y sobre todo en la artrosis de rodilla, la inyección intraarticular de glucocorticoides es útil en casos de dolor que no responde a los analgésicos usuales, en artrosis sintomática con derrame o signos de inflamación local (v. cap. 39). El efecto se instaura rápidamente aunque no es de larga duración.

Fármacos de acción sintomática lenta para el tratamiento de la artrosis

▶▶ Los fármacos de acción sintomática lenta para el tratamiento de la artrosis (SYSADOA: *Symptomatics Slow-Acting Drugs for Osteoarthritis*) tienen un inicio de acción lento (4-6 semanas) y una duración prolongada (meses). Podrían mejorar síntomas como el dolor y la rigidez. Se asocian con los analgésicos. Algunos de ellos están disponibles también como suplementos alimenticios. La *Osteoarthritis Research Society International* (OARSI) no los incluye en sus recomendaciones para el tratamiento de la artrosis ya que no existe suficiente evidencia de su eficacia clínica.

Ácido hialurónico. Es un polímero de *N*-acetilglucosamina y ácido glucurónico, componente del fluido sinovial y de la matriz extracelular del cartílago. Los productos comerciales tienen un peso molecular entre 300 y 6.000 kDa. Se administra por vía intraarticular (20 mg por semana) durante 3-5 semanas. Mejoraría las propiedades viscoelásticas del fluido sinovial. Puede mejorar los síntomas durante varios meses. Suele ser bien tolerado aunque puede producir algunas reacciones en la zona de inyección y está contraindicado en caso de infección o inflamación aguda articular.

Condroitín-sulfato y glucosamina (sulfato o clorhidrato). El condroitín sulfato (un polímero de *N*-acetilgalactosamina y ácido glucurónico, con restos sulfato) y la glucosamina son componentes de la matriz extracelular del cartílago. Los estudios *in vitro* indican efectos antiinflamatorios y protectores del cartílago articular. Se usan en dosis de 800-1.500 mg/día por un período mínimo de 3 meses. Son bien tolerados.

Diacereína (diacetilreína). Se usa en dosis de 100 mg/día, al menos durante 1 mes. Sus reacciones adversas más frecuentes son diarrea y dolor abdominal. También puede producir erupciones y hepatotoxicidad. En 2013, el Comité para la Evaluación de Riesgos en Farmacovigilancia (PRAC) europeo llegó a la conclusión que el balance beneficio-riesgo de la diacereína es desfavorable y recomendó la suspensión de la autorización de comercialización. ◀◀

FÁRMACOS EMPLEADOS EN EL TRATAMIENTO DE LAS ARTRITIS INDUCIDAS POR CRISTALES

La gota es una artropatía producida por el depósito de cristales de urato monosódico en zonas articulares, periarticulares y subcutáneas. Este depósito de cristales está condicionado por la existencia de hiperuricemia mantenida, condición necesaria –aunque no suficiente– para la aparición de gota. La hiperuricemia se produce por un desequilibrio entre la producción y la eliminación del ácido úrico. Éste es el producto final de la vía del catabolismo de las purinas. Aunque los nucleótidos de purinas se sintetizan y degradan en todos los tejidos, el urato –forma ionizada del ácido úrico– sólo se produce en tejidos que contengan xantinooxidasa, especialmente hígado e intestino delgado. En el riñón, el ácido úrico sufre una importante reabsorción en el túbulo proximal, excretándose menos del 10 % del filtrado en los glomérulos **(fig. 32-3)**. La relación entre la producción y la excreción es la que finalmente determina los niveles de uratos en sangre **(tabla 32-3)**. Cuando la concentración de urato monosódico en sangre es superior a 6,8 mg/dl puede precipitar formando cristales en articulaciones, riñón y tejidos blandos. Así, siguiendo criterios clínicos, la hiperuricemia se define como la presencia de una concentración plasmática de urato superior a 7 mg/dl.

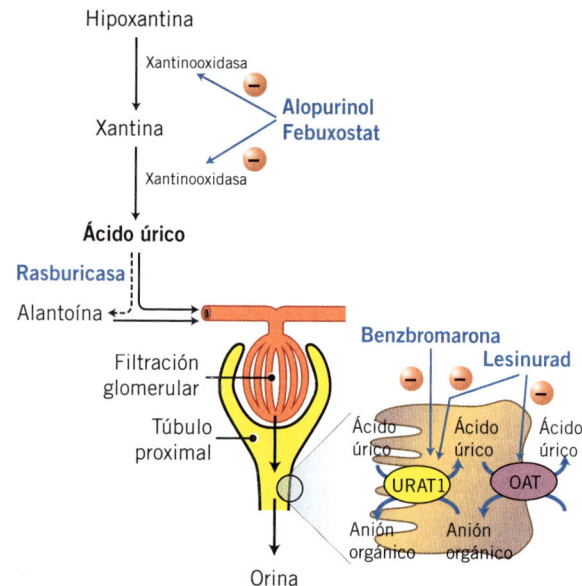

Figura 32-3. Vías endógenas de síntesis y eliminación del ácido úrico. Mecanismos de acción de los fármacos hipouricemiantes. URAT1 y OAT: transportadores renales de urato.

El mecanismo patogénico más frecuente de la gota es la disminución de la excreción renal de ácido úrico. En la mayoría de los pacientes con gota no se detecta ninguna causa (gota idiopática); sin embargo, hay numerosos fármacos y comorbilidades que pueden provocar alteraciones del ácido úrico y desencadenar una crisis aguda (gota secundaria). En este caso, la identificación de la causa del ataque de gota condicionará el manejo del paciente y su tratamiento farmacológico.

La crisis aguda se produce por el depósito de cristales de urato sódico en el líquido sinovial que da lugar a una respuesta inflamatoria con acumulación y activación de leucocitos. Los cristales de urato monosódico estimulan la producción de IL-1β en los macrófagos al activar el inflamasoma NLRP3, cuya enzima funcional, la caspasa 1, convierte la pro-IL-1β en IL-1β. Esta IL-1β soluble actúa tanto sobre los propios macrófagos que la han generado como sobre las células vecinas, entre ellas linfocitos circulantes, células endoteliales, sinoviales y otros macrófagos, amplificando la respuesta inflamatoria y activando la producción de diversas quimiocinas y citocinas que reclutarán a su vez más neutrófilos.

El ataque agudo de gota puede ser inducido por un traumatismo, una intervención quirúrgica, una infección o la utilización de fármacos diuréticos. Los síntomas son dolor intenso, enrojecimiento e hinchazón en las articulaciones afectadas. La farmacoterapia de la gota incluye el tratamiento para la crisis aguda con colchicina y AINE, y el tratamiento crónico para la hiperuricemia.

En la gota las medidas terapéuticas no farmacológicas deben acompañar siempre al tratamiento farmacológico, ya que mejoran mucho el pronóstico de la enfermedad. Estas medidas higiénico-dietéticas están relacionadas con una alimentación adecuada, el control de peso, la reducción del consumo de alcohol y tabaco, el ejercicio físico y la información al paciente sobre la enfermedad y los objetivos del tratamiento. Entre los alimentos que se deben evitar se incluyen carnes rojas, mariscos, pescado y, en general, los productos con elevado contenido en proteínas de origen animal. Es imprescindible para un buen control de la enfermedad que el paciente tenga información exhaustiva de todas estas medidas y que se realice un seguimiento por parte de personal sanitario con formación específica.

Fármacos antiinflamatorios

Colchicina

Es un alcaloide del *Colchicum autumnale*, muy específico para el ataque de gota.

Mecanismo de acción. Su acción antiinflamatoria está relacionada con la inhibición que produce de la movilidad de los leucocitos y de la fagocitosis de cristales de urato, así como con su actividad antimitótica, interrumpiendo la división celular en metafase y anafase. Se une a la βmicrotubulina e interfiere en la formación de los microtúbulos en los neutrófilos, inhibiendo la adhesión a las células endoteliales y la migración al foco inflamatorio. También inhibe la activación del inflamasoma NLRP3, la fagocitosis de los cristales y la liberación de mediadores inflamatorios.

Farmacocinética. Se administra por vía oral (2 mg como máximo en 24 horas; 6 mg en los 4 primeros días). Es metabolizada en el hígado por el CYP3A4 y se elimina por vía biliar hasta el 80 %; el resto se elimina por vía renal sin metabolizar. Se une a la glucoproteína P. La colchicina tiene un margen terapéutico estrecho, por lo que debe ajustarse la dosis en caso de insuficiencia hepática o renal.

Efectos e indicaciones clínicas. Se utiliza en el tratamiento de ataques agudos y de gota crónica y en la profilaxis de ataques agudos por inicio del tratamiento con movilizadores de ácido úrico. Otras indicaciones son: serositis dolorosa de la fiebre familiar mediterránea y de ciertos tipos de amiloidosis. También se utiliza en el tratamiento de la pericarditis aguda recurrente.

Reacciones adversas. Las reacciones adversas más frecuentes son las gastrointestinales, que consisten en náuseas, vómitos, dolor abdominal y diarreas que pueden ser sanguinolentas y obligan, en caso de aparecer, a suspender el tratamiento. Parece que se deben a sus efectos citotóxicos sobre las células del epitelio intestinal. Otras reacciones adversas menos frecuentes son neuropatías periféricas, miopatía, alopecia y azoospermia. En tratamientos prolongados puede producir agranulocitosis, trombocitopenia y anemia aplásica.

Interacciones. Pueden producirse interacciones con principios activos que sean metabolizados o interaccionen con el citocromo P-450, especialmente con la isoenzima CYP3A4, o con la glucoproteína P: cimetidina, tolbutamida, agentes antiinfecciosos (claritromicina, eritromicina, telitromicina, itraconazol, ketoconazol, indinavir, nelfinavir, ritonavir, saquinavir), antagonistas de los canales de Ca^{2+} (verapamilo y diltiazem); ciclosporina. También puede interaccionar con

---

Tabla 32-3. Causas de hiperuricemia

Por aumento de la producción de ácido úrico

- Dieta rica en purinas
- Aumento del catabolismo del ATP (ingesta de etanol, ejercicio físico intenso, isquemia tisular)
- Psoriasis
- Enfermedad de Paget ósea
- Enfermedades hematológicas y neoplásicas con aumento del recambio celular
- Quimioterapia citotóxica (incluyendo el síndrome de lisis tumoral)
- Defectos genéticos en la vía de las purinas
- Déficit de glucosa-6-fosfato-deshidrogenasa

Por disminución de la excreción renal de ácido úrico

- Enfermedad renal crónica
- Depleción de volumen extracelular, deshidratación
- Acidosis
- Algunos fármacos (tiazidas, diuréticos del asa, salicilatos en bajas dosis, niacina, ciclosporina)
- Intoxicación por plomo
- Nefropatía por analgésicos o por otras causas
- Endocrinopatías (hiperparatiroidismo, hipotiroidismo)

---

zumo de pomelo por ser un inhibidor del CYP3A4. La colchicina puede alterar la absorción de la vitamina B_{12}. El uso concomitante de colchicina con algunos hipolipemiantes (atorvastatina, simvastatina, gemfibrozilo, fenofibrato, etc.) puede potenciar la aparición de miopatías.

Antiinflamatorios no esteroideos y glucocorticoides

En el ataque agudo de gota son eficaces diferentes tipos de AINE, que constituyen el tratamiento de primera elección en ausencia de contraindicaciones. Los más eficaces son indometacina, ibuprofeno y diclofenaco. Se recomienda utilizar dosis máximas inicialmente y suspender el tratamiento en cuanto se resuelva el ataque, pudiendo valorarse la reduc-

---

✪ TRATAMIENTO DE LA GOTA

- **Objetivos**
  - Reducir el dolor y la inflamación del ataque agudo de gota.
  - Reducir la hiperuricemia.
  - Prevenir las recaídas.

- **Tratamiento agudo**
  - Medidas higiénico-dietéticas (alimentación adecuada, control de peso, reducción del consumo de alcohol y tabaco, ejercicio físico).
  - AINE en dosis máximas (en ausencia de contraindicaciones) o colchicina en dosis bajas (iniciar tratamiento de forma inmediata).
  - En caso de contraindicación o ausencia de respuesta, considerar la administración de corticoides o Canakinumab.

- **Tratamiento crónico**
  - Mantener medidas higiénico-dietéticas y seguimiento por personal sanitario.
  - Instaurar tratamiento hipouricemiante (alopurinol, febuxostat o benzbromarona).
  - Mantener tratamiento con colchicina o AINE a dosis bajas (6 meses).

ción de dosis tras los 2-3 primeros días si se ha producido mejoría clínicamente significativa. El determinante más importante del éxito terapéutico es la precocidad en el inicio del tratamiento. Antes de iniciar tratamiento con un AINE (incluidos los coxibs) hay que evaluar el riesgo gastrointestinal y el cardiovascular.

En algunos casos, especialmente en los pacientes con contraindicaciones para el empleo de AINE, se pueden utilizar glucocorticoides bien por vía intraarticular bien por vía sistémica (oral o intravenosa).

Nuevos tratamientos para los episodios agudos de inflamación

En el caso de la gota, la inflamación aguda y crónica que se produce está mediada de forma importante por la IL-1. Por ello, los fármacos que impiden los efectos de esta citocina, como anakinra o canakinumab, pueden ser eficaces en el tratamiento y la prevención de los episodios agudos de inflamación. **Canakinumab** está indicado para el tratamiento sintomático de pacientes adultos con ataques frecuentes de gota artrítica (al menos 3 ataques en los 12 meses previos), en los cuales está contraindicado el tratamiento con AINE y colchicina (no es tolerado o no responden) y no son adecuadas las series repetidas de glucocorticoides. Las reacciones adversas más frecuentes son infecciones, especialmente infecciones del tracto respiratorio y del tracto urinario, y gastroenteritis.

Fármacos hipouricemiantes

Fármacos que disminuyen la producción de ácido úrico

Alopurinol

Mecanismo de acción. El alopurinol es un análogo estructural de la hipoxantina, que actúa como sustrato de la xantinooxidasa, inhibiendo así su actividad y evitando que catalice la oxidación de la hipoxantina a xantina y de ésta a ácido úrico (v. fig. 32-3). La acción de la xantinooxidasa sobre el alopurinol lo convierte en **oxipurinol**, metabolito activo que también inhibe la enzima y que se puede utilizar como fármaco. Además de inhibir el metabolismo de purinas, en algunos pacientes disminuye la síntesis *de novo* de purina por retroinhibición de la hipoxantinguanina-fosforribosiltransferasa.

Farmacocinética. Se administra por vía oral (100-900 mg/día) y se absorbe rápidamente en el tubo gastrointestinal superior; se tolera mejor si se administra después de la ingesta de alimentos. El oxipurinol, su metabolito activo, es un inhibidor menos potente de la xantinooxidasa, pero su elevada semivida de eliminación hace que se mantenga una inhibición eficaz administrando una dosis de alopurinol al día. El alopurinol se elimina principalmente por orina, previa metabolización a oxipurinol; una pequeña proporción (20 %) se excreta por heces. En pacientes con insuficiencia renal se requiere una reducción de dosis y, en ocasiones, es necesario alcalinizar la orina para evitar la calculosis.

Al comienzo del tratamiento pueden producirse ataques agudos de gota por movilización del ácido úrico de los tofos. Para evitarlos, suele administrarse colchicina hasta que se normalice la uricemia y no se produzcan ataques al menos durante 3 meses. No debe iniciarse tratamiento con alopurinol durante un ataque agudo de gota.

Efectos e indicaciones clínicas. Su principal efecto farmacológico es la reducción de los niveles de ácido úrico en plasma y orina. Está indicado para el tratamiento de las principales manifestaciones clínicas del depósito de ácido úrico: artritis gotosa, tofos cutáneos y afección renal con depósito de cristales o formación de cálculos. También está indicado para el tratamiento de cálculos renales producidos por una actividad deficiente de adenina-fosforribosiltransferasa y para el tratamiento de litiasis renal mixta recurrente de oxalato cálcico, en presencia de hiperuricosuria, cuando han fallado otros tratamientos.

Reacciones adversas. La reacción más frecuente es el exantema cutáneo, que puede derivar, raras veces, en necrólisis epidérmica tóxica. También se han descrito náuseas y vómitos y aumento de transaminasas, aunque son poco frecuentes. Puede producirse hipersensibilidad que, en ocasiones, puede ser muy grave y dar lugar a trastorno de hipersensibilidad retardado multiorgánico que obliga a suspender el tratamiento inmediatamente.

En casos excepcionales de sobredosificación, los metabolitos del alopurinol pueden precipitar en el riñón; en estos casos, es muy importante mantener una hidratación adecuada para forzar la diuresis y la excreción del alopurinol y sus metabolitos.

Interacciones. El alopurinol interacciona con la azatioprina y con su metabolito, la 6-mercaptopurina, que son inactivadas por la xantinooxidasa. Cuando se administran concomitantemente con alopurinol debe reducirse la dosis de éstas al 25 % para evitar el riesgo de mielodepresión. También puede interaccionar con warfarina y teofilina (aumenta su semivida).

Febuxostat

Es un derivado 2-ariltiazol que inhibe de forma potente y duradera la actividad de la xantinooxidasa, disminuyendo así los niveles de ácido úrico en suero (v. fig. 32-3). Está indicado en el tratamiento de la hiperuricemia crónica en situaciones en las que ya se ha producido depósito de urato (incluyendo los antecedentes o la presencia de tofos y/o artritis gotosa) y en la prevención y el tratamiento de la hiperuricemia en pacientes adultos sometidos a quimioterapia para neoplasias hematológicas malignas con un riesgo de intermedio a alto de síndrome de lisis tumoral. Se administra por vía oral (80-120 mg/día) con comida o sin ella. Se metaboliza en el hígado y se excreta por heces y orina. No requiere ajuste de dosis en caso de insuficiencia renal o hepática. Las reacciones adversas más frecuentes, de intensidad leve o moderada, son crisis agudas de gota, alteraciones en las pruebas de función hepática, diarrea, náuseas, cefalea, erupción y edema. Se ha descrito algún caso raro de reacciones de hipersensibilidad. El febuxostat interacciona con la azatioprina y la 6-mercaptopurina, lo que obliga a reducir la dosis de éstas; también hay que controlar los niveles de teofilina cuando se administra concomitantemente con febuxostat.

Fármacos que aumentan la eliminación de ácido úrico

Fármacos uricolíticos

Rasburicasa. La rasburicasa es una uricasa, una enzima recombinante uratooxidasa obtenida a partir de una cepa de *Saccharomyces cerevisiae* genéticamente modificada. Esta enzima (no presente en el ser humano) cataliza la oxidación del ácido úrico a alantoína, compuesto hidrosoluble que puede excretarse por orina (v. fig. 32-3). Recientemente se ha introducido en Europa una forma pegilada, **pegloticasa**, con mayor semivida y menor antigenicidad gracias a la conjugación con cadenas de polietilenglicol (en España no está autorizado). Se recomienda considerar pegloticasa en pacientes con enfermedad renal grave, refractarios o que no toleren otras alternativas terapéuticas. Las uricasas son hipouricemiantes muy potentes y rápidos.

El uso de rasburicasa está restringido al tratamiento y la prevención de hiperuricemia aguda en pacientes con neoplasias hematológicas con riesgo de lisis al inicio de la quimioterapia (tratamiento y prevención del síndrome de lisis tumoral: 0,20 mg/kg/día en infusión intravenosa). También es útil en pacientes alérgicos al alopurinol.

La producción de alantoína conlleva la formación de H_2O_2, que puede desencadenar anemia hemolítica o metahemoglobinemia en pacientes con déficit de glucosa-6-fosfato-deshidrogenasa. Puede producir también alergias (rinitis, broncoespasmo) o incluso anafilaxia, que obligan a suspender el tratamiento. Puede aparecer fiebre y exacerbaciones de gota al inicio del tratamiento. Otras reacciones adversas menos frecuentes son cefaleas, diarrea, vómitos y náuseas. Su rápido efecto puede provocar cristaluria o insuficiencia renal. La pegloticasa se asocia a menos reacciones adversas.

Fármacos uricosúricos

Benzbromarona. Es un benzofurano halogenado que inhibe de forma potente y selectiva el transportador tubular renal URAT1, favoreciendo la excreción renal de ácido úrico (v. fig. 32-3). Tiene una elevada biodisponibilidad tras su administración por vía oral (50-100 mg/día), metabolismo hepático y excreción mayoritaria por vía biliar. No necesita ajustes de dosis en personas con insuficiencia renal crónica leve o moderada. En general es un fármaco bien tolerado, aunque su empleo en España está restringido a indicaciones muy precisas porque puede causar hepatotoxicidad grave aunque muy poco frecuente. Las reacciones adversas más comunes son náuseas, diarrea y disuria por expulsión de arenilla en la orina.

Otros fármacos. En pacientes con intolerancia pueden ser útiles otros uricosúricos, como el **probenecid** (inhibe la reabsorción tubular de ácido úrico y también la secreción renal de otras sustancias) y la **sulfinpirazona** (en dosis bajas inhibe la secreción activa de ácido úrico en el túbulo renal y en dosis altas inhibe su reabsorción). Estos compuestos no están comercializados en España y debe solicitarse autorización como medicamento extranjero. Estos fármacos son peor tolerados a largo plazo, deben ser administrados 2 o 3 veces al día y son poco eficaces en pacientes con enfermedad renal crónica.

Otro fármaco con actividad uricosúrica es el **lesinurad,** un inhibidor de los transportadores renales de urato, principalmente URAT1 y OAT4. En este último transportador es en el que promueven los diuréticos la reabsorción de uratos, por lo que lesinurad sería más eficaz que otros uricosúricos en pacientes que estuvieran en tratamiento con diuréticos en combinación con inhibidores de la xantino-oxidasa (alopurinol o febuxostat). Está contraindicado en pacientes con insuficiencia renal crónica, actualmente no está comercializado.

Otros fármacos como el losartán, el fenofibrato, la atorvastatina o la leflunomida, aprobados con otras indicaciones, tienen un discreto efecto uricosúrico.

En la tabla 32-4 se resumen las características principales de fármacos antigotosos.

Tabla 32-4. Fármacos empleados en el tratamiento de las artritis inducidas por cristales				
PRINCIPIO ACTIVO	**FORMA FARMACÉUTICA**	**INDICACIONES**	**INTERACCIONES**	**REACCIONES ADVERSAS**
Colchicina	Gránulos 1 mg v.o. (máx 2 mg/24h)	Ataque agudo de gota Gota crónica Profilaxis del ataque agudo de gota Enfermedad periódica (fiebre mediterránea familiar)	Con principios activos que sean metabolizados o interaccionen con el citocromo P450 (CYP3A4), o con la glicoproteína P. La colchicina puede alterar la absorción de la vitamina B12. Con algunos hipolipemiantes: atorvastatina, simvastatina, gemfibrozilo, fenofibrato	**Frecuentes:** Náuseas, vómitos, dolor abdominal **Poco frecuentes:** Neuropatía periférica, miopatía, alopecia, azoospermia, agranulocitosis, trombocitopenia y anemia aplásica (tratamiento prolongado)
Canakinumab	150 mg polvo solución inyectable 150 mg s.c.	Gota artrítica Síndromes periódicos asociados a la criopirina Enfermedad de Still	Posible aumento de la expresión de las enzimas metabolizadoras del citocromo P450	**Frecuentes:** Infecciones, neutropenia y leucopenia, hipersensibilidad, mareo/vértigo, gastroenteritis **Poco frecuentes:** Enfermedad por reflujo gastroesofágico

Tabla 32-4. Fármacos empleados en el tratamiento de las artritis inducidas por cristales *(cont.)*

PRINCIPIO ACTIVO	FORMA FARMACÉUTICA	INDICACIONES	INTERACCIONES	REACCIONES ADVERSAS
Alopurinol	Comprimidos 100-300 mg v.o.	Hiperuricemia con depósito de uratos (artritis gotosa, tofos cutáneos, afección renal con depósito de cristales o formación de cálculos) Cálculos renales Litiasis renal mixta recurrente	Azatioprina y 6-mercaptopurina Warfarina y teofilina	**Frecuentes:** exantema cutáneo **Poco frecuentes:** hipersensibilidad, náuseas, vómitos, ↑ transaminasas **Raras:** necrólisis epidérmica tóxica, síndrome de Steven-Johnson, hepatitis
Febuxostat	Comprimidos 80-120 mg v.o.	Hiperuricemia crónica con depósito de urato Tratamiento y profilaxis de la hiperuricemia aguda en pacientes con neoplasia hematológica maligna con riesgo de lisis al inicio de la quimioterapia	Azatioprina y 6-mercaptopurina Warfarina y teofilina	**Frecuentes:** crisis agudas de gota, cefalea, diarrea, náuseas, exantema, ↑ transaminasas **Poco frecuentes:** ↓ apetito, ↓ líbido, insomnio, mareos, parestesias, somnolencia, alteraciones del gusto, hipoestesia, fibrilación auricular, palpitaciones, HTA **Raras:** pancitopenia, hiperlipidemia, pancreatitis
Rasburicasa	1,5 mg/ml polvo perfusión i.v.	Tratamiento y profilaxis de la hiperuricemia aguda para prevenir la insuficiencia renal aguda en pacientes con neoplasia hematológica maligna, con elevada carga tumoral y riesgo de lisis o reducción tumoral rápidas al inicio de la quimioterapia		**Frecuentes:** Fiebre, reacciones alérgicas (rash y urticaria) **Poco frecuentes:** cefaleas, vómitos, náuseas, diarreas **Raras:** hipotensión, broncoespasmo, reacciones graves de hipersensibilidad **Muy raras:** rinitis
Benzbromarona	Comprimidos 100 mg v.o.	En pacientes que no respondan o no toleren el tratamiento con alopurinol en: Gota severa Hiperuricemia con insuficiencia renal con aclaramiento de creatinina ≥ 20 ml/min Hiperuricemia con trasplante renal	Fármacos hepatotóxicos (especialmente antituberculosos) Salicilatos Anticoagulantes orales antivitaminas K	**Poco frecuente:** Hepatotoxicidad grave, sobre todo en el 1er año de tratamiento (control de enzimas hepáticas) Cólico renouretral, diarreas, náuseas **Raras:** hipersensibilidad

BIBLIOGRAFÍA

Agencia Española de Medicamentos y Productos Sanitarios (www.aemps.gob.es).

Arden NK, Perry TA, Bannuru RR, Bruyère O, Cooper C, Haugen IK y cols. Non-surgical management of knee osteoarthritis: comparison of ESCEO and OARSI 2019 guidelines. Nat Rev Rheumatol 2021; 17: 59-66.

Bichsel D, Liechti FD, Schlapbach JM, Wertli MM. Cross-sectional analysis of recommendations for the treatment of hip and knee osteoarthritis in clinical guidelines. Arch Phys Med Rehabil 2022; 103: 559-69.e5.

Choy E. Understanding the dynamics: pathways involved in the pathogenesis of rheumatoid arthritis. Rheumatology (Oxford) 2012; 51 Suppl 5: v3-11.

Clowse M, Fischer-Betz R, Nelson-Piercy C, Scheuerle AE, Stephan B, Dubinsky M y cols. Pharmacovigilance pregnancy data in a large population of patients with chronic inflammatory disease exposed to certolizumab pegol. Ther Adv Musculoskelet Dis 2022; 14: 1759720X221087650.

Cronstein BN, Sunkureddi P. Mechanistic aspects of inflammation and clinical management of inflammation in acute gout. J Clin Rheumatol 2013; 19: 19-29.

Dalbeth N, Gosling AL, Gaffo A, Abhishek A. Gout. Lancet 2021; 397: 1843-55.

Furst DE, Emery P. Rheumatoid arthritis pathophysiology: update on emerging cytokine and cytokine-associated cell targets. Rheumatology (Oxford) 2014; 53: 1560-9.

Garaffoni C, Adinolfi A, Bortoluzzi A, Filippou G, Giollo A, Sakellariou G y cols. Novel insights into the management of rheumatoid arthritis: one year in review 2022. Clin Exp Rheumatol 2022; 40: 1247-57.

Huddleston EM, Gaffo AL. Emerging strategies for treating gout. Curr Opin Pharmacol 2022; 65: 102241.

Jenkins C, Hwang JH, Kopp JB, Winkler CA, Cho SK. Review of urate-lowering Therapeutics: from the past to the future. Front Pharmacol 2022; 13: 925219.

Pillinger MH, Mandell BF. Therapeutic approaches in the treatment of gout. Semin Arthritis Rheum 2020; 50: S24-S30.

Richette P, Doherty M, Pascual E, Barskova V, Becce F, Castaneda-Sanabria J y cols. 2016 updated EULAR evidence-based recommendations for the management of gout. Ann Rheum Dis 2017; 76: 29-42.

Samson M, Audia S, Janikashvili N, Ciudad M, Trad M, Fraszczak J y cols. Brief report: inhibition of interleukin-6 function corrects Th17/Treg cell imbalance in patients with rheumatoid arthritis. Arthritis Rheum 2012; 64: 2499-503.

Shi C, Zhou Z, Chi X, Xiu S, Yi C, Jiang Z y cols. Recent advances in gout drugs. Eur J Med Chem 2023; 245: 114890.

Sánchez-Flórez JC, Seija-Butnaru D, Valero EG, Acosta CDPA, Amaya S. Pain management strategies in rheumatoid arthritis: a narrative review. J Pain Palliat Care Pharmacother 2021; 35: 291-9.

Smolen JS, Landewé RBM, Bergstra SA, Kerschbaumer A, Sepriano A, Aletaha D y cols. EULAR recommendations for the management of rheumatoid arthritis with synthetic and biological disease-modifying antirheumatic drugs: 2022 update. Ann Rheum Dis 2023; 82: 3-18.

Sociedad Española de Reumatología. Guía de práctica clínica para el manejo de pacientes con gota. GuipClinGot, 2020.

Srirangan S, Choy EH. The role of interleukin 6 in the pathophysiology of rheumatoid arthritis. Ther Adv Musculoskelet Dis 2010; 2: 247-56.

Tanaka Y, Luo Y, O'Shea JJ, Nakayamada S. Janus kinase-targeting therapies in rheumatology: a mechanisms-based approach. Nat Rev Rheumatol 2022; 18: 133-45.

Wilson JC, Sarsour K, Gale S, Pethö-Schramm A, Jick SS, Meier CR. Incidence and risk of glucocorticoid-associated adverse effects in patients with rheumatoid arthritis. Arthritis Care Res (Hoboken) 2019; 71: 498-511.

Winthrop K, Isaacs J, Calabrese L, Mittal D, Desai S, Barry J y cols. Opportunistic infections associated with Janus kinase inhibitor treatment for rheumatoid arthritis: A structured literature review. Semin Arthritis Rheum 2023; 58: 152120.

Yang G, Kang HC, Cho YY, Lee HS, Lee JY. Inflammasomes and their roles in arthritic disease pathogenesis. Front Mol Biosci 2022; 9: 1027917.

Fármacos inmunomoduladores

33

E. Martínez Naves y J. R. Regueiro González-Barros

INTRODUCCIÓN

Fármacos inmunomoduladores son, en el sentido más amplio, todos aquellos que modifican la respuesta inmunitaria. Esta modificación puede consistir en estimular, inhibir o redirigir esta respuesta hacia dianas de interés preventivo o terapéutico. El tratamiento con anti-CTLA-4, que reactiva los linfocitos T para que eliminen células tumorales propias, es un ejemplo de estimulación del sistema inmunitario. Un ejemplo de fármacos inhibidores de la respuesta inmunitaria lo constituyen los anticuerpos monoclonales dirigidos contra el factor de necrosis tumoral alfa (TNF-α) que se usan para el tratamiento de algunas enfermedades autoinmunitarias.

En la **tabla 33-1** se han listado todos los grupos de fármacos inmunomoduladores siguiendo este concepto general que, sin embargo, presenta muchos matices. Algunos fármacos se tratan específicamente en otros capítulos (como los corticoides) o escapan al objetivo de esta obra (como las vacunas) y, por lo tanto, no se citarán de nuevo aquí.

FÁRMACOS QUE ESTIMULAN O REDIRIGEN LA RESPUESTA INMUNITARIA

Citocinas

Estructura. Las citocinas son glucoproteínas solubles de bajo peso molecular (8-30 kDa). Estructuralmente suelen clasificarse en, al menos, tres familias: *a)* interferones (IFN), IL-2 y factores estimulantes de colonias (CSF), *b)* IL-1 y *c)* quimiocinas; la primera de ellas agrupa a las citocinas que en la actualidad tienen más interés farmacológico **(fig. 33-1)**.

Mecanismo de acción. Las citocinas actúan como hormonas del sistema inmunitario, con efectos autocrinos, paracrinos

y, en menor medida, endocrinos sobre las células que expresan los correspondientes receptores **(fig. 33-2)**. Son, por lo tanto, un sistema de comunicación celular.

Los fenómenos intracelulares que desencadena la unión citocina-receptor se indican en la **figura 33-3**.

La enorme variedad estructural de las citocinas, su abundancia y la diversidad de efectos biológicos que producen desafían todavía a la ciencia y trascienden el ámbito del sistema inmunitario. Prácticamente todas las células (no sólo los leucocitos) sintetizan citocinas. De acuerdo con sus efectos inmunológicos, las citocinas a menudo se clasifican en hemopoyetinas (estimulan la diferenciación de los precursores hematopoyéticos, como los factores estimulantes de colonias de granulocitos [G-CSF]), quimiocinas (inducen cambios en la motilidad de los leucocitos, como CXCL8), citocinas de la inmunidad innata e inflamación (como el IFN-α, el IFN-β o la IL-12) y citocinas de la inmunidad adaptativa (como la IL-2 o el IFN-γ).

El mecanismo de acción de las citocinas comerciales que estimulan al sistema inmunitario **(tabla 33-2)** se resume a continuación. El IFN-β, que lo inhibe, se trata en la segunda parte de este capítulo.

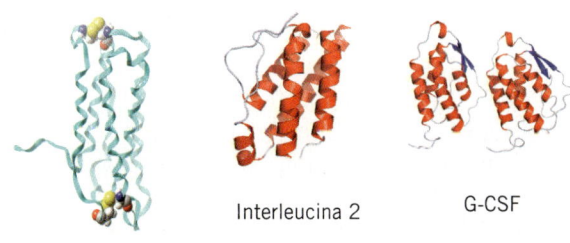

Figura 33-1. Estructura de tres citocinas de interés fármacológico. G-CSF: factor estimulante de colonias de granulocitos.

Tabla 33-1. Fármacos inmunomoduladores

Grupo	Tipo	Ejemplo	Indicaciones	Mecanismo
Estimulantes				
Citocinas	CSF[a] Interferones Interleucinas	G-CSF IFN-γ IL-2	Neutropenia Granulomatosis Cáncer renal	Activación celular
Vacunas[a]	Patógenos Tumores	Poliovirus BCG	Poliomielitis Cáncer de vesícula	Inmunización activa
Anticuerpos policlonales	Humanos Animales	Inmunoglobulina Antisuero	Inmunodeficiencias Picaduras	Inmunización pasiva
Anticuerpos monoclonales	Antipatógenos Antitumorales[a] Antipuntos de control	Anti-VRS Anti-CD20 Anti-PD1	Infección Linfoma B Melanoma	Inmunización pasiva Desinhibición de células T
Otras moléculas[a]	Enzimas Hormonas Proteínas de fusión Moléculas sintéticas	Adenosina-desaminasa Timosina α$_1$[b] TCR/anti-CD3 Lenalidomida	IDCG Hepatitis Melanoma ocular uveal Mieloma múltiple	Sustitución Activación celular Redirección de linfocitos T Activación de linfocitos T/NK
Inhibidores				
Citocinas	Interferones	IFN-β	Esclerosis múltiple	Antiinflamatorio
Vacunas[a]	Alérgenos	Veneno de abeja	Alergia	Desconocido
Anticuerpos policlonales	Humanos Animales	IGIV Antitimocitos	Trombocitopenia Trasplante renal	Antiinflamatorio Depleción de linfocitos T
Anticuerpos monoclonales	Antiinmunoproteínas	Anti-CD3 Anti-TNF-α	Trasplante renal Artritis reumatoide	Depleción de linfocitos T Antiinflamatorio
Otras inmunoproteínas	Quimeras Complemento[a]	LFA-3/inmunoglobulina C1 inhibidor	Psoriasis Angioedema	Bloqueo de linfocitos T Sustitución
Inhibidores de la calcineurina		Ciclosporina	Alotrasplante	Inhibición de linfocitos T
Antihistamínicos[a]		Epinastina	Alergia	Bloqueo de receptores de histamina
Corticoides[a]		Prednisolona	Autoinmunidad	Antiinflamatorio
Citostáticos		Rapamicina o sirólimus	Alotrasplante	Inhibición de linfocitos T
Otros inhibidores	De JAK cinasas De fosfodiesterasas	Abrocitinib Apremilast	Dermatitis atópica Psoriasis	Inhibición de JAK1 Inhibición de PDE4

[a] No se abordan en este capítulo. Véanse otros capítulos de esta obra (antihistamínicos, cap. 29; antirreumáticos, cap. 32; factores de crecimiento hematopoyético, cap. 44; antineoplásicos, cap. 56).

[b] Medicamento huérfano aún no aprobado por la *Food and Drug Administration* ni la Agencia Española para la Evaluación de Medicamentos.

BCG: bacilo Calmette-Guérin; C1 inhibidor: inhibidor del componente 1 del sistema del complemento; CSF: factores estimulantes de colonias; G-CSF: factores estimulantes de colonias de granulocitos; IDCG: inmunodeficiencia combinada grave; IFN: interferón; IGIV: inmunoglobulina intravenosa; IL: interleucina; LFA-3/inmunoglobulina: proteína asociada a la función linfocitaria 3 y fragmento Fc de inmunoglobulina; PTI: púrpura trombocitopénica; TNF-α: factor de necrosis tumoral alfa; VRS: virus respiratorio sincitial.

Los IFN inhiben la replicación vírica y activan la inmunidad antivírica. Son sintetizados por las células infectadas por virus, sobre todo virus ARN, como el de la hepatitis C, que son detectados por receptores de ARN de doble cadena tipo *Toll* (TLR3). Gracias al IFN de las células infectadas, las células circundantes (leucocitos o no), se preparan para repeler la infección: *a)* producen proteincinasa R (PKR), que es capaz de detectar y detener la traducción de los ARNm víricos y degradarlos; *b)* inducen proteínas del complejo principal de histocompatibilidad de clase I (MHC-I) y el inmunoproteasoma para presentar mejor los péptidos víricos a los linfocitos T citolíticos o citotóxicos, CD8+, y *c)* inducen apoptosis por la vía p53. Esta última propiedad se cree que puede explicar la actividad antitumoral del IFN-α. El IFN-γ, que normalmente es sintetizado por los linfocitos T y NK (*natu-*

ral killer), se cree que mejora la inmunidad de los pacientes con enfermedad granulomatosa crónica, que padecen un defecto de la función fagocítica. Su uso fuera de indicación autorizada *(off-label)* en las deficiencias de IL-12 y de su receptor restaura las funciones fagocíticas que permiten eliminar a las micobacterias (**v. fig. 33-2**).

La IL-2 estimula la expansión y activación de los linfocitos T y NK (**v. fig. 33-2**). Su efecto antitumoral se cree que es debido a esta propiedad, que induce linfocitos citolíticos frente al tumor. Sin embargo, también es posible que la IL-2 reduzca el riego del tejido tumoral, aunque se desconoce el mecanismo.

Las hemopoyetinas como el G-CSF inducen la diferenciación de granulocitos por estimulación de sus receptores sobre los precursores de la medula ósea, a los que movilizan

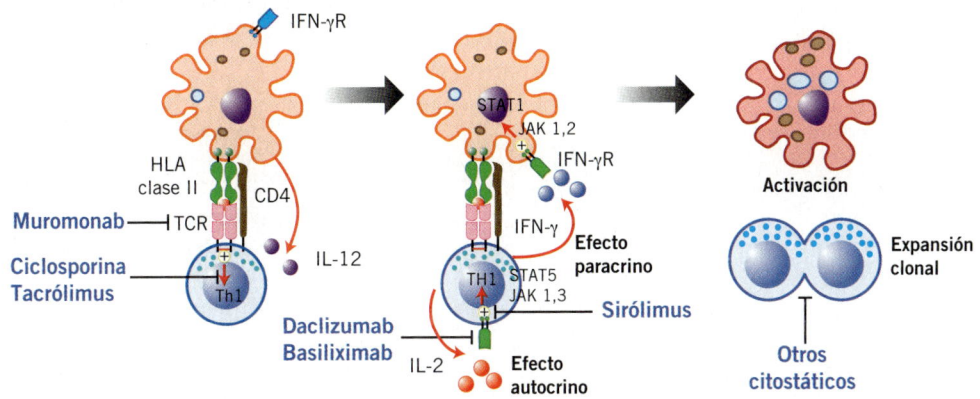

Figura 33-2. Efectos autocrinos y paracrinos de las citocinas durante el reconocimiento de antígenos y base celular de la reacción aloinmunitaria o autoinmunitaria. La interleucina 12 (IL-12) del macrófago activa al linfocito T, el cual produce interleucina 2 (IL-2), que induce su propia proliferación, e interferón gamma (IFN-γ), que activa al macrófago mejorando su capacidad fagocítica. Los defectos congénitos de este proceso cursan con susceptibilidad a micobacterias. Ésta es también la base celular de la reacción aloinmunitaria o autoinmunitaria. Los linfocitos Th reconocen aloantígenos o autoantígenos mediante su TCR-CD3 y se expanden por mitosis dependiente de la IL-2, creando clones específicos de antígeno. Diversos fármacos interfieren en distintos pasos de este proceso, evitando que se produzca, pero dificultando al mismo tiempo las necesarias respuestas a los agentes patógenos, lo cual es causa de infecciones. HLA: antígeno leucocitario humano; IFN-γR: receptor de IFN-γ; JAK: vía Janus-cinasa; STAT: transductor de señales y activador de la transcripción; TCR: receptor para antígeno del linfocito T.

a sangre periférica. Son, por lo tanto, de utilidad en la neutropenia posquimioterapia y para obtener precursores de donantes para trasplante hematopoyético.

Indicaciones terapéuticas. Las citocinas están indicadas en ciertas infecciones (hepatitis) o inmunodeficiencias (granulomatosis), cáncer, neutropenia yatrogénica y movilización de progenitores hematopoyéticos.

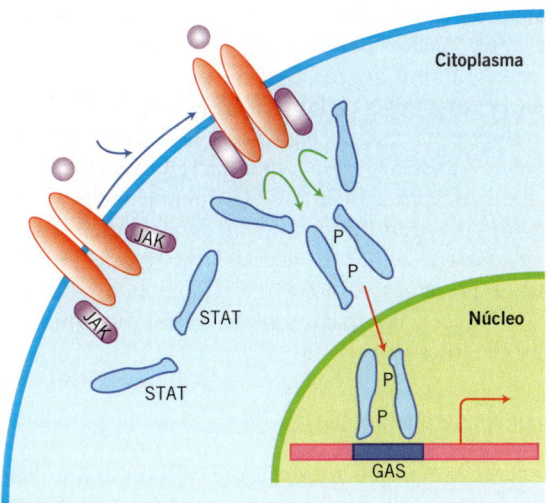

Figura 33-3. Mecanismo de acción de las citocinas. Al unirse a su receptor, las citocinas (en este caso, el interferón gamma [IFN-γ]) lo modifican, y aquél puede transmitir entonces señales al citoplasma a través de enzimas (JAK, Janus-cinasa) y adaptadores. Éstos, a su vez, modifican factores de transcripción (STAT, transductor de señales y activador de la transcripción) para que alcancen el núcleo, donde inducen baterías de genes que comparten el promotor (GAS o secuencias activadas por interferón gamma) sensible a esos factores de transcripción. Por lo tanto, una citocina afectará a todas las células que tengan el receptor correspondiente, y los efectos que produzca en ella dependerán del tipo celular del que se trate.

Anticuerpos

Estructura. Los anticuerpos son glucoproteínas solubles de alto peso molecular (unos 150 kDa) capaces de reconocer antígenos con una enorme afinidad. Los utilizados farmacológicamente son las inmunoglobulinas G (IgG) **(fig. 33-4)**, aunque hay otros isotipos.

Una IgG típica consiste en un par de cadenas idénticas más pesadas (H, del inglés *heavy*) unidas por puentes disulfuro entre sí y a dos cadenas ligeras (L) también idénticas, formando una «Y». Cada pareja HL forma un brazo de la Y, que está plegado en su extremo más variable formando seis «dedos» (tres por cadena) que constituyen los sitios de unión al antígeno. Cada IgG tiene, por lo tanto, dos sitios de unión que son idénticos. Esta parte de las inmunoglobulinas se denomina región F(ab)₂ porque es la porción o *fragmento* donde reside, por duplicado, la capacidad de unión al antígeno *(antigen binding)*. Esta bivalencia, unida a una extraordinaria variabilidad o diversidad, es la responsable de la enorme afinidad de las inmunoglobulinas por sus antígenos y de su abanico de especificidades casi ilimitado. El extremo opuesto se denomina Fc porque, al ser menos variable, se puede cristalizar. Sólo las cadenas pesadas forman parte de la región Fc. Las cadenas ligeras de cada molécula de inmuno-

---

⊕ CITOCINAS

- Pequeñas proteínas solubles que regulan múltiples funciones celulares a través de receptores específicos.

- Activan o inhiben la defensa antivírica, la diferenciación, la proliferación, la inflamación o la migración de diversos tipos celulares, incluidos los leucocitos.

- Las citocinas estimulantes se utilizan para tratar infecciones víricas, citopenias o cáncer.

- Las citocinas inhibidoras se utilizan para tratar enfermedades autoinmunitarias.

Tabla 33-2. Citocinas de uso clínico

FÁRMACO	EFECTO	DIANA	INDICACIONES	EFECTOS ADVERSOS	CONTRAINDICACIONES
Estimulan el sistema inmunitario					
Interferón alfa	Antivírico, antiproliferativo	IFN-αR	Hepatitis, cáncer	Síntomas seudogripales, citopenias, infecciones	Cardiopatía, nefropatía, hepatopatía, depresión
Interferón gamma	Antivírico	IFN-γR en fagocitos	Granulomatosis, osteopetrosis	Síntomas seudogripales, citopenias	Hipersensibilidad al principio activo
Filgrastim (G-CSF)	Leucopoyesis	G-CSFR en precursores leucopoyéticos	Neutropenia, movilización de progenitores	Dolor, náuseas	Neutropenia
Sargramostim (GM-CSF)[a]	Leucopoyesis	GM-CSFR en precursores leucopoyéticos	Trasplante de médula, neutropenia	Síntomas seudogripales	> 10 % de mieloblastos leucémicos
Oprelvekina (IL-11)[a]	Trombopoyesis	IL-11R en precursores trombopoyéticos	Trombocitopenia	Fiebre, síncope, fibrilación auricular, neumonía	Hipersensibilidad al principio activo
Aldesleukina (IL-2)	Estimulación de linfocitos T	IL-2R en linfocitos	Cáncer renal	*Seudoshock* séptico (hipotensión, náuseas)	Cáncer avanzado, cardiopatía, infección
Inhiben el sistema inmunitario					
Interferón beta	Antiinflamatorio, inmunosupresor	IFN-βR en leucocitos	Esclerosis múltiple	Síntomas seudogripales	Embarazo, depresión

[a] No aprobada en Europa (2015).
G-CSF: factores estimulantes de colonias de granulocitos; GM-CSF: factores estimulantes de colonias de granulocitos y macrófagos; IL: interleucina; R: receptor.

globulina pueden ser de dos tipos, κ o λ, pero, con excepción de la unión al antígeno, las propiedades biológicas de las inmunoglobulinas dependen de su región Fc.

Mecanismo de acción. El mecanismo general de acción de las inmunoglobulinas es el que corresponde a su función de-

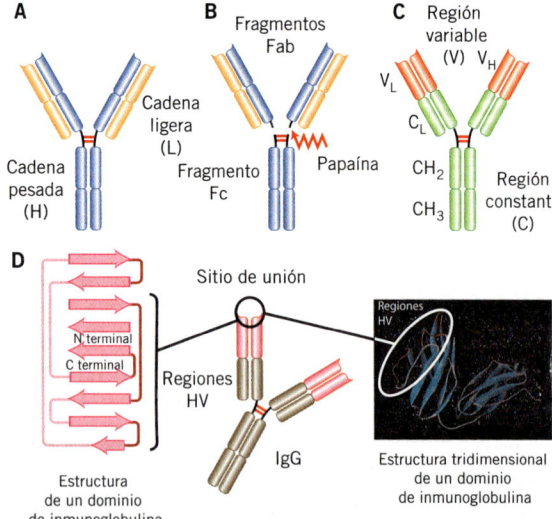

Figura 33-4. Estructura de una inmunoglobulina G. A) Cadenas H y L. B) Fragmentos Fab y Fc obtenidos por digestión con papaína (con pepsina los Fab quedan unidos y se denominan F[ab]₂). C) Regiones C y V. D) Las cadenas H y L se pliegan en dominios (4 y 2, respectivamente). Los más variables son los que tocan el antígeno con sus regiones hipervariables (HV, en rojo).

fensiva (**fig. 33-5**): se unen por su región F(ab)₂ a su antígeno, típicamente un patógeno o una toxina, y así: *a)* dificultan o neutralizan su unión a las células o tejidos diana, evitando la infección o la toxicidad; *b)* marcan al antígeno y, por lo tanto, a su propietario para su posterior destrucción y eliminación por el sistema de complemento o por fagocitosis, ambos dependientes de Fc, y *c)* se unen a diversos leucocitos a través de los receptores para Fc (FcγR) en los que inducen, además de fagocitosis, activación que desemboca en inflamación. Pero la gran especificidad de las inmunoglobulinas, especialmente de las monoclonales (v. a continuación) ha permitido ampliar sus indicaciones a enfermedades en las que es necesario el reconocimiento de células o proteínas para su neutralización o eliminación, como el cáncer, las coagulopatías, la autoinmunidad o el rechazo de injertos.

Anticuerpos policlonales

Estructura. Los anticuerpos o inmunoglobulinas policlonales son fármacos atípicos, ya que, aunque se conoce su estructura general (**v. fig. 33-4**), se trata de reactivos de gran heterogeneidad bioquímica purificados del plasma humano de entre 3.000 y 10.000 donantes sanos o bien de animales. Contiene IgG policlonal de las cuatro subclases en sus proporciones naturales (70 % G₁, 25 % G₂, 3 % G₃ y 2 % G₄), generalmente con cantidades ínfimas de IgA e IgM. Policlonal significa que es producto de diferentes clones de linfocitos B de los donantes (**fig. 33-6**). En una preparación de inmunoglobulinas policlonales casi todas son diferentes en

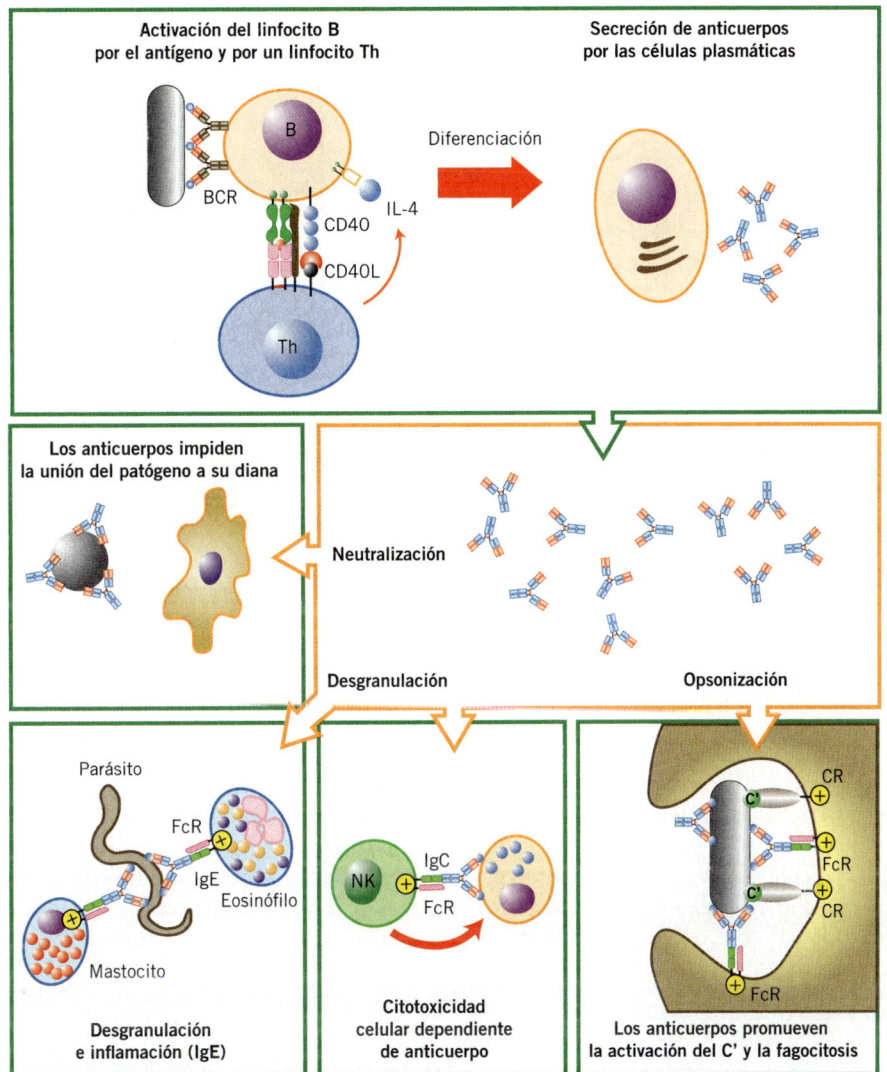

Figura 33-5. Mecanismo de acción de las inmunoglobulinas. Arriba, los antígenos (patógenos, toxinas) activan y expanden a los linfocitos B, que expresan las inmunoglobulinas que mejor los reconocen. Estos linfocitos B se diferencian a células plasmáticas, que sintetizan inmuno-globulinas solubles. Las inmunoglobulinas reconocen el antígeno original y lo neutralizan (centro, a la izquierda) o bien lo eliminan (abajo) por mecanismos dependientes de Fc. BCR: receptor para antígeno del linfocito B; C': proteínas del sistema del complemento; CR: receptor del complemento; FcR: receptor del fragmento Fc de las inmunoglobulinas; NK: linfocito citolítico natural *(natural killer)*.

su región F(ab)$_2$. Además, hay al menos cuatro tipos de IgG (G$_1$ a G$_4$), si se atiende a su región Fc. Las cadenas ligeras de cada molécula de inmunoglobulina pueden ser de uno de dos tipos, κ o λ, lo cual añade heterogeneidad a la preparación. Las inmunoglobulinas policlonales pueden ser de origen humano o animal **(tabla 33-3)**. Las humanas pueden ser normales (obtenidas de donantes sanos) o hiperinmunes (obtenidas de donantes sanos seleccionados por estar inmunizados frente al antígeno de interés, bien por vacunación reciente, bien por convalecencia).

La diferencia entre unas y otras es el título de anticuerpos específicos, que es mayor en las segundas que en las primeras. Las animales son siempre hiperinmunes. Algunos preparados son fragmentos F(ab)$_2$. Incluso en los preparados hiperinmunes, la concentración de inmunoglobulinas específicas es mucho menor que la de inmunoglobulinas inespecíficas (< 1 %).

Mecanismo de acción. Para el caso de las inmunodeficiencias, las enfermedades infecciosas y los venenos (aunque los anti-

sueros frente a venenos no están autorizados en Europa), el mecanismo de acción de las inmunoglobulinas policlonales es el ya explicado **(v. fig. 33-5)**: las inmunoglobulinas exógenas protegen pasivamente al paciente de las infecciones o las toxinas por los mecanismos descritos. Pero las inmunoglobulinas policlonales tienen también efectos inhibidores en varias enfermedades autoinmunitarias o inflamatorias (v. más adelante).

Indicaciones terapéuticas. Los anticuerpos policlonales están indicados en inmunodeficiencias y en ciertas enfermedades infecciosas bacterianas (tétanos) o víricas (rabia, hepatitis), así como en picaduras de animales venenosos.

Riesgos. Un riesgo asociado a las inmunoglobulinas humanas es la transmisión de enfermedades infecciosas. Por un lado, el gran número de donantes implicados aumenta las probabilidades de que alguno aporte agentes patógenos a la preparación que los métodos de purificación e inactivación

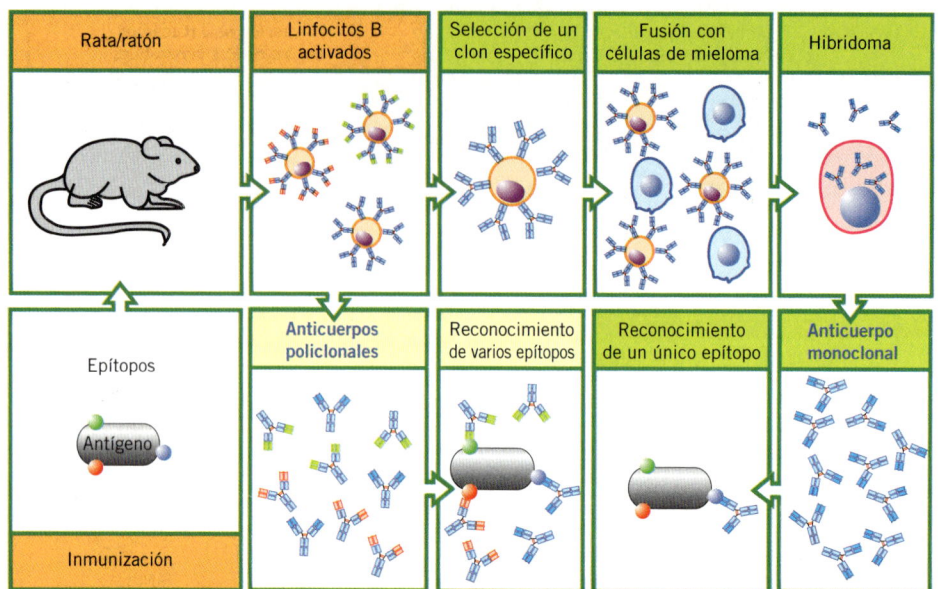

Figura 33-6. Producción de anticuerpos policlonales y monoclonales. Los antígenos contienen varios sitios de unión potenciales o epítopos. Contra todos ellos se forman anticuerpos en el huésped tras la inmunización. Cada anticuerpo es producto de un clon de linfocitos B diferente, y juntos constituyen una preparación de inmunoglobulinas policlonales. *In vitro* es posible seleccionar uno de dichos clones e inmortalizarlo mediante fusión con un mieloma. La célula resultante sintetiza un anticuerpo monoclonal, capaz por lo tanto de reconocer un único epítopo.

no puedan eliminar. Por otro lado, la continua aparición de nuevos agentes patógenos y las limitaciones de los sistemas diagnósticos hacen imposible garantizar que las preparaciones estén libres de todas las enfermedades. Los pacientes, por lo tanto, deben someterse a análisis de sangre que determinen su perfil infeccioso previo, y se debe guardar suero de cada paciente antes de cada infusión, para poder identificar el lote implicado, en su caso.

Debe determinarse también si el paciente carece de IgA, ya que las mínimas cantidades de este isotipo en las preparaciones comerciales normales inducen el desarrollo de anticuerpos anti-IgA en dichos pacientes, que más tarde pueden

Tabla 33-3. Inmunoglobulinas de uso clínico

FÁRMACO	EFECTO	DIANA	INDICACIONES	EFECTOS ADVERSOS	CONTRAINDICACIONES
Estimulan o redirigen el sistema inmunitario					
Inmunoglobulina humana	Antiinfeccioso	Microorganismos, toxinas	Inmunodeficiencia, hipogammaglobulinemia, sida	Cefalea	Hipersensibilidad a inmunoglobulinas
Inmunoglobulina humana antirrábica, antitetánica, antihepatitis A o B (hiperinmune)[a]	Antiinfeccioso	Microorganismos, toxinas	Prevención/tratamiento de infecciones	Fiebre	Hipersensibilidad a inmunoglobulinas
Inmunoglobulina animal[b], antivenenos (antisuero)[c]	Antiveneno	Toxinas de animales venenosos	Picaduras de ofidios, insectos, arácnidos o animales marinos	Cefalea	Hipersensibilidad a suero animal
Inhiben el sistema inmunitario					
Inmunoglobulina humana	Antiinflamatorio, inmunosupresor	Antígenos (Fab) y FcR	Trombocitopenia autoinmunitaria, síndrome de Guillain-Barré, enfermedad de Kawasaki	Cefalea	Hipersensibilidad a inmunoglobulinas
Inmunoglobulina humana anti-D (Rh)	Inmunosupresor	Antígeno D (Rh)	Prevención de la inmunización Rh(D)	Fiebre	Hipersensibilidad a inmunoglobulinas
Inmunoglobulina animal[b], antilinfocitos o timocitos humanos	Inmunosupresor	Linfocitos T	Prevención/tratamiento del rechazo renal agudo o de la enfermedad injerto alogénico contra huésped	Cefalea, vómitos, náuseas, diarrea, fiebre, infecciones (CMV), disnea	Infecciones, trombocitopenia, cáncer

[a] Existen inmunoglobulinas hiperinmunes no aprobadas en Europa frente a varicela, citomegalovirus (CMV), virus respiratorio sincitial.
[b] Caballo, conejo.
[c] No aprobada en Europa, también existen en formato Fab, que tienen menos efectos secundarios. Suelen ser de oveja.

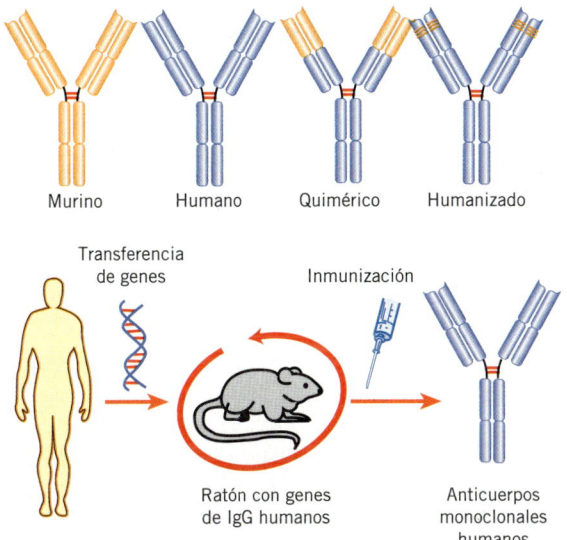

Figura 33-7. Los anticuerpos monoclonales usados en clínica pueden ser de ratón, quiméricos, humanizados o humanos, dependiendo de la cantidad de secuencias humanas o de ratón que contengan. El origen de los anticuerpos monoclonales se puede conocer atendiendo al sufijo: «-omab» denota origen múrido, «-ximab» quimérico, «-zumab» humanizado y «-umab» humano.

provocar reacciones anafilácticas. Éstas se previenen usando preparaciones sin IgA.

Las inmunoglobulinas animales contienen proteínas del suero que, en individuos sensibilizados, pueden causar reacciones de hipersensibilidad inmediata (anafilaxis, mediada por IgE) o retardada (enfermedad del suero, mediada por IgG). Pero el riesgo de muerte por el veneno es a menudo mayor, y los efectos adversos citados suelen tratarse mejor que el envenenamiento. En la actualidad se tiende a usar inmunoglobulinas de oveja, que son menos inmunogénicas que las de caballo para los seres humanos.

Anticuerpos monoclonales

El desarrollo de anticuerpos monoclonales ha constituido uno de los hitos más importantes de la inmunología desde el punto de vista académico, sanitario e industrial. La principal ventaja de los anticuerpos monoclonales es su alta especificidad, y su inconveniente inicial fue su elevada inmunogenicidad. Puesto que los anticuerpos monoclonales provienen de ratón (v. fig. 33-6), cuando son inyectados en seres humanos se desarrollan anticuerpos antirratón (HAMA, *human anti-mouse antibodies*); estos anticuerpos disminuyen la efectividad de los anticuerpos monoclonales y provocan problemas de hipersensibilidad, causando efectos tóxicos que limitan su uso. Este problema se ha aliviado gracias a los anticuerpos monoclonales quiméricos, humanizados y humanos (fig. 33-7), que pueden producirse mediante técnicas de ADN recombinante o en ratones transgénicos a los que se les ha introducido los genes de las inmunoglobulinas humanas. Además, estos anticuerpos tienen regiones Fc idénticas a las humanas, con lo cual son más efectivos a la hora de unirse a receptores humanos capaces de activar complemento, fagocitosis o citotoxicidad dependiente de anticuerpo (v. fig. 33-5).

En la actualidad hay más de 100 anticuerpos monoclonales aprobados para uso clínico. Las **tablas 33-4** y **33-6** recogen los más representativos.

A continuación se describirán los anticuerpos monoclonales con capacidad para potenciar el sistema inmunitario.

Anticuerpos monoclonales antitumorales

La mayoría de los anticuerpos monoclonales inmunoestimulantes (**tabla 33-4**) de uso clínico se han desarrollado para el tratamiento del cáncer. Éstos incluyen anticuerpos que actúan contra marcadores celulares, como HER, CD20, CD52, CD22 y CD30.

Mecanismo de acción. Muchos de estos anticuerpos son IgG$_1$ que activa la citotoxicidad celular dependiente de anticuerpos (ADCC) uniéndose a receptores FcγRI presentes en células NK y macrófagos que contribuyen a eliminar el tumor (v. fig. 33-5). También pueden activar la lisis celular mediada por complemento. Más recientemente se han desarrollado anticuerpos con un objetivo totalmente diferente: la de activar la respuesta inmunitaria de los linfocitos T frente a los tumores. Los linfocitos T tienen el potencial de reconocer mutaciones en las células cancerosas; sin embargo, no pueden responder frente a ellas por causas diversas. Una de ellas es la existencia de mecanismos de autotolerancia que frenan estos linfocitos T (regulación negativa) para evitar la autoinmunidad. Ipilimumab es un anticuerpo que bloquea la molécula CTLA-4 (fig. 33-8) que actúa como un regulador negativo y que se expresa en la superficie de los linfocitos T activados. De esta manera, cuando a los linfocitos T que reconocen antígenos tumorales se les bloquea su freno o regulador negativo (CTLA-4), se hallan libres para atacar las dianas tumorales.

Otra de las ventajas del uso de CTLA-4 es la eliminación de linfocitos T reguladores (que expresan de forma constitutiva CTLA-4), que limitan la acción de los linfocitos antitumorales. Éste es un concepto totalmente nuevo en la inmunoterapia antitumoral que ha llevado al desarrollo de tratamientos que exploran vías parecidas de control de autotolerancia, como los anticuerpos anti-PD-1 (molécula de la superficie de los linfocitos T) y anti-PD-L1 (ligando de PD-1) (v. fig. 33-8). Es fácil comprender que una importante consecuencia de estos tratamientos es la activación de la autoinmunidad, que puede producir daño en tejidos sanos no tumorales.

⊗ ANTICUERPOS

- Proteínas de gran tamaño que por un lado (Fab) se unen a diversos antígenos propios o ajenos y por otro (Fc) a sistemas efectores humorales (como el complemento) o celulares (como los fagocitos o los linfocitos NK).

- En formato policlonal transfieren al enfermo la inmunidad de sus donantes y sirven para tratar inmunodeficiencias primarias e infecciones concretas, pero también como antídotos de venenos, para prevenir la aloinmunización Rh y, en dosis altas, para tratar ciertas enfermedades inflamatorias o autoinmunitaria.

- En formato monoclonal sirven para tratar enfermedades oncológicas, infecciosas, autoinmunitaria, aloinmunitarias, inflamatorias, reumáticas y alérgicas, entre otras.

Tabla 33-4. Anticuerpos monoclonales que estimulan la respuesta inmunitaria

DIANA	FÁRMACOS	EFECTO	INDICACIONES
HER2	Pertuzumab, trastuzumab.	Bloquea HER2 y activa ADCC	Cáncer de mama HER2 positivo
EGFR	Cetuximab, Panitumumab	Bloquea EGFR y activa ADCC	Cáncer de colon o de células escamosas de cabeza y cuello EGFR+
CD20	Rituximab, ocrelizumab, Ofatumumab, Ibritumomab	Induce apoptosis, lisis por complemento y ADCC	Linfoma no hodgkiniano, leucemia linfática crónica, artritis reumatoide, granulomatosis con poliangeítis y poliangeítis microscópica, pénfigo vulgar
CTLA-4	Ipilimumab	Bloquea CTLA-4 y, por lo tanto, potencia la actividad antitumoral de los linfocitos T	Melanoma, carcinoma de células renales, mesotelioma, cáncer colorectal, carcinoma de células escamosas de esófago
Proteína de fusión del VRS	Palivizumab	Inhibe la fusión y neutraliza la cepas A y B, del VRS	Prevención de enfermedad grave de las vías respiratorias producidas por el VRS
BCMA y CD3	Teclistamab	Anticuerpo biespecífico, se una a BCMA y a CD3, activando células T	Mieloma Múltiple
BCMA	Belantamab mafotodin	Conjugado con agente citotóxico que induce apoptosis en el mieloma. También activa ADCC	Mieloma múltiple
CCR4	Mogalizumab	Depleciona las células diana, que expresan CCR4	Micosis fungoide, síndrome de Sézary
CD19	Tafasitamab, loncastuximab,	Depleciona células B	Linfoma de células B
CD19	Ineblizumab	Depleciona células B	Neuromilelitis óptica
CD19 y CD3	Blinatumomab	Anticuerpo biespecífico que induce lisis de los linfocits B por los T	Leucemia linfoblástica aguda
CD20	Rituximab, Mosunetuzumab, Ofatumumab, Obinutuzumab, Ibritumomab tiuxetan, Tositumomab-I131	Deplecionan células B	Linfomas B, leucemias B
CD20	Ublituximab, Ocrelizumab	Deplecionan células B	Esclerosis múltiple
PD1	Pembrolizumab, Nivolumab, Cemiplimab, Dortalimab	Bloquean PD1 y, por lo tanto, potencia la actividad antitumoral de los linfocitos T	Melanoma, varios carcinomas (cutáneo, urotelial, de células escamosas de cabeza y cuello, de células renales, de esófago), cáncer de mama, pulmón, endometrio, cuello uterino, linfoma
PD-L1	Avelumab, Durvalumab, Atezolizumab	Bloquea PD-L1 y, por lo tanto, potencia la actividad antitumoral de los linfocitos T	Cáncer de vejiga, carcinoma de merkel, carcinoma urotelial
CD38	Daratumubab, Ibalizumab	Depleciona mielomas múltiples CD38+ por ADCC, complemento y fagocitosis	Mieloma múltiple

ADDC=citotoxicidad celular dependiente de anticuerpo. VRS: virus respiratorio sincitial. BCMA= B-cell maturation antigen.

Anticuerpos monoclonales antipatógenos

El palivizumab es un anticuerpo monoclonal humanizado recombinante dirigido frente al virus respiratorio sincitial (VRS).

El palivizumab tiene una potente actividad inhibidora de la fusión y neutralización frente a cepas de los subtipos A y B del virus.

Ansumivab-zykle, atolitivimab, maftivimab y odesivimab son anticuerpos monoclonales contra la glicoproteína de superficie del virus Ébola que neutraliza el virus y también activa ADCC, citotoxicidad mediada por complemento y fagocitosis.

La epidemia de Covid-19 hizo que se desarrollaran diversos anticuerpos monoclonales contra el SARS-CoV2 como

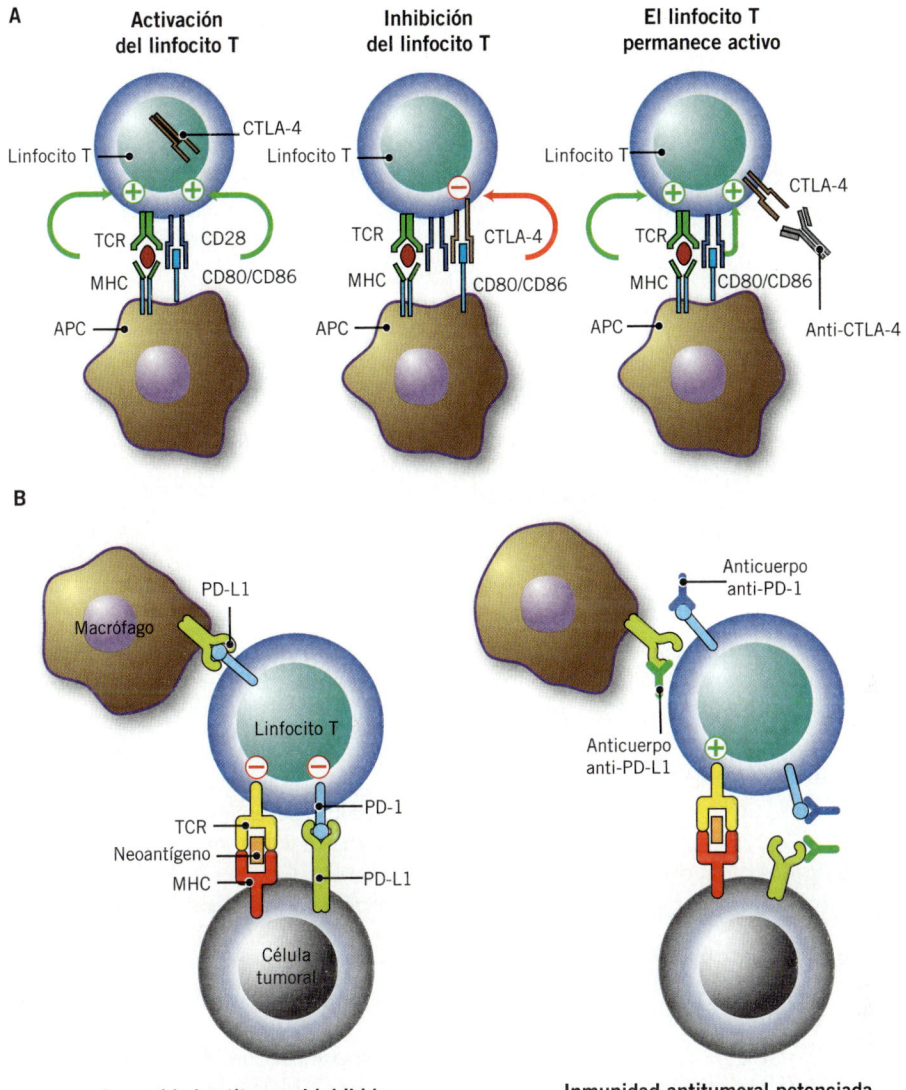

Figura 33-8. Mecanismo de acción de anticuerpos anti-CTLA-4, anti-PD-L1 y anti-PD-1. Para activarse correctamente, los linfocitos T deben recibir señales de activación a través de su receptor específico, el TCR y además deben recibir señales adicionales de coestimulación a través de CD28. A) Para evitar la activación incontrolada de estos linfocitos T, que puede producir autoinmunidad, existen mecanismos de control, como la expresión de CTLA-4, que compite con CD28 transmitiendo señales que inhiben al linfocito T. Los linfocitos T activados en los ganglios linfáticos empiezan a expresar CTLA-4 en etapas tempranas, por lo que el bloqueo de esta molécula ejerce sus efectos sobre la fase de activación de los linfocitos T. B) Otra forma de control de activación de los linfocitos T es a través de PD-1, molécula de la superficie de los linfocitos T que transmite señales de inhibición cuando se une a su ligando PD-L1 en la superficie de la célula diana. APC: célula presentadora de antígeno; MHC: complejo principal de la histocompatibilidad. La expresión de PD-1 ocurre más tarde que la de CTLA-4 y por lo tanto el bloqueo de esta molécula tiene un efecto sobre los linfocitos T efectores, que ya están en los tejidos.

Regdanvimab, Casirivimab + Imdevimab, Tixagevimab y Cilgavimab que se usan en el tratamiento o la profilaxis de Covid-19.

Otras inmunoproteínas que redirigen y activan la respuesta inmunitaria

Tebentafusp es una proteína de fusión biespecífica de un TCR monoclonal específico de un péptido de la proteína gp100 del melanoma ocular uveal restringido por el alelo HLA-A*02:01 y un anti-CD3 (en forma de scFv). Está indicado en pacientes con esa patología que tengan el alelo indicado, y funciona atrayendo y activando sobre las células tumorales a linfocitos T policlonales.

Pequeñas moléculas que estimulan la respuesta inmunitaria

Por otra parte, además de las citocinas y los anticuerpos, existen pequeñas moléculas sintéticas que actúan como activadores del sistema inmunitario (tabla 33-5).

La **lenalidomida** y la **pomalidomida** son derivados de la talidomida que activan el sistema inmunitario, potenciando la actividad citotóxica de los linfocitos T y las células NK. Además, presentan otras actividades antitumorales, como antiproliferación o antiangiogénesis. Estos dos fármacos se unen e inhiben a cereblon, una proteína que forma parte del complejo E3 ubiquitina-ligasa, que controla la degradación de varios factores de transcripción importantes

Tabla 33-5. Pequeñas moléculas que estimulan la respuesta inmunitaria

FÁRMACO	EFECTO	DIANA	INDICACIONES	EFECTOS ADVERSOS	CONTRAINDICACIONES
Lenalidomida	Potencia la inmunidad celular	Cereblon	Mieloma múltiple, síndromes mielodisplásicos asociados a una deleción del cromosoma 5q	Fatiga, neutropenia, estreñimiento, diarrea, calambres musculares, anemia, trombocitopenia y erupción cutánea	Mujeres embarazadas o en edad fértil que no utilizan métodos anticonceptivos
Pomalidomida	Potencia la inmunidad celular	Cereblon	Mieloma múltiple	Anemia, neutropenia, trombocitopenia, fatiga, pirexia, edema periférico, infecciones y neuropatía periférica	Mujeres embarazadas o en edad fértil que no utilizan métodos anticonceptivos
Imiquimod	Activa la respuesta inmunitaria	TLR7, TLR8	Verrugas genitales y perianales, pequeños carcinomas basocelulares superficiales, queratosis actínicas	Reacciones cutáneas en el lugar de la aplicación	Hipersensibilidad al imiquimod

TLR: receptor tipo *Toll*.

para la supervivencia tumoral. Por otra parte, **imiquimod** es un análogo de nucleósidos sintético que se comporta como un agonista del receptor TLR7/8 y que es capaz de activar la respuesta inmunitaria tanto de células linfoides como mieloides además de tener efectos antitumorales directos.

Terapia celular basada en linfocitos con receptores quiméricos antigéncios (CAR)

En los últimos tiempos se han desarrollado diferentes terapias contra el cáncer basadas en el uso de células del sistema inmunitario para eliminar los tumores. Entre ellas está el uso de células que expresan receptores antigénicos quiméricos (CAR, del inglés *Chimeric Antigen Receptor*). Los **CAR-T** son linfocitos T modificados genéticamente que expresan una proteína quimérica (CAR) que consta de un dominio extracelular que proviene de la región variable de un anticuerpo que reconoce específicamente un antígeno tumoral, una porción transmembrana y un dominio intracelular con la cadena CD3 zeta del complejo TCR-CD3 que contiene motivos capaces de activar los linfocitos T **(fig. 33-9)** cuando el dominio del anticuerpo se une a su diana sobre las células tumorales. Los linfocitos T del paciente son extraídos y modificados genéticamente para expresar el CAR. Una vez modificados y expandidos «ex vivo» son reinfundidos de nuevo al paciente para que eliminen el tumor. Existe una gran cantidad de tratamientos de este tipo en diferentes etapas de investigación. Hasta el momento hay aprobados seis medicamentos con CARs anti CD19: axicabtagén ciloleucel, tisagenlecleucel, brexucabtagén autoleucel, lisocabtagén maraleucel y ARI-0001. CD19 es una molécula que se expresa en linfocitos B, así que estos tratamientos están indicados en linfomas y leucemias de células B. Por otra parte, Idecabtagén vicleucel, contiene un CAR anti BCMA, molécula expresada en células plasmáticas, este medicamento se usa en el tratamiento de mieloma múltiple.

FÁRMACOS QUE INHIBEN LA RESPUESTA INMUNITARIA O LA INFLAMACIÓN

Citocinas

Previamente se trataron las citocinas cuyos efectos farmacológicos sobre el sistema inmunitario se consideran positivos, ya que sus indicaciones son las inmunodeficiencias congénitas, las infecciones y el cáncer **(v. tabla 33-2)**. Pero muchas citocinas tienen efectos inhibidores (factor de crecimiento transformante beta [TGF-β], IFN-β, IL-10), y una de ellas, el IFN-β, está comercializada con éxito desde hace años **(v. tabla 33-2)**. La estructura del IFN-β es similar a la de los otros IFN **(v. fig. 33-3)**.

Mecanismo de acción. Se desconoce con precisión, pero los datos disponibles indican que el IFN-β tiene varios efectos antiinflamatorios: impide por mecanismos desconocidos la síntesis de citocinas de tipo Th1 y Th17, la salida de los linfocitos T de los ganglios linfáticos y la competencia de los macrófagos para la presentación de autoantígenos. También se cree que mejora la integridad de la barrera hematoencefálica, que es demasiado permeable a linfocitos T activados en los pacientes con esclerosis múltiple.

Indicaciones terapéuticas. El IFN-β está indicado en la esclerosis múltiple, una enfermedad autoinmunitaria.

Anticuerpos y otras inmunoproteínas

Anticuerpos policlonales

Los anticuerpos policlonales humanos o animales pueden usarse también con fines inmunosupresores en ciertas enfermedades. La estructura de estos anticuerpos es, naturalmente, la misma que se explicó con anterioridad **(v. fig. 33-4)**, pero el mecanismo de acción no se conoce.

Mecanismo de acción. Se desconoce todavía, pero existen evidencias a favor de actividades dependientes de Fab o de Fc. Entre las primeras se ha sugerido la neutralización de los

Tabla 33-6. Anticuerpos monoclonales que inhiben la respuesta inmunitaria

Diana	Fármaco	Efecto	Indicaciones
VEGF	**Bevacizumab**	Inhibe la neovascularización tumoral	Cáncer de colon, pulmón no microcítico, riñón, glioblastoma
VEGF	**Ranibizumab**	Inhibe la neovascularización y la proliferación de células endoteliales	Degeneración macular asociada a la edad, alteración visual debida al edema macular
TNF-α	**Infliximab, Adalimubab, Certolizumab pegol, Golimumab**	Bloqueo de TNF-α que impide su actividad biológica	Artritis reumatoide, artritis psoriásica, psoriasis, enfermedad de Crohn, colitis ulcerosa y espondilitis anquilosante
IL-6R	**Tocilizumab**	Impide la acción proinflamatoria de la IL-6	Artritis reumatoide, artritis idiopática juvenil sistémica y poliarticular
C5	**Eculizumab**	Bloquea la activación de los factores terminales del complemento	Hemoglobinuria paroxística nocturna, síndrome hemolítico urémico atípico
IgE	**Omalizumab**	Bloquea la IgE y previene su unión a receptores para IgE	Asma mediada por IgE
integrina α4	**Natalizumab**	Inhibe la migración de linfocitos a la mucosa intestinal	Enfermedad de Crohn, esclerosis múltiple
IL-12/IL-23	**Ustekinumab**	Se une a la proteína p40 que comparten IL-12 e IL-23, inhibiendo la actividad biológica de ambas citocinas	Psoriasis en placa, artritis psoriásica
Integrina α4/β7	**Vedolizumab**	Inhibe la migración de linfocitos a la mucosa intestinal	Colitis ulcerosa, enfermedad de Crohn
RANKL	**Denosumab**	Disminuye la resorción ósea	Osteoporosis
IL-17A	**Sekukinumab, Ixekizumab, Bimekizumab**	Bloquea IL17A e impide su actividad biológica	Psoriasis, Artritis, Artritis psoríasica
IL-4Rα	**Dupilumab**	Bloquea la señalización de la IL-4 y la IL-13	Dermatitis atópica, asma, Rinosinusitis crónica, Prurigo nodular, Esofagitis eosinofílica

autoanticuerpos, de las citocinas inflamatorias o de anafilatoxinas (C3a, C5a). Entre las segundas figuran el bloqueo de FcRn, lo que ayudaría a aclarar los autoanticuerpos, o el efecto inmunosupresor de la IgG sializada mediado por el aumento del receptor inhibidor FcγRIIB en leucocitos. En el caso de las enfermedades aloinmunitarias (isoinmunización Rh, trasplante renal), la destrucción directa de los eritrocitos incompatibles (terapia con anti-D, el antígeno principal del grupo Rh) o los linfocitos T alorreactivos (terapia con suero animal antitimocitos) puede ayudar a impedir la respuesta inmunitaria. El anti-D en los pacientes con trombocitopenia autoinmunitaria se cree que reduce la destrucción de las plaquetas al saturar a los macrófagos con eritrocitos recubiertos de anti-D. Por ello, el producto no es eficaz en pacientes esplenectomizados o Rh negativos.

Indicaciones terapéuticas. Las indicaciones más importantes (v. tabla 33-3) son autoinmunitarias o inflamatorias (trombocitopenia autoinmunitaria, síndrome de Guillain-Barré, enfermedad de Kawasaki) y aloinmunitarias (isoinmunización Rh, rechazo de injertos renales), así como un creciente número de inmunopatías de componente autoinmunitario (como la miastenia grave) o inflamatorio (como la dermatomiositis o la polineuropatía inflamatoria crónica), muchas de las cuales no están aún aprobadas por las agencias reguladoras, pero que constituyen el grueso del mercado.

Riesgos. Las inmunoglobulinas animales (de conejo o caballo) contienen proteínas del suero que, en individuos sensibilizados, pueden causar reacciones de hipersensibilidad inmediata (anafilaxis, mediada por IgE) o retardada (enfermedad del suero, mediada por IgG), aunque suelen administrarse junto a corticoides y otros inmunosupresores que las palían.

Anticuerpos monoclonales inhibidores de la respuesta inmunitaria

Existen diversos anticuerpos monoclonales que inhiben la respuesta inmunitaria (tabla 33-6).

Anticuerpos que bloquean factores de crecimiento, citocinas o sus receptores

El bloqueo mediante anticuerpos monoclonales de factores solubles, como el factor de crecimiento vascular endotelial (VEGF), que favorecen la proliferación celular es una estrategia terapéutica efectiva en procesos patológicos como la degeneración macular o algunos tipos de cáncer.

Los anticuerpos que bloquean citocinas proinflamatorias (como TNF-α, IL-1, IL-12/IL-23), receptores de citocinas (IL-6R) o factores de crecimiento o activación de células B (BAFF) se utilizan en el tratamiento de enfermedades

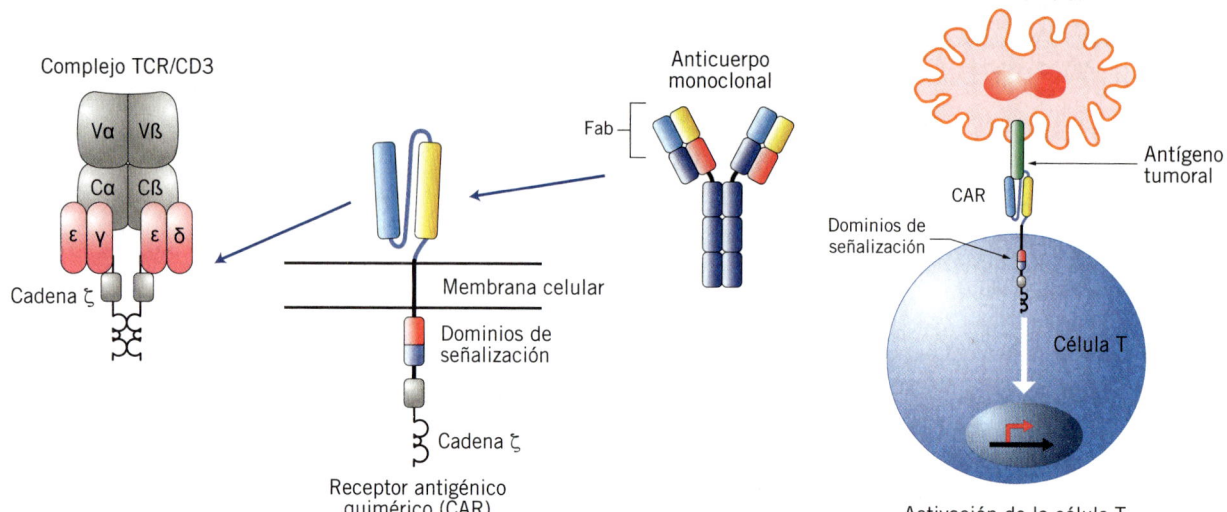

Figura 33-9. Los CAR-T son linfocitos T modificados genéticamente que expresan un receptor antigénico (CAR) compuesto por regiones variables de un anticuerpo, una porción transmembrana y un dominio intracelular con la cadena CD3 zeta del complejo TCR-CD3 que actúa como transductora de señales cuando el CAR se une a su diana que se expresa sobre la célula tumoral.

caracterizadas por una activación excesiva o incontrolada de la respuesta inmunitaria. Otros anticuerpos limitan la agregación plaquetaria perjudicial en enfermedades cardíacas o la activación de osteoclastos (RANKL, ligando del receptor activador del factor nuclear κB). Finalmente, el bloqueo del receptor de alta afinidad por IL-2 (CD25) es efectivo para prevenir el rechazo de trasplantes.

Anticuerpos que bloquean moléculas de adhesión

En la inflamación son básicos los procesos de migración celular necesarios para que las células se extravasen y lleguen a los tejidos. En este sentido, existen anticuerpos monoclonales que bloquean moléculas implicadas en estos procesos. **Natalizumab** se une a la subunidad α4 de la integrina α4β1, lo que evita la migración de linfocitos a través del endotelio hacia el tejido inflamado. Se usa en el tratamiento de la esclerosis múltiple y de la enfermedad inflamatoria intestinal. **Vedolizumab** se une de forma específica a la integrina α4β7, que se expresa en linfocitos T que migran al intestino por lo que inhibe su migración a la mucosa intestinal. Se usa en el tratamiento de la enfermedad inflamatoria intestinal.

⊛ OTRAS INMUNOPROTEÍNAS COMO FÁRMACOS

- Son proteínas que activan o inhiben la inmunidad, pero no son citocinas ni anticuerpos y suelen ser recombinantes.

- Algunas sirven para tratar inmunodeficiencias, como la adenosina-desaminasa o el C1 inhibidor.

- Otras son receptores solubles de citocinas inflamatorias que sirven para tratar enfermedades inflamatorias o reumáticas.

- Otras son formas solubles de receptores inhibidores que sirven para tratar enfermedades inflamatorias, reumáticas o para prevenir el rechazo de órganos.

Anticuerpos que bloquean el complemento

El bloqueo del factor C5 del complemento y la subsecuente inhibición de la formación del complejo de ataque a la membrana es efectivo en el tratamiento de enfermedades causadas por fallos en el control de la activación del complemento, como la hemoglobinuria paroxística nocturna y el síndrome urémico atípico.

Anticuerpos que bloquean la IgE

La IgE está especializada en la activación de células con un gran poder inflamatorio, como los mastocitos, y su bloqueo mediante anticuerpos monoclonales está indicado en casos de asma grave.

Otras inmunoproteínas inhibidoras de la respuesta inmunitaria

El exceso de citocinas proinflamatorias, como la IL-1 y el TNF-α, se regula fisiológicamente de varias formas, una de ellas es la secreción de formas solubles de los receptores de membrana para dichas citocinas. Los receptores solubles compiten con los receptores de membrana celulares, lo que limita la acción perjudicial de las citocinas proinflamatorias **(fig. 33-10)**. **Anakinra** y **etanercept** son formas recombinantes de los receptores solubles para IL-1 y TNF-α respectivamente, por lo que bloquean estas citocinas de forma similar a como lo hacen sus inhibidores fisiólogicos **(tabla 33-7)**. Abatacept y belatacept son formas solubles recombinantes de CTLA-4, proteína involucrada en la regulación de la activación de los linfocitos T **(v. fig. 33-8)**. Esta forma soluble compite con CD28, proteína presente en la superficie de los linfocitos T, por sus ligandos (CD80 y CD86), ya que la afinidad de éstos por CTLA-4 es mayor que por CD28, lo que previene la señal de coestimulación que transmite esta señal necesaria para activar los linfocitos T **(fig. 33-11)**.

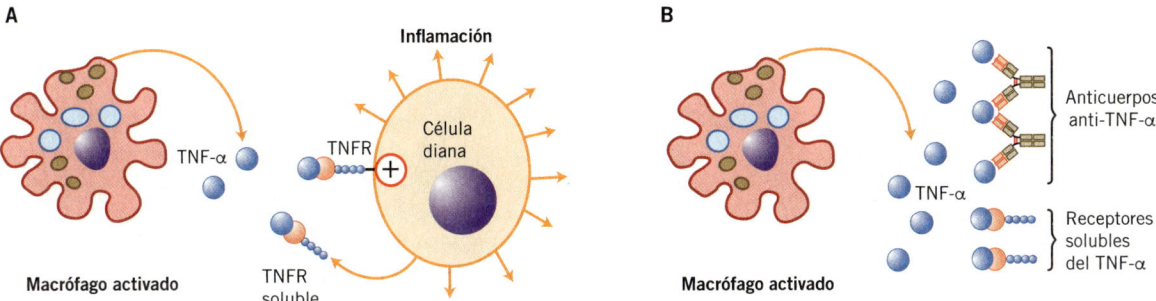

Figura 33-10. Mecanismo de acción de los agentes que bloquean el factor de necrosis tumoral alfa (TNF-α). A) El TNF-α se une a receptores de la membrana (TNFR) desencadenando múltiples respuestas celulares, que son controladas parcialmente por la secreción de receptores solubles por parte de las células diana, para evitar la toxicidad asociada al exceso de producción de la citocina. B) Los anticuerpos monoclonales anti-TNF-α se unen con gran afinidad a la citocina, impidiendo la unión a su receptor, con lo que se bloquean sus efectos biológicos. Un efecto similar se consigue con etanercept, una versión soluble del receptor de TNF-α, que compite con el receptor de membrana.

Inhibidores de la calcineurina

La calcineurina es una fosfatasa dependiente de calcio que desfosforila la subunidad citoplasmática del factor de transcripción de linfocitos T activados (NF-ATc). La activación de los linfocitos T produce un aumento de calcio intracelular, que activa la calcineurina; ésta desfosforila el NF-ATc, que entonces se transloca al núcleo, donde se une a su parte nuclear (NF-ATn) para promover la transcripción de diversos genes, como la IL-2 (el principal factor de activación y proliferación de los linfocitos T) y otras citocinas (**fig. 33-12**). La **ciclosporina**, el **tacrólimus** y el **pimecrólimus** son fármacos inhibidores de la calcineurina (**tabla 33-8**). La ciclosporina

atraviesa la membrana celular y, en el citoplasma, se une a ciclofilina; el complejo ciclofilina-ciclosporina se une a la calcineurina y la inhibe. **Tacrólimus** y **pimecrólimus** se unen a la proteína citosólica macrofilina 12 (FKBP-12), formando un complejo que se une a la calcineurina y la inhibe.

Citostáticos

Los fármacos citostáticos son utilizados frecuentemente como antineoplásicos (v. cap. 55). En la **figura 33-13** se muestra la estructura química de algunos fármacos inmunosupresores.

Uno de los fenómenos más importantes de la respuesta inmunitaria es una vigorosa respuesta proliferativa de los

Tabla 33-7. Otras inmunoproteínas que inhiben la respuesta inmunitaria					
Fármaco	**Efecto**	**Diana**	**Indicaciones**	**Efectos adversos**	**Contraindicaciones**
Etanercept	Se une al TNF-α impidiendo la unión a su receptor en la membrana celular	TNF-α	Artritis reumatoide, artritis idiopática juvenil, artritis psoriásica, espondilitis anquilosante, espondiloartritis, psoriasis	Reacciones en la zona de inyección, reacciones alérgicas, desarrollo de autoanticuerpos, picor y fiebre	Sepsis o riesgo de sepsis, infecciones activas
Anakinra	Neutraliza la actividad proinflamatoria de la IL-1	IL-1	Artritis reumatoide	Reacciones en la zona de inyección, infecciones, cefaleas	Neutropenia, insuficiencia renal grave
Abatacept	Inhibe la coestimulación de los linfocitos T	CD80 y CD86	Artritis reumatoide, artritis idiopática juvenil poliarticular	Infecciones de las vías respiratorias, cefaleas y náuseas	Infecciones graves
Belatacept	Inhibe la coestimulación de los linfocitos T	CD80 y CD86	Profilaxis del rechazo en trasplante renal	Diarrea, anemia, infección de vías urinarias, edema periférico, estreñimiento, hipertensión, fiebre, náuseas, disfunción del injerto, tos, vómitos, leucopenia, hipofosfatemia y cefalea	Receptores de trasplante con serología del virus de Epstein-Barr negativa o desconocida

IL: interleucina; TNF-α: factor de necrosis tumoral alfa.

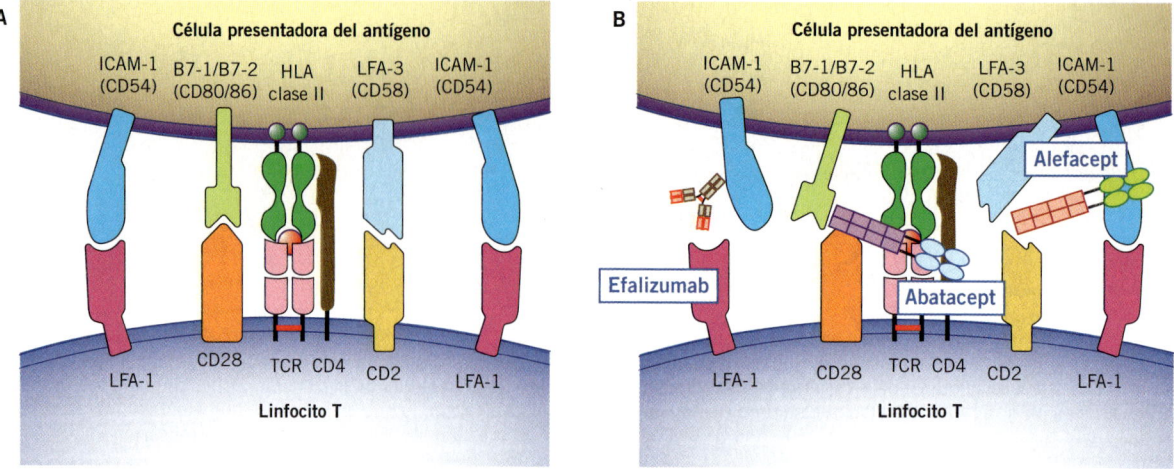

Figura 33-11. Mecanismo de acción de los anticuerpos monoclonales y otras inmunoproteínas que tienen como dianas moléculas de adhesión o activación celular de la sinapsis inmunitaria antes (A) o después (B) del tratamiento. Los fármacos interfieren con receptores de la células presentadora de antígeno (abatacept, belatacept). HLA: antígeno leucocitario humano; ICAM: molécula de adhesión intercelular 1; LFA-1: proteína asociada a la función linfocitaria 1; TCR: receptor para antígeno del linfocito T.

clones de linfocitos T y B específicos de antígenos, entre ellos agentes patógenos, pero también autoantígenos y aloantígenos **(v. fig. 33-2)**. Por esta razón, algunos fármacos antiproliferativos son capaces de inhibir respuestas inmunitarias no deseadas y se utilizan en el tratamiento del rechazo de trasplantes y de enfermedades autoinmunitarias.

En este grupo de fármacos están **sirólimus**, **micofenolato mofetilo**, **azatioprina**, **metotrexato** y **leflunomida** **(tabla 33-9)**. Sirólimus se une a la proteína citosólica FKPB-12; el complejo FKPB-12-sirólimus no se une a la calcineurina sino a la proteincinasa mTOR (diana de la rapamicina de mamíferos), crítica para la progresión del ciclo celular, a la que inhibe. La azatioprina se convierte *in vivo* rápidamente a 6-mercaptopurina, que atraviesa las membranas celulares y se convierte en numerosos análogos de las purinas. El mecanismo de acción preciso de este fármaco es desconocido, pero inhibe el metabolismo de los ácidos nucleicos y, por consiguiente, interfiere en la proliferación celular.

El metotrexato actúa como un antagonista del ácido fólico, inhibiendo de forma competitiva la dihidrofolato-reductasa, por lo que es capaz de inhibir la síntesis de ADN y, por lo tanto, la proliferación **(v. fig. 33-2)**. Sin embargo, su acción es más amplia y compleja, ya que también es capaz de inhibir otras enzimas que intervienen en el metabolismo de los folatos, causando un aumento de la adenosina. Asimismo, puede inhibir la quimiotaxis celular y las acciones de diversas citocinas.

La leflunomida inhibe la dihidroorotato-deshidrogenasa, enzima implicada en la síntesis de las pirimidinas, lo que disminuye la síntesis de ácidos nucleicos y, por consiguiente, bloquea la proliferación celular **(v. fig. 33-2)**. En concentraciones

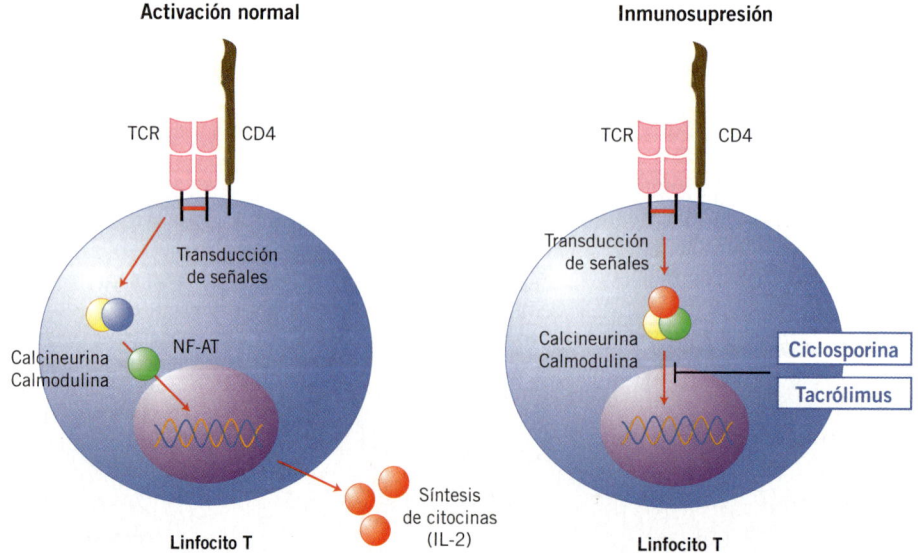

Figura 33-12. Mecanismo de acción de los anticalcineurínicos. IL-2: interleucina 2; NF-AT: factor de transcripción de células T activadas. TCR: receptor para antígeno del linfocito T.

Tabla 33-8. Inhibidores de la calcineurina

Fármaco	Efecto	Diana	Indicaciones	Efectos adversos	Contraindicaciones
Ciclosporina	Inhibe la calcineurina causando inmunosupresión	Calcineurina	Trasplante de órganos y tratamiento de enfermedades autoinmunitarias	Infecciones, disfunción renal, hipertensión, cefalea, temblor, hiperlipidemia, hipercolesterolemia	Uso concomitante de rosuvastatina o de tacrólimus. Infecciones, hipertensión, alteraciones de la función renal
Tacrólimus	Inhibe la calcineurina causando inmunosupresión	Calcineurina	Profilaxis del rechazo del trasplante, tratamiento de la dermatitis atópica	Temblor, insuficiencia renal, hiperglucemia, diabetes mellitus, hiperpotasemia, infecciones, hipertensión e insomnio	Hipersensibilidad conocida a tacrólimus o a otros macrólidos
Pimecrólimus	Inhibe la calcineurina causando inmunosupresión	Calcineurina	Dermatitis atópica leve o moderada	Reacciones en la zona de aplicación, infecciones	Hipersensibilidad a pimecrólimus u otros macrolactámicos

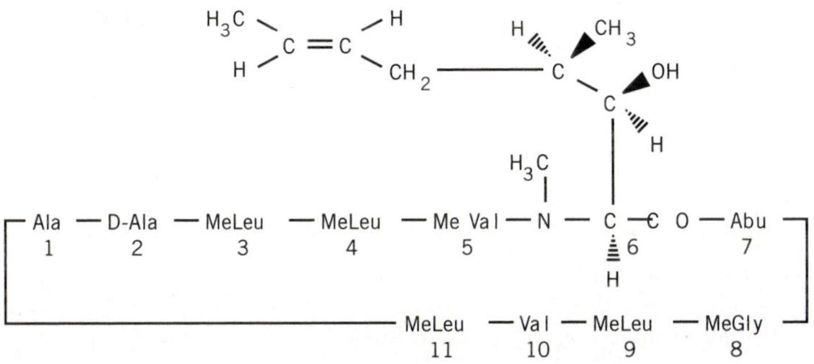

Ciclosporina

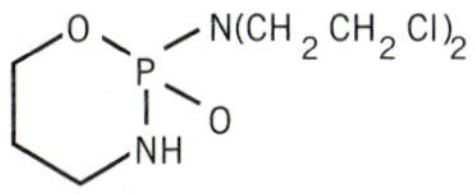

Ciclofosfamida

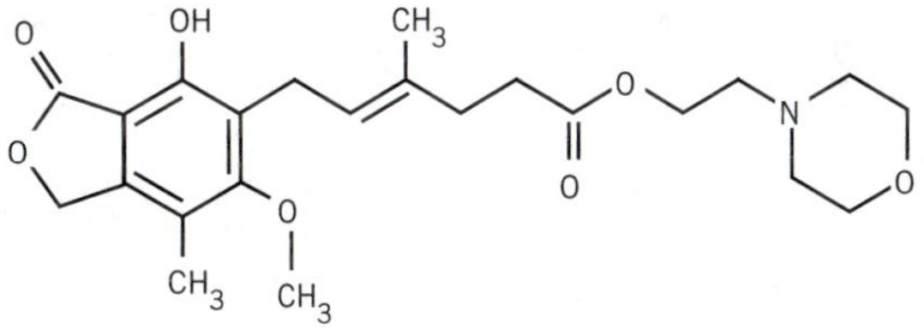

Micofenolato mofetilo

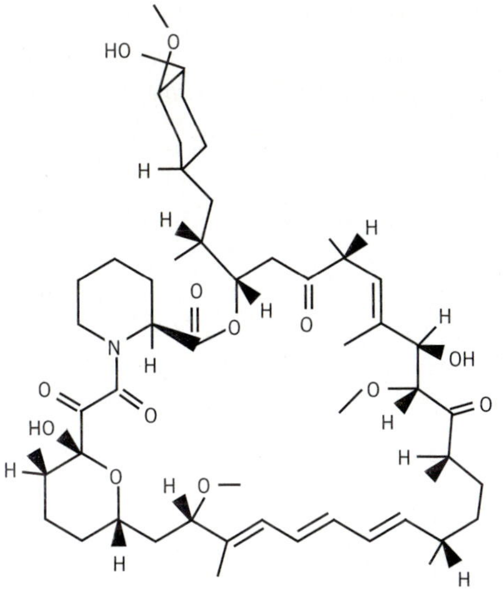

Sirólimus

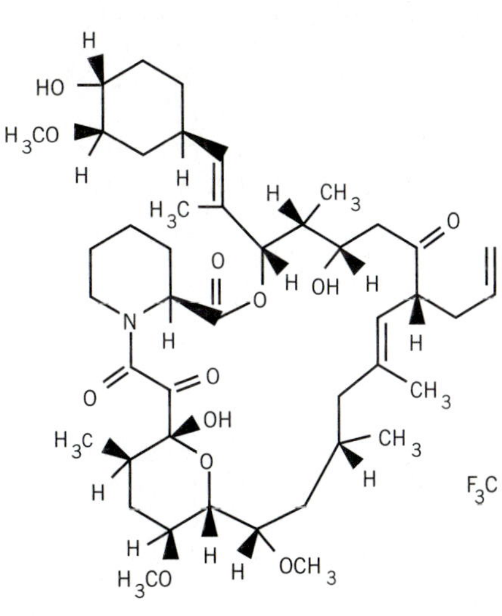

Tacrólimus

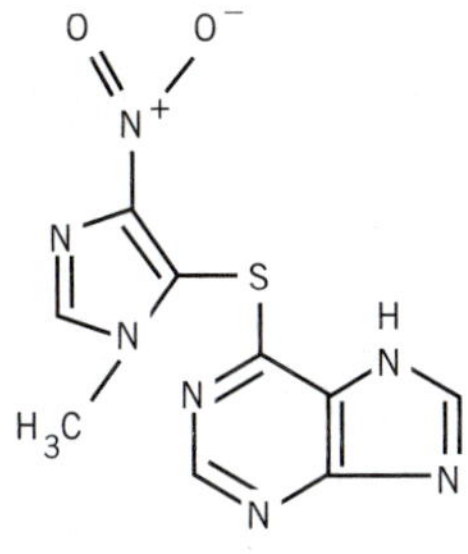

Azatioprina

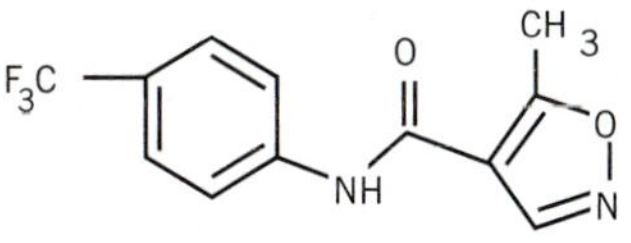

Leflunomida

Figura 33-13. Estructura química de algunos fármacos inmunosupresores.

Tabla 33-9. Citostáticos

Fármaco	Efecto	Diana	Indicaciones	Efectos adversos	Contraindicaciones
Sirólimus	Inhibe la proliferación celular	mTOR	Profilaxis del rechazo de trasplante renal	Trombocitopenia, anemia, pirexia, hipertensión, hipopotasemia, hipofosfatemia, infecciones de las vías urinarias, hipercolesterolemia, hiperglucemia, hipertrigliceridemia, dolor abdominal, linfocele, edema periférico, artralgia, acné, diarrea, dolor, estreñimiento, náuseas, cefalea, aumento de la creatinina y la lactato-deshidrogenasa en sangre	Hipersensibilidad a sirólimus
Micofenolato mofetilo	Inhibe la proliferación celular	Inosinmonofosfato-deshidrogenasa	Profilaxis del rechazo agudo de trasplantes	Infecciones, diarrea, leucopenia, sepsis, vómitos, leucopenia. Neoplasias	Mujeres en período de lactancia
Micofenolato de sodio	Inhibe la proliferación celular	Inosinmonofosfato-deshidrogenasa	Profilaxis del rechazo agudo de trasplante renal	Infecciones, leucopenia, diarrea. Neoplasias	Mujeres en período de lactancia o en edad fértil que no utilizan métodos anticonceptivos
Azatioprina	Inhibe la proliferación celular	Múltiples vías en la biosíntesis de ácidos nucleicos	Trasplantes de órganos, enfermedades autoinmunitarias	Infecciones, depresión de la médula ósea, leucopenia. Neoplasias	Hipersensibilidad a azatioprina y a 6-mercaptopurina
Metotrexato	Inhibe la proliferación celular	Dihidrofolato-reductasa	Artritis reumatoide, artritis idiopática juvenil, psoriasis	Trastornos gastrointestinales, aumento de transaminasas hepáticas, fosfatasa alcalina y bilirrubina	Insuficiencia hepática o renal, abuso de alcohol, discrasias sanguíneas, inmunodeficiencia, infecciones graves, estomatitis, enfermedad ulcerosa gastrointestinal, embarazo, lactancia, vacunación simultánea con microorganismos vivos
Leflunomida	Inhibe la proliferación celular	Dihidroorotato-deshidrogenasa	Artritis reumatoide activa, artritis psoriásica activa	Leucopenia, reacciones alérgicas, incremento de creatinfosfocinasa, aumento de la presión arterial, astenia, anorexia, trastornos del sistema nervioso, gastrointestinal y de la piel	Insuficiencia hepática o renal, inmunodeficiencia, afectación de la función de la médula ósea, hipoproteinemia, mujeres embarazadas, en período de lactancia o en edad fértil que no utilizan métodos anticonceptivos

elevadas, el metabolito activo de la leflunomida también inhibe la activación de la proteína tirosincinasa en los linfocitos T.

El micofenolato es un potente inhibidor de la inosinmonofosfato-deshidrogenasa, por lo que inhibe la síntesis de guanosina. Los linfocitos T y B dependen para su proliferación de la síntesis *de novo* de purinas; sin embargo, otros tipos celulares pueden utilizar mecanismos de recuperación de purinas, por lo que este fármaco actúa de forma más selectiva sobre los linfocitos, limitando su proliferación **(v. fig. 33-2)**.

Inhibidores de Janus cinasas (JAK)

Las Janus cinasas (**JAK**) son enzimas intracelulares que participan en la transducción de señales de los receptores de citocinas y promueven respuestas proinflamatorias **(v. figs. 33-2 y 33-3)**. En seres humanos se ha descrito cuatro miembros de esta familia de proteínas denominados JAK1, JAK2, JAK3 y Tyk2 (*Tyrosine kinase 2*). Existen diversos fármacos inhibidores de las JAK que están indicados para el tratamiento de enfermedades inflamatorias. **Abrocitinib** es un inhibidor con selectividad preferente por JAK1 que está indicado en el tratamiento de la dermatitis atópica en adultos. **Barticinib** es un inhibidor selectivo de JAK1 y JAK2 que está indicado para el tratamiento de artritis reumatoide, dermatitis atópica y alopecia areata. **Fligotinib** es un inhibidor selectivo de JAK1 indicado para el tratamiento de artritis reumatoide y colitis ulcerosa. **Tofacitinib** inhibe JAK1, JAK2 y JAK3 y en menor medida Tyk2, está indicado para el tratamiento de artritis reumatoide, artritis psoriásica, espondilitis anquilosante, colitis ulcerosa y artritis idiopática juvenil. **Upadacitinib** es un inhibidor de JAK1 y JAK3 y

> ### ✪ INMUNOSUPRESORES
>
> - Son fármacos que inhiben el sistema inmunitario.
> - Sirven para tratar enfermedades aloinmunitarias (como el rechazo de injertos renales), autoinmunitarias (como la artritis reumatoide) o inflamatorias (como la psoriasis).
> - Pertenecen a dos grupos: clásicos y anticuerpos. Los anticuerpos ya se han explicado antes.
> - Los clásicos pertenecen a tres familias: citostáticos, inhibidores de la calcineurina y glucocorticoides. Los glucocorticoides se explican en el capítulo 32.
> - Los citostáticos son a menudo antineoplásicos (v. cap. 55) porque inhiben la proliferación celular, especialmente la de los linfocitos, como sirólimus, micofenolato, azatioprina, metotrexato o leflunomida.
> - Los inhibidores de la calcineurina inhiben selectivamente a los linfocitos T.

está indicado para el tratamiento de artritis reumatoide, artritis psoriásica, espondilitis anquilosante, espondiloartritis axial, dermatitis atópica y colitis ulcerosa.

Otros inhibidores de la respuesta inmunitaria

Apremilast es un inhibidor oral de la fosfodiesterasa 4 (PDE4), una enzima que degrada el AMP cíclico, que es un mediador universal de señales intracelulares, incluidas las anti-inflamatorias. PDE4, por tanto, degrada el AMPc promoviendo la inflamación. Apremilast inhibe la PDE4, aumentando el AMPc y restaurando la anti-inflamación. El mecanismo es incierto, pero incluye la reducción de citocinas proinflamatorias (TNFα) y el aumento de las antiinflamatorias (IL-10). Está indicado en psoriasis.

BIBLIOGRAFÍA

Borg FAY, Isenberg DA. Syndromes and complications of interferon therapy. Curr Opin Rheumatol 2007; 19: 61-6.

Brazelton TR, Morris RE. Molecular mechanisms of action of new xenobiotic immunosuppressive drugs: tacrolimus (FK506), sirolimus (rapamycin), mycophenolate mofetil and leflunomide. Curr Opin Immunol 1996; 8: 710-20.

Carter PJ. Potent antibody therapeutics by design. Nat Rev Immunol 2006; 6: 343-57.

Durandy A, Wahn V, Petteway S, Gelfand EW. Immunoglobulin replacement therapy in primary antibody deficiency diseases-maximizing success. Int Arch Allergy Immunol 2005; 136: 217-29.

Kuek A, Hazleman BL, Ostor AJ. Immune-mediated inflammatory diseases (IMIDs) and biologic therapy: a medical revolution. Postgrad Med J 2007; 83: 251-60.

Kumpel BM. On the immunologic basis of Rh immune globulin (anti-D) prophylaxis. Transfusion 2006; 46: 1652-6.

Leader B, Baca QJ, Golan DE. Protein therapeutics: a summary and pharmacological classification. Nat Rev Drug Discov 2008 7: 21-39.

Pardoll DM. The blockade of immune checkpoints in cancer immunotherapy. Nat Rev Cancer 2012; 12: 252-64.

Parton M, Gore M, Eisen T. Role of cytokine therapy in 2006 and beyond for metastatic renal cell cancer. J Clin Oncol 2006; 24: 5584-92.

Reichert JM. Trends in the development and approval of monoclonal antibodies for viral infections. BioDrugs 2007; 21: 1-7.

Schwab I, Nimmerjahn F. Intravenous immunoglobulin therapy: how does IgG modulate the immune system? Nat Rev Immunol 2013; 13: 176-89.

Sliwkowski MX, Mellman I. Antibody therapeutics in cancer. Science 2013; 341: 1192-8.

Stangel M, Pul R. Basic principles of intravenous immunoglobulin (IVIg) treatment. J Neurol 2006; 253 (suppl 5): v18-24.

Vincenti F, Luggen M. T cell costimulation: a rational target in the therapeutic armamentarium for autoimmune diseases and transplantation. Annu Rev Med 2007; 58: 347-58.

Farmacología de las secreciones gastrointestinales

34

M. D. Barrachina Sancho y S. Calatayud Romero

INTRODUCCIÓN

El objetivo del presente capítulo es el estudio de la farmacología de la secreción ácida gástrica, la secreción pancreática y la secreción biliar, con especial atención a los inhibidores de la secreción ácida gástrica en razón de su importancia en la terapéutica actual.

SECRECIÓN ÁCIDA GÁSTRICA

➤➤ A pesar de no considerarse un factor etiopatogénico, el ácido desempeña un papel principal en el desarrollo de las úlceras y erosiones del aparato gastrointestinal (fig. 34-1). De hecho, el control farmacológico de la secreción ácida gástrica ha constituido durante muchos años la única opción terapéutica frente a una gran variedad de procesos patológicos englobados bajo la denominación común de «enfermedades relacionadas con el ácido», entre las que se incluyen el reflujo gastroesofágico, la úlcera gastroduodenal, la gastropatía derivada del tratamiento con antiinflamatorios no esteroideos (AINE), la dispepsia funcional y el síndrome de Zollinger-Ellison. La relación observada en la década de los noventa entre la colonización de la mucosa gástrica por *Helicobacter pylori* y la úlcera péptica supuso un vuelco en el tratamiento farmacológico de esta entidad clínica; en la actualidad, la erradicación de este microorganismo constituye la base de la acción terapéutica en un porcentaje elevado de procesos ulcerosos.

Fisiología de la secreción ácida gástrica

La secreción ácida gástrica producida por la célula parietal del estómago es regulada a través de mecanismos neurocrinos, endocrinos y paracrinos (fig. 34-2). El principal mediador neurocrino es la acetilcolina, liberada por estimulación vagal a partir de fibras pos-

ganglionares y con capacidad de activar receptores muscarínicos del subtipo M$_3$, localizados en la membrana basolateral de la célula parietal. La liberación de gastrina al torrente circulatorio a partir de las células G del antro pilórico constituye el principal mecanismo endocrino involucrado en el control fisiológico de la secreción ácida gástrica. La gastrina es liberada en respuesta a estímulos como los alimentos y la distensión gástrica y actúa principalmente sobre receptores de gastrina-colecistocinina B (CCK-B) localizados en la célula parietal. Por último, la histamina, sintetizada en mastocitos pero fundamentalmente en las denominadas células tipo enterocromafín (ECL, del inglés *enterochromaffin-like cell*) próximas a la célula parietal, tiene una participación esencial en el proceso de secreción; tras su liberación paracrina en respuesta a diversos estímulos, entre ellos la gastrina y la acetilcolina, actúa sobre receptores H$_2$ localizados en la membrana basolateral de la célula parietal. Tanto la activación de receptores M$_3$ como de gastrina-CCK-B estimula la fosfolipasa C intracelular, incrementando los niveles de inositol-1,4,5-trifosfato y de calcio citoplasmático; por su parte, la activación de receptores H$_2$ por la histamina estimula la adenililciclasa y, como consecuencia, aumentan los niveles de AMPc. En ambos casos se produce, en último término, la activación de una bomba H$^+$/K$^+$-ATPasa, también denominada bomba de protones, localizada en la membrana apical de la célula parietal, necesaria para la secreción de protones al exterior celular. Desde el punto de vista estructural, esta bomba es un heterodímero, constituido por dos subunidades, la subunidad α, o catalítica, de gran tamaño y la subunidad β, de menor tamaño, siendo necesario el ensamblaje de ambas para su activación. En condiciones basales, la H$^+$/K$^+$-ATPasa está localizada en la membrana de las tubulovesículas situadas en el citoplasma celular. Cuando se estimula la célula, dichas membranas se integran en la membrana del canalículo secretor de la célula parietal, quedando expuestas a los iones K$^+$ del medio extracelular, lo cual, unido a una mayor permeabilidad de la membrana al K$^+$, activa la enzima y comienza la secreción de protones (v. fig. 34-2).

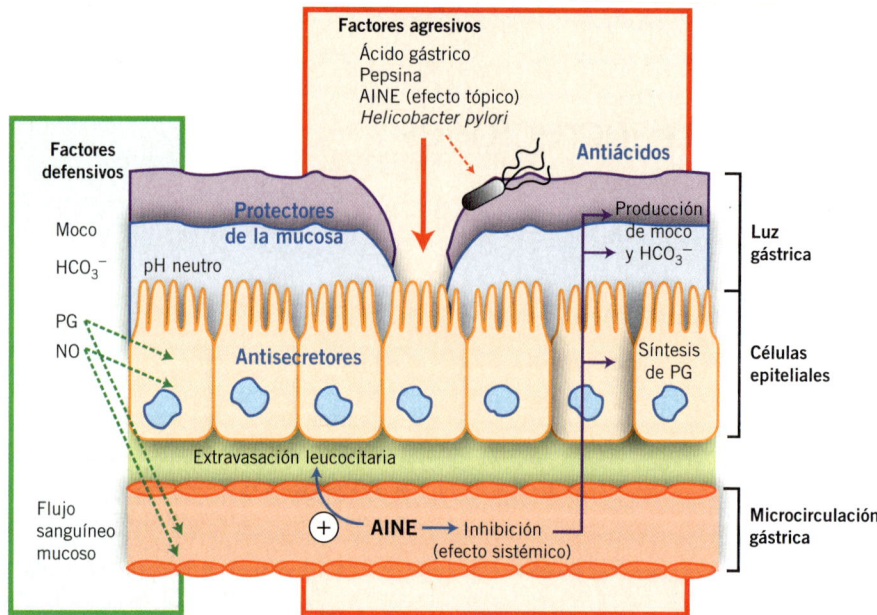

Figura 34-1. Factores agresivos y defensivos de la mucosa gástrica. Lugar de acción de los distintos grupos farmacológicos utilizados en el tratamiento de las enfermedades relacionadas con el ácido. AINE: antiinflamatorios no esteroideos; NO: óxido nítrico; PG: prostaglandina.

La secreción ácida gástrica es regulada de forma negativa gracias a la liberación de mediadores como la somatostatina y las prostaglandinas. La somatostatina 14 (forma molecular predominante de la somatostatina gástrica) es sintetizada en las células D del antro pilórico y liberada, principalmente, en respuesta a la disminución en el pH intragástrico. Una vez liberada, actúa de forma paracrina sobre receptores localizados en las células G y en las células ECL, inhibiendo la liberación de gastrina e histamina, respectivamente, así

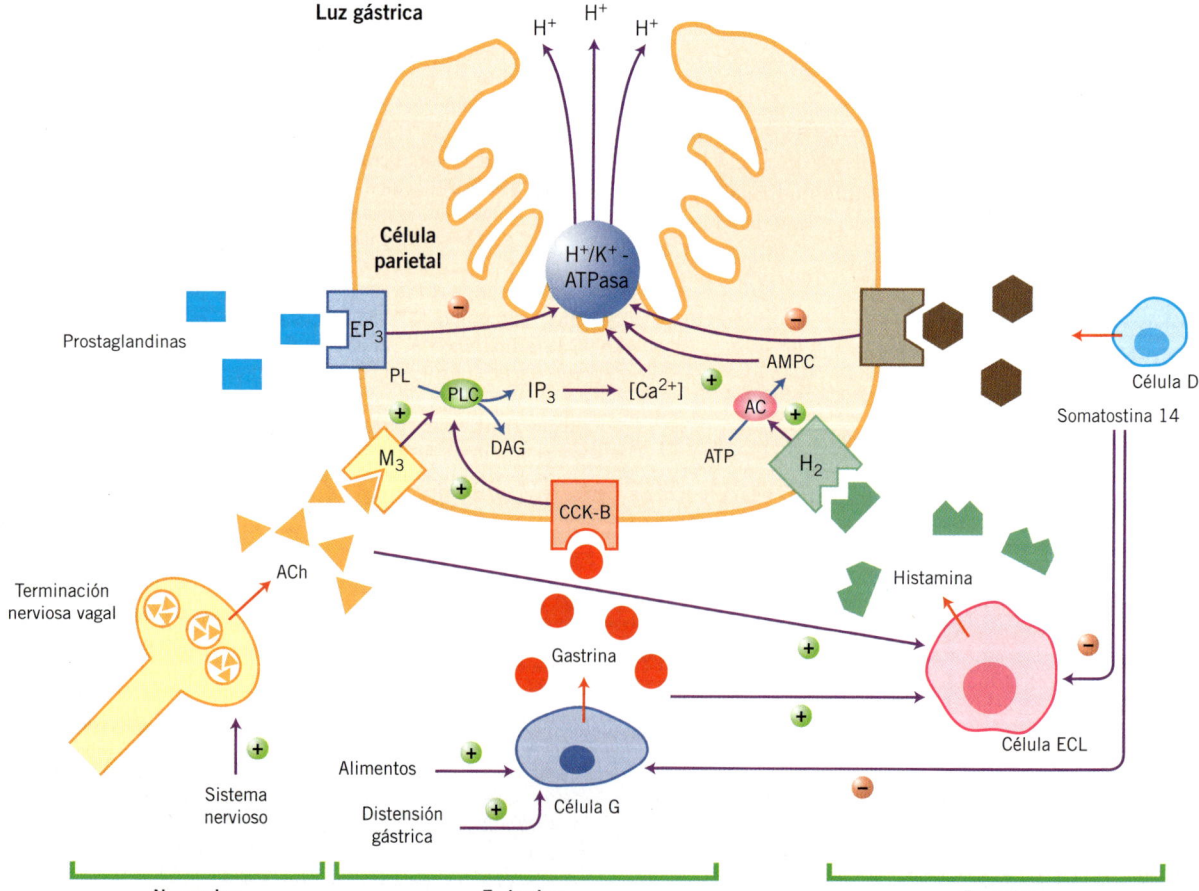

Figura 34-2. Regulación fisiológica de la secreción ácida gástrica. AC: adenililciclasa; ACh: acetilcolina; CCK-B: colecistocinina B; DAG: diacilglicerol; ECL: células tipo enterocromafín; EP$_3$: receptor PGE$_2$ subtipo 3; IP$_3$: inositol-1,4,5-trifosfato; PL: fosfolípido; PLC: fosfolipasa C.

como directamente en la célula parietal, ejerciendo, como consecuencia, un potente efecto inhibidor de la secreción ácida gástrica **(v. fig. 34-2)**. Por último, también la prostaglandina E_2 y la prostaciclina ejercen un efecto inhibidor de la secreción ácida gástrica mediado por receptores específicos **(v. fig. 34-2)**.

Modulación farmacológica de la secreción ácida gástrica

En la actualidad, las posibilidades de prevenir la acción lesiva del ácido sobre la mucosa gastrointestinal se basan en: *a)* inhibir la secreción ácida procedente de la célula parietal con el uso de agentes antisecretores; *b)* neutralizar el ácido una vez secretado a la luz gástrica, con agentes antiácidos, y *c)* proteger la mucosa gástrica, con el uso de protectores de la mucosa **(v. fig. 34-1)**. ◂◂

ANTISECRETORES

Bajo este término se engloban diversos grupos farmacológicos que presentan en común la capacidad de disminuir la secreción de hidrogeniones por parte de la célula parietal. Esta disminución se consigue principalmente a través de dos mecanismos: *a)* la inhibición de la bomba H^+/K^+-ATPasa, localizada en la membrana apical de la célula, por un grupo de compuestos denominados inhibidores de la bomba de protones (IBP), y *b)* el bloqueo de los receptores H_2 de histamina localizados en la membrana basolateral de la célula

parietal. Los antagonistas selectivos del receptor de acetilcolina M_1, **pirenzepina** y **telenzepina**, así como los antagonistas del receptor CCK-B, en la actualidad se consideran fármacos antisecretores en desuso.

Inhibidores de la bomba H^+/K^+-ATPasa de protones

Este grupo de compuestos está formado por fármacos que poseen un núcleo estructural común, el 2-piridilmetilsulfinilbenzimidazol, con diferentes grupos sustituyentes **(fig. 34-3)**. En la actualidad se encuentran comercializados cinco fármacos: **omeprazol**, **esomeprazol** (isómero óptico del omeprazol), **lansoprazol**, **pantoprazol** y **rabeprazol**. Comparten en su totalidad un mismo mecanismo de acción y muchas propiedades farmacocinéticas y farmacodinámicas.

Mecanismo de acción

Los IBP son, desde el punto de vista químico, bases débiles que en un medio ácido, como el que existe en el canalículo secretor de la célula parietal activa, se protonizan y quedan atrapadas. En este ambiente se convierten en derivados sulfonamidos capaces de formar enlaces covalentes con residuos cisteína de la subunidad α de la enzima H^+/K^+-ATPasa, inhibiendo su capacidad de bombear protones **(figs. 34-3 y 34-4)**.

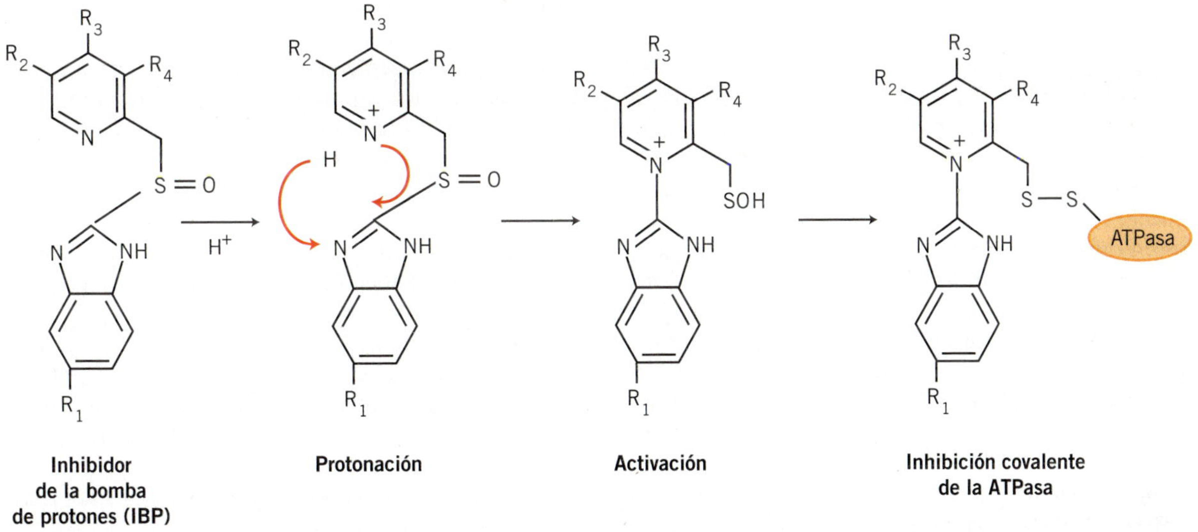

IBP	R_1	R_2	R_3	R_4	Residuos de cisteína a los que se unen
Omeprazol (isómero R)	$-OCH_3$	$-CH_3$	$-OCH_3$	$-CH_3$	813, 892
Esomeprazol (isómero S)	$-OCH_3$	$-CH_3$	$-OCH_3$	$-CH_3$	813, 892
Lansoprazol			$-OCH_2-CF_3$	$-CH_3$	813, 321
Pantoprazol	$-OCF_2H$		$-OCH_3$	$-OCH_3$	813 ,822
Rabeprazol			$-O(CH_2)_3-OCH_3$	$-CH_3$	813

Figura 34-3. Estructura química de los inhibidores de la bomba de protones (IBP), modificaciones estructurales de estos fármacos en un medio ácido y residuos de cisteína a los que se unen.

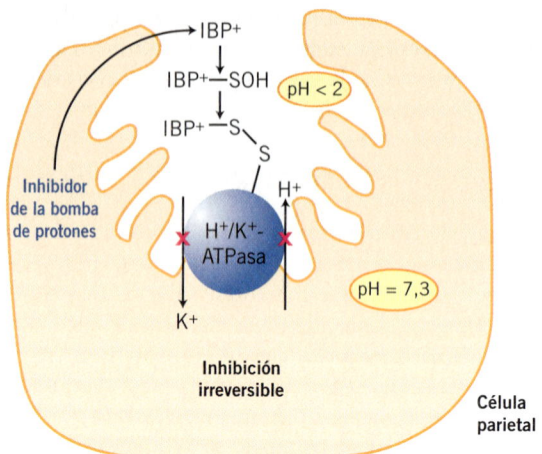

Figura 34-4. Mecanismo de acción de los inhibidores de la bomba de protones (IBP) en el canalículo secretor de la célula parietal gástrica.

A pesar de presentar una semivida de eliminación plasmática corta, inducen una hiposecreción persistente, ya que inhiben la enzima de forma prácticamente irreversible, lo que hace necesaria la síntesis de nuevas enzimas para el restablecimiento de la secreción. Se ha observado que algunos IBP, además de unirse al residuo de cisteína 813 (necesario para la inhibición de la enzima), establecen enlaces adicionales con otros residuos de cisteína (v. fig. 34-3), lo que podría justificar ligeras diferencias en la duración de sus efectos.

Acciones farmacológicas

Los IBP inhiben de forma dosis-dependiente la secreción ácida gástrica basal y la inducida por cualquier clase de estímulo, incluidos los alimentos. Debido al incremento de pH que inducen, inhiben la conversión de pepsinógeno en pepsina. Poseen capacidad de inhibir el crecimiento de *H. pylori in vitro*, aunque su administración *in vivo* sólo consigue erradicar el 10-15 % de los casos. Esta propiedad ha favorecido su utilización en las pautas de erradicación de *H. pylori*, en las que los IBP se consideran los antisecretores de elección, principalmente debido al hecho de que potencian la acción bactericida de la claritromicina (antibiótico utiliza-

do en la erradicación de *H. pylori*) como consecuencia del incremento de pH gástrico que generan.

Farmacocinética

Debido a su pK$_a$, los IBP se inactivan con rapidez en el medio ácido del estómago, siendo necesaria para la administración oral su formulación con cubierta entérica. Se absorben en el duodeno y, en general, presentan buena biodisponibilidad sistémica (tabla 34-1), aunque en el caso del omeprazol ésta es del 35 % tras una dosis oral y se incrementa hasta el 60-65 % tras la administración de dosis repetidas, probablemente debido al incremento del pH gástrico. Existe buena correlación entre el grado de inhibición de la secreción ácida gástrica inducido por estos fármacos y el área bajo la curva de niveles plasmáticos. Se metabolizan en el hígado, siendo de especial importancia para la mayoría de los IBP el sistema citocromo P-450, principalmente las isoenzimas CYP2C19 y CYP3A4. Se transforman completamente en metabolitos inactivos antes de ser excretados por la orina (80 %) o por la bilis (20 %), con excepción del lansoprazol, cuya eliminación renal es de alrededor del 30 %. Presentan una semivida de eliminación muy corta, lo que dificulta que se consigan niveles plasmáticos elevados, incluso en circunstancias en las que su aclaramiento está reducido. De hecho, en los pacientes con insuficiencia renal no se observan alteraciones importantes en su biodisponibilidad ni en su eliminación, por lo que no es necesario ajustar las dosis. En los pacientes con insuficiencia hepática grave tratados con IBP se observa un incremento del área bajo la curva concentración plasmática-tiempo; sin embargo, utilizados en dosis convencionales no se ha constatado acumulación significativa del fármaco ni de sus metabolitos.

La eficacia antisecretora de los IBP es tanto mayor cuanto mayor es el número de bombas de protones que se encuentren integradas en el canalículo secretor de la célula (célula parietal activa). Por ello, la administración de estos fármacos por la mañana (alrededor de 1 hora antes de la primera comida) aumenta la duración de sus efectos antisecretores. Además, la administración conjunta con otros agentes antisecretores reduce significativamente la actividad de los IBP, ya que estos fármacos requieren un medio ácido para su activación.

Tabla 34-1. Principales características farmacocinéticas de los inhibidores de la bomba de protones tras la administración oral de dosis convencionales

FÁRMACO (mg/día)	ABSORCIÓN		DISTRIBUCIÓN		METABOLISMO HEPÁTICO	ELIMINACIÓN	
	t$_{máx}$ (horas)	BIODISPONIBILIDAD (%)	UNIÓN A PROTEÍNAS (%)	V$_D$ (l/kg)		t$_{1/2}$ (horas)	ACLARAMIENTO (l/kg/hora)
Omeprazol (20)	1-3	35-65	95	0,31-0,34	Citocromo P-450 (CYP2C19, CYP3A4/5)	0,6-1	0,45
Pantoprazol (40)	2-4	77	97	0,13-0,17	Citocromo P-450 (CYP2C19, CYP3A4/5)	0,9-1,9	0,08-0,13
Lansoprazol (30)	1,5-2,2	80-91	98	0,4-0,5	Citocromo P-450 (CYP2C19, CYP3A4/5)	0,9-1,6	0,2-0,28
Esomeprazol (20)	1-2	50-68	97	0,22	Citocromo P-450 (CYP2C19, CYP3A4/5)	1,3	0,24
Rabeprazol (20)	3,1	52	97	0,34	Citocromo P-450. Reacciones no enzimáticas	0,8	0,5

t$_{1/2}$: semivida plasmática; t$_{máx}$: tiempo hasta que el fármaco alcanza su concentración plasmática máxima tras una dosis única; V$_D$: volumen de distribución.

El omeprazol, el esomeprazol y el pantoprazol se encuentran disponibles para su utilización por vía intravenosa; esta vía es de elección para pacientes hospitalizados que no toleren la administración oral, para la prevención del sangrado no variceal y para los pacientes con reflujo gastroesofágico grave o con síndrome de Zollinger-Ellison que vayan a someterse a una resección del gastrinoma.

Las principales características farmacocinéticas son compartidas por todos los fármacos del grupo, siendo de destacar la mayor rapidez de acción del rabeprazol y el esomeprazol tras la administración de una dosis única. Además, la isoenzima CYP2C19 del sistema citocromo P-450 hepático desempeña un papel fundamental en el metabolismo de los IBP, con excepción del rabeprazol que, de forma alternativa, puede metabolizarse a través de reacciones no enzimáticas. Esta diferencia puede ser relevante si se tiene en cuenta el polimorfismo genético descrito para esta isoenzima que ha permitido clasificar al 3,5 % de la población europea y hasta el 20 % de las poblaciones japonesa y coreana como metabolizadores lentos.

Interacciones farmacológicas

Como consecuencia del incremento del pH intragástrico, los IBP disminuyen la absorción de algunos fármacos, como el ketoconazol, la tiroxina y los inhibidores de las proteasas, y aumentan la de fármacos sensibles al ácido, como las penicilinas, la digoxina o el ácido acetilsalicílico. Es importante destacar que los IBP atenúan la degradación ácido-dependiente de algunos antibacterianos, como claritromicina y amoxicilina, a la vez que aumentan su actividad frente a *H. pylori*, lo que resulta especialmente eficaz en las pautas de erradicación de este germen. El tratamiento a largo plazo con IBP ha puesto de manifiesto interacciones farmacocinéticas y farmacodinámicas cuya relevancia clínica no está del todo demostrada. Bajos niveles de magnesio en plasma fueron inicialmente descritos como una complicación asociada al uso de IBP. En mujeres de edad avanzada, los IBP disminuyen la absorción de calcio y favorecen la resorción ósea,

con el consiguiente riesgo de fracturas por osteoporosis. Además, se asocian con una disminución de la absorción de vitamina B_{12}, ya que debido a la hiposecreción mantenida: *a)* se dificulta la actividad de la pepsina encargada de romper el enlace entre las proteínas y esta vitamina, y *b)* el crecimiento bacteriano favorece el consumo de esta vitamina en el intestino. Estudios recientes sugieren un mayor riesgo de demencia en pacientes en tratamiento prolongado con IBP.

Además, en pacientes de edad avanzada y lactantes, debido a la elevación del pH, se ha descrito colonización del tubo digestivo alto por parte de algunos microorganismos (*Clostridium difficile*, *Campylobacter jejuni*, etc.), que se ha relacionado con un mayor riesgo de infecciones entéricas y respiratorias. El aclaramiento de los IBP se reduce en personas con insuficiencia hepática debido a la importancia del citocromo P-450 en su metabolismo. Como consecuencia del efecto inhibidor que inducen sobre la isoenzima CYP2C19, incrementan el área bajo la curva de algunos principios activos. En particular, el omeprazol reduce el aclaramiento de fenitoína, carbamazepina y diazepam y, al igual que el esomeprazol, se ha relacionado con una inhibición del metabolismo y como consecuencia de la activación del clopidogrel. El lansoprazol favorece la eliminación de teofilina y, entre todos ellos, el rabeprazol y el pantoprazol son los que se han relacionado con menos interacciones metabólicas. Existen evidencias de que los IBP pueden disminuir la eficacia de algunos antineoplásicos.

Efectos adversos

Se ha descrito la existencia de una H^+/K^+-ATPasa similar a la gástrica en el colon y el riñón; sin embargo, los valores de pH existentes en estos órganos no permiten la activación de los IBP, por lo que se considera que estos fármacos ejercen una acción selectiva sobre la célula parietal. Entre los efectos adversos más comunes se encuentran diarrea, náuseas/vómitos, cefaleas y dolor abdominal, que se manifiestan de forma dosis-dependiente. Aunque se desconocen los mecanismos implicados, en pacientes de edad avanzada se ha detectado mayor incidencia de nefritis intersticial aguda. El uso crónico de estos fármacos produce hipergastrinemia, que se ha relacionado con hiperplasia de las ECL o expansión de la masa de células parietales. Tras muchos años de utilización de estos fármacos, no está clara la mayor incidencia de cáncer gástrico en pacientes con tratamientos prolongados con IBP.

Antagonistas del receptor H_2 de histamina

Bajo esta denominación se incluyen dos principios activos actualmente comercializados en España, **ranitidina** y **famotidina**. Se trata de un conjunto de fármacos de estructura química diferenciada **(fig. 34-5)** que presentan en común la capacidad de bloquear selectivamente el receptor H_2 de histamina localizado en la célula parietal del estómago. La caracterización de este grupo de fármacos a mediados de los años setenta supuso un avance significativo en el control farmacológico de la secreción ácida gástrica, tanto por su eficacia como por su seguridad. En la actualidad, los antagonistas H_2 han dejado de considerarse fármacos de elección en el tratamiento de la mayoría de las enfermedades

---

⭐ INHIBIDORES DE LA BOMBA DE PROTONES

- Son profármacos que requieren un medio ácido para su activación, únicamente presente en el canalículo secretor de la célula parietal.
  - Omeprazol, lansoprazol, pantoprazol y esomeprazol: pK_a 4.
  - Rabeprazol: pK_a 5.
- Inhiben la H^+/K^+-ATPasa de forma irreversible, inhibiendo la secreción ácida gástrica en cualquier circunstancia.
- Se administran en una dosis única al día, al menos 1 hora antes del desayuno, o dos veces al día, antes del desayuno y de la cena.
- No deben administrarse con fármacos que alteren el pH intragástrico.
- Son fármacos seguros que no requieren ajuste de dosis en circunstancias en las que su aclaramiento se ve reducido.
- En tratamientos prolongados se ha de considerar una posible reducción en la absorción de calcio y vitamina B_2, así como una posible disminución en los efectos antiagregantes del clopidogrel.
- Constituyen el tratamiento de elección para la mayoría de las enfermedades relacionadas con el ácido.

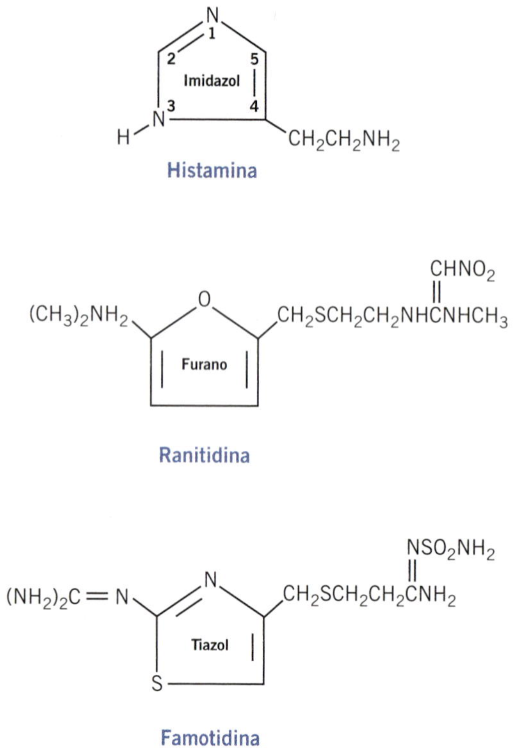

Figura 34-5. Estructura química de la histamina y de los antagonistas del receptor H_2.

relacionadas con el ácido debido a la mayor rapidez de acción y la mayor eficacia antisecretora demostradas por los IBP.

Mecanismo de acción

Los antagonistas del receptor H_2 inhiben la secreción ácida gástrica por bloqueo competitivo y reversible de los receptores H_2 de histamina localizados en la membrana basolateral de la célula parietal. Tras su unión, impiden que la histamina se una a su receptor, con lo que inhiben también, de forma parcial, la secreción estimulada por la gastrina y la acetilcolina, puesto que la histamina participa en el efecto estimulante de estos secretagogos (v. fig. 34-2).

Acciones farmacológicas

Los antagonistas del receptor H_2 inhiben de forma importante la secreción basal, por lo que son particularmente eficaces para la supresión de la secreción ácida nocturna. Asimismo, inhiben de forma parcial la secreción inducida por diversos estímulos, como la gastrina, aunque la potencia inhibidora difiere entre los distintos fármacos (tabla 34-2).

Farmacocinética

La absorción de estos fármacos en el aparato digestivo es rápida, pero sufren un importante fenómeno de primer paso hepático y, como consecuencia, su biodisponibilidad después de la administración oral no es muy alta (v. tabla 34-2). Presentan un volumen aparente de distribución superior al contenido total de agua del organismo y atraviesan las barreras hematoencefálica y placentaria y se excretan por la leche. La eliminación de los antagonistas H_2 combina metabolismo hepático y excreción renal por filtración glomerular y secreción tubular. El hígado constituye el principal órgano de eliminación de estos fármacos tras su administración oral (v. tabla 34-2); sin embargo, tras su administración sistémica, el hígado sólo puede metabolizar el 25-40 % de la dosis, y es el riñón el encargado de eliminar el resto. La semivida de eliminación de estos fármacos se incrementa de forma sustancial en los pacientes con insuficiencia renal moderada o grave, en los ancianos y en los pacientes con quemaduras recientes, por lo que en estos casos es necesario ajustar las dosis. En el momento actual, sólo la ranitidina está disponible para ser administrada por vía parenteral.

Interacciones farmacológicas

La inhibición de la actividad del sistema citocromo P-450 por parte de la ranitidina es poco importante y no se relaciona con interacciones de gran interés clínico.

El incremento de pH intraluminal asociado al tratamiento con antagonistas del receptor H_2 reduce la absorción de fármacos como el ketoconazol. Por el contrario, la biodisponibilidad de los antagonistas H_2 se reduce por el uso concomitante de algunos antiácidos, como el hidróxido de magnesio y el hidróxido de aluminio, por lo que es conveniente un intervalo de dosificación de, al menos, 2 horas en caso de ser necesaria la administración conjunta.

Todos los antagonistas H_2 compiten con compuestos de carácter catiónico en el sistema de secreción tubular renal, reduciendo el aclaramiento de creatinina y aumentando sus niveles plasmáticos.

Efectos adversos

En la actualidad, los efectos adversos derivados del uso de los antagonistas del receptor H_2 son de escasa importancia y de

Tabla 34-2. Principales características farmacocinéticas de los antagonistas del receptor H_2 tras la administración oral de dosis convencionales

FÁRMACO (mg/día)	ABSORCIÓN		DISTRIBUCIÓN		ELIMINACIÓN		
	$t_{máx}$ (horas)	BIODISPONIBILIDAD (%)	V_D (l/kg)	UNIÓN A PROTEÍNAS (%)	$t_{1/2}$ (horas)	ACLARAMIENTO RENAL (% total)	ACLARAMIENTO HEPÁTICO (% total)
Ranitidina (300)	1-3	50	1,2-1,9	15	1,6-2,4	27	73
Famotidina (40)	1-3,5	43	1,1-1,4	16	2,5-4	25-30	50-80

$t_{1/2}$: semivida plasmática; $t_{máx}$: tiempo hasta que el fármaco alcanza su concentración plasmática máxima tras una dosis única; V_D: volumen de distribución.

baja frecuencia. Entre los más comunes cabe destacar diarrea, fatiga, estreñimiento, cefalea y dolor muscular.

La edad constituye un factor de riesgo importante en el tratamiento con antagonistas del receptor H₂; en los recién nacidos y los ancianos hay que disminuir la dosis debido a que presentan un aclaramiento renal reducido. Por el contrario, es necesario incrementar las dosis en los jóvenes, ya que en éstos el aclaramiento renal está aumentado. De mayor relevancia clínica se considera la hipersecreción ácida de rebote observada tras la interrupción brusca del tratamiento prolongado con antagonistas H₂. La causa de este fenómeno parece relacionarse con la mayor expresión de receptores H₂ en la célula parietal.

ANTIÁCIDOS

Bajo esta denominación se engloba un conjunto de compuestos inorgánicos de naturaleza química variada, que poseen en común la capacidad de neutralizar el ácido secretado a la luz gástrica (v. fig. 34-1).

En las dosis habituales, elevan el pH intragástrico de forma inmediata a valores de 4-5, disminuyendo como consecuencia la actividad proteolítica de la pepsina. Presentan como inconveniente la corta duración de sus efectos, limitada principalmente por la continua secreción ácida y el vaciamiento gástrico fisiológico. Administrados junto con las comidas o 1 hora después de ellas, mantienen sus efectos durante un tiempo máximo de 3 horas, pero éstos se reducen a 20-60 minutos cuando se ingieren con el estómago vacío. A pesar de no formar parte de ningún régimen terapéutico establecido, los antiácidos continúan siendo fármacos de amplio uso popular debido a su fácil disponibilidad y al rápido alivio sintomático que inducen.

Desde el punto de vista químico, los antiácidos son sales de cationes monovalentes (sodio), divalentes (magnesio o calcio), trivalentes (aluminio), o combinaciones de varios, con características farmacológicas propias dependiendo del catión.

Compuestos de magnesio. El **hidróxido de magnesio**, el **óxido de magnesio** y el **trisilicato de magnesio** son antiácidos no absorbibles, de actuación rápida y con una capacidad neutralizante baja-moderada. El magnesio forma sales no absorbibles con diferentes aniones del tubo digestivo, que originan procesos diarreicos como consecuencia del efecto osmótico. La reacción del magnesio con el ácido clorhídrico da lugar al cloruro de magnesio, que presenta una biodisponibilidad del 15-30 % y es excretado por el riñón, por lo que puede acumularse en pacientes con insuficiencia renal grave y desencadenar depresión del sistema nervioso central y arritmias cardíacas.

Compuestos de aluminio. El **hidróxido de aluminio** y el **carbonato de aluminio** inducen una acción antiácida moderada y, a diferencia de los compuestos de magnesio, causan una pronunciada acción astringente por relajación del músculo gastrointestinal. El aluminio forma sales insolubles con los iones fosfato, cuya absorción se reduce, lo que puede causar hipofosfaturia e hipofosfatemia, caracterizada por anorexia, malestar general y debilidad muscular, así como osteoporosis debido a la resorción ósea de calcio. La reacción del aluminio con el ácido clorhídrico da lugar a cloruro de aluminio, que posee una biodisponibilidad del 17-30 % y se excreta por riñón. En pacientes con insuficiencia renal, el aluminio puede quedar retenido en órganos como el cerebro y causar neurotoxicidad relacionada con ciertos estados de demencia.

Combinación magnesio/aluminio. La combinación de hidróxido de magnesio e hidróxido de aluminio en un único preparado proporciona una capacidad neutralizante rápida y sostenida sin alterar la motilidad intestinal. Esta combinación da lugar a antiácidos no absorbibles ampliamente utilizados en clínica: el **magaldrato**, un sulfato magnésico alumínico en forma de gel, que, además de su acción neutralizante, presenta cierto efecto citoprotector de la mucosa gástrica, y el **almagato**, hidróxido doble magnésico y alumínico con cierto efecto laxante.

Bicarbonato sódico. Ejerce una rápida acción neutralizante que genera cloruro sódico y dióxido de carbono. El exceso de bicarbonato accede de forma rápida al intestino, donde se absorbe y puede dar lugar a alcalosis metabólica con alcalinización de la orina. Este antiácido puede inducir distensión abdominal y flatulencia debido a la rápida producción de dióxido de carbono. Como consecuencia de la elevada carga de sodio asociada a la ingestión de este antiácido, su uso no se considera recomendable.

Carbonato cálcico. Es un antiácido de elevada capacidad neutralizante, que origina cloruro de calcio y dióxido de carbono. El cloruro de calcio se convierte en sales insolubles responsables del estreñimiento observado, y el dióxido de carbono induce distensión abdominal y flatulencia. De forma similar al aluminio, forma sales insolubles con iones fosfato presentes en el tubo digestivo.

Interacciones farmacológicas

Las interacciones farmacológicas derivadas del uso de antiácidos son numerosas y se deben principalmente a tres mecanismos. Los compuestos de aluminio y de magnesio adsorben en su superficie algunos fármacos, como la fenitoína, y forman complejos con otros, como las tetraciclinas, reduciendo en ambos casos su absorción. Debido al incremento del pH gástrico, los antiácidos disminuyen la absorción de ácidos débiles (ketoconazol) e incrementan la de bases débiles (penicilinas).

Por último, debido a cambios en el pH urinario, alteran la reabsorción tubular de ácidos y bases débiles, modificando en ambos casos su semivida. Aunque la trascendencia clínica de estas interacciones no es muy importante, conviene evitar la administración conjunta de antiácidos con otros fármacos, especialmente los que presentan un estrecho margen terapéutico; si esto no es posible, debe separarse la ingesta de ambos, al menos, 2 horas.

Efectos adversos

Si se considera el amplio uso popular de estos fármacos, los efectos adversos observados son escasos en individuos con una función renal normal, probablemente debido al hecho de que se utilizan en dosis bajas y de forma esporádica. El uso de dosis altas durante tiempos prolongados se relacionó con efectos adversos de importancia clínica, ya descritos, que varían en función del catión. Sólo cabe citar el denominado «síndrome de leche y alcalinos», asociado a regímenes terapéuticos ya caducos, basados en la administración de grandes dosis de bicarbonato sódico o carbonato cálcico combinados con leche. Este síndrome, caracterizado por irritabilidad, cefalea y debilidad muscular entre otras manifestaciones, parece deberse a una hipercalcemia con supresión subsecuente de hormona paratiroidea, retención de fosfatos, precipitación de calcio en el riñón e insuficiencia renal.

PROTECTORES DE LA MUCOSA

Sucralfato

Se trata de una sal básica de aluminio y sacarosa (**fig. 34-6**) que en un medio ácido, como el que existe en el estómago, se polimeriza y origina una pasta pegajosa y viscosa que se adhiere firmemente a las células epiteliales, sobre todo a las proteínas del cráter ulceroso, y previene la actuación de irritantes tanto endógenos como exógenos. Su efecto citoprotector se mantiene durante 6 horas tras una administración. Además, el sucralfato contribuye a la curación de la úlcera, ya que se une a la bilis y a la pepsina, estimula la síntesis lo-

cal de prostaglandinas y de óxido nítrico, incrementando como consecuencia el flujo sanguíneo mucoso, y promueve la afluencia de factores de crecimiento a la zona lesionada.

Farmacocinética

Tras su administración oral, el sucralfato ejerce una acción local sobre la mucosa gástrica. La mayor parte se excreta por heces; sólo una pequeña proporción se absorbe (3-5 % de la dosis ingerida) y se elimina por la orina de forma inalterada. Teniendo en cuenta que el sucralfato requiere un medio ácido para su activación, se recomienda su administración antes de las comidas; por la misma razón se debe evitar el uso conjunto con antiácidos y, si es necesario, espaciar las dosis.

Interacciones farmacológicas

De forma general conviene evitar la administración conjunta de sucralfato con otros fármacos, ya que se ha visto que la biodisponibilidad de algunos principios, como las fluoroquinolonas, la fenitoína, la quinidina, el propranolol, la digoxina, la teofilina y el ketoconazol, está disminuida.

Efectos adversos

Se trata de un fármaco muy seguro y de baja toxicidad. Únicamente se ha descrito estreñimiento en un pequeño porcentaje de casos (2 %). Sin embargo, en pacientes con insuficiencia renal y debido a la toxicidad del aluminio, se ha de controlar su uso y es necesario evitar la administración conjunta de este fármaco con antiácidos que contengan aluminio.

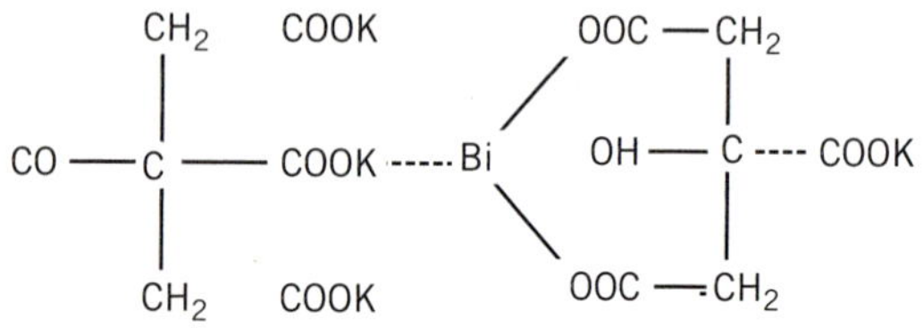

Figura 34-6. Estructura química del subcitrato de bismuto coloidal, el sucralfato y el misoprostol.

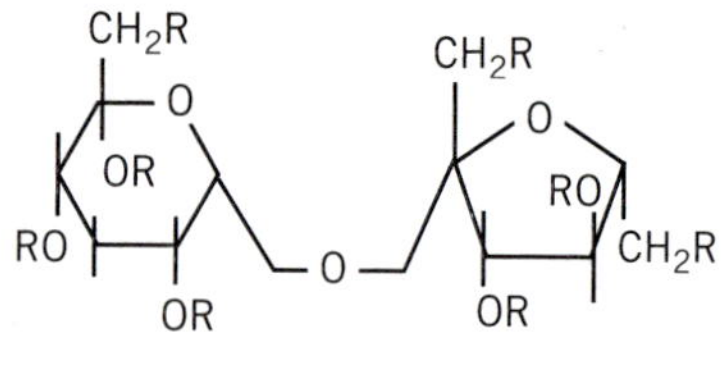

✪ ANTIÁCIDOS

- Son compuestos inorgánicos que neutralizan el ácido de forma inmediata y poco duradera.

- Son muy utilizados en la automedicación de síntomas relacionados con el ácido.

- La combinación de magnesio y aluminio en el mismo preparado permite una acción rápida y sostenida y carece de efectos adversos importantes.

- Es conveniente evitar la administración conjunta de antiácidos con otros fármacos. En caso de ser necesario, las dosis deben espaciarse, al menos, 2 horas.

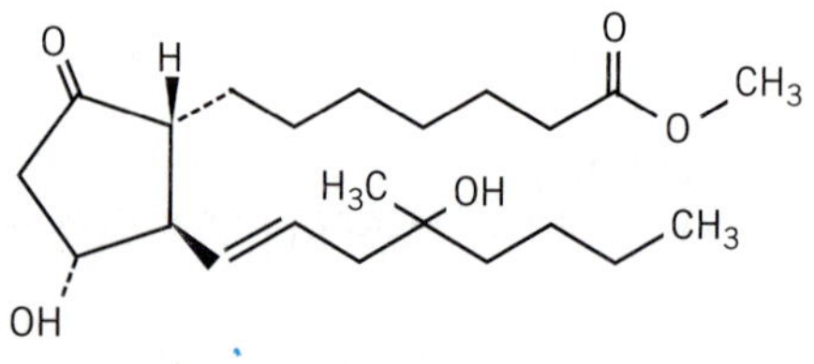

- Son recomendables únicamente los antiácidos no absorbibles.

Análogos de las prostaglandinas

Las prostaglandinas sintetizadas en el aparato gastrointestinal, principalmente PGE_1, PGE_2 y prostaciclina (PGI_2), participan en el mantenimiento de la integridad mucosa frente a la acción de diversos agentes irritantes **(v. figs. 34-1 y 34-2)**. Administradas de forma exógena reproducen estos efectos endógenos, aunque no pueden utilizarse debido a la brevedad de sus acciones. En la práctica se emplean análogos estructurales de las prostaglandinas con acciones farmacológicas más duraderas.

El **misoprostol** es un análogo sintético de la PGE_1 con un grupo metiléster adicional en posición C_1 **(v. fig. 34-6)**. Se absorbe bien tras su administración por vía oral y sufre rápidamente metabolismo hepático (desesterificación), que da lugar al misoprostol ácido, que ejerce un importante efecto citoprotector. Su acción se observa a los 30 minutos y dura unas 3 horas. Se une a proteínas plasmáticas en un 80 %. Presenta una semivida de eliminación de 20-40 minutos y es excretado principalmente por vía renal.

La presencia de comida en el estómago, así como la administración conjunta con antiácidos, reduce significativamente su absorción. Administrado en dosis de 100-200 µg reduce la secreción ácida basal y la estimulada tras la ingesta. Presenta eficacia farmacológica en la prevención de úlceras asociadas al tratamiento crónico con AINE, aunque con frecuencia induce reacciones adversas, como diarrea y dolor abdominal.

Sales de bismuto

El único compuesto inorgánico de bismuto utilizado como protector de la mucosa en España es el **subcitrato de bismuto coloidal** **(v. fig. 34-6)**. Ejerce su actividad en la porción superior del tubo gastrointestinal mediante una acción local basada en la formación de una capa protectora sobre la mucosa; el bismuto posee capacidad de quelar aminoácidos y proteínas del nicho ulceroso, con los que forma un coágulo que evita la acción de los diversos irritantes. Este compuesto disminuye la actividad de la pepsina y posee escaso poder antiácido. El efecto citoprotector máximo lo consigue con valores de pH de 2,5-3, por lo que no es adecuada su administración conjunta con antiácidos. Las sales de bismuto poseen actividad bactericida frente a diferentes agentes patógenos del aparato gastrointestinal, entre ellos *H. pylori*. El mecanismo es múltiple e incluye la formación de complejos de bismuto con la pared bacteriana, la inhibición de enzimas bacterianas (ureasa, catalasa y lipasa) y el bloqueo de la adherencia de la bacteria a las células epiteliales de la mucosa. Los compuestos de bismuto utilizados en monoterapia erradican el germen en una baja proporción de úlceras. Sin embargo, combinados con antibióticos potencian su acción y son utilizados, como alternativa, en la erradicación de *H. pylori* **(tabla 34-3)**.

Farmacocinética

Tras su administración oral, la mayor parte del bismuto se excreta por las heces; sólo se absorbe una pequeña proporción (normalmente < 1 % de la dosis ingerida). Se une a proteínas plasmáticas y se distribuye por todos los tejidos, especialmente el hígado y el riñón. La administración de una dosis única, así como la administración continuada durante 1 mes, origina una concentración plasmática máxima de bismuto muy inferior a los 100 ng/ml, considerada la concentración mínima tóxica. El bismuto absorbido se excreta principalmente por la orina y sólo el 10 % por vía fecal; es importante destacar que, debido a la actuación de las bacterias del colon sobre las sales de bismuto, se originan compuestos que tiñen las heces de negro.

Efectos adversos

Las sales de bismuto se consideran fármacos seguros en las dosis recomendadas y no se ha descrito ningún caso de toxicidad humana. Sólo conviene ajustar las dosis en personas con insuficiencia renal o hepática.

CONTROL FARMACOLÓGICO DE LAS ENFERMEDADES RELACIONADAS CON EL ÁCIDO

El principal objetivo del tratamiento farmacológico de las enfermedades relacionadas con el ácido consiste en la remisión de los síntomas y la curación de las erosiones y las úlceras en el tubo digestivo. En los casos de úlcera péptica, dispepsia funcional y prevención de la gastropatía por AINE en pacientes de riesgo, la inhibición de la secreción ácida gástrica y la erradicación de *H. pylori* constituyen la base de acción terapéutica. Para las restantes enfermedades relacionadas con el ácido, los IBP se han establecido como los fármacos de

Tabla 34-3. Pautas de erradicación de *Helicobacter pylori*

Terapia cuádruple sin bismuto concomitante (14 días)
IBP (dosis estándar)/12 horas + Amoxicilina 1 g/12 horas + Claritromicina 500 mg/12 horas Metronidazol 500 mg/12 horas
Terapia cuádruple clásica con bismuto (*Pylera*®) (10 días)
IBP (dosis estándar)/12 horas + *Pylera*® 3 cápsulas/6 horas
Terapia cuádruple con levofloxacino y bismuto (14 días)
IBP (dosis estándar)/12 horas + Amoxicilina 1 g/12 horas + Levofloxacino 500 mg/24 horas Subcitrato de bismuto 240 mg/12 horas
Terapia con rifabutina (10-12 días)
IBP (dosis estándar)/12 horas + Amoxicilina 1 g/12 horas + Rifabutina 150 mg/12 horas ± Subcitrato de bismuto 240 mg/12 horas

IBP: inhibidor de la bomba de protones
Pylera®: 140 mg de subcitrato de bismuto potasio + 125 mg de metronidazol + 125 mg de clorhidrato de tetraciclina.

elección principalmente debido a la potente acción inhibidora de la secreción ácida gástrica y al favorable perfil de seguridad. Sin embargo, el uso prolongado de estos fármacos en dosis elevadas ha puesto de manifiesto algunas interacciones farmacológicas que obligan a realizar un uso racional de estos fármacos, especialmente en pacientes de riesgo.

Úlcera gastroduodenal. En las úlceras no relacionadas con *H. pylori*, tanto los IBP como los antagonistas H_2 han mostrado eficacia en la curación; sin embargo, los IBP consiguen una mayor rapidez en la remisión de los síntomas y tasas superiores de cicatrización (90 % para las úlceras duodenales y 80 % para las úlceras gástricas) que los antagonistas H_2, lo que ha permitido su consolidación como fármacos de primera elección. En las úlceras asociadas a infección con *H. pylori*, los IBP son los antisecretores de elección **(v. tabla 34-3)**.

Helicobacter pylori desempeña un papel determinante en la etiopatogenia de la úlcera péptica. Más del 90 % de los pacientes con úlcera duodenal y del 80 % con úlcera gástrica son *H. pylori*-positivos. Aunque la monoterapia con antisecretores presenta índices de curación elevados, 6 meses después del cese del tratamiento aparecen recidivas en más del 80 % de los casos. La erradicación de la infección por *H. pylori* evita las recidivas y conduce a la curación de la enfermedad en la mayoría de los pacientes. Las pautas de erradicación deben ser validadas en las diferentes áreas geográficas considerando factores como la tasa de resistencia primaria a los antibióticos. En la **tabla 34-3** se resumen las pautas recientemente recomendadas para la erradicación de *H. pylori* en España. En todos los casos se recomienda una terapia cuádruple como tratamiento de primera línea.

Úlceras con hemorragia digestiva alta. Evidencias crecientes parecen demostrar que la inhibición de la secreción ácida gástrica con la administración intravenosa de IBP acelera la curación de la úlcera subyacente y reduce la hemorragia. En estos pacientes es aconsejable investigar y, en su caso, erradicar *H. pylori*.

Úlceras por estrés. Un porcentaje elevado de pacientes hospitalizados en estado crítico por distintas causas (traumatismo, sepsis, *shock*, quemaduras, etc.) desarrollan úlceras por estrés. En pacientes de riesgo, es conveniente prevenir el desarrollo de las úlceras con agentes farmacológicos. La administración parenteral de antagonistas H_2 ha mostrado eficacia profiláctica en el sangrado. No obstante, debido al incremento de pH que se consigue con este tratamiento, existe cierto riesgo de neumonía nosocomial por el sobrecrecimiento bacteriano. El sucralfato administrado por vía nasogástrica ha mostrado eficacia profiláctica, sin modificar el pH intragástrico.

Reflujo gastroesofágico. Se caracteriza por ser un trastorno crónico con una tasa elevada de recaídas tras el cese del tratamiento. Presenta un amplio espectro de manifestaciones clínicas, que varían desde los síntomas típicos (ardor y regurgitación) hasta úlceras en la mucosa esofágica. El manejo de la enfermedad comprende desde la instauración de hábitos de vida saludables (no fumar, reducir el peso, etc.) hasta la cirugía (en un número pequeño de casos), pasando por el tratamiento farmacológico. Aunque la base fisiopatológica es de origen motor, el tratamiento más eficaz está basado en el uso de fármacos antisecretores debido a la importante acción lesiva del reflujo ácido péptico sobre el epitelio esofágico. La administración de antiácidos o antagonistas H_2 será suficiente para el control puntual de síntomas leves. Para las restantes situaciones (tanto esofagitis no erosiva como esofagitis con ulceración mucosa), los IBP son los fármacos de elección, ya que se asocian a una mayor rapidez en la remisión de los síntomas, así como a una menor incidencia en las recaídas tras el cese del tratamiento. Existe una correlación entre las horas diarias en las que se consigue un pH > 4 y el índice de curación y, en este sentido, el esomeprazol parece ser el IBP más eficaz en la esofagitis grave. De hecho, está comercializado en forma de granulado para el tratamiento de la esofagitis erosiva en niños. La infección por *H. pylori* no influye de manera decisiva en el reflujo gastroesofágico; sin embargo, en tratamientos prolongados con IBP se recomienda la erradicación del germen.

Gastropatía relacionada con el uso crónico de AINE. Los síntomas gastrointestinales asociados al uso crónico de AINE son muy variados y comprenden desde simples cuadros difusos de malestar abdominal alto que afectan a la calidad de vida del paciente hasta hemorragias gastrointestinales con graves consecuencias para la salud. Aunque la inhibición de la síntesis de prostaglandinas constituye el principal mecanismo involucrado en la génesis de dichas alteraciones **(v. fig. 34-1)**, la acidez intragástrica influye de forma significativa en la gravedad del daño. En personas de riesgo, la prevención se realizará utilizando IBP que han mostrado eficacia tanto en las úlceras duodenales como en las gástricas. Hay que considerar que dosis elevadas de misoprostol previenen tanto las úlceras gástricas como las duodenales, pero son tratamientos de segunda elección porque conllevan efectos secundarios. En cuanto a la curación de las úlceras en pacientes sometidos a tratamiento crónico con AINE, el misoprostol presenta cierta eficacia, aunque los IBP constituyen el tratamiento de elección, especialmente en el caso de las úlceras gástricas. Es importante destacar que en el momento actual no se considera necesario investigar la infección por *H. pylori* en pacientes que van a requerir tratamiento con AINE o con dosis bajas de ácido acetilsalicílico, con excepción de aquellos que presenten antecedentes de úlcera péptica, en cuyo caso se recomienda la erradicación del germen.

La obtención de fármacos con propiedades antiinflamatorias similares a los AINE pero sin acción gastrolesiva constituye un gran reto para la industria farmacéutica. En este sentido, la introducción en el mercado farmacéutico de los inhibidores selectivos de la ciclooxigenasa 2 (COX-2) supuso un gran avance; sin embargo, la toxicidad cardiovascular observada en pacientes sometidos a tratamiento prolongado con uno de estos fármacos (rofecoxib) condujo a su retirada y abrió dudas con respecto a la seguridad de los demás fármacos de este grupo.

Síndrome de Zollinger-Ellison. Con el fin de controlar los síntomas y promover la curación de las úlceras asociadas al exceso de secreción ácida gástrica característico de este síndrome, es necesario reducir los niveles de secreción a valores inferiores a 5-10 mEq/hora. Los IBP son los fármacos de elección debido a su mayor eficacia antisecretora y a la mayor duración de sus efectos. Dosis altas de omeprazol (60-100 mg/día), lansoprazol (60-100 mg/día) o rabeprazol (60-80 mg/día) durante largos períodos (> 1 año) han mostrado eficacia clínica.

Dispepsia funcional. El tratamiento farmacológico de la dispepsia funcional no está bien definido, debido fundamentalmente a la heterogeneidad de este síndrome y al escaso conocimiento de su fisiopatología. En los pacientes con dispepsia en los que predominan los síntomas seudoulcerosos (ardor y dolor epigástricos), la inhibición de la secreción ácida gástrica con IBP y la erradicación de *H. pylori* en los casos positivos constituyen las principales bases de actuación.

SECRECIÓN PANCREÁTICA

El páncreas es una glándula mixta que produce secreción endocrina y exocrina. La secreción exocrina está constituida por enzimas digestivas secretadas a partir de los ácinos pancreáticos y por grandes volúmenes de bicarbonato sódico secretados por los conductos que emergen de ellos. El producto combinado constituye el jugo pancreático, que se secreta en respuesta a la presencia de quimo en el intestino, con la finalidad de favorecer la digestión y absorción de nutrientes tras la ingesta.

Una insuficiencia en la secreción pancreática exocrina (menos del 10 % de la capacidad exocrina normal del páncreas) produce problemas de maldigestión y malabsorción de nutrientes, con pérdida de grasa (esteatorrea) y de proteínas por las heces. Dichos problemas constituyen una complicación típica de una pancreatitis crónica progresiva y pueden tratarse mediante terapia sustitutiva con enzimas pancreáticas. Las manifestaciones clínicas en estos pacientes se deben sobre todo a la deficiencia de lipasa, que se suple con la administración exógena de **pancreatina** (combinación de lipasa, amilasa y proteasa procedentes de tejido pancreático porcino) que, en general, se tolera bien. No obstante, la efectividad de esta terapia puede verse condicionada por diversas razones: *a)* la lipasa es inactivada por el pH ácido y por proteasas luminales; *b)* el ajuste de las dosis a la deficiencia del paciente, y *c)* la asincronía en el vaciamiento gástrico del bolo alimenticio y la liberación de las enzimas a la luz intestinal. Con el fin de evitar la degradación por el ácido, los preparados enzimáticos se formulan como minimicroesferas gastrorresistentes que se administran contenidas en cápsulas o en forma de granulados, especialmente pensados para el ajuste de dosis en niños. Estas minimicroesferas no deben prepararse en medios con pH > 4,5 para evitar la liberación de las enzimas y los efectos adversos derivados de su actividad en el tubo digestivo proximal. En algunos casos, puede convenir su combinación con agentes antisecretores (IBP, anti-H$_2$) para favorecer que el sistema de liberación sensible al pH descargue las enzimas en el duodeno más proximal, donde normalmente se absorben los lípidos.

Por otro lado, se dispone de un inhibidor de las lipasas gástrica y pancreática, el **orlistat**, cuyo objetivo es reducir la hidrólisis de los triglicéridos de la dieta a ácidos grasos libres absorbibles y monoglicéridos y, de esta manera, favorecer la pérdida de peso. Adicionalmente, indicios recientes sugieren que el tratamiento con orlistat puede acompañarse de una reducción en el riesgo cardiovascular por mecanismos dependientes e independientes de la pérdida de peso. Está indicado junto con una dieta hipocalórica moderada en el tratamiento de pacientes obesos (índice de masa corporal [IMC] ≥ 30) o pacientes con sobrepeso (IMC ≥ 28) con factores de riesgo asociados.

El orlistat prácticamente no se absorbe en el tubo digestivo, por lo que la vía principal de eliminación es la excreción fecal (aproximadamente el 97 % de la dosis administrada, 83 % de esta cantidad como fármaco inalterado).

Las principales reacciones adversas al orlistat son gastrointestinales e incluyen flatulencia con descarga, urgencia e incontinencia fecal, heces grasas y aumento de la defecación. Aunque su incidencia suele disminuir con el uso prolongado y se puede reducir con la toma de suplementos de fibra, estos efectos secundarios pueden condicionar el cumplimiento, sobre todo si no se reduce el contenido en grasas de la dieta.

El aumento de la grasa fecal inducido por orlistat también provoca interacciones en la absorción de numerosos principios activos, entre los cuales cabe destacar ciclosporinas, anticoagulantes orales, vitaminas liposolubles, amiodarona, anticonceptivos orales, levotiroxina, antirretrovirales, algunos antiepilépticos, antipsicóticos, antidepresivos y benzodiazepinas. Por otro lado, su acción sobre la ingesta calórica puede incrementar el riesgo de hipoglucemia en respuesta a los fármacos utilizados en el tratamiento de la diabetes. Orlistat está contraindicado en casos de síndrome de malabsorción crónica o colestasis.

SECRECIÓN BILIAR

La secreción de bilis es la principal función del hígado en relación con la absorción y digestión de nutrientes. La bilis, secretada por el hepatocito, está constituida por ácidos biliares, colesterol, lecitinas y pigmentos biliares. Los dos **ácidos biliares** humanos primarios, el ácido cólico y el ácido quenodesoxicólico, se sintetizan a partir de la oxidación del colesterol en el hígado y en el hombre constituyen la principal vía de eliminación de colesterol. En el hígado se conjugan con glicina y taurina para formar las sales biliares que se secretan al intestino. Una gran proporción de las sales biliares (85-88 %) que llegan al intestino son absorbidas eficazmente por transporte activo en el íleon distal, desde donde llegan al hígado y pasan a formar parte de la circulación enterohepática, siendo el resto excretado por las heces. Una pequeña fracción de las sales biliares que alcanza el colon se desconjuga y transforma en ácidos biliares secundarios, el ácido desoxicólico y el ácido litocólico. Los dos ácidos biliares primarios junto con el ácido desoxicólico constituyen el 95 % de los ácidos biliares circulantes. El ácido ursodesoxicólico, de escasa representatividad en el conjunto recirculante de ácidos biliares (menos del 5 %) pero de gran importancia como agente disolutivo, es un ácido biliar terciario sintetizado en el colon por epimerización del ácido quenodesoxicólico y absorbido a través de la mucosa colónica.

Los ácidos biliares poseen, entre otras funciones fisiológicas, la capacidad de impulsar el flujo biliar, reducir la síntesis de colesterol por mecanismos de retroalimentación, promover la solubilización y eliminación intestinal del colesterol y facilitar la dispersión y absorción de lípidos y vitaminas liposolubles. La mayoría de estas funciones las consiguen gracias a su capacidad de ejercer un efecto anfipático, es decir, ser solubles en medio acuoso a la vez que solubilizar los lípidos en las micelas.

El proceso patológico más común de las vías biliares es la formación de cálculos de colesterol (colelitiasis), principalmente debido a un incremento en la secreción de colesterol o a una disminución en la proporción de ácidos biliares. Con la finalidad terapéutica de facilitar la solubilización del colesterol y conseguir cierto efecto antilitógeno se administra **ácido ursodesoxicólico** por vía oral. La administración exógena de ácidos biliares es también útil en el control de la sintomatología asociada a la colangitis biliar primaria. En este caso, se utilizaría el mismo ácido ursodesoxicólico o, como alternativa o coadyuvante, el **ácido obeticólico**. Adicionalmente, encontramos enfermedades de muy baja prevalencia asociadas a defectos congénitos en la síntesis de ácidos biliares primarios que se tratan con preparados de **ácido cólico**, indicado en casos de deficiencia de las enzimas 3β-hidroxi-Δ5-C27-esteroide oxidorreductasa o Δ4-3-oxoesteroide-5β-reductasa, o de **ácido quenodesoxicólico**, utilizado en el tratamiento de la xantomatosis cerebrotendinosa causada por deficiencia de 27-esterol-hidroxilasa. Por último, cabe señalar la colestasis intrahepática familiar progresiva, enfermedad rara frente a la que existe como nueva opción terapéutica el fármaco **odevixibat**, que incrementa la eliminación fecal de ácidos biliares al inhibir de forma reversible el transportador que media su absorción en el íleon (IBAT).

Ácido ursodesoxicólico

El ácido ursodesoxicólico administrado por vía oral promueve la disolución de cálculos biliares de colesterol y puede aliviar la colestasis asociada a la colangitis biliar primaria.

Farmacocinética

Tras su administración oral, se absorbe en su mayor parte en el intestino delgado (90 %) y sufre un importante fenómeno de primer paso hepático. Su absorción se incrementa por otros ácidos biliares, por lo que es conveniente administrarlo junto con las comidas para promover la secreción de bilis a partir de la vesícula.

Por el contrario, la administración concomitante con otros fármacos, como antiácidos que contienen aluminio o colestiramina, disminuye su absorción, lo que obliga a espaciar su toma. En el hígado se conjuga con glicina o taurina, y los conjugados se secretan con la bilis y pasan a formar parte de la circulación enterohepática, enriqueciendo en un porcentaje importante el contenido en ácidos biliares de la bilis.

La flora intestinal se encarga de transformar el ácido quenodesoxicólico en ácido litocólico, y el ácido ursodesoxicólico en ácidos 7-cetolitocólico y litocólico. Una fracción del ácido litocólico es reabsorbida y conjugada de nuevo, dando metabolitos más hidrosolubles, que se eliminan fácilmente por las heces. El ácido 7-cetolitocólico es reabsorbido y transformado en el hígado en ácido ursodesoxicólico o ácido quenodesoxicólico. Sólo el 5 % de la dosis administrada de ácido ursodesoxicólico se elimina por la orina.

Efectos adversos

Las reacciones adversas al ácido ursodesoxicólico son poco frecuentes y, cuando se presentan, suelen limitarse a alteraciones digestivas.

Indicaciones terapéuticas

La principal indicación del ácido ursodesoxicólico es la disolución de cálculos biliares. Con este fin, se establecen regímenes terapéuticos de 6 a 24 meses de duración. Su utilidad se ciñe a los pacientes con cálculos pequeños y radiotransparentes (cálculos de colesterol de 5-10 mm no calcificados) y vesícula biliar funcionante (la bilis modificada debe acceder a la vesícula para interaccionar con los cálculos).

El ácido ursodesoxicólico también está indicado en casos de colangitis biliar primaria, en los que puede inducir una mejora en los parámetros hepáticos bioquímicos e histológicos.

BIBLIOGRAFÍA

Chan FK. Primer: managing NSAID-induced ulcer complications-balancing gastrointestinal and cardiovascular risks. Nat Clin Pract Gastroenterol Hepatol 2006; 3: 563-73.

Collin A, Mion F, Kefleyesus A, Beets C, Jaafari N, Boussageon R. Critical appraisal of international guidelines for the management of Helicobacter pylori infection in case of dyspepsia. Helicobacter 2023; 28(2): e12952.

Cook D, Guyatt G. Prophylaxis against Upper Gastrointestinal Bleeding in Hospitalized Patients N Engl J Med 2018; 378(26): 2506-16.

de-Madaria E, Abad-González A, Aparicio JR, Aparisi L, Boadas J, Boix E y cols. The Spanish Pancreatic Club's recommendations for the diagnosis and treatment of chronic pancreatitis: part 2 (treatment). Pancreatology 2013; 13: 18-28.

Deeks ED. Odevixibat: First Approval. Drugs 2021; 81: 1781-6.

Esplugues JV, Martí-Cabrera. Seguridad e interacciones de los inhibidores de la bomba de protones: lecciones aprendidas en millones de pacientes. Gastroenterol Hepatol 2010; 33 (Supl 1): 15-21.

Forsmark CE. Management of chronic pancreatitis. Gastroenterology 2013; 144: 1282-91.

Garg V, Narang P, Taneja R. Antacids revisited: review on contemporary facts and relevance for self-management. J Int Med Res 2022; 50(3): 3000605221086457.

Gisbert JP, Alcedo J, Amador J, Bujanda L, Calvet X, Castro-Fernández M y cols. V Spanish Consensus Conference on Helicobacter pylori infection treatment. Gastroenterol Hepatol 2022; 45(5): 392-417.

Gisbert JP, Calvet X, Ferrándiz J, Mascort J, Alonso-Coello P, Marzo M; Sociedad Española de Medicina de Familia y Comunitaria. Clinical practice guideline on the management of patients with dyspepsia. Gastroenterol Hepatol 2012; 35: 725.

Kopic S, Geibel JP. Gastric acid, calcium absorption, and their impact on bone health. Physiol Rev 2013; 93: 189-268.

Kwock CS, Arthur AK, Anibueze CI, Singh S, Cavallazi R, Loke YK. Risk of *Clostridium difficile* infection with acid suppressing drugs and antibiotics: meta-analysis. Am J Gastroenterol 2012; 107: 1011.

Lam JR, Schneider JL, Zhao W, Corley DA. Proton pump inhibitor and histamine 2 receptor antagonist use and vitamin B_{12} deficiency. JAMA 2013; 310: 2435-42.

Lleo A, Wang GQ, Gershwin ME, Hirschfield GM. Primary biliary colangitis. Lancet 2020; 396: 1915-26.

Lloyd K, Debas HT. Peripheral regulation of gastric acid secretion. En: Johnson LR, Alpers DH, Christensen J, Jacobson ED, Walsh JH, eds. Physiology of the gastrointestinal tract. New York: Raven Pess, 1994; 1185-227.

Guarino MP, Cocca S, Altomare A, Emerenziani S, Cicala M. Ursodeoxycholic acid therapy in gallbladder disease, a story not yet completed. World J Gastroenterol 2013; 19: 5029-34.

Ogawa R, Echizen H. Drug-drug interaction profiles of proton pump inhibitors. Clin Pharmacokinet 2010; 49: 509-33.

Patrignani P, Tacconelli S, Bruno A, Sostres C, Lanas A. Managing the adverse effects of non steroidal antiinflammatory drugs. Expert Rev Clin Pharmacol 2011; 4: 605-21.

Sachs G. The gastric H, K ATPase: regulation and structure/function of the acid pump of the stomach. En: Johnson LR, Alpers DH, Christensen J, Jacobson ED, Walsh JH, eds. Physiology of the gastrointestinal tract. New York: Raven Pess, 1994; 1119-39.

Sachs G, Shin JM, Howden CW. Review article: the clinical pharmacology of proton pump inhibitors. Aliment Pharmacol Ther 2006; 23: 2-8.

Savarino V, Marabotto E, Zentilin P, Furnari M, Bodini G, De Maria C, Pellegatta G, Coppo C, Savarino E. Proton pump inhibitors: use and misuse in the clinical setting. Expert Rev Clin Pharmacol 2018; 11(11): 1123-34.

Shimizu K, Ito T, Irisawa A, Ohtsuka T, Ohara H, Kanno A, Kida M, Sakagami J, Sata N, Takeyama Y, Tahara J, Hirota M, Fujimori N, Masamune A, Mochida S, Enomoto N, Shimosegawa T, Koike K. Evidence-based clinical practice guidelines for chronic pancreatitis. J Gastroenterol 2021; 57: 709-24.

Thurber KM, Otto AO, Stricker SL. Proton pump inhibitors: Understanding the associated risks and benefits of long-term use. Am J Health Syst Pharm 2023; 80(8): 487-94.

Yanovski SZ, Yanovski JA. Long-term drug treatment for obesity. A systematic and clinical review JAMA 2014; 311: 74-86.

Farmacología de la motilidad gastrointestinal, del vómito y de la enfermedad inflamatoria intestinal

35

L. Menchén Viso, P. Menchén Fernández-Pacheco y A. Colón Rodríguez

CONTENIDOS

FARMACOLOGÍA DE LA MOTILIDAD INTESTINAL

Fisiología de la motilidad intestinal

▸▸ El tubo digestivo ha desarrollado evolutivamente un complejo repertorio de movimientos coordinados que aseguran la mezcla y propulsión de su contenido durante las fases de digestión, absorción y excreción; estos movimientos resultan de la interacción del sistema nervioso entérico –el aparato digestivo es el único del organismo con un sistema neuronal propio que puede funcionar independientemente del sistema nervioso central– y del aparato muscular del tubo digestivo. En la regulación de la motilidad digestiva también intervienen el sistema nervioso central y numerosas hormonas gastrointestinales.

El *sistema muscular* se dispone en capas concéntricas formadas por multitud de fibras musculares lisas interconectadas eléctricamente a través de uniones *gap* y que actúan de esta forma como grandes unidades funcionales. El potencial de membrana de las células musculares lisas oscila –en forma de ondas lentas– merced a la acción de una red sincitial de células no neuronales que actúan como marcapasos: las células intersticiales de Cajal. Ya que los potenciales de acción de las fibras musculares –y por consiguiente su contracción– parecen no propagarse en largas distancias, la coordinación de la actividad muscular entre tramos alejados del tracto gastrointestinal depende de forma fundamental de patrones espaciotemporales de ondas lentas generadas por estas células de Cajal, así como de la actividad del sistema nervioso entérico.

El *sistema nervioso entérico* posee, como se ha mencionado, autonomía propia, e incluye circuitos neuronales encargados de coordinar y regular la función motora gastrointestinal, el flujo sanguíneo local, la secreción y transporte de sustancias a través de la mucosa, la percepción de estímulos, así como de modular funciones endocrinas e inmunes del tubo digestivo. Estos circuitos se componen de neuronas integradas en redes de ganglios entéricos conectados entre sí y que se diferencian según su localización, neuroquímica (en muchas neuronas entéricas coexisten dos o más neurotransmisores), proyecciones y conexiones y en la función desempeñada. La mayoría de las neuronas entéricas implicadas en funciones motoras se localizan en el plexo mientérico, con algunas neuronas aferentes primarias situadas en el plexo submucoso –principalmente implicado en el control de la secreción y absorción– destinadas a la inervación de la *muscularis mucosae*.

Subtipos de neuronas entéricas. Neurotransmisores implicados

Se postula la existencia de entre 10^7 y 10^8 neuronas en el sistema nervioso entérico, con una amplia variedad de subtipos con características morfológicas, neuroquímicas y funcionales más o menos bien definidas: las *neuronas aferentes primarias* están presentes tanto en los ganglios submucosos como en los mientéricos, responden a estímulos químicos luminales, a la deformación mecánica de la mucosa y a la distensión muscular, y representan el 30 % de las neuronas mientéricas y el 15 % de las submucosas; reciben sinapsis de otras neuronas aferentes primarias –probablemente mediadas por taquicininas como la sustancia P–, y se proyectan circunferencialmente para sinaptar con interneuronas ascendentes y descendentes, y con motoneuronas tanto excitatorias como inhibitorias. Las *motoneuronas excitatorias* representan el paso final en la activación motora de las capas musculares circular (14 % neuronas entéricas) y longitudinal (25 %); utilizan acetilcolina y taquicininas como neurotransmisores, sinaptando tanto directamente sobre el músculo como indirectamente sobre la red de células intersticiales. Las *motoneuronas inhibitorias* constituyen el 17 % de las neuronas entéricas y proyectan sus axones sobre la capa muscular circular –igualmente bien de forma directa o bien indirecta a través de las células intersticiales de Cajal–, donde se relacionan íntimamente con los de las motoneu-

Tabla 35-1. Subtipos de neuronas entéricas

Subtipo	Proporción	Proyecciones	Neurotransmisores
Neuronas aferentes primarias	30 % mientéricas 15 % submucosas	Interneuronas Motoneuronas	Sustancia P Serotonina
Motoneuronas excitadoras	20 %	Capas musculares	Acetilcolina Taquicininas
Motoneuronas inhibidoras	17 %	Capa muscular circular	Óxido nítrico ATP VIP PHAAC
Interneuronas ascendentes	5 %	En sentido oral con motoneuronas excitadoras	Acetilcolina (nicotínicas) No colinérgicas
Interneuronas descendentes	7 %	En sentido anal con motoneuronas y neuronas secretomotoras y vasomotoras	Acetilcolina Serotonina Óxido nítrico VIP
Neuronas secretomotoras y vasomotoras	1 % mientéricas Hasta un 70 % submucosas	Mucosa; vasos sanguíneos Ganglios mientéricos	Acetilcolina VIP

ATP: adenosintrifosfato; PHAAC: péptido hipofisario activador de la adenililciclasa; VIP: péptido intestinal vaso-activo.

ronas excitatorias, utilizando como neurotransmisores óxido nítrico (NO), adenosintrifosfato (ATP), péptido intestinal vasoactivo (VIP) y péptido hipofisario activador de la adenilato-ciclasa. Las *interneuronas ascendentes* representan alrededor del 5 % del total; dirigen sus axones en sentido oral para conectar con motoneuronas excitatorias circulares mediante sinapsis colinérgicas nicotínicas y no colinérgicas, y reciben axones de otras interneuronas ascendentes formando una red excitatoria ascendente. Existen diversos subtipos de *interneuronas descendentes* (7 % de las neuronas entéricas): las que utilizan acetilcolina y somatostatina como neurotransmisores, de forma filamentosa, reciben estímulos principalmente de neuronas aferentes no primarias; las que contienen acetilcolina y serotonina proyectan en sentido distal hacia otras neuronas mientéricas y submucosas, pero no hacia motoneuronas inhibitorias, mientras que las que utilizan óxido nítrico o VIP lo hacen sus axones también en sentido distal, pero de forma dual, tanto hacia neuronas mientéricas como submucosas, hecho que probablemente represente el nexo funcional entre las vías motora, secretora y vasomotora. Existen dos clases de *neuronas secretomotoras* y *vasomotoras* tanto en los ganglios mientéricos (1 % del total de neuronas) como en los ganglios submucosos (mucho más abundantes, hasta el 70 %): dirigen sus axones sobre la mucosa o sobre vasos sanguíneos utilizando acetilcolina o VIP como neurotransmisores; algunas de éstas –que contienen VIP– envían sus proyecciones hacia ganglios mientéricos, representando probablemente la base de la conexión funcional entre secreción y motilidad.

Patrones motores del tracto gastrointestinal

Existen vías excitatorias ascendentes, vías inhibitorias y excitatorias descendentes, y vías circunferenciales que se activan por la estimulación mecánica de determinadas neuronas aferentes primarias. Estas vías forman redes continuas que se solapan e interrelacionan entre sí, aunque se sabe que cortos segmentos de músculo circular pueden contraerse de manera independiente, pudiendo considerarse junto con sus neuronas entéricas asociadas como módulos funcionales independientes.

Los patrones de actividad motora del tubo digestivo incluyen los complejos motores migratorios cíclicos espontáneos, la actividad miogénica rítmica, y los dos patrones motores dependientes de contenido intestinal: la acomodación y la peristalsis. La actividad motora gástrica e intestinal en situación de ayuno posee un ritmo caracterizado por períodos prolongados de inactividad que alternan con fases de actividad de corta duración constituidas por ondas de gran amplitud, conocidas como *complejo motor migratorio*; se generan

por circuitos neuronales que inician la actividad motora del músculo circular de manera espontánea a lo largo de extensos segmentos intestinales, e incluyen motoneuronas excitatorias activadas por otros tipos de neuronas entéricas a través de sinapsis nicotínicas y no nicotínicas, e interneuronas descendentes responsables de la migración en sentido caudal del complejo. Se han definido tres fases en estos complejos: la fase I corresponde al reposo, mientras que las fases II y III configuran el período de actividad motora. La *actividad miogénica* genera contracciones rítmicas de la musculatura gastrointestinal y en ocasiones actividad propulsiva. La *acomodación* –que ocurre principalmente en estómago y colon, aunque también se ha descrito en intestino delgado– se caracteriza por la relajación del músculo circular mediada por vías reflejas inhibitorias descendentes y circunferenciales que se activan ante la distensión parietal. El movimiento propulsivo debido a la contracción del músculo circular e iniciado por el propio contenido intestinal se conoce como *peristalsis,* un patrón motor que consiste en la contracción de un segmento de músculo circular que se propaga en sentido distal. Los circuitos neurales implicados en este patrón incluyen básicamente la activación de vías excitatorias ascendentes y de vías inhibitorias descendentes.

La serotonina parece ser uno de los mediadores principales del movimiento peristáltico gastrointestinal; es liberada por las células enterocromafines de la capa epitelial de la mucosa gastrointestinal como respuesta a estímulos químicos o mecánicos; la activación de los receptores 5-HT_4 situados en las neuronas aferentes primarias produce la liberación de neurotransmisores, tales como el péptido relacionado con el gen de la calcitonina, que actúan sobre interneuronas –generalmente colinérgicas–, que a su vez estimulan por una parte a una motoneurona excitadora situada anterior al estímulo y por otra a una motoneurona inhibidora situada posterior al mismo; esto da lugar al reflejo peristáltico, con contracción por encima y relajación por debajo del punto de origen del estímulo. Los efectos de las motoneuronas excitadoras están mediados por acetilcolina y sustancia P, mientras que los neurotransmisores de las neuronas inhibidoras son principalmente el NO, el VIP, el ATP y el péptido hipofisario activador de la adenilato-ciclasa.

Inervación extrínseca del tracto gastrointestinal

Tanto la corteza cerebral como el hipotálamo participan en respuestas excitatorias –vehiculizadas por el sistema parasimpático– e inhibitorias –efectuadas tanto por el sistema simpático como por el parasimpático– sobre estómago, intestino delgado y colon. El tálamo

Tabla 35-2. Inervación gastrointestinal

Intrínseca o entérica (NANC)
Plexo mientérico o de Auerbach
- Entre la musculatura longitudinal y la circular
- Termina en el músculo liso e influye en el tono muscular y en el ritmo de las contracciones

Plexo submucoso o de Meissner
- Entre la musculatura circular y la submucosa
- Regula la función secretora de las células epiteliales

Extrínseca o autónoma
Simpático
- Segmentos toracolumbares: peristalsis
- Neurotransmisor preganglionar: acetilcolina
- Neurotransmisor posganglionar: noradrenalina

Parasimpático
- Vago posterior: colon ascendente y transverso
- S2-S4: colon descendente y sigma, peristalsis
- Neurotransmisor preganglionar: acetilcolina
- Neurotransmisor posganglionar: acetilcolina sobre receptores muscarínicos

NANC: no adrenérgica no colinérgica.

regula estímulos excitatorios e inhibitorios sobre la motilidad gástrica mediante la activación de diversos núcleos troncoencefálicos y la mediación de la vía parasimpática; el núcleo del complejo amigdalar modula la defecación a través de los nervios pélvicos, mientras que el cerebelo participa en la estimulación de la motilidad gástrica, intestinal y cólica probablemente mediante la supresión del tono inhibitorio simpático; la médula espinal ejerce estímulos tanto excitatorios como inhibitorios de la motilidad por vía parasimpática.

El *sistema parasimpático* se distribuye a partir de sus vías craneal –integrada por los pares craneales IX (glosofaríngeo) y X (vago)– y sacra, proveniente del plexo pélvico. El nervio glosofaríngeo inerva el esfínter esofágico superior y se extiende hacia el intestino; el vago inerva el esófago, el estómago, el intestino delgado y el colon proximal. La vía sacra inerva el colon y el recto. En general el *sistema parasimpático* se encarga de estimular la motilidad del tubo digestivo. El *sistema simpático* se distribuye a partir de la vía toracolumbar, atraviesa los ganglios paravertebrales y pasa a través de los nervios esplácnicos hacia los ganglios prevertebrales y los ganglios celíaco y mesentéricos superior e inferior. En conjunto contribuye a la inhibición de la motilidad gastrointestinal mediante la utilización de catecolaminas como neurotransmisores. ◀◀

Fármacos procinéticos

❗Los agentes que estimulan y mejoran el tránsito gastrointestinal llevan a cabo su acción farmacológica a través de tres vías: el aumento del tono colinérgico gastrointestinal, el antagonismo de la inhibición de la motilidad desempeñada por neurotransmisores como serotonina o dopamina, y la modulación de la actividad de otros neurotransmisores y hormonas, como la motilina, la somatostatina y la colecistocinina.

Benzamidas sustituidas

Fármacos derivados de la *O*-metoxibenzamida poseen una estructura similar a la de la procainamida, aunque sin propiedades anestésicas o antiarrítmicas. Constituyen el grupo de procinéticos más utilizados en la práctica clínica e incluyen la **metoclopramida (fig. 35-1)**, el primero en utilizarse, y sus derivados **cleboprida**, **cisaprida** (retirada debido a la documentación de casos de arritmias graves –incluso mortales– asociadas a la prolongación del intervalo QT), **cinitaprida** y **alizaprida** (no comercializada en España).

Mecanismo de acción y acciones farmacológicas

❗Actúan sobre receptores dopaminérgicos D_2 y serotoninérgicos $5-HT_3$ y $5-HT_4$, provocando un incremento de la actividad colinérgica en las neuronas posganglionares del plexo mientérico, dando lugar a un incremento de la motilidad del

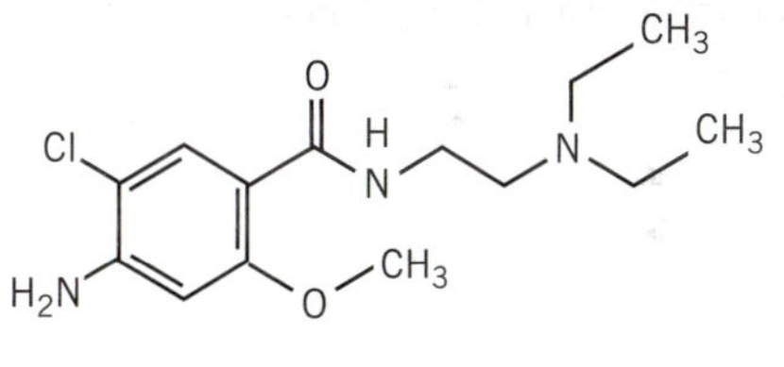

Metoclopramida

Figura 35-1. Estructura química de la metoclopramida.

Tabla 35-3. Fármacos procinéticos

Familia/tipos	Receptor diana	Mecanismo de acción	Indicaciones terapéuticas
Benzamidas sustituidas Metoclopramida Cleboprida Cisaprida Cinitaprida Alizaprida	D_2 $5-HT_3$ $5-HT_4$	↑ Motilidad esofágica ↑ Vaciado gástrico ↑ Tránsito intestinal	Reflujo gastroesofágico Dispepsia funcional Intestino irritable Gastroparesia Vómitos en general
Butirofenonas Domperidona	D_2	↑ Motilidad gastrointestinal	Gastroparesia diabética
Betanecol	M_2	¿Altera la motilidad?	Desuso
Macrólidos Eritromicina Azitromicina Claritromicina Oleandomicina	Receptor de motilina	↑ Vaciado gástrico	Gastroparesia
Antagonistas de colecistocinina Loxiglumida Devacepida	CCK_A	↑ Secreción pancreatobiliar	¿?

CCK_A: receptor de colecistocinina; D_2: receptor dopaminérgico; $5-HT_3$ y $5-HT_4$: receptores serotoninérgicos; M_2: receptor muscarínico.

cuerpo esofágico y del esfínter esofágico inferior (EEI), y a un aumento de la velocidad del vaciamiento gástrico e incremento del peristaltismo y de la velocidad de tránsito en intestino delgado y, en menor medida, en colon. Aunque el bloqueo de los receptores D_2 ha demostrado incrementar la presión del EEI y el vaciamiento gástrico, la actividad procinética de las benzamidas se relaciona principalmente con la actuación sobre receptores serotoninérgicos presentes en los plexos mientéricos de la pared gastrointestinal: las benzamidas actúan como agonistas $5\text{-}HT_4$ y, con la excepción de la cisaprida, como antagonistas $5\text{-}HT_3$. Existe correlación entre la actividad agonista $5\text{-}HT_4$ –que facilita la liberación de acetilcolina– y la actividad procinética: la cisaprida muestra la actividad más potente, y la metoclopramida, la más débil. El antagonismo $5\text{-}HT_3$ es principalmente responsable de la actividad antiemética de estos fármacos. La metoclopramida y la cleboprida muestran además una potente actividad antagonista sobre receptores D_2 que, a nivel central, es responsable de los efectos secundarios extrapiramidales (parkinsonismo, discinesia tardía, distonías agudas) e hipofisarios (hiperprolactinemia) descritos con estos fármacos.

Farmacocinética y metabolismo

Las benzamidas se absorben tras su administración oral, alcanzándose su concentración máxima en 1 hora; su metabolismo hepático muestra una gran variabilidad individual, por lo que su biodisponibilidad oscila entre el 30 y el 80 %. Se distribuyen rápidamente hacia la mayor parte de los tejidos, y atraviesan las barreras hematoencefálica y placentaria. Su eliminación se debe principalmente al metabolismo hepático, con una semivida que oscila entre las 2 y 5 horas para metoclopramida (mayor en caso de insuficiencia renal, ya que hasta el 40 % de ésta se excreta sin metabolizar por la orina), cleboprida y cinitaprida, y unas 10 horas para la cisaprida.

Reacciones adversas

Derivadas fundamentalmente del bloqueo dopaminérgico D_2 en el sistema nervioso central, aunque a las dosis habituales no son frecuentes. Alrededor del 20 % de los pacientes que reciben metoclopramida experimentan algún efecto adverso. El más habitual es la sedación leve; las más graves, aunque menos frecuentes, son las reacciones extrapiramidales: distonías faciales y cervicales –más frecuentes en niños–, parkinsonismo, que aparece en ancianos con tratamientos prolongados, y discinesia tardía, que puede ser irreversible. Se ha descrito, asimismo, hiperprolactinemia, con amenorrea, ginecomastia y galactorrea. En pacientes con feocromocitoma, la metoclopramida puede inducir crisis hipertensivas. De forma reciente se ha comunicado una alerta sobre el uso de la metoclopramida, recomendando su prescripción sólo para tratamientos a corto plazo y con la menor dosis posible con el objetivo de minimizar las reacciones adversas neurológicas. Las dosis intravenosas deben administrarse en bolo lento durante al menos 3 minutos. Se han anulado, además, las presentaciones orales con una concentración superior a 1 mg/ml y las intravenosas con concentración superior a 5 mg/ml. En adultos, la dosis máxima diaria por cual-

quier vía de administración no debe ser mayor de 30 mg al día (0,5 mg/kg de peso) y con una duración nunca superior a 5 días. En población pediátrica la metoclopramida está contraindicada en niños menores de 1 año.

Aplicaciones terapéuticas

Enfermedad por reflujo gastroesofágico. Indicación derivada de la capacidad de incrementar la presión del esfínter esofágico inferior, de reducir la frecuencia de relajaciones transitorias de éste y de incrementar su propulsión peristáltica, acelerando así el aclaramiento de ácido de la mucosa esofágica tras los episodios de reflujo. La cinitaprida se emplea en dosis de 1 mg tres veces al día, y la metoclopramida, en dosis máxima de 30 mg al día (0,5 mg/kg de peso); todas ellas se han utilizado en monoterapia o, preferiblemente, asociadas a antihistamínicos H_2 o inhibidores de la bomba de protones en el caso de pacientes con predominio de la regurgitación y en los que no se controlan los episodios de reflujo nocturno.

Dispepsia funcional. Basado en la existencia de hipomotilidad gástrica, con vaciamiento enlentecido presente en la mayoría de estos pacientes. Los resultados obtenidos con la utilización de domperidona o cisaprida en esta entidad no son demasiado concluyentes, aunque en un reciente metaanálisis se concluye que ambos fármacos son más eficaces que el placebo.

Síndrome de intestino irritable. Se ha propuesto la utilización de cisaprida en aquellos pacientes con estreñimiento como síntoma principal, aunque no se ha demostrado claramente que sea superior a placebo y debe evitarse por los efectos secundarios graves descritos.

Gastroparesia. En pacientes con gastroparesia diabética, posquirúrgica, secundaria a enfermedades neurológicas, miopatías o conectivopatías, y en la gastroparesia idiopática, la metoclopramida y la domperidona, ambas a dosis de 10 a 20 mg y administradas unos 20 minutos antes de las comidas, aceleran el vaciamiento gástrico de sólidos y contribuyen a la mejoría sintomática.

Vómitos. La utilización de las benzamidas como antieméticos se expondrá en el apartado de «Farmacología del vómito».

Butirofenonas

La **domperidona** es un fármaco relacionado con neurolépticos del grupo de las butirofenonas –es un derivado del haloperidol–, pero que carece de efectos sobre el sistema nervioso central al no atravesar de manera significativa la barrera hematoencefálica. Ejerce su efecto antiemético mediante el bloqueo dopaminérgico (D_2) en el área postrema del tronco encefálico (funcionalmente fuera de la barrera hematoencefálica); su actividad procinética es menor que la de las benzamidas dada su ausencia de efecto sobre la neurotransmisión serotoninérgica. Carece de efectos de importancia sobre la motilidad cólica.

Farmacocinética y metabolismo

La biodisponibilidad tras su administración oral es baja, en torno al 15 %, debido a que sufre un importante fenómeno de primer paso tanto a nivel hepático como en la pared intestinal; en su mayor parte circula unida a proteínas plasmáticas, y presenta una semivida de 7 a 8 horas. La mayor parte del fármaco y sus metabolitos se eliminan con las heces.

Reacciones adversas

Su incidencia es menor del 7 %. Pueden aparecer cefaleas y síntomas asociados a hiperprolactinemia debidos al bloqueo dopaminérgico en la hipófisis: ginecomastia, galactorrea y amenorrea. A pesar de que no atraviesa la barrera hematoencefálica de forma importante, se han descrito reacciones extrapiramidales asociadas a su uso. Por vía intravenosa puede ocasionar arritmias graves y crisis convulsivas, por lo que se descarta esta forma de administración.

Aplicaciones terapéuticas

Las dosis utilizadas por vía oral son de 10 a 20 mg cada 8 horas en adultos y 0,6 mg/kg cada 8 horas en niños. En la enfermedad por reflujo gastroesofágico no ha mostrado la eficacia esperada, que parece inferior a la de antagonistas H_2, inhibidores de la bomba de protones y otros procinéticos. En la dispepsia funcional de tipo dismotilidad, la domperidona parece ser superior al placebo en cuanto a control sintomático. Gracias a su perfil de seguridad resulta una buena opción terapéutica en tratamientos a largo plazo, como en el caso de la gastroparesia diabética o la asociada a esclerodermia. Su empleo como antiemético se expondrá en el apartado correspondiente.

Betanecol

Agonista colinérgico con actividad principal sobre los receptores muscarínicos M_2, su eficacia como procinético es dudosa, ya que, si bien aumenta la amplitud de las contracciones musculares a lo largo del tubo digestivo, no mejora su coordinación ni consigue acelerar el tránsito gástrico o intestinal. Además, aumenta la presión del EEI y estimula la secreción salivar y gástrica. Ensayado por vía oral en la enfermedad por reflujo gastroesofágico y en la gastroparesia posquirúrgica y diabética, actualmente está en desuso por su menor efectividad en comparación con otros agentes y su incidencia de efectos secundarios, que incluyen diarrea, sialorrea, dolor abdominal, bradicardia, hipotensión, visión borrosa e incontinencia urinaria.

Eritromicina

Antibiótico de la familia de los macrólidos, es un potente agonista de los receptores de motilina capaz de incrementar la amplitud y frecuencia de las contracciones antrales e iniciar las contracciones gástricas de fase III.

La motilina es un péptido de 22 aminoácidos sintetizado en células endocrinas de la mucosa duodenal, de donde se libera de forma cíclica para estimular la fase III del complejo motor migratorio gástrico, durante la cual potentes contracciones antrales vacían todo el quimo residual del estómago; el receptor de la motilina se ha identificado como una proteína G localizada a lo largo de todo el sistema nervioso entérico en densidad decreciente desde el estómago hacia el tracto intestinal inferior. La motilina estimula además la actividad colinérgica. El estímulo para su liberación no se conoce.

Se ha sugerido un efecto dosis-dependiente de la eritromicina en función de la estimulación de diferentes subtipos de receptores de motilina: dosis bajas generan un frente de contracción antral prematuro dependiente de acetilcolina, mientras que dosis mayores producen una contracción gástrica más sostenida a través de una vía no colinérgica. Otros antibióticos del mismo grupo –azitromicina, claritromicina y oleandomicina– muestran también actividad agonista de motilina. Sus propiedades farmacológicas se exponen en el capítulo 48.

Aplicaciones terapéuticas

La administración intravenosa de eritromicina se sigue de una normalización del vaciamiento gástrico tanto de sólidos como de líquidos. Cuando los pacientes son tratados con eritromicina oral, el efecto beneficioso persiste, aunque en menor grado. Indicada en el tratamiento de pacientes con gastroparesia de cualquier origen, incluido paresias tras cirugía pancreática. Su efectividad en el tratamiento prolongado es discutida debido a un efecto de taquifilaxia que conlleva la pérdida progresiva de su efectividad. Se ha empleado con éxito para facilitar la colocación de sondas nasoyeyunales, así como en forma de bolo intravenoso previo a la realización de endoscopias en pacientes con hemorragia digestiva alta para acelerar el vaciamiento de restos hemáticos y alimenticios. La dosis recomendada en cuadros agudos es de 3 mg/kg cada 8 horas; la dosis oral es de entre 250 y 500 mg cada 8 horas, unos 20 minutos antes de las comidas.

Antagonistas de la colecistocinina

La colecistocinina (CCK) es un octapéptido liberado tanto por células intestinales endocrinas en respuesta a determinados estímulos alimentarios, principalmente ácidos grasos y aminoácidos, como por neuronas entéricas. Sus efectos principales son la estimulación de la secreción enzimática del páncreas y de la contracción de la vesícula biliar. Su administración exógena estimula las contracciones pilóricas y suprime las contracciones antrales y duodenales, produciendo en consecuencia un enlentecimiento del vaciamiento gástrico; estimula además la percepción de saciedad. Existen dos tipos de receptores de CCK: los CCK_A liberan acetilcolina e inducen una actividad fásica, mientras que los CCK_B liberan sustancia P induciendo respuestas tónicas en el intestino.

Se han propuesto como procinéticos los antagonistas de los receptores CCK_A **loxiglumida** y **devazepida**, aunque sus efectos sobre el vaciado gástrico han resultado controvertidos, lo cual, junto con su potencial litogénico, limita su uso en la práctica clínica.

Levosulpirida

La levosulpirida es un enantiómero de la sulpirida, una benzamida antidopaminérgica de propiedades antipsicóticas, que a dosis bajas (25 mg cada 8 horas, con una duración máxima del tratamiento de 8 semanas) se emplea como procinético en pacientes con dispepsia funcional de tipo dismotilidad. El fármaco alcanza concentraciones plasmáticas máximas aproximadamente unas 3 horas después de su administración oral, eliminándose principalmente por vía renal. Entre los efectos adversos comunicados destacan las crisis comiciales o el desencadenamiento de fases maníacas en pacientes con trastorno bipolar, por lo que no debe utilizarse en estas situaciones. Además, es relativamente frecuente la aparición de tensión mamaria y galactorrea.

Fármacos antidiarreicos

La diarrea suele definirse como la emisión de heces de consistencia disminuida asociada, generalmente, a un aumento en la frecuencia de las deposiciones y en el peso de éstas, que en condiciones normales oscila entre 100 y 200 g/día. Existen cuatro mecanismos patogénicos principales de diarrea:

1. La *diarrea osmótica* está causada por la presencia en la luz intestinal de cantidades anormalmente grandes de solutos no absorbibles osmóticamente activos, y es característica de enfermedades que conllevan malabsorción de carbohidratos y de la diarrea producida por muchos laxantes.

2. La *diarrea secretora* está causada por la alteración del transporte de iones en las células epiteliales intestinales, característica de determinados defectos congénitos de los procesos de absorción de iones, y de la producción excesiva de diferentes mediadores –hormonas gastrointestinales producidas por tumores neuroendocrinos, productos derivados de células inflamatorias, enterotoxinas– que implican cambios en las concentraciones intracelulares de AMP cíclico, GMP cíclico, calcio o proteincinasas, y que conllevan alteraciones en el intercambio de sodio y cloro a través de la mucosa.

3. La *hipermotilidad* puede ser el mecanismo principal de la diarrea en entidades como el síndrome carcinoide, los síndromes posvagotomía, posgastrectomía y poscolecistectomía, la neuropatía diabética, el hipertiroidismo o el síndrome de intestino irritable.

4. La *exudación* de moco, proteínas y sangre en la luz intestinal como consecuencia de la ulceración e inflamación de la mucosa es, al menos en parte, determinante de la diarrea en enfermedades como la enfermedad inflamatoria intestinal o las gastroenteritis por microorganismos enteroinvasivos.

La rehidratación por vía oral es la medida terapéutica fundamental en todos los casos, aunque en los casos de diarrea grave o persistente –especialmente en niños– o en pacientes inmunodeprimidos o con enfermedades graves de base, la hidratación deberá llevarse a cabo por vía intravenosa; el preparado para hidratación oral recomendado por la Organización Mundial de la Salud contiene 90 mmol/l de sodio, 20 mmol/l de potasio, 80 mmol/l de cloro, 30 mmol/l de citrato y 11 mmol/l de glucosa. Dentro del tratamiento farmacológico inespecífico de los cuadros diarreicos, los opiáceos son el grupo de agentes más empleados.

Opiáceos

Los principales derivados opiáceos utilizados como antidiarreicos en la práctica clínica son la **codeína** y los opiáceos sintéticos **loperamida (fig. 35-2)** y **difenoxilato**, actualmente no comercializado en nuestro país.

Mecanismo de acción y acciones farmacológicas

Los agonistas opiáceos ejercen su efecto antidiarreico mediante una serie de acciones tanto periféricas –en el propio tubo digestivo– como centrales. Su acción gastrointestinal se ejerce mediante su actuación sobre receptores μ y δ de la pared del tubo digestivo, alterando tanto la motilidad como la secreción: dan lugar a una contracción directa de las fibras musculares de la capa circular que se traduce en un incremento de la presión luminal; inhiben la liberación de acetilcolina en las uniones neuromusculares de la capa longitudinal y, por último, facilitan la absorción de agua e iones, reducen la actividad secretora e inhiben la liberación de prostaglandinas. El efecto inhibidor sobre la motilidad digestiva se lleva a cabo sobre todo en el tracto gastrointestinal: incrementan el tono y reducen la motilidad del antro gástrico y del píloro, provocando un retraso del vaciamiento del estómago; incrementan el tono y las contracciones no propulsivas en intestino delgado y colon, disminuyendo la acti-

Tabla 35-4. Fármacos antidiarreicos			
FAMILIA/TIPOS	**RECEPTOR DIANA**	**MECANISMO DE ACCIÓN**	**INDICACIONES TERAPÉUTICAS**
Opiáceos Codeína Loperamida Difenoxilato	μ δ	↓ Motilidad gastrointestinal ↑ Tono del esfínter anal Actúan a nivel central	Diarrea en general
Subsalicilato de bismuto	Inhibe la síntesis de prostaglandinas	↓ Secreción intestinal	Diarrea del viajero (no comercializado en España)
Octeotrida	Análogo de somatostatina	↓ Secreción gastrointestinal	Tumores endocrinos (carcinoide, vipoma, glucagonoma) Fístulas pancreáticas Diarrea refractaria (sida)
Racecadotril	Inhibe las encefalinasas	↓ Secreción de agua y electrólitos	Diarrea en general

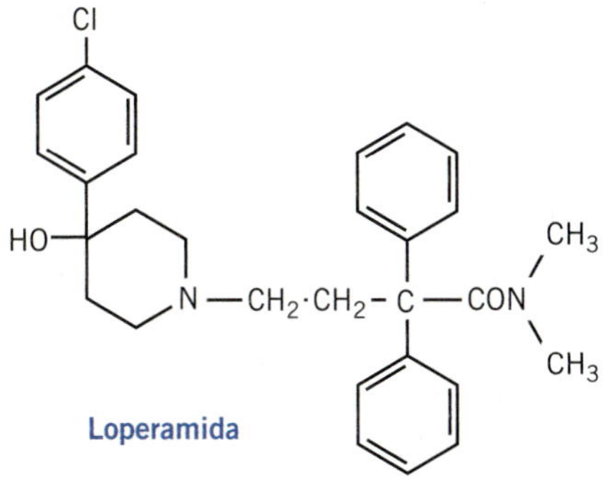

Figura 35-2. Estructura química de la loperamida.

vidad peristáltica y, por tanto, dificultando el avance de la masa fecal; incrementan el tono del esfínter anal mejorando la continencia en los pacientes con diarrea y, por último, aumentan el tono y la presión de las vías biliares y del esfínter de Oddi. Actúan además sobre el sistema nervioso central, en función de la capacidad de cada fármaco de atravesar la barrera hematoencefálica. La acción antidiarreica de los opiáceos se consigue con dosis que no llegan a producir analgesia y es más intensa cuando se administran por vía oral.

Farmacocinética y metabolismo

La loperamida, que se administra en forma de clorhidrato, se absorbe por vía oral. Actúa de manera preferente sobre receptores μ del tracto gastrointestinal, siendo entre 40 y 50 veces más potente que la morfina como antidiarreico; penetra muy mal en la barrera hematoencefálica, por lo que como antidiarreico parece claramente superior a otros derivados opioides. Presenta una semivida de unas 11 horas y se metaboliza a nivel hepático. El difenoxilato, relacionado estructuralmente con la meperidina, se absorbe fácilmente tras su administración oral y se desesterifica dando lugar a difenoxina, metabolito activo que se elimina con una vida media de unas 12 horas; también actúa principalmente sobre receptores μ, pudiendo desencadenar efectos centrales cuando se utiliza a dosis superiores de las recomendadas para el tratamiento de la diarrea.

Reacciones adversas

Los efectos adversos más frecuentes son el dolor abdominal y el estreñimiento marcado. Pueden aparecer efectos centrales –especialmente en niños– como mareo, desorientación, reacciones distónicas o estereotipias. La sobredosificación se manifiesta en forma de depresión del sistema nervioso central e íleo paralítico. No deben administrarse en brotes agudos de enfermedad inflamatoria intestinal por su capacidad de favorecer el desarrollo de megacolon, o en pacientes con diverticulosis o síndrome de intestino irritable por su tendencia a incrementar la presión intraluminal y las contracciones musculares. Están contraindicados en casos de suboclusión intestinal.

Aplicaciones terapéuticas

Los opiáceos están indicados como tratamiento sintomático de la diarrea, teniendo en cuenta que deben utilizarse sólo como coadyuvantes del tratamiento etiológico de la enfermedad causal. La dosis de codeína puede llegar hasta 60 mg cada 8 horas; la loperamida se utiliza en dosis de 4 mg inicialmente seguida de 2 mg tras cada deposición hasta un máximo de 16 mg diarios en adultos, la mitad de dosis para niños mayores de 8 años, y 0,08 mg/kg/día en niños menores de 8 años; no debe utilizarse en niños menores de 2 años. El difenoxilato se administra en asociación con atropina a dosis de 10 mg seguida de 5 mg cada 6 horas.

Subsalicilato de bismuto

Reduce la secreción intestinal estimulada por toxinas bacterianas, debido en parte a su capacidad de inhibir la síntesis de prostaglandinas. Empleado en la prevención y el tratamiento de la «diarrea del viajero» leve o moderada, aunque no está comercializado en España.

Octreotrida

Análogo de la somatostatina de acción prolongada empleado principalmente en el tratamiento de síntomas asociados a neoplasias endocrinas.

Mecanismo de acción y acciones farmacológicas

Son múltiples las acciones de la somatostatina sobre la fisiología del tubo digestivo: inhibición de la secreción de ácido y pepsinógeno en el estómago, inhibición de la secreción de hormonas gastrointestinales, inhibición de la secreción intestinal de líquidos y bicarbonato, y disminución de la contractilidad del músculo liso. También produce vasoconstricción a nivel de la circulación esplácnica.

Farmacocinética y metabolismo

La octreotida es tan potente como la somatostatina, pero con una vida media plasmática mucho más prolongada, en torno a 90 minutos. Después de la inyección subcutánea del fármaco, el hígado extrae aproximadamente un tercio de la dosis administrada, apareciendo cantidades equivalentes en la orina.

Reacciones adversas

Los efectos adversos suelen ser menores y consisten dolor en el sitio de inyección, náuseas y vómitos, dolor abdominal y flatulencia; puede dar lugar a alteraciones del metabolismo hidrocarbonado dada su capacidad de alterar la liberación de insulina y glucagón. Se ha descrito la aparición de colelitiasis en el 10 al 20 % de los pacientes tratados a largo plazo con octreotida.

Aplicaciones terapéuticas

La octreotida debe administrarse por vía parenteral –subcutánea o intravenosa–, habiéndose demostrado su eficacia en el tratamiento de tumores endocrinos del tubo digestivo (carcinoide, VIPoma, glucagonoma, gastrinoma, insulinoma), de la diarrea refractaria a otras medidas terapéuticas (por ejemplo, en la asociada al sida) y en la prevención y el tratamiento de las fístulas pancreáticas. Se emplea también como tratamiento coadyuvante al endoscópico en la hemorragia por varices esofágicas gracias al efecto modulador que produce sobre la circulación esplácnica. La dosificación debe individualizarse: se suele comenzar con 50 μg dos o tres veces al día, incrementando de 100 en 100 μg, cada 8 horas, en función de la respuesta clínica, hasta un máximo de 1.500 μg diarios.

Telotristat

Se trata de un inhibidor de la L-triptófano hidroxilasa periférica, enzima limitante de la síntesis de serotonina, que actúa reduciendo la síntesis de esta molécula; está indicado –en combinación con octreótida, cuando ésta no sea suficientemente eficaz– en el control de la diarrea en pacientes adultos con síndrome carcinoide. La posología es 250 mg cada 8 horas por vía oral, debiendo reducirse en casos de insuficiencia hepática. Tras su administración oral, se absorbe rápidamente y se convierte en su metabolito activo. El telotristat es inductor de los citocromos CYP2B6 y CYP3A4, por lo que puede disminuir la eficacia de fármacos que son sus sustratos. Los efectos secundarios más frecuentemente descritos son el dolor abdominal, el aumento de transaminasas y γ-glutamiltransferasa (GGT), la hiporexia y la astenia.

Racecadotril

También denominado acetorfán, es un inhibidor de las encefalinasas de administración oral, ensayado inicialmente en el tratamiento de la diarrea asociada al cólera en niños de países en vías de desarrollo. Ha sido aprobado en España para el tratamiento sintomático de la diarrea aguda en lactantes mayores de 3 meses, niños y adultos cuando las medidas de soporte habituales sean insuficientes para controlar el cuadro. Las dosis utilizadas oscilan entre los 10 mg cada 8 horas en lactantes y los 100 mg cada 8 horas en adultos, en general durante un período máximo de 7 días. Se trata de un fármaco antisecretor puro que actúa mediante la degradación de opioides endógenos (encefalinas) que a su vez conlleva una reducción de la hipersecreción de agua y electrólitos a la luz intestinal sin afectar a la motilidad gastrointestinal o cólica. Por vía oral se absorbe rápidamente; su semivida es de 3 horas, aunque la duración de la actividad sobre la encefalinasa plasmática se estima en torno a las 8 horas; su actividad es exclusivamente periférica, ya que no atraviesa la barrera hematoencefálica. El fármaco se hidroliza rápidamente para dar lugar a su metabolito activo –que circula unido en un 90 % a proteínas plasmáticas– y que, a su vez, se metaboliza posteriormente en metabolitos inactivos que se eliminan por vía biliar, renal y pulmonar. Está contraindicado en pacientes con diarrea enteroinvasiva. Sus efectos adversos son escasos. En ensayos controlados ha demostrado una eficacia similar a la de la loperamida, pero con mejor tolerancia.

Quelantes de sales biliares

La **colestiramina**, el **colestipol** y el **colesevelam** son resinas quelantes de sales biliares, no absorbibles, indicadas en el

---

✪ MOTILIDAD INTESTINAL

- El principal grupo de procinéticos, las benzamidas, dan lugar de forma indirecta a un incremento de la actividad colinérgica en el plexo mientérico gastrointestinal, debido principalmente a su actividad agonista de los receptores serotoninérgicos 5-HT₄, y en menor grado al bloqueo de los receptores dopaminérgicos D₂. Existe correlación entre la actividad agonista 5-HT₄ –mayor para cisaprida, menor para metoclopramida– y la actividad procinética.

- Los efectos secundarios de mayor importancia de este grupo de fármacos –extrapiramidales e hipofisarios– están determinados por el bloqueo de los receptores dopaminérgicos D₂ en el sistema nervioso central.

- Las indicaciones fundamentales de los procinéticos son la enfermedad por reflujo gastroesofágico –en general como coadyuvantes a inhibidores de la secreción ácida–, la dispepsia funcional, la gastroparesia de cualquier causa y los vómitos.

- Los antibióticos de la familia de los macrólidos, en especial la eritromicina, deben su actividad procinética a su actividad agonista de los receptores de la motilina, estimulando principalmente el vaciamiento gástrico.

- Los derivados opiáceos son el grupo de fármacos más empleados en el tratamiento sintomático de la diarrea. Ejercen su efecto tanto a nivel periférico –inhibiendo tanto la motilidad como la secreción intestinal– como central. Deben usarse con precaución en la enfermedad inflamatoria intestinal por su potencial de inducir el desarrollo de megacolon.

- La octreotida, análogo de la somatostatina, ha demostrado su eficacia en el tratamiento de la diarrea asociada a neoplasias endocrinas gastrointestinales y en la diarrea refractaria del sida. El telotristat está indicado –en combinación con octreotida– en el control de la diarrea refractaria en pacientes adultos con síndrome carcinoide.

- Los laxantes se clasifican, según su mecanismo de acción, en agentes incrementadores de masa fecal (*Plantago ovata*, metilcelulosa), agentes lubrificantes del contenido fecal (docusato sódico, glicerina, parafina), agentes osmóticos (lactulosa) y estimulantes por contacto (antraquinónicos y polifenólicos).

- Los agentes formadores de masa fecal son especialmente útiles para normalizar el tránsito intestinal en pacientes con estreñimiento crónico, mientras que lubrificantes y estimulantes deben emplearse únicamente en el tratamiento de episodios transitorios de estreñimiento.

- Los espasmolíticos, que relajan la fibra muscular lisa por un mecanismo directo, se utilizan en general asociados a fármacos anticolinérgicos en el tratamiento del dolor asociado a distensión de vísceras huecas: tubo digestivo, vía excretora renal, útero.

---

manejo de hiperlipemias y del prurito asociado a hepatopatías crónicas colestásicas. Han demostrado su utilidad clínica en el tratamiento de la diarrea asociada a malabsorción de sales biliares idiopática o secundaria a la afectación inflamatoria o la resección del íleon terminal debida, por ejemplo, a enfermedad de Crohn. Se ha sugerido, asimismo, su utilidad en el tratamiento sintomático de pacientes con síndrome de intestino irritable con diarrea como síntoma predominante. La dosis en adultos oscila entre 12 y 16 mg diarios de colestiramina, entre 15 y 30 mg diarios de colestipol o 2.500 mg diarios de colesevelam repartidos en tres tomas. Debe tenerse en cuenta que estas resinas interfieren con la absorción de vitaminas liposolubles y de diversos fármacos –tiazidas, digoxina, hormonas tiroideas–, por lo que en caso de tratamientos concomitantes deben administrarse al menos 1 hora antes o 4 horas después de éstas.

Farmacología del estreñimiento

Aunque es un concepto difícil de cuantificar por su carácter subjetivo, en general se acepta como estreñimiento la situación en la que se producen menos de tres deposiciones semanales de consistencia, en general, aumentada. Desde un punto de vista etiológico, el estreñimiento puede deberse a: *lesiones estructurales* del colon y del canal anal; *secundario* a procesos sistémicos (procesos endocrino-metabólicos, enfermedades del colágeno, enfermedades neurológicas, traumatismos) o a la ingesta de fármacos, y *estreñimiento crónico idiopático*, el más frecuente en la población general y en el cual no es posible identificar la causa, aunque la escasez de fibra en la dieta y la disfunción del suelo pélvico desempeñan un papel importante.

Las medidas higiénico-dietéticas constituyen la primera línea de tratamiento: pautas de conducta, maniobras posturales, ejercicio físico, consumo adecuado de fibra en la dieta. Los laxantes son los preparados farmacéuticos que favorecen la deposición. Según su mecanismo de acción pueden clasificarse en agentes formadores de masa fecal, agentes lubrificantes del contenido fecal, agentes osmóticos y estimulantes por contacto.

Formadores de masa

Incrementan el volumen del bolo fecal, lo cual estimula la actividad motora intestinal. Se trata de polisacáridos difícilmente absorbibles, naturales o sintéticos que, como sustancias hidrófilas, actúan absorbiendo agua, con lo que al hincharse incrementan su masa y estimulan los reflejos fecales. Las principales sustancias son el **salvado de trigo**, las semillas de *Plantago ovata*, los preparados de *Psyllium* y los preparados de **metilcelulosa**. Se administran por vía oral y su efecto completo se observa después de varios días del inicio del tratamiento –hasta 3 semanas–, por lo que no son apropiados para el alivio rápido del estreñimiento transitorio, debiéndose utilizar para normalizar el tránsito intestinal en pacientes con estreñimiento crónico. Los efectos secundarios son mínimos, aunque en pacientes con estreñimiento crónico grave con tránsito cólico enlentecido estos compuestos suelen agravar los síntomas de distensión abdominal sin mejorar el tiempo de tránsito. Los más empleados son la metilcelulosa, que se administra en forma de cápsulas de 500 mg, a dosis de 3 a 4,5 g/día, y el *Plantago ovata*, a dosis de 3,5 a 10 g/día. El *Psyllium* puede unirse a los dicumarínicos, por lo que se recomienda espaciar la administración de ambos.

Agentes lubrificantes y emolientes

Se trata de aceites vegetales o minerales que favorecen la lubrificación y disminución de la consistencia del bolo fecal. Deben utilizarse sólo durante episodios puntuales y evitarse en el manejo a largo plazo del estreñimiento crónico. Los más empleados son la **glicerina**, que se administra en forma de supositorios (2,25 g en adultos y 2 g en niños), estimulando el reflejo defecatorio en 2-15 minutos; el **dioctilsulfosuccinato** o **docusato sódico**, agente tensioactivo aniónico que humedece y emulsiona las heces, y que se administra por vía oral (hasta 500 mg día) o rectal; y el **aceite de parafina**, que se presenta en suspensión y se administra por vía oral a una dosis de entre 15 y 45 ml diarios, observándose el efecto laxante a las 6-8 horas. Está contraindicado en pacientes que presentan riesgo de aspiración (ancianos, disfagia orofaríngea, disminución del nivel de conciencia) por la posibilidad de desarrollar una neumonía lipoidea. Su uso crónico parece inhibir la absorción de vitaminas liposolubles.

Laxantes osmóticos

Son compuestos que, tras su administración –oral o rectal–, presentan una muy escasa absorción en el tubo digestivo y atraen agua a la luz intestinal por un mecanismo de osmosis; esto produce un aumento de la masa fecal, lo que estimula la motilidad intestinal y una menor consistencia de ésta, favoreciendo su avance a través del colon. La **lactulosa** es una combinación de galactosa y fructosa que se administra por vía oral, a dosis de 15 a 60 ml diarios, o en forma de enemas. En general no muestra un efecto laxante inmediato, si no tras 2 o 3 días de tratamiento. El efecto secundario más frecuente es la flatulencia. El **lactitol** es un disacárido de galactosa y sorbitol similar a la lactulosa; se administra por vía oral a dosis de 20 g/día que se pueden incrementar o disminuir en función de la respuesta. Ambos fermentan en el colon por acción de bacterias comensales originando aniones orgánicos, principalmente ácido láctico, con propiedades osmóticas; además, la acidificación del medio que producen favorece la conversión del amoníaco en amonio, de difícil absorción, hecho en el que radica parte la utilidad de estos agentes en el tratamiento de la encefalopatía hepática.

El **macrogol** es un polímero de elevado peso molecular que, administrado por vía oral a dosis de entre 10 y 20 g/día, actúa como laxante osmótico. Las **soluciones evacuantes a base de polietilenglicol o de fosfatos** se administran por vía oral a grandes dosis como preparación del colon para la realización de pruebas diagnósticas endoscópicas, radiológicas o intervenciones quirúrgicas o, de forma excepcional, en pacientes con estreñimiento crónico refractario al resto de fármacos. El **CitraFleet®** es un preparado comercializado a base de picosulfato sódico, óxido de magnesio ligero y ácido cítrico anhidro empleado en la preparación y limpieza del colon antes de pruebas diagnósticas o terapéuticas. Su administración es más sencilla y mejor tolerada que las soluciones evacuantes tradicionales. Está contraindicado su uso en pacientes mayores con insuficiencia renal crónica.

Estimulantes por contacto

Su mecanismo de acción parece ser la estimulación de la secreción intestinal de agua y electrólitos y la motilidad intestinal. Se pueden clasificar en derivados antraquinónicos, polifenólicos y aceite de ricino. Los laxantes antraquinónicos –**sen**, **cáscara sagrada**, **aloe**, **frángula**, **ruibarbo**– tienen como principios activos glucósidos de origen vegetal que no se absorben en el intestino delgado y son hidrolizados por enzimas bacterianas colónicas, dando lugar a moléculas que estimulan la actividad secretora y motora del colon. El efecto laxante comienza a las 6-8 horas de su administración, por lo que son especialmente útiles en el tratamiento de episodios transitorios de estreñimiento. Su utilización prolongada origina la llamada *melanosis coli*, una pigmentación oscura aparentemente reversible de la mucosa del colon sin significado patológico pero patognomónica de la ingesta crónica de estos productos. Los derivados polifenólicos –**bisacodilo**, **picosulfato sódico** y **fenolftaleína**– actúan de manera similar induciendo la deposición a las 10-14 horas tras su administración oral. La dosis habitual de bisacodil es de 5 a 15 mg por la noche por vía oral en tabletas con cubierta entérica o por vía rectal en supositorios. El picosulfato sódico se administra a dosis de 5 a 15 mg por la noche. El **aceite de ricino** actúa en el intestino delgado con una latencia de 1 a 3 horas.

Otros laxantes

La **prucaloprida** es un agente procinético con afinidad selectiva por el receptor de serotonina 5-HT$_4$, empleado en el tratamiento sintomático del estreñimiento crónico en mujeres en las que el tratamiento con laxantes no proporciona un alivio adecuado. En ensayos clínicos frente a placebo se observó una mejora en la normalización del número de deposiciones, reducción en la necesidad de laxantes y mejoría global de la sintomatología y la calidad de vida. Los efectos adversos descritos son poco frecuentes y de escasa gravedad (cefaleas, alteraciones gastrointestinales, etc.).

La **linaclotida** es el último procinético incorporado al mercado. Se trata de un péptido sintético no absorbible, agonista del receptor de la guanilo ciclasa-C, con actividad analgésica visceral, secretora y laxante. A su vez actúa como análogo de ciertas enterotoxinas termoestables segregadas por *E. coli*, lo que explica que la diarrea sea su efecto adverso más frecuente. En ensayos clínicos la diarrea apareció en el 20 % de los pacientes, prolongándose más de 28 días en la mitad de los casos, fue grave en el 2 % y causó abandono del tratamiento en el 5 %. Presenta muy baja biodisponibilidad oral y se metaboliza en el tubo digestivo, siendo apenas detectable en plasma a dosis terapéuticas. Ha sido autorizada en adultos para el tratamiento del síndrome del intestino irritable con estreñimiento asociado entre moderado y grave. Su uso debe quedar limitado para aquellos casos que no hayan respondido adecuadamente a ninguno de los tratamientos de elección disponibles o que sean intolerantes a ellos. Se recomienda evaluar el tratamiento periódicamente y no prolongarlo más de 4 semanas si no hay respuesta.

Los inhibidores de la colinesterasa como la **prostigmina** y la **neostigmina** son útiles en pacientes con estreñimiento yatrogénico por fármacos anticolinérgicos, en casos de íleo paralítico posquirúrgico y en el síndrome de Ogilvie. La **metilnaltrexona** y la **naldemedina** son antagonistas selectivos de los receptores opioides μ periféricos, que no atraviesan la barrera hematoencefálica de forma significativa, y que están indicados en el tratamiento del estreñimiento inducido por opiáceos, especialmente en pacientes en cuidados paliativos, cuando el tratamiento laxante convencional no resulta eficaz.

Espasmolíticos

Los espasmolíticos ejercen su efecto terapéutico mediante la relajación de la fibra muscular lisa de la pared gastrointestinal por un mecanismo directo, no mediado por receptores de ningún neurotransmisor. Inducen la relajación de todo tipo de fibra muscular lisa, probablemente por su capacidad de inhibir la fosfodiesterasa y elevar los niveles intracelulares de AMP cíclico Los más empleados son la **papaverina**, **mebevirina**, **fenpipramida**, **pramiverina**, **pitofenona** y **trimebutina**. A dosis altas pueden producir hipotensión por relajación de la musculatura lisa vascular. En general se utilizan asociados a agentes anticolinérgicos –**atropina**, **butilescopolamina**, **metilescopolamina**, **dicloverina**, **otilonio bromuro** y **pinaverio**– como tratamiento sintomático de dolores cólicos tanto gastrointestinales como ureterales y uterinos. Una de sus principales indicaciones es el tratamiento del dolor abdominal en pacientes con síndrome de intestino irritable; la butilescopolamina se emplea por vía intravenosa para disminuir la motilidad duodenal y facilitar así la realización de colangiografía retrógrada endoscópica. El analgésico pirazólico **metamizol** (o **dipirona**) posee también ligera actividad relajante de la fibra muscular lisa, por lo que también es útil, especialmente en asociación, como espasmolítico.

FARMACOLOGÍA DE LOS TRASTORNOS MOTORES ESOFÁGICOS

Los trastornos motores esofágicos primarios constituyen un grupo de enfermedades de etiología poco clara que afectan de forma exclusiva al esófago y que se caracterizan por la existencia de anomalías en el control de la peristalsis del cuerpo esofágico y/o en la función del esfínter esofágico inferior (EEI). Son, según la clasificación clásica, el esfínter esofágico inferior hipertónico, la peristalsis esofágica sintomática, el espasmo esofágico difuso, la acalasia y los trastornos motores inespecíficos. Deben diferenciarse de los trastornos motores secundarios a otras enfermedades (enfermedad por reflujo, carcinoma de cardias, esclerodermia, amiloidosis, enfermedad de Chagas, etc.), que pueden cursar clínicamente de forma similar. Estudios histopatológicos en la acalasia sugieren un mecanismo de denervación esofágica como principal determinante en la patogenia de la enfermedad.

Los fármacos que han demostrado disminuir el tono del esfínter esofágico inferior y mejorar el vaciamiento esofágico más empleados en clínica son los nitratos de acción prolongada y los antagonistas del calcio, aunque diversas circunstancias condicionan una escasa utilidad en el tratamiento de los trastornos motores esofágicos, especialmente la acalasia: su eficacia es limitada y difícilmente predecible, con frecuencia presentan efectos secundarios (cefalea, hipotensión), su efecto es transitorio y sólo permanece mientras son administrados, desarrollando además taquifilaxia. Su principal indicación es el tratamiento sintomático transitorio complementario al endoscópico o quirúrgico. El **dinitrato de isosorbida** a dosis de 5 a 10 mg por vía sublingual antes de las comidas o cuando aparece dolor torácico, o a dosis de 20 mg cada 12 horas por vía oral en su formulación retarda, mejora la sintomatología y el tránsito esofágico en la mayoría de los pacientes con acalasia. Sus efectos secundarios habituales, especialmente la cefalea, impiden su uso continuado. El antagonista del calcio más empleado en el tratamiento de los trastornos motores esofágicos es el nifedipino, que, administrado por vía sublingual a dosis de entre 10 y 30 mg, es capaz de relajar el esfínter esofágico inferior en pacientes con acalasia.

La **toxina botulínica** tipo A se obtiene a partir de la fermentación controlada de *Clostridium botulinum*. La toxina se une a receptores colinérgicos presinápticos, se internaliza en el botón sináptico e interfiere de manera irreversible en la liberación de acetilcolina bloqueando la unión de las vesículas del neurotransmisor a la membrana axonal; con ello se compensa la disminución de la inervación inhibidora de la contracción motora esofágica característica de la acalasia. La inyección intramural de toxina botulínica por vía endoscópica ha demostrado su eficacia en el tratamiento de la acalasia a corto y medio plazo, aunque en general se requieren inyecciones repetidas; este hecho determina que en general se reserve para pacientes con contraindicaciones para dilatación endoscópica o miotomía quirúrgica. Los efectos secundarios son poco frecuentes: dolor torácico leve y transitorio y reflujo ácido en menos del 5 % de los pacientes tratados.

FARMACOLOGÍA DEL VÓMITO

Fisiopatología del vómito

▸ El vómito se define como la expulsión forzada del contenido gástrico a través de la boca. Se trata de un proceso complejo de naturaleza refleja que surge como respuesta a diversos estímulos –de origen y naturaleza variada– que provocan una contracción potente y mantenida de los músculos abdominales y del diafragma, coordinada a su vez con la elevación y apertura del cardias y la contracción del píloro.

Se ha postulado que el centro del vómito se encuentra localizado de forma bilateral en la porción dorsal del bulbo raquídeo; sin embargo, no se ha logrado determinar un área anatómica concreta y la hipótesis más aceptada habla de la presencia conjunta de un centro receptor farmacológico común con la salivación y la respiración a nivel del tronco encefálico. Este centro presenta como principales vías aferentes el nervio vago y los nervios simpáticos, y como vías eferentes, el propio nervio vago, el nervio frénico y los nervios espinales de la musculatura abdominal. Existen también vías aferentes en relación con la corteza cerebral en el caso de los vómitos aprendidos asociados al uso de quimioterápicos y vías vestibulares asociadas al vómito presente en el mareo. Además de este centro existe una zona quimiorreceptora que actúa como gatillo del proceso del vómito, situada en el área postrema adyacente al suelo del cuarto ventrículo a nivel del bulbo raquídeo, y que puede activarse de forma indirecta por diferentes estímulos actuando de forma directa sobre el centro del vómito. Esta área gatillo se encuentra funcionalmente fuera de la barrera hematoencefálica, por lo cual puede actuar como quimiorreceptor para multitud de sustancias circulantes.

Los estímulos eméticos pueden inducir el vómito de manera *directa* activando el centro del vómito a través de vías aferentes originadas en el tracto gastrointestinal, el corazón, el peritoneo, el sistema vestibular o en centros encefálicos superiores; o de forma *indirecta*, mediante la estimulación de la zona gatillo quimiorreceptora del área postrema. Estímulos y condiciones que actúan sobre la zona gatillo incluyen la uremia, la hipoxia, la acidosis, la enterotoxina de bacterias grampositivas, el movimiento, la radiación y numerosos fármacos: opiáceos (que actúan sobre receptores opioides KOR o DOR), digital, derivados de la ergotamina, nicotina, jarabe de ipeca-

cuana, agonistas dopaminérgicos, la gran mayoría de los fármacos quimioterápicos y los fármacos anestésicos.

Los principales neurotransmisores liberados tanto en el centro del vómito como en la zona gatillo son la dopamina –actuando a través de receptores D_2– y la serotonina, especialmente mediante la estimulación de receptores 5-HT$_3$. Además, también se han implicado los opiáceos endógenos, las encefalinas, el péptido YY y la sustancia P. El receptor de la neurocinina (NK-1) se encuentra íntimamente relacionado con los mecanismos presentes en el vómito retardado asociado al tratamiento con agentes quimioterápicos. Las diferentes estrategias farmacológicas van encaminadas al bloqueo de estos neurotransmisores. ◂◂

Fármacos antieméticos

Benzamidas

La **metoclopramida** y la **cleboprida** son dos de los fármacos más empleados a nivel clínico en el tratamiento del vómito. Ejercen su actividad antiemética de forma directa mediante el bloqueo de los receptores dopaminérgicos D_2 (efecto central). Además, su actividad procinética facilita el vaciamiento gástrico hacia el duodeno, contribuyendo de forma indirecta a evitar el vómito (efecto periférico). En dosis elevadas son capaces de antagonizar los receptores serotoninérgicos 5-HT$_3$. Por este motivo no se utilizan en el tratamiento de los vómitos asociados a quimioterapia –que obligan a un bloqueo de los receptores 5-HT$_3$–, ya que el uso de dosis elevadas de benzamidas asocia frecuentemente efectos extrapiramidales, lo que limita su empleo. Se utilizan también en la prevención del vómito asociado a la anestesia general.

Fenotiazinas

Son fármacos neurolépticos cuya acción antiemética se debe a su capacidad de bloquear los receptores dopaminérgicos D_2. Además, antagonizan a los receptores H_1 de histamina y a receptores colinérgicos de tipo muscarínico.

La **clorpromazina** tiene una potente actividad antiemética y se ha utilizado en la prevención y el tratamiento de los vómitos inducidos por quimioterapia y radioterapia, así como en los vómitos asociados a la insuficiencia renal crónica. Sin embargo, su intenso efecto sedante y su potencialidad para producir parkinsonismo limitan su uso clínico.

> **✪ FARMACOLOGÍA DEL VÓMITO**
>
> - Los derivados benzamídicos metoclopramida y cleboprida, el neuroléptico clorpromacina y la domperidona ejercen su efecto antiemético principalmente mediante el bloque de los receptores dopaminérgicos D_2.
>
> - Los antagonistas de los receptores serotoninérgicos 5-HT$_3$ –ondansetrón y derivados– son los fármacos más empleados actualmente en los vómitos asociados a quimioterapia antineoplásica. Su efectividad y la escasa frecuencia de efectos secundarios de este grupo, en relación con las benzamidas, son sus principales ventajas.
>
> - Los antihistamínicos H_1 son los agentes más eficaces en la prevención y el tratamiento de las náuseas y vómitos asociados a patología vestibular.
>
> - Los antagonistas de la sustancia P, aprepitant y fosaprepitant, se emplean en la prevención de las náuseas y los vómitos agudos y diferidos que se asocian con la quimioterapia antineoplásica.

La **tietilperazina**, una fenotiacina de tipo piperacínico, es uno de los agentes más utilizados en el tratamiento de los vómitos de origen vertiginoso debido a sus reducidos efectos extrapiramidales. También se emplea en la hiperémesis gravídica.

Butirofenonas

La **domperidona** debe su efecto antiemético al bloqueo de los receptores D_2 a nivel de la zona gatillo quimiorreceptora. Se emplea en el tratamiento de los vómitos asociados al retraso en el vaciamiento del contenido gastroduodenal, como en la dispepsia funcional subtipo dismotilidad o gastroparesia.

Bloqueantes de los receptores 5-HT₃

Se desarrollaron en la década de 1980 tras el descubrimiento de la presencia de receptores serotoninérgicos $5-HT_3$ en la zona gatillo quimiorreceptora y de la implicación de la serotonina en los vómitos inducidos por fármacos quimioterápicos. Presentan una estructura indólica común relacionada con la serotonina, gracias a la cual desempeñan su efecto bloqueando los receptores tipo 3 de la serotonina. Son los fármacos de elección en el tratamiento de los vómitos y las náuseas asociados al tratamiento con agentes antineoplásicos. Poseen una mayor efectividad y mejor tolerancia que los derivados benzamídicos.

Dentro de este grupo destacan el **granisetrón** –antagonista puro del receptor $5-HT_3$–, el **ondansetrón** y el **tropisetrón**, que, además, poseen actividad antagonista débil de los receptores $5-HT_4$ (**fig. 35-3**). El ondansetrón se une también a otros receptores serotoninérgicos y al receptor opioide μ. El último fármaco de esta familia aprobado en España ha sido el **palonosetrón**, comercializado en forma de hidrocloruro.

Mecanismo de acción y acciones farmacológicas

Los $5-HT_3$ son autorreceptores que necesitan altas concentraciones de serotonina para ser activados e inducen un efecto de retroalimentación positiva que aumenta la liberación de serotonina. Los fármacos de este grupo ejercen su acción antiemética mediante el bloqueo selectivo de los receptores de serotonina $5-HT_3$ centrales y periféricos. Los receptores periféricos se localizan en las fibras nerviosas aferentes vagales del sistema nervioso entérico y en la membrana plasmática de las células enterocromafines de la pared gastrointestinal. Los cuatro fármacos disponibles en España muestran una afinidad similar por sus receptores diana, entre 200 y 600 veces mayor que su ligando fisiológico, lo que explica su eficacia como antagonistas y la rapidez de su acción. Poseen una actividad antiemética específica sobre los vómitos asociados a quimioterápicos. Facilitan, además, el vaciamiento gástrico, aunque debido a su capacidad de enlentecer el tránsito intestinal pueden producir estreñimiento.

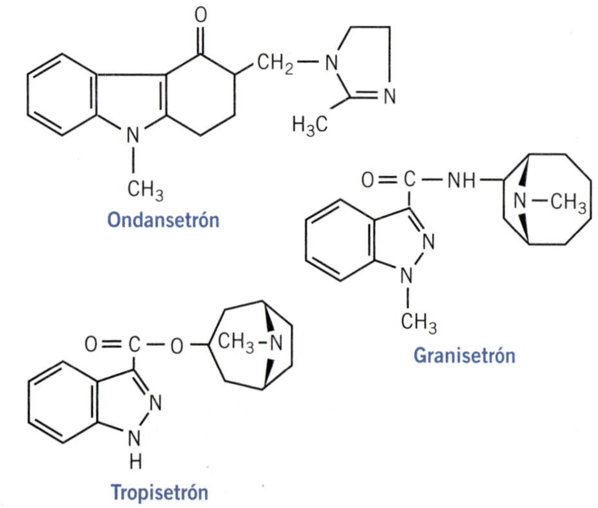

Farmacocinética y metabolismo

Presentan una rápida absorción –principalmente en tramos proximales del tubo digestivo, donde la densidad de receptores $5-HT_3$ es mayor– tras su administración oral, con una biodisponibilidad del 50 %. Su unión a proteínas plasmáticas es superior al 75 %, siendo mayor en el caso del palonosetrón. Su metabolismo es hepático, en forma de hidroxilación seguida de glucuronización y formación de compuestos sulfato. Sus metabolitos se excretan por la orina. La semivida plasmática en pacientes sanos oscila entre 3-4 horas (ondansetrón y granisetrón), 7-10 horas (tropisetrón) y 40 horas (palonosetrón).

Reacciones adversas

Se ha descrito una baja incidencia de efectos secundarios, lo que constituye una de las principales ventajas de este grupo de fármacos en relación con las benzamidas. Los más frecuentes son la cefalea, el mareo, el vértigo y el estreñimiento. Son capaces de producir un aumento de bajo rango y reversible en las cifras de transaminasas, que rara vez tiene relevancia clínica.

Aplicaciones terapéuticas

Los antagonistas $5-HT_3$ están indicados en la profilaxis y el tratamiento de las náuseas y los vómitos inducidos por agentes antineoplásicos, especialmente en los de aparición aguda que comienzan entre 1 y 4 horas tras la administración de los quimioterápicos y que pueden prolongarse durante más de 24 horas. Los fármacos quimioterápicos con mayor poder emetizante son el cisplatino, la asociación de carboplatino y ciclofosfamida, la carmustina y el 5-fluorouracilo (a dosis mayores de 1.000 mg/m²). Los cuatro anti $5-HT_3$ comercializados presentan una eficacia similar, si bien el palonosetrón es el más empleado a día de hoy por su larga semivida plasmática. La vía de administración más adecuada en el caso del ondansetrón, el granisetrón y el tropisetrón es la oral por su relación coste-efectividad, y parece demostrado que una única dosis es tan eficaz como dosis múltiples en la prevención de los vómitos. Además, parece probable la existencia de un umbral de bloqueo de los receptores $5-HT_3$ por debajo del cual sus antagonistas resultan inefectivos, y por enci-

Figura 35-3. Estructura química de los antagonistas de los receptores 5-HT₃.

ma del cual un incremento de su dosis no se asocia a una mayor efectividad. En el caso del palonosetrón, la vía de administración es intravenosa, unos 30 minutos antes de iniciar el tratamiento quimiterápico.

El ondansetrón se emplea en dosis de 8 mg antes del tratamiento y 8 mg cada 8 horas después de éste. Las dosis intravenosas oscilan entre 8 y 32 mg. El granisetrón y el tropisetrón se utilizan en dosis de 10-40 y de 5-40 µg/kg, respectivamente. El palonosetrón se emplea en dosis única intravenosa de 250 µg antes de la quimioterapia. No parece necesario el ajuste de dosis de ninguno de los fármacos en caso de insuficiencia renal. La utilización de regímenes terapéuticos de antagonistas 5-HT$_3$ en asociación con esteroides, así como con benzodiazepinas, conlleva una mayor eficacia en la prevención de la emesis aguda inducida por quimioterapia.

Se desaconseja la utilización de estos agentes debido a sus reacciones adversas en el caso de tratamientos con quimioterápicos considerados de bajo poder emetizante, tales como bleomicina, vincristina, vinblastina, 5-fluorouracilo (a dosis menores de 1.000 mg/m^2).

Otra de las indicaciones clásicas de este grupo de compuestos es la prevención y el tratamiento de los vómitos posquirúrgicos asociados al empleo de diferentes agentes anestésicos. Destaca el uso del ondasetrón, que se emplea por vía intravenosa.

Antihistamínicos

El bloqueo de los receptores de histamina H$_1$ a nivel de las vías neuronales originadas en el sistema vestibular resulta eficaz en la prevención de los vómitos asociados a cinetosis, principal indicación de este grupo de fármacos. Estos fármacos ejercen, además, su acción antiemética mediante un cierto efecto anticolinérgico, actuando sobre receptores muscarínicos y mediante el bloqueo de los canales de calcio de las células sensoriales del laberinto. El más empleado en esta indicación es el **dimenhidrinato**, preparado de difenhidramina que se asocia en su forma de presentación clínica a un derivado teofilínico para compensar la somnolencia característica de los antihistamínicos. También destacan **doxilamina,** que constituye en la actualidad el fármaco de primera elección en la hiperémesis gravídica, **meclozina**, **cinarizina** y **flunarizina**. Las propiedades farmacológicas de estos agentes se exponen en el capítulo 29.

Anticolinérgicos

La acetilcolina es uno de los principales neurotransmisores de los núcleos vestibulares, donde existe además una elevada densidad de receptores muscarínicos. De esta forma, fármacos anticolinérgicos como la **atropina** y la **escopolamina** se han utilizado como anticinetósicos, aunque actualmente están en desuso.

Otros antieméticos

Los derivados cannabinoides **dronabinol**, **nabilona** y **levonantrodol** son eficaces en la prevención y el tratamiento de los vómitos asociados a quimioterapia, aunque su empleo se encuentra limitado por sus efectos secundarios, especialmente frecuentes en ancianos: somnolencia, hipotensión ortostática, vértigo, sequedad de boca, ansiedad e incluso reacciones psicóticas.

Los **esteroides** a dosis altas se emplean como coadyuvantes de los neurolépticos, benzamidas y antagonistas 5-HT$_3$ en los vómitos desencadenados por antineoplásicos. Su mecanismo de acción como antieméticos no está claro, pero se ha sugerido que ejercen este efecto mediante la inhibición de la síntesis de prostaglandinas y la estabilización de las membranas celulares, disminuyendo de esta forma la permeabilidad de la barrera hematoencefálica e impidiendo el paso de sustancias eméticas a nivel central. El esteroide de elección en estos casos es la **dexametasona**, que además de controlar el vómito resulta eficaz en el control de las náuseas inducidas por quimioterapia antineoplásica.

El **aprepitant** es un antagonista de la sustancia P que ejerce su efecto mediante el bloqueo del receptor 1 de la neurocinina (NK1) situado en el núcleo basal del complejo dorsal del vago. La neurocinina es un transmisor del sistema nervioso central capaz de inducir el vómito y provocar malestar gástrico. Se emplea en la prevención de las náuseas y los vómitos agudos y diferidos que se asocian con la quimioterapia antineoplásica altamente emética basada en el cisplatino, así como en la prevención y tratamiento de los vómitos posquirúrgicos. Se administra en dosis de entre 80 y 225 mg en una sola toma diaria, generalmente antes del inicio de la medicación antineoplásica y durante los primeros días del tratamiento.

De forma reciente se ha comercializado el **fosaprepitant**, profármaco del aprepitant, en el que se transforma rápidamente tras su administración intravenosa, por lo que se trata igualmente de un antagonista selectivo de alta afinidad de los receptores de la sustancia P neurocinina 1 (NK1) humana. Las guías norteamericanas de oncología recomiendan su uso a dosis de 150 mg intravenosos, junto con un antagonista serotoninérgico y un corticoide, en la prevención de la émesis aguda y retardada inducida por quimioterapia altamente emetógena, principalmente cuando se emplean esquemas quimioterápicos que contengan antraciclinas y ciclofosfamida.

FARMACOLOGÍA DE LA ENFERMEDAD INFLAMATORIA INTESTINAL

▸▸ El término enfermedad inflamatoria intestinal (EII) se aplica de forma general a un grupo de procesos inflamatorios crónicos de causa desconocida que afectan al tracto gastrointestinal. La EII engloba dos entidades principales: la colitis ulcerosa (CU) y la enfermedad de Crohn (EC).

La CU es un proceso inflamatorio difuso, limitado a la mucosa del colon, que afecta de forma prácticamente constante al recto, desde el cual se extiende proximalmente de forma variable pero continua, pudiendo afectar en ocasiones a la totalidad del colon.

En la EC el proceso inflamatorio es transmural y puede afectar a cualquier segmento del tubo digestivo, de forma segmentaria o discontinua. El término colitis indeterminada o inclasificable se aplica al grupo de pacientes –aproximadamente el 10 %– en los que la EII se limita al colon y los parámetros clínicos, radiológicos, endoscópicos e histológicos no permiten el diagnóstico diferencial entre CU y EC de colon. La EII parece ser el resultado de una respuesta inmune anómala frente a antígenos de la microbiota intestinal en individuos genéticamente predispuestos. ◂◂

La EII no tiene tratamiento curativo, aunque en la actualidad es posible tratar de forma efectiva la inflamación intestinal e incluso lograr la desaparición macroscópica de las lesiones mucosas en una elevada proporción de pacientes mediante tratamiento farmacológico; el objetivo más difícil de lograr es el mantenimiento de la remisión, si bien diversos agentes se han mostrado efectivos en este sentido. El tratamiento de los pacientes con EII debe individualizarse en función de la localización, extensión y fenotipo de la enfermedad, su gravedad en un momento dado, la presencia de complicaciones, la frecuencia de las recidivas y la respuesta a las diferentes pautas de tratamiento.

Aminosalicilatos

Los aminosalicilatos constituyen el tratamiento de primera elección de los brotes leves y moderados de CU, así como en el tratamiento de mantenimiento o de prevención de la recidiva de ésta. A pesar de que no se han demostrado claramente superiores a placebo en los brotes leves y moderados de la EC, siguen siendo fármacos ampliamente utilizados en la práctica clínica en este contexto. Son fármacos que contienen en su estructura la molécula de **ácido 5-aminosalicílico (5-ASA)**, también llamado **mesalazina** (fig. 35-4). El 5-ASA no se puede administrar de forma libre porque se absorbe en su totalidad en tramos proximales del intestino sin alcanzar territorios más distales afectados de manera característica en la EII.

Mecanismo de acción

A pesar de la amplia experiencia con su utilización, aún hoy no se conoce por completo el mecanismo de acción de los aminosalicilatos. Se ha demostrado que el 5-ASA ejerce su efecto de diversas formas: mediante la inhibición de la síntesis de prostaglandinas, inhibición de la quimiotaxis de neutrófilos, modulación de la producción de inmunoglobulinas tanto a nivel sistémico como en la mucosa intestinal, inhibición de la expresión de moléculas del sistema de histocompatibilidad por parte de células presentadoras de antígeno, inhibición de la transcripción del factor nuclear kappa B y, por último, mediante su capacidad antioxidante, actuando tanto como quelantes de radicales libres como inhibiendo su producción. Se ha demostrado que el efecto antiinflamatorio de estas moléculas se basa, al menos en parte, en su capacidad de activar el receptor activado por proliferadores de peroxisomas gamma (PPAR-γ).

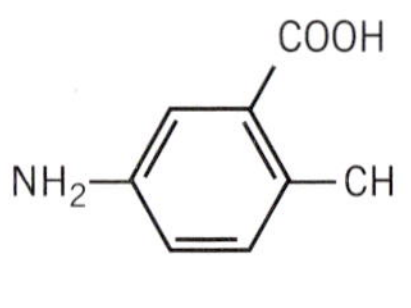

Sulfasalazina

Estructura química

La sulfasalazina se compone de una molécula de sulfapiridina unida a una molécula de 5-ASA por medio de un enlace azo (v. fig. 35-4). La sulfapiridina –una sulfamida– actúa como molécula transportadora, ya que el 5-ASA, como se ha mencionado, no puede administrarse de forma libre.

Farmacocinética y metabolismo

Administrada por vía oral se absorbe tan sólo en un 20-30 % en el tracto gastrointestinal alto, se une a proteínas plasmáticas y se distribuye ampliamente por todo el organismo, sin atravesar la barrera hematoencefálica. A pesar de esta absorción parcial en el intestino delgado, aproximadamente el 90 % del fármaco alcanza el colon como resultado de una importante circulación enterohepática y de su excreción sin metabolizar por la bilis. Una vez alcanzado el colon, se rompe el enlace «azo» por acción de reductasas bacterianas, liberando 5-ASA y sulfapiridina. La mayor parte de esta última se absorbe en el colon y alcanza el hígado, donde sufre un proceso de acetilación. El fenotipo acetilador hepático, determinado genéticamente, determina en parte la frecuencia y gravedad de los efectos secundarios. La sulfapiridina es excretada por la orina sin metabolizar o bien en forma de derivados acetilados, hidroxilados o glucoronoconjugados.

Reacciones adversas

Su incidencia es elevada –hasta en el 45 % de los pacientes– y dosis-dependiente en la mayoría de los casos, aunque existen reacciones adversas idiosincrásicas. En general, éstas se deben a la sulfapiridina. Las más comunes y menos graves incluyen náuseas, vómitos, sintomatología dispéptica, anorexia y cefalea. Con menor frecuencia se ha descrito la aparición de reacciones cutáneas y reacciones anafilácticas generalizadas, pancreatitis, neumonitis, hepatotoxicidad, neuropatía, insuficiencia renal, infertilidad masculina, supresión medular, anemia hemolítica y anemia megaloblástica debida a la inhibición de la absorción de ácido fólico.

Nuevos aminosalicilatos

El mejor conocimiento del metabolismo de la sulfasalazina, la frecuencia de efectos adversos derivados de la sulfapiridina y la evidencia de la eficacia clínica de la molécula de 5-ASA aislada han dado lugar al desarrollo de nuevas formulaciones aminosalicilatos, que son en la actualidad las más empleadas en clínica.

Formas farmacéuticas

Formulaciones de liberación retardada. Se han diseñado fórmulas de **mesalazina** con un recubrimiento sintético capaz

Mesalazina (5-ASA)

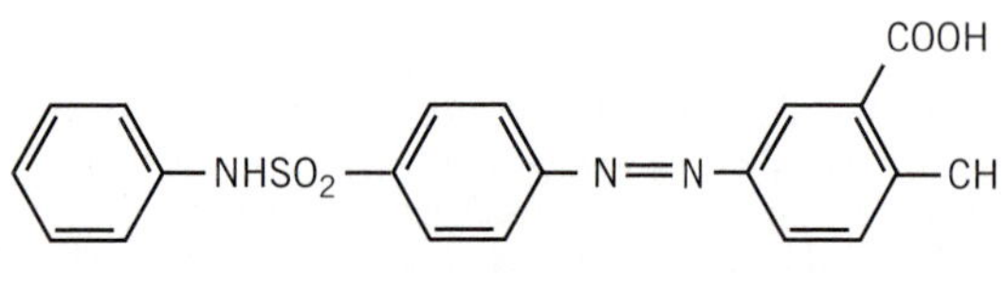

Sulfasalazina

Figura 35-4. Estructura química de los aminosalicilatos.

de disolverse y liberar el principio activo a un pH determinado: 5-ASA cubierto con Eudragit-S (Lixacol®), una resina acrílica que se disuelve a pH igual o mayor de 7 (característico de íleon terminal y colon izquierdo), y 5-ASA tamponado con carbonato sódico y glicina, y recubierto con Eudragit-L (Claversal®, Salofalk®), otra resina acrílica que se libera a pH >6 (íleon y colon).

Formulaciones de liberación sostenida. Las moléculas de 5-ASA están protegidas con microesferas de etilcelulosa que, al hidratarse, liberan de forma gradual, tiempo-dependiente, y a lo largo de todo el intestino, el principio activo. Se ha demostrado que este preparado (Pentasa®) libera aproximadamente el 50 % del 5-ASA en el intestino delgado y el 50 % restante en el colon.

Además, se ha desarrollado más recientemente una nueva formulación de liberación tanto pH-dependiente como tiempo-dependiente (sostenida) que se basa en un recubrimiento con Eudragit-S y un sistema multimatricial (Mezavant®), que permite una liberación retardada a lo largo de todo el colon.

Formulaciones con nuevas moléculas transportadoras. La **olsalazina** (no comercializada en España) se caracteriza por la utilización de una segunda molécula de 5-ASA como transportador, unida a la primera por un enlace «azo»; el dímero llega íntegro al colon, donde dicho enlace es escindido por medio de bacterias comensales. La **balsalazida** (no comercializada en España) es otro profármaco con enlace «azo» que utiliza aminobenzoil-β-alanina como transportador.

Aminosalicilatos de administración tópica. La mesalazina se emplea en la práctica clínica habitual para el tratamiento de la CU distal, tanto en forma de supositorios (para tratamiento de rectitis) como de enemas líquidos (que alcanzan el colon descendente) y enemas de espuma (rectosigmoiditis). Esta forma de administración consigue una mayor concentración del fármaco en el colon inflamado, con una absorción prácticamente inexistente y, por tanto, una muy baja incidencia de efectos adversos.

Reacciones adversas

Aunque menos frecuentes que con la sulfasalazina, se han descrito numerosas reacciones adversas asociadas a su uso: nefrotoxicidad por nefritis intersticial que, de manera similar a otros AINE, puede dar lugar a insuficiencia renal crónica, pancreatitis y neumonitis por hipersensibilidad, hepatotoxicidad y efectos adversos hematológicos.

Corticoides

Corticoides convencionales

Los corticoides sistémicos, administrados bien por vía oral o intravenosa, constituyen en la actualidad el tratamiento de primera elección de los brotes agudos graves de CU y EC. Han demostrado su superioridad con respecto a los aminosalicilatos en el control de los brotes leves de EC, y

deben utilizarse si el tratamiento con aminosalicilatos no es efectivo en la inducción de la remisión de brotes leves-moderados de CU. En general no está indicada su utilización como fármacos de mantenimiento de remisión. La dosis habitual en brotes graves es de 1 ml/kg al día de **prednisona**, o dosis equivalentes de **metilprednisolona**. Una vez alcanzada la remisión clínica, se debe reducir la dosis de manera gradual hasta su suspensión.

La administración en forma de enema de corticoides convencionales en las formas distales de la CU está actualmente en desuso, por la demostración de la superioridad terapéutica y la menor incidencia de efectos adversos de los aminosalicilatos sistémicos o los nuevos esteroides tópicos.

Las características farmacológicas de los esteroides convencionales se expondrán más adelante, concretamente en el capítulo 39.

Budesonida

La budesonida (**fig. 35-5**) es un glucocorticoide no halogenado desarrollado inicialmente como fármaco de utilización tópica en patología respiratoria, y que se caracteriza por una potente actividad antiinflamatoria unida a una baja actividad sistémica –y por lo tanto escasos efectos secundarios– debido a su rápido metabolismo hepático.

Farmacocinética y metabolismo

Tras su administración por vía oral, entre el 60 y el 80 % del fármaco se absorbe en el intestino, manteniendo durante unas horas una concentración local muy elevada en comparación con otros corticoides. Posteriormente sufre un importante fenómeno de primer paso hepático, metabolizándose más del 90 % por parte del citocromo p-450 en dos metabolitos (16α-hidroxiprednisolona y 6β-hidroxibudesonida), que poseen menos del 1 % de la actividad de la molécula precursora, y que se excretan por vía biliar y por la orina. Este hecho hace que sus efectos sistémicos sean mucho menores de lo que corresponde a su alta afinidad por los receptores de los glucocorticoides. La budesonida administrada en forma de cápsulas alcanza hasta en un 70 % la región ileal y el colon ascendente; la ingesta de alimentos no tiene efecto significativo sobre este proceso. Cuando su administración es rectal, en forma de enemas, los niveles sistémicos de budesonida son, asimismo, muy reducidos debido al mencionado primer paso hepático, aunque con una mayor variabilidad individual debido al drenaje sistémico –y no portal– de los plexos rectales.

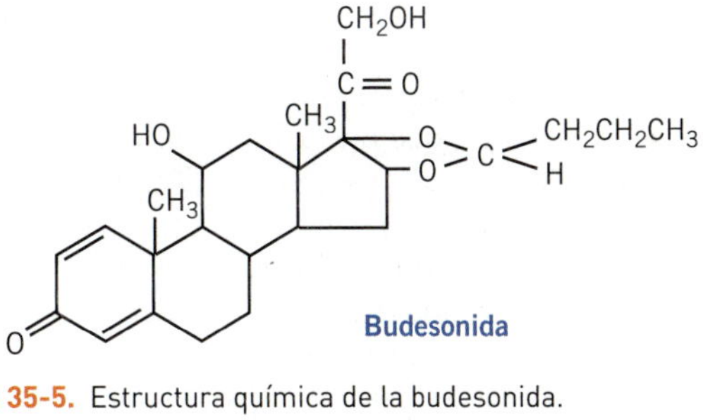

Figura 35-5. Estructura química de la budesonida.

Formas farmacéuticas

La budesonida se administra por vía oral en cápsulas de gelatina que contienen 3 g de budesonida distribuida en microesferas, constituidas por un núcleo de azúcar inerte alrededor del cual se distribuyen las moléculas de budesonida recubiertas por un polímero de etilcelulosa, todo ello con un recubrimiento entérico de resina acrílica (Eudragit-L) que previene su liberación en el estómago y en el intestino delgado proximal.

Indicaciones terapéuticas

La budesonida, en dosis única matutina de 9 mg diarios, ha demostrado una eficacia superior al placebo y a la mesalazina, y similar a los corticoides convencionales, en el tratamiento de la EC ileal e ileocecal activa (leve-moderada). No se ha demostrado su eficacia como tratamiento de mantenimiento de la EC.

Beclometasona dipropionato

Este nuevo corticoide ha sido autorizado para el tratamiento de la CU leve-moderada en fase activa, como terapia asociada a los aminosalicilatos o en pacientes que no responden a ellos. Cuenta con la ventaja de una administración única diaria (5 mg) y de una disponibilidad sistémica de su metabolito activo muy reducida, lo que disminuye significativamente su efecto supresor del eje hipotálamo-hipófiso-adrenal.

Inmunosupresores convencionales

La **azatioprina** y su derivado, la **6-mercaptopurina**, son los inmunosupresores convencionales más ampliamente utilizados en la EII. Son antimetabolitos derivados de las bases purínicas contituyentes de los ácidos nucleicos, que alteran la inmunidad celular mediante la inhibición de la síntesis de purinas *de novo*, interfiriendo así en la estructura del ADN de los linfocitos T principalmente. En todo caso, la función inmunomoduladora de las tiopurinas parece estar relacionada principalmente con su capacidad de desencadenar la cascada mitocondrial de la apoptosis de los linfocitos T CD4$^+$, en un proceso que podría estar relacionado con la inhibición de la activación de la proteína Rac1.

Las indicaciones en pacientes con EII son el tratamiento de la enfermedad activa corticodependiente (tanto CU como EC) y en el mantenimiento de la remisión, tanto en la EC como en la CU corticorrefractaria inducida a la remisión con ciclosporina intravenosa; también resulta eficaz en la profilaxis de la recurrencia posquirúrgica en la EC. Las dosis habitualmente empleadas son de 2 a 3 mg/kg/día de azatioprina y de 1 a 1,5 mg/kg/día de 6-mercaptopurina (MP), aunque se ha sugerido que pueden administrarse dosis mayores en caso de ausencia de respuesta. El tratamiento debe mantenerse un mínimo de 2 años e incluso de forma indefinida. Una de las limitaciones principales del empleo de estos fármacos es el prolongado período de latencia hasta que comienza la eficacia terapéutica; su efecto máximo se produce entre 3 y 6 meses tras su inicio, lo que limita su utilización

en pacientes con enfermedad refractaria de moderada a grave. Es recomendable, aunque no imprescindible, disponer de la determinación de la actividad de su enzima metabolizadora –la tiopurina-metiltransferasa (TPMT)– antes de iniciar el tratamiento para detectar a los pacientes con deficiencia homocigótica de la enzima (hasta un 0,3 % de la población) y contraindicar en ellos el uso de estos agentes. En cualquier caso, es obligatorio un seguimiento clínico y analítico estrecho.

La absorción de las tiopurinas se lleva a cabo en el tracto gastrointestinal alto. La azatioprina se metaboliza *in vivo* por vía no enzimática, en los hematíes y el hígado principalmente, para formar MP y metil-nitro-tioimidazol, en un proceso que está regulado por la presencia de moléculas como la cisteína y el glutatión, cuyo metabolismo está a su vez controlado por la acción de la glutatión-*S*-transferasa. La MP cruza las membranas celulares fácilmente y se convierte intracelularmente en purinas tioanálogas, que incluyen el principal nucleótido activo, el ácido tioinosínico. La oxidación de la MP a un metabolito inactivo, el ácido tioúrico, se lleva a cabo por la xantino-oxidasa, enzima que es inhibida por el alopurinol. La MP se elimina principalmente en forma de este metabolito oxidado inactivo mediante excreción renal. Sobre la MP actúan asimismo la tiopurina-metiltransferasa (TPMT), que la transforma en el metabolito inactivo 6-metil-MP y constituye el paso limitante de la detoxificación, y la hipoxantina-guanina-fosforibosiltransferasa, que la metaboliza en 6-tioguanin nucleótidos; son estos últimos los principales responsables de los efectos de AZA y MP.

El **metotrexato** está autorizado para el tratamiento de la EC, y su uso está avalado por guías clínicas europeas y norteamericanas. En la práctica clínica la principal indicación de este fármaco en la EII es la EC en pacientes intolerantes a inmunomoduladores tiopurínicos. La evidencia disponible en la actualidad no permite una clara recomendación para el tratamiento de la CU. El metotrexato ejerce su efecto citotóxico y antiproliferativo mediante la inhibición de la dihidrofolato-reductasa y la consiguiente síntesis de ácido fólico. No obstante, este efecto no explica por sí mismo su acción antiinflamatoria, que parece estar relacionada con su capacidad de inhibir la síntesis de citocinas y eicosanoides proinflamatorios por mecanismos no aclarados. El metotrexato está comercializado en España en formulaciones orales y parenterales (para uso intramuscular o subcutáneo) en diferentes dosis. La dosis recomendada para la EC es de 25 mg semanales durante 16 semanas para la inducción de la remisión, seguida de 12,5 a 15 mg semanales –en principio de manera indefinida– como régimen de mantenimiento. El metotrexato es un fármaco teratógeno en humanos (categoría X de la *Food and Drug Administration* [FDA]) capaz de producir malformaciones craneales, cardiovasculares y en las extremidades, está absolutamente contraindicado en el embarazo y en mujeres en edad fértil que no usen un método anticonceptivo fiable, así como en varones que estén intentando concebir.

La **ciclosporina A** es un potente inmunosupresor de acción rápida, ampliamente utilizado en la prevención del rechazo de trasplantes de órganos sólidos. Se une a su receptor intracelular, la ciclofilina, y el complejo formado inhibe una proteína denominada calcineurina, impidiendo la transcripción del ARN mensajero de la interleucina 2. Inhibe también la transcripción de otras citocinas fundamentales en el desarrollo y la amplificación de la respuesta inmune mediada por linfocitos T, que desempeña un papel central en la patogenia de la EII. La principal indicación en la EII la constituyen los brotes graves de CU resistentes a dosis altas de esteroides, en los que la administración de ciclosporina a dosis de entre 2 y 4 mg/kg/día por vía intravenosa ha demostrado ser eficaz en la inducción de la remisión clínica, evitando la colectomía hasta en el 60 % de los pacientes tratados. Los efectos adversos más frecuentes son la insuficiencia renal, la hipertensión arterial, el temblor y, más raramente, las convulsiones. El tratamiento debe prolongarse al menos por 7 días, durante los cuales se ha sugerido que deben mantenerse las dosis previas de esteroides intravenosos.

Agentes biológicos

A finales de la década de 1990 se introdujo en la práctica clínica el empleo de agentes biológicos –principalmente anticuerpos monoclonales– en el manejo terapéutico de pacientes con enfermedades inflamatorias mediadas inmunológicamente, incluyendo la EII moderada-grave. Desde entonces, más de un millón de pacientes en todo el mundo han sido tratados con este grupo de fármacos, cuya eficacia y razonable perfil de seguridad son manifiestos. La diana molecular de los anticuerpos monoclonales más empleados hasta la fecha en el tratamiento de la EII es el factor de necrosis tumoral alfa (TNF-α), una citocina central en la cascada inflamatoria y en la respuesta inmune adaptativa.

El **infliximab** fue el primer anticuerpo monoclonal quimérico (humano-murino) dirigido contra el TNF-α desarrollado para el tratamiento de diversas enfermedades autoinmunes. La neutralización del TNF tras la administración intravenosa de infliximab muestra una rápida reducción de parámetros inflamatorios. Además de la acción directa sobre el TNF, el infliximab ejerce un efecto proapoptótico sobre los linfocitos T que parece ser el principal responsable de la respuesta clínica prolongada tras administraciones únicas. En los pacientes con EC y CU activa refractaria a corticoides e inmunosupresores convencionales, a dosis de 5 mg/kg por vía intravenosa, induce respuesta clínica en la mayoría de los pacientes, y en la mitad de los que responden se consigue una remisión completa. El comienzo del efecto clínico es inmediato, con un tiempo de mantenimiento de respuesta variable, pero en torno a 2 meses o más en la mitad de los pacientes. En pacientes con EC fistulizante, la administración de 3 dosis en las semanas 0, 2 y 6 consigue el cierre de las fístulas en una proporción significativa –superior a la mitad– de los casos. El infliximab no debe utilizarse en pacientes con infecciones activas, insuficiencia cardíaca grave, enfermedades desmielinizantes, historia de lupus eritematoso sistémico o procesos linfoproliferativos. Se ha observado una alta tasa de efectos adversos leves como cefalea o náuseas; en menos de un 5 % de los pacientes pueden aparecer reacciones alérgicas graves; se ha descrito además la aparición de complicaciones infecciosas hasta en un 20 % de los pacientes, incluyendo infecciones oportunistas o la reactivación de la tuberculosis o de la infección latente por el virus de la hepatitis B.

El **adalimumab** es un anticuerpo anti-TNF-α exclusivamente humano que se administra por vía subcutánea a dosis de 40 mg cada 2 semanas (tras inducción de respuesta con 160 y 80 mg inicialmente) asociado a esteroides, inmunosupresores o en monoterapia; el **certolizumab pegol** es el fragmento Fab de un anticuerpo humanizado frente a la misma diana, pegilado, también de administración subcutánea. El **golimumab** (GLM) es el último anticuerpo monoclonal frente al TNFα que ha sido aprobado para el tratamiento de la CU moderada-grave. A día de hoy, ya están disponibles formulaciones biosimilares de infliximab y adalimumab, con idénticas propiedades fisicoquímicas, eficacia clínica y perfil de seguridad, pero con un precio significativamente menor. Los anticuerpos monoclonales –en particular los anti-TNF infliximab y adalimumab– pueden inducir la formación de anticuerpos dirigidos contra sí mismos que se han relacionado con la pérdida de respuesta –por bloqueo de su acción– y el desarrollo de reacciones de hipersensibilidad retardada. Se dispone de amplia evidencia acerca de la seguridad de infliximab y adalimumab en el embarazo, incluidos por la FDA en la categoría B. Por otra parte, la actividad inmunosupresora de los anti-TNF-α da lugar a una respuesta potencialmente nociva frente a vacunas vivas y, por tanto, la administración de vacunas vivas (por ejemplo, la triple vírica o fiebre amarilla) a pacientes –y a recién nacidos de pacientes– que están recibiendo estos agentes está

⊗ ENFERMEDAD INFLAMATORIA INTESTINAL

- Los aminosalicilatos, fármacos derivados del ácido 5-aminosalicílico o 5-ASA, constituyen el tratamiento de primera elección de los brotes leves y moderados de la CU, así como en el tratamiento de mantenimiento o de prevención de la recidiva de la CU.

- El 5-ASA no puede administrarse de forma libre debido a su absorción proximal, por lo que se utiliza en formas farmacéuticas en las que se asocia a «moléculas transportadoras», o en las que se protege con recubrimientos sintéticos que permiten su liberación distal. Se emplea también de forma tópica en el tratamiento de la colitis distal.

- Los corticoides convencionales son en la actualidad los fármacos de primera elección en los brotes moderados y graves de ambas formas de EII. No están indicados como tratamiento de mantenimiento debido a sus efectos secundarios.

- La budesonida es un nuevo esteroide con alta potencia antiinflamatoria, pero escasos efectos secundarios sistémicos debido a un fenómeno de primer paso hepático que da lugar a metabolitos inactivos. Se administra en forma de cápsulas, que se liberan en íleon terminal y colon ascendente, y de enemas.

- La azatioprina es el inmunosupresor más empleado en el tratamiento de la EII; su principal indicación es la enfermedad corticodependiente. Su principal inconveniente es la prolongada latencia de su efecto terapéutico, y el aumento de riesgo de complicaciones infecciosas y neoplasias a largo plazo.

- El tratamiento con ciclosporina A intravenoso constituye una alternativa a la colectomía en los brotes agudos graves de CU refractarios a esteroides.

- Los anticuerpos monoclonales dirigidos contra las citocinas proinflamatorias TNF-α y las interleucinas 12 y 23, así como frente a la integrina α4β7, son un tratamiento eficaz de la EII activa refractaria a terapia convencional.

- Nuevas moléculas inmunomoduladoras como los inhibidores JAK o el ozanimod, que se administran por vía oral, son útiles en la CU moderada-grave refractaria a otras terapias.

contraindicada. Al igual que con otros inmunosupresores, es conocida, además, la reducción de la respuesta a vacunas inactivadas, como se ha observado en la respuesta a la vacuna de la hepatitis B, hecho que debe tenerse en cuenta; en el caso de la vacuna de la hepatitis B, y al igual que en el caso de las tiopurinas, la administración de doble dosis en este contexto se ha demostrado eficaz.

El **natalizumab** es un anticuerpo monoclonal humanizado dirigido frente a la integrina α_4, una molécula implicada en la adhesión leucocitaria al endotelio vascular, que ha demostrado su eficacia para el tratamiento de inducción (300 mg intravenosos en las semanas 0,2 y 4) y mantenimiento (300 mg cada 4 semanas) de la EC. A pesar de estos resultados, este fármaco no ha sido aprobado en la Unión Europea para la EC –sí lo está para el tratamiento de la esclerosis múltiple–, debido al riesgo de desarrollo de leucoencefalopatía multifocal progresiva asociada a reactivación del virus JC.

Otro biológico antiintegrina es el **vedolizumab**, un anticuerpo monoclonal humanizado de tipo IgG1 que se une a la integrina α4β7 humana, específica del endotelio intestinal, y que cuenta con la aprobación de la Agencia Europea del Medicamento (EMA) para el tratamiento de la CU y de la EC moderada-grave en adultos refractarios, con pérdida de respuesta o intolerantes al tratamiento convencional o con anti-TNF-α. La dosis es de 300 mg administrados mediante perfusión intravenosa en las semanas 0, 2 y 6, y cada 8 semanas a partir de entonces en caso de respuesta favorable a la inducción. Este fármaco cuenta con la ventaja de ser un antagonista selectivo de integrina a nivel intestinal, sin actividad inmunosupresora sistémica identificada. No obstante, debe considerarse el potencial aumento del riesgo de infecciones para las que el intestino constituye una barrera defensora.

El **ustekinumab** es un anticuerpo monoclonal dirigido frente a la subunidad p40 de las citocinas IL-12 e IL-23, aprobado para el tratamiento de la EC y la CU, que ha demostrado su eficacia tanto en la inducción como en el mantenimiento de la remisión de ambas entidades, incluyendo a pacientes refractarios o con pérdida de respuesta a anti-TNF. Estas dos citocinas son secretadas por las células presentadoras de antígeno tras su activación: la IL-12 estimula las células *natural killer* (NK) y conduce a la diferenciación de los linfocitos T CD4+ a células con fenotipo T *helper* 1 (Th1); por su parte, la IL-23 induce la vía T *helper* 17 (Th17); las vías de señalización de las citocinas Th1 y Th17 son centrales en la patogenia de enfermedades inmunomediadas como la psoriasis (indicación para la que fue aprobado inicialmente ustekinumab) y la EII. Por su parte, **risankizumab**, **guselkumab**, **mirikizumab** y **brazikumab** están dirigidos frente a la subunidad p19 de IL-23 –no bloquean, por tanto, la vía dependiente de IL-12– y han demostrado recientemente su eficacia en el tratamiento de la EII; se encuentran, en el momento de la redacción de este artículo, en fase de aprobación y/o comercialización.

Nuevas pequeñas moléculas inmunomoduladoras

Las Janus-cinasas (JAK) constituyen un grupo de enzimas –JAK1, JAK2, JAK3 y TyK2– implicadas en la activación de las vías intracelulares de transducción de señales mediadas por las citocinas IL-2, IL-4, IL-6, IL-7, IL-9, IL-15 e IL-21, y los interferones de tipo I y II, por lo que su inhibición da lugar a la modulación de la respuesta inmune e inflamatoria. JAK1 es clave en la mediación de señales de las citocinas inflamatorias mencionadas, JAK2 en hematopoyesis mieloide y eritroide, y JAK3 juega un papel fundamental en la homeostasis inmunológica y la linfopoyesis. **Tofacitinib** es una pequeña molécula de administración oral que actúa inhibiendo las JAK de forma no selectiva (efecto panJAK) y que está aprobada para el tratamiento de la CU. Tofacitinib fue aprobado previamente para su uso en artritis reumatoide. Se emplea como tratamiento de inducción en el brote de actividad a dosis de 10 mg cada 12 horas por vía oral durante 8 semanas, con posterior mantenimiento de 5 mg cada 12 horas. Al tratarse de una molécula de pequeño tamaño, tofacitinib no da lugar a inmunogenicidad, un fenómeno que, como se ha referido previamente, es responsable de la pérdida de eficacia y de algunos de los efectos secundarios de los anticuerpos monoclonales. Este fármaco se metaboliza por la vía del citocromo CYP3A4, por lo que interacciona con fármacos que lo inhiben o lo inducen. Así, los niveles plasmáticos de tofacitinib aumentan cuando se administra junto con inhibidores del CYP3A4, como el ketoconazol, el fluconazol o la ciclosporina, mientras que disminuyen cuando se administra junto con inductores potentes del citocromo como la rifampicina. Al igual que otros inmunosupresores, tofacitinib incrementa el riesgo de infecciones, en especial por virus del grupo herpes; en este sentido, la incidencia de herpes zóster en pacientes con CU tratados con tofacitinib es de 4/100 pacientes-año, frente a 0,7/100 pacientes-año de la población general. Tofacitinib puede producir linfopenia y, más raramente, neutropenia, por lo que debe hacerse monitorización hematológica durante el tratamiento con este fármaco. Es característica también la alteración del perfil lipídico, en forma de incremento de los niveles de colesterol total, HLD, LDL y triglicéridos. Por último, a dosis de 10 mg cada 12 horas y en pacientes de más edad y con factores de riesgo cardiovascular adicionales, incluyendo el tabaquismo y el tratamiento concomitante con anticonceptivos orales, tofacitinib aumenta el riesgo de trombosis venosa y tromboembolismo pulmonar, por los que está contraindicado en este contexto. Recientemente han sido aprobados otros dos inhibidores selectivos/preferentes de JAK1 para el tratamiento de la CU, **filgotinib** y **upadacitinib**.

Por otra parte, **ozanimod** es un agonista específico de los receptores 1 y 5 de esfingosina 1 fosfato (S1P), recientemente aprobado para el tratamiento de la CU; se trata de un fármaco con un nuevo mecanismo de acción, ya empleado previamente en el tratamiento de la esclerosis múltiple. La vía de la S1P es una ruta de señalización celular que involucra a este lípido y a sus receptores específicos –S1PR1, S1PR2 y S1PR3, acoplados a proteínas G en la superficie celular– y juega un papel crucial en diversos procesos biológicos, incluyendo la regulación de la supervivencia celular, la diferenciación, la migración y la angiogénesis. La unión de S1P a sus receptores activa una cascada de señalización intracelular que involucra varias proteínas, como determinadas proteincinasas, fosfolipasas y canales iónicos. Una de las funciones fundamentales de esta vía de señalización es la regulación de la migración de los linfocitos a través de los ganglios linfáticos: los linfocitos expresan los receptores de S1P en su superficie, y el gradiente de concentración de S1P en los ganglios linfáticos regula su migración; así, la regulación de la migración de los linfocitos a través de los ganglios linfáticos por la vía de la S1P resulta fundamental en la respuesta a la infección u otros estímulos proinflamatorios. El efecto terapéutico de ozanimod en la esclerosis múltiple y la CU se basa en la reducción de la migración de los linfocitos al sistema nervioso central y al intestino, respectivamente. Ozanimod se administra por vía oral; la dosis recomendada para la CU es de 0,92 mg diarios. Los efectos adversos más frecuentemente descritos en los ensayos clínicos en CU son las infecciones leves, en especial por virus herpes, la hepatotoxicidad leve de predominio citolítico y la bradicardia, por un mecanismo no aclarado, y por lo que es necesario realizar un electrocardiograma antes de iniciar el tratamiento para descartar trastornos electrofisiológicos cardíacos subyacentes.

Antibióticos

Las teorías que implican a las bacterias de la luz intestinal en la patogenia de la EC sientan las bases del uso racional de antibióticos en esta enfermedad. Se ha sugerido que la combinación de metronidazol (1,5 g/día) con ciprofloxacino (1 g/día) es efectiva en el tratamiento de la enfermedad activa ileal y cólica, e incluso en el mantenimiento de la remisión, aunque se necesitan estudios confirmatorios. La efectividad del metronidazol, solo o asociado igualmente a ciprofloxacino, parece más clara en el caso de la enfermedad fistulosa perianal, a dosis de 20 mg/kg/día y día durante 8-12 semanas, con reducción posterior progresiva de la dosis durante 6 meses; debe controlarse la aparición de efectos secundarios, especialmente polineuropatía periférica.

BIBLIOGRAFÍA

Barr W, Smith A. Acute diarrhea. Am Fam Physician 2014; 89: 180-9.

Baumgart DC, Le Berre C. Newer Biologic and Small-Molecule Therapies for Inflammatory Bowel Disease. N Engl J Med 2021; 385: 1302-15.

Camilleri M. Diagnosis and Treatment of Irritable Bowel Syndrome: A Review. JAMA 2021; 325: 865-77.

Dulay MS, Dulay JS. Antiemetics: types, actions and uses. Br J Hosp Med 2020; 81(5): 1-8.

Feuerstein JD, Isaacs KL, Schneider Y y cols. AGA Clinical Practice Guidelines on the Management of Moderate to Severe Ulcerative Colitis. Gastroenterology 2020; 158: 1450-61.

Lichtenstein GR, Loftus EV, Isaacs KL, Regueiro MD, Gerson LB, Sands BE. ACG Clinical Guideline: Management of Crohn's Disease in Adults. Am J Gastroenterol 2018; 113: 481-517.

Raine T, Bonovas S, Burisch J y cols.ECCO Guidelines on Therapeutics in Ulcerative Colitis: Medical Treatment. J Crohns Colitis 2022; 16: 2-17.

Rao SSC, Brenner DM. Efficacy and Safety of Over-the-Counter Therapies for Chronic Constipation: An Updated Systematic Review. Am J Gastroenterol 2021; 116: 1156-81.

Spencer NJ, Hu J. Enteric nervous system: sensory transduction, neural circuits and gastrointestinal motility. Nat Rev Gastroenterol Hepatol 2020; 17: 338-51.

Torres J, Bonovas S, Doherty G y cols. ECCO Guidelines on Therapeutics in Crohn's Disease: Medical Treatment. J Crohns Colitis 2020; 14: 4-22.

Fármacos que actúan en el eje hipotálamo-hipofisario. Farmacología del tiroides

36

J. Á. Fernández-Tresguerres

CONTENIDOS

- Introducción
- Hormonas hipofisarias
  - Hormona del crecimiento (GH, somatotropina)
  - Prolactina (PRL)
  - Gonadotropinas: FSH, LH y hCG
  - Tirotropina (TSH)
  - Hormona adrenocorticotropa (ACTH, corticotropina)
  - Hormona antidiurética (ADH, vasopresina)
- Hormonas hipotalámicas
  - Hormona liberadora de hormona del crecimiento (GHRH)
  - Somatostatina (GHRIH)
  - Hormona liberadora de gonadotropinas (GnRH), agonistas y antagonistas
  - Hormona liberadora de corticotropina (CRH)
  - Hormona liberadora de tirotropina (TRH)
- Hormonas tiroideas y fármacos antitiroideos
  - Hormonas tiroideas
  - Fármacos antitiroideos

INTRODUCCIÓN

➤➤ La hipófisis tiene dos partes anatómica y funcionalmente distintas. La anterior o adenohipófisis, y la posterior o neurohipófisis. La primera supone el 75 % del peso total y secreta varias hormonas. La segunda contiene axones y terminales axónicos de neuronas, procedentes de los núcleos paraventricular y supraóptico del hipotálamo. Estos axones atraviesan el tallo hipotálamo hipofisario, generando una conexión directa entre el hipotálamo y la neurohipófisis. Además de los axones mencionados, existen también algunas escasas células de sostén denominadas pituicitos.

El hipotálamo controla las dos partes de la hipófisis. La neurohipófisis a través de axones procedentes de centros hipotalámicos, donde están los cuerpos celulares de las neuronas especializadas que producen verdaderamente las hormonas de la hipófisis posterior, de forma que ésta actúa sólo como un mero reservorio de hormonas.

La hipófisis anterior está conectada al hipotálamo a través de una red capilar localizada en la eminencia media, que se denomina sistema portal y que recorre el tallo de la hipófisis dando lugar a otra nueva red capilar en el lóbulo anterior hipofisario. La dirección de la sangre en este sistema portal entre el hipotálamo y la hipófisis es fundamentalmente desde el primero hacia la segunda. De esta manera, las hormonas que se producen en el hipotálamo llegan a la hipófisis anterior sin diluirse en la circulación sistémica y ejercen así su control de manera efectiva. La hipófisis anterior o adenohipófisis contiene dos tipos celulares fundamentales: los que tienen gránulos que producen hormonas y las células sin gránulos. Las que tienen gránulos se dividen, según sus características histológicas, en células acidófilas, que producen fundamentalmente hormona del crecimiento (GH) y prolactina, y células basófilas, que producen hormona luteinizante (LH), hormona foliculoestimulante (FSH), tirotropina (TSH) y proopiomelanocortina (POMC), que son glucoproteínas.

Las hormonas hipotalámicas pueden ser de dos tipos fundamentalmente: estimulantes e inhibidoras. Existen hormonas de la hipófisis anterior que están bajo el control de hormonas estimuladoras hipotalámicas y otras que están bajo el control de hormonas fundamentalmente inhibidoras, como es el caso de la prolactina. Existe finalmente un tercer tipo de hormonas que están sometidas a un control doble por parte de hormonas estimulantes e inhibidoras cuyo ejemplo fundamental es precisamente la GH. ◀◀

Las hormonas hipofisarias e hipotalámicas, así como las tiroideas, son esenciales en la regulación de funciones esenciales de todo el organismo (crecimiento, reproducción, respuesta al estrés, metabolismo, etc.) y constituyen importantes agentes de diagnóstico y tratamiento.

La **adenohipófisis** secreta seis hormonas peptídicas importantes que, según su estructura, se clasifican en tres grupos: *a)* hormonas somatotrópicas: GH y prolactina; *b)* hormonas glucoproteicas: tirotropina TSH, LH y FSH, y *c)* hormonas derivadas de la POMC, cuyo pricipal exponente es la hormona adrenocorticotropa o corticotropina (ACTH), familia que también incluye la hormona estimulante de los melanocitos alfa (MSH-α) y β-endorfina (tabla 36-1). Además, dos hormonas secretadas por la placenta, lactógeno placentario (hPL) y gonadotropina coriónica (hCG), forman parte de las hormonas somatotrópicas y glucoproteicas, respectivamente.

La **neurohipófisis** contiene axones procedentes de los núcleos hipotalámicos supraóptico y paraventricular, que secretan dos hormonas (oxitocina y vasopresina). La **oxitocina** se describe en el capítulo 38, por lo que no se incluye en el presente capítulo.

Tabla 36-1. Hormonas hipofisarias

DENOMINACIÓN	ESTRUCTURA	ACCIONES BIOLÓGICAS
Hormona del crecimiento (somatotropina, GH)	Proteína de 191 aminoácidos	Estimula el crecimiento longitudinal Anabólica Lipolítica
Hormona foliculoestimulante (FSH)	Glucoproteína Subunidades α y β	Mujer: crecimiento folicular Varón: estimula la espermatogénesis
Hormona luteinizante (LH)	Glucoproteína Subunidades α y β	Mujer: estimula y mantiene el cuerpo lúteo Varón: estimula la síntesis y liberación de testosterona
Prolactina (PRL)	Péptido de 199 aminoácidos	Estimula la producción de leche
Tirotropina (hormona estimulante del tiroides, TSH)	Glucoproteína Subunidades α y β	Estimula la función y el tamaño del tiroides Estimula la captación de yodo
Hormona adrenocorticotropa (corticotropina, ACTH)	Péptido de 39 aminoácidos	Estimula la síntesis y liberación de cortisol Aumenta el tamaño de las suprarrenales
Hormona antidiurética (vasopresina, ADH)	Péptido de 9 aminoácidos	Retiene agua en riñón Aumenta presión arterial
Oxitocina	Péptido de 9 aminoácidos	Estimula la eyección láctea Induce el parto

La actividad secretora de la adenohipófisis está controlada tanto por las hormonas de las glándulas y los tejidos endocrinos periféricos como por diversas hormonas hipotalámicas, liberadoras o inhibidoras, que se sintetizan en el hipotálamo y se vierten a los vasos sanguíneos del sistema porta hipotálamo-hipofisario, a través del cual alcanzan las células hipofisarias específicas sometidas a su control. Las principales hormonas hipotalámicas estimulantes de la adenohipófisis son: hormona liberadora de la hormona del crecimiento (GHRH), hormona liberadora de gonadotropinas (GnRH), hormona liberadora de tirotropina (TRH) y hormona liberadora de corticotropina (CRH). Las hormonas hipotalámicas inhibidoras son la somatostatina, que inhibe la liberación de GH y de TSH, y la dopamina, que inhibe la secreción de prolactina.

En este capítulo se exponen las aplicaciones diagnósticas y terapéuticas de las hormonas adenohipofisarias, neurohipofisarias, hipotalámicas y tiroideas, así como de los fármacos agonistas y antagonistas de dichas hormonas.

HORMONAS HIPOFISARIAS

Hormona del crecimiento (GH, somatotropina)

Origen, características químicas y regulación

La GH es secretada por las células somatotropas de la adenohipófisis; el gen que la codifica se encuentra en el brazo largo del cromosoma 17 (17q22). Es un polipéptido de 191 aminoácidos, dispuestos en una sola cadena, con un peso molecular de 22 kDa; también se secreta una pequeña proporción de formas menores o mayores de 22 kDa, cuyo papel fisiológico no está claro.

La secreción es abundante en niños, alcanza el máximo en la adolescencia y disminuye en la edad adulta; dicha secreción es pulsátil, con una amplitud máxima por la noche, durante el sueño profundo.

La secreción de GH es estimulada por la GHRH e inhibida por la somatostatina, que se describen más adelante. Diversos neurotransmisores modulan la secreción de GH,

actuando sobre la liberación de GHRH, de somatostatina o de ambas. Así, la dopamina, la serotonina, los agonistas α_2-adrenérgicos, la hipoglucemia, el ejercicio, el estrés y la ingesta de proteínas estimulan la liberación de GH, mientras que ésta es inhibida por los agonistas β-adrenérgicos, los ácidos grasos libres, la glucosa, el factor de crecimiento análogo de la insulina 1 (IGF-1) y la propia GH. Recientemente se han descubierto otros secretagogos de GH; el más importante es la grelina, hormona sintetizada en las céulas del fundus gástrico, pero también en el hipotálamo, durante el ayuno y la hipoglucemia. También hay otros péptidos sintéticos, como la **hexarelina**, el HRP-6 y el HRP-2.

Farmacocinética

Tras la administración por vía intramuscular se alcanza la concentración máxima a las 2-3 horas; la inyección subcutánea origina un pico algo menor, más tardío y prolongado. La biodisponibilidad es de alrededor del 70-90 %, por ambas vías. La GH se une de forma muy débil a las proteínas plasmáticas; una proporción importante de la hormona circulante se une a la proteína de unión a la GH (GHBP), que contiene el dominio extracelular del receptor de GH y parece provenir de dicho receptor por escisión proteolítica. La GH se distribuye rápidamente a los tejidos, con una semivida plasmática de unos 20 minutos por vía intravenosa. La GH unida a las proteínas tiene una semivida mucho mayor, por lo que la proteína de unión serviría para mantener un depósito de GH que amortigüe las fluctuaciones de los niveles plasmáticos de GH libre durante la secreción pulsátil de la hormona.

Acciones fisiofarmacológicas

La GH estimula el *crecimiento* del esqueleto y de casi todos los tejidos, aumentando el número y el tamaño de las células. Incrementa la longitud de los huesos largos al actuar sobre los cartílagos de crecimiento metafisarios, donde determina un mayor depósito de proteínas, incorporación de SO_4 en los proteoglicanos, incorporación de timidina en el ADN condrocítico y conversión de prolina en hidroxiprolina en el colágeno; además, la GH convierte los condrocitos en células osteogénicas y estimula la actividad de los osteoblastos, con depósito de hueso nuevo.

La GH ejerce importantes efectos metabólicos. Estimula la *síntesis proteica* en casi todos los tejidos. Aumenta el transporte de aminoácidos al interior celular, así como la transcripción del ADN y la traducción del ARN a proteínas. Además, inhibe la degradación proteica, lo que se traduce en un balance nitrogenado positivo, con disminución de los niveles plasmáticos de aminoácidos y de la excreción urinaria de urea. También provoca un balance positivo de fósforo, calcio, potasio y magnesio. Además, estimula la diferenciación de los mioblastos y aumenta la masa muscular. En cuanto al *metabolismo de los hidratos de carbono*, la administración de GH produce una caída inicial y transitoria de la glucemia; sin embargo, su administración prolongada induce resistencia a la insulina, tanto en el hígado como en los adipocitos y el músculo, con lo que disminuyen la captación y la utilización de glucosa por los tejidos y aumenta la producción hepática de glucosa; ello no suele provocar hiperglucemia, porque el páncreas segrega más insulina que lo compensa; sin embargo, el exceso crónico de GH puede provocar un agotamiento del páncreas y originar una diabetes permanente. Por último, la GH ejerce un *efecto lipolítico*, ya que favorece la utilización de los lípidos como fuente de energía, en lugar de los hidratos de carbono o las proteínas; induce la liberación de ácidos grasos del tejido adiposo, con lo que aumenta su concentración en plasma y su oxidación en todos los tejidos.

Mecanismo de acción

La GH se une a receptores específicos situados en la membrana celular que contienen un dominio extracelular que se une a la GH, una región que atraviesa la membrana y un dominio intracelular que transduce la señal. La GH se une a dos moléculas de receptor, con lo que se produce un complejo ternario constituido por la GH y un dímero del receptor. Dicho dímero permite el acoplamiento de dos moléculas de

Jak2, con lo que esta tirosincinasa se activa, provocando la fosforilación de diversas proteínas citoplasmáticas que estimulan la transcripción génica y otras vías de la cascada intracelular. El conocimiento de la estructura y la función del receptor de la GH ha permitido desarrollar el **pegvisomant**, molécula que se une al receptor, pero no permite la unión de Jak2 y su consiguiente activación y producción de IGF-1, por lo que se comporta como un antagonista de la GH y está indicado en el tratamiento de la acromegalia que no haya respondido a análogos de la somatostatina.

Algunos efectos de la GH, como el lipolítico o el aumento de la neoglucogénesis hepática, se deben a su acción directa sobre los tejidos correspondientes, pero otros (efectos anabólicos, estímulo del crecimiento) están mediados por las *somatomedinas*, polipéptidos que se producen en el hígado y otros tejidos en respuesta a la GH, con efectos semejantes a los de la insulina, por lo que se denominan también *factores de crecimiento análogos de la insulina* (IGF). La más importante es la somatomedina C (IGF-1).

Los pigmeos, así como los enanos de tipo Laron, no producen IGF-I, por lo que tienen baja estatura a pesar de unos niveles normales de GH; estos pacientes no responden a la GH, pero sí al tratamiento con IGF-I recombinante. La GH es además anabolizante contribuyendo al desarrollo muscular y estimula también al sistema inmunitario.

Reacciones adversas e interacciones

Pueden producirse reacciones locales y lipoatrofia en el lugar de inyección. En raras ocasiones la GH provoca hipertensión intracraneal benigna, que cursa con cefalea, náuseas, vómitos, trastornos visuales y edema de papila, y cede al interrumpir el tratamiento. La administración de GH puede causar resistencia a la insulina, hiperinsulinismo y, raras veces, hiperglucemia, pero sólo en dosis elevadas; debe administrarse con precaución en diabéticos. En muy raros casos pueden producirse anticuerpos anti-GH, pero éstos no suelen atenuar la eficacia. Durante el tratamiento puede producirse hipotiroidismo o desenmascararse un hipotiroidismo subyacente, el cual debe corregirse, porque de lo contrario limitaría la respuesta a la GH. En niños con rápida aceleración del crecimiento puede observarse un desplazamiento epifisario de la cabeza del fémur, con aparición de cojera. Debe vigilarse la evolución de los niños con escoliosis. En niños con déficit de GH debido a tumores intracraneales debe vigilarse cuidadosamente una posible progresión o recidiva. Se han descrito algunos casos de leucemia en niños con déficit de GH, tanto sin tratamiento como tratados con GH, pero no se ha establecido una relación causal con dicho tratamiento. No obstante, la GH no debe utilizarse en pacientes con neoplasias activas, y ha de completarse cualquier tratamiento antitumoral antes de iniciar el tratamiento con somatropina; tampoco debe administrarse GH a pacientes con enfermedades críticas.

Excepcionalmente puede observarse ginecomastia. Las reacciones adversas más frecuentes en los adultos están relacionadas con la retención de agua y sodio, que puede originar edemas, mialgias, artralgias, parestesias y síndrome del túnel carpiano, sobre todo en dosis altas. El tratamiento con corticoides puede inhibir la respuesta a la GH.

Indicaciones terapéuticas

En los años cincuenta empezó a utilizarse con fines terapéuticos la GH extraída de hipófisis de cadáveres humanos; sin embargo, la transmisión de la enfermedad de Creutzfeld-Jakob por ciertos lotes contaminados con priones hizo que se abandonase el uso de GH de cadáver, y actualmente sólo se utilizan preparados recombinantes obtenidos en bacterias o en células de mamífero (**somatropina**).

Las indicaciones claramente establecidas son el retraso de crecimiento en niños, debido a déficit de GH, síndrome de Turner, insuficiencia renal crónica o niños nacidos pequeños para su edad gestacional, así como el déficit pronunciado de GH en adultos. Algunos preparados de GH tienen aprobadas otras indicaciones adicionales, como la talla baja idiopática o el síndrome de Prader-Willi (siempre que no exista obesidad mórbida, ni apnea del sueño). En Estados Unidos, la GH también está aprobada para tratar la caquexia asociada al sida, así como el síndrome del intestino corto en adultos que requieren soporte nutricional. Gracias a la gran disponibilidad de GH recombinante, en la actualidad suele administrarse diariamente, por vía subcutánea, con ayuda de autoinyectores que facilitan su uso. En niños con déficit de GH, la dosis recomendada es de 0,025-0,035 mg/kg/día, equivalente a 0,7-1,0 mg/m^2 de superficie corporal (1 mg equivale a 3 UI). Este tratamiento provoca una gran aceleración de la velocidad de crecimiento, sobre todo durante el primer año, con aumento de la talla final. La respuesta es mayor cuanto más grave es el déficit de GH y cuanto antes se inicie el tratamiento. En niños nacidos pequeños para su edad gestacional se recomienda una dosis de 0,035 mg/kg/día (o 1,0 mg/m^2/día).

En el síndrome de Turner y en la insuficiencia renal crónica existe cierta resistencia a la GH, por lo que se aconsejan dosis más altas (0,045-0,05 mg/kg/día). En adultos con déficit pronunciado de GH se recomienda comenzar con 0,15-0,3 mg/día y ajustar las dosis gradualmente, según los niveles de IGF-1. En la caquexia asociada al sida se utilizan dosis bastante mayores (alrededor de 0,1 mg/kg). También se ha utilizado como sustancia dopante en deportistas y como antienvejecimiento.

Prolactina (PRL)

Acciones fisiológicas

▸▸ La prolactina es un péptido de 199 aminoácidos secretado por las células lactotropas, las cuales están sometidas a la acción tónica inhibidora de la dopamina hipotalámica. Su función principal es controlar la producción de leche. Su secreción aumenta durante el embarazo, período en el que induce la proliferación y diferenciación del tejido mamario. Tras el parto, la succión del pezón estimula la secreción refleja de prolactina, lo que permite iniciar y mantener la lactancia. La prolactina inhibe la liberación de gonadotropinas y la respuesta ovárica a ellas, por lo que constituye una especie de anticonceptivo natural durante la lactancia.

Fármacos que modifican la secreción o la acción de la prolactina

La prolactina no se utiliza en clínica; sin embargo, la inhibición de su secreción sí tiene interés terapéutico; para ello se emplean fármacos agonistas de la dopamina, que actúan sobre los receptores dopami-

nérgicos D$_2$ de las células lactotropas, lo que conlleva un descenso de los niveles de AMPc y de la secreción de prolactina. El fármaco más utilizado es la **bromocriptina** (un alcaloide semisintético del cornezuelo del centeno), aunque actualmente también se emplean otros agonistas dopaminérgicos más recientes, como la **cabergolina** y la **quinagolida**, que parecen ser más eficaces y mejor tolerados.

La bromocriptina se absorbe bien por vía oral, pero hay un efecto importante de primer paso hepático y se excreta por la bilis, por lo que sólo una pequeña fracción de la dosis administrada alcanza la circulación. Además, su semivida de eliminación es relativamente breve, por lo que se han desarrollado formas de liberación prolongada, ya sea por vía oral o parenteral. Las reacciones adversas consisten en náuseas y vómitos, cefalea e hipotensión ortostática, congestión nasal, cólicos abdominales y alteraciones del sistema nervioso central (SNC), como psicosis, alucinaciones, pesadillas o insomnio. Las dosis habituales para prevenir la lactancia puerperal son de 5 mg/día; en caso de hiperprolactinemia (funcional o debida a un prolactinoma) la bromocriptina logra normalizar los niveles de prolactina e incluso reducir el tamaño de los prolactinomas.

Recientemente se han desarrollado antagonistas de los receptores de prolactina, que podrían ser útiles en los prolactinomas resistentes a los agonistas dopaminérgicos, así como en algunos tumores, como el cáncer de mama, cuyo crecimiento es estimulado por la prolactina. Todavía no forman parte del tratamiento habitual. ◂◂

Gonadotropinas: FSH, LH y hCG

Origen y características químicas

Las gonadotropinas, así denominadas por su acción sobre las gónadas, son la **hormona luteinizante** (LH), la **hormona foliculoestimulante** (FSH) y también una hormona placentaria, la **gonadotropina coriónica humana** (hCG). Todas ellas son glucoproteínas, formadas por dos subunidades, α y β. Las subunidades α son idénticas y contienen 89 aminoácidos. La subunidad β es distinta para cada hormona y confiere la especificidad. La LH y la FSH se sintetizan en las células gonadotropas de la adenohipófisis; la hCG se sintetiza en las células del sincitiotrofoblasto de la placenta. Aunque las células gonadotropas sintetizan tanto FSH como LH, su síntesis y liberación son reguladas de forma independiente, por una misma hormona hipotalámica (GnRH).

Hace más de 40 años empezaron a utilizarse en clínica gonadotropinas extraídas de la orina de mujeres embarazadas (**gonadotropina coriónica**, hCG) o de mujeres menopáusicas (**menotropina**, hMG, con actividad FSH y LH). Posteriormente, se eliminó la actividad LH de la hMG, con lo que se obtuvo FSH pura (**urofolitropina**). Actualmente se dispone de preparados urinarios de hMG y FSH con elevada pureza, desprovistos de las restantes proteínas urinarias.

En la última década del siglo pasado se logró producir la primera FSH humana recombinante, **folitropina α**, seguida de la **folitropina β**; estas FSH recombinantes han desplazado en gran medida a los preparados urinarios. Actualmente también se dispone de LH recombinante (**lutropina α**) y hCG recombinante (**coriogonadotropina α**). Se ha autorizado un medicamento que contiene una mezcla de FSH y LH recombinantes en proporción 2:1.

Farmacocinética

Las gonadotropinas no se absorben por vía oral. Tras la inyección intramuscular o subcutánea, la semivida es de

60 minutos para la FSH y de 30 minutos para la LH; la hCG tiene una semivida mucho mayor (8 horas) por su riqueza en ácidos siálicos, que disminuyen su metabolización en el hígado.

Acciones fisiofarmacológicas

Las gonadotropinas estimulan la gametogénesis y la producción de esteroides gonadales. En el varón, la FSH estimula a las células de Sertoli, las cuales producen proteína fijadora de andrógenos (ABP), inhibina, transferrina y lactato, necesarios para la espermatogénesis. La LH actúa sobre las células de Leydig, estimulando la síntesis de testosterona que, a su vez, es necesaria para la espermatogénesis y para mantener la libido y los caracteres sexuales secundarios. En la mujer, la FSH estimula el desarrollo folicular y activa la aromatasa de las células granulosas induciendo la producción de estrógenos, los cuales, a su vez, aumentan los receptores ováricos para la FSH y su sensibilidad a ella. La LH es necesaria para la maduración folicular final y la ovulación; asimismo, provoca la luteinización del folículo tras la ovulación y estimula la síntesis de progesterona y estradiol por el cuerpo lúteo. Si se produce embarazo, la función de mantenimiento del cuerpo lúteo es asumida por la hCG secretada por la placenta, que tiene unos efectos prácticamente idénticos a los de la LH.

Mecanismo de acción

La FSH actúa a través de sus propios receptores, situados en las células de Sertoli testiculares y en las células de la granulosa ovárica. Los efectos de la LH y la hCG están mediados por un mismo receptor, situado en los testículos (células de Leydig) y ovarios (células de la teca, intersticiales, de la granulosa y luteínicas). Ambos receptores son estructuras proteicas acopladas a la proteína G; la unión de la hormona activa la adenililciclasa y la proteincinasa dependiente de AMPc; esto explica la mayor parte de los efectos biológicos, aunque las gonadotropinas también pueden activar la fosfolipasa C, que estimula la desintegración de polifosfatidilinositolfosfatos dando lugar a inositoltrifosfato (IP$_3$) y diacilglicerol (DAG) y activa tanto la entrada de Ca^{2+} como la proteincinasa C.

Reacciones adversas

La complicación más importante del tratamiento con gonadotropinas es el **síndrome de hiperestimulación ovárica**, que suele ser leve o moderado y cursa con un aumento del tamaño ovárico, dolor y distensión abdominal; en el 0,2-2 % de las pacientes puede ser grave y acompañarse de ascitis, hidrotórax, hipovolemia, aumento de la viscosidad sanguínea, disfunción renal o hepática e incluso fenómenos tromboembólicos; el mecanismo subyacente es un aumento de la permeabilidad capilar mediado por sustancias vasoactivas de origen ovárico. El riesgo de hiperestimulación puede disminuirse controlando estrechamente la respuesta ovárica y suspendiendo la administración de hCG en caso de un exceso de folículos o de niveles elevados de estradiol. Los embarazos múltiples constituyen otra complicación frecuen-

te. También pueden producirse reacciones alérgicas, cefaleas y reacciones en el lugar de inyección. En los varones puede aparecer acné y ginecomastia. En los niños el principal efecto adverso es la pubertad precoz.

Indicaciones terapéuticas

Infertilidad femenina

La hMG o FSH, seguida de hCG, se utiliza para inducir la ovulación en mujeres con *anovulación*, tanto del grupo I (hipogonadismo hipogonadotropo) como del grupo II de la Organización Mundial de la Salud (OMS). También se utilizan para lograr un desarrollo folicular múltiple en mujeres sometidas a técnicas de reproducción asistida (fertilización *in vitro* [FIV], inyección intracitoplasmática de esperma [ICSI]), transferencia intratubárica de gametos (GIFT) o transferencia intratubárica de cigotos (ZIFT). En la mayoría de las mujeres con anovulación del grupo II de la OMS o en las sometidas a técnicas de reproducción asistida, la estimulación ovárica puede efectuarse con FSH exclusivamente. Sin embargo, las mujeres con hipogonadismo hipogonadotropo carecen de LH y por ello necesitan hMG o bien una combinación de FSH y LH recombinantes. Las pautas de tratamiento son variables, y es esencial adaptarlas a cada paciente. En las mujeres con anovulación suele comenzarse con 150 UI (11 µg) diarias de FSH (o 75 UI de FSH y 75 UI de LH) y aumentar la dosis en función de la respuesta ovárica individual, controlada mediante ecografía y determinaciones de estradiol.

En las mujeres en las que se llevan a cabo técnicas de reproducción asistida se emplean dosis mayores de FSH. Cuando se obtiene una respuesta ovárica adecuada, se inyectan 5.000-10.000 UI de hCG (o 250 µg de hCG recombinante) para lograr la ovulación o bien la maduración folicular final y luteinización. A continuación, la mujer debe realizar el coito/inseminación intrauterina o someterse a extracción de ovocitos para su posterior fecundación e implantación.

Uso en varones

En varones con *hipogonadismo hipogonadotropo*, el tratamiento con hMG o FSH, combinado con hCG, permite obtener un desarrollo adecuado de las características sexuales secundarias e inducir la espermatogénesis. El tratamiento suele iniciarse con hCG (2.500 UI, 2 veces por semana), para estimular la producción de testosterona, y al cabo de unas semanas se añade hMG o FSH (75 UI, 5,5 µg, 3 veces por semana), con lo que se logra la espermatogénesis al cabo de varios meses.

Otra indicación de la hCG en varones es la *criptorquidia* (falta de descenso de los testículos hacia el escroto). Suelen administrarse 2 o 3 inyecciones de hCG (500-5.000 UI) por semana, durante varias semanas.

Tirotropina (TSH)

Véase «Hormonas tiroideas y fármacos antitiroideos», más adelante.

Hormona adrenocorticotropa (ACTH, corticotropina)

Origen y características químicas

La ACTH es un péptido de 39 aminoácidos, que procede de un precursor de gran tamaño, la POMC, que también da origen a otras hormonas, como la β-endorfina, la lipotropina (LPH) y la hormona melanocitoestimulante (MSH). La actividad biológica reside en los aminoácidos 1-24 de la porción N-terminal. Existe un polipéptido sintético de ACTH 1-24 (el **tetracosáctido**), que posee todos los efectos de la molécula entera y está disponible en preparados inyectables e incluso en formulaciones de acción prolongada *(depot)*, para inyección subcutánea o intramuscular. La secreción de ACTH es estimulada por la hormona hipotalámica CRH y tiene un ritmo circadiano, con niveles más elevados en las primeras horas de la mañana y mínimos por la noche. Uno de los principales factores que estimulan su secreción es el estrés, mientras que dicha secreción es inhibida por los glucocorticoides.

Farmacocinética

La ACTH 1-39 y el tetracosáctido no pueden administrarse por vía oral porque son inactivados en el tubo digestivo, por lo que se administran por vía parenteral. La semivida plasmática es de unos 20 minutos. Una pequeña parte actúa en las suprarrenales, y el resto es eliminado por el hígado y el riñón.

Acciones fisiofarmacológicas y mecanismo de acción

La ACTH estimula la secreción de glucocorticoides, andrógenos y mineralocorticoides en la corteza suprarrenal, aunque la secreción de mineralocorticoides depende sobre todo de la angiotensina II. Su acción prolongada provoca hipertrofia de la corteza suprarrenal. La ACTH se une a receptores de melanocortina 2 (MC2R) situados en la membrana de las células de la corteza suprarrenal y activa la adenililciclasa, con el consiguiente aumento del AMPc, que activa la proteincinasa A y otras enzimas que intervienen en la síntesis de esteroides; sobre todo se activa la primera reacción, la conversión de colesterol en pregnenolona, que es el paso limitante de la velocidad de síntesis de glucocorticoides, mineralocorticoides y andrógenos. En una primera fase, la ACTH estimula el paso de colesterol a la matriz interna de las mitocondrias, donde es utilizado como sustrato por las enzimas esteroidogénicas allí situadas, que pertenecen a la familia del citocromo P-450. En una segunda fase, la ACTH aumenta la transcripción de las enzimas esteroidogénicas.

Reacciones adversas

Las reacciones adversas de la ACTH son similares a las producidas por los glucocorticoides y mineralocorticoides y consisten en retención de sodio y de agua y pérdida de potasio. La ACTH puede provocar reacciones de hipersensibilidad. No debe retirarse el tratamiento bruscamente, para evitar una falta de respuesta hipófiso-suprarrenal.

Indicaciones terapéuticas

La ACTH se ha utilizado en diversas enfermedades que requieren corticoides que no hayan respondido a análogos de somatostatina, pero en conjunto los corticoides presentan ventajas, por lo que actualmente el uso terapéutico de la ACTH se limita a algunos trastornos neurológicos, como los espasmos infantiles y la esclerosis múltiple, y a la amenaza de aborto y parto prematuro. Su mayor interés reside en el *uso diagnóstico*, para valorar la capacidad funcional de la corteza suprarrenal. Suelen inyectarse 250 µg por vía intravenosa (o 1 mg intramuscular de la forma *depot*), que en individuos normales provocan un aumento rápido y pronunciado de los niveles plasmáticos de cortisol, que no se produce en caso de insuficiencia suprarrenal.

Hormona antidiurética (ADH, vasopresina)

Origen y características químicas

La vasopresina es un nonapéptido que se sintetiza en los núcleos supraóptico y paraventricular del hipotálamo, desde donde desciende por los axones para almacenarse en la neurohipófisis, que la libera a la sangre en situaciones de hiperosmolaridad del plasma o hipovolemia. En el hombre, el aminoácido 8 del péptido es la arginina, por lo que se denomina **arginina-vasopresina**, pero en otras especies es la lisina (lisina-vasopresina o **lipresina**). Pequeños cambios en la molécula han producido análogos de distinta potencia y duración de acción, como la **desmopresina**, cuyo efecto antidiurético es unas 12 veces superior al de la ADH, mientras que su potencia vasopresora es mucho menor.

Farmacocinética

La vasopresina tiene una semivida de pocos minutos, ya que es rápidamente metabolizada por las peptidasas tisulares y eliminada por el riñón. Por ello, se han desarrollado análogos con una semivida plasmática más prolongada.

Acciones fisiofarmacológicas y mecanismo de acción

Acción renal. La ADH es fundamental para regular el contenido de agua del organismo. Actúa sobre receptores V_2, situados en la membrana basolateral de las células del túbulo colector, que están asociados a proteínas $G_{\alpha s}$, por lo que su activación estimula la adenililciclasa, con activación de la proteincinasa A dependiente de AMPc. Esta última fosforila varias proteínas, como la acuoporina 2, molécula tetramérica que se dirige a la membrana apical de las células del tubo colector, donde forma canales para la reabsorción de agua. Además, la ADH aumenta la síntesis de acuoporina 2 por acción del factor de transcripción CREB fosforilado.

Acción cardiovascular. La vasopresina produce contracción del músculo liso vascular, lo que provoca vasoconstricción generalizada cutánea, coronaria y esplácnica. Esta acción está mediada por receptores V_1, asociados a proteínas $G_{\alpha q}$, cuya activación estimula la fosfolipasa C, que hidroliza el fosfatidilinositol con producción de IP_3 y DAG; el IP_3 aumenta la liberación de Ca^{2+} intracelular, que activa diversas proteínas; además, la unión de la ADH al receptor V_1 activa otras fosfolipasas, como la fosfolipasa D (que produce ácido fosfatídico y DAG, que activa la proteincinasa C) y la fosfolipasa A_2, que libera ácido araquidónico para producir eicosanoides.

Otras acciones. En la hipófisis, la ADH aumenta la liberación de ACTH. También estimula la glucogenólisis, la agregación plaquetaria, la proliferación del músculo liso vascular y la contracción del músculo liso gastrointestinal. Estas acciones también están mediadas por receptores V_1. La ADH incrementa la agregación plaquetaria (V_1) y las concentraciones circulantes del factor de coagulación VIII del factor de von Willebrand, a través de receptores V_2 extrarrenales. Además de ejercer sus funciones hormonales, la ADH actúa como neuromodulador en el SNC, donde se encuentra ampliamente distribuida y podría intervenir en los procesos de aprendizaje y memoria.

Reacciones adversas e interacciones

La mayoría de las reacciones adversas están mediadas por el receptor V_1, en el músculo liso vascular y gastrointestinal, por lo que son más frecuentes y graves con vasopresina que con desmopresina. En dosis altas, la vasopresina puede causar palidez por vasoconstricción cutánea e incluso gangrena. También puede incrementar la motilidad intestinal, con náuseas, retortijones y diarrea. Por vía intravenosa la vasopresina puede producir angina por espasmo coronario, arritmia y gasto cadíaco disminuido. Asimismo, potencia la acción de la CRH sobre la ACTH.

La principal reacción adversa mediada por el receptor V_2 es la intoxicación hídrica con hiponatremia, que cursa con fatiga, náuseas y confusión. La vasopresina y la desmopresina pueden provocar reacciones de hipersensibilidad.

La desmopresina puede producir rubor facial leve y cefalea. La administración intranasal puede causar congestión nasal o rinitis.

La clorpropamida, la carbamazepina, el paracetamol y la indometacina pueden incrementar la acción antidiurética, mientras que el litio y la demeclociclina la antagonizan. De hecho, esta última se utiliza para tratar el síndrome de secreción inadecuada de ADH (indicación no autorizada [off label]).

Indicaciones terapéuticas de la vasopresina y sus análogos

Indicaciones relacionadas con el receptor V_2

La principal indicación es la diabetes insípida, debida a falta de secreción de ADH. Puede administrarse una solución acuosa de vasopresina intramuscular o subcutánea, que tiene un efecto rápido pero poco duradero. Es más práctica la administración intranasal de **desmopresina** (10-40 µg/día en dosis única o dividida en 2-3 dosis) o lipresina (3-4 veces al día). En casos de diabetes insípida moderada también pueden utilizarse fármacos como la clorpropamida o el clofibrato, que aumentan la acción o la secreción de ADH.

La desmopresina y la lipresina también se usan en el tratamiento de la enuresis nocturna persistente.

La desmopresina puede utilizarse en la enfermedad de von Willebrand tipo I o tipo II, ya que aumenta el nivel de dicho factor de coagulación y acorta el tiempo de hemorragia. También aumenta los niveles de factor VIII en pacientes con hemofilia leve o moderada. Asimismo, se utiliza para tratar los trastornos de la coagulación inducidos por uremia, cirrosis hepática o fármacos (heparina, antiagregantes, etc.).

Indicaciones relacionadas con el receptor V_1

La perfusión intravenosa de ADH (hasta 0,9 U/min durante 2-4 horas) o del análogo **terlipresina** se emplea en el tratamiento de la hemorragia por varices esofágicas, por su efecto vasoconstrictor, capaz de reducir la presión portal.

La vasopresina también es eficaz en diversos estados de *shock* (paro cardíaco, *shock* séptico o *shock* por vasodilatación).

Se están desarrollando antagonistas selectivos de los receptores V_1 y V_2. Así, los antagonistas selectivos V_{1a} podrían ser útiles en la dismenorrea, el parto prematuro o el síndrome de Raynaud, mientras que los antagonistas V_{1b} podrían servir para los trastornos de estrés, ansiedad, depresión, tumores secretores de ACTH y enfermedad de Cushing. Los antagonistas selectivos V_2 podrían ser útiles como acuaréticos en pacientes con hiponatremia por diversas causas (síndrome de secreción inadecuada de ADH, insuficiencia cardíaca congestiva, cirrosis hepática o síndrome nefrótico).

HORMONAS HIPOTALÁMICAS

En la **tabla 36-2** se indican las hormonas hipotalámicas, así como su estructura y sus principales acciones.

Hormona liberadora de hormona del crecimiento (GHRH)

Origen y características químicas

La GHRH pertenece a la familia de péptidos cerebrointestinales, con una amplia distribución en el organismo. Se sintetiza en el núcleo arqueado hipotalámico, en forma de un precursor de 108 aminoácidos, que luego sufre proteólisis y da origen a la GHRH madura, de 40 y de 44 aminoácidos (**somatocrinina**), que se segrega de forma pulsátil. La actividad biológica de la GHRH reside en sus primeros 29 aminoácidos, por lo que se han desarrollado péptidos sintéticos (GRF1-29) (**sermorelina**) que poseen la misma potencia que las formas naturales. La sermorelina ha dejado de fabricarse recientemente.

Acciones fisiofarmacológicas y mecanismo de acción

La administración de GHRH produce un rápido incremento de los niveles plasmáticos de GH, que alcanza valores máximos a los 30-60 minutos de la inyección y vuelve a sus valores basales a las 2-3 horas postinyección.

La GHRH se une a receptores situados en la membrana de las células somatotropas, lo cual activa la proteína G_s asociada y origina la entrada de Ca^{2+}, con la consiguiente liberación de la GH almacenada a la sangre; por otra parte, estimula la adenililciclasa, con lo que se activa una proteincinasa A dependiente de AMPc, que fosforila diversos sustratos citoplasmáticos y nucleares, entre ellos el factor

Tabla 36-2. Hormonas hipotalámicas

DENOMINACIÓN	ESTRUCTURA	ACCIONES
Hormona liberadora de hormona del crecimiento (GHRH)	Péptido de 44 aminoácidos	Estimula la síntesis y liberación de hormona del crecimiento (GH)
Somatostatina (SS) y análogos	Péptido de 14 aminoácidos	Inhibe la GH Inhibe las hormonas gastrointestinales Inhibe la insulina y la glucosa Inhibe la secreción gástrica Inhibe el flujo esplácnico
Hormona liberadora de gonadotropinas (GnRH) Análogos de GnRH Antagonistas de GnRH	Péptido de 10 aminoácidos Péptidos de 10 aminoácidos Varios	Estimula la hormona luteinizante (LH) Estimulan la hormona foliculoestimulante (FSH) Inhiben la LH Inhiben la FSH Inhiben la LH Inhiben la FSH
Hormona liberadora de corticotropina (CRH)	Péptido de 41 aminoácidos	Estimula la proopiomelanocortina (POMC) Estimula la hormona adrenocorticotropa (ACTH) Estimula la hormona melanocitostimulante (MSH) Aumenta la β-endorfina
Hormona liberadora de tirotropina (TRH)	Péptido de 3 aminoácidos	Estimula la TSH

de transcripción CREB, lo que aumenta la síntesis de GH y la proliferación de células somatotropas. Las mutaciones del receptor de la GHRH que anulan su función ocasionan enanismo.

Reacciones adversas

En ocasiones, la GHRH puede provocar rubor facial leve y transitorio.

Indicaciones terapéuticas

Se utiliza como prueba diagnóstica para valorar la reserva de GH, así como en el diagnóstico diferencial del origen hipotalámico o hipofisario del déficit de GH. Suelen administrarse 1-2 μg/kg por vía intravenosa, con valoración de la GH plasmática antes de la administración y después de ella. Una respuesta normal (GH > 10 ng/ml) indicaría que la hipófisis está sana, mientras que la ausencia de respuesta confirmaría el origen hipofisario del déficit de GH.

Somatostatina (GHRIH)

Origen y características químicas

Es un tetradecapéptido de estructura cíclica, ampliamente distribuido en el SNC y fuera de él (ganglios y nervios vegetativos, neuronas de la pared gastrointestinal, páncreas). La somatostatina se sintetiza en forma de un precursor, la preprosomatostatina, cuya proteólisis da origen a la somatostatina 28 (SS-28) y a la somatostatina 14 (SS-14), que son las que tienen relevancia fisiológica. La SS-14 es la forma predominante en casi todos los tejidos, excepto en la región periventricular del hipotálamo, donde se producen cantidades equimoleculares de SS-14 y SS-28, que luego se liberan hacia la hipófisis a través de la circulación portal. Se dispone de SS-14, en forma de acetato, obtenido por síntesis química. También existen análogos sintéticos de acción prolongada, la **octreotida** y la **lanreotida**, que son octapéptidos cíclicos, capaces de unirse a los receptores de somatostatina (sobre todo $SSTR_2$ y $SSTR_5$), pero resistentes a la destrucción por endopeptidasas y exopeptidasas.

Farmacocinética

La somatostatina tiene una semivida muy corta (unos 2 minutos), lo que obliga a administrarla en perfusión intravenosa. Sin embargo, los análogos tienen una semivida plasmática mucho mayor, de casi

100 minutos. Hay además preparados de liberación lenta que pueden tener acción terapéutica durante 1 mes.

Acciones fisiofarmacológicas y mecanismo de acción

La somatostatina es un potente inhibidor de las secreciones endocrinas y exocrinas. En la hipófisis, inhibe la secreción basal de GH y TSH, así como su respuesta a diversos estímulos. También inhibe la secreción de insulina y glucagón y de la mayoría de las hormonas gastrointestinales (gastrina, secretina, pepsina, péptido intestinal vasoactivo [VIP]). En el aparato digestivo ejerce un potente efecto inhibidor sobre la secreción gástrica (jugo gástrico y pepsina), intestinal y pancreática. La somatostatina también afecta a la absorción, la motilidad y las funciones tróficas del aparato gastrointestinal. Además, es capaz de reducir considerablemente el flujo esplácnico. También actúa como neurotransmisor/neuromodulador en el SNC y en el sistema nervioso periférico, parece desempeñar un papel en la percepción del dolor y potencia la acción sedante de los barbitúricos. Por último, ejerce efectos antiproliferativos.

La somatostatina se une a receptores de membrana, de los que se han identificado cinco tipos ($SSTR_1$-$SSTR_5$), acoplados a proteínas G. El prototipo es el $SSTR_2$, que media el efecto inhibidor sobre la secreción de GH y presenta la misma afinidad por la SS-14 que por la SS-28. La unión de la somatostatina al receptor activa la proteína G asociada, que en este caso es inhibidora (G_i). Esto inhibe la entrada de iones calcio a través de canales dependientes de voltaje; por otra parte, se inhibe la adenililciclasa, disminuyendo la transcripción de los genes dependientes de CREB, lo que contrarresta el efecto de la GHRH. Al parecer, es más importante el efecto inhibidor de la somatostatina sobre la liberación de GH que sobre su síntesis. Los receptores de la somatostatina presentan desensibilización tras la exposición prolongada a agonistas.

Reacciones adversas

La somatostatina puede producir molestias abdominales, bradicardia, vértigos, náuseas o sensación de calor facial, especialmente si la administración es demasiado rápida. La administración de somatostatina puede provocar hipoglucemia pasajera, seguida de una elevación de la glucemia. Durante tratamientos repetidos puede producirse hipersensibilidad. Los análogos ocasionan a menudo molestias gastrointestinales, esteatorrea, colelitiasis y dolor en el punto de inyección.

Indicaciones terapéuticas

La somatostatina se utiliza en el tratamiento de hemorragias digestivas y, en concreto, las causadas por rotura de varices esofágicas, por reducir de forma considerable el flujo esplácnico, sin alterar prácticamente la presión arterial. También se emplea como adyuvante en el tratamiento de las fístulas pancreáticas, ya que disminuye notablemente la secreción, con lo que se reduce el débito fistuloso y permite el cierre de la fístula. Se administra en perfusión intravenosa continua, a razón de unos 250 µg/hora durante varios días. ◀◀

Los análogos de la somatostatina se administran por vía subcutánea para reducir la secreción y el tamaño de diversos tumores endocrinos, como adenomas hipofisarios secretores de GH, de TSH, de gonadotropinas o mixtos, tumores secretores de VIP, tumores carcinoides, glucagonomas, insulinomas, PPomas, carcinoma medular de tiroides, tumores secretores de ACTH, etc. Están indicados en el tratamiento de la acromegalia, en dosis de 100 µg cada 8 horas de octreotida o bien 30 mg de lanreotida intramuscular cada 15 días. Recientemente se han desarrollado versiones de acción prolongada que permiten la administración una vez al mes. La mitad de los adenomas disminuye de tamaño y se produce una mejora de los síntomas clínicos, sobre todo en caso de acromegalia.

Hormona liberadora de gonadotropinas (GnRH), agonistas y antagonistas

Origen y características químicas

La GnRH (**gonadorelina**) es un decapéptido sintetizado en el núcleo arqueado hipotalámico y secretado de forma pulsátil, patrón que es esencial para la respuesta hipofisaria. De hecho, la administración continuada suprime la secreción de gonadotropinas por desensibilización de los receptores hipofisarios. Este fenómeno dio lugar al desarrollo de análogos de acción prolongada, como **goserelina**, **buserelina**, **leuprorelina**, **triptorelina**, **nafarelina**, etc., con la finalidad de inhibir la secreción de LH y FSH. Más tarde, se sintetizaron antagonistas propiamente dichos, como el **cetrorelix**, el **ganirelix** o el **abarelix**, que compiten con la hormona natural por sus receptores. Recientemente, la gonadorelina ha dejado de distribuirse en España.

Farmacocinética

La GnRH se absorbe muy poco por vía oral. Tras la inyección intravenosa, la semivida plasmática es de pocos minutos, ya que se hidroliza y se excreta en la orina en forma de metabolitos inactivos. Sin embargo, ligeras modificaciones de la molécula la hacen resistente a las endopeptidasas séricas, con lo que aumenta notablemente la semivida plasmática. Así, se han desarrollado diversos análogos de la GnRH que tienen una semivida más larga (desde 80 minutos en el caso de la buserelina hasta más de 7 horas para la triptorelina).

Acciones fisiofarmacológicas y mecanismo de acción

La GnRH se une a receptores situados en la membrana de las células gonadotropas, acoplados a proteínas G, que originan la entrada de Ca^{2+} en la célula, así como la formación de IP_3. Ello provoca la activación de la calmodulina y de la proteincinasa C que, a su vez, estimulan la liberación de LH y FSH preformadas, así como su síntesis. La frecuencia y la amplitud de los pulsos de GnRH determinan la respuesta hipofisaria; dicha respuesta (así como la propia secreción de GnRH) está sometida a una retroacción (*feedback*) negativa por parte de los esteroides gonadales, con excepción de lo que ocurre en el momento del pico preovulatorio, cuando se produce un *feedback* positivo por parte de los estrógenos. Además, la secreción de FSH es inhibida por otra hormona gonadal, la inhibina.

La GnRH también puede actuar directamente sobre las gónadas, donde existen receptores específicos; en concentraciones elevadas inhibe la secreción ovárica de estrógenos en respuesta a la FSH y la secreción de testosterona por las células de Leydig en respuesta a la LH.

Reacciones adversas

La GnRH y los agonistas y antagonistas se toleran bien, aunque pueden causar náuseas, dolor abdominal, cefalea y aumento del flujo menstrual. El tratamiento prolongado con análogos da lugar a los síntomas típicos de la falta de esteroides gonadales (sequedad vaginal, sofocos, pérdida de la libido, disminución de la densidad ósea, osteoporosis, fracturas, pérdida de masa muscular con aumento de peso); también pueden causar alteraciones del estado de ánimo, nerviosismo, palpitaciones, acné, piel seca, alteraciones en las pruebas de función hepática y lípidos plasmáticos e intolerancia a la glucosa.

Puede haber reacciones en el lugar de inyección y reacciones de hipersensibilidad, como broncoespasmo y anafilaxia. Los antagonistas de la GnRH pueden provocar reacciones seudoalérgicas o anafilactoides.

Indicaciones terapéuticas

En virtud de su capacidad de inhibir la producción de hormonas sexuales, los **agonistas** se utilizan en múltiples indicaciones.

Cáncer de próstata y cáncer de mama. Se administran 3 inyecciones diarias de 10-100 µg. También puede utilizarse una inyección mensual de unos 3 mg de un preparado de acción prolongada. Antes de empezar el tratamiento con los análogos puede administrarse un antiandrógeno, como la ciproterona, para contrarrestar la estimulación inicial y evitar una exacerbación de la enfermedad. Recientemente, la *Food and Drug Administration* (FDA) aprobó el uso del **antagonista** de GnRH abarelix en el cáncer de próstata.

Endometriosis y fibromas uterinos. Se administran 200-300 µg 2-3 veces al día, por vía intranasal o subcutánea, o unos 3 mg de un preparado de acción prolongada, durante 6 meses.

Pubertad precoz. Se administran 800 µg por vía intranasal, 2 veces/día, o 50 µg/kg/día por vía subcutánea o 0,3 mg/kg de un preparado de acción prolongada intramuscular por mes.

Técnicas de reproducción asistida. Para la desensibilización hipofisaria antes de inducir la ovulación con gonadotropinas se administran 400 μg por vía intranasal, dos veces al día, o bien 0,1 mg/día por vía subcutánea desde el segundo día del ciclo durante 10-12 días o una inyección de un preparado de acción prolongada de 3,6 mg de goserelina. También pueden utilizarse **antagonistas** de la GnRH en esta indicación; tienen la ventaja de que no provocan una estimulación inicial, como hacen los agonistas, permiten administrar dosis menores de gonadotropinas y parece que se asocian a un menor riesgo de síndrome de hiperestimulación ovárica.

Hormona liberadora de corticotropina (CRH)

Origen y características químicas

➤➤ La CRH **(corticorelina)** es un péptido de 41 aminoácidos, sintetizado por las neuronas del núcleo paraventricular del hipotálamo, que vierten su secreción al sistema porta hipofisario. Además, dicho péptido y otros muy similares denominados urocortinas se encuentran ampliamente distribuidos en el SNC e incluso en tejidos periféricos (intestino, piel, tejido adiposo, etc.). Su secreción aumenta en las situaciones de estrés, mientras que es inhibida por los glucocorticoides.

Acciones fisiofarmacológicas y mecanismo de acción

La CRH se une a receptores de membrana de las células corticotropas de la adenohipófisis acoplados a la proteína Gs, que activa la adenililciclasa y provoca un aumento del AMPc, el cual estimula la síntesis y liberación de POMC y, por consiguiente, de ACTH, MSH y β-endorfina. Además de estimular la secreción de ACTH, la CRH ejerce múltiples efectos que desempeñan un papel esencial en la respuesta global del organismo al estrés (estímulo de la actividad simpática, activación del estado de alerta, facilitación del aprendizaje, etc.).

Reacciones adversas

Las reacciones adversas consisten en sofocos, disnea e hipotensión, sobre todo en dosis altas.

Indicaciones terapéuticas

La CRH se utiliza en el diagnóstico diferencial del síndrome de Cushing y otros trastornos suprarrenales, en dosis de 100 mg o 1 mg/kg por vía intravenosa. Los pacientes con enfermedad de Cushing de origen hipofisario presentan un aumento exagerado de los niveles plasmáticos de ACTH y cortisol en respuesta a la CRH, mientras que si el síndrome de Cushing es de origen suprarrenal o ectópico no existe respuesta. La prueba de CRH puede utilizarse en combinación con la de dexametasona. En la insuficiencia hipofisaria la respuesta es escasa, mientras que es muy acentuada en caso de insuficiencia suprarrenal.

Actualmente se están desarrollando antagonistas de la CRH para el tratamiento de la ansiedad y la depresión, así como del colon irritable. ◀◀

Hormona liberadora de tirotropina (TRH)

Véase «Hormonas tiroideas y fármacos antitiroideos», a continuación.

HORMONAS TIROIDEAS Y FÁRMACOS ANTITIROIDEOS

Hormonas tiroideas

En la tabla 36-3 se indican las principales acciones de las hormonas tiroideas.

Origen y características químicas

Además de secretar calcitonina, que se estudia en el capítulo 40, la glándula tiroides secreta dos hormonas tiroideas, la **tiroxina** o **tetrayodotironina** (T_4) y la **triyodotironina** (T_3), que derivan de la tirosina y que contienen 4 y 3 átomos de yodo, respectivamente. La molécula contiene dos anillos aromáticos situados en planos perpendiculares.

Las hormonas tiroideas se sintetizan como residuos de aminoácidos de la tiroglobulina, una glucoproteína de gran tamaño secretada por las células foliculares tirodeas y almacenada en la luz de los folículos tiroideos. Cada molécula de tiroglobulina contiene unas 70 tirosinas, que se combinan con el yodo para formar T_4 y T_3, en un proceso que comprende varios pasos (fig. 36-1).

➤➤ **Captación de yoduro.** La membrana de las células tiroideas posee una bomba que transporta en común sodio y yoduro capaz de transportar el ión yoduro (I⁻) activamente al interior celular, donde alcanza una concentración más de 30 veces superior a la de la sangre.

Oxidación del yoduro, yodación y acoplamiento. Por acción de la peroxidasa tiroidea, que utiliza peróxido de hidrógeno (H_2O_2) como oxidante, se oxida el yodo, y éste se une a los residuos de tirosina de la tiroglobulina (organificación), dando lugar a residuos de monoyodotirosina (MIT) y diyodotirosina (DIT). El acoplamiento de dos residuos de DIT forma la T_4, mientras que la unión de un residuo de MIT y otro de DIT da lugar a la T_3. La proporción de T_3 y T_4 sintetizadas depende estrechamente de la disponibilidad de yodo. Así, en caso de déficit de yodo, se produce más T_3, que es mucho más activa que la T_4 y contiene menos yodo en su molécula.

Liberación de tiroxina y triyodotironina. La tiroglobulina se une a su receptor (megalina) y penetra en la célula folicular, donde es degradada por las proteasas lisosomales, de forma que MIT y DIT se desyodan y vuelven al coloide tiroideo, mientras que se liberan T_4 y T_3 a la sangre. Más del 90 % de la hormona liberada corresponde a T_4. Sin embargo, ésta podría considerarse una especie de prohormona, dado que el 80 % de la T_4 es desyodada en los tejidos periféricos, fundamentalmente el hígado, convirtiéndose sobre todo en T_3, que es la forma activa intracelular.

Regulación de la función tiroidea: eje hipotálamo-hipófiso-tiroideo

Tirotropina (hormona estimulante del tiroides, TSH)

La actividad tiroidea es estimulada por la **tirotropina**, una glucoproteína de dos cadenas, α y β, sintetizada por las células tirotropas de la adenohipófisis. La subunidad α es similar a la de las gonadotropinas. Se secreta de forma pulsátil y circadiana, alcanzando los mayores niveles plasmáticos durante el sueño nocturno. Su secreción es estimulada por la TRH e inhibida por la somatostatina, la dopamina, los glucocorticoides y, sobre todo, las hormonas tiroideas.

La TSH estimula la actividad del tiroides a través de diversos mecanismos: aumenta el número, el tamaño y la actividad de las células tiroideas; estimula la captación de yodo por el tiroides y su utili-

Tabla 36-3. Hormonas tiroideas

Hormona	Acciones	Momento
Triyodotironina (T₃) (hormona activa)	Aumenta el metabolismo basal Aumenta el consumo de oxígeno Disminuye el colesterol	Posnatal
Tiroxina (T₄) (precursora)	Taquicardia Desarrollo del SNC	Prenatal y posnatal

zación en la síntesis de hormonas tiroideas y favorece la proteólisis de la tiroglobulina y la liberación de T_3 y T_4 a la sangre. La TSH se une a receptores de membrana de las células tiroideas, acoplados a la proteína G_s, y activa la adenililciclasa, con formación de AMPc. Además, la TSH, a través de la proteína G_q, activa la fosfolipasa C, con hidrólisis de polifosfatidilinositoles, aumento del Ca^{2+} intracelular y activación de la proteincinasa C. Todo ello se traduce en un aumento de la secreción de hormonas tiroideas y del tejido glandular.

Se han descrito diversas mutaciones de los receptores de la TSH, que pueden dar lugar a hipotiroidismo congénito (en caso de resistencia a la TSH) o hipertiroidismo (si hay una activación excesiva del receptor). ◀◀

Actualmente se dispone un preparado inyectable de TSH recombinante (**tirotropina α**), que permite valorar la capacidad del tejido tiroideo, normal y canceroso, para captar yodo radiactivo. La tirotropina α se utiliza durante el tratamiento y seguimiento del cáncer de tiroides, tanto para estimular la captación de yodo radiactivo en pacientes sometidos a ablación con este radioisótopo, como para detectar la persistencia o recurrencia de la enfermedad durante el seguimiento.

Hormona liberadora de tirotropina (TRH)

▶▶ La TRH (**protirelina**) es un tripéptido producido principalmente en el núcleo paraventricular del hipotálamo, que estimula la síntesis

y liberación de TSH (y también de prolactina). La TRH se encuentra, asimismo, en diversas regiones del SNC, como la corteza cerebral, estructuras circunventriculares, neurohipófisis, glándula pineal y médula espinal, donde podría actuar como un neurotransmisor o neurorregulador. La TRH se une a receptores situados en la membrana de las células tirotropas de la adenohipófisis, acoplados a la proteína G_q, lo que estimula la hidrólisis de polifosfatidilinositoles, el aumento del Ca^{2+} intracelular y la activación de la proteincinasa C. Ello provoca un aumento de la liberación y de la síntesis de TSH, que es inhibido por las hormonas tiroideas circulantes; la somatostatina, la dopamina y los glucocorticoides también inhiben dicha respuesta. Además, la TRH ejerce efectos sobre la conducta, la termorregulación, el tono del sistema nervioso autónomo, la función cardiovascular y la presión arterial.

La administración intravenosa de TRH puede utilizarse para el diagnóstico de las alteraciones tiroideas, ya que en el hipotiroidismo la respuesta es exagerada, mientras que en el hipertiroidismo no existe respuesta. ◀◀

Farmacocinética

Las hormonas tiroideas se absorben por vía oral, sobre todo en ayunas. La T_4 y la T_3 se unen a una globulina fijadora de tiroxina (TBG) y, en menor medida, a una prealbúmina fijadora de tiroxina (TBPA o transtiretina) y a la albúmina. El 99,9 % de la T_4 circulante está conjugada. La T_3 tiene menos afinidad que la T_4 por las proteínas plasmáticas; aunque es más activa que la T_4, se metaboliza antes y su acción es más fugaz. Debido a la gran afinidad por las proteínas plasmáticas, las hormonas tiroideas se liberan con lentitud a los tejidos. La semivida plasmática de la T_4 es de 6-7 días, y la de la T_3 es inferior a 2 días. Cuando la unión a proteínas es elevada (estrógenos, embarazo, etc.), la eliminación se retrasa, mientras que ocurre lo contrario cuando la unión a proteínas es menor (nefrosis, cirrosis hepática) o en presencia de fármacos inhibidores de dicha unión (glucocorticoides, salicilatos, anticonvulsivantes, cumarinas, heparina, furosemida).

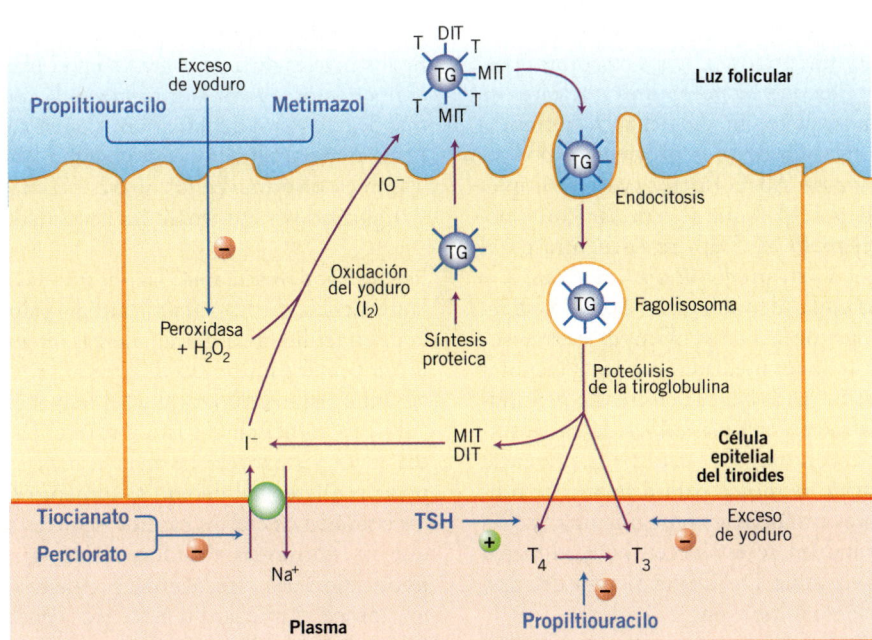

Figura 36-1. Esquema de la biosíntesis de las hormonas tiroideas en el tirocito o célula epitelial tiroidea. DIT: diyodotirosina; MIT: monoyodotirosina; TG: tiroglobulina; TSH: tirotropina.

La T_4 es, en realidad, una prehormona circulante, aunque recientemente se ha visto que ejerce algunas acciones directas sobre las células. Los tejidos disponen de desyodasas capaces de transformar la T_4 en T_3 en función de las necesidades metabólicas.

La 5'-desyodasa tipo I se encuentra en el hígado, el riñón y el tiroides y genera la mayor parte de la T_3 circulante, que será utilizada por la mayoría de los tejidos. La 5'-desyodasa tipo II, mucho más activa que la tipo I, se encuentra en el cerebro, la hipófisis, el músculo estriado y el corazón, y amortigua los cambios de la T_3 intracelular en dichos tejidos, ya que aumenta en el hipotirodismo y disminuye en el hipertiroidismo. La T_4 también puede transformarse en T_3 inversa (rT_3) y, de esta forma, se inactiva. La metabolización se lleva a cabo principalmente por deshalogenación; alrededor del 40 % de la T_4 se convierte en rT_3. Además, en el hígado pueden conjugarse con sulfato (T_3) o con glucuronato (T_4) y excretarse en la bilis, aunque se reabsorben en parte en el intestino. El 20-40 % de la tiroxina y sus metabolitos se eliminan por las heces. Además, la T_3 y la rT_3 se desyodan para producir diyodotironinas, que a su vez dan lugar a monoyodotironinas. La 3,5-diyodotironina, T_2, se consideraba un metabolito inactivo debido a su escasa afinidad por los receptores de la T_3 (TR). Sin embargo, se ha visto que es capaz de estimular la respiración celular y mitocondrial y que tiene efectos sobre ciertos transportadores, intercambiadores iónicos, enzimas e incluso sobre la transcripción de ciertos genes, pero a través de mecanismos independientes de los receptores TR.

Acciones fisiofarmacológicas y mecanismo de acción

Las hormonas tiroideas se unen a receptores nucleares que tienen mucha más afinidad por la T_3 que por la T_4, de forma que alrededor del 90 % de la hormona unida es T_3. El complejo hormona-receptor se une a una secuencia de ADN (elementos de respuesta a la hormona tiroidea [TRE]) en la región reguladora de genes específicos, modificando su transcripción y posterior traducción. Dichos receptores pertenecen a la misma familia que los receptores nucleares de los esteroides, incluyendo los receptores del ácido retinoico y de la vitamina D. El receptor de la T_3 proviene de dos genes (*c-erb* Aα [TRα] y *c-erb* Aβ [TRβ]) y posee múltiples isoformas (TRα_1, TRβ_1 y TRβ_2), que se expresan con especificidad tisular; por ejemplo, el TRβ_1 se encuentra en el hígado, mientras que el TRα_1 predomina en el corazón, y el TRβ_2 sólo se expresa en la adenohipófisis. Por ello, se están desarrollando análogos de la T_3 específicos de ciertas isoformas. Además de las acciones mediadas por los receptores nucleares, las hormonas tiroideas ejercen efectos no genómicos, por ejemplo, en la membrana plasmática, la citoarquitectura celular y las mitocondrias. Es necesaria la presencia de receptores para el ácido retinoico para formar heterodímeros con los receptores tiroideos y conseguir una acción biológica adecuada. También se establecen heterodímeros con los receptores de vitamina D_3. Dependiendo del tipo puede haber potenciación o inhibición.

Efectos sobre el crecimiento y el desarrollo. Las hormonas tiroideas contribuyen al desarrollo de todos los órganos y teji-

dos y son especialmente críticas para la mielinización y el desarrollo cerebral. La T_4 y la T_3 penetran en el cerebro a través de transportadores específicos. La T_4 se convierte en T_3 en las células de la glía, los astrocitos y los tanicitos, aunque las principales células diana son las neuronas y los oligodendrocitos en desarrollo. La T_3, a través de los receptores nucleares, controla la expresión de genes que intervienen en la mielinización (proteína básica de la mielina), la diferenciación celular, la migración neuronal (laminina) y la señalización. Además de mediar la acción de la T_3, los receptores nucleares también tienen actividad cuando no están unidos a T_3 (es decir, en forma de aporreceptores), principalmente como represores de la transcripción. La falta de hormonas tiroideas durante el período de neurogénesis activa (hasta 6 meses posparto) conduce a retraso mental irreversible (cretinismo), que se acompaña de múltiples alteraciones morfológicas del cerebro (anomalías de la migración neuronal, alteraciones de los axones y disminución de la sinaptogénesis). Las hormonas tiroideas cumplen un papel importante en el crecimiento longitudinal, ya que posibilitan la síntesis y secreción de GH. Su falta determina enanismo.

Acciones calorígenas y metabólicas. Las hormonas tiroideas aumentan la actividad metabólica y el consumo de oxígeno en casi todos los tejidos periféricos; aumentan el número, el tamaño y la actividad de las mitocondrias, con la consiguiente producción de ATP, así como la actividad de la Na$^+$/K$^+$-ATPasa, que potencia el transporte de dichos iones a través de la membrana celular. Este proceso genera calor, lo que permite regular la temperatura en organismos homeotermos.

Las hormonas tiroideas estimulan el metabolismo de los hidratos de carbono (absorción en el tubo digestivo, captación celular de glucosa, glucólisis, gluconeogénesis y secreción de insulina). También estimulan el metabolismo de los lípidos provocando un aumento de la respuesta lipolítica de los adipocitos a las catecolaminas, con movilización de las grasas desde el tejido adiposo, lo que conlleva un aumento de los niveles de ácidos grasos en el plasma y mayor oxidación de éstos; además, disminuyen la concentración plasmática de colesterol debido a una mayor captación hepática de LDL y metabolización del colesterol hacia ácidos biliares. También disminuyen los niveles plasmáticos de fosfolípidos y triglicéridos y aumentan las necesidades de vitaminas.

Efectos cardiovasculares. Las hormonas tiroideas aumentan la frecuencia cardíaca (taquicardia y palpitaciones), así como la contractilidad cardíaca; además, el aumento del metabolismo tisular induce vasodilatación generalizada, sobre todo cutánea, para eliminar calor; el mayor flujo sanguíneo contribuye a aumentar el gasto cardíaco. La presión arterial media suele permanecer normal, si bien a menudo se eleva la presión diferencial debido al aumento de flujo tisular entre los latidos. Los efectos cardiovasculares se deben, en parte, a que las hormonas tiroideas aumentan la sensibilidad del miocardio a las catecolaminas. Además, la T_3 regula la expresión en el miocardio de ciertos genes que codifican proteínas estructurales y reguladoras, como las cadenas pesadas de la miosina, la ATPasa dependiente de calcio del retículo sarcoplásmico, etcétera.

Efectos sobre otros tejidos. Las hormonas tiroideas estimulan la respiración, la motilidad digestiva, la secreción de jugos digestivos, la función cerebral y la función muscular. El exceso de hormona tiroidea provoca temblor, cansancio, nerviosismo e insomnio, así como una hiperfunción de casi todas las glándulas endocrinas (páncreas, paratiroides, suprarrenales, etc.), aunque también aumentan las necesidades tisulares de hormonas. Tanto el exceso como el déficit de hormonas tiroideas alteran la función sexual, pudiendo producirse impotencia, disminución de la libido, menorragia, polimenorrea o amenorrea.

Reacciones adversas

Los efectos adversos de las hormonas tiroideas derivan de su propia acción farmacológica. Generalmente se asocian a una dosis excesiva y corresponden a los síntomas de hipertiroidismo: taquicardia, palpitaciones, arritmias o crisis anginosa, cefalea, nerviosismo, excitabilidad, insomnio, temblor, debilidad muscular y calambres, intolerancia al calor, sudoración, pérdida de peso, trastornos menstruales, diarrea y vómitos. Suelen desaparecer al reducir la dosis o suspender temporalmente el tratamiento. Se han descrito casos aislados de hipertensión intracraneal benigna. La administración de T_4 a pacientes tiroidectomizados, hipotiroideos o con bocio simple o nodular produce con frecuencia un hipertiroidismo subclínico. La sobredosis crónica puede provocar osteoporosis, sobre todo en mujeres posmenopáusicas, por lo que debe evitarse.

Indicaciones terapéuticas

Las hormonas tiroideas se utilizan como tratamiento sustitutivo en individuos con hipotiroidismo o cretinismo y para suprimir la TSH en pacientes con bocio no tóxico, tiroiditis de Hashimoto o carcinoma de tiroides. El uso de T_4 para suprimir la TSH reduce el volumen de los nódulos tiroideos benignos, pero el tratamiento a largo plazo puede ser menos eficaz y es probable que el nódulo vuelva a crecer al suspender el tratamiento. Por lo tanto, y teniendo en cuenta los riesgos, no se recomienda el uso sistemático para los nódulos benignos, sobre todo en ancianos y en pacientes coronarios. La levotiroxina también está indicada en ciertos pacientes con hipotiroidismo subclínico (aumento de los niveles de TSH, con síntomas muy leves o inexistentes), especialmente si presentan bocio, una tiroidopatía autoinmune, hipercolesterolemia, disfunción psíquica, embarazo o síntomas de hipotiroidismo.

En el pasado se administraban tiroglobulina o extractos de tiroides procedentes de animales, pero contienen tanto T_4 como T_3 y presentan una actividad biológica muy variable, por lo que hoy día no son recomendables. Actualmente se dispone de tres clases de preparados:

1. *Levotiroxina de sodio.* Es el preparado más adecuado debido a su potencia constante y su acción prolongada, que proporciona unos niveles uniformes de T_4 y T_3 a lo largo del día. Está disponible en tabletas e inyectables. La dosis inicial es de 50-100 μg/día, por vía oral, con incrementos de 25-50 μg al mes hasta lograr el eutiroidismo. En los ancianos y los pacientes cardiópatas el tratamiento debe iniciarse con dosis más bajas y con un incremento más lento. La dosis de mantenimiento suele ser 100-150 μg/día y debe individualizarse en función de los niveles de TSH. En los pacientes con hipotiroidismo primario, la dosis óptima de levotiroxina es aquella que permite alcanzar un nivel normal de TSH (1-2 mU/l). En el hipotiroidismo secundario, el tratamiento sustitutivo debe lograr unos niveles normales de T_3 y T_4.

2. *Liotironina de sodio.* Es la sal de la triyodotironina y se expende en tabletas o inyectables. Se utiliza cuando se necesita una acción rápida, por ejemplo en el coma mixedematoso o para preparar a un paciente con cáncer de tiroides para la administración de radioyodo. Se administran 10-20 μg cada 8-12 horas. Es menos recomendable que la levotiroxina para el tratamiento sustitutivo a largo plazo, debido a su mayor coste, a la mayor frecuencia de administración requerida y a los incrementos transitorios de los niveles plasmáticos de T_3 por encima de los límites normales. No está disponible en España.

3. *Liotrix.* Es una mezcla de tiroxina y triyodotironina, que oficialmente no ofrece ventajas frente a la administración de tiroxina sola. Sin embargo, en algunos casos su uso puede ser muy útil cuando no se produce una conversión suficiente de T_4 en T_3, como ocurre durante las dietas de adelgazamiento prolongadas. No está disponible en España.

Fármacos antitiroideos

Existen muchos compuestos capaces de interferir en la secreción de hormonas tiroideas, pero sólo unos pocos tienen utilidad clínica. Fundamentalmente se utilizan tres tipos de

---

> ### ✪ HORMONAS TIROIDEAS
>
> - Son la tiroxina (T_4) y la triyodotironina (T_3).
> - Requieren yodo en la dieta (~ 1 mg/semana) para su síntesis.
> - La T_4 es una prohormona.
> - Cada tejido genera la cantidad de T_3 o rT_3 que necesita a través de desyodasas.
> - Actúan a través de receptores nucleares.
>
> **Acciones irreversibles: prenatales y perinatales**
>
> - Prenatales: desarrollo de SNC a partir de hormonas producidas por la madre. Su falta produce sordera y convulsiones, junto con retraso mental.
> - Perinatales: a partir del nacimiento el SNC continúa su desarrollo gracias a las hormonas del niño. Es importante la detección precoz de los hipotiroidismos congénitos para tratar lo antes posible este problema con hormonas tiroideas.
>
> **Acciones reversibles: posnatales**
>
> - Generales:
>   - Aumento del consumo de O_2.
>   - Aumento del metabolismo basal.
>   - Termogénesis.
> - Cardiovasculares:
>   - Aumento de la frecuencia cardíaca.
>   - Disminución del colesterol plasmático.
> - SNC:
>   - Aumento de la velocidad de reflejos.
>   - Funcionamiento normal del SNC.
> - Crecimiento: favorece el crecimiento. Su ausencia determina enanismo.
> - Faneras: su ausencia determina pelo áspero y escaso.

Tabla 36-4. Fármacos antitiroideos

FÁRMACO	ACCIÓN
Derivados de la tiourea Tiouracilo Metimazol Carbimazol	Inhiben la oxidación del yodo Bloquean las peroxidasas
Otros compuestos Yodo Yodo radiactivo	Inhibe la captación de yodo por el tiroides Destruye el tiroides

fármacos para inhibir el exceso de actividad tiroidea: los antitiroideos derivados de la tiourea, el yodo y el yodo radiactivo (**tabla 36-4**).

Derivados de la tiourea

Estructura química

La estructura con actividad antitiroidea con mayor utilidad clínica es la tiourea, de la que derivan el **propiltiouracilo**, el **metimazol** y el **carbimazol**, que forman el grupo de las tionamidas (**fig. 36-2**). El carbimazol se transforma en metimazol, que es el metabolito activo.

Farmacocinética

Los derivados de la tiourea se absorben rápidamente por vía oral. La semivida del propiltiouracilo en plasma es de unos 75 minutos, y la del metimazol, de 4-6 horas. Se concentran en el tiroides y la duración de su acción depende más de los niveles intratiroideos que de los plasmáticos, lo que permite una administración única diaria a pesar de la corta semivida plasmática. El metimazol y el carbimazol atraviesan la placenta y pasan a la leche, mientras que el propiltiouracilo lo hace en menor grado, por lo que su uso sería preferible en mujeres gestantes o que estén amamantando. Las tioureas sufren sulfoxidación en el tiroides y quizá también en el hígado. Se eliminan rápidamente por el riñón, tanto la forma activa como los metabolitos.

Acción farmacológica y mecanismo de acción

Los antitiroideos impiden la formación de hormonas tiroideas, ya que inactivan la peroxidasa, evitando la oxidación del yoduro y, por lo tanto, su incorporación a los residuos de tirosina de la tiroglobulina; además, bloquean el acoplamiento de los residuos de yodotirosina para formar T_3 y T_4. El efecto antitiroideo aparece tras un período de latencia de

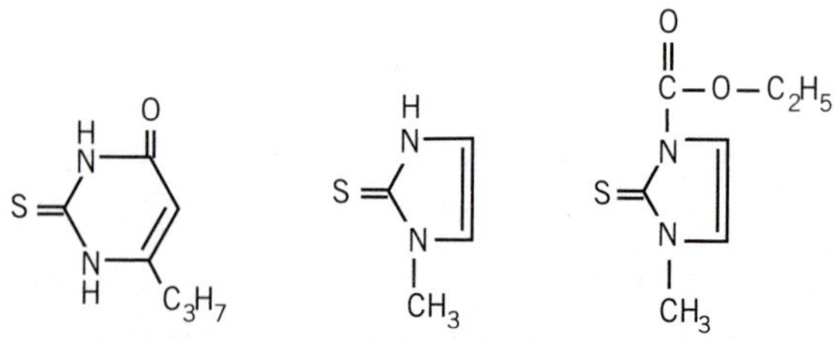

1-2 semanas, tiempo que tardan las hormonas preformadas en desaparecer, y es reversible al interrumpir el tratamiento. Además, el propiltiouracilo inhibe la desyodación periférica de T_4 a T_3, por lo que es el antitiroideo de elección en las crisis tirotóxicas.

Reacciones adversas

La reacción más grave es la agranulocitosis, cuya incidencia es inferior al 2 ‰. Casi siempre sobreviene en las primeras semanas o meses de tratamiento, precedida a veces de granulocitopenia, dolor de garganta y fiebre; es reversible al suspender el fármaco. La granulocitopenia leve puede deberse a tirotoxicosis o ser el primer signo de esta reacción adversa, por lo que requiere precaución y recuentos leucocitarios frecuentes. Si existe evidencia de neutropenia debe interrumpirse el tratamiento inmediatamente. En raras ocasiones se ha descrito anemia aplásica. La reacción adversa más frecuente es un exantema papular urticariforme, a veces purpúrico. Suele desaparecer espontáneamente, pero a veces se requiere un antihistamínico o sustituir el antitiroideo administrado por otro. También pueden aparecer alteraciones gastrointestinales, artralgias, parestesias, cefaleas, pigmentación cutánea o alopecia. La fiebre y las lesiones hepáticas o renales son raras. El propiltiouracilo puede provocar hepatitis y vasculitis; en muchos pacientes aparecen anticuerpos citoplasmáticos antineutrófilos. La administración prolongada puede provocar bocio, debido al aumento de la secreción de TSH al bloquearse la síntesis de T_3 y T_4. Las dosis excesivas pueden causar hipotiroidismo. Se han descrito diversas malformaciones congénitas en recién nacidos cuyas madres recibieron metimazol durante el embarazo, como anomalías del cuero cabelludo, atresia de coanas, atresia esofágica, atelia/hipotelia, retraso del desarrollo, hipoacusia y características faciales dismórficas. Actualmente, se considera que el propiltiouracilo es el tratamiento de elección en el embarazo.

Indicaciones terapéuticas

Los antitiroideos están indicados en el hipertiroidismo (enfermedad de Graves, bocio nodular tóxico). Muchos endocrinólogos utilizan las tionamidas como tratamiento de elección inicial para la enfermedad de Graves. Pueden administrarse con los siguientes fines: *a)* como tratamiento definitivo, anticipándose a una remisión espontánea de la enfermedad de Graves, sobre todo en pacientes con bocios pequeños o hipertiroidismo leve; *b)* junto con yodo radiactivo, para acelerar la recuperación hasta que aparezcan los efectos de la radiación; *c)* para preparar al paciente antes de la tiroidectomía, y *d)* en las crisis tirotóxicas *(tormenta tiroidea)*. Pueden asociarse a bloqueantes β-adrenérgicos o antagonistas de los canales de calcio, para tratar los síntomas cardiovasculares. En España no está comercializado el propiltiouracilo, pero se dispone de metimazol y carbimazol, que se emplean en dosis de unos 30 mg/día, en una o dos dosis. La dosis habitual de propiltiouracilo es 100 mg cada 8 horas o 150 mg cada 12 horas. Una vez que se alcanza el eutiroidismo, lo que suele requerir unas 12 semanas, puede reducirse la dosis del antitiroideo.

Propiltiouracilo   **Metimazol**   **Carbimazol**

Figura 36-2. Estructura química de los fármacos antitiroideos.

Yodo

Acciones fisiofarmacológicas y mecanismo de acción

El exceso de yodo inhibe la captación de yodo por el tiroides, así como la síntesis de hormonas tiroideas y su liberación, lo que tiene gran importancia en el tratamiento de la tirotoxicosis, pues produce una mejoría muy rápida. También inhibe la proliferación de tirocitos, posiblemente a través de acciones sobre la regulación del ciclo celular. Se reduce la vascularización del tiroides y éste se hace más pequeño y compacto, lo que facilita su manipulación quirúrgica. A las pocas semanas de tratamiento reaparece el hipertiroidismo, por lo que su utilidad es limitada.

Reacciones adversas

El yodo puede provocar reacciones de hipersensibilidad, como angioedema, hemorragias cutáneas, enfermedad del suero (fiebre, artralgias, adenopatías y eosinofilia), púrpura trombótica trombocitopénica y periarteritis nudosa. La intoxicación crónica (yodismo) se acompaña de sabor metálico, ardor en la boca y la garganta, molestias en los dientes y las encías, coriza, cefalea, agrandamiento de las glándulas parótida y submaxilar, inflamación de faringe, laringe y amígdalas; puede producirse edema pulmonar, lesiones cutáneas acneiformes, irritación gástrica, diarrea, fiebre, anorexia o depresión. Los síntomas desaparecen espontáneamente, pero si son graves puede ser útil aumentar la excreción renal de yodo con diuréticos, diuresis osmótica y sobrecarga salina.

Indicaciones terapéuticas

El yodo se utiliza en el tratamiento del hipertiroidismo, tanto en el período preoperatorio como en las crisis tirotóxicas, asociado a un antitiroideo y un bloqueante β-adrenérgico. También puede emplearse para proteger el tiroides en las exposiciones accidentales al yodo radiactivo (p. ej., accidente nuclear) para reducir por competencia la captación tiroidea de yodo radiactivo.

Se emplea por vía oral, como solución fuerte de yodo (**solución de Lugol**), que contiene yodo al 5 % y yoduro de potasio al 10 %, o como solución saturada de yoduro de potasio. También existe una solución de yoduro de sodio para uso por vía intravenosa. La dosis habitual es de 50-150 mg/día.

Yodo radiactivo

El isótopo más utilizado es el ^{131}I, que emite rayos γ y partículas β y tiene una semivida de 8 días. El ^{123}I emite principalmente rayos γ y tiene una semivida de sólo 13 horas, por lo que se emplea para realizar gammagrafías diagnósticas, al permitir una exposición breve. Al igual que el isótopo estable (^{127}I), el ^{131}I es atrapado por el tiroides, se incorpora a las moléculas de T_4 y T_3 y se deposita en los folículos. Desde aquí, las partículas β destruyen el parénquima en un radio de pocos milímetros, con un daño mínimo para los tejidos vecinos, debido a su escaso poder de penetración. La radiación γ atraviesa el tejido y puede cuantificarse con un contador externo. Los efectos dependen de la dosificación, la cual es esencial para evitar un hipotiroidismo.

El ^{131}I se administra como solución de **INa** por vía oral. Su principal uso terapéutico es el tratamiento del hipertiroidismo, sobre todo en pacientes de edad avanzada o cardiópatas. El yodo radiactivo es el mejor tratamiento para la enfermedad de Graves persistente o recurrente tras la tiroidectomía subtotal y cuando no hay respuesta al tratamiento con antitiroideos. También es útil en individuos con bocio nodular tóxico o incluso no tóxico de gran tamaño. Asimismo, está indicado en el carcinoma tiroideo metastásico, con el fin de destruir el tumor. La mayoría de las neoplasias tiroideas acumulan muy poco yodo, pero puede administrarse TSH para estimular la captación de yodo, sobre todo en el caso de los carcinomas foliculares.

Está contraindicado en niños o pacientes jóvenes, para evitar el riesgo de cambios neoplásicos, así como en gestantes, ya que la radiación podría tener efectos adversos sobre los tejidos fetales.

BIBLIOGRAFÍA

Abramov Y, Elchalal U, Schenker JG. Severe OHSS. An "epidemic" of severe OHSS: a price we have to pay? Hum Reprod 1999; 14: 2181-3.

Ariznavarreta C, Tresguerres JAF. Human recombinant growth hormone. En: Dembowsky K, Stadler PW, eds. Therapeutic proteins. Weinheim: Wiley-VCH, 2001; 59-82.

Barlier A, Jaquet P. Quinagolide–a valuable treatment option for hyperprolactinaemia. Eur J Endocrinol 2006; 154: 187-95.

Blethen SL, Allen DB, Graves D y cols. Safety of recombinant desoxyribonucleic acid derived growth hormone: The National Cooperative Growth Study experience. J Clin Endocrinol Metab 1996; 81: 1704-10.

Brent GA. The molecular basis of thyroid hormone action. N Engl J Med 1994; 331: 847-53.

Castillero de Russo I, Lam de Calvo O. Glandula tiroides. En: Tresguerres JAF y cols., eds. Fisiología humana. México DF: McGraw-Hill Interamericana, 2010; p. 929-38.

Consensus. Critical evaluation of the safety of recombinant human growth hormone administration: statement from the Growth Hormone Research Society. J Clin Endocrinol Metab 2001; 86: 1868-70.

Consensus guidelines for the diagnosis and treatment of growth hormone (GH) deficiency in childhood and adolescence: summary statement of the GH Research Society. J Clin Endocrinol Metab 2000; 85: 3990-3.

Cooper DS. Antithyroid drugs for the treatment of hyperthyroidism caused by Graves' disease. Endocrinol Metab Clin North Am 1998; 27: 225-47.

Costoya JA., Arce V. Integración neuroendocrina. En: Tresguerres JAF y cols., eds. Fisiología humana. 5ª ed. New York: Eds. McGraw Hill Interamericana, 2020.

de Zegher F, Ong KK, Ibáñez L, Dunger DB. Growth hormone therapy in short children born small for gestational age. Horm Res 2006; 65 Suppl 3: 145-52.

Debruyne F, Bhat G, Garnick MB. Abarelix for injectable suspension: first-in-class gonadotropin-releasing hormone antagonist for prostate cancer. Future Oncol 2006; 2: 677-96.

Devensa J, Devensa P. Hormona del crecimiento. En: Tresguerres JAF y cols., eds. Fisiología humana. 5ª ed. New York: Eds. McGraw Hill Interamericana, 2020.

Filicori M. Gonadotrophin-releasing hormone agonist. A guide to use and selection. Drugs 1994; 48: 41-58.

Goffin V, Bernichtein S, Touraine P, Kelly PA. Development and potential clinical uses of human prolactin receptor antagonists. Endocr Rev 2005; 26: 400-22.

Kraenzlin ME, Meier C. Use of recombinant human thyroid-stimulating hormone in the management of well-differentiated thyroid cancer. Expert Opin Biol Ther 2006; 6: 167-76.

Krismer AC, Dunser MW, Lindner KH, Stadlbauer KH, Mayr VD, Lienhart HG y cols. Vasopressin during cardiopulmonary resuscitation and different shock states: a review of the literature. Am J Cardiovasc Drugs 2006; 6: 51-68.

Lazar MA. Thyroid hormone receptors: multiple forms, multiple possibilities. Endocr Rev 1993; 14: 184-93.

Martul P, Pineda J, Rica I, Vela A. Tratamiento del déficit de hormona de crecimiento. En: Pombo M y cols., eds. Tratado de endocrinología pediátrica, 4ª ed. Madrid, McGraw-Hill/Interamericana, 2009; p. 323-9.

Molitch ME. Medical treatment of prolactinomas. Endocrinol Metab Clin North Am 1999; 28: 143-69.

Patel Y.C. Somatostatin and its receptor family. Front Neuroendocrinol 1999; 20: 157-98.

Peinado JA, Howles C, Tresguerres JAF. Human recombinant FSH (follitropin α). En: Dembowsky K, Stadler PW, eds. Therapeutic proteins. Weinheim: Wiley-VCH, 2001; 87-114.

Tarlatzis BC, Fauser BC, Kolibianakis EM, Diedrich K, Rombauts L, Devroey P. GnRH antagonists in ovarian stimulation for IVF. Hum Reprod Update 2006; 12: 333-40.

Tichomirowa MA, Daly AF, Beckers A. Treatment of pituitary tumors: somatostatin. Endocrine 2005; 28: 93-100.

Toft AD. Thyroxine therapy. N Engl J Med 1994; 331: 174-80.

Tresguerres JAF. Fisiología del testículo. En: Tresguerres JAF y cols., eds. Fisiología humana, 5ª ed. New York: Eds. McGraw Hill Interamericana, 2020.

Tresguerres JAF. Reproducción II. Fisiología del eje hipotálamo-hipófiso-ovárico. En: Tresguerres JAF y cols., eds. Fisiología humana, 5ª ed. New York: Eds. McGraw Hill Interamericana, 2020.

Tresguerres JAF, Ariznavarreta, C. Hormona del crecimiento y envejecimiento. En: Tresguerres JAF y cols., eds. Medicina estética y antienvejecimiento, 2ª ed. Madrid: Editorial Médica Panamericana, 2018.

Tresguerres JAF, Cachofeiro V, Cardinali D, Delpon E, Escrich E, Lahera V, Mora Teruel F, Rey Díaz Rubio E, Romano Pardo M. Fisiología del testículo. En: Fisiología humana, 5ª ed. New York: Eds. McGraw Hill Interamericana, 2020.

Tresguerres JAF, Cachofeiro V, Cardinali D, Delpon E, Escrich E, Lahera V, Mora Teruel F, Rey Díaz Rubio E, Romano Pardo M. Hormona de crecimiento. En: Fisiología humana, 5ª ed. New York: Eds. McGraw Hill Interamericana, 2020.

Tresguerres JAF, Cachofeiro V, Cardinali D, Delpon E, Escrich E, Lahera V, Mora Teruel F, Rey Díaz Rubio E, Romano Pardo M. Integragración neuroendocrina. En: Fisiología humana, 5ª ed. New York: Eds. McGraw Hill Interamericana, 2020.

Tresguerres JAF, Cachofeiro V, Cardinali D, Delpon E, Escrich E, Lahera V, Mora Teruel F, Rey Díaz Rubio E, Romano Pardo M. Reproducción 2: Fisiología del eje hipotálamo-hipofiso-ovárico. En: Fisiología humana, 5ª ed. New York: Eds. McGraw Hill Interamericana, 2020.

Tresguerres JAF, Insua E, Castaño P, Tejero P. Hormona de crecimiento y envejecimiento. En: Medicina estética y antienvejecimiento, 2ª ed. Madrid: Editorial Médica Panamericana, 2018; pp. 721-8.

Turner HE, Vadivale A, Keenan J, Wass JA. A comparison of lanreotide and octreotide LAR for treatmet of acromegaly. Clin Endocrinol (Oxf) 1999; 51: 275-80.

Fármacos antidiabéticos. Insulinas, antidiabéticos orales y otros fármacos para el control de la glucemia

37

M. Alegret Jordà, N. Roglans Ribas y J. C. Laguna Egea

INTRODUCCIÓN

 La diabetes mellitus se define como un grupo de enfermedades metabólicas caracterizadas por la hiperglucemia resultante de defectos en la secreción y/o en la acción de la insulina. La hiperglucemia crónica que se produce si la diabetes no se trata adecuadamente conduce a largo plazo a alteraciones en el funcionamiento de distintos órganos, en particular, los ojos, los riñones, el sistema nervioso, el corazón y los vasos sanguíneos, que provocan la aparición de complicaciones como la retinopatía diabética, la nefropatía diabética, la neuropatía diabética en todas sus áreas (cardíaca, sexual, digestiva, etc.), el pie diabético y todas las manifestaciones de la enfermedad cardiovascular de origen aterosclerótico. De hecho, la principal causa de mortalidad en pacientes con diabetes es el accidente cardiovascular. En este capítulo se revisarán los distintos tipos de diabetes así como su tratamiento farmacológico.

DIABETES MELLITUS

Según la *American Diabetes Association* (ADA), la diabetes puede clasificarse en cuatro categorías clínicas:

- *Diabetes de tipo 1:* enfermedad en la que las células β del páncreas son selectivamente destruidas, lo que suele conducir a un déficit absoluto de secreción de insulina, con la consiguiente hiperglucemia. En la mayoría de los casos se trata de una afección autoinmune, caracterizada por la presencia de autoanticuerpos contra las células β. Se calcula que constituye el 5-10 % de los casos de diabetes, aunque datos recientes indican que muchos individuos con diabetes de tipo 2 están incorrectamente diagnosticados y corresponden en realidad a diabetes de tipo 1, por lo que el número real de casos podría estar subestimado. Su incidencia ha aumentado en todo el mundo en las últimas décadas, y si sigue incrementándose a este ritmo, se calcula que la incidencia global podría duplicarse en los próximos 10 años. Puede desarrollarse a cualquier edad, aunque habitualmente aparece en niños y adultos jóvenes.

- *Diabetes de tipo 2:* comprende la mayoría de los casos de diabetes. La causa es una combinación de resistencia a la acción de la insulina (falta de respuesta de las células –hepáticas, musculares y adiposas– a las acciones de la insulina), junto con una inadecuada secreción de insulina. De hecho, la insulinemia en estos pacientes puede ser normal o incluso alta, pero en relación con la concentración plasmática de glucosa los niveles de insulina deberían ser más elevados. Es decir, la secreción de insulina, aunque alta, resulta insuficiente para compensar la resistencia de las células a dicha hormona. La etiología específica de la diabetes de tipo 2 no se conoce con exactitud, pero en este caso no se produce destrucción autoinmune de las células β. Gran parte de los pacientes con esta enfermedad son obesos o bien presentan un alto porcentaje de grasa distribuido en la zona abdominal, lo cual se relaciona, al menos en cierto grado, con la aparición de resistencia a la insulina. Con el tiempo, el estrés continuado por sobreproducción de insulina puede conducir a un fallo de las células β pancreáticas, instaurándose un déficit de insulina junto con la resistencia a ella.

- *Diabetes gestacional:* se define como una intolerancia a la glucosa que se inicia o se diagnostica por primera vez durante el embarazo. Puede persistir al finalizar éste o no.
- *Otros tipos específicos de diabetes: a)* defectos genéticos que afectan la función de las células β; se incluyen en este grupo diabetes hereditarias con patrón autosómico dominante, caracterizadas por un inicio temprano (generalmente antes de los 25 años), como la diabetes del adulto de inicio juvenil (MODY, del inglés, *maturity onset diabetes of the young); b)* defectos genéticos que afectan la acción de la insulina; *c)* enfermedades pancreáticas, y *d)* diabetes debidas al uso de fármacos, por ejemplo en el tratamiento del sida.

La diabetes habitualmente se diagnostica a partir de las concentraciones de glucosa en plasma, ya sea en ayuno, a cualquier hora del día si existen síntomas de hiperglucemia, o después de 2 horas de la administración de 75 g de glucosa en la prueba de tolerancia oral a la glucosa. En 2009 la ADA incluyó también como criterio diagnóstico la hemoglobina glucosilada (HbA$_{1C}$), parámetro que refleja las concentraciones de glucosa en plasma en los últimos 3 meses. En la **tabla 37-1** se indican los criterios para el diagnóstico de diabetes en función de dichos parámetros, así como los criterios indicativos de prediabetes, condición en la que los niveles de glucosa o de HbA$_{1C}$ no son tan altos como para establecer el diagnóstico de diabetes, pero superan los considerados normales, lo que implica un riesgo relativamente elevado de desarrollar la enfermedad.

El principal objetivo del tratamiento de la diabetes es normalizar al máximo los niveles de glucosa y mejorar la utilización de la glucosa y otros nutrientes por parte de los tejidos, ya que se ha demostrado que el control estricto de la glucemia previene o retarda la aparición de retinopatía, neuropatía y nefropatía asociadas a esta enfermedad. El tratamiento de la diabetes implica el establecimiento de una dieta ajustada a las necesidades de cada paciente unida a la práctica de ejercicio aeróbico, medidas que deben ir asociadas a la instauración de un tratamiento farmacológico, que dependerá del tipo de diabetes diagnosticada y de la respuesta según las características del paciente.

INSULINA

Características y efectos fisiológicos

La insulina es un polipéptido formado por dos cadenas de 21 y 30 aminoácidos (cadenas A y B), conectadas entre sí por dos puentes disulfuro. En la cadena A existe otro puente disulfuro intracatenario entre los aminoácidos 6 y 11 **(fig. 37-1)**. El producto del gen que codifica para la insulina es la preproinsulina, un precursor de 98 aminoácidos que es procesado en el retículo endoplásmico a proinsulina, la cual es almacenada en gránulos de secreción en las células β del páncreas. Allí actúan enzimas proteolíticas que eliminan el denominado péptido C, dando lugar a cantidades equimolares de dicho péptido y de insulina.

La insulina es liberada al torrente circulatorio por la fusión de los gránulos con la membrana de la célula β y exocitosis. El factor principal que controla este proceso es la concentración de glucosa en sangre. La glucosa entra en las células β, donde es metabolizada generando ATP. El incremento de la relación ATP/ADP en el interior de la célula hace que se cierren los canales de K$^+$ dependientes de ATP. Esto provoca la despolarización de la membrana celular, la activación de los canales de Ca^{2+} voltaje-dependientes de tipo L, con la consiguiente entrada de Ca^{2+} en la célula, que desencadena la exocitosis de la insulina **(fig. 37-2)**. Además de la glucosa, también aumentan la secreción de insulina las incretinas, a las que se hará referencia más adelante, el glucagón y el péptido inhibidor gastrointestinal, que estimulan la adenililciclasa incrementando los niveles intracelulares de AMPc, el cual activa los canales de Ca^{2+}. La acetilcolina y la colecistocinina también favorecen la liberación de insulina por activación de canales de Ca^{2+}. En cambio, la somatostatina y la activación de los receptores α$_2$-adrenérgicos inhiben la adenililciclasa, dando lugar al proceso contrario y reduciendo así la secreción de insulina.

La insulina ejerce sus efectos tras unirse a un receptor específico con actividad tirosincinasa situado en la superficie de sus células diana. Tras la unión de la insulina al dominio extracelular del receptor se produce la autofosforilación en residuos de tirosina del dominio citoplasmático del receptor. Ello estimula la actividad catalítica del receptor, que fosforila residuos de tirosina de proteínas intracelulares como los sustratos del receptor insulínico (IRS-1 e IRS-2), que a su vez facilitan la activación/desactivación de una cascada de cinasas y fosfatasas que finalmente originarán las acciones de la insulina **(fig. 37-3)**. En general, la insulina favorece la

Tabla 37-1. Criterios diagnósticos de diabetes			
PARÁMETRO	**GLUCOSA ALTERADA EN AYUNAS**[a]	**TOLERANCIA A LA GLUCOSA ALTERADA**[b]	**DIABETES**
HbA$_{1c}$	–	–	⩾ 6,5 %
Glucosa plasmática en ayunas	100-125 mg/dl 5,6-6,9 mM	< 126 mg/dl < 7,0 mM	⩾ 126 mg/dl ⩾ 7,0 mM
Glucosa plasmática (2 horas)[b]	< 140 mg/dl 7,8 mM	⩾ 140-< 200 mg/dl ⩾ 7,8-< 11,1 mg/dl	⩾ 200 mg/dl ⩾ 11,1 mM

Tomado de Cosentino F. y cols, 2020.
[a] Pueden considerarse manifestaciones prediabéticas de gravedad progresiva.
[b] Glucosa plasmática a las 2 horas de la administración oral de 75 g de glucosa.
HbA$_{1c}$: hemoglobina glucosilada.

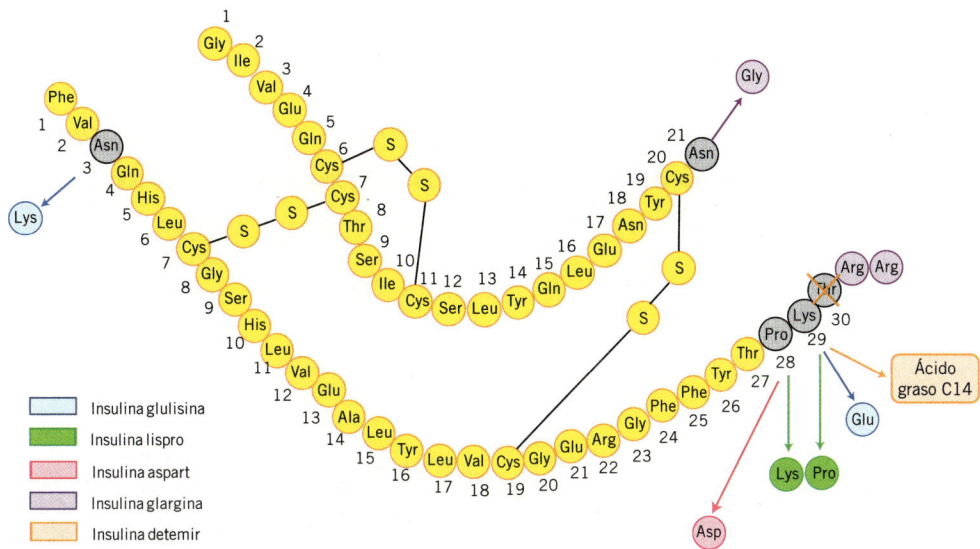

Figura 37-1. Estructura de la insulina humana y modificaciones de la secuencia de aminoácidos en los análogos de insulina.

captación, la utilización y el almacenamiento de la glucosa en diversos tejidos, con lo que se reduce la glucemia. Así, en el hígado principalmente inhibe la producción de glucosa (gluconeogénesis) y promueve su almacenamiento en forma de glucógeno. En las células musculares, la insulina facilita la entrada de glucosa a través del transportador GLUT-4 y también favorece la síntesis de glucógeno. Por otra parte, en el tejido adiposo suprime la lipólisis y promueve la lipogénesis, favoreciendo así el almacenamiento de triglicéridos.

Tipos de insulina: insulinas humanas y análogos de la insulina

Existe una gran variedad de insulinas humanas y análogos de insulina, obtenidas por técnicas de ADN recombinante (tabla 37-2). Las insulinas humanas son idénticas a la insulina fisiológica, mientras que los análogos de la insulina presentan mínimas modificaciones de la secuencia de aminoácidos que permiten mejorar las propiedades farmacocinéticas de las insulinas humanas, manteniendo su funcionalidad (fig. 37-1). Tanto la insulina como sus análogos son de naturaleza peptídica y son destruidos en el aparato gastrointestinal, por lo que se administran generalmente por vía subcutánea, aunque a veces se utiliza la vía intravenosa.

En función del inicio y la duración de su acción, los preparados de insulina se clasifican en los siguientes tipos:

Análogos de la insulina de acción ultrarrápida. Incluyen la **insulina lispro**, la **insulina glulisina** y la **insulina aspart**. Se han obtenido por modificaciones puntuales en algunos aminoácidos de la cadena B de la insulina humana. Así, en la insulina lispro se han sustituido los aminoácidos 28 y 29 por lisina y prolina, respectivamente. En la insulina glulisina, los aminoácidos de las posiciones 3 y 29 se han reemplazado por

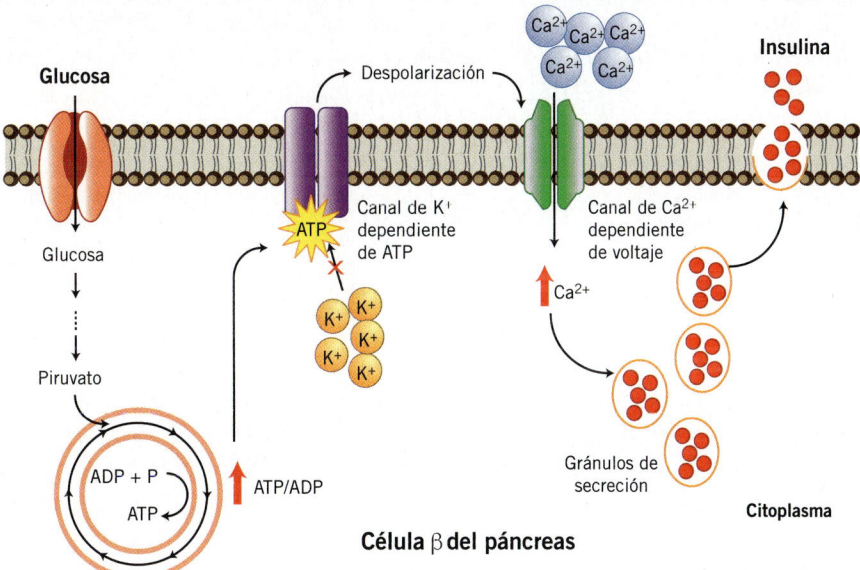

Figura 37-2. Mecanismos implicados en la secreción de insulina por parte de las células β del páncreas.

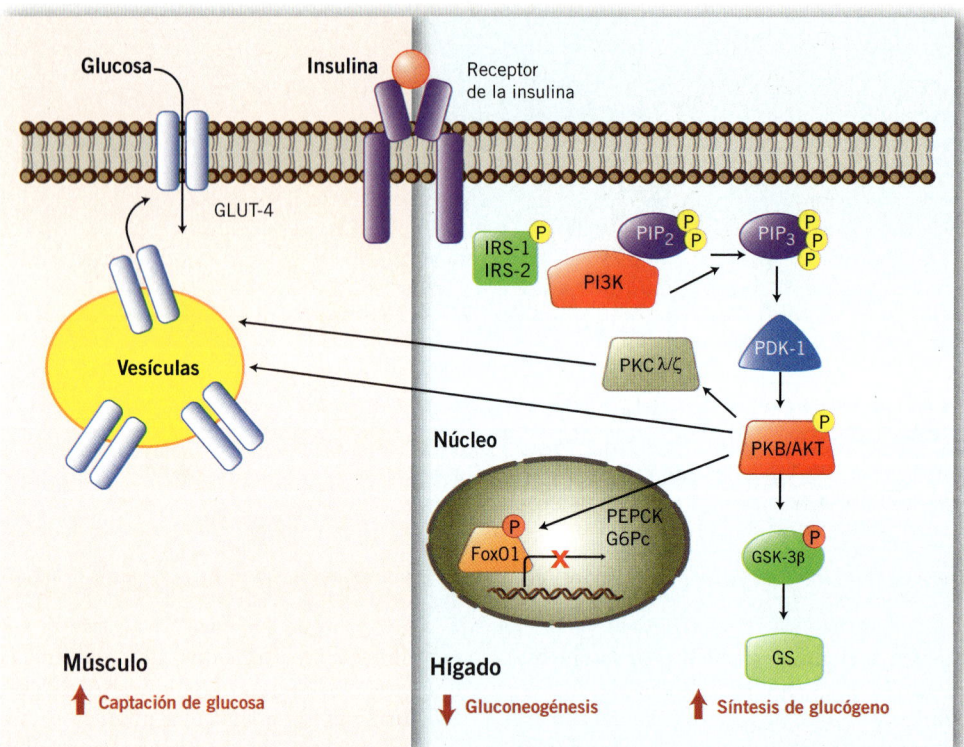

Figura 37-3. Mecanismo de transducción de la señal de la insulina. Principales vías activadas después de la unión de la insulina a su receptor en células musculares y hepáticas. Tras dicha unión se produce la autofosforilación del receptor, lo que estimula su actividad catalítica. Como consecuencia, se fosforilan los sustratos del receptor insulínico (IRS-1 e IRS-2), de forma que éstos pueden asociarse a la fosfatidilinositol-3-cinasa (PI3K). Ésta cataliza la formación de fosfatidilinositol-3,4,5-trifosfato (PIP$_3$) en la membrana plasmática. El PIP$_3$ estimula la actividad de la proteincinasa dependiente de fosfatidilinositol 1 (PDK-1), que a su vez fosforila y activa diversas cinasas, entre las cuales se hallan las isoformas λ y ζ de la proteincinasa C (PKC) y la proteincinasa B (PKB), también denominada Akt. Tanto la PKC λ/ζ como la Akt favorecen la translocación del transportador GLUT-4 hacia la membrana plasmática, lo que aumenta la captación de glucosa, principalmente en el músculo esquelético. Por otra parte, la activación de Akt también promueve la fosforilación de la glucógeno-sintetasa-cinasa (GSK-3B), lo que conduce a su inactivación y, como consecuencia, aumenta la actividad de la glucógeno-sintetasa (GS). A su vez, la activación de Akt conduce a la fosforilación del factor de transcripción FoXO1, que al ser fosforilado es inactivado y excluido del núcleo. Ello comporta una reducción de la expresión de los genes implicados en la gluconeogénesis fosfoenolpiruvato carboxicinasa (PEPCK) y glucosa-6-fosfatasa (G6Pc). Como consecuencia, se promueve la síntesis de glucógeno y se reduce la gluconeogénesis, principalmente en hígado. PIP$_2$: fosfatidilinositol-4,5-difosfato.

Tabla 37-2. Características farmacocinéticas de las insulinas y los análogos de insulina

TIPO DE INSULINA	INICIO	EFECTO MÁXIMO	DURACIÓN
Análogos de acción ultrarrápida Insulina lispro Insulina glulisina Insulina aspart Insulina fast aspart	10-15 min 5-10 min	1-2 h	2-4 h
Insulina de acción rápida Insulina regular	30 min	2-4 h	5-8 h
Insulinas de acción intermedia Insulina NPH	2 h	4-8 h	12 h
Insulinas de acción lenta Insulina glargina Insulina detemir Insulina degludec	1-2 h	Sin pico	20-24 h 12-18 h 24-42 h
Insulinas bifásicas Insulina regular/Insulina NPH 30:70 Insulina aspart/Insulina aspart protamina (30:70, 50:50, 70:30) Insulina lispro/Insulina lispro protamina (25:75, 50:50)	30 min 10-15 min 10-15 min	Doble pico	12 h

Adaptado del documento Tipos de insulinas y algoritmo de insulinización en DM2 (actualización 2022) de la Fundación redGDPS.
NPH: *neutral protamine Hagerdorn.*

lisina y ácido glutámico. En el caso de la insulina aspart, se ha sustituido el aminoácido de la posición 28 por ácido aspártico. A diferencia de la insulina regular, en la que los monómeros de insulina se asocian formando hexámeros, que dificultan la absorción, las modificaciones en la secuencia de aminoácidos en estos análogos reducen la tendencia a agregarse. De esta forma se absorben mucho más rápidamente (a los 10-15 minutos de la administración por vía subcutánea), produciéndose un incremento más rápido de los niveles plasmáticos de insulina y una reacción de hipoglucemia más temprana, pero de duración más corta (2-4 horas). La incorporación más reciente al grupo de las insulinas ultrarrápidas es una formulación de insulina aspart a la que se ha añadido nicotinamida para acelerar la velocidad de absorción.

Insulina de acción rápida. La **insulina regular** (también denominada soluble o cristalina) es una solución de insulina cristalina, que después de administrase por vía subcutánea presenta un inicio de acción rápido (30 minutos), un efecto máximo a las 2-4 horas y una duración de acción de 5-8 horas. También puede utilizarse por vía intravenosa.

Insulina de acción intermedia. La **insulina NPH** *(neutral protamine Hagerdorn)* es una suspensión que se obtiene al añadir a la insulina soluble cantidades equimolares de protamina; de este modo, el inicio, el pico máximo y la duración de su acción se retardan en el tiempo. Su acción se inicia alrededor de 2 horas después de la inyección subcutánea y puede durar hasta 12 horas.

Análogos de la insulina de acción lenta o prolongada. Incluyen la **insulina glargina**, la **insulina detemir** y la **insulina degludec**. La insulina glargina se obtiene por adición de dos moléculas de arginina en la posición aminoterminal de la cadena B y la sustitución de la asparagina de la posición 21 de la cadena A por glicina. Estas modificaciones originan un cambio en el punto isoeléctrico de la molécula que da lugar a una reducción de la solubilidad a pH fisiológico. Por ello, al ser inyectada en el tejido subcutáneo se forman microprecipitados, a partir de los cuales se van liberando hexámeros, que se disuelven lentamente a monómeros hasta su absorción. De este modo, el inicio de la acción es lento, con un perfil suave y sin pico, y la duración de su efecto es prolongada, hasta 24 horas. La insulina detemir se ha obtenido eliminando el residuo de treonina de la posición 30 de la cadena B y añadiendo una cadena de ácido mirístico (de 14 átomos de carbono) a la lisina de la posición 29. Esta acilación promueve la unión reversible de la insulina a la albúmina, retardando su absorción desde el tejido subcutáneo. El perfil de acción es similar al de la insulina glargina, con una absorción lenta, sin picos, y larga duración de unas 18 horas. La capacidad de unirse a la albúmina determina que, cuando alcanza el estado de equilibrio, la variabilidad en la concentración de la insulina libre se reduzca de forma importante y, como consecuencia, se mantienen los niveles de glucosa estables. Finalmente, la insulina degludec se ha obtenido por eliminación del aminoácido 30 de la cadena B de la insulina y la adición de un ácido graso, en concreto el ácido hexadecanodienoico, a la lisina en posición 29 por medio de un puente gamma glutámico. Esta modificación permite que la molécula forme multihexámeros que retrasan su liberación y da lugar a una acción aún más duradera (hasta 42 horas). Ello permite flexibilizar la pauta de administración, pudiendo ajustarse la hora de inyección de acuerdo con las necesidades individuales.

En el mercado español también se comercializan especialidades farmacéuticas denominadas bifásicas, que contienen mezclas de insulinas o análogos de acción rápida e intermedia en proporciones fijas **(tabla 37-2)**. Estas insulinas premezcladas combinan un inicio de acción rápido y una larga duración.

Pautas terapéuticas

El objetivo del tratamiento insulínico es reducir la glucemia a niveles lo más próximos posible a la normalidad. En la actualidad, según los criterios de la ADA (2023), el objetivo terapéutico para la mayoría de los pacientes es reducir la HbA_{1C} a cifras inferiores al 7 %, ya que se ha demostrado que ello reduce las complicaciones microvasculares de la diabetes e, incluso, si se consigue este objetivo de forma precoz, puede reducir la incidencia de complicaciones macrovasculares. En algunos casos, se recomienda reducir la HbA_{1C} a menos del 6,5 %, siempre que ello no comporte efectos adversos significativos, como episodios de hipoglucemia. Por el contrario, se recomienda un objetivo menos restrictivo (por debajo del 8 % de HbA_{1C}) en pacientes con antecedentes de hipoglucemias graves, corta esperanza de vida o complicaciones microvasculares o macrovasculares avanzadas.

Para conseguir estos objetivos, la ADA recomienda la terapia intensiva con insulina para los pacientes con diabetes de tipo 1, bien mediante la pauta de inyección múltiple de insulina, bien mediante infusión subcutánea continua de insulina (utilizando bombas de infusión). La pauta de inyección múltiple de insulina se basa en la inyección de una o dos dosis al día de insulina basal, de acción intermedia o prolongada, y tres dosis de insulina rápida o ultrarrápida justo antes de las comidas (insulina prandial). El paciente debe ajustar la dosis de insulina prandial a su ingesta de hidratos de carbono, a los niveles de glucosa previos a la ingesta y a su actividad física. Para la mayoría de los pacientes, especialmente aquellos con tendencia a sufrir hipoglucemia, se recomienda utilizar análogos de la insulina, ya que con ellos el riesgo es menor.

Aunque no es el estándar de tratamiento recomendado en la actualidad, se continúa utilizando la pauta de tratamiento insulínico convencional, mucho más simple. Consiste en la administración de dos dosis, antes del desayuno y de la cena, de una mezcla de insulina intermedia e insulina rápida. Para mayor comodidad, suelen utilizarse los preparados de insulinas bifásicas, que ya contienen la mezcla de ambos tipos de insulina en proporciones fijas. Un inconveniente de estos preparados es que no permiten ajustar la dosis de las insulinas presentes en la mezcla, de forma que ofrecen poca flexibilidad. Sin embargo, pueden ser adecuados en pacientes con horarios de comida regulares y que requieran una pauta simple.

En el caso de la diabetes de tipo 2, la progresiva disfunción de las células β que la caracteriza suele requerir también tratamiento insulínico, aunque con unas pautas de utilización diferentes (v. «Pautas de tratamiento en la diabetes mellitus de tipo 2» más adelante).

Efectos adversos

La principal reacción adversa es la hipoglucemia, que se define como cualquier episodio de concentración sanguínea de glucosa anormalmente baja que supone un riesgo para el individuo. La hipoglucemia puede ser debida a un exceso absoluto o relativo de la insulina administrada. El exceso relativo se produce por un cambio en los hábitos del paciente, como puede ser un exceso de ejercicio o un retraso en las comidas, que desequilibra la relación dosis de insulina/glucemia previamente establecida. En cualquier caso, resulta difícil definir el umbral a partir del cual se puede considerar que existe hipoglucemia en la diabetes, ya que éste varía en función de si ha habido o no episodios hipoglucémicos recientes. Por consenso, se considera un valor de corte ≤ 70 mg/dl para la clasificación de hipoglucemia en la diabetes. La hipoglucemia puede acompañarse de síntomas (mareos, temblores, sudoración, escalofríos o confusión) o ser asintomática. En ambos casos, la hipoglucemia representa un riesgo importante, por lo que se debe intentar evitar su aparición mediante estrategias que incluyen educación del paciente, modificaciones en la dieta y el ejercicio, ajuste de la medicación, control de la glucemia por parte del paciente y estricta vigilancia médica.

En caso de hipoglucemia se deben ingerir lo antes posible hidratos de carbono que eleven con rapidez la concentración de glucosa en sangre (por ejemplo 100 ml de zumo de frutas o un sobre de azúcar), y repetir la toma a los 15-30 minutos si persisten los síntomas o la glucemia sigue por debajo de 70 mg/dl. Si el paciente ha perdido la conciencia debe inyectarse glucagón (1 g) por vía intramuscular. El **glucagón** es una hormona polipeptídica, sintetizada en las células α de los islotes de Langerhans, que presenta los efectos contrarios a la insulina: estimula la síntesis de glucosa hepática e inhibe su almacenamiento y degradación. Todo ello dará lugar a un incremento de la glucemia y permitirá revertir la crisis hipoglucémica. En casos graves, en el entorno hospitalario puede inyectarse una solución hipertónica de glucosa por vía intravenosa.

Otros efectos adversos son las reacciones alérgicas locales en el punto de inyección (frecuentes) o sistémicas (poco frecuentes). Por otra parte, puede producirse resistencia a la insulina por la generación de anticuerpos antiinsulina, aunque la incidencia de este efecto se ha reducido notablemente con el uso de insulina humana. También son poco frecuentes las reacciones lipodistróficas en el lugar de inyección, que pueden causar absorción irregular de la insulina. Al inicio del tratamiento puede aparecer edema insulínico, sin trascendencia clínica, que desaparece después de pocos días de tratamiento.

Interacciones

Muchos fármacos pueden alterar la respuesta del paciente diabético a la pauta de tratamiento establecida, aumentando o disminuyendo los requerimientos de insulina. Así, los fármacos que favorecen la hipoglucemia (p. ej., antagonistas β-adrenérgicos, salicilatos, inhibidores de la monoaminooxi-

dasa, ciertos inhibidores de la enzima convertidora de la angiotensina y antagonistas de los receptores de la angiotensina) disminuyen los requerimientos de insulina. En cambio, los fármacos con acción hiperglucemiante, como los glucocorticoides y las hormonas tiroideas, aumentan el requerimiento de insulina.

Perspectivas futuras

La utilización de bombas de insulina ha representado un avance considerable en el manejo de la diabetes, ya que estos dispositivos permiten mimetizar el comportamiento fisiológico de la hormona. En la actualidad es posible combinar las bombas de insulina con sistemas de monitorización continua de la glucemia en los que se ha introducido un algoritmo de calibración (sistema *closed-loop system*, también denominado páncreas artificial). Este sistema calcula en tiempo real la cantidad de insulina basal que debe liberarse en función de una estimación muy exacta de la glucemia, con lo que se reduciría el riesgo de hipoglucemia, especialmente durante la noche.

FÁRMACOS PARA EL TRATAMIENTO DE LA HIPERGLUCEMIA EN LA DIABETES MELLITUS DE TIPO 2

En la actualidad se dispone de un amplio arsenal de fármacos para el control de la glucemia en la diabetes de tipo 2, lo que implica una gran complejidad, e incluso controversia, en el manejo de esta enfermedad. En muchos casos no existen estudios de eficacia comparativa, por lo que la decisión clínica del fármaco o la combinación de fármacos que se utilizará depende sobre todo de las características del propio paciente en cuanto a evolución de la enfermedad, edad y comorbilidades. A continuación se exponen los fármacos aprobados para el tratamiento de la hiperglucemia en la diabetes de tipo 2, clasificados según su mecanismo de acción (**fig. 37-4 y tabla 37-3**).

Fármacos que incrementan la sensibilidad a la insulina

Metformina

Mecanismo de acción

La **metformina**, una biguanida, actúa reduciendo la producción hepática de glucosa (gluconeogénesis) y aumentando la sensibilidad de los tejidos periféricos a la insulina. No llega a producir hipoglucemia, sino que reduce la hiperglucemia basal y posprandial. Aunque la metformina se introdujo en clínica en la década de 1950, su mecanismo de acción no se conoce exactamente. Parece ser que produce una inhibición transitoria del complejo I de la cadena respiratoria mitocondrial, reduciendo así la síntesis de ATP. El incremento de la relación AMP/ATP se ha asociado a una inhibición de la actividad de ciertas enzimas implicadas en la gluconeogénesis, como la fructosa-1,6-bifosfatasa, y a una activación indirecta de la proteincinasa activada por AMP (AMPK), un sensor metabólico que inhibe la expresión de genes gluconeogénicos y lipogénicos y estimula la oxidación

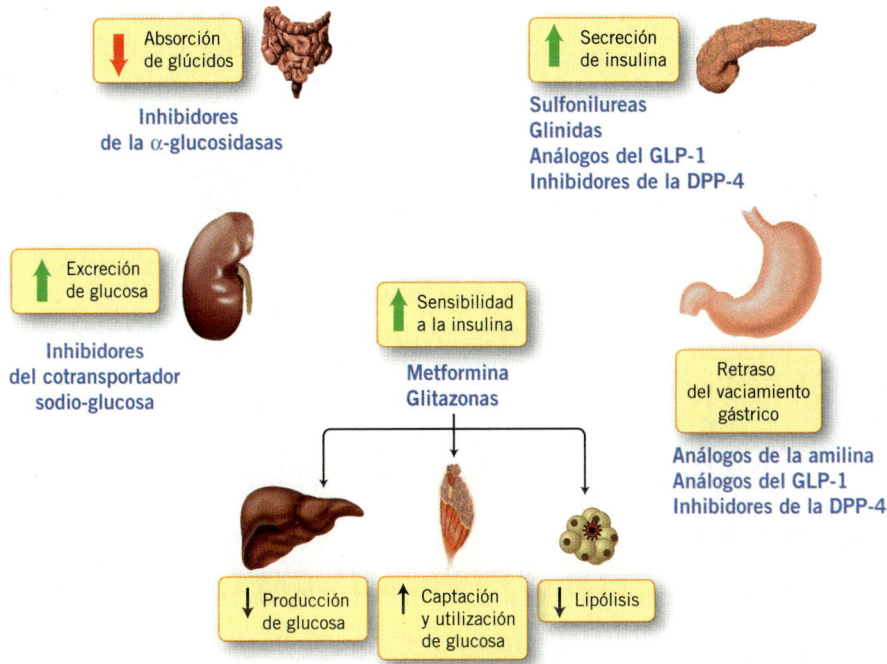

Figura 37-4. Dianas farmacológicas en la diabetes tipo 2. DPP-4: dipeptidilpeptidasa 4; GLP-1: péptido análogo del glucagón tipo 1.

de ácidos grasos. Recientemente, se ha propuesto que la inhibición de la cadena respiratoria mitocondrial sólo se produce a concentraciones superiores a las que se alcanzan en terapéutica, y que la acción de la metformina se explicaría sobre todo por la inhibición del enzima mitocondrial glicerol-3-fosfato deshidrogenasa. Sea cual sea el mecanismo, la metformina produce una reducción de la gluconeogénesis hepática y una reducción del contenido de triglicéridos en hígado y músculo, que dan lugar a una mejora de la sensibilidad a la insulina. En el músculo también favorece la captación y la utilización de glucosa.

Otros efectos beneficiosos a largo plazo son la mejora del perfil lipídico y la corrección de alteraciones hemostáticas. Estos efectos son importantes porque los pacientes con diabetes de tipo 2 frecuentemente son dislipémicos (dislipemia aterogénica del diabético) y presentan anomalías en los factores de coagulación, en la función plaquetaria y en el proceso de fibrinólisis, lo que aumenta su riesgo cardiovascular. Así, el tratamiento con metformina reduce la concentración plasmática del colesterol unido a las lipoproteínas de baja densidad (LDL), aumenta la del colesterol de las lipoproteínas de alta densidad (HDL) y disminuye la de triglicéridos un 10-20 % (probablemente como consecuencia de la mejora en el perfil glucídico). Por otra parte, la metformina reduce la agregación plaquetaria, el fibrinógeno y los factores de coagulación VII y XIII.

Farmacocinética

Tras su administración por vía oral se absorbe principalmente en el intestino delgado por un mecanismo de transporte activo. No se une a proteínas plasmáticas y no sufre metabolización, eliminándose casi por completo en forma activa por la orina. Presenta una semivida de eliminación plasmática de 5-6 horas. En la actualidad existen formas de libera-

ción prolongada que se administran en dosis única diaria, pero aún no se han comercializado en España.

Efectos adversos

Los efectos adversos más frecuentes (20 % de los pacientes tratados con metformina) son las molestias gastrointestinales, que incluyen dolor abdominal, náuseas, vómitos, diarrea y pérdida de apetito. Estas molestias aparecen sobre todo al inicio del tratamiento y suelen desaparecer espontáneamente. Para prevenirlas se recomienda tomar la metformina durante o después de las comidas y comenzar con dosis pequeñas, que se incrementarán de forma gradual. La metformina puede dar lugar a descensos en la concentración sérica de vitamina B_{12}, por lo que se recomienda la determinación periódica de los niveles de esta vitamina, y tomar suplementos si es necesario.

La reacción más grave, aunque muy poco frecuente, es la acidosis láctica. Altas concentraciones de metformina en el hígado aumentan el metabolismo anaerobio de la glucosa, incrementando los niveles de lactato a la vez que se reduce su utilización. Por lo tanto, debe usarse con precaución en pacientes con riesgo de hipoxia (insuficiencia cardíaca, sepsis, insuficiencia hepática, consumo de alcohol, etc.), así como en la insuficiencia renal moderada. Su uso está totalmente contraindicado en caso de insuficiencia renal grave (filtración glomerular inferior a 30 ml/min).

Indicaciones terapéuticas

Tradicionalmente, la metformina se ha considerado el tratamiento inicial de primera línea para la diabetes tipo 2, junto con modificaciones en el estilo de vida (dieta, control del peso y ejercicio físico). Esta recomendación deriva de los resultados del estudio UKPDS *(UK Prospective Diabetes*

Tabla 37-3. Características principales de los fármacos antidiabéticos

	Insulina	Metformina	Sulfonilureas	Glinidas	Pioglitazona	Agonistas de GLP-1	Inhibidores de DPP-4	Inhibidores α-glucosidasas	Inhibidores SGLT-2	Resinas de intercambio iónico
Vía	s.c./i.v.	v.o.	v.o.	v.o.	v.o.	s.c. y v.o.	v.o.	v.o.	v.o.	v.o.
Eficacia hipoglucemiante	Muy alta-alta	Alta	Alta	Alta	Alta	Muy alta-alta	Intermedia	Intermedia-baja	Intermedia-baja	Intermedia
Riesgo de hipoglucemia[a]	Sí	No	Sí	Bajo	Bajo	Bajo	Bajo	Bajo	Bajo	Bajo
Peso	$\uparrow$	$=/\downarrow$	$\uparrow$	$=/\uparrow$	$\uparrow$	$\downarrow$	$=$	$=$	$\downarrow$	$=/\uparrow$
Otras reacciones adversas	Reacciones en el lugar de inyección	GI, acidosis láctica			Edema, fracturas, cáncer de vejiga	GI, pancreatitis	GI, pancreatitis	GI	Infecciones genitourinarias	GI
Contraindicaciones		Insuficiencia renal grave	Insuficiencia renal grave	Insuficiencia hepática	Insuficiencia cardíaca	Insuficiencia renal grave	Insuficiencia hepática	Enfermedad inflamatoria intestinal	Insuficiencia renal grave	Obstrucción intestinal
Embarazo	Sí	No	No	No	No	No	No	No	No	Sí
Riesgo elevado de interacciones medicamentosas	Sí	No	Sí	No	No	No	No	No	No	Sí

[a] En monoterapia o en terapia combinada.
DPP-4: dipeptidilpeptidasa 4; GI: gastrointestinales; GLP-1: péptido análogo del glucagón tipo 1; HbA1c: hemoglobina glucosilada; i.v.: vía intravenosa; s.c.: vía subcutánea; SGLT-2: cotransportador sodio-glucosa tipo 2; v.o.: vía oral.

Study), que reveló que el control de la glucemia con metformina reduce el riesgo de complicaciones y muerte asociadas a diabetes de tipo 2, a la vez que se asocia con una menor incidencia de hipoglucemia y aumento de peso en comparación con otros fármacos como la insulina y las sulfonilureas. Sin embargo, las guías clínicas más recientes ADA-EASD reconocen otras alternativas de tratamiento inicial según las comorbilidades existentes, especialmente en pacientes con enfermedad cardiovascular, insuficiencia cardíaca o enfermedad renal crónica.

Tiazolidindionas (o glitazonas)

Mecanismo de acción

Actualmente la única comercializada en España es la **pioglitazona**. Las glitazonas son fármacos que actúan como agonistas selectivos de un subtipo de receptor nuclear, el receptor activado por proliferadores de los peroxisomas gamma (PPAR-γ). Tras la unión del agonista, el receptor PPAR-γ forma un heterodímero con el receptor retinoide X (RXR), que se une a secuencias específicas (elemento de respuesta a proliferadores de los peroxisomas [PPRE]) situadas en la zona promotora de sus genes diana. De este modo, estimula la expresión de genes que regulan el metabolismo glucídico y lipídico. Además de este mecanismo de transactivación, los agonistas PPAR-γ también pueden modificar de forma indirecta la expresión de diversos genes implicados en la aparición de resistencia a la insulina y en el desarrollo de aterosclerosis, al interferir en las vías de otros factores de transcripción involucrados en estos procesos (mecanismo de transrepresión). El resultado final es un incremento de la sensibilidad a la insulina en diversos tejidos, como músculo e hígado; se favorece la captación de glucosa y se reduce la gluconeogénesis hepática, lo que determina una reducción de la glucemia. En el tejido adiposo dan lugar a su redistribución, incrementándose la grasa subcutánea y reduciéndose la adiposidad visceral, la cual está implicada en la resistencia a la insulina. También tienen efectos beneficiosos sobre los lípidos plasmáticos; en concreto, la pioglitazona reduce la concentración de triglicéridos plasmáticos y aumenta la de colesterol-HDL.

Farmacocinética

La pioglitazona se absorbe bien por vía oral, se une en un alto porcentaje a las proteínas plasmáticas y se metaboliza por distintas isoformas del citocromo P-450, originándose algunos metabolitos activos. La semivida de eliminación plasmática de la pioglitazona inalterada es de 5-6 horas, pero al presentar metabolitos activos se incrementa a 16-24 horas.

Efectos adversos

Los principales efectos adversos son la retención de líquidos, que puede producir edema e incluso insuficiencia cardíaca congestiva en personas predispuestas. También produce aumento de peso, debido en parte a la retención de líquidos y en parte al incremento de la masa de tejido adiposo. El tratamiento con tiazolidindionas también se ha asociado a un mayor riesgo de fracturas, sobre todo en mujeres. Recientemente, la pioglitazona se ha asociado con un incremento del riesgo de cáncer de vejiga. Está contraindicada su utilización en pacientes con antecedentes de insuficiencia cardíaca congestiva, hepatopatía, riesgo de fractura o cáncer de vejiga.

Indicaciones terapéuticas

La pioglitazona se utiliza en el tratamiento de la diabetes de tipo 2, generalmente en terapia combinada con insulina y/o con otros fármacos para el control de la glucemia.

Estimulantes de la secreción de insulina

Sulfonilureas

Mecanismo de acción

Existen numerosas sulfonilureas disponibles en el mercado. Las denominadas de primera generación, como la tolbutamida o la clorpropamida, se introdujeron en la década de 1950, pero hoy en día raramente se usan. Las más utilizadas son las de segunda (**glibenclamida**, **glipizida**, **gliclazida**) y tercera generación (**glimepirida**), por su mayor potencia y mejor perfil de efectos adversos.

El principal mecanismo de acción de las sulfonilureas es el incremento de la secreción de insulina. Se unen a unos receptores específicos (SUR-1) asociados a los canales de K^+ sensibles a ATP de las células β del páncreas, lo que provoca el cierre de dichos canales. Como consecuencia se produce una despolarización, que facilita la entrada de calcio y de este modo se estimula la secreción de insulina. Todo ello requiere que estas células β sean funcionales. El efecto se produce tanto en ausencia como en presencia de glucosa y, como consecuencia, se produce una rápida reducción de la glucemia.

Farmacocinética

Las sulfonilureas se absorben bien por vía oral y, una vez absorbidas, se unen fuertemente a las proteínas plasmáticas. El metabolismo es hepático y la excreción es renal y biliar en proporción variable, excepto en el caso de la **gliquidona**, que se elimina casi exclusivamente por la bilis. La **gliburida** presenta un metabolito activo que se elimina por vía renal y puede acumularse en pacientes con insuficiencia renal. La semivida de las sulfonilureas de primera generación, así como la de la glibenclamida, es larga. En cambio, la mayoría de las sulfonilureas de segunda y las de tercera generación presentan una semivida relativamente corta, aunque los efectos hipoglucemiantes son de larga duración y permiten la administración única diaria. Atraviesan la barrera placentaria y pueden producir hipoglucemia en el recién nacido, por lo que no deben tomarse en el embarazo. También pasan a la leche materna.

Efectos adversos

El principal efecto adverso es la hipoglucemia, que puede ser intensa y prolongada. Aunque el riesgo existe para todas las sulfonilureas, es mayor en el caso de la glibenclamida, por su semivida más larga. La posibilidad de que se produzca una hipoglucemia es mayor si se retrasa una comida, después de ejercicio extenuante o si se consume alcohol, por lo que es

necesario advertir al paciente de este riesgo. Las sulfonilureas deben utilizarse con precaución en ancianos, enfermos renales y hepáticos, así como cuando sea posible la interacción con otros fármacos, por desplazamiento de la unión a las proteínas plasmáticas o alteración del metabolismo.

Otro efecto adverso que ha de tenerse en cuenta es el incremento de peso, menor en el caso de la gliclazida y la glimepirida. Asimismo, pueden provocar molestias gastrointestinales ligeras y reacciones de hipersensibilidad.

Interacciones

Las sulfonilureas pueden producir interacciones con numerosos fármacos, bien de tipo farmacocinético (por desplazamiento de su unión a proteínas plasmáticas, por afectación del metabolismo o por inhibición del proceso de eliminación), bien de tipo farmacodinámico (relacionado con diversos procesos de regulación de la glucemia). Las interacciones más peligrosas son aquellas que, combinando el desplazamiento de la unión a proteínas plasmáticas y la inhibición de la eliminación, dan lugar a un aumento sostenido de las concentraciones plasmáticas de la sulfonilurea y un efecto hipoglucemiante más acusado (anticoagulantes cumarínicos, salicilatos).

Indicaciones terapéuticas

Actualmente, las sulfonilureas tienen un lugar poco destacado en la mayoría de guías farmacoterapéuticas. Se utilizan principalmente en los casos en que las consideraciones de coste y facilidad de acceso son importantes, siempre y cuando no haya riesgo de hipoglucemia.

Glinidas

Mecanismo de acción

Son derivados de la meglitinida, porción no sulfonílica de la glibenclamida. En la actualidad, en España sólo está comercializada la **repaglinida**. Las glinidas se unen al receptor SUR-1, aunque a un lugar de unión distinto al de las sulfonilureas, induciendo por lo tanto la liberación de insulina. Sin embargo, a diferencia de las sulfonilureas, sólo ejercen este efecto en presencia de glucosa. Por ello, su efecto sobre la secreción de insulina se ajusta de forma más precisa a los valores de hiperglucemia posprandial.

Farmacocinética

Tiene un rápido inicio de acción y se metaboliza en el hígado también de forma rápida, por lo que la duración de su acción es corta. Por ello, debe administrarse justo antes de las comidas.

Efectos adversos

El riesgo de incremento de peso es similar al de las sulfonilureas, pero el hecho de que su efecto dependa de la presencia de glucosa determina que el riesgo de hipoglucemia en ayunas sea menor. También puede producir algunas molestias de tipo gastrointestinal.

Indicaciones terapéuticas

La repaglinida constituye una alternativa a las sulfonilureas en el tratamiento de la diabetes de tipo 2, especialmente en ancianos y en personas con insuficiencia renal, incluso grave, ya que estas situaciones no afectan los parámetros farmacocinéticos de las glinidas.

Inhibidores de las α-glucosidasas

Mecanismo de acción

Las α-glucosidasas son enzimas presentes en las microvellosidades intestinales que se encargan de la degradación de los oligosacáridos de la dieta, a los que convierten en monosacáridos, permitiendo así su absorción. La inhibición de estas enzimas retrasa la absorción de los hidratos de carbono complejos procedentes de la dieta. Al ser éstos la principal fuente de glucosa exógena, los inhibidores de las α-glucosidasas consiguen reducir la hiperglucemia posprandial. Actualmente, en España sólo hay un fármaco comercializado que actúa a través de este mecanismo, la **acarbosa**.

Farmacocinética

Después de su administración oral, actúa localmente en el intestino, inhibiendo las α-glucosidasas de la superficie de las microvellosidades intestinales. La acarbosa prácticamente no se absorbe, sino que es metabolizada en el propio intestino, y son los metabolitos los que se absorben, excretándose en parte por vía renal y en parte por las heces.

Efectos adversos

Las reacciones adversas más frecuentes son los trastornos gastrointestinales, especialmente flatulencia, debido a la fermentación de los hidratos de carbono no absorbidos. Estos efectos adversos se producen sobre todo con dosis altas y con dietas ricas en hidratos de carbono y disminuyen al avanzar el tratamiento. Por ello, se recomienda iniciar el tratamiento con dosis bajas y seguir una dieta pobre en hidratos de carbono.

En un porcentaje bastante alto de pacientes, las molestias gastrointestinales obligan a suspender el tratamiento. Por sí sola no causa hipoglucemia, pero debe tenerse en cuenta que puede provocarla en asociación con sulfonilureas. En este caso, para contrarrestarla deberá administrarse glucosa, no sacarosa, ya que los inhibidores de las α-glucosidasas retrasan la absorción de los disacáridos.

Indicaciones terapéuticas

Se utiliza en el tratamiento de la diabetes de tipo 2, aunque su eficacia no suele ser suficiente para conseguir un buen control de la glucemia, por lo que se recomienda reservarla para el tratamiento combinado y cuando estén contraindicados otros fármacos. Puede ser útil en pacientes en los que predominan las hiperglucemias posprandiales y la glucemia basal no es muy elevada.

Fármacos que mimetizan las incretinas

Las incretinas son hormonas secretadas en respuesta a la ingesta de alimentos, que intervienen en el control de la glucemia puesto que estimulan la secreción de insulina dependiente de glucosa, inhiben la secreción de glucagón y enlentecen el vaciamiento gástrico. Hasta el momento se han identificado el péptido análogo del glucagón tipo 1 (GLP-1) y el péptido inhibidor gástrico (GIP), secretados por las células L y K del intestino delgado, respectivamente. La actividad de estos sistemas está reducida en pacientes con diabetes de tipo 2, por lo que se han diseñado dos estrategias farmacológicas con la finalidad de modular estas vías: los análogos del GLP-1 y los inhibidores de la dipeptidilpeptidasa 4 (DPP-4), la enzima que se encarga de la rápida degradación de las incretinas.

Análogos del péptido análogo del glucagón tipo 1

Mecanismo de acción

Dado que el GLP-1 como tal no podría usarse debido a su rápida degradación metabólica, se han sintetizado péptidos que presentan alguna modificación en su estructura química que los hace resistentes a dicha degradación.

Son agonistas del receptor del GLP-1 situado en las células β pancreáticas, al cual se unen ejerciendo los mismos efectos de la molécula endógena mencionados anteriormente: incremento de la secreción de insulina dependiente de glucosa y reducción de la secreción de glucagón, lo que comporta una reducción de la glucemia y de los niveles de HbA$_{1C}$. Además, al activar receptores de GLP-1 de otras localizaciones, retrasan el vaciamiento gástrico, reducen el apetito e inhiben la ingesta al provocar sensación de saciedad, con lo que disminuye la ingesta calórica y se produce una reducción del peso corporal. Asimismo, diversos estudios han puesto de manifiesto que estos fármacos son capaces de incrementar la masa y mejorar la funcionalidad de las células β pancreáticas.

Farmacocinética

Los primeros análogos de GLP-1 que se comercializaron son de administración subcutánea diaria, dos veces al día en el caso de la **exenatida** y una vez al día para la **liraglutida** y la **lixisenatida**. Más recientemente, se han desarrollado análogos para administración subcutánea semanal (**dulaglutida**, **semaglutida** y exenatida de liberación prolongada). La última incorporación a este grupo de fármacos es una forma de semaglutida que permite su administración oral diaria.

Efectos adversos

Los principales efectos adversos son de tipo gastrointestinal, principalmente náuseas, pero también vómitos y diarrea. Estos efectos aparecen sobre todo al inicio del tratamiento y tienden a disminuir a lo largo del tiempo. Para minimizar estas molestias se recomienda realizar un escalado de dosis. Por sí solos no producen hipoglucemias, pero pueden favorecer su aparición si se asocian con sulfonilureas. En algunos estudios observacionales se evidenció un incremento del riesgo de pancreatitis asociado al uso de agonistas del GLP-1. A pesar de que los datos de estudios clínicos aleatorizados y metaanálisis no han confirmado dicha asociación, se recomienda informar a los pacientes para que sepan reconocer los síntomas de pancreatitis aguda, de modo que si se presentan puedan suspender inmediatamente la administración del fármaco. Existe una alerta de la FDA para diversos agonistas de GLP-1 y el cáncer de tiroides por su efecto en ratas, que de momento no ha sido demostrado en seres humanos.

Indicaciones terapéuticas

Exenatida y **lixisenatida** no están autorizadas para su uso en monoterapia, sino que siempre deben utilizarse en asociación con otros antidiabéticos, como sulfonilureas, metformina y/o tiazolidindionas en el tratamiento de la diabetes de tipo 2. Cuando se asocian con sulfonilureas, se ha de ajustar las dosis de éstas para evitar el riesgo de hipoglucemia. El resto de fármacos de este grupo se pueden administrar también en monoterapia en la diabetes tipo 2, cuando la metformina no se considere adecuada. Liraglutida y semaglutida están también indicadas para el tratamiento de la obesidad. Por otra parte, diversos estudios clínicos aleatorizados y controlados han demostrado reducciones significativas en la aparición de eventos cardiovasculares en pacientes tratados con liraglutida, semaglutida o dulaglutida. Estos resultados posicionan a dichos fármacos como agentes de primera elección en pacientes con diabetes tipo 2 y enfermedad cardiovascular aterosclerótica o indicadores de alto riesgo cardiovascular.

Inhibidores de la dipeptidilpeptidasa 4

Mecanismo de acción

En España están comercializados **sitagliptina**, **vildagliptina**, **saxagliptina**, **linagliptina** y **alogliptina**. Son fármacos que inhiben la DPP-4, de forma que incrementan la semivida y la duración de acción de las incretinas endógenas, potenciando así sus efectos.

Son ligeramente menos efectivos que los análogos del receptor GLP-1 y no reducen el peso corporal, debido a que las concentraciones fisiológicas de incretinas que se consiguen son inferiores a los niveles suprafisiológicos de los análogos del GLP-1. Además, la inhibición de la DPP-4 altera los niveles de otros péptidos que pueden modular el perfil beneficio-riesgo de estos fármacos; así, por ejemplo, se incrementan los niveles de un péptido orexigénico, como el neuropéptido Y (NPY), lo que contrarresta en parte la reducción de peso promovida por el GLP-1. Sin embargo, tienen como ventaja que se administran por vía oral y que no provocan náuseas con tanta frecuencia como los análogos del GLP-1.

Farmacocinética

Presentan una absorción oral variable y, con excepción de la sitagliptina, metabolismo hepático. Todos se administran una vez al día, excepto la vildagliptina (cada 12 horas), ajustándose la dosificación en pacientes con insuficiencia renal.

Efectos adversos

En general son bien tolerados, aunque existen ciertas reservas sobre el potencial de estos fármacos de interferir en el sistema inmunitario, ya que la DPP-4 se ha implicado en la regulación de los linfocitos T. De hecho, para alguno de estos fármacos, como la sitagliptina, se ha descrito un incremento de las infecciones de las vías respiratorias y urinarias. Por otra parte, del mismo modo que en el caso de los análogos del GLP-1, pueden favorecer la aparición de hipoglucemias si se asocian con sulfonilureas, y se han notificado algunos casos de pancreatitis aguda tras su uso, por lo que los pacientes deben ser informados de sus síntomas característicos.

Indicaciones terapéuticas

Se pueden utilizar en monoterapia, aunque habitualmente se emplean en terapia combinada con metformina, sulfonilureas y/o tiazolidindionas, en el tratamiento de la diabetes de tipo 2.

Agonistas duales GIP/GLP-1

A pesar de que GIP es la principal incretina en personas sanas, en pacientes con diabetes de tipo 2 la respuesta insulinotrópica a GIP se halla reducida, situación que se identifica con la existencia de resistencia a dicha incretina. Por esta razón durante muchos años no se consideró a GIP como una diana terapéutica en diabetes tipo 2. Sin embargo, este concepto ha cambiado en los últimos años, ya que se ha comprobado que la respuesta a GIP se reestablece en pacientes diabéticos cuando mejora el control de la glucemia. Además, GIP aumenta la sensibilidad a la insulina en el tejido adiposo, y previene el depósito ectópico de lípidos. Estos conceptos han impulsado el desarrollo de ligandos con acción agonista sobre los receptores de ambas incretinas, los cuales actuarían a la vez favoreciendo la secreción de insulina y mejorando la sensibilidad a ésta. La **tirzepatida**, primer fármaco agonista dual GIP/GLP-1, ha demostrado en estudios clínicos una clara superioridad respecto al agonista del receptor de GLP-1 semaglutida en cuanto a reducción de la HbA$_{1C}$ y del peso corporal. La tirzepatida ya ha sido aprobada en España para el tratamiento de adultos con diabetes *mellitus* tipo 2 y el control de peso.

Inhibidores del cotransportador sodio-glucosa

El riñón contribuye a la homeostasis de la glucosa principalmente a través de la reabsorción de la glucosa filtrada por los glomérulos, que retorna de nuevo a la circulación sanguínea. Cuando la glucosa plasmática alcanza cierto nivel, la capacidad de reabsorción del riñón se satura, pero en la diabetes de tipo 2 parece ser que esta capacidad está incrementada. De este modo, incluso en presencia de altas concentraciones de glucosa, el riñón continúa reabsorbiéndola, contribuyendo así a la hiperglucemia.

La reabsorción de glucosa en el riñón se lleva a cabo exclusivamente en el túbulo proximal. El cotransportador sodio-glucosa tipo 2 (SGLT-2) permite la captación de sodio y glucosa desde el filtrado glomerular a través de la membrana apical hacia el interior de la célula epitelial del túbulo. Posteriormente, la glucosa sale de la célula por difusión facilitada mediante el transportador de glucosa GLUT-2. De este modo, la inhibición de SGLT-2 implica una reducción de la reabsorción de glucosa y una mayor eliminación de ella en la orina, lo que contribuiría a reducir la hiperglucemia. Esta aproximación tiene, además, la ventaja de que es un proceso independiente de la secreción de insulina y de la funcionalidad de la célula β, por lo que podría ser eficaz en cualquier fase de la enfermedad. Por otra parte, al tratarse de un nuevo mecanismo de acción complementario al de otros fármacos, los inhibidores de SGLT-2 o **gliflozinas** son candidatos adecuados para terapias combinadas.

En España se comercializan **canagliflozina**, **dapagliflozina**, **empagliflozina** y **ertugliflozina**. Estos fármacos se administran por vía oral una sola vez al día y, por el mecanismo descrito anteriormente, son capaces de incrementar la excreción urinaria de glucosa, produciendo una diuresis osmótica. De este modo, reducen la glucemia y la HbA$_{1c}$. Otros efectos beneficiosos adicionales, que se han puesto en evidencia en ensayos clínicos con estos fármacos, son la reducción del peso (consecuencia de la pérdida calórica inducida por la glucosuria) y una modesta disminución de la presión arterial (que se explica por la pérdida de líquidos y electrólitos). Presentan un bajo riesgo de inducir hipoglu-

cemia y, en general, son bien tolerados, aunque su uso se ha asociado a un incremento de infecciones urinarias y genitales. Posiblemente, ello es debido al aumento de la excreción urinaria de glucosa, que podría facilitar el crecimiento de microorganismos. Inicialmente se describió un incremento del riesgo de cáncer vesical para algunos fármacos de este grupo, pero este efecto no se ha confirmado en estudios posteriores. Además de su uso en la diabetes tipo 2, los efectos nefro y cardioprotectores de estos fármacos han ampliado sus indicaciones. Así, la dapagliflozina y la empagliflozina se han autorizado para el tratamiento de la insuficiencia cardíaca crónica sintomática, y la dapagliflozina para la insuficiencia renal crónica.

Otros fármacos para el tratamiento de la diabetes

Análogos de la amilina: pramlintida

La amilina es una hormona peptídica cosecretada con la insulina por las células β del páncreas en respuesta a la ingesta de alimentos, que produce varios efectos: retrasa el vaciamiento gástrico, con lo que reduce el incremento inicial posprandial de glucosa, reduce la secreción de glucagón posprandial y produce una sensación de saciedad, lo que lleva a una disminución de la ingesta calórica. Los individuos con diabetes de tipo 1 presentan déficit de amilina, y en el caso de la diabetes de tipo 2 la secreción de amilina puede ser normal o bien hallarse incrementada o disminuida. Por otra parte, la amilina humana tiene tendencia a agregarse y formar fibras de amiloide, que se depositan y son tóxicas para la célula β. Existe un análogo de la amilina, la **pramlintida**, que debido a algunas modificaciones en la secuencia aminoacídica, no tiene la capacidad de agregarse, manteniendo los mismos efectos farmacológicos de la amilina nativa. La pramlintida se utiliza en Estados Unidos como tratamiento coadyuvante de la terapia intensiva con insulina, habitualmente en pacientes con diabetes de tipo 1. Se administra por vía subcutánea antes de las comidas para controlar los niveles de glucosa posprandial. Los principales efectos adversos son de tipo gastrointestinal (sobre todo náuseas), que parecen disminuir a lo largo del tratamiento. Por sí sola no produciría hipoglucemia, pero siempre se administra junto con insulina, por lo que puede incrementar el riesgo de hipoglucemia inducida por ésta, en especial en pacientes con diabetes de tipo 1.

Resinas de intercambio iónico

Las resinas de intercambio iónico se utilizan en el tratamiento de las hipercolesterolemias desde hace más de 50 años. En Estados Unidos, una resina de intercambio iónico (**colesevelam**) está indicada también para mejorar el control de la glucemia en pacientes con diabetes de tipo 2. Aunque en España las resinas no están autorizadas con esta indicación, su capacidad de reducir las concentraciones plasmáticas de glucosa y HbA$_{1c}$ hace que estos fármacos sean de especial interés en el tratamiento de dislipidemias en el diabético. El mecanismo por el cual producen su efecto parece estar mediado en parte por el receptor TGR-5 (*G protein-coupled bile acid receptor 1*), que es activado por los ácidos biliares y controla la liberación de incretinas. Por otra parte, la activación del

---

⊛ TRATAMIENTO DE LA DIABETES

- La diabetes mellitus se define como un grupo de enfermedades metabólicas caracterizadas por la hiperglucemia resultante de defectos en la secreción y/o en la acción de la insulina.

- El principal objetivo del tratamiento de la diabetes es normalizar los niveles de glucosa, mejorando la utilización de nutrientes por parte de los tejidos. Esta medida previene o retarda la aparición de la retinopatía, la neuropatía y la nefropatía asociadas a esta enfermedad, así como las complicaciones macrovasculares.

- El tratamiento de la diabetes implica el establecimiento de una dieta ajustada a las necesidades de cada paciente, unida a la práctica de ejercicio aeróbico, junto con un tratamiento farmacológico que dependerá del tipo de diabetes diagnosticada y de la respuesta según las características del paciente.

- El objetivo del tratamiento insulínico en la diabetes de tipo 1 es reducir la glucemia a niveles lo más próximos posible a la normalidad. Para ello se dispone de una gran variedad de insulinas humanas y análogos de insulina, que se diferencian por la rapidez de aparición de sus efectos y la duración de éstos. Tanto la insulina como sus análogos son de naturaleza peptídica y son destruidos en el aparato gastrointestinal, por lo que se administran generalmente por vía subcutánea.

- El tratamiento no insulínico de la diabetes de tipo 2 se debe establecer en función de las características de cada paciente, teniendo en cuenta la presencia o no de enfermedad aterosclerótica cardiovascular (o alto riesgo cardiovascular), insuficiencia cardíaca o insuficiencia renal. En estos casos, se aconseja que el tratamiento incluya fármacos con acción protectora cardiorrenal (agonistas del receptor GLP-1 o inhibidores del SGLT-2), independientemente del uso de metformina.

- El efecto adverso más preocupante de la terapia antidiabética, especialmente en el caso del uso de insulina, es la hipoglucemia. En caso de hipoglucemia se deben ingerir lo antes posible hidratos de carbono que eleven con rapidez la concentración de glucosa en sangre. Si el paciente ha perdido la conciencia debe inyectarse glucagón por vía intramuscular.

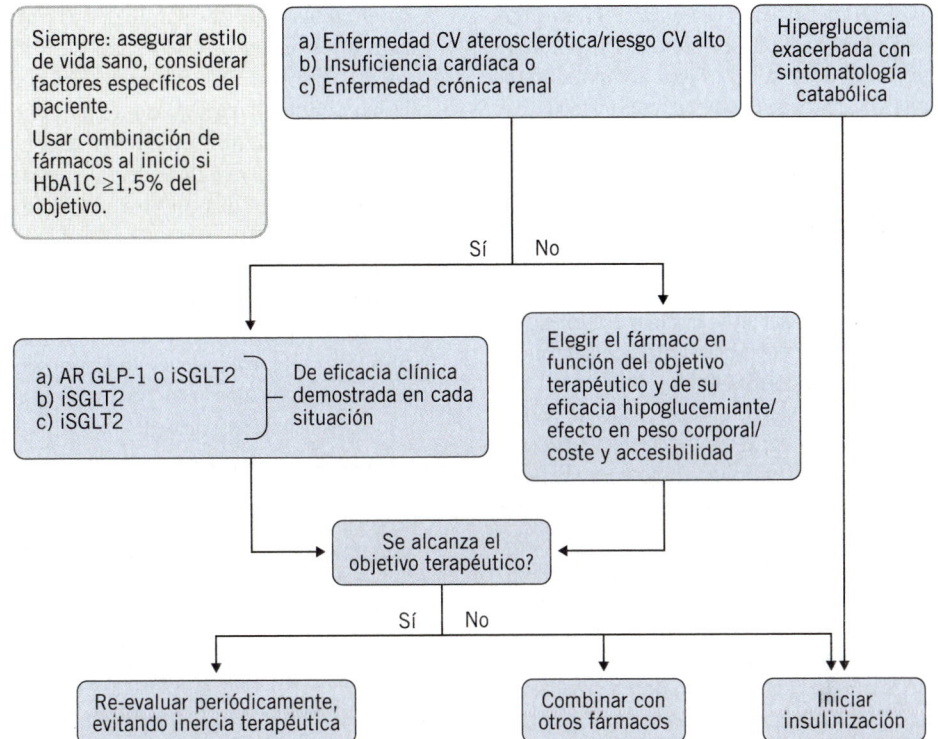

Figura 37-5. Algoritmo terapéutico en la diabetes de tipo 2. AR GLP-1: agonistas del receptor de GLP-1; iDPP-4: inhibidores de la dipeptidilpeptidasa 4. (Adaptado de *American Diabetes Association*, 2023.)

receptor nuclear farnesoide X (FXR) por ácidos biliares induce la producción del factor de crecimiento fibroblástico 15/19 (FGF15/19) que, a nivel hepático, disminuye la gluconeogénesis. Las resinas de intercambio iónico, al provocar la retención de ácidos biliares en el aparato digestivo, facilitan la activación de los receptores intestinales FXR y TGR-5, ayudando así a la reducción de la glucosa plasmática.

Bromocriptina de liberación rápida

La transmisión dopaminérgica regula el metabolismo de glúcidos y lípidos, y se ha descrito que los pacientes con diabetes presentan un tono dopaminérgico más bajo de lo normal, especialmente a primera hora de la mañana. Como consecuencia de este bajo tono dopaminérgico, se activa el eje hipotálamo-hipofisario-suprarrenal, lo que podría estar implicado en el desarrollo de resistencia a la insulina. La **bromocriptina**, un agonista dopaminérgico, administrada por la mañana en forma de comprimidos de liberación rápida, produce una activación dopaminérgica en forma de pulso de corta duración, que imita el pico de actividad que se produce a esta hora del día en personas no diabéticas. De este modo, se consigue mejorar una serie de alteraciones metabólicas características de la diabetes de tipo 2: reduce la hiperglucemia, especialmente en el estado posprandial, sin modificar la secreción de insulina, por lo que no produce incremento de peso ni hipoglucemia. Además, es un fármaco seguro, ya que desde hace más de 35 años se utiliza para otras indicaciones en dosis más altas que las indicadas para el control de la glucemia (v. caps. 15 y 36). La bromocriptina de liberación rápida, sola o en combinación con otros fárma-

cos, ha sido aprobada por la FDA para el tratamiento de la diabetes de tipo 2.

PAUTAS DE TRATAMIENTO EN LA DIABETES MELLITUS DE TIPO 2

Como ya se ha mencionado, la diabetes de tipo 2 es una enfermedad compleja, que se caracteriza por el deterioro progresivo de las células β y, por lo tanto, de la glucemia, así como por la presencia de comorbilidades. Con frecuencia, estas comorbilidades se presentan en el contexto del denominado síndrome metabólico, un conjunto de alteraciones que incluyen hígado graso, obesidad, dislipidemia aterogénica e hipertensión, además de hiperglucemia. Por otra parte, a la propia complejidad de la enfermedad se le suma el hecho de disponer de numerosos fármacos cuya indicación es el tratamiento de la diabetes, algunos de los cuales son relativamente nuevos. Por lo tanto, la decisión de qué fármaco o combinación de fármacos va a utilizarse dependerá del criterio médico, teniendo en cuenta factores como la edad, el peso, las complicaciones y comorbilidades, la fase de la enfermedad, el coste del tratamiento y los posibles efectos adversos. Además de todos estos factores deben tenerse en cuenta también las necesidades y preferencias de cada paciente. Por ello, los documentos más recientes publicados por la ADA o la EASD no son simples guías terapéuticas, sino más bien indicaciones genéricas que deberían aplicarse en una aproximación centrada en el paciente.

En el momento de la redacción de este capítulo (2023), el algoritmo terapéutico propuesto por la ADA se basa en los siguientes puntos (**fig. 37-5**):

- Tanto los objetivos terapéuticos como el tratamiento farmacológico deben ajustarse a las necesidades individuales de cada paciente, sin olvidar la necesidad de una alimentación equilibrada y la realización de ejercicio físico.
- En los casos en que se considere necesario, el tratamiento puede realizarse desde el inicio con una terapia de combinación de fármacos.
- En la evaluación inicial del paciente deben considerarse las siguientes situaciones:

  - Enfermedad arteriosclerótica cardiovascular establecida o riesgo cardiovascular elevado: en estos casos, el tratamiento inicial se basará en un agonista del receptor de GLP-1 o bien en un inhibidor del co-transportador de sodio-glucosa de tipo 2 que haya demostrado eficacia en la prevención cardiovascular en estudios clínicos específicos. En caso de que con un solo fármaco no se alcance el objetivo terapéutico se combinará un fármaco de cada grupo. También se considera la posibilidad de utilizar pioglitazona (excepto en caso de insuficiencia cardíaca).
  - Insuficiencia cardíaca: en este caso el fármaco más adecuado será un inhibidor del co-transportador de sodio-glucosa de tipo 2 que hayan demostrado efectos beneficiosos en esta enfermedad. Pioglitazona y saxagliptina están contraindicados.
  - Enfermedad renal crónica: preferentemente se utilizará un inhibidor del co-transportador de sodio-glucosa de tipo 2 que haya demostrado eficacia para reducir la progresión de esta enfermedad. Si hay contraindicación o intolerancia a este grupo de fármacos, se utilizará un agonista del receptor de GLP-1 con beneficio cardiovascular.

En presencia de estas patologías, el tratamiento se realizará con los fármacos que se han indicado, independientemente de los niveles de hemoglobina glicosilada, del objetivo terapéutico y del uso de metformina.

- Si no se da ninguno de estos condicionantes, el tratamiento farmacológico se decidirá entre los distintos grupos terapéuticos disponibles en función del objetivo terapéutico fijado, teniendo en cuenta la eficacia del fármaco como hipoglucemiante y, en su caso, su efecto sobre el peso corporal. También se podrán considerar otros factores, como el coste y la accesibilidad del fármaco en cuestión. Si con el tratamiento inicial no se alcanza el objetivo terapéutico se añadirán fármacos teniendo siempre en cuenta las características del paciente, las comorbilidades y los riesgos específicos.
- En cuanto al uso de insulina en pacientes con diabetes tipo 2, en casos de hiperglucemia extrema con sintomatología asociada se recomienda introducir el tratamiento insulínico de forma precoz. Sin embargo, en la mayoría de los casos se plantea primero el uso de agonistas del receptor de GLP-1, y sólo si éstos no son suficientemente efectivos o bien no puedan utilizarse, se recurriría al uso de insulina. La terapia insulínica inicial se realiza con una dosis diaria de insulina basal (NPH o análogos de acción larga). Si no resulta suficiente, se podría pasar a un régimen de NPH dos veces al día, o bien continuar con una dosis diaria de insulina basal y añadir una dosis de insulina prandial (normalmente en la comida más abundante). Caso de ser necesario, se irían añadiendo más dosis de insulina prandial, o bien se podría plantear el régimen de insulina bifásica dos veces al día.

BIBLIOGRAFÍA

Brown E, Heerspink HJL, Cuthbertson DJ, Wilding JPH. SGLT2 inhibitors and GLP-1 receptor agonists: established and emerging indications. Lancet. 2021; 398: 262-76.

Cosentino F, Grant PJ, Aboyans V, Bailey CJ, Ceriello A, Delgado V, y cols. 2019 ESC Guidelines on diabetes, pre-diabetes, and cardiovascular diseases developed in collaboration with the EASD. Eur Heart J. 2020; 41: 255-323.

Davies MJ , Aroda VR, Collins BS, Gabbay RA, Green J, Maruthur NM, y cols. Management of Hyperglycemia in Type 2 Diabetes, 2022. A Consensus Report by the American Diabetes Association (ADA) and the European Association for the Study of Diabetes (EASD). Diabetes Care. 2022 Nov 1;45(11): 2753-86. doi: 10.2337/dci22-0034. PMID: 36148880; PMCID: PMC10008140.

DiMeglio LA, Evans-Molina C, Oram RA. Type 1 diabetes. Lancet. 2018; 391: 2449-62.

ElSayed NA y cols. En nombre de la American Diabetes Association. Standards of Care in Diabetes-2023. Diabetes Care. 2023; 46: S10-S280.

Fisman EZ, Tenenbaum A. The dual glucose-dependent insulinotropic polypeptide (GIP) and glucagon-like peptide-1 (GLP-1) receptor agonist tirzepatide: a novel cardiometabolic therapeutic prospect. Cardiovasc Diabetol 2021; 20: 225.

LaMoia TE, Shulman GI. Cellular and Molecular Mechanisms of Metformin Action. Endocr Rev. 2021; 42: 77-96.

Marx N, Husain M, Lehrke M, Verma S, Sattar N. GLP-1 Receptor Agonists for the Reduction of Atherosclerotic Cardiovascular Risk in Patients With Type 2 Diabetes. Circulation. 2022; 146: 1882-94.

Farmacología de los esteroides sexuales y sus antagonistas. Anticonceptivos hormonales. Farmacología uterina

38

S. González Rodríguez, M. Sánchez Fernández y B. Cantabrana Plaza

INTRODUCCIÓN

Las hormonas sexuales masculinas (andrógenos) y femeninas (estrógenos y progestágenos) son producidas por las glándulas sexuales (testículos y ovarios), así como por las glándulas suprarrenales y por la placenta. Son esenciales en el desarrollo y mantenimiento de la función de los órganos reproductores y cumplen importantes funciones fisiológicas en la mayoría de los órganos y sistemas. A su vez, se han relacionado con diversas enfermedades cardiovasculares, cáncer, osteoporosis, alteraciones cognitivas y del comportamiento, neurodegenerativas, metabólicas e inmunitarias. Entender sus funciones requiere conjugar los múltiples tipos de receptores y modos de acción celular. Además de estos aspectos, en este capítulo se estudia también la farmacología uterina.

MECANISMO DE ACCIÓN DE LOS ESTEROIDES SEXUALES Y DE SUS ANTAGONISTAS

 El mecanismo de acción clásico de las hormonas gonadales establece que sus acciones se producen por la unión y activación de receptores intracelulares, considerados factores de transcripción dependientes de ligandos (v. cap. 4), que dan lugar al modelo de acción genómico. Los efectos de estas hormonas también pueden iniciarse de forma más rápida por acción en la membrana plasmática, el citosol y/o las organelas intracelulares, produciendo los denominados efectos no genómicos de los esteroides, que también pueden modular la transcripción génica de forma indirecta.

Estructura y activación de los receptores

➤➤ Los receptores de andrógenos y progestágenos se transcriben desde un único gen, localizado en los cromosomas X y 11, respectivamente, dando lugar en ambos casos a dos isoformas (A y B). En cambio, los receptores estrogénicos (RE) α y β son codificados por diferentes genes situados en el brazo largo de los cromosomas 6 y 14, respectivamente.

En general, las isoformas y los subtipos de receptores están presentes en todos los tejidos, en proporción variable, con diferencias en la afinidad por el ligando y en la capacidad para activar la transcripción. La respuesta hormonal es proporcional a la población receptorial que puede ser regulada por los propios esteroides.

Los receptores intracelulares que median las acciones de las hormonas sexuales tienen una estructura molecular común, que integra varias funciones: capacidad de reconocer y unirse con alta afinidad y elevado grado de especificidad a moléculas pequeñas –como los esteroides–, capacidad de reconocer y unirse a secuencias específicas de ADN presentes sólo en los genes que son objeto de su regulación y capacidad de interactuar con proteínas involucradas en los procesos de transcripción génica, iniciando o modificando la expresión de genes específicos. Para ello, el receptor tiene distintos dominios o regiones funcionales, de longitud variable según el tipo de receptor (fig. 38-1; v. cap. 4).

La unión de la hormona produce un cambio conformacional (translocación al núcleo cuando la unión se produce en el citoplasma), permite la dimerización del receptor y la unión del complejo hormona-receptor a los elementos de respuesta hormonal en el ADN, localizados en la región reguladora del gen diana. De esta forma se produce el reclutamiento de los correguladores y la puesta en marcha de los procesos de transcripción basales, que dan lugar a la regulación de la transcripción de los genes diana.

El tipo de corregulador (coactivador o correpresor) que se une al complejo depende del ligando que activa el receptor y del tejido en el que actúa.

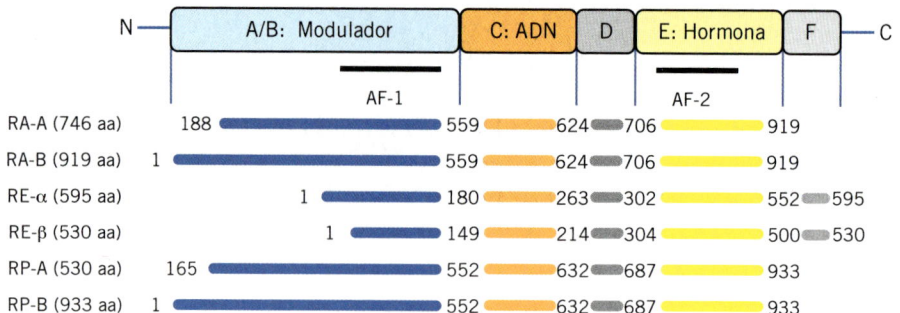

Figura 38-1. Esquema de la estructura general del receptor para esteroides sexuales, que muestra los dominios (A/B, C, D, E y F), el número de aminoácidos de cada receptor: androgénico (RA, A y B), estrogénico (RE, α y β) y de progesterona (RP, A y B), indicando el número de aminoácidos (aa) donde inicia y termina cada dominio. El dominio A/B es el más variable, contiene la primera función de transactivación (AF-1) independiente del ligando. El dominio C, el de mayor homología, es la región de unión al ADN. El dominio D es la región bisagra, que le permite formar los dímeros y es el lugar de unión a las proteínas de *shock* térmico (hsp) cuando el receptor no está unido a la hormona. El dominio E de unión al ligando tiene también la función de transactivación 2 (AF-2). Contiene además la superficie de unión a los correguladores. El dominio F es variable y no tiene una función específica (unión a cofactores).

Esto permite explicar que un fármaco que se une a un receptor, por ejemplo, estrogénico, puede actuar *in vivo* como agonista o antagonista, o puede tener una actividad mixta agonista/antagonista, como los moduladores selectivos de receptores intracelulares, cuya acción es dependiente del tejido.

Mecanismos de producción de los efectos no genómicos

Las hormonas sexuales promueven diversas acciones bioquímicas al actuar en la membrana plasmática (sensibles o insensibles al bloqueo con antagonistas hormonales), como la producción de segundos mensajeros (al igual que los neurotransmisores y hormonas peptídicas) y activación de cinasas, con cinéticas más rápidas que las producidas a través de los receptores nucleares (fig. 38-2).

Estos efectos se han relacionado con la existencia de receptores de membrana, similares a los receptores nucleares acoplados a diversos mecanismos de transducción. Además, se ha descrito un receptor de membrana acoplado a proteína G (para estrógenos se describen siete segmentos transmembranarios, GPER1) que estimula la adenililciclasa y la liberación del factor de crecimiento epidérmico (EGF), y que puede igualmente contribuir a los efectos genómicos hormonales.

Asimismo, los esteroides pueden modular la afinidad de otros ligandos por sus receptores, la actividad de canales iónicos (de calcio o de potasio) y múltiples cascadas de señalización, lo que sugiere un significado funcional.

La modulación de estos mecanismos puede representar una futura diana terapéutica. ◂◂

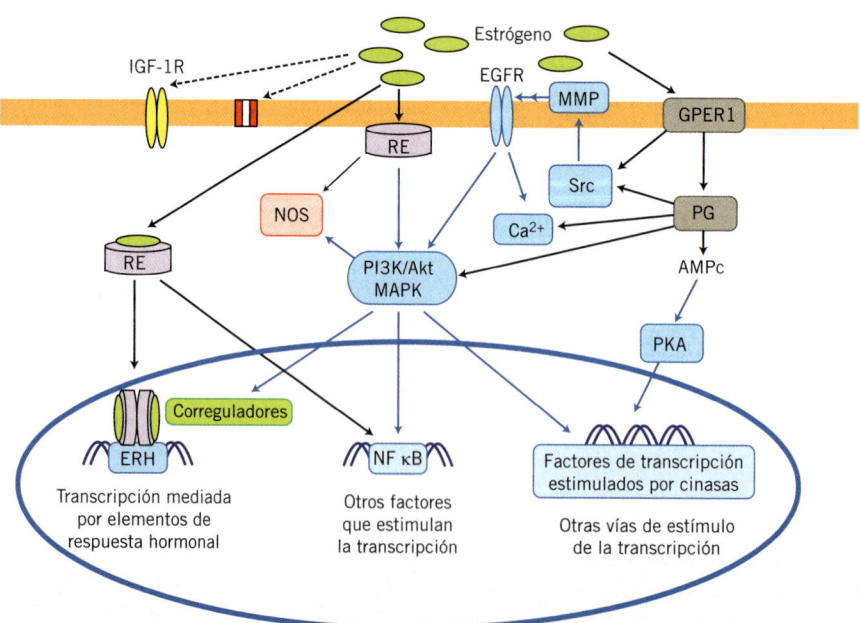

Figura 38-2. Esquema general del mecanismo de la acción genómica y no genómica de las hormonas sexuales. Akt: proteincinasa B; EGFR: receptores del factor de crecimiento epidérmico; ERH: elementos de respuesta hormonal; GPER1: receptor de estrógenos acoplado a proteína G (en membrana plasmática y retículo endoplásmico); IGF-1R: receptor del factor de crecimiento análogo de la insulina tipo 1; MAPK: proteincinasas activadas por mitógeno; MMP: metaloproteasa de la matriz; NF-κB: factor nuclear kappa B; NOS: óxido nítrico-sintasa; PI3K: fosfatidil-inositol-3-cinasa; PKA: proteincinasa A; PG: prostaglandina; RE: receptor estrogénico clásico; Src: proteínas con actividad tirosincinasa.

ANDRÓGENOS, ANABOLIZANTES Y ANTIANDRÓGENOS

Andrógenos y anabolizantes esteroideos

Las hormonas sexuales se sintetizan a partir de un precursor común, el colesterol, que es convertido a pregnenolona por la enzima que rompe su cadena lateral, la 20,22-desmolasa, enzima limitante en la síntesis de testosterona. La pregnenolona puede seguir dos vías: la vía Δ^4 o de las cetonas, la principal en las gónadas, y la vía de la Δ^5, más importante en la corteza suprarrenal. Ambas vías dan lugar a la síntesis de androstenediona, precursor de la testosterona **(fig. 38-3)**. En el testículo se produce epitestosterona, de significación fisiológica incierta.

La relación testosterona/epitestosterona permanece estable a lo largo de la vida. El equilibrio se altera con la administración exógena de andrógenos, por lo que se analiza en los controles antidopaje.

La **testosterona** es convertida en los tejidos diana, por la 5α-reductasa y la 5β-reductasa, a **5α-dihidrotestosterona** (5α-DHT) (el principal y más activo andrógeno endógeno) y a 5β-dihidrotestosterona (5β-DHT) (sin un papel claro en los conocidos efectos androgénicos), dos androstanos que difieren en el carbono 5. La testosterona y la 5α-DHT tienen un papel específico en la diferenciación sexual y comparten algunos efectos anabolizantes, aunque los producen por diferentes mecanismos.

Existen dos isoenzimas de la 5α-reductasa, tipo 1 y tipo 2. La de tipo 1 se distribuye en la piel no genital y en el hígado, mientras que la de tipo 2 lo hace, principalmente, en las vías urogenitales y en la piel genital. Asimismo, manifiestan diferente constante de afinidad (K_m) para la testosterona (4 y 1 µM) y diferente sensibilidad al bloqueo con finasterida, un inhibidor de la 5α-reductasa (300 nM la de tipo 1 y 3-5 nM la de tipo 2).

La testosterona puede transformarse en estrógenos por la acción de la aromatasa, una enzima del CYP19 que produce la saturación del anillo A de los andrógenos testosterona y androstenediona dando lugar a estradiol y estrona, respectivamente **(v. fig. 38-3)**.

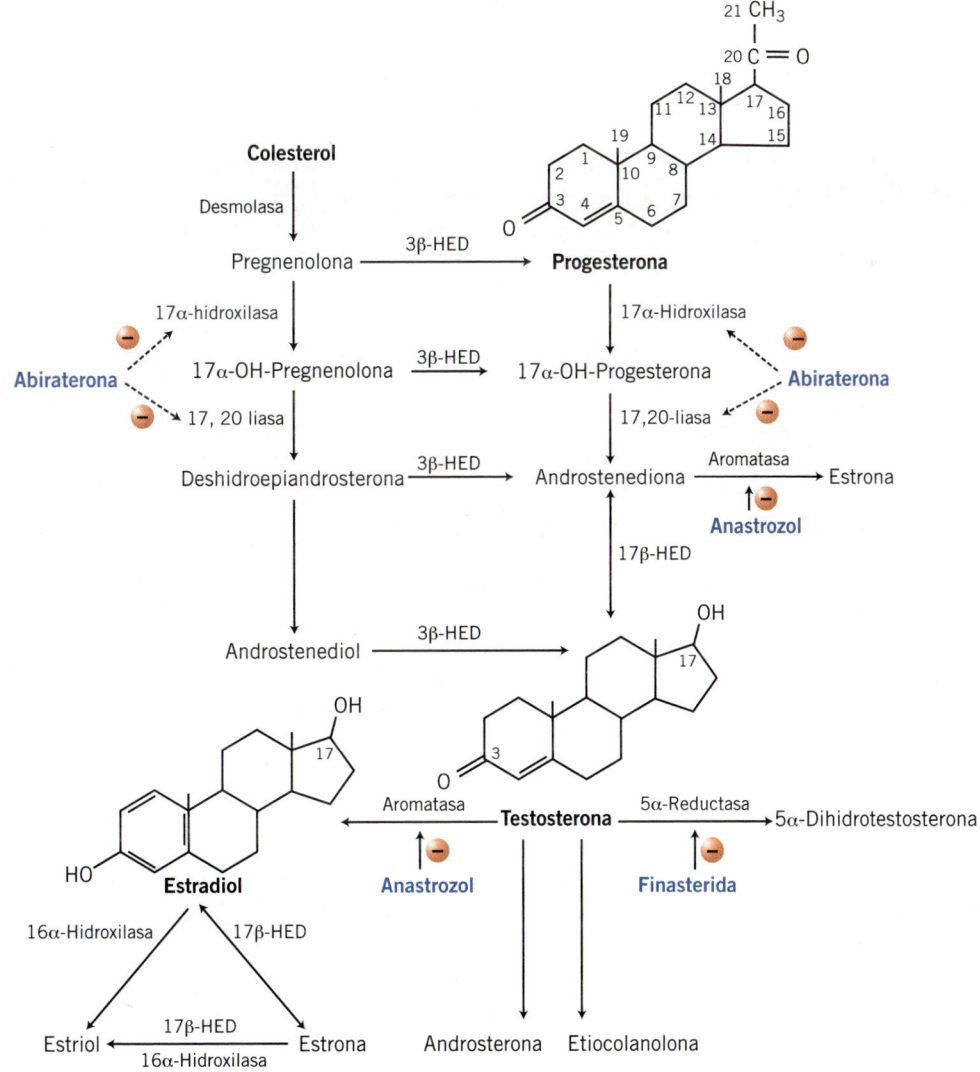

Figura 38-3. Biosíntesis de las hormonas sexuales. 3β-HED: 3β-hidroxiesteroide deshidrogenasa; 17β-HED: 17β-hidroxiesteroide-deshidrogenasa.

⭐ **MECANISMOS DE ACCIÓN DE LAS HORMONAS SEXUALES**

- Las hormonas sexuales pueden actuar por mecanismos genómicos y no genómicos, mediados por receptores nucleares y de membrana o efectos independientes de receptor.

- La respuestas mediadas por los receptores intracelulares para hormonas sexuales dependen de:
  - El nivel de expresión de receptores en diferentes tejidos.
  - Las características estructurales específicas de los receptores.
  - El tipo de ligando, agonista o antagonista, que se una al receptor.
  - El tipo de dimerización (homodimerización o heterodimerización) del receptor.
  - La proporción de coactivadores y correpresores en una misma célula.

La síntesis de andrógenos está regulada por las gonadotropinas hipofisarias, fundamentalmente la hormona luteinizante (LH), aunque su efecto es óptimo en presencia de hormona foliculoestimulante (FSH). La testosterona circulante regula negativamente la liberación hipofisaria de gonadotropinas por su transformación a 5α-DHT y también a estradiol, que contribuye al efecto inhibidor. La administración de antagonistas de la testosterona aumenta la liberación de gonadotropinas y la producción de andrógenos por so-

breestimulación testicular. A la inhibición por retroacción también contribuye la inhibina.

Clasificación y farmacocinética

Todos los andrógenos tienen las mismas características estructurales: 19 átomos de carbono, un grupo C=O en posición 3 del anillo A y un OH en posición 17. Los andrógenos naturales son la testosterona, la 5α-DHT y sustancias débilmente androgénicas como la androstenediona, la **deshidroepiandrosterona** (DHEA, v. fig. 38-3) y la **DHEA sulfato** (DHEA-S). Los sintéticos están compuestos por: *a)* ésteres de testosterona (**cipionato, propionato, undecanoato de testosterona**), que se obtienen por esterificación en posición 17α y *b)* derivados alquilados (**fluoximesterona, metiltestosterona, danazol, estanozolol, nandrolona**), que se obtienen por sustituciones en posición 17α e incluye fármacos que se utilizan por sus propiedades anabolizantes (**fig. 38-4**).

Los andrógenos naturales no son activos por vía oral porque sufren inactivación hepática presistémica. Los ésteres, más liposolubles, son poco activos por vía oral pero se absorben lentamente por vía intramuscular. Una vez absorbidos son hidrolizados a testosterona por las esterasas séricas. Los

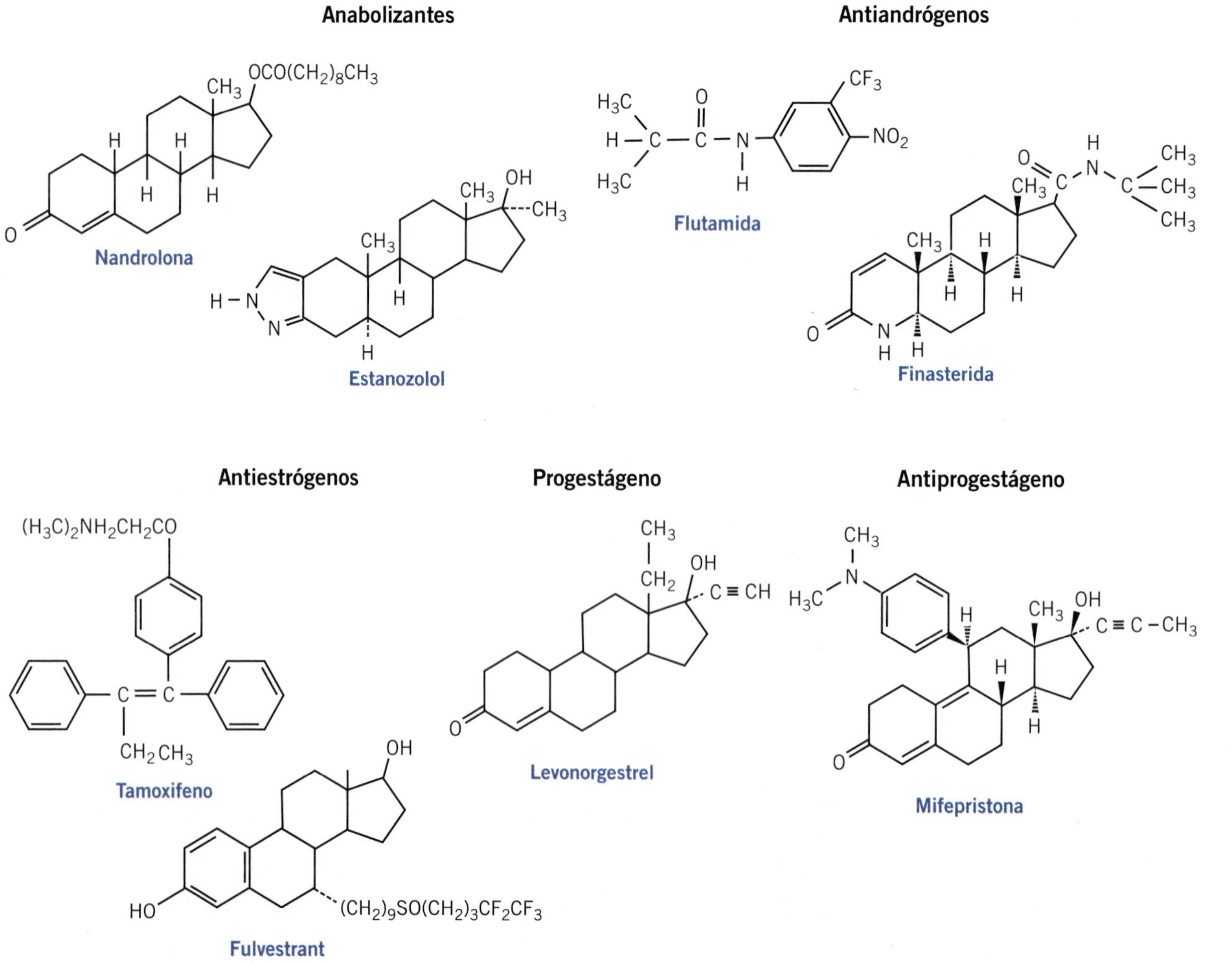

Figura 38-4. Estructura química de algunos agonistas y antagonistas hormonales.

alquilados son más resistentes al metabolismo hepático, por lo que pueden administrarse por vía oral.

Las hormonas sexuales circulan en el plasma unidas a proteínas plasmáticas: con baja afinidad a la albúmina (60 %) y con mayor afinidad a la globulina de unión a hormonas sexuales (SHBG, 40 %). Esta última está sometida a regulación hormonal, lo que determina cambios en la fracción libre (0,5-2 %) biológicamente activa. Los andrógenos alquilados muestran poca afinidad por la SHBG y se unen, preferentemente, a la albúmina. La semivida de los agentes alquilados es más larga y permite administraciones más distanciadas por vía oral.

El metabolismo de los andrógenos naturales y sintéticos es fundamentalmente hepático, aunque los naturales (androstenediona, DHEA y DHEA-S) pueden transformarse en testosterona, no sólo en el hígado, sino también en tejidos diana, como la piel o el cerebro. La transformación de testosterona origina metabolitos inactivos, como la androsterona y la etiocolanolona, y metabolitos activos como la 5α-DHT y el estradiol. La eliminación urinaria se produce por secreción tubular a través del transportador de ácidos orgánicos, que puede bloquearse con probenecid, razón por la cual está penalizado su uso en deportistas.

Acciones farmacológicas

Las acciones de los andrógenos suelen clasificarse en tres grandes grupos: virilizantes, anabolizantes y las que requieren la contribución de los estrógenos. Éstas se manifiestan en diferente medida según la potencia del andrógeno que, respecto a la 5α-DHT, es de 50 % para la testosterona, 8 % para la androstenediona y 4 % para la DHEA.

Acciones virilizantes. Son relevantes en varias etapas de la vida. Así: *a)* virilizan las vías urogenitales del embrión masculino, *b)* participan en el desarrollo cerebral neonatal y *c)* participan en la pubertad, controlando los procesos que transforman al niño en un varón adulto. Bajo el efecto de las gonadotropinas hipofisarias los testículos aumentan de tamaño e incrementan la producción de testosterona, desarrollándose los caracteres sexuales secundarios. Durante este tiempo ocurre el desarrollo ponderal más acelerado, que se detiene al final de la pubertad por el cierre de las epífisis. Los andrógenos, por acción en el sistema nervioso central (SNC), son los responsables de la mayor agresividad de los varones y de la atracción sexual en ambos sexos. En el adulto están relacionados con dos procesos fisiopatológicos: la hipertrofia benigna de próstata y el cáncer de próstata, aunque al primero pueden contribuir los estrógenos.

Acciones anabolizantes. Se producen en el mismo intervalo de concentración que las acciones virilizantes. No obstante, con algunos fármacos se ha logrado reducir los efectos virilizantes. El efecto anabólico más notable (balance positivo de nitrógeno) es el desarrollo de la masa muscular por aumento de la síntesis de proteínas e hipertrofia de la fibra muscular esquelética, con incremento en la fuerza. Estos efectos se observan sobre todo en varones hipogonadales, en niños prepuberales y en mujeres, pero son menos evidentes en varones normales. El incremento de la masa y la fuerza musculares,

junto con una mayor agresividad, es la razón por la que estos fármacos se han popularizado como agentes dopantes. Para ello se utilizan dosis que exceden ampliamente el rango terapéutico.

Los andrógenos exógenos retienen potasio, sodio, cloro, fosfato, calcio y azufre, que pueden contribuir al aumento de peso por la retención de agua. Los andrógenos favorecen la mineralización ósea por aumentar la producción de matriz ósea y por la posterior mineralización, a la que contribuye el estradiol. Asimismo, todos los anabolizantes conocidos estimulan la producción de eritropoyetina renal y la síntesis hepática del factor C del complemento, deficitario en el angioedema hereditario.

Efectos estrogénicos. Los estrógenos contribuyen a algunos efectos de los andrógenos: *a)* el control negativo de la liberación de gonadotropinas por acción hipotalámica, donde la actividad aromatasa es muy elevada, *b)* el cierre de las epífisis y *c)* el efecto anabolizante en el hueso. Esto parece quedar corroborado por el hecho de que en los varones con déficit de aromatasa se produce un crecimiento continuo por falta del cierre de las epífisis y osteoporosis. Además, los estrógenos pueden contribuir al desarrollo de la hipertrofia benigna de próstata.

Indicaciones terapéuticas

Los andrógenos se utilizan como terapia de sustitución en el tratamiento del hipogonadismo primario e hipogonadotropo. En el pospuberal, pueden recuperar y mantener la función sexual y reproductiva normal, así como reproducir los efectos anabólicos característicos de los andrógenos. En cambio, en varones sanos, la administración de testosterona no aumenta la libido ni corrige, en caso de existir, la impotencia sexual.

Actualmente se consideran de elección en pocas situaciones. Así, el danazol es utilizado en la prevención del angioedema hereditario. También pueden tener utilidad potencial, por su efecto estimulante de la eritropoyesis, en pacientes con anemia de Fanconi y en la mielofibrosis.

Reacciones adversas

Las reacciones adversas de los andrógenos se relacionan con su actividad. Así, su actividad estrogénica explica la ginecomastia. Las reacciones adversas virilizantes son frecuentes y consisten en: *a)* alteraciones de la liberación de gonadotropinas, que provocan irregularidades menstruales en las mujeres y oligospermia o azoospermia e infertilidad en los varones; *b)* aumento de la liberación de hormona del crecimiento (GH) e hipotiroidismo por disminución de tirotropina, y *c)* signos de virilización en la mujer, como acné, hirsutismo, calvicie masculina y musculatura prominente. Los varones pueden sufrir priapismo. Efectos virilizantes irreversibles son el enronquecimiento de la voz y el alargamiento del clítoris en las mujeres y el freno del desarrollo ponderal por el cierre de las epífisis en ambos sexos.

Las reacciones adversas relacionadas con la actividad anabolizante de los esteroides son de varios tipos:

- Metabólicas: aumento de la resistencia a la insulina, edemas y aumento de peso, efectos reversibles al suspender el fármaco.
- Cardiovasculares: aumento de la presión arterial por retención hidrosalina y daño endotelial. Aumento de la frecuencia de hemorragias cerebrales y ataques isquémicos transitorios.
- Hematológicas: favorece las trombosis por aumento del hematócrito, de la agregación plaquetaria, de la antitrombina III, del plasminógeno y del fibrinógeno.

Una reacción adversa común a todos los derivados alquilados es la ictericia. Es un efecto tóxico directo, con un período de latencia de 2-5 meses y, generalmente, reversible al retirar el tratamiento.

Abuso de andrógenos. La posibilidad de aumentar la masa muscular ha llevado al uso ilícito en deportistas profesionales y al uso recreacional (culturismo) de compuestos anabolizantes.

Antiandrógenos

Se denomina así a una serie de fármacos que se oponen a los efectos de los andrógenos por diferentes mecanismos: inhibición de la síntesis mediante análogos de la hormona liberadora de LH (LHRH), antagonismo competitivo o inhibición enzimática de la 5α-reductasa o la 17α-hidroxilasa.

Análogos de la LHRH

En España se encuentran disponibles para uso clínico como antiandrógenos **buserelina**, **goserelina**, **leuprorelina** y **triptorelina**, compuestos con mayor actividad biológica y duración de efectos que la hormona endógena (v. cap. 36). Estos agonistas del receptor de LHRH aumentan inicialmente la producción de testosterona, pero a las 2 semanas su tasa circulante desciende un 90-95 %, a niveles de castración química. Están indicados en el tratamiento del cáncer de próstata (asociados a un antiandrógeno puro), cáncer de mama, endometriosis, pubertad precoz e infertilidad femenina.

Antagonistas androgénicos

Son fármacos con elevada afinidad por el receptor androgénico al que se unen de forma reversible. Existen dos grupos: *esteroideos* (**acetato de ciproterona** [ACP] con afinidad por receptores de progesterona y glucocorticoideos) y *no esteroideos* (v. fig. 38-4) (**flutamida**, **nilutamida** y **bicalutamida**), antagonistas competitivos puros que carecen de afinidad por cualquier otro tipo de receptor. Su diferente estructura condiciona los efectos farmacológicos diferenciales de ambos grupos. Actualmente se estudian también moduladores selectivos del receptor androgénico.

Los antiandrógenos son activos por vía oral y presentan una biodisponibilidad casi total. Dos metabolitos del ACP, el 16-OH-ACP y, en menor medida, el 15-OH-ACP, son activos. La flutamida debe transformarse a 2-hidroxiflutamida para ejercer su efecto, mientras que la nilutamida y la bicalutamida no requieren conversión metabólica. Se eliminan en heces y orina en proporciones variables.

Acciones farmacológicas

El ACP posee afinidad y actividad agonista sobre receptores de progesterona y glucocorticoideos. Por la acción progestacional, el ACP inhibe la secreción de gonadotropinas hipofisarias y de andrógenos testiculares. Por su acción glucocorticoide reduce, en dosis altas, la liberación hipofisaria de hormona adrenocorticotropa (ACTH). El ACP reduce la actividad de los folículos pilosebáceos.

Los antiandrógenos puros en monoterapia aumentan los niveles de LH (un 100 % a las 24 semanas). Como consecuencia, los niveles de testosterona total, DHT y testosterona libre aumentan 59, 51 y 25 %, respectivamente; el nivel de estradiol aumenta un 65 %, lo que induce un aumento de los niveles circulantes de SHBG y de prolactina del 8 y 49 %, respectivamente. La nilutamida en dosis altas puede inhibir la biosíntesis de testosterona.

Indicaciones terapéuticas y contraindicaciones

Los antagonistas androgénicos están indicados en el tratamiento del cáncer de próstata. El ACP como anticonceptivo, asociado al etinilestradiol, se usa en el tratamiento de los síntomas de hiperandrogenismo femenino, siendo su eficacia dependiente de la dosis y del tiempo: el acné responde en 3 meses, la seborrea en 3-6 meses y la alopecia androgénica en 12 meses. Estos efectos son reversibles.

Los antagonistas androgénicos están contraindicados durante la gestación, la lactancia y en cardiópatas. Los no esteroideos producen hepatoxicidad (más frecuente con flutamida), por lo que están contraindicados en pacientes con insuficiencia hepática.

Reacciones adversas

Son comunes a todos los antiandrógenos los efectos derivados de la privación androgénica. Algunas reacciones adversas específicas son: coagulopatías con ACP, metahemoglobinemia con flutamida, alteraciones de la acomodación visual a la oscuridad, rubor y sofoco con nilutamida y, en general, toxicidad hepática con los no esteroideos.

Moduladores selectivos de receptor androgénico

Se han desarrollado una nueva clase de compuestos de estructura no esteroidea con capacidad para activar receptores androgénicos de manera tejido específica, agonistas en músculo y hueso con mínima activación en próstata o vesícula seminal. De ellos, enobosarm, administrado por vía oral, se ensaya en el tratamiento del cáncer de mama, así como en la caquexia y la sarcopenia.

Inhibidores enzimáticos
Inhibidores de la 5α-reductasa

La **finasterida**, la **dutasterida** (v. figs. 38-3 y 38-4), la **turosterida** y la **4-OH-androstenediona** se oponen a los efectos de los andrógenos por impedir la transformación de testosterona en 5α-DHT. Sus metabolitos son relativamente inactivos y poco tóxicos y se eliminan en las heces.

De las dos isoenzimas de la 5α-reductasa, la finasterida inhibe preferentemente la de tipo 2, distribuida sobre todo en las vías urogenitales y la piel genital. Reduce los niveles circulantes y la concentración prostática de 5α-DHT (alcanzando el 80 % con dosis de 5 mg, por vía oral) sin modificar los niveles circulantes de testosterona. Su eficacia en el tratamiento de la hipertrofia benigna de próstata tiene algunas características: *a)* sólo responde el 20-30 % de los pacientes (en los que predomina el componente epitelial frente al estromal en la hipertrofia prostática); *b)* la respuesta al tratamiento es lenta, ya que son necesarios 6-9 meses para obtener el efecto máximo, y *c)* la respuesta terapéutica se mantiene durante años. La finasterida también se usa, en dosis inferiores (1 mg/día por vía oral), en el tratamiento de algunas formas de alopecia. Este efecto se obtiene por inhibición de la 5α-reductasa de tipo 1. La finasterida es ineficaz en el tratamiento del cáncer de próstata.

La dutasterida inhibe las isoenzimas 1 y 2 de la 5α-reductasa, de forma competitiva, reduciendo los niveles de DHT hasta en un 85 % en el plazo de 1 semana con 0,5 mg/día. Esto produce una disminución del tamaño de la próstata y mejora del flujo urinario. Su eficacia clínica parece comparable a la de la finasterida.

La finasterida y la dutasterida son fármacos relativamente bien tolerados, con reacciones adversas poco frecuentes (2-4 %): disminución de la libido, alteraciones de la eyaculación, disfunción eréctil y ginecomastia con mastodinia. Un problema importante es que reduce los niveles circulantes del antígeno prostático específico (PSA), lo que puede dificultar el diagnóstico de un cáncer de próstata. A efectos prácticos se estima que los niveles de PSA en un paciente que toma finasterida o dutasterida deben multiplicarse por dos para extrapolarlos a su valor real.

Inhibidores de la 17α-hidroxilasa

La **abiraterona** es un inhibidor selectivo de la enzima 17α-hidroxilasa/C-17,20-liasa (CYP17) que cataliza la conversión de pregnenolona y progesterona a DHEA y androstenediona **(v. fig. 38-3)**. También aumenta la producción de mineralocorticoides por las glándulas suprarrenales. Su indicación aprobada es el tratamiento del cáncer de próstata metastásico resistente a la castración y al tratamiento mediante privación androgénica o quimioterapia.

ESTRÓGENOS Y ANTIESTRÓGENOS

Estrógenos

Los esteroides sexuales femeninos se sintetizan en los ovarios, y también fuera de ellos, a partir de los andrógenos **(v. fig. 38-3)**, siendo ésta la fuente principal de estrógenos en la posmenopausia.

La síntesis gonadal está regulada por las gonadotropinas. La FSH estimula la esteroidogénesis en las células de la granulosa con producción de 17β-estradiol. La LH estimula la producción de 17β-estradiol y de progesterona en las células tecales. En la placenta se sintetizan por aromatización de la deshidroepiandrosterona de origen fetal.

Las hormonas sexuales femeninas circulantes, estradiol y progesterona, regulan su propia síntesis en mujeres fértiles, controlando de forma negativa la liberación de gonadotropinas hipofisarias y su hormona liberadora. En condiciones fisiológicas actúan de forma coordinada, ya que los estrógenos inducen la síntesis de receptores para la progesterona. El control de esta regulación se aprovecha para obtener efectos anticonceptivos.

Clasificación

Los estrógenos naturales derivan de una estructura base de 18 átomos de carbono con un anillo aromático y una función alcohol o cetona en posición C17 **(v. fig. 38-3)**. El anillo A con el hidroxilo fenólico en C3 es esencial para que presenten una alta afinidad de unión al receptor estrogénico, unión que es aun más favorable si además tienen un grupo OH en posición 17β.

Por su estructura, los estrógenos se clasifican en dos grupos: esteroideos y no esteroideos. Los *esteroideos* pueden ser: *a)* naturales, como el **17β-estradiol**, el más potente y principal estrógeno fisiológico, la **estrona** y el **estriol**, y *b)* sintéticos, como el **etinilestradiol** y el **mestranol**. Los *no esteroideos* mantienen un anillo fenólico A que les confiere la afinidad por el receptor estrogénico; en este grupo también existen productos de origen natural, como algunas isoflavonas (p. ej., genisteína, daizdeína), con afinidad y potencia considerablemente menores que las del estradiol, y productos sintéticos, que están en desuso.

Farmacocinética

Debido a su liposolubilidad, los estrógenos se absorben bien por cualquier vía, pero los naturales sufren una rápida inactivación hepática. Por ello es necesario administrarlos en

---

⊛ **ANDRÓGENOS Y ANTIANDRÓGENOS**

- La **testosterona** es transformada a 5α-DHT por la 5α-reductasa y a estradiol por la aromatasa. Ambas enzimas pueden ser inhibidas mediante fármacos para obtener efectos antiandrogénicos y antiestrogénicos.

- Los andrógenos ejercen acciones virilizantes (se usan en el tratamiento de los hipogonadismos), anabolizantes (afectan al metabolismo de los hidratos de carbono, de las grasas, de las proteínas y de los minerales) y estrogénicas (en hipófisis y en hueso). Los anabolizantes de estructura esteroidea **(nandrolona, estanozolol)** son más potentes que los andrógenos naturales.

- Puede obtenerse un efecto antiandrogénico mediante inhibición de la síntesis de andrógenos (análogos de LHRH: **buserelina, goserelina, leuprorelina y triptorelina**), bloqueo del receptor (**ACP, flutamida, nilutamida y bicalutamida**), bloqueo de la transformación de testosterona a 5α-dihidrotestosterona (**finasterida y dutasterida**) o inhibición de 17α-hidroxilasa (**abiraterona**).

- La principal indicación de los antiandrógenos es el tratamiento del cáncer de próstata. El ACP además se usa como anticonceptivo femenino (asociado al etinilestradiol) y en el tratamiento de las manifestaciones graves de androgenización en la mujer.

- La finasterida y la dutasterida, pero no los antiandrógenos, son eficaces en el tratamiento de la hipertrofia benigna de próstata en monoterapia, pero sólo en el 20-30 % de los pacientes. Reducen los niveles de PSA, por lo que pueden dificultar el diagnóstico de cáncer de próstata.

forma de ésteres (como benzoato, hemihidrinato, valerato) o estradiol micronizado, que se absorben y metabolizan más lentamente por lo que tienen una acción más prolongada. El **etinilestradiol** (etinil en C17α no se hidroliza) es activo por vía oral, con una biodisponibilidad del 90 %.

En la mujer fértil, el **estradiol** se une en un 60 % a la albúmina (baja afinidad y alta capacidad), mientras que un 38 % lo hace a la SHBG (gran afinidad), siendo un 2 % el estradiol libre. La administración de estradiol aumenta el nivel de SHBG, disminuyendo la fracción libre.

El metabolismo del estradiol ocurre, principalmente, en el hígado, donde es transformado en compuestos con menor actividad como estriol y estrona y, por oxidación, a otras sustancias no estrogénicas de forma similar al estrógeno endógeno. Se conjugan con ácido glucurónico y sulfúrico y se eliminan tanto en orina (80 %) como en la secreción biliar (circulación enterohepática) y, posteriormente, en las heces (7 %). La principal vía de metabolización del etinilestradiol es la 2-hidroxilación (CYP3A4). Su inactivación en el hígado es muy lenta, con un importante efecto estrogénico a nivel hepatocelular, con independencia de la vía de administración utilizada.

La metabolización de los estrógenos es estimulada por diversos inductores, entre los que destacan los barbitúricos y la rifampicina. Pequeñas cantidades de estrona y estradiol son transformadas en catecolestrógenos.

Acciones farmacológicas

A continuación se describen las acciones mejor caracterizadas de los estrógenos.

Acciones feminizantes

Son los responsables del desarrollo de los caracteres sexuales secundarios y de las modificaciones que caracterizan el ciclo menstrual.

Desarrollo de los caracteres sexuales secundarios. Los estrógenos son los responsables de los cambios que ocurren durante la pubertad en las niñas, regulando tanto el desarrollo de los caracteres sexuales como la talla.

Regulación del ciclo menstrual. Se produce por la interacción de las hormonas sexuales femeninas circulantes con el eje hipotálamo-hipófiso-ovárico, modulando negativamente la liberación periódica de hormona liberadora de gonadotropinas (GnRH) y, por lo tanto, la liberación pulsátil de LH y FSH hipofisarias. Esto condiciona la disminución de los estrógenos circulantes, lo que estimula la liberación pulsátil de GnRH y la consiguiente activación del ciclo. Las variaciones cíclicas de los estrógenos ocasionan los cambios característicos en los órganos genitales (proliferación de las mucosas uterina y vaginal, turgencia de mamas y aumento de la secreción del cuello uterino) completados con los propios de la progesterona. En dosis farmacológicas los estrógenos frenan la liberación de GnRH, efecto que es potenciado por los progestágenos, lo que conduce a ciclos anovulatorios. Ésta es la base del uso de la asociación de estrógenos más progestágenos como anticonceptivos.

Acciones metabólicas

Se producen por efecto sobre receptores, pero no todas ocurren por acciones genómicas.

Sobre el hueso. Los estrógenos se oponen a la remodelación ósea, más evidente cuando está acelerada como ocurre en la menopausia, mediante reducción del número y la actividad de los osteoclastos por disminución de las interleucinas (IL) 1 y 6 y del factor de necrosis tumoral alfa (TNF-α), así como por incremento de la producción de factor de crecimiento análogo de la insulina tipo 1 (IGF-1), del factor de crecimiento transformante beta (TGF-β), de la proteína morfogénica del hueso (BMP-6) con actividad antirresortiva y de la osteoprotegerina, una citocina que, indirectamente, disminuye la maduración de los precursores osteoclásticos (v. cap. 40).

Los estrógenos también controlan el desarrollo ponderal y el cierre de las epífisis, regulando el crecimiento tanto en la mujer como en el hombre.

Metabolismo de hidratos de carbono y proteínas. La utilización de estrógenos en la mujer posmenopáusica se asocia con una mejora de la sensibilidad a la insulina. Este efecto no se produce con dosis altas ni con estrógenos potentes (etinilestradiol). Los estrógenos inducen la síntesis de algunas proteínas de origen hepático, como las proteínas transportadoras de progesterona, cortisol, estradiol y testosterona, de hormonas tiroideas, de hierro y de cobre. Asimismo, pueden inducir la síntesis de algunos factores de coagulación. También favorecen la retención de bilirrubina, modifican la composición de la bilis, aumentan la síntesis de renina y angiotensina y favorecen la secreción de aldosterona.

Metabolismo de los lípidos. Los estrógenos favorecen un perfil lipídico protector de enfermedades cardiovasculares: disminución del colesterol total y las LDL y aumento de las HDL. Estos efectos se relacionan con un aumento de la expresión de los receptores hepáticos de las LDL y disminución de la PCSK9, aumento de la síntesis de ApoA-I, inhibición de la lipasa hepática y mayor excreción de colesterol en la bilis. Su uso clínico produce efectos que varían en función del preparado, la vía de administración y si se asocian con progestinas. Los estrógenos de alta potencia (etinilestradiol) por vía oral o la gestación aumentan la producción de VLDL y los TG, no así la administración transdérmica, efecto que revierten las progestinas al estimular el aclaramiento de las VLDL. Igualmente, la disminución del colesterol total, asociado con descenso de las LDL y de la concentración de ApoB-100, y el aumento de las HDL se observa con los preparados por vía oral, pero no con los transdérmicos o si se asocian con progestinas.

Efectos cardiovasculares y sobre la hemostasia

Los estrógenos pueden proteger el sistema vascular a través de varias acciones: modificando el perfil lipídico y/o alterando la producción de factores derivados del endotelio. Esto produce una disminución de la agregación plaquetaria, vasodilatación y disminución de la proliferación de células musculares lisas en respuesta a las alteraciones del endotelio.

Los estrógenos orales se asocian a pequeños aumentos de los factores II y VII de la coagulación y, de forma transitoria, de los factores IX y X. Aumentan la proteína C (que compensa el aumento del factor VII) y disminuyen los niveles de fibrinógeno. Los efectos sobre la antitrombina III son contradictorios. Por otro lado, los estrógenos favorecen la fibrinólisis por disminuir los niveles del inhibidor del activador del plasminógeno tisular (PAI-1), manteniendo un equilibrio entre factores procoagulantes y anticoagulantes. Si bien algunas acciones sugieren un beneficio cardiovascular, amplios estudios epidemiológicos indican que las pacientes bajo tratamiento anticonceptivo o terapia hormonal sustitutiva presentan mayor riesgo de trombosis, posiblemente debido al efecto combinado con el gestágeno o la presencia de otros factores de riesgo.

Otros efectos

Los estrógenos, como otros neuroesteroides, pueden producir modificaciones conductuales y de transmisores en el sistema nervioso central (SNC). También pueden alterar la proliferación celular, siendo agentes carcinogénicos reconocidos.

Indicaciones terapéuticas

La mayoría de las indicaciones terapéuticas de los estrógenos están dirigidas al control de los síntomas o a la prevención de la patología asociada a la privación estrogénica, como anticonceptivos y en técnicas de reproducción asistida. La elevada oferta de especialidades terapéuticas con diferente composición hace difícil establecer comparaciones entre unas y otras. A modo orientativo se consideran equivalentes 0,625 mg/día de estrógenos conjugados, 5-10 μg/día de etinilestradiol, 50-100 μg de 17β-estradiol transdérmico y 1-2 mg de 17β-estradiol oral. A continuación se describen sus indicaciones más relevantes.

Tratamiento de la disgenesia gonadal (síndrome de Turner)

En estas pacientes puede conseguirse la maduración de las estructuras sexuales con la administración de estrógenos en el momento de la pubertad. No obstante, la talla final es baja a menos que se asocien anabolizantes androgénicos y GH al tratamiento.

Tratamiento de los síntomas de atrofia urogenital

Los síntomas de atrofia urogenital, es decir, sequedad, prurito intenso, dolor durante el coito (dispareunia), disuria o dolor durante la micción o incontinencia urinaria, se controlan con la administración tópica de estrógenos débiles.

Irregularidades menstruales

En las dismenorreas y las hemorragias uterinas disfuncionales propias de la menarquia y de la menopausia se prefiere el uso de antiinflamatorios no esteroideos (en el primer caso) o la asociación de estrógenos más progestágenos (en el segundo).

Terapia hormonal sustitutiva

En la perimenopausia y la menopausia, asociadas a la involución estrogénica se producen alteraciones como síntomas vasomotores, alteraciones del estado de ánimo y de la concentración, osteopenia y aumento del riesgo de enfermedad cardiovascular.

En este contexto, los objetivos de la terapia hormonal sustitutiva (THS) están orientados principalmente a controlar la sintomatología aguda. El estradiol base o en forma de valerato y hemihidrato, y los gestágenos levonorgestrel, noretisterona o medroxiprogesterona son los fármacos más utilizados para la THS, en forma secuencial o continua, y por vía transdérmica, oral o tópica.

Síntomas vasomotores. Se caracterizan por oleadas de calor que pueden alternar con sensación de frío, sudoración y parestesias. Su tratamiento con estrógenos es muy efectivo. Alternativamente puede utilizarse un gestágeno, como el acetato de medroxiprogesterona o la **tibolona**, o fármacos estimulantes de receptores α_2-adrenérgicos. Las alteraciones de la concentración y del estado de ánimo también suelen responder adecuadamente a los estrógenos.

Prevención de la osteoporosis posmenopáusica. Como se ha mencionado anteriormente, los estrógenos impiden el efecto de los osteoclastos y, de esta forma, evitan la resorción ósea. Los estrógenos son más eficaces para prevenir la osteopenia que para tratar la osteoporosis una vez que se ha instaurado, utilizándose en combinación con gestágenos para reducir el riesgo de carcinoma endometrial.

Prevención del riesgo cardiovascular. Existen controversias en cuanto a la eficacia y los riesgos de la THS, que pueden estar relacionados con el fármaco o la combinación de fármacos utilizados, la vía de administración y el momento en que se inicia el tratamiento de la menopausia.

En los últimos años se ha producido un interés creciente por las isoflavonas, estrógenos débiles que pueden ser eficaces para el control parcial de la sintomatología de la perimenopausia, como los sofocos, las alteraciones del estado de ánimo o la inestabilidad emocional. Sin embargo, sus efectos no llegan a controlar satisfactoriamente los síntomas y son transitorios. Por otra parte, su posible toxicidad sobre la mama y el útero se desconoce.

Asimismo, en la THS se usa el gestágeno **tibolona**, que generalmente es bien tolerado, pero con el que también se ha detectado un aumento del cáncer de mama, por lo que la conveniencia de su uso está cuestionada. La tibolona y su metabolito Δ4-isómero tienen actividad sobre receptores de progesterona y de andrógenos. Otros metabolitos de la tibolona, la 3α-OH-tibolona y la 3β-OH-tibolona, pueden activar receptores de estrógenos, principalmente α. Aunque en el hueso están presentes los tres tipos de receptores hormonales, parece que el efecto óseo se debe a la activación del RE, permitiendo el efecto sobre los receptores de progesterona contrarrestar la acción estrogénica en el endometrio.

⊙ ESTRÓGENOS

- La **testosterona** es transformada a 5α-DHT por la 5α-reductasa y a estradiol por la aromatasa. Ambas enzimas pueden ser inhibidas mediante fármacos para obtener efectos antiandrogénicos y antiestrogénicos.

- Los andrógenos ejercen acciones virilizantes (se usan en el tratamiento de los hipogonadismos), anabolizantes (afectan al metabolismo de los hidratos de carbono, de las grasas, de las proteínas y de los minerales) y estrogénicas (en hipófisis y en hueso). Los anabolizantes de estructura esteroidea (**nandrolona, estanozolol**) son más potentes que los andrógenos naturales.

- Puede obtenerse un efecto antiandrogénico mediante inhibición de la síntesis de andrógenos (análogos de LHRH: **buserelina, goserelina, leuprorelina** y **triptorelina**), bloqueo del receptor (**ACP, flutamida, nilutamida** y **bicalutamida**), bloqueo de la transformación de testosterona a 5α-dihidrotestosterona (**finasterida** y **dutasterida**) o inhibición de 17α-hidroxilasa (**abiraterona**).

- La principal indicación de los antiandrógenos es el tratamiento del cáncer de próstata. El ACP además se usa como anticonceptivo femenino (asociado al etinilestradiol) y en el tratamiento de las manifestaciones graves de androgenización en la mujer.

- La finasterida y la dutasterida, pero no los antiandrógenos, son eficaces en el tratamiento de la hipertrofia benigna de próstata en monoterapia, pero sólo en el 20-30 % de los pacientes. Reducen los niveles de PSA, por lo que pueden dificultar el diagnóstico de cáncer de próstata.

Anticoncepción hormonal

La utilización como anticonceptivos es, junto con la THS, la indicación más frecuente de los estrógenos asociados a gestágenos.

Reproducción asistida

Los estrógenos se utilizan en la preparación endometrial en técnicas de reproducción asistida tanto por vía oral (valerato de estradiol) como transdérmica (valerato de estradiol o 17-β-estradiol). La vía transvaginal puede ser complementaria a las dos anteriores.

Reacciones adversas

La toxicidad de los estrógenos está condicionada por la dosis y la vía de administración utilizada, por la duración del tratamiento, el uso en monoterapia o en asociación a progestágenos y por la edad y el sexo de la persona que lo recibe. Ya se han mencionado sus efectos carcinogénicos, así como el riesgo de tromboembolia venosa. Otras reacciones adversas son: náuseas y vómitos (que se reducen escalonando la dosis y ceden al continuar el tratamiento), cefaleas, tensión e hipersensibilidad mamaria y un discreto aumento no significativo de la presión arterial. La toxicidad asociada a su uso como anticonceptivo se comenta más adelante.

Antiestrógenos

Los antiestrógenos son fármacos que se oponen a la acción de los estrógenos, mediante la inhibición de su síntesis por acción de los análogos de la LHRH, impidiendo la transformación periférica de los andrógenos en estrógenos mediante los inhibidores de la aromatasa o mediante el bloqueo de la unión del estradiol a sus receptores por antagonistas.

Los análogos de LHRH únicamente se utilizan en las combinaciones de «bloqueo total estrogénico», junto a tamoxifeno y un inhibidor de aromatasa (p. ej., anastrozol) en mujeres premenopáusicas.

Antagonistas estrogénicos

Atendiendo a su mecanismo de acción y a su estructura, se clasifican en dos tipos:

- Moduladores selectivos del receptor estrogénico: fármacos que poseen actividad estrogénica y antiestrogénica y presentan afinidad por los receptores estrogénicos α y β. Este tipo incluye fármacos derivados del trifeniletileno, como **clomifeno**, **tamoxifeno** (v. fig. 38-4), **toremifeno** (clorotamoxifeno) e **idoxifeno**, y derivados del benzotiofeno, como **raloxifeno** y **bazedoxifeno**.
- Antagonistas puros de estructura esteroidea como el **fulvestrant** (v. fig. 38-4), sin actividad agonista.

Mecanismo de acción

Moduladores selectivos del receptor estrogénico (MSRE). Son fármacos que poseen efectos agonistas y antagonistas dependiendo del tejido en el que actúan y el tipo de RE, lo que condiciona la respuesta biológica. Los cambios estructurales (conformacionales) que produce la unión de cada MSRE en el receptor condicionan la unión de los diferentes corregualdores implicados en la respuesta transcripcional, dando lugar a una actividad agonista o antagonista específica de tejido. Así, poseen efectos agonistas sobre el hueso y el sistema cardiovascular, pero carecen de efecto estrogénico en la mama. No obstante, su perfil farmacológico es más complejo, ya que los efectos también dependen del nivel de estrógenos circulantes, predominando los efectos antiestrogénicos en la premenopausia mientras que en la posmenopausia, con muy bajos niveles de estrógenos, se manifiestan los estrogénicos.

Por otra parte, también se describen acciones relacionadas con su estructura química, no mediadas por el receptor estrogénico para los derivados del trifeniletileno, como la inhibición de calmodulina, de proteincinasa C y de la captación de calcio, que pueden contribuir a sus efectos citotóxicos.

Antiestrógenos puros. El fulvestrant es un derivado del estradiol con una larga cadena hidrófoba en posición 7a del anillo B del núcleo esteroideo (v. fig. 38-4), que actúa como antagonista de los RE, con una afinidad de unión próxima al estradiol y mayor que la del tamoxifeno. La unión de fulvestrant al receptor estrogénico produce un cambio conformacional que impide la dimerización del receptor y bloquea las funciones de transactivación AF-1 y AF-2 y, como consecuencia, inhibe la transcripción. El complejo fulvestrant-RE es más susceptible de ser degradado por el proteosoma, disminuyendo así los niveles celulares de RE y, por lo tanto, también de los receptores de progesterona que son regulados por los estrógenos.

Farmacocinética

En general, los antiestrógenos son fármacos con buena absorción por vía oral. El tamoxifeno es una molécula de semivida prolongada, que es metabolizada a moléculas activas como 3-OH-tamoxifeno y 4-OH-tamoxifeno. Este último, que contribuye de forma decisiva a la actividad antiestrogénica del tamoxifeno, tiene mayor afinidad por el receptor pero una semivida más corta. El **tamoxifeno** y el **toremifeno** necesitan semanas para obtener niveles terapéuticos. El **raloxifeno**, con una biodisponibilidad del 2 % por fenómeno de primer paso hepático, es una molécula de acción corta que es rápidamente conjugada y excretada a través de la bilis. Los antiestrógenos puros tienen una biodisponibilidad y una actividad oral muy bajas.

Acciones farmacológicas

Las acciones farmacológicas están bien caracterizadas para el **tamoxifeno**, pero mucho menos para los otros antiestrógenos.

Acciones hormonales. En mujeres premenopáusicas tratadas con **tamoxifeno** se produce un aumento de los niveles de estradiol circulantes por estimulación directa de la actividad del ovario. El **clomifeno**, en cambio, carece de acción directa, produciendo hiperestimulación ovárica por aumentar la liberación de FSH y LH. En mujeres posmenopáusicas, el tamoxifeno produce una disminución de LH y FSH por actuar como agonista en el eje hipotálamo-hipofisario y, en consecuencia, los niveles de estrógenos y progesterona permanecen bajos. Los niveles de prolactina no se modifican. El **fulvestrant** no produce efecto sobre los niveles de prolactina, SHBG, FSH o LH en mujeres con cáncer de mama dependiente de estrógenos (RE+).

Acciones metabólicas. Se manifiestan sobre los lípidos y el hueso y se deben a su acción agonista.

- Metabolismo lipídico: se ha constatado un efecto protector cardiovascular, con disminución de los episodios de infarto de miocardio mortales, en mujeres que tomaban **tamoxifeno** para el cáncer de mama. Estos efectos no ocurren con los antagonistas puros.
- Metabolismo óseo: los MSRE preservan la densidad ósea de la columna vertebral en mujeres posmenopáusicas y reducen el riesgo de fracturas de cadera y columna.

Efecto antineoplásico. Es el resultado de:

- Acción antiestrogénica: frena el crecimiento celular, con aumento del número de células en fase G_1 y disminución de la proporción de células que llegan a la fase S. Estos efectos se producen tanto con los MSRE como con antagonistas puros, y son revertidos con estrógenos.
- Acciones no estrogénicas: a) aumento de la expresión de TGF-β, b) reducción de los factores estimulantes del crecimiento TGF-α e IGF, c) detención del ciclo celular en G_0/G_1 por disminución de la expresión de ciclina D1, reducción de las cinasas dependientes de ciclina D1-Cdk4 y E-CdK2 y facilitación de la apoptosis, d) acción antioxidante del tamoxifeno y e) modulación de la fluidez de la membrana, por la que reduce la permeabilidad iónica y la activación de cascadas de segundos mensajeros.

Genotoxicidad y carcinogénesis. El **tamoxifeno** aumenta la incidencia de cáncer endometrial, que es dos veces mayor en pacientes con cáncer de mama tratadas con este fármaco, aunque el balance riesgo/beneficio es muy favorable en esa indicación. No se ha asociado a tumores de otra localización en el ser humano. El **fulvestrant** no produce aumento del grosor endometrial y bloquea el aumento inducido por estrógenos en la fase folicular del ciclo menstrual.

Indicaciones terapéuticas

A continuación se resumen las principales indicaciones terapéuticas de los antagonistas estrogénicos.

Tratamiento de la infertilidad femenina y masculina. Aunque hay evidencias con el tamoxifeno, el fármaco de elección es el **clomifeno**. Ambos aumentan la liberación de gonadotropinas y producen estimulación folicular. Por el mismo mecanismo son eficaces en el tratamiento de la infertilidad asociada a oligospermia.

Tratamiento del cáncer de mama. El **tamoxifeno** (oral) ha sido el primer tratamiento hormonal efectivo y bien tolerado, por lo que se ha utilizado con éxito. La mejor respuesta se obtiene en mujeres posmenopáusicas con tumores RE+. La experiencia es mucho menor con el toremifeno. El tamoxifeno puede reducir a la mitad la incidencia de cáncer de mama contralateral y la aparición del primer cáncer en mujeres de alto riesgo. El **fulvestrant** está indicado para el tratamiento de cáncer de mama resistente al tamoxifeno en mujeres posmenopáusicas. Su eficacia es similar a la del anastrozol (inhibidor de aromatasa).

Tratamiento de la osteoporosis. El **raloxifeno** (oral) está indicado para el tratamiento de la osteoporosis en la posmenopausia basándose en la evidencia de que reduce el riesgo de fractura vertebral y aumenta discretamente la densidad ósea en la columna y cuello del fémur. Su perfil es superior a otros antiestrógenos para esta indicación debido a la menor incidencia de cáncer de endometrio (v. cap. 40).

Reacciones adversas

Los antiestrógenos (MSRE y fulvestrant) son fármacos bien tolerados, con muy baja toxicidad aguda; sin embargo, la administración crónica puede producir efectos adversos derivados de:

- Acciones antiestrogénicas: sofocos, náuseas y vómitos similares a los que aparecen con la privación de estrógenos. Igualmente pueden producir atrofia de la mucosa genital dando lugar a dispareunia y craurosis vulvar.
- Acciones estrogénicas: las más importantes afectan a la coagulación. El tamoxifeno y el raloxifeno aumentan la síntesis hepática de factores de coagulación y la de

antitrombina III en mujeres posmenopáusicas, por lo que debe controlarse su utilización en mujeres con antecedentes tromboembólicos.

* Efectos tóxicos: la aparición de cataratas, retinopatías y pérdida de agudeza visual de tipo reversible son efectos asociados al uso de tamoxifeno. También se han descrito casos de hipercalcemia, que se produce en el primer mes de tratamiento y suele obligar a reducir la dosis. Ya se ha mencionado su potencial carcinogénico.

Inhibidores de la aromatasa

La aromatasa está ampliamente distribuida en el organismo, pero su papel más relevante lo desempeña en el SNC, en el hueso y en el tejido graso, donde la aromatización de andrógenos puede determinar elevadas concentraciones de estrógenos con significación biológica. La aromatización en la grasa es la principal fuente de estrógenos femeninos durante la menopausia.

Dependiendo de su estructura, los inhibidores de aromatasa se clasifican en esteroideos y no esteroideos. Los *no esteroideos* son inhibidores reversibles y compiten con los ligandos endógenos –androstenediona y testosterona– por la unión al sitio activo de la enzima. Se incluyen dentro de este grupo la **aminoglutetimida** y los triazoles **anastrozol** y **letrozol**. La aminoglutetimida, el primer inhibidor de aromatasa conocido, es muy inespecífico y no se usa con este fin.

Los inhibidores de estructura *esteroidea*, **exemestano** y **formestano**, son irreversibles, se fijan de forma covalente al sitio activo de la enzima, produciendo una inactivación persistente hasta que el fármaco es eliminado del organismo. Está disponible para uso clínico el exemestano.

La biodisponibilidad oral es alta, si bien los alimentos pueden aumentar un 40 % la del exemestano y reducir la del letrozol. El metabolismo hepático da lugar a productos inactivos que se eliminan por vía renal. La eliminación renal como producto original es del 10 % del anastrozol e inferior en los otros.

Acciones farmacológicas

Estos fármacos son potentes inhibidores de la aromatasa, que disminuye drásticamente los niveles circulantes de estradiol, estrona y estrona sulfato en las mujeres posmenopáusicas con cáncer de mama RE+. No obstante, el grado de supresión es superior con anastrozol y letrozol (90 % o más) que con los esteroides (60-70 %), aunque estas diferencias no parecen influir en su eficacia terapéutica. También reducen la tasa de estradiol y de aromatasa en la mama.

Los de estructura esteroidea producen algunos efectos androgénicos en dosis altas (p. ej., ganancia de peso, acné e hipertricosis), así como un aumento de la SHBG circulante. Aunque todos producen modificaciones del metabolismo lipídico, aún debe establecerse la repercusión de estas modificaciones en tratamientos a largo plazo. El anastrozol y el exemestano son más selectivos que el letrozol y no modifican la producción de cortisol.

> **✪ ANTIESTRÓGENOS**
>
> * Los moduladores selectivos del receptor estrogénico (MSRE), de estructura no esteroidea, producen efectos estrogénicos de poca intensidad y antiestrogénicos dependiendo del tejido, del ambiente hormonal y del subtipo del receptor. El **fulvestrant** es un antiestrógeno puro de estructura esteroidea.
> * Entre las reacciones adversas de los MSRE destacan: síntomas antiestrogénicos (sofocos, atrofia de la mucosa genital), alteraciones de la coagulación, cataratas, hipercalcemia y aumento de la incidencia del cáncer de endometrio (RR > 2 para el tamoxifeno, no significativo para raloxifeno y fulvestrant) aunque el balance riesgo/beneficio es favorable.
> * Los inhibidores de la aromatasa ejercen un efecto antiestrogénico por inhibir de forma reversible (**anastrozol** y **letrozol**) o irreversible (**exemestano**) la aromatización de andrógenos a estrógenos.
> * Entre las reacciones adversas de los inhibidores de la aromatasa destacan las típicas antiestrogénicas más: hipercolesterolemia por **letrozol** y, en ocasiones, linfopenia producidas por **exemestano**.

Indicaciones terapéuticas

La indicación autorizada para todos los inhibidores de la aromatasa es el cáncer de mama, siendo el anastrozol junto al tamoxifeno los fármacos de primera línea en esta indicación. Hay estudios que indican una superioridad del anastrozol y del letrozol sobre el tamoxifeno en el tiempo libre de enfermedad hasta la progresión del tumor. No obstante, debe tenerse en cuenta que estos fármacos son ineficaces en mujeres premenopáusicas y que su eficacia se reduce al 50 % en los tumores que sobreexpresan el receptor 2 del factor de crecimiento epidérmico humano (HER2).

Algunos compuestos como el letrozol se utilizan también en el tratamiento de la infertilidad femenina.

Toxicidad e interacciones

La toxicidad de los inhibidores de la aromatasa es similar a la de los restantes antiestrógenos y está relacionada con su mecanismo de acción. Además, pueden aparecer dolores musculares y articulares, cefaleas (30 %) e hipercolesterolemia con letrozol, y sedación, somnolencia, alteraciones del estado de ánimo, sofocos (22 %), artralgias y náuseas con exemestano. Un efecto preocupante es la posible osteoporosis en tratamientos a largo plazo con agentes no esteroideos.

Pueden producirse interacciones metabólicas ya que el anastrozol y el letrozol inhiben enzimas del citocromo P-450. El tamoxifeno reduce un 27 % los niveles plasmáticos de anastrozol y un 38 % los de letrozol. Sin embargo, esta reducción no parece afectar significativamente a la reducción de estradiol circulante.

PROGESTÁGENOS Y ANTAGONISTAS

Progestágenos

Los progestágenos naturales, la progesterona y sus metabolitos, son sustancias capaces de transformar un endometrio estrogénico en un estado secretor. El desarrollo de los pro-

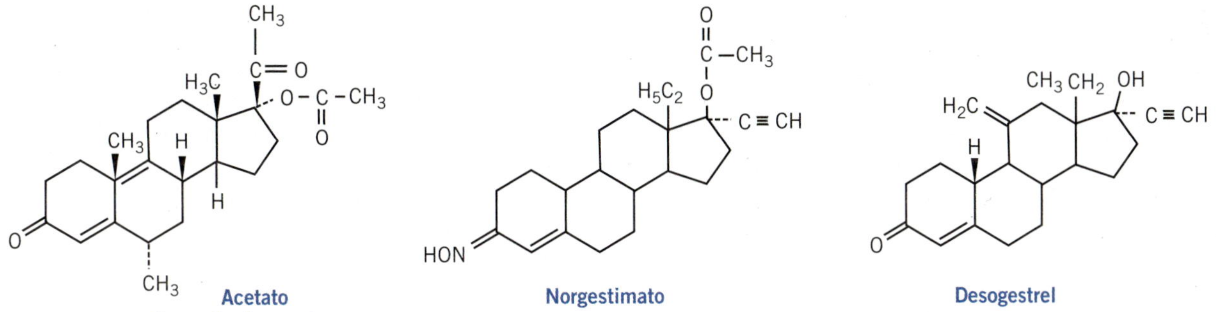

Figura 38-5. Estructura química de diversos progestágenos.

gestágenos sintéticos (también denominados progestinas) ha sido estimulado para obtener moléculas con menor efecto androgénico.

La síntesis de progesterona ocurre en grandes cantidades en la fase postovulatoria (10 veces más que la fase folicular) en el cuerpo lúteo bajo la acción de la LH. Si se produce embarazo, su producción se mantiene gracias a la gonadotropina coriónica (hCG) hasta que las células trofoblásticas empiezan a utilizar el colesterol que extraen de las LDL. En el SNC se sintetizan esteroides relacionados con la progesterona (neuroesteroides) que guardan independencia funcional respecto a los esteroides sintetizados por las gónadas.

Clasificación

La progesterona contiene un esqueleto de 21 átomos de carbono con la misma base estructural de cuatro anillos que los restantes esteroides. El efecto progestacional depende del grupo cetona en posición C3 y una doble unión entre C4 y C5. Algunos compuestos con actividad progestacional carecen de los carbonos en posición 19, 20 o 21. De ellos es importante la estructura 19-nor, que es la base de la mayor parte de los gestágenos de uso clínico.

Funcionalmente los gestágenos pueden clasificarse en:

1. Derivados de la 17-OH-progesterona: **algestona** y acetatos de **medroxiprogesterona**, **megestrol**, **clormadinona** y **ciproterona** (fig. 38-5).
2. Derivados de 19-nortestosterona:

- De primera generación (**noretindrona**, **noretinodrel**, **diacetato de etinodiol** y **linestrenol**): tienen, principalmente, efectos progestacionales, aunque no están totalmente exentos de efectos androgénicos. Están en desuso como anticonceptivos orales.
- De segunda generación (**levonorgestrel** y **norgestrel**): son gestágenos más potentes pero con acciones similares a los anteriores (v. fig. 38-5).
- De tercera generación (**desogestrel**, **gestodeno** y **norgestimato**): son los progestágenos más potentes, y poseen una actividad androgénica muy débil o nula (v. fig. 38-5).
- De cuarta generación se consideran: **dienogest** (derivado 19-nortestosterona), **nomegestrol** (derivado de 19-norprogesterona) y **drospirenona** (derivado de espi-

ronolactona), sin efecto androgénico y parcialmente antiandrogénicos. La drospirenona presenta actividad antimineralocorticoide.

Farmacocinética

La progesterona administrada por vía oral no es activa debido al primer paso hepático, por lo que se requiere la administración de formas micronizadas o de derivados con importante variabilidad individual en su absorción y biodisponibilidad. La unión a proteínas plasmáticas es alta, predominantemente a la albúmina y el 17-36 % a la globulina transportadora de corticoides (CBG).

Todos los progestágenos sintéticos son activos por vía oral, generalmente con rápida absorción y alta biodisponibilidad (concentración sérica máxima a las 2-5 horas). Algunos de los progestágenos son profármacos, como el **desogestrel**, que requiere ser transformado en 3-cetodesogestrel (**etonogestrel**), y el **norgestimato**, que también debe ser metabolizado a compuestos activos, entre ellos **levonorgestrel**.

La excreción se produce de manera variable en heces (conjugados) y orina, con una semivida de eliminación que puede modificarse dependiendo de su administración con estrógeno o no (9 horas con dienogest a 30 horas con levonorgestrel o 35 horas con drospirenona).

Acciones farmacológicas

Las dos isoformas del receptor de progesterona (PR-A y PR-B) tienen similar capacidad de unión al ADN pero distinta actividad funcional. El PR-A parece esencial para la fertilidad, la ovulación y la receptividad uterina y media el desarrollo proliferativo en el endometrio estrogénico. El PR-B media el desarrollo y la diferenciación de la glándula mamaria. Los progestágenos conocidos actúan sobre ambas isoformas.

La mayoría de las progestinas se oponen al efecto proliferativo de los estrógenos en el endometrio. Sin embargo, su potencia gestagénica varía y, por lo tanto la dosis necesaria para conseguir los efectos. Las diferentes moléculas, según su estructura y el esteroide del que derivan, pueden tener otras acciones, algunas consideradas beneficiosas y otras serán causa de efectos adversos. Estas diferencias condicionan que los compuestos no sean intercambiables.

Acciones neuroendocrinas y sobre estructuras sexuales femeninas

Los gestágenos modulan la liberación de gonadotropinas hipofisarias, disminuyendo la frecuencia y aumentando la amplitud de los pulsos de liberación de LH. En concentraciones elevadas, suprimen la liberación de LH y, en consecuencia, la ovulación. Este efecto es potenciado por los estrógenos, lo que explica su asociación en los preparados anticonceptivos.

Sus acciones sobre el útero incluyen el engrosamiento del endometrio, producción de secreción viscosa que impide o dificulta la penetración de los espermatozoides; en las trompas facilita el paso del óvulo. La menstruación se produce por disminución de progesterona, al involucionar el cuerpo lúteo. Durante la gestación reducen la excitabilidad y la motilidad uterina.

En la glándula mamaria, de forma coordinada con los estrógenos, facilitan la ingurgitación periovulatoria que se mantiene y puede aumentar en la fase lútea y hasta la menstruación.

Acciones metabólicas

Los progestágenos con propiedades androgénicas parecen ejercer un mayor efecto sobre el metabolismo de la glucosa, aumentando sus niveles y los de insulina en dosis adecuadas. La utilización de altas dosis de progestágeno con débil acción glucocorticoide puede disminuir la sensibilidad a la insulina así como alterar la función hipófiso-suprarrenal.

También pueden disminuir la síntesis de triglicéridos y las VLDL y disminuir las HDL, por estímulo de la lipasa hepática, aunque la intensidad de este efecto es distinta dependiendo del compuesto.

Otras acciones

Destacan los efectos cardiovasculares, sobre el SNC, antitumorales e inmunitarios.

Acciones cardiovasculares. Los progestágenos tienen un efecto constrictor directo sobre la pared arterial y aumentan la distensibilidad y la capacitancia de las venas, pudiendo antagonizar la acción dilatadora de los estrógenos y aumentar el riesgo de vasoespasmo en el lugar de la lesión endotelial. También pueden alterar la hemostasia. Así, la progesterona, el etonogestrel, el gestodeno y el acetato de medroxiprogesterona, por su débil acción glucocorticoide, pueden aumentar la expresión de receptores de la trombina, potenciando su efecto procoagulante; el levonorgestrel aumenta la agregación plaquetaria y la disposición del sistema intrínseco de la coagulación, pero también la actividad fibrinolítica.

Efectos sobre el SNC. La progesterona produce una discreta elevación de la temperatura corporal (0,5 °C) y aumenta la actividad del centro respiratorio en respuesta al CO_2, efecto que contribuye a reducir la PCO_2 arterial y alveolar durante el embarazo. El aumento de temperatura corporal es causado por todos los progestágenos.

Efectos antitumorales. La acción antitumoral de los gestágenos, sobre todo en tumores dependientes de estrógeno, puede ser debida a los efectos antiestrogénicos producidos por la estimulación de la actividad de la 17β-hidroxiesteroide-deshidrogenasa, que convierte el estradiol en estrona (muy poco activo) y a una acción directa sobre las células cancerosas.

Efectos inmunitarios. La progesterona participa en funciones de tolerancia inmunológica evitando el rechazo de la placenta (alo-injerto intrauterino) y permitiendo la supervivencia del feto.

Indicaciones terapéuticas

La indicación más frecuente de los progestágenos es como anticonceptivo, en monoterapia o en terapia combinada con estrógenos (v. «Anticonceptivos hormonales», más adelante) y en la THS junto con estrógenos (ya descrito). Además, la progesterona es utilizada en los procesos de reproducción asistida para mantener la fase lútea y favorecer la implantación. La vía de administración más recomendada para esta indicación es la vía vaginal, aunque en determinados casos puede usarse por vía subcutánea o vía oral.

Su utilización asociada a los estrógenos se justifica porque: a) sus efectos son potenciados por los estrógenos, ya que aumentan los receptores para la progesterona y análogos, y b) el uso de la asociación permite reducir la dosis de ambos y la toxicidad en tratamientos crónicos.

Reacciones adversas

Las reacciones adversas más frecuentes cuando los progestágenos se utilizan en monoterapia son la disminución del tiempo y volumen del sangrado menstrual, que puede llegar a producir amenorrea, alteraciones de los lípidos y de la agregación plaquetaria, disminución de la libido y, en ocasiones, depresión. Los efectos adversos en asociación con estrógenos se describen en el apartado de anticonceptivos hormonales.

Antiprogestágenos

Son moléculas que se oponen a la acción de los progestágenos. Se ha propuesto el término de **moduladores selectivos de receptor de progesterona** (MSRP) para describir los efectos biológicos de ligandos de receptores de progesterona, de acuerdo con la terminología utilizada para los estrógenos.

Los MSRP con actividad antagonista, como la **mifepristona** y la **gestrinona**, son derivados 19-noresteroides. La mifepristona (v. fig. 38-4) tiene afinidad por los receptores de progesterona y glucocorticoideos, comportándose como antagonista competitivo. En ausencia de ligando puede tener una débil actividad agonista parcial. La gestrinona es un antiprogestágeno con ligera acción antiestrogénica y androgénica. Ambos son activos por vía oral. La **onapristona** y la **telapristona** son dos compuestos relacionados estructuralmente con la mifepristona.

El acetato de ulipristal es otro MSRP que se une con alta afinidad a sus receptores produciendo efecto antagonista y agonista parcial dependiendo del tejido en el que actúa. Pre-

✪ PROGESTÁGENOS Y ANTAGONISTAS

- Los gestágenos se utilizan generalmente asociados a estrógenos. Los derivados de la 17-OH-progesterona pueden usarse en monoterapia como anticonceptivos o en el tratamiento del cáncer de mama y de endometrio.

- La **mifepristona** y el **acetato de uliprisal** son los moduladores selectivos de receptor de progesterona disponibles para uso clínico. La mifepristona está indicada para la inducción del aborto médico durante el primer trimestre de gestación. El acetato de uliprisal está indicado como anticonceptivo de urgencia y en el tratamiento preoperatorio del fibroma uterino.

senta mínima afinidad por los receptores androgénicos y carece de esta afinidad para los receptores estrogénicos, glucocorticoideos y mineralocorticoideos.

Acciones farmacológicas

Son el resultado de su acción antagonista de la progesterona. Sus acciones dependen de la fase del ciclo en la que se administren y pueden llegar a producir retraso del desarrollo folicular y de la ovulación.

La administración de **mifepristona** durante las primeras semanas de la gestación produce el desprendimiento del blastocisto, disminuyendo la producción de hCG y, por lo tanto, de progesterona, lo que provoca una mayor alteración de la decidua. La disminución de progesterona aumenta tanto la producción de prostaglandinas como la sensibilidad del miometrio a ellas, facilitando la eliminación del blastocisto. En el cuello uterino induce también su maduración y dilatación. El efecto antiglucocorticoideo de mifepristona se produce con dosis superiores a las utilizadas como antiprogestágeno (4,5 vs 1 mg/kg peso).

Las acciones del **acetato de uliprisal** no son totalmente conocidas, pero su principal efecto es retrasar o inhibir la ovulación sin modificar los niveles de estrógeno (ni progesterona) o inducir hiperplasia endometrial. Estos efectos se producen por acción sobre la LH inhibiendo o retrasando su liberación y posponiendo así el pico de LH, por lo que debe administrarse antes de que éste se produzca para su efecto anticonceptivo. También puede tener una acción directa inhibiendo la rotura folicular.

Indicaciones terapéuticas

La **mifepristona** se utiliza para la inducción del aborto médico durante el primer trimestre del embarazo. Se administra una sola dosis por vía oral (600 mg), seguida de una prostaglandina (dinoprostona, misoprostol) al cabo de 48 horas por vía oral o vaginal, para aumentar las contracciones uterinas y estimular la expulsión. Las reacciones adversas que produce en esta indicación incluyen dolor abdominal y hemorragias copiosas, que pueden persistir 9-16 días y, en algunos casos (8 %), hasta 30 días. Estos efectos parecen depender más de la cantidad de prostaglandina. Náuseas, vómitos y diarreas también están presentes, así como anorexia y fatiga.

La **mifepristona** y otros MRP se han ensayado, con buen resultado, en el tratamiento del leiomioma, la endometriosis y también como anticonceptivo administrado en ciclos de 3-4 meses para evitar posibles efectos sobre el endometrio

(engrosamiento endometrial). También se estudian en el tratamiento del cáncer de mama.

El **acetato de uliprisal** se utiliza como anticonceptivo de urgencia (30 mg) dentro de las 120 horas posteriores al coito sin protección. Está indicado en dosis de 5 mg/día durante 3 meses en el tratamiento preoperatorio (de los síntomas moderados y graves) del mioma uterino en mujer adulta en edad reproductiva. Reduce el sangrado debido al fibroma y disminuye su tamaño. El riesgo de daño hepático limita su utilización en esta patología.

ANTICONCEPTIVOS HORMONALES

Anticonceptivos femeninos

La anticoncepción marcó un hito no sólo en el control de la fertilidad femenina sino también en la modificación de los hábitos sexuales.

Los anticonceptivos combinados orales son, sin duda, los anticonceptivos más estudiados y de mayor eficacia si su utilización es correcta. Su composición actual es muy distinta de la primera combinación ensayada en 1956 (altas dosis de estrógeno y progestágeno), ya que han disminuido las dosis de sus componentes y con ello la toxicidad, pero no su eficacia.

La gran cantidad de preparados anticonceptivos disponibles en la actualidad (tabla 38-1) permiten elegir el más adecuado para cada situación. Existe unanimidad en que el *anticonceptivo ideal* debe contener la menor dosis de estrógeno y progestágeno que sea efectiva como contraceptivo, producir un control aceptable del ciclo, ser bien tolerado y tener el mínimo efecto sobre el metabolismo de los lípidos, los hidratos de carbono y la hemostasia.

Según su composición y forma de administración pueden clasificarse en unitarios, poscoitales y combinados.

Anticonceptivos unitarios

Son preparados que contienen sólo un progestágeno. Están indicados en mujeres en las que están contraindicados los anticonceptivos combinados con estrógenos. Es un método reversible.

Por vía oral se administran diariamente bajas dosis de un progestágeno (**desogestrel** 75 µg o drospirenona 4 mg); su eficacia es algo menor que la de los combinados. Su acción anticonceptiva se produce por aumento de la viscosidad del moco cervical, alteración del endometrio e inhibición de la ovulación. La aparición de irregularidades menstruales es su principal efecto adverso.

Por vía parenteral se utilizan preparados de acción prolongada *(depot)* en inyecciones intramusculares (p. ej., **medroxiprogesterona**, 150 mg cada 3 meses), implantes subcutáneos y dispositivos intrauterinos que liberan progestágenos (**levonorgestrel y etonogestrel**) lentamente durante un período variable, manteniendo la eficacia hasta 3 años.

El efecto anticonceptivo de los implantes subcutáneos se debe preferentemente a la inhibición de la ovulación, por inhibición de la LH. Sin embargo, no inhiben el crecimiento folicular, que es variable según el tipo de progestágeno y

Tabla 38-1. Anticonceptivos combinados orales disponibles

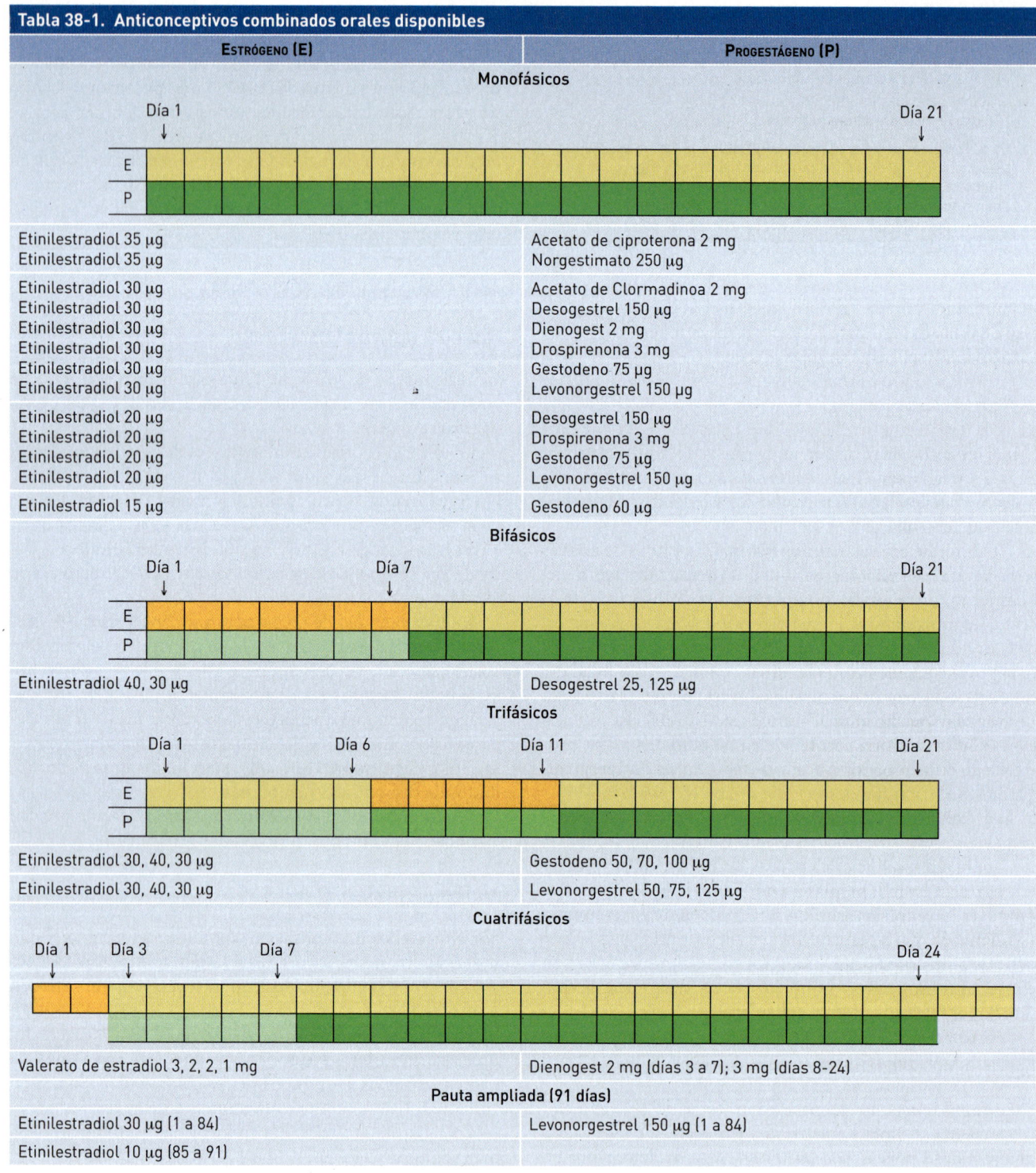

Estrógeno (E)	Progestágeno (P)
Monofásicos	
Etinilestradiol 35 µg	Acetato de ciproterona 2 mg
Etinilestradiol 35 µg	Norgestimato 250 µg
Etinilestradiol 30 µg	Acetato de Clormadinoa 2 mg
Etinilestradiol 30 µg	Desogestrel 150 µg
Etinilestradiol 30 µg	Dienogest 2 mg
Etinilestradiol 30 µg	Drospirenona 3 mg
Etinilestradiol 30 µg	Gestodeno 75 µg
Etinilestradiol 30 µg	Levonorgestrel 150 µg
Etinilestradiol 20 µg	Desogestrel 150 µg
Etinilestradiol 20 µg	Drospirenona 3 mg
Etinilestradiol 20 µg	Gestodeno 75 µg
Etinilestradiol 20 µg	Levonorgestrel 150 µg
Etinilestradiol 15 µg	Gestodeno 60 µg
Bifásicos	
Etinilestradiol 40, 30 µg	Desogestrel 25, 125 µg
Trifásicos	
Etinilestradiol 30, 40, 30 µg	Gestodeno 50, 70, 100 µg
Etinilestradiol 30, 40, 30 µg	Levonorgestrel 50, 75, 125 µg
Cuatrifásicos	
Valerato de estradiol 3, 2, 2, 1 mg	Dienogest 2 mg (días 3 a 7); 3 mg (días 8-24)
Pauta ampliada (91 días)	
Etinilestradiol 30 µg (1 a 84)	Levonorgestrel 150 µg (1 a 84)
Etinilestradiol 10 µg (85 a 91)	

preparado. También contribuyen a su efecto la inhibición del crecimiento endometrial, el aumento de la viscosidad del moco cervical y la inhibición de la migración del esperma. Asimismo, reducen los niveles de progesterona sérica, el sangrado menstrual y su duración.

No hay diferencias significativas entre las reacciones adversas con los distintos preparados de progestágenos implantados. Las alteraciones de la menstruación junto con el dolor de cabeza, la ganancia de peso y el acné (15-25 %) son las principales causas que hacen abandonar el tratamiento (en el 20-50 % de las mujeres que los usan). El retorno a la fertilidad después de eliminar el implante es rápido (76-100 % en el primer año).

Anticonceptivos poscoitales

También denominados anticonceptivos de urgencia o del día después, se basan en la administración de un progestágeno solo, dentro de las 72 horas posteriores al coito, o bien de un MSRP dentro de las 120 horas posteriores al coito.

Tabla 38-2. Contraindicaciones de los anticonceptivos hormonales combinados

RELATIVAS	ABSOLUTAS
> 35 años y/u obesas y/o fumadoras > 15 cigarrillos Hipertensión Migrañas Alteraciones de la bilis Hiperlipidemias Cirugía con inmovilidad prolongada Diabetes	Tromboembolia Cáncer de mama o de endometrio Tumores y alteraciones hepáticas Embarazo conocido < 2 semanas posparto Lactancia

Una dosis de 1,5 mg de **levonorgestrel**, o de 30 mg de **acetato de ulipristal**, impide la implantación y el desarrollo del cigoto, evitando normalmente el embarazo. Poseen similar eficacia en las primeras 72 horas poscoitales, persistiendo el efecto del acetato de ulipristal hasta las 120 horas.

El levonorgestrel y el acetato de ulipristal como anticonceptivos poscoitales suelen ser bien tolerados, y la mayoría de las reacciones adversas son leves o moderadas y se resuelven espontáneamente. Las que aparecen con mayor frecuencia son dolor de cabeza, náuseas, vómitos, dismenorrea, fatiga, dolor abdominal y mareos.

Anticonceptivos hormonales combinados

Constituyen un método reversible basado en esteroides de síntesis. Están compuestos de estrógeno y progestágeno y varían en la dosis hormonal y el tipo de progestágeno. En la actualidad, la mayoría contiene **etinilestradiol**, un estrógeno sintético más potente que el estradiol. En administración oral los progestágenos más utilizados son **levonorgestrel**, **desogestrel**, **gestodeno**, **drospirenona** y **acetato de ciproterona** (v. fig. 38-5).

La dosis varía según el preparado anticonceptivo que puede presentarse como: monofásico, bifásico, trifásico, cuatrifásicos y pauta ampliada (tabla 38-2). En general se administran durante 21-22 días del ciclo y se descansa durante 6-7 días; su tasa de fracaso oscila alrededor del 0,1 % cuando su administración es correcta. En administración transdérmica (parches) el progestágeno utilizado es la **norelgestromina** con **etinilestradiol**, que liberan 150 µg y 20 µg, respectivamente, cada 24 horas durante 7 días. Se utilizan durante 3 semanas y se descansa una, en la que se produce el sangrado.

Los anillos de silicona de administración vaginal liberan 15 µg de etinilestradiol y 120 µg de etonogestrel cada 24 horas durante 3 semanas.

La administración de estrógenos/progestágenos frena la liberación de LH y FSH hipofisarias por acción sobre la GnRH, impide el desarrollo folicular y el pico de LH que dispara la ovulación y, por consiguiente, la suprime. A ello se unen en la acción anticonceptiva los efectos del progestágeno sobre el moco cervical y el endometrio.

Reacciones adversas

Pueden clasificarse en dos tipos, reacciones leves y reacciones graves, que obligan a suspenderlos y a considerar su idoneidad en mujeres con factores de riesgo.

Reacciones leves. Incluyen náuseas, edema, cefalea, depresión y en menor medida migrañas, que suelen desaparecer a los 2-3 meses de tratamiento, aunque a veces obligan a cambiar a preparados con menor cantidad de estrógenos o progestágeno. El aumento de peso, el acné y el hirsutismo se deben a la actividad androgénica de los progestágenos. El componente estrogénico, junto con la luz ultravioleta, es el causante del cloasma, que aparece en el 20 % de los casos y desaparece al suspender el tratamiento.

En el 1 % de las mujeres se produce un aumento de los niveles de enzimas hepáticas en los primeros ciclos, que se normalizan posteriormente. Los anticonceptivos orales pueden provocar una manifestación prematura de colelitiasis o colecistitis en mujeres con antecedentes familiares, pero el riesgo total de alteraciones de la vesícula biliar no es alterado por estos fármacos.

Reacciones graves. La mayoría de ellas son dependientes de la dosis y del tiempo de administración.

Reacciones adversas cardiovasculares. Se ha comprobado un aumento del riesgo de infarto de miocardio y cerebral en mujeres que toman anticonceptivos combinados. El riesgo relativo estimado de trombosis arterial es de 0,9-1,7 para preparados con 20 µg de etinilestradiol y de 1,3-2,3 con preparados de 30-40 µg, sin que haya diferencias significativas entre los distintos preparados estudiados. El riesgo es menor con un buen control de la presión arterial y en no fumadoras. Sin embargo, no se han observado cambios significativos en los niveles de colesterol sérico ni en el perfil de lipoproteínas, aunque sí un ligero aumento de los triglicéridos.

Existe riesgo de tromboembolia venosa asociado a la utilización de anticonceptivos hormonales combinados tanto orales como en forma de parche transdérmico o

> ⭐ **ANTICONCEPTIVOS HORMONALES**
>
> - Los anticonceptivos hormonales unitarios contienen sólo un progestágeno oral (**desogestrel**, diario), intramuscular (**medroxiprogesterona**, cada 3 meses) o subcutáneo (**etonogestrel**, **levonorgestrel**, cada 3 años). Su acción se produce por inhibición de la ovulación y por los efectos sobre el endometrio y moco cervical.
>
> - Las principales causas de abandono del tratamiento son: amenorrea, alteraciones de la menstruación, cefalea, ganancia de peso y acné.
>
> - Los anticonceptivos poscoitales o de urgencia contienen dosis altas de **levonorgestrel** (1,5 mg), que se administran dentro de las 72 horas poscoitales, o **acetato de ulipristal** (30 mg), administrado antes de las 120 horas. En ambos casos se impide la implantación y el desarrollo del cigoto.
>
> - Los anticonceptivos combinados orales, transdérmicos y vaginales, están compuestos de **etinilestradiol** (15-40 µg) y un gestágeno. Las combinaciones pueden ser fijas o variar a lo largo del ciclo. Su principal acción es suprimir la ovulación.
>
> - Las reacciones adversas leves de los anticonceptivos combinados suelen ser frecuentes, no obligan a suspender el tratamiento y en muchos casos generan tolerancia (náuseas, edemas, cefalea, depresión, sangrado intermenstrual). La reacción adversa más grave, aunque poco frecuente, es el mayor riesgo de tromboembolia. También aumenta el riesgo relativo de cáncer cervical.

anillo vaginal. El riesgo es bajo, mayor durante el primer año de uso o reinicio después de 4 semanas sin anticonceptivo y en mujeres que presentan factores de riesgo. El orden decreciente de riesgo es el siguiente: los anticonceptivos orales con gestágeno de tercera y cuarta generación, los parches, los anillos vaginales y los anticonceptivos orales con gestágeno de segunda generación.

Neoplasias. La inclusión de progestágenos en los anticonceptivos combinados orales redujo en un 50 % el riesgo relativo de cáncer endometrial que presentaban los preparados de estrógenos solos. Actualmente, el uso de anticonceptivos combinados orales se asocia a un menor riesgo de cáncer endometrial y protege frente al cáncer y quiste ováricos (por una disminución en la estimulación ovárica por gonadotropinas), pero existe un aumento en el riesgo relativo de cáncer cervical cuando se utilizan más de 5 años (*odds ratio*: 2,82). El riesgo de cáncer de mama localizado aumenta discretamente. Este riesgo desaparece lentamente al suspender el tratamiento.

Contraindicaciones e interacciones

Aunque la utilización de los anticonceptivos combinados se considera segura para la salud de la mujer y puede incluso beneficiarse de algunos de sus efectos no relacionados con la anticoncepción, existe un grupo de población en el que está totalmente contraindicado su empleo (**v. tabla 38-2**), incluso los preparados de bajas dosis.

Los anticonceptivos combinados reducen la eficacia de los antihipertensivos y anticoagulantes, haciendo necesario un ajuste de estos fármacos. El efecto anticonceptivo puede verse disminuido por la utilización de inductores enzimáticos (como rifampicina, griseofulvina, anticonvulsivantes, barbitúricos y fenitoína), que aumentan su metabolización. En estos casos debe recomendarse la utilización de otro método anticonceptivo durante ese ciclo o usar anticonceptivos con mayor dosis de estrógenos.

Anticonceptivos masculinos

La principal dificultad de la anticoncepción masculina consiste en conseguir azoospermia reversible con baja toxicidad, sin modificar la libido ni la potencia sexual. Actualmente no se dispone de un fármaco o asociación de fármacos que reúna las cualidades ideales para ser utilizado como anticonceptivo masculino. No obstante, una combinación de testosterona y un progestágeno, nesterona, se encuentra en la fase II del ensayo clínico.

FARMACOLOGÍA UTERINA: OXITÓCICOS Y ESPASMOLÍTICOS UTERINOS

Oxitócicos

Los oxitócicos (de *tokos*, parto, y *oxites*, que acelera) son fármacos que producen contracción del útero, por lo que son útiles para inducir o dirigir el parto mediante un estímulo controlado de la motilidad uterina. Actualmente están disponibles la oxitocina, las prostaglandinas y la metilergometrina.

Oxitocina

La oxitocina es un nonapéptido que actúa sobre receptores específicos en el útero humano y en la glándula mamaria. Estos receptores son de naturaleza proteica y están localizados en la membrana plasmática. El número de receptores aumenta a lo largo de la gestación, siguiendo un curso paralelo a la sensibilidad del útero a la oxitocina. En el útero humano los estrógenos y la progesterona actúan de forma coordinada para aumentar la síntesis de receptores, que ocurre al final del embarazo y comienzo del parto.

La contracción del útero inducida por oxitocina es dependiente de la dosis y se caracteriza por una motilidad rítmica superponible a la que ocurre en el parto espontáneo. Dosis muy altas producen hipertonía uterina. El efecto uterotónico de la oxitocina depende de la entrada de calcio extracelular, aunque las prostaglandinas también pueden contribuir a su acción uterotónica. Por los mismos mecanismos, la oxitocina facilita la lactación mediante la contracción de las fibras mioepiteliales de los ácinos mamarios.

La oxitocina sólo es activa administrada por vía parenteral; aun así, su efecto es breve debido a su rápida inactivación por oxitocinasas. Tras su administración por vía intravenosa se consiguen niveles estables, se regula adecuadamente la cantidad administrada y se induce una contracción uterina eficaz y controlada con dosis inferiores a las de cualquier otra vía. La administración intramuscular se utiliza, en caso necesario, para tratar las hemorragias posparto. No debe asociarse a otros oxitócicos.

Prostaglandinas

La farmacología de las prostaglandinas se describe en el capítulo 30. Por su efecto oxitócico se utilizan la **dinoprostona** (PGE_2) y el **misoprostol** (análogo de PGE_1). En el útero gestante, tanto la $PGF_{2\alpha}$ como las PGE son potentes estimulantes uterinos en todos los estadios de la gestación, a diferencia de la oxitocina, ya que los receptores de las prostaglandinas no se modifican durante la gestación. También contraen el útero cuando se administran por vía intraamniótica y producen la maduración del cuello uterino en administración tópica. La contracción uterina se produce básicamente por mecanismos similares a los de la oxitocina.

✪ OXITÓCICOS Y ESPASMOLÍTICOS UTERINOS

- Los oxitócicos se utilizan para inducir o dirigir el parto. Se emplean **oxitocina**, **dinoprostona** y **misoprostol**.

- Las prostaglandinas pueden utilizarse por vía vaginal para la maduración del cuello uterino en la inducción del parto. La **metilergometrina** debe usarse sólo después de la expulsión de la placenta para reducir la hemorragia uterina postparto.

- La **ritodrina** (un estimulante de los receptores β_2-adrenérgicos) es el espasmolítico uterino de referencia. Su uso debe limitarse a administración intravenosa durante un máximo de 48 horas por su toxicidad cardiovascular y metabólica.

- El **atosibán** es un antagonista competitivo de la oxitocina que ha mostrado la misma eficacia clínica que los estimulantes β_2 pero sin su toxicidad cardiovascular y metabólica.

Alcaloides del cornezuelo del centeno

En clínica obstétrica se utiliza la **metilergometrina**. Su mecanismo de acción no se ha esclarecido totalmente, aunque parece comportarse como agonista parcial de receptores serotonínicos.

Produce contracción uterina de forma dependiente de la dosis. Se utiliza en el posparto inmediato para producir contracción tónica y prevenir las hemorragias uterinas después del desprendimiento de la placenta; en esta indicación nunca deben utilizarse antes del alumbramiento.

Espasmolíticos uterinos

Los fármacos que reducen la motilidad uterina se denominan espasmolíticos uterinos o tocolíticos. Su principal indicación obstétrica es en el tratamiento del parto prematuro, para suprimir la motilidad uterina cuando ésta se instaura entre la 24ª y la 33ª semana de gestación, para prolongar el embarazo y favorecer un mayor crecimiento, ganancia de peso y maduración fetal además de reducir la mortalidad perinatal. Con estos tratamientos se obtienen recién nacidos con mayor puntuación en la prueba de Apgar, mayor ganancia de peso, menos problemas respiratorios y menor mortalidad e incidencia de lesiones neurológicas irreversibles que en los grupos que no reciben tratamiento. Entre los fármacos disponibles se encuentran los estimulantes de receptores adrenérgicos β_2, y el antagonista de oxitocina **atosibán**.

Estimulantes β_2-adrenérgicos

De todos los estimulantes β_2-adrenérgicos disponibles sólo se usa la **ritodrina** en el tratamiento del parto prematuro porque inhibe de forma no competitiva la contracción uterina y revierte la hipertonía inducida por diversos contracturantes (oxitocina, prostaglandinas, etc.). Sus efectos se deben al estímulo de receptores β_2, que produce un aumento de AMPc intracelular con disminución de la actividad eléctrica en las zonas marcapaso y disminución de la velocidad de despolarización de los miocitos.

El uso de ritodrina (y de cualquier otro estimulante β_2) ha quedado limitado a la administración intravenosa durante un máximo de 48 horas en pacientes que se encuentran entre la 24ª y la 33ª semana de gestación. Cuando se utiliza ritodrina en administración parenteral, deben monitorizarse los parámetros cardiovasculares y metabólicos.

Los efectos adversos más frecuentes son cardiovasculares (hipotensión y taquicardia, dolor precordial y, en menor medida, arritmias) y metabólicos (hiperglucemia y acidosis láctica) por aumento de la degradación de glucógeno hepático y muscular. También se produce tolerancia por desensibilización receptorial. Como reacciones adversas en el feto y el recién nacido se han descrito taquicardia e hipotensión, así como hipoglucemia transitoria, asociada con altos niveles de insulina en el posparto.

Antagonistas del receptor de oxitocina

El **atosibán** es un análogo estructural de la oxitocina (1-desamino-2 D Tyr[O-etil]-4-Thr-8-Orn-oxitocina) con actividad antagonista sobre los receptores oxitócicos y de vasopresina V_{1a}. En consecuencia, inhibe las contracciones uterinas inducidas por oxitocina, por lo que se ha autorizado su empleo para la prevención y el tratamiento del parto prematuro cuando se produce entre la semana 24ª y 33ª. Se administra por la misma vía y durante el mismo tiempo que la ritodrina, siendo su eficacia similar, pero con menor incidencia de reacciones adversas cardiovasculares y metabólicas, ya que los receptores de la oxitocina no participan en acciones de este tipo. Las reacciones adversas más frecuentes son los trastornos generales y las náuseas, casos aislados de hemorragia o de atonía uterina así como hiponatremia.

BIBLIOGRAFÍA

Balthazart J. Membrane-initiated actions of sex steroids and reproductive behavior: A historical account. Mol Cell Endocrinol 2021 Dec 1; 538: 111463. doi: 10.1016/j.mce.2021.111463.

Fuentes N, Silveyra P. Estrogen receptor signaling mechanisms. Adv Protein Chem Struct Biol 2019; 116: 135-70. doi: 10.1016/bs.apcsb.2019.01.001.

Hubinont C, Debieve F. Prevention of preterm labour: 2011 update on tocolysis. J Pregnancy 2011; 2011: 941057. doi: 10.1155/2011/941057

Houshdaran S, Chen JC, Vallvé-Juanico J, Balayan S, Vo KC, Smith-McCune K, Greenblatt RM, Irwin JC, Giudice LC. Progestins Related to Progesterone and Testosterone Elicit Divergent Human Endometrial Transcriptomes and Biofunctions. Int J Mol Sci 2020 Apr 9; 21(7): 2625. doi: 10.3390/ijms21072625.

Islam MS, Chen LW, Segars JH. Selective Progesterone Receptor Modulators (SPRMs) and Androgen Receptor Modulators (SARMs) as Treatment for Benign Gynecologic Diseases. Clin Obstet Gynecol 2021 Dec 1; 64(4): 813-36. doi: 10.1097/GRF.0000000000000659.

Kolatorova L, Vitku J, Suchopar J, Hill M, Parizek A. Progesterone: A Steroid with Wide Range of Effects in Physiology as Well as Human Medicine. International Journal of Molecular Sciences 2022; 23(14): 7989. https://doi.org/10.3390/ijms23147989

Li D, Zhou W, Pang J, Tang Q, Zhong B, Shen C, Xiao L, Hou T. A magic drug target: Androgen receptor. Med Res Rev 2019 Sep; 39(5): 1485-514. doi: 10.1002/med.21558. Epub 2018 Dec 19.

Shagufta, Ahmad I. Tamoxifen a pioneering drug: An update on the therapeutic potential of tamoxifen derivatives. Eur J Med Chem 2018 Jan 1; 143: 515-31. doi: 10.1016/j.ejmech.2017.11.056.

Teal S, Edelman A. Contraception Selection, Effectiveness, and Adverse Effects: A Review. JAMA 2021 Dec 28; 326(24): 2507-18. doi: 10.1001/jama.2021.21392.

Vrachnis N, Malamas FM, Sifakis S, Deligeoroglou E, Iliodromoti Z. The oxytocin-oxytocin receptor system and its antagonists as tocolytic agents. Int J Endocrinol 2011: 350546. doi:10.1155/2011/350546

Farmacología de la corteza suprarrenal

39

M. Fernández Velasco, L. Boscá Gomar y P. Prieto Chinchilla

CONTENIDOS

- Introducción
- Reseña histórica
- Corticosteroides
  - Biosíntesis y regulación de la secreción
  - Mecanismo de acción
  - Receptores de glucocorticoides
  - Receptores de mineralocorticoides
  - Especificidad de los receptores

- Corticosteroides sintéticos
  - Farmacocinética
  - Efectos fisiológicos y farmacológicos
  - Reacciones adversas
  - Indicaciones terapéuticas
- Fármacos anticorticoideos
  - Inhibidores de la biosíntesis de corticosteroides
  - Antagonistas de los corticosteroides

INTRODUCCIÓN

La corteza suprarrenal se localiza anatómicamente bordeando la superficie de la glándula suprarrenal. Su principal función es sintetizar diversos tipos de hormonas: glucocorticoides, mineralocorticoides y hormonas gonadales. En la corteza suprarrenal se distinguen tres regiones: la zona glomerular, donde se produce la aldosterona y la desoxicorticosterona; la zona fascicular, donde se sintetizan los glucocorticoides cortisol (glucocorticoide preferente en roedores) y cortisona (mayoritario en los seres humanos), y por último la zona reticular, donde se secretan andrógenos como la testosterona. El término corticosteroide engloba tanto a glucocorticoides como a mineralocorticoides y ambos ejercen importantes funciones fisiológicas y farmacológicas.

En términos generales, los glucocorticoides regulan acciones metabólicas e inflamatorias a nivel sistémico, mientras que los mineralocorticoides intervienen en la regulación del equilibrio electrolítico. El presente capítulo centrará su contenido en la farmacología de los glucocorticoides y mineralocorticoides, describiéndose en primer lugar su biosíntesis y mecanismo de acción. Posteriormente se presentarán los corticosteroides sintéticos, así como los análogos y antagonistas de estos compuestos, analizando su utilidad en la terapia clínica.

RESEÑA HISTÓRICA

▶▶ A mediados del siglo XIX, en Londres, Thomas Addison describió por primera vez en un grupo de individuos que habían fallecido de-

terminados síntomas relacionados con enfermedad de la corteza suprarrenal. Estos estudios fueron ampliados por Brown-Séquard, quien demostró experimentalmente en un modelo animal que la extirpación de las glándulas suprarrenales ocasionaba la muerte de los animales de laboratorio. Estos hallazgos, junto con la descripción de las funciones reguladoras del metabolismo de los hidratos de carbono y del equilibrio electrolítico por parte de la corteza y no de la médula suprarrenal, fueron fundamentales para establecer las bases de los descubrimientos posteriores en el campo de los corticosteroides. En 1936, los grupos de Reichstein y Kendall fueron los pioneros en la identificación y el aislamiento de los corticosteroides suprarrenales. Sus estudios culminaron con la síntesis de la cortisona, el primer glucocorticoide con eficacia farmacológica fácilmente demostrable. Fue a mediados del siglo XX cuando comenzaron los primeros estudios clínicos sobre el uso de los corticosteroides en la insuficiencia suprarrenal. Posteriormente, la purificación y determinación de la estructura química de la hormona adenocorticotropa o corticotropina (ACTH) supusieron los primeros pilares en la revolución científica en el campo de los corticosteroides. Así, diversos grupos de investigación emplearon estos compuestos en el tratamiento de enfermedades inflamatorias como la artritis reumatoide. Fue tal el impacto mundial de estos estudios que, en 1950, Kendall, Hench y Reichstein recibieron el premio Nobel de Medicina. A continuación, a medida que se iban aislando compuestos más potentes y selectivos, los glucocorticoides comenzaron a emplearse en la terapia de enfermedades de muy diversa etiología.

El descubrimiento de los mineralocorticoides también data del siglo XIX; en este caso fue el grupo de Baumann el que describió por primera vez alteraciones electrolíticas en animales de experimentación a los que se les había extirpado las glándulas suprarrenales. Con posterioridad, el grupo de Simpson aisló y estableció la estructura química de un nuevo corticosteroide, la aldosterona. Este grupo demostró que este compuesto era capaz de modular el equilibrio de líquidos y electrólitos, de donde proviene el nombre de mineralocorticoide. Además, Allen y Kendal demostraron en animales de experimentación que la administración de una dieta rica en sodio y pobre en potasio prolongaba la vida de los animales suprarrenalectomizados. Hoy en día se sabe que la aldosterona es el corticosteroide endógeno más potente en cuanto a regulación del equilibrio de electrólitos y líquidos.

CORTICOSTEROIDES

Biosíntesis y regulación de la secreción

La corteza suprarrenal sintetiza, a partir del colesterol (fig. 39-1), dos tipos de corticosteroides: los que poseen 21 átomos de carbono, con importantes funciones endocrinas como los glucocorticoides y mineralocorticoides, y los que presentan en su estructura 19 átomos de carbono, como los andrógenos. La estructura química común de estas hormonas es un anillo de ciclopentanoperhidrofenantreno, sobre el que se localizan distintos sustituyentes (o cadenas laterales), que dotan a estas moléculas de una acción fisiológica muy concreta.

Por lo tanto, el precursor de la síntesis de los corticosteroides es el colesterol, el cual, a través de diversas reacciones enzimáticas consecutivas, en las que participan oxidasas de función mixta locali-

zadas en la mitocondria y en el retículo endoplásmico de las células de la corteza y entre la que cabe destacar la función del citocromo P-450 y de enzimas dependientes de nicotinamida-adenindinucleótido-fosfato reducido (NADPH), acaba generando los corticosteroides biológicamente activos.

En primer lugar, el colesterol es transportado desde su reservorio lipídico (vacuolas) en las células hasta la mitocondria, donde mediante la acción de la enzima desmolasa (CYP11A1) se suprime su cadena lateral, generándose la pregnenolona. En la región fasciculada y reticular de la corteza suprarrenal, la hidroxilación en el carbono 17 de la pregnenolona produce 17-hidroxipregnenolona mediante la enzima 17β-hidroxilasa (CYP17). A continuación, diversas oxidaciones en los carbonos 21 y 11 mediante la 21β-hidroxilasa (CYP21) y la 11β-hidroxilasa (CYP11B1) darán lugar al 11-desoxicortisol y al principal corticoide, el cortisol. En la región reticular, a partir de la 17-hidroxipregnenolona se van a sintetizar andrógenos.

La pregnenolona puede sufrir diversas transformaciones en el retículo endoplásmico. Así, gracias a la acción de la enzima 3β-hidroxiesteroide-deshidrogenasa (3β-HED) pasa a formar la progesterona que, a su vez, en la zona glomerulosa de la corteza suprarrenal va a dar lugar a 11-desoxicorticosterona por la acción de la 21β-hidroxilasa (CYP21). Por otro lado, la pregnenolona, mediante la acción de la 11β-hidroxilasa (CYP11B), dará lugar a la corticosterona, que es

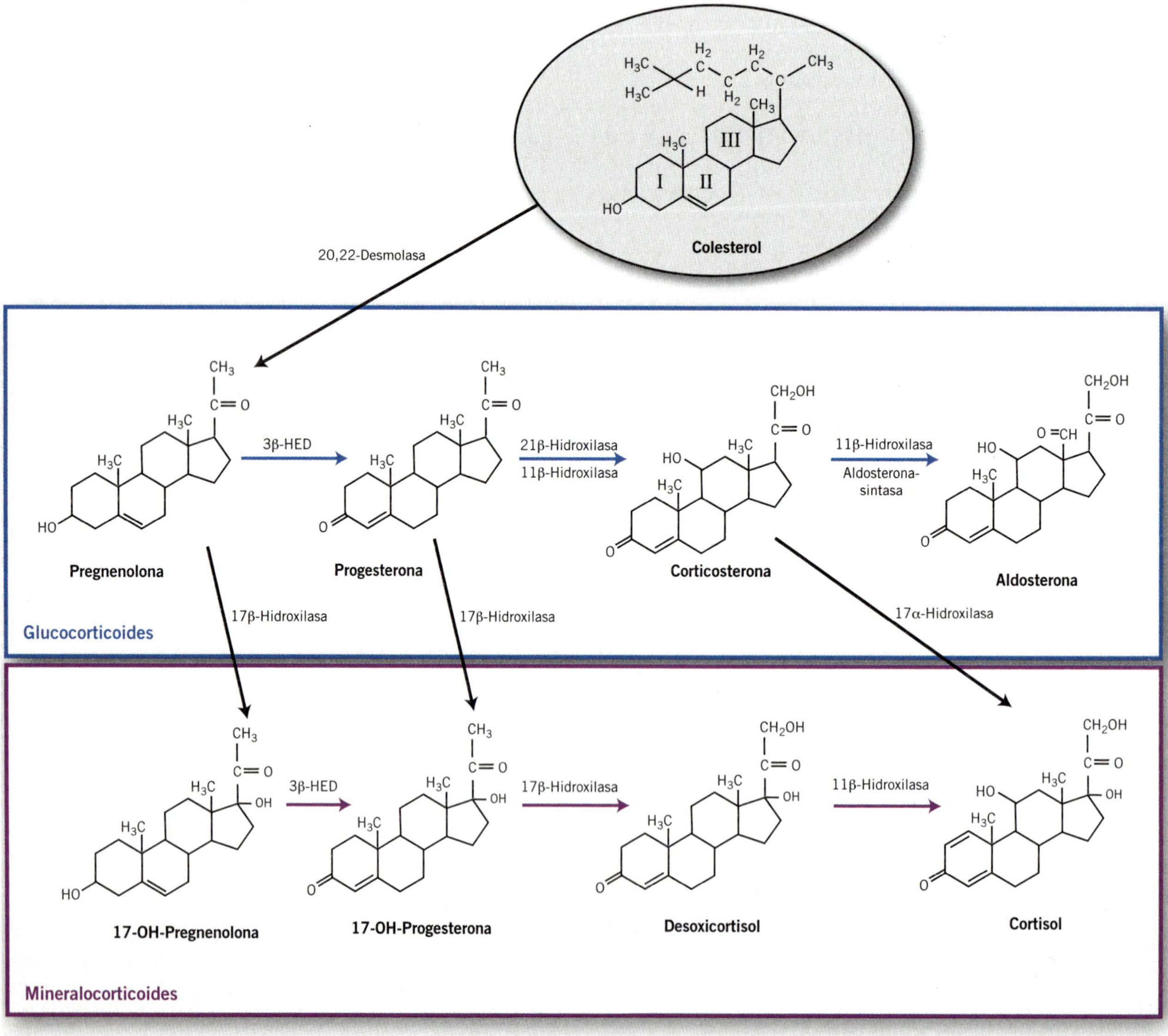

Figura 39-1. Estructura química del colesterol y biosíntesis de corticosteroides. Principales biotransformaciones de los glucocorticoides y mineralocorticoides a partir de la acción de la desmolasa sobre el colesterol. 3β-HED: 3β-hidroxiesteroide-deshidrogenasa.

metabolizada por la aldosterona-sintasa (CYP11B2) generando aldosterona.

La síntesis de los corticosteroides no es un proceso estático, sino que está sujeto a regulación por parte de diversas hormonas y moduladores exógenos. Así, con respecto a la regulación de la producción de glucocorticoides, la hormona ACTH desempeña un papel fundamental. Las neuronas del hipotálamo secretan la hormona liberadora de ACTH, CRH *(corticotropin-releasing-hormone)*, la cual estimula la secreción de ACTH en la adenohipófisis. Una vez secretada, esta hormona se une a su receptor acoplado a proteína G (MC2R) activando la síntesis de AMPc, el cual favorece la entrada de colesterol en el interior de las células suprarrenales, ya que aumenta la actividad y la síntesis de proteínas que transportan el colesterol a la mitocondria y de las enzimas CYP11A1, CYP17, CYP21A1 y CYP11B1. Por otro lado, la ACTH estimula la producción de cortisol y andrógenos en las zonas fasciculada y reticular de la corteza suprarrenal. A su vez, el cortisol regula negativamente la secreción de ACTH y CRH. Entre los moduladores externos que regulan la concentración plasmática del cortisol cabe destacar el ritmo circadiano: la secreción de cortisol es máxima a primeras horas de la mañana y mínima a últimas horas de la tarde. Además, otros factores, como el estrés, la hipertermia o la hipoglucemia, estimulan también la secreción de cortisol.

Con respecto a la regulación de la secreción de los mineralocorticoides, la angiotensina II es uno de los estímulos más importantes en la liberación de la aldosterona. La angiotensina II procede de la conversión de renina en angiotensina I y la transformación de ésta en angiotensina II, gracias a la denominada enzima convertidora de la angiotensina I. ◀◀

Mecanismo de acción

Los esteroides suprarrenales actúan mediante su interacción con receptores intracelulares o con receptores presentes en la membrana celular (**fig. 39-2**). La unión de los corticosteroides con factores de transcripción (receptores intracelulares,

conocidos genéricamente como *receptores nucleares*) de la familia de las hormonas esteroideas, tiroideas y de la vitamina D promueve la transcripción génica, generalmente mediante mecanismos de unión a secuencias reguladoras. Además de este mecanismo directo, diversos receptores nucleares activados por hormonas esteroideas son capaces de regular la transcripción génica mediante la interacción con el complejo básico de inicio de la transcripción, a través de un mecanismo conocido como represión *trans*, el cual conduce a la acción contraria, es decir, la atenuación de la expresión de genes por lo general relacionados con la denominada respuesta inflamatoria. Estas acciones sobre la transcripción se caracterizan por tener un efecto lento pero de larga duración (**fig. 39-3**). Por otro lado, como resultado de la unión de los esteroides a los receptores de membrana se producen efectos fisiológicos inmediatos e independientes de la señalización nuclear, como modificaciones en el potencial eléctrico o cambios en la actividad de los canales de calcio de la membrana plasmática. Se han descrito dos subtipos de receptores para glucocorticoides y mineralocorticoides; ambos comparten una homología estructural muy elevada, por lo que pueden unir tanto cortisol como aldosterona (**fig. 39-4**).

Receptores de glucocorticoides

Los receptores de glucocorticoides en su estado inactivo están asociados a un complejo proteico constituido por varias chaperonas, como son las proteínas de choque térmico *(heat shock proteins;* HSP90, HSP70 y HSP56) y una inmunofilina (**v. fig. 39-2**). Las chaperonas mantienen el receptor en estado inactivo, pero conservando su afinidad para unirse a

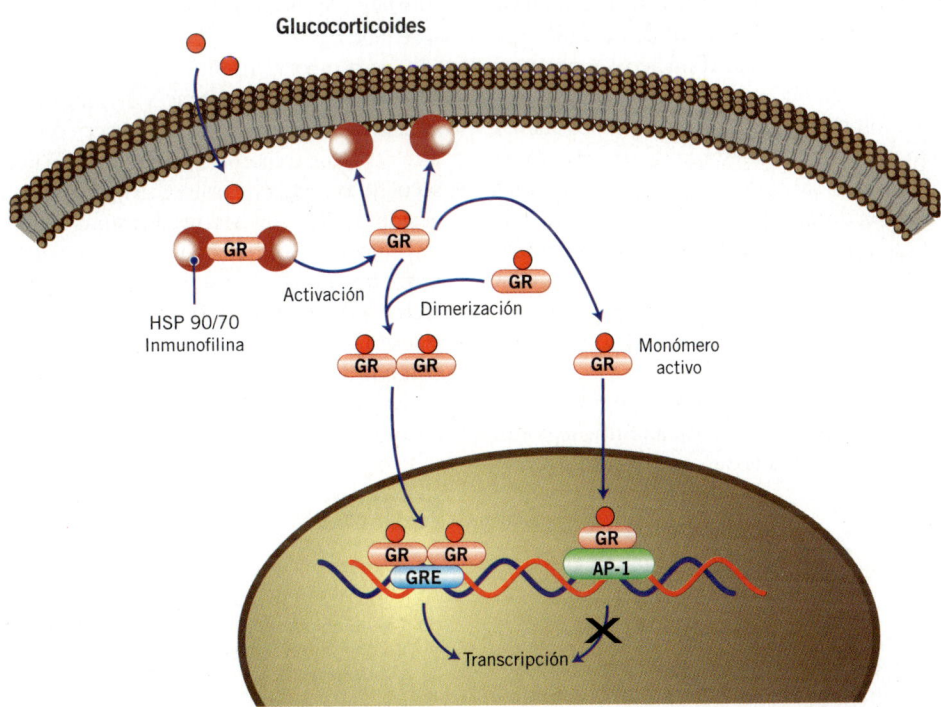

Figura 39-2. Mecanismo de acción de los glucocorticoides. El receptor de los glucocorticoides (GR) se encuentra tanto en el citoplasma celular (donde interacciona con chaperonas e inmunofilinas) como en el núcleo. Tras la interacción con sus ligandos puede ejercer dos tipos de acciones transcripcionales: uniéndose a secuencias específicas del ADN conocidas como elementos de respuesta a glucocorticoides (GRE), promueve la transcripción de sus genes diana, mientras que a través de la interacción con distintos adaptadores interfiere en la transcripción de genes dependientes de otros factores, como los implicados en la inflamación (proteína activadora 1 [AP-1], factor nuclear kappa B [NF-κB]). Este segundo mecanismo se conoce como represión *trans*. HSP: proteínas de choque térmico.

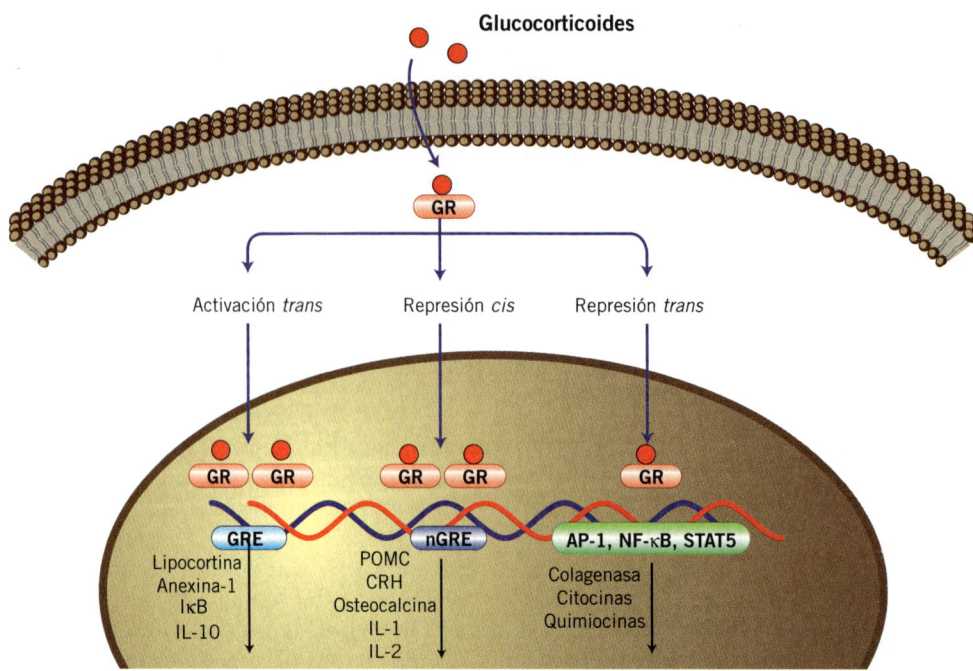

Figura 39-3. Acciones genómicas de los glucocorticoides. Representación esquemática de los principales mecanismos de regulación transcripcional mediada por el receptor de glucocorticoides. AP-1: proteína activadora 1; CRH: hormona liberadora de corticotropina; GR: receptor de los glucocorticoides; GRE: elementos de respuesta a glucocorticoides; IκB: factor inhibidor del NF-κB; IL: interleucina; NF-κB: factor nuclear kappa B; nGRE: regiones negativas GRE; POMC: proopiomelanocortina; STAT: transductor de señales y activador de la transcripción.

secuencias específicas del ADN. Por otro lado, las inmunofilinas son también chaperonas con capacidad de unir moléculas inmunosupresoras, como la ciclosporina o el tacrólimus.

La unión del corticosteroide a su receptor promueve la disociación del complejo proteico inactivo, favoreciéndose la translocación del receptor al núcleo donde actúan regulando la expresión génica. Una vez en el núcleo, los receptores se pueden unir en forma de homodímeros a determinadas regiones de los promotores de los genes que regulan, a través de los elementos de respuesta a glucocorticoides (GRE). Como resultado de la unión de los receptores a los GRE de las zonas reguladoras o promotoras, se produce la activación en *trans* de un determinado gen, favoreciéndose su transcripción y la síntesis proteica. Existen diversos genes que están regulados de esta forma, entre los que destacan la anexina 1, la lipocortina, el factor inhibidor del factor nuclear kappa B (IκB) y la interleucina 10.

Por otro lado, los receptores de glucocorticoides pueden disminuir la expresión génica gracias a su unión a regiones negativas GRE (nGRE). Es lo que se conoce como represión *cis*. Así, proteínas reguladas por este proceso son la CRH, la proopiomelanocortina (POMC; un precursor de una hormona polipeptídica que, tras diversos procesamientos postraduccionales y de forma específica de tejido, genera las denominadas prohormonas convertasas), la osteocalcina y las interleucinas 1 y 2 (v. fig. 39-3). Además de estos mecanismos, y como se ha señalado anteriormente, los receptores de glucocorticoides son capaces de reprimir la expresión génica mediante el proceso que se conoce como represión *trans*. En este caso, los receptores no interaccionan directamente sobre secuencias reguladoras en el ADN, sino que interfieren en la acción de diversos factores de transcripción. Así los receptores de glucocorticoides antagonizan la acción de factores de transcripción como son la proteína activadora 1 (AP-1) o el factor nuclear kappa B (NF-κB). Ambos son factores de transcripción proinflamatorios implicados en enfermedades como la artritis reumatoide o el asma.

Por ultimo, hay que mencionar que los receptores de glucocorticoides pueden ejercer acciones no genómicas. Estas

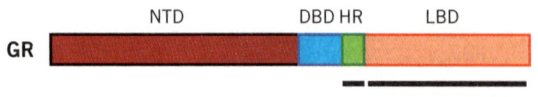

Figura 39-4. Estructura del receptor de los glucocorticoides (GR). La acetilación del GR a través de factores de transcripción que regulan el ciclo circadiano disminuye la actividad transcripcional de GR a través una disminución de su afinidad por los sitios GRE en el ADN. Esta interacción se realiza a través de los dominios de unión de ligando (LBD; *ligand binding domain*) y de la región bisagra (HR; *hinge region*) mediante la actividad histona acetiltransferasa intrínseca que poseen estas proteínas reguladoras de ritmo circadiano. NTD: dominio *N*-terminal; DBD: *DNA-binding domain*.

✪ MECANISMO DE ACCIÓN DE LOS CORTICOSTEROIDES

- La mayoría de las células tienen receptores GR para los glucocorticoides.

- Los mineralocorticoides actúan en pocos tipos celulares, fundamentalmente en el riñón, el colon y las glándulas salivales y sudoríparas.

- La unión de los corticosteroides a sus receptores modifica la transcripción de un gen, es decir, aumenta o disminuye la síntesis de una proteína.

- Algunas acciones de los corticoides son rápidas, están mediadas por receptores de la membrana celular y no modifican la transcripción de los genes.

respuestas se han descrito en los sistemas inmunitario y nervioso. Así, se ha descrito que estos receptores pueden producir un efecto inhibidor sobre la capacidad fagocítica del macrófago. Estas acciones son muy rápidas, están mediadas por receptores de membrana de linfocitos B, monocitos y células del sistema nervioso o por receptores presentes en el citoplasma celular. Como característica general, actúan en ausencia de cambios en la síntesis proteica. Estas acciones no genómicas afectan a sistemas de señalización por segundos mensajeros (proteínas G) y a la actividad de canales iónicos.

En el sistema nervioso se ha observado que los esteroides modulan la actividad de receptores como el de GABA$_A$, implicado en la hiperpolarización de la célula y la disminución de la excitabilidad neuronal. Además de los receptores GABA$_A$, se ha visto que modulan la actividad de receptores de *N*-acetil-D-aspartato (NMDA), ácido α-amino-3-hidroxi-5-metil-4-isoxazolpropiónico (AMPA) y kainato, receptores acoplados a proteínas G y receptores de tipo sigma, pudiendo afectar funciones tan complejas como la memoria, el aprendizaje, la depresión y el estrés. Mención aparte merecen los efectos no genómicos de los estrógenos, que tienen relevancia en el sistema cardiovascular (p. ej., baja incidencia de alteraciones cardiovasculares en la premenopausia).

Receptores de mineralocorticoides

Los receptores de mineralocorticoides, al igual que los de glucocorticoides, se encuentran en el citoplasma unidos a complejos proteicos. Tras la unión del receptor con el mineralocorticoide se produce la disociación del multicomplejo proteico, que da lugar a la translocación nuclear del receptor, donde se une a regiones del ADN similares a las GRE y, como resultado, se produce la regulación de la transcripción génica, aumentando o disminuyendo la expresión de proteínas diana. También posee efectos más rápidos no genómicos implicados sobre todo en la regulación celular de flujos iónicos.

Con respecto a la localización celular de los receptores de mineralocorticoides, se sabe que, además de estar presentes en células epiteliales, también se encuentran en neuronas, cardiomiocitos, células endoteliales y del músculo liso vascular en vasos de gran calibre.

Es importante señalar que los receptores de los mineralocorticoides, a diferencia de los receptores de los glucocorticoides, se expresan en un limitado número de tejidos, como riñón, colon y glándulas salivales y sudoríparas.

Especificidad de los receptores

Un factor que caracteriza a los receptores de glucocorticoides y mineralocorticoides es la ausencia de especificidad de ambos frente a la unión de sus ligandos naturales. Este aspecto es especialmente relevante en el caso de los mineralocorticoides, ya que tienen la misma especificidad por el cortisol que por la aldosterona. Un hecho bien conocido es que las concentraciones séricas de cortisol superan a las de aldosterona en 100-1.000 veces, por lo que se podría pensar que el cortisol se une y satura los receptores de mineralocorticoides; sin embargo, esto no ocurre gracias a la presencia de la enzima 11β-HED, que es la encargada de transformar de forma reversible el cortisol en cortisona, y esta forma inactiva del cortisol presenta baja afinidad por los receptores de mineralocorticoides. La disfunción de la 11 β-HED producida, por ejemplo, por una alteración genética, promueve una activación continua de los receptores de mineralocorticoides por parte del cortisol, favoreciendo la aparición en el individuo de hipertensión, hipopotasemia y niveles bajos de renina y aldosterona en plasma; este síndrome se conoce como *exceso aparente de mineralocorticoides*.

CORTICOSTEROIDES SINTÉTICOS

Existen tres aspectos fundamentales a la hora de diseñar un corticosteroide sintético: la potencia, la especificidad por un solo tipo de receptor y el tiempo de semivida del fármaco. Estas tres propiedades deben ser superiores a las presentadas por los corticosteroides naturales.

En la **figura 39-5** se muestra la estructura de los principales glucocorticoides sintéticos, y en la **tabla 39-1**, su actividad corticoide y mineralocorticoide, así como las principales características farmacológicas.

La actividad del corticosteroide la establece de forma preponderante el doble enlace entre los carbonos C4 y C5 y los grupos cetónicos localizados en C3 y C20 **(v. fig. 39-1)**. En el caso de la actividad glucocorticoide, además de estos sustituyentes, también es importante la presencia del grupo hidroxilo en las posiciones C21 y C11. Se sabe que la cortisona es inactiva gracias al grupo cetónico presente en C11. En el organismo, este grupo se reduce a hidroxilo, dando lugar al compuesto activo: el cortisol. También se ha comprobado que el grupo hidroxilo en C17 aumenta la actividad del glucocorticoide, aunque no es esencial.

Los glucocorticoides como la **prednisolona** (1,2-deshidrocortisol) y la **prednisona** (1,2-deshidrocortisona) son dos compuestos que, gracias a un doble enlace entre C1 y C2, poseen una actividad glucocorticoide 5 veces mayor que los glucocorticoides naturales, sin modificar su actividad mineralocorticoide.

La presencia de un átomo de flúor en C9 aumenta 10 veces la actividad glucocorticoide; sin embargo, también incrementa enormemente la actividad mineralocorticoide (125 veces). Éste es el caso de la **fludrocortisona** (9α-fluorocortisol). Este fármaco se emplea como mineralocorticoide en terapias de sustitución de las glándulas suprarrenales, por ejemplo tras su extirpación.

La introducción de un grupo metilo en C16 aumenta la actividad glucocorticoide, pero en este caso comporta una disminución de la mineralocorticoide, por lo que se consigue mayor especificidad.

Tomando en consideración todas estas modificaciones, cuando se combina la presencia del doble enlace entre C1 y C2, un flúor en C9 y se elimina la actividad mineralocorticoide introduciendo un grupo metilo en C16, se consigue un glucocorticoide con una potencia ente 25 y 30 veces superior al del cortisol, como ocurre en el caso de la **betametasona** y la **dexametasona**. Si se introduce en el C16 un grupo hidroxilo en vez de metilo, se consigue un glucocorticoide muy potente pero con una semivida mucho menor; éste es el caso de la **triamcinolona**. Por otro lado, la presencia de un anillo de condensación en C16 y C17 da lugar a los corticoides **deflazacort** y **budesonida**.

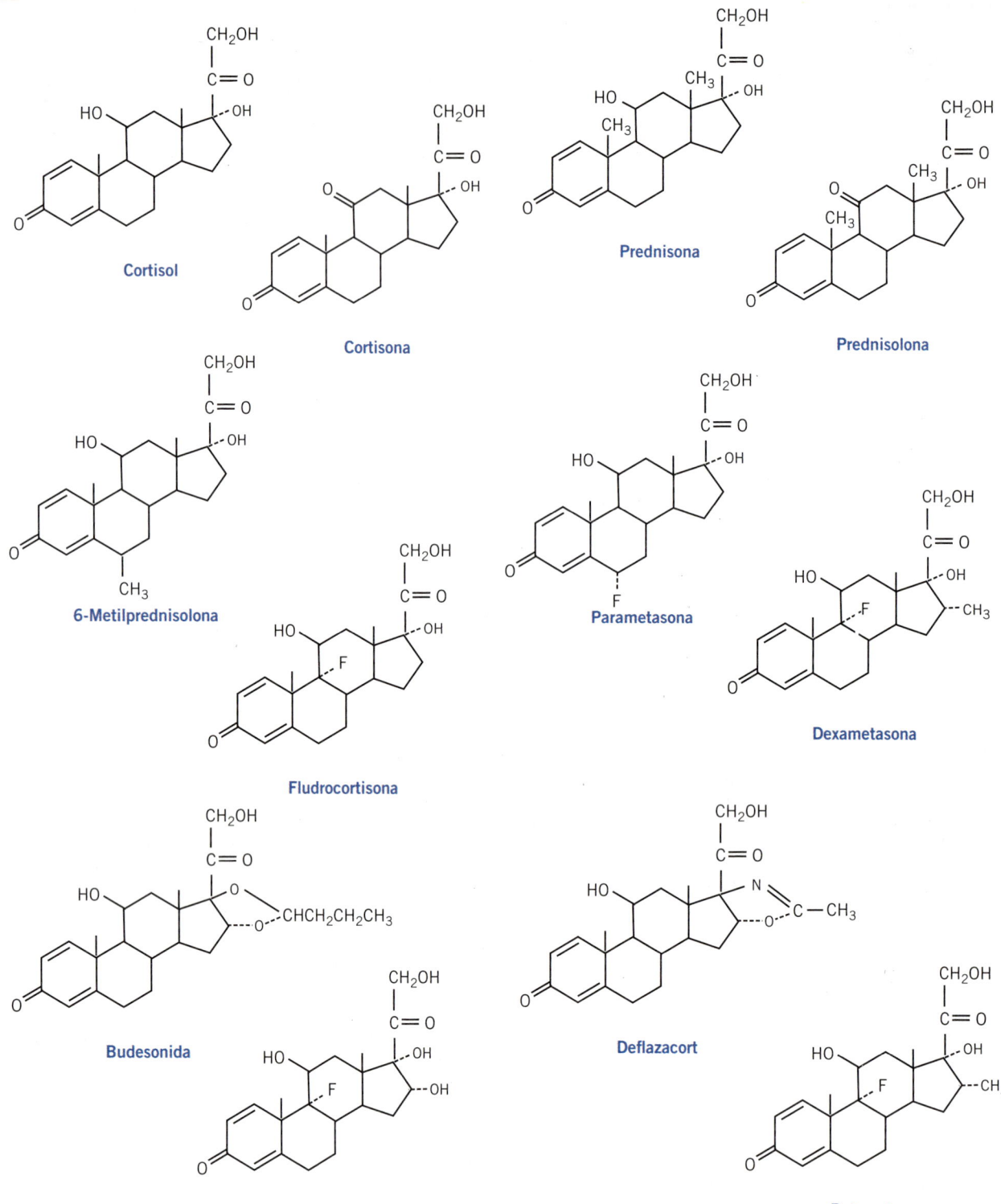

Figura 39-5. Estructura química de los corticosteroides sintéticos más importantes.

Farmacocinética

Las vías de administración de los corticosteroides son: oral, intramuscular, intravenosa, inhalatoria o tópica **(tabla 39-2)**. La elección de la vía de administración que se utilizará dependerá de la necesidad de obtener un efecto con una duración y una potencia determinadas. La absor-ción por vía oral de los corticosteroides naturales es en general buena, y la de los sintéticos depende de su estructura, aunque en general también se considera aceptable. Si se requiere una acción sistémica potente y rápida, se administrarán compuestos hidrosolubles por vía intravenosa, mientras que si se necesita una acción prolongada en el tiempo se administrarán los corticosteroides por vía intramuscular,

Tabla 39-1. Propiedades farmacológicas de los principales corticosteroides

Nombre genérico	Actividad glucocorticoide	Actividad mineralocorticoide	Equivalencia de actividad antiinflamatoria	Dosis/día (mg)	Semivida plasmática (minutos)	Duración del efecto (horas)
Cortisol (hidrocortisona)	1	1	20 mg	20-240	90	Corto (8-12)
Cortisona	0,8	0,8	25	20-300	90	Corto (8-12)
Prednisona	4	0,8	5	5-60	200	Intermedio (18-36)
Prednisolona	4	0,8	5	5-60	200	Intermedio (18-36)
Metilprednisolona	5	0	4	4-48	200	Intermedio (18-36)
Triamcinolona	5	0	4	4-60	200	Intermedio (18-36)
Parametasona	10	0	2	2-24	300	Largo (36-54)
Dexametasona	25	0	0,8	0,75-9	300	Largo (36-54)
Betametasona	25-30	0	0,6	0,6-7,2	300	Largo (36-54)
Aldosterona	0,3	300	0	–	15	Corto (1-4)
Fludrocortisona	10	125	0,1	0,05-0,2	200	Intermedio (18-36)

dependiendo su absorción de la solubilidad de los compuestos empleados.

La administración crónica de corticosteroides por vía local (vías respiratorias, vía tópica, espacio sinovial, etc.) también puede tener un efecto sistémico, ya que se absorben de forma parcial. Este efecto, aunque pequeño, a largo plazo puede ejercer efectos indeseados, ya que pueden suprimir o reducir la actividad del eje hipófiso-suprarrenal. Un ejemplo claro de este efecto se observa en los corticosteroides de administración tópica; en este caso, para evitar los efectos sistémicos, se han desarrollado fármacos sintéticos en los que se han introducido cambios en los grupos del C21 para facilitar su inactivación por las esterasas de la dermis.

El transporte de los corticosteroides se lleva a cabo por proteínas plasmáticas. En condiciones fisiológicas, el 90 % del cortisol plasmático se encuentra unido a proteínas, mientras que el 10 % restante circula libremente, pudiendo activar los receptores celulares.

La principal proteína transportadora de los corticosteroides es la globulina transportadora de corticoides o transcortina (CBG). Esta proteína presenta una gran afinidad por los corticosteroides; sin embargo, cuando las concentraciones de éstos son muy elevadas, se satura. Es importante señalar que la transcortina presenta menor afinidad por la aldosterona que por el cortisol, aspecto que condiciona de forma considerable la semivida de este mineralocorticoide. En situaciones en que existe un aumento de estrógenos, como son el embarazo o en mujeres tratadas con anticonceptivos estrogénicos, se detectarán niveles muy elevados de transcortina, ya que los estrógenos aumentan su síntesis hepática. Aunque durante la gestación su uso está muy limitado, de ser necesarios habría que proceder a un ajuste de dosis así como un estrecho seguimiento de la paciente.

La albúmina también puede participar en el transporte de los corticosteroides, puesto que aunque la afinidad por éstos es menor, al encontrarse en abundancia en el plasma, posee una gran capacidad de transporte.

En términos generales, los corticosteroides sintéticos poseen menor afinidad que el cortisol por la transcortina y, en algunos casos, carecen completamente de afinidad.

El metabolismo de los corticosteroides se lleva a cabo en el hígado, donde sufren una serie de cambios metabólicos que impiden la unión a sus receptores, aumentando su solubilidad en agua y facilitando por lo tanto su excreción a través de la orina. Gran parte de estas modificaciones que alteran las hormonas esteroideas incluyen la sustitución de grupos cetónicos por grupos hidroxilo, lo que facilita su conjugación con grupos sulfato o glucuronato, los cuales aumentan su solubilidad en agua. La reducción del doble enlace entre C4 y C5 de estos compuestos origina también metabolitos inactivos.

La eliminación de los corticosteroides se lleva a cabo mayoritariamente por vía urinaria (90 %) y, de forma minoritaria, por el aparato gastrointestinal (10 %).

Existen varios factores capaces de modificar el metabolismo de las hormonas esteroideas. Así, determinadas enfermedades o la presencia de fármacos u hormonas pueden alterar su metabolismo. Por ejemplo, en las enfermedades crónicas hepáticas, las alteraciones de las enzimas encargadas de metabolizar el cortisol y los estrógenos disminuyen su metabolismo pero sin afectar el de la aldosterona o la cortisona. Las alteraciones del tiroides también se han asociado a cambios en el metabolismo del cortisol, la aldosterona y otros esteroides; por ejemplo, el hipertiroidismo se ha relacionado con un aumento del metabolismo de estos corticosteroides, mientras que el hipotiroidismo cursa con una disminución del metabolismo de estas hormonas.

Los corticosteroides sintéticos que poseen un doble enlace entre C1 y C2 (metilprednisolona y prednisolona) presentan un metabolismo más lento, y la presencia de un átomo de flúor en C9 (dexametasona y betametasona) retrasa su inactivación.

En el hígado también se lleva a cabo la activación de esteroides como el cortisol y la prednisolona, los cuales, gracias a la enzima 11β-HED transforman la cortisona y la prednisona, respectivamente, en sus compuestos activos; por consiguiente, cuando exista una alteración hepática que afecte a la actividad de dicha enzima, el tratamiento farmacológico de elección debe incluir compuestos que no requieran su transformación en el hígado para ser activos.

Efectos fisiológicos y farmacológicos

Glucocorticoides y mineralocorticoides comparten gran número de acciones y propiedades. De forma general, se

Tabla 39-2. Principales corticosteroides con utilidad clínica y vías de administración

COMPUESTO	VÍA DE ADMINISTRACIÓN
Betametasona	Oral
Betametasona benzoato	Tópica
Betametasona dipropionato	Tópica
Betametasona fosfato sódico	Inyectable
Betametasona fosfato y acetato sódicos	Inyectable
Betametasona valerato	Tópica
Budesonida	Inhalación, oral, enema
Cortisol	Tópica, enema, oral, inyectable
Cortisol acetato	Tópica, supositorios, inyectable
Cortisol butirato	Local
Cortisol cipionato	Oral
Cortisol fosfato sódico	Inyectable
Cortisol succinato sódico	Inyectable
Cortisol valerato	Tópica
Cortisona acetato	Oral, inyectable
Deflazacort acetato	Oral
Dexametasona	Tópica
Dexametasona acetato	Inyectable
Dexametasona fosfato sódico	Tópica, oftálmica, inhalación, inyectable
Fludrocortisona acetato	Oral
Flunisolida	Inhalación, nasal, oral
Fluticasona	Inhalación, nasal
Fluocinolona acetónido	Tópica
Fluorometolona	Oftálmica
Medrisona	Oftálmica
Metilprednisolona	Oral
Metilprednisolona acetato	Tópica, inyectable
Metilprednisolona succinato sódico	Inyectable
Parametasona acetato	Oral
Prednisolona	Oral
Prednisolona acetato	Oftálmica, inyectable
Prednisolona fosfato sódico	Oral, oftálmica, inyectable
Prednisolona tebutato	Inyectable
Prednisona	Oral
Triamcinolona	Oral
Triamcinolona acetónido	Tópica, Inhalación, inyectable
Triamcinolona diacetato	Oral, inyectable
Triamcinolona hexacetónido	Inyectable

considera que los glucocorticoides tienen efectos sobre todo en el metabolismo intermediario, mientras que los mineralocorticoides ejercen su actividad sobre el equilibrio hidroelectrolítico.

Los corticosteroides afectan al metabolismo de los hidratos de carbono, lípidos y proteínas y ejercen sus efectos en numerosos tejidos: renal, cardiovascular, músculo esquelético y sistema nervioso central.

Efectos metabólicos

Los glucocorticoides afectan al metabolismo glucídico de forma fisiológica, induciendo hiperglucemia, ya que incrementan la síntesis hepática de glucógeno y glucosa a través de la activación de enzimas que median los procesos de gluconeogénesis y glucogenogénesis.

Activación de la gluconeogénesis e inhibición del consumo de glucosa. Ésta es, con diferencia, la acción metabólica más relevante de los glucocorticoides en el hígado y el riñón, promoviendo la síntesis de glucosa a partir de precursores. Las dosis farmacológicas de glucocorticoides aumentan el flujo gluconeogénico entre 5 y 10 veces. El mecanismo por el que estas hormonas activan esta vía es a través de un aumento en la expresión de las enzimas reguladoras en el hígado, una disminución en la capacidad de oxidar el NADH a NAD$^+$, así como un aumento en la movilización de aminoácidos a partir del músculo y otros tejidos extrahepáticos, que son utilizados como sustratos gluconeogénicos por el hígado. Además, este órgano, a diferencia de otros tejidos, aumenta su síntesis proteica en respuesta a los corticosteroides, lo que se traduce en un aumento de concentración de proteínas plasmáticas de origen hepático.

Por otro lado, el cortisol y otros corticosteroides disminuyen la entrada y metabolización de la glucosa en un gran número de tejidos, a través de diversos mecanismos que contribuyen a la elevación de la glucemia, con las consecuencias que esto supone en enfermedades como la diabetes. Esta hiperglucemia conduce a la denominada «diabetes suprarrenal», que es responsable de parte del daño renal de estas hormonas cuando su síntesis está desregulada o en condiciones de administración farmacológica prolongada. Como curiosidad metabólica, la insulina es capaz de compensar parte de la hiperglucemia a nivel hepático, pero se observa una acusada resistencia a su acción en el caso de la diabetes suprarrenal.

Movilización de ácidos grasos y de proteínas. Los corticosteroides movilizan los ácidos grasos del tejido adiposo casi de la misma manera en que promueven la movilización de aminoácidos desde el tejido muscular. La consecuencia de esta movilización es un aumento en la concentración de ácidos grasos libres y aminoácidos en plasma. Un efecto secundario de este proceso es el aumento de la oxidación de ácidos grasos como fuente energética, entre otras razones por la restricción en la utilización de la glucosa mencionada anteriormente.

Efectos sobre el equilibrio hidroelectrolítico y sobre los sistemas renal y cardiovascular

Los mineralocorticoides son las principales hormonas encargadas de regular el equilibrio de agua y electrólitos en el riñón, aunque también los glucocorticoides pueden ejercer estas acciones. El mineralocorticoide más importante es la **aldosterona**, que actúa en los túbulos distales y en los colectores de las nefronas, favoreciendo la reabsorción de sodio y aumentando la excreción en orina de potasio e hidrogeniones, lo cual puede conducir a una situación de alcalosis hipopotasémica. De esta forma se promueve la retención de sodio y agua, con aumento del retorno venoso e incremento del gasto cardíaco. Todo ello puede favorecer la aparición de hipertensión arterial. Un aumento excesivo de los niveles de aldosterona (hiperaldosteronismo) produce un balance positivo de sodio y un aumento de líquido extracelular (edema), además de hipopotasemia y alcalosis metabólica. Todos estos cambios favorecerán el desarrollo de hipertensión arterial en el caso de un hiperaldosteronismo crónico. Por el contrario, la carencia de aldosterona que se produce, por ejemplo, en la insuficiencia suprarrenal, se asocia con una pérdida de sodio, una disminución del volumen extracelular, hiponatremia, hiperpotasemia y acidosis metabólica. Todos estos cambios favorecen la aparición de hipotensión y colapso vascular.

Se ha comprobado que el tratamiento prolongado con altas dosis de glucocorticoides induce hipertensión arterial. Esto puede deberse a que estos corticosteroides incrementan la producción de angiotensinógeno (sustrato de la angiotensina) en el hígado y a que los glucocorticoides aumentan la sensibilidad presora de moléculas vasoactivas, como la noradrenalina y la angiotensina II, además de disminuir la síntesis de sustancias vasodilatadoras, como la calicreína y la prostaglandina E_2. Así, un déficit en los niveles de glucocorticoides puede estar asociado a hipotensión arterial.

En el riñón, los glucocorticoides inducen un incremento de la tasa de filtración glomerular y del flujo sanguíneo renal, promoviendo la excreción de agua libre. Se sabe que estos corticosteroides aumentan la producción del factor natriurético auricular (atriopeptina), lo que facilita el incremento de su acción sobre el riñón.

Los glucocorticoides también pueden actuar sobre el metabolismo del calcio, ya que en el intestino impiden la captación de calcio, promoviendo su excreción por vía renal y favoreciendo una disminución de las reservas corporales de calcio.

Efectos sobre el sistema nervioso

Los glucocorticoides ejercen efectos diversos y complejos sobre el sistema nervioso central. Así, estos corticosteroides actúan sobre el estado de ánimo, el sueño, la conducta, el conocimiento y la excitabilidad neuronal. Se ha observado en pacientes con síndrome de Cushing espontáneo o iatrogénico (enfermedad caracterizada por hipercortisolismo debido, en la mayoría de los casos, a adenomas hipofisarios que elevan la ACTH, así como a tratamiento farmacológico prolongado con glucocorticoides), que sufren trastornos psiquiátricos, que el tratamiento con inhibidores de la síntesis de glucocorticoides mejora su estado de ánimo, disminuyendo los episodios de neurosis y psicosis. Por otro lado, la terapia de sustitución hormonal en pacientes con insuficiencia suprarrenal también mejora el estado de ánimo y disminuye los estados depresivos, apatía e irritabilidad que pueden sufrir estos enfermos.

La terapia con glucocorticoides puede afectar a la conducta, induciendo episodios de euforia, inquietud e insomnio, además de aumentar la actividad motora. Aunque se ha avanzado mucho en el conocimiento de los mecanismos de acción de estos corticosteroides en el sistema nervioso, no se conoce todavía el mecanismo exacto por el cual actúan a este nivel. Algunos estudios han señalado la existencia de esteroides que se producen específicamente en el cerebro (neurosteroides). Estos esteroides estarían implicados en la regulación de la excitabilidad neuronal.

Los glucocorticoides pueden modular la permeabilidad vascular, por lo que son de gran utilidad en el tratamiento de los edemas cerebrales.

Efectos sobre el músculo esquelético y el sistema óseo

El tratamiento prolongado con glucocorticoides produce una inhibición de la captación y la utilización de la glucosa por parte del tejido muscular, a la vez que inhibe la síntesis de proteínas, estimulando su degradación y, por lo tanto, aumentando el catabolismo proteico. Todos estos cambios promueven una pérdida de masa muscular y un aumento de fatiga. Estos efectos sobre el catabolismo proteico se han relacionado con la miopatía que aparece en enfermos de hipercortisolismo.

Por otro lado, en los pacientes con insuficiencia suprarrenal también se ha observado una debilidad muscular que podría relacionarse con las alteraciones electrolíticas asociadas con la deficiencia de glucocorticoides y mineralocorticoides.

La administración de glucocorticoides puede afectar al metabolismo óseo, ya que dosis elevadas de este corticosteroide inhiben la proliferación y la función de los osteoblastos, lo cual induce una disminución de la formación del hueso, que conduce a osteopenia. Además, los glucocorticoides interfieren en la reabsorción renal de calcio, favoreciendo su excreción por orina y activándose por otro lado la actividad paratiroidea que conduce a un incremento de los niveles séricos de la parathormona que activa los osteoclastos. La administración de glucocorticoides puede afectar también al catabolismo proteico óseo. En conjunto, todas estas acciones favorecen la resorción ósea y la aparición de osteoporosis.

Efectos sobre la acción de otras hormonas

Los tratamientos prolongados con glucocorticoides en dosis elevadas en niños y adolescentes interfieren en el funcionamiento de determinadas hormonas, como la hormona del crecimiento (GH), además de actuar sobre los cartílagos de crecimiento. El tratamiento con glucocorticoides también puede afectar la respuesta hipofisaria, inhibiendo la secreción de tirotropina (TSH), gonadotropina y prolactina. Además, pueden activar el paso de noradrenalina a adrenalina y reducir la formación de triyodotironina (T_3) a partir de tiroxina (T_4).

Efectos antiinflamatorios e inmunosupresores

Los glucocorticoides son potentes inhibidores de la reacción inflamatoria, inhiben la activación de la fosfolipasa A_2 (PLA_2) y la síntesis de interleucinas y quimiocinas proinflamatorias; reducen la síntesis y liberación de un amplio número de mediadores químicos de inflamación, incluyendo prostaglandinas, leucotrienos, histamina y el factor activador de las plaquetas (PAF); inhiben la expresión de la óxido nítrico-sintasa inducible (iNOS) y de las metaloproteinasas

---

✱ EFECTOS FISIOFARMACOLÓGICOS DE LOS GLUCOCORTICOIDES Y LOS MINERALOCORTICOIDES

- **Efectos metabólicos**
  - Aumento de la síntesis hepática de glucógeno y glucosa.
  - Disminución del metabolismo de glucosa en numerosos tejidos.
  - Movilización de ácidos grasos y proteínas.
- **Efectos cardiovasculares y renales**
  - Retención de sodio y agua (aldosterona), aumento del retorno venoso.
  - Los glucocorticoides aumentan la tasa de filtración glomerular y el flujo renal.
  - Aumentan la excreción renal de calcio.
  - Resultado: hipertensión arterial.
- **Sistema nervioso**
  - En tratamiento de sustitución, mejora del estado de ánimo.
  - Cambios conductuales, euforia, insomnio.
- **Músculo y hueso**
  - Pérdida de masa muscular y ósea.
- **Otras hormonas**
  - Interfieren en la secreción de GH en niños.
- **Inflamación e inmunidad**
  - Suprimen la mayoría de los componentes de la inflamación.
  - Inmunosupresión.

---

implicadas en la remodelación de la matriz extracelular (MMP); suprimen la inmunidad mediada por linfocitos T y, en general, la actividad leucocitaria, y reducen la síntesis de proteínas del complemento. En estos procesos, el endotelio desempeña un papel importante en la regulación de la inflamación a través de las moléculas de adhesión, como la selectina E y la molécula de adhesión intercelular 1 (ICAM-1), que favorecen el tráfico de células mieloides y linfoides hacia los tejidos inflamados. Estas moléculas de adhesión son reguladas de forma negativa por los glucocorticoides. Por ello, aunque los glucocorticoides (naturales o sintéticos) son, con diferencia, los fármacos antiinflamatorios más eficaces, su capacidad para generar efectos adversos es muy importante y constituye la principal causa de restricción de su uso actualmente.

Los mecanismos responsables de las acciones antiinflamatorias e inmunosupresoras de los glucocorticoides son muy diversos y dependen de su concentración. Así, en homeostasis, los glucocorticoides facilitan la permeabilidad normal vascular y la microcirculación, a la vez que estabilizan las membranas celulares y lisosomales. Sin embargo, en la inflamación aguda, los glucocorticoides disminuyen esta permeabilidad vascular e inhiben la migración y la entrada de células inmunocompetentes en los tejidos. Uno de los mecanismos más eficaces por el que los glucocorticoides suprimen la inmunidad celular es induciendo apoptosis en linfocitos T, lo que inhibe su expansión clonal y la activación de los linfocitos B. Al mismo tiempo se reduce la extravasación de eosinófilos, basófilos y monocitos. La consecuencia de ello es que en el tejido inflamado se reducen la fagocitosis y la producción de radicales libres de oxígeno y nitrógeno al ser inhibida la activación de los macrófagos. En las fases posteriores de resolución de la inflamación, los glucocorticoides inhiben la actividad y la proliferación de los fibroblastos, reduciendo la fibrosis y la formación de tejido cicatricial, lo que en algunos casos puede constituir una

ventaja terapéutica al prevenir afecciones de naturaleza fibrótica indeseada (p. ej., formación de queloides). Como nota de cautela, los glucocorticoides reducen la regeneración de los enterocitos y, a través de la inhibición de la síntesis de prostaglandinas, contribuyen a la ulceración en el aparato gastrointestinal, un proceso que se ve acentuado tras la administración de antiinflamatorios no esteroideos (AINE). En el mismo sentido, el uso de glucocorticoides en el tratamiento de enfermedades autoinmunes aumenta la susceptibilidad a las infecciones, promueve la manifestación de infecciones latentes y favorece la denominada artritis aséptica debido a la falta de síntesis de colágeno por los condrocitos en las articulaciones.

Reacciones adversas

La aparición de reacciones adversas es muy frecuente en los pacientes tratados con corticosteroides. Estas reacciones están directamente relacionadas con la dosis y la duración del tratamiento. Así, es importante que la duración del tratamiento con corticosteroides sea lo más corta posible. Con respecto a la concentración de los fármacos empleados, en términos generales, el límite de aparición de efectos secundarios se ha fijado en dosis superiores a 7,5-10 mg/día de prednisona o equivalente durante más de 1 semana. Los efectos secundarios también pueden aparecer no sólo por la administración prolongada o de altas dosis de corticosteroides, sino por la supresión brusca de su administración tras un tratamiento prolongado. En pacientes que sufren insuficiencia renal, en los que la administración crónica de corticosteroides es esencial, se requiere especial atención a la aparición de posibles efectos secundarios.

Por lo tanto, para prevenir y controlar la aparición de efectos secundarios asociados a la terapia con corticosteroides se debe controlar la dosis (> 7,5 mg/día de prednisona) y reducir el tiempo del tratamiento a lo estrictamente imprescindible. En este sentido, la administración en días alternos podría ser una alternativa para algunos pacientes, aunque en algunos casos no disminuye la aparición de reacciones adversas.

Sistema endocrino y metabolismo

Una de las reacciones adversas más frecuente en el tratamiento prolongado con corticosteroides es la aparición del síndrome de Cushing secundario, que cursa con obesidad, redistribución de la grasa corporal y los típicos síntomas de cara de luna llena y cuello de búfalo, además de hirsutismo, acné, hiperglucemia, aumento de la presión arterial, aumento de lípidos en sangre, estrías cutáneas y osteoporosis.

La administración de glucocorticoides afecta al metabolismo glucídico, ya que, por un lado, aumenta la producción hepática de glucosa a través de la gluconeogénesis y, por otro, reduce la liberación de AMP cíclico, lo que disminuye la síntesis de ARNm que codifican proteínas implicadas en el transporte y consumo de glucosa, impidiendo el paso de glucosa al interior celular. Estos cambios promueven la aparición de hiperglucemia y, como consecuencia, aumenta la síntesis de insulina para compensar los efectos que ejercen los corticosteroides. Estos efectos sobre la glucosa/insulina dependen de la duración del tratamiento y de la estructura química del fármaco empleado. Así, la prednisona y la beta-metasona afectan considerablemente al metabolismo de los hidratos de carbono, por lo que no deben prescribirse a pacientes diabéticos. En estos enfermos, el tratamiento de elección sería el deflazacort (en dosis equivalentes a los fármacos anteriores), ya que sus efectos sobre el metabolismo glucídico son mucho menores.

Los efectos prohipertensivos de los glucocorticoides se deben, por un lado, a su acción sobre el sistema renina-angiotensina y a la inhibición de la biosíntesis de prostaglandinas y, por otro, al aumento de la retención renal de sodio y agua que producen. Por estas razones, la utilización de glucocorticoides en personas hipertensas debe realizarse con mucha cautela. En este sentido, el aumento de la presión arterial que ocasionan los glucocorticoides, junto con el incremento de los lípidos en sangre y la alteración del metabolismo glucídico, suponen un aumento considerable del riesgo cardiovascular, por lo que se requiere un control periódico y en su caso una terapia adecuada a cada paciente.

El empleo de dosis elevadas y continuadas de glucocorticoides en niños y adolescentes puede ocasionar un retraso en el crecimiento ya que afectan al desarrollo óseo. Como se ha mencionado anteriormente, estos esteroides interfieren en el funcionamiento de la GH, además de modular el metabolismo óseo. En términos generales, el tratamiento de primera elección en niños es el deflazacort.

Sistema óseo y músculo esquelético

El tratamiento con corticosteroides induce un aumento del catabolismo óseo. Los tratamientos prolongados con estos esteroides pueden ocasionar osteoporosis, ya que se produce una disminución de la matriz orgánica y de la mineralización del hueso. Además, los corticosteroides inhiben la síntesis de colágeno y calcitonina, a la vez que interfieren en la reabsorción intestinal de calcio, favoreciendo su excreción por orina. Todos estos efectos evitan que se forme hueso nuevo, aumentado la resorción ósea y, por lo tanto, favoreciendo la pérdida de masa ósea. Estos efectos se producen de manera más rápida durante los 6 primeros meses de tratamiento y, además, afectan con preferencia al hueso trabecular frente al hueso cortical. La destrucción de masa ósea continuada contribuye a la aparición de fracturas en las costillas, las vértebras y la cadera. En algunos casos se puede producir necrosis aséptica en el fémur, la rodilla, el escafoides y el tarso.

El posible desarrollo de osteoporosis depende directamente de la dosis y del tiempo de duración del tratamiento con corticosteroides, por lo que se recomiendan dosis pequeñas y tratamientos cortos en la medida de lo posible. Dentro de la farmacoterapia disponible en la actualidad, parece que el uso de deflazacort reduce la incidencia de alteraciones óseas. No se ha demostrado que el tratamiento discontinuo con corticosteroides mejore este tipo de reacciones adversas.

El catabolismo proteico aumenta cuando se emplean dosis elevadas de glucocorticoides, lo que conduce a una reducción de la masa muscular junto con un aumento de proteasas específicas del músculo. Todo ello se traduce en un aumento del riesgo de aparición de mialgias y debilidad física.

Sistema inmunitario

El tratamiento con corticosteroides aumenta de forma significativa el riesgo de padecer enfermedades infecciosas ocasionadas por bacterias, virus, hongos o protozoos, debido fundamentalmente a su capacidad antiinflamatoria e inmunosupresora. Por lo tanto, los pacientes tratados con estos esteroides pueden padecer infecciones, como tuberculosis, o procesos micóticos, como candidiasis oral. En raros casos también se ha descrito la aparición de aspergilosis. El riesgo de padecer infecciones aumenta cuando, además de un corticosteroide, el paciente recibe tratamiento con inmunosupresores.

Sistema nervioso central

La corticoterapia puede producir alteraciones nerviosas como insomnio, ansiedad, inestabilidad emocional, irritabilidad, depresión y alteración de la memoria. En casos excepcionales se han detectado brotes psicóticos.

Aparato gastrointestinal

Los glucocorticoides aumentan la secreción ácida gástrica y reducen la capacidad regenerativa epitelial del estómago, por lo que en pacientes con úlcera péptica se requiere la administración conjunta de fármacos antiulcerosos. En enfermos con úlcera gastroduodenal activa o hemorragia está contraindicado el empleo de corticosteroides. Se ha detectado la aparición de úlcera gástrica y episodios de hemorragia digestiva en algunos pacientes tratados con corticoides; sin embargo, no se ha demostrado una relación directa entre el tratamiento y estas alteraciones. Además, se ha observado que el riesgo de sufrir episodios adversos gastrointestinales aumenta cuando se administran conjuntamente un corticosteroide y un AINE.

Sistema ocular

El tratamiento con corticosteroides aumenta el riesgo de desarrollar cataratas. El mecanismo por el cual se produce esta alteración no se conoce bien, pero en niños el riesgo de padecer cataratas es mucho mayor que en adultos. En la mayoría de los casos el desarrollo de cataratas es reversible y disminuye a medida que se reduce la dosis del esteroide. En los casos graves se necesitará cirugía.

La aparición de glaucoma (aumento de la presión ocular) es una alteración relativamente frecuente en pacientes tratados con corticosteroides administrados por vía tópica y en dosis elevadas. Esta alteración es sensible a la predisposición genética y disminuye a medida que se reducen la dosis y la duración del tratamiento.

Efecto de la retirada del tratamiento

El síndrome de retirada de corticoides se presenta cuando se suspende el tratamiento prolongado con glucocorticoides y cuando el cese de la administración del fármaco se realiza de forma repentina. La suspensión brusca del tratamiento puede ocasionar insuficiencia suprarrenal, puesto que los

REACCIONES ADVERSAS DE LOS CORTICOSTEROIDES

- Redistribución de la grasa corporal en zonas como la cara, el cuello y el abdomen (síndrome de Cushing).
- Hiperglucemia, que puede evolucionar a diabetes si el aumento de la insulina no compensa la acción hiperglucemiante.
- Aumento de la presión arterial por retención de agua y sodio.
- Aumento del riesgo de infecciones por su efecto inmunosupresor.
- Aumento del riesgo cardiovascular por el incremento del colesterol y los triglicéridos.
- Osteoporosis por desmineralización ósea y disminución de la matriz orgánica.
- Disminución del crecimiento en niños.
- Úlcera gastroduodenal por aumento de la secreción gástrica y disminución de la barrera mucosa con riesgo de hemorragia digestiva alta.
- Riesgo de cataratas y glaucoma por aumento de la presión intraocular.
- Insuficiencia suprarrenal en casos de retirada brusca del tratamiento.

glucocorticoides inducen una supresión del eje hipotálamo-hipófiso-suprarrenal y, tras la retirada del tratamiento, la corteza suprarrenal no sintetiza la cantidad suficiente de glucocorticoides endógenos. La insuficiencia suprarrenal cursa con malestar general, artralgias y mialgias, cefalea, anorexia, fatiga, depresión, hipotensión postural, hipoglucemia, náuseas y vómitos y descamación de la piel, entre otras alteraciones. Es importante mencionar que la suspensión del tratamiento de forma brusca puede reactivar la enfermedad de base. Por el contrario, la suspensión gradual del tratamiento permite la recuperación paulatina de la secreción de cortisol, evitando parte de estas reacciones adversas.

Indicaciones terapéuticas

En la actualidad, los fármacos con acción glucocorticoide se emplean en numerosas enfermedades, principalmente como antiinflamatorios e inmunosupresores. Aunque poseen una gran eficacia, es importante mencionar que presentan efectos secundarios que deben tenerse en cuenta a la hora de la prescripción médica y, por lo tanto, en muchos casos hay que sopesar de forma cuidadosa el beneficio-riesgo del tratamiento con estos fármacos.

El empleo de compuestos con acción mineralocorticoide en el tratamiento actual es menos común, restringiéndose su utilización a procesos de restauración hormonal y cuadros graves de hipotensión postural.

A la hora de prescribir un tratamiento con corticosteroides se deben valorar tres parámetros importantes: la potencia, la duración de su acción y su actividad mineralocorticoide.

La *potencia* no es un factor principal, ya que las dosis terapéuticas de los distintos corticosteroides son en muchos casos equipotentes y se realiza un ajuste de dosis previamente al tratamiento. Así, por ejemplo, la actividad glucocorticoide de la betametasona es 30 veces mayor que la de hidrocortisona, por lo que la dosis terapéutica es 30 veces menor.

La *duración de la acción* del corticosteroide, por el contrario, es un factor determinante a la hora de instaurar un tratamiento con corticoides. Es preferible seleccionar derivados de acción corta o intermedia, que son los de primera elección en tratamientos agudos o de urgencia. En tratamientos prolongados de sustitución o restauración se emplearán las dosis más similares posible a la secreción natural. En numerosos casos, el tratamiento prolongado con corticosteroides se pauta en días alternos, empleando fármacos que mantengan la duración de acción durante este período, sin producir inhibición del eje hipotálamo-hipófiso-suprarrenal durante más de un día y medio. Los compuestos de acción prolongada se emplean generalmente en afecciones como la artritis reumatoide y la enfermedad inflamatoria intestinal y se pautan de forma diaria, ya que el tratamiento alterno no es suficiente para corregir sus síntomas. En las enfermedades en las que se requiera un efecto inmunosupresor, se emplearán glucocorticoides potentes y de acción prolongada.

La *acción mineralocorticoide* es otro factor importante que ha de tenerse en cuenta en los tratamientos con corticosteroides. En terapias antiinflamatorias o inmunosupresoras es deseable que el tratamiento tenga la menor actividad mineralocorticoide posible. Así, por ejemplo, la fludrocortisona, que tiene una acción mineralocorticoide alta, no debería emplearse como tratamiento antiinflamatorio. Sin embargo, algunos compuestos con acción mineralocorticoide media, como la hidrocortisona o la cortisona, pueden utilizarse en tratamientos antiinflamatorios de corta duración en pacientes que no presenten un alto riesgo cardiovascular.

Tratamiento de sustitución en enfermedades suprarrenales

Insuficiencia suprarrenal

La insuficiencia suprarrenal puede ser de tipo primaria o secundaria. La primaria se asocia a una incapacidad primaria de la glándula suprarrenal para producir una cantidad fisiológica de hormonas, mientras que en la secundaria se relaciona con una producción o liberación insuficiente de ACTH por parte de la hipófisis.

La insuficiencia suprarrenal primaria o enfermedad de Addison es una afección poco frecuente, en la cual se produce una destrucción progresiva de las glándulas suprarrenales que origina un déficit de mineralocorticoides y glucocorticoides. La insuficiencia suprarrenal secundaria es mucho más frecuente y, en muchos casos, yatrogénica, como consecuencia de la amplia utilización de los corticosteroides en la terapia actual.

Insuficiencia suprarrenal crónica. El tratamiento de sustitución más empleado incluye compuestos como la hidrocortisona y el cortisol. La dosis terapéutica depende de factores como el peso corporal, pero generalmente se administran 20-30 mg/día, siguiendo una pauta de 2/3 partes de la dosis total por la mañana y 1/3 del total al final de la tarde. Con esta dosificación se intenta simular el ritmo circadiano de la secreción fisiológica.

El tratamiento de sustitución intenta corregir las deficiencias de glucocorticoides y mineralocorticoides. Sin embargo, el tratamiento con cortisol no es suficiente para reponer la carencia de mineralocorticoides, por lo que en muchos casos es preciso añadir al tratamiento un mineralocorticoide, por lo general fludrocortisona (0,05-0,1 mg/día por vía oral) acompañado de ingesta de sal (3-4 g/día).

Insuficiencia suprarrenal aguda. La insuficiencia suprarrenal aguda puede ocurrir como consecuencia de una crisis suprarrenal (intensificación fulminante de una insuficiencia suprarrenal crónica) o por una interrupción brusca del tratamiento prolongado con corticosteroides. En este caso, el objetivo del tratamiento es reponer el déficit de glucocorticoides circulantes y corregir la deficiencia en sodio y agua. Una pauta común es la administración de un bolo intravenoso de 100 mg/hora de hidrocortisona, seguido de un goteo de 10 mg/hora de este compuesto. Además, será necesario administrar líquidos isotónicos para evitar la deshidratación, la hiponatremia y la hiperpotasemia. La administración de dosis elevadas de glucocorticoides se acompaña de un importante efecto mineralocorticoide, por lo que no es necesario administrar esteroides de este tipo. Una vez alcanzada la mejoría del paciente, debe reducirse paulatinamente la dosis de corticosteroides hasta llegar a la dosis de mantenimiento generalmente por vía oral.

Hiperplasia suprarrenal congénita

La hiperplasia suprarrenal congénita se ha asociado con mutaciones que producen una función deficitaria de enzimas que participan en la biosíntesis de corticosteroides. Esta alteración origina un déficit en la síntesis de cortisol, que puede ir acompañada, o no, de una disminución de los niveles de aldosterona. La deficiencia de cortisol estimula la secreción hipofisaria de ACTH, y ésta, a su vez, promueve el crecimiento de la corteza suprarrenal. La forma más frecuente afecta a la enzima CYP21A2, que conduce a una menor producción de cortisol y que en el 30 % de los casos afecta también a la producción de aldosterona. El tratamiento más común de esta enfermedad es el empleo de glucocorticoides para evitar la secreción excesiva de ACTH. El fármaco de elección en adultos es la prednisona por la relación coste/beneficio y la semivida intermedia que posee. La administración normalmente es en una dosis única por la noche. El tratamiento infantil de elección es la hidrocortisona.

Tratamiento de enfermedades reumáticas

Los corticosteroides son el tratamiento de primera elección en las enfermedades reumáticas debido a su gran poder antiinflamatorio e inmunomodulador. La dosis empleada del glucocorticoide depende de la enfermedad, de su gravedad y de la respuesta y tolerancia del paciente. En la artritis reumatoide suelen emplearse glucocorticoides de forma crónica y en dosis bajas y crecientes hasta alcanzar la dosis mínima eficaz. El empleo de dosis elevadas (1 mg/kg/día) se reserva únicamente para casos graves de la enfermedad o exacerbaciones agudas de poliartritis crónica.

En general, la vía de administración es oral, aunque dependiendo del caso, pueden utilizarse otras vías (intramuscular, intravenosa, infiltraciones intraarticulares o periarticulares, cutánea o tópica). La vía intramuscular no es muy recomendable, ya que determina una biodisponibilidad muy irregular del fármaco. En ocasiones se emplea para el tratamiento de las crisis de gota y los brotes de artritis reumatoide. En casos graves, como complicaciones de lupus eritematoso sistémico o de las vasculitis, pueden administrarse bolos intravenosos de glucocorticoides como prednisona o metilprednisolona. En general, cuando se administra el corticosteroide por vía sistémica es preferible utilizar glucocorticoides de acción intermedia, que poseen menos efectos secundarios y suprimen en menor grado el eje hipotálamo-hipófiso-suprarrenal.

Cabe mencionar que en casos de artrosis no está indicado el empleo de glucocorticoides; sin embargo, en casos determinados o en estadios avanzados de la enfermedad que no responden a los tratamientos convencionales, se utilizan infiltraciones intraarticulares de corticosteroides de larga duración.

Tratamiento de enfermedades pulmonares

El empleo de corticosteroides en el tratamiento de numerosas enfermedades respiratorias ha crecido exponencialmente durante los últimos años, especialmente en el asma, pero también en la enfermedad pulmonar obstructiva crónica (EPOC), ciertas infecciones pulmonares, bronquiolitis, enfermedades pulmonares intersticiales, etcétera.

Asma bronquial

El tratamiento de elección en el asma lo constituyen los glucocorticoides, debido a su acción antiinflamatoria. Aunque inicialmente se emplearon preparados por vía sistémica con buen resultado, en la actualidad se utilizan corticosteroides por vía inhalatoria, que poseen una potente acción antiinflamatoria y escasa acción sistémica. Fundamentalmente la budesonida y la fluticasona se emplean en la terapia de mantenimiento del asma persistente leve y moderado. La dosis de budesonida es de 200-500 mg/día en el caso de asma persistente leve y de 200-1.000 mg/día en el caso de asma persistente moderado.

Los sistemas de administración más comunes son los inhaladores de polvo seco y los cartuchos presurizados con cámara inhalatoria o sin ella. En casos agudos o graves podría emplearse la vía oral o intravenosa. Por vía oral se utilizan pautas cortas, con administración de 30-40 mg/día de prednisona o equivalente durante un corto período de tiempo, recomendándose la reducción progresiva hasta la supresión del tratamiento o hasta alcanzar la dosis adecuada de mantenimiento. En el caso de agudizaciones asmáticas graves que no responden rápidamente al tratamiento con agonistas β_2-adrenérgicos de corta duración, se empleará la vía intravenosa, con dosis de 80-120 mg cada 6 horas de metilprednisolona, reduciéndose esta dosis a medida que remitan los síntomas.

Enfermedad pulmonar obstructiva crónica

El tratamiento de elección en la enfermedad pulmonar obstructiva crónica (EPOC) es el uso de broncodilatadores. Se recomienda el uso de corticosteroides inhalados en la EPOC moderada o grave en pacientes que no responden adecuadamente a los broncodilatadores. En este caso se emplean conjuntamente un corticosteroide inhalado y un agonista β_2-adrenérgico de larga duración.

La EPOC cursa con inflamación de las vías respiratorias y del parénquima pulmonar, por lo que el uso de corticoides sistémicos es de gran utilidad en las exacerbaciones de la EPOC, con dosis de 30 mg cada 6 horas durante 3 días, reduciéndose esta cantidad de forma gradual tras la mejoría del paciente.

Tuberculosis pulmonar

El tratamiento de la tuberculosis con corticosteroides no forma parte de la terapia habitual, ya que no afecta el curso de la enfermedad. Sin embargo, en casos graves que cursen con deterioro de la función pulmonar e hipoxemia grave y/o se acompañen de derrame pleural el empleo de glucocorticoides mejora los síntomas del paciente, además de acelerar la reabsorción del exudado pleural.

Enfermedades alérgicas

El tratamiento general de elección en los procesos alérgicos comunes son los fármacos antihistamínicos. Sin embargo, en el caso de reacciones alérgicas agudas o graves se emplea adrenalina por vía subcutánea o intravenosa, seguida de la administración intravenosa de 125 mg de metilprednisolona cada 6 horas hasta la remisión de los síntomas. En caso de urticaria o alergias de contacto se emplean pautas cortas y decrecientes de corticosteroides por vía oral. En el caso de la rinitis alérgica, la administración de antihistamínicos puede asociarse al empleo de corticosteroides tópicos nasales, que poseen bajos efectos sistémicos.

Enfermedades de la piel

La piel posee una gran capacidad de absorción de sustancias, por lo que la administración de corticosteroides por vía dérmica resulta de gran utilidad en numerosas enfermedades de la piel, como la dermatosis de tipo inflamatorio. El grado de absorción del fármaco dependerá del principio activo, del vehículo empleado y de la técnica de aplicación (oclusiva o no oclusiva). En términos generales, los corticosteroides se emplean en numerosas dermatosis, como eccemas, psoriasis, dermatitis, deshidrosis, atopia, alergias de contacto, quemaduras, picaduras de insectos, etc. En el caso del tratamiento por vía tópica hay que tener en consideración la potencia, la capacidad de penetración y la concentración de glucocorticoide administrado, para evitar en el mayor grado posible el paso del fármaco a la vía sistémica. En casos muy determinados de agudización de enfermedades dermatológicas se emplean corticosteroides por vía sistémica.

Enfermedades oftalmológicas

El empleo de corticosteroides en las enfermedades oftalmológicas se relaciona con procesos patológicos que afectan a los párpados y a la parte externa y la cámara anterior del ojo. En este caso, el uso de preparados en solución acuosa o en ungüentos produce efectos secundarios muy limitados y una alta eficacia en procesos como conjuntivitis, blefaritis, queratitis, etc. En el caso de enfermedades oculares que afecten a la cámara posterior del ojo o al nervio óptico, la vía de administración de elección es la sistémica. En caso de uveítis o trasplantes corneales se empleará el correspondiente corticosteroide por vía oral. La administración intravenosa de estos compuestos queda limitada a casos graves, como la compresión del nervio óptico, el rechazo de trasplantes corneales o las reacciones alérgicas graves. Es importante señalar que la administración oral de corticosteroides aumenta la presión ocular, por lo que en casos leves o moderados debe tenerse en cuenta esta limitación.

Enfermedades hematológicas

La administración de corticosteroides en enfermedades hematológicas se realiza por vía sistémica. En términos generales se utiliza prednisolona en dosis variables según la patología que se trate. Estos compuestos son de especial utilidad en procesos graves, como es el caso de la anemia aplásica, neutropenia autoinmune, anemia hemolítica autoinmune, leucemias, linfomas y trasplante de médula ósea.

Enfermedades gastrointestinales

El empleo de glucocorticoides es de gran utilidad en pacientes con colitis ulcerosa o con enfermedad de Crohn, especialmente durante brotes agudos de ambas enfermedades, así como en el inicio de casos moderados o graves de estos procesos patológicos. Por el contrario, en los casos leves sólo se emplearán estos compuestos cuando el tratamiento habitual

---

⚙ INDICACIONES TERAPÉUTICAS DE LOS CORTICOSTEROIDES

- En la insuficiencia suprarrenal, si es primaria se debe administrar tanto mineralocorticoides como glucocorticoides, y si es secundaria sólo glucocorticoides. En la hiperplasia suprarrenal congénita, dependiendo del fallo enzimático que la haya originado, se administran uno o los dos tipos de corticoides.

- En las enfermedades reumáticas, en casos graves, como el lupus eritematoso sistémico, se administran dosis altas y después, progresivamente, se disminuye la dosis.

- En las enfermedades alérgicas se administran como complemento al tratamiento primario.

- En el asma bronquial, los preparados se administran por inhalación, de modo que tienen menos efectos secundarios sistémicos.

- En las enfermedades inflamatorias del aparato gastrointestinal (colitis ulcerosa o enfermedad de Crohn) se administran por vía oral o tópica.

- En los trasplantes de órganos se administran junto con otros inmunosupresores.

- En las alteraciones de piel, ojos y oídos se administran por vía tópica.

no sea suficiente para controlar la enfermedad. En los brotes moderados se administra prednisona, 0,75-1 mg/kg/día, con pauta decreciente tras la remisión de los síntomas. El empleo de corticosteroides por vía tópica también ocupa un lugar destacado en el tratamiento de la enfermedad inflamatoria intestinal. La utilización de enemas líquidos, espumas o supositorios también forma parte del tratamiento de esta enfermedad. Aunque inicialmente se empleaban cortisol y prednisona, debido a su actividad antiinflamatoria limitada y su alta toxicidad han sido sustituidos por la administración de budesonida, que posee mayor eficacia antiinflamatoria y menor absorción sistémica.

Trasplante de órganos

El tratamiento con corticosteroides cobra especial relevancia en pacientes que van a recibir un trasplante, tanto antes como después de éste. Previamente a la intervención se administran dosis elevadas de glucocorticoides, en general prednisona, junto con agentes inmunosupresores, como la ciclosporina. Tras el procedimiento quirúrgico se instaura un tratamiento inmunosupresor de mantenimiento para evitar el rechazo, en cuyo caso se utilizan corticosteroides en dosis bajas junto con inmunosupresores.

FÁRMACOS ANTICORTICOIDEOS

Inhibidores de la biosíntesis de corticosteroides

Los inhibidores de la biosíntesis de corticosteroides se emplean para el diagnóstico de enfermedades de las glándulas suprarrenales así como para su tratamiento.

La **metirapona** o metopirona inhibe la actividad de la 11β-hidroxilasa (CYP11B1), disminuyendo la síntesis de cortisol y aldosterona. El déficit en la secreción de cortisol estimula la secreción hipofisaria de ACTH, incrementando sus niveles plasmáticos. Además, aumenta la producción de esteroides precursores de cortisol, como el 11-desoxicortisol y la 11-desoxicorticosterona. La metirapona, como se ha mencionado, disminuye la síntesis de aldosterona; sin embargo, no produce síntomas de déficit de mineralocorticoides, puesto que aumenta la síntesis de 11-desoxicorticosterona, y ésta también ejerce una acción mineralocorticoide. La metirapona se ha empleado en el síndrome de Cushing, aunque su función principal es como herramienta para el estudio de la función hipofisaria, ya que sirve para analizar la producción de ACTH por parte de la hipófisis en pacientes con insuficiencia suprarrenal. Los pacientes con síndrome de Cushing por hipersecreción hipofisaria de ACTH tienen una respuesta exacerbada a la metirapona. Sin embargo, cuando el síndrome de Cushing se debe a la producción ectópica de ACTH, el empleo de metirapona no afecta la concentración de ACTH plasmática. Tampoco se produce respuesta exacerbada a la metirapona en enfermos con insuficiencia suprarrenal de origen hipotalámico o hipofisario.

El **mitotano** es otro inhibidor que se emplea en carcinomas suprarrenocorticales irresecables y produce necrosis en las zonas reticular y fasciculada de la corteza suprarrenal.

La **aminoglutetimida** bloquea la síntesis al inhibir la 20,22-desmolasa (CYP11A1), enzima encargada de transformar el colesterol en pregnenolona. Además, inhibe otras enzimas, como la 11β-hidroxilasa (CYP11B1), dando lugar a una disminución de la síntesis de cortisol y aldosterona sin afectar la síntesis de androstenediona. La aminoglutetimida se emplea en el tratamiento del síndrome de Cushing. También inhibe las enzimas de otras glándulas que sintetizan esteroides, como el ovario y el testículo. El tratamiento con aminoglutetimida puede producir insuficiencia suprarrenal, por lo que es necesario administrarla junto con mineralocorticoides y glucocorticoides.

El **ketoconazol** es un antimicótico que en dosis elevadas inhibe la actividad de la 17,20-liasa y la 17β-hidroxilasa (CYP17) y, en dosis aún más elevadas, inhibe la 20,22-desmolasa (CYP11A1), bloqueando la síntesis de esteroides.

El **trilostano** inhibe la 3β-HED, reduciendo la síntesis de cortisol y aldosterona. Este fármaco se ha empleado en el síndrome de Cushing y en el hiperaldosteronismo primario.

Antagonistas de los corticosteroides

La **espironolactona** es un antagonista de los mineralocorticoides que se ha empleado en el hiperaldosteronismo primario y secundario. Dado que este compuesto cuenta con actividad antiandrogénica, para evitar este efecto se ha sustituido el grupo tioéster (-O-CO-CH₃) por un éster diferente (CO-OCH₃) eliminado así el efecto antiandrogénico. La **eplerenona** es uno de los nuevos antagonistas de la aldosterona, que inhibe selectivamente los receptores de mineralocorticoides. Se emplea en el tratamiento de la hipertensión y la insuficiencia cardíaca.

La **mifepristona** (RU486) es otro antagonista de los receptores de glucocorticoides. Aunque antagoniza la acción del cortisol, tiene mayor afinidad por los receptores de progesterona y es capaz de antagonizar la acción de esta hormona, produciendo el aborto al inicio del embarazo. En dosis elevadas la mifepristona actúa como antiglucocorticoide y por ello se utiliza en el tratamiento del síndrome de Cushing.

BIBLIOGRAFÍA

Becker DE. Basic and clinical pharmacology of glucocorticosteroids. Anesth Prog 2013; 60: 25-31.

Caplan A, Fett N, Rosenbach M, Werth VP, Micheletti RG. Prevention and management of glucocorticoid-induced side effects: A comprehensive review: A review of glucocorticoid pharmacology and bone health. J Am Acad Dermatol 2017; 76: 1-9.

Cole TJ. Glucocorticoid action and the development of selective glucocorticoid receptor ligands. Biotechnol Annu Rev 2006; 2: 269-300.

Dixit D, Bridgeman MB, Andrews LB, Narayanan N, Radbel J, Parikh A, Sunderram J. Acute exacerbations of chronic obstructive pulmonary disease: diagnosis, management, and prevention in critically ill patients. Pharmacotherapy 2015; 35: 631-48.

Furfaro F, Bezzio C, Ardizzone S, Massari A, de Franchis R, Maconi G. Overview of biological therapy in ulcerative colitis: current and future directions. J Gastrointest Liver Dis 2015; 24: 203-13.

Gionfriddo MR, Hagan JB, Hagan CR, Volcheck GW, Castaneda-Guarderas A, Rank MA. Stepping down inhaled corticosteroids from scheduled to as needed in stable asthma: systematic review and meta-analysis. Allergy Asthma Proc 2015; 36: 262-7.

Giordano TJ. Genetics: pinpointing a hotspot in adrenal Cushing syndrome. Nat Rev Endocrinol 2014; 10: 447-8.

Gong H, Liu L, Jiang CL. Chapter 39 - Nongenomic Effects of Glucocorticoids: Translation From Physiology to Clinic, Stress: Neuroendocrinology and Neurobiology 2019; 39: 395-400, Editor(s): George Fink, Academic Press, ISBN 9780128021750.

Gray J, Kogan J, Marrocco J, McEwen BSL. Genomic and epigenomic mechanisms of glucocorticoids in the brain. Nat Rev Endocrinol 2017; 13: 661-73.

Hilal-Dandan R, Brunton LL. Pharmacology of the Adrenal Cortex. In: eds. Goodman and Gilman's Manual of Pharmacology and Therapeutics, 2e. McGraw Hill; 2016. https://accesspharmacy.mhmedical.com/content.aspx?bookid=1810&.

Horita N, Hashimoto S, Miyazawa N, Fujita H, Kojima R, Inoue M y cols. Impact of corticosteroids on mortality in patients with acute respiratory distress syndrome: a systematic review and meta-analysis. Intern Med 2015; 54: 1473-9.

Lupien SJ, McEwen BS, Gunnar MR, Heim C. Effects of stress throughout the lifespan on the brain, behaviour and cognition. Nat Rev Neurosci 2009; 10: 434-45.

Lynch JP, Hunninghake GW. Pulmonary complications of collagen vascular disease. Annu Rev Med 1992; 43: 17-35.

Park HW, Tantisira KG, Weiss ST. Pharmacogenomics in asthma therapy: where are we and where do we go? Annu Rev Pharmacol Toxicol 2015; 55: 129-47.

Pelt AC. Glucocorticoids: effects, action mechanisms, and therapeutic uses. New York: Hauppauge, Nova Science, 2011.

Revollo JR, Cidlowski JA. Mechanisms generating diversity in glucocorticoid receptor signaling. Ann N Y Acad Sci 2009; 1179: 167-78.

Russell G, Lightman S. The human stress response. Nat Rev Endocrinol 2019; 15: 525-34.

Thomas W, Harvey BJ. Mechanisms underlying rapid aldosterone effects in the kidney. Annu Rev Physiol 2011; 73: 335-57.

Wolkowitz OM, Lupien SJ, Bigler ED. The «steroid dementia syndrome»: a possible model of human glucocorticoid neurotoxicity. Neurocase 2007; 13: 189-200.

Farmacología del calcio y del hueso

40

F. G. Hawkins Carranza y M. B. López Álvarez

CONTENIDOS

- Introducción
- Esqueleto adulto
- Remodelado óseo
- Fisiología y regulación de la homeostasis del calcio
  - Eje PTH-vitamina D
  - Eje FGF-23-*klotho*

- Requerimientos de calcio y vitamina D por el organismo
- Fármacos para el tratamiento de la pérdida ósea (osteoporosis)
- Fármacos para el tratamiento de la hipercalcemia

INTRODUCCIÓN

 El calcio es el quinto elemento más abundante del cuerpo humano, representando el 2 % del peso total. Es un componente importante para la estructura mecánica del esqueleto y para múltiples procesos celulares.

Los principales órganos involucrados en su regulación son el esqueleto, el intestino, las glándulas paratiroides y el riñón.

Un recién nacido tiene unos 20-30 g de calcio, frente a un adulto de 70 kg, que tiene alrededor de 1.300 g, de los cuales el 99 % se encuentra como **cristales de hidroxiapatita** (fase mineral del hueso), responsables de la fortaleza y fuente rápida de calcio para los sistemas biológicos y para el mantenimiento de la calcemia, mientras que el 1 % del calcio corporal se localiza en la sangre, líquidos extracelulares y tejidos blandos.

El organismo necesita disponer constantemente de calcio **(tabla 40-1)** para diversas reacciones, incluyendo la activación de las cascadas de coagulación, de moléculas de adhesión y de numerosas proteínas que modulan la excitabilidad neuronal y muchas funciones intracelulares. El calcio y el fósforo (sexto elemento más abundante) se encuentran asociados en el ser humano para constituir tejido óseo, al que confieren su rigidez en forma de **fosfato cálcico** en fase sólida.

El calcio circula en la sangre en forma libre o ligada. El 50 % que se encuentra en forma ligada se reparte en un 40 % unido a proteínas (principalmente a albúmina, el 90 %, y el resto a globulinas) y un 10 % unido a distintos cationes, como fosfato y citrato (forma compleja). El otro 50 % circula en forma libre (calcio iónico), que es la forma fisiológicamente activa. La forma compleja y el calcio iónico son ultrafiltrables. Las concentraciones de calcio total sérico oscilan

Tabla 40-1. Distribución cuantitativa del calcio en el organismo humano

Calcio corporal total: 1 kg
- 99 % en hueso
  - Inorgánico: 69 % (hidroxiapatita)
  - Orgánico: 22 % (colágeno 90 %)
- 1 % en sangre y líquidos extracelulares
  Calcio en sangre: 10 mg/100 ml
  - Difusible: 6,5 mg
    - Ionizado: 5,3 mg
    - Complejos: 1,2 mg
  - No difusible: 3,5 mg
    - Ligado a albúmina: 2,8 mg
    - Ligado a globulina: 0,7 mg

entre 8,5 y 10,5 mg/dl, mientras que los niveles de calcio ionizado son, en general, de 4,6 ± 0,1 mg/dl.

Alteraciones en la concentración de seroalbúmina pueden tener influencia en la determinación de calcio sérico total. El calcio se liga sobre todo a los grupos carboxilo de la albúmina, un proceso muy dependiente del pH. Las acidosis agudas disminuyen esta unión y aumentan el calcio ionizado, mientras que las alcalosis agudas aumentan dicha unión y disminuyen esta última fracción. A pH de 7,4, se estima que cada 1 g/dl de albúmina liga 0,8 mg/dl de calcio, lo que puede utilizarse para obtener el calcio corregido. Otra fórmula utilizada es la siguiente:

$$\text{Calcio corregido (mg/dl)} =$$
$$= \text{Calcio total determinado (mg/dl)} + 0,8 \times [4 - \text{albúmina (g/dl)}]$$

ESQUELETO ADULTO

El esqueleto adulto se compone de 126 huesos apendiculares y 80 axiales. Desde el punto de vista estructural, el 80 % es hueso cortical y el 20 % trabecular. La proporción de ambos varía en los

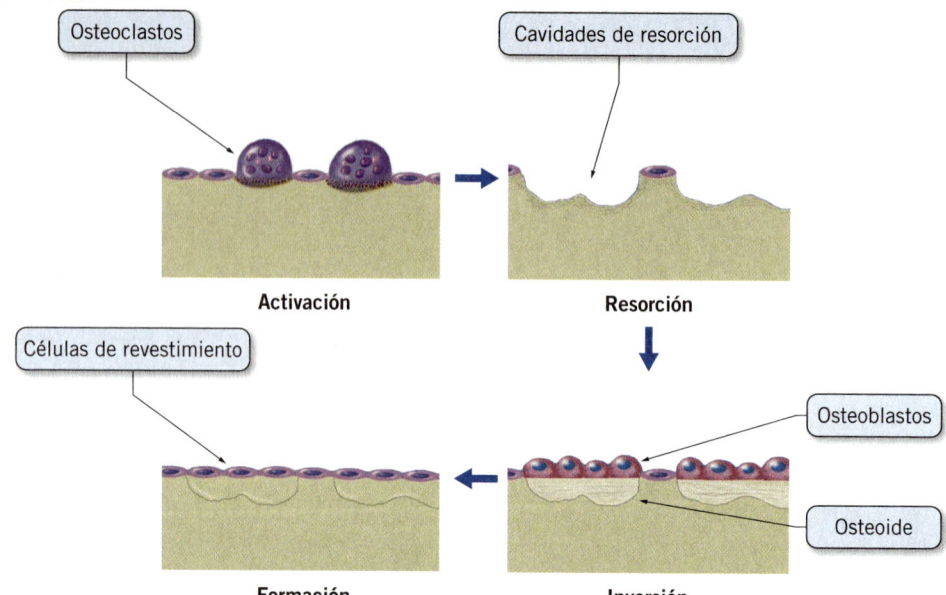

Figura 40-1. Fases del remodelado óseo. El remodelado óseo (*turnover*) es el resultado de la destrucción inicial del hueso (resorción) y de su posterior reposición (formación). Los osteoclatos, células multinucleadas, son los responsables de la resorción, mientras los osteoblastos, células mononucleadas, son los encargados de la síntesis y mineralización de la matriz ósea. En la fase inicial, los precursores hematopoyéticos de los osteoclastos migran, maduran e inician la resorción (fase de activación). La actividad cesa por parte de los osteoclastos, intervienen los macrófagos y se estimula acoplamiento por citocinas y otros factores (fase de inversión). En la fase de formación se produce la síntesis y mineralización de la matriz osteoide por los osteoblastos.

diferentes huesos del organismo; así, es de ¼ cortical y ¾ trabecular en las vértebras, frente a aproximadamente la mitad de ambos en la diáfisis radial. El 80-90 % del hueso cortical está calcificado, lo que le confiere mayor dureza, frente al 15-25 % del trabecular, que contiene mayor cantidad de médula ósea, vasos sanguíneos y tejido conectivo. El hueso trabecular cumple una función más metabólica, y el hueso cortical tiene funciones protectoras y mecánicas en mayor proporción. En general, las diáfisis de los huesos largos se componen fundamentalmente de hueso cortical, mientras que en las metáfisis y las epífisis hay más hueso trabecular, con una cortical que lo rodea más fina. El recambio óseo se estima en el 2-3 % anual en el hueso cortical y muy superior en el trabecular (cinco veces más).

REMODELADO ÓSEO

Los huesos del esqueleto están sujetos a un **remodelado** constante durante toda la vida. El hueso en los adultos se renueva de tal manera que el hueso antiguo es reabsorbido y el hueso nuevo se forma para reemplazarlo. Se reconocen varias fases, que incluyen resorción por los **osteoclastos** y formación por **osteoblastos**. La función principal de estos ciclos es reparar el microdaño óseo y aumentar la fuerza ósea a los estímulos mecánicos.

El ciclo del remodelado se compone de cuatro fases secuenciales **(fig. 40-1)**: activación, resorción, inversión y formación. En la fase de activación se produce el reclutamiento y activación de precursores macrófagos mononucleares (preosteoclastos) de la circulación a la superficie ósea, con fusión de estas células para formar preosteoclastos multinucleados. Éstos se ligan a la matriz ósea a través de receptores de integrinas en sus membranas celulares y péptidos en la matriz ósea que contienen arginina, glicina y asparagina, para formar una zona anular de sello. En la fase de resorción los osteoclastos segregan iones hidrógenos mediante bombas de H⁺-ATPasa y canalículos de cloruros en sus membranas celulares, para disminuir el pH en esta zona anular y disolver el mineral. Además, producen fosfatasa tartrato ácido-resistente, catepsina K y metaloproteinasas, que colaboran digiriendo la matriz proteica.

Durante la fase de reversión o inversión se produce el inicio de la formación, a través de la liberación de factores de la matriz proteica como el factor de crecimiento transformante beta (TGF-β), el factor de crecimiento análogo de la insulina tipo 1 (IGF-1) y la proteína morfogénica del hueso (BMP). Por último, la fase de formación ósea se caracteriza por la síntesis de nueva matriz osteoide por los osteoblastos, que a continuación, en un plazo de 4-6 meses, termina mineralizándose.

En la regulación del remodelado óseo intervienen múltiples péptidos y factores y, en especial, la denominada vía RANKL/RANK/OPG **(fig. 40-2)**. Los participantes de esta vía molecular incluyen el RANKL (ligando del receptor del factor nuclear kappa B [RANK]), miembro de la familia de factores de necrosis tumoral, su receptor «señuelo» RANK y la osteoprotegerina (OPG), que es un receptor «señuelo» soluble para el RANKL. El RANKL se expresa en la superficie de los osteoblastos y, a través de su unión a RANK, su receptor en los precursores de osteosclastos, potencia la maduración y la resorción óseas de los osteoclastos. Los efectos osteoclásticos de RANKL pueden ser atenuados por OPG, también segregada por los osteoblastos. Además del TGF-β, otros factores de crecimiento pueden ser liberados durante la resorción y ejercer efectos estimulantes de este proceso, entre ellos, el BMP-2, el factor de crecimiento fibroblástico (FGF), el factor de crecimiento derivado de plaquetas (PDGF) y los IGF.

El final de cada ciclo de remodelado es la producción de nuevas osteonas en estas zonas; el balance óseo será, por lo tanto, la diferencia entre el hueso viejo reabsorbido y el nuevo formado.

FISIOLOGÍA Y REGULACIÓN DE LA HOMEOSTASIS DEL CALCIO

La homeostasis del calcio es estrechamente regulada a través de un sistema hormonal integrado por flujos bidireccionales del calcio y fósforo, que se producen principalmente en el intestino, el hueso y el riñón **(fig. 40-3)**. Se estima que un adulto sano ingiere aproximadamente entre 800 y 1.000 mg diarios de calcio, de los cuales se absorben entre 200 y 400 mg, siendo eliminados por las heces unos 800 mg

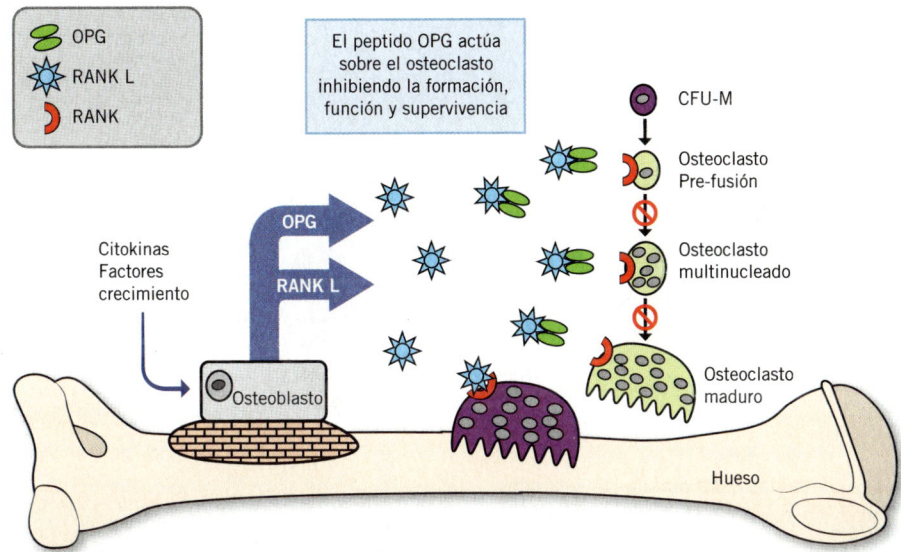

Figura 40-2. Vía RANK, RANKL y osteoprotegerina a (OPG). El RANK ligando (RANKL) ha sido identificado como un mediador importante de la formación, función y supervivencia de los osteoclastos. El RANKL es un polipéptido del grupo de proteínas II transmembrana expresado en la superficie del osteoblastos y liberado en forma soluble. La maduración de los precursores de los osteoclastos a células multinucleares y finalmente a osteoclastos activos se inicia cuando el RANKL se liga a su receptor RANK. La OPG liga y neutraliza los efectos del RANKL, inhibiendo la resorción ósea. La OPG es, por tanto, un inhibidor de la diferenciación y función de los osteoclastos. La expresión coordinada de ambos, RANKL y OPG, es necesaria para la regulación de la resorción y formación osea, fundamentalmente a través de controlar la actividad de RANK en los osteoclastos. (Adaptada de Boyle NJ Nature 2003:423.337-42.)

y se pierden otros 200 mg por las secreciones intestinales. Por vía renal se filtran 10 g diarios de calcio, siendo eliminados por orina entre 100 y 300 mg de calcio, y se reabsorben la casi totalidad por el túbulo renal. El 65-70 % es reabsorbido en el túbulo proximal, el 20 % en el asa de Henle y el resto en el túbulo distal. Hay dos mecanismos involucrados en esta reabsorción: el pasivo paracelular (80 %), el más importante, seguido de la reabsorción activa. Este proceso es paralelo al transporte de sodio y agua. El proceso activo de reabsorción del calcio a nivel renal es mediado por un aumento del cotransportador Na/K/Cl y a través de los canales de TRVP5 *(transient receptor potential channel)*, que transfieren el calcio al interior de las células tubulares. El hueso mantiene su reservorio estable gracias a que por cada 500 mg de calcio liberados otra cantidad similar diaria es depositada en el hueso. Se calcula que la absorción neta de calcio es de aproximadamente 200 mg/diarios.

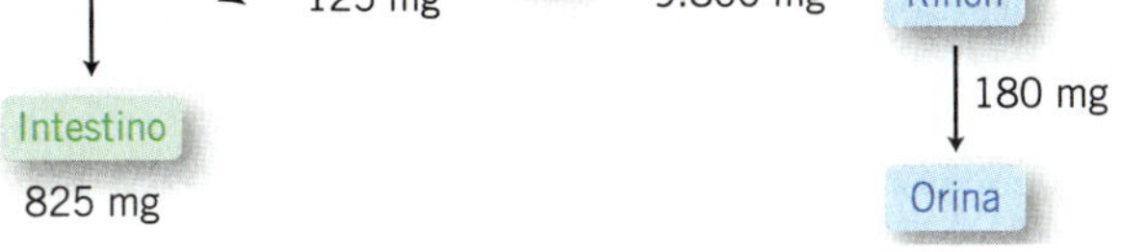

Eje PTH-vitamina D

La hormona paratiroidea humana (PTH) es un polipéptido de 84 aminoácidos **(fig. 40-4)**, producido en las glándulas paratiroides, cuya secreción es regulada por un receptor sensor de calcio (CaSR), que responde a descensos del calcio sérico ionizado, aumentando la secreción de PTH. La PTH estimula la producción de 1,25(OH) vitamina D y disminuye la excreción urinaria de calcio. También favorece la salida de calcio del hueso. La PTH tiene que ligarse a su receptor (PTHR1) acoplado a proteínas G, en los osteoblastos, osteocitos y células renales. Los acontecimientos posteriores incluyen la activación del sistema adenililciclasa-$G_{\alpha s}$, lo que a su vez induce la producción de AMP cíclico y la subsiguiente activación de la proteincinasa A, y por otro lado también la activación de la fosfolipasa y la proteincinasa C al estimular las proteínas $G_{\alpha q}$. La PTH regula a la baja la secre-

Figura 40-3. Órganos implicados en el mantenimiento de los niveles extracelulares de calcio en el organismo. El organismo no es capaz de mantener y cubrir las necesidades de calcio sin disponer de una fuente externa. Las cantidades recomendadas de calcio en la dieta oscilan para los adultos entre 1 y 1,2 g, pero el intestino tiene una eficiencia limitada de absorción del 30-40 %. Por otro lado, otros procesos como la secreción biliar y pérdidas celulares pueden aumentar esta cantidad, lo que hace que la absorción neta sea de aproximadamente un 20 %. El calcio en sangre es filtrado continuamente, pero el riñón reabsorbe casi el 98 %; también el hueso es dinámico, e intercambia y remodela una cantidad similar de 0,5 g de calcio. Todo este proceso contribuye a mantener los niveles necesarios en sangre.

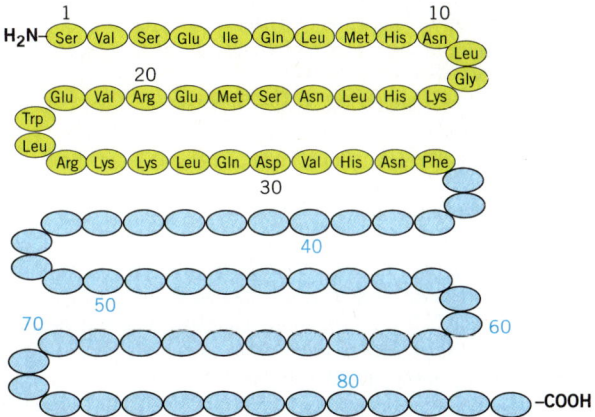

Figura 40-4. La hormona paratiroidea humana es un polipéptido monocatenario de 84 aminoácidos, con un peso molecular de 9,425 kDa. La región aminoterminal 1-34 posee actividad biológica y resulta suficiente para regular la homeostasis de los iones minerales.

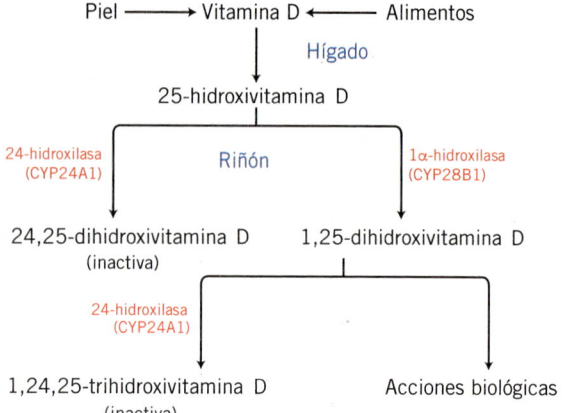

Figura 40-5. Metabolismo de la vitamina D. La vitamina D_3 se produce esencialmente en el organismo por la irradiación del 7-dehidrocolesterol a previtamina D_3 en la piel, y el subsiguiente paso a lumisterol y taquisterol, que son biológicamente inactivos. Después de esta síntesis cutánea, la vitamina D_3 y la de origen vegetal (vitamina D_2) son transportadas por una proteína a sus depósitos en tejido graso y muscular, y también son llevadas al hígado para su conversión a 25-hidroxivitamina D, que circula en sangre y es convertida a nivel del túbulo renal a $1,25[OH]_2D_3$, metabolito activo, y $24,25[OH]_2D_3$, metabolito inactivo. A este nivel, la elevación de PTH y disminución de FGF-23 y de calcio séricos estimulan la producción de $1,25[OH]_2D_3$, mientras que la disminución de la PTH y elevaciones de FGF-23 y de $1,25[OH]_2D_3$ dirigen la síntesis hacia $24,25[OH]_2D_3$.

ción de esclerostina, un importante inhibidor de la formación ósea, sobre todo en los osteocitos. En el túbulo renal, la PTH aumenta la producción de 1,25-hidroxivitamina D $(1,25[OH]D_3)$, estimulando la actividad de la enzima CYP27b1 e incrementando la reabsorción de calcio por el túbulo distal mediante estimulación y regulación del péptido TRPV5.

La **vitamina D (fig. 40-5)** es un esteroide liposoluble presente en dos formas en la dieta (**vitaminas D_2 y D_3**) y que también puede ser sintetizada en la piel (**vitamina D_3**) a partir del 7-deshidrocolesterol por la acción de la luz ultravioleta que escinde el anillo B para dar lugar a la previtamina D_3. Ésta puede ser transformada en parte a taquisterol y lumisterol por la luz solar. Este compuesto es transportado en la sangre principalmente por una proteína, la proteína transportadora de vitamina D (DBP) (85 %) y, en menor cantidad, por la albúmina (15 %), sufriendo luego varias transformaciones metabólicas. El hígado tiene un enzima 25-hidroxilasa que cataliza la hidroxilación de este compuesto en posición 25 (25-hidroxilasa/CYP27B1) a 25-hidroxivitamina D (calcidiol) que es la forma más cuantiosa circulante de los metabolitos, y posteriormente llega al riñón para ser objeto de otra hidroxilación (1α-hidroxilasa) a **calcitriol** o 1,25-dihidroxivitamina D $(1,25[OH]_2D_3)$, que es la forma más activa de esta vitamina, o bien a 24,25-dihidroxivitamina D $(24,25[OH]_2D_3)$ (CYP24A1), considerado el paso al catabolismo de esta vitamina. El túbulo renal distal es el sitio más importante de la síntesis del calcitriol.

A nivel **gastrointestinal** el $1,25[OH]_2D_3$ aumenta la absorción de calcio intestinal, con efecto máximo en los períodos del crecimiento, embarazo y lactancia. La eficiencia de esta absorción también aumenta durante el ayuno prolongado y disminuye con la edad. La mayor absorción de calcio ocurre en el duodeno y yeyuno. Los requerimientos de calcio por el organismo estimulan la síntesis de proteínas de transporte activo, capaces de incrementar esta acción en un 45 %. Esta absorción transcelular intestinal activa se realiza por: *a)* vía expresión de TRPV6, proteína transportadora de los canales de calcio; *b)* asociado a una anexina 2 calbindina-D9K, y *c)* en menor escala por un sistema de extrusión Ca^{2+}-ATPasa a nivel de la membrana basolateral (PMCA1b).

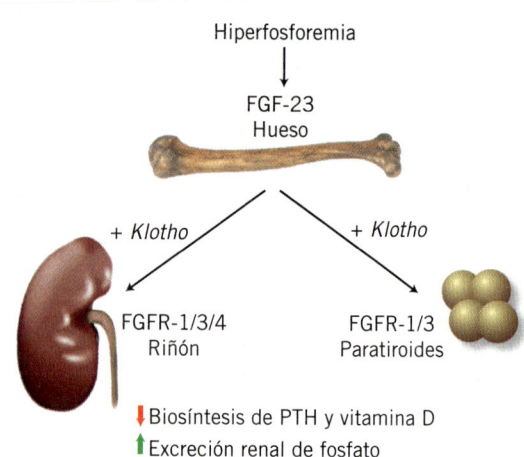

Figura 40-6. Papel de FGF-23, *klotho* y glándulas paratiroides en el eje hueso-riñón-vitamina D. El FGF-23 es segregado por el osteocito y osteoblastos óseos en respuesta a elevaciones del fósforo en sangre, y va a tener efectos en el riñón y glándulas paratiroides. En ambos tejidos, primero se une al cofactor *klotho* y posteriormente a sus respectivos receptores. El resultado final es, a nivel renal, la inhibición de la reabsorción de fosfato y de la síntesis de vitamina D (1,25OHD) por represión de la 1α-hidroxilación y aumento de la actividad de la 24 hidroxilasa, y a nivel de las glándulas paratiroides, disminución de la biosíntesis de PTH. FGFR: receptor de FGF.

La PTH estimula la resorción ósea, siendo uno de los mecanismos básicos para la homeostasis cálcica, sobre todo en condiciones de hipocalcemia. La estimulación de la resorción ósea por los osteoclastos se realiza indirectamente, a través de un efecto primario sobre los osteoblastos. En los osteoblastos, la PTH estimula la salida de calcio y fósforo mediante el estímulo del RANKL, el cual, a su vez, favorece la diferenciación y proliferación de los osteoclastos. Por otro lado, al aumentar la producción de $1,25[OH]_2D_3$ por el túbulo renal, se estimula la absorción intestinal de ambos iones, calcio y fosfato. A través de todos estos efectos combinados con salida de calcio del hueso, recuperación de calcio por el riñón y aumento de la absorción intestinal, se restaura la calcemia normal. Las cifras de fósforo en sangre se mantienen normales debido a que la PTH también disminuye la reabsorción tubular renal de este ion.

Eje FGF-23-*klotho*

Los estudios sobre este eje han revelado su participación en varios procesos metabólicos (**fig. 40-6**):

1. El FGF-23 producido por los osteoblastos y osteocitos, actúa a nivel renal y en la síntesis de vitamina D. El FGF-23 disminuye la expresión de los transportadores renales de fosfato (NPT2a y NPT2c). Las concentraciones séricas de FGF-23 son controladas por los niveles de fosfato en sangre: niveles elevados estimulan su producción, mientras que los bajos la reducen. El cofactor necesario para estas acciones es el α-*klotho* producido por el riñón, que, en asociación con el FGFR1, constituye el receptor para FGF-23. El FGF-23 reduce la expresión y actividad de los cotransportadores del fosfato en el túbulo renal proximal y posiblemente también a nivel intestinal. El $1,25[OH]_2D$ tiene efectos estimulatorios sobre la expresión de FGF-23 a nivel óseo a través de activar el receptor nuclear VDR.

2. FGF-23 actúa a nivel de la glándula paratiroides con su cofactor klotho, inhibiendo la producción de PTH y, por tanto, la síntesis de vitamina D. Elevaciones inapropiadas de FGF-23 o de *klotho* se asocian con disminución de $1,25[OH]_2D_3$ y de fosfatos séricos, mientras que, al contrario, niveles bajos o inefectivos de FGF-23 ocasionan un aumento del $1,25[OH]D_3$, que se acompaña de hipercalcemia y de hiperfosfatemia.

REQUERIMIENTOS DE CALCIO Y VITAMINA D POR EL ORGANISMO

Una ingesta adecuada de calcio es necesaria para evitar su pérdida ósea. El Instituto de Medicina Americano (IOM, 2011), recomienda las siguientes ingestas diarias de calcio: 1-3 años, 700 mg; 4-8 años, 1.000 mg; 9-18 años, 1.300 mg; 19-50 años, 1.000 mg; 51-70 años, 1.000-1.200 mg (varones/mujeres); y > 71 años, 1.200 mg.

La absorción máxima de calcio elemento en una toma no debe superar los 500 mg, debiendo por tanto el resto darse en múltiples dosis a lo largo del día. Los requerimientos de vitamina D recomendados por la IOM son: 1-70 años, 600 UI/diarias, y para mayores de 71 años, 800 UI/diarias. También se han definido de acuerdo con los niveles séricos de 25OHD los criterios de deficiencia (< 20 ng/ml), insuficiencia (21-29 ng/ml) y suficiencia (> 30 ng/ml) de la vitamina D.

FÁRMACOS PARA EL TRATAMIENTO DE LA PÉRDIDA ÓSEA (OSTEOPOROSIS)

En los últimos años, se han introducido nuevos fármacos más efectivos para el tratamiento de la osteoporosis. Sin embargo, los consejos de estilo de vida, evitando factores de riesgo como tabaquismo, ingesta alcohólica, mantener peso corporal adecuado y prevención de las caídas, son aspectos esenciales.

Calcio y vitamina D

Se han confirmado beneficios de la suplementación de calcio oral sobre el hueso axial. La densidad mineral ósea aumenta cerca del 1 % el primer año, pero no continúa en los siguientes años, por lo que su efecto sobre fracturas es pequeño. La adición de calcio oral a la medicación antiosteoporótica no aumenta sus efectos sobre la densidad mineral ósea, habiéndose demostrado que los bisfosfonatos previenen las fracturas sin la administración simultánea de calcio. De todas maneras, se recomienda la ingesta de calcio oral > 500 mg/diario, de origen alimenticio preferentemente.

Niveles séricos bajos de vitamina D tienen efectos adversos sobre el esqueleto y pueden contribuir al desarrollo de osteoporosis, pero la suplementación aislada con esta vitamina D no se ha demostrado que reduzca las fracturas. Los estudios realizados con poblaciones con niveles medios reducidos de 25OHD (14,42 ng/ml), suplementadas con 800 UI de vitamina D y 1.200 mg de calcio diarios, describieron disminuciones de fracturas de cadera y no vertebrales del 43 y 32 %, respectivamente, en 18 meses utilizando radiología convencional.

Sin embargo, estudios más recientes señalan que sólo en sujetos con niveles séricos de 25OHD ≤ 12 ng/ml hay efectos beneficiosos sobre la densidad mineral ósea, que no se registran en los sujetos con niveles superiores a estos valores. En el estudio VIDA, la administración de 100.000 UI de vitamina D por espacio de 3 años no consiguió reducir las fracturas en sujetos con niveles basales de 25OHD de 26 ng/ml. En resumen, diversos estudios tan sólo han podido demostrar que la administración de vitamina D tiene un efecto moderado en la pérdida ósea en sujetos con deficiencia grave de vitamina D, pero no que reduce el riesgo de fractura. La exposición regular y segura a la luz solar, junto con suplementos de vitamina D (400-1.000 UI/diarias) se indican para la prevención del déficit de vitamina D, sobre todo en el anciano frágil. En situaciones de déficit de vitamina D, el tratamiento con antirresortivos puede inducir hipocalcemia.

Existen en la actualidad fármacos indicados para estimular la formación del hueso (osteoanabólicos) o bien frenar la resorción ósea, cuando es necesario prevenir y tratar la pérdida ósea para evitar fracturas.

⊛ MEDIDAS Y FÁRMACOS PARA EL TRATAMIENTO DE LA OSTEOPOROSIS

I Medidas básicas

- Calcio y vitamina D
- Modificaciones en el estilo de vida: cese del consumo de tabaco, ingesta de alcohol moderada, peso ideal.

II Fármacos antirresortivos

- Bisfosfonatos:
  - Alendronato.
  - Risedronato.
  - Ibandronato.
  - Pamidronato.
  - Ácido zoledrónico.
- Estrógenos y SERMs (moduladores selectivos de los receptores estrogénicos):
  - Raloxifeno.
  - Tibolona.
- Anticuerpos monoclonales contra RANKL:
  - Denosumab.

III Anabólicos

- Afines a la PTH:
  - Análogo PTH: teriparatida.
  - Análogo PTHRP: abaloparatida.
- Anticuerpo monoclonal contra la esclerostina:
  - Romosozumab.

Antirresortivos

Bisfosfonatos

Son compuestos sintéticos análogos del pirofosfato inorgánico **(fig. 40-7)**, en los que el átomo de oxígeno que une los dos fosfatos es reemplazado por el carbono, lo que los hace resistentes a la degradación biológica. Tienen además dos cadenas laterales R1 y R2 que han permitido la síntesis de diferentes compuestos: sustituciones por grupos hidroxilos en R1 potencian la afinidad por los cristales de calcio, y la presencia de átomos de nitrógenos en R2 confieren una mayor potencia y determinan su mecanismo de acción. Se dividen en dos grupos **(fig. 40-8)**: los que contienen un grupo nitrogenado y son más potentes (**alendronato, risedronato, ibandronato, pamidronato y ácido zoledrónico**) y los que no contienen este grupo (**clodronato, etidronato y tiludronato**). Menos del 1 % del BF administrado por vía oral es absorbido, por ello se recomienda su ingesta con agua y en ayunas aproximadamente media hora antes de comidas. Alrededor del 50 % se fija en las zonas activas de remodelado del hueso y el resto es eliminado sin metabolizar por la orina. Una vez en la superficie ósea, los BF inhiben la resorción y son incluidos en el hueso, donde pueden permanecer por mucho tiempo; en algunos casos se ha estimado en 10 años. Esta disminución de la resorción ósea se acompaña de un desacoplamiento del remodelado óseo, con un enlentecimiento de la formación ósea, alcanzándose en 3-6 meses un nuevo tiempo de remodelado, que permanece constante durante la terapia. Esto se traduce en un aumento de la densidad mineral ósea, mejora de la arquitectura trabecular y cortical, y reducción de la apoptosis osteocitaria. Cuando los osteoclastos empiezan la resorción ósea, el BF liberado durante este proceso daña la capacidad de

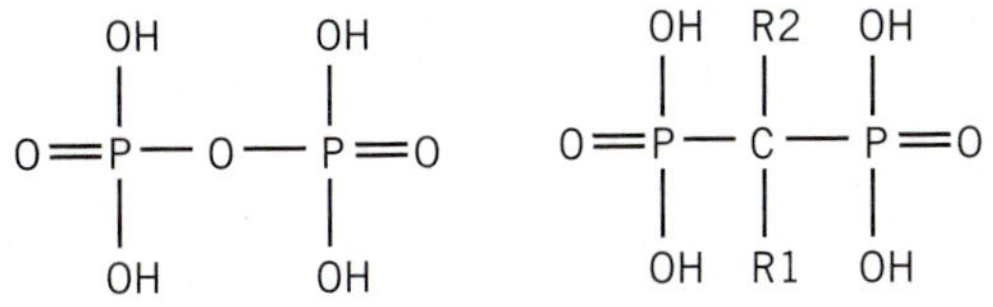

Figura 40-7. Estructura química del pirofosfato y los bisfosfonatos.

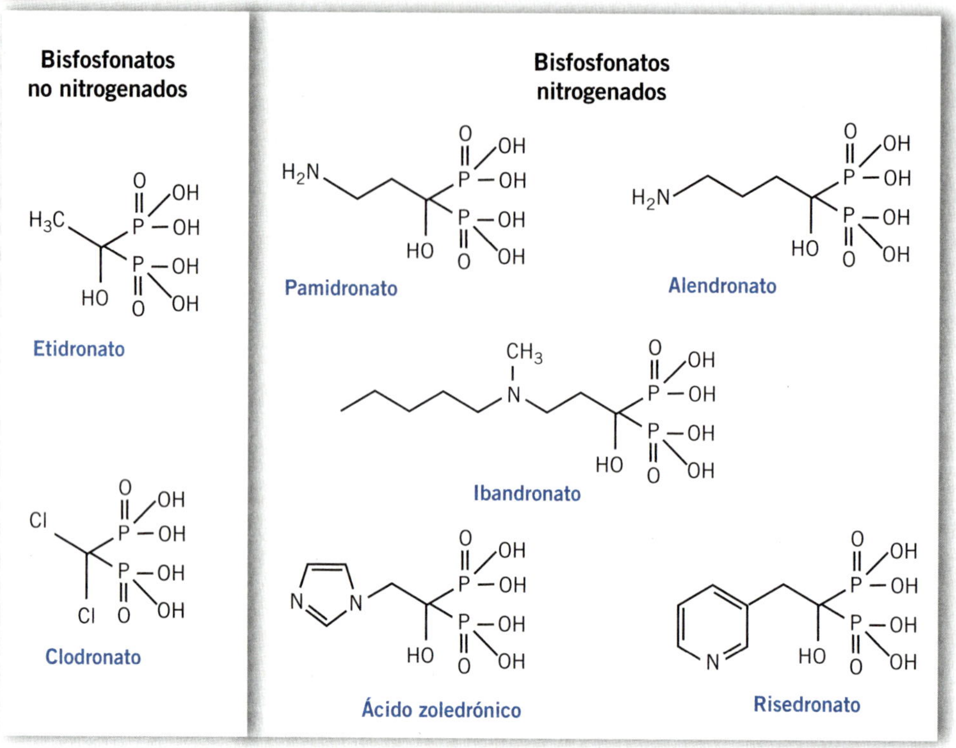

Figura 40-8. Estructura química de los bisfosfonatos.

estas células para formar bordes rugosos, para la adherencia a la superficie ósea y para producir protones necesarios para continuar la resorción. Por otro lado, los BF reducen el desarrollo de precursores de los osteoclastos y promueven su apoptosis.

Los BF que no contienen nitrógeno son metabolizados por los osteoclastos a metabolitos que realizan intercambios con la molécula terminal de pirofosfato del ATP, neutralizando su utilización como fuente energética e induciendo su apoptosis. En cambio, los BF que contienen nitrógeno actúan a nivel de la vía del mevalonato inhibiendo la enzima farnesil pirofosfato sintasa y, por tanto, se interrumpe la prenilación proteica necesaria para el citoesqueleto. La capacidad de inhibir esta enzima va a depender de la potencia de estos antirresortivos.

El primer BF introducido en clínica fue el etidronato, para el tratamiento de la enfermedad de Paget, aunque se demostró como débil antirresortivo. Todos los BF son capaces de aumentar la masa ósea, que llega a su meseta tras 3-4 años de tratamiento. Aunque hay diferencias entre ellos, el efecto es mayor sobre el hueso trabecular.

La eficacia de los aminobisfosfonatos en reducir las fracturas vertebrales se estima en un 50-70 %, respecto a las fracturas de cadera (un 40 %), y todas las no vertebrales, en un 20-30 %.

Tras cesar el tratamiento con BF los efectos antirresortivos se mantienen de forma variable. Con alendronato pueden durar 1-2 años, 6 meses con el risedronato, pocos meses con el ibandronato y los efectos del zoledronato pueden alcanzar más de 5 años.

Los BF por vía oral se asocian a frecuentes efectos adversos gastrointestinales (reflujo gastroesofágico, esofagitis, úlceras esofágicas), en un 20-30 % de los pacientes, siendo más graves en los nitrogenados, pero su incidencia es muy baja si son adecuadamente administrados. Se recomienda ingerirlos en posición erecta y mantenerla 30 minutos para minimizar el reflujo gastroesofágico; están contraindicados en pacientes con trastornos gastrointestinales. La utilización del zolendronato por vía intravenosa (i.v.) evita estos problemas. Están contraindicados en pacientes con insuficiencia renal grave (FG < 30 m/min).

Los BF intravenosos pueden asociarse con una reacción aguda en 24-72 horas postinfusión caracterizada por fiebre, mialgias y artralgias, que suele responder a los antipiréticos y que no suele durar más de 2-3 días. En un 1 % de los tratados se describe uveítis, que responde a corticoides tópicos. En casos de déficit grave de vitamina D (25OHD), pueden inducir hipocalcemia, por lo que se recomienda su suplementación en estos casos.

Los posibles efectos a largo plazo sobre la fragilidad ósea están en relación con la disminución del remodelado óseo inducido por los BF. Se describe riesgo para fracturas atípicas caracterizadas por ser transversas subtrocantéreas del fémur, con mínimo astillamiento y producidas sin o con poco traumatismo. Su frecuencia aumenta con la duración del tratamiento, sugiriéndose que el tratamiento con los BF orales por menos de 5 años podría reducir este riesgo, que se ha estimado en 13 por 10.000 pacientes-año cuando la duración es mayor.

Finalmente, la osteonecrosis del maxilar (exposición del hueso maxilar que no cicatriza después de 6-8 semanas de adecuado tratamiento y en ausencia de radioterapia o tumores) ha sido descrito sobre todo en pacientes con enfermedades malignas tratados con dosis intravenosas de BF y con factores de riesgo (infecciones dentales, glucocorticoterapia, implantes dentales, etc.). Su incidencia se ha descrita en 2-10 por 10.000 pacientes-año, tratados con antiosteoporóticos. No hay datos que avalen la asociación de fibrilación auricular y el tratamiento con zolendronato, aunque se recomienda precaución en pacientes con enfermedad cardíaca previa.

Denosumab

Se trata de un anticuerpo monoclonal humano contra el RANKLL (receptor activator of nuclear factor kappa B ligand), factor de diferenciación osteoclástica. Actúa bloqueando la resorción ósea de los osteoclastos al competir con el RANKL por los sitios de unión de RANK a nivel de los precursores de los osteoclastos. La interacción normal de RANKL/RANK es responsable de la activación, migración, diferenciación y fusión de las células del linaje osteoclástico para iniciar el proceso de la resorción ósea.

El denosumab, a dosis de 60 mg subcutáneos cada 6 meses, aumenta la densidad mineral ósea en la osteoporosis posmenopáusicas tanto a nivel de columna como de cadera. Similar a otros antiresortivos, la deficiencia de vitamina D debe corregirse para evitar hipocalcemias al iniciar su tratamiento. Se puede observar una disminución rápida de los marcadores óseos de resorción a niveles no detectables en días, y de los marcadores óseos de formación en pocos meses en un 60 %. El aumento de la densidad mineral ósea es importante y se mantiene en los estudios alrededor de 10 años. La reducción de fracturas vertebrales se ha cifrado en un 68 %, y la de fracturas de cadera, en un 40 %. Sin embargo, los marcadores de resorción aumentan rápidamente a los 7-9 meses, volviendo los valores de densidad mineral a cifras iniciales a los 18 meses de la última inyección.

El principal problema con el denosumab ha sido la descripción de un aumento significativo de fracturas vertebrales a los 12 meses de su cese, llegando en un tercio de estas pacientes a ser múltiples. La duración del tratamiento y la presencia de deformidades vertebrales previas al inicio del tratamiento son factores de riesgo.

Es un fármaco en general bien tolerado. En algo más del 5 % pueden presentarse lumbalgias y dolor de extremidades, hipercolesterolemia y cistitis. Se han descrito casos de osteonecrosis del maxilar y de fracturas atípicas en pacientes con osteoporosis en tratamiento con denosumab. Debe tenerse precaución sobre su efecto en el sistema inmune, en especial infecciones que requieran hospitalización (diverticulitis, neumonías, celulitis). *Rash* cutáneos y eccemas se han señalado como más frecuentes.

Estrógenos y modulares selectivos de los receptores estrogénicos

El tratamiento con estrógenos solos o combinados con progesterona es eficaz en reducir la pérdida ósea y el riesgo de fracturas osteoporóticas vertebrales y no vertebrales en mujeres posmenopáusicas. Los estrógenos disminuyen la sintomatología de la menopausia y el riesgo de osteoporosis, pero su uso prolongado se ha asociado con cáncer de mama, trombosis venosa y accidentes cerebrovasculares. Su asociación con progesterona es adecuada para disminuir algunos de estos riesgos, en particular el cáncer endometrial. En el estudio *Women Health Initiative*, los estrógenos equinos conjugados lograron reducir las fracturas de columna y cadera en un 34 %. Por tanto, su uso en mujeres dentro de los 10 años de posmenopausia y con elevado riesgo de fracturas requiere valorar los beneficios frente a los riesgos.

Los moduladores selectivos de los receptores estrogénicos (SERM) son fármacos que se ligan a los receptores estrogénicos en diferentes tejidos, con efectos agonistas o antagonistas. El **raloxifeno** se comporta como agonista a nivel óseo, inhibiendo la resorción ósea, aumentando la densidad mineral ósea y disminuyendo el riesgo de fracturas en la posmenopausia, mientras que a nivel de los receptores mamarios y uterinos actúa como antagonista, disminuyendo el riesgo de cáncer de mama. Se comporta como un débil antirresortivo, reduciendo el riesgo de fracturas vertebrales, pero no de las no vertebrales.

Anabólicos

Son fármacos que se comportan como osteoformadores, con mayor efecto en la reducción de fracturas en comparación con los antirresortivos. Se subdividen en dos clases, con diferente mecanismo de acción: agonistas de los receptores tipo 1 de la hormona paratiroidea (teriparatida y abaloparatida) y anticuerpos contra la esclerostina (romosozumab).

Hormona paratiroidea

Cuando la activación de los receptores de la hormona paratiroidea (PTH) (en osteoblastos y osteoclastos) es continua, como ocurre en el hiperparatiroidismo primario, la resorción predomina con pérdida ósea, mientras que cuando sus efectos son intermitentes, tiende a haber ganancia ósea, sobre todo en el hueso trabecular. La teriparatida (PTH 1-34) y la PTH 1-84 son agentes anabólicos del hueso **(v. fig. 40-7)**.

La **teriparatida** es un análogo biosintético de la PTH humana (1-34 aminopéptido) que a dosis bajas intermitentes (20 µg/día subcutáneos) reproduce este efecto osteoanabólico. Estimula la formación osteoblástica a partir de sus precursores y previene la apoptosis de los osteoblastos. Esto se acompaña de aumento de los marcadores de formación del remodelado óseo al mes de tratamiento, alcanzando su mayor nivel a los 6-9 meses, mientras que los marcadores de resorción lo hacen a los 6 meses, con nivel máximo a los 12 meses, lo que se traduce en un balance positivo. El incremento de la densidad mineral ósea es mayor a nivel trabecular (vértebras), mientras que en el radio (predomino cortical) puede haber un pequeño descenso en el primer año de tratamiento. La utilización de teriparatida se ha limitado a 24 meses, debido a que inicialmente se describió la aparición de osteosarcoma en ratones, lo que en humanos a las dosis señaladas no se ha confirmado. Por ello, su tratamiento debe ser seguido con la administración de otro fármaco antirresortivo (zolendronato o denosumab) para mantener su densidad mineral ósea, que cesa en 1-2 años al finalizar su terapia. Aunque la teriparatida se considera un fármaco con potente efecto reductor del riesgo de fracturas vertebrales, no se ha podido demostrar en ningún estudio que lo sea sobre la prevención de fracturas de cadera.

La **abaloparatida** es un análogo de la PTH 1-34 que actúa de forma similar a este péptido. En un reciente estudio con abaloparatida el incremento de densidad mineral ósea fue mayor que con teriparatida, aunque esta última aumentó más los marcadores óseos. Reduce las fracturas vertebrales significativamente (80 %) y menos las no vertebrales. Entre sus efectos adversos se encuentran reacciones menores del tipo cefalea, náuseas y mareos, además de mialgias, inicialmente. Su uso también está limitado a 24 meses.

Anticuerpos contra la esclerostina

Se han producido anticuerpos capaces de inhibir la esclerostina, proteína producida por los osteocitos y que a su vez frena la vía Wnt implicada en la osteoformación. El **romosozumab** es un anticuerpo monoclonal antiesclerostina que recientemente se ha introducido para el tratamiento de la osteoporosis, a una dosis subcutánea de 210 mg/mes en dos inyecciones en lugares separados durante un año, con lo que se dobla la tasa de marcadores de formación y se reduce en un tercio los marcadores de resorción, en el primer mes de su aplicación. El tratamiento con romosozumab es bien tolerado y el aumento de la masa ósea es significativo en columna lumbar (5,3 %) y cadera (2,8 %). El incremento que se produce en la densidad mineral ósea es el mayor de los descritos respecto a otros fármacos tanto a nivel de cadera como de vértebras. La reducción del riesgo de fractura vertebrales con este fármaco alcanza el 73 %, y de no-vertebrales, 25 %. Sin embargo, sus efectos cesan al discontinuar el tratamiento y son revertidos, obligando a continuar con un antirresortivo como zoledronato o alendronato. El romosozumab es bien tolerado en general, pero también se han descrito escasas fracturas atípicas femorales y de osteonecrosis del maxilar, y lo que es más importante, algunos eventos cardiovasculares como isquemia cardíaca, insuficiencia cardíaca y accidentes cerebrovasculares, en un reciente estudio de 1 año (ARCH). ◀◀

FÁRMACOS PARA EL TRATAMIENTO DE LA HIPERCALCEMIA

La hipercalcemia es una alteración que tiene una prevalencia en la población general de 1/1.000, pero que puede llegar al 0,6 % de las admisiones agudas hospitalarias. Conviene recordar que las causas más frecuentes de hipercalcemia son el hiperparatiroidismo primario y los tumores malignos. La hipercalcemia asintomática o con síntomas leves, con calcemias <12 mg/dl, no requieren tratamiento urgente, sino corrección de su causa. Si el paciente presenta síntomas y signos de hipercalcemia aguda, con hipercalcemia >14 mg/dl, se recomienda la rehidratación intravenosa combinada con fármacos (BF, calcitonina) y la adición de glucocorticoides en casos de mieloma múltiple y linfomas. El tratamiento de la hipercalcemia comprende:

» Adecuada hidratación con suero salino isotónico, para restaurar la hipovolemia y potenciar la calciuresis, y diuréticos, que actúan inhibiendo la reabsorción de calcio (furosemida).

BF intravenosos (pamidronato [60-90 mg i.v./2-6 h] o zoledronato [3-4 mg i.v./15-30 min]) con efecto a las 24-72 horas, pero que puede durar 2-4 semanas. Se consideran los agentes de elección en el manejo de la hipercalcemia secundaria a la excesiva resorción ósea, incluyendo las de causa maligna. El zoledronato se considera el agente de elección en hipercalcemia maligna. La administración de 4 mg intravenosos durante 15 minutos normaliza la calcemia hasta en el 88 % de los pacientes, con duración de este efecto hasta 43 días. La eficacia de dosis de 4-8 mg es similar, recomendándose la dosis de 4 mg por la menor toxicidad renal que presenta. El pamidronato es efectivo en el tratamiento de la hipercalcemia secundaria a malignidad, hiperparatiroidismo primario agudo, inmovilización, intoxicación por vitamina D y sarcoidosis. La máxima respuesta en reducción de calcemia se presenta con la administración de 90 mg en infusión intravenosa de 2 a 4 horas (hasta en el 70 % de los pacientes), aunque dosis de 60 mg se recomiendan con niveles de calcio <13,5 mg/dl. Su administración no debe repetirse en períodos inferiores a 7 días. Recientemente se ha descrito el uso de denosumab en el tratamiento de la hipercalcemia maligna refractaria, con disminución de esta alteración bioquímica hacia el noveno día. Ha sido autorizado a dosis de 120 mg/mensual para este tratamiento.

Calcitonina. Reduce la concentración de calcio al aumentar su excreción renal y disminuir la resorción ósea por interferencia en la maduración de los osteoclastos. Su efecto es rápido (4-6 horas) disminuyendo la calcemia en 1-2 mg/dl. Su eficacia se limita a las primeras 48 horas, desarrollando frecuente taquifilaxia, quizá por regulación a la baja de sus receptores. Se administran dosis de calcitonina 4-8 UI/kg, por vía subcutánea o intramuscular, cada 12 horas.

Calciomiméticos. El **cinacalcet** es un modulador alostérico que aumenta la sensibilidad del receptor-sensor de calcio (CaSR) al calcio extracelular, disminuyendo la secreción de PTH. Dosis de 30-60 mg/día por vía oral normalizan los niveles de calcio sérico en el 73 % de los pacientes con hiperparatiroidismo primario. En el 88 % de los pacientes con hiperparatiroidismo intratable (calcio > 12,5 mg/dl, hiperparatiroidismo no resuelto tras la cirugía o cuando ésta está contraindicada), se redujo el calcio sérico en 1 mg/dl, y en el 53 % se normalizaron los niveles de calcio sérico (< 10,3 mg/dl). Los efectos secundarios más frecuentes son las náuseas, cefaleas y parestesias.

Nitrato de galio. Es un fármaco para el tratamiento de la hipercalcemia maligna. Inhibe la resorción ósea mediada por osteoclastos, en parte por inhibición de la bomba de protones ATPasa dependiente situada en el borde en cepillo del osteoclasto, además de inhibir la secreción de PTH por células paratiroideas *in vitro*. Es muy efectivo en la hipercalcemia PTHrp mediada y también en la no mediada, siendo más potente que el pamidronato y la calcitonina. Se administra a dosis de 200 mg/m^2/día durante 5 días, logrando la normocalcemia en 10 días en el 70 % de los casos, con duración del efecto hasta de 2 semanas. Se han descrito casos con hipocalcemia e hipofosfatemia importantes. Sus mayores inconvenientes son el riesgo de nefrotoxicidad y la necesidad de infusión continua durante 5 días.

Glucocorticoides. En casos en que la hipercalcemia se asocia a neoplasias malignas que producen 1,25(OH)$_2$D$_3$ pueden ser efectivos por inhibir la 1α-hidroxilasa. La utilización de hidrocortisona intravenosa 200-300 mg/día, por espacio de 3-5 días, o bien de prednisona 10-30 mg/diarios por varias semanas, consigue disminuir la calcemia en algunos de estos pacientes. «

BIBLIOGRAFÍA

Allo G, Hawkins F, Romero JC, Aramendi M, Lora D, Ferrero E. Trabecular bone score, bone mineral density and bone markers in patients with Primary Hyperparathyroidism 2 years after parathyroidectomy. Horm Metab Res 2019; 51: 185-90.

Blaine J, Chonchol M, Levi M. Renal control of calcium, phosphate and magnesium homeostasis. Clin J Am Soc Mephrol 2015; 10; 1257-72.

Cauley JA, Robbins J, Chen Z, Cummings SR, Jackson RD, La Croix AZ y cols. Women's Health Initiative Investigators 2003. Effects of estrogen plus progestin on risk of fracture and bone mineral density. JAMA 2003; 290: 1729-38.

Chakhtoura M, El Hajj G. Treatment of hypercalcemia of malignancy. Endocrinol Metab Clin Nam 2021; 50: 781-92.

Lian B, BurleyG, Lin S, Shi Y. Osteoporosis pathogenesis and treatment: existing and emerging avenues. Cellular and Molecular Biology Letters 2022; 27: 72.

Ma YL, Marin F, Stepan J, Ish-Shalom S, Möricke R, Hawkins F, Kapetanos G, de la Peña MP, Kekow J, Martínez G, Malouf J, Zeng QQ, Wan X, Recker RR. Comparative effects of teriparatide and strontium ranelate in the periosteum of iliac crest biopsies in postmenopausal women with osteoporosis. Bone 2011 May 1; 48(5): 972-8.

Marcocci C, Chanson P, Shoback D, Bilezikian J, Fernandez-Cruz L, Orgiazzi J, Henzen C, Cheng S, Sterling LR, Lu J, Peacock M. Cinacalcet reduces serum calcium concentrations in patients with intractable primary hyperparathyroidism. J Clin Endocrinol Metab 2009; 94(8): 2766.

Portales-Castillo I, Simic P. PTH, FGF-23, Klotho and Vitamin D as regulators of calcium and phosphorus: Genetics, epigenetics and beyond. Front Endocrinol (Lausanne) 2022; 13: 992666.

Primer on the Metabolic Bone Diseases and Disorders of Mineral Metabolism, Eighth Edition. Editor: Clifford J. Rosen. American Society for Bone and Mineral Research. Ninth Edition 2018.

Reis I. Osteoporosis management. European Journal of Endocrinology 2022; 187: R65-80.

Reis I. Drug therapy for osteoporosis in older adults. Lancet 2022; 399: 1080-92.

Roux C, Hofbauer LC, Ho PR, Wark JD, Zillikens MC, Fahrleitner-Pammer A, Hawkins F, Micaelo M, Minisola S, Papaioannou N, Stone M, Ferreira I, Siddhanti S, Wagman RB, Brown JP. Denosumab compared with risedronate in postmenopausal women suboptimally adherent to alendronate therapy: efficacy and safety results from a randomized open-label study. Bone 2014 Jan; 58: 48-54.

Fármacos antitusígenos, expectorantes y mucolíticos

41

E. J. Morcillo Sánchez, J. Cortijo Gimeno y J. Milara Payá

CONTENIDOS

INTRODUCCIÓN

El objetivo del presente capítulo y el siguiente es la revisión de una serie de grupos farmacológicos de uso en las enfermedades respiratorias. Para entender el interés clínico de estos fármacos, debe advertirse que:

1. Las enfermedades respiratorias, consideradas globalmente, constituyen el principal motivo de primeras consultas en medicina primaria y suponen una importante causa de morbimortalidad.

2. Los estudios sobre utilización de los medicamentos han demostrado que los productos activos sobre el aparato respiratorio ocupan uno de los primeros lugares en cuanto a consumo y gasto farmacéutico. Así, el subgrupo terapéutico R03 de la clasificación ATC de la OMS, suele estar entre los diez primeros en consumo por número de envases, y otros subgrupos del sistema respiratorio se encuentran entre los más utilizados como automedicación, ya que contribuyen a tratar síntomas comunes a diversas enfermedades pulmonares.

En este capítulo se examinarán el control farmacológico de la tos y la posible influencia farmacológica sobre la secreción bronquial. Algunos de los fármacos descritos se han examinado desde un punto de vista más genérico, el de su pertenencia a un determinado grupo farmacológico. En otras partes de esta misma obra, a las que se remite al lector, éste podrá ampliar y completar la información que aquí se facilita.

EL ACTO REFLEJO DE LA TOS

» La tos es un acto reflejo con una función protectora tendente a evitar el bloqueo mecánico de las vías respiratorias. El reflejo de la tos genera altos flujos espiratorios (como una «espiración explosiva» ha sido calificada la tos en algunos textos clínicos) y, por lo tanto, facilita el aclaramiento de agentes patógenos inhalados, aeroalérgenos, irritantes y materia particulada (p. ej., humo, polvo, contaminantes atmosféricos), secreciones mucosas respiratorias, material aspirado (p. ej., de contenido gástrico) y cuerpos extraños, protegiendo así las vías respiratorias del daño de la mucosa. Un reflejo tusígeno insuficiente favorece la infección pulmonar. Por consiguiente, la tos desempeña un papel integral en la defensa inmunitaria, ayuda a mantener la vía respiratoria permeable y preserva el intercambio gaseoso. Sin embargo, la ausencia de teleonomía de esta función se hace evidente cuando la tos excede la mera necesidad de expulsar partículas o secreciones, convirtiéndose por su frecuencia, gravedad o duración en una fuente de patología (trastorno del estado general, insomnio, dolor e incluso neumotórax y problemas cardiovasculares) que exige tratamiento.

De hecho, la tos es uno de los síntomas más comunes por los que el paciente busca atención médica (su prevalencia oscila entre el 5 y el 40 %) y los antitusígenos son una de las clases terapéuticas más ampliamente utilizadas en clínica.

En cuanto al carácter secretor, muchos autores clasifican la tos como productiva, cuando hay expectoración, y como no productiva o seca o irritativa, cuando no tiene expectoración; la primera generalmente no debe tratarse, mientras que la segunda es la que usualmente requiere tratamiento.

Atendiendo a su patocronía, la tos puede dividirse en aguda y crónica. La tos aguda es debida usualmente a infecciones víricas de las vías respiratorias (especialmente el resfriado común) y también a sinusitis bacteriana aguda y a tos ferina, aunque también puede deberse a procesos más graves (neumonía, embolia pulmonar e in-suficiencia cardíaca congestiva). La tos aguda es usualmente benig-na y autolimitada, y con frecuencia no precisa o no se busca atención o ayuda médica, pero su importancia se manifiesta en el consumo de automedicación, que asciende a cifras económicas muy elevadas en los países desarrollados.

La tos crónica es la que dura más de 8 semanas, según la mayo-ría de autores. Las tres causas más comunes de tos crónica son: a) la patología asmática y la enfermedad pulmonar obstructiva crónica (EPOC); b) la enfermedad gastroesofágica, incluido el reflujo, y c) el síndrome de rinitis y goteo posnasal (tos asociada con rinitis y sinu-sitis). Debe también recordarse la tos posvírica, que puede persistir durante meses tras una infección aguda de las vías respiratorias su-periores. Asimismo, las neoplasias infiltrantes de la pared bronquial (p. ej., carcinoma broncogénico) o el tumor carcinoide, la infiltración granulomatosa de las vías respiratorias (sarcoidosis endobronquial, tuberculosis), la compresión de las vías respiratorias por ganglios linfáticos, tumores mediastínicos o aneurisma de aorta, las neumo-patías intersticiales, la neumonía y los abscesos pulmonares son también causantes de tos, así como la insuficiencia cardíaca conges-tiva. Finalmente, existe una tos crónica que aparece en el 5-20 % de los pacientes entre 1 semana y 6 meses después de recibir trata-miento antihipertensivo con inhibidores de la enzima convertidora de la angiotensina (no ocurre con los antagonistas del receptor de angiotensina II), relacionada con la elevación de péptidos bioactivos como sustancia P y bradicinina, que son también sustratos de la en-zima convertidora de angiotensina.

No existe un estímulo tusígeno específico, ni un tipo específico de receptor cuya activación esté vinculada o sea desencadenante de la tos. El reflejo de la tos se inicia por estímulos irritantes de fibras nerviosas sensoriales con terminales sobre todo en la mucosa de la laringe, la tráquea y los bronquios extrapulmonares, siendo estos estímulos aferentes transportados principalmente por el nervio neu-mogástrico, también denominado vago (X par craneal). Se ha demos-trado, asimismo, la contribución de otros nervios (trigémino, gloso-faríngeo y laríngeo superior) como portadores de estímulos aferentes. Al menos dos tipos distintos de fibras sensoriales vagales pueden iniciar el reflejo tusígeno. Un tipo de fibra se caracteriza por su bajo umbral mecanosensor que se adapta rápidamente a un estí-mulo mecánico supraumbral, constituyendo así los *receptores de adaptación rápida*. Estas fibras mielinizadas conducen potenciales de acción en el rango Aδ. Probablemente se trate de los *receptores de la tos* primarios. Los otros tipos de fibras son las capsaicina-sensibles, difíciles de estimular mecánicamente pero sensibles a algunos me-diadores inflamatorios y a los agonistas de los receptores vaniloides tipo 1 (TRPV1 o VR1), como la mencionada capsaicina. Estas fibras son análogas a las fibras somatosensoriales caracterizadas como nociceptivas. Aunque algunas de estas fibras conducen potenciales de acción en el rango Aδ, otras son no mielinizadas y conducen po-tenciales de acción en el rango C (< 1 m s⁻¹). Aunque se ha discutido el papel de las fibras C aferentes broncopulmonares para provocar el reflejo tusígeno, su estimulación produce broncoconstricción e hi-persecreción de moco y, por lo tanto, se encuentran directa o indirec-tamente involucradas en el reflejo de la tos. Estas aferencias son integradas en un centro nervioso, el *centro de la tos*, situado en el bulbo raquídeo, de identidad aún no bien definida, pero al parecer independiente del centro respiratorio. Una diversidad de vías eferen-tes (nervio laríngeo recurrente, nervios espinales) articulan una compleja respuesta muscular (músculos espiratorios torácicos y ab-dominales, glotis, broncoconstricción) que constituye el acto de la tos, así como la posibilidad de su reiteración inmediata, el «acceso de tos» o tos paroxística.

Por lo tanto, la tos consta de tres fases secuenciales o consecuti-vas: a) inspiración profunda, b) compresión con aumento de la pre-sión intratorácica (contracción de los músculos espiratorios contra la glotis cerrada y relajación diafragmática) y c) expulsión dinámica con la glotis abierta y alto flujo espiratorio (> 12 l s⁻¹).

Finalmente, es importante recordar que, además de su carac-terística de acto reflejo, la tos puede tener también el carácter de acto voluntario. Existe, efectivamente, un control voluntario o consciente de la tos que se ejerce mediante la influencia superior de la corteza cerebral sobre el acto reflejo articulado en el tronco cerebral. ◂◂

ANTITUSÍGENOS

Los fármacos antitusígenos, antitusivos o béquicos son aque-llos capaces de reducir la frecuencia y la intensidad de la tos, un síntoma muy frecuente en las enfermedades respiratorias.

Los fármacos antitusígenos han sido objeto de revisiones exhaustivas clásicas, y las aportaciones recientes son escasas. En teoría se dispone de fármacos que podrían actuar sobre cada componente del arco reflejo de la tos (**fig. 41-1**). Clási-camente, los fármacos antitusígenos se clasifican en dos ti-pos: de *acción central* (depresión del centro de la tos) y de *acción periférica* (fuera del sistema nervioso central). Sin em-bargo, los denominados antitusígenos periféricos, o al me-nos algunos de ellos, están dotados de actividad anestésica local y tienen también un componente central en su meca-nismo de acción antitusígena.

El mecanismo de acción de los fármacos antitusígenos dista de ser conocido con precisión. Así, continúa ig-norándose el mecanismo exacto de la acción antitusígena de la codeína, fármaco prototipo, ampliamente estudiado y usado durante más de un siglo. El hecho de que la naloxona bloquee la actividad antitusígena de la codeína sugiere la participación de receptores opioides. Por otro lado, me-diante estudios de fijación se ha demostrado la existencia de sitios de unión de alta afinidad para el dextrometorfano en varias regiones del cerebro, sitios de unión que no se blo-quean con naloxona. Estos sitios de unión no parecen estar relacionados con la actividad antagonista de receptores de tipo *N*-metil-D-aspartato (NMDA) descrita para el dextro-metrofano. Otros antitusígenos, como el carbetapentano y el caramifeno, se unen también a este sitio, mientras que la codeína y otros opioides antitusígenos, como el levopro-poxifeno, no se fijan en este mismo sitio de unión. También la noscapina parece disponer de sitios de fijación distintos. En consecuencia, la acción central antitusígena de la codeí-na y el dextrometorfano, así como la de otros antitusígenos centrales, podría tener mecanismos diferentes aún no escla-recidos.

Los estudios en animales de laboratorio y la investigación clínica con tos provocada han proporcionado un número elevado de fármacos de interés potencial, aunque la capaci-dad de estas técnicas para predecir la eficacia terapéutica de un producto es cuestionable. Por otro lado, los ensayos clíni-cos deben tener en cuenta el componente subjetivo de la tos y su difícil cuantificación. No es, pues, extraño que exista una diversidad de fármacos etiquetados y comercializados como antitusígenos, de los que pocos han demostrado su eficacia en ensayos clínicos controlados.

Antitusígenos opiáceos

La mayoría de los opioides tienen actividad antitusígena, pero los riesgos de adicción exceden su beneficio potencial, por lo que esta aplicación terapéutica está restringida a sólo algunos de ellos (**fig. 41-2**).

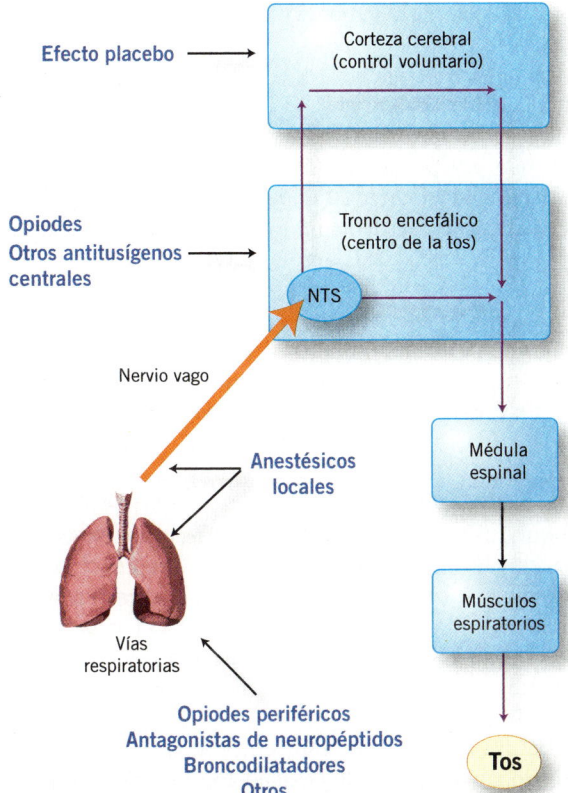

Figura 41-1. Esquema del mecanismo de producción de la tos y de los lugares de actuación de los fármacos antitusígenos. La tos se genera por estímulos irritativos en la faringe y las vías respiratorias superiores que, a través de las fibras nerviosas aferentes del nervio neumogástrico o vago, alcanzan al núcleo del tracto solitario (NTS). Las fibras aferentes vagales pueden llevar los estímulos derivados de la activación de mecanorreceptores de rápida adaptación o también de fibras C. Los estímulos que originan estas aferencias pueden ser una diversidad de mediadores químicos, incluidos la histamina, eicosanoides como la prostaglandina E_2, neuropéptidos como la sustancia P y la neurocinina A. Por lo tanto, a este nivel pueden actuar potencialmente una diversidad de fármacos antagonistas, como antihistamínicos H_1, inhibidores de la ciclooxigenasa, antagonistas de neurocininas e inhibidores de la liberación de mediadores como los opioides. También sería éste el punto de actuación de los denominados antitusígenos periféricos, si bien para algunos de ellos se presume un componente central en su acción. Asimismo, dado que algunos de estos mediadores inflamatorios producen broncoconstricción, también los broncodilatadores pueden tener actividad antitusígena en esta localización. El arco reflejo de la tos se establece en el tronco cerebral, y la vía eferente desciende por la médula espinal activando los músculos respiratorios para provocar el acto de la tos. Los antitusígenos centrales (opioides y otros fármacos) son depresores del centro de la tos. Finalmente, debe recordarse la existencia de un importante control voluntario o consciente de la tos, establecido en la corteza, donde se produciría el efecto placebo de esta medicación.

Codeína

La codeína (metilmorfina) continúa siendo uno de los antitusígenos más utilizados y su efectividad sirve de referencia a nuevos fármacos (**fig. 41-2**). Su farmacología y efectos adversos se han estudiado en el capítulo 12. Entre ellos cabe recordar, no obstante, la sedación, los trastornos gastrointestinales (náuseas, estreñimiento) y, en dosis altas, la depresión respiratoria. Puede existir hipersensibilidad a la codeína. Debe usarse con precaución en los ancianos (por la mayor sensibilidad al efecto depresor respiratorio y a la retención urinaria), los asmáticos y los pacientes con EPOC, así como

en la insuficiencia respiratoria, en los pacientes con insuficiencia cardíaca, renal o hepática, hipotiroidismo, esclerosis múltiple, colitis ulcerosa crónica y colecistopatías. La codeína pertenece a la categoría C de la *Food and Drug Administration* (FDA) para uso en el embarazo (atraviesa la barrera placentaria) y puede producir un síndrome de abstinencia neonatal. Su uso en dosis elevadas puede prolongar el parto y provocar depresión respiratoria neonatal. Aunque el empleo de codeína en dosis terapéuticas es compatible con la lactancia materna, el consumo de dosis altas da lugar a la presencia de cantidades significativas de codeína en la leche. Sus efectos adversos pueden aumentar por el consumo de alcohol y otros depresores centrales (p. ej. benzodiazepinas), así como el estreñimiento y la retención urinaria por la interacción con anticolinérgicos. Otras interacciones medicamentosas parecen menos relevantes clínicamente.

El efecto antitusígeno se alcanza con dosis subanalgésicas o en la parte inferior del rango de dosificación como analgésico. La *dosis antitusígena* (vía oral) se debe individualizar consultando la ficha técnica del producto (hasta un máximo de 30 mg/6 h) y se debe preferir la dosis efectiva más baja, durante el menor tiempo posible. Existe un gran número de presentaciones farmacéuticas, sólo o en asociación. Puede tomarse con alimentos. Contraindicada en menores de 12 años por su mayor riesgo de reacciones adversas y graves. En geriatría se recomiendan dosis menores que en el adulto o un mayor intervalo de dosificación.

Por último, conviene mencionar los estudios realizados con algunas isoformas del CYP450 (microsoma hepático en-

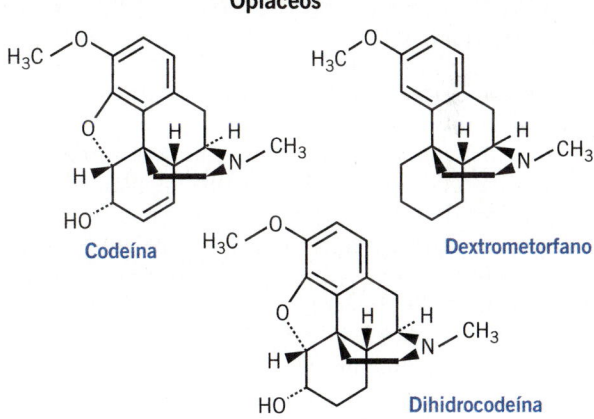

Figura 41-2. Estructura química de algunos fármacos antitusígenos opiáceos y no opiáceos.

cargado de metabolizar la codeína), especialmente en referencia a la isoforma CYP2D6. Esta isoforma es altamente polimórfica (se conocen más de 80 variantes alélicas) y es responsable del metabolismo de algunos analgésicos, como codeína, tramadol, oxicodona y dextrometorfano. La codeína es un profármaco con menor afinidad por los receptores opioides μ que la morfina y cuya O desmetilación por CYP2D6 origina morfina. Los individuos que presentan dos alelos funcionantes normales o *wild-type* de CYP2D6 se denominan metabolizadores normales o extensivos. En contraste, los portadores de dos alelos no funcionantes (el 8-10 % de los individuos de raza caucásica) se denominan metabolizadores pobres y pueden presentar falta de eficacia o fallo terapéutico.

A su vez, algunas variantes alélicas conducen a la duplicación o multiplicación de la enzima, y sus portadores son denominados metabolizadores ultrarrápidos (3,6 a 6,5 % en caucásicos; 29 % en africanos/etíopes, pero sólo 1-2 % en europeos nórdicos).

En la práctica clínica existe una gran variabilidad interindividual en la respuesta a la codeína y alrededor del 10 % de la población general no obtiene beneficio de la terapia o bien el beneficio es mínimo. A su vez, los portadores de genotipos CYP2D6 ultrarrápidos pueden presentar toxicidad importante tras una dosis normal de codeína, con un cuadro confusional, somnolencia, respiración superficial, miosis, náuseas y vómitos, constipación y en casos graves, depresión respiratoria y circulatoria potencialmente mortales, lo que ha dado lugar a diversas notificaciones en los organismos reguladores.

Dextrometorfano

El dextrometorfano es el dextroisómero del metorfano, un análogo de la codeína (éter metilo del levorfanol; v. fig. 41-2). Su eficacia por vía oral como antitusígeno se ha demostrado en ensayos clínicos controlados y resulta similar a la de la codeína. También se ha demostrado que en dosis terapéuticas no deprime la actividad ciliar. A diferencia del isómero levo, carece de actividad analgésica y capacidad de producir depresión respiratoria. Existe, no obstante, un riesgo mínimo de abuso, sobre todo en adolescentes. Son necesarias dosis muy elevadas para manifestar un efecto depresor central. También la repercusión gastrointestinal es menor que la de la codeína. Puede producir liberación de histamina (precaución en atopias). Su uso está contraindicado o debe realizarse con extrema precaución en pacientes tratados con antidepresivos (inhibidores de la monoaminooxidasa y serotoninérgicos) y antiarrítmicos (amiodarona, quinidina). Suspender de inmediato el tratamiento ante la sospecha de síndrome serotoninérgico. También el alcohol puede aumentar su toxicidad. En conjunto, su buena tolerancia le permite ser un producto asequible sin receta médica.

El dextrometorfano se absorbe rápidamente en el aparato gastrointestinal y sus efectos se manifiestan a los 15-30 minutos (concentración plasmática máxima ~ 2 horas) y duración del efecto de aproximadamente 6 horas. Se metaboliza en el hígado por el sistema CYP2D6 (hasta el 10 % de la población general es metabolizadora lenta; precaución en estos pacientes y en los que toman fármacos inhibidores de

CYP2D6) y se elimina por la orina (semivida de eliminación de 11 horas).

La *dosificación* (vía oral) es la siguiente (la variedad de presentaciones existente, sólo y en asociaciones, aconseja consultar la ficha técnica): adultos, 15 mg cada 4-6 horas o 30 mg cada 6-8 horas (dosis máxima, 120 mg/día); niños de 6-12 años, 5-10 mg cada 4 horas o 15 mg cada 6-8 horas (dosis máxima, 60 mg/día); niños de 2-6 años, 2,5-5 mg cada 4 horas o 7,5 mg cada 6-8 horas (dosis máxima, 30 mg/día). Se considera contraindicado en menores de 2 años. Se puede tomar con alimentos pero se recomienda evitar el zumo de pomelo. En caso de insuficiencia hepática, la dosis debe adecuarse al grado de insuficiencia. Como aproximación, la dosis debe reducirse a la mitad y no sobrepasar las 4 dosis diarias.

Otros opioides

Aunque existen otros derivados opioides provistos de eficacia antitusígena, han sido menos estudiados y probablemente no ofrecen ninguna ventaja sustancial sobre los ya mencionados. Todos ellos, al igual que la codeína, requieren receta médica. A continuación se mencionan algunos de estos opioides.

Dihidrocodeína. Derivado semisintético de la codeína. Antitusígeno con escaso poder analgésico y adictógeno. La dosis oral en adultos es de 12-24 mg, hasta 3 veces al día (dosis máxima de 30 mg/día), y en niños de 6-12 años, 6-12 mg, hasta 3 veces al día, y de 2-5 años, 3-6 mg hasta 3 veces al día. Contraindicado en menores de 2 años. Precaución en ancianos. Las restantes características farmacológicas son similares a las de la codeína (v. fig. 41-2).

Noscapina o narcotina. Es un alcaloide bencilisoquinolínico del opio que, a pesar de su nombre, carece de la actividad opioide de los fenantrenos. Puede producir liberación de histamina. La dosis oral en los adultos es de 30 mg cada 5-6 horas. En niños de 6-12 años, 15 mg/5-6 horas, y en los de 2-5 años, 7,5 mg/5-6 horas. Contraindicado en menores de 2 años. Buena tolerancia a dosis terapéuticas.

Otros, como el *dimemorfano* (estructura química próxima al dextrometorfano), la *folcodina* (derivado etilmorfina), y el *levopropoxifeno* (*l*-isómero del analgésico dextropropoxifeno), han caído en desuso o no están comercializados.

Antitusígenos no opiáceos

Existe una gran diversidad de antitusígenos sintéticos no opioides sin aparente relación química estructural entre ellos. Su eficacia supresora de la tos, aunque puede existir, no siempre se ha demostrado de forma inequívoca en ensayos clínicos controlados. Por otro lado, la experiencia clínica con ellos es más limitada. En consecuencia, su eficacia clínica no está firmemente establecida.

A esta categoría pertenecen los siguientes fármacos:

- **Cloperastina:** ligera actividad antihistamínica, anestésico local, broncodilatadora y posible depresión del centro de la tos. Indicado en tos seca. Buena tolerancia (v. fig. 41-2).

- **Levodropropizina:** acción periférica, reduce la estimulación aferente vagal (inhibe la tos inducida por capsaicina). También es antialérgico, antihistamínico y anestésico local. Presenta una mejor eficacia en tos inducida por estímulos periféricos que en la de origen central (v. fig. 41-2).

También se han descrito como antitusígenos, si bien en desuso o no comercializados, el *clofedanol* (sinónimo: clofedianol; depresor del centro de la tos con ligera actividad anticolinérgica), el *fominobeno* (antitusivo central con alguna actividad estimulante respiratoria), el *benzonatato* (derivado poliglicólico de cadena larga relacionado químicamente con la procaína), el *caramifeno*, el *carbetapentano* (pentoxiverina), el *clobutinol*, el *dimetoxanato* y la *oxolamina*.

El perfil farmacológico completo de estos últimos productos citados es diverso. Algunos tienen actividad anestésica local, lo que sugiere una localización periférica de acción además del hipotético sitio central, antihistamínica H_1, anticolinérgica, etcétera.

Mención aparte merece la **difenhidramina** por ser un producto asequible sin receta médica, utilizado en asociaciones como antitusígeno, aprovechando su efecto sedante, útil en tos irritativa para el descanso nocturno, y su actividad antihistamínica H_1. Debe tenerse en cuenta que puede producir sequedad de mucosas y espesamiento de moco por su actividad anticolinérgica.

Los broncodilatadores como los agonistas β2-adrenérgicos o el bromuro de **ipratropio** (vía inhalatoria; v. cap. 42) también pueden tener actividad antitusígena derivada de la inhibición de la broncoconstricción que dispara el acto reflejo de la tos en patologías como el asma. Asimismo, la tos inducida por el reflujo gastroesofágico puede mejorar con fármacos antisecretores (v. cap. 34) si el reflujo es de naturaleza ácida.

Combinaciones antitusígenas

Existe una diversidad de preparados antitusígenos, disponibles con receta médica o como automedicación, integrados por varios componentes. Algunos de estos componentes son *simpaticomiméticos* directos o indirectos, con actividad α o bien α y β, de modo que aportan una actividad descongestionante nasal por vasoconstricción α, o también broncodilatadora por estímulo β. Así, por ejemplo, se dispone de **pseudoefedrina**, **fenilefrina** y **fenilpropanolamina**. En algunas fórmulas aparecen *descongestionantes* nasofaríngeos como mentol, cineol y gomenol. También se asocian *expectorantes*, como bromhexina, gomenol, sulfoguayacol y guaifenesina.

Existe una tradición de *mucolítico-expectorantes* de origen vegetal, como tintura o extracto de drosera, extracto de poligala, extracto de hiedra, extracto, esencia o tintura de tomillo y tintura de grindelia.

Diversos *antihistamínicos* están presentes en fórmulas antitusígenas, como clorfenamina, difenhidramina, doxilamina y triprolidina. También *analgésicos-antiinflamatorios no esteroideos* como paracetamol y ácido acetilsalicílico, *estimulantes* como cafeína, y *vitaminas* como la vitamina C. Conviene recordar que algunos de estos productos de adquisición sin receta pueden dar resultados positivos en análisis de dopaje.

Utilización clínica

Efecto no farmacológico y efecto placebo

Cuando un paciente recibe una medicación antitusígena, el tratamiento implica al menos tres componentes: farmacológico, fisiológico y placebo. El farmacológico corresponde a la actividad del principio activo contenido en el medicamento específico o la fórmula utilizados. El fisiológico se refiere a los componentes no farmacológicos de la medicación, como sabor, olor, color, viscosidad y otras propiedades fisicoquímicas. Algunas de estas propiedades pueden influir en el efecto placebo y resulta difícil separarlas de él. Sin embargo, algunos aspectos son diferenciables. La mayoría de las medicaciones antitusígenas son jarabes con un efecto demulcente que puede actuar por: *a)* el contenido en azúcar, que aumenta la secreción de saliva y estimula la deglución (el acto de deglutir interfiere en el reflejo tusígeno), y *b)* la solución azucarada puede recubrir terminaciones nerviosas de la epifaringe y atenuar el reflejo tusígeno. El contenido de sustancias sápidas, como azúcar o miel, y amargas, como limón y ácido cítrico, promueve la salivación y secreción de moco, al igual que agentes refrescantes como el mentol que, además, tiene cierta actividad anestésica local.

El efecto placebo se relaciona con el grado de confianza en la medicación y con la influencia de la publicidad. Un reciente estudio sobre el efecto placebo en 8 ensayos con medicación antitusígena le otorgaba una actividad media del 85 %, de modo que el ingrediente activo sólo explicó el 15 % del efecto antitusígeno en este conjunto de ensayos. También se ha insistido en la importancia variable de la contribución del control voluntario de la tos, que es importante en el ser humano, tanto en su inicio como en su inhibición.

Tratamiento farmacológico de la tos

La terapéutica antitusígena debiera ser siempre etiológica. La tos puede ser el primer síntoma apreciable de asma o de otra enfermedad respiratoria o extrapulmonar. Las dificultades del diagnóstico diferencial y el desconocimiento de la fisiopatología de la tos y del mecanismo de acción de los fármacos antitusígenos determinan que la terapéutica sea, usualmente, sintomática. No debe hacerse una supresión indiscriminada de la tos. La tos productiva debe respetarse. Hay que tratar sólo la tos seca no productiva. La tos crónica, aunque sea ineficaz, indica un proceso patológico subyacente y no debe instaurarse un tratamiento antitusígeno por tiempo indefinido. En consecuencia, el tratamiento farmacológico sintomático o inespecífico sólo debe considerarse cuando la causa de la tos es desconocida o el tratamiento específico no es posible, y cuando la tos no es funcionalmente útil o resulta incómoda o interfiere significativamente en la calidad de vida del paciente. La tos es un síntoma común en la COVID-19, tratable, si fuera necesario, con antitusivos convencionales, o bien con fármacos neuromoduladores y antiinflamatorios activos en la tos crónica.

Es preferible siempre la monoterapia con un antitusígeno de reconocida eficacia (p. ej., codeína o dextrometorfano), aunque en la práctica médica es frecuente el uso de preparados para la tos que contienen varios componentes, cuya presencia no siempre tiene una base farmacológica o clínica racional. En todo caso suponen la exposición –quizás innecesaria– del paciente a un número elevado de principios activos, con el consiguiente riesgo de interacciones farmacológicas y aparición de reacciones adversas.

En cuanto a los efectos secundarios, cabe recordar la habituación, la depresión respiratoria, la broncoconstricción y los trastornos digestivos (derivados del opio), la disminución de secreciones en las vías respiratorias (codeína, antihistamínicos, anticolinérgicos) y el sopor (opioides, antihistamínicos). Hay que tener por lo tanto precaución con el uso de estos medicamentos en los pacientes con bronquitis crónica y asma bronquial (por la depresión del centro respiratorio), hipertrofia prostática y glaucoma (por la acción anticolinérgica de algunos béquicos) o estreñimiento, en los pacientes diabéticos (por el alto contenido en azúcar de algunos jarabes para la tos), así como en los niños y ancianos (por la depresión central y el alto contenido alcohólico de algunos jarabes) y en las personas que realicen trabajos peligrosos, incluida la conducción de automóviles.

Perspectivas futuras de nuevos antitusígenos

La investigación de nuevos fármacos antitusígenos se ha centrado, particularmente, en el ámbito de la **tos crónica refractaria y tos crónica idiopática**, con una variedad de endotipos (etiopatogenia) y fenotipos (clínica), que interfiere notablemente en la calidad de vida del paciente y puede complicarse con otras patologías. Este tipo de tos crónica está relacionado con procesos de hipersensibilidad periférica y/o central mal conocidos, con alotusia e hipertusia, en lo que se ha denominado tos neuropática, con una gestión terapéutica, generalmente realizada en unidades clínicas especializadas, difícil y compleja, que suele requerir la utilización de agentes neuromoduladores (antidepresivos, antiepilépticos, opioides mayores) y antiinflamatorios.

En la innovación antitusígena, se ha explorado una diversidad de dianas farmacológicas. La opción más desarrollada en clínica es la de los antagonistas purinérgicos. El **gefapixant** es un antagonista de un subtipo de purinoceptor P2X, el P2X3 homotrimérico, localizado en las neuronas aferentes sensoriales de fibras C. Se han publicado recientemente los resultados de dos fases 3, doble ciego controlado con placebo, COUGH-1 y COUGH-2, que muestran su eficacia en tos crónica refractaria administrado por vía oral, dos veces al día. La tolerancia es razonable excepto por la disgeusia, quizá relacionada con el bloqueo de receptores heterotriméricos P2X2/3, lo que está llevando a la búsqueda de otros antagonistas más selectivos (sivopixant). Su autorización está en revisión por la FDA y la EMA, si bien una agencia reguladora (Japón) lo ha aprobado ya con esta indicación clínica.

Otras opciones se encuentran aún en fases preclínicas o con desarrollo clínico poco avanzado. Sin ánimo de exhaustividad, podrían citarse las siguientes: *i)* antagonistas de los receptores de potencial transitorio (TRP) subtipos TRPV1, TRPV4, TRPA1 y TRPM8; *ii)* antagonistas de receptores de neurocinina-1 (NK-1) como orvepitant; y *iii)* fármacos antagonistas de receptores de N-metil-D-aspartato (NMDA), de receptores opioides delta$_1$, bloqueantes de canales de Na^+ operados por voltaje (NaV) subtipos 1.7, 1.8 y 1.9, así como fármacos agonistas de receptores $GABA_B$ periféricos (lesoga-

---

⊗ ANTITUSÍGENOS

- Fármacos que reducen la frecuencia y la intensidad de la tos.

- Se clasifican por su sitio de acción en centrales y periféricos, y por su estructura química, en opiáceos y no opiáceos.

- La codeína es el antitusígeno de referencia. Tiene actividad analgésica y depresora respiratoria.

- El dextrometorfano tiene actividad antitusígena similar a la codeína, pero carece de actividad analgésica y sólo en dosis muy altas produce depresión respiratoria.

- El tratamiento farmacológico de la tos es meramente sintomático, y sólo debe instaurarse por tiempo limitado en la tos no productiva y molesta para el paciente. Si es posible, debe identificarse la causa de la tos y tratarla.

- La tos crónica refractaria o idiopática necesita respuesta terapéutica y está siendo objeto de una intensa investigación farmacológica.

---

beran), de receptores nicotínicos α7 (bradaniclina), del receptor NOP-1 (*nociceptive opioid peptide-1*; ligando endógeno: nociceptina u orfanina FQ), y de receptores de cannabinoides en nervios sensoriales. En la actualidad, el grado de desarrollo de estos fármacos, excepto el ya citado gefapixant, es puramente preclínico o de fases clínicas muy preliminares. Haría falta perfeccionar los modelos experimentales de evaluación de la actividad antitusígena en el laboratorio, y también mejorar el diseño de los ensayos clínicos con los nuevos fármacos antitusígenos.

EXPECTORANTES Y MUCOLÍTICOS

▸▸ Las células caliciformes de la mucosa y las células mucosas de las glándulas de la submucosa segregan moco, cuya función es proteger la mucosa traqueobronquial frente a agresiones físicas, químicas o biológicas (fig. 41-3). La actividad ciliar (vías periféricas) y la tos (vías centrales) garantizan el drenaje mucoso. Diversas enfermedades pueden producir una alteración de este proceso: exceso de secreción, alteración de las características físicas (viscoelasticidad) del moco, depresión del transporte ciliar o del reflejo tusígeno. El objetivo terapéutico será, por lo tanto, facilitar la expulsión de la secreción.

La hipersecreción crónica de moco es una característica importante de algunas enfermedades respiratorias crónicas, como la EPOC, incluyendo la bronquitis crónica y la bronquiectasia, la fibrosis quística y la propia asma bronquial. Además, estos estados hipersecretores pueden incrementar la frecuencia y duración de las infecciones respiratorias, exacerbaciones que pueden requerir la hospitalización y, en consecuencia, un incremento de la morbimortalidad.

El moco de las vías respiratorias parece mayoritariamente el producto de dos genes de mucina, el *MUC5AC* y el *MUC5B*. Estos genes codifican para apoproteínas que luego son fuertemente glucosiladas y dan origen a las glucoproteínas maduras o mucinas, de alto peso molecular, que confieren al moco sus características propiedades tipo gel. Estas mucinas se encuentran almacenadas en gránulos de células caliciformes (*goblet cells*) listos para su rápida secreción para proteger el epitelio de agresiones externas. De hecho, recientemente se ha identificado a MUC5B como la mucina indispensable para la protección antimicrobiana de las vías respiratorias. Las células caliciformes secretan principalmente MUC5AC, y las células mucosas de las glándulas submucosas, sobre todo MUC5B. Las células caliciformes y las glándulas submucosas están localizadas sobre todo en las vías respiratorias centrales y se hacen cada vez menos frecuentes al disminuir el diámetro de estas vías, hasta desaparecer. En las enfermedades respiratorias crónicas puede producirse una hipertrofia de glándulas submucosas y una hiperplasia de células caliciformes, que además se detectan en las vías respiratorias más pe-

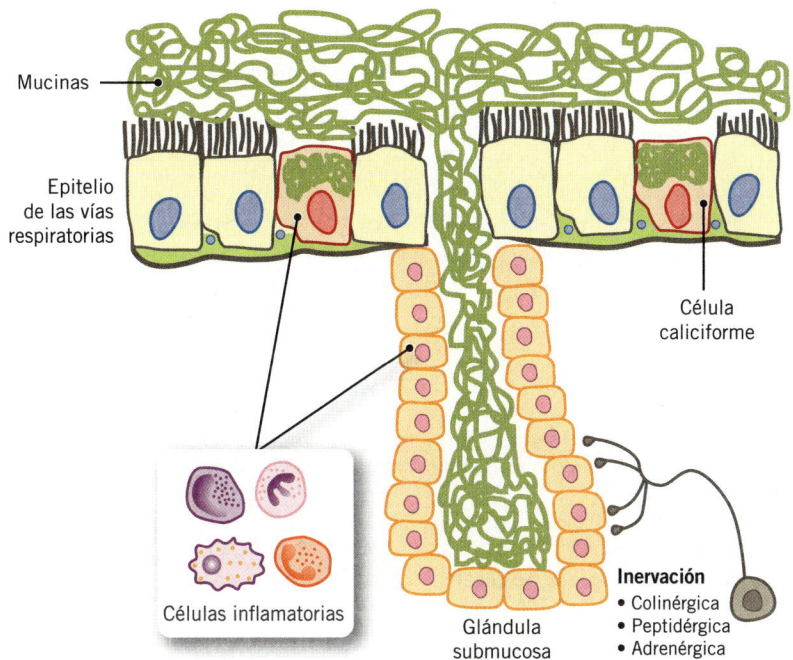

Figura 41-3. Esquema simplificado de la secreción de moco en las vías respiratorias humanas por células caliciformes del epitelio y por células mucosas de las glándulas submucosas. En la especie humana, la inervación procedente de diversos sistemas afecta principalmente a las glándulas submucosas. Los mediadores liberados desde una diversidad de células inflamatorias (polimorfonucleares, mastocitos, macrófagos y linfocitos) pueden afectar tanto a las células caliciformes como a la glándula submucosa.

riféricas, con aparición de metaplasia de células epiteliales hacia células caliciformes.

La mayor parte de la obstrucción de las vías respiratorias en la bronquitis crónica y el asma se produce en vías pequeñas, donde hay células caliciformes pero no glándulas submucosas. En el ser humano, a diferencia de otras especies animales, la secreción de células caliciformes está regulada por factores no neuronales, quedando la regulación neuronal limitada a glándulas submucosas.

La presencia de infecciones o de factores inflamatorios en las vías respiratorias que den lugar a la entrada de células inflamatorias y a fenómenos de daño y destrucción celulares también pueden ocasionar un aumento de la viscosidad del moco por la presencia de cantidades elevadas de ADN. Por lo tanto, estrategias terapéuticas que reduzcan la infiltración y la activación de células inflamatorias se traducirán también en una disminución de la secreción de moco y, eventualmente, también de su viscosidad. ◄◄

Recientemente se han realizado varios intentos de clasificaciones sistemáticas de los fármacos activos sobre el moco respiratorio, aunque en la práctica es suficiente referirse a ellos como expectorantes y mucolíticos. Los *expectorantes* deberían estimular los mecanismos de expulsión del moco, bien incrementando el movimiento ciliar que traslada la secreción hacia la faringe, donde es eliminado por la expectoración o deglutido, bien aumentando el reflejo tusígeno. Asimismo, para algunos, los expectorantes son los fármacos que provocan un aumento de la secreción, sobre todo de su volumen hídrico, lo que favorece su expulsión, ya que el contenido de agua es determinante de la viscoelasticidad del moco. Los *mucolíticos* afectan las características fisicoquímicas del moco (p. ej., disminuyen su viscosidad), de modo que se facilita la expectoración. Sin embargo, un fármaco puede disminuir la viscosidad del moco *in vitro* y resultar de escasa utilidad *in vivo* porque no aumenta el aclaramiento ni

mejora la función pulmonar. Otros términos, como fluidificantes, balsámicos, mucorreguladores, mucocinéticos, etc., son prescindibles o bien carecen de una base farmacológica inequívoca. En la práctica, la distinción entre estos fármacos es difícil y, por ello, suelen estudiarse en conjunto.

El número de fármacos a los que se atribuye una actividad que puede encuadrarse dentro de este objetivo terapéutico es muy elevado. Existen grandes dificultades metodológicas para la evaluación clínica de estos fármacos y, de hecho, su eficacia, aunque puede existir, no es fácil de demostrar de forma categórica. A continuación se hará una breve exposición de estos fármacos (fig. 41-4).

Expectorantes

Estos fármacos podrían incrementar la secreción por una acción directa sobre la mucosa bronquial y/o a través de un mecanismo reflejo resultante de la irritación de la mucosa gastroduodenal. Se atribuye actividad expectorante, entre otros muchos compuestos, a los siguientes: aceites esenciales del grupo de los terpenos (p. ej., eucaliptol o cineol, mentol, gomenol, anetol, etc.), bálsamos (p. ej., Tolú), ipecacuana (no debe utilizarse por su fuerte acción emetógena), sulfoguayacol, guaifenesina y yoduros (yoduro potásico). También el sobrerol (v. más adelante) se ha etiquetado como expectorante.

La farmacología del yodo se estudia en el capítulo 36. Los yoduros aumentan la secreción acuosa de las glándulas submucosas por acción directa o por activación del reflejo vagal gastropulmonar. Se eliminan en parte por la mucosa respiratoria. En la clínica, el uso del yoduro potásico se reserva para la profilaxis del déficit de yodo no cubierto por la dieta.

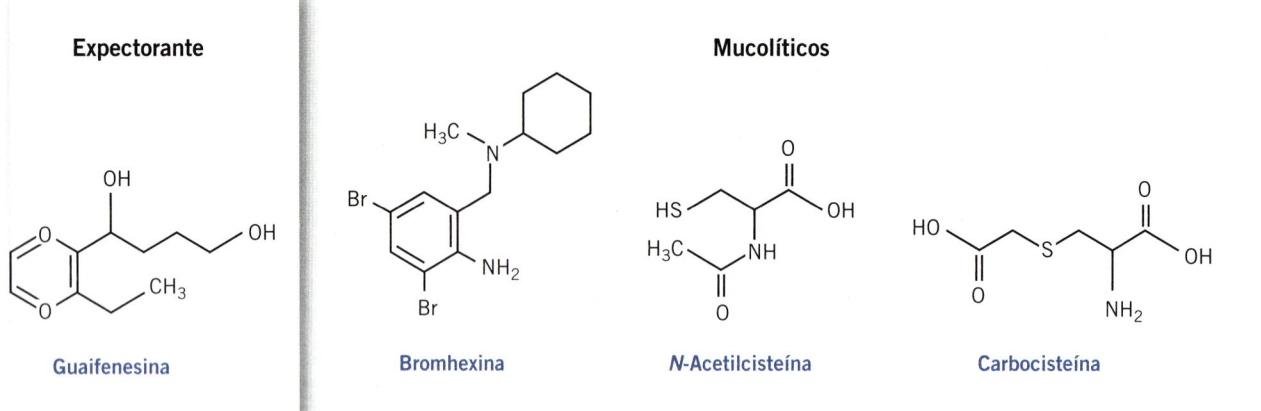

Figura 41-4. Estructura química de algunos fármacos expectorantes y mucolíticos.

La **guaifenesina** es el éter glicerilo del guayacol de amplio uso clínico, es un expectorante de actividad refleja. Se elimina rápidamente por secreción bronquial y disminuye la viscosidad del esputo. La dosificación de la guaifenesina (asequible sin prescripción médica, usualmente en combinación con otros fármacos) es: adultos 200 mg cada 4 a 8 horas (máximo, 1,2 g/día); niños de 6-11 años, aproximadamente la mitad de la dosis cada 6 a 8 horas (máximo 600 mg/día); no se recomienda su uso en menores de 6 años. Consultar ficha técnica, dada la variedad de presentaciones.

La eficacia clínica real de estos fármacos expectorantes ha sido muy cuestionada.

Mucolíticos

Entre la diversidad de productos existentes, deben citarse, por su interés, los tioles (**acetilcisteína** y **carbocisteína**), la **bromhexina** y el **ambroxol**. Otros mucolíticos son: enzimas (estreptodornasa), tiloxapol y sobrerol.

Derivados tiólicos

Los grupos tiólicos (–SH) rompen puentes disulfuro de cistina en mucoproteínas, inmunoglobulinas (p. ej., IgA) y seroalbúmina, reduciendo así la viscosidad del moco. Sin embargo, podrían existir otros mecanismos de acción.

N-Acetil-L-cisteína

La acetilcisteína es un producto ampliamente utilizado como mucolítico para el alivio sintomático de una diversidad de afecciones que cursan con hipersecreción de moco, tanto en las vías respiratorias (rinofaringitis, laringotraqueítis, bronquitis agudas y crónicas, bronquitis asmática, bronquiecta-

sias y complicaciones pulmonares de la fibrosis quística, entre otras) como en otras localizaciones (otitis y sinusitis), así como con carácter auxiliar en exploraciones bronquiales diagnósticas y terapéuticas. Aunque no corresponde al presente capítulo, debe recordarse su papel como antídoto de la hepatoxicidad por paracetamol, indicación para la que se administra por vía intravenosa y, en ocasiones, oral.

El mecanismo de acción de la acetilcisteína parece complejo. Por un lado, a través de su grupo sulfhidrilo, reacciona directamente con oxidantes como el peróxido de hidrógeno y otras especies reactivas de oxígeno a las que neutraliza. También se la considera un precursor de la síntesis de glutatión cuando ha sufrido un descenso por el estrés oxidativo. De hecho, ésta es la base de su uso en la intoxicación por paracetamol. La importancia del estrés oxidativo en varias enfermedades respiratorias crónicas, sobre todo en la EPOC, lleva a pensar que el efecto antioxidante de la acetilcisteína puede ser importante en su actividad terapéutica, al aumentar las defensas antioxidantes del pulmón. Esta misma actividad antioxidante puede potenciar diferentes mecanismos inmunitarios antibacterianos o antivíricos. Recientemente se ha descrito que la acetilcisteína impide la activación de factores de transcripción, como el factor nuclear kappa B (NF-κB), clave en la expresión de diversos genes inflamatorios, por lo que esta molécula también estaría dotada de actividad antiinflamatoria que podría contribuir a su actividad terapéutica.

La acetilcisteína se utiliza por vía oral en adultos y niños mayores de 7 años en dosis de 200 mg cada 8 horas o 600 mg cada 24 horas, y en la fibrosis quística, hasta 400 mg cada 8 horas; en niños de 2-7 años, la mitad de la dosis de adulto, y en niños menores de 2 años, la cuarta parte. Si bien la eficacia de su administración oral ha sido a veces discutida, en la actualidad se ha confirmado su capacidad para producir una mejoría subjetiva de los síntomas, así como una reducción del número de exacerbaciones agudas y una disminución del número total de días de discapacidad provocadas por estas exacerbaciones en los pacientes de EPOC. Por ello ha sido incluida en diferentes guías internacionales para el tratamiento de esta enfermedad (p. ej., www.goldcopd.com). La tolerancia de este producto es buena y sólo en ocasiones se refieren molestias gastrointestinales leves y otros trastornos.

✪ EXPECTORANTES

- Fármacos que favorecen la expulsión del moco.
- Esta actividad se ha atribuido a una diversidad de productos, como el yoduro potásico y la guaifenesina.
- Su eficacia clínica real es muy cuestionable.

La acetilcisteína puede administrarse también en nebulización o por instilación intratraqueal en solución al 10 %. Su efecto mucolítico es mayor en medio alcalino (las mucinas de mayor viscosidad son las sulfomucinas y sialomucinas, de naturaleza ácida), por lo que la solución de acetilcisteína para nebulizar suele prepararse en suero bicarbonatado. Puede producir irritación local, con broncoespasmo, cuando se administra a pacientes sensibles con asma. Este efecto se evita si se acompaña de un agente β-adrenérgico. Además, la solución de este producto tiene un olor sulfúreo característico. La acetilcisteína puede reaccionar con algunos materiales de los aparatos de nebulización (sobre todo goma o metal), por lo que es preferible utilizar aparatos de vidrio o plástico.

Carbocisteína

La carbocisteína (*S*-carboximetil-L-cisteína) es un mucolítico con algunas diferencias respecto a la acetilcisteína, ya que no posee un grupo sulfhidrilo libre y, por lo tanto, no actúa como precursor de glutatión (no está indicado en la intoxicación por paracetamol), si bien sus otras indicaciones clínicas son parecidas. Se administra por vía oral (adultos, 750 mg cada 8 horas inicialmente y cada 12 horas como mantenimiento; debido a la variedad de presentaciones, se recomienda consultar la ficha técnica; contraindicado en < 2 años). Aunque es bien tolerado, puede ocasionar molestias digestivas, cefalea y erupciones cutáneas.

Derivados de la vasicina

La vasicina es un alcaloide de la nuez de Malabar (*Adhatoda vasica Nees*), planta utilizada como remedio antiasmático en la medicina popular hindú. La **bromhexina**, un derivado de la vasicina, es el medicamento más conocido y utilizado en este grupo. El **ambroxol** es un metabolito activo de la bromhexina. La actividad mucolítica de la bromhexina se ha demostrado *in vitro*, pero los resultados de los ensayos clínicos no son concluyentes. La dosis oral recomendada para adultos es de 30 mg cada 8 horas para el ambroxol (existe un preparado de acción retardada que se administra a razón de 75 mg cada 24 horas), y de 8 mg cada 8 horas para la bromhexina. También pueden utilizarse por vía inhalatoria y parenteral. Son productos bien tolerados en conjunto (trastornos gastrointestinales). La **adamexina** y la **brovanexina** son derivados de la bromhexina con actividad, al parecer, similar a ésta.

Otros mucolíticos

La *citiolona* (acetilhomocisteína) también se ha utilizado como mucolítico en el tratamiento coadyuvante de bronquiectasias y diversas formas clínicas de bronquitis. La dosis oral en los adultos es de 400 mg cada 8 horas. Bien tolerado, puede producir reacciones alérgicas e hipogeusia. La *letosteína* es otro compuesto azufrado utilizado como mucolítico por vía oral (adultos, 50 mg cada 8-12 horas) en afecciones broncopulmonares y otorrinolaringológicas. Otro producto similar es el mercaptoetilsulfonato sódico (*MESNA*), utilizado por vía inhalatoria o de instilación en patología bronquial obstructiva, otológica y del seno maxilar causada por procesos hipersecretores. El *sobrerol* se considera un producto mucolítico y expectorante, utilizado en aerosol y también por vía oral y rectal. El *tiloxapol* se usa por vía inhalatoria. Actúa como un agente tensioactivo que reduce la tensión superficial, por lo que presenta actividad mucolítica y expectorante. Estos mucolíticos y otros como erdosteína y fudosteína, tienen un uso clínico limitado o han decaído.

La **dornasa alfa** es una desoxirribonucleasa obtenida mediante ingeniería genética recombinante, capaz de disminuir la viscosidad del moco al hidrolizar y romper las cadenas de ADN que contribuyen a otorgar a la secreción mucosa su característica viscoelasticidad. Se administra por vía inhalatoria. Su única indicación actual es el tratamiento de la fibrosis quística (capacidad vital forzada > 40 % de la teórica, y pacientes mayores de 5 años de edad) ya que el moco en esta enfermedad es muy rico en ADN debido a la importante infiltración de neutrófilos en las vías respiratorias infectadas. Mejora la función pulmonar tras 6 meses de tratamiento y disminuye la incidencia de infecciones respiratorias en la fibrosis quística, pero su eficacia no parece que sea similar en la bronquiectasia debida a otras etiologías.

Utilización clínica

La falta de ensayos clínicos –de metodología muy difícil en este caso– que respalden la efectividad de estos fármacos hace que su uso clínico, globalmente considerado, sea cuestionable. También se ha planteado que su valor es mayor en las broncopatías crónicas que en las traqueobronquitis agudas autolimitadas. Recientemente se ha demostrado que algunos mucolíticos (acetilcisteína, bromhexina) pueden ser útiles en la prevención de exacerbaciones de bronquitis crónica tras un tratamiento prolongado. Debe añadirse que nuestra farmacopea sigue necesitando una revisión de los preparados farmacéuticos existentes con este objetivo terapéutico, que contienen asociaciones farmacológicas (expectorantes con antitusígenos, analgésicos, antihistamínicos y/o antibióticos) de discutible racionalidad y justificación. En todo caso, habrá que atender a la adecuada hidratación del paciente, a la fisioterapia (p. ej., drenaje postural) y a la resolución, en caso de existir, de la obstrucción (broncodilatadores) o la infección (antimicrobianos) de las vías respiratorias, así como al abandono de hábitos tóxicos (tabaquismo). Algunos mucolíticos antioxidantes (acetilcisteína, carbocisteína) han sido testados en COVID-19. Por otro lado, a pesar de algún resultado previo alentador, la bromhexina no reduce la carga vital en COVID-19.

Terapéutica de futuro para la hipersecreción de moco

Al menos tres estrategias nuevas han sido estudiadas: la modulación de los receptores P2Y$_2$, el uso de anticolinérgicos y el uso de agonistas de receptores dopaminérgicos D$_2$.

Los nucleótidos trifosfato ATP y UTP estimulan la secreción de moco por activación de receptores P2Y$_2$. No se sabe si se modifican los niveles de estos nucleótidos en la enfermedad. Quizá la elevada concentración de ATP en el interior celular pueda hacer que se libere por irritación o necrosis y aumente notablemente en el líquido extracelular, produciendo así una regulación al alza de la secreción de moco. Los fármacos agonistas de este receptor pueden, en consecuencia, resultar beneficiosos en la bronquitis moderada a pesar de que aumentara la secreción de moco, aunque no está claro. Sin embargo, es un receptor con potencial proinflamatorio, ya que estimula la liberación de elastasa de neutrófilos y los prima para la generación de especies reactivas de oxígeno. La reciente aparición de un antagonista potente y selectivo de purinoceptores P2Y$_2$ (AR-C118925) permitirá explorar su papel en la secreción de moco y aclaramiento mucociliar. También la modulación de la actividad de los receptores de adenosina A$_{2B}$ en epitelio de vías aéreas podría modificar el aclaramiento mucociliar.

La introducción de antimuscarínicos de larga duración de acción, como **bromuro de tiotropio** o **bromuro de aclidinio** (v. cap. 42), con selectividad cinética por receptores M$_3$, permitirá establecer su efecto limitante de la secreción de moco, como un valor añadido a su actividad broncodilatadora.

Finalmente, se ha estudiado en clínica un agonista dual de los receptores dopaminérgicos D$_2$ y β$_2$-adrenérgicos, sibedanet, por vía aerosólica en la EPOC. La activación D$_2$ puede inhibir la liberación presináptica de neurotransmisores secretores (p. ej., acetilcolina) y, por consiguiente, la secreción de moco. Algunos datos de ensayos clínicos en fase II fueron alentadores en este sentido de reducción de la secreción de moco y aumento del aclaramiento mucociliar, pero ha sido abandonado por falta de eficacia a largo plazo a pesar de haber alcanzado la fase III en la EPOC.

BIBLIOGRAFÍA

Bianco A, Conte S, Mariniello DF, Allocca V, Matera MG, D'Agnano V, y cols. Mucolytic and Antioxidant Properties of Carbocysteine as a Strategy in COVID-19 Therapy. Life (Basel) 2022; 12(11): 1824.

Burgoyne DS. Managed care considerations for the treatment of chronic cough. Am J Manag Care 2022; 28(9 Suppl): S166-S174.

Calzetta L, Ritondo BL, Zappa MC, Manzetti GM, Perduno A, Shute J, Rogliani P. The impact of long-acting muscarinic antagonists on mucus hypersecretion and cough in chronic obstructive pulmonary disease: a systematic review. Eur Respir Rev 2022; 31(164): 210196.

Cazzola M, Page C, Rogliani P, Calzetta L, Matera MG. Multifaceted Beneficial Effects of Erdosteine: More than a Mucolytic Agent. Drugs 2020; 80(17): 1799-1809.

Eccles R. The Powerful Placebo Effect in Cough: Relevance to Treatment and Clinical Trials. Lung 2020; 198(1): 13-21.

Eccles R. Placebo and Side Effects Confound Clinical Trials on New Antitussives. Lung 2021; 199(4): 319-326.

Izquierdo-Alonso JL, Perez-Rial S, Rivera CG, Peces-Barba G. N-acetylcysteine for prevention and treatment of COVID-19: Current state of evidence and future directions. J Infect Public Health 2022; 15(12): 1477-1483.

Journey JD, Agrawal S, Stern E. Dextromethorphan Toxicity. In. Stat-Pearls. Treasure Island (FL); 2022.

Kantar A, Klimek L, Cazan D, Sperl A, Sent U, Mesquita M. An overview of efficacy and safety of ambroxol for the treatment of acute and chronic respiratory diseases with a special regard to children. Multidiscip Respir Med 2020; 15(1): 511.

Kim I, Goulding M, Tian F, Karami S, Pham T, Cheng C, Biehl A, Munoz M. Benzonatate Prescribing Trends and Adverse Events. Pediatrics 2022; 150(6): e2022057779.

Lazarowski ER, Boucher RC. Purinergic receptors in airway hydration. Biochem Pharmacol 2021; 187: 114387.

Lee SP, Lee SM, Lee BJ, Kang SY. Effectiveness and Safety of Codeine and Levodropropizine in Patients With Chronic Cough. J Korean Med Sci 2022; 37(36): e275.

Linssen RSN, Ma J, Bem RA, Rubin BK. Rational use of mucoactive medications to treat pediatric airway disease. Paediatr Respir Rev 2020; 36: 8-14.

Markham A. Gefapixant: First Approval. Drugs 2022; 82(6): 691-695.

Mashat GD, Hazique M, Khan KI, Ramesh P, Kanagalingam S, Ul Haq Z, y cols. Comparing the Effectiveness of Honey Consumption With Anti-Cough Medication in Pediatric Patients: A Systematic Review. Cureus 2022; 14(9): e29346.

Mazzone SB, McGarvey L. Mechanisms and Rationale for Targeted Therapies in Refractory and Unexplained Chronic Cough. Clin Pharmacol Ther 2021; 109(3): 619-636.

McGarvey LP, Birring SS, Morice AH, Dicpinigaitis PV, Pavord ID, Schelfhout J, y cols. Efficacy and safety of gefapixant, a P2X(3) receptor antagonist, in refractory chronic cough and unexplained chronic cough (COUGH-1 and COUGH-2): results from two double-blind, randomised, parallel-group, placebo-controlled, phase 3 trials. Lancet 2022; 399(10328): 909-923.

Morice AH, Millqvist E, Bieksiene K, Birring SS, Dicpinigaitis P, Domingo Ribas C, y cols. ERS guidelines on the diagnosis and treatment of chronic cough in adults and children. Eur Respir J 2020; 55(1): 1901136.

Papadopoulou E, Hansel J, Lazar Z, Kostikas K, Tryfon S, Vestbo J, Mathioudakis AG. Mucolytics for acute exacerbations of chronic obstructive pulmonary disease: a meta-analysis. Eur Respir Rev 2023; 32(167): 220141.

Scaglione F, Petrini O. Mucoactive Agents in the Therapy of Upper Respiratory Airways Infections: Fair to Describe Them Just as Mucoactive? Clin Med Insights Ear Nose Throat 2019; 12: 1179550618821930.

Soltani R, Nasirharandi S, Khorvash F, Nasirian M, Dolatshahi K, Hakamifard A. The effectiveness of gabapentin and gabapentin/montelukast combination compared with dextromethorphan in the improvement of COVID-19- related cough: A randomized, controlled clinical trial. Clin Respir J 2022; 16(9): 604-610.

Terlizzi V, Castellani C, Taccetti G, Ferrari B. Dornase alfa in Cystic Fibrosis: indications, comparative studies and effects on lung clearance index. Ital J Pediatr 2022; 48(1): 141.

Thomas D, Gibson PG. Gefapixant for chronic cough. Lancet 2022; 399(10328): 886-887.

Vila Mendez ML, Anton Sanz C, Cardenas Garcia ADR, Bravo Malo A, Torres Martinez FJ, Martin Moros JM, y cols. Efficacy of Bromhexine versus Standard of Care in Reducing Viral Load in Patients with Mild-to-Moderate COVID-19 Disease Attended in Primary Care: A Randomized Open-Label Trial. J Clin Med 2022; 12(1): 142.

Vogelberg C, Cuevas Schacht F, Watling CP, Upstone L, Seifert G. Therapeutic principles and unmet needs in the treatment of cough in pediatric patients: review and expert survey. BMC Pediatr 2023; 23(1): 34.

Wick JY. Treating a cough continues to present challenges. Pharmacy Times 2023; 89(2): 32-33.

Zaremba M, Serafin P, Kleczkowska P. Antipsychotic Drugs Efficacy in Dextromethorphan-Induced Psychosis. Biomedicines 2023; 11(1): 123.

Zhang M, Sykes DL, Sadofsky LR, Morice AH. ATP, an attractive target for the treatment of refractory chronic cough. Purinergic Signal 2022; 18(3): 289-305.

Fármacos broncodilatadores y antiinflamatorios en el asma y la enfermedad pulmonar obstructiva crónica

42

J. Cortijo Gimeno, E. J. Morcillo Sánchez y J. Milara Payá

INTRODUCCIÓN

El objetivo de este capítulo es revisar los grupos farmacológicos con actividad broncodilatadora y/o antiinflamatoria utilizados en el tratamiento de la enfermedad obstructiva de las vías respiratorias, principalmente el asma y la enfermedad pulmonar obstructiva crónica (EPOC).

Algunos de los fármacos que se tratarán ya se han abordado en otras partes de esta misma obra desde un punto de vista más genérico, el de su pertenencia a una determinada clase o categoría farmacológica, sobre todo los fármacos parasimpaticolíticos (v. cap. 7), los fármacos simpaticomiméticos (v. cap. 8) y los corticosteroides (v. cap. 39). Remitimos, por lo tanto, al lector a dichos capítulos para ampliar y completar la información que aquí se ofrece.

El tratamiento farmacológico actual del asma y la EPOC se fundamenta principalmente en el uso de fármacos broncodilatadores de corta y/o de larga duración de acción, como los β_2-agonistas y anticolinérgicos administrados por vía inhalatoria, pudiendo también considerarse el uso de teofilina por vía oral. La utilización de antiinflamatorios comprende el uso de esteroides inhalados solos o en combinación con β_2-agonistas de larga acción para el asma y la EPOC, así como de inhibidores de la fosfodiesterasa tipo 4 en la EPOC e inhibidores de leucotrienos en el asma. Recientemente se han aprobado anticuerpos monoclonales dirigidos a bloquear las rutas moleculares más prevalentes en el asma grave alérgica mediada por IgE, así como en el asma grave eosinofílica, que han mejorado notablemente la evaluación del paciente asmático grave. Sin embargo, ninguno de los fármacos actualmente utilizados en el tratamiento del asma y la EPOC han demostrado su capacidad para modificar favorablemente el deterioro inexorable de la función pulmonar a lo largo de la historia de la enfermedad.

RECUERDO FISIOPATOLÓGICO

Asma

Características patológicas

▸▸ Aproximadamente el 5 % de la población adulta y el 10-12 % de la población pediátrica padecen asma bronquial en los países desarrollados. A diferencia de otras enfermedades prevalentes, la morbimortalidad por asma aumenta, a pesar del uso cada vez mayor de los fármacos antiasmáticos. Tres aspectos son característicos de esta enfermedad.

Obstrucción bronquial reversible. Se manifiesta clínicamente con episodios de disnea y tos. El término reversible indica que responde bien a la medicación broncodilatadora. Se considera aceptable una respuesta del volumen espiratorio máximo en el primer segundo de la espirometría forzada (VEMS) superior al 15 %.

Inflamación. Hasta hace poco se disponía de escasa información sobre las características del proceso inflamatorio de la mucosa bronquial en el asma; sin embargo, la utilización del fibroscopio y la posibilidad de obtener biopsias bronquiales ha permitido indicar que las alteraciones histológicas consisten básicamente en: *a)* infiltración de la mucosa por eosinófilos activados que segregan diversos productos citotóxicos (anión superóxido, proteína básica mayor, proteína catiónica, peroxidasa y neurotoxina), linfocitos T colaboradores *(helper)* (CD4+) y mastocitos; *b)* descamación de células epiteliales, y *c)* engrosamiento de la membrana basal por incremento de los depósitos de colágeno de los tipos I, III y V, junto con fibronectina. Sin embargo, estudios más recientes apuntan a la existencia de dos tipos principales de inflamación en el asma, como son la inflamación de tipo T2 y la inflamación no T2.

a) En el fenotipo inflamatorio T2, el contacto de un alérgeno determinado con la mucosa bronquial desencadena la liberación de alarminas como la linfopoyetina estromal tímica (TSLP), que activa diferentes tipos celulares como son los linfocitos Th2 y las células linfoides innatas tipo 2 (ILC2). Estos tipos celulares T2 liberan a su vez citocinas tipo interleucina (IL)-5, IL-13 y IL-4. Esta última, la IL-4, activa los linfocitos B para producir IgE específica del antígeno, la cual se deposita en los mastocidos sobre los receptores de IgE. De esta forma, una segunda exposición al mismo alérgeno activa los complejos IgE-receptor de IgE de los mastocitos para que éstos se degranulen y liberen grandes cantidades de histamina, leucotrieno D4 y prostaglandina (PG)-D2 con elevado efecto broncoconstrictor, así como citocinas como la IL-13 con efecto proliferativo de la musculatura lisa bronquial y secretor de moco, lo que contribuye al remodelado y engrosamiento de la pared bronquial. La liberación de la IL-5 por los mastocitos y por las células T2 eleva la producción y quimiotaxis de eosinófilos al tejido, incrementado el efecto sobre el remodelado bronquial, la hiperreactividad bronquial.

b) En el fenotipo inflamatorio diferente al T2 (también llamado no T2 en la bibliografía anglosajona), diferentes irritantes, contaminantes, virus o bacterias pueden activar la mucosa bronquial, incrementando la liberación de alarminas como la IL-33 y la IL-25, así como interleucinas como la IL-6 o la IL-8. Estos mediadores inflamatorios activan a su vez diferentes elementos celulares no T2, como son los linfocitos Th17 y Th1, que a su vez liberan mediadores como la IL-6, IL-17, IL-8, INF-γ y TNF-α, los cuales pueden activar a los neutrófilos circulantes, que a su vez pueden liberar leucotrieno B$_4$ y otros mediadores que participan en el remodelado bronquial, la hiperreactividad bronquial.

Ambos tipos inflamatorios pueden estar mezclados en un mismo paciente en mayor o menor medida y presentar características clínicas diferentes. Los fenotipos más reconocidos son: *a)* asma de inicio a temprana edad con un perfil inflamatorio de tipo T2-eosinófilico y de tipo alérgico (IgE+) que responde bien a los corticoides; *b)* un segundo fenotipo de inicio tardío en la edad adulta, con un perfil inflamatorio de tipo sinusitis no alérgica, con eosinofilia y niveles elevados de interleucina 5 (IL-5), refractario a los corticoides y sensible a los antagonistas del receptor de leucotrienos; *c)* un tercer fenotipo de tipo intermitente e inducido por el ejercicio físico, con predominio mastocítico y de perfil inflamatorio Th2, que responde a los antagonistas del receptor de leucotrienos y β_2-adrenérgicos; *d)* un cuarto tipo presente en adultos obesos, principalmente en mujeres, con sintomatología crónica, respuesta hiperreactiva reducida y un componente de estrés oxidativo importante, con ausencia de perfil inflamatorio Th2, y, por último, *e)* un quinto fenotipo caracterizado por asma grave (VEMS reducido en situación basal), con predominio neutrofílico y con respuesta inflamatoria de tipo Th17 e IL-8.

Hiperreactividad bronquial. La descamación y el daño del epitelio de las vías respiratorias permiten la exposición directa a irritantes de terminaciones nerviosas subepiteliales, lo cual provoca reflejos axónicos locales y reflejos vagales que pueden producir broncoconstricción, hipersecreción de moco, tos y vasodilatación con extravasación, lo que ocasiona edema e infiltración de células inflamatorias. El grado de hiperreactividad frente a estímulos farmacológicos (metacolina e histamina) se relaciona con la gravedad clínica del asma. La hiperreactividad bronquial se ha atribuido a distintas causas, entre ellas anormalidades de la inervación adrenérgica, alteraciones en las catecolaminas circulantes, defectos de los receptores β-adre-nérgicos y/o aumento del tono vagal. Aunque estas diferentes hipótesis continúan siendo motivo de discusión, se ha comprobado que en el asma la disminución de la inflamación bronquial se acompaña de una disminución del grado de hiperreactividad bronquial.

En resumen, el énfasis en asma ha pasado de ser considerada una reacción de hipersensibilidad de tipo I, en la que lo importante era el episodio de broncoespasmo desencadenado por la liberación de mediadores tras la desgranulación del mastocito al producirse la reacción alérgeno-IgE específica, a ser interpretada en la actualidad como un proceso inflamatorio crónico de las vías respiratorias puesto en marcha por una serie de factores desencadenantes (fig. 42-1).

Factores desencadenantes

Alergia

Es el factor desencadenante más frecuente. Los alérgenos involucrados son proteínas de origen animal o vegetal. Entre los más comunes se encuentran los ácaros (*Dermatophagoides pteronyssinus* y *D. farinae*). Otros alérgenos son pólenes de gramíneas (*Secale cereale, Triticum sativum*, etc.), hierbas (*Plantago lanceolata* y *Parietaria judaica*), árboles (*Corylus avellana, Olea* sp.), hongos (*Alternaria* sp., *Aspergillus* sp., *Cladosporium* sp., etc.) y animales (epitelios y fluidos biológicos de gato, perro, rata, etc.).

La existencia del antígeno alérgico implica una sensibilización previa que ocasiona el desancadenamiento de un ataque tras la reexposición. En individuos con predisposición genética (susceptibilidad a antígenos como el polen, el polvo doméstico, etc.) y en determinadas condiciones clínicas (infección vírica respiratoria) o ambientales (humo de tabaco, etc.) se produce la interacción del antígeno con células dendríticas y la posterior activación de la población de linfocitos T, los cuales generan citocinas que promueven la diferenciación y activación de los eosinófilos (IL-5), la expresión de receptores de IgE en mastocitos y esosinófilos (IL-4), la expresión por parte del epitelio de factores que atraen a los eosinófilos, y la producción y liberación de IgE por parte de linfocitos B. Tras la reexposición se desencadena el ataque de asma, con una fase inmediata y otra tardía. Si bien esta división es arbitraria, puesto que en algunos individuos sólo se produce una fase, resulta útil para el análisis de los cambios fisiopatológicos en el bronquio y los lugares de acción de los fármacos antiasmáticos.

La fase inmediata se debe a la rápida broncoconstricción provocada por los mediadores (principalmente histamina y péptidos leucotrienos [LTC$_4$ y LTD$_4$]) liberados por el mastocito, aunque otros mediadores son también liberados (prostaglandina D$_2$ [PGD$_2$], neurocinina A, LTB$_4$), los cuales provocan una migración de células inflamatorias (eosinófilos y monocitos) hacia el punto de la inflamación.

La fase tardía (respuesta diferida) ocurre en un tiempo variable desde la exposición inicial al antígeno (6-8 horas). Esta fase es claramente la progresión de una reacción inflamatoria iniciada en la primera fase, la cual conlleva una acumulación local de eosinófilos. Como se ha indicado antes, los gránulos de los eosinófilos infiltrantes liberan mediadores citotóxicos que lesionan el epitelio respiratorio ciliado.

Otros factores desencadenantes

El asma puede estar vinculada a factores ocupacionales causantes de una reacción alérgica; las profesiones y actividades más afectadas son las pecuarias (antígenos de origen animal), los panaderos (polvo de cereales), los ebanistas (polvo de madera), el personal sanitario (látex y polvo de ispaghula), el personal de laboratorios químicos y farmacéuticos (antibióticos, enzimas proteolíticas) y los pintores (resina epóxica). Existe asimismo un asma inducida por el ejercicio para la que se ha sugerido como responsable la temperatura del aire (frío) y su grado de humedad (bajo). También es frecuente el asma tras una infección vírica o bacteriana en las vías respiratorias superiores. El papel de las infecciones no se conoce bien. Incluso se ha discutido, en un paralelismo con la úlcera gastroduodenal, sobre el papel de algunos agentes infecciosos en la patogenia del asma. En ocasiones el asma puede ser consecuencia de un reflejo iniciado en la mucosa esofágica, transmitido por vía vagal a las vías respiratorias, o bien de un estímulo irritante producido por la aspira-

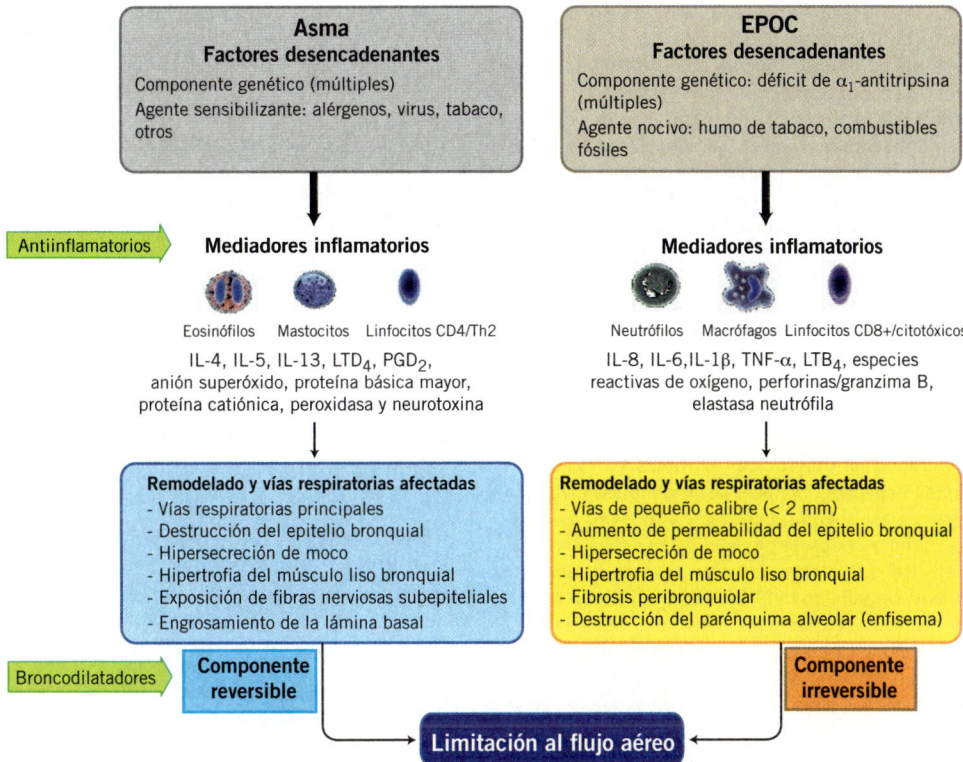

Figura 42-1. Esquema simplificado de la fisiopatología del asma y de la enfermedad pulmonar obstructiva crónica (EPOC), en el que se destaca la existencia de mecanismos etiopatogénicos distintos y se indica la importancia de la inflamación con bases celulares diferenciadas entre ambas enfermedades, así como la contribución del aumento de resistencias de las vías respiratorias (broncoconstricción e hiperreactividad bronquial). Las dos clases farmacológicas utilizadas en el tratamiento del asma y la EPOC son los fármacos antiinflamatorios y los broncodilatadores. IL: interleucina; LT: leucotrieno; PGD_2: prostaglandina D_2; TNF-α: factor de necrosis tumoral alfa.

ción del contenido gástrico, hacia las vías respiratorias. Finalmente, los analgésicos no esteroides y los bloqueantes β pueden provocar un agravamiento del asma. En el caso de los antiinflamatorios no esteroideos (AINE), se ve afectado el 10-20 % de la población adulta que consume estos medicamentos. Algunos pacientes reaccionan incluso con pequeñas cantidades de ácido acetilsalicílico (5-10 mg) y otros necesitan dosis superiores (300-500 mg). Se desconoce el mecanismo responsable de la aparición de este fenómeno, aunque se ha sugerido la existencia, en esos pacientes, de una mayor cantidad de leucotrienos broncoconstrictores y quimiotácticos, por la inhibición de la enzima ciclooxigenasa que deriva el sustrato precursor hacia la vía de la lipoxigenasa. También se han postulado factores emocionales para explicar crisis de asma en algunos pacientes.

Enfermedad pulmonar obstructiva crónica

El término «enfermedad pulmonar obstructiva crónica» fue acuñado para designar el espacio común correspondiente a diversas patologías respiratorias crónicas, caracterizado por una disminución progresiva y a menudo irreversible del VEMS. Este aspecto lo diferencia claramente del asma, en la que la obstrucción respiratoria es reversible. La limitación u obstrucción del flujo aéreo se acompaña de tos, producción de esputo (hipersecreción de moco), disnea y empeoramiento del intercambio gaseoso. A esta situación clínica común abocan afecciones tan diversas como la bronquitis crónica, el enfisema o la propia asma, que *stricto sensu* no deben confundirse con la EPOC propiamente dicha. La definición de bronquitis crónica es puramente clínica y consiste en la presencia de tos y expectoración durante más de 3 meses al año, al menos 2 años consecutivos.

Desde el punto de vista epidemiológico, la prevalencia de EPOC es, en el grupo etario de 40-69 años, de aproximadamente el 11 %.

Existe una tendencia al alza evidente en su prevalencia y también en las tasas de morbimortalidad. Estudios realizados en España estiman una prevalencia de EPOC en nuestro medio del 6,4 al 11,4 % dependiendo de las zonas geográficas. El coste total asociado a la EPOC equivale al 0,2 % del producto interior bruto (PIB), y el coste medio por paciente se sitúa en torno a 1.000-3.000 € en función del estadio de la enfermedad. Además, la EPOC es la única enfermedad crónica que aumenta su morbimortalidad, de forma que en 2020 la EPOC se habrá convertido en la cuarta o, incluso, la tercera causa de mortalidad en el mundo, y en 2030 será la causante del 7,8 % de todas las muertes y del 27 % de las muertes relacionadas con el tabaco, sólo superada por el cáncer (33 %) y las enfermedades cardiovasculares (29 %), siendo ambos, cáncer y cardiopatías, patologías a su vez relacionadas con la EPOC como comorbilidades. Se trata, por lo tanto, de un problema clínico relevante, con importantes repercusiones socioeconómicas, que merece todo el interés de los profesionales y las autoridades sanitarias.

Prácticamente todos los casos de EPOC están asociados al consumo de tabaco, si bien sólo el 15-20 % de los fumadores desarrollan esta enfermedad debido a diferencias en la susceptibilidad, de naturaleza aún desconocida. Otros factores de riesgo son: contaminación atmosférica, exposición laboral a determinados agentes pulverulentos, factores genéticos (déficit de α_1-antitripsina, enfisema familiar), antecedentes de neumopatías pediátricas, hiperreactividad bronquial y atopia.

Una vez establecido el diagnóstico de EPOC, el pronóstico de estos pacientes dependerá sobre todo del grado de obstrucción al flujo aéreo y del abandono del consumo de tabaco. La evolución o historia natural de la EPOC sigue un curso lento, pero inexorable, en el que pueden sobrevenir episodios de exacerbación, con desarrollo de insuficiencia respiratoria e hipercapnia, potencialmente graves, incluso mortales, que constituyen, por lo tanto, una emergencia médica potencial.

Desde el punto de vista funcional, la EPOC se define por un aumento de la resistencia al flujo aéreo, al que contribuyen: *a)* disminución de la luz bronquial por engrosamiento de la pared; *b)* hipertrofia e hiperplasia de la musculatura lisa de las vías respiratorias con fibrosis peribronquiolar, y *c)* pérdida de elasticidad del parénquima pulmonar por enfisema pulmonar. Se considera verosímil que el proceso de deterioro se inicie por el daño epitelial y la inflamación bronquiolar causados por el humo del tabaco, como sugieren los estudios anatomopatológicos. La liberación de mediadores a partir de células epiteliales, así como la inflamación neurogénica causada por la exposición de terminaciones nerviosas aferentes, desencadena un círculo vicioso que conduce a la inflamación crónica con hipertrofia/hiperplasia de músculo liso, fibrosis de la pared de las vías respiratorias y destrucción de tabiques alveolares (enfisema centrolobulillar).

En la actualidad se hace hincapié en la importancia patogénica del daño causado por radicales libres de oxígeno presentes en el humo del tabaco o liberados por macrófagos activados y otras células inflamatorias. Estas especies reactivas de oxígeno inactivan la α_1-antitripsina (favorecen así el daño tisular por elastasa), causan peroxidación lipídica, daño a las proteínas y al ADN, activación del factor nuclear kappa B (NF-κB), y comprometen diversos mecanismos de defensa. En este sentido, en la EPOC existiría un desequilibrio entre el estrés oxidativo celular y las defensas antioxidantes endógenas. A diferencia del asma, las células inflamatorias que parecen ejercer un papel dominante en la EPOC son los neutrófilos, los linfocitos CD8+, los macrófagos y las células epiteliales de las vías respiratorias (v. fig. 42-1). ◀◀

Como corolario de estos mecanismos fisiopatológicos, los fármacos usados para tratar el asma y la EPOC pueden clasificarse en dos categorías: **broncodilatadores** y **antiinflamatorios**. Los broncodilatadores son eficaces para revertir el broncoespasmo de la fase inmediata en el asma y para otorgar un alivio sintomático en la EPOC, mientras que los antiinflamatorios actuarían sobre la patología subyacente. Estas categorías no son excluyentes, de modo que se ha demostrado la actividad antiinflamatoria de algunos fármacos broncodilatadores.

FÁRMACOS BRONCODILATADORES

Los broncodilatadores son fármacos capaces de relajar el músculo liso de las vías respiratorias. Su uso clínico se basa en dos supuestos: primero, que en la enfermedad que se pretende tratar, el componente motor (broncoconstricción) tiene un papel significativo, y segundo, que este componente motor es de naturaleza reversible e influenciable por fármacos relajantes. Una diversidad de procesos patológicos se agrupan bajo el epígrafe de obstrucción crónica reversible del flujo aéreo. Entre ellos, el asma y, en menor medida, la bronquitis crónica constituyen indicaciones para el uso de broncodilatadores.

Aunque existe una diversidad de mecanismos relajantes del músculo liso de las vías respiratorias, únicamente tres categorías farmacológicas han demostrado eficacia en la clínica (**fig. 42-2**): los simpaticomiméticos (agonistas adrenérgicos) β_2, los fármacos antimuscarínicos y las metilxantinas.

A continuación se describirán los aspectos farmacológicos básicos más relevantes para su uso clínico como broncodilatadores.

Agonistas β₂-adrenérgicos

Los receptores β-adrenérgicos se han subdividido en β_1 (cardioselectivos), β_2 (músculo liso) y β_3, relacionados con el metabolismo lipídico intracelular. La estructura química del subtipo β_2 es la de un dímero compuesto por subunidades de

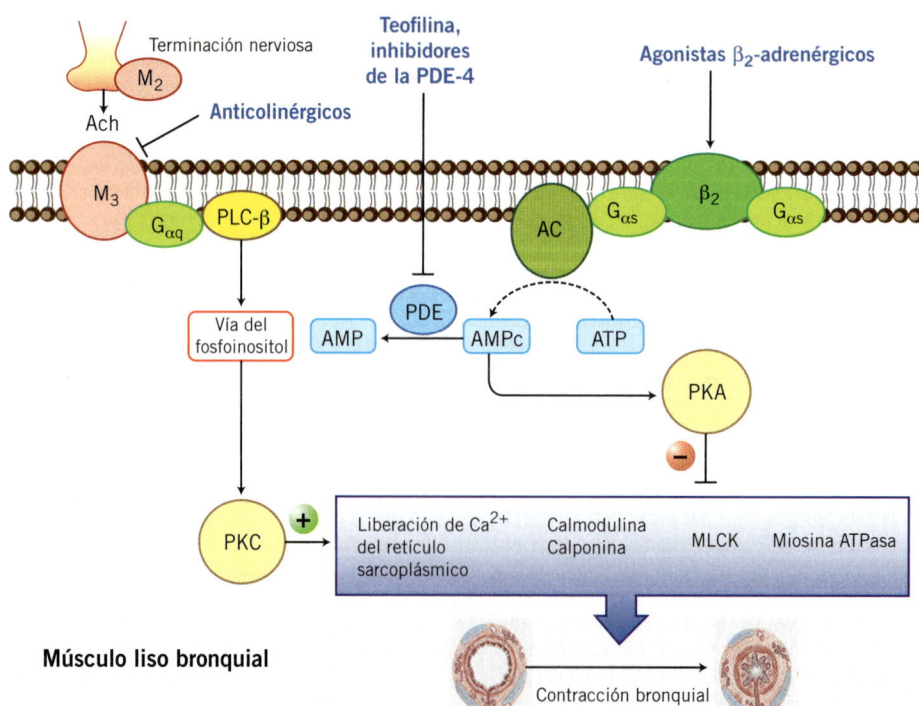

Figura 42-2. Mecanismo de acción de los fármacos broncodilatadores. AC: adenililciclasa; ACh: acetilcolina; AMPc: adenosinmonofosfato cíclico; ATP: adenosintrifosfato; β_2: receptor β_2-adrenérgico G: proteína G;. M_3-M_2: receptores colinérgicos de tipo muscarínico 3 y 2; MLCK: cinasa de la cadena ligera de miosina; PDE-4: fosfodiesterasa de tipo 4; PLC-β: fosfolipasa C beta; PKA: proteincinasa A; PKC: proteincinasa C.

naturaleza proteica. Posee en total 413 aminoácidos y un peso molecular (PM) de 90 kDa. Como otros receptores de membrana, los β-adrenérgicos se encuentran ligados a proteínas reguladoras-fijadoras de guanosintrifosfato (GTP), denominadas genéricamente proteínas G.

Estudios de autorradiografía en pulmón humano han demostrado la presencia exclusiva de receptores β₂ en el músculo liso de las vías respiratorias, sobre todo las periféricas. Existen también receptores β₂-adrenérgicos en el epitelio, la pared alveolar, las glándulas submucosas, el músculo liso vascular pulmonar, células con capacidad de liberar mediadores (mastocitos, basófilos, eosinófilos) y los ganglios y terminaciones nerviosas posganglionares colinérgicos.

Mecanismo de acción

La activación de todos los subtipos de receptores β desencadena un mecanismo de acción similar, a través del cual la adenililciclasa ligada al receptor se activa y cataliza la conversión del adenosintrifosfato (ATP) en adenosinmonofosfato cíclico (AMPc). La secuencia de los fenómenos que ocurren a nivel molecular a raíz de la interacción de un agonista con los receptores β se puede resumir en los siguientes puntos:

1. Los agonistas con afinidad y eficacia se ligan al receptor β₂.
2. La formación del complejo receptor-agonista se une e interactúa con una proteína reguladora ligada a los nucleótidos de guanina, denominada proteína G_s. Las proteínas G están unidas a la superficie interna de la membrana celular. Son moléculas heterotriméricas que poseen dos subunidades, α y β-γ. La subunidad α puede ser estimuladora (PM 42 kDa) o inhibidora (PM 39 kDa), lo que determina que la proteína G sea G_s (estimuladora) o G_i (inhibidora).
3. La constitución del complejo receptor-agonista-proteína G_s facilita el desplazamiento del guanosindifosfato (GDP) por el GTP y la interacción con la subunidad catalítica de la adenililciclasa, que se activa y promueve la conversión de ATP en AMPc.
4. El AMPc intracelular es el segundo mensajero y activa una proteincinasa dependiente del AMPc, la proteincinasa A (PKA), que actúa como un receptor citosólico del AMPc. La PKA activada fosforila enzimas (incluyendo a otras proteincinasas) y proteínas intracelulares, que desencadenan los efectos fisiológicos y las respuestas farmacológicas: el aumento intracelular del AMPc hiperpolariza la membrana y disminuye los potenciales en «espiga» provocados por la activación de los canales de Ca^{2+} dependientes de voltaje. Además, la fosforilación de varias proteínas intracelulares puede producir una reducción del Ca^{2+} citosólico, contribuyendo al efecto relajante sobre el tejido muscular liso.

Clasificación

Existe una gran diversidad de fármacos simpaticomiméticos β₂ disponibles, de los que cabe citar los siguientes:

1. *No selectivos (β₁ y β₂):* isoprenalina (o isoproterenol), adrenalina (o epinefrina), hexoprenalina y efedrina.

2. *Selectivos β₂ (corta duración de acción):* **salbutamol** (o albuterol), **terbutalina**, **fenoterol**, **orciprenalina** (o metaproterenol), **carbuterol**, **procaterol** y **reproterol**. Su estructura química es no catecolamínica. Los derivados con estructura de catecolamina como la isoetarina o el rimiterol carecen de interés clínico. En España sólo están comercializados como broncodilatadores el salbutamol y la terbutalina **(fig. 42-3 y tabla 42-1)**.

3. *Selectivos β₂ (larga duración de acción):* **salmeterol**, **formoterol**, **bitolterol** (no comercializado) y **bambuterol**. La lipofilia de estos compuestos les confiere unas características peculiares en su unión con el receptor β₂-adrenérgico que explica la larga duración de su acción (12 horas) frente a las 3-5 horas de los otros compuestos. El **bambuterol** es un profármaco de la terbutalina y, administrado por vía oral, se comporta como un producto de larga duración de acción **(v. fig. 42-3 y tabla 42-1)**.

4. *Selectivos β₂ (ultralarga duración de acción):* **indacaterol**, **carmoterol**, **vilanterol**, **olodaterol** y **abediterol**. Esta nueva serie de agonistas β₂-adrenérgicos se caracteriza por presentar un rápido comienzo de acción, comparable al de los β₂-adrenérgicos de corta duración, y una prolongada duración de acción, en torno a las 24 horas. Ello es particularmente útil en enfermedades como la EPOC, en la que la prolongada duración favorece el alivio de la obstrucción bronquial, así como la adherencia al tratamiento. Actualmente, sólo el indacaterol, olodaterol y vilanterol están aprobados en España **(v. fig. 42-3 y tabla 42-1)**.

Vías de administración y dosificación

Vía inhalatoria

La vía de elección para su administración es la inhalatoria en forma de aerosol dosificador presurizado. Esto exige una cuidadosa explicación al paciente con respecto al manejo del dosificador y la posología. Administradas por vía inhalatoria,

Tabla 42-1. Características farmacocinéticas de los agonistas β₂-adrenérgicos y antimuscarínicos inhalados

FÁRMACO	INICIO	TIEMPO DEL EFECTO (minutos)	
		MÁXIMO	DURACIÓN
Agonistas β₂-adrenérgicos			
Salbutamol	3-5	60-90	180-360
Terbutalina	3-5	60-90	180-360
Formoterol	3-5	60-90	660-720
Salmeterol	20-45	120-240	660-720
Indacaterol	5-15	120-200	1.440
Vilanterol	5-15	240	1.440
Olodaterol	5-15	240	1.440
Antimuscarínicos			
Ipatropio	15	90-120	240-480
Tiotropio	> 30	180	1.440
Aclidinio	5-15	180	720
Glicopirronio	5-15	200	1.440
Umeclidinio	5-15	200	1.440

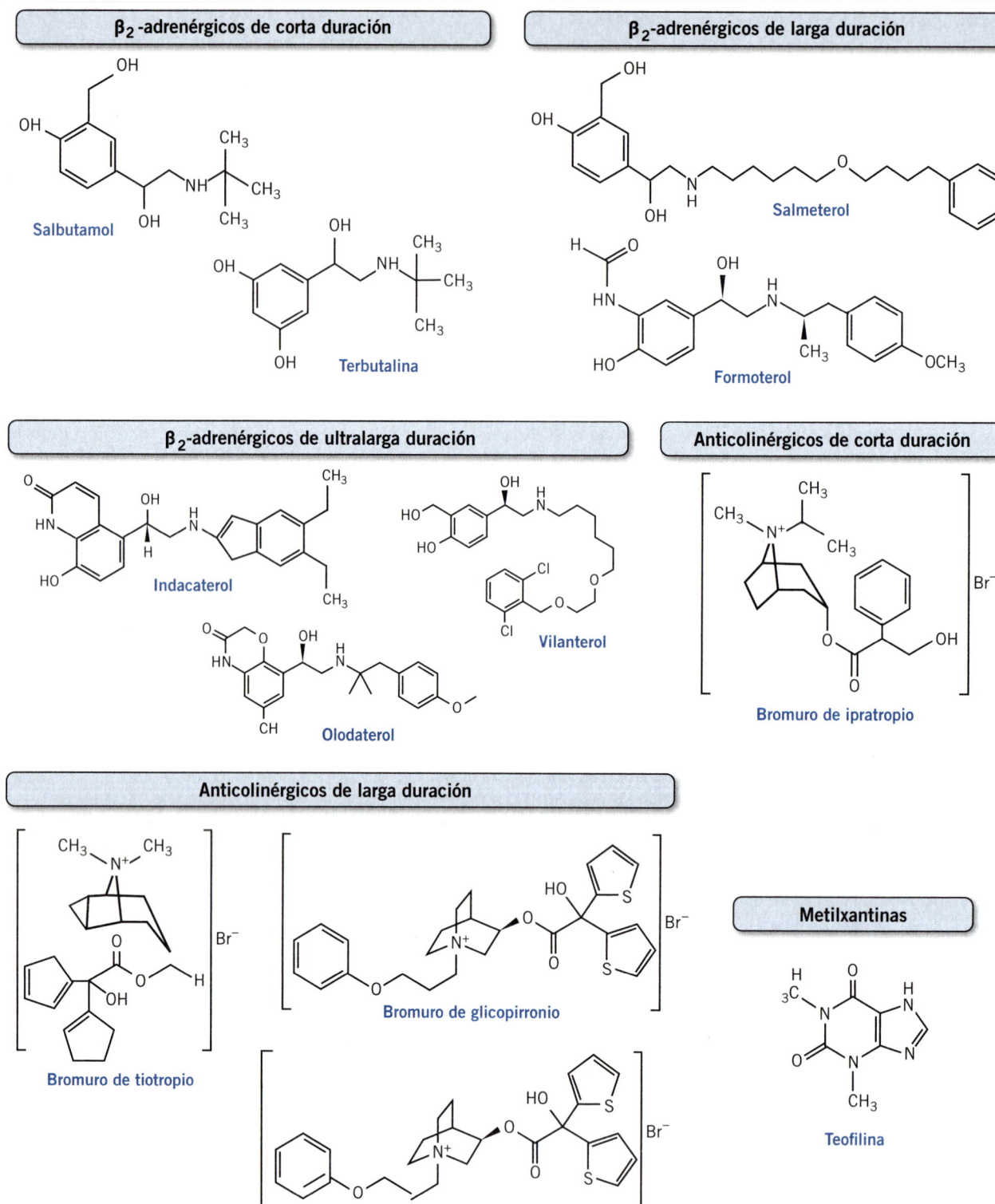

Figura 42-3. Estructura química de representantes de los grupos farmacológicos con actividad broncodilatadora utilizados en el tratamiento del asma y la EPOC. El salbutamol y el salmeterol son simpaticomiméticos β_2, de corta y larga duración de acción, respectivamente. Obsérvese la larga cadena alifática del salmeterol, que le confiere una gran lipofilia. La teofilina es una metilxantina. El ipratropio y el tiotropio son antimuscarínicos dotados de un nitrógeno cuaternario que limita su absorción sistémica, con duración de acción corta y larga, respectivamente.

las catecolaminas (p. ej., isoproterenol) tienen un comienzo de acción muy rápido (efecto máximo en 5 minutos), pero una corta duración de acción (de 30 minutos a 2 horas en función de la dosis). Para las no catecolaminas

(p. ej., salbutamol, terbutalina), el comienzo de acción es también rápido (inicio de acción en 5-15 minutos), el pico de respuesta se produce al cabo de 1-2 horas y la duración de acción es mayor (3-6 horas, según la dosis).

La dosis de salbutamol como broncodilatador por vía inhalatoria es, en los adultos, de 1-2 inhalaciones (separadas por un intervalo de, al menos, 1 minuto) cada 4-6 horas (100 μg por inhalación). Se debe comenzar con dosis mínimas (sobre todo en los ancianos) y modificarlas de acuerdo con la respuesta clínica. La administración de estos fármacos de corta duración de acción suele ser a demanda, aunque en ocasiones se instaura un régimen pautado. Por el contrario, la administración de los de larga duración de acción (12 horas) suele ser siempre pautada, dos veces al día, siendo especialmente útiles para el asma nocturna. En cambio, para un efecto inmediato no resultan apropiados, ya que el inicio de su acción suele ser algo más retardado.

Actualmente se están comercializando los β_2-adrenérgicos de ultralarga duración inhalados, como el indacaterol, olodaterol y vilanterol, que permiten una dosificación única diaria y, de esta forma, una mayor adherencia al tratamiento y una mejor cobertura de la obstrucción bronquial crónica de la EPOC (v. tabla 42-1).

Además del aerosol dosificador, existen otras formas de administración de estos fármacos por vía inhalatoria: nebulizador (uso muy restringido), espaciador (extensor de la inhalación) e inhalador de polvo, que pueden ser útiles en los pacientes con dificultades de coordinación motora. En el apartado «Terapia por vía inhalatoria» (v. más adelante) se ofrece información adicional sobre formas de administración inhalatoria de estos fármacos.

Vía oral y parenteral

Sólo las no catecolaminas son efectivas por vía oral. Por esta vía presentan un efecto de primer paso muy importante, absorbiéndose sólo el 10 % de la dosis administrada; el tiempo en alcanzar la concentración máxima es de 2-4 horas y la semivida plasmática varía entre 3 y 8 horas. Los principales inconvenientes de la vía oral son la elevada incidencia de efectos secundarios y la necesidad de administrar 3-4 tomas diarias, razones por las cuales no suele usarse en clínica. Las indicaciones para el uso de esta vía son restringidas (problemas de coordinación motora o de aprendizaje en el uso de los dosificadores en aerosol, algunos casos de asma nocturna).

La dosis oral de salbutamol en los adultos es de 2-4 mg, 3-4 veces al día; en los niños de 6-11 años, 2 mg, 3-4 veces al día; en los niños de 2-5 años, 0,1 mg/kg, 3 veces al día. Cabe señalar que para obtener un efecto broncodilatador similar al conseguido con 200 μg de salbutamol por inhalación, son necesarios 4 mg de salbutamol administrados por vía oral.

Ciertas formas agudas graves de asma pueden requerir la administración parenteral (subcutánea, intramuscular o intravenosa) de simpaticomiméticos β. Actualmente, el único agonista β_2-adrenérgico aprobado en ficha técnica para su administración por vía oral es el bambuterol. Como se ha mencionado anteriormente, el bambuterol es un profármaco de la terbutalina con gran estabilidad metabólica, por lo que puede administrarse una sola vez al día por vía oral.

Efectos adversos

La incidencia de efectos adversos con el uso de agonistas β_2 por vía inhalatoria es escasa. Los efectos adversos aparecen sobre todo con dosis altas (con las que los efectos β_1 pueden hacerse patentes) y por la administración adicional de teofilinas. La vía oral tiende a producir mayor incidencia de efectos adversos para el mismo grado de broncodilatación. El uso de agonistas no selectivos aumenta la aparición de efectos adversos. Se han referido palpitaciones, taquicardia y, con menor frecuencia, arritmias cardíacas, nerviosismo, insomnio, cefalea, temblor fino, calambres musculares e hipopotasemia. El fenoterol parece tener más repercusión cardíaca que otros β_2-adrenérgicos. Deben usarse con precaución en pacientes con cardiopatía isquémica (arritmias ventriculares), hipertensión, tirotoxicosis y diabetes (cetoacidosis). Algunos pacientes presentan hipersensibilidad a estos fármacos.

Antimuscarínicos

La actividad broncodilatadora de los anticolinérgicos se conocía desde hace muchos años (p. ej., cigarrillos de estramonio), pero el aprovechamiento de esta actividad terapéutica tenía la limitación de los efectos colaterales derivados de la absorción sistémica de estos compuestos. La introducción de compuestos cuaternarios (bromuro de **ipratropio**) ha permitido utilizar la vía inhalatoria y obtener broncodilatación (comienzo de acción en 30 minutos; máximo, 1,5-2 horas; duración, 4-8 horas) con escasos efectos adversos (sabor amargo, xerostomía), si bien su eficacia clínica es inferior a la de los simpaticomiméticos β_2 en el asma, pero similar en la EPOC. Una ventaja es la posibilidad de obtener efectos broncodilatadores aditivos cuando se usa en combinación con simpaticomiméticos β.

La amplia distribución de receptores muscarínicos en el pulmón refleja la importancia del control colinérgico en este territorio y, en particular, en las vías respiratorias. Existen varios subtipos de receptores muscarínicos en el pulmón. El subtipo presente en el músculo liso de las vías respiratorias es el M_3, que es el responsable de la broncoconstricción colinérgica. El receptor presináptico de los terminales colinérgicos ha sido identificado como M_2, y el situado en los ganglios colinérgicos, como M_1. El receptor M_2 presináptico cumple un papel modulador de la liberación de acetilcolina en la terminación nerviosa (v. fig. 42-2). Sin embargo, existe también un subtipo M_2 que se ha identificado como receptor postsináptico en el músculo liso de las vías respiratorias. El papel del receptor M_2 postsináptico no se conoce con certeza, pero podría ser un papel funcional, como inhibidor de la adenililciclasa y, por lo tanto, oponerse o equilibrar la actividad relajante que resulta de la activación de los receptores β_2-adrenérgicos, constituyendo así un ejemplo de entrecruzamiento entre receptores. No existe evidencia de la presencia de receptores M_4 y M_5 en el pulmón humano.

A la vista de las actividades de estos subtipos de receptores muscarínicos, el efecto broncodilatador del ipratropio se atribuye sobre todo a su capacidad como antagonista competitivo del receptor muscarínico M_3, si bien estos fármacos son antagonistas no selectivos de los tres subtipos de receptores muscarínicos. Aunque su actividad terapéutica parece derivar principalmente de la actividad broncodilatadora al bloquear los receptores M_3 en el músculo liso de las vías respiratorias, se ha demostrado mediante autorradiografía la presencia de receptores muscarínicos en el músculo liso vascular pulmonar, las glándulas submucosas, los mastocitos y otros tipos celulares. De hecho, se está comenzando a dar importancia al denominado sistema colinérgico no neuronal. Sin embargo, la relevancia de otros efectos posibles (modulación de liberación de neurotransmisores y mediadores, disminución de la secreción de moco) no ha sido claramente demostrada en los estudios clínicos.

Mecanismo de acción

El músculo liso de las vías respiratorias expresa abundantes receptores muscarínicos M_2 y M_3, con una proporción de 4:1. A pesar de su nivel más bajo de expresión, el receptor M_3 acoplado a G_q es el subtipo principal responsable de la contracción de músculo liso bronquial y traqueal. La liberación de acetilcolina controlada por receptores M_2 por las fibras nerviosas que inervan la musculatura lisa bronquial, o bien la liberación de acetilcolina por las células epiteliales bronquiales en los bronquiolos no inervados (sistema colinérgico no neuronal), da lugar a la estimulación de los receptores M_3, produciendo una señalización intracelular que incluye secuencialmente la activación de la proteína G_q, seguida de la activación de la fosfolipasa C β_1 (PLC-β_1), la cual genera niveles elevados de inositol-1,4,5-trifosfato (IP_3). Éstos activan receptores de IP_3 en el retículo sarcoplásmico, los cuales liberan Ca^{2+} al citoplasma, que activa la cinasa de la cadena ligera de miosina (MLCK), que fosforila la cadena ligera de miosina (MLC) para producir la contracción del músculo liso bronquial (v. fig. 42-2). Alternativamente, el acoplamiento del receptor M_3 a CD38, a través de mecanismos aún no definidos, contribuye a la producción de ADP-ribosa cíclico (ADPRc), produciendo la liberación de Ca^{2+} a través de canales de receptor de rianodina en el retículo sarcoplásmico. La liberación de Ca^{2+} citosólico libre promueve la activación de calmodulina dependiente de MLCK, dando lugar a la contracción (v. fig. 42-2). En este sentido, el diseño de fármacos anticolinérgicos dirigidos a bloquear selectivamente el receptor M_3 con una breve residencia en el receptor M_2 es el objetivo principal hoy en día. Con ello se consigue una mayor potencia broncodilatadora y menor tasa de reacciones adversas derivadas del antagonismo de M_2 en tejidos no pulmonares, como es el caso del tejido cardíaco y la taquicardia asociada al antagonismo M_2.

Clasificación

Hoy en día, los antagonistas de receptores muscarínicos dirigidos al tratamiento broncodilatador del asma y la EPOC se dividen en aquellos de acción corta y con escasa selectividad M_1-M_3 y aquellos con larga duración de acción y mayor selectividad M_3 (v. fig. 42-3 y tabla 42-1).

Anticolinérgicos de corta duración de acción

Actualmente, el único anticolinérgico de acción corta con indicaciones para el tratamiento broncodilatador del asma y la EPOC es el bromuro de ipratropio. La dosis inhalatoria es de 40 µg aplicados 3-4 veces al día. Su inicio de acción y su duración de acción se exponen en la tabla 42-1.

Anticolinérgicos de larga duración de acción

La introducción del bromuro de **tiotropio** y, más recientemente, del bromuro de **aclidinio** (inhalación en polvo seco) y del bromuro de **glicopirronio** ha supuesto una mejora considerable en el tratamiento broncodilatador del asma y la EPOC. Tanto el tiotropio como el aclidinio parecen tener cierta selectividad cinética, por cuanto su velocidad de disociación de los receptores M_2 es más rápida que la de los M_3 y M_1, por lo que se comporta como relativamente selectivo de M_3 (selectividad superior a la mostrada por el ipratropio). Debido a su constante de asociación con el receptor M_3, el bromuro de tiotropio se administra en dosis de 18 µg por vía inhalatoria una vez al día.

El bromuro de aclidinio se administra en dosis de 322 µg cada 12 horas (v. tabla 42-1). Algunos autores indican que la dosis nocturna de aclidinio da lugar a una mejor protección broncoconstrictora, especialmente en los pacientes con asma nocturna. Además, el bromuro de aclidinio es hidrolizado rápidamente por las esterasas plasmáticas, por lo que su exposición sistémica es prácticamente nula, lo cual confiere un perfil de seguridad elevado.

Otros anticolinérgicos de acción prolongada recientemente comercializados para la EPOC son el bromuro de glicopirronio y el bromuro de umeclidinio, aprobados para el tratamiento de la EPOC y administrado en dosis de 50 y 62,5 µg una vez al día, respectivamente, por vía inhalatoria.

Efectos adversos

En general, las reacciones adversas producidas por los anticolinérgicos aprobados para el tratamiento broncodilatador del asma y la EPOC son leves y transitorias, debido a la naturaleza polar de los compuestos y a su bajo tránsito desde el árbol bronquial (inhalación) al espacio sistémico. En su mayoría, las reacciones adversas observadas son de tipo anticolinérgico. Pueden producirse principalmente sequedad de boca, alteraciones de la motilidad gastrointestinal (como vómitos, estreñimiento o diarrea), cardiovasculares y respiratorias (como taquicardia, palpitaciones, cefalea, mareo, tos y faringitis).

Metilxantinas

Estructura química

Además de la **teofilina** anhidra, debido a su escasa solubilidad, se usan derivados que la liberan en el organismo. El más importante es la **aminofilina** (teofilina-etilendiamina; 1,25 g = 1 g teofilina). Otro derivado es la oxitrifilina (teofilinato de colina; 1,5 g = 1 g teofilina).

Mecanismo de acción

Clásicamente se acepta la inhibición no selectiva de las fosfodiesterasas (PDE) de los nucleótidos cíclicos AMPc y guanosinmonofosfato cíclico (GMPc), con el consiguiente aumento intracelular de ambos. Sin embargo, concentraciones terapéuticas de teofilina tienen escasa actividad inhibidora de PDE de nucleótidos cíclicos, pero son antagonistas de la adenosina, un mediador que produce broncoconstricción a través de una compleja interacción con purinoceptores A_2. Dado que en concentraciones plasmáticas terapéuticas el efecto broncodilatador de las teofilinas es poco intenso, cabe pensar que intervienen otras acciones: inhibición de la liberación de mediadores, disminución de la permeabilidad vascular, aumento del transporte mucociliar y mejoría de la contractilidad diafragmática. También se ha descrito que la teofilina, en concentraciones terapéuticas, aumenta la apoptosis de células inflamatorias (p. ej., neutrófilos) e induce la actividad de histona-desacetilasa, inhibiendo la expresión de genes inflamatorios. En particular, en dosis inferiores a las utilizadas en clínica, la teofilina es capaz de incrementar los niveles y la actividad de la histona-desacetilasa tipo 2 (HDAC2), anormalmente disminuida en los pacientes con asma grave y EPOC y que da lugar a la pérdida de acción antiinflamatoria de los corticoides. Es por ello que algunos autores, basándose en resultados derivados de ensayos clínicos, proponen la asociación de teofilina en dosis bajas con corticoides inhalados para mejorar el efecto antiinflamatorio de estos últimos. Sin embargo, estos hallazgos recientes suscitan la necesidad de reevaluar su uso en la EPOC y en el asma. Así, se ha sugerido que la teofilina puede ser eficaz en los asmáticos en dosis bajas que producen concentraciones plasmáticas de 5-10 µg/ml y en tratamientos a largo plazo.

Monitorización de los niveles plasmáticos

Aunque existe cierta variabilidad interindividual, la correlación entre los niveles plasmáticos de teofilina y sus efectos terapéuticos es razonable. El rango terapéutico es muy estrecho, de 10-20 µg/ml (55-110 µmol/l). En algunos pacientes el efecto terapéutico es ya evidente con 5 µg/ml. Por encima de 20 µg/ml puede haber más broncodilatación, pero la incidencia de efectos adversos es importante.

Efectos adversos

El estrecho margen terapéutico justifica la frecuente aparición de efectos adversos, que se circunscriben a tres áreas: aparato digestivo (náuseas, vómitos, diarrea, dispepsia, irritación gástrica), sistema cardiovascular (taquicardia, arritmias) y sistema nervioso (excitación, insomnio, cefalea, acúfenos, convulsiones). Los ancianos son particularmente sensibles a estos efectos adversos y en los niños se han descrito, además, anomalías de conducta y retraso escolar.

Dosificación

La importante variabilidad en la absorción y eliminación de la teofilina, junto a su estrecho margen terapéutico, explican la dificultad para establecer una pauta de dosificación estándar. De hecho, la dosis debe ajustarse individualmente teniendo en cuenta parámetros clínicos (estado del paciente, pruebas de función respiratoria, aparición de efectos adversos) y farmacocinéticos (monitorización de niveles plasmáticos).

La vía oral es la habitual. Hay tendencia a preferir los preparados de acción retardada, pero los preparados de absorción rápida son útiles en diversas circunstancias. Se debe comenzar con una dosis inicial mínima y aumentarla –en función de los datos clínicos y cinéticos– de modo gradual (incrementos del 25 %), en intervalos de 2 o 3 días, hasta alcanzar el efecto terapéutico deseado con dosis de mantenimiento.

La bibliografía abunda en una diversidad de pautas de dosificación. Hay que tener en cuenta, además, si la teofilina se administra sola o el paciente recibe, además, simpaticomiméticos β. Uno de los posibles esquemas de dosificación es el siguiente (la referencia al peso corporal debe entenderse como peso ideal, con exclusión de obesidad):

1. Dosis inicial: 16 mg/kg/día (máximo, 400 mg/día) distribuidos en 3-4 tomas con intervalos de 6-8 horas para los preparados de absorción rápida; 12 mg/kg/día (máximo, 400 mg/día) repartidos en 2-3 tomas con intervalos de 8-12 horas para los preparados de acción retardada.

2. Dosis de mantenimiento: niños menores de 9 años, 24 mg/kg/día; 9-12 años, 20 mg/kg/día; 12-16 años, 18 mg/kg/día; > 16 años, 13 mg/kg/día (máximo, 900 mg/día). En los adultos, el intervalo de dosificación habitual es de 12 horas con preparados de acción retardada u 8 horas con preparados de absorción rápida. El intervalo y la dosificación deberán ajustarse en otras circunstancias.

3. En los niños menores de 1 año de edad, la dosis debe ser individualizada (suele situarse en torno a 1-2 mg/kg cada 8-12 horas) y es recomendable el control de los niveles plasmáticos.

El uso intravenoso de teofilina se reserva para pacientes con asma aguda grave que no responden a simpaticomiméticos β₂ (dosis alta por vía inhalatoria) y corticoides intrave-

---

✪ FÁRMACOS BRONCODILATADORES

• **Agonistas de receptores β₂-adrenérgicos**
  - Son los broncodilatadores más utilizados.
  - Se administran preferentemente por vía inhalatoria.
  - Salbutamol: rápido inicio de acción y corta duración (3-5 horas).
  - Salmeterol y formoterol: inicio de acción más lento pero larga duración de acción (12 horas).
  - Indacaterol: duración de acción ultralarga (una inhalación cada 24 horas).

• **Metilxantinas: teofilina**
  - Producen broncodilatación, pero tienen cierta actividad antiinflamatoria.
  - Inhibidor no selectivo de las fosfosdiesterasas de AMPc y GMPc.
  - Estrecha ventana terapéutica, que exige monitorización de sus niveles plasmáticos.
  - Administración oral en forma de preparados de liberación sostenida.

• **Antimuscarínicos**
  - Derivados cuaternarios administrados por vía inhalatoria.
  - Broncodilatador de segunda línea, excepto en la EPOC.
  - Ipratropio: corta duración de acción (3-4 veces al día).
  - Tiotropio, aclidinio y glicopirronio: larga duración de acción (1-2 veces al día).

nosos. La dosis inicial (aminofilina) es de 5-6 mg/kg por vía intravenosa lenta (20-30 minutos), para evitar efectos adversos (hipotensión, arritmias, convulsiones). Esta dosis se reduce a la mitad si el paciente ha recibido teofilina 12-24 horas antes. Las dosis de mantenimiento de aminofilina por vía intravenosa son las siguientes: 1-9 años, 1 mg/kg/hora; 9-16 años 0,9 mg/kg/hora; adulto sano y no fumador, 0,5 mg/kg/hora; fumador, 0,8 mg/kg/hora; EPOC, 0,4 mg/kg/hora; insuficiencia cardíaca o hepática, 0,25 mg/kg/hora. En estas circunstancias se requiere la monitorización de los niveles plasmáticos.

FÁRMACOS ANTIINFLAMATORIOS

Este grupo farmacológico puede resolver una inflamación bronquial preexistente y/o impedir el posterior desarrollo de inflamación en el asma y/o EPOC. Dado que son incapaces de revertir el broncoespasmo, no son útiles para el ataque agudo de asma.

Corticosteroides

Son los fármacos cuyo empleo está mejor establecido en el tratamiento antiinflamatorio del asma en las formas de EPOC más graves. Los glucocorticoides, tras unirse a sus receptores intracelulares y translocarse al núcleo de la célula, se constituyen en factores de transcripción capaces de modular la expresión génica, induciendo, entre otras acciones, la síntesis de lipocortina 1, polipéptido que inhibe la fosfolipasa A_2 (enzima clave en la producción de mediadores de la inflamación como prostaglandinas, leucotrienos, factor activador de las plaquetas), la síntesis de fosfatasa cinasa de mitógenos tipo 1 (MKP1; enzima que inactiva por desfosforilación las cinasas de tipo mitogénico como ERK1/2 y p38), y disminuyen la formación de citocinas, como la IL-5, la IL- 3 y el TNF-α.

Se administran por vía inhalatoria para conseguir un efecto antiinflamatorio local sin repercusión adversa sistémica. Los corticosteroides que se emplean por vía inhalatoria son **beclometasona**, **budesonida**, **fluticasona**, **ciclosenida** y **mometasona** (tabla 42-2). Cuando se necesitan glucocorticoides por vía oral (asma grave), se emplean **prednisona**, **prednisolona**, **metilprednisolona**, **hidrocortisona** y **deflazacort**. Su mecanismo de acción se detalla en el capítulo 39.

Sus efectos secundarios pueden ser locales (candidiasis y disfonía) y/o sistémicos (osteopenia, adelgazamiento, petequias, cataratas, retraso del crecimiento en niños, hiperglucemia, inmunodepresión e inhibición del eje hipotálamo-hipofisario). El hecho de que la administración sistémica se

acompañe de numerosos efectos secundarios hace que sea de elección el uso de glucocorticoides inhalados, pero siempre se aconseja enjuagar la boca después de la administración. Sin embargo, cuando se administran dosis elevadas (superiores a 1.000 μg/día), es posible, a la larga, causar efectos nocivos similares a los causados por la administración oral. Cuando el paciente ha sido tratado con glucocorticoides de forma continuada durante meses o años, no deben retirarse de forma brusca, ya que ello puede causar agudizaciones graves de la enfermedad. La retirada debe hacerse de forma lenta y progresiva, a lo largo de semanas e incluso meses.

Inhibidores de la isoenzima fosfodiesterasa 4

Los nucleótidos cíclicos AMPc y GMPc son dos segundos mensajeros de las rutas de transducción de las señales celulares, que se generan por mediación de las enzimas adenililciclasa y guanililciclasa, respectivamente. En las células humanas, el AMPc funciona activando la PKA, también conocida como PKA dependiente del AMPc. El AMPc se une a lugares específicos en las unidades reguladoras de la proteincinasa y causa la disociación entre las subunidades reguladoras y catalizadoras, activando así las unidades catalizadoras y permitiéndoles que fosforilen las proteínas.

Las proteínas fosforiladas pueden actuar directamente en los canales iónicos de las células, pueden convertirse en enzimas activadas o inhibidas, o pueden unirse a las regiones promotoras del ADN, causando el aumento de expresión de determinados genes.

Los niveles intracelulares de estos nucleótidos cíclicos son controlados por las fosfodiesterasas (PDE), enzimas hidrolasas que catalizan la rotura de los enlaces fosfodiéster. Las PDE de los nucleótidos cíclicos integran una familia de enzimas que hidrolizan el enlace fosfato en 3'-ribosa de los nucleótidos 3',5'-cíclicos monofosfato a los correspondientes derivados inactivos 5'-nucleósido monofosfato. En la actualidad se han descrito 11 clases de isoenzimas (PDE-1 a PDE-11), sobre la base de sus características farmacológicas.

Como consecuencia del aumento del conocimiento de la biología de las PDE y de sus efectos farmacológicos, así como de los inhibidores de las PDE (IPDE), ha surgido un posible interés en su uso clínico. Este interés se ha centrado, de forma particular, en la isoenzima PDE-4, por su amplia distribución tisular y por su papel regulador de las células inflamatorias y las células estructurales (músculo liso bronquial y vascular). En suma, los IPDE representan un nuevo grupo farmacológico con muy distintas actividades: EPOC, asma, fibrosis pulmonar (IPDE-4); hipertensión pulmonar, disfunción eréctil (IPDE-5); esquizofrenia (IPDE-10), y también depresión, enfermedad de Alzheimer y otras disfunciones cognitivas.

El hecho de que el aumento del AMPc en las células inflamatorias sanguíneas se asocie, generalmente, con la supresión de los mediadores inflamatorios y que la isoenzima predominante en estas células sea la isoforma PDE-4 han sido la base para intentar desarrollar IPDE-4 para el tratamiento de diferentes enfermedades inflamatorias. Investigaciones recientes han demostrado la existencia de PDE-4 en bronquio huma-

Tabla 42-2. Dosis equipotentes de los glucocorticoides inhalados			
Fármaco	**Dosis (μg/día)**		
	Baja	**Media**	**Alta**
Beclometasona	200-500	501-1.000	1.001-2.000
Budesonida	200-400	401-800	801-1.600
Fluticasona	100-250	251-500	501-1.000
Ciclosenida	80-160	161-320	321-1.280
Mometasona	200-400	401-800	801-1.200

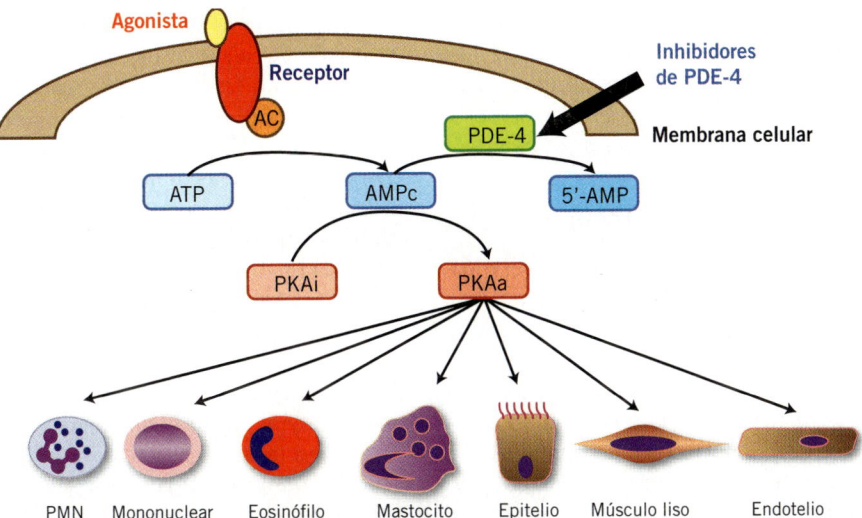

Figura 42-4. Mecanismo de acción de los inhibidores de la fosfodiesterasa de tipo 4 (PDE-4). AC: adenililciclasa; AMPc: adenosinmonofosfato cíclico; ATP: adenosintrifosfato; PKAa: proteincinasa A activa; PKAi: proteincinasa A inactiva; PMN: polimorfonuclear.

no y en células inflamatorias (monocitos/macrófagos, linfocitos T, eosinófilos y neutrófilos), así como la capacidad de los IPDE-4 para interferir en la transducción de señales en células inflamatorias.

El **roflumilast** se descubrió en 1993 a partir del estudio de una serie de compuestos químicos derivados de la benzamida. Es uno de los más potentes inhibidores selectivos de la PDE-4, con una CI_{50} (concentración que produce el 50 % de la inhibición de 2 nM) y el único fármaco perteneciente al grupo terapéutico aprobado en clínica para el tratamiento de la EPOC grave con riesgo de reagudizaciones. Su potencia y selectividad se han comprobado en distintos tipos de células. Es evidente que el roflumilast presenta varios efectos farmacológicos: antiinflamatorio, antienfisematoso, antifibrótico, inhibidor de la hipertensión pulmonar y mucorregulador. Las acciones farmacológicas responsables de sus efectos son: *a)* la inhibición de la formación de especies reactivas de oxígeno en las células del epitelio, los neutrófilos y las células de músculo liso; *b)* la inhibición de la proliferación de las células del músculo liso de la arteria pulmonar, las células endoteliales y probablemente algunas células inflamatorias responsables de la remodelación vascular pulmonar; *c)* la inhibición de los fibroblastos, con la consiguiente disminución del remodelado pulmonar y, finalmente, *d)* la inhibición de la producción de moco y la mejora del batido ciliar (**fig. 42-4**).

Se administra por vía oral y tiene una biodisponibilidad del 79 % y una semivida de 15,7 horas, lo cual permite administrarlo una vez al día. El roflumilast es rápidamente metabolizado por el citocromo P-450 (CYP3A4 y CYP1A2) a su metabolito activo *N*-óxido roflumilast (NOR). Este metabolito es 2-3 veces menos potente en la inhibición de la PDE-4 ($CI_{50\%}$ = 0,9 nM) y es selectivo de esta isoenzima. En los seres humanos, se considera que el 90 % del efecto del roflumilast es atribuible al metabolito y el 10 % al fármaco original. La administración de 500 µg una vez al día en voluntarios sanos resulta en una concentración plasmática de NOR libre de 1-2 nM, durante 24 horas, con una unión a proteínas plasmáticas del 97 %. Aunque se sabe que el hábito de fumar aumenta la CYPA1A2, se ha encontrado que

dicho hábito no modifica sustancialmente la farmacocinética del roflumilast.

Los inhibidores de la PDE-4 tienen un perfil de efectos adversos bien conocido: náuseas, diarreas y cefaleas. Aunque la mayor parte de estos efectos secundarios duran menos de 4 semanas y se resuelven a medida que continúa el tratamien-

> ⭐ **FÁRMACOS ANTIINFLAMATORIOS**
>
> • **Corticoides**
>   – Excelente actividad en el asma, pero no en la EPOC.
>   – Uso principal por vía inhalatoria.
>   – Producen efectos secundarios locales (candidiasis, disfonía) y en ocasiones sistémicos.
>   – Retirada progresiva de la medicación.
>
> • **Cromoglicato y nedocromilo**
>   – Se desconoce su mecanismo de acción.
>   – Utilizados de forma profiláctica en el tratamiento del asma.
>
> • **Antagonistas de leucotrienos**
>   – Bloqueantes selectivos de receptores *cys*-LT_1 (montelukast y zafirlukast).
>   – Administración por vía oral (1-2 veces al día).
>   – Utilizados en el asma junto a los restantes medicamentos antiasmáticos.
>   – Los inhibidores de la 5-lipooxigenasa (zileutón) están menos desarrollados como antiasmáticos.
>
> • **Inhibidores de la fosfodiesterasa 4 (PDE-4)**
>   – Inhiben la PDE-4, aumentando el AMPc en compartimentos celulares concretos (actualmente comercializado el roflumilast).
>   – El roflumilast está indicado para el tratamiento de la EPOC grave con riesgo de reagudización, junto con β_2-adrenérgicos y corticosteroides inhalados.
>   – Se administra por vía oral una vez al día.
>
> • **Anticuerpos monoclonales frente a IgE**
>   – Bloquean la IgE circulante impidiendo la unión a los receptores de IgE localizados en los mastocitos y los linfocitos B, evitando así su activación y los procesos inflamatorios asociados.
>   – El único anticuerpo anti-IgE comercializado es el omalizumab en inyección subcutánea.
>   – Su administración está restringida a las formas graves y mal controladas de asma de tipo alérgico con niveles elevados de IgE.

to, son la explicación más probable del exceso de abandonos causados por efectos adversos durante la primera fase del tratamiento. Aun no se ha determinado si los cambios en la pauta terapéutica, con aumento paulatino hasta llegar a la dosis óptima, podría modificar este patrón de efectos secundarios.

Inhibidores de la liberación de mediadores

Es difícil encontrar un término apropiado para el grupo de fármacos formado por **cromoglicato disódico** (o ácido cromoglícico), **nedocromilo** y **ketotifeno**. El cromoglicato, utilizado desde hace muchos años, es una cromona, relacionada con la kelina, de la planta *Ammi visnaga*. El nedocromilo está relacionado estructuralmente con el cromoglicato. Estos fármacos se usan por vía inhalatoria como tratamiento de fondo en el asma bronquial. El ketotifeno se utiliza por vía oral en profilaxis del asma, si bien parece menos efectivo que los anteriores y presenta efectos secundarios similares a los de los antihistamínicos.

El mecanismo de acción de este grupo farmacológico no está claramente dilucidado. Son estabilizadores del mastocito, de forma que impiden su desgranulación y, por lo tanto, la liberación de histamina, pero esta acción no es la única. Son capaces de afectar a los macrófagos alveolares, por lo que impedirían el posterior reclutamiento de células inflamatorias en las vías respiratorias. El cromoglicato y el nedocromilo pueden disminuir los reflejos neuronales desencadenados por la irritación de los receptores de las vías respiratorias, lo que ha dado lugar a preconizar su uso en el tratamiento de la tos asmática.

Antagonistas de los receptores de leucotrienos

La importancia de los leucotrienos como mediadores inflamatorios en el asma y, quizás, en otras enfermedades respiratorias es bien conocida y se estableció con la identificación de la denominada sustancia de reacción lenta de la anafilaxia (SRS-A; del inglés, *slow reacting substance of anaphylaxis*) con los péptido-leucotrienos o cisteinil-leucotrienos, que son los leucotrienos C_4, D_4 y E_4. Estos leucotrienos ejercen sus acciones broncoconstrictoras y proinflamatorias (incremento de la permeabilidad microvascular e infiltración de células inflamatorias) a través, principalmente, de los receptores *cys*-LT_1, aunque existen otros receptores (*cys*-LT_2 y otros no identificados). El reciente descubrimiento de antagonistas selectivos y potentes del receptor *cys*-LT_1 ha permitido su incorporación a la clínica en el tratamiento del asma. En nuestro medio se utilizan **montelukast** y **zafirlukast**. El pranlukast también se comercializa en otros países.

Estos fármacos poseen una discreta actividad broncodilatadora (insuficiente para su uso en el tratamiento del broncoespasmo agudo), pero sobre todo tienen actividad antiinflamatoria. Ambos, el montelukast y el zafirlukast, exhiben una rápida absorción oral con buena biodisponibilidad, elevada unión a proteínas plasmáticas (99 %) y extensa metabolización hepática por isoenzimas del citocromo P-450. La semivida del zafirlukast es de aproximadamente 10 horas, y la del montelukast, algo menor (3-6 horas).

Sus efectos son aditivos con los de los simpaticomiméticos β_2 y se pueden combinar con otros fármacos antiasmáti-

cos. Son efectivos en el asma alérgica, el asma por aspirina y el asma inducida por el ejercicio, administrados por vía oral cada 12 horas (zafirlukast) o cada 24 horas (montelu-kast).

La posición de estos fármacos como antiasmáticos se irá perfilando con la creciente experiencia clínica en su utilización. También es posible que tengan aplicación en otras enfermedades respiratorias de base inflamatoria. Los ensayos clínicos realizados han demostrado un excelente perfil de seguridad para estos medicamentos.

ANTICUERPOS MONOCLONALES

El tratamiento del asma de difícil control requiere fundamentalmente una aproximación precoz para evitar el remodelado bronquial, realizar un control biológico de la inflamación, prevenir cuidadosamente las agudizaciones y elegir los fármacos más adecuados para la gravedad del cuadro. Entre estos fármacos, en las últimas recomendaciones de *Global Initiative for Asthma* (GINA) aparecen los anticuerpos monoclonales anti-IgE (omalizumab), anticuerpos monoclonales anti-IL-5 mepolizumab y reslizumab, el anticuerpo monoclonal dirigido contra la cadena alfa del receptor de IL-5 benralizumab y el anticuerpo monoclonal dirigido contra la cadena alfa del receptor de IL-4 dupilumab. El anticuerpo monoclonal dirigido contra la alarmina TSLP, tezepelumab, todavía no ha sido aprobado por las agencias regulatorias, aunque se espera que en los próximos años pueda estar disponible (**fig. 42-5**).

Omalizumab

El omalizumab es un anticuerpo monoclonal IgG1κ humanizado recombinante que forma complejos con la IgE libre y, por lo tanto, bloquea la interacción entre la IgE y las células efectoras mastocitos y basófilos, disminuyendo la concentración sérica de IgE libre y dando lugar a una reducción de la degranulación de estas células y a la disminución en las respuestas asmáticas temprana y tardía. Se trata, por consiguiente, de un medicamento del grupo de los biológicos, que han aparecido en los últimos tiempos para el tratamiento de enfermedades en las que existe alguna alteración del sistema inmunitario. Está indicado para mejorar el control del asma cuando se administra como tratamiento adicional en pacientes mayores de 6 años de edad con asma alérgica grave persistente mediada por IgE, que presenten prueba cutánea positiva o reactividad *in vitro* a aeroalérgenos perennes (y función pulmonar reducida: volumen espiratorio máximo en el primer segundo [FEV_1] < 80 %, en pacientes mayores de 12 años), así como síntomas frecuentes durante el día o despertares por la noche, y que han presentado múltiples exacerbaciones asmáticas graves documentadas a pesar de utilizar corticosteroides diarios inhalados en dosis altas más un agonista β_2-adrenérgico inhalado de larga duración. En estudios frente a placebo, el omalizumab redujo la tasa de exacerbaciones y la necesidad de glucocorticoides. Se administra por vía subcutánea cada 2-4 semanas, dependiendo de los niveles de IgE y el peso corporal del paciente. La semivida del fármaco es de 19 a 22 días y la máxima concentración sérica se alcanza a la semana de su administración. El tratamiento debe reevaluarse a las 16 semanas de haberse iniciado

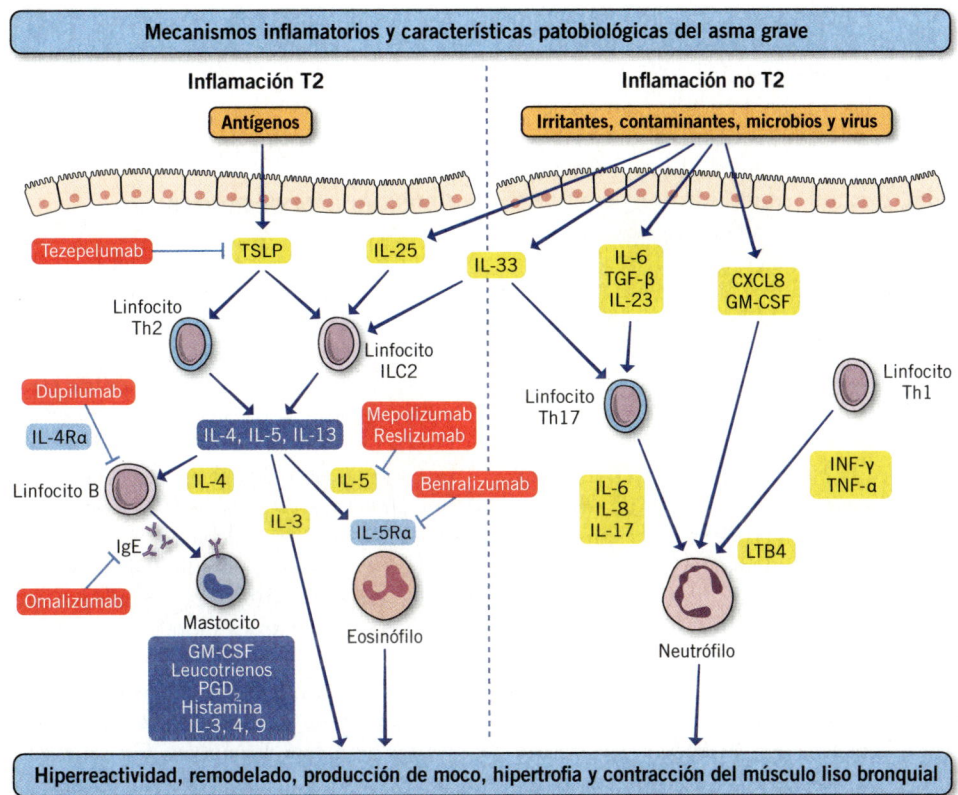

Figura 42-5. Mecanismos inflamatorios y características patobiológicas del asma severa. Descripción esquemática de los principales tipos de inflamación de tipo T2 y no T2 en el asma severa. ILC2: células linfoides innatas tipo 2; IL: interleucina; INF-γ: interferón gamma; LT: leucotrieno; PGD$_2$: prostagandina D2; TGF-β: factor de crecimiento transformador beta; TNF-α: factor de necrosis tumoral alfa; TSLP: linfopoyetina estromal tímica.

y mantenerse únicamente en caso de observarse una notable mejoría del cuadro clínico. Hoy en día, el nicho terapéutico ocupado por omalizumab se restringe al asma grave no controlada de tipo alérgico.

Mepolizumab

Mepolizumab es un anticuerpo monoclonal IgG-1κ anti-IL-5 aprobado como tratamiento añadido para el asma eosinofílica grave refractaria. IL-5 es el factor de crecimiento, diferenciación y activación más importante de los eosinófilos humanos. Esta citocina actúa sobre los eosinófilos al unirse al receptor específico de IL-5 (IL-5R), que consiste en una subunidad α del receptor de IL-5 (IL-5Rα) y la subunidad β del receptor común (βc). IL-5, junto con IL-3 y GM-CSF, es crucial para la maduración de eosinófilos humanos en la médula ósea. La IL-5 se produce principalmente por las células ILC2 de tipo 2, células Th2, mastocitos, células NKT y los propios eosinófilos. Los eosinófilos humanos también pueden activarse por las alarminas IL-33 y TSLP.

Mepolizumab se administra por vía subcutánea a la dosis de 100 mg cada 4 semanas en adultos, o bien 40 mg cada 4 semanas en menores de 11 años.

Tras la administración subcutánea, mepolizumab se absorbe lentamente, hasta alcanzar la concentración máxima en plasma ($T_{máx}$) en un rango de entre 4 y 8 días. Presenta una biodisponibilidad del 70-80 % y una semivida de eliminación de 20 días. La eliminación se produce por enzimas proteolíticas distribuidas ampliamente por el organismo, no

siendo afectada, por tanto, por situaciones como la insuficiencia renal o hepática.

Reslizumab

Reslizumab es un anticuerpo monoclonal IgG4-κ anti-IL-5 humanizado desarrollado mediante tecnología recombinante a partir de un anticuerpo monoclonal de rata con alta afinidad contra la IL-5 humana. Reslizumab se une a una pequeña región que corresponde a los aminoácidos 89-92 de la IL-5, que son críticos para la unión al receptor IL-5Rα. El mecanismo de acción sobre los eosinófilos es similar al descrito para mepolizumab. La administración de reslizumab produce una mejoría clínica en el asma y un aumento del VEMS en pacientes con recuentos de eosinófilos > 400 células/µl en comparación con el placebo. Se administra en función del peso corporal a una dosis máxima de 3 mg/kg en perfusión intravenosa una vez cada 4 semanas en tratamientos de larga duración. Reslizumab tiene una semivida de eliminación de 24 días.

Benralizumab

Benralizumab es un anticuerpo monoclonal IgG1-κ humanizado y afucosilado que se dirige a la subunidad α del receptor de IL-5 (IL-5Rα y se une a través del fragmento Fc constante al receptor FcγRIIIa para IgG expresada en células *natural killer* (NK), macrófagos y neutrófilos, lo que da como resultado la apoptosis de los eosinófilos a través de la citotoxicidad mediada por células dependiente de anticuerpos.

Los ensayos clínicos aleatorizados muestran una mejora en el VEMS1 a las 4 semanas desde el comienzo del tratamiento, así como una mejora funcional incluso en pacientes con obstrucción basal al flujo aéreo. Benralizumab reduce el número de eosinófilos en la lámina propia bronquial y la hipertrofia de la musculatura lisa bronquial en comparación con el placebo. Benralizumab se administra por vía subcutánea a 30 mg cada 4 semanas las primeras tres dosis, seguido de 30 mg cada 8 semanas de forma crónica. Una vez administrado, benralizumab presenta una biodisponibilidad del 60 %, alcanzando una concentración máxima a los 3,5 días y una semivida de eliminación de 15,5 días.

Dupilumab

Las citocinas del grupo Th2 como la IL-4 e IL-13 y los complejos del receptor heterodimérico de IL-4 (IL-4R) que activan, juegan un papel patogénico clave en el asma. Dupilumab es un anticuerpo monoclonal IgG4 humano que se dirige a la cadena α del receptor de IL-4 (IL-4Rα), común a ambos complejos IL-4R: tipo 1 (IL-4Rα/γc; específico de IL-4) y tipo 2 (IL-4Rα /IL-13Rα1; específico de IL-4 e IL-13).

En varios ensayos clínicos, dupilumab redujo la tasa anual de exacerbaciones de asma en pacientes con enfermedad de moderada a grave, y una mejora rápida (2 semanas) y duradera en el VEMS1 en pacientes con asma grave. La posología para pacientes con asma grave eosinofílica es de una dosis inicial de 600 mg seguido de 300 mg cada 2 semanas por vía subcutánea. Tras la administración de dupilumab se obtiene una concentración máxima a los 3-7 días de la administración, con una biodisponibilidad de 65 %. La semivida de eliminación es de 9-12 días.

SEGURIDAD Y POSICIONAMIENTO TERAPÉUTICO DE LOS ANTICUERPOS MONOCLONALES

Lo más destacable de los anticuerpos monoclonales descritos es su perfil de seguridad, que es comparable a placebo en los ensayos clínicos. A corto plazo puede producir reacción en el punto de inyección y, en menor medida, alteraciones gastrointestinales, malestar y dolor, trombocitopenia, aumento de las infecciones víricas y parasitarias, y reacciones anafilácticas, en ocasiones graves.

Los anticuerpos monoclonales descritos tienen una indicación clara para pacientes con asma grave de tipo alérgico en el caso de omalizumab, o de tipo eosinofílica (> 300 eosinófilos/μl) y con elevada fracción de óxido nítrico exhalado (FeNO), en el caso del resto de anticuerpos monoclonales. En ambos casos, los anticuerpos monoclonales están indicados como tratamiento añadido en casos en los que los pacientes no están adecuadamente controlados con corticosteroides inhalados en dosis altas, en combinación con otro medicamento para el tratamiento de mantenimiento como son β_2-adrenérgicos, antimuscarínicos y antileucotrienos, entre otros. La cuestión de qué anticuerpo escoger resulta aleatoria, ya que no hay estudios comparativos directos entre estos anticuerpos monoclonales. Lo que sí se ha observado es que, cuando hay un fracaso terapéutico a alguno de los anticuerpos monoclonales, esto no limita el cambio a otro anticuerpo monoclonal, pudiendo realizar cambios con aumento de eficacia aunque la diana terapéutica sea la misma.

TERAPIA POR VÍA INHALATORIA

Consideraciones generales

La preferencia de la terapia inhalatoria frente a otras vías de administración es fácil de comprender cuando se recuerda que la administración sistémica requiere altas dosis para conseguir una concentración moderada de fármaco en los órganos diana. Esto lleva consigo la aparición de efectos secundarios en otros órganos y la pérdida de gran parte de la dosis empleada. El objetivo de esta terapéutica es el depósito óptimo del fármaco en el pulmón, el cual se realiza por tres mecanismos fundamentales: *impactación*, función de la inercia de las partículas; *sedimentación*, debido a la gravedad, y *difusión*, relacionada con el movimiento browniano de las partículas.

La terapia inhalatoria es afectada por diversos factores, que se describen a continuación.

Características del propio fármaco. Las partículas de 1-5 μm son capaces de alcanzar las vías respiratorias intrapulmonares; las de mayor tamaño se depositan en la orofaringe y las vías respiratorias superiores, mientras que las menores de 1 μm son exhaladas con el aire espirado.

Flujo aéreo. Un flujo inspiratorio lento y constante es la condición para mantener las partículas de fármacos en suspensión en la corriente aérea y, por lo tanto, favorecer su depósito pulmonar. Un flujo alto provoca turbulencias que facilitan la impactación de las partículas en las ramificaciones de la vía respiratoria. La llegada de partículas a las vías respiratorias periféricas es mayor cuanto mayor es el volumen inspirado y más lenta la inspiración. La realización de una apnea postinspiratoria (10 segundos) favorece el depósito del fármaco en las vías respiratorias periféricas.

Calibre de la vía respiratoria. Cuanto mayor es el grado de obstrucción bronquial, mayor depósito habrá en las vías centrales con respecto a las periféricas.

Cabe destacar que los sistemas de inhalación son hoy en día un punto clave en el éxito de la terapia del asma y la EPOC, ya que el acceso del fármaco a su lugar de acción es fundamental para que ejerza su efecto. La EPOC es una enfermedad inflamatoria crónica que afecta principalmente a las vías respiratorias de pequeño calibre (bronquios de diámetro interno < 2 mm), por lo que el acceso del fármaco a este tipo de bronquios es fundamental. Sin embargo, la mayoría de los dispositivos disponibles hoy en día no consiguen un acceso óptimo, por lo que diversos autores atribuyen la falta de eficacia de los diversos fármacos con indicación para el tratamiento de la EPOC a su escasa penetración bronquiolar.

Dispositivos de administración

Son cuatro los tipos fundamentales de dispositivos que se utilizan para la administración de tratamientos por vía inhalatoria: nebulizadores, cartuchos presurizados de dosis controlada, dispositivos espaciadores e inhaladores de polvo seco.

Nebulizadores

En los nebulizadores se recibe el aerosol en respiración espontánea. La utilización de aparatos con presión positiva inspiratoria carece hoy en día de indicación, ya que con este procedimiento se administra menos cantidad de fármaco y se provoca un mayor depósito de partículas en la faringe y la laringe.

En la actualidad se emplean dos sistemas:

- Nebulizacion ultrasónica generada por un sistema de cristal piezoeléctrico.
- Nebulizador impulsado por aire u oxígeno a presión (tipo *jet*).

Ambos sistemas logran partículas de un tamaño adecuado para conseguir un depósito pulmonar de un 20 % de la dosis administrada (el otro 80 % queda retenido en la faringe y la laringe) **(tabla 42-3)**.

Cartuchos presurizados de dosis controlada

En los cartuchos presurizados de dosis controlada (*metered dose inhaler*, MDI), el fármaco está acompañado de propelentes, como los clorofluorocarbonos o hidrofluoroalcanos, presurizados a 2 o 3 atmósferas. Una vez mezclados mediante agitación previa, ambos componentes forman una suspensión que se libera de forma uniforme y dosificada. El tamaño de las partículas generadas por este aerosol es inferior a 5 µm, tamaño adecuado para conseguir un depósito pulmonar del 20 % de la dosis administrada (el otro 80 % se deposita en la faringe y la laringe) **(v. tabla 42-3)**.

Dispositivos espaciadores

Las cámaras de inhalación son dispositivos creados para favorecer la administración de los fármacos contenidos en los cartuchos presurizados. Con un volumen de 750 ml y una longitud de 20 cm, se interponen entre la boquilla del cartucho y la boca del paciente, obviando así el problema de la sincronización entre el disparo y la inspiración. Las partículas de menor masa quedan en suspensión en el interior de la cámara y posteriormente son inspiradas con mayor eficacia y con menor impacto orofaríngeo. La cámara cuenta con una válvula unidireccional que evita que el paciente introduzca aire en ella.

El Catálogo de Especialidades Farmacéuticas del Consejo General de Colegios Farmacéuticos ofrece una completa información sobre la compatibilidad de las cámaras para inhalación **(v. tabla 42-3)**.

Tabla 42-3. Características diferenciales de los dispositivos de inhalación

CARACTERÍSTICAS	NEBULIZADOR	CARTUCHO PRESURIZADO	CÁMARA DE INHALACIÓN	INHALADOR DE POLVO SECO
Depósito pulmonar	20 %	< 20 %	> 20 %	< 20 %
Instrumentación	Máscara Compresor	Pequeño recipiente a presión (10 ml; 2-3 atmósferas)	Gran volumen (750 cm³)	Pequeño recipiente (10 ml)
Impactación orofaríngea	<< 80 %	80 %	<<< 80 %	80 %
Excipientes	Metabisulfito Benzalconio	Clorofluorocarbonos Hidroclorofluoroalcanos		Lactosa monohidrato
Características diferenciales	Partículas < 4 µm Más dosis fármaco (× 10)	Partículas < 5 µm Velocidad partículas = 30 m/s	Reducción de efectos secundarios locales	Necesidad de flujo inspiratorio alto ≥ 1 l/s
Ventajas	Facilidad de inhalación Útil para grandes dosis Útil para pacientes limitados Puede conectarse a ventilación asistida Disponible para todos los fármacos	Pequeño, portátil, ligero, barato No necesita energía Dosis exacta (multidosis) Buena conservación y limpieza Fácil de percibir que se ha tomado la dosis Se puede acoplar a cámaras y ventilación asistida No precisa un flujo inspiratorio alto	Disminuye problemas de coordinación No necesita energía Reduce efecto freón-frío Menos efectos secundarios locales Necesita un flujo inspiratorio menor que los cartuchos Permite la administración a personas inconscientes	Fácil inhalación No necesita energía Dosis exacta (multidosis) No utiliza gases propelentes Pequeño, portátil, ligero Permite conocer las dosis administradas Útil en laringectomizados
Inconvenientes	No permite controlar bien la dosis inhalada Necesita energía Requiere mantenimiento Alto coste Necesita preparación Aditivos provocan broncoconstricción	Requiere una correcta técnica de uso Riesgo de inhalación de objetos Fácil abuso Efecto irritante de gases propelentes No permite una correcta dosificación Efecto freón-frío	Transporte difícil Requiere entrenamiento Necesita suficiente flujo inspiratorio para abrir la válvula Incompatibilidades con ciertos dispositivos	Precisa flujo inspiratorio alto No usar en pacientes inconscientes ni en respiración asistida Difícil saber si se ha inhalado la dosis Elevado impacto orofaríngeo Caro

Inhaladores de polvo seco

Estos dispositivos se activan con la inspiración del paciente al hacer pasar el aire a través del fármaco disponible en polvo seco. Con ello se evitan la necesidad de coordinación del cartucho presurizado y el daño a la capa de ozono de los propelentes.

En estos sistemas, el tamaño de la partícula del producto micronizado suele ser de 1-2 μm y la inspiración puede repetirse las veces que se quiera, pues sólo se dispone de una dosis, asegurándose con ello la completa inhalación del fármaco. El principal inconveniente de estos equipos es que para inhalar estas partículas se requieren flujos inspiratorios altos, lo cual es difícil en situaciones como son los ataques agudos de asma y la EPOC, en los que el paciente es incapaz de obtener suficiente fármaco de estos inhaladores. Por otra parte, hay que destacar que en algunos pacientes la inhalación de polvo seco provoca tos. Estos dispositivos son muy sensibles a la humedad, por lo que deben mantenerse en ambiente seco y evitar exhalar con el dispositivo en la boca (v. tabla 42-3).

Cumplimiento de la terapia inhalatoria

Se define como cumplimiento *(compliance)* el grado de coincidencia entre la conducta de los pacientes y el consejo médico acerca de tomar una medicación, seguir una dieta determinada o realizar cambios en los hábitos de vida. Con respecto a la terapia inhalada, diversos estudios realizados en asma y EPOC han demostrado que como mínimo la mitad de los pacientes toman menos del 75 % de la medicación prescrita.

Los factores que favorecen de forma decisiva el cumplimiento son: la educación del paciente, su integración activa en el tratamiento y la comprensión de sus objetivos, la mayor sencillez de los regímenes terapéuticos y la atención continuada con visitas apropiadas.

RESUMEN FARMACOLÓGICO-CLÍNICO

La terapéutica broncodilatadora y antiinflamatoria es decisiva en el tratamiento de la obstrucción de las vías aéreas. La ruta inhalatoria permite un manejo seguro de β_2-miméticos, antimuscarínicos, corticoides y otros fármacos. La administración oral de teofilinas exige monitorización por su compleja farmacocinética, y un ajuste cuidadoso de la dosis que minimice la presentación de efectos adversos. La administración oral de otros fármacos recientemente incorporados, como los antileucotrienos y los inhibidores de la fosfodiesterasa 4, permiten administraciones una o dos veces al día que resultan aceptables para el paciente. Recientemente, la introducción de fármacos biológicos para bloquear las rutas moleculares más prevalentes en el asma ha mejorado sustancialmente el manejo del asma grave de tipo alérgico y de tipo eosinofílico.

El cómo y el cuándo usar estos fármacos en el asma y la EPOC sigue siendo un problema complejo. En beneficio del paciente, el médico debiera adoptar pautas escalonadas, en función del grado de gravedad del asma o la EPOC, publicadas como protocolos de consenso y guías terapéuticas aprobadas por las sociedades científicas correspondientes.

BIBLIOGRAFÍA

Barnes PJ. New treatments for chronic obstructive pulmonary disease. Nat Rev Drug Discov 2013; 12: 543-59.

Barnes PJ. Theophylline. Am J Respir Crit Care Med 2013; 188: 901-6.

Cazzola M, Page CP, Calzetta L, Matera MG. Pharmacology and therapeutics of broncodilators. Pharmacol Rev 2012; 64: 450-504.

Cortijo J, Morcillo E, Milara J. VII. Terapéutica farmacológica de los trastornos de los aparatos respiratorio, osteomuscular y genitourinario. Programa de Actualización en Farmacología y Farmacoterapia. Consejo General de Colegios Oficiales de Farmacéuticos. Madrid: Acción Médica, 2014; p 477-97.

Cortijo J, Ramón M, Morcillo EJ. Fisiopatología de los grandes síndromes pulmonares. Principios de fisiopatología para la atención farmacéutica-programa general. Módulo 1: Fisiopatología de las enfermedades respiratorias. Consejo General de Colegios Oficiales de Farmacéuticos. Madrid: Acción Médica, 2010; p 385-412.

Cortijo Gimeno J, Morcillo Sánchez E. Pharmacological profile of roflumilast. Arch Bronconeumol 2010; 46 (Suppl 10): 19-24.

Florez J, Armijo JA, Mediavilla A (eds.). Farmacología humana, 4ª ed. Barcelona: Masson, S.A., 2003.

Galli SJ, Tsai M. IgE and mast cells in allergic disease. Nat Med 2012; 18: 693-704.

Holgate ST, Polosa R. The mechanisms, diagnosis, and management of severe asthma in adults. Lancet 2006; 368: 780-93.

Katzung BG, Masters SB, Trevor AJ (eds.). Farmacología básica y clínica, 11ª ed. México: MacGraw Hill Interamericana, 2009.

Morcillo E, Cortijo J. Enfermedad pulmonar obstructiva crónica (EPOC). Etiopatología. Estrategias terapéuticas. En: Plan Nacional de Formación Continuada. Farmacología y Farmacoterapia. Módulo IV. Farmacología de los aparatos digestivo y respiratorio. Consejo General de Colegios Oficiales de Farmacéuticos. Madrid: Acción Médica, 1998; p. 307-21.

National Institutes of Health. GOLD Global Initiative for Chronic Obstructive Lung Disease, 2023 (disponible en http://www.goldcopd.org/).

National Institutes of Health. GINA Global Strategy for Asthma Management and Prevention, 2013 (disponible en: www.ginasthma.com).

Velázquez. Farmacología básica y clínica, 19ª ed. Lorenzo P, Moreno A, Leza JC, Lizasoain I, Moro MA (eds.). Madrid: Editorial Médica Panamericana, 2013.

Wenzel SE. Asthma phenotypes: the evolution from clinical to molecular approaches. Nat Med 2012; 18: 716-25.

Fármacos antianémicos. Factores de crecimiento hemopoyético

43

G. Moreno Jiménez, J. López-Jiménez y P. Lorenzo Fernández

SECCIÓN IX • Sangre

CONTENIDOS

INTRODUCCIÓN

El presente capítulo se centrará en los usos terapéuticos de las citocinas más usadas en clínica (eritropoyetinas, factores de crecimiento granulocitarios y estimulantes de la trombopoyesis), sin olvidar los clásicos tratamientos de las anemias «carenciales» (por déficit de hierro, vitamina B_{12} y folatos).

HIERRO

Importancia del hierro en la homeostasia del ser humano

La concentración de hierro en el organismo humano es de 50 mg/kg en el varón y 38 mg/kg en la mujer. Puede distinguirse entre el hierro *esencial* o *funcional* (hemoglobina, mioglobina, enzimas mitocondriales, citocromos, enzimas como catalasa y peroxidasa, etc.) y el hierro *no esencial* o *de almacenamiento*, que se encuentra unido a la ferritina del sistema reticuloendotelial y los hepatocitos **(fig. 43-1)**.

La deficiencia de hierro se relaciona fundamentalmente con anemia, pero también, entre otros, con: *a)* falta de trofismo de algunos epitelios y anejos (pelo, uñas); *b)* aumento de la incidencia de prematuridad y de recién nacidos de bajo peso; *c)* problemas conductuales y alteraciones en el desarrollo cognitivo en niños, y *d)* menor tolerancia al esfuerzo en adultos. El exceso de hierro (hemocromatosis) también puede producir importantes lesiones tisulares (endocrinopatías, daño hepático y cardíaco, etc.). Por todo ello, el metabolismo del hierro está regulado estrechamente, máxime cuando las capacidades de absorción y eliminación del metal se mueven en márgenes muy estrechos (1-2 mg/día). Existe además un ciclo de reutilización del hierro **(fig. 43-2)**.

Metabolismo del hierro

En la **figura 43-2** se ilustra el proceso del metabolismo del hierro, que se describe a continuación.

Aporte y absorción. La absorción de hierro es limitada (5-10 % del hierro aportado, porcentaje que puede aumentar hasta el

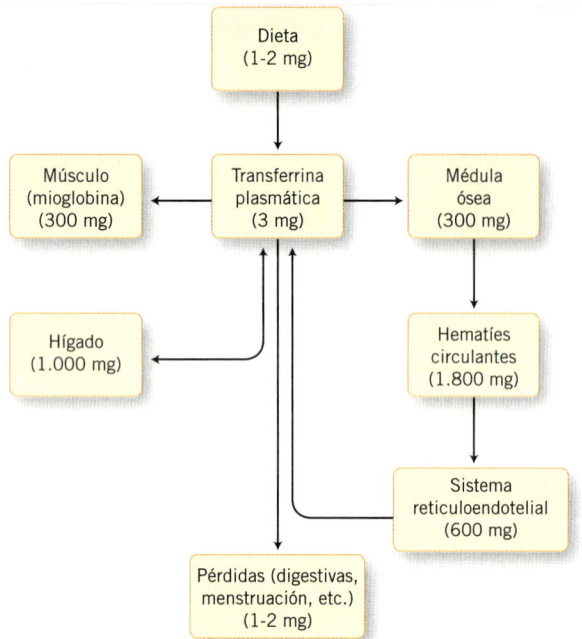

Figura 43-1. Compartimentalización y distribución del hierro en el organismo. El hierro de depósito se localiza en el hígado y el sistema reticuloendotelial, mientras que el hierro funcional está en los hematíes, el músculo y las enzimas.

25 % en el paciente ferropénico), ocurre fundamentalmente en el duodeno y es mayor para el hierro del hemo (presente sobre todo en la carne) que para el no hemo.

El bajo pH existente en el estómago y la ferrorreductasa (citocromo duodenal B) presente en la superficie del enterocito facilitan el paso de hierro férrico a ferroso **(fig. 43-2, 1)**,

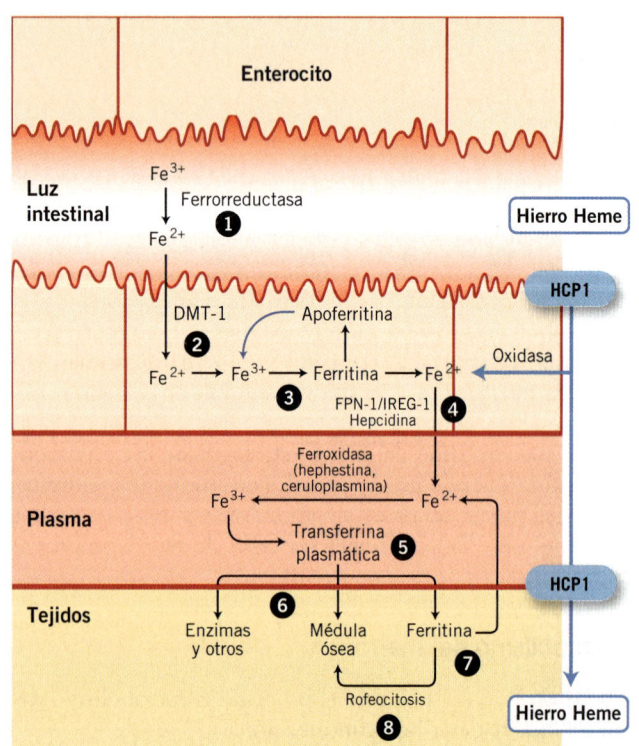

Figura 43-2. Metabolismo del hierro. (V. explicación de la numeración y el contenido de esta figura en el texto.)

que atraviesa las microvellosidades del enterocito mediante una proteína transportadora de metales divalentes (DMT-1) **(v. fig. 43-2, 2)**. Posteriormente se almacena en el enterocito en forma de ferritina **(v. fig. 43-2, 3)**, para después ser transferido desde la ferritina intraeritrocitaria al plasma **(v. fig. 43-2, 4)**, a través de las uniones basolaterales del enterocito, gracias a la ferroportina 1 (FPN-1), que requiere, además, una proteína accesoria similar a la ceruloplasmina (hepcidina).

A nivel local, los factores de transcripción inducibles por hipoxia (HIFs, en particular HIF-2 a) juegan un papel interaccionando con las proteínas reguladoras del hierro. En condiciones de aumento de demanda de hierro, HIF-2 a aumenta la expresión de DTM-1 y FPN-1, con lo que aumenta la absorción de hierro.

A nivel sistémico, la hepcidina juega un papel central en el control de la absorción de hierro, regulando a la FPN-1 en el enterocito. Así, la ferropenia, la hipoxia y el incremento de la eritropoyesis, disminuyen la hepcidina para aumentar así la absorción de hierro, lo que se hace a través de la matriptasa2 (TMPRSS6) y la eritroferrona (ERFE). Por el contrario la infección y la inflamación, a través de IL-6, aumentan la hepcidina inhibiendo la actividad de ferroportina disminuyendo la absorción de plasma y también los niveles de hierro en plasma.

El *hierro ligado al grupo hemo* se absorbe (más fácilmente) de modo independiente a través de la membrana del enterocito mediante la proteína transportadora del hemo, liberándose luego en forma ferrosa gracias a una hemo-oxigenasa dentro del enterocito o siendo transportado al plasma por el exportador de grupos hemo FLVCR1. Otros mecanismos de absorción del hierro son: *1) Hierro unido a lactoferrina*, que sufre un proceso de endocitosis con el receptor de la lactoferrina, mecanismo éste importante en los niños. *2)* Además existe un *transporte vesicular del hierro* a través del enterocito (transcitosis) (estos dos últimos mecanismos no se muestran en la **figura 43-2**).

Mecanismos reguladores de la absorción. Tres son los mecanismos que regulan la absorción: *a)* sensor dietético (la absorción de hierro tiende a disminuir si la dieta durante los días anteriores es rica en hierro: «bloqueo de la mucosa», que impide la absorción de hierro por los enterocitos repletos de hierro); *b)* sensor de depósitos (en estados ferropénicos se incrementa la absorción), *c)* y sensor eritropoyético (el más importante, aumenta la absorción de hierro cuando se incrementa la actividad eritropoyética, aun con depósitos de hierro normales o elevados).

Transporte plasmático. Se lleva a cabo por medio de la transferrina **(v. fig. 43-2, 5)**. La transferrina dispone de dos lugares de unión de alta afinidad al hierro. Normalmente, el 20-50 % de la transferrina se encuentra saturado.

Entrega del hierro a los precursores eritroides (ciclo de la transferrina). Se lleva a cabo en varios pasos **(v. fig. 43-2, 6)**: *a)* la transferrina cargada de hierro se une a los receptores de transferrina de membrana; *b)* el complejo hierro-transferrina-receptor se internaliza y es incluido en un endosoma mediante una invaginación de la membrana; *c)* el pH del endosoma desciende y el hierro se libera del complejo; *d)* el hierro es transportado a través de la membrana endosómica mediante DMT-1, y *e)* la transferrina sin hierro es devuelta al plasma, siendo el hierro entonces incorporado a la protoporfirina IXa para formar parte de la molécula de la hemoglobina.

Almacenamiento. El hierro se almacena en forma de ferritina (agregado polinuclear de hidróxido férrico) **(v. fig. 43-2, 7)**. El hierro de los hematíes destruidos es reutilizado para participar en la síntesis de nuevos hematíes. En ocasiones se reutiliza, bien pasando previamente a un *pool* de almacenamiento, bien directamente de los depósitos medulares (rofeocitosis) **(v. fig. 43-2, 8)**.

Excreción. Es muy limitada en la especie humana (0,5-1 mg/día en el adulto y la mujer no menstruante, 2-3 mg/día en la mujer menstruante y unos 3 mg/día en el embarazo por cesión al feto y a la placenta). Estas pérdidas son menores en el paciente ferropénico.

La excreción del hierro se realiza fundamentalmente mediante descamación de enterocitos con un alto contenido de ferritina a la luz intestinal. En la mujer premenopáusica hay que tener muy en cuenta las pérdidas menstruales. También se pierden pequeñas cantidades de hierro con la descamación cutánea, las uñas, el pelo, la bilis y la orina.

Diagnóstico de los estados ferropénicos. El concepto de que «la deficiencia de hierro responde a ferroterapia» hace que el correcto diagnóstico de estos estados sea importante **(tabla 43-1)**.

El hierro sérico puede estar disminuido tanto en los pacientes con ferropenia como en los que sufren enfermedades inflamatorias/procesos crónicos. La determinación de niveles de transferrina es útil en estas situaciones ya que sus niveles son altos en la ferropenia pero no en los estados inflamatorios.

Además, la ferritina es la proteína de depósito del hierro y sus niveles séricos, en ausencia de inflamación/enfermedades crónicas, correlacionan con los depósitos de hierro del organismo. Así, unos niveles séricos bajos de ferritina (inferiores a 30 mcg/L) son diagnósticos de ferropenia. Sin embargo, como la ferritina es un reactante de fase aguda que aumenta en infecciones, enfermedades autoinmunes, cáncer, insuficiencia renal crónica, insuficiencia cardiaca y obesidad. En todos estos casos los niveles de ferritina no reflejan los depósitos de hierro del organismo, pudiendo ser útiles la determinación de la Proteína C Reactiva (su aumento es indicativo de un estado inflamatorio) o el receptor soluble de la transferrina (que se eleva en los casos de ferropenia).

Acciones farmacológicas

Acción antianémica

El hierro sólo es útil en las anemias causadas por deficiencia de hierro (anemias ferropénicas) o en los estados nutricionales deficientes en hierro (ferropenias larvadas). Es ineficaz en el tratamiento de la anemia de otras etiologías. Tras la administración de hierro a un paciente anémico por ferropenia, la cifra de reticulocitos aumenta rápidamente (3-4 días) y, de forma progresiva, se van normalizando los restantes parámetros hematológicos en orden inverso al originado por el estado ferropénico **(tabla 43-2)**. Si la ferroterapia se aplica durante suficiente tiempo, los niveles séricos de ferritina son el último parámetro en normalizarse.

Acción trófica sobre los epitelios

El hierro es necesario para el normal crecimiento de los epitelios. La ferropenia intensa causa, en el 20-30 % de los pacientes, atrofia cutánea, debilidad ungueal (coiloniquia) y lesión en la mucosa digestiva del aparato gastrointestinal superior.

Otras acciones

Varios ensayos clínicos soportan la evidencia de que el tratamiento intravenoso con hierro carboximaltosa intravenoso (500-1000 mg) es eficaz en los pacientes con ferropenia (aún sin anemia) e insuficiencia cardiaca sintomática o fracción de eyección inferior al 45 %. Los parámetros para considerar esta terapia incluyen ferritina sérica inferior a 100 mcg/L o 100-299 mcg/L si la saturación de la transferrina es inferior

---

Tabla 43-2. Diagnóstico diferencial de los estados ferropénicos

1. Diagnóstico diferencial entre anemia ferropénica (anemia por carencia de hierro) y anemia de los procesos inflamatorios (secuestro de hierro por procesos inflamatorios, neoplásicos, etc.)
   - Anemia ferropénica: hierro bajo, aumento de transferrina, ferritina baja
   - Estado ferroprivo: hierro bajo, transferrina normal o baja, ferritina normal

2. Dificultades en el diagnóstico diferencial
   - El hierro es un reactante de fase aguda y tiene un ritmo circadiano
   - La ferritina es también un reactante de fase aguda y puede encontrarse falsamente elevada. La determinación de la PCR (reactante de fase aguda) puede ayudar en el diagnóstico diferencial
   - Cambios en los niveles de transferrina independientes del hierro
     a) Aumento: embarazo y estrógenos
     b) Disminución: hepatopatía, síndrome nefrótico, malnutrición, tumores, etc.
   - Cambios en los niveles de ferritina independientes del hierro
     a) Aumento: carcinomas, linfomas, necrosis hepática, infecciones, inflamación crónica, hepatopatías, insuficiencia renal crónica
     b) Disminución: escorbuto, hipotiroidismo

3. En casos de difícil diagnóstico diferencial entre estados ferropénicos y ferroprivos
   - Determinar receptor soluble de transferrina
     a) Elevado en las ferropenias
     b) Disminuido en los estados ferroprivos
   - Aspirado de médula ósea para valorar depósitos férricos
   - Prueba terapéutica con hierro para comprobar el aumento de la cifra de reticulocitos a los pocos días del inicio de la ferroterapia

4. Si hay ferropenia, es importante averiguar su causa

PCR: proteína C reactiva.

Tabla 43-1. Secuencia del desarrollo de anemia ferropénica

Depósitos de hierro disminuidos
- Descenso de los depósitos en médula ósea/hígado
- Descenso de la ferritina plasmática

Depleción férrica
- Disminución del hierro sérico
- Aumento de transferrina
- Disminución del índice de saturación de transferrina

Eritropoyesis deficiente en hierro
- Aumento del receptor soluble de la transferrina
- Aumento de la protoporfirina libre y ligada al cinc
- Aumento del ancho de distribución eritrocitaria (anisocitosis: hematíes de diferentes formas y tamaños)
- Disminución del volumen corpuscular medio
- Disminución de la hemoglobina

al 20 %. Este tratamiento reduce la incidencia de rehospitalizaciones por insuficiencia cardiaca y mejora otros parámetros del paciente con insuficiencia cardiaca. El hierro oral en esta situación clínica no pareces ser útil. Se recomienda reevaluar el estado de ferropenia a los tres meses por si son precisas más administraciones.

Otras acciones atribuidas al hierro como componente de ciertas enzimas son: aumento de la capacidad de trabajo y normalización de la producción de lactato en deportistas ferropénicos al comenzar la ferroterapia, desarrollo neurológico, etc.

Indicaciones terapéuticas

La ferropenia es la causa más frecuente de anemia (alrededor del 2 % de los varones y el 10 % de las mujeres en edad fértil la padecen). Los lactantes, prematuros, adolescentes, mujeres premenopáusicas y vegetarianos constituyen los grupos de mayor riesgo. Aunque la ferropenia puede originarse por una inadecuada absorción del metal (tratamiento con antiácidos, ingesta de tanino –té– y fitatos –cereales–, resección intestinal, enfermedad celíaca, etc.), el incremento de las pérdidas (menstruales, gastrointestinales –tumores, parasitosis, diverticulosis, etc.) es, con diferencia, la etiología más frecuente.

Además del correcto diagnóstico del estado ferropénico (v. tabla 43-2), es esencial determinar su etiología en los diferentes grupos de edad: en mujeres premenopáusicas, las pérdidas menstruales son la causa más frecuente; sin embargo, en los varones y en mujeres posmenopáusicas la ferropenia es secundaria con mayor frecuencia a sangrado digestivo, muchas veces de etiología neoplásica: cáncer de colon en pacientes mayores de 50 años y de estómago en individuos más jóvenes.

Debe administrarse hierro de forma profiláctica en el embarazo y en los individuos afectos de anemia por déficit de folatos o de vitamina B_{12} con niveles de hierro en el límite inferior de la normalidad. Los recién nacidos alimentados con leche artificial deben recibir fórmulas lácteas complementadas con hierro. Si presentan bajo peso para la edad gestacional, el complemento de hierro debe administrarse desde el primer mes de vida. Los alimentos fortificados con hierro (como los cereales complementados) son de elección frente a los no fortificados.

Preparados, dosificación y vías de administración

La mayoría de los autores recomiendan administrar una dosis oral de *hierro elemental* (ver equivalencias en siguientes líneas) no superior a 100 mg al día (3 mg/kg en el niño) repartidos en 1-3 tomas por vía oral, ya que la absorción de hierro diaria está limitada a 10-20 mg de hierro al día.

La fórmula más utilizada suele ser sulfato ferroso (20 % de hierro elemental). Otras son gluconato ferroso (12 % de hierro elemental), succinato ferroso (22 % de hierro elemental) o fumarato ferroso (33 % de hierro elemental). No parece haber ventajas de ninguna de estas sales ferrosas con respecto a las otras.

Entre las nuevas formulaciones de hierro oral figuran el Maltol férrico, hierro en forma férrica unido a trimaltol, que facilita la absorción de hierro por el enterocito, disminuye la concentración de hierro libre en la luz del intestino con lo

✪ PRÁCTICA CLÍNICA DE LA FERROTERAPIA ORAL

- Dosis recomendada:
  - 60-80 mg al día vía oral.
  - Si no se toleran estas dosis, es importante llegar a un compromiso entre dosis y condiciones de absorción «óptimas» y tolerancia al tratamiento (toma a días alternos, con comida, inicio con dosis «subterapéuticas», etc.).
  - Los efectos secundarios gastrointestinales suelen mejorar con el tiempo.

- Duración del tratamiento: varios meses (3-6).

- Tipo de preparados: no existen ventajas, sobre las sales ferrosas convencionales, de los preparados de liberación sostenida o retardada ni del hierro unido a proteínas. Las nuevas formulaciones (maltol férrico, hierro sucromial) tienen un mayor coste pudiendo considerarse en pacientes seleccionados.

- Si el diagnóstico de anemia ferropénica ha sido correcto, a los pocos días se observa un aumento de la cifra de reticulocitos, seguido de un incremento de hemoglobina.

- Advertir al paciente que las heces se coloran de negro y, a los niños (para evitar el ennegrecimiento dental), administrar las soluciones de sales ferrosas detrás de la lengua o utilizar hierro polisacárido.

- La ferroterapia oral es en general de elección sobre la parenteral. Debe preferirse hierro intravenoso en: *1)* pacientes con insuficiencia cardiaca congestiva sintomática/con fracción de eyección baja y ferropenia; *2)* situaciones de difícil absorción de hierro oral (gastrectomía, cirugía bariátrica, enfermedad inflamatoria intestinal); *3)* estrategias "Patient Blood Management" que tratan, entre otras, de corregir la anemia en las semanas previas antes de la cirugía; *4)* ferropenia en el paciente oncológico; *5)* tratamiento concomitante con eritropoyetina (para aumentar el hierro funcional) y *6)* intolerancia al hierro oral. Es más discutido su uso preferente en la anemia del segundo y tercer trimestre del embarazo y en la ferropenia del paciente con insuficiencia renal crónica. El ascenso de la cifra de hemoglobina es más rápido con hierro parenteral que oral. El coste de las preparaciones intravenosas puede ser muy superior en relación con el sulfato ferroso vía oral.

- La dosis total parenteral a administrar en el paciente con anemia ferropénica debe normalizar la cifra de hemoglobina y rellenar los depósitos y se calcula por la fórmula: Déficit total hierro (mg) = = Peso (kg) × (Cifra de Hb diana (g/dl) – Cifra actual de Hb (g/dl)) × 2,4 + depósito de hierro (500 mg si peso > 35 kg ó 15 mg/kg para pesos inferiores).

que mejora su tolerabilidad (si bien la experiencia es fundamentalmente en pacientes con enfermedad inflamatoria intestinal). El hierro sucrosomial es un compuesto de pirofosfato férrico englobado en una bicapa lipídica y una matriz de sucrosa, que parece tener una mejor tolerancia y una mayor biodisponibilidad que sulfato ferroso mostrando no inferioridad con algunas formulaciones parenterales. Existen otras formas novedosas de ferroterapia oral (polipéptidos de hierro-heme, nanopartículas cargadas de hierro, etc.) que precisan de más ensayos para verificar sus ventajas. Estas nuevas formulaciones tienen un precio mucho más elevado que el de las convencionales.

La máxima absorción se consigue administrando la dosis con el estómago vacío, si bien esta práctica incrementa las molestias gastrointestinales. El ácido ascórbico, la lactoferrina y el pH ácido aumentan la absorción de hierro. Por el contrario, la fibra, los antiácidos, los fitatos, los fosfatos y el tanino la disminuyen.

El hierro que no se absorbe con los preparados orales genera en el lumen intestinal especies de oxígeno reactivo que son responsables de la mayoría de los efectos secundarios gastrointestinales. Así pues en la práctica clínica debe prescribirse una dosis que sea tolerada por el paciente sin producir molestias gastrointestinales (unos 60 mg de hierro elemental al día) para alcanzar un compromiso entre el cumplimiento del tratamiento y su «tolerabilidad». Los esquemas de una dosis diaria de 40-60 mg o una dosis discretamente mayor (80-100 mg) de hierro elemental parecen ser al menos igual de eficaces y reducen los efectos secundarios que produce en el tracto digestivo el hierro no absorbido. En un intento de mejorar la adherencia al tratamiento, pueden prescribirse dosis subóptimas durante las dos primeras semanas o administrar el hierro con las comidas (si bien se disminuye su absorción). Por todos estos motivos, la duración del tratamiento con hierro oral debe ser en general de 3-6 meses.

La administración de hierro en un paciente ferropénico se sigue de un pico reticulocitario a los pocos días, seguido de un aumento de la hemoglobina. Por lo tanto, y de no ser así, hay que sospechar un diagnóstico erróneo, déficit sobreañadido de folatos o B_{12}, enfermedad subyacente que frena la hemopoyesis, pérdidas hemorrágicas continuadas, malabsorción de hierro o incumplimiento del tratamiento.

Es preciso realizar después un tratamiento prolongado hasta rellenar las reservas de hierro del organismo (en general, 4-6 meses o hasta, al menos, concentraciones de ferritina plasmática superiores a 50 μg/l). La administración intermitente (1-2 veces a la semana) no parece tener ventaja alguna en los seres humanos, a diferencia de lo constatado en estudios animales. No está justificado el tratamiento de mantenimiento, excepto en pacientes con pérdidas crónicas no corregibles con otras terapias.

Las contraindicaciones a esta ferroterapia oral son: enfermedades inflamatorias crónicas, úlcera activa y gastritis. Suele observarse una peor tolerancia en los pacientes con infección por *Helicobacter pylori* gástrico.

Los preparados de hierro parenterales con dextrano pueden producir reacciones anafilácticas (hierro dextrano y hierro isomaltosa –si bien éste en menor grado–). De entre los hierros parenterales «no dextranos» destacan derisomaltosa

férrica, hierro sucrosa (dosis máxima diaria de 200 mg, preferiblemente a días alternos, con una dosis semanal máxima de 600 mg) y hierro carboximaltosa que pasan rápidamente a los macrófagos del hígado y el bazo liberándose después de forma controlada. Hierro carboximaltosa se administra por vía intravenosa en 30 minutos a una dosis de 15 mg/kg no superando los 1000 mg por administración y diluido en menos de 100 ml para evitar alteraciones en su estabilidad). Puede producir reacciones pseudoanafilácticas tras la infusión que generalmente son leves (náuseas, prurito, urticaria, dolor torácico, etc.) y que se deben a formación de hierro libre, que es vasoactivos. Las reacciones graves son raras y están en torno a 1/100.000, pero se recomienda realizar una vigilancia estrecha del paciente durante la infusión/30 minutos posteriores y disponer de un equipo de resucitación cardiopulmonar en el lugar de la infusión. El hierro carboximaltosa se asocia con mayor frecuencia a hipofosfatemia y osteomalacia al inhibir la degradación del factor 23 de crecimiento fibroblástico, lo que resulta en una pérdida mayor urinaria de fosfato. La suplementación con fosfato tiene un escaso valor terapéutico en estos casos. La extravasación de hierro intravenoso causa tatuajes y decoloración de la piel de larga duración.

El hierro parenteral presenta la ventaja de inducir un más rápido aumento de la hemoglobina en el paciente con anemia ferropénica por lo que se indica en: *1)* pacientes con insuficiencia cardiaca congestiva sintomática/con fracción de eyección baja y ferropenia; *2)* situaciones de difícil absorción de hierro oral (gastrectomía, cirugía bariátrica, enfermedad inflamatoria intestinal); *3)* estrategias «Patient Blood Management» que tratan, entre otras, de corregir la anemia en las semanas previas antes de la cirugía; *4)* ferropenia en el paciente oncológico; *5)* tratamiento concomitante con eritropoyetina (para aumentar el hierro funcional), y *6)* intolerancia al hierro oral. El coste de las preparaciones intravenosas puede ser bastante superior en relación con el sulfato ferroso vía oral.

Toxicidad y efectos secundarios

Los efectos secundarios más importantes de la **ferroterapia oral** son las molestias gastrointestinales, fundamentalmente estreñimiento y, con menor frecuencia, náuseas y vómitos, que suelen ser proporcionales a la dosis administrada. En regiones endémicas de paludismo con elevada prevalencia de ferropenia, la administración de suplementos de hierro de forma no selectiva a niños (sin saber si padecen o no ferropenia) puede aumentar el riesgo de infecciones, especialmente por este parásito.

En cuanto al **hierro por vía parenteral**, los efectos secundarios más frecuentes son dolor/flebitis (vía intravenosa) y coloración negruzca en el punto de inyección (vía intramuscular), así como la aparición de trastornos cardiovasculares (hipotensión, mareos, episodios tromboembólicos, etc.), que ocurren al exceder la capacidad de saturación de la transferrina y circular el hierro en forma libre tóxica. El efecto secundario más temido lo constituyen las reacciones alérgicas graves, incluida anafilaxia. De las formulaciones parenterales, el hierro dextrano es el que se asocia con mayor incidencia de efectos secundarios.

VITAMINA B$_{12}$

Importancia de la vitamina B$_{12}$ para el ser humano

La vitamina B$_{12}$ es esencial para el desarrollo y trofismo normales de todos los tejidos con rápido crecimiento (sobre todo, eritropoyesis, epitelio digestivo y gónadas), ya que desempeña un importante papel en la síntesis de bases para el ADN. No menos importantes son las acciones de la vitamina B$_{12}$ sobre el tejido nervioso.

Metabolismo de la vitamina B$_{12}$

En la **figura 43-3** se ilustra el proceso del metabolismo de la vitamina B$_{12}$, que se describe a continuación.

Aporte. La vitamina B$_{12}$ se encuentra fundamentalmente unida a proteínas animales, como hígado, riñón, músculos (excepto en el cerdo), huevos y leche. Los vegetales casi no la contienen. Las reservas de esta vitamina duran años, incluso en ausencia de aporte.

Absorción. En el estómago, tras la proteólisis por la pepsina y la acidez del pH gástrico, la vitamina B$_{12}$ se separa de las proteínas animales con las que ha sido ingerida y se une preferen-temente a la haptocorrina (secretada por las glándulas salivales) **(v. fig. 43-3, 1)**. En el duodeno, por la acción de las enzimas pancreáticas, la vitamina B$_{12}$ se transfiere al factor intrínseco **(v. fig. 43-3, 2)**, previamente producido en el fundus y el cardias. La absorción ocurre sobre todo en el íleon mediante dos procesos: uno pasivo y rápido, por el que se absorbe menos del 1 % (lo que abre la puerta al tratamiento con dosis altas de vitamina B$_{12}$ por vía oral) y que ocurre también en el estómago y el yeyuno, y otro activo, que ocurre sólo en el íleon, que es responsable de la mayor parte de la absorción y está mediado por receptores para el factor intrínseco **(v. fig. 43-3, 3)**. La capacidad de absorción del íleon es limitada.

Transporte plasmático. La vitamina B$_{12}$ recién absorbida se une en el enterocito a la transcobalamina II, constituyendo la forma biológicamente activa de la vitamina u holotranscobalamina, o a la haptocorrina (siendo entonces biológicamente inactiva).

Entrega a las células. Ocurre en tres etapas: *a)* unión del complejo vitamina B$_{12}$-transcobalamina al receptor celular (proceso dependiente del calcio); *b)* endocitosis del complejo y *c)* hidrólisis lisosomal de la transcobalamina II, con liberación de la cobalamina para unirse fundamentalmente a dos enzimas: metilmalonil-CoA-mutasa y metionina-sintetasa.

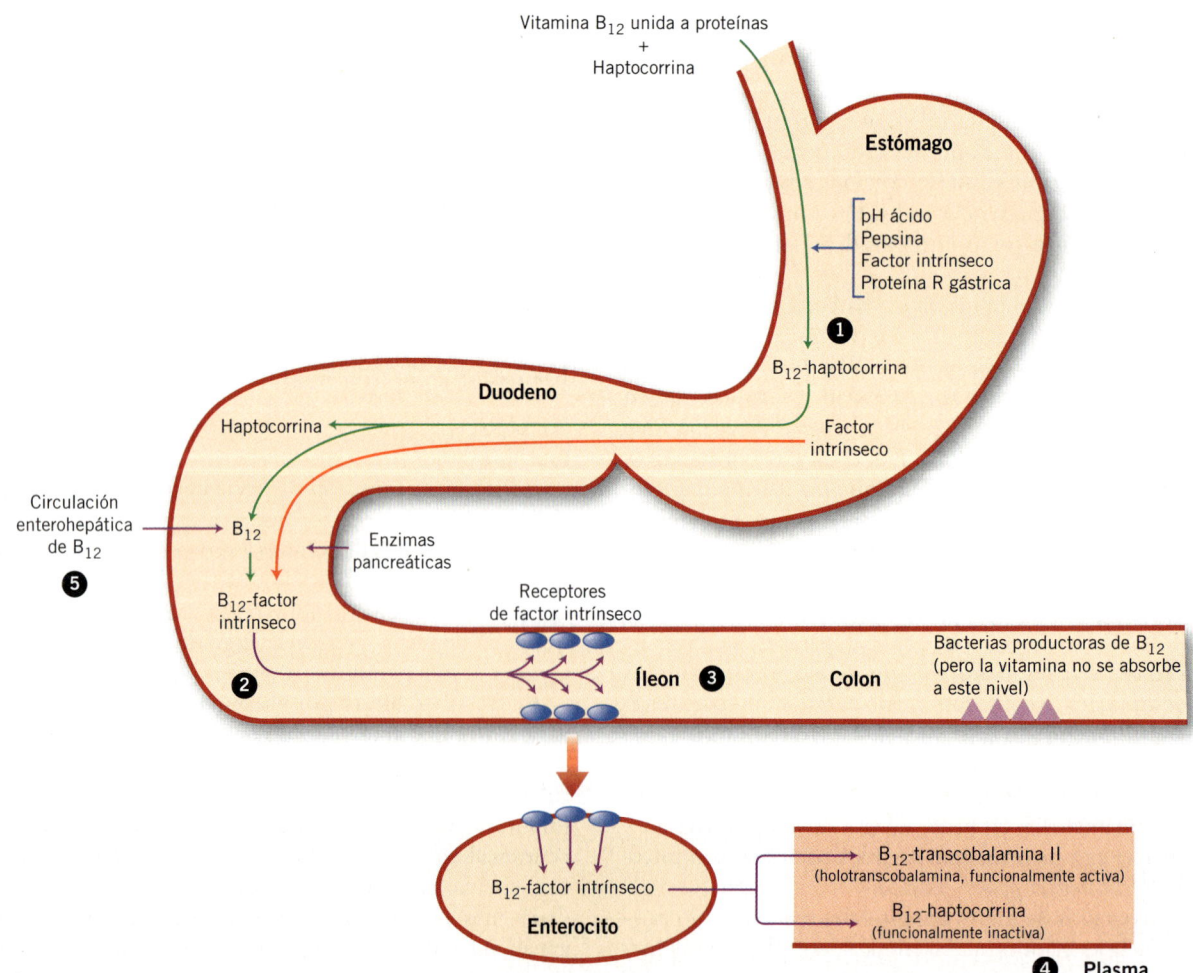

Figura 43-3. Metabolismo de la vitamina B$_{12}$. (V. explicación de la numeración y el contenido de esta figura en el texto.)

Almacenamiento. El hígado es el principal órgano de almacenamiento de la vitamina B_{12}. El resto se distribuye fundamentalmente en el músculo, la piel y los huesos. Existe recirculación enterohepática **(v. fig. 43-3, 5)**.

Excreción. Menos del 0,1 % de los depósitos totales se eliminan diariamente. Por este motivo, aunque la ingesta de vitamina B_{12} fuese nula, se requerirían entre 3 y 6 años para que se manifestara la deficiencia.

Acciones farmacológicas

Vitamina B_{12} y eritropoyesis

La vitamina B_{12} es fundamental para la maduración normal de todas las series hemopoyéticas.

El cuadro hematológico suele caracterizarse por anemia macrocítica, anisocitosis, poiquilocitosis (hematíes en forma de pez), macroovalocitos, hipersegmentación de los neutrófilos y, en estados de deficiencia grave, leucotrombopenia.

Existe una eritropoyesis ineficaz y gran parte de los precursores eritroides producidos son destruidos en la propia médula sin alcanzar la sangre, con lo que aumenta la láctico-deshidrogenasa (LDH). Además, se acorta la semivida del hematíe.

La metilcobalamina o metil-B_{12} es necesaria para la transferencia del grupo metilo del metiltetrahidrofolato **(fig. 43-4, A, 1)** a homocisteína **(v. fig. 43-4, A, 2)** con la consiguiente formación de tetrahidrofolato o ácido folínico **(v. fig. 43-4, A, 3)** y metionina. En esta reacción, la metil-B_{12} actúa como coenzima de una metiltransferasa (la metionina-sintetasa) **(v. fig. 43-4, A, 4)**. Es precisamente esta misma metiltransferasa la que forma metilcobalamina a partir de hidroxicobalamina.

La velocidad de esta reacción es controlada por un mecanismo de retroacción indirecto: al aumentar los niveles de metionina, la metilentetrahidrofolato-reductasa **(v. fig. 43-4, A, 5)** se inhibe, con lo que no se produce más metiltetrahidrofolato y se frena la reacción.

En la deficiencia de B_{12}, al frenarse la reacción, el folato en forma de metiltetrahidrofolato queda entonces atrapado en lo que se denomina «trampa de los folatos»: al no producirse metionina, la metilentetrahidrofolato-reductasa **(v. fig. 43-4, A, 5)** continúa derivando las vías metabólicas de folatos hacia la formación de metiltetrahidrofolato en detrimento de la síntesis de ácidos nucleicos de la que es cofactor el metilentetrahidrofolato **(v. fig. 43-4, A, 9)**.

Sin embargo, el metiltetrahidrofolato no puede ceder su grupo metilo (al faltar la B_{12} que funciona como coenzima de la metiltransferasa **[v. fig. 43-4, A, 4]**), por lo que no se produce ácido folínico **(v. fig. 43-4, A, 3)**, ni metilentetrahidrofolato **(v. fig. 43-4, A, 6)**, ni dihidrofolato **(v. fig. 43-4, A, 7)**. Tampoco se produce desoxitimidina-monofosfato (dTMP) **(v. fig. 43-4, A, 8)** al faltarle a la timidilato-sintetasa **(v. fig. 43-4, A, 9)** su cofactor (el metilentetrahidrofolato). Se produce, por lo tanto, un deterioro en la síntesis del ADN, con la consiguiente megaloblastosis porque, mientras el

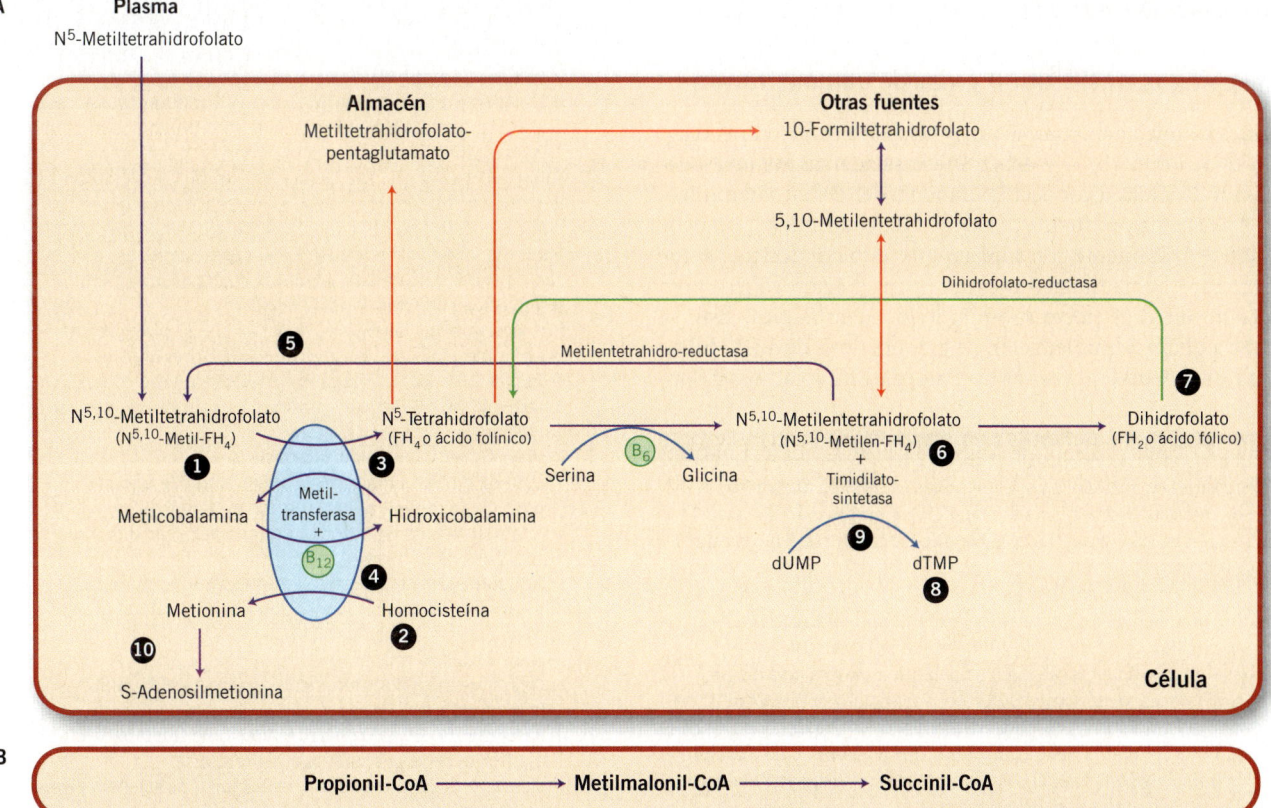

Figura 43-4. A) Interrelaciones de la vitamina B_{12} y el ácido fólico. dTMP: desoxitimidina-monofosfato; dUMP: desoxiuridina-monofosfato (v. explicación en el texto). B) Papel de la vitamina B_{12}, independiente del ácido fólico, en el metabolismo de los hidratos de carbono y los lípidos, y papel en la síntesis de mielina.

citoplasma continúa dividiéndose, el núcleo presenta una incapacidad para completar sus divisiones.

Vitamina B$_{12}$ y tejido nervioso

La vitamina B$_{12}$ es necesaria para el trofismo normal del sistema nervioso, por lo que la deficiencia grave de vitamina B$_{12}$ cursa con neuropatía periférica bilateral, degeneración de los tractos piramidales y cordones posteriores medulares, atrofia óptica, alteraciones neuropsiquiátricas y demencia.

Las bases bioquímicas de los trastornos neurológicos no están del todo claras. Clásicamente se ha pensado en el papel que la adenosil-B$_{12}$ desempeña como coenzima de la metil-malonil-coenzima A-mutasa, enzima necesaria para la síntesis de succinil-coenzima A a partir de L-metilmalonil-coenzima A (v. fig. 43-4, B). La alteración de esta vía metabólica afecta al ciclo de Krebs y al catabolismo de colesterol, ácidos grasos, metionina, treonina, uracilo y timina. Se produce entonces un daño en la vaina de mielina por alteración de la síntesis de estos lípidos.

Además, la síntesis reducida de adenosilmetionina es la que más contribuiría a la lesión nerviosa por afectar metilaciones esenciales en el trofismo nervioso (v. fig. 43-4, A, 10). Recientes estudios indican también una inhibición por parte de los folatos de la glicina-*N*-metiltransferasa en la etiopatogenia de la neuropatía.

Indicaciones terapéuticas

Las indicaciones de administración de vitamina B$_{12}$ se muestran en la **tabla 43-3**.

Preparados, dosificación y vías de administración

Antes de iniciar el tratamiento es necesario confirmar el diagnóstico (**tabla 43-4**) y deben iniciarse además las investigaciones dirigidas a conocer la etiología del déficit vitamínico.

La anemia producida por déficit de vitamina B$_{12}$ no debe tratarse únicamente con suplementos de ácido fólico, ya que el cuadro hematológico mejorará con el ácido fólico, pero éste no ejercerá efecto sobre la lesión neurológica. Esto se debe a que la administración de grandes dosis de ácido fólico (dihidrofolato) logra evitar la «trampa de los folatos» (al convertirse el dihidrofolato en tetrahidrofolato –folínico– mediante la dihidrofolato-reductasa). Por este motivo, en caso de duda sobre el factor deficitario o si la situación clínica es grave, debe iniciarse la terapéutica con folatos y vitamina B$_{12}$, extrayendo muestras plasmáticas para una posterior determinación de los niveles de ácido fólico y de vitamina B$_{12}$.

La vitamina B$_{12}$, cobalamina, está formada por: *a)* un anillo corrínico con estructura similar al hemo; *b)* un nucleótido unido al cobalto, y *c)* un grupo R unido al átomo de cobalto por el lado opuesto que se une al nucleótido. La composición del grupo R distingue las diferentes formas químicas de la vitamina B$_{12}$: **cianocobalamina** (CN), **hidroxicobalamina** (OH), **acuacobalamina** (H$_2$O), **nitrocobalamina** (NO$_2$), **metilcobalamina** (CH$_3$) y **adenosilcobalamina** o **desoxiadenosilcobalamina** (coenzima B$_{12}$).

Los preparados parenterales empleados son la cianocobalamina y la hidroxicobalamina; ésta última presenta una más fuerte unión a proteínas plasmáticas y un lento metabolismo, sólo superado por la cianocobalamina de acción retardada. Sólo el 10-15 % de una dosis de 1.000 µg es retenida, ya que dosis mayores de 40-50 µg se acompañan de una pérdida importante de vitamina por la orina. Con todo, es mejor administrar dosis de, al menos, 100 µg, pues el coste es relativamente bajo y la repleción de los depósitos es función directa de la dosis. El tratamiento de mantenimiento con hidroxico-

---

Tabla 43-3. Indicaciones terapéuticas de la vitamina B$_{12}$

- Anemia perniciosa (cuya etiología es la falta de absorción de vitamina B$_{12}$ debido a la ausencia de producción de factor intrínseco y a la aclorhidria, consecuencias ambas de la atrofia gástrica)
- Ingesta inadecuada (vegetarianos)
- Incapacidad de absorción por el intestino (malabsorción específica de vitamina B$_{12}$, enfermedades intestinales con malabsorción generalizada, aclorhidria, uso prolongado de inhibidores de la bomba de protones, biguanidas y competición por la vitamina B$_{12}$, como ocurre en situaciones de sobrecrecimiento bacteriano, tricobezoar gástrico e infección por *Diphyllobothrium latum*, resecciones quirúrgicas del íleon)
- Transporte deficiente de vitamina B$_{12}$
- Alteraciones del metabolismo, tanto congénitas como adquiridas (enfermedad hepática, colchicina, neomicina, alcohol, anticonceptivos y metformina)

Tabla 43-4. Comentarios sobre el diagnóstico de los déficit de vitamina B$_{12}$ y de ácido fólico

1. Se basa fundamentalmente en la determinación de los niveles plasmáticos:
   - Déficit de vitamina B$_{12}$: niveles de B$_{12}$ bajos, niveles de ácido metilmalónico y homocisteína altos
   - Déficit de folato: folato bajo (casos latentes: sólo está bajo el folato intraeritrocitario), ácido metilmalónico normal, homocisteína aumentada
2. Tener en cuenta que los niveles de vitamina B$_{12}$ pueden estar falsamente disminuidos en algunos procesos patológicos (déficit de folato, embarazo, toma de anticonceptivos orales, mieloma, infección por VIH). En estas situaciones, aun sin clínica sugestiva, parece prudente realizar una prueba terapéutica con vitamina B$_{12}$
   Por el contrario, los niveles de vitamina B$_{12}$ pueden estar falsamente elevados en síndromes mieloproliferativos crónicos, nefropatía y hepatopatía, tratamiento con óxido nitroso, vitamina C en dosis elevadas y sobrecrecimiento bacteriano
3. Diagnóstico etiológico de déficit de B$_{12}$:
   - Prueba de Schilling para el diagnóstico de anemia perniciosa (déficit de producción de factor intrínseco) o malabsorción vitamínica: es cada vez más difícil de realizar por falta de reactivos
   - Anticuerpos antifactor intrínseco: patognomónicos de anemia perniciosa (pero son positivos únicamente en el 70 % de los pacientes)
4. Niveles de ácido fólico:
   - Disminuyen rápidamente con una ingesta de folato inadecuada
   - Falsamente elevados: reintroducción del folato, transfusión, síndrome del asa ciega (por la presencia de bacterias productoras de folatos), insuficiencia renal, lesión hepática y déficit intenso de vitamina B$_{12}$
5. En pacientes con anemia megaloblástica es preciso determinar los niveles de ácido fólico y vitamina B$_{12}$ antes de transfundir

⊗ TRATAMIENTO DE LA ANEMIA POR DÉFICIT DE VITAMINA B₁₂

- Es esencial realizar el diagnóstico diferencial entre la anemia causada por déficit de vitamina B₁₂ y la originada por déficit de folatos: la primera puede mejorar con la administración de ácido fólico; sin embargo, la neuropatía asociada al déficit de vitamina B₁₂ no mejorará.

- Por este mismo motivo, si por su gravedad la anemia requiere una transfusión urgente, es preciso extraer una muestra de sangre antes de la transfusión para determinar los niveles de vitamina B₁₂ y ácido fólico.

- Con excepción de los vegetarianos estrictos, la ausencia de absorción de vitamina B₁₂ está causada fundamentalmente por el déficit de producción del factor intrínseco en el estómago por gastritis atrófica. No obstante, es necesario descartar causas tratables de falta de absorción de vitamina B₁₂, como tuberculosis intestinal, sobrecrecimiento bacteriano, etc.

- Dosis: 1.000 mg de vitamina B₁₂ (cianocobalamina) al mes por vía intramuscular. Durante las primeras semanas, el tratamiento debe administrarse con mayor frecuencia, y es necesario, además, añadir suplementos de ácido fólico y potasio para evitar carencias que impidan la recuperación hematológica.

- Duración de la terapia: de por vida, si la enfermedad responsable de la malabsorción de la vitamina no es corregible.

- Si el diagnóstico ha sido correcto, se observa una concentración máxima de reticulocitos a los pocos días de iniciar el tratamiento.

- En pacientes jóvenes diagnosticados de anemia perniciosa, se recomienda practicar gastroscopias periódicas (cada 2-5 años) debido al incremento de la incidencia de cáncer gástrico.

balamina (si la enfermedad responsable de la malabsorción no puede corregirse) puede realizarse cada 2-3 meses mientras que con cianocobalamina debe ser mensual.

Aunque la dosificación varía según los diferentes autores, los pacientes deben recibir inyecciones intramusculares diarias de cualquiera de las dos formas farmacológicas (entre 100 y 1.000 µg) al principio del tratamiento. A continuación, en la práctica, suele pasarse a una dosis de unos 1.000 µg semanales (durante 1 mes) para continuar con esa misma dosis una vez al mes cada 2-3 meses *de por vida en los casos en que la enfermedad responsable de la malabsorción no es corregible.* Inicialmente, es conveniente administrar suplementos orales de folatos, potasio y hierro, puesto que, con el paso a una eritropoyesis eficaz, los niveles de estas sustancias pueden impedir la respuesta a la administración de vitamina B₁₂. Asimismo, en casos de reservas disminuidas de hierro o de ferropenia franca, se requiere ferroterapia. Los pacientes con deficiencia completa de transcobalamina II responden a dosis mucho más altas de vitamina B₁₂ parenteral, sin que esté bien aclarado el motivo de esta respuesta.

A los pacientes que no toleran inyecciones intramusculares (p. ej., hemofílicos) es necesario administrarles la vitamina por vía oral en altas dosis (1.000-2.000 µg) y diariamente, aunque el descenso en los niveles de ácido metilmalónico suele ser menor que el obtenido con la administración parenteral. La eficacia a largo plazo de la administración oral está menos estudiada y, si existen problemas neurológicos, parece prudente administrar la vitamina por vía parenteral. Los suplementos orales en dosis convencionales de vitamina B₁₂ pueden ser una opción en pacientes vegetarianos sin problemas de malabsorción. La vía sublingual puede utilizarse también, siempre que se administren dosis suficientes. No se recomiendan las vías intranasales o transdérmicas.

El tratamiento etiológico está indicado en los casos en que sea posible (tuberculosis intestinal, infección por *Diphyllobothrium latum*, sobrecrecimiento bacteriano, etc.).

En cuanto a la monitorización de la respuesta, los reticulocitos comienzan a ascender al tercer día. Hay que pensar en ferropenia asociada (especialmente en casos de gastritis atrófica), déficit de ácido fólico, infección, uremia, mielosupresión tóxica o diagnóstico equivocado. En unos pocos días también se observa la corrección de los parámetros bioquímicos de eritropoyesis ineficaz (normalización de bilirrubina y LDH).

El tratamiento con vitamina B₁₂ frena la progresión de la neuropatía: aunque las parestesias y defectos ligeros en la sensibilidad profunda mejoran rápidamente, los signos de lesión establecida suelen mejorar más lentamente y casi nunca revierten del todo (a diferencia del daño hematológico). Aunque suelen emplearse dosis mayores para el tratamiento de la neuropatía que para el de la anemia, no hay pruebas de que estas dosis produzcan una mayor respuesta. Los pacientes suelen mejorar durante unos 6-12 meses, pero las mejorías posteriores son raras. Si cesa el tratamiento, la neuropatía reaparece al cabo de meses o años.

Toxicidad

La toxicidad es nula. Las reacciones anafilácticas, a veces mortales, descritas al administrar la asociación vitamínica B₁-B₁₂ se deben casi siempre a la vitamina B₁, y sólo a la B₁₂ si ésta se administra por vía intravenosa (vía que no debe utilizarse, excepto en casos de trombopenias extremas, siendo entonces de elección las dosis altas de vitamina B₁₂ por vía oral).

Otras vitaminas del complejo B empleadas en el tratamiento antianémico

La **vitamina B₆ (piridoxina)** se emplea en el tratamiento de la anemia sideroblástica congénita (trastorno recesivo ligado al cromosoma X) y la anemia sideroblástica adquirida (enfermedad encuadrada en los síndromes mielodisplásicos). También puede desempeñar un papel en las *anemias secundarias a isoniazida y otros tuberculostáticos* (ya que estos fármacos interfieren en el metabolismo de la piridoxina, inhibiendo la piridoxincinasa o antagonizando las enzimas dependientes del piridoxal) y en la anemia sideroblástica en relación con levodopa (fármaco utilizado en el tratamiento de la enfermedad de Parkinson).

ÁCIDO FÓLICO

Importancia de los folatos en la homeostasia

Los cuadros secundarios a la deficiencia de **folatos** se deben a una inhibición de la síntesis de los ácidos nucleicos necesarios para el trofismo celular, especialmente en los tejidos de rápido crecimiento. La deficiencia de folatos origina anemia megaloblástica, lesiones del aparato gastrointestinal, piel seca y eccematosa, amenorrea, esterilidad, azoospermia, etcétera.

En la **tabla 43-5** se resumen los requerimientos y el metabolismo de los folatos.

Tabla 43-5. Metabolismo del ácido fólico

Fuente
- En casi todos los alimentos (sobre todo hígado, espinacas, nueces)
- La cocción destruye los folatos

Absorción
- Ingestión como poliglutamatos
- En intestino delgado pasan a monoglutamatos
- Absorción sobre todo en la parte proximal del intestino delgado
- Posterior conversión a 5-*N*-metiltetrahidrofolato en la mucosa del intestino delgado
- Liberación al sistema porta

Transporte
- Por proteínas séricas (más afín por los análogos no metilados)

Introducción en la célula
- Por un transportador específico

Eliminación
- Orina, sudor y piel

Tabla 43-6. Indicaciones terapéuticas y profilácticas de los folatos

Indicaciones terapéuticas
- Déficit nutricional: ancianos, alcohólicos (en parte también por el efecto antifólico del alcohol), inválidos crónicos, déficit de vitamina C (pues la vitamina C es necesaria para la reducción del ácido fólico a folínico) y deficiencias nutricionales generalizadas (kwashiorkor)
- Malabsorción: en la enfermedad celíaca, en el déficit selectivo de transporte de folatos y en el esprue tropical fundamentalmente. También modifican la absorción de ácido fólico, en menor grado, la resección yeyunal, la gastrectomía parcial, la insuficiencia cardíaca, etc.
- Infecciones crónicas
- Ingesta exclusiva de leche de cabra, que contiene poco folato
- Enzimopatías de la vía metabólica del folato
- Fármacos antifolatos: anticonvulsivantes, nitrofurantoína, tetraciclinas, tuberculostáticos, triamtereno y algunos citostáticos. Recordar que la pirimetamina, el metotrexato y la trimetoprima inhiben la dihidrofolato-reductasa, por lo que el tratamiento en estos casos debe realizarse con ácido folínico y no con ácido fólico

Indicaciones profilácticas
- Embarazo y lactancia: situaciones en las que los requerimientos de folatos pueden aumentar hasta tres veces por el paso de la vitamina al feto. La administración de folatos desde el mismo momento de la concepción parece disminuir las malformaciones del tubo neural
- Prematuros y recién nacidos de bajo peso, los cuales tienen unas necesidades de ácido fólico hasta 10 veces la del adulto
- Estados hemolíticos crónicos, como talasemias, esferocitosis, anemia de células falciformes y enzimopatías eritrocitarias
- Pérdidas en la hemodiálisis y la diálisis peritoneal

Acciones farmacológicas

Los folatos actúan como coenzimas en la transferencia de radicales indispensables en la síntesis de purinas y pirimidinas (recuérdese la imposibilidad de conversión de desoxiuridina-monofosfato [dUMP] a dTMP en ausencia de folatos) **(v. fig. 43-4, A)**, que son elementos esenciales en la formación del ADN y ARN.

Además, desempeñan un importante papel en la interconversión serina-glicina, en la producción de metionina a partir de homocisteína y en el metabolismo de la histidina.

En ausencia de ingesta de folatos, el folato sérico disminuye a niveles mínimos al cabo de 3 semanas; a las 7 semanas se observa hipersegmentación de los neutrófilos; a las 17 semanas desciende el folato eritrocitario, y a las 20 semanas se observa anemia megaloblástica.

Indicaciones terapéuticas

El ácido fólico está indicado con fines terapéuticos en todas las situaciones en que exista un déficit de folatos y con fines profilácticos en algunos estados en los que se prevé que sus necesidades van a ser altas. Aunque exista un trastorno de la absorción, la administración oral suele ser satisfactoria si la dosificación es adecuada, excepto, quizá, cuando existe deficiencia grave de vitamina C o para contrarrestar el efecto de quimioterápicos como el metotrexato.

Las indicaciones terapéuticas y profilácticas fundamentales se muestran en la **tabla 43-6**.

Preparados, dosificación y vías de administración

Los folatos deben administrarse, como norma, en forma de ácido fólico por vía oral, ya que es una forma farmacológica activa y barata. El ácido fólico entra en la célula y es reducido por la dihidrofolato-reductasa a folínico **(v. fig. 43-4, A, 7)**. No hay motivo para administrar el ácido fólico por vía parenteral, excepto en casos de nutrición parenteral. Se administran dosis de 5-15 mg, aunque puede haber una respuesta con 100-200 µg. Estas dosis farmacológicas aseguran una buena absorción, incluso en pacientes con problemas graves de malabsorción.

Sin embargo, el ácido fólico no es útil en los pacientes con inhibición de la dihidrofolato-reductasa (metotrexato, trimetoprima y pirimetamina) debido a que no puede ser reducido a folínico por estar inhibida la dihidrofolato-reductasa. Estos pacientes deben recibir **ácido folínico** por vía oral o parenteral.

Un pico reticulocitario, si el paciente presenta anemia, se observa en menos de una semana. En principio, una vez comenzado el tratamiento, al cabo de semanas o meses (3-4) suelen estar rellenados los depósitos. El tratamiento continuado está indicado cuando la causa subyacente no puede corregirse (talasemias, anemia de células falciformes, enfermedad celíaca que no responde a una dieta exenta de gluten, etc.). En estos casos de largo tratamiento es útil determinar periódicamente los niveles de vitamina B_{12} para excluir el desarrollo de déficit de B_{12} durante el tratamiento con folatos.

Toxicidad

El ácido fólico no es tóxico. Sus mayores efectos secundarios se producen por interacción con otros fármacos. Así, puede contrarrestar el efecto antiepiléptico de los fármacos anticonvulsivantes.

AGENTES ESTIMULANTES DE LA ERITROPOYESIS

Diferencias farmacocinéticas y en la estructura química

La **eritropoyetina humana** es una glucoproteína formada por una cadena única de 165 aminoácidos, a la que se unen cuatro cadenas de hidratos de carbono ricos en ácido siálico. Es producida fundamentalmente en las células peritubulares de la corteza renal, liberándose a pulsos, en respuesta a la hipoxia. La vía del Factor inducible por Hipoxia (HIF) es esencial en la producción endógena de eritropoyetina (ver más adelante). Una pequeña parte se sintetiza en el hígado.

Se libera como hormona intacta y se une a receptores de membrana. Se han identificado dos tipos de receptores: el de alta afinidad (al parecer, el más importante y necesario para la *diferenciación* eritroide) y el de baja afinidad (involucrado en la proliferación eritroide y en el transporte placentario de la hormona). Tras su unión al receptor, la eritropoyetina se internaliza y produce un aumento de la síntesis de ARN.

En clínica existen disponibles varios agentes estimulantes de la eritropoyesis:

Eritropoyetinas de corta duración de acción. En nuestro medio son fundamentalmente las eritropoyetinas alfa y beta, que difieren ligeramente entre sí y con la eritropoyetina endógena en cuanto a la glucosilación. Estas moléculas tienen una mayor semivida por vía subcutánea que por vía intravenosa, lo que permite obtener efectos clínicos similares con menor dosis (hecho éste importante pues son fármacos de elevado coste). Suelen administrarse 2-3 veces por semana.

Recientemente se han introducido las **eritropoyetinas «biosimilares»** –semejantes pero no idénticas a las eritropoyetinas originales de corta duración–, cuyo atractivo fundamental es su menor precio. Hay que tener en cuenta que diferencias en el grado de glucosilaicón, grado de plegamiento de las proteínas, pH, etc., determinan que las propiedades biológicas varíen, por lo que no pueden ser consideradas moléculas idénticas a las originales ni idénticas entre ellas. En particular, el grado de glucosilación (así como las condiciones de conservación) se ha relacionado con la inmunogenicidad de estas sustancias, habiéndose descrito casos de aplasia pura de la serie roja por anticuerpos frente a eritropoyetina.

Agentes estimulantes de la eritropoyeis de larga duración. En nuestro medio darbepoetina alfa es la más empleada. Esta eritropoyetina presenta un mayor contenido de residuos siálicos, lo que prolonga su semivida en relación a las eritropoyetinas «de corta duración», permitiendo así su administración cada 1-3 semanas. La eritropoyetina beta pegol (C.E.R.A: continuous erythropoietin receptor activator) está unida a un residuo polietilen-glicol con lo que la eritropoyetina se libera de modo continuo pudiendo incrementarse así el intervalo entre dosis a cuatro semanas.

Indicaciones terapéuticas, dosificación y vías de administración

La etiología de la anemia en los pacientes con insuficiencia renal es multifactorial, si bien el defecto en la producción de eritropoyetina es una de las causas predominantes.

Se ha demostrado que la eritropoyetina es capaz de corregir la anemia en los pacientes con insuficiencia renal, sometidos o no a diálisis, y convertir a muchos pacientes que requerían transfusiones periódicas en independientes de la transfusión, mejorando su calidad de vida. Es, pues, el tratamiento de elección de la anemia de la insuficiencia renal crónica siempre y cuando se hayan descartado otras causas de anemia, especialmente la ferropenia. Un tratamiento con hierro, preferiblemente por vía intravenosa, suele recomendarse antes de iniciar la eritropoyetina en pacientes con niveles de ferritina inferiores a 500 µg/l o saturación de transferrina inferior al 30 %. Niveles de hemoglobina superiores a 11-11,5 g/dl incrementan el riesgo de enfermedad tromboembólica e hipertensión, por lo que parece prudente no superar estas cifras de hemoglobina. Durante el tratamiento con eritropoyetina es preciso comprobar de modo regular que el paciente no desarrolla ferropenia **(tabla 43-7)**.

En los *pacientes con cáncer*, la anemia tiene una prevalencia del 40-60 % en el momento del diagnóstico, cifra que se incrementa durante la quimioterapia. La fisiopatología de la anemia en el paciente con cáncer también tiene una etiología multifactorial, destacando la reducción en la producción de eritropoyetina endógena y la disminución en la diferenciación de los precursores eritroides como consecuencia de la producción de citocinas secundarias a la interacción del cáncer con el sistema inmunitario (interferón gamma, factor de necrosis tumoral alfa, interleucina 1, etc.). Además, contribuyen diversos factores asociados al tumor, como sangrado, invasión medular, malnutrición, secuestro del hierro en el sistema reticuloendotelial (como en la anemia de los estados inflamatorios), etcétera.

El 30-80 % de los pacientes que reciben quimioterapia/radioterapia presentan durante el tratamiento con eritropoyetina un aumento de la cifra de hemoglobina, una tendencia a la reducción en el número de concentrados de hematíes transfundidos y una mejora de la calidad de vida (especialmente en los pacientes con hemoglobina basal no inferior a 10 g/dl).

Las recomendaciones prácticas para el empleo de eritropoyetina en pacientes oncológicos se muestran en la **tabla 43-7**. La dosis utilizada es más alta que en los pacientes con insuficiencia renal crónica, el coste del tratamiento es, pues, elevado y, aun recibiendo eritropoyetina, la eliminación por completo de las necesidades transfusionales se produce sólo en unos pocos pacientes (es preciso tratar 4-6 pacientes para evitar completamente la transfusión en uno).

Otros usos de la eritropoyetina, no todos aprobados por los organismos reguladores, son: *a)* trasplante de médula ósea (beneficio marginal y únicamente en el trasplante alogénico); *b)* pacientes con síndrome mielodisplásico de bajo riesgo (con respuestas en torno al 25-35 %, generalmente incompletas, sobre todo en pacientes con niveles basales de eritropoyetina bajos), en los que la citocina puede presentar sinergia con el factor estimulante de colonias granulocíticas (G-CSF) en el tratamiento de las citopenias, y *c)* otras situaciones, como la anemia de la prematuridad (en la que se necesitan altas dosis), los pacientes con sida tratados con zidovudina, la anemia de algunos procesos inflamatorios crónicos como la artritis reumatoide y con el objetivo de

Tabla 43-7. Recomendaciones prácticas para el uso de eritropoyetina

1. Ajustarse a las indicaciones aprobadas
2. Comienzo:
   - Oncología:
     a) No indicado el tratamiento profiláctico en pacientes que reciben quimioterapia pero que parten de cifras de hemoglobina normales
     b) En pacientes con tumores hematológicos, intentar reducir primero la masa tumoral
     c) En pacientes tratados con quimioterapia, comenzar si la hemoglobina desciende por debajo de 10 g/dl
     d) Comenzar incluso antes –por debajo de 12 g/dl– si las condiciones clínicas lo requieren (anemia sintomática, cardiopatía, quimioterápicos especialmente anemizantes como el platino, pacientes con niveles de hemoglobina en descenso y que se aproximan a 10 g/dl, etc.), si bien la Food and Drug Administration establece que el tratamiento con eritropoyetina no aporta beneficio al paciente con cáncer si no recibe quimioterapia concomitante
     e) La transfusión de concentrados de hematíes constituye una alternativa, especialmente en pacientes con cifras de hemoglobina inferiores a 8 g/dl (la eritropoyetina tarda de días a semanas en aumentar los niveles de hemoglobina)
   - Nefrología:
     a) El objetivo del tratamiento con eritropoyetina es, en general, mantener cifras de hemoglobina de 10-11 g/dl
     b) No se ha demostrado un beneficio del mantenimiento de cifras de hemoglobina mayores, asociándose estos niveles superiores con una mayor probabilidad del desarrollo de enfermedad tromboembólica
3. Dosis:
   - Oncología:
     a) Eritropoyetinas alfa y beta: 150 U/kg 3 veces por semana por vía subcutánea (alternativa: 40.000 y 30.000 U 1 vez por semana, respectivamente)
     b) Darbepoetina: 2,25 µg/kg/semana, 300 U durante 2 semanas, 500 U cada 3 semanas, por vía subcutánea
   - Nefrología:
     a) Por vía intravenosa: eritropoyetina alfa (50 µg/kg/sema*na),* eritropoyetina beta (30-50 µg/kg/sema*na)* dividida en 2-3 dosis a la semana
     b) Darbepoetina: se administra, generalmente por vía subcutánea, en dosis de 0,45 µg/kg cada 1-2 semanas
   - Es aconsejable empezar con la dosis inicial recomendada y aumentarla si no se observa respuesta; en pacientes oncológicos, algunos recomiendan duplicar la dosis (no con darbepoetina)
   - Titular la dosis para mantener 10-11 g/dl de hemoglobina (10-12 g/dl en pacientes oncológicos) con la menor dosis posible
   - En el paciente oncológico, si no hay respuesta a las 6-8 semanas, suspender el tratamiento
4. Causas de falta de respuesta:
   - Oncología: déficit de hierro funcional, progresión del tumor
   - Nefrología: déficit de hierro, existencia de inflamación crónica, sangrado, hiperparatiroidismo, intoxicación por aluminio
5. Conviene monitorizar los parámetros bioquímicos para detectar precozmente un estado de ferropenia. Si se instaura ferroterapia, la vía intravenosa parece de elección

aumentar la cifra de hemoglobina previamente a la cirugía para disminuir la necesidad de transfusión perioperatoria.

La eritropoyetina también se ha empleado en el mundo deportivo para aumentar al máximo el rendimiento en competiciones. Sin embargo, la elevación del hematócrito que origina la eritropoyetina, junto con la deshidratación inducida por el ejercicio, puede provocar complicaciones tromboembólicas mortales.

Efectos secundarios

Las eritropoyetinas son moléculas bien toleradas. En los nefrópatas, hasta un tercio de los pacientes con insuficiencia renal pueden desarrollar hipertensión arterial, el efecto secundario más frecuente en esta situación clínica. También se ha observado enfermedad tromboembólica, generalmente asociada a niveles de hemoglobina superiores a 11,5 g/dl, y, excepcionalmente, convulsiones. Estos efectos secundarios guardan relación con un aumento rápido del hematócrito. Un síndrome gripal que aparece a las horas de la administración del bolo intravenoso de eritropoyetina puede manifestarse en una elevada proporción de pacientes.

La pobre respuesta determinada como no consecución de la cifra de hemoglobina deseada se relaciona con la presencia de un estado inflamatorio crónico o ferropenia. Otras causas son el hiperparatiroidismo, la malnutrición y el uso de algunos fármacos. El empleo de dosis elevadas de eritropoyetina en estas situaciones se asocia con una mayor toxicidad.

En los pacientes oncológicos también parece constatarse un aumento de fenómenos trombóticos –probablemente en relación con el aumento del hematócrito– en estos pacientes. Controvertidos estudios iniciales sugirieron un efecto inmunomodulador del fármaco y una mayor eficacia de la radioterapia en los pacientes tratados con eritropoyetina (debido a una mayor oxigenación tumoral). Contrariamente a esta idea, recientes ensayos en algunos pacientes con tumores sólidos han señalado un aumento de la mortalidad secundaria al tumor. Por todo ello, se recomienda valorar la relación riesgo-beneficio, ajustándose a las indicaciones y los niveles de hemoglobina «diana» indicados en la **tabla 43-7.**

OTROS FÁRMACOS UTILIZADOS PARA INCREMENTAR LA CIFRA DE HEMOGLOBINA:

Inhibidores del dominio Prolil-Hidroxilasa del factor inducible por Hipoxia (HIF-PHI):

Alrededor del 10 % de los pacientes nefrópatas presentan algún grado de hiporespuesta al tratamiento con las diferentes eritropoyetinas (no conseguir el nivel de hemoglobina deseado a pesar de utilizar dosis elevadas de estos fármacos). Esta «escasa respuesta a eritropoyetina» suele relacionarse con estados de inflamación crónica y ferropenia real/funcional (ambos frecuentes en los pacientes con insuficiencia renal). Esto ha llevado a investigar el Factor inducible por Hipoxia (HIF) como una nueva diana terapéutica dado que

HIF es el principal regulador de las respuestas celulares a la hipoxia. HIFa es producido continuamente: *1)* en condiciones de normoxigenación, HIFa tiene hidroxilados sus dominios prolil-hidroxilasa (PHI) por lo que se ubiquitinan con el complejo von Hippel-Lindau y se degradan por el proteosoma; *2)* en cambio, en condiciones de hipoxia, estos dominios sobre los que actúan las prolil-hidroxilasas no se hidroxilan por lo que HIFa no se degradan por el proteosoma y pasan al núcleo formando un heterodímero con HIFb. Se transcriben así genes que aumentan la eritropoyesis (entre ellos la producción endógena de eritropoyetina) pero también otros que estimulan la angiogénesis, afectan al metabolismo de glúcidos y lípidos, función mitocondrial, crecimiento celular, respuesta inmune, etc.

Los HIF-PHI (Roxadustat, Daprodustat, Vadadustat, etc.) inhiben a las prolil-hidroxilasas con lo que inducen, en la vía del HIF, un estado similar al que produce la hipoxia. Se diferencian en el grado de inhibición de las diferentes familias de prolil-hidroxilasas y aspectos farmacocinéticos.

En diferentes estudios han mostrado no inferioridad en lo referente al aumento de hemoglobina en pacientes con insuficiencia renal sometidos o no a diálisis, cuando se comparan con las eritropoyetinas. El incremento de hemoglobina parece ser más pronunciado en pacientes jóvenes en diálisis y que reciben estos fármacos a largo plazo. Parecen además, probablemente por supresión de la actividad de la hepcidina, permitir una mayor absorción del hierro oral así como una utilización más eficaz de este metal. Al menos roxadustat disminuye los niveles de colesterol LDL, lo que puede ser beneficioso en esta población en la que las estatinas tienen un papel limitado en la prevención de la enfermedad cardiovascular. Han demostrado ser útiles en la aplasia de serie roja en relación con anticuerpos frente a eritropoyetina. Presentan además las ventajas de administración oral y no necesitar cadena de frío para su conservación.

Sin embargo, existen ciertas cautelas en cuanto a su uso que han llevado a que suelan reservarse para los pacientes con «escasa respuesta a eritropoyetina». La incidencia de enfermedad tromboembólica y la aparición de efectos cardiovasculares graves parece similar a la observada con las eritropoyetinas, aunque quizás no con Vadadustat en el contexto de pacientes con insuficiencia renal no sometidos a diálisis. El incremento de la angiogénesis, mediado en parte por VGEF, hace que sean necesarios estudios a más largo plazo en pacientes con cáncer y retinopatías proliferativas (como la diabética). Existen además otros efectos adversos (HTA, hiperpotasemia, crecimiento de quistes) que, aunque pueden variar en relación con las diferentes dosis usadas, deben ser estudiados en estudios observacionales de seguridad a largo plazo.

Agentes que promueven la maduración eritroide: Luspatercept

Luspatercept es una proteína recombinante de fusión entre el dominio Fc de IgG1 y el dominio extracelular del receptor IIb de la activina (perteneciente a la superfamilia del Transforming Growth Factor Beta –TGFβ). Su unión a este receptor bloquea los ligandos del TGFβ al receptor, promoviendo la maduración eritroide en sus estadíos finales al inhibir la señal SMAD/SMAD3 con lo que incrementa la eritropoyesis y disminuye la apoptosis.

Ha mostrado reducir, en pacientes con b-talasemia transfusión dependiente, moderadamente las necesidades transfusionales incluso en el largo plazo. En pacientes con b-talasemia que no precisan transfusiones ha demostrado aumentar más de 1,5 g/dl de hemoglobina en dos tercios de los pacientes, con efectos menos claro sobre la calidad de vida. En pacientes con b-talasemia parece, además, mejorar la sobrecarga férrica inherente a la enfermedad. En pacientes con Síndrome mielodisplásico de bajo-intermedio riesgo produce una respuesta eritroide especialmente si existen sideroblastos en anillo o mutación en SF3B1, quedando el 28-38 % de los pacientes con independencia transfusional durante el periodo de seguimiento. Los resultados parecen superiores a los obtenidos con eritropoyetina en estos pacientes.

FACTORES ESTIMULANTES DE LA GRANULOPOYESIS

Formas farmacológicas

Los factores estimulantes de colonias granulocíticas (G-CSF; **filgrastim** y **lenograstim**) y colonias granulocítico-macrofágicas (GM-CSF; **sargramostim** es el más usado) son glucoproteínas naturales de las que se ha logrado clonar el ADN complementario para producir después la molécula en bacterias, levaduras y células de mamíferos. El G-CSF y el GM-CSF recombinantes se diferencian de las moléculas naturales, fundamentalmente, en el grado de glucosilación **(tabla 43-8)**.

Tabla 43-8. Factores estimulantes de colonias granulocíticas y granulocíticas-macrofágicas

Usos clínicos	
Profilaxis primaria	Prevención del desarrollo de NF posquimioterapia[a], desde el primer ciclo, en pacientes con un riesgo de desarrollarla > 20 %
Profilaxis secundaria	
Tratamiento	Los usos clínicos más frecuentes son: • Prevención del desarrollo de NF posquimioterapia en pacientes que ya la han presentado en ciclos anteriores • Mantenimiento de la intensidad de dosis[b] • En pacientes con NF o alto riesgo, considerar dado el mayor riesgo de complicaciones inflamatorias graves

[a] El riesgo de neutropenia febril (NF) está determinado por las características del paciente y del tumor y por la mielotoxicidad de la quimioterapia.
[b] Intensidad de dosis: cantidad total de quimioterapia administrada en un lapso de tiempo determinado, lo que puede presentar ventajas en la acción antitumoral de algunos tumores (algunos linfomas, tumores germinales, etc.).

El G-CSF estimula fundamentalmente la proliferación y diferenciación de los progenitores granulocíticos. El GM-CSF incrementa el número de progenitores granulocíticos, pero también de otras subpoblaciones leucocitarias (eosinófilos y monocitos) y presenta además un mayor efecto inmunomodulador sobre células T y NK.

En la práctica clínica G-CSF y sus formas glicosiladas (todas ellas cuentan con biosimilares) son las moléculas de esta familia más utilizadas en oncología para acelerar la recuperación de los neutrófilos postquimioterapia. Por este motivo nos centraremos en ellos.

El G-CSF aumenta el compartimiento de mieloblastos y la producción de neutrófilos, reduciendo además el tiempo hasta que el neutrófilo es liberado en la circulación sistémica, por lo que se observa un aumento de las cifras de neutrófilos (y de formas inmaduras) varios días después de su administración (según la intensidad de la mielosupresión inducida por la quimioterapia previa). Tras la suspensión de G-CSF, la cifra de neutrófilos vuelve a los niveles normales en 4-7 días. Además, el G-CSF induce activación de los granulocitos, sin afectar a su semivida.

El **pegfilgrastim**, un conjugado covalente de uno de los G-CSF (filgrastim) con una molécula de polietilenglicol de 20 kDa, presenta una mayor semivida, por lo que, a diferencia del G-CSF, sólo se administra una vez por ciclo de quimioterapia. De hecho, la concentración de pegfilgrastim en el suero de los pacientes neutropénicos sólo empieza a disminuir cuando se inicia la recuperación de los niveles de neutrófilos, ya que el principal mecanismo de aclaramiento de la molécula es la endocitosis mediada por los receptores de G-CSF presentes en los neutrófilos maduros y las células precursoras de los neutrófilos. Los efectos farmacológicos de esta molécula son similares a los del filgrastim e, incluso, previene con mayor eficacia las infecciones.

El G-CSF aumenta también el número de progenitores hemopoyéticos inmaduros en sangre periférica (determinados por el marcador CD34), al estimular metaloproteasas que rompen la unión de estos progenitores hemopoyéticos con el microambiente medular; este efecto tiene utilidad para conseguir las células progenitoras hemopoyéticas necesarias para soportar un trasplante de precursores hemopoyéticos. Con el objetivo de aumentar el número de progenitores hemopoyéticos para un trasplante, puede combinarse la administración de G-CSF con quimioterapia o con **plerixafor**. Esta molécula se une a CXCR4 impidiendo la unión CXCR4-CXCL12, con lo que se facilita así la liberación de los precursores eritropoyéticos del microambiente medular a la sangre periférica. El plerixafor se administra por vía subcutánea (240 μg/kg; dosis que debe reducirse en un tercio si el aclaramiento de creatinina es inferior a 50 ml/min), manteniendo las dosis de G-CSF, entre 10 y 14 horas antes de recoger los progenitores. No debe emplearse en pacientes con leucemia aguda ya que puede movilizar precursores leucémicos. El tratamiento con plerixafor carece prácticamente de efectos secundarios, salvo algunas reacciones mediadas por histamina.

Dosificación y vías de administración

Estos compuestos se administran por vía intravenosa y por vía subcutánea, siendo en general esta última la preferida.

La dosis de G-CSF para el tratamiento y la profilaxis de la neutropenia consiste en 4-5 administraciones de 5 μg/kg. Para la movilización de precursores hemopoyéticos CD34 se emplean dosis mayores (10 dosis de 10 μg/kg). En cuanto al pegfilgrastim, suele administrarse a dosis de 6 mg por vía subcutánea y ciclo, con independencia del peso del paciente. La administración entre los días +1 y +4 tras el inicio del ciclo parece más eficaz. La dosis debe duplicarse para movilizar progenitores hemopoyéticos.

Indicaciones terapéuticas

Las indicaciones fundamentales de estos fármacos son la profilaxis y el tratamiento de la neutropenia febril inducida por quimioterapia (incluido el trasplante de precursores hemopoyéticos). Otras indicaciones son la movilización de progenitores hemopoyéticos de sangre periférica con vistas a un trasplante hemopoyético, el tratamiento de la neutropenia en el paciente HIV y el tratamiento de la neutropenia crónica.

Los factores de crecimiento pueden administrarse entonces como *profilaxis primaria* (para tratar de evitar el desarrollo de infección en un paciente neutropénico desde el primer ciclo; se utiliza cuando el riesgo de neutropenia febril asociado al ciclo de quimioterapia es superior al 20 %; en los esquemas de quimioterapia que producen neutropenia febril en el 10-20 % de los pacientes debe valorarse la presencia de comorbilidades o reducir la dosis de los quimioterápicos según el objetivo terapéutico), como *profilaxis secundaria* (en los pacientes con infección secundaria al desarrollo de neutropenia en ciclos previos de quimioterapia para que no desarrollen neutropenia febril en los siguientes ciclos o en aquellos en los que se pretende mantener una elevada intensidad de dosis) y con *fines terapéuticos* en pacientes neutropénicos con con infecciones graves, dado que en esta situación clínica puede observarse en ocasiones una exacerbación del estado inflamatorio en el lugar de la infección con posibles consecuencias adversas para el paciente.

En general, puede decirse que el uso de estos factores reduce el riesgo de neutropenia febril, reduce la mortalidad asociada a infección tras quimiotera e incrementa la intensidad de dosis de quimioterapia administrada, lo que puede traducirse en un beneficio en la supervivencia en algunos tumores.

Efectos adversos

Ambos fármacos son generalmente bien tolerados. El efecto secundario más frecuente es el dolor óseo, que suele ceder con analgésicos habituales.

Con G-CSF se han comunicado también vasculitis, posibles reacciones anafilactoides y, cuando se administra en dosis altas a donantes sanos para movilización de precursores para el trasplante, trombocitopenia (generalmente no grave). Se han descrito además casos de rotura esplénica. A largo plazo puede incrementar la tasa de desarrollo de leucemia aguda/síndrome mielodisplásico si bien es difícil atribuir la causalidad del desarrollo de estas neoplasias hematológicas en pacientes tratados con quimioterapia.

El temor a que el G-CSF induzca el crecimiento tumoral en neoplasias mieloides (leucemias mieloblásticas) no ha sido corroborado.

AGENTES ESTIMULANTES DE LA TROMBOPOYESIS

La trombopoyetina (TPO) es el principal factor de crecimiento regulador de la producción de plaquetas. Se une a la parte distal del receptor *c-mpl* (receptor de TPO) en megacariocitos y sus células precursoras activando, entre otras, las vías JAK y STAT, con lo que se estimula la proliferación y diferenciación de megacariocitos, lo que da como resultado una mayor producción de plaquetas. La trombopoyetina es producida fundamentalmente en el hígado de modo constante, y sus niveles son inversamente proporcionales a la tasa de producción de plaquetas. La regulación de esta síntesis endógena se basa en un ciclo de retroalimentación que involucra al receptor *Ashwell-Morrell* expresado en los hepatocitos, estos receptores adquieren la capacidad de reconocer plaquetas envejecidas que han perdido residuos de ácido siálico. El aclaramiento resultante de plaquetas desialiladas de la circulación por parte de los hepatocitos desencadena la producción hepática de trombopoyetina.

En 1994 se evaluaron dos trombopoyetinas recombinantes con una estructura análoga a la trombopoyetina endógena, pero su desarrollo tuvo que ser suspendido al detectarse tromobocitopenia grave en algunos pacientes por anticuerpos con reacción cruzada frente a la trombopoyetina endógena.

Los siguientes pasos se dirigieron al desarrollo de agonistas del receptor de la trombopoyetina (AR-TPO) que presentaban una estructura química diferente de la trombopoyetina que no tuvieran esta capacidad inmunogénica.

Entre los AR-TPO desarrollados, el romiplostim es una proteína de fusión que actúa sobre el receptor de la trombopoyetina: la molécula del cuerpo peptídico está formada por un dominio Fc de la inmunoglobulina humana IgG1, donde cada subunidad de cadena simple se une a una cadena peptídica que contiene dos dominios de unión del receptor de la TPO compitiendo por el lugar de unión del receptor c-mpl con la trombopoyetina. Se administra por vía subcutánea.

Los otros TPO-RA (eltrombopag, avatrombopag, lusutrombopag, hetrombopag) se administran por vía oral. Son pequeñas moléculas no peptídicas que interactúan con el receptor de TPO en un lugar diferente de la trombopoyetina o el romiplostim, ya que se une a la región transmembrana del receptor c-mpl de la trombopoyetina.

De estos cinco AR-TPO, solo tres han sido aprobados por las agencias reguladoras para tratar la trombopenia inmune primaria (romiplostim, eltrombopag, avatrombopag) como terapia de elección de segunda línea (cuando han fallado los esteroides). Solo el avatrombopag y el lusutrombopag están aprobados para pacientes con enfermedad hepática crónica y trombocitopenia que van a ser sometidos a procedimientos invasivos. Hetrombopag, está actualmente en desarrollo en China presentando una estructura y función similares a los de eltrombopag pero a su mecanismo de acción se añade la capacidad de invertir la apoptosis de los megacariocitos **(tabla 43-9)**.

Romiplostim se administra por vía subcutánea, como ya comentamos previamente, en dosis creciente de 1-10 mcg/kg. Dado que la mayoría de los pacientes precisan dosis de 3-5 mcg/kg para obtener respuesta, y aunque en su información de prescripción se recomienda empezar con dosis de 1 mcg/kg semanal, en la práctica clínica habitualmente se inicia con dosis de 3 mcg/kg y se va aumentando la dosis microgramo a microgramo/kg de forma semanal hasta dosis máxima de 10 mcg/kg/semana. El aumento de plaquetas comienza a verse a partir del quinto día, con un pico hacia las dos semanas. Requiere una administración continuada en el tiempo (administración semanal por vía subcutánea), dado que basta la omisión de una dosis para que la cifra de plaquetas descienda a valores basales (o incluso por debajo de éstos). Si la cifra de plaquetas supera los 400×10^9 hay que reducir la dosis (aunque en la ficha técnica se recomienda suspender su administración).

Eltrombopag es una pequeña molécula no peptídica de administración oral. El fármaco debe administrarse separado de las comidas y no ha de tomarse con cationes divalentes (p. ej., leche), puesto que disminuyen sus concentraciones plasmáticas. Por el contrario, sus niveles son más altos en pacientes con insuficiencia hepática, pacientes en tratamiento con estatinas o procedentes del este asiático. La dosis inicial es de 50 mg/día (25 mg si existe insuficiencia hepática o pacientes asiáticos) y puede aumentarse hasta 75 mg. Este agente tiene una vida media de 35 horas, por lo que regímenes de dosificación alternativos que administran la medicación con frecuencia menor de una vez al día

Tabla 43-9. Agonistas del receptor de la trombopoyetina: romiplostim y eltrombopag

	ROMIPLOSTIM	**ELTROMBOPAG**	**AVATROMBOPAG**
Estructura	Péptido	Molécula pequeña	Molecula pequeña
Unión al receptor c-mpl	Dominio extracelular	Dominio transmembrana	Dominio transmembrana
Vía/frecuencia de administración	Sucutáneo/Semanal	Oral/Diaria	Oral/Diaria
Indicaciones	PTI refractaria a otros tratamientos	PTI Trombopenia asociada a VHC Anemia aplásica grave refractaria a tratamiento inmunosupresor	Periprocedimientos invasivos en pacientes con hepatopatía crónica y trombopenia graves. PTI crónica que no responde a otros tratamientos

PTI: Púrpura trombocitopénica idiopática.

son razonables. Al igual que romiplostim, el cese del tratamiento con el fármaco acarrea una disminución de las plaquetas a niveles incluso inferiores a los iniciales. La dosis debe disminuirse o suspenderse cuando los recuentos superan las $400 \times 10^9/l$ plaquetas.

El tratamiento con avatrombopag se inicia a una dosis de 20 mg una vez al día. A diferencia de eltrombopag, este fármaco no presenta interacciones con los alimentos.

Los estudios de seguimiento a largo plazo de los AR-TPO han demostrado seguridad de estos fármacos. Generalmente se toleran bien, siendo la cefalea leve-moderada el efecto secundario más referido por los pacientes en la práctica diaria. Eltrombopag puede alterar las pruebas de función hepática por lo que se debe monitorizar estrechamente al inicio de este tratamiento. Entre los efectos secundarios más preocupantes destacan la inducción de fibrosis en la médula ósea (que parece ser reversible). Eltrombopag y romiplostim no producen hiperreactividad plaquetaria o agregación plaquetaria espontánea; aunque en los estudios aleatorizados y controlados no se demostró un riesgo significativamente mayor de eventos trombóticos arteriales o venosos en pacientes que reciben TPO-RA en comparación con placebo, en la práctica clínica estos agentes parecen incrementar en 2-3 veces el riesgo de estas complicaciones. No están aprobados para el uso de la trombopenia inducida por quimioterapia ni la trombopenia asociada a S. mielodisplásico.

La experiencia en vida real está permitiendo identificar a pacientes que tras mantener buena respuesta de forma sostenida en el tiempo, pueden ser candidatos para realizar discontinuación del tratamiento con AR-TPO manteniendo la respuesta tras la suspensión del fármaco hasta en un 30 % de los casos.

Como también se ha comentado previamente el uso de los AR-TPO está en constante expansión habiendo sido también aprobado el uso de eltrombopag en el tratamiento de la anemia aplásica grave.

BIBLIOGRAFÍA

Andrews NC. Disorders of iron metabolism. N Engl J Med 1999; 341: 1986-95.

Auerbach M. Iron: the new advances in therapy. Best Pract Res Clin Anaesthesiol 2013; 27: 131-40.

Bennett CL, Djulbegovic B, LeAnn N, Armitage JO. Colony-stimulating factors for febrile neutropenia during cancer therapy. N Engl J Med 2013; 368: 1131-9.

Bunn HF. Vitamin B12 and pernicious anemia–the dawn of molecular medicine. N Engl J Med 2014; 370: 773-6.

Bussel JB, Kuter DJ, Phil D. AMG 531, a thrombopoiesis-stimulating protein, for chronic ITP. N Engl J Med 2006; 355: 1672-81.

Camaschella C. Iron-deficient anemia. N Engl J Med 2015; 372: 1832-43.

Ciurea SO, Hoffman R. Cytokines for the treatment of thrombocytopenia. Semin Hematol 2007; 44: 166-82.

Hörl WH. Differentiating factors between erythropoiesis-stimulating agents: an update to selection for anaemia of chronic kidney disease. Drugs 2013; 73: 117-30.

Hvas A-M, Nexo E. Diagnosis and treatment of vitamin B12 deficiency. An update. Haematologica 2006; 91: 1506-12.

Jenkins JM, Williams D, Deng Y y cols. Phase 1 clinical study of eltrombopag, an oral, nonpeptide thrombopoietin receptor agonist. Blood 2007; 109: 4739-41.

Johnson-Wimbley TD, Graham DY. Diagnosis and management of iron deficiency anemia in the 21st century. Ther Adv Gastroenterol 2011; 4: 177-84.

Kuter DJ. The biology of thrombopoietin and thrombopoietin receptor agonists. Int J Hematol 2013; 98: 10-23.

Liua k, Kaffesb AJ. Iron deficiency anaemia: a review of diagnosis, investigation and management. Eur J Gastroenterol Hepatol 2012; 24: 109-16.

Moist LM, Troyanov S, White CT, Wazny LD, Wilson J, McFarlane P y cols. Canadian Society of Nephrology Commentary on the 2012 KDIGO Clinical Practice Guideline for Anemia in CKD. Am J Kidney Dis 2013; 62: 860-73.

Singh AK, Szczech L, Tang KL, Barnhart H, Sapp S, Wolfson M, Reddan D; CHOIR investigators. Correction of anemia with epoetin alfa in chronic kidney disease. N Engl J Med 2006; 355: 2085-98.

Solomon LR. Disorders of cobalamin (vitamin B_{12}) metabolism: emerging concepts in pathophysiology, diagnosis and treatment. Blood Rev 2007; 21: 113-130.

Stabler SP. Vitamin B12 deficiency. NEJM 2013; 368: 149-60.

Tanhehco YC, Vogl DT, Stadtmauer EA, O'Doherty U. The evolving role of plerixafor in hematopoietic progenitor cell mobilization. Transfusion 2013; 53: 2314-26.

Tonia T, Mettler A, Robert N, Schwarzer G, Seidenfeld J, Weingart O y cols. Erythropoietin or darbepoetin for patients with cancer (review). Cochrane Database Syst Rev 2012; 12: CD003407.

Farmacología de la trombosis y la hemostasia

44

M. J. Santos Martínez, M. Radomski y C. Medina Martín

INTRODUCCIÓN: HEMOSTASIA VASCULAR Y TROMBOSIS

Hemostasia se define como el conjunto de mecanismos fisiológicos que se ponen en marcha con el fin de impedir o evitar la pérdida de sangre ante un traumatismo vascular. Cuando la integridad de un vaso sanguíneo se ve comprometida, se produce de forma inmediata un fenómeno de vasoconstricción. Al mismo tiempo, las plaquetas interaccionan con el subendotelio dando lugar a la formación del tapón hemostático (hemostasia primaria) y a la puesta en marcha de la cascada de la coagulación (hemostasia secundaria) que culminan en la formación de fibrina y la organización del coágulo con el fin de detener la hemorragia. Simultáneamente, acompañando a este proceso que favorece la regeneración y cicatrización del vaso sanguíneo, también se pone en marcha el fenómeno de fibrinólisis, que regula e impide la progresión ilimitada del coágulo.

Trombosis se define como la formación o presencia de coágulos en el interior de un vaso sanguíneo, que condiciona una alteración en el flujo y, por lo tanto, en el aporte (trombosis arterial) o en el retorno (trombosis venosa) de sangre de los tejidos dependientes de aquél.

 De hecho, la hemostasia y la trombosis son dos procesos que están finamente modulados a través de complejos mecanismos en los que están involucrados el propio vaso sanguíneo y diferentes componentes de la sangre, particularmente las plaquetas, la cascada de la coagulación y el sistema fibrinolítico. Por lo tanto, la pérdida de equilibrio entre estos complejos mecanismos íntimamente imbricados puede derivar en procesos patológicos que resulten en fenómenos hemorrágicos o en fenómenos trombóticos.

En este capítulo y con fines didácticos, la farmacología de la hemostasia se divide en tres grandes grupos terapéuticos en función de los procesos dependientes de la acción de las plaquetas (fármacos antiplaquetarios o antiagregantes plaquetarios), los procesos de la cascada de la coagulación (fármacos anticoagulantes) y los procesos del sistema fibrinolítico (fármacos fibrinolíticos).

Función hemostática de las plaquetas

Las plaquetas son elementos celulares que derivan de la fragmentación citoplasmática de los megacariocitos y que desempeñan un papel fundamental en el mantenimiento de la hemostasia y/o en el desarrollo de fenómenos trombóticos.

La identificación de las plaquetas se atribuye al médico francés Alfred Donne, quien, en 1842, las describió como un artefacto durante la preparación de muestras sanguíneas. Aunque fue Max Schultze el que describió en 1865 la tendencia de las plaquetas a agruparse, fue Giulio Bizzozero quien, unos años más tarde (1882), definió por primera vez la importancia funcional de las plaquetas en los fenómenos de hemostasia y trombosis.

En condiciones fisiológicas, las plaquetas tienen una vida media de 7-10 días y se encuentran en sangre periférica en concentraciones que oscilan entre 150.000-400.000 plaquetas/µl. Desde el punto de vista morfológico, las plaquetas

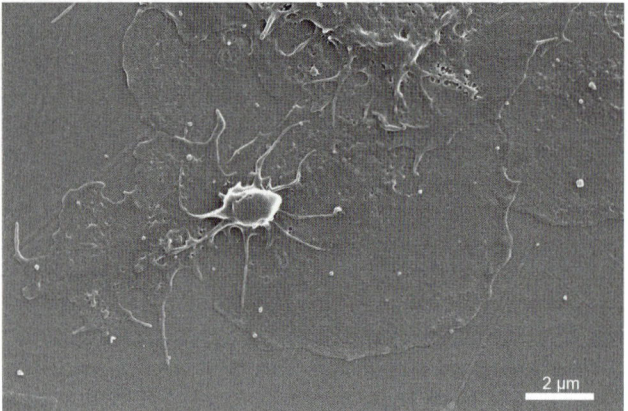

Figura 44-1. Imagen de microscopia electrónica de barrido *(scanning electron microscopy)* que muestra la típica imagen de plaqueta «en huevo frito», formación de seudópodos y extensión y propagación de las plaquetas en un pequeño agregado plaquetario.

circulantes tienen forma discoidea y un tamaño aproximado de 2-4 μm. Sin embargo, una vez que son activadas y debido principalmente a la reorganización de su citoesqueleto, aumentan considerablemente de tamaño y extienden seudópodos en múltiples direcciones, acumulando sus gránulos en el centro del citoplasma (fig. 44-1). De hecho, aunque carecen de núcleo y, por lo tanto, de la capacidad de sintetizar proteínas *de novo*, las plaquetas contienen numerosos gránulos densos (δ) y gránulos alfa (α) en los que se almacenan componentes y receptores plaquetarios que cumplen un papel

fundamental en su función hemostática. Así, la activación y consecuente desgranulación plaquetaria promueven la puesta en marcha del imbricado proceso de reacciones en cadena que culmina en la formación del coágulo.

Hay que tener en cuenta que el endotelio vascular también desempeña un papel fundamental en la modulación de todo este proceso. El principal detonante para la formación del tapón hemostático secundario a daño vascular es la exposición de los diferentes integrantes de la matriz subendotelial. Por otro lado, la propia integridad del endotelio vascular, la adenosinfosfatasa CD39 y la producción y liberación de óxido nítrico y prostaciclina (prostaglandina I_2 [PGI_2]) por parte de las células endoteliales actúan como factores inhibidores de la activación y la agregación plaquetarias (fig. 44-2 A).

Las plaquetas responden a la exposición de componentes de la matriz subendotelial en tres fases consecutivas y estrechamente ligadas: adhesión, activación y agregación plaquetarias (fig. 44-3). Los receptores plaquetarios son responsables, en primera instancia, de favorecer la interacción de las plaquetas con los componentes subendoteliales como el colágeno y el factor de Von Willebrand que, en condiciones normales y cuando el vaso está intacto, no se encuentran expuestos al torrente sanguíneo. El proceso inicial de **adhesión plaquetaria** al subendotelio está mediado por el complejo GPIb/IX/V y los receptores de colágeno GPVI y GPIa/IIa, de la superficie plaquetaria y por el factor de Von Willebrand y las fibras de colágeno procedentes del lugar de la lesión vascular, respectivamente. Estas interacciones dependen en

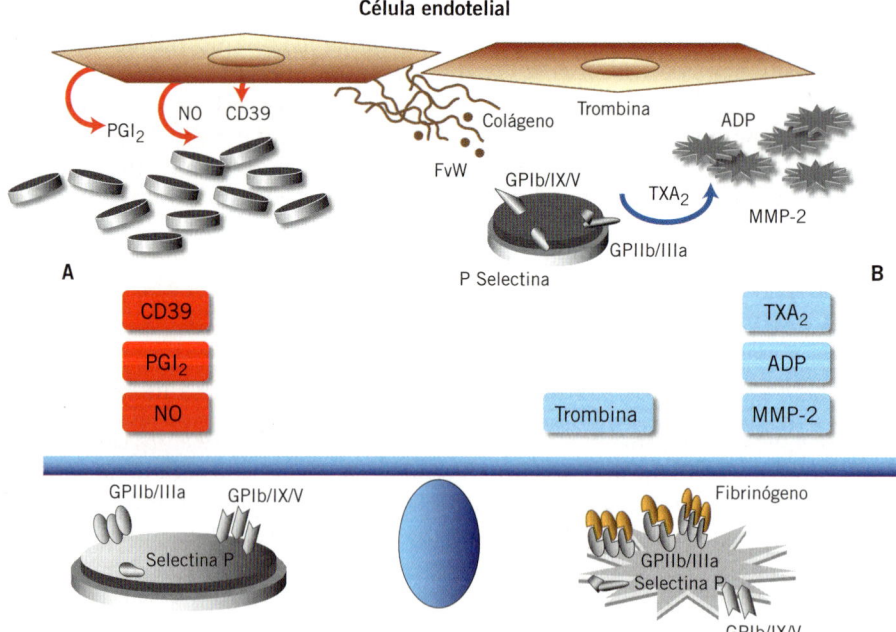

Figura 44-2. Función hemostática del endotelio vascular y las plaquetas. A) La integridad del endotelio vascular, la adenosinfosfatasa (CD39) y la producción y liberación de óxido nítrico (NO) y prostaciclina (PGI_2) por parte de las células endoteliales mantienen las plaquetas circulantes inactivas. B) Por el contrario, la exposición de componentes de la matriz subendotelial inician la respuesta plaquetaria en tres fases consecutivas e íntimamente ligadas: adhesión, activación y agregación plaquetarias. Los receptores plaquetarios son responsables, en primera instancia, de favorecer la interacción de las plaquetas con los componentes subendoteliales, como el colágeno (receptores GPVI y GPIa/IIa) y el factor de Von Willebrand (FvW) (complejo GPIb/IX/V). Sin embargo, el FvW y el colágeno, junto con sus respectivos receptores, no sólo desempeñan un papel importante en el proceso de adhesión, sino también en el fenómeno de activación plaquetaria a través de la activación del receptor GPIIb/IIIa y de la puesta en marcha de la cascada de transducción de señales, que culmina en la secreción de los gránulos plaquetarios y la liberación de los diferentes agonistas plaquetarios (adenosindifosfato [ADP], tromboxano A_2 [TXA_2] y metaloproteinasa de matriz 2 [MMP-2]), los cuales, junto a la trombina, perpetúan y facilitan la agregación plaquetaria y la formación del coágulo estable. Las plaquetas están representadas en color gris, las inactivas en forma discoidea y las activadas-agregadas en forma estrellada. El color azul indica activación y el rojo inhibición.

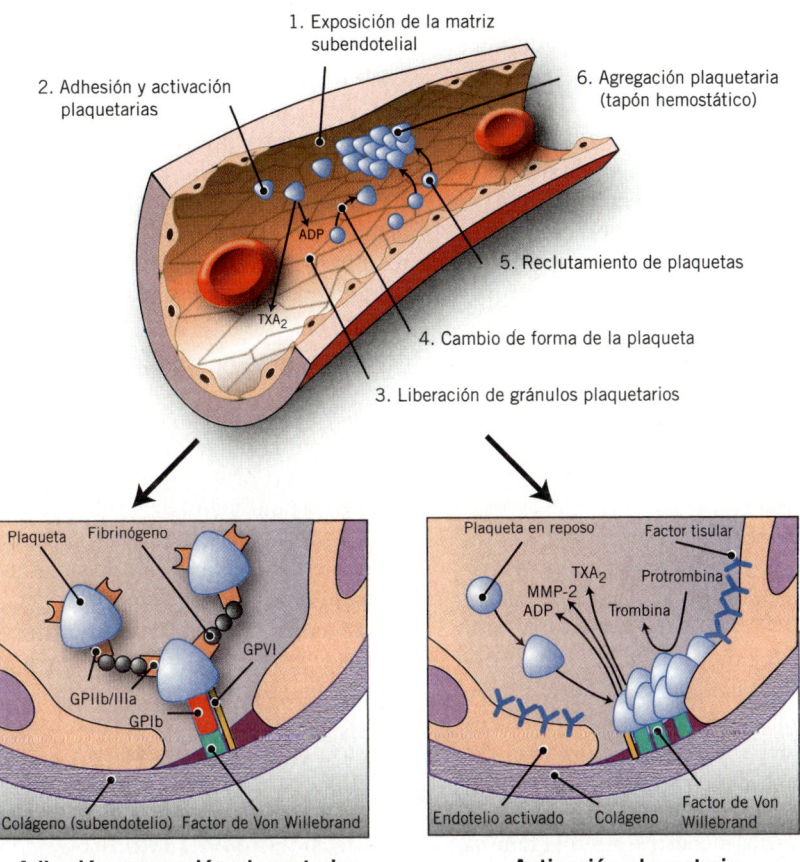

1. Exposición de la matriz subendotelial
2. Adhesión y activación plaquetarias
6. Agregación plaquetaria (tapón hemostático)
ADP
TXA₂
5. Reclutamiento de plaquetas
4. Cambio de forma de la plaqueta
3. Liberación de gránulos plaquetarios

Plaqueta Fibrinógeno
GPVI
GPIIb/IIIa
GPIb
Colágeno (subendotelio) Factor de Von Willebrand

Adhesión-agregación plaquetarias

Plaqueta en reposo Factor tisular
TXA₂ Protrombina
MMP-2
ADP Trombina
Endotelio activado Colágeno Factor de Von Willebrand

Activación plaquetaria

Figura 44-3. Fases de la hemostasia primaria. La exposición de la matriz subendotelial conlleva la adhesión y consecuente activación de las plaquetas adyacentes, la liberación y producción de procoagulantes plaquetarios y el reclutamiento de más plaquetas circulantes al lugar de la lesión.

gran medida de la reología vascular en el lugar de la lesión. Así, mientras que en situaciones de bajo flujo la adhesión plaquetaria se produce fundamentalmente a través del colágeno, la laminina y la fibronectina, en situaciones de alto flujo está mediada principalmente por el complejo GPIb/IX/V y el factor de Von Willebrand. De hecho, el complejo GPIb/V/IX se considera un receptor de colágeno indirecto, ya que su interacción con el factor de Von Willebrand es fundamental para favorecer la unión de los receptores plaquetarios al colágeno y contribuir, de esta manera, a la firme adhesión de las plaquetas al lugar de la lesión.

El factor de Von Willebrand y el colágeno, junto con sus respectivos receptores, no sólo cumplen un papel importante en el proceso de adhesión, sino también en el fenómeno de **activación plaquetaria** a través de la puesta en marcha de la cascada de transducción de señales que lleva a la movilización de calcio intracelular que, a su vez, desempeña un papel esencial en los procesos de secreción plaquetaria. De hecho, es de destacar que, aunque con fines didácticos todos estos fenómenos se tienden a describir como procesos aislados, acontecen de forma simultánea y están estrechamente relacionados entre sí. Así, aunque el primer paso en la activación plaquetaria depende de la interacción de sus receptores específicos de membrana, la consiguiente puesta en marcha de los complejos mecanismos intracelulares que culminan en la fosforilación de ciertas proteínas y la formación de segundos mensajeros son los últimos responsables del aumento del calcio

intracelular y de los cambios morfológicos que finalizan en la secreción de los gránulos citoplasmáticos y en la **agregación plaquetaria**. Precisamente, son los receptores de colágeno, junto con el complejo GPIb/IX/V, los que desencadenan una serie de reacciones intracelulares que derivan en la liberación y activación del receptor GPIIb/IIIa, el receptor más abundante y específico de la superficie plaquetaria y responsable del establecimiento de los puentes interplaquetarios de fibrinógeno. Paralelamente a la acumulación inicial de las plaquetas circulantes en el lugar de la lesión y a la activación del receptor GPIIb/IIIa, también se producen la activación y la amplificación del reclutamiento de plaquetas adyacentes, fundamentalmente a partir de la puesta en marcha de una compleja cascada de fenómenos mediados por los factores proagregantes (agonistas) fisiológicos, como la trombina, el tromboxano A₂ (TXA₂), el adenosindifosfato (ADP) y la metaloproteinasa de matriz 2 (MMP-2), que conducen a un aumento de la concentración de calcio y una disminución de la concentración de adenosinmonofosfato cíclico (AMPc) intracelular (v. fig. 44-2 B).

Como resultado del aumento del calcio intracelular y la secundaria activación de la fosfolipasa A₂ (PLA₂), el ácido araquidónico es liberado de los fosfolípidos de membrana y metabolizado a TXA₂ a través de la acción de la ciclooxigenasa 1 (COX-1) y la TXA₂-sintetasa. El TXA₂, además de ser un potente agonista plaquetario, a través de su receptor de membrana plaquetario, también tiene efecto vasoconstrictor.

Sin embargo, su acción local está limitada por su corta semivida, que en el plasma no supera los 30 segundos. Las células endoteliales, por su parte, también sintetizan, a partir del ácido araquidónico, PGI$_2$, que ejerce acciones opuestas al TXA$_2$ y, por lo tanto, actúa como un potente vasodilatador e inhibidor de la agregación plaquetaria a partir de su acción dependiente de la adenililciclasa y el aumento del AMPc. Por otro lado, el óxido nítrico, sintetizado a partir de la L-arginina en presencia de la óxido nítrico sintasa (NOS) constitutiva, es liberado por la célula endotelial y las plaquetas y actúa a través de la guanililciclasa induciendo un aumento en el guanosinmonofosfato cíclico (GMPc) intracelular **(fig. 44-4)**.

El ADP aunque se almacena en altas concentraciones en los gránulos densos y es liberado durante el proceso de desgranulación plaquetaria, también puede proceder de los glóbulos rojos en las zonas de daño vascular. El ADP actúa a través de dos receptores de membrana conocidos como P2Y$_1$ y P2Y$_{12}$. Los receptores P2Y$_1$ inician la agregación plaquetaria fundamentalmente a partir de la movilización de calcio, mientras que los receptores P2Y$_{12}$ están asociados a la inhibición de la adenililciclasa que, a su vez, regula la concentración del AMPc intracelular. En cualquier caso, la activación de ambos receptores es esencial para la obtención de una respuesta agregatoria completa y para la estabilización del agregado plaquetario. Además, la activación de los receptores de ADP también aumenta la síntesis de TXA$_2$.

Por otro lado, aunque las MMP constituyen una familia de enzimas que se encuentran principalmente involucradas en la remodelación del tejido conectivo, algunas de estas proteinasas también han sido identificadas en las plaquetas y

cumplen un papel importante en la regulación de la hemostasia. Así, por ejemplo, la MMP-2, que se asocia al receptor GPIIb/IIIa en la superficie plaquetaria, es proagregante, y la MMP-9 tiene un efecto antiantiagregante.

La trombina, por su parte, además de orquestar la formación de fibrina a partir del fibrinógeno (hemostasia secundaria) y, por lo tanto, participar en la estabilización del coágulo definitivo, también actúa sobre la plaqueta a través de los receptores activados por la proteasa 1 y 2 (PAR-1 y PAR-2) incrementando la concentración de calcio intracelular.

Cascada de la coagulación

Cuando se produce daño vascular, las plaquetas son reclutadas al lugar de la lesión, donde desempeñan un papel fundamental en la formación del tapón hemostático. Al mismo tiempo, se pone en marcha la hemostasia secundaria o cascada de la coagulación, que está constituida por una serie de reacciones enzimáticas encadenadas que culminan en la generación de trombina, responsable final de la conversión de fibrinógeno a fibrina, y en la formación del coágulo definitivo. Los factores de la coagulación se representan gráficamente con números romanos (en el orden en que fueron descubiertos) acompañados de una letra minúscula «a» para indicar las formas activadas.

En la cascada de la coagulación se diferencian, desde el punto de vista clásico, dos vías de iniciación, la vía de activación de contacto o vía intrínseca y la vía del factor tisular o vía extrínseca, y una vía común donde confluyen las dos y que culmina en la formación de la red de fibrina **(fig. 44-5)**.

La principal vía para la iniciación de la coagulación sanguínea es la vía extrínseca. Aunque la vía intrínseca constituye una importante herramienta para el estudio de la coagulación *in vitro*, no es indispensable para la coagulación *in vivo*. De hecho, pacientes con deficiencias del factor XII, cininógeno o precalicreína, que participan en la vía de activación intrínseca o de contacto, no presentan clínicamente problemas hemorrágicos.

El daño vascular lleva aparejada la exposición de colágeno a la luz vascular, que condiciona la activación y el reclutamiento de las plaquetas circundantes. Por otra parte, el fac-

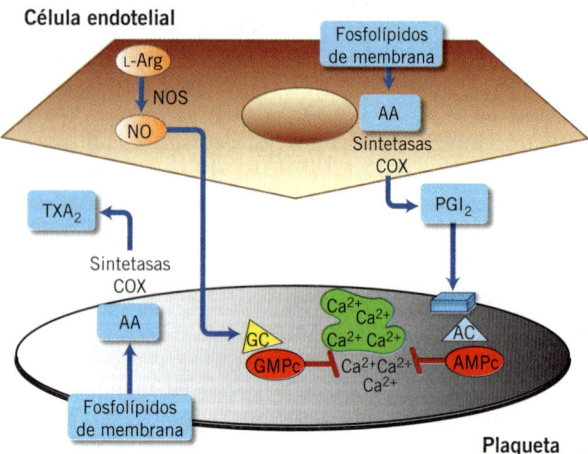

Figura 44-4. Función hemostática del endotelio vascular y las plaquetas: metabolismo del ácido araquidónico (AA) y generación de óxido nítrico (NO). En la plaqueta, como resultado de la activación de la fosfolipasa A$_2$, el AA es liberado de los fosfolípidos de membrana y metabolizado a tromboxano A$_2$ (TXA$_2$) a través de la acción de la ciclooxigenasa 1 (COX-1) y la TXA$_2$-sintetasa. Las células endoteliales, por su parte, también sintetizan, a partir del AA, prostaciclina (PGI$_2$), que inhibe la agregación plaquetaria a partir de su acción dependiente de la adenililciclasa (AC) y el aumento del adenosinmonofosfato cíclico (AMPc). Por otro lado, el NO, sintetizado a partir de L-arginina en presencia de la óxido nítrico-sintasa (NOS) constitutiva, es liberado por la célula endotelial (también por las plaquetas) y actúa a través de la guanililciclasa (GC) induciendo un aumento del guanosinmonofosfato cíclico (GMPc) intracelular. Ambas ciclasas actúan bloqueando la movilización de calcio intracitoplasmático.

⊕ HEMOSTASIA VASCULAR Y TROMBOSIS

- Hemostasia y trombosis están estrechamente imbricadas y moduladas a través de complejos mecanismos en los que participan el vaso sanguíneo, las plaquetas, la cascada de la coagulación y el sistema fibrinolítico.
- La adenosinfosfatasa CD39, el óxido nítrico y la prostaciclina procedentes de las células endoteliales son los responsables de mantener las plaquetas inactivas en el torrente sanguíneo.
- La exposición de los componentes de la matriz subendotelial desencadena la activación y la agregación plaquetarias secundarias a daño vascular.
- La formación del tapón hemostático o hemostasia primaria se produce en tres fases consecutivas estrechamente ligadas: adhesión, activación y agregación plaquetarias.
- La puesta en marcha de la cascada de la coagulación (hemostasia secundaria) culmina en la formación de fibrina y la organización del coágulo. La fibrinólisis regula e impide su progresión ilimitada.

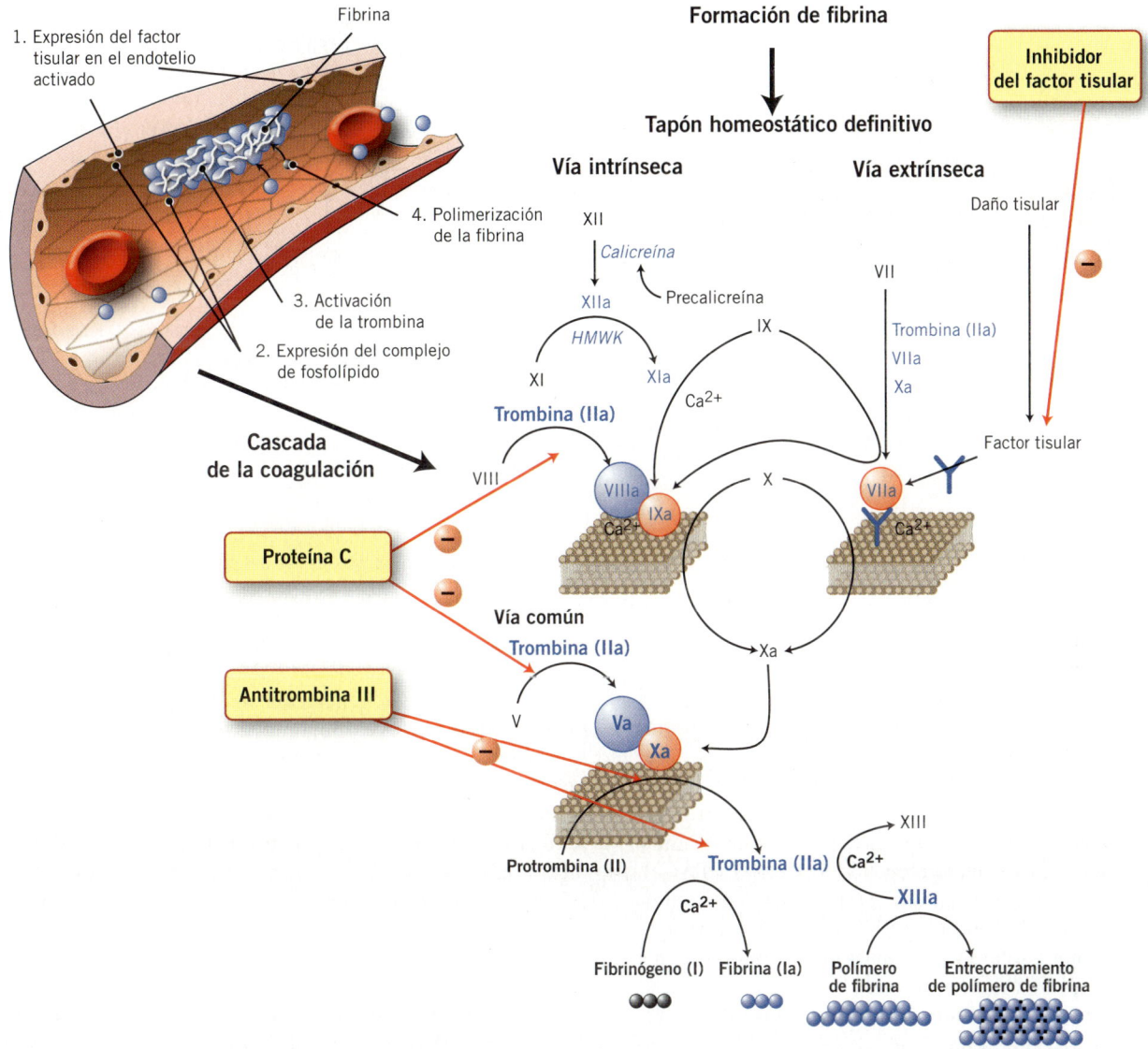

Figura 44-5. Cascada de la coagulación y su modulación. Los factores de la coagulación se representan gráficamente con números romanos acompañados de una letra minúscula «a» para indicar las formas activadas. Las flechas en negro y texto azul indican activación, y las flechas en rojo inhibición. HMWK: cininógeno de alto peso molecular.

tor tisular es el principal responsable de la generación de trombina (factor IIa) que, a su vez, también activa las plaquetas a través de sus receptores específicos de membrana. En aquellas situaciones en las que hay un daño tisular directo, el factor tisular presente en la pared vascular o en la superficie celular puede estar en su forma activa. Aunque el factor tisular es un elemento celular constitutivo, también se encuentra presente en sangre circulante. Tanto las células endoteliales como las plaquetas, una vez activadas, pueden liberar la enzima responsable de la conversión del factor tisular inactivo en su forma activa.

En condiciones fisiológicas, el factor tisular se une al factor VIIa circulante formando un complejo que tiene tres sustratos potenciales: el factor VII, el factor IX y el factor X. El factor IXa, cuando se une al factor VIIIa, forma un complejo que también puede activar el factor X. Una vez activado el factor X (factor Xa), se une al factor V de la membrana celular, y la protrombina (factor II) es convertida en trombina (factor IIa) que a su vez activa a los factores V y VIII, lo

que conduce a la formación de más trombina. Finalmente, la trombina es la responsable de convertir el fibrinógeno soluble en plasma (factor I) en fibrina (factor Ia) y activar el factor XIII, constituyendo una malla de proteínas insolubles donde quedan atrapados los otros elementos sanguíneos para formar el coágulo definitivo **(v. fig. 44-5)**.

Fibrinólisis

El organismo también dispone de mecanismos reguladores para modular la formación de fibrina. Así, la antitrombina III actúa neutralizando la trombina y otros factores de la coagulación (XIa, IXa y Xa); las proteínas C y S inactivan los factores Va y VIIIa, y el inhibidor de la vía del factor tisular actúa inactivando la vía extrínseca **(v. fig. 44-5)**.

Además de estos anticoagulantes naturales que modulan la cascada de la coagulación y la formación de fibrina, el organismo también dispone del denominado sistema fibrinolítico con el fin de degradar la fibrina, que constituye la mayor

Resolución

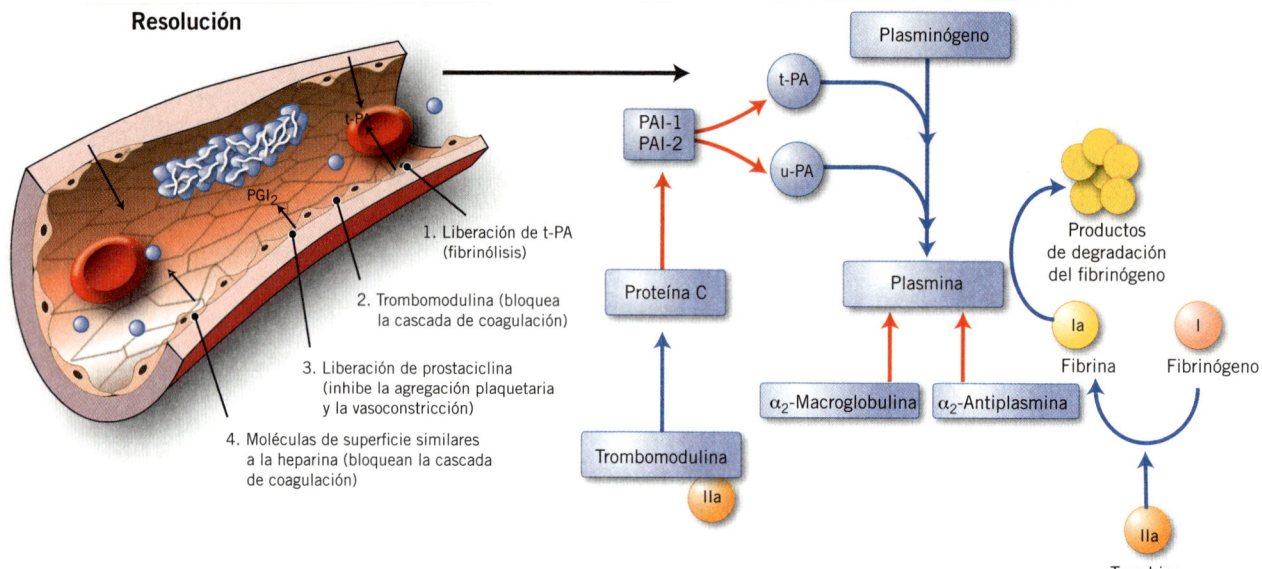

1. Liberación de t-PA (fibrinólisis)

2. Trombomodulina (bloquea la cascada de coagulación)

3. Liberación de prostaciclina (inhibe la agregación plaquetaria y la vasoconstricción)

4. Moléculas de superficie similares a la heparina (bloquean la cascada de coagulación)

Figura 44-6. Sistema fibrinolítico. El principal componente del sistema fibrinolítico es la plasmina, que deriva del plasminógeno por la acción del activador tisular del plasminógeno (t-PA) y del activador del plasminógeno tipo urocinasa (u-PA). Estos activadores endógenos están a su vez modulados por antiactivadores, como los inhibidores del activador del plasminógeno 1 y 2 (PAI-1 y PAI-2). Las flechas en azul indican activación, y las flechas en rojo, inhibición.

parte del coágulo, y restaurar la permeabilidad vascular. El principal componente del sistema fibrinolítico es la plasmina, que deriva del plasminógeno por la acción del activador tisular del plasminógeno (t-PA) y del activador del plasminógeno tipo urocinasa (u-PA). Estos activadores endógenos están, a su vez, modulados por antiactivadores, como los inhibidores del activador del plasminógeno 1 y 2 (PAI-1 y PAI-2).

Este sistema puede ser también amplificado por el complejo formado por la trombina y la trombomodulina, que activa la proteína C que, a su vez, inactiva los inhibidores del activador del plasminógeno llevando a una mayor formación de plasmina. Finalmente, también existen inhibidores directos de la plasmina como la α_2-antiplasmina y la α_2-antimacroglobulina (**fig. 44-6**).

FÁRMACOS ANTIAGREGANTES PLAQUETARIOS

La compleja modulación de la agregación plaquetaria lleva consigo la posibilidad de un abordaje terapéutico a varios niveles, pero básicamente a través de la vía del ácido araquidónico (ácido acetilsalicílico y triflusal), a través del ADP (antagonistas del receptor P2Y$_{12}$), a través del receptor GPIIb/IIIa o a través de la modulación del monofosfato cíclico intracelular (**tabla 44-1**).

Inhibidores de la ciclooxigenasa 1

El ácido acetilsalicílico, más comúnmente conocido como **aspirina**, es un fármaco analgésico y antiinflamatorio no esteroideo (AINE). El descubrimiento de su mecanismo de acción inhibitoria en la producción de prostaglandinas y tromboxanos se debe a Sir John Vane, farmacólogo británico, que en 1982 recibió el Premio Nobel de Medicina por sus trabajos en este campo.

La aspirina actúa bloqueando de forma irreversible las enzimas COX, principalmente la COX-1, lo que determina

una inhibición en la generación de TXA_2 por parte de la plaqueta, que conduce a una reducción de su capacidad de agregación (**fig. 44-7**). Debido a que las plaquetas son elementos anucleados y, por lo tanto, carecen de la capacidad de sintetizar enzimas *de novo*, este efecto se mantiene durante toda su vida circulante (alrededor de 7-10 días). Obviamente, la acción de la aspirina también afecta a la producción de prostaciclina por parte de la célula endotelial (aunque en este caso la principal enzima involucrada en su producción es la COX-2). Sin embargo, el hecho de que las células endoteliales contengan núcleo y, por lo tanto, mantengan la capacidad de sintetizar nuevas proteínas, junto con el uso de las bajas dosis de aspirina, que inhiben la formación de TXA_2 en la plaqueta pero no la de PGI_2 en el endotelio vascular, es lo que ha mantenido a este fármaco durante años como el antiagregante de elección en la profilaxis primaria y secundaria de los síndromes coronarios e isquémicos cerebrales. De

Tabla 44-1. Fármacos antiagregantes plaquetarios

Inhibidores del ácido araquidónico
- Inhibidores de COX-1: ácido acetilsalicílico (aspirina) y triflusal

Antagonistas del receptor GPIIb/IIIa
- Antagonistas del receptor GPIIb/IIIa intravenosos: abciximab, eptifibatida, tirofibán
- Antagonistas del receptor GPIIb/IIIa orales: xemelofibán, orbofibán, sibrafibán, lotrafibán

Antagonistas del receptor P2Y$_{12}$
- Antagonistas irreversibles del receptor P2Y$_{12}$ o tienopiridinas: ticlopidina, clopidogrel, prasugrel
- Antagonistas reversibles del receptor P2Y$_{12}$ o ciclopentiltriazolpirimidinas: ticagrelor, cangrelor, elinogrel

Moduladores del monofosfato cíclico intracelular
- Moduladores de las ciclasas: óxido nítrico, prostaciclina, iloprost, epoprostenol
- Inhibidores de las fosfodiesterasas: milrinona, anagrelida, cilostazol, dipiridamol

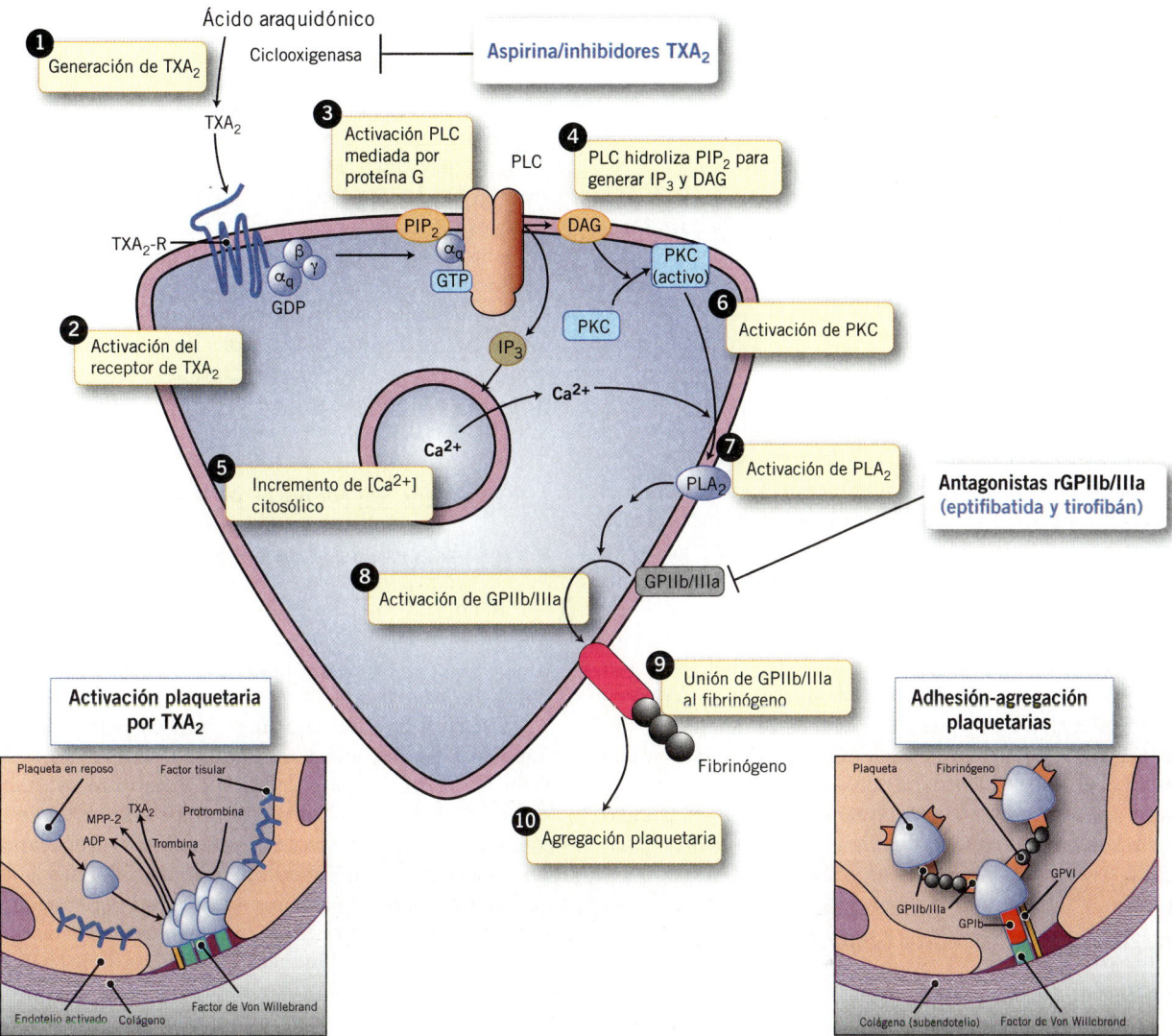

Figura 44-7. Activación plaquetaria inducida por el tromboxano A$_2$ (TXA$_2$). Mecanismo de acción de los fármacos antiagregantes plaquetarios: inhibidores del ácido araquidónico y antagonistas del receptor GPIIb/IIIa 1) Generación de TXA$_2$ a partir de ácido araquidónico por plaquetas activadas. 2) Activación del receptor de TXA$_2$ (TXA$_2$-R), receptor asociado a proteína G. 3) Activación de la fosfolipasa C (PLC) mediada por proteína G. 4) La PLC hidroliza el fosfatidilinositol-4,5-difosfato (PIP$_2$) y genera inositol-1,4,5-trifosfato (IP$_3$) y diacilglicerol (DAG). 5) Incremento de la concentración citosólica de calcio. El IP$_3$ eleva la concentración citosólica de Ca^{2+} promoviendo la liberación vesicular de Ca^{2+} en el citosol. 6) Activación de la proteincinasa C (PKC) por DAG. 7) Activación de la fosfolipasa A$_2$ (PLA$_2$) por PKC. 8) A través de un mecanismo no del todo conocido, la activación de PLA$_2$ permite la activación de GPIIb/IIIa. 9) Unión de GPIIb/IIIa al fibrinógeno. 10) Agregación plaquetaria. El fibrinógeno facilita la agregación de otras plaquetas permitiendo la formación del tapón hemostático primario.

hecho, la aspirina constituye el fármaco más utilizado para la profilaxis de episodios tromboembólicos. Su uso en pacientes con alto riesgo de enfermedad cardiovascular ha demostrado reducir el riesgo de muerte por causas vasculares y el riesgo de infarto agudo de miocardio e ictus.

Cabe destacar que algunos pacientes no responden al tratamiento profiláctico con aspirina, por lo que existe la posibilidad de que puedan padecer el denominado «síndrome de resistencia a la aspirina», cuya etiología y mecanismo de acción son objeto de continuo debate y estudio.

A pesar de que la semivida de la aspirina es de sólo unos 30 minutos, dado que actúa de forma irreversible sobre la COX-1 de las plaquetas y únicamente un pequeño porcentaje de las plaquetas son renovadas diariamente, una única dosis diaria es suficiente para inhibir casi toda la producción de TXA$_2$. Por este motivo, aunque para obtener dosis analgési-

cas o antipiréticas es necesaria una administración de aspirina oral en dosis altas (típicamente 500 mg) y varias veces al día (cada 6-8 horas), como antiagregante plaquetario es más efectivo en dosis bajas y sólo es necesaria la administración una vez al día (dosis recomendadas, 75-325 mg cada 24 horas). Sus efectos secundarios, principalmente en el aparato gastrointestinal, dependen de la dosis y de la edad del paciente (mayor incidencia en mayores de 70 años), motivo añadido por el que las dosis profilácticas usualmente recomendadas en pacientes de alto riesgo cardiovascular (p. ej., tras un infarto de miocardio) suelen ser bajas, por lo general de 75 mg/día.

La aspirina debe ser utilizada con precaución en pacientes con antecentes de úlcera péptica, pacientes asmáticos (por el riesgo de broncoespasmo en personas asmáticas sensibles a la aspirina), pacientes con disfunción hepática y renal y durante el embarazo. Su uso está contraindicado en pacientes con trastornos hemorrágicos y de la coagulación, pacientes con úlcera péptica activa y en menores de 16 años durante procesos víricos (gripe o varicela) por el riesgo de desarrollo del síndrome de Reye.

El **triflusal** es un análogo de la aspirina desarrollado y comercializado en España desde 1981. Actúa inhibiendo de forma selectiva la COX-1 plaquetaria y parece no afectar al metabolismo del ácido araquidónico en las células endoteliales.

Se administra por vía oral (600 mg/día), se absorbe en el intestino delgado y alcanza una biodisponibilidad que supera el 80 %, uniéndose a las proteínas del plasma casi en un 100 %. Se metaboliza rápidamente en el hígado, pero su principal metabolito tiene actividad antiagregante y una semivida de más de 24 horas, por lo que el efecto mantenido del fármaco se alcanza a partir de 8-10 días de iniciado el tratamiento. Diferentes estudios clínicos llevados a cabo, en los que se comparó el efecto de la aspirina con el del triflusal, parecen haber demostrado que, aunque ambos fármacos tienen un perfil terapéutico similar, el triflusal tiene menos efectos secundarios asociados. De hecho, la incidencia de episodios hemorrágicos importantes parece ser menor en los pacientes tratados con triflusal, y desde el punto de vista gastrointestinal, aunque la incidencia de dispepsia es mayor en los pacientes tratados con triflusal, la de úlcera péptica parece ser superior en aquellos tratados con aspirina. Es por este motivo que se debe considerar su uso frente a la aspirina en determinadas circunstancias, como, por ejemplo, en pacientes con síndrome de resistencia a la aspirina, pacientes geriátricos o pacientes alérgicos a la aspirina.

Antagonistas del receptor GPIIb/IIIa

La liberación y activación del receptor GPIIb/IIIa en la superficie plaquetaria constituye el último paso en la activación de la plaqueta y ocurre de forma independiente del inductor-agonista que la inicie. El receptor GPIIb/IIIa es el responsable final del establecimiento de los puentes de fibrinógeno interplaquetarios. Por lo tanto, estos fármacos inhiben la agregación plaquetaria bloqueando la unión del fibrinógeno a sus receptores plaquetarios y por ello son también conocidos como antagonistas del receptor del fibrinógeno (v. fig. 44-7).

Los inhibidores del GPIIb/IIIa fueron introducidos en la práctica clínica a finales de la década de 1990. Aunque el **abciximab** (anticuerpo monoclonal dirigido contra el GPIIb/IIIa y primer fármaco de la familia comercializado), ha sido retirado del mercado, principalmente debido a sus efectos secundarios (trombocitopenia y consecuente riesgo de hemorragias), tanto el **tirofibán** como la **eptifibatida** (pequeñas moléculas que se unen de forma competitiva al receptor) se encuentran todavía disponibles para uso intravenoso y, por lo tanto, exclusivamente hospitalario. Moléculas inhibidoras del GPIIb/IIIa para su administración por vía oral, como xemelofibán, orbofibán, sibrafibán y lotrafibán también han sido desarrollados y aunque alguna de estas moléculas han sido evaluadas en ensayos clínicos, ninguno de ellas ha sido comercializada.

La **eptifibatida** y el **tirofibán** son moléculas sintéticas de bajo peso molecular que actúan de forma específica y competitiva sobre los receptores GPIIb/IIIa. Debido a que su disociación del receptor es muy rápida, sus efectos son reversibles pero dependientes de la concentración plasmática. Por lo tanto, se requiere una perfusión continua intravenosa para mantener un efecto inhibitorio sobre la función plaquetaria, pero este efecto se revierte rápidamente tras interrumpir la administración de fármaco.

Estos fármacos están principalmente indicados en el tratamiento de la angina inestable o el infarto de miocardio sin elevación del segmento ST. Los inhibidores del GPIIb/IIIa se recomiendan en pacientes con alto riesgo de infarto de miocardio o de muerte en situaciones en las que resulta aconsejable una intervención coronaria percutánea rápida pero no puede efectuarse de inmediato, además del tratamiento farmacológico pertinente (tabla 44-2).

Antagonistas del receptor P2Y$_{12}$

Antagonistas irreversibles del receptor P2Y$_{12}$

Las tienopiridinas, **ticlopidina**, **clopidogrel** y **prasugrel**, son profármacos que requieren ser activados en el hígado por la enzima citocromo P-450 para dar origen a sus metabolitos activos (fig. 44-8).

La **ticlopidina** fue el primer fármaco perteneciente a la familia de las tienopiridinas comercializado a principios de los noventa. Sin embargo, y debido a sus numerosos efectos secundarios, entre los que destacan los problemas gastrointestinales y el desarrollo de trombocitopenia, leucopenia y agranulocitosis, ya no se utiliza en la práctica clínica.

El **clopidogrel** es el fármaco de segunda generación de la familia de las tienopiridinas. Es un análogo de la ticlopidina que en raras ocasiones induce efectos secundarios hematológicos graves.

El clopidogrel se considera también un profármaco, ya que debe ser metabolizado en el hígado a través del citocromo P-450 para producir el metabolito activo responsable de la inhibición de la agregación plaquetaria. El metabolito activo actúa de forma selectiva sobre el receptor P2Y$_{12}$ plaquetario, inhibiendo de esta forma las acciones dependientes del ADP y, como principal consecuencia, la activación del receptor GPIIb/IIIa. Es de destacar que la agregación plaquetaria inducida por otros agonistas también se ve afectada al bloquear la respuesta amplificadora inducida por la liberación de ADP. Debido a que la acción del metabolito activo sobre el receptor es irreversible, la inhibición de la función plaquetaria se mantiene durante el resto de la semivida circulante de las plaquetas afectadas y se restaura a medida que éstas son sustituidas por la llegada de nuevas plaquetas, derivadas de los megacariocitos, al torrente sanguíneo.

Tabla 44-2. Indicaciones terapéuticas de los inhibidores del receptor plaquetario GPIIb/IIIa

Los inhibidores del GPIIb/IIIa se recomiendan[a] como complemento de la intervención coronaria percutánea:
- Cuando está indicada una intervención coronaria percutánea rápida pero se demora
- Cuando el paciente es diabético
- Cuando el procedimiento es complejo

[a] *National Institute for Health and Care Excellence* (NICE), 2002.

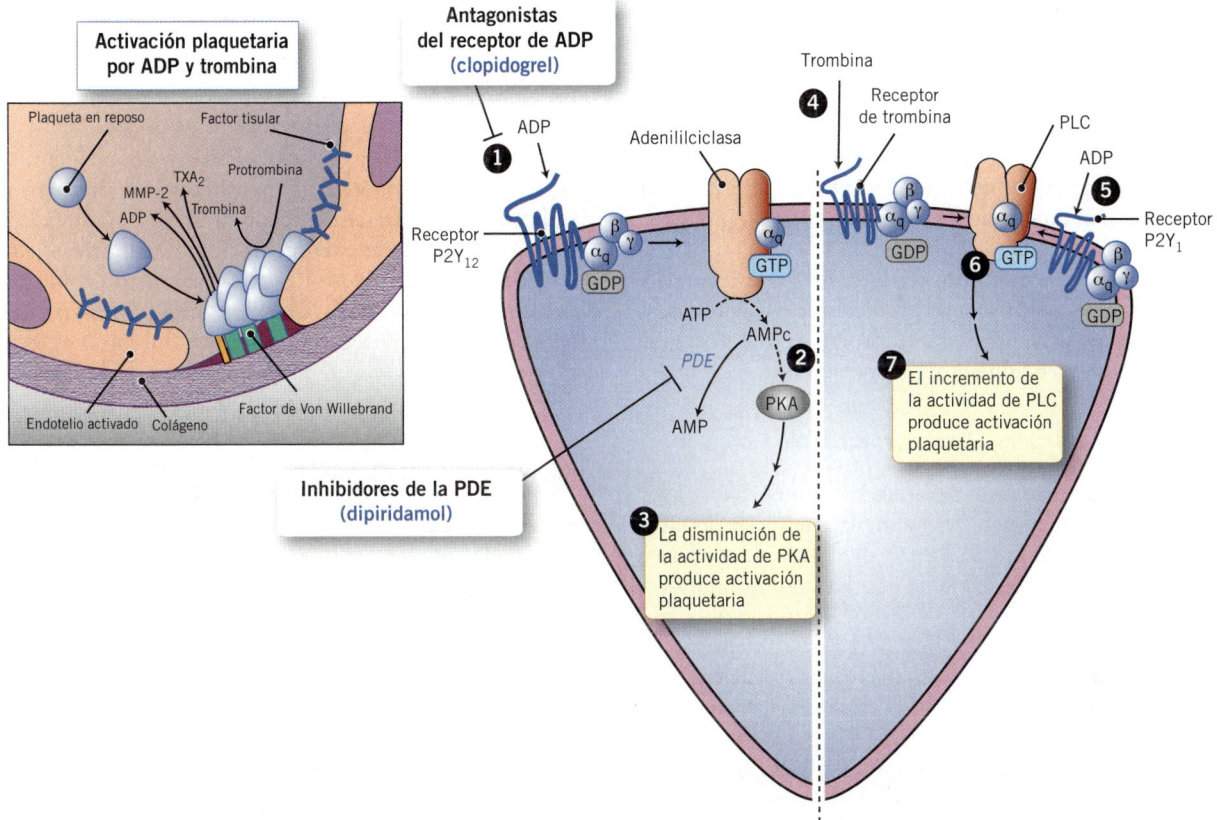

Figura 44-8. Activación plaquetaria inducida por el adenosindifosfato (ADP) y la trombina. Mecanismo de acción de los fármacos antiagregantes plaquetarios: antagonistas del receptor P2Y$_{12}$ y moduladores del adenosinmonofosfato cíclico (AMPc) intracelular. 1) La unión de ADP al receptor P2Y$_{12}$ activa a la proteína G$_i$, que inhibe la adenililciclasa. 2) La inhibición de la adenililciclasa disminuye la síntesis de AMPc y la activación de la proteincinasa A (PKA) (flecha discontinua). El AMPc es metabolizado a AMP por la fosfodiesterasa (PDE). 3) La PKA inhibe la activación plaquetaria por mecanismos no del todo bien conocidos. Por consiguiente, la disminución de la activación de PKA que resulta de la unión de ADP al receptor P2Y$_{12}$ provoca activación plaquetaria. 4) La trombina se une a su receptor y activa a la proteína G$_q$. 5) El ADP también activa a G$_q$ por su unión al receptor P2Y$_1$. 6) La activación de G$_q$ (por trombina o ADP) activa la fosfolipasa C (PLC). 7) La activación de PLC produce activación plaquetaria. El clopidogrel y otras tienopiridinas y ciclopentiltriazolpirimidinas actúan sobre el receptor P2Y$_{12}$. Los inhibidores de la fosfodiesterasas, como el dipridamol, actúan sobre el AMPc intracelular.

Con la administración de 75 mg al día por vía oral de forma mantenida, sus efectos antiplaquetarios se observan a partir de una semana de iniciado el tratamiento. Sin embargo, con la administración de 300 mg en dosis de carga, por ejemplo en el infarto agudo de miocardio, la inhibición plaquetaria se alcanza en sólo 2-5 horas.

El uso de clopidogrel está autorizado como fármaco profiláctico en pacientes con antecedentes de cardiopatía isquémica sintomática. Sin embargo, este tratamiento nunca debe iniciarse de forma ambulatoria, sino siempre en ámbito hospitalario. De hecho, el tratamiento está indicado en pacientes con un síndrome coronario agudo confirmado, con elevación del segmento ST o sin ella, en dosis de carga (300 mg) y, posteriormente, a dosis de 75 mg/día (mantenimiento) asociado con aspirina en dosis bajas durante un período mínimo de 1 mes y máximo de 1 año, en aquellos pacientes con un riesgo moderado o alto de infarto de miocardio o fallecimiento (recomendaciones del *National Institute for Health and Care Excellence* [NICE]; guía del manejo del síndrome coronario agudo, noviembre 2020). El uso combinado de aspirina y clopidogrel aumenta de forma considerable el riesgo de hemorragia gastrointestinal, y no hay evidencia

clínica de que un tratamiento más prolongado con ambos fármacos aporte beneficios adicionales.

La monoterapia con clopidogrel también está indicada, como alternativa a la aspirina, en pacientes intolerantes y en pacientes con antecedentes de episodio vascular oclusivo o con enfermedad arterial periférica sintomática. Sin embargo, por el momento no existe evidencia clínica que aconseje su uso, en monoterapia, en enfermedades cerebrovasculares.

Es bastante frecuente que los pacientes que están en tratamiento con aspirina y clopidogrel reciban también un protector gástrico, dado el riesgo de hemorragia gastrointestinal. En este sentido hay que destacar la posible interacción farmacológica del clopidogrel con algunos inhibidores de la bomba de protones. Debido a que el omeprazol puede interferir con el citocromo P-450 hepático y, por lo tanto, en la metabolización del clopidrogel a su forma activa, se recomienda el uso de otros inhibidores de la bomba de protones que no interactúen con el citocromo P-450 en el hígado, como el lansoprazol o el pantoprazol.

El **prasugrel** es una tienopiridina, de tercera generación, y un profármaco que, al igual que el clopidogrel, es activada en el hígado bajo la acción enzimática del citocromo P-450. Su metabolito activo actúa de forma irreversible en el receptor $P2Y_{12}$ pero, a diferencia del clopidogrel, su semivida es más larga (alrededor de 7 horas) y su efecto antiplaquetario más rápido y estable que el de sus predecesores. De hecho, ensayos clínicos han demostrado que una dosis de carga de prasugrel (60 mg) tiene un efecto antiagregante equivalente al de la administración de dosis máximas de clopidogrel a sólo 30 minutos de su administración.

El prasugrel está indicado, junto con la administración concomitante de aspirina, en la profilaxis de episodios aterotrombóticos en pacientes con síndrome coronario agudo sometidos a intervención coronaria percutánea.

Antagonistas reversibles del receptor $P2Y_{12}$

El **ticagrelor** fue el primer medicamento sintetizado y aprobado para uso clínico por vía oral de la familia de las ciclo-pentiltriazolpirimidinas (CPTP). A diferencia de los fármacos pertenecientes a la familia de las tienopiridinas, el ticagrelor es un fármaco activo que, por lo tanto, no requiere activación hepática. Actúa bloqueando de forma reversible el receptor $P2Y_{12}$ y, además de su efecto antiagregante, tiene efecto vasodilatador a través de su acción en los receptores $P2Y_{12}$ de la musculatura lisa vascular.

Su uso fue aprobado por la EMA en 2010 para la profilaxis de episodios aterotrombóticos en pacientes con síndrome coronario agudo (con elevación del segmento ST o sin ella), en administración junto con aspirina. Es de destacar que uno de los efectos secundarios asociados al uso de ticagrelor incluye el desarrollo de disnea, por lo que debe ser utilizado con precaución en pacientes asmáticos y con enfermedad pulmonar obstructiva crónica.

Otros fármacos que pertenecen a la misma familia son el **elinogrel** que, aunque fue desarrollado para uso oral y endovenoso, actualmente no se encuentra disponible para uso clínico, y el **cangrelor**, disponible para vía intravenosa y aprobado en 2015 por la EMA para uso hospitalario con el fin de reducir la incidencia de fenómenos trombóticos cardiovasculares. El cangrelor está indicado (en combinación con aspirina) en pacientes con enfermedad coronaria que van a ser sometidos a una intervención coronaria percutánea, que no están bajo tratamiento con antagonistas del $P2Y_{12}$ o en los que el tratamiento con estos fármacos no está disponible.

Moduladores del adenosinmonofosfato cíclico intracelular

Moduladores de las ciclasas

La **prostaciclina** liberada por las células endoteliales tiene un potente efecto vasodilatador e inhibidor de la agregación plaquetaria. Actúa a través de la estimulación de la adenilil-ciclasa que, a su vez, induce un aumento del AMPc intracelular a partir del adenosintrifosfato (ATP). El óxido nítrico, liberado por la célula endotelial y las propias plaquetas, actúa a través de la guanililciclasa induciendo un aumento del GMPc intracelular a partir del guanosintrifosfato (GPT). Ambos, el AMPc y el GMPc, son segundos mensajeros in-

tracelulares que desempeñan un papel crucial en la modulación de la función plaquetaria. De hecho, el aumento intracelular de las ciclasas bloquea la liberación de calcio intracitoplasmático y, como consecuencia, la activación y desgranulación de las plaquetas (v. fig. 44-4).

El **óxido nítrico** y la **prostaciclina** y sus análogos, como la prostaciclina sintética **epoprostenol** y el **iloprost**, están indicados en el tratamiento de la hipertensión pulmonar pero, debido fundamentalmente a su potente efecto vasodilatador, no son utilizados de forma sistémica como fármacos antiplaquetarios. Es de destacar, sin embargo, que el epoprostenol puede administrarse para inhibir la agregación plaquetaria durante la diálisis renal, cuando la administración de heparina esta contraindicada.

Inhibidores de las fosfodiesterasas

Las **fosfodiesterasas** (PDE) son las enzimas responsables de la degradación del AMPc y del GMPc, razón por la cual su inhibición también conlleva cierto efecto antiplaquetario (v. fig. 44-8). Las plaquetas expresan tres tipos de PDE, que justifican el 90 % de la actividad fosfodiesterasa total de estas enzimas y que se denominan PDE-2, PDE-3 y PDE-5. Las PDE-2 y PDE-3 hidrolizan el AMPc y el GMPc, mientras que la PDE-5 hidroliza el GMPc.

Actualmente existen tres inhibidores de la PDE-3 aprobados para uso clínico, aunque no específicamente indicados como antiagregantes plaquetarios. Así, por ejemplo, la **milrinona** está indicada en el tratamiento de la insuficiencia cardíaca congestiva grave aunque, debido a que incrementa los niveles intracitoplasmáticos de AMPc, también tiene cierto efecto sobre la agregación plaquetaria. La **anagrelida** es otro fármaco inhibidor de la PDE-3 que se utiliza en el tratamiento de la trombocitemia esencial. De hecho, además de ser un potente inhibidor de la agregación plaquetaria, actúa reduciendo el recuento elevado de plaquetas y está indicado como tratamiento alternativo en pacientes con trombocitemia esencial que no toleran los tratamientos convencionales de primera línea y en aquellos en los que el recuento de plaquetas no disminuye hasta un nivel aceptable.

El **cilostazol** es un potente antiagregante plaquetario indicado como fármaco de segunda línea en pacientes con claudicación intermitente en los que modificaciones del estilo de vida y otras medidas terapéuticas no han resultado efectivas para controlar los síntomas.

El **dipiridamol** es un derivado pirimidínico sintetizado hace más de 50 años con el propósito inicial de ser utilizado como vasodilatador coronario. Su acción como antiagregante plaquetario parece obedecer no sólo a su acción inhibidora sobre las PDE-3 y PDE-5 y la consiguiente elevación del AMPc y GMPc. El dipiridamol, además, bloquea la recaptación de adenosina por parte de las células endoteliales y eritrocitos y previene su degradación a través de la adenosindesaminasa. El aumento de la concentración de adenosina estimula la adenililciclasa y, por lo tanto, la producción de AMPc. Asimismo, aumenta la producción de AMPc a través de la adenililciclasa porque parece estimular la síntesis y liberación de prostaciclina por parte del endotelio vascular.

El dipiridamol está indicado como complemento de la anticoagulación oral para la profilaxis de procesos trombóticos asociados a las prótesis valvulares cardíacas. También se emplea combinado con aspirina en dosis bajas, como profilaxis de accidentes cerebrovasculares, aunque no se ha demostrado un beneficio a largo plazo en la mortalidad cardiovascular.

Su relativa baja biodisponibilidad ha mejorado considerablemente a partir del desarrollo de nuevas preparaciones de liberación retardada, que están autorizadas en la profilaxis secundaria del ictus isquémico y de los accidentes isquémicos transitorios. De hecho, el NICE recomienda la administración conjunta de dipiridamol de liberación retardada y aspirina para la prevención de episodios vasculares oclusivos en pacientes que han sufrido un accidente isquémico transitorio o un ictus isquémico, durante 2 años a partir del último episodio, y continuar posteriormente con dosis bajas de aspirina. Sin embargo, el dipiridamol de liberación retardada no se encuentra comercializado en todos los países.

FÁRMACOS ANTICOAGULANTES

Los factores de la cascada de la coagulación se mantienen en sangre circulante como formas inactivas; sin embargo, la activación inicial de unos desencadena la activación en cadena de otros y, por lo tanto, la puesta en marcha de la hemostasia secundaria o cascada de la coagulación. El factor tisular desempeña un papel fundamental en este proceso y es el principal responsable de la generación de trombina que, a su vez, también actúa activando las plaquetas. Otros factores que participan de forma activa son el **calcio** y los **fosfolípidos de membrana**, necesarios para la *activación* de ciertos factores de la coagulación, y la **vitamina K**, esencial para la *generación* de los factores II (protrombina), VII, IX y X en el hígado (razón por la cual a éstos se los denomina también factores dependientes de la vitamina K).

Lógicamente, la actividad de la trombina tiene que estar estrictamente modulada con el fin de regular la formación de fibrina. Así, la trombina, junto con otros factores de la coagulación (XIa, IXa y Xa), es neutralizada por la **antitrombina III**. La trombina también se une a la **trombomodulina** de la pared celular, activando de esta forma la proteína C, que junto con la proteína S (ambas dependientes de la vitamina K), inactivan los factores Va y VIIIa. Por último, el inhibidor de la vía del factor tisular actúa inactivando la vía extrínseca **(v. fig. 44-5)**.

Los fármacos anticoagulantes son aquellos que, de alguna manera, inhiben o interfieren en el funcionamiento de la cascada de la coagulación o hemostasia secundaria. Desde el punto de vista terapéutico se diferencian dos grandes grupos de fármacos: los que interfieren en la síntesis hepática de los factores dependientes de la vitamina K (fármacos dicumarínicos: warfarina y acenocumarol) y los que actúan activando la antitrombina III (heparinas no fraccionadas y heparinas de bajo peso molecular: bemiparina, dalteparina, enoxaparina, nadroparina y tinzaparina), inactivando directamente la trombina (hirudinas, argatrobán y dabigatrán) o inhibiendo directamente (fondaparinux, apixabán, rivaroxabán y edoxabán) o indirectamente (fondaparinux) el factor Xa **(tabla 44-3)**.

✪ FÁRMACOS ANTIAGREGANTES PLAQUETARIOS

- Los fármacos antiagregantes plaquetarios disponibles en el mercado ejercen su acción a través de la vía del ácido araquidónico (ácido acetilsalicílico), a través del ADP (antagonistas del receptor P2Y$_{12}$), a través del receptor GPIIb/IIIa o a través de la modulación del AMPc intracelular.

- Este grupo de fármacos está principalmente indicado en el tratamiento y la profilaxis primaria y secundaria de los síndromes coronarios e isquémicos cerebrales.

- Algunos de los antagonistas del receptor P2Y$_{12}$ o del receptor GPIIb/IIIa también se utilizan para la prevención de complicaciones isquémicas en pacientes de alto riesgo sometidos a intervenciones coronarias percutáneas.

- El principal efecto secundario de este grupo de fármacos es la hemorragia gastrointestinal.

Fármacos dicumarínicos

Los dicumarínicos son fármacos anticoagulantes orales que se sintetizan a partir de la dicumarina o dicumarol y que actúan como antagonistas de la vitamina K, produciendo una reducción de la síntesis hepática de los factores de la coagulación II, VII, IX y X.

Los dos fármacos que pertenecen a esta familia son la **warfarina** y el **acenocumarol**. Ambos se administran por vía oral y pueden tener un período de latencia de hasta 48 horas, debido a que su mecanismo de acción depende de su efecto sobre la vitamina K en cuanto a su capacidad de sintetizar los diferentes factores de la coagulación dependientes de la vitamina K.

Están indicados principalmente en el tratamiento de la trombosis venosa profunda y de la embolia pulmonar, en pacientes con fibrilación auricular y riesgo de embolización y en portadores de prótesis valvulares cardíacas no biológicas (con el fin de prevenir la formación de trombos sobre las válvulas mecánicas).

Es de destacar que la utilización de estos fármacos requiere un estricto control de laboratorio a partir del índice internacional normalizado (INR), principalmente debido a que existen múltiples factores dependientes del paciente y factores externos, como la dieta u otros fármacos, que pueden interferir con ellos desde el punto de vista farmacodinámico o farmacocinético. Estas interacciones pueden determinar un control terapéutico subóptimo del paciente y el consiguiente desarrollo de trombosis o, por el contrario, de hemorragia o sangrado (principal efecto adverso de los anticoagulantes orales). Así, por ejemplo, la *British Society for Haematology* recomienda ajustar el tratamiento en función del INR para la warfarina, como se muestra en la **tabla 44-4**.

La dosis habitual de inducción de la warfarina para adultos es de 10 mg/día durante 2 días, con una dosis posterior de mantenimiento diaria de 3-9 mg. Las dosis habituales del acenocumarol son de 4-12 mg el primer día y 4-8 mg el segundo día, con una dosis posterior de mantenimiento diaria de 1-8 mg. Ambos deben tomarse siempre a la misma hora cada día y la dosis debe modificarse en función del INR.

Tabla 44-3. Fármacos anticoagulantes

Dicumarínicos: interfieren en la síntesis hepática de los factores dependientes de la vitamina K
- Warfarina
- Acenocumarol

Heparinas: actúan activando la antitrombina III
- Heparinas no fraccionadas
- Heparinas de bajo peso molecular: bemiparina, dalteparina, enoxaparina, nadroparina, tinzaparina

Inhibidores directos de la trombina
- Bivalentes (hirudinas)
  - Irreversibles: lepirudina, desirudina
  - Reversibles: bivalirudina
- Monovalentes: argatrobán, dabigatrán

Inhibidores del factor Xa
- Directos (orales): apixabán, rivaroxabán y edoxabán
- Indirectos (parenterales): fondaparinux

Tabla 44-4. Valores recomendados del índice internacional normalizado (INR) para la anticoagulación oral[a]

INR de 2,5
- Tratamiento del primer episodio tromboembólico
- Tratamiento de episodios tromboembólicos asociados al síndrome antifosfolipídico
- Fibrilación auricular
- Cardioversión (aunque se aconseja alcanzar valores INR de 3 antes del procedimiento para evitar cancelaciones el día de la intervención debido a bajos INR)
- Válvulas biológicas (en los casos en que el tratamiento anticoagulante esté indicado)
- Enfermedad vascular periférica con embolia arterial aguda que requiere embolectomía
- Miocardiopatía dilatada
- Trombos murales después de infarto de miocardio

INR de 3,5
- Tratamiento de episodios tromboembólicos recidivantes (en pacientes con un INR > 2)

[a] Keeling D y cols., 2011.
Nota. Para los pacientes con prótesis valvulares cardíacas mecánicas, el INR recomendado depende del tipo y ubicación de la válvula. En general se recomienda un INR de 3 para las válvulas aórticas mecánicas, y de 3,5 para las válvulas mitrales mecánicas.

En el caso de que se presenten hemorragias, es imprescindible medir el INR y suspender la administración del fármaco. En algunas ocasiones, y especialmente si el INR es superior a 8, se requiere la administración de vitamina K (fitomenadiona) e, incluso, si hay una hemorragia importante, plasma fresco congelado.

Cabe destacar que los anticoagulantes orales son teratógenos y que pueden ocasionar hemorragias placentarias, sobre todo al final del embarazo y durante el parto. Por lo tanto, los anticoagulantes orales deben evitarse y sustituirse por heparina cuando es posible durante la gestación, sobre todo durante el primer y tercer trimestre. Sin embargo, es una decisión difícil de tomar, sobre todo en mujeres portadoras de prótesis valvulares cardíacas, o con fibrilación auricular o con antecedentes de trombosis venosa o de embolia pulmonar recidivantes.

Heparinas

La heparina es una mezcla heterogénea de mucopolisacáridos sulfatados con un peso molecular de unos 16 kDa. Está compuesta por unidades de glucosamina sulfatada y ácido D-glucurónico conectados por enlaces glucosídicos y posee una carga eléctricamente negativa que le permite unirse a sustancias básicas como la protamina. Se encuentra en la mayoría de los tejidos humanos, y fue aislada en 1916 a partir de células hepáticas, de donde deriva su nombre. El ácido sulfamídico y los residuos sulfato son los responsables de la actividad anticoagulante, es decir que a medida que aumenta el número de átomos de azufre en los distintos prototipos de moléculas sintetizadas, aumenta el poder anticoagulante.

La heparina se utiliza para la prevención y el tratamiento de la trombosis venosa profunda y del tromboembolismo pulmonar, en la angina inestable y el infarto agudo de miocardio, durante la angioplastia coronaria transluminal percutánea y en circuitos de circulación extracorpórea. La heparina no se absorbe en el aparato gastrointestinal, por lo que debe administrarse por vía parenteral, subcutánea (efectos retrasados: 1-2 horas tras la administración), o intravenosa (efecto inmediato).

Existen dos tipos de heparina:

- Las **heparinas no fraccionadas** (HNF), con un peso molecular medio de unos 15 kDa, oscilando entre 3 y 30 kDa. A pesar de la heterogeneidad en la composición de los preparados comerciales, las actividades biológicas son similares.
- Las **heparinas de bajo peso molecular** (HBPM), que están formadas por las distintas fracciones de la HNF que se pueden obtener químicamente, y cuyo peso molecular medio es de unos 4,5 kDa, oscilando entre 1 y 10 kDa.

Heparinas no fraccionadas

Las HNF se obtienen a partir de la mucosa intestinal de porcino o a partir de pulmón de bovino. Las formas comerciales presentan un peso molecular que oscila entre 3 y 30 kDa. La HNF se une a la antitrombina III provocándole un cambio conformacional que aumenta su capacidad inhibidora sobre los factores de la coagulación, principalmente sobre los factores IIa (trombina), Xa, IXa, XIa y XIIa. De hecho, el cambio conformacional de la antitrombina aumenta su unión a la trombina, inactivándola. Posteriormente, la HNF se separa del complejo antitrombina III-trombina, y este último es eliminado por el sistema reticuloendotelial, mientras que la HNF puede unirse a otra molécula de antitrombina III **(fig. 44-9)**.

La HNF también tiene un efecto hipolipemiante, ya que induce la liberación de la lipoproteinlipasa del endotelio capilar, participando en la hidrólisis de triglicéridos a glicerol y ácidos grasos. También se ha demostrado que las HNF modulan la función plaquetaria mediada por IgG, estimulando la unión plaqueta-endotelio y modificando los mecanismos de activación intraplaquetarios.

La semivida de la heparina depende del tamaño de las moléculas y de la dosis administrada. La HNF se elimina fundamentalmente a través del sistema reticuloendotelial, siendo las moléculas más grandes las que se eliminan más rápidamente.

Su semivida se encuentra alargada en pacientes con cirrosis hepática e insuficiencia renal. Por otra parte, la presencia de cargas negativas en la molécula facilita su unión inespecífica a diversas proteínas plasmáticas, lo que puede reducir el número de moléculas de heparina disponibles para combinarse con antitrombina III. Por lo tanto, y debido a que la concentración de proteínas plasmáticas varía de una persona a otra, existe una gran variabilidad en el efecto de las heparinas administradas en dosis iguales en individuos diferentes.

Cuando la HNF se usa con fines terapéuticos se recomienda la vía intravenosa en bomba de infusión, y la dosis debe corregirse periódicamente en función del tiempo de tromboplastina parcial activada (TTPa), que debe mantenerse 2-2,5 veces por encima del valor de referencia. Cuando la HNF se usa con fines profilácticos se recomienda la vía subcutánea cada 8-12 horas y, en este caso, no se requiere un control estricto del TTPa.

Entre los efectos adversos más frecuentes con el uso de heparinas se encuentra la hemorragia (entre el 1 y el 33 % dependiendo de los estudios), que es más frecuente en pacientes mayores de 60 años y en pacientes con cirrosis hepática o con insuficiencia renal. En estos casos, la actitud indicada es suspender el tratamiento con HNF y administrar sulfato de protamina. La protamina interacciona con la heparina en proporción 1:1 y se utiliza para revertir su efecto desde hace más de dos décadas. Se administra por vía intravenosa en dosis de 1 mg por 100 unidades de heparina, y la dosis de heparina circulante se calcula basándose en la última dosis administrada y en su semivida. La velocidad de infusión no debe superar nunca los 50 mg/10 minutos y los efectos de la reversión deben controlarse mediante monitorización analítica. Hay que señalar que la sobredosificación de protamina puede provocar hipotensión, broncoespasmo y, en algunos casos, agregación plaquetaria y consumo con hemorragia secundaria.

Otra complicación menos frecuente, pero potencialmente más grave que la hemorragia, es la trombocitopenia inducida por heparina. Esta complicación puede aparecer en cualquier paciente en tratamiento con heparina (0,2-5 %), con independencia de la dosis de heparina administrada. Se produce de forma secundaria al desarrollo de anticuerpos contra el complejo heparina-factor 4 plaquetario, que promueve, por una parte, la activación plaquetaria y la consecuente producción de trombina y, por otra, la perpetuación del proceso de forma secundaria a la liberación de factor 4 plaquetario desde los gránulos alfa de la plaqueta activada. La presentación más típica es la de un paciente tratado con heparina durante 5-10 días que presenta una trombocitopenia (definida en este caso como un descenso en más del 50 % respecto al recuento previo de plaquetas del paciente) o un fenómeno trombótico asociado a trombocitopenia. Ante la sospecha clínica, se debe suspender el tratamiento con heparina y valorar la indicación de anticoagulantes alternativos, como los inhibidores directos de la trombina o los inhibidores del factor Xa.

También se ha descrito la aparición de osteoporosis en pacientes tratados con dosis altas y durante períodos prolongados, probablemente de forma secundaria a la estimulación de las colagenasas y, por lo tanto, a la estimulación de la reabsorción ósea. También se han descrito casos de necrosis dérmica, que se relacionan con una interacción antígeno-anticuerpo en el sitio de la inyección, y, finalmente, casos de hiperpotasemia con dosis altas por inhibición de la aldosterona.

Heparinas de bajo peso molecular

Las HBPM se obtienen a partir de la despolimerización de la HNF, que forma fragmentos cuyo peso molecular varía, como se ha mencionado previamente, entre 1 y 10 kDa. Existen diferentes tipos de HBPM, entre ellas, **bemiparina**, **dalteparina**, **enoxaparina**, **nadroparina** y **tinzaparina**.

Las HBPM conservan el pentasacárido necesario para su unión a la antitrombina III, pero no son suficientemente

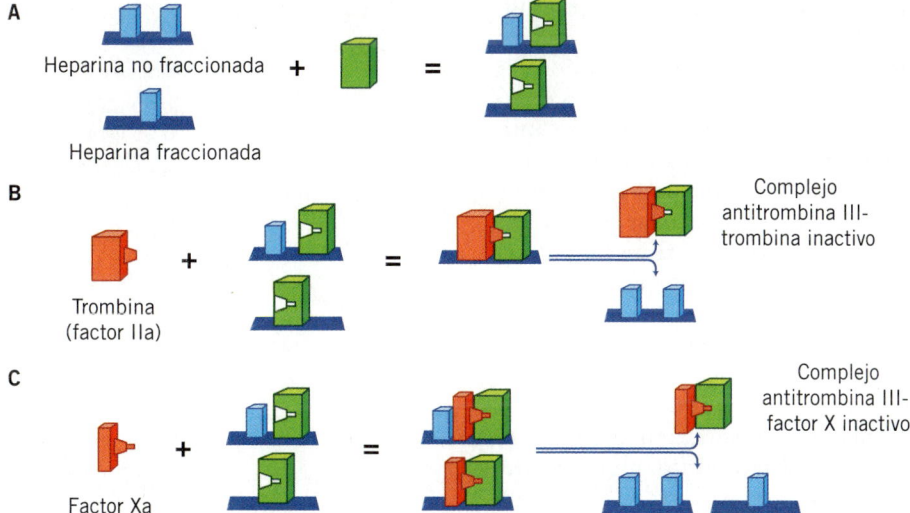

Figura 44-9. La heparina se une a la antitrombina III provocando un cambio conformacional en ésta (A). Este cambio conformacional inducido por la heparina no fraccionada aumenta su capacidad inhibidora sobre los factores de la coagulación, principalmente sobre los factores IIa (trombina) y otros factores de la coagulación como el factor Xa (B y C). Las heparinas fraccionadas o de bajo peso molecular conservan el pentasacárido necesario para su unión a la antitrombina III, pero no son suficientemente largas para unirse a la trombina y actúan estimulando la inhibición del factor Xa a través del complejo que forman con la antitrombina III (C).

largas para unirse a la trombina, por lo que actúan estimulando la inhibición del factor Xa a través del complejo que forman con la antitrombina III **(v. fig. 44-9)**.

Al ser más pequeñas que la HNF, las HBPM se unen menos a macrófagos o al endotelio, por lo que se eliminan más lentamente y aumenta su biodisponibilidad, se absorben mejor por vía subcutánea y su unión a proteínas plasmáticas también es más limitada. Además, la inhibición del factor Xa por las HBPM induce cambios muy discretos en el TTPa, por lo que no se utiliza como control analítico. Por lo tanto, las HBPM tienen una serie de ventajas sobre las HNF: muestran una mejor relación dosis-respuesta y, por lo tanto, un efecto anticoagulante más predecible, requieren una administración de 1 o 2 veces al día sin necesidad de control de laboratorio y producen menos efectos secundarios. La eliminación de las HBPM es principalmente por vía renal y su semivida oscila entre 3 y 6 horas.

Las HBPM se utilizan por vía subcutánea tanto con fines profilácticos como terapéuticos en enfermedades tromboembólicas. Sus mejores características farmacocinéticas le confieren mayor seguridad y determinan una predecible relación dosis-respuesta, por lo que no requieren monitorización analítica, con excepción de los pacientes con insuficiencia renal, de bajo peso o sobrepeso, en los que se puede determinar la actividad antifactor Xa. En cuanto a los afectos adversos, las HBPM comparten los mismos efectos secundarios que las HNF, si bien aparecen con menor frecuencia.

Inhibidores directos de la trombina

La trombina o factor IIa es la principal serín-proteasa de la cascada de la coagulación. Es la enzima responsable de la conversión del fibrinógeno circulante en monómeros de fibrina, activando junto con el Ca^{2+}, el factor XIII. No se encuentra normalmente en sangre circulante y se forma a partir de la protrombina. En la trombina activada se han identificado tres sitios de interés: el sitio activo o catalítico y dos dominios de reconocimiento, denominados exositio 1 (sitio de unión al fibrinógeno y otros ligandos, cerca del sitio activo) y el exositio 2 (sitio de unión a la heparina).

Los anticoagulantes clásicos (antagonistas de la vitamina K y heparinas) son en gran parte inhibidores indirectos de la trombina, ya que actúan a través de la antitrombina III o del cofactor de la heparina II (otro inhibidor selectivo de la trombina). Actualmente hay un nuevo grupo de fármacos anticoagulantes que actúan directamente inhibiendo la trombina. Este grupo de fármacos pueden dividirse en bivalentes, si bloquean tanto el sitio activo como el exositio 1, o monovalentes si sólo bloquean el sitio activo **(fig. 44-10)**. Al bloquear directamente la trombina, ofrecen ciertas ventajas sobre los anticoagulantes tradicionales, ya que actúan sobre la trombina circulante y la unida al coágulo, consiguen inhibir todas las acciones de la trombina sin necesidad de actuar sobre la antitrombina III, tienen una respuesta anticoagulante más predecible que las heparinas porque no son neutralizados por el factor 4 plaquetario ni se unen a proteínas del plasma y, por último, no producen trombocitopenia.

Su uso está clínicamente aprobado en la prevención de trombosis venosa profunda en cirugía ortopédica, en casos de trombocitopenia inducida por heparina y en pacientes con cardiopatía isquémica en los que se requiere angioplastia coronaria, con implantación o no de *stents*.

Inhibidores directos de la trombina bivalentes

Inhibidores irreversibles

La **hirudina** es un polipéptido de 65 aminoácidos de cadena única (7 kDa), que posee tres puentes disulfuro y un residuo de tirosina sulfatada. Fue aislada del tejido salival de la sanguijuela *Hirudo medicinalis* a finales del siglo xix, si bien el uso de sanguijuelas con fines terapéuticos se remonta a la época de los griegos. La hirudina es el prototipo de los inhibidores directos de la trombina, y su descubrimiento condujo a la síntesis de hirudinas recombinantes para uso clínico, como la **lepirudina** y **desirudina**. La hirudina se fija directamente a la trombina de forma bivalente (bloqueando el sitio activo y el exositio 1) formando un complejo 1:1 muy estable e irreversible.

Lepidurina y **desidurina** carecen del residuo de tirosina sulfatada y tienen una afinidad por la trombina menor que la hirudina nativa. Aunque estuvieron comercializadas en Europa, la autorización para su uso está retirada por la agencia europea del medicamento. Ambas tienen una semivida plasmática corta, alcanzando su máximo nivel plasmático en 1-3 horas después de su administración (parenteral) y se eliminan por vía renal, por lo que las dosis debe ajustarse en pacientes con insuficiencia renal. Requieren una estrecha monitorización del TTPa, que no debe superar más de 2 veces el valor basal, a partir del cual que se incrementa notablemente el riesgo de hemorragia.

Inhibidores reversibles

La **bivalirudina** es un polipéptido bifuncional de 20 aminoácidos que combina dos fragmentos de la hirudina, uno situado en la porción C-terminal y otro en la porción

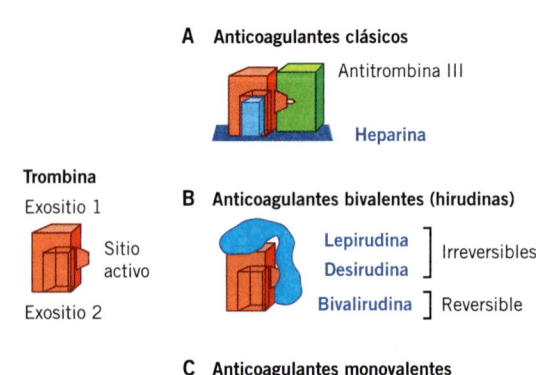

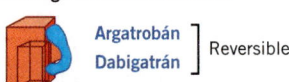

Figura 44-10. En la trombina activada (factor IIa) se han identificado tres sitios de unión: el sitio activo o catalítico y dos dominios de reconocimiento, denominados exositio 1 y exositio 2. La heparina se une al exositio 2 (A). Los nuevos anticoagulantes actúan bloqueando el exositio 1 y el sitio activo (bivalentes) (B) o bien bloqueando el sitio activo (monovalentes) (C).

N-terminal. Es un inhibidor bivalente reversible de la trombina, debido a que la trombina rompe lentamente el enlace Pro-Arg del segmento N-terminal. La bivalirudina se administra por vía intravenosa, se elimina por vía hepática y renal y tiene una semivida de unos 25 minutos. Sin embargo, al igual que la **lepirudina** y **desirudina**, su uso está retirado en Europa por la agencia europea del medicamento.

Inhibidores directos de la trombina monovalentes

El **argatrobán** es un inhibidor sintético derivado de la L-arginina, de bajo peso molecular, que también se une de forma reversible al sitio activo de la trombina. Se administra por vía intravenosa y alcanza su máximo nivel plasmático al cabo de 1-3 horas de su administración. La acción anticoagulante del argatrobán se incrementa con la dosis de perfusión y se monitoriza por el TTPa y el tiempo de coagulación activado. Se metaboliza en el hígado, y su semivida es de unos 40-50 minutos. Aunque no es necesario ajustar la dosis en pacientes con insuficiencia renal, sí debe ajustarse en caso de insuficiencia hepática, ya que la semivida puede alcanzar los 180 minutos en estos pacientes. El TTPa no debería ser superior a 3 veces el valor basal debido al riesgo de hemorragia.

El **dabigatrán** es otro inhibidor univalente, competitivo y potente de la trombina, que es capaz de unirse tanto a la trombina libre en el plasma como a la trombina del coágulo. Dado que el dabigatrán tiene una pobre biodisponibilidad oral, se ha desarrollado un profármaco activo para su administración por vía oral (dabigatrán etexilato). Una vez que el fármaco es absorbido, la fracción etexilato es hidrolizada por carboxilesterasas que dan lugar al compuesto activo dabigatrán, cuya actividad anticoagulante es casi inmediata. La máxima concentración plasmática se alcanza 2 horas después de la ingestión del fármaco, si bien puede verse retrasada por la ingesta de alimentos. Una vez que se alcanzan los niveles máximos, éstos caen de una manera bifásica, resultando en una disminución del 70 % de los niveles máximos a las 4-6 horas de su administración. El dabigatrán se metaboliza por conjugación y da lugar a cuatro metabolitos con actividad inhibidora directa de la trombina, aunque con menor afinidad que el dabigatrán original. El fármaco se elimina por vía renal, y la semivida en pacientes con función renal normal es de 12-17 horas. Sin embargo, su semivida aumenta en pacientes con insuficiencia renal, por lo que la dosis debe ajustarse en estos pacientes.

El **idarucizumab** es un anticuerpo desarrollado y disponible en la práctica clínica para revertir los efectos anticoagulantes del dabigatrán.

Inhibidores del factor Xa

El rivaroxabán, apixabán y edoxabán son anticoagulantes orales que tienen un efecto directo sobre el factor Xa, tratando de suplir a los antagonistas de la vitamina K para la anticoagulación a largo plazo, dado que pueden cumplir mejores expectativas, como una mayor especificidad, una administración oral en dosis bajas con una efectiva respuesta terapéutica y una disminución de efectos secundarios a menor coste.

Hoy en día también hay disponibles inhibidores selectivos indirectos del factor Xa por vía parenteral para la anticoagulación a corto plazo (**fondaparinux** e **idraparinux**).

Este nuevo grupo de inhibidores del factor Xa de la coagulación inhibe la activación de la protrombina a trombina y, por lo tanto, se reducen todas las funciones de esta última. Además, los inhibidores directos de la trombina no afectan su síntesis, por lo que pueden dejar libres algunas moléculas de este factor, algo que no ocurre con los inhibidores selectivos indirectos del factor Xa.

Las principales indicaciones clínicas de este grupo de fármacos son la profilaxis de accidente cerebral tromboembólico en pacientes con fibrilación auricular y la prevención de tromboembolia posreemplazo de rodilla o de cadera.

Inhibidores directos del factor Xa

El **rivaroxabán** es un inhibidor directo y reversible del factor Xa, con una biodisponibilidad oral de aproximadamente el 90 %, si bien su absorción puede verse alterada por ciertos alimentos. Su efecto se inicia a los 30-180 minutos de ser absorbido y se metaboliza en el hígado a través del CYP3A4, CYP2J2 y CYP2C8. Por consiguiente, los inhibidores del citocromo P-450, como, por ejemplo, el ketoconazol, aumentan sus niveles en plasma, mientras que los inductores del citocromo P-450, como rifampicina, carbamazepina o fenitoína, los disminuyen. Se elimina por vía renal en un 70 % y el resto por vía gastrointestinal, por lo que la dosis debería ajustarse en los pacientes con insuficiencia renal. La semivida es de 3-9 horas en pacientes con función renal normal. En algunos pacientes que han recibido tratamiento con rivaroxabán se ha observado un aumento de transaminasas.

El **apixabán** es otro de los inhibidores directos y reversibles del factor Xa. Se absorbe muy rápidamente por vía gastrointestinal, tiene una biodisponibilidad oral del 66 % y se observa su efecto a los 30-120 minutos de su administración. El 87 % aproximadamente se une a proteínas plasmáticas y su semivida es de 8-15 horas. Se metaboliza en el hígado a través de la isoenzima CYP3A4 dando lugar a un metabolito inactivo, el *O*-dimetilapixabán. Por lo tanto, los inhibidores del citocromo P-450 aumentan sus niveles en plasma, mientras que los inductores del citocromo P-450 los disminuyen. Su principal vía de eliminación es fecal (70 %) y el resto (30 %) se elimina por vía renal. No obstante, se recomienda ajustar la dosis en pacientes con insuficiencia renal.

El **edoxabán**, tiene una biodisponibilidad oral del 62 %, alcanzando su máxima concentración en plasma a los 60-120 minutos de su administración y una concentración estable a los tres días de iniciar el tratamiento. Se une a proteínas plasmáticas en un 55 %. Menos de un 10 % del fármaco se metaboliza en el hígado, por hidrolisis, conjugación y oxidación (CYP3A4/5) lo que, en este caso, los inhibidores/inductores del citocromo P-450 afectan en poca medida sus niveles en plasma. El 50 % se elimina a través de las heces y el otro 50 % a través del riñón por lo que se recomienda ajustar la dosis en pacientes con insuficiencia renal.

El **andexanet alfa** es el primer compuesto desarrollado que es eficaz para revertir los efectos anticoagulantes de los inhibidores directos del factor Xa.

Inhibidores indirectos del factor Xa

El **fondaparinux** es un pentasacárido sintético, inhibidor indirecto del factor Xa, con una capacidad de unión altamente específica a la antitrombina III, cuya actividad potencia unas 100 veces. Sin embargo, el fondaparinux no tiene efecto sobre la trombina ni sobre la función plaquetaria. Su biodisponibilidad es del 100 % tras su administración subcutánea y tiene una semivida más larga que las HNF y las HBPM. La concentración máxima plasmática se alcanza aproximadamente a las 2 horas de la administración subcutánea. El metabolismo del fondaparinux no ha sido estudiado en profundidad, ya que la mayor parte (70 %) es excretada por vía renal con una semivida de 17-21 horas. La eliminación de fondaparinux se enlentece en pacientes con disfunción renal, por lo que está contraindicada en pacientes con insuficiencia renal grave. La eliminación renal también disminuye en un 25 % en los pacientes mayores de 75 años y en un 30 % cuando el peso corporal es inferior a 50 kg. No hay ningún antídoto actualmente disponible. En estudios clínicos, en comparación con la enoxaparina, el fondaparinux ha mostrado una reducción significativa del riesgo de sangrado mayor a los 9 días y a los 30 días de haberse iniciado el tratamiento.

El **idraparinux** y el **idrabiotaparinux** son dos moléculas sintéticas de acción prolongada y administración subcutánea que se desarrollaron sobre la base de la secuencia del pentasacárido que se une a la antitrombina III, inhibiendo de esta forma el factor Xa de forma indirecta. Sin embargo, y aunque se evaluaron en diferentes ensayos clínicos, no han sido comercializados debido a sus efectos secundarios.

FÁRMACOS FIBRINOLÍTICOS

En condiciones fisiológicas, la fibrinólisis se inicia concomitantemente con la cascada de la coagulación, que da como resultado la formación de plasmina que, a su vez, cataliza la degradación de fibrina o fibrinógeno y la disolución del coágulo. Los agentes fibrinolíticos son utilizados clínicamente para restablecer el flujo sanguíneo de un vaso (arteria o vena) ocluido por un trombo establecido, ya que poseen la capacidad de lisar rápidamente el coágulo activando de forma directa o indirecta el plasminógeno. De hecho, los agentes fibrinolíticos pueden utilizarse en diferentes enfermedades cardiovasculares, como el infarto agudo de miocardio, los accidentes cerebrovasculares isquémicos, la tromboembolia pulmonar y la trombosis venosa y/o arterial.

Desde el punto de vista teórico, los agentes fibrinolíticos pueden subdividirse en activadores fibrinoespecíficos y no fibrinoespecíficos. También pueden clasificarse como de primera, segunda y tercera generación, según se han ido incorporando al tratamiento habitual de las enfermedades tromboembólicas (tabla 44-5). Los fármacos de segunda y tercera generación se desarrollaron con el fin de mejorar la actividad fibrinolítica de los fármacos de primera generación y reducir las complicaciones hemorrágicas (objetivo que hasta ahora no se ha conseguido).

Agentes trombolíticos de primera generación

Estreptocinasa

La estreptocinasa (SK) fue el primer agente fibrinolítico identificado en 1933 por Tillet y Garner. Es una proteína producida por varias cepas de estreptococo β-hemolítico del grupo C, compuesta por 414 aminoácidos y con un peso molecular aproximado de 47 kDa. La SK por sí sola no tiene actividad fibrinolítica, ya que requiere la unión con el plasminógeno para formar un complejo en proporción 1:1 que es el que facilita la conversión del plasminógeno inactivo en plasmina. La SK se clasifica como un activador del plasminógeno no fibrinoespecífico, ya que no sólo activa el plasminógeno unido a la fibrina sino también el plasminógeno plasmático, lo cual puede originar un estado de hiperplasminemia. A esto hay que añadir que la plasmina degrada los factores V y VIII de la coagulación, por lo que puede aparecer un trastorno de la hemostasia que se va resolviendo progresivamente a medida que continúa el tratamiento con SK. La dosis de SK varía en función de la indicación clínica, y se puede administrar por vía sistémica o local (p. ej., lisis por catéter en el caso del infarto agudo de miocardio).

> ## ✪ FÁRMACOS ANTICOAGULANTES
>
> - Los fármacos anticoagulantes son aquellos que, de alguna manera, actúan inhibiendo o interfiriendo en el funcionamiento de la cascada de la coagulación.
> - Los fármacos dicumarínicos (warfarina y acenocumarol) son anticoagulantes orales que interfieren en la síntesis hepática de los factores dependientes de la vitamina K (II, VII, IX y X).
> - La warfarina y el acenocumarol están indicados en el tratamiento de la trombosis venosa profunda y la embolia pulmonar y en la profilaxis de procesos tromboembólicos en pacientes con fibrilación auricular y portadores de prótesis valvulares cardíacas no biológicas.
> - Los fármacos dicumarínicos presentan múltiples interacciones que pueden derivar en hemorragias o en un control terapéutico subóptimo del paciente, por lo que requieren un estrecho control de laboratorio a partir del índice internacional normalizado (INR).
> - Las heparinas no fraccionadas y de bajo peso molecular actúan activando la antitrombina III y se administran por vía parenteral.
> - Las heparinas están indicadas en la prevención y el tratamiento de la trombosis venosa profunda y la tromboembolia pulmonar, en la angina inestable y el infarto agudo de miocardio, durante la angioplastia coronaria transluminal percutánea y durante la circulación extracorpórea.
> - El principal efecto secundario de las heparinas es la trombocitopenia.
> - Los nuevos anticoagulantes orales actúan inactivando directamente la trombina o inhibiendo directamente el factor Xa.
> - El uso de inhibidores directos de la trombina está aprobado en pacientes con trombocitopenia inducida por heparina, en pacientes con cardiopatía isquémica que requieren angioplastia coronaria y en pacientes que precisan cirugía ortopédica para la prevención de trombosis venosa profunda.
> - Los inhibidores selectivos del factor Xa están indicados en la profilaxis de procesos tromboembólicos en pacientes con fibrilación auricular y en la prevención de tromboembolia vascular en cirugía de prótesis ortopédica.

Tras su administración intravenosa, la SK es aclarada del plasma de forma bifásica. La primera fase se debe a la presencia de anticuerpos específicos que se unen con la SK formando un complejo que es eliminado rápidamente del plasma (semivida de unos 18 minutos). Tras la saturación de los anticuerpos circulantes anti-SK, la mayor parte de la SK libre se une con el plasminógeno para formar el complejo activador de la fibrinólisis. La eliminación de la SK en esta segunda fase varía en función de la SK administrada y de la disponibilidad del plasminógeno, aunque la semivida es aproximadamente de unos 80 minutos. Los títulos de anticuerpos anti-SK aumentan rápidamente a los 5-6 días de su administración, alcanzando concentraciones máximas varias semanas después, y tardan muchos meses en normalizarse, incluso 1 año en algunos casos. Por lo tanto, una nueva administración de SK durante este período es controvertida. De manera similar, su efecto puede verse reducido en pacientes con infecciones estreptocócicas recientes.

La mayor parte de la SK es degradada y excretada por el riñón en forma de péptidos y aminoácidos. La SK apenas atraviesa la barrera placentaria, pero sus anticuerpos específicos sí, por lo que debería evitarse su administración durante las primeras 18 semanas de gestación.

La principal complicación del tratamiento con SK es la hemorragia, que está relacionada con la dosis y la duración del tratamiento. El tratamiento previo o simultáneo con anticoagulantes o dextranos puede también incrementar el riesgo de hemorragia. Las más frecuentes son las hemorragias «menores», normalmente en sitios de punción o donde se ha realizado un procedimiento invasivo. Sin embargo, también se han descrito hemorragias «mayores» gastrointestinales, hepáticas, retroperitoneales e intracraneales que pueden resultar mortales. Incluso se han descrito hemorragias pericárdicas con rotura del miocardio en el tratamiento del infarto agudo de miocardio. En la patogenia de la hemorragia intervienen varios factores. Por una parte, los derivados de la lisis de la fibrina del trombo y, por otra, el estado proteolítico sistémico caracterizado por la degradación de la fibrina y el fibrinógeno, los factores de la coagulación V y VIII y la generación de productos de degradación del fibrinógeno con acción anticoagulante.

Otra complicación relacionada con el uso de la SK es la reacción alérgica debido a su origen bacteriano. Estas reacciones pueden ser inmediatas y muy variables en su presentación, desde un exantema cutáneo hasta el desarrollo de un *shock* anafiláctico (0,1-0,5 %), o tardías, con vasculitis, artritis o nefritis. Estas reacciones alérgicas deberían tratarse mediante antihistamínicos o corticoides. Además, la SK puede producir hipotensión, sobre todo si se administra rápidamente, ya que la SK induce un aumento de bradicinina.

Urocinasa

La urocinasa (UK) es una enzima humana que convierte directamente el plasminógeno en plasmina. Fue aislada inicialmente en la orina y es una serín-proteasa compuesta por 411 aminoácidos, que se secreta en forma inactiva como una proteína de cadena única y de un alto peso molecular (54 kDa). Esta pro-UK se convierte en la forma activa por acción de la plasmina, y está compuesta por dos cadenas polipeptídicas de 20 y 34 kDa, unidas por un puente disulfuro.

La UK, al igual que la SK, se clasifica como un activador endógeno y no fibrinoespecífico del plasminógeno. La UK hidroliza la cadena única del plasminógeno, convirtiéndolo en las dos cadenas propias de la plasmina, siendo su actividad fibrinolítica similar a la de la SK. Sin embargo, dado su alto coste y la falta de grandes estudios clínicos aleatorizados, su aplicación clínica ha sido algo limitada. A diferencia de la SK, tiene mayor afinidad por el plasminógeno unido a fibrina que por el del plasma; sin embargo, en dosis elevadas puede producir alteraciones de la coagulación, al reducir los niveles plasmáticos de fibrinógeno y de los factores V y VIII de la coagulación, y provoca la formación de productos de degradación del fibrinógeno.

La UK alcanza su máximo poder fibrinolítico aproximadamente a las 2 horas de la infusión y tiene una semivida de unos 10-20 minutos. La mayor parte se metaboliza en el hígado y es parcialmente excretada por la orina. Dado que la UK no tiene propiedades antigénicas, repetidos tratamientos con este agente farmacológico, a diferencia de la SK, no inducen la aparición de anticuerpos específicos anti-UK. Como cualquier agente fibrinolítico, su principal efecto secundario es la hemorragia. La administración concomitante de heparina como anticoagulante puede contribuir de forma determinante al desarrollo de hemorragias. Lo más frecuente es el desarrollo de hemorragias menores, sobre todo en los lugares de punción. En casos de hemorragias graves, como por ejemplo hemorragias cerebrales, se aconseja la suspensión del tratamiento fibrinolítico. También se han descrito reacciones de hipersensibilidad, así como fiebre, como consecuencia de la producción de productos de la degradación del trombo.

Agentes trombolíticos de segunda generación

Alteplasa

El activador tisular del plasminógeno (t-PA) es una serín-proteasa sintetizada por las células endoteliales, con un peso molecular de 68 kDa y constituida por 530 aminoácidos. Es sintetizado y secretado primariamente como un polipéptido de cadena única que, mediante hidrólisis por proteasas endógenas (plasmina, calicreína tisular y factor Xa), se convierte en t-PA de doble cadena, una cadena pesada A, con un peso molecular de 36 kDa, y una cadena ligera B, con un peso molecular de 32 kDa, que es la que contiene el sitio activo propio de las serín-proteasas, unidas por un puente disulfuro. La tecnología de ADN recombinante ha permitido sintetizar t-PA recombinante en forma de una o dos cadenas.

La alteplasa es uno de los activadores recombinantes tisulares del plasminógeno, comercializada para uso humano. Se obtiene mediante técnicas de biología molecular usando una línea celular de hámster chino transfectado con ADNc

Tabla 44-5. Clasificación de los agentes fibrinolíticos		
GENERACIÓN	**FIBRINOESPECÍFICOS**	**NO FIBRINOESPECÍFICOS**
Primera		Estreptocinasa Urocinasa
Segunda	Alteplasa	Anistreplasa
Tercera	Reteplasa Tenecteplasa	

humano. En ausencia de fibrina, el t-PA produce una conversión limitada del plasminógeno. Sin embargo, al formarse la fibrina, el t-PA y el plasminógeno se unen al coágulo y, de forma ordenada y secuencial, se produce la activación del plasminógeno. De hecho, la propiedad más específica del t-PA frente a los demás activadores del plasminógeno es el gran aumento de su actividad enzimática en presencia de fibrina, probablemente como consecuencia de cambios conformacionales en el t-PA o en el plasminógeno. Por lo tanto, se considera un fibrinolítico fibrinoespecífico y, por consiguiente, su acción sobre el plasminógeno plasmático es menor que con el uso de SK y UK.

La mayor especificidad del t-PA sobre la fibrina parece aumentar la velocidad con la que este agente consigue la recanalización coronaria respecto a otros fibrinolíticos no fibrinoespecíficos, si bien se acompaña de una mayor incidencia de reoclusiones. Esto podría estar directamente relacionado con la escasa depleción de fibrinógeno que induce el t-PA.

La alteplasa tiene una semivida de 4-5 minutos y es metabolizada en el hígado. Carece de antigenicidad, por lo que podría utilizarse en pacientes que han desarrollado anticuerpos frente a la SK. En la práctica clínica, se utiliza en el tratamiento del ictus isquémico, infarto de miocardio y tromboembolismo pulmonar de alto riesgo.

Si bien la alteplasa es un fármaco fibrinoespecífico, su principal efecto secundario sigue siendo la hemorragia, cuyo riesgo es similar al de la SK o la UK. Dosis superiores a 100 mg de alteplasa se han asociado con un incremento de hemorragias cerebrales. Además, el uso concomitante de antagonistas del GPIIb/IIIa aumenta también el riesgo de hemorragia. Si se produce una hemorragia mayor, el tratamiento debe interrumpirse, aunque por lo general no es necesario sustituir los factores de coagulación debido a la corta semivida del fármaco y al efecto mínimo que ejerce sobre los factores de la coagulación sistémicos. Dado que no tiene capacidad antigénica, no se han descrito reacciones inmunológicas ni alérgicas graves, aunque sí se han observado algunos casos de hipersensibilidad leve.

Anistreplasa

El complejo activador estreptocinasa-plasminógeno acilado o anistreplasa (APSAC) es un complejo equimolecular formado por la SK (200.000 UI) y el Lys-plasminógeno, cuyo centro catalítico ha sido acilado de forma reversible por un derivado p-anisol. Dicha molécula es inactiva y se halla protegida de los inhibidores circulantes hasta que sufre la desacilación.

Su principal ventaja sobre otros fármacos fibrinolíticos es su semivida más larga (60-90 minutos), lo que permite su administración en bolo único intravenoso. No es un fármaco fibrinoespecífico, por lo que puede activar el plasminógeno plasmático.

Al contener SK, es un fármaco potencialmente alergénico que puede producir reacciones alérgicas graves y no se recomienda su readministración.

Agentes trombolíticos de tercera generación

La mayoría de los fibrinolíticos de tercera generación están en fase experimental, aunque algunos se han utilizado clínicamente.

Reteplasa

La reteplasa es una tercera generación de t-PA recombinante obtenido por técnicas de ADN en *Escherichia coli*. Consiste en un péptido de cadena única con un peso molecular de 39,6 kDa, que contiene 355 aminoácidos (del 1 al 3 y del 176 al 527) de los 527 aminoácidos del t-PA endógeno. La reteplasa sólo conserva, de hecho, dos dominios del t-PA, la región *kringle* 2 y la proteasa, lo cual influye en que se fije menos a receptores hepáticos, que sea aclarado más lentamente del plasma y que tenga una semivida más larga (14 minutos). La reteplasa es un activador del plasminógeno fibrinoespecífico, aunque comparado con la alteplasa tiene menos afinidad por la fibrina y causa mayor depleción de fibrinógeno. Por otro lado, al tener una semivida mayor, se necesita menos dosis de fármaco para mantener niveles terapéuticos y también permite la administración en forma de bolo intravenoso, evitando la perfusión continua. Además, al carecer de antigenicidad, la reteplasa podría readministrarse si fuese necesario.

Su principal indicación clínica es durante el infarto de miocardio como alternativa en bolus a la tenecteplasa. La principal complicación asociada con el uso de la reteplasa es la hemorragia. La hemorragia interna puede ser intracraneal, retroperitoneal, gastrointestinal, genitourinaria o respiratoria, mientras que el sangrado externo o superficial se produce en zonas de discontinuidad cutánea y, por lo general, en relación con procedimientos invasivos. Al carecer de actividad antigénica, no se han descrito reacciones inmunológicas ni alérgicas graves, aunque sí se han observado algunos casos de hipersensibilidad leve.

Tenecteplasa

La tenecteplasa (TNK-t-PA) es otra variante del t-PA obtenida por técnicas de ingeniería biológica con la intención de preservar completamente la actividad fibrinolítica del t-PA. La estructura molecular del t-PA es preservada, con excepción de tres aminoácidos: la treonina en posición 103 que es sustituida por aspargina, la aspargina en posición 117 que es sustituida por glutamina y, finalmente, la secuencia Lys 296-His 297-Arg 298-Arg 299 que en la región proteasa es reemplazada por cuatro alaninas. Es también un activador del plasminógeno fibrinoespecífico, con una mayor afinidad por la fibrina que la alteplasa y, por lo tanto, con una menor afinidad por el plasminógeno plasmático. De hecho, tras dosis de tenecteplasa de 30, 40 y 50 mg, la disminución del fibrinógeno plasmático es del 4-14 % y la del plasminógeno del 11-24 %. Tiene una semivida mayor que la alteplasa, de unos 20 minutos, por lo que puede administrarse como bolo intravenoso único. En un futuro no muy lejano podría reemplazar a la alteplasa en la práctica clínica, aunque es un fármaco más caro.

Monteplasa

La monteplasa es otra variante del t-PA en la que el aminoácido cisteína en posición 84 es sustituido por serina. Tiene una semivida casi 6 veces superior a la alteplasa, lo que también permite su administración en bolo único. En estudios clínicos llevados a cabo en pacientes con infarto de miocardio, se ha observado un elevado porcentaje de recanalización coronaria después de su administración. Sin embargo, hasta el momento no existe ningún ensayo a gran escala que demuestre un aumento en la supervivencia de los pacientes tratados con monteplasa frente a otros tratamientos. También parece ser un tratamiento efectivo en pacientes con trombosis venosa profunda y tromboembolia pulmonar, aunque, de nuevo, las complicaciones relacionadas con hemorragias en los diferentes estudios clínicos no son infrecuentes.

Lanoteplasa

La lanoteplasa (n-PA) es otra variante recombinante de la t-PA, con una semivida plasmática de unos 37 minutos, lo que permite su administración en bolo único. Ensayos clínicos realizados en pacientes con infarto de miocardio en los que se estudió la administración de lanoteplasa frente a ateplasa parecen demostrar una eficiencia similar en cuanto a recanalización coronaria y supervivencia con el uso de ambos fármacos; sin embargo la aparición de hemorragias parece ser superior en pacientes tratados con lanoteplasa.

Pamiteplasa

La pamiteplasa es otra variante modificada del t-PA fibrinoespecífico. Su semivida plasmática es de 30-45 minutos (en función de la dosis administrada, de 0,5-4 mg/kg). No hay suficientes ensayos clínicos que permitan compararla con otros fibrinolíticos en cuanto a mortalidad y efectos secundarios.

FÁRMACOS ANTIFIBRINOLÍTICOS, HEMOSTÁTICOS Y PROCOAGULANTES

Los fármacos antibrinolíticos actúan uniéndose e inactivando al plasminógeno. Los más ampliamente utilizados son el **ácido tranexámico** y el **ácido aminocaproico**, que bloquean la interacción de la plasmina con la fibrina, retrasando la fibrinólisis y potenciando la estabilidad de las redes de fibrina. Están principalmente indicados como tratamiento profiláctico de hemorragias posquirúrgicas en cirugía renal y prostática, amigdalectomía y adenoidectomía y en hemorragias inducidas por fármacos trombolíticos. El ácido tranexámico también se utiliza en forma de enjuagues en procesos hemorrágicos tras extracción dental en pacientes hemofílicos o tratados con anticoagulantes. Otras indicaciones incluyen el edema angioneurótico hereditario, la epistaxis y las menorragias.

La **aprotinina** es un inhibidor natural de las serín-proteasas que actúan sobre la plasmina y la calicreína. Esta disponible para su uso clínico como sellante de tejidos y con el fin de reducir el riesgo de hemorragia postoperatoria en cirugía vascular y gastrointestinal.

Los **fármacos hemostáticos** se utilizan en la práctica clínica como tratamiento coadyuvante en hemorragias en sába-

---

⊕ FÁRMACOS FIBRINOLÍTICOS, ANTIFIBRINOLÍTICOS, HEMOSTÁTICOS Y PROCOAGULANTES

- Los agentes fibrinolíticos actúan activando de forma directa o indirecta el plasminógeno, lisando rápidamente el coagulo establecido y reestableciendo el flujo sanguíneo en el vaso sanguíneo.
- Los fármacos fibrinolíticos están aprobados para el tratamiento del infarto agudo de miocardio, los accidentes cerebrovasculares isquémicos, la tromboembolia pulmonar, la trombosis venosa y/o la tromboembolia arterial.
- Los efectos secundarios más frecuentes de los fármacos fibrinolíticos son las hemorragias y las reacciones de hipersensibilidad (en el caso de los trombolíticos de primera generación: estreptocinasa y urocinasa).
- Los agentes antifibrinolíticos actúan inactivando el plasminógeno y están indicados en el tratamiento de hemorragias inducidas por fármacos trombolíticos y en la prevención de hemorragias posquirúrgicas (amigdalectomía, adenoidectomía y cirugías renal y prostática).
- Los fármacos hemostáticos se utilizan como tratamiento coadyuvante tópico en hemorragias en sábana y como refuerzo de sutura en cirugía vascular.
- Los fármacos procoagulantes están indicados en situaciones en las que se requiere la reposición de proteínas del plasma o factores de la coagulación.
- La vitamina K se utiliza en hemorragias secundarias a dicumarínicos o cuando es necesario potenciar la producción hepática de los factores dependientes de la vitamina K.

---

na para favorecer el sellado tisular y como refuerzo de sutura en cirugía vascular. Se aplican por vía tópica y las dosis y el número de aplicaciones varían en función de la situación clínica. Entre ellos se encuentran, por ejemplo, las esponjas o matrices de fibrinógeno y trombina o las soluciones de fibrina.

En determinadas situaciones clínicas (hemofilia, enfermedad de Von Willebrand, trombastenia de Glanzmann, hepatopatías, coagulación intravascular diseminada) es necesario potenciar o estimular la cascada de la coagulación para prevenir y/o tratar procesos hemorrágicos. La puesta en marcha de la hemostasia secundaria se puede potenciar administrando factores de la coagulación (fármacos procoagulantes) o bien favoreciendo la síntesis hepática de los factores de la coagulación dependientes de la vitamina K, con el fin de obtener una respuesta hemostática adecuada. Los **fármacos procoagulantes** se utilizan principalmente cuando es necesario reponer o sustituir factores de la coagulación o proteínas del plasma en circunstancias en las que la concentración o la actividad funcional de ciertos factores de la coagulación son inadecuadas. La **vitamina K**, sin embargo, se utiliza con la finalidad de potenciar la producción hepática de los factores II, VII, IX y X en situaciones en las que hay una deficiencia de vitamina K, por ejemplo, en neonatos, síndromes de malabsorción, hepatopatías graves o en situaciones en las que la acción de la vitamina K está bloqueada, como ocurre en las hemorragias secundarias a sobredosificación o intoxicación con anticoagulantes orales.

BIBLIOGRAFÍA

Fuertes Ferre G, Pérez Guerrero A, Linares Vicente JA, Jimeno Sánchez J, Alonso-Ventura V, Cubero Saldaña JL, Galache Osuna JG, Andrés Esteban EM, Diarte de Miguel JA, Ortas Nadal MDR, Casasnovas Lenguas JA. Triflusal in Patients with Acute Coronary Syndrome and Acetylsalicylic Acid Hypersensitivity. Cardiology 2021; 146(4): 426-30.

Gallagher J, Brady C. ICGP Quality and Safety in Practice Committee. Practical use of Direct Oral Anticoagulants (DOACs) in Atrial Fibrillation in General Practice: Quick Reference Guide. 2020. [Available from URL: www.icgp.ie]

Gonsalves WI, Pruthi RK, Patnaik MM. The new oral anticoagulants in clinical practice. Mayo Clin Proc 2013; 88: 495-511.

Gresele P, Momi S, Falcinelli E. Anti-platelet therapy: phosphodiesterase inhibitors. Br J Clin Pharmacol 2011; 72: 634-46.

Guía de Prescripción Terapéutica. Información de medicamentos autorizados en España. http://www.imedicinas.com/GPTage/Home.php

Jourdi G, Lordkipanidzé M, Philippe A, Bachelot-Loza C, Gaussem P. Current and Novel Antiplatelet Therapies for the Treatment of Cardiovascular Diseases. Int J Mol Sci 2021; 22: 13079.

Keeling D, Baglin T, Tait C, Watson H, Perry D, Baglin C, Guidelines on oral anticoagulation: fourth edition. Br J Haematol 2011; 154: 311-24.

King CS, Holley AB, Moores LK. Moving toward a more ideal anticoagulant: the oral direct thrombin and factor Xa inhibitors. Chest 2013; 143: 1106-16.

Kristensen SD, Würtz M, Grove EL, De Caterina R, Huber K, Moliterno DJ, Neumann FJ. Contemporary use of glycoprotein IIb/IIIa inhibitors. Thromb Haemost 2012; 107: 215-24.

Lovecchio F. Heparin-induced thrombocytopenia. ClinToxicol 2014; 52: 579-83.

Michelson A. Platelets, 2ª ed. Academic Press, 2011.

Papp J, Kenyeres P, Toth K. Clinical importance of antiplatelet drugs in cardiovascular diseases. Clin Hemorheol Microcirc 2013; 53: 81-96.

Patrono C, Andreotti F, Arnesen H, Badimon L, Baigent C, Collet JP y cols. Antiplatelet agents for the treatment and prevention of atherothrombosis. Eur Heart J 2011; 32: 2922-32.

Radomski MW, Palmer RM, Moncada S. The anti-aggregating properties of vascular endothelium: interactions between prostacyclin and nitric oxide. Br J Pharmacol 1987; 92: 639-46.

Santos-Martínez MJ, Medina C, Jurasz P, Radomski MW. Role of metalloproteinases in platelet function. Thromb Res 2008; 121: 535-42.

Tsivgoulis G, Katsanos AH, Sandset EC, Turc G, Nguyen TN, Bivard A, Fischer U, Khatri P. Thrombolysis for acute ischaemic stroke: current status and future perspectives. Lancet Neurol 2023 May; 22(5): 418-29.

Verstraete M. Third-generation thrombolytic drugs. Am J Med 2000; 109: 52-8.

Antibióticos. Generalidades

45

J. L. del Pozo León, B. Sadaba Díaz de Rada y J. R. Azanza Perea

INTRODUCCIÓN

Se denomina antibiótico (del griego, *anti*, «contra» y *bios*, «vida»), a cualquier compuesto químico utilizado para destruir o inhibir el crecimiento de un microorganismo. La principal categoría de antibióticos son los antibacterianos, pero en este concepto se incluyen también los fármacos antifúngicos, antivíricos, antiparasitarios y tuberculostáticos.

Los extractos de ciertas plantas medicinales y hongos ambientales se han utilizado durante siglos en el tratamiento de las enfermedades infecciosas. La primera observación de lo que hoy en día se denominaría efecto antibiótico fue realizada en el siglo XIX por el químico francés Louis Pasteur, al descubrir que algunas bacterias saprofitas podían destruir los microorganismos que causan el ántrax. En 1929, el bacteriólogo británico Alexander Fleming descubrió, de forma accidental, la penicilina (un derivado del hongo *Penicillium notatum*). Esta sustancia demostró su eficacia frente a algunas bacterias, como la causante de la gonorrea o algunas productoras de meningitis o sepsis. Este descubrimiento permitió el desarrollo de otros compuestos antibacterianos producidos por microorganismos. Howard Florey y Ernst Chain, en 1940, fueron los primeros en utilizar la penicilina en seres humanos.

El panorama de las enfermedades infecciosas ha cambiado de forma radical desde la generalización del uso de antibióticos en la década de los cincuenta. Enfermedades que habían sido la primera causa de muerte, como la tuberculosis, la neumonía o la sepsis, tienen un mejor pronóstico en la actualidad. El uso de antibióticos también ha supuesto un avance espectacular en la cirugía, permitiendo la realización de cirugías complejas y prolongadas sin un riesgo excesivo de infección. Los antibióticos se emplean, además, en el tratamiento y la prevención de infecciones por parásitos (helmintos y protozoos) y hongos. Existen fármacos para el tratamiento de diversas enfermedades causadas por virus como la hepatitis C, el SIDA, la COVID-19 o el herpes, pero hay muchas otras infecciones víricas frente a las cuales no existen tratamientos eficaces.

De forma sencilla, puede decirse que una bacteria es sensible a un antibiótico cuando éste es capaz de destruirla o de inhibir su desarrollo y, por lo tanto, cabe esperar la curación de la infección al utilizar dicho antibiótico. Por el contrario, una bacteria es resistente a un antibiótico cuando sólo puede ser destruida o inhibido su desarrollo con concentraciones superiores a las que el fármaco puede alcanzar en el foco de la infección. El último informe de la Organización Mundial de la Salud (OMS) publicado en 2014 acerca de la resistencia a los antimicrobianos *(Resistencia a los antimicrobianos: informe mundial sobre la vigilancia)* revela que la amenaza de la resistencia antibiótica ha dejado de ser una previsión para el futuro y ya es en todas las regiones del mundo una realidad que puede afectar a cualquier paciente. Se estima que en el año 2050 las infecciones causadas por microorganismos multirresistentes serán la causa más frecuente de muerte a nivel global. La resistencia a los antibióticos complica la evolución de las enfermedades; por ejemplo, los pacientes diagnosticados de una infección por *Staphylococcus aureus* resistente a la meticilina tienen una probabilidad de morir un 64 % mayor que los infectados por cepas sensibles a la meticilina. La resistencia antibiótica también aumenta de manera considerable el costo de la atención sanitaria, pues alarga las estancias hospitalarias y requiere más cuidados.

GENERALIDADES Y DEFINICIONES

Antiinfeccioso es un término general que se utiliza para denominar a cualquier medicamento eficaz en el tratamiento de las enfermedades infecciosas. Se denomina **antibiótico** a cualquier sustancia química producida por un microorganismo y que inhibe el crecimiento de otros microorganismos infecciosos.

En un principio, el término antibiótico se empleaba únicamente para referirse a los compuestos orgánicos de origen biológico. En la actualidad se utiliza también para denominar compuestos sintéticos o semisintéticos.

Los **quimioterápicos** son compuestos obtenidos por síntesis química que poseen actividad antimicrobiana.

Se define como **agente antimicrobiano** la sustancia producida por microorganismos o sintetizada químicamente que en concentraciones bajas es capaz de inhibir e, incluso, destruir microorganismos sin producir efectos tóxicos en el hospedador.

Existen, por lo tanto, diferencias en las definiciones, aunque en la práctica clínica se usan de forma indistinta para referirse a los fármacos utilizados en el tratamiento de las enfermedades infecciosas.

Por último, se usan otras nomenclaturas como antifúngico, antivírico, antiparasitario o antibacteriano para referirse a fármacos con actividad específica sobre hongos, virus, parásitos o bacterias, respectivamente.

A continuación se describirán las características generales de los fármacos utilizados en el tratamiento de las infecciones bacterianas.

ESTUDIO DE LA SUSCEPTIBILIDAD ANTIMICROBIANA

El estudio de la actividad de los antimicrobianos frente a los microorganismos mediante la realización de antibiogramas es una de las funciones más importantes de los laboratorios de microbiología clínica.

El **antibiograma** define la actividad *in vitro* de un antibiótico frente a un microorganismo determinado y refleja la capacidad del antibiótico para destruir o inhibir el crecimiento de una población bacteriana. Los estudios de sensibilidad deben estar normalizados y sujetos a procesos de control que aseguren su reproducibilidad tanto entre laboratorios como dentro de un mismo laboratorio. Actualmente no existe un método universal que reproduzca las condiciones reales que ocurren en el seno de una infección y, por consiguiente, no existe un método ideal para realizar las pruebas de sensibilidad. El resultado del antibiograma, junto con los parámetros farmacocinéticos y farmacodinámicos del antimicrobiano y el estado clínico del paciente, son la base para la elección de los antimicrobianos en el tratamiento de las enfermedades infecciosas.

El procedimiento habitual para evaluar la sensibilidad antimicrobiana de un microorganismo lo constituyen los métodos de dilución en caldo o de difusión en Agar. Estos métodos se basan en la determinación del desarrollo del microorganismo problema en presencia de concentraciones crecientes de un antimicrobiano que se encuentra diluido en un medio de cultivo líquido (difusión en caldo). Esto se puede realizar empleando baterías de tubos con un rango determinado de concentraciones de un determinado antimicrobiano (técnicas de macrodilución). En la actualidad se han popularizado los métodos automatizados comerciales de microdilución en caldo, fácilmente integrables en sistemas semiautomáticos de lectura e interpretación de resultados, pero con el grave inconveniente del incremento en el coste.

Otra técnica frecuentemente utilizada es la técnica discoplaca, basada en el método de Kirby y Bauer. Este método consiste en depositar sobre una placa de agar previamente inoculada con el microorganismo problema, unos discos de papel secante impregnados con los diferentes antibióticos en estudio. El antibiótico difunde radialmente a través del agar originando un gradiente de concentración. Tras 18 horas de incubación los discos aparecen rodeados por una zona de inhibición del crecimiento bacteriano. La concentración de antibiótico en la interfase entre bacterias en crecimiento y bacterias inhibidas se conoce como concentración crítica y se aproxima a la concentración mínima inhibitoria (CMI) obtenida por los métodos de dilución. Para determinar la CMI de una cepa se procede a medir el diámetro de la zona de inhibición y luego se extrapola mediante unas tablas. Existen, por lo tanto, unos diámetros de inhibición, expresados en milímetros, estandarizados para cada antimicrobiano. La lectura de los halos de inhibición debe interpretarse como sensible (S), intermedio (I) o resistente (R) según las categorías establecidas por el *Clinical Laboratory Standards Institute* (CLSI).

Hay otros métodos de laboratorio para determinar la CMI, como el test épsilon o E-test. El E-test consiste en una tira de plástico de 6 cm de largo por 5 mm de ancho que incorpora un gradiente predefinido de antimicrobiano equivalente a 15 diluciones. Una vez inoculada la placa de agar con el microorganismo, se coloca la tira de E-test sobre su superficie, produciéndose de forma inmediata la difusión del antibiótico y creándose de este modo un gradiente exponencial de las concentraciones del antimicrobiano. Tras la incubación de las placas, se puede observar una zona de inhibición elipsoidal y simétrica. La CMI sería el valor obtenido en el punto en el que el extremo de inhibición intersecciona con la tira. El E-test se ha utilizado para determinar la CMI de diversos antibióticos frente a un amplio número de microorganismos.

CLASIFICACIÓN

Los criterios de clasificación de los antimicrobianos son diversos, lo que permite agruparlos según su estructura química, espectro de actividad, efecto antimicrobiano y mecanismo de acción.

Por su estructura química. Los antibióticos se agrupan en familias con propiedades generales similares, como β-lactámicos, tetraciclinas, quinolonas, aminoglucósidos, glucopéptidos, macrólidos, etcétera.

Por su espectro de actividad. Los antimicrobianos se dividen, en función del tipo de microorganismo sobre el que tienen actividad, en antibacterianos, antivíricos, antifúngicos y antiparasitarios. En relación con el número de especies bacterianas sobre las que puede actuar un antimicrobiano su espectro puede ser amplio, intermedio o reducido:

- *Antimicrobianos de amplio espectro.* Tienen actividad frente a un elevado número de microorganismos. Su principal desventaja es el daño indirecto que causan sobre la microbiota normal del paciente.
- *Antimicrobianos de espectro intermedio.* Actúan frente a un número más limitado de especies. Este grupo incluye la mayoría de los antimicrobianos.
- *Antimicrobianos de espectro reducido.* Sólo son eficaces frente a un número limitado de especies, como, por ejemplo, los glucopéptidos.

Por su efecto antimicrobiano. Según el efecto sobre los microorganismos, los antimicrobianos se han clasificado históricamente como bactericidas (capaces de destruir el microorganismo) o bacteriostáticos (capaces sólo de inhibir transitoriamente el desarrollo microbiano). Los límites de ambos conceptos se consideran en la actualidad un tanto difusos. Cada grupo de antibióticos actúa preferentemente como bactericida o como bacteriostático, aunque un mismo antibiótico puede comportarse como bactericida o bacteriostático dependiendo de la concentración que alcance en el foco de infección o de su afinidad por la diana de un determinado microorganismo. En general, los antimicrobianos que actúan inhibiendo la síntesis de la pared, alterando la membrana citoplásmica o interfiriendo en la síntesis de ADN son bactericidas, y los que inhiben la síntesis proteica son bacteriostáticos (aunque, por ejemplo, los aminoglucósicos son bactericidas).

- *Bacteriostáticos.* Bloquean el desarrollo y la multiplicación de las bacterias, pero no las destruyen, razón por la cual al retirar el antimicrobiano su efecto es reversible. Éste es el caso de las tetraciclinas, sulfamidas, trimetoprima, cloranfenicol, macrólidos y lincosamidas.
- *Bactericidas.* Provocan la muerte bacteriana y, por consiguiente, el proceso es irreversible. Es el caso de los β-lactámicos, aminoglucósidos, fosfomicina, nitrofurantoínas, polipéptidos, quinolonas, rifampicina o vancomicina.

Por su mecanismo de acción. Antibióticos con estructuras químicas muy diversas pueden tener el mismo mecanismo de acción (**tabla 45-1** y **fig. 45-1**).

- *Inhibición de la síntesis de la pared celular.* Los antibióticos que se incluyen en este grupo son en general bactericidas: β-lactámicos, fosfomicina y cicloserina, bacitracina, glucopéptidos y algunos antituberculosos (isoniazida, etambutol y pirazinamida).
- *Alteración de la función de membrana celular.* Los agentes que actúan sobre la membrana citoplasmática bacteriana son las polimixinas, los antifúngicos poliénicos (anfotericina B, nistatina e imidazoles), los lipopéptidos (daptomicina) y los ionóforos como la gramicidina.
- *Inhibición de la síntesis proteica.* Forman parte de este grupo los aminoglucósidos, cloranfenicol, tetraciclinas, tigeciclina, macrólidos, ketólidos, lincosamidas, oxazolidinonas, estreptograminas y otros (ácido fusídico, nitrofurantoína y mupirocina). Por lo general, estos antimicrobianos tienen un efecto bacteriostático, con la excepción de los aminoglucósidos, que son bactericidas.
- *Inhibición de la síntesis o la función de los ácidos nucleicos.* Los agentes antimicrobianos que actúan sobre los ácidos nucleicos pueden hacerlo de tres formas: por interferencia en la replicación del ADN, impidiendo la transcripción y por inhibición de la síntesis de metabolitos esenciales. Las quinolonas actúan inhibiendo la replicación del ADN. La rifampicina se fija en la subunidad B de la ARN-polimerasa, impidiendo la formación de esta

Tabla 45-1. Clasificación de los antibióticos según su mecanismo de acción

Inhibidores de la síntesis de la pared celular
- β-Lactámicos
  - Penicilinas
  - Cefalosporinas
  - Carbapenemes
  - Monobactámicos
- Fosfomicina y cicloserina
- Bacitracina
- Glucopéptidos
- Lipoglucopéptidos
- Isoniazida, etambutol, pirazinamida

Alteración de la función de la membrana celular
- Polimixinas
- Antifúngicos poliénicos
- Lipopéptidos (daptomicina)

Inhibidores de la síntesis proteica
- Aminoglucósidos (inhibidor 30S)
- Tetraciclinas (inhibidor 30S)
- Tigeciclina
- Cloranfenicol (inhibidor 50S)
- Macrólidos y ketólidos (inhibidor 50S)
- Lincosamidas (inhibidor 50S)
- Isoxazolidinonas
- Estreptograminas (inhibidor 50S)
- Ácido fusídico
- Nitrofurantoína
- Otros (mupirocina)

Inhibidores de la síntesis o función de ácidos nucleicos
- Quinolonas
- Nitroimidazoles
- Rifampicina
- Actinomicina D
- Fidaxomicina

Inhibidores de la síntesis de metabolitos esenciales
- Sulfamidas
- Trimetoprima

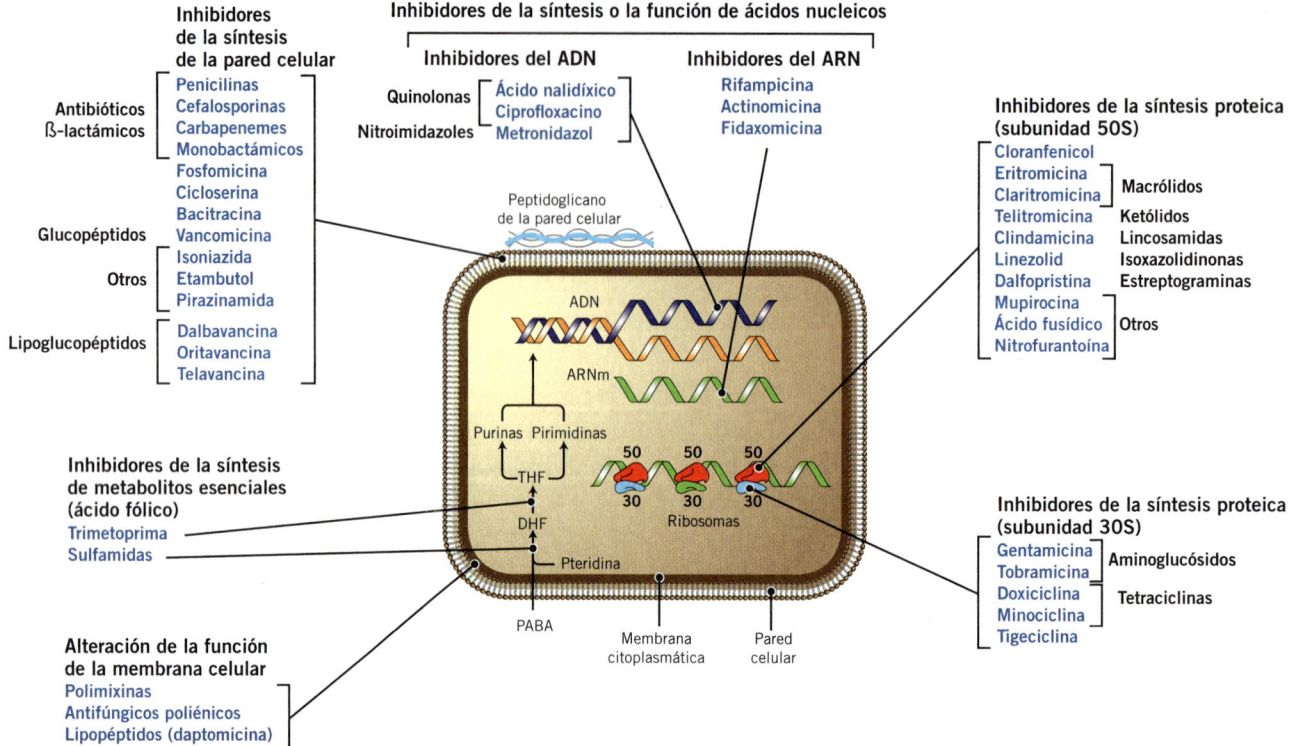

Figura 45-1. Clasificación de los antibióticos según su mecanismo de acción. DHF: dihidrofolato; PABA: ácido paraaminobenzoico; THF: tetrahidrofolato.

enzima y del complejo que inicia la transcripción, y la actinomicina D bloquea también esta enzima.

- *Inhibición de la síntesis de metabolitos esenciales.* Las sulfamidas y las diaminopirimidinas (trimetoprima, pirimetamina y metotrexato) bloquean la síntesis de metabolitos esenciales. Compiten con estos metabolitos en la unión a las enzimas que actúan sobre ellos.

INTERACCIONES ENTRE ANTIMICROBIANOS

Las combinaciones de antimicrobianos se utilizan principalmente para tratar a pacientes que sufren infecciones graves, en inmunodeprimidos o en pacientes con determinadas infecciones (tuberculosis, brucelosis, etc.). También se emplean como tratamiento empírico en el paciente grave. Los efectos de la actividad combinada de dos antimicrobianos pueden ser los siguientes:

- *Indiferencia:* la actividad de los dos antimicrobianos no difiere de la actividad del más efectivo de ellos en solitario.
- *Adición:* la actividad de los dos antimicrobianos es aproximadamente igual a la suma de las actividades de los dos antimicrobianos separados.
- *Sinergismo:* la actividad de los dos antimicrobianos es significativamente mayor que la suma de las actividades de los dos antimicrobianos separados.
- *Antagonismo:* la actividad de los dos antimicrobianos juntos es significativamente menor que la suma de las actividades de los dos antimicrobianos separados.

Se han desarrollado varias técnicas *in vitro* que, de forma sencilla y aproximada, pueden mostrar las interacciones de

dos o más antimicrobianos. Las más utilizadas son la técnica del tablero *(checkerboard)*, los métodos en tubos con caldo y los métodos de dilución en agar.

MECANISMOS DE ACCIÓN DE LOS DISTINTOS GRUPOS DE ANTIBIÓTICOS

El mecanismo de acción de los antibióticos no se conoció de forma científica hasta el siglo xx; sin embargo, la utilización de compuestos orgánicos en el tratamiento de las infecciones se conoce desde la antigüedad. Las diferencias estructurales entre las bacterias y las células eucariotas hacen que la afinidad de los antimicrobianos de interés clínico por las dianas procarióticas sea mucho mayor que por las de sus homólogas eucariotas, disminuyendo así el riesgo de efectos adversos. Sin embargo, con casi la única excepción de la pared celular o los ribosomas, prácticamente todas las dianas restantes de los antimicrobianos se encuentran también en las células eucariotas. Las principales diferencias entre las células bacterianas y las eucariotas son:

- Existencia de un único cromosoma en la bacteria, que no está rodeado de membrana nuclear y se halla en contacto directo con el citoplasma y, por lo tanto, es muy accesible a los antibióticos que actúan sobre la síntesis de ADN.
- Presencia de ribosomas del tipo 70S en las bacterias.
- Presencia de una pared celular con peptidoglicano (excepto en algunas bacterias, como *Mycoplasma* spp.), estructura que confiere forma y rigidez a la bacteria.

Para que los antimicrobianos alcancen su diana deben atravesar la envoltura bacteriana externa, excepto cuando la diana del antimicrobiano sea la propia envoltura externa. Las bacterias gramnegativas ofrecen mayor resistencia que las grampositivas a la entrada de antimicrobianos, pues poseen una membrana celular externa que rodea la capa de peptidoglicano. Esa membrana es una bicapa lipídica que, a diferencia de las membranas eucariotas, contiene lipopolisacáridos y proteínas como las porinas (proteínas monoméricas o triméricas que forman conductos o poros hidrófilos que permiten el acceso al peptidoglicano). A través de estas porinas difunden de forma pasiva pequeñas moléculas hidrófilas (menores de 600 Da), y se impide el paso de otras mayores, por ejemplo los glucopéptidos (peso molecular > 1 kDa). Por el contrario, los antibióticos más lipófilos difunden bien a través de la bicapa lipídica, y algunos utilizan mecanismos de transporte activo. En las bacterias grampositivas, que carecen de membrana externa, se estima que el límite de paso es de 100 kDa, un tamaño mucho mayor que el de la mayoría de los antimicrobianos. Una vez en el interior del microorganismo, los antimicrobianos deben evitar su hidrólisis o su transformación en un producto inactivo y reconocer de forma efectiva su diana antes de que algún sistema de expulsión lo saque de nuevo fuera de la bacteria. Existen otros antimicrobianos cuya función es proteger a otros compuestos de las enzimas hidrolíticas bacterianas, como es el caso de los inhibidores de β-lactamasas como el ácido clavulánico, tazobactam, sulbactam, avibactam, vaborbactam o relebactam.

A continuación se describirán los mecanismos de acción que utilizan los antibióticos para ejercer su efecto farmacológico.

Inhibición de la síntesis de la pared bacteriana

Todas las bacterias poseen una pared celular externa rígida (excepto los micoplasmas), que rodea por completo la membrana celular citoplasmática (**fig. 45-2**). Dicha pared se comporta como elemento protector de la integridad celular e impide su estallido, ya que existe una gran presión osmótica en el interior bacteriano. La presión interna es de tres a cinco veces mayor en las bacterias grampositivas que en las gramnegativas. Por ello, cualquier inhibición de su formación o lesión de la pared celular puede conducir a la lisis de la célula. La pared celular contiene un polímero complejo entrelazado de naturaleza mucopeptídica, denominado peptidoglicano o mureína, formado por polisacáridos y péptidos con un elevado grado de entrecruzamiento. Su rigidez final dependerá del entrelazamiento de las cadenas peptídicas como resultado de las reacciones de transpeptidación llevadas a cabo por varias enzimas. La síntesis de la pared es un proceso complejo que se lleva a cabo en cuatro etapas: formación del precursor en el citoplasma, transporte del precursor a través de la membrana, formación del polímero lineal y transpeptidación. En la *primera etapa* de formación del precursor en el citoplasma interfieren antibióticos como la fosfomicina o la cicloserina (**fig. 45-3**).

La **fosfomicina** impide la agrupación del fosfoenolpiruvato con la unidad básica uridindifosfo-*N*-acetilglucosamina (UDP-NAG), mientras que la **cicloserina**, por su analogía con la D-alanina, inhibe competitivamente la conversión de L-alanina en su forma D-alanina y la formación del dipéptido D-alanina-D-alanina. Este dipéptido se une a tres aminoá-

⊗ ASPECTOS GENERALES DE LOS ANTIBIÓTICOS

- Se denomina antibiótico a cualquier compuesto químico utilizado para inhibir el crecimiento de un microorganismo. La principal categoría de antibióticos son los antibacterianos, pero en este concepto se incluyen también los fármacos antifúngicos, antivíricos, antiparasitarios y tuberculostáticos.

- Una bacteria es sensible a un antibiótico cuando éste es capaz de destruirla o de inhibir su desarrollo y, por lo tanto, se puede producir la curación de la infección al utilizar dicho antibiótico. Por el contrario, una bacteria es resistente a un antibiótico cuando sólo puede ser destruida o inhibido su desarrollo con concentraciones superiores a las que el fármaco puede alcanzar en el foco de la infección.

- El antibiograma define la actividad *in vitro* de un antibiótico frente a un microorganismo determinado y refleja su capacidad para destruir o inhibir el crecimiento de una población bacteriana. Los estudios de sensibilidad deben estar normalizados y sujetos a procesos de control que aseguren su reproducibilidad tanto entre laboratorios como dentro de un mismo laboratorio.

- En relación con el número de especies bacterianas sobre las que puede actuar un antimicrobiano, su espectro puede ser amplio, intermedio o reducido.

- Un antibiótico es bacteriostático cuando bloquea el desarrollo y la multiplicación de las bacterias pero no las lisa, por lo que al retirar el antimicrobiano su efecto es reversible. Un antibiótico es bactericida cuando provoca la muerte bacteriana y, por consiguiente, el proceso es irreversible.

- La combinación de dos o más antibióticos puede producir indiferencia, adición, sinergismo o antagonismo.

- La erradicación de algunos componentes de la microbiota humana puede derivar en el sobrecrecimiento de otros microorganismos, que lógicamente son resistentes al antibiótico administrado y que se denomina colonización. En algunos casos esta situación es seguida por la presencia de una infección denominada superinfección.

cidos y un aminoazúcar, el *N*-acetilmurámico (NAM). A su vez, este pentapéptido con azúcar se une a otra molécula de otro aminoazúcar, la *N*-acetilglucosamina. Esta estructura es transportada por una molécula transportadora, el isoprenilfosfato, al exterior de la membrana, donde interviene para formar la nueva pared celular. En la *segunda etapa* de transporte del precursor a través de la membrana interfiere la **bacitracina** (v. **fig. 45-3**), ya que se une al isoprenilfosfato para formar un complejo inutilizable. En la *tercera etapa* interfieren la **vancomicina** (v. **fig. 45-3**) y la **ristocetina**, puesto que se unen a la zona terminal del disacárido pentapéptido, lo que impide la acción de la peptidoglicano-sintetasa. Los antibióticos **β-lactámicos** (penicilinas, cefalosporinas, cefamicinas, monobactámicos y carbapenemes) interfieren en las reacciones de transpeptidación que se producen en la *última fase* de la síntesis de la pared celular, se fijan a los centros activos de la enzima e impiden la formación de los entrecruzamientos de las cadenas de peptidoglicano. Su actividad se debe a la similitud de la estructura tridimensional de estos agentes antimicrobianos con la terminación D-alanina-D-alanina del pentapéptido. Estos agentes se unen a unos receptores enzimáticos situados en la cara externa de la membrana bacteriana, que reciben el nombre de proteínas fijadoras de penicilina (PBP, del inglés *penicillin binding proteins*) y presentan elevada afinidad por las penicilinas y las

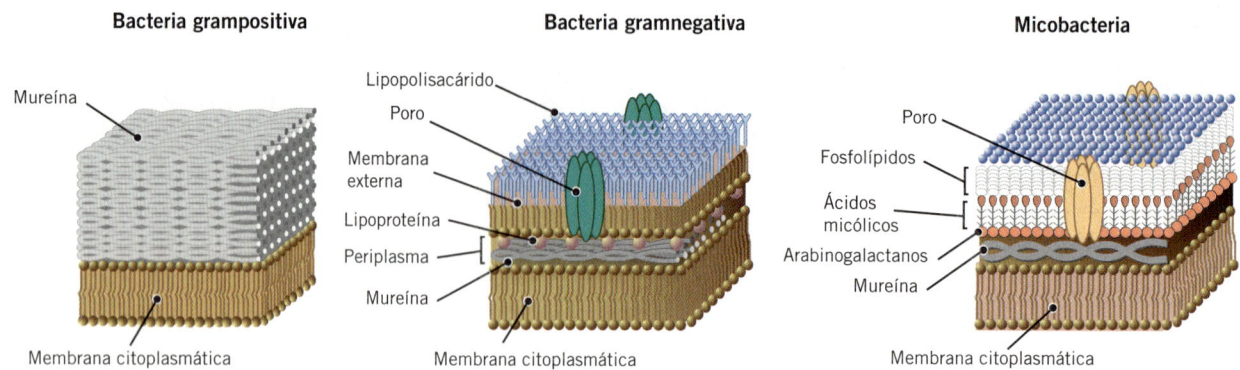

Figura 45-2. Estructura de la pared celular de bacterias grampositivas, gramnegativas y micobacterias.

cefalosporinas. Estas proteínas son enzimas transpeptidasas, carboxipeptidasas o endopeptidasas involucradas en la fase final de la formación de la pared bacteriana, como en su reorganización en los procesos de división y crecimiento bacterianos.

El **cefiderocol** es el primer antibiótico (cefalosporina) sideróforo con un mecanismo de entrada a través de la membrana celular externa de los patógenos gram-negativos. De esta manera, utiliza el sistema de entrada de hierro de la propia bacteria para acceder a la célula, actuando como un caballo de Troya.

De manera general, los inhibidores de la síntesis de la pared requieren que la bacteria esté en fase de crecimiento activo y que el medio en que se encuentre el microorganismo sea isotónico o hipotónico, lo que favorece el estallido celular cuando se altera la estructura de la pared celular. Estos antibióticos suelen ser mucho más activos frente a los microorganismos grampositivos debido a que éstos presentan un mayor contenido en peptidoglicano en su estructura. Son fármacos poco tóxicos debido a que interaccionan con una estructura que no está presente en las células humanas.

Alteración funcional de la membrana citoplasmática

La membrana citoplasmática es vital para todas las células, puesto que controla la composición del medio interno celular. Las sustancias que alteran esta estructura modifican la permeabilidad y provocan la salida y entrada de iones que, en altas concentraciones, alteran el metabolismo bacteriano. Los antimicrobianos que interfieren de alguna manera en la estructura o función de esta estructura se comportan como bactericidas, incluso cuando los microorganismos están en fase estacionaria. Son fármacos poco selectivos que pueden resultar tóxicos para las células humanas. A este grupo pertenecen las polimixinas, los lipopéptidos (daptomicina) y los antibióticos poliénicos. En este grupo también se incluyen los ionóforos y los formadores de poros. Los ionóforos son antibióticos polipeptídicos cíclicos que tienen una estructura circular hidrófoba en el exterior e hidrófila o polar en el interior. Los ionóforos incorporan cationes monovalentes en su interior, que les permite cruzar la bicapa lipídica. La penetración elevada de potasio modifica el potencial eléctrico y el gradiente químico existente en la membrana, alterando su función. Los antibióticos for-

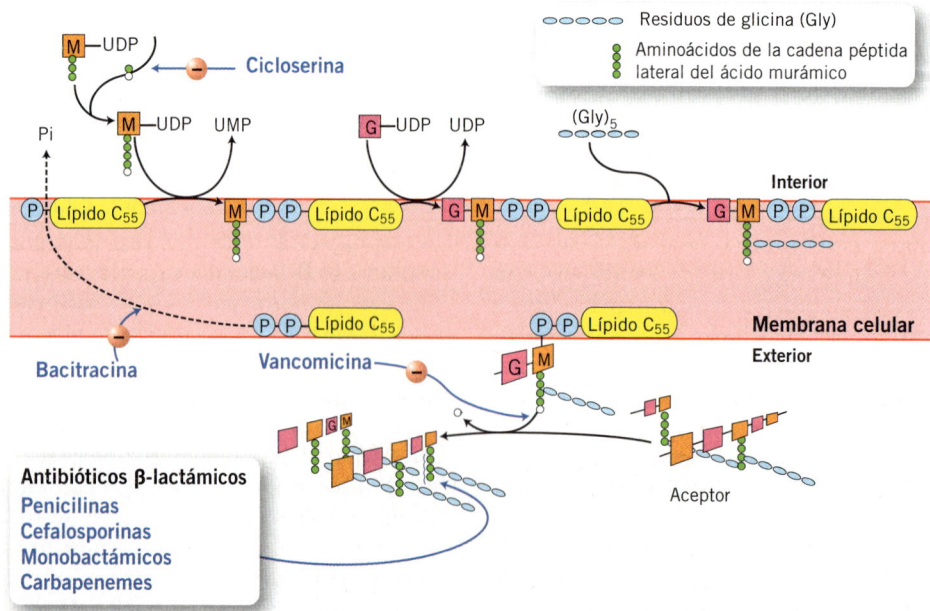

Figura 45-3. Antibióticos inhibidores de la síntesis de la pared celular. UDP: uridindifosfato; UMP: uridinmonofosfato.

madores de poros incluyen las gramicidinas, que son cadenas lineales de aminoácidos (polipéptidos acíclicos). Son agentes con una elevada toxicidad que los descarta para uso sistémico.

Inhibición de la síntesis proteica

La síntesis proteica puede ser inhibida selectivamente en las bacterias gracias a las diferencias estructurales entre los ribosomas bacterianos y los eucariotas (**fig. 45-4**). Los ribosomas bacterianos están formados por dos subunidades (30S y 50S), que contienen ARN ribosómico (ARNr 16S en la subunidad 30S, y ARNr 5S y ARNr 23S en la subunidad 50S) y diversas proteínas denominadas S (*small* o pequeña, en la subunidad 30S) y L (*large* o grande, en la subunidad 50S). La mayoría de los antibióticos de este grupo tienen actividad bacteriostática, aunque los aminoglucósidos se comportan como bactericidas. Forman parte de este grupo los aminoglucósidos, el cloranfenicol, las tetraciclinas, los macrólidos y las lincosamidas. Por lo general, estos antimicrobianos que inhiben la síntesis proteica tienen un efecto bacteriostático, con la excepción de los aminoglucósidos, que son bactericidas, quizá debido a otro mecanismo de acción.

La síntesis proteica se realiza en los ribosomas por la intervención de diversos tipos de ácidos. El proceso se lleva a cabo en tres etapas: iniciación, elongación, que a su vez comprende tres fases (reconocimiento, transferencia y translocación) y terminación. El ribosoma bacteriano tiene una estructura cuya constante de sedimentación es de 70S, constituido por dos subunidades (30S y 50S). La síntesis proteica en las bacterias se lleva a cabo por la transducción de la información genética codificada en el ARNm. El mecanismo de acción de los **aminoglucósidos** consiste en su fijación irreversible a la subunidad 30S de los ribosomas de una o dos proteínas diana, lo que inhibe el inicio de la síntesis y, al mismo tiempo, interfiere en la fijación del ARNt y distorsiona el codón del ARNm. De esta manera se detiene la síntesis proteica y se producen proteínas no funcionales. Las **tetraciclinas** presentan un mecanismo de acción similar, ya que bloquean la unión del aminoacilo del ARNt con el sitio aceptor (*locus* A) en el complejo formado por el ARNm y el ribosoma. El **cloranfenicol** y las **lincosamidas** se fijan en el ribosoma 50S, inhibiendo la enzima peptidiltransferasa en la fase de transferencia y bloqueando la reacción de transpeptidación. En esta unidad también se fijan los **macrólidos**, el **ácido fusídico** y la **espectinomicina**, impidiendo la translocación de la síntesis proteica, pues modifican los factores que suministran la energía necesaria para este proceso (**tabla 45-2**).

Inhibición de la síntesis o la función de los ácidos nucleicos

Dentro de este grupo se incluyen las rifamicinas y las quinolonas, que actúan sobre enzimas que participan en los procesos de transcripción y replicación, y los nitroimidazoles y nitrofuranos, que actúan directamente sobre el ADN, dañándolo. En general son fármacos bactericidas rápidos e independientes del inóculo y de la fase de crecimiento bacteriano. No son particularmente selectivos y poseen cierta toxicidad para las células eucariotas.

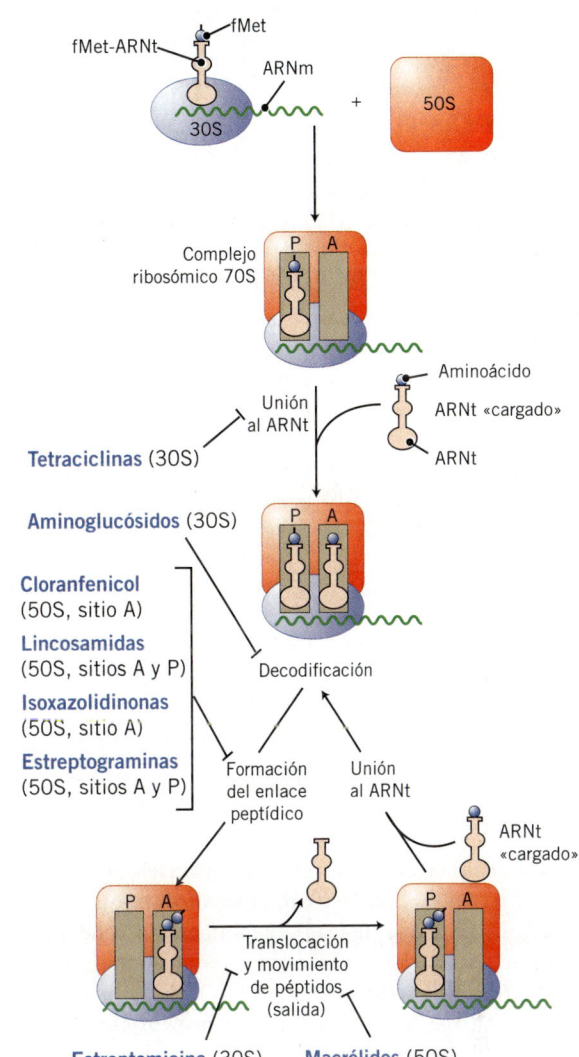

Figura 45-4. Antibióticos inhibidores de la síntesis proteica. fMet: formilmetionina.

Inhibición de la síntesis de factores metabólicos

Para obtener determinados elementos esenciales, como los aminoácidos o las bases púricas y pirimidínicas de los nucleótidos, se requiere la síntesis de folatos, que algunas bacterias son incapaces de obtener del medio (a diferencia de las células eucariotas). La síntesis de ácido tetrahidrofólico se obtiene a partir de una molécula de pteridina y de ácido paraaminobenzoico (PABA), y mediante la enzima dihidropteroatosintetasa se forma el ácido dihidropteroico. Posteriormente, por adición de ácido glutámico se forma el ácido dihidrofólico (ácido fólico), que es reducido por la dihidrofolato-reductasa y forma el ácido tetrahidrofólico (ácido folínico). Las sulfamidas y las diaminopirimidinas (trimetroprima, pirimetamina y metotrexato) actúan a través de este mecanismo (**fig. 45-5**).

Bloqueo de los mecanismos de resistencia

Los antibióticos más importantes que utilizan este mecanismo son los inhibidores de β-lactamasas, que comprenden el

Tabla 45-2. Sitios y mecanismos de acción de los antibióticos inhibidores de la síntesis proteica

FÁRMACO O GRUPO DE FÁRMACOS	MECANISMO DE ACCIÓN
Fármacos que actúan en la subunidad 30S	
Aminoglucósidos (gentamicina, tobramicina)	Inducen alteración de la lectura
Tetraciclinas (doxiciclina, minociclina)	Bloquean la unión del aminoacil-ARNt al sitio A
Fármacos que actúan en la subunidad 50S	
Cloranfenicol	Inhibe la formación del enlace peptídico interfiriendo en el ARNt
Macrólidos (eritromicina, claritromicina)	Inhiben la translocación bloqueando el crecimiento de la cadena polipeptídica
Lincosamidas (clindamicina)	Inhiben la formación del enlace peptídico bloqueando el crecimiento de la cadena polipeptídica e inhibiendo los sitios A y P
Isoxazolidinonas (linezolid)	Inhiben la formación del enlace peptídico bloqueando la unión al sitio A
Estreptograminas (dalfopristina)	Inhiben la formación del enlace peptídico bloqueando la unión a los sitios A y P

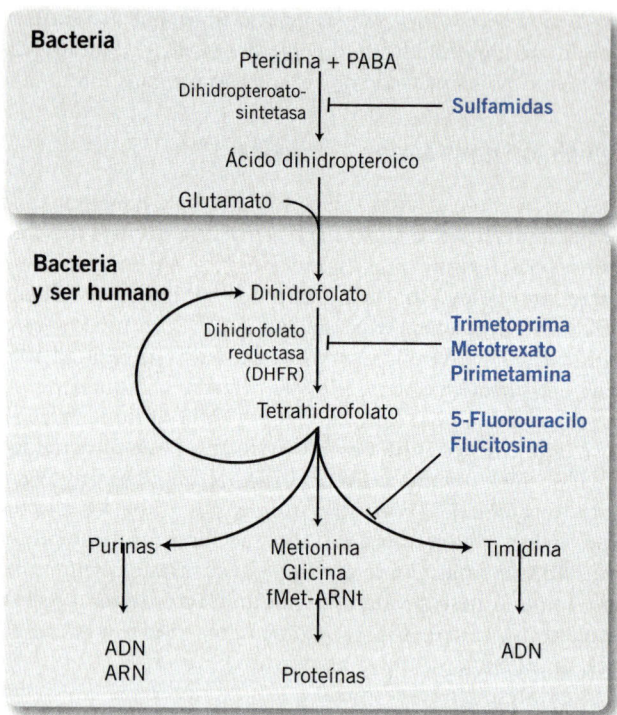

Figura 45-5. Antibióticos inhibidores de la síntesis de metabolitos esenciales (ácido fólico). fMet: formilmetionina; PABA: ácido paraaminobenzoico.

ácido clavulánico, el sulbactam, el tazobactam, el avibactam, el vaborbactam o el relebactam, entre otros, y que se incluyen dentro del grupo de los β-lactámicos. En general, carecen de actividad de acción antibacteriana intrínseca, con excepción del sulbactam, que es activo frente a *Acinetobacter baumannii*, pero se unen de forma irreversible a algunas β-lactamasas, protegiendo de su acción a los antibióticos β-lactámicos. Aunque se conocen sustancias que bloquean las bombas de expulsión activa o las enzimas modificadoras de aminoglucósidos *in vitro*, ninguna de ellas ha podido introducirse con fines terapéuticos.

MECANISMOS DE RESISTENCIA ANTIBIÓTICA

Las bacterias pueden desarrollar mecanismos de resistencia frente a los antibióticos debido a su gran capacidad de adaptación. Una misma bacteria puede adquirir varios mecanismos de resistencia frente a uno o varios antimicrobianos y, del mismo modo, un antimicrobiano puede ser inactivado mediante diferentes mecanismos.

La **resistencia natural** o intrínseca ocurre, por ejemplo, cuando el microorganismo carece de diana para un antibiótico (como la falta de pared celular de *Mycoplasma pneumoniae* que lo hace intrínsecamente resistente a los β-lactámicos).

La **resistencia adquirida** es debida a la modificación de la carga genética de la bacteria y puede aparecer por mutación cromosómica (con selección de mutantes resistentes) o por mecanismos de transferencia genética. Las bacterias adquieren material genético por tres mecanismos principales (**fig. 45-6**): *conjugación*, en la que se transfiere ADN cromosómico o plasmídico de forma directa entre las bacterias; *transducción*, en la que la transferencia de ADN entre las

células se realiza por un virus bacteriano o bacteriófago, y *transformación*, en la que las bacterias captan el ADN desde el medio por las destrucción celular.

La resistencia transmisible es la más importante desde el punto de vista clínico. Puede estar mediada por plásmidos, transposones o integrones, que además pueden pasar de una bacteria a otra.

A continuación se describen los tres principales mecanismos de resistencia de las bacterias a los antibióticos.

Inactivación enzimática del antibiótico. La bacteria es capaz de producir enzimas que pueden destruir el antibiótico. Las más importantes son las β-lactamasas (penicilinasas, betalactamasas, betalactamasas de espectro extendido, carbapenemasas…), capaces de hidrolizar ciertos β-lactámicos dependiendo del tipo de enzima. En los microorganismos grampositivos se secretan al medio extracelular. En los gramnegativos se secretan al espacio periplásmico de la bacteria. Otro tipo de enzimas lo constituyen, por ejemplo, las modificadoras de aminoglucósidos, cloranfenicol, tetraciclinas y macrólidos.

Modificaciones de la diana bacteriana. Los microorganismos adquieren, por ejemplo, resistencia a las quinolonas debido a mutaciones en la ADN-girasa. Otras mutaciones que condicionan resistencias son las mutaciones del ARNr 23S en el caso de los macrólidos, o de las PBP en el caso de los β-lactámicos.

Bloqueo de la interacción entre el antimicrobiano y su diana. Algunos microorganismos son capaces de mutar, por ejemplo, las proteínas porinas de la pared celular, evitando así la entrada de los antibióticos β-lactámicos. En otras ocasiones pueden provocar la salida del antibiótico por un mecanismo de expulsión activa, mediante bombas de eflujo, impidiendo que el antimicrobiano alcance concentraciones suficientes en el citoplasma bacteriano.

β-Lactámicos

La resistencia frente a los β-lactámicos es un grave problema, debido a que éste es probablemente el grupo de antibióticos más utilizado en la práctica clínica. Las bacterias pueden adquirir resistencia a los β-lactámicos por, al menos, tres mecanismos diferentes **(fig. 45-7)**.

Alteración de las proteínas fijadoras de penicilina. Las PBP son imprescindibles para la formación de la pared celular. Los antibióticos β-lactámicos se fijan en estas enzimas inactivándolas. Si la bacteria es capaz de modificar sus PBP de modo que el antibiótico no pueda reconocerlas, se hará resistente a dicho antibiótico. La resistencia de microorganismos grampositivos, como estafilococo, neumococo y enterococo, y de algunos gramnegativos, como *Haemophilus influenzae* o gonococo, puede ser debida a modificaciones de las PBP.

Producción de enzimas inactivantes (β-lactamasas). La producción de enzimas inactivantes (β-lactamasas plasmídicas o cromosómicas) es, sin duda, el mecanismo más importante y frecuente de resistencia a los β-lactámicos. Las β-lactamasas plasmídicas originan un alto nivel de resistencia en los gramnegativos y están muy extendidas entre las enterobacterias. Algunas de estas enzimas son de espectro ampliado y confieren resistencia a casi todos los antibióticos β-lactámicos. Desde que se puso de manifiesto la importancia de las β-lactamasas, se desarrollaron inhibidores de estas enzimas, entre los que destacan el ácido clavulánico, el sulbactam, el tazobactam, el avibactam, el vaborbactam o el relebactam, entre otros. Sin embargo, ya se han descrito nuevas β-lactamasas resistentes a la acción de estos inhibidores.

Alteración de las porinas de la membrana externa. La modificación de las proteínas de la membrana externa cobra especial relevancia cuando se asocia a la producción de β-lactamasas, siendo este hecho crucial en los microorganismos gramnegativos como *Escherichia coli*, *Pseudomonas aeruginosa*, *Haemophilus influenzae* o gonococo.

Glucopéptidos

Las micobacterias, los hongos y casi todas las bacterias gramnegativas son intrínsecamente resistentes a los glucopéptidos debido que éstos son incapaces de atravesar la membrana externa y, por lo tanto, de alcanzar la diana. Existen hasta ocho fenotipos de resistencia a glucopéptidos en enterococos, entre los que destacan: el fenotipo VanA o cepas de alto nivel de resistencia tanto a vancomicina como a teicoplanina, el fenotipo VanB sensible a teicoplanina y con susceptibilidad variable a vancomicina y el fenotipo VanC resistente de bajo nivel sólo a vancomicina **(v. fig. 45-7)**.

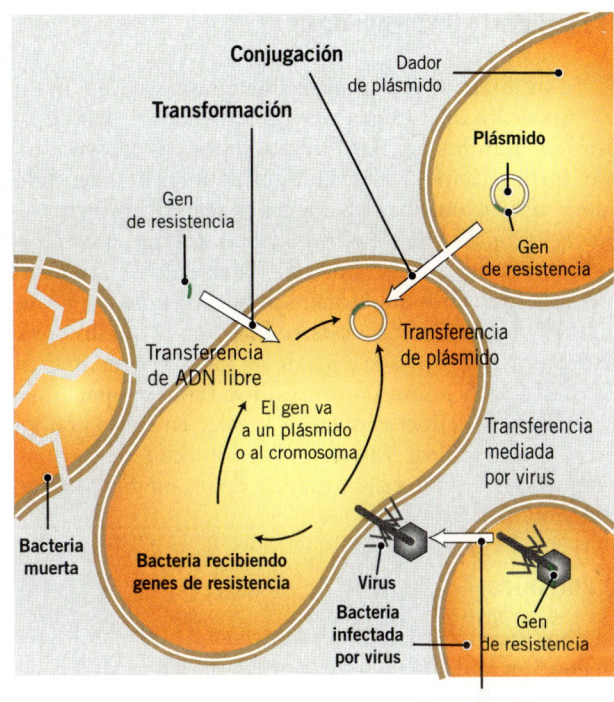

Figura 45-6. Mecanismos de adquisición de material genético por parte de las bacterias.

⊛ CARACTERÍSTICAS DE LOS ANTIBIÓTICOS SEGÚN SU MECANISMO DE ACCIÓN

- Las principales diferencias entre las células bacterianas y las eucariotas son: existencia de un único cromosoma en la bacteria, que no está rodeado de membrana nuclear y se halla en contacto directo con el citoplasma, presencia de ribosomas del tipo 70S en las bacterias y presencia de una pared celular con peptidoglicano (excepto en algunas bacterias como *Mycoplasma* spp.), estructura que confiere forma y rigidez a la bacteria.

- Los antibióticos que inhiben la síntesis de la pared bacteriana suelen ser mucho más activos frente a los microorganismos grampositivos y poco tóxicos debido a que interaccionan con una estructura que no está presente en las células humanas.

- Los antibióticos activos en la membrana citoplasmática se comportan como bactericidas, incluso cuando los microorganismos están en fase estacionaria. Son fármacos pocos selectivos que pueden resultar tóxicos para las células humanas.

- Los ionóforos y formadores de poros producen una elevada toxicidad que los descartan para uso sistémico.

- Los antibióticos que inhiben la síntesis proteica tienen actividad bacteriostática, aunque los aminoglucósidos se comportan como bactericidas.

- Los antibióticos que actúan en el metabolismo o la estructura de los ácidos nucleicos son fármacos bactericidas rápidos e independientes del inóculo y de la fase de crecimiento bacteriano. No son particularmente selectivos y poseen cierta toxicidad para las células eucarióticas.

- Los antibióticos que bloquean la síntesis de factores metabólicos ejercen un efecto bacteriostático y pueden producir efectos adversos relacionados con su mecanismo de acción.

- Los principales mecanismos de resistencia consisten en inactivación enzimática del antibiótico, modificaciones de la diana bacteriana y bloqueo de la interacción entre el antimicrobiano y su diana.

Macrólidos y lincosamidas

Estos antibióticos son incapaces de atravesar la membrana externa de los microorganismos gramnegativos debido a su carácter hidrófobo y, por lo tanto, estos microorganismos son intrínsecamente resistentes. Los nuevos macrólidos, como la azitromicina, parece tener menos problemas en este sentido. Se han descrito, además, mecanismos de expulsión activa de estos fármacos. La resistencia debida a la metilación de estos antibióticos impide su unión al ribosoma 50S. Esta resistencia está codificada por plásmidos en transposones, es cruzada y puede ser inducible (en macrólidos de 14 y 15 átomos) o constitutiva (también para los de 16 átomos y las lincosamidas) y aparece en cocos grampositivos y anaerobios. Asimismo, la producción de transferasas puede determinar la resistencia de los estafilococos a la clindamicina.

Quinolonas

La resistencia a las quinolonas se debe habitualmente a mutaciones en la diana (la topoisomerasa II o girasa). No obstante, se han descrito otros mecanismos de resistencia, como son las bombas de expulsión activa que impiden que estos antibióticos alcancen concentraciones intracelulares eficaces (v. fig. 45-7).

Aminoglucósidos

La inactivación enzimática es el principal mecanismo de resistencia a los aminoglucósidos en enterobacterias, *P. aeruginosa*, estafilococos y enterococos (v. fig. 45-7). Este tipo de resistencia suele estar mediada por plásmidos. Existen, además otros mecanismos, como las alteraciones en la permeabilidad de la membrana. Los anaerobios son intrínsecamente resistentes a

los aminoglucósidos debido a que carecen de sistemas de transporte específicos para estos antibióticos.

Tetraciclinas

El mecanismo de resistencia más importante en las enterobacterias es la expulsión activa del fármaco (v. fig. 45-7). En microorganismos grampositivos y en algunos gramnegativos, como *Neisseria* spp., *Haemophilus* spp., *Campylobacter* spp. y *Bacteroides* spp., el mecanismo de resistencia suele ser la producción de proteínas citoplasmáticas que impiden la unión de la molécula al ribosoma. En general la resistencia es cruzada para todas las tetraciclinas. También se han descrito fenómenos de resistencia por modificación enzimática codificada por transposones.

Cloranfenicol

La modificación enzimática (mediada por plásmidos o cromosómica) es el principal mecanismo de resistencia, aunque también se han descrito alteraciones en la permeabilidad de la membrana externa.

FARMACOCINÉTICA

Como ocurre con cualquier otro fármaco, la farmacocinética de los antimicrobianos también condiciona su uso, en algunos casos de forma limitante. En la tabla 45-3 se resumen las principales características farmacocinéticas de los antibióticos.

Absorción

El proceso de absorción de un fármaco por una vía de administración diferente de la intravenosa condiciona su biodis-

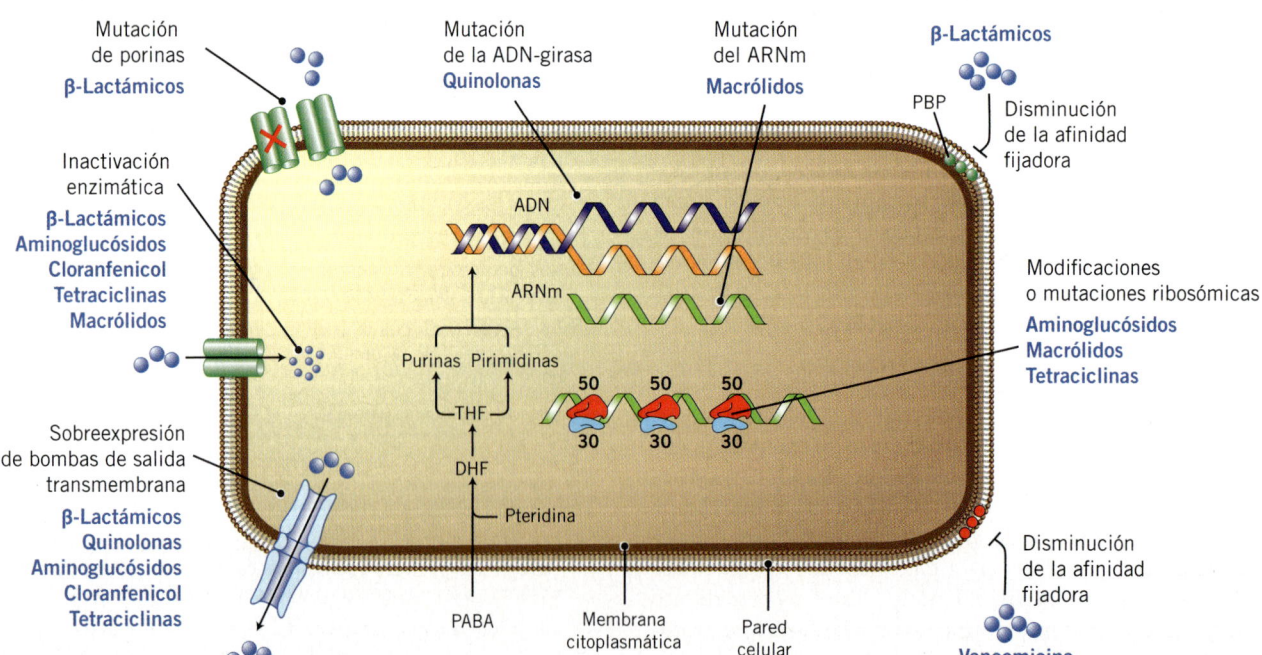

Figura 45-7. Mecanismos de resistencia bacteriana. DHF: dihidrofolato; PABA: ácido paraaminobenzoico; PBP: proteínas fijadoras de penicilina; THF: tetrahidrofolato.

ponibilidad. Entre los antimicrobianos hay grupos terapéuticos que pueden administrarse por vías diferentes de la parenteral, lo que permite su uso ambulatorio. Cuando un fármaco puede administrarse por vía intravascular y oral es posible realizar con él la terapia secuencial, con la que se consigue mantener la eficacia del fármaco y reducir tanto la estancia hospitalaria como los riesgos derivados de ella y de la administración parenteral, siempre que las concentraciones alcanzadas a través de las diferentes vías resulten semejantes. Ejemplos de antibióticos con los que se puede realizar una terapia secuencial son levofloxacino, rifampicina, cotrimoxazol, linezolid y voriconazol.

En algunos casos, la administración de alimentos –sobre todo de algunos alimentos en particular– puede limitar el proceso de absorción por vía oral. Esta interacción es especialmente relevante en el caso de la ingesta conjunta de tetraciclinas y fluoroquinolonas con alimentos y/u otro tipo de sustancias que contengan cationes divalentes o trivalentes.

La administración intramuscular puede ser incómoda e insegura (abscesos y otras complicaciones), aunque resulta útil si el intervalo de administración es largo. Es una vía comprometida en pacientes con una mala vascularización periférica (diabéticos, enfermedad vascular).

Algunos antibacterianos pueden administrase por vía tópica cutaneomucosa e, incluso, inhalatoria.

Actualmente, hay algunos antibióticos (dalbavancina, oritavancina o telavancina) que permiten una dosificación semanal o, incluso, en una dosis única dependiendo de la indicación y gracias a su elevada semivida de eliminación.

Distribución

La distribución de los antimicrobianos resulta fundamental para asegurar su acceso al lugar de la infección, ya que no todas las localizaciones son accesibles a los fármacos. En general, un volumen de distribución reducido indica que éste alcanza concentraciones sanguíneas elevadas y en tejidos muy irrigados y sin barreras, en menoscabo del interior de las células. El acceso a compartimentos más profundos, entre ellos el espacio intracelular, supone un efecto de secuestro del fármaco del espacio vascular, por lo que sus concentraciones en él serán reducidas, produciendo de este modo un volumen de distribución elevado.

Dentro del primer grupo, es decir, antibióticos con un volumen de distribución reducido, con concentraciones en la sangre elevadas, pero con más dificultades para alcanzar otros territorios, se encuentran los β-lactámicos, aminoglucósidos, lipopéptidos y glucopéptidos.

Los fármacos con una distribución amplia alcanzan concentraciones adecuadas en el espacio intracelular, mientras que las concentraciones vasculares son reducidas; entre ellos

Tabla 45-3. Características farmacocinéticas globales de los antimicrobianos

GRUPO FARMACOLÓGICO	ABSORCIÓN ORAL	DISTRIBUCIÓN	METABOLISMO	ELIMINACIÓN	EFECTO SOBRE CYP450
Penicilinas	Amoxicilina, ampicilina, cloxacilina	Limitada	Reducido	Renal	No
Cefalosporinas	Posible en un buen número	Limitada	Reducido	Renal	No
Carbapenemes	No	Limitada	Reducido	Renal	No
Monobactámicos	No	Limitada	Reducido	Renal	No
Inhibidores de β-lactamasa	Ácido clavulánico, sulbactam	Limitada	Reducido	Renal	No
Glucopéptidos	No	Limitada	Reducido	Renal	No
Macrólidos	Sí	Amplia	Amplio	Reducida	Inhibidor
Ketólidos	Sí	Amplia	Amplio	Reducida	Inhibidor
Lincosamidas	Sí	Amplia	Amplio	Reducida	No
Tetraciclinas	Sí	Amplia	Moderado	Reducida	No
Aminoglucósidos	No	Limitada	Reducido	Renal	No
Cloranfenicol	Sí	Amplia	Amplio	Limitada	Inhibidor
Isoxazolidinonas	Sí	Amplia	65 %	Reducida	No
Daptomicina	No	Limitada	Limitado	Renal	No
Quinolonas Moxifloxacino Levofloxacino Ofloxacino	Sí Sí Sí	Amplia Amplia Amplia	Amplio Escaso Escaso	Parcialmente renal Renal Renal	Inhibidor Inhibidor Inhibidor
Sulfamidas	Sí	Amplia	Moderado	Reducida	No
Trimetoprima	Sí	Amplia	Moderado	Reducida	Inhibidor
Rifampicina	Sí	Amplia	Amplio	Reducida	Inductor
Estreptograminas	No	Amplia	Amplio	Reducida	Inhibidor
Tigeciclina	No	Amplia	Reducido	Reducida	No
Fosfomicina	Sí	Amplia	Reducido	Renal	No

Tabla 45-4. Vías fundamentales de eliminación de los antimicrobianos

Eliminación renal	Eliminación por metabolismo	Eliminación renal/metabolismo	Otras vías de eliminación (biliar, etc.)
Aminoglucósidos	Cloranfenicol	Ciprofloxacino	Gliciclinas
β-Lactámicos	Isoniazida	Linezolid	Tetraciclinas
Daptomicina	Lincosaminas	Moxifloxacino	Ceftriaxona, piperacilina
Etambutol	Macrólidos	Sulfamidas	Clindamicina
Glucopéptidos	Rifamicinas		Rifampicina
Levofloxacino	Pirazinamida		Macrólidos

se encuentran macrólidos, lincosamidas, fenicoles, sulfamidas, tetraciclinas, tuberculostáticos, rifamicinas, quinolonas, nitroimidazólicos y oxazolidinonas.

Debe recordarse que el hecho de tener un volumen de distribución elevado no supone el acceso del fármaco a tejidos que presentan barreras especiales, como el sistema nervioso, el ojo y la próstata. No obstante, la presencia de fenómenos inflamatorios en estas localizaciones implica una rotura de las barreras, lo que facilita el acceso de casi cualquier fármaco.

Todos los antimicrobianos atraviesan la barrera placentaria, por lo que debe valorarse la posible repercusión en el feto. En la mayoría de los casos no hay datos sobre el potencial teratógeno de los antimicrobianos. Macrólidos, β-lactámicos y fosfomicina se consideran fármacos seguros para el feto. Aminoglucósidos, cloranfenicol, tetraciclinas, sulfamidas o metronidazol deben evitarse durante el embarazo. En los casos restantes hay que actuar con precaución, evitando su uso cuando no es imprescindible.

Los antimicrobianos también pasan a la leche, aunque en concentraciones inferiores a las de plasma. Debe evitarse la lactancia o el uso concomitante de fármacos como cloranfenicol, tetraciclinas, sulfamidas, metronidazol, quinolonas, eritromicina o isoniazida.

Eliminación

La forma de eliminación de los antibióticos condicionará tanto la pauta posológica como la necesidad de realizar ajustes de dosis en pacientes con insuficiencia de alguno de los órganos encargados del aclaramiento del fármaco. En la **tabla 45-4** se resumen las principales vías de eliminación de los antimicrobianos.

La eliminación es fundamentalmente renal en el caso de β-lactámicos, glucopéptidos, aminoglucósidos y fosfomicina. En estos casos será necesario ajustar la posología, generalmente ampliando el intervalo de administración, cuando el paciente presente insuficiencia renal. Esta necesidad es especialmente relevante con los fármacos de índice terapéutico reducido, como es el caso de aminoglucósidos y vancomicina.

El metabolismo es la forma principal de eliminación de otros antibióticos, como macrólidos, lincosamidas, tetraciclinas, fenicoles o rifamicinas. Las alteraciones de la función hepática condicionan la velocidad de eliminación de estos fármacos, pero no existen reglas para ajustar las dosis, por lo que el uso de fármacos debe realizarse con precaución y con una estrecha vigilancia del paciente.

Las oxazolidinonas tienen una forma de eliminación mixta, por lo que en general no requieren modificaciones posológicas en pacientes con insuficiencia renal o hepática.

Algunos antimicrobianos se eliminan de forma preferente, o al menos relevante, por vía biliar (ceftriaxona, piperacilina, clindamicina, rifampicina, macrólidos, tetraciclinas, gliciclinas). Son fármacos muy útiles en infecciones biliares, pero que dejan de serlo si se asocia una obstrucción de la vía biliar.

Entre los quimioterápicos hay fármacos con una capacidad relevante de modificar las isoenzimas del citocromo P-450, en ocasiones inhibiéndolas (macrólidos, imidazoles, isoniazida, inhibidores de la proteasa) y en otras ocasiones induciéndolas (rifampicina). Conocer esta propiedad es fundamental para hacer un buen uso de estos fármacos. En los siguientes capítulos se analizará esta característica de forma pormenorizada, dado que puede ser origen de importantes problemas de toxicidad o de ineficacia.

La velocidad de eliminación condiciona la pauta posológica, de forma que aquellos fármacos con una semivida de eliminación más corta necesitan administrarse de forma más frecuente (penicilinas).

RELACIONES FARMACOCINÉTICAS/ FARMACODINÁMICAS

La necesidad de optimizar la pauta posológica de los diferentes antimicrobianos ante la ausencia de nuevos fármacos ha supuesto el desarrollo de estudios que intentan relacionar los diferentes parámetros farmacocinéticos con la CMI y con los resultados de eficacia. En la actualidad se reconocen tres tipos de parámetros farmacocinéticos/farmacodinámicos:

⚙ ASPECTOS FARMACOCINÉTICOS DE LOS ANTIBIÓTICOS

- Cuando un fármaco puede administrarse por vía parenteral y oral es posible realizar con él una terapia secuencial, con la que se consigue mantener la eficacia del fármaco reduciendo tanto la estancia hospitalaria como los riesgos derivados de ella y de la administración parenteral.

- La distribución de los antimicrobianos resulta fundamental para asegurar su acceso al lugar de la infección, ya que no todas las localizaciones son accesibles a los fármacos. En general, un volumen de distribución reducido indica que éste alcanza concentraciones sanguíneas elevadas y en tejidos muy irrigados y sin barreras, en menoscabo del interior de las células.

- La presencia de un volumen de distribución elevado no supone el acceso del fármaco a tejidos que presentan barreras especiales, como el sistema nervioso, el ojo y la próstata.

- El efecto antibacteriano de los antimicrobianos se asocia a modelos de farmacocinética/farmacodinamia dependientes de la concentración ($C_{máx}$/CMI), del tiempo (T > CMI) o de la concentración y del tiempo (AUC/CMI).

concentración máxima ($C_{máx}$)/CMI, tiempo (T) > CMI y área bajo la curva (AUC)/CMI. La relación $C_{máx}$/CMI se asocia con la eficacia de los aminoglucósidos, y éste es el motivo por el que los fármacos de este grupo se dosifican en una dosis única diaria.

Mantener la concentración plasmática en cifras superiores a la CMI en la mayor cantidad del intervalo posológico, es decir, alcanzar valores de T > CMI del 100 %, parece el objetivo más adecuado de los β-lactámicos, cuyo efecto parece depender del mantenimiento de concentraciones a lo largo de todo el intervalo posológico.

Por último, la totalidad de los antibióticos restantes parecen ajustarse a modelos mixtos, en los que tan importante es conseguir los valores más elevados posible frente a la CMI como mantener las concentraciones por encima de la CMI. El parámetro de ajuste es el AUC/CMI.

EFECTOS ADVERSOS GENERALES

Además de los problemas individuales de cada grupo farmacológico y cada fármaco concreto, existe un problema común a todos los antibióticos derivado del efecto antimicrobiano: el efecto que producen sobre la microbiota, presente en los sistemas gastrointestinal, respiratorio y genitourinario, piel y mucosas y que va a depender del espectro del fármaco. La erradicación de algunos componentes de la microbiota puede derivar en el sobrecrecimiento de otros microorganismos, que lógicamente son resistentes al antibiótico administrado. En algunos casos esta situación es seguida por la presencia de una infección denominada super-infección.

Las superinfecciones son más frecuentes con los fármacos de espectro más amplio o en tratamientos antimicrobianos combinados, así como en los tratamientos más prolongados. Por esta razón, es vital seleccionar el antibiótico más específico para tratar el proceso infeccioso, evitando en lo posible los de mayor espectro, así como limitar el tiempo de tratamiento.

Entre las superinfecciones más frecuentes se encuentra la colitis seudomembranosa, debido a *Clostrioides difficile* durante el tratamiento con antibióticos. Además de los factores mencionados (antimicrobianos previos y tratamientos prolongados) hay otros factores que se asocian a un mayor riesgo de desarrollo de esta infección, entre ellos, la edad (> 65 años), el uso de inhibidores de la acidez gástrica, la inmunosupresión o la estancia hospitalaria prolongada.

BIBLIOGRAFÍA

Aguilar Alfaro L, Canut Blasco A, Cobo Reinoso J, Giménez Mestre MJ, Rodríguez Gascón, A. Análisis farmacocinético-farmacodinámico en Microbiología: herramienta para evaluar el tratamiento antimicrobiano. Coordinador: Canut Blasco A. 2013.

Ardanuy C, Cercenado E, Morosini MI, Torres, C. Detección fenotípica de mecanismos de resistencia en grampositivos. Coordinadora: Morosini MI. 2011.

Bus K, Jacob GA, Medeiros AA. A functional classification sheme for betalactamasas and its correlation with molecular structure. Antimicrob Agents 1995; 39; 1211-33.

Calvo J, Martínez-Martínez L. Antimicrobial mechanisms of action. Enferm Infecc Microbiol Clin 2009; 27: 44-52.

Calvo J, Cantón R, Fernández-Cuenca F, Mirelis B, Navarro F. Detección fenotípica de mecanismos de resistencia en gramnegativos. Coordinador: Ferran Navarro. 2011.

Canut Blasco A, Collazos Blanco A, Díez Aguilar M, Morosini Reilly MI, Rodríguez-Gascón A, Seral García C. Métodos microbiológicos para la determinación in vitro de la actividad de combinaciones de antimicrobianos. 2020. 70. Morosini Reilly MI (coordinadora). Procedimientos en Microbiología Clínica. Cercenado Mansilla E, Cantón Moreno R (editores). Sociedad Española de Enfermedades Infecciosas y Microbiología Clínica (SEIMC). 2020.

Clinical and Laboratory Standards Institute. Performance standards for antimicrobial susceptibility testing. Twenty-first informational supplement; M100-S21. Wayne: Clinical and Laboratory Standards Institute, 2011.

García Rodríguez JA, Cantón R, Elías Sánchez J, Gomez-Lus ML, Martínez Martínez L, Rodríguez-Avial C, Vila J. Métodos especiales para el estudio de la sensibilidad a los antimicrobianos. Procedimientos en Microbiología Clínica. Recomendaciones de la Sociedad Española de Enfermedades Infecciosas y Microbiología Clínica, 2001.

Mensa J, Gatell JM, García-Sánchez JE, Letang E, López-Suñé E, Marco F. Guía de terapéutica antimicrobiana. Barcelona: Antares, 2014.

Opal S, Pop-Vicas A. Molecular mechanisms of antimicrobial resistance in bacteria. En: Mandell, Douglas, Bennet´s, eds. Principles and practice of infectious diseases. Philadelphia: Elsevier, 2010.

Pillai SK, Eliopoulos GM, Moellering RC. Principles of antiinfective therapy. En: Mandell, Douglas, Bennet's, eds. Principles and practice of infectious diseases. Philadelphia: Elsevier, 2010.

Sandford JP, Gilbert DN, Moellering RC, Sande MA. The Sandford guide to antimicrobial therapy, Sperryville: Antimicrobial Therapy 2014.

Antibióticos β-lactámicos

46

A. García Reyne, M. Ruiz Ruigómez y J. R. Azanza Perea

INTRODUCCIÓN

 Los antibióticos β-lactámicos constituyen uno de los grupos más importantes dentro de la terapéutica antiinfecciosa, puesto que continúan siendo el tratamiento de primera elección en numerosos procesos infecciosos. En la **figura 46-1** se muestra la clasificación general de los antibióticos según sus mecanismos de acción. El descubrimiento en origen de este amplio grupo de antimicrobianos se debe a Fleming, quien en 1928 denominó **penicilina** a la sustancia producida por un hongo, *Penicillum notatum,* que provocaba la lisis de distintas especies de *Staphylococcus.*

Veinte años más tarde, Brotzu aisló en Cagliari otro hongo, *Cephalosporium acremonium,* que identificó como la fuente de producción de otra de las grandes familias que constituyen este grupo terapéutico, las **cefalosporinas**.

CLASIFICACIÓN Y ESTRUCTURA QUÍMICA

Todos los fármacos pertenecientes a este gran grupo presentan en su estructura química el anillo β-lactámico, que resulta de la unión de alanina y β-dimetilcisteína. La asociación de diferentes tipos de cadenas lineales a este núcleo determina diferencias en la actividad antibacteriana y en las propiedades farmacocinéticas y da lugar a los diferentes grupos de antibióticos β-lactámicos. La clasificación de los diferentes β-lactámicos se recogen en las **tablas 46-1** (penicilinas) y **46-2** (cefalosporinas). En la **figura 46-2** se muestra la estructura química de carbapenemes, monobactámicos e inhibidores de β-lactamasas.

Penicilinas

En el grupo de las penicilinas, el anillo β-lactámico se encuentra unido un anillo tiazolidínico de cinco componentes y una cadena lateral.

Cefalosporinas

Las cefalosporinas presentan un anillo dihidrotiazínico de seis componentes unido al anillo β-lactámico y dos cadenas laterales. El cefminox y la cefoxitina presentan un grupo metoxi en la posición 7 del ácido 7-aminocefalosporánico, constituyendo el grupo de las «cefamicinas», no reconocido como independiente por la inmensa mayoría de los autores. Aunque la clasificación de las cefalosporinas podría efectuarse en función de su estructura química, las propiedades farmacológicas, la resistencia a β-lactamasas o, incluso, el espectro antimicrobiano, lo cierto es que por su utilidad se ha recurrido a clasificarlas por «generaciones», a pesar de la

Tabla 46-1. Clasificación y características más notables de las penicilinas en función de la cadena lateral

Ácido 6-aminopenicilánico

Grupo/Antibiótico	Cadena lateral (R)	Características diferenciales
Bencilpenicilina Penicilina G (procaína, benzatina)		La asociación de procaína o benzatina obtiene una suspensión de administración i.m. que prolonga las concentraciones terapéuticas hasta 4-5 y 26 días, respectivamente
Fenoxialquilpenicilina Penicilina V		Mayor estabilidad en medio ácido, por lo que mejora la absorción oral (concentraciones 2-5 veces superiores a penicilina G)
Dimetoxifenilpenicilina Meticilina		Espectro de acción más reducido que la penicilina G Incremento de la actividad frente a *Staphylococcus aureus* y *Staphylococcus epidermidis* productores de β-lactamasas
Etoxinaftilpenicilina Nafcilina		Espectro de acción más reducido que la penicilina G Incremento de la actividad frente a *S. aureus* y *S. epidermidis* productores de β-lactamasas
Isoxazolilpenicilinas Oxacilina Cloxacilina Dicloxacilina		Espectro de acción más reducido que la penicilina G Incremento de la actividad frente a *S. aureus* y *S. epidermidis* productores de β-lactamasas
Aminopenicilinas Ampicilina Amoxicilina		Ampliación del espectro de actividad hacia bacterias gramnegativas (*Haemophilus influenzae, Escherichia coli, Proteus mirabilis*) Muy sensibles a las β-lactamasas
Carboxipenicilinas Carbenicilina Ticarcilina		Activas frente a distintas especies de *Pseudomonas, Enterobacter* y *Proteus* Menor actividad que las aminopenicilinas frente a cocos grampositivos y *Listeria monocytogenes*
Ureidopenicilinas Azlocilina		Activas frente a *Pseudomonas, Klebsiella* y otras bacterias gramnegativas Piperacilina conserva la actividad de las aminopenicilinas frente a cocos grampositivos y *L. monocytogenes*

Continúa

Tabla 46-1. Clasificación y características más notables de las penicilinas en función de la cadena lateral *(cont.)*

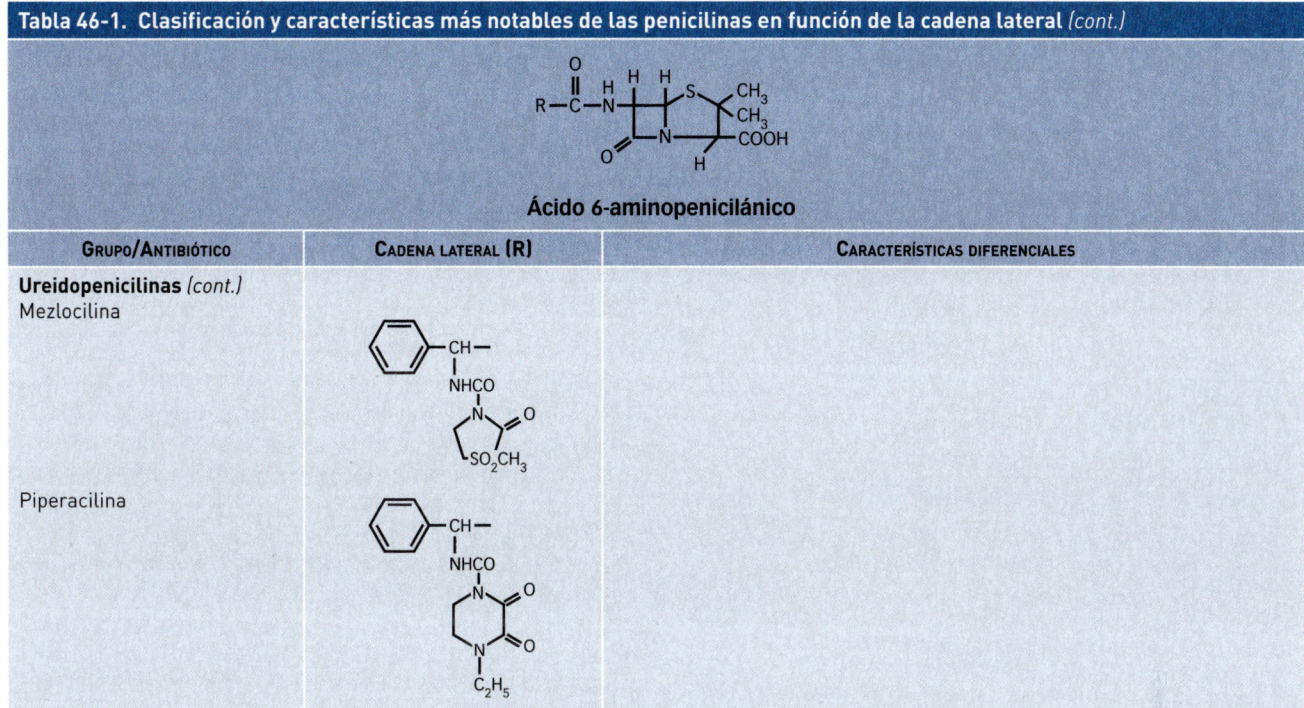

Ácido 6-aminopenicilánico

GRUPO/ANTIBIÓTICO	CADENA LATERAL (R)	CARACTERÍSTICAS DIFERENCIALES
Ureidopenicilinas *(cont.)* Mezlocilina		
Piperacilina		

aparente arbitrariedad de este sistema. Su fundamento se relaciona principalmente con aspectos muy generales de la actividad antimicrobiana.

que es insaturado y que contiene un átomo de carbono en sustitución del átomo de azufre típico de las penicilinas.

Carbapenemes

Los carbapenemes se caracterizan porque su anillo β-lactámico se encuentra unido a un anillo de cinco componentes,

Monobactámicos

Su único representante es el **aztreonam**, que se caracteriza por presentar como única estructura central el anillo β-lactámico.

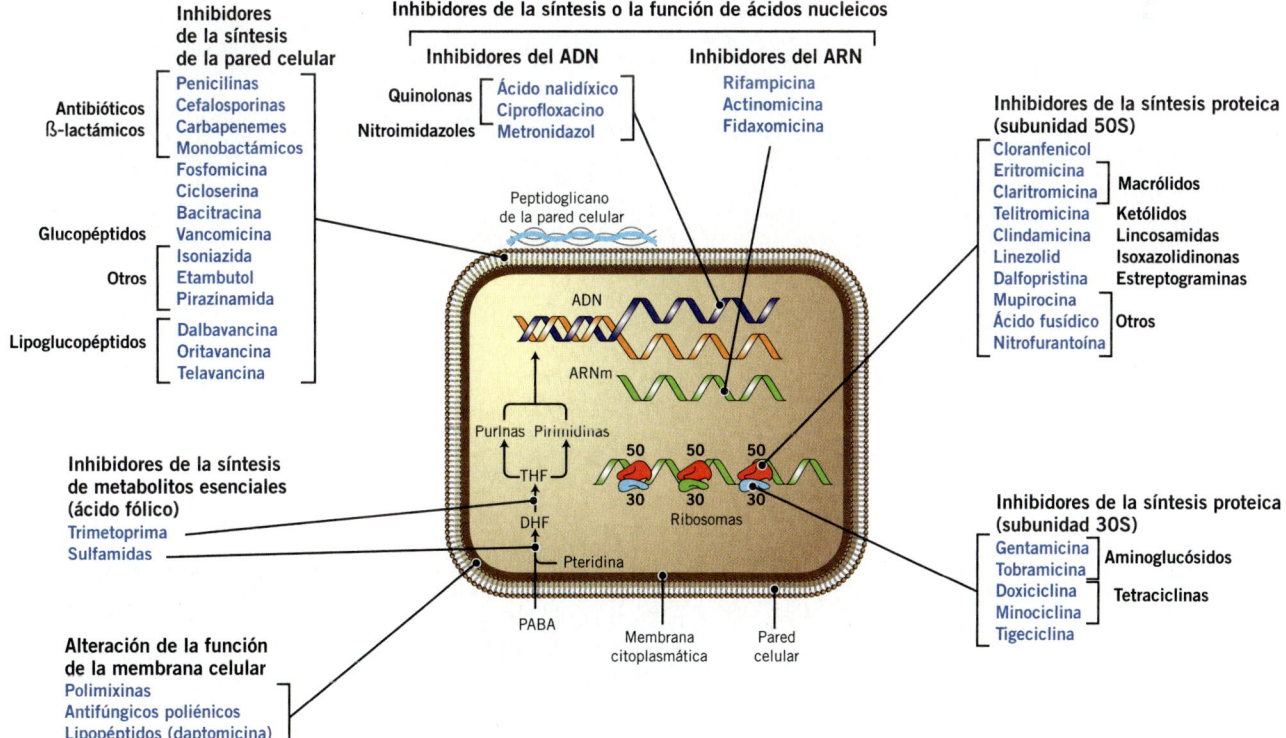

Figura 46-1. Clasificación de los antibióticos según su mecanismo de acción. DHF: dihidrofolato; PABA: ácido paraaminobenzoico; THF: tetrahidrofolato.

Tabla 46-2. Aspectos fundamentales de la clasificación de las cefalosporinas por «generaciones»

Ácido 7-cefalosporánico

GENERACIÓN/ANTIBIÓTICO	CADENA LATERAL (R₁)	CADENA LATERAL (R₂)	CARACTERÍSTICAS DIFERENCIALES
Primera generación Cefalotina			Activos frente a bacterias grampositivas con excepción de *Enterococcus*, *Staphylococcus aureus* resistente a meticilina y *Staphylococcus epidermidis*
Cefazolina			Escasamente activas frente a microorganismos gramnegativos
Cefalexina		—CH₃	Presentan actividad frente a *Moraxella catarrhalis*, *Klebsiella pneumoniae* y *Proteus mirabilis*
Cefapirina			La mayoría de los anaerobios de la boca son sensibles, con excepción de *Bacteroides fragilis*
Cefadroxilo		—CH₃	
Cefradina		—CH₃	
Segunda generación Cefoxitina			Mayor actividad frente a microorganismos gramnegativos
Cefuroxima			Algunos de ellos son activos frente a *B. fragilis*
Cefaclor		—Cl	
Cefonicid			
Cefprozilo		—CH₂—CH₂=CH₂	
Tercera generación Cefminox			Presentan menor actividad frente a cocos grampositivos que las cefalosporinas de primera generación
			Más activos frente a *Enterobacteriaceae* que las cefalosporinas de primera generación; incluso frente a colonias productoras de β-lactamasas

Continúa

Tabla 46-2. Aspectos fundamentales de la clasificación de las cefalosporinas por «generaciones» *(cont.)*

Ácido 7-cefalosporánico

Generación/Antibiótico	Cadena lateral (R₁)	Cadena lateral (R₂)	Características diferenciales
Tercera generación *(cont.)*			
Cefotaxima			Ceftazidima es activa frente a *Pseudomonas aeruginosa*, aunque presenta menor actividad que otras cefalosporinas de tercera generación frente a cocos grampositivos
Cefditoreno			
Ceftriaxona			
Cefixima			
Cefpodoxima			
Ceftazidima			
Ceftibuteno			
Cuarta generación Cefepima			Espectro de actividad microbiológica superior al espectro de las cefalosporinas de tercera generación (bacilos gramnegativos aerobios). Resistencia a la hidrólisis por β-lactamasas producidas por plásmidos o de forma cromosómica

Continúa

Tabla 46-2. Aspectos fundamentales de la clasificación de las cefalosporinas por «generaciones» *(cont.)*

Ácido 7-cefalosporánico

GENERACIÓN/ ANTIBIÓTICO	CADENA LATERAL (R₁)	CADENA LATERAL (R₂)	CARACTERÍSTICAS DIFERENCIALES
Cuarta generación *(cont.)* Ceftolozano			Se utiliza asociado con tazobactam para inhibir algunas betalactamasas de clase A, incluyendo las enzimas de amplio espectro (TEM y SHV) y de espectro extendido tipo BLEE (CTX-M, SHV y TEM). Moderadamente activo frente a BLEE y muy activo frente a Pseudomonas aeruginosa.
Cefiderocol			Cefalosporina siderófora. Debido al modo de entrada en la célula mediado por los sideróforo su actividad antibacteriana in vitro de cefiderocol frente a las especies normalmente sensibles no se ve afectada por la mayoría de las betalactamasas, incluidas las metaloenzimas. Por ello tiene amplio espectro de actividad, aunque no incluye microorganismos grampositivos aerobios, ni microorganismos anaerobios.
Quinta generación Ceftarolina			Espectro de actividad amplio frente a grampositivos (incluyendo *Staphylococcus* sensible y resistente a meticilina y *S. pneumoniae* resistente a penicilina), enterobacterias y anaerobios (excepto *B. fragilis* y *Prevotella*)
Ceftobiprol			Mayor espectro, tanto grampositivos (*Staphylococcus* sensible y resistente a meticilina, *Enterococcus faecalis* sensible y resistente a ampicilina y resistente a vancomicina) como gramnegativos (algunas enterobacterias y *Pseudomonas*) y algunos anaerobios

Inhibidores de β-lactamasas

En este grupo se incluyen compuestos que se unen a las β-lactamasas y las inactivan, evitando que se fijen a los antibióticos β-lactámicos y los destruyan. Son el **ácido clavulánico**, en el que el anillo tiazolidínico ha sido sustituido por un anillo oxazolidínico, y las sulfonas del ácido penicilánico, **sulbactam** y **tazobactam**. Se ha estudiado asociado fundamentalmente a cefalosporinas (ceftazidima o ceftarolina), con el objetivo de aumentar su espectro antibacteriano frente a enterobacterias multirresistentes.

Recientemente ha sido aprobados **avibactam** que a diferencia de los anteriores no tiene una estructura β-lactámica sino bicíclica, **relebactam** es estructuralmente similar a avibactam (se diferencia en la adición de un anillo de piperidina en la 2 posición del grupo carbonilo) y **vaborbactam**, cuya principal característica estructural es la presencia de un átomo de boro y la sustitución del grupo sulfonato por un tiofeno o tiol. Estos tres fármacos han sido aprobados para su uso en comninación con otros β-lactámicos consiguiendo un mayor espectro antibacteriano.

MECANISMO DE ACCIÓN DE LOS β-LACTÁMICOS Y DESARROLLO DE RESISTENCIA

Como se ha mencionado en el capítulo 45, los antibióticos β-lactámicos inhiben la terminación del enlace cruzado de la pentaglicina. Este proceso se encuentra normalmente catali-

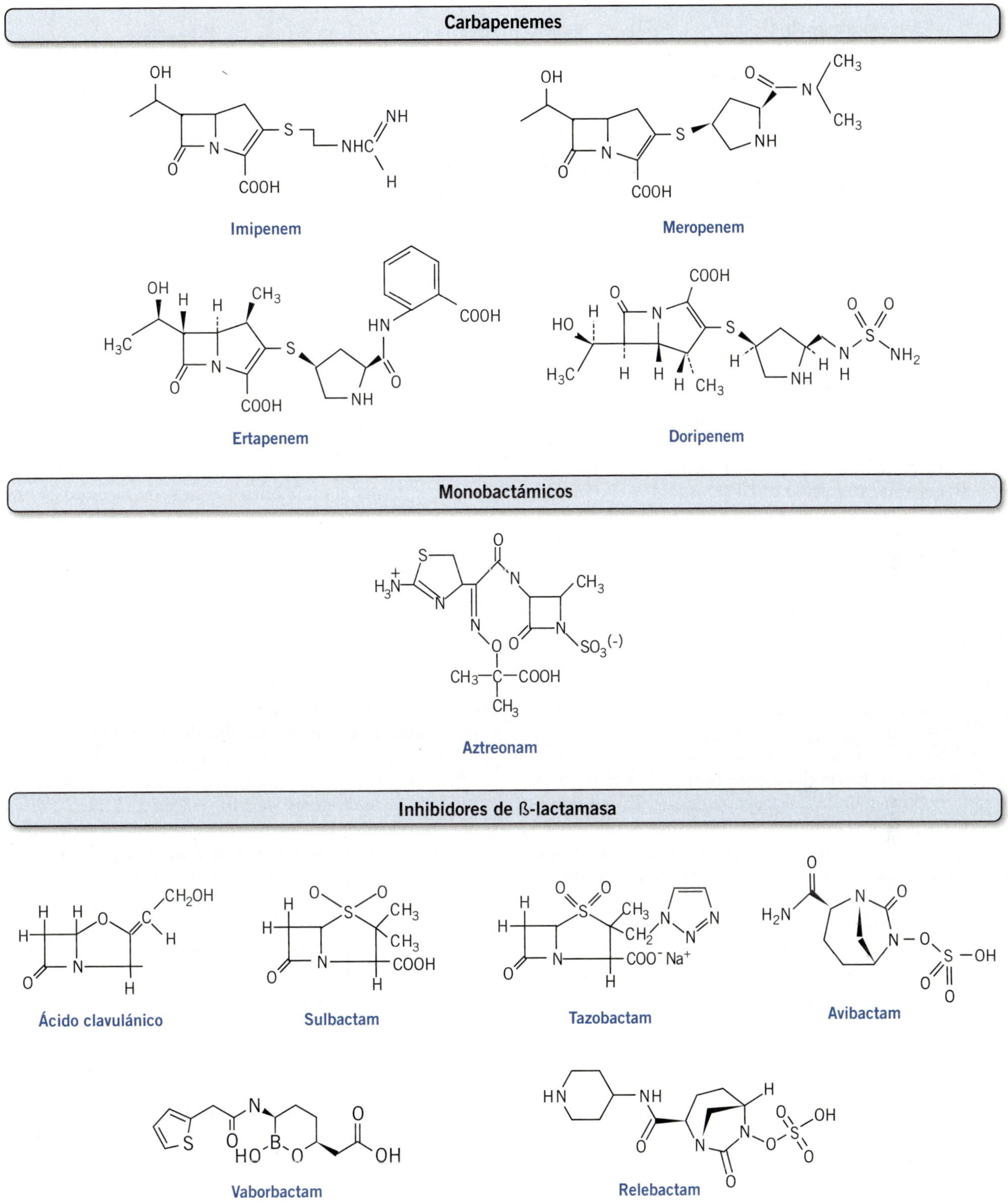

Carbapenemes

Imipenem

Meropenem

Ertapenem

Doripenem

Monobactámicos

Aztreonam

Inhibidores de ß-lactamasa

Ácido clavulánico

Sulbactam

Tazobactam

Avibactam

Vaborbactam

Relebactam

Figura 46-2. Estructura química de los carbapenemes, monobactámicos e inhibidores de β-lactamasas.

zado por transpeptidasas, que forman una malla bidimensional o tridimensional, y carboxipeptidasas, que eliminan los residuos terminales no comprometidos en la formación de los puentes cruzados. La conformación espacial de los β-lactámicos es muy similar a la del sustrato (dipéptido D-alanina) de las transpeptidasas, de manera que los primeros acetilan el núcleo activo de serina de las isoenzimas, que

se transforman en isoenzimas peniciloil, inactivándolas de forma irreversible **(fig. 46-3)**.

Lógicamente, para producir este efecto, los β-lactámicos deben primero alcanzar el lugar en el que se encuentran estas isoenzimas, es decir, las proteínas fijadoras de penicilinas (PBP). Las bacterias producen hasta cuatro tipos distintos de PBP. Las de mayor y menor peso molecular

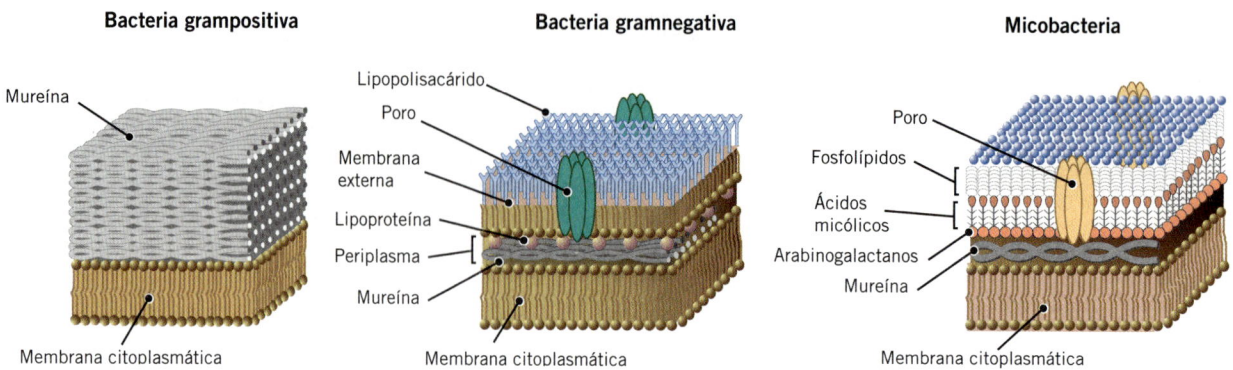

Figura 46-3. Estructura de la pared celular de las bacterias y síntesis de mureína.

contienen las transpeptidasas y las carboxipeptidasas responsables de la síntesis de peptidoglicano. No obstante, existen otras con diversas funciones, como el mantenimiento de la forma bacteriana o la formación de tabiques en la división. La inhibición de las transpeptidasas conduce a la lisis de la bacteria. En último término, este fenómeno depende de la acción de enzimas autolíticas localizadas en la pared celular y que se denominan autolisinas. Si una bacteria es deficitaria en estas hidrolasas, los antibióticos β-lactámicos pueden inhibir su crecimiento sin provocar su destrucción. Estas bacterias se denominan tolerantes a penicilina y se han aislado cepas de *Staphylococcus aureus* y *Streptococcus pneumoniae*.

En la **figura 46-4** se muestra el mecanismo de acción de los β-lactámicos.

Se describen tres mecanismos de resistencia bacteriana a los β-lactámicos: incapacidad para penetrar en el lugar de acción, modificación de la estructura de las PBP y producción de enzimas inactivadoras, las β-lactamasas (**fig. 46-5**).

La pérdida de porinas constituye un mecanismo inespecífico de resistencia que es común a penicilinas, cefalosporinas y otros antibióticos como cloranfenicol y tetraciclinas.

Afecta de forma preferente a las bacterias gramnegativas, ya que en las grampositivas el peptidoglicano se encuentra muy cerca de la superficie celular, hallándose separado de ésta únicamente por las macromoléculas que configuran la cápsula. Por lo tanto, el antibiótico penetra con facilidad la capa externa de la membrana citoplasmática y las PBP.

La producción bacteriana de PBP con baja afinidad por los β-lactámicos es frecuente y tiene gran importancia en el caso de enterococos, neumococos y estafilococos.

Por último, la elaboración de β-lactamasas es el mecanismo más importante de resistencia frente a los β-lactámicos. Se trata de un tipo de enzimas que reaccionan covalentemente con el núcleo β-lactámico causando su hidrólisis y la correspondiente inactivación.

Las β-lactamasas se han clasificado de acuerdo con su especificidad por el sustrato (penicilinasas, cefalosporinasas o carbapenemasas), la clase molecular (A, B, C, D), la susceptibilidad a inhibidores (ácido etilendiaminotetraacético [EDTA] y ácido clavulánico) y la localización genética (plasmídica o cromosómica), como se observa en la **tabla 46-3**.

Las bacterias grampositivas producen gran cantidad de β-lactamasas que se excretan al medio extracelular. Son pe-

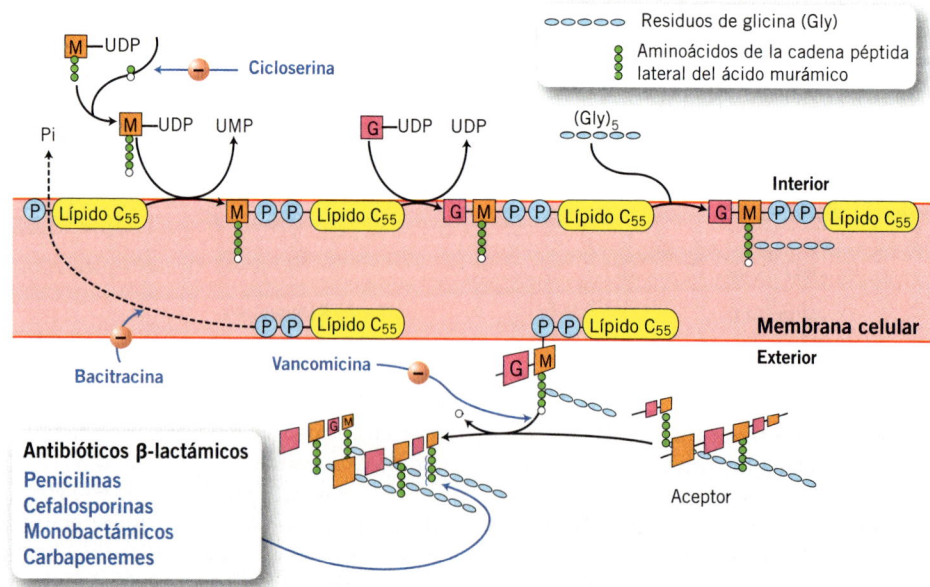

Figura 46-4. Mecanismo de acción de los antibióticos β-lactámicos. UDP: uridindifosfato; UTP: uridintrifosfato.

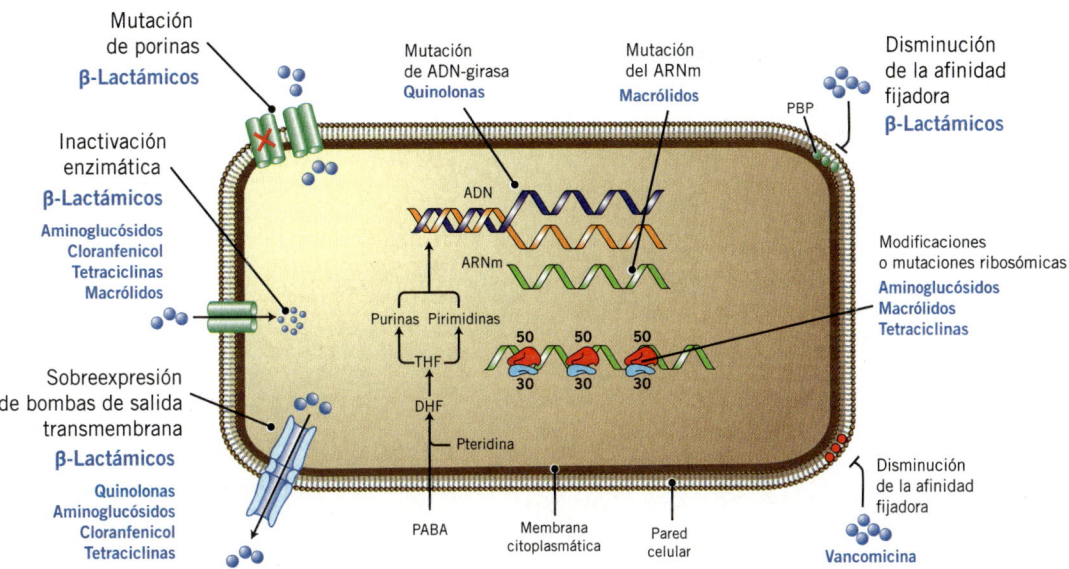

Figura 46-5. Mecanismos de resistencia bacteriana de los antibióticos β-lactámicos. DHF: dihidrofolato; PABA: ácido paraaminobenzoico; PBP: proteínas fijadoras de penicilina; THF: tetrahidrofolato.

nicilinasas codificadas por plásmidos, inducibles, y pueden ser transferidas a otras bacterias mediante bacteriófagos. En las bacterias gramnegativas, las β-lactamasas se encuentran en menor cantidad, pero se localizan en el espacio periplasmático, entre las membranas celulares interna y externa. Por lo tanto, se encuentran estratégicamente situadas para evitar la exposición de las PBP a la acción de los β-lactámicos. Las β-lactamasas de las bacterias gramnegativas están codificadas

en cromosomas o plásmidos y pueden ser constitutivas o inducibles, con afinidad por las penicilinas, las cefalosporinas y/o los carbapenemes.

La incorporación a la terapéutica de las cefalosporinas de tercera generación y de los monobactámicos, resistentes a la hidrólisis por β-lactamasas clásicas, supuso un importante avance en el tratamiento de las infecciones causadas por enterobacterias. En 1983 se detectaron en Alemania los primeros

Tabla 46-3. Clasificación de las β-lactamasas

Clase (Ambler)	Subtipos principals (Bush-Jacoby-Madeiros)	Sustrato	Inhibidor	Enzimas representativas
A	β-lactamasa 2a de grampositivos	Penicilinas	Ácido clavulánico	Penicilinasa de grampositivos (PC1)
	β-lactamasa 2b de gramnegativos	Penicilinas, cefalosporinas	Ácido clavulánico	TEM-1, TEM-2, SHV-1 en enterobacterias
	β-lactamasa 2be de espectro extendido	Penicilinas, cefalosporinas de espectro extendido, aztreonam	Ácido clavulánico	TEM-24, SHV-12, CTX-M-15
	β-lactamasa 2br TEM resistente a inhibidores	Penicilinas	Ácido clavulánico	TEM-30, SHV-10
	β-lactamasa 2c que hidroliza carbenicilina	Carbenicilina	Ácido clavulánico	PSE-1, CARB-3
	β-lactamasa 2e que hidroliza cefalosporinas	Cefalosporinas de espectro extendido	Ácido clavulánico	CepA
	β-lactamasa 2f que hidroliza carbapenem	Carbapenemes	Avibactam	KPC (2 y 3 son las más prevalentes); familia SME, GES
B	Metalo-β-lactamasa 3a	Todos los β-lactámicos excepto monobactam	EDTA, quelantes de cationes divalentes	IMP, VIM; NDM en enterobacterias
C	β-lactamasa 1 tipo AmpC	Cefalosporinas	Cloxacilina, avibactam	AmpC en enterobacterias; CMY-2
D	β-lactamasa 2d que hidroliza oxacilina	Oxacilina	Ácido clavulánico	OXA-1, OXA-10
	β-lactamasa 2de de espectro extendido	Cefalosporinas de espectro extendido	Ácido clavulánico	OXA-11, OXA-15
	β-lactamasa 2df que hidroliza carbapenem	Carbapenemes	Ninguno	OXA-23, OXA-40, OXA-48

Tabla 46-4. Actividad antibacteriana de las penicilinas frente a cocos, bacilos y anaerobios. Concentración mínima inhibitoria (CMI$_{90}$) (mg/l)[a]

Microorganismo	Bencilpenicilina	Aminopenicilinas	Isoxazolilpenicilinas	Carboxipenicilinas	Ureidopenicilinas
Staphylococcus aureus sensible a la meticilina	0,03 (> 64)	0,06-1 (> 64)	0,5	1-2 (> 64)	0,5-1 (> 64)
Streptococcus pneumoniae sensible a la penicilina	0,01-0,03	0,03-0,06	0,2	0,5-1	0,03
Streptococcus pyogenes	0,01	0,03	0,1	0,2-0,5	0,03-0,06
Enterococcus faecalis	2	0,5-1	16-32	32	2
Peptostreptococcus spp.	0,2	0,2	0,6	0,4	0,8
Staphylococcus epidermidis	0,02 (> 64)	0,05 (> 64)	0,2 (> 64)	0,8 (> 64)	1,6 (> 64)
Neisseria gonorrhoeae	0,01 (> 64)	0,06 (> 64)	0,1	0,06 (> 64)	< 0,01 (> 64)
Neisseria meningitidis	0,06	0,06	0,2	0,06	0,06
Clostridium perfringens	0,5	0,05	0,5	0,5	0,05
Corynebacterium diphtheriae	0,1	0,02	> 0,1	0,1	1
Listeria monocytogenes	0,5	0,5	> 4	4	0,5
Bacteroides melaninogenicus	0,5	0,5	> 25	0,5	0,2
Bacteroides fragilis	32 (> 128)	32 (> 128)	> 128	16 (> 128)	8-16 (> 128)
Fusobacterium nucleatum	0,5	0,1	> 100	0,5	0,5

[a] Entre paréntesis se indica la CMI$_{90}$ frente a las cepas productoras de β-lactamasas.

aislamientos clínicos de *Klebsiella pneumoniae* y *Escherichia coli* resistentes a estos antibióticos por producción de una β-lactamasa plasmídica transferible por conjugación. Estas enzimas se denominaron β-lactamasas plasmídicas de espectro ampliado o extendido (BLEE) y corresponden al grupo 2be de la clasificación de Bush y cols. Las carbapenemasas son β-lactamasas que hidrolizan la mayor parte de β-lactámicos, incluidos los carbapenemes, de especial interés dada la limitación de opciones de tratamiento. La **tabla 46-3** muestra la clasificación de las β-lactamasas incluyendo aquellas con actividad carbapenemasa. Desde entonces se han registrado numerosos brotes nosocomiales en todo el mundo por bacterias productoras de esta resistencia enzimática. Podemos encontrar el porcentaje de bacterias multirresistentes

en todos lo países de Europa en la página web de la European Centre for disease prevention and control (http://atlas.ecdc.europa.eu/public/index.aspx).

ACTIVIDAD ANTIBACTERIANA

En las **tablas 46-4** a **46-8** se describe la actividad antibacteriana de los β-lactámicos. En los siguientes apartados se señalan algunas de sus características generales más relevantes.

Penicilinas

El espectro antibacteriano de la **penicilina G** y el de su derivado **fenoxialquil** son similares, aunque la penicilina G

Tabla 46-5. Actividad antibacteriana de las penicilinas frente a enterobacterias y *Pseudomonas*. Concentración mínima inhibitoria (CMI$_{90}$) (mg/l)[a]

Microorganismo	Bencilpenicilina	Aminopenicilinas	Isoxazolilpenicilinas	Carboxipenicilinas	Ureidopenicilinas
Escherichia coli	64 (> 64)	4 (> 64)	> 128	4-8 (> 64)	2 (> 64)
Proteus mirabilis	32 (> 64)	2 (> 128)	> 128	2 (> 128)	0,5-1 (> 128)
Klebsiella spp.	> 128	> 128	> 128	> 128	16-32 (> 128)
Enterobacter spp.	> 128	> 128	> 128	64 (> 128)	16 (> 128)
Citrobacter diversus	> 500	> 100	> 1.000	12	8
Citrobacter freundii	> 128	> 128	> 128	16 (> 128)	8-16 (> 128)
Serratia marcescens	> 128	> 128	> 128	32-64 (> 128)	32 (> 128)
Salmonella spp.	8 (> 128)	1 (> 128)	> 128	8 (> 128)	4 (> 128)
Shigella spp.	32 (> 128)	2 (> 128)	> 128	8 (> 128)	4 (> 128)
Proteus vulgaris	>128	> 128	> 128	16 (> 128)	8-16 (> 128)
Morganella spp.	> 500	200	> 1.000	25	8
Acinetobacter spp.	> 500	250	> 1.000	25	32
Pseudomonas aeruginosa	> 128	> 128	> 128	32-128	16-32

[a] Entre paréntesis se indica la CMI$_{90}$ frente a las cepas productoras de β-lactamasas.

presenta una actividad 5-10 veces superior frente a cocos gramnegativos y ciertos anaerobios. Las especies del género *Streptococcus* son sensibles, aunque las cepas productoras de β-lactamasas son resistentes a ambos antibióticos. Por su trascendencia clínica, tiene especial relevancia el incremento de la resistencia a penicilinas de *S. pneumoniae*.

La **meticilina** y la **nafcilina** son penicilinas semisintéticas con elevada resistencia a la hidrólisis por β-lactamasas. Son bactericidas frente a cepas de *S. aureus* resistentes a la penicilina G, aunque no son tan activos como ésta frente a otros gérmenes grampositivos.

Las **penicilinas isoxazólicas** inhiben el crecimiento de la mayoría de los estafilococos productores de β-lactamasas.

Las **aminopenicilinas** presentan una actividad menor que la penicilina G frente a cocos grampositivos. Son muy sensibles a la acción de β-lactamasas e ineficaces en la mayoría de las infecciones por estafilococos.

Las **carboxipenicilinas** presentan actividad frente a *Pseudomonas aeruginosa* y especies de *Proteus* resistentes a las aminopenicilinas. Son inactivos frente a la mayoría de *S. aureus* y presentan actividad intermedia frente a *Bacteroides fragilis*.

Las **ureidopenicilinas** son activas frente a *P. aeruginosa* y tienen más actividad frente a *K. pneumoniae* que las carboxipenicilinas.

Cefalosporinas

Las **cefalosporinas de primera generación** presentan buena actividad frente a bacterias grampositivas y discreta frente a bacterias gramnegativas. La mayor parte de los cocos grampositivos son sensibles, con excepción de *Enterococci* spp., *S. aureus* resistente a la meticilina y *S. pneumoniae* resistente a la penicilina. No obstante, mantienen buena actividad frente a algunas enterobacterias: *E. coli, K. pneumoniae* y *Proteus mirabilis*.

Las **cefalosporinas de segunda generación** mejoran tanto el espectro como la actividad frente a los microrganismos gramnegativos con respecto a las de primera generación, aunque a costa de perder cierta actividad frente a los grampositivos.

Las **cefalosporinas de tercera generación** aumentan el espectro y su actividad porque presentan mayor resistencia a la hidrólisis por β-lactamasas. Son muy activas frente a los cocos y los bacilos que resultan sensibles a las cefalosporinas de generaciones previas y, además, amplían su espectro incluyendo en él a *Morganella, Providencia, Serratia* y *Citrobacter*. La actividad frente a *B. fragilis* es escasa. La ceftazidima presenta actividad frente a *P. aeruginosa*. Son inactivas frente a *Staphylococcus* resistentes a la meticilina y *Enterococcus*.

Las **cefalosporinas de cuarta generación** mejoran la actividad de las de tercera frente a *Staphylococcus* sensibles a la meticilina, *S. pneumoniae, Streptococcus* y *Pseudomonas* (con excepción de ceftazidima). Recientemente ha sido aprobado cefiderocol, un sideróforo cuyo mecanismo de acción es el de formar complejos con hierro férrico, lo que le permite entrar a través de proteínas transmembrana transportadoras de Fe al espacio periplásmico sin necesidad de pasar a través de las porinas. Es estable frente a BLEEs y la mayoría de carbapenemasas. Tiene muy baja afinidad por la β-lactamasa cromosómica tipo AmpC de *P. aureginosa* y *Enterobacter*.

En los últimos años se han comercializado tres nuevas cefalosporinas que corresponderían a una quinta generación: **ceftarolina, ceftobiprol** y **ceftolozano**. La ceftarolina se caracteriza fundamentalmente por presentar una actividad significativa frente a bacterias grampositivas como *S. aureus* y *Staphylococcus* coagulasa-negativo, tanto sensibles como resistentes a meticilina (dada su mayor afinidad por PBP2a). Incluso puede tener actividad frente a *S. aureus* con sensibilidad intermedia a vancomicina. Además, es activa frente a *S. pneumoniae* resistente a penicilina. Por otro lado, tiene actividad frente a enterobacterias, aunque no aquellas productoras de BLEE. Sin embargo, no tiene actividad frente a bacilos gramnegativos no fermentadores, incluida *P. aeruginosa*. También es activa frente a algunos anaerobios, excepto *B. fragilis* y *Prevotella*.

El ceftobiprol es la cefalosporina con mayor espectro antimicrobiano conocido. En relación con las bacterias grampositivas presenta actividad variable frente a *S. aureus* y *Staphylococcus* coagulasa-negativo, tanto sensible como resistente a meticilina, y además frente a *S. pnuemoniae* resistente a penicilina. Tiene actividad frente a *Enterococcus faecalis* sensible y resistente a ampicilina y resistente a vancomicina, pero carece de actividad frente a *Enterococcus faecium*. En cuanto a las bacterias gramnegativas, tiene actividad similar a cefepima frente a algunas enterobacterias, excepto *K. pneumoniae, Enterobacter* spp. y *Proteus* spp. indol-positivo. Es activo frente a *Pseudomonas* pero no frente a otros bacilos gramnegativos fermentadores (*Acinetobacter, Burkholderia* o *Stenotrophomona*), y su actividad frente a anaerobios es más reducida que la de la ceftarolina. El ceftolozano se ha comercializado asociado a la β-lactamasa tazobactam (v. «Inhibidores de β-lactamasas»).

Carbapenemes

Los fármacos de este grupo presentan un espectro muy amplio, en el que se incluyen bacterias grampositivas y gramnegativas aerobias y anaerobias. Carecen de actividad frente a *S. aureus* resistente a la meticilina, *E. faecium, Corynebacterium jeikeium* y *Stenotrophomonas maltophilia*.

Existen pequeñas diferencias entre los componentes actuales del grupo: el imipenem es más activo frente a grampositivos (*E. faecalis*), y el meropenem y el doripenem frente a algunos gramnegativos (*Pseudomonas*). El ertapenem presenta escasa actividad marginal frente a *P. aeruginosa*, *Acinetobacter* spp. y otros bacilos gramnegativos no fermentadores y enterococos.

Monobactámicos

El **aztreonam** presenta un espectro de actividad que incluye bacterias gramnegativas como *Enterobacteriaceae, P. aeruginosa, Neisseria gonorrhoeae, Neisseria meningitidis* y *Haemophilus influenzae*.

Inhibidores de β-lactamasas

El ácido clavulánico y las sulfonas del ácido penicilánico no tienen actividad antimicrobiana, y su única utilidad radica en aumentar el espectro de los β-lactámicos que sufren inactivación por β-lactamasas. En la práctica clínica se utilizan en

Tabla 46-6. Actividad antibacteriana de las cefalosporinas frente a distintas colonias bacterianas. Concentración mínima inhibitoria (CMI$_{90}$) (mg/l)[a]

MICROORGANISMO	CEFAZOLINA	CEFUROXIMA	CEFOXITINA	CEFTIBUTENO	CEFOTAXIMA
Staphylococcus aureus sensible a la meticilina	0,2-0,5	0,2-4	2-8	32-> 64	0,5-8
Streptococcus pneumoniae sensible a la penicilina	0,1-0,2	0,03-0,1	1-8	4-8	< 0,01-2
Streptococcus pyogenes	0,1-0,2	0,03-0,1	0,2-2	0,2-4	0,01-0,2
Enterococcus faecalis	32	> 64	> 128	> 64	> 128
Haemophilus influenzae	2-8	0,2-1	2-8	0,03-0,2	< 0,008-0,06
Neisseria gonorrhoeae	0,1-0,5	< 0,008-1	0,06-2	0,03-0,5	< 0,008-0,1
Escherichia coli	0,5-4	1-4	1-32	0,03-0,5	0,03-8
Citrobacter freundii	2-> 128	2-16	16-> 128	0,06-32	4-> 64
Klebsiella pneumoniae	1-4	2-8	1-64	0,03-0,2	0,03-2
Enterobacter cloacae	32-> 128	16-> 128	32-> 128	0,03-> 64	0,1-> 128
Proteus mirabilis	4-8	0,5-4	0,2-8	0,03	0,01-0,5
Pseudomonas aeruginosa	> 128	> 128	> 128	0,008-0,06	2-> 128
Bacteroides fragilis	16-64	4-64	0,5-> 64	–	2-> 128

Continúa

asociación fija con **amoxicilina** y **ticarcilina**, el ácido clavulánico; con **ampicilina**, el sulbactam, y con **piperacilina**, el tazobactam. Entre las bacterias sensibles a la asociación destacan: *S. aureus* sensible a meticilina, *N. gonorrhoeae, H. influenzae, E. coli, P. mirabilis, K. pneumoniae* y *B. fragilis*, y en el caso de la piperacilina con tazobactam, también *Pseudomonas*.

Las combinaciones de las cefalosporinas con inhibidores de β-lactamasas: ceftazidima/avibactam y ceftolozano/tazobactam, tienen importante actividad frente a *Pseudomonas aeruginosa*, mientras que su efecto frente a enterobacterias productoras de β-lactamasas de espectro extendido (BLEEs) es ligeramente diferente, presentando mayor actividad el primero de los citados. Además, ceftazidimaz/avibactam tiene actividad frente a carbapenemasa KPC.

Recientemente han sido aprobadas combinaciones de carbapenemes con inhibidores: meropenem/vaborbactam activo frente a enterobacterias productoras de BLEE, KPC y AmpC, con una actividad similar a la de meropenem frente a *P. aeruginosa*. Imipenem/ralebactam activo frente a enterobac-

---

✪ UTILIZACIÓN CLÍNICA DE LAS PENICILINAS

Grupo químico: penamas.

- Penicilinas:
  - Bencilpenicilinas:
    - Infecciones por *Streptococcus pyogenes, Streptococcus pneumoniae, Enterococcus faecalis, Neisseria meningitidis, Neisseria gonorrhoeae* sensibles a la penicilina y *Staphylococcus aureus* no productores de penicilinasas.
    - Infecciones por *Clostridium*.
    - Infecciones periodontales, angina de Vincent, infecciones pulmonares de origen orofaríngeo.
    - Profilaxis: infecciones por *Clostridium*, fiebre reumática.
  - Alquilpenicilinas:
    - Tratamiento de faringitis, infecciones orales leves e infecciones leves de tejidos.
  - Isoxazolpenicilinas:
    - Tratamiento de infecciones producidas por *Staphylococcus* spp. resistentes a las penicilinas (osteomielitis, artritis, infección de válvula protésica, meningitis, abscesos cerebrales, sepsis).
  - Aminopenicilinas:
    - Tratamiento de infecciones respiratorias y urinarias.
    - Infecciones por *Listeria monocytogenes* (ampicilina).
    - Portadores de *Salmonella typhi*.
    - Asociación: tratamiento de endocarditis por *E. faecalis*, meningitis, sepsis.
  - Carboxipenicilinas:
    - Tratamiento de infecciones generales (sepsis, endocarditis, meningitis) por *Pseudomonas aeruginosa*.
    - Infecciones por *Enterobacter, Proteus, Morganella*.
    - Infecciones pélvicas y abdominales por flora mixta.
  - Ureidopenicilinas:
    - Infecciones por *S. pyogenes, S. pneumoniae, E. faecalis, Haemophilus influenzae* sensibles a la ampicilina, *N. gonorrhoeae* sensibles a la penicilina y *S. aureus* no productores de penicilinasas.
    - Infecciones por *Enterobacteriaceae*.
    - Asociación: infecciones por *Pseudomonas*, infecciones por anaerobios.
- Sulfonas ácido penicilánico:
  - Tratamiento de infecciones polimicrobianas y mixtas graves o resistentes a otros antimicrobianos: bacteriemias, infecciones intraabdominales, ginecológicas, piel y tejidos blandos y neumonías graves con participación de anaerobios o *P. aeruginosa*.
  - Asociación: episodios febriles en neutropénicos.

Tabla 46-6. Actividad antibacteriana de las cefalosporinas frente a distintas colonias bacterianas. Concentración mínima inhibitoria (CMI$_{90}$) (mg/l)^a *(cont.)*

Microorganismo	Cefditoreno	Ceftriaxona	Ceftazidima	Cefepima	Ceftarolina	Ceftobiprol
Staphylococcus aureus sensible a la meticilina	0,2-4	2-> 64	4-16	0,2-4	0,25	0,5
Streptococcus pneumoniae sensible a la penicilina	0,01-0,06	0,03-0,2	0,01-0,2	< 0,01-0,06	0,0015	0,25
Streptococcus pyogenes	0,01-0,2	0,01-0,2	0,1-0,2	0,01-0,2	≤ 0,008	0,25
Enterococcus faecalis	32-> 128	> 128	> 128	64-> 128	4	2
Haemophilus influenzae	< 0,01-0,1	< 0,01-0,03	0,06-0,2	< 0,01-0,1	0,015	≤ 0,06
Neisseria gonorrhoeae	< 0,008-0,1	< 0,008-0,06	0,03-0,1	< 0,008-0,1	0,25	–
Escherichia coli	0,2-0,5	0,03-32	0,01-1	< 0,008-2	> 16	0,12
Citrobacter freundii	–	4-> 64	0,5-64	0,5-16	0,25	2
Klebsiella pneumoniae	0,2-1	0,01-4	0,01-1	0,03-1	0,25	> 8
Enterobacter cloacae	1-> 32	0,5-> 128	0,1-> 128	0,1-32	1	> 8
Proteus mirabilis	0,1-1	< 0,008-0,2	0,008-0,5	0,001-0,2	4	0,12
Pseudomonas aeruginosa	> 32	4-> 128	1-> 128	0,5-64	> 64	> 8
Bacteroides fragilis	4-> 32	8-> 128	16-> 128	1-> 128	> 32	> 64

^{a} Entre paréntesis se indica la CMI$_{90}$ frente a las cepas productoras de β-lactamasas.

Tabla 46-7. Actividad antibacteriana de carbapenemes frente a distintas colonias bacterianas. Concentración mínima inhibitoria (CMI$_{90}$) (mg/l)

Microorganismo	Imipenem	Meropenem	Ertapenem	Doripenem
Grampositivos				
Staphylococcus aureus sensible a la meticilina	0,13	0,25	0,25	0,06
Staphylococcus epidermidis sensible a la meticilina	1	4	2	0,12
Streptococcus pyogenes	< 0,06	< 0,06	0,016	≤ 0,008
Streptococcus pneumoniae sensible a la penicilina	0,06	0,13	1	≤ 0,008
S. pneumoniae resistente a la penicilina	0,25	1	1	1
Enterococcus faecalis	2	8	16	8
Listeria monocytogenes	0,25	0,25	0,5	0,25
Gramnegativos				
Escherichia coli	0,5	< 0,06	0,016	0,03
Citrobacter freundii	1	0,13	0,25	0,03-0,06
Klebsiella pneumoniae	1	0,06	0,06	0,06
Enterobacter cloacae	2	0,25	1	0,06
Serratia marcescens	2	0,25	0,25	0,25-0,5
Proteus mirabilis	4	0,13	0,03	0,5
Proteus vulgaris	4	0,25	0,125	0,5
Salmonella spp.	0,5	< 0,06	0,016	0,062
Moraxella morganii	4	0,25	0,06	0,25
Haemophilus influenzae	4	0,13	0,06	0,5
Neisseria meningitidis	0,13	0,016	0,03	≤ 0,06
Neisseria gonorrhoeae	0,25	0,03	0,03	–
Moraxella catarrhalis	0,13	0,008	0,016	0,06
Pseudomonas aeruginosa	2	1	> 8	0,5
Anaerobios				
Peptostreptococcus spp.	0,25-0,5	0,25	0,5	0,25
Clostridium perfringens	0,25-0,5	< 0,06	0,125	0,25
Clostridium difficile	8	1-2	8	2
Bacteroides fragilis	0,5-1	0,125-0,5	1	2

Tabla 46-8. Actividad antibacteriana de monobactámicos frente a distintas colonias bacterianas. Concentración mínima inhibitoria (CMI$_{90}$) (mg/l)

MICROORGANISMO	AZTREONAM
Escherichia coli	0,2
Klebsiella pneumoniae	1
Enterobacter aerogenes	16
Serratia marcescens	2
Proteus mirabilis	0,01
Moraxella morganii	0,5
Citrobacter freundii	0,5
Salmonella spp.	0,2
Shigella spp.	0,1
Pseudomonas aeruginosa	16
Neisseria gonorrhoeae	0,2
Neisseria meningitidis	0,02
Haemophilus influenzae	0,1

terias productoras de BLEE, KPC y AmpC y con una actividad superior frente a *P. aeruginosa* comparado con imipenem.

FARMACOCINÉTICA

En la **tablas 46-9** a **46-11** se describen los parámetros farmacocinéticos de los β-lactámicos más usados en nuestro medio.

Absorción

Existen notables diferencias en la absorción de las distintas penicilinas, que tienen su origen en la escasa estabilidad en

medio ácido que presentan algunos de los componentes de esta familia y, entre ellos, la penicilina G, la meticilina, la nafcilina o las penicilinas con actividad frente a *P. aeruginosa*. Las restantes se absorben mejor, aunque existen diferencias a veces evidentes que pueden facilitar la elección preferente de alguno de los fármacos, como en el caso de la **amoxicilina** frente a la **ampicilina**.

Algunas cefalosporinas presentan una absorción adecuada después de su administración por vía oral. Así, entre las de primera generación destacan **cefalexina**, **cefadroxilo** y **cefradina**; entre las de segunda, **axetil-cefuroxima**, **cefaclor** y **cefprozilo**, y entre las denominadas cefalosporinas de amplio espectro, **cefixima**, **proxetil-cefpodoxima**, **cefditoreno** y **ceftibuteno**. La absorción de cefuroxima, cefpodoxima y cefditoreno es favorecida por su formulación en forma de ésteres, que sufren hidrólisis por esterasas inespecíficas en el tubo digestivo. La biodisponibilidad de las cefalosporinas esterificadas se incrementa con la ingesta alimentaria concomitante debido al retraso en el vaciamiento gástrico. Por el contrario, disminuye cuando se administran con anti-H$_2$ y antiácidos debido a que la disolución del fármaco no se completa.

La cefixima y la cefpodoxima se absorben lentamente, por lo que alcanzan concentraciones inferiores a otras cefalosporinas administradas por esta misma vía. El ceftibuteno, por el contrario, alcanza rápidamente concentraciones plasmáticas elevadas, comparables a las obtenidas con cefalexina.

El ácido clavulánico y el sulbactam se absorben de forma adecuada desde el aparato gastrointestinal, mientras que los monobactámicos y los carbapenemes no se absorben. Avibactam, relebactam y vaborbactam se administran junto ceftazidima, imipenem y meropenem, respectivamente, todos ellos por vía intravenosa.

Tabla 46-9. Principales parámetros farmacocinéticos de las penicilinas

FÁRMACO	DOSIS (mg)	VÍA	F (%)	C$_{máx}$ (µg/ml)	t$_{máx}$ (horas)	UP (%)	V$_D$ (l/kg)	CL (ml/m/kg)	U (%)	M (%)	t$_{1/2}$ (horas)
Penicilina G	1 MU	i.v.	90 (i.m.)	20	1 (i.m.)	50	0,25	5,7	70[a]	25	0,5
Penicilina V	500	v.o.	60	4	1	75	0,17	2	40[a]	55	1
Penicilina procaína	0,6 MU	i.m.		0,1							
Penicilina benzatina	2,4 MU	i.m.		0,35							
Cloxacilina	500	v.o.	50	8-10	1	94	0,15	3,4	80	20	0,5
	500	i.v.		90							
Amoxicilina	500	v.o.	80	10	1	20	0,3	3,4	70	10	1
	1.000	i.v.		45							
Ampicilina	500	v.o.	45	3	1	20	0,25	2,8-3,6	70	10	0,8-1
	1.000	i.v.		40							
Carbenicilina	4.000	i.v.		250		50	0,18	1,9	90	1	1,1
Ticarcilina	5.000	i.v.		300		45	0,2	1,8	80	15	1,2
Mezlocilina	4.000	i.v.		300		40	0,38	1,9	70	30	1,1
Piperacilina	4.000	i.v.		350		70	0,2	1,9	70	30	1,1

[a] Secreción tubular.

Cl: aclaramiento; C$_{máx}$: concentración plasmática máxima; F: biodisponibilidad; i.m.: vía intramuscular; i.v.: vía intravenosa; M: fracción de fármaco metabolizado; MU: millones de unidades; t$_{1/2}$: semivida de eliminación; t$_{máx}$: tiempo en el que se alcanza la C$_{máx}$; U: fracción de fármaco eliminado en orina; UP: unión a proteínas; V$_D$: volumen de distribución; v.o.: vía oral.

Tabla 46-10. Principales parámetros farmacocinéticos de las cefalosporinas

Fármaco	Dosis (mg)	Vía	F (%)	$C_{máx}$ (µg/ml)	$t_{máx}$ (horas)	UP (%)	V_D (l/kg)	CL (ml/m/kg)	U (%)	M (%)	$t_{1/2}$ (horas)
Cefalotina	1.000	i.v.	100	55	0,5	70	0,2	2,5	70	30	0,7
Cefazolina	1.000	i.v.	100	170	2	80	0,15	1	95	0	1,7
Cefalexina	500	v.o.	50	18	1	15	0,22	2,4	90[a]	0	0,9
	1.000	i.v.		70							
Cefapirina	1.000	i.m.	90	22	0,5	50	0,2	2,8-4	60	30	0,6
	1.000	i.v.		70							
Cefadroxilo	500	v.o.	85	14	2	20	0,25	3,4	80[a]	0	1,2
Cefoxitina	1.000	i.m.	100	25	0,5	70	0,14	2	85[a]	0	0,8
	1.000	i.v.		90							
Cefuroxima	250	v.o.	50	4	1	40	0,2	1,6	90[a]	0	1,4
	1.500	i.v.		90							
Cefaclor	500	v.o.	50	13	0,8	25	0,27	0,8	70[a]	30	0,8
Cefonicid	1.000	i.m.	100	100	1	95	0,1	0,26	95[a]	0	4,5
	1.000	i.v.		150							
Cefprozilo	500	v.o.	95	10	1,5	40	0,2	1,7	70[a]	0	1,3
Cefminox	1.000	i.m.		27		60	0,28	1,5	85	0	1,5
	1.000	i.v.		70							
Cefotaxima	1.000	i.m.	100	28	1-2	40	0,25	2,9	70[a]	30	1
	1.000	i.v.		75							
Cefditoreno	200-400	v.o.	15-20	2,59-4,14	2,5	88	0,75	5,9	18	–	1,5
Ceftriaxona	1.000	i.m.	100	100	1-2	90	0,15	0,21	60	0	8
	1.000	i.v.		150							
Cefixima	400	v.o.	50	3-5	2-3	70	0,12	0,46	70	–	3-4
Cefpodoxima	200	v.o.	50	2,5	2-3	25	0,3	1,5	85	0	2,3
Ceftazidima	1.000	i.m.	100	40	1-2	20	0,25	1,8	90	0	1,6
	1.000	i.v.		80							
Ceftibuteno	200	v.o.	90	11	2-3	70	0,2	0,9	80	10	2,5
Cefepima	1.000	i.m.	90	30	1-1,5	20	0,22	1,3	80	0	2
	1.000	i.v.		80-100							
Cefiderocol	2.000	i.v.		150	1	58	0,2		70	10	2,5
Ceftarolina	500	i.v.		17		20	0,38	1,32	88	11	2,5
Ceftobiprol	500	i.v.		41		38	16,4 l	4,99 l/h	80	–	3,63
	750	i.v.		61			16,3 l	4,85 l/h		–	3,64
Ceftolozano	1.000	i.v.				20	0,2		95	0	3

[a] Secreción tubular.

Cl: aclaramiento; $C_{máx}$: concentración plasmática máxima; F: biodisponibilidad; i.m.: vía intramuscular; i.v.: vía intravenosa; M: fracción de fármaco metabolizado; MU: millones de unidades; $t_{1/2}$: semivida de eliminación; $t_{máx}$: tiempo en el que se alcanza la $C_{máx}$; U: fracción de fármaco eliminado en orina; UP: unión a proteínas; V_D: volumen de distribución; v.o.: vía oral.

Distribución

Los fármacos de esta familia circulan unidos a las proteínas del plasma, habitualmente a la albúmina, en un porcentaje que oscila, dependiendo de los fármacos, entre el 15 y el 95 %. La distribución de las penicilinas en el líquido extracelular (LEC) de la mayoría de los órganos y tejidos es buena, por lo que las concentraciones alcanzadas en el LEC de pulmón, hígado, riñón, sistema musculoesquelético y placenta son adecuadas. Las concentraciones alcanzadas en el interior de abscesos y en la mayoría de los líquidos corporales son suficientes siempre que exista una respuesta inflamatoria lo-

cal. La mayoría de los integrantes de este grupo son hidrófilos y, por consiguiente, penetran escasamente en el interior de las células. El paso a través de las membranas oculares, la barrera hematoencefálica y la próstata es prácticamente nulo, aunque se incrementa en forma notable cuando existe inflamación. La mayoría de las penicilinas presentan excreción biliar, por lo que alcanzan concentraciones muy elevadas en la bilis, que habitualmente superan incluso las plasmáticas.

Las cefalosporinas presentan un perfil de distribución similar al de las penicilinas, por lo que alcanzan concentraciones adecuadas en los distintos tejidos y fluidos del organismo. La **ceftriaxona** alcanza concentraciones elevadas en la bilis, y

Tabla 46-11. Principales parámetros farmacocinéticos de carbapenemes, monobactámicos e inhibidores de β-lactamasas

Fármaco	Dosis (mg)	Vía	F (%)	C_máx (μg/ml)	t_máx (horas)	UP (%)	V_D (l/kg)	CL (ml/m/kg)	U (%)	M (%)	t_{1/2} (horas)
Imipenem	500	i.m.	85 (i.m.)	10	1-2 (i.m.)	20	0,2	2,3	70[a]	30	1
	1.000	i.v.		70							
Meropenem	500	i.m.	95 (i.m.)	11	1-2 (i.m.)	20	0,2	2,3	75	25	1
	1.000	i.v.		60							
Ertapenem	1.000	i.v.		155	–	85	0,12	0,43	80	6	4
Doripenem	500	i.v.		23		9	16,8 l	15,9 l/h	71		1
Aztreonam	1.000	i.m.	100 (i.m.)	50	1-2 (i.m.)	60	0,2	1,35	70	30	1,7
	1.000	i.v.		100							
Ácido clavulánico	125	v.o.	75	4	1	20	0,2	2,3	40	40	1
	200	i.v.		12							
Sulbactam	750	v.o.	75	7	1,2	38	0,2	2,3	40	40	1
	500	i.m.		10-24							
Tazobactam	500	i.m.	100 (i.m.)	15	1-2	20	0,2	2,1	71	20	1,1
	500	i.v.		30							
Avibactam	500	i.v.				8	0,23	2	97		2
Vaborbactam	2.000	i.v.		50	3	33	0,3		80-90	0	1,5
Relebactam	250	i.v.		16	0,5	20	0,25		95	0	1,5

[a] Secreción tubular.
Cl: aclaramiento; C_máx: concentración plasmática máxima; F: biodisponibilidad; i.m.: vía intramuscular; i.v.: vía intravenosa; M: fracción de fármaco metabolizado; MU: millones de unidades; t_{1/2}: semivida de eliminación; t_máx: tiempo en el que se alcanza la C_máx; U: fracción de fármaco eliminado en orina; UP: unión a proteínas; V_D: volumen de distribución; v.o.: vía oral.

cefotaxima, ceftriaxona, ceftazidima, cefepima, ceftarolina, ceftobiprol y cefiderocol alcanzan concentraciones elevadas en el líquido cefalorraquídeo (LCR), especialmente en caso de inflamación meníngea. Ceftolozano no alcanza los niveles adecuados en el sistema nervioso central para el tratamiento de meningitis y ventriculitis por bacilos gram negativos, a no ser que el microorganismo tenga CMI muy bajas (≤ 0,25 mg/ml).

Los carbapenemes presentan un volumen de distribución elevado y escasa eliminación biliar, y en ausencia de inflamación meníngea su penetración en el LCR es escasa, características que comparten con el aztreonam. No se dispone de datos sobre la penetración de doripenem. Todos los antibióticos de esta familia atraviesan la barrera placentaria y alcanzan concentraciones en la circulación fetal. No

Tabla 46-12. Dosificación de las penicilinas en la insuficiencia renal

Fármaco	Posología convencional			Aclaramiento de creatinina						Hemodiálisis Complemento	Diálisis peritoneal Líquido diálisis (l)
				30-90 ml/min		10-30 ml/min		< 10 ml/min			
	Dosis (mg)	Intervalo (horas)	Vía	Dosis (mg)	Intervalo (horas)	Dosis (mg)	Intervalo (horas)	Dosis (mg)	Intervalo (horas)		
Penicilina G	1-5 MU	4-6	i.v.	Sin cambios		3 MU	8	1-2 MU	12	Ninguno	Ninguno
Penicilina V	500-1.000	6	v.o.	Sin cambios		500-1.000	8	500-1.000	12	–	–
Cloxacilina	500-1.000	6	v.o.	500-1.000	6-8	500-1.000	12	500-1.000	12-24	Ninguno	Ninguno
	1.000-2.000	4-6	i.v.								
Amoxicilina	500-1.000	6-8	v.o.	Sin cambios-500-2.000 mg/12 h		500-2.000	12	500-2.000	12-24	30 % dosis	Ninguno
	1.000-2.000	6-8	i.v.								
Ampicilina	1.000	6-8	v.o.	500-2.000	6-8	500-2.000	12	500-2.000	12-24	50 % dosis	Ninguno
	1.000-2.000	6-8	i.v.								
Ticarcilina	1.000-3.000	4-6	i.v.	Sin cambios-1.500-3.000 mg/12 h		1.500-3.000	6-8	1.000-3.000	12	2.000 mg	Ninguno
Mezlocilina	2.000-4.000	4-6	i.v.	Sin cambios		1.500-3.000	6-8	3.000-4.000	12	3.000-4.000 mg	Ninguno
Piperacilina	2.000-4.000	4-6	i.v.	Sin cambios		1.500-3.000	6-8	3.000-4.000	12	3.000-4.000 mg	Ninguno

i.v.: vía intravenosa; MU: millones de unidades; v.o.: vía oral.

Tabla 46-13. Dosificación de las cefalosporinas de primera y segunda generación en la insuficiencia renal

Fármaco	Posología convencional			Aclaramiento de creatinina						Hemodiálisis Complemento	Diálisis peritoneal Líquido diálisis (l)
				30-90 ml/min		10-30 ml/min		< 10 ml/min			
	Dosis (mg)	Intervalo (horas)	Vía	Dosis (mg)	Intervalo (horas)	Dosis (mg)	Intervalo (horas)	Dosis (mg)	Intervalo (horas)		
Cefalotina	500-2.000	4-6	i.v.	Sin cambios		500-2.000	8	2.000	24	Ninguno	Ninguno
Cefazolina	500-2.000	6-8	i.v.	Sin cambios		500-1.000	8-12	1.000	24-48	500-1.000 mg	Ninguno
Cefalexina	500	6-8	v.o.	Sin cambios		500	8	500	12	250 mg	Ninguno
Cefapirina	500-2.000	4-6	i.v.	Sin cambios		1.000	8	1.000	8	–	–
Cefadroxilo	500-1.000	8-12	v.o.	Sin cambios		500	12	500	36	500-1.000 mg	Ninguno
Cefamandol	500-1.000	4-8	i.v.	Sin cambios-2.000 mg/8 h		1.000	8	1.000	12	500 mg	Ninguno
Cefoxitina	1.000-2.000	6-8	i.v.	Sin cambios-1.000-2.000 mg/8-12 h		1.000-2.000	24	500-1.000	24	1.000 mg	Ninguno
Cefuroxima	750-1.500	8	i.m./i.v.	Sin cambios		750	12	750	24	1.000 mg	Ninguno
	250-500	8-12	v.o.	Sin cambios		500	8	500	12	Ninguno	Ninguno
Cefaclor	500	6-8	v.o.	Sin cambios		125-250	8	62,5-125	8	62,5-125 mg	Ninguno
Cefonicid	1.000-2.000	12-24	i.m./i.v.	Sin cambios/1.000 mg/24 h		1.000	48	1.000	72	Ninguno	Ninguno
Cefprozilo	500	8-12	v.o.	Sin cambios		500	12	500	24	250 mg	–
Cefminox	1.000-3.000	8	i.m./i.v.	Sin cambios/1.000 mg/24 h		1.000	48	1.000	72	–	–

i.m.: vía intramuscular; i.v.: vía intravenosa; v.o.: vía oral.

obstante, debido a su escasa toxicidad, en general no están contraindicados durante la gestación. Sin embargo, se debe valorar con precaución el uso de doripenem, ceftarolina, ceftolozano-tazobactam, ceftazidima-avibactam, ceftobiprol y cefiderocol, ya que no existen estudios en humanos que demuestren su seguridad.

Eliminación

El mecanismo fundamental de eliminación de todos los antibióticos β-lactámicos es la excreción renal de la molécula sin sufrir metabolismo. Las penicilinas se eliminan de forma rápida, por lo que la semivida de eliminación de los componentes de este grupo es corta, habitualmente inferior a 60 minutos. La eliminación se realiza por filtración glomerular y, además, por secreción tubular activa, que puede ser inhibida por probenecid. Este fármaco también compite con los β-lactámicos en los lugares de unión a la albúmina, por lo que aumenta la cantidad de antibiótico libre en sangre. La excreción renal de penicilinas es inferior en los recién nacidos con respecto a otras edades de la infancia debido a la falta de desarrollo de la función tubular, por lo que es necesario ajustar la posología. La insuficiencia renal en su grado más importante, la anuria, obliga a reducir la dosis diaria total. La diálisis peritoneal elimina porcentajes variables de las diversas penicilinas, aunque sólo es preciso ajustar la dosis con ticarcilina. Se recomienda administrar el fármaco después de la sesión de hemodiálisis con: penicilina G, ampicilina, amoxicilina, ticarcilina, azlocilina, mezlocilina y piperacilina.

La gran mayoría de las cefalosporinas se eliminan por la orina, aunque son muy pocos los fármacos que sufren secreción tubular; por consiguiente, es necesario ajustar la posología en los pacientes con insuficiencia renal moderada o grave. La excepción es la ceftriaxona, que se elimina en gran proporción por la bilis.

El **imipenem** es eliminado de la circulación por filtración glomerular y secreción tubular. En este proceso es hidrolizado por la dihidropeptidasa 1, localizada en las células del túbulo proximal renal. La administración simultánea y en igual cantidad de **cilastatina**, un inhibidor de la dipeptidasa, favorece su recuperación urinaria en forma activa hasta en un 70 %. La semivida de eliminación del imipenem se incrementa 4 veces en pacientes con aclaramiento de creatinina inferior a 10 ml/min. Tanto el imipenem como la cilastatina se eliminan en hemodiálisis. El **meropenem** no es degradado por la dihidropeptidasa tubular renal y, por lo tanto, no requiere la coadministración de un inhibidor. El meropenem y el **ertapenem** se eliminan con la hemodiálisis y deben administrarse tras finalizar cada sesión.

El **doripenem** debe ajustarse en presencia de insuficiencia renal moderada o grave. En todo caso, debido a la poca experiencia con este fármaco se debe utilizar con precaución en pacientes con insuficiencia renal grave.

El **aztreonam** se elimina como fármaco inalterado por filtración glomerular y secreción tubular. De manera similar a los precedentes, se elimina por hemodiálisis y, en menor medida, por diálisis peritoneal.

La eliminación de los inhibidores de β-lactamasas es también predominantemente renal, aunque el 20-40 % de la dosis puede ser metabolizada. Excepto el avibactam, el 97 % se excreta inalterado por la orina. No se observa acumulación de ácido clavulánico ni sulbactam hasta que el

Tabla 46-14. Dosificación de las cefalosporinas de tercera generación, carbapenemes y monobactámicos en la insuficiencia renal

Fármaco	Posología convencional			Aclaramiento de creatinina						Hemodiálisis Complemento	Diálisis peritoneal Líquido diálisis (t)
	Dosis (mg)	Intervalo (horas)	Vía	30-90 ml/min		10-30 ml/min		< 10 ml/min			
				Dosis (mg)	Intervalo (horas)	Dosis (mg)	Intervalo (horas)	Dosis (mg)	Intervalo (horas)		
Cefotaxima	1.000-2.000	6-8	i.v.	Sin cambios-1.000-2.000 mg/8 h		1.000-2.000	8	1.000-2.000	12-24	1.000 mg	Ninguno
Cefditoreno	200-400	12	v.o.	Sin cambios		200	12	200	24	Sin datos	Sin datos
Ceftriaxona	1.000-2.000	24	i.m./i.v.	Sin cambios		Sin cambios		Sin cambios		Ninguno	Ninguno
Cefixima	400	12-24	v.o.	Sin cambios		Sin cambios		400	24	200 mg	Ninguno
Cefpodoxima	200	12-24	v.o.	Sin cambios		200	24	200	24	Ninguno	–
Ceftazidima	1.000-2.000	8	i.m./i.v.	Sin cambios		1.000	12-24	1.000	24-48	1.000 mg	500 mg/24 h
Ceftibuteno	200-400	12-24	v.o.	Sin cambios		200	24	200	24	Ninguno	–
Cefepima	1.000-2.000	12	i.m./i.v.	Sin cambios		1.000-2.000	16-24	1.000-2.000	24-48	500-1.000 mg	Ninguno
Cefiderocol	2.000	8	i.v.	1.500	8	1.000	8	0,750	12	0,750	Sin datos
Ceftarolina	600	12	i.v.	30-50 ml/min: 400/12 h		300	12	200	12	200/12 h	Sin datos
Ceftobiprol	500	8-12	i.v.	30-50 ml/min: 500/12 h		Sin datos		Sin datos		Sin datos	Sin datos
Ceftolozano	1.000	8	i.v.	500/8 h		250	8	a	a	Ninguno	Ninguno
Imipenem	500-1.000	6-8	i.v.	500-1.000	8	500-1.000	12	500-1.000	24	Ninguno	Ninguno
Meropenem	500-1.000	8	i.v.	500-1.000	12	250-500	12	250-500	24	500-1.000 mg	–
Ertapenem	1.000	24	i.v.	Sin cambios		500	24	500	24	150 g	
Doripenem	500	8	i.v.	30-50 ml/min: 250/8 h		250	12	250	12	250/12 h	Sin datos
Aztreonam	1.000-2.000	8-12	i.m./i.v.	Sin cambios		500-1.000	8	1.000	24	500 mg	Ninguno

a Dosis única de 500 mg seguida por 100 mg cada 8 horas.
i.m.: vía intramuscular; i.v.: vía intravenosa; v.o.: vía oral.

✪ UTILIZACIÓN CLÍNICA DEL ÁCIDO CLAVULÁNICO Y LOS β-LACTÁMICOS MONOCÍCLICOS

Grupo químico: clavamo.

- Clavamas:
  - Infecciones de las vías respiratorias inferiores.
  - Infecciones de las vías respiratorias superiores.
  - Infecciones de las vías urinarias.
  - Infecciones obstétrico-ginecológicas.
  - Infecciones de la piel y los tejidos blandos.
  - Infecciones óseas y articulares.
  - Infecciones intraabdominales.
  - Infecciones odontógenas y periodontales.
  - Profilaxis: cirugía maxilofacial, otorrinolaringológica, torácica, ortopédica y traumatológica, plástica, urológica, obstétrico-ginecológica y digestiva.

Grupo químico: β-lactámicos monocíclicos.

- Monobactámicos:
  - Infecciones urinarias.
  - Infección gonocócica.
  - Neumonías, osteomielitis, sepsis, meningitis e infecciones de piel por gramnegativos aerobios.
  - Infecciones biliares.
  - Infecciones por *Pseudomonas* en fibrosis quística.
  - Asociación:
    - Infecciones abdominales, obstétrico-ginecológicas, óseas postraumáticas.
    - Infecciones en inmunodeprimidos, grandes quemados. Meningitis neonatal.

---

aclaramiento de creatinina es inferior a 10 ml/min; sin embargo, la eliminación de avibactam está disminuida en los pacientes que presentan insuficiencia renal moderada o grave. La eliminación de relebactam y vaborbactam es también fundamentalmente renal, por lo que también se debe ajustar la dosis en insuficiencia renal. El ajuste de la posología a la función renal se lleva a cabo en todos ellos mediante el ajuste de la dosis del antibiótico β-lactámico.

En las tablas 46-12 a 46-14 se resumen los ajustes de posología recomendados con β-lactámicos en pacientes con insuficiencia renal.

RELACIONES FARMACOCINÉTICAS/FARMACODINÁMICAS

Los β-lactámicos se denominan antibióticos tiempo-dependientes; esto significa que su efecto depende del mantenimiento de concentraciones superiores a la concentración mínima inhibitoria (CMI) durante el mayor tiempo (T) posible (T > CMI). El valor óptimo de T > CIM variará según el microorganismo, el antibiótico y las características del paciente. Por otro lado, los β-lactámicos, al igual que otros antibióticos tiempo-dependientes, tienen un efecto postantibiótico (EPA), que se define como el tiempo que dura la

Tabla 46-15. Clasificación de las reacciones de hipersensibilidad producidas por β-lactámicos

Tipo	Inicio	Síntomas	Anticuerpos	Antígenos (haptenos)	Observaciones
Inmediata	2-30 min	Anafilaxia (hipotensión, colapso circulatorio), angioedema, urticaria, rinitis	IgE	Menores	Incidencia: 0,2/10.000 Más frecuente con bencilpenicilinas
Acelerada	< 72 horas	Rinitis, broncoespasmo, angioedema, urticaria, eritema y prurito	IgE	Mayores	
Tardía	> 72 horas	Exantema morbiliforme y/o urticaria y/o petequias	IgM	Menores Mayores	Más frecuente con ampicilina
Enfermedad del suero	7-10 días	Urticaria, fiebre, poliartralgias, linfadenopatías y eosinofilia	IgG	Menores	Más frecuente en pacientes tratados con bencilpenicilinas

inhibición del crecimiento bacteriano por un antibiótico una vez que las concentraciones del antibiótico descienden por debajo de la CMI. En general, los antibióticos tiempo-dependientes presentan EPA cortos, sobre todo cuando el agente infeccioso es gramnegativo. Ambas características determinan que conseguir un T > CMI pueda ser sencillo para algunos β-lactámicos que presentan una semivida de eliminación muy elevada; sin embargo, en la mayoría de estos fármacos la semivida de eliminación es bastante corta, lo que dificulta su posología, ya que para conseguir un T > CMI adecuado se necesitan varias dosis diarias o el uso de una administración en infusión continua. La infusión continua de β-lactámicos ha tomado relevancia como parte de una estrategia terapéutica que busca optimizar los parámetros farmacocinéticos y farmacodinámicos de estos antibióticos en el tratamiento de infecciones producidas por microorganismos multirresistentes. En infecciones por microorganismos sensibles con CMI bajas, la concentración de antibiótico en sangre y tejidos que se alcanza tras la administración de las dosis habituales de β-lactámicos supera con creces la CMI, por lo que no supone un problema el tratamiento tradicional de dosis en bolos. Sin embargo, en las infecciones por microorganismos con CMI más elevadas puede ser difícil alcanzar un T > CMI ideal. La administración de los β-lactámicos en infusión continua o en infusión prolongada tras una dosis de carga permite alcanzar concentraciones superiores a la CMI durante más tiempo en comparación con la administración tradicional en bolo. Se han realizado múltiples estudios con diferentes β-lactámicos (piperacilina-tazobactam, meropenem, doripenem, ceftazidima, cefepima y aztreonam), la mayoría de ellos en infecciones por *P. aeruginosa* o por microorganismos productores de BLEE. La coadministración con inhibidores de las betalactamasas no altera la farmacocinética de los betalactámicos debiendo atender a los mismos principios para su dosificación.

INTERACCIONES

A menudo se describe la aparición de exantema cuando se administra ampicilina a pacientes en tratamiento con alopurinol. Dosis elevadas de β-lactámicos pueden interferir en la secreción tubular de metotrexato, incrementando sus concentraciones. Probenecid, indometacina, ácido acetilsalicílico y sulfinpirazona pueden inhibir la secreción tubular de β-lactámicos, prolongando su semivida. El probenecid se puede usar asociado a penicilina o amoxicilina a fin de reducir el número de administraciones diarias. Se han descrito

convulsiones relacionadas con una reducción de las concentraciones de valproato producida por los carbapenemes. La coadministración de cefiderocol y gluconato férrico iv puede teñir la orina de color rojo oscuro.

REACCIONES ADVERSAS

Los β-lactámicos son antibióticos muy bien tolerados. Sin embargo, se han descrito numerosos efectos secundarios asociados al tratamiento con estos fármacos. La adición de inhibidores de betalactamasas no añade efectos adversos considerables.

Reacciones de hipersensibilidad

Es el efecto adverso observado con mayor frecuencia al utilizar estos fármacos. Pueden presentarse en el 0,7-4 % de los tratamientos que se instauran con penicilinas y en el 0,5-9 % de los que se inician con cefalosporinas. Entre las distintas manifestaciones que pueden aparecer se encuentran: exantema maculopapular, exantema urticariforme, fiebre, broncoespasmo, vasculitis, enfermedad del suero, dermatitis exfoliativa, síndrome de Stevens-Johnson y anafilaxia. El cuadro se desencadena al romperse el anillo β-lactámico, que se convierte en un hapteno o determinante antigénico. En función de su capacidad para inducir la formación de anticuerpos, se diferencian dos tipos distintos de determinantes antigénicos: los mayores, derivados peniciloil, y los menores, que incluyen la propia molécula del fármaco y el penicilinato, que pueden actuar como sensibilizantes o ser la causa desencadenante de las reacciones anafilácticas. De acuerdo con su cronología e intensidad, las reacciones de hipersensibilidad a las penicilinas pueden clasificarse en cuatro grupos distintos, como se resume en la tabla 46-15.

La mayoría de los pacientes que han presentado episodios de reacciones alérgicas a las penicilinas pueden tratarse con cefalosporinas, ya que sólo se describe un 6-9 % de reacciones cruzadas. No obstante, la probabilidad de desarrollar hipersensibilidad a las cefalosporinas es 4 veces superior en los pacientes que han presentado una reacción alérgica con penicilina. Pueden manifestarse de forma inmediata, con erupción, eosinofilia o cuadros similares a la enfermedad del suero, o de forma retardada, con linfadenopatías.

Manifestaciones similares pueden producirse en los pacientes tratados con carbapenemes (aunque presentan reacción cruzada únicamente el 3 % de los pacientes con alergia a la penicilina); sin embargo, el aztreonam no se conjuga

---

⊗ UTILIZACIÓN CLÍNICA DE LAS CEFALOSPORINAS, LAS CEFAMICINAS Y LOS CARBAPENEMES

Grupo químico: cefemo.

- Cefalosporinas:
  - *Primera generación:*
    - Infecciones leves a moderadas de adquisición extrahospitalaria: piel y tejidos blandos, faringoamigdalitis estreptocócica, neumonía neumocócica comunitaria con baja incidencia de *Streptococcus pneumoniae* resistente a la penicilina, infección urinaria.
    - Profilaxis: cirugía en procedimientos limpios y limpios-contaminados.
  - *Segunda generación:*
    - Infecciones leves a moderadas de adquisición extrahospitalaria: piel y tejidos blandos, faringoamigdalitis estreptocócica, infecciones otorrinolaringológicas, neumonía neumocócica comunitaria con baja incidencia de *S. pneumoniae* resistente a la penicilina, bronquitis aguda, exacerbación de EPOC, infección urinaria.
    - Profilaxis: cirugía en procedimientos limpios y limpios-contaminados.
  - *Tercera generación:*
    - Infecciones moderadas a graves nosocomiales: piel y tejidos blandos, bacteriemia, neumonía, infección urinaria complicada/pielonefritis, meningitis bacteriana, infecciones por *Pseudomonas aeruginosa*, infecciones en pacientes neutropénicos.
    - Gonococia y chancro blando (ceftriaxona), fiebre tifoidea, enfermedad de Lyme, endocarditis estreptocócica, mieloidosis.
  - *Cuarta generación:*
    - Infecciones nosocomiales graves: piel y tejidos blandos, sepsis, infecciones en los pacientes neutropénicos, neumonía, infección urinaria complicada/pielonefritis, infecciones intraabdominales, meningitis bacteriana.
  - *Quinta generación:*
    - Infecciones nosocomiales graves: piel y tejidos blandos, neumonía.

- Cefamicinas (segunda generación):
  - Infecciones mixtas con implicación de anaerobios: intraabdominales, ginecológicas y enfermedad inflamatoria pélvica.
  - Profilaxis: cirugía colorrectal.

- Cefalosporinas con inhibidores de β-lactamasas:
  - Infecciones por microorganismos productores de BLEE (sospecha o confirmación).
  - Infección urinaria e intraabdominal complicada.
  - Neumonía asociada a ventilación mecánica.

Grupo químico: carbapenem.

- Carbapenemes:
  - Tratamiento empírico de la neutropenia febril.
  - Meningitis por bacilos gramnegativos (imipenem baja más el umbral epilpetógeno que meropenem).
  - Infecciones nosocomiales por microorganismos multirresistentes sensibles a carbapenemes.
  - Infecciones por microorganismos productores de BLEE (sospecha o confirmación).
  - Infecciones graves polimicrobianas.

---

con los anticuerpos antipeniciloicos de los pacientes alérgicos a la penicilina, por lo que puede administrarse con más seguridad a los pacientes con alergia a otros antibióticos β-lactámicos.

Alteraciones gastrointestinales

Su frecuencia es del 2-5 % y, habitualmente, consisten en disbacteriosis (enterobacterias resistentes, crecimiento de *Clostridium difficile*, candidiasis) y diarrea relacionada directamente con el antibiótico (ampicilina).

El ácido clavulánico incrementa la motilidad del intestino delgado, aunque no existen evidencias de que éste sea un mecanismo productor de diarrea. La administración intravenosa de carbapenemes se asocia a una incidencia de náuseas y vómitos del 0,8-1,4 %, más evidente con imipenem.

El aztreonam, al actuar sólo sobre bacterias gramnegativas y eliminarse únicamente en un 1 % por las heces, no modifica de forma sustancial la flora intestinal, aunque puede seleccionar *Enterococcus*.

Se han descrito alteraciones reversibles de las enzimas hepáticas asociadas con la administración de cualquiera de los fármacos β-lactámicos.

Toxicidad hematológica

Con escasa frecuencia se han descrito casos de neutropenia (bencilpenicilina), neutropenia, fiebre y eosinofilia (pipera-

cilina), disfunción plaquetaria (carboxipenicilinas) y eosinofilia, disfunción plaquetaria y alteraciones de la coagulación (cefalosporinas portadoras de radicales metiltiotetrazoilo en posición 3).

Toxicidad sobre el sistema nervioso central

Se han descrito convulsiones y mioclonías en los pacientes en tratamiento con dosis altas de bencilpenicilina o aminopenicilinas, cefepima e imipenem-cilastatina. Se observan fundamentalmente en pacientes con enfermedad subyacente del sistema nervioso central o función renal disminuida.

Toxicidad renal

De forma característica, aunque muy poco frecuente, pueden producir nefritis intersticial reversible. La administración prolongada de β-lactámicos en forma de sales disódicas puede producir hipopotasemia por alteración de la secreción de H^+ y, consiguientemente, de potasio.

INDICACIONES TERAPÉUTICAS

La bencilpenicilina (penicilina G) ha sido el antibiótico de elección en el tratamiento de las infecciones producidas por *Streptococcus pyogenes*, *S. pneumoniae* sensible a penicilina, y *Staphylococcus* no productores de penicilinasa. Activo frente a *N. meningitidis* y *N. gonorrhoeae*. Fármaco muy activo en la profilaxis de las infecciones por *Clostridium*. Activa frente a bacterias anaerobias (con algunas excepciones como *Bacteroides*). La penicilina G está indicada en el tratamiento de neurosífilis. La penicilina G no es activa frente a gramnegativos debido a su escasa penetración a través de las porinas.

La penicilina V es útil en el tratamiento de faringitis, infecciones orales leves e infecciones leves de tejidos blandos.

Las penicilinas isoxazólicas están indicadas principalmente en el tratamiento de infecciones por *Staphylococcus* spp. productor de penicilinasa y, por consiguiente, pueden emplearse en el tratamiento de infecciones de tejidos blandos, artritis, osteomielitis, infecciones de válvula protésica, meningitis, abscesos cerebrales y sepsis.

Las aminopenicilinas son muy utilizadas en el tratamiento de las infecciones respiratorias y urinarias, especialmente en las adquiridas en la comunidad. Sin embargo, el incremento de bacterias resistentes debido a la producción de β-lactamasas justifica que hayan sido sustituidas por la asociación aminopenicilina-inhibidor de β-lactamasa. Esta sustitución no tiene sentido cuando la bacteria responsable del proceso no produce β-lactamasa –*Enterococcus* o *S. pyogenes*– ni cuando el microorganismo no ha presentado resistencia a la ampicilina como *Listeria monocytogenes*.

La piperacilina está indicada en el tratamiento de infecciones por bacilos gramnegativos resistentes a otras penicilinas: *P. aeruginosa*, *Enterobacter* spp., *Proteus* indol-positivos y *Morganella* spp., y en el tratamiento y la profilaxis de infecciones por bacterias anaerobias (cirugía intestinal o pélvica).

La asociación de penicilina-inhibidor de β-lactamasas (amoxicilina-ácido clavulánico, ampicilina-sulbactam) ha demostrado su eficacia en numerosos procesos, como infecciones del árbol respiratorio superior e inferior, infecciones urinarias, infecciones de la piel y los tejidos blandos, infecciones óseas y articulares, infecciones intraabdominales de origen comunitario e infecciones odontógenas y periodontales, así como en la profilaxis de la cirugía maxilofacial, otorrinolaringológica, torácica, ortopédica, plástica, urológica, obstétrico-ginecológica y digestiva. La asociación piperacilina-tazobactam está indicada en el tratamiento de infecciones polimicrobianas o producidas por microorganismos resistentes: bacteriemias, infecciones intraabdominales, ginecológicas, de la piel y tejidos blandos, fiebre en pacientes neutropénicos y neumonía nosocomial o neumonía grave adquirida en la comunidad en las que se sospeche infección por *P. aeruginosa* o por anaerobios.

La utilización clínica de las cefalosporinas de primera generación se limita a las infecciones causadas por grampositivos y las enterobacterias más sensibles, principalmente, infecciones urinarias y faringoamigdalitis, e infecciones de la piel y los tejidos blandos. Su principal indicación en la actualidad es la profilaxis quirúrgica en intervenciones traumatológicas y colocación de prótesis.

Las cefalosporinas de segunda generación son una alternativa en el tratamiento de diversos cuadros otorrinolaringológicos, agudizaciones infecciosas en los pacientes con enfermedad pulmonar obstructiva crónica y otras infecciones respiratorias, infecciones urinarias y gonococia. Las cefamicinas (cefoxitina, cefminox) son adecuadas en el tratamiento de infecciones mixtas por bacterias aerobias y anaerobias, siempre que no existan resistencias que limiten su uso.

Las cefalosporinas de tercera generación constituyen uno de los grandes pilares del tratamiento hospitalario: infecciones respiratorias nosocomiales, infecciones urinarias complicadas e infecciones en inmunodeprimidos. Constituyen uno de los tratamientos de elección de la meningitis y se recomiendan en la gonococia, el chancro blando y la enfermedad de Lyme (estadios avanzados). La ceftazidima y la cefepima son una alternativa cuando se sospecha infección por *P. aeruginosa* y una opción de indudable interés en la fiebre del paciente neutropénico. En este momento, sin embargo, el tratamiento con cefepima como primera línea en pacientes con sepsis grave y neutropenia febril es controvertido debido al hallazgo, en algún estudio, de peores resultados en comparación con otros β-lactámicos de amplio espectro, por lo que se está revisando su uso en este tipo de pacientes.

En el caso de las nuevas cefalosporinas, el ceftobiprol estaría aprobado para su uso en algunos países (no en España) para infecciones de piel y partes blandas complicadas por bacterias grampositivas, incluido *S. aureus* resistente a meticlina. Asimismo, se puede utilizar (también en España) para la neumonía adquirida en la comunidad y la de origen nosocomial (excepto la asociada a ventilación mecánica) frente a bacterias grampositivas (*S. aureus*, *S. pneumoniae*) y gramnegativas (*E. coli*, *K. pneumoniae*). Se debe usar con precaución en pacientes inmunodeprimidos por falta de experiencia. La ceftarolina se puede emplear en infecciones de piel y partes blandas por bacterias grampositivas, incluyendo *S. aureus* resistente a meticilina, y gramnegativas (*E. coli*, *K. pneumoniae*, *Klebsiella oxytoca*, *Moraxella morganii*). También se ha aprobado su uso en la neumonía adquirida en la comunidad por grampositivos (excepto *S. aureus* resistente a meticilina) y algunos gramnegativos (*E. coli*, *H. influenzae*, *H. parainfluenzae*, *K. pneumoniae*). La asociación ceftazidima-avibactam se puede usar en infecciones intraabdominales y de las vías urinarias complicadas, en la neumonía nosocomial (incluida la asociada a ventilación mecánica) y en infecciones por microorganismos con opciones terapéuticas limitadas producidas por aerobios gramnegativos (enterobacterias y *Pseudomonas*). La asociación ceftolozano-tazobactam se puede utilizar en infecciones intraabdominales complicadas causadas por *Streptococcus* y bacilos gramnegativos (*Enterobacter cloacae*, *E. coli*, *K. oxytoca*, *K. pneumoniae*, *P. mirabilis*, *P. aeruginosa*) e infecciones de las vías urinarias complicadas, incluida la pielonefritis aguda (*E. coli*, *K. pneumoniae*, *P. mirabilis*).

Los carbapenemes deben emplearse únicamente en infecciones graves producidas por bacterias multirresistentes. Están indicados en el tratamiento de bacteriemias, septicemias, infección intraabdominal, neumonía nosocomial, meningitis y abscesos cerebrales, infecciones de piel y tejidos blandos, infecciones graves y complicadas de las vías urinarias producidas por bacilos gramnegativos resistentes y en infecciones por *Acinetobacter* spp.

El aztreonam es eficaz en el tratamiento de infecciones hospitalarias causadas por bacterias aerobias gramnegativas, así como en infecciones graves extrahospitalarias: respiratorias, abdominales, genitourinarias, cutáneas y musculoesqueléticas. Está disponible en una formulación para uso por vía inhalatoria en infección pulmonar crónica por *P. aeruginosa* en pacientes con fibrosis quística.

BIBLIOGRAFÍA

Azanza JR. Guía práctica de fármacos antiinfecciosos. Madrid: Roche, 1998.

Barriere SL. Bacterial resitance to β-lactams and its prevention with combination antimicrobial therapy. Pharmacotherapy 1992; 12: 397-402.

Bauerfeind A. Bacteriostatic and bactericidal activity of penicillins at constant and variable concentrations. Drugs 1985; 29 (suppl 5): 9-14.

Bazan JA, Martin SI, Kaye KM. Newer betalactams antibiotics: doripenem, caftobiprole, cefatroline, and cefepime. Infect Dis Clin North Am 2009; 23: 983-96.

Bilal M, El Tabei L, Büsker S, Krauss C, Fuhr U, Taubert M. Clinical Pharmacokinetics and Pharmacodynamics of Cefderocol. Clinical Pharmacokinetics 2021; 60: 1495-508.

Brogden RN, Spencer CM. Cefotaxime: a reappraisal of its antibacterial activity and pharmacokinetic properties, and a review of its therapeutic efficacy when administered twice daily for the treatment of mild to moderate infections. Drugs 1997; 53: 483-510.

Bush K. The ABCD's of β-lactamases nomenclature. J Infect Chemother 2013; 139: 549-59.

Chahine EB, Ferrill MJ, Poulakos MN. Doripenem: a new carbapenem antibiotic. Am J Health-Syst Pharm 2010; 67: 2015-24.

Cruz-López F, Martínez-Meléndez A, Morfin-Otero R, Rodríguez-Noriega E, Maldonado-Garza HJ, Garza-González E. Efficacy and In Vitro Activity of Novel Antibiotics for Infections With Carbapenem-Resistant Gram-Negative Pathogens. Front. Cell. Infect. Microbiol 2022; 12: 884365.

Fritsche TR, Sader HS, Jones RN. Antimicrobial activity of ceftobiprole, a novel anti-methicillin-resistant Staphylococcus aureus cephalosporin, tested against contemporary pathogens: results from the SENTRY Antimicrobial Surveillance Program (2005-2006). Diagn Microbiol Infecti Dise 2008; 61: 86-95.

García-Sánchez JE, García-Merino E, Martín-del-Rey A, García-Sánchez E. Antibioterapia para el siglo XXI, antibacterianos para la segunda década. ¿Posibilidades o realidades en un futuro? Rev Esp Quimioter 2012; 25: 100-21.

Hernández-Martín J, Roma E, Salavert M, Domènech L, Poveda JL. Cefditoren pivoxil: a new oral cephalosporin for skin, soft tissue and respiratory tract infections. Rev Esp Quimioter 2006; 19: 231-46.

Itokazu GS, Danziger LH. Ampicillin-sulbactam and ticarcillin-clavulanic acid: a comparison of their in vitro activity and review of their clinical efficacy. Pharmacotherapy 1991; 11: 382-414.

Jacoby GA, Muñoz-Price LS. The new β-lactamases. N Engl J Med 2005; 352: 380-91.

Lamb HM, Ormrod D, Scott LJ, Figgitt DP. Ceftriaxone: an update of its use in the management of community-acquired and nosocomial infections. Drugs 2002; 62: 1041-89.

Laudano JB. Ceftaroline fosamil: a new broad-spectrum cephalosporin. J Antimicrob Chemother 2011; 66 Suppl 3: iii11-18.

Lewis TC, Arnouk S. dark urine in patiente on defiderocol and ferric gluconate YCLewis Ann Phamacother 2022; 56(9): 1082-3.

López E, Soy D, Miana MT, Codina C, Ribas J. Algunas reflexiones acerca de la administración de antibióticos betalactámicos en infusión continua. Enferm Infecc Microbiol Clin 2006; 24: 445-52.

Markham A, Brogden R. Cefixime: a review of its therapeutic efficacy in lower respiratory tract infections. Drugs 1995; 49: 1007-22.

Mueller M, de la Pena A, Derendorf H. Issues in pharmacokinetics and pharmacodynamics of anti-infective agents: kill curves versus MIC. Antimicrob Agents Chemother 2004; 48: 369-77.

Mueller M, de la Pena A, Derendorf H. Issues in pharmacokinetics and pharmacodynamics of anti-infective agents: distribution in tissue. Antimicrob Agents Chemother 2004; 48: 1441-53.

Papp-Wallace KM, Bonomo RA. New β-lactamase inhibitors in the clinic. Infect Dis Clin North Am 2016; 30: 441-64.

Perry CM, Markham A. Piperacillin/tazobactam: an updated review of its use in the treatment of bacterial infections. Drugs 1999; 57: 805-43.

Rains CP, Bryson HM, Peters DH. Ceftazidime: an update of its antibacterial activity, pharmacokinetic properties and therapeutic efficacy. Drugs 1995; 49: 577-617.

Sadaba B, Azanza JR, Campanero MA, García-Quetglas E. Relationship between pharmacokinetics and pharmacodynamics of betalactams and outcome. Clin Microbiol Infect 2004; 10: 990-8.

Scott LJ, Ormrod D, Goa KL. Cefuroxime axetil: an updated review of its use in the management of bacterial infections. Drugs 2001; 61: 1455-500.

Sefton AM. Mechanisms of antimicrobial resistance: their clinical relevance in the new millenium. Drugs 2002; 62: 557-66.

Sime FB, Lassig-Smith, Starr T, Stuart J, Pandey S, Parker SL, Wallis SC, Lipman J, Robert JA. Cerebrospinal Fluid Penetration of Ceftolozane-Tazobactam in Critically Ill Patients with an Indwelling External Ventricular Drain. Antimicrob Agents Chemother. 2020; 16; 65(1): e01698-20.

Suárez C, Gudiol F. Antibióticos betalactámicos. Enferm Infecc Microbiol Clin 2009; 27: 116-29.

Helfer VE, Zavascki AP, Zeitlinger M, Verlindo de Araújo V, Dalla Costa T. Population Pharmacokinetic Modeling and probablility of Target Attainment of Ceftaroline in Brain and Soft Tissues. Antimicrob Agents Chemothe 2022; 66(9): 1-13.

Heo YA. Imipenem/Cilastatin/Relebactam: A Review in Gram-Negative Bacterial Infections. Drugs 2021; 81: 377-88.

Zhanel GG, Johanson C, Embil JM, Noreddin A, Gin A, Vercaigne L, Hoban DJ. Ertapenem: review of a new carbapenem. Expert Rev Anti Infect Ther 2005; 3: 23-39.

Zhanel GG, Lawrence CK, Adam H, Schweizer F, Zelenitsky S, Zhanel M, Lagacé-Wiens PRS, Walkty A, Denisuik A, Golden A, Gin AS, Hoban DJ, Lynch JP 3rd, Karlowsky JA. Imipenem-Relebactam and Meropenem-Vaborbactam: Two Novel Carbapenem-β-Lactamase Inhibitor Combinations. Drugs 2018; 78(1): 65-98.

Antibióticos aminoglucósidos, tetraciclinas, tigeciclina y cloranfenicol

47

F. López-Medrano Pérez, J. L. del Pozo León y J. R. Azanza Perea

AMINOGLUCÓSIDOS

Los aminoglucósidos son antibióticos bactericidas cuyos principales representantes son gentamicina, tobramicina y amikacina (fig. 47-1). Se utilizan habitualmente en combinación para el tratamiento de las infecciones graves por bacilos gramnegativos aerobios. En ocasiones se emplean también para el tratamiento de infecciones por algunos microorganismos grampositivos (principalmente estafilococos y enterococos). Algunos aminoglucósidos tienen actividad frente a protozoos (paromomicina), gonococo (espectinomicina) y ciertas micobacterias (tobramicina, estreptomicina y amikacina). Su uso parenteral junto con su frecuente toxicidad son limitaciones para su uso clínico.

Clasificación y estructura química

La mayoría de los aminoglucósidos son sustancias naturales producidas por actinomicetos, aunque algunos de los más modernos (amikacina, netilmicina) son derivados semisintéticos. Los aminoglucósidos se denominan así porque todos contienen un anillo aminociclitol (fig. 47-2) unido por enlaces glucosídicos a dos o más azúcares (generalmente aminoazúcares). En la mayoría de los países, la gentamicina, la amikacina, la tobramicina y la netilmicina están comercializados para administración parenteral. La estreptomicina y la kanamicina también están disponibles para uso parenteral, aunque con indicaciones mucho más restringidas. Debido a su gran toxicidad por vía parenteral, la neomicina sólo está comercializada para uso tópico cutáneo u ocular y por vía oral (vías por las que prácticamente no se absorbe). La paromomicina es un aminoglucósido que sólo se utiliza para el tratamiento de ciertas parasitosis intestinales.

Mecanismo de acción

Los aminoglucósidos atraviesan la membrana externa mediante mecanismos pasivos (no dependientes de energía) y acceden al espacio periplásmico. Desde aquí alcanzan el interior bacteriano, atravesando la membrana interna (citoplasmática), mediante mecanismos de transporte dependientes de energía que no se producen en condiciones

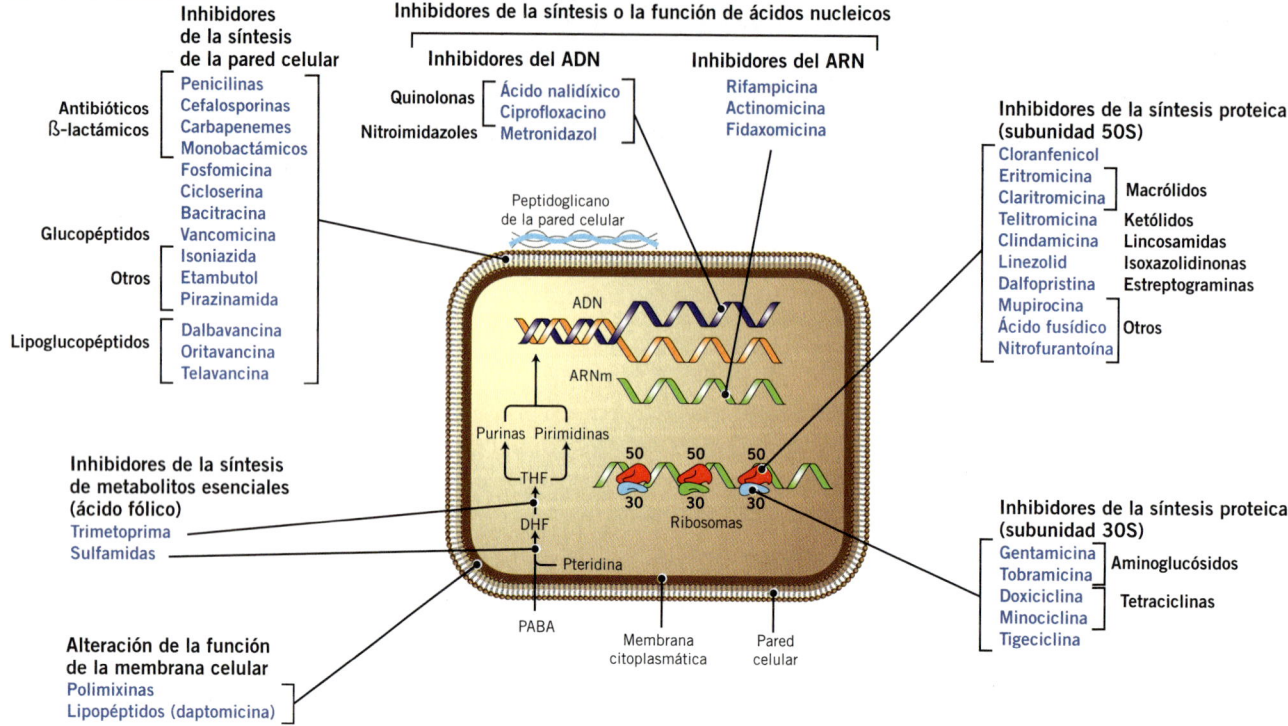

Figura 47-1. Clasificación de los antibióticos según su mecanismo de acción. DHF: dihidrofolato; PABA: ácido paraaminobenzoico; THF: tetrahidrofolato.

anaerobias. Esto explica la resistencia a los aminoglucósidos de los microorganismos anaerobios estrictos y de los facultativos cuando se desarrollan en condiciones de anaerobiosis como, por ejemplo, en el interior de un absceso. El acceso al citoplasma bacteriano es inhibido por la presencia de cationes divalentes o en medios hiperosmolares. La actividad de los aminoglucósidos es pH-dependiente, de manera que ésta disminuye en zonas de pH ácido, como ocurre, por ejemplo, en el pulmón o en las secreciones bronquiales. Por este mismo motivo, la actividad antimicrobiana de los aminoglucósidos se reduce notablemente en una orina ácida hiperosmolar o en el interior de un absceso.

Los aminoglucósidos interfieren en la síntesis proteica bacteriana en los ribosomas uniéndose a la subunidad 30S (algu-

nos aminoglucósidos también a la 50S) y en la síntesis proteica bacteriana al alterar la lectura del ARNm (**fig. 47-3**). Los aminoglucósidos se unen a la subunidad 30S del ARN ribosómico 16S y ocasionan una inhibición de la translocación, interrumpiendo los primeros pasos en la síntesis proteica. Algunas de estas proteínas alteradas se incorporan a la membrana citoplasmática modificando su permeabilidad, lo que provoca la pérdida de sustancias del interior del microorganismo y facilita el acceso de mayores concentraciones de aminoglucósido al citoplasma y los ribosomas. Hay otros mecanismos implicados en la capacidad bactericida de estos antibióticos, como son las alteraciones en la composición de la membrana bacteriana y, en menor medida, las modificaciones en el metabolismo y la respiración bacterianos. La

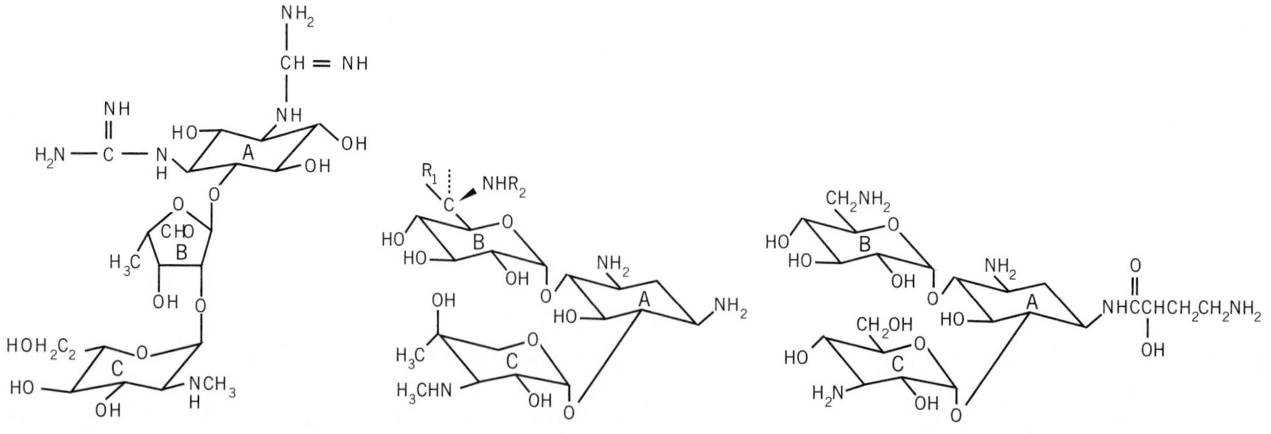

Figura 47-2. Estructura química de los aminoglucósidos.

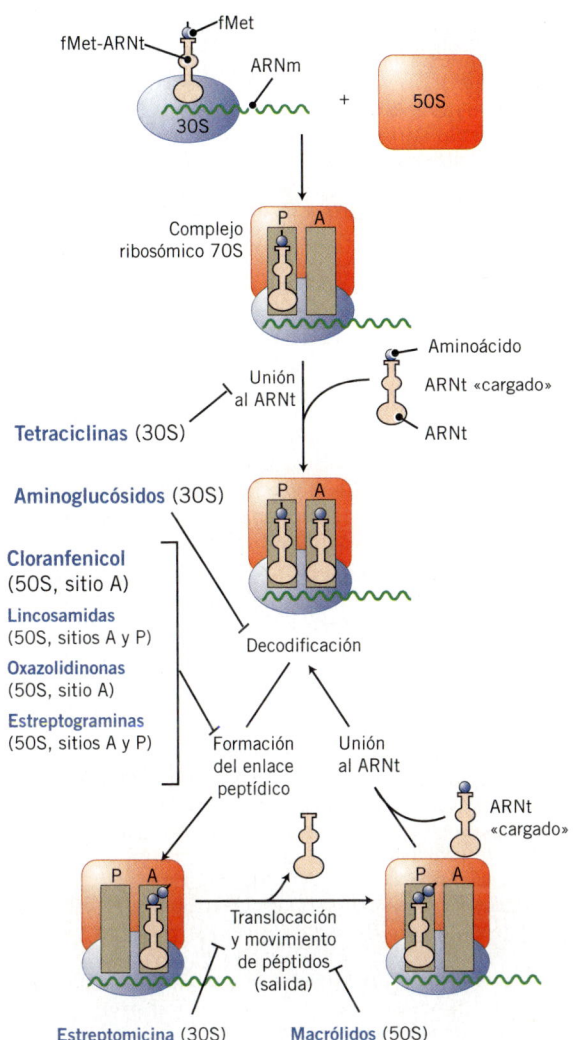

Figura 47-3. Antibióticos inhibidores de la síntesis proteica. fMet: formilmetionina.

actividad resultante es bactericida frente a los bacilos gramnegativos aerobios. La estreptomicina tiene lugares de fijación en los ribosomas distintos de los restantes aminoglucósidos, lo que explicaría que no compitan con ella y que los efectos de la estreptomicina sobre la síntesis proteica no sean exactamente iguales a los de otros aminoglucósidos, de manera que algunos mecanismos de resistencia afectan exclusivamente a la estreptomicina.

Efecto postantibiótico

El efecto postantibiótico consiste en la supresión del crecimiento microbiano que ocurre después de que el fármaco ha sido aclarado del suero. Se describió inicialmente frente a los bacilos gramnegativos, pero los aminoglucósidos también poseen un efecto postantibiótico prolongado frente a algunos cocos grampositivos como *Staphylococcus aureus*. La duración del efecto postantibiótico es de aproximadamente 3 horas (varía entre 1 y 7,5 horas). En general el efecto postantibiótico es más prolongado frente a microorganismos gramnegativos que frente a grampositivos. La duración del efecto postantibiótico es menor en presencia de leucocitos polimorfonucleares.

Actividad bacericida

La actividad bactericida de los aminoglucósidos *in vitro* es sinérgica con la de los inhibidores de la síntesis de la pared bacteriana (penicilinas, cefalosporinas, antibióticos monobactámicos, carbapenemes y glucopeptídicos), que facilitan notablemente el paso de los aminoglucósidos a través de la membrana citoplasmática. Por ello, a menudo se utilizan asociados ambos tipos de antibióticos. En cambio, el efecto de los aminoglucósidos *in vitro* puede ser antagonizado por agentes bacteriostáticos (p. ej., tetraciclinas y cloranfenicol).

El *efecto bactericida concentración-dependiente* es la capacidad de una concentración elevada del antibiótico (en relación a la concentración mínima inhibitoria [CMI] del microorganismo) para inducir la muerte del agente patógeno. Los aminoglucósidos muestran una actividad concentración-dependiente tanto en modelos *in vitro* como en modelos *in vivo*. Conseguir una concentración pico óptima puede ser difícil en determinada situaciones, dado que las concentraciones pico se correlacionan con la toxicidad.

Efecto sinérgico

Se ha demostrado un efecto sinérgico *in vitro* para determinados microorganismos cuando los aminoglucósidos se usan en combinación con otros antimicrobianos, principalmente aquellos que actúan inhibiendo la síntesis de la pared celular (p. ej., los β-lactámicos).

Espectro de actividad

En general los aminoglucósidos son activos frente un amplio espectro de microorganismos incluyendo bacilos gramnegativos aerobios y grampositivos así como micobacterias **(tabla 47-1)**. Los microorganismos anaerobios son intrínsecamente resistentes a los aminoglucósidos. Poseen una acción bactericida, que es seguida de un efecto postantibiótico relativamente prolongado. La magnitud del efecto bactericida y la duración del efecto postantibiótico son mayores cuanto más alto es el pico de concentración plasmática del antibiótico, lo que explica la eficacia de las pautas de tratamiento de dosis única diaria.

Actividad frente a microorganismos gramnegativos. Los aminoglucósidos tienen una actividad notable frente a un amplio número de microorganismos gramnegativos, incluyendo enterobacterias, *Pseudomonas* spp., *Acinetobacter* spp. y *Haemophilus influenzae*. Sin embargo presentan una muy baja actividad frente a *Burkholderia cepacia*, y *Stenotrophomonas maltophilia*. Existen diferencias en el perfil de actividad dependiendo del aminoglucósido. Por ejemplo, la gentamicina es más activa que la tobramicina frente a *Serratia* spp., y la tobramicina es más activa que la gentamicina frente a *Pseudomonas aeruginosa*. La amikacina es el aminoglucósido más activo frente a las enterobacterias, seguida por la gentamicina.

Actividad frente a microorganismos grampositivos. Los aminoglucósidos tienen una muy buena actividad *in vitro* frente a microorganismos grampositivos, por ejemplo, *S. aureus*. Sin

Tabla 47-1. Espectro de acción e indicaciones de aminoglucósidos, tetraciclinas, tigeciclina y cloranfenicol

	ESPECTRO	INDICACIONES
Aminoglucó-sidos	Actividad elevada frente a: **Gramnegativos** Enterobacterias, *Pseudomonas* spp., *Acinetobacter* spp. y *Haemophilus influenzae*. Muy baja actividad frente a *Burkholderia cepaci*a y *Stenotrophomonas maltophilia*. Amikacina es el más activo frente a las enterobacterias **Grampositivos** Buena actividad frente a *Staphylococcus aureus*. Poca actividad frente a estreptococos y enterococos, aunque pueden tener efectos aditivos o sinérgicos en combinación **Micobacterias** Actividad aceptable de estreptomicina, tobramicina y amikacina frente a *M. tuberculosis*. Amikacina es el más activo frente a *M. fortuitum*, *M. abscessus* y *M. chelonae* **Otros** Estreptomicina es activa frente a *Yersinia pestis* y *Francisella tularensis*, y amikacina frente a *Nocardia asteroides*	**En monoterapia** Tularemia: estreptomicina o gentamicina Peste: estreptomicina o gentamicina Uretritis por *Neisseria gonorrhoeae*: espectinomicina Infecciones de vías urinarias **En combinación** Tratamiento empírico de infecciones graves en combinación con otros fármacos, sobre todo con β-lactámicos Neomicina por vía oral: erradicación de la flora del aparato digestivo previa a la cirugía colorrectal. También en el coma hepático, para reducir el número de bacterias que producen amonio y evitar así la encefalopatía Existen preparados de varios aminoglucósidos para administración por vía inhalatoria mediante nebulizador que se emplean en el tratamiento de infecciones pulmonares crónicas por *Pseudomonas aeruginosa* en pacientes con fibrosis quística
Tetraciclinas	**Grampositivos** Elevada actividad frente a *S. aureus* y *Streptococcus pyogenes*. Actividad variable frente a *Streptococcus pneumoniae*, *Corynebacterium* sp., *Listeria monocytogenes*, la mayoría de las especies de *Clostridium* y *Bacillus anthracis*. **Gramnegativos** Actividad variable frente a *Escherichia coli*, *Vibrio* sp., *Brucella* sp., *Yersinia* sp., *Legionella pneumophila*, *Plesiomonas shigelloides*, *Aeromonas* sp. y *N. gonorrhoeae* **Otros** Actividad excelente frente a *Rickettsia* sp., *Coxiella burnetii*, *Mycoplasma* sp., *Chlamydia* sp, *Treponema pallidum*, *Borrelia burgdorferi*, *Mycobacterium marinum*, *M. fortuitum*, *M. chelonae* y protozoos como *Plasmodium falciparum*, *Entamoeba histolytica* y *Balantidium coli*	**Primera elección** Brucelosis (en combinación con un aminoglucósido), cólera, enfermedad de Lyme. Infecciones por *Rickettsia* sp.: fiebre botonosa mediterránea, tifus endémico y epidémico. Fiebre Q producida por *C. burnetii* **Alternativa** Doxiciclina puede ser útil en el tratamiento de enfermedades de transmisión sexual producidas por *Chlamydia trachomatis*. Tratamiento del granuloma inguinal *(Klebsiella granulomatis)*. Tratamiento de la sífilis en pacientes alérgicos a β-lactámicos Tratamiento de la enfermedad de Whipple en asociación con hidroxicloroquina. Afecciones gástricas por *Helicobacter pylori*, tularemia, leptospirosis, peste, infecciones por *Pasteurella multocida*, por *M. marinum* y angiomatosis bacilar *(Bartonella henselae)* Tratamiento del acné y del carbunco. Alternativa de segunda línea frente a *Acinetobacter baumanii*, *S. maltophilia* y estafilococos multirresistentes Profilaxis para *P. falciparum* resistente a cloroquina
Tigeciclina	**Grampositivos** Muy activa frente a *S. aureus* (incluido el resistente a meticilina) y estafilococos coagulasa-negativos (también incluidos los resistentes a meticilina). Activa frente a *Enterococcus faecalis* y *E. faecium* (incluido el resistente a ampicilina y a vancomicina), así como frente a *Streptococcus pneumoniae* **Gramnegativos** Buena actividad frente a enterobacterias, incluidas aquellas productoras de β-lactamasas de espectro extendido (BLEE) y muchas de las productoras de carbapenemasas, *A. baumannii*, *S. maltophilia* y *B. cepacia*. Escasa actividad frente a *Proteus* spp., *Providencia* spp. y *Morganella morgani*. Sin actividad frente a *Pseudomonas spp.* **Otros** Buena actividad frente a bacterias anaerobias, incluyendo *Bacteroides fragilis* y *Clostridium difficile*. También presenta actividad frente a micobacterias de crecimiento rápido, pero no frente a *M. tuberculosis*	Tratamiento de infecciones por bacterias multirresistentes o para la diarrea producida por *C. difficile*
Cloranfenicol	Amplio espectro de actividad que incluye microorganismos gramnegativos, grampositivos, espiroquetas, rickettsias, clamidias y micoplasmas. Destaca la actividad frente a *Salmonella* spp. Los tres microorganismos que más a menudo causan meningitis en el niño (*H. influenzae*, *S. pneumoniae* y *N. meningitidis*) son sensibles al cloranfenicol. Éste es uno de los antimicrobianos más activos frente a anaerobios, incluyendo *B. fragilis*	Alternativa en el tratamiento de: fiebre tifoidea, tifus murino, en combinación con cotrimoxazol y doxiciclina, tratamiento frente a la melioidosis, *Y. pestis*, *B. anthracis* y *F. tularensis* También puede ser una alternativa al tratamiento de: meningitis bacteriana, infecciones por anaerobios, salmonelosis, infecciones por rickettsias y clamidias, fiebre recurrente y angiomatosis bacilar En el tratamiento de la tularemia puede asociarse al tratamiento de elección (estreptomicina) cuando la enfermedad cursa con meningitis

embargo, clínicamente no se utilizan en monoterapia para tratar infecciones graves por este microorganismo. La actividad de los aminoglucósidos frente al neumococo es insuficiente desde el punto de vista clínico. Estos antibióticos no son activos frente a estreptococos y enterococos, aunque pueden tener efectos aditivos o sinérgicos frente a estos microorganismos cuando se utilizan en combinación con otros agentes siempre y cuando no presenten resistencia de alto nivel.

Actividad frente a micobacterias. La estreptomicina, la tobramicina y la amikacina presentan una actividad aceptable *in vitro* frente a las micobacterias. Específicamente, la estreptomicina es muy activa frente a *Mycobacterium tuberculosis*, mientras que la amikacina es el aminoglucósido más activo frente a *M. fortuitum*, *M. abscessus* y *M. chelonae*.

Otros microorganismos. Algunos aminoglucósidos son particularmente activos frente a ciertos microorganismos. La estreptomicina es además eficaz frente a *Yersinia pestis* y *Francisella tularensis*, y la amikacina es activa frente a *Nocardia asteroides*.

Mecanismos de resistencia

En comparación con otras clases de antimicrobianos, los aminoglucósidos han mostrado una relativa estabilidad frente a la generación de resistencias. Sin embargo, se han descrito mecanismos de resistencia tanto naturales como adquiridos. La resistencia a aminoglucósidos en los gramnegativos puede ocurrir debido a la adquisición o sobreexpresión de genes que codifican enzimas inactivantes o sistemas de expulsión **(fig. 47-4)**. La emergencia de resistencia intratratamiento de infecciones por gramnegativos es muy infrecuente. Los enterococos tienen resistencia intrínseca a los aminoglucósidos y pueden desarrollar resistencias de alto nivel. Puede existir resistencia cruzada entre aminoglucósidos, pero cuando ocurre es incompleta, de manera que, si es posible, se debe determinar la susceptibilidad a todos los agentes de manera individual. Ciertos aminoglucósidos pueden retener su acti-

vidad a pesar de resistencias a otros miembros de la clase, dependiendo del mecanismo de resistencia. Por ejemplo, la amikacina ha sido eficaz en algunas instituciones frente a determinados microorganismos con altas tasas de resistencia a tobramicina y gentamicina.

Recientemente se ha descrito un tipo especial de resistencia a los aminoglucósidos denominada resistencia adaptativa. Se trata de una resistencia transitoria en la que las bacterias que no han sido destruidas inicialmente entran en un período refractario al efecto del antibiótico, que dura generalmente 4-6 horas desde la inyección del fármaco y posteriormente desaparece. La resistencia es cruzada para todos los aminoglucósidos, parece debida a un menor acceso del antibiótico al interior bacteriano y se reduce cuando la concentración del pico de niveles plasmáticos del aminoglucósido es ≥ 10 veces la CMI. La resistencia adaptativa implica que la dosificación del aminoglucósido en intervalos cortos pueda ser menos eficaz que en intervalos largos y justifica el empleo de pautas de tratamiento de dosis única diaria.

Resistencias en gramnegativos

La resistencia de los microorganismos gramnegativos a los aminoglucósidos suele ser constitutiva y puede ocurrir mediante dos mecanismos fundamentalmente: producción de enzimas inactivantes y sistemas de expulsión.

Producción de enzimas inactivantes. El mecanismo más común es la inactivación del fármaco mediante fosforilación (mediada por cinasas), adenilación o acetilación (mediada por transferasas). Cada aminoglucósido es sensible a unas enzimas determinadas, aunque una misma enzima puede afectar a varios aminoglucósidos (lo que ocasionaría resistencia cruzada). La amikacina es la menos vulnerable a la inactivación enzimática, ya que es sensible a muy pocas enzimas, por lo que desempeña un papel importante en infecciones resistentes a otros aminoglucósidos, y en muchos hospitales se considera un antibiótico de reserva. Los genes que codifican estas enzimas son transferibles entre bacterias mediante

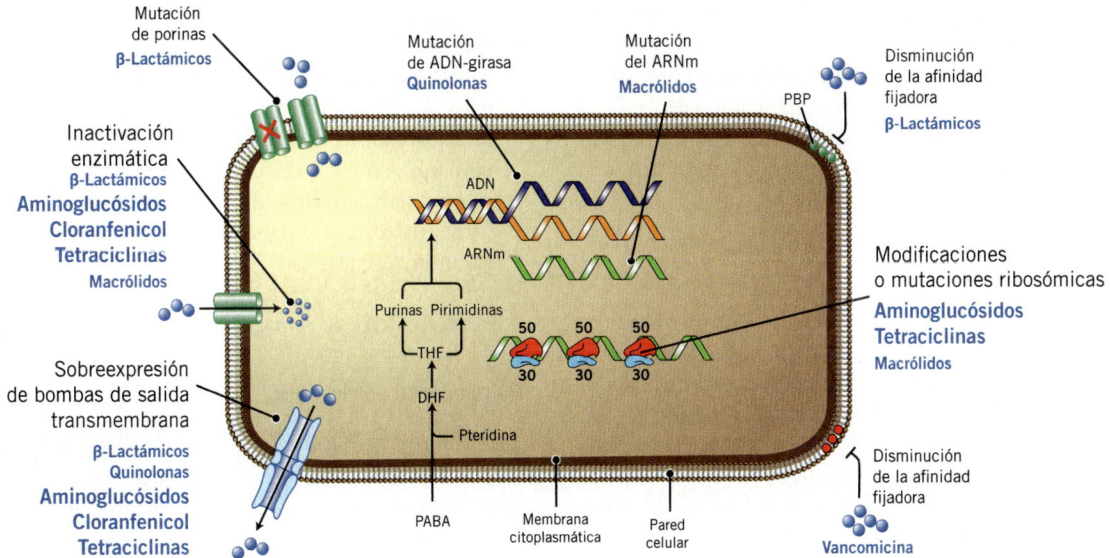

Figura 47-4. Mecanismos de resistencia bacteriana. DHF: dihidrofolato; PABA: ácido paraaminobenzoico; PBP: proteínas fijadoras de penicilina; THF: tetrahidrofolato.

plásmidos y factores de transferencia, lo que explica la amplia difusión de este mecanismo de resistencia, en particular en el medio hospitalario. El aminoglucósido modificado enzimáticamente tiene mucha mayor dificultad para atravesar la membrana plasmática bacteriana y unirse a los ribosomas y alterar la síntesis proteica. La inactivación enzimática a menudo explica las resistencias de alto nivel de algunos microorganismos, como los enterococos. Otro mecanismo de inactivación es el del 16S ARN ribosómico. Este efecto está mediado por una enzima codificada por el gen *rmtA* y se ha asociado con resistencia de alto nivel a todos los aminoglucósidos. Su relevancia clínica es pequeña, pues es poco frecuente, no es transferible y afecta a la estreptomicina, pero no a los restantes aminoglucósidos (cuyo aminociclitol es diferente). No obstante, cuando aparece, produce una resistencia de alto nivel. Las enzimas inactivantes pueden estar mediadas por plásmidos o asociadas a elementos móviles. El intercambio de plásmidos y la diseminación de transposones facilitan la adquisición de resistencias.

Sistemas de expulsión. La resistencia a aminoglucósidos independiente de enzimas inactivantes se describió inicialmente en *P. aeruginosa*. Esta forma de resistencia se caracteriza por su aparición frente a todos los aminoglucósidos y aunque el grado de resistencia suele ser menor que el producido por la modificación enzimática, no es transferible y puede soslayarse mediante la asociación de un antibiótico inhibidor de la síntesis de la pared celular.

Resistencia en enterococo

Los enterococos son intrínsecamente resistentes a niveles bajos de aminoglucósidos. La CMI de la gentamicina suele oscilar entre 8 y 64 mg/l y la de la estreptomicina entre 64 y 512 mg/l. A pesar de ello, se puede conseguir una sinergia antibiótica combinándolo con un agente que inhiba la síntesis de pared celular. Cada vez hay más comunicaciones de niveles elevados de resistencia a aminoglucósidos (CMI > 2.000 mg/l). La significación clínica de la resistencia de alto nivel es que desaparece la posibilidad de sinergia al combinarlos con un inhibidor de la síntesis de pared celular. Una característica de *Enterococcus faecium* es una resistencia moderada a la tobramicina (con CMI entre 64 y 1.000 mg/l), debido a la presencia de una enzima modificante de la tobramicina que no es activa frente a la gentamicina. Esta enzima también elimina la posibilidad de sinergismo entre inhibidores de la síntesis de pared con tobramicina, netilmicina y kanamicina.

Indicaciones terapéuticas

A pesar del amplio espectro de actividad de los aminoglucósidos, su uso clínico está limitado debido a que existen otros antibióticos menos tóxicos y que, además, no requieren monitorización de sus niveles. Los aminoglucósidos siguen siendo importantes como segundo agente en el tratamiento de infecciones por bacilos gramnegativos y ciertas infecciones por grampositivos, además de formar parte del tratamiento frente a ciertas micobacterias **(v. tabla 47-1)**. Hay pocas ocasiones en las que se puede utilizar monoterapia con aminoglucósidos, exceptuando las infecciones urinarias. Los aminoglucósidos se emplean fundamentalmente en el tratamiento de infecciones graves causadas por bacterias aerobias gramnegativas (principalmente enterobacterias y *P. aeruginosa*). Es frecuente su administración junto con β-lactámicos activos frente a estos microorganismos, ya que puede conseguirse un efecto sinérgico y prevenirse el desarrollo de resistencias. Sin embargo, algunos estudios sugieren que la asociación no es ventajosa para reducir la mortalidad en pacientes neutropénicos, con sepsis o con endocarditis bacteriana por cocos grampositivos.

Gentamicina, tobramicina y amikacina tienen un espectro de actividad antimicrobiana similar, por lo que la elección del fármaco suele hacerse considerando el índice de resistencias locales y el perfil de susceptibilidad del microorganismo implicado. La amikacina, por ser menos sensible a la inactivación enzimática, suele reservarse para infecciones causadas por microorganismos resistentes a los otros aminoglucósidos o para pacientes de alto riesgo (p. ej., inmunodeprimidos). La estreptomicina suele reservarse para algunas indicaciones particulares. Es el fármaco de elección en la tularemia y la peste; también se utiliza en la tuberculosis (siempre asociada a otros antituberculosos). Los aminoglucósidos se emplean, asimismo, en el tratamiento dirigido de infecciones causadas por ciertos microorganismos, como *Brucella* spp. o *Listeria monocytogenes*. El uso profiláctico de los aminoglucósidos (en combinación generalmente con clindamicina o vancomicina) suele restringirse a pacientes seleccionados a los que se les van a realizar procedimientos urológicos, ginecológicos o gastrointestinales y que, además, sean alérgicos a β-lactámicos.

Uso en monoterapia

- Tularemia: la estreptomicina y la gentamicina son los antimicrobianos de primera elección, aunque se pueden utilizar otros antimicrobianos en casos leves.
- Peste: la estreptomicina y la gentamicina son los tratamientos de elección; no obstante, es posible utilizar otros fármacos en caso de no poder utilizar un aminoglucósido.
- *Neisseria gonorrhoeae:* la espectinomicina es un tratamiento alternativo para las infecciones gonocócicas no faríngeas.
- Infecciones urinarias por microorganismos gramnegativos multirresistentes: los aminoglucósidos aseguran unos niveles elevados en la orina y, en algunos casos, mantienen actividad frente a microorganismos multirresistentes; sin embargo, en estos casos sólo deben utilizarse en monoterapia si se ha confirmado la susceptibilidad *in vitro*.
- Otras infecciones: debido a su escasa penetración en el pulmón, en abscesos y en el sistema nervioso central (SNC), nunca debería utilizarse un tratamiento en monoterapia en esas situaciones.

Tratamiento combinado

Los aminoglucósidos se emplean tanto en infecciones con diagnóstico microbiológico como de forma empírica. En general, debido a su toxicidad, el uso prolongado debe restringirse a infecciones potencialmente mortales o a aquellas en las que un agente menos tóxico esté contraindicado o sea menos eficaz. La indicación clínica más frecuente de los aminoglucósidos es su uso combinado con otros agentes en el tratamiento de infecciones graves, como sepsis, infecciones urinarias complicadas, infecciones intraabdominales, infecciones de las vías respiratorias inferiores y osteomielitis. En general, cuando el microorganismo causal es identificado y el médico dispone del perfil de susceptibilidad, los aminoglucósidos se secuencian a tratamientos menos tóxicos. El tratamiento combinado con gentamicina se usa a menudo en infecciones enterocócicas invasivas, siempre que el enterococo no presente resistencia de alto nivel, e infecciones estreptocócicas.

Otras formulaciones

La neomicina se usa por vía oral para la erradicación de la flora del aparato digestivo previamente a la cirugía colorrectal. También se ha empleado por vía oral en el coma hepático, para reducir el número de bacterias que producen amonio y evitar así la encefalopatía. La neomicina forma parte de muchos preparados de uso tópico cutáneo y mucoso; sin embargo, estos preparados no parecen erradicar las bacterias de las lesiones y pueden desencadenar reacciones alérgicas.

Algunos aminoglucósidos también están disponibles para administración tópica, inhalada, intraventricular e intraperitoneal. Además, existen cementos impregnados en aminoglucósidos que se utilizan en los recambios en dos tiempo de las prótesis articulares.

Se dispone de preparados de varios aminoglucósidos para administración por vía inhalatoria mediante nebulizador, que se emplean en el tratamiento de infecciones pulmonares crónicas por *P. aeruginosa* en pacientes con fibrosis quística.

Farmacocinética y farmacodinamia

Ciertas propiedades farmacocinéticas y farmacodinámicas de los aminoglucósidos son importantes desde el punto de vista clínico (tabla 47-2). Su acción bactericida concentración-dependiente, junto con su importante efecto postantibiótico, permiten su administración en una sola dosis diaria en ciertas infecciones. Su efecto sinérgico con los antimicrobianos que actúan sobre la pared celular hace que esta combinación sea una de las más utilizadas en infecciones graves. La estructura molecular policatiónica de los aminoglucósidos les confiere una escasa liposolubilidad, lo que condiciona notablemente

su capacidad de paso a través de las membranas celulares y sus características farmacocinéticas. Las limitaciones en la distribución de los aminoglucósidos restringen su uso en ciertos escenarios, como las infecciones del SNC, las infecciones que afectan al árbol biliar y las infecciones respiratorias.

Absorción

Los aminoglucósidos se absorben fácilmente tras la administración por vía intramuscular. En cambio, la absorción es mínima tras la administración por vías inhalatoria, oral (salvo en los pacientes con procesos inflamatorios intestinales) y cutánea (excepto en los pacientes con quemaduras o úlceras extensas).

Distribución

Los aminoglucósidos se unen en escasa proporción (5-30 %) a las proteínas plasmáticas. El volumen de distribución en adultos es de 0,2-0,4 l/kg y aumenta en pacientes con ascitis, grandes quemados, fibrosis quística o embarazadas. Por el contrario, el volumen de distribución disminuye en las personas obesas, por lo que la dosis debe calcularse en relación con el peso corporal ideal. Los aminoglucósidos alcanzan concentraciones en orina que oscilan entre el 25 y el 100 % de las concentraciones plasmáticas. También se consiguen altas concentraciones en la perilinfa y la endolinfa en el oído interno. Pueden alcanzar concentraciones similares a las plasmáticas en el hueso y los líquidos sinovial, peritoneal y pleural. Sin embargo, prácticamente no se distribuyen a tejidos oculares, próstata, secreción bronquial o bilis. La administración por vía inhalatoria consigue mayores concentraciones en las secreciones bronquiales que la administración parenteral, por lo que suele emplearse en los pacientes con fibrosis quística.

Atraviesan con dificultad la barrera hematoencefálica en el adulto, incluso en presencia de inflamación meníngea, por lo que se debe recurrir a la administración intratecal o intraventricular si es imprescindible el uso de un aminoglucósido. Sin embargo, en el recién nacido el acceso al líquido cefalorraquídeo (LCR) es mejor y puede ser suficiente la administración intravenosa para tratar meningitis por bacterias gramnegativas. Pueden atravesar la placenta y llegar a producir toxicidad en el feto.

Tabla 47-2. Parámetros farmacocinéticos de aminoglucósidos, tetraciclinas, tigeciclina y cloranfenicol

	F (%)	$t_{máx}$ (hora)	V_D (l/kg)	C_L (ml/m/kg)	$t_{1/2}$ (hora)	U (%)	M (%)	UP (%)
Aminoglucósidos								
Amikacina	100	1	0,25	0,9-1,5	2-3	90	0	10
Gentamicina	100	1	0,25	1,5	2	90	0	10
Tobramicina	100	1	0,25	0,9-1,5	2-3	90	0	< 10
Tetraciclinas								
Doxiciclina	90	2,5	0,7	0,5	18	40	60	95
Minociclina	95	1-4	0,3	1	18	10	80	76
Tigeciclina	–	–	> 10	–	36	< 15		68
Cloranfenicol	95		0,5-2	–	3-4	10	90	40

Cl: aclaramiento; F: biodisponibilidad; M: fracción de fármaco eliminada por metabolismo; $t_{1/2}$: semivida de eliminación; $t_{máx}$: tiempo hasta que el fármaco alcanza su concentración plasmática máxima; U: fracción de fármaco eliminada en orina; UP: fracción de fármaco unida a proteínas plasmáticas; V_D: volumen de distribución.

Eliminación

El 99 % del fármaco se elimina en la orina sin modificaciones por filtración glomerular, alcanzando concentraciones urinarias muy superiores a las plasmáticas. La semivida oscila entre 1,5 y 3,5 horas en adultos con función renal dentro de la normalidad. La semivida está prolongada en neonatos, niños y pacientes con disminución del aclaramiento de creatinina. Los aminoglucósidos son aclarados mediante técnicas de hemodiálisis (tanto continua como intermitente) y técnicas de diálisis peritoneal y, por lo tanto, es necesario administrar una dosis suplementaria después de una sesión de diálisis. La eliminación plasmática de los aminoglucósidos es un proceso trifásico. La primera fase (fase α) es el resultado de la distribución del fármaco desde el espacio vascular al extravascular, se produce rápidamente (semivida de 15-30 minutos) y no se considera en los cálculos de dosificación. La segunda fase (fase β) es consecuencia de la filtración glomerular del fármaco y tiene una importancia primordial en los esquemas de dosificación. En los adultos y niños mayores de 6 meses con función renal normal, la semivida β es de 2-3 horas para todos los aminoglucósidos. Este valor es mayor (5-11 horas) en los recién nacidos, particularmente si son prematuros o de bajo peso. También se alarga en los pacientes ancianos y en aquellos con enfermedades que disminuyen la función renal, pudiendo alcanzar 50-100 horas o más en los pacientes anúricos. En todas estas circunstancias y, particularmente, en los pacientes con insuficiencia renal es necesario disminuir la dosis y/o aumentar el intervalo entre ellas. Para realizar un ajuste adecuado de la dosis, se pueden utilizar nomogramas, pero lo mejor es monitorizar los niveles plasmáticos del fármaco. La tercera fase de la eliminación (fase γ) se debe a la liberación en la orina del fármaco que se ha acumulado en las células tubulares renales. Esta liberación se produce de forma prolongada y lenta (semivida de 30-100 horas o más en algunos pacientes). La fase γ no se considera en los cálculos de dosificación, pero explica la presencia de aminoglucósido en la orina varios días después de suspender su administración.

Vía de administración

Las vías de administración habituales de los aminoglucósidos son la intramuscular y la intravenosa. La pauta de administración tradicional de los aminoglucósidos es la de dividir la dosis diaria total en 2 o 3 dosis iguales que se administran cada 8-12 horas. En los pacientes con insuficiencia renal es necesario reducir la dosis y/o aumentar el intervalo entre dosis, así como monitorizar los niveles plasmáticos. En los últimos años se ha demostrado que una dosis única diaria es tan eficaz y probablemente menos nefrotóxica que el empleo de dosis fraccionadas en la mayoría de los casos (**fig. 47-5**). La pauta diaria permite un mayor pico de niveles plasmáticos, por lo que el efecto bactericida es mayor y el efecto postantibiótico más duradero, además de asegurar un largo período de tiempo en el que las concentraciones plasmáticas están por debajo del umbral de la concentración valle a partir de la cual aumenta el riesgo de toxicidad. Con esta pauta, asimismo, disminuyen el desarrollo de resistencia adaptativa y el riesgo de toxicidad. Las dosis únicas diarias administradas en

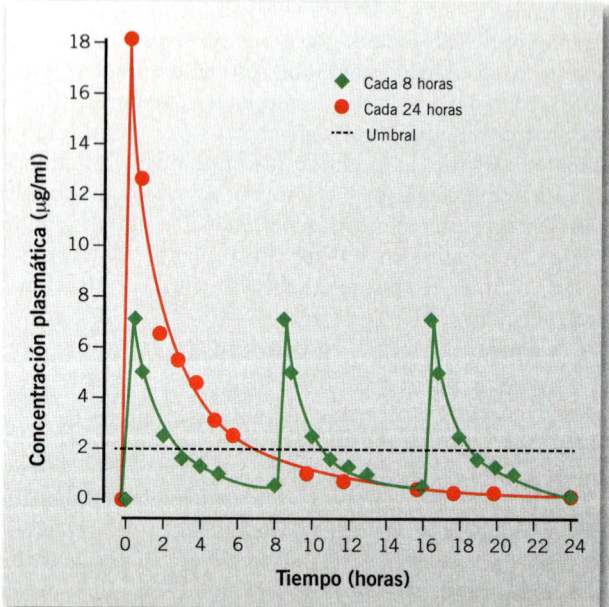

Figura 47-5. Comparación de los niveles plasmáticos obtenidos tras la administración de gentamicina intravenosa en una pauta de dosificación tradicional (80 mg cada 8 horas) y en una pauta de dosis única diaria (240 mg cada 24 hora). La línea umbral indica la concentración valle por encima de la cual aumenta el riesgo de toxicidad.

adultos son de 5-7 mg/kg/día para gentamicina, tobramicina y netilmicina y de 15-20 mg/kg/día para amikacina. En algunas circunstancias (como el embarazo, el tratamiento combinado de la endocarditis bacteriana, pacientes inmunodeprimidos y pacientes con quemaduras o ascitis) aún no se dispone de datos suficientes para sustentar las posibles ventajas de esta nueva pauta. La administración una vez al día también debe evitarse en pacientes con disfunción renal grave (aclaramiento de creatinina menor de 20-25 ml/min), en los que podría acumularse el fármaco. En estos pacientes es necesario utilizar un régimen de dosificación aún más espaciado (p. ej., cada 48 horas). En los pacientes con insuficiencia renal moderada es posible administrar el fármaco cada 24 horas si se reduce la dosis proporcionalmente al grado de reducción del aclaramiento de creatinina.

Monitorización de niveles plasmáticos

La monitorización de los niveles plasmáticos de aminoglucósidos es útil, ya que si las concentraciones plasmáticas mínimas (concentraciones valle) son altas, aumenta el riesgo de ototoxicidad y nefrotoxicidad. Además, es conveniente asegurarse de que las concentraciones plasmáticas máximas (concentraciones pico) son suficientes para ejercer el efecto bactericida, particularmente en el tratamiento de infecciones graves. La monitorización de los niveles plasmáticos es especialmente importante en los pacientes con insuficiencia renal, si se observan aumentos en la concentración de creatinina durante el tratamiento, en prematuros y recién nacidos a término, o si el tratamiento es de duración prolongada. La monitorización de los niveles plasmáticos también es útil cuando se utiliza un régimen de dosificación de dosis única diaria, pero aún no existe un consenso absoluto sobre cómo realizarla.

Tabla 47-3. Efectos adversos e interacciones de aminoglucósidos, tetraciclinas, tigeciclina y cloranfenicol

INTERACCIONES	EFECTOS ADVERSOS
Aminoglucósidos	
Anfotericina B, ciclosporina, cisplatino, vancomicina: pueden potenciar la nefrotoxicidad de los aminoglucósidos **Ácido etacrínico, bumetanida, furosemida:** pueden potenciar la ototoxicidad producida por los aminoglucósidos **Anticoagulantes orales:** riesgo de hemorragia con neomicina **Bloqueantes neuromusculares:** aumento del bloqueo neuromuscular **Digoxina:** riesgo de ineficacia por neomicina o gentamicina oral **Metotrexato:** riesgo de toxicidad renal y de ineficacia del metotrexato oral tras administración de aminoglucósidos orales **Indometacina:** riesgo de toxicidad en neonatos **Penicilinas:** reducción del efecto del aminoglucósido cuando las concentraciones de la penicilina resultan muy elevadas	**Neurológicos** *Por vía intraventricular:* radiculitis, aracnoiditis, encefalopatía mortal *Estreptomicina:* neuritis óptica y periférica, cefalea **Neuromusculares:** parálisis respiratoria por bloqueo neuromuscular, especialmente frecuente en pacientes con miastenia grave, tratados con bloqueantes neuromusculares *Tratamiento:* si el cuadro está producido por estreptomicina, paromomicina o neomicina, puede administrarse neostigmina. En caso de que esté producido por gentamicina se administrará gluconato cálcico **Renales:** proteinuria, cilindruria, hematuria, hipostenuria, incremento de la urea y creatinina sérica, insuficiencia renal aguda dependiente de las concentraciones plasmáticas **Óticos** *Afectación coclear:* hipoacusia para sonidos de alta frecuencia, acusia completa y bilateral. Puede resultar irreversible *Afectación vestibular:* cefalea, vértigo muy intenso, ataxia. Reversible aunque la recuperación es muy lenta *Factores predisponentes:* ancianos, pacientes con insuficiencia renal, tratamiento prolongado, afectación coclear previa, concentraciones plasmáticas elevadas, tratamiento repetido y otros fármacos
Tetraciclinas	
Antiácidos orales: reducción de la absorción con ineficacia de las tetraciclinas. Separar al menos 3 horas la administración **Anticoagulantes orales:** riesgo de hemorragia, controlar el tiempo de protrombina **Anticonceptivos orales:** riesgo de ineficacia de los anticonceptivos **Barbitúricos:** riesgo de ineficacia de doxiciclina y minociclina por inducción de su metabolismo. Evitar **Carbamazepina:** riesgo de ineficacia de doxiciclina y minociclina por inducción de su metabolismo. Evitar **Cinc:** reducción de la absorción con ineficacia de las tetraciclinas. Separar al menos 3 horas la administración **Digoxina:** posible incremento de la absorción con riesgo de intoxicación digitálica. Controlar digoxinemia **Fenitoína:** riesgo de ineficacia de doxiciclina y minociclina por inducción de su metabolismo. Evitar **Hierro oral:** reducción de la absorción con ineficacia de las tetraciclinas. Separar al menos 3 horas la administración **Litio:** posible reducción de la eliminación renal con riesgo de toxicidad por litio. Controlar litemia	**Alérgicos:** erupción cutánea urticariforme o exantemática, fiebre, síndrome de Stevens-Johnson, fotosensibilización **Dentarios:** depósito en dentina y esmalte con reducción de la mineralización, hipoplasia, predisposición a caries, coloración amarillenta fluorescente que torna a marrón. Aparece en niños cuyos dientes se encuentran en fase de desarrollo, antes de la primera dentición (hasta los 2 años) y aquellos cuyas madres fueron tratadas durante su gestación **Digestivos:** náuseas, vómitos, diarrea, anorexia, dispepsia, hemorragia digestiva, quemazón anal con la defecación, úlceras esofágicas **Neurológicos:** hipertensión intracraneal benigna, con cefalea, fotofobia, somnolencia, irritabilidad, edema de papila y en niños abombamiento de fontanelas. Es reversible **Óseos:** depósito en huesos, con alteraciones en la formación y maduración **Renales:** elevación progresiva de la urea, especialmente en pacientes con insuficiencia renal previa *Tetraciclinas caducadas:* seudosíndrome de Fanconi (proteinuria, glucosuria, hipercalciuria, hiperfosfaturia, aminoaciduria, uricosuria) *Demeclociclina:* diabetes insípida nefrogénica resistente a la hormona antidiurética
Tigeciclina	
Warfarina: alteración del efecto anticoagulante. Debe monitorizarse el INR	Similares a los de las tetraciclinas. Pancreatitis.
Cloranfenicol	
Cloranfenicol: puede inhibir el metabolismo, con riesgo de toxicidad de anticoagulantes orales, antidiabéticos orales, ciclofosfamida, ciclosporina A, etomidato, fenitoína, tacrólimus **Antihistamínicos H$_2$:** riesgo de aplasia medular con cimetidina **Barbitúricos:** riesgo de toxicidad por barbitúricos y de ineficacia del cloranfenicol **Estroprogestágenos:** riesgo de reducción del efecto hormonal por reducción de la circulación enterohepática **Fenitoína:** riesgo de toxicidad por fenitoína y posible aumento de la toxicidad del cloranfenicol **Rifampicina:** riesgo de reducción de la eficacia del cloranfenicol **Vitamina B$_{12}$:** riesgo de reducción de la eficacia del cloranfenicol	**Hematológicos:** leucopenia y agranulocitosis, anemia aplásica, trombocitopenia y aplasia medular. En recién nacidos y prematuros, así como en el último período del embarazo, puede producir el «síndrome gris» **Reacción tipo Jarisch-Herxheimer:** después de dosis elevadas en el curso del tratamiento de fiebre tifoidea **Neurológicos:** delirio, confusión mental, alucinaciones. Neuritis óptica, con ceguera

INR: índice internacional normalizado.

La concentración pico de los aminoglucósidos se debe medir a los 30-60 minutos de haber finalizado la infusión intravenosa y a los 30-90 minutos tras haber administrado una dosis intramuscular. Los aminoglucósidos no se absorben por vía oral; sin embargo, tras la administración local en el espacio pleural o en la cavidad peritoneal pueden alcanzarse concentraciones séricas elevadas.

Cuando se administra una dosis única diaria, la concentración máxima no suele determinarse, puesto que es bactericida (generalmente 3 o 4 veces la concentración máxima obtenida con los regímenes de dosificación fraccionada). El método más simple para determinar la concentración valle es tomar una muestra a las 24 horas de la administración (es decir, inmediatamente antes de la siguiente dosis) y asegurarse de que los niveles son inferiores a 1-2 µg/ml, en el caso de la gentamicina, la tobramicina y la netilmicina, o 5-10 µg/ml, para la amikacina. Probablemente, el método más adecuado consiste en tomar dos muestras separadas por varias horas (p. ej., a las 2 y las 12 horas), calcular el aclaramiento del aminoglucósido por el paciente y ajustar la dosis para que los niveles sean los adecuados. Sólo con la realización de nuevos estudios podrá llegarse a definir el método de monitorización idóneo para este régimen de dosificación.

Toxicidad

Los efectos adversos más frecuentes de los aminoglucósidos son la nefrotoxicidad y la ototoxicidad. De manera mucho menos frecuente se han asociado a cuadros de bloqueo neuromuscular **(tabla 47-3)**.

Nefrotoxicidad

Es la reacción adversa más frecuente. Aparece en el 5-25 % de los pacientes adultos tratados. La incidencia de nefrotoxicidad varía en la bibliografía debido a variaciones en el diseño de los estudios, las definiciones de toxicidad utilizadas, el tipo de población analizada y los factores de riesgo concomitantes. En la mayoría de los casos la nefrotoxicidad por aminoglucósidos es reversible. La incidencia depende de la dosis y la duración del tratamiento y de la coexistencia de factores de riesgo añadido. La incidencia parece menor en niños, y algunos datos sugieren que también podría ser menor (tanto en adultos como en niños) con las pautas de dosificación de una sola dosis diaria.

La nefrotoxicidad se debe a necrosis de las células del túbulo proximal (aunque se han demostrado también alteraciones en el glomérulo), que es seguida de una reducción del filtrado glomerular. Suele aparecer varios días después de iniciado el tratamiento y casi siempre es reversible al suspenderlo, ya que las células necrosadas son sustituidas por otras sanas. Suele manifestarse por un aumento de la concentración de creatinina plasmática, acompañada de ligera proteinuria y cilindruria. Implica la acumulación del antibiótico en el organismo y entraña mayor riesgo de ototoxicidad si no se ajusta la dosis. Durante tratamientos prolongados y/o con altas dosis es imprescindible valorar periódicamente la función renal. Entre los factores de riesgo se encuentran la coadministración de otros fármacos nefrotóxicos, el empleo en pacientes con insuficiencia renal previa y su uso en pacientes con hipotensión o *shock*. Algunos estudios también refieren un mayor riesgo en pacientes de edad avanzada o con enfermedades hepáticas concomitantes. La neomicina es la más nefrotóxica y la estreptomicina la menos, siendo la toxicidad intermedia con los restantes aminoglucósidos.

Ototoxicidad

La incidencia de ototoxicidad es muy variable (0,5-50 % de los pacientes tratados). El riesgo y la gravedad de la lesión dependen de la dosis y son mayores en los tratamientos prolongados o repetidos, si las concentraciones plasmáticas están persistentemente elevadas, si se asocian otros fármacos ototóxicos o cuando existe una lesión cocleovestibular previa. El riesgo de ototoxicidad es mayor con neomicina que con los otros aminoglucósidos. La estreptomicina y la gentamicina afectan en mayor medida la función vestibular, mientras que la neomicina, la kanamicina y la amikacina son más cocleotóxicos. La ototoxicidad mediada por aminoglucósidos puede causar daño vestibular o coclear y es el resultado de las elevadas concentraciones que los aminoglucósidos alcanzan en la endolinfa y la perilinfa del oído interno, donde la semivida de eliminación es prolongada (10-12 horas). Debido a ello ocasionan lesiones cocleares y vestibulares bilaterales e irreversibles (o parcialmente reversibles), por destrucción progresiva de las células ciliadas sensoriales en el órgano de Corti y en las crestas ampollares de los conductos semicirculares. Las manifestaciones del daño vestibular incluyen vértigo, alteraciones del equilibrio, náuseas, vómitos y ataxia. Los síntomas que habitualmente se asocian al daño coclear son pérdida auditiva (primero para los sonidos de alta frecuencia y después para los de baja) y acúfenos.

Bloqueo neuromuscular

El bloqueo neuromuscular es un efecto adverso raro pero grave. Se debe a la inhibición de la liberación presináptica de acetilcolina en la placa motora (al disminuir la disponibilidad presináptica de calcio) y, en mucha menor medida, al bloqueo de receptores nicotínicos postsinápticos. Se manifiesta por debilidad de la musculatura respiratoria, parálisis fláccida y midriasis. La mayoría de los pacientes que sufren esta reacción tienen comorbilidades o están recibiendo tratamientos que interfieren en la placa motora (bloqueantes neuromusculares, toxina botulínica, sales de magnesio). De hecho, la miastenia grave es una contraindicación absoluta para el uso de aminoglucósidos. El bloqueo revierte con la administración de calcio y, en menor grado, con inhibidores periféricos de la acetilcolinesterasa (p. ej., edrofonio o neostigmina).

Otros efectos adversos

El potencial alergénico de los aminoglucósidos es muy pequeño; no obstante, se han descrito reacciones alérgicas cutáneas tras la aplicación cutánea de neomicina. Administrados por vía oral pueden provocar molestias gastrointestinales, y tras la administración crónica se ha descrito un síndrome de malabsorción. Pueden ser teratógenos (causando ototoxicidad y nefrotoxicidad en el feto), por lo que no deberían emplearse en embarazadas, excepto cuando no haya otra alternativa. Excepcionalmente, la estreptomicina puede causar neuritis periférica y alteraciones del nervio óptico.

Interacciones

Los aminoglucósidos pueden interferir en el efecto numerosos fármacos, ocasionando un aumento de la ototoxicidad y la nefrotoxicidad y/o una disminución de su eficacia (v. tabla 47-3). Varias penicilinas (particularmente las anti-*Pseudomonas*, como ticarcilina y piperacilina) forman enlaces covalentes con los aminoglucósidos, inactivándolos. Esta interacción química generalmente se produce *in vitro* cuando se mezclan las soluciones de ambos fármacos en el mismo frasco de infusión durante varias horas. También se ha descrito *in vivo* en pacientes con insuficiencia renal grave, aunque en este caso es mucho menos relevante (10-20 % de inactivación del aminoglucósido). La administración por vía oral de altas dosis de aminoglucósidos puede disminuir los niveles plasmáticos y los efectos de la digoxina, así como potenciar el efecto de los anticoagulantes orales (al reducir la flora bacteriana intestinal productora de vitamina K).

En las tablas 47-4 y 47-5 se resumen las recomendaciones sobre dosificación en caso de insuficiencia renal y hepática, respectivamente.

TETRACICLINAS

Las tetraciclinas son antibióticos naturales o semisintéticos, derivados de diferentes especies de *Streptomyces*. Introducidas en la práctica clínica en 1948, poseen actividad frente a un amplio abanico de bacterias. La tetraciclina está considerada por la Organización Mundial de la Salud (OMS) como un medicamento esencial. Debido a sus efectos adversos y al desarrollo de nuevas familias de antibióticos, su empleo clínico ha disminuido en las últimas décadas.

Clasificación y estructura química

Las tetraciclinas se clasifican en tres grupos según su momento de desarrollo y sus características farmacocinéticas.

Las de primera generación, desarrolladas entre 1948 y 1963, son los agentes menos lipófilos y los que presentan peor absorción por vía oral. Incluye a los siguientes antibióticos: clortetraciclina, oxitetraciclina, tetraciclina, demeclociclina, rolitetraciclina, limeciclina y metaciclina. Todos ellos se pueden administrar por vía oral, excepto la rolitetraciclina.

Las de segunda generación, desarrolladas entre 1965 y 1972, presentan mejor absorción por vía oral y son 3-5 veces más lipófilas que las de la primera generación. A este grupo pertenecen la doxiciclina y la minociclina. Ambas pueden administrarse por vía oral o intravenosa.

Las de tercera generación, desarrolladas a partir de 1993, son las glicilciclinas, que incluyen a la tigeciclina. Este antibiótico se sintetiza a partir de la modificación de la minociclina y se describe en un apartado específico de este capítulo (v. más adelante).

Las tetraciclinas se constituyen químicamente a partir de un núcleo central formado por cuatro anillos fusionados dispuestos linealmente (fig. 47-6). Todos ellos forman complejos quelantes con distintos cationes, como calcio, magnesio o hierro, que los hacen insolubles en agua, lo cual dificulta su absorción.

Mecanismo de acción

Las tetraciclinas son capaces de atravesar la pared externa de las bacterias gramnegativas a través de porinas de difusión pasiva de tipo OmpF y OmpC, en forma de catión formado por la combinación de tetraciclina y magnesio. En el espacio periplásmico el complejo se disocia y la tetraciclina difunde al citoplasma a través de la membrana celular gracias a un mecanismo que depende de energía.

Tabla 47-4. Posología en pacientes con insuficiencia renal

| Fármaco | Vía | Aclaramiento de creatinina (ml/min) | | | Hemodiálisis |
		> 50	10-50	< 10	
Amikacina	i.v.	15 mg/kg/24 h	9-12 mg/kg/24 h	2-4 mg/kg/24 h	2-4 mg/kg posdiálisis
Gentamicina	i.v.	3-5 mg/kg/ 24 h	1,5 mg/kg/24 h	1,5 mg/kg/ /24-48 h	1,5 mg/kg posdiálisis
Doxiciclina	i.v.	0,1 g/12 h	Sin cambios	Sin cambios[a]	Sin cambios
Tigeciclina	i.v.	Sin cambios	Sin cambios	Sin cambios	Sin cambios
Cloranfenicol	i.v.	0,25-1 g/ 6 h	Sin cambios	Sin cambios[a]	Sin cambios

[a] Utilizar sólo como última opción.
i.v.: vía intravenosa.

Tabla 47-5. Posología en pacientes con insuficiencia hepática

| Fármaco | Vía | Grado de Chlid-Pugh | | |
		A	B	C
Aminoglucósidos	i.v.	Sin cambios	Sin cambios	Sin cambios
Doxiciclina	i.v.	Sin cambios	Sin cambios	Sin cambios
Tigeciclina	i.v.	Sin cambios	Sin cambios	25 mg/12 h
Cloranfenicol	i.v.	Reducir la dosis	Reducir la dosis	Reducir la dosis

i.v.: vía intravenosa.

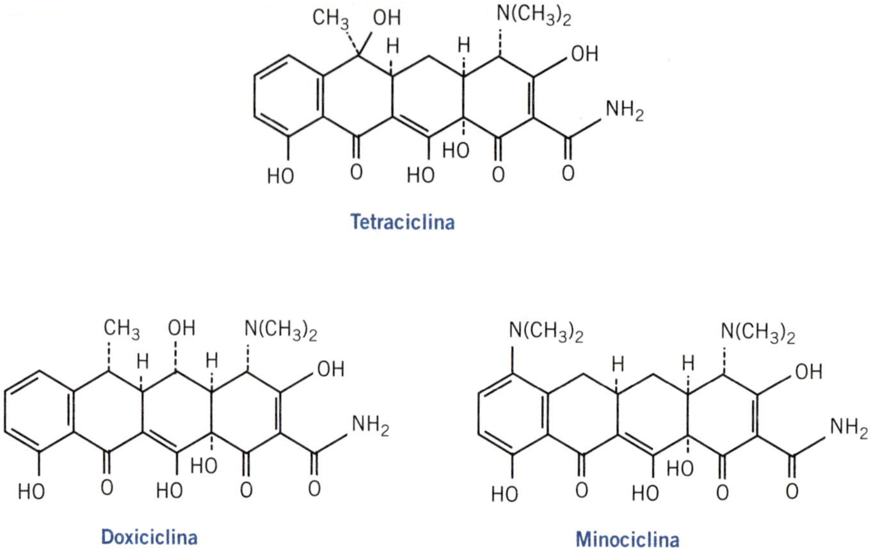

Figura 47-6. Estructura química de las tetraciclinas.

Su mecanismo de acción se basa en la inhibición de la síntesis proteica de las bacterias mediante su capacidad para interferir de manera reversible sobre la fracción 30S de los ribosomas **(v. fig. 47-3)**. La reversibilidad de esta unión es lo que explica que actúen como antibióticos bacteriostáticos en vez de bactericidas. Se unen con gran afinidad a la subunidad 30S del ribosoma bacteriano, impidiendo que el ARN de transferencia se una al complejo del ARN mensajero ribosómico. Como consecuencia, se paraliza la incorporación de los aminoácidos durante la síntesis de proteínas.

Espectro de actividad

Las tetraciclinas son antibióticos con un amplio espectro de actividad frente a diversos grupos de bacterias aerobias y anaerobias, que incluyen rickettsias, clamidias, micoplasmas, espiroquetas, micobacterias e incluso algunos protozoos **(v. tabla 47-1)**.

Su actividad es buena frente a bacterias grampositivas. El porcentaje de resistencia de *S. aureus* y *Streptococcus pyogenes* es inferior al 5 %, pero puede ser superior al 80 % en el caso de *Streptococcus agalactiae* y enterococos, por lo que no son adecuadas para tratar procesos causados por estos dos últimos tipos de bacterias. En el caso de *Streptococcus pneumoniae* se ha producido una reversión en las últimas décadas en el porcentaje de resistencia: en los años ochenta del siglo xx, en España, hasta el 80-90 % de los neumococos eran resistentes a las tetraciclinas, frente al 10 % actual en cepas aisladas en caso de neumonía y el 20 % en cepas de pacientes con reagudización de enfermedad pulmonar obstructiva crónica (EPOC). En el caso de los bacilos grampositivos, las tetraciclinas presentan actividad frente a *Corynebacterium* sp., *L. monocytogenes*, la mayoría de las especies de *Clostridium* y *Bacillus anthracis*. La actividad frente a *Nocardia* sp. es variable, pero si la cepa es sensible, constituyen una excelente opción para el tratamiento, dada su buena difusión a tejidos.

Con respecto a los bacilos gramnegativos, presentan actividad variable frente a *Escherichia coli*, *Vibrio* sp., *Brucella* sp., *Yersinia* sp., *Legionella pneumophila*, *Plesiomonas shigelloides*, *Aeromonas* sp. y *Neisseria gonorrhoeae*. En España, el porcentaje de resistencia de *Helicobacter pylori* es inferior al 1 %.

En el caso de las bacterias anaerobias, el porcentaje de resistencia alcanza actualmente cifras superiores al 50 %.

Su actividad es excelente frente a *Rickettsia* sp. y *Coxiella burnetii*, por lo que se consideran un tratamiento de primera elección para las infecciones producidas por estos microorganismos. Su actividad frente a *Mycoplasma* sp. y *Chlamydia* sp. es similar a la de los macrólidos. Estudios recientes han demostrado una mejor actividad de doxiciclina 7 días por vía oral frente a dosis única de macrólido (azitromicina) para el tratamiento de la infección de transmisión sexual por *Chlamydia trachomatis*. También presentan actividad frente a otras bacterias, como algunas espiroquetas (incluidas *Treponema pallidum* y *Borrelia burgdorferi*), algunas micobacterias no tuberculosas (*M. marinum*, *M. fortuitum* y *M. chelonae*) y protozoos como *Plasmodium falciparum*, *Entamoeba histolytica* y *Balantidium coli*.

Mecanismos de resistencia

La resistencia de las bacterias a la acción de las tetraciclinas se produce básicamente mediante dos mecanismos **(v. fig. 47-4)**. La primera posibilidad es el impedimento de la unión del antibiótico a su diana terapéutica («protección ribosómica»). La segunda posibilidad es la expulsión del antibiótico fuera de la célula mediante bombas de expulsión.

La resistencia a las tetraciclinas suele estar codificada genéticamente en elementos móviles, como plásmidos, integrones o transposones. Estos elementos genéticos móviles pueden transferirse entre bacterias de la misma especie o incluso entre bacterias de diferentes especies. Los integrones pueden incluir genes que confieren resistencia frente a otros antibióticos, además de frente a tetraciclinas. Los genes *otr* y *tet* son los determinantes de resistencia a las tetraciclinas.

Las bacterias gramnegativas suelen poseer bombas de expulsión que, de manera natural o adquirida, les confieren resistencia a las tetraciclinas. Por el contrario, las bombas de expulsión a través de la membrana celular de las bacterias grampositivas suelen ser menos efectivas que las de las gramnegativas. En las bacterias grampositivas el mecanismo de resistencia se fundamenta principalmente en la protección ribosómica, aunque este mecanismo también se ha descrito en las gramnegativas.

Indicaciones terapéuticas

Las tetraciclinas se consideran antibióticos de primera elección o una alternativa razonable para un amplio abanico de infecciones (v. tabla 47-1). Habitualmente se administran en cuatro dosis diarias, pero la demeclociclina y la minociclina pueden administrarse en dos dosis diarias, y la doxiciclina en una dosis diaria. La minociclina se administra en dosis de 50-100 mg cada 12 horas, y la doxiciclina en dosis de 100 mg cada 12-24 horas.

Se consideran antibióticos de primera elección, especialmente la doxiciclina, para el tratamiento de la brucelosis (en combinación con un aminoglucósido) y del cólera (u otras infecciones producidas por bacterias del mismo grupo, como *Vibrio vulnificus* o *Vibrio parahaemolyticus*). La doxiciclina también es el tratamiento de elección de la primera fase de la enfermedad de Lyme producida por *B. burgdorferi* (en esta primera fase se produce la lesión cutánea denominada eritema crónico migratorio).

En las infecciones producidas por *Rickettsia* sp., como la fiebre botonosa mediterránea o los tifus endémico y epidémico, el fármaco de elección es la doxiciclina, al igual que en la fiebre Q producida por *C. burnetii*. La combinación de doxiciclina intravenosa con azitromicina intravenosa ha demostrado mejores resultados que el empleo de cualquiera de estos fármacos en monoterapia en el tratamiento de la Fiebre de los Matorrales producida por *Orientia tsutsugamushi*.

La doxiciclina puede emplearse para el tratamiento de diversos microorganismos causantes de enfermedades de transmisión sexual, sobre todo *Chlamydia trachomatis*, con una tasa de curación con 7 días de doxiciclina, vía oral, superior a la de los macrólidos (azitromicina), en dosis única, de acuerdo con los resultados de estudios recientes. Esta bacteria es la causante de la tradicionalmente denominada «uretritis no gonocócica», pero también de otros procesos patológicos, como cervicitis y el linfogranuloma venéreo. También se puede emplear para tratar el granuloma inguinal *(Klebsiella granulomatis)* y es una alternativa para el tratamiento de la sífilis en pacientes alérgicos a β-lactámicos en los que no pueda realizarse una desensibilización a estos antibióticos. Hay estudios que han demostrado la utilidad de doxiciclina como profilaxis postexposición por vía sexual para disminuir el riesgo de infección por gonococo, *Chlamydia* y sífilis en pacientes que previamente habían presentado alguna de estas infecciones.

Las tetraciclinas, en especial la doxiciclina, se emplean para el tratamiento de la enfermedad de Whipple *(Tropheryma whipplei)* en asociación con hidroxicloroquina (este compuesto alcaliniza el lisosoma bacteriano y permite la actividad antibacteriana del antimicrobiano). La doxiciclina es también una alternativa para las afecciones gástricas producidas por *H. pylori*.

Las tetraciclinas pueden emplearse, asimismo, para el tratamiento de infecciones como la tularemia, la leptospirosis y la peste, infecciones por *Pasteurella multocida*, infecciones cutáneas por *M. marinum* y la angiomatosis bacilar *(Bartonella henselae)*.

Dada su actividad frente a *Propionibacterium acnes* y otras bacterias implicadas en el acné, las tetraciclinas se emplean con frecuencia para su tratamiento. Se han empleado para el tratamiento del carbunco *(B. anthracis)* como alternativa a las quinolonas.

En Estados Unidos las tetraciclinas se recomiendan para el tratamiento de infecciones de las vías respiratorias altas y bajas, incluidas la neumonía típica y la atípica. Debido a la tasa de resistencia de las bacterias implicadas, su empleo con esta indicación ha disminuido drásticamente en España en las últimas décadas.

Debido al creciente aislamiento de bacterias con patrón de multirresistencia, se ha recuperado el empleo de tetraciclinas para este tipo de infecciones como alternativa de segunda línea, por ejemplo frente a *Acinetobacter baumanii*, *S. maltophilia* (especialmente minociclina) o estafilococos multirresistentes.

La doxiciclina se puede emplear como profilaxis para *P. falciparum* resistente a la cloroquina y, como fármaco complementario, para su tratamiento.

Por último, es conveniente destacar que, además de su efecto antibiótico, las tetraciclinas se han empleado como tratamiento complementario en diversas enfermedades, dado que presentan actividad antiinflamatoria intrínseca y son inhibidores de la apoptosis (especialmente la minociclina).

Farmacocinética y farmacodinamia

Las tetraciclinas se administran fundamentalmente por vía oral, aunque algunas se pueden administrar por vía intravenosa, como se ha mencionado con anterioridad. La administración por vía intramuscular es muy dolorosa, por lo que no se emplea esta vía. La absorción en el tubo digestivo se produce en el estómago y en el intestino delgado. En el caso de la doxiciclina y la minociclina, la absorción puede alcanzar el 90-100 % de la dosis administrada, con independencia de que se tomen, o no, junto con el alimento (v. tabla 47-2). La administración con preparados que contengan hierro puede disminuir su absorción en el tubo digestivo de manera significativa. La administración con leche o con preparados que contengan magnesio, calcio, bismuto o aluminio puede disminuir ligeramente su absorción.

Las concentraciones máximas alcanzadas son directamente proporcionales a la dosis administrada. El volumen de distribución oscila entre 0,7 l/kg para la doxiciclina y 1,7 l/kg para la demeclociclina. La unión a proteínas depende del tipo de tetraciclina: 60-95 % para la doxicilina, 55-75 % para la minociclina y 20-65 % para la tetraciclina. Al tratarse de fármacos muy lipófilos, difunden ampliamente en los tejidos. En el caso del LCR se pueden alcanzar concentraciones que oscilan entre el 10 y el 26 % de los niveles séricos. En el esputo se alcanzan concentraciones del 8-20 % de las concentraciones séricas. Su difusión al folículo piloso y al sudor es muy buena, por lo que son una buena opción para el tratamiento del acné. Se acumulan en tejidos como los dientes. Son capaces de pasar la barrera fetoplacentaria y se pueden excretar en altas concentraciones en la leche materna.

Las tetraciclinas se diferencian en tres grupos según su semivida: clortetraciclina, oxitetraciclina y tetraciclina tienen una semivida corta (5-9 horas); demeclociclina, limeciclina y metaciclina presentan una semivida intermedia (10-14 horas), y doxiciclina y minociclina son las de semivida más larga (16-18 horas).

Todos los antibióticos de este grupo se eliminan sin metabolizar a través de la vía biliar y de la orina, excepto la tetraciclina, que presenta metabolismo hepático. Esto explica el porqué la concentración en bilis de estos antibióticos puede ser de entre 5 y 25 veces superior a la concentración sérica. La concentración urinaria es variable: de sólo 6 % en el caso de la minociclina, 18 % para la clortetraciclina y 42 % para doxiciclina. En el caso de la tetraciclina alcanza el 60 %. Las dos primeras no serían adecuadas para el tratamiento de infecciones urinarias. Los restantes antibióticos del grupo se eliminan principalmente por las heces.

La insuficiencia renal aumenta considerablemente la concentración sérica de las tetraciclinas, lo que incrementa el riesgo de hepatotoxicidad. No se recomienda su administración en pacientes con deterioro de la función renal. La excepción es la doxiciclina, que se puede administrar sin modificar la dosis en pacientes con función renal alterada (v. tabla 47-4).

Las tetraciclinas presentan un patrón de actividad tiempo-dependiente: su eficacia depende del tiempo durante el cual la concentración del antibiótico es superior a la CMI para ese antibiótico de la bacteria que se quiere tratar. Aunque hay algunas tetraciclinas que presentan un comportamiento diferente: la doxiciclina se comporta como tiempo-dependiente en concentraciones bajas, pero su actividad depende de la máxima concentración alcanzada cuando llega a altas concentraciones.

Por su mecanismo de acción, mediado por la inhibición de la síntesis de proteínas, las tetraciclinas son antibióticos que presentan un efecto postantibiótico prolongado (es decir, su efecto antibacteriano se mantiene en el tiempo, aun cuando los niveles del fármaco son subterapéuticos, dado que el efecto sobre los ribosomas para impedir la síntesis proteica se mantiene de manera prolongada).

Toxicidad

Las tetraciclinas son, en general, fármacos bien tolerados y con pocos efectos adversos (v. tabla 47-3). Las manifestaciones adversas más frecuentes son las gastrointestinales (náuseas, vómitos, diarrea). La doxiciclina suele ser la tetraciclina mejor tolerada desde el punto de vista de los efectos adversos digestivos. También se ha descrito la colitis seudomembranosa por *Clostridium difficile* como efecto secundario del tratamiento con tetraciclinas.

Un efecto adverso característico de las tetraciclinas, aunque poco frecuente, es el desarrollo de úlceras esofágicas. Para evitar esta posibilidad se recomienda administrar las tetraciclinas con agua abundante (al menos 200-250 ml) y evitar la postura en decúbito durante un mínimo de 2 horas tras la toma de cada dosis.

Un efecto adverso prevenible es la fotosensibilidad, común a todas las tetraciclinas. Es importante, por lo tanto, recordar al paciente que ha de evitar, mientras reciba este tratamiento, la exposición solar directa y que debe emplear sombrero y cremas de fotoprotección durante las actividades al aire libre.

Las tetraciclinas pueden provocar reacciones de hipersensibilidad, en menor medida con minociclina o doxiciclina. En este sentido se han descrito cuadros de urticaria, exantema fijo medicamentoso, dermatitis exfoliativa, edema periorbitario y, de manera excepcional, cuadros de anafilaxia.

Las tetraciclinas, especialmente la minociclina, son fármacos con toxicidad neurológica, habitualmente en forma de manifestaciones clínicas por alteración del sistema vestibular (vértigo, ataxia de la marcha, acúfenos).

La alteración sobre la flora saprofita favorece el desarrollo de candidiasis oral o vaginal en las mujeres tratadas con tetraciclinas. Otros efectos adversos descritos con estos fármacos son el seudotumor cerebral, un cuadro clínico similar al lupus, el agravamiento del bloqueo neuromuscular inducido por otros fármacos o la diabetes insípida nefrogénica.

La administración de tetraciclinas está contraindicada en niños menores de 8 años y en mujeres embarazadas o durante la lactancia. Esta recomendación está basada en el depósito que se produce de las tetraciclinas en los huesos y los dientes del feto o del niño, que origina una coloración grisácea irreversible en los dientes y las encías. También se han descrito displasia de encías, hipoplasia dental y deformidades óseas como efectos adversos de estos antibióticos.

La hepatotoxicidad, incluida la insuficiencia hepática fulminante, se describía clásicamente en mujeres embarazadas o en pacientes con insuficiencia renal que eran tratados con altas dosis de tetraciclinas.

Interacciones

Las tetraciclinas pueden presentar una interacción clínicamente relevante con otros grupos de fármacos (v. tabla 47-3). Algunos antiepilépticos, como la fenitoína y la carbamazepina, y los barbitúricos pueden inducir el metabolismo hepático de las tetraciclinas y disminuir, por consiguiente, su actividad antibacteriana. También puede producirse este efecto si se administran con rifampicina o etanol. La efectividad de los anticonceptivos orales puede verse disminuida si se administran junto con tetraciclinas. La acción de los anticoagulantes orales debe monitorizarse estrechamente mediante la determinación del tiempo de protrombina o de tromboplastina parcial activado cuando se administran junto con este tipo de antibióticos, ya que su actividad se puede ver potenciada.

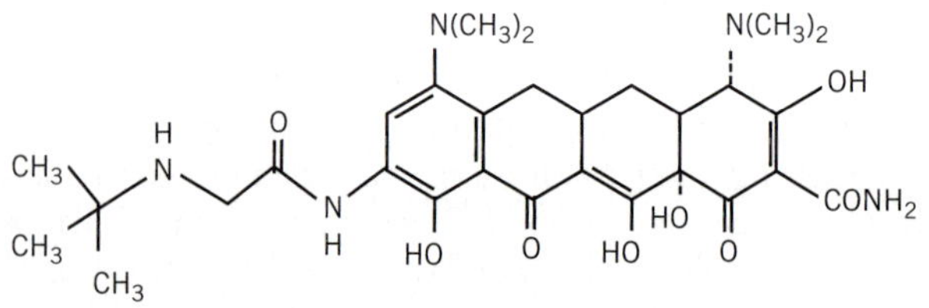

Tigeciclina

Figura 47-7. Estructura química de la tigeciclina.

TIGECICLINA

La tigeciclina es un antibiótico que pertenece al grupo de compuestos antimicrobianos denominado glicilciclinas. Se trata de un derivado de la minociclina con un amplio espectro de acción, que incluye diversos tipos de bacterias multirresistentes. Fue comercializada en 2005, aunque estudios posteriores comparativos con otros antibióticos han limitado su empleo clínico.

Clasificación y estructura química

La tigeciclina es una glicilciclina semisintética derivada de la minociclina (9-t-butilglicilamido-minociclina). Las glicilciclinas son agentes antimicrobianos modificados, con un esqueleto central carbocíclico de cuatro anillos (**fig. 47-7**) que es esencial para su actividad antibacteriana. La sustitución de un radical *N*-alquilglicilamido en la posición 9 del anillo D le confiere un espectro de acción más amplio y le permite evadir muchos de los mecanismos bacterianos de resistencia a las tetraciclinas. La fórmula de la tigeciclina es $C_{29}H_{39}N_5O_8$ y su masa molecular es de 585,65 daltons.

Mecanismo de acción

La tigeciclina se considera un antibiótico bacterióstatico. Actúa uniéndose a la subunidad 30S de los ribosomas de las bacterias (**v. fig. 47-3**) y bloquea la entrada al ribosoma de las moléculas de ARN de transferencia unido a un aminoácido (aminoacil-ARNt). De este modo, los aminoácidos no pueden incorporarse a la cadena peptídica que se está sintetizando y, por consiguiente, queda inhibida la síntesis de proteínas.

Espectro de actividad

La tigeciclina es un antibiótico con un amplio espectro de acción, que incluye bacterias grampositivas aerobias, gramnegativas aerobias, bacterias anaerobias y microorganismos atípicos (**v. tabla 47-1**).

Entre las bacterias grampositivas destaca su actividad frente a *S. aureus* (incluido el resistente a meticilina) y a estafilococos coagulasa-negativos (también incluidos los resistentes a meticilina). Posee actividad frente a *Enterococcus faecalis* y *E. faecium* (incluido el resistente a ampicilina y a vancomicina), así como frente a *S. pneumoniae* (incluidas las cepas con sensibilidad disminuida a β-lactámicos y macrólidos).

Entre las bacterias gramnegativas, posee buena actividad frente a un abanico amplio de enterobacterias, incluidas las productoras de β-lactamasas de espectro extendido (BLEE) y muchas de las productoras de carbapenemasas. También posee actividad frente a bacterias gramnegativas no fermentadoras, como *A. baumanii*, *S. maltophilia* y *B. cepacia*, además de *N. gonnorrhoeae*. Es importante recordar que posee una actividad disminuida frente a *Proteus* spp., *Providencia* spp. y *Morganella morganii*, entre las enterobacterias, y frente a *Pseudomonas* entre las no fermentadoras.

La tigeciclina presenta en general buena actividad frente a bacterias anaerobias, incluyendo *Bacteroides fragilis* y *C. difficile*. También presenta actividad frente a micobacterias de crecimiento rápido, pero no frente a *M. tuberculosis*.

Mecanismos de resistencia

La tigeciclina se diferencia de otros tipos de tetraciclinas en su capacidad para sobreponerse a los dos factores determinantes de resistencia a este grupo de antibióticos: las bombas de expulsión activas desde el interior de la célula bacteriana y la protección de los ribosomas (**v. fig. 47-4**). Esta diferencia entre la tigeciclina y las demás tetraciclinas parece ser que está determinada por el sustituto de gran tamaño unido a la posición 9. Los estudios *in vitro* han demostrado la capacidad de la tigeciclina para mantener su actividad frente a cepas de *E. coli* productoras de las diversas bombas de expulsión de tretraciclinas conocidas como *tet*(B), *tet*(C) y *tet*(K).

Indicaciones terapéuticas

En función de los resultados de los ensayos clínicos realizados, está aprobado el empleo de tigeciclina para infecciones complicadas de piel y tejidos blandos (con exclusión de la infección del pie diabético) y para infecciones complicadas intraabdominales. En algunos países, como Estados Unidos, está aprobado su empleo en la neumonía adquirida en la comunidad.

Diversos metaanálisis publicados han puesto de manifiesto una menor tasa de curación y una mayor mortalidad de los pacientes tratados con tigeciclina, frente a aquellos en los que se emplearon otros antibióticos, para el tratamiento de infecciones como neumonía adquirida en la comunidad y nosocomial, infecciones de partes blandas o de pie diabético e infecciones abdominales complicadas. Como resultado de estos estudios, la aprobación de tigeciclina se restringe a aquellos casos en los que «se sabe o se sospecha que no hay otras alternativas adecuadas».

Algunas experiencias clínicas sugieren la utilidad de la tigeciclina en asociación con otros antibióticos para el tratamiento de infecciones por bacterias multirresistentes (p. ej., *Klebsiella pneumoniae* productora de carbapenemasas) o para la diarrea por *C. difficile*. Ha sido empleado de manera excepcional por vía intratecal o intraventricular para el tratamiento de infecciones intratables del sistema nervioso central producidas por bacterias gramnegativas multirresistentes.

Farmacocinética y farmacodinamia

La tigeciclina es un antibiótico que sólo puede administrarse por vía intravenosa cada 12 horas en infusión a lo largo de 1 hora. Se recomienda una primera dosis de 100 mg y, a continuación, 50 mg cada 12 horas. Para infecciones por enterobacterias productoras de carbapenemasas algunos expertos han recomendado el empleo de dosis de hasta 100 mg cada 12 horas.

Su semivida oscila entre 37 y 67 horas, según los estudios realizados. Su volumen de distribución es muy elevado (7-10 l/kg), lo cual indica su alta capacidad para difundir a los tejidos (**v. tabla 47-2**). No existen estudios concluyentes sobre su capacidad de difusión al LCR.

La concentración máxima alcanzada tras la infusión de 100 mg en 1 hora es de 0,85-1 µg/ml, con un área bajo la curva (AUC) entre 0 e infinito de 4,2-5,8 µg/hora/ml. Según diversos estudios, éste es el parámetro farmacocinético que mejor se correlaciona con su capacidad antimicrobiana. Cuando se han administrado dosis progresivamente mayores se ha demostrado que su cinética es lineal. El 78 % de la tigeciclina administrada se une a proteínas plasmáticas.

La eliminación de tigeciclina se produce principalmente por vía hepática, a través de la excreción por vía biliar del propio fármaco sin modificar o mediante glucuronización. Menos del 30 % se elimina por vía urinaria.

Tanto la concentración máxima como el AUC de tigeciclina son ligeramente mayores en pacientes con insuficiencia renal, pero no es necesario realizar ajuste de dosis en pacientes con disfunción renal o en hemodiálisis (v. tabla 47-4). No se requiere ajuste de dosis en pacientes con insuficiencia hepática de grado A o B de Child-Pugh y se recomienda disminuir la dosis a 25 mg cada 12 horas en caso de estadio C de Child-Pugh o buscar una alternativa siempre que sea posible (v. tabla 47-5). No se recomienda su empleo en la edad pediátrica.

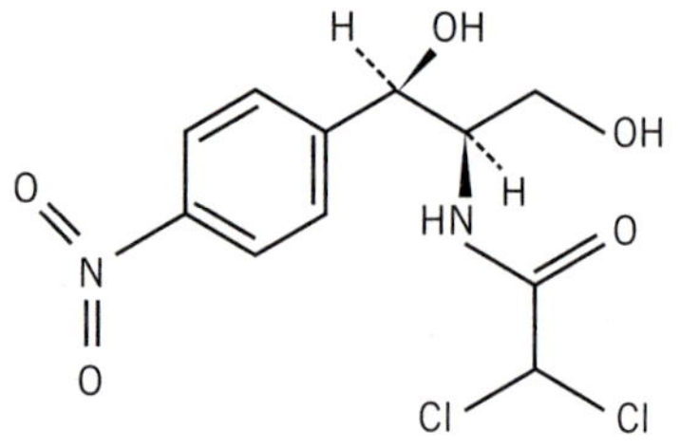

Toxicidad

En general, la tigeciclina es un fármaco bien tolerado. Sus efectos adversos descritos con más frecuencia son náuseas, vómitos y cefalea. Se han comunicado, de manera excepcional, reacciones anafilácticas tras la infusión de tigeciclina así como algunos efectos adversos poco frecuentes propios de las tetraciclinas, como pancreatitis, fotosensibilidad y seudotumor cerebral (v. tabla 47-3). Se han descrito casos de pancreatitis inducida por tigeciclina que es reversible tras la suspensión del tratamiento. Es un efecto adverso poco frecuente. Se han descrito casos de hipofibrinogenemia inducida por tigeciclina con aumento del riesgo de hemorragia. Se trata de un efecto adverso más frecuente en ancianos y en pacientes con niveles basales bajos de fibrinógeno. También es dependiente de la duración del tratamiento con este antibiótico.

No se recomienda la administración de tigeciclina en mujeres embarazadas ni durante la lactancia.

Interacciones

La tigeciclina no es sustrato ni inductor del complejo enzimático CYP450, por lo que su grado de interacción con otros fármacos es mínimo, aunque se recomienda la monitorización estrecha del grado de actividad de los anticoagulantes orales cuando se administra de forma conjunta con estos fármacos (v. tabla 47-3).

CLORANFENICOL

El cloranfenicol comenzó a utilizarse a finales de la década de 1940, y rápidamente se documentaron casos de anemia aplásica en pacientes tratados con este antibiótico. Este hecho determinó que el cloranfenicol cayese en desuso desde entonces. El cloranfenicol es un antimicrobiano de muy amplio espectro, que incluye microorganismos grampositivos, gramnegativos, anaerobios, espiroquetas, rickettsias, clamidias y

Cloranfenicol

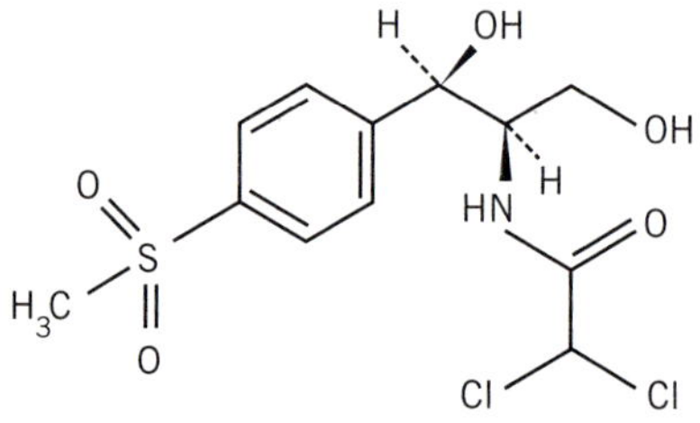

Tianfenicol

Figura 47-8. Estructura química del cloranfenicol y el tianfenicol.

micoplasmas. Tiene una elevada biodisponibilidad, presenta una excelente penetración tisular y su coste económico es muy bajo. Hoy en día, el cloranfenicol ha quedado restringido al tratamiento de infecciones causadas por microorganismos multirresistentes y, eventualmente, como tratamiento alternativo para el carbunco o la peste en casos de bioterrorismo. Sin embargo, en muchos países en vías de desarrollo todavía se utiliza como tratamiento de la fiebre tifoidea.

Clasificación y estructura química

El cloranfenicol fue purificado por Burkholder a partir de un actinomiceto del suelo *(Streptomyces venezuelae)*. Este antibiótico fue el primero en ser sintetizado a gran escala de manera económica. Existen formulaciones orales, parenterales y preparaciones para uso oftálmico y ótico. El tianfenicol es un análogo del cloranfenicol en el que el grupo nitro del anillo benceno ha sido sustituido por un grupo metilsulfonil (fig. 47-8). Su espectro es similar al del cloranfenicol y su uso no se ha asociado al desarrollo de anemia aplásica.

Mecanismo de acción

El cloranfenicol entra en la bacteria por un mecanismo dependiente de energía. Una vez en el citoplasma celular, inhibe de manera reversible la síntesis proteica uniéndose al ribosoma bacteriano. En concreto, se une a la subunidad 50S y altera la fijación del aminoácido (situado en el extremo del complejo aminoacil-ARNt) a su sitio correspondiente (v. fig. 47-3). Como consecuencia, la enzima peptidiltransferasa no puede actuar sobre su sustrato (el aminoácido citado) y se detiene la formación del péptido. Este bloqueo de la síntesis proteica ocasiona un efecto bacteriostático sobre la mayoría de los microorganismos. Sin embargo, el cloranfenicol es bactericida frente a ciertos microorganismos patógenos, como *H. influenzae, S. pneumoniae* y *Neisseria meningitidis*. Aunque las células eucariotas tienen ribosomas 80S que no son afectados por el cloranfenicol, las mitocondrias contienen ribosomas 70S que sí son afectados por este antibiótico. De hecho, parece que la mielosupresión dosis-dependiente (no la anemia aplásica idiosincrásica) que causa el cloranfenicol se relaciona con la inhibición de estos ribosomas mitocondriales.

Espectro de actividad

El cloranfenicol es un antimicrobiano con un amplio espectro de actividad, que incluye microorganismos gramnegativos, grampositivos, espiroquetas, rickettsias, clamidias y micoplasmas (v. tabla 47-1). Como ya se ha mencionado, generalmente es bacteriostático, aunque en concentraciones elevadas puede ser bactericida. La mayoría de los microorganismos grampositivos y gramnegativos son inhibidos por concentraciones que se alcanzan fácilmente en los tejidos. *Salmonella* spp. es habitualmente sensible; sin embargo, desde 1989 se han descrito cepas resistentes en India, Corea, Vietnam, Perú, México y Tailandia. El gen que codifica la resistencia es plasmídico y puede asociar resistencia a ampicilina y cotrimoxazol. En la década de 1990, el 80 % de las cepas de *Salmonella typhi* aisladas en India eran multirresistentes. Aunque estas cepas multirresistentes son comunes en ciertos lugares de Asia, actualmente han vuelto a resurgir cepas sensibles al cloranfenicol.

Los tres microorganismos que con mayor frecuencia causan meningitis en el niño (*H. influenzae*, *S. pneumoniae* y *N. meningitidis*) son sensibles al cloranfenicol. Además, éste es uno de los antimicrobianos más activos frente a anaerobios, incluyendo *B. fragilis*.

Mecanismos de resistencia

Los microorganismos desarrollan resistencia al cloranfenicol por diferentes mecanismos: alteraciones en la permeabilidad, mutaciones en la diana ribosómica y producción de acetiltransferasas que inactivan el antibiótico (v. fig. 47-4). Este último mecanismo de resistencia puede ir asociado a resistencia a las tetraciclinas.

Indicaciones terapéuticas

Hoy en día, el cloranfenicol no es el antibiótico de elección para ninguna infección específica, con la única posible excepción de la fiebre tifoidea en determinadas zonas geográficas. Sin embargo, se sigue utilizando en ocasiones para el tratamiento de infecciones graves (v. tabla 47-1). Las cefalosporinas de tercera generación han sustituido al cloranfenicol en el tratamiento de la meningitis bacteriana en niños, aunque puede ser una opción en pacientes alérgicos a la penicilina. El cloranfenicol fue el primer antimicrobiano que se mostró eficaz en el tratamiento de la fiebre tifoidea. Es también eficaz para el tratamiento del tifus murino, aunque el tratamiento de elección es actualmente la doxiciclina. La combinación de cloranfenicol con cotrimoxazol y doxiciclina fue el primer tratamiento eficaz frente a la melioidosis, hasta finales de la década de 1980, cuando se demostró que el tratamiento con ceftazidima era más efectivo. El cloranfenicol es también eficaz frente a *Y. pestis*, *B. anthracis* y *F. tularensis*, por lo cual puede estar indicado en casos de bioterrorismo.

El cloranfenicol puede asimismo ser una alternativa al tratamiento de elección en las siguientes indicaciones:

- *Meningitis bacteriana.* Es útil para el tratamiento de la meningitis en los pacientes alérgicos a la penicilina cuando el cuadro está producido por neumococos resistentes a la penicilina y como alternativa oral cuando el tratamiento parenteral es imposible.
- *Infecciones por anaerobios.* Se utiliza como alternativa al metronidazol y a la clindamicina en la cobertura frente a anaerobios en pacientes graves con foco intraabdominal.
- *Salmonelosis.* Durante mucho tiempo ha sido el tratamiento de elección de la fiebre. Actualmente se prefieren otros agentes menos tóxicos, como la ampicilina, la amoxicilina y el cotrimoxazol.
- *Tratamiento alternativo a las tetraciclinas.* En infecciones por rickettsias, clamidias, en la fiebre recurrente y en la angiomatosis bacilar. En el tratamiento de la tularemia puede asociarse al antibiótico de elección (estreptomicina) cuando la enfermedad cursa con meningitis.

Farmacocinética y farmacodinamia

Absorción

El cloranfenicol tiene una muy buena biodisponibilidad y alcanza picos séricos de 12 mg/l después de una dosis oral de 1 g (v. tabla 47-2). La formulación para administración intravenosa es el succinato de cloranfenicol, que es inactivo y debe ser hidrolizado para dar lugar a cloranfenicol activo. Los niveles de cloranfenicol activo tras la administración intravenosa corresponden en torno al 70 % de los obtenidos por vía oral, debido a una hidrólisis incompleta del profármaco. La administración intramuscular se tolera bien y consigue picos séricos y AUC similares a los alcanzados tras una inyección intravenosa. En adultos con fiebre entérica, sin embargo, las concentraciones obtenidas tras administración intramuscular fueron sólo del 50-75 % de las alcanzadas tras inyección intravenosa. Este hecho puede ser debido a una disminución de la absorción del éster en el lugar de inyección. Por todo ello, la vía intramuscular debe ser utilizada con precaución.

Distribución

En adultos, el cloranfenicol tiene una semivida de 4,1 horas tras una inyección intravenosa única. Se une a las proteínas plasmáticas en un 25-50 %, y aun menos en pacientes con cirrosis y en neonatos. Su alta liposolubilidad, escasa unión a proteínas plasmáticas y bajo peso molecular explican que los niveles alcanzados en el LCR sean bastante más altos que los que se consiguen con la mayoría de los antibióticos: del 30-50 % de las concentraciones plasmáticas, aun sin inflamación meníngea. Además, este agente se acumula en el SNC, donde puede alcanzar concentraciones muy superiores a las plasmáticas. También se consiguen concentraciones terapéuticas en los líquidos pleural, ascítico y sinovial y, cuando se administra por vía tópica, en el humor acuoso. El antibiótico atraviesa la placenta y accede a la circulación fetal.

Metabolismo

El cloranfenicol se metaboliza principalmente en el hígado (en torno al 90 %), donde es conjugado con ácido glucurónico que origina un compuesto hidrosoluble. Este compuesto se elimina por la bilis en el intestino delgado y es hidrolizado por enzimas bacterianas a compuestos que se reabsorben y se conjugan de nuevo con ácido glucurónico. Esta circulación enterohepática resulta finalmente en la eliminación del 80-90 % del antimicrobiano por la orina en formas inactivas. En los recién nacidos están muy disminuidas las reacciones de glucuronoconjugación y también los procesos de eliminación renal, por lo que hay que reducir las dosis que se administran.

Eliminación

Sólo el 5-10 % de la dosis administrada se excreta por la orina en forma de cloranfenicol activo. Sin embargo, en ausencia de enfermedad renal, las concentraciones alcanzadas en orina (150-200 mg/l) son suficientes para tratar las infecciones urinarias. En pacientes con insuficiencia renal las concentraciones urinarias son muy bajas.

Insuficiencia renal. La semivida del cloranfenicol en pacientes con insuficiencia renal difiere sólo ligeramente de la de los pacientes sin insuficiencia renal. Sin embargo, las concentraciones de sus metabolitos aumentan de manera importante. Afortunadamente, los metabolitos no son tan tóxicos como el cloranfenicol, y los pacientes con insuficiencia renal no requieren ajuste de dosis. La diálisis peritoneal y la hemodiálisis no alteran los niveles séricos, de manera que no son necesarios ajustes de dosis en estas circunstancias (v. tabla 47-4). El cloranfenicol prácticamente no se dializa y no requiere dosis suplementarias tras las técnicas sustitutivas.

Insuficiencia hepática. Los pacientes con insuficiencia hepática metabolizan más lentamente el cloranfenicol, y debería evitarse su uso (v. tabla 47-5). En estos pacientes, el cloranfenicol se acumula aumentando el riesgo de mielosupresión. La dosificación recomendada en estos casos es una dosis de carga de 1 g y después 500 mg cada 6 horas. La duración del tratamiento no debería superar los 10-14 días y los niveles se deberían monitorizar.

Monitorización de niveles

Debido a su estrecho margen terapéutico, es fundamental monitorizar los niveles séricos, especialmente en neonatos, pacientes con insuficiencia hepática y pacientes que estén recibiendo otros fármacos que puedan interaccionar con él. Los niveles máximos deberían ser de 15-25 mg/l, y los niveles valle, de 5-15 mg/l en pacientes con meningitis. Niveles por encima de 40 mg/l son habitualmente tóxicos.

Toxicidad

El uso clínico del cloranfenicol se ha reducido debido a sus problemas de toxicidad, que pueden ser muy graves (v. tabla 47-3).

Toxicidad hematológica

La toxicidad más frecuente del cloranfenicol se produce sobre la médula ósea y puede ser de dos tipos. El más frecuente es una mielosupresión reversible que resulta de la inhibición de los ribosomas 70S de las mitocondrias. Se manifiesta como reticulocitopenia, anemia, leucopenia y/o trombocitopenia. Los niveles séricos de hierro aumentan en relación con la disminución de la síntesis de hemoglobina. Este tipo de toxicidad es muy frecuente, ocurre durante el tratamiento y es dosis-dependiente. Es más frecuente en pacientes que reciben más de 4 g al día, si los niveles séricos están por encima de 25 mg/l. Este tipo de toxicidad es reversible al suspender el tratamiento.

El segundo tipo de toxicidad hematológica es una forma muy rara, pero generalmente mortal, de anemia aplásica idiosincrásica. Esta anemia aplásica ocurre en 1 caso de cada 24.500-40.800 pacientes tratados con cloranfenicol, riesgo que es 13 veces mayor que para la población general. La anemia aplásica ocurre habitualmente semanas o meses después del tratamiento, aunque hasta el 20 % de los casos pueden producirse durante el tratamiento, y no es dosis-dependiente. La patogenia de esta afección no se conoce bien y es posible que exista cierta predisposición genética. El número de casos comunicados es mayor en pacientes que han recibido el fármaco por vía oral, aunque se han descrito casos incluso tras la administración de preparaciones oftálmicas. Se recomienda realizar dos hemogramas semanales en pacientes tratados con cloranfenicol y, si la cifra de leucocitos baja por debajo de 2.500/ml, suspender el tratamiento. Se han descrito casos

---

✪ CARACTERÍSTICAS DE AMINOGLUCÓSIDOS, TETRACICLINAS, TIGECICLINA Y CLORANFENICOL

- Los **aminoglucósidos** son antibióticos rápidamente bactericidas, activos frente a bacterias grampositivas y gramnegativas, que alcanzan altas concentraciones en sangre. Se emplean habitualmente de manera conjunta con antibióticos β-lactámicos. Sus principales efectos adversos son la ototoxicidad y la nefrotoxicidad (por lo que se debe evitar su empleo en mujeres embarazadas y niños pequeños).

- Las **tetraciclinas** son antibióticos bacteriostáticos que actúan inhibiendo la síntesis de proteínas. Las más relevantes son doxiciclina y tetraciclina. Son fármacos de primera elección en el tratamiento de diversas infecciones, como el acné, la enfermedad de transmisión sexual producida por *Chlamydida trachomatis*, las rickettsiosis, la brucelosis, la tularemia, la enfermedad de Lyme o la enfermedad de Whipple. Pueden producir fotosensibilidad y se debe evitar su empleo en embarazadas y niños pequeños por su efecto sobre la pigmentación de los huesos y los dientes.

- La **tigeciclina** es un derivado de las tetraciclinas. Está aprobado su empleo en las infecciones de partes blandas y en la infección abdominal complicada. Su empleo se ha limitado en los últimos años porque algunos estudios han demostrado mayor mortalidad en los pacientes tratados con este antibiótico frente a los fármacos comparados. Puede ser útil para el tratamiento de algunas bacterias multirresistentes.

- El **cloranfenicol** es un antibiótico de amplio espectro de acción, cuyo empleo se ha limitado por sus graves efectos adversos (principalmente en forma de anemia aplásica irreversible). Puede ser una opción de segunda línea para el abordaje terapéutico de algunas infecciones intratables con otros antibióticos menos tóxicos.

de leucemia en niños después del tratamiento con cloranfenicol. Éste puede causar también anemia hemolítica en pacientes con déficit de glucosa-6-fosfato-deshidrogenasa.

Síndrome gris del recién nacido

Este síndrome se caracteriza por distensión abdominal, vómitos, flaccidez, cianosis, *shock* y muerte. Estos efectos se deben a la escasa capacidad de los neonatos para conjugar el cloranfenicol en el hígado. En recién nacidos la dosis debe disminuirse a 25 mg/kg/día y se deben monitorizar los niveles séricos.

Toxicidad neurológica

Los tratamientos prolongados con cloranfenicol pueden dejar secuelas neurológicas. Se han descrito neuritis óptica (que en la mayoría de las ocasiones cursa con pérdida reversible de la visión, aunque también puede ser permanente), otras neuritis periféricas, cefaleas, depresión y confusión mental.

Reacciones de hipersensibilidad

Las reacciones de hipersensibilidad son raras. Se han descrito respuestas de tipo Herxheimer durante el tratamiento de la sífilis, la brucelosis y la fiebre tifoidea. También se han descrito sangrados provocados por alteración de la síntesis de vitamina K tras la administración prolongada. El uso de cloranfenicol se ha asociado a ataques de porfiria aguda, por lo que no se recomienda su uso en pacientes con esta enfermedad. El cloranfenicol también interfiere en el desarrollo de inmunidad y, por esta razón, no debe administrase en el curso de vacunaciones.

Tabla 47-6. Formulaciones farmacéuticas comercializadas en España de aminoglucósidos, tetraciclinas y tigeciclina[a]

Doxiciclina: cápsulas de 100 mg, suspensión oral de 50 mg/5 ml, ampollas de 100 mg
Minocilcina: cápsulas de 100 mg
Tetraciclina: grageas de 250 mg
Tigeciclina: vial de 50 mg
Amikacina: viales de 125, 250 y 500 mg; solución para perfusión de 500 mg y 1 g
Gentamicina: viales de 20, 40, 80 y 240 mg; solución para perfusión de 100 y 300 mg
Tobramicina: viales de 50 y 100 mg; solución para perfusión de 100 y 300 mg; solución inhalatoria de 300 mg

[a] El cloranfenicol no se encuentra comercializado en España.

Interacciones

El cloranfenicol inhibe de manera reversible varias isoformas del citocromo P-450, por lo que su administración prolonga la semivida de determinados fármacos, como el dicumarol, la fenitoína, la clorpropamida, la tolbutamida y la ciclofosfamida **(v. tabla 47-3)**. Por el contrario, agentes inductores de dicho sistema enzimático, como los barbitúricos, la fenitoína y la rifampicina, pueden acortar la semivida del antibiótico y disminuir sus niveles plasmáticos, lo que originaría concentraciones subterapéuticas de cloranfenicol.

Debido a su efecto bacteriostático, el cloranfenicol antagoniza *in vitro* la actividad de los β-lactámicos y de los aminoglucósidos. La importancia clínica de este hallazgo es dudosa, pero conviene tener en cuenta esta interacción cuando hay que tratar a pacientes granulocitopénicos o con infecciones como la endocarditis bacteriana, que requieren concentraciones bactericidas de fármacos.

En la **tabla 47-6** se indican las formulaciones comercializadas en España de los antibióticos tratados en este capítulo.

BIBLIOGRAFÍA

Acharya GP, Davis TME, Ho M, Harris S, Chataut C, Acharya S y cols. Factors affecting the pharmacokinetics of parenteral chloramphenicol in enteric fever. J Antimicrob Chemother 1997; 40: 91-8.

Davies J, Wright GD. Bacterial resistance to aminoglycoside antibiotics. Trends Microbiol 1997; 5: 234-40.

Freeman CD, Nicolau DP, Belliveau PP, Nightingale CH. Once-daily dosing of aminoglycosides: review and recommendations for clinical practice. J Antimicrob Chemother 1997; 39: 677-86.

Friedland IR, Klugman KP. Failure of chloramphenicol therapy in penicillin-resistant pneumococcal meningitis. Lancet 1992; 339: 405-8.

Galimand M, Gerbaud G, Guibourdenche M, Riou JY, Courvalin P. High-level chloramphenicol resistance in Neisseria meningitidis. N Engl J Med 1998; 339: 868-74.

Gerding DN, Larson TA, Hughes RA, Weiler M, Shanholtzer C, Peterson LR. Aminoglycoside resistance and aminoglycoside usage: ten years of experience in one hospital. Antimicrob Agents Chemother 1991; 35: 1284-90.

Gilbert DN. Aminoglycosides. En: Mandell GL, Bennett JE, Dolin R, eds. Principles and practice of infectious diseases, 6ª ed. New York: Churchill Livingstone, 2005; p. 328.

Griffin MO, Fricovsky E, Ceballos G, Villarreal F. Tetracyclines: a pleitropic family of compounds with promising therapeutic properties. Review of the literature. Am J Physiol Cell Physiol 2010; 299: C539-48.

Kumana CR, Yuen KY. Parenteral aminoglycoside therapy. Selection, administration and monitoring. Drugs 1994; 47: 902-13.

Lau A, Kong FYS, Fairley CK, Templeton DJ, Amin J, Phillips S, Law M, Chen MY, Bradshaw CS, Donovan B, McNulty A, Boyd MA, Timms P, Chow EPF, Regan DG, Khaw C, Lewis DA, Kaldor J, Ratnayake M, Carvalho N, Hocking JS. Azithromycin or Doxycycline for Asymptomatic Rectal Chlamydia trachomatis. N Engl J Med 2021; 384: 2418-27.

Lindberg AA, Nilsson LH, Bucht H, Kallings LO. Concentration of chloramphenicol in the urine and blood in relation to renal function. Br Med J 1966; 2: 724-8.

Luetkemeyer AF, Donnell D, Dombrowski JC, Cohen S, Grabow C, Brown CE, Malinski C, Perkins R, Nasser M, Lopez C, Vittinghoff E, Buchbinder SP, Scott H, Charlebois ED, Havlir DV, Soge OO, Celum C; DoxyPEP Study Team. Postexposure Doxycycline to Prevent Bacterial Sexually Transmitted Infections. N Engl J Med 2023; 388: 1296-1306.

McLean AJ, Ioannides Demos LL, Li SC, Bastone EB, Spicer WJ. Bactericidal effect of gentamicin peak concentration provides a rationale for administration of bolus doses. J Antimicrob Chemother 1993; 32: 301-5.

Mingeot-Leclercq MP, Glupczynski Y, Tulkens PM. Aminoglycosides: activity and resistance. Antimicrob Agents Chemother 1999; 43: 727-37.

Moellering RC Jr. In vitro antibacterial activity of the aminoglycoside antibiotics. Rev Infect Dis 1983; 5: S212.

Noskin GA. Tigecycline: a new glycylcycline for treatment of serious infections. Clin Infect Dis 2005; 41 Suppl 5: S303-14.

Novelli A, Mazzei T, Fallani S, Cassetta MI, Conti S. In vitro postantibiotic effect and postantibiotic leukocyte enhancement of tobramycin. J Chemother 1995; 7: 355-62.

Ricaurte JC, Boucher HW, Turett GS, Moellering RC, Labombardi VJ, Kislak JW. Chloramphenicol treatment for vancomycin-resistant Enterococcus faecium bacteremia. Clin Microbiol Infect 2001; 7: 17-21.

Scott JL, Finegold SM, Belkin GA, Lawrence JS. A controlled double-blind study of the hematologic toxicity of chloramphenicol. N Engl J Med 1965; 272: 1137-42.

Smilack JD. The tetracyclines. Mayo Clin Proc 1999; 74: 727-29.

Sood S, Kapil A, Das B, Jain Y, Kabra SK. Re-emergence of chloramphenicol-sensitive Salmonella typhi. Lancet 1999; 353: 1241-2.

Stein GE, Babinchak T. Tigecycline: an update. Diagn Microbiol Infect Dis 2013; 75: 331-6.

Vicente D, Pérez-Trallero E. Tetraciclinas, sulfamidas y metronidazol. Enferm Infecc Microbiol Clin 2010; 28: 122-30.

Yaghoubi S, Zekiy AO, Krutova M, Gholami M, Kouhsari E, Sholeh M, Ghafouri Z, Maleki F. Tigecycline antibacterial activity, clinical effectiveness, and mechanisms and epidemiology of resistance: narrative review. Eur J Clin Microbiol Infect Dis 2022; 41: 1003-22.

Yahav D, Lador A, Paul M, Leibovici L. Efficacy and safety of tigecycline: a systematic review and meta-analysis. J Antimicrob Chemother 2011; 66: 1963-71.

Antibióticos macrólidos y otros antibióticos

48

A. Lalueza Blanco, M. Lizasoain Hernández y J. R. Azanza Perea

INHIBIDORES DE LA SÍNTESIS PROTEICA

Macrólidos

El antibiótico tipo del grupo de los macrólidos (**fig. 48-1**) es la **eritromicina**, fármaco que fue obtenido de una cepa de *Streptomyces erythreus* en 1952. **Roxitromicina**, **claritromicina**, **diritromicina**, **fluritromicina** y **azitromicina** son derivados semisintéticos de la eritromicina. **Miocamicina** es un derivado de **midecamicina**. **Espiramicina**, **josamicina** y **midecamicina** son fármacos de origen natural.

La estructura química de todos los macrólidos se compone de un anillo lactónico macrocíclico unido por un enlace glucosídico a desoxiazúcares aminados. El número de átomos de carbono del anillo lactónico permite clasificar a los macrólidos en tres grupos (**fig. 48-2**).

Actividad antimicrobiana

Los macrólidos son agentes bacteriostáticos que inhiben la síntesis proteica al unirse reversiblemente a la subunidad 50S del ribosoma bacteriano (**fig. 48-3**). En ocasiones, dependiendo del tipo de microorganismo, tamaño del inóculo, concentraciones alcanzadas o tiempo de exposición, pueden ejercer un efecto bactericida.

En general presentan una elevada actividad frente a bacterias aerobias grampositivas: *Streptococcus pneumoniae* y *Streptococcus pyogenes*, aunque en la actualidad la tasa de resistencia a la eritromicina en España alcanza el 30 y el 20 % respectivamente, en particular entre las cepas de neumococos resistentes a la penicilina. Se considera que la claritromicina posee una actividad de dos a cuatro veces mayor que la eritromicina frente a los estreptococos y frente a *Staphylococcus aureus* sensible a la meticilina. Sin embargo, la actividad de la azitromicina frente a estos microorganismos es claramente inferior a la de la eritromicina. Los estreptococos y estafilococos resistentes a la eritromicina también lo son a la azitromicina y la claritromicina. Los estreptococos del grupo *viridans* son frecuentemente resistentes a la eritromicina. La actividad frente a *Enterococcus faecalis* es moderada y son inactivos frente a *E. faecium*. La actividad frente a bacilos grampositivos (*Listeria monocytogenes, Corynebacterium diphtheriae* y *Clostridium perfringens)* es elevada (**tabla 48-1**).

La mayoría de las bacterias gramnegativas presentan resistencia intrínseca a los macrólidos, siendo más activa la azitromicina que la eritromicina o la claritromicina. Sin embargo, conservan actividad adecuada frente a *Bordetella pertussis, Campylobacter jejuni* y *Neisseria* spp. La actividad frente a *Haemophilus influenzae* varía entre adecuada en el caso de azitromicina y reducida en el de eritromicina y la mayoría de los restantes fármacos. La actividad frente a anaerobios es escasa.

Todos presentan una actividad excelente frente a *Rickettsia, Coxiella, Bordetella, Helicobacter pylori* y *Treponema* y a las bacterias intracelulares, incluyendo *Legionella pneumophila, Mycoplasma pneumoniae, Chlamydia pneumoniae* y *Ureaplasma urealyticum.*

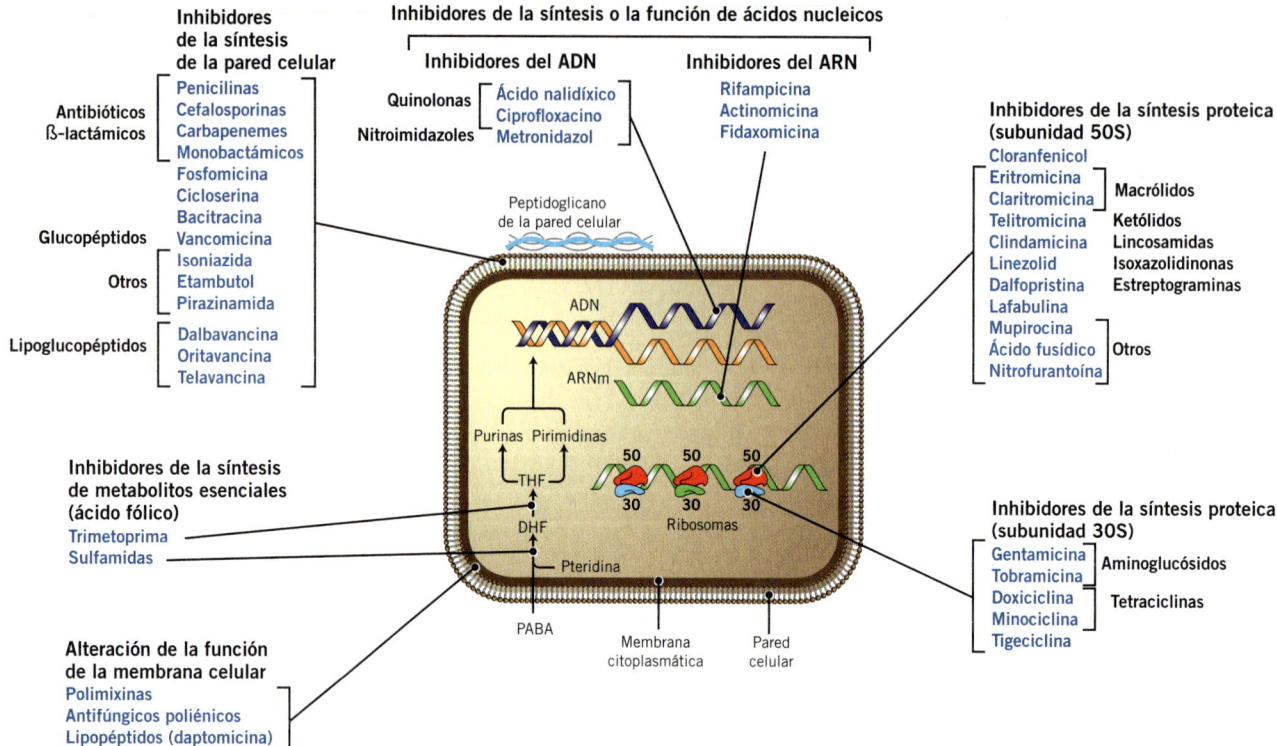

Figura 48-1. Clasificación de los antibióticos según su mecanismo de acción. DHF: dihidrofolato; PABA: ácido paraaminobenzoico; THF: tetrahidrofolato.

La espiramicina, la josamicina y la azitromicina poseen una actividad superior a otros macrólidos frente a *Toxoplasma gondii*.

Los macrólidos tienen escasa actividad frente a *Mycobacterium tuberculosis*. Sin embargo, la claritromicina posee actividad elevada frente *M. leprae*, y la claritromicina y la azitromicina son muy activas frente a *M. avium* y otras micobacterias atípicas, especialmente la claritromicina.

Los macrólidos con anillo de 14 átomos de carbono actúan como agonistas del receptor de la motilina en el intestino, lo que les confiere efecto procinético.

Resistencias bacterianas

La mayoría de las resistencias son inducibles y aparecen con frecuencia en un solo escalón. Los mecanismos más habituales son:

- Las enterobacterias, *Pseudomonas* y *Acinetobacter* presentan una menor permeabilidad de la cubierta celular externa a los macrólidos.
- Expulsión activa del macrólido al exterior, mediante una bomba de la membrana bacteriana codificada cromosómicamente. En ocasiones la resistencia se genera por un sistema de expulsión que afecta específicamente a los macrólidos de 14 y 15 átomos, pero no a los de 16, conocido como fenotipo M que está codificado por el gen *mef* (A).
- Alteración de la diana mediante mutación cromosómica del lugar de fijación a la unidad 50S. Este patrón de resistencia, denominado fenotipo MLS$_B$, está mediado por los genes *erm* y puede ser adquirido (predominante en gram positivos) o estar presente de forma natural (*M. for-*

tuitum y *abscesus*). Confiere resistencia cruzada con clindamicina y puede ser inducible.
- Modificación del ribosoma bacteriano, mediada por transferencia de plásmidos, que reduce la fijación del fármaco. Es un mecanismo inducible por concentraciones reducidas de antibiótico.
- Hidrólisis del anillo lactónico, como consecuencia de la síntesis de esterasas o fosforilasas. Este mecanismo se da en enterobacterias.

Las resistencias suelen ser cruzadas entre los diferentes componentes del grupo.

Farmacocinética

La biodisponibilidad tras la administración oral es limitada (20-50 %), con la excepción de roxitromicina y miocamicina. Eritromicina presenta la menor biodisponibilidad, debido a que es inestable a pH ácido, fenómeno que se ve agravado si se ingiere con comida, dado que se incrementa la acidez gástrica. Los restantes macrólidos son más estables a pH ácido. Las sales y ésteres de eritromicina no son activas hasta que se hidrolizan o disocian, dando lugar a la base libre, pero mejoran la biodisponibilidad del macrólido (60-80 %).

La distribución es muy elevada, como consecuencia de su liposolubilidad, lo que se traduce en un volumen de distribución en la fase de equilibrio superior a 40 l. Alcanzan concentraciones elevadas y persistentes durante períodos prolongados de tiempo en la mayoría de los tejidos y fluidos orgánicos. Los macrólidos penetran en el interior de las células, especialmente en los macrófagos y en los leucocitos polimorfonucleares, donde alcanzan concentraciones hasta 100 veces superio-

Anillo con 14 átomos de carbono

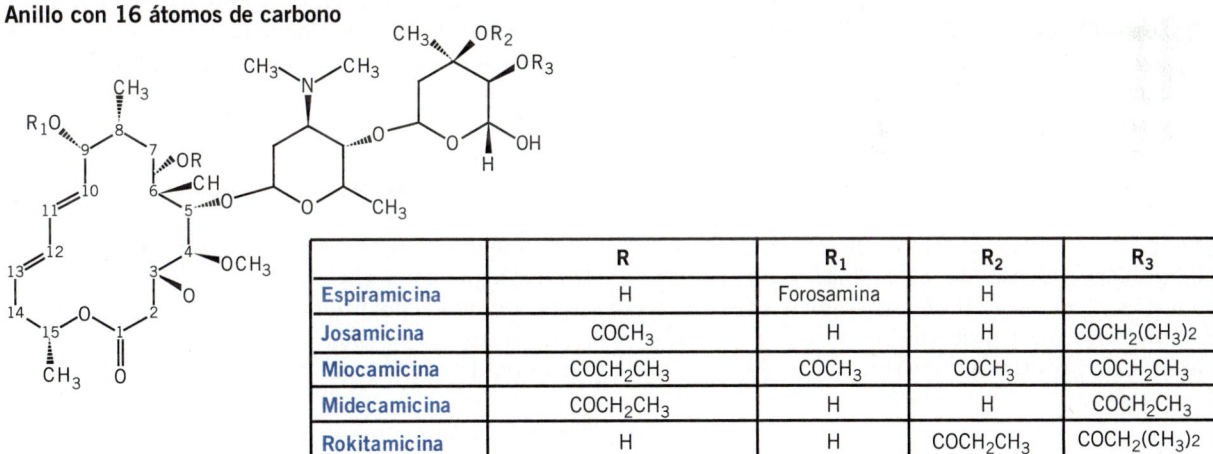

	X	R	R_1	R_2
Eritromicina	O	H	H	H
Claritromicina	O	CH_3	O	H
Fluritromicina	O	H	F	H
Roxitromicina	$NOH_2O(CH_2)_2OCH_3$	H	H	H
Diritromicina	$NHCHCH_2O(CH_2)_2OCH_3$	H	H	H

Anillo con 15 átomos de carbono

Azitromicina

Anillo con 16 átomos de carbono

	R	R_1	R_2	R_3
Espiramicina	H	Forosamina	H	
Josamicina	$COCH_3$	H	H	$COCH_2(CH_3)2$
Miocamicina	$COCH_2CH_3$	$COCH_3$	$COCH_3$	$COCH_2CH_3$
Midecamicina	$COCH_2CH_3$	H	H	$COCH_2CH_3$
Rokitamicina	H	H	$COCH_2CH_3$	$COCH_2(CH_3)2$

Figura 48-2. Estructura química de los diferentes macrólidos. Clasificación en función del número de átomos de carbono presentes en el anillo lactónico.

res a la plasmática, lo que explica su utilidad en el tratamiento de las infecciones producidas por bacterias intracelulares. En ausencia de inflamación, las concentraciones en el líquido sinovial y el líquido cefalorraquídeo (LCR) son reducidas. Atraviesan la barrera placentaria, siendo la concentración en plasma fetal un 5-20 % de la plasmática materna. La concentración en la leche materna puede ser el 50 % de la plasmática.

Se unen mayoritariamente a la α_1-glucoproteína ácida, en baja proporción, con excepción de la eritromicina y roxitromicina.

La eliminación de los macrólidos se produce fundamentalmente por metabolismo hepático microsomal (CYP3A4), con excepción de azitromicina. Ésta se elimina principalmente por vía biliar. Los metabolitos carecen de actividad antibacteriana, con la excepción de 14-OH-claritromicina y eritromicilamina, metabolito de la diritromicina, que presentan una buena actividad. No es necesario ajustar la posología cuando el paciente presenta insuficiencia renal, salvo en el caso de la claritromicina, porque puede producirse acumulación de su metabolito. No se eliminan mediante hemo-

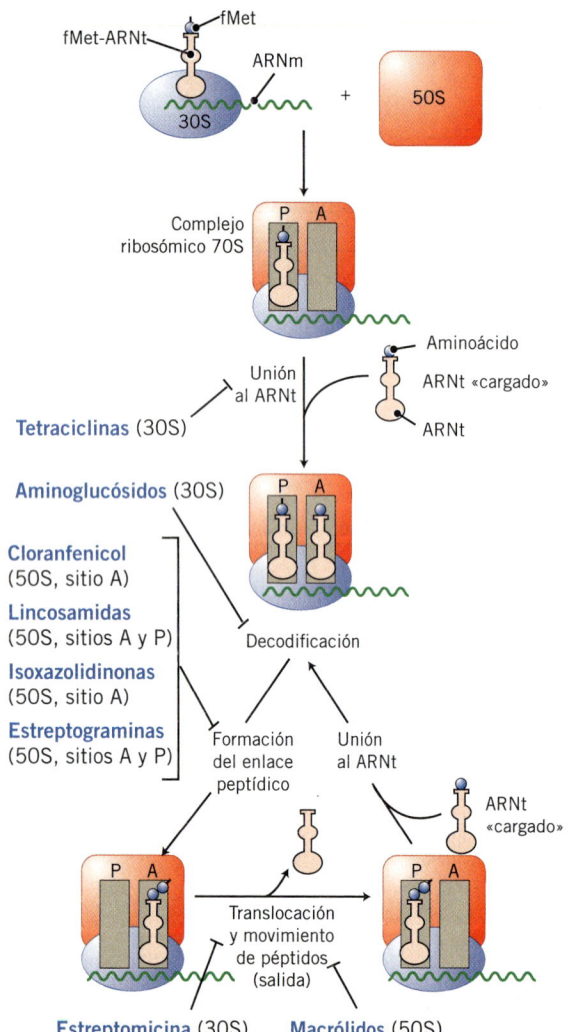

Figura 48-3. Antibióticos inhibidores de la síntesis proteica. fMet: formilmetionina.

diálisis ni diálisis peritoneal. Existen diferencias en la semivida de eliminación, que oscila entre 60 minutos en el caso de la eritromicina y valores superiores a 40 horas en el de la azitromicina. Esta característica facilita que este fármaco pueda utilizarse en pautas de duración corta (tabla 48-2).

Interacciones con otros fármacos

Los macrólidos pueden estar implicados en interacciones a través de varios mecanismos:

- Reducción de la flora intestinal con descenso del efecto de primer paso y aumento de la biodisponibilidad, caso típico de la digoxina.
- Inducción inicial de la isoenzima CYP3A4, con formación posterior de un complejo entre uno de los metabolitos del macrólido y la isoenzima, lo que inactiva definitivamente a la isoenzima y reduce de forma importante su capacidad metabólica.
- Inhibición de la glucoproteína P, bomba encargada de transportar fármacos desde el torrente vascular a la luz intestinal y desde el parénquima hepático al sistema biliar.

Existen otros casos de interacciones farmacodinámicas, que pueden asociarse a las farmacocinéticas. La más importante se debe a la sinergia en la toxicidad cardíaca, bien establecida con **cisaprida** (eritromicina y claritromicina), **pimozida** (claritromicina), **disopiramida** (eritromicina) o los antihistamínicos **terfenadina** y **astemizol** (eritromicina y claritromicina).

También se ha comprobado un incremento de la toxicidad con **estatinas** en forma de rabdomiólisis (eritromicina), **ciclosporina** (eritromicina, claritromicina, josamicina y miocamicina), **carbamazepina** (eritromicina, claritromicina, josamicina y miocamicina) y **teofilina** (eritromicina, claritromicina y roxitromicina).

Otros fármacos pueden incrementar su efecto debido a esta interacción: midazolam o triazolam, alfentanilo y sulfentanilo, digoxina, alcaloides ergóticos, felodipino, anticoagulantes orales o clozapina.

No todos los macrólidos producen estas interacciones. En general, los macrólidos implicados en un menor número de interacciones son azitromicina, espiramicina, midecamicina y diritromicina.

Efectos adversos

Los macrólidos no presentan problemas importantes de toxicidad y se consideran muy seguros, siendo azitromicina, seguido de claritromicina, los mejor tolerados. Las reacciones adversas más frecuentes se localizan en el aparato digestivo y su intensidad es dosis-dependiente, ya que se producen como consecuencia del aumento del peristaltismo del intestino delgado por un efecto agonista sobre los receptores de la motilina. Estas alteraciones digestivas inespecíficas son más frecuentes con eritromicina, observándose hasta en el 50 % de los pacientes.

La administración de estolato de eritromicina en niños se ha asociado con estenosis hipertrófica del píloro.

El efecto adverso más importante por su gravedad es la hepatitis colestásica, que se ha descrito con todos los macrólidos, aunque es más frecuente con estolato de eritromicina. Habitualmente comienza tras 20 días de tratamiento, con náuseas, vómitos y dolor abdominal, seguido de ictericia, fiebre, leucocitosis, eosinofilia e hipertransaminasemia. Con la suspensión del tratamiento revierten todas las manifestaciones en pocos días o semanas, aunque pueden reaparecer rápidamente tras su reintroducción y se han descritos cuadros con evolución mortal.

Por vía intravenosa producen frecuentemente alteraciones locales por lo que se aconseja, si es posible, su administración a través de una vía central y en perfusión lenta. No deben administrase por vía intramuscular. La incidencia es menor con azitromicina.

Durante el tratamiento con eritromicina por vía intravenosa se ha descrito la aparición de hipoacusia, que puede ir precedida de vértigo o acúfenos. Depende de la concentración plasmática del fármaco y es más común en ancianos y pacientes con insuficiencia renal. No es infrecuente la aparición de vértigo y cefalea.

Se han descrito reacciones alérgicas, que cursan con urticaria, fiebre y eosinofilia, en el 0,5 % de los enfermos tratados con macrólidos.

Tabla 48-1. Espectro antimicrobiano

FÁRMACO	ESPECTRO ANTIMICROBIANO
Inhibidores de la síntesis proteica	
Macrólidos Azitromicina Claritromicina Diritromicina Eritromicina Espiramicina Josamicina Miocamicina Roxitromicina	• CGP: neumococo, *Streptococcus pyogenes*, *Staphylococcus aureus* sensible a meticilina • CGN: gonococo y meningococo • BGP: *Listeria monocytogenes*, *Corynebacterium diphtheriae*, *Bacillus anthracis* y *Propinebacterium acnes* • BGN: *Moraxella catarrhalis*, *Haemophilus influenzae*, *Bordetella pertussis*, *Campylobacter jejuni*, *Helicobacter pylori*, *Haemophilus ducreyi* • Microorganismos intracelulares: *Chlamydia trachomatis*, *Chlamydia pneumoniae*, *Mycoplasma pneumoniae*, *Legionella pneumophila*, *Ureaplasma urealyticum*, *Borrelia burgdorferi*, *Coxiella burnetii* • Claritromicina es activa frente a algunas micobacterias (pero no frente a *Mycobacterium tuberculosis*) • Anaerobios: *Cutibacterium*, *Lactobacillus*, *Peptococcus*, *Actinomyces*, *Clostridium* (*tetati* y *perfringes*) son sensibles. *Prevotella* y *Fusobacterium* puede ser sensibles a azitromicina. *Bacterioides* es resistente
Ketólidos Telitromicina	• CGP • Otros GP sensibles: *B. pertussis*, *Rhodococcus equii* • GN sensibles: *M. catarrhalis*, *Legionella* sp., *H. influenzae*. Las enterobacterias son resistentes
Lincosaminas Clindamicina Lincomicina	• GP • Anaerobios • Algunos protozoos: *Plasmodium falciparum* y *P. vivax*, *Pneumocystis jirovecii*, *Toxoplasma gondii* y *Babesia*
Isoxazolidinonas Linezolid Tedizolid	• CGP, incluyendo cepas resistentes a β-lactámicos y vancomicina • BGP • *M. tuberculosis* y varias especies de micobacterias no tuberculosas
Estreptograminas Dalfopristina/quinupristina	• CGP incluyendo neumococo, *Enterococcus faecium* (pero no *E. faecalis*), *S. aureus* y *Staphylococcus* coagulasa-negativos • Microorganismos como *Legionella*, *C. pneumoniae*, *Moraxella*, *Neisseria*
Lefamulina	• CGP incluyendo *Streptococcus pneumoniae*, *S. aureus* • GN incluyendo *Moraxella catarrhalis* y *Haemophilus influenzae* • Atípicas: *Legionella pneumophila*, *Chlamydia pneumoniae* y *Mycoplasma pneumoniae*
Mupirocina	• *Streptococcus* sp., *S. aureus* (incluyendo cepas resistentes a meticilina) y *E. faecium* (pero no *E. faecalis*) • CGN
Ácido fusídico	• *S. aureus* (incluyendo cepas resistentes a meticilina), *Clostridium* sp. • CGN • *Legionella* sp.
Nitrofurantoína	• CGP • Enterobacterias
Inhibidores de la síntesis de la pared celular	
Fosfomicina	• *S. aureus* (incluyendo cepas resistentes a meticilina) y *Staphylococcus* coagulasa-negativos • BGN (*Escherichia coli*) • Anaerobios (excepto *Bacteroides* sp.)
Bacitracina	• Bacitracina: activa frente a CGP y CGN, excepto *Streptococcus agalactiae*
Glucopéptidos Vancomicina Teicoplanina	• CGP aerobios y anaerobios, incluyendo *S. aureus* (cepas resistentes a meticilina), cepas de neumococo resistente a penicilina • BGP como *Clostridium* sp., *Listeria*, *Bacillus* y *Corynebacterium*
Lipoglucopéptidos Dalbavancina Telavancina Oritavancina	• CGP aerobios y anaerobios, incluyendo *S. aureus*, *Enterococcus* (espectro de actividad similar al de los glucopéptidos, pero con mayor potencia)
Antibióticos que alteran la función de la membrana celular	
Colistina	• Activa exclusivamente frente a BGN aerobios, incluyendo enterobacterias (excepto *Proteus*, *Providencia* y algunas cepas de *Serratia*). Útil en el tratamiento de *Pseudomonas* sp. y *Acinetobacter* sp. multirresistente
Lipopéptidos Daptomicina	• CGP: *S. aureus* (incluidas cepas resistentes a meticilina), estreptococos (incluido neumococo resistente a penicilina) y enterococos (incluidos los resistentes a glucopéptidos)
Inhibidores de la síntesis o de la función de los ácidos nucleicos	
Nitroimidazoles Metronidazol	• Protozoos anaerobios (*Trichomonas vaginalis*, *Entamoeba histolytica*, *Giardia lamblia* y *Balantidium coli*) • Bacterias anaerobias incluido *Clostridioides difficile* • *Gardnerella vaginalis*
Fidaxomicina	• *C. difficile*

BGN: bacilos gramnegativos; BGP: bacilos grampositivos; CGN: cocos gramnegativos; CGP: cocos grampositivos; GN: gramnegativos; GP: grampositivos.

Tabla 48-2. Parámetros farmacocinéticos

Fármacos	F (%)	Dosis (mg)	$C_{máx}$ (mg/l)	$t_{máx}$ (horas)	AUC (mg/h/l)	V_D (l/kg)	UP (%)	$t_{½}$ (horas)	U (%)	M (%)	Efecto del alimento
Inhibidores de la síntesis proteica											
Macrólidos											
Azitromicina	37	500	0,5	2,5	3,4	31	10-50	40-68	< 5	< 10	↔/↓
Claritromicina	60	500	2,1-2,5	2,9	19	3-5	70	4-6	20	80	↔
Diritromicina	10	500	0,3	4	3,5	13	15-30	20-50	10	90	↑
Eritromicina base	25	500	0,3-0,9	3-4	8	0,8	70-90	1,5-3	5	80	↓
Espiramicina	30-60	1000	1-1,5	2-3	ND	ND	10	5,5	5-15	85	↑
Josamicina	60	1000	3,8	1-2	7,9	1,5	15	1,5	5	95	↔
Miocamicina	80	600	2,5	1	–	5	45	1	5	95	↔
Roxitromicina	90	300	9-11	1,3-2	115	0,4	95	12	10	85	↓
Fidaxomicina	< 3	200	10	2	70	–	–	10	1	–	↓
Ketólidos											
Telitromicina	57	800	2,27	1	12,5	2,9	60-70	9,8	13-19	66	↔
Lincosamidas											
Clindamicina	90	300	4	1	–	1	94	1,5-3,5	10-15	80	↔
Lincomicina	30	500	2,4-3,9	3	–	1	75	4,5	50	15-40	↓
Isoxazolidinonas											
Linezolid	100	600	21,2	1,03	133	0,6-0,7	31	4,8	35	–	–
Tedizolid	91	200	2,2	1,1	25,6		70-90	12			
Estreptograminas											
Dalfopristina	–	–	7,24	–	7,4	0,24	11-26	0,45	19	80	–
Quinupristina	–	–	2,72	–	2,9	0,45	55-78	0,91	15	80	–
Lefamulina	25			1-2		2,5	95	8	15	25-40	↓
Ácido fusídico	85	–	–	2	–	–	97	5	–	–	–
Nitrofurantoína	80	100	1	1-2	–	0,5	60	0,5-1	30	70	↑
Inhibidores de la síntesis de la pared celular											
Fosfomicina	20-40	1.000	5	1-2		2,4	1	3-5	95	0	↓ Trometamol
Glucopéptidos											
Vancomicina	–	500	32,6	2	90,7	0,4-0,9	30-60	6	80-90	20	–
Teicoplanina	–	6 mg/kg	118	–	256	0,58-1,1	90-95	40-140	> 80	< 5	–
Lipoglucopéptidos											
Dalbavancina	–	1.000	300	–	23.400	0,11	93-98	147-258			
Telavancina	–	10 mg/kg	108	–	780	0,13	90	8,1			
Oritavancina	–	1.200	138	–	2.800		85	245			
Antibióticos que alteran la función de la membrana celular											
Colistina	–	2,5 mg/kg	10	–	–	0,25	75	2-8	95	0	–
Daptomicina	–	4 mg/kg	58-99	–	494-747	0,1	92	–	78	–	–
Inhibidores de la síntesis o de la función de los ácidos nucleicos											
Nitroimidazoles											
Metronidazol	85	500	10	0,5-3	–	0,7	20	7-8	20	80	↔

AUC: área bajo la curva de concentraciones plasmáticas en el tiempo; $C_{máx}$: concentración plasmática máxima; F: biodisponibilidad; M: fracción de fármaco eliminada por metabolismo; ND: no disponible; $t_{máx}$: tiempo en que se alcanza la $C_{máx}$; $t_{½}$: semivida de eliminación; U: fracción de fármaco eliminada en orina; UP: fracción de fármaco en plasma unida a proteínas plasmáticas; V_D: volumen de distribución.

Los macrólidos, en general, carecen de potencial embriotóxico o teratógeno. No obstante, durante el embarazo deben evitarse los fármacos más modernos por carecerse de experiencia clínica. La eritromicina y la azitromicina están en la categoría B de la clasificación por categorías de riesgo para su uso durante el embarazo de la *Food and Drug Administration* (FDA), mientras que la claritromicina es categoría C.

Cualquiera de los macrólidos puede alargar el intervalo QTc del electrocardiograma, situación especialmente importante en pacientes con enfermedad cardíaca de base o que reciben otros fármacos capaces de producir este mismo efecto, llegando a producir *Torsades de points.*

Indicaciones

A pesar de su amplio espectro, los macrólidos no son, generalmente, antibióticos de primera elección para la gran mayoría de infecciones, debido, entre otros, a su acción bacteriostática y a las frecuentes resistencias encontradas. Estarían indicados en el tratamiento de las infecciones respiratorias por su actividad frente a neumococo, *H. influenzae* y microorganismos atípicos *(Mycoplasma, Legionella, Chlamydia)*. También están indicados en el tratamiento de la exacerbación infecciosa de bronquitis crónica, otitis aguda media, sinusitis aguda y faringitis aguda estreptocócica. Son una buena alternativa para el tratamiento de erisipela y celulitis en pacientes alérgicos a β-lactámicos. Además, pueden utilizarse en el tratamiento de infecciones por *Chlamydia* (uretritis, linfogranuloma venéreo) (azitromicina) y *C. jejuni*. La eritromicina es especialmente útil para el tratamiento de *B. pertussis,* así como para el tratamiento de la difteria (junto con antitoxina). La claritromicina es útil para la erradicación de *H. pylori*, junto con amoxicilina, metronidazol y omeprazol.

Otras indicaciones destacables son el tratamiento de infecciones por *Moraxella catarrhalis, Eikenella corrodens* y *L. mo-nocytogenes*, toxoplasmosis (espiramicina, josamicina), profilaxis y tratamiento de la infección por *Mycobacterium avium complex* (azitromicina y claritromicina). La espiramicina y la azitromicina pueden ser útiles en la profilaxis de la meningitis meningocócica como alternativa a la rifampicina, mientras que la azitromicina puede utilizarse como segunda elección en el tratamiento de la primera fase de la enfermedad de Lyme. La azitromicina con atovacuona es tan eficaz como la clindamicina con quinina en el tratamiento de *Babesia microti.*

En general, son una buena alternativa a los β-lactámicos en la profilaxis de la recurrencia de la fiebre reumática.

En la **tabla 48-3** se indica la dosificación habitual de los macrólidos en el adulto.

Ketólidos

Los ketólidos son derivados semisintéticos de la eritromicina, con mayor actividad *in vitro* frente a la mayoría de las bacterias grampositivas aerobias, presentando buena actividad frente a gran cantidad de patógenos respiratorios. Sin embargo la presencia de hepatotoxicidad grave, incluso mortal, aunque muy poco frecuente, ha llevado a la retirada definitiva de telitromicina, primer fármaco comercializado de este grupo. Posteriormente, se desarrolló otro fármaco, denominado solitromicina, que no llegó a comercializarse por potencial hepatotoxicidad.

Lincosamidas

En este grupo **(v. fig. 48-1)** se incluyen dos antibióticos: **lincomicina** y su derivado **clindamicina**, fármacos constituidos por un ácido aminado (metilprolina) y un azúcar (piranosa) unidos por una amida **(fig. 48-5)**.

Actividad antimicrobiana

Al igual que los macrólidos, se unen a la subunidad 50S del ribosoma bacteriano e inhiben la formación de la cadena peptídica **(v. fig. 48-3)**. Los mecanismos de resistencia son similares a los que presentan los macrólidos y las resistencias son cruzadas.

La actividad es adecuada frente a estafilococos (cepas sensibles a meticilina), neumococos, *S. pyogenes* y estreptococos del grupo *viridans*, aunque cada vez es más frecuente la presencia de resistencias, sobre todo en *S. epidermidis*. Presentan una actividad elevada frente a microorganismos anaerobios grampositivos y gramnegativos, como *Peptococcus, Peptostreptococcus, Veillonella, Clostridium, Fusobacterium* y *Bacteroides*, incluyendo la especie *fragilis,* aunque no son activos frente a *Clostridioides difficile*. A diferencia de los macrólidos, son poco o nada activos frente a *H. influenzae, M. pneumoniae, Enterococcus* sp. y *Neisseria* sp. Otras especies habitualmente sensibles a estos fármacos son: *Actinomyces, Nocardia, Campylobacter fetus, Leptospira* y *Chlamydia*. No presentan actividad frente a la gran mayoría de los bacilos gramnegativos aerobios. Además, tienen actividad frente a algunos protozoos como *Plasmodium* sp., *B. microti* y *T. gondii*. Asimismo, presentan actividad frente a *Pneumocystis jirovecii* **(v. tabla 48-1)**. La clindamicina no es activa frente a especies de Nocardia, la mayoría de los bacilos gramnegativos aerobios y las micobacterias.

La clindamicina es entre 2 y 4 veces más potente que la lincomicina.

Resistencias

El mecanismo más importante es la metilación de la adenina y subsiguiente alteración del ARN ribosómico 23S. Esta resistencia está mediada por plásmidos y también afecta a los macrólidos y las estreptograminas del grupo B. Otros mecanismos son la alteración de la permeabilidad de la pared bacteriana en gramnegativos y la alteración de la proteína receptora en la subunidad 50S del ribosoma.

Farmacocinética

La clindamicina, a diferencia de la lincomicina, se absorbe después de la administración por vía oral de forma rápida y completa **(v. tabla 48-2)**.

La distribución es amplia, alcanzando concentraciones elevadas en tejidos de difícil acceso, entre ellos hueso, próstata y líquidos sinovial, pleural y peritoneal. Alcanza concentraciones elevadas en el interior de abscesos y en la bilis. Atraviesa con facilidad la barrera placentaria, pero no la hematoencefálica. La clindamicina se une a proteínas plasmáticas en una proporción elevada (90 %).

Tabla 48-3. Dosificaciones habituales en adultos

Fármacos	Vía	Dosis (mg) por administración	Intervalo (horas)	Ajuste de dosis
Inhibidores de la síntesis proteica				
Macrólidos				
Azitromicina	v.o., i.v.	500	24	–
Claritromicina	v.o., i.v.	250-500	12	ClCr < 30 ml/min: ↑ intervalo
Diritromicina	v.o.	500	24	–
Eritromicina	v.o., i.v.	250-1.000	6-8	ClCr < 10 ml/min: ↓ dosis 250-500 mg
Espiramicina	v.o.	500-2.000	6-12	–
Josamicina	v.o.	500-1.000	6-12	–
Miocamicina	v.o.	600-900	8-12	–
Roxitromicina	v.o.	150-300	12-24	ClCr < 10 ml/min: 150 mg/24 h
Ketólidos				
Telitromicina	v.o.	800	24	ClCr < 30 ml/min e IH grave: ↓ dosis
Lincosamidas				
Clindamicina	v.o., i.v., tópica	150-1.200	6-8	IH/IR grave: precaución
Lincomicina	v.o., i.v.	500-1.000	6-12	ClCr < 30 ml/min: ↓ 30 % dosis
Isoxazolidinonas				
Linezolid	v.o., i.v.	600	12	
Tedizolid	v.o., i.v.	200	24	–
Estreptograminas				
Dalfopristina/quinupristina	i.v.	7,5 mg/kg	8	IH grave: contraindicado
Lefamulina	v.o., i.v.	600 (v.o.); 150 (i.v.)	12	IH grave: ↑ intervalo
Ácido fusídico	v.o., tópica	250-500	6-12	–
Nitrofurantoína	v.o.	50-100	6	ClCr < 50 ml/min: evitar
Inhibidores de la síntesis de la pared celular				
Fosfomicina	v.o., i.m., i.v.	500-1.000	6-8	ClCr < 50 ml/min: ↑ intervalo
Fosfomicina trometamol	v.o.	3.000	Dosis única	–
Glucopéptidos				
Vancomicina	i.v.	500-1.000	6-12	ClCr < 90 ml/min: ↑ intervalo
Teicoplanina	i.v., i.m.	6 mg/kg	12-24	ClCr < 50 ml/min: ↑ intervalo
Lipoglucopéptidos				
Dalbavancina	i.v.	1.500 mg	Dosis única	ClCr < 30 ml/min: ↓ dosis
Telavancina	i.v.	10 mg/kg/día		ClCr < 50 ml/min: ↓ dosis
Oritavancina	i.v.	1.200 mg	Dosis única	–
Antibióticos que alteran la función de la membrana celular				
Colistimetato (colistina)	i.v.	Dosis de carga 9 MU seguido de 4,5 MU	12	ClCr < 50 ml/min: ↑ intervalo 24 h ClCr < 20 ml/min: ↑ intervalo 48 h
Daptomicina	i.v.	4 mg/kg	24	ClCr < 30 ml/min: ↑ intervalo 48 h
Inhibidores de la síntesis o de la función de los ácidos nucleicos				
Metronidazol	v.o., i.v., vaginal	500 o 1.500	8 o 24	ClCr < 30 ml/min: ↓ dosis 3,5 mg/kg/8 h
Fidaxomicina	v.o.	200	12	

ClCr: aclaramiento de creatinina; IH: insuficiencia hepática; i.m.: vía intramuscular; IR: insuficiencia renal; i.v.: vía intravenosa; MU: millones de unidades; v.o.: vía oral.

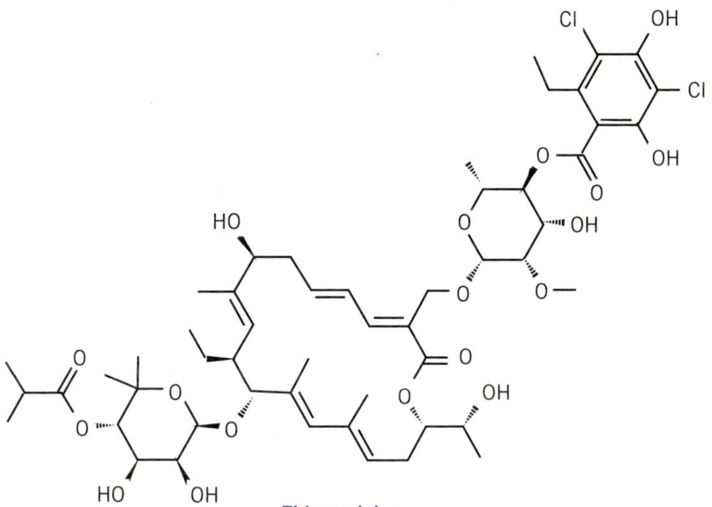

Figura 48-4. Estructura química de la fidaxomicina y la telitromicina.

Las lincosamidas se eliminan mediante metabolismo hepático, transformándose en metabolitos, algunos activos, que se eliminan por la orina y la bilis. Únicamente el 10 % del fármaco se excreta inalterado por la orina. La semivida de eliminación de la clindamicina es de 3 horas y puede prolongarse en caso de insuficiencia renal o hepática grave.

Efectos adversos

La clindamicina es un antibiótico bien tolerado. Los efectos adversos más frecuentes se localizan en el aparato gastrointestinal. La incidencia de diarrea oscila entre el 2 y el 20 %. Sin embargo, en un porcentaje variable de casos (0,01-10 %) se desarrolla infección por *C. difficile*. No obstante, esta complicación ha sido asociada con la gran mayoría de los antibacterianos.

También se han descrito alteraciones locales (tromboflebitis, dolor en la inyección intramuscular), reacciones alérgicas, alteraciones hematológicas y de las pruebas de función hepática. La inyección intravenosa rápida produce hipotensión, arritmias y paro cardíaco. Excepcionalmente, la clindamicina puede causar bloqueo neuromuscular.

Indicaciones

La clindamicina está indicada en el tratamiento de las infecciones por anaerobios, siendo una buena opción para el tratamiento de la infección pulmonar por anaerobios. Sin embargo, debido a su escasa penetración de la barrera hematoencefálica, no es una buena opción para el tratamiento de los abscesos cerebrales (prefiriéndose para ello la asociación de cefalosporinas de tercera generación y metronidazol). Se utilizan como alternativa a los β-lactámicos en la infección de piel y partes blandas. Administrado por vía tópica se utiliza en el tratamiento del acné. En ocasiones puede ser útil para el tratamiento de infecciones estafilocócicas. Además, se administran para inhibir la síntesis de toxinas en el síndrome del

shock tóxico (producido por *S. aureus* o por *S. pyogenes*). Son activas frente a los protozoos *Plasmodium* sp., *T. gondii* y *B. microti* y también frente a *P. jirovecii*.

En la **tabla 48-3** se indica la dosificación habitual de las lincosamidas en el adulto.

Isoxazolidinonas

Esta familia **(v. fig. 48-1)** incluye en la actualidad dos antibióticos, **linezolid** y **tedizolid**. Ambos se caracterizan por inhibir la formación del complejo de iniciación de la síntesis proteica al fijarse a la subunidad 50S ribosómica **(v. fig. 48-3)** y producir, por consiguiente, un efecto fundamentalmente bacteriostático. Adicionalmente son capaces de inhibir la síntesis de toxinas bacterianas, incluyendo la toxina de *Panton-Valentine* de SAMR, entre otras. En la **figura 48-6** se muestra su estructura química.

Actividad antimicrobiana

Estos antimicrobianos son activos frente a múltiples cocos grampositivos aerobios y anaerobios, entre ellos, *Staphylococcus*, *Streptococcus* y *Enterococcus*, incluyendo las cepas resistentes a otros antibióticos, así como frente a bacilos grampositivos, como *L. monocytogenes*, *Clostridium*, *Corynebacterium*, *Bacillus* y *Rhodococcus*. Son activos frente a *B. fragilis*, *Nocardia*, *Pasteurella multocida*. Además, tienen actividad frente a *M. tuberculosis* y micobacterias de crecimiento lento **(v. tabla 48-1)**.

Resistencias

Linezolid no presenta resistencia cruzada con otros grupos terapéuticos y hasta el momento se han descrito muy pocos casos de resistencia asociados a mutaciones génicas en el ARN ribosómico 23S, que proporciona resistencia cruzada entre linezolid y tedizolid. Otro mecanismo es la presencia del gen *crf* que produce metilación del ARN 23S, confiriendo resistencia a linezolid pero no a tedizolid. Las resistencias

A

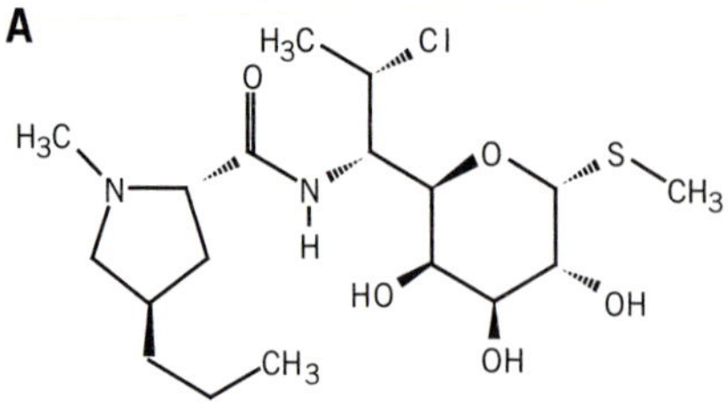

Clindamicina

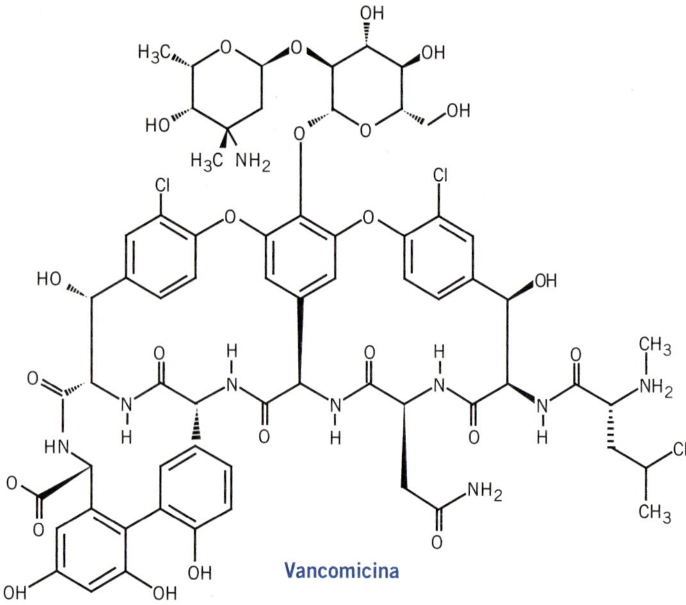

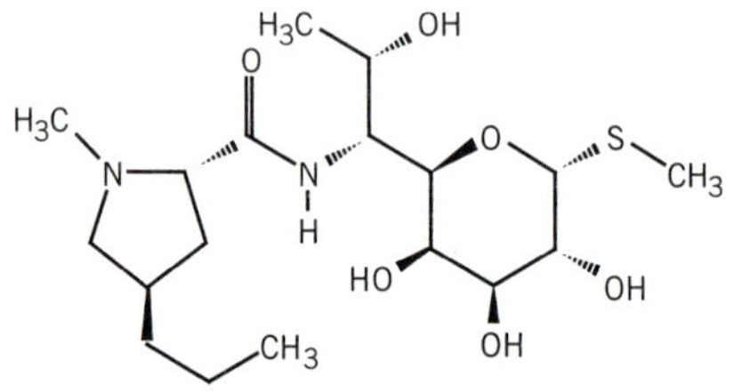

Lincomicina

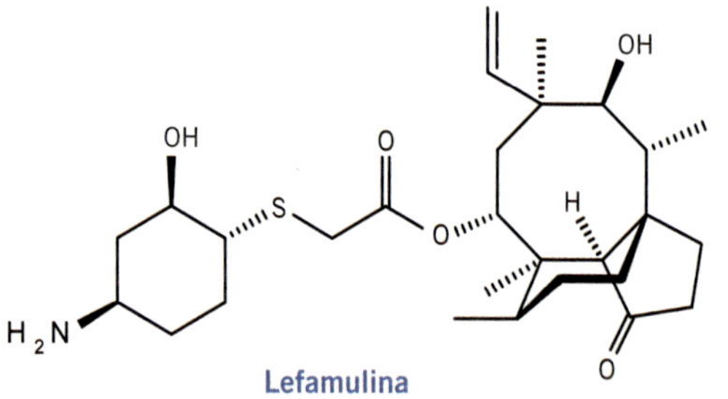

Lefamulina

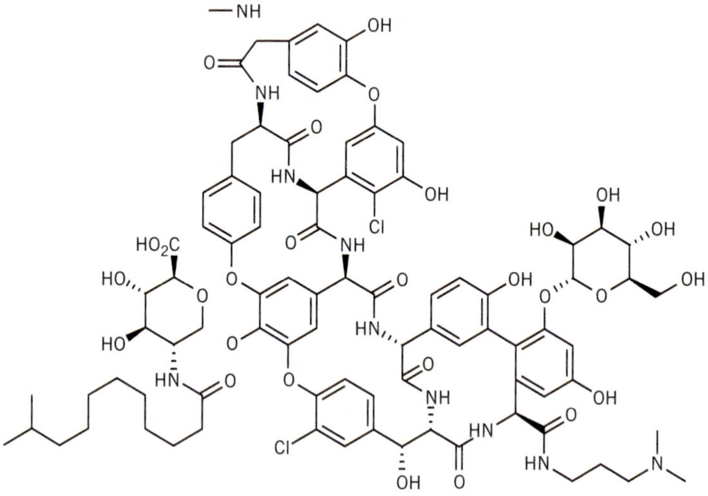

Vancomicina

Delbavancina

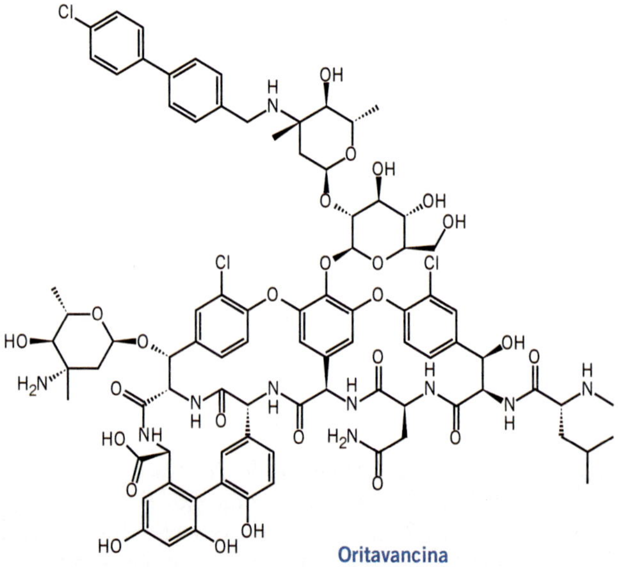

Oritavancina

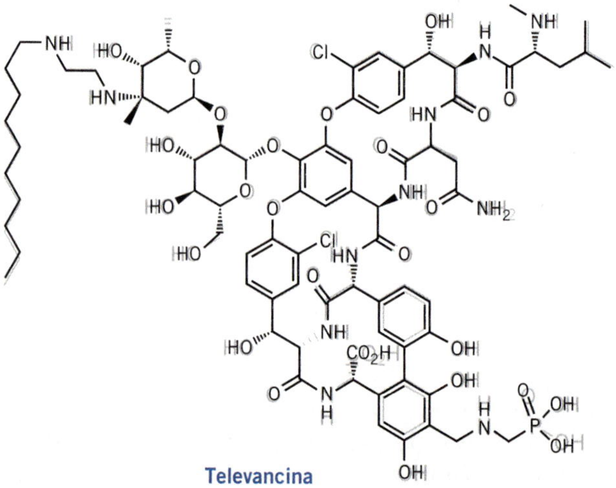

Televancina

Figura 48-5. Estructura química de lincosamidas, glucopéptidos, estreptograminas, lefamulina y los lipoglucopéptidos (delbavancina, telavancia y oritavancina).

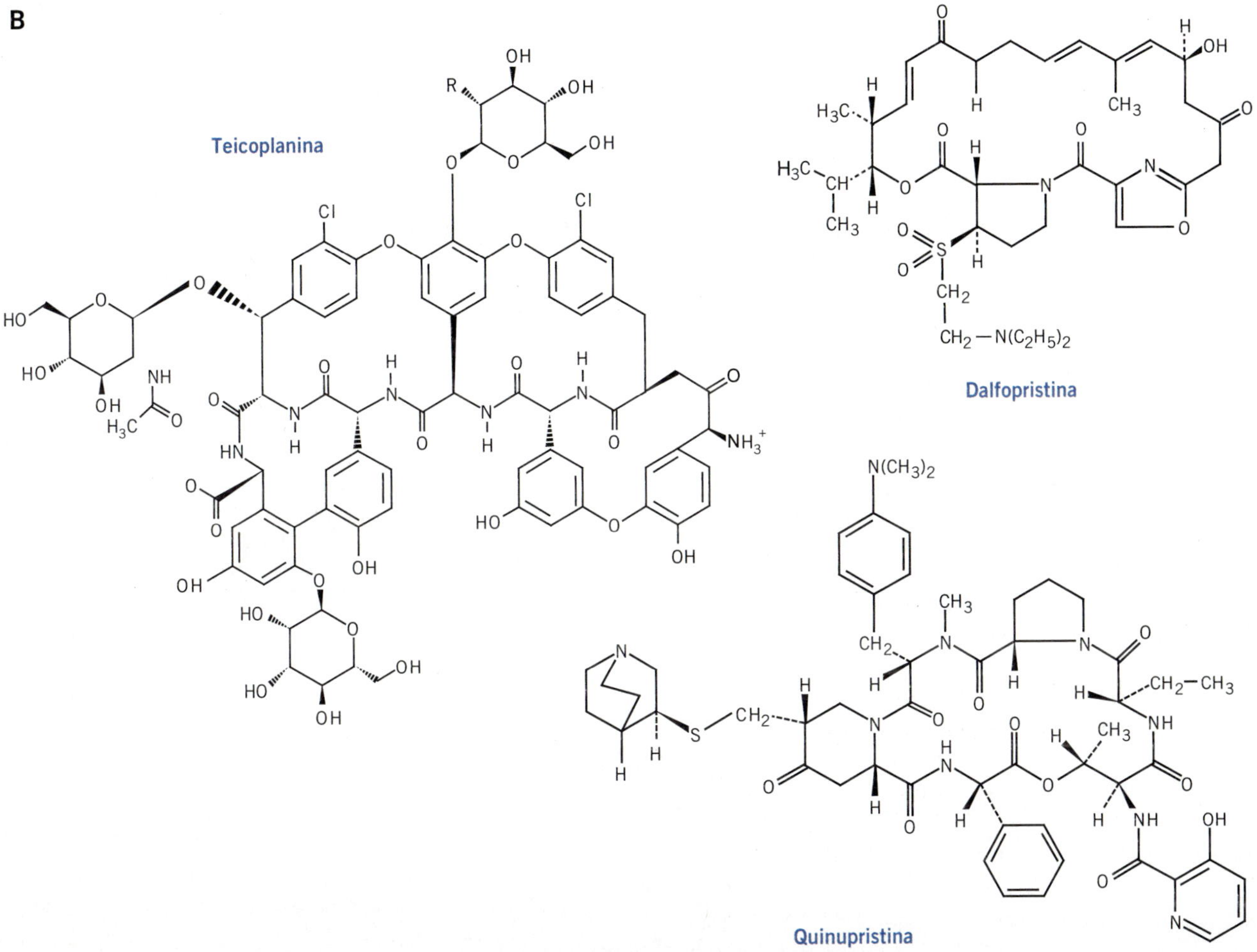

B

Figura 48-5 (cont.). Estructura química de lincosamidas, glucopéptidos y estreptograminas.

son muy infrecuentes (menores del 1 % en *S. aureus* o enterococos), observándose sobre todo en estafilocos coagulasa negativos.

Farmacocinética

Linezolid y tedizolid pueden administrarse por vía oral y parenteral. Se absorben rápida y completamente por vía oral, alcanzando concentraciones similares a las obtenidas tras la administración de la misma dosis por vía intravenosa (v. tabla 48-2). La unión a proteínas plasmáticas es baja en el caso de linezolid pero elevada para tedizolid. Ambos presentan una excelente distribución tisular. El linezolid difunde bien al músculo, la cámara vítrea y los tejidos blandos, así como al parénquima pulmonar (donde alcanza concentraciones del 100 al 450 % de las plasmáticas). La penetración ósea es del 70 % y la concentración meníngea alcanza un 38 % en modelos animales. Aproximadamente el 65 % de la dosis se metaboliza por oxidación no microsomal dando lugar a dos metabolitos inactivos. Menos del 50 % del fármaco se elimina inalterado por vía renal. No requiere ajuste de dosis en insuficiencia renal y se elimina por diálisis, por lo que debe administrarse después de ésta. El parámetro que mejor define la eficacia de estos fármacos es el ABC_{24}/CMI.

Interacciones con otros fármacos

El linezolid tiene un ligero efecto inhibidor reversible no selectivo de la monoaminooxidasa (MAO), por lo que puede potenciar los efectos de los fármacos que producen este mismo efecto, inhibidores irreversibles (IMAO) y reversibles (RIMA), de los que producen elevación de las concentraciones de aminas (antidepresivos) y también de los que son metabolizados por esta enzima (simpaticomiméticos directos o indirectos, serotoninérgicos), etc. Se han descrito casos de síndrome serotoninérgico con su uso asociado con antidepresivos inhibidores de la recaptación de serotonina. Se recomienda precaución en el uso asociado de linezolid con los fármacos citados. En los ensayos clínicos con tedizolid parece que este efecto es menor.

Efectos adversos

Los efectos adversos más frecuentes son diarrea, náuseas y cefalea. También se asocian a efectos adversos más grave por toxicidad mitocondrial, destacando: *a)* mielotoxicidad que generalmente aparece a partir de la segunda semana, siendo más frecuente la trombopenia, que suele revertir al suspender el linezolid, siendo más rara con tedizolid, *b)* en tratamientos más prolongados, a partir de la cuarta semana se

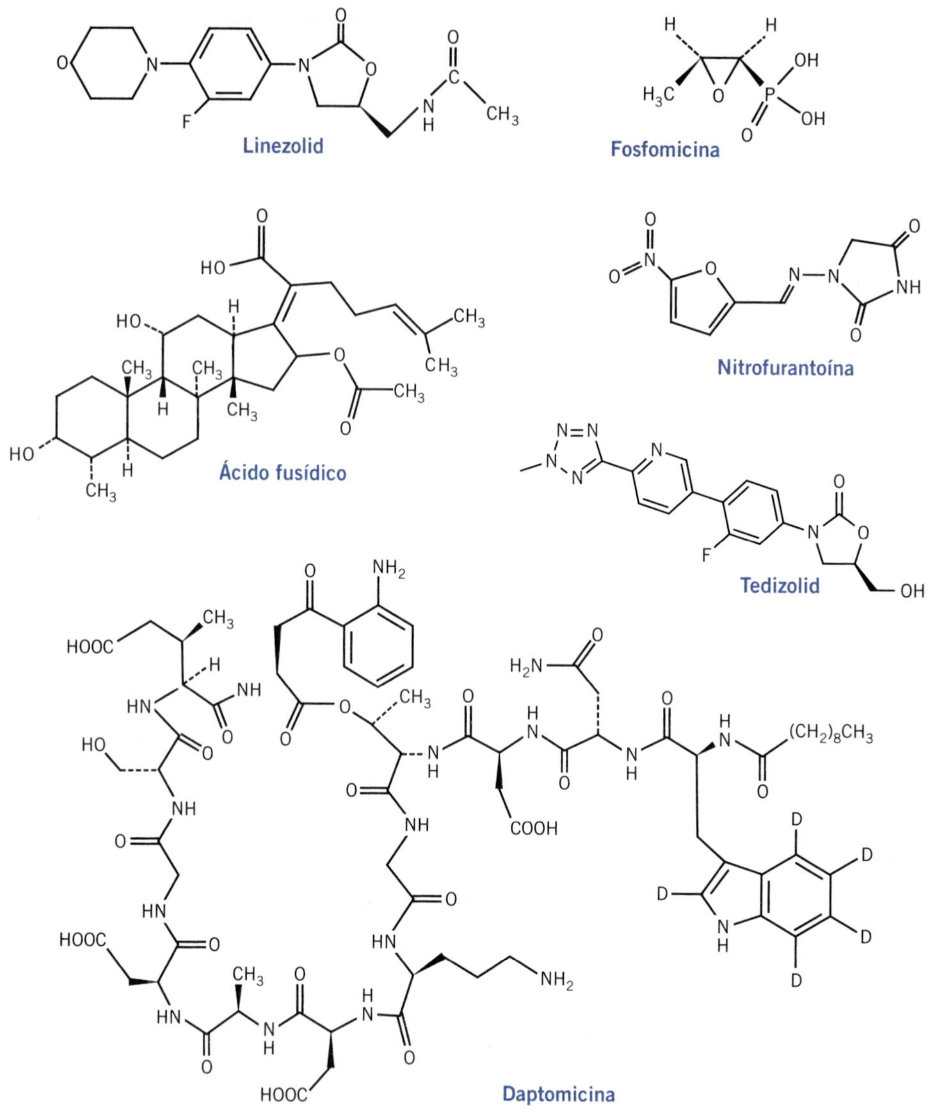

Figura 48-6. Estructura química de otros antibióticos.

han descrito casos de neuritis óptica y neuropatía periférica no siempre reversibles y *c)* acidosis láctica, reversible pero grave, con una mortalidad elevada y que aparece tras semanas de tratamiento.

Está contraindicada la formulación oral en pacientes con fenilcetonuria por contener fenilalanina.

Indicaciones

El linezolid está indicado en el tratamiento de infecciones producidas por cocos grampositivos, incluidas infecciones por *E. faecium* resistentes a vancomicina, neumonía nosocomial producida por *S. aureus* y en infecciones de piel y partes blandas. Son útiles también en infección osteoarticular, en endoftalmitis y en infecciones del sistema nervioso central.

Al ser bacteriostáticos no se consideran de primera línea para el tratamiento de las bacteriemias ni endocarditis por *Staphylococcus* y *Enterococcus.* Tedizolid tendría indicaciones similares pero aún no cuenta con amplia experiencia clínica

en su uso, estando actualmente aprobado para el tratamiento de infecciones de piel y partes blandas por *S. aureus* (incluido SAMR), *S. pyogenes, S. agalactiae,* el grupo de *Streptococcus anginosus* y *E. faecalis.*

En la **tabla 48-3** se indica la dosificación habitual del linezolid y tedizolid en el adulto.

Estreptograminas

Quinupristina (estreptogramina B) y dalfopristina (estreptogramina A) son los dos componentes del grupo **(v. fig. 48-1)**, derivados semisintéticos de la pristinamicina **(v. fig. 48-5)**. Se administran conjuntamente en proporción 30:70, aprovechando un efecto sinérgico.

La quinupristina inhibe la fase tardía y la dalfopristina la temprana en la síntesis de proteínas en la subunidad 50S del ribosoma bacteriano **(v. fig. 48-3)**. Asociadas ejercen un efecto bactericida.

Actividad antimicrobiana

Las estreptograminas son activas frente a las bacterias grampositivas que son habitualmente sensibles y que incluyen la totalidad de *Staphylococcus, E. faecium, S. pneumoniae, S. pyogenes, S. agalactie,* estreptococos del grupo *viridans, Clostridium* y *Peptostreptococcus.* La actividad es variable frente a *Corynebacterium jeikeium, Listeria* y otros anaerobios grampositivos, mientras que es nula frente a *E. faecalis.* La asociación puede ser activa frente a *Moraxella, Legionella, Neisseria meningitidis* y *Mycoplasma* (v. tabla 48-1).

Resistencia

Aparte de la resistencia intrínseca de muchos gramnegativos, se reconocen tres mecanismos de resistencia adquirida: por alteración del ARN ribosómico 23S, por bloqueo de las permeasas que intervienen en el transporte transmembrana y por inactivación por acetilación de las estreptograminas del grupo A o por hidrólisis de las del grupo B.

Farmacocinética

Son fármacos de uso intravenoso. Difunden rápidamente a los tejidos, incluso en el interior de los macrófagos. La quinupristina penetra y se difunde de forma homogénea en las vegetaciones de la endocarditis, alcanzando, además, altas concentraciones en las biopelículas formadas en los dispositivos protésicos. La fijación a proteínas es reducida (v. tabla 48-2) y se eliminan rápidamente a través de metabolismo hepático (CYP3A4), generando en este proceso algunos metabolitos activos. Los fármacos y sus metabolitos se eliminan fundamentalmente por bilis y heces.

Interacciones con otros fármacos

In vitro inhiben la isoenzima CYP3A4, por lo que pueden producir interacciones con fármacos que son sustrato de esta isoenzima.

Efectos adversos

En general, las estreptograminas son fármacos bien tolerados, aunque pueden producir alteraciones en el lugar de administración, por lo que se aconseja hacerlo a través de una vía venosa central. Además, pueden producir mialgias y artralgias, alteraciones gastrointestinales, exantema y prurito. Como alteración analítica más relevante se ha observado un incremento de las concentraciones de bilirrubina conjugada en sangre.

Indicaciones

La asociación quinupristina/dalfopristina está indicada en el tratamiento de infecciones complicadas de piel y partes blandas y de neumonías nosocomiales producidas por grampositivos, aunque suele reservarse para el tratamiento de endocarditis y otras infecciones graves causadas por *S. aureus* o *E. faecium* resistentes a glucopéptidos.

En la tabla 48-3 se indica la dosificación habitual de las estreptograminas en el adulto.

Lefamulina

La lefamulina es una pleuromutilina sistémica que inhibe la síntesis proteica bacteriana a través de la interacción con la subunidad 23S ribosómica del ARN de la subunidad 50S del ribosoma.

Actividad antimicrobiana

Es activa *in vitro* frente a microorganismos habituales de la piel como *S. aureus* (SAMR y SAMS), *Staphylococcus* coagulasanegativo, *Streptococcus agalactiae* y *Streptococcus pyogenes.* Además es activo frente a microorganismos implicados en neumonía bacterianas como son: *S. pneumoniae, S. aureus, Haemophilus influenzae, Legionella pneumophila, Mycoplasma pneumoniae* y *Chlamydophila pneumoniae.*

Resistencias bacterianas

Por el momento no presenta resistencias cruzadas con otros grupos antibacterianos.

Farmacocinética

Puede utilizarse tanto por vía oral (se recomienda no administrarlo con las comidas) como por vía intravenosa. Presentan buena penetración tisular en músculo, tejido adiposo y pulmón. No requiere ajuste de dosis en caso de insuficiencia renal pero se aconseja espaciar su administración en caso de enfermedad hepática grave.

Interacción con otros fármacos

Este fármaco es sustrato del CYP 3A4, estando contraindicada la utilización de inductores potentes de esta enzima (como rifampicina, carbamazepina, fenitoína) ya que podrían disminuir considerablemente la concentración plasmática de lefamulina. Además está contraindicada en pacientes que estén en tratamiento con fármacos que puedan prolongar el QT como antiarrítmicos (amiodarona, sotalol, procainamida), quinolonas y eritromicina, entre otros.

Efectos adversos

Los efectos adversos más frecuentes son los gastrointestinales, especialmente la diarrea. A nivel cardiaco se ha descrito presencia de fibrilación auricular y pueden prolongar el segmento QT del electrocardiograma. En la actualidad no hay datos disponibles ni en la mujer embarazada ni en la lactancia.

Indicaciones

Está indicado para el tratamiento de la neumonía comunitaria en caso de no poder utilizar alternativas o bien si ha existido un fracaso de otros fármacos.

Mupirocina

Este fármaco, que inhibe la síntesis de proteínas, presenta actividad frente a *S. aureus,* incluidos los resistentes a meticilina, *S. epidermidis*, *S. pneumoniae*, *S. pyogenes*, estreptococos del grupo *viridans*, *E. faecalis*. También es activo frente a algunas bacterias gramnegativas, como *Escherichia coli*, *H. influenzae* y el género *Neisseria* (v. tabla 48-1). Se ha descrito el desarrollo de resistencias con el uso generalizado.

Se administra únicamente por vía tópica, debido a que tras su administración por vía sistémica se inactiva rápidamente por metabolismo hepático (v. tabla 48-2). Puede producir reacciones adversas locales, en el lugar de aplicación, en forma de dermatitis de contacto, prurito o eritema.

La mupirocina está indicada en el tratamiento tópico de infecciones cutáneas primarias (impétigo, foliculitis y furunculosis), y la pomada nasal, para la erradicación del estado de portador de *Staphylococcus* (incluyendo cepas resistentes a la meticilina).

En la tabla 48-3 se indica la dosificación habitual de la mupirocina en el adulto.

Ácido fusídico

Es un fármaco activo frente a bacterias grampositivas, especialmente eficaz en el tratamiento de infecciones por *S. aureus* (v. tabla 48-1). Actúa inhibiendo la síntesis de proteínas. Las resistencias aparecen en un primer escalón. La biodisponibilidad oral es buena, con una distribución amplia que incluye la barrera placentaria pero muy poco la barrera hematoencefálica. La unión a proteínas es elevada, y la eliminación, fundamentalmente biliar (v. tabla 48-2). Se han descrito casos de intolerancia gastrointestinal, reacciones cutáneas, supresión de la médula ósea y hepatotoxicidad.

Está indicado en infecciones por *S. aureus*, aunque el rápido desarrollo de resistencias limita su utilidad. Con frecuencia se utiliza en tratamientos por vía tópica. En la tabla 48-3 se indica la dosificación habitual del ácido fusídico en el adulto. En la figura 48-6 se muestra su estructura química.

Nitrofurantoína

Es un quimioterápico urinario, que actúa inhibiendo varios sistemas enzimáticos bacterianos, produciendo un efecto bacteriostático en dosis reducidas y bactericida en dosis elevadas. En la figura 48-6 se muestra su estructura química.

Actividad antimicrobiana

Presenta actividad frente a bacilos gramnegativos y cocos grampositivos (v. tabla 48-1).

Resistencia

La resistencia es infrecuente debido a la gran cantidad de sitios de acción del fármaco. La resistencia de *E. coli* puede aumentar notablemente si se pierde la actividad de la enzima nitrofurano reductasa.

Farmacocinética

Su biodisponibilidad es del 90 %, y se distribuye ampliamente, hasta el punto que las concentraciones séricas y tisulares alcanzadas son muy bajas. Atraviesa la barrera placentaria y la hematoencefálica. Se metaboliza ampliamente en tejidos y el 30 % se elimina como fármaco activo en la orina, donde se alcanzan concentraciones altas. No debe utilizarse en caso de insuficiencia renal con aclaramiento de creatinina < 40 ml/min (v. tabla 48-2).

Efectos adversos

Produce con frecuencia efectos adversos, fundamentalmente alteraciones gastrointestinales y fenómenos de hipersensibilidad, que puede cursar en forma de neumonitis aguda o como fibrosis pulmonar en tratamientos prolongados. Se han descrito mielosupresión, anemia hemolítica, alteraciones renales y hepáticas.

El efecto adverso más grave es la reacción pulmonar (en la mayoría de estudios se considera que sucede en 1/100.000 tratados), que puede ser aguda o crónica.

- Las reacciones agudas se comportan como reacciones de hipersensibilidad con tos, fiebre, mialgias, disnea y exantema y frecuentemente eosinofilia, siendo reversible al suspender el tratamiento en la mayoría de los casos.
- Las reacciones crónicas son más infrecuentes y suceden de 1 a 6 meses después de iniciar el tratamiento, cursando con disnea, tos y fiebre, siendo la eosinofilia más rara. No siempre mejora al suspender el tratamiento, pudiendo quedar leve fibrosis pulmonar en la mitad de los casos.

Indicaciones

Sólo está indicada en el tratamiento y profilaxis de las infecciones urinarias no complicadas. En la tabla 48-3 se indica su dosificación habitual en el adulto.

INHIBIDORES DE LA SÍNTESIS DE LA PARED CELULAR

Fosfomicina

La **fosfomicina**, antibiótico aislado en 1966 de una cepa de *Streptomyces fradie*, no está relacionada químicamente con ningún otro antibacteriano (v. fig. 48-6). Actúa inhibiendo la síntesis de la pared celular. Produce un efecto bactericida frente a bacterias en fase de crecimiento (fig. 48-7).

Actividad antimicrobiana

La fosfomicina es activa frente a grampositivos y gramnegativos, como *S. aureus* y *S. epidermidis*, incluyendo las cepas productoras de β-lactamasas y, a menudo, las cepas resistentes a meticilina. Además, es activa frente a *Peptococcus, Peptostreptococcus, Veillonella, Fusobacterium, Clostridium, Bifidobacterium* y *Actinomyces*. También presenta actividad frente a *E. coli, Salmonella, Shigella, Yersinia, Vibrio* y *Aeromonas*.

Es menos activa frente a otras especies de *Staphylococcus, S. pneumoniae* y otros estreptococos. Un elevado porcentaje de cepas de enterococos es resistente. La actividad es menor frente a *Klebsiella, Enterobacter, Proteus, Pseudomonas aeruginosa* y *Serratia* y es inactiva frente a *Bacteroides*.

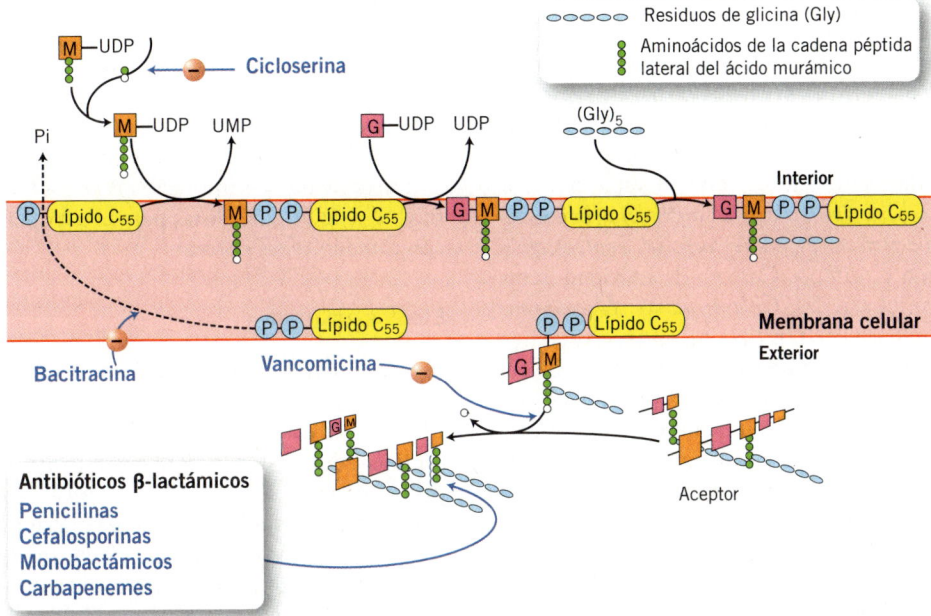

Figura 48-7. Antibióticos inhibidores de la síntesis de la pared celular. UDP: uridindifosfato; UMP: uridinmonofosfato.

Resistencia

El tipo de resistencia bacteriana más frecuente es la cromosómica, debida a la incapacidad del antibiótico de penetrar en la bacteria. También puede ser inactivada por enzimas de la familia de las glioxalasas que inactivan al fármaco. En monoterapia aparecen rápidamente resistencias.

Farmacocinética

La absorción de fosfomicina por vía oral se favorece si se administra antes de las comidas o en forma de sal trometamol, que se absorbe mejor que la cálcica (v. tabla 48-1). La difusión a los tejidos está facilitada por el pequeño tamaño de la molécula.

Atraviesa la barrera placentaria y moderadamente la barrera hematoencefálica. Alcanza concentraciones terapéuticas en orina, linfa, líquido pleural, articular, pulmones, hueso, próstata y vesículas seminales. No se une a proteínas plasmáticas. Se elimina casi exclusivamente por vía renal. La sal trometamol presenta cierta eliminación biliar, que condiciona su circulación enterohepática. La semivida de eliminación es de 3-5 horas. El 80 % de la dosis se elimina mediante hemodiálisis (v. tabla 48-2).

Efectos adversos

Los efectos adversos más frecuentes son los gastrointestinales (diarrea, náuseas y vómitos). También se han descrito reacciones de hipersensibilidad, alteraciones hematológicas (eosinofilia y trombocitosis), alteraciones de la función hepática de carácter leve y sobreinfecciones causadas por bacterias resistentes o levaduras. La formulación intravenosa contiene una cantidad elevada de sodio, lo que debe tenerse en cuenta para no precipitar un componente de insuficiencia cardiaca.

Indicaciones

La fosfomicina puede utilizarse en el tratamiento de infecciones causadas por microorganismos sensibles, entre las cuales las infecciones por *S. aureus* multirresistente en combinación con otros fármacos resulta de especial interés.

La sal de trometamol está indicada en el tratamiento de la cistitis aguda no complicada, en la cual puede utilizarse en dosis única. En la tabla 48-3 se indica su dosificación habitual en el adulto.

Bacitracina

La **bacitracina** tiene actividad frente a algunos cocos y bacilos grampositivos. Actúa inhibiendo la síntesis de la pared bacteriana (v. fig. 48-7). Se utiliza exclusivamente por vía tópica.

Glucopéptidos y lipoglucopéptidos

Los glucopéptidos son un grupo de antibióticos con una estructura química compleja y elevado peso molecular (v. fig. 48-5). A los fármacos clásicos, **vancomicina** y **teicoplanina**, se han añadido nuevos derivados semisintéticos, denominados lipoglucopéptidos, como **telavancina**, **oritavancina** y **dalbavancina**, con un espectro de actividad similar pero más activos y con una semivida más prolongada. Telavancina es un derivado lipoglicopéptido semisintético de la vancomicina. Dalbavancina deriva de teicoplanina y oritavancina de la cloroeremomicina (similar a la vancomicina).

Actividad antimicrobiana

Los glucopéptidos actúan en la pared bacteriana inhibiendo la síntesis de la pared celular al impedir la polimerización del peptidoglicano de la pared celular, lo que produce un efecto bactericida frente a la gran mayoría de microorganismos grampositivos, con excepción de los enterococos, para los que son bacteriostáticos. Son activos frente a grampositivos, tanto aerobios como anaerobios. Presentan una actividad excelente frente a: *S. aureus* y *Staphylococcus* coagulasa-negativos, incluyendo cepas resistentes a penicilina y meticilina; *Streptococcus*, tanto hemolíticos (α y β) como no hemolíticos, y *Enterococcus*. La actividad también es muy elevada frente a *Actinomyces, Corynebacterium, Bacillus anthracis, L. monocytogenes, Propionibacterium, Peptostreptococcus, Peptococcus* y *Clostridium*, incluido *C. difficile*. Carecen de actividad frente a gramnegativos, micobacterias, *Chlamydia* sp., *Mycoplasma* sp. y hongos (v. tabla 48-1). Los lipoglucopéptidos poseen cadenas laterales lipofílicas que incrementarían las propiedades bactericidas de los glucopéptidos de los que derivan. Telavancina es activa frente a *S. aureus*, estafilococos coagulasa negativos y enterococos sensibles a vancomicina, precisando concentraciones mayores para suprimir el crecimiento de enterococos resistentes a vancomicina de tipo *van* A. La dalbavancina es activa frente a todos los grampositivos excepto los que son intrínsecamente resistentes a glucopéptidos, y los que tienen un elevado nivel de resistencia a vancomicina (especialmente mediada por *van* A). Oritavancina sería activa in vitro frente a estafilococos, estreptococos y enterococos (incluidos los *Enterococcus* resistentes a vancomicina).

Resistencia

Se producen resistencias como consecuencia de la síntesis de proteínas de membrana sin capacidad de unión a estos antibióticos. Las alteraciones en el péptido terminal d-Ala-d-Ala confiere resistencia a la vancomicina en *S. aureus* (VRSA) y en enterococos (VRE) mediante la adquisición de un conjunto de genes Van (A, B, C, D, E, G, L, M y N) que codifican enzimas que catalizan la síntesis de un péptido terminal d-Ala-d-lactato disminuyendo la afinidad del antibiótico. En el caso de los enterococos, Van A y Van B son las más habituales. Van A es el operón más frecuente y es de alto grado, inducible, plasmídica, transferible y aparece fundamentalmente en *E. faecium*, y genera resistencia cruzada entre los dos fármacos.

Farmacocinética

Ninguno de los dos fármacos se absorbe por vía oral, y sólo está indicada la administración por esta vía en el tratamiento de la infección por *C. difficile*. Su administración, por lo tanto, debe realizarse siempre por vía parenteral. La teicoplanina puede administrarse por vía intramuscular, con una biodisponibilidad muy elevada.

La unión a proteínas es baja en el caso de la vancomicina (30 %) y supera el 90 % con teicoplanina. Ambos antibióticos se distribuyen ampliamente por los tejidos y fluidos corporales, siendo la penetración en hueso del 15-20 % para ambos glucopéptidos.

En ausencia de inflamación no atraviesan la barrera hematoencefálica. Sin embargo, en caso de meningitis, la vancomicina alcanza concentraciones del 10-20 % de las séricas.

La eliminación es fundamentalmente renal, aunque ambos fármacos sufren metabolismo hepático, que afecta a menos del 10 % de la dosis. Ninguno de los dos fármacos se

hemodializa, y sólo parcialmente con la diálisis peritoneal continua y la hemodiafiltración. Telavancina, al igual que dalbavancina y oritavancina, presenta una elevada unión a proteínas plasmáticas (90 %) siendo su distribución tisular similar a la de los glucopéptidos. Telavancina y dalbavancina precisan ajuste de dosis en caso de insuficiencia renal.

La semivida de eliminación es de 3-9 horas para la vancomicina y de 50-130 horas para la teicoplanina, en pacientes con función renal normal (v. tabla 48-2).

Efectos adversos

El efecto adverso más frecuente de la administración de vancomicina es la aparición de una reacción relacionada con la infusión rápida del fármaco denominado «síndrome del cuello rojo», que es infrecuente con teicoplanina. Se caracteriza por la presencia de una erupción maculopapular muy eritematosa y pruriginosa en la parte superior del cuerpo. No se trata de un fenómeno alérgico, sino que es debido a la liberación de histamina por la desgranulación de los mastocitos. Se evita al administrar el fármaco diluido en una infusión de, al menos, 1 hora de duración.

La vancomicina puede producir nefrotoxicidad hasta en el 12 % de los casos, y está relacionada con niveles plasmáticos valle superiores a 15 µg/ml, el uso de otros fármacos nefrotóxicos y la duración del tratamiento, pudiéndose prevenir mediante la monitorización de las concentraciones plasmáticas del antibacteriano. En tratamientos prolongados se ha descrito neurotoxicidad en el nervio acústico, con acúfenos y pérdida de audición, no siempre reversible. De forma esporádica se han descrito casos de toxicidad vestibular, leucopenia o eosinofilia reversibles, alteración de la función hepática, fiebre y reacciones cutáneas.

Los efectos adversos más frecuentes de los lipoglucopétidos son las náuseas y los vómitos. Además pueden interferir en los test de coagulación, dificultando su interpretación. Telavancina produce nefrotoxicidad es un porcentaje similar a vancomicina y debe utilizarse con precaución si el paciente recibe fármacos que puedan prolongar el segmento QT del electrocardiograma, debiendo evitarse en casos de insuficiencia cardiaca grave descompensada. Dalbavancina puede producir reacciones de hipersensibilidad, no asociándose a prolongación del QT. Aunque no hay datos en mujeres embarazadas, se considera categoría C ya que se asocia a retraso en la maduración fetal en ratas. Oritavancina también es considerado categoría C en el embarazo y a diferencia de los anteriores sí puede producir interacciones farmacológicas a través del citocromo p450.

Monitorización de las concentraciones plasmáticas

La monitorización de los niveles plasmáticos en valle de la vancomicina permite reducir el riesgo de efectos adversos y asegurar su eficacia. La actividad de los glucopéptidos se predice de manera adecuada con el cociente entre exposición total al fármaco (área bajo la curva, AUC) y la concentración mínima inhibitoria (CMI). Se aconseja que el AUC/CMI para vancomicina sea mayor de 400. No obstante, en la práctica asistencial se determina el valor de la concentración mínima ($C_{mín}$), que debe situarse en 15-20 µg/ml. La teico-

⊛ CARACTERÍSTICAS DE LOS MACRÓLIDOS Y OTROS ANTIBIÓTICOS

- Los **macrólidos** son fármacos eficaces para el tratamiento de las infecciones respiratorias comunitarias, incluyendo neumococos y microorganismos atípicos. Son útiles, además, en el tratamiento de la difteria, tos ferina e infecciones por *Campylobacter*. Claritromicina y azitromicina tienen, además, una elevada actividad frente a *Mycobacterium avium complex*. Sin embargo, en España, el porcentaje de cepas de neumococo y de *Streptococcus pyogenes* resistentes ha aumentado de manera significativa en los últimos años. En general, son fármacos bien tolerados y con buena biodisponibilidad oral, sobre todo claritromicina y azitromicina. Todos los fármacos del grupo, excepto azitromicina, tienen importantes interacciones farmacológicas por inducción del CYP3A4 así como por inhibición de la glucoproteína P.

- La **fidaxomicina** es un fármaco derivado de los macrólidos que ha demostrado disminuir el número de recurrencias en relación con la diarrea por *Clostridioides difficile*; sin embargo, su elevado precio en comparación con metronidazol o vancomicina oral limitaría su uso.

- La **telitromicina** es un fármaco semisintético derivado de la eritromicina, con una buena actividad frente a microorganismos respiratorios, pero el riesgo de hepatotoxicidad ha limitado su utilización a casos de neumonía adquirida en la comunidad en los que no se dispone de otra alternativa.

- Por otra parte, existe un amplio grupo de fármacos cuyo espectro de actividad va dirigido, fundamentalmente, a cocos grampositivos, incluyendo cepas multirresistentes. Entre ellos cabe destacar: glucopéptidos, lincosaminas, isoxazolidinonas, lipopéptidos cíclicos, glicilciclinas y estreptograminas. Las isoxazolidinonas, las glicilciclinas, las lincosaminas y las estreptograminas actuarían sobre el ribosoma, mientras que los lipopéptidos y los glucopéptidos lo harían sobre la síntesis de la pared celular.

- La **vancomicina** ha sido el fármaco más utilizado de este grupo de fármacos al estar disponible desde 1958. Sin embargo, la toxicidad renal y la aparición de cepas de enterococos y de *S. aureus* resistente a meticilina (SAMR) han condicionado el desarrollo de nuevos fármacos.

- Los **lipoglicopéptidos** son derivados de los glucopéptidos con indicación fundamental para el tratamiento de infección de piel y partes blandas con una vida media muy larga lo que facilita el tratamiento ambulatorio de estas infecciones.

- Las **isoxazolidinonas** (linezolid y tedizolid) poseen una biodisponibilidad oral del 100 % y no requiere ajuste de dosis en ninguna situación. La **daptomicina** presenta un potente efecto bactericida, mientras que las glicilciclinas tienen actividad, además, frente a bacilos gramnegativos. La **clindamicina** posee un espectro de actividad adecuado frente a cocos grampositivos, pero se utiliza fundamentalmente como tratamiento de las infecciones producidas por anaerobios. En general, cualquiera de estos fármacos posee una actividad adecuada frente a neumococo resistente a penicilina y frente a SAMR. Las estreptograminas y las isoxazolidinonas están indicados en el tratamiento de *Enterococcus faecium* resistente a vancomicina. La daptomicina, junto a los dos anteriores, estaría indicada en el tratamiento de *S. aureus* resistente a vancomicina.

- La **mupirocina**, el ácido **fusídico**, las **polimixinas** y la **bacitracina** están indicadas para el tratamiento tópico de infecciones cutáneas. La **colistina**, una polimixina, se ha vuelto a utilizar, años después, a pesar de su toxicidad renal, para el tratamiento de infecciones producidas por bacilos gramnegativos multirresistentes como *Klebsiella*, *Stenotrophomonas* y *Pseudomonas*.

- Finalmente, el **metronidazol** y la **clindamicina** son fármacos con actividad frente a microorganismos anaerobios que actúan inhibiendo la síntesis de ADN bacteriano y sobre la subunidad 50S ribosómica, respectivamente. El metronidazol es activo, asimismo, frente a protozoos, mientras que la clindamicina tendría un papel inhibidor de la síntesis de toxinas responsables del síndrome del *shock* tóxico estafilocócico o estreptocócico.

planina no requiere monitorización, aunque se aconsejan concentraciones plasmáticas superiores a 20-40 µg/ml en infecciones graves como endocarditis.

Indicaciones

Los glucopéptidos se mantienen en la primera línea de tratamiento de infecciones graves (en general bacteriémicas) producidas por grampositivos resistentes como *S. aureus* resistente a meticilina (SAMR), *Staphylococcus* coagulasa-negativos y enterococos resistentes a ampicilina y neumococos y *Streptococcus* resistentes a β-lactámicos. En la actualidad, ante el hallazgo de que CMI altas para la vancomicina podrían tener implicaciones pronósticas, se están revisando las pautas recomendadas en el tratamiento de infecciones graves por *S. aureus*. Además, son una de las alternativas en pacientes alérgicos a β-lactámicos en infecciones por cocos grampositivos o en la profilaxis de endocarditis o de implante de material protésico. Son útiles en infecciones osteoarticulares y en infecciones de piel y partes blandas. En las infecciones del sistema nervioso central, debido a su escasa penetración, debería usarse la vancomicina intratecal o utilizar otras alternativas, como cotrimoxazol o linezolid. La vancomicina está indicada por vía oral en el tratamiento de la enterocolitis estafilocócica, la infección por *C. difficile* y la descontaminación selectiva del aparato gastrointestinal en pacientes neutropénicos o inmunodeprimidos, aunque como fármaco de segunda elección, con el fin de reducir la aparición de enterococos resistentes. Dalbavancina, telavancina y oritavancina están aprobadas para tratar infecciones de piel y partes blandas en adultos (el primero también en niños mayores de 3 meses de edad), mientras que telavancina está aprobado para el tratamiento de neumonía nosocomiales (incluidas las asociadas a ventilación mecánica). Diferentes estudios clínicos han mostrado la utilidad de los lipoglucopéptidos, debido a su elevada vida media, en la consolidación de la terapéutica antimicrobiana de infecciones que requieren un tratamiento prolongado como son las endocarditis infecciosas y la infección de material protésico.

En la tabla 48-3 se indica la dosificación habitual de los glucopéptidos y lipoglucopéptidos en el adulto.

ANTIBIÓTICOS QUE ALTERAN LA FUNCIÓN DE LA MEMBRANA CELULAR

Polimixinas

Las polimixinas son elaboradas por diferentes cepas de *Bacillus*. Este grupo de fármacos, descubierto en la década de 1940, se empleó ampliamente hasta que se desarrollaron fármacos con mejor perfil de seguridad. Sin embargo, en la actualidad, el incremento de infecciones producidas por bacilos gramnegativos multirresistentes ha obligado a utilizar de nuevo fármacos en desuso como es el caso de las polimixinas. Los componentes más importantes del grupo son la **polimixina B** y la **colistina** o **polimixina E**. Actualmente existen dos formas comerciales de colistina: el sulfato de colistina (más potente y tóxico y restringido al uso tópico y oral, al no ser absorbible) y el colistimetato de colistina (de menor toxicidad y que se emplea por vía intravenosa o en nebulización).

Las polimixinas están compuestas por un anillo peptídico policatiónico unido a un ácido graso y ejercen su acción antimicrobiana interaccionando con la región del lípido A del lipopolisacárido, aumentando la permeabilidad de la membrana citoplasmática. Por este motivo, son fármacos bactericidas rápidos, concentración-dependientes. Su efecto postantibiótico es escaso.

Actividad antimicrobiana

Son activas exclusivamente frente a bacilos gramnegativos aerobios, incluyendo las enterobacterias (excepto *Proteus, Providencia, Edwarsiella* y al menos la mitad de *Serratia* spp.). La gran mayoría de *Pseudomonas* y *Acinetobacter* son sensibles (v. tabla 48-1).

Resistencias

La resistencia es debida a cambios en la composición de los lipopolisacáridos de la membrana externa, lo que conlleva a una menor unión de las polimixinas, generando resistencias. Recientemente también se ha observado resistencia plasmídica.

Farmacocinética

Existe escasa información sobre la farmacocinética de este grupo de antibióticos. El colistimetato es un profármaco con escasa actividad antimicrobiana que requiere su hidrolización para ser activo, convirtiéndose en derivados sulfometilados y en colistina (que es la que tiene verdadera actividad bactericida). La eliminación del colistimetato es renal, mientras que la de la colistina no es conocida completamente (v. tabla 48-2).

Efectos adversos

El principal efecto adverso es la nefrotoxicidad, que puede presentarse hasta en el 25 % de los casos, siendo infrecuente cuando la función renal basal es normal. Este efecto adverso es dosis-dependiente y reversible, aunque puede progresar durante las primeras semanas después de haber retirado el fármaco. Además, pueden producir neurotoxicidad, dosis-dependiente y reversible, en forma de polineuropatía, ataxia, hipoacusia y alteraciones visuales. La forma más grave, aunque infrecuente, consiste en la aparición de un bloqueo neuromuscular.

Indicaciones

La polimixina B en España (donde no se comercializa la formulación intravenosa) y el sulfato de colistina se utilizan en tratamientos tópicos en piel y mucosas. El colistimetato sódico intravenoso se está utilizando en la actualidad para el tratamiento de infecciones por bacilos gramnegativos multirresistentes (*Stenotrophomonas, Acinetobacter, Pseudomonas* y *Klebsiella*), ya que siguen siendo sensibles a la polimixina E (colistina). La colistina nebulizada se ha empleado ampliamente en pacientes con fibrosis quística colonizados por *Pseudomonas* spp. y actualmente se pueden utilizar, además, como fármaco coadyuvante en caso de infección respiratoria nosocomial por bacilos gramnegativos multirresistentes.

Recientemente se han revisado las dosis y pautas de administración de acuerdo con sus propiedades farmacocinéticas/farmacodinámicas, recomendándose, para infecciones graves y en pacientes críticos, la administración de una dosis de carga, seguida de dosis más altas a las recomendadas previamente y repartidas en dos dosis (v. tabla 48-3).

Daptomicina

Es un lipopéptido macrocíclico activo frente a grampositivos, incluidas las cepas resistentes a la vancomicina (v. fig. 48-6). Actúa en presencia de iones calcio sobre la membrana bacteriana, despolarizándola y provocando la salida al exterior de iones potasio, lo cual ocasiona la detención de los procesos de síntesis de ácidos nucleicos y de proteínas, tanto en bacterias en fase de crecimiento como en fase estacionaria. Tiene un efecto bactericida rápido, que es concentración-dependiente.

Actividad antimicrobiana

La daptomicina es activa frente a estafilococos (incluidos los resistentes a meticilina), estreptococos (incluido el neumococo resistente a penicilina), enterococos (incluidos los resistentes a glucopéptidos), corinebacterias, *Clostridium* y *Peptostreptococcus*. Produce una disminución acusada de la producción *in vitro* de biopelículas y posee una excelente y rápida actividad *in vitro* sobre catéteres o diferentes materiales protésicos vasculares (v. tabla 48-1).

Resistencias

La resistencia a daptomicina es excepcional, estimándose en el 1 % de los SAMR, aunque puede alcanzar hasta el 9 % en *E. faecium*. La resistencia es generalmente genómica.

Farmacocinética

Se administra por vía intravenosa en cloruro sódico al 0,9 % (al ser incompatible con soluciones glucosadas), puesto que no se absorbe por vía oral. Su volumen de distribución es reducido y presenta una elevada fijación a las proteínas plasmáticas. Tiene una distribución predominantemente extracelular (plasma y fluido intersticial), sobre todo a órganos bien vascularizados, y la penetración en tejidos inflamados es del 70 % de la concentración plasmática. La daptomicina interacciona con el surfactante pulmonar, ocasionando una inhibición de su actividad antibacteriana, por lo que no está indicada en el tratamiento de la neumonía. El 50 % de la dosis administrada se elimina por orina de forma inalterada. Sufre metabolismo de forma moderada. La ausencia de metabolismo hepático determina que la daptomicina no interaccione con ningún fármaco que requiera el sistema del citocromo P-450 (v. tabla 48-2).

Efectos adversos

En general, la daptomicina es bien tolerada, aunque se ha descrito una elevación de la creatinfosfocinasa (CPK) e, incluso, de forma excepcional, rabdomiólisis, por lo que se aconseja evitar la administración conjunta con estatinas o ciclosporina y monitorizar la CPK en sangre al menos una vez por semana. También se han descrito casos de neuropatía periférica, molestias gastrointestinales y sobreinfecciones. Debe realizarse un ajuste posológico en pacientes con insuficiencia renal (aclaramiento renal menor de 30 ml/min).

Indicaciones

La daptomicina está indicada en el tratamiento de infecciones graves de piel y tejidos blandos causadas por bacterias grampositivas (dosis de 4-6 mg/kg/día), y en bacteriemias y endocarditis por *Staphylococcus* sp., en dosis de 10-12 mg/kg/día (v. tabla 48-3).

INHIBIDORES DE LA SÍNTESIS O LA FUNCIÓN DE LOS ÁCIDOS NUCLEICOS

Nitroimidazoles

Son compuestos heterocíclicos que tienen un núcleo de cinco átomos de carbono y un radical NO_2; los más importantes son **metronidazol**, **tinidazol** y **ornidazol**. Actúan inhibiendo la síntesis del ADN bacteriano y tienen efecto bactericida.

Actividad antimicrobiana

Son muy activos frente a microorganismos anaerobios (especialmente gramnegativos) y protozoos (*Entamoeba histolytica*, *Trichomonas vaginalis*, *Balantidium coli* y *Giardia lamblia*) (v. tabla 48-1).

Farmacocinética

Se absorben rápida y completamente por vía oral. Difunden ampliamente en el organismo, alcanzando concentraciones elevadas, incluso en el LCR y el tejido cerebral (hasta el 75 % de la concentración sérica). Se metabolizan en el hígado y se eliminan por orina, siendo algunos de los metabolitos activos. Tanto por vía oral como por vía intravenosa alcanzan niveles intraluminales en el colon adecuados para el tratamiento de la diarrea asociada a toxina producida por *C. difficile* (v. tabla 48-2).

Interacciones con otros fármacos

Pueden inhibir el metabolismo de algunos fármacos, como warfarina, ciclosporina y fenitoína.

Efectos adversos

Los efectos adversos descritos con mayor frecuencia son alteraciones gastrointestinales, neurológicas (cefalea, neuropatía, alteraciones del comportamiento, convulsiones) y alérgicas. Pueden producir efecto disulfiram con la ingesta de alcohol. Se ha descrito un posible efecto cancerígeno, mutagénico y teratógeno en animales, que no ha podido comprobarse en el hombre, por lo que están contraindicados durante el embarazo.

Indicaciones

Son fármacos indicados en el tratamiento de parasitosis y en la profilaxis y el tratamiento de las infecciones por anaerobios y en el de la colitis por *C. difficile*. En la tabla 48-3 se indica la dosificación habitual en el adulto.

Fidaxomicina

La fidaxomicina es el primer antibiótico macrocíclico que ha demostrado actividad frente a *Clostridioides difficile*, sin que tenga actividad frente a la flora saprofita intestinal. Está compuesto por un anillo de 18 átomos de carbono. Su mecanismo de acción se basa en la inhibición de la síntesis de ARN mediada por la ARN-polimerasa; por otra parte, provoca la inhibición de la producción de enterotoxinas A y B de *C. difficile*.

Actividad antimicrobiana

Se considera que es unas 2-8 veces más activa frente a *C. difficile* que la vancomicina o el metronidazol y tiene un acusado efecto postantibiótico y frente a la producción de esporas (v. tabla 48-1).

Farmacocinética

Tras la administración por vía oral, la fidaxomicina presenta una absorción sistémica mínima. Es metabolizada, principalmente, por las enzimas intestinales mediante hidrólisis para formar su metabolito activo principal, el OP-1118. Este proceso es independiente del citocromo P-450. La eliminación del fármaco se realiza mediante excreción fecal, por lo que no precisa ajuste de dosis en caso de insuficiencia renal.

Interacciones con otros fármacos

La fidaxomicina es un sustrato de la glucoproteína P y puede ser un inhibidor de leve a moderado de la glucoproteína P intestinal, por lo que no se recomienda la administración concomitante de inhibidores potentes de aquélla, como ciclosporina, ketoconazol, eritromicina, claritromicina, verapamilo, dronedarona y amiodarona.

Efectos adversos

La fidaxomicina es bien tolerada, siendo las alteraciones gastrointestinales las más frecuentes, en forma de náuseas, vómitos y dolor abdominal.

Indicaciones

En los estudios aleatorizados a doble ciego realizados frente a vancomicina, la fidaxomicina ha demostrado no inferioridad en la tasa de curación, pero se ha visto que se asocia a un porcentaje significativamente menor de recidivas. Está indicada para el tratamiento de diarrea asociada a *C. difficile*. En la tabla 48-3 se indica la dosificación habitual en el adulto.

BIBLIOGRAFÍA

Brown NM, Goodman AL, Horner C, Jenkins A, Brown EM. Treatment of methicillin-resistant Staphylococcus aureus (MRSA): updated guidelines from the UK. JAC Antimicrob Resist. 2021 Feb 3;3(1):dlaa114.

Cobos-Trigueros N, Ateka O, Pitart C, Vila J. Macrolides and ketolides. Enferm Infecc Microbiol Clin. 2009; 27: 412-8.

Dryden MS. Linezolid pharmacokinetics and pharmacodynamics in clinical treatment. J Antimicrob Chemother 2011; 66 Suppl 4: iv7-15.

Duggan ST. Fidaxomicin: in Clostridium difficile infection. Drugs 2011; 71: 2445-56.

Freeman CD, Klutman NE, Lamp KC. Metronidazole. A therapeutic review and update. Drugs 1997; 54: 679-708.

Fridkin SK. Vancomycin-intermediate and -resistant Staphylococcus aureus: what the infectious disease specialist needs to know. Clin Infect Dis 2001; 32: 108-15.

Gerding DN, Johnson S. Management of Clostridium difficile infection: thinking inside and outside the box. Clin Infect Dis 2010; 51: 1306-13.

Graham DJ. Telithromycin and acute liver failure. N Engl J Med 2006; 355: 2260-1.

Gupta K, Hooton TM, Naber KG, Wullt B, Colgan R, Miller LG y cols. International clinical practice guidelines for the treatment of acute uncomplicated cystitis and pyelonephritis in women: a 2010 update by the Infectious Diseases Society of America and the European Society for Microbiology and Infectious Diseases. Clin Infect Dis 2011; 52: e103-20.

Iqbal K, Milioudi A, Wicha SG. Pharmacokinetics and Pharmacodynamics of Tedizolid. Clin Pharmacokinet. 2022 Apr;61(4):489-503.

Lappin E, Ferguson AJ. Gram-positive toxic shock syndromes. Lancet Infect Dis 2009; 9: 281-90.

Liu C, Bayer A, Cosgrove SE, Daum RS, Fridkin SK, Gorwitz RJ y cols. Clinical practice guidelines by the infectious diseases society of america for the treatment of methicillin-resistant Staphylococcus aureus infections in adults and children. Clin Infect Dis 2011; 52: e18-55.

Mullane KM, Gorbach S. Fidaxomicin: first-in-class macrocyclic antibiotic. Expert Rev Anti Infect Ther 2011; 9: 767-77.

Nation RL, Li J, Cars O, Couet W, Dudley Mn, Kaye KS y cols. Framework for optimisation of the clinical use of colistin and polymyxin B: the Prato polymyxin consensus. Lancet Infect Dis 2015; 15: 225-34.

Norrby R. Linezolid–a review of the first oxazolidinone. Expert Opin Pharmacother 2001; 2: 293-302.

Pechere JC. Streptogramins. A unique class of antibiotics. Drugs 1996; 51 Suppl 1: 13-9.

Pigrau C, Almirante B. Oxazolidinones, glycopeptides and cyclic lipopeptides. Enferm Infecc Microbiol Clin 2009; 27: 236-46.

Rodvold KA, McConeghy KW. Methicillin-resistant Staphylococcus aureus therapy: past, present, and future. Clin Infect Dis 2014; 58 Suppl 1: S20-7.

Rubinstein E, Vaughan D. Tigecycline: a novel glycylcycline. Drugs 2005; 65: 1317-36.

Steenbergen JN, Alder J, Thorne GM, Tally FP. Daptomycin: a lipopeptide antibiotic for the treatment of serious Gram-positive infections. J Antimicrob Chemother 2005; 55: 283-8.

Zhanel GG, Walters M, Noreddin A, Vercaigne LM, Wierzbowski A, Embil JM y cols. The ketolides: a critical review. Drugs 2002; 62: 1771-804.

Zuckerman JM, Qamar F, Bono BR. Macrolides, ketolides, and glycylcyclines: azithromycin, clarithromycin, telithromycin, tigecycline. Infect Dis Clin North Am 2009; 23: 997-1026, ix-x.

Sulfamidas y trimetoprima. Quinolonas

49

P. Lorenzo Fernández y M. A. Aleixandre de Artiñano

CONTENIDOS

SULFAMIDAS Y TRIMETOPRIMA

 Las sulfamidas fueron los primeros quimioterápicos eficaces utilizados en la prevención y el tratamiento de las enfermedades bacterianas y su uso determinó una disminución de la morbilidad y mortalidad por enfermedades infecciosas. El advenimiento de los antibióticos limitó su utilidad médica, aunque aún siguen ocupando un lugar en la terapéutica antibacteriana (fig. 49-1).

El descubrimiento de las sulfamidas (1932) tiene su origen a partir del prontosil, colorante azoico que contiene el grupo sulfonamida. Domagk (1935) advirtió que el prontosil protegía frente a las infecciones por estreptococo en el ratón, en los que se comportaba como un profármaco que sólo era activo *in vivo*, pero no *in vitro*, ya que era necesaria la rotura del enlace *azo* en los tejidos para que el Prontosil liberase *p*-aminobenceno sulfonamida (sulfamida), considerada la parte activa de la molécula (fig. 49-2). A Domagk se le concedió el premio Nobel en 1938 por este descubrimiento.

En 1961 se inició una nueva etapa cuando se sintetizó (Hitchings y Bushby) la trimetoprima, una 2,4-aminopirimidina, útil en el tratamiento de infecciones bacterianas y por protozoos y con un mecanismo de acción complementario al de las sulfamidas como antimetabolito del ácido fólico (v. Mecanismo de acción, más adelante). El uso combinado de una sulfamida (sulfametoxazol) con trimetoprima (cotrimoxazol) revalorizó el uso de las sulfamidas.

Se estudiarán conjuntamente las características farmacológicas de las sulfamidas y la trimetoprima y la asociación de ambas (cotrimoxazol).

Clasificación y estructura química

La estructura química de las sulfamidas se caracteriza por un núcleo benceno, un grupo amino (NH_2) en posición 4, y un grupo sulfonamida (SO_2NH_2) en posición 1. El grupo NH_2 en posición 4 es esencial para su actividad farmacológica; el grupo SO_2NH_2 debe estar unido directamente al benceno (ambos en posición *para*); el grupo amídico ($-NH_2$) en posición 1 admite sustituciones con distintos radicales dando lugar a los distintos tipos de sulfamidas (fig. 49-3).

Una clasificación práctica de las sulfamidas es la clasificación farmacocinética que las divide en absorbibles (de acción rápida, intermedia o prolongada), no absorbibles y de uso tópico (tabla 49-1).

La trimetoprima es una 2,4-aminopiridina, análogo estructural de la pteridina del ácido fólico y relacionado químicamente con el antipalúdico pirimetamina (v. fig. 49-3).

Mecanismo de acción

 Las sulfamidas y la trimetoprima bloquean competitiva y secuencialmente la síntesis del ácido fólico bacteriano, produciendo un efecto bacteriostático. El ácido fólico (FH_4) interviene en la síntesis de timidina, purinas y metionina, necesarias para la síntesis de ADN y ARN y proteínas, necesarios a su vez para el crecimiento bacteriano. Las bacterias no son capaces de captar ácido fólico del medio, como los organismos superiores, y, por consiguiente, lo sintetizan.

El ácido fólico está formado por pteridina, ácido *p*-aminobenzoico (PABA) y glutamato. Las sulfamidas, análogos es-

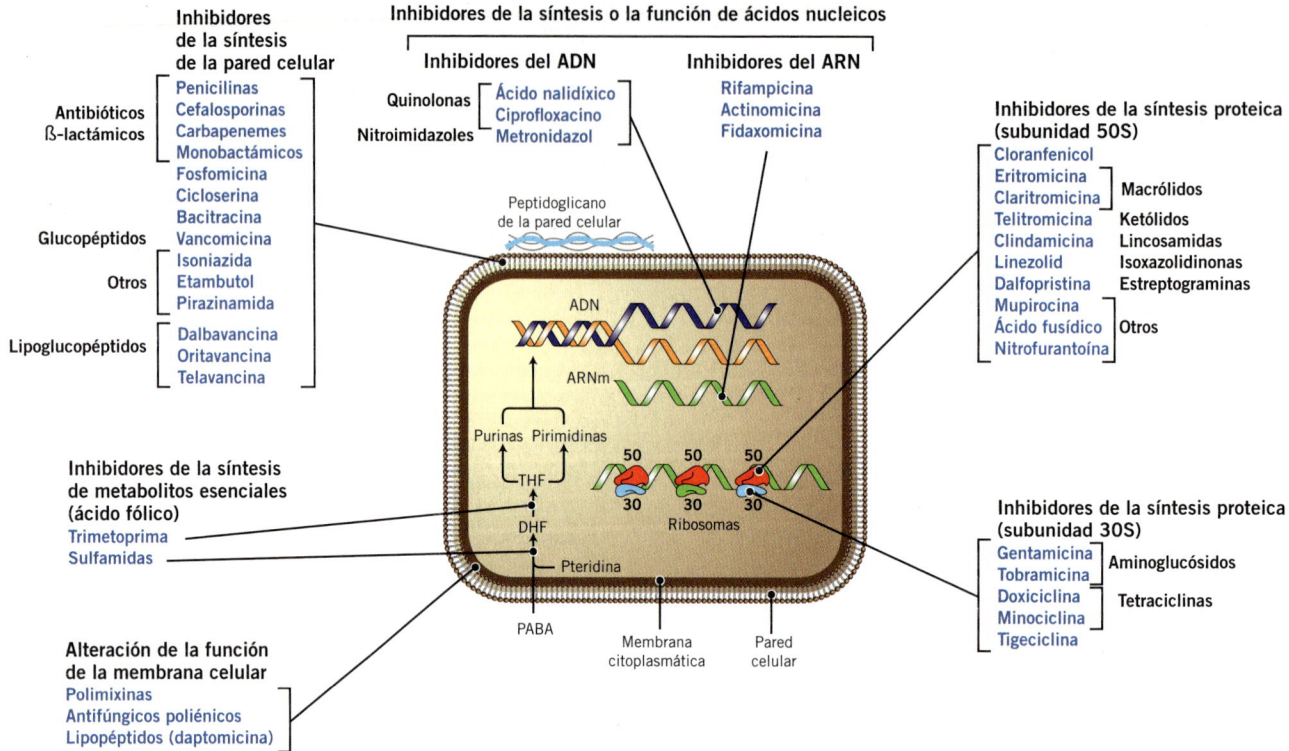

Figura 49-1. Clasificación de los antibióticos según su mecanismo de acción. DHF: dihidrofolato; PABA: ácido paraaminobenzoico; THF: tetra-hidrofolato.

tructurales del PABA, compiten con la incorporación de éste a la molécula del ácido fólico, inhibiendo la enzima dihidropteroico-sintetasa **(fig. 49-4)**. Este efecto puede revertirse si hay un exceso de PABA en el medio; así, los ésteres de PABA (procaína, procainamida, etc.) pueden antagonizar el efecto antibacteriano de las sulfamidas. El efecto antibacteriano también puede ser antagonizado si hay en el medio timidina, purinas, metionina, etc., situación que ocurre en las infecciones purulentas, ya que el pus contiene gran cantidad de estas sustancias, debido a la destrucción hística.

La trimetoprima contribuye a la inhibición de la síntesis del ácido fólico (FH$_4$), inhibiendo la enzima dihidrofólico-reductasa; de esta forma, bloquea el paso de ácido dihidrofólico (FH$_2$) a su forma activa, el ácido tetrahidrofólico (FH$_4$), y sus cofactores, necesarios para la síntesis de timidina, purinas, metionina, ADN, ARN y proteínas **(v. fig. 49-4)**.

Esta inhibición secuencial de la síntesis del ácido fólico refuerza el mecanismo antibacteriano, dado que, a diferencia de las sulfamidas, la trimetoprima inhibe rápidamente el crecimiento bacteriano, puesto que, cuando las sulfamidas inhiben la síntesis del ácido fólico (FH$_2$) en el primer paso, las bacterias continúan su crecimiento durante varias generaciones a expensas del *pool* de ácido fólico (FH$_4$) preexisten-

te, mientras que en presencia de trimetoprima, la síntesis de FH$_4$ es rápidamente bloqueada y detenida en la forma inactiva de FH$_2$ **(fig. 49-5)**. Por otra parte, la inhibición de la síntesis de FH$_2$ por las sulfamidas facilita el mecanismo de la trimetoprima, pues el exceso de FH$_2$ reduciría el efecto de la trimetoprima al competir ambos por la enzima dihidrofólico-reductasa.

Aunque las sulfamidas y la trimetoprima son bacteriostáticos, si las bacterias crecen en un medio pobre en timina, pueden convertirse en bactericidas. Este hecho tiene interés clínico, ya que ambos fármacos pueden ser bactericidas en algunos líquidos orgánicos (sangre, orina) que contienen poca o nula cantidad de timina.

Actividad antibacteriana

El espectro antibacteriano de las sulfamidas abarca una amplia variedad de microorganismos grampositivos, gramnegativos, hongos y protozoos.

La trimetoprima abarca un espectro de microorganismos más reducido.

En la **tabla 49-2** se indican los principales gérmenes del espectro antibacteriano de las sulfamidas y la trimetoprima.

H$_2$N—⟨benceno⟩—N=N—⟨benceno⟩—SO$_2$—NH$_2$ ⟶ H$_2$N—⟨benceno⟩—SO$_2$—NH$_2$ + H$_2$N—⟨benceno⟩—NH$_2$ / NH$_2$

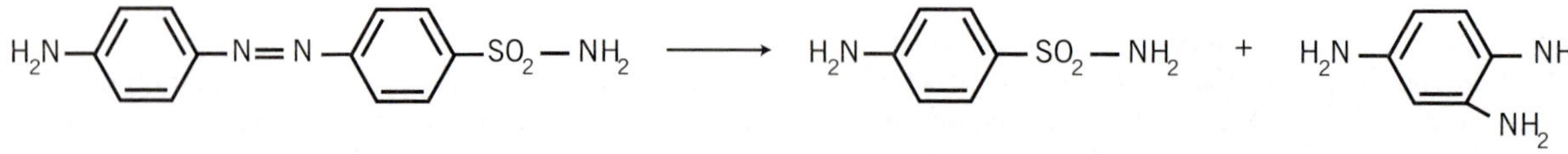

Prontosil   **Paraaminobenecenosulfonamida Sulfanilamida**   **Triaminobenceno**

Figura 49-2. Estructura química del prontosil y sus derivados.

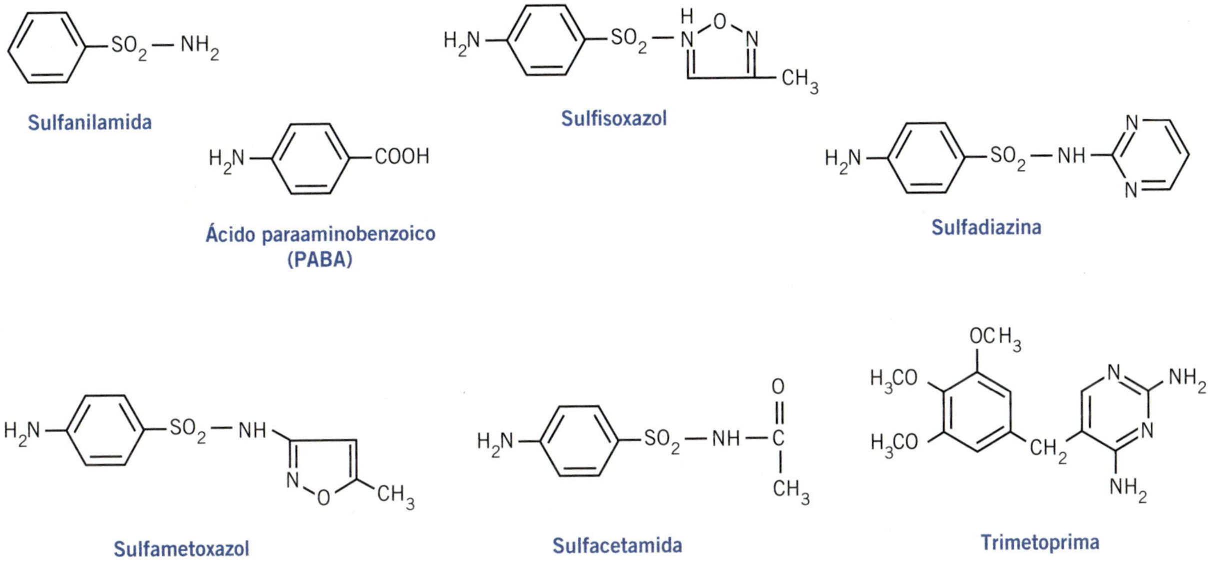

Sulfanilamida

Sulfisoxazol

Ácido paraaminobenzoico
(PABA)

Sulfadiazina

Sulfametoxazol

Sulfacetamida

Trimetoprima

Figura 49-3. Estructura química del PABA, de algunas sulfamidas y de la trimetoprima.

La asociación de sulfamidas y trimetoprima (cotrimoxazol) refuerza la actividad bacteriostática y permite reducir la dosis manteniendo la eficacia, mejora la tolerancia y disminuye la resistencia bacteriana.

Resistencia bacteriana

El desarrollo de resistencias bacterianas a las sulfamidas o la trimetoprima se presenta en el 20-40 % y se debe fundamentalmente a: *a)* aumento de la selectividad enzimática; *b)* aparición de vías metabólicas alternativas, o *c)* síntesis de enzimas inactivadoras.

La resistencia puede originarse por mutación cromosómica, que aparece en una cepa bacteriana pero no se transmite a otras bacterias, o por plásmidos (factor R) con capacidad de transmitirse de una célula a otra (**fig. 49-6**).

Farmacocinética

Las sulfamidas se absorben bien en el aparato gastrointestinal y alcanzan los líquidos orgánicos: pleura, líquido sinovial, peritoneal, prostático, humor acuoso y cefalorraquídeo (LCR). Por vía parenteral se absorben bien las sales solubles. Las sulfamidas indicadas como antisépticos intes-

Tabla 49-1. Clasificación de las sulfamidas

Absorbibles por vía oral

De acción rápida (semivida < 6 horas)
- Sulfametazina
- Sulfapiridina
- Sulfatiazol
- Sulfisoxazol

De acción intermedia (semivida 11-18 horas)
- Sulfadiazina
- Sulfamerazina
- Sulfametoxazol

De acción prolongada (semivida 24-60 horas)
- Sulfadoxina
- Sulfadimetoxina
- Sulfametoxidiazina
- Sulfametoxipiridazina

No absorbibles (acción intestinal)
- Ftalilsulfacetamida
- Ftalilsulfatiazol
- Salazopirina
- Succinilsulfatiazol
- Sulfaguanidina
- Sulfaguanol
- Sulfasalazina

De uso tópico
- Sulfacetamida
- Sulfadiazina argéntica
- Sulfamilón (mafénido)

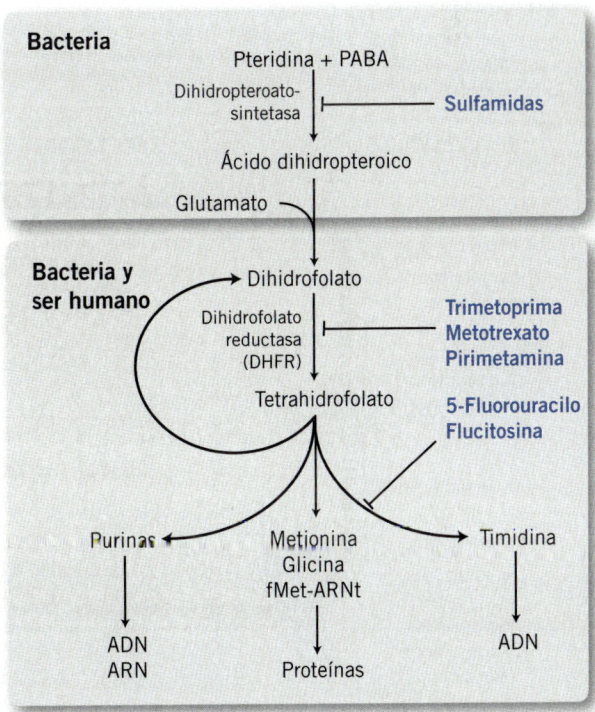

Figura 49-4. Mecanismo de acción de las quinolamidas y de la trimetoprima como inhibidores de la síntesis de ácido fólico. fMet: formilmetionina; PABA: ácido *p*-aminobenzoico.

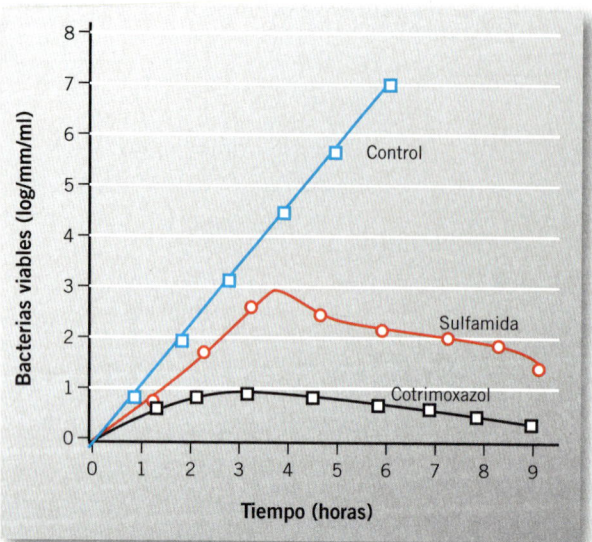

Figura 49-5. Crecimiento bacteriano sin sulfamida (control), con sulfamida y con cotrimoxazol. En presencia de sulfamida sola, las bacterias siguen multiplicándose durante varias horas. La combinación sulfamida-trimetoprima (cotrimoxazol) detiene el crecimiento bacteriano desde el principio. (Modificado de Woods, 1962.)

> ✪ **MECANISMOS DE ACCIÓN DE SULFAMIDAS Y SULFAMIDAS-TRIMETOPRIMA (COTRIMOXAZOL)**
>
> - Las sulfamidas bloquean la síntesis de ácido fólico bacteriano (FH_2) mediante la inhibición de la enzima dihidropteroico-sintetasa.
>
> - La trimetoprima bloquea la síntesis del ácido fólico bacteriano (FH_4) mediante la inhibición de la enzima dihidrofólico-reductasa.
>
> - La asociación de ambos (cotrimoxazol) produce un bloqueo secuencial de la síntesis de ácido fólico bacteriano, que refuerza el efecto antibacteriano.
>
> - Las sulfamidas y la trimetoprima, solas o asociadas, tienen efecto bacteriostático, que puede ser bactericida en ausencia de timina en el medio o, por el contrario, anularse si hay exceso de timina (pus).

encefalopatía tóxica *(kernicterus)*. Atraviesan la placenta y son eliminadas en parte por la leche. (No deben administrarse en el embarazo ni durante la lactancia.)

Se metabolizan por acetilación y glucuronoconjugación y se excretan fundamentalmente por el riñón.

En orina ácida, las sulfamidas menos solubles precipitan y ocasionan cristalurias. Este efecto puede evitarse de tres maneras: *a)* manteniendo una buena diuresis con ingestión de líquidos y alcalizando la orina con bicarbonato o lactato; *b)* mediante la administración de sulfamidas de alta solubilidad (sulfixosazol), y *c)* mediante la administración simultánea de tres sulfamidas en dosis menores (sulfadiazina, sulfametazina, sulfamerazina). La presencia de una sulfamida no disminuye la solubilidad de las otras en la misma solución.

La trimetoprima tiene características farmacocinéticas análogas a las sulfamidas en cuanto a su absorción y difusión a los tejidos. Se metaboliza en el hígado y da origen a meta-

tinales no se absorben o lo hacen en mínimas proporciones. Las de administración tópica pueden originar niveles plasmáticos elevados si se aplican sobre amplias superficies (quemaduras).

Se unen a proteínas plasmáticas en lugares de unión comunes con los de la bilirrubina, a la que desplazan y aumentan su forma libre.

En el recién nacido, un exceso de bilirrubina libre puede atravesar la barrera hematoencefálica y depositarse en los ganglios basales y núcleos subtalámicos, produciendo una

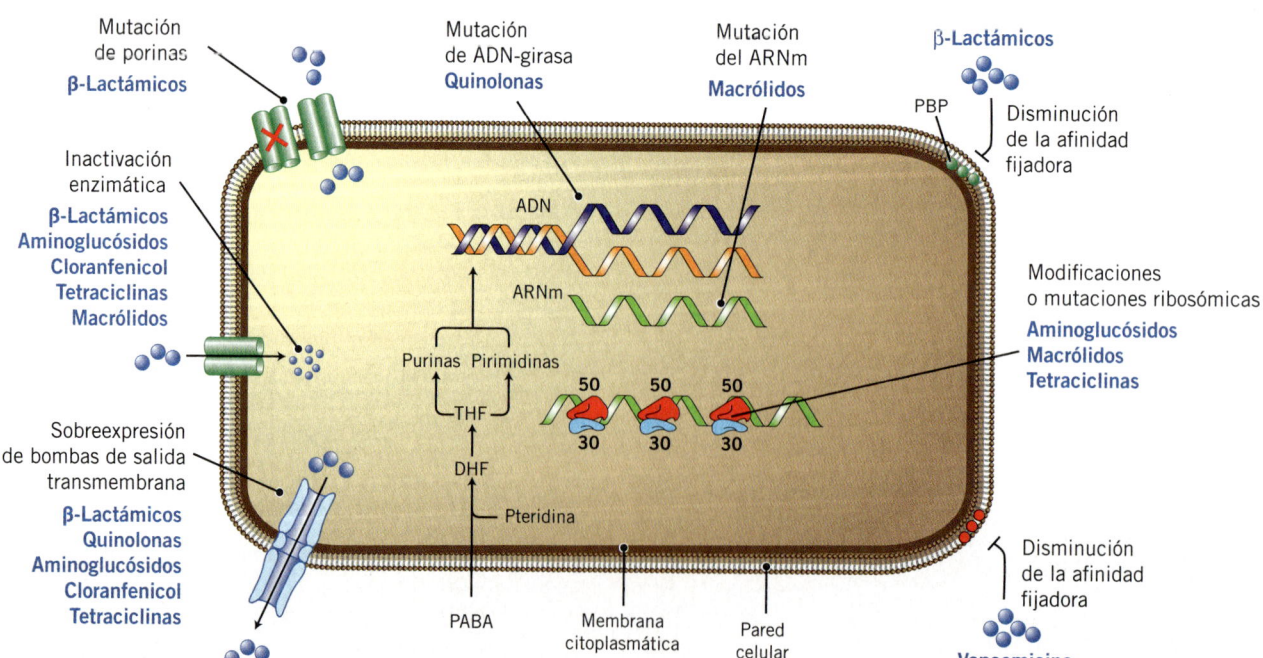

Figura 49-6. Mecanismos de resistencia bacteriana. DHF: dihidrofolato; PABA: ácido paraaminobenzoico; PBP: proteínas fijadoras de penicilina; THF: tetrahidrofolato.

Tabla 49-2. Espectro antibacteriano de las sulfamidas y la trimetoprima

SULFAMIDAS	TRIMETOPRIMA
Grampositivos	**Grampositivos**
Streptococcus pyogenes	*Staphylococcus aureus*
Staphylococcus aureus	*Streptococcus pyogenes*
Streptococcus pneumoniae	*Streptococcus pneumoniae*
Bacillus anthracis	*Corynebacterium diphtheriae*
Listeria monocytogenes	
Corynebacterium diphtheriae	
Gramnegativos	**Gramnegativos**
Neisseria meningitidis	*Haemophilus influenzae*
Neisseria gonorrhoeae	*Brucella*
Haemophilus influenzae	*Yersinia entercolitica*
Haemophilus ducreyi	*Escherichia coli*
Brucella	*Klebsiella*
Yersinia pestis	*Salmonella*
Shigella	*Shigella*
Salmonella	*Proteus*
Vibrio cholerae	*Vibrio cholerae*
	Pasterurella multocida
Hongos	
Actinomyces	
Nocardia	
Histoplasma	
Protozoos	
Plasmodium malariae	
Toxoplasma gondii	
Pneumocystis jiroveci	

bolitos activos. Se elimina por orina y bilis y alcanza concentraciones urinarias 100 veces superiores a la del plasma.

Para la asociación sulfamida-trimetoprima (cotrimoxazol) es de elección el sulfametoxazol en la proporción 5:1 (400 mg de sulfametoxazol y 80 mg de trimetoprima), aunque en el plasma la proporción es de 20:1, proporción óptima para la acción sinérgica.

Reacciones adversas

Los efectos adversos tras la administración de sulfamidas se presentan en el 5 % de los pacientes y no suelen revestir gravedad. En la **tabla 49-3** se indican los efectos adversos más importantes.

Las reacciones alérgicas se limitan a manifestaciones cutáneas (exantemas, urticaria). Manifestaciones más graves, como la enfermedad del suero, son muy poco frecuentes.

En el recién nacido, por aumento de la bilirrubina libre, puede manifestarse un *kernicterus*, encefalopatía tóxica gra-

Tabla 49-3. Toxicidad de las sulfamidas y del cotrimoxazol

- Manifestaciones cutáneas (exantemas)
- Encefalopatía tóxica *(kernicterus)* en recién nacidos
- Cristalurias (en orina ácida)
- Anemia hemolítica (en déficit de glucosa-6-fosfato-deshidrogenasa)
- Colitis seudomembranosa (cotrimoxazol)
- Dispesias, hepatotoxicidad
- Crisis hipoglucémicas (en diabetes tratadas con sulfamidas hipoglucemiantes)
- Pancitopenia (cotrimoxazol) (en ancianos tratados con diuréticos tiazídicos)
- Hemorragias (interacción con anticoagulantes orales)

ve, por lo que se debe evitar el uso de estos fármacos en los primeros días de vida y en la etapa final del embarazo.

Las cristalurias se producen, con escasa frecuencia, al utilizar sulfamidas de alta solubilidad (sulfixosazol).

La anemia hemolítica es más frecuente en los individuos con déficit de glucosa-6-fosfato-deshidrogenasa.

Los efectos adversos del cotrimoxazol son igualmente poco relevantes. Los más importantes son la colitis seudomembranosa, muy rara, y el déficit de ácido fólico, especialmente en pacientes con aporte deficitario de dicha vitamina (embarazadas, alcohólicos, pacientes tratados con otros antimetabolitos del ácido fólico, como el metotrexato).

La administración de ácido folínico (por vía parenteral) puede revertir este efecto, sin afectar la acción antibacteriana, ya que no es captado por las bacterias.

La pancitopenia es más frecuente en ancianos en tratamiento con diuréticos tiazídicos.

Indicaciones terapéuticas

Las *sulfamidas*, aunque menos utilizadas que el cotrimoxazol, están indicadas en diversos procesos.

Infecciones por *Nocardia*. Constituyen el tratamiento de primera elección. Las más útiles son el sulfixosazol y la sulfadiazina. El tratamiento debe prolongarse durante meses (6-8 g/día) y con frecuencia es necesario asociarlas con otros antibióticos.

Infecciones por *Chlamydia* (linfogranuloma venéreo). Son fármacos de segunda elección, tras las tetraciclinas, que constituyen la primera elección.

Infecciones urinarias. La sulfamida más útil es el sulfixosazol, por su mayor solubilidad.

Dermatitis herpetiforme. Está indicada la sulfapiridina asociada a dapsona.

Infecciones meníngeas. Las sulfamidas son útiles en la profilaxis, solas o asociadas a rifampicina.

✪ FARMACOCINÉTICA DE LAS SULFAMIDAS Y DEL COTRIMOXAZOL

- Las sulfamidas (absorbibles) difunden muy bien y alcanzan todos los tejidos y líquidos orgánicos.
- Las sulfamidas no absorbibles son útiles como antisépticos intestinales.
- Las sulfamidas de aplicación local (en quemaduras) pueden llegar a la circulación sistémica.
- Las sulfamidas se unen a proteínas plasmáticas y compiten con la bilirrubina (riesgo de *kernicterus* en recién nacidos).
- Se eliminan parcialmente por la leche (no deben administrarse a embarazadas ni durante la lactancia).
- Se metabolizan por acetilación y glucuronoconjugación y se eliminan por orina. En orina ácida existe el riesgo de cristalurias. Alcalinizar orina, administrar sulfamidas muy solubles (sulfixosazol) o mezclar sulfamidas para evitarlas.
- En la asociación sulfamidas-trimetoprima (cotrimoxazol), la proporción más útil es 400 mg de sulfametoxazol y 80 mg de trimetoprima.

Colitis ulcerosa. Asociada a corticosteroides, la sulfamida más útil es la sulfasalazina.

Infecciones intestinales. Las sulfamidas no absorbibles (ftalilsulfatiazol, succinilsulfatiazol, sulfaguanidina, etc.) tienen cierta utilidad en enteritis y otras infecciones intestinales por gérmenes sensibles.

Infecciones por protozoos. En las infecciones por *Plasmodium*, *Toxoplasma* y *Pneumocystis jiroveci* es más útil el cotrimoxazol.

Infecciones dermatológicas. Para la prevención de infecciones en quemaduras, las sulfamidas más útiles son el sulfamilón (mafénido), que puede alcanzar la circulación sistémica y ocasionar acidosis metabólica por inhibición de la anhidrasa carbónica si el área quemada es muy extensa, y la sulfadiazina argéntica, en la que la plata es la principal responsable del efecto antiséptico.

Lepra. Asociadas a rifampicina, isoniazida o protionamida, las sulfamidas han demostrado utilidad clínica al acortar el tiempo de tratamiento.

Profilaxis y tratamiento de la fiebre reumática. Están indicadas en individuos con hipersensibilidad a la penicilina (primera elección). Son útiles las sulfamidas de acción retardada (sulfametoxipiridazina) cada 7 días.

La trimetoprima utilizada como único fármaco apenas tiene aplicaciones terapéuticas. Su primera indicación fue en el tratamiento del paludismo, asociado a otros antipalúdicos.

A continuación, se resumen las principales indicaciones del *cotrimoxazol*.

Infecciones urinarias. Constituyen una indicación muy frecuente, sobre todo las infecciones recidivantes. Una sola dosis masiva (320 mg de trimetoprima y 1.600 mg de sulfametoxazol) o, a lo sumo, un tratamiento de 3 días suele ser suficiente en infecciones agudas no complicadas. Dada su fácil difusión al líquido prostático, el cotrimoxazol puede ser el tratamiento de elección en las prostatitis.

🔵 **INDICACIONES DE LAS SULFAMIDAS Y DEL COTRIMOXAZOL**

- Nocardiasis (tratamiento de primera elección).
- Clamidiasis (asociados a tetraciclinas).
- Infecciones urinarias.
- Dermatitis herpetiforme.
- Infecciones meníngeas (asociados a rifampicina) (cotrimoxazol).
- Quemaduras (sulfamilón, sulfadiazina argéntica).
- Colitis ulcerosa (sulfasalazina).
- Infecciones por protozoos (*Plasmodium, Toxoplasma*).
- Profilaxis y tratamiento de la fiebre reumática.
- Infecciones respiratorias (cotrimoxazol).
- Neumonía por *Pneumocystis jiroveci* (cotrimoxazol primera elección).

Infecciones bacterianas respiratorias. El cotrimoxazol es eficaz en las exacerbaciones de bronquitis crónica. No debe utilizarse en el tratamiento de faringitis por estreptococos, pues no los erradica. En cambio, sí es eficaz en otitis media aguda en niños y en sinusitis aguda en adultos por cepas sensibles de *Haemophilus influenzae* y *Streptococcus pneumoniae*.

Infecciones intestinales. En la enteritis por *Shigella* o *Escherichia coli* (diarrea del viajero) se administran 160 mg/800 mg cada 12 horas durante 5 días, y en salmonelosis como terapéutica alternativa a ampicilina.

Neumonía por *Pneumocystis jiroveci*. El cotrimoxazol es el tratamiento de elección en los pacientes con SIDA que presentan esta enfermedad oportunista, en dosis diarias de 20 mg/kg (trimetoprima) y 100 mg/kg (sulfametoxazol), en 3 o 4 dosis. Su eficacia es equivalente a la de la pentamidina. También es útil como profiláctico una vez al día o 3 veces por semana.

En estos pacientes, existe el riesgo de sobreinfección por *Pseudomonas aeruginosa*.

Son frecuentes las reacciones adversas: erupciones, fiebre, leucopenia y hepatitis.

Interacciones

Las sulfamidas y la trimetoprima pueden desplazar a los anticoagulantes orales (hemorragias) y al metotrexato de su unión a proteínas plasmáticas y, por lo tanto, aumentar su toxicidad. Inhibe el metabolismo de la fenitoína, por lo que aumenta su toxicidad neurológica.

QUINOLONAS

Clasificación y estructura química

Las quinolonas son quimioterápicos sintéticos que tienen como núcleo estructural el ácido 4-oxo-1,4 dihidroquinolina-3-carboxílico (anillo 4-quinolona-3-carboxílico; **fig. 49-7**). Su actividad antibacteriana requiere el átomo de oxígeno cercano a un ácido carboxílico. Esta actividad se observó por primera vez en los líquidos obtenidos al purificar la cloroquina, y de ellos se aisló el primer miembro del grupo, el ácido nalidíxico, que se sintetizó en 1962 en los laboratorios Sterling-Winthrop. Los compuestos quinolónicos cobraron importancia a partir de entonces, y en 1984 se propuso la denominación actual de 4-quinolonas, o simplemente quinolonas, para todos los derivados del ácido nalidíxico con el núcleo estructural mencionado. Hoy en día se reconocen cuatro generaciones de quinolonas (**tabla 49-4** y **fig. 49-8**). A la primera pertenecen las quinolonas no fluoradas. Entre ellas, los ácidos nalidíxico, oxolínico y piromídico. También cinoxacino y acroxacino se incluyen en este grupo. Todos estos compuestos son antisépticos urinarios en sentido estricto, pues se concentran en las vías urinarias y son activos frente a la mayoría de los gérmenes gramnegativos que causan estas infecciones, pero no alcanzan concentraciones sistémicas y tisulares potencialmente útiles en otras infecciones. En 1973 se sintetizó el ácido pipemídico, un antiséptico urinario que se engloba también en la primera

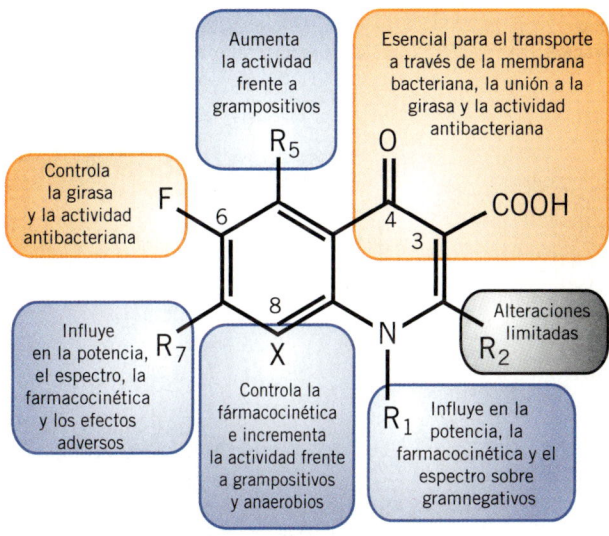

Anillo 4-quinolona-3-carboxílico

Figura 49-7. Anillo 4-quinolona-3-carboxílico. Se indica la importancia relativa de las distintas sustituciones en este anillo.

generación de quinolonas. La introducción en la estructura de este ácido del radical piperacinilo en posición 7 mejoró el espectro antibacteriano.

La segunda generación de quinolonas está constituido por las primeras quinolonas fluoradas (fluoroquinolonas). Estos compuestos tienen un átomo de flúor en posición 6 que mejora el espectro y lo amplía a gérmenes grampositivos. La primera quinolona de este grupo, el norfloxacino, se sintetizó en 1978 a partir del ácido pipemídico, del que sólo difiere por el átomo de flúor mencionado, que mejora su actividad, pero tampoco resulta útil en infecciones orgánicas. Poco después se desarrollaron otras fluoroquinolonas similares, que conservan el radical piperacinilo, y que ya son útiles en infecciones sistémicas. Entre ellas se incluyen: pefloxacino, ofloxacino, enoxacino, ciprofloxacino y amifloxacino. Estos compuestos presentan unas características cinéticas y un perfil antimicrobiano muy favorables, pero son poco activos frente a cocos grampositivos aerobios y apenas son eficaces sobre bacterias anaerobias.

Posteriormente, se sintetizaron otros derivados quinolónicos fluorados que pueden considerarse quinolonas de tercera generación. Algunos son compuestos difluorados (difloxacino, lomefloxacino y esparfloxacino) o trifluorados (fleroxacino, temafloxacino y tosufloxacino), que presentan

ventajas con respecto a las quinolonas monofluoradas por su espectro o por su mayor semivida. La introducción de grupos flúor en la estructura quinolónica disminuye, sin embargo, la fotoestabilidad de los compuestos.

Se incluyen también en la tercera generación de quinolonas otros compuestos más modernos, como levofloxacino y grepafloxacino. Algunos más recientes, como sitafloxacino, moxifloxacino, trovafloxacino, gatifloxacino y cinafloxacino se consideran quinolonas de la cuarta generación. La toxicidad de varias fluoroquinolonas modernas ha impedido, sin embargo, su comercialización o ha ocasionado su retirada de la clínica.

De las quinolonas de la tercera y la cuarta generación desarrolladas, destacan únicamente por su utilidad terapéutica el levofloxacino (forma levo de ofloxacino), el moxifloxacino y el gatifloxacino. Las dos últimas son C8 metoxifluoroquinolonas, que sólo difieren en su estructura por la sustitución en posición 7. El gatifloxacino no se ha comercializado por el momento en España.

Las fluoroquinolonas modernas presentan un espectro más amplio que las sintetizadas anteriormente y resultan más activas sobre estreptococos y estafilococos. Son activas frente a los principales microorganismos patógenos de las vías respiratorias inferiores y se utilizan principalmente en infecciones respiratorias. Por ello, se denominan familiarmente «respirolonas».

Estas fluoroquinolonas son también activas frente a los patógenos urogenitales y frente a casi todas las micobacterias. Ofrecen, además, como ventaja, que pueden administrarse una vez al día. La cuarta generación comprende compuestos de muy amplio espectro (comparable al del imipenem) y también ha mostrado actividad sobre microorganismos anaerobios, si bien en las infecciones causadas por estos gérmenes suelen utilizarse otros antimicrobianos.

Algunos estudios sobre la relación estructura-actividad de las quinolonas señalaron que la ausencia del átomo flúor en posición 6 no conlleva necesariamente una disminución en la actividad de estos compuestos. La presencia de flúor en posición 8 es, sin embargo, necesaria para una buena actividad frente a grampositivos. Basándose en estas ideas, surgieron las llamadas desfluoroquinolonas, que se pensó inicialmente que podían representar una nueva generación de quinolonas. Entre ellas, el garenoxacino, un compuesto que carece del átomo flúor en posición 6, pero que presenta dos átomos de flúor incorporados en un difluorometilo en posición 8. El garenoxacino se sintetizó en Japón y mostró ini-

Tabla 49-4. Clasificación de las quinolonas

NO FLUORADAS	FLUOROQUINOLONAS		
1ª GENERACIÓN	2ª GENERACIÓN	3ª GENERACIÓN	4ª GENERACIÓN
Ácido nalidíxico	Norfloxacino	Difloxacino	Moxifloxacino
Ácido oxolínico	Pefloxacino	Lomefloxacino	Trovafloxacino
Ácido piromídico	Ofloxacino	Esparfloxacino	Garenoxacino
Ácido pipemídico	Enoxacino	Temafloxacino	Sitafloxacino
Cinoxacino	Ciprofloxacino	Tosufloxacino	Gemifloxacino
Acrosoxacino	Amifloxacino	Levofloxacino	Gatifloxacino
	Fleroxacino	Grepafloxacino	Cinafloxacino
	Rufloxacino	Pazufloxacino	
		Balofloxacino	
		Nadifloxacino	

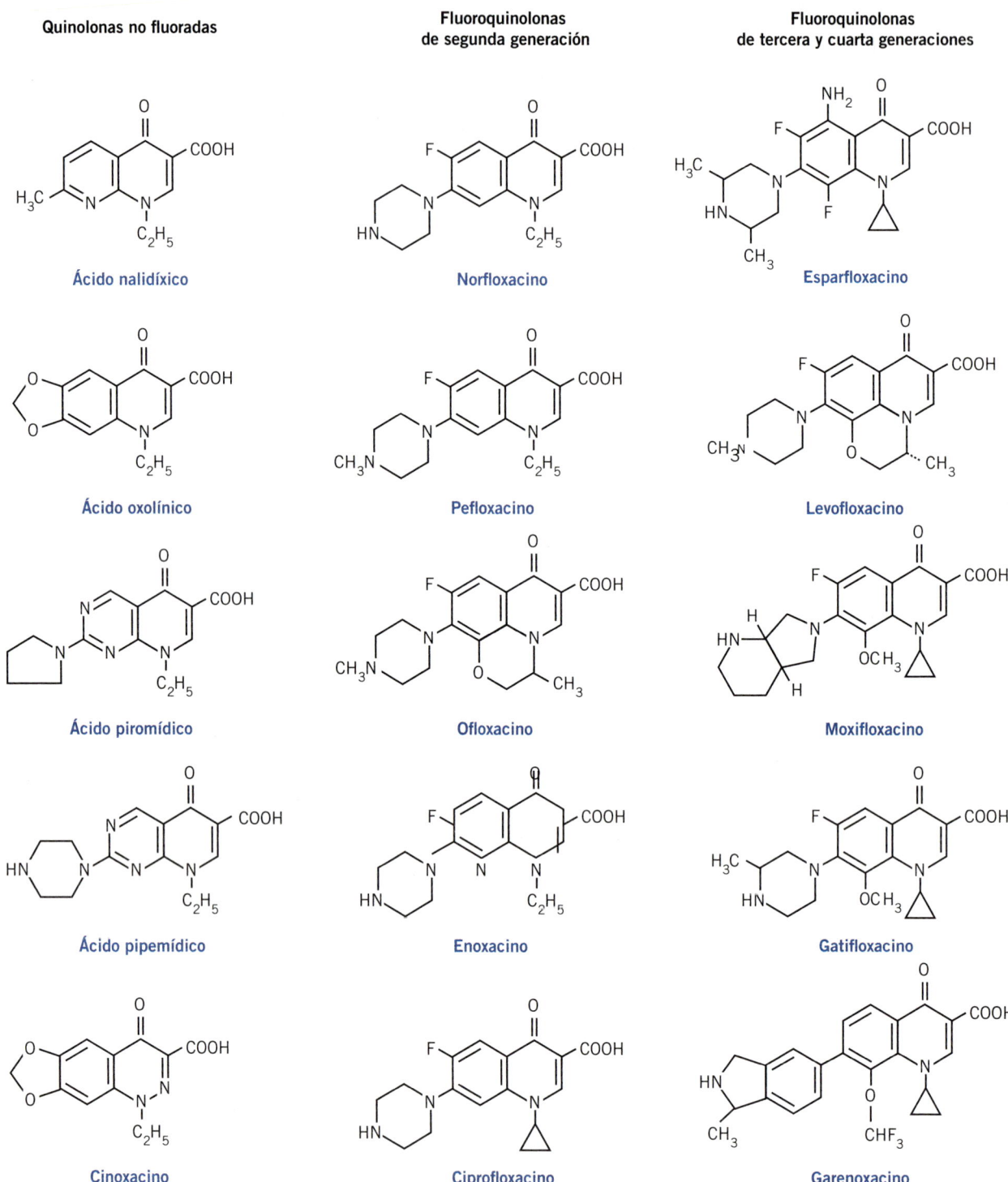

Figura 49-8. Estructura química de las principales quinolonas no fluoradas, fluoradas de segunda generación y fluoradas más modernas.

cialmente una excelente actividad *in vitro* frente a grampositivos (especialmente *Streptococcus pneumoniae*) y gérmenes atípicos. También presentó baja capacidad de selección de resistencias y menor condrotoxicidad que otras quinolonas, así como una alta biodisponibilidad oral. Sin embargo, el Comité de Medicamentos de Uso Humano (CHMP), de la Agencia Europea de Medicamentos (EMA), analizó más tarde la relación beneficio/riesgo de este compuesto y no lo consideró apto para su utilización clínica.

Mecanismo de acción

Las quinolonas son bactericidas. Penetran en la bacteria a través de las porinas y, una vez dentro de la célula bacteriana, actúan sobre la enzima ADN-girasa, una topoisomerasa tipo II. Las topoisomerasas actúan sobre la topología del ADN, controlando su superenrollamiento (que permite que esta larga molécula pueda empaquetarse dentro de la célula) y su desenrollamiento (que debe ser adecuado para permitir diferentes funciones). La enzima ADN-girasa evita concretamente el enrollamiento excesivo de las dos bandas de ADN cuando se separan antes de su replicación o transcripción. Mantiene en ellas un nivel de enrollamiento que facilita estos procesos y, para ello, introduce continuos giros en las bandas de ADN en sentido contrario del que normalmente utilizan para enrollarse; es decir, en sentido negativo. Su actuación implica que las bandas de ADN sufran cortes que permiten el paso de un segmento sobre otro, que es posteriormente liberado. Las quinolonas, al inhibir esta enzima, afectan el normal funcionamiento del ADN bacteriano.

La enzima ADN-girasa identificada en *E. coli* tiene dos subunidades A (α) polipeptídicas de 105 kDa, y dos subunidades B (β), también polipeptídicas, de 95 kDa. Las subunidades A realizan incisiones en sitios específicos del ADN de una sola banda y posteriormente unen y corrigen estos cortes. Las quinolonas actúan sobre estas subunidades, impidiendo la reparación de las incisiones que se producen en el ADN. Su acción se manifiesta macroscópicamente por una elongación anormal de las bacterias, ya que el ADN pierde la forma superenrollada y aumenta de volumen.

La inhibición de la enzima ADN-girasa justifica una actividad bacteriostática, pero esta inhibición no justifica *per se* la acción bactericida de las quinolonas. Para lograr la muerte bacteriana, es necesario que actúen exonucleasas inducibles sobre las roturas del ADN provocadas por las quinolonas. Por eso, para que las quinolonas manifiesten su acción bactericida, es necesaria la síntesis de proteínas (entre ellas, las exonucleasas que destruyen definitivamente el ADN). Las quinolonas pueden resultar menos eficaces en presencia de agentes que inhiben esta síntesis en las bacterias.

Las células eucariotas no contienen ADN-girasa. Sin embargo, en ellas existe una topoisomerasa de ADN tipo II que actúa también evitando las supervueltas del ADN mientras se lleva a cabo la replicación. Esta topoisomerasa actúa por un mecanismo conceptualmente análogo al de la actuación de la girasa bacteriana, pero las concentraciones de quinolonas necesarias para inhibir las ADN topoisomerasas II de las células eucariotas son mucho mayores en general que las que impiden el crecimiento bacteriano. Sin embargo, algunos compuestos quinolónicos como voreloxin (la primera molécula derivada de las quinolonas formalmente aceptada como agente anticancerígeno), algunas quinolonas policíclicas y algunos complejos metálicos de las quinolonas, como los complejos de rutenio, han mostrado potente actividad contra células eucariotas y efecto sobre la topoisomerasa II humana, por lo que se investigan como potenciales antineoplásicos. La presencia de iones metálicos en los compuestos quinolónicos parece que juega un papel importante en la formación del complejo ternario ADN-quinolona-topoisomerasa **(v. fig. 49-9)**.

Algunas quinolonas pueden actuar también sobre la topoisomerasa IV, enzima encargada de separar las hebras de ADN tras cada replicación. La topoisomerasa IV tiene también una actividad relajante sobre la cadena de ADN, y está constituida por dos subunidades: ParC y ParE. En microorganismos gramnegativos, como *E. coli* y *N. gonorrhoeae*, esta topoisomerasa sería una segunda diana para las quinolonas, pero en *S. aureus* y en bacterias grampositivas, la topoisomerasa IV es la principal diana de las quinolonas. Las quinolonas más modernas, como moxifloxacino, inhiben principalmente la topoisomerasa II (ADN-girasa) en microorganismos gramnegativos, pero, a diferencia de otras fluoroquinolonas más antiguas, inhiben la topoisomerasa IV en los grampositivos. Por esta razón, algunos microorganismos grampositivos resistentes a otras quinolonas son sensibles a ellas **(fig. 49-9)**.

Las bacterias pueden desarrollar resistencia a las quinolonas, tanto *in vitro* como *in vivo*. Esta resistencia es cruzada entre las de la primera generación, y lo es también entre las

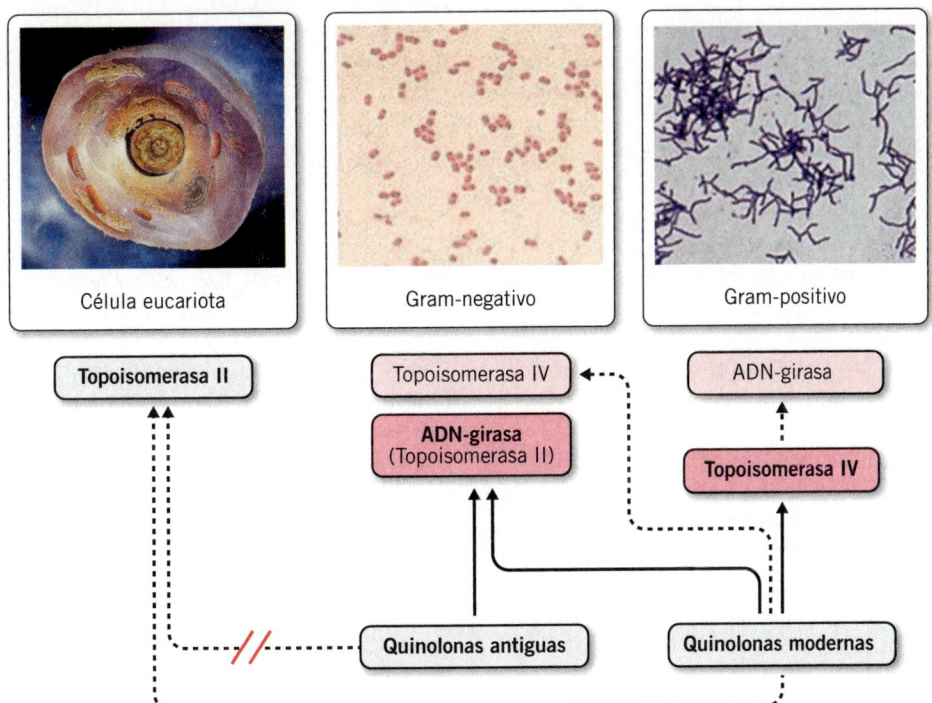

Figura 49-9. Enzimas sobre las que actúan las quinolonas en distintos organismos.

- Las quinolonas son quimioterápicos sintéticos que tienen como núcleo estructural el anillo 4-quinolona-3-carboxílico. Hoy en día se reconocen cuatro generaciones de quinolonas. A la primera pertenecen las quinolonas no fluoradas. La segunda está constituida por las primeras quinolonas fluoradas (fluoroquinolonas). Las más destacables de esta generación son ciprofloxacino y ofloxacino. De las fluorquinolonas más modernas, desarrolladas en la tercera y la cuarta generación, destacan por su utilidad terapéutica levofloxacino (forma levo de ofloxacino), moxifloxacino y gatifloxacino.

- Las quinolonas son bactericidas. Penetran en la bacteria a través de las porinas y, una vez dentro de la célula bacteriana, actúan sobre la enzima ADN-girasa, una topoisomerasa tipo II. Al inhibir esta enzima, afectan al normal funcionamiento del ADN bacteriano e impiden la reparación de las incisiones que normalmente se producen en el ADN para controlar su enrollamiento. Para que se produzca la muerte bacteriana, es necesario que actúen exonucleasas inducibles sobre las roturas del ADN provocadas por las quinolonas.

- Algunas quinolonas pueden actuar también sobre la topoisomerasa IV, una enzima encargada de separar las hebras de ADN tras cada replicación. En *Staphylococcus aureus* y en bacterias grampositivas, la topoisomerasa IV es la principal diana de las quinolonas.

- Las bacterias pueden desarrollar resistencia a las quinolonas, tanto *in vitro* como *in vivo*. El mecanismo de resistencia más común en los gramnegativos lo constituyen las mutaciones en el *gen gyrA*, que codifica las cadenas polipeptídicas de las subunidades A de la enzima ADN-girasa. Asimismo, el mecanismo de resistencia más frecuente en los grampositivos reside en las mutaciones en el gen *parC*, que codifica la subunidad C de la topoisomerasa IV. La resistencia a las quinolonas puede producirse también por alteraciones en proteínas de la membrana relacionadas con las porinas o por la sobreexpresión de bombas de expulsión activa del fármaco, que pueden actuar tanto en grampositivos como en gramnegativos. La frecuencia de selección de mutantes resistentes es usualmente menor con las quinolonas más modernas.

nolonas (sus dianas) o de alteraciones en la permeabilidad de la membrana y la actividad de transportadores endógenos que provocan la expulsión de los compuestos desde la membrana celular al medio exterior. Estos dos tipos de mecanismos pueden ocurrir por separado o en combinación, pero los niveles altos de resistencia a las quinolones *in vivo* están asociados con mecanismos simultáneos.

Debido al origen sintético de las quinolonas, se pensó inicialmente que no existía resistencia a las mismas codificada por plásmidos, pero después se describieron sistemas de resistencia a las quinolonas codificados por genes presentes en plásmidos. Estos sistemas incluyen a las proteínas Qnr, que se identificaron por primera vez en el plásmido pMG252 de una cepa clínica de la enterobacteria *Klebsiella pneumoniae* resistente a ciprofloxacino. En esta bacteria, se identificó una proteína de 219 aminoácidos, QnrA, que confiere resistencia a quinolonas. Además de QnrA, se han estudiado las proteínas QnrB, también de *K. pneumoniae*, y las QnrS de *Shigella flexneri*. Aunque se sabe que estas proteínas se unen al complejo ADN-topoisomerasa, impidiendo la unión de las quinolonas, no se conoce con detalle su mecanismo de acción. También se han descrito sistemas de modificación química de las quinolonas codificados por plásmidos que reducen la afinidad de estos fármacos por las topoisomerasas, originando resistencia. Más aún, hoy día se han identificado dos plásmidos, pHPA y pOLA52, que confieren resistencia a quinolonas mediante sistemas membranales de expulsión, originando una disminución de la concentración intracelular del fármaco.

La frecuencia de selección de mutantes resistentes es, en general, menor con las quinolonas de la segunda generación, como ciprofloxacino, que con ácido nalidíxico y las primeras quinolonas. La selección de mutantes resistentes es, asimismo, menor con las C8 metoxifluoroquinolonas. Con moxifloxacino, las resistencias se desarrollan, además, más lentamente. Esto podría ser consecuencia de su doble mecanismo de acción, pues este fármaco inhibe dos topoisomerasas diferentes.

Actividad antibacteriana

El ácido nalidíxico es activo *in vitro* sobre la mayoría de las bacterias gramnegativas responsables de las infecciones urinarias: *Escherichia coli*, *Klebsiella*, *Proteus mirabilis*, *Citrobacter*, *Serratia*, *Salmonella*, *Sighella*, etc., pero los gérmenes frecuentemente desarrollan resistencia, sobre todo *Klebsiella* y *Proteus*. Son frecuentes los antagonismos *in vitro* con nitrofurantoína. Los bacilos gramnegativos del aparato gastrointestinal son también sensibles, pero son resistentes las bacterias gramnegativas no fermentadoras, como *Pseudomonas aeruginosa*, las grampositivas y *Mycobacterium tuberculosis*.

Las restantes quinolonas no fluoradas presentan un espectro similar al del ácido nalidíxico, aunque muestran en general mayor actividad. El radical piperacinilo confiere actividad sobre *Pseudomonas* a la molécula del ácido pipemídico, y la actividad de este compuesto es además variable frente a estafilococos y estreptococos.

Las fluoroquinolonas son mucho más activas que las quinolonas de la primera generación y su espectro es más am-

fluoroquinolonas, pero no existe habitualmente resistencia cruzada entre los dos grupos. Para ejercer su efecto citotóxico, las quinolonas deben penetrar a través de la membrana bacteriana y alcanzar su diana celular: la ADN-girasa o la topoisomerasa IV. Los mecanismos de resistencia a las quinolonas incluyen principalmente mutaciones en los genes que codifican la estructura del sitio enzimático al que se unen estos compuestos. El mecanismo de resistencia más común en los gramnegativos son las mutaciones en el gen *gyrA*, que codifica las cadenas polipeptídicas de las subunidades A de la enzima ADN-girasa. Asimismo, el mecanismo de resistencia más frecuente en los grampositivos son las mutaciones en el gen *parC*, que codifica la subunidad C de la topoisomerasa IV.

La resistencia a las quinolonas puede producirse también por alteraciones en proteínas de la membrana relacionadas con las porinas y por la sobreexpresión de bombas de expulsión activa del fármaco, que pueden actuar tanto en grampositivos como en gramnegativos. En algunas cepas mutantes de *P. aeruginosa* la resistencia es, concretamente, consecuencia de un sistema activo de expulsión del fármaco que reduce su concentración en la célula.

Es decir, la resistencia puede resultar de mutaciones en los genes que codifican las enzimas a las que se unen las qui-

plio. Son activas frente a todas las bacterias gramnegativas sensibles a las quinolonas de primera generación y frente a otros gramnegativos. Resultan, por lo tanto, muy activas frente a enterobacterias; especialmente *E. coli, Enterobacter, Citrobacter, Klebsiella, Salmonella* y *Shigella*. Estas últimas especies son también sensibles al ácido pipemídico. Las especies de *Aeromonas hydrophila, Yersinia enterocolitica, Acinetobacter, Vibrio cholerae* y *Vibrio parahaemolyticus*, así como algunas cepas de *Campylobacter*, son sensibles a las fluoroquinolonas, pero no al ácido pipemídico ni a las quinolonas de la primera generación. *Haemophilus influenzae, Haemophilus ducreyi, Branhamella catarrhalis, Neisseria gonorrhoeae* (incluidos gonococos productores de penicilinasa) y *Neisseria meningitidis* son también sensibles a las fluoroquinolonas.

La actividad *in vitro* de las fluoroquinolonas tiene buena correlación clínica, pero su actividad en la orina disminuye, pues la mitad piperacínica queda cargada positivamente en el pH ácido, y esto interfiere en la penetración en la célula y/o la interacción intracelular. El alto contenido de la orina en cationes metálicos divalentes (Ca^{2+} y Mg^{2+}) quelantes podría ser también responsable de la menor actividad.

Pseudomonas aeruginosa es menos sensible que otros gramnegativos a las quinolonas de la segunda generación. Resulta sensible sobre todo al ciprofloxacino. Se inhibe bien con las concentraciones que se alcanzan en orina, pero la eficacia de las fluoroquinolonas en infecciones tisulares por este germen puede ser más problemática.

Las fluoroquinolonas de segunda generación son también efectivas sobre gérmenes aerobios grampositivos, pero menos que sobre los gramnegativos. Norfloxacino, pefloxacino y enoxacino presentan usualmente una actividad similar. Ofloxacino es más activo sobre algunos gérmenes, y ciprofloxacino destaca entre las quinolonas de la segunda generación por su mayor actividad. Las fluoroquinolonas también son activas frente a micobacterias. Concretamente, ciprofloxacino y ofloxacino son activos frente a la mayoría de las micobacterias, incluyendo *M. tuberculosis* y *M. leprae*. Ciprofloxacino, ofloxacino y pefloxacino pueden inhibir también *Staphylococcus aureus*. *Staphylococcus epidermidis* también puede ser sensible a algunas quinolonas de segunda generación, pero la eficacia de estos compuestos es menor en infecciones por *Streptococcus*.

Otros microorganismos pueden ser también sensibles a las fluoroquinolonas de la segunda generación. *Chlamidya trachomatis* es moderadamente sensible a ciprofloxacino y ofloxacino, y algunas cepas de *Plasmodium* resistentes a la cloroquina han mostrado sensibilidad *in vitro* a norfloxacino. Sin embargo, las quinolonas de la segunda generación poseen moderada o baja actividad frente a la mayoría de los patógenos anaerobios. Tanto *Clostridium* como los bacteroides son usualmente resistentes. *Fusobacterium* es sólo moderadamente sensible a ciprofloxacino y ofloxacino. El anaerobio facultativo *Gardnerella vaginalis* es sensible o moderadamente sensible a ciprofloxacino, pero no parece sensible a otras fluoroquinolonas de la segunda generación.

Las quinolonas de tercera y cuarta generación mantienen la buena actividad que caracteriza a las de segunda generación frente a gramnegativos y micobacterias y presentan, además, mejor actividad frente a grampositivos, anaerobios y patógenos atípicos. En realidad, las quinolonas de tercera

✪ ACTIVIDAD ANTIBACTERIANA DE LAS QUINOLONAS

- Las quinolonas no fluoradas (primera generación) son antisépticos urinarios en sentido estricto y sólo son activas sobre gérmenes gramnegativos.

- Las fluoroquinolonas de segunda generación tienen un espectro mayor que las quinolonas de la primera generación. Son también efectivas sobre gérmenes aerobios grampositivos, aunque menos que sobre los gramnegativos. Son, en realidad, poco efectivas sobre cocos grampositivos aerobios y son ineficaces sobre bacterias anaerobias. Además, *Pseudomonas aeruginosa* es menos sensible que otros gramnegativos a las quinolonas de segunda generación y la actividad de estos compuestos disminuye en la orina. El ciprofloxacino destaca por su mayor actividad.

- Las fluoroquinolonas de tercera y cuarta generación mantienen la buena actividad que caracteriza a las de segunda generación frente a gramnegativos y micobacterias y presentan, además, mejor actividad frente a grampositivos (estreptococos, estafilococos), anaerobios y patógenos atípicos. Se utilizan principalmente en infecciones respiratorias.

generación muestran usualmente actividad *in vitro* frente a *S. pneumoniae*, y los patógenos atípicos (*Chlamydia* spp., *Mycoplasma* spp. y *Legionella* spp.) son también muy sensibles a las nuevas quinolonas.

Moxifloxacino, un compuesto quinolónico de cuarta generación, es muy efectivo frente a enterobacterias asociadas a infecciones respiratorias (*Klebsiella pneumoniae, P. mirabilis* y *E. coli*). Resulta más efectivo que azitromicina, claritromicina, cefuroxima y amoxicilina-ácido clavulánico frente a *H. influenzae*, un germen que también ocasiona con frecuencia infecciones respiratorias. Presenta, asimismo, buena actividad frente a algunos patógenos atípicos que suelen aislarse en estas infecciones, como *Mycoplasma pneumoniae, Legionella pneumophila, Chlamydia pneumoniae* y *C. trachomatis*. Es muy eficaz frente a estos patógenos porque, a diferencia de las fluoroquinolonas de la segunda generación (que presentan resultados inconstantes con los patógenos intracelulares), moxifloxacino alcanza concentraciones en los macrófagos alveolares. *Pseudomonas aeruginosa* puede asociarse a infecciones oportunistas de las vías respiratorias, pero es usualmente sensible a moxifloxacino. Otras especies de *Pseudomonas* son menos sensibles a las fluoroquinolonas. La eficacia bactericida de moxifloxacino frente a las cepas de *S. aureus* resistentes a meticilina es además superior a la observada con otros agentes como vancomicina, gentamicina y rifampicina, y esta quinolona ha mostrado también una excelente actividad frente a *S. pneumoniae*.

Las quinolonas más modernas destacan por su actividad *in vitro* sobre gérmenes anaerobios. Levofloxacino y, en especial, moxifloxacino son clínicamente activos contra la mayoría de las especies de anaerobios. Moxifloxacino concretamente es activo frente a diversos patógenos anaerobios que, si bien no suelen causar infecciones respiratorias, pueden estar implicados en diversos casos de sinusitis y neumonía por aspiración; especialmente *Bacteroides fragilis*.

Ninguna de las quinolonas en uso es activa frente a *Treponema* spp. ni *Nocardia* spp.

A medida que el uso de las fluoroquinolonas ha ido aumentando, han ido apareciendo resistencias, especialmente a las más antiguas, en enterobacterias, *P. aeruginosa, S. Pneumoniae* y especies de *Neisseria*, pero estos fármacos siguen teniendo una buena utilidad clínica como agentes antimicrobianos. Más aún, la actividad quimioterapéutica no específica que presentan las quinolonas, permite utilizar estos compuestos sobre otros microorganismoas patógenos distintos de las bacterias. Se han ensayado sobre los hongos y los virus. Algunas, como moxifloxacino, ciprofloxacino y levofloxacino se han utilizado para modular las concentraciones de anfotericina B, ya que presentan un efecto sinérgico con este antifúngico. También se han estudiado derivados de norfloxacino y análogos de levofloxacino con actividad antifúngica. Asimismo, se han estudiado nuevas fluoroquinolonas que presentan actividad bactericida y fungicida, en las que se ha añadido un grupo benceno sulfonamido a la piperacina presente en el carbono 7. La estructura de las quinolonas puede considerarse también importante en la búsqueda y síntesis de compuestos terapéuticos con actividad antiviral. Así, algunas 6- aminoquinolonas, en las que se ha remplazado el átomo de flúor por un grupo amínico, o bien quinolonas desfluoradas, han mostrado en ocasiones actividad sobre el VIH-1.

Farmacocinética

La absorción gastrointestinal del ácido nalidíxico es muy buena. Este ácido se biotransforma rápidamente en el hígado en un compuesto biológicamente activo, el ácido hidroxinalidíxico (16 veces más potente que su precursor), y en compuestos glucuronoconjugados inactivos. La unión del ácido nalidíxico a proteínas plasmáticas es elevada (93-97 %), pero un tercio del compuesto activo se halla en el plasma en forma de ácido hidroxinalidíxico, que se une a ellas en menor proporción (63 %).

Los niveles de ácido nalidíxico en tejidos y fluidos orgánicos son, con excepción del riñón y la orina, bajos e inferiores a las concentraciones sanguíneas. Este ácido alcanza concentraciones superiores a las del plasma en el riñón normal y en el riñón pielonefrítico, pero no alcanza el líquido prostático. Atraviesa mal la barrera hematoencefálica, pero puede ocasionar algunas alteraciones neurológicas, especialmente en tratamientos prolongados. Cruza, además, la barrera placentaria y se concentra en la leche en cantidad suficiente para provocar reacciones en el lactante.

El ácido nalidíxico se excreta casi totalmente por el riñón. Parte se elimina como conjugado glucurónico inactivo, pero se alcanzan concentraciones urinarias elevadas y eficaces, especialmente del metabolito hidroxinalidíxico (100-200 mg/l). Su semivida es de 6-8 horas, aunque puede llegar a 21 horas en casos de insuficiencia renal.

Las restantes quinolonas no fluoradas presentan características cinéticas semejantes a las del ácido nalidíxico. Cabe destacar que el ácido pipemídico se une a proteínas plasmáticas en menor grado (20-30 %) y que se han observado concentraciones importantes de este compuesto en el líquido prostático de pacientes afectos de prostatitis crónicas.

Las fluoroquinolonas tienen un perfil farmacocinético mucho más favorable que las quinolonas de primera generación, pero cada fluoroquinolona presenta aspectos singulares (tabla 49-5). El norfloxacino se absorbe menos, y su concentración plasmática máxima es inferior a la de las restantes fluoroquinolonas. Por esta razón, no se utiliza en infecciones sistémicas. El levofloxacino y el ofloxacino presentan, por el contrario, los valores más altos de biodisponibilidad, que se traducen en mayores niveles plasmáticos. El ciprofloxacino alcanza menores concentraciones plasmáticas que estos compuestos, pero presenta una actividad bactericida superior.

El moxifloxacino y el gatifloxacino se absorben también rápida y casi completamente por vía oral. El moxifloxacino no sufre metabolismo de primer paso hepático significativo, y sus curvas de concentración plasmática son similares para la forma oral y la intravenosa, por lo que estas dos formulaciones pueden intercambiarse.

El porcentaje de unión a proteínas plasmáticas de todas las fluoroquinolonas es mucho menor que el del ácido nalidíxico. Esto favorece su transporte al territorio extravascular. Todas presentan una amplia distribución en el organismo y alcanzan concentraciones intracelulares superiores a las plasmáticas, especialmente en neutrófilos y macrófagos. Cabe destacar la gran penetrabilidad del ciprofloxacino y del ofloxacino en los tejidos, incluidas las secreciones bronquiales, la leche y el líquido prostático. El moxifloxacino se acumula en el tejido pulmonar, donde alcanza concentraciones superiores a las plasmáticas. Algunas fluoroquinolonas (ciprofloxacino, pefloxacino) penetran también en el tejido óseo y son adecuadas para el tratamiento de infecciones de hueso y articulaciones. Del mismo modo, sus concentraciones en el humor acuoso, aunque menores que las plasmáticas, pueden ser suficientes para inhibir bacterias gramnegativas y diversas especies de estafilococos.

Las fluoroquinolonas atraviesan parcialmente la barrera hematoencefálica. Las concentraciones en el LCR, aunque moderadas, pueden inhibir diversos microorganismos si las meninges están inflamadas. Pueden alcanzarse concentraciones adecuadas para la mayoría de las enterobacterias, pero la inhibición de algunos gérmenes como estreptococos puede

---

★ FARMACOCINÉTICA DE LAS QUINOLONAS

- Las fluoroquinolonas presentan un perfil farmacocinético mucho más favorable que las quinolonas de primera generación, pero cada fluoroquinolona presenta aspectos singulares. El levofloxacino y el ofloxacino destacan por su buena biodisponibilidad.

- Todas presentan una amplia distribución en el organismo y alcanzan concentraciones intracelulares superiores a las plasmáticas. Cabe destacar la gran penetrabilidad en tejidos del ciprofloxacino y el ofloxacino, incluidas las secreciones bronquiales, la leche y el líquido prostático. El moxifloxacino se acumula en el tejido pulmonar.

- Las fluorquinlonas atraviesan parcialmente la barrera hematoencefálica, y las concentraciones en el LCR, aunque moderadas, pueden inhibir distintos microorganismos si las meninges están inflamadas, pero la inhibición de algunos gérmenes, como estreptococos, puede no ser adecuada.

- Las fluoroquinolonas sufren biotransformación hepática variable. Algunos metabolitos presentan actividad antimicrobiana usualmente inferior a la del producto inalterado. Se eliminan en orina por procesos de secreción y filtración y las concentraciones urinarias de todas ellas resultan bactericidas. La semivida de eliminación de las más modernas es mayor y permite su administración cada 24 horas.

Tabla 49-5. Características farmacocinéticas de las quinolonas

	BIODISPONIBILIDAD (%)	UNIÓN A PROTEÍNAS (%)	METABOLIZACIÓN	$t_{1/2}$ (horas)	V_D (l/kg)	ELIMINACIÓN EN ORINA (%)
Ácido nalidíxico	80	93-97	Intensa Ácido hidroxinalidíxico, metabolito activo	6,5	0,3-0,4	80
Ciprofloxacino	60-85	20-40	Intermedia Identificados 4 metabolitos	3,5-4,5	2-3	40-60
Enoxacino	75-80	20-25	Escasa Varios metabolitos	6-7	1,7-2	65-72
Gatifloxacino	70-80	20	Escasa	7	1,5-2	30-70
Levofloxacino	100	24-38	Escasa	6-8	1,1	80
Moxifloxacino	91-99	40-50	Intensa Conjugados inactivos	12	2	45
Norfloxacino	35-45	10-15	Intermedia Identificados 5 metabolitos	3,5-5	1,7-2	30-50
Ofloxacino	85-95	20-30	Escasa, excepto glucuronoconjugación	4,5-7	1,3-1,8	70-90
Pefloxacino	95	20-30	Intensa Algunos metabolitos activos (norfloxacino)	8-15	1,2-1,9	50-70
Esparfloxacino	90	40-45	Escasa	15-30	3,6	40

$t_{1/2}$: semivida de eliminación; V_D: volumen de distribución.

no ser adecuada. Las concentraciones de ofloxacino en el LCR son mayores que las de pefloxacino, y las de ciprofloxacino son aun menores. Esto puede explicarse por la mayor liposolubilidad de las dos primeras.

Las fluoroquinolonas sufren biotransformación hepática variable. El pefloxacino se metaboliza prácticamente en su totalidad, y el moxifloxacino también lo hace en un grado importante. El ofloxacino, el esparfloxacino y el gatifloxacino apenas se metabolizan. El grado de metabolismo hepático es intermedio para otras quinolonas como norfloxacino y ciprofloxacino. Los procesos de biotransformación afectan preferentemente al anillo piperacínico, que puede sufrir procesos de hidroxilación, N-oxidación, desmetilación, formilación, acetilación y apertura para formar un derivado 7-etilendiamino. Se han identificado también algunos conjugados, fundamentalmente glucurónidos, en orina.

Algunos metabolitos presentan actividad antimicrobiana, habitualmente inferior a la del producto inalterado. Un ejemplo es la formación de norfloxacino cuando pefloxacino sufre N-desmetilación. También el pefloxacino N-óxido tiene actividad antibacteriana, aunque débil (**fig. 49-10**).

Las fluoroquinolonas y sus metabolitos se eliminan en orina por procesos de secreción y filtración. La cantidad de producto inalterado es lógicamente mayor cuando se metabolizan menos, pero las concentraciones urinarias resultan siempre bactericidas. La vía biliar también contribuye parcialmente a la eliminación de algunas quinolonas, como pefloxacino, ciprofloxacino y norfloxacino.

Las semividas de eliminación de la mayoría de las fluoroquinolonas permiten su administración cada 12 horas. La semivida de eliminación de las más modernas (levofloxacino, gatifloxacino y moxifloxacino), al ser mayor, permite su administración cada 24 horas.

En la **tabla 49-5** se resume la farmacocinética de las quinolonas.

Los datos farmacocinéticos y farmacodinámicos de las quinolonas son escasos en pediatría, pero parecen relaciona-

dos con la edad y el estado de la enfermedad. Diferentes estudios han observado que la vida media de eliminación del ciprofloxacino en niños es significativamente más corta que en adultos. En realidad, los datos de farmacocinética del ciprofloxacino en niños están limitados específicamente a niños con fibrosis quística. En ellos, el aclaramiento del fármaco es significativamente más rápido, por lo que se requieren dosis más altas o más frecuentes. De hecho, en estos casos, puede ser necesario, según la gravedad de la enfermedad, administrar el ciprofloxacino tres veces al día, para evitar concentraciones potencialmente subterapéuticas. Sin embargo, los lactantes mantienen una exposición más prolongada al fármaco como resultado de una menor eliminación renal (menor aclaramiento renal) y, por consiguiente, en lactantes y en adultos se recomienda administrar el fármaco dos veces al día. En el caso del levofloxacino los menores de 5 años tienen un aclaramiento aproximadamente dos veces más rápido que los adultos, y esto explicaría por qué se requieren dos dosis al día en ellos para conseguir la misma efectividad clínica y seguridad que en los adultos, que pueden recibir una dosis diaria. En niños tratados con moxifloxacino por tuberculosis multirresistente se han encontrado también concentraciones más bajas que las conseguidas en adultos con dosis estándar, lo cual se atribuye a un incremento en la eliminación del fármaco en niños.

Reacciones adversas

El ácido nalidíxico puede causar náuseas, vómitos y dolor abdominal. También una amplia variedad de efectos centrales, como alteraciones visuales, excitación, depresión, confusión, alucinaciones, cefaleas, vértigos, somnolencia y, en ocasiones, convulsiones y psicosis tóxicas. Los cuadros convulsivos pueden asociarse a hiperglucemia y glucosuria y simular una cetosis diabética, pero sin elevación de cuerpos cetónicos plasmáticos. Las reacciones neurotóxicas pueden ser graves, por lo que el ácido nalidíxico debe administrarse

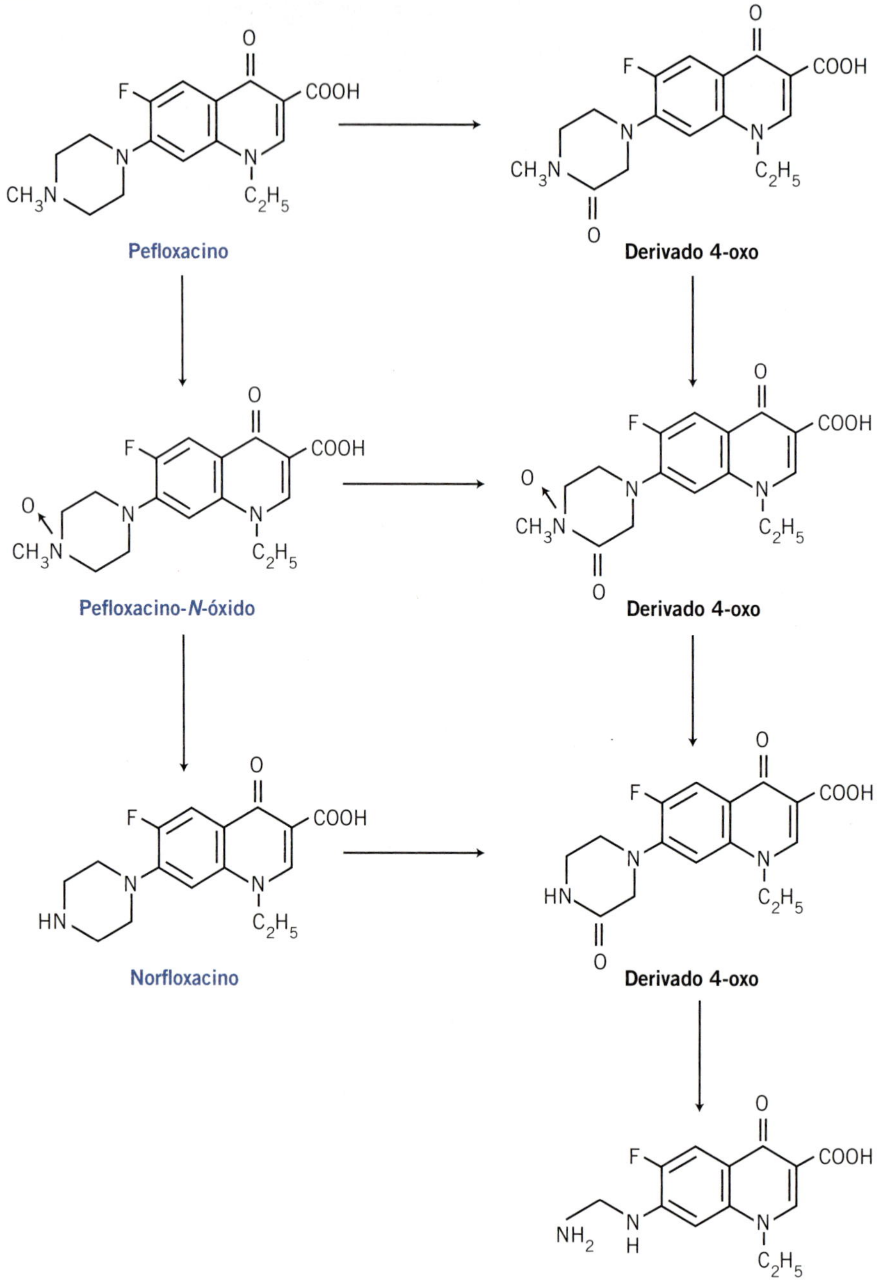

Figura 49-10. Metabolismo del pefloxacino.

con precaución en enfermos psiquiátricos, epilépticos o con arteriosclerosis cerebral.

En lactantes y niños muy pequeños se ha descrito un cuadro de hipertensión endocraneal o seudotumor cerebral. Es una complicación rara, de causa desconocida, que suele desaparecer al suspender la medicación, pero que puede también dejar alguna secuela, como estrabismo permanente. No debe, por lo tanto, administrarse a lactantes menores de 1 mes ni a embarazadas. Tampoco se recomienda en niños, pues se sabe que produce alteraciones de cartílagos articulares en animales inmaduros. El ácido nalidíxico puede ocasionar algunas alteraciones hematológicas, incluyendo depresión medular. Puede provocar hemólisis, relacionada con déficit de glucosa-6-fosfato-deshidrogenasa en los hematíes. Se han descrito reacciones alérgicas que cursan con fiebre,

escalofríos, prurito y erupciones de distinta índole, así como reacciones de fotosensibilidad en las zonas cutáneas expuestas a la luz y erupciones vesiculares con quemaduras por exposición al sol.

Las demás quinolonas de primera generación tienen una toxicidad análoga a la del ácido nalidíxico. No han mostrado claros efectos teratógenos, pero tampoco se ha demostrado su inocuidad en el embarazo. No se aconseja su empleo en este período, en especial durante el primer trimestre y el último mes, pues producen alteraciones en algunas especies animales en período de crecimiento.

La toxicidad de las fluoroquinolonas recuerda, en parte, a la del ácido nalidíxico, pero estos compuestos se toleran mucho mejor. La reacción adversa más importante y limitante para su uso es, precisamente, que afectan el desarrollo de los cartílagos. Se ha observado artropatía en distintas especies animales juveniles (ratas, conejos, perros) con todas las quinolonas, aunque con dosis superiores a las utilizadas en el hombre. Se depositan, en realidad, en los cartílagos inmaduros, provocando su degeneración, y por eso no se recomienda su uso durante el crecimiento y el embarazo. Dado que se excretan parcialmente por la leche, se desaconsejan también durante la lactancia. Se pueden utilizar en niños en casos especiales, como fibrosis quística, infecciones urinarias complicadas con microorganismos resistentes, carbunco por inhalación, niños con neutropenia y cáncer y meningitis con organismos multirresistentes, pero estos niños deben ser vigilados por el potencial daño condral. Habría que considerar además que su uso en pediatría también podría producir un aumento de resistencias microbianas (*Escherichia coli* y neumococos), tal como se ha visto en adultos.

Las molestias gastrointestinales son, sin embargo, las reacciones adversas más frecuentes de las fluoroquinolonas. Los síntomas usuales son náuseas, vómito, dispepsia y diarrea. Aparecen en el 5 % de los pacientes tratados y pueden ocasionar abandono de la terapia. Asimismo, las fluoroquinolonas pueden provocar, hasta en el 2 % de los pacientes, reacciones alérgicas, como exantema, prurito y reacciones de fotosensibilidad de gravedad moderada con erupciones pruriginosas o eritematosas, especialmente en la cara y los antebrazos después de la exposición a la luz solar. Debe evitarse la exposición al sol o a la luz ultravioleta durante el tratamiento e, incluso, unos días después de finalizado éste. Se han descrito también reacciones de fotosensibilidad con esparfloxacino, lomefloxacino y enoxacino. Clinafloxacino se retiró del mercado por esta causa. En realidad, parece que las quinolonas con un átomo de cloro o flúor en la posición 8 tienen más riesgo de producir fotosensibilidad. Quizá este hecho se deba a que los radicales halogenados son inestables y con la luz ultravioleta generan radicales libres de oxígeno. Se han descrito también fotofobia y reacciones oculares.

En contraste con las primeras quinolonas, la toxicidad central de las fluoroquinolonas es rara, ya que ocurre en el 1 % de los pacientes.

La toxicidad central de las fluoroquinolonas es menos frecuente que la de las primeras quinolonas. Pueden aparecer cefalea, mareos, desorientación, confusión, insomnio, desasosiego y también depresión o reacciones psicóticas, así como temblores y movimientos anormales. Por lo común, estas reacciones comienzan después de pocos días de iniciado el tratamiento. Generalmente son reacciones dosis-dependientes y desaparecen al suspender el tratamiento. Los pacientes de edad avanzada y aquellos con enfermedades del sistema nervioso central son los más susceptibles a estas complicaciones, por lo que en estos casos se recomienda administrar el fármaco bajo estrecha vigilancia y no usar dosis extremadamente altas.

Puede también aparecer neuropatía periférica poco después de tomar fluoroquinolonas. Esta afección puede resultar permanente y, si se presentan síntomas (p. ej., dolor, ardor, hormigueo, entumecimiento, debilidad, cambio de la sensibilidad), el tratamiento se debe interrumpir para evitar daños irreversibles.

En pacientes tratados con quinolonas o fluoroquinolonas se han descrito también tendinitis y ruptura de tendones (es-

> ### ✪ REACCIONES ADVERSAS E INTERACCIONES DE LAS QUINOLONAS
>
> - Las fluoroquinolonas se toleran mucho mejor que las quinolonas de primera generación. Las molestias gastrointestinales son las reacciones adversas más frecuentes de las fluorquinolonas.
>
> - Las quinolonas se depositan en los cartílagos inmaduros, provocando su degeneración. Por esta razón, no se recomienda su uso durante el crecimiento y el embarazo. Como se excretan parcialmente por la leche, se desaconsejan también durante la lactancia.
>
> - Las fluoroquinolonas pueden ocasionar una prolongación del intervalo QT y arritmias ventriculares mortales. Este efecto parece más frecuente con las quinolonas modernas. Los pacientes que están usando antiarrítmicos, los que tienen antecedentes de arritmias peligrosas y los que reciben tratamiento con otros fármacos que prolongan también el QTc (antiarrítmicos, antihistamínicos) no deben tratarse, por lo tanto, con fluoroquinolonas.
>
> - Los compuestos que contienen cationes como aluminio, magnesio, calcio, hierro y cinc, y también el sucralfato, disminuyen la absorción de las quinolonas, por lo que estos compuestos deberían administrarse con un margen de 2 a 3 horas.
>
> - Las quinolonas de segunda generación, con excepción del ofloxacino, inhiben el metabolismo de teofilina y de otros fármacos que se metabolizan por la isoforma CYP1A2 del citocromo P-450. El moxifloxacino no presenta esta interacción, pero ocasiona un aumento muy variable de los niveles de digoxina.

pecialmente, pero no únicamente, del tendón de Aquiles). A veces, se producen con tensiones mecánicas mínimas, y la rotura puede ser bilateral. Se puede producir en las primeras 48 horas desde el inicio del tratamiento, pero se han notificado casos hasta varios meses después de interrumpir el mismo. El riesgo de tendinitis y rotura de tendones aumenta en los pacientes de edad avanzada, en deportistas, en los pacientes con insuficiencia renal, en pacientes que han recibido trasplantes de órganos sólidos y en los pacientes tratados simultáneamente con corticosteroides, por lo que debe evitarse el uso concomitante de estos fármacos.

Con algunas fluoroquinolonas se ha descrito también dolor muscular. En realidad, el uso de quinolonas, y también el uso de fluorquinolonas puede asociase con el desarrollo de reacciones adversas incapacitantes y potencialmente persistentes que afectan principalmente a los músculos, las articulaciones y el sistema nervioso. Estas reacciones afectan a todas las quinolonas y constituyen un efecto de clase, por lo que hoy día se recomienda que no se utilicen estos compuestos en infecciones leves o autolimitadas, salvo que otros antibióticos recomendados no puedan emplearse. Los pacientes deben interrumpir, además, el tratamiento con quinolonas en el caso de que aparezcan estas reacciones adversas.

Las fluoroquinolonas pueden ocasionar una prolongación del intervalo QT y arritmias ventriculares mortales. Este efecto parece más frecuente con las quinolonas modernas. En el caso del esparfloxacino, se ha relacionado con la presencia de un halógeno en posición 8, pero también lo ocasionan el gatifloxacino y el moxifloxacino, que carecen de este halógeno. Levofloxacino, flerofloxacino y trovafloxacino también lo producen. Provocó la salida del mercado de grepafloxacino. Los pacientes que están usando antiarrítmicos, los que tienen antecedentes de arritmias peligrosas y los que reciben tratamientos con otros fármacos que prolongan también el QTc (antiarrítmicos, antihistamínicos) no deben tratarse, por lo tanto, con fluoroquinolonas. Asimismo, hay que administrarlas con cuidado a pacientes con cardiopatías subyacentes y alteraciones electrolíticas (hipopotasemia, hipomagnesemia).

Las fluoroquinolonas pueden aumentar también el riesgo de insuficiencia valvular y regurgitación cardíaca, y pueden ocasionar eventos raros, pero graves, de rupturas o desgarros en la arteria aorta. Estos desgarros, llamados disecciones aórticas, o rupturas de un aneurisma aórtico, pueden ocasionar un sangrado peligroso o incluso la muerte. Las personas con mayor riesgo incluyen aquellas con antecedentes de obstrucciones o aneurismas de la aorta u otros vasos sanguíneos, las que tienen la presión arterial alta o ciertos trastornos genéticos que involucran cambios en los vasos sanguíneos y las de edad avanzada. El riesgo también puede aumentar en pacientes tratados de forma concomitante con corticosteroides sistémicos. En cualquier caso, estos fármacos solo se deben utilizar tras una evaluación cuidadosa del beneficio/riesgo y tras considerar otras opciones terapéuticas. Se informará además a los pacientes para que soliciten atención médica de urgencia si aparecen síntomas sugestivos de estas reacciones adversas, tales como dolor abdominal, torácico o de espalda repentino, disnea aguda, palpitaciones, o edema abdominal o de las extremidades inferiores.

Con las fluoroquinolonas han aparecido casos aislados de eosinofilia, trombocitosis y leucopenia. Los pacientes con historia familiar o con deficiencia de glucosa-6-fosfato-deshidrogenasa son propensos a sufrir reacciones hemolíticas al ser tratados con estos fármacos. Asimismo, se han descrito con ellos elevaciones transitorias de las transaminasas, la urea, y la creatinina sérica y casos de hipoglucemias, generalmente moderadas, en pacientes con diabetes tipo II. La hepatotoxicidad y la toxicidad hemática pueden llegar a ser en algunos casos clínicamente relevantes. Así, el temafloxacino se retiró del mercado por inducir hemólisis severa asociada a disfunción renal y hepática, y el trovafloxacino se retiró por haberse relacionado con numerosos casos de toxicidad hepática.

Existen datos que avalan la seguridad relativa de los tratamientos con moxifloxacino. Sus efectos adversos más frecuentes han sido las náuseas, la diarrea, las cefaleas y el mareo, pero la mayoría de los casos descritos son de carácter leve a moderado y transitorios. También el gatifloxacino puede considerarse un fármaco seguro. Sus efectos adversos más frecuentes son las alteraciones gastrointestinales. Pese a ello, también se ha descrito una asociación entre el uso de levofloxacino o moxifloxacino y el aumento de daño hepático agudo. Con moxifloxacino, se han notificado concretamente casos de hepatitis fulminante e insuficiencia hepática. Por este motivo, cuando se administra este fármaco, hay que vigilar la posible aparición de síntomas como astenia asociada con ictericia, orina oscura, tendencia al sangrado o encefalopatía hepática.

Con las quinolonas puede aparecer cristaluria, sobre todo en orina alcalina, pero este efecto no se ha descrito con levofloxacino, gatifloxacino o moxifloxacino. Las quinolonas, sin embargo, afectan poco la flora intestinal, lo cual evita la selección de mutantes resistentes.

Interacciones

La administración de compuestos que contienen cationes como aluminio, magnesio, calcio, hierro y cinc (suplementos nutricionales multivitamínicos y minerales y antiácidos) disminuye considerablemente la absorción de las quinolonas, pues estos fármacos forman con ellos quelatos insolubles. La administración concomitante de sucralfato también disminuye su absorción. Estos compuestos deberían administrarse con un intervalo de 2 a 3 horas.

El ácido nalidíxico desplaza a la warfarina de su unión a las proteínas plasmáticas, con el consiguiente peligro de hemorragias en pacientes tratados con ambos tipos de fármacos. La administración de fluoroquinolonas puede prolongar también significativamente el tiempo de protrombina en pacientes tratados con derivados cumarínicos.

Todas las quinolonas de segunda generación, con excepción del ofloxacino, pueden elevar los niveles plasmáticos de teofilina. El incremento puede ser sustancial con ciprofloxacino y enoxacino, llegando hasta niveles tóxicos, sobre todo en ancianos. Se recomienda la monitorización plasmática de la teofilina cuando se administra junto con estas fluoroquinolonas. La causa es la formación de un metabolito, el derivado 4-oxo en la posición 3 del anillo piperacínico, que puede inhibir el metabolismo oxidativo de las xantinas. Impide concretamente la N-desmetilación de la teofilina. Esta interacción implica al sistema hepático del citocromo P-450. Las quinolonas inhiben la isoforma CYP1A2 y podrían inhibir también el metabolismo de todos los fármacos que utilizan este sistema. No se han observado interacciones significativas de moxifloxacino o gatifloxacino con fármacos metabolizados por el citocromo P-450, por lo que estos compuestos podrían administrarse simultáneamente con teofilina.

El moxifloxacino y el gatifloxacino ocasionan un aumento muy variable de los niveles de digoxina. Aunque el significado clínico de esta interacción no está totalmente definido, en algunos pacientes se duplica el nivel de digoxina, lo que resulta problemático debido al escaso margen terapéutico del glucósido. Las concentraciones de ciclosporina pueden aumentar también con algunas fluoroquinolonas.

La coadministración de pefloxacino y cimetidina produce un aumento de la semivida del pefloxacino, sin cambio en el volumen de distribución y eliminación renal del fármaco. Los pacientes tratados con ambos fármacos podrían requerir algún ajuste en la dosificación de pefloxacino. El probenecid disminuye la excreción urinaria de algunas quinolonas. Estos compuestos pueden aumentar el riesgo de estimulación central y de convulsiones, si se utilizan junto con antiinflamatorios no esteroideos.

Indicaciones terapéuticas

Las quinolonas de primera generación están, en principio, indicadas únicamente en infecciones de las vías urinarias. El ácido nalidíxico se ha utilizado en las infecciones por gérmenes gramnegativos, con excepción de las causadas por *P. aeruginosa*. Puede prevenir bacteriurias recurrentes en enfermos con prostatitis bacteriana crónica, pero no erradica la infección del líquido prostático. El ácido pipemídico difunde mejor al líquido prostático y podría, además, resultar eficaz en infecciones por *P. aeruginosa*. Las quinolonas de primera generación también podrían emplearse en infecciones intestinales e, incluso, biliares en el caso de los ácidos piromídico y pipemídico.

Las fluoroquinolonas han desplazado de la clínica prácticamente al ácido nalidíxico y a los compuestos análogos. El norfloxacino se utiliza casi únicamente en infecciones urinarias, aunque puede también administrarse en infecciones intestinales y en la gonorrea. Las restantes fluoroquinolonas constituyen una buena alternativa para infecciones urinarias y pueden, además, usarse en múltiples procesos infecciosos como los que se indican a continuación.

Infecciones urinarias. Las fluoroquinolonas actúan eficazmente en las infecciones urinarias, incluidas las producidas por patógenos resistentes a β-lactámicos, aminoglucósidos y cotrimoxazol. Su elección como tratamiento de infecciones no complicadas de las vías urinarias debe basarse, sin embargo, en los patrones de susceptibilidad y espectro de los uropatógenos causales, sobre todo considerando el aumento en la resistencia a estos fármacos como resultado de su prescripción desmedida. Están particularmente indicadas en las pielonefritis y otras infecciones urinarias complicadas hospitalarias (infecciones por *P. aeruginosa*, etc.). El ciprofloxacino y el levofloxacino son de elección en las pielonefritis graves. En la pielonefritis aguda leve a moderada pueden prescribirse como primera línea de tratamiento si la tasa de resistencia a *E. coli* es menor del 10 %. Por su acción en el intestino pueden impedir reinfecciones y sobreinfecciones en pacientes encamados. El ciprofloxacino resulta particularmente útil para las infecciones urinarias en los pacientes parapléjicos o que requieren frecuentes sondajes vesicales. Sin embargo, hoy día no se recomiendan las fluoroquinolonas para la profilaxis de infecciones urinarias recurrentes.

Infecciones prostáticas. Las infecciones prostáticas bacterianas agudas pueden ser graves y usualmente se requieren dosis bactericidas altas de antibióticos, como penicilinas de amplio espectro, cefalosporinas de tercera generación o una fluoroquinolona. Todos estos agentes pueden ser combinados con un aminoglucósido en el tratamiento inicial. Para los casos menos graves, puede administrarse una fluoroquinolona durante 10 días por vía oral. Se han descrito buenos resultados con estos fármacos en las prostatitis agudas y crónicas causadas por *E. coli* y enterobacterias. Las debidas a *P. aeruginosa* o enterococo suelen desarrollar recidivas. En la prostatitis bacteriana crónica y si se sospecha infección en el síndrome de dolor pélvico crónico, debe administrarse preferiblemente ciprofloxacino o levofloxacino, debido a sus adecuadas propiedades farmacocinéticas, a su usual buen perfil de seguridad y a su actividad antibacteriana contra patógenos gramnegativos, incluida *P. aeruginosa*; de manera adicional, levofloxacino puede ser activo contra grampositivos y patógenos atípicos como *Chlamydia trachomatis* y *Mycoplasma* genital. Por lo general, la duración del tratamiento debe ser de cuatro a seis semanas después del diagnóstico inicial.

Enfermedades de transmisión sexual. Las fluoroquinolonas han sido muy efectivas en la gonorrea, incluso en los casos debidos a gonococos productores de β-lactamasas. Dosis únicas de 500 mg de ciprofloxacino, 250 mg de levofloxacino y 400 mg de ofloxacino por vía oral han conseguido la curación en pácticamente el 100 % de los casos. Sin embargo, como consecuencia de la diseminación de *N. gonorrhoeae* resistente a fluoroquinolonas, estos fármacos deben limitarse a casos de probada susceptibilidad y ya no se recomiendan para el tratamiento empírico de la gonorrea. De las quinolonas de segunda generación, sólo el ciprofloxacino y el ofloxacino pueden lograr cierta eficacia en infecciones por *Chlamydia*. El ciprofloxacino debe emplearse en dosis de 750 mg dos veces al día durante 7 días en la uretritis por *Chlamydia*, pero la tasa de curación es inferior a la obtenida con doxicilina. Las fluoroquinolonas son también una excelente alternativa al cotrimoxazol en el chancro producido por *H. ducreyi*.

Infecciones intestinales. La mayoría de los gérmenes patógenos que causan procesos diarreicos son sensibles a las fluoroquinolonas. El norfloxacino y el ciprofloxacino, debido a su menor absorción, son de elección en tratamientos cortos de 5-7 días. Pueden utilizarse para tratamiento y profilaxis de la fiebre tifoidea y en la shigelosis. Son también eficaces en infecciones intestinales producidas por *V. cholerae*, y en la profilaxis de la diarrea del viajero en dosis bajas (norfloxacino, 400 mg/día). Asimismo, puede utilizarse norfloxacino para la descontaminación intestinal en pacientes inmunodeprimidos. Además, por su alta concentración en las vías biliares, el ofloxacino y el ciprofloxacino por vía oral pueden sustituir a otros antibióticos que deben administrarse por vía parenteral en estas infecciones.

Infecciones cutáneas y de tejidos blandos. La efectividad de las fluoroquinolonas en las infecciones de heridas y de la piel depende del agente causal. Las infecciones por gramnegativos, incluidas las producidas por *P. aeruginosa*, responden bien, y estos compuestos ofrecen la ventaja de su administración oral. En infecciones dérmicas por estafilococos constituyen una alternativa a los β-lactámicos, pero en diversos ensayos clínicos se han utilizado ciprofloxacino y ofloxacino con una proporción elevada de fracasos. No obstante, las fluoroquinolonas orales favorecen el alta y el tratamiento extrahospitalario en las infecciones mixtas que aparecen en las úlceras de decúbito hospitalarias y pueden prescribirse, además, en el tratamiento de infecciones del sitio quirúrgico, en ocasiones con metronidazol por la presencia de bacterias anaerobias. Más del 20% de los pacientes con neutropenia secundaria a quimioterapia padecen una infección clínicamente comprobada de la piel y de tejidos blandos. Durante el episodio inicial las bacterias gramnegativas deben ser el primer objetivo, ya que causan mortalidad, y las fluoroquinolonas pueden resultar también útiles en estos pacientes. La administración de fluoroquinolonas es también una alternativa en el tratamiento antimicrobiano de la fascitis necrotizante y en el tratamiento del pie diabético causado por organismos susceptibles. El ciprofloxacino y el levofloxacino en conjunto con metronidazol, o moxifloxacino como agente único, son apropiados en el tratamiento de mordidas por animales cuando los β-lactámicos están contraindicados (antecedente de hipersensibilidad). De igual forma, cuando hay antecedente de hipersensibilidad a la penicilina, la administración de fluoroquinolonas es apropiada en el tratamiento del erisipeloide.

Infecciones óseas. Las fluoroquinolonas pueden ser una alternativa terapéutica en la osteomielitis aguda y crónica. El ciprofloxacino intravenoso, seguido de quinolonas por vía oral, puede ser una buena alternativa en infecciones posquirúrgicas graves debidas a enterobacterias, estafilococos y *P. aeruginosa* resistentes a β-lactámicos y aminoglucósidos. Sin embargo, han aparecido resistencias frecuentes al ciprofloxacino en el tratamiento prolongado de osteomielitis por *P. aeruginosa*.

Infecciones respiratorias. Las quinolonas de segunda generación han resultado eficaces en infecciones respiratorias por gérmenes gramnegativos. Durante bastante tiempo, las más utilizadas han sido el ciprofloxacino y el ofloxacino. Su eficacia es similar a la de las cefalosporinas de tercera generación en el tratamiento de neumonías por bacilos gramnegativos. Pueden también utilizarse en las exacerbaciones agudas de algunas bronquitis crónicas por gérmenes sensibles. El ciprofloxacino constituye una alternativa oral a los tratamientos parenterales con penicilinas, aminoglucósidos o cefalosporinas en las exacerbaciones agudas de la fibrosis quística por cepas de *P. aeruginosa*. Se utilizan dosis de 1,5 g/día, pero las tandas de tratamiento deben ser cortas (< 10 días) e intercalarse con tandas de otros antibióticos para mantener su eficacia. Estos compuestos pueden ser también una buena alternativa en las sinusitis agudas que no responden a β-lactámicos o al cotrimoxazol. No lo son, sin embargo, en las sinusitis crónicas, en las que suelen ser responsables los estreptococos o agentes anaerobios. Las quinolonas más modernas han mostrado mayor eficacia que las de la segunda generación en infecciones respiratorias. En este momento, el moxifloxacino es la quinolona más indicada para estos procesos. Las fluoroquinolonas son una opción adecuada como elección del tratamiento empírico en los pacientes con sospecha clínica de neumonía adquirida en la comunidad y hospitalizados, y el moxifloxacino en estas neumonías presenta una eficacia similar o superior a la amoxicilina o la claritromicina. También ha quedado demostrada su eficacia en las exacerbaciones agudas de la bronquitis crónica y en la sinusitis bacteriana aguda, pudiendo ser la tasa de erradicación de los patógenos responsables superior a la obtenida con otros tratamientos convencionales.

Otras infecciones. El ciprofloxacino es una alternativa a la eritromicina en la enfermedad de los legionarios. Ciprofloxacino y ofloxacino se han utilizado en la tuberculosis en combinación con otros fármacos, como isoniazida o rifampicina. El ciprofloxacino también se ha mostrado eficaz en asociación con otros antibióticos en infecciones por *Mycobacterium avium*.

En la otitis media y en la otitis externa crónica es preferible utilizar otros agentes, pues las fluoroquinolonas no alcanzan niveles elevados en estos tejidos y se desarrollan rápidamente resistencias. No obstante, el ciprofloxacino constituye una elección precisa en la otitis externa necrosante causada por *P. aeruginosa*. Las quinolonas pueden, además, emplearse en el tratamiento o la prevención de infecciones oculares. Algunas se han comercializado para aplicación tópica en forma de colirio.

No está bien determinado el papel de las fluoroquinolonas en el tratamiento de meningitis por gramnegativos, pero, como las concentraciones centrales son previsiblemente pobres, no se consideran tratamiento de primera línea en la meningitis. Pueden constituir una alternativa eficaz en el tratamiento de portadores de *S. aureus* resistentes a la meticilina y utilizarse y asociarse con otros antibióticos en infecciones graves por *S. aureus*. Asimismo, se han empleado en septicemias graves de distinto origen. Su uso empírico puede estar justificado, pero las de segunda generación no deben administrarse solas si se sospecha infección por estreptococos. Su utilización profiláctica en enfermos neutropénicos tras quimioterapia o trasplante de médula y en pacientes inmunodeprimidos es controvertida.

Las fluoroquinolonas son también una alternativa tras la exposición a agentes específicos que pueden utilizarse en la guerra bacteriológica. Algunas están indicadas para profilaxis o tratamiento en el ántrax *(Bacillus anthracis)*, el cólera *(V. cholerae)*, la peste *(Yersinia pestis)*, la brucelosis *(Brucella melitensis)* o la tularemia *(Francisella tularensis)*. En el ántrax, cuyas esporas se utilizaron hace unos años en Estados Unidos como arma biológica, el ciprofloxacino se consideró el fármaco de elección, pues la ex Unión Soviética había desarrollado una cepa de *B. anthracis* resistente a la penicilina y la tetraciclina. Se utiliza tras la exposición hasta tener resultados de sensibilidad. El levofloxacino y el ofloxacino pueden ser otras alternativas.

Modo de administración y posología

El ácido nalidíxico y las quinolonas de primera generación se administran por vía oral. El ácido nalidíxico se administra habitualmente en dosis de 4 g/día (1 g cada 6 horas). La dosis puede reducirse a 2 g/día en tratamientos prolongados o a 1 g/día en la bacteriuria crónica. Debe controlarse la administración en caso de insuficiencia renal o hepática. La alcalinización de la orina incrementa notablemente los niveles urinarios de la fracción activa. El bicarbonato sódico mejora, además, su absorción gastrointestinal. No debe administrarse con nitrofurantoína, puesto que ambos fármacos son antagonistas *in vitro*.

El ácido oxolínico, por su semivida más larga, puede administrarse dos veces al día. La dosificación habitual es 750 mg cada 12 horas. El cinoxacino se administra en dosis de 1 g/día, dividida en 2-4 tomas, dosis que debe reducirse si hay alteración renal. El acrosoxacino se administra en dosis única de 300 mg/día en ayunas cuando se utiliza en la gonococia, y en dosis de 50 mg cada 12 horas durante 3 días cuando se emplea en el chancro blanco. El ácido piromídico se ha usado en dosis de 1 g/día en dos tomas, pero también se han empleado mayores dosificaciones (1,5-3 g/día). La dosificación habitual de ácido pipemídico –la única quinolona de primera generación comercializada en España– es 400 mg cada 12 horas. En la **tabla 49-6** se indican las fluorquinolonas comercializadas en España, con sus dosis habituales en adultos.

Las quinolonas de segunda generación suelen administrarse también por vía oral. Las dosis habituales en adultos son: norfloxacino, 400 mg cada 12 horas; ofloxacino, 200-400 mg/día en una o dos dosis, que pueden llegar a 800 mg/día en infecciones graves; pefloxacino, 800 mg/día en dos dosis, que pueden llegar a más de 1.200 mg/día en algunos casos; ciprofloxacino, 250, 500 o 750 mg cada 12 horas según la infección (250 mg en infecciones urinarias, 500 mg en infecciones urinarias, respiratorias, cutáneas, de huesos y articulaciones, y 750 mg en infecciones graves).

Algunas (ciprofloxacino, ofloxacino, enoxacino y pefloxacino) pueden administrarse también por vía intravenosa, sobre todo el ciprofloxacino (200-400 mg cada 12 horas es la dosificación habitual, pero se usan dosis mucho mayores en infecciones graves, recurrentes o con riesgo para la vida). La dosificación intravenosa de pefloxacino puede ser similar a la oral, pues se absorbe muy bien, pero para conseguir inmediatamente concentraciones sanguíneas elevadas puede administrarse una dosis de carga de 800 mg al comenzar el tratamiento. En pacientes con insuficiencia renal deben reducirse las dosis de estas quinolonas, especialmente las de ofloxacino. El ciprofloxacino y el norfloxacino podrían requerir únicamente ajustes posológicos en casos extremos. En caso de insuficiencia hepática o disminución del flujo hepático debe corregirse la posología del pefloxacino. El ciprofloxacino y el ofloxacino también se pueden administrar por vía tópica en forma de colirio o gotas óticas. Las quinolonas de segunda generación comercializadas en España son norfloxacino, ofloxacino y ciprofloxacino.

El levofloxacino es la única quinolona de tercera generación comercializada en España. Se administra por vía oral en dosis de 250-500 mg/día, usualmente en una sola toma. En el caso de moxifloxacino, que es la única quinolona de cuarta generación comercializada en España, se recomienda la administración de una sola dosis oral diaria de 400 mg, manteniendo el tratamiento 5-10 días (generalmente 5) en las exacerbaciones agudas de la bronquitis crónica, 10 días en neumonías adquiridas en la comunidad, y 7 días en sinusitis agudas. No es necesario reajustar la dosis en pacientes con insuficiencia renal o hepática. El gatifloxacino se administra durante 7-10 días en dosis de 400 mg/día, también en una sola toma oral. Debe reducirse la dosis en la insuficiencia renal, o en pacientes con hemodiálisis. En la actualidad se dispone de formulaciones intravenosas de moxifloxacino y levofloxacino. El moxifloxacino se administra en este caso en infusión de 400 mg una vez al día, y el levofloxacino, en

Tabla 49-6. Quinolonas comercializadas en España con las dosis y pautas más habituales utilizadas en adultos y formas farmacéuticas

Quinolona	Vía	Dosis y pauta	Forma farmacéutica
Ácido pipemídico	v.o.	400 mg/12 h	Cápsulas
Norfloxacino	v.o.	400 mg/12 h	Comprimidos
Ofloxacino	v.o. i.v.	200-400 mg/24 h 200 mg/12 h	Comprimidos, tabletas Solución para perfusión
Ciprofloxacino	v.o. i.v.	500-750 mg/12 h 200-400 mg/12 h	Comprimidos Soluciones o suspensiones Sobres para solución o suspensión Solución para perfusión
Levofloxacino	v.o. i.v.	250-500 mg/24 h 250-500 mg/12 o 24 h	Comprimidos Solución para perfusión
Moxifloxacino	v.o. i.v.	400 mg/24 h 400 mg/24 h	Comprimidos Solución para perfusión

dosis de 250 o 500 mg una o dos veces al día. La excelente biodisponibilidad de estas moléculas permite que, después de un breve tratamiento parenteral inicial, pueda pasarse rápidamente a la vía oral.

Se han estudiado además formulaciones de liberación sostenida en algunas quinolonas como levofloxacino, ciprofloxacino, moxifloxacino, difloxacino y ofloxacino. Destacan las formulaciones en nanopartículas de ciprofloxacino encapsulado en liposomas para administración en aerosol, modulando el perfil de liberación del principio activo. Así, se han perfilado formulaciones inhaladas de doble acción que proporcionan un perfil de liberación tanto inmediato como sostenido. Estos sistemas lipídicos de nanopartículas se podrían utilizar para el tratamiento de patologías como la fibrosis quística. Las formulaciones para administración inhalatoria de quinolonas no están, sin embargo, comercializadas por el momento en España.

Algunas fluoroquinolonas, como ciprofloxacino, ofloxacino, levofloxacino, lomefloxacino y moxifloxacino se han comercializado para aplicación tópica en forma de colirio, pero hoy día se trabaja también en el desarrollo de insertos oculares con fármacos como moxifloxacino. Estos insertos son discos o cilindros muy delgados, hechos con materiales poliméricos bioadhesivos, que se adaptan a la forma del ojo y van liberando de forma controlada el fármaco a través de la córnea.

BIBLIOGRAFÍA

Andriole VT. Quinolones. En: Mandell GL, Douglas RG Jr, Bennett JE, eds. Principles and practice of infectious diseases. New York: Churchill Livingstone Inc., 1990; 334-45.

Bennett AC, Bennett CL, Witherspoon BJ, Knopf KB. An evaluation of reports of ciprofloxacin, levofloxacin, and moxifloxacin-association neuropsychiatric toxicities, long-term disability, and aortic aneurysms/dissections disseminated. Food and Drug Administration and the European Medicines Agency, Expert Opinion on Drug Safety 2019; 18 (11): 1055-63.

Davis R, Markham A, Balfour JA. Ciprofloxacin. An updated review of its pharmacology, therapeutic efficacy and tolerability. Drugs 1996; 51: 1019-74.

Drlica K, Hiasa H, Kerns R, Malik M, Mustaev A, Zhao X. Quinolones: actions and resistance updated. Curr Top Med 2009; 9: 981-98.

Gomis M, Barberán J. Seguridad y tolerabilidad de las fluorquinolonas. Med Clin Monogr 2001; 2 (supl 2): 42-8.

Guerra-Morillo MO, Rabasco-Álvarez AM, González-Rodríguez ML. Fibrosis Quística: tratamiento actual y avances con la nanotecnología. Ars Pharm 2020; 61: 81-96.

Hernández A, Sánchez MB, Martínez JL Quinolone resistance: much more than predicted. Front Microbiol 2011; 2: 1-6.

Leyva-Ramos S, Hernández-López H. Fluoroquinolonas: perspectivas no antibacterianas. Rev Esp Quimioter 2017; 30(1): 1-8.

Oliphant CM, Pharm D, Gary M, Green GM. Quinolones: a comprehensive review. Am Fam Physician 2002; 65: 455-64.

Orero A, Cantón E, Pemán J, Gobernado M. Penetración de los antibióticos en los polimorfonucleares humanos, con especial referencia a las quinolonas. Revisión. Rev Esp Quimioterap 2002; 15: 129-40.

Persson R, Jick S. Clinical implication of the association between fluoroquinolones and tendón rupture. The magnitude of the effect with and without corticosteroids. British Journal of Clinical Pharmacology 2019; 85 (5): 949-59.

Tabarrini O, Massari S, Daelemans D, Stevens M, Manfroni G, Sabatini S, et al. Structure-activity relationship study on anti-HIV 6-desfluoroquinolones. J Med Chem 2008; 51: 5454-58.

Wise R. A review of the clinical pharmacology of moxifloxacin, a new 8-methoxyquinolone and its potential relation to therapeutic efficacy. Clin Drug Invest 1999; 17: 365-87.

Fármacos antituberculosos y antileprosos

50

R. San Juan Garrido, J. T. Sequeira Lopes da Silva y A. Lizasoain Moro

CONTENIDOS

TRATAMIENTO DE LA TUBERCULOSIS

La tuberculosis (TB), pese a los avances en los regímenes terapéuticos, sigue siendo un grave problema de salud pública y una de las principales causas de muerte a nivel mundial (hasta la aparición de la pandemia del SARS-CoV-2, la TB era la principal causa de muerte por una enfermedad infecciosa). Se estima un total de 1,2 millones de muertes por TB entre pacientes VIH negativos y 208.000 muertes adicionales entre pacientes seropositivos. De los 10 millones de casos estimados cada año, alrededor del 70 % son diagnosticados, tratados, y notificados a la Organización Mundial de la Salud (OMS). De los 7,1 millones de casos notificados en 2019, la gran mayoría (84 %) tenían TB pulmonar.

El *Global Tuberculosis Report* de 2021, indica que en España hay una incidencia de 7,3 casos de TB por cada 100.000 habitantes, lo que coloca nuestro país en mitad de la tabla de la tasa de incidencia de TB en países europeos. Es una cifra todavía elevada, pero gracias al esfuerzo realizado en los últimos años en la prevención y control de la TB, ha disminuido significativamente en las últimas dos décadas.

En este capítulo revisaremos las pautas clásicas de tratamiento, así como de los nuevos fármacos antituberculosos, principalmente importantes a la hora de enfrentar los nuevos retos colocados por la TB multirresistente (TB-MR) y la TB extremadamente resistente (TB-XDR).

Fármacos con actividad frente a la tuberculosis

Isoniazida

Mecanismo de acción y actividad

La isoniazida es un profármaco que requiere activación para actuar sobre las micobacterias. La forma activa inhibe la reductasa de la proteína portadora de NADH-específica, enzima codificada por el gen *inhA* que está implicada en la sín-

tesis de ácidos micólicos, elementos específicos de la pared celular de las micobacterias y componente esencial de su envoltura (**fig. 50-1**). La isoniazida es uno de los tuberculostáticos con mayor actividad bactericida en microorganismos con elevada tasa de replicación, y se comporta como bacteriostático frente a micobacterias en reposo (**tabla 50-1**). Es efectiva frente a micobacterias del complejo tuberculosis (*M. tuberculosis* y *M. bovis*), con concentraciones mínimas inhibitorias (CMI) que oscilan entre 0,01 y 0,25 μg/ml. También es activa frente a algunas micobacterias atípicas, como *M. kansasii* y *M. xenopii*, si bien es inactiva frente a *Mycobacterium avium complex* (MAC).

Las bases moleculares de la resistencia a la isoniazida son complejas, y se han encontrado mutaciones que confieren resistencia en varios genes. La resistencia de alto nivel a isoniazida se debe en el 50-95 % de los casos a mutaciones en el gen *katG*, que codifica la catalasa-peroxidasa (sobre todo el codón 315). La resistencia de bajo nivel se debe a mutaciones en la región reguladora *inhA*, con una frecuencia también muy variable. Cabe destacar que se han implicado otros mecanismos de resistencia, incluidas bombas de expulsión, y que en un porcentaje que oscila entre el 10 y el 40 % de los casos de resistencias comprobadas por métodos fenotípicos no se conoce la mutación genotípica subyacente.

Farmacocinética y farmacodinamia

La isoniazida se absorbe bien por vía oral, aunque su absorción puede reducirse por los alimentos y antiácidos (**tabla 50-2**). Su biodisponibilidad es del 90 % y la distribución en los tejidos es excelente, incluido el sistema nervioso central (SNC) y el epitelio alveolar, donde la concentración se equipara a la concentración plasmática y penetra bien en las lesiones tuberculosas caseosas.

El volumen de distribución oscila entre 0,6 y 1,2 l/kg y la unión a proteínas plasmáticas es reducida (menos del 10 %).

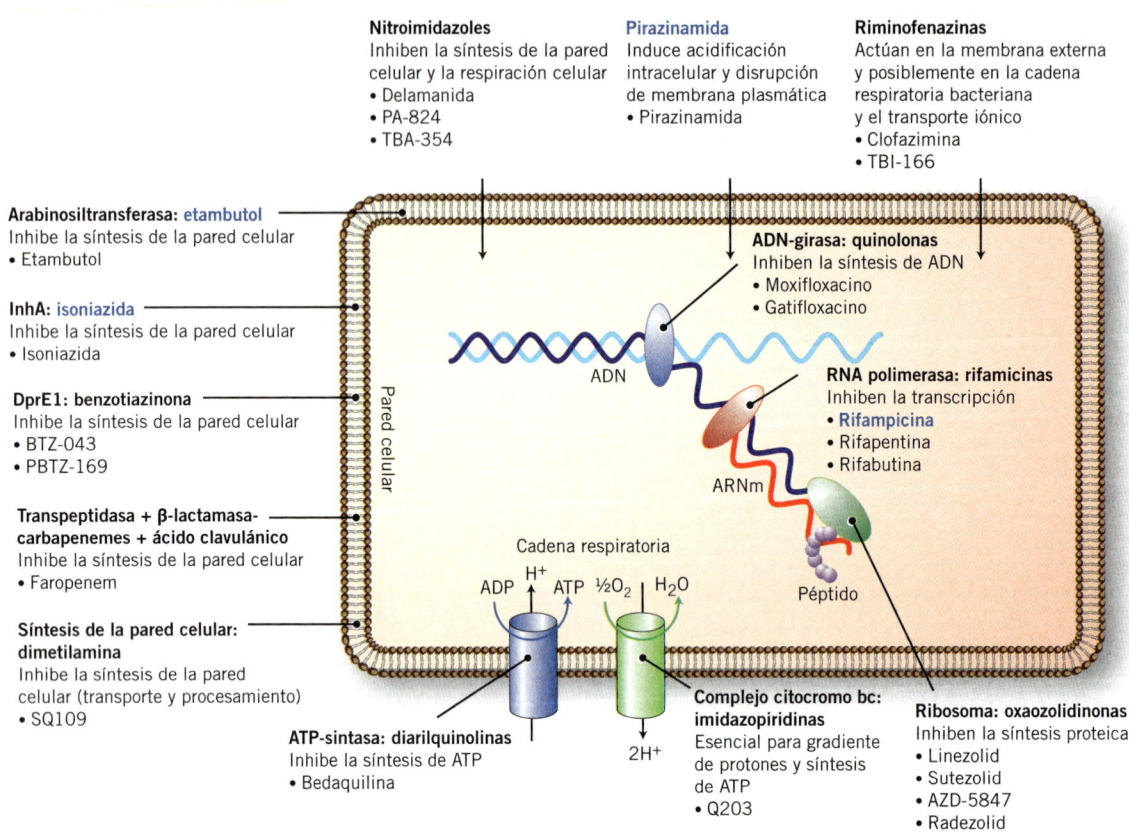

Nitroimidazoles
Inhiben la síntesis de la pared celular y la respiración celular
• Delamanida
• PA-824
• TBA-354

Pirazinamida
Induce acidificación intracelular y disrupción de membrana plasmática
• Pirazinamida

Riminofenazinas
Actúan en la membrana externa y posiblemente en la cadena respiratoria bacteriana y el transporte iónico
• Clofazimina
• TBI-166

Arabinosiltransferasa: etambutol
Inhibe la síntesis de la pared celular
• Etambutol

InhA: isoniazida
Inhibe la síntesis de la pared celular
• Isoniazida

DprE1: benzotiazinona
Inhibe la síntesis de la pared celular
• BTZ-043
• PBTZ-169

Transpeptidasa + β-lactamasa-carbapenemes + ácido clavulánico
Inhibe la síntesis de la pared celular
• Faropenem

Síntesis de la pared celular: dimetilamina
Inhibe la síntesis de la pared celular (transporte y procesamiento)
• SQ109

ADN-girasa: quinolonas
Inhiben la síntesis de ADN
• Moxifloxacino
• Gatifloxacino

RNA polimerasa: rifamicinas
Inhiben la transcripción
• Rifampicina
• Rifapentina
• Rifabutina

ATP-sintasa: diarilquinolinas
Inhibe la síntesis de ATP
• Bedaquilina

Complejo citocromo bc: imidazopiridinas
Esencial para gradiente de protones y síntesis de ATP
• Q203

Ribosoma: oxaozolidinonas
Inhiben la síntesis proteica
• Linezolid
• Sutezolid
• AZD-5847
• Radezolid
• Tedizolid

Figura 50-1. Fármacos antituberculosos y sus mecanismos de acción. Fármacos antituberculosos de primera línea (en azul) y otros fármacos comercializados o en desarrollo clínico.

Se metaboliza en el hígado por acetilación e hidroxilación y se describen en la población polimorfismos genéticos que condicionan que haya acetiladores lentos y rápidos; estos últimos sufren una metabolización importante, mientras que en los acetiladores lentos las concentraciones plasmáticas y las semividas de la isoniazida pueden ser de hasta cuatro veces las de los rápidos, lo cual determina una elevada variabilidad interindividual farmacocinética y una distribución de la exposición del fármaco multimodal. En la práctica, este hecho no suele repercutir en la eficacia terapéutica, si bien parece que el riesgo de neurotoxicidad podría ser mayor en acetiladores lentos. Los estudios farmacodinámicos *in vitro* demuestran un efecto postantibiótico del fármaco muy prolongado que va aumentando a medida que se repiten las dosis.

Metabolismo, eliminación y ajustes de dosis

La isoniazida se excreta por la orina en un 75-95 %, en parte como fármaco inalterado y en parte acetilado o inactivado. Los acetiladores lentos excretan un mayor porcentaje de fármaco inalterado que los acetiladores rápidos (30-35 % frente a 10 %).

Los pacientes con insuficiencia renal no requieren reducción de la dosis, pero parecen más propensos a presentar efectos adversos neurológicos. La isoniazida se elimina eficazmente tanto con la hemodiálisis como con la diálisis peritoneal continua, por lo que debe administrarse después de la sesión de hemodiálisis.

Reacciones adversas e interacciones

La administración de isoniazida (5-10 y 10-15 mg/kg/día en adultos y niños, respectivamente, máximo, 300 mg/día) junto con piridoxina (15-50 mg/día) reduce considerablemente su neurotoxicidad.

Los efectos adversos más importantes son la neurotoxicidad y la hepatotoxicidad **(tabla 50-3)**.

Neurotoxicidad. La isoniazida compite con la vitamina B_6 (piridoxina) en su acción como cofactor en la síntesis de neurotransmisores sinápticos. Los efectos adversos dosis-dependientes resultantes incluyen neuropatía periférica, ataxia y parestesias. Dichos efectos son excepcionales si no existen factores predisponentes, como malnutrición, hepatopatía crónica, embarazo, diabetes, alcoholismo o insuficiencia renal. Por otro lado, la neurotoxicidad se previene eficazmente con suplementos de piridoxina, en dosis de 10-50 mg/día según los factores de riesgo del paciente, que suelen estar incluidos en muchas formulaciones comerciales de isoniazida.

Hepatotoxicidad. Se describen dos síndromes de hepatotoxicidad: la hepatotoxicidad leve y la hepatitis por isoniazida. La *hepatotoxicidad leve inespecífica* se describe hasta en el 20 % de los pacientes que toman isoniazida, de forma característica es subclínica y consiste en elevaciones leves de las aminotransferasas (habitualmente < 100 UI/l). Son reversibles tras la retirada transitoria del fármaco y tienen un exce-

Tabla 50-1. Actividad antibacteriana frente a micobacterias

FÁRMACO	MECANISMO ACCIÓN	ESPECTRO ANTIMICROBIANO
Grupo 1. Agentes orales de primera línea		
Isoniazida	Inhibición de ácidos micólicos	*M. tuberculosis, M. bovis M. kansasii*
Rifampicina	Inhibición de ARN-polimerasa dependiente de ADN	*M. tuberculosis, M. bovis M. leprae*
Rifabutina	Inhibición de ARN-polimerasa dependiente de ADN	*M. avium complex*
Etambutol	Alteración de la biosíntesis de la pared celular	*M. tuberculosis, M. bovis M. kansasii*
Pirazinamida	Alteración de la síntesis de ácidos grasos implicados en la biosíntesis de ácidos micólicos	*M. tuberculosis*
Grupo 2. Antibióticos inyectables		
Estreptomicina	Inhibición de la síntesis proteica	*M. tuberculosis, M bovis M. kansasii*
Kanamicina	Inhibición de la síntesis proteica	*M. tuberculosis*
Amikacina	Inhibición de la síntesis proteica	*M. tuberculosis M. kansasii*
Capreomicina	Desconocido	*M. tuberculosis*
Grupo 3. Fluoroquinolonas (v. cap. 49)		
Moxifloxacino Levofloxacino Ofloxacino	Inhibición de la enzima ADN-girasa	*M. tuberculosis M. avium complex M. leprae*
Grupo 4. Agentes orales de segunda línea		
Etionamida	Inhibición potente de la biosíntesis de ácidos micólicos	*M. tuberculosis*
Cicloserina	Alteración de la biosíntesis de la pared celular	*M. tuberculosis*
Antileprosos		
Dapsona	Inhibición de la síntesis de folato	*M. leprae*
Clofazimina	Desconocido	*M. leprae M. ulcerans M. avium complex*

Tabla 50-2. Parámetros farmacocinéticos de los fármacos antituberculosos orales de primera línea

FÁRMACO	PARÁMETROS FARMACOCINÉTICOS EN SUERO			
	$C_{máx}$ (mg/l)	$t_{máx}$ (horas)	AUC_0 (mg × h/l)	$t_{1/2}$ (horas)
Isoniazida (300 mg)	4	1-2	17	2-3
Rifampicina (600 mg)	14	1-3	71	2-4
Pirazinamida (1,5 mg)	25-30	1,2	420	10
Etambutol (25 mg/kg)	5	3	30	12

AUC: área bajo la curva; $C_{máx}$: concentración sérica máxima; $t_{1/2}$: semivida de eliminación; $t_{máx}$: tiempo en el que se alcanza la $C_{máx}$.

Tabla 50-3. Dosificación y efectos adversos de los principales fármacos aprobados para el tratamiento de la tuberculosis y la lepra

FÁRMACO	DOSIFICACIÓN EN ADULTOS[a]	PRINCIPALES EFECTOS ADVERSOS
Grupo 1. Agentes orales de primera línea		
Isoniazida	5 (4-6) mg/kg/día o parenteral (máximo 300 mg)	Hepatotoxicidad, neuropatía periférica, hepatitis, alteraciones del sistema nervioso central Inhibidor débil del citocromo P-450
Rifampicina	10 (8-12) mg/kg/día o parenteral (máximo 600 g/día)	Coloración anaranjada de las secreciones, hepatotoxicidad, fiebre, trombocitopenia Inhibidor potente del citocromo P-450
Etambutol	15 (15-20) mg/kg/día	Neuritis óptica (disminución en la discriminación de color rojo y verde, disminución de la agudeza visual)
Pirazinamida	25 (20-30) mg/kg/día (máximo 2.000 mg/día)	Hiperuricemia, hepatotoxicidad, alteraciones gastrointestinales
Grupo 2. Antibióticos inyectables		
Estreptomicina	15 (12-18) mg/kg día	Ototoxicidad, nefrotoxicidad Hipopotasemia
Grupo 3. Fluoroquinolonas (v. cap. 49)		
Moxifloxacino Levofloxacino Ofloxacino	400 mg/día v.o. 250-500 mg/día v.o. 200-400 mg/día v.o.	Alteraciones gastrointestinales, prolongación del intervalo QT y arritmias, alteraciones del crecimiento de cartílagos
Grupo 4. Agentes orales de segunda línea		
Etionamida	250 mg/día v.o. (15-20 mg/kg/día) (máximo 1.000 mg/día)	Alteraciones gastrointestinales, hepatotoxicidad, sabor metálico
Cicloserina	500 mg cada 12 horas v.o. (10-15 mg/kg/día) (máximo 1.000 mg/día)	Psicosis, depresión, cefalea
Antileprosos		
Clofazimina	50 mg/día v.o. (50-100 mg/día)	Coloración marrón anaranjada de la piel, complicaciones gastrointestinales, alteraciones visuales
Dapsona	100 mg/día v.o.	Anemia, metahemoglobinemia, exantema cutáneo

[a] Entre paréntesis, rango de dosis aceptado.

lente pronóstico, permitiendo la reintroducción del fármaco, en la mayoría de los casos bajo monitorización. Afecta más a adultos que a niños y no hay relación con la acetilación del fármaco. La hepatitis por isoniazida es un cuadro excepcional (0,1-0,3 %), pero potencialmente grave y constituye la principal limitación a la hora de pautar isoniazida. La incidencia de esta complicación aumenta con la edad, oscilando entre el 0,3% en el rango de 0-34 años a más del 2 % a partir de los 50 años. Otros factores de riesgo importantes son la hepatopatía previa, la ingesta de alcohol, el consumo de otros fármacos hepatotóxicos, el embarazo y el puerperio.

A diferencia de la hepatotoxicidad inespecífica leve, el cuadro clínico no es dosis-dependiente, suele aparecer precozmente (en los primeros 2 meses) y por lo general se presenta con un cuadro clínico acompañante que es indistinguible de una hepatitis vírica grave. Aparte de las manifestaciones clínicas (mal estado general, astenia, anorexia, náuseas y vómitos), el aumento de más de cinco veces los valores normales de aminotransferasas sugiere el diagnóstico.

Otros efectos adversos. Se han descrito exantema cutáneo (2 %) y, menos frecuentemente, complicaciones reumatológicas (incluido un síndrome lúpico inducido por fármacos), gastrointestinales y alteraciones hematológicas (agranulocitosis, trombocitopenia, vasculitis asociada con anticuerpos antinucleares). Excepcionalmente se han descrito casos de anemia hemolítica en pacientes con déficit de glucosa-6-fosfato-deshidrogenasa.

La isoniazida prolonga la semivida de la rifampicina y de otros fármacos con metabolización hepática debido a la actividad inhibitoria de la isoniazida sobre el sistema enzimático de citocromo P-450. Así, disminuye el metabolismo de los antiepilépticos, como fenitoína, etosuximida y carbamazepina, y de otros fármacos, como teofilina, primidona y warfarina, que sufren un aumento de la concentración plasmática.

Rifampicina

Mecanismo de acción y actividad

Es un derivado semisintético de la rifamicina B. El mecanismo de acción consiste en la inhibición de los mecanismos de transcripción y síntesis de proteínas de la ARN-polimerasa de la micobacteria tras unión a la subunidad codificada por el gen *rpoB* **(v. fig. 50-1)**. La aparición de resistencia es una de las razones principales por las que fracasa el tratamiento. La resistencia se desarrolla rápidamente, lo que limita su utilidad en el tratamiento de la tuberculosis. Aparece por mutación bien definida en el par de bases 81 (codón 27) en la zona central del gen que codifica la subunidad β de la ARN-polimerasa *(rpoB)*. Más del 96 % de las cepas resistentes a rifampicina tienen esta mutación, que impide la fijación del antibiótico y su efecto posterior. Es bactericida frente al complejo *M. tuberculosis* en replicación activa y posteriormente tiene efecto esterilizante en micobacterias con menores tasas de replicación **(v. tabla 50-1)**. Este efecto tardío de la rifampicina y de la pirazinamida ha permitido acortar el tratamiento habitual de la tuberculosis de 1 año a 6 meses. La rifampicina también tiene actividad frente a micobacterias atípicas, como *M. kansasii*, y actividad variable frente al complejo *M. avium complex* (MAC).

Farmacocinética y farmacodinamia

La farmacocinética de la rifampicina presenta una importante variabilidad interindividual e, incluso, en cada individuo, especialmente evidente en pacientes con infección por el virus de la inmunodeficiencia humana (VIH), en algunos polimorfismos como el MDR1a y en pacientes diabéticos. La rifampicina tiene buena absorción oral y también se puede administrar por vía intravenosa **(v. tabla 50-2)**. Los alimentos interfieren en la absorción. Difunde en concentraciones efectivas a órganos, tejidos y líquidos corporales. Aunque las concentraciones en el epitelio alveolar son menores que en el plasma, el fármaco se acumula en las células alveolares, por lo que la exposición del fármaco finalmente puede exceder la concentración plasmática. Atraviesa la barrera hematoencefálica (BHE) y pasa al líquido cefalorraquídeo (LCR) en mayor cantidad en caso de inflamación meníngea, alcanzando concentraciones del 50 % de la plasmática. La concentración intracelular puede exceder hasta 5 veces la concentración extracelular. La unión a proteínas de la rifampicina es alrededor del 80 %.

Los estudios experimentales en modelos animales sugieren que el parámetro área bajo la curva/concentración mínima inhibitoria (AUC/CMI) de rifampicina es el que mejor correlación presenta con la actividad. Las rifamicinas parecen presentar además un efecto postantibiótico significativo.

Metabolismo, eliminación y ajustes de dosis

La rifampicina autoinduce su metabolismo con aceleración de la acetilación del fármaco, de forma que su semivida se acorta progresivamente en un 20-40 % a las 2 semanas de iniciado el tratamiento. Se metaboliza en el hígado a metabolitos menos activos, con una semivida de 3 horas, aunque sufre circulación enterohepática. Menos del 30 % de la dosis administrada se elimina por orina y el 60-65 % en las heces, por lo que no es necesario ajustar la dosis en pacientes con la función renal alterada. Se aconseja, sin embargo, precaución en los pacientes con disfunción hepática, especialmente si va a utilizarse en combinación con otros hepatotóxicos potenciales.

Reacciones adversas e interacciones

En las dosis habitualmente utilizadas en el tratamiento de la tuberculosis (10 mg/kg/día; máximo, 600 mg/día) la rifampicina suele ser bien tolerada y las reacciones adversas sólo aparecen en el 4 % de los pacientes **(v. tabla 50-3)**. La edad es un factor de riesgo, así como el alcoholismo y las alteraciones hepáticas. Los efectos adversos descritos incluyen efectos gastrointestinales (náuseas, vómitos, diarrea), cefalea, fiebre, toxicodermia y toxicidad hematológica (trombocitopenia, neutropenia y anemia hemolítica). La hepatitis es un efecto infrecuente relacionado con rifampicina, que suele describirse en la combinación con otros hepatotóxicos. Las reacciones de hipersensibilidad como exantema cutáneo, fiebre y eosinofilia ocurren sobre todo en tratamientos intermitentes (menos de 2 veces por semana) o después de reiniciarlo. Se han descrito reacciones anafilactoides en pacientes VIH-positivos.

Debe advertirse al paciente que el fármaco tiñe las lágrimas, la saliva, la orina y otros fluidos orgánicos con una coloración anaranjada.

Posiblemente el factor más limitante en la administración de este fármaco es su potente efecto inductor enzimático hepático y sus importantes interacciones farmacológicas. Algunos de los ejemplos más relevantes de dichas interacciones son: anticonceptivos orales, corticosteroides, ciclosporina, tacrólimus, warfarina, fenitoína, teofilina, antifúngicos azoles, hipoglucemiantes orales, quinidina, verapamilo, mexiletina, metadona, bloqueantes β e inhibidores de la proteasa utilizados como antirretrovirales o como antivíricos de acción directa frente al virus de la hepatitis C (VHC). Dado que la lista de interacciones es dinámica, siempre se recomienda comprobar en sistemas actualizados la posible interacción de la rifampicina con los fármacos que tome el paciente.

Otras rifamicinas

Rifabutina

Es un derivado de la rifamicina que inhibe la ARN-polimerasa dependiente de ADN en la subunidad β. Presenta un espectro de actividad más amplio que la rifampicina frente a micobacterias, que incluye, aparte del complejo *M. tuberculosis*, las micobacterias atípicas y el complejo *M. avium*. Las cepas resistentes a la rifampicina lo son, en general, a todas las rifamicinas, incluida la rifabutina, aunque parece que la resistencia cruzada no es universal.

Tiene una semivida más larga y una mejor difusión en los tejidos que la rifampicina, y produce menor inducción enzimática que ella, por lo que se utiliza a menudo para el tratamiento de infecciones por micobacterias en pacientes que reciben tratamientos que interaccionan con rifampicina. Sin embargo, la biodisponibilidad es más errática y puede ser tan baja como el 20 % con la solución oral, aunque aumenta con la administración en cápsulas. Tras la ingesta, la rifabutina alcanza su concentración sérica máxima (0,5 μg/ml), 4 horas después de una dosis de 300 mg, y la absorción se retrasa con comidas grasas. Alrededor del 85 % del fármaco se une a proteínas plasmáticas. Aproximadamente el 53 % de la dosis oral se excreta en orina (sobre todo en forma de metabolitos inactivos) y el 30 % en heces. Por lo tanto, a diferencia de la rifampicina, sí se aconseja el ajuste de dosis al 50 % en pacientes con insuficiencia renal (aclaramiento de creatinina < 30 ml/min).

Los efectos adversos más comunes son alteraciones gastrointestinales del tipo de náuseas y flatulencia. Al igual que con otras rifamicinas, se han descrito toxicidad hematológica (fundamentalmente neutropenia) y hepatotoxicidad con rifabutina. La uveítis asociada a la rifabutina es un efecto adverso raro que se ha descrito en pacientes que reciben un tratamiento concomitante que aumenta las concentraciones de rifabutina (fundamentalmente claritromicina y azoles). Aunque el efecto inductor sobre la enzima CYP es menor que con otras rifamicinas, las interacciones farmacológicas

son similares a las descritas con rifampicina, si bien en menor grado y más controlables, excepto algunos fármacos cuya coadministración está contraindicada, como claritromicina o elvitegravir. Dado que la rifabutina es también un sustrato de CYP-3A4, sus concentraciones pueden ser afectadas por otros fármacos que actúen sobre la enzima.

Rifapentina

La rifapentina es una rifamicina con una semivida más larga que la rifampicina. Se ha demostrado que es un fármaco seguro pero no más eficaz que la pauta estándar con rifampicina. Tras la fase inicial de tratamiento de inducción, la inclusión de rifapentina en la fase de continuación, en una dosis semanal de 10 mg/kg (dosis máxima 600 mg), junto con isoniazida ha permitido mejorar el cumplimiento y realizar tratamientos directamente observados. En el momento actual, otra indicación fundamental es el tratamiento de la infección latente a la misma dosis en pauta semanal junto con isoniazida durante un ciclo de 12 semanas.

El mecanismo de acción y los aspectos relacionados con las resistencias son similares a los descritos para la rifampicina. Las principales diferencias residen en la farmacocinética. La absorción oral aumenta con la presencia de comida, y rifapentina es un fármaco que se une mayoritariamente a proteínas (97 %). El metabolito activo es 25-desacetilrifapentina y la mayor parte del fármaco se elimina por las heces.

Los efectos adversos suelen ser leves y limitados al aparato gastrointestinal (náuseas y vómitos). Asimismo, causan hepatotoxicidad. También se ha descrito hiperuricemia y, al igual que con la rifampicina, hay que avisar a los pacientes acerca de la tinción de color anaranjado de los fluidos corporales y secundariamente de lentes de contacto y dentaduras postizas.

Se han descrito algunos casos de toxicidad grave en pautas semanales en combinación con isoniazida con hipotensión y síncope y síndrome seudogripal.

La rifapentina comparte con las demás rifamicinas el efecto inductor potente sobre el sistema de citocromo P-450 (CYP), lo que conlleva múltiples interacciones similares a las descritas con rifampicina.

Pirazinamida

Mecanismo de acción y actividad

La pirazinamida es un antimicrobiano utilizado casi exclusivamente durante la fase inicial del tratamiento de la enfermedad tuberculosa, en combinación con otros agentes. El espectro de este antibiótico es relativamente estrecho, dado que sólo presenta actividad antibacteriana frente a *M. tuberculosis* y *M. africanum*. No es activo frente a *M. bovis* (**v. tabla 50-1**). Es un análogo de la nicotinamida que se metaboliza por la vía pirazinamidasa a ácido pirazinoico, que es la forma activa del fármaco. El mecanismo de acción no es bien conocido. Parece actuar sobre enzimas involucradas en la síntesis de ácidos grasos necesarios en la síntesis de ácidos micólicos (**v. fig. 50-1**). La pirazinamida se considera habitualmente activa a pH ácido (intracelular, en macrófagos) frente a microorganismos latentes o semilatentes con reducida tasa de replicación. Aunque en general se considera un agente bacteriostático, se puede comportar como bactericida a nivel intracelular. Su uso en combinación con isoniazida y rifampicina parece acelerar el efecto esterilizante de estos fármacos, lo que permite reducir la duración de los tratamientos de 9 a 6 meses.

La pirazinamida no se usa en monoterapia debido al rápido desarrollo de resistencias al fármaco. Una vez clonada la secuencia del gen que codifica la pirazinamidasa (*pncA*) se ha comprobado que el 72-97 % de la resistencia ocurre por una mutación en la estructura del gen o en la zona promotora de esta enzima. Aunque no se produce resistencia cruzada con la isoniazida, la resistencia a pirazinamida se detecta con mayor frecuencia en pacientes con tuberculosis multirresistente.

Farmacocinética y farmacodinámica

La pirazinamida se absorbe bien en la mucosa gastrointestinal y se distribuye a los tejidos (v. tabla 50-2). La absorción no se afecta significativamente por los alimentos, si bien se recomienda la toma en ayunas porque evita disminuciones pospandriales en los picos séricos. Se distribuye ampliamente en los tejidos, con un volumen de distribución de 0,6-0,7 l/kg. Las concentraciones intrapulmonares son elevadas, atraviesa la BHE y llega al LCR en concentraciones terapéuticas.

Metabolismo, eliminación y ajustes de dosis

La pirazinamida presenta un importante metabolismo hepático y se hidroliza a ácido pirazinoico; posteriormente sufre hidroxilación y se transforma en ácido 5-hidroxipirazinoico. Hasta el 70 % de la dosis se excreta por orina en forma de metabolitos, con una semivida de 9-10 horas. El fármaco y sus metabolitos son eliminados durante la hemodiálisis. Los pacientes con insuficiencia renal grave requieren ajustes; en caso de aclaramiento de creatinina < 30 ml/min o en pacientes en hemodiálisis la dosis se debe espaciar a 3 veces a la semana, posdiálisis en pacientes hemodializados. La pirazinamida incrementa el riesgo de hiperuricemia, especialmente en pacientes con insuficiencia renal. Puede ser necesario el ajuste en pacientes con disfunción hepática, si bien no existen guías que indiquen la pauta de ajuste.

Reacciones adversas e interacciones

Los efectos adversos más frecuentes son hepatotoxicidad, intolerancia gastrointestinal, poliartralgias no gotosas e hiperuricemia asintomática (v. tabla 50-3). La afectación hepática es el efecto adverso más frecuente y grave y suele ser dosis-dependiente, especialmente con tratamientos diarios con más de 30 mg/kg/día (3 g/día) hasta en el 15 % de los pacientes. Se manifiesta con ictericia e, incluso, muerte por necrosis hepática. Por lo tanto, se deben realizar estudios de la función hepática antes de iniciar el tratamiento y repetirlo periódicamente durante éste. No se debe administrar pirazinamida a personas con disfunción hepática.

El ácido pirozinoico, el metabolito activo de la pirazinamida, compite con el ácido úrico en la eliminación renal, por lo que este antibiótico se asocia a hiperuricemia y a reagudizaciones gotosas en pacientes susceptibles.

Otros efectos secundarios descritos son dermatológicos (exantema maculopapular, urticaria o fotosensibilidad), hematológicos (anemia sideroblástica, trombocitopenia), fiebre, anorexia, náuseas, vómitos, diarrea y aparición o agravamiento de úlcera péptica. Aunque no se describen con frecuencia interacciones farmacológicas, la combinación con rifampicina sin isoniazida en pautas de profilaxis se ha relacionado con hepatotoxicidad grave.

Etambutol

El etambutol es un agente antimicobacteriano utilizado a menudo en combinación con otros fármacos para el tratamiento de la tuberculosis así como de infecciones por micobacterias atípicas, como MAC.

Mecanismo de acción y actividad

El mecanismo de acción de este fármaco no es del todo conocido. Hay evidencia de que ejerce su actividad bacteriostática sobre micobacterias en fase de crecimiento activo a través de la inhibición de la arabinosiltransferasa, una enzima que polimeriza la arabinosa a arabinano y, posteriormente, a arabinogalactano, un constituyente de la pared de la micobacteria. Dicha inhibición condiciona la acumulación de ácidos micólicos libres y un ensamblaje incompleto de la pared. Las bases moleculares de la resistencia al etambutol no están bien definidas, aunque se relacionan en muchos casos con mutaciones en el gen *embA*.

La actividad antimicrobiana del etambutol está limitada a las micobacterias, con CMI para *M. tuberculosis* que oscilan entre 1 y 5 µg/ml (v. tabla 50-1). Se ha descrito sinergia en modelos *in vitro* con rifampicina y fluoroquinolonas. El etambutol tiene actividad variable frente a micobacterias no tuberculosas: es activa frente a *M. bovis*, *M. kansasii* y, en menor grado y con dosis mayores, a MAC, mientras que *M. fortuitum* y *M. chelonae* son con frecuencia resistentes al etambutol.

Farmacocinética, metabolismo y ajustes de dosis

La absorción oral del etambutol es buena, con una biodisponibilidad del 80 %, y no se altera significativamente con los alimentos, pero sí por la ingestión de hidróxido de aluminio (v. tabla 50-2). Su unión a proteínas plasmáticas es inferior al 30 %, por lo que la distribución es muy amplia. Puede alcanzar concentraciones terapéuticas en el LCR en la meningitis tuberculosa, aunque la concentración es baja (1-2 µg/ml) en meninges no inflamadas. Se metaboliza parcialmente en el hígado, y el 50-80 % del fármaco se elimina sin modificar por orina y el 20 % por las heces. La semivida sérica es de 2,5-3,6 horas, pero se puede prolongar hasta 10 horas en pacientes con insuficiencia renal terminal, por lo que el fármaco requeriría ajustes en dicha situación: si el aclaramiento de creatinina es de 30-50 ml/min, hay que espaciar la dosis de 24 a 36 horas, y si es inferior a 30 ml/min, debe administrarse dosis de 15-20 mg/kg, 3 veces por semana. Dado que etambutol se dializa, éste debe darse después de la sesión de hemodiálisis. No es necesario el ajuste de etambutol en pacientes con insuficiencia hepática.

Reacciones adversas e interacciones

Aparecen sobre todo en pacientes a los que se administran dosis superiores a 25 mg/kg/día. En la dosis habitualmente recomendada de 20 mg/kg/día el fármaco suele ser bien tolerado (v. tabla 50-3). Los efectos adversos son más frecuentes en ancianos, alcohólicos, diabéticos y pacientes con insuficiencia renal. La neuropatía óptica es el efecto adverso más importante y suele presentarse como disminución de la agudeza visual o ceguera para el color rojo o verde. Este efecto adverso es dosis-dependiente y se describe hasta en el 18 % de los pacientes con dosis mayores de 35 mg/kg, en el 5-6 % con dosis de 25 mg/kg y en menos del 1 % con dosis de 15 mg/kg. La neuritis óptica es reversible en la mayoría de los casos. El tratamiento intermitente (25 mg/kg, 3 veces a la semanas) parece relacionarse con una menor incidencia de toxicidad ocular. Se han descrito también reacciones adversas hematológicas (neutropenia, trombocitopenia), gastrointestinales (náuseas, vómitos, dolor abdominal), del SNC (cefaleas, mareos, confusión mental y, de forma excepcional, alucinaciones) e incluso reacciones cutáneas que pueden ser graves, sobre todo en pacientes que toman otros fármacos concomitantes (fundamentalmente etionamida). En pacientes que reciben tratamiento combinado de pirazinamida y etambutol para una infección latente tuberculosa por cepas multirresistentes se ha observado una elevada incidencia de hepatotoxicidad e intolerancia gastrointestinal.

Estreptomicina

La estreptomicina es un fármaco aminoglucósido (v. cap. 47). Desde la aparición de fármacos menos tóxicos activos por vía oral como la isoniazida, la rifampicina y el etambutol, su uso ha disminuido considerablemente como antituberculoso y en la actualidad se considera de segunda línea. Se administra habitualmente en dosis de 1 g/día, por vía intramuscular o intravenosa.

Al igual que los restantes aminoglucósidos, la estreptomicina inhibe la síntesis de proteínas al unirse a la proteína ribosómica (psLR) y al ARN ribosómico 16S. Se comporta como bactericida y es activa frente a *M. tuberculosis* y *M. kansasii* (v. tabla 50-1).

La resistencia primaria aparece sólo en el 2-3 % de *M. tuberculosis* y los casos de alta resistencia se han relacionado con mutaciones en el codón 43 y 88 de *psLR*. La actividad microbiológica, como en los restantes aminoglucósidos, es pH-dependiente, por lo que disminuye en ambientes ácidos, como el que se encuentra en el pulmón y las secreciones bronquiales. La estreptomicina no atraviesa la BHE en ninguna circunstancia.

Al igual que otros aminoglucósidos, sus principales efectos adversos son ototoxicidad, bloqueo neuromuscular, reacciones de hipersensibilidad y nefrotoxicidad (v. tabla 50-3).

Otros aminuglucósidos

La **kanamicina** es otro antibiótico aminoglucósido (v. cap. 47) que inhibe el crecimiento *in vitro* de *M. tuberculosis* con concentraciones incluso inferiores a 10 µg/ml. Hay que tener en cuenta los efectos adversos, ya que algunos de ellos, como la parálisis neuromuscular o la depresión respiratoria, pueden ser muy negativas en un paciente con tuberculosis pulmonar. La **amikacina** (v. cap. 47) es también muy activa frente a varias especies de micobacterias y tiene un papel importante en el tratamiento de enfermedades causadas por micobacterias no tuberculosas.

Ácido paraaminosalicílico

El ácido paraaminosalicílico (PAS) es un derivado del ácido salicílico y un análogo estructural del ácido paraaminobenzoico.

Se comporta como bacteriostático débil frente a *M. tuberculosis* y se considera un fármaco de segunda línea cuyo uso ha disminuido desde la introducción de la rifampicina o el etambutol. Sin embargo, al ser un fármaco de bajo coste se emplea en países con escasos recursos económicos. Se asocia con isoniazida y estreptomicina para retrasar la aparición de resistencia. Su mecanismo de acción es similar al de las sulfamidas (v. cap. 49); altera la síntesis de folatos e inhibe la captación del hierro por parte de la micobacteria. Aunque se describen resistencias fenotípicas al PAS, no se conoce el mecanismo subyacente de dichas resistencias.

Se absorbe de forma incompleta en el aparato gastrointestinal, por lo que una dosis de 4 g produce una concentración máxima de 0,75-1 µg/ml al cabo de 1,5-2 horas de su administración. Se distribuye ampliamente en todos los tejidos y líquidos orgánicos, excepto el LCR, donde su concentración es baja. El 80 % se excreta en orina, más del 50 % acetilado. Su eliminación se retrasa mucho en caso de alteración de la función renal.

Las reacciones adversas más frecuentes son anorexia, náuseas y dolor epigástrico, que conducen al incumplimiento terapéutico. El 5-10 % de los pacientes presentan reacciones de hipersensibilidad, con fiebre alta intermitente y dolor articular. También pueden aparecer alteraciones hematológica (leucopenia, agranulocitosis, eosinofilia e incluso anemia hemolítica), síndromes malabsortivos, hipotiroidismo, hepatotoxicidad y coagulopatía.

Etionamida

Es un derivado sintético de la tioisonicotinamida, análogo estructural de la isoniazida, que ha demostrado su eficacia en el tratamiento de la tuberculosis en modelos animales. Es un fármaco de segunda línea, que se utiliza cuando no son eficaces o están contraindicados los de primera línea. Además de su empleo en el tratamiento de la tuberculosis, es útil en infecciones por otras micobacterias.

En concentraciones de 0,6-2,5 µg/ml impide la multiplicación de *M. tuberculosis*, puesto que es un potente inhibidor de la síntesis de ácidos micólicos oxigenados. La resistencia se desarrolla rápidamente *in vitro*, si bien no se conoce el mecanismo. Algunas cepas son resistentes tanto a isoniazida como a etionamida secundariamente a mutaciones en la región del gen *inhA*, que está involucrado en la biosíntesis de ácidos micólicos.

Se administra por vía oral y la absorción no se modifica por los alimentos. La dosis inicial en el adulto es de 250 mg/día, que se aumenta lentamente en 15-20 mg/kg/día hasta un máximo de 1 g/día. Debe administrarse con alimentos para disminuir la irritación gástrica.

Se absorbe bien por vía oral y se distribuye ampliamente a los tejidos, alcanzando en el LCR concentraciones similares a las plasmáticas. Con una dosis oral de 1 g se obtienen concentraciones plasmáticas de 20 µg/ml en 3 horas. La semivida es de 2 horas. Inhibe la acetilación de la isoniazida *in vitro*. Se metaboliza en el hígado y menos del 1 % se elimina por orina en forma activa.

Las reacciones adversas que produce son gastrointestinales y consisten en sabor metálico, náuseas, vómitos, anorexia y dolor abdominal. Las náuseas pueden ser suficientemente intensas como para requerir tratamiento antiemético específico.

Asimismo, se ha descrito neurotoxicidad, que puede prevenirse o atenuarse con piridoxina (neuritis periférica, neuritis óptica, depresión y psicosis), hepatotoxicidad, reacciones de hipersensibilidad y efectos endocrinos hipotiroidismo, ginecomastia, alopecia e impotencia). La etionamida está contraindicada en mujeres embarazadas debido a la teratogenicidad demostrada en modelos animales.

El tratamiento concomitante con PAS parece incrementar el riesgo de efectos adversos con etionamida. Asimismo, se han descrito crisis comiciales en casos de tratamiento concomitante con cicloserina, y la combinación de etionamida con pirazinamida y rifampicina ha demostrado aumentar el riesgo de hepatotoxicidad.

La **protionamida** es otro derivado de la tioisonicotinamida con propiedades similares a la etionamida.

Cicloserina

Es un antibiótico de amplio espectro que tiene actividad bacteriostática *in vitro* frente a *M. tuberculosis*. También es activo *in vitro* frente al crecimiento de *Escherichia coli, Staphylococcus aureus, Nocardia* y *Chlamydia*. Es un inhibidor de la síntesis de la pared bacteriana, que interactúa con las reacciones en las que interviene la D-alanina.

La dosis en adultos y niños es 10-15 mg/kg/día por vía oral (máximo, 1 g), que suele administrarse en pauta de 500 mg cada 12 horas, recomendándose dosis ascendentes hasta comprobar la tolerancia. El 70-90 % de la dosis administrada se absorbe por vía oral, alcanzando picos séricos de 20-50 µg/ml.

Se distribuye por todos los tejidos y atraviesa la BHE, siendo las concentraciones en LCR semejantes a las plasmáticas. Una parte se metaboliza y aproximadamente dos tercios del fármaco se excretan sin cambios en orina. Puede acumularse y producir concentraciones tóxicas en pacientes con insuficiencia renal, en los que incluso puede ser necesaria una diálisis para eliminarlo. De hecho, se desaconseja el uso de cicloserina si el aclaramiento de creatinina es inferior a 50 ml/min.

Entre las reacciones adversas destaca la neurotoxicidad dosis-dependiente (psicosis, convulsiones, depresión y cefalea), sobre todo en pacientes con epilepsia o trastornos psiquiátricos de base. Se aconseja administrar piridoxina para atenuar estos efectos secundarios.

Capreomicina

Es un antibiótico polipéptido activo frente a varias cepas de *M. tuberculosis* multirresistente y ésta es su principal indicación. Es un fármaco de administración parenteral (vía intravenosa o intramuscular), en dosis de 15 mg/kg/día en adultos y de 15-30 mg/kg/día en niños (dosis máxima, 1 g), y alcanza picos séricos de alrededor de 30 µg/ml. La capreomicina no atraviesa la BHE. El aclaramiento es fundamentalmente renal, por lo que en pacientes con disfunción renal es necesario espaciar las dosis a 2-3 días a la semana. Sus efectos adversos fundamentales son auditivos, vestibulares y nefrotoxicidad (pérdida de sodio, potasio y magnesio y proteinuria). La eosinofilia es común.

Nuevos fármacos antituberculosos

Tras aproximadamente 50 años sin grandes avances en el tratamiento de la enfermedad por tuberculosis, en los últimos 5 años se están desarrollando varios fármacos nuevos, reutilizando fármacos antiguos y creando nuevas combinaciones farmacológicas (**fig. 50-2**) que disminuyan el tiempo de tratamiento y aumenten la adherencia de los pacientes (**tabla 50-4**).

Bedaquilina (TMC207) presenta un nuevo mecanismo de acción frente a *M. tuberculosis*, ya que se une a la subunidad c

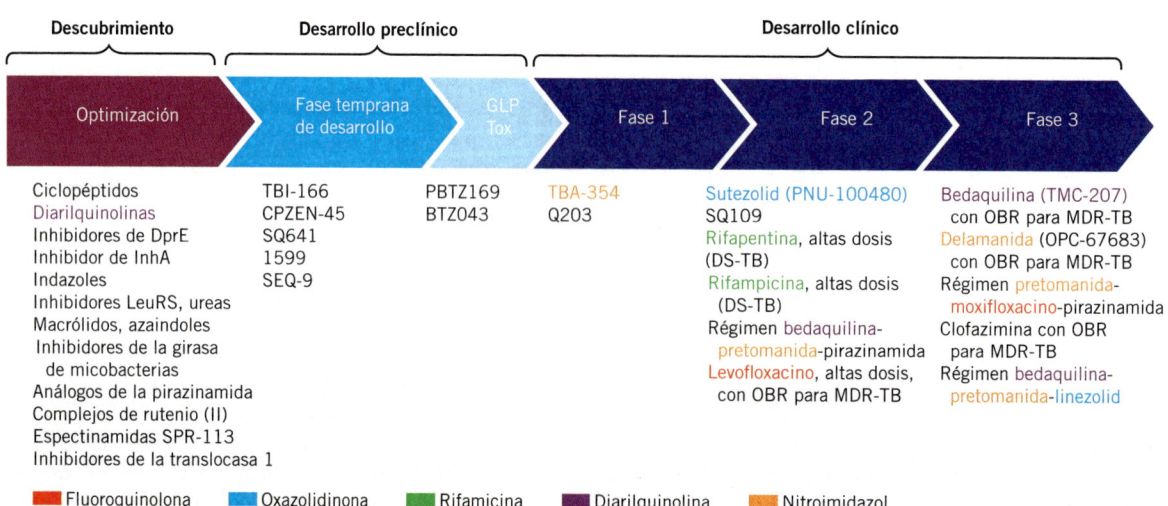

Figura 50-2. Investigación y desarrollo de nuevos fármacos antituberculosos. DS-TB: tuberculosis sensible a fármacos; GLP Tox: estudios toxicológicos de buenas prácticas de laboratorio; MDR-TB: tuberculosis resistente a múltiples fármacos; OBR: régimen optimizado. (Modificado de Wallis RS y cols, 2016.)

Tabla 50-4. Características de los nuevos fármacos para la tuberculosis multirresistente

Fármaco	Acción	Dosis recomendada	Efectos adversos
Bedaquilina	Inhibición de la ATP-sintetasa	400 mg/día, 2 semanas, seguido de 200 mg 3 veces por semana (600 mg/semana), 22 semanas[a]	Náuseas y vómitos Aumento de amilasa Aumento de transaminasas Prolongación del intervalo QTc
Delamanid	Inhibición de la síntesis de ácidos micólicos	100 mg cada 12 horas, 6 meses[a]	Náuseas y vómitos Temblor y parestesia Prolongación del intervalo QTc
Moxifloxacino	Inhibición de la enzima ADN-girasa	400 mg/día	Prolongación del intervalo QTc
Linezolid	Inhibición de la síntesis proteica al impedir la formación del complejo de iniciación	600 mg cada 12 horas	Mielotoxicidad Síndrome serotoninérgico
Pretomanid	Inhibe la biosíntesis del ácido micólico, bloqueando la producción de la pared celular	200 mg día[a]	Neuropatía periférica Náuseas y vómitos Anemia Elevación de transaminasas

[a] Administrados con los alimentos para aumentar la biodisponibilidad.

(*atpE*) de la ATP-sintetasa, impidiendo la producción de energía por parte de la bacteria. Es especialmente activo en las micobacterias intracelulares en fase no replicativa. El fármaco completó varios estudios de fase 2, pero los estudios de fase 3 están pendientes. Está aprobado por la *Food and Drug Administration* (FDA) para el tratamiento de la tuberculosis multirresistente, en combinación con, al menos, otros tres fármacos activos, cuando no existan otros posibles regímenes terapéuticos. La dosis recomendada es de 400 mg/día durante 2 semanas, seguida de 200 mg, 3 veces a la semana, durante 22 semanas. Se administra con la comida para aumentar la biodisponibilidad. Es metabolizado por el citocromo P-450, por lo que debe evitarse su uso concomitante con inductores del CYP3A4. La semivida efectiva es de 24-30 horas.

Delamanid (OPC-67683) es un nuevo fármaco utilizado para la tuberculosis, que inhibe la síntesis de los ácidos micólicos, un componente esencial de la pared celular de *M. tuberculosis*. Presenta una importante actividad bactericida, que también se mantiene en bacterias en fase no replicativa. En 2014, el Comité para el Uso Humano de Productos Medicinales de la Agencia Europea de Medicamentos (EMA) aprobó el uso comercial del fármaco como parte de un régimen terapéutico combinado para tuberculosis multirresistente, en pacientes adultos sin otras posibilidades terapéuticas. Debe ser administrado con la comida para aumentar su biodisponibilidad. Presenta una semivida de 30-38 horas y se elimina principalmente por vía intestinal, siendo la excreción renal inferior al 5 %. La dosis recomendada por la EMA es de 100 mg cada 12 horas durante 6 meses. No se recomienda su empleo en pacientes con insuficiencia renal o hepática avanzada.

Moxifloxacino (v. cap. 49) también tiene actividad bactericida frente a *M. tuberculosis*, inhibiendo la replicación de ADN a través de la inhibición de la enzima ADN-girasa. En ensayos se ha comprobado que una fase de consolidación de 6 meses de moxifloxacino más rifapentina en dosis altas, administradas semanalmente, era tan efectiva como la estándar de isoniazida y rifampicina. Aunque no redujera la duración del tratamiento, simplificaba y reducía el coste del tratamiento total.

Las **oxazolidinonas** como linezolid, tedizolid o sutezolid (v. cap. 48), presentan actividad frente a *M. tuberculosis*, presentando buenos resultados como parte de un régimen terapéutico combinado para TB-MR.

Pretomanid es un nuevo fármaco con actividad frente a *M. tuberculosis*. Pretomanid inhibe la biosíntesis del ácido micólico y, así, la producción de la pared celular en cepas de *M. tuberculosis* en fase de replicación. Pretomanid también es activo frente a cepas de *M. tuberculosis* en fase estacionaria, al generar especies reactivas de nitrógeno bajo condiciones anaerobias. Fue recientemente aprobado en pacientes adultos en combinación con bedaquilina y linezolid para el tratamiento de la TB pulmonar XDR o MDR con intolerancia o sin respuesta al tratamiento. La dosis recomendada es de 200 mg cada 24 horas, realizándose el tratamiento combinado durante 26 semanas. Se debe de tomar el fármaco con alimentos para mejorar su biodisponibilidad. Los efectos adversos más frecuentemente descritos durante el tratamiento son la neuropatía periférica, las náuseas y vómitos, la anemia y la elevación de transaminasas. No se ha establecido su seguridad y eficacia en pacientes con disfunción renal y hepática. Dado que pretomanid se metaboliza parcialmente por la enzima CYP3A4 y es un inhibidor *in vitro* del transportador OAT3, se recomienda tener en cuenta la posible interacción con otros medicamentos y el posible riesgo de aparición de efectos secundarios.

Pautas terapéuticas frente a la tuberculosis

Tratamiento estándar de la enfermedad tuberculosa

Para un tratamiento eficaz de la tuberculosis se requiere el diagnóstico temprano de la enfermedad, el cribado para posibles resistencias de *M. tuberculosis* a los fármacos habituales y la realización del tratamiento en el esquema prescrito y durante el tiempo indicado. Todos los pacientes diagnosticados de tuberculosis deben ser evaluados para el VIH.

La pauta estándar con los cuatros fármacos de primera línea (isoniazida, rifampicina, pirazinamida y etambutol) consigue tasas de curación superiores al 90 %. En pacientes VIH-negativos, una vez confirmada la sensibilidad a estos cuatro fármacos, el tratamiento se debe realizar como mínimo durante 6 meses, dividido en dos fases: una primera fase o inten-

Tabla 50-5. Recomendaciones actuales para el tratamiento de la tuberculosis

TIPO DE INFECCIÓN	RÉGIMEN RECOMENDADO	COMENTARIOS
Enfermedad activa		
Tuberculosis multisensible	Isoniacida, rifampicina, etambutol y pirazinamida por 2 meses (fase intensiva), seguida de isoniacida más rifampicina por 4 meses (fase de mantenimiento)	Añadir piridoxina (vitamina B$_6$) para prevenir la neuropatía inducida por isoniazida En la tuberculosis osteoarticular se recomiendan 9 meses de tratamiento En casos de tuberculosis meníngea prolongar el tratamiento 9-12 meses. Sustituir etambutol por pirazinamida
Tuberculosis multirresistente	Isoniacida, rifapentina, moxifloxacino y pirazinamida por 2 meses, seguida de isonizada, rifapentina, moxifloxacino por 2 meses más	Recientemente aprobada Calidad de evidencia moderada
Infección latente		
	Isoniazida (300 mg día) durante 6-9 meses	Recomendado 9 meses para pacientes VIH
	Rifapentina (900 mg) más isoniazida (900 mg), semanales, durante 3 meses (12 dosis)	Estudios principalmente realizados en pacientes sin VIH y con medicación administrada bajo observación
	Rifampicina (600 mg/día) durante 4 meses	Prescribir con cautela rifampicina y rifapentina en pacientes con VIH por las interacciones de estos fármacos con los antirretrovirales
	Isoniazida (300 mg/día) más rifampicina (600 mg/día) durante 3 meses	

VIH: virus de la inmunodeficiencia humana.

siva, con una duración aproximada de 2 meses, en la que se utilizan los cuatro fármacos habituales, seguido de una segunda fase o de mantenimiento, sólo con isoniazida y rifampicina, por otros 4 meses (**tabla 50-5**). Se aconseja que la medicación sea tomada a diario. Actualmente, la OMS sugiere mantener el etambutol durante la fase de intensiva, incluso en el caso de pacientes diagnosticados de TB no cavitada, con tinción en esputo negativo o en pacientes VIH negativo diagnosticados de enfermedad extrapulmonar aunque en la práctica clínica se suele retirar el cuarto fármaco cuando se confirma sensibilidad en el estudio de resistencias. Recientemente, la OMS aprobó para pacientes con 12 o más años una pauta alternativa de cuatro meses, dividida en dos fases: una primera fase con isoniazida, rifapentina, moxifloxacino y pirazinamida por dos meses, seguida de una segunda fase con isonizada, rifapentina y moxifloxacino por otros dos meses más. Es una recomendación con una calidad de la evidencia moderada y con mayores tasas de recidivas que la pauta con duración estándar. Pacientes con sospecha o con TB-MR confirmada, con cardiopatía conocida, con enfermedad hepática avanzada y/o enfermedad renal, y mujeres embarazadas o madres lactantes no deberían recibir esta pauta.

Formas extrapulmonares

Aunque la tuberculosis pulmonar es la forma de presentación más frecuente, el 20-25 % de los pacientes desarrollan formas extrapulmonares, es decir, sin enfermedad pulmonar concurrente. La afectación linfática, pleural u osteoarticular es más frecuente que la pericárdica, meníngea o la diseminada o miliar. A todos los pacientes diagnosticados de tuberculosis extrapulmonar se les debe realizar serología frente al VIH, dada la frecuente asociación entre esta forma de presentación y la infección por VIH. Se recomienda la pauta estándar de 6 meses de tratamiento para las formas de tuberculosis extrapulmonar, excepto para la meningitis tuberculosa, en la que se sugiere 9-12 meses de tratamiento, y para la

tuberculosis osteoarticular, en la que se indican 9 meses de tratamiento (**v. tabla 50-5**).

El tratamiento adyuvante con corticosteroides está recomendado para la meningitis tuberculosa y la tuberculosis pericárdica.

Recaída y tuberculosis multirresistente

Los factores de riesgo para la recaída de la enfermedad son la presencia de cavitación, la enfermedad diseminada, la inmunodepresión y los cultivos de esputo positivos tras 8 semanas de tratamiento. En pacientes que presenten recaída de su enfermedad tuberculosa se recomienda un nuevo estudio de la sensibilidad de la cepa de *M. tuberculosis* a los antibióticos antituberculosos, en particular isoniazida y rifampicina. El tratamiento empírico pautado dependerá de la incidencia local de tuberculosis multirresistente: en zonas de incidencia baja o moderada se podrá reiniciar el tratamiento con los fármacos habituales, pero en zonas de alta incidencia de tuberculosis multirresistente se recomienda el uso de fármacos de segunda, tercera o cuarta línea (**tablas 50-5 y 50-6**). El tratamiento de la TB-MR está en continuo desarrollo, y recientemente han aparecido algunas pautas cortas que se podrían utilizar para el tratamiento de la TB-MR. La OMS, por ejemplo, actualmente considera el posible uso de un régimen de tratamiento compuesto por bedaquilina, pretomanid, linezolid (600 mg) y moxifloxacino por 26 semanas en pacientes adultos, no embarazadas, y con una enfermedad pulmonar o extrapulmonar por TB-MR (excepto la osteoarticular, si hay afectación del sistema nervioso central o en las formas diseminada/miliar).

Tratamiento de la infección latente

Los pacientes diagnosticados de infección tuberculosa latente tienen mayor riesgo de desarrollar la enfermedad, sobre todo si presentan alguna forma de inmunodepresión. Actualmente existen varias pautas para el tratamiento de la tuberculosis latente: isoniazida en monoterapia durante 6-9 meses, isoniazida más rifapentina en régimen semanal durante 3 meses, isoniazida más rifampicina durante 3-4 meses o rifampicina en monoterapia durante 3-4 meses (v. tabla 50-5).

Expertos de la OMS han consensuado que 6 meses de isoniazida, 9 meses de isoniazida y 3 meses de isoniazida más rifapentina son equivalentes en cuanto a tasas de curación. Sin embargo, la OMS manifiesta que, dado que son preferibles los regímenes más cortos, la pauta de rifapentina más isoniazida presenta cierta ventaja frente a las demás y que 6 meses de isoniazida es mejor que 9 meses. Algunos expertos, recientemente, han recomendado priorizar la pauta de cuatro meses de rifampicina frente a la pauta de isoniacida en monoterapia en pacientes adultos, VIH negativos, y tras descartarse embarazo, por su similar eficacia, menor tasa de efectos adversos y mayor tasa de cumplimiento.

Para pacientes con infección por VIH se recomienda un mínimo de 9 meses de isoniazida en monoterapia; aquellos que vivan en zonas con alta prevalencia de tuberculosis pueden beneficiarse de más tiempo de tratamiento. La rifampicina y la rifapentina deben ser prescritos con cautela en pacientes con VIH dadas las interacciones de estos fármacos con los antirretrovirales.

Tuberculosis y VIH

La tuberculosis conlleva un aumento de la replicación del VIH y acelera la progresión de la infección. Actualmente se recomienda empezar el tratamiento antirretroviral en las primeras 8 semanas de iniciado el tratamiento tuberculoso, aunque en pacientes con < 50 linfocitos CD4/μl se aconseja empezar en las primeras 2 semanas.

El síndrome inflamatorio de reconstitución inmunitaria (SIRI) afecta al 10-50 % de los pacientes con VIH que inician el tratamiento antirretroviral de forma concomitante con el tratamiento para la tuberculosis. Es más frecuente en pacientes con < 50 linfocitos CD4/μl y que han iniciado el tratamiento antirretroviral en las 4 semanas posteriores al inicio del tratamiento de la tuberculosis. El SIRI se manifiesta con fiebre o exacerbación del cuadro clínico respiratorio. La mayoría de los casos son leves a moderados y se resuelven sin necesidad de intervención.

La duración óptima del tratamiento de la infección pulmonar por tuberculosis multisensible en pacientes con infección por VIH no está establecida. La pauta estándar de 6 meses de tratamiento (2 meses de isoniazida, rifampicina, pirazinamida y etambutol, seguidos de 4 meses de isoniazida y rifampicina) ha presentado buenas tasas de curación. Mientras se espera por las conclusiones de estudios actualmente en marcha, para la mayoría de los pacientes con VIH diagnosticados de tuberculosis pulmonar multisensible, la pauta estándar parece ser suficiente. Sin embargo, se recomienda la extensión del tratamiento hasta los 9 meses en los pacientes con cultivo de esputo persistentemente positivo tras 2 meses de tratamiento. En el caso de tuberculosis extrapulmonar, también está indicado un total de 6 meses de tratamiento, excepto en casos de tuberculosis meníngea (9-12 meses de tratamiento) y de tuberculosis osteoarticular (6-9 meses de tratamiento).

Tabla 50-6. Fármacos utilizados para el tratamiento de la tuberculosis multirresistente[a]

Grupo	Fármacos
Grupo 1: agentes orales de primera línea	Isoniazida Rifampicina/rifabutina Pirazinamida Etambutol
Grupo 2: antibióticos inyectables	Amikacina Estreptomicina
Grupo 3: fluoroquinolonas	Moxifloxacino Levofloxacino
Grupo 4: agentes orales de segunda línea	Cicloserina Ácido paraaminosalicílico (PAS) Protionamida Etionamida Terizidona
Grupo 5: otros agentes	Linezolid Imipenem/cilastatina o meropenem combinado con amoxicilina/ácido clavulánico Clofazimina Tioacetazona Bedaquilina Delamanid Pretomanid

[a] La Organización Mundial de la Salud ya no recomienda el uso de kanamicina, capreomicina, amoxicilia/ácido clavulánico en monoterapia, azitromicina y claritromicina para el tratamiento de la tuberculosis multirresistente.

Tratamiento de la tuberculosis en casos especiales

En la práctica clínica habitual no es infrecuente diagnosticar tuberculosis en mujeres embarazadas o en fase de lactancia, en pacientes con enfermedad hepática avanzada o en enfermos con insuficiencia renal importante.

En el caso de la mujer embarazada es importante aconsejarla con respecto al tratamiento: un correcto tratamiento de

---

⚙ TUBERCULOSIS

- Pese a la existencia de regímenes terapéuticos baratos y eficaces, la tuberculosis sigue siendo un grave problema de salud pública mundial.

- Tras aproximadamente 50 años sin grandes avances en el tratamiento de la enfermedad por tuberculosis, en los últimos 5 años se están desarrollando varios fármacos nuevos, reutilizando fármacos antiguos y creando nuevas combinaciones farmacológicas que disminuyan el tiempo de tratamiento.

- La pauta estándar con los cuatros fármacos de primera línea (isoniazida, rifampicina, pirazinamida y etambutol) consigue tasas de curación superiores al 90 %. En pacientes VIH-negativos el tratamiento se debe realizar como mínimo durante 6 meses, dividido en dos fases: una primera fase, intensiva, con una duración aproximada de 2 meses, en la que se utilizan los cuatro fármacos habituales, seguida de una segunda fase, de mantenimiento, sólo con isoniazida y rifampicina, durante otros 4 meses.

- Los pacientes diagnosticados de infección tuberculosa latente tienen mayor riesgo de desarrollar la enfermedad. Actualmente existen varias pautas para el tratamiento de la tuberculosis latente: isoniazida en monoterapia durante 6-9 meses, isoniazida más rifapentina en régimen semanal durante 3 meses, isoniazida más rifampicina durante 3-4 meses o rifampicina en monoterapia durante 3-4 meses.

Tabla 50-7. Pautas indicadas por la OMS para pacientes con hepatopatía crónica

Con dos fármacos hepatotóxicos
- 9 meses de isoniazida y rifampicina más etambutol (hasta que se confirme la actividad de la isoniazida)
- 2 meses de isoniazida, rifampicina, estreptomicina y etambutol, más 6 meses de isoniazida y rifampicina
- 6-9 meses de rifampicina, pirazinamida y etambutol

Con un fármaco hepatotóxico
- 2 meses de isoniazida, etambutol y estreptomicina, seguido de 10 meses de isoniazida y etambutol

Sin fármacos hepatotóxicos
- 18-24 meses de estreptomicina, etambutol y una fluoroquinolona

la tuberculosis es fundamental para una evolución normal del embarazo. Excepto la estreptomicina, que es ototóxica para el feto y está contraindicada en el embarazo, los demás cuatro fármacos de primera línea pueden ser administrados. Durante la lactancia, la mujer también debe recibir tratamiento. No es necesario suspender la lactancia y se debe descartar también enfermedad activa en el bebé.

En el caso del paciente con enfermedad hepática avanzada está indicado utilizar el menor número de fármacos hepatotóxicos, siempre que sea posible. La OMS ha establecido pautas con dos, uno o ningún fármaco hepatotóxico **(tabla 50-7)**. Se debe realizar una monitorización estrecha de la función hepática a lo largo del tratamiento.

En pacientes con insuficiencia renal avanzada también está indicado realizar el tratamiento de la enfermedad tuberculosa. Como la isoniazida y la rifampicina se eliminan por excreción biliar, la OMS no recomienda un ajuste de la dosis. Sin embargo, dado que existe una importante eliminación renal del etambutol y de la pirazinamida, se deben ajustar a la función renal del paciente. La estreptomicina, por su ototoxicidad y nefrotoxicidad, debe evitarse en este tipo de pacientes.

Antes de iniciar el tratamiento de la tuberculosis en estos cuatro casos, se debe contactar con un experto en enfermedades infecciosas, que asesorará al médico responsable del paciente.

TRATAMIENTO DE LA LEPRA

La lepra (también conocida como enfermedad de Hansen) es una enfermedad infecciosa causada por *Mycobacterium leprae*

leprae y *Mycobacterium lepromatosis*, que afecta fundamentalmente a la piel y los nervios periféricos. Se considera un problema de salud mundial y su diagnóstico precoz a fin de instaurar un tratamiento adecuado es clave para evitar secuelas graves para toda la vida. En la década de 1990, la OMS estableció el objetivo prioritario de erradicar la lepra como problema de salud, definiendo erradicación como una reducción en la prevalencia por debajo de 1 caso por 10.000 habitantes en los países endémicos (fundamentalmente India, Brasil, Indonesia, Bangladesh y Nigeria). Entre los años 1985 y 2012 el número de casos registrados disminuyó de 5,4 millones a 232.857, con una reducción en la tasa de prevalencia por 10.000 habitantes de 21,1 a 0,37. En España, en 2011 había 72 casos registrados, y en 2012, 56 casos con casuísticas que se mantienen en torno a los 15 o 20 casos nuevos anuales, la mayoría de ellos importados de zonas endémicas. La clave en esta reducción en las cifras de prevalencia de lepra reside en los avances en el tratamiento de la enfermedad, que actualmente consiste en el uso de múltiples fármacos para prevenir el surgimiento de resistencias, dado que los fármacos en monoterapia, tanto con las primeras sulfonas como con dapsona o rifampicina, se relacionaron con el desarrollo de resistencias a los pocos años de uso.

Las nuevas directrices de la OMS de 2018 recomiendan la administración de la triple terapia (dapsona, rifampicina y clofazimina) a todos los pacientes, independientemente de la clasificación de la enfermedad (lepra tuberculoidea –paucibacilar– o lepra lepromatosa –multibacilar–) manteniendo la misma duración del tratamiento de 1998 (6 y 12 meses respectivamente; **v. tablas 50-8 y 50-9**). El uso de la triple terapia en ambas formas, reduce la probabilidad de realizar un tratamiento ineficaz en pacientes con enfermedad multibacilar que fueron erróneamente diagnosticados como paucibacilares.

Fármacos con actividad frente a la lepra

Dapsona

Perteneciente al grupo de las sulfonas, la dapsona está estructuralmente relacionada con las sulfamidas (v. cap. 49). Su mecanismo de acción es similar al de estos fármacos y consiste en la inhibición de la síntesis de folato. Junto con la

Tabla 50-8. Pautas recomendadas para el tratamiento de la lepra en adultos

PAUTA	NHDP		OMSª	
	DOSIS	DURACIÓN	DOSIS	DURACIÓN
Lepra tuberculoide paucibacilar				
Dapsona	100 mg/día	12 meses	100 mg/día	6 meses
Rifampicina	600 mg/día		600 mg una vez al mes	
Clofazimina	–		300 mg una vez al mes + 50 mg/día	
Lepra lepromatosa multibacilar				
Dapsona	100 mg/día	24 meses	100 mg/día	12 meses
Rifampicina	600 mg/día		600 mg una vez al mes	
Clofazimina	50 mg/día		300 mg una vez al mes + 50 mg/día	

NHDP: *National Hansens Disease Program* de Estados Unidos; OMS: Organización Mundial de la Salud.
ª La Organización Mundial de la Salud (OMS), en su último informe del 2018, recomienda añadir clofazimina para el tratamiento de la lepra tuberculoide paucibacilar, estableciendo la misma pauta para los dos tipos de lepra con duración del tratamiento de 6 y 12 meses.

rifampicina, es el fármaco más efectivo frente a *M. leprae*, sobre el que ejerce un efecto bacteriostático. La resistencia se desarrolla de la misma manera que en las sulfamidas y se han identificado mutaciones en el gen de la dihidropteroato-sintasa *(folP1)* como base de resistencias que origina recaídas. Ya no se emplea sola en el tratamiento de la lepra.

Farmacocinética y farmacodinamia

La dapsona es activa por vía oral y el tiempo que tarda en alcanzar su concentración máxima es de 1-3 horas con dosis de 100 mg/día. El 70 % se une a proteínas plasmáticas, se distribuye por todo el organismo y se fija en los tejidos. Tiende a permanecer en la piel, el músculo, el hígado y el bazo, y se detectan concentraciones del fármaco hasta 3 semanas después de suspendido el tratamiento. La acetilación es la vía principal de metabolización. Los aceticladores lentos pueden correr un mayor riesgo de desarrollo de efectos adversos, aunque no se han observado diferencias significativas en su incidencia. Se conjuga con glucuronato y sulfato. Sufre recirculación enterohepática. El 70-80 % se excreta por orina. El probenecid disminuye su eliminación renal.

Reacciones adversas

El efecto secundario más común es el acortamiento de la vida media de los hematíes, lo que puede ocasionar una anemia leve, con excepción de los pacientes con déficit de glucosa-6-fosfato-deshidrogenasa, en los que puede producir anemia hemolítica grave. También puede aparecer metahemoglobinemia y formación de cuerpos de Heinz. Las alteraciones gastrointestinales y neurológicas no son muy importantes, pero sí frecuentes, sobre todo en pacientes tratados con dosis altas. En ocasiones, el tratamiento con dapsona provoca una exacerbación de la lepra lepromatosa denominada *síndrome de dapsona*. Después de un tratamiento prolongado puede aparecer hipoalbuminemia. Se han descrito reacciones de hipersensibilidad del tipo eritema nudoso leproso causado por un mecanismo inmunitario complicado, en el que quizás el antígeno es producido por la bacteria o sus productos de degeneración y da lugar a una especie de reacción de Jarisch-Herxheimer.

> ⊛ **LEPRA**
>
> • La lepra es una enfermedad infecciosa causada por Mycobacterium leprae, que afecta fundamentalmente la piel y los nervios periféricos. Se considera un problema de salud mundial, y su diagnóstico precoz a fin de instaurar un tratamiento adecuado es clave para evitar secuelas graves para toda la vida.
>
> • Desde 1981 la OMS ha establecido el uso de combinaciones con los fármacos disponibles, fundamentalmente dapsona y rifampicina para la lepra tuberculoide (forma clínica con menos carga bacilar) y triple terapia, que incluye también clofazimina, para la lepra lepromatosa (forma clínica con alta carga bacilar).

Rifampicina

La rifampicina es el fármaco disponible con mayor actividad bactericida frente a la lepra. La dosis estándar es de 600 mg/día, pero incluso pautas de rifampicina mensual mantienen una excelente actividad. La rifampicina se une al complejo de la ARN-polimerasa dependiente de ADN a nivel de la subunidad β codificada por *rpoB61* de *M. leprae* e incapacita la transcripción del microorganismo. Al igual que en la tuberculosis, las mutaciones en el gen *rpoB* se han relacionado con resistencia en *M. leprae*. Los aspectos farmacocinéticos y efectos adversos se han abordado previamente en este capítulo (v. «Fármacos con actividad frente a la tuberculosis»).

Clofazimina

La clofazimina es un fármaco muy utilizado en el tratamiento combinado de la lepra, si bien en algunos países occidentales, como Estados Unidos, se considera experimental y no está disponible. La clofazimina, cuyo mecanismo de acción se desconoce, es débilmente bactericida frente a *M. leprae* y también es efectiva en las úlceras de Buruli producidas por *M. ulcerans* y frente a infecciones por MAC. La actividad bactericida se potencia con la combinación de dapsona. La dosis en el adulto es de 50-100 mg/día. Las dosis altas tienen un efecto antiinflamatorio que, al parecer, previene el desarrollo de reacciones agudas. Forma parte de la terapia múltiple contra la lepra. En la lepra humana resistente a dapsona se obtienen buenos resultados, aunque son necesa-

Tabla 50-9. Pautas recomendadas para el tratamiento de la lepra en niños

PAUTA	NHDP		OMS[a]	
	DOSIS	**DURACIÓN**	**DOSIS**	**DURACIÓN**
Lepra tuberculoide paucibacilar				
Dapsona	1 mg/kg/día (máximo 100 mg/día)	12 meses	50 mg/día	6 meses
Rifampicina	10-20 mg/kg/día (máximo 600 mg/día)		450 mg una vez al mes	
Clofazimina	–		150 mg una vez al mes + 50 mg/día	
Lepra lepromatosa multibacilar				
Dapsona	1 mg/kg/día (máximo 100 mg/día)	24 meses	50 mg/día	12 meses
Rifampicina	10-20 mg/kg/día (máximo 600 mg/día)		450 mg una vez al mes	
Clofazimina	1 mg/kg/día (máximo 50 mg/día)		150 mg una vez al mes + 50 mg/día	

NHDP: *National Hansens Disease Program* de Estados Unidos; OMS: Organización Mundial de la Salud.
[a] La Organización Mundial de la Salud (OMS), en su último informe del 2018, recomienda añadir clofazimina para el tratamiento de la lepra tuberculoide paucibacilar, estableciendo la misma pauta para los dos tipos de lepra con duración del tratamiento de 6 y 12 meses.

rios al menos 50 días de tratamiento para empezar a obtener efectos positivos. Se absorbe en la mucosa gastrointestinal, se distribuye ampliamente y se acumula en los tejidos, donde se acantona en el sistema mononuclear fagocítico, por lo que su acción farmacológica se retrasa y no suele aparecer hasta después de 6-7 semanas.

La clofazimina suele ser bien tolerada en dosis de 50 mg/día. Al ser muy lipófila, se acumula en los tejidos y tiñe sobre todo la grasa, la bilis, los macrófagos y el sistema reticuloendotelial, lo que confiere una coloración a la piel, que es el efecto adverso más frecuente y que desaparece lentamente después de finalizado el tratamiento. La fototoxicidad que produce el fármaco puede aumentar la hiperpigmentación. La ictiosis es frecuente con dosis superiores a 100 mg/día. También pueden observarse cambios ungueales, con coloración oscura y onicólisis e, incluso, depósito de cristales en el lecho ungueal, sobre todo con dosis altas. Puede provocar acumulación en la pared de la vejiga y alteración de la mucosa yeyunal, depósito en la conjuntiva y la córnea e incluso cristales de clofazimina en las lágrimas. Entre los efectos adversos gastrointestinales puede producir náuseas, vómitos, diarrea, dolor abdominal y anorexia.

Otros agentes antileprosos de segunda línea

La **minociclina** es la única tetraciclina con actividad significativa frente a *M. leprae*. Se comporta como bactericida en un grado similar a la claritromicina, pero siempre menos que la rifampicina. La **claritromicina**, por otro lado, es el único macrólido eficaz frente a *M. leprae* con actividad bactericida en dosis de 500 mg/día. El **ofloxacino** también presenta buena actividad y es la quinolona más ampliamente utilizada en el tratamiento de la lepra, en dosis de 400 mg/día. El **moxifloxacino** es la otra quinolona disponible con excelente actividad que incluso supera a la del ofloxacino. La evidencia de eficacia de pautas con antibióticos alternativos como minociclina, ofloxacino, levofloxacino, claritromicina, y moxifloxacino es escasa. Se han realizado intentos de tratamiento de lesiones únicas paucibacilares con dosis única de combinación de rifampicina (600 mg), ofloxacino (400 mg) y

minociclina (100 mg) con resultados similares o incluso inferiores a las pautas estándar de la OMS.

Estos fármacos de segunda línea se han utilizado para el tratamiento de la lepra resistente a rifampicina.

La **talidomida**, por otro lado, es el fármaco de elección en el eritema nudoso leproso.

Pautas terapéuticas

La rifampicina es esencial en el tratamiento de todos los tipos de lepra. La dosis de 600 mg una vez al mes parece tan efectiva como la dosis diaria, por lo que la OMS recomienda la dosis mensual para el tratamiento de cualquier tipo de lepra, en combinación con otros fármacos. La dapsona sola o en dosis bajas lleva a la aparición de resistencia. La clofazimina es efectiva en monoterapia, pero para prevenir la situación emergente de las resistencias la OMS recomienda desde 1982 un tratamiento combinado de rifampicina, dapsona y clofazimina. Los estudios epidemiológicos han demostrado la eficacia de estas pautas de poliquimioterapia, pero se desconoce si ésta debe continuarse hasta que desaparezcan las manchas cutáneas. La clofazimina previene y reduce la intensidad de la reacción leprosa. La enfermedad revierte con este tratamiento múltiple, que no se ha relacionado con una especial incidencia de efectos adversos.

En las **tablas 50-8** y **50-9** se describen las pautas de tratamiento combinado en adultos y niños, respectivamente, recomendadas en la actualidad por la OMS y por los *National Institutes of Health* de Estados Unidos a través del *National Hansens Disease Program* (NHDP), que recomienda pautas más largas y con dosis diaria de rifampicina, en comparación con las recomendadas por la OMS. La evidencia de eficacia de pautas con antibióticos alternativos como minociclina, ofloxacino, levofloxacino, claritromicina y moxifloxacino es escasa. Se han realizado intentos de tratamiento de lesiones únicas paucibacilares con dosis única de combinación de rifampicina (600 mg), ofloxacino (400 mg) y minociclina (100 mg) con resultados similares a las pautas estándar de la OMS.

BIBLIOGRAFÍA

Ahmad S, Mokaddas E. Current status and future trends in the diagnosis and treatment of drug-susceptible and multidrug-resistant tuberculosis. J Infect Public Health 2014; 7: 75-91.

Burman WJ, Gallicano K, Peloquin C. Comparative pharmacokinetics and pharmacodynamics of the rifamycin antibacterials. Clin Pharmacokinet 2001; 40: 327-41.

Davies GR, Nuermberger EL. Pharmacokinetics and pharmacodynamics in the development of anti-tuberculosis drugs. Tuberculosis 2008; 88: S65-74.

Global tuberculosis report 2014. Genève: World Health Organization. (Disponible en: http://apps.who.int/iris/bitstream/10665/137094/1/9789241564809_eng.pdf?ua=1)

Guidelines on the management of latent tuberculosis infection. Genève: World Health Organization, 2015. (Disponible en: http://apps.who.int/iris/bitstream/10665/136471/1/9789241548908_eng.pdf?ua=1)

Informe epidemiológico sobre la situación de la tuberculosis en España, año 2013. Madrid: Centro Nacional de Epidemiología, Instituto de Salud Carlos III. (Disponible en: http://www.isciii.es/ISCIII/es/contenidos/fd-servicios-cientifico-tecnicos/fd-vigilancias-alertas/fd-enfermedades/tuberculosis_Informe_2013_CNE_9febrero2015.pdf)

Kim S, Thal R, Szkwarko D. Management of Latent Tuberculosis Infection. JAMA. 2023; 329: 421-22.

Leuenberger P, Zellweger JP. Drug used in tuberculosis and leprosy. En: Dukes MNG, Aronson JK. Meyler's side effects of drugs, 14ª ed. Amsterdam: Elsevier Science, 2000; p. 1005-29.

National Hansens Disease Program (NHDP). Recommended Treatment Regimens in Hansens Disease. (Disponible en: http://www.hrsa.gov/hansensdisease/diagnosis/recommendedtreatment.html 1 [consultado 12-2-2015].)

National Institutes of Health and the HIV Medicine Association of the Infectious Diseases Society of America. Guidelines for prevention and treatment of opportunistic infections in HIV-infected adults and adolescents, 2014. (Disponible en: http://aidsinfo.nih.gov/contentfiles/lvguidelines/adult_oi.pdf.)

Sotgiu G, Centis R, D'Ambrosio L, Alffenaar JW, Anger HA, Caminero JA y cols. Efficacy, safety and tolerability of linezolid containing regimens in treating MDR-tuberculosis and XDR-tuberculosis: systematic review and meta-analysis. Eur Respir J 2012; 40: 1430-42.

Szumowski JD, Lynch JB. Profile of delamanid for the treatment of multidrug-resistant tuberculosis. Drug Des Devel Ther 2015; 9: 677-82.

Treatment of tuberculosis guidelines, fourth edition. Genève: World Health Organization, 2010. (Disponible en: http://apps.who.int/iris/bitstream/10665/44165/1/9789241547833_eng.pdf?ua=1&ua=1.)

World Health Organization. Guidelines for the Diagnosis, Treatment and Prevention of Leprosy. https://apps.who.int/iris/bitstream/handle/10665/274127/9789290226383-eng.pdf?ua=1 (Accessed on June 10, 2020).

Worley MV, Estrada SJ. Bedaquiline: a novel antitubercular agent for the treatment of multidrug-resistant tuberculosis. Pharmacotherapy 2014; 34: 1187-97.

Zumla A, Chakaya J, Centis R, D'Ambrosio L, Mwaba P, Bates M y cols. Tuberculosis treatment and management–an update on treatment regimens, trials, new drugs, and adjunct therapies. Lancet Respir Med 2015; 3: 220-34.

Zumla A, Raviglione M, Hafner R, Von Reyn CF. Tuberculosis. N Engl J Med 2013; 368: 745-55.

Antisépticos

51

E. Delpón Mosquera y J. Tamargo Menéndez

CONTENIDOS

INTRODUCCIÓN

La piel y sus anejos constituyen un foco permanente de infección, dada la cantidad y variedad de microorganismos que en ellos residen y la facilidad con la que pueden penetrar en el organismo a través de rozaduras o heridas. Dos hallazgos confirmaron la importancia del uso de antisépticos y desinfectantes por vía tópica para controlar la difusión de las infecciones. En 1846, Ignaz Semmelwcis demostró que el lavado de las manos de los estudiantes de Medicina de la Universidad de Viena con hipoclorito de calcio antes de atender un parto disminuía la mortalidad por la fiebre puerperal del 11 al 1 %. Poco después, Joseph Lister (1865), alarmado por la alta incidencia de infecciones y gangrenas en las salas de cirugía, ordenó lavar las manos y el instrumental con fenol, consiguiendo así una drástica reducción en la incidencia de infecciones hospitalarias.

Desde entonces, antisépticos y desinfectantes (v. definiciones) se utilizan ampliamente para prevenir la transmisión de infecciones a los pacientes y al personal sanitario.

Los objetos, equipos, instrumentos médicos y quirúrgicos utilizados para el cuidado de un paciente pueden comportarse como vehículos de transmisión de agentes infecciosos a huéspedes susceptibles. En la actualidad, todo procedimiento cruento, desde una inyección intramuscular o la extracción de una muestra de sangre hasta una cirugía mayor, va precedido del uso de un antiséptico. Por otro lado, el creciente uso de técnicas diagnósticas y terapéuticas invasivas, el aumento de enfermos inmunideprimidos, las largas estancias hospitalarias que facilitan la aparición de enfermedades nosocomiales y el aumento de la cirugía mayor son circunstancias que obligan a seguir extrictos protocolos de desinfección y esterilización con el fin de reducir las infecciones hospitalarias. Estos protocolos se aplican también de forma rutinaria en la desinfección externa de los profesionales de la salud y en la desinfección y esterilización del material médico (instrumentos quirúrgicos, endoscopios, circuitos de ventilación y hemodiálisis, etc.), elementos no estériles (chatas, orinales) y superficies ambientales.

En el medio extrahospitalario se realiza un uso indiscriminado de antisépticos y desinfectantes, a menudo en situaciones en las que son ineficaces, cuando no peligrosos. Ello puede conducir a la aparición de cepas resistentes que facilitan la transmisión de infecciones nosocomiales. Por otro lado, algunas infecciones locales responden mal a la aplicación tópica de antisépticos, ya que éstos penetran con dificultad en el foco y pueden inactivarse por la materia orgánica o ejercer una acción irritante que retrasa la cicatrización. En estas circunstancias, es preferible administrar un fármaco que actúe por vía sistémica. Por último, conviene recordar que el efecto final depende de la concentración del fármaco utilizada, tiempo de exposición, factores físicos (pH, humedad, calor), agente patógeno, presencia de materia orgánica (pus, sangre), resistencia propia del microorganismo o permanencia del fármaco en los objetos, y que a dosis altas muchos de estos fármacos pueden producir efectos irritantes y reacciones adversas tras ser absorbidos a través de lesiones cutáneas que limitan su utilización. Sin embargo, con frecuencia se olvida que en muchas lesiones superficiales el lavado con agua y jabón es tan efectivo, y mucho menos peligroso, que la aplicación de estos fármacos.

La clasificación de antisépticos y desinfectantes según su estructura química, sus mecanismos generales de acción y su espectro de actividad se muestran en la **tabla 51-1**. La **figura 51-1** muestra las estructuras químicas de los principales antisépticos y desinfectantes.

TIPOS DE DESINFECCIÓN

Atendiendo al microorganismo y al tipo de equipo/dispositivo médico sobre el que ejercen su acción es posible diferenciar tres niveles de desinfección **(tabla 51-2)**:

Desinfección de alto nivel. En condiciones controladas, elimina formas vegetativas bacterianas (incluyendo las micobacterias), virus y hongos, pero no todas las endosporas bacterianas o los priones. Se utiliza para desinfectar material crítico o de alto riesgo que se introduce directamente en el cuerpo, la sangre o cualquier área del organismo que suele ser estéril. Requiere unos 20 minutos para ejercer una acción desinfec-

> ### ⊗ DEFINICIONES
>
> - **Esterilización.** Utilización de agentes físicos o químicos para destruir todo tipo de microorganismos (bacterias, virus u hongos), incluidas las formas de resistencia, sean o no patógenos. Es un método fiable sólo si el material se ha limpiado inicialmente para eliminar la materia orgánica e inorgánica y se siguen las condiciones adecuadas de tiempo de contacto, temperatura, concentración y pH.
>
> - **Antisépticos.** Sustancias capaces de inhibir el crecimiento de microorganismos residentes en la piel, mucosas, quemaduras, heridas abiertas o superficies biológicas, anulando su potencial infeccioso, pero no necesariamente los mata.
>
> - **Desinfectantes.** Sustancias químicas que, al ser depositadas sobre material inerte (dispositivos médicos, suelos), destruyen en 10-15 minutos todos los microorganismos patógenos (bacterias, hongos y virus, pero no necesariamente las esporas) alterando lo menos posible el sustrato donde residen. Con frecuencia se asocian a agentes físicos (calor seco o húmedo, vapor calentado a 120 °C o radiaciones ionizantes) para destruir microorganismos. No son aplicables a los tejidos vivos por su toxicidad.
>
> - **Descontaminación.** Supresión de los microorganismos patógenos de los objetos hasta niveles considerados seguros para su manipulación.

tante de alto nivel, pero si el tiempo de contacto es suficientemente prolongado (6-10 horas), puede también destruir las esporas bacterianas, comportándose entonces como esterilizantes químicos.

Desinfección de nivel intermedio. Se utiliza en la desinfección de dispositivos que están en contacto con mucosas pero no las atraviesan. El tiempo de contacto mínimo para una desinfección de nivel intermedio con estos desinfectantes es de 10 minutos. Elimina la mayoría de las formas bacterianas, incluido el *M. tuberculosis* y la mayoría de hongos y virus

Tabla 51-1. Espectro de los antisépticos y los desinfectantes

FÁRMACO	BACTERIAS				VIRUS		HONGOS
	GRAMPOSITIVAS	GRAMNEGATIVAS	MICOBACTERIAS	ESPORAS	LIPOFÍLICOS	HIDROFÍLICOS	
Ácidos	+++	+++	++	+	+	–	+
Ácido peracético	+++	+++	+++	++	++	++	+++
Alcoholes	+++	+++	+	R	++	±	±
Aldehídos	+++	+++	+++	++ (acción lenta)	++	++	++
Oxidantes	+++	+++	++	+ (en dosis altas)	++	++ (en dosis altas)	++
Clorhexidina	+++	++	R	R	+	R	R
Clorados	+++	+++	+++ (en dosis altas)	++ (en dosis altas)	+++	+++	++
Yodados	+++	+++	++	++ (en medio húmedo)	++	R	++
Fenoles	+++	++	++	R	++	R	++
Hexaclorofeno	++	±	R	R	R	R	R
Detergentes catiónicos	+++	+++	R	R	+	R	++
Persulfato potásico	++	++	±	R	++	++	+

+++: muy sensible; ++: sensible; +: poco sensible; ±: variable; R: resistente.

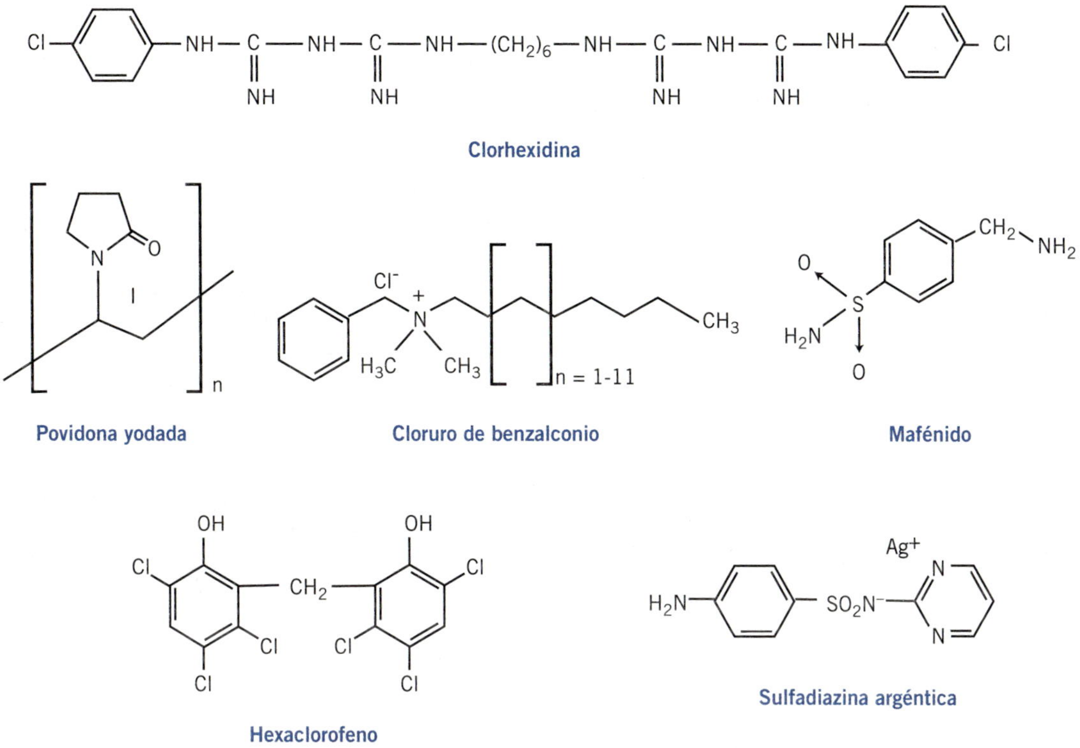

Clorhexidina

Povidona yodada   **Cloruro de benzalconio**   **Mafénido**

Hexaclorofeno

Sulfadiazina argéntica

Figura 51-1. Estructura química de los principales antisépticos y desinfectantes.

Tabla 51-2. Categorías del material clínico según el riesgo de infección			
Tipo	**Material**	**Procedimientos**	**Desinfectantes**
Material de alto riesgo (crítico) Rompe la barrera mucosa y entra en contacto con sangre o tejidos estériles	• Instrumental quirúrgico y dental • Agujas, catéteres cardíacos, vasculares o urinarios • Implantes, prótesis • Equipos de hemodiálisis • Accesorios como válvulas de succión, fórceps, pinzas de biopsia, cepillos para citologías	**Esterilización** Parte de material de alto riesgo se compra estéril y es de un solo uso	• Glutaraldehído (≥ 2 %) • Glutaraldehído fenolado (glutaraldehído 2 % + fenol < 10 %) • Ortoftalaldehído (0,55 %) • Peróxido de hidrógeno + ácido peracético • Peróxido de hidrógeno (7,5 %) • Ácido peracético ≤ 1 % (0,2 %-0,35 %) • Agua superoxidada • Hipoclorito sódico 1.000 ppm (0,1 %)
Material de riesgo intermedio (semicrítico) Entra en contacto con mucosas, pero no las atraviesan, o con la piel no intacta	• Fibroscopios, endoscopios de fibra óptica o laringoscopios • Tubos endotraqueales • Equipos de respiración asistida • Circuitos de las máquinas de anestesia • Ventiladores • Catéteres urinarios • Termómetros de uso oral o rectal • Circuito interno de las máquinas de diálisis	Desinfectantes de alto nivel durante un tiempo determinado (20 minutos para la mayoría de ellos, a 20-25 ºC)	• Glutaraldehído 2 % • Peróxido de hidrógeno 7,5 % • Ácido peracético ≤ 1 % • Ácido peracético 0,08 % + peróxido de hidrógeno 1 % • Ortoftalaldehído 0,55 % • Hipoclorito sódico • Agua superoxidada
Material de bajo riesgo (no crítico) En contacto con piel intacta	• Estetoscopios • Aparatos de presión • Aparatos de rayos X • Cuñas, manguitos • Desfibriladores • Superficies, suelos, paredes o muebles en contacto con la piel intacta del paciente • Termómetros	Desinfección de nivel intermedio o bajo	• Alcohol 70 % • Hipoclorito sódico: 0,1 % (desinfección ambiental general), 1 % (material contaminado) • Dicloroisocianato: 1.000 ppm de cloro libre para desinfección ambiental; 10.000 ppm para material contaminado • Persulfato (1 %) • Compuestos de amonio cuaternario

lipofílicos (inmunodeficiencia humana, herpesvirus, de la gripe, sincitial respiratorio, hepatitis B, citomegalovirus, mixovirus), pero no las esporas bacterianas, virus sin cubierta (adenovirus, coxsakievirus, coronavirus, enterovirus, hepatitis A, poliovirus, rinovirus, rotavirus, y) o los priones.

Desinfección de bajo nivel. Destruye la mayoría de las formas vegetativas bacterianas, pero elimina sólo algunos hongos y virus no lipídicos y es inefectiva frente a *M. tuberculosis*, virus lipofílicos, endosporas bacterianas y priones. El tiempo de contacto mínimo para la desinfección de bajo nivel es de 10 minutos. Algunos desinfectantes de nivel intermedio a menor concentración o con un menor tiempo de contacto pueden comportarse como desinfectantes de bajo nivel.

La clasificación de antisépticos y desinfectantes según su estructura química, sus mecanismos generales de acción, su espectro de actividad y el nivel de desinfección se indican, respectivamente, en las **tablas 51-3** y **51-4**.

FÁRMACOS ANTISÉPTICOS Y DESINFECTANTES

Alcoholes

Los alcoholes más utilizados son el alcohol etílico o etanol (al 60-90 %) y el isopropanol o alcohol isopropílico (al 70-80 %) o mezclas de éstos, que se conocen como «alcohol quirúrgico». Actúan rápidamente como germicidas, debido a que desnaturalizan y precipitan las proteínas y disuelven los lípidos de la membrana que protegen a los microorganismos. Sin embargo, no son esterilizantes, puesto que no son esporocidas. Los alcoholes son inflamables, por lo que deben almacenarse en zonas bien ventiladas y alejadas de fuentes de calor, y deben evaporarse antes de realizar electrocirugía o cirugía con láser. Además, endurecen los materiales de goma, por lo que no se utilizarán para desinfectarlos.

Alcohol etílico

El alcohol etílico al 70 % destruye casi el 90 % de las bacterias cutáneas en 1-2 minutos siempre que la zona esté impregnada del producto durante ese tiempo. Por ello, cuando se frota la piel con alcohol antes de una inyección parenteral o de realizar una toma de sangre, la reducción de la flora bacteriana no supera el 70 %. Es bactericida frente a bacterias grampositivas *(Staphylococcus aureus)* y gramnegativas *(Escherichia coli)*, pero poco activo frente a *M. tuberculosis* y otras micobacterias; su actividad frente a virus y hongos es variable (son sensibles los virus con cubierta lipídica).

Su actividad germicida aumenta cuando previamente se limpia la piel con agua y detergentes o se combina con otros antisépticos desinfectantes cutáneos (p. ej., detergentes catiónicos). No daña la piel, pero no debe aplicarse en heridas, úlceras o superficies denudadas porque es muy irritante y, al precipitar las proteínas, forma una capa protectora bajo la cual los microorganismos siguen creciendo. Sus principales inconvenientes son que su actividad disminuye en presencia de materia orgánica, no presenta acción residual, ya que se evapora rápidamente, y produce sequedad de la piel, que se reduce o elimina añadiendo agentes emolientes a la formulación, e irritación de las vías respiratorias, la piel, las mucosas y los ojos. En el hígado se oxida por la alcohol-deshidrogenasa en acetaldehído, que es en gran parte responsable de la toxicidad del etanol. Se elimina mediante excreción urinaria, exhalación y degradación metabólica.

Se utiliza para la desinfección de la piel intacta antes de inyecciones, punción venosa o intervenciones quirúrgicas, desinfección de material (termómetros cuando se sumergen prelavados durante 10 minutos; estetoscopios, guantes y superficies de trabajo, vidrios, cabinas de bioseguridad, mobiliario) y como agente rubefaciente sobre la piel de personas encamadas para evitar o retrasar la formación de úlceras de decúbito. Frotarse las manos con alcohol es el método preferido para descontaminarlas y reducir la transmisión de infecciones nosocomiales; sin embargo, no debe usarse cuando las manos están sucias o han sido contaminadas con materia orgánica. Este procedimiento es ineficaz contra las esporas de *Clostridium difficile*, por lo que es necesario lavar enérgicamente las manos con agua y jabón desinfectante después de estar en contacto con un paciente que presenta una infección por este microorganismo.

Tabla 51-3. Clasificación de antisépticos y desinfectantes

Alcoholes: etanol e isopropanol

Aldehídos: formaldehído, glutaraldehído, ortoftaldehído

Oxidantes: óxido de etileno, peróxido de hidrógeno, peróxido de benzoílo, persulfato potásico, monoperoxiftalato de magnesio

Biguanidas: gluconato de clorhexidina

Compuestos halogenados
- *Clorados:* cloro elemental, cloramina T, dicloroisocianurato sódico, hipoclorito sódico, oxicloroseno
- *Yodados:* soluciones de yodo, yodóforos (povidona yodada)

Fenoles: cloroxilenol, clorocresol, fenol, hexilresorcinol, triclosán, hexaclorofeno, ortofenilfenol, ortobenzilparaclorofenol, tricresol

Detergentes catiónicos: cloruros de benzalconio, de bencetonio, de cetilpiridinio y de didecildimetilamonio, bromuro de cetiltrimetilamonio

Jabones

Compuestos metálicos
- *Derivados de mercurio:* merbromina, tiomersal
- *Sales inorgánicas de plata:* nitrato de plata, sulfadiazina argéntica
- *Derivados del cinc:* sulfato de cinc, óxido de cinc

Ácidos inorgánicos: acético, benzoico, bórico, láctico y peracético

Antisépticos utilizados en quemaduras: sulfadiazina argéntica, nitrofurazona, povidona yodada, acetato de mafénido

---

Tabla 51-4. Mecanismos generales de acción de antisépticos y desinfectantes

- Oxidación del protoplasma bacteriano: ácido peracético, compuestos clorados y oxidantes
- Liberación de radicales libres: compuestos oxidantes
- Desnaturalización y precipitación de las proteínas bacterianas y rotura de la membrana celular: alcoholes, biguanidas, clorhexidina, compuestos metálicos y yodados, fenoles
- Acción alquilante de los ácidos nucleicos: aldehídos, compuestos yodados, oxidantes
- Acción detergente que aumenta la permeabilidad de la membrana celular y/o la membrana citoplasmática bacteriana: alcoholes, biguanidas, clorhexidina, derivados de mercurio, fenoles, detergentes catiónicos, sales de plata
- Interacción con grupos sulfhidrilo: ácidos inorgánicos, compuestos metálicos

Isopropanol

Es más potente y barato que el alcohol etílico, pero es inactivo frente a virus hidrófilos (Echo, Cocksackie), huele peor, seca la piel y al volatilizarse irrita las mucosas nasal y conjuntiva. Se utiliza como vehículo de otros germicidas, porque incrementa su potencia.

ALDEHÍDOS

Son agentes alquilantes que sustituyen los átomos de hidrógeno de radicales amino, hidroxilo, carboxilo y sulfhidrilo de las proteínas y los átomos de nitrógeno de las bases púricas de los ácidos nucleicos y de las proteínas. Como consecuencia producen entrecruzamientos proteicos que alteran la estructura de los microorganismos e inhiben la síntesis de DNA, RNA y proteínas. También producen la disrupción de la pared de esporas e inhiben la esporulación y germinación. Son germicidas, destruyendo bacterias (incluidas micobacterias), virus con o sin cubierta lipídica (p. ej., virus de la hepatitis B y HIV), hongos y esporas. Son necesarios tiempos de contacto muy prolongados para que se comporten como esporicidas, es decir para conseguir una esterilización. Se utilizan para desinfectar y esterilizar dispositivos críticos, instrumentos quirúrgicos y material médico metálico, de goma, caucho o plástico que no pueden esterilizarse con vapor. Su uso como antiséptico o desinfectante está limitada por su acción irritante sobre piel y mucosas ocular, oral y respiratoria (puede causar tos y dificultar la respiración) por lo que se recomienda proteger al personal con medidas de seguridad (guantes, mascarillas, gafas) durante su manipulación y, además, producen sensibilizaciones cutáneas. Los equipos deben aclararse con agua clorada o agua destilada estéril o alcohol tras la desinfección.

Formaldehído

Es un germicida muy lento. Al 2 % y a la temperatura de 50-60 °C necesita 6-12 horas para destruir bacterias grampositivas, gramnegativas, micobacterias y virus, y 2-4 días para destruir las esporas (18 horas si se utiliza al 8 %). La solución acuosa al 2-8 % de formaldehído se considera un desinfectante de nivel intermedio o alto. Su actividad disminuye en presencia de materia orgánica, lo que obliga a utilizar altas concentraciones (2-10 %) que son irritantes para los tejidos y producen reacciones alérgicas y eccemas de contacto. A estas concentraciones es estable durante aproximadamente 15 días y se utiliza para desinfectar superficies, quirófanos y laboratorios o equipamiento médico que contenga goma o plástico (guantes, ropa de hospital, máscaras, endoscopios de fibra óptica, hemodializadores, instrumentos dentales, respiradores y tubos de anestesia) que no pueden esterilizarse con calor. También se utiliza para esterilizar vacunas bacterinas y preparar toxoides de toxinas. Tiene un olor fuerte, es muy irritante para la piel y mucosas y presenta propiedades carcinogénicas a nivel nasofaríngeo. Por todo ello, se recomienda reducir la exposición a formaldehído al máximo. Al 20-30 % tiene propiedades astringentes y se utiliza en el tratamiento de las hiperhidrosis de las plantas de las manos y los pies. Su uso es incompatible con otros desinfectantes. El formaldehído se

utiliza en líquidos para enjuagues bucales y en pastas dentífricas y, en ocasiones, se asocia a un antibiótico para el tratamiento o profilaxis de a---fecciones bucofaríngeas (estomatitis, gingivitis, aftas orales, amigdalitis, laringitis).

Las disoluciones acuosas de formaldehído al ~40 % se conocen con el nombre de **formol**, un líquido incoloro de olor penetrante y sofocante. Al 10 % se utiliza para la conservación de muestras biológicas y cadáveres frescos. La formalina es una disolución de formaldehído en agua a una concentración del 37-50 %, que puede contener hasta un 15 % de metanol. Se utiliza en laboratorios de anatomía, histología y patología como agente fijador de tejidos y para inactivar virus en la preparación de vacunas, ya que interviene poco en la actividad antigénica microbiana.

Glutaraldehído

Es superior al formaldehído como esterilizante, destruyendo rápidamente bacterias, hongos *(Candida albicans)*, esporas *(Clostridium tetani, Bacillus subtilis* y *Clostridium welchii)* y virus (hepatitis B, inmunodeficiencia humana [VIH], poliomielitis y herpes simple); aunque su actividad tuberculocida es menor. En solución acuosa al 2 %, tamponada con bicarbonato sódico al 0,3 % (pH 7,5-8,5), destruye cualquier microorganismo en 10-20 minutos, que deben ampliarse a 60 minutos si se sospecha una contaminación por micobacterias (p. ej., para la desinfección de broncoscopios) y a 3-10 horas en presencia de esporas.

Es menos irritante de piel y mucosas que el formaldehído, aunque puede producir náuseas, cefaleas, rinitis, irritación ocular y dermatitis de contacto e hiperreactividad bronquial, razón por la que debe evitarse su inhalación y utilizarse en zonas que posean ventilación y extractor de vapores, y los equipos deben aclararse con agua estéril o alcohol tras la desinfección. Sin embargo, su actividad disminuye en presencia de material orgánico y desaparece a las 2 semanas de haber preparado la dilución, porque tiende a polimerizarse en solución alcalina. Se utiliza para la desinfección de catéteres e instrumentos ópticos, de diálisis y de cirugía, y de equipos de terapia inhalatoria. Combinado con fenol es más efectivo que los yodóforos o el hexaclorofeno para esterilizar material de endoscopia, de anestesia o de fibra óptica. También se utiliza para la limpieza, desinfección y esterilización de material clínico delicado, ya que no es corrosivo para metales, goma o plástico y equipos. En cualquier caso, antes de la desinfección con glutaraldehído el material ha de estar limpio. No se aconseja su uso para la desinfección de superficies (por su toxicidad) y no tiene aplicación como antiséptico.

Glutaraldehído fenolado

Es una solución de glutaraldehído al 2 % y fenol a una concentración < 10 % que puede utilizarse en la desinfección de alto nivel de material clínico que no pueda ser esterilizado por calor. Es activo frente a bacterias grampositivas, gramnegativas, virus y algunos hongos. El tiempo recomendado de inmersión en esta dilución varía de 20 a 30 minutos. Puede utilizarse en la desinfección de alto nivel de material clínico que no pueda ser esterilizado por calor.

Ortoftaldehído

Al 0,55 % presenta un espectro similar al del glutaraldehído al 2 %, aunque es efectivo frente a cepas de micobacterias resistentes a éste. Sin embargo, su acción esporocida es más lenta que la del glutaraldehído (se requieren más de 24 horas para inactivar completamente algunas esporas). No produce vapores irritantes, no es corrosivo para metales y no interacciona con suero y proteínas, pero tiñe la piel, ropa y superficies ambientales de color gris, y se utiliza para esterilizar y desinfectar instrumental quirúrgico, endoscopios (12 minutos a 20 °C) y dispositivos médicos. No tiene aplicación como antiséptico.

OXIDANTES

Actúan por oxidación de las diferentes estructuras de los microorganismos, lo que finalmente conlleva a la muerte celular. Son bactericidas, micobactericidas, viricidas, fungicidas y esporocidas, que se utilizan como desinfectantes de alto nivel y esterilizantes.

Óxido de etileno

Es un gas volátil, inflamable y explosivo, que difunde con rapidez y actúa como un agente alquilante que sustituye los átomos de hidrógeno de radicales amino, hidroxilo, carboxilo y sulfhidrilo de las proteínas y los ácidos nucleicos, y reacciona con las guaninas de éstos. Produce una rápida esterilización (3-8 horas) y no es corrosivo ni genera productos tóxicos, por lo que se utiliza para esterilizar materiales termolábiles (de plástico o de goma), endoscopios, sondas y catéteres. Este proceso se realiza en cámaras cerradas (humedad del 40-70 % y a 20-45 °C) y en presencia de CO_2 para evitar explosiones; posteriormente, el material debe airearse durante 10-20 horas para permitir la eliminación del gas residual y sus metabolitos, que pueden quedar adsorbidos e intoxicar al personal que manipula el material esterilizado. También existen equipos que utilizan peróxido de hidrógeno vaporizado con ácido fór-

mico para esterilizar endoscopios. Sin embargo, el óxido de etileno irrita la piel y las vías respiratorias y, si se absorbe, produce náuseas, vómitos, cefaleas, mareos, taquipnea, convulsiones y coma. Además, reacciona con cloruros y agua para formar dos germicidas, el 2-cloroetanol y el etilenglicol, que presentan propiedades mutagénicas y carcinogénicas.

Peróxido de hidrógeno (agua oxigenada)

Su acción antiséptica es consecuencia de: *a)* la liberación de radicales hidroxilo y radicales libres que alteran de forma irreversible la membrana citoplasmática, el ADN y los componentes estructurales lipoproteicos de los microorganismos; *b)* que cuando entra en contacto con catalasas o peroxidasas sanguíneas o tisulares libera oxígeno molecular, que posee una pobre acción bactericida, pero impide la germinación de las esporas de gérmenes anaerobios, y *c)* el O_2 liberado forma burbujas que suprimen los olores y, por su acción mecánica, favorecen la eliminación de detritus celulares, bacterias y tejidos desvitalizados. Al 1-3 % se utiliza como antiséptico en la desinfección de heridas, al 3-6 % como desinfectante de lentes de contacto blandas, aparatos de ventilación asistida y tonómetros oculares, al 6-11 % en la desinfección de fomites y al 10-30 % como esporocida para esterilizar superficies de equipos de trabajo. Existen formulaciones de peróxido de hidrógeno combinado con ácido peracético que se utilizan para esterilizar y desinfectar elementos críticos en 15-30 minutos (p. ej., material quirúrgico, implantes de plástico, respiradores, aparatos para endoscopia [como alternativa a glutaraldehído], prótesis quirúrgicas). Presenta una buena tolerancia y es uno de los desinfectantes de superficies (dentaduras y lentes de contacto) y equipo médico más seguros, pues no es corrosivo ni es preciso airear el material esterilizado. Sin embargo, daña el caucho, plásticos y metales, y puede decolorar cabellos, piel y mucosas. Soluciones concentradas pueden producir irritación de piel y mucosas y dermatitis de contacto.

Peróxido de benzoílo

Actúa como un agente exfoliante de la piel, siendo muy activo frente a *Propionibacterium acnes*, por lo que se utiliza en el tratamiento del acné.

Persulfato potásico

Es un desinfectante de nivel intermedio-bajo. Una solución al 1 % de persulfato potásico requiere 10-15 minutos para inactivar bacterias y algunos hongos y virus, pero su actividad micobactericida es muy escasa y carece de actividad esporicida. Algunos instrumentos contaminados por *Pseudomonas aeruginosa* requieren más tiempo de contacto con el desinfectante para su descontaminación (hasta 1 hora). Se utiliza en la desinfección de lentes de contacto, paredes, superficies y suelos en el ámbito hospitalario, pero su actividad disminuye en presencia de materia orgánica.

BIGUANIDAS

Clorhexidina

La **clorhexidina** es una biguanida catiónica que altera la permeabilidad de la membrana citoplasmática, inhibe enzimas del espacio periplásmico y precipita proteínas y ácidos nucleicos. A pH entre 5 y 8 y en concentraciones de 0,5-4 % es bactericida frente a bacterias grampositivas, aunque su acción es más lenta que la de los alcoholes. Es menos efectiva frente a gramnegativas y poco efectiva frente a *M. tuberculosis*, hongos, esporas y virus lipófilos (rotavirus, adenovirus, enterovirus), y no es esporicida. La mayoría de *Pseudomonas* y *Proteus* hospitalarios son resistentes, al igual que los virus sin cubierta lipídica. Su efecto germicida es rápido y prolongado, ya que el 25 % de la dosis persiste en forma activa en la piel al cabo de 30 horas y aumenta si se asocia con alcoholes o compuestos de amonio cuaternario, pero disminuye en presencia de materia orgánica. La clorhexidina es una molécula catiónica incompatible con jabones naturales, surfactantes no iónicos y cremas de manos que contengan agentes emulsionantes aniónicos. Además, es fotosensible (por lo que debe mantenerse en su envase al abrigo de la luz), el calor la descompone en paracloroanilina y se inactiva en presencia de materia orgánica. Para evitar algunos de estos inconvenientes se utiliza el digluconato de clorhexidina (2-4 %), que es más hidrosoluble y cuya actividad persiste en presencia de materia orgánica.

La clorhexidina se absorbe mal a través de la piel, incluso en quemados, y su acción irritante es mínima, aunque puede producir dermatitis de contacto, conjuntivitis y lesiones corneales (evitar el contacto con los ojos). Sin embargo, si penetra en el organismo en cantidad suficiente, produce excitación del sistema nervioso central, seguida de depresión; por ello, no debe utilizarse en cirugía del oído medio (puede llegar a producir sordera) ni en neurocirugía, y se evitará el contacto directo con el tejido cerebral y las meninges.

La clorhexidina se utiliza en el lavado quirúrgico de manos y limpieza preoperatoria de la piel, desinfección de heridas y quemaduras, implante de catéteres vasculares y en lavados de vejiga y uretra. También se utiliza en el tratamiento de infecciones de la mucosa orofaríngea, gingivitis, úlceras aftosas e infecciones periodontales; en colutorios y pastas de dientes, su uso continuado está limitado porque puede teñir los dientes. Para la desinfección de urgencia puede utilizarse la inmersión durante 2 minutos en una solución de clorhexidina al 0,5 % en alcohol (70 %). Esta combinación es la preferida para el lavado de manos del personal de las unidades de cuidados intensivos, quirófano y unidades de aislamiento y en el baño prequirúrgico, por facilitar la descolonización de gérmenes grampositivos *(Staphylococcus aureus)* de la piel.

COMPUESTOS HALOGENADOS

Compuestos clorados

Son sustancias que, al disolverse en agua, liberan cloro molecular y ácido hipocloroso, los cuales producen la oxidación de los grupos tiol y amino de las proteínas de los microorganismos y ejercen una acción germicida rápida y eficaz. Son muy utilizados en la desinfección del agua de bebida (la mayoría de los sistemas de distribución de agua contienen una concentración de cloro libre o activo de 0,5-1 ppm, 1 mg/l), de superficies hospitalarias (lejías) y de material médico (máquinas de diálisis), y en el lavado de heridas. Sin embargo, son inestables y decolorantes, no son útiles para desinfectar superficies metálicas o material quirúrgico, ya que corroen muchos metales, algunos plásticos y el caucho, su actividad disminuye en presencia de materia orgánica (sangre, pus) y proteínas, y pueden producir irritación cutánea, ocular y del tracto respiratorio, produciendo escozor de ojos con lagrimeo, cefaleas, tos y escozor de garganta.

Cloro elemental

Es un potente agente oxidante que se utiliza exclusivamente en el tratamiento de las aguas de consumo. Es bactericida, fungicida, viricida, esporocida y protozoocida, pero su actividad depende del pH, siendo 10 veces mayor a pH 6 que a pH 9. A pH 7 y en la concentración de 0,10-0,25 ppm es un bactericida muy rápido (15-30 segundos), aunque las micobacterias y las esporas requieren concentraciones mucho mayores. El cloro irrita las mucosas y las vías respiratorias y es muy corrosivo en soluciones concentradas, pudiendo producir quemaduras y lesiones oculares, por lo que se requieren precauciones adecuadas cuando se manipula cloro concentrado.

Hipoclorito sódico

Es un desinfectante de nivel alto, de acción rápida y bajo costo, efectivo frente a bacterias, esporas, hongos, virus lipídicos y protozoos, y en menor grado frente a micobacterias. Sin embargo, no es un buen desinfectante de heridas, ya que es muy irritante, ejerce propiedades fibrinolíticas y se degrada por materia orgánica. Al 1-5 % se utiliza para desinfectar material médico (tonómetros, prótesis dentales, jeringas y agujas), suelos y urinarios, y al 0,5 % para eliminar restos necróticos de las heridas, actuando al minuto de su aplicación. Es muy útil para desinfectar vidrio, cerámica y endoscopios contaminados con sangre o líquidos corporales, así como superficies ambientales no críticas. El hipoclorito irrita la piel y las mucosas y puede formar vapores tóxicos, razón por la que se tiende a sustituirlo por otros productos. Dado que corroe los instrumentos metálicos, las soluciones deben colocarse en recipientes de plástico.

Diclororisocianurato sódico

Es un desinfectante de elevada potencia y amplio espectro (similar al del hipoclorito). Se utiliza en la industria alimentaria y limpieza y desinfección de superficies, lugares públicos (piscinas) y ropa. Es corrosivo para los metales, algunos plásticos y el caucho.

Cloramina

El amoníaco reacciona con hipoclorito sódico y produce cloramina, que es menos irritante y su acción más prolongada, por lo que es ideal en la preparación preoperatoria de piel, tratamiento de heridas y lavado de mucosas. La cloramina puede causar irritación, quemaduras e incluso neumonitis, y es incompatible con agentes oxidantes fuertes, compuestos yodados o detergentes.

Oxicloroseno

Es un cloróforo compuesto por la mezcla de ácido hipocloroso y sulfonato de alquilbenceno. Al 0,2-0,4 % se utiliza como antiséptico tópico, y al 0,1-0,2 %, en irrigaciones urológicas y oftalmológicas.

Compuestos yodados

Son desinfectantes de nivel intermedio, utilizados como antisépticos tópicos.

Yodo. Su actividad antiséptica sobre la piel intacta es rápida, prolongada y muy superior a la de otros compuestos, utilizándose cuando se desean obtener hemocultivos por venopunción. Actúa como un oxidante que precipita las proteínas y los ácidos nucleicos de los microorganismos, y altera las membranas celulares al unirse a los enlaces C=C de los ácidos grasos. Al 1 % es un potente germicida que destruye en 1 minuto bacterias (grampositivas y gramnegativas), hongos, micobacterias, levaduras, virus lipofílicos y protozoos. A esta concentración también destruye las esporas bacterianas, aunque en medio seco la destrucción requiere varias horas. Es muy soluble en alcohol, que aumenta su actividad frente a esporas y virus; esta asociación se utiliza en la desinfección de termómetros. Se puede utilizar tintura de yodo (solución de yodo al 2 % y yoduro potásico al 2,5 % en etanol al 50 %) o solución de Lugol (solución acuosa de yodo al 5 % y yoduro sódico al 2,4 % o potásico al 10 %) como antisépticos preoperatorios y postoperatorios. Sin embargo, el yodo es irritante (más asociado a alcohol), mancha la ropa y la piel, retrasa la cicatrización, facilita la formación de cicatrices, produce reacciones de hipersensibilidad (fiebre, dermatitis de contacto) y tiene una corta acción residual (unas 4 horas). Como desinfectante hospitalario su acción se ve limitada porque la materia orgánica disminuye su eficacia y por su acción corrosiva de los instrumentos metálicos. Por todo ello, el yodo ha sido sustituido en gran parte por los yodóforos como antiséptico.

Yodóforos. Son complejos de yodo elemental con una molécula transportadora (glicoles, polivinilalcoholes, poliamidas) que, tras secarse en la piel, producen la liberación lenta de pequeñas cantidades de yodo. La cantidad de yodo molecular presente (el llamado «yodo libre») determina el nivel de actividad antimicrobiana de los yodóforos. Son menos irritantes y entrañan menor riesgo de producir reacciones de hipersensibilidad que el yodo. El más utilizado es la povidona yodada (Betadine), un complejo de yodo con polivinilpirrolidona que contiene aproximadamente un 9-12 % de yodo activo, que se utiliza para desinfectar la piel y las mucosas. También se utiliza para el lavado de manos del personal sanitario (su actividad antimicrobiana persiste sólo 30-60 minutos), el lavado y cepillado prequirúrgico, la desinfección preoperatoria de la piel (es menos efectivo que el yodo o la clorhexidina), la limpieza de pequeñas heridas o rozaduras antes de que se formen escaras, que limitan su penetración, la desinfección de catéteres vasculares y equipos de diálisis y en lavados vaginales para el tratamiento de tricomoniasis. En el tratamiento de quemaduras infectadas se prefieren la sulfadiazina argéntica y el mafénido. Es menos irritante que el yodo, afecta al menos el proceso de cicatrización y las manchas de la piel se eliminan fácilmente con agua, pero su acción disminuye en presencia de materia orgánica y se potencia por jabones detergentes de amonio cuaternario. Aunque no se absorbe, su uso repetido puede producir reacciones alérgicas (dermatitis de contacto). También puede corroer algunos instrumentos metálicos y colorea los elementos de goma o de plástico. En heridas o quemaduras graves la polividona yodada puede producir dermatitis de contacto, reacciones alérgicas, acidosis metabólica, hipernatremia y alteración de la función renal. No se recomienda su uso en neonatos y lactantes, ni en mujeres durante el embarazo y la lactancia por el riesgo de alterar la función tiroidea. Asimismo, debe evitarse su uso prolongado en pacientes con alteraciones tiroideas, alérgicos al yodo o que toman litio.

FENOLES Y COMPUESTOS FENÓLICOS

Son desinfectantes de nivel intermedio y bajo.

Fenol

Es el antiséptico y desinfectante estándar con el que se comparan otros biocidas (coeficiente fenólico). Al 0,5-2 % desnaturaliza y precipita las proteínas, inactiva enzimas intracelulares (oxidasas y deshidrogenasas) y altera la permeabilidad de la membrana citoplasmática, lo que produce una pérdida progresiva de componentes intracelulares y la lisis celular. Actúa como bactericida (incluso de micobacterias), viricida (frente a virus lipófilos) y fungicida, pero su actividad esporicida es muy limitada, es poco efectivo frente a virus no lipídicos y pseudomonas, y algunas especies de hongos son resistentes. Al 5 % destruye las esporas de ántrax en 48 horas. Su actividad no se modifica en presencia de materia orgánica y aumenta si se combina con jabones, que incrementan su solubilidad y facilitan su penetración. También posee acciones anestésicas locales y antipruriginosas, por lo que se utilizaba en múltiples formulaciones de aplicación tópica y enjuagues bucales, y como antiséptico orofaríngeo para aliviar el dolor y la irritación en estomatitis, gingivitis o aftas orales. Sin embargo, es muy irritante y corrosivo para los tejidos y no debe aplicarse a mucosas, heridas abiertas o quemaduras, ya que tras absorberse puede producir excitación, seguida de depresión, del sistema nervioso central. Tiene efecto alergénico y fotosensibilizante. Esta toxicidad, su mal olor y su posible efecto carcinogénico han relegado su uso como antiséptico. El fenol (5-10 %) se utiliza en la desinfección de objetos inanimados, suelos, camas, sangre, orina y heces. No debe utilizarse en embarazadas o en niños menores de 6 años; por su elevada absorción cutánea, puede producir hiperbilirrubinemia y neuropatías en recién nacidos. Además, el fenol es absorbido por la goma y por materiales porosos, y puede ser inactivado por algunos plásticos.

Tricresol

Es una mezcla de tres isómeros metílicos del fenol (ortocresol, metacresol y paracresol), que presenta una potencia bactericida tres veces superior a la de éste. No es hidrosoluble y se utiliza en una emulsión jabonosa como antiséptico cutáneo (el Lysol es una solución al 50 % de cresoles con jabón). Se utiliza (al 5 %) como desinfectante de material de desecho y de excrementos. Puede producir irritación cutánea al ponerse en contacto con la piel y mucosas del paciente.

Hexilresorcinol

Es menos tóxico que el fenol, inodoro, no mancha y al 0,1 % se emplea como antiséptico orofaríngeo y en la limpieza de heridas.

Cloroxilenol

Es un bactericida más eficaz que el fenol, con un amplio espectro de bacterias grampositivas (menos eficaz frente a estafilococos y bacterias gramnegativas), hongos y levaduras, pero ineficaz sobre *P. aeruginosa* y esporas). Al 0,5-2 % se incluye en preparados (jabones, cremas, colutorios) que se utilizan en el tratamiento del acné, la seborrea e infecciones óticas, y en la desinfección de instrumentos y superficies. No es corrosivo, pero puede irritar la piel y es alergénico. Las soluciones acuosas que se utilizan en la antisepsia quirúrgica deben estar recién preparadas para evitar su contaminación.

Triclosán

Es un bactericida de amplio espectro, aunque inactivo frente a *P. aeruginosa*. Al 1 % se utiliza como antiséptico en soluciones para lavado de manos quirúrgico, desodorantes y jabones, para el tratamiento de pequeñas lesiones (quemaduras, rozaduras, picaduras) o antes de la venopunción (0,3-2 %). Puede producir dermatitis por contacto.

Hexaclorofeno

Este bifenol policlorado inhibe diversas enzimas y, en concentraciones altas, destruye la membrana bacteriana. Presenta propiedades bacteriostáticas frente a bacterias grampositivas y tuberculicidas, pero es poco efectivo frente a las gramnegativas y esporas, y su eficacia disminuye en presencia de materia orgánica. De hecho, *E. coli* y *P. aeruginosa* pueden contaminar las soluciones de hexaclorofeno. Se utiliza en forma de jabón líquido (al 0,2-3 %) en el lavado y cepillado preoperatorios de las manos, el baño de niños recién nacidos (para prevenir infecciones estafilocócicas), lavados de vejiga o vagina y como desodorante. Tras los lavados diarios, el hexaclorofeno se acumula en la capa córnea de la piel, que actúa como un depósito del que se libera lentamente, produciendo un efecto bacteriostático prolongado.

El hexaclorofeno presenta un olor desagradable y un estrecho margen terapéutico, y puede producir anorexia, vómitos, irritabilidad, temblor, confusión, diplopía, nistagmo, convulsiones y edema cerebral. Por lo tanto, no debe utilizarse como desinfectante de objetos que entren en contacto con mucosas o piel no intacta.

DETERGENTES CATIÓNICOS

Un detergente es un producto químico que, disuelto o disperso en el agua u otros disolventes, tiene la propiedad de modificar profundamente la tensión superficial, con lo que la solución o la dispersión adquieren la capacidad humectante y emulsionante necesaria para producir el efecto limpiador. Los detergentes sintéticos, al igual que los jabones, contienen una porción hidrofóbica (normalmente una larga cadena lipófila) que presenta una alta afinidad por las grasas (parte mayoritaria de la suciedad) y una porción hidrófila (un grupo polar). A través del nitrógeno catiónico (hidrófilo) interaccionan con los fosfolípidos de la membrana celular aumentando su permeabilidad, con la consecuente pérdida de los componentes citoplasmáticos, desnaturalizan las proteínas de los microorganismos e inactivan diversas enzimas implicadas en el metabolismo energético.

Los cloruros de benzalconio (0,05-0,1 %), benzetonio (0,05-0,2 %) y cetilpiridinio (0-5-2 %) y el bromuro de cetil trimetilamonio (0,5-20 %) son compuestos de amonio cuaternario utilizados en múltiples preparados con fines antisépticos, desinfectantes y detergentes. Actúan como bactericidas frente a gran número de bacterias grampositivas y gramnegativas y son activos frente a algunos hongos, virus lipofílicos y protozoos (p. ej., *Trichomona vaginalis*). Sin embargo, son poco efectivos frente a micobacterias, virus hidrofílicos y esporas, y muchas cepas de *Proteus, E. coli, Klebsiella, Serratia* y *Pseudomonas* son resistentes, lo que limita su utilidad en medio hospitalario. Son considerados desinfectantes de bajo nivel y se utilizan como detergentes de saneamiento (en la limpieza y desinfección de superficies, como suelos, paredes, techos y mobiliario) y desinfectantes de material quirúrgico y de exploración termosensible (endoscopios, equipos de anestesia y de odontología, incubadoras), como espermicidas anticonceptivos en productos de aplicación vaginal y como conservantes en soluciones oftálmicas, en irrigaciones y de productos cosméticos. No son corrosivos y no liberan vapores irritantes, pero su actividad se ve neutralizada por jabones. Producen irritación de piel, ojos y mucosas.

A pesar de su popularidad, presentan varios inconvenientes como antisépticos, ya que son menos activos que la clorhexidina y los compuestos yodados, su acción es lenta, es antagonizada por jabones y disminuye en presencia de materia orgánica. Además, son adsorbidos por gasas, gomas, plásticos y apósitos, perdiendo actividad, lo que limita su utilidad como desinfectantes de material médico. No irritan la piel, pero la descan y, cuando se aplican sobre ella, forman una película por debajo de la cual pueden proliferar las bacterias, favoreciendo así las infecciones por *Pseudomonas* y otras bacterias gramnegativas. Ingeridos por vía oral producen náuseas, vómitos, debilidad muscular, convulsiones y coma.

El **dihidrocloruro de octenidina** (al 0,1-2,0 %) está sustituyendo a la clorhexidina. En formulaciones acuosas se potencia a menudo con la adición de 2-fenoxietanol. La **cetrimida** se utiliza (al 0,1-1 %) en el lavado de piel, heridas y quemaduras y el tratamiento de dermatitis seborreicas (al 1-3 %). Su uso repetido produce irritación y quemaduras en la zona de aplicación.

JABONES

Son sustancias tensioactivas aniónicas formadas por sales sódicas o potásicas (RCOONa/K) de diversos ácidos grasos, que son efectivas frente a bacterias grampositivas, pero no frente a gramnegativos. Son antisépticos débiles, pero potentes detergentes, que actúan eliminando por arrastre la suciedad, el epitelio descamado y la mayoría de los microorganismos de la flora cutánea. Su utilización repetida por el personal sanitario y los pacientes es una de las medidas preventivas más eficaces frente a la transmisión de infecciones. Dado que los hidróxidos de sodio y potasio son bases fuertes y los ácidos grasos son ácidos débiles, al disolverse los jabones son alcalinos (pH > 8) e irritan y secan la piel, cuyo pH es de 5,5-6,5. Para evitarlo, algunos jabones contienen trietanolamina como base, lo que permite alcanzar un pH de 7.0, o se añaden emolientes. En presencia de heridas, el uso de agua y jabón es tan efectivo como los antisépticos y, a diferencia de éstos, no interfiere en los procesos de cicatrización. Para aumentar su eficacia se añaden diversos desinfectantes químicos (hexaclorofeno, fenoles, etc.), que aumentan la aparición de reacciones adversas. Los jabones neutralizan los detergentes catiónicos, por lo que no deben asociarse.

COMPUESTOS METÁLICOS

Se combinan con los grupos sulfhidrilo, amonio y carboxilo de las proteínas, a las que desnaturalizan y precipitan. Tienen efectos irritantes o cáusticos sobre la piel, lo que limita su utilización como desinfectantes.

Derivados de mercurio

Presentan una débil actividad bacteriostática y fungistática, y son inactivos frente a virus, micobacterias y esporas. Además, algunas bacterias han desarrollado resistencia a los mercuriales. Éstos se inactivan por materia orgánica, son muy tóxicos y producen contaminación ambiental, por lo que no se utilizan como antisépticos. Sin embargo, algunos preparados de **merbromina** (mercurocromo al 2 %) y **tiomersal** (mertiolato al 0,1 %) son muy populares para desinfectar la piel. Las pomadas de mercurio amoniacal al 5 % se utilizan para tratar el impétigo y otras infecciones estafilocócicas de la piel, aunque en niños pueden producir anorexia, apatía y reacciones de hipersensibilidad.

Sales inorgánicas de plata

Las sales inorgánicas de plata son potentes germicidas. El **nitrato de plata** interacciona con grupos sulfhidrilo de enzimas y proteínas, altera la pared bacteriana, favoreciendo la salida de iones K^+ de la célula, e inhibe la división celular. Al 0,1-0,2 % presenta una intensa actividad bactericida (es muy efectivo frente a *P. aeruginosa* y *Neisseria gonorrhoeae*) y astringente. Al 0,5 % se aplica de forma tópica en quemaduras para evitar las infecciones por *P. aeruginosa,* cuando no puede emplearse sulfadiazina argéntica, y para eliminar verrugas y granulomas de la piel por su acción cáustica y queratolítica. Al 1 % se aplicaba en el saco conjuntival de los recién nacidos para prevenir la oftalmitis gonocócica. La plata es irritante, ennegrece con la luz y tiñe los tejidos y la ropa.

La **sulfadiazina argéntica** suma la acción de la sulfadiazina y de la plata. Es eficaz frente a bacterias grampositivas y gramnegativas (*S. aureus, P. aeruginosa, Aerobacter aerogenes* y *Klebsiella pneumoniae*) y *Candida*, si bien pueden aparecer resistencias. No produce tanto dolor como el mafénido, aunque puede provocar erupciones, picor o sensación de quemazón cutánea. En tratamientos prolongados y en superficies amplias puede absorberse y producir leucopenia. Tras el lavado y desbridamiento de la herida, es el fármaco de elección para tratar quemaduras e injertos infectados y para impedir su infección en enfermos con alto riesgo. Por su escasa solubilidad permanece varias horas sobre la piel, por lo que basta con aplicarlo una o dos veces al día.

Derivados de cinc

Presentan una discreta acción antiséptica, así como propiedades astringentes, desodorantes y antiperspirantes. El **sulfato de cinc** se utiliza en solución oftálmica al 0,25 % en la conjuntivitis angular y al 4 % en preparaciones dérmicas para tratar el acné y el impétigo, y como desodorante. El **óxido de cinc** (al 1-2 %) se emplea como astringente y antiséptico para tratar la seborrea y la caspa. También se utiliza en protectores solares y como cemento dental asociado a eugenol.

ÁCIDOS INORGÁNICOS

Algunos ácidos inorgánicos débiles producen la rotura de los grupos sulfhidrilo de las proteínas y enzimas de la membrana celular, y se utilizan como desinfectantes hospitalarios, espermicidas o agentes cauterizantes.

El **ácido acético** es un bactericida muy efectivo frente a *P. aeruginosa, Candida* y *Aspergillus* spp., esporicida y viricida. Se utiliza (al 0,25 %) en irrigaciones vaginales y de las vías urinarias en infecciones por *Trichomonas, Candida* y *Haemophilus,* y en apósitos quirúrgicos (al 1 %), así como en preparados anticonceptivos por su acción espermicida. Sin embargo, es irritante y se inactiva en medio básico.

El **ácido peracético** es una mezcla de ácido acético y peróxido de hidrógeno en solución acuosa que presenta un alto potencial oxidante sobre la membrana externa de las bacterias, endosporas y levaduras que produce su muerte. Es activo frente a bacterias, hongos, levaduras, endosporas y virus. A pH 7, a 20 ºC y concentraciones de 250-500 ppm suprime la mayoría de las bacterias grampositivas, gramnegativas, micobacterias, hongos, virus y levaduras en 5 minutos; los enterovirus requieren 2.000 ppm durante 15-30 minutos para su inactivación, y las esporas, 500-30.000 ppm. Es un esterilizador rápido aun en contacto con materia orgánica, es biodegradable y no es corrosivo, no deja residuos y no genera gases tóxicos, pero es muy agresivo (especialmente para las gomas). Existen sistemas automáticos que utilizan ácido peracético (al 0,1-0,5 %) para esterilizar material quirúrgico, endoscopios y hemodializadores; en ocasiones, se combina con el peróxido de hidrógeno para la conservación y la desinfección de material de hemodiálisis. No afecta al aluminio, el acero o el plástico, no deja residuos y no genera gases tóxicos, pero es muy agresivo (especialmente para las gomas). Por su efecto corrosivo sobre piel, mucosas, ojos, tracto respiratorio y tracto gastrointestinal, durante su manipulación debe usarse equipo de protección personal.

Además, su actividad disminuye al 50 % al cabo de 6 días y presenta propiedades carcinogénicas y mutagénicas.

El **ácido láctico** es un antiséptico suave que tiene las mismas aplicaciones que el ácido acético, pero, al ser menos volátil, permanece durante más tiempo sobre la piel.

El **ácido benzoico** (al 0,1 %) es débilmente bacteriostático y fungicida, poco tóxico y puede aplicarse sobre la piel en dosis elevadas. Asociado al ácido acetilsalicílico se usa en el tratamiento del pie de atleta *(tinea pedis)*.

El **ácido bórico** (al 2-10 %) presenta acciones bacteriostáticas (aunque algunas bacterias son resistentes) y fungistáticas y no irrita la piel. Se utiliza en el tratamiento del mal olor de pies (bromhidrosis) y de infecciones fúngicas vaginales, como antivírico para reducir la duración de los resfriados y en lavados de lentes de contacto; es también un ingrediente en cremas para quemaduras y colutorios. No se absorbe a través de la piel intacta y sí a través de las heridas, pudiendo producir eritemas, alteraciones digestivas (vómitos, diarrea, anorexia), cefaleas, debilidad, convulsiones y colapso cardiocirculatorio.

ANTISÉPTICOS UTILIZADOS EN EL TRATAMIENTO DE LAS QUEMADURAS

La infección de las zonas cutáneas quemadas constituye un importante problema sanitario que exige la administración de antisépticos. A continuación se describen los más utilizados, además de la sulfadiazina argéntica y de la povidona yodada.

Acetato de mafénido. Con un espectro similar al de la sulfadiazina argéntica, actúa como bacteriostático frente a diversas bacterias grampositivas y gramnegativas, siendo muy eficaz frente a *P. aeruginosa* y ciertas cepas de anaerobios. Es soluble y difunde con facilidad, penetrando a través de las escaras, y su acción no es inhibida por el pus ni por la presencia de materia orgánica. Se absorbe rápidamente y se convierte en un metabolito inactivo que se elimina por la orina.

El mafénido produce dolor local intenso, prurito, reacciones alérgicas, pérdida de líquidos por evaporación a través de la zona quemada y acidosis metabólica. En forma de crema se aplica sobre la piel quemada, 2-3 veces al día, como alternativa a la sulfadiazina argéntica.

Nitrofurazona. Este nitrofurano ejerce una acción bactericida frente a bacterias grampositivas y gramnegativas y algunos protozoos, pero *P. aeruginosa* desarrolla fácilmente resistencias. La presencia de materia orgánica no disminuye su eficacia. No se absorbe por la piel intacta, las mucosas y las zonas quemadas, y su aplicación no causa dolor, pero puede producir neumonitis alérgica, hipersensibilidad local o dermatitis y eccema. Se utiliza al 0,2 % para prevenir y tratar infecciones en heridas, quemaduras e injertos cutáneos.

BIBLIOGRAFÍA

Agentes químicos en el ámbito social. Monografía del Instituto de Salud Carlos III, 2010 (disponible en http://www.isciii.es/ISCIII/es/contenidos/fd-publicaciones-isciii/fd-documentos/ENMT_Monografia_Guia Agentes_Quimicos.pdf).

Allegranzi B, Sax H, Pittet D. Hand hygiene and healthcare system change within multi-modal promotion: a narrative review. J Hosp Infect 2013; 83 (Suppl 1): S3-10.

Dumville JC, McFarlane E, Edwards P, Lipp A, Holmes A. Preoperative skin antiseptics for preventing surgical wound infec-tions after clean surgery. Cochrane Database Syst Rev 2013; 3: CD003949.

McDonell G, Hansen J (eds.). Blocks's desinfection, sterilization and preservation, 6ª ed. Lippincott Williams and Wilkins, 2020.

Piédrola Gil (ed.). Medicina preventiva y salud pública, 12ª ed. Barcelona: Elsevier España, S.L.U., 2016.

Sandle T. (ed.). The CDC Handbook: A Guide to Cleaning and Desinfecting Cleanrooms, 1ª ed. Londres: Grosvenor House Publishing Limited, 2012.

Fármacos antiparasitarios

52

A. Anadón Navarro y M. R. Martínez Larrañaga

INTRODUCCIÓN

Es conocido que una gran parte de la población mundial está expuesta a enfermedades parasitarias que, incluso, pueden padecerse de forma simultánea. Las enfermedades parasitarias constituyen un problema sanitario de primera magnitud debido a su morbilidad y mortalidad, especialmente en los países del tercer mundo, ya que son raras en los países desarrollados. Sin embargo, las personas que visitan países en desarrollo pueden infectarse y retornar con una infección. Sus consecuencias para las mujeres embarazadas constituyen también un problema de salud pública, porque resulta muy difícil controlar con éxito las enfermedades parasitarias con los fármacos específicos y, al mismo tiempo, proteger al feto de sus efectos nocivos.

En este capítulo se describen los fármacos antiparasitarios internos (frente a protozoos y helmintos) y externos (frente a artrópodos) que desempeñan un papel importante no sólo en el tratamiento de los pacientes parasitados, sino también en las medidas conjuntas de salud pública y de control de vectores, para reducir la transmisión de infestaciones parasitarias.

ANTIPROTOZOARIOS

Los antiprotozoarios se utilizan para tratar infestaciones causadas por un grupo diverso y complejo de organismos que abarcan a los protozoos unicelulares, que tienen ciclos vitales muy complicados y que a menudo implican a más de un hospedador, así como a los helmintos, que tienen sistemas orgánicos muy desarrollados.

Amebicidas

Los principales amebicidas usados en las diferentes formas clínicas de la amebiasis son:

1. Intestinal aguda: metronidazol, metronidazol seguido de diloxanida, metronidazol junto con yodoquinol, tinidazol, cloroquina y paramomicina.
2. Intestinal crónica: diloxanida, metronidazol, yodoquinol.
3. Abscesos hepáticos: metronidazol seguido de diloxanida.
4. Asintomática (crónica) propia del portador de quistes: diloxanida.

Metronidazol

El metronidazol **(fig. 52-1)** es un derivado 5-nitroimidazol activo frente a la mayoría de los protozoos del intestino, y es especialmente útil para tratar infecciones extraintestinales (absceso hepático) y frente a bacterias. Posee una gran actividad, *in vitro* e *in vivo*, frente a *Entamoeba histolytica* y *Trichomonas vaginalis*.

Mecanismo de acción

Su acción se atribuye a la generación en el parásito de compuestos intermedios reducidos, que se une al ADN y a las proteínas del protozoo. Tras su oxidación, originan aniones superóxidos y otros productos citotóxicos, como radicales hidroxilo, que provocan la destrucción de la célula. Se ha demostrado que la forma reducida del metronidazol inhibe la síntesis del ácido nucleico en *T. vaginalis*.

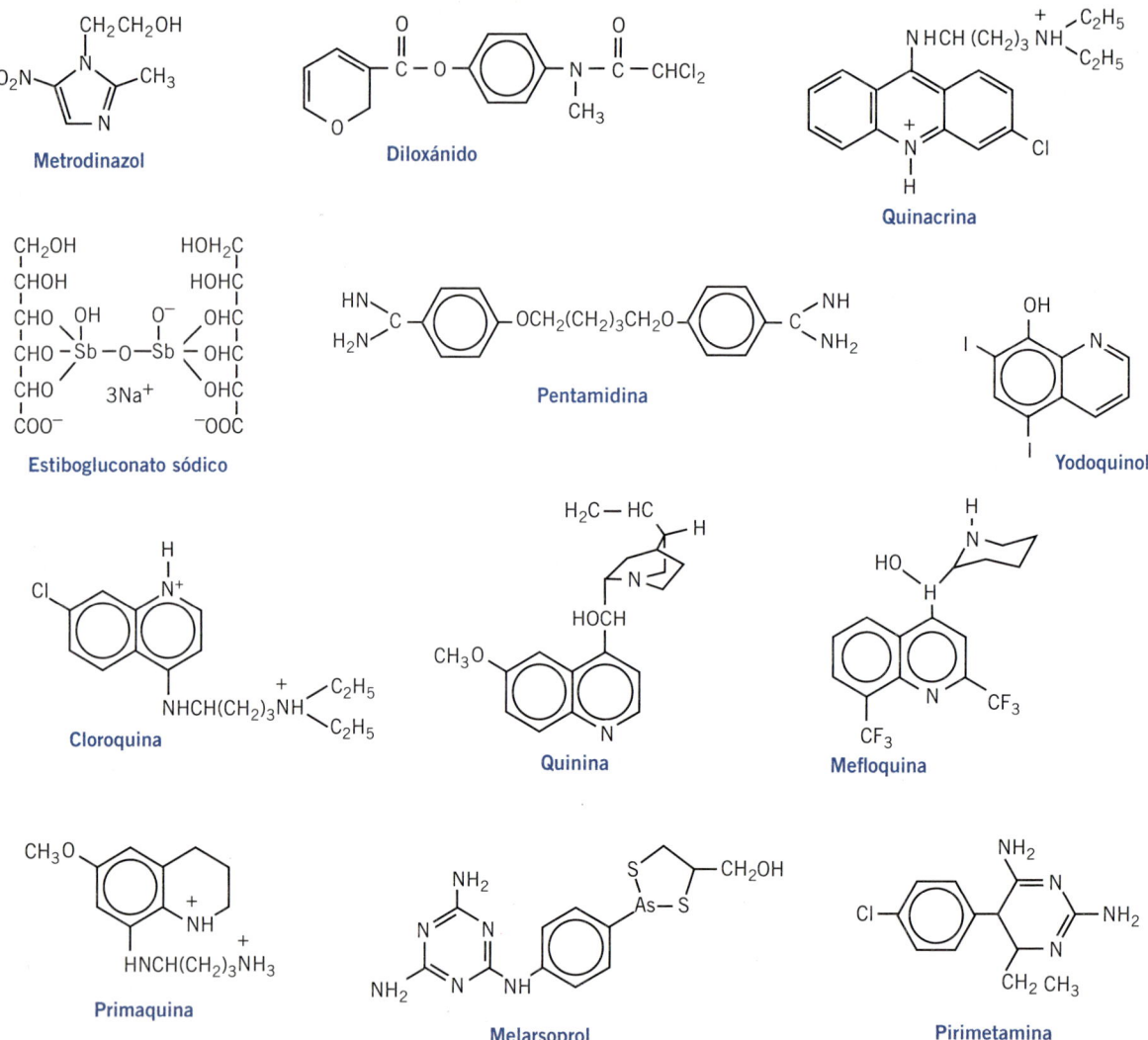

Figura 52-1. Estructura química de los principales fármacos antiprotozoarios.

Farmacocinética

Por vía oral se absorbe de forma rápida y extensa; la concentración máxima plasmática se alcanza en un tiempo máximo de 13 horas; su semivida de eliminación es de 7 horas. El metronidazol se une poco a proteínas plasmáticas y se distribuye rápidamente por todo el organismo, alcanzando concentraciones altas en líquidos orgánicos y en el líquido cefalorraquídeo (LCR). Se metaboliza escasamente y se excreta sobre todo por la orina y en pequeñas cantidades por las heces.

Reacciones adversas e interacciones

A menudo aparecen dolor de cabeza, náuseas, sequedad de boca y sabor metálico, efectos que desaparecen con la suspensión del tratamiento. También se han observado efectos neurotóxicos, como parestesias, vértigo, incoordinación, ataxia y convulsiones.

El metronidazol inhibe el metabolismo de los anticoagulantes orales. Interfiere en el metabolismo del alcohol, produciendo una reacción tipo disulfiram.

Se recomienda no administrarlo a las mujeres embarazadas ni a pacientes con alteraciones neurológicas, renales o hepáticas.

Indicaciones terapéuticas

El metronidazol es un amebicida eficaz y es de elección para el tratamiento de todas las formas clínicas de la amebiasis. En los adultos, la dosis oral es de 750 mg, 3 veces al día, durante 10 días, y en los niños, 30-35 mg/kg/día, en 3 tomas. En la amebiasis son también eficaces otros nitroimidazoles, como el tinidazol y el nimorazol. El metronidazol también es de elección en la tricomoniasis y giardiasis, en las que se recomiendan dosis orales de 250 mg, 3 veces al día durante 5-7 días. En la balantidiasis se usa la misma dosis que como amebicida. El metronidazol puede utilizarse en mujeres embarazadas independientemente del período del embarazo, aunque con precaución durante el primer trimestre. Pueden considerarse alternativas el tinidazol o el secnidazol, recomendados a dosis únicas orales de 2 g, o bien ornidazol (productos de segunda generación) en forma inyectable después del primer trimestre de gestación. Aunque no se ha descrito ningún efecto teratógeno en modelos animales, los datos actuales son escasos para recomendar este tratamiento de primera línea.

Diloxánido

El diloxánido es un derivado de la dicloroacetamida (v. fig. 52-1) que se utiliza como éster fluorado insoluble (furamida). El diloxánido es eficaz en la amebiasis intestinal asintomática, en la que destruye el parásito. Tras la administración oral, el furoato de diloxanida es hidrolizado por las esterasas intestinales, liberando así diloxanida, componente absorbible, y el ester de ácido furoico, que, al no absorberse bien, alcanza concentraciones intraluminales más elevadas en el colon. Ambos compuestos son amebicidas, pero se desconoce su mecanismo de acción. Diloxánido tiene una semivida de eliminación de 6 horas, se conjuga en el hígado para formar un glucurónido y se excreta en un 60-90 % por la orina. En ocasiones se han observado flatulencia, diarrea, vómitos, prurito y urticaria. La dosis oral en los adultos es de 500 mg, 3 veces al día durante 10 días, y en los niños, 20 mg/kg/día, repartidos en 3 tomas durante 10 días.

Yodoquinol

Es un derivado de la 8-hidroxiquinolina (v. fig. 52-1). Apenas se absorbe por vía oral, por lo que se usa para erradicar los quistes por protozoos en la amebiasis intestinal. Normalmente se administra después del tratamiento de las infestaciones extraintestinales por amebas. Dosis continuadas que exceden los 2 g/día producen reacciones adversas; al igual que el clioquinol, origina una neuropatía mieloóptica subaguda. La dosis oral en adultos es de 650 mg, 3 veces al día después de las comidas durante 20 días, y en niños, 30-40 mg/kg/día, en 3 tomas. Constituye una alternativa a la paramomicina y, por lo tanto, a la infección asintomática por E. histolytica.

Emetina y deshidroemetina

Son alcaloides derivados de la ipecacuana, con la que comparten los efectos adversos (emesis). Son eficaces en la amebiasis hepática (abscesos). Ambos fármacos actúan inhibiendo la síntesis proteica de los trofozoitos de E. histolytica, pero no frente a quistes; son tóxicos y, tras administración prolongada, pueden causar reacciones tóxicas sistémicas graves; las reacciones adversas incluyen alteraciones de los sistemas cardiovascular, neuromuscular y nervioso central (SNC), así como del tubo digestivo. Los pacientes que reciben estos fármacos deben ser hospitalizados y sometidos a monitorización cardíaca. La emetina y la deshidroemetina, además de ser muy irritantes, están contraindicadas en las mujeres embarazadas y en los pacientes con enfermedad cardíaca, renal o neuromuscular.

El tratamiento con emetina se restringe a los pacientes que no toleran el metronidazol. La dosis de emetina es de 1 mg/kg/día por vía intramuscular (máximo 6,5 mg), y la de deshidroemetina, 1-1,5 mg/kg/día (máximo 90 mg) durante un máximo de 5 días. En los niños, la dosis es la misma pero en 2 tomas, con intervalos de 12 horas.

Paromomicina

También conocida como aminosidina, es un antibiótico aminoglucósido que no se absorbe por vía oral y que ejerce su acción amebicida al concentrarse en el lumen del colon. Es activa frente a E. histolytica, D. fragilis y G. lamblia, así como contra los cestodos Taenia saginata, Taenia solium, Diphyllobothrium latum, Dipylidium caninum e Hymenolepis nana. A veces es eficaz frente a los criptosporidios. Es una alternativa al yodoquinol y al metronidazol, en dosis de 25-30 mg/kg, en 3 tomas durante 7 días, en adultos y niños. Los efectos adversos incluyen calambres, náuseas, vómitos, diarrea, erupción cutánea, dolor de cabeza y vértigo. Los preparados tópicos pueden producir escozor. La paromomicina en asociación con cloruro de metilbencetonio o gentamicina se ha utilizado por vía tópica para el tratamiento de la leishmaniasis cutánea y por vía sistémica para tratar la leishmaniasis visceral.

Tetraciclinas

La tetraciclina y la doxiciclina son efectivas en la profilaxis y el tratamiento de Plasmodium falciparum resistentes a cloroquina y quinina. Las tetraciclinas son amebicidas que se usan en combinación con otros amebicidas intestinales; también son activas frente a Giardia. Entre las diversas tetraciclinas, la tiaciclina es el giardicida más potente (CI_{50} y CI_{90} [concentraciones que inhiben el crecimiento del 50 y del 90 %, respectivamente, de los vermes] in vitro 1,8 µg/ml y 3,4 µg/ml, respectivamente).

La absorción gastrointestinal de las tetraciclinas es incompleta, pero atraviesan la barrera fetoplacentaria. Ya sea para un uso profiláctico o curativo, la doxiciclina no se recomienda en mujeres embarazadas más allá del primer trimestre. Pueden inducir en el feto una coloración de los dientes de leche cuando se administran durante al menos 15 días. Cuando sea imperativo administrar tetraciclinas, la dosis profiláctica es de 100 mg/día durante toda la estancia en una zona endémica de paludismo. La toma diaria debe continuarse durante 1 mes tras el regreso al país de origen.

Cloroquina

La cloroquina pertenece a la clase de las aminoquinolinas y se usa en forma de fosfato, sulfato o clorhidrato. La cloroquina es eficaz en la amebiasis hepática, en la que se utiliza sola o combinada con emetina. La cloroquina alcanza en el hígado concentraciones muy superiores a las plasmáticas. En los adultos, la dosis oral en la amebiasis extraintestinal es 1 g/día, durante 2 días, seguida de 500 mg/día durante 3 semanas. En los niños, la dosis oral es de 10 mg/kg/día (máximo 600 mg/día).

También se utiliza en la profilaxis y el tratamiento del paludismo. En la profilaxis del paludismo la dosis es de 5 mg/kg, y en el tratamiento, de 25 mg/kg distribuidos en 3 días (es decir, 10 mg/kg el primero y el segundo días, y 5 mg/kg el tercer día).

Otra aminoquinolina es la hidroxicloroquina, que se usa en forma de sulfato en la profilaxis del paludismo, en dosis de 6,5 mg/kg (niños y adolescentes). En zonas endémicas con *Plasmodium ovale* y/o *Plasmodium vivax* se recomienda usar en forma profiláctica hidroxicloroquina junto con primaquina fosfato durante las 2 últimas semanas o inmediatamente después en la profilaxis con hidroxicloroquina.

Giardicidas

La giardiasis es una infección del intestino delgado producida por el flagelado *Giardia lamblia*, con frecuencia asintomática. Se transmite por contagio directo e indirecto por los alimentos o el agua. En la giardiasis son de elección la quinacrina, el metronidazol, la furazolidona y el tinidazol.

Quinacrina

Es un derivado acridina **(v. fig. 52-1)** utilizado no sólo en el tratamiento de la giardiasis, sino también como antipalúdico. Se intercala en el ADN e inhibe la ADN-polimerasa.

Por vía oral se absorbe rápidamente, se distribuye por todos los tejidos y, debido a su acumulación, la eliminación es prolongada (dura meses).

Tras su administración prolongada, causa una coloración amarilla de la piel. En ocasiones provoca alteraciones gastrointestinales y en el SNC (psicosis tóxica) y una reacción tipo antabús en presencia de etanol. Inhibe el metabolismo de la primaquina y está contraindicada en las mujeres embarazadas y en los pacientes con psoriasis. Se utiliza en forma de clorhidrato (atebrina); la dosis en los adultos es de 100 mg, 3 veces al día durante 5-7 días, y en los niños, 7 mg/kg (máximo 300 mg).

Furazolidona

Es un nitrofurano con un amplio espectro que abarca *G. lamblia* y bacterias entéricas grampositivas y gramnegativas, estafilococos, enterococos, *Salmonella* y *Escherichia coli*. En la giardiasis y la enteritis bacteriana, la dosis para los adultos es de 100 mg, 4 veces al día durante 7 días, y para los niños, 5 mg/kg/día, en 4 tomas.

Tinidazol

Es un antimicrobiano, derivado imidazólico (similar al metronidazol), con actividad bactericida frente a anaerobios y antiprotozoo. Es activo frente a *E. hystolitica*, *T. vaginalis* y *G. lamblia*. Las bacterias anaerobias gramnegativas son las más sensibles.

El tinidazol no se puede usar durante los 3 primeros meses de gestación. En el caso de mujeres lactantes, se debe esperar 3 días después del tratamiento para iniciar la lactación. Por lo general se administran 50-60 mg/kg/día en una dosis única, durante 3-5 días, con el alimento. En la tricomoniasis (mujeres y hombres) y la giargiasis se administra en dosis única oral de 2 g o bien en 2 dosis de 1 g en un solo día. En la giardiasis en niños (1 mes-12 años) la dosis es de 50-75 mg/kg/día (máximo 2 g) en dosis única, y en niños > 12 años, 2 g en dosis única. Se puede administrar una dosis más si es necesario. En la amebiasis intestinal en adultos

FÁRMACOS UTILIZADOS EN LAS DIFERENTES INFESTACIONES POR PROTOZOOS

- **Amebiasis:** metronidazol, fluorato de diloxánido, yodoquinol, tinidazol, emetina, deshidroemetina, paromomicina, tetraciclinas y cloroquina.

- **Giardiasis:** quinacrina, furazolidona y tinidazol.

- **Leishmaniasis:** antimoniales pentavalentes, pentamidina, hidroxistilbamidina, anfotericina B, alopurinol, ketoconazol e itraconazol.

- **Toxoplasmosis:**
  - Infestaciones agudas: pirimetamina-sulfadiazina.
  - Infestaciones en mujeres embarazadas: espiramicina.
  - Otras alternativas: clindamicina, trimetoprima-sulfametazol, pentamidina, dapsona-trimetoprima, trimetoprima-leucovorina ± sulfadiazina, eflornitina.
  - Otros fármacos en investigación: *a)* antibióticos macrólidos, roxitromicina, azitromicina; *b)* antagonistas del ácido fólico, piritrexim, trimetrexato; *c)* análogos de purina, arprinocida, y *d)* inmunomoduladores, interferón gamma solo o en combinación con roxitromicina.

- **Tricomoniasis:** metronidazol y tinidazol.

- **Tripanosomiasis:** pentamidina, suramina, arsenicales orgánicos (melarsoprol y trimelarsan), nifurtimox y benznidazol. Otras alternativas en investigación incluyen eflornitina y berenil.

- **Neumocistosis:** los fármacos de primera elección son cotrimoxazol (trimetoprima/sulfametoxazol). Otras alternativas incluyen pentamidina, dapsona, trimetrexato, eflornitina, clindamicina/primaquina y pirimetamina/sulfamida.

- **Criptosporidiasis** (coccidioidosis): espiramicina, furazolidona y eflomitina.

- **Balantidiasis:** tetraciclinas.

la dosis es de 2 g/día durante 2-3 días o 500 mg/día durante 5 días, y en niños, 25-30 mg/kg cada 12 horas, durante 3-5 días. Como precaución, antes del uso del tinidazol hay que conocer si el paciente tiene enfermedad renal (o está en diálisis), epilepsia u otros trastornos convulsivos, anemia o bajo número de plaquetas, o sistema inmunológico débil.

Leishmanicidas

La leishmaniasis es una enfermedad causada por especies del género *Leishmania* transmitida por picaduras de insectos *Phlebotomus*, propia de las regiones tropicales y subtropicales. En la **figura 52-2** se muestra el ciclo de vida de las leishmanias, incluyendo los estadios en el hombre, el mosquito, infectante y de diagnóstico.

La enfermedad se inicia después de un período de incubación de 2-20 semanas con una mácula cutánea eritematosa y pruriginosa, que se transforma en pápula, nódulo y finalmente úlcera con costra y bordes elevados, que alcanza un diámetro de varios centímetros. Los protozoos invaden la circulación sanguínea y se localizan en el sistema reticuloendotelial provocando la aparición de fiebre, hepatoesplenomegalia intensa, caquexia y pancitopenia. El parásito existe en dos formas: flagelada en el insecto y no flagelada en el hombre (hospedador). Las manifestaciones clínicas de la enfermedad pueden ser viscerales (leishmaniasis visceral o kalaazar *[L. donovani]*), mucocutáneas *(L. braziliensis)* o cutáneas (leishmaniasis cutáneas o botón de Oriente *[L. tropica, L. mexicana, L. braziliensis]*).

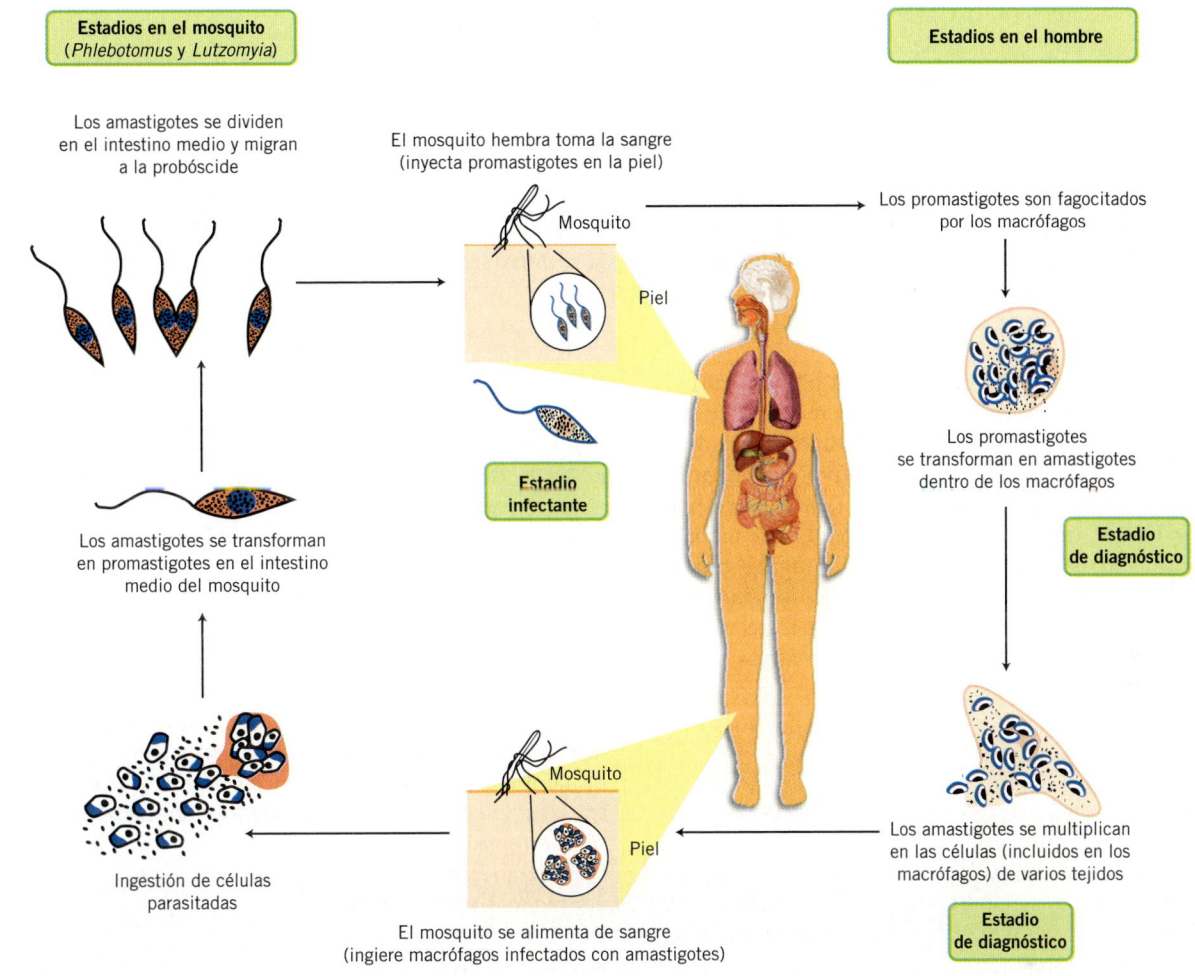

Figura 52-2. Ciclo de vida de las leishmanias: estadio en el mosquito, en el hombre, infectante y de diagnóstico.

La variedad de manifestaciones clínicas, la multitud de especies de *Leishmania* y el aumento de incidencia de la coinfección por el virus de la inmunodeficiencia humana (VIH) determinan la complejidad del diagnóstico y el tratamiento de la leishmaniasis.

Los fármacos de primera elección para la leishmaniasis son los antimoniales pentavalentes. Otros fármacos alternativos usados en la leishmaniasis visceral y/o cutánea son: pentamidina, hidroxistilbamidina, anfotericina B, alopurinol, ketoconazol e itraconazol. Además, en la leishmaniasis cutánea se ha ensayado la administración sistémica de nifurtimox, deshidroemetina, rifampicina junto con isoniazida, metronidazol, cotrimoxazol y dapsona, pero la eficacia de estos fármacos no está del todo demostrada.

Antimoniales pentavalentes

Los dos antimoniales pentavalentes leishmanicidas reconocidos son el **estibogluconato sódico** y el **antimoniato de *N*-metilglucamina** (o **glucantime**) con similar eficacia.

Mecanismo de acción

Los fármacos antimoniales adquieren su actividad *in vivo* tras la reducción en un pH ácido y con alta temperatura. Así pues, son más activos frente a las formas de presentación intracelular de la leishmaniasis, ya que pueden inducir la reducción de la síntesis de ATP. Se cree que los antimoniales actúan por inhibición del metabolismo energético del amastigote del parásito. El antimonio inhibe la actividad oxidativa y glucolítica del parásito, originando así un descenso de energía.

Farmacocinética

Los antimoniales no se absorben en el aparato digestivo. Por vía intramuscular, los dos antimoniales alcanzan concentraciones máximas plasmáticas en 1-2 horas. Se excretan por vía urinaria.

Reacciones adversas

Originan reacciones adversas, como abscesos en el lugar de inyección, alteraciones hepáticas y renales, cardiotoxicidad (alteraciones en el electrocardiograma [ECG]), mialgias, artralgias, anorexia, dolor de cabeza y vómitos. A veces aparecen hipersensibilidad, fiebre, palpitaciones, debilidad, vértigos, insomnio y nerviosismo.

Indicaciones terapéuticas

En la leishmaniasis visceral se recomienda el estibogluconato sódico, 10 mg (0,1 ml/kg/día), por vía intravenosa o intramuscular durante 6-10 días (mínimo 200 mg/día y máximo

600 mg/día). Sin embargo, la Organización Mundial de la Salud (OMS) recomienda dosis de 20 mg/kg/día (máximo 850 mg/día durante al menos 20 días). En cualquier caso, si aparecen náuseas y vómitos, se debe administrar el fármaco en días alternos o reducir su dosis, o incluso interrumpir su administración.

En la leishmaniasis cutánea se infiltra la úlcera con 6 ml de estibogluconato sódico durante 3-4 días, en días alternos; cuando las lesiones son muy numerosas, se administra por vía parenteral. El antimoniato de meglumina se utiliza en dosis de 60 mg/kg/día durante 10-12 días; 2 tandas en intervalos de 15 días.

Los fármacos antimoniales atraviesan la barrera fetoplacentaria y suelen alcanzar concentraciones detectables en los tejidos neurales del feto, lo que puede producir graves problemas en el aprendizaje. Su uso al principio del embarazo puede perjudicar el desarrollo del embrión, sobre todo porque el tratamiento de la leishmaniasis visceral suele requerir la administración diaria de dosis elevadas (70 mg/kg) durante 1 mes. El antimoniato de meglumina y el estibogluconato de sodio pueden prescribirse a partir del final del primer trimestre de embarazo, considerándose alternativas menos tóxicas para tratar la leishmaniasis visceral.

Pentamidina

Es una diamina aromática **(v. fig. 52-1)** de espectro relativamente amplio, que interfiere en la síntesis de ADN de la leishmania, y bloquea la timidina-sintetasa tras la unión al ARN de transferencia, actuando sobre el quinetoplasma. Es eficaz en la leishmaniasis visceral, la tripanosomiasis, la babesiosis y la neumocistosis.

Mecanismo de acción

Se basa en su combinación o intercalación con el ADN, inhibiendo la replicación del quinetoplasto del protozoo, o en una inhibición de la biosíntesis de poliaminas, que causa la muerte del parásito.

Farmacocinética

Cuando se administra por vía intravenosa o intramuscular, se acumula en los tejidos y su excreción se produce en varios días. No existen datos sobre la posible transferencia placentaria de la pentamidina en mujeres embarazadas, pero en cambio se han notificado, con el uso de pentamidina en aerosol para otras indicaciones terapéuticas, abortos espontáneos durante el primer trimestre.

Reacciones adversas

Cuando se administra por vía intravenosa, provoca hipoglucemia, hipotensión, mialgia, insuficiencia renal y una variedad de alteraciones hematológicas, bioquímicas y del SNC. Por lo general prescritas como tratamiento a corto plazo, es decir, a dosis de 3-4 mg/kg cada 2 o 3 días durante 2 semanas, las pentamidinas no se recomiendan como tratamiento de primera línea en la leishmaniosis en mujeres embarazadas, a menos que su uso sea esencial.

Indicaciones terapéuticas

En la leishmaniasis, la dosis es de 4 mg/kg en días alternos, con un total de 6-8 dosis. Esta dosis también es eficaz en la profilaxis de las infestaciones sanguíneas por tripanosomiasis africana, en la que se administra cada 3-6 meses por vía intravenosa. La pentamidina isetionato se usa en dosis de 4 mg/kg/día por vía intramuscular (dosis máxima de 2 g) en la leishmaniasis cutánea localizada y diseminada.

Hidroxistilbamidina

Es otra diamidina de segunda elección usada en el tratamiento de la leishmaniasis; se recomiendan dosis de 250 mg/día por vía intravenosa, 3 dosis en total con intervalos de 10 días.

Miltefosina

La miltefosina (hexadecilfosfocolina) es un compuesto alquilfosfolípido, inicialmente desarrollado para el tratamiento del cáncer de mama y otros tumores sólidos. La miltefosina inhibe la biosíntesis de fosfolípidos y esterol, tanto *in vitro* como *in vivo*, de la leishmania. Las limitaciones de su uso se deben a su toxicidad gastrointestinal, hepática y renal. Es también teratógena, lo que restringe su uso en mujeres gestantes. En la leishmaniasis cutánea localizada (*L. mexicana*), la leishmaniasis de la mucosa y la leishmaniasis visceral, la miltefosina se emplea por vía oral en dosis de 2,5 mg/kg durante 28 días.

Anfotericina B

Es un antibiótico macrólido, compuesto orgánico poliinsaturado lipofílico perteneciente a la familia de los polienos y que se utiliza en el tratamiento de enfermedades fúngicas. Actúa sobre los promastigotes y amastigotes. Su mecanismo de acción está relacionado con un aumento de la permeabilidad de la membrana por combinación con el ergosterol de las membranas de las leishmanias, lo que conduce a un aumento de la permeabilidad y de un endoflujo de iones de la célula y a la lisis de la membrana. Existen cuatro formas farmacéuticas de anfotericina B para uso clínico: anfotericina B desoxicolato, anfotericina B liposomal, anfotericina dispersión coloidal y anfotericina complejo lipídico. La anfotericina B desoxicolato causa más efectos adversos, sobre todo cuando se administra por vía intravenosa (cardiotoxicidad, nefrotoxicidad e hipopotasemia), por lo que su uso se restringe al medio hospitalario. Se han notificado, con la administración de desoxicolato de anfotericina B al final del embarazo, casos de insuficiencia renal moderada y transitoria que provocan una disminución de la cantidad de líquido amniótico. Entre las reacciones adversas de la anfotericina B, que dependen de la dosis, se presentan fiebre intermitente, escalofríos, hipopotasemia, hipomagnesemia, flebitis, anemia y nefrotoxicidad. El fármaco es capaz de atravesar la barrera fetoplacentaria, aunque el nivel en sangre fetal alcanzado no supera el tercio del nivel alcanzado en sangre materna. En estudios clínicos realizados en mujeres embarazadas no se ha observado hasta la actualidad letalidad para el embrión ni toxicidad para el feto. Tampoco se ha observado teratogenicidad, ni siquiera durante el primer trimestre de gestación.

Por vía oral apenas se absorbe, se une a lipoproteínas plasmáticas en un 95 %, se metaboliza parcialmente en el hígado y se excreta por la bilis y la orina. La semivida de eliminación, en adultos, es de 24 horas, aunque puede alargarse hasta 15 días tras tratamientos crónicos.

En la leishmaniasis visceral y mucocutánea se recomiendan dosis de 0,5-1 mg/kg/día, generalmente con una premedicación de antipiréticos y antihistamínicos. El fármaco se administra por vía intravenosa en infusión lenta (1-2 horas); la dosis inicial suele ser de ensayo y es inferior a 0,5 mg/kg. La dosis total acumulativa es de 750-850 mg. Suele ser una buena alternativa a los antimoniales. La anfotericina B desoxicolato se usa en la leishmaniasis cutánea localizada y diseminada en dosis de 1 mg/kg/día (dosis total 1-1,5 g), en la leishmaniasis de la mucosa en dosis de 1 mg/kg/día (dosis total 2-2,5 g) y en la leishmaniasis visceral en dosis de 0,75-1 mg/kg/día (15-20 dosis). En la actualidad, el uso de anfotericina B liposomal en mujeres embarazadas constituye el tratamiento de primera línea en la leishmaniasis visceral. Puede utilizarse en dosis de 3 mg/kg/día durante 5 días consecutivos, seguida de una sexta inyección el día 10.

Alopurinol

Es un análogo estructural de la hipoxantina. Su toxicidad para los amastigotes del parásito radica en el metabolismo que sufre el alopurinol a análogos de AMP, ADP y ATP, los cuales interfieren en el metabolismo de la glucosa, las purinas, los lípidos y las poliaminas de *Leishmania*. La principal reacción adversa es un sarpullido cutáneo por hipersensibilidad, efecto que puede progresar al síndrome de Stevens-Johnson. También puede haber neutropenia, trombocitopenia y anemia. El tratamiento con alopurinol en dosis altas origina una fase metabólica vía xantina-oxidasa con generación de oxipurinol, que puede dar lugar a la formación de cálculos renales.

El alopurinol es de segunda elección en la leishmaniasis visceral y puede combinarse con antimoniales en los pacientes que no responden a éstos. Se administra por vía oral en dosis de 7 mg/kg, 3 veces al día durante 2-10 semanas. El ribonucleósido de alopurinol, en dosis orales de 25 mg/kg, no provoca toxicidad aparente; su índice terapéutico es superior al del alopurinol.

Ketoconazol, fluconazol e itraconazol

Estos fármacos se usan como antifúngicos y pertenecen a dos clases distintas de compuestos: imidazoles (p. ej., ketoconazol) y triazoles (p. ej., fluconazol e itraconazol). Los imidazoles son derivados *N*-sustituidos que interfieren en la fase específica de la desmetilación de esteroles en especies de *Leishmania*, alterando la función de la membrana. Estas dos clases de compuestos comparten el mismo espectro antifúngico y el mismo mecanismo de acción, pero el metabolismo de los triazoles es más lento. Los triazoles interfieren menos con la síntesis de esterol en seres humanos y son, por lo tanto, menos tóxicos que los imidazoles. Estos fármacos se utilizan por vía oral en el tratamiento de la leishmaniasis cutánea y

poseen una toxicidad más baja que los antimoniales pentavalentes. El ketoconazol, en dosis de 600 mg/día, equivale en eficacia a una terapia antimonial de 20 mg/kg. Con dosis superiores a 10 mg/kg/día pueden provocar náuseas y vómitos; con menor frecuencia se han observado elevaciones asintomáticas de enzimas hepáticas, por lo que se recomienda monitorizar la función hepática durante el tratamiento con ketoconazol. El itraconazol tiene un uso potencial en la leishmaniasis cutánea.

Otros fármacos en investigación son formicina B, análogos de primaquina, acivicina (antibiótico aminoácido clorado), paromomicina (antibiótico aminoglucósido), tamoxifeno y micotoxina faseolinona, por ser potentes inhibidores de amastigotes *L. tropica* y de promastigotes *I. donovani*. Estudios clínicos también sugieren que las purinas y los inhibidores del esterol son útiles como agentes orales frente a la leishmaniasis cutánea.

Antipalúdicos

El paludismo o malaria es una enfermedad parasitaria que se da principalmente en habitantes de regiones situadas entre los dos trópicos. Es una enfermedad adquirida de forma natural por la picadura de diferentes mosquitos vectores del género *Anopheles*, y el hombre constituye en la práctica la única fuente de infección. Es una enfermedad protozoaria caracterizada por la aparición de episodios paroxísticos de fiebre, escalofríos y sudoración, y por cursar con anemia, esplenomegalia y una evolución crónica recidivante. El hombre puede infectarse por cuatro especies de parásito eritrocítico pertenecientes al género *Plasmodium* (*P. vivax*, *P. falciparum*, *P. malariae* y *P. ovale*). La infección se produce por la picadura del mosquito *Anopheles* hembra infectado (fig. 52-3), por transfusión de sangre de un donante infectado o por inoculación involuntaria de sangre por compartir jeringuillas en los drogadictos. El paludismo es responsable del 14 % de los casos de bajo peso al nacer en todo el mundo. El resultado de este bajo peso especialmente en recién nacidos de madre primigrávida o secundigrávida suele ser desfavorable, ya que se calcula que 200.000 recién nacidos mueren cada año debido a las consecuencias de paludismo materno contraído durante el embarazo. El paludismo contraído durante el embarazo se asocia a un riesgo de 2 a 3 veces mayor de anemia materna y de cuadros graves como el paludismo cerebral. Las consecuencias para el embrión y el feto se deben al parasitismo de la placenta. Esta pierde su integridad y deja de garantizar el intercambio transplacentario normal de nutrientes y oxígeno.

Los antipalúdicos se clasifican según su acción frente a los diferentes estadios del ciclo vital del plasmodio en:

1. Cura clínica (*esquizontocidas sanguíneos*): quinina y mefloquina, cloroquina, sulfamidas y sulfonas; pirimetamina. En combinación con estos fármacos se emplean los antibióticos de amplio espectro (p. ej., tetraciclinas y norfloxacino) para tratar las bacteriemias que acompañan al paludismo, especialmente en los niños.
2. Cura radical (*esquizontocidas tisulares*): primaquina.
3. Profilaxis (*causales*): cloroquina, proguanil, clor oguanidina, pirimetamina, sulfadoxina, mefloquina y doxiciclina.

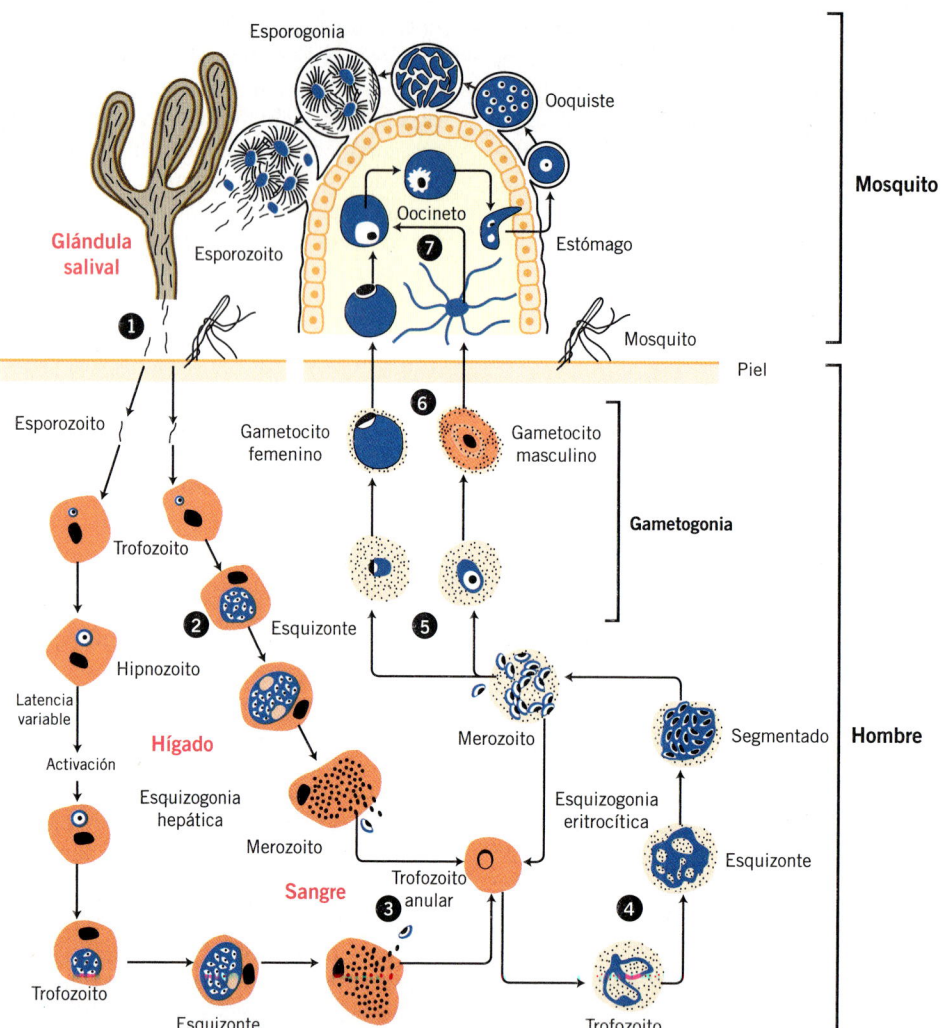

Figura 52-3. Ciclo de infección del paludismo. El ciclo de vida del agente causal de la enfermedad es muy complejo e implica una fase de multiplicación sexuada en el vector (hospedador definitivo) y otra asexuada en el hombre (hospedador intermediario). 1. Aunque el paludismo puede transmitirse por transfusión de sangre infectada, la infección natural del hombre se produce por los esporozoitos inoculados por la hembra infectada del mosquito *Anopheles*. 2. Los parásitos abandonan rápidamente la circulación para localizarse en las células del parénquima hepático, donde se multiplican y evolucionan a esquizontes tisulares. Este estadio tisular (exoeritrocítico) de la infección es asintomático y dura entre 5 y 16 días, dependiendo de la especie del plasmodio. 3. Los esquizontes se rompen, liberando cada uno de ellos miles de merozoitos, que ingresan en la circulación, invaden los hematíes e inician el estadio o ciclo eritrocítico de la infección. En las infestaciones por *P. falciparum* y *P. malariae*, los esquizontes tisulares se rompen de forma más o menos simultánea, quedando el hígado libre de formas parasitarias, pero en las infestaciones por *P. vivax* y *P. ovale* persisten algunos parásitos celulares, que luego proliferan y causan recaídas meses o años después. 4. En los eritrocitos, la mayoría de los parásitos sufren el ciclo asexuado, desarrollándose desde formas anulares jóvenes a trofozoitos y, finalmente, a esquizontes maduros. 5. La rotura de eritrocitos que contienen esquizontes –cada uno libera 6-24 merozoitos– es la causa del acceso febril característico del paludismo. Los merozoitos liberados invaden nuevos eritrocitos. 6. Algunos parásitos eritrocíticos se diferencian en formas sexuadas conocidas como gametocitos. Tras la ingestión de sangre infectada por el mosquito hembra, se produce la exflagelación del gametocito macho, seguida por su gametogénesis y fertilización del gametocito hembra en el intestino del insecto. 7. En este punto se genera un oocineto en la pared intestinal que finalmente da lugar al esporozoito infectante, que invade las glándulas salivales del insecto. Cuando el insecto pica a otra persona, inocula esporozoitos y se reinicia el ciclo.

A menudo se usan en combinación. Los fármacos profilácticos deben administrarse 1 semana antes del viaje y mantenerse durante la estancia y al menos 1 mes después. La elección del fármaco es difícil y ningún régimen profiláctico es eficaz en un 100 %. Se debe tomar toda clase de medidas preventivas para impedir la picadura de los mosquitos. En la profilaxis de infestaciones por plasmodios se usa la cloroquina en dosis orales de 500 mg (300 mg de cloroquina base; en los niños, 5 mg/kg). Para evitar el paludismo por *P. falciparum* resistente a cloroquina se recomienda pirimetamina (25 mg) y sulfadoxina (500 mg); sin embargo, esta asocia-

ción puede ocasionar reacciones cutáneas graves, por lo que su uso debe limitarse a las personas que permanezcan en zonas endémicas donde exista una intensa transmisión de la enfermedad.

4. Profilaxis *(prevención de la transmisión)*: primaquina, proguanil y pirimetamina tienen acciones adicionales gametocitocidas, previenen la transmisión por el mosquito y el mantenimiento de la enfermedad en el hombre. Para la esterilización de los gametocitos se recomienda la primaquina, 15 mg/día, durante 3 días, o bien una dosis única de 45 mg.

El control de los mosquitos vectores es un componente esencial en la prevención del paludismo. En áreas de transmisión de moderada a alta, el tratamiento de las mosquiteras con piretroides o el uso de repelentes de insectos como la dietiltoluamida reducen considerablemente la mortalidad, en particular en los niños con edades menores de 5 años.

Quinolinas

Cloroquina

Estructura química

La cloroquina es una 4-aminoquinolina (v. fig. 52-1) que difiere de la quinacrina en que posee una quinolina en lugar del núcleo acridina y en que carece de la mitad metoxi.

Mecanismo de acción

La cloroquina interfiere en la síntesis de ácidos nucleicos, posiblemente por una intercalación con el ADN del plasmodio. Se postula también que la ferriprotoporfirina IX o la hemina liberada en la degradación de la hemoglobina en los eritrocitos parasitados pueda ser un receptor para la cloroquina. De este modo, la ferriprotoporfirina ya no puede metabolizarse en hemozoína, es decir, en el pigmento soluble. El complejo fármaco-hemina afectaría a la estructura de la membrana del plasmodio y produciría su muerte. Es posible que en la acción esquizontocida participen dos mecanismos: su tropismo por los lisosomas del parásito (la cloroquina es una base débil) y su acción sobre el pigmento hemina. Otro mecanismo sería la inhibición de la calmodulina.

Farmacocinética

La absorción por vía oral es buena (del 90 %). Por vía intramuscular y subcutánea se absorbe rápidamente. La cloroquina alcanza en el hígado concentraciones muy superiores a las plasmáticas y en el cordón umbilical los niveles son equivalentes a los de la madre. La cloroquina se metaboliza en el hígado en el metabolito activo monodesetilcloroquina, que posee también actividad antipalúdica. Se distribuye ampliamente en hígado, bazo, riñones y eritrocitos, y se excreta muy lentamente. La excreción es sobre todo urinaria, recuperándose el 70 % como fármaco inalterado y el 30 % como metabolitos. Su semivida de eliminación es de 3 días tras una dosis de 300 mg.

Reacciones adversas

La cloroquina en dosis máximas puede causar trastornos gastrointestinales, prurito, mareos, cefalea transitoria, fatiga, prurito y alteraciones visuales. Otros efectos adversos que aparecen con menos frecuencia son: despigmentación del cabello, pérdida de peso, mialgias, leucopenia y erupciones eccematosas. En tratamientos muy prolongados se ha observado retinopatía, por lo que está contraindicada la administración de cloroquina en pacientes con enfermedades de la retina, psoriasis y porfiria. En inyecciones intravenosas puede originar hipotensión.

> ### ✪ FÁRMACOS ANTIPALÚDICOS UTILIZADOS EN LOS DIFERENTES ESTADIOS DEL CICLO VITAL DEL PLASMODIO
>
> - Cura clínica (esquizontocidas sanguíneos): quinina y mefloquina, halofantrina, lumefantrina, cloroquina, sulfamidas y sulfonas, pirimetamina. Con frecuencia se utilizan en combinación.
> - Cura radical (esquizontocidas tisulares): derivados 8-aminoquinolinas y primaquina. Eficaces frente al parásito en el hígado. Reducen la difusión de la enfermedad.
> - Profilaxis (causales): cloroquina, proguanil, pirimetamina, sulfadoxina, clorproguanil, mefloquina y doxiciclina. Previenen el desarrollo de ataques palúdicos.
> - Profilaxis (prevención de la transmisión): primaquina, proguanil y pirimetamina, por su acción gametocitocida.

No se recomienda la administración de cloroquina a los pacientes con insuficiencia hepática y con trastornos gastrointestinales, neurológicos o sanguíneos; su empleo es seguro en las mujeres embarazadas.

La resistencia de *P. falciparum* a la cloroquina suele ser ubicua en las regiones donde se produce la transmisión del paludismo.

Indicaciones terapéuticas

La cloroquina ha sido el agente más utilizado para tratar la fase eritrocítica del paludismo no complicada causada por *P. vivax*, *P. ovale*, *P. malariae* y *P. falciparum* sensible a la cloroquina. Se utiliza en el ataque agudo del paludismo (cura clínica). En infestaciones por *P. falciparum* consigue la cura radical. En esta etapa se usa una dosis oral de 1 g de fosfato de cloroquina (600 mg de cloroquina base; en niños, 10 mg de cloroquina base/kg), seguido de 500 mg (300 mg base) a las 6 horas (en niños, 5 mg de cloroquina base/kg), y posteriormente 500 mg/día (300 mg de cloroquina base) durante otros 2 días. En adultos, la dosis total es de 2,5 g (1,5 g de cloroquina base). Esta dosificación es eficaz para la mayoría de las infestaciones por *P. falciparum* y para controlar la fiebre y la parasitemia en infestaciones agudas causadas por *P. vivax*. La cloroquina puede administrarse a mujeres embarazadas, independientemente del trimestre de gestación. Como tratamiento curativo, para tratar brotes de paludismo no complicados causados por especies de *Plasmodium* (no *P. falciparum*), puede administrarse en dosis de 10 mg/kg (el primer día), 10 mg/kg (el segundo día) y 5 mg/kg (el tercer día).

A los pacientes comatosos o que vomitan se les puede administrar clorhidrato de cloroquina por vía intramuscular, en dosis de 250-375 mg cada 6 horas (200-300 mg base; en los niños, 5 mg de cloroquina base/kg cada 12 horas). Las especies de *P. falciparum* resistentes a la cloroquina deben tratarse en los adultos mediante la administración simultánea de quinina (600 mg, 3 veces al día, durante 3 días), pirimetamina (25 mg, 2 veces al día, durante 3 días) y sulfadiazina (500 mg, 4 veces al día, durante 5 días).

En la profilaxis, la cloroquina es eficaz frente a especies de *P. falciparum*; sin embargo, en infestaciones por *P. vivax* y *P. ovale* puede producirse una recaída por la presencia en el hígado de hipnozoitos. En esta etapa, el fosfato de cloroquina se recomienda en dosis orales de 500 mg, una vez por semana, iniciando el tratamiento 2 semanas antes y continuándolo durante 8 semanas después de la última exposición a la infestación.

Amodiaquina

Es una 4-aminoquinolina, un análogo de la cloroquina, con una eficacia antipalúdica superior a ésta. Su mecanismo de acción es similar al de la cloroquina. Su absorción digestiva es rápida, con una biodisponibilidad elevada. Se metaboliza en el metabolito activo desetilamodiaquina. Se usa combinada con antirretrovirales. La eficacia de la amodiaquina frente algunas cepas de *P. falciparum* resistentes a la cloroquina ha llevado al retorno de su uso, sobre todo como parte de la terapia combinada con artesunato. Aunque la resistencia a la amodiaquina en ciertas partes de África puede limitar la utilidad de esta combinación, la combinación artesunato-amodiaquina ha demostrado ser muy eficaz en zonas donde la respuesta a la amodiaquina sola supera el 80 %. El perfil de los efectos adversos de la amodiaquina también es similar al de la cloroquina, pero se han notificado, en quimioprofilaxis con el uso prolongado, casos de agranulocitosis y hepatitis grave.

Derivados de quinolinametanol

Quinina

Estructura química

Es el alcaloide principal de la planta *Cincona* o árbol de la fiebre. La cincona *(Chinchona officinalis)*, una especie de árbol originario de América del Sur, contiene una mezcla de alcaloides, siendo los más importantes dos pares de isómeros ópticos (quinina y quinidina; cinconidina y cinconina). La quinina y la cinconidina son levógiros. La quinina contiene un grupo quinolina unido a un anillo quinuclidina a través de un alcohol secundario (v. fig. 52-1). Su esteroisómero, quinidina, es más potente como antipalúdico, pero más tóxico que la quinina.

Mecanismo de acción

La quinina actúa como esquizontocida sanguíneo y gametocida sobre especies de *P. vivax* y de *P. malariae*. Al igual que la cloroquina, se cree que el mecanismo de acción reside en su unión a un componente del pigmento palúdico hemozoína y a la intercalación con el ADN.

En el hombre provoca efectos cardíacos de tipo quinidina y, además, presenta propiedades oxitócica, bloqueante neuromuscular ligera y antipirética débil.

Farmacocinética

Se absorbe rápidamente a partir del tracto gastrointestinal una vez administrado por vía oral (el 80 %, incluso en pacientes con diarrea) y se distribuye en los tejidos (atraviesa las barreras hematoencefálica [BHE] y placentaria, en ésta de forma baja); la concentración máxima plasmática se alcanza a las 3 horas. Se une a proteínas plasmáticas en un 90 % y, en pacientes con paludismo grave, a la

δ_1-glucoproteína. Se metaboliza en el hígado, y los metabolitos se excretan por la orina en 24 horas. La semivida de eliminación es de 11 horas.

Reacciones adversas

La quinina es un irritante de la mucosa gástrica y, en las dosis recomendadas, puede originar náuseas y vómitos. Si la concentración en plasma excede de 30-60 μmol/l, puede aparecer el síndrome *cinconismo*, que se manifiesta por náuseas, vértigo, dolor de cabeza y visión borrosa. Niveles plasmáticos elevados pueden originar hipotensión, arritmias cardíacas y alteraciones agudas del SNC (delirio y coma). Se han notificado alteraciones oculares y auditivas en niños cuyas madres habían recibido dosis elevadas de quinina.

En los adultos, la dosis letal oral está entre 2 y 8 g. Otras reacciones adversas observadas consisten en hipoglucemia, discrasias sanguíneas e hipersensibilidad.

Indicaciones terapéuticas

En el paludismo por especies de *P. falciparum* resistentes a la cloroquina y en la crisis aguda se utiliza en combinación con sulfadiazina, sulfadoxina, tetraciclina o pirimetamina. La dosis oral de sulfato de quinina es de 600 mg, 3 veces al día (en los niños, 25 mg/kg/día, en 3 tomas durante 3 días). Si no es posible el tratamiento oral, puede utilizarse una solución de 600 mg de clorhidrato de quinina en 300 ml de suero fisiológico en infusión intravenosa lenta (30 minutos) (en los niños, de 25 mg/kg/día en 3 inyecciones). La dosis puede repetirse cada 8 horas, pero debe instaurarse el tratamiento oral lo antes posible. En los pacientes con insuficiencia renal la dosis debe limitarse a 600 mg/día. La forma diclorhidrato de quinina se usa en infusión intravenosa en dosis de 20 mg/kg durante 4 horas, seguida de una dosis de mantenimiento de 10 mg/kg durante 2-8 horas, con intervalos de 8 horas.

La dosis oral de pirimetamina es de 25 mg, 2 veces al día (en los niños, 10-20 kg, 12,5 mg/día), durante 3 días, y la de sulfadiazina, 500 mg, 4 veces al día, durante 5 días (en los niños, 100-200 mg/kg/día, en 4 tomas). Los complementos alimenticios de folato, que a menudo se asocian en el tratamiento del paludismo en niños anémicos, probablemente disminuyen la eficacia del la sulfamida-pirimetamina.

Hay que tener cuidado con el uso de la quinina a dosis supraterapéuticas debido a sus propiedades oxitócicas, lo que conlleva al aborto, especialmente en mujeres que presentan contracciones. La quinina sigue siendo el tratamiento de primera línea de los casos no complicados de *P. falciparum* durante el primer trimestre del embarazo. Su dosis diaria es de 25 mg/kg divididos en 3 tomas, durante 7 días.

Mefloquina

La mefloquina o 4-quinolinometanol (v. fig. 52-1) es un agente esquizontocida sanguíneo que, al igual que la quinina, se une al pigmento hemozoína, pero no se intercala con el ADN. Se absorbe fácilmente cuando se administra sólo por vía oral; sufre recirculación enterohepática y se excreta lentamente del organismo; su semivida de eliminación es de 30 días. La administración se asocia con molestias gastrointestinales, cefaleas, vértigo y, en ocasiones, fotosensibilidad cutánea. Para reducir el riesgo de vómitos, se administra en dosis únicas (o en dosis fraccionadas cada 6-8 horas).

En el ataque clínico agudo por *P. falciparum* multirresistente se combina con sulfadoxina y pirimetamina o con artesunato; en este caso se administran dosis únicas de 1 g o bien 500 mg cada 2 semanas para la profilaxis. La mefloquina es el único fármaco recomendado en la quimioprofilaxis en mujeres gestantes que viajan a áreas con incidencia de paludismo, siendo segura su aplicación en el segundo y el tercer trimestre de la gestación.

En estos casos, la dosis es de 250 mg/semana (tomados con alimentos). El tratamiento debe continuarse durante 3 semanas tras el regreso a casa. El tratamiento curativo con mefloquina se prescribe a pacientes que presentan paludismo por *P. falciparum* no complicado únicamente cuando la quinina está contraindicada. Su dosificación es de 25 mg/kg/día, divididos en dos tomas, seguidas de 10 mg/kg cada 12 horas después o en 3 tomas de 8 mg/kg cada 6-8 horas.

Todas las quinolinas antipalúdicas (es decir, cloroquina, mefloquina y quinina) exacerban la hipotensión ortostática y son mejor toleradas por los niños que por los adultos.

Artemisina y derivados

Los derivados de artemisina son antipalúdicos esquizonticidas de acción muy rápida. La artemisina es un antipalúdico extraído de *Artemisia annua* L., que se ha usado en el tratamiento de las enfermedades febriles. La artemisina es un profármaco que se transforma en el derivado activo dihidroartemisina (DHA), que es activo porque contiene un puente peróxido que interactúa a nivel de la vacuola alimentaria del parásito uniéndose con el hierro e induciendo estrés oxidativo, que desencadena la liberación de radicales libres tóxicos para el parásito. La DI_{50} (dosis que inhibe el crecimiento del 50 % de los parásitos) para los parásitos del paludismo es < 1 nM. La DHA reduce el factor de crecimiento del endotelial vascular, que afecta a la patogenia de la infestación *in vivo*. Por otra parte, la DHA en concentraciones altas puede suprimir las respuestas inmunitarias humorales y celulares y, en concentraciones bajas, estimular los linfocitos T.

Los derivados de la artemisina (dihidroartemisina, artesunato [hidrosoluble], arteméter [liposoluble]) son lactonas sesquiterpénicas que reducen significativamente la biomasa del parásito en cada ciclo asexuado, y hoy en día son antipalúdicos activos. Esta rápida reducción de la biomasa del parásito desempeña un papel teórico principal cuando estos derivados se combinan con otros antipalúdicos; la población parásita presenta menos resistencia a un segundo fármaco. Estos compuestos se absorben bien y se excretan rápidamente, con una semivida de eliminación de minutos para el artesunato y de horas para el arteméter. Con excepción de la artemisina, los otros compuestos sufren una hidrólisis al metabolito activo DHA, que tiene una semivida de eliminación de 45 minutos. Sin embargo, el estudio de un número muy limitado de mujeres embarazadas expuestas accidentalmente a tratamientos a base de artemisinina durante el primer trimestre evidenciaron un efecto teratógeno importante. Los datos clínicos disponibles más exhaustivos para el segundo y tercer trimestre de 4.000 mujeres embarazadas indicaron

que el uso de derivados de la artemisinina no aumentaba la tasa de reacciones adversas, tanto para la madre como para el feto.

Cuando la mefloquina se usa en combinación con artemisinas, se reduce el índice de resistencia a la mefloquina. La artemisina y sus derivados actúan rápidamente sobre los estadios eritrocíticos asexuados de *P. vivax*, sobre las especies resistentes a múltiples fármacos de *P. falciparum* y también sobre especies sensibles y/o resistentes a la cloroquina. Su potencia *in vivo* es de 10-100 veces superior a la de otros fármacos antipalúdicos.

Los derivados de la artemisinina están indicados por vía oral en el tratamiento del paludismo no complicado como parte de una combinación con piperaquina o lumefantrina, pero también en el tratamiento del paludismo complicado por *P. falciparum* (en forma de administración inyectable) en mujeres en estado de embarazo (segundo y tercer trimestre). Los derivados de la artemisinina también pueden administrarse de urgencia durante el primer trimestre del embarazo. En el paludismo grave como tratamiento de referencia se emplea el artesunato por vía parenteral en monoterapia enn dosis de 2,4 mg/kg/día durante 7 días, excepto el primer día, ya que en ese día la dosis debe multiplicarse por tres.

La OMS recomienda el uso de artemisina en tratamientos combinados como terapia de primera línea. Comúnmente se utiliza artemetér-lumefantrina, amodiaquina-artesunato, dihidroartemisna-piperaquina y naptoquina-artemisinina.

Artesunato

El artesunato es un hemisuccinato derivado de la artemisinina, soluble en agua. Constituye el fármaco de elección en el tratamiento del paludismo grave de niños y adultos, en los que reduce la mortalidad comparado con la quinina. Se usa en dosis de 2-4 mg/kg por vía intravenosa o intramuscular, repitiéndose esta dosis a las 12 y 24 horas y, si es necesario, se continúa con esta dosis diariamente. El artesunato no tiene efectos adversos locales ni sistémicos, aunque en dosis altas acumulativas (≥ 6 mg/kg/día) puede suprimir temporalmente el funcionamiento de la médula ósea. En pacientes tratados con artesunato por paludismo grave y alta parasitemia se produce una hemólisis a la semana de iniciarse el tratamiento. El artesunato por vía oral no se debe emplear durante el primer trimestre del embarazo.

El artesunato se utiliza en combinación con el clorhidrato de mefloquina; el tratamiento debe iniciarse con artesunato por vía oral, en dosis de 4 mg/kg (primer día) y 2 mg/kg (los 4 días siguientes). La dosis de 12 mg/kg es tanto para los adultos como para los niños.

La mefloquina se administra una vez en el segundo día del tratamiento, en una dosis de 25 mg mefloquina base/kg.

Otros antipalúdicos

Otros fármacos de interés en el tratamiento del paludismo son la halofantrina, la lumefantrina y el arteméter.

Halofantrina. La halofantrina tiene una estructura similar a la quinina y actividad esquintocida (*Plasmodium* sensibles y resistentes a la cloroquina, incluidas las estirpes de *P. falciparum*). Su mecanismo de acción es poco conocido y se ha propuesto que actúa inhibiendo la ferroprotorfirina IX y la bomba de protones, y alterando las mitocondrias. A este fármaco han aparecido resistencias en pacientes tratados con mefloquina, hecho que indica la posible resistencia cruzada entre los dos esquizonticidas, por lo que, hay que tener cuidado en el uso de halofantrina en pacientes localizados en zonas con resistencia a la mefloquina. Sus efectos adversos incluyen prolongación de los intervalos PR y QTc en el electrocardiograma, diarrea, dolor abdominal, prurito y erupción cutánea. La halofantrina está contraindicada en individuos con antecedentes de prolongación congénita del intervalo QT, otros defectos de conducción o cualquier persona que tome medicamentos conocidos que puedan prolongar el intervalo QT, así como en mujeres embarazadas debido a su potencial embriotóxico.

Lumefantrina. La lumefantrina es un arilaminoalcohol estructuralmente relacionado con la mefloquina y la halofantrina. Es metabolizada por *N*-desbutilación a través del CYP3A410 a desbutil-lumefantrina, cuyo efecto antiparasitario es de 5 a 8 veces el de la lumefantrina. La lumefantrina se absorbe y se excreta más lentamente. Actúa eliminando los parásitos residuales que pueden permanecer una vez eliminados el arteméter y la dihidroartemisina del organismo y, por lo tanto, previene el recrudecimiento. La lumefantrina es muy soluble en lípidos y su absorción aumenta al consumir grasas. Se emplea asociado con el arteméter, en especial en zonas donde existen resistencias cruzadas con la mefloquina. Es activa frente a todas las especies de *Plasmodium*. Una combinación de lumefantrina y arteméter en forma de comprimidos ha demostrado ser muy eficaz en el tratamiento de la infección por *P. falciparum* multirresistente. Lumefantrina está indicada, durante el segundo y tercer trimestre del embarazo, en el tratamiento curativo de episodios de paludismo no complicados. La posología es de 80 mg, 2 veces al día, durante 3 días consecutivos, combinados con 480 mg de arteméter, 2 veces al día.

Arteméter. El arteméter se administra por vía intramuscular en dosis de 2-3 mg/kg, seguido de 1-6 mg/kg/día si no se dispone de artesunato. Las artemisinas actúan rápidamente, con una semivida de 1-3 horas, mientras que la lumefantrina posee una semivida de eliminación de 3-6 días y es responsable de prevenir la parasitemia recurrente. El arteméter y la lumefantrina tienen diferentes modos de acción y actúan en distintos lugares en el ciclo de vida del parásito. El arteméter interfiere en las proteínas de transporte del parásito, altera la función mitocondrial del parásito, inhibe la angiogénesis y modula la función inmunitaria del hospedador, mientras que la lumefantrina impide la detoxificación del grupo hemo, de forma que el hemo tóxico y los radicales libres inducen la muerte del parásito. La combinación arteméter-lumefantrina se usa en todos los *P. falciparum*, en dosis de 1,5-9 mg/kg, 2 veces al día, durante 3 días, con alimento o leche. Las formas farmacéuticas orales (tabletas y formas dispersables) de arteméter-lumefantrina tienen propiedades farmacocinéticas similares. Arteméter y lumefantrina difieren en los grados de absorción y de eliminación. El arteméter se absorbe rápidamente, alcanzando una concentración plas-

mática máxima a las 2 horas de su administración. Es metabolizado rápidamente por el citocromo P-450 (CYP2B6, CYP3A4 y, posiblemente, CYP2A610) a dihidroartemisina, que a su vez se convierte en metabolitos inactivos por glucuronización. El metabolito dihidroartemisina alcanza una concentración plasmática máxima en 2-3 horas. Tanto el arteméter como su metabolito dihidroartemisina poseen propiedades antipalúdicas.

Debe destacarse la necesidad de desarrollar sistemas de farmacovigilancia eficaces para tener más conocimientos sobre la seguridad de la asociación arteméter-lumefantrina, en especial en madres gestantes y en niños con un peso inferior a 5 kg, así como de llevar a cabo estudios farmacocinéticos para conocer las interacciones con fármacos antirretrovirales. Se sabe que en mujeres gestantes infectadas por el virus de la inmunodeficiencia humana (VIH-1) existe una mayor prevalencia de parasitemia periférica y paludismo en la placenta, así como una mayor mortalidad de los niños recién nacidos cuando están presentes ambas enfermedades. Se ha descrito la interacción que existe entre fármacos antipalúdicos y antirretrovirales, en especial de amodiaquina-artesunato con efavirenz.

Como tratamientos para el paludismo de segunda línea y nuevos fármacos se dispone de:

- Artesunato: 2 mg/kg/día combinado con tetraciclina (4 mg/kg, 4 veces al día), doxiciclina (3 mg/kg/día) o clindamicina (10 mg/kg, 2 veces al día, durante 7 días).
- Quinina: 10 mg/kg, 3 veces al día, con tetraciclina (4 mg/kg, 4 veces al día), doxiciclina (3 mg/kg/día) o clindamicina (10 mg/kg, 2 veces al día, durante 7 días).
- Atavacuona-proguanil: 20 mg/kg/día y 8 mg/kg/día durante 3 días (con alimento).
- Artesunato-pironaridina: 4 mg/kg/día y 12 mg/kg/día durante 3 días.

Inhibidores de la síntesis de ácido fólico

Entre los inhibidores de la síntesis del ácido fólico se encuentran los fármacos antifólicos de la clase de las sulfonamidas (sulfadoxina, sulfadiazina y sulfametoxazol) y los antifolatos (proguanil y pirimetamina). Los inhibidores del ácido fólico inhiben la dihidropteroato-sintetasa, mientras que los antifolatos bloquean la dihidrofolato-reductasa, ambos esenciales para la síntesis de ácidos nucleicos del parásito.

Sulfamidas

Las sulfamidas nunca se utilizan solas, sino en combinación con pirimetamina o con proguanilo. La combinación pirimetamina-sulfadoxina (sulfamida de acción prolongada) es particularmente útil en la profilaxis, ya que la semivida de eliminación de la sulfadoxina es de 10 días. La combinación pirimetamina (25 mg) y sulfadoxina (500 mg) en tabletas de dosis única es útil en el paludismo por especies de *P. falciparum* resistentes a cloroquina; en el ataque agudo se recomiendan 3 tabletas como dosis única.

Las combinaciones pirimetamina-sulfamida o pirimetamina-sulfona retrasan la aparición de resistencias. La combinación pirimetamina-sulfadiazina (sulfamida de acción intermedia) se utiliza también en el tratamiento de la toxoplasmosis. En las combinaciones suele incluirse, asimismo, quinina para asegurar un rápido efecto esquizontocida.

La trimetoprima también es eficaz en el paludismo si se combina con sulfamidas.

Las sulfamidas tienen una buena distribución transplacentaria. Se sabe que los niveles plasmáticos de sulfadoxina en los fetos son comparables a los observados en las madres. Se ha observado un efecto teratogénico en animales, aunque nunca se ha confirmado en humanos. Sin embargo, las sulfonamidas tienen la capacidad de desplazar los sitios de unión de la bilirrubina, lo que puede inducir ictericia nuclear en los fetos, especialmente con productos de semivida de eliminación larga como la sulfadoxina. La administración de sulfonamidas al final del embarazo en caso de deficiencia congénita de glucosa-6-fosfato-deshidrogenasa se asocia con un riesgo de hemólisis neonatal.

En el 1-2 % de los pacientes tratados se producen náuseas, vómitos y anorexia. También suelen aparecer reacciones de hipersensibilidad, que incluyen erupciones medicamentosas (desde erupción morbiliforme hasta exfoliación grave), fiebre, enfermedad del suero, y disfunción hepatocelular y necrosis.

Proguanil

El proguanil (cloroguanida) fue el primer antifolato usado en la profilaxis y el tratamiento del paludismo. Es un profármaco derivado de la biguanida, que se concentra en los hematíes y se metaboliza a un metabolito activo, triazina, que inhibe la dihidrofolato-reductasa del plasmodio. Presenta una absorción oral lenta, se une el 75 % a las proteínas, se metaboliza en el metabolito activo de triazina cicloguanilo y se excreta principalmente en la orina (40-60 %) y en las heces (10 %). La semivida de eliminación es de 16-20 horas. No es adecuado para la profilaxis, como agente simple, debido a que *P. vivax* puede desarrollar resistencia. Aunque rara vez se utiliza como monoterapia debido a su lenta acción, la combinación proguanil y atovaquona se usa en la prevención y el tratamiento de infestaciones por *P. falciparum*.

La dosis en los adultos es 200 mg/día. Se formula en tabletas de 100 mg y se considera seguro en las mujeres embarazadas. Raramente se ha notificado pancitopenia. El uso de proguanil a dosis altas se asocia con náuseas, vómitos, dolor abdominal, diarrea y hematuria.

Pirimetamina

La pirimetamina **(v. fig. 52-1)** se usa en infecciones por *Plasmodium* y *Toxoplasma*.

Mecanismo de acción

Actúa inhibiendo selectivamente la enzima dihidrofolato-reductasa de *Plasmodium* y *Toxoplasma*, afectando su división nuclear, durante la formación de los esquizontes.

Farmacocinética

Se absorbe por vía oral, de forma lenta pero completa, alcanzando los valores máximos en 4-6 horas. Sufre metabolismo y se acumula principalmente en el riñón, el pulmón, el híga-

do y el bazo; su semivida de eliminación es de alrededor de 4 días y sus concentraciones plasmáticas eficaces se mantienen hasta 14 días.

La pirimetamina atraviesa muy bien la barrera placentaria, ya que su concentración sérica en los fetos es del 50 al 100 % de la madre. La administración de pirimetamina durante el primer trimestre del embarazo se ha asociado con efectos teratogénicos en animales.

Reacciones adversas

En ocasiones provoca sarpullido cutáneo y depresión de la hemopoyesis. Dosis elevadas pueden producir anemia megaloblástica, efecto que revierte después de la suspensión del tratamiento o con la administración de ácido fólico (leucovorina). La leucovorina cálcica (10 mg/día, por vía oral) puede administrarse junto con pirimetamina a fin de evitar su toxicidad hemática.

En animales de experimentación es teratógena en dosis muy altas.

La combinación pirimetamina-sulfadoxina es eficaz en la profilaxis y el tratamiento del paludismo resistente a la cloroquina.

Combinada con dapsona, se utiliza en la profilaxis de la malaria.

Indicaciones terapéuticas

La pirimetamina se usa en combinación con sulfamidas (sulfadoxina, sulfaleno y sulfametoxazol) o sulfonas (dapsona) para el tratamiento del ataque agudo de paludismo por *P. falciparum* resistente a la cloroquina. Estos fármacos son activos frente a formas eritrocíticas de plasmodios, pero no frente a esporozoitos o hipnozoitos.

Para prevenir el paludismo congénito en zonas endémicas, se recomienda iniciar un tratamiento preventivo intermitente basado en la combinación de sulfadoxina y pirimetamina administrada 3 veces con 1 mes de intervalo, a partir de la semana 16 de amenorrea. La administración de ácido fólico durante el embarazo en dosis de 0,4 mg/día o la administración de ácido folínico en dosis de 3-5 mg, 3 veces por semana, sigue siendo beneficiosa para prevenir los trastornos congénitos, así como la citopenia en las madres.

Derivados 8-aminoquinolinas

Primaquina

Es una 8-quinolina **(v. fig. 52-1)** eficaz en la cura radical del paludismo por formas exoeritrocíticas de *P. vivax* y *P. ovale* (hipnozoitos). La primaquina es capaz de erradicar en el hígado las formas parasitarias quiescentes.

Mecanismo de acción

Interfiere en la cadena de transporte electrónico en las mitocondrias de *Plasmodium* y en la síntesis de pirimidina. Ejerce su acción antipalúdica frente a los hipnozoitos en el hígado. Posee acción gametocida y es el antipalúdico más eficaz para prevenir la transmisión de la enfermedad en las cuatro especies de *Plasmodium*, reduciendo el reservorio humano del paludismo.

Farmacocinética

Se absorbe bien por vía oral, se metaboliza por completo en el hígado y sus metabolitos activos se excretan rápidamente. Su semivida de eliminación es de 3-6 horas.

Reacciones adversas

En ocasiones origina molestias gastrointestinales. En dosis altas causa metahemoglobinemia con cianosis. La hemólisis provocada por la primaquina está relacionada con la deficiencia en glucosa-6-fosfato-deshidrogenasa de los hematíes.

Esta deficiencia enzimática se encuentra a menudo en las mujeres de raza negra y en algunos individuos de raza blanca. Por la posibilidad de que aparezcan reacciones hemolíticas en los pacientes de raza negra que reciben dosis diarias superiores a 30 mg de primaquina base, se recomienda que se sometan a un control bioquímico sanguíneo y urinario. Los metabolitos de primaquina tienen mayor actividad hemolítica que el compuesto inalterado.

Está contraindicado en mujeres embarazadas, ya que es responsable de anemias hemolíticas graves.

Indicaciones terapéuticas

Se utiliza en administración prolongada en la cura radical de *P. vivaz* y *P. ovale*. La dosis en los adultos es de 15 mg/día durante 2 semanas, y en los niños, de 0,3 mg/kg/día. En el ataque agudo se usa en combinación con cloroquina, para reducir la posibilidad del desarrollo de especies resistentes al fármaco. En combinación con cloroquina a veces se emplea en la profilaxis y la interrupción de la transmisión, especialmente de *P. falciparum*.

Atovacuona

La atovacuona es un derivado sintético de la hidroxinaftoquinona, que inhibe la biosíntesis de la pirimidina. La atovacuona es muy activa frente a diferentes especies de *Plasmodium* y otros protozoos patógenos oportunistas. La actividad antiprotozoaria se debe a su capacidad para actuar en la mitocondria del parásito, donde bloquea selectivamente la cadena de transporte de electrones a un nivel enzimático clave (dihidroorotato-reductasa), así como en el complejo del citocromo bc1 reemplazando la ubiquinona del parásito y, por consiguiente, la síntesis de pirimidinas.

La atovacuona se utiliza en combinación con el fármaco antifolato proguanil. El sinergismo con el proguanil se debe a la capacidad de este fármaco de aumentar la capacidad bloqueante del potencial de membrana de la atovacuona.

El carácter lipófilo determina una lenta absorción oral tras una dosis única, que se acelera cuando se administra con comidas con alto contenido graso. Aunque se absorbe poco a partir del aparato gastrointestinal, la cantidad absorbida es suficiente para ser eficaz en la profilaxis de la neumonía neumocística en personas con infección avanzada por VIH. La atovacuona se une a proteínas plasmáticas (más del 99 %) y es capaz de atravesar la BHE. Sufre circulación enterohepática y el 94 % de la dosis administrada se excreta por las heces como fármaco inalterado.

En el tratamiento curativo del paludismo se usa en comprimidos por vía oral la combinación atovacuona-proguanil a en dosis diaria de 1.000 mg de atovacuona/400 mg de proguanil, durante 3 días consecutivos. Los comprimidos orales deben tomarse con alimentos ricos en grasas. El uso profiláctico también es posible en mujeres embarazadas, cuando el viaje no puede retrasarse y cuando la zona visitada es altamente endémica de paludismo. En ese caso, la dosis diaria es de un comprimido con una composición de 250 mg de atovacuona y 100 mg de proguanil. El tratamiento debe continuarse diariamente hasta 1 semana después del regreso a casa.

La atovacuona está también indicada en el tratamiento de la neumonía leve o moderada por *Pneumocystis jiroveci* en pacientes que no toleran el tratamiento con trimetoprima-sulfametoxazol (cotrimoxazol), y tiene cierta eficacia en infestaciones cerebrales y oculares por *Toxoplasma gondii*. En el tratamiento de la neumonía leve o moderada se emplea una dosis oral de 750 mg cada 12 horas durante 21 días. La atovacuona puede provocar efectos secundarios como náuseas, vómitos, diarrea, cefalea, mareos, ansiedad, dificultad para dormir o para permanecer dormido. Algunos efectos secundarios pueden ser graves (sarpullido, fiebre, inflamación de los ojos, la cara, los labios, la lengua, la boca o la garganta, urticaria, dificultad para respirar o tragar, ronquera u opresión en la garganta). En el tratamiento de la babesias también se ha usado atovacuona con azitromicina.

Toxoplasmicidas

La toxoplasmosis es una enfermedad granulomatosa generalizada o del SNC causada por el protozoo intracelular *T. gondii*. Los fármacos usados en la toxoplasmosis (tabla 52-1) son: **pirimetamina-sulfadiazina**, **espiramicina** y **clindamicina**. La terapia para la toxoplasmosis es ineficaz frente a los quistes tisulares y suele estar asociada con reacciones adversas. El tratamiento, generalmente, no se aplica para la forma linfadenopática en individuos inmunodeprimidos, a menos que la enfermedad visceral curse con síntomas clínicos agudos o persistentes; en este caso el tratamiento se efectúa durante 2-4 meses.

La combinación pirimetamina-sulfadiazina es eficaz para la toxoplasmosis ocular y, generalmente, se administra durante 1 mes; también es eficaz para la toxoplasmosis congénita. Está contraindicada en la mujer embarazada.

Otros fármacos son: *a)* antibióticos macrólidos: **roxitromicina**, **azitromicina**, **espiramicina**; *b)* antagonistas del ácido fólico: **piritrexim**, **trimetrexato**; *c)* análogos de las purinas: **arprinocida**, y *d)* inmunomoduladores: **interferón gamma**, solo o en combinación con roxitromicina, interleucina 2. Todos estos agentes son muy eficaces *in vivo*. También se sugiere la doxiciclina como un fármaco potencialmente útil en el tratamiento de infestaciones toxoplásmicas.

La espiramicina es un macrólido con acción preventiva frente a formas vegetativas de *toxoplasma (T. gondii)*, probablemente debido a sus metabolitos producidos *in vivo*. La espiramicina no atraviesa la barrera fetoplacentaria. La espi-

Tabla 52-1. Tratamiento de infestaciones por *Toxoplasma gondii*

FÁRMACO	DOSIS	REACCIONES ADVERSAS
Fármaco de elección en infestaciones agudas		
Pirimetamina-sulfadiazina	Pirimetamina 50-25 mg/día en tabletas (en ocasiones se recomienda una dosis inicial de 50 mg, 2 veces/día, 2 días) Sulfadiazina 100 mg/kg/día (hasta 8 g/día) v.o. o i.v.; con leucovorina 10 mg/día v.o. o i.v.; la duración depende de la enfermedad y del tipo de paciente En niños: pirimetamina 1 mg/kg cada 2 días; sulfadiazina 75-100 mg/kg/día divididos en 2 dosis; con fonilato cálcico 5 mg cada 2 días	Frecuentes: depresión de la médula ósea, trombocitopenia, trastornos GI, dolor de cabeza, sarpullido Esporádicas: convulsiones, *shock*
Fármaco de elección en infestaciones agudas en embarazadas		
Espiramicina (ineficaz para encefalitis)	Espiramicina 2-4 g/día v.o., en 2-4 dosis/día, 2 semanas, seguido de 2-4 semanas de descanso y luego se repite el tratamiento durante ciclos de 2 semanas (con o sin tratamiento) hasta el parto	Frecuentes: trastornos GI Esporádicas: reacciones alérgicas
Otros fármacos		
Clindamicina (a menudo con pirimetamina)	Clindamicina 1,2-2,4 g/día v.o. o i.v. en 4 dosis/día	Frecuentes: diarrea, reacciones de hipersensibilidad Esporádicas: hepatotoxicidad, depresión de la médula ósea
Trimetoprima-sulfametoxazol (cotrimoxazol)	Trimetoprima 20 mg/kg/día + sulfametoxazol 100 mg/kg/día v.o. o i.v., en 4 dosis/día, durante 14-21 días	Frecuentes: sarpullido, leucopenia, vómitos, fiebre, hiponatremia, elevación de enzimas hepáticas, uremia, anemia, trombocitopenia Esporádicas: hipocalcemia, trastornos mentales, pancreatitis, síndrome de Stevens-Johnson, necrólisis epidérmica
Pentamidina	4 mg/kg/día en infusión i.v. lenta (1-2 h) durante 14-21 días o en inhalación con nebulizador	Frecuentes: sarpullido, fiebre, flebitis, hipotensión, hipoglucemia, leucopenia, neutropenia, anemia, trombocitopenia Esporádicas: hipocalcemia, diabetes, pancreatitis, alteraciones del ECG, arritmias
Otras alternativas		
Dapsona-trimetoprima	Dapsona 100 mg v.o., 1 vez/día; trimetoprima: 20 mg/kg/día en 4 dosis, 14-21 días	Frecuentes: anemia, metahemoglobinemia, anorexia, náuseas, vómitos, sarpullido Esporádicas: granulocitopenia, elevación de láctico-deshidrogenasa y transaminasas
Trimetrexato-leucovorina ± sulfadiazina	Trimetrexato 30-45 mg/m² 1 vez/día en infusión i.v., 21 días; leucovorina 80 mg/m²/día en 4 dosis, 23 días ± sulfadiazina 1 g v.o., en 4 dosis/día, 21 días	Frecuentes: neutropenia Esporádicas: sarpullido, uremia leve, elevación de transaminasas, neuropatía periférica
Eflornitina	400 mg/kg/día i.v., en 4 dosis/día, 14 días, luego 300 mg/kg/día v.o., en 4 dosis/día, 42 días	Frecuentes: náuseas, vómitos, diarrea, neutropenia, anemia, trombocitopenia

ECG: electrocardiograma; GI: gastrointestinales; i.v.: vía intravenosa; v.o.: vía oral.

ramicina se concentra en la placenta, reduciendo la transmisión del toxoplasma en el 60 %. Se administra por vía oral en ayunas en dosis de 1 g cada 8 horas. Si no se ha producido infección fetal, se continúa administrando hasta el parto. Dado que la espiramicina no atraviesa bien la placenta, no puede utilizarse para tratar la toxoplasmosis fetal; en esta situación se recomiendan pirimetamina y sulfadiazina. La espiramicina oral suele tolerarse bien; el principal efecto adverso suele ser un trastorno gastrointestinal.

Tricomonicidas

La tricomoniasis es una infección protozoaria que afecta al hombre, causada principalmente por *T. vaginalis*. Este organismo habita en las vías urinarias del hospedador parasitado, donde puede producir vaginitis en la mujer y uretritis en el hombre. La transmisión de la enfermedad se produce sobre todo por contacto sexual. En los exámenes de diagnóstico sólo se han identificado formas de trofozoitos en las secreciones infectadas. El fármaco de elección es el **metronidazol**. También es eficaz el **tinidazol** en la dosis usada para la giardiasis.

Tripanosomicidas

La tripanosomiasis es una infección parasitaria grave originada por protozoos flagelados del género *Trypanosoma*. La infección se transmite por artrópodos. La tripanosomiasis africana humana o enfermedad del sueño se origina por las picaduras de la mosca tse-tse infectadas por dos subtipos de *Trypanosoma brucei* – *T. b. gambiense* y *T. b. rhodesiense* – y puede provocar la transmisión de madre a feto. Esta infección es responsable de síntomas neurológicos y psiquiátricos subagudos.

Las repercusiones sobre el embarazo son el aumento de los abortos espontáneos, la mortalidad neonatal o los partos prematuros, pero también una mayor incidencia de casos de hidramnios o preeclampsia. Las presentaciones congénitas son responsables de trastornos neurológicos graves e irreversibles en los recién nacidos, así como de hidrocefalia. En la enfermedad de Chagas causada por la especie *T. cruzi*, las madres presentan los mismos síntomas, aunque más graves, que los observados en cualquier otro adulto: cardiopatías, megacolon o acalasia. Las infestaciones congénitas en los recién nacidos pueden presentar una manifestación clínica con fiebre, ictericia, edema, hemorragias, hepatomegalia y posibles trastornos cardíacos y neurológicos.

Los fármacos usados son **pentamidina**, **suramina** y **arsenicales orgánicos**. Antes de instaurar el tratamiento es importante establecer si el SNC está afectado o si los parásitos sólo están localizados en el torrente circulatorio. En este último caso, el fármaco de elección es la suramina o la pentamidina; ambos son eficaces frente a formas sanguíneas, pero atraviesan mal la BHE. Si el SNC se halla afectado, el fármaco de elección es el **melarsoprol**, compuesto arsenical que penetra en el cerebro. Se recomienda, no obstante, que el tratamiento de la enfermedad se inicie con una terapia arsenical. Otras alternativas en investigación son la eflornitina y el berenil.

La **eflornitina** (alfa-difluorometilornitina) tiene una acción tripanostática. Su mecanismo de acción se basa en su analogía estructural con la ortinina, un inhibidor irreversible específico de la ornitina-descarboxilasa, enzima que el parásito usa para la síntesis de poliaminas necesarias para su división celular. La eflornitina es más activa frente a *T. b. gambiense* que a *T. b. rhodesiense*, probablemente porque el ciclo de la ornitina en *T. b. rhodesiense* es demasiado rápido. Tras la administración oral, se absorbe en un 55 %, la concentración plasmática máxima se consigue a las 4 horas dc su administración oral y alcanza concentraciones en el LCR del 25-45 % de las plasmáticas; su semivida de eliminación es de unas 3 horas; principalmente es activo frente a *T. b. gambiense*; *T. b. rhodesiense* es más resistente. Es eficaz en dosis de 400 mg/kg/día, cada 6 horas, durante 6 semanas. La eflornitina es eficaz en las fases tardías de la afección del SNC, en los pacientes infestados con estirpes resistentes a melarsoprol y en las recaídas tras tratamiento con arsenicales. El uso de eflornitina es posible en mujeres embarazadas, especialmente cuando el estado general de la madre es moderado o está muy deteriorado. El régimen de dosificación recomendado es de 100 mg/kg, vía intravenosa, cada 6 horas, durante 14 días. Al final del ciclo de tratamiento, la tasa de curación suele ser del 97 %.

Otro fármaco es el **berenil**, que se ha utilizado para el tratamiento de la tripanosomiasis animal; en el hombre, es eficaz frente a *T. b. gambiense* y *T. b. rhodesiense* en dosis de 5 mg/kg/día por vía intramuscular, durante 3 días, aunque a veces origina neuropatía periférica, fiebre, náuseas, vómitos y parálisis temporal.

La forma clínica aguda de la enfermedad de Chagas o tripanosomiasis sudamericana es transmitida por contaminación fecal de *T. cruzi*. Suele afectar a niños de corta edad y en sus primeros estadios cursa con fiebre, linfadenopatías, hepatomegalia y edema facial. Rara vez aparecen meningoencefalitis o crisis convulsivas, que pueden causar trastornos mentales o físicos permanentes e incluso la muerte.

No es rara la miocarditis aguda, a menudo de evolución mortal. La forma crónica puede ser muy leve e incluso asintomática o cursar con miocardiopatía, megaesófago, megacolon y pronóstico final mortal. No existe un tratamiento totalmente satisfactorio de la enfermedad de Chagas. Los fármacos usados en infestaciones agudas son el nifurtimox y el benznidazol (radinilo). Se consigue una reducción de la parasitemia, pero la lesión tisular suele ser irreversible.

El **nifurtimox** es un derivado nitrofurano que se absorbe bien en el aparato digestivo, se difunde bien en los tejidos y su semivida de eliminación es de 3 horas. Su acción tripanocida parece depender de su capacidad para formar aniones superóxido, peróxido de hidrógeno y radicales libres. El **benznidazol** es un derivado nitroimidazol que interfiere en la síntesis proteica y el ARN de *T. cruzi*.

Suramina

Es una sulfonaftilamina (v. fig. 52-1) de elección en la tripanosomiasis rodesiana y tiene acción vía la alteración morfológica de los componentes intracelulares de la membrana. Impacta en la absorción y digestión intralisosomal de las proteínas. La suramina sódica es una alternativa a la pentamidina en su etapa precoz. Su actividad tripanosomicida se debe a que inhibe diferentes enzimas del parásito, como la glicerofosfato-oxidasa, involucrada en el metabolismo energético.

Farmacocinética

La suramina no se absorbe por vía oral. Tras la administración intravenosa lenta, las concentraciones plasmáticas decaen rápidamente en las primeras horas, a continuación lo hacen más lentamente en unos días (semivida de eliminación de aproximadamente 48 horas) y, por último, con una semivida terminal de eliminación de 50 días. Se une fuertemente a las proteínas, penetra en el tripanosoma por endocitosis, donde es liberada por acción de las proteasas lisosomales. Apenas sufre metabolismo y penetra muy poco en el LCR. Se excreta lentamente, sobre todo por el riñón, donde se retiene y puede producir albuminuria.

Tiende a acumularse en el sistema mononuclear fagocítico y en las células del túbulo proximal renal. La persistencia de suramina en el torrente circulatorio explica su valor terapéutico como profiláctico en la tripanosomiasis.

Reacciones adversas

La suramina es relativamente tóxica, en particular en los pacientes desnutridos. Provoca desde una ligera albuminuria hasta una lesión renal aguda. Otras reacciones adversas son: atrofia del nervio óptico, ceguera, insuficiencia suprarrenal, sarpullido cutáneo, anemia hemolítica y agranulocitosis. Algunos pacientes (0,1-0,3 %) sufren reacción idiosincrásica inmediata con náuseas, vómitos, *shock*, convulsiones, colapso y, a veces, la muerte.

Indicaciones terapéuticas

Se utiliza para el tratamiento, en sus primeras fases, de ambas formas de la tripanosomiasis africana. Dado que apenas entra en el LCR, es más eficaz en infestaciones por *T. b. gambiense* que por *T. b. rhodesiense*. Se utiliza en solución acuosa intravenosa al 10 %; en los adultos, se administra una dosis inicial de 100-200 mg cada 24-48 horas y, si se tolera, se continúa el tratamiento con 1 g por semana durante 5 semanas; en niños, la dosis es de 20 mg/kg. La suramina sódica está actualmente indicada en el tratamiento de la tripanosomiasis africana causada por *T. b. rhodesiense* durante la primera fase de la infección, conocida como fase hemolinfática. Aunque teóricamente está contraindicada en mujeres embarazadas, puede administrarse en dosis de 20 mg/kg mediante inyecciones intravenosas lentas cada 5-7 días cuando las madres corren riesgos elevados en la fase neurológica de la infección.

Melarsoprol

Es un arsenical trivalente **(v. tabla 52-1)** derivado del dimercaprol. Es de elección en la tripanosomiasis que cursa con la forma encefalítica. Se cree que actúa bloqueando el metabolismo energético del parásito; los arsenicales tienen una alta afinidad por los grupos sulfhidrilo, inhibiendo la piruvatocinasa del parásito y, por consiguiente, la glucólisis.

Farmacocinética

Su absorción por vía oral es irregular, por lo que se administra por vía parenteral. El melarsoprol es insoluble en agua; para las inyecciones intravenosas se utiliza en solución en propilenglicol. Atraviesa la BHE y se excreta rápidamente por la orina; se detectan concentraciones significativas en el plasma y el LCR aún a los 34 días.

Reacciones adversas

El melarsoprol es bastante tóxico; causa la muerte en el 1 % de los pacientes. Las reacciones adversas comprenden fiebre, dolor torácico y abdominal, diarrea, infecciones conjuntivales, vasodilatación y encefalopatía. También puede originar reacción tipo Herxheimer. La encefalopatía que ocurre en los pacientes (1-10 %) induce fiebre, temblor, dificultad del habla, convulsiones, coma y muerte. La incidencia de encefalopatía se ha reducido con el uso profiláctico de prednisolona (1 mg/kg/día hasta 40 mg/día, empezando 1 día antes de la terapia con melarsoprol y posteriormente junto con éste). Aunque se necesita más experiencia clínica con el uso de corticoides junto con melarsoprol, está demostrado que se reduce el riesgo de encefalopatía asociada con la terapia arsenical en la tripanosomiasis con afectación del SNC.

Indicaciones terapéuticas

Actualmente sólo está indicado en la fase neurológica de la *T. b. rhodesiense* (fase encefálica) y en las fases avanzadas de las presentaciones de *T. b. gambiense* en caso de recaída tras un tratamiento inicial con eflornitina. En los adultos, se administra en infusión intravenosa lenta en dosis de 3,6 mg/kg/día, durante 3 días (180 mg máximo), y en los niños, 18,8 mg/kg/día, durante 3 días. Este régimen de dosificación puede repetirse a los 10 días.

El melarsoprol no puede utilizarse en mujeres embarazadas. El tratamiento debe retrasarse hasta que la madre haya alumbrado o usar pentamidina en el tratamiento de la tripanosomiasis africana humana.

Trimelarsan

Es otro arsenical eficaz en la tripanosomiasis. Es soluble en agua y puede administrarse por inyección subcutánea o intramuscular. Las dosis son idénticas a las del melarsoprol. Es más tóxico que éste y su uso debe restringirse a los pacientes en los que no puede utilizarse la vía intravenosa.

Benznidazol

Es un 2-nitroimidazol (análogo del metronidazol) que, al igual que el nifurtimox, bloquea la síntesis de ácidos nucleicos y proteínas, pero se metaboliza en menor grado a radicales libres. En la enfermedad de Chagas se usa por vía oral en dosis de 5 mg/kg/día en los adultos y de 10 mg/kg/día en los niños, durante 1-4 meses. Dosis superiores a 5 mg/kg/día originan neuropatía periférica y dermatitis, aunque dosis inferiores pueden producir depresión de la médula ósea.

Nifurtimox

Es un derivado nitrofurano **(v. fig. 52-1)** recomendado en la enfermedad de Chagas. Su mecanismo de acción se cree que es la rotura del ADN del parásito o la producción de superóxidos por inhibición de la tripanotiona-reductasa (sistema enzimático antioxidante del parásito). El nifurtimox se asocia a numerosas reacciones adversas, como alteraciones gastrointestinales (náuseas, vómitos, anorexia, dolor abdominal), polineuritis periférica, debilidad y convulsiones, cefalea, insomnio, parestesias, desorientación, excitación, insomnio, malestar y psicosis. Raras veces el paciente puede finalizar la terapia recomendada de 3-4 meses. También se han descrito erupciones cutáneas, disminución del recuento de espermatozoides y neutropenia. En los pacientes con déficit de glucosa-6-fosfato-deshidrogenasa puede producir anemia hemolítica, y en los niños, un incremento significativo de aberraciones cromosómicas.

Nifurtimox y benznidazol se absorben fácilmente por vía oral. Ambos fármacos no están contraindicados en mujeres embarazadas, excepto en el primer trimestre de la gestación. Después del primer trimestre, sólo pueden utilizarse cuando sea absolutamente imprescindible debido a los graves trastornos digestivos, neuropsiquiátricos y neurológicos asociados al nifurtimox, y a la toxicidad medular y neurológica del benznidazol.

Existe una considerable variación geográfica en la respuesta al nifurtimox. La eficacia en la infección en fase indeterminada y en fase crónica es variable y el daño orgánico no es reversible. Es eficaz en dosis orales de 8-10 mg/kg/día en adultos, y de 15 mg/kg/día en niños, en 4 tomas (tabletas de 30 y 120 mg) durante 3-4 meses.

Tabla 52-2. Infestaciones por helmintos y tratamiento terapéutico

INFECCIÓN Y PARÁSITO	VÍA DE ENTRADA (FORMA INFESTIVA) Y ORIGEN DE LA INFESTACIÓN	DIAGNÓSTICO	TRATAMIENTO
Nematodos			
Ascariasis *Ascaris lumbricoides*	Boca (huevos embrionarios) Contaminación fecal del suelo (huevos), legumbres y hortalizas	Huevos inmaduros en heces, vermes en heces o en vómitos	Pamoato de pirantel: dosis única 8,5-11 mg/kg v.o. Mebendazol: 200 mg v.o., 3 días
Anquilostomiasis o uncinariasis *Ancylostoma duodenale* *Necator americanus*	Piel Contaminación fecal del suelo (larvas)	Huevos inmaduros en heces	Pamoato de pirantel: dosis única 8,5-11 mg/kg v.o. Mebendazol: 200 mg v.o., 1 dosis/día, 3 días
Estrongiloidiasis *Strongyloides stercoralis*	Piel Contaminación fecal del suelo (larvas)	Larvas en heces Larvas en duodeno	Tiabendazol: 25 mg/kg v.o., 2 dosis/día, 2 días Ivermectina: 0,1-0,2 mg/kg v.o., 1 dosis/día, 2 días
Tricuriasis *Trichuris trichiura*	Boca (huevos embrionarios) Contaminación fecal del suelo (huevos)	Huevos inmaduros en heces	Mebendazol: 100 mg v.o., 2 dosis/día, 2 días
Enterobiasis *Enterobius vermicularis* (*Oxyuris vermicularis*)	Boca (huevos embrionarios) Huevos en fomites contaminados. Contagio ano-dedo-boca	Huevos en la región perianal	Mebendazol: dosis única 100 mg v.o. Pamoato de pirantel: dosis única 8,5-11 mg/kg v.o. Ivermectina: dosis única 0,1-0,2 mg/kg v.o.
Triquinosis *Trichinella spiralis*	Boca (larvas enquistadas) Carne de cerdo cruda infectada con larvas enquistadas	Ensayos inmunológicos	Tiabendazol: 50 mg/kg v.o., 1 dosis/día, 2 días + corticoides
Filariasis a) *Wuchereria bancrofti,* *W. malayi, Loa loa* b) *Ochocerca volvulus* c) *Dracunculus medinensis* «*dracunculosis*»	a y b) Picadura de mosquitos y moscas (microfilarias) c) Boca (larvas)	a) Microfilarias en sangre y linfa b) Microfilarias en nódulos cutáneos o en piel c) Larvas en la piel o vermes adultos	a) Dietilcarbamazina: 1er día, 50 mg v.o., 1 dosis/día; 2º día, 50 mg, 3 dosis/día; 3er día, 100 mg, 3 dosis/día; durante 18 días, 2 mg/kg, 3 dosis/día b) Dietilcarbamazina: 25 mg/día v.o., 1 dosis/día, 3 días; 50 mg/día, 5 días, y 100 mg/día, 12 días Ivermectina: dosis única 0,1-0,2 mg/kg v.o., cada 6-12 meses c) Nitridazol: 25 mg/kg/día, 1 vez/día, 5-7 días
Toxocariasis *Larva migrans visceral* *Toxocara canis* *Toxocara cati*	Boca (huevos embrionarios) Contaminación fecal del suelo (huevos) y alimentos	Pruebas sexológicas	Tiabendazol: 25 mg/kg v.o., 2 dosis/día, 2 días Dietilcarbamazina: 2 mg/kg v.o., 3 dosis/día, 2-4 semanas
Cestodos			
Himenolepiasis *Taenia enana* *Hymenolepis nana*	Boca (huevos) Contaminación ambiental	Huevos en heces	Niclosamida: 1 g/día v.o., 6-13 días Praziquantel: dosis única 25 mg/kg v.o.
Teniasis *Taenia saginata*	Boca (larvas de cisticerco) Carne bovina infestada ingerida cruda o poco cocida	Proglótides de *Taenia* adultas en heces, huevos en región perianal	Niclosamida: dosis única 2 g v.o. Praziquantel: dosis única 10-20 mg/kg v.o.
Taenia solium	Boca (larvas de cisticerco) Carne porcina infestada ingerida cruda o poco cocida	Proglótides de *Taenia* adultas en heces, huevos en región perianal	Praziquantel (en cisticercosis): 50 mg/kg/día, 3 dosis/día,14 días
Diphyllobothrium latum	Boca (larvas) Pescado de aguas frías infestado	Huevos inmaduros en heces	Niclosamida: dosis única 2 g v.o. Praziquantel: dosis única 10-20 mg/kg v.o.
Equinococosis *Echinococcus granulosus* *Eschinococcus multilocularis*	Boca (huevos) Contaminación por heces caninas	Ensayos serológicos, quiste hepático o pulmonar	Extirpación quirúrgica Mebendazol: 400-600 mg/día v.o., 3 dosis/día, 21-31 días
Trematodos			
Esquistosomiasis (infestación hemática) a) *Schistosoma haematobium* b) *S. japonicum* c) *S. mansoni*	Piel (cercarias horquiformes activas) Agua infestada con larvas	Huevos embrionarios en orina (a) o en heces (b y c)	a) Praziquantel: dosis única 40 mg/kg v.o. Metrifonato: 7,5 mg/kg v.o., 3 veces cada 2 semanas b) Praziquantel: dosis única 40 mg/kg v.o. c) Praziquantel: dosis única 40 mg/kg v.o. Oxamiquinina: dosis única 15 mg/kg v.o.

Continúa

Tabla 52-2. Infestaciones por helmintos y tratamiento terapéutico (cont.)			
INFECCIÓN Y PARÁSITO	**VÍA DE ENTRADA (FORMA INFESTIVA) Y ORIGEN DE LA INFESTACIÓN**	**DIAGNÓSTICO**	**TRATAMIENTO**
Infestaciones intestinales a) *Fasciolopsis buski* b) *Heterophyes heterophyes* c) *Metagonimus yokogawai*	Boca (larvas de metacercarias enquistadas) Vegetación (a) y pescado de aguas frías (b) contaminado	Huevos en heces	Praziquantel: 25 mg/kg/día v.o., 3 dosis en el mismo día
Infestaciones hepáticas a) *Fasciola hepatica* b) *Clonorchis sinensis*	Boca (larvas de metacercarias enquistadas [a] y larvas enquistadas [b]) Contaminación de berros (a) y pescado (b)	Huevos inmaduros en heces (a) Huevos en heces (b)	a) Biotinol: 40 mg/kg, 10 dosis en días alternos b) Praziquantel: 25 mg/kg v.o., 3 dosis/día, 1-2 días
Infestación pulmonar *Paragonimus westermani* *Paragonimus* spp.	Boca (larvas de metacercarias enquistadas) Cangrejos o langostas contaminadas	Huevos inmaduros en heces o en esputo Ensayos serológicos	Praziquantel: 25 mg/kg v.o., 3 dosis en el mismo día

i.v.: vía intravenosa; v.o.: vía oral.

Otros antiprotozoarios

La neumocitosis por *P. jiroveci* es una infección protozoaria que afecta, en el 70-80 % de los casos, a individuos inmunodeprimidos (son sensibles los pacientes con sida, con linfoma de Hodgkin, con leucemia linfocítica y los pacientes trasplantados, que reciben altas dosis de terapia inmunosupresora). Los fármacos usados para el tratamiento y/o la profilaxis **(v. tabla 52-1)** son: cotrimoxazol (trimetoprima-sulfametoxazol), pentamidina, dapsona, trimetrexato, eflornitina (difluorometilornitina), clindamicina-primaquina y pirimetamina-sulfamida. El cotrimoxazol y la pentamidina son de primera elección, y los otros constituyen una terapia alternativa.

Otros ejemplos de infestaciones protozoarias menos comunes que afectan al hombre son la balantidiasis y la coccidioidosis (criptosporidiasis). La balantidiasis responde bien a las tetraciclinas.

La coccidioidosis o criptosporidiasis es una enfermedad diarreica causada por protozoos del género *Cryptosporidium*. Aunque no existe un tratamiento específico que muestre una eficacia regular, los pacientes tratados con espiramicina, furazolidona o eflornitina presentan una respuesta clínica favorable.

ANTIHELMÍNTICOS

Las infestaciones por helmintos (helmintiasis) constituyen un problema para la salud pública por sus efectos sobre el estado nutricional e inmunológico y por su alta frecuencia de aparición. Las enfermedades causadas por helmintos afectan a más de una cuarta parte de la población mundial, pero el arsenal terapéutico es limitado. Las helmintiasis son enfermedades parasitarias causadas por diversas especies de vermes. Su transmisión puede tener importantes repercusiones indirectas en el embarazo. Por ejemplo, los anquilostomas son ascárides duodenales que se alimentan de la excoriación de la mucosa digestiva. Se asocian a pérdidas de sangre que provocan anemia ferropénica. Además de la anemia, la tricuriasis es responsable de síntomas clínicos disen-

téricos. Las helmintiasis se asocian a carencias, que a su vez aumentan el riesgo de parto prematuro o bajo peso al nacer. Con respecto a los trematodos, la OMS estima que al menos 2,4 millones de personas están infectadas por *Fasciola* spp. en más de 70 países, con 180 millones en riesgo de contraer la infección.

Los parásitos helmintos que infectan al hombre incluyen las clases nematodos (vermes redondos) y las clases cestodos y trematodos (vermes planos). Formas inmaduras de estos parásitos infectan al hombre, donde se hacen adultos bien diferenciados. Con la excepción de *Strongyloides*, los helmintos no completan su ciclo biológico en un hospedador definitivo. En la **figura 52-4** se indica el ciclo biológico de *Taenia solium* y *Taenia saginata* expresada por el cisticerco, larva típica de los cestodos, así como su transmisión.

En la **tabla 52-2** se indican las principales infestaciones producidas por nematodos, cestodos y trematodos, así como la vía de entrada, el diagnóstico y los fármacos utilizables en cada una de ellas. A continuación se describen los principales fármacos antihelmínticos sin tener en cuenta el orden de prioridad o aplicación terapéutica.

⊕ ANTIHELMÍNTICOS

- En las *infestaciones por nematodos*, los fármacos empleados son:
  - **Dietilcarbamazina** en la filariasis y toxocariasis.
  - **Mebendazol** en enterobiasis, tricuriasis, anquilostomiasis, ascariasis y equinococosis.
  - **Tiabendazol** en infestaciones por larva *migrans* cutánea y en estrongiloidiasis, toxocariasis y triquinosis.
  - **Triclabendazol** en infestaciones por trematodos; posee actividad fasciolicida.
  - **Ivermectina** en filariasis (también se utiliza el niridazol) y enterobiasis.
  - **Pamoato de pirantel** en ascariasis, anquilostomiasis y enterobiasis.

- En las *infestaciones por cestodos* los fármacos recomendados son:
  - **Mebendazol** en la equinococosis.
  - **Niclosamida** y **praziquantel** en teniasis e himenolepiasis. Praziquantel también muestra un amplio espectro frente a trematodos.

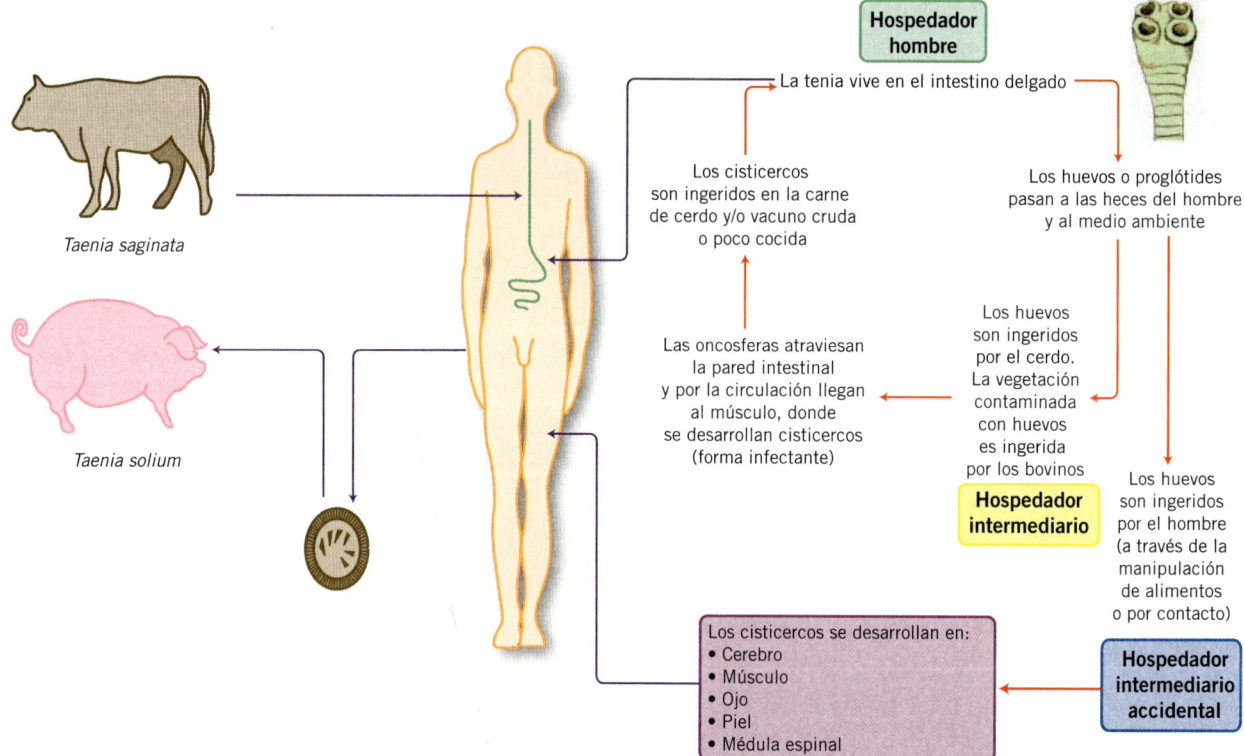

Figura 52-4. Ciclo biológico de *Taenia solium* y de *Taenia saginata*.

Dietilcarbamazina

La dietilcarbamazina **(fig. 52-5)** se utiliza en forma de citrato (51 % de la base) en las filariasis. Ejerce un efecto hiperpolarizante que provoca la inmovilización del parásito; también altera la membrana superficial de las microfilarias, lo que las hace más vulnerables a su destrucción o fagocitosis. Estudios *in vitro* indican que actúa inhibiendo la polimerización de los microtúbulos y el metabolismo del ácido araquidónico.

Farmacocinética

Se absorbe rápidamente por vía oral y alcanza su concentración plasmática máxima en 1-2 horas; su semivida de eliminación es de 2-10 horas, dependiendo del pH de la orina. Se metaboliza con rapidez y se excreta sobre todo por la orina y las heces.

Reacciones adversas

Las reacciones adversas, aunque frecuentes, no son graves y desaparecen generalmente con la retirada del fármaco. Las principales son cefalea, mialgia, artralgia, anorexia, náuseas y, en dosis altas, vómitos. Los principales efectos adversos están relacionados con la destrucción de los parásitos y son especialmente evidentes en los pacientes infectados con *Onchocerca volvulus*. En los pacientes con oncocercosis pueden producirse erupciones, prurito, linfangitis, taquicardia, artralgia, cefalea y, a veces, fiebre. Pueden aparecer complicaciones oculares, queratitis punteada, uveítis y atrofia pigmentaria de la retina. Estos síntomas persisten de 3 a 7 días. En los pacientes con filariasis por *Wuchereria bancrofti* puede producirse inflamación gan-

glionar, a menudo acompañada por linfadenitis, en el curso del tratamiento. Casi todos los pacientes presentan leucocitosis; también pueden aparecer proteinuria reversible y eosinofilia.

Indicaciones terapéuticas

En cuanto a la dosis en los adultos, véase la **tabla 52-2**. En los niños se recomienda una dosis de 35 mg el primer día; 35 mg, 3 veces al día el segundo día; 75 mg, 3 veces al día el tercer día, y, finalmente, 2 mg/kg, 3 veces al día en los 18 días siguientes.

En caso de infección por *O. volvulus*, también la dietilcarbamazina es el fármaco de elección, pero debe administrarse con mayor precaución para prevenir o reducir la reacción oftálmica a las proteínas liberadas de los vermes destruidos. Para la posología indicada en los adultos, véase la **tabla 52-2**.

En los niños, la dosis es de 0,5 mg/kg, 3 veces al día durante los 3 primeros días; 1 mg/kg, 3 veces al día en los 4 días siguientes, y 1,5 mg/kg 3 veces al día durante los 12 últimos días. En los pacientes infectados con filarias adultas y larvas de *Onchocerca* que presentan alteraciones oculares agudas, así como en los pacientes en los que las microfilarias persisten en los ojos después del tratamiento con dietilcarbamazina, ésta debe ir seguida de suramina. La dosis inicial de suramina es de 150 mg por vía intravenosa; si el paciente no presenta reacción alérgica, se continúa el tratamiento con dosis de 1 g por la misma vía una vez a la semana durante 5 semanas; en los niños se recomienda una dosis inicial de 15 mg y una dosis semanal de 20 mg/kg.

Este tratamiento debe acompañarse de la extirpación quirúrgica de los nódulos subcutáneos que contienen *Onchocerca*.

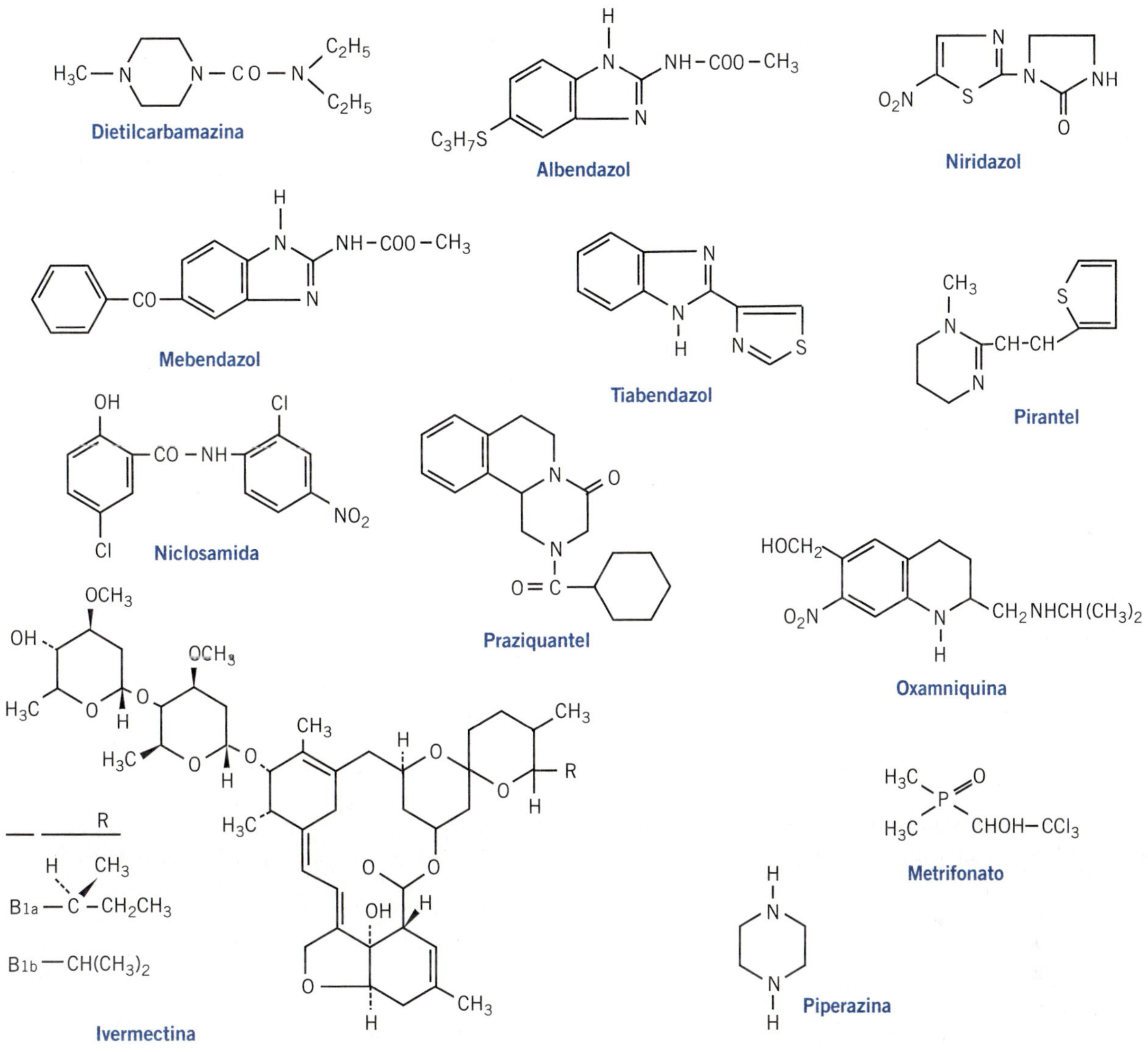

Figura 52-5. Estructura química de los fármacos antihelmínticos.

La ivermectina (en adultos, 0,15-0,20 mg/kg cada 6-12 meses) está reemplazando a la dietilcarbacina como fármaco de elección en el tratamiento de la oncocercosis. Ambos fármacos son activos frente a la filariasis por *O. volvulus*, aunque la ivermectina presenta menos reacciones sistémicas.

Precauciones

En la oncocercosis y la infección por *Loa loa* deben usarse dosis iniciales bajas de dietilcarbamazina, con el objeto de disminuir las reacciones adversas debidas a la destrucción de los parásitos. Estas reacciones son agudas en los pacientes infectados por *O. volvulus* y *L. loa*, y se controlan parcialmente con corticoides.

Mebendazol

Es un derivado benzimidazol **(v. fig. 52-5)** que resulta útil en el tratamiento de infestaciones intestinales por vermes redondos *(Ascaris lumbricoides)*.

Mecanismo de acción

Provoca una eliminación selectiva de los microtúbulos citoplasmáticos en las células intestinales y tegumentarias de los nematodos.

Farmacocinética

El mebendazol se absorbe poco por vía oral (5-10 %). La absorción aumenta con alimentos ricos en grasas. Sufre una importante eliminación de primer paso a través del hígado (80 %), se une a proteínas plasmáticas (95 %) y se excreta principalmente en forma de metabolitos por vía urinaria y biliar, y en forma inalterada por las heces.

Reacciones adversas

En casos de infestación masiva y durante la expulsión de los vermes pueden presentarse síntomas transitorios de dolor abdominal y diarrea. En los pacientes tratados con altas dosis, en ocasiones se producen reacciones alérgicas, alopecia, neutropenia reversible y agranulocitosis.

En animales de laboratorio se han observado efectos embriotóxicos y teratógenos. Como precaución no se recomienda su administración a las mujeres embarazadas ni a los niños menores de 2 años.

Indicaciones terapéuticas

El mebendazol es eficaz frente a enterobiasis, tricuriasis, anquilostomiasis, ascariasis y equinococosis. En la **tabla 52-2** se indican las dosis de mebendazol recomendadas para el tratamiento de estas parasitosis. En la enterobiasis se requiere, en ocasiones, una segunda dosis a las 2 semanas. Son eficaces también el pamoato de pirantel y la ivermectina.

El albendazol es de interés también para el tratamiento del quiste hidatídico.

Tiabendazol

Es un derivado del benzimidazol **(v. fig. 52-3)** con espectro frente a nematodos en estado larvario, así como en los adultos y los huevos.

Mecanismo de acción

Su mecanismo reside en la inhibición de la enzima fumaratoreductasa mitocondrial de los vermes. En la estrongiloidiasis inhibe los microtúbulos, impidiendo la liberación de acetilcolina del verme y originando su expulsión.

Farmacocinética

Se absorbe rápidamente y casi por completo por vía oral (90 %), con un $t_{máx}$ de 1 hora. El 90 % se elimina por la orina en forma de metabolitos conjugados (glucurónidos y sulfatos) y el 5 % por las heces.

Reacciones adversas

A menudo origina anorexia, náuseas, vómitos y somnolencia; otros signos menos comunes son fiebre, sarpullido, eritema multiforme, alucinaciones, alteraciones sensoriales y el síndrome de Stevens-Johnson. En ocasiones aparecen edema angioneurótico, *shock*, convulsiones y colestasis intrahepática, cristaluria con hematuria y leucopenia transitoria. No se ha establecido la seguridad de su uso en las mujeres embarazadas ni en los niños.

Indicaciones terapéuticas

Es eficaz en diferentes infestaciones **(v. tabla 52-2)**. La larva *migrans* cutánea de los vermes *Ancylostoma braziliense* y *Ancylostoma caninum* (vermes del perro) penetra en la piel del hombre y origina una infección superficial de la piel, caracterizada por prurito intenso; puede tratarse de forma sintomática con cloruro de etilo en aerosol o con antipruriginosos sistémicos. Sin embargo, debido a que estos fármacos producen sólo una leve mejoría, se debe utilizar tiabendazol, ya que es más eficaz porque destruye las larvas y acorta el período sintomático.

El tiabendazol es de elección en infestaciones por larva *migrans* cutánea y por *Strongyloides stercoralis* **(v. tabla 52-2)**. En los pacientes inmunodeprimidos debe mantenerse el tratamiento durante al menos 5 días. Si la infección no se controla, puede repetirse el tratamiento a las 2-4 semanas. En la estrongiloidiasis puede usarse también ivermectina (0,1-0,2 mg/kg/día, 2 días).

En la larva *migrans* cutánea, el tiabendazol en suspensión al 10-15 % se aplica de forma tópica con dexametasona al 0,1 % (crema), excepto si las lesiones están muy diseminadas, en cuyo caso se administra por vía oral. El tiabenzadol es también útil en el tratamiento de la dracunculiasis y la larva *migrans* visceral.

El tiabendazol también se utiliza en infestaciones por *Thichinella spiralis*. En la triquinosis se usa en dosis de 50 mg/kg durante 2 días. El tiabendazol actúa destruyendo los vermes intestinales adultos y las larvas presentes en el músculo; no es eficaz para tratar los quistes. También es activo frente a infestaciones mixtas producidas por *Ascaris*, *Enterobius*, *Strongyloides* y *Trichuris*.

Contraindicaciones, interacciones y precauciones

Debe usarse con precaución en los pacientes con insuficiencia hepática y renal. Posee una interacción metabólica con la teofilina y los derivados de la xantina, incrementando sus niveles séricos con riesgo de toxicidad.

Albendazol

El albendazol es el metil 5-(propiltio)-2-benzimidazol carbamato. Es un derivado benzimidazol **(v. fig. 52-3)** con actividad frente a un gran número de larvas y formas adultas de nematodos y cestodos de localización tisular e intestinal.

Mecanismo de acción

El albendazol actúa uniéndose a la colchicina de la tubulina en las células intestinales del helminto, impidiendo así su polimerización en microtúbulos. Como consecuencia, el helminto no puede captar la glucosa, lo que provoca su degeneración y, en última instancia, su muerte.

Farmacocinética

Se absorbe en el intestino y su absorción aumenta con comidas grasas. Se une en gran proporción a proteínas plasmáticas (70 %) y tiene una semivida de eliminación de 8-9 horas. Es metabolizado en el hígado a albendazol sulfóxido, que es activo, por las enzimas flavina-monooxigenasa y citocromo P-450, y se excreta por vía urinaria.

Posee una buena actividad en la hidatidosis, siendo eficaz para su profilaxis (10 mg/kg/día durante 28 días, que se repiten 2-3 veces con intervalos de 2 semanas), y en la cisticercosis. Su eficacia es casi del 100 % frente a nematodos como *A. lumbricoides* (dosis única de 400 mg) y *Enterobius vermicularis* (300 mg, 2 veces por día durante 3 días). Posee efectos ovicidas en infestaciones por *Ascaris* y *Trichuris*. Los efectos adversos del albendazol son similares a los que se han descrito para el mebendazol.

Reacciones adversas

Cuando el albendazol se utiliza por vía tópica, las reacciones adversas se limitan a irritación local y ulceración cutánea.

Indicaciones terapéuticas

El albendazol y la ivermectina oral siguen siendo el tratamiento de elección para la larva migratoria cutánea. Sin embargo, el albendazol tópico constituye una alternativa razonable tanto en pacientes embarazadas como en niños pequeños en los que el albendazol y la ivermectina oral siguen estando contraindicados. El albendazol tópico puede prepararse en forma de pomada lipofílica al 10 % y aplicarse bajo oclusión de 3 a 4 veces al día durante 5 a 10 días.

Triclabendazol

Es un derivado benzimidazol de espectro reducido y con acción específica frente a trematodos. Presenta una rápida absorción oral y es metabolizado en el hígado en dos metabolitos, sulfóxido y sulfona.

Posee una buena actividad fasciolicida para el tratamiento y control de todos sus estadios (inmaduro joven, inmaduro y adulto) de *Fasciola hepatica* y *F. gigantica*) a la dosis única oral de 10 mg/kg después de la ingestión de alimentos. En estudios preclínicos realizados en ratas y conejas preñadas no se han observado efectos teratogénicos. Como medida de precaución, el triclabendazol sólo debe de utilizarse en mujeres embarazadas cuando sea absolutamente necesario y preferiblemente después del primer trimestre.

Piperazina

La piperazina (v. fig. 52-3) se usa en forma de adipato, citrato, fosfato, tartrato y hexahidrato (contiene un 44 % de la base). Es eficaz frente a nematodos (*A. lumbricoides, E. vermicularis, S. stercoralis* y *Trichuris trichiura*).

Mecanismo de acción

Estimula los receptores GABA, originando una parálisis fláccida con la eliminación de los vermes.

Farmacocinética

Se absorbe rápidamente por vía oral; el 25 % se metaboliza y el resto se excreta de forma inalterada por la orina.

Reacciones adversas

En ocasiones provoca molestias gastrointestinales, efectos neurológicos transitorios y urticaria.

Indicaciones terapéuticas

Es un fármaco de elección en la ascariasis como alternativa al mebendazol y al pamoato de pirantel. La dosis es de 75 mg/kg, durante 2 días. La dosis total no debe exceder de 3,5 g en adultos y niños mayores de 12 años; en niños de 2-12 años no ha de exceder de 2,5 g; para *E. vermicularis*, la dosis es de 50 mg/kg/día durante 7 días. La piperazina posee acción antagonista con el pamoato de pirantel.

Pamoato de pirantel

Es una pirimidina (v. fig. 52-3) que posee propiedades antihelmínticas frente a los nematodos intestinales.

Mecanismo de acción

El pirantel es capaz de activar a largo plazo los receptores nicotínicos del parásito. Esto provoca una inhibición neuromuscular e induce una parálisis espástica. A continuación, los vermes se eliminan mediante el peristaltismo intestinal.

Farmacocinética

Apenas se absorbe en el aparato gastrointestinal. Más del 50 % de la dosis se excreta en forma inalterada en heces, y el 15 % se excreta por la orina en forma activa y metabolizada.

Reacciones adversas e interacciones

Puede originar molestias digestivas leves, cefalea, vértigo, enrojecimiento de la piel y fiebre.

Indicaciones terapéuticas

El pirantel está indicado por vía oral en el tratamiento de la oxiuriasis, la ascariasis y la anquilostomiasis. El pirantel es muy eficaz (90-100 %) frente a *A. lumbricoides*; en adultos y en niños se usa en dosis única oral de 8,5-11 mg/kg. También es eficaz frente a *E. vermicularis, Ancylostoma duodenale, Necator americanus* y *T. trichiura*. Un análogo del pirantel, el oxantel (moxifenol, análogo del pirantel), es también muy eficaz en infestaciones por *A. duodenale* y se administra en combinación con pamoato de pirantel (120-150 mg/kg). En niños con infestación por *T. trichiura* también se usa la combinación oxantel pamoato (20 mg/kg) y albendazol (400 mg) o mebendazol (500 mg). El pirantel posee efectos antagónicos con la piperazina. En la oxiuriasis el régimen de dosificación habitual es de 10-12 mg/kg, que debe repetirse 2 o 3 semanas después. En la anquilostomiasis deben tratarse con una dosis de 20 mg/kg/día durante 2 o 3 días.

Las avermectinas se descubrieron en Japón en 1967 en un medio de fermentación del cultivo de actinomicetos. Posteriormente se descubrió que las avermectinas eran producidas por *Streptomyces avermitilis* en el suelo. Las avermectinas son una clase de lactonas macrocíclicas con actividad nematocida, acaricida e insecticida. Las lactonas macrocíclicas, incluidas las avermectinas, han adquirido un valioso papel terapéutico desde la década de 1980 como fármacos antiparasitarios para animales y humanos. Las prescripciones masivas de ivermectina durante las campañas generalizadas a mujeres con embarazo desconocido no se asociaron a ningún episodio adverso específico como puede ser la embriotoxicidad y/o las malformaciones. Sin embargo, la OMS no recomienda su uso en embarazadas como quimioprevención sistemática de helmintiasis, ya que los estudios clínicos que evalúan su seguridad no son lo suficientemente sólidos. No obstante, la ivermectina puede utilizarse como tratamiento curativo si su prescripción es absolutamente necesaria, independientemente del período del embarazo. Para la ivermectina la pauta posológica recomendada por vía oral es de 200 µg/kg, dosis única (debe tomarse con el estómago vacío, y no ingerir alimentos 2 horas antes o después de la administración).

Ivermectina

La ivermectina es el fármaco más utilizado de la familia de las avermectinas. El uso de la ivermectina ha aumentado en todo el mundo para combatir muchas enfermedades parasitarias que infectan a millones de personas; se conoce que aproximadamente 250 millones de personas la utilizan anualmente para combatir numerosas enfermedades parasitarias como la filariasis, la oncocercosis (afecta a unos 18 millones de personas), la estrongiloidiasis (afecta a unos 100 millones de personas), la sarna y la pediculosis. Su acción es muy variada y su uso es especialmente interesante en zonas endémicas.

La ivermectina **(v. fig. 52-3)** es una lactona macrocíclica, una mezcla 80:20 de avermectina B_{1a} y B_{1b}, producidas por *Streptomyces avermitilis*.

Mecanismo de acción

Origina la apertura de los canales de Cl⁻ unidos al receptor glutamato en células nerviosas y musculares de invertebrados, causando un endoflujo negativo de Cl⁻ en las células, con la consiguiente hiperpolarización y parálisis muscular del verme y del artrópodo, y su posterior muerte. La viabilidad de la entrada de Cl⁻ es a través de canales acoplados al receptor GABA.

Farmacocinética

Se absorbe bien por vía oral (biodisponibilidad, 50-60 %) y alcanza su concentración plasmática máxima en 4 horas. La semivida de eliminación es de 27 horas para la ivermectina y de 3 días para sus metabolitos. Presenta una buena distribución tisular, se une fuertemente a proteínas (93 %) y se excreta de forma inalterada por las heces.

Reacciones adversas

Suele ser bien tolerada. En el 5-15 % de los pacientes induce reacciones mínimas de hipersensibilidad, reacciones tipo Mazzoti, debidas principalmente a la destrucción del parásito, como prurito, artralgia, mareos, mialgia, fiebre, edema, linfadenitis, linfadenopatía, náuseas, vómito, diarrea, hipotensión postural, taquicardia, debilidad, erupción cutánea y cefalea. En ocasiones provoca sensaciones anormales en los ojos, edema parpebral, uveítis anterior, conjuntivitis, queratitis y coroiditis. También se han comunicado alteraciones en el ECG, somnolencia e insomnio. El tratamiento con ivermectina puede originar eosinofilia pasajera y aumento de la alanina-aminotransferasa. No se ha demostrado la seguridad de uso en niños menores de 5 años ni en adultos con meningitis, somnolencia y otros trastornos del SNC.

Indicaciones terapéuticas

La ivermectina es el fármaco de elección en el tratamiento de la oncocercosis. La infección por *O. volvulus* es una de las causas de ceguera en las regiones tropicales. En los adultos, una dosis oral única anual de 0,12-0,20 mg/kg reduce las microfilarias oculares y dérmicas; la ivermectina revierte la linfadenopatía y las alteraciones inflamatorias en el tejido ocular. El fármaco no es curativo porque no afecta a *O. volvulus* adulto. La ivermectina también es útil en el tratamiento de la filariasis linfática y la estrongiloidiasis. Es un fármaco alternativo del tiabendazol en el tratamiento de *S. stercoralis*. Asimismo, es eficaz en infestaciones causadas por *A. lumbricoides*, *E. vermicularis* y *T. trichiura*.

Precauciones

Se debe usar sólo en los pacientes en los que se haya diagnosticado o se sospeche oncocercosis. No debe emplearse para profilaxis, ni durante el embarazo ni en los niños menores de 5 años.

Muchos estudios clínicos en humanos han informado que el uso intensivo de lactonas macrocíclicas crea una presión sobre las poblaciones de parásitos y conduce a la aparición de resistencias a la ivermectica en algunos pacientes.

Niridazol

Es un derivado nitrotiazol muy activo frente a nematodos (*Dracunculus medinensis*) y trematodos (*Schistosoma* [*S. japonicum*, *S. mecongi* y *S. intercalatum*]) **(v. fig. 52-3)**.

Mecanismo de acción

Aumenta el índice de utilización de glucógeno en el helminto e inhibe la captación de glucosa exógena por los parásitos.

Farmacocinética

Se absorbe lentamente a partir del intestino ($t_{máx}$ de 6 horas) y sufre un metabolismo de primer paso; por consiguiente, se mantiene un bajo nivel uniforme de fármaco inalterado en sangre periférica durante varias horas. Se excreta casi por igual por la orina y las heces.

Reacciones adversas

Causa inmunodepresión, molestias gastrointestinales, vómitos e inversión de la onda T en el ECG. En ocasiones produce alteraciones graves del SNC, como confusión, vértigo, cefalea, alucinaciones y convulsiones. En los pacientes con deficiencia de la enzima glucosa-6-fosfato-deshidrogenasa induce hemólisis.

Indicaciones terapéuticas

Es de elección en la filariasis por *D. medinensis* en dosis oral de 25 mg/kg/día durante 7 días. En la esquistosomiasis se usa la misma dosis pero durante 10 días.

Praziquantel

Derivado de la pirazinoisoquinolina (v. fig. 52-3), es el isómero (−) el principal responsable de su actividad. Es eficaz frente a trematodos –*Schistosoma* (todos), *Clonorquis sinensis, Opisthorchis viverrini, Paragonimus westermani* y *Fasciolopsis buski, Heterophyes heterophyes* y *Metagonimus yokogawai*– y cestodos –*T. solium, T. saginata, Diphyllobothrium latum* e *Hymenolepis nana*–, así como en la cisticercosis producida por la migración de *T. solium*. El praziquantel es de elección en todas las infestaciones por varios géneros de trematodos, excepto para *F. hepática*, y principalmente frente a todas las especies de *Schistosomas*.

Mecanismo de acción

El praziquantel induce la contracción de los parásitos. Este fármaco incrementa la permeabilidad de la membrana de las células helmínticas a cationes monovalentes y divalentes, principalmente Ca^{2+}; el Ca^{2+} difunde a través de las células y se concentra en el verme, lo que provoca la hiperpolarización y la contracción paralizante del helminto, que se desprende de los tejidos del hospedador. El aumento de la permeabilidad al calcio inducido por el praziquantel también provoca la vacuolización de la membrana del verme. Origina la muerte de los vermes adultos y las larvas.

Farmacocinética

Se absorbe rápidamente por vía oral (80 %). El tiempo necesario para alcanzar la concentración máxima plasmática es de 1-2 horas. Sufre un amplio metabolismo de primer paso, formando metabolitos inactivos. Se une en un 80 % a proteínas plasmáticas; la semivida de eliminación es de 0,8-2 horas (semivida de los metabolitos, 4-6 horas). Cruza la BHE (10-20 %) y alcanza en el LCR el 25 % de la concentración plasmática. La vía de excreción es la renal; casi el 70 % de la dosis total se excreta en forma de metabolitos por la orina en 24 horas.

Reacciones adversas

En ocasiones origina dolor abdominal, náuseas, cefalea y somnolencia, efectos que desaparecen al retirar el tratamiento. Raras veces puede provocar reacciones idiosincrásicas o alérgicas, principalmente cutáneas.

Indicaciones terapéuticas

La dosis para eliminar completamente los vermes es de 40 mg/kg (o 30 mg/kg, 2 veces al día con intervalos de 4 horas), y en los niños, 2 dosis de 20 mg/kg. Además de su uso para tratar la esquistosomiasis, el praziquantel está indicado en el tratamiento de la fascioliasis tropical. El praziquantel, en dosis oral de 25 mg/kg, 3 veces al día, durante 12 días, es eficaz frente a *F. buski, C. sinensis, O. viverrini* y *P. westermani*.

En las infestaciones por cestodos adultos y en la cisticercosis por *H. nana* se utiliza en dosis única de 25 mg/kg, y en las infestaciones por *D. latum, T. saginata* y *T. solium*, en dosis de 10-20 mg/kg. No obstante, la cisticercosis por *T. solium*

suele requerir un tratamiento de larga duración con altas dosis de praziquantel, es decir, de 50 mg/kg/día, en 3 dosis, durante 14 días, en adultos y niños.

Aunque el praziquantel es eficaz frente a *Echinococcus granulosus* y *E. multilocularis*, cestodos de los perros y de los gatos, estas infestaciones y sobre todo la hidatídica suelen ser bastante resistentes a los fármacos. Los quistes de especies de *Echinococcus* deben extirparse quirúrgicamente. Otros fármacos alternativos son el albendazol y el mebendazol, en dosis de 40 mg/kg/día, durante 1-6 meses.

Niclosamida

Es un derivado salicilanilida halogenado (v. fig. 52-3) de elección en el tratamiento de infestaciones por cestodos adultos, localizados en el aparato gastrointestinal. Sin embargo, no es eficaz frente a huevos y larvas.

Mecanismo de acción

Inhibe la fosforilación mitocondrial oxidativa que se lleva a cabo en el parásito.

Farmacocinética

No se absorbe en el tracto gastrointestinal, por lo que no es activo en las larvas de los cestodos, y es excretado por las heces.

Reacciones adversas

En ocasiones origina molestias gastrointestinales, dolor abdominal y náuseas. La niclosamida no ejerce un efecto directo irritante.

Indicaciones terapéuticas

Se utiliza sobre todo en el tratamiento de *D. latum, H. nana* y *T. saginata*. El praziquantel se prefiere a la niclosamida en el tratamiento de *T. solium* porque también es eficaz frente a la cisticercosis. La dosis como tenicida en adultos es de 2 g, y en niños, de 1 g (en los menores de 2 años, 0,5 g). En infestaciones por *H. nana*, la dosis es de 1 g/día después de las comidas, durante 6-13 días.

Precauciones

Al no actuar sobre los huevos, el paciente tratado con niclosamida corre el riesgo de cistircercosis, ya que la digestión de los segmentos destruidos provoca la liberación de huevos en la luz intestinal. Por ello, se recomienda un purgante en las 3-4 horas siguientes a su administración a fin de favorecer la eliminación de dichos segmentos. En infestaciones por *T. saginata* no suele existir riesgo de cisticercosis.

Oxamniquina

Es un derivado tetrahidroquinolina (v. fig. 52-3) con actividad frente a formas maduras e inmaduras de *Schistosoma* (*S. mansoni*).

Mecanismo de acción

La oxamniquina sufre una activación dependiente del ATP en *Schistosoma*, que causa intercalación con el ADN del parásito. Los vermes adultos macho de *S. mansoni* son más vulnerables a su acción que las hembras; los vermes concentran el fármaco y mueren en el hígado.

Farmacocinética

Se absorbe bien por vía oral (50-70 %), pero la presencia de alimento retarda su absorción. La concentración máxima plasmática se alcanza en 3 horas. Sufre un intenso metabolismo de primer paso; el principal metabolito, 6-carboxil, se forma en el intestino durante su absorción. El 70 % de la dosis se excreta por la orina en forma de metabolitos inactivos y es eliminado del plasma en 10-12 horas.

Reacciones adversas

Puede provocar cefalea, vértigo, somnolencia, náuseas, diarrea y, raras veces, alteraciones neurológicas y convulsiones. En animales de laboratorio, la oxamniquina es embriotóxica.

Indicaciones terapéuticas

Se utiliza en dosis única oral de 15 mg/kg en infestaciones por *S. mansoni,* pero no en la esquistosomiasis. Otro fármaco de elección para *S. mansoni* es el praziquantel, de menor toxicidad. La oxamniquina en combinación con el metrifonato se usa en infestaciones mixtas por *S. mansoni* y *S. haematobium*.

Metrifonato

Es un organofosforado **(v. fig. 52-3)** eficaz frente a *S. haematobium*. Es un profármaco que se convierte *in vivo* en diclorvos, que es el fármaco activo.

Mecanismo de acción

Inhibe de forma no selectiva la colinesterasa, produciendo parálisis de la musculatura del verme.

Farmacocinética

Se absorbe rápidamente por vía oral. Las concentraciones máximas plasmáticas de metrifonato y diclorvos se alcanzan en 1 hora, y su semivida de eliminación es de 1,5 horas.

Reacciones adversas

Dosis terapéuticas producen una inhibición rápida y casi completa de la colinesterasa plasmática del hospedador, pero ésta recupera sus niveles normales tras el cese del tratamiento. A veces provoca vértigo, náuseas, cólico abdominal y broncoespasmo que dura menos de 1 día.

Indicaciones terapéuticas

Sólo se emplea en infestaciones por *S. haematobium.* La dosis oral es de 7,5-10 mg/kg, 3 veces al día, que se repite una vez a las 2 semanas.

ECTOPARASITICIDAS

Los parásitos cutáneos son ubicuos en todo el mundo, lo que supone una enorme carga para los sistemas de atención sanitaria. Los antiparasitarios sistémicos y tópicos desempeñan un papel importante en el tratamiento de las enfermedades parasitarias cutáneas. Los ectoparasiticidas se emplean en el tratamiento de enfermedades parasitarias de la piel producidas por artrópodos. Las principales enfermedades parasitarias de la piel son la escabiosis y la pediculosis.

La escabiosis (sarna) sigue siendo un importante problema de salud pública en todo el mundo y es la enfermedad cutánea más frecuente en los países en desarrollo. Se desconoce la prevalencia mundial, pero se ha estimado entre 100 y 300 millones de casos. La escabiosis se da en ambos sexos, en todas las edades, en todos los grupos étnicos y en todos los niveles socioeconómicos. La escabiosis (sarna) es una infección parasitaria de la piel causada por el ácaro *Sarcoptes scabiei* var. *hominis,* un atrópodo del orden acarina. La hembra deposita sus huevos en la capa córnea, y las larvas se congregan alrededor de los folículos pilosos. Se transmite fácilmente por contacto directo. Se considera que las lesiones son el resultado de la hipersensibilidad a los parásitos. El primer signo de la infestación es un prurito intenso. Las lesiones iniciales son surcos característicos en la piel con pápulas. También aparecen lesiones inflamatorias en los espacios interdigitales de manos, muñecas, codos y pliegues axilares, y alrededor de la aréola mamaria en la mujer y en los genitales de los varones. Puede también haber numerosas excoriaciones y pápulas inespecíficas (no infectadas) en el tronco y las extremidades. Las complicaciones, generalmente debidas a infecciones bacterianas secundarias causadas por estreptococos del grupo A y *Staphylococcus aureus,* son más frecuentes en los países en desarrollo, donde la sarna se ha asociado a impétigo, glomerulonefritis postestreptocócica y fiebre reumática aguda.

La pediculosis es una infestación por piojos que puede afectar a la cabeza *(Pediculus humanus capitis),* el cuerpo *(Pediculus humanus corporis)* y la zona genital *(Phthirius pubis* o «ladillas»).

La pediculosis *capitis* se transmite por contacto personal y a través de objetos (p. ej., peines, sombreros, ropa personal o de cama). La infestación se localiza en el cuero cabelludo, aunque a veces afecta a cejas, pestañas y barba. El prurito es intenso y puede observarse la excoriación del cuero cabelludo, a veces con infección bacteriana secundaria. Los niños, en ocasiones, presentan una dermatitis inespecífica generalizada provocada por piojos que infectan sólo el cuero cabelludo. Su prevalencia varía en las distintas partes del mundo, pero es mayor en los niños en edad escolar, los adolescentes y las niñas que en otros grupos.

La pediculosis *corporis* es poco frecuente si las condiciones higiénicas son adecuadas. Los síntomas consisten en prurito constante y lesiones frecuentes en los hombros, las nalgas y el abdomen.

La pediculosis del pubis se transmite por vía sexual. La ladilla infecta los pelos anogenitales, entre otras zonas. Los síntomas principales de la infección son excoriación y dermatosis pruriginosa de la zona anogenital.

Piretrinas y piretroides sintéticos

Las piretrinas naturales son constituyentes activos del extracto de *Pyrethrum* (término referido al extracto seco y pulverizado de las flores del *Chrisanthemum cinerariaefolium*), y los piretroides sintéticos (piretrinas modificadas estructuralmente) se han desarrollado por sus potentes actividades insecticidas y parasiticidas.

Los piretroides sintéticos más utilizados son: alletrina, resmetrina, d-fenotrina y tetrametrina (insectos de importancia en salud pública) y cipermetrina, deltametrina, fenvalerato y permetrina **(fig. 52-6)** (insectos en agricultura).

Se utilizan también los piretroides furametrina, kadetrina y tellalletrina (insectos domésticos) y fenpropatrina, tralocitrina y tralometrina, cialotrina, lambda-cialotrina, teflutrina, ciflutrina, flucitrinato y fluvalinato (insectos en agricultura). Los piretroides se usan mucho como insecticidas en salud pública, proporcionando un excelente control de los insectos vectores de enfermedades, y en la desinsectación de aeronaves (p. ej., permetrina y d-fenotrina).

El uso intensivo de los piretroides durante los últimos años en todo el mundo ha provocado el desarrollo de resistencias en muchos artrópodos. Se ha demostrado que la falta de sensibilidad del lugar-diana de acción en algunos artrópodos es debida a polimorfismos del nucleótido único, lo que desempeña un papel importante en la resistencia a los piretroides.

Estructura química

En 1909 empezó a elucidarse la estructura de las piretrinas naturales, y 25 años más tarde se inició la síntesis de análogos de las piretrinas: los piretroides. Existen cinco constituyentes activos del extracto del *Pyrethrum*: dos ácidos carboxílicos (ácido crisantémico y ácido pirétrico) y tres ciclopentenolonas (retrinas); los ésteres de estos cinco constituyentes activos se conocen como piretrinas. En general, los piretroides activos son ésteres de ácidos carboxílicos específicos y alcoholes como la alletrona o el 3-fenoxibencil (sustituido o no con un grupo ciano). Para ciertos piretroides existe un centro asimétrico en la mitad ácido y/o alcohol, y los productos comerciales a veces son mezclas de isómeros ópticos (1R/1S o d/1) y geométricos *(cis/trans)*. Sin embargo, la actividad parasiticida de estos productos reside únicamente en uno o dos isómeros.

Mecanismo de acción

Los piretroides son potentes neurotoxinas que actúan sobre los axones del SNC y del sistema nervioso periférico interaccionando con los canales de Na^+. Basándose en estudios electrofisiológicos con preparaciones nerviosas periféricas y a partir de los síntomas de toxicidad en insectos y mamíferos, es posible distinguir dos tipos o clases de piretroides: los de tipo I, piretroides no ciano, y los de tipo II, piretroides alfa-ciano-3-fenoxibencil.

Los piretroides de tipo I y de tipo II aumentan la conductancia de Na^+. Los de tipo II, sin embargo, originan la despolarización de la membrana nerviosa sin descargas repetitivas y también ejercen un efecto presináptico, inhibiendo la inactivación de los canales de Na^+ dependientes de voltaje, y un efecto postsináptico, interaccionando con los receptores ni-

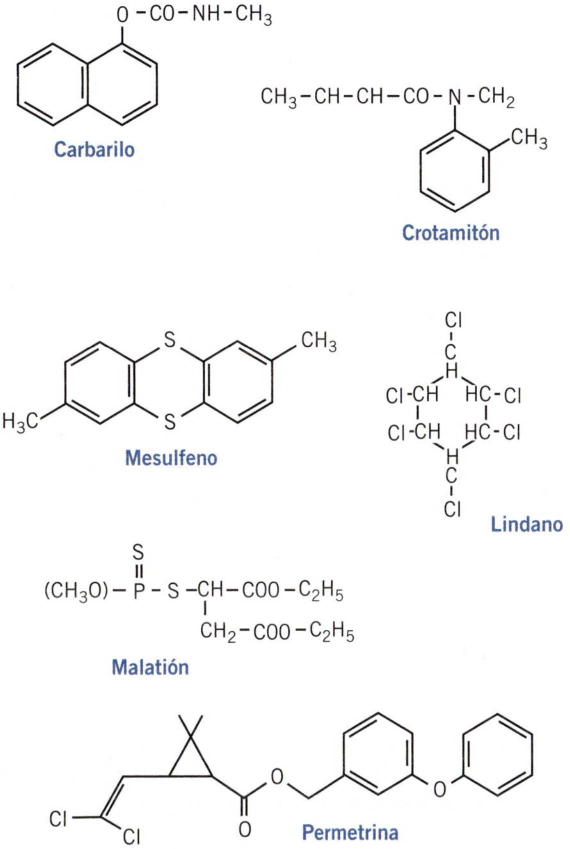

Figura 52-6. Estructura química de los principales fármacos ectoparasiticidas.

cotínicos y con el complejo receptor GABA acoplado a los canales de cloro (antagonizan el receptor $GABA_A$). Los de tipo II también actúan sobre los canales de cloro dependientes de voltaje, disminuyendo la apertura del canal. Los piretroides en general originan liberación de neurotransmisores, entre ellos noradrenalina, dopamina y serotonina, en el SNC.

Los piretroides de tipo II también disminuyen la sensibilidad adrenoceptora presináptica periférica; éstos son más potentes que los de tipo I sobre los receptores sensoriales, debido a su mayor efecto despolarizante.

También se ha propuesto otro lugar diana de los piretroides, los canales de Ca^{2+} dependientes de voltaje. Se ha observado que ciertos piretroides de los tipos I y II poseen una acción bloqueante directa sobre los canales de Ca^{2+}. Con algunos piretroides se ha observado una inhibición de la Ca^{2+}/Mg^{2+}-ATPasa y de la proteína calmodulina unida al calcio.

Se ha documentado que piretroides de los tipos I y II como la permetrina y la deltametrina provocan apoptosis, daños en los lípidos, las proteínas y el ADN, además de efectos tóxicos. Un número creciente de investigaciones han demostrado que el estrés oxidativo también puede ser uno de los mecanismos toxicológicos. El estrés oxidativo y el metabolismo están altamente correlacionados con la toxicidad.

Farmacocinética

Los piretroides se metabolizan intensamente en los mamíferos por hidrólisis del éster, oxidación y conjugación. En el hombre, la permetrina sufre una hidrólisis ácida y se excreta por la orina en forma de metabolitos.

Reacciones adversas e interacciones

En los animales de experimentación, tras dosis altas se observan signos clínicos neurológicos, como salivación, irritabilidad, temblor, ataxia, coreoatetosis, hipotensión y muerte. Se ha demostrado que los piretroides de tipo I son inductores enzimáticos, y los de tipo II, inhibidores, de forma dependiente de la dosis. La deltametrina inhibe el metabolismo oxidativo de fármacos.

En las dosis recomendadas no se han descrito efectos adversos; en raras ocasiones aparecen irritación cutánea, prurito y parestesias, cuando la piel se pone en contacto con formas galénicas líquidas o volátiles. Las sensaciones descritas son abrasión, picazón y hormigueo que progresa a entumecimiento. La piel de la cara es la que más se afecta, pero también, en ocasiones, la de las manos, antebrazos y cuello.

El sudor, la exposición al sol o al calor y el contacto con el agua aumentan estas sensaciones desagradables. Este efecto puede presentarse al cabo de unos minutos de la exposición, aunque es común que aparezca al cabo de 1-2 horas, y rara vez persiste más de 24 horas. En estos casos se debe lavar rápidamente con agua y jabón. En el lavado de ojos hay que usar agua limpia o solución salina. En las reacciones parestésicas son eficaces las preparaciones oleosas de vitamina E.

Indicaciones terapéuticas

Los piretroides se emplean en la pediculosis en formas de uso externo (al 0,5-1 %), como champú, crema, loción o aerosol, solos o en combinación con otros insecticidas o acaricidas o con compuestos sinérgicos (butóxido de piperonilo). Los piretroides más usados son alletrina, bioalletrina, d-fenotrina, tetrametrina y permetrina. La permetrina es el piretroide que más se utiliza en la escabiosis y la pediculosis de la cabeza (champú al 1-1,5 %). En la escabiosis se administra en forma de crema al 5 % en todo el cuerpo; la crema ha de permanecer en contacto con la piel durante un mínimo de 12 horas y preferiblemente más (es decir, 24 horas). Una vez que se ha dejado actuar la permetrina, preferiblemente durante la noche, hay que ducharse a la mañana siguiente. Se debe repetir el tratamiento al cabo de 2 semanas si hay ácaros vivos. En lactantes menores de 2 años se usa en forma de crema. También se utilizan preparados de piretrinas naturales. La aplicación externa puede repetirse al cabo de 10 días, aunque no se recomienda su aplicación prolongada. Al usarla siempre se debe evitar el contacto con la cara y los ojos, mucosas y zonas sensibles de la piel. La permetrina puede utilizarse en el embarazo, la lactancia y en niños pequeños.

Lindano

Es el isómero γ del hexaclorociclohexano o hexaclorobenceno (v. fig. 52-6). Es un insecticida ciclohexano que presenta baja volatilidad, estabilidad química, liposolubilidad, bajo índice de biotransformación y biodegradación. Es de elección en el tratamiento de la escabiosis y la pediculosis.

Mecanismo de acción

Su acción acaricida e insecticida se debe a sus efectos sobre el sistema nervioso, inhibe la neurotransmisión, induciendo parálisis respiratoria y muscular del parásito artrópodo. Las diferentes acciones de los isómeros pueden estar relacionadas con sus lugares de unión en las membranas axónicas. El lindano se considera un tóxico convulsivante.

Farmacocinética

El lindano se distribuye ampliamente por todo el organismo, se metaboliza lentamente y se almacena en los tejidos grasos y en el cerebro. Además, pueden detectarse cantidades de lindano en el organismo, aunque mínimas, durante meses después de su aplicación.

Reacciones adversas

En ocasiones provoca irritación cutánea. Como precaución se debe evitar el contacto con los ojos y las mucosas. Se han detectado casos de anemia aplásica y leucemia por la exposición repetida, en forma de vaporizador, al lindano; estos casos parecen deberse a reacciones idiosincrásicas.

Indicaciones terapéuticas

En la escabiosis se aplica como loción o crema al 1 % sobre toda la superficie corporal, con excepción de la cabeza y el cuello, en niños menores de 2 años y adultos. A las 24 horas de su aplicación, se debe eliminar por baño, ducha o lavado corporal.

En la pediculosis se aplica como loción al 0,1-2 % frotando el pelo y el cuero cabelludo o el área afectada; a continuación se deja secar y a las 24 horas se elimina mediante lavado. También se utiliza como champú; una vez aplicado, se deja actuar en el pelo (unos 5 minutos) y luego se aclara y peina; se puede repetir el tratamiento a los 7 días. No obstante, los fármacos de elección en la pediculosis son el malatión y el carbarilo. Aunque el lindano es eficaz, presenta ciertas resistencias.

En muchos países el lindano lleva en su material de acondicionamiento un recuadro de advertencia por neurotoxicidad y posibles convulsiones. En algunos países está prohibido por razones neurológicas especialmente con aplicaciones repetidas.

Ivermectina

La ivermectina procede de avermectinas aisladas de caldos de fermentación de *Streptomyces avermitilis*.

Mecanismo de acción

La ivermectina actúa uniéndose a canales de cloro activados por ligandos, principalmente glutamato y ácido γ-aminobutírico (GABA), aumentando la permeabilidad y permitiendo la entrada de cloro en las células. La hiperpolarización resultante provoca la parálisis y la muerte de los ectoparásitos.

Efectos adversos

No se han notificado efectos adversos sistémicos o tóxicos graves con la ivermectina tópica. Las reacciones más frecuentes son irritación cutánea y ardor localizado.

Indicaciones terapéuticas

La ivermectina se puede usar por vía topica y vía oral en el tratamiento de la pediculosis y sarna.

Pediculosis. La loción de ivermectina al 0,5 % se usa para el tratamiento de los piojos. Se aplica en el cuero cabelludo y el pelo mientras están secos y, tras 10 minutos, se aclara el pelo con agua tibia. Deben evitarse los champús y acondicionadores durante las 24 horas siguientes a la aplicación para impedir que disminuya su eficacia. No es necesario peinar. Tras un único tratamiento, se ha observado que el 95 % de los pacientes al cabo de 2 días están libres de piojos. La ivermectina tópica, el malatión y el espinosad han demostrado una eficacia y seguridad similares y pueden considerarse agentes de primera línea. La ivermectina por vía oral también ha sido empleada; 2 dosis de ivermectina de 400 mg cada una, administradas con 8 días de intervalo, pueden curar al 97 % de los pacientes, frente al 90 % de los pacientes tratados con malatión.

Escabiosis (sarna). La ivermectina tiene la misma eficacia que la permetrina por vía tópica. De 1 a 3 aplicaciones de loción o solución al 1 % de ivermectina en las zonas afectadas, con un intervalo de 1 semana, eliminan la sarna en el 96 % de los pacientes a las 4 semanas. La ivermectina también se usa por vía oral, siendo eficaz para tratar a las personas con sarna común o sarna costrosa. En la sarna común, se utiliza en dosis única de 200 μg/kg de ivermectina; una segunda dosis en las 2 semanas posteriores a la primera dosis sólo debe considerarse cuando se producen nuevas lesiones específicas o cuando el análisis parasitológico es positivo.

En la sarna profusa y costrosa se recomienda utilizar múltiples dosis de ivermectina oral y/o ivermectina en combinación con terapia tópica (permetrina al 5 % o solución de benzoato de bencilo al 15 %). En estas formas de infestación más graves se recomienda una segunda dosis de ivermectina oral de 200 μg/kg, a los 8-15 días de la primera, o un tratamiento tópico concomitante.

Prescripción durante el embarazo y la lactancia

Dado que la absorción sistémica es mínima, se considera que la loción tópica de ivermectina es segura durante el embarazo. Además, la loción de ivermectina puede ser utilizada por mujeres en período de lactancia, pero las pacientes deben evitar aplicar la loción directamente sobre el pezón y la areola.

Malatión

Es un insecticida organofosforado (v. fig. 52-6) que se convierte en malaoxón.

Mecanismo de acción

Su acción parasiticida se debe a la estimulación de las fibras colinérgicas por inhibición irreversible de la acetilcolinesterasa, que origina la parálisis neuromuscular del parásito artrópodo. La biotransformación oxidativa del malatión a malaoxón es un requisito necesario para su acción anticolinesterásica.

Farmacocinética

La absorción sistémica del malatión de uso tópico es prácticamente nula. El malatión absorbido se metaboliza rápidamente por las esterasas A y carboxilesterasas tisulares en metabolitos inactivos que se excretan por la orina. El malatión sufre una hidrólisis para su detoxificación, aunque los productos de hidrólisis no inhiben la colinesterasa. La acción selectiva insecticida del malatión se debe a la falta de enzimas hidrolíticas en los insectos.

Reacciones adversas

No se han notificado efectos adversos sistémicos graves con la aplicación tópica de malatión. El malatión no tiene una absorción significativa tras su aplicación en el cuero cabelludo. Sólo se ha descrito toxicidad sistémica por ingestión oral, en la que los síntomas clínicos son similares a los de otras intoxicaciones por organofosforados, con disminución de la colinesterasa. La exposición a vapores o aerosoles de malatión puede originar efectos sobre los músculos lisos oculares y de las vías respiratorias, con aparición de miosis y visión borrosa, por espasmo de la acomodación, y broncoconstricción.

En raras ocasiones pueden presentarse efectos locales cutáneos (exudaciones). Como precaución se debe evitar el contacto con los ojos y las mucosas.

Indicaciones terapéuticas

Para el tratamiento de los piojos, el malatión sólo está disponible actualmente en forma de loción al 0,5 %. En la escabiosis se emplea al 0,5 % y se aplica de la misma forma que el lindano.

En la pediculosis de la cabeza se usa como loción al 0,5 % y como champú al 1 %. Se ha demostrado que el alcohol isopropílico (78 %) y el terpineol (12 %) también parecen tener actividad ovicida y pediculicida que actúan sinérgicamente para aumentar la eficacia del malatión.

La loción se aplica frotando el pelo, el cuero cabelludo y el área afectada; se peina con un peine de púa fina, se deja secar y se elimina mediante lavado a las 12 horas. El tratamiento puede repetirse a los 7-9 días para destruir las liendres que hayan sobrevivido. El champú se aplica en el pelo, se deja actuar durante 5 minutos y, a continuación, se lava; el tratamiento puede repetirse a los 7-9 días.

En los pacientes asmáticos se recomienda la forma de champú para evitar la inhalación de los vapores alcohólicos de la loción. No obstante, no se aconseja su uso prolongado; no se debe utilizar más de una vez a la semana y, como máximo, durante 3 semanas.

Prescripción en embarazo y lactancia

El malatión no es teratogénico y puede utilizarse durante el embarazo. Aunque no existen datos sobre su uso en mujeres en período de lactancia, el malatión tópico puede utilizarse porque su absorción en el sistema materno es mínima.

Carbarilo

Es un insecticida carbamato (v. fig. 52-6) utilizado en el tratamiento de la pediculosis. Al igual que los organofosforados, su mecanismo de acción es por inhibición de la colinesterasa. Se utiliza en forma de loción o champú al 0,5-1 %. El modo de empleo es similar al descrito para el malatión.

Benzoato de bencilo

Es el éster fenilmetilo del ácido benzoico, que se utiliza en el tratamiento de la escabiosis y la pediculosis. Se usa vía tópica en forma de loción al 25-30 %. En niños debe diluirse con 1-3 volúmenes de agua.

En la escabiosis, la loción debe aplicarse en toda la superficie corporal, excepto la cabeza y el cuello, y a las 24 horas se procede al lavado.

En la pediculosis se aplica sobre el área afectada e igualmente se elimina a las 24 horas por lavado. En casos agudos, el tratamiento puede repetirse 2-3 veces. Un estudio evidenció que el benzoato de bencilo al 15 % aplicado 2 veces al día durante 3 días, utilizado en combinación con una dosis única de ivermectina, era un tratamiento extremadamente eficaz contra la sarna en una población seropositiva al virus de la inmunodeficiencia humana (VIH).

El benzoato de bencilo puede provocar irritación cutánea leve, sensación urente y sarpullido. En los niños, en el tratamiento de la escabiosis se prefiere el monosulfiram, que se aplica en solución al 25 %.

Se debe aconsejar a los pacientes que eviten el consumo de alcohol durante las 48 horas siguientes a la aplicación de benzoato de bencilo debido a la posibilidad de que se produzca una reacción similar a la del disulfiram. No se ha establecido su seguridad en el embarazo.

Crotamitón

Es el crotonil-*N*-etil-*O*-toluidina (v. fig. 52-6) y tiene propiedades fungicidas e insecticidas. Debe aplicarse una dosis total de 30 g del cuello hacia abajo durante 2 días consecutivos. Este fármaco tiene una eficacia mínima contra la sarna, pero se aconseja por sus efectos antipruriginosos.

Se emplea en el tratamiento de la escabiosis y como antipruriginoso en loción al 10 %. La aplicación es similar a la descrita para los agentes ectoparasiticidas anteriormente mencionados. Se recomienda otra aplicación de la loción 24 horas después de la primera. Otro agente parasiticida de uso terapéutico como escabicida y antipruriginoso es el mesulfeno (v. fig. 52-6).

Dadas las numerosas opciones terapéuticas bien estudiadas, el crotamitón no debe considerarse un tratamiento de primera línea. La absorción sistémica del crotamitón es mínima, por lo que el riesgo de daño fetal parece ser bajo. Se

recomienda precaución en su uso en mujeres en período de lactancia.

Espinosad

El espinosad es una mezcla de las espinosinas A y D, y es un producto de la fermentación aeróbica del actinomiceto del suelo *Saccharopolyspora spinosa*. Tiene una estructura que consiste en un grupo amino terciario, dos azúcares y un gran anillo múltiple complejo con doble carácter hidrófobo e hidrófilo, por lo que puede clasificarse como un compuesto anfifílico. Este compuesto tiene un nuevo modo de acción que provee una alternativa a los insecticidas convencionales (organoclorados, organofosforados, carbamatos y piretroides). Espinosad es ovicida y pediculicida al producir una excitación de las neuronas motoras de los artrópodos (originando hiperexcitación y muerte de los piojos por parálisis). Aunque aún no se ha identificado el mecanismo exacto, el espinosad provoca una alteración de los receptores nicotínicos de acetilcolina.

Este fármaco ha sido autorizado recientemente en Estados Unidos como agente pediculicida en suspensión tópica para el tratamiento farmacológico de los piojos de la cabeza. En solución al 0,9 %, uso tópico, está autorizado para el tratamiento de la pediculosis capitis en niños mayores de 6 meses. La solución de espinosad al 0,9 % ha demostrado ser más eficaz y más fácil de usar que la permetrina al 1 %.

Es dos veces más activo que la permetrina y es eficaz (sin peinado de las liendres) después de un tratamiento único. Se aplica en el pelo seco, se deja durante 10 minutos y se enjuaga; se repite el tratamiento a los 7 días sólo si se observan piojos vivos. No se debe usar en niños menores de 6 meses por el contenido en alcohol bencílico.

Dado que no se ha observado absorción sistémica, se considera que el espinosad es seguro durante el embarazo, aunque no se dispone de datos en humanos. Espinosad puede utilizarse en mujeres en período de lactancia, pero debe evitarse la lactancia durante las 8 horas siguientes a la aplicación.

Aceite de *Melaleuca alternifolia* (árbol del té)

El aceite de *Melaleuca alternifolia* es un medicamento tradicional aborigen australiano que ha mostrado actividad escabicida *in vitro* en pacientes con sarna costrosa recurrente. La aplicación de aceite de *M. alternifolia* al 5 % provoca la muerte de todos los ácaros de la sarna en 3 horas. Aunque en general se tolera bien, en ocasiones se ha descrito sensibilización por contacto. Además de ser escabicida, la *M. alternifolia* tiene efectos antipruriginosos y suprime mediadores inflamatorios como el factor de necrosis tumoral (TNF)-α, la interleucina (IL)-1β, la superóxido dismutasa y la prostaglandina E_2 (PGE_2). Puede ser una buena opción, ya que es bien tolerada y cómoda para el paciente en el tratamiento de la sarna.

Azufre precipitado

Es un compuesto que contiene el 6 % de azufre precipitado y que se utiliza habitualmente para el tratamiento de la sarna. Aunque no existe ningún preparado comercial, puede prepararse en forma de crema o pomada. El compuesto preparado se aplica durante 24 horas, se lava y se repite diariamente durante 5 días. Muchas autoridades sanitarias lo consideran el fármaco de elección para el tratamiento de la sarna

durante el embarazo, aunque no existen estudios científicos publicados que lo respalden. El azufre precipitado se tolera bien, sin efectos adversos significativos. Las únicas quejas de los pacientes son el olor desagradable y una leve irritación cutánea.

BIBLIOGRAFÍA

Anadón A, Martínez-Larrañaga MR, Díaz MJ. Changes in neuromuscular transmission on guinea-pig vas deferens produced by decamethrin treatment. Toxicol Appl Pharmacol 1987; 90: 96-120.

Anadón A, Martínez-Larrañaga MR, Díaz MJ, Bringas P. Toxicokinetics of permethrin in the rat. Toxicol Appl Pharmacol 1991a; 110: 1-8.

Anadón A, Martínez-Larrañaga MR, Díaz MJ, Bringas P, Fernández MC. Effect of deltamethrin on antipyrine pharmacokinetics and metabolism in rat. Arch Toxicol 1991b; 65: 156-9.

Anadón A, Martínez-Larrañaga MR, Martínez MA. Use and abuse of pyrethrins and synthetic pyrethroids in veterinary medicine. Vet J 2009; 182: 7-20.

Anadón A, Martínez M, Martínez MA, Díaz MJ, Martínez-Larrañaga MR. Toxicokinetics of lambda-cyalothrin in rats. Toxicol Letters 2006; 165: 47-56.

Ashour, DS. Ivermectin: From theory to clinical application. Int J Antimicrob Agents 2019; 54: 134-42.

Berman JD. Chemotherapy for leishmaniasis: biochemical mechanisms, clinical efficacy, and future strategies. Rev Infect Dis 1988; 10: 560-86.

Boitel E, Desoubeaux G. Antiparasitic treatments in pregnant women: Update and recommendations Med Mal Infec 2020; 50: 3-15.

Borelli D. A clinical trial of itraconazole in the treatment of deep mycoses and leishmaniasis. Rev Infect Dis 1987; 8: 557-63.

Bray PG, Barret MP, Wards SA, de Koning HP. Pentamidine uptake and resistance in pathogenic protozoa: past, present and future. Trends Parasitol 2003; 5: 232-6.

Cioli D, Pica-Mattoccia L. Praziquantel. Parasitol Res 2003; 90: S3-9.

Croft SL. The current status of antiparasite chemotherapy. Parasitology 1977; 114: S3-15.

Croft SL, Coombs GH. Leishmaniasis – current chemotherapy and recent advances in the search for novel drugs. Trends Parasitol 2003; 19: 502-8.

De Silva N, Guyatt H, Bundy D. Anthelmintics: a comparative review of their clinical pharmacology. Drugs 1997; 53: 769-85.

Edwards G, Breckeridge AM. Clinical pharmacokinetics of anthelmintic drugs. Clin Pharmacokinet 1988; 15: 67-93.

Fairlamb AH. Chemotherapy of human African trypanosomiasis: current and future prospects. Trends Parasitol 2003; 19: 488-93.

Ferreira, LLG, de Moraes J, Andricopulo AD. Approaches to advance drug discovery for neglected tropical diseases. Drug Discov Today 2022; 27(8): 2278-87.

Geerts S, Gryssels B. Drug resistance in human helminths: current situation and lessons from livestock. Clin Microbiol Rev 2000; 13: 207-22.

Golenser J, Hunt NH, Sarel S. Hot topic: probing for new antiparasitic drugs. Mini Rev Med Chem 2006; 6: 121-2.

Gunning K, Pippitt K, Kiraly B, Sayler M. Pediculosis and scabies: treatment update. Am Fam Physician 2012; 86: 535-41.

Lauletta JA, Lopes Costa JM, Queiroz IT, Goto H. Review of the current treatment for leishmaniasis. Res Rep Trop Med 2012; 3: 69-77.

Lebwohl MG, Heymann WR, Coulson IH, Murell DF (eds.). Treatment of Skin Disease. Comprehensive Therapeutic Strategies. 6th Edition. Elsevier; 2022. 783 p.

Liu LX, Weller PF. Antiparasitic drugs. N Engl J Med 1996; 334: 1178-83.

Lu Q, Sun Y, Ares I, Anadón A, Martínez M, Martínez-Larrañaga MR, Yuan Z, Wang X, Martínez MA. Deltamethrin toxicity: A review of oxidative stress and metabolism. Env Res 2019; 170: 260-81.

Macareo L, Lwin KM, Cheah PY, Yuentrakul P, Miller RS, Nosten F. Triangular test design to evaluate tinidazole in the prevention of *Plasmodium vivax* relapse. Malaria J 2013; 12: 173-8.

Marsh K. Management of severe malaria: implications for research. Br J Clin Pharmacol 2003; 55: 460-3.

Martínez-Larrañaga MR, Anadón A, Martínez MA, Martínez M, Castellano VJ, Díaz MJ. 5-HT loss in rat brain by type II pyrethroid insecticides. Toxicol Ind Health 2003; 19: 147-55.

McCabe RE, Oster S. Current recommendations and future prospects in the treatment of toxoplasmosis. Drugs 1989; 38: 973-87.

Naquira C, Jiménez G, Guerra JG y cols. Ivermectin for human strongyloidiasis and other intestinal helminths. Am J Trop Med Hyg 1989; 40: 304-9.

Orme M, Edwards G, Awadzik K, Breckenridge A. Clinical pharmacokinetics of drugs against onchocerciasis. Acta Leiden 1990; 59: 329-42.

Speich B, Ame SM, Ali SM, Alles N, Huwyler J, Hattendorf J y cols. Oxantel pamoate-albendazole for *Trichuris trichiura* infection. N Engl J Med 2014; 370: 616-62.

Van Voorhis WC. Therapy and prophylaxis of systemic protozoan infections. Drugs 1990; 40: 176-202.

Wang X, Martínez MA, Dai M, Chen D, Ares I, Romero A, Castellano V, Martínez M, Rodriguez JL, Martinez-Larrañaga MR, Anadón A, Yuan Z. Permethrin-induced oxidative stress and toxicity and metabolism. A review. Env Res 2016; 149: 86-104.

White NJ. Assessment of the pharmacodynamic properties of antimalarial drugs in vivo. Antimicrob Agents Chemother 1997; 41: 1413-22.

Wiesner J, Ortmann R, Jomaa H, Schlitzer M. New antimalarial drugs. Angew Chem Int Ed Engl 2003; 42: 5274-93.

World Health Organization. WHO model prescribing information. Drugs used in parasitic diseases. Genève, 1995.

World Health Organization. Control of leishmaniases: report of a meeting of the WHO Expert Committee on the control of Leishmaniases. Genève, 22-26 de marzo, 2010. WHO Technical Report Series 949.

Fármacos antivíricos

53

D. Rial Crestelo, C. Lumbreras Bermejo y R. Rubio García

INTRODUCCIÓN

El desarrollo de los fármacos antivíricos en las dos últimas décadas es el más espectacular entre los fármacos antimicrobianos. La epidemia de sida ha constituido un estímulo importante para la investigación sobre fármacos antivíricos, sin olvidar también la relevancia que ciertos progresos de la medicina, como los trasplantes o la quimioterapia del cáncer, con su inevitable secuela de inmunodepresión, han tenido en la búsqueda de fármacos seguros y eficaces para el tratamiento de las infecciones por virus.

Los virus son parásitos intracelulares obligados que se aprovechan de las células que infectan para sobrevivir y multiplicarse, destruyendo la célula hospedadora o conviviendo con ella. Esta estrecha unión entre el virus y la célula constituye uno de los principales retos del tratamiento antivírico: conseguir interferir en el funcionamiento del virus dañando lo menos posible a la célula o las células que lo hospedan.

Las dianas del tratamiento antivírico son la interferencia en la adhesión del virus a la célula, la inhibición de los procesos de transcripción o translación y la interferencia en el ensamblaje vírico. Todas estas dianas para los fármacos antivíricos afectan a un proceso activo y, por lo tanto, carecen de efectividad en virus que se encuentran en estado latente.

Por motivos didácticos se ha dividido el presente capítulo en dos apartados fundamentales: fármacos antivíricos para virus distintos del virus de la inmunodeficiencia humana (VIH) **(tabla 53-1)** y fármacos antivíricos para la infección por VIH (fármacos antirretrovirales).

FÁRMACOS ANTIVÍRICOS PARA EL TRATAMIENTO DE INFECCIONES POR VIRUS DISTINTOS DEL VIH

Fármacos antivíricos para el tratamiento de infecciones por virus herpes

Este grupo de fármacos **(fig. 53-1)** se caracteriza por tener actividad clínicamente relevante, aunque variable, frente a virus de la familia de los virus herpes: herpes simple 1 y 2 (VHS-1 y VHS-2), citomegalovirus (CMV), virus de la varicela-zóster (VVZ) y virus de Epstein-Barr (VEB), principalmente **(tabla 53-2)**. En función de su composición química se distinguen los siguientes grupos: análogos de los nucleósidos, análogos de los nucleótidos, análogos de los pirofosfatos y otros fármacos.

Análogos de los nucleósidos

Aciclovir

El aciclovir es un análogo acíclico del nucleósido 2-desoxiguanosina, cuya actividad antivírica está limitada a algunos virus herpes **(v. fig. 53-1)**.

Mecanismo de acción y actividad antivírica

El aciclovir ejerce su actividad antivírica mediante la inhibición de la síntesis de ADN del virus. Es un buen ejemplo de cómo funcionan la mayoría de los análogos de los nucleósi-

Tabla 53-1. Fármacos antivíricos para el tratamiento de infecciones por virus distintos del VIH

Fármacos antivíricos para el tratamiento de infecciones por virus herpes

Análogos de nucleósidos
- Aciclovir/valaciclovir
- Penciclovir/famciclovir
- Ganciclovir/valganciclovir
- Brivudina
- Trifluridina

Análogos de nucleótidos
- Cidofovir/brincidofovir

Análogos de los pirofosfatos
- Foscarnet

Otros fármacos
- Maribavir
- Letermovir

Fármacos antigripales

Aminas tricíclicas
- Amantadina
- Rimantadina

Análogos del ácido siálico
- Zanamivir
- Oseltamivir
- Peramivir

Fármacos antivíricos para el tratamiento de la infección por el virus de la hepatitis B

Análogos de nucleósidos
- Lamivudina
- Telbivudina
- Entecavir
- Emtricitabina

Análogos de nucleótidos
- Adefovir
- Tenofovir

Fármacos antivíricos para el tratamiento de la infección por el virus de la hepatitis C

Análogos de nucleósidos
- Ribavirina

Fármacos con actividad directa frente al virus de la hepatitis C
- Inhibidores de la NS5B-RNA-polimerasa
  - Análogos de nucleósidos/nucleótidos: sofosbuvir
  - Inhibidores no nucleósidos: dasabuvir
- Inhibidores de la NS5A
  - Daclatasvir
  - Ledipasvir
  - Ombitasvir
  - Velpatasvir
  - Elbasvir
  - Pibrentasvir
- Inhibidores de la proteasa NS3/4A
  - Simeprevir
  - Paritaprevir
  - Grazoprevir
  - Glecaprevir
  - Voxilaprevir

Otros fármacos antivíricos
- Pleconaril
- Pavilizumab
- Preconaril
- Nirsevimab

Fármacos antivíricos para el tratamiento de la enfermedad por SARS-CoV-2
- Remdesivir
- Nirmatrelvir/ritonavir
- Molnupinavir
- Anticuerpos monoclonales

dos, por lo que se describirá con más detalle su mecanismo de acción. Tras penetrar en la célula infectada por el virus, el aciclovir es transformado en aciclovir-monofosfato mediante una timidincinasa específica del virus, para posteriormente convertirse en aciclovir-trifosfato (que es la forma activa del fármaco) por la acción de cinasas celulares. El aciclovir-trifosfato compite con el nucleósido natural inhibiendo la ADN-polimerasa y actuando como un finalizador de la cadena de ADN (fig. 53-2).

La resistencia al aciclovir aparece cuando una cepa del virus no produce timidincinasa; cuando aun produciendo timidincinasa ésta no reconoce al aciclovir como sustrato, o excepcionalmente cuando la ADN-polimerasa del virus no es capaz de incorporar el aciclovir-trifosfato a la cadena.

La actividad *in vitro* del aciclovir se extiende a VHS-1, VHS-2, VVZ y, en menor medida, VEB y CMV.

Farmacocinética

El aciclovir puede administrarse por vía oral, intravenosa o tópica. En las dosis habituales que se utilizan por vía intravenosa se consiguen concentraciones séricas de aciclovir de 5-10 mg/l. Por el contrario, la biodisponibilidad oral del aciclovir es pobre, ya que oscila entre el 15 y el 30 % de la dosis administrada, alcanzando concentraciones séricas 10 veces menores que las obtenidas por vía intravenosa, lo cual no impide que sean suficientes para el tratamiento de la mayoría de las infecciones causadas por VHS-1, VHS-2 y VVZ.

La unión a proteínas del aciclovir es escasa (15 %) y su difusión tisular es excelente, siendo capaz de atravesar la barrera placentaria y alcanzar en el líquido cefalorraquídeo (LCR) concentraciones de hasta el 50 % de las plasmáticas. Tiene una semivida corta (2,5 horas), por lo que se requieren dosificaciones frecuentes (5-6 veces al día).

El aciclovir sufre un escaso metabolismo hepático y es eliminado en un 60-80 % por la orina sin cambios. En los pacientes con insuficiencia renal es, por lo tanto, obligado hacer modificaciones en la dosificación.

Efectos adversos

El aciclovir es un fármaco muy seguro. Cuando se administra por vía intravenosa, puede producir flebitis en el punto de infusión, exantema cutáneo, diaforesis y náuseas y vómitos. Además, en pacientes deshidratados, con insuficiencia renal o en aquellos en los que la infusión intravenosa se lleva a cabo muy rápido, puede ser causa de una nefropatía cristalina reversible hasta en el 5-10 % de los casos.

En el 1 % de los pacientes tratados con aciclovir pueden aparecer síntomas neurológicos reversibles, como confusión, delirio, temblores o convulsiones, que son más frecuentes cuando se administran dosis elevadas y por vía intravenosa y en los pacientes con insuficiencia renal. Con la administración oral, los efectos adversos son excepcionales y comprenden náuseas, vómitos, exantema cutáneo, aturdimiento y cefalea.

Dado que el aciclovir atraviesa la placenta, su utilización en las mujeres embarazadas debe ser cuidadosa y reservarse para las infecciones graves. En todo caso, los registros de

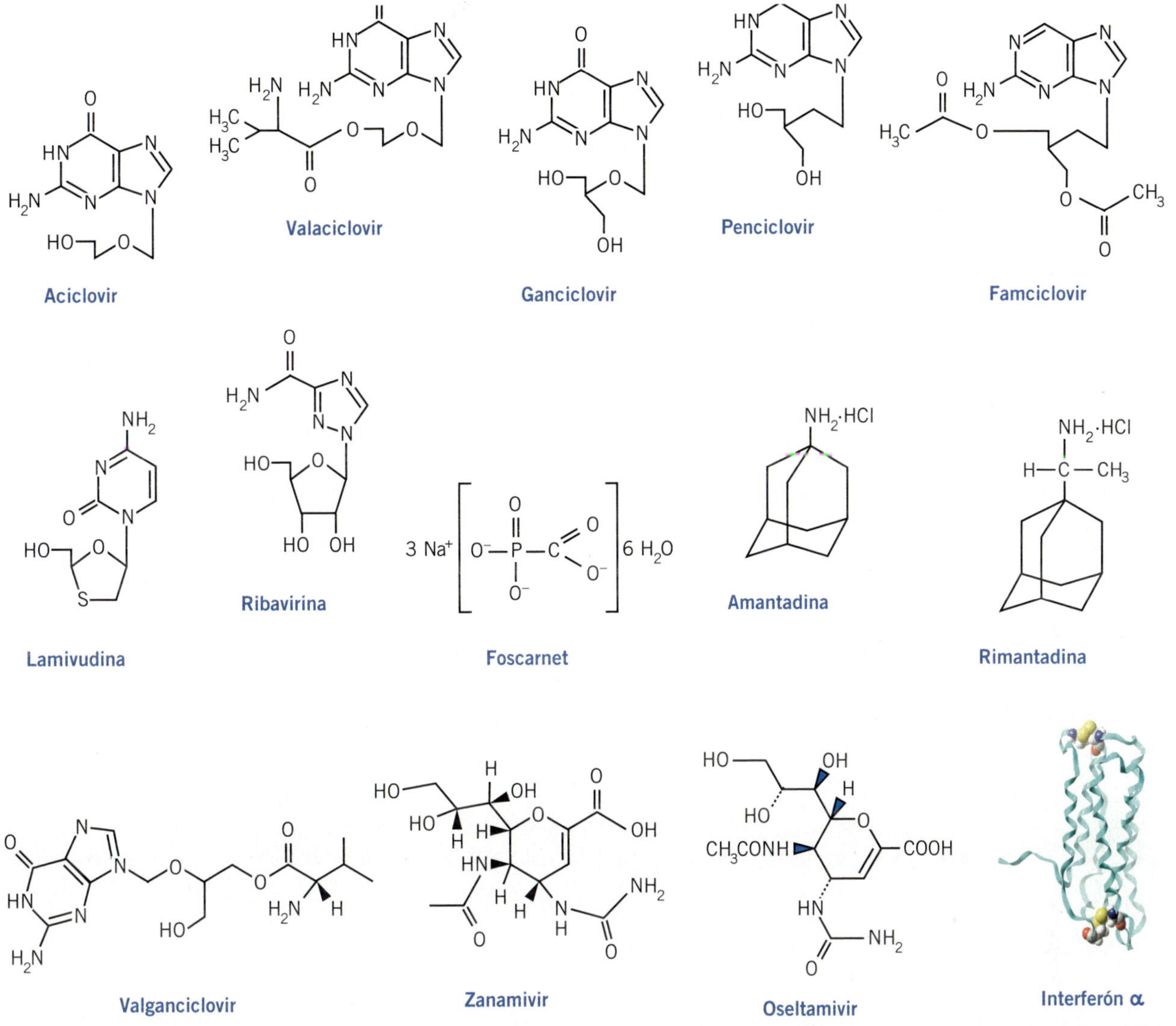

Figura 53-1. Estructura química de algunos de los fármacos antivíricos más frecuentemente utilizados en el tratamiento de infecciones causadas por virus diferentes del virus de la inmunodeficiencia humana (VIH).

utilización de aciclovir en las mujeres embarazadas no parecen mostrar un incremento de los defectos congénitos en los recién nacidos.

Indicaciones clínicas

El aciclovir ha demostrado ser eficaz en el tratamiento de las infecciones por VHS-1, VHS-2 y VVZ.

La formulación intravenosa se reserva para el tratamiento de las infecciones graves por estos virus (recién nacidos, encefalitis, infecciones en pacientes inmunodeprimidos, etc.). La formulación tópica de aciclovir tiene escaso valor en el tratamiento del herpes labial o genital, pero la pomada oftálmica puede ser útil en el tratamiento de la queratitis herpética.

Por vía oral ha demostrado ser capaz de acortar, modestamente, la duración de los síntomas del herpes labial y genital tanto en la primoinfección como en las recidivas, sobre todo si se administra precozmente tras el inicio de los síntomas. Además, en casos de recidivas frecuentes, la administración profiláctica de aciclovir oral es capaz de reducir su número y

gravedad. Asimismo, el aciclovir oral es capaz de prevenir las infecciones por VHS-1 y VHS-2 en algunas poblaciones de pacientes inmunodeprimidos, como los receptores de un trasplante de médula ósea o de órgano sólido.

En el caso de las infecciones por herpes zóster, el aciclovir se utiliza en dosis más elevadas. En la varicela, su empleo se reserva para los pacientes adultos, en los que, además de acortar la duración de los síntomas, puede prevenir algunas complicaciones; su uso en el niño es motivo de controversia. En el herpes zóster debe emplearse lo más precozmente posible para acortar la duración del dolor que acompaña a esta infección.

El aciclovir tiene actividad *in vitro* frente al CMV y al VEB, pero carece de eficacia clínica frente a estos virus.

Valaciclovir

La escasa absorción oral del aciclovir estimuló la búsqueda de derivados con mejor biodisponibilidad oral. El valaciclovir es el valiléster de aciclovir que, tras su ingestión por vía oral, se transforma de forma completa en aciclovir (v. fig. 53-1).

Tabla 53-2. Tratamiento antivírico de las infecciones por virus herpes

VIRUS	ENFERMEDAD CLÍNICA	FÁRMACO	DOSIFICACIÓN	COMENTARIOS
Herpes simple 1 y 2	Enfermedad mucocutánea	Aciclovir (i.v.)	5 mg/kg/8 h i.v.	Reservar la formulación i.v. para las formas graves (generalmente primoinfección)
		Aciclovir (v.o.)	400 mg/8 h 800 mg/12 h 200 mg/5 veces al día	Formas comunes de la infección (estomatitis y herpes genital)
		Valaciclovir	1 g/12 h 500 mg/12 h	Primoinfección Episodios recurrentes
	Encefalitis	Aciclovir (i.v.)	10 mg/kg/8 h i.v.	Riesgo de nefropatía cristalina
	Recidivas frecuentes	Aciclovir (v.o.) Valaciclovir	400 mg/12 h 500 mg/1 vez al día	A partir de más de 9 episodios/año
Virus de la varicela-zóster	Varicela/herpes zóster	Aciclovir (i.v.) Aciclovir (v.o.)	10-12 mg/kg/12 h 600-800 mg/5 veces al día	Pacientes inmunodeprimidos o con enfermedad diseminada
		Valaciclovir	1 g/6 h 1 g/8 h	Tratamiento para enfermedad leve o localizada
Citomegalovirus	Enfermedad en pacientes inmunodeprimidos	Ganciclovir	5 mg/kg/12 h	Tratamiento de elección para la enfermedad grave. Riesgo de mielosupresión
		Valganciclovir	900 mg/12 h	Tratamiento de la enfermedad leve-moderada
		Foscarnet	90-120 mg/12-24 h	Tratamiento de rescate en caso de toxicidad o resistencia Riesgo de nefrotoxicidad y alteraciones electrolíticas
		Valganciclovir	900 mg/12 h	Pacientes inmunodeprimidos asintomáticos con evidencia de infección. La duración del tratamiento es, habitualmente, 14-21 días
		Cidofovir	5 mg/kg/1-2 semanas	Alternativa a foscarnet como tratamiento de segunda línea Riesgo de nefrotoxicidad
	Prevención de la enfermedad	Valganciclovir	900 mg/1 vez al día	Generalmente para enfermos trasplantados durante los 3-6 meses tras el trasplante
	Tratamiento anticipado	Valganciclovir	900 mg/1 vez al día	Riesgo de mielosupresión Pacientes inmunodeprimidos asintomáticos con evidencia de infección. La duración del tratamiento es, habitualmente, 14-21 días

i.v.: vía intravenosa; v.o.: vía oral.

Mecanismo de acción y actividad antivírica

El valaciclovir es un profármaco del aciclovir, por lo que su mecanismo de acción y su actividad son iguales a los expuestos para dicho fármaco.

Farmacocinética

El valaciclovir se absorbe rápidamente por vía oral, presenta una biodisponibilidad oral 3-5 veces superior a la del aciclovir y alcanza unos niveles séricos similares a los que se obtienen con aciclovir por vía intravenosa.

Tras su absorción, el valaciclovir se hidroliza liberando aciclovir y valina. A partir de este momento, la farmacocinética del valaciclovir es igual a la del aciclovir.

Efectos adversos

Por razones obvias, el perfil de toxicidad del valaciclovir es muy similar al del aciclovir. Excepcionalmente se han descrito asociados a la utilización de valaciclovir, pero no a la de aciclovir, casos de síndrome urémico-hemolítico.

Indicaciones clínicas

Las indicaciones clínicas del valaciclovir son las mismas que las de aciclovir, si bien su posología es más cómoda. En concreto, el valaciclovir ha demostrado ser superior al aciclovir en el tratamiento del herpes zóster en pacientes inmunocompetentes mayores de 65 años.

Penciclovir-famciclovir

El penciclovir es un análogo acíclico de la guanosina con actividad clínicamente relevante frente a algunos virus herpes. El famciclovir es un profármaco del penciclovir (diacetiléster de penciclovir) que tiene una biodisponibilidad por vía oral del 77 % y que, tras su administración oral, es rápidamente transformado en este último fármaco (v. fig. 53-1).

Mecanismo de acción y actividad antivírica

El mecanismo de acción del penciclovir es similar al del aciclovir. Una vez convertido en penciclovir-trifosfato, interrumpe la cadena de nucleótidos y aborta la replicación del virus.

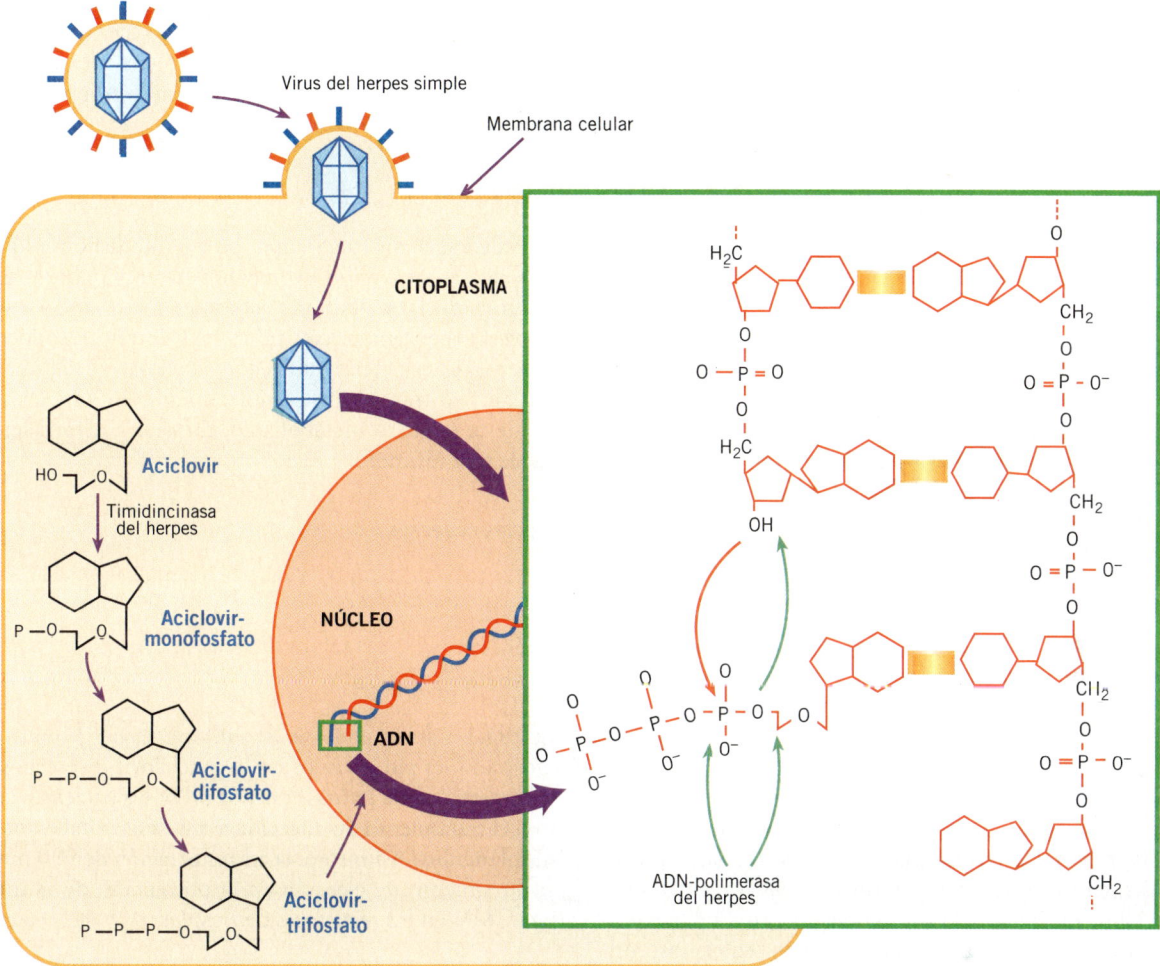

Figura 53-2. Mecanismo de acción del aciclovir como ejemplo de la actividad antivírica frente a virus herpes de los análogos de nucleósidos.

Su actividad antivírica es muy similar a la del aciclovir, siendo especialmente activo frente a VHS-1, VHS-2, VVZ, con menor actividad frente a CMV y VEB. Asimismo, existe resistencia cruzada entre el aciclovir y el penciclovir.

Farmacocinética

El penciclovir apenas se absorbe por vía oral. El famciclovir, un profármaco de penciclovir, tiene una excelente biodisponibilidad oral. La semivida plasmática es corta (unas 2 horas); sin embargo, las concentraciones intracelulares de la forma activa (penciclovir-trifosfato) se mantienen elevadas durante mucho tiempo, lo que permite una dosificación cómoda del fármaco. Tiene un metabolismo hepático escaso y el 70 % de la dosis administrada se elimina por el riñón sin cambios, por lo que es necesario ajustar la dosis en caso de insuficiencia renal.

Efectos adversos

El famciclovir es un fármaco muy bien tolerado. Las reacciones adversas más frecuentes son cefalea, náuseas y vómitos, y no se ha observado toxicidad hepática o hematológica tras su utilización.

Indicaciones clínicas

El famciclovir ha demostrado ser útil en el tratamiento del herpes zóster, herpes genital y herpes labial. Asimismo, es eficaz en la prevención del herpes genital recurrente.

El penciclovir en crema al 1 % es útil en la reducción de las molestias locales del herpes labial cuando se administra precozmente.

Ganciclovir

Es un análogo acíclico de la guanosina, con una actividad frente al CMV 10 veces superior a la del aciclovir. De hecho, la prevención y el tratamiento de las infecciones por CMV son la principal indicación del ganciclovir **(v. fig. 53-1)**.

Mecanismo de acción y actividad antivírica

El mecanismo de acción del ganciclovir es similar al del aciclovir; tras ser transformado en ganciclovir-trifosfato, actúa como finalizador de la cadena de ADN.

Como se ha mencionado previamente, el ganciclovir es mucho más activo que el aciclovir y el penciclovir frente al CMV y al virus del herpes humano 6 (VHH-6) dada la mayor afinidad de la timidincinasa de estos virus por el fármaco, y es igual de activo que estos fármacos frente al VHS y al VVZ. Su actividad frente al VEB es escasa.

La resistencia al ganciclovir aparece de modo similar a la del aciclovir, mediante mutaciones en el gen *UL-97*, que no produce timidincinasa o no reconocen al ganciclovir como sustrato, o excepcionalmente cuando la ADN-polimerasa del virus no es capaz de incorporar el ganciclovir-trifosfato a la cadena (mutaciones en el gen *UL-54*).

Farmacocinética

El ganciclovir puede administrarse tanto por vía oral como por vía intravenosa y, excepcionalmente, por vía intravítrea. La biodisponibilidad oral del fármaco es escasa (inferior al 10 %), por lo que sólo es eficaz por esta vía cuando se administran dosis muy elevadas (3 g/día).

El fármaco se distribuye ampliamente por el organismo y alcanza concentraciones en el LCR del 30-68 % de las plasmáticas, con una mínima unión a proteínas. Cruza la barrera placentaria y se elimina por la leche materna. La semivida plasmática es de 2-4 horas, y se elimina casi en su totalidad sin modificaciones a través del riñón, por lo que es necesario disminuir la dosis en el caso de insuficiencia renal.

Efectos adversos

La toxicidad medular reversible (fundamentalmente, neutropenia) es el efecto adverso más frecuente asociado al uso de ganciclovir. Aparece en el 20-40 % de los pacientes y es más frecuente en tratamientos prolongados, en los pacientes con menor reserva medular (trasplantados, enfermos con sida) y cuando se usa con otros fármacos que también inducen aplasia medular (p. ej., citostáticos, cotrimoxazol). Asimismo, el uso de ganciclovir se ha asociado con menor frecuencia con fiebre, exantema cutáneo y elevación de las enzimas hepáticas.

Excepcionalmente se han descrito alteraciones neurológicas y de la función renal. La administración por vía oral se asocia en ocasiones con náuseas, vómitos y diarrea, siendo la toxicidad medular menos común que con la formulación intravenosa.

Indicaciones clínicas

Aunque la actividad del ganciclovir se extiende a todos los virus herpes, dado que es más tóxico que el aciclovir y el penciclovir, su utilización se restringe a la prevención y el tratamiento de la infección por CMV. En ese sentido, el ganciclovir es el fármaco de elección en la prevención y el tratamiento de la infección por CMV en los pacientes inmunodeprimidos y en recién nacidos con infección congénita.

Valganciclovir

El valganciclovir es el L-éster valina de ganciclovir (v. fig. 53-1). A semejanza de lo ya descrito con respecto al valaciclovir, su biodisponibilidad oral es superior a la del ganciclovir, en el que se transforma completamente tras su absorción.

Mecanismo de acción y actividad antivírica

El valganciclovir es un profármaco de ganciclovir, por lo que su mecanismo de acción y su actividad son iguales a los expuestos para dicho fármaco.

Farmacocinética

El valganciclovir tiene una buena biodisponibildad oral (60 %). Su absorción es mayor si se toma con la comida. Tras una dosis de 900 mg se obtienen picos séricos algo inferiores a los obtenidos con ganciclovir intravenoso, pero muy superiores a los conseguidos con ganciclovir oral. Tras su absorción, se transforma completamente en ganciclovir y, a partir de aquí, su metabolismo, difusión y eliminación son las de este último.

Efectos adversos

Los efectos adversos del valganciclovir son similares a los del ganciclovir oral.

Indicaciones clínicas

El valganciclovir, en dosis de 900 mg cada 12 horas, ha demostrado ser tan eficaz como el ganciclovir intravenoso en el tratamiento de la retinitis por CMV en los pacientes con sida y en el tratamiento de infecciones sin riesgo vital en pacientes trasplantados. Asimismo, la administración de 900 mg/día es el tratamiento de elección en la prevención de la infección por CMV en los receptores de trasplantes.

Brivudina

Es un análogo de la timidina con excelente actividad frente a VHS-1 y VVZ. Tiene una buena absorción oral y una semivida prolongada, que permite su administración una sola vez al día. Está disponible en España para el tratamiento del herpes zóster. La administración simultánea de brivudina con el antineoplásico 5-fluorouracilo está formalmente contraindicada por el elevado riesgo de aplasia medular y toxicidad gastrointestinal grave.

Trifluridina

La trifluridina es un análogo halogenado de la desoxiuridina con actividad *in vitro* frente a herpesvirus y adenovirus que, administrado por vía sistémica, es muy tóxico. Su única indicación clínica es el tratamiento de la queratoconjuntivitis por herpes simple, en la que se usa por vía tópica (solución oftálmica al 1 %) aprovechando su excelente absorción corneal.

Análogos de los nucleótidos

Cidofovir

Es un análogo acíclico fosforilado de la citosina, con una excelente actividad *in vitro* frente a todos los virus herpes, utilizado en la clínica en ocasiones para el tratamiento de la retinitis por CMV en los pacientes con sida.

Mecanismo de acción y actividad antivírica

Al contrario que los análogos de los nucleósidos, el cidofovir no requiere enzimas víricas para ejercer su acción antivírica. Es fosforilado directamente por cinasas celulares y actúa como un inhibidor competitivo de la ADN-polimerasa del virus. Este mecanismo de acción explica su mayor toxicidad y espectro de actividad antivírica, así como el hecho de que conserve su actividad en cepas de virus herpes resistentes al aciclovir, el famciclovir o el ganciclovir.

La actividad antivírica del cidofovir *in vitro* se extiende a todos los virus herpes, incluidos el CMV y el VEB, incluyendo las cepas resistentes a los análogos acíclicos de los nucleósidos mediante mutaciones en las cinasas víricas, y otros muchos virus, entre ellos los poliomavirus (virus BK y JC), adenovirus y virus de Ébola.

Farmacocinética

El cidofovir no se absorbe por vía oral y sólo se administra por vía intravenosa o intravítrea. Su semivida es muy larga (20-30 horas), lo que permite su administración semanal. Se elimina sin cambios por la orina en un 80 %.

Efectos adversos

El cidofovir es un fármaco nefrotóxico, aunque la toxicidad renal puede reducirse con la administración simultánea de probenecid. Además, el cidofovir puede producir neutropenia, fiebre y acidosis metabólica.

Indicaciones clínicas

La principal indicación clínica del cidofovir es el tratamiento de la retinitis por CMV en los pacientes con sida, en los que es una alternativa al ganciclovir y al foscarnet (v. más adelante).

Brincidofovir

Es un profármaco del cidofovir con una buena biodisponibilidad por vía oral. Comparte, por lo tanto, la mayor parte de las propiedades de éste. Se encuentra en las últimas fases de investigación previas a su comercialización, habiéndose realizado ensayos clínicos en la prevención de la infección por CMV en el trasplante de médula ósea, en infecciones diseminadas por adenovirus en niños inmunodeprimidos y, de forma anecdótica, en pacientes con fiebre de Ébola.

Análogos de los pirofosfatos: foscarnet

El foscarnet es un análogo orgánico del pirofosfato inorgánico, con actividad frente a gran variedad de virus **(v. fig. 53-1)**.

Mecanismo de acción y actividad antivírica

El foscarnet no requiere fosforilación intracelular, ya que se une directamente a la ADN-polimerasa del virus en el lugar de unión del pirofosfato e impide la liberación de éste a partir de los desoxinucleósidos-trifosfato y la elongación del ADN. Excepcionalmente, algunas cepas víricas con mutaciones en la ADN-polimerasa pueden ser resistentes al foscarnet.

Tiene actividad frente a todos los virus herpes, incluidos los resistentes a los análogos de los nucleósidos, VIH y VHB.

Farmacocinética

El foscarnet debe administrarse por vía intravenosa, puesto que por vía oral no se absorbe. No se metaboliza, difunde bien a los tejidos, incluidos el LCR y el hueso, y se elimina de forma exclusiva por la orina.

Efectos adversos

La nefrotoxicidad, en general reversible, es el principal efecto adverso. Aparece hasta en el 30 % de los pacientes y es mayor en los que reciben otros fármacos nefrotóxicos (ciclosporina, aminoglucósidos, etc.), y menor si se hidrata bien al paciente. Asimismo, el foscarnet puede producir importantes alteraciones iónicas, como hipocalcemia, hipercalcemia, hipofosfatemia, hiperfosfatemia, hipomagnesemia e hipopotasemia.

Con menor frecuencia, la utilización de foscarnet se ha asociado con convulsiones, cefalea, fiebre, úlceras en las mucosas y en el pene, anemia y leucopenia.

Indicaciones clínicas

El foscarnet es una alternativa válida y menos mielotóxica que el ganciclovir en el tratamiento de la infección por CMV en los pacientes inmunodeprimidos. Además, es el tratamiento de elección de las infecciones por virus herpes resistentes a los análogos de los nucleósidos. Su actividad frente al VHB es irrelevante desde el punto de vista clínico.

Otros fármacos antivíricos

Maribavir

Es un derivado benzoimidazólico con actividad inhibidora frente a CMV y VEB. Su mecanismo de acción es novedoso, pues no requiere fosforilación, y parece bloquear la liberación de los viriones del núcleo celular. Curiosamente, interfiere en la acción de una cinasa (UL-97) que es utilizada por el ganciclovir para fosforilarse y ejercer su actividad, por lo que la administración simultánea de maribavir y ganciclovir no es aconsejable. Los estudios clínicos realizados hasta ahora han demostrado su inferioridad en comparación con el ganciclovir en la prevención de la infección por CMV en pacientes trasplantados, aunque se ha utilizado con éxito en el tratamiento de infecciones graves por CMV resistentes a este fármaco.

Letermovir

Es un fármaco de reciente aparición con actividad frente a CMV, con un novedoso mecanismo de acción que consiste en inhibir la enzima terminasa. Ofrece, por lo tanto, una alternativa en la prevención y el tratamiento de las infecciones por este virus, incluidas las cepas resistentes al ganciclovir o al foscarnet. Se encuentra en fase de ensayos clínicos para evaluar sus indicaciones.

Fármacos antigripales

Este grupo de fármacos antivíricos se caracteriza por tener utilidad clínica en el tratamiento de la infección por el virus de la gripe. Comprende dos grupos: las aminas tricíclicas y los análogos del ácido siálico.

Aminas tricíclicas

Amantadina

Es una amina tricíclica con actividad exclusiva frente al virus de la gripe A (v. fig. 53-1).

Su mecanismo de acción no es bien conocido, pero al parecer inhibe la descapsidación del virus de la gripe una vez que éste ha penetrado en la célula (fig. 53-3).

Se absorbe bien por vía oral, no se metaboliza, tiene una semivida de 12-17 horas y se elimina por el riñón.

La toxicidad neurológica (letargia, ansiedad, insomnio, confusión, temblores, etc.) es el principal efecto adverso del fármaco y es especialmente frecuente en los ancianos. Asimismo, puede producir, diarrea, exantema cutáneo y algunos efectos colinérgicos como retención urinaria.

Se utiliza en la prevención y el tratamiento (en este último caso sólo si se administra precozmente) de las infecciones por el virus de la gripe A. También como antidiscinético en las fases iniciales de la enfermedad de Parkinson (v. cap. 15).

Rimantadina

Es un fármaco similar a la amantadina (v. fig. 53-1), con un importante metabolismo hepático y cuya principal ventaja es una menor incidencia de efectos adversos. Las indicaciones clínicas de la rimantandina son las mismas que para la amantadina.

Análogos del ácido siálico

Zanamivir

El zanamivir es un análogo del ácido siálico que inhibe específicamente la neuraminidasa del virus de la gripe (v. figs. 53-1 y 53-4).

Mecanismo de acción y actividad antivírica

El zanamivir es un inhibidor de la neuraminidasa del virus de la gripe, molécula que le permite entrar y salir de las células que infecta. Tiene actividad frente a los virus de la gripe A y B.

Farmacocinética

El zanamivir se administra por inhalación oral y alcanza concentraciones elevadas en la mucosa de las vías respiratorias superiores. Menos del 15-20 % de la dosis administrada difunde al organismo y es eliminado sin cambios por la orina.

Efectos adversos

Menos del 5 % de los pacientes tratados con zanamivir experimentan efectos secundarios, la mayoría leves, entre los cuales el más importante es el broncoespasmo.

Indicaciones clínicas

El zanamivir ha demostrado ser capaz de acortar la duración de la gripe si se administra en las primeras 48 horas del co-

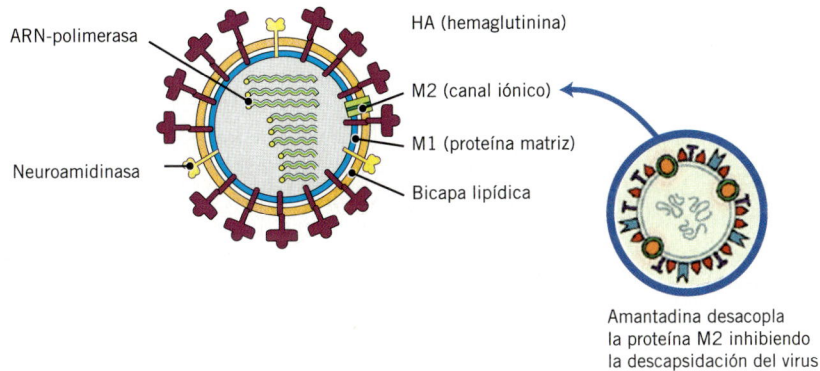

Figura 53-3. Mecanismo de acción de las aminas tricíclicas frente al virus de la gripe.

mienzo del cuadro. Por otro lado, la administración de zanamivir es capaz de prevenir la aparición de gripe en caso de epidemias comunitarias.

Oseltamivir

El oseltamivir es un fármaco muy similar al zanamivir **(v. figs. 53-1 y 53-4)**, que presenta la importante diferencia de que se administra por vía oral (biodisponibilidad del 70 %), razón por la cual se ha convertido en el fármaco de elección en el tratamiento de la gripe. Es un fármaco muy seguro, y sólo el 5-10 % de los pacientes presentan náuseas y vómitos.

Estudios recientes, aparecidos a partir de la pandemia de gripe de 2009, han demostrado su eficacia en la prevención de complicaciones (mortalidad, neumonía, necesidad de ingreso hospitalario, etc.) en pacientes con gripe mayores de 65 años o inmunodeprimidos, incluso si su administración se produce más allá de las primeras 48 horas tras el comienzo de los síntomas.

Peramivir

El peramivir es un fármaco similar al zanamivir y al oseltamivir, disponible para administración intravenosa en pacientes con neumonía gripal grave. Tiene alguna diferencia estructural que lo hace ser activo frente a cepas de gripe resistentes a los otros inhibidores del ácido siálico.

Fármacos antivíricos para el tratamiento de la infección por el virus de la hepatitis B

La infección por el virus de la hepatitis B (VHB) es una causa excepcional de hepatitis fulminante, de hepatitis crónica y, eventualmente, de cirrosis hepática y cáncer de hígado. En el mundo occidental, las campañas masivas de vacunación han conseguido disminuir mucho la frecuencia de la infección por este virus. No ocurre lo mismo en África y el sudeste asiático, donde es un problema de salud pública de primera magnitud. Para su tratamiento se utilizan análogos de los nucleósidos y análogos de los nucleótidos **(tabla 53-3)**.

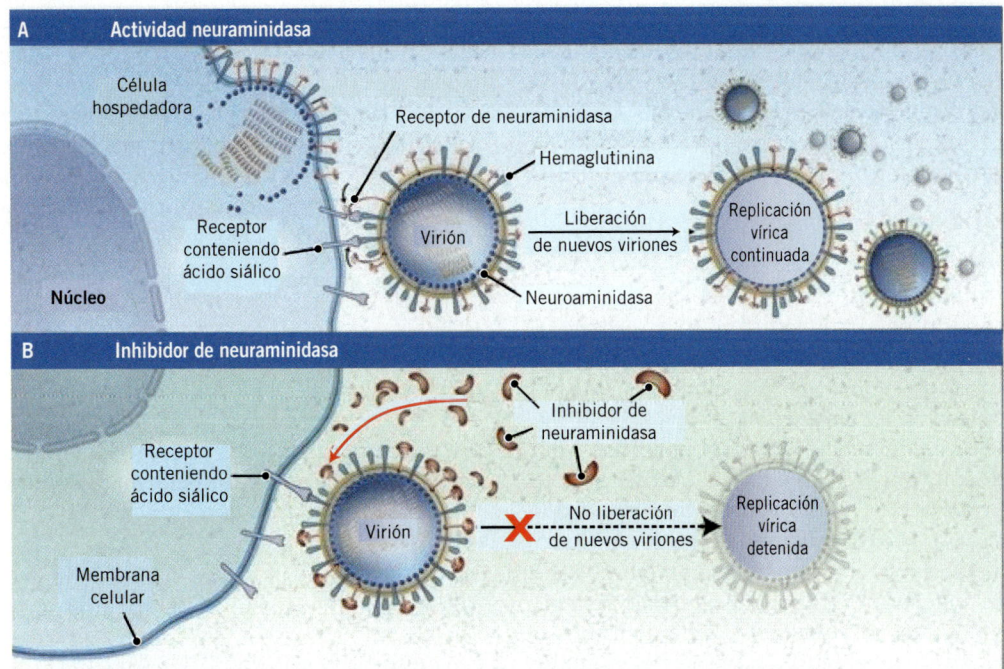

Figura 53-4. Mecanismo de acción de los inhibidores del ácido siálico frente al virus de la gripe.

Tabla 53-3. Tratamiento antivírico de la infección por el virus de la hepatitis B

Fármaco	Dosis	Toxicidad	Comentarios
Lamivudina	100 mg/ 1 vez al día	Bien tolerado Acidosis láctica Miopatía	Aparición de mutantes resistentes hasta en el 30 % de los casos
Emtricitabina	200 mg/ 1 vez al día	Acidosis láctica Hepatitis «de rebote»	Resistencia cruzada con cepas mutantes resistentes a lamivudina
Entecavir	0,5 mg/ 1 vez al día	Bien tolerado Acidosis láctica Hepatitis «de rebote»	Alta barrera para la aparición de resistencias
Telbivudina	600 mg/ 1 vez al día	Miopatía Neuropatía periférica Acidosis láctica	Aparición de resistencias hasta en el 25 % de los casos a las 96 semanas de tratamiento
Tenofovir	• Disoproxil- fumarato: 300 mg/ 1 vez al día • Alafenamida: 25 mg/ 1 vez al día	Nefrotoxicidad Acidosis láctica Hepatitis «de rebote»	Alta barrera para la aparición de resistencias

v.o.: vía oral.

Análogos de los nucleósidos

Lamivudina

La lamivudina **(v. fig. 53-1)** es un fármaco que se describirá en profundidad en el tratamiento del sida. Además de su actividad frente al VIH, se utiliza en el tratamiento de la infección crónica por el VHB. Su principal inconveniente es la aparición de mutantes resistentes, que ocurre hasta en el 30 % de los casos 1 año después de iniciar el tratamiento. La aparición de nuevos fármacos (v. más adelante) ha reducido mucho su papel en el tratamiento de la infección por el VHB.

Telbivudina

Es un análogo sintético de la timidina con actividad frente al VHB. Al contrario que otros fármacos activos frente al VHB, la telbivudina carece de actividad frente al VIH. Se absorbe bien por vía oral y se excreta por filtración glomerular, con una eliminación terminal de 30-50 horas. La forma trifosfato de telbivudina inhibe la ADN-polimerasa del VHB. Es más potente que la lamivudina en la reducción de la carga viral en suero pero, globalmente, ofrece resultados clínicos similares y su uso se asocia con la aparición de hasta un 25 % de mutantes resistentes tras su uso prolongado. Es un fármaco generalmente bien tolerado. Neuropatía periférica y miopatía son efectos adversos raros, pero singulares, de este fármaco, cuya aparición obliga a suspender su administración.

Entecavir

Es un análogo de la guanosina que inhibe de manera selectiva y muy potente la replicación del VHB. Se absorbe muy bien por vía oral, logrando una semivida intracelular prolongada, que permite su administración una sola vez al día. Es eliminado por el riñón mediante filtración glomerular y secreción activa tubular. Es claramente superior a la lamivudina, tanto en su actividad antivírica como en su barrera a la aparición de resistencias. Es un fármaco bien tolerado, que raras veces produce cefalea, insomnio, diarrea y, excepcionalmente, acidosis láctica.

Emtricitabina

La emtricitabina es un análogo de la citidina con una actividad muy potente frente al VHB. Tiene también actividad frente al VIH, por lo que sus características farmacológicas se estudiarán en profundidad en el tratamiento del sida. En el tratamiento de la infección por VHB, se utiliza en muchas ocasiones en combinación con tenofovir, por la frecuente aparición de cepas resistentes cuando se utiliza en monoterapia. La resistencia cruzada entre lamivudina y emtricitabina es común en cepas del VHB.

Análogos de los nucleótidos

Adefovir

El adefovir es un análogo de la adenina con actividad *in vitro* frente al VHB, al VIH y a algunos virus herpes. Su mecanismo de acción es similar al del cidofovir, y no requiere cinasas víricas para ejercer su acción.

El adefovir no se absorbe por vía oral, por lo que en la práctica se utiliza un profármaco (adefovir dipivoxil) que le confiere una biodisponibilidad del 40 %. Su semivida es de 16-18 horas y se excreta por el riñón. En dosis altas (> 100 mg) y en tratamientos prolongados produce toxicidad renal en más del 20 % de los casos. En las dosis en que se utiliza habitualmente (10 mg) es un fármaco seguro, siendo la cefalea, la astenia y la dispepsia los efectos adversos más frecuentes. En la actualidad, el adefovir se emplea en el tratamiento de la infección crónica por el VHB, generalmente en combinación con lamivudina para paliar la aparición de resistencias. Su actividad es inferior a la del tenofovir (v. más adelante).

Tenofovir

Es un análogo acíclico de la adenina, con una actividad muy potente frente al VHB y al VIH, y cuyas características se estudiarán con detalle en la parte de este capítulo dedicada a los antirretrovirales. Junto con entecavir es, en el momento actual, el fármaco más frecuentemente utilizado en el tratamiento de la infección crónica por VHB.

Fármacos antivíricos para el tratamiento de la infección por el virus de la hepatitis C

El virus de la hepatitis C (VHC) infecta a casi 200 millones de personas en el mundo, siendo una de las causas principales de cirrosis hepática y de cáncer de hígado en el mundo desarrollado, incluido nuestro país. En la infección por VHC se distinguen distintos genotipos del virus (hasta 11), aunque los genotipos 1-4 son responsables de más del 95 % de las infecciones. Los genotipos tienen diferente distribución geográfica (en España es mayoritario el genotipo 1), distinto comportamiento biológico (el genotipo 1 es el más agresivo) y diferente respuesta al tratamiento (v. más adelante).

Análogos de los nucleósidos

Ribavirina

La ribavirina es un análogo de la guanosina que en su molécula presenta un anillo incompleto de purina **(v. fig. 53-1)** y que tiene actividad *in vitro* frente a una gran cantidad de virus.

Mecanismo de acción y actividad antivírica

El mecanismo de acción de la ribavirina no se conoce con precisión y probablemente varíe según el tipo de virus involucrado. Lo que se sabe con certeza es que requiere fosforilarse en el interior de la célula para ejercer su acción y que para ello utiliza cinasas celulares.

La ribavirina es un fármaco antivírico de amplio espectro que *in vitro* tiene actividad frente a los virus de la gripe A y B, de las paperas, parainfluenza, virus respiratorio sincitial (VRS), herpes simple, adenovirus, togavirus, arenavirus y muchos otros. Sin embargo, su actividad clínica, como se analizará más adelante, es mucho más limitada.

Farmacocinética

La ribavirina puede administrarse por vía oral, intravenosa o en aerosol. Por vía oral tiene una biodisponibilidad aceptable (50-60 %), similar a la que se obtiene por inhalación, aunque por vía intravenosa se alcanzan concentraciones 10 veces superiores. Su farmacocinética es compleja, acumulándose en las células, sobre todo en los hematíes, donde se metaboliza parcialmente, eliminándose el 30-40 % de la dosis por el riñón sin cambios.

Efectos adversos

La ribavirina ha demostrado ser teratogénica y mutagénica, por lo que su uso está contraindicado durante el embarazo, y las personas que la toman (tanto varones como mujeres) deben emplear medios anticonceptivos durante su utilización. El efecto adverso más importante del uso prolongado de ribavirina es la anemia, que es dosis-dependiente y reversible. Con menor frecuencia, los pacientes pueden referir náuseas, vómitos, cefalea e insomnio. Su administración en aerosol puede producir irritación conjuntival, exantema cutáneo y broncoespasmo. Los trabajadores sanitarios que administran ribavirina en aerosol a sus pacientes deben tomar medidas de protección para reducir al mínimo la exposición al fármaco.

Indicaciones clínicas

La ribavirina se usa excepcionalmente, combinada con antivirales de acción directa, en pacientes cirróticos que no pueden recibir un inhibidor de la proteasa.

La ribavirina en aerosol se ha utilizado en el tratamiento de la infección grave por el VRS en los niños. En la actualidad, su eficacia en esta indicación es motivo de controversia.

Asimismo, la ribavirina es el tratamiento de elección de la fiebre de Lassa (arenavirus), y se ha utilizado en ocasiones en el tratamiento de otras infecciones graves producidas por otros virus, como gripe, parainfluenza, arbovirus, etc., con resultados contradictorios.

Fármacos con actividad directa frente al virus de la hepatitis C

El tratamiento tradicional de esta infección con interferón y ribavirina no es muy eficaz y se asocia con frecuentes efectos adversos. Avances en el conocimiento del ciclo vital del virus han permitido en los últimos años una explosión de fármacos que, al contrario que el interferón, inhiben específicamente diferentes mecanismos biológicos del virus **(figs. 53-5 y 53-6)**. Por este motivo, estos fármacos se agrupan bajo el término «antivíricos de acción directa». Dado que éste es un campo en rápida evolución en el momento de escribir este capítulo, recomendamos al lector interesado actualizar los datos aquí suministrados. En los ensayos iniciales, estos nuevos antivíricos se asociaron con interferón y/o ribavirina, obteniendo porcentajes de curación por encima del 90 %. Estudios posteriores han confirmado porcentajes similares de curación utilizando combinaciones de estos fármacos en regímenes libres de interferón y ribavirina con una excelente tolerancia.

Según su mecanismo de acción se reconocen los siguientes grupos:

Inhibidores de la NS5B-ARN-polimerasa. Existen dos tipos:

Inhibidores análogos nucleósidos o nucleótidos. Entre ellos destaca **sofosbuvir**. Se caracteriza por ser muy activos frente a todos los genotipos del virus y por una elevada barrera a la aparición de resistencias. Es uno de los fármacos más utilizados por su buena tolerancia y su actividad frente a todos los genotipos más comunes. Es el único de los antivíricos de acción directa que se elimina fundamentalmente por el riñón (los demás lo hacen por el hígado), por lo que su uso está desaconsejado en pacientes con insuficiencia renal moderada-grave (aclaramiento de creatinina < 30 ml/min).

Inhibidores no nucleósidos. Entre ellos destaca el **dasabuvir**. Tienen una menor barrera a la aparición de mutantes resistentes.

Inhibidores de la NS5A. Parece que inhiben la parte final de la replicación y el ensamblaje del virus. Entre ellos destacan **daclatasvir**, **lepidasvir**, **ombitasvir**, **velpatasvir**, **elbasvir** y **pibrentasvir**. Son fármacos muy seguros, con mínimas interacciones medicamentosas, y que se pueden administrar en situaciones de insuficiencia renal o hepática.

Inhibidores de la proteasa NS3/4A. Inhiben la escisión de la poliproteína que permite la elongación del virus y, por lo tanto, detienen la replicación. Entre estos fármacos los hay más antiguos o de primera generación, como **telaprevir** y **boceprevir**, ya en desuso, y más modernos o de segunda generación, como **simeprevir**, **paritaprevir**, **grazoprevir**, **glecaprevir** y **voxilaprevir**, mejor tolerados y con una barrera más elevada para la resistencia. Esta familia de fármacos se metabolizan a través del complejo del citocromo P-450, por lo que, en mayor o menor grado, interaccionan con todos los fármacos que se metabolizan por dicha vía. Del mismo modo, su metabolismo hepático contraindica su uso en situaciones de insuficiencia hepática manifiesta. Carecen de actividad frente al genotipo 3.

El tratamiento actual de la infección por el VHC consiste en la utilización simultánea de 2 o 3 antivíricos de acción directa con diferente mecanismo de acción durante 8-24 semanas, en función de las características del paciente y del genotipo del virus. El uso de ribavirina se reserva para los pacientes infectados por el VHC con peor pronóstico de respuesta (fracasos previos con otros antivíricos, pacientes cirróticos o genotipo 1a o 3). No es la intención de este texto revisar en profundidad todos estos fármacos. Las recomen-

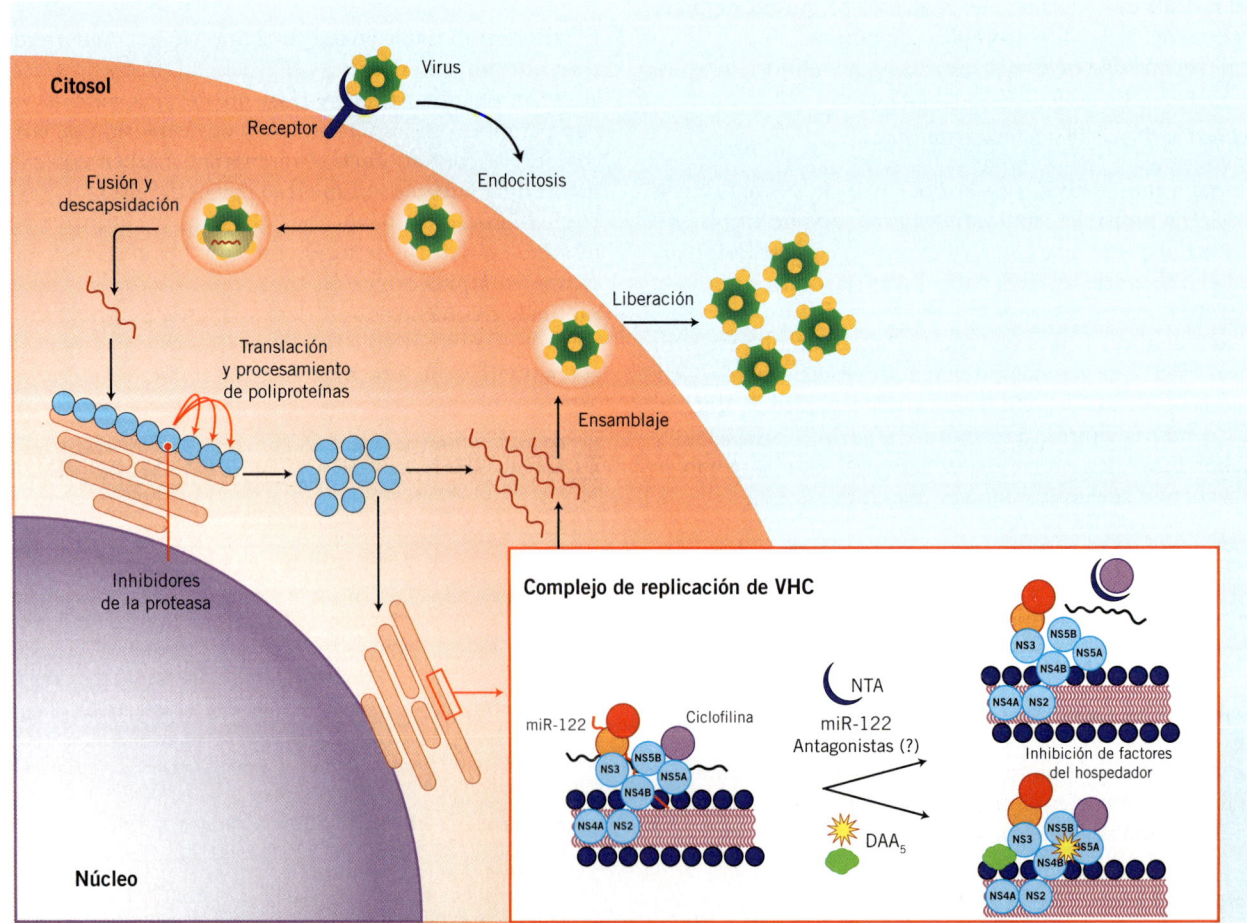

Figura 53- 5. Ciclo biológico del virus de la hepatitis C (VHC) en el que se señalan dianas para el tratamiento de esta infección. (Modificado de Conteduca y cols., 2014.)

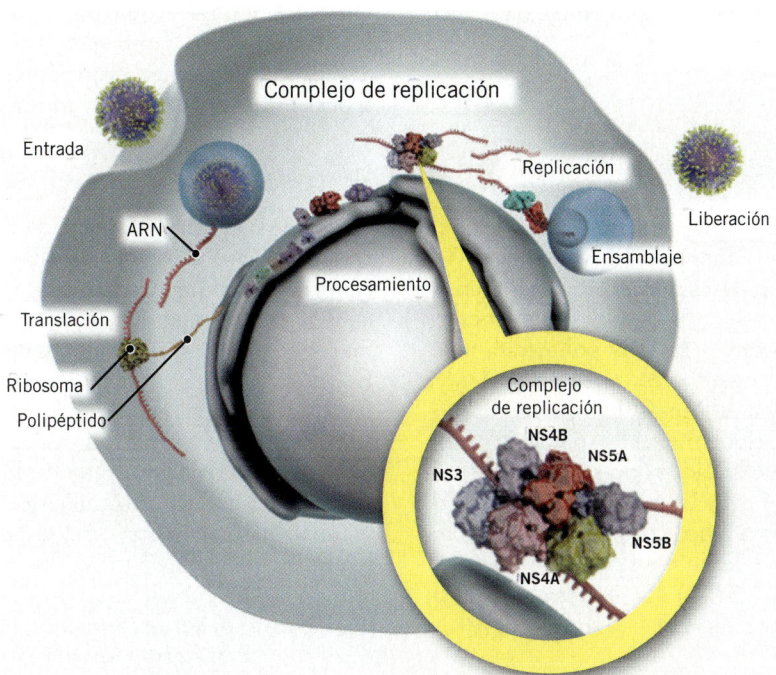

Figura 53-6. Complejo replicativo del virus de la hepatitis C.

daciones actualizadas sobre el uso de estos fármacos pueden consultarse en la Asociación Española para el Estudio de las Enfermedades Hepáticas (https://seimc.org/contenidos/gruposdeestudio/gehep/dcientificos/documentos/gehep-seimc_AEEH-dc-2018-HepatitisC.pdf).

Otros fármacos antivíricos

Pleconaril

El pleconaril es un fármaco antivírico activo por vía oral con actividad frente a los picornavirus. Inhibe la replicación de los picornavirus a través de su unión a un lugar específico de la cápside vírica impidiendo su adhesión y la liberación de su genoma. Se absorbe bien por vía oral y es bien tolerado. En varios estudios el pleconaril ha demostrado ser útil en el tratamiento de pacientes (generalmente niños) con infecciones graves por enterovirus. También ha demostrado reducir la duración de los síntomas del resfriado común producido por rinovirus, pero los organismos reguladores no han aprobado su indicación en esta enfermedad.

Palivizumab

Se trata de un anticuerpo monoclonal frente al VRS. Se administra por vía intramuscular, y se ha mostrado eficaz en la prevención de la enfermedad grave por VRS en recién nacidos prematuros y en niños menores de 2 años con displasia broncopulmonar.

Presatovir

Es un fármaco que inhibe selectivamente la entrada del VRS en las células del aparato respiratorio. En un ensayo recientemente publicado ha demostrado reducir de manera notable la gravedad de los síntomas producidos por VRS en adultos sanos.

Nirsevimab

Anticuerpo monoclonal dirigido contra la proteína de fusión del VRS, neutralizando tanto VRS-A como VRS-B. In vitro, tiene 100 veces más afinidad por el sitio antigénico que palivizumab. En los ensayos clínicos, una sola dosis intramuscular administrada antes de la temprada del VRS demostró protección frente a la infección de la vía respiratoria inferior en recién nacidos prematuros y a término. Se ha aprobado su recientemente y la dosis depende del peso (entre 50-100 mg). Es un fármaco seguro, siendo los efectos adversos más frecuentes, las reacciones locales en el lugar de inyección, la erupción cutánea y la pirexia.

FÁRMACOS ANTIVÍRICOS PARA EL TRATAMIENTO DE LA ENFERMEDAD POR SARS-CoV-2

El virus SARS-CoV-2, perteneciente a la familia de los coronavirus, ha marcado profundamente la historia reciente como el agente causal de la pandemia de COVID-19. Descubierto por primera vez en la ciudad de Wuhan, China, a finales de 2019, este virus de ARN monocatenario ha demostrado una alta capacidad de transmisión de persona a persona, lo que ha llevado a la propagación global del COVID-19.

El genoma del SAR-CoV-2 codifica 4 proteínas estructurales, E (envelope), M (membrana), N (nucleocápside) y S (spike); y 2 poliproteínas (pp1a y pp1ab) que a su vez originan otras 16 proteínas más cortas, no estructurales (nsp) esenciales durante la replicación viral. Las proteasas que escinden estas poliproteínas son la Mpro (proteasa principal) y 3CL (chymotrypsin-like-protein).

Remdesivir

Mecanismo de acción y actividad antivírica

Remdesivir es un profármaco, que en plasma se convierte en un análogo de la adenosina monofosfato (GS-441524) y una vez que penetra dentro de la célula se convierte en su forma activa trifosfato (GS-443902). Actúa inhibiendo la formación de ARN, bloqueando la ARN polimerasa viral. Remdesivir presenta una elevada barrera a las resistencias, ya que la exorribonucleasa del virus (nps14-Exo-N) no reconoce los errores de transcripción originados por el fármaco dado que la terminación de la cadena no se produce hasta incorporados 3 nucleósidos más. La mutación D848Y, producida en la ARN polimerasa, puede conducir al fracaso terapéutico. También se han descrito virus con otras mutaciones de resistencias (F476L, V553L) que, *in vitro*, conllevan una disminución de su patogenicidad.

Farmacocinética

Remdesivir se administra por vía intravenosa y se prepara en un vehículo de sulfobutiléter-β-ciclodextrina. En adultos >40 kg se administra una primera dosis de 200 mg, seguida de una dosis de 100 mg cada 24 horas. La duración varía en función de la gravedad de la enfermedad. No existe la formulación oral ya que por esta vía sufre un metabolismo completo al pasar por el hígado (importante efecto del primer paso). En pacientes con filtrados glomerulares <30 mL/min, si bien existen pocos datos al respecto, no se recomienda la modificación de dosis. La corta duración en plasma del fármaco implica que el beneficio de administrarlo supere los potenciales de riesgos de acumulación a nivel renal. En pacientes con insuficiencia hepática se recomienda utilizar con precaución aunque no se dispone de evidencia suficiente para emitir recomendaciones sólidas al respecto. Tampoco se dispone de datos en embarazadas y su uso sólo está justificado si los beneficios superan los riesgos.

El metabolito activo plasmático tiene una semivida prolongada (27 h) y la del metabolito intracelular es mayor (43 h) por lo que su administración es diaria.

Remdesivir se fija a proteínas en aproximadamente un 88 %. Su metabolismo se produce a nivel hepático a través del citocromo CIP3A4, la carboxilesterasa 1 y la catepsina A. La eliminación es fundamentalmente renal (74 %) y por heces (18 %). El 8 % de su concentración plasmática difunde al SNC.

Efectos adversos

El remdesivir es un fármaco muy seguro, con efectos adversos poco frecuentes y habitualmente leves. Las reacciones adversas observadas más frecuentes han sido las gastrointestinales (fundamentalmente náuseas) y elevación de transaminasas. No se han observado alteraciones de la función hepática, ni del tiempo de protrombina ni de la función renal. Las elevaciones de ALT y AST son sobre todo leves (gra-

dos 1 y 2) y no se acompañan de elevación de bilirrubina o fosfatasa alcalina. También se han observado otros efectos adversos como cefalea, erupciones cutáneas o reacciones de hipersensibilidad durante la infusión del fármaco.

Indicaciones clínicas

Dado que la replicación viral se produce de manera más activa en los primeros días de la enfermedad por SARS-COV-2, la terapia antiviral podría tener mayor impacto si se administra en esta primera fase. Por lo tanto, en sujetos con clínica de más de 7 días de evolución, remdesivir no tiene indicación. Excepcionalmente se podrá valorar su utilización de manera individualizada en función de los resultados virológicos.

Remdesivir está indicado en la enfermedad por SARS-COV-2 de gravedad leve o moderada en pacientes con factores de riesgo de mala evolución que no estén vacunados, con vacunación incompleta (< 3 dosis) o vacunados pero cuando hayan pasado más de 6 meses desde la última dosis. También está indicado en pacientes inmunodeprimidos, independientemente del estado vacunal. En estos escenarios, remdesivir se administra durante 3 días (primera dosis de 200 mg, días 2 y 3, 100 mg al día).

En pacientes con enfermedad grave, sin requerimientos de oxigenoterapia o con requerimientos de oxígeno administrado por vías convencionales (se excluyen las gafas nasales de alto flujo, ventilación mecánica –invasiva o no invasiva– y ECMO), la pauta se prolongará durante 5 días o hasta el día del alta (lo que ocurra primero).

Nirmatrelvir/ritonavir

Mecanismo de acción y actividad antivírica

Nirmatrelvir se une a la proteasa principal del virus (Mpro) bloqueando su capacidad de escindir las poliproteínas pp1a, pp1ab. La escisión de estas poliproteínas origina la formación de otras proteínas más pequeñas, no estructurales, que resultan vitales para la replicación del virus.

Farmacocinética

Nirmatrelvir se administra en combinación con dosis bajas de ritonavir para reducir el efecto inhibitorio de CYP3A4 sobre el fármaco, por vía oral en dosis de 300 mg (2 comprimidos) con 100 mg (1 comprimido) de ritonavir cada 12 horas. La duración del tratamiento es de 5 días. La biodisponibilidad oral es buena y aumenta con comidas grasas. Los pacientes con insuficiencia renal moderada (FGe 30-60 ml/min) deben de reducir la dosis de nirmatrelvir a la mitad y en aquellos con insuficiencia renal avanzada (FG2<30 ml/min) no se recomienda. En cuanto a la insuficiencia hepática, no se recomienda en aquellos con Child-Pugh C. Los datos de seguridad en embarazo y lactancia son escasos. No obstante, basándose en el mecanismo de acción, se uso puede considerarse durante el embarazo siempre que los beneficios superen los riesgos.

La semivida del fármaco es de 6 h y aumenta significativamente cuando se combina con ritonavir. Tiene una fijación proteica de aproximadamente 69 %. Nirmatrelvir se

Tabla 53-4. Fármacos antivíricos frente a la enfermedad por coronavirus SARS-CoV-2			
FÁRMACO	**DOSIFICACIÓN**	**EFECTOS ADVERSOS**	**COMENTARIOS**
Remdesivir	200 mg cada 24 horas día 1 seguido de 100 mg cada 24 horas, hasta completar 3-5 días, i.v.	Elevación de transaminasas Molestias gastrointestinales	Administrar en fases precoces de la enfermedad (<7 días)
Nirmatrelvir/ritonavir	300 mg de nilmatrevir + 100 mg de ritonavir durante 5 días, v.o.	Diarrea y ageusia	Administrar en fases precoces de la enfermedad (<7 días) Alto riesgo de interacciones medicamentosas
Molnupiravir	800 mg cada 12 horas durante 5 días, v.o.	Diarrea, náuseas, cefalea, mareo	Uso limitado a escenarios es los que otros fármacos antivíricos están contraindicados
i.v.: intravenoso; v.o.: vía oral.			

metaboliza a través de CYP3A4, pero en combinación con ritonavir su metabolismo es mínimo. La excreción es renal.

El efecto inhibidor de ritonavir sobre la actividad de CYP3A4 es rápido y conlleva la pérdida de la enzima. Por ello, su efecto tarda varios días en revertirse tras la suspensión del fármaco ya que requiere la síntesis de novo de la enzima. Al combinarse con ritonavir, está contraindicada la utilización de fármacos que son sustrato o inductores de CYP3A4, ya que puede aumentar significativamente las concentraciones plasmáticas de éstos. Ritonavir inhibe débil y lentamente (5-7 días) a CYP2C9, CYP2D6, BCRP, gp-P y los transportadores OATP 1B1 y 1B3. A su vez es inductor débil de CYP1A2, CYP2B6, CYP2C19 y UGT.

Efectos adversos

Los efectos adversos más frecuentes fueron alteraciones gastrointestinales (diarrea) y ageusia. En personas con infección por VIH que no estén en tratamiento o estén mal controladas y se use este fármaco podrían desarrollarse mutaciones de resistencias, por lo que se recomienda utilizar con precaución.

Indicaciones clínicas

Su uso está indicado en sujetos con enfermedad por SARS-CoV-2 sin requerimientos de oxígeno, en fases precoces de la enfermedad (< 7 días) y con factores de riesgo de mala evolución (ver remdesivir).

Molnupiravir

Mecanismo de acción y actividad antivírica

Es un análogo de la citidina. Es un profármaco que, una vez absorbido, se hidroliza en plasma a N-hidroxicitidina, la forma activa. Actúa alterando la síntesis de ARN vírico: la ARN polimerasa vírica introduce la N-hidroxicitidina en lugar de la citidina o el uracilo. De esta manera se acumulan mutaciones dando lugar a un error catastrófico. Actúa en presencia de la nsp14-ExoN, proteína encargadas de corregir los errores de copia del ARN vírico.

Farmacocinética

Se administra por vía oral en dosis de 800 mg (4 cápsulas) cada 12 horas durante 5 días. La absorción es más lenta en presencia de alimentos, pero no varía la cantidad total absorbida. No precisa ajuste de dosis en insuficiencia renal ni hepática. No se recomienda su uso durante la lactancia. Presenta categoría D para el embarazo.

Su semivida de eliminación es de 7 horas y no se une a proteínas plasmáticas. Se metaboliza por las mismas vías implicadas en el metabolismo de pirimidinas. Menos del 3 % es excretado por la vía renal.

Efectos adversos

Los efectos adversos más comunes son gastrointestinales (diarrea, náuseas), mareos y cefalea.

Indicaciones clínicas

Molnupinavir está indicado en el tratamiento frente a la enfermedad por SARS-CoV-2 en los casos en los que no puedan emplearse ni remdesivir ni nirmatrelvir/ritonavir (por imposibilidad de administración intravenosa, interacciones medicamentosas y/o deterioro de la función renal), por lo que su uso es excepcional.

Anticuerpos monoclonales

Se han desarrollado diversos anticuerpos monoclonales con actividad variable frente a las diferentes subvariantes circulantes de SARS-CoV2. Su mecanismo de acción se basa en neutralizar la capacidad del virus de unirse al receptor dirigiéndose a la proteína S. En el momento de la redacción de este texto, ninguno de los anticuerpos monoclonales que se mencionan a continuación tiene actividad frente a las subvariantes circulantes por lo que su uso es excepcional. No es necesario modificar la dosis en caso de insuficiencia renal o hepática. Algunos de los anticuerpos monoclonales investigados (solos o asociados) para el tratamiento o la prevención de la enfermedad por SARS-CoV-2 son: sotrovimab, casirimab+imdevimab, bamlanivimab+etesevimab, cilgavimab+tixagevimab, regdanvimab, bebtelovimab, amubarvimab+romlusevimab, adintrevimab, lenzilumab.

FÁRMACOS ANTIVÍRICOS PARA LA INFECCIÓN POR VIH (FÁRMACOS ANTIRRETROVIRALES)

Con el desarrollo del tratamiento antirretroviral (TAR) se ha conseguido, desde 1996, una potente eficacia antivírica que

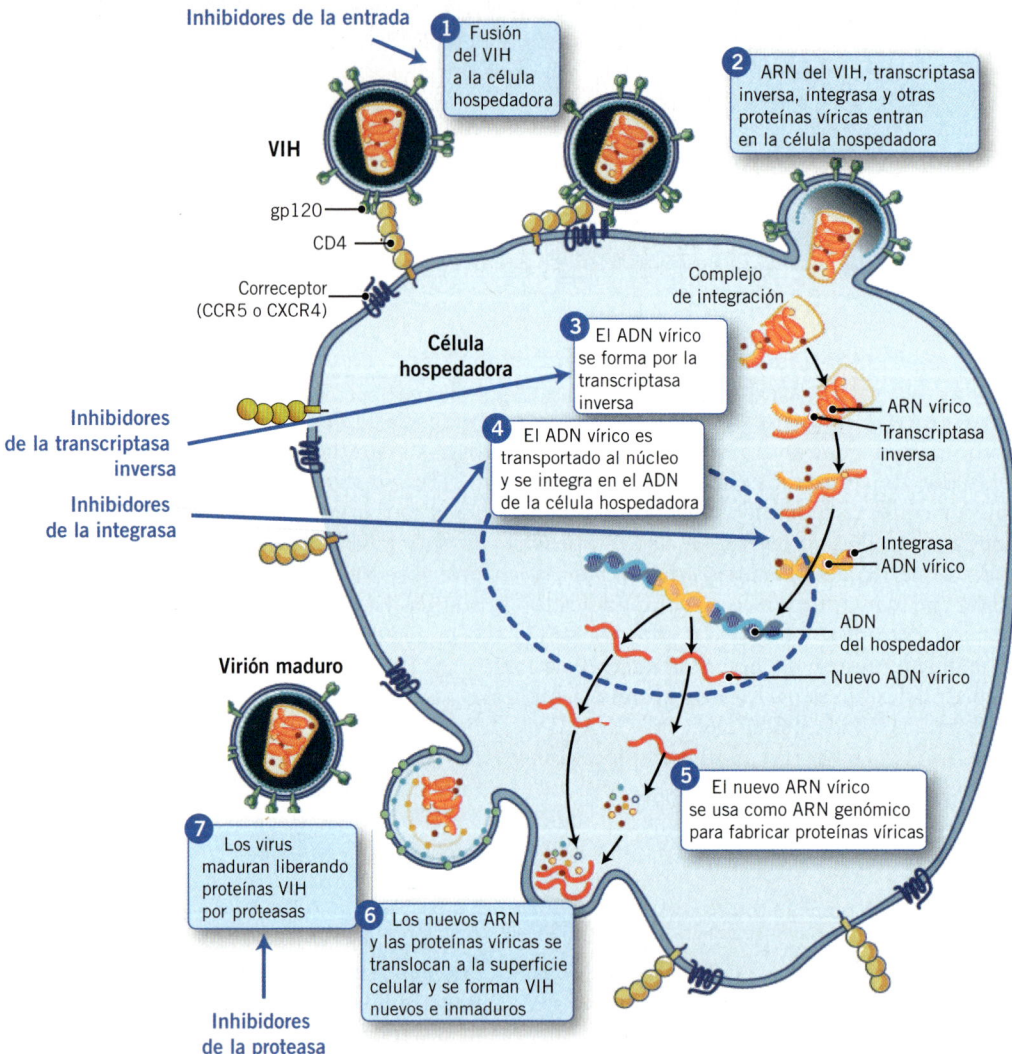

Figura 53-7. Ciclo biológico del VIH y dianas para inhibir la replicación vírica.

ha permitido controlar la replicación del VIH a largo plazo, preservando o restaurando el sistema inmunitario en la gran mayoría de los casos, lo cual ha favorecido una reducción muy importante de la morbimortalidad y una mejoría de la calidad de vida de las personas infectadas por el VIH, así como una disminución de la transmisión de la infección. En la actualidad, la esperanza de vida de estos pacientes se va aproximando cada vez más a la de la población general.

El TAR de la infección por el VIH ha mejorado constantemente desde la introducción de la terapia de combinación potente en 1996. En los últimos años se han desarrollado nuevos fármacos con diferentes mecanismos de acción, con una mayor potencia y actividad incluso contra los virus resistentes a múltiples fármacos, mejor tolerabilidad y dosificación más sencilla.

A pesar de los avances logrados en el desarrollo de nuevos antirretrovirales, persisten importantes desafíos: la imposibilidad de erradicar el virus del organismo, con la consiguiente necesidad de tratamiento de por vida; la aparición de efectos adversos, que pueden dificultar la adherencia terapéutica y conducir al surgimiento de resistencias a dife-

rentes fármacos, y el elevado coste de estos medicamentos, que dificulta enormemente su disponibilidad en los países en vías de desarrollo. Por lo tanto, y pese a las notables mejoras en el tratamiento y la prevención del VIH, las barreras económicas y sociales impiden un acceso equitativo al TAR, lo cual favorece en muchos países, especialmente en aquellos con pocos recursos, una considerable morbimortalidad asociada a la infección por VIH y la extensión de la epidemia.

Ciclo biológico del VIH y dianas del tratamiento antirretroviral

Ciclo biológico del VIH. El ciclo biológico del VIH **(fig. 53-7)** puede dividirse en dos fases, temprana y tardía, separadas por el estado de integración provírica. Las etapas tempranas de la infección incluyen la entrada en la célula –que requiere la interacción con distintos receptores–, la fusión de membranas, la desencapsidación del genoma del virus, la retrotranscripción del ARN vírico en una doble hebra de ADN, su transporte al núcleo y su integración en el genoma celular. A partir de ese momento el VIH puede permanecer en un estado de latencia provírica, sin replicación detectable, o iniciar la segunda fase de su ciclo biológico, que conlleva la iniciación de la transcripción, la síntesis y procesamiento del ARN mensajero, la expresión y procesamiento de las proteínas del virus y su ensamblaje en partículas que salen de la célula mediante un proceso de gemación.

En función de su diana en el ciclo biológico del virus, en la actualidad se dispone de seis grupos farmacológicos para el tratamiento de la infección por el VIH: los inhibidores de la transcriptasa inversa (análogos de nucleósidos y no análogos de nucleósidos), los inhibidores de la proteasa, los inhibidores de la integrasa, los inhibidores de la entrada (inhibidores de CCR5 y de la fusión), inhibidores de la cápside e inhibidores del acoplamiento. Estos dos últimos grupos se utilizan exclusivamente en pacientes que han fracasado a múltiples líneas y disponen por tanto de escasas alternativas terapéuticas. **(tabla 53-5)**. En el futuro, es posible que la caracterización de los factores celulares que cooperan en el ciclo biológico del VIH permita definir nuevas dianas terapéuticas y diseñar fármacos dirigidos frente a ellas que bloqueen la acción de estos factores del hospedador sobre la replicación vírica.

En octubre de 2023, se dispone en España de más de 20 fármacos antirretrovirales que pueden utilizarse en la clínica, en general combinados entre ellos.

En la **figura 53-7** se muestra el ciclo biológico del VIH y el lugar de acción de los distintos grupos de fármacos antirretrovirales.

Inhibidores de la transcriptasa inversa análogos de los nucleósidos

Características generales y mecanismo de acción

Estructuralmente, los inhibidores de la transcriptasa inversa análogos de los nucleósidos (ITIAN) actúan inhibiendo la transcriptasa inversa del VIH-1 y del VIH-2, por un mecanismo competitivo con los nucleósidos y nucleótidos fisiológicos. Los ITIAN se incorporan a la cadena de ADN vírico, interrumpiendo su elongación y, como consecuencia, la replicación del virus. Todos necesitan activarse (incorporar tres moléculas de fosfato) para poder actuar inhibiendo la transcriptasa inversa, y estas reacciones están catalizadas por enzimas celulares que pueden ser diferentes para cada compuesto y para cada tipo de célula **(fig. 53-8)**. Por ello, a pesar de tener una estructura química y un mecanismo de acción muy similares, se comportan como fármacos diferentes, y la combinación de dos o más puede ser potencialmente sinérgica o aditiva y ampliar el espectro de células infectadas del hospedador sobre las que ejercen su actividad. El tenofovir es un análogo de los nucleótidos (necesita también fosforilarse, pero le basta con incorporar dos moléculas de fosfato). A efectos prácticos, el grupo de los ITIAN incluye también al tenofovir en este capítulo.

Los ITIAN comercializados en la actualidad en España son cinco, que por orden alfabético son: abacavir, emtricitabina, lamivudina, tenofovir y zidovudina. El tenofovir está comercializado con dos formulaciones diferentes: tenofovir disoproxil fumarato (TDF) y tenofovir alafenamida (TAF).

Desde el punto de vista de la eficacia, TDF y TAF pueden considerarse equivalentes, aunque TAF tiene menor toxicidad renal y ósea.

Por su estructura, los ITIAN se dividen en análogos de bases púricas y análogos de bases pirimidínicas. Los análogos de bases púricas son adenosina (didanosina, ya no se comercializa en España) y guanosina (abacavir), y los análogos de bases pirimidínicas son timidina (zidovudina) y citidina (emtricitabina, lamivudina).

Metabolismo e interacciones farmacológicas

Los ITIAN tienen pocas interacciones metabólicas. En el metabolismo de los ITIAN no interviene el sistema enzimático del citocromo P-450. El abacavir se glucuroniza, de forma que otros fármacos que afecten a la glucuronidación pueden modificar sus concentraciones. Lamivudina, emtricitabina y tenofovir se eliminan principalmente por vía renal y son poco susceptibles de padecer interacciones metabólicas relevantes. Se ha descrito un aumento del riesgo de toxicidad renal y sobre la densidad mineral ósea al asociar TDF a algunos inhibidores de la proteasa potenciados con ritonavir.

Las interacciones de los ITIAN se deben fundamentalmente a la potenciación de su toxicidad. La combinación de tenofovir con otros fármacos nefrotóxicos y/o fármacos que puedan producir una alteración de la densidad mineral ósea debe evitarse en lo posible.

Tabla 53-5. Fármacos para el tratamiento de la infección por VIH

Inhibidores de la transcriptasa inversa

Análogos de nucleósidos y nucleótidos (ITIAN)
- Abacavir
- Emtricitabina
- Lamivudina
- Tenofovir (disoproxil fumarato y alafenamida)
- Zidovudina

No análogos de los nucleósidos (ITINN)
- Efavirenz
- Etravirina
- Nevirapina
- Rilpivirina
- Doravirina

Inhibidores de la proteasa
- Atazanavir
- Darunavir
- Lopinavir

Inhibidores de la integrasa
- Dolutegravir
- Elvitegravir
- Raltegravir
- Bictegravir
- Cabotegravir

Inhibidores del correceptor CCR5 y de la fusión
- Maraviroc
- Enfuvirtida (T-20)

Nuevos fármacos frente al VIH
- Inhibidor del acoplamiento: Fostemsavir
- Inhibidor de la cápside: Lenacapavir

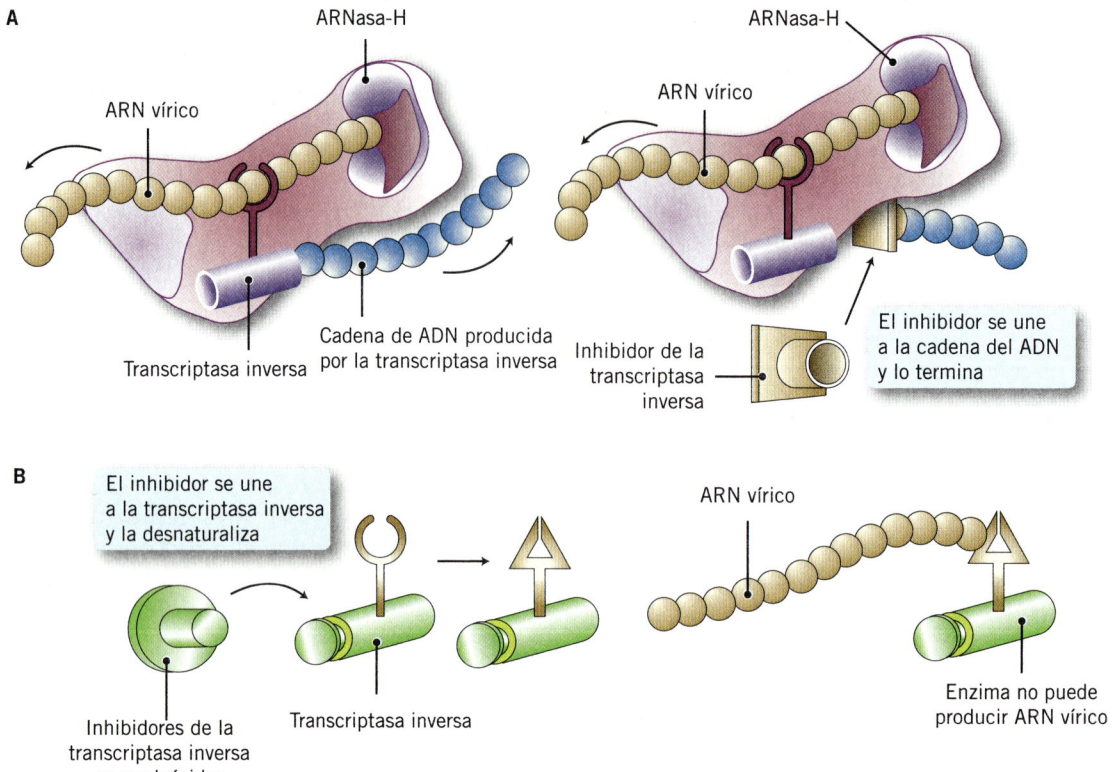

Figura 53-8. Mecanismo de acción de los inhibidores de la transcriptasa inversa. A) Análogos de los nucleósidos. B) No análogos de los nucleósidos.

Resistencias

La resistencia de clase más característica del VIH a los ITIAN se debe a la aparición de combinaciones variables de las mutaciones denominadas TAM o NAM *(tymidine or nucleoside associated mutations)*. Son seis mutaciones en la región del gen *pol* del VIH que codifica la transcriptasa inversa: M41L, D67N, K70R, L210W, T215Y/F y K219Q/E. El grado de resistencia a los diferentes ITIAN depende del número y de las mutaciones presentes. Además, existen unas mutaciones en el mismo gen que confieren resistencia concreta a uno o varios ITIAN. Así, la mutación M184V/I confiere resistencia completa a lamivudina y emtricitabina, la L74V es característica de didanosina (fármaco en desuso) y la K65R disminuye la sensibilidad a los ITIAN no timidínicos. Con muy poca frecuencia pueden seleccionarse complejos de multirresistencia a los ITIAN.

El «complejo de la 151» afecta a todos los ITIAN, con excepción del tenofovir. El «complejo de inserción 69» afecta a todos los ITIAN.

Efectos adversos

Los efectos adversos más característicos de los ITIAN antiguos aparecen a largo plazo y se relacionan con su toxicidad mitocondrial. Los mecanismos de disfunción mitocondrial y celular son complejos, destacando entre otros el hecho de que estos fármacos, además de inhibir la transcriptasa inversa vírica, pueden inhibir la ADN-polimerasa gamma mitocondrial. Aunque por su mecanismo de acción todos los análogos pueden producir toxicidad mitocondrial, ésta es más frecuente con los análogos de timidina.

Dependiendo del fármaco y del tejido implicado, las manifestaciones clínicas que producían estos fármacos podían ser muy variables: miopatía (zidovudina), neuropatía (estavudina, didanosina, zalcitabina), esteatosis hepática y acidosis láctica (didanosina, estavudina, zidovudina), pancreatitis (didanosina, estavudina) y lipoatrofia periférica (posiblemente todos los análogos pero predominantemente con estavudina y también zidovudina). Dado que estos fármacos están en desuso, no es habitual encontrarnos con este tipo de efectos adversos, si bien es posible que encontremos pacientes que presenten secuelas derivadas de su uso en el pasado, tales como la lipoatrofia.

La mayoría de los ITIAN tienen algún efecto adverso más o menos característico. Así, además de los mencionados, el abacavir puede producir síndrome de hipersensibilidad. En los estudios clínicos, aproximadamente el 4-8 % de los individuos que recibieron abacavir desarrollaron una reacción de hipersensibilidad; en algunos de estos casos la reacción representó un riesgo para la vida y produjo la muerte. Los pacientes que desarrollen esta reacción de hipersensibilidad deben interrumpir el tratamiento con abacavir y nunca deben volver a ser tratados con dicho fármaco. Los ensayos clínicos han demostrado una asociación entre ser portador del alelo HLA-B*5701 y un mayor riesgo de reacción de hipersensibilidad al abacavir. Como consecuencia, antes de iniciar el tratamiento con abacavir se debe llevar a cabo una prueba de detección de dicho alelo. El abacavir no debe emplearse en pacientes portadores del alelo HLA-B 5701. Por otra parte, algunos estudios han sugerido que dicho fármaco incrementa el riesgo cardiovascular, pero otros no han hallado tal asociación.

El TDF puede inducir toxicidad renal en forma de disfunción tubular, que se manifiesta como un síndrome de Fanconi acompañado de una disminución del filtrado glomerular. Es más frecuente cuando coincide con otros factores de riesgo (insuficiencia renal previa o concomitante, diabetes, hipertensión arterial, fármacos nefrotóxicos, edad avanzada, bajo peso corporal y cifras bajas de CD4) y, sobre todo, cuando se combina con inhibidores de la proteasa. La nefrotoxicidad por TDF suele revertir al retirar el fármaco, aunque la reversión puede no ser completa. Este fármaco se ha asociado también con osteopenia/osteoporosis. La nueva formulación de tenofovir, TAF, induce menos nefrotoxicidad y menor reducción de la densidad mineral ósea que TDF.

El abacavir o la formulación en dosis fija de abacavir/lamivudina aumenta los lípidos plasmáticos, mientras que el tenofovir o la formulación en dosis fija de tenofovir/emtricitabina los disminuye, aunque el cociente colesterol total/colesterol ligado a las lipoproteínas de alta densidad se mantiene por igual con ambos.

En la **tabla 53-6** se exponen las características farmacológicas principales de los ITIAN.

Indicaciones clínicas y recomendaciones en el tratamiento de inicio

En las Guías españolas de TAR del Grupo de Estudio de Sida (GESIDA) y Plan Nacional sobre el Sida (enero 2023) se realizan las siguientes recomendaciones en la terapia de inicio: se consideran combinaciones de ITIAN de elección las formadas por TAF/emtricitabina y por abacavir/lamivudina, que deberían administrase siempre que sea posible en preparados coformulados. Lamivudina es el único ITIAN que puede utilizarse como terapia de inicio sin tener que combinarse con otro ITIAN, siempre y cuando vaya coformulada con el inhibidor de la integrasa dolutegravir. La mayor toxicidad relacionada con el uso de zidovudina, didanosina y estavudina no permite recomendar su uso en la actualidad en ninguna pauta de inicio.

Inhibidores de la transcriptasa inversa no análogos de los nucleósidos

Características generales y mecanismos de acción

Los inhibidores de la transcriptasa inversa no análogos de los nucleósidos (ITINN) son inhibidores no competitivos de la transcriptasa inversa del VIH-1 (no son activos frente al VIH-2). Constituyen un grupo heterogéneo desde el punto de vista molecular. Se unen directamente y de forma reversible al centro activo de la transcriptasa inversa, o en un lugar cercano

Tabla 53-6. Inhibidores de la transcriptasa inversa análogos de nucleósidos y de nucleótidos

Nombre genérico	Tenofovir[a]	Abacavir	Lamivudina	Emtricitabina
Dosis recomendada en adultos	300 mg 1 vez al día	300 mg 2 veces al día 600 mg 1 vez al día	150 mg 2 veces al día 300 mg 1 vez al día	200 mg 1 vez al día
Actividad	VIH-1, VIH-2, VHB	VIH-1, VIH-2	VIH-1, VIH-2, VHB	VIH-1, VIH-2
Biodisponibilidad v.o.	25 % en ayunas	83 %	80-85 %	93 %
Semivida plasmática	12-18 h	1,5 h	5-7 h	10 h
Semivida intracelular	PBMC: 10 h (en células activadas); 50 h (en células en reposo)	20,6 h (carbovir trifosfato)	16-19 h	39 h
$C_{máx}$	326 ng/ml	4,26 µg/ml (600 mg/24 h)	2,0 µg/ml (300 mg/24 h)	1,8 ± 0,7 µg/ml
$C_{mín}$	64,4 ng/ml	–	0,04 µg/ml (300 mg/24 h)	0,09 ± 0,07 µg/ml
AUC	3.324 ng·h/ml	11,95 µg·h/ml (600 mg/24 h)	AUC 0-24 h: 8,9 µg·h/ml (300 mg/24 h)	10,0 ± 3,1 µg·h/ml
CI_{50} frente a VIH-1 *in vitro*	CI_{50}: VIH-1: 1-6 µmol (0,635-3,81 µg/ml) (células linfoides)	CI_{50}: 0,08 µg/ml (0,26 µmol)	CI_{50}: 0,003 a 15 µmol (1 µmol = 0,23 µg/ml)	CI_{50}: 0,00032-0,124 µg/ml (0,0013-0,5 µmol) VHB: 0,01-0,04 µmol
Penetración en LCR (LCR/plasma)	4 %	30-44 %	0,12 %	No se dispone de datos
Metabolización	El tenofovir (profármaco) es rápidamente hidrolizado a tenofovir por esterasas plasmáticas	Glucuronidación hepática Alcohol-deshidroge-nasa	Hepática 5-10 %	Hepática 13 %

Continúa

Tabla 53-6. Inhibidores de la transcriptasa inversa análogos de nucleósidos y de nucleótidos *(cont.)*

Nombre genérico	Tenofovir[a]	Abacavir	Lamivudina	Emtricitabina
Excreción	70-80 % renal inalterado	Renal 83 % (2 % inalterado y 81 % metabolitos)	Renal (70 % inalterado)	Renal 86 %
Efectos adversos	Descenso del FG. Puede aumentar el riesgo de insuficiencia renal. Disfunción tubular proximal (síndrome de Fanconi) Hipofosfatemia Proteinuria Disminución de la densidad mineral ósea Intolerancia digestiva Cefalea Fatiga Dolor abdominal	Hipersensibilidad (5-8 %) Lipodistrofia Acidosis láctica con esteatosis hepática Se ha asociado a riesgo de infarto de miocardio en pacientes con alto riesgo cardiovascular (efecto clínico controvertido)	Intolerancia digestiva Cefalea Fatiga Dolor abdominal Lipodistrofia Acidosis láctica con esteatosis hepática	Cefalea Intolerancia digestiva Exantema cutáneo Elevación de CPK Anemia/neutropenia Lipodistrofia Acidosis láctica con esteatosis hepática
Seguridad en el embarazo (FDA)	B	C	C	B

[a] Tenofovir está comercializado con dos formulaciones diferentes: tenofovir disproxilfumarato (TDF) y tenofovir alafenamida (TAF). Con respecto al TDF, TAF requiere dosis menores (10 mg/día cuando se utiliza con antirretrovirales potenciados con ritonavir o cobicistat, y 25 mg con los restantes antirretrovirales), por lo que las concentraciones plasmáticas son menores, pero se concentra selectivamente como fármaco activo (tenofovir-difosfato) en las células diana. El TAF ha demostrado ser «no inferior» en eficacia al TDF, con datos de seguridad que sugieren que induce menos nefrotoxicidad y reducción de la densidad mineral ósea que el TDF. Desde el punto de vista de la eficacia, TDF y TAF pueden considerarse equivalentes, aunque, dada su menor toxicidad, TAF sería preferible a TDF en pacientes con alteraciones renales u óseas o con mayor riesgo de desarrollarlas. Por otra parte, TAF puede utilizarse con filtrados glomerulares de 30-50 ml/min, mientras que el TDF no está indicado con filtrados glomerulares < 50 ml/min.

AUC: área bajo la curva; $C_{máx}$: concentración plasmática máxima; $C_{mín}$: concentración plasmática mínima; CI_{50}: concentración que inhibe el crecimiento del virus en un 50 %; CPK: creatinfosfocinasa; FG: filtrado glomerularLCR: líquido cefalorraquídeo; PBMC: células mononucleares de sangre periférica; VHB: virus de la hepatitis B; VIH: virus de la inmunodeficiencia humana; v.o.: vía oral.

Categorías de seguridad en el embarazo (*Food and Drug Administration* [FDA]): A = ausencia de riesgos para el feto; B = no teratogenicidad en animales, falta de estudios en seres humanos; C = sin datos de seguridad en embarazadas y los estudios en animales muestran toxicidad fetal o no se han realizado y no deben utilizarse dichos fármacos, a menos que el beneficio potencial supere el posible riesgo fetal; D = existe evidencia de riesgos para el feto.

Asociaciones de antirretrovirales a dosis fijas: Truvada: asociación de TDF 245 mg y emtricitabina 200 mg. Descovy: asociación de TAF 25 mg y emtricitabina 200 mg. Kivexa: asociación de abacavir 600 mg y lamivudina 300 mg. Odefsey: asociación de TAF 25 mg, emtricitabina 200 mg y rilpivirina 25 mg. Triumeq: asociación de abacavir 600 mg, lamivudina 300 mg y dolutegravir 50 mg. Biktarvy: asociación de TAF 25 mg, emtricitabina 200 mg y bictegravir 50 mg. Genvoya: asociación de TAF 25 mg, emtricitabina 200 mg, elvitegravir 150 mg y cobicistat 150 mg. Symtuza: asociación de TAF 25 mg, emtricitabina 200 mg, darunavir 800 mg y cobicistat 150 mg. Juluca: asociación de dolutegravir 50 mg y rilpivirina 25 mg. Dovato: asociación de dolutegravir 50 mg y lamivudina 300 mg.

Información procedente de:
– Fichas técnicas europeas. European Medicine Agency. Disponible en: http://www.ema.europa.eu/ema/index.jsp?curl=pages/includes/medicines/medicines_landing_page.jsp&murl=menus/medicines/medicines.jsp&mid
– Ficha técnica americana (FDA). Disponible en: http://www.fda.gov/default.htm.
– HIV drug interactions website. Disponible en: http://www.hiv-druginteractions.org.
– Panel de expertos de GESIDA y Plan Nacional sobre el Sida. Documento de consenso de GESIDA/Plan Nacional sobre el Sida respecto al tratamiento antirretroviral en adultos con infección por el virus de la inmunodeficiencia humana (actualización enero 2023). http://www.gesida-seimc.org/
– Pharmacologic Properties of Antiretrovirals. Immunodeficiency Clinic. Toronto general Hospital. http://www.hivclinic.ca/main/drugs_properties.html.
No se han incluido las posibles interacciones de los antirretrovirales, dado que existen diversas páginas web dedicadas a esta finalidad, que pueden facilitar la búsqueda: www.interaccionesvih.com (en español) y www.hivdruginteractions.org (en inglés). Debido a que la información científica relacionada con los antirretrovirales se renueva constantemente, se recomienda consultar también la ficha técnica de los fármacos y la información actualizada ofrecida por las distintas compañías farmacéuticas y las autoridades sanitarias.

a él, provocando un cambio conformacional en la enzima e inhibiendo su actividad ADN-polimerasa, tanto la dependiente del ADN como la dependiente del ARN (v. fig. 53-8).

Los ITINN comercializados en nuestro país son por orden alfabético: doravirina, efavirenz, etravirina, nevirapina y rilpivirina. Estructuralmente no tienen nada en común. No necesitan metabolizarse para ser activos, y basta una o muy pocas mutaciones para desarrollar resistencia de alto nivel, que puede ser cruzada entre todos los miembros de la familia. Son inductores de algunas isoenzimas del citocromo P-450 y pueden interaccionar con otros fármacos.

Metabolismo e interacciones farmacológicas

Los ITINN son metabolizados fundamentalmente en el hígado, con intervención de diferentes isoenzimas del cito-cromo P-450, en particular de CYP3A4, y también por glucuronoconjugación. Además, son potentes inductores de CYP3A4 y de otras enzimas, pudiendo producirse interacciones metabólicas muy relevantes. En algunos casos pueden comportarse además como inhibidores de algunas isoenzimas, dando lugar a interacciones complejas y difícilmente predecibles. Doravirina es el ITINN más moderno y destaca por presentar un riesgo de interacciones muy bajo, comparable al de los inhibidores de la integrasa.

El efavirenz es sustrato de CYP2B6 y CYP3A4 y es, fundamentalmente, un inductor de CYP3A4, de CYP2B6 y de la uridindifosfato-glucuronosiltransferasa (UGT) 1A1. Existen discrepancias sobre su comportamiento frente al CYP2C19, dado que el efavirenz ha demostrado *in vitro* un efecto inhibidor frente a CYP2C9 y CYP2C19, mientras que en voluntarios sanos se ha observado un efecto inductor de CYP2C19. La etravirina actúa como sustrato e inductor de CYP3A4 y como inhibidor débil de CYP2C9 y CYP2C19. La rilpivirina es sustrato de CYP3A4 y, por lo tanto, los medicamentos inductores o inhibidores de CYP3A pueden afectar al aclaramiento de rilpivirina, no recomendándose su uso conjunto con éstos. En las dosis empleadas en terapéutica no se estima que la rilpivirina pueda tener efecto inductor o inhibidor clínicamente importante sobre otros fármacos eliminados mediante el citocromo P-450. La nevirapina es metabolizada principalmente por el CYP3A4 y se comporta como inductor del CYP3A4 y del CYP2B6. La doravirina se metaboliza principalmente mediante CYP3A. No se debe administrar doravirina junto con medicamentos que sean inductores potentes de las enzimas CYP3A, ya que se espera que se produzcan descensos importantes de las concentraciones plasmáticas de doravirina. Si no se puede evitar la administración junto con otros inductores moderados de CYP3A, se debe aumentar la dosis a 100 mg dos veces al día.

La administración de doravirina junto con medicamentos que son inhibidores de CYP3A puede aumentar las concentraciones plasmáticas de doravirina. Sin embargo, no es necesario ajustar su dosis cuando se administre junto con inhibidores de CYP3A.

Doravirina podría reducir las concentraciones plasmáticas de medicamentos que sean sustratos de CYP3A. Se debe emplear con precaución con estos fármacos, sobre todo si presentan un estrecho margen terapéutico.

El efecto inductor de los ITINN sobre el CYP3A4 puede dar lugar a una reducción de la eficacia de muchos fármacos, como anticonceptivos orales, estatinas o antimicrobianos como claritromicina o itraconazol. Efavirenz y nevirapina disminuyen considerablemente las concentraciones plasmáticas de metadona, siendo necesario un aumento notable de las dosis para evitar o paliar el síndrome de abstinencia a opiáceos. Esta interacción no se observa con etravirina, doravirina y rilpivirina.

En el caso del efavirenz, la competición por el CYP3A4 podría producir inhibición del metabolismo y aparición de efectos adversos graves y/o potencialmente mortales con algunos fármacos, como terfenadina, cisaprida, midazolam, triazolam, pimozida, bepridil o alcaloides ergóticos, por lo que no deben emplearse en combinación. Efavirenz y etravirina también pueden comportarse como inhibidores de las isoenzimas 2C9/19 y es por ello que podrían aumentar el efecto de los fármacos que se eliminan por estas vías como el voriconazol. En otras ocasiones son los fármacos asociados los que modifican los niveles del antirretroviral, como es el caso de la carbamazepina o la hierba de San Juan (*Hypericum perforatum*), que podrían reducir la eficacia de estos antirretrovirales.

La administración conjunta de rilpivirina con medicamentos que elevan el pH gástrico puede disminuir las concentraciones plasmáticas de aquélla y reducir su efecto terapéutico. La información disponible sobre las posibles interacciones farmacodinámicas entre la rilpivirina y los medicamentos que prolongan el intervalo QTc en el electrocardiograma (ECG) es limitada. La rilpivirina se debe usar con precaución cuando se administra junto con un medicamento que tiene un riesgo conocido de *torsade de pointes*.

Recientemente se ha comercializado el uso de rilpivirina en su formulación inyectable de liberación prolongada. Esta formulación debe emplearse exclusivamente en combinación el único inhibidor de la integrasa de liberación prolongada, cabotegravir. Este régimen está indicado para el tratamiento de la infección por el VIH-1 en adultos que están virológicamente suprimidos y en TAR estable, sin evidencia actual o previa de resistencia o fracaso virológicos a ITINN y/o inhibidores de la integrasa.

Resistencias

Los ITINN de primera generación son fármacos de baja barrera genética, de manera que en los fallos virológicos muy a menudo aparecen mutaciones de resistencia, y una sola mutación confiere resistencia de alto grado. La mutación más característica y la primera en aparecer, especialmente con efavirenz, es la K103N. Otras mutaciones asociadas a estos ITINN son L100I, V106A/M, V108I, Y181C/I, Y188C/H/L y G190S/A. Existe resistencia cruzada entre efavirenz y nevirapina.

La etravirina tiene una barrera genética más elevada (intermedia), requiriendo varias mutaciones para disminuir significativamente su sensibilidad (V90I, A98G, L100I, K101E/H/p, V106I, E138A, V179D/F/T, Y181C/I/V, G190S/A, M230L). Además, la mutación K103N no afecta a la etravirina.

Las mutaciones asociadas a resistencia a la rilpivirina son: V90I, K101E/P/T, E138K/G, V179I/L, Y181I/C, V189I, H221Y, F227C/L y M230L.

La mutación K103N, que confiere resistencia a otros ITINN, no reduce la susceptibilidad a rilpivirina. Las mutaciones de resistencia asociadas a doravirina son: A98G, V106I, V106A, V106M/T, Y188L, H221Y, P225H, F227C, F227C/R e Y318Y/F. En estudios in vitro, doravirina ha demostrado ser capaz de suprimir las sustituciones asociadas a ITINN; K103N, Y181C y G190A en concentraciones clínicamente relevantes. Sin embargo, no hay suficiente evidencia clínica para recomendar el uso de doravirina en pacientes infectados con el VIH-1 con evidencia de resistencia a ITINN. Por otra parte, las sustituciones asociadas a resistencia a doravirina pueden conferir resistencia cruzada a efavirenz, rilpivirina, nevirapina y etravirina.

Efectos adversos

Las reacciones de hipersensibilidad, especialmente en forma de exantema cutáneo, son los efectos adversos más frecuentemente asociados al tratamiento con ITINN, especialmente a nevirapina, efavirenz y etravirina. La nevirapina está contraindicada en mujeres con más de 250 CD4/μl y en varones con más de 400 CD4/μl por presentar mayor riesgo de reacciones de hipersensibilidad. Se han descrito casos esporádicos de síndrome de Stevens-Johnson con el uso de nevirapina.

La hepatotoxicidad también aparece con cierta frecuencia, particularmente con nevirapina. Las alteraciones del sistema nervioso central (SNC) son características del efavirenz. Se han relacionado con efavirenz los siguientes síntomas: coor-

Tabla 53-7. Inhibidores de la transcriptasa inversa no nucleósidos

Nombre genérico	Efavirenz	Rilpivirina	Nevirapina	Etravirina	Doravirina
Dosis recomendada en adultos	600 mg 1 vez al día	25 mg 1 vez al día Debe administrarse con alimentos	200 mg 1 vez al día durante los primeros 14 días, seguido de 400 mg de liberación prolongada al día	200 mg 2 veces al día (dispersable en agua) Debe administrarse con alimentos	100 mg 1 vez al día
Actividad	VIH-1	VIH-1	VIH-1	VIH-1	VIH-1
Biodisponibilidad v.o.	22% (dosis única de 600 mg con comida de alto contenido graso) 17 % (dosis única de 600 mg con comida normal)	No se ha determinado su biodisponibilidad absoluta en seres humanos En ayunas su biodisponibilidad fue un 40 % menor	> 90 %	No se ha determinado su biodisponibilidad absoluta en seres humanos	64 % (dosis única de 100 mg). La comida rica en grasas aumenta la absorción
Semivida plasmática	40-55 h (tras dosis múltiples) 52-76 h tras una dosis única. La diferencia se debe a la autoinducción de su propio metabolismo	45 h	25-30 h	30-40 h	15 h
$C_{máx}$	4,07 µg/ml 12,9 ± 3,7 µmol (VIH-1 positivo)	204 ± 76 ng/ml (VIH-1 negativo)	5,74 µg/ml (5-7,4) (200 mg 2 veces al día)	0,296 mg/L (200 mg)	0,962 µg/ml
$C_{mín}$	5,6 ± 3,2 µmol (1,77 µg/ml) (VIH-1 positivo)	79 ± 35 ng/ml (VIH-1 positivo)	3,73 µg/ml (3,2-5,08) (200 mg 2 veces al día)	296,74 ± 377,52 ng/ml	–
AUC	184 ± 73 µmol · h (58,14 µg · h/ml)	2.235 ± 851 ng · h/ml (VIH-1 positivo)	109,0 µg · h/ml (96,0-143,5) (200 mg/12 h)	4.531,53 ± 4.543,69 ng · h/ml	16,1 µg · h/ml
$CI_{50/90}$ frente a VIH-1 *in vitro*	CI_{90-95}: 0,00014-0,0021 µg/ml (0,00046-0,0068 µmol)	CI_{50}: 0,73 nmol (0,27 ng/ml)	CI_{50}: 0,063 µmol (0,017 µg/ml)	CI_{50}: 0,9 a 5,5 nmol	CI_{90-95}: 1,2 -10,0 nM)
Penetración en LCR (LCR/plasma)	0,69 % (entre 0,26 y 1,19 %)	No ha sido evaluado en seres humanos	45 % ± 5 %	No disponible	0,005 µg/ml
Metabolización	Sustrato de: CYP2B6, 3A4; glucuronidación; UGT2B7 Inductor de: CYP3A4; CYP2C19 (*in vivo*; voluntarios sanos); CYP2B6; glucuronidación (UGT1A1); autoinduce su propio metabolismo Inhibidor de: CYP2C9 y CYP2C19; 3A4 (*in vitro*); CYP2C8; UGT1A9 y UGT1A4 (*in vitro*), GpP	Sustrato de: CYP3A4 (no es sustrato de GpP) Inhibidor de: GpP (*in vitro*; aunque no afectó la farmacocinética de digoxina, no se puede descartar acumulación de otros sustratos más sensibles de la GpP como dabigarán: precaución); MATE-2K (*in vitro*; significado clínico incierto)	Sustrato de: CYP3A4, CYP2B6, CYP2D6; glucuronidación; GpP Inductor de: CYP3A4 (induce su propio metabolismo); CYP2B6; GpP	Sustrato de: CYP3A4; CYP2C9/19, CYP2C18; glucuronidación (UGT1A3 y UGT1A8) (no es sustrato de GpP) Inductor de: CYP3A4 (débil) Inhibidor de: CYP2C9, CYP2C19 (débil); GpP (débil)	Sustrato de: CYP3A Inductor de: CYP3A
Excreción	Renal 34 % (1 % inalterado) Heces 16-61 %	Renal 6 % (< 1 % inalterado)	Renal 80 % (3 % inalterado) Heces 10 %	Renal: < 1,2 %	Metabolismo oxidative mediado por CYP3A4. Excreción renal secundaria

Continúa

Tabla 53-7. Inhibidores de la transcriptasa inversa no nucleósidos *(cont.)*

NOMBRE GENÉRICO	EFAVIRENZ	RILPIVIRINA	NEVIRAPINA	ETRAVIRINA	DORAVIRINA
Efectos adversos	Exantema Síntomas neuropsiquiátricos Aumento de transaminasas Teratogenicidad en monos	Exantema Depresión Insomnio Dolor de cabeza Elevación de transaminasas Prolongación del intervalo QTc en el ECG en dosis supraterapéuticas En la dosis aprobada de 25 mg/día el efecto sobre el QTc no es clínicamente relevante	Exantema Aumento de transaminasas Hepatitis aguda	Exantema	Cefalea Mareo Somnolencia Erupción Náuseas Diarrea Fatiga Dolor abdominal
Seguridad en el embarazo (FDA)	D	B	B	B	Faltan datos , se recomienda evitar

AUC: área bajo la curva; $C_{máx}$: concentración plasmática máxima; $C_{mín}$: concentración plasmática mínima; CI_{50}: concentración que inhibe el crecimiento del virus en un 50 %; CI_{90}: concentración que inhibe el crecimiento del virus en un 90 %; GpP: glucoproteína P; LCR: líquido cefalorraquídeo; MATE: transportador de expulsión de toxinas y multifármacos; UGT: uridindifosfato-glucuronosiltransferasa; VIH: virus de la inmunodeficiencia humana; v.o.: vía oral.

Categorías de seguridad en el embarazo (*Food and Drug Administration* [FDA]): A = ausencia de riesgos para el feto; B = no teratogenicidad en animales, falta de estudios en seres humanos; C = sin datos de seguridad en embarazadas y los estudios en animales muestran toxicidad fetal o no se han realizado y no deben utilizarse dichos fármacos, a menos que el beneficio potencial supere el posible riesgo fetal; D = existe evidencia de riesgos para el feto.

Asociaciones de antirretrovirales a dosis fijas: Truvada: asociación de TDF 245 mg y emtricitabina 200 mg. Descovy: asociación de TAF 25 mg y emtricitabina 200 mg. Kivexa: asociación de abacavir 600 mg y lamivudina 300 mg. Odefsey: asociación de TAF 25 mg, emtricitabina 200 mg y rilpivirina 25 mg. Triumeq: asociación de abacavir 600 mg, lamivudina 300 mg y dolutegravir 50 mg. Biktarvy: asociación de TAF 25 mg, emtricitabina 200 mg y bictegravir 50 mg. Genvoya: asociación de TAF 25 mg, emtricitabina 200 mg, elvitegravir 150 mg y cobicistat 150 mg. Symtuza: asociación de TAF 25 mg, emtricitabina 200 mg, darunavir 800 mg y cobicistat 150 mg. Juluca: asociación de dolutegravir 50 mg y rilpivirina 25 mg. Dovato: asociación de dolutegravir 50 mg y lamivudina 300 mg.

Información procedente de:
– Fichas técnicas europeas. European Medicine Agency. Disponible en: http://www.ema.europa.eu/ema/index.jsp?curl=pages/includes/medicines/medicines_landing_page.jsp&murl=menus/medicines/medicines.jsp&mid
– Ficha técnica americana (FDA). Disponible en: http://www.fda.gov/default.htm.
– HIV drug interactions website. Disponible en: http://www.hiv-druginteractions.org.
– Panel de expertos de GESIDA y Plan Nacional sobre el Sida. Documento de consenso de GESIDA/Plan Nacional sobre el Sida respecto al tratamiento antirretroviral en adultos con infección por el virus de la inmunodeficiencia humana (actualización enero 2023). http://www.gesida-seimc.org/.
– Pharmacologic Properties of Antiretrovirals. Immunodeficiency Clinic. Toronto general Hospital. http://www.hivclinic.ca/main/drugs_properties.html.

No se han incluido las posibles interacciones de los antirretrovirales, dado que existen diversas páginas web dedicadas a esta finalidad, que pueden facilitar la búsqueda: www.interaccionesvih.com (en español) y www.hivdruginteractions.org (en inglés). Debido a que la información científica relacionada con los antirretrovirales se renueva constantemente, se recomienda consultar también la ficha técnica de los fármacos y la información actualizada ofrecida por las distintas compañías farmacéuticas y las autoridades sanitarias.

dinación anormal, ataxia, confusión, estupor, vértigo, náuseas, vómitos, diarrea, hepatitis, trastornos de la concentración, insomnio, ansiedad, sueños anormales, somnolencia, depresión, pensamientos anormales, agitación, amnesia, delirio, inestabilidad emocional, euforia, alucinaciones y psicosis. La principal limitación del efavirenz es la frecuente aparición de síntomas relacionados con el SNC, que aparecen al empezar su toma y que, aunque suelen ser leves y transitorios, pueden dar lugar a interrupciones del TAR.

Las reacciones adversas más frecuentes de la rilpivirina son: depresión, insomnio, dolor de cabeza, erupción cutánea y elevación de las transaminasas. En un ensayo en voluntarios sanos se ha demostrado que las dosis supraterapéuticas de rilpivirina (75 mg una vez al día y 300 mg una vez al día) prolongan el intervalo QTc en el ECG. Doravirina es el ITINN con un mejor perfil de seguridad. Entre los efectos adversos más frecuentes destacan las alteraciones gastrointestinales, la alteración de transaminasas y la aparición de erupciones cutáneas. También se han descrito reacciones adversas sobre el SNC (cefalea, alteraciones del sueño, mareo) asociadas a doravirina.

En la **tabla 53-7** se exponen las características farmacológicas principales de los ITINN.

Indicaciones clínicas y recomendaciones en el tratamiento de inicio

En las Guías españolas de TAR del GESIDA y Plan Nacional sobre el Sida (enero 2023) se realizan las siguientes recomendaciones en la terapia de inicio en relación con los ITINN (siempre como alternativa y no como pauta preferente):

• Uso de rilpivirina:
    – En pacientes con carga viral plasmática (CVP) < 100.000 copias/ml la combinación de rilpivirina/emtricitabina/TAF se considera régimen alternativo.
    – No debe utilizarse rilpivirina en pacientes con CVP > 100.000 copias/ml. La combinación de TAF/emtricitabina+ doravirina se considera también una pauta alternativa. La combinación en comprimido único de TDF/lamivudina/doravirina existe y está aprobada por la EMA (aunque no está comercializada en España). Su utilización como régimen alternativo está condicionada a la ausencia de alteraciones de la función renal, de osteopenia/osteoporosis y de cualquier condición que suponga un riesgo para desarrollarlas.

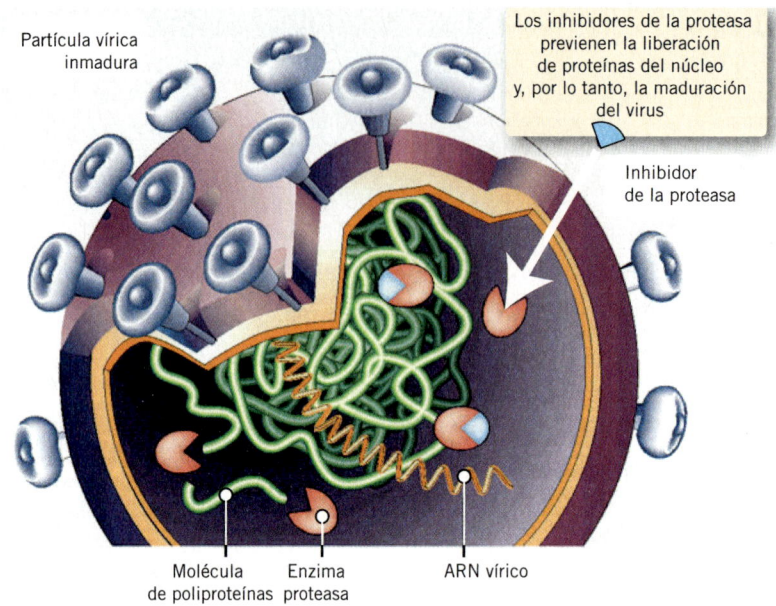

Partícula vírica inmadura

Los inhibidores de la proteasa previenen la liberación de proteínas del núcleo y, por lo tanto, la maduración del virus

Inhibidor de la proteasa

Molécula de poliproteínas   Enzima proteasa   ARN vírico

Figura 53-9. Mecanismo de acción de los inhibidores de la proteasa.

Inhibidores de la proteasa

Características generales y mecanismo de acción

Los inhibidores de la proteasa actúan inhibiendo la proteasa del VIH. No necesitan transformarse o metabolizarse para ser activos y actúan en la fase final del ciclo de replicación viral.

Los inhibidores de la proteasa bloquean la proteasa del VIH, impidiendo la maduración de las proteínas víricas e inhibiendo de forma potente la replicación del virus. La proteasa es una enzima que actúa fragmentando las proteínas precursoras de *gag* y *gag-pol* para formar los componentes polipeptídicos víricos funcionales. La inhibición de la proteasa no impide que se sinteticen los grandes polipéptidos víricos codificados por *gag* y *gag-pol*, pero, al no fragmentarse, no son funcionales y no se producen virus con capacidad infectiva. Los inhibidores de la proteasa tienen una estructura química parecida a los péptidos víricos sustrato de la proteasa, con una elevada afinidad por su dominio activo, por lo que inhiben su actividad catalítica. Actúan de forma directa como inhibidores reversibles, sin requerir ninguna transformación en la célula (**fig. 53-9**).

En el TAR de inicio sólo se pueden usar inhibidores de la proteasa cuando van potenciados con dosis bajas de ritonavir o cobicistat. En la actualidad los inhibidores de la proteasa potenciados disponibles en la clínica, por orden alfabético, son: atazanavir, darunavir y lopinavir.

Metabolismo e interacciones farmacológicas

El ritonavir es sustrato de CYP3A4>2D6 y es un inhibidor potente del CYP3A4 y moderado del CYP2D6, y también tiene un efecto inductor de varias isoenzimas del CYP (1A2, 2B6, 2C8, 2C9, 2C19), así como de la glucuronización; además, es capaz de autoinducir su propio metabolismo. Lopinavir/ritonavir inhibe el CYP3A4; *in vivo* induce su propio metabolismo, el CYP2C9, el CYP2C19 y la glucuroni-

zación. El atazanavir es sustrato e inhibidor del CYP3A4 y de la UDPGT1A1 (enzima encargada de la glucuronización de la bilirrubina). Darunavir y ritonavir son inhibidores del CYP3A, del CYP2D6 y de la glucoproteína P (GpP).

La utilización de pequeñas dosis de ritonavir, el inhibidor de la proteasa con mayor efecto inhibidor del citocromo P-450, inhibe el metabolismo del segundo inhibidor de la proteasa y mejora su perfil farmacocinético. La combinación de un inhibidor de la proteasa potenciado con ritonavir permite reducir el número de comprimidos y utilizar una posología una vez al día o dos veces al día con las comidas, lo que puede favorecer la adherencia al TAR. Además, mejora el cociente $C_{mín}/CI_{50}$ (concentración plasmática mínima/concentración del fármaco que inhibe el crecimiento del virus en un 50 %) del segundo inhibidor de la proteasa, con lo que podría evitarse la aparición de resistencias. La combinación de ritonavir con un inhibidor de la proteasa puede potenciar la toxicidad.

El cobicistat se utiliza, igual que el ritonavir, como potenciador farmacocinético. El cobicistat es sustrato del CYP3A4 y minoritariamente del CYP2D6. Asimismo, es inhibidor de CYP3A y CYP2D6 y de los transportadores: GpP, BCRP, OATP1B1 y OATP1B3. A diferencia de ritonavir, el cobicistat no induce CYP1A2, CYP2B6, CYP2C8, CYP2C9, CYP2C19 o UGT1A1. Por lo tanto, los inhibidores de la proteasa se metabolizan sobre todo a través del CYP3A4 y son transportados por proteínas como la GpP. No requieren ajuste de dosis en la insuficiencia renal. En la mayoría de las ocasiones se utilizan potenciados con ritonavir o cobicistat, comportándose como potentes inhibidores de CYP3A4 y de otras isoenzimas y proteínas transportadoras. El uso de potenciadores y particularmente de ritonavir, se asocia a la aparición de interacciones farmacocinéticas muy relevantes, con importantes aumentos de las concentraciones de fármacos como los inmunodepresores (ciclosporina, tacrólimus, sirólimus), las estatinas o los antagonistas del calcio, entre otros. Por consiguiente, no se recomienda asociar inhibidores de la proteasa potenciados con ritonavir debido al riesgo de aumentar la toxicidad con fármacos que se metabolizan por esta vía enzimática.

El ritonavir inhibe los transportadores de la GpP, OATP1B1 y OATP1B3, y la administración de forma conjunta con sustratos de estos transportadores puede provocar aumentos en las concentraciones plasmáticas de estos compuestos (p. ej., dabigatrán etexilato, digoxina, estatinas y bosentán). Por otra parte, algunos fármacos pueden modificar los niveles de los inhibidores de la proteasa. Por ejemplo, en pacientes coinfectados por VIH y tuberculosis, no debe emplearse rifampicina si están recibiendo inhibidores de la proteasa por riesgo de reducción de la eficacia del tratamiento antirretroviral. Tampoco se recomienda el uso de la hierba de San Juan por el mismo motivo.

Resistencias

Una característica importante de los inhibidores de la proteasa potenciados es su elevada barrera genética para el desarrollo de resistencias, debiendo acumularse múltiples mutaciones para que el virus sea resistente. Esta elevada barrera genética explica que en los pacientes que presentan fallo virológico tras un tratamiento inicial con IP/RTV en ausencia de mutaciones basales, el virus no seleccione ninguna mutación en la proteasa. Cuando ya existen mutaciones de resistencia en la proteasa, la barrera genética se reduce y en los fallos virológicos pueden aparecer nuevas mutaciones. En esta situación se ha observado que los inhibidores de la proteasa de última generación, especialmente darunavir, ofrecen una barrera genética más elevada que los otros inhibidores de la proteasa.

Se han descrito 11 mutaciones asociadas con una disminución de la sensibilidad a darunavir: V11I, V32I, L33F, I47V, I50V, I54L, I54M, G73S, L76V, I84V y L89V.

Existen 11 mutaciones relacionadas con la resistencia a lopinavir: L10F/I/IR/V, K20M/R, L24I, M46I/L, F53L, I54L/T/V, L63P, A71I/L/T/V, V82A/F/T, V82A/F/T, I84V y L90M. Cuando existen hasta 5 de estas mutaciones la cepa es sensible al lopinavir, entre 6 y 7 mutaciones la sensibilidad es intermedia y por encima de 8 se considera resistente.

La mutación de resistencia más característica de atazanavir, especialmente cuando se usa no potenciado, es la I50L, que no confiere resistencia sino hipersusceptibilidad a los otros inhibidores de la proteasa.

Efectos adversos

Algunos efectos adversos de los inhibidores de la proteasa se han considerado de clase, especialmente las alteraciones digestivas (diarrea, náuseas, vómitos, dolor abdominal) y metabólicas (dislipidemia, resistencia a la insulina, diabetes mellitus). A pesar de ello, existen diferencias notables entre los diferentes fármacos. El inhibidor de la proteasa que con mayor frecuencia se asocia con diarrea y otras alteraciones digestivas de intensidad moderada a grave es lopinavir/ritonavir, mientras que con atazanavir/ritonavir o darunavir/ritonavir la incidencia es considerablemente inferior. Asimismo, los inhibidores de la proteasa con un mejor perfil metabólico son atazanavir/ritonavir y darunavir/ritonavir. También se considera un efecto secundario de clase de los inhibidores de la proteasa un aumento del riesgo de hemorragias que se ha observado en los pacientes con hemofilia.

La anomalía de laboratorio más frecuentemente asociada a atazanavir es el aumento de la bilirrubina total, sobre todo a expensas de la bilirrubina indirecta, lo cual puede provocar ictericia.

Con darunavir se han notificado casos graves de erupción cutánea, incluyendo síndrome de Stevens-Johnson (complicación rara).

En la **tabla 53-8** se exponen las principales características farmacológicas de los inhibidores de la proteasa.

Tabla 53-8. Inhibidores de la proteasa

NOMBRE GENÉRICO	LOPINAVIR	ATAZANAVIR	DARUNAVIR
Dosis recomendada en adultos	400/100 mg/12 h 800/200 mg/24 h Tomar con alimentos o sin ellos	300/100 mg/24 h Tomar con alimentos	800/100 mg/24 h (en pacientes *naives* o sin mutaciones a DRV) 600/100 mg/12 h (en pacientes pretratados) Tomar con comida
Actividad	VIH-1, VIH-2	VIH-1, VIH-2	VIH-1, VIH-2
Biodisponibilidad v.o.	No se ha determinado su biodisponibilidad absoluta en seres humanos	68 % (57-80 %)	37 % (DRV solo, dosis única 600 mg) 82 % (DRV/r 600/100 mg/12 h)
Semivida plasmática	5-6 h	6,5 h (ATV 400 mg/24 h) (VIH-1 positivo) 12 h (ATV/r 300/100 mg/24 h) (VIH-1 positivo)	15 h (DRV/r 600/100 mg/12 h)
$C_{máx}$	$12,3 \pm 5,4$ µg/ml (400/100 mg/12 h) $9,8 \pm 3,7$ µg/ml (400/100 mg/12 h) (VIH-1 positivo) $11,8 \pm 3,7$ µg/ml (800/200 mg/24 h) (VIH-1 positivo)	En VIH-1 positivo: 4.466 ng/ml (ATV/r 300/100 mg/24 h) 3.152 ± 2231 ng/ml (ATV 400 mg/24 h)	≈ 6.500 ng (DRV/r 600 mg 2 veces al día)

Continúa

Tabla 53-8. Inhibidores de la proteasa *(cont.)*

Nombre genérico	Lopinavir	Atazanavir	Darunavir
C$_{min}$	8,1 ± 5,7 µg/ml (400/100 mg/12h) 7,1 ± 2,9 µg/ml (400/100 mg/12) (VIH-1 positivo) 3,2 ± 2,1 µg/ml (800/200 mg/24 h) (VIH-1 positivo)	En VIH-1 positivo: 654 ng/ml (ATV/r 300/100 mg/24 h) 273 ± 298 ng/ml (ATV 400 mg/24 h)	En VIH-1 positivo: 2.282 ± 1.168 ng/ml (DRV/r 800/100 mg/24 h) 3.578 ± 1.151 ng/ml (DRV/r 600/100 mg/12 h)
AUC	AUC 0-12 h: 113,2 ± 60,5 µg · h/ml (400/100 mg/12 h) AUC 0-12 h: 92,6 ± 36,7 µg · h/ml (400/100 mg/12 h) (VIH-1 positivo) AUC 0-24 h: 154,1 ± 61,4 µg · h/ml (800/200 mg/24 h) (VIH-1 positivo)	En VIH-1 positivo: AUC 0-24h: 44.185 ng · h/ml (ATV/r 300/100 mg/24 h) AUC 0-24h: 22.262 ± 20.159 ng · h/ml (ATV 400 mg/24 h)	En VIH-1 positivo: 93.026 ± 27.050 ng · h/ml (DRV/r 800/100 mg/24 h) 124.698 ± 32.286 ng · h/ml (DRV/r 600/100 mg/12 h)
CI$_{50/90}$ frente a VIH-1 *in vitro*	CI$_{50}$ frente a varios aislados clínicos de VIH-1 en ausencia de suero 6,5 nmol (4,6 µg/ml)	CI$_{50}$: 0,002-0,004 µg/ml (2,6-5,3 nmol)	CI$_{50}$: 1,2-8,5 nmol (0,7-5,0 ng/ml)
Penetración en LCR (LCR/plasma)	Indetectable	LCR/plasma: 0,0021-0,0226	–
Metabolización	Sustrato de: CYP3A4>CYP2D6; GpP Inductor de: CYP1A2, CYP2B6; CYP2C19 (potente) y en menor medida 2C9, 2C8 *(in vivo)*; glucuronidación (UGT1A4) Inhibidor de: CYP3A4 (potente); CYP2D6 (potente); GpP	Sustrato de: CYP3A4; glucuronidación; GpP Inductor de: CYP2C8 (con ATV/r) Inhibidor de: CYP3A4; CYP2C8 (débil); UGT1A1 y UGT1A3; GpP (moderado)	Sustrato de: CYP3A4>CYP2D6; GpP Inductor de: CYP1A2, CYP2B6; CYP2C19 (potente) y en menor medida CYP2C9; 2C8 *(in vivo)*; glucuronidación (UGT1A4) Inhibidor de: CYP3A4 (potente); CYP2D6 (potente); GpP
Efectos adversos	Intolerancia GI (vómitos, diarrea) Cefalea Astenia Hiperglucemia Dislipemia Lipodistrofia Posible aumento del sangrado en hemofílicos	Hiperbilirrubinemia Intolerancia GI (diarrea) Cefalea Nefrolitiasis Los estudios disponibles a las 48 semanas no muestran alteraciones lipídicas relevantes ATV/r: dislipidemia leve Posible aumento del sangrado en hemofílicos	Intolerancia GI (vómitos, diarrea) Cefalea Astenia Dislipidemia leve Erupción cutánea, que suele ser moderada y autolimitada (usar con precaución en pacientes con alergia conocida a las sulfamidas) Posible aumento del sangrado en hemofílicos
Seguridad en el embarazo (FDA)	C	B	C

AUC: área bajo la curva; ATV/r: atazanavir con ritonavir; C$_{máx}$: concentración plasmática máxima; C$_{min}$: concentración plasmática mínima; CI$_{50}$: concentración que inhibe el crecimiento del virus en un 50 %; CI$_{90}$: concentración que inhibe el crecimiento del virus en un 90 %; DRV/r: darunavir con ritonavir; EFV: efavirenz; ETV: etravirina; FPV: fosamprenavir; GI: gastrointestinal; GpP: glucoproteína P; LCR: líquido cefalorraquídeo; LPV/r: lopinavir con ritonavir; NVP: nevirapina; RPV: rilpivirina; RTV: ritonavir; SQV: saquinavir; TPV: tipranavir; UGT: uridindifosfato-glucoronosiltransferasa; VIH: virus de la inmunodeficiencia humana; v.o.: vía oral.

Categorías de seguridad en el embarazo (*Food and Drug Administration* [FDA]): A = ausencia de riesgos para el feto; B = no teratogenicidad en animales, falta de estudios en seres humanos; C = sin datos de seguridad en embarazadas y los estudios en animales muestran toxicidad fetal o no se han realizado y no deben utilizarse dichos fármacos, a menos que el beneficio potencial supere el posible riesgo fetal; D = existe evidencia de riesgos para el feto.

Asociaciones de antirretrovirales a dosis fijas: Truvada: asociación de TDF 245 mg y emtricitabina 200 mg. Descovy: asociación de TAF 25 mg y emtricitabina 200 mg. Kivexa: asociación de abacavir 600 mg y lamivudina 300 mg. Odefsey: asociación de TAF 25 mg, emtricitabina 200 mg y rilpivirina 25 mg. Triumeq: asociación de abacavir 600 mg, lamivudina 300 mg y dolutegravir 50 mg. Biktarvy: asociación de TAF 25 mg, emtricitabina 200 mg y bictegravir 50 mg. Genvoya: asociación de TAF 25 mg, emtricitabina 200 mg, elvitegravir 150 mg y cobicistat 150 mg. Symtuza: asociación de TAF 25 mg, emtricitabina 200 mg, darunavir 800 mg y cobicistat 150 mg. Juluca: asociación de dolutegravir 50 mg y rilpivirina 25 mg. Dovato: asociación de dolutegravir 50 mg y lamivudina 300 mg.

Información procedente de:
– Fichas técnicas europeas. European Medicine Agency. Disponible en: http://www.ema.europa.eu/ema/index.jsp?curl=pages/includes/medicines/medicines_landing_page.jsp&murl=menus/medicines/medicines.jsp&mid
– Ficha técnica americana (FDA). Disponible en: http://www.fda.gov/default.htm.
– HIV drug interactions website. Disponible en: http://www.hiv-druginteractions.org.
– Panel de expertos de GESIDA y Plan Nacional sobre el Sida. Documento de consenso de GESIDA/Plan Nacional sobre el Sida respecto al tratamiento antirretroviral en adultos con infección por el virus de la inmunodeficiencia humana (actualización enero 2023). http://www.gesida-seimc.org/
– Pharmacologic Properties of Antiretrovirals. Immunodeficiency Clinic. Toronto general Hospital. http://www.hivclinic.ca/main/drugs_properties.html.

No se han incluido las posibles interacciones de los antirretrovirales, dado que existen diversas páginas web dedicadas a esta finalidad, que pueden facilitar la búsqueda: www.interaccionesvih.com (en español) y www.hivdruginteractions.org (en inglés). Debido a que la información científica relacionada con los antirretrovirales se renueva constantemente, se recomienda consultar también la ficha técnica de los fármacos y la información actualizada ofrecida por las distintas compañías farmacéuticas y las autoridades sanitarias.

Indicaciones clínicas y recomendaciones en el tratamiento de inicio

La elección final del inhibidor de la proteasa se basará en datos de eficacia, tolerabilidad, posología y farmacocinética. El lopinavir se administra en comprimidos coformulados con ritonavir. El cobicistat ha sido autorizado por la EMA para potenciar el atazanavir o el darunavir, habiéndose aprobado la utilización de darunavir/cobicistat y atazanavir/cobicistat en un único comprimido coformulado.

En las Guías españolas de TAR de GESIDA y Plan Nacional sobre el Sida (enero 2023) se realizan las siguientes recomendaciones sobre el uso de los inhibidores de la proteasa en la terapia de inicio:

- Cuando se considere conveniente iniciar un tratamiento basado en inhibidores de la proteasa se recomienda utilizar la combinación en comprimido único de TAF/emtricitabina/darunavir/cobicistat o, en su defecto, la combinación de TAF/emtricitabina + darunavir/ritonavir. En todo caso, ambos regímenes se consideran alternativas terapéuticas.

Inhibidores de la integrasa

Características generales y mecanismo de acción

La integrasa es una enzima codificada por el VIH-1 necesaria para su replicación. La inhibición de la integrasa impide la integración del ADN del VIH-1 en el ADN genómico del hospedador, con el consiguiente bloqueo de la formación de provirus del VIH-1 y de la propagación de la infección vírica.

Los inhibidores de la integrasa inhiben la integrasa del VIH uniéndose a su sitio activo, bloqueando la transferencia de la cadena durante la integración del ADN retroviral, que es esencial para el ciclo de replicación del VIH (**fig. 53-10**).

Los inhibidores de la integrasa aprobados por la EMA para el TAR de inicio son: raltegravir, elvitegravir, dolutegravir, bictegravir y cabotegravir.

Metabolismo e interacciones farmacológicas

El dolutegravir se metaboliza principalmente a través de la glucuronidación vía UGT1A1 con un componente menor de CYP3A.

In vitro, dolutegravir no mostró ninguna inhibición directa o débil (CI_{50} > 50 μM) de las enzimas del citocromo P-450, UGT1A1 o UGT2B7 o los transportadores GpP, BCRP, BSEP, OATP1B1, OATP1B3, OCT1, MATE2-K, MRP2 o MRP4. *In vitro*, el dolutegravir no indujo al CYP1A2, CYP2B6 o CYP3A4. Basándose en estos datos, no se espera que el dolutegravir afecte a la farmacocinética de los medicamentos que son sustratos de las principales enzimas o transportadores.

El dolutegravir también es un sustrato de UGT1A3, UGT1A9, CYP3A4, GpP y BCRP; por lo tanto, los medicamentos que inducen estas enzimas pueden disminuir la concentración plasmática de dolutegravir y reducir su efecto terapéutico. La administración concomitante de dolutegravir y otros medicamentos que inhiben estas enzimas puede aumentar la concentración plasmática de dolutegravir.

La absorción de dolutegravir se ve reducida por ciertos agentes antiácidos. Las concentraciones de metformina se pueden ver incrementadas por dolutegravir. Los pacientes deben ser vigilados durante el tratamiento y se puede requerir un ajuste de la dosis de metformina.

En pacientes adultos infectados por el VIH-1 sin resistencia demostrada o sospecha clínica de resistencia a los inhibidores de la integrasa, la dosis recomendada de dolutegravir es de 50 mg (1 comprimido) por vía oral, 1 vez al día. Se debe administrar dolutegravir 2 veces al día cuando se administra junto con otros fármacos como efavirenz, nevirapina, tipranavir/ritonavir o rifampicina.

El elvitegravir requiere potenciación farmacológica. Se ha comercializado coformulado con cobicistat (que cumple la función de potenciador) + emtricitabina + TDF o TAF en un solo comprimido. El cobicistat es un inhibidor selectivo del mecanismo de los citocromos P-450 de la subfamilia CYP3A. La inhibición del metabolismo mediado por CYP3A por parte de cobicistat potencia la exposición sistémica a los sustratos de CYP3A, como elvitegravir.

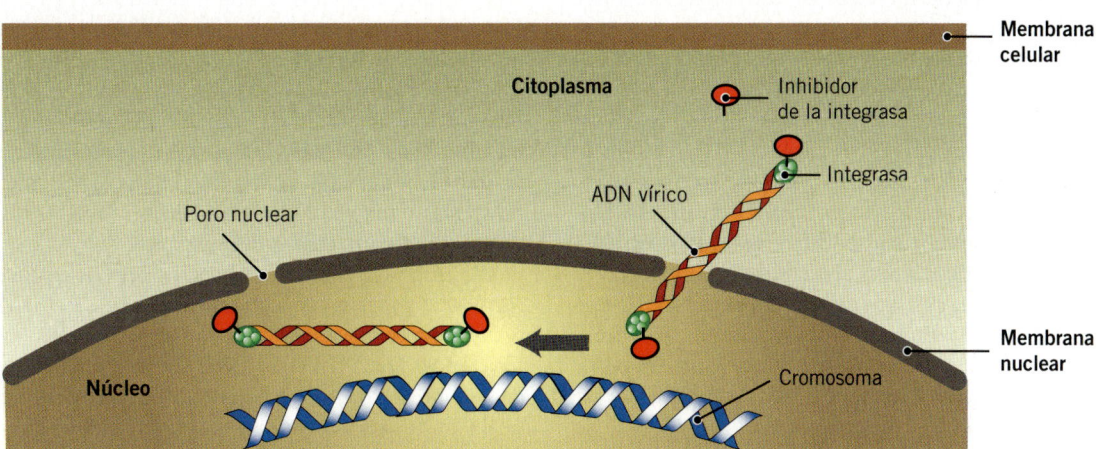

Figura 53-10. Mecanismo de acción de los inhibidores de la integrasa.

El elvitegravir sufre metabolismo oxidativo por el CYP3A (vía mayor) y glucuronidación por las enzimas UGT1A1/3 (vía menor). Es un inductor de escasa potencia de CYP2C9 o de enzimas UGT; por lo tanto, puede reducir las concentraciones plasmáticas de los sustratos de estas enzimas. El elvitegravir se metaboliza a través de CYP3A y, en menor grado, de UGT1A1. Se prevé que los medicamentos que inducen la actividad de CYP3A aumenten el aclaramiento de elvitegravir, con la consiguiente reducción de sus concentraciones plasmáticas, lo que puede provocar una pérdida del efecto terapéutico de elvitegravir/cobicistat/emtricitabina/TDF o TAF y la aparición de resistencias.

El cobicistat se metaboliza a través de una oxidación mediada por CYP3A y/o CYP2D6 y no sufre glucuronidación. Es un potente inhibidor del mecanismo basado en CYP3A y un sustrato de CYP3A. También es un inhibidor débil de CYP2D6 y se metaboliza, en menor grado, a través de CYP2D6. Entre los transportadores que cobicistat inhibe se encuentran la GpP, BCRP, OATP1B1 y OATP1B3. La administración concomitante de elvitegravir/cobicistat/emtricitabina/TDF o TAF con medicamentos principalmente metabolizados por CYP3A o CYP2D6, o que son substratos de GpP, BCRP, OATP1B1 o OATP1B3, puede llevar a concentraciones plasmáticas aumentadas de dichos medicamentos, lo que puede incrementar o prolongar su efecto terapéutico y sus reacciones adversas. La administración concomitante de elvitegravir/cobicistat/emtricitabina/ TDF o TAF con medicamentos inhibidores de CYP3A puede reducir el aclaramiento de cobicistat, con la consiguiente elevación de sus concentraciones plasmáticas.

Los estudios *in vitro* indicaron que raltegravir no es un sustrato de las enzimas del citocromo P-450, no inhibe las enzimas CYP1A2, CYP2B6, CYP2C8, CYP2C9, CYP2C19, CYP2D6 o CYP3A, no induce la CYP3A4 y no inhibe el transporte mediado por la GpP. Según estos datos, no cabe esperar que el raltegravir afecte a la farmacocinética de los medicamentos que son sustratos de estas enzimas o de la GpP.

Dado que el raltegravir se metaboliza por glucuronidación, principalmente a través de la UGT1A1, se debe tener precaución cuando se administra simultáneamente con inductores potentes de la UGT1A1 (p. ej., rifampicina). La administración simultánea de raltegravir con medicamentos que se sabe que son inhibidores potentes de la UGT1A1 (p. ej., atazanavir) puede incrementar las concentraciones plasmáticas de raltegravir.

Bictegravir se metaboliza a nivel hepático mediante oxidación (vía CYP3A) y glucuronidación (vía UGT1A1), de modo que la administración concomitante de bictegravir y medicamentos que inducen CYP3A y/o UGT1A1 (por ejemplo, rifampicina), pueden disminuir significativamente las concentraciones plasmáticas de bictegravir. Asimismo, los fármacos que inhiben estas enzimas podrían aumentar considerablemente las concentraciones plasmáticas de bictegravir.

Bictegravir es a la vez sustrato de la glicoproteína P (P-gp) y BCRP (*breast cancer resistance protein)*, aunque su significado clínico no está bien establecido. El uso concomitante de fármacos que inhiben P-gp y/o BCRP (por ejemplo los macrólidos) debe realizarse con precaución.

In vitro, bictegravir inhibe el transportador de cationes orgánicos 2 (OCT2) y el transportador de expulsión de múltiples fármacos y de toxinas 1 (MATE1), sin embargo, in vivo, el uso concomitante de bictegravir con el sustrato de estos trnasportadores metformina, no produjo ateraciones clínicas relevantes.

Cabotegravir se metaboliza a nivel hepático por las enzimas UGT1A1 y, en menor medida, por la UGT1A9. Los fármacos inductores de estas enzimas podrían disminuir las concentraciones plasmáticas de cabotegravir. Los metabolizadores lentos de UGT1A1, pueden experimentar un aumento de hasta 1,5 veces el AUC, C_{max} y C_{tau} de cabotegravir, aunque no es esperable que este aumento sea clínicamente relevante. Por lo tanto, no se recomiendan ajustes de dosis para cabotegravir en presencia de inhibidores de UGT1A1.

Cabotegravir es sustrato de P-gp y BCRP, sin embargo, no se esperan alteraciones en la absorción cuando se administre conjuntamente con inhibidores de la P-gp o la BRCP.

In vitro, cabotegravir no indujo CYP1A2, CYP2B6 ni CYP3A4.

In vitro, cabotegravir inhibe a OAT1 (IC_{50}=0,81 μM) y OAT3 (IC_{50}=0,41 μM), por lo tanto, se recomienda precaución cuando se administre concomitantemente con sustratos de OAT1/3 (por ejemplo, metotrexato).

No se esperan interacciones relevantes entre las inyecciones de cabotegravir y otros fármacos antirretrovirales incluyendo inhibidores de la proteasa, inhibidores de la transcriptasa inversa análogos de nucleósido, inhibidores de la transcriptasa inversa no nucleósidos, inhibidores de la integrasa, inhibidores de entrada o ibalizumab.

Resistencias

Se ha descrito una reducción en la susceptibilidad a elvitegravir asociada a las mutaciones de la integrasa: T66A/I, E92G/Q, S147G y Q148R. Existe resistencia cruzada entre los inhibidores de la integrasa, especialmente entre elvitegravir y raltegravir.

La mayoría de los virus aislados de pacientes en los que ha fracasado el raltegravir mostraban un elevado nivel de resistencia a dicho fármaco como consecuencia de la aparición de dos o más mutaciones. La mayoría presentaba una mutación en el aminoácido de la posición 155 (N155 cambio por H), en el aminoácido de la posición 148 (Q148 cambio por H, K o R) o en el aminoácido de la posición 143 (Y143 cambio por H, C o R) y una o más mutaciones adicionales de la integrasa (p. ej., L74M, E92Q, T97A, E138A/K, G140A/S, V1511, G163R y S230R). Las mutaciones que confieren resistencia a raltegravir generalmente también confieren resistencia a elvitegravir. Los virus que albergan una mutación en el aminoácido 148, junto con una o más mutaciones adicionales de resistencia a raltegravir, pueden tener también resistencia clínicamente significativa a dolutegravir.

Dolutegravir tiene una barrera genética superior a raltegravir. Los virus aislados en sujetos que habían fracasado a dolutegravir presentaban las sustituciones asociadas a resistencia R263K y V151V/I. Otras mutaciones observadas en presencia de resistencia de clase a los inhibidores de la integrasa fueron L74L/M, E92Q, T97A, E138K/A/T, G140S, Y143H, S147G, Q148H/K/R, N155H y E157E/Q.

Bictegravir presenta una barrera a las resistencias similar a dolutegravir. In vitro se observaron sustituciones de resistencia a bictegravir:a M50I, R263K, T66I y S153F. Sin embargo, *in vivo* no se observaron resistencias asociadas a bictegravir, en los estudios de pacientes naïve y switch. Con respecto a las resistencia cruzadas, se ha observado que las sustituciones G140A/C/S, G118R, T97A, G118R y Q148H/K/R se han asociado a una sensibilidad reducida a bictegravir. No obstante, la relevancia clínica de estas mutaciones aún está por determinar.

En presencia de cabotegravir, se ha observado la emergencia de las siguientes mutaciones en la integrasa: Q146L, S153Y, I162M, Q148K/R/H, E138K, G140C/S, N155H y sus combinaciones. Otras mutaciones múltiples, que resultaron en una reducción en la sensibilidad a cabotegravir fueron: T66K/L74M; G140S/Q148K; G140S/Q148H y E92Q/N155H.

En los ensayos clínicos FLAIR y ATLAS de cabotegravir más rilpivirina se observaron pocos fracasos virológicos. En el estudio FLAIR, los 3 fracasos virológicos que presentaron resistencias tenían VIH-1 Subtipo A1. Además, dos de ellos presentaron la mutación emergente Q148R asociada a resistencia al inhibidor de la integrasa, mientras que uno de los tres presentó la G140R que confiere sensibilidad fenotípica reducida a cabotegravir. Los tres tenían además una mutación asociada a resistencia a rilpivirina: K101E, E138E/A/K/T o E138K, y dos de los tres mostraron sensibilidad fenotípica reducida a rilpivirina. Los tres fracasos virológicos en el estudio ATLAS tenían VIH-1 subtipos A, A1 y AG. Uno de ellos presentaba en el momento del fracaso la mutación N155H. Los tres presentaban además una mutación asociada a resistencia a rilpivirina: E138A, E138E/K o E138K.

En el estudio ATLAS-2M también se observaron mutaciones de resistencia a rilpivirina (Y181Y/C+H221H/Y, K101E, E138E/K, Y188Y/F/H/L, Y188L, E138A o E138E/A) y cabotegravir (G140G/R, N155H, Q148R, Q148Q/R+N155N/H y L74I).

Efectos adversos

En general, los inhibidores de la integrasa suelen tolerarse bien. Los efectos adversos más frecuentes relacionados con el dolutegravir son insomnio y cefaleas. Se han descrito reacciones de hipersensibilidad, caracterizadas por exantema, síntomas constitucionales y algunas veces disfunción de órganos, incluido daño hepático.

Las reacciones adversas mas frecuentes con elvitegravir/cobicistat/emtricitabina/TDF o TAF fueron náuseas, diarrea, deterioro del filtrado glomerular y potencial disminución en la densidad mineral ósea. El cobicistat inhibe la secreción tubular de creatinina y puede causar un escaso aumento de la creatinina sérica y una escasa reducción del aclaramiento de creatinina.

Se han descrito los siguientes efectos adversos relacionados con raltegravir: náuseas, diarrea, cefalea, fiebre, elevación de la CPK, debilidad muscular y rabdomiólisis, exantema cutáneo, incluido síndrome de Stevens-Johnson, reacción de hipersensibilidad y necrólisis epidérmica tóxica. Con la inyección intramuscular de cabotegravir se han descrito reacciones en el lugar de la inyección muy frecuentes (dolor, malestar, picor, calor, enrojecimiento, etc.) que por lo general fueron leves o moderadas y se volvieron menos frecuentes con el tiempo. La sensación de calor y la cefalea fueron otros de los efectos adversos más frecuentes. También se han descrito mareo, insomnio, depresión, ansiedad, sueños anormales y alteraciones gastrointestinales, por lo general leves.

En la **tabla 53-9** se exponen las principales características farmacológicas de los inhibidores de la integrasa. Las características farmacológicas de cabotegravir se exponen en conjunto con las de rilpivirina de administración intramuscular, en la **tabla 53-10**.

Indicaciones clínicas y recomendaciones en el tratamiento de inicio

En las Guías españolas de TAR del GESIDA y Plan Nacional sobre el Sida (enero 2023) se realizan las siguientes re-

Tabla 53-9. Inhibidores de la integrasa

NOMBRE GENÉRICO	RALTEGRAVIR	ELVITEGRAVIR	DOLUTEGRAVIR	BICTEGRAVIR
Dosis recomendada en adultos	400 mg 2 veces al día Puede tomarse con alimentos o sin ellos	1 comprimido coformulado/día (EVG 150 mg/COB 150 mg/TDF 300 mg/FTC 200 mg) Tomar con alimentos	50 mg/día Puede tomarse con alimentos o sin ellos	30 mg 1 vez al día, con o sin alimentos
Actividad	VIH-1, VIH-2	VIH-1, VIH-2	VIH-1, VIH-2	VIH-1, VIH-2
Biodisponibilidad v.o.	No se ha determinado su biodisponibilidad absoluta en seres humanos	No se ha determinado su biodisponibilidad absoluta en seres humanos	No se ha determinado su biodisponibilidad absoluta en seres humanos	No se ha determinado su biodisponibilidad absoluta en seres humanos. La comidas ricas en grasas aumentan la AUC de bictegravir
Semivida plasmática	9 h	12,9 h	13-14 h	17,3 h
$C_{máx}$	4,5 µmol (IC 90 %: 2,0-10,2) (= 2,17 µg/ml)	1,7 ± 0, 4 µg/ml	3,67 µg/ml	6,15 µg/ml
$C_{mín}$	0,14 µmol (= 0,068 µg/ml)	0,45 ± 0,26 µg/ml	1,11 µg/ml	2,61 µg/ml

Continúa

Tabla 53-9. Inhibidores de la integrasa *(cont.)*

NOMBRE GENÉRICO	RALTEGRAVIR	ELVITEGRAVIR	DOLUTEGRAVIR	BICTEGRAVIR
AUC	AUC 0-12 h: 14,3 μmol·h (IC 90 %: 7,6-26,6) (= 6,89 μg·h/ml)	23,0 ± 7,5 μg·h/ml	53,6 μg·h/ml	102 μg·h/ml
$CI_{50/90}$ frente a VIH-1 *in vitro*	CI_{95}: 31 ± 20 nmol (= 14,9 ng/ml)	CI_{50}: 0,02-1,7 nmol (0,0089-0,7616 ng/ml)	CI_{50}: 0,5 nmol (cepas de laboratorio utilizando PBMC)	CI_{90-95}: <0,05-1,71 nM (VIH-1) y 1,1 nM (VIH-2)
Penetración en LCR (LCR/plasma)	Penetración insignificante	No ha sido evaluado en seres humanos	18 ng/ml (límites: 4 ng/ml a 232 ng/ml) 2 a 6 h posdosis después de 2 semanas de tratamiento	No hay datos
Metabolización	Sustrato de: UGT1A1; no es sustrato del citocromo P-450; GpP no tiene un papel importante Inductor: no es inductor de CYP3A4 Inhibidor de: *in vitro* no inhibe UGT1A1 ni UGT2B7; *in vivo* puede existir cierta inhibición de la UGT1A1; no inhibe GpP; no inhibe CYP3A4	**Elvitegravir** Sustrato de: CYP3A4 (mayoritario); UGT1A1/1A3 (minoritarios) Inductor de: CYP2C9 y UGT (escasa potencia); CYP3A4 (débil) Inhibidor de: GpP (débil) **Cobicistat** Sustrato de: CYP3A4 (mayoritario); CYP2D6 (minoritario); no es sustrato de UGT Inhibidor de: CYP3A4 (potente); CYP2D6 (débil); GpP (potencia similar a RTV); BCRP en intestino; OATP1B1 y OATP1B3 en hígado	Sustrato de: UGT1A1 (mayoritario); CYP3A4 (minoritario); *in vitro* es sustrato de UGT1A3, UGT1A9 y de los transportadores BCRP y GpP Inhibidor de: transportadores OCT2 y MATE; interacción con GpP parece poco probable; no inhibe UGT1A1 ni UGT2B7	Sustrato de: P-gp y BCRP Inductor de: CYP3A y UGT1A1 Inhibidor de: OCT2 y MATE1
Excreción	Heces: 51 % Orina: 32 %	Heces: 94,8 % Orina: 6,7 %	Heces: 53 % Orina: 31 %	Glucoronidación hepática vía UCT1A1 y oxidación vía CYP3A4. Excreción renal: mínima (<1 %). Fecal: 60,3 %
Efectos adversos	Diarrea, náuseas Cefalea	Diarrea, náuseas Cefalea Mareo Acidosis láctica Astenia Cobicistat reduce levemente el filtrado	Insomnio, cefaleas Reacciones de hipersensibilidad, caracterizadas por exantema, síntomas constitucionales y algunas veces disfunción de órganos, incluido daño hepático	Depresión Alteraciones del sueño Cefalea Mareo Diarrea Náuseas Fatiga
Seguridad en el embarazo (FDA)	C	B	B	D

AUC: área bajo la curva; BCRP: *breast cancer resistant protein*; $C_{máx}$: concentración plasmática máxima; $C_{mín}$: concentración plasmática mínima; CI_{50}: concentración que inhibe el crecimiento del virus en un 50 %; CI_{90}: concentración que inhibe el crecimiento del virus en un 90 %; COBI: cobicistat; EFV: efavirenz; ETV: etravirina; EVG: elvitegravir; GpP: glucoproteína P; LCR: líquido cefalorraquídeo; MATE: transportador de expulsión de toxinas y multifármacos; NVP: nevirapina; OATP: péptidos transportadores de aniones orgánicos; PBMC: células mononucleares de sangre periférica; RAL: raltegravir; TDF: tenofovir disproxilfumarato; TPV/r: tipranavir con ritonavir; UGT: uridindifosfato-glucuronosiltransferasa; VIH: virus de la inmunodeficiencia humana; v.o.: vía oral.

Categorías de seguridad en el embarazo (*Food and Drug Administration* [FDA]): A = ausencia de riesgos para el feto; B = no teratogenicidad en animales, falta de estudios en seres humanos; C = sin datos de seguridad en embarazadas y los estudios en animales muestran toxicidad fetal o no se han realizado y no deben utilizarse dichos fármacos, a menos que el beneficio potencial supere el posible riesgo fetal; D = existe evidencia de riesgos para el feto.

Asociaciones de antirretrovirales a dosis fijas: Truvada: asociación de TDF 245 mg y emtricitabina 200 mg. Descovy: asociación de TAF 25 mg y emtricitabina 200 mg. Kivexa: asociación de abacavir 600 mg y lamivudina 300 mg. Odefsey: asociación de TAF 25 mg, emtricitabina 200 mg y rilpivirina 25 mg. Triumeq: asociación de abacavir 600 mg, lamivudina 300 mg y dolutegravir 50 mg. Biktarvy: asociación de TAF 25 mg, emtricitabina 200 mg y bictegravir 50 mg. Genvoya: asociación de TAF 25 mg, emtricitabina 200 mg, elvitegravir 150 mg y cobicistat 150 mg. Symtuza: asociación de TAF 25 mg, emtricitabina 200 mg, darunavir 800 mg y cobicistat 150 mg. Juluca: asociación de dolutegravir 50 mg y rilpivirina 25 mg. Dovato: asociación de dolutegravir 50 mg y lamivudina 300 mg.

Continúa

Tabla 53-9. Inhibidores de la integrasa *(cont.)*

NOMBRE GENÉRICO	RALTEGRAVIR	ELVITEGRAVIR	DOLUTEGRAVIR	BICTEGRAVIR

Información procedente de:
- Fichas técnicas europeas. European Medicine Agency. Disponible en: http://www.ema.europa.eu/ema/index.jsp?curl=pages/includes/medicines/medicines_landing_page.jsp&murl=menus/medicines/medicines.jsp&mid
- Ficha técnica americana (FDA). Disponible en: http://www.fda.gov/default.htm.
- HIV drug interactions website. Disponible en: http://www.hiv-druginteractions.org.
- Panel de expertos de GESIDA y Plan Nacional sobre el Sida. Documento de consenso de GESIDA/Plan Nacional sobre el Sida respecto al tratamiento antirretroviral en adultos con infección por el virus de la inmunodeficiencia humana (actualización enero 2023). http://www.gesida-seimc.org/
- Pharmacologic Properties of Antiretrovirals. Immunodeficiency Clinic. Toronto general Hospital. http://www.hivclinic.ca/main/drugs_properties.html.
No se han incluido las posibles interacciones de los antirretrovirales, dado que existen diversas páginas web dedicadas a esta finalidad, que pueden facilitar la búsqueda: www.interaccionesvih.com (en español) y www.hivdruginteractions.org (en inglés). Debido a que la información científica relacionada con los antirretrovirales se renueva constantemente, se recomienda consultar también la ficha técnica de los fármacos y la información actualizada ofrecida por las distintas compañías farmacéuticas y las autoridades sanitarias.

comendaciones sobre el uso de los inhibidores de la integrasa en la terapia de inicio: las combinación de TAF/emtricitabina/bictegravir se considera una pauta preferente de inicio.

Por su parte, dolutegravir está recomendado como pauta preferente combinado con TAF/emtricitabina, abacavir/lamivudina o bien sólo con lamivudina (biterapia). Ésta última pauta está indicada sólo en sujetos con CD4 basales > 200 células/microlitro, sin infección crónica por el virus de la hepatitis B y siempre y cuando no hayan fracasado previamente a la profilaxis pre-exposición (PrEP).

Inhibidores de la entrada

El VIH puede entrar en los linfocitos CD4 a través de tres pasos, y la inhibición de cada uno de ellos constituye

Tabla 53-10. Fármacos antirretrovirales de acción prolongada y administración intramuscular

NOMBRE GENÉRICO	CABOTEGRAVIR IM	RILPIVIRINA IM
Dosis recomendada en adultos	Inducción oral (durante 1 mes): 30 mg 1 vez al día. Intramuscular (inyección glútea): 600 mg (3 ml) el último día de la toma oral, a los 30 días de la misma y posteriormente cada 8 semanas (ventana de +/– 7 días)	Inducción oral (durante 1 mes): 25 mg 1 vez al día. Intramuscular (inyección glútea): 900 mg (3 ml) el último día de la toma oral, a los 30 días de la misma y posteriormente cada 8 semanas (ventana de +/– 7 días)
Actividad	VIH-1, VIH-2	VIH-1
Biodisponibilidad v.o.	No se ha determinado su biodisponibilidad absoluta en seres humanos. Las comidas ricas en grasas aumentan la AUC de bictegravir	Ver tabla de «inhibidores de la transcriptasa inversa no nucleósidos»
Semivida plasmática	5,6 y 11,5 semanas	13-28 semanas
$C_{máx}$	8,22 ng/ml con 30 mg oral; 3,64 ng/ml con 600 mg im	138 ng/ml (80,6-228) con 900 mg im
$C_{mín}$	2,61 µg/ml	–
AUC	0,142 µg·h/ml con 30 mg oral; AUC 90d: 2,291 µg·h/ml con 600 mg	AUC 90d: 132.450 µg·h/ml con 900 mg
Penetración en LCR (LCR/plasma)	0,013 µg/ml con 600 mg cada 8 semanas	1,84 ng/ml con 900 mg cada 8 semanas
Metabolización	Sustrato de: P-gp y BCRP Inductor de: UGT1A1 y UGT1A9 Inhibidor de: OAT1 y OAT3	Sustrato de: P-gp Inductor de: CYP3A Inhibidor de: MATE-2K
Excreción	Fecal: 60 % inmodificado Renal: 27 % como metabolito conjugado con glucurónico	Fecal: 80 % Renal: 6 %
Efectos adversos	Depresión Sueños anormales Ansiedad Cefalea Mareo Diarrea Náuseas y vómitos Dolor abdominal Erupción Astenia Fatiga Reacciones en el lugar de inyección	Depresión Sueños anormales Ansiedad Cefalea Mareo Diarrea Náuseas y vómitos Dolor abdominal Erupción Astenia Fatiga Reacciones en el lugar de inyección
Seguridad en el embarazo (FDA)	No hay datos	No hay datos

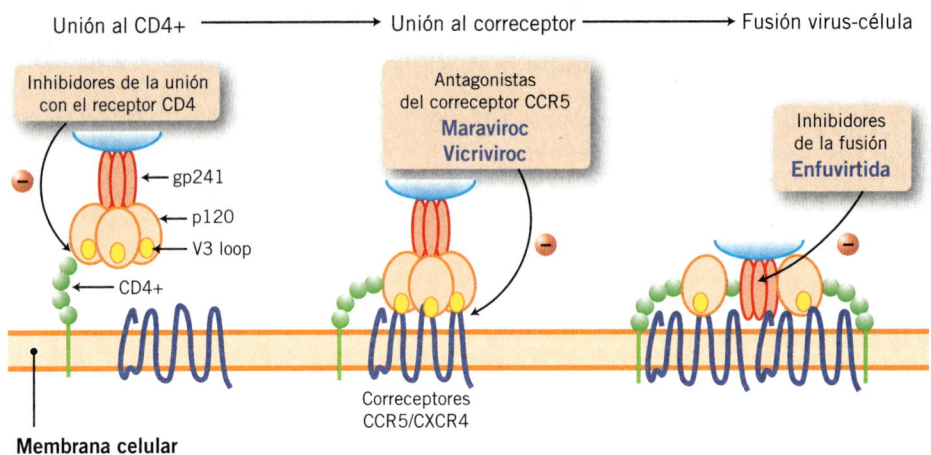

Figura 53-11. Dianas para la inhibición de la entrada del VIH.

estrategias de tratamiento, como los inhibidores de la fusión (enfuvirtida) y los inhibidores de los correceptores CCR5 (**figs. 53-11** y **53-12**).

El primer paso es la unión específica de la gp120 del virus al receptor CD4. Tras la unión gp120-CD4, ocurre un cambio conformacional en la gp120, que se liga a un correceptor en la superficie de la célula (CCR5 o CXCR4). Ello conduce a otros cambios conformacionales en la gp120 que conducen a la exposición de la proteína gp41. Esta proteína media la fusión del virus y las membranas celulares.

Inhibidores de la fusión

Características generales y mecanismo de acción

El primer paso para la infección celular del VIH es la unión y posterior fusión de su envuelta a la membrana de la célula hospedadora, permitiendo la introducción del genoma vírico en la célula. El gen del VIH codifica una proteína que se glucosila, denominada gp160, cuya escisión da lugar a una glucoproteína superficial, la gp120, y otra transmembrana, la gp41. La penetración del VIH en la célula se inicia cuando la gp120 se une a la molécula CD4 de la célula diana, así como a los correceptores (**v. fig. 53-12, A-C**). A continuación, la gp41 vírica experimenta una alteración de su conformación que posibilita, en último término, la fusión de las membranas vírica y celular. Una vez ocurrida la fusión, el contenido vírico entra en la célula y permite su infección. La proteína gp41 incluye las regiones HR1 y HR2, que son hidrófobas y que permiten su unión a la célula. El dominio HR2 se pliega para asociarse con una segunda estructura, el dominio HR1. Este proceso, denominado *gp41 zipping* (que puede traducirse como «cierre de cremallera») permite la fusión del virión y la célula (**v. fig. 53-12, D, E**).

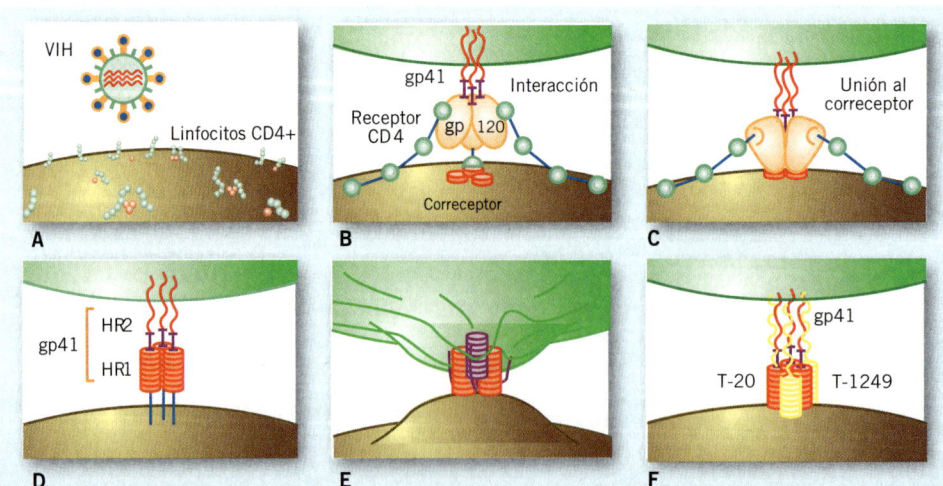

Figura 53-12. Inhibición de la fusión del VIH en la célula. La penetración del VIH en la célula se inicia cuando la gp120 se une a la molécula CD4 de la célula diana, así como a los correceptores (A-C). A continuación, la gp41 vírica experimenta una alteración de su conformación que posibilita, en último término, la fusión de las membranas vírica y celular. El dominio HR2 se pliega para asociarse con una segunda estructura, el dominio HR1. Este proceso, denominado *gp41 zipping* (que puede traducirse como «cierre de cremallera»), permite la fusión del virión y la célula (D y E). Diversos péptidos sintéticos que mimetizan los segmentos HR2 de la proteína gp41 bloquean el proceso de fusión por una unión competitiva con el dominio HR1 cuando la gp41 sufre su cambio conformacional. Al evitarse la unión entre HR2 y HR1, se impide el proceso de *gp41 zipping* y, en consecuencia, se detiene el proceso de fusión de las membranas del VIH y la célula (F). T-20: enfuvirtida.

Diversos péptidos sintéticos que mimetizan los segmentos HR2 de la proteína gp41 bloquean el proceso de fusión por una unión competitiva con el dominio HR1 cuando la gp41 sufre su cambio conformacional. Al evitarse la unión entre HR2 y HR1, se impide el proceso *gp41 zipping* y, en consecuencia, se detiene el proceso de fusión de las membranas del VIH y la célula **(v. fig. 53-12, F).**

La enfuvirtida es un péptido sintético consistente en una secuencia de 36 aminoácidos, análogo de los residuos 127 a 162 del segmento HR2 de la gp41 del VIH. Se une de forma competitiva al segmento HR1 de la gp41, con lo que evita la formación de una estructura de seis hélices que resulta esencial para que se lleve a cabo la fusión de las membranas **(v. fig. 53-12, F).**

Metabolismo e interacciones farmacológicas

La enfuvirtida se metaboliza a través de las vías catabólicas de las proteínas y los aminoácidos. No es sustrato ni influye en la actividad de ninguno de los sistemas metabólicos de los otros fármacos. No es susceptible de presentar interacciones metabólicas relevantes.

Resistencias

El perfil de resistencias es completamente diferente del de los restantes antirretrovirales. La barrera genética de enfuvirtida es baja y, si no se acompaña de otros fármacos activos, rápidamente aparecen mutaciones de resistencia y pierde su eficacia.

Indicaciones clínicas

La enfuvirtida está indicada en combinación con otros fármacos antirretrovirales en el tratamiento de pacientes infectados por el VIH-1 previamente tratados y en los que han fracasado los tratamientos con, al menos, un medicamento de cada una de las siguientes tres clases de antirretrovirales –inhibidores de la proteasa, ITIAN e ITINN– o presentaron intolerancia a tratamientos antirretrovirales previos. En la actualidad se utiliza muy poco debido a la necesidad de administrarlo por vía subcutánea y por las frecuentes reacciones cutáneas en el sitio de inyección.

En la **tabla 53-11** se exponen las características farmacológicas principales de enfurvitida.

Inhibidores del correceptor CCR5

Características generales y mecanismo de acción

El maraviroc es un fármaco activo frente a VIH-1 con tropismo CCR5. Se une selectivamente al correceptor humano de quimiocinas CCR5, impidiendo la entrada en las células del VIH-1 con tropismo CCR5. No es activo frente al VIH-1 con tropismo CXCR4 o con tropismo dual (CCR5/CXCR4).

Por este motivo, antes de iniciar un tratamiento con este fármaco es preciso realizar un estudio de tropismo. El maraviroc ha mostrado ser un fármaco muy eficaz y bien tolerado en pacientes previamente tratados.

Metabolismo e interacciones farmacológicas

El maraviroc es un sustrato del citocromo P-450 CYP3A4. La administración concomitante de maraviroc con medicamentos inductores del CYP3A4 puede disminuir las concentraciones de aquél y reducir sus efectos terapéuticos. La administración conjunta de maraviroc con medicamentos inhibidores del CYP3A4 puede aumentar las concentraciones plasmáticas del primero. Por ello se recomienda realizar un ajuste de dosis de maraviroc cuando se administra de forma concomitante con inhibidores y/o inductores del CYP3A4.

Resistencias

El perfil de resistencias del maraviroc es completamente diferente del de los otros antirretrovirales. Hasta el momento se han descrito dos mecanismos principales de resistencia. El primero y más frecuente es la emergencia de virus con tropismo X4 preexistentes como población minoritaria al inicio del tratamiento. El segundo mecanismo resulta de la selección de mutaciones en diferentes regiones de la envoltura (gp 120) que impiden la interacción entre el virus y el receptor CCR5.

Efectos adversos

Es un fármaco habitualmente muy bien tolerado. Las reacciones adversas más frecuentes son náuseas, diarrea, fatiga y dolor de cabeza.

Indicaciones clínicas

El maraviroc ha sido aprobado por la EMA para su uso en tratamientos de rescate de pacientes con VIH resistente a otras familias de antirretrovirales. No está aprobado por la EMA para su uso en pacientes sin terapia antirretroviral previa.

En la **tabla 53-11** se exponen las características farmacológicas principales del maraviroc.

Nuevos fármacos para la infección por VIH

Fostemsavir

Fostemsavir es un profármaco de temsavir. Actúa inhibiendo el acoplamiento, uniéndose directamente a la envuelta viral de gp120, impidiendo el cambio conformacional que le permite su unión al linfocito CD4. Es un tratamiento de rescate y está indicado sólo en pacientes politratados con resistencias a múltiples líneas y con alternativas terapéuticas muy limitadas. Se administra siempre en combinación con otros fármacos antirretrovirales. Los estudios *in vitro* no han evidenciado la presencia de resistencias cruzadas con otros antirretrovirales. Su administración es por vía oral en dosis de 600 mg cada 12 horas. Aprobado por la EMA y la FDA.

Lenacapavir

Lenacapavir es otro fármaco reservado para pacientes extensamente tratados y con escasas alternativas terapéuticas. Actúa interfiriendo en la captación por parte del núcleo ce-

Tabla 53-11. Antagonistas del correceptor CCR5 e inhibidores de la fusión

Nombre genérico	Maraviroc	Enfuvirtida
Dosis recomendada en adultos	150, 300 o 600 mg 2 veces al día dependiendo de las interacciones con otros fármacos 300 mg 2 veces al día en ausencia de inhibidores o inductores de CYP3A4 Puede tomarse con alimentos o sin ellos	90 mg/12h s.c.
Actividad	VIH-1 tropismo R5	VIH-1
Biodisponibilidad v.o.	23-33 % 23 % (dosis única de 100 mg) 33 % (estimada para 300 mg)	80 % (s.c.)
Semivida plasmática	13,2 h	$3,8 \pm 0,6$ h
$C_{máx}$	0,618 µg/ml (VIH-1 positivo con 300 mg/12 h)	$4,59 \pm 1,5$ µg/ml (VIH-1 positivo)
$C_{mín}$	0,034 µg/ml (VIH-1 positivo con 300 mg/12 h)	2,6 – 3,4 µg/ml (VIH-1 positivo)
AUC	AUC 0-12 h: 2,550 µg·h/ml (VIH-1 positivo con 300 mg/12 h)	$55,8 \pm 12,1$ µg·h/ml (VIH-1 positivo)
$CI_{50/90}$ frente a VIH-1 *in vitro*	CI_{50}: 0,1-4,5 nmol (0,05-2,3 ng/ml) (1 nmol = 0,5 ng/ml) CI_{90}: 0,57 (0,06-10,7) ng/ml	CI_{50}: 0,259 µg/ml
Penetración en LCR (LCR/plasma)	10 %	Insignificante
Metabolización	Sustrato de: CYP3A4; GpP	Catabolismo en sus aminoácidos constituyentes No es sustrato ni influye en la actividad del citocromo P-450
Excreción	Orina: 25 %	No hay datos
Efectos adversos	Náuseas Vómitos Flatulencia, Dolor abdominal Parestesia, disgeusia Erupción cutánea Astenia	Reacciones locales leves-moderadas en el punto de inyección Dolor de cabeza Fiebre
Seguridad en el embarazo (FDA)	B	B

AUC: área bajo la curva; $C_{máx}$: concentración plasmática máxima; $C_{mín}$: concentración plasmática mínima; CI_{50}: concentración que inhibe el crecimiento del virus en un 50 %; CI_{90}: concentración que inhibe el crecimiento del virus en un 90 %; GpP: glucoproteína P; LCR: líquido cefalorraquídeo; s.c.: vía subcutánea; VIH: virus de la inmunodeficiencia humana; v.o.: vía oral.

Categorías de seguridad en el embarazo (*Food and Drug Administration* [FDA]): A = ausencia de riesgos para el feto; B = no teratogenicidad en animales, falta de estudios en seres humanos; C = sin datos de seguridad en embarazadas y los estudios en animales muestran toxicidad fetal o no se han realizado y no deben utilizarse dichos fármacos, a menos que el beneficio potencial supere el posible riesgo fetal; D = existe evidencia de riesgos para el feto.

Asociaciones de antirretrovirales a dosis fijas: Truvada: asociación de TDF 245 mg y emtricitabina 200 mg. Descovy: asociación de TAF 25 mg y emtricitabina 200 mg. Kivexa: asociación de abacavir 600 mg y lamivudina 300 mg. Odefsey: asociación de TAF 25 mg, emtricitabina 200 mg y rilpivirina 25 mg. Triumeq: asociación de abacavir 600 mg, lamivudina 300 mg y dolutegravir 50 mg. Biktarvy: asociación de TAF 25 mg, emtricitabina 200 mg y bictegravir 50 mg. Genvoya: asociación de TAF 25 mg, emtricitabina 200 mg, elvitegravir 150 mg y cobicistat 150 mg. Symtuza: asociación de TAF 25 mg, emtricitabina 200 mg, darunavir 800 mg y cobicistat 150 mg. Juluca: asociación de dolutegravir 50 mg y rilpivirina 25 mg. Dovato: asociación de dolutegravir 50 mg y lamivudina 300 mg.

Información procedente de:
– Fichas técnicas europeas. European Medicine Agency. Disponible en: http://www.ema.europa.eu/ema/index.jsp?curl=pages/includes/medicines/medicines_landing_page.jsp&murl=menus/medicines/medicines.jsp&mid
– Ficha técnica americana (FDA). Disponible en: http://www.fda.gov/default.htm.
– HIV drug interactions website. Disponible en: http://www.hiv-druginteractions.org.
– Panel de expertos de GESIDA y Plan Nacional sobre el Sida. Documento de consenso de GESIDA/Plan Nacional sobre el Sida respecto al tratamiento antirretroviral en adultos con infección por el virus de la inmunodeficiencia humana (actualización enero 2023). http://www.gesida-seimc.org/
– Pharmacologic Properties of Antiretrovirals. Immunodeficiency Clinic. Toronto general Hospital. http://www.hivclinic.ca/main/drugs_properties.html.

No se han incluido las posibles interacciones de los antirretrovirales, dado que existen diversas páginas web dedicadas a esta finalidad, que pueden facilitar la búsqueda: www.interaccionesvih.com (en español) y www.hivdruginteractions.org (en inglés). Debido a que la información científica relacionada con los antirretrovirales se renueva constantemente, se recomienda consultar también la ficha técnica de los fármacos y la información actualizada ofrecida por las distintas compañías farmacéuticas y las autoridades sanitarias.

lular de los complejos de preintegración mediada por la cápside.

De esta manera, lenacapavir inhibe la replicación vírica tanto en las fases tempranas como tardías del ciclo vital. *In vitro*, el lenacapavir tiene actividad antivírica frente a mutaciones víricas resistentes a las principales clases de fármacos antirretrovíricos. Lenacapavir puede administrarse por vía oral (semanalmente) o por vía subcutánea en formulación prolongada, cada 6 meses. Aprobado por la EMA y la FDA.

RECOMENDACIONES DE INICIO DEL TRATAMIENTO ANTIRRETROVIRAL

En la actualidad se recomienda la administración de TAR a todos los pacientes con infección por el VIH para evitar la progresión de la enfermedad, disminuir la transmisión del virus y limitar el efecto nocivo sobre posibles comorbilidades coexistentes.

En la **tabla 53-12** se exponen las pautas recomendadas en las Guías españolas de GESIDA y Plan Nacional sobre el Sida (enero 2023) de terapia antirretroviral de inicio en la actualidad.

Tabla 53-12. Combinaciones de tratamiento antirretroviral en la terapia de inicioᵃ

Tercer fármaco	Pauta	Comentarios
Preferentes. Pautas aplicables a la mayoría de los pacientes, que en ensayos clínicos aleatorizados han mostrado una eficacia no inferior o superior a otras pautas también consideradas actualmente como preferentes y presentan ventajas adicionales por número de comprimidos, barrera de resistencia, tolerancia, toxicidad o un bajo riesgo de interacciones farmacológicas		
Inhibidor de la integrasa	BIC/FTC/TAF	
	DTG/ABC/3TC	ABC está contraindicado en pacientes con HLA-B*5701positivo No utilizar en pacientes con hepatitis B crónica
	DTG+FTC/TAFᵃ	
	DTG/3TC	No recomendado en pacientes con cifra basal de CD4+ < 200 células/μL No utilizar en pacientes con hepatitis B crónica No recomendada tras fracaso de PrEP sin disponer delresultado de estudio de resistencias
Alternativas. Pautas eficaces, pero que no se consideran preferentes bien porque su eficacia ha resultado inferior a las pautas preferentes en ensayos clínicos o no se han comparado con pautas preferentes, o porque tienen desventajas potenciales o restricciones en su indicación. Pueden ser, sin embargo, de elección en subgrupos de pacientes o en casos especiales		
Inhibidor de la transcriptasa inversa no nucleósido	RAL+FTC/TAFᵃ	RAL puede administrarse indistintamente como 1 comprimido de 400 mg cada 12 horas, o 2 comprimidos de 600 mg (nueva formulación) cada 24 horas Esta pauta se considera actualmente alternativa debido asu peor barrera frente a las resistencias respecto a las pautas preferentes, y a que no puede administrase con un comprimido único
Inhibidor de la proteasa potenciado	DRV/c/FTC/TAF o DRV/r+FTC/TAFᵇ	Es imprescindible evaluar posibles interacciones.
Inhibidor de la integrasa	DOR┘FTC/TAFᵃ'ᶜ	Existe la combinación de DOR/3TC/ TDF, en comprimido único, no comercializado en España, que podría utilizarse siempre que se excluya la presencia de alteración renal o de osteopenia/osteoporosis, y no existan factores de riesgo para desarrollarlas
	RPV/FTC/TAFᵃ	No indicado en pacientes con CVP >100.000 cop/mL Realizar previamente un estudio genotípico que descartemutaciones de resistencia a ITINN Contraindicado si se utilizan inhibidores de la bomba deprotones Se debe tomar siempre con una comida

ᵃ La utilización de TFV como TDx puede considerarse una alternativa a TAF cuando no se asocie a un fármaco potenciado y siempre que se excluya la presencia de alteración renal o de osteopenia/osteoporosis, y no existan otros factores de riesgo para desarrollarlas.

ᵇ DRV se puede potenciar con RTV o COBI. La combinación con COBI disminuye el número de pastillas al estar disponible la combinación coformulada en un solo comprimido. En la elección de potenciador se deben revisar las posibles interacciones con RTV o COBI, que en ocasiones no coinciden.

ᶜ Existe la combinación de DOR/3TC/ TDF, en comprimido único (aprobada por la EMA, pero actualmente no comercializada en España), que podría utilizarse siempre que se excluya la presencia de alteración renal de osteopenia/osteoporosis, y no existan factores de riesgo para desarrollarlas.

ABC: abacavir; C: cobicistat; r: ritonavir; CVP: carga viral plasmática; DTG: dolutegravir; FTC: emtricitabina; RAL: raltegravir; RPV: rilpivirina; 3TC: lamivudina; TAF: tenofovir alafenamida; TDF: tenofovir disproxilfumarato; TFV: tenofovir. BIC: bictegravir; DRV: darunavir; DOR: doravirina.

Tomado de Panel de expertos de GESIDA y Plan Nacional sobre el Sida. Documento de consenso de GESIDA/Plan Nacional sobre el Sida respecto al tratamiento antirretroviral en adultos con infección por el virus de la inmunodeficiencia humana (actualización enero 2023). http://www.gesida-seimc.org.

– En el caso de personas embarazadas, con tuberculosis, coinfección por el VHB o VHC, o con historia de PrEP estas recomendaciones no son válidas y se debe utilizar la información existente en los apartados correspondientes y las guías específicas.

– Si se opta por un inicio rápido tras el diagnóstico, es habitual no disponer del resultado del estudio de resistencias ni de la determinación de HLA-B*5701, por lo que no se deben utilizar regímenes basados en ITINN ni con ABC. Si se inicia el TAR antes de disponer de los resultados del recuento de linfocitos CD4+ o CVP hay que evitar de inicio los regímenes cuya recomendación esté condicionada por estos resultados (como los basados en RPV o la combinación DTG+3TC).

– Cuando estén disponibles, se recomienda el uso de preparados que combinen fármacos a dosis fijas. Los ensayos clínicos en los que se fundamenta la evidencia de cada pauta se referencian en el texto.

– Los comentarios reflejan aspectos que se deben considerar en la elección de régimen, pero no pretenden ser una guía exhaustiva de las precauciones a tomar en el uso de los fármacos. Para mayor información serecomienda revisar el texto del documento, así como las fichas técnicas de los fármacos.

⚙ ANTIVÍRICOS PARA EL TRATAMIENTO DE LA INFECCIÓN POR VIH

- Con el desarrollo del tratamiento antirretroviral (TAR) se ha conseguido, desde 1996, una potente eficacia antivírica que ha permitido controlar la replicación del VIH a largo plazo, preservando o restaurando el sistema inmunitario en la gran mayoría de los casos, lo cual ha favorecido una reducción muy importante de la morbimortalidad y una mejoría de la calidad de vida de las personas infectadas por el VIH-1, así como una disminución de la transmisión de la infección.

- Los inhibidores de la transcriptasa inversa análogos de los nucleósidos (ITIAN) comercializados en la actualidad en España son cinco, que por orden alfabético son: **abacavir**, **emtricitabina**, **lamivudina**, **tenofovir** y **zidovudina**. Estructuralmente, estos fármacos son análogos de nucleósidos que actúan inhibiendo la transcriptasa inversa del VIH-1 y del VIH-2. Todos requieren activarse (incorporar tres moléculas de fosfato) para poder actuar e inhibir la transcriptasa inversa y estas reacciones están catalizadas por enzimas celulares. El tenofovir es un análogo de nucleótido (necesita también fosforilarse, pero le basta con incorporar dos moléculas de fosfato). Se consideran combinaciones de ITIAN de elección las formadas por tenofovir/emtricitabina y por abacavir/lamivudina, que deberían administrase siempre que sea posible en preparados coformulados. La mayor toxicidad relacionada con el uso de zidovudina, no permite recomendar su uso en la actualidad en ninguna pauta de inicio.

- Los inhibidores de la transcriptasa inversa no análogos de nucleósidos (ITINN) comercializados en España son: **efavirenz**, **etravirina**, **nevirapina**, **rilpivirina** y **doravirina**. Estructuralmente no tienen nada en común. Inhiben exclusivamente la transcriptasa del VIH-1 (no son activos frente al VIH-2). No necesitan metabolizarse para ser activos, y basta una o muy pocas mutaciones para desarrollar resistencia de alto nivel, que puede ser cruzada entre todos los miembros de la familia. Son inductores de algunas isoenzimas del citocromo P-450 y pueden interaccionar con otros fármacos.

✪ ANTIVÍRICOS PARA EL TRATAMIENTO DE LA INFECCIÓN POR VIH

- Los inhibidores de la proteasa actúan inhibiendo la proteasa del VIH. No necesitan transformarse o metabolizarse para ser activos y actúan en la fase final del ciclo de replicación viral. En el TAR de inicio sólo se pueden usar inhibidores de la proteasa cuando van potenciados con dosis bajas de ritonavir o cobicistat. En la actualidad los inhibidores de la proteasa potenciados disponibles en la clínica son tres: **atazanavir, darunavir, lopinavir**. Los inhibidores de la proteasa son inductores e inhibidores del citocromo P-450 y con frecuencia producen interacciones farmacológicas.

- La integrasa es una enzima codificada por el VIH-1 necesaria para su replicación. La inhibición de la integrasa impide la integración del ADN del VIH-1 en el ADN genómico del hospedador, con el consiguiente bloqueo de la formación de provirus del VIH-1 y de la propagación de la infección vírica. Los inhibidores de la integrasa (INI) aprobados por la EMA para el TAR de inicio son: **dolutegravir, elvitegravir, raltegravir, bictegravir y cabotegravir**. Tienen una potente actividad antivírica y en general son bien tolerados. Dolutegravir, raltegravir, bictegravir y cabotegravir tienen un buen perfil en cuanto a interacciones. Al necesitar ser potenciado con cobicistat, el elvitegravir puede interaccionar con fármacos que son metabolizados por la citocromo P-450.

- El **maraviroc** es un fármaco activo frente al VIH-1 con tropismo CCR5. Se une selectivamente al correceptor humano de quimiocinas CCR5, impidiendo la entrada en las células del VIH-1 con tropismo CCR5. No es activo frente a VIH-1 con tropismo CXCR4 o con tropismo dual (CCR5/CXCR4).

- Se recomienda la administración de TAR a todos los pacientes con infección por el VIH para evitar la progresión de la enfermedad, disminuir la transmisión del virus y limitar el efecto nocivo sobre posibles comorbilidades coexistentes.

- En la terapia de inicio pueden usarse las combinaciones de 2ITIAN + 1INI, 2ITIAN + 1ITINN, 2ITIAN + IP o 1ITIAN + 1INI.

- Las siguientes pautas se consideran preferentes en la terapia de inicio: TAF/emtricitabina/bictegravir, TAF/emtricitabina+ dolutegravir, abacavir/lamivudina/dolutegravir y dolutegravir/lamivudina.

BIBLIOGRAFÍA

Adams JL, Greener BN, Kashuba AD. Pharmacology of HIV integrase inhibitors. Curr Opin HIV AIDS 2012; 7: 390-400.

Corbett AH, Lim ML, Kashuba AD. Kaletra (lopinavir/ritonavir). Ann Pharmacother 2002; 36: 1193-203.

Cottrell ML, Hadzic T, Kashuba ADM. Clinical pharmacokinetic, pharmacodynamic and drug interaction profile of the integrase inhibitor dolutegravir. Clin Pharmacokinet 2013: 52: 981-94.

De Clercq E. Selective anti-herpesvirus agents. Antivir Chem Chemother 2013; 23:93-101.

Deeks ED. Elvitegravir: a review of its use in adults with HIV-1 infection. Drugs 2014; 74: 687-97.

Evans CM, Kudesia G, McKendrick M. Management of herpesvirus infections. Int J Antimicrob Agents 2013; 42: 119-28.

Fantauzzi A, Mezzaroma I. Dolutegravir: clinical efficacy and role in HIV therapy. Ther Adv Chronic Dis 2014; 5: 164-77.

German P, Warren D, West S, Hui J, Kearney BP. Pharmacokinetics and bioavailability of an integrase and novel pharmacoenhancer-containing single-tablet fixed-dose combination regimen for the treatment of HIV. J Acquir Immune Defic Syndr 2010; 55: 323-9.

Goldsmith DR, Perry CM. Atazanavir. Drugs 2003; 63: 1679-95.

Guidelines European AIDS Clinical Society (EACS) guidelines. Version 7.1. Noviembre 2014. (Disponible en: http://www.eacsociety.org/files/guidelines_english_71_141204.pdf.)

Hervey P, Perry C. Abacavir: a review of its clinical potential in patients with HIV infection. Drugs 2000; 60: 447-79.

HIV drug interactions website. University of Liverpool. (Disponible en: http://www.hiv-druginteractions.org [consultado 22/1/2017].)

Ison MG. Optimizing antiviral therapy for inluenza: understanding the evidence. Expert Rev Anti Infect Ther 2015; 13: 417-25.

Kilby JM, Eron JJ. Novel therapies based on mechanisms of HIV-1 cell entry. N Engl J Med 2003; 348: 2228-38.

Mc Mahon BJ. Chronic hepatitis B virus infection. Med Clin North Am 2014; 98: 39-54.

Oldfield V, Keating GM, Plosker G. Enfuvirtide: a review of its use in the management of HIV infection. Drugs 2005; 65: 1139-60.

Panel de expertos de GESIDA y Plan Nacional sobre el Sida. Documento de consenso de GESIDA/Plan Nacional sobre el Sida respecto al tratamiento antirretroviral en adultos con infección por el virus de la inmunodeficiencia humana (actualización enero 2023). (Disponible en: http://www.gesida-seimc.org/contenidos/guiasclinicas/2015/gesida-guiasclinicas-2023-tar.pdf [consultado 15/10/2023].)

Panel on Antiretroviral Guidelines for Adults and Adolescents. Guidelines for the use of antiretroviral agents in HIV-1-infected adults and adolescents. Department of Health and Human Services. (Disponible en: http://aidsinfo.nih.gov/ContentFiles/AdultandAdolescentGL.pdf [consultado 15/10/2023].)

Pawlotsky JM. New hepatitis C therapies: the toolbox, strategies and challenges. Gastroenterology 2014; 146: 1176-92.

Perry C, Faulds D. Lamivudine. A review of its antiviral activity, pharmacokinetic properties and therapeutic efficacy in the management ogf HIV infection. Drugs 1997; 53: 657-80.

Pharmacologic properties of antiretrovirals. Immunodeficiency clinic. Toronto general Hospital. (Disponible en: http://hivclinic.ca/drug-information/pharmacologic-properties-of-antiretrovirals/ [consultado 22/1/2017].)

Razonable RR. Antiviral drugs for viruses other than human immunodeficiency virus. Mayo Clin Proc 2011; 86: 1009-26.

Ribera E, Tuset M, Martín M, Del Cacho E. Características de los fármacos antirretrovirales. Enferm Infecc Microbiol Clin 2011; 29: 362-91.

Ripamonti D, Bombana E, Rizzi M. Rilpivirine: drug profile of a second-generation non-nucleoside reverse transcriptase HIV-inhibitor. Expert Rev Anti Infect Ther 2014; 12: 13-29.

Rubio R, Moreno S. Efavirenz. Madrid: Nilo Industria Gráfica, 2007.

Tseng A, Foisy M, eds. Handbook on HIV therapy. Vols. 1 y 2, 2013. (Disponible en: http://hivclinic.ca/eBooks/HIV_Handbook_VOL1.pdf [consultado 22/1/2017].)

Fármacos antifúngicos

54

M. C. Díaz Pedroche, M. Lizasoain Hernández y J.M. Aguado García

---

◎ **CONTENIDOS**

- Introducción
- Clasificación
- Antibióticos
  - Anfotericina B
  - Nistatina
  - Griseofulvina
- Azoles

- Pirimidinas fluoradas: flucitosina
- Equinocandinas
- Otros preparados
  - Aplicación sistémica
  - Aplicación tópica
- Asociación de antifúngicos

INTRODUCCIÓN

Las infecciones fúngicas sistémicas adquieren cada vez más importancia en la clínica diaria por el aumento de su frecuencia y por la morbimortalidad que conllevan.

El uso de potentes inmunosupresores en los programas de trasplante, las pautas intensivas de quimioterapia antineoplásica, el sida, etc., han provocado un mayor número de pacientes inmunodeprimidos y con grados de inmunodepresión profunda. Son estos pacientes, así como los pacientes críticos, los que presentan con mayor frecuencia infecciones fúngicas sistémicas.

A pesar del avance en el desarrollo de nuevos antifúngicos, estas infecciones entrañan una elevada morbimortalidad que está determinada por los factores de riesgo asociados en cada paciente. El pronóstico de estas infecciones depende de la precocidad del diagnóstico y el tratamiento, pero, sobre todo, de la posibilidad de corregir estos factores de riesgo. En este capítulo se repasan las características y usos clínicos de los principales agentes antifúngicos.

El término candidiasis designa las infecciones causadas por microorganismos del género *Candida* y comprende candidiasis superficiales (mucocutáneas) y candidiasis profundas. Las aspergilosis son enfermedades causadas por hongos del género *Aspergillus*. Este género produce un amplio espectro de enfermedades, que incluye mecanismos no infecciosos (aspergilosis broncopulmonar alérgica), de colonización (aspergiloma) y de invasión tisular en los pacientes inmunodeprimidos. Estos dos géneros son los más importantes en cuanto a frecuencia y morbilidad en la práctica hospitalaria.

Las dermatofitosis o tiñas están causadas por un grupo de hongos miceliales, los dermatofitos, que invaden los tejidos queratinizados. La prevalencia de dermatofitosis es muy alta, aunque no se conoce exactamente, y la incidencia de las distintas especies varía según las áreas geográficas. Junto con las candidiasis mucocutáneas, las dermatofitosis son las principales causas de las infecciones fúngicas superficiales, muy frecuentes en la clínica diaria.

CLASIFICACIÓN

En la **tabla 54-1** se recogen los principales antifúngicos utilizados en clínica.

Tabla 54-1. Clasificación general de los antifúngicos

Antibióticos
Polienos
Sistémicos: anfotericina
Tópicos: nistatina y natamicina
No polienos: griseofulvina

Azoles
Imidazoles: miconazol
Triazoles: ketoconazol, itraconazol, fluconazol, voriconazol, posaconazol, isavuconazol, opelconazol
Tópicos: bifonazol, isavuconazol, butoconazol, clotrimazol, econazol, fenticonazol, flutrimazol, omoconazol, oxiconazol, sulconazol, tioconazol, terconazol

Pirimidinas fluoradas: flucitosina

Equinocandinas: caspofungina, micafungina, anidulafungina, rezafungina

Alilaminas: terbinafina y naftifina

Ortomidas: olorofim

Otros: yoduro potásico, ciclopirox, tolnaftato, ibrexafungerp, fosfamogepix

ANTIBIÓTICOS

Anfotericina B

Aislada en 1955 del actinomiceto *Streptomyces nodosus*, ha sido el fármaco más usado en el tratamiento de las infecciones fúngicas profundas debido a su potente actividad y su amplio espectro antifúngico, *in vitro* e *in vivo*.

Estructura química

La anfotericina B es un macrólido heptaeno con una molécula de nicosamida en un extremo y siete grupos hidroxilo en el otro. Es una molécula anfipática, con una región hidrófila (que incluye un centro de hidrocarburo hidroxilado) y una región lipófila formada por una secuencia de siete átomos de carbono con dobles enlaces conjugados **(fig. 54-1)**. En la formulación convencional (anfotericina B desoxicolato) se emplean desoxicolato sódico y fosfato sódico monobásico como excipiente.

La anfotericina B complejo lipídico constituye una formulación de anfotericina B asociada a lípidos, compuesta por L-α-dimiristofosfatidilcolina, L-α-dimiristofosfatidilglicerol y anfotericina B.

La anfotericina B liposomal se compone de fosfatidilcolina hidrogenada de soja, colesterol, diestearoilfosfatidilglicerol y anfotericina B, formando liposomas unilaminares de 55-75 nm de diámetro.

Por último, la anfotericina B en dispersión coloidal es un complejo estable de anfotericina B y sulfato de colesterol en una relación 1:1 molar; las partículas tienen forma de disco, con un diámetro de 122 nm y un grosor de sólo 4 nm.

Mecanismo de acción

La anfotericina B ejerce su actividad antimicótica mediante la creación de poros en la membrana plasmática del hongo que alteran su función **(fig. 54-2)**. Se une al ergosterol presente en la membrana, y el centro hidrófilo forma un con-

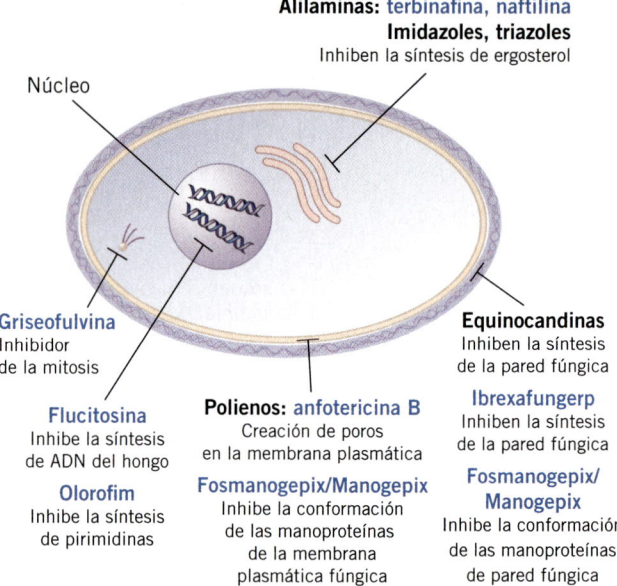

Figura 54-2. Mecanismo de acción de los antifúngicos.

ducto transmembrana, que interfiere en la permeabilidad y función de barrera osmótica, con la consiguiente pérdida de iones y otros constituyentes celulares que conducen a la muerte celular **(fig. 54-3)**.

Tiene mayor afinidad por el ergosterol presente en los hongos que por el colesterol, que es el principal esterol presente en la membrana de las células de los mamíferos, lo que explica su relativa especificidad de acción. No se fija a los esteroles de la membrana de las células procariotas (bacterias). Se une también a esteroles intracelulares.

Para alcanzar su diana terapéutica, debe atravesar la pared celular del hongo, hecho que puede desempeñar un papel en los mecanismos de resistencia y, como se verá posteriormente, tener importancia en la posible sinergia con otros antifúngicos que actúen sobre la pared, como las equinocandinas.

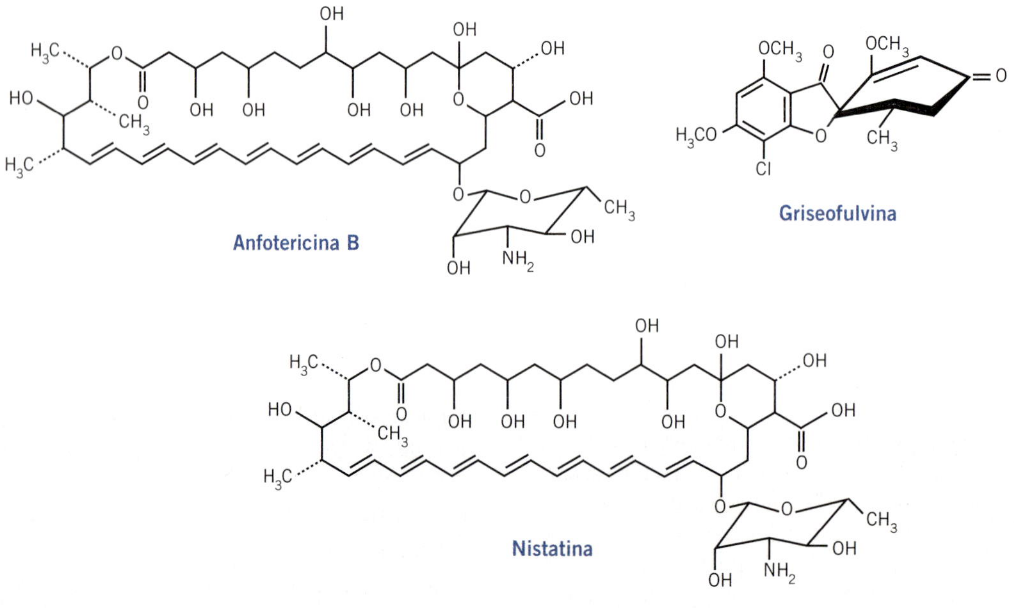

Figura 54-1. Estructura química de los principales antifúngicos antibióticos.

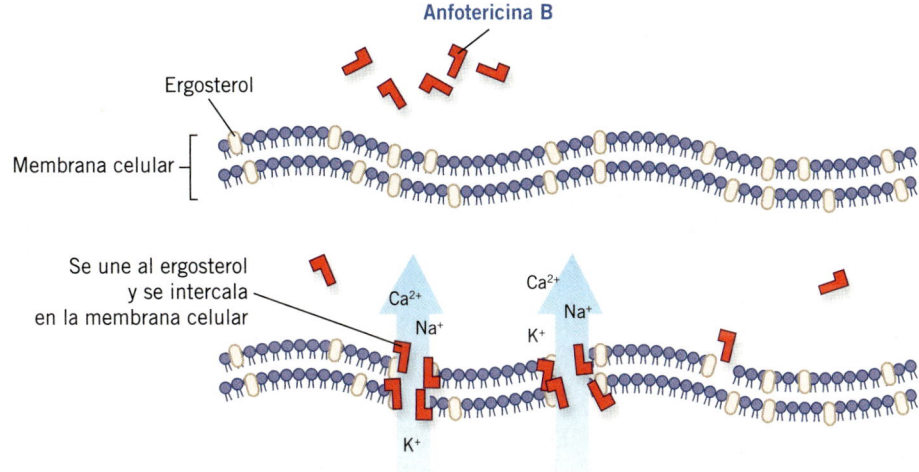

Figura 54-3. Mecanismo de acción de la anfotericina B.

Espectro de actividad y mecanismos de resistencia

El efecto antifúngico de la anfotericina B puede ser fungistático o fungicida dependiendo de su concentración y de la sensibilidad del microorganismo, pero en general se considera que es fungicida para levaduras y hongos miceliales. Su efecto es influido *in vitro* por el pH (presenta máxima actividad a pH 6-7,5). Es el antifúngico con el mayor espectro; es activo frente a la mayoría de las especies de levaduras **(tabla 54-2)** y hongos **(tabla 54-3)** que causan infecciones en el ser humano.

El desarrollo de resistencia a la anfotericina B es rara y puede ser debida a una disminución en la cantidad de ergosterol de la membrana o a una alteración en su composición de fosfolípidos que la hace menos afín. También se postulan otros mecanismos en relación con su efecto oxidativo intracelular. Algunas especies son resistentes, como *Aspergillus terreus* y *Scedosporium prolificans* y algunas cepas de *Trichosporon asahii*, *Paecilomyces lilacinus*, *Fusarium* spp., etcétera.

Farmacocinética

En la **tabla 54-4** se resumen los principales parámetros farmacocinéticos de la anfotericina B.

Anfotericina B desoxicolato. Tiene una mínima absorción en el tubo digestivo, por lo que las infecciones sistémicas deben tratarse por vía intravenosa.

Las concentraciones más altas se alcanzan en el hígado, el bazo, el pulmón y los riñones. En los líquidos pleural, peritoneal y sinovial y el humor acuoso inflamados las concentraciones del fármaco son aproximadamente el 50-60 % de las concentraciones plasmáticas mínimas. La penetración en el líquido cefalorraquídeo (LCR) es muy baja (2 %) y aumenta en caso de inflamación meníngea. El paso al humor vítreo y al líquido amniótico normal es también mínimo. Cruza la barrera placentaria.

No se conocen metabolitos. La eliminación es muy lenta por las vías biliar (< 15 %) y renal (3 %), y no alcanza niveles

Tabla 54-2. Concentraciones mínimas inhibitorias (CMI) de anfotericina B para algunas levaduras y hongos levaduriformes de interés clínico

CLASIFICACIÓN/ESPECIE	CMI$_{90}$ (mg/l)
Candida	
C. albicans	0,25-1
C. parapsilosis	1
N. glabrata	0,25-2
C. tropicalis	0,5-1
P. kudriavzevii	2
C. guilliermondii	0,5-1
C. lusitaniae	0,5-2
Otros	
Criptococcus neoformans	0,25-1
Saccharomyces cerevisiae	0,25-1
Trichosporon beigelii	2

Modificado de D. Ellis, 2002.

Tabla 54-3. Concentraciones mínimas inhibitorias (CMI) de anfotericina B para algunos hongos de interés clínico

CLASIFICACIÓN/ESPECIE	CMI$_{90}$ (mg/l)
Aspergillus sp.	
A. fumigatus	1-2
A. flavus	1-2
A. terreus	1-4
A. nidulans	1-2
A. niger	1
Mucorales	
Absidia sp.	0,5-2
Mucor sp.	0,5-2
Rhizomucor sp.	0,5-2
Rhizopus sp.	0,5-2
Hongos dimórficos	
Histoplasma capsulatum	0,5
Coccidioides immitis	0,5-1
Blastomyces dermatitidis	0,5
Paracoccidioides brasiliensis	0,5
Sporothrix schenckii	0,5-4
Otros	
Scedosporium apiospermum	1- > 16
Scedosporium prolificans	4- > 16
Paecilomyces sp.	0,25- > 16
Penicillium sp.	1
Fusarium sp.	1- > 4

Modificado de D. Ellis, 2002.

Tabla 54-4. Características farmacocinéticas de anfotericina B

	Dosis (mg/kg/día)	$C_{máx}$ (μg/ml)	AUC (μg/ml/h)	Aclaramiento (ml/h/kg)	V_D (l/kg)	$t_{1/2}$ (horas)	UPP (%)
Anfotericina B desoxicolato	0,5-1	2-3,6	34	30,2	4	24-34	> 90
Anfotericina B complejo lipídico	2,5-5	1,4-2,5	56	28,4	2,3	173-235	> 90
Anfotericina B liposomal	3-5	15-29	423	22,2	0,56	10-23	> 90

AUC: área bajo la curva; $C_{máx}$: concentración plasmática máxima; $t_{1/2}$: semivida; UPP: unión a proteínas plasmáticas; V_D: volumen de distribución.

terapéuticos en orina. Los niveles plasmáticos no son influidos por el deterioro de la función renal o hepática ni por la hemodiálisis.

El perfil farmacocinético en los niños presenta diferencias con respecto al adulto. Los niños tienen menor volumen de distribución del fármaco y un mayor aclaramiento, lo que determina que el pico sérico se consiga con la mitad de la dosis de un adulto.

Anfotericina B complejo lipídico. Presenta picos séricos y áreas bajo la curva menores que la anfotericina B desoxicolato por su rápida distribución tisular, que incrementan el volumen de distribución y el aclaramiento total. Aunque su distribución tisular no es plenamente conocida, se acumula en el sistema monocito-macrófago y alcanza concentraciones elevadas en pulmón, hígado y bazo. Las concentraciones son bajas en ganglios linfáticos, riñón, corazón y cerebro.

Anfotericina B liposomal. Alcanza picos séricos y áreas bajo la curva mayores que la anfotericina desoxicolato y que el complejo lipídico, y el volumen de distribución y el aclaramiento son menores debido a que los liposomas no pueden eliminarse por filtración glomerular. Las concentraciones más altas se encuentran en los órganos ricos en células del sistema reticuloendotelial, como el hígado y el bazo, y son más bajas en el riñón y el pulmón.

Anfotericina B en dispersión coloidal. Se obtienen concentraciones plasmáticas más bajas y mayores concentraciones hepáticas.

Reacciones adversas

El uso de anfotericina B desoxicolato se ha asociado a una gran cantidad de efectos adversos, tanto en relación temporal con la infusión como en cuanto a toxicidad. Las formulaciones lipídicas presentan mejor tolerancia y menor toxicidad, principalmente en cuanto a la nefrotoxicidad, lo que permite dosis diarias más altas y dosis totales acumuladas mucho mayores y en un tiempo mucho menor. Esto ha llevado a que, prácticamente, no se use la anfotericina B desoxicolato en Europa, aunque todavía se sigue usando en países de Latinoamérica. Se revisarán brevemente los efectos adversos más importantes relacionados con la anfotericina B desoxicolato, para posteriormente compararla con las nuevas formulaciones lipídicas.

La *fiebre* y los *escalofríos* durante la infusión son muy frecuentes en la primera semana de tratamiento y posteriormente disminuyen. Para evitarlo se usa premedicación con paracetamol y dexclorfeniramina. Incluso se puede usar hidrocortisona (25-50 mg) en la misma infusión de la anfotericina en el caso de empezar con una dosis inicial alta.

Puede producirse hipotensión, hipertensión, hipotermia y bradicardias en relación con la infusión del fármaco. Pueden desarrollarse *arritmias ventriculares* asociadas a la administración de la anfotericina B en el contexto de infusión rápida (administrada por vía central con extremo en la aurícula), cambios de las concentraciones de potasio extracelular, fracaso renal, etc., aunque también se ha postulado un efecto cardiotóxico directo.

La aparición de *náuseas* y *vómitos* es frecuente, aunque disminuye con el tiempo. Es frecuente la *tromboflebitis* asociada a la infusión intravenosa. Su extravasación puede producir necrosis tisular.

Las reacciones *anafilácticas* a la anfotericina B son raras, pero justifican la realización de dosis de prueba con anfotericina B desoxicolato.

Clásicamente se ha descrito el desarrollo de un cuadro de *insuficiencia respiratoria* y síndrome de distrés respiratorio del adulto con la aparición de infiltrados intersticiales en relación con el uso de transfusión de leucocitos de forma concomitante con la anfotericina B. Esto se ha observado también en otras situaciones, incluido el uso de factores estimulantes de colonias o coincidiendo con la regeneración de la aplasia posquimioterapia.

Sin duda, el efecto adverso más relevante y que constituye el principal factor limitante es la *toxicidad renal*. La anfotericina B disminuye el flujo sanguíneo renal y la filtración glomerular, afectando a la reabsorción de electrólitos en los túbulos proximal y distal en aproximadamente el 80 % de los pacientes. También pueden estar implicados otros mecanismos, como el espasmo arteriolar, la depleción de calcio durante períodos de isquemia y la toxicidad celular directa producidos por el fármaco. La toxicidad precoz es dosis-dependiente, mientras que la toxicidad tardía está en función de la dosis acumulada. Suele ser parcialmente reversible, aunque puede desarrollarse un fracaso renal irreversible. El riesgo de toxicidad renal se reduce asegurando una adecuada hidratación del paciente.

Se debe monitorizar la función renal periódicamente a lo largo del tratamiento. La insuficiencia renal producida por la anfotericina B desoxicolato suele mejorar o, al menos, permanecer estable cuando se sustituye por una de las formulaciones lipídicas.

Puede desarrollarse acidosis tubular renal con hipopotasemia e hipomagnesemia, que revierten cuando se interrumpe el tratamiento. La hipopotasemia se desarrolla en el 25 % de los pacientes, y la mayoría requiere suplementos de potasio a lo largo del tratamiento. Debe ser monitorizado estrechamente.

Es frecuente el desarrollo de *anemia* normocítica normocrómica como consecuencia de inhibición de la síntesis de eritropoyetina y también por acción directa sobre la médula ósea. Es rara la asociación con leucopenia y trombopenia.

Se ha descrito *toxicidad hepática*. Está incluida en la categoría B de la clasificación por categorías de riesgo para su uso durante el embarazo de la *Food and Drug Administration* (FDA). Puede causar insuficiencia renal transitoria en el feto.

La anfotericina B complejo lipídico es mejor tolerada que la anfotericina B desoxicolato y presenta una menor incidencia de efectos relacionados con la infusión, pero se recomienda el uso de premedicación. Se ha descrito colestasis, que puede ser potenciada por la ciclosporina. Presenta una incidencia similar de hipopotasemia que la anfotericina B desoxicolato y hay que monitorizar los niveles de potasio periódicamente. Se han descrito casos de síndrome de distrés respiratorio del adulto e insuficiencia respiratoria.

Con el uso de anfotericina B liposomal es rara la aparición de efectos adversos durante la infusión y, de hecho, no se utiliza premedicación. Es la formulación con menor neurotoxicidad. Puede observarse elevación de la fosfatasa alcalina y, con menor frecuencia, de bilirrubina y transaminasas. La hipopotasemia se produce hasta en el 30 % de los pacientes, por lo que hay que monitorizar sus niveles. Se han descrito cuadros excepcionales de pancreatitis, fibrilación ventricular y reacciones anafilácticas al componente lipídico.

Indicaciones terapéuticas

La anfotericina B sigue siendo un antifúngico de primera línea para la mayoría de las infecciones fúngicas sistémicas graves, así como en el tratamiento empírico de la neutropenia febril refractaria al tratamiento antibacteriano adecuado **(tabla 54-5)**. Además, la anfotericina, en cualquiera de sus formulaciones, se ha mostrado eficaz en el tratamiento de la leishmaniasis visceral.

Dosificación

Anfotericina B desoxicolato. Se recomienda una dosis de prueba inicial (1 mg en 20 ml de dextrosa al 5 %, en 20 minutos) para detectar una reacción anafiláctica (aunque son raras) o una reacción idiosincrásica de hipotensión grave. Se puede usar una pauta de progresión rápida, con una dosis inicial de 0,3 mg/kg, y alcanzar la dosis completa (0,5-1 mg/kg) en 48-72 horas. Otros autores, sin embargo, recomiendan una progresión más lenta. En los pacientes inmunodeprimidos y con infecciones graves las dosis deben aumentarse tan rápido como el paciente lo tolere y alcanzar la dosis diaria completa (1-1,5 mg/kg) en las primeras 24-48 horas.

La dosis diaria debe diluirse en dextrosa al 5 % (concentración 0,1 mg/ml). Debe infundirse lentamente durante 4-6 horas. Esto es especialmente importante en los pacientes con insuficiencia renal, hiperpotasemia o enfermedad cardiovascular, con dosis > 1 mg/kg o cuando se administre a

Tabla 54-5. Tratamiento antifúngico de las principales infecciones fúngicas profundas

INFECCIÓN	HONGO	FORMA CLÍNICA	DE ELECCIÓN	ALTERNATIVA
Aspergilosis	*Aspergillus* sp.	Invasiva	Voriconazol AmBL Isavuconazol	Equinocandinas Posaconazol
		Crónica necrosante	Itraconazol	
Blastomicosis	*Blastomyces dermatitidis*	Grave No meníngeas, no graves	AmBL Itraconazol	
Candidiasis	*Candida* spp.	Invasiva	Equinocandinas Fluconazol	Anfotericina Voriconazol
Coccidioidomicosis	*Coccidioides immitis*	Infecciones no graves	Fluconazol o itraconazol	
		Infecciones graves	AmBL seguida de itraconazol	
		Meningitis	Fluconazol	AmBL
Criptococosis	*Cryptococcus neoformans*	Meningitis	AmBL + flucitosina seguidas de fluconazol	Fluconazol + flucitosina
Esporotricosis	*Sporothrix schenkii*	Linfocutánea	Itraconazol	Yoduro potásico, terbinafina
		Osteoarticular	Itraconazol	
		Diseminada	Anfotericina B seguida de itraconazol	
Fusariosis	*Fusarium solanii*	Diseminada	Voriconazol ± AmBL	Voriconazol + terbinafina
Histoplasmosis	*Histoplasma capsulatum*	Pulmonar, diseminada	Anfotericina B seguida de itraconazol	Itraconazol según la gravedad
Mucormicosis	*Zygomicetos*	Rinocerebral Pulmonar	AmBL ± equinocandina seguida de posaconazol	Isavuconazol
Paracoccidioidomicosis	*Paracoccidioides*		Itraconazol	Voriconazol AmBL

AmBL: anfotericina B lipídica.

través de una vía central cuyo extremo esté situado en las cavidades cardíacas derechas.

La dosis acumulada total (1-4 g) dependerá del tipo de infección, del microorganismo causante, de la respuesta clínica y de la tolerancia del paciente, por lo que es difícil establecer pautas determinadas.

La dosis no precisa modificaciones en caso de insuficiencia hepática. En caso de insuficiencia renal está indicado el uso de formulaciones lipídicas.

Anfotericina B complejo lipídico. La dosis diaria recomendada es de 5 mg/kg/día, diluida en dextrosa al 5 % (concentración máxima 2 mg/ml), administrada lentamente (> 2 horas). Se aconseja el uso de premedicación, y algunos autores recomiendan administrar dosis de prueba. La duración del tratamiento y la dosis acumulada dependerán del tipo de infección, del microorganismo involucrado y de la respuesta clínica.

Anfotericina B liposomal. La dosis diaria recomendada es de 3-5 mg/kg/día. Dosis de hasta 15 mg/kg/día son bien toleradas, aunque dosis de 10 mg/kg/día se asocian con mayor riesgo de nefrotoxicidad. Se reconstituye con agua estéril y posteriormente se diluye en dextrosa al 5 %. Debe administrarse en infusión intravenosa durante 1-2 horas. Aunque su ficha técnica no recoge la recomendación de efectuar dosis de prueba, algunos autores recomiendan realizarla.

Existen circunstancias que justificarían la *administración tópica* de anfotericina B por la escasa penetración o llegada del antifúngico sistémico a los focos de infección fúngica. Esta situación puede plantearse por el lugar anatómico afecto donde la distribución de los antifúngicos es más pobre (humor vítreo, sistema nervioso central, tráquea), por la propia patogenia del hongo (así, los hongos filamentosos como *Aspergillus* y las especies del género *Mucor* se caracterizan por tener tropismo vascular, lo que conlleva la génesis de trombosis, isquemia y necrosis que dificultan el acceso del antifúngico administrado por vía sistémica) o por el tipo de «infección» (cuando hay una colonización crónica sin invasión tisular, como en el caso del aspergiloma, la llegada del antifúngico está limitado). Normalmente se usa como tratamiento coadyuvante al tratamiento sistémico o en los casos en que no es posible la cirugía. La anfotericina B liposomal se usa por vía inhalatoria como profilaxis de aspergilosis pulmonar invasiva en pacientes de riesgo.

Interacciones farmacológicas

Los pacientes candidatos a recibir anfotericina B son generalmente enfermos graves tratados con numerosos fármacos. La toxicidad renal es potenciada por el uso con otros fármacos nefrotóxicos, como aminoglucósidos, ciclosporina, antiinflamatorios no esteroideos, foscarnet y cidofovir, y con diversos agentes antineoplásicos, como el cisplatino y las mostazas nitrogenadas. En los pacientes VIH-positivos se ha observado un incremento de la nefrotoxicidad y la mielotoxicidad con el uso concomitante de zidovudina, e insuficiencia renal por el empleo conjunto de anfotericina B y pentamidina.

La hipopotasemia inducida por la anfotericina B puede aumentar la toxicidad de los digitálicos y relajantes musculares. Asimismo, puede incrementarse la pérdida de potasio con el uso concomitante de corticosteroides y corticotropina (ACTH).

La combinación de arabinósido de citosina con anfotericina B se ha asociado con parkinsonismo.

El posible efecto sinérgico de la asociación con otros antibióticos y antifúngicos se tratará en otro apartado.

Nistatina

Producida por *Streptomyces noursei*, es un antibiótico macrólido (v. fig. 54-2), poliénico para uso tópico, con un mecanismo de acción y un espectro de actividad similares a los de la anfotericina B. Puede ser fungostático o fungicida según la concentración.

La absorción por la piel y las mucosas es prácticamente nula. No se usa por vía sistémica por su gran toxicidad, aunque hay algún ensayo preliminar de un preparado liposomal.

Se utiliza en el tratamiento de las distintas formas de candidiasis mucocutánea: oral, esofágica, vaginal y cutánea (tabla 54-6). Las dosis varían entre 100.000 y 1.000.000 U por vía oral cada 6 horas para la candidiasis orofaríngea, manteniendo el comprimido o la suspensión en la boca el mayor tiempo posible. En la forma cutánea se administra en forma de pomada cada 8-12 horas durante 2-4 semanas y en la forma vaginal se administran comprimidos vaginales cada 12-24 horas durante 14 semanas.

Por vía oral puede provocar náuseas, vómitos y diarrea, y en aplicación tópica, irritación cutánea.

Griseofulvina

Producida por *Penicilium griseofulvum*, inhibe la mitosis actuando sobre los microtúbulos del huso mitótico. Es fungostático (v. fig. 54-2). Tiene especial afinidad por las células productoras de queratina, de forma que se fija a ésta, ejerciendo así su acción protectora. Es activo frente a las especies de dermatofitos *Trichophyton, Epidermophyton* y *Microsporum,* pero carece de actividad significativa frente a otros hongos.

Se absorbe por vía oral ($t_{máx}$ 4-5 horas) y su absorción es facilitada por las grasas. La absorción depende del tamaño de partícula; existen dos preparados, la microcristalina y la ultramicrocristalina. Se distribuye por todo el organismo, con especial tropismo por la piel y anejos. Se metaboliza en el hígado a 6-metilgriseofulvina, con una semivida de 24-30 horas. En la piel se mantiene durante más tiempo.

La dosis habitual en adultos es de 0,5-1 g (10-15 mg/kg en los niños) de la forma microcristalina o de 330 mg de la ultramicrocristalina, en una única dosis diaria administrada después de la comida. En infecciones extensas, la dosis es de hasta 1 g repartido en varias tomas. La duración depende del tipo de infección y de la respuesta clínica. Así, para la tiña *capitis* se recomienda una duración de 6-12 semanas, mientras que para la onicomicosis se recomiendan tratamientos prolongados durante 12 meses. Se usa en dermatofitosis producidas por hongos de los géneros *Epidermophyton, Microsporum* y *Trichophyton* (tabla 54-6).

En general es bien tolerada. Es frecuente (50 %) la aparición de cefaleas, que desaparecen en la primera semana del

Tabla 54-6. Tratamiento antifúngico de las principales infecciones fúngicas superficiales				
INFECCIÓN	**HONGO**	**FORMA CLÍNICA**	**DE ELECCIÓN**	**ALTERNATIVA**
Dermatofitosis	Trichophyton Microsporum Epidermophyton	Tinea corporis, tinea pedis, tinea cruris	Azoles tópicos Terbinafina tópica	Si es extenso, terbinafina oral itraconazol oral, griseofulvina oral
		Tinea capitis	Griseofulvina oral Itraconazol oral Terbinafina oral	
		Onicomicosis	Terbinafina oral Itraconazol oral	Asociado a tópicos como coadyuvantes
Candidiasis	Candida spp.	Orofaríngea	Nistatina tópica Azoles tópicos Fluconazol oral	
		Cutánea	Azoles tópicos	
		Onicomicosis	Itraconazol oral	
		Vulvovaginal	Azol (clotrimazol) tópico vaginal y vulvar	Fluconazol oral Itraconazol oral
Pitiriasis versicolor	Malassezia furfur	Localizada	Sulfato de selenio tópico Azol tópico	
		Extensa	Itraconazol oral	Fluconazol oral

tratamiento sin necesidad de suspender el fármaco. Otros efectos adversos neurológicos descritos en ocasiones son mareos, parestesias, polineuropatía, pérdida de memoria, confusión e insomnio. A veces provoca náuseas y vómitos, sequedad y cambios de sabor (incluso pérdida temporal de sabor). Se han descrito varias reacciones cutáneas, entre las que destaca, aunque excepcionalmente, la fotosensibilidad sobre todo en los pacientes con lupus eritematoso sistémico, al que puede agravar. Se debe evitar la exposición prolongada a los rayos UVA. Puede desencadenar una crisis en la porfiria aguda intermitente. Se han descrito hepatotoxicidad y neutropenia reversible, que debe monitorizarse periódicamente en caso de tratamiento prolongado.

Su uso está contraindicado en las porfirias y psoriasis, así como en la insuficiencia hepática y la depresión. Está incluido en la categoría C de la clasificación por categorías de riesgo para su uso durante el embarazo de la FDA.

Se han descrito casos de hipersensibilidad cruzada con β-lactámicos.

Es inductor de las enzimas del citocromo P-450, por lo que acelera el metabolismo y reduce la eficacia de otros fármacos, como anticoagulantes orales, anticonceptivos y ciclosporina. Aumenta los niveles plasmáticos de etanol. Los inductores enzimáticos (difenilhidantoína, fenobarbital, etc.) pueden reducir su eficacia.

AZOLES

Estructura química

Los antifúngicos azólicos o azoles son un grupo de fármacos fungistáticos sintéticos que se caracterizan por poseer un anillo imidazólico que contiene 2 nitrógenos **(fig. 54-4)**. Basándose en esta última característica, los azoles se dividen en imidazoles y triazoles.

Los imidazoles (p. ej., miconazol) supusieron una considerable aportación al tratamiento de las infecciones fúngicas; sin embargo, actualmente se usan menos por su limita-

do espectro de actividad, su escasa biodisponibilidad y la posibilidad de aparición de efectos secundarios graves, por lo que no se hará referencia a ellos en este capítulo.

Los triazoles poseen el mismo mecanismo de acción que los imidazoles, pero un mayor espectro antifúngico y menos efectos secundarios. En la actualidad existen 6 triazoles comercializados de uso clínico y aprobados por la Food and Drugs Administration (FDA) y la Agencia Europea del Medicamento (EMEA): ketoconazol, fluconazol, itraconazol, voriconazol, posaconazol e isavuconazol. El opelconazol es el primer triazol de amplio espectro para su utilización por vía inhalada. Sus características químicas hacen que alcance grandes concentraciones pulmonares, con escasa absorción sistémica. Esta pendiente de autorización para su uso clínico y de comercialización.

Mecanismo de acción

Los azoles actúan inhibiendo la enzima 14α-desmetilasa, al formar un complejo del azol con una parte del citocromo

> ### ANTIFÚNGICOS ANTIBIÓTICOS POLIÉNICOS
>
> - Las infecciones fúngicas sistémicas adquieren cada vez más importancia en la clínica por su frecuencia y su morbimortalidad.
> - La **anfotericina B** es un antibiótico poliénico que sigue siendo un antifúngico de primera línea eficaz para la mayoría de las infecciones fúngicas sistémicas graves.
> - Existen diversas formulaciones de anfotericina B (desoxicolato, complejo lipídico, liposomal y dispersión coloidal).
> - La anfotericina B desoxicolato produce muchos efectos adversos (fiebre, escalofríos, náuseas, vómitos, arritmias, nefrotoxicidad, anemia, etc.).
> - Las formas lipídicas producen menos efectos adversos, en particular nefrotoxicidad.
> - La **nistatina** es un antibiótico poliénico para uso tópico en el tratamiento de la candidiasis orofaríngea.
> - La **griseofulvina** es un antibiótico no poliénico que se usa en el tratamiento de dermatofitosis producidas por Epidermophyton, Microsporum y Tricophyton.

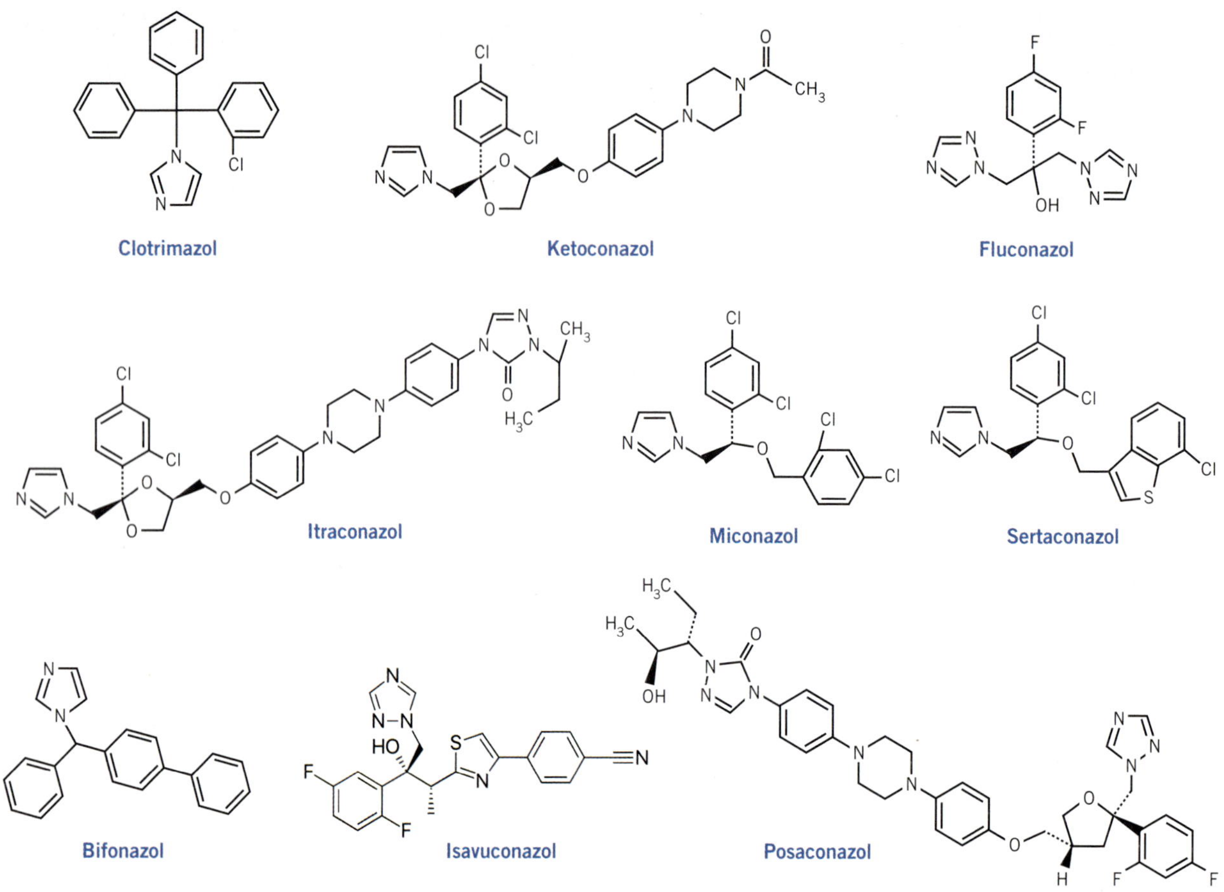

Figura 54-4. Estructura química de los antifúngicos derivados azólicos.

P-450 del hongo. El bloqueo de esta enzima impide la conversión de lanosterol en ergosterol, que es un componente fundamental de la membrana citoplasmática del hongo, produciendo una alteración de la permeabilidad de dicha membrana y la acumulación de peróxidos que la dañan e inhibiendo el crecimiento celular (**fig. 54-5**).

En los mamíferos también se produce el paso de lanosterol a colesterol, y por ello existe la posibilidad de que ocurran efectos adversos, dependiendo del grado de especificidad del antifúngico por el citocromo P-450 del hongo. En este sentido, el ketoconazol tiene mayor toxicidad que el itraconazol, el fluconazol y el voriconazol.

Actividad antifúngica

A diferencia de los 5-nitroimidazoles, como el metronidazol, la actividad de los imidazoles contra las bacterias y los protozoos no es clínicamente significativa. El espectro antifúngico de estos compuestos es muy amplio e incluye hongos filamentosos, levaduras y hongos dimórficos.

El **fluconazol** presenta un espectro antifúngico menor que el itraconazol y el voriconazol. Es activo frente a levaduras (incluidas *Cryptococcus* spp.). La mayoría de las especies de *Candida* son sensibles, aunque un buen número de cepas de *N. glabrata (Nakaesomyces glabrata)* son resistentes y *P. kudriavzeii (Pichia kudriazevii)* es intrínsecamente resistente. Además, el fluconazol carece de actividad frente a *Aspergillus* y a hongos filamentosos.

El **itraconazol** tiene una excelente concentración mínima inhibitoria (CMI) frente a hongos dermatofitos. Su actividad frente a las levaduras es mayor que la de fluconazol y, además, podría ser activo frente a algunas especies de *Candida* resistentes a este último, aunque también carece de actividad frente a *P. kudriavzevii*. La mayoría de las cepas de *Cryptococcus neoformans* son sensibles al itraconazol. *Aspergillus fumigatus* presenta unas CMI de 0,01-1,0 mg/l siendo superiores para otras especies de aspergilos, como *A. niger*. Recientemente se han descrito cepas clínicas de *Aspergillus* resistentes a los azoles en algunos países, como Holanda y Reino Unido. Los cigomicetos, en cambio, no son sensibles, como tampoco lo son las especies de *Fusarium*.

El **voriconazol** tiene el enorme interés de ser activo frente a especies de *Candida* resistentes a los anteriores (incluida *P. kudriavzevii*) y activo frente a *Aspergillus*, además de otros hongos filamentosos emergentes, como *Fusarium* spp. y *Scedosporium* spp. En los últimos años se ha observado un incremento creciente del número de especies de *Candida* resistentes a los azoles, como *N. glabrata* y *P. kudriavzevii* aisladas en pacientes tratados a largo plazo con azoles. Se ha observado un aumento de infecciones producidas por especies de hongos intrínsecamente resistentes (mucorales) en centros donde se ha usado voriconazol como profilaxis de aspergilosis de forma generalizada.

El **posaconazol** tiene una actividad *in vitro* similar a la del voriconazol, que incluye *Candida* spp. y *Aspergillus* spp., pero además es activo frente a zygomicetales y otras especies

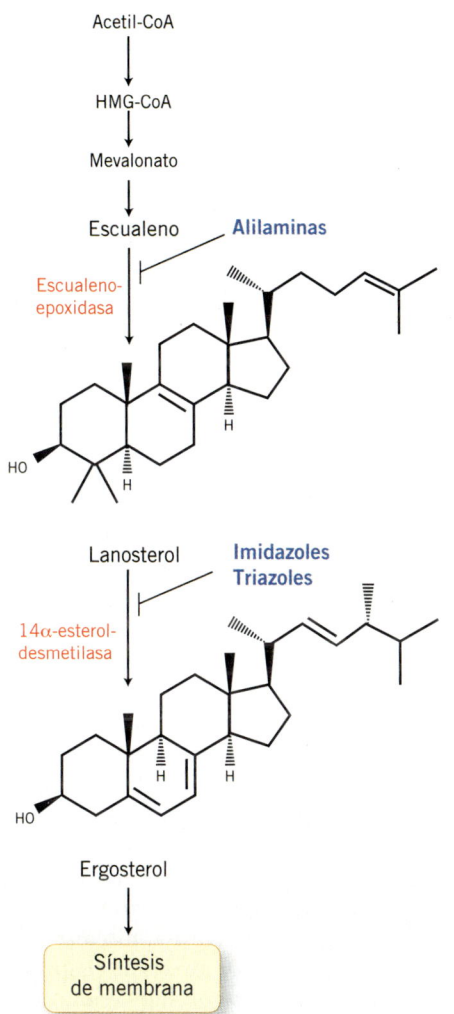

Acetil-CoA

↓

HMG-CoA

↓

Mevalonato

↓

Escualeno   **Alilaminas**

Escualeno-
epoxidasa

↓

Lanosterol   **Imidazoles
Triazoles**

14α-esterol-
desmetilasa

↓

Ergosterol

↓

Síntesis
de membrana

Figura 54-5. Mecanismo de acción de imidazoles, triazoles y alilaminas (terbinafina, naftilina). Inhibición de la síntesis de ergosterol (v. el texto).

de hongos menos frecuentes, como *Fusarium, Coccidioides* y *Blastomyces*.

El **isavuconazol** tiene un amplio espectro de actividad frente levaduras y hongos filamentosos, incluyendo *Candida* sp., *Aspergillus* sp., *Fusarium* sp., *Mucorales* y *Cryptococcus* spp., así como hongos dimórficos, dematiáceos y dermatofitos. La actividad *in vitro* frente a mucorales, MIC 50 del isavuconazol es de 1-3 veces inferior respecto al posaconazol, aunque esto puede suplirse en la clínica por la mayor biodisponibilidad del isavuconazol y/o penetración en tejidos.

La aparición de resistencia a los azoles es un problema preocupante, ya que existe la posibilidad de que esta resistencia se desarrolle de forma cruzada en los nuevos azoles. Los mecanismos de resistencia incluyen la alteración o la disminución de la 14α-desmetilasa y, más frecuentemente, la reducción de la concentración intracelular, bien por disminución en la captación, bien por un aumento en la expulsión del fármaco por bombas de flujo.

Farmacocinética

En la **tabla 54-7** se resumen los principales parámetros farmacocinéticos de los azoles.

El **fluconazol** es muy hidrosoluble. Su absorción oral, muy rápida y completa, no es modificada por la alimentación, la hipoclorhidria ni los tratamientos de la úlcera péptica. El estado de equilibrio se alcanza en sólo 4-5 días. Una de las características más destacadas es la elevada penetración en todos los líquidos biológicos del organismo. En el LCR de pacientes con meningitis se alcanzan niveles del 90 % con respecto a los alcanzados en el suero. La insuficiencia renal altera de forma muy importante la excreción del fluconazol y obliga a reducir la dosis. Los pacientes sometidos a hemodiálisis deben recibir una dosis diaria después de cada sesión.

El **itraconazol** es insoluble en agua. Su administración con el estómago vacío puede disminuir la biodisponibilidad en dos terceras partes. Los comprimidos tienen una absorción errática. La solución oral se absorbe mejor que los comprimidos gracias a su unión a un oligosacárido, la ciclodextrina, que se absorbe sólo en menos del 0,5 %. La solución oral es más aconsejable para los lactantes, niños pequeños y pacientes neutropénicos con mucositis, por lo que prácticamente ha desplazado a la formulación en comprimidos. El itraconazol alcanza pequeñas proporciones en el LCR y la saliva, pero, por el contrario, consigue elevadas concentraciones en muchos tejidos, incluido el cerebro. La lipofilia del itraconazol determina que en el tejido adiposo se produzcan concentraciones 20 veces superiores a las plasmáticas. Para llegar al estado de equilibrio, se necesitan más de 10 días. El hidroxiitraconazol, un metabolito del itraconazol, aparece en la sangre en cantidades irregulares que duplican la del fármaco original y posee actividad antifúngica y una farmacocinética similar a la del itraconazol. Los datos disponibles indican que la insuficiencia renal no afecta la farmacocinética del preparado, siendo necesario ajustar la dosis en caso de insuficiencia hepática.

El **voriconazol** posee una biodisponibilidad oral excelente, prácticamente igual a la de la vía intravenosa, siempre que se administre una hora antes de la comida o una hora después. La forma intravenosa lleva ciclodextrina como exci-

Tabla 54-7. Características farmacocinéticas de los azoles

	UPP (%)	$C_{máx}$ (µg/ml)	$t_{1/2}$ (horas)	ELIMINACIÓN BILIAR (%)	ELIMINACIÓN RENAL (%)	BIODISPONIBILIDAD ORAL
Isavuconazol	> 99	2-8	120	–	< 5	> 98
Itraconazol	> 99	0,19	20-30	60-70	30-40	> 70
Fluconazol	11	2	24	2	> 80	> 80
Posaconazol	80	4-6	19-30	5	14	> 70
Voriconazol	58	4-10	6	> 80	< 5	99

$C_{máx}$: concentración plasmática máxima; $t_{1/2}$: semivida; UPP: unión a proteínas plasmáticas.

piente. En los niños suele ser necesario utilizar dosis mayores para obtener los niveles séricos del adulto. El estado de equilibrio se alcanza tras 5-6 días de tratamiento, pero si se administra una dosis de carga de 6 mg/kg cada 12 horas, el estado de equilibrio puede alcanzarse el primer día. En animales y en el ser humano alcanza concentraciones en el LCR que son aproximadamente el 50 % de las plasmáticas. Se metaboliza en el hígado a través del citocromo P-450, y sus metabolitos carecen de actividad antifúngica. Se necesita un ajuste de la dosis en los pacientes con deterioro moderado de la función hepática, y su empleo debería sopesarse en los pacientes con insuficiencia hepática grave. La formulación oral no requiere ajuste de la dosis en presencia de insuficiencia renal, pero la administración de la forma intravenosa debería limitarse a los pacientes que no padezcan insuficiencia renal grave (aclaramiento de creatinina > 50 ml/min), puesto que la ciclodextrina se acumula y podría agravar el deterioro renal.

La biodisponibilidad de la solución oral de **posaconazol** es muy variable. Se debe ingerir en 3-4 tomas, acompañado de comida rica en grasas para asegurar una absorción máxima. El estado de equilibrio se alcanza a los 7-10 días. Con la formulación en comprimidos gastrorresistentes se administra en dosis única diaria. No requiere ajuste renal dado que no necesita ser administrado junto a ciclodextrina.

El **isavuconazol** es la fracción activa formada tras la administración oral o intravenosa del profármaco sulfato de isavuconazonio. Después de su administración, el sulfato de isavuconazonio es hidrolizado rápidamente por esterasas plasmáticas a la fracción activa isavuconazol. El sulfato de isavuconazonio es un profármaco hidrosoluble que puede administrarse en perfusión intravenosa (sin ciclodextrina) o por vía oral. Tiene una alta biodisponibilidad oral (98 %) que no se ve afectada por la comida ni por variaciones en el pH gástrico. No es necesario el ajuste de dosis en pacientes con insuficiencia renal ni con insuficiencia hepática leve o moderada (clases A y B de Child-Pugh). No se ha estudiado en pacientes con insuficiencia hepática grave (clase C de Child-Pugh). Tiene una alta unión a proteínas plasmáticas y alto volumen de distribución por lo que su vida media es muy alta (hasta 120 horas). Es necesaria la administración de dosis de carga (200 mg/8 horas) los 2 primeros días.

Reacciones adversas e interacciones

El **fluconazol** posee una buena tolerancia. Con 100 mg/día en tratamientos prolongados (hasta 8 meses) se han observado alteraciones de la funcionalidad hepática de carácter leve y transitorio; sin embargo, en los enfermos de sida o con afectación previa de la funcionalidad hepática estos trastornos pueden ser más graves. En los pacientes con micosis sistémicas graves se han administrado dosis de hasta 800 mg/día y superiores, sin que se hayan apreciado efectos secundarios importantes. Las intolerancias digestivas (dolor abdominal, diarreas, náuseas y flatulencia) y las erupciones cutáneas son los efectos adversos más comunes. Los estudios de teratología en animales han demostrado que puede producir malformaciones fetales.

El fluconazol puede ocasionar aumentos significativos de los niveles sanguíneos de fenitoína, glipicida, gliburida, tolbutamida, dicumarínicos o ciclosporina. La rifampicina disminuye los niveles sanguíneos en alrededor del 25 %.

El **itraconazol** es mucho mejor tolerado que los triazoles más antiguos, como el ketoconazol. En tratamientos cortos se ha descrito un 7 % de intolerancias leves, como intolerancias digestivas, prurito, cefalea y vértigo. La diarrea, las náuseas y otros trastornos gastrointestinales son más frecuentes con la solución oral que con los comprimidos, seguramente por el efecto osmótico o por las sales biliares unidas a la ciclodextrina. El 1-2 % de los pacientes tratados pueden presentar elevaciones transitorias y asintomáticas de las transaminasas, y se han descrito pocos casos de hepatitis tóxica atribuidos al itraconazol. Tampoco se ha descrito un efecto endocrino.

Se han demostrado algunos casos de hipopotasemia en los tratamientos prolongados (4 meses o más) con dosis de 400 mg/día; también se han descrito casos de hipertensión moderada.

En los animales de experimentación se ha apreciado un efecto embriotóxico y teratogénico, razón por la cual está contraindicado su uso durante el embarazo (categoría C) y la lactancia.

Las numerosas interacciones del itraconazol con otros fármacos pueden dificultar su empleo. Los antagonistas H_2, los inhibidores de la bomba de protones y los antiácidos disminuyen la absorción. Rifampicina, rifabutina, isoniazida, fenitoína, carbamazepina, fenobarbital y cisaprida disminuyen los niveles sanguíneos de itraconazol.

El itraconazol, a su vez, reduce los niveles sanguíneos de rifampicina y aumenta los de los antihistamínicos terfenadina y astemizol, cuyo uso simultáneo está contraindicado, ya que puede provocar taquicardia ventricular polimorfa (torsades de pointes), así como los niveles de cisaprida, dicumarínicos, benzodiazepinas, antagonistas de los canales del calcio, digoxina, quinidina, ciclosporina, tacrólimus, metilprednisolona, inhibidores de la proteasa del virus de la inmunodeficiencia humana (VIH) (ritonavir, indinavir) y los alcaloides de la *Vinca* (vincristina, vinblastina).

El **voriconazol** se tolera en general bien. El efecto secundario más frecuente (no descrito previamente con otros azoles) es un trastorno reversible de la visión (fotopsia) que ocurre en el 30 % de los pacientes, pero que rara vez conduce a la suspensión del fármaco. Las alteraciones visuales consisten en trastornos de la percepción del color, visión borrosa y percepción de manchas brillantes. Estos síntomas tienden a ocurrir durante la primera semana y su frecuencia disminuye o desaparecen con la toma del fármaco. Estos trastornos pueden dificultar la conducción. No se ha comprobado daño neurológico alguno en estos pacientes.

Con niveles plasmáticos elevados frecuentemente aparecen alucinaciones. Se recomienda la monitorización de sus niveles plasmáticos.

Las manifestaciones cutáneas son el segundo efecto secundario más frecuente. Si bien la mayoría de ellas son leves, se han descrito algunos cuadros graves, incluyendo el síndrome de Stevens-Johnson y la necrólisis epidérmica tóxica. Se ha asociado el uso de voriconazol con fototoxicidad y seudoporfiria. Asimismo, en tratamientos prolongados se han notificado casos de carcinoma de células escamosas de la piel. En algunos de estos casos se habían producido reacciones fototóxicas previamente.

Las elevaciones de las enzimas hepáticas ocurren en la misma proporción que con otros azoles. Generalmente son leves, aunque se han descrito casos de hepatitis grave e incluso mortalidad relacionada con el uso del fármaco. Por este motivo, deberían monitorizarse las enzimas hepáticas, al menos en las primeras semanas.

Se ha asociado el voriconazol con prolongación del intervalo QTc. En pacientes trasplantados se han notificado casos de periostitis no infecciosa con niveles elevados de fosfatasa alcalina y fluoruro.

La rifampicina, los barbitúricos y la carbamazepina disminuyen los niveles séricos de voriconazol, por lo que su empleo simultáneo está contraindicado. La rifabutina no sólo reduce los niveles de voriconazol, sino que éste produce una elevación de los niveles de rifabutina hasta niveles séricos tóxicos. Una interacción similar ocurre con la difenilhidantoína. Está contraindicado con dosis altas de efavirenz y ritonavir, porque disminuyen de forma significativa las concentraciones plasmáticas de voriconazol.

Su uso está contraindicado en los pacientes que reciben sirólimus (rapamicina), ya que es probable que el voriconazol incremente las concentraciones de este último. Está contraindicado el uso concomitante de terfenadina, astemizol, cisaprida, pimozida o quinidina, ya que el incremento de las concentraciones plasmáticas de estos fármacos puede conducir a la prolongación del intervalo QTc y casos poco frecuentes de *torsades de pointes*.

Si se emplean simultáneamente voriconazol y tacrólimus, ciclosporina o dicumarínicos, es necesario reducir las dosis de estos fármacos y monitorizar estrechamente sus niveles o sus efectos (tiempo de protrombina). Debería usarse también con cierta precaución en los pacientes que reciben tratamiento con estatinas, benzodiazepinas, bloqueantes de los canales del calcio, sulfonilureas, inhibidores de la bomba de protones o alcaloides de la *Vinca*. En la mayoría de estos casos se debe reducir la dosis de estos fármacos.

Los fármacos que no requieren ajuste de la dosis son, entre otros, cimetidina, digoxina, indinavir, macrólidos, micofenolato, prednisolona y ranitidina.

El **posaconazol** es, en general, bien tolerado. Los efectos adversos más frecuentes son náuseas y cefaleas. Su efecto inductor de las enzimas del citocromo P-450 parece ser menor que el de otros azoles y es posible que produzca menos interferencias farmacológicas que otros fármacos de este grupo.

Los datos de seguridad del **isavuconazol** son limitados debido a la corta experiencia clínica. Se ha observado hepatotoxicidad, con elevaciones de las enzimas hepáticas, por lo que está recomendado monitorizar la función hepática. Se han descrito reacciones asociadas a la infusión intravenosa (hipotensión, dificultad respiratoria, mareos, náuseas y dolor de cabeza) por lo que dicha infusión debe durar al menos una hora. Se han descrito reacciones de hipersensibilidad y reacciones cutáneas graves que han obligado a la suspensión del tratamiento.

El isavuconazol provoca acortamiento del intervalo QTc de manera dependiente de la concentración. Está contraindicado en pacientes con síndrome de QT corto familiar, y se recomienda tener precaución al asociarlo con otros medicamentos conocidos por disminuir el intervalo QT (lamotrigina, primidona, rufinamida, etc.). No hay datos relativos a la utilización en mujeres embarazadas. Los estudios realizados en animales han mostrado toxicidad para la reproducción, pero se desconoce el riesgo potencial en seres humanos, por lo que no se debe tomar durante el embarazo (categoría C).

En los estudios de seguridad, el isavuconazol presenta una proporción significativamente menor de toxicidad hepatobiliar, ocular y cutánea con respecto al voriconazol.

Se han descrito interacciones medicamentosas por efecto sobre la concentración de isavuconazol o sobre otros medicamentos.

El isavuconazol es un sustrato de CYP3A4 y CYP3A5. La administración conjunta de medicamentos que son inhibidores de CYP3A4 y/o CYP3A5 puede aumentar las concentraciones plasmáticas del isavuconazol. Entre los inhibidores potentes de CYP3A4/CYP3A5, el uso concomitante del ketoconazol está contraindicado. Con la asociación de lopinavir/ritonavir se observó un aumento de hasta el doble en la exposición al isavuconazol. Con otros inhibidores potentes de la CYP3A4, como claritromicina, indinavir y saquinavir, cabe esperar un efecto menos pronunciado, basado en su potencia relativa.

La administración conjunta de los medicamentos que son inductores de CYP3A4 y/o CYP3A5 puede disminuir las concentraciones plasmáticas del isavuconazol. Los inductores potentes de CYP3A4/CYP3A5, como rifampicina, rifabutina, carbamazepina, barbitúricos de acción prolongada (p. ej., fenobarbital), fenitoína y hierba de San Juan, y los inductores moderados de CYP3A4/CYP3A5, como efavirenz, nafcilina y etravirina, están contraindicados. La administración junto con dosis altas de ritonavir (200 mg o más, dos veces al día) está contraindicada, dado que el ritonavir en altas dosis puede inducir la CYP3A4/CYP3A5. Los inductores leves de CYP3A4/CYP3A5, como aprepitant, prednisona y pioglitazona, pueden causar una disminución de leve a moderada de los niveles plasmáticos de isavuconazol.

El isavuconazol es un inhibidor moderado de CYP3A4/CYP3A5; la administración junto con medicamentos que son sustratos de CYP3A4/CYP3A5 puede causar un aumento de las concentraciones plasmáticas de estos medicamentos. Así, debería evitarse el uso concomitante de prednisona, a menos que sea imprescindible, ya que también puede disminuir las concentraciones de isavuconazol. Con inmunosupresores como ciclosporina, sirólimus o tacrólimus se deben realizar controles de los niveles plasmáticos y ajuste apropiado de la dosis. Con opiáceos de acción corta (alfentanil, fentanil) y con midazolam se debe vigilar la posible toxicidad por si fuera necesario reducir la dosis.

Es un inductor leve de CYP2B6, por lo que la administración conjunta de los sustratos de CYP2B6 puede causar una disminución de las concentraciones plasmáticas de éstos. El uso con efavirenz está contraindicado. Con ciclofosfamida se debe monitorizar la eficacia por si fuera necesario aumentar la dosis.

El isavuconazol es un inhibidor leve de la glucoproteína P (GpP). La administración conjunta con sustratos de esta glucoproteína (vincristina, vinblastina, dabigatrán, digoxina, colchicina) puede alterar las concentraciones plasmáticas de éstos, por lo que se debe realizar seguimiento y, si fuera necesario, modificar la dosis.

✪ ANTIFÚNGICOS AZÓLICOS

- Los antifúngicos azólicos son fungistáticos sintéticos con un espectro muy amplio, que incluye hongos filamentosos, levaduras y hongos dimórficos.

- Fluconazol, itraconazol, voriconazol y posaconazol son los más utilizados en la actualidad. En general, son muy bien tolerados y se usan en el tratamiento de infecciones fúngicas sistémicas.

- El **fluconazol** provoca alteraciones hepáticas leves, erupciones cutáneas e intolerancias digestivas.

- El **itraconazol** produce intolerancia gástrica, prurito, cefalea y elevaciones transitorias de las transaminasas. Presenta muchas interacciones farmacológicas que dificultan su uso.

- El **voriconazol** es el tratamiento de elección de la aspergilosis invasiva. Causa un trastorno reversible de la visión (fotopsia) en el 30 % de los pacientes y puede producir manifestaciones cutáneas.

- El **posaconazol** está indicado en la profilaxis antifúngica de la neutropenia de alto riesgo. También tiene indicación como tratamiento de rescate de aspergilosis invasiva y en algunos casos de mucormicosis como tratamiento secuencial y de rescate.

- Las indicaciones del isavuconazol incluyen el tratamiento de aspergilosis invasiva y el tratamiento secuencial y de rescate en algunos casos de mucormicosis.

- Existen muchos derivados imidazólicos de uso tópico (bifonazol, clotrimazol, econazol, sulconazol, tioconazol) que se utilizan en el tratamiento de infecciones fúngicas superficiales.

Es un inhibidor in vitro de la BCRP y, por consiguiente, las concentraciones plasmáticas de los sustratos de BCRP, como algunos antineoplásicos (daunorubicina, doxorubicina, imatinib, irinotecán, lapatinib, mitoxantrona, topotecán), pueden aumentar.

Es un inhibidor leve del transportador de cationes orgánicos 2 (OCT2), por lo que pueden aumentar las concentraciones de sus sustratos (metformina).

Es un inhibidor leve de la uridindifosfato-glucuronosil-transferasa (UGT). Su utilización con micofenolato mofetilo, sustrato de la UGT, requiere control de la toxicidad de éste.

Indicaciones terapéuticas

En las **tablas 54-5** y **54-6** se resumen las principales indicaciones de los azoles.

El **fluconazol** puede utilizarse tanto por vía oral como por vía intravenosa. Su indicación fundamental es el tratamiento de la candidiasis orofaríngea, esofágica, en la infección urinaria por *Candida* y es el fármaco de elección en la candidiasis invasora crónica (candidiasis hepatoesplénica). Es tan eficaz como la anfotericina B en las candidemias. También es eficaz, como tratamiento de mantenimiento, en los pacientes con endocarditis candidiásica en los que no se ha podido realizar recambio valvular.

El fluconazol está indicado en la meningitis criptocócica, solo o combinado con flucitosina, y en el tratamiento prolongado para evitar las recidivas. Se usa también para la meningitis coccidioidea y para la coccidioidomicosis no meníngea diseminada.

El fluconazol se emplea en la profilaxis de algún subgrupo de pacientes oncohematológicos neutropénicos.

Las dosis utilizadas son de 200-400 mg/día por vía oral o intravenosa. En casos graves o en meningitis puede usarse el doble de la dosis.

El **itraconazol** puede utilizarse en comprimidos, como solución oral asociada a la ciclodextrina (mejor biodisponibilidad) o por vía intravenosa.

Tiene indicaciones similares a las del ketoconazol, pero en virtud de su mayor actividad y espectro más amplio ha demostrado ser útil en otras micosis, como esporotricosis, aspergilosis necrosante crónica y algunas formas de aspergilosis invasora. Es útil para el tratamiento de blastomicosis, histoplasmosis, coccidioidomicosis, paracoccidioidomicosis, tiña y onicomicosis.

La solución oral es especialmente útil para el tratamiento de la candidiasis oral y esofágica.

Las dosis oscilan entre 100 y 400 mg/día, según los casos.

El **voriconazol** es hasta ahora el fármaco que ha demostrado mayor eficacia en el tratamiento inicial de la aspergilosis invasora, en la que consigue un índice de respuestas del 53 % en comparación con sólo el 32 % de la anfotericina B convencional. Además, está indicado en el tratamiento de micosis emergentes, como las debidas a *Fusarium* y *Scedosporium*, para las que hasta ahora no había un tratamiento eficaz. En cambio, el voriconazol carece de actividad frente a los hongos mucorales.

Es activo, asimismo, frente a especies de *Candida* (incluida *P. kudriavzevii*). Tiene una excelente actividad *in vitro* frente a *Cryptococcus*, pero la experiencia clínica en esta infección es todavía limitada, al igual que en las micosis endémicas (histoplasmosis, coccidioidomicosis, etc.). Está indicado su uso en la profilaxis primaria de la aspergilosis invasiva en pacientes de alto riesgo.

La dosis por vía intravenosa es de 6 mg/kg cada 12 horas inicialmente, para disminuir a 4 mg/kg cada 12 horas. Por vía oral, la dosis varía según el peso, calculándose 4 mg/kg cada 12 horas (200-300 mg) en adultos y 4-6 mg/kg cada 12 horas en niños. Se deben monitorizar las concentraciones plasmáticas para asegurar niveles terapéuticos y evitar toxicidad.

El **posaconazol** está indicado en el tratamiento de rescate de la aspergilosis invasiva en pacientes con enfermedad resistente a la anfotericina B o al itraconazol, o en pacientes que son intolerantes a estos medicamentos. La profilaxis con posaconazol está indicada en la prevención de infección fúngica invasora en pacientes que estén recibiendo quimioterapia de remisión-inducción para leucemia mieloide aguda o síndromes mielodisplásicos, y en receptores de trasplante de progenitores hematopoyéticos con enfermedad del injerto contra el hospedador grave. Además, está indicado en el tratamiento de la fusariosis en pacientes con enfermedad resistente a la anfotericina B, o que no la toleran, y en el tratamiento de otras micosis (cromoblastomicosis y micetoma, coccidioidomicosis, etc.).

El **isavuconazol** es igual de eficaz que el voriconazol en el tratamiento de primera línea de la aspergilosis invasiva (Estudio SECURE) y más seguro, con una diferencia global del 18 % de efectos secundarios a favor del isavuconazol.

En el tratamiento de la mucormicosis, debe utilizarse como fármaco de rescate (en caso de fracaso y/o intolerancia) y/o como de continuación tras estabilización clínica con anfotericina B. Esta sigue siendo el fármaco de elección de la infección por mucorales.

Se debe iniciar con una dosis de carga de 200 mg cada 8 horas durante las primeras 48 horas, seguida de una dosis de mantenimiento de 200 mg una vez al día, comenzando 12-24 horas después de la última dosis de carga. Dada su alta biodisponibilidad oral es adecuada la secuenciación a vía oral.

Azoles de aplicación tópica

Son numerosos los derivados imidazólicos de aplicación tópica (v. tabla 54-6): bifonazol, buconazol, clormidazol, clotrimazol, econazol, fenticonazol, sulconazol y tioconazol, entre otros. Su espectro antimicótico es parecido y, aunque existen diferencias en su eficacia relativa frente a un microorganismo determinado, resulta difícil llevar a cabo una valoración clinicoterapéutica comparada.

El bifonazol es de amplio espectro frente a las diversas especies de dermatofitos, incluidas las formas de levaduras (candidiasis) y otros dermatomicetos como *Malassezia furfur*. Es también eficaz frente a *Corynebacterium minutissimum*.

El clotrimazol se emplea en las infecciones dermatofíticas, incluida la tiña versicolor, en las candidiasis cutáneas y en las candidiasis de mucosas y zonas mucocutáneas. Produce reacciones adversas cutáneas que pueden llegar a ser graves.

El econazol es aplicable en el tratamiento de la dermatofitosis: tiña de los pies, inguinal, tiña del cuerpo, pitiriasis versicolor y candidiasis cutáneas superficiales; no es útil en la tiña del cuero cabelludo.

El sulconazol es muy activo en las dermatofitosis e infecciones por *Candida* y *M. furfur*.

El tioconazol tiene buena actividad en aplicación tópica frente a *Trichophyton*, *Epidermophyton*, *M. furfur* y *C. albicans*; es también activo frente a algunas clamidias, tricomonas y bacterias grampositivas. Clínicamente ha mostrado mayor eficacia que otros imidazoles en las dermatofitosis superficiales y candidiasis de la piel y la vagina. Puede ser particularmente útil en ciertas onicomicosis. La absorción a partir de la piel y las mucosas es mínima. Puede producir reacciones locales.

Entre los triazoles, el ketoconazol es el único que suele emplearse de forma tópica. Tiene un excelente espectro antifúngico frente a dermatomicosis, aunque generalmente sólo es fungostático. Ha demostrado ser eficaz en el tratamiento de la tiña del cuerpo, los pies, las manos y el perineo, así como en la candidiasis cutánea y en la tiña versicolor.

PIRIMIDINAS FLUORADAS: FLUCITOSINA

Estructura química

La flucitosina (5-fluorocitosina), un antifúngico sintético, es el análogo fluorado de un constituyente del cuerpo normal, la citosina. Su estructura corresponde a una base pirimidínica fluorada (fig. 54-6).

Mecanismo de acción

La flucitosina impide la síntesis de ADN del hongo. Para producir este efecto, la flucitosina sufre una desaminación y se transforma en 5-fluorouracilo, que interfiere en la síntesis de ADN. Esta transformación se lleva a cabo preferentemente en el interior del hongo (fig. 54-7).

Actividad antifúngica

La flucitosina es un antifúngico de espectro reducido, con actividad fungostática exclusiva frente a *Candida* y *Cryptococcus*, si bien algunas cepas de *Aspergillus* pueden ser sensibles.

El mayor problema del fármaco es el desarrollo de resistencias secundarias si se utiliza en monoterapia. Por ello, generalmente se emplea asociado a otro antifúngico. La flucitosina y la anfotericina B tienen efectos aditivos *in vitro* frente a *Candida* y *Cryptococcus*. Permite, además, disminuir la dosis de anfotericina B. Se conocen al menos tres mecanismos de resistencia: alteración de la fosforilación, falta de desaminación y disminución de la permeabilidad del hongo al fármaco.

Farmacocinética

La absorción gastrointestinal y la distribución de la flucitosina son excelentes, alcanzando concentraciones elevadas en la

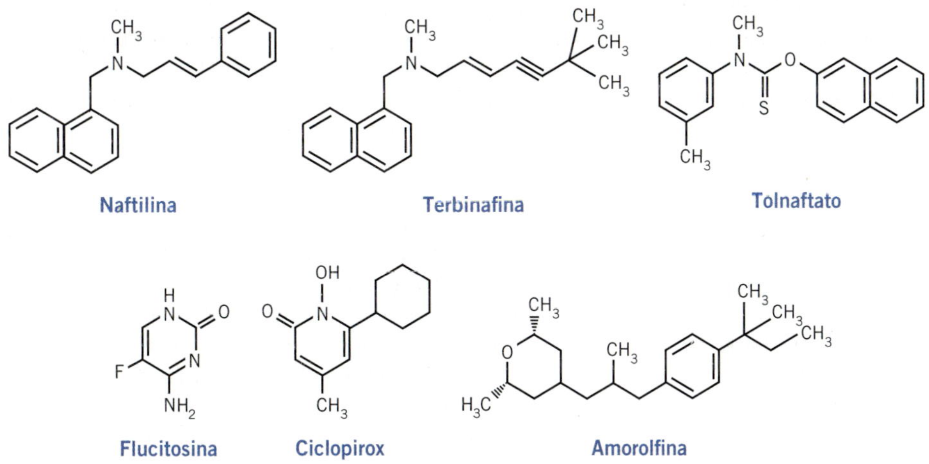

Figura 54-6. Estructura química de los principales antifúngicos sintéticos.

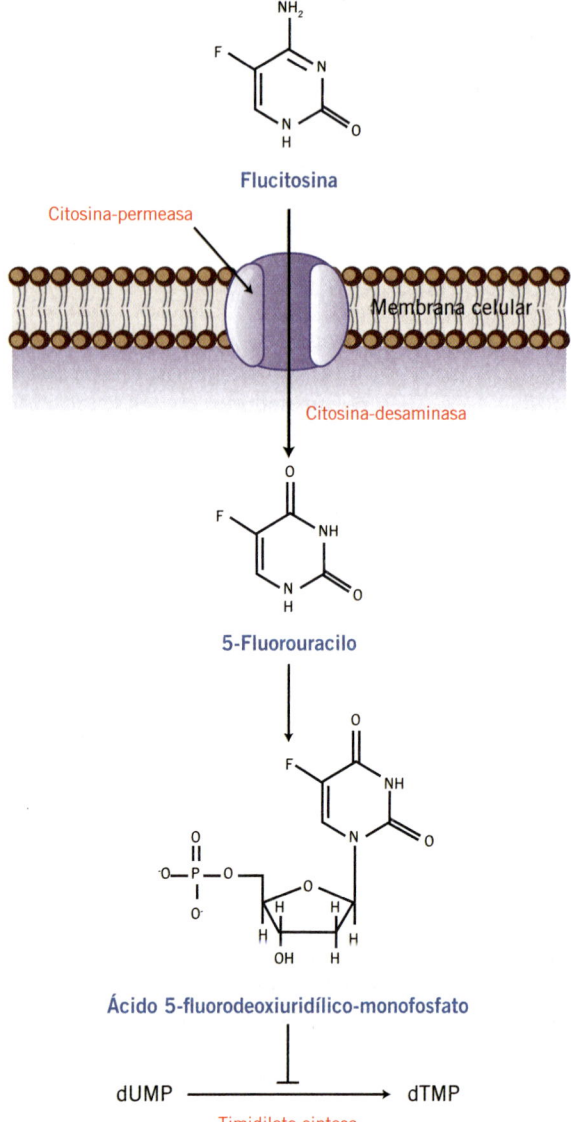

Figura 54-7. Mecanismo de acción de la flucitosina. Inhibición de la síntesis del ADN del hongo.

mayor parte de los tejidos, incluido el LCR. También tiene buena penetración en el humor acuoso, las articulaciones, las secreciones bronquiales, el líquido peritoneal, el cerebro, la bilis y el hueso. El fármaco puede administrarse también por vía intravenosa.

La eliminación se produce sin transformación previa, excretándose alrededor del 90 % por la orina sin modificar, con una semivida de eliminación de 3-6 horas. El fármaco puede depurarse por hemodiálisis y diálisis peritoneal. La función hepática anormal no influye sobre la semivida, pero la función renal disminuida la prolonga. Se aconseja determinar los niveles sanguíneos para ajustar la dosis.

La dosis es de 25 mg/kg cada 6 horas por vía oral. En caso de insuficiencia renal hay que ajustar las dosis.

Reacciones adversas e interacciones

El hecho de que la flucitosina se convierta en 5-fluorouracilo explica la toxicidad sobre la médula ósea y gastrointestinal.

La depresión medular está directamente relacionada con los niveles séricos máximos del fármaco, y generalmente se produce cuando éstos son superiores a 100 mg/ml.

La toxicidad hematológica se potencia al asociar flucitosina con otros fármacos mielotóxicos.

Indicaciones terapéuticas

Su uso se ha reducido considerablemente. No se debe usar en monoterapia. Se utiliza en combinación con anfotericina B para el tratamiento de la meningitis criptocócica (de elección) y para el tratamiento de algunas formas de infección diseminada grave por *Candida* (endocarditis). También se usa en combinación con fluconazol.

EQUINOCANDINAS

Las equinocandinas son una nueva familia de antifúngicos pertenecientes a la clase de las candinas.

Estructura química

Las equinocandinas son compuestos lipopeptídicos cíclicos semisintéticos con una cadena lateral *N*-acil o *N*-aril alifática. El gran tamaño de estas moléculas obliga a su administración parenteral. El acetato de caspofungina fue sintetizado a partir de un producto de fermentación de *Glarea lozoyensis,* un hongo aislado en la ribera del río Lozoya, en Madrid.

Mecanismo de acción

Las equinocandinas actúan sobre una diana terapéutica específica, la 1,3-β-glucano sintetasa, inhibiendo la síntesis del 1,3-β-D-glucano, componente clave de la *pared fúngica*. Esto provoca inestabilidad osmótica a las células fúngicas e impide sus funciones de crecimiento y replicación. El 1,3-β-D-glucano no está presente en las células de los mamíferos, lo que explicaría también la ausencia de toxicidad de estos nuevos productos sobre la célula humana.

Actividad antifúngica

Las equinocandinas tienen una potente actividad fungicida *in vitro* e *in vivo* frente a *Candida* spp., *Aspergillus* spp. y otros hongos filamentosos, *Pneumocystis jirovecii*, algunos hongos dimórficos, como *Histoplasma capsulatum, Coccidioides immitis* y *Blastomyces dermatitidis.* Por el contrario, no presentan actividad frente a *Cryptococcus* spp. ni frente a mucorales, puesto que tienen 1,6-β-glucano en lugar de 1,3-β-D-glucano. Tampoco son activas frente a *Trichosporon asahii, Fusarium* spp., *Scedosporium* spp. y hongos dematiáceos.

Se han descrito resistencias a las tres equinocandinas asociadas a mutaciones en dos regiones (FKS1 y FKS2) del gen *Fks1,* que codifica la subunidad mayor de la glucano-sintetasa. Esto se ha visto asociado a fracasos terapéuticos e infecciones de brecha. Este mecanismo podría explicar la menor actividad frente a *Candida parapsilosis,* que presenta un polimorfismo natural en el gen *Fks1* (alanina por prolina, P660A).

El 2-8 % de los aislamientos de *C. auris* son resistentes a equinocandinas por mutaciones en el gen FKS1-. Una nueva equinocandina, la rezafungina presenta gran actividad frente a este patógeno.

Farmacocinética

Las equinocandinas se unen a proteínas en más del 95 %, a pesar de lo cual la distribución de estos fármacos a la mayoría de los tejidos es buena. La eliminación del plasma es lenta. Se metaboliza en el hígado, con una semivida plasmática prolongada. Sólo una pequeña cantidad de caspofungina (< 5 %) se excreta sin cambios por la orina. La anidulafungina es la que tiene semivida más prolongada y mayor volumen de distribución de todas las equinocandinas. La dosificación de estos fármacos no se modifica en los pacientes con insuficiencia renal. Las equinocandinas no son dializables; por lo tanto, después de la hemodiálisis no se requiere una dosis adicional. Puede ser necesario ajustar la dosis en los pacientes con insuficiencia hepática moderada y debe sopesarse la relación riesgo-beneficio en aquellos con insuficiencia hepática grave.

La rezafungina es una nueva equinocandina muy similar a la anidulafungina, con un cambio químico que le confiere una gran vida media (80 horas tras la primera dosis y 150 horas tras la segunda en estudios farmacocinéticos). Es estable a la biotrasformación en los hepatocitos y en el sistema mononuclear fagocítico y el aclaramiento renal es muy bajo, por lo que puede administrarse en pauta semanal con AUC estables. La anidulafungina no es hepatotóxica y sus interacciones son prácticamente inexistentes.

Reacciones adversas e interacciones

Las equinocandinas son, en general, muy bien toleradas. Sólo se han descrito ligeras reacciones de intolerancia durante su administración. En animales de experimentación se ha descrito el desarrollo de tumores hepáticos con el uso prolongado y en dosis muy altas de micafungina.

La caspofungina es un inhibidor débil del citocromo 3A4. El uso concomitante de caspofungina con otros inductores enzimáticos, como efavirenz, nevirapina, dexametasona, fenitoína o carbamazepina, también puede disminuir los niveles séricos de caspofungina. La caspofungina provoca una reducción en la concentración plasmática de tacrólimus, por lo que es obligatoria la monitorización de las concentraciones sanguíneas de este fármaco. La ciclosporina aumenta la concentración plasmática de caspofungina y se han descrito elevaciones de las transaminasas en estos pacientes.

La anidulafungina no inhibe las enzimas del citocromo P-450, lo que explica la ausencia de interacciones importantes con otros fármacos, incluidos rifampicina, tacrólimus y ciclosporina. La ciclosporina aumenta la concentración plasmática de anidulafungina, pero no se considera clínicamente relevante.

La micafungina es sustrato e inhibidor débil del CYP3A. No se han descrito interacciones clínicamente relevantes con ciclosporina, tacrólimus o rifampicina. Eleva el área bajo la curva de sirólimus sin afectar su $C_{máx}$.

Las equinocandinas no modifican los niveles de anfotericina B, itraconazol o voriconazol.

✪ EQUINOCANDINAS

- Las equinocandinas son compuestos lipopeptídicos de gran tamaño lo que obliga a su administración parenteral.
- Actúan sobre una diana terapéutica distinta de la anfotericina y de los azoles.
- Las equinocandinas tienen una potente actividad fungicida frente a *Candida* spp., *Aspergillus* spp., *Pneumocystis jirovecii* y algunos hongos dimórficos.
- Las equinocandinas son, en general, muy bien toleradas. Están indicadas en el tratamiento de la candidiasis invasiva y de la candidemia.
- La **caspofungina** está indicada además en el tratamiento de la aspergilosis invasiva refractaria y en el tratamiento empírico de la neutropenia febril refractaria.
- La **anidulafungina** se ha mostrado eficaz, usada en combinación con voriconazol, en el tratamiento de la aspergilosis invasiva.
- La **micafungina** también está aprobada en la profilaxis de la infección por *Candida* en pacientes de riesgo.
- La **rezafungina** tiene una vida media muy larga y permite su administración en pauta semanal.

Indicaciones terapéuticas

Todas las equinocandinas han sido aprobadas para el tratamiento de la candidiasis invasiva y de la candidemia (v. tabla 54-5). La caspofungina está aprobada, además, para el tratamiento de la aspergilosis invasiva refractaria o en pacientes con intolerancia a los tratamientos convencionales y en el tratamiento empírico de la neutropenia febril refractaria con sospecha de infección fúngica invasiva.

La micafungina también está aprobada para la profilaxis de la infección por *Candida* en pacientes sometidos a trasplante alogénico de células precursoras hematopoyéticas, así como en pacientes con neutropenia prolongada durante 10 días o más.

La caspofungina se administra por vía intravenosa en infusión salina (0,9 %) no glucosada durante 60 minutos, en dosis de 70 mg el primer día y de 50 mg/día hasta finalizar el tratamiento. En pacientes que pesen más de 80 kg se recomiendan dosis posteriores de 70 mg/día. Con anidulafungina se administra una dosis de carga única de 200 mg, seguida de una dosis diaria de 100 mg. La dosis de micafungina varía según la indicación: 100-200 mg/día en candidiasis invasiva, 150 mg/día en candidiasis esofágica y 50 mg/día en profilaxis. La ficha técnica no recoge la necesidad de dosis de carga, pero probablemente sería beneficioso.

Las características farmacocinéticas de la rezafungina la hacen un fármaco ideal en la profilaxis de la infecciones fúngicas por *Candida* y *Aspergillus* en pacientes de alto riesgo, y muy atractiva para el tratamiento en régimen ambulatorio de infecciones fúngicas invasivas.

OTROS PREPARADOS

Aplicación sistémica

Terbinafina

Es una alilamina (v. fig. 54-6), fungicida, queratinófila y muy lipófila, que se usa por vía sistémica y tópica en las

✪ OTROS ANTIFÚNGICOS

- La **flucitosina** es un antifúngico sintético con actividad frente a *Candida* y *Cryptococcus*, cuando se emplea en tratamiento combinado.

- El principal problema de la flucitosina es la aparición de resistencias cuando se usa en monoterapia. Produce toxicidad hematológica y gastrointestinal.

- La **terbinafina** se usa por vía sistémica y tópica en las dermatofitosis.

- La **solución de yoduro potásico** es una alternativa válida en el tratamiento de la esporotricosis cutánea, aunque se tolera mal (hipersalivación, sabor desagradable, congestión nasal, irritación ocular, etc.).

- **Ciclopirox**, **naftifina** y **tolnaftato** son otros antifúngicos de aplicación tópica utilizados en las dermatofitosis y la pitiriasis versicolor.

dermatofitosis. Inhibe la síntesis del ergosterol actuando sobre la enzima escualeno-epoxidasa (paso previo al lugar en el que actúan los imidazoles).

Se absorbe por vía oral, mientras que por vía tópica se absorbe menos del 5 %. Muestra un gran volumen de distribución, se acumula en el tejido graso y se fija en la queratina de la piel, el pelo y las uñas.

Se metaboliza en el hígado, y los metabolitos inactivos se excretan por la orina.

Por vía oral, la dosis habitual en los adultos es de 250 mg/día en una o dos tomas, y la duración depende del tipo de infección: 2-4 semanas en la tiña del cuerpo e inguinal, 2-6 semanas en la tiña del pie y 6-12 semanas en la onicomicosis.

En los pacientes con insuficiencia hepática o renal hay que ajustar la dosis.

In vitro, la terbinafina tiene un espectro de actividad muy amplio, que incluye *Aspergillus, C. neoformans, Blastomyces, Histoplasma capsulatum* y *Scopulariopsis brevicaulis* y *P. jirovecii*, pero su eficacia clínica se limita a las infecciones cutáneas por dermatofitos *(Epidermophyton, Microsporum, Trichophyton)* y, en aplicación tópica, a la pitiriasis versicolor.

Las reacciones adversas son leves y autolimitadas. Se han descrito molestias gastrointestinales (náuseas, epigastralgias), cutáneas (empeoramiento de la psoriasis) y hepatotoxicidad (monitorización en los tratamientos prolongados).

Al parecer, el efecto sobre el aclaramiento de fármacos metabolizados por la vía del citocromo P-450 no es clínicamente significativo, aunque podría disminuir la eficacia de los anticoagulantes orales y la ciclosporina. Sin embargo, puede presentar interacciones con los fármacos metabolizados por la isoenzima CYP2D6, como antidepresivos tricíclicos, bloqueantes β-adrenérgicos, inhibidores de la recaptación selectiva de la serotonina e inhibidores de la monoaminooxidasa. La cimetidina puede aumentar los niveles de terbinafina, y la rifampicina y el fenobarbital, disminuirlos.

La terbinafina se usa en infecciones cutáneas y de anejos producidas por dermatofitos *(Epidermophyton, Microsporum, Trichophyton)* **(v. tabla 54-6)**.

Yoduro potásico

La solución saturada de yoduro potásico sigue siendo una alternativa válida y más barata en el tratamiento de la esporotricosis cutánea **(v. tabla 54-6)**. Se empieza con una dosis de 1 ml, 3 veces al día, y se aumenta progresivamente la dosis hasta 4-6 ml, 3 veces al día, durante 6 meses. Se han evaluado pautas de dosis única diaria con una eficacia similar y mayor cumplimiento.

Tiene una absorción adecuada y una distribución muy amplia. Es mal tolerado, ya que provoca hipersalivación, sabor desagradable, congestión nasal, lagrimeo, irritación ocular, etc. Se ha descrito aparición de erupción exantemática, acné e hipotiroidismo.

Se debe evitar en el embarazo y en la lactancia debido al riesgo de alteración tiroidea en el recién nacido.

Ibrexafungerp

Inhibe la glucano sintetasa de la pared celular fúngica y con ello la síntesis de 1,3-β-D-glucano, siendo fungicida frente a la *Cándida spp.* y fungostático frente a especies de *Aspergillus*. Comparte mismo mecanismo de acción que las cándidas, pero su unión a la glucano sintetasa es en sitios diferentes. Está disponible por vía oral e intravenosa. La biodisponibilidad es del 35-50 % con una alta unión a proteínas (> 90 %). La dosis pico en plasma se alcanza en 4-6 horas, con una vida media entre 20-30 horas. Tiene alta penetración tisular (pulmón, hígado, médula ósea), pero no en sistema nervioso central. Se concentra en vagina, alcanzando concentraciones entre 2-5 veces las alcanzadas en plasma, por lo que ha sido recientemente aprobado en dosis única para la candidiasis vaginal resistente. Es principalmente eliminado por vía fecal y su eliminación renal es menor del 1 %. Ibrexafungerp es sustrato de CYP3A e inhibidor reversible de CYP2C8 y CYP3A. La coadministración con inductores potentes de CIP3A (rifampicina) se debe evitar, y la coadministración con inhibidores (ketoconazol e itraconazol) requiere reducir la dosis. Tiene buena actividad *in vitro* frente a *Aspergillus* y *Candida spp.*, con alta actividad frente a cándidas resistentes a azoles (*C. albicans, P. kudriavzevii* y *N. glabrata*). Su actividad frente a *Candidas spp.* resistentes equinocandinas es variable, así la mayoría de las *C. albicans, N. glabrata* y *C. auris* resistentes, son sensibles. Cabe destacar que no tiene actividad frente a *Criptococo, Mucorales* y *Fusarium spp.*, pero es muy activo frente a *Alternaria* y *Cladosporium spp.* Los efectos secundarios señalados en estudios fase II y III son gastrointestinales (diarrea, náuseas y con menos frecuencia vómitos). No alteran el intervalo QT como la mayoría de los azoles. Siguen en marcha estudios clínicos fase III (FURI, CARES) para ver su eficacia como tratamiento oral en pacientes con infecciones sistémicas por cándida resistente y/o intolerantes a azoles.

Fosmanogepix/Manogepix

Inaugura una nueva familia de fármacos antifúngicos. El fosmanogepix es el profármaco que administrado por vía oral o intravenosa se convierte en la forma activa manogepix por las acción de las fosfatasas. Su mecanismo de acción es la inhibición de la enzima Gwt1, que es la responsable de la síntesis de glicosilfosfatidilinositol presente en muchas manoproteínas de la pared y membrana fúngica. Estas manoproteínas son básicas para la señalización y adhesión a la superficies epiteliales previas a la invasión fúngica. Es un antifúngico de amplio espectro con actividad frente a cándidas spp., incluidas aislamientos de *C. albicans, C. auris* y *N. glabrata* resistentes a azoles y equinocandinas, *Cryptococcus neoformans* y *C. gatti, Coccidioides* spp., *Aspergillus* spp., *A. fumigatus* resistentes a azoles, *Fusarium* spp., *Scedosporium* spp., *Lomentospora prolificans*. Manogepix no tiene actividad frente a *P. kudriavzevii* y algunos Mucorales.

Olorofim

Pertenece a la familia de las orotomidas. Inhibe la enzima dedihidroorotato deshidrogenasa, enzima de la ruta de la síntesis de las pirimidinas (acción a nivel del núcleo), esenciales para la síntesis del ADN y ARN. También presente en el núcleo de células de mamíferos, aunque es mucho más potente en las células fúngicas. Olorofim ha mostrado gran actividad *in vitro* contra *Aspergillus*, con valores de CMI de 0,002 a 0,063 mg/L, incluyendo *A. fumigatus* (resistentes y sensibles a azoles), *A. terreus* y *A. nidulans*. Un aspecto interesante es su actividad contra hongos filamentosos multirresistentes como *L. prolificans*, con valores de CMI de 0,032 a 0,5 mg/L. Sin embargo, es inactivo contra los mucorales y *Candida*. La FDA aprobó su uso apara el tratamiento de *L. prolificans*, y *Scedosporium* spp., así el tratamiento de *Coccidioicosis* resistentes con afectación del SNC.

Aplicación tópica

Ciclopirox

Es una hidroxipiridona (v. fig. 54-6) utilizada para el tratamiento de dermatofitosis, candidiasis cutánea y vaginal y pitiriasis versicolor en aplicación tópica.

Naftifina

Alilamina (v. fig. 54-6) de espectro similar a la terbinafina para el tratamiento tópico de dermatofitosis, candidiasis cutánea y pitiriasis versicolor.

Tolnaftato

Tiocarbamato (v. fig. 54-6) para el tratamiento de dermatofitosis y pitiriasis versicolor en aplicación tópica.

BIBLIOGRAFÍA

Arendrup MC, Jensen RH, Meletiadis J. In Vitro Activity of Isavuconazole and Comparators against Clinical Isolates of the Mucorales Order. Antimicrob Agents Chemother. 2015; 59(12): 7735-42.

Ben-Ami R, Kontoyiannis DP. Resistance to Antifungal Drugs. Infect Dis Clin North Am. 2021; 35(2): 279-311.

ASOCIACIÓN DE ANTIFÚNGICOS

La elevada mortalidad de las infecciones fúngicas sistémicas ha llevado a investigar el papel de la asociación de antifúngicos. En este sentido, los hongos no se comportan como las bacterias y a menudo la asociación de antifúngicos resulta indiferente o, lo que es más peligroso, antagónica. Éste es el caso de la asociación de azoles con polienos (p. ej., fluconazol y anfotericina B), que puede resultar antagónica en una determinada especie de hongo e indiferente o aditiva en otra especie. Al inhibir la síntesis de ergosterol, reducirían el número de lugares en la membrana celular donde transportar la anfotericina B, originando antagonismo entre ambos fármacos. Aunque este efecto se ha observado *in vitro* para diversos hongos dependiendo de los azoles probados (ketoconazol, fluconazol e itraconazol), no siempre se ha constatado en los estudios *in vivo*, por lo que, hoy en día, no es posible llegar a conclusiones definitivas en cuanto a la interacción entre polienos y azoles, y se necesita progresar en su estudio.

La flucitosina, que actúa en otro nivel (impidiendo la síntesis de ADN), puede resultar sinérgica cuando se combina con anfotericina B frente a levaduras (*Candida* y *Cryptococcus*), reduciendo la concentración de anfotericina B necesaria para inhibir su crecimiento *in vitro*. Esta combinación se ha usado para el tratamiento de infecciones por *Candida* y *Cryptococcus*. Se emplea también la combinación de fluconazol y flucitosina en la meningitis criptocócica.

La caspofungina (una equinocandina), que actúa a través de impedir la síntesis de la pared celular (externa), puede resultar sinérgica con otros hongos, como los azoles o la anfotericina B, que actúan impidiendo la síntesis de la membrana celular (interna). Recientemente se ha descrito este efecto sinérgico *in vitro*.

La combinación de voriconazol y anidulafungina en pacientes hematológicos con aspergilosis invasiva ha sido estudiada en paciente hematológicos con LMA y trasplantados de médula ósea. En el grupo de pacientes con tratamiento combinado la mortalidad era inferior (19 % vs 27 %) a las seis semanas, con igual tolerancia en ambos grupos. Dada la alta mortalidad de los pacientes a las seis semanas, esta disminución no es estadísticamente significativa y, por tanto, no hay suficiente evidencia de que el tratamiento combinado sea superior en eficacia.

Por último, la terbinafina (que impide la síntesis del ergosterol en un paso diferente del de los azoles y los polienos) también ha demostrado ser sinérgica en asociación con azoles y polienos frente a ciertos hongos filamentosos como *Scedosporium* spp.

Éste es un nuevo campo de investigación clínica todavía poco desarrollado, pero en el que están puestas grandes expectativas, cuya realidad se conocerá en los próximos años.

Cornely OA, Maertens J, Winston DJ y cols. Posaconazole vs. fluconazole or itraconazole prophylaxis in patients with neutropenia. N Engl J Med 2007; 356: 348-59.

Cuenca Estrella M. Antifúngicos en el tratamiento de las infecciones sistémicas: importancia del mecanismo de acción, espectro de actividad y resistencias. Rev Esp Quimioter 2010; 23: 169-76.

Ellis D. Amphotericin B: spectrum and resistance. J Antimicrob Chemother 2002; 49 (suppl 51): 7-10.

Garber G. An overview of fungal infections. Drugs 2001; 61: 1-12.

Garcia-Vidal C, Alastruey-Izquierdo A, Aguilar-Guisado M, Carratala J, Castro C, Fernandez-Ruiz M y cols. Executive summary of clinical practice guideline for the management of invasive diseases caused by Aspergillus: 2018 Update by the GEMICOMED-SEIMC/REIPI. Enferm Infecc Microbiol Clin (Engl Ed). 2019; 37(8): 535-41.

Greenberg RN, Mullane K, Van Burik J-A H y cols. Posaconazole as salvage therapy for zygomycosis. Antimicrob Agents Chemother 2006; 50: 126-33.

Hoenigl M, Sprute R, Egger M, Arastehfar A, Cornely OA, Krause R y cols. The Antifungal Pipeline: Fosmanogepix, Ibrexafungerp, Olorofim, Opelconazole, and Rezafungin. Drugs. 2021; 81(15): 1703-29.

Kauffman CA. Clinical efficacy of new antifungal agents. Curr Opin Microbiol 2006; 9: 483-8.

Kim R, Khachikian D, Reboli AC. A comparative evaluation of properties and clinical efficacy of the echinocandins. Expert Opin Pharmacother 2007; 8: 1479-92.

Johnson LB, Kauffman CA. Voriconazole: a new triazole antifungal agent. Clin Infect Dis 2003; 36: 630-7.

Lumbreras C, Lizasoain M, Aguado JM. Agentes antifúngicos sistémicos. Enferm Infecc Microbiol Clin 2003; 21: 366-79.

Maertens JA, Raad, II, Marr KA, Patterson TF, Kontoyiannis DP, Cornely OA y cols. Isavuconazole versus voriconazole for primary treatment of invasive mould disease caused by Aspergillus and other filamentous fungi (SECURE): a phase 3, randomised-controlled, non-inferiority trial. Lancet 2016; 387: 760-9.

Marr KA, Schlamm HT, Herbrecht R, Rottinghaus ST, Bow EJ, Cornely OA y cols. Combination antifungal therapy for invasive aspergillosis: a randomized trial. Ann Intern Med. 2015; 162(2): 81-9.

Marty FM, Ostrosky-Zeichner L, Cornely OA, Mullane KM, Perfect JR, Thompson GR 3rd y cols. Isavuconazole treatment for mucormycosis: a single-arm open-label trial and case-control analysis. Lancet Infect Dis 2016; 16: 828-37.

Marr KA, Schlamm HT, Herbrecht R y cols. Combination antifungal therapy for invasive aspergillosis. A randomized trial. Ann Intern Med 2015; 162: 81-9.

Mensa J, Gatell M, García Sánchez JE, Letang E, Lopez-Suñe E, Marco F. eds 2022. Guía terapeutica antimicrobiana. Barcelona: Antares, 2022.

Ordaya EE, Alangaden GJ. Real-Life Use of Isavuconazole in Patients Intolerant to Other Azoles. Clin Infect Dis. 2016; 63(11): 1529-30.

Pappas PG, Kauffman CA, Andes DR, Clancy CJ, Marr KA, Ostrosky-Zeichner L, et al. Clinical Practice Guideline for the Management of Candidiasis: 2016 Update by the Infectious Diseases Society of America. Clin Infect Dis. 2016; 62(4): e1-50.

Patterson TF, Thompson GR, 3rd, Denning DW, Fishman JA, Hadley S, Herbrecht R, et al. Practice Guidelines for the Diagnosis and Management of Aspergillosis: 2016 Update by the Infectious Diseases Society of America. Clin Infect Dis. 2016; 63(4): e1-e60.

Quiles-Melero I, Garcia-Rodriguez J. [Systemic antifungal drugs]. Rev Iberoam Micol. 2021; 38(2): 42-6.

Robenshtok E, Gafter-Gvili A, Goldberg E, Weinberger M, Yeshurun M, Leibovici L, Paul M. Antifungal prophylaxis in cancer patients after chemotherapy or hematopoietic stem-cell transplantation: systematic review and meta-analysis. J Clin Oncol 2007; 25: 5471-89.

Ruiz Camps I, Cuenca Estrella M. Antifúngicos para uso sistémico. Enferm Infecc Microbiol Clin 2009; 27: 353-62.

Thompson GR, 3rd, Le T, Chindamporn A, Kauffman CA, Alastruey-Izquierdo A, Ampel NM, et al. Global guideline for the diagnosis and management of the endemic mycoses: an initiative of the European Confederation of Medical Mycology in cooperation with the International Society for Human and Animal Mycology. Lancet Infect Dis. 2021; 21(12): e364-e74.

Ullmann AJ, Aguado JM, Arikan-Akdagli S, Denning DW, Groll AH, Lagrou K y cols. Diagnosis and management of Aspergillus diseases: executive summary of the 2017 ESCMID-ECMM-ERS guideline. Clin Microbiol Infect. 2018; 24 Suppl 1: e1-e38.

Van Daele R, Spriet I, Wauters J, Maertens J, Mercier T, Van Hecke S y cols. Antifungal drugs: What brings the future? Med Mycol. 2019; 57(Supplement_3): S3.

Fármacos antineoplásicos

55

C. Gómez Martín, A. Díaz Serrano e I. Otero Blas

INTRODUCCIÓN

El cáncer se caracteriza por un crecimiento celular anómalo y continuado de clones celulares que escapan a los mecanismos de control del organismo y presenta una tendencia a la invasión y al desarrollo de metástasis. El conocimiento del ciclo celular y de los mecanismos que regulan las vías de transducción de señales mitógenas y los mecanismos de muerte celular programada o apoptosis son, hoy en día, necesarios para la adecuada comprensión de la farmacología antineoplásica y para el desarrollo de nuevos fármacos antitumorales.

Los diferentes antineoplásicos pueden actuar sobre una o varias fases del ciclo celular o sobre los mecanismos de control de la proliferación celular (tabla 55-1 y fig. 55-1). Con los citotóxicos clásicos, la respuesta se relaciona directamente con la capacidad proliferativa de la célula, de manera que, a mayor proliferación, es previsible una mayor respuesta al tratamiento citostático. Este paradigma está cambiando con la introducción, en los últimos años, de agentes antineoplásicos dirigidos a dianas moleculares específicas, que regulan la proliferación tumoral o diversas vías de transducción de señales y cuyo efecto antineoplásico no es, en muchos casos, directamente citotóxico.

Clásicamente, el tratamiento antineoplásico de los tumores malignos se fundamentaba en las leyes de Skipper, que describían la cinética del crecimiento tumoral como de orden uno y frente a la cual el porcentaje de células muertas con un fármaco determinado era el mismo e independiente del tamaño tumoral, y en la hipótesis de Goldie-Coldman, según la cual la probabilidad de que un tumor albergue células resistentes al tratamiento depende de su tamaño y de la frecuencia de mutaciones en él. Partiendo de estos postulados, la quimioterapia se basaba en administrar la máxima dosis tolerable de un fármaco, de forma secuencial en ciclos lo más breves posible, y combinando al menos dos que actuaran mediante mecanismos distintos y no presentaran resistencia cruzada entre ellos.

Aunque este abordaje terapéutico sigue vigente y es la base del tratamiento de la mayoría de las neoplasias con agentes citotóxicos, en los últimos años se está produciendo un cambio histórico, con el desarrollo y la implementación clínica de los tratamientos biológicos dirigidos a dianas moleculares específicas.

El rápido progreso del conocimiento de la biología molecular de los tumores ha permitido conocer la complejidad de los mecanismos de regulación y control del crecimiento celular, y ha posibilitado la identificación de nuevas dianas

Tabla 55-1. Clasificación de los fármacos antineoplásicos

Agentes alquilantes	Antimetabolitos
Mostazas nitrogenadas	*Antifolatos*
• Mecloretamina	• Metrotexato
• Ciclofosfamida	• Pemetrexed
• Ifosfamida	• Raltitrexed
• Melfalán	*Análogos de las purinas*
• Clorambucilo	• Azatioprina
Nitrosoureas	• Mercaptopurina
• Carmustina	• Tioguanina
• Lomustina	*Análogos de las pirimidinas*
• Semustina	• Arabinósido de citosina
• Fotemustina	• Gemcitabina
• Estreptozotocina	• 5-Fluorouracilo
Hidrazidas y triazidas	• Fluoropirimdinas orales
• Dacarbazina	*Análogos de la adenosina*
• Procarbazina	• Fludarabina
• Temzolamida	• Pentostatina
	• Cladribina
Inhibidores de las topoisomerasas	**Derivados del platino**
Camptotecinas (topoisomerasa I)	• Cisplatino
• Irinotecán	• Carboplatino
• Topotecán	• Oxaliplatino
Epipodofilotoxinas (topoisomerasa II)	**Otros**
• Etopósido (VP-16)	• Estramustina
• Tenipósido	• Mitroxantrona
	• L-Asparaginasa
	• Hexametilmelamina
	• Trabectedina

mente el pronóstico y el tratamiento de neoplasias a menudo resistentes a la quimioterapia convencional.

AGENTES CITOTÓXICOS

Agentes alquilantes

Los agentes alquilantes poseen grupos electrófilos que reaccionan con las bases nucleicas del ADN, formando sobre éste puentes intercatenarios e intracatenarios, desestabilizando su doble hélice y provocando interferencias en los procesos de transcripción y replicación del ADN celular **(figs. 55-2 y 55-3)**. Son fármacos específicos del ciclo celular, pero no específicos de fase, y son más activos sobre las células en rápida división. Actúan fundamentalmente sobre el final de la fase G_1 y la fase S. No son activos sobre las células quiescentes (fase G_0), con excepción de las nitrosoureas.

Los agentes alquilantes no suelen presentar resistencia cruzada. La resistencia a estos fármacos se debe principalmente a tres mecanismos: potenciación celular en la capacidad para reparar las lesiones producidas en el ADN; inactivación de los fármacos por conjugación con glutatión, y aumento intracelular de la actividad de la aldehído-deshidrogenasa, enzima necesaria para la producción de metabolitos no activos. En la **tabla 55-2** se resumen los efectos tóxicos comunes al grupo de los agentes alquilantes.

Mostazas nitrogenadas

Mecloretamina

El primer fármaco antitumoral, desarrollado durante la Primera Guerra Mundial como parte del estudio del gas mostaza usado como arma bélica, es inestable en soluciones acuosas, tiene una semivida muy corta, y debe prepararse y administrarse de forma inmediata por vía intravenosa, ya que se transforma rápidamente por hidrólisis en el plasma en metabolitos reactivos. Más del 50 % de los metabolitos inactivos son excretados en la orina en las primeras 24 horas.

La toxicidad más importante es la hematológica. Es un potente emetógeno de forma aguda; produce moderada alopecia y tiene gran capacidad vesicante con la extravasación.

específicas en el tratamiento de los tumores. En especial, el estudio de los receptores transmembrana y de las enzimas que regulan los procesos de proliferación, metástasis o angiogénesis ha permitido el desarrollo de fármacos que inhiben estos procesos y que se están incorporando a la farmacopea antitumoral. Entre ellos se describen en este capítulo los inhibidores de la tirosincinasa (imatinib, gefitinib y erlotinib) y los anticuerpos monoclonales (trastuzumab, cetuximab, rituximab y bevacizumab), que han cambiado radical-

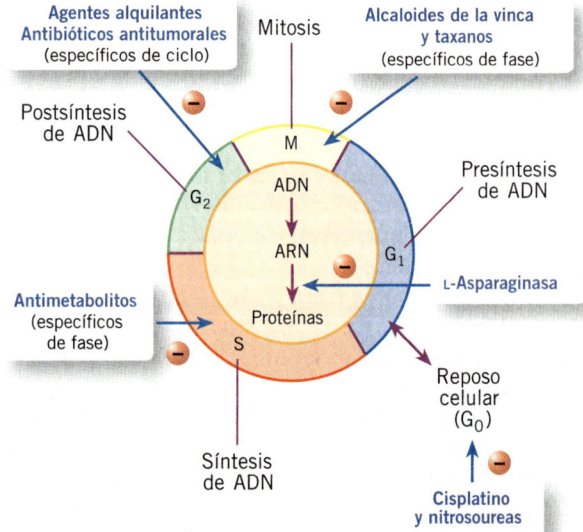

Figura 55-1. Fármacos antineoplásicos y ciclo celular.

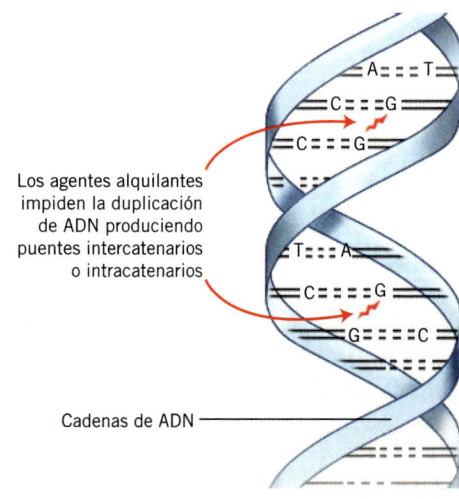

Figura 55-2. Mecanismo de acción de los agentes alquilantes.

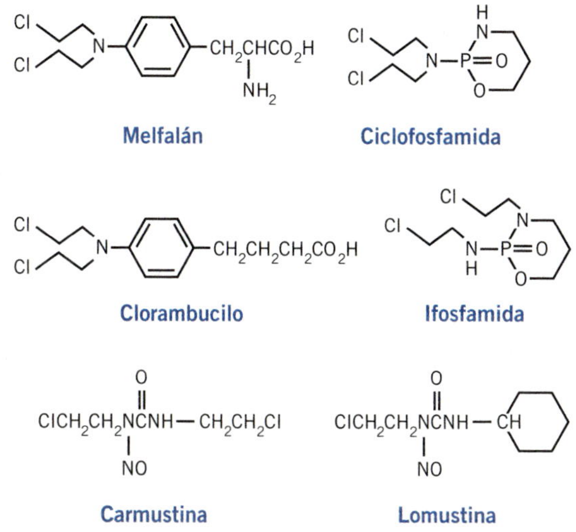

Figura 55-3. Estructura química de algunos agentes alquilantes.

Actualmente su empleo clínico está muy limitado. Se utiliza fundamentalmente en la enfermedad de Hodgkin (esquema MOPP) y de forma local en la micosis fungoide.

Clorambucilo

Es un derivado aromático de la mecloretamina. Estable en solución acuosa, se absorbe en un 75 % por vía oral acompañado de alimentos. Se metaboliza en el hígado por el citocromo P-450 y se elimina por vía renal. La mielosupresión es un efecto tóxico que limita la dosis administrable. Está indicado en la leucemia linfoide crónica, la macroglobulinemia de Waldeström, la enfermedad de Hodgkin y los linfomas no hodgkinianos.

Ciclofosfamida

Es el más utilizado de los agentes alquilantes. Este profármaco se metaboliza principalmente en el hígado, donde su oxidación da lugar a 4-hidroxiciclofosfamida, aldofosfamida, acroleína y mostaza fosforamida. La actividad alquilante se debe fundamentalmente a la 4-hidroxiciclofosfamida y a la

Tabla 55-2. Toxicidades comunes de los agentes alquilantes

Supresión medular (TLD)	Teratogénesis (primer trimestre del embarazo)
Náuseas y vómitos	Carcinogénesis (leucemia mieloide aguda, mieloma múltiple, linfoma de Hodgkin, cáncer de ovario)
Mucositis	Alopecia
Cistitis hemorrágica (ciclofosfamida, ifosfamida)	Reacciones alérgicas (rash, edema angioneurótico, urticaria, reacciones anafilácticas)
Fibrosis pulmonar y neumonitis intersticial	Inmunodepresión celular y humoral (infecciones oportunistas)
Insuficiencia renal	Neuropatía periférica
Insuficiencia hepática	Infertilidad masculina y femenina

TLD: toxicidad limitante de dosis.

mostaza fosforamida (**fig. 55-4**). La acroleína es la principal responsable de la toxicidad vesical.

Se puede administrar por vía oral (con una biodisponibilidad del 90 %) o intravenosa. Tiene una amplia distribución, que incluye el cerebro y el líquido cefalorraquídeo. Se elimina exclusivamente por la orina.

La mielosupresión limita la dosis administrable, y otros efectos tóxicos son la alopecia y la emesis, tanto aguda como tardía. En dosis altas puede provocar cistitis hemorrágica por la toxicidad de sus metabolitos (principalmente la acroleína) sobre la mucosa vesical. Para prevenirla, dosis superiores a 1.000 mg/m^2 deben acompañarse de una correcta hidratación y administrar 2-mercaptosulfonato sódico (MESNA) durante su infusión y hasta 12 horas después. El MESNA es donante de grupos sulfhidrilo, que reaccionan con la acroleína e impiden su efecto nocivo sobre las mucosas.

Se emplea en un amplio grupo de tumores, como el cáncer de mama, el linfoma no hodgkiniano, la leucemia linfática crónica, el cáncer de ovario, los sarcomas óseos y de partes blandas, el rabdomiosarcoma, el neuroblastoma y el tumor de Wilms.

Ifosfamida

Este análogo de la ciclofosfamida se comercializa sólo para su administración intravenosa debido a la alta neurotoxicidad de la forma oral. El mecanismo de metabolización por el citocromo P-450 es saturable por su menor afinidad, motivo por el que es conveniente administrarlo en una infusión de varios días.

Menos mielotóxica que la ciclofosfamida, provoca cistitis hemorrágica en un porcentaje muy elevado de pacientes si no se administra junto con MESNA. Se ha descrito toxicidad neurológica aguda, que se manifiesta con alteración del nivel de conciencia, letargia, disfunción cerebelosa, incontinencia urinaria y afectación de pares craneales hasta en el 30 % de los pacientes que reciben dosis superiores a 5 g/m^2/ciclo. La toxicidad se cree que está relacionada con las altas concentraciones de ácido cloroacético, y su antídoto es el azul de metileno.

Se emplea en una amplia variedad de tumores, como los germinales recurrentes, diferentes tipos de sarcomas, el cáncer de pulmón microcítico y no microcítico, el cáncer de vejiga, tumores de cabeza y cuello, cáncer de cuello uterino, la enfermedad de Hodgkin y los linfomas no hodgkinianos.

Melfalán

Es un producto sintético derivado de las mostazas nitrogenadas al que se le ha añadido la forma levo del aminoácido fenilalanina, por lo que se comporta como un análogo de aminoácidos, que es transportado al interior celular por mecanismos de transporte comunes para los aminoácidos. Puede administrarse por vía oral (aunque su biodisponibilidad es baja y variable: 25-90 %) o intravenosa. Provoca intensa mielosupresión y se utiliza en los protocolos de altas dosis de quimioterapia con intención ablativa medular antes del trasplante de médula ósea o de precursores hematopoyéticos. Asimismo, está indicado en el mieloma múltiple, el cáncer de mama, el cáncer de ovario y la policitemia *vera*.

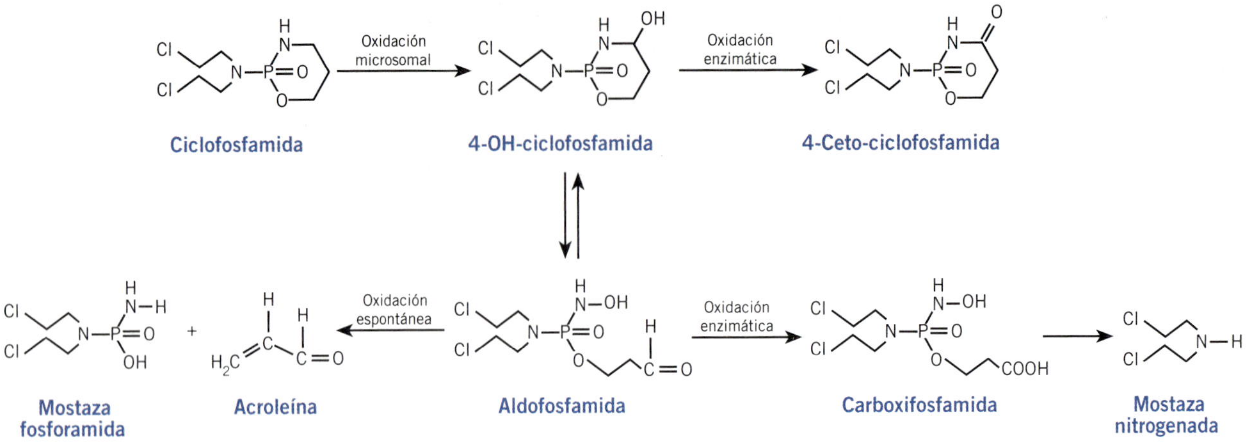

Figura 55-4. Metabolismo de la ciclofosfamida.

Nitrosoureas

Este grupo de compuestos altamente solubles en lípidos incorporan un núcleo cloroetilo en el eje de la nitrosourea. Se desintegran rápidamente en soluciones acuosas, actuando en la fase S del ciclo celular. Se dividen en dos grupos: las **cloroetinilnitrosoureas**, como la carmustina (BCNU), la lomustina (CCNU), la semustina y la fotemustina, y las **metilnitrosoureas**, como la estreptozotocina y la clorozotocina.

Los mecanismos de actuación de estos fármacos son múltiples; sus metabolitos y, fundamentalmente, el ión carboniocloroetilo, actúan formando enlaces covalentes con el ADN. Además, el isocianato depleciona las células de glutatión, inhibe los procesos de reparación del ADN y altera la replicación del ARN. Algunos de sus metabolitos producen reacciones de carbamilación al unirse a proteínas del núcleo (histonas), la ADN-polimerasa y otras proteínas reparadoras. A diferencia de otros agentes alquilantes, son inespecíficos de ciclo celular y pueden actuar sobre células quiescentes (fase G_0). Detienen el ciclo en la fase G_2.

La resistencia a las nitrosoureas se relaciona con un aumento de la actividad enzimática para glutatión-*S*-transferasa y guanina-*O*-6-metiltransferasa. Presentan toxicidad gastrointestinal inmediata, mielotoxicidad acumulativa que obliga a distanciar el período de administración (carmustina, lomustina) y posible toxicidad sobre el túbulo renal (estreptozotocina).

GENERALIDADES

- El cáncer se caracteriza por un crecimiento celular anómalo, clonal, continuado, que escapa a los mecanismos de control del organismo y presenta una tendencia a la invasión y la metastatización.
- El conocimiento del ciclo celular y de los mecanismos íntimos de proliferación son indispensables para la comprensión de la farmacología antineoplásica y la obtención de nuevos fármacos antitumorales.
- La probabilidad de aparición de células resistentes al tratamiento está relacionada con el volumen tumoral y la frecuencia de mutaciones acaecidas.
- Para aumentar la eficacia y disminuir la toxicidad se deben administrar, al menos, dos fármacos con diferentes mecanismos de actuación y de forma secuencial, en ciclos.

Carmustina

La carmustina (BCNU) se administra por vía intravenosa y tiene una semivida muy corta (15-20 minutos). Se distribuye rápidamente por todo el organismo, atravesando la barrera hematoencefálica, y alcanza cerca del 50 % de la concentración plasmática en el líquido cefalorraquídeo. Se metaboliza en el hígado. Su dosis se ve limitada por la toxicidad que provoca mielosupresión, tardía y acumulativa. Aunque muchos pacientes presentan hipertransaminasemia asintomática tras la primera semana de administración, se han descrito casos de necrosis centrolobulillar y enfermedad venoclusiva hepática de evolución fatal. En tratamientos prolongados y con dosis acumuladas altas puede aparecer neumonitis intersticial y fibrosis pulmonar, así como nefrotoxicidad.

Se utiliza en el gliobastoma multiforme, los linfomas de Hodgkin y no hodgkinianos y el mieloma múltiple.

Lomustina, semustina y fotemustina

La **lomustina** (CNNU) se absorbe completamente por vía oral y atraviesa la barrera hematoencefálica, alcanzando en el líquido cefalorraquídeo niveles cercanos al 30 % de los que se hallan en plasma. Es metabolizada por el sistema citocromo P-450 en metabolitos activos y se elimina por vía renal. Los efectos secundarios son similares a los de la carmustina. Está indicada en tumores cerebrales y en linfomas de Hodgkin y no hodgkinianos.

La **semustina** (metil-CNNU) es más lipófila que la CNNU, y es menos frecuente la toxicidad hepática y renal y la fibrosis pulmonar que con la CNNU.

La **fotemustina** actúa sobre enzimas (tioridoxina, glutatión y ribonucleótido reductasas) que intervienen en la fase S del ciclo celular. Se administra por vía intravenosa, y la toxicidad, manifestada por mielosupresión, limita su dosificación. Está indicada en el melanoma maligno diseminado.

Estreptozotocina

Esta nitrosourea natural, altamente soluble en lípidos, aislada de *Streptomyces achromogenes*, no se absorbe por vía oral y experimenta un rápido metabolismo hepático tras su administración intravenosa.

La nefrotoxicidad limita su uso, con proteinuria y uremia en un 50 % de los casos, que evolucionan hacia la aparición de glucosuria, hipofosfatemia, acidosis tubular renal y diabetes insípida, y la lesión renal se mantiene en ocasiones de forma permanente. Puede producir hipertransaminasemia, y es además altamente emetógena y diabetógena. Se emplea en el tratamiento de tumores neuroendocrinos pancreáticos y carcinoides.

Hidrazinas y triazinas

Dacarbazina

La dacarbazina (DTIC) es un derivado triaceno. Se metaboliza en el hígado por medio del citocromo P-450 en sus metabolitos activos, que tienen la capacidad de alquilar depósitos de guanina e inhibir así la síntesis de ADN, ARN y proteínas. Su absorción oral es variable, por lo que se administra por vía intravenosa. La mielosupresión limita su dosificación, y se utiliza en el tratamiento de melanoma metastásico, el linfoma de Hodgkin, los sarcomas de tejidos blandos y los neuroblastomas.

Procarbazina

Es un profármaco de complicada farmacocinética que actúa por alteración directa del ADN y del ARN de forma similar a los agentes alquilantes, si bien no muestra resistencia cruzada con ellos. Se administra por vía oral. Sus principales indicaciones son la enfermedad de Hodgkin, el linfoma no hodgkiniano, el linfoma de células T cutáneo y los tumores cerebrales.

Temozolomida

Es un derivado imidazotretamina similar a la dacarbazina, de la que es profármaco oral. Este agente alquilante se metaboliza de forma espontánea y da lugar al metabolito citotóxico monometiltriazenoimidazol carboxamida (MITC), que se elimina en forma de CO_2 y aminoimidazol-carboxiamida (AIC).

Tras su administración oral se absorbe completa y rápidamente, y alcanza la concentración plasmática máxima en 1 hora. Cruza la barrera hematoplacentaria y alcanza cerca del 40 % de su concentración plasmática en el líquido cefalorraquídeo. La toxicidad hematológica limita su dosificación.

Su uso está aprobado para el tratamiento de glioblastomas multiformes, astrocitomas anaplásicos refractarios y melanomas metastásicos.

Otros agentes alquilantes

El **busulfano** es un éster alcano sulfónico de rápida y fácil absorción oral. Es un potente mielosupresor, con toxicidad acumulativa, que puede producir aplasia medular mantenida, así como fibrosis pulmonar y retroperitoneal características.

El agente alquilante **tiotepa** penetra bien en el sistema nervioso central. Se activa en el hígado a su metabolito acti-

vo (tepa) y, después, en el interior celular forma puentes intercatenarios en el ADN. Su principal toxicidad es la mielosupresión, y por ello se utiliza en esquemas de quimioterapia en dosis altas y posterior trasplante de médula ósea.

La **hidroxiurea** se administra por vía oral y muestra un buen perfil de toxicidad. Está indicada en la leucemia mieloide crónica y los síndromes mieloproliferativos. Es capaz de detener la célula en fases G_2/M y actuar como radiosensibilizante.

Los efectos antineoplásicos de la **bendamustina** se basan en el entrecruzamiento de las cadenas de ADN por alquilación, pero se ha demostrado que su actividad en líneas celulares de tumores humanos es distinta a la del resto de los agentes alquilantes. No presenta resistencia cruzada con otros agentes alquilantes, antraciclinas ni rituximab. Su toxicidad se manifiesta principalmente por mielosupresión, emesis y reacciones de hipersensibilidad.

Derivados del platino

Los derivados del platino son un grupo de fármacos esenciales en el tratamiento de numerosos tipos tumorales. Actualmente se encuentran disponibles en clínica el cisplatino, el carboplatino y el oxaliplatino (**fig. 55-5**).

Cisplatino

El cisplatino y sus análogos se encuentran en dos estados de oxidación que determinan su conformación espacial y su actividad antineoplásica. El isómero *cis* es 14 veces más citotóxico que el *trans*. Su mecanismo de acción es incierto. Se une al ADN nuclear y reacciona preferentemente con los residuos de la posición N7 de la guanina y la adenina para originar una amplia variedad de aductos monofuncionales o bifuncionales, que forman enlaces cruzados dentro de las cadenas de ADN y entre ellas (**fig. 55-6**). Además, el cisplatino podría activar numerosas vías de señalización intracelular, e incluso se sugiere que su unión a proteínas celulares podría tener efectos citotóxicos. En el citoplasma celular existen muchos posibles sitios de unión, incluidas las moléculas con sulfuros y el ARN, por lo que tanto la dosis del fármaco como la condición metabólica de la célula determinan su acción.

Es un fármaco no específico de ciclo celular (puede actuar sobre la fase G_0), pero más activo en la fase G_1. Es importante su acción como agente radiosensibilizante.

Tras su administración intravenosa se distribuye rápidamente a los tejidos. Más del 90 % se une mediante enlace covalente e irreversible a las proteínas plasmáticas a las 4 horas de su infusión. Su excreción es dependiente de la función renal, ya que se elimina mayoritariamente por la orina (más

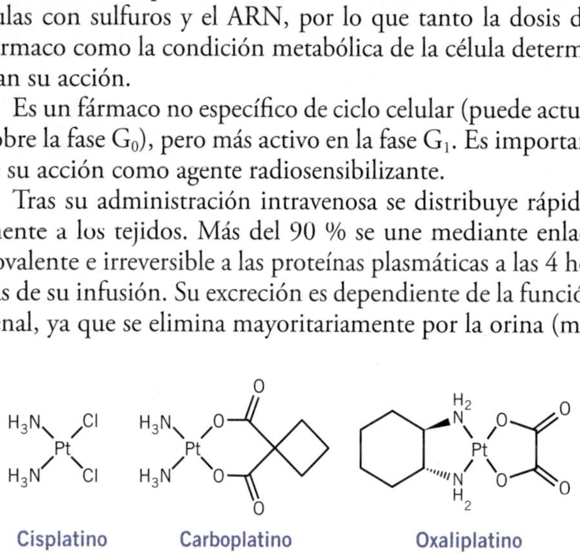

Cisplatino   **Carboplatino**   **Oxaliplatino**

Figura 55-5. Estructura química de algunos derivados del platino.

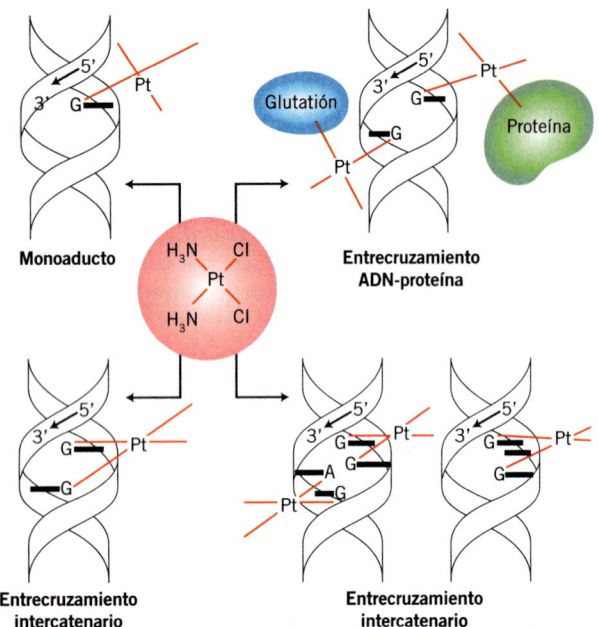

Figura 55-6. Mecanismo de acción de los derivados del platino (cisplatino).

del 90 %). Sólo un 10 % se excreta por la bilis. Es un fármaco con un potencial emetógeno muy elevado, tanto temprano como tardío.

La toxicidad más específica del cisplatino es la renal, que es dependiente de la dosis y de forma característica se presenta como tubulopatía (hipomagnesemia, hipocalcemia e hiponatremia). El riesgo de ocasionar insuficiencia renal aguda por tubulopatía disminuye con la hidratación intensiva y la administración de manitol previa a la infusión del fármaco. Con dosis inferiores a 60 mg totales el riesgo de toxicidad renal es muy bajo.

La toxicidad neurológica es dependiente de la dosis y acumulativa. La más llamativa es la neuropatía periférica, que puede limitar la dosificación. El sustrato anatomopatológico parece ser una desmielinización segmentaria. Predomina la alteración sensitiva, similar a la que ocasiona el déficit de vitamina B_{12}, y de resolución lenta. Se ha descrito ototoxicidad, con aparición de acúfenos e hipoacusia de alta frecuencia, que puede verse potenciada por otros ototóxicos y es irreversible.

La mielotoxicidad se manifiesta por leucocitopenia y trombocitopenia moderada, y se asocia con anemia hasta en el 40 % de las ocasiones.

Este fármaco tiene numerosas indicaciones, y en muchos de los casos constituye el tratamiento de elección, como en los tumores germinales, los cánceres de ovario, vejiga, cabeza y cuello, y esófago, los carcinomas microcítico y no microcítico de pulmón, los linfomas de Hodgkin y no hodgkinianos y las neoplasias trofoblásticas.

Carboplatino

El carboplatino es un análogo del cisplatino con el que comparte su mecanismo de acción.

Las diferencias en la farmacocinética del cisplatino y del carboplatino se deben principalmente a la lenta tasa de con-

versión del carboplatino en sus reactivos. El carboplatino se difunde rápidamente a los tejidos, pero es considerablemente más estable en el plasma.

Sólo el 24 % de su dosis se une a las proteínas plasmáticas a las 4 horas de su infusión. Se excreta casi exclusivamente por los riñones: cerca del 60-70 % es eliminado por la orina en las primeras 24 horas, la mayor parte sin modificar, por filtración glomerular. Por ello, su aclaramiento renal se correlaciona estrechamente con la tasa de filtración glomerular (TFG) pretratamiento, y su dosis debe ajustarse individualmente en función de éste, con el método de área bajo la curva (AUC). El AUC deseada suele encontrarse en 4-6 mg/ml/m² en la mayoría de los protocolos empleados.

Existen varias fórmulas para calcular la dosis de carboplatino, aunque la más empleada es la desarrollada por Calvert para ajustar la dosis a la función renal.

$$\text{Dosis total de carboplatino (mg)} = \text{AUC deseada} \times (\text{TFG} + 25)$$

El carboplatino es mucho menos emetógeno y nefrotóxico que el cisplatino, y es la toxicidad hematológica la que limita su dosificación, que se manifiesta esencialmente como trombocitopenia.

Está indicado en el cáncer de ovario, los tumores germinales, el cáncer de cabeza y cuello, el cáncer de pulmón microcítico y no microcítico, el cáncer de vejiga, las recaídas de leucemias agudas y el cáncer de endometrio.

Oxaliplatino

Su mecanismo de acción es similar al de otros derivados del platino, y su toxicidad característica es la neuropatía sensorial con disestesias y/o parestesias desencadenadas por el frío, que puede aparecer como síndrome agudo y transitorio, durante o poco después de la infusión, por lo general en manos, pies, zona perioral y como disestesias faringolaríngeas, así como en forma de neuropatía sensorial acumulativa, que limita su dosificación. La toxicidad hematológica es moderada. Se utiliza en combinación con 5-fluorouracilo (5-FU), capecitabina o irinotecán (CPT-11) en tumores digestivos, cuya toxicidad típica –como la diarrea o la mucositis– puede exacerbar.

Los cánceres colorrectal, pancreático y gastroesofágico son sus indicaciones principales.

Antimetabolitos

Los antimetabolitos son agentes quimioterápicos que compiten con los nucleósidos fisiológicos. Tienen un triple mecanismo de acción a través de la incorporación y alteración de macromoléculas de ADN y ARN, por interferencia con las enzimas implicadas en la síntesis de ácidos nucleicos o por modificación del metabolismo de los nucleósidos fisiológicos. Ejercen su acción sobre la fase S y, especialmente, sobre tumores en rápido crecimiento. En la **tabla 55-3** se agrupan los distintos tipos de antimetabolitos, y en la **tabla 55-4** se resumen los principales mecanismos de resistencia a estos agentes.

Tabla 55-3. Clasificación de los agentes antimetabolitos

GRUPO FARMACOLÓGICO	FÁRMACO
Análogos de los folatos	Metotrexato, pemetrexed, raltitrexed
Análogos de las pirimidinas	Citarabina, gemcitabina, 5-fluorouracilo, capecitabina, tegafur, S-1
Análogos de las purinas	Mercaptopurina, azatioprina, tioguanina
Análogos de la adenosina	Fludarabina, pentostatina, cladribina

Antifolatos

Metotrexato

El 4-amino-10-metiltetrahidrofolato (**fig. 55-7**) se une de forma competitiva con la dihidrofolato-reductasa, inhibiendo el paso de dihidrofolato a tetrahidrofolato, el cual actúa como donante de grupos monocarbonados para la síntesis de purinas y pirimidinas.

Su acción es dependiente del tiempo de exposición en la célula (**figs. 55-8** y **55-9**). Penetra en la célula por un transportador común para hidrofolatos, pero en dosis elevadas puede acceder por difusión pasiva. Sin embargo, la reducción del *pool* de folatos mediante la administración de dosis adecuadas de metotrexato se estima en el 50-70 %, por lo que se cree que es capaz de inhibir otros pasos enzimáticos en la producción de ácidos nucleicos, como la inhibición de metionina-sintetasa, que origina alteración de procesos de transmetilación, la síntesis proteica y la biosíntesis de polia-

Tabla 55-4. Mecanismos de resistencia a los agentes antimetabolitos

Antifolatos	Disminución del transporte de antifolatos • ↓ Transportador • ↓ Receptor Disminución de la formación de poliglutamatos • ↓ Folilpoliglutamil-sintetasa • ↑ ³¹-glutamilhidrolasa (enzima catabólica) Alteraciones en la dihidrofolato-reductasa (DHFR) • ↑ Expresión de la forma «salvaje» (hiperexpresión del gen *DHFR*) Síntesis de una enzima mutante, de baja afinidad
5-Fluorouracilo (5-FU)	Alteraciones de la timidilato-sintetasa • Amplificación génica Aumento del catabolismo del 5-FU • Expresión de la dihidropirimidina-deshidrogenasa
Citarabina, gemcitabina, fludarabina, cladribina	Disminución de los mecanismos de transporte Bloqueo de la activación intracelular • ↓ Desoxicitidincinasa Aumento del catabolismo de la citarabina • ↑ Expresión de la citidina-desaminasa
6-Tiopurinas	Disminución de su formación • ↓ Hipoxantinguaninfosforribosiltransferasa (HGPRT) Aumento de su catabolismo • ↑ 6-tiopurinmetiltransferasa (TPMT) Resistencia celular a las tiopurinas • ↓ Enzimas de reparación del ADN (*hMLH*-1 y *hMSH*-2)

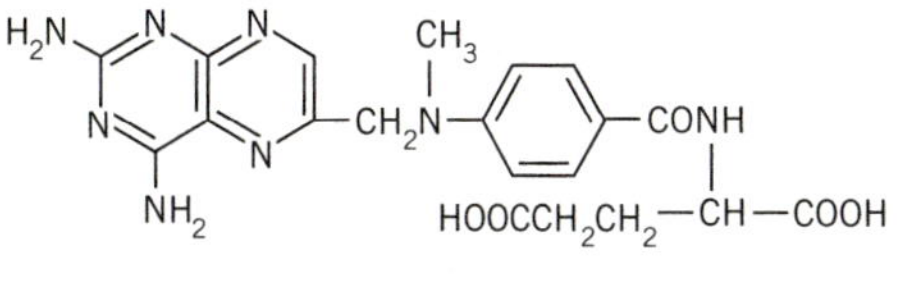

Metotrexato

Figura 55-7. Estructura química del metotrexato.

minas. Puede administrarse por vía oral, intravenosa, intramuscular e intratecal.

Las toxicidades más importantes son la medular y la gastrointestinal (que pueden aparecer sobre todo con dosis altas), y la renal grave por precipitación intratubular del fármaco. También puede aparecer toxicidad pulmonar, hepática cutánea y del sistema nervioso central. Las células tumorales no son capaces de utilizar el ácido folínico (folato reducido), y esta propiedad se aprovecha para rescatar las células no tumorales, evitando gran parte de los efectos adversos.

Sus indicaciones son muy amplias e incluyen el cáncer de mama, el de cabeza y cuello, el de vejiga urinaria, los tumores trofoblásticos y, en dosis altas, los osteosarcomas, la leucemia aguda linfoblástica, el linfoma cerebral primario y el linfoma no hodgkiniano.

Pemetrexed

Es un análogo de la pirrolopirimidina antifolato de gran potencia con la capacidad de inhibir la timidilato-sintetasa, la dihidrofolato-reductasa y la glicinamida-ribonucleótido-reductasa. La mielosupresión es el efecto tóxico más destacado, así como la toxicidad renal, la neuropatía sensorial y motora, y la toxicidad cutánea y digestiva. Estos efectos disminuyen de forma considerable con su utilización conjunta con ácido fólico y vitamina B$_{12}$. Se emplea en el tratamiento del mesotelioma pleural maligno y en el cáncer de pulmón no microcítico.

Raltitrexed

Este inhibidor directo de la timidilato-sintetasa se administra por vía intravenosa y es poco tóxico, aunque requiere ajustar las dosis en caso de que el aclaramiento de creatinina

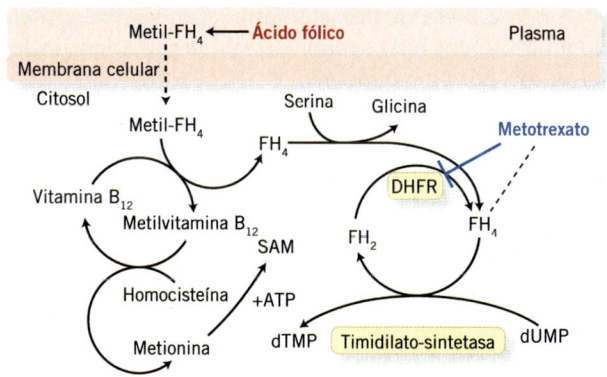

Figura 55-8. Mecanismo de acción de los antifolatos (metotrexato). ATP: adenosintrifosfato; DHFR: dihidrofolato-reductasa; dTMP: desoxitimidinmonofosfato; dUMP: desoxiuridinmonofosfato; FH$_2$: ácido dihidrofólico; FH$_4$: ácido tetrahidrofólico; SAM: *S*-adenosilmetionina.

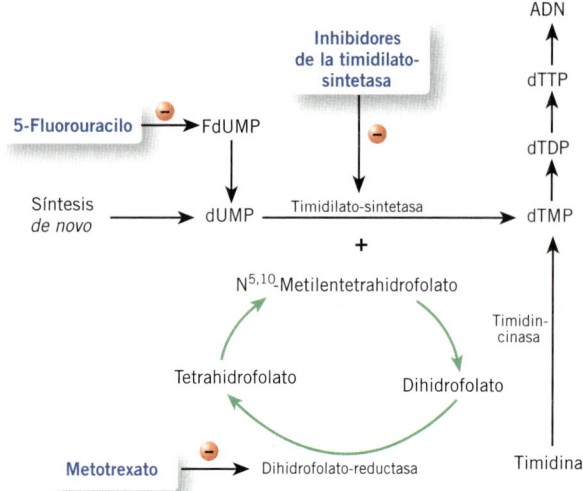

Figura 55-9. Mecanismo de acción de los antimetabolitos. dTDP: desoxitimidindifosfato; dTMP: desoxitimidinmonofosfato; dTTP: desoxitimidintrifosfato; dUMP: desoxiuridinmonofosfato; FdUMP: fluoro-desoxiuridinmonofosfato.

sea inferior a 60 ml/min, ya que se excreta principalmente por la orina (40-50 %). Los efectos tóxicos más frecuentes son la astenia y la toxicidad hematológica, que se manifiesta como leucocitopenia. Está indicado en el cáncer colorrectal.

Análogos de las pirimidinas

Arabinósido de citosina

El arabinósido de citosina (ARA-C o citarabina) es un análogo de la citidina y la desoxicitidina. Debe pasar al interior de la célula y trifosforilarse para ser activo, lo que inhibe la ADN-polimerasa. También puede producir efectos directos sobre diversas cinasas ácidas y un efecto citotóxico directo sobre los ácidos nucleicos. Es metabolizado por la histidina-desaminasa, muy abundante en el hígado, por lo que su administración oral es poco eficaz (efecto de primer paso). La baja concentración de esta enzima en el sistema nervioso central permite que alcance altas concentraciones en el líquido cefalorraquídeo.

Sus efectos adversos son la leucocitopenia y la trombocitopenia, que limitan su dosificación, junto con las náuseas, los vómitos, la estomatitis, el síndrome seudogripal y alteraciones de la función hepática. Por vía intratecal puede ocasionar toxicidad neurológica.

Las principales indicaciones son las leucemias agudas, las fases blásticas de la leucemia mieloide crónica y los linfomas de alto grado. Se ha utilizado como tratamiento de rescate de linfomas en infusión continua, para conseguir mayores concentraciones en sangre y líquido cefalorraquídeo. Existe una presentación de liberación lenta *(depot)* para su administración intratecal cada 15 días, útil en la carcinomatosis meníngea de tumores sólidos y hematológicos.

Gemcitabina

Este análogo de la desoxicitidina se incorpora en la cadena del ADN en células en replicación, inhibiendo la síntesis del

ADN. Es activo en forma trifosforilada. También es capaz de potenciar algunas enzimas inhibidoras de la replicación, como la ribonucleótido-reductasa. Presenta una toxicidad similar al arabinósido de citosina, pero más moderada. Está indicado en tumores sólidos, como el de pulmón no microcítico, el cáncer de mama, el de páncreas, el de vejiga, etcétera.

5-Fluorouracilo

El 5-fluorouracilo (5-FU) es una pirimidina fluorada que actúa por inhibición competitiva de la timidilato-sintetasa, desplazando al sustrato natural y bloqueando la síntesis de timidilato. Además, se incorpora al ARN y al ADN, alterando su función (v. fig. 55-9). Puede utilizarse junto con ácido folínico para formar un complejo terciario más estable y, así, aumentar el bloqueo de la enzima. Puede administrarse en bolos intravenosos directos durante varios días o en infusiones continuas de larga duración, con las que se logran dosis totales mayores con menor toxicidad hematológica y sobre las mucosas.

Tras la administración intravenosa se distribuye ampliamente, incluyendo el líquido cefalorraquídeo y derrames malignos. Más del 80 % del fármaco se degrada rápidamente a través de la dihidropirimidina-deshidrogenasa (DPD), que se expresa en el hígado (90 %), pero también en el riñón, los leucocitos y la mucosa gastrointestinal. Se elimina más del 90 % por vía urinaria y respiratoria.

El perfil de toxicidad depende del régimen empleado, y las manifestaciones más frecuentes son la neutropenia, la trombocitopenia, la mucositis, la diarrea y un característico síndrome de mano-pie o eritrodisestesia palmoplantar. Puede provocar isquemia miocárdica por vasoespasmo, que suele revertir espontáneamente o con vasodilatadores, es independiente de la dosis y aparece en las primeras 12 horas tras la administración del fármaco. En pacientes con déficit parcial o total de DPD se produce una acumulación del sustrato (5-FU y derivados), que desencadena toxicidad grave tras el tratamiento con fluoropirimidinas.

Presenta numerosas indicaciones en tumores sólidos como parte de tratamientos adyuvantes, neoadyuvantes, concurrentes con radioterapia o en la enfermedad metastásica.

Fluoropirimidas orales (tegafur, S-1 y capecitabina)

Otros fármacos con mecanismos de actuación similares al del 5-fluorouracilo pero diferencias farmacocinéticas son el tegafur, el S-1 y la capecitabina.

El **tegafur** (solo o con uracilo incorporado, UFT) se administra por vía oral, sin grandes diferencias en cuanto a indicaciones o toxicidad con respecto al 5-fluorouracilo.

El **S-1** es una combinación de tegafur con dos moduladores de la actividad de 5-fluorouracilo: 5-cloro-2-4-dihidropiridina (CDHP) y oxonato potásico (OXO). La CDHP es un inhibidor reversible de DPD y el OXO limita la toxicidad gastrointestinal del 5-fluorouracilo a través de la inhibición de una aminotransferasa localizada en la pared del intestino delgado.

La **capecitabina** es un profármaco oral del 5-fluorouracilo con buen perfil de toxicidad y buena biodisponibilidad oral (cercana al 100 %). Para ser activo debe metabolizarse en el hígado tras una triple fosforilización. La tercera fosforilización se realiza directamente en la célula tumoral mediante la timidina-fosforilasa, enzima mucho más abundante en las células neoplásicas, por lo que se reduce así la concentración de 5-fluorouracilo en la célula no tumoral.

Su toxicidad es similar a la del 5-fluorouracilo, se presenta esencialmente como diarrea y eritema palmoplantar.

Se utiliza principalmente en el cáncer de mama y en tumores digestivos.

El **TAS 102** es un fármaco compuesto por un análogo de la timidina (trifluridina) y un inhibidor de la timidina-fosforilasa (tipiracil-hidrocloruro). Su toxicidad más importante es hematológica, digestiva (diarrea) y cutánea (eritema palmoplantar), similar a la del 5-fluorouracilo.

En la actualidad se encuentra indicado en el tratamiento del cáncer colorrectal avanzado previamente tratado.

Análogos de las purinas (adenina-guanina)

La **mercaptopurina** es un falso metabolito de la hipoxantina que compite con los sustratos de enzimas responsables del paso del ácido inosínico en adenina y xantina. La toxicidad más característica es la hematológica, la gastrointestinal y la hepática (esta última se potencia con la adriamicina). Se emplea exclusivamente en leucemias y linfomas.

La **azatioprina** es un precursor de liberación mantenida de la mercaptopurina, pero se utiliza fundamentalmente como inmunosupresor. La **tioguanina** es otro fármaco análogo de las purinas con indicaciones similares a la mercaptopurina, pero con mejor perfil de toxicidad en los pacientes con afectación hepática.

Análogos de la adenosina

Existen otros grupos de fármacos antimetabolitos, como los análogos de la adenosina, que se administran en trastornos linfoproliferativos, entre los que destaca la **fludarabina**, inhibidor de la ADN-polimerasa y de la ribonucleótido-reductasa, activa sobre linfocitos y que produce la activación de la apoptosis; puede provocar mielosupresión e inmunosupresión por disminución de los linfocitos CD4+, se administra en esquemas de 3-5 días y son llamativas la astenia, posiblemente por toxicidad hepática directa, y la fiebre que produce. Está indicada en la leucemia linfoide crónica, los linfomas de bajo grado y los síndromes linfoproliferativos crónicos.

La **pentostatina** es un fármaco análogo de la adenosina activo frente a leucemias agudas de linfocitos T, leucemias crónicas y tricoleucemias. Hoy en día ha sido sustituido, en parte, por la **cladribina** (2CdA), análogo de la desoxiadenosina, cuya indicación principal es la tricoleucemia.

Inhibidores de la topoisomerasa

Las ADN-topoisomerasas I y II constituyen una familia de enzimas cuya función consiste en liberar, mediante pequeños cortes, las tensiones que acontecen en la superhélice del ADN, lo que permite el avance de la horquilla de replicación en los procesos de transcripción y replicación del ADN

(fig. 55-10). La topoisomerasa I relaja las torsiones excesivas del ADN al inducir una rotura transitoria de una de las cadenas únicas, y la topoisomerasa II produce roturas en las cadenas dobles.

Los fármacos antineoplásicos que ejercen acción a este nivel estimulan y estabilizan los complejos ADN-enzima y provocan la escisión mantenida de la cadena de ADN y la pérdida de su función, lo que conduce a la muerte de la célula. Actúan sobre las fases S y G$_2$. Los inhibidores de la topoisomerasa I, el **irinotecán** y el **topotecán**, son derivados hidrosolubles semisintéticos de la camptotecina, alcaloide citotóxico extraído de la planta *Camptotheca acuminata*. Entre los inhibidores de la topoisomerasa II se encuentran las epipodofilotoxinas, de las que destacan el **etopósido** y el **tenipósido**, y las **antraciclinas** (fig. 55-11).

Entre los mecanismos de resistencia a estos fármacos se encuentran los cambios en la concentración intracelular por canales de transporte (MDR1, MRP2, BCRP), polimorfismos de las enzimas catalizadoras, polimorfismos en la UDP glucuronosil-transferasa y alteraciones asociadas a la actividad de la topoisomerasa I.

Irinotecán

El perfil cinético del irinotecán (CPT-11) es independiente de la dosis. No se absorbe por vía oral y se administra por vía intravenosa. Se distribuye ampliamente por todos los tejidos. Se metaboliza principalmente en el hígado mediante hidrólisis por la enzima carboxilesterasa, que da lugar a su metabolito activo SN-38, 100 veces más potente. Esta conversión también puede tener lugar en el plasma y la mucosa intestinal. El SN-38 se elimina por glucuronidación y, posteriormente, por excreción biliar y renal.

Sus principales efectos secundarios son gastrointestinales y hematológicos. Durante la infusión puede aparecer un síndrome colinérgico agudo (hasta en el 85 % de los pacientes), con diarrea, dolor cólico y sudoración, que cede con la administración de atropina subcutánea. La diarrea tardía (superior a 24 horas tras la administración del fármaco) es el efecto tóxico no hematológico más importante y, aunque responde a la loperamida, hasta el 10-20 % de los casos requieren ingreso hospitalario. Aparece neutropenia y anemia

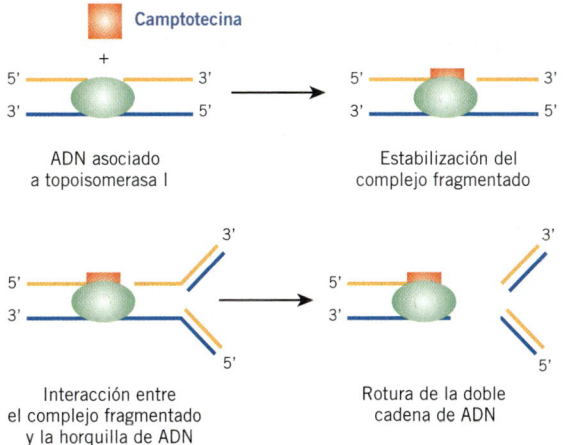

Figura 55-10. Mecanismo de acción de los inhibidores de las topoisomerasas (camptotecinas).

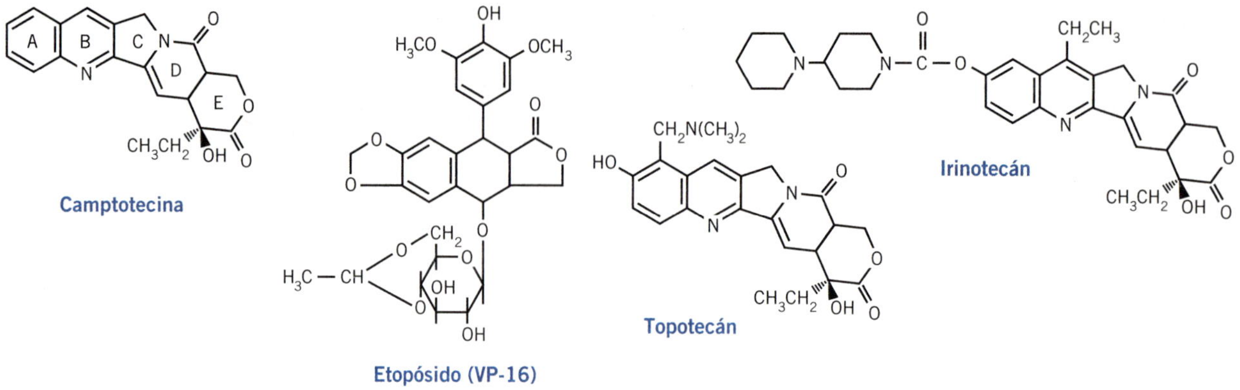

Camptotecina

Etopósido (VP-16)

Topotecán

Irinotecán

Figura 55-11. Estructura química de algunos inhibidores de las topoisomerasas.

en el 60-80 % de los pacientes, pero es poco frecuente la toxicidad grave.

Está indicado en el tratamiento del carcinoma colorrectal metastásico en primera y segunda línea, en el cáncer esofagogástrico y pancreático, el glioblastoma multiforme, el cáncer de cuello uterino y el mesotelioma.

Topotecán

Suele administrarse por vía intravenosa, aunque puede usarse por vía oral con una biodisponibilidad del 30 %. Se metaboliza mayoritariamente en el plasma, donde se transforma en carboxilasa, y es mínimo su metabolismo hepático. Atraviesa la barrera hematoencefálica, y alcanza el 30 % de la concentración plasmática en el líquido cefalorraquídeo.

La toxicidad hematológica limita su dosificación, y su manifestación más frecuente es la neutropenia. Se utiliza en el cáncer de ovario avanzado resistente al platino, el carcinoma microcítico de pulmón y la leucemia aguda mieloblástica.

Epipodofilotoxinas

Son derivados naturales del **podofilino**, cuyo principio activo es la podofilotoxina. Los derivados que más se utilizan en clínica son el **etopósido** o **VP-16** y el **tenipósido** o **VM-26**. Producen la rotura del ADN mediante dos mecanismos de acción: la actuación sobre la topoisomerasa II y la provocación de apoptosis celular por la generación de reacciones de oxidación-reducción y el consecuente daño sobre el ADN. Son fármacos específicos de las fases S y G_2.

El **etopósido** puede administrarse por vía intravenosa u oral (absorción errática, con una biodisponibilidad del 50 %). Se metaboliza en el hígado y se excreta por el riñón en un 50 %. La toxicidad que limita su dosificación se manifiesta por neutropenia, y produce alopecia en el 90 % de los pacientes. Presenta sinergismo con la adriamicina, el cisplatino y la vinblastina. Se utiliza en el cáncer microcítico de pulmón, los tumores de origen desconocido, la enfermedad de Hodgkin y linfomas, entre otros.

El **tenipósido** se administra por vía intravenosa. No debe reconstituirse en plásticos y hay que vigilar al paciente por el riesgo de reacciones de hipersensibilidad hasta 1 hora después de su infusión. Su toxicidad es similar a la del etopósi-

do. Se utiliza principalmente en tumores infantiles, neuroblastomas y tumores hematopoyéticos.

Agentes antimicrotúbulo

Los microtúbulos son organelas celulares que tienen un papel fundamental en las funciones de división celular, transporte de vesículas, señalización, diferenciación y polarización celular. Los agentes antimicrotúbulo son compuestos de protofilamentos de heterodímeros de β-tubulina dispuestos en paralelo alrededor de un eje cilíndrico, y pueden clasificarse en tres tipos: los que estabilizan los microtúbulos, como los taxanos y las epotilonas; los que inhiben la polimerización, como los alcaloides de la vinca, y los que inducen la formación de agregados no funcionantes, como las halicondrinas (**fig. 55-12**).

Taxanos

Se aislaron inicialmente de arbustos del género *Taxus*. Su principal mecanismo de acción es la alteración de la función de los microtúbulos, induciendo una inhibición mitótica. Otros posibles mecanismos son la inducción de la expresión génica del factor de necrosis tumoral alfa (TNF-α) y la detención de la célula en fase G_2, lo que potencia el efecto de

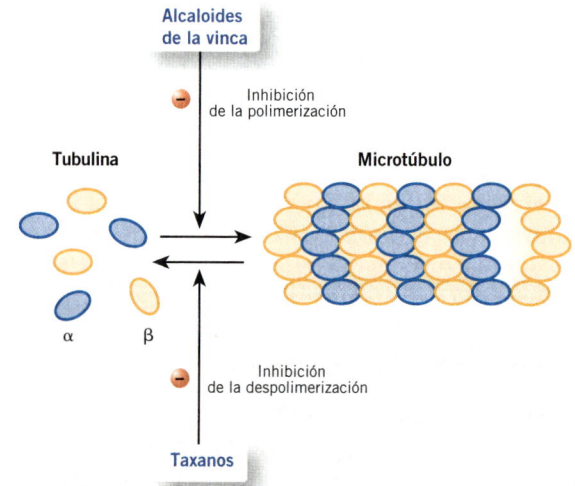

Figura 55-12. Mecanismo de acción de los antimicrotúbulos (alcaloides de la vinca y taxanos).

las radiaciones ionizantes. Además, la administración en esquemas semanales presenta, al parecer, efecto antiangiogénico, como se ha demostrado en pacientes con cáncer de mama tratadas con paclitaxel.

Los principales mecanismos de resistencia son la unión del transportador de membrana de adenosintrifosfato (ATP) por resistencia pleiotrópica (MDR, *multidrug resistance*) MDR-1 y MDR-2 y las alteraciones estructurales de las proteínas tubulinas X e Y.

Los prototipos de este subgrupo de fármacos son el **paclitaxel** y el **docetaxel (fig. 55-13)**, y más recientemente el **cabazitaxel** y el **nab-paclitaxel** (paclitaxel unido a nanopartículas de albúmina). Se administran por vía intravenosa. Su metabolismo es hepático, con excreción biliar. Presentan grandes volúmenes de distribución en todo el organismo, excepto en el sistema nervioso central.

La toxicidad hematológica limita su dosificación, no es acumulativa y es mayor con docetaxel. Son muy frecuentes la alopecia moderada-intensa y la neuropatía periférica de predominio sensitivo. Se pueden presentar reacciones de hipersensibilidad aguda secundarias al anillo taxano (más probables con paclitaxel), caracterizadas por bradicardia, hipotensión, broncoconstricción, etc. Para evitar su aparición se administran profilácticamente corticosteroides y antihistamínicos anti-H$_1$ y anti-H$_2$ antes de iniciar el tratamiento, que se mantienen hasta 48 horas después de administrar el docetaxel. Otros posibles efectos tóxicos son las alteraciones dérmicas y ungueales y las arritmias cardíacas. El aumento de la retención de líquidos corporales e, incluso, los derrames de cavidades se han relacionado con un incremento de la permeabilidad a las proteínas. Estos fármacos se administran tanto en esquemas trisemanales como semanales, estos últimos con menor toxicidad hematológica, aunque aumentan la astenia y la toxicidad ungueal. Se utilizan en una amplia variedad de neoplasias sólidas, como el cáncer de ovario, de mama, de pulmón, de próstata, de estómago, de páncreas, etcétera.

Epotilonas

Las epotilonas se identificaron por su actividad antifúngica en la mixobacteria *Sorangium cellulosum* y posteriormente demostraron su actividad antimicrotúbulo. No presentan resistencia cruzada con los taxanos, ya que no son susceptibles de la resistencia mediada por la glucoproteína P.

La **ixabepilona**, análogo sintético de la epotilona B, ha sido aprobada en Estados Unidos para el tratamiento del cáncer de mama localmente avanzado o metastásico.

Alcaloides de la vinca

Los alcaloides derivados de la planta *Catharanthus roseus* más relevantes son la **vincristina**, la **vinblastina**, la **vinorelbina** y la **vinflunina (figs. 55-12 y 55-14)**. Se unen específicamente a la tubulina β e impiden la polimerización con la tubulina α dentro de los microtúbulos. Son agentes específicos de las fases M y S.

Los mecanismos de resistencia a este grupo de fármacos son la resistencia pleiotrópica a través de la glucoproteína P y la alteración funcional o estructural de las tubulinas α y β por mutaciones puntuales del genoma que evitan la unión con los alcaloides de la vinca.

Estos agentes se administran por vía intravenosa, excepto la vinorelbina, cuya biodisponibilidad por vía oral es del 40 % y muestra buen perfil farmacocinético. Su metabolización es fundamentalmente hepática y no parecen presentar resistencia cruzada entre ellos.

La toxicidad del grupo es cualitativamente diferente para cada fármaco. De forma global producen leucocitopenia (vinblastina y vinorelbina), alopecia (vincristina, vindesina y vinorelbina), mucositis (vinblastina, vinorelbina) y neuropatía periférica (vincristina), la cual es el rasgo de toxicidad más característico de estos fármacos. Los primeros signos consisten en parestesias en manos y pies, y posteriormente aparece una alteración progresiva de los reflejos, hipoestesias

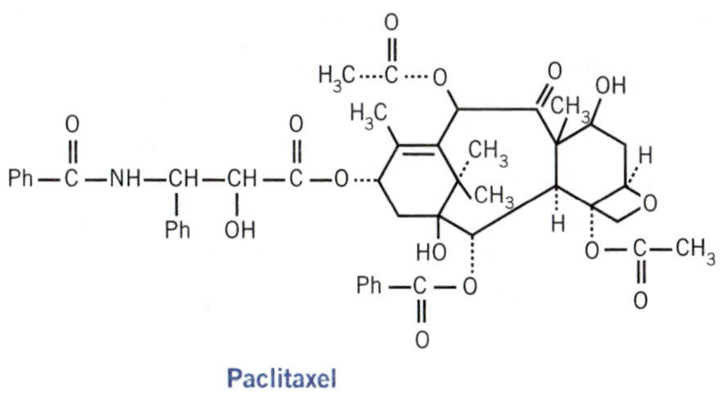

Paclitaxel

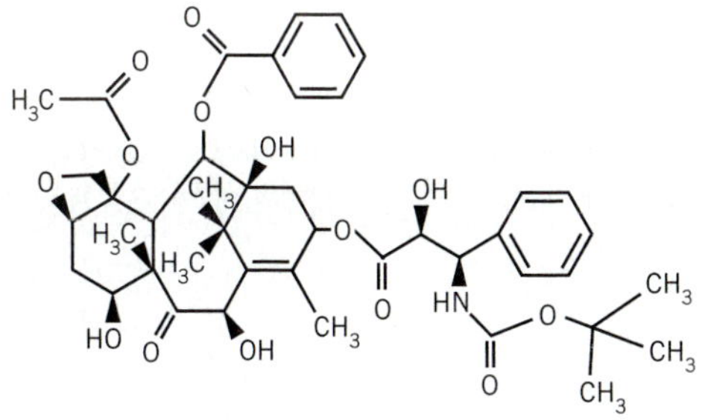

Docetaxel

Figura 55-13. Estructura química de algunos taxanos.

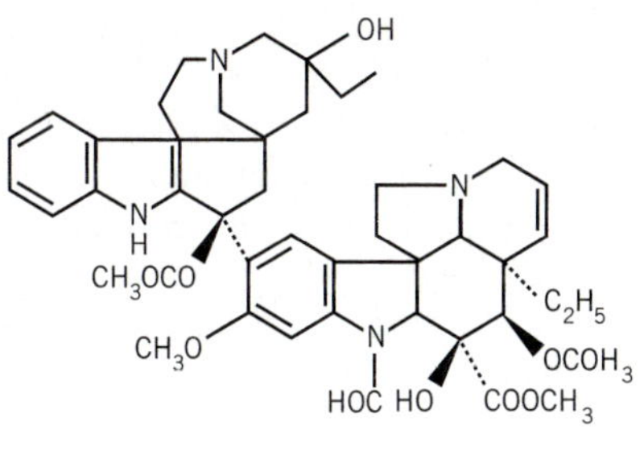

Vincristina

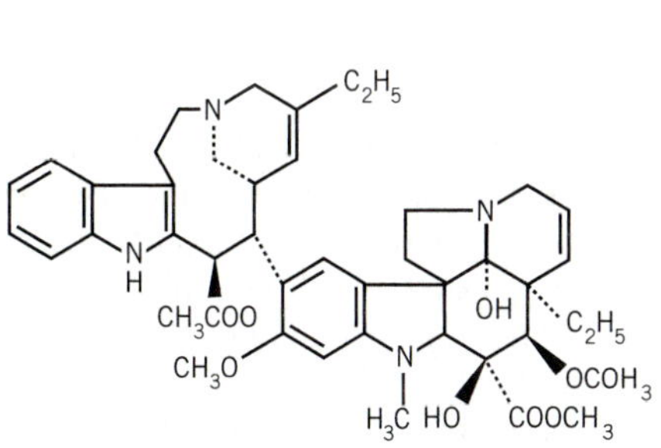

Vinorelbina

Figura 55-14. Estructura química de algunos alcaloides de la vinca.

y debilidad muscular (de la laringe, ptosis, disfonía, etc.). Raras veces aparecen alteraciones mentales. La neuropatía autónoma puede manifestarse con dosis elevadas. Las alteraciones sensitivas revierten con la suspensión del tratamiento, pero no las motoras. La vinorelbina es el agente menos neurotóxico del grupo. Todos son fármacos muy vesicantes.

Sus principales indicaciones clínicas son la leucemia linfoide aguda infantil (vincristina), los linfomas y la enfermedad de Hodgkin, los tumores testiculares (vinblastina), el cáncer de mama, el cáncer de pulmón no microcítico (vinorelbina) y el cáncer de vejiga (vinflunina).

Halicondrinas

Son derivados de las esponjas marinas. La **eribulina** es un análogo sintético de la halicondrina. Su mecanismo de acción consiste en el secuestro de la tubulina en agregados no funcionantes, que conduce al bloqueo del ciclo celular en G_2/M y a la muerte celular por apoptosis.

Como reacciones adversas más frecuentes se observa neutropenia, anemia, astenia, alopecia, neuropatía periférica, náuseas y estreñimiento. Se emplean en el tratamiento del cáncer de mama.

Antibióticos antitumorales

Son fármacos de quimioterapia que derivan de distintas especies de *Streptomyces.* Interaccionan con el metabolismo del ADN: inhiben su síntesis y su función, y generan radicales libres capaces de romper la hélice de ADN. Además, las antraciclinas inhiben la topoisomerasa II.

Bleomicina

Pertenece al grupo de los citostáticos polipeptídicos. Se une al ADN y forma enlaces con el cobre y el hierro (en reacciones que se conocen como quelación), y esta unión catalítica reduce el oxígeno y produce gran cantidad de radicales libres que actúan sobre el ADN, rompiendo cadenas simples o dobles.

Su biodisponibilidad oral es baja; es muy soluble en agua, por lo que puede utilizarse por vía intravenosa, intramuscular y subcutánea, entre otras. Es metabolizada por hidrolasas en todos los tejidos menos en los que carecen de esta enzima, como el pulmón y la piel, órganos en los que su acumulación produce toxicidad. Se elimina mayoritariamente por el riñón.

No es mielosupresora, aunque ocasiona un síndrome febril en las primeras 48 horas tras su administración. Son características la hiperpigmentación cutánea y la hiperqueratosis palmar. La toxicidad que limita su dosificación se manifiesta como fibrosis pulmonar, que se detecta hasta en el 10 % de los pacientes tratados con dosis superiores a 200 U/m² y es progresiva e irreversible. Se recomienda no superar las 450 U (dosis total acumulada), sobre todo si existen otros factores predisponentes (radioterapia concomitante, oxigenoterapia en dosis altas, edad avanzada, tabaquismo importante, etc.). En algunos casos aparece una reacción de hipersensibilidad que se manifiesta por tos no productiva y disnea, junto con eosinofilia, fiebre e infiltra-

dos reticulares o parcheados en la radiografía de tórax. El tratamiento es sintomático y en algunos casos responde a los corticosteroides.

Está indicada en los tumores germinales, los linfomas, la enfermedad de Hodgkin, los carcinomas epidermoides y la pleurodesis de los derrames pleurales.

Antraciclinas

Estas sustancias, producidas por el hongo *Streptomyces*, presentan un núcleo plano con 4 anillos con grupos quinona e hidroquinina que les permiten dar o aceptar electrones, y unas cadenas laterales de aminoglucósidos que son esenciales para su actividad citotóxica. Incluyen la **daunorubicina**, la **doxorubicina (adriamicina)**, la **4-epirubicina** y la **idarubicina**. Más recientemente se han introducido en la práctica clínica las **adriamicinas liposomales** para reducir la toxicidad cardiológica asociada.

Su mecanismo de acción parece ser múltiple. Por un lado, el anillo plano se intercala entre las bases del ADN y es estable gracias a la formación de uniones electrostáticas de las cadenas de aminoglucósidos (intercalación entre bases del ADN). Por otro lado, inhiben la topoisomerasa tipo II, enzima encargada de mantener la estructura terciaria del ADN. Además, actúan sobre la membrana de la célula por unión a proteínas específicas, como la cardiolipina, lo que explica su cardiotoxicidad. El mecanismo de acción más importante parece ser la inhibición de la topoisomerasa II. El efecto antitumoral es específico de ciclo e inespecífico de fase, pero máximo sobre la fase S.

Las antraciclinas se distribuyen por todo el organismo, pero no pasan al sistema nervioso central. La mayor parte del metabolismo es hepático, por lo que hay que modificar la dosis administrada en caso de insuficiencia hepática.

La toxicidad cardíaca limita su dosificación, y puede ser aguda o crónica. La aguda es independiente de la dosis administrada y se pone de manifiesto con la primera dosis mediante cambios en el electrocardiograma (ECG) y una alteración de la fracción de eyección que semeja una pericarditis-miocarditis o una insuficiencia cardíaca.

La toxicidad cardíaca crónica depende de la dosis total acumulada, por lo que se han establecido las dosis máximas recomendadas (**tabla 55-5**). Se presenta como insuficiencia cardíaca congestiva de evolución tórpida e irreversible. Además de identificar los factores de riesgo predisponentes para toxicidad cardíaca por antraciclinas (**tabla 55-6**), hay que monitorizar la fracción de eyección cardíaca mediante un estudio isotópico o ecocardiograma. El *dexrazoxano* es un antagonista bioquímico de la toxicidad cardíaca de las antraciclinas recientemente incorporado a la clínica para el tratamiento de las extravasaciones por adriamicina.

Tabla 55-5. Dosis máxima acumulada recomendada de antraciclinas

ANTRACICLINA	DOSIS MÁXIMA RECOMENDADA (mg/m²)
Doxorubicina	450-550
Daunorubicina	550
Epirubicina	900
Mitoxantrona	160

Tabla 55-6. Factores de riesgo de desarrollar cardiotoxicidad crónica por antraciclinas

- Edad avanzada
- Radioterapia previa (4.000 cGy)
- Enfermedad cardiológica previa (hipertensión arterial, arteriopatía coronaria)
- Quimioterapia concomitante con efecto sinérgico (paclitaxel, trastuzumab, mitomicina C, ciclofosfamida)
- Tratamiento previo con antraciclinas
- Mutación del gen *HFE* (hemocromatosis)

Otros efectos tóxicos son la alopecia, la mielotoxicidad y la mucositis dependientes de la dosis, las náuseas y los vómitos. Son fármacos muy vesicantes. Por vía oral, la idarubicina presenta toxicidad gastrointestinal (náuseas, vómitos, estomatitis y dolor abdominal).

En cuanto a sus indicaciones, la daunorubicina y la idarubicina se emplean fundamentalmente en las leucemias agudas, mientras que la adriamicina tiene un gran espectro de utilización en tumores sólidos y en linfomas.

Se han introducido en la práctica clínica las **adriamicinas liposomales** (pegiladas o basadas en el polietilenglicol y no pegiladas). Su menor volumen de distribución favorece la administración de dosis menores con una semivida más larga. Se caracterizan por su menor cardiotoxicidad en comparación con las antraciclinas clásicas. Presentan toxicidad hematológica y destaca la toxicidad cutánea, con un llamativo síndrome de mano-pie caracterizado por enrojecimiento de las palmas de las manos y las plantas de los pies, hipersensibilidad, disestesias y descamación celular que puede llegar a ser completa. La alopecia aparece en un porcentaje menor que con la adriamicina no liposomal. Se han utilizado con éxito en el sarcoma de Kaposi y en el cáncer de ovario y mama.

Mitomicina C

Este antibiótico obtenido a partir de la fermentación de *Streptomyces caepitosus*, a pesar de ser un antitumoral, actúa como un agente alquilante bifuncional, creando puentes intercatenarios e intracatenarios en el ADN y generando radicales libres. Actúa principalmente en las fases G_1 y S.

Se administra por vía intravenosa o intravesical. Se inactiva principalmente en el hígado y el riñón al unirse con nicotinamida, vitamina B_6 y glutatión.

Su toxicidad más importante es la gastrointestinal y la mielosupresión, esta última dependiente de la dosis acumulada, con un nadir en la tercera o la cuarta semanas y recuperación en la octava. Como efectos secundarios se ha descrito síndrome urémico-hemolítico, anemia hemolítica y fibrosis pulmonar irreversible.

Su uso está muy restringido en la actualidad por su toxicidad, y se emplea como segunda o tercera línea de tratamiento. Por vía intravesical se utiliza en el tratamiento de tumores uroteliales en fases iniciales.

Actinomicina D

Presenta un mecanismo de acción dependiente de la intercalación del fármaco entre las dos cadenas del ADN, que impide la replicación correcta (dosis altas) y altera la síntesis de ARN (dosis altas y bajas). Su toxicidad principal es de tres tipos: gastrointestinal, con náuseas y vómitos, estomatitis, dolor abdominal y diarrea; mielosupresión dependiente de la dosis, y dérmica, con alopecia, hiperpigmentación y foliculitis. Es un fármaco muy vesicante. Se utiliza en tumores de proliferación rápida, fundamentalmente infantiles, como el tumor de Wilms, el sarcoma de Ewing y el rabdomiosarcoma.

Mitoxantrona

Es un análogo de las antraciclinas, con mejor tolerancia pero no equivalente terapéuticamente. Presenta menor toxicidad cardíaca. Se ha utilizado en el cáncer de mama, en el de próstata y en los linfomas.

Otros fármacos

Otros fármacos empleados en el tratamiento de las neoplasias malignas resultan de difícil clasificación. Entre ellos hay que mencionar la **estramustina**, compuesto de un agente alquilante (mostaza no nitrogenada), y el **17β-estradiol**, que ha mostrado actividad en el cáncer de próstata hormonorrefractario. La estramustina se acumula en las células prostáticas gracias a un transportador específico, y en su interior actúa sobre los microtúbulos y produce detención del ciclo celular en la fase G_2/M y apoptosis. Puede administrarse por vía intravenosa o, en su forma fosfato, por vía oral (la más habitual). Produce toxicidad en el tubo digestivo y efectos secundarios debidos al componente hormonal, como ginecomastia, retención de fluidos, etcétera.

La **L-asparaginasa** es la enzima encargada de hidrolizar la asparagina en ácido aspártico y amoníaco. Produce una depleción intracelular de L-asparagina, aminoácido necesario para la formación proteica y, por lo tanto, de ARN y ADN. Este aminoácido no es esencial en el ser humano porque puede producirlo, pero sí lo es para la célula tumoral. No debe administrarse con metotrexato ni con vincristina por antagonismo farmacológico. Comporta graves reacciones de hipersensibilidad. Su utilidad se limita a la fase de inducción de las leucemias agudas linfoblásticas.

La **hexametilmelamina** tiene una estructura parecida a las mostazas nitrogenadas, pero no se conoce con exactitud su mecanismo de acción. Se transforma en el hígado a metabolitos activos que forman reacciones de alquilación y pueden actuar como antimetabolitos sobre la timidina y la uridina. Se administra por vía oral, y el 60 % se excreta en la orina. Produce toxicidad gastrointestinal, con predominio de vómitos. Puede aparecer neurotoxicidad reversible en el 20 % de los casos, así como toxicidad hematológica. De escaso uso, se mantiene en los tumores de ovario como segunda o tercera línea de tratamiento.

La **talidomida** se empleó en la década de 1960 para el tratamiento de los síntomas gravídicos (náuseas, vómitos, sedación, etc.), hasta que se demostró su gravísimo potencial teratógeno. Retirada de la farmacopea, más tarde se confirmó su eficacia en la lepra y, posteriormente, en el mieloma múltiple y el cáncer renal. Su mecanismo de actuación se basa en sus propiedades antiangiogénicas. Además de teratogenia, presenta una importante toxicidad neurológica. Su

---

> ### ✪ MECANISMOS DE ACCIÓN DE LOS FÁRMACOS ANTINEOPLÁSICOS
>
> - Inhibición de moléculas complejas (ADN, ARN) mediante la introducción de falsos metabolitos o inhibición enzimática: antimetabolitos, inhibidores de la tirosincinasa.
> - Creación de reacciones de alquilación: agentes alquilantes (mostazas nitrogenadas, nitrosoureas, hidrazinas), derivados del platino, mitomicina C.
> - Intercalación de moléculas en el ADN y unión a las topoisomerasas I y II: antraciclinas, epipodofilotoxinas y camptotecinas.
> - Alteración en el funcionamiento del huso mitótico: alcaloides de la vinca y taxanos.
> - Inhibición de las funciones de proteínas y aminoácidos: L-asparaginasa.
> - Creación de radicales libres: bleomicina.
> - Antagonismo receptorial: hormonas, anticuerpos monoclonales.
> - Efecto antiangiogénico: paclitaxel en dosis bajas, talidomida, bevacizumab.
> - Otros: interferones, interleucinas.

uso es muy restringido. Un derivado menos tóxico es la **lenalidomida**, indicada en el tratamiento de los síndromes displásicos 5q– y el mieloma resistente al tratamiento.

El **bexaroteno** es un retinoide sintético con acción selectiva sobre los receptores intracelulares X (RXR) implicados en los mecanismos de apoptosis. Se administra por vía oral y está indicado en la micosis fungoide, el síndrome de Sézary y transformaciones de leucemia linfoide crónica a linfomas agresivos.

Por último, la **trabectedina** (ecteinascidin ET-743I) es un alcaloide originalmente aislado del tunicado marino ecteinascidia turbinata que habita en mares templados, aunque actualmente es producido sintéticamente. Se une a las guaninas en el surco menor del ADN, lo que induce a la doble hélice a plegarse hacia el surco mayor, viéndose afectados algunos factores de transcripción, proteínas de unión al ADN y vías de reparación del ADN. Todo esto ocasiona alteraciones del ciclo celular, produciendo así un efecto antiproliferativo, aunque también parece ejercer cierto efecto inmunomodulador. Se administra de forma intravenosa y su metabolismo es hepático, excretándose mayoritariamente por las heces y, en menor medida, por la orina. Sus principales toxicidades son la mielosupresión, la toxicidad digestiva (riesgo emetógeno moderado) y hepática, siendo también características la elevación de creatinfosfocinasa (CPK) y la rabdomiólisis. Se encuentra aprobado para el tratamiento de pacientes con sarcoma de partes blandas avanzado y para el cáncer de ovario.

NUEVAS TERAPIAS: AGENTES BIOLÓGICOS DIRIGIDOS CONTRA DIANAS MOLECULARES

Inhibidores de proteincinasas

La identificación de genes y vías implicadas en la oncogénesis ha conducido al desarrollo de fármacos dirigidos contra dianas específicas, complementando y en algunos casos reemplazando a la quimioterapia convencional. Muchos procesos involucrados en la oncogénesis están liderados por las proteincinasas, que regulan el estado de fosforilación de las proteínas celulares y gobiernan numerosas actividades básicas de las células, incluidos el crecimiento, la supervivencia, la proliferación, la diferenciación y la apoptosis. Los agentes dirigidos específicamente frente a estas cinasas pueden clasificarse en pequeñas moléculas inhibidoras de tirosincinasa (TKI, *tyrosine kinase inhibitors*) y anticuerpos monoclonales.

Inhibidores de tirosincinasas intracelulares

Ejemplos de estos agentes son el **imatinib**, el **dasatinib** y el **nilotinib**. Son inhibidores múltiples de la actividad tirosincinasa de las proteínas BCR-ABL, c-kit y PDGFR. Actúan compitiendo por el lugar de unión del ATP del dominio tirosincinasa (TK) que se requiere para la fosforilación de los sustratos, lo que previene la cascada de activación de señales derivadas (tabla 55-7).

Poseen una elevada biodisponibilidad (98 %), así como una alta unión a proteínas plasmáticas (90-95 %). Experimentan metabolismo hepático a través de CYP3A4 y se eliminan por las heces.

Los efectos secundarios más comunes de este grupo son las náuseas, los vómitos, la diarrea, los calambres musculares, la retención de líquidos y los edemas. Con el tratamiento crónico puede apreciarse un incremento de las infecciones oportunistas. En la tabla 55-7 se resumen sus indicaciones actuales.

Inhibidores de los receptores de membrana de la familia EGFR con actividad tirosincinasa

La familia de receptores del factor de crecimiento epidérmico (EGFR, *epidermal growth factor receptors*) comprende el EGFR o HER-1, el HER-2 (ErbB-2), el HER-3 y el HER-4. Por lo general se encuentran en forma de monómeros inactivos y forman homodímeros o heterodímeros.

Gefitinib y erlotinib

Son inhibidores reversibles y selectivos del dominio intracelular del EGFR. Su biodisponibilidad oral es de aproximadamente el 60 % y se une en un 95 % a proteínas plasmáticas. Su metabolismo es fundamentalmente hepático. Estudios recientes han confirmado el papel predictivo de respuesta a estos fármacos de las mutaciones de EGFR en los exones 19 y 21. Por el contrario, las mutaciones en el exón 2 del oncogén *K-ras* se asocian con falta de sensibilidad tanto al erlotinib como al gefitinib.

La toxicidad de ambos fármacos es similar: aparece un exantema descamativo de la cara y el cuello, con una posible relación con la probabilidad de obtener una respuesta antitumoral. Otros efectos secundarios destacados son la diarrea, las náuseas y la astenia.

El **erlotinib** está indicado en el carcinoma de pulmón no microcítico y el cáncer de páncreas metastásicos.

El **gefitinib** está autorizado en pacientes con carcinoma de pulmón no microcítico con mutaciones activadoras del EGFR.

Tabla 55-7. Agentes inhibidores de cinasa aprobados

Fármaco	Indicaciones	Dianas
Imatinib	LMC, LLA, GIST	ABL1, BCR/ABL1, CSF1R, DDR1, KIT, NTRK1, PDGFRA, PDGFRB, RET
Dasatinib	LMC, LLA	ABL1, ABL2, EPHA2, FYN, KIT, LCK, PDGFRB, SRC, YES
Nilotinib	LMC	ABL1, KIT, LCK, EPHA3, EPHA8, DDR1, DDR2, PDGFRB, MAPK11, ZAK
Ponatinib	LMC, LLA	BCR/ABL1
Bosutinib	LMC	BCR/ABL1
Gefitinib	CPNM	EGFR
Erlotinib	CPNM, CP	EGFR
Afatinib	CPNM	EGFR, ErbB-2
Lapatinib	CM	EGFR, ErbB-2
Osimertinib	CPNM	EGFR
Crizotinib	CPNM, LACG, TMFI	ALK, MET, EML4-ALK, HGFR
Alectinib	CPNM	ALK, RET
Brigatinib	CPNM	ALK, ROS1, IGF-1R
Lorlatinib	CPNM	ALK, ROS1
Sorafenib	CRCC, HC, CT	BRAF, FLT3, FLT4, KDR, KIT, PDGFRB
Sunitinib	CRCC, GIST	FLT1, FLT3, FLT4, KDR, KIT, PDGFRA, PDGFRB, RET
Pazopanib	CRCC, sarcoma	FLT1, FLT4, KDR, KIT, PDGFRA, PDGFRB
Axitinib	CRCC	FLT1, FLT4, KDR, KIT, PDGFRA, PDGFRB
Vandetanib	CMT	FLT1, FLT4, KDR, EGFR, RET
Vemurafenib	Melanoma	BRAF V600
Dabrafenib	Melanoma	BRAF V600
Trametinib	Melanoma	MEK1, MEK2
Ruxolitinib	Mielofibrosis	JAK1, JAK2
Cabozantinib	CMT	RET, MET, VEGFR-1, 2, y 3, KIT, TRKB, FLT3, AXL y TIE2
Lenvatinib	CDT, HC, CE	VEGFR-1, 2 y 3, FGFR 1, 2 y 3, PDGFR, KIT Y RET
Regorafenib	CCR, GIST	VEGFR, PDGFRB, RAF, RET, c-KIT, TEK
Ibrutinib	LMC, LLC	BTK
Temsirólimus	CRCC	mTOR
Everólimus	CRCC, CM, ASGC, TNEP, inmunosupresor	mTOR
Sotorasib	CPNM	KRASG12C
Entrectinib	CPNM ROS1+, tumores sólidos NTRK+	TRKA, TRKB y TRKC, ROS1, ALK
Larotrectinib	Tumores sólidos NTRK+	TRKA, TRKB y TRKC
Capmatinib	CPNM	MET
Tepotinib	CPNM	MET
Pralsetinib	CPNM	RET
Selpercatinib	CPNM	RET, VEGFR-1 y VEGFR-3
Erdafitinib	CU	FGFR 1, 2, 3 y 4, RET, CSF1R, PDGFRA, PDGFRB, FLT4, KIT y VEGFR-2

ASGC: astrocitoma subependimario de células gigantes; CCR: carcinoma colorrectal; CDT: carcinoma diferenciado de tiroides; CE: cáncer de endometrio; CM: cáncer de mama; CMT: carcinoma medular de tiroides; CPNM: cáncer de pulmón no microcítico; CP: cáncer de páncreas; CRCC: carcinoma renal de células claras; CU: carcinoma urotelial; GIST: tumor del estroma gastrointestinal; HC: hepatocarcinoma; LACG: linfoma anaplásico de células grandes; LLA: leucemia linfoide aguda; LMC: leucemia mieloide crónica; TC: carcinoma de tiroides; TMFI: tumor miofibroblástico inflamatorio; TNEP: tumores neuroendocrinos de origen pancreático.

Afatinib

Es un inhibidor potente, selectivo e irreversible de receptores de la familia ErbB. Se administra por vía oral con una alta unión a proteínas plasmáticas (95 %) y se elimina con escasa biotransformación previa por vía biliar y fecal. Sus efectos secundarios son similares a los descritos con gefitinib y erlotinib. Está indicado en pacientes con carcinoma de pulmón no microcítico localmente avanzado o metastásico con mutaciones activadoras del EGFR.

Osimertinib

Es un inhibidor irreversible de EGFR de tercera generación, activo tanto frente a las mutaciones sensibilizantes como frente a la mutación T790M en el exón 20.

Su metabolismo es hepático y su eliminación es fundamentalmente por vía fecal, aunque la eliminación renal representa aproximadamente el 15 %.

Las toxicidades más habituales son cutáneas y gastrointestinales. También son frecuentes la trombopenia y leucopenia. Ha de prestarse especial interés a la toxicidad pulmonar en forma de neumonitis intersticial por su potencial gravedad. Asimismo, se ha descrito prolongación del intervalo QTc, aunque sin evidenciarse un incremento de las arritmias.

Está indicado en CPNM avanzado con mutación en EGFR en primera y segunda línea de tratamiento. En este último caso, a la progresión a inhibidores de primera y segunda generación cuando se detecta la mutación de resistencia T790M. Más recientemente se ha aprobado su uso en CPNM EGFR mutado en el contexto del tratamiento adyuvante tras cirugía.

Lapatinib

Este inhibidor del dominio intracelular de EGFR y HER-2 está indicado en el cáncer de mama metastásico o localmente avanzado con sobreexpresión de HER-2 y tras progresión a diversas terapias, incluido el trastuzumab.

Inhibidores de ALK

Crizotinib. Es un inhibidor de primera generación del receptor tirosincinasa del linfoma anaplásico (ALK) y del factor de crecimiento de los hepatocitos (HGFR, c-MET). Administrado por vía oral es metabolizado el hígado a través de CYP3A4/5, y se elimina el 63 % en las heces y el 22 % en la orina.

Las reacciones adversas más frecuentes son los trastornos de la visión, trastornos gastrointestinales, edema, elevación de las transaminasas, cansancio, disminución del apetito, mareo y neuropatía.

Está indicado en CPNM avanzado positivo para la translocación de ALK o positivo para ROS1. En pacientes pediátricos se encuentra indicado en el tratamiento del linfoma anaplásico de células grandes sistémico en recaída o refractario positivo para ALK, y en el tratamiento del tumor miofibroblástico inflamatorio recurrente o refractario positivo para ALK.

Alectinib. Es un inhibidor de segunda generación muy selectivo y potente de ALK y del reordenamiento de RET. Su metabolismo es hepático, siendo el citocromo CYP3A responsable del 40-50 % del total, y su eliminación mayoritariamente es fecal. Alectinib y su principal metabolito M4 presentan una alta unión a proteínas plasmáticas humanas (> 99 %). Las reacciones adversas más frecuentes son estreñimiento, mialgia, edema, anemia, erupción cutánea, incremento de bilirrubina y náuseas.

Brigatinib. Es inhibidor de segunda generación de ALK, ROS1 y del factor insulínico de crecimiento (IGF-1R). Su metabolismo es hepático y su eliminación fecal. Las toxicidades más relevantes son elevación de transaminasas, elevación de CPK, hiperglucemia, elevación de lipasa y amilasa, anemia, cefalea e hipertensión. Hay que prestar especial atención a la aparición de tos y disnea, como síntomas de enfermedad pulmonar intersticial, especialmente en las primeras semanas de tratamiento.

Alectinib y brigatinib están indicados en el tratamiento de CPNM ALK positivo en primera línea o en segunda línea a la progresión a crizotinib.

Lorlatinib. Es un inhibidor de tercera generación de ALK y ROS1. Tiene metabolismo hepático y eliminación fecal. Las reacciones adversas más habituales son la dislipemia, el edema, la neuropatía periférica, el aumento de peso, el cansancio, la diarrea y los efectos cognitivos y del estado de ánimo. Está indicado en el CPNM avanzado ALK positivo como primera opción de tratamiento, y a la progresión a inhibidores de primera y segunda generación.

Inhibidores de cinasas dependientes de ciclinas

En condiciones normales, la presencia de factores de crecimiento u otras señales mitogénicas promueven la división de las células a través de la activación del ciclo celular, el cual se encuentra estrechamente regulado por distintos elementos. La pérdida de la regulación de este ciclo es una de las características más típicas del cáncer, induciendo de esta manera una proliferación celular incontrolada.

Se han descrito distintas moléculas reguladoras de este ciclo, siendo los complejos ciclinas-cinasas dependientes de ciclina (CDK) uno de los puntos de control más importante. Durante el ciclo celular, la transición de la fase G_1 a la fase S se encuentra regulada a través de estos complejos enzimáticos, de modo que la unión de las ciclinas con sus correspondientes CDK induce su activación; la fosforilación de distintas proteínas como retinoblastoma por estos complejos libera diversos factores de transcripción, que promueven la expresión de genes asociados a proliferación celular. La alteración de la vía ciclina D-CDK4/6 es frecuente en el cáncer de mama luminal, convirtiéndose en una diana terapéutica muy atractiva.

Palbociclib, ribociclib y abemaciclib. Son fármacos inhibidores reversibles de CDK4/6 que han demostrado actividad antitumoral significativa mediante el bloqueo de la progresión de la célula de la fase G_1-S. De los tres fármacos, abemaciclib parece ser el que presenta una inhibición más potente, además de que ejerce también un efecto inhibitorio sobre otras CDK, por lo que podría actuar en otras fases del ciclo.

Los tres fármacos se encuentran aprobados para el tratamiento del cáncer de mama avanzado de tipo luminal en combinación con terapia endocrina. Además, abemaciclib también está indicado para el tratamiento adyuvante de pacientes con cáncer de mama en estadios iniciales con elevado riesgo de recidiva.

Su administración es oral, con una biodisponibilidad de aproximadamente el 45 % en el caso de palbociclib y abemaciclib (desconocida con el ribociclib). Presentan una elevada unión a proteínas plasmáticas (85 % en el caso de palbociclib, 70 % ribociclib y 96-98 % abemaciclib) y sufren un extenso metabolismo hepático a través de CYP3A4. Se excretan fundamentalmente por las heces, aunque un pequeño porcentaje puede eliminarse por vía urinaria.

La principal toxicidad de estos fármacos es hematológica, fundamentalmente neutropenia, que suele scr rápidamente reversible. Otros potenciales efectos adversos son la toxicidad hepática, digestiva (sobre todo diarrea asociada a abemaciclib), cardíaca (prolongación del intervalo QTc con ribociclib) y elevación de creatinina sérica con función renal conservada.

Inhibidores de poli-(ADP-ribosa)-polimerasa

La familia PARP (poli-(ADP-ribosa)-polimerasa) es un conjunto de 17 enzimas encargadas de la detección de daños del ADN de cadena simple y activación de mecanismos de su reparación. La inhibición de PARP bloquea este proceso, produciéndose como consecuencia una rotura de ADN de doble cadena, que requiere de un sistema de reparación específico mediante la denominada recombinación homóloga. La presencia de un déficit de recombinación homóloga, como ocurre en las células que presentan mutaciones en los genes *BRCA*, impide la reparación del daño del ADN de doble cadena, ocasionando la muerte celular.

Los fármacos inhibidores de PARP (iPARP), en presencia de un déficit de recombinación homóloga, inducen la muerte de las células tumorales a través de este mecanismo, fenómeno conocido como letalidad sintética. Hasta la fecha cuatro fármacos de esta clase han sido aprobados: olaparib, niraparib, talazoparib y rucaparib.

Olaparib. Es un iPARP aprobado para el tratamiento de cáncer de ovario avanzado con mutaciones en los genes *BRCA 1/2* u otro déficit de la recombinación homóloga. También está indicado en pacientes con cáncer de mama, páncreas o próstata con mutaciones en genes *BRCA 1/2*.

Niraparib y rucaparib. Se encuentran aprobados en pacientes con cáncer de ovario avanzado.

Talazoparib. Está indicado para el tratamiento del cáncer de mama avanzado con mutaciones *BRCA 1/2*.

Todos los iPARP se administran por vía oral.

Olaparib presenta una unión a proteínas plasmáticas del 82 %. Su metabolismo es hepático a través del CYP3A4/5 y sus metabolitos son eliminados tanto por las heces como por vía urinaria.

Niraparib presenta una elevada biodisponibilidad oral (73 %), lo que indica un efecto mínimo de primer paso, y su unión a proteínas es del 83 %. Presenta metabolismo a través de carboxilesterasas y se elimina por vía hepatobiliar y renal.

Rucaparib presenta una biodisponibilidad del 36 % y una unión a proteínas del 70 %. Es metabolizado principalmente por CYP2D6 y se elimina fundamentalmente por las heces.

Por último, talazoparib presenta una biodisponibilidad oral del 41 %, con una unión a proteínas del 74 %. Su metabolismo hepático es mínimo y la mayor parte del fármaco se elimina de forma inalterada por vía renal.

La principal toxicidad de esta familia de fármacos es la mielosupresión (trombocitopenia, anemia, neutropenia). Cabe destacar la existencia de casos de síndrome mielodisplásico/leucemia mieloide aguda (SMD/LMA) asociados al tratamiento con iPARP. Aunque su incidencia es poco frecuente (< 1-1,5 %), es importante conocer y vigilar este potencial efecto adverso por las implicaciones pronósticas y terapéuticas que puede conllevar. En caso de sospecha de SMD/LMA, se debe derivar al paciente a un hematólogo para una evaluación adicional.

Inhibidores de los receptores de la familia VEGFR con actividad tirosincinasa

Los tumores sólidos estimulan la formación de nuevos vasos sanguíneos (neoangiogénesis) mediante la producción de factores como el de crecimiento vascular endotelial (VEGF, *vascular endotelial growth factor*). Estos factores son segregados por células tumorales y macrófagos, y se unen a receptores de membrana como el del VEGF (VEGFR, *vascular endotelial growth factor receptor*), con actividad tirosincinasa y que controlan numerosos procesos intracelulares. El bloqueo de esta vía se traduce en una inhibición de la neoangiogénesis y la regresión de los neovasos ya formados, lo que detiene el crecimiento tumoral y produce fenómenos de necrosis en su interior.

Muchos de los fármacos dirigidos a bloquear esta vía actúan también sobre otros receptores, como c-kit, PDGFRa, PDGFRb, RET y CSFR-1, por lo que también se conocen como TKI multidiana, y tienen un efecto antiproliferativo y apoptótico, además de su efecto antiangiogénico.

Entre los fármacos con este mecanismo de acción destacan, por su aplicación en la práctica clínica, el sunitinib, el sorafenib, el pazopanib, el axitinib y el regorafenib, cuyas principales características e indicaciones se resumen en las **tablas 55-8** y **55-9**.

Sus efectos secundarios son característicos: hipertensión, proteinuria, retraso en la cicatrización de heridas, hemorragias y leucoencefalopatía posterior reversible. Otros, como la astenia, la diarrea, el síndrome de mano-pie, la decoloración capilar o la disfunción cardíaca, parecen relacionados con su efecto sobre otros receptores, como c-kit o EGFR.

Otros inhibidores de proteínas con actividad tirosincinasa

Cabozantinib. Es un inhibidor multidiana: RET, MET, KIT, VEGFR-1, 2, y 3, TRKB, FLT-3, AXL y TIE-2. Entre sus reacciones adversas destacan las hepáticas y hematológicas, además de otras comunes a otros TKI como astenia, eritrodisestesia palmoplantar, cambios en el color del pelo e hipertensión. Está indicado en el tratamiento del cáncer medular de tiroides metastásico y en el cáncer renal metastásico.

Lenvatinib. Es un inhibidor de RTK que inhibe selectivamente la actividad de los receptores del factor de crecimiento del endotelio vascular VEGFR-1, 2 y 3, además de otros RTK relacionados con las vías oncogénicas y proangiogénicas como los receptores del factor de crecimiento fibroblástico FGFR 1, 2 y 3, y del receptor del factor de crecimiento

Tabla 55-8. Farmacocinética de los inhibidores de la tirosincinasa multidiana

	SUNITINIB	SORAFENIB	PAZOPANIB	AXITINIB	REGORAFENIB	CABOZANTINIB	LENVATINIB
Administración oral	Con o sin alimentos	Sin alimentos ↓ 30 % su absorción con alimentos grasos	Sin alimentos Los alimentos ↑ AUC y $C_{máx}$ × 2 veces	Con o sin alimentos	Después de una comida ligera con < 30 % de contenido graso	Sin alimentos Los alimentos grasos ↑ $C_{máx}$ y AUC	Con o sin alimentos Los alimentos no afectan al grado de absorción, pero ↓ su velocidad
Absorción/ distribución	Ppl 6-12 h UPP 90 %	Ppl 3-7 h UPP 99 %	Ppl 2-4 h UPP 99 %	Ppl 4 h UPP 99 %	Ppl 3 h UPP 99,5 %	Ppl 3-4 h UPP 99 %	Ppl 1-4 h UPP 98-99 %
Metabolismo	Hepático CYP3A4 Metabolito activo	Hepático CYP3A4 y UGTIA9	Hepático CYP3A4; en menor medida CYPIA2 y CYP2C8	Hepático CYP3A4/CYP3A5 y CYP1A2, CYP2C19 y UGT1A1	Hepático CYP3A4 y UGTIA9 Metabolitos activos Circulación enterohepática	Hepático CYP3A4 Probable circulación enterohepática	Hepático CYP3A4 y otras vías no mediadas por citocromo p-450
Eliminación	60 % en heces 16 % en orina	80 % en heces 16 % en orina	> 90 % en heces < 4 % en orina	60 % en heces 24 % en orina	71 % en heces 19 % en orina	54 % en heces 27 % en orina	65 % heces 25 % orina
Interacciones	Ketoconazol, itraconazol, eritromicina, claritromicina, voriconazol, ritonavir, indinavir, rifampicina, fenitoína, carbamazepina y fenobarbital, entre otros						
Otros	No ajuste de dosis en IH Child A y B No estudiado en Child C No ajuste en IR	No ajuste de dosis en IH Child A y B No estudiado en Child C No ajuste en IR	En IH Child B ↓ aclaramiento en un 50 % No datos en Child C No ajuste en IR	En IH Child B ↓ aclaramiento en un 50 % No datos en Child C No ajuste en IR	Igual exposición al fármaco en pacientes con IH o IR leve-moderada No datos en disfunción grave	No ajuste de dosis en IH Child A No datos en IH Child B o C No ajuste en IR leve-moderada No datos en IR grave	No ajuste de dosis en IH Child A y B No datos en IH Child C No ajuste en IR leve-moderada No datos en IR grave

AUC: area bajo la curva; $C_{máx}$: concentración máxima; Ppl: pico de niveles plasmáticos; UPP: unión a proteínas plasmáticas.

derivado de plaquetas PDGFRα, KIT y RET. Los eventos adversos más frecuentes son hipertensión, diarrea, náuseas, astenia, pérdida de peso y eritrodisestesia palmoplantar. Se absorbe rápidamente por vía oral. Presenta alta unión a proteínas plasmáticas (98 %). Su metabolismo es predominantemente hepático y se elimina tanto en heces (66 %) como en orina (25 %). Se encuentra indicado en el carcinoma diferenciado de tiroides resistente a yodo radioactivo, en cáncer endometrial avanzado en progresión a platino en combinación con pembrolizumab y en carcinoma hepatocelular avanzado en primera línea de tratamiento.

Sotorasib. Es un inhibidor selectivo de KRAS G12C (homólogo del oncogén vírico del sarcoma de rata Kirsten), que se une de forma covalente e irreversible a la cisteína específica de KRAS G12C. Su metabolismo es hepático y se elimina principalmente en las heces, con sólo un 6 % de eliminación en la orina. Las toxicidades más frecuente son diarrea, náuseas y fatiga. Está indicado en el CPNM avanzado con mutación KRAS G12C previamente tratado con al menos una línea de tratamiento sistémico previo.

Entrectinib y larotrectinib. Son inhibidores de los receptores de la tropomiosina tirosincinasa TRKA, TRKB y TRKC (codificadas por los genes del receptor tirosincinasa neurotrófico NTRK1, NTRK2 y NTRK3, respectivamente). En-

trectinib, además, inhibe el protooncogén *ROS1* y ALK. Tienen alta unión a proteínas plasmáticas y metabolismo hepático, principalmente a través de CYP3A4. Entrectinib se elimina principalmente en las heces. Larotrectinib tiene excreción tanto hepática como renal. Los acontecimientos adversos más frecuentes son cansancio, alteraciones gastrointestinales, anemia, elevación de transaminasas y mialgias. Con entrectinib se describen también trastornos cognitivos, tos y pirexia.

Entrectinib y larotrectinib están indicados en pacientes adultos o pediátricos mayores de 12 años con tumores sólidos con fusión positiva del gen *NTRK* en el caso de enfermedad avanzada, metastásica o donde es probable que una resección quirúrgica provoque una morbilidad grave, que no hayan recibido previamente un inhibidor de NTRK y cuando no existen opciones terapéuticas satisfactorias. Entrectinib también está indicado en CPNM avanzado ROS1 positivo.

Capmatinib y tepotinib. Son inhibidores del receptor de tirosincinasa MET (receptor del factor de crecimiento hepatocítico). Presentan elevada unión a proteínas plasmáticas, metabolismo principalmente hepático y excreción en las heces. Los eventos adversos más frecuentes son el edema periférico, los eventos gastrointestinales y la elevación de creatinina, habiéndose descrito casos de enfermedad pulmonar intersticial graves. Se encuentran indicados en el tratamiento del CPNM avanzado que presenta alteraciones que producen una omisión del exón 14 del gen del factor de transición mesenquimal-epitelial (*METex14*), que requieren un tratamiento sistémico tras tratamiento previo con inmunoterapia y/o quimioterapia basada en platino.

Pralsetinib. Es un inhibidor tirosincinasa dirigido selectivamente contra las fusiones oncogénicas del protooncogén *RET (REarranged during Transfection)*. Se metaboliza principalmente a través de CYP3A4 y UGT1A4 a nivel hepático. Se elimina mayoritariamente en las heces. Las reacciones adversas más frecuentes son hematológicas (anemia, leucopenia), elevación de transaminasas, estreñimiento, dolor musculoesquelético e hipertensión arterial, siendo las graves más frecuentes neumonía y neumonitis. Está indicado en el CPNM avanzado con fusión del gen *RET* no tratados previamente con un inhibidor RET.

Selpercatinib. Inhibe la forma nativa de RET y múltiples isoformas del gen *RET* mutadas, así como VEGFR-1 y VEGFR-3. Se metaboliza predominantemente a través de CYP3A4 con eliminación mayoritaria en las heces, con un 24 % de excreción en la orina. Los eventos adversos más frecuentes son los trastornos gastrointestinales, edema, erupción cutánea, elevación de transaminasas, hipertensión y prolongación del QTc. Las toxicidades graves más frecuentes son dolor abdominal, diarrea, hipersensibilidad y aumento de transaminasas. Selpercatinib está indicado en adultos para el tratamiento del CPNM avanzado con fusión RET no tratados previamente con un inhibidor RET, cáncer de tiroides avanzado con fusión de RET que requiere tratamiento sistémico tras tratamiento previo con sorafenib y/o lenvatinib, y en mayores de 12 años con cáncer medular de tiroides avanzado con mutación del gen *RET*.

Erdafitinib. Es un inhibidor de la actividad enzimática de los receptores del factor de crecimiento fibroblástico 1-4 (FGFR1, FGFR2, FGFR3 y FGFR4). También se une a RET, CSF1R, PDGFRA, PDGFRB, FLT4, KIT y VEGFR-2. Presenta metabolismo hepático, excreción biliar y, en menor medida, renal. Su indicación terapéutica es el tratamiento del carcinoma urotelial localmente avanzado o metastásico en tumores que tienen alteraciones genéticas susceptibles en FGFR2 y FGFR3, tras progresión a al menos una línea de quimioterapia previa. Las reacciones adversas más características son la hiperfosfatemia, los trastornos oculares (ojo seco, retinopatía, queratitis), estomatitis, diarrea y trastornos ungueales, entre otros.

Inhibidores de serina/treonincinasas

Inhibidores de mTOR

mTOR *(mammalian target of rapamycin)* es una serina/treonincinasa que forma parte de la ruta de señalización PI3K/AKT/mTOR, la cual regula la respuesta de células tumorales a nutrientes y factores de crecimiento, y controla la angiogénesis a través de efectos sobre el VEGF en células endoteliales y tumorales. Esta ruta se encuentra activada en muchos cánceres, y los fármacos con indicación terapéutica actual en oncología son el **temsirólimus** y el **everólimus**.

Tabla 55-9. Indicaciones actuales del tratamiento con inhibidores de la tirosincinasa multidiana

Fármaco	Indicaciones
Sunitinib	• GIST no resecables y/o metastásicos después del fracaso al tratamiento con imatinib debido a resistencia o intolerancia • Carcinoma de células renales avanzado/metastásico • Tumores neuroendocrinos pancreáticos bien diferenciados, no resecables o metastáticos
Sorafenib	• Carcinoma hepatocelular • Carcinoma de células renales avanzado en los que ha fracasado la terapia previa con nterferón α o interleucina 2
Pazopanib	• Primera línea del carcinoma de células renales avanzado y para los pacientes con enfermedad avanzada que han recibido tratamiento previo con citocinas • Determinados subtipos de sarcoma de tejidos blandos avanzado que hayan recibido previamente tratamiento con quimioterapia para tratar su enfermedad metastásica o en aquellos pacientes adultos cuya enfermedad ha progresado en los 12 meses siguientes tras recibir tratamiento neoadyuvante y/o adyuvante
Axitinib	• Carcinoma avanzado de células renales avanzado
Regorafenib	• Cáncer colorrectal metastásico tras tratamiento con las terapias disponibles o no candidatos adecuados a dichas terapias
Cabozantinib	• Carcinoma medular de tiroides avanzado refractario o no elegible para tratamiento con yodo radiactivo • Carcinoma renal de células claras metastásico • Carcinoma hepatocelular avanzado o irresecable
Lenvatinib	• Carcinoma diferenciado de tiroides resistente al tratamiento con yodo radioactivo • Carcinoma endometrial avanzado • Carcinoma hepatocelular avanzado o irresecable

El **everólimus** se administra por vía oral, y el **temsirólimus**, por vía intravenosa. Ambos se metabolizan a través del citocromo CYP3A4 y se eliminan en las heces y menos del 5 % en la orina.

Los efectos secundarios más frecuentes consisten en exantema, astenia, mucositis, diarrea, náuseas, edema y anorexia, así como anomalías de laboratorio, como anemia, linfocitopenia, trombocitopenia, hiperglucemia, hipertrigliceridemia, elevación de fosfatasa alcalina y deterioro de la función renal con elevación de creatinina. Un efecto secundario particular es la neumonitis intersticial (4 % con temsirólimus y 13 % con everólimus).

El uso de everólimus está aprobado en el tratamiento de determinadas formas de cáncer de mama avanzado, en tumores neuroendocrinos de origen pancreático no resecables o metastásicos y en carcinomas de células renales después de tratamiento con antiangiogénicos. El temsirólimus está indicado en el cáncer renal avanzado con factores de mal pronóstico y en linfomas del manto en progresión.

Tabla 55-10. Anticuerpos monoclonales autorizados

Fármaco	Indicaciones	Dianas
Anticuerpos clásicos		
Cetuximab	CCR, CECyC	EGFR-1
Panitumumab	CCR	EGFR-1
Aflibercept	CCR	VEGF-A y -B, PIGF
Bevacizumab	CCR, CPNM, CRCC, GM, CM	VEGF-A
Ramucirumab	CG, CPNM, CCR, HCC	VEGFR-2
Trastuzumab	CM	HER-2
Pertuzumab	CM	HER-2/3, EGFR
Rituximab	LNH, LLC	CD20
Ofatumumab	LLC	CD20
Obinutuzumab	LLC, LF	CD20
Alemtuzumab	LLC	CD52
Anticuerpos conjugados		
Polatuzumab vedotina	LNH (LBDCG)	CD79b
Brentuximab vedotina	LH, LCT	CD30
Enfortumab vedotina	CU	Nectina-4
Sacituzumab govitecán	CM	Trop-2
Gemtuzumab ozogamicina	LMA	CD33
Ado-trastuzumab emtansina	CM	HER-2
Trastuzumab deruxtecán	CM	HER-2
Anticuerpos frente a puntos de control inmunológico		
Ipilimumab	Melanoma, CRCC...[a]	CTLA4
Tremelimumab	hCC	CTLA4
Nivolumab	Melanoma, CPNM...[a]	PD1
Pembrolizumab	Melanoma...[a]	PD1
Dostarlimab	Carcinoma endometrial MSI	PD1
Cemiplimab	cNMP, cáncer de piel no melanoma	PD-L1
Avelumab	CRCC, CU,	PD-L1
Durvalumab	CPNM, CMP	PD-L1
Atezolizumab	CPNM, HCC, CMP, CM	PD-L1
Anticuerpos biespecíficos		
Amivantamab	CPNM EGFR mutado	EGFR/MET
Teclistamab	Mieloma múltiple	CD3/BCMA
Blinatumomab	LLA	CD3/CD19

[a] Múltiples indicaciones autorizadas, véase el texto.
CCR: cáncer colorrectal; CECyC: carcinoma de células escamosas de cabeza y cuello; CM: cáncer de mama; CMP: carcinoma microcítico de pulmón; CPNM: cáncer de pulmón no microcítico; CRCC: carcinoma renal de células claras; CU: carcinoma urotelial; GM: glioblastoma multiforme; HCC: hepatocarcinoma; LCT: linfoma cutáneo de células T; LF: linfoma folicular; LH: linfoma de Hodgkin; LLA: leucemia linfoblástica aguda; LLC: leucemia linfocítica crónica; LMA: leucemia mielógena aguda; LNH: linfoma no hodgkiniano; MSI: inestabilidad de microsatélites.

Inhibidores de BRAF

El **vemurafenib** y el **dabrafenib** son inhibidores de la serina/treonincinasa BRAF mutada V600. Se administran por vía oral y su metabolismo y eliminación son hepáticos, a través de CYP3A4, CYP2C8 y glucuronidación. Son reacciones adversas frecuentes la aparición de carcinoma cutáneo de células escamosas, queratosis seborreica, anorexia y trastornos digestivos, entre otros. Están indicados en monoterapia para el tratamiento de pacientes adultos con melanoma no resecable o metastásico con mutación de BRAF V600 positiva.

Anticuerpos monoclonales e inmunoterapia del cáncer

El empleo de anticuerpos monoclonales en el tratamiento del cáncer ha experimentado un importante desarrollo en los últimos años, y en la actualidad dichos fármacos constituyen un elemento clave del arsenal terapéutico en oncohematología (tabla 55-10).

Estos fármacos pueden ejercer su actividad antitumoral a través de distintos mecanismos: por acción directa del anticuerpo sobre las células tumorales, por mecanismos inmunomediados o por efecto sobre la vascularización tumoral o sobre las células del estroma.

Anticuerpos con actividad antiangiogénica

Bevacizumab

Fue el primer fármaco antiangiogénico aprobado. Se trata de un anticuerpo monoclonal humanizado que actúa uniéndose al factor de crecimiento del endotelio vascular de tipo A (VEGF-A), neutralizándolo e impidiendo su unión al receptor (VEGFR-1 y VEGFR-2).

Su uso está aprobado para el tratamiento de diversas neoplasias sólidas en estadios avanzados o metastásicos, como el carcinoma de células renales, el de colon y recto, el de mama, el cáncer de pulmón no microcítico no escamoso y el cáncer de ovario. También ha demostrado eficacia en el tratamiento de tumores del sistema nervioso central, como el glioblastoma multiforme. Administrado en combinación con quimioterapia, su catabolismo se produce por proteólisis en todo el organismo, por lo que su metabolismo y eliminación son independientes de la función renal o hepática, y no requiere ajuste de dosis en caso de insuficiencia de estos órganos. Su larga semivida de eliminación (18-21 días) recomienda suspender su administración al menos 4-6 semanas antes de realizar cualquier intervención quirúrgica. Los efectos adversos son secundarios al bloqueo de la angiogénesis, destacando la hipertensión arterial, la proteinuria y el retraso en la cicatrización de las heridas. Otros efectos adversos más raros, pero potencialmente graves, son los fenómenos tromboembólicos (arteriales y venosos), las hemorragias, fístulas o perforaciones gastrointestinales (1-2 %) y el síndrome de leucoencefalopatía posterior reversible.

Aflibercept

Es una proteína recombinante de fusión formada por las porciones del dominio extracelular del VEGFR-1 y el

VEGFR-2 que contienen sitios de unión del VEGF, fusionadas con la porción Fc de la inmunoglobulina humana G₁. Se une a VEGF-A, VEGF-B y PIGF (factor de crecimiento placentario), con lo que impide así la activación del receptor. Es presumible que su catabolismo se produzca por proteólisis sistémica, por lo que su metabolismo y eliminación serían independientes de la función renal y hepática, aunque no existen estudios al respecto. Sus efectos adversos son similares a los observados con otros fármacos antiangiogénicos como el bevacizumab.

Ramucirumab

Anticuerpo monoclonal totalmente humano que se une a VEGFR-2, habiendo demostrado eficacia en el tratamiento de diversas neoplasias sólidas en estadios avanzados, logrando un aumento significativo de la supervivencia en combinación con quimioterapia como terapia de segunda línea en cáncer gástrico avanzado.

Esta indicado en pacientes con cáncer gástrico en progresión tras una primera linea de tratamiento, en cáncer colorrectal y de pulmón que haya progresado tras quimioterapia previa, así como en hepatocarcinoma en progresión a sorafenib y con una alfafetoproteina sérica (AFP) ≥ 400 ng/ml.

Sus efectos secundarios principales están relacionados con su mecanismo de acción, y son hipertensión arterial, diarrea, cefalea, epistaxis, tromboembolismos arteriales o venosos, retraso en la cicatrización de heridas y proteinuria.

Anticuerpos dirigidos frente al receptor del factor de crecimiento epidérmico (EGFR-1)

Cetuximab

Este anticuerpo monoclonal quimérico de tipo IgG₁ se une selectivamente al EGFR, con mayor afinidad que sus ligandos endógenos, inhibiéndolo e induciendo su internalización. Provoca la inhibición de la proliferación tumoral, así como la disminución de la neovascularización y de la capacidad de originar metástasis.

Su uso está aprobado para el tratamiento de tumores escamosos de cabeza y cuello, y del carcinoma colorrectal metastásico sin mutaciones en el oncogén *RAS*.

Se administra en perfusión intravenosa semanal, y su efecto adverso más frecuente es la toxicidad cutánea (debido a la expresión fisiológica del EGFR en las células de la piel). Es característica la aparición temprana de un exantema papulopustular (acneiforme) con predominio en las zonas seborreicas.

Otros efectos adversos son las reacciones relacionadas con la perfusión y las alteraciones hidroelectrolíticas (hipomagnesemia, hipocalcemia).

Panitumumab

Este anticuerpo monoclonal totalmente humano de tipo IgG₂ se une de forma selectiva y con alta afinidad al EGFR, impidiendo la unión de sus ligandos. Está indicado en el tratamiento del cáncer colorrectal metastásico sin mutacio-

nes en el oncogén *RAS*. Se administra en perfusión intravenosa cada 2 semanas y sus efectos adversos son similares a los del cetuximab.

La detección de mutaciones somáticas en la vía NRAS/KRAS/B-Raf permite identificar aproximadamente el 35-40 % de los pacientes que no responderán al tratamiento con anti-EGFR. Asimismo, las mutaciones somáticas en PIK3CA o la pérdida de expresión de PTEN se han asociado a la resistencia a la terapia anti-EGFR, aunque se requieren más estudios que evalúen su papel como factores predictivos de la falta de respuesta a estos anticuerpos.

Anticuerpos dirigidos frente al receptor del factor de crecimiento epidérmico de tipo 2 (EGFR-2, ErbB-2 o HER-2)

Trastuzumab

Este anticuerpo monoclonal humanizado de tipo IgG₁ está dirigido específicamente contra el dominio extracelular de HER-2, impidiendo su activación e inhibiendo la señalización independiente de ligando; además, es un potente mediador de la citotoxicidad celular dependiente de anticuerpos.

Su uso está aprobado en el tratamiento del cáncer de mama temprano y metastásico, así como en el adenocarcinoma gástrico metastásico con sobreexpresión de HER-2.

Se administra en perfusión intravenosa o de forma subcutánea y no requiere ajuste de dosis en caso de insuficiencia renal o hepática. Es bien tolerado, y entre sus efectos adversos más frecuentes y típicos destacan la disfunción cardíaca (4-22 %), sobre todo si se asocia con tratamiento con antraciclinas, y reacciones relacionadas con la perfusión (21-40 %).

Pertuzumab

Este anticuerpo monoclonal humanizado está dirigido contra un epítopo de HER-2 distinto al de trastuzumab (dominio de dimerización extracelular), impidiendo la formación de heterodímeros (HER-2/3, EGFR). Está indicado en pacientes con cáncer de mama localmente avanzado irresecable o metastásico con sobreexpresión de HER-2 en combinación con trastuzumab y quimioterapia. Los efectos adversos son similares a los descritos con el trastuzumab.

Anticuerpos frente a receptores linfocitarios

Rituximab

El rituximab es un anticuerpo monoclonal quimérico dirigido contra CD20, proteína transmembrana presente en los linfocitos B normales y expresada en más del 95 % de los linfomas no hodgkinianos de células B9.

Se une al antígeno a través de su dominio Fab, mientras que el dominio Fc interviene en el reclutamiento de efectores del sistema inmune.

Su uso está aprobado para el tratamiento de algunas enfermedades no oncológicas (p. ej., artritis reumatoide) y de neoplasias hematológicas CD20 positivas y en la leucemia linfática crónica.

Se administra en perfusión intravenosa, en monoterapia o en combinación con quimioterapia. Los efectos secundarios más frecuentes son las reacciones relacionadas con la perfusión (escalofríos, fiebre, náuseas y vómitos, broncoespasmo, exantema, etc.) y un aumento de la incidencia de procesos infecciosos, incluida la reactivación de virus latentes, como el de la hepatitis B, el herpes zóster y el JC (causante del síndrome de leucoencefalopatía multifocal progresiva).

Ofatumumab

Este anticuerpo monoclonal humanizado frente al antígeno CD20 (en un epítopo diferente al rituximab) produce la muerte celular mediante citotoxicidad y por activación del complemento. Está indicado en el tratamiento de la leucemia linfática crónica refractaria a otros tratamientos. Sus efectos adversos son similares a los del rituximab, aunque con menor incidencia de reacciones infusionales.

Obinutuzumab

Este anticuerpo monoclonal anti-CD20 humanizado tipo II de la subclase IgG_1 se emplea por vía intravenosa como parte del tratamiento para el linfoma linfocítico de células pequeñas/leucemia linfocítica crónica (SLL/CLL) en combinación con clorambucilo, y también en combinación con quimioterapia en el tratamiento del linfoma folicular.

Alentuzumab

Este anticuerpo monoclonal humanizado está dirigido específicamente contra CD52, antígeno presente en los linfocitos B y T maduros normales y neoplásicos, activando la lisis celular a través de la fijación del complemento y por un mecanismo de citotoxicidad mediada por células.

Se administra por vía intravenosa en el tratamiento de la leucemia linfática crónica de células B. Los efectos adversos más frecuentes son similares a los de los anticuerpos anti-CD20.

Anticuerpos conjugados

Polatuzumab vedotin

Polatuzumab vedotin es un anticuerpo conjugado que consta de un potente agente antimitótico (monometil auristatina E o MMAE) unido de forma covalente a un anticuerpo monoclonal (IgG_1 humanizada) dirigido contra CD79b. Este antígeno de superficie se encuentra en la superficie celular de los linfocitos B, expresándose en > 95 % de los linfomas B difusos de células grandes. Tras la unión a CD79b, polatuzumab vedotina se internaliza rápidamente y las proteasas lisosómicas liberan MMAE intracelularmente, el cual se une a los microtúbulos y destruye las células en división a través de la inhibición de la división celular y la inducción de la apoptosis.

Este anticuerpo conjugado en combinación con rituximab, ciclofosfamida, doxorubicina y prednisona (R-CHP) está indicado para el tratamiento de pacientes adultos con lifoma B difuso de células grandes (LBDCG) que no han recibido tratamiento previo. Además, en combinación con bendamustina y rituximab está indicado para el tratamiento de pacientes adultos con linfoma B difuso de células grandes (LBDCG) en recaída o refractario que no sean candidatos a un trasplante de células madre hematopoyéticas.

Al igual que con otros anticuerpos conjugados con fármacos citotóxicos, la toxicidad, especialmente hematológica, es significativa. Es esperable en la mitad de los pacientes tratados con estos compuestos la aparición de anemia, neutropenia, trombocitopenia, fatiga y complicaciones infecciosas. Otros efectos adversos menos frecuentes son la diarrea, las náuseas, la disminución del apetito y la neuropatía periférica.

Brentuximab vedotina

El antígeno de membrana CD30 se encuentra expresado en las células tumorales de la mayoría de los pacientes con enfermedad de Hodgkin o linfomas anaplásicos.

El brentuximab es un anticuerpo monoclonal quimérico anti-CD30 unido de forma covalente a un agente antimicrotúbulos (monometil auristatina E), que provoca la muerte celular de forma selectiva en aquellas células tumorales que expresan CD30. Está indicado en el tratamiento del linfoma de Hodgkin CD30 positivo y en el linfoma anaplásico de células grandes en recaída, así como en el linfoma cutáneo de células T tras al menos una línea de tratamiento previa.

Enfortumab vedotina

Enfortumab vedotina es un conjugado anticuerpo-fármaco compuesto por un anticuerpo $IgG_1\kappa$ kappa totalmente humano dirigido frente a nectina-4 (proteína de adhesión que se encuentra en la superficie de las células tumorales del carcinoma urotelial), y el agente antimicrotúbulo MMAE. De manera similar a los anticuerpos conjugados descritos anteriormente, el reconocimiento de la célula tumoral por el Ac antinectina 4 permite la internalización del complejo ADC-nectina-4 y la liberación de la MMAE en el interior.

La indicación actualmente aprobada de este fármaco es el carcinoma urotelial localmente avanzado o metastásico previamente tratado con quimioterapia basada en platino y un anticuerpo anti PD-1/PD-L1.

De manera similar a otros anticuerpos conjugados con agentes antimitóticos como MMAE, los efectos secundarios más comunes fueron la erupción cutánea, astenia, alopecia, neuropatía periférica y neutropenia febril.

Sacituzumab govitecán

Sacituzumab govitecán es un conjugado anticuerpo-fármaco formado por un anticuerpo monoclonal humanizado (hRS7 $IgG_1\kappa$) que reconoce Trop-2 y SN-38, un inhibidor de la topoisomerasa I.

A cada molécula de anticuerpo se unen covalentemente mediante un enlazador hidrolizable 7-8 moléculas de SN-38. Tras su internalización en las células que expresan Trop-2, SN-38 interactúa con la topoisomerasa I e impide la reparación de las roturas de cadena simple del ADN inducidas por la topoisomerasa, conduciendo a la muerte celular por apoptosis.

Su indicación actual es el tratamiento de un tipo de cáncer de mama de especial mal pronóstico denominado triple negativo, tras haber recibido dos o más tratamientos sistémicos previos.

Al igual que con otros inhibidores de la topoisomerasa I, la diarrea es un efecto secundario frecuente y potencialmente grave, siendo recomendable la determinación (antes del inicio del tratamiento con sacituzumab govitecán) de las variantes genéticas del gen *UGT1A1*, que puedan condicionar una actividad enzimática reducida de la UGT1A1 (como la presencia del alelo UGT1A1*28).

Gemtuzumab ozogamicina

Este anticuerpo conjugado está indicado para el tratamiento combinado con daunorubicina (DNR) y citarabina (AraC) en el tratamiento de pacientes con leucemia mieloide aguda (LMA) CD-33 positiva no tratada previamente, excepto la leucemia promielocítica aguda (LPA).

Gemtuzumab ozogamicina es un anticuerpo humanizado del tipo IgG$_4$ que reconoce específicamente CD33 humano, una proteína de adhesión que se encuentra en la superficie de los linfoblastos leucémicos mieloides y de las células normales inmaduras de linaje mielomonocítico, pero no en las células madre hematopoyéticas normales. Este anticuerpo está unido a la molécula citotóxica *N*-acetil-gamma-calicheamicina. Una vez internalizada en el interior de las células leucémicas, la activación de *N*-acetil-gamma-calicheamicina dimetilhidrazida induce roturas del ADN bicatenario, provocando la interrupción del ciclo celular y la muerte celular apoptótica.

Trastuzumab-emtansina o T-DM1

La combinación de trastuzumab unido covalentemente al T-DM1 (emtansina) es un potente agente antimicrotúbulo. Presenta una acción dual: trastuzumab ejerce su acción anti-HER-2 y T-DM1 ejerce su acción citostática una vez internalizado en las células tumorales que sobreexpresan HER-2.

Su toxicidad viene determinada esencialmente por el componente citotóxico de la molécula, siendo los más frecuentes la plaquetopenia, neutropenia, toxicidad hepática y la neuropatía periférica. Está indicado en el tratamiento adyuvante del cáncer de mama HER-2 positivo con enfermedad residual tras neoadyuvancia y cirugía, y en cáncer de mama avanzado HER-2 positivo tratado previamente con trastuzumab y un taxano.

Trastuzumab deruxtecán

Trastuzumab deruxtecán es un conjugado anticuerpo-fármaco entre trastuzumab y un inhibidor de la topoisomerasa I (DXd) mediante un enlazador escindible formado por tetrapéptidos. Tras unirse al receptor HER en superficie, el complejo trastuzumab deruxtecán es internalizado y las enzimas lisosomales escinden el enlazador, liberando las moléculas de DXd, que atraviesan la membrana, dañan el ADN y originan la muerte celular por apoptosis.

T-Dxd se administra por vía intravenosa y está indicado en cáncer de mama HER-2 positivo avanzado que ha recibido una o más pautas previas dirigidas a HER-2, en cáncer gastrico HER-2 positivo que ha recibido una pauta previa que incluya trastuzumab y, de manera más novedosa, en cáncer de mama con baja expresión de HER-2 que ha recibido quimioterapia y en CPNM con mutaciones activadoras de HER2.

En el perfil de toxicidad del fármaco predominan los eventos gastrointestinales y hematológicos, destacando el riesgo de enfermedad pulmonar intersticial/neumonitis y el deterioro de la función miocárdica entre los efectos secundarios específicos y de riesgo, aunque poco frecuentes (15 y 16 %, respectivamente).

Se dispone, asimismo, de otros anticuerpos conjugados desarrollados específicamente frente a diversos antígenos como son CD19, CD22 o el factor tisular.

Anticuerpos biespecíficos

Un nuevo avance en la inmunoterapia del cáncer ha supuesto el desarrollo de los denominados anticuerpos biespecíficos, los cuales son capaces de unirse de manera específica y simultánea a dos antígenos diferentes o a dos epítotos de un mismo antígeno. En el terreno oncológico, esta característica les confiere ventajas sobre los anticuerpos monoclonales convencionales, como son la capacidad de interferir simultáneamente con múltiples dianas terapéuticas o el poder aproximar dos dianas entre sí y provocar el contacto entre dos células (por ejemplo, entre célula tumoral y linfocito T). Pueden dividirse en:

- **Anticuerpos biespecíficos con región Fc**, la cual mejora la solubilidad y estabilidad de estos anticuerpos y les provee de las funciones efectoras mediadas por el dominio Fc, esencialmente la citotoxicidad celular dependiente de anticuerpos (ADCC) y la citotoxicidad dependiente de complemento (CDC).
  Estos anticuerpos están diseñados para inducir simultáneamente varios mecanismos de defensa antitumoral, dirigiendo las células NK, los linfocitos T citotóxicos, los macrófagos/monocitos y las células dendríticas al sitio donde se encuentra el tumor. Su estructura logra la unión a dos estructuras antigénicas distintas: por un lado, a los antígenos asociados al tumor y, por otro lado, a CD3 en las células T, así como a los receptores Fcγ a través de la región Fc en células accesorias como macrófagos. Entre ellos se encuentran el amivantamab y el teclistamab.
- **Anticuerpos biespecíficos carentes de región Fc**, generados mediante tecnología de ADN recombinante al fusionar los dominios VH y VL de dos anticuerpos diferentes. Su acción se basa en su capacidad de unirse a los diferentes antígenos y, por tanto, de acercar las células T a las células cancerosas para que puedan eliminarlas. Ejemplos de este grupo se encuentran los denominados anticuerpos biespecíficos acoplados a células T (BiTE), anticuerpos de reorientación de doble afinidad (DART) y diacuerpos en tándem biespecíficos tetravalentes (TandAbs). El primer BiTE aprobado en Europa ha sido blinatumomab.

Amivantamab

Amivantamab es un anticuerpo totalmente humano biespecífico dirigido frente a EGFR y MET, basado en una IgG$_1$. Amivantamab se une a los dominios extracelulares de EGFR y MET, provocando el bloqueo de la unión del ligando y el aumento de la degradación del EGFR y MET, impidiendo así el crecimiento y la progresión tumoral. Asimismo, dirige la respuesta inmune hacia las células tumorales, señalando la presencia de EGFR y MET en su superficie para que éstas sean destruidas.

Está actualmente aprobado en Europa para el tratamiento de pacientes adultos con CPNM avanzado con mutaciones activadoras de inserción en el exón 20 del EGFR.

Teclistamab

Es un anticuerpo IgG$_4$ humanizado biespecífico dirigido contra el receptor CD3 de los linfocitos T y contra el antígeno BCMA, que se encuentra expresado selectivamente en la superficie de los linfocitos B y de las células plasmáticas. Autorizado para el tratamiento de pacientes con mieloma múltiple en recaída o refractario tras al menos tres tratamientos previos.

Blinatumomab

Anticuerpo monoclonal específico tipo BiTE diseñado para unirse específicamente a CD19, que se expresa sobre la superficie de células de linaje B, y a CD3, que se expresa sobre la superficie de células T. Está indicado para el tratamiento de la leucemia linfoblástica aguda (LLA) de precursores B CD19 positivo y en situación refractaria o en recaída.

Anticuerpos frente a puntos de control del sistema inmunológico

Las células tumorales se caracterizan por su capacidad para evadir la respuesta inmune a través de distintos mecanismos. En la última década ha existido un interés creciente por la inmunoterapia: fármacos dirigidos a potenciar la actividad del sistema inmunitario (linfocitos T y otras células) y su actividad antitumoral, habiéndose implementado como tratamiento estándar en múltiples patologías, tanto en tumores sólidos como en tumores hematológicos. Los fármacos con mayor protagonismo son los anticuerpos anti-CTLA-4 (antígeno 4 del linfocito T citotóxico) y los anticuerpos anti-PD-1 (*programmed cell death 1*) y anti-PD-L1 (*programmed cell death-ligand 1*).

Los efectos adversos de los fármacos anti-CTLA-4 y anti-PD-1/PD-L1 se deben a la hiperactivación del sistema inmune, destacando la toxicidad gastrointestinal (colitis), cutánea (prurito, *rash*, síndrome de Steven-Johnson) y endocrina (hipotiroidismo e hipertiroidismo, diabetes mellitus, hipofisitis, insuficiencia suprarrenal). Con menor frecuencia se describen neumonitis, hepatitis, miositis, nefritis, miocarditis, neuropatía, síndrome de Guillain-Barré, uveítis, entre otros. La administración conjunta de fármacos anti-CTLA-4 con fármacos anti-PD-1/PD-L1 supone un incremento en la frecuencia y gravedad de los eventos adversos respecto a su administración en monoterapia. El tratamiento de estas complicaciones puede requerir suspensión del fármaco, dosis altas de corticoides e incluso otros fármacos inmunosupresores.

Anticuerpos anti-CTLA-4

Ipilimumab y tremelimumab

El antígeno 4 del linfocito T citotóxico (CTLA-4) es un regulador negativo de la activación de los linfocitos T. Ipilimumab y tremelimumab son anticuerpos monoclonales completamente humanos con actividad anti-CTLA-4: bloquean su señal inhibitoria, produciendo activación y proliferación de linfocitos T, y promueven la infiltración linfocitaria del tejido tumoral, lo que conlleva la muerte de las células tumorales por un mecanismo inmune.

Las indicaciones terapéuticas de ipilimumab son múltiples. La primera indicación fue en monoterapia o en combinación con nivolumab en el tratamiento del melanoma avanzado. Más tarde han surgido las indicaciones en carcinoma renal avanzado de riesgo intermedio/alto, CPNM avanzado asociado a dos ciclos de quimioterapia basada en platino, mesotelioma pleural maligno irresecable, carcinoma colorrectal con alta inestabilidad de microsatélites tras quimioterapia previa basada en fluoropirimidinas y en carcinoma de células escamosas de esófago irresecable avanzado con expresión de PD-L1 mayor o igual al 1 %, todas ellas en combinación con nivolumab.

Tremelimumab se encuentra aprobado para el tratamiento del carcinoma hepatocelular avanzado o irresecable en primera línea en combinación con durvalumab.

Anticuerpos anti-PD-1/PD-L1

La interacción de PD-1 (receptor expresado en linfocitos T activados) con sus ligandos, PD-L1 y PD-L2 (expresados en células tumorales y del estroma), activa fenómenos de supresión inmune. La inhibición de esta interacción aumenta la actividad de las células T, potenciando así su acción antitumoral.

Pembrolizumab. Es un anticuerpo monoclonal humanizado de tipo IgG$_4$ frente a PD-1. Está aprobado para el tratamiento de múltiples neoplasias, tanto sólidas como hematológicas: melanoma (tanto en estadios iniciales de forma adyuvante como en enfermedad avanzada); carcinoma de pulmón no microcítico avanzado, tanto en monoterapia (si expresión de PD-L1 ≥ 50 %) como en combinación con quimioterapia; carcinoma urotelial avanzado; linfoma de Hodgkin clásico en recaída o refractario; carcinoma de células escamosas de cabeza y cuello metastásico o irresecable, tanto en monoterapia como en combinación con quimioterapia; carcinoma de células renales avanzado, tanto en monoterapia como en combinación con otras moléculas (lenvatinib, axitinib); tumores avanzados con inestabilidad de microsatélites; carcinoma esofágico; cáncer de mama triple negativo en combinación con quimioterapia, tanto en estadios iniciales como metastásicos; cáncer de endometrio avanzado en combinación con lenvatinib; carcinoma de cérvix avanzado en combinación con quimioterapia.

Nivolumab. Es un anticuerpo monoclonal humano de tipo IgG_4 frente a PD-1. Tiene múltiples indicaciones: melanoma avanzado (en monoterapia o en combinación con ipilimumab) o en estadios iniciales; CPNM metastásico, tanto en monoterapia como en combinación con quimioterapia e ipilimumab; mesotelial pleural avanzado en combinación con ipilimumab; carcinoma urotelial localizado de alto riesgo o en estadio avanzado; linfoma de Hodgkin clásico en recaída o refractario; carcinoma de células escamosas de cabeza y cuello metastásico o irresecable; carcinoma de células renales avanzado, tanto en monoterapia como en combinación con otras moléculas (cabozantinib, ipilimumab); carcinoma colorrectal con inestabilidad de microsatélites, en combinación con ipilimumab; carcinoma escamoso esofágico avanzado en monoterapia o en combinación (con quimioterapia o con ipilimumab); adenocarcinoma gástrico o esofágico avanzado en combinación con quimioterapia.

Dostarlimab. Es un anticuerpo monoclonal humanizado IgG_4 frente a PD-1. Está indicado en monoterapia para el tratamiento del cáncer de endometrio con pérdida del mecanismo de reparación de apareamiento de bases/inestabilidad de microsatélites alta en recaída o avanzado que ha progresado durante o después de un tratamiento previo basado en platino.

Cemiplimab. Es un anticuerpo monoclonal totalmente humano de tipo IgG_4 que se une a PD-1. Se encuentra aprobado en monoterapia para el tratamiento del carcinoma cutáneo no melanoma (de células escamosas o basocelular) localmente avanzado o metastásico, el CPNM avanzado con expresión de PD-L1 ≥ 50 % y el carcinoma de cuello uterino metastásico.

Avelumab. Es un anticuerpo monoclonal humano IgG_1 frente a PD-L1. Sus indicaciones terapéuticas son: en monoterapia para el tratamiento del carcinoma de células de Merkel metastásico y en el tratamiento de mantenimiento del carcinoma urotelial localmente avanzado o metastásico tras quimioterapia basada en platino; y en combinación con axitinib para el tratamiento de primera línea de los pacientes adultos con carcinoma de células renales avanzado.

Durvalumab. Es un anticuerpo monoclonal humano IgG_1 frente a PD-L1. Se encuentra aprobado para el CPNM localmente avanzado no resecable cuya enfermedad no haya progresado al tratamiento con quimiorradioterapia basada en platino si existe expresión de PD-L1 mayor o igual al 1 %, y en combinación con platino y etopósido en el tratamiento de primera línea del cáncer de pulmón microcítico (CPM) en estadio extendido.

Atezolizumab. Es un anticuerpo monoclonal humanizado de tipo IgG_1 dirigido frente a PD-L1. Está indicado para el tratamiento de múltiples neoplasias: carcinoma urotelial avanzado, CPNM tanto en estadios localizados (en pacientes de alto riesgo tras la cirugía) como avanzados (en monoterapia o en combinación con quimioterapia), CPM avanzado en combinación con quimioterapia, cáncer de mama triple ne-

gativo metastásico en combinación con quimioterapia y carcinoma hepatocelular avanzado en combinación con bevacizumab.

TERAPIA HORMONAL

La dependencia hormonal de algunas neoplasias para su crecimiento y diseminación es un fenómeno conocido desde hace más de siglo y medio. En algunos casos de cáncer de mama, endometrio, próstata y tumores neuroendocrinos, las terapias hormonales tienen una eficacia demostrada (fig. 55-15).

Antiestrógenos

Se unen al receptor de estrógenos compitiendo con el ligando y bloqueando su acción. Se clasifican en dos tipos:

- **Moduladores selectivos del receptor de estrógenos** (SERM), como el **tamoxifeno** y el **raloxifeno**. Actúan como antagonistas estrogénicos en el tejido mamario y como agonistas en el hueso, el endometrio y el hígado.
- **Antiestrógenos puros**, como el **fulvestrant**. Impiden la activación del receptor estrogénico y carecen de actividad agonista estrogénica.

Tamoxifeno

Está indicado en el tratamiento del cáncer de mama con receptores hormonales positivos, tanto en el ámbito adyuvante como en el metastásico (mujeres premenopáusicas y posmenopáusicas).

Sus efectos secundarios más frecuentes son sofocos, náuseas, vómitos y atrofia de la mucosa genital. Otros efectos menos frecuentes pero potencialmente graves son los fenómenos tromboembólicos y un aumento del riesgo de hiperplasia endometrial y cáncer de endometrio (inferior al 1 %), por lo que deben realizarse exploraciones ginecológicas periódicas. Sus efectos beneficiosos incluyen la reducción de las concentraciones de colesterol total y de las lipoproteínas de baja densidad (LDL), manteniendo la mineralización ósea en la mujer posmenopáusica por su efecto agonista sobre el hueso.

Fulvestrant

Este antagonista competitivo del receptor estrogénico muestra una afinidad elevada (mayor que el tamoxifeno y comparable a la del estradiol) sin actividad agonista.

Está indicado en el tratamiento del cáncer de mama, y sus efectos adversos más frecuentes son las reacciones en el lugar de la inyección, los sofocos, la astenia y los efectos gastrointestinales (náuseas y diarrea). No muestra efectos sobre el tejido óseo ni el endometrio.

Inhibidores de la aromatasa

En la mujer posmenopáusica, los estrógenos se sintetizan en tejidos periféricos (tejido adiposo, hígado, piel y células

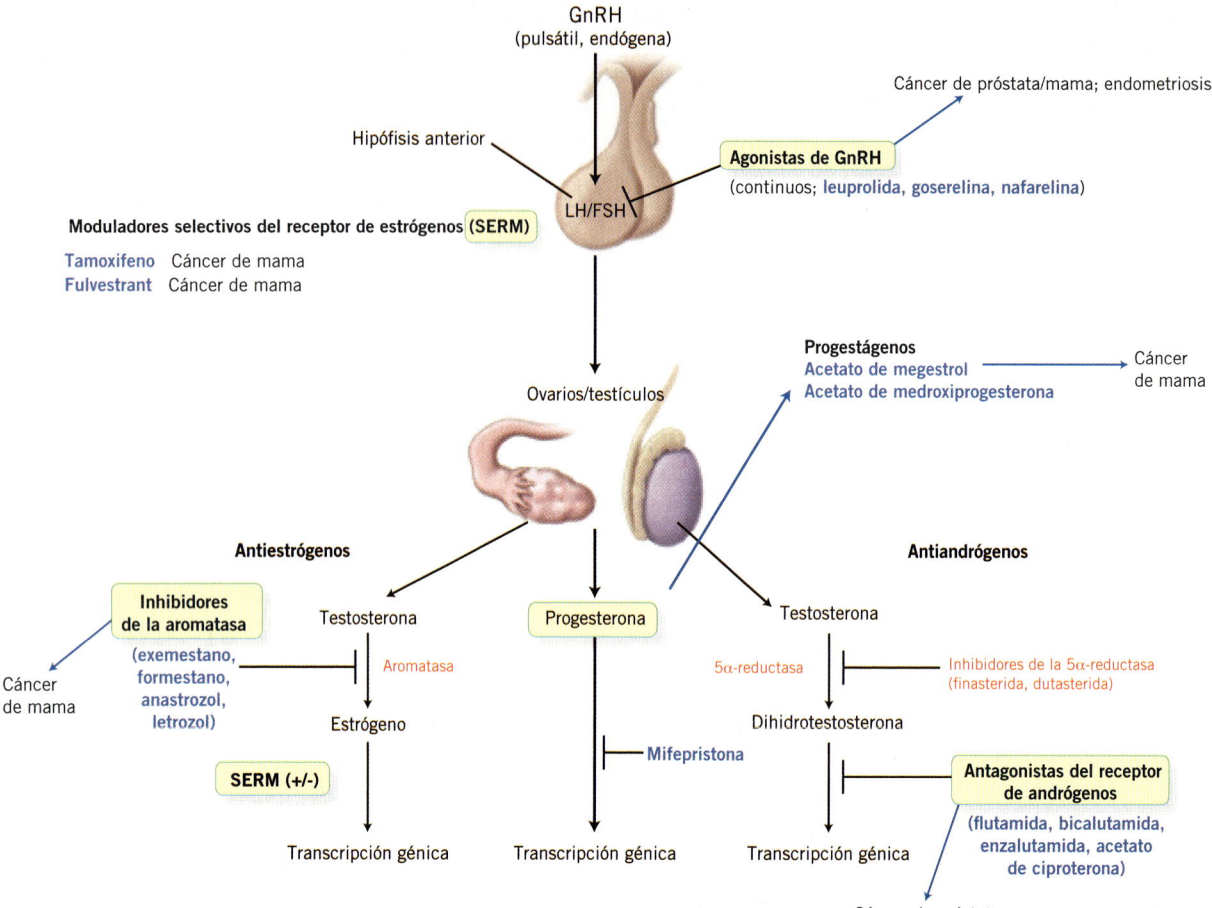

Figura 55-15. Fármacos más empleados en terapia hormonal y sus indicaciones. GnRH: hormona liberadora de gonadotropina; SERM: moduladores selectivos del receptor de estrógenos. LH: Hormona luteinizante; FSH: Hormona folículoestimulante.

tumorales) a partir de los andrógenos mediante el proceso conocido como aromatización. Los inhibidores de la aromatasa actúan bloqueando este proceso, con lo que disminuye la síntesis periférica de estrógenos. Pueden clasificarse en dos grupos:

- No esteroideos (**anastrozo**l y **letrozol**): inhibidores reversibles.
- Esteroideos (**formestano**, **exemestano**): inhibidores irreversibles, sin resistencia cruzada absoluta con los anteriores.

Los efectos adversos más frecuentes de estos fármacos son los sofocos y el aumento de la sudoración, las artromialgias y la hipercolesterolemia. Otros efectos secundarios importantes son los óseos (osteopenia/osteoporosis y fracturas óseas), por lo que se aconseja monitorizar la densidad mineral ósea durante el tratamiento, y los cardiovasculares, cerebrovasculares y tromboembólicos.

Todos estos fármacos se emplean en el tratamiento del cáncer de mama con receptores hormonales positivos en mujeres posmenopáusicas, tanto en el contexto neoadyuvante y adyuvante como en estadios metastásicos.

Sus diferentes características farmacocinéticas se muestran en la **tabla 55-11**.

Progestágenos

El mecanismo de acción antitumoral de estos fármacos no está establecido: podría ser la citotoxicidad directa sobre las células tumorales, la disminución del número de receptores estrogénicos, el aumento de la actividad de la 17β-deshidrogenasa o la inhibición de la síntesis suprarrenal de esteroides, entre otros.

Los principales progestágenos utilizados en oncología eran el **acetato de megestrol** y el **acetato de medroxiprogesterona**, como parte del tratamiento del cáncer de mama y de endometrio avanzados, aunque actualmente están en desuso.

Como efectos secundarios destacan las alteraciones menstruales, la retención hídrica y los fenómenos tromboembólicos. En ocasiones se emplean como antianorexígenos.

Antiandrógenos

Los fármacos antiandrógenos se clasifican en dos grupos según su mecanismo de acción: antiandrógenos puros o no esteroideos y antiandrógenos esteroideos.

Antiandrógenos puros o no esteroideos. Pertenecen a este grupo la **flutamida**, la **bicalutamida** y la **enzalutamida**. Ac-

Tabla 55-11. Características farmacocinéticas de los principales antiestrógenos					
	TAMOXIFENO	**FULVESTRANT**	**LETROZOL**	**ANASTROZOL**	**EXAMESTANO**
Dosis	20 mg/24 h	Dosis de carga. Luego 500 mg cada 28 días i.m.	2,5 mg/24 h	1 mg/24 h	25 mg/24 h
Biodisponibilidad oral	80 % Con o sin alimentos	Muy baja: administración i.m.	99,9 % Con o sin alimentos	> 80 % Con o sin alimentos	No se conoce Con alimentos (aumenta la biodisponibilidad en un 40 %)
Distribución	UPP 98 %	UPP 99 %	UPP 60 %	UPP 40 %	UPP 90 %
Metabolismo	Hepático CYP2D6 Metabolito activo	Hepático CYP3A4	Hepático Metabolito inactivo	Hepático Metabolito inactivo	Hepático CYP3A4
Eliminación	En heces	90 % en heces	75-90 % en orina	90 % en heces 10 % en orina	90 % en heces 10 % en orina
Otros	No ajuste de dosis en la insuficiencia hepática (clases A y B de Child-Pugh) No estudiado en clase C de Child-Pugh No ajuste de dosis en la insuficiencia renal	No ajuste de dosis en la insuficiencia hepática (clases A y B de Child-Pugh) No estudiado en clase C de Child-Pugh No ajuste de dosis en la insuficiencia renal	No ajuste de dosis en la insuficiencia hepática (clases A y B de Child-Pugh) No estudiado en clase C de Child-Pugh No ajuste de dosis en la insuficiencia renal	No ajuste de dosis en la insuficiencia hepática o renal	No ajuste de dosis en la insuficiencia hepática o renal

i.m.: vía intramuscular; UPP: unión a proteínas plasmáticas.

túan bloqueando la unión de la dihidrotestosterona (DHT) a su receptor. Se utilizan en monoterapia o en combinación con análogos de la hormona liberadora de gonadotropinas (GnRH), por bloqueo androgénico completo, en el tratamiento del cáncer de próstata sensible a hormonas. Los efectos secundarios más frecuentes son la ginecomastia y la mastodinia (por transformación periférica de la testosterona en estrógenos), la diarrea, las náuseas y vómitos y la hepatotoxicidad. La **enzalutamida** actúa inhibiendo la señalización del receptor androgénico a varios niveles (bloquea la unión del andrógeno, la translocación del receptor al núcleo y su unión al ADN). Su uso está aprobado en el cáncer de próstata en diferentes escenarios de la enfermedad, tanto en el contexto de hormonosensibilidad como en el de resistencia a la castración. Recientemente se han añadido al arsenal terapéutico del cáncer de próstata otros fármacos con mecanismo de acción similar a la enzalutamida, como son la apalutamida y la darolutaminda.

Antiandrógenos esteroideos. Tienen un mecanismo de acción doble, ya que bloquean el receptor androgénico, pero también inhiben la liberación de las gonadotropinas, por lo que tienen un efecto progestágeno. El más importante es el **acetato de ciproterona**, aunque actualmente está en desuso.

Inhibidores de la biosíntesis de andrógenos

Abiraterona

Es un inhibidor irreversible y selectivo de la 17α-hidroxilasa/C17,20-liasa (CYP17), e inhibe la producción androgénica testicular, tumoral y de la corteza suprarrenal. Como consecuencia, reduce también la síntesis de cortisol, con un au-

mento compensatorio de la hormona adenocorticotropa (ACTH) e hiperproducción de mineralocorticoides, lo que explica su perfil de efectos adversos, con hipertensión arterial, retención hídrica e hipopotasemia.

Está indicada en el tratamiento del cáncer de próstata avanzado resistente a la castración. Se administra por vía oral asociada con dosis bajas de corticosteroides. No requiere ajustes de dosis en caso de insuficiencia renal o hepática leve o moderada.

Ketoconazol

Es un derivado imidazólico con actividad antifúngica y antiandrogénica. Actúa inhibiendo varios pasos enzimáticos implicados en la síntesis gonadal y suprarrenal de andrógenos, sobre todo el citocromo CYP17. Los efectos secundarios más frecuentes son las náuseas y vómitos y la hepatotoxicidad, que puede llegar a ser grave. Su utilización está disminuyendo por la aparición de nuevos fármacos más selectivos.

✪ NUEVAS TERAPIAS EN ONCOLOGÍA: CLASIFICACIÓN

- Inhibidores de proteincinasas: inhibidores de tirosincinasas intracelulares, inhibidores de los receptores de membrana de la familia EGFR con actividad tirosincinasa, inhibidores de los receptores de la familia VEGFR con actividad tirosincinasa, inhibidores de serina/treonincinasas (inhibidores de m-TOR, inhibidores de BRAF).

- Anticuerpos monoclonales: anticuerpos con actividad antiangiogénica, anticuerpos dirigidos frente al receptor de EGFR-1, anticuerpos dirigidos frente al receptor de EGFR-2 (EGFR, ErbB-2 o HER-2), inmunoterapia.

Análogos de la hormona liberadora de gonadotropina

Estos fármacos son decapéptidos similares a la GnRH endógena pero con una potencia mayor. Inicialmente producen un pico de hormona luteinizante/hormona foliculoestimulante (LH/FSH), fenómeno conocido como *flare-up*, pero su infusión constante inhibe el efecto pulsátil de la GnRH sobre la hipófisis, con lo que disminuye la secreción de gonadotropinas y, en consecuencia, las concentraciones de estrógenos y progesterona en la mujer, y de andrógenos en el hombre.

En la actualidad hay tres análogos disponibles: **leuprorelina**, **buserelina** y **goserelina**. Los dos primeros están indicados en el tratamiento del cáncer de próstata avanzado sensible a hormonas. La goserelina está aprobada para su uso en cáncer de mama hormonosensible, cáncer de próstata avanzado y otras enfermedades ginecológicas benignas (endometriosis).

Se administran por vía subcutánea o intramuscular, en forma de preparados *depot* o de liberación prolongada (dosis única mensual o trimestral). Como efectos secundarios destacan la amenorrea y los trastornos vasomotores en la mujer, y la disfunción sexual y disminución de la libido en el hombre.

Antagonistas del receptor de GnRH

Relugolix es un antagonista del receptor de la GnRH que se une de forma competitiva a GnRH en la hipófisis anterior, impidiendo que los receptores de la GnRH se unan y señalicen la secreción LH y FSH.

Como consecuencia, se reduce la producción de testosterona de los testículos. Está indicado en el cáncer de próstata avanzado hormonosensible, como posible alternativa a los análogos de GnRH. Se administra vía oral.

Otros: octreotida

Análogo de la somatostatina que actúa uniéndose a sus receptores y bloqueándolos, con lo cual inhibe la secreción de distintas hormonas (GH, TSH, insulina, glucagón, gastrina, VIP, etc.).

Está indicado en el tratamiento de tumores carcinoides metastásicos y tumores endocrinos gastrenteropancreáticos (VIPomas, glucagonomas, insulinomas, gastrinomas, GRFomas), así como en adenomas hipofisarios secretores de GH (acromegalia).

BIBLIOGRAFÍA

Chabner BA, Longo, DL. Cancer chemotherapy and biotherapy: principles and practice, 5ª ed. Philadelphia: Lippincott-Willians and Wilkins, 2011.

Chu E, DeVita VT Jr. Physicians cancer chemotherapy drug manual 2012. Boston: Jones and Barlett, 2012.

Chu E, DeVita VT Jr. Chemotherapy. En: DeVita VT Jr, Hellman S, Rosenberg SA, eds. Cancer: principles and practice of oncology, 9ª ed. Philadelphia: Lippincott-Williams and Wilkins, 2013.

Díaz-Rubio E, Pérez-Segura P. Oncomecum 2013. Barcelona: P. Permanyer, 2013.

Perry MC, Doll DC, Freter CA. Perry's The chemotherapy source book, 5ª ed. Philadelphia: Lippincott-Willians and Wilkins, 2012.

Rask-Andersen M, Zhang J, Fabbro D, Schioth HB. Advances in kinase targeting: current clinical use and clinical trials. Trends Pharmacol Sci 2014; 35: 604-20.

Sliwkowski MX, Mellman I. Antibody therapeutics in cancer. Science 2013; 341: 1192-8.

Fármacos de uso diagnóstico

56

M. N. Cabrera Martín, M. García García-Esquinas y J. L. Carreras Delgado

INTRODUCCIÓN

Se consideran agentes de diagnóstico los medicamentos empleados para el diagnóstico clínico de enfermedades. Estos fármacos, a pesar de no tener un efecto terapéutico, no están exentos de efectos adversos. Debido a la falta de acción terapéutica, no han sido considerados como medicamentos hasta que se promulgó la Ley del Medicamento (Ley 25/1990, de 20 de diciembre, del Medicamento).

En la Ley del Medicamento se señala que, como tal, se considera también la sustancia que se utiliza con fines diagnósticos, debiendo cumplir, como los restantes medicamentos, con los requisitos de eficacia, seguridad y calidad, que permitan su aplicación clínica.

Los fármacos de uso diagnóstico pueden clasificarse en tres grupos principales: *a)* los usados en procedimientos de diagnóstico por imagen; *b)* los empleados para pruebas funcionales, y *c)* los colorantes.

FÁRMACOS EMPLEADOS EN PROCEDIMIENTOS DE DIAGNÓSTICO POR IMAGEN

Medios de contraste en radiología

Contrastes utilizados en exploraciones que emplean rayos X

Los rayos X representan una forma de radiación electromagnética, que se utiliza en medicina para obtener imágenes del interior del cuerpo. Los tejidos permiten el paso de radiación en función de su densidad; a menor densidad, mayor será la cantidad de radiación que los atraviesa. Parte de la radiación que incide en las estructuras orgánicas se absorbe, parte se dispersa y parte atraviesa el cuerpo. Las imágenes radiológicas se forman con el haz de radiación que atraviesa el cuerpo del paciente.

El contraste en la imagen formada por rayos X se debe a que algunos tejidos absorben mayor número de fotones que otros. Cuando dos estructuras presentan una absorción similar de radiación, existe la posibilidad de utilizar medios de contraste para modificar dicha absorción, permitiendo que contrasten de esta forma entre ellas y con las estructuras vecinas.

Desde la aparición de los rayos X se ha intentado mejorar la diferenciación de las diferentes estructuras del organismo por medio de los medios de contraste. Los medios de **contraste negativos**, como el aire y el dióxido de carbono, al tener menor densidad, atenúan los rayos X en menor proporción que los tejidos biológicos. Los medios de **contraste positivos** son aquellos cuya densidad produce una mayor atenuación de la radiación. Actualmente los agentes radiopacos más utilizados son los contrastes yodados y los de bario.

Medios de contraste yodados

Estructura y propiedades. Los medios de contraste yodados son sales de yodo cuya molécula básica es el ácido benzoico triyodado, con sus tres átomos de yodo (I) situados en la posición de los carbonos 2, 4 y 6.

Las propiedades fisicoquímicas de mayor importancia de los medios de contraste yodados son: la concentración de yodo, la osmolaridad, la ionización en solución, la viscosidad y la hidrofilia. La concentración de átomos de yodo se expresa en mg/ml de solución y determina la capacidad de un contraste de atenuar los rayos X. La osmolaridad depende del número de partículas presentes en un volumen dado, y se ha relacionado con la incidencia de efectos adversos. La ionización de estos compuestos está determinada por la presencia (iónicos) o ausencia (no iónicos) de un grupo carboxilo (–COO–) en una cadena lateral, la cual aporta una carga negativa adicional a la molécula. Los compuestos no iónicos presentan grupos hidroxilo en las posiciones orgánicas de la cadena lateral con el fin de obtener una molécula soluble en agua y farmacológicamente inerte, así como la de facilitar su eliminación por el organismo. Los compuestos iónicos, al disociarse, producen el doble de partículas en el mismo volumen y, por lo tanto, van a presentar mayor osmolaridad para el mismo contenido en yodo presentando mayor toxicidad. La viscosidad afecta al tiempo durante el cual una región anatómica determinada estará expuesta al agente yodado, y depende de la estructura de la molécula, de su concentración en solución y de la temperatura. La afinidad de un medio de contraste por el agua o la grasa es un factor determinante en su administración, circulación y excreción por el organismo.

En general existen tres vías de administración de estos fármacos: intravascular, enteral e inyección directa en cavidades.

Algunos de los efectos adversos de los medios de contraste que se administran por vía intravascular están en directa relación con su naturaleza hiperosmolar con respecto al plasma sanguíneo, por lo que son mucho menos frecuentes cuando se usan preparaciones de baja osmolaridad. Otros efectos secundarios suelen estar en relación con la dosis total de contraste administrada y presentan toxicidad directa sobre determinados órganos, como el riñón. Finalmente, pueden producirse reacciones tipo anafilactoide o seudoalérgicas por mecanismos poco conocidos y que no tienen relación directa con la dosis del fármaco. La mayoría de las reacciones adversas ocurren en la primera hora tras su administración (generalmente en los primeros minutos) y se consideran precoces o agudas. En ocasiones pueden manifestarse horas o incluso días después (tardías o retardadas). Los efectos adversos de los contrastes yodados se pueden clasificar según su gravedad en:

- Leves: náuseas y vómitos leves, urticaria, sensación de calor, rubefacción, dolor en el punto de inyección.
- Moderados: vómitos intensos, edema de cara o faringe, broncoespasmo, disnea, reacción vasovagal y cefalea.
- Graves: síncope, convulsiones, edema pulmonar, *shock*, arritmias cardíacas graves y paro cardiorrespiratorio.

Clasificación. Según su ionización y según consten de uno o dos anillos de benceno, los medios de contraste yodado se agrupan en monómeros iónicos, dímeros iónicos, monómeros no iónicos o dímeros no iónicos (**tabla 56-1**).

Los primeros medios de contraste en utilizarse en la práctica clínica fueron *monómeros iónicos*. Su uso ha ido disminuyendo con la aparición de nuevas moléculas con menor osmolaridad y menos efectos adversos. Son las sales sódicas y/o de meglumina, que en solución se disuelven en un catión representado por la meglumina y el anión responsable del contraste. Algunos ejemplos son el amidotrizoato de sodio y meglumina y el iotalamato sódico. La vía de administración habitual es la intravascular. Las principales indicaciones clínicas fueron durante muchos años la urografía intravenosa y los estudios vasculares. El amidotrizoato de sodio y meglumina también puede administrarse por vía rectal u oral, siendo su principal indicación teñir las asas intestinales en los estudios de tomografía computarizada (TC). Los *dímeros iónicos* como el ioxaglato consisten en dos núcleos bencénicos unidos que, al disociarse en el agua, dan un anión que contiene el doble de yodo que los monómeros.

Los medios de contraste no iónicos tienen un radical hidroxilo y se obtienen por combinación del ácido benzoico triyodado con un azúcar o un alcohol polivalente. Son más hidrófilos que los contrastes iónicos y, además, presentan la ventaja de no liberar iones en disolución, por lo que presentan menor unión con las proteínas, menor inhibición enzimática y escaso efecto sobre la función de las membranas biológicas. Algunos *monómeros no iónicos* son: el iohexol, la iopramida y el ioversol. Los *dímeros no iónicos* presentan la ventaja de duplicar el índice de eficacia con respecto a los monómeros. Algunos de ellos son el iotrolán, el iodecol y el iodixanol.

Se utilizan principalmente en los estudios de urografía intravenosa, angiografía y TC. La cantidad y la concentración que debe administrarse, así como la vía (más frecuentemente intravenosa) y la técnica de administración, varían para cada tipo de procedimiento y paciente.

Contrastes de bario

El sulfato de bario es una sal insoluble en agua que se emplea como agente de contraste exclusivamente para el tubo digestivo. Se puede utilizar por vía oral y rectal.

Es un material inerte que no se metaboliza, bien tolerado, sin efectos tóxicos ni alérgicos. En caso de producirse aspiración pulmonar no suele provocar reacciones significativas. Está contraindicado si se sospecha perforación de víscera hueca, ya que puede irritar el peritoneo.

Contrastes utilizados en resonancia magnética

Fundamento. La resonancia magnética (RM) es una técnica con la que se pueden obtener imágenes del organismo utilizando campos magnéticos y ondas de radiofrecuencia.

Tabla 56-1. Estructura básica de compuestos yodados

	IÓNICOS MONOMÉRICOS	IÓNICOS DIMÉRICOS	NO IÓNICOS MONOMÉRICOS	NO IÓNICOS DIMÉRICOS
Estructura				
Ejemplo	Iotalamato	Ioxaglato	Iohexol	Iodixanol

La base de los contrastes en RM es la susceptibilidad magnética de determinados compuestos, que hace que puedan ser imantados (magnetizados) en un campo magnético externo. Por lo tanto, en RM lo que se analiza es el efecto paramagnético del contraste sobre los protones adyacentes.

Estructura y propiedades. La gran mayoría de los contrastes utilizados en los estudios de RM se basan en el gadolinio (Gd), el cual es un metal con una elevada capacidad paramagnética. La osmolaridad de los compuestos de gadolinio no desempeña un papel importante en el desarrollo de reacciones adversas, dado que con las dosis utilizadas habitualmente la carga osmolar que se administra al paciente es muy baja.

En su estado libre, el gadolinio es un metal muy tóxico, ya que tiende a depositarse en el hígado, los ganglios linfáticos y la médula ósea. Debido a esto, para utilizarlo en la práctica clínica es necesario quelarlo. El gadolinio quelado se tolera muy bien con independencia de la dosis.

La incidencia de efectos adversos es mucho menor que para los contrastes yodados, siendo los más frecuentes náuseas, vómitos, cefalea y reacciones cutáneas leves. Otras efectos secundarios más graves, aunque menos frecuentes, son nefrotoxicidad, fibrosis sistémica nefrogénica en pacientes con insuficiencia renal y, de forma excepcional, reacciones anafilácticas graves.

Una complicación infrecuente observada en los últimos años, es el depósito de gadolinio en el sistema nervioso central con preferencia en núcleo dentado y globo pálido. Se asocia con mayor frecuencia a moléculas lineales, las cuales son menos estables. El depósito es independiente de la función renal, pero es dependiente de la dosis administrada de gadolinio.

Clasificación. Los medios de contraste paramagnéticos pueden clasificarse, según su distribución en el organismo, en fármacos de distribución extracelular, intracelular, mixtos (tanto extracelular como intracelular) o intravascular.

Los medios de contraste de *distribución extracelular* son los más utilizados en la práctica clínica, los que presentan mayor facilidad de uso y los mejor tolerados. Son contrastes hidrófilos, que no se unen a proteínas ni a receptores y que se eliminan por la orina sin metabolizar. Los diferentes compuestos de distribución extracelular presentan una eficacia similar y se diferencian por su osmolaridad, viscosidad y estabilidad. También pueden diferenciarse por su estructura y carga iónica, que son las que determinan su capacidad de modificar la señal de los tejidos adyacentes.

La estabilidad de los quelatos de gadolinio está estrechamente relacionada con el tipo de quelante utilizado. Los quelantes pueden tener una estructura lineal o macrocíclica. Los compuestos macrocíclicos son capaces de fijar el ión de gadolinio más fuertemente y por ello presentan menor propensión a liberarlo como metal libre (transmetilación).

Al igual que los contrastes yodados, pueden ser compuestos iónicos (p. ej., gadopentetato de dimeglumina) o no iónicos (p. ej., gadodiamida y gadoteridol). La ionicidad mejora la estabilidad de la molécula.

La vía más frecuente de administración es la intravenosa, pero algunos se pueden también administrar por vía oral, intratecal o articular.

Los medios de contraste de *distribución intracelular* se caracterizan por atravesar las membranas de algunas células y ser captados por ellas, por lo que su distribución es más específica que en el caso de los contrastes extracelulares. Pueden estar basados en óxidos de hierro superparamagnéticos o en compuestos de manganeso.

Los óxidos de hierro superparamagnéticos consisten en micropartículas con una parte central con cristales de óxido de hierro y otra parte periférica, formada por un recubrimiento de dextrano o carboxidextrano, que es responsable de su estabilidad en soluciones acuosas y de su tamaño. Este tamaño es el que determina la semivida intravascular del contraste y su posterior distribución en el sistema reticuloendotelial (SRE). Las partículas mayores se acumulan rápidamente en el interior de las células del SRE del hígado y el bazo, mientras que las partículas más pequeñas no son reconocidas inmediatamente por el SRE y permanecen más tiempo en el interior de los vasos. Se inyectan por vía intravenosa y generalmente son negativos debido a que el contenido férrico genera una importante heterogeneidad en el campo magnético que tiene como consecuencia una disminución de la señal en la imagen de RM.

El mangafodipir (Mn-DPDP) es un contraste paramagnético de distribución específica intracelular, principalmente hepática, y de eliminación biliar. Se compone del metal manganeso (Mn^{2+}), el cual tiene propiedades paramagnéticas, y el ligando fodipir (dipiridoxildifosfato, DPDP). El manganeso se une a las proteínas del plasma y su aclaración de la sangre es rápida. Es captado fundamentalmente por el parénquima hepático normal, seguido por el páncreas y los riñones. Su administración es por vía intravenosa. Es útil para detectar posibles lesiones focales en estos órganos al aumentar el contraste entre la señal del tejido normal y cualquier lesión. Al tener eliminación biliar también permite estudiar las alteraciones de la vía biliar.

Los medios de contraste de *distribución intracelular y mixta* comparten las propiedades de los contrastes extracelulares y de los intracelulares. Pueden utilizarse para obtener estudios dinámicos (al igual que los contrastes extracelulares) y también para realizar estudios en la fase celular (como los intracelulares). Al ser en parte eliminados por la bilis, son aptos para la valoración de la vía biliar. La administración de estos fármacos es por vía intravenosa

El gadobenato de dimeglumina (Gd-BOPTA) fue la primera molécula de uso clínico basada en gadolinio que combinaba las propiedades de ambos tipos de contraste intracelulares y extracelulares. Incluye un grupo benciloximetilo, el cual presenta una estructura lipófila, que hace que interaccione de forma débil y reversible con las proteínas plasmáticas. En los primeros minutos se distribuye de forma similar a los contrastes extracelulares y posteriormente una pequeña proporción del contraste es captado por los hepatocitos y excretada por la bilis. La mayor parte es eliminado por la orina.

El ácido gadoxetato disódico (Gd-EOB-DTPA) es un quelato de gadolinio que, tras su administración intravenosa, se distribuye primero en el espacio extracelular y luego es captado por los hepatocitos mediante un polipéptido orgánico transportador de aniones. Es excretado en partes iguales y sin metabolizar por los riñones y por la vía biliar. La eliminación renal puede ser sustituida por la hepatobiliar, y

Tabla 56-2. Medios de contraste en radiología

	RADIOFÁRMACO	INDICACIONES DIAGNÓSTICAS	REACCIONES ADVERSAS
Contrastes utilizados con rayos X			
Contrastes yodados	Monómeros iónicos: iotalamato sódico, amidotrizoato sodio, meglumina	Cistografías, cistouretrografías retrógradas Estudios de TC (amidotrizoato de sodio y meglumina, vía oral)	Leves: náuseas, vómitos leves, urticaria, sensación de calor, rubefacción, dolor en punto de inyección
	Dímeros iónicos: ioxaglato de meglumina	Angiografía	Moderados: vómitos intensos, edema de cara o faringe, broncoespasmo, disnea, reacción vasovagal y cefalea
	Monómeros no iónicos: iohexol, iopramida, ioversol	Urografía intravenosa Angiografía Flebografía Estudios de TC	Graves: síncope, convulsiones, edema pulmonar, *shock*, arritmias cardíacas graves y paro cardiorrespiratorio
	Monómeros iónicos: iotrolán, iodecol, iodixanol		
Contrastes baritados	Sulfato de bario	Estudio del tubo digestivo	Irritación peritoneal (si perforación de víscera hueca)
Contrastes utilizados en resonancia magnética			
De distribución extracelular: gadopentetato de dimeglumina, gadodiamida, gadoteridol		Estudios de tórax, corazón, mama, abdomen, pelvis, musculoesquelético, angiográficos	Leves: náuseas, vómitos, cefalea y reacciones cutáneas leves
De distribución intracelular: mangafodipir		Estudio de lesiones hepáticas y vía biliar	Graves: nefrotoxicidad, fibrosis sistémica nefrogénica (en pacientes con insuficiencia renal), reacciones anafilácticas graves, depósito en el sistema nervioso central
De distribución intracelular y mixta: gadobenato de dimeglumina, gadoxetato disódico		Estudio de lesiones hepáticas y vía biliar	
De distribución intravascular: gadofosvet		Estudios vasculares	

TC: tomografía computarizada.

viceversa, por lo que en pacientes con insuficiencia hepática se observa un aumento de la excreción renal.

Un medio de contraste se considera de *distribución intravascular* cuando permanece en la sangre durante un período considerablemente más largo que el de los medios de contraste inespecíficos extracelulares. Para ello, su difusión al espacio intersticial debe estar reducida. La capacidad para unirse de forma reversible a la albúmina y el tamaño de la molécula del medio de contraste son los mecanismos responsables de su lenta difusión a través del endotelio capilar.

Aunque la mayoría de estos agentes de contraste se basan en quelatos de gadolinio (p. ej., gadofosvet), también existe un grupo basado en óxidos de hierro. Algunas de sus indicaciones son los estudios de angio-RM, la valoración de alteraciones de la perfusión y pacientes oncológicos **(tabla 56-2)**.

Contrastes utilizados en ecografía

Los contrastes ecográficos se basan en microburbujas, que se administran por vía intravenosa o endocavitaria y tienen la capacidad de aumentar la señal ecográfica. El diámetro de las microburbujas es de entre 1 y 10 µm, menor que el de los hematíes. Su tamaño determina que no sean capaces de cruzar el endotelio y se mantengan en el espacio intravascular, por lo que carecen de fase intersticial, a diferencia de los contrastes yodados y algunos contrastes de gadolinio.

Las burbujas de gas en el torrente sanguíneo son muy inestables, por lo que el tiempo de duración de realce de los tejidos es muy breve. Para aumentar su estabilidad y permitir un mayor tiempo de estudio ecográfico, se han desarrollado dos soluciones que pueden emplearse conjuntamente: envolver las burbujas en una capa estabilizante (azúcares o surfactante) y/o utilizar gases de bajo coeficiente de difusión y alto peso molecular del grupo de los perfluorcarbonos.

Estos contrastes se utilizan preferentemente en el estudio de las lesiones focales hepáticas, aunque también tienen otras indicaciones, como por ejemplo el estudio de algunas lesiones renales, pancreáticas o de algunas enfermedades intestinales.

Los efectos secundarios son muy raros y leves, aunque excepcionalmente se han descrito reacciones adversas graves.

Radionúclidos y radiofármacos utilizados en medicina nuclear

La medicina nuclear es la especialidad médica que emplea los isótopos radiactivos, las radiaciones nucleares, las variaciones electromagnéticas de los componentes del núcleo atómico y técnicas biofísicas afines, para el diagnóstico, tratamiento e investigación médicas. De esta manera, la medicina nuclear contribuye a la comprensión de los cambios funcionales que ocurren en el organismo, asociados a los procesos patológicos, presentándolos en forma de imágenes.

Los radionúclidos o radiofármacos, que son las herramientas básicas de la medicina nuclear, son nucleidos inestables que tienden a alcanzar el equilibrio desintegrándose y liberando al exterior una radiación nuclear, que puede ser de tres tipos: alfa, beta o gamma. Los emisores gamma son los empleados con fines diagnósticos, ya que este tipo de radiación permite su detección externa mediante equipos de imagen. Entre éstos, los que más se emplean son los que tienen un período de semidesintegración más corto, para reducir la exposición del paciente a la radiación, aunque hay que señalar que los métodos diagnósticos *in vivo* de la medicina nuclear generalmente alcanzan niveles de radiación inferiores a las técnicas radiológicas convencionales.

Cuando los radionúclidos se unen mediante procedimientos químicos a sustancias o moléculas estables se denominan radiofármacos. La principal ventaja de las moléculas estables es la especificidad de fijación en distintos tejidos u órganos, desde los cuales el radionúclido al que se encuentra unida cada molécula emite radiación gamma, que es detectada desde el exterior por gammacámaras.

Las imágenes obtenidas mediante gammacámaras, se denominan gammagrafías. Estas imágenes inicialmente sólo podían ser obtenidas de forma planar o en dos dimensiones, Unos años más tarde pudieron obtenerse imágenes tridimensionales mediante tomografía computarizada por emisión de fotón único (SPECT), que está provista de un eje de rotación alrededor del paciente. Las imágenes obtenidas son reconstruidas gracias a programas informáticos de reconstrucción de imágenes.

Más recientemente se han introducido los primeros equipos SPECT-TC, que consiste en una técnica multimodalidad que permite mejorar la localización anatómica mediante la realización de una TC de baja dosis (no diagnóstica) y la determinación de las características radiológicas de las lesiones, con lo que se ha conseguido mejorar el diagnóstico en lesiones dudosas o en valoraciones prequirúrgicas.

La tomografía por emisión de positrones (PET) se basa en la utilización de radiofármacos marcados con isótopos emisores de positrones, que hacen posible la visualización *in vivo* de diversos procesos fisiológicos o fisiopatológicos.

Agentes empleados

Los agentes empleados en medicina nuclear se pueden dividir en cuatro grandes grupos:

- Isótopos emisores de positrones, de corta semivida, detectados mediante PET: ^{15}O, ^{13}N, ^{11}C y ^{18}F.
- Emisores gamma de semivida larga, generados en ciclotrones: ^{57}Co, ^{67}Ga, ^{111}In, ^{123}I y ^{201}Tl.
- Emisores gamma de semivida corta, producidos en generadores: ^{68}Ga, ^{81m}Kr, ^{82}Rb y ^{99m}Tc.
- Productos de la fisión del uranio-235 generados en reactores nucleares: ^{133}Xe, ^{99}Mo y ^{131}I.

A continuación se describirán más detalladamente los diferentes grupos de radiofármacos.

Isótopos emisores de positrones

Los isótopos emisores de positrones son básicamente cuatro: ^{15}O, ^{13}N, ^{11}C y ^{18}F, pero el corto período de semidesintegración de los tres primeros (2, 10 y 20 minutos, respectivamente) determina que el más empleado sea el ^{18}F, cuyo período de semidesintegración de 110 minutos permite que sea transportado a instalaciones lejanas al ciclotrón, que es el lugar donde se produce.

Los tomógrafos de PET registran la radiación electromagnética que procede de la aniquilación de los positrones con los electrones de la materia, que ocurre en el interior del paciente. Los principios de conservación del momento y la energía determinan la dirección y la energía de los fotones de aniquilación, que se dirigirán en la misma dirección pero sentido opuesto, con una energía de 511 KeV.

El trazador de PET más utilizado en oncología es un análogo de la glucosa, en el cual se ha sustituido el grupo hidro-xilo del carbono 2 por un átomo de ^{18}F, denominado **2-(^{18}F)-desoxi-D-glucosa (^{18}F-FDG)**.

Tras ser introducido en el organismo por vía intravenosa, es transportado al interior de las células por difusión facilitada. El paso a través de la membrana celular se produce por difusión pasiva y es favorecido por proteínas transportadoras, cuya acción se incrementa por efecto de la insulina y la hipoxia. En el interior de la célula, se fosforila a ^{18}F-FDG-6-fosfato por la acción de la hexocinasa y la glucocinasa y se transforma en FDG-6-fosfato. La enzima glucosa-6-fosfatasa, que cataliza el paso inverso a la hexocinasa, se encuentra en una baja concentración en la mayor parte de los tejidos, especialmente en los neoplásicos, por lo que el radiofármaco queda atrapado en el interior de la célula.

La FDG-6-fosfato ya no continúa las vías metabólicas de la glucosa y no puede ser metabolizado a través de la vía glucolítica ni participar en la glucogenogénesis y queda atrapada en el interior de las células durante un tiempo cuya duración varía en relación inversa con la concentración de glucosa-6-fosfatasa.

La utilización de la ^{18}F-FDG en oncología se basa en que las células tumorales presentan un incremento de la glucólisis, debido a que expresan mayor número de transportadores de membrana para glucosa (GLUT-1 a GLUT-9), y un aumento de la actividad de enzimas de la vía glucolítica, y a que la degradación de la glucosa en las células tumorales se produce a través de una vía anaeróbica, en la que el rendimiento energético es de 2 moléculas de ATP por molécula de glucosa; la célula tumoral en crecimiento compensa el menor rendimiento energético del proceso anaeróbico incrementando la velocidad, de forma que el consumo de glucosa es muy elevado.

Estos tres factores explican la diferencia en la captación de ^{18}F-FDG entre las células tumorales y las células sanas y permite el uso de este radiofármaco como indicador indirecto de proliferación celular.

En el momento de realizar la exploración PET-TC, habitualmente 45-60 minutos tras la inyección de ^{18}F-FDG, la mayor parte de la radiación la emiten los tejidos con bajas concentraciones de glucosa-6-fosfatasa (tejido cerebral, miocardio y tejido tumoral). Sin embargo, hay que señalar que la ^{18}F-FDG no es una molécula específica de cáncer y se han descrito resultados falsos positivos en enfermedades benignas por acumulación en macrófagos y en tejido de granulación.

La PET-TC con ^{18}F-FDG presenta limitaciones en el diagnóstico de algunos tumores, especialmente el cáncer de próstata, los tumores neuroendocrinos, tumores hepáticos, renales o tumores cerebrales de bajo grado. Más del 80-90 % de los tumores neuroendocrinos expresan receptores de somatostatina, que son glucoproteínas de membrana que se pueden encontrar de forma fisiológica en diferentes partes del organismo. Se han identificado cinco tipos de receptores (tipo 1 a tipo 5). Para la visualización de los tumores neuroendocrinos se pueden emplear agonistas de receptores de somatostatina marcados con Galio-68 como el DOTATOC, DOTATATE o DOTANOC. Además, es posible el tratamiento de los tumores que muestran elevada expresión de receptores de somatostatina con radionúclidos receptores peptídicos marcados con Lutecio-177. Esta posibilidad de terapia con la misma molécula usada para el diagnóstico o similar, pero unida a un isótopo de terapia, es lo que se denomina teragnosis. Los aminoácidos radiomarcados permiten visualizar cambios metabólicos importantes, y tiene una gran aplicabilidad en oncología por la diversidad biológica de los sistemas de transporte de aminoácidos y sus rutas metabólicas. Entre ellos se encuentra la 6(^{18}F)-L-fluoro-L-3,4-dihidroxifenilalanina (^{18}F-FDOPA), que permite el diagnóstico de tumores neuroendocrinos y tumores cerebrales. Hay también radiofármacos específicos para el cáncer de próstata, que han mostrado tener escasa avidez por la FDG, debido a un comportamiento poco agresivo, crecimiento lento y a su eliminación urinaria. Entre ellos, se encuentran el cloruro de colina [^{11}C] (^{11}C-colina) y el cloruro de fluoro-colina [^{18}F] (^{18}F-colina). La colina es una amina cuaternaria involucrada en una gran variedad de procesos y sistemas del organismo. Suele acumularse en algunos tumores debido a la disregulación de la enzima colina cinasa, que provoca aumento de la incorporación y atrapamiento de colina en la membrana de las células tumorales en forma de fosfatidilcolina, un fosfolípido necesario para la síntesis de la membrana celular. Los tumores malignos se caracterizan por presentar un incremento en la síntesis de membranas celulares, reflejando indirectamente la proliferación celular. Debido a ello, muestran elevada captación de colina en relación a los tejidos sanos, permitiendo la identificación y localización de las lesiones. Sin embargo, el antígeno prostático específico de membrana (PSMA) es una de las dianas más exitosas para la obtención de imágenes y terapia en cáncer de próstata. PSMA es una glicoproteína, una metalopeptidasa unida a membrana, codificada por el gen *FOLH1* en el cromosoma 11. La proteína actúa como glutamato carboxipeptidasa en diferentes sustratos, incluido el nutriente folato y el neuropéptido *N*-acetil-l-aspartil-l-glutamato (NAAG) y se expresa en el cáncer de próstata, pero también en otras localizaciones, como las células en cepillo del yeyuno, en la cara luminal, en células tubulares renales y en glándulas salivales. También se ha descrito expresión de PSMA en la neovasculatura de tumores de colon, de mama y vejiga, pero en el cáncer de próstata la expresión de esta glicoproteína transmembrana en la superficie apical de las células tumorales es hasta 100-1000 veces mayor que en un tejido normal. La hipótesis actual sobre la función del PSMA es que juega un papel en el transporte y el metabolismo del folato. La parte extramembrana de PSMA potencialmente hidroliza folatos glutamados liberados por la muerte de las células tumorales. El folato producido puede ser absorbido por las células sanas, lo que facilita aún más la proliferación celular. Hay un efecto directo del receptor de PSMA en las vías de crecimiento AkT y PI3K, y probablemente tiene un papel importante como impulsor del crecimiento celular en cáncer de próstata. Los niveles de expresión de PSMA aumentan según el estadio y grado tumoral, así como la aneuploidía y recurrencia bioquímica. La localización del área catalítica de PSMA en el dominio extracelular ha permitido el desarrollo de inhibidores muy pequeños y altamente específicos, que una vez marcados (con ^{68}Ga o ^{18}F) pueden ser usados como radiofármacos emisores de positrones. Algunos de estos trazadores son el ^{18}F-DCFPyL o el ^{68}Ga-PSMA-11. La PET-TC con estos trazadores permiten diagnosticar la recidiva bioquímica prostática incluso en pacientes con cifras muy bajas de PSA (< 2 ng/ml) y, por otra parte, en los pacientes en los que hay sobreexpresión de PSMA se pueden emplear estas moléculas de PSMA para la terapia, marcándolas con elementos radiactivos de uso terapéutico, como el Lutecio-177.

En el área de los tumores cerebrales, destacamos trazadores moleculares que nos permiten estudiar *in vivo* el depósito de proteínas en el cerebro (trazadores de amiloide y tau), especialmente útiles para seleccionar a pacientes candidatos a ensayos para estudiar la efectividad de anticuerpos dirigidos a depósitos proteicos en la enfermedad de Alzheimer.

Existen además otros radiofármacos que se encuentran en etapas preclínicas o pendientes de validación clínica definitiva, dirigidos a diferentes dianas y que traducen los siguientes aspectos:

- Proliferación tumoral: 3'-desoxi-3'-^{18}F-fluorodesoxitimidina (^{18}F-FLT).
- Marcadores del metabolismo oxidativo: ^{11}C-acetato.
- Hipoxia tisular: ^{18}F-fluormisonidazol (^{18}F-FMISO), ^{18}F-fluorazomicina arabinósido (^{18}F-FAZA) y ^{60}Cu-Cu(II)-diacetil-bis(N4)-metiltiosemicarbazona (^{60}Cu-ATSM) y ^{18}F-3-(F)fluoro-2-{4-[(2-nitro-1H-imidazol-1-yl)metil]-1H-1,2,3,-triazol-1-yl]-propan-1-ol (^{18}F-HX4).
- Expresión de los receptores αvβ3 relacionados con la angiogénesis y metástasis tumoral: ^{18}F-péptido glucosilado Arg-Gly-Asp (^{18}F-galacto-RGD).
- Marcadores de receptores del factor de crecimiento epidérmico (EGFR): ^{68}Zr/^{124}I-anti EGFR, (^{64}Cu)-cetuximab.
- Marcadores de apoptosis: ^{18}F-anexina V.

También se están investigando anticuerpos monoclonales del tipo ^{64}Cu-DOTA-cetuximab, pero aún deben determinarse la utilidad de estos radiofármacos y sus ventajas respecto a la ^{18}F-FDG.

Emisores gamma de semivida larga

Estos agentes (^{57}Co, ^{67}Ga, ^{111}In, ^{123}I y ^{201}Tl) generados en ciclotrones tienen una semivida larga que les permite ser transportados dentro del país.

Emisores gamma de semivida corta

Debido a su corto período de semidesintegración y a las propiedades químicas y biológicas, el radionúclido más utilizado en el momento actual es el tecnecio-99 metaestable (^{99m}Tc), que tiene un período de semidesintegración de 6 horas y una rápida eliminación del organismo.

Productos de la fisión del uranio-235

Producidos en grandes cantidades en los reactores nucleares, estos agentes (^{133}Xe, ^{99}Mo y ^{131}I) son considerados por la industria de energía nuclear como productos de desecho, pero, una vez purificados adecuadamente, son apropiados para el uso en seres humanos.

En las últimas décadas se han desarrollado numerosos radiofármacos, que se enumeran junto a sus aplicaciones en la **tabla 56-3**.

Tabla 56-3. Radiofármacos para el diagnóstico por imagen

	RADIOFÁRMACO	APLICACIÓN	INDICACIONES DIAGNÓSTICAS
Radiofármacos tecneciados	Radiofármacos de perfusión cerebral ^{99m}Tc-hexametilpropilenaminooxima (^{99m}Tc-HMPAO) ^{99m}Tc-etilcisteinato-dímero (^{99m}Tc-ECD)	Perfusión cerebral	Afecciones neurológicas/psiquiátricas
	Radiofármacos de perfusión miocárdica ^{99m}Tc-sestamibi ^{99m}Tc-tetrofosmina	Perfusión miocárdica	Viabilidad miocárdica
	Radiofármacos de ventilación/perfusión pulmonar ^{99m}Tc-DTPA aerosol ^{99m}Tc-Technegas ^{99m}Tc macroagregados de albúmina (^{99m}Tc-MAA)	Difusión alveolocapilar (ventilación) Bloqueo capilar (perfusión)	Tromboembolia pulmonar si está contraindicada la TC helicoidal
	Radiofármacos del sistema óseo ^{99m}Tc-metildifosfonatos (^{99m}Tc-MDP)	Formación de hueso	Enfermedades osteoarticulares
	Radiofármacos del sistema renal ^{99m}Tc-mercaptoacetiltriglicina (^{99m}Tc-MAG3) ^{99m}Tc-ácido etilentriaminopentaacético (^{99m}Tc-DTPA) ^{99m}Tc-ácido dimercaptosuccínico (^{99m}Tc-DMSA)	Secreción tubular Filtrado glomerular Captación en corteza renal	Valoración de la función renal Malformaciones congénitas, pielonefritis, nefropatías por reflujo
	Radiofármacos del sistema hepatobiliar ^{99m}Tc-dimetilacetanilida ácido iminodiacético (^{99m}Tc-HIDA)	Captación hepatobiliar	Colecistitis
	Radiofármacos del sistema linfático ^{99m}Tc-nanocoloide de albúmina ^{99m}Tc-nanocolide de renio y tecnecio (Re_2S_7 y Tc_2S_7)	Drenaje linfático	Estadificación ganglionar (cáncer de mama, melanoma, etc.)
	Radiofármacos con células marcadas ^{99m}Tc leucocitos ^{99m}Tc hematíes	Localización celular Circulación sanguínea	Enfermedades infecciosas Hemangiomas y hemorragias digestivas
	Radiofármacos de función tiroidea/paratiroidea ^{99m}Tc pertecnetato ^{99m}Tc-metoxiisobutilisonitrilo (^{99m}Tc-MIBI)	Captación por la célula tiroidea Captación mitocondrial	Valoración del nódulo tiroideo y patología funcional Localización de adenomas de paratiroides, cirugía radiodirigida
Radiofármacos yodados	^{131}I o ^{123}I yoduro de sodio ^{123}I o ^{131}I-metayodobencilguanidina (^{123}I o ^{131}I-MIBG) ^{131}I-6β-yodometil-19-norcolesterol ^{123}I-N-β-fluoropropil-2β-carboximetil-3β-(4-yodofenil)-norpropano (^{123}I-ioflupano) ^{123}I-(S)-2-hidroxi-3-yodo-6-metoxi-N-(1-etil-2-pirrodinil)-metil]benzamida (^{123}I-IBZM)	Captación tiroidea Captación en médula suprarrenal Captación en corteza suprarrenal Unión al transportador presináptico de dopamina Unión a receptores D2 en el sistema nervioso central (postsinápticos)	Tejido tiroideo residual y diagnóstico de metástasis de cáncer de tiroides Feocromocitoma, tumores adrenérgicos, neuroblastomas.Inervación adrenérgica del miocardio Síndrome de Cushing, aldosteronismo, tumores suprarrenales Diferenciación de Parkinsonismos y temblor esencial Parkinsonismos atípicos
Radiofármacos derivados del indio	^{111}In-leucocitos ^{111}In-pentateótrida ^{111}In-dietilentriaminopentaacetato (^{111}In-DTPA)	Localización celular Receptores de somatostatina Difusión por LCR	Enfermedades infecciosas Tumores neuroendocrinos Fístulas de LCR
Radiofármacos marcados con galio	^{67}Ga-citrato	Comportamiento similar al hierro	Viabilidad tumoral, inflamación
Radiofármacos para tomografía por emisión de positrones	2-(^{18}F)-fluoro-2-desoxi-D-glucosa (^{18}F-FDG) 6-^{18}F-fluoro-3,4-dihidroxifenialanina (^{18}F-DOPA) ^{11}C/^{18}F-fluorocolina Trazadores de PSMA (^{18}F-DCFPyL, ^{68}Ga-PSMA11) ^{68}Ga-DOTATOC/TATE/NOC Trazadores de amiloide (^{18}F-florbetabén/flutemetamol/florbetapir) y de Tau (^{18}F-MK-6240, ^{18}F-PI-2620...)	Atrapamiento metabólico en células tumorales Transporte neuronal Vía metabólica de aminoácidos Biosíntesis de fosfolípidos, componente esencial de las membranas celulares Antígeno de membrana específico prostático (glicoproteína de membrana) Sobreexpresión de receptores de somatostatina Depósito de proteínas	Prácticamente todos los tumores Sistema nigroestriatal (presináptico), tumores neuroendocrinos y cerebrales Cáncer de próstata, también tumores cerebrales, aunque puede mostrar captación en otros Cáncer de próstata, aunque puede expresarse en otros tumores Tumores neuroendocrinos Enfermedad de Alzheimer

LCR: líquido cefalorraquídeo.

Generalmente el radiofármaco se administra por vía intravenosa, aunque también existen otras vías de administración: oral (disolución o cápsulas de $Na^{131}I$), intracavitaria (sinovioartresis con ^{90}Y-coloidal), intratecal (cisternografía mediante punción lumbar con ^{111}In-Ca-DTPA), subcutánea (^{99m}Tc-nanocoloide), intratumoral (^{99m}Tc-nanocoloide) o inhalatoria (^{81}Kr gas, ^{99m}Tc-microaerosol).

Mecanismos de localización

Los mecanismos biológicos que utilizan los radiofármacos y radionúclidos para incorporarse al organismo dependen de las características fisicoquímicas y son numerosos. A continuación se describirán brevemente los mecanismos clásicos de localización.

Transporte activo. Utiliza una vía metabólica dependiente de energía para introducir el radiofármaco, a través de la membrana celular, en el interior de la célula, en contra de un gradiente de concentración. Por transporte activo se produce la incorporación del radioyodo al tiroides, del ^{201}Tl para valoración de la perfusión miocárdica, los estudios de función renal, empleando ^{99m}Tc-mercaptoacetiltriglicina (MAG3), los radiofármacos de perfusión cerebral ^{99m}Tc-hexametilpropilenaminooxima (HMPAO) y ^{99m}Tc-etilcisteinato-dímero (ECD) y ^{123}I y ^{131}I-metayodobencilguanidina (MIBG) para la localización de tumores neuroendocrinos.

Localización compartimental. Consiste en la localización en un compartimento definido, por ejemplo, el sistema circulatorio o el líquido cefalorraquídeo, con el fin de que permanezca el tiempo suficiente para poder adquirir imágenes. Es la que utilizan los hematíes marcados con ^{99m}Tc.

Adsorción química. Es la que se produce cuando un radiofármaco se fija a la superficie de una estructura sólida, como el ^{111}In-plaquetas sobre la superficie de un trombo activo.

Fagocitosis. Consiste en el atrapamiento físico de partículas coloidales por las células de Kupffer del SRE tras la inyección intravenosa; es el mecanismo de localización del ^{99m}Tc-coloide.

Bloqueo capilar. Se basa en la microembolización intencional del lecho capilar con partículas que permiten la visualización externa de la perfusión de dicho lecho capilar. Es el mecanismo de fijación de ^{99m}Tc-macroagregados de albúmina, para los estudios de perfusión pulmonar.

Secuestro celular. El bazo es el órgano encargado de retirar los eritrocitos alterados o dañados de la circulación. Se inyectan eritrocitos marcados y sensibilizados con algún agente químico o con calor, los cuales son retirados por el bazo; se obtiene una imagen de este órgano.

Difusión simple. Describe un mecanismo en el cual el radiotrazador difunde a través de las membranas celulares y se redistribuye a otras partes del cuerpo. El mejor ejemplo lo constituye el ^{133}Xe gas, que difunde a través de las membranas en los pulmones y circula por la corriente sanguínea.

Reacción antígeno-anticuerpo. Se utilizan anticuerpos monoclonales marcados con elevada especificidad por un antígeno específico; algunos ejemplos son el ^{99m}Tc anticuerpo (antígeno carcinoembrionario, CEA) y el ^{111}In anticuerpo (antígeno de membrana específico prostático, PSMA).

Unión a receptores. Se han diseñado específicamente para marcar localización de receptores; por ejemplo, ^{111}In-pentatreótido, en tumores que expresan receptores de somatostatina, y ^{123}I-MIBG, que permite visualizar receptores adrenérgicos.

Atrapamiento metabólico. Es el mecanismo de fijación de la ^{18}F-FDG en las células tumorales ya descrito anteriormente.

FÁRMACOS EMPLEADOS PARA PRUEBAS FUNCIONALES

Las sustancias usadas para las pruebas funcionales son medicamentos con efectos fisiofarmacológicos diversos. En la **tabla 56-4** se detallan los principales fármacos empleados para pruebas funcionales y a continuación se describen algunos de ellos.

- Azúcares como la **glucosa** y la **xilosa** para el diagnóstico de la diabetes y permeabilidad del aparato gastrointestinal, y aminoácidos como la **arginina**, que estimula la hormona del crecimiento en la pituitaria y la liberación de insulina y es una herramienta útil en el diagnóstico del déficit de hormona del crecimiento.
- Hormonas y análogos, como la **ceruletida** en el diagnóstico de la función pancreática y de la contracción de la vesícula biliar, la **dexametasona** para el diagnóstico del síndrome de Cushing, la **secretina** para la valoración de la función pancreática y el diagnóstico del gastrinoma (síndrome de Zollinger-Ellison), la **pentagastrina** para el diagnóstico de carcinoma gástrico, úlceras duodenales, anemia perniciosa, síndrome de Zollinger-Ellison y carcinoma medular de tiroides, la **gonadorelina** en el diagnóstico de la función hipotalámica, la **desmopresina** en la prueba de capacidad de concentración renal (diabetes insípida), la **metopirona** en la prueba para la valoración de la función hipotalámico-pituitaria (síndrome de Cu-shing), la **protirelina** en el hipotiroidismo de origen central o periférico, el hipertiroidismo y en anomalías en la secreción de prolactina, o el **tetracosáctido**, análogo de la corticotropina (ACTH), para el diagnóstico de la insuficiencia corticosuprarrenal.
- Fármacos como el **edrofonio** en el diagnóstico de la miastenia grave, **metacolina** en el diagnóstico diferencial del asma, **omeprazol** en el cribado del reflujo gastroesofágico, **furosemida** en el diagnóstico del aldosteronoma o hiperplasia suprarrenal idiopática y **captopril** para el diagnóstico del hiperaldosteronismo primario, **midriáticos** y **ciclopléjicos** en oftalmología para la valoración de iritis y uveítis, **dipiridamol** para los estudios de viabilidad miocárdica.

Tabla 56-4. Fármacos empleados para pruebas funcionales y colorantes

	Fármaco	Mecanismo	Indicaciones diagnósticas	Reacciones adversas
Azúcares	Glucosa Xilosa		Diabetes y permeabilidad del aparato gastrointestinal	Hiperglucemia, glucosuria.
Aminoácidos	Arginina	Estimula la GH y la liberación de insulina	Déficit de GH	Elevaciones de potasio en pacientes con insuficiencia renal y anuria
Hormonas y análogos	Ceruletida	Estimulación del músculo liso y aumento de las secreciones digestivas	Contracción de vesícula biliar	Molestias abdominales, hipotensión
	Dexametasona	Supresión del cortisol	Síndrome de Cushing	Disminución de resistencia a infecciones, candidiasis orofaríngea, hiperglucemia, insuficiencia corticosuprarrenal, polifagia, cataratas, retraso de cicatrización, reacción alérgica local, osteoporosis, fragilidad ósea, leucopenia, eosinopenia
	Secretina	Estimulación de secreción pancreática	Función pancreática, gastrinoma (síndrome de Zollinger-Ellison)	Reacciones alérgicas, problemas respiratorios, mareos, náuseas, palpitaciones, cefalea, sudoración
	Pentagastrina	Estimulación de calcitonina	Carcinoma gástrico, úlceras duodenales, anemia perniciosa, síndrome de Zollinger-Ellison, cáncer medular de tiroides	Sudoración, hipersensibilidad, taquicardia, bradicardia, hipotensión,
	Gonadorelina	Estimulación de LH y FSH	Función hipotalámica	lipotimia, náuseas, vómitos, cefalea, somnolencia, vértigo.
	Desmopresina	Análogo de la vasopresina	Diabetes insípida	Síntomas de tipo menopáusico y disminución de la densidad del hueso trabecular, cefalea y reacciones de hipersensibilidad, como urticaria, prurito, erupción, asma y anafilaxia
	Metopirona Protirelina	Inhibición de síntesis de cortisol Estimulación de liberación de gonadotropinas por la hipófisis	Síndrome de Cushing Hipotiroidismo, hipertiroidismo y anomalías en la secreción de prolactina	Rubor facial, presión arterial elevada, dolor torácico, palpitaciones, taquicardia, trombosis coronaria, cefalea, somnolencia, mareo, insomnio, agitación, trombosis cerebral, rinitis, infección de vías respiratorias superiores, epistaxis, irritación, congestión nasal, náuseas, cólicos abdominales, dispepsia, vómitos, hiponatremia, intoxicación hídrica, dolor vulvar, balanitis
	Tetracosáctido	Estimulación de cortisol y 17-hidroxiprogesterona	Insuficiencia corticosuprarrenal	Somnolencia, mareos, malestar, dolor, náuseas y vómitos Sabor metálico, náuseas, rubor y urgencia de orinar Efectos secundarios de los corticoides: retención hidrosódica, hipertensión arterial, hipopotasemia, hiperglucemia, osteoporosis, síndrome de Cushing, tendencia a infecciones

Continúa

Tabla 56-4. Fármacos empleados para pruebas funcionales y colorantes *(cont.)*

	FÁRMACO	MECANISMO	INDICACIONES DIAGNÓSTICAS	REACCIONES ADVERSAS
Fármacos	Edrofonio	Inhibidor de la colinesterasa	Miastenia grave	Arritmias, bradicardia, taquicardia
	Metacolina	Agonista colinérgico	Asma	Cefalea, irritación faríngea, sensación de pérdida de conciencia y prurito
	Omeprazol	Inhibición de secreción de ClH	Reflujo gastroesofágico	Cefalea, diarrea, estreñimiento, dolor abdominal, náuseas/vómitos y flatulencia
	Furosemida	Estimulación de renina y aldosterona	Aldosteronoma o hiperplasia suprarrenal idiopática	Aumento de niveles de urea, creatinina, colesterol, triglicéridos y ácido úrico, disminución de tolerancia a la glucosa, descenso de presión arterial, alteraciones electrolíticas, hipovolemia y deshidratación
	Captopril	Supresión de aldosterona y estimulación de renina	Hiperaldosteronismo primario	Trastornos del sueño, alteración del gusto, mareos, tos seca, disnea, náuseas, vómitos, dolor abdominal, diarrea, estreñimiento, sequedad de boca, prurito, erupción cutánea y alopecia
	Midriáticos y ciclopléjicos	Bloqueo de efectos colinérgicos de acetilcolina	Iritis, uveítis	Aumento de presión intraocular, reducción de la salivación e incremento de la frecuencia cardíaca
Antígenos	Tuberculina		Tuberculosis	
	Coccidioidina		Coccidioidomicosis	
	Histoplasmina		Histoplasmosis	
	Candidina		Candidiasis	
	Alérgenos[a]		Pruebas de alergia	Reacciones anafilácticas o urticaria
Colorantes	Verde de indocianina		Gasto cardíaco, función hepática, vasculatura coroidea (angiografía oftálmica)	Reacciones anafilácticas o urticaria
	Índigo carmín		Marcador de orificios uretrales (cistoscopia), cateterización uretral, identificación de uréteres y comunicaciones fistulosas	Náuseas, hipertensión, reacciones cutáneas, problemas respiratorios, alergia
	Azul de metileno		Detección de fístulas y rotura de membranas amnióticas	
	Rosa de bengala, fluoresceína		Identificación de cuerpos extraños e integridad de la córnea	Reacciones graves del SNC al administrarse con medicamentos psiquiátricos serotoninérgicos
	Azul de triptán		Identificación de la cápsula anterior del cristalino	Náuseas, vómitos, tromboflebitis, prurito, urticaria, síncope, fiebre, necrosis tisular, edema laríngeo, broncoespasmo, anafilaxia, infarto de miocardio, paro cardíaco y convulsiones
	Azul patente y azul de isosulfán		Drenaje ganglionar de tumores	Confusión, tos, dificultad para tragar, mareos, taquicardia, urticaria, edema de cara, párpados, labios, lengua, garganta, manos, piernas, pies, u órganos sexuales, mareo, enrojecimiento de la piel, dificultad para respirar, sudoración, opresión en el pecho

[a] Gramíneas, arizónicas, ácaros, metales, etc.
FSH: hormona foliculoestimulante; GH: hormona del crecimiento; LH: hormona luteinizante; SNC: sistema nervioso central.

• Antígenos como la **tuberculina** en el cribado y diagnóstico de la tuberculosis, la **coccidioidina** en el diagnóstico diferencial de la coccidioidomicosis, la **histoplasmina** en el diagnóstico de histoplasmosis, la **candidina** en la candidiasis y **alérgenos** empleados en las pruebas para determinar el estado alérgico de los pacientes (gramíneas, arizónicas, ácaros, metales, etc.).

COLORANTES

En el ámbito diagnóstico se han utilizado diversas sustancias colorantes como marcadores para la identificación de espacios vasculares y conductos fisiológicos o para determinar la integridad de vasos o conductos (fístulas).

Algunos ejemplos son el **verde de indocianina** para cuantificar el gasto cardíaco, la función hepática y el examen de la vasculatura coroidea en angiografía oftálmica; el **índigo carmín**, marcador de localización de orificios uretrales durante la cistoscopia, la cateterización uretral y la identificación de uréteres y comunicaciones fistulosas, así como en la amniocentesis de gemelos para asegurar que se toman muestras de los dos sacos amnióticos; el **azul de metileno** para la detección de fístulas y en el diagnóstico de la rotura de membranas amnióticas; el **rosa de bengala** y la **fluoresceína**, empleados en oftalmología para la identificación de cuerpos extraños y la integridad de la córnea; el **azul de triptán** para hacer visible la cápsula anterior del cristalino reduciendo el riesgo de desgarros y capsulorrexis y el **azul patente** y el **azul de isosulfán** en la determinación de los niveles de drenaje ganglionar de los tumores (ganglio centinela).

Los colorantes mencionados y otros pueden utilizarse para marcar órganos o áreas en determinados procesos diagnósticos o cirugías.

En la **tabla 56-4** se detallan los principales colorantes y sus aplicaciones clínicas.

BIBLIOGRAFÍA

Carreras JL. La tomografía por emisión de positrones en oncología. Discurso para la recepción pública del Académico electo. Madrid, 24 de octubre de 1995.

Carreras JL, Cabrera MN. Introducción. En: Carreras JL, ed. Utilidad de la PET-TAC en oncología. Serie de monografías Real Academia Nacional de Medicina. Madrid: Arán Ediciones, 2010; p. 13-20.

Castaldi P, Leccisotti L, Bussu F, Miccchè, Rufini V. Role of ^{18}F-FDG PET-CT in head and neck squamous cell carcinoma. Acta Otorhinolaryngol Ital 2013; 33: 1-8.

Hao D, Ai T, Goerner F, Hu X, Runge VM, Tweedle M. MRI contrast agents: basic chemistry and safety. J Magn Reson Imaging 2012; 36: 1060-71.

Iglesias Allende F, Roca Engronyat M. Otros radiofármacos. En: Soriano Castrejón A, Martín-Comín J, García Vicente AM, eds. Medicina nuclear en la práctica clínica. Madrid: Grupo Aula Médica, 2009; 59-72.

Karesh SM. Principles of radiopharmacy. En: Henkin RE, ed. Nuclear Medicine, 2ª ed. Philadelphia: Mosby Elsevier 2006; 332-49.

Martí Bonmartí L, Pallardó Calatayud Y. Monografía SERAM-Medios de contraste en Radiología. Madrid: Editorial Médica Panamericana, 2008.

Méndez Fernández R, Graña López L. Fármacos en radiología. En: del Cura JL, Pedraza S, Gayete A, eds. Radiología esencial. Madrid: Editorial Médica Panamericana, 2010.

Pasamontes JA, Cabrera MN. Introducción. En: Plaza G, Domingo C, eds. Monografía AMORL Nº 1. PET-TAC en tumores de cabeza y cuello. Madrid: Asociación Madrileña de Otorrinolaringología, Grupo Merydeis, 2012; 3-6.

Pasternak JJ, Williamson EE. Clinical pharmacology, uses, and adverse reactions of iodinated contrast agents: a primer for the non-radiologist. Mayo Clin Proc 2012; 87: 390-402.

Reivich M, Kuhl DE, Wolf A, Greenberg J, Phelps M, Ido T y cols. The (^{18}F)-fluorodeoxyglucose method for the measurement of local cerebral glucose utilization in man. Cir Res 1979; 44: 127-37.

Roca Engronyat M, Iglesias Allende F. Conceptos básicos. Radiofármacos tecneciados. En: Soriano Castrejón A, Martín-Comín J, García Vicente AM, eds. Medicina nuclear en la práctica clínica. Madrid: Grupo Aula Médica, 2009; 73-85.

Ruiz JA, Carreras JL. Bases de la tomografía por emisión de positrones. En: Carreras JL, Lapeña L, Asensio C, eds. PET en oncología. Madrid: Nova Sidonia Oncología-Hematología, 2002; 9-31.

Soriano AM, García-Vicente AM, Bellón ME. Tumores de cabeza y cuello. En: Carreras JL, ed. Utilidad de la PET-TAC en oncología. Serie de monografías Real Academia Nacional de Medicina. Madrid: Arán Ediciones, 2010; 109-27.

Soriano B, Mendarte L, San Martín E. Agentes de diagnóstico y radiofarmacia. En: Gamundi Planas MC, ed. Farmacia hospitalaria, 3ª ed. Tomo II. Publicación de la Sociedad Española de Farmacia Hospitalaria, 2002; 749-75.

Vitaminas. Fitoterapia

57

F. Zaragozá García, L. Villaescusa Castillo y C. Zaragozá Arnáez

VITAMINAS

El descubrimiento de las vitaminas se produjo tras la observación de que una dieta sintética basada en hidratos de carbono, proteínas, lípidos y minerales, exclusivamente, no podía mantener el crecimiento de los animales de experimentación, mientras que la adición de leche a la mezcla sí era suficiente para hacerlo. El fraccionamiento de la leche permitió deducir que tanto la fracción grasa como la acuosa eran indispensables, y a los componentes esenciales se los denominó vitamina A, presente en la grasa, y B, presente en la fracción acuosa.

A partir de entonces, y a pesar de que las vitaminas difieren en gran medida en cuanto a su estructura y función en el organismo, se clasifican según sus características de solubilidad en dos grandes grupos, vitaminas hidrosolubles y vitaminas liposolubles.

A raíz del descubrimiento del significado de las vitaminas, éstas adquirieron gran relevancia debido a que las deficiencias y los desequilibrios alimentarios generaban estados carenciales. Sin embargo, con la incorporación progresiva de los hábitos saludables, han ido ocupando un lugar de segundo orden en la farmacología, hasta tal punto que hoy en día puede afirmarse que, en general, el empleo terapéutico de las vitaminas ha quedado relegado a las escasas situaciones carenciales que aparecen por desequilibrios en la dieta o por problemas de malabsorción, como ocurre en geriatría.

 Las vitaminas son sustancias orgánicas, con estructura química diversa, que el organismo humano no es capaz de sintetizar, por lo que se necesita su aporte exógeno. Resultan, por lo tanto, esenciales para el mantenimiento de las funciones metabólicas normales, aunque en cantidades muy pequeñas.

Vitaminas hidrosolubles

Ácido ascórbico

El ácido ascórbico es una cetolactona de seis carbonos (fig. 57-1), que está relacionada estructuralmente con la glucosa y otras hexosas. Contiene, además, un átomo de carbono asimétrico, lo que da lugar a la existencia de dos formas ópticamente activas, de las cuales sólo el isómero L tiene actividad biológica. En el organismo, debido a la presencia en su estructura de un agrupamiento enodiólico, se oxida de forma reversible a ácido deshidroascórbico, el cual posee actividad completa de **vitamina C**.

Interviene en la síntesis de colágeno de dos maneras; por una parte, favorece la hidroxilación de prolina en hidroxiprolina, lo que proporciona estabilidad a la matriz extracelular y, por otra, la hidroxilación de lisina en carnitina, indispensable para la formación de los puentes cruzados en las fibras de colágeno.

El ácido ascórbico actúa como agente reductor en diversas reacciones metabólicas como, por ejemplo, la reducción de los citocromos A y C de la cadena respiratoria. Es indispensable también para la oxidación de las cadenas laterales de lisina en proteínas, para proporcionar hidroxitrimetillisina para la síntesis de carnitina, la conversión de ácido fólico en ácido folínico, el metabolismo microsomal de fármacos y la hidroxilación de dopamina para formar noradrenalina.

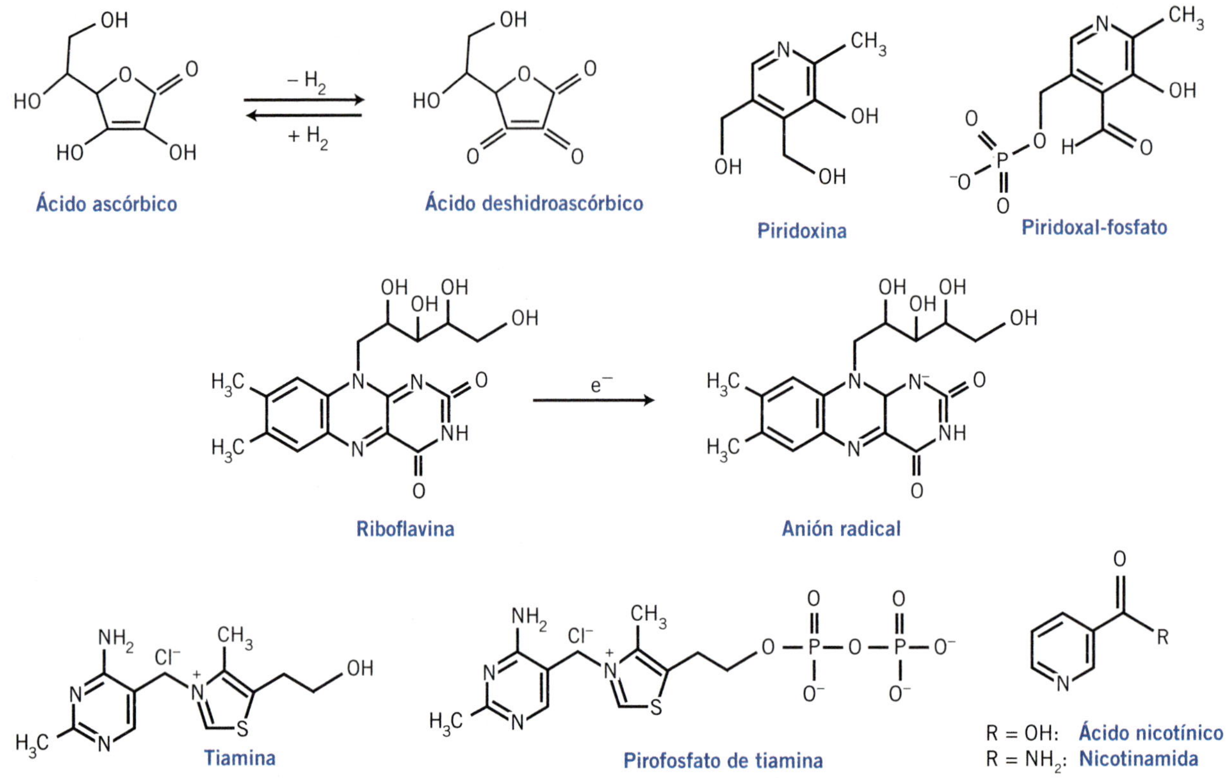

Figura 57-1. Estructura química del ácido ascórbico, la tiamina, la riboflavina, la nicotinamida y la piridoxina.

Una deficiencia crónica de ácido ascórbico en el hombre produce **escorbuto**, caracterizado por alteraciones en la síntesis de colágeno, de la piel y del tejido conjuntivo vascular y óseo, que se pone de manifiesto por la ausencia de cicatrización de heridas, defectos en la formación de los dientes y alteraciones del tejido conjuntivo vascular y la aparición de petequias y equimosis.

Tiamina

Fue descubierta en 1912. Al ser la primera vitamina hidrosoluble del grupo B descubierta fue bautizada B$_1$. Se descubrió cuando se trataba de encontrar la cura a una enfermedad, el **beriberi**, una neuropatía con posibles manifestaciones de insuficiencia cardíaca. La estructura química de la **tiamina** o **vitamina B$_1$** consta de un núcleo pirimidínico y otro tiazólico, unidos por un puente metilénico **(fig. 57-1)**.

El pirofosfato de tiamina, forma biológicamente activa de la tiamina, interviene en numerosas reacciones enzimáticas,

sobre todo como coenzima en reacciones del metabolismo de los hidratos de carbono. Participa en la descarboxilación oxidativa del piruvato y del α-cetoglutarato, lo que conduce a la formación de acetilcoenzima A y succinilcoenzima A, así como en reacciones de transcetolización, en concreto en la transformación de ribosas-fosfato en hexosas-fosfato.

En el arsenal terapéutico se dispone de un fármaco análogo de la tiamina, la **sulbutiamina**, que presenta la ventaja de que se elimina más lentamente.

Suele administrarse junto con otras vitaminas del grupo, como la B$_6$ y la B$_{12}$.

Como dato curioso cabe añadir que la mitad de la molécula de tiamina, concretamente la parte tiazólica, constituye el clometiazol, fármaco con propiedades hipnóticas, ansiolíticas y antiepilépticas, que además es útil en el tratamiento de la deshabituación alcohólica.

Riboflavina

La riboflavina (**vitamina B$_2$**) es un derivado de la benzopteridina con una cadena de ribosa reducida en la posición 10. Esta vitamina lleva a cabo sus funciones en el organismo en forma de dos coenzimas, riboflavina-fosfato (**flavina-mononucleótido**, **FMN**) y **flavina-adenindinucleótido** (**FAD**). Como componente del dinucleótido de flavina y adenina (FAD), es un transportador de electrones y protones debido a la estabilidad del anión radical que se produce cuando se adiciona un electrón **(fig. 57-1)**.

El FMN y el FAD desempeñan una función vital en el metabolismo como coenzimas para una amplia variedad de flavoproteínas respiratorias, algunas de las cuales contienen metales, como la xantina-oxidasa.

⊕ PRINCIPIOS GENERALES SOBRE LAS VITAMINAS

- Las vitaminas son sustancias que el organismo no sintetiza.
- Se deben administrar únicamente en situaciones carenciales.
- Los malos hábitos alimentarios pueden producir hipovitaminosis.
- En geriatría conviene administrar complementos vitamínicos de forma periódica.
- Hay que tener en cuenta que el uso continuado de laxantes de parafina puede ocasionar en el anciano un estado de carencia de vitaminas liposolubles.

La deficiencia de vitamina B_2 puede dar lugar a la aparición de estomatitis angular, lesiones cutáneas, oculares y en los órganos genitales, ya que esta vitamina participa en reacciones de oxidación-reducción involucradas en el metabolismo energético y de las proteínas, siendo esencial para el mantenimiento de la integridad de las mucosas.

Ácido nicotínico

El ácido nicotínico y su amida, la **nicotinamida (vitamina B_3) (fig. 57-1)**, tienen idéntica función como vitaminas; sin embargo, difieren de forma notable desde el punto de vista farmacológico, ya que el ácido nicotínico no se convierte de modo directo en nicotinamida, sino sólo a partir del metabolismo del nicotinamida-adenindinucleótido NAD.

El **NAD** y el **NADP** (nicotinamida-adenindinucleótido-fosfato), las formas activas del ácido nicotínico, tienen una función vital en el metabolismo como coenzimas para una amplia variedad de proteínas que catalizan reacciones de oxidación-reducción esenciales para la respiración de los tejidos. Intervienen en el metabolismo de los hidratos de carbono, las grasas y las proteínas.

La deficiencia de ácido nicotínico en la dieta puede originar la aparición de **pelagra**. Esta enfermedad cursa con erupciones eritematosas, alteraciones digestivas y trastornos nerviosos con vértigos, depresión, alteraciones de la memoria, delirios y alucinaciones.

Piridoxina

La **vitamina B_6** comprende tres formas químicas: **piridoxina**, **piridoxal** y **piridoxamina**, las cuales se diferencian entre sí en la naturaleza del sustituyente del carbono 4 del núcleo de piridina **(fig. 57-1)**. Éstas son:

- Piridoxina: con un alcohol primario.
- Piridoxal: con un grupo aldehído.
- Piridoxamina: con un grupo aminoetilo.

Todas ellas derivan de la 2-metil-3-hidroxi-5-hidroximetilpiridina.

Las formas activas son el piridoxal-5-fosfato y la piridoxamina-5-fosfato, que participan como coenzimas en diversas transformaciones metabólicas de aminoácidos.

La vitamina B_6 está indicada en los pacientes tratados con fármacos que alteran la actividad de la piridoxina, como levodopa, isoniazida, penicilamina, hidralazina y estrógenos.

Además de emplearse en la prevención y el tratamiento de la hipovitaminosis B_6, la piridoxina se ha utilizado, en dosis altas, en la prevención y el tratamiento de la intoxicación alcohólica, si bien su uso como tal no ha sido debidamente contrastado.

Ácido pantoténico

El ácido pantoténico **(vitamina B_5)** está constituido por la condensación de ácido pantoico y β-alanina. La forma comercial es la sal cálcica **(pantotenato cálcico)** y el correspondiente alcohol **(pantenol)**, que en el organismo se convierten en ácido pantoténico **(fig. 57-2)**.

El ácido pantoténico forma parte de la coenzima A y, como tal, participa en la transferencia de grupos acilo en el metabolismo oxidativo de los hidratos de carbono, en la gluconeogénesis, en las reacciones enzimáticas propias de la síntesis de ácidos grasos, hormonas esteroideas, colesterol y porfirinas, en la oxidación de los ácidos grasos y en numerosas acetilaciones biológicas.

El ácido pantoténico se utiliza para prevenir su deficiencia en situaciones en las que se requiera su uso; no obstante, también se emplea para combatir la caída del cabello y la fragilidad de las uñas.

Biotina

La biotina **(vitamina B_8 o vitamina H)** es un ácido orgánico que contiene en su estructura un anillo de imidazolidona y otro tetrahidrotiofeno, con una cadena lateral de ácido valérico **(fig. 57-2)**. Sus tres carbonos asimétricos dan lugar a la existencia de ocho estereoisómeros, de los cuales sólo posee actividad el isómero D.

La deficiencia de biotina en el hombre produce alteraciones descamativas de piel y mucosas; también aparecen laxitud, somnolencia, dolores musculares, hiperestesia y parestesias localizadas. Su carencia se relaciona con individuos que consumen habitualmente huevos crudos, ya que la clara contiene avidina, proteína antagonista de la biotina, la cual impide su absorción.

Cobalamina

Dentro de este grupo se encuentran la **hidroxocobalamina**, la **cianocobalamina** (sintética), la **mecobalamina** y la **cobabamida**.

La estructura química de la vitamina B_{12} **(fig. 57-2)** se caracteriza por poseer un anillo tetrapirrólico que forma un complejo con un átomo de cobalto (Co^{6+}). Es la única molécula que contiene cobalto encontrada en un tejido vivo.

Se encuentra en el organismo de los animales unida a una proteína, en forma de metilcobalamina o 5'-desoxiadenosil-

---

☼ VITAMINAS B

- Las formas activas del ácido nicotínico, NAD y NADP, intervienen como coenzimas para proteínas que catalizan reacciones de oxidación-reducción esenciales para la respiración de los tejidos.

- El piridoxal-5-fosfato y la piridoxamina-5-fosfato, formas activas de la vitamina B_6, participan como coenzimas en diversas transformaciones metabólicas de aminoácidos.

- El ácido pantoténico forma parte de la coenzima A y, como tal, participa en la transferencia de grupos acilo en el metabolismo oxidativo de hidratos de carbono.

- La biotina actúa como coenzima en reacciones enzimáticas del metabolismo de aminoácidos y grasas.

- La vitamina B_{12} interviene en la maduración de los hematíes y facilita las funciones neurológicas y la síntesis de ácidos nucleicos. La función bioquímica del ácido fólico está íntimamente relacionada con la de las cobalaminas.

- Las vitaminas del grupo B intervienen en reacciones esenciales del metabolismo intermediario. La tiamina participa como co-enzima en el metabolismo de los glúcidos.

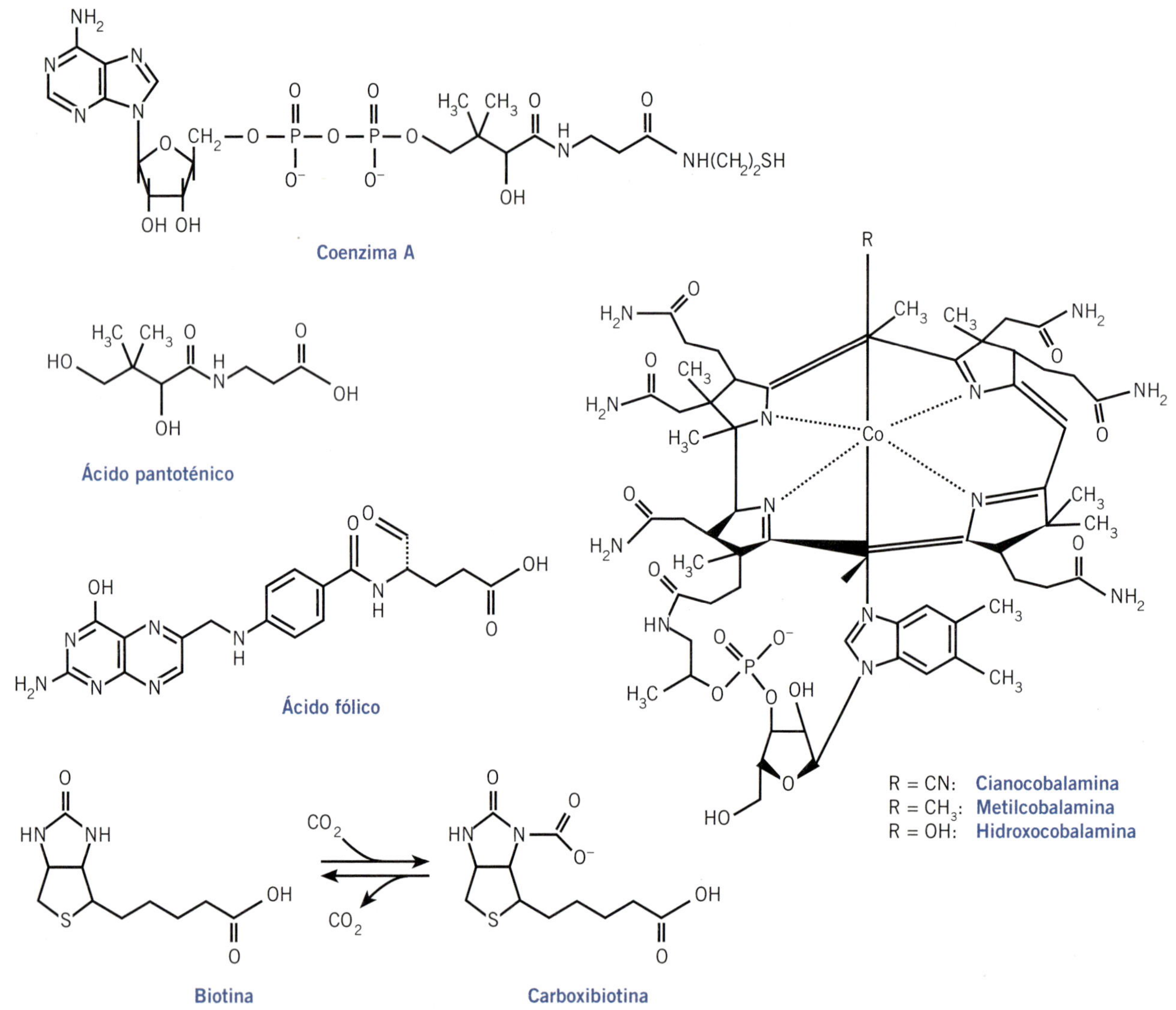

Figura 57-2. Estructura química del ácido pantoténico, la biotina, la vitamina B$_{12}$ y el ácido fólico.

cobalamina. Para ejercer sus funciones bioquímicas en el organismo debe ser hidrolizada en el estómago o en el intestino por la tripsina.

La 5'-desoxiadenosilcobalamina o metilcobalamina es esencial para la actividad de la malonil-CoA-mutasa, que transforma el metilmalonil-CoA en succinil-CoA. Además, la vitamina B$_{12}$ cataliza la conversión de homocisteína a metionina, mediante la participación de la metionina-sintasa, la cual permite la transferencia de un grupo metilo desde el N^5-metiltetrahidrofolato a la hidroxocobalamina, generando tetrahidrofolato y metilcobalamina.

La vitamina B$_{12}$ interviene en la maduración de los hematíes y facilita las funciones neurológicas y la síntesis de ácidos nucleicos. Su deficiencia causa **anemia megaloblástica** o **anemia perniciosa**. La anemia perniciosa se produce como consecuencia de una síntesis defectuosa de ADN, por ausencia del efecto de la cobalamina sobre el metabolismo del ácido fólico. Cuando hay déficit de cobalamina, prácticamente todo el ácido tetrahidrofólico se encuentra bajo la forma de N^5-metiltetrahidrofolato, debido a la inactividad de la metionina-sintasa. Esto impide la síntesis de otros tetrahidrofolatos necesarios para la biosíntesis de nucleótidos.

Suele administrarse asociada a las vitaminas B$_1$ y B$_6$. La administración de vitamina B$_{12}$ en megadosis se utiliza para combatir las intoxicaciones por cianuros.

Ácido fólico

El ácido fólico (**vitamina B$_9$**) es una molécula conjugada formada por un anillo de pteridina unido a ácido paraaminobenzoico (PABA) (**fig. 57-2**).

Su función bioquímica está estrechamente relacionada con la de las cobalaminas. Su forma activa es el **ácido tetrahidrofólico** (FH$_4$) o **ácido folínico** y, como tal, participa en la maduración de los hematíes y en la síntesis de ácidos nucleicos. El ácido fólico es reducido a ácido tetrahidrofólico en el interior de las células, por acción de la dihidrofolato-reductasa.

La deficiencia de ácido fólico provoca una anemia similar a la producida por la carencia de vitamina B$_{12}$.

A las embarazadas se les administra ácido fólico en las primeras etapas de la gestación, como profilaxis de los defectos del tubo neural del feto. Últimamente se emplea también el isómero levo (levofolinato), aunque este último presenta otras indicaciones como tratamiento de rescate de los efectos adversos del metotrexato. A este respecto, ha de recordarse la analogía estructural entre el ácido fólico y el metotrexato, dado que éste se diseñó como antimetabolito de aquél.

Vitaminas liposolubles

Retinol

La **vitamina A** comprende tres moléculas biológicamente activas, **retinol**, **retinal** (aldehído correspondiente) y **ácido retinoico** (con un grupo carboxilo terminal), las cuales derivan del β-caroteno, una molécula precursora conocida como provitamina A, perteneciente al grupo de los carotenoides, que está presente en numerosos vegetales. En el organismo humano, estos carotenos se transforman en vitamina A.

Su estructura posee un sistema de dobles enlaces conjugados en disposición *trans*, como se muestra en la **figura 57-3**.

El β-caroteno ingerido con la dieta se transforma en el intestino en dos moléculas de retinal, por la acción de la enzima β-caroteno-dioxigenasa. A continuación, el retinal se reduce a retinol mediante la retinaldehído-reductasa. El retinol pasa a la sangre y se almacena en el hígado en grandes cantidades hasta su utilización metabólica. La captación de retinol por las células se lleva a cabo mediante receptores específicos de la superficie celular. El complejo receptor-vitamina A interacciona con secuencias especiales de diversos genes implicados en la inflamación, la proliferación y la diferenciación celular.

El retinol participa de forma decisiva en el mecanismo de captación de la luz por la retina, en el ojo. También es responsable del crecimiento y la diferenciación del tejido epitelial y de otros tejidos, como el hueso.

En el proceso de la visión, la disposición *trans* de la molécula de vitamina A sufre una modificación, isomerizándose a la forma con disposición *cis* en el doble enlace C11-C12, y en esta forma, bajo la función aldehído (11-*cis*-retinal), se combina con la opsina, para dar lugar a un producto de condensación conocido como **rodopsina**, una sal de iminio (base de Schiff), que se localiza en los bastones de la retina.

Los primeros síntomas de deficiencia conforman lo que se conoce como ceguera nocturna, que suele acompañarse

---

⊗ **VITAMINA C Y ÁCIDO FÓLICO**

• **Vitamina C**
  – Es el ácido ascórbico.
  – Su carencia provoca el escorbuto.
  – Es fundamental en los tejidos para la formación de sustancias intracelulares: colágeno, proteoglucanos y otros elementos del endotelio capilar y de la matriz dental y ósea.
  – Se le atribuyen propiedades preventivas de algunas enfermedades, sin que se hayan podido justificar tales extremos.

• **Ácido fólico**
  – Se emplea en el tratamiento de la anemia megaloblástica.
  – Se administra cuando se prevé un estado de gestación para prevenir la aparición de espina bífida en el feto.
  – El ácido folínico se emplea como antídoto en los pacientes tratados con sobredosis de metotrexato, un antimetabolito del ácido fólico.

⊗ **VITAMINAS A Y D**

• **Vitamina A**
  – El retinol participa de forma decisiva en el mecanismo de captación de la luz por la retina. Un exceso de vitamina A puede ocasionar lesión hepática.

• **Vitamina D**
  – El calciferol es la forma más empleada para prevenir el raquitismo, la osteomalacia y la hipovitaminosis por malabsorción.
  – El calcitriol es el derivado principal; proviene de la conversión en el riñón a partir del calcifediol que se ha formado en el hígado.
  – El calcitriol promueve la calcemia por movilización ósea, por incremento en su absorción intestinal y por disminución de su excreción renal.

---

de hiperqueratosis folicular, aumento de la susceptibilidad a las infecciones y anemia. Si la hipovitaminosis A es prolongada, se produce una queratinización progresiva de la córnea, conocida como xeroftalmía.

La vitamina A es un excelente antioxidante, que impide la formación de especies químicas de oxígeno altamente reactivas, por lo que desempeña cierta actividad protectora para algunas moléculas lipídicas, como los ácidos grasos, al impedir su oxidación, retardando el catabolismo celular.

Existen datos que demuestran que una deficiencia de vitamina A favorece la predisposición a la carcinogénesis, lo que indica que los retinoides pueden ejercer un papel importante en los fenómenos de crecimiento y diferenciación celulares. Esta actividad antiproliferativa y diferenciadora de los retinoides se produce en dosis tan elevadas que resultarían altamente tóxicas.

La vitamina A puede ser tóxica cuando se administran dosis 10 veces superiores al aporte diario recomendado. Las dosis masivas en lactantes pueden producir un cuadro de hidrocefalia aguda benigna, el síndrome de Marie-Sée, que se caracteriza por hipertensión intracraneal y cursa clínicamente con abombamiento de la fontanela anterior. Otros trastornos que se han descrito por consumo excesivo de vitamina A son anorexia, retraso del crecimiento, sequedad y grietas en la piel, hepatoesplenomegalia, alopecia, apatía, artralgia migratoria, dolores óseos, hipomenorrea, irritabilidad y cefalea intensa. En contraste con la vitamina A, la ingestión excesiva de carotenoides provitamínicos no produce síntomas clínicos, salvo el color amarillo de la piel (carotenodermia, hipercarotenemia o xantosis palmoplantar).

Calciferol

Existen varias sustancias con carácter vitamínico D, pero las más interesantes son el **ergocalciferol (vitamina D₂)** y el **colecalciferol (vitamina D₃)** (**fig. 57-3**).

La vitamina D es una hormona que, junto con la hormona paratiroidea (PTH) y la calcitonina, son importantes reguladores de las cifras plasmáticas de calcio. Su metabolito activo primario es la 1α,25-dihidroxivitamina D₃ (**calcitriol**), que es producto de dos hidroxilaciones sucesivas en la molécula de colecalciferol: la 25-hidroxilación, que se lleva a acabo en el hígado, dando como resultado el 25-hidroxicolecalciferol (**calcifediol**), y la 1α-hidroxilación, que ocurre principalmente en los túbulos proximales del riñón y constituye la activación

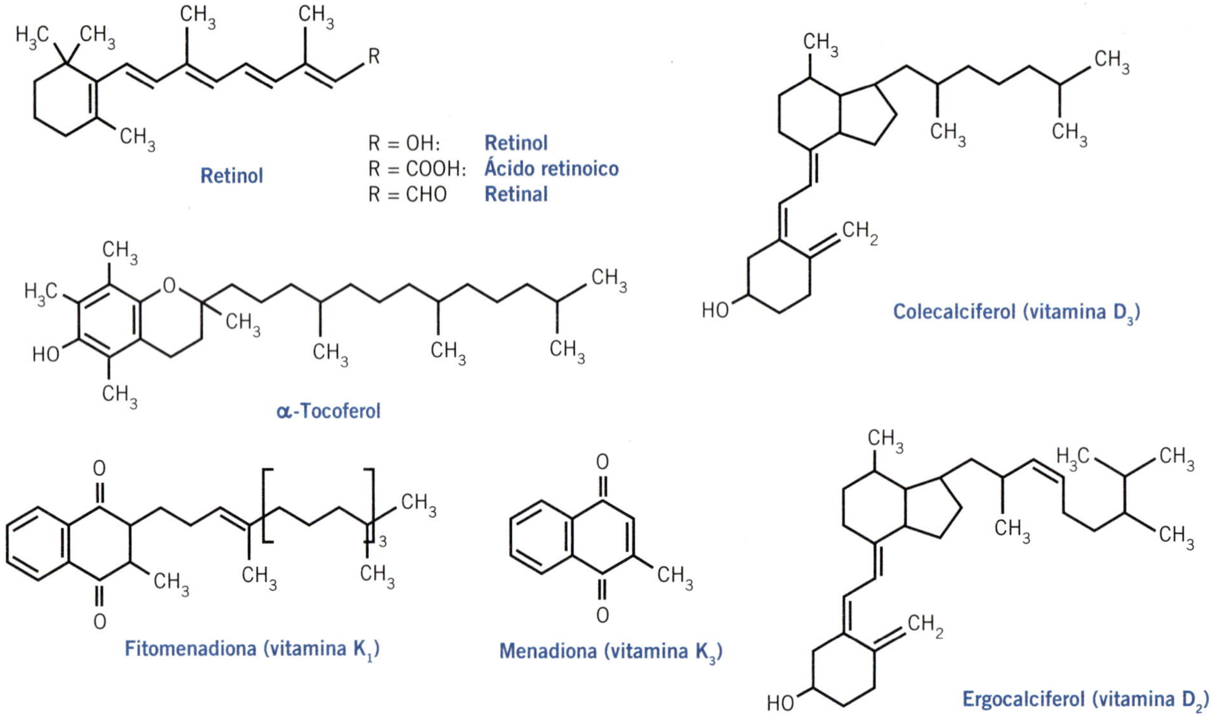

Figura 57-3. Estructura química de la vitamina A, el ergocalciferol, el colecalciferol, el α-tocoferol y la vitamina K.

final. El **alfacalcidol** es el 1α-hidroxicolecalciferol, y el **paricalcitol** es un análogo del calcitriol.

La 1α-hidroxilasa está sujeta a sistemas de regulación muy sensibles que permiten que la secreción de calcitriol se lleve a cabo de forma apropiada para la homeostasia óptima del calcio. La actividad enzimática aumenta cuando hay deficiencia de vitamina D, calcio y fósforo en la dieta, por acción de la PTH y probablemente también por acción de la prolactina y los estrógenos. Por el contrario, la actividad de la enzima disminuye cuando la ingesta de éstos es elevada y cuando se incrementan las concentraciones del 1,25-dihidroxicolecalciferol, ya que éste ejerce una retroalimentación negativa de la enzima tanto en forma directa en el tejido renal como indirectamente inhibiendo la producción de PTH.

La vitamina D se sintetiza en la piel y es transportada por la sangre hacia distintos lugares del organismo, donde se produce su activación. La forma activa se une a receptores específicos en los tejidos, lo que da lugar finalmente a un incremento de la concentración de calcio plasmático.

En la actualidad, la vitamina D se considera una hormona con capacidad multifuncional. Aparte de su participación en el metabolismo mineral, se le atribuye un papel en la maduración y diferenciación de células mononucleares y en la producción de citocinas, así como una implicación en el sistema inmunitario.

Diversos estudios han demostrado que el ácido litocólico, un tipo específico de ácido biliar y un conocido agente carcinógeno, es capaz de activar el receptor de la vitamina D. Cuando el receptor es activado, éste, a su vez, activa otras proteínas que producen la desintoxicación del ácido biliar, lo que podría ser de gran interés en la prevención del cáncer de colon. Este estudio proporciona nuevas e interesantes pistas sobre la relación entre la vitamina D, los ácidos biliares y el cáncer colorrectal. El ácido litocólico se genera como subproducto cuando las bacterias intestinales digieren los ácidos biliares producidos en el hígado.

Una deficiencia crónica de vitamina D puede provocar deformaciones en el esqueleto, como **raquitismo** en los niños y **osteomalacia** en los adultos.

Tocoferol

En la actualidad se conocen ocho tocoferoles con actividad de **vitamina E**. De todos ellos, se considera que el **α-tocoferol** es el más importante, puesto que constituye alrededor del 90 % de los tocoferoles presentes en los tejidos de animales y muestra una mayor actividad biológica. El α-tocoferol **(fig. 57-3)** tiene una gran similitud estructural con la forma 6-cromanol de la coenzima Q_4, con la cual comparte actividad biológica en varios sistemas.

Al actuar como antioxidante, previene la degradación de las membranas celulares, evitando la oxidación de los constituyentes celulares esenciales; en concreto, previene la peroxidación de los ácidos grasos poliinsaturados. En sus funcio-

---

⊘ VITAMINAS E Y K

• **Vitamina E**
  – El tocoferol actúa como antioxidante y, como tal, previene la degradación de las membranas celulares, evitando la oxidación de los constituyentes celulares esenciales.

• **Vitamina K**
  – Es la vitamina de la coagulación.
  – Ejerce su función facilitando la activación de algunos factores de la coagulación.

nes antioxidantes, esta vitamina se encuentra estrechamente relacionada con el ácido ascórbico.

Al parecer, existe cierta relación entre las vitaminas A y E. La vitamina E aumenta la absorción intestinal de vitamina A, observándose un aumento de las cifras hepáticas y de otras concentraciones celulares de la vitamina A. La vitamina E ha demostrado ser tan eficaz como el retinol en el tratamiento de la retinitis pigmentaria. Además, la vitamina E parece ejercer cierta protección frente a algunos efectos de la hipervitaminosis A. Éstas son las razones de su asociación en terapéutica.

El déficit de vitamina E en ratas y en otros animales conduce a la formación de escamas en la piel, a debilidad muscular y a esterilidad. El nombre deriva del griego *tokos* («alumbrar»), aunque no se sabe si la vitamina E afecta a la fertilidad humana.

La deficiencia de vitamina E en el hombre provoca ciertas formas de **anemia hemolítica** y tendencia a la formación de edemas; además, se han descrito alteraciones neurológicas, renales y musculares.

Menadiona

Las vitaminas K son derivados de la naftoquinona o de la naftohidroquinona **(fig. 57-3)**. Las formas naturales son la **vitamina K₁ (fitomenadiona)**, presente en las plantas, y la **vitamina K₂ (menaquinona)**, sintetizada en cantidades considerables por las bacterias grampositivas del tubo digestivo de los animales. La más utilizada en clínica, en la actualidad, es la **vitamina K₃ o menadiona**, una forma sintética.

Su función biológica es facilitar la formación de ciertos factores de la coagulación, como la protrombina (factor II) y los factores VII, IX y X. Por ello, es indispensable para la coagulación sanguínea. Su deficiencia o hipovitaminosis K produce hemorragias.

Los factores de la coagulación dependientes de vitamina K, en ausencia de ésta, son proteínas precursoras biológicamente inactivas en el hígado. La vitamina K funciona como un cofactor esencial para un sistema de enzimas microsomal que activa dichos precursores mediante la conversión de múltiples residuos de ácido glutámico cerca del grupo aminoterminal de cada precursor en residuos de γ-carboxiglutamil en la proteína final. La formación de este nuevo aminoácido, el ácido γ-carboxiglutámico, permite que la proteína se una al calcio y que, a su vez, quede unida a una superficie de fosfolípidos; estos dos sucesos son necesarios en la cascada de fenómenos que conducen a la formación de coágulos. La forma activa de la vitamina K es la hidroquinona reducida que, en presencia de O_2 y CO_2 y la enzima carboxilasa microsomal, se convierte en su 2,3-epóxido al mismo tiempo que ocurre la γ-carboxilación. La forma hidroquinona de la vitamina K se regenera a partir del 2,3-epóxido mediante una epóxido-reductasa **(fig. 57-4)**.

Las enfermedades hepáticas favorecen la deficiencia de vitamina K, y también algunos fármacos, como la colestiramina, los laxantes lubricantes y los antibióticos administrados por vía oral, pueden disminuir la absorción de esta vitamina.

Cabe recordar que los anticoagulantes orales cumarínicos son antagonistas de la vitamina K.

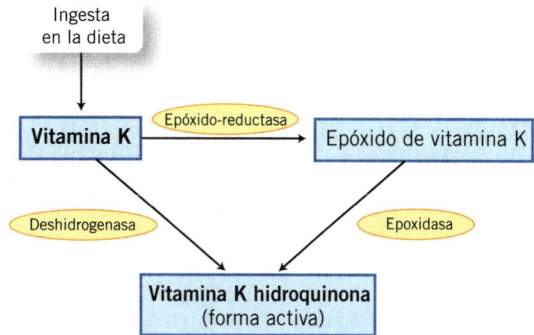

Figura 57-4. Mecanismo de activación hepática de la vitamina K.

En la **tabla 57-1** se muestran las principales características farmacológicas de las vitaminas comercializadas en España.

FITOTERAPIA

Etimológicamente, se entiende por fitoterapia la ciencia que estudia el tratamiento de las enfermedades mediante las plantas medicinales o sus derivados. Sin embargo, esta definición tal vez resulte demasiado amplia al no precisar los límites de los productos que derivan de las plantas, e incluso podría quedar aparentemente desfasada en el contexto de la terapéutica actual. Por este motivo, conviene efectuar algunas precisiones al respecto.

El empleo de los productos naturales como remedios curativos es tan antiguo como la humanidad. Tanto el reino animal como el reino vegetal, sobre todo este último, suministraron la materia prima que constituía la base del tratamiento de las enfermedades hasta bien entrado el siglo xx.

Con los avances de la química orgánica y de las técnicas analíticas se fueron extrayendo de las plantas las sustancias químicas responsables de su actividad, naciendo así el concepto de principio activo. El conocimiento de su estructura química junto con el desarrollo de la química de síntesis propició la obtención en el laboratorio de fármacos a imagen y semejanza de lo que la naturaleza proporcionaba.

A partir de ahí, el fármaco de síntesis sufrió una evolución extraordinaria, lo que supuso un enorme atractivo para los investigadores que condujo a un postergamiento, tal vez exagerado, del producto natural.

De este modo, el estudio de las plantas y de sus posibles principios activos fue pasando a un segundo plano, propiciado, además, por una serie de desventajas que venían de la mano del desarrollo industrial, donde se mezclaban problemas distintos de los puramente científicos, como política de patentes, precios, etc., amén de las dificultades de extracción, manejo y normalización de los extractos vegetales.

Si a ello se añade que, en los últimos años, algunos desaprensivos que se hacen pasar por investigadores han tratado y tratan de introducir algunos «productos milagro» utilizando como base las plantas medicinales, se comprende la situación de cierto desprestigio que han sufrido dichos productos. Este tipo de fitoterapia paralela e irracional contribuye a que buena parte de la industria farmacéutica rechace la investigación sobre plantas medicinales.

Tabla 57-1. Principales características de las vitaminas comercializadas en España

FÁRMACO	VÍA DE ADMINISTRACIÓN	INDICACIONES	INTERACCIONES	REACCIONES ADVERSAS
Ácido ascórbico	Oral Intravenosa	Profilaxis y tratamiento del déficit de vitamina C	Algeldrato Deferoxamina Etinilestradiol Fármacos que predisponen a la nefrolitiasis Propranolol Warfarina	Diarrea, náuseas, vómitos, hiperacidez gástrica Cefalea e insomnio Producción de cálculos renales Anemia hemolítica
Tiamina	Oral Intramuscular	Déficit de vitamina B_1 Neuritis	Bloqueantes neuromusculares	Náuseas Reacciones de hipersensibilidad
Riboflavina	Oral Intramuscular	Profilaxis del déficit de vitamina B Estomatitis		
Piridoxina	Oral Parenteral	Déficit de vitamina B_6 Náuseas y vómitos Intoxicación etílica aguda Trastornos neuromusculares Intoxicación por isoniazida	Amiodarona Antiepilépticos Levodopa Fármacos que incrementen los requerimientos de vitamina B_6	Neurológicas Alérgicas/dermatológicas
Pantenol Pantotenato cálcico	Parenteral	Atonía intestinal Estreñimiento Afecciones de mucosas del aparato digestivo y respiratorio	Parasimpaticomiméticos Relajantes musculares	Digestivas Alérgicas/dermatológicas
Biotina	Oral Parenteral	Eccema seborreico Acné Fragilidad ungueal Dermatitis exfoliativa	Antiepilépticos	Alérgicas/dermatológicas
Cianocobalamina	Intramuscular Subcutánea profunda	Anemia perniciosa Síndrome de malabsorción Gastrectomía	Antiulcerosos Cloranfenicol	Diarrea Urticaria Erupciones exantemáticas Dolor en el punto de inyección
Ácido fólico	Oral	Anemia megaloblástica Prevención de defectos del tubo neural del feto	Anticonvulsivantes Fluorouracilo Raltitrexed Sulfasalazina Trimetoprima/sulfametoxazol	Alérgicas Malestar general Alteraciones digestivas
Retinol	Oral	Déficit de vitamina A Crecimiento Hipertiroidismo Malabsorción Infecciones prolongadas Insuficiencia hepática Afecciones cutáneas y oftalmológicas	Colestiramina Isotretinoína Neomicina Orlistat Paclitaxel Parafina	Alérgicas/dermatológicas Oftalmológicas (conjuntivitis, opacidad corneal) Generales (alopecia)
Colecalciferol	Oral	Prevención y tratamiento de deficiencia (raquitismo, osteomalacia)	Inductores enzimáticos Ketoconazol Orlistat Parafina líquida Resinas de intercambio iónico Sales de Al o Mg	Infrecuentes En asociación con altas dosis de calcio
Calcifediol	Oral	Osteomalacia por disfunción hepática Hipoparatiroidismo Osteodistrofia renal	Inductores enzimáticos Glucósidos cardíacos Resinas de intercambio iónico, orlistat Laxantes tipo parafina Antiácidos con Mg Verapamilo	Infrecuentes En asociación con altas dosis de calcio: digestivas, neurológicas
Calcitriol	Oral Parenteral	Hipocalcemia Osteodistrofia renal Hipoparatiroidismo Déficit de vitamina D Osteomalacia	Inductores enzimáticos Glucósidos cardíacos Resinas de intercambio iónico, orlistat Laxantes tipo parafina Antiácidos con Mg Verapamilo	Infrecuentes En asociación con altas dosis de calcio: digestivas, neurológicas

Continúa

Tabla 57-1. Principales características de las vitaminas comercializadas en España *(cont.)*

FÁRMACO	VÍA DE ADMINISTRACIÓN	INDICACIONES	INTERACCIONES	REACCIONES ADVERSAS
Alfacalcidol	Oral Parenteral	Hipocalcemia Osteodistrofia renal Alteraciones del metabolismo del calcio	Inductores enzimáticos Glucósidos cardíacos Resinas de intercambio iónico, orlistat Laxantes tipo parafina Antiácidos con Mg Verapamilo Corticoides	Infrecuentes En asociación con altas dosis de calcio: digestivas, neurológicas
Tocoferol	Oral Parenteral	Déficit de vitamina E	Anticoagulantes orales Orlistat Suplementos de hierro	Diarrea, dolor abdominal, náuseas y flatulencia Mareo y cefalea Erupciones exantemáticas Visión borrosa Miastenia
Vitamina K	Oral Intramuscular	Enfermedad hemorrágica del recién nacido Hemorragia Sobredosificación de anticoagulantes Hipovitaminosis K	Anticoagulantes orales	Alérgicas Generales

Sin embargo, cabe destacar que se siguen aislando de las plantas y de algunos seres vivos, sobre todo marinos, sustancias insospechadas, de tal complejidad estructural que difícilmente podrían haber sido previstas por medios informáticos, pudiendo servir como fuente de inspiración de nuevos modelos estructurales o ser utilizados en terapéutica como tales.

Quede claro, pues, que los productos que ofrece la fitoterapia no constituyen una medicina alternativa, sino que forman parte consustancial del arsenal terapéutico, para lo cual deben pasar por idénticos filtros farmacológicos que los de síntesis, respetando las singularidades de cada uno.

Otra cuestión diferente la constituyen algunos condicionantes legales por los que la mayor parte de los productos fitoterápicos no son de prescripción médica, pero ello no es óbice para que se los considere como medicamentos, de la misma forma que también lo son las denominadas especialidades farmacéuticas publicitarias.

Algo distinto sucedería con los productos que no cumpliesen las disposiciones legales vigentes.

Situación actual de la fitoterapia: usos de las plantas medicinales

Con el fin de concentrar en este pequeño apartado lo más importante de la fitoterapia, ésta se abordará a través de una serie de puntos que ofrecen una visión panorámica que, aunque sucinta, proporcione una idea de la actualidad fitoterapéutica.

Actualmente, se tiende a cultivar las plantas medicinales por las evidentes ventajas que presenta el cultivo frente a la recolección de especies silvestres, como la localización, las posibles mejoras que se pueden introducir, la facilidad de la recolección, la anulación de riesgos de identificación errónea, el mayor rendimiento, la posibilidad de preseleccionar las semillas, etc. Sin embargo, hay que afrontar el hecho de la mayor fragilidad de las plantas cultivadas frente a las sil-

vestres, por lo que aún se recolectan algunas especies que no tienen gran demanda directamente de la naturaleza.

Cabe mencionar, a modo de ejemplo, que las antiguas farmacopeas recomendaban recolectar las hojas de digital (planta bianual) procedentes de la roseta basal del segundo año para evitar confusiones con plantas de aspecto parecido, como *Verbascum thapsus*, dado que antes no se cultivaban estas plantas. Hoy en día esto no es necesario porque todas las digitales que se emplean proceden de cultivos y resulta que la roseta de primer año es más rica en principios activos.

Así pues, conviene considerar que existen plantas medicinales cultivadas y silvestres y que, en ambos casos, se recolectan, bien para emplearlas como tales, bien para extraer de ellas sus principios activos.

Por otra parte, la química de síntesis ofrece la posibilidad de modificar los principios activos mediante semisíntesis con el fin de incrementar su actividad, mejorar su distribución por el organismo, evitar efectos adversos, etcétera.

Plantas medicinales utilizadas para extraer sus principios activos

Posiblemente, el concepto de fitoterapia más extendido coincida con el uso que se da a las plantas, que comúnmente se expenden en bolsitas conteniendo trociscos procedentes de ellas mismas, tras ser desecadas o estabilizadas para su conservación.

Sin embargo, dicho concepto es más amplio, aunque no tanto como para incluir a los medicamentos confeccionados con principios activos de plantas.

No obstante, es interesante recordar algunos de los principios activos más importantes que se siguen extrayendo de las plantas, para ser utilizados en terapéutica (tabla 57-2).

La razón de ello es la facilidad del cultivo y el aceptable rendimiento del producto natural frente a las grandes dificultades que existen para obtener estos fármacos a través de la síntesis. El reino vegetal ha proporcionado valiosos anti-

Tabla 57-2. Plantas empleadas para extraer sus principios activos

Especie	Principio activo
Taxus spp. (Taxaceae)	10-Desacetilbacatina III[a]
Papaver bracteatum (Papaveraceae)	Tebaína[b]
Digitalis lanata (Scrophulariaceae)	Digoxina
Pilocarpus jaborandi (Rutaceae)	Pilocarpina
Physostigma venenosum (Fabaceae)	Eserina
Datura metel (Solanaceae)	Hiosciamina y escopolamina
Aesculus hippocastannum (Hippocastannaceae)	Escina
Glycyrrhiza glabra (Fabaceae)	Enoxolona
Capsicum spp. (Solanaceae)	Capsaicina
Centella asiatica (Apiaceae)	Asiaticósido

[a] Inactivo. Materia prima para la obtención de paclitaxel.
[b] Inactivo. Materia prima para la obtención de otros alcaloides opiáceos.

neoplásicos, como los alcaloides de la *Vinca*, vinblastina y vincristina, o el paclitaxel, principio activo más importante generado por *Taxus brevifolia* o tejo del Pacífico. En 1994, Nicolaou consiguió sintetizar este último, pero su rendimiento y su precio lo hacían incompatible con la utilización en terapéutica. Con este árbol, que crece en las costas oceánicas, ha sucedido una serie de hechos singulares. Gracias a los trabajos iniciales de Schiff, se demostró su mecanismo de acción frente al cáncer de ovario. El principio activo se extraía, en los comienzos, de la corteza, para lo cual había que destruir el árbol. Dado que éste tarda en crecer unos 30 años, los ecologistas llamaron la atención al estimar que en poco tiempo podría ser esquilmada la producción de tejo.

La semisíntesis a partir de la 10-desacetilbaccatina III contenida en *Taxus baccata* reproducía los problemas iniciales por el posible agotamiento de esta otra especie, y la obtención a partir de las hojas, como se realiza en la actualidad con mínimo deterioro, no satisface la demanda. Existen esperanzas, no obstante, de que un hongo que crece endofítico en la corteza del tejo, *Taxomyces andreanae*, y que es capaz de sintetizar paclitaxel, pueda ser cultivado con éxito para la producción del principio activo.

Pero tal vez sean los alcaloides opiáceos los que constituyan el ejemplo más representativo de obtención de principios activos a partir de cultivos de plantas. La morfina, la codeína, la papaverina y la noscapina se obtienen de los cultivos de distintas especies de adormidera. Éstos se realizan con *Papaver somniferum*, aunque actualmente se tiende a producir *Papaver bracteatum* debido a la riqueza de su contenido en tebaína. Este alcaloide es inactivo y, por lo tanto, más seguro, pudiéndose convertir de un modo sencillo en morfina o en codeína según convenga.

La digoxina es otro fármaco que sigue obteniéndose de los cultivos de digital, concretamente de *Digitalis lanata*, por la facilidad que presenta su cultivo y el aislamiento del heterósido, el cual sigue siendo un producto de referencia en el tratamiento de la insuficiencia cardíaca.

En este apartado se encuadran otras muchas plantas como, por ejemplo, el jaborandi para la obtención de pilocarpina, el castaño de Indias para extraer escina, el regaliz para obtener enoxolona, los pimientos (*Capsicum* spp.), para

la extracción de capsaicina, una amida de la vainillilamina y un ácido graso insaturado, utilizada como analgésico en el dolor neuropático por provocar depleción de la sustancia P, e incluso los hongos productores de antibióticos.

También es necesario citar otros metabolitos obtenidos a partir de hongos, como el tacrólimus, una lactona macrocíclica presente en *Streptomyces tsukubaensis*, que fue aprobada por la *Food and Drug Administration* (FDA) en 1994 con indicación en el trasplante de hígado y riñón. A partir de *Streptomyces hygroscopicus* se aisló un macrólido triénico, el sirólimus, que fue estudiado primero como antifúngico y después como inmunosupresor. Everólimus es un derivado del sirólimus, utilizado también como inmunosupresor.

Algunos principios activos tóxicos se están utilizando en el momento actual unidos por enlaces covalentes a determinados anticuerpos monoclonales con fines antineoplásicos. El anticuerpo se une selectivamente a las células cancerosas y, en ese momento, vierte de manera específica el tóxico que lleva unido. Como ejemplos se pueden citar: brentuximabvedotina (vedotina = monometilauristatina E) y ado-trastuzumab emtansina.

Plantas utilizadas para modificar por semisíntesis sus principios activos

En algunos casos, los principios activos obtenidos de las plantas medicinales o de los hongos son susceptibles de ser modificados para mejorar su comportamiento. Unas veces se persigue adecuar sus propiedades fisicoquímicas para que, al cambiar su cinética, se consiga una distribución selectiva; otras, se busca intensificar su actividad o hacer más específica su actuación.

De esta forma se obtiene actualmente la mayoría de los antibióticos que se emplean en terapéutica y otros muchos productos obtenidos de plantas superiores, sobre todo antineoplásicos. Entre estos últimos cabe citar el irinotecán y el topotecán, excelentes citostáticos obtenidos a partir de la camptotecina contenida en *Camptotheca acuminata*.

El etopósido y el tenipósido son también dos anticancerígenos obtenidos sobre la base de la podofilotoxina de *Podophyllum peltatum*, a raíz de las antiguas observaciones de su uso para combatir las verrugas.

Por semisíntesis se obtienen también distintas familias de productos esteroideos, como glucocorticoides, hormonas, anabolizantes, etc., a partir de los insaponificables de ciertas grasas vegetales, de la diosgenina (*Dioscorea tokoro*) o de la hecogenina (*Agave sisalana*). Las plantaciones de *Datura metel*, especie próxima al estramonio, son utilizadas para la extracción de sus alcaloides y para obtener, por adición de radicales, los diversos fármacos de naturaleza tropánica que se emplean actualmente para combatir la enfermedad pulmonar obstructiva crónica: tiotropio e ipratropio, así como el bromuro de *N*-butilescopolamina, clásicamente utilizado por sus propiedades antiespasmódicas.

También se obtienen por este procedimiento muchos de los derivados flavónicos empleados en terapéutica para combatir la insuficiencia venosa. En este caso, la materia prima utilizada es el mesocarpio del fruto de los cítricos, producto secundario o de desecho en las industrias de mermeladas.

Plantas medicinales utilizadas enteras o parcialmente

Posiblemente, este apartado sea el que dé una respuesta que se corresponda en mayor medida con el concepto más extendido de fitoterapia.

La heterogeneidad de la naturaleza de sus principios activos condiciona, a su vez, una gran diversidad de acciones. Pueden contener alcaloides, aceites esenciales, lactonas, mucílagos, heterósidos de diversa composición, etcétera.

Las plantas que se incluyen en este apartado, salvo alguna excepción, suelen ofrecerse como alternativas clásicas de sus homólogos sintéticos y cuentan con adeptos incondicionales. Nos referimos, lógicamente, a especies medicinales con actividad demostrada y que están registradas con arreglo a la legislación actual. A modo de ejemplo, se citan las siguientes:

Harpagophytum procumbens. La raíz de harpagofito o «garra del diablo» se emplea de diversas formas como antiinflamatorio por su contenido en iridoides. La inestabilidad de estos principios ante las agresiones químicas dificulta su manejo y extracción, por lo que se sigue empleando en terapéutica la raíz en sí.

Plantago ovata. La testa de sus semillas es rica en mucílagos, lo que le confiere propiedades laxantes por su capacidad de hinchamiento cuando es ingerido en suspensión acuosa.

Cassia sp. Las hojas de las distintas especies de sen son utilizadas como laxantes por su contenido en antraquinonas. Se emplean en infusión o bien forman parte de la composición de diversos preparados.

Especies aromáticas. La industria de las esencias constituye un mundo apasionante. Las plantas que se emplean proceden en su mayor parte de la familia de las Labiadas (lavanda, mentas, salvias, etc.), aunque también poseen aceites esenciales útiles en perfumería algunas Umbelíferas, Mirtáceas, Compuestas, etc. No sólo se utilizan con este fin, sino también como excelentes antisépticos de vías respiratorias.

Otras plantas. Es inagotable el número de plantas que se emplean enteras o fragmentadas para combatir eficazmente diversas afecciones, por lo que se remite al lector a las obras especializadas para profundizar en esta materia. Sin embargo, es interesante aclarar la eficacia de algunas infusiones de plantas cuyo mecanismo de acción se ha puesto en tela de juicio. Así, por ejemplo, se sabe que las infusiones de tila o melisa normalizan ciertos estados de agitación para los que son particularmente útiles.

Plantas utilizadas para obtener sus extractos

Es difícil establecer una separación bien diferenciada entre el apartado anterior y éste. No obstante, aquí se incluyen las plantas que mayoritariamente se recolectan –cultivadas o silvestres– para obtener, de la parte donde más abundan, los principios activos en forma de extracto. A continuación se describen algunos ejemplos:

Centella asiatica. Por su contenido en asiaticósido (saponina triterpénica) se emplea como cicatrizante y como anticelulítico.

Krameria triandra. Comúnmente se la denomina ratania y por su contenido en taninos condensados se utiliza como tónico cutáneo debido a sus propiedades astringentes.

Rhamnus frangula y *Rhamnus purshiana.* A estas especies se las denomina vulgarmente frángula y cáscara sagrada, respectivamente. Ambas contienen principios de naturaleza antraquinónica, por lo que son muy empleadas como laxantes. La frángula se emplea mayoritariamente en Europa, sobre todo en Alemania, en tanto que la cáscara sagrada es más apreciada por los norteamericanos.

Ginkgo biloba. Es una planta que está generando bastantes expectativas en la actualidad por la posibilidad de ser empleada con éxito para combatir ciertas enfermedades neurodegenerativas. Al parecer, sus propiedades guardan relación con su contenido en flavonoides y diterpenos.

Ruscus aculeatus. Por sus extractos, ricos en saponinas esteroídicas, poseen propiedades antiinflamatorias, que tradicionalmente se han empleado para combatir las hemorroides.

Glycine max. La soja es una planta consumida habitualmente en los países orientales en forma de leche o brotes frescos. El hecho de que las mujeres japonesas tengan una menopausia más tardía y con menos trastornos ligados a ella (p. ej., ausencia de síntomas vasomotores) parece que está ligado al consumo de soja, por su contenido en sustancias isoflavónicas, como daidzeína y genisteína, que se comportan como fitoestrógenos. Dichas isoflavonas se extraen de las semillas con disolventes adecuados.

Panax ginseng. Los extractos de las raíces de ginseng se utilizan desde tiempo inmemorial en China y Corea como elixir de la longevidad, tónico y afrodisíaco. No es de extrañar que por su contenido en heterósidos triterpénicos manifieste propiedades estimulantes.

Cola nitida. Los extractos de nuez de Kola, por su contenido en cafeína, se emplean como estimulantes, generalmente en forma de bebidas, para atenuar el cansancio.

Hypericum perforatum. El hipérico, también conocido como hierba de San Juan, posee una gran reputación en el tratamiento de los trastornos depresivos leves y moderados, habiendo aumentado últimamente su empleo por la clara eficacia que posee. Presenta unas perspectivas muy prometedoras en los años venideros.

Valeriana officinalis. La valeriana, junto con la pasiflora y el espino albar, son las plantas más utilizadas como ansiolíticos. Por el momento, no hay una razón clara que justifique su indudable actividad.

Problemas relacionados con el empleo de las plantas medicinales

Está claro que la actividad de las plantas usadas en terapéutica se debe a su contenido en principios activos. Sin embargo, en muchas ocasiones se desconocen o se minimizan sus propiedades, lo que puede provocar problemas por efectos adversos o por interacciones que, a veces, pueden ser importantes.

Existen ciertos problemas relacionados con el empleo de las plantas medicinales, entre los que se pueden citar intoxicaciones por una identificación errónea de la planta o contaminación del producto con microorganismos, con otras plantas, con productos químicos –metales pesados–, con otros fármacos o con alérgenos. También pueden producirse variaciones en el contenido de los principios activos dependiendo de la estación de recolección, la zona o las condiciones de crecimiento o parte de la planta usada y, por último, pueden producirse interacciones con medicamentos, con alimentos o con otras plantas medicinales (tabla 57-3). La incidencia y la implicación clínica de estos problemas, en muchas ocasiones, se desconocen.

La naringina, una flavanona presente en el zumo de pomelo, representa uno de los ejemplos más significativos de interacciones farmacológicas. Este flavonoide, que se transforma en naringenina en el organismo, inhibe la actividad metabólica de la isoenzima 3A4 del citocromo P-450 en la pared intestinal y activa la glucoproteína P, que se localiza en el borde en cepillo de la pared intestinal y también transporta sustratos de CYP3A4 dando lugar a un aumento en los niveles plasmáticos de varios medicamentos.

Esta interacción puede ser clínicamente relevante, sobre todo en el caso de fármacos con índice terapéutico estrecho, pacientes ancianos o con insuficiencia hepática.

El hipérico también ha sido causa de notificaciones de interacciones farmacológicas. La Agencia Española de Medicamentos y Productos Sanitarios (AEMPS) advirtió de la posibilidad de pérdida de efecto de algunos fármacos cuando se administran simultáneamente con hipérico. Además, si el tratamiento conjunto ya está instaurado y los pacientes reciben las dosis correctas, la interrupción de la administración de los derivados de hipérico puede producir fenómenos de toxicidad, especialmente en el caso de fármacos con margen terapéutico estrecho.

Un ejemplo relacionado con la aparición de efectos adversos es el caso del rizoma de *Cimicifuga racemosa*, una especie ampliamente utilizada en Europa en el tratamiento de los síntomas asociados al climaterio. La AEMPS alertó sobre la posible toxicidad hepática relacionada con la administración de esta planta y aconsejó cautela en su utilización, ya que existe escasa información sobre la composición y la calidad de los preparados, así como sobre la posibilidad de adulteraciones o falsificaciones.

Tabla 57-3. Algunas interacciones potenciales entre especies vegetales y medicamentos

CLASE DE MEDICAMENTOS	ESPECIE VEGETAL	MECANISMO DE LA INTERACCIÓN
Anticoagulantes y antiagregantes plaquetarios	*Gingko biloba*	Sinergia
	Panax ginseng	Antagonismo
Antidiabéticos	*Trigonella foenum-graecum*	Sinergia
	Panax ginseng	Sinergia
	Gymnema sylvestre	Sinergia
	Momordica charantia	Sinergia
	Lupinus albus	Sinergia
Antihipertensivos	*Cimicifuga racemosa*	Sinergia
	Viscum album	Sinergia
	Stevia rebaudiana	Sinergia
	Glyzyrrhiza glabra	Sinergia
	Rawolfia serpentina	Antagonismo
Antiinflamatorios	*Ganoderma lucidum*	Sinergia
Hipolipemiantes	*Medicago sativa*	Sinergia
	Trigonella foenum-graecum	Sinergia
	Panax ginseng	Sinergia
	Camellia sinensis	Sinergia
	Gymnema sylvestre	Sinergia
Antineoplásicos	*Cimicifuga racemosa*	Sinergia
	Hypericum perforatum	Antagonismo
Antivíricos	*Hypericum perforatum*	Antagonismo
Antidepresivos	*Piper methysticum*	Sinergia
	Viscum album	Sinergia
	Hypericum perforatum	Sinergia
Fármacos metabolizados por el CYP-450	*Camellia sinensis*	Antagonismo
	Hypericum perforatum	Antagonismo
	Citrus aurantium, var. amara	Sinergia
Diuréticos	*Panax ginseng*	Antagonismo
	Viscum album	Sinergia
	Stevia rebaudiana	Sinergia
Ansiolíticos	*Calendula officinalis*	Sinergia
	Camellia sinensis	Antagonismo
	Coffea arabica	Antagonismo
	Ilex paraguaiensis	Antagonismo
	Paullinia cupana	Antagonismo
	Cola nitida	Antagonismo
	Lavandula angustifolia	Sinergia
	Melissa officinalis	Sinergia
	Eschscholzia californica	Sinergia
	Passiflora incarnata	Sinergia

Otra planta que merece una mención por su posible toxicidad es el regaliz. La continua exposición a cantidades elevadas de glicirricina, saponósido presente en la raíz y el rizoma, puede producir efectos mineralocorticoides, que desaparecen tras suspender su administración. Por lo tanto, el consumo prolongado de regaliz o sus principios activos en dosis elevadas puede causar edema, hipertensión e hipopotasemia. Por ello, no debe emplearse en pacientes con hipertensión arterial.

Son muchos los ejemplos que podrían citarse, pero lo más importante es alertar al profesional que utiliza plantas medicinales con el fin de aplicar un criterio claro a la hora de efectuar una selección, basado en el conocimiento de sus principios activos. Asimismo, conviene recordar una vez más que debe practicarse una verdadera normalización o estandarización de las plantas medicinales por razones que ya se han citado anteriormente, como es el caso de la variabilidad en el contenido de principios activos.

BIBLIOGRAFÍA

Bruneton J. Pharmacognosy. Phytochemistry. Medicinal Plants. Hampshire: Lavoisier Publishing, 1999.

Cuéllar S. Vitaminas. Plan Nacional de Formación Continuada Farmacología y Farmacoterapia (Módulo VII). Madrid: Consejo General de Colegios Oficiales de Farmacéuticos. 2000; 375-405.

Evans WC. Trease and Evans. Pharmacognosy, 14ª ed. London: WB Saunder, 1996.

Menéndez JC, Avendaño MC. Profármacos y sus aplicaciones. La manipulación de las propiedades fisicoquímicas y farmacocinéticas como objetivo del diseño de fármacos. En: Avendaño MC, ed. Introducción a la química farmacéutica, 2ª ed. Madrid: McGraw-Hill Interamericana, 2001; 175-207.

Nicolaou KC, Yang Z, Llu JJ, Ueno H, Nantermet PG, Guy RK y cols. Total synthesis of taxol. Nature 1994; 367: 630-4.

Paris R, Hurabielle M. Abrégé de matière médicale. Pharmacognosie, tome 1, Généralités-Monographies. Paris: Masson, 1985.

Paris R, Hurabielle M. Abrégé de matière médicale. Pharmacognosie, tome 2, Monographies. Paris: Masson, 1986.

París M, Moyse H. Précis de matière médicale, vol. 3. Paris: Masson, 1971-1981.

Posadzki P, Watson L, Ernst E. Herb-drug interactions: an overview of systematic reviews. Br J Clin Pharmacol 2012; 75: 603-18.

Tyler VE. Herbs of choice: the therapeutic use of phytomedicinals. Binghamton: Pharmaceutical Products Press, 1994.

Terapias avanzadas

58

S. F. Aliño Pellicer, L. Sendra Gisbert y M. J. Herrero Cervera

INTRODUCCIÓN

 De acuerdo con la Agencia Española de Medicamentos y Productos Sanitarios (AEMPS) los medicamentos de terapia avanzada son medicamentos de uso humano basados en genes (terapia génica), células (terapia celular) o tejidos (ingeniería tisular) e incluyen productos de origen autólogo, alogénico o xenogénico. Constituyen nuevas estrategias terapéuticas cuyo desarrollo contribuirá a ofrecer oportunidades para algunas enfermedades que hasta el momento carecen de tratamientos eficaces. Las definiciones desde el punto de vista regulatorio de estos medicamentos se encuentran en el Reglamento (CE) Nº 1394/2007 y en la Directiva 2001/83/CE del Parlamento Europeo. Básicamente se establece:

- Un **medicamento de terapia génica** es un medicamento biológico que presenta las características siguientes: *a)* incluye un principio activo que contiene un ácido nucleico recombinante, o está constituido por él, utilizado en seres humanos, o administrado a ellos, con objeto de regular, reparar, sustituir, añadir o eliminar una secuencia génica; *b)* su efecto terapéutico, profiláctico o diagnóstico depende directamente de la secuencia del ácido nucleico recombinante que contenga o del producto de la expresión genética de dicha secuencia.
- Un **medicamento de terapia celular** somática es un medicamento biológico que presenta las características siguientes: *a)* contiene células o tejidos, o está constituido por ellos, que han sido objeto de manipulación sustancial de modo que se hayan alterado sus características biológicas, funciones fisiológicas o propiedades estructurales pertinentes para el uso clínico previsto, o por células o tejidos que no se pretende destinar a la misma función esencial en el receptor y en el donante; *b)* se presenta con propiedades para ser usado por seres humanos, o administrado a ellos, con objeto de tratar, prevenir o diagnosticar una enfermedad mediante la acción farmacológica, inmunológica o metabólica de sus células o tejidos.
- Por **producto de ingeniería tisular** se entiende aquel que contiene o está formado por células o tejidos manipulados por ingeniería, y del que se alega que tiene propiedades, se emplea o se administra a las personas para regenerar, restaurar o reemplazar un tejido humano. Un producto de ingeniería tisular podrá contener células o tejidos de origen humano, animal o ambos. Las células o tejidos podrán ser viables o no. Podrá también contener otras sustancias, como productos celulares, biomoléculas, biomateriales, sustancias químicas, soportes o matrices.

La situación actualizada de las terapias avanzadas en el ámbito internacional puede obtenerse a partir de la consulta directa de ensayos clínicos en la siguiente base de datos: www.clinicaltrials.gov.

TERAPIA GÉNICA

La terapia génica es una estrategia terapéutica basada en la utilización de los ácidos nucleicos, o variantes equivalentes, como medicamentos. La terapia génica fue inicialmente concebida para el tratamiento de enfermedades de herencia mendeliana monogénica. Los progresos en el conocimiento de las bases moleculares de la patología y el desarrollo de la tecnología del ADN recombinante (ingeniería genética) nos han brindado una amplia variedad de nuevas aproximaciones terapéuticas, muchas de las cuales ya han alcanzado su aprobación por las principales agencias del medicamento (tabla 58-1); así, se presenta como una realidad terapéutica de utilidad en todo tipo de enfermedades, que cambiará nuestro concepto de la terapéutica farmacológica. Sin embargo, los ácidos nucleicos presentan escasa biodisponibilidad tras su administración sistémica y, por ello, se requiere la utilización de vectores de transferencia para mejorar su eficacia.

Vectores de terapia génica

Los vectores disponibles en la actualidad pueden clasificarse de acuerdo con dos criterios:

- Según su interacción con el genoma del hospedador se distinguen los vectores integrativos y los vectores extracromosómicos o episómicos. Mientras que los vectores extracromosómicos tienen un período de persistencia de expresión limitado en el tiempo, los vectores integrativos son los sistemas de elección cuando lo que se pretende es una expresión persistente del gen. No obstante, la integración puede provocar alteraciones en el ADN del hospedador y, aunque el riesgo calculado es bajo, puede conducir a mutagénesis insercionales de consecuencias imprevisibles. Los vectores no integrativos se caracterizan por que el ADN exógeno permanece en el núcleo como un episoma independiente del genoma de la célula. Entre ellos destacan los derivados de adenovirus, de herpes simple y los sistemas no víricos.

- Según la naturaleza del sistema se distinguen los vectores víricos y los no víricos o artificiales. Los primeros utilizan virus con replicación deficiente conteniendo el gen de interés terapéutico pero en el que previamente se han eliminado las secuencias patogénicas del genoma vírico. Los vectores no víricos desarrollados hasta el momento incluyen liposomas y polímeros catiónicos, péptidos sintéticos

Tabla 58-1. Medicamentos de terapia génica aprobados por agencias del medicamento (FDA/EMA)				
NOMBRE COMERCIAL	**PRINCIPIO ACTIVO**	**INDICACION**	**CARACTERÍSTICAS**	**DOSIS RECOMENDADA**
Implementación Génica				
Abecma	Idecabtagene vicleucel	Mieloma múltiple refractario	Linfocitos T autólogos modificados (Lv-Anti-BCMA)	3-4,6 × 10^8 células CAR-T
Adstiladrin	Nadofaragene firadenovec-vncg	Cáncer de vejiga con carcinoma in situ	Vector adenoviral	3 × 10^11 partículas virales/mL (75 ml) cada 3 meses
Breyanzi	Lisocabtagene maraleucel	Linfoma de células B	Linfocitos T autólogos modificados (Lv-Anti-CD19)	5-11 × 10^7 células CAR-T
Carvykti	Ciltacabtagene autoleucel	Mieloma múltiple refractario	Linfocitos T autólogos modificados (Lv-Anti-CD19)	0,5-1,0 × 10^6 células CAR-T/kg
Hemgenix	Etranacogene dezaparvovec-drlb	Hemofilia B	Vector adenoasociado (AAV)	2 × 10^13 copias de genoma/kg
Imlygic	Talimogene laherparepvec	Melanoma	Vector Viral Herpes Simplex (HSV-I)	4 × 10^6 unidades formadoras de placa
Kymriah	Tisagenlecleucel	Linfoma folicular refractario	Linfocitos T autólogos modificados (Lv-Anti-CD19)	En niños 0,2-5,0 × 10^6 células CAR-T/kg; En pacientes de más de 50 kg, 0,1-6,0 × 10^8
Luxturna	Voretigene neparvovec-rzyl	Distrofia retiniana asociada a mutación bialélica en RPE65	Vector AAV	1,5 × 10^11 genomas virales
Tecartus	Brexucabtagene autoleucel	Linfoma de células del manto y leucemia linfoblástica aguda de células B	Linfocitos T autólogos modificados (Rv-Anti-CD19)	MCL: 2 × 10^6 - 2 × 10^8 células CAR-T/kg; ALL: 1 × 10^6 - 1 × 10^8 células CAR-T/kg
Yescarta	Axicabtagene ciloleucel	Linfoma de células B	Linfocitos T autólogos modificados (Rv-Anti-CD19)	2 × 10^6 - 2 × 10^8 CART cells/kg
Zynteglo	Betibeglogene autotemcel	ß-talasemia	Células hematopoyéticas CD34+ autólogas modificadas (Lv-β^{A-T87Q}-globina)	Dosis mínima de 5,0 × 10^6 CD34+ céls/kg
Zolgensma	Onasemnogene abeparvovec	Atrofia Muscular Espinal (Tipo 1)	Vector AAV	1,1 × 10^14 genomas virales/kg
Oligonucleótidos terapéuticos				
ASO				
Amondys 45	Casimersen	Distrofia muscular de Duchenne	DMD-exón 45	30 mg/kg una vez a la semana iv
Exondys	Eteplirsen	Distrofia muscular de Duchenne	DMD-exón 51	30 mg/kg una vez a la semana

Continúa

Tabla 58-1. Medicamentos de terapia génica aprobados por agencias del medicamento (FDA/EMA) *(cont.)*

NOMBRE COMERCIAL	PRINCIPIO ACTIVO	INDICACION	CARACTERÍSTICAS	DOSIS RECOMENDADA
Kynamro	Mipomersen	Hipercolesterolemia familiar	Apo B	200 mg a la semana sc
Spinraza	Nusinersen	Atrofia muscular espinal	SMN2	12 mg; 4 dosis en 2 meses (d1-15-30-60); repetición de 1 dosis cada 4 meses
Tegsedi	Inotersen	Amiloidosis hereditaria por transtiretina, Polineuropatía	TTR	284 mg a la semana sc
Viltepso	Viltolarsen	Distrofia muscular de Duchenne	DMD-exón 53	80 mg/kg una vez a la semana iv
Vitravene	Fomivirsen	Retinitis por citomegalovirus	IE2 del CMV	330 ug intravitreo
Vyondys 53	Golodirsen	Distrofia muscular de Duchenne	DMD-exón 53	30 mg/kg una vez a la semana iv
siRNA				
Givlaari	Givosiran	Porfirias hepáticas agudas	ALAS1	2,5 mg/kg una vez al mes sc
Leqvio	Inclisiran	Hipercolesterolemia	PCSK9	284 mg sc; se repite a los 3 meses; después, cada 6 meses
Onpattro	Patisiran	Amiloidosis heterotrófica por transtiretina	TTR	0,3 mg/kg hasta 30 mg cada 3 semanas iv
Oxlumo	Lumasiran	Hiperoxaluria primaria tipo 1	HAO1	3-6 mg/kg al mes 3 dosis; después, 3-6 mg/kg cada tres meses
Otros				
Defitelio	Defibrotide (Mezcla de oligonucleótidos de cadena simple)	Enfermedad veno-oclusiva hepática		6,25 mg/kg cada 6 horas iv durante 21 días
Macugen	Pegaptanib (aptámero)	Degeneración macular relacionada con la edad	VEGF	0,3 mg cada 6 semanas intravitreo

AAV: vector adenoasociado; ALAS1: aminolevulinic acid synthase 1; ApoB: apolipoproteína B; BCMA: B-cell maturation antigen; DMD: distrofina; HAO1: hydroxyacid oxidase 1; IE2 del CMV: cytomegalovirus immediate-early 2; Lv: vector lentiviral; PCSK9: proprotein convertase subtilisin/kexin type 9; Rv: vecotr Retroviral; SMN2: Survival Of Motor Neuron 2; TTR: Transthyretin; VEGF: vascular endothelial growth factor.

y compuestos de origen natural. Los procedimientos físicos utilizan fuerzas eléctricas, mecánicas o hídricas con el fin de permeabilizar de forma transitoria la membrana celular y facilitar la entrada del ADN desnudo. Aunque los sistemas no víricos son menos eficaces, ofrecen como ventaja que evitan los problemas relacionados con la potencial patogenicidad vírica y la posible reversión del fenotipo infeccioso.

Vector ideal

Aunque ningún vector cumple los requisitos de un vector ideal, las principales características deseables en un vector es que sea seguro para el paciente y el entorno, que transporte selectivamente al órgano, tejido o célula diana el ácido nucleico y que lo proteja frente a la degradación. Debería entregarlo con completa eficacia y por una vía que lo lleve al núcleo y que haga posible la expresión eficaz del gen. Además, no debería provocar reacción inflamatoria o inmunitaria alguna.

Vectores víricos

Los vectores víricos aprovechan el tropismo y la capacidad de los virus para infectar células y expresar con gran eficacia su información genética, incluyendo los genes terapéuticos que pudieran serle incorporados, mediante las técnicas del ADN recombinante. A continuación se describen los principales vectores víricos que se están utilizando en la actualidad (tabla 58-2).

Vectores retrovirales

Los retrovirus son virus cuyo genoma (8-11 kb) está constituido por una cadena simple de ARN (ARNss), encerrado en el interior de la cápside junto con la integrasa y la retrotranscriptasa y que replican mediante la formación de una cadena doble de ADN (provirus) como intermediario. En el ciclo vital del virus existe una etapa obligatoria en la cual la doble cadena de ADN se inserta en el genoma de la célula hospedadora. Los vectores retrovirales utilizados en terapia génica humana pierden su capacidad de replicación al eliminar del virus las secuencias *gag, pol* y *env* que codifican nucleoproteínas, proteínas responsables de la síntesis o recombinación de los ácidos nucleicos y componentes de la envoltura de la partícula vírica, respectivamente. En contrapartida, al genoma vírico se le incorpora una nueva secuencia génica que contiene el gen terapéutico. Existen dos principales vectores derivados de retrovirus:

Tabla 58-2. Características de los vectores de terapia génica

CARACTERÍSTICAS	г-RETROVIRUS LENTIVIRUS	ADENOVIRUS	ADENOASOCIADOS	HERPES SIMPLE	COMPLEJOS/ ADN
Tipo de genoma	ARNss	ADNds lineal	ADNss lineal	ADNds lineal	Cualquier tipo
Diámetro (nm)	80-120	70-80	20-25	120-200	Variable
Tamaño del inserto	< 8 kb	8-35 kb	< 4 kb	< 25 kb	Sin límite
Integración	Sí	No	Sí/no	No	No/muy baja
Expresión	Prolongada	Corta	Prolongada	Prolongada	Corta/prolongada
Estabilidad	Buena	Buena	Buena	Buena	Muy buena
Escala de producción	Regular	Buena	Difícil	Regular	Muy fácil
Reacción inmunitaria	Escasa	Grande	Media	Escasa	Escasa
Preinmunidad	Improbable	Sí	Posible	–	No
Seguridad/problemas	Inserción/ mutagénesis	Inflamación/ toxicidad	¿Inserción?/ ¿mutagénesis?	–	Buena/escasos

ADNds: ADN de doble cadena; ADNss: ADN de cadena simple; ARNss: ARN de cadena simple.

- Vectores γ retrovirales obtenidos inicialmente del virus de la leucemia murina (oncorretrovirus). Mediante una transcriptasa inversa, sintetizan un ADN complementario con capacidad para integrarse en el ADN genómico del hospedador, lo cual le permite propagarse de forma estable y ofrece la posibilidad de una cura permanente de una enfermedad. Sin embargo, presentan limitaciones: sólo infectan células en fase de división, la integración en el genoma del hospedador se verifica al azar y son responsables de mutaciones insercionales y transformaciones neoplásicas por activación de protooncogenes.

- Vectores lentivirales derivados de retrovirus de expansión lenta. Son virus ARN con capacidad integrativa que no necesitan una etapa de división celular para poder integrarse en el genoma celular y, por lo tanto, son capaces de integrar genes en el genoma de células quiescentes. Los lentivirus presentan tropismo por los linfocitos, se integran preferentemente en lugares activos de transcripción y carecen, aparentemente, de efectos oncogénicos.

Vectores adenovíricos

Proceden de virus ADN de doble cadena, son no integrativos y presentan tropismo natural por células epiteliales, sin requerir para ello la división activa de las células. La eficacia para expresar genes exógenos (> 30 kb) tras la infección es muy alta, pero el tiempo de expresión es limitado, ya que el ADN recombinante no se integra en el genoma del hospedador y permanece en el núcleo como un ADN extracromosómico (episoma). Las principales limitaciones para su utilización son las respuestas proinflamatorias y antigénicas que el virus es capaz de despertar en el sistema inmunitario del paciente.

Los adenovirus son virus cuyo genoma (36-38 kb) está constituido por una doble cadena lineal de ADN. Existe una amplia variedad de adenovirus, pero los serotipos 2 o 5 son los comúnmente utilizados para construir vectores. El vector adenovírico conteniendo el gen terapéutico se une a la célula diana mediante receptores específicos de la célula. El vector es internalizado y, una vez en el endosoma, se produce su lisis. El ADN vírico conteniendo el gen terapéutico es libe-

rado al citoplasma, desde donde alcanza el núcleo y allí permanece como un episoma dirigiendo la expresión del gen terapéutico. La respuesta inmunitaria contra las proteínas del vector es el principal factor limitante de la duración de expresión del transgén y de la ineficiencia del tratamiento con dosis múltiples. Sin embargo, con el fin de solucionar este problema se han desarrollado adenovirus mínimos (en inglés *gutless*) en los que se eliminan del vector todos los genes del adenovirus, excepto los que se requieren para la replicación y el empaquetamiento del vector.

Vectores adenoasociados

Los vectores adenoasociados (AAV) se originan a partir de virus ADN de cadena simple (ADNss, 4,7 kb) que requieren la presencia de un virus cooperador para producir una infección eficaz. El tropismo tisular del vector depende del serotipo; así, los AAV 1, 2 y 5 tienen tropismo por las neuronas y células musculares, mientras que el AAV 8 tiene preferencia por los hepatocitos.

En ausencia del virus cooperador, el virus adenoasociado puede integrarse en el ADN genómico del hospedador sin requerir una etapa previa de división celular, pero también puede ser nuevamente activado por futuras infecciones con virus herpes o adenovirus. Mientras que se conocen bastante bien los mecanismos de integración del AAV salvaje, el comportamiento de los vectores AAV es menos conocida. Sólo una pequeña parte del vector AAV conteniendo el gen terapéutico de interés se integra en el genoma del hospedador, mientras que otra parte significativa se mantiene como un gran concatámero episómico. Sus principales inconvenientes son que resulta difícil expandirlos en concentraciones elevadas y que la cantidad de ADN terapéutico que pueden transportar es muy limitada, debido a su pequeño tamaño.

Vectores herpes simple

Proceden de virus con ADN de doble cadena y gran longitud (150 kb) con tropismo específico por las neuronas. Presentan como ventajas que permiten el empaquetado de genes grandes, facilitan la entrega de genes al sistema nervioso y se expresan de manera prolongada sin riesgo de generar enfermedad. Su capacidad para ser captado por las terminaciones nerviosas sensitivas y ser transportado hasta los ganglios dorsales ha sido utilizada para introducir factores tróficos en las fibras nerviosas o moléculas analgésicas en la médula espinal.

Otros vectores y quimeras

En la actualidad se está desarrollando una amplia variedad de vectores víricos con el fin de utilizarlos en terapia génica. Los derivados de poxivirus y virus de la vaccinia ya se han empleado en ensayos clínicos. Asimismo, se están realizando importantes esfuerzos en el desarrollo de quimeras víricas, como: vectores adenorretrovirales, híbridos AAV-adenovirus o herpes simple tipo I-AAV.

Vectores no víricos

Se ha utilizado una amplia variedad de vectores no víricos para facilitar la entrega celular de los ácidos nucleicos, entre ellos, liposomas, complejos de ADN con lípidos catiónicos (lipoplejos), polímeros catiónicos (poliplejos), péptidos, entre otros. Las principales características se resumen en la **tabla 58-2**.

En general, se puede decir que los vectores no víricos son menos eficaces pero más seguros que los vectores víricos. Los más ampliamente utilizados y que mayor éxito han alcanzado en clínica son los liposomas.

Liposomas y lipoplejos

Los liposomas son bicapas concéntricas de lípidos que encierran compartimentos acuosos y moléculas que se encuentran en solución, incluidas las de ADN. Existen dos clases principales de liposomas, basados en su composición y/o carga neta final: liposomas aniónicos y catiónicos. Habitualmente, los primeros han sido preparados para encapsular el ADN en el liposoma (pero en la actualidad no se utilizan por su baja eficiencia), mientras que en los liposomas catiónicos, la carga positiva del lípido catiónico facilita la interacción del liposoma tanto con el ADN como con la superficie celular y han sido formulados como complejos ADN-liposoma (lipoplejos), para la transferencia de genes. Estos últimos conducen a una entrada en la célula diana relativamente eficaz en modelos *in vitro*, pero que resulta más limitada *in vivo* por la acción de los macrófagos. En la actualidad existe una amplia variedad de lípidos catiónicos comerciales desarrollados para este fin. El desarrollo de liposomas en terapia génica que puedan ser administrados por vía sistémica requiere formulaciones más complejas con el fin de conferir homogeneidad y estabilidad al sistema en fluidos biológicos, resistencia de los ácidos nucleicos a la degradación enzimática y capacidad de éstos para alcanzar la célula diana de interés.

Poliplejos

Son complejos constituidos por la interacción del ADN con polímeros catiónicos. Los tipos de polímeros catiónicos utilizados son muy variados y entre ellos destacan: polietilenimina, proteínas o polipéptidos de polilisina, chitosán, dendrímeros. El complejo condensa el ADN y lo protege de la degradación por las nucleasas de los fluidos biológicos, permitiendo la entrega celular del ADN a través de mecanismos de internalización mediada por receptor. Los poliplejos muestran buena estabilidad del ADN en presencia de suero y buena eficacia de transfección *in vitro*.

Procedimientos físicos

Se utilizan fuerzas físicas con el fin de desestabilizar la membrana celular y aumentar su permeabilidad de forma transitoria y reversible, para permitir la entrada de ADN desnudo en el interior de la célula. Estos procedimientos incluyen:

- Inyección directa del órgano con jeringa cargada con el ADN de interés.
- Inyección balística. Consiste en la adsorción de ADN en la superficie de nanopartículas de oro coloidal y su posterior proyección a gran velocidad sobre la superficie del órgano o tejido de interés, mediante una pistola. Este procedimiento se ha utilizado con éxito en cultivos celulares. En modelos *in vivo* la mejor indicación podría ser para la transferencia de ADN en la piel en los casos de vacunas e inmunoterapia génica.
- Electroporación. Se basa en la desestabilización de la membrana celular mediante pulsos eléctricos. El procedimiento es muy eficaz en modelos *in vitro*. La electroporación *in vivo* permite la entrega de ADN a la piel en estrategias de vacunas-ADN y el tratamiento de tumores. El número de células transfectadas es reducido y se requiere cirugía para su aplicación en órganos internos.
- Sonoporación. Se basa en la utilización de ultrasonidos con el fin de permeabilizar transitoriamente la membrana celular y facilitar el paso del ADN a la célula. El procedimiento está poco desarrollado.
- Magnetofección. Se basa en la utilización de nanopartículas de óxido de hierro cubiertas con lípidos o polímeros catiónicos para formar complejos con el ADN por interacción electrostática. Tras la administración, las nanopartículas son concentradas sobre las células o el órgano diana mediante campos magnéticos.
- Hidrodinámico. Es el procedimiento más habitual para la transferencia génica hepática *in vivo*, en ratones. El procedimiento consiste en la administración de un gran volumen (10 % del peso corporal) de una solución salina de ADN (20 µg/ml) por la vena de la cola en un corto período de tiempo (5-7 segundos). En este modelo, utilizando genes humanos, es posible alcanzar niveles plasmáticos terapéuticos estacionarios de la proteína humana en plasma de ratón durante períodos muy prolongados (≥ 6 meses). En la actualidad se están realizando importantes esfuerzos de tipo translacional en animales grandes y segmentos hepáticos humanos *ex vivo* para evaluar su potencial utilidad como procedimiento clínico de terapia génica.

Estrategias de terapia génica

La terapia génica consiste en la manipulación genética de células somáticas (en células germinales no está autorizada), utilizando procedimientos destinados tanto a incorporar

✪ TERAPIA GÉNICA

La terapia génica es una estrategia terapéutica basada en el uso de los ácidos nucleicos o variantes equivalentes como medicamentos.

La terapia génica ha sido posible gracias a los avances de la tecnología del ADN recombinante y el conocimiento molecular de las enfermedades y del genoma humano.

- **Vectores de terapia génica:** protegen al ADN de la acción de las nucleasas y facilitan su entrega a las células diana. Por la naturaleza del sistema se suelen clasificar en víricos y no víricos:
  - Los *vectores víricos* aprovechan el tropismo natural y la capacidad de los virus para infectar y entregar ADN exógeno a las células, con excelente biodisponibilidad. Los que se utilizan son, principalmente, retrovirus, lentivirus, adenovirus, adenoasociados y herpes simple.
  - Los *vectores no víricos* son menos eficaces que los vectores víricos, pero más seguros y pueden ser formulados con facilidad como medicamentos. Muchos de ellos incorporan ligandos para facilitar la entrega celular selectiva del ADN, por un mecanismo mediado por receptor. Entre ellos destacan, de menor a mayor complejidad: el ADN desnudo, los complejos de ADN con moléculas catiónicas y las nanopartículas.
- **Implementación génica:** tiene como principal objetivo aumentar la dotación genética de la célula mediante la introducción de un ADN exógeno que puede codificar:
  - Un producto fisiológico de interés, con el fin de restablecer una función perdida o introducir una nueva función.
  - Una toxina o una enzima que transforma un profármaco inactivo en un fármaco activo con efecto tóxico para la célula.
  - Un antígeno extraño capaz de activar la respuesta específica del sistema inmunitario.
  - Un virus oncolítico, con capacidad replicativa condicional en células tumorales.
- **Silenciamiento génico:** tiene como objetivo bloquear o impedir la manifestación fenotípica de la información del gen mediante la utilización de:
  - Oligonucleótidos con capacidad para interferir con el ADN bicatenario, formando cadenas triples (TFO) o hibridando con el ARNm (ASO), impidiendo su maduración, ayuste (*splicing*) o traducción.
  - Ribozimas, que son ARN catalíticos de ARNm específicos.
  - ARN interferente pequeño, que es ARN de doble cadena que utiliza los mecanismos naturales de la ruta del ARN interferente para llevar a cabo la hidrólisis de ARNm específicos.
- **Reparación génica:** tiene como principal objetivo corregir mutaciones actuando tanto sobre el ADN como sobre el ARNm. Los procedimientos que ofrecen mejores expectativas son los basados en el direccionamiento y edición génica mediante concurso de nucleasas de dedos de cinc (ZFN), nucleasas efectoras emulando factores de transcripción (TALEN) o procedimientos guiados por ARN (CRISPR/Cas).

nuevos genes o reparar los defectuosos en la célula como a bloquear o inhibir la expresión de algunos de ellos, con fines terapéuticos (**fig. 58-1**). Las estrategias en terapia génica que actúan sobre células somáticas son: implementación génica, silenciamiento génico y reparación génica.

Implementación génica

Es una estrategia basada en aumentar la dotación genética de células somáticas (**v. fig. 58-1**), mediante la introducción de nuevas copias de un gen con el fin de restablecer su fenotipo normal o de amplificar su producto final en una célula normal. También es posible provocar la muerte celular, mediante la entrega de genes que codifican bien una toxina bien una enzima que facilita la transformación de un profármaco en un fármaco tóxico para la célula. Por último, también es posible provocar la muerte celular de modo indirecto, mediante la introducción de genes que codifican antígenos o citocinas activadores de la respuesta inmunitaria que genere una respuesta citotóxica específica.

Dentro de la implementación génica que induce la muerte celular existe otra estrategia terapéutica novedosa basada en la lisis celular por replicación condicional del virus o del vector. Se conoce como viroterapia y se está utilizando en ensayos clínicos para el tratamiento de cánceres avanzados. Se emplean los denominados virus oncolíticos, que son virus modificados genéticamente, capaces de replicarse exclusivamente en células tumorales, provocando así la lisis celular y liberación al entorno de nuevas partículas víricas que podrán reiniciar el ciclo infectando a otras células tumorales, amplificando de este modo el efecto antitumoral.

Silenciamiento génico

Su objetivo es inhibir la expresión génica en células en las que la presencia de un producto génico o su expresión inadecuada son los responsables de una determinada enfermedad (**fig. 58-2**). Para llevar a cabo estas estrategias se recurre a la utilización de los agentes que se describen a continuación.

Oligonucleótidos antisentido (ASO). Son secuencias cortas de ácidos nucleicos (de ADN o ARN) diseñadas para unirse a secuencias específicas del ADN genómico (formando triples cadenas de ADN: oligonucleótidos formadores de tríplex [TFO]) o del ARNm, formando heterodúplex de oligo-ADN/ARNm o dúplex de oligo-ARN/ARNm. La formación de un dúplex bicatenario de ARNm/oligo-ARN sentido-antisentido bloquea la traducción del mensaje genético a proteína. La formación del heterodúplex ARNm/oligo-ADN sentido-antisentido promueve, además, la hidrólisis del ARNm mediante la activación de la ARNasa intracelular, que degrada el ARN que forma parte de los heterodúplex ARN/ADN. Su aplicación clínica ha estado limitada por su corta semivida en la circulación sistémica, secundaria en gran medida a su rápida hidrólisis por las nucleasas presentes en los fluidos biológicos y a su dificultad para acceder con actividad funcional al citoplasma y/o núcleo celular. Sin embargo, en la actualidad se dispone de oligodesoxirribonucleótidos (ODN) modificados con los que se consiguen notables mejoras de estabilidad en sangre y resistencia a su degradación, lo que les permite ser formulados como medicamentos sin el requerimiento de transportadores o vectores.

Ribozimas. Son ARN catalíticos que pueden actuar como una endorribonucleasa secuencia específica. Utilizan unas secuencias guía internas (IGS) que les permiten unirse a secuencias complementarias de un ARNm específico. La modificación de las IGS permite dirigir la ribozima hacia cual-

A

Transferencia génica

Caracterización farmacodinámica

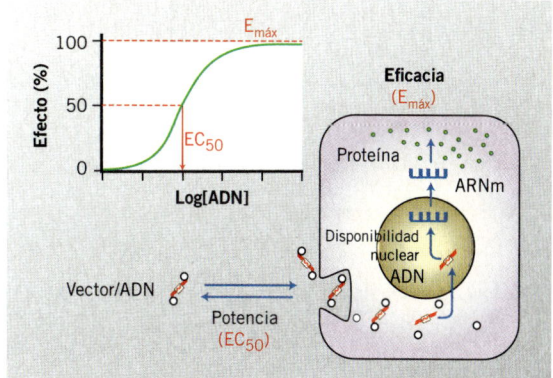

B

Terapia génica de reemplazo
(enfermedades hereditarias monogénicas)

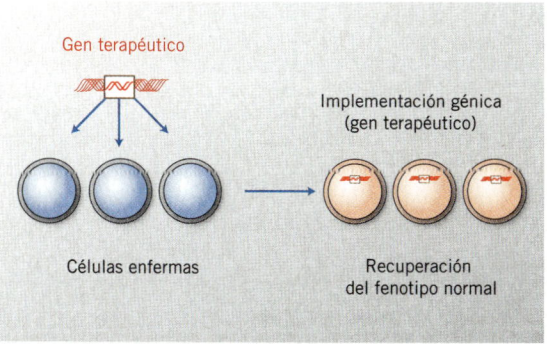

Muerte celular directa mediante terapia génica
(genes suicidas)

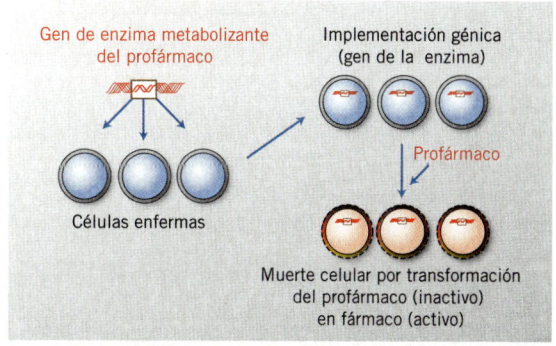

Muerte celular indirecta mediante terapia génica
(vacunas-ADN)

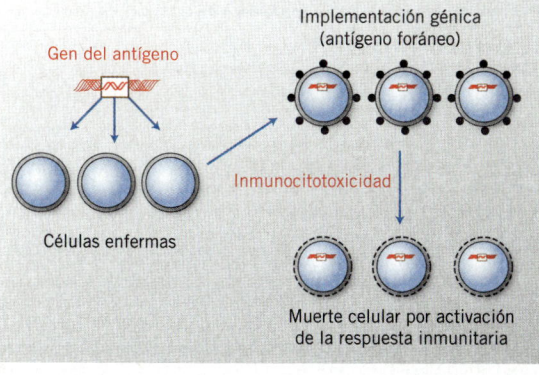

Virus oncolíticos: viroterapia
(viroterapia génica)

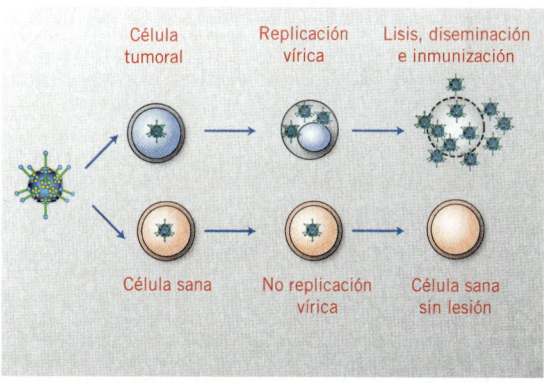

Figura 58-1. Transferencia e implementación génica: concepto y estrategias. A) Representación esquemática del concepto de transferencia génica, es decir, la introducción de un gen exógeno que, tras alcanzar el núcleo, puede ser integrado en el genoma o permanecer como un episoma independiente. Por otro lado (a la derecha) se establece el paralelismo farmacodinámico para la caracterización de los genes en base a los parámetros obtenidos a partir de las curvas dosis efecto (potencia y eficacia). B) Representación de las principales estrategias basadas en la implementación génica (introducción de genes exógenos) sobre células responsables de una enfermedad (células enfermas), indicando su potencial interés para restablecer funciones perdidas (enfermedades hereditarias) o promover la muerte celular de interés en la terapia anti-tumoral (arriba, izquierda), mostrándose tres posibles opciones: a) introducción de un gen que codifica una enzima (p. ej., la timidilatocinasa del virus herpes simple) capaz de transformar un profármaco (aciclovir o ganciclovir) en fármaco activo con efectos citotóxicos (arriba, derecha); b) introducción de un gen que codifica un antígeno tumoral (vacunas-ADN) con el fin de promover la respuesta inmunitaria antitumoral especí-fica (abajo, izquierda), y c) introducción de virus modificados genéticamente para conferir replicación condicional específica en células tumorales (abajo, derecha), lo que permite la amplificación del efecto de lisis celular así como facilitar o promover (si incorpora genes de citocinas como el factor estimulante de las colonias de granulocitos y macrófagos) la respuesta inmunitaria antitumoral.

quier ARNm que se desea hidrolizar. Se han aprobado ensayos clínicos utilizando ribozimas en pacientes con sida, con el fin de intentar catalizar moléculas específicas de ARN en las células infectadas con el VIH.

ARN interferente pequeño (ARNsi). Es una estrategia de gran interés en clínica por disponer de mayor potencia que los ODN y las ribozimas para hidrolizar ARNm específicos. Sin embargo, se debe mejorar la entrega eficiente, segura y tejido/

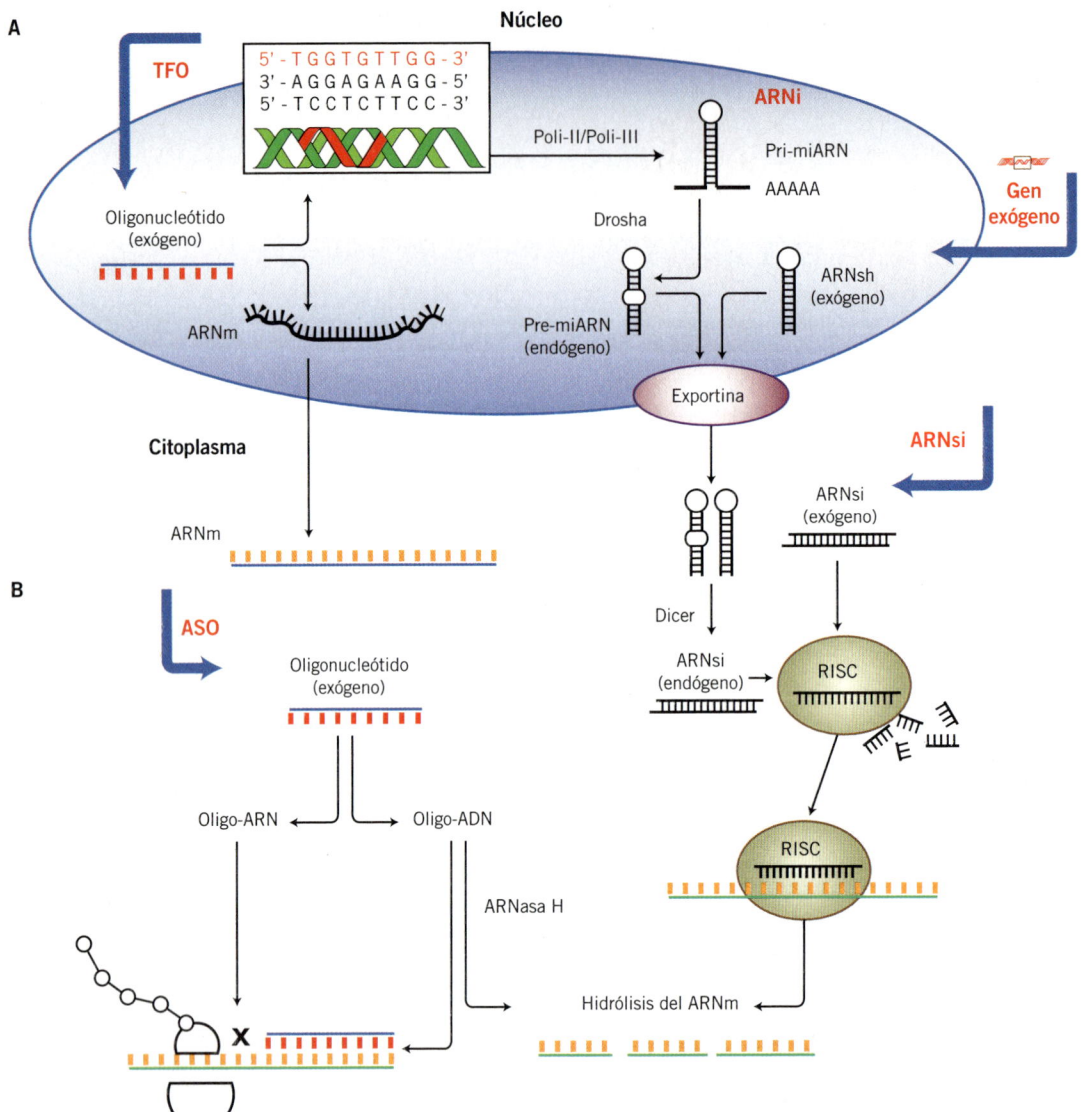

Figura 58-2. Silenciamiento génico: fundamento y estrategias. El fundamento de esta técnica es generar cortas secuencias de ADN o ARN (aproximadamente 21 nucleótidos) que hibriden con el ADN genómico o el ARNm, con el fin de bloquear la manifestación fenotípica (proteína) del gen. En la *mitad izquierda de la figura* se muestran las principales estrategias basadas en la utilización de oligonucleótidos, las cuales pueden ser: A) oligonucleótidos formadores de tríplex (TFO): dirigidos contra secuencias polipurinas ubicadas en la curvatura mayor del ADN, que permiten la formación de triples cadenas de ADN (secuencia en rojo) mediante uniones de Hoogsteen, diferentes de las clásicas de Watson y Crick; B) oligonucleótidos antisentido (ASO): dirigidos contra secuencias del ARNm, los cuales pueden ser oligo-ARN u oligo-ADN (oligodesoxirribonucleótidos). Los primeros forman un dúplex con el ARN, impidiendo la traducción por impedimento estérico. Los ODN forman un heterodúplex con el ARNm (ADN-ARN), inhibiendo la traducción por un doble mecanismo, impedimento estérico e hidrólisis del ARNm por activación de la enzima ARNasa. En la *mitad derecha de la figura* se muestran las principales estrategias basadas en la ruta del ARN interferente (ARNi) que se alcanza a partir de genes endógenos precursores de micro-ARN. Son cortas secuencias de ARN que forman horquillas bicatenarias por apareamiento (incompleto) interno de sus bases y se caracterizan porque una de sus cadenas es complementaria (secuencia antisentido) de un ARNm específico. Horquillas equivalentes pero con apareamiento completo de sus bases (ARNsh, horquillas pequeñas de ARN o *small harpin RNA*) pueden ser generadas mediante transferencia de un gen exógeno. Las horquillas de ARN son exportadas al citoplasma, donde el sistema enzimático Dicer las corta en fragmentos de ARN interferente pequeño de doble cadena (ARNsi, de 21 nucleótidos aproximadamente). Los ARNsi pueden también ser administrados como moléculas preformadas exógenamente. Con independencia de su origen, los ARNsi citoplasmáticos se unen al complejo proteico con actividad enzimática RISC (complejo de silenciamiento inducido por ARN), donde la cadena sentido es desechada mientras que la cadena antisentido hibrida con la secuencia complementaria del ARNm diana y promueve su hidrólisis.

célula específica. El ARN de doble cadena (ARNds) de interferencia puede tener un doble origen, exógeno (ARNsi) o a partir de micro-ARN (miARN), que son ARN endógenos no codificantes. Cuando el ARNds se introduce de forma exógena (ARNsi), una enzima de escisión (Argonauta 2), que forma parte del complejo RISC (complejo de silenciamiento inducido por ARN), se encarga de hidrolizar el ARNm diana y evita así su posible traducción a proteína. Los miARN en-

dógenos son procesados por una ARNasa III nuclear (enzima Drosha) y exportados al citoplasma, pero debido a que en estos casos la hibridación suele ser imperfecta, no conduce a la hidrólisis del ARNm aunque sí reprime la traducción.

Reparación génica

Cuando las mutaciones heredadas conducen a efectos negativos con carácter dominante, las estrategias de implementación génica son de escasa utilidad y, por lo tanto, se requiere la reparación génica, orientada a la corrección de mutaciones. Es una estrategia compleja, que puede ser aplicada tanto para corregir defectos génicos, mediante procedimientos de recombinación homóloga, como para corregir mutaciones en el ARN. A continuación se describen los posibles procedimientos utilizados.

Inducción de mutación génica dirigida. Está destinada a reparar genes cuya alteración es originada por una mutación puntual conocida, con el objetivo de activar selectivamente los mecanismos celulares de reparación del ADN en el lugar de la mutación. Para ello se diseñan oligonucleótidos específicos para secuencias genómicas adyacentes al lugar de la mutación, en cuyo extremo el oligonucleótido lleva un agente capaz de lesionar el ADN. La lesión desencadena el proceso celular de reparación del ADN.

Direccionamiento y edición génica. Se realiza mediante la rotura de una doble cadena, seguida de su reparación por unión de extremos no homólogos (NHEJ, *non-homologous end joining*) o recombinación homóloga (HR, *homologous recombination*). Primero se usaron las nucleasas para la edición de genes, con la creación de las nucleasas de dedos de cinc (ZFN) en 1996, en ensayos clínicos, y luego las nucleasas efectoras emulando factores de transcripción (TALEN) en 2010, tras el descubrimiento de los módulos de unión al ADN TALEN. Mientras que cada motivo ZFN reconoce tres o cuatro bases del ADN, cada motivo TALE (N reconoce un único nucleótido. Este código simple de reconocimiento hace de TALEN una plataforma ideal para la construcción de nucleasas de ADN diseñadas a medida. Más recientemente, se ha utilizado con éxito la ingeniería del genoma ARN-guiada sobre la base del sistema procariota CRISPR/Cas (*clustered regularly interspaced short palindromic repeats/CRISPR-associated-sequences*: repeticiones palindrómicas cortas agrupadas regularmente/secuencias asociadas a CRISPR) (fig. 58-3), que originalmente es un mecanismo de defensa en bacterias cuya función es degradar secuencias complementarias presentes en la

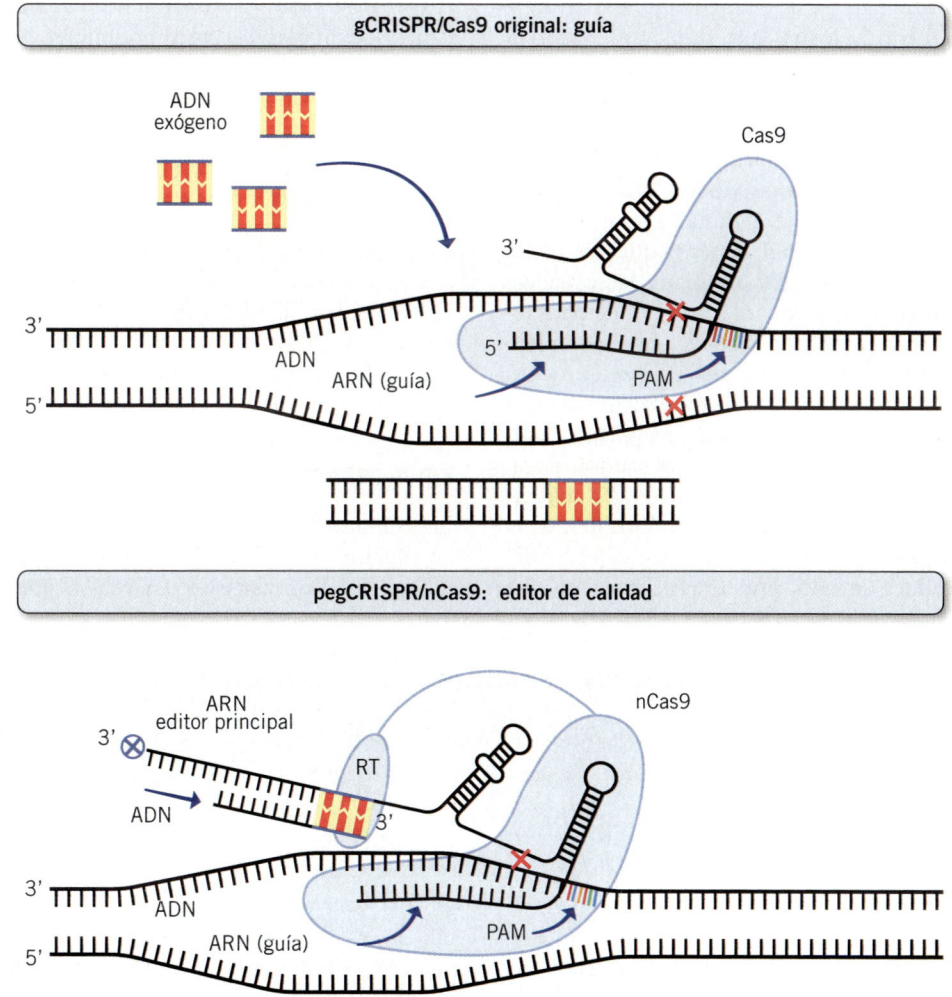

Figura 58-3. Edición génica con CRISPR. En la figura se muestran dos modelos de edición génica basados en CRISPR: el original (arriba); y la estrategia mejorada llamada editor de calidad (abajo). El primero es una ribonucleoproteína constituida por la endonucleasa Cas9 con capacidad de cortar las dos cadenas de ADN a una corta distancia de un triplete de referencia llamado PAM (*protospacer adjacent motif*), y por una secuencia de ARN complementaria a la diana de ADN que actúa como guía del complejo. La edición requiere el aporte de ADN exógeno conteniendo la secuencia de interés. El editor de calidad introduce modificaciones a la ribonucleoproteína que lo hacen más seguro y eficaz. La endonucleasa (nCas9) sólo corta una cadena de ADN y lleva acoplado un dominio retrotranscriptasa. El ARN del complejo se elonga en su parte terminal para incluir la secuencia complementaria de la información que se desea editar. La retrotranscriptasa genera múltiples copias del ADN de interés en el lugar donde se debe realizar la edición génica por recombinación. peg: prime editing guide.

invasión de secuencias víricas o plasmídicas. La especificidad de la diana del sistema de CRISPR/Cas está dada por un ARN-guía (ARNg), y la misma enzima Cas9 es adecuada para cualquier otra secuencia diana del genoma humano. Mientras que ZFN y TALEN requieren el diseño y montaje de dos nucleasas, una para cada una de las cadenas del sitio diana, el sistema CRISPR/Cas9 ofrece una gran versatilidad y facilidad de uso, lo que vuelve a esta tecnología especialmente atractiva. Sin embargo, aún debe establecerse el grado de especificidad de estos métodos.

Este procedimiento ha evolucionado significativamente en los últimos años en lo que respecta a su eficacia y especificidad. El editor original (v. fig. 58-3) constituido por la nucleases Cas9 y un ARN guía de localización permite el corte dirigido de la doble cadena de ADN en lugar específico a partir a partir de una secuencia corta de ADN denominada PAM (normalmente NGG) que es reconocida por la propia Cas9. Para llevar a cabo la edición se requiere la administración simultánea de un fragmento de ADN que se desea recombinar. La eficacia del procedimiento es baja y cuenta con el inconveniente de la aparición de modificaciones *off-target* (fuera de diana) con resultados inciertos que dificultan su aplicación. La versión más actualizada, denominada editor de calidad (prime), tiene características similares, pero incluye una nCas9 en lugar de la Cas9 normal que induce el corte en una única cadena del ADN y a la que se une un dominio retrotranscriptasa (RT). Además, el extremo 3' del ARN guía contiene una prolongación de la secuencia que con la información genética que, mediante la acción de la retrotranscriptasa, producirá la secuencia complementaria de ADN que servirá como molde para recombinar e introducir la edición dirigida. Este complejo editor de calidad ofrece la ventaja de producir un aumento en la especificidad y eficacia del sistema que, según algunos autores, puede ser de varios órdenes de magnitud. Esto ocurre especialmente si se introducen unos cambios con significado sinónimo de un pequeño número de nucleótidos en lugares próximos al lugar de edición. También se ha observado que la protección frente a las exonucleasas del extremo 3' de la cadena de ARN aumenta la eficacia porque garantiza la producción de un número suficiente de copias del ADN molde.

Por otro lado, y para aumentar la seguridad del sistema, se han desarrollado estrategias basadas en CRISPR que modifican la expresión específica de genes diana sin afectar la integridad de la secuencia de ADN. Estos utilizan una cadena de ARN que sirve de guía para el direccionamiento de la maquinaria pero, en este caso, se ha modificado la nucleasa Cas9 para que no pueda cortar el ADN (dCas9) y se le ha añadido un dominio proteico con la capacidad para activar o reprimir la expresión de los genes cercanos bien directamente (fig. 58-4) con activadores o represores, o bien indirectamente a través de la modificación epigenética de la zona, haciéndola más o menos activa transcripcionalmente a través de eventos de metilación/demetilación del ADN y/o acetilación/deacetilación de las histonas.

Corrección de mutaciones en el ARNm. Se puede llevar a cabo usando oligonucleótidos antisentido dirigidos a modificar el ayuste *(splicing)* aberrante del ARNm mutado, utilizando ARNsi destinado a eliminar el ARNm mutante en enfermedades hereditarias de carácter dominante o bien mediante la utilización de ribozimas terapéuticas, especialmente diseñadas para cada caso concreto.

TERAPIA CELULAR Y MEDICINA REGENERATIVA

La terapia celular es un procedimiento terapéutico basado en la administración de células para reparar o restablecer funciones tisulares perdidas (tabla 58-3). Junto con la ingeniería celular (http://www.nanomedspain.net/) constituye la base de la medicina regenerativa, orientada al mantenimiento de la normalidad de los tejidos u órganos.

Tipos celulares

Las células utilizadas en terapia celular se pueden clasificar en función del origen del donante y según su nivel jerárquico. En el primer caso, las células pueden ser de origen

---

Tabla 58-3. Medicamentos de terapia celular aprobados por las agencias del medicamento (FDA/EMA)

NOMBRE COMERCIAL	PRINCIPIO ACTIVO	INDICACIÓN	CARACTERÍSTICAS	DOSIS RECOMENDADA
Allocord	Sangre de cordón	Trasplante hematopoyético	Células progenitoras hematopoyéticas alogénicas	$2,5 \times 10^7$ céls/kg
Clevecord	Sangre de cordón	Trasplante hematopoyético	Células progenitoras hematopoyéticas alogénicas	$2,5 \times 10^7$ céls/kg
Ducord	Sangre de cordón	Trasplante hematopoyético	Células progenitoras hematopoyéticas alogénicas	$2,5 \times 10^7$ céls/kg
Hemacord	Sangre de cordón	Trasplante hematopoyético	Células progenitoras hematopoyéticas alogénicas	$2,5 \times 10^7$ céls/kg
Laviv	Azficel-T	Pliegues nasolabiales	Células autólogas	$1,8 \times 10^7$ céls/cm de arruga nasolabial
Provenge	Sipuleucel-T	Cáncer de próstata metastásico	Linfocitos T autólogos	5×10^7 céls CD54+/dosis (3 dosis)
Skysona	Elivaldogene autotemcel	Adrenoleucodistrofia cerebral	Células hematopoyéticas CD34+ autólogas	5×10^6 céls CD34+/kg

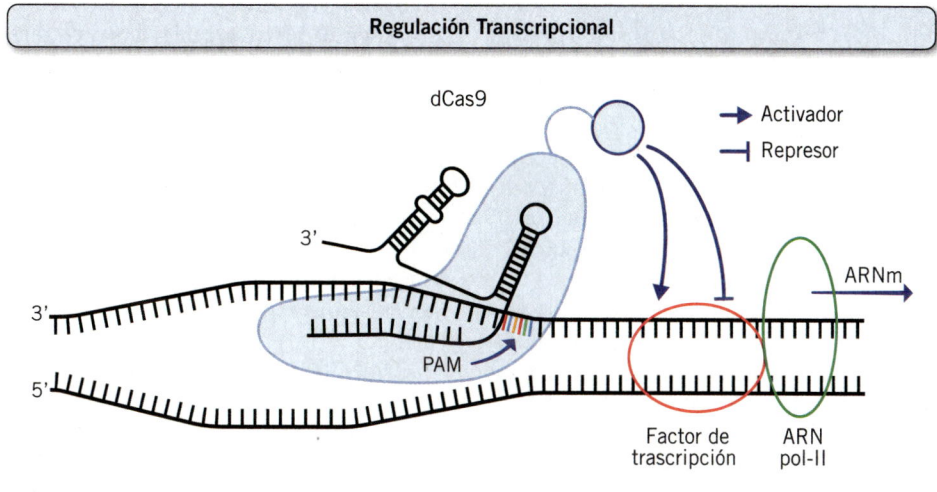

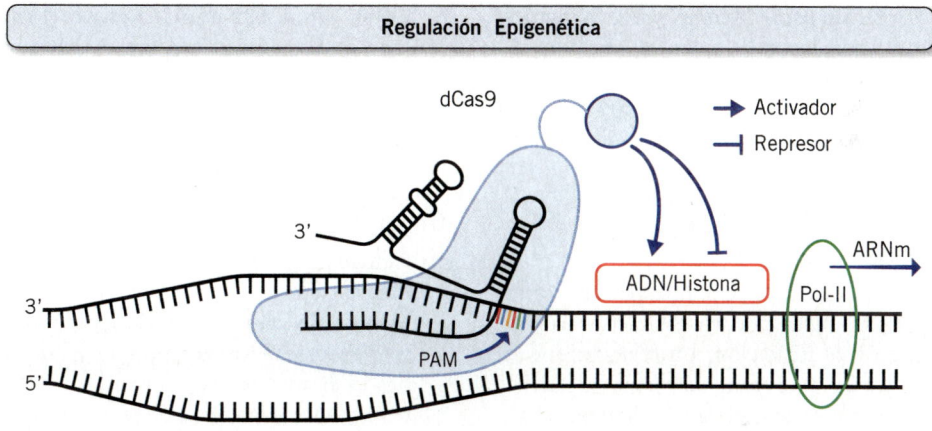

Modificación	Acción	Efecto génico
ADN	Metilación	Represión
	Demetilación	Activación
Histonas	Acetilación	Activación
	Demetilación	Represión

Figura 58-4. Modulación de la expresión génica con CRISPR. En la figura se muestran dos estrategias de modulación de la expresión génica basados en CRISPR. Se trata de ribonucleoproteínas compuestas por una endonucleasa, cuya capacidad de corte de la cadena de ADN está anulada (dCas9), y una guía de ARN. Su funcionalidad como modulador de la expresión génica depende de una proteína acoplada a la dCas9. La regulación transcripcional (arriba) se hace mediante la adición de activadores o represores de la expresión. La regulación epigenética (abajo) se consigue mediante el acople de enzimas con capacidad de actuar sobre el ADN y las histonas mediante su metilación o acetilación cuyo efecto se muestra en la tabla de la figura.

autólogo, singénico, alogénico y xenogénico, siendo las dos primeras las que ofrecen máxima tolerancia inmunitaria, mientras que las alogénicas requieren tratamiento adicional con inmunosupresores tras el trasplante, y las xenogénicas no se utilizan en clínica debido al rechazo que originan. En el segundo caso, las células pueden ser diferenciadas o troncales, es decir, células indiferenciadas con capacidad proliferativa que genera tanto copias de ellas mismas

como células que pueden ser posteriormente diferenciadas. Mientras que las células diferenciadas tienen interés para terapias transitorias o limitadas en el tiempo por la corta supervivencia de las células administradas, las terapias con células troncales (https://stemcells.nih.gov/) son de elección en los casos en que se pretende contribuir a la renovación tisular y en estrategias terapéuticas de medicina regenerativa.

Células troncales

Orden jerárquico

Siguiendo un orden jerárquico en relación con su potencialidad de diferenciación, las células troncales se clasifican en:

- Totipotentes: se obtienen en los estadios iniciales del cigoto (días 1-4), antes de la formación del blastocisto, y son capaces de originar un organismo completo, incluidos la placenta y el cordón umbilical.
- Pluripotentes: se obtienen de la capa interna del blastocisto o estadios embrionarios algo posteriores y son capaces de diferenciarse en cualquier tejido de las tres capas embrionarias, ectodermo, mesodermo y endodermo.
- Multipotentes: se obtienen de individuos adultos, están parcialmente diferenciadas y tienen comprometida su diferenciación para generar células de un mismo tejido u órgano, como es el caso de las células troncales hematopoyéticas con capacidad para diferenciarse a hematíes, glóbulos blancos y plaquetas.
- Unipotenciales: células progenitoras presentes en los tejidos, capaces de diferenciarse en un único tipo celular y responsables de su renovación a lo largo de la vida del individuo.

Origen

El origen de las células troncales es relevante por las limitaciones que las cuestiones éticas pueden establecer para su obtención, manipulación o utilización. En relación con su potencial utilización clínica y en función de su origen, las células troncales pueden clasificarse en las siguientes:

- Células embrionarias: son células pluripotentes, fáciles de aislar y amplificar *in vitro*, pero pueden presentar rechazo inmunitario y la posibilidad de formación de teratomas durante la diferenciación celular.
- Células fetales: son células pluripotentes o multipotentes dependiendo del tejido de procedencia y del éxito del procedimiento utilizado para su obtención.
- Células adultas artificialmente inducidas: son células troncales pluripotentes inducidas (iPS) que se obtienen a partir de cualquier célula diferenciada, mediante factores de crecimiento o ingeniería genética. Este procedimiento permite obtener cualquier tipo celular de forma ilimitada para el autotrasplante, sin recurrir a células embrionarias. Está en fase de desarrollo preclínico y, como todas las células pluripotentes, presentan la dificultad de su correcta diferenciación.
- Células troncales adultas: pueden ser células multipotentes o unipotentes capaces de diferenciarse en un número limitado de tejidos de la misma capa embrionaria. Actualmente está en discusión su potencial capacidad para diferenciarse en células diferentes del tejido de residencia (plasticidad) mediante transdiferenciación o fusión celular.

Las células troncales pluripotentes inducidas son multipotentes, tienen buen potencial de diferenciación y se pueden utilizar para autotrasplante y, aunque conservan las alteraciones genéticas heredadas de sus progenitores, éstas podrían ser corregidas mediante terapia génica antes del trasplante. Su obtención es difícil y escasa, la expansión y diferenciación *in vitro* es lenta, el acortamiento de los telómeros se mantiene y, por lo tanto, su proliferación no es ilimitada.

Células troncales adultas

Entre los principales tipos de células troncales adultas destacan las siguientes:

- Células hematopoyéticas: son las células troncales adultas mejor caracterizadas y de las que se dispone de mayor experiencia clínica.
- Células mesenquimales: pueden obtenerse de muy diversos tejidos y diferenciarse en *células de estirpe mesodérmica*.
- Células troncales musculares: en el músculo esquelético estas células constituyen las células satélite, aunque en la actualidad se ha sugerido otro tipo de célula con mayor capacidad proliferativa y de diferenciación, denominada célula troncal derivada de músculo *(muscle derived stem cell)*. En el músculo cardíaco existen células progenitoras cardíacas multipotenciales que pueden originar cardiomiocitos y otros tipos celulares musculares.
- Células troncales de la piel: en la piel humana se han identificado dos tipos de células progenitoras de queratinocitos, las células troncales epidérmicas latentes, que se activan *in vivo* tras la lesión del tejido, y las células amplificadoras transitorias, con mayor actividad proliferativa pero menor capacidad de diferenciación.
- Células troncales del sistema nervioso: en el sistema nervioso central se han identificado células troncales en la fascia dentada del hipocampo y la zona subventricular de los ventrículos laterales. También se han identificado en territorios periféricos. Asimismo, los astrocitos se han propuesto como células troncales del sistema nervioso humano.

INGENIERÍA TISULAR

Concepto

La ingeniería de tejidos puede definirse como la aplicación de principios de ingeniería a los sistemas biológicos con la intención de reparar órganos dañados o enfermos (tabla 58-4). Se ha avanzado significativamente en su desarrollo aplicado a órganos, como la piel, el hueso, la vejiga y el cartílago, llegando alguno de ellos a su aprobación para uso clínico (v. tabla 58-4). Sin embargo, en la regeneración de órganos más complejos sus avances son más limitados.

> ⭐ **INGENIERÍA TISULAR**
>
> - Su principal objetivo es generar estructuras tridimensionales constituidas por nuevos materiales que sirven de andamiaje para albergar células, cuya proliferación y diferenciación permitan la regeneración o reconstrucción de órganos o tejidos.

Tabla 58-4. Medicamentos de terapia tisular aprobados por las agencias del medicamento (fda/ema) y en estudio

		APROBADOS		
NOMBRE	**PRINCIPIO ACTIVO**	**INDICACIÓN**	**CARACTERÍSTICAS**	**DOSIS RECOMENDADA**
Gintuit	Queratinocitos y fibroblastos alogénicos cultivados en colágeno bovino	Herida vascular mucogingival creada quirúrgicamente	Andamiaje celular (queratinocitos y fibroblastos alogénicos)	Ajustar el tamaño al de la herida
Maci	Condrocitos autólogos cultivados en una membrana de colágeno porcino	Defectos en el cartílago de la rodilla	Andamiaje celular (condrocitos autólogos)	Cada implante tiene una densidad de 500,000 cells por cm^2
Rethymic	Tejido tímico alogénico procesado	Atimia congénita	Porción de tejido	5,000-22,000 mm^2/m^2 superficie
Stratagraft	Queratinocitos y fibroblastos dérmicos alogénicos cultivados en colágeno de ratón	Quemaduras	Andamiaje celular (queratinocitos y fibroblastos alogénicos)	Ajustar el tamaño al de la herida
		EN ESTUDIO		
TEJIDO/ÓRGANO	**APLICACIONES DE INTERÉS CLÍNICO**			
Cardíaco	Andamiaje de colágeno y células de la médula ósea en pacientes sometidos a cirugía de revascularización; viabilidad de la entrega mediada por catéter de un biomaterial en el tratamiento del infarto de miocardio; seguridad y eficacia de un biomaterial basado en alginato para la prevención de la remodelación ventricular y la insuficiencia cardíaca después del infarto de miocardio			
Vascular	Combinación de un andamiaje sintético de PLA/PLGA y células endoteliales, fibroblastos y mioblastos esqueléticos para facilitar la vascularización			
Córnea	Bioingeniería de la superficie de la córnea ocular con una combinación de células troncales epiteliales autólogas, unidas mediante ligandos a geles de fibrina			
Piel	Desarrollo de un andamio artificial conteniendo fibroblastos y queratinocitos, con propiedades biomecánicas equivalentes a la piel humana			
Cartílago	Células troncales mesenquimales sobre soportes de una combinación de PLGA y fibrina que facilitan la expresión de genes implicados en la condrogénesis y contribuyen a restablecer la funcionalidad del cartílago			
Músculo	Encapsulación en hidrogeles de células troncales obtenidas de cordón umbilical, para promover la miogénesis y la diferenciación			
Tendones	Administración de células mesenquimales cohesionadas con fibrina con el propósito de mejorar el proceso de reparación			

PLA: ácido poliláctico; PLGA: ácido poliláctico glicocólico.

La ingeniería utiliza nuevos biomateriales con el fin de generar estructuras tridimensionales conteniendo células y material biológico que sirven de andamiaje para el crecimiento celular y, en última instancia, para la reconstrucción o regeneración tridimensional del tejido u órgano. Para que el injerto sea viable, éste debe permitir el desarrollo de nuevos vasos y la proliferación y la diferenciación celulares, necesarios para la regeneración del tejido.

Materiales y aplicaciones

Se utilizan tres componentes principales: *a)* los biomateriales, responsables del andamiaje tridimensional tisular y que idealmente deben ser biocompatibles, nada inflamatorios y de superficie adherente, que facilite la proliferación y la diferenciación celulares; *b)* las células, que suelen ser de origen autólogo y previamente amplificadas *in vitro* para su posterior introducción en la estructura tridimensional artificial, y *c)* los factores proteicos biológicos que, introducidos junto a las células, estimulan la proliferación y la angiogénesis.

Los biomateriales requeridos para la ingeniería tisular pueden clasificarse, según su origen, en naturales y sintéticos. Los *biomateriales naturales*, como colágeno y fibrina, están constituidos principalmente por proteínas y polisacáridos que mimetizan la estructura y composición de la matriz extracelular, pero presentan como inconveniente su fácil deterioro y el potencial transporte de microorganismos patógenos. En contraste, los *biomateriales sintéticos*, como el ácido poliglicólico (PGA), el ácido poliláctico (PLA) y copolímeros PLGA (ácido poliláctico coglicólico), son fácilmente manipulables, disponen de biodegradación con-

> ⭐ **TERAPIA CELULAR Y MEDICINA REGENERATIVA**
>
> • **Tipos celulares para el trasplante:** según el donante las células pueden ser autólogas, singénicas, alogénicas y xenogénicas; según su orden jerárquico pueden ser troncales o diferenciadas.
>
> • **Clasificación de las células troncales:** por su orden jerárquico las células pueden ser totipotentes, pluripotentes, multipotentes o unipotentes; por su origen pueden ser embrionarias, fetales o pluripotentes inducidas.

trolada y no presentan riesgo de transferencia de patógenos, pero suelen requerir una modificación de su superficie para facilitar la adhesión celular y, además, su degradación puede originar subproductos no deseados con actividad proinflamatoria.

La ingeniería de tejidos de carácter tridimensional facilita la formación de la compleja arquitectura *in vitro* y la incorporación de otros factores, como fuerzas de cizallamiento debido al flujo del fluido y la compartimentación celular adecuada. El uso de hidrogeles, los chips de microfluidos, así como el uso de otros sistemas de andamios basados en la descelularización del órgano, están contribuyendo al avance traslacional de la ingeniería celular.

BIBLIOGRAFÍA

Alemany R. Viruses in cancer treatment. Clin Transl Oncol 2013; 15: 182-8.

Buckland KF, Bobby Gaspar H. Gene and cell therapy for children–new medicines, new challenges? Adv Drug Deliv Rev 2014; 73: 162-9.

Coelho T, Adams D, Silva A, Lozeron P, Hawkins PN, Mant T y cols. Safety and efficacy of RNAi therapy for transthyretin amyloidosis. N Engl J Med 2013; 369: 819-29.

de la Puente P, Ludeña D. Cell culture in autologous fibrin scaffolds for applications in tissue engineering. Exp Cell Res 2014; 322: 1-11.

DesRochers TM, Palma E, Kaplan D. Tissue-engineered kidney disease models. Adv Drug Deliv Rev 2014; 69-70: 67-80.

Emmert MY, Hitchcock RW, Hoerstrup SP. Cell therapy, 3D culture systems and tissue engineering for cardiac regeneration. Adv Drug Deliv Rev 2014; 69-70: 254-69.

Hammond HK, Penny WF, Traverse JH, Henry TD, Watkins MW, Yancy CW y cols. Intracoronary gene transfer of adenylyl cyclase 6 in patients with heart failure: a randomized clinical trial. JAMA Cardiol 2016; 1: 163-71.

Li X, Zhou L, Gao BQ, Li G, Wang X, Wang Y, Wei J, Han W, Wang Z, Li J, Gao R, Zhu J, Xu W, Wu J, Yang B, Sun X, Yang L, Chen J. Highly efficient prime editing by introducing same-sense mutations in pegRNA or stabilizing its structure. Nat Commun 2022 Mar 29; 13(1): 1669. doi: 10.1038/s41467-022-29339-9.

Miguel A, Sendra L, Noé V, Ciudad CJ, Dasi F, Hervas D y cols. Silencing of Foxp3 enhances the antitumor efficacy of GM-CSF genetically modified tumor cell vaccine against B16 melanoma. Onco Targets Ther 2017; 10: 503-14.

Naldini L. Ex vivo gene transfer and correction for cell-based therapies. Nat Rev Genet 2011; 12: 301-15.

Nelson JW, Randolph PB, Shen SP, Everette KA, Chen PJ, Anzalone AV, An M, Newby GA, Chen JC, Hsu A, Liu DR. Engineered pegRNAs improve prime editing efficiency. Nat Biotechnol 2022 Mar; 40(3): 402-10. doi: 10.1038/s41587-021-01039-7.

Sendra L, Miguel A, Pérez-Enguix D, Herrero MJ, Montalvá E, García-Gimeno MA y cols. Studying closed hydrodynamic models of "in vivo" dna perfusion in pig liver for gene therapy translation to humans. PLoS One 2016;11 (10):e0163898.

Sendra L, Miguel A, Sabater L, Herrero MJ, Sabater L, Montalvá EM y cols. Efficacy of hydrodynamic interleukin 10 gene transfer in human liver segments with interest in transplantation. Liver Transpl 2017; 23: 50-62.

Tebas P, Stein D, Tang WW, Frank I, Wang SQ, Lee G y cols. Gene editing of CCR5 in autologous CD4 T cells of persons infected with HIV. N Engl J Med 2014; 370: 901-10.

Trounson A, Thakar RG, Lomax G, Gibbons D. Clinical trials for stem cell therapies. BMC Med 2011; 9: 52.

Viney NJ, Van Capelleveen JC, Geary RS, Xia S, Tami JA, Yu RZ y cols. Antisense oligonucleotides targeting apolipoprotein(a) in people with raised lipoprotein(a): two randomised, double-blind, placebo-controlled, dose-ranging trials. Lancet 2016; 388: 2239-53.

Zarrabi M, Mousavi SH, Abroun S, Sadeghi B. Potential uses for cord blood mesenchymal stem cells. Cell J 2014; 15: 274-81.

Farmacología ocular

59

J. M. Ramírez Sebastián, A. Triviño Casado y R. De Hoz Montañana

CONTENIDOS

- Introducción
- Farmacocinética ocular
  - Barreras
  - Rutas de entrada y eliminación de los fármacos en el globo ocular
- Midriáticos y cicloplejicos
  - Antagonistas muscarínicos
  - Agonistas adrenérgicos: fenilefrina
- Antibióticos
  - Aminoglucósidos
  - Fluoroquinolonas
  - Tetraciclinas
  - Cloranfenicol
  - Eritromicina
  - Ácido fusídico
  - Sulfacetamida
  - Trimetoprima
  - Polimixina B
- Antiinflamatorios
  - Corticoides
  - Antiinflamatorios no esteroideos
  - Agentes inmunosupresores

- Antialérgicos
  - Vasoconstrictores
  - Antihistamínicos
  - Estabilizadores de la membrana de los mastocitos
  - Fármacos de múltiple acción
- Farmacoterapia tópica en el glaucoma
  - Bloqueantes β-adrenérgicos
  - Agonistas adrenérgicos
  - Agonistas colinérgicos (mióticos)
  - Inhibidores de la anhidrasa carbónica
  - Análogos de las prostaglandinas
  - Inhibidores de la Rho-cinasas
  - Tratamiento combinado
- Fármacos para el tratamiento de la degeneración macular asociada a la edad
  - Tratamiento de las formas secas
  - Tratamiento de las formas húmedas
- Lágrimas artificiales

INTRODUCCIÓN

La mayoría de los fármacos que se utilizan para tratar las enfermedades oculares se administran por vía tópica mediante colirios. En promedio, una gota de colirio tiene un volumen que varía entre 20 y 50 µl, y el volumen lagrimal oscila entre 7 y 10 µl, lo que supone el 20 % de la gota del colirio. Esto quiere decir que el ojo sólo puede contener un 20 % de la gota y, por lo tanto, administraciones superiores a una gota carecerían de sentido.

El 16 % de las lágrimas se renuevan en 1 minuto, por lo que sólo el 42 % de un fármaco es capaz de permanecer en las lágrimas tras 5 minutos de ser instilado y, por consiguiente, sólo el 8 % de la gota queda en el ojo los 5 minutos siguientes.

El interior del ojo está muy bien protegido de los elementos exógenos, por la barrera lipídica de la córnea, la barrera hematoacuosa, el reflejo lagrimal, el parpadeo y el metabolismo. Estos elementos de protección natural han de ser superados por el fármaco para poder entrar en su interior. Una vez dentro, ciertos componentes, como la pigmentación uveal, pueden ser determinantes para la acción del fármaco, pues algunos de éstos se unen al pigmento uveal disminuyendo su concentración.

Como los colirios permanecen poco tiempo en contacto con la superficie ocular, es necesario que sean muy potentes y, además, deben ser liposolubles e hidrosolubles, ya que la córnea tiene una barrera lipídica (epitelio y endotelio) y una barrera acuosa (estroma). Los fármacos deben ser poco irritantes para evitar que se produzca el reflejo lagrimal, que diluiría la concentración del fármaco disminuyendo así su eficacia. También es indispensable que posean una buena penetración a través del epitelio corneal, para lo cual es necesaria la utilización de conservantes y nuevas formulaciones, en las que se utilicen nuevos vehículos distintos a los acuosos, con el fin de que dicha penetración se incremente al permitirse un mayor tiempo de contacto con la superficie ocular.

FARMACOCINÉTICA OCULAR

En la **figura 59-1** se indican las principales rutas que puede seguir un fármaco administrado en colirio para su penetración y eliminación ocular.

Barreras

Superficie ocular

Tras la instilación del colirio, en pocos minutos, el flujo lagrimal elimina los componentes de la superficie ocular derivándolos hacia el conducto lagrimonasal, lo que no beneficia la penetración del fármaco. Además, la absorción a través de los capilares sanguíneos del fondo de saco conjuntival y de la propia cavidad nasal favorecen la absorción sistémica en detrimento de la ocular.

Epitelio corneal

La barrera corneal epitelial está formada por uniones estrechas que limitan la permeabilidad intercelular. Ello dificulta el paso de los fármacos hidrófilos, mientras que favorece el de los lipófilos; a pesar de todo, la permeabilidad transcorneal es la ruta más importante de entrada desde el fluido lagrimal hasta el humor acuoso. Por otro lado, la conjuntiva bulbar tiene un epitelio más permeable que la córnea y, además, presenta una superficie 20 veces mayor, lo cual supone una vía especialmente interesante, teniendo en cuenta su mayor permeabilidad para las moléculas hidrófilas de gran tamaño. Dado que, clínicamente, las formulaciones más usadas están constituidas por moléculas pequeñas y bastante lipófilas, se comprende que la vía corneal sea la dominante.

Barrera hematoacuosa

Constituye la barrera hematoocular anterior y está compuesta por las uniones estrechas de las células endoteliales de los vasos uveales. Previene el acceso de la albúmina del plasma al interior del humor acuoso, limitando también el paso de los fármacos hidrófilos. La disrupción de la integridad de esta barrera puede producirse como consecuencia de un proceso inflamatorio.

Barrera hematorretiniana

Es la barrera hematoocular posterior y está formada por las uniones estrechas tanto del epitelio pigmentario de la retina (EPR) como del endotelio de los capilares retinianos. Si bien los fármacos acceden fácilmente al espacio extravascular coroideo, su entrada hacia la retina está muy limitada por el EPR y el endotelio de los vasos retinianos.

Rutas de entrada y eliminación de los fármacos en el globo ocular

Existen distintas rutas para llegar a los tejidos oculares, que pueden seleccionarse según el tejido diana. De forma genérica, para el segmento anterior se utilizan preferentemente la vía tópica ocular y la subconjuntival, mientras que para el segmento posterior se usa normalmente la vía intravítrea.

Vía tópica ocular

El fármaco se administra mediante la instilación de gotas de colirio en la superficie ocular. El tiempo de permanencia sobre dicha superficie es corto, pero es posible aumentarlo, y por lo tanto también su acción, modificando el diseño de su formulación (geles, insertos).

La permeabilidad a través de la córnea se produce por difusión pasiva, por difusión facilitada o por transporte activo. La difusión facilitada requiere la expresión de transportadores en el epitelio corneal, mientras que la difusión pasiva no es dependiente de proteínas transportadoras. La permeabilidad del epitelio corneal es de 10^{-7}-10^{-5} cm/seg, y la biodisponibilidad del fármaco después de su administración tópica ocular es inferior al 5 %, incluso para pequeñas moléculas lipófilas.

Estas limitaciones en la absorción de los fármacos son características del epitelio corneal con su función de barrera. Por ejemplo, una gota de atropina al 1 % contiene 0,5 mg de atropina, lo que significa una dosis superior a la que habitualmente se utiliza en preanestesia (0,4 mg). Hay que tener en cuenta que, una vez que el fármaco ha alcanzado la cámara anterior, la concentración máxima no se alcanza hasta 20-30 minutos después de la administración y, aun así, la concentración es aproximadamente dos veces menor que la instilada.

El fármaco puede eliminarse por dos vías:

1. Desde el ángulo camerular a través del conducto de Schlemm, los plexos esclerales profundo y superficial, hasta alcanzar el plexo venoso, ruta que presenta un flujo de 3 µl/min y es independiente del fármaco en sí mismo.

2. A través del flujo sanguíneo uveal, en cuyo caso el flujo depende de la capacidad del fármaco para atravesar las paredes de los vasos sanguíneos, siendo por consiguiente el aclaramiento más rápido para los lipófilos (20-30 µl/min) y más lento para los hidrófilos.

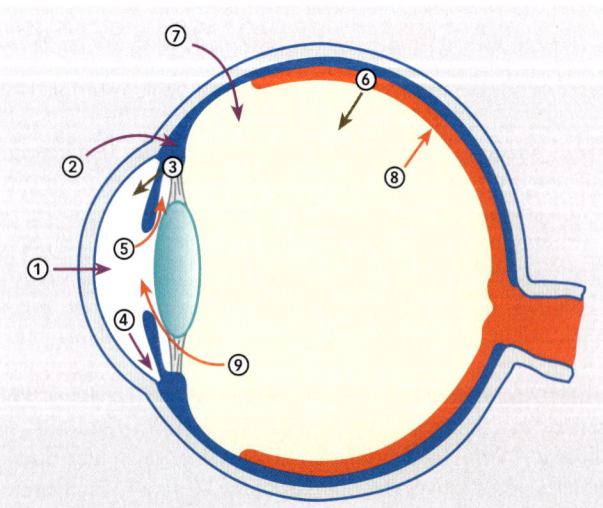

Figura 59-1. Vías oculares de entrada y eliminación de los fármacos. 1: vía transcorneal; 2: vía transconjuntival transescleral; 3: barrera hematoacuosa; 4: vía trabecular; 5: eliminación por barrera hematoacuosa; 6: barrera hematorretiniana; 7: vía intravítrea; 8: eliminación por barrera hematorretiniana; 9: eliminación desde el vítreo hacia la ruta anterior.

Vía subconjuntival

Por esta vía, el fármaco tiene que atravesar la esclerótica, que es más permeable que la córnea y, por lo tanto, su penetración no depende de la lipofilia del fármaco. Asimismo, la esclerótica permite el paso de moléculas de gran tamaño, que pueden alcanzar con cierta facilidad el lecho coroideo. Sin embargo, llegar a la retina es más difícil al tener que atravesar el epitelio pigmentario, sobre todo para los componentes hidrófilos. En el caso de las moléculas pequeñas lipófilas, la permeabilidad es más fácil, pues es similar a la escleral.

Vía intravítrea

El fármaco se inyecta directamente dentro de la cavidad vítrea, lo que facilita el acceso al vítreo y la retina al no tener que atravesar la barrera del EPR. La difusión del fármaco es facilitada si sus moléculas son pequeñas.

La eliminación se lleva a cabo a través de dos rutas:

1. Vía anterior: a través del vítreo, el fármaco alcanza la cámara posterior y, desde aquí, la eliminación se lleva a cabo a través de las vías del humor acuoso y el flujo uveal.

2. Vía posterior: se realiza a través de la barrera sanguínea ocular posterior. Esto se puede llevar a cabo mediante permeabilidad pasiva, como en el caso de pequeñas moléculas lipófilas, o por transporte activo a través de las citadas barreras. Debe destacarse que las moléculas grandes, pesadas y solubles en agua tienden a tener una semivida mayor en el interior del vítreo.

MIDRIÁTICOS Y CICLOPLÉJICOS

Los fármacos midriáticos producen midriasis o dilatación de la pupila, mientras que los cicloplejicos provocan cicloplejía o parálisis del músculo ciliar y, por lo tanto, de la acomodación. Tanto los midriáticos como los cicloplejicos se emplean en la exploración oftalmológica cuando se efectúa una oftalmoscopia. Los fármacos cicloplejicos se utilizan también para realizar la refracción objetiva ya que, debido a su acción sobre el músculo ciliar, paralizan gran parte de la acomodación. Esto resulta fundamental en los niños por su gran capacidad de acomodación.

Asimismo, ambos grupos de fármacos están indicados en los procesos inflamatorios de la úvea anterior, así como en otros procesos que precisen:

1. El reposo del músculo ciliar, que evita el dolor que acompaña a la acomodación y sus espasmos.

2. La disminución de la permeabilidad de los vasos uveales inflamados, que reduce el número de células inflamatorias en la cámara anterior.

3. Evitar las sinequias posteriores que se pueden producir en el curso de una iridociclitis.

La midriasis y la cicloplejía disminuyen el drenaje del humor acuoso, por lo que han de evitarse sus efectos en los pacientes con ángulo iridocorneal estrecho debido a la posibilidad de desencadenar un glaucoma agudo.

Dentro de este grupo de fármacos los más utilizados en oftalmología son los antagonistas de la acetilcolina en los receptores colinérgicos muscarínicos (antagonistas muscarínicos) y los agonistas de los receptores α-adrenérgicos (agonistas adrenérgicos).

Antagonistas muscarínicos

Estos fármacos son los midriáticos más efectivos y producen cicloplejía, en mayor o menor grado, mediante el bloqueo del control parasimpático del músculo esfínter del iris y del músculo ciliar (parasimpaticolíticos). Los antagonistas muscarínicos de uso común en oftalmología son la **atropina**, el **ciclopentolato** y la **tropicamida**. Sus efectos y su duración se resumen en la **tabla 59-1**.

Atropina

En forma de colirio, es un potente midriático y cicloplejico de acción rápida y muy duradera. La intensidad y la duración de la midriasis y de la cicloplejía dependen de la pigmentación del iris. En personas con ojos oscuros, el efecto se retarda y es menos intenso, pero más duradero que en los ojos claros, debido a la mayor acumulación de receptores muscarínicos en los ojos pigmentados. Su indicación más habitual es el tratamiento de las iridociclitis por su rapidez de acción y duración de efecto, así como para la refracción en niños.

La administración tópica produce efectos secundarios, tanto oculares como sistémicos. Los efectos oculares son fundamentalmente dermatitis palpebrales, conjuntivitis papilares y queratitis de etiología alérgica, dado que la atropina es uno de los fármacos que produce más hipersensibilidad. Los efectos locales más peligrosos son la aparición de un glaucoma agudo de ángulo estrecho o el aumento de la presión intraocular en pacientes con glaucoma crónico simple. A los efectos sistémicos son más susceptibles los ancianos y los niños, que pueden presentar un cuadro de intoxicación atropínica con postración, vómitos, hipertermia, hiperemia, hipotensión, taquicardia y sequedad de piel y mucosas. Debe tenerse en cuenta que 10 mg de atropina son letales para un niño y que en una gota hay 0,5 mg (**tabla 59-2**).

Ciclopentolato

Es un potente midriático y el fármaco cicloplejico más utilizado en la práctica clínica para la refracción, sobre todo en niños y jóvenes. Presenta algunas ventajas: con la luz intensa no provoca contracción pupilar, su acción cicloplejica es de menor duración que la de la atropina y no altera, o apenas lo hace, la presión intraocular en ojos normales. También es

Tabla 59-1. Duración y efectos de los fármacos midriáticos

Fármaco	Duración (horas)	Efecto midriático	Efecto cicloplejico
Atropina	168-240	++	+++
Ciclopentolato	12-24	+++	+++
Tropicamida	1-3	+++	+

Tabla 59-2. Fármacos midriáticos y cicloplégicos

MIDRIÁTICOS/ CICLOPLÉGICOS	MECANISMO DE ACCIÓN	INDICACIONES	OBSERVACIONES	EFECTOS SECUNDARIOS
Atropina al 1 %	Parasimpaticolítico	Procesos inflamatorios del segmento anterior Exploración del segmento posterior	10 mg son letales en el niño 1 gota = 0,5 mg	Hipersensibilidad Intoxicación: Postración Vómitos Hipertermia Taquicardia Sequedad piel y mucosas
Ciclopentolato al 1 %	Parasimpaticolítico	Procesos inflamatorios del segmento anterior Exploración del segmento posterior Refracción en niños y adultos jóvenes	El 10 % de niños y > 60 años presentan alteraciones en el sistema nervioso central	Alucinaciones Alteraciones de la motricidad y palabra Desorientación Excitabilidad Somnolencia
Fenilefrina al 10 %	Simpaticomimético	Exploración del segmento posterior	No administrar a cardiópatas Niños y > 60 años no administrar > 1 gota/hora	Taquicardia Hipertensión Infarto agudo de miocardio

útil en el tratamiento de la iridociclitis, especialmente en pacientes alérgicos a la atropina, debiéndose aplicar con mayor frecuencia por su menor duración de acción.

Entre los efectos adversos cabe destacar que puede provocar un cuadro de glaucoma agudo en pacientes con ángulo estrecho y elevar la presión intraocular en pacientes con glaucoma crónico simple. A nivel sistémico produce mayor afectación del sistema nervioso central (SNC), que se manifiesta por somnolencia, desorientación, alteraciones emocionales, cefaleas y ataxia. Los niños y ancianos son más sensibles, siendo los efectos tóxicos más comunes con concentraciones del 2 % o instilaciones múltiples del 1 %. En estos pacientes, y en los que presentan parálisis o lesión cerebral, deberían utilizarse concentraciones del 0,5 % (tabla 59-2).

Tropicamida

Es un derivado sintético del ácido trópico, altamente liposoluble, por lo que penetra rápidamente a través del epitelio corneal y alcanza concentraciones elevadas en los receptores. La aplicación previa de un anestésico tópico prolonga su efecto midriático y cicloplégico. Sus efectos en relación con otros antagonistas muscarínicos son más rápidos pero de menor duración, siendo la midriasis mayor que la cicloplejía. Por lo tanto, es el fármaco de elección cuando se requiere fundamentalmente *midriasis*. Entre los efectos adversos, puede elevar la presión intraocular en pacientes con glaucoma crónico simple. Los fenómenos sistémicos y las reacciones de hipersensibilidad son infrecuentes. Debido a que carece de efectos vasopresores, es uno de los midriáticos más seguros para pacientes con enfermedades cardiovasculares y para dilatar la pupila a los recién nacidos.

Agonistas adrenérgicos: fenilefrina

Los agonistas de los receptores α-adrenérgicos pueden producir midriasis al estimular estos receptores simpáticos en el músculo dilatador del iris (simpaticomiméticos). Sin embargo, no producen cicloplejía ya que el sistema simpático no controla el músculo ciliar en los seres humanos. El agonista α-adrenérgico utilizado más a menudo es la fenilefrina.

Tras la aplicación tópica, la fenilefrina contrae el músculo dilatador del iris y el músculo liso de las arteriolas conjuntivales, provocando midriasis y blanqueamiento de la conjuntiva. Estimula el músculo de Müller, ampliando la hendidura palpebral, y disminuye la presión intraocular en ojos normales y con glaucoma de ángulo abierto. Como midriático se usa en concentraciones variables (2,5-10 %). Su efecto máximo aparece a los 45-60 minutos, y la recuperación del tamaño pupilar se produce a las 6 horas. También se usa en el tratamiento de las sinequias posteriores y en las ptosis palpebrales por denervación simpática (síndrome de Horner) o en su diagnóstico, ya que, aplicada al 1 %, dilata intensamente la pupila de un ojo con denervación posganglionar, mientras que, si es preganglionar, la midriasis de ambos ojos es insignificante.

Sus efectos adversos oculares son transitorios, pero los sistémicos son más graves (tabla 59-3).

El uso de fenilefrina al 10 % está contraindicado en cardiópatas, en hipertensos, en pacientes con hipotensión ortostática o con aneurismas, en diabéticos insulinodependientes y en pacientes con arteriosclerosis avanzada. También está contraindicado en pacientes atropinizados que tomen inhibidores de la monoaminooxidasa, antidepresivos tricíclicos, reserpina, guanetidina o metildopa, porque potencian sus efectos adversos cardiovasculares. En niños y pacientes mayores, la concentración aconsejada es de 2,5 %; si es del 10 %, no debe instilarse más de una gota por hora (tabla 59-3).

ANTIBIÓTICOS

En oftalmología, con gran frecuencia se instaura tratamiento antibiótico antes de obtener los resultados microbiológicos.

Tabla 59-3. Efectos adversos de la fenilefrina

EFECTOS OCULARES	EFECTOS SISTÉMICOS
Dermatoconjuntivitis alérgica	Hipertensión
Queratitis	Taquicardia
Lagrimeo	Infarto de miocardio
Dolor	Extrasístoles
Liberación de pigmento del iris	Hemorragia subaracnoidea
Miosis y congestión conjuntival reactiva	Cefaleas

Incluso en infecciones superficiales de la conjuntiva, no se llega a solicitar el estudio microbiológico, sino que se elige el medicamento adecuado basándose en la historia clínica. Las vías de administración son: tópica (colirio o pomada), subconjuntival, intravítrea o sistémica.

El tratamiento más utilizado es la administración por vía tópica en forma de colirios. En general, la aplicación de una gota 4 veces al día se considera adecuada para el tratamiento de la mayoría de las infecciones superficiales. El uso excesivo de antibióticos tópicos puede desencadenar reacciones de hipersensibilidad o tóxicas locales (tabla 59-4).

Aminoglucósidos

De este grupo de antibióticos bactericidas, en oftalmología se dispone de **neomicina**, **gentamicina** y **tobramicina**. Son antibióticos de amplio espectro y ampliamente utilizados de forma local, activos sobre todo frente a bacterias gramnegativas. Pueden desarrollarse resistencias, que incluso llegan a ser cruzadas entre los distintos aminoglucósidos.

Neomicina

En forma de colirio, se encuentra preparado en combinación con otros antibióticos o corticoides. El 10 % de los pacientes acaba desarrollando hipersensibilidad, caracterizada por ojo rojo, picor y queratitis superficial que puede confundirse con la evolución del proceso infeccioso.

Gentamicina

Está indicada para el tratamiento de infecciones de conjuntiva, párpados y córnea. La presentación más común es en forma de colirios y pomadas al 0,3 %, sola o asociada a corticoides. Al igual que la neomicina, provoca reacciones de hipersensibilidad, pero con menor frecuencia, considerándose que presentarán fenómenos de toxicidad el 50 % de los pacientes que la desarrollaron a la neomicina. De las reacciones de hipersensibilidad, son características de la gentamicina, y en menor medida de la tobramicina, las úlceras conjuntivales, que suelen aparecer en la mitad inferior de la conjuntiva bulbar y que regresan tras la suspensión del medicamento.

Tobramicina

Es algo más efectiva que la gentamicina, sobre todo frente a *Pseudomonas*. Tiene resistencia cruzada con la gentamicina y es menos tóxica que ésta, por lo que está desplazando a los otros aminoglucósidos. Se utiliza tanto en colirio como en pomada al 0,3 %, sola o combinada con corticoides para el tratamiento de infecciones del segmento anterior o profilaxis en la cirugía intraocular.

Fluoroquinolonas

Se trata de un grupo de fármacos derivados del ácido nalidíxico, con acción bactericida y espectro de acción muy amplio. Son activos frente a bacterias grampositivas y gramnegativas, tanto aerobias como anaerobias, aunque su principal indicación son las infecciones por bacterias gramnegativas aerobias. Se dispone para aplicación tópica de cinco fármacos: **ciprofloxacino** al 0,3 %, **lomefloxacino** al 0,3 %, **norfloxacino** al 0,3 %, **ofloxacino** al 0,3 % y **moxifloxacino** al 0,5 %, que se utilizan para el tratamiento de las conjuntivitis, queratitis e infecciones de los párpados. Aunque pueden desarrollarse resistencias, son ampliamente empleados por el espectro de acción, su alta concentración en el humor acuoso de la cámara anterior tras su aplicación tópica y su escasa toxicidad, que permite incluso tratar a niños de 1 año. Tras

Tabla 59-4. Indicaciones terapéuticas y efectos adversos de los antibióticos por vía tópica			
ANTIBIÓTICOS	**VÍA DE ADMINISTRACIÓN**	**INDICACIONES**	**EFECTOS ADVERSOS**
Polimixina	Tópica	Queratitis bacteriana	Sin efectos por vía tópica
Gentamicina	Tópica	Conjuntivitis y queratitis bacterianas	Toxicidad del epitelio corneal
Tobramicina	Tópica	Conjuntivitis y queratitis bacterianas	Toxicidad del epitelio corneal
Oxitetraciclinas	Tópica	Profilaxis de oftalmía neonatal, orzuelos, blefaritis bacteriana	Sin efectos por vía tópica
Doxiciclina	Oral	Blefaroconjuntivitis Queratoconjuntivitis	Digestivos Fototoxicidad Oscurecimiento dental
Eritromicina	Tópica Oral	Blefaroconjuntivitis Conjuntivitis de inclusión	Hepatitis
Azitromicina	Tópica Oral	Blefaroconjuntivitis bacterianas y por *Chlamydia* Tracoma	Picor, visión borrosa, alergia Digestivos
Norfloxacino	Tópica	Conjuntivitis y queratitis bacterianas	Depósitos corneales
Ciprofloxacino	Tópica	Conjuntivitis y queratitis por bacterias grampositivas y gramnegativas Profilaxis quirúrgica	Depósitos corneales
Lomefloxacino	Tópica	Conjuntivitis bacteriana	Sin efectos por vía tópica
Ofloxacino	Tópica	Conjuntivitis por bacterias grampositivas y gramnegativas	Sin efectos por vía tópica
Moxifloxacino	Tópica	Conjuntivitis y queratitis bacterianas Endoftalmitis	Sin efectos por vía tópica

el tratamiento con ciprofloxacino para las úlceras corneales, pueden aparecer al inicio del tratamiento (17 % de los pacientes) unos depósitos blanquecinos que no requieren la interrupción del tratamiento y que desaparecen posteriormente sin influir en la evolución del proceso.

Tetraciclinas

Son antibióticos bacteriostáticos, con un amplio espectro frente a bacterias grampositivas y gramnegativas aerobias y anaerobias, espiroquetas, micoplasmas, clamidias, rickettsias y algunos virus y protozoos. Para uso tópico se dispone de la **clortetraciclina** y la **oxitetraciclina**. Están claramente indicadas en las conjuntivitis de inclusión y el tracoma, en la prevención de la oftalmía del recién nacido por *Neisseria gonorrhoeae* y en el tratamiento de meibomitis por vía oral. En las restantes infecciones externas oculares no son antibióticos de primera elección, debido a que muchas de las bacterias causantes no responden bien a la acción de las tetraciclinas o son resistentes a ellas.

Cloranfenicol

Es un antibiótico bacteriostático con amplio espectro de acción, que actúa frente a bacterias grampositivas y gramnegativas, rickettsias, clamidias, espiroquetas y micoplasmas.

La aplicación tópica de cloranfenicol al 0,5 % en colirio es efectiva frente a la mayoría de las infecciones bacterianas de la superficie anterior del ojo. Presenta baja toxicidad local y tiene una excepcional penetración a través de la córnea, siendo su uso interesante ante el riesgo de infección intraocular. Sin embargo, con el cloranfenicol se ha descrito algún caso de anemia aplásica tras su uso tópico. Este efecto adverso, junto con la aparición de nuevos antibióticos de espectro y acción similares, determina que el cloranfenicol sea un antibiótico de segunda elección.

Eritromicina

Es un antibiótico del grupo de los macrólidos, con acción bacteriostática. Tiene una acción más pronunciada sobre bacterias grampositivas, aunque también es activo frente a algunas gramnegativas, actinomicetos, clamidias, rickettsias, micoplasmas, espiroquetas y ciertas micobacterias. Sólo existe la presentación en forma de pomada al 0,5 %. Aunque son raros los efectos irritativos o de hipersensibilidad, su uso más generalizado es en las blefaritis estafilocócicas, la profilaxis de la oftalmía del recién nacido y el tratamiento del tracoma y de las conjuntivitis de inclusión, siendo en este último caso necesario recurrir a la vía oral debido a la lenta y baja efectividad de la aplicación tópica.

Ácido fusídico

Es un antibiótico con gran poder bactericida o bacteriostático frente a bacterias grampositivas. Se presenta al 1 % en forma de solución viscosa. Es un producto de segunda elección y está especialmente indicado para el tratamiento tópico de infecciones de los párpados y del segmento anterior causadas por *Staphylococcus aureus*, incluso los resistentes a la meticilina.

Su aplicación habitual es cada 12 horas y puede producir una ligera irritación conjuntival de corta duración tras su aplicación.

Sulfacetamida

Es una sulfamida con efecto bacteriostático y de amplio espectro, que actúa frente a bacterias grampositivas y gramnegativas, *Actinomyces*, clamidias y toxoplasma. Para uso tópico está disponible en solución acuosa al 10 % en combinación con corticoides. Aunque tiene una alta penetración en los tejidos oculares, su uso cada vez está más restringido por el incremento de resistencias, que llegan incluso al 60 % en algunas especies de estafilococos. Con la aplicación local, aparece irritación ocular, con picor y sensación de quemazón. Su mecanismo de acción puede bloquearse por el uso simultáneo de anestésicos tópicos.

Trimetoprima

Es un derivado de las 2,4-diaminopirimidinas que inhibe en las bacterias la síntesis de ácido fólico en distinto lugar que las sulfamidas, por lo que potencia de forma sinérgica la acción antibacteriana de éstas, ampliando incluso su espectro.

De forma tópica está disponible sólo en combinación con polimixina B, constituyendo una asociación con amplio espectro que abarca a grampositivos y gramnegativos, por parte de la trimetoprima, y a gramnegativos, incluidas *Pseudomonas*, por la polimixina B. Es una asociación bien tolerada y su uso está indicado para el tratamiento de blefaroconjuntivitis infecciosas.

Polimixina B

Este antibiótico actúa sobre la pared bacteriana rompiendo su integridad osmótica. Es activo frente a *Pseudomonas aeruginosa* y otros gramnegativos. Por vía tópica se usa en asociación con otros antibióticos para infecciones superficiales de la conjuntiva y los párpados, ya que atraviesa con gran dificultad el epitelio corneal.

ANTIINFLAMATORIOS

Aunque los corticoides constituyen los fármacos antiinflamatorios de primera línea para el tratamiento de las inflamaciones del globo ocular, su uso crónico produce considerables efectos secundarios. Por este motivo, además de ellos, los antiinflamatorios no esteroideos (AINE) y los agentes inmunosupresores pueden modular los procesos inflamatorios del globo ocular.

Corticoides

Protegen las estructuras oculares de las alteraciones que acompañan a la respuesta inflamatoria, fundamentalmente la cicatrización y la neovascularización, actuando de forma inespecífica frente a cualquier etiología infecciosa, alérgica, autoinmune o traumática. Debido a sus frecuentes y múltiples efectos adversos (oculares y sistémicos), ha de individualizarse todo lo posible la dosis y utilizarse durante el mínimo tiempo necesario. La localización y el tipo de inflamación determinan la vía de administración. La vía tópica suele ser suficiente en las inflamaciones de párpados, conjuntiva, córnea, iris y cuerpo ciliar. En la uveítis anterior grave, la vía tópica se refuerza con la vía sistémica o periocular (subconjuntival, subtenoniana o retrobulbar). En coriorretinitis, inflamaciones orbitarias y neuritis ópticas, el tratamiento debe administrarse por vía periocular, sistémica o ambas.

Los efectos de los corticoides aplicados de forma tópica no sólo dependen de la potencia del preparado, sino también de los siguientes factores:

1. Capacidad de penetración corneal, que varía en función de la liposolubilidad/hidrosolubilidad. Así, los acetatos y alcoholes (suspensiones liposolubles) poseen mayor penetración que los fosfatos (hidrosolubles). Tienen escaso poder de penetración: **cortisona**, **hidrocortisona** y **medrisona**; poder intermedio: **prednisolona** y **prednisona**, y máximo poder: **triamcinolona**, **acetato de fluorometalona**, **rimexolona** y, sobre todo, **dexametasona**.

2. Los excipientes pueden modificar la penetración del corticoide alterando su biodisponibilidad o mejorándola.

3. La frecuencia de instilación del colirio determina su efecto antiinflamatorio.

La suspensión del tratamiento tópico prematuramente y de forma brusca puede producir un efecto rebote, con reaparición de la inflamación.

Por vía sistémica, los más utilizados en la inflamación ocular son: **prednisona**, **dexametasona** y **metilprednisolona**.

El uso de corticoides perioculares puede presentar complicaciones, como perforación escleral, aumento de la presión intraocular en personas predispuestas, intolerancia al vehículo, fibrosis de la cápsula de Tenon, infecciones intraoculares o úlceras conjuntivales tras administraciones repetidas.

Los efectos adversos oculares pueden producirse con la vía tópica, sistémica o periocular (**tabla 59-5**).

Las cataratas pueden aparecer tanto tras la administración sistémica como tópica, siendo la dosis y la duración del tratamiento determinantes en su incidencia. Los niños y determinadas poblaciones (mediterránea) son más vulnerables. El aumento de la presión intraocular puede producirse con cualquier vía de administración, tanto en personas sanas como con glaucoma. Tras la administración tópica, este incremento está determinado genéticamente. En el caso de un tratamiento crónico con corticoides, el paciente debe ser revisado por un oftalmólogo para controlar tanto la presión

intraocular como la posible aparición de opacidades en el cristalino.

Antiinflamatorios no esteroideos

Este grupo de fármacos posee una potencia antiinflamatoria moderada, sin presentar los efectos secundarios oculares que caracterizan a los corticoides. Ambos grupos de fármacos antiinflamatorios actúan sobre la cascada del ácido araquidónico, bloqueando la formación de prostaglandinas y sus intermediarios. En consecuencia, los AINE pueden reducir, y en algunos casos incluso eliminar, la necesidad de tratamientos con corticoides. Los AINE de uso oftalmológico pueden clasificarse de acuerdo con su estructura química en índoles (**indometacina**) y derivados del ácido fenilalcanoico (**diclofenaco**, **flurbiprofeno**, **ketorolaco**, **nepafenaco** y **bromfenaco**). Sus indicaciones clínicas y efectos adversos se resumen en la **tabla 59-6**.

Las posibles indicaciones de los AINE en las distintas afecciones oftalmológicas son:

1. Prevención de la miosis intraoperatoria durante la cirugía de la catarata y otras cirugías intraoculares.

2. Prevención de la inflamación posquirúrgica.

3. Prevención del edema macular quístico tras la cirugía ocular y tratamiento del edema macular quístico crónico.

4. Tratamiento del dolor ocular de origen corneal, así como del dolor posquirúrgico.

5. Tratamiento de uveítis anteriores crónicas o recurrentes.

6. Prevención de alergias.

Los efectos adversos más frecuentes tras la aplicación tópica de AINE se deben a una irritación ocular transitoria, que produce quemazón, lagrimeo e hiperemia conjuntival tras la instilación. El **diclofenaco** es mejor tolerado que el **flurbiprofeno**, y éste, mejor que la **indometacina**. También se han descrito una queratopatía punteada superficial e infiltrados corneales tras el uso de **indometacina** y **diclofenaco**. Finalmente, los AINE administrados de forma tópica no afectan a la presión intraocular ni interfieren en el efecto hipotensor de los fármacos antiglaucomatosos.

Agentes inmunosupresores

La terapia inmunosupresora se usa en oftalmología en aquellos procesos en los que la visión está seriamente amenazada,

Tabla 59-5. Indicaciones terapéuticas y efectos adversos de los corticoides

	Conjuntivitis alérgica	Inflamación del segmento anterior	Queratitis	Epiescleritis	Queratitis herpética	Infecciones de la superficie ocular	Efectos adversos
Betametaxona	x	x	x	x		x	Catarata subcapsular posterior
Dexametasona	x	x	x	x	x	x	Hipertensión ocular o glaucoma
Fuorometalona	x	x	x	x	x	x	Infecciones oculares secundarias víricas o micóticas
Hidrocortisona	x	x	x	x	x	x	Retrasos en la cicatrización corneal
Medrisona	x		x	x		x	Adelgazamiento corneal o escleral Midriasis
Prednisona	x	x	x	x	x	x	Ptosis

Tabla 59-6. Indicaciones clínicas y efectos adversos de los AINE

AINE DE USO TÓPICO	INDICACIONES	EFECTOS ADVERSOS
Diclofenaco	Inflamación postoperatoria	Irritación ocular Alergia Visión borrosa
Flurbiprofeno	Miosis intraoperatoria Inflamación postoperatoria Edema macular quístico	Ardor Enrojecimiento ocular
Indometacina	Inflamación postoperatoria Edema macular quístico	Ardor Enrojecimiento ocular Queratitis Alergia
Ketorolaco	Inflamación postoperatoria Edema macular quístico Dolor ocular poscirugía refractiva	Ardor Enrojecimiento ocular Queratitis Alergia
Nepafenaco	Inflamación postoperatoria Edema macular quístico postoperatorio en diabéticos	Queratitis Depósitos corneales Adelgazamiento corneal
Bromfenaco	Inflamación postoperatoria	Defectos del epitelio, úlceras y perforación corneal

sobre todo en uveítis posteriores cuando la corticoterapia no es efectiva o en ojos que no responden a este tratamiento. En virtud de sus efectos citotóxicos, los inmunosupresores interfieren en el sistema inmunitario celular provocando, además del efecto terapéutico, efectos secundarios sistémicos que deben ser controlados por un especialista. Su acción se produce a través de varios mecanismos: por el bloqueo de la proliferación de linfocitos (agentes citotóxicos), por el bloqueo de la síntesis de linfocinas (agentes inmunomoduladores) o por la inhibición de los efectos inflamatorios de la respuesta inmunitaria.

Los fármacos más utilizados son la **azatioprina** y la **ciclosporina**, pero existen tres grupos de agentes que parecen ser más efectivos en el control de la inflamación ocular **(tabla 59-7)**:

1. Agentes alquilantes, como la **ciclofosfamida** y el **clorambucilo**, que interfieren en la síntesis del ADN y provocan la muerte celular.

2. Antimetabolitos, que impiden la llegada a las células de metabolitos necesarios por un proceso de inhibición competitiva, como el **metotrexato**, la **azatioprina** (inhibidor de la síntesis de purinas) y los antagonistas del ácido fólico.

3. Inmunomoduladores, como la **ciclosporina** y el **tacrólimus**, que actúan inhibiendo la actividad de los linfocitos T, y la **dapsona**, agente antibacteriano que bloquea la síntesis de folato.

Recientemente han aparecido nuevos agentes inmunomoduladores para el tratamiento de las uveítis:

1. Inhibidores de la función de los linfocitos T, como el **sirólimus** (antibiótico macrólido), antagonista funcional de citocinas que, actuando de forma sinérgica con la ciclosporina, permite disminuir la dosis y, por lo tanto, sus efectos adversos.

2. Inhibidores de la síntesis de nucleótidos, como el **micofenolato mofetilo**, inhibidor de la síntesis de purinas, y la **leflunomida**, que inhibe la síntesis de pirimidinas. Dado que los linfocitos humanos son capaces sólo de sintetizar ácidos nucleicos *de novo*, son muy sensibles a estos fármacos que interfieren en la vía enzimática de síntesis de nucleótidos. El micofenolato mofetilo parece ser más eficaz y menos tóxico que la azatioprina.

3. Anticuerpos monoclonales contra receptores de superficie e inmunoadhesinas, cuyo mecanismo de acción se basa en que los receptores de la interleucina 2 son esenciales para la expansión clonal de linfocitos T activados. El **daclizumab** es un anticuerpo monoclonal IgG$_1$ (humanizado mediante ingeniería genética) contra los receptores de la interleucina 2. Además de ésta, otras citocinas proinflamatorias están implicadas en la generación de la respuesta de los linfocitos T: el factor de necrosis tumoral alfa (TNF-α) y la interleucina 12. Se están desarrollando anticuerpos monoclonales frente a estas citocinas. Finalmente, la actividad del TNF-α puede ser inhibida por el **etanercept** (receptor TNF-α humanizado mediante ingeniería genética) que compite con los receptores TNF-α del hospedador. Todos

Tabla 59-7. Indicaciones clínicas y efectos adversos de los inmunosupresores

INMUNOSUPRESOR	INDICACIONES OCULARES	EFECTOS ADVERSOS
Ciclofosfamida	Penfingoide cicatrizal, escleritis, úlcera de Mooren, artritis reumatoide, síndrome de Behçet, granulomatosis de Wegener, poliarteritis nudosa	Náuseas, vómitos, irritación vesical, alopecia
Clorambucilo	Síndrome de Behçet, oftalmía simpática	Hematológicos
Metotrexato	Uveítis, úlcera de Mooren	Gastrointestinales, mucocutáneos, neurológicos
Azatioprina	Escleritis, penfingoide cicatrizal, uveítis, síndrome de Behçet, granulomatosis de Wegener	Gastrointestinales, hematológicos, infecciones
Ciclosporina	Uveítis, síndrome de Behçet, oftalmía simpática (sistémica), queratoconjuntivitis vernal crónica, rechazo de trasplante de córnea, queratoconjuntivitis seca (tópica)	Nefrotoxicidad, hipertensión, fatiga, náuseas, quemazón de manos y pies
Tacrólimus	Uveítis, síndrome de Behçet	Nefrotoxicidad, hipertensión, hepatotoxicidad
Dapsona	Penfingoide cicatrizal	Hematológicos, nefrotoxicidad, hepatotoxicidad

estos fármacos representan una promesa futura para el tratamiento de la inflamación ocular en enfermedades autoinmunes mediadas por linfocitos T.

ANTIALÉRGICOS

La conjuntiva y los párpados están habitualmente involucrados en reacciones de hipersensibilidad, tanto locales como sistémicas, siendo las reacciones de tipo I (reacción inmediata) el mecanismo propio de las conjuntivitis alérgicas, excepto en las blefaroconjuntivitis de contacto, que se desarrollan por una reacción de tipo IV o retardada. Estas reacciones alérgicas se asocian con la activación mediada por IgE de los mastocitos de la conjuntiva que, junto con el reclutamiento de eosinófilos, se consideran las características fundamentales de las manifestaciones oculares de la alergia.

Existen varios grupos de medicamentos para el tratamiento y, en algún grado, para la profilaxis de las manifestaciones de la alergia ocular, que se describen a continuación (tabla 59-8).

Vasoconstrictores

Son agonistas adrenérgicos que, de forma tópica, producen una vasoconstricción conjuntival, con reducción del edema palpebral. Entre ellos se dispone de: **fenilefrina** al 0,12 %, **tetrahidrozolina** al 0,05 %, **nafazolina** al 0,012 % y **oximetazolina** al 0,025 %. En uso crónico pueden producir conjuntivitis química e hiperemia conjuntival de rebote al poco tiempo de su instilación. Estos medicamentos simpaticomiméticos pueden producir midriasis, desencadenando visión borrosa temporal y sensación de deslumbramiento. Por lo tanto, ha de tenerse precaución al indicarlo en las personas con ángulo estrecho por el riesgo de desencadenar un glaucoma agudo.

Antihistamínicos

En el ojo, la liberación de histamina es la responsable de los síntomas propios de los procesos alérgicos. En la conjuntiva hay receptores H_1, cuya estimulación desencadena sensación de picor, y receptores H_2, responsables de la dilatación ante una respuesta alérgica. Existen varios fármacos de aplicación tópica con acción anti-H_1 derivados de los antihistamínicos sistémicos de nueva generación, es decir, que atraviesan muy poco o nada la barrera hematoencefálica. Dentro de este grupo se encuentran la **levocabastina**, la **emedastina** y la **azelastina**.

Levocabastina al 0,05 %. De acción rápida, carece de efectos en el SNC. Tiene alta afinidad por los receptores H_1 y escasa afinidad por los receptores H_2, muscarínicos y de serotonina, lo que explica sus acciones de reducción de la permeabilidad vascular y la vasodilatación. Su acción dura 4-6 horas.

Emedastina al 0,05 %. Inhibidor selectivo de los receptores H_1, reduce el picor y el enrojecimiento ocular a los 10 minutos de su aplicación. Su acción dura 4 horas, y su eficacia es superior a la de la levocabastina.

Azelastina al 0,05 %. Es un inhibidor selectivo H_1 de segunda generación, que también inhibe la liberación de histamina por los mastocitos y de otros mediadores inflamatorios, como la molécula de adhesión intercelular 1 (ICAM-1). Su dosificación es cada 12 horas.

Estabilizadores de la membrana de los mastocitos

Estos fármacos previenen la desgranulación de los mastocitos y la liberación de los mediadores que desencadenan los mecanismos de las reacciones alérgicas, reduciendo el número y la gravedad de los brotes de alergia ocular.

Cromoglicato disódico al 4 %. Este fármaco inhibe la desgranulación de los mastocitos y la liberación de los mediadores de la alergia al impedir el flujo de calcio a través de la membrana celular de los mastocitos. También puede inhibir la activación de neutrófilos, monocitos y eosinófilos. Es efectivo en la queratoconjuntivitis vernal, en la queratoconjuntivitis atópica y en la conjuntivitis papilar gigante, si bien ha sido desplazado por los nuevos grupos. Tiene buena tolerancia, una posología de 4-6 veces al día y muy baja absorción. Necesita un período de 7 días o más para iniciar su acción y para poder evaluar su efecto.

Tabla 59-8. Indicaciones clínicas y efectos adversos de los antialérgicos

MECANISMO DE ACCIÓN	FÁRMACO	INDICACIONES	EFECTOS ADVERSOS
Antagonistas de los receptores de histamina	Levocabastina	Conjuntivitis alérgica	Irritación ocular, visión borrosa
	Azelastina	Conjuntivitis alérgica	Irritación ocular
	Emedastina	Conjuntivitis alérgica	Irritación ocular, visión borrosa, cefalea, ojo seco
	Clorfenamina	Conjuntivitis alérgica	Fotosensibilidad
Antagonistas de los receptores de histamina + inhibidores de la desgranulación de los mastocitos	Olopatadina	Conjuntivitis alérgica	Dolor ocular, irritación ocular, ojo seco, sensación de cuerpo extraño
	Ketotifeno	Conjuntivitis alérgica	Irritación ocular, dolor ocular, visión borrosa, fotosensibilidad
	Nedocromilo	Conjuntivitis alérgica	Quemazón, sensación de cuerpo extraño, mal sabor de boca
Inhibidores de la desgranulación de los mastocitos	Cromoglicato sódico	Conjuntivitis alérgica	Picor, visión borrosa
	Lodoxamina	Conjuntivitis alérgica, vernal y papilar gigante	Irritación ocular, pinchazos

Lodoxamida al 0,1 %. Es un estabilizador de membrana 2.500 veces más potente que el cromoglicato disódico y tiene un mecanismo de acción similar. Su posología es de 2-4 veces al día. Produce una ligera sensación de irritación tras su instilación.

Ácido *N*-acetilaspartilglutámico. Este estabilizador de membrana utilizado en el control de la conjuntivitis alérgica tiene menos efectividad que la lodoxamida y su posología es de 2-3 veces al día.

Fármacos de múltiple acción

Estos fármacos combinan la acción antihistamínica con la de estabilización de la membrana de los mastocitos.

Nedocromilo. Este fármaco, considerado un estabilizador de membrana de los mastocitos, en la actualidad se sabe que presenta múltiples acciones, como antagonista de receptores H_1 con efecto inhibidor en varios tipos de células inflamatorias (mastocitos y eosinófilos). En la mayoría de los pacientes ejerce un control sobre la irritación y el picor oculares. Su dosificación es cada 12 horas.

Ketotifeno al 0,025 %. Sus mecanismos de acción son: estabilizador de membrana de mastocitos, antagonista de receptores H_1 e inhibidor de la formación de leucotrienos. Tiene un mecanismo de acción rápido, y su dosificación es de 2 veces al día.

Olopatadina al 0,1 %. Es un antagonista de los receptores H_1 y estabilizador de membrana de los mastocitos, que además bloquea la liberación de citocinas, entre ellas el TNF-α de los mastocitos de la conjuntiva humana. Tiene una rápida acción sobre el picor y el enrojecimiento oculares, y se aplica 2 veces al día.

Epinastina al 0,05 %. Es un inhibidor de los receptores H_1 y estabilizador de membrana de los mastocitos, que impide la formación y liberación de mediadores de la inflamación. Tiene una acción rápida sobre el picor y el enrojecimiento oculares, con buena tolerancia, y su dosificación es cada 12 horas.

FARMACOTERAPIA TÓPICA EN EL GLAUCOMA

El glaucoma es una neuropatía óptica crónica en la que, de forma característica, se producen una lesión progresiva en la cabeza del nervio óptico y una pérdida irreversible de campo visual.

La elevación de la presión intraocular es el factor de riesgo más importante y, por lo tanto, la diana para la actuación farmacológica ocular. El objetivo fundamental es disminuir la presión intraocular, con el fin de evitar la degeneración de las fibras nerviosas que constituyen el nervio óptico.

Actualmente se dispone de un amplio arsenal farmacológico para elegir el medicamento que mejor controle y se adapte a los requerimientos circunstanciales de cada paciente **(fig. 59-2)**.

A continuación se describen las distintas alternativas terapéuticas disponibles.

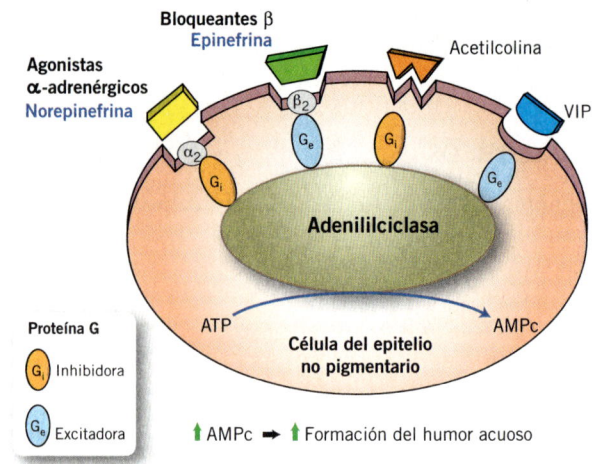

Figura 59-2. Acción de los fármacos sobre la presión intraocular. VIP: péptido vasointestinal.

Bloqueantes β-adrenérgicos

El maleato de timolol fue el primer fármaco utilizado para el tratamiento del glaucoma. Los bloqueantes β-adrenérgicos son fármacos antagonistas de los receptores β que reducen la presión intraocular, al disminuir la formación de humor acuoso por inhibición del AMPc en el epitelio no pigmentado de los procesos ciliares.

Los efectos sistémicos sobre el corazón (donde se encuentran los receptores $β_1$), los bronquios, los vasos sanguíneos o el útero (todos ellos con receptores $β_2$) se reducen ocluyendo momentáneamente el conducto nasolagrimal durante la instilación del colirio, lo que disminuye la absorción sistémica y favorece la máxima absorción local.

En el tratamiento del glaucoma pueden utilizarse cuatro bloqueantes β-adrenérgicos: **timolol**, **levobunolol**, **carteolol** y **betaxolol**. Todos ellos, excepto el betaxolol, son no cardioselectivos $β_1$ y antagonistas $β_2$.

Timolol. Está disponible en dos concentraciones, al 0,25 % y al 0,5 %, siendo la última la más utilizada. La dosis habitual es de una gota cada 12 horas. Otra posibilidad es el timolol en gel, cuya modificación del vehículo posibilita la utilización de una concentración menor (0,1 %). El descenso de la presión intraocular es del 20-25 % para todos los bloqueantes β no selectivos.

Levobunolol. Es el que tiene mayor semivida entre todos los bloqueantes β, lo que permite una sola administración diaria. Su efecto máximo se obtiene a las 2-6 horas de su instilación.

Carteolol. Su característica fundamental reside en su actividad simpaticomimética intrínseca, responsable del bloqueo de los receptores $β_1$ y, al mismo tiempo, de cierta actividad agonista parcial sobre los receptores $β_2$, con menos efectos secundarios que otros bloqueantes β-adrenérgicos. Además, al ser altamente hidrófilo, no atraviesa la barrera hematoencefálica, lo que evita en parte ciertos efectos adversos, como la depresión. El máximo efecto se obtiene 4 horas después de su instilación.

Betaxolol. Es el único bloqueante β_1 selectivo, por lo que la ausencia de bloqueo β_2 evita los efectos adversos pulmonares. Aun así, en pacientes con enfermedad respiratoria es preferible el uso de fármacos de otra familia. En general, su efecto sobre la presión intraocular (inferior al 20 %) es menor que el de otros bloqueantes β no selectivos. Sin embargo, parece que se asocia a mayor preservación del campo visual, debido a su actividad como antagonista de los canales del calcio, por lo que este fármaco puede considerarse neuroprotector. Existe una presentación en forma de suspensión al 0,25 % con un efecto semejante a la formulación normal del 0,5 %. Esta forma de suspensión permite un mayor contacto del fármaco con la superficie ocular, así como su liberación progresiva.

Los efectos adversos locales de los bloqueantes β-adrenérgicos son consecuencia del vehículo utilizado, como el cloruro de benzalconio, que produce disminución de la secreción lagrimal y puede provocar sequedad ocular en pacientes predispuestos.

Los efectos adversos sistémicos fundamentalmente son: *a)* cardiovasculares, con disminución de la frecuencia y la contractilidad cardíacas, así como enlentecimiento de la conducción; *b)* pulmonares, con disnea, broncoespasmo y síntomas de disminución de la frecuencia respiratoria, y *c)* sobre el SNC, depresión, amnesia, disminución de la libido, impotencia y fatiga, son los síntomas más comunes. En relación con el bloqueo de los receptores β_3, se incrementa la concentración sérica de colesterol y de triglicéridos.

Por todo ello, estos fármacos están contraindicados en pacientes con asma bronquial, enfermedad pulmonar obstructiva crónica, insuficiencia cardíaca congestiva, bradicardia sinusal y bloqueo auriculoventricular **(tabla 59-9)**.

Agonistas adrenérgicos

Estos fármacos estimulan los receptores α, que inhiben la adenililciclasa y reducen el AMPc intraocular, lo que origina una disminución de la producción del humor acuoso por el epitelio ciliar. Además, producen un incremento del flujo uveoescleral.

Entre los agonistas adrenérgicos cabe citar la **clonidina**, la **apraclonidina** y la **brimonidina**.

La clonidina actualmente no se usa por sus efectos secundarios sistémicos.

Apraclonidina (paraaminoclonidina). Es un agonista α_2-adrenérgico. Afecta al tono vascular pudiendo causar vasoconstricción a través de la estimulación de los receptores α_1 de las células musculares lisas de los vasos. Aunque es un hipotensor potente, tiene en contra la gran incidencia de reacciones alérgicas locales con el uso prolongado y la pérdida de eficacia con el paso del tiempo. Por estas razones, su uso se reserva fundamentalmente para el control de los picos tensionales que pueden ocurrir después de los tratamientos con láser del segmento anterior, así como de la cirugía.

Brimonidina. Se trata de un potente agonista α_2-adrenérgico muy selectivo y más lipófilo que la apraclonidina. Al parecer, también posee un efecto neuroprotector sobre las células ganglionares de la retina al aumentar la producción del fac-

Tabla 59-9. Fármacos hipotensores oculares

Fármacos hipotensores	Mecanismo de acción hipotensor	Principios activos	Observaciones	Efectos adversos
Bloqueantes β-adrenérgicos	Producción de humor acuoso	Timolol Levobulonol Carteolol Betaxolol	Contraindicados en enfermedades cardiovasculares, respiratorias, diabetes e hipertiroidismo	Insuficiencia cardíaca y cerebrovascular Trastornos de la conducción cardíaca Alteraciones respiratorias Hipotensión, depresión
Agonistas α-adrenérgicos	Drenaje Producción de humor acuoso	Apraclonidina Brimonidina	Edema macular en afáquicos y seudoafáquicos	Conjuntivitis alérgica, dermatitis palpebral, sequedad de boca, somnolencia
Agonistas colinérgicos	Drenaje de humor acuoso	Pilocarpina	5 mg = intoxicación 1 gota = 1 mg	Conjuntivitis alérgica, intoxicación, miosis
Inhibidores de la anhidrasa carbónica	Producción de humor acuoso	Acetazolamida Dorzolamida Brinzolamida	Parestesias, cefaleas, anorexia, enfermedades gastrointestinales, litiasis renal	Picor, visión borrosa, descompensación endotelial
Análogos de las prostaglandinas	Drenaje de humor acuoso vía uveoescleral	Latanoprost Bimatoprost Travoprost Unoprostona	Seguridad sistémica	Hipertricosis, cambios en el color de la piel, cambios en la coloración del iris, uveítis

tor de crecimiento derivado del cerebro (BDNF). Como el anterior, también se usa durante corto tiempo para prevenir los picos tensionales. La concentración es del 0,2 %; se aplica 3 veces al día y alcanza su efecto a las 6 horas de su administración. El descenso de la presión intraocular es del 20-27 %.

Los efectos adversos de este grupo farmacológico son fundamentalmente conjuntivitis alérgicas y dermatitis palpebral y, en ocasiones, visión borrosa y dilatación pupilar (tabla 59-9).

Los efectos sistémicos, poco importantes, consisten en sequedad de boca o nariz por la vasoconstricción de las mucosas; la apraclonidina es segura sobre el SNC por su escasa capacidad de atravesar la barrera hematoencefálica. Con respecto a la brimonidina, debe tenerse presente que, a causa de su lipofilia, hay que evitar su administración a los pacientes tratados con depresores del SNC, a los que tomen antidepresivos tricíclicos y a los niños menores de 5 años, porque origina somnolencia (tabla 59-9).

Agonistas colinérgicos (mióticos)

También denominados parasimpaticomiméticos, pueden actuar directa o indirectamente sobre los receptores muscarínicos del ojo. De forma indirecta inhiben la enzima acetilcolinesterasa, responsable de la degradación de la acetilcolina.

También se denominan mióticos por su acción sobre la pupila, al originar miosis. Contraen el músculo ciliar, por lo que traccionan el espolón escleral, reduciendo de este modo la resistencia al flujo del humor acuoso a través de la malla trabecular y el conducto de Schlemm. También ocasionan una disminución en la producción del humor acuoso.

El más representativo es la **pilocarpina**, que puede utilizarse en concentraciones al 1, 2, 3, 4, 6 y 8 %. Su efecto desaparece hacia las 6 horas de la administración del colirio, por lo que debe administrarse 4 veces al día. La pilocarpina reduce la presión intraocular alrededor de un 20-30 %. Actualmente, su indicación es el glaucoma de ángulo estrecho.

El principal efecto adverso es consecuencia de su acción sobre el músculo ciliar y el esfínter pupilar. Algunos pacientes refieren visión borrosa debido al espasmo ciliar, miopización en jóvenes y mala visión nocturna. Otros efectos descritos son hiperemia conjuntival, opacificación del cristalino y desprendimiento de retina en miopes magnos.

Entre los efectos sistémicos pueden producirse vómitos, náuseas, diarrea, taquicardia, broncoespasmo y temblor, sobre todo si se usan altas dosis (tabla 59-9).

Inhibidores de la anhidrasa carbónica

Dentro de este grupo, el más conocido es la **acetazolamida**, que reduce la producción del humor acuoso en un 27 %.

El efecto máximo se obtiene con la administración oral de un comprimido de acetazolamida de 250 mg, 4 veces al día, que consigue la reducción de la presión intraocular en un 20-30 %.

Los efectos adversos de los inhibidores de la anhidrasa carbónica orales consisten en parestesias, fatiga, depresión, cálculos renales, náuseas y diarrea. En dosis altas pueden pro-

vocar acidosis metabólica, por lo que deben evitarse en pacientes diabéticos o con insuficiencia hepática (tabla 59-9).

El reciente desarrollo de inhibidores de la anhidrasa carbónica tópicos permite evitar los efectos adversos de los fármacos sistémicos. Los dos representantes de esta familia son la **dorzolamida** y la **brinzolamida**. Actúan disminuyendo la producción del humor acuoso al inhibir la isoenzima II de la anhidrasa carbónica y más débilmente la isoenzima IV. La principal diferencia es que la brinzolamida, más lipófila, puede utilizarse en dosis menores para obtener el mismo efecto.

La **dorzolamida** en monoterapia se utiliza en dosis de tres gotas al día, consiguiéndose una reducción de la presión intraocular del 11-16 %. La **brinzolamida**, en dosis de dos gotas diarias, la reduce un 14-16 %.

Un efecto interesante de estos fármacos es el incremento del flujo sanguíneo ocular, que tiene un efecto protector frente al daño glaucomatoso.

Los efectos adversos locales se manifiestan con mayor frecuencia con la dorzolamida y consisten en picor, quemazón y visión borrosa. Al actuar sobre la bomba endotelial, pueden causar descompensación del endotelio en pacientes predispuestos (tabla 59-9).

Análogos de las prostaglandinas

Las prostaglandinas son mediadores de la respuesta inflamatoria, y sus análogos constituyen en la actualidad una nueva generación de fármacos hipotensores oculares.

Se dispone de cuatro fármacos, aprobados para uso clínico: **latanoprost, unoprostona, travoprost** y **bimatoprost**. Todos ellos favorecen la salida del humor acuoso y, debido a su seguridad y efecto hipotensor, se han convertido en fármacos de primera elección.

Latanoprost. Es un análogo del profármaco $PGF_{2\alpha}$, cuya acción consiste en aflojar los espacios intercelulares e inducir la remodelación de la matriz extracelular adyacente al cuerpo ciliar, lo que favorece y aumenta el flujo uveoescleral del humor acuoso. También se ha observado un incremento de la circulación sanguínea en la cabeza del nervio óptico.

Su efecto hipotensor es máximo a las 12 horas de la instilación, y se ha demostrado que es significativamente mayor que en ojos de control hasta 24 horas después de la instilación de una sola gota. El descenso tensional medio es de 7,7 mmHg (31 %) y su eficacia se mantiene estable a largo plazo.

Travoprost. Es un potente análogo sintético estructural de la $PGF_{2\alpha}$, con una función similar y análogo en estructura al latanoprost. Su posología también es una vez al día por la noche.

Bimatoprost. Con un mecanismo de acción similar al de las prostamidas y, por lo tanto, sin acción como profármaco, podría sufrir una hidrólisis similar a la del latanoprost, dando lugar a un metabolito ácido libre que presenta alta afinidad por los receptores FP, responsable de su acción hipotensora.

Unoprostona. Es un docosanoide derivado de un metabolito de la $PGF_{2\alpha}$. Sus efectos son similares a los de los fármacos anteriores y recientemente se ha sugerido que posee efectos positivos sobre el flujo sanguíneo en la circulación coroidea y retiniana, mejorando la circulación de la cabeza del nervio óptico, así como un efecto antagónico sobre la endotelina 1.

Como efectos adversos, los análogos de las prostaglandinas producen hiperpigmentación del iris y de la piel periocular, como consecuencia del incremento de la melanogénesis. Este efecto no tiene implicaciones patológicas, aparece tras 6-12 meses de tratamiento y disminuye con su suspensión.

Otros efectos son hiperemia conjuntival, queratitis, hipertricosis, triquiasis, reactivación de queratitis por herpes simple, uveítis anterior aguda no granulomatosa y quistes iridianos.

Los efectos adversos sistémicos son muy infrecuentes (tabla 59-9).

Inhibidores de la Rho-cinasas

Estos fármacos inhiben a la familia de proteínas Rho, compuesta por una serie de proteínas entre las que se encuentra la RhoA. La proteína RhoA y Rho-cinasa se encargan de la regulación de la contractilidad de la malla trabecular. Cuando Rho-A se une a su efector la Rho-cinasa, se produce la contracción de la malla trabecular, dificultando el drenaje del humor acuoso por la vía convencional. Los inhibidores de la de Rho-cinasa, producen una relajación de la malla trabecular, aumentando, de esta manera, el paso del humor acuoso a través de ella. Los inhibidores de la Rho-cinasas producen un bloqueo en la recaptación de noradrelanina puede favorecer la estimulación de los receptores α de manera similar a los fármacos agonistas α adrenérgicos que produciría vasoconstricción de los vasos del cuerpo ciliar y por tanto disminución de la producción del humor acuoso. Además, estos fármacos disminuyen la presión intraocular por disminución de la presión en las venas episclerales.

La reacción adversa ocular observada con más frecuencia con estos fármacos es la hiperemia conjuntival, que ha sido observada en el 51 % de los pacientes. Otras reacciones adversas oculares manifestadas son: córnea verticillata (17 %), dolor en el lugar de instilación (17 %) y hemorragia conjuntival (8 %). También se notificaron eritema en el lugar de instilación (8 %), tinción corneal (7 %), visión borrosa (6 %), aumento del lagrimeo (6 %) y eritema palpebral (5 %). Entre las reacciones adversas sistémicas la más frecuente son las cefaleas, pudiendo producir muy raramente mareos, hipersensibilidad, dermatitis de contacto y alteraciones musculoesqueléticas.

Tratamiento combinado

Cuando un fármaco no logra alcanzar la presión intraocular deseada, puede cambiarse a otro diferente en monoterapia o agregar un segundo fármaco.

Existen combinaciones de fármacos que mejoran su potencia hipotensora, reducen la exposición a los conservantes y mejoran el cumplimiento del tratamiento por parte del paciente, por ejemplo:

✪ CONSIDERACIONES SOBRE LA APLICACIÓN DE COLIRIOS

- Si el colirio es una suspensión, agitar el frasco antes de usar.
- Dejar transcurrir 5 minutos entre la instilación de dos colirios diferentes.
- Cuando se aplica un tratamiento diferente en cada ojo, señalar en cada etiqueta el ojo y la dosis.
- Comprobar cómo se pone las gotas el paciente y corregir los posibles errores.

- Bloqueante β-adrenérgico más inhibidor de la anhidrasa carbónica.
- Análogo de las prostaglandinas más bloqueante β-adrenérgico.
- Agonista α_2-adrenérgico y bloqueante β-adrenérgico.

El incumplimiento es una causa frecuente de fracaso del tratamiento en los pacientes con glaucoma. El 28-59 % de los pacientes lo incumplen (tabla 59-10). Asimismo, debería tenerse en cuenta la forma de aplicación de los colirios por parte del paciente (tabla 59-11).

FÁRMACOS PARA EL TRATAMIENTO DE LA DEGENERACIÓN MACULAR ASOCIADA A LA EDAD

Tratamiento de las formas secas

Hasta el momento sólo es posible actuar de forma preventiva mediante el empleo de fármacos antioxidantes por vía oral en la degeneración macular asociada a la edad intermedia o avanzada, como las **vitaminas A**, **E** y **C**, los carotenoides (**betacaroteno**), los xantófilos (**luteína** y **zeaxantina**), la **vitamina B$_6$**, el **ácido fólico** y el **glutatión**, o también con agentes vasoactivos, como la **trimetazidina**, la **aminaftona**, la **diosmina**, la **troxerutina**, la **hidrosmina** y el **dobesilato de calcio**.

Tabla 59-10. Cumplimiento del tratamiento, objetivo esencial para el control del glaucoma

- Explicar la enfermedad y en qué consiste el tratamiento
- Insistir en la importancia del cumplimiento terapéutico
- Informar sobre los efectos secundarios
- Enseñar a administrar los colirios
- Prescribir el mínimo número de fármacos y dosis
- Adaptar la dosis a las circunstancias particulares del paciente
- Involucrar a familiares, amigos o vecinos
- Utilizar instrumentos de recuerdos (listas de fármacos, dosis, horas de administración)

Tabla 59-11. Consideraciones en la aplicación de los colirios

- Si el colirio es una suspensión, agitar el frasco antes de utilizarlo
- Dejar 5 minutos entre la instilación de dos colirios diferentes
- Cuando se aplica un tratamiento diferente en cada ojo, señalar en la etiqueta el ojo y la dosis
- Comprobar cómo se pone las gotas el paciente y corregir los posibles errores

Tabla 59-12. Indicaciones y efectos adversos de los fármacos indicados para el tratamiento de la degeneración macular asociada a la edad (DMAE)

Anti-VEGF	Indicaciones	Efectos oculares derivados de la administración	Efectos oculares relacionados con el fármaco	Efectos sistémicos del fármaco
Bevacizumab	Indicación no autorizada DMAE húmeda Neovascularización coroidea en miopía patológica	Aumento de la presión intraocular Hiposfagma Lesión corneal Catarata Endoftalmitis Desprendimiento de retina	Uveítis Progresión de catarata Oclusión de arteria central de la retina Hemorragia subretiniana	Hipertensión arterial Trombosis venosa Isquemia transitoria Accidente cerebrovascular Infarto de miocardio
Pegaptanib sódico	DMAE húmeda	Aumento de la presión intraocular Hiposfagma Queratitis puntiforme Catarata Endoftalmitis Desprendimiento de retina	Uveítis Dolor ocular Miodesopsias Visión borrosa Hemorragia subretiniana Conjuntivitis Edema palpebral Edema y distrofia corneal Desprendimiento vítreo	Cefalea Rinorrea Sordera Hipertensión arterial Fatiga Dolor de espalda
Ranibizumab	DMAE húmeda Edema macular diabético Edema macular secundario a oclusión venosa retiniana Alteración visual debida a edema macular diabético Alteración visual debida a neovascularización coroidea miópica	Aumento de la presión intraocular Hiposfagma Hemorragia vítrea Catarata Endoftalmitis Desprendimiento de retina	Uveítis Dolor ocular Miodesopsias Visión borrosa Hemorragia subretiniana Blefaritis Picor, ojo rojo, lagrimeo Desprendimiento vítreo	Hipertensión arterial Fenómenos tromboembólicos Accidente cerebrovascular
Aflibercept	DMAE húmeda Edema macular secundario a oclusión venosa retiniana	Aumento de la presión intraocular Hiposfagma Lesión corneal Catarata Endoftalmitis Desprendimiento de retina Hemorragia vítrea	Dolor ocular Miodisopsias Visión borrosa Edema palpebral y corneal Sensación de cuerpo extraño, ojo rojo, lagrimeo Desprendimiento vítreo	Hemorragias Fenómenos tromboembólicos

VEGF: factor de crecimiento del endotelio vascular.

Tratamiento de las formas húmedas

Este tratamiento consiste en la destrucción con láser de los neovasos coroideos. Sin embargo, sólo el 15 % de los casos son tributarios de fotocoagulación con el láser convencional. En un intento de tratar las membranas neovasculares subfoveales, se han diseñado estrategias de fotocoagulación que reduzcan al mínimo posible la lesión de la retina suprayacente a la membrana, como la terapia fotodinámica. Ésta consiste en la utilización de un fármaco fotosensible (**verteporfina**) que se administra por vía intravenosa. El fármaco está encapsulado en forma de liposomas que se acumulan en los neovasos por adherirse a las membranas de las células en fase de mitosis. En una segunda etapa se estimula el fotosensibilizante mediante un láser de baja intensidad (longitud de onda alrededor de los 600 nm), interacción que produce una liberación de radicales libres que modifican la pared vascular originando una trombosis de los neovasos.

El reciente desarrollo de sustancias **anti-VEGF** para el tratamiento de las formas neovasculares de la degeneración macular asociada a la edad ha mejorado el pronóstico visual de estos pacientes. El factor de crecimiento del endotelio vascular (VEGF) es una citocina clave en los procesos de angiogénesis, que actúa incrementando la permeabilidad vascular y la respuesta inflamatoria. En particular, el VEGF 165 desempeña un papel fundamental en la rotura de la barrea hematorretiniana y la neovascularización patológica intraocular. Existen varios fármacos anti-VEGF que se administran de forma intravítrea (tabla 59-12):

1. **Pegaptanib sódico**, aptámero compuesto de ácidos ribonucleicos que compite y se une selectivamente al VEGF 165 inhibiendo la angiogénesis, así como la exudación de los neovasos.

2. **Ranibizumab** o fragmento Fab humanizado recombinado derivado de un anticuerpo monoclonal que se une al VEGF con alta afinidad. Previene el crecimiento de neovasos tanto coroideos como retinianos y la exudación de los que ya existan.

3. **Bevacizumab** o anticuerpo humanizado que se une a todas las isoformas del VEGF. Aprobado inicialmente para el tratamiento del cáncer colorrectal metastásico, utilizado de forma intravítrea reduce la angiogénesis y la permeabilidad vascular. Penetra menos en la retina que el ranibizumab. Su menor coste y su disponibilidad general son los mayores argumentos para su uso.

4. **Aflibercept** es una proteína de fusión recombinante. Actúa como un receptor anzuelo soluble, uniéndose al

VEGF-A y al factor de crecimiento placentario (PlGF) con mayor afinidad que sus receptores naturales, por lo que es capaz de inhibir la unión y activación de estos receptores habituales para el VEGF. Constituye un antiangiogénico muy eficaz y duradero, ya que tiene una semivida intravítrea más larga que el ranibizumab y, por consiguiente, requiere un menor número de aplicaciones

En general, estos fármacos antiangiogénicos mantienen la visión en la mayoría de los casos y la mejoran en el 25-40 % de los pacientes. Uno de los inconvenientes es la necesidad de retratamientos y su alto coste económico. La combinación de los fármacos anti-VEGF con verteporfina produce una disminución de los retratamientos y una mayor duración de los beneficios del tratamiento.

LÁGRIMAS ARTIFICIALES

Las lágrimas artificiales son unos de los fármacos más utilizados dentro del campo de la oftalmología. Su indicación principal es el tratamiento del ojo seco, utilizándose también como tratamiento coadyuvante en las conjuntivitis, queratitis y otras afecciones oculares en las que este afectada la superficie ocular.

Actualmente se dispone de un amplio arsenal de lágrimas que permite elegir aquella que mejor se adapte a los requerimientos de cada paciente (tabla 59-13). Las diferencias de las lágrimas residen en varios factores, como la composición en electrólitos, la osmolaridad (debida a la presencia de sales), la osmolalidad (debida a la presencia de macromoléculas que generan presión oncótica) y la viscosidad (similar al moco), que determinan diferencias en cuanto al tiempo de permanencia, interferencia con la visión y eficacia (necesidad de menos gotas).

Recientemente han aparecido lagrimas artificiales con un mecanismo de acción dual: lubrican la superficie del ojo e hidratan las células de la superficie ocular mediante la restauración natural del equilibrio osmótico (osmoprotección).

Tabla 59-13. Clasificación de las lágrimas artificiales según su composición

Soluciones salinas	Solución salina isotónica o hipotónica	Cloruro sódico, potásico, cálcico y magnésico
		Cloruro de cinc
		Bicarbonato sódico
		Fosfato sódico
		Carbonato cálcico
Polisacáridos	Mucílagos	Carmelosa
		Hipromelosa
		Hidroxipropilguar
	Mucopolisácaridos	Hialuronato sódico
Polímeros sintéticos	Derivados del vinilo	Alcohol polivinílico
		Povidona
		Carbómero
Lípidos	Derivados del etilenglicol	Polietilenglicol
		Polipropilenglicol
	Esteres de ácidos grasos	Lanolina
		Parafina
		Lecitina
		Liposomas
		Colesterol

Las lágrimas artificiales pueden estar constituidas por (tabla 59-13): *a)* soluciones salinas, que realizan una acción humectante sobre la superficie ocular; *b)* polisacáridos, que presentan propiedades humectantes, viscoelásticas y mucomiméticas; *c)* polímeros sintéticos, que disminuyen la tensión superficial y producen buena adhesión a las mucosas, y *d)* lípidos, que producen un efecto lubricante.

De todos estos compuestos, el hialuronato sódico (mucopolisacárido) se ha relacionado con mayor tiempo de permanencia sobre la superficie ocular y mejor distribución por toda la superficie corneal, especialmente en el tercio inferior; este hecho, unido a sus propiedades antioxidantes y de cicatrización corneal, confiere una mayor protección a la córnea.

La mayoría de estos compuestos se disponen en forma de colirios y en monodosis. Cuando sea necesario usarlos más de 4 veces al día o la superficie corneal esté dañada, siempre se administrarán colirios o monodosis sin conservantes.

BIBLIOGRAFÍA

Bielory L. Ocular allergy guidelines A practical treatment algorithm. Drugs 2002; 62: 1611-34.

Duvvuri S, Majumdar S, Mitra A. Role of metabolism in ocular drug delivery. Curr Drug Metab 2004; 5: 507-15.

García Sánchez J, Honrubia F. Tratamiento médico inicial del glaucoma, la monoterapia. Fármacos antiglaucomatosos. En: Sociedad Española de Oftalmología, ed. Actualización en el tratamiento del glaucoma. Madrid: Sociedad Española de Oftalmología, 2003; p. 37-58.

Hoyng Ph, Van Beek LM. Pharmacological therapy for glaucoma. Rev Drugs 2000; 59: 411-34.

Jaanus SD, Cheetham JK, Lesher GA. Antiinflammatory drugs. En: Bartlett JD, Jaanus SD, eds. Clinical ocular pharmacology. Boston: Butterworth Heineman, 2001; p 265-98.

Mannermaa E, Vellonen K, Urti A. Drug transport in corneal epithelium and blood retina barrier: emerging role of transporters in ocular pharmacokinetics. Adv Drug Deliv Rev 2006; 58: 1136-63.

Olson RJ. Challenges in ocular infectious diseases and the evolution of anti-infective therapy. Surv Ophthalmol 2004; 49 (suppl 2): 53-4.

Portello JK, Jaanus SD. Mydriatics and mydriolytics. En: Bartlett JD, Jaanus SD, eds. Clinical ocular pharmacology. Boston: Butterworth Heineman, 2001; p. 135-47.

Ranta V, Urti A. Transcleral drug delivery to the posterior eye: prospects of pharmacokinetic modelling. Adv Drug Deliv Rev 2006; 58: 1164-81.

Resch H, Garhofer G. Topical drug therapy in glaucoma. Wien Med Wochenschr 2006; 156: 501-7.

Salzmann J, Lightman S. The potential of newer immunomodulating drugs in the treatment of uveitis. A rewiew. Biodrugs 2000; 13: 397-408.

Shimokawa H, Sunamura S y Satoh K. RhoA/Rho-Kinase in the Cardiovascular System. Circ Res 2016; 118(2): 352-66.

Smith A, Pennefather PM, Kaye SB, Hart CA. Fluoroquinolones. Place in ocular therapy. Drugs 2001; 61: 747-61.

Triviño A, Ramírez JM, Rojas B, De Hoz R, Salazar JJ, Ramírez AI, Serrano P. Degeneración macular asociada a la edad: clínica y tratamiento. En: García-Sánchez J, ed. Cuadernos de oftalmología, nº 2. Barcelona: Glosa, 2003.

Ursula M, Schidt-Erfurth, Pruente C. Management of neovascular age-related macular degeneration. Prog Retin Eye Res 2007; 26: 437-51.

Urtti A. Challenges and obstacles of ocular pharmacokinetics and drug delivery. Adv Drug Deliv Rev 2006; 58: 1131-5.

Farmacología de la piel

60

A. Conde Taboada y B. Aranegui Arteaga

FUNDAMENTOS DE LA TERAPIA TÓPICA

La piel es el órgano más extenso del cuerpo humano, con una estructura que cambia y se renueva constantemente. Presenta numerosas y variadas funciones, entre las que destacan la protección física, el control de la temperatura, la defensa inmunitaria y su trabajo como órgano sensorial. La aplicación de fármacos por vía tópica para las alteraciones cutáneas tiene varias ventajas sobre la aplicación sistémica: *a)* acceso directo al lugar en el que se localiza la lesión; *b)* disminución de posibles efectos adversos sistémicos, y *c)* eliminación del metabolismo de primer paso y otras variables, como el tiempo de vaciado gástrico.

Su estructura condiciona el modo de aplicación de los tratamientos tópicos. La capa más profunda es el tejido celular subcutáneo; a continuación se localiza la dermis, y la capa más superficial es la epidermis **(fig. 60-1)**. Esta última se divide en cuatro estratos: córneo (el más externo), granuloso, espinoso y basal (el más interno).

En su acceso al interior de la piel, los fármacos aplicados por esta vía deben superar el estrato córneo, de naturaleza lipófila, por lo que las sustancias hidrofóbicas se absorberán con mayor facilidad y rapidez. En algunas zonas corporales, una vía diferente permite un paso de fármacos más rápido, a través de los folículos pilosebáceos, que admite el acceso a moléculas polares.

Vehículos y preparaciones de fármacos tópicos

Es importante destacar que, en la aplicación de tratamientos tópicos, influye en gran medida el vehículo elegido, y éste debe variar en función del tipo de alteración que se va a tratar. En general, la inflamación aguda debe tratarse con preparaciones acuosas secantes, mientras que la inflamación crónica precisa vehículos de base más grasa. Se describen a continuación varios tipos de vehículos atendiendo a su proporción agua/grasa:

Fomentos. Son vehículos de base acuosa que se emplean como secantes, astringentes y antisépticos en alteraciones agudas y exudativas. Debido a la ausencia de componente lipídico, sólo penetran a través de la epidermis dañada, y actúan en zonas erosionadas o ulceradas.

Polvos. Son vehículos sólidos, sin fase acuosa ni lipídica. De uso poco frecuente, se emplean como secantes en áreas de pliegues.

Lociones. Consisten en una suspensión de polvo en agua. Al aplicarlas sobre la piel, la fase acuosa se evapora, lo que produce un efecto secante y deja una capa de polvo depositada. Cuando incluyen alcohol en la disolución se denominan tinturas. Los nebulizadores y aerosoles actúan de forma similar. El principio activo suele incluirse en la fase acuosa.

Cremas. Son emulsiones semisólidas de aceite en agua (O/W). Cuanto mayor es la proporción de aceite y menor la de agua, más viscosa se vuelve la mezcla, y llega a un punto en que deja de ser crema para convertirse en pomada o ungüento. Dentro de este grupo se pueden encuadrar los geles, que se caracterizan por volverse líquidos en contacto con la piel.

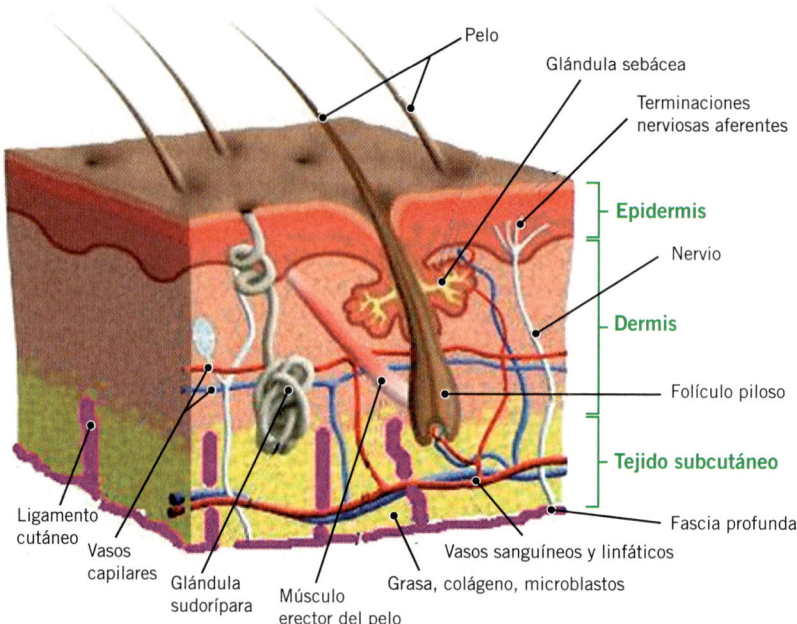

Pelo
Glándula sebácea
Terminaciones nerviosas aferentes
Epidermis
Nervio
Dermis
Folículo piloso
Tejido subcutáneo
Fascia profunda
Vasos sanguíneos y linfáticos
Grasa, colágeno, microblastos
Músculo erector del pelo
Glándula sudorípara
Vasos capilares
Ligamento cutáneo

Figura 60-1. Estructura de la piel.

Pomadas y ungüentos. Son emulsiones de agua en aceite (W/O), con predominio de la fase grasa. Los ungüentos constituyen la formulación más grasa.

Pastas. Consisten en la mezcla de polvo en pomada o ungüento.

Optimización de la terapia tópica

Además de las formas clásicas de aplicación de los tratamientos tópicos se han desarrollado una serie de métodos para optimizar la eficacia, la tolerabilidad y el cumplimiento terapéutico. Destacan los siguientes:

Potenciadores químicos. Son sustancias que actúan disminuyendo temporalmente la impermeabilidad del estrato córneo o incrementando la concentración efectiva del principio activo en el vehículo o en la piel. Deben ser inertes farmacológicamente, no irritantes ni alergénicos, y compatibles con el fármaco y los excipientes. Los más empleados son: surfactantes, alcoholes, propilenglicoles y urea. Algunos también se utilizan como conservantes.

Microesferas. Son partículas transportadoras en las que el agente activo está disuelto en una matriz polimérica. La encapsulación produce una acumulación del fármaco en la superficie cutánea, lo que aumenta la penetración. Por otra parte, las microesferas pueden disminuir el potencial irritante o alergénico del principio activo, e incorporarse en vehículos tradicionales, como cremas, lociones o polvos, entre otros.

Oclusión

La oclusión consiste en adherir una lámina impermeable sobre la zona donde se ha aplicado el tratamiento tópico se-

gundos antes. Por lo general se realiza con apósitos hidrocoloides, que aumentan la temperatura y la hidratación cutánea local. De este modo se logra un aumento de la penetración del fármaco aplicado y mayor eficacia. Por otra parte, debe tenerse en cuenta la posibilidad de incrementar también los efectos secundarios del tratamiento.

Supersaturación

Bajo algunas condiciones de presión y temperatura, es posible aumentar la concentración de principio activo en el vehículo, más allá del punto de saturación sin que precipite. Esto permite obtener un gradiente de fármaco mayor al ser aplicado sobre la piel, aumentando la penetración de fármaco.

INMUNOMODULADORES TÓPICOS

Corticoides tópicos

Los corticoides tópicos se emplean desde la década de 1950 para tratar dermatosis inflamatorias. Se basan en una estructura elemental de 17 átomos de carbono en 3 anillos hexagonales y un anillo pentagonal. Al añadir diversos grupos funcionales en diferentes posiciones se modifican las propiedades del fármaco. Los de nueva generación muestran una elevada potencia y se desintegran rápidamente en metabolitos inactivos, con lo que se reducen los efectos secundarios locales y la absorción sistémica. Dentro de este grupo estarían, por ejemplo, el furoato de mometasona o el propionato de fluticasona, que presentan baja absorción percutánea y se metabolizan rápido en el hígado, minimizando los efectos sistémicos.

Se han establecido siete grupos en función de la potencia: clase I superpotente (clobetasol propionato 0,05 %, halobetasol propionato 0,05 %, desoximetasona 0,25 %); clase II: alta potencia (betametasona dipropionato 0,05 %, halcinónido 0,1 %); clase III: potencia media-alta (fluticasona pro-

Tabla 60-1. Clasificación de los glucocorticoides tópicos según su potencia

Clase I: Potencia muy alta (superpotente)
- Propionato de clobetasol 0,05 %
- Propionato de halobetasol 0,05 %
- Desoximetasona 0,25 %

Clase II. Potencia alta
- Dipropionato de betametasona 0,05 %
- Halcinonida tópica 0,1 %

Clase III. Potencia media-alta
- Propionato de fluticasona 0,005 % pomada

Clase IV. Potencia media
- Furoato de mometasona 0,1 % crema

Clase V. Potencia media-baja
- Valerato de betametasona 0,1 % crema
- Acetónido de fluocinolona 0,01 % crema

Clase VI. Potencia baja
- Desonida 0,05 % crema
- Acetónido de fluocinolona 0,01 % crema

Clase VII. Potencia muy baja
- Acetato de hidrocortisona
- Acetato de dexametasona 0,1 %

pionato 0,005 % pomada); clase IV potencia media (mometasona furoato 0,1 % crema); clase V: potencia media-baja (betametasona valerato 0,1 % crema, fluocinolona acetónido 0,025 % crema); clase VI: baja potencia (desonida 0,05 % crema, fluocinolona acetónido 0,01 % crema); clase VII: baja potencia (hidrocortisone acetato, dexametasona acetato 0,1 %) **(tabla 60-1).** El mismo fármaco puede presentar diferentes potencias, dependiendo del vehículo: los vehículos con mayor contenido de agua presentarán menor potencia.

Los principales mecanismos de actuación de este tratamiento son:

- *Antiinflamatorio:* inhiben la formación de prostaglandinas y derivados de la vía del ácido araquidónico.
- *Vasoconstrictor:* reducen el aporte sanguíneo y la respuesta a la histamina.
- *Inmunosupresor:* reducen la producción y la respuesta de poblaciones de células implicadas en la inmunidad humoral, como las células de Langerhans y los polimorfonucleares neutrófilos o monocitos.
- *Antiproliferativo:* inhiben la proliferación epidérmica, así como la migración de los fibroblastos y la síntesis proteica en la piel.

Entre las múltiples aplicaciones de estos fármacos destacan indicaciones clásicas, como las siguientes:

- *Dermatitis en todo su espectro:* en la dermatitis atópica es habitual el empleo de corticoides de potencia baja, ya que es una alteración que suele afectar a bebés y niños. También son muy empleados en eccemas de contacto, tanto irritativos como alérgicos, en potencias acordes con la localización de la dermatitis (baja potencia en la cara; alta potencia en zonas de piel gruesa, como manos o pies, etc.). Otros tipos de dermatitis frecuentes que responden a estos fármacos son la seborreica (en cabeza, cara y/o tórax), de estasis (en piernas) o numular (con morfología redondeada).

- *Psoriasis:* los corticoides tópicos son el tratamiento más empleado en esta enfermedad. La forma más habitual (en placas) afecta sobre todo a zonas de piel gruesa (codos, rodilla, espalda, etc.), por lo que se emplean con potencias elevadas.
- *Liquen plano:* este trastorno muestra una respuesta parcial a las terapias tópicas, por lo que precisará de la aplicación de fármacos potentes durante períodos largos de tiempo.
- *Otras:* dermatosis ampollares (penfigoide, pénfigo, etc.), liquen escleroatrófico, sarcoidosis, lupus cutáneo, linfoma cutáneo de células T en fases iniciales o alopecia *areata*.

Por otra parte, se conocen ampliamente los *efectos adversos* de este grupo farmacológico, que pueden clasificarse en locales (en la zona de aplicación) o sistémicos (por su absorción más allá de la piel); en todo caso, su aparición es muy poco frecuente, en especial con un uso adecuado:

- *Locales:* mucho más frecuentes que los sistémicos; son reversibles en buena parte de los casos. Incluyen atrofia de la piel, con aparición de telangiectasias o hipopigmentación, fragilidad cutánea, acné, infecciones superficiales, hipertricosis o retraso en la cicatrización de las heridas.
- *Sistémicos:* provocados por la absorción sistémica del fármaco, que produce efectos similares a su administración oral. Suele ser necesaria una aplicación en una superficie extensa.

Inhibidores tópicos de calcineurina

Dentro de este grupo destacan dos fármacos: **tacrólimus** y **pimecrólimus**. Son macrólidos inmunomoduladores que actúan bloqueando la activación de linfocitos T en la piel. El mecanismo de acción se basa en la inhibición citoplasmática de calcineurina A, disminuyendo la activación y proliferación de linfocitos T. Además, se ha constatado la inhibición de otras células del sistema inmunitario cutáneo, como basófilos, mastocitos, células presentadoras de antígeno y queratinocitos.

El tacrólimus tópico tiene una potencia inmunosupresora muy superior a la del pimecrólimus, por lo que se necesitarán concentraciones en piel más elevadas de este último. Se ha observado que la absorción y los valores sistémicos de estos fármacos son muy bajos, y ejercen su acción solamente en la piel.

La principal alteración en que se emplean ambos fármacos es la dermatitis atópica. El tacrólimus se presenta en dos concentraciones diferentes: al 0,03 %, que se emplea en pacientes a partir de los 2 años de edad, y al 0,1 %, a partir de los 16 años de edad. El pimecrólimus se utiliza en dermatitis atópica leve a partir de los 2 años de edad. El tacrólimus muestra una potencia similar a la de los corticoides de potencia media, pero permite su uso a medio-largo plazo debido a su menor potencial de atrofia cutánea.

La *Food and Drug Administration* norteamericana emitió en 2006 una alerta sobre el posible riesgo de desarrollo de tumores (especialmente linfomas) con el uso de tacrólimus a largo plazo, si bien no se confirmó en estudios de seguridad de años de duración.

Imiquimod

Es un modificador de la respuesta inmunitaria de la familia de las imidazoquinolonas. Actúa uniéndose al receptor análogo de *Toll* 7 (TLR-7), presente en células dendríticas, macrófagos y monocitos. Esta interacción induce la producción local de citocinas como interferón alfa, factor de necrosis tumoral o interleucina 12 (IL-12), produciendo una potenciación de la respuesta inmunitaria innata. Este estímulo inmunitario es lo que le confiere actividad antivírica y antitumoral. Por otra parte, parece que el imiquimod presenta actividad antitumoral directa, al inducir la apoptosis de células neoplásicas.

El imiquimod en crema al 5 % se emplea principalmente en las siguientes indicaciones:

- *Queratosis actínicas:* lesiones cutáneas premalignas que deben ser tratadas para evitar el desarrollo de carcinoma espinocelular.
- *Condilomas acuminados:* producidos por la infección por el virus del papiloma humano en el área genital.
- *Carcinoma basocelular superficial:* forma no invasiva de epitelioma basocelular.
- *Otros:* por su actividad estimuladora del sistema inmunitario localmente se ha empleado fuera de indicación para múltiples alteraciones, tanto tumorales (carcinoma espinocelular *in situ*, léntigo maligno, etc.) como infecciosas (verrugas vulgares, molusco contagioso, etc.).

El principal efecto adverso de este tratamiento es su potencial para inducir importantes reacciones cutáneas locales en la zona de aplicación. Es frecuente la aparición de eritema, dolor, erosiones, heridas y costras, que suelen desaparecer, y el resultado estético final es bueno. Con menos frecuencia aparecen síntomas generales seudogripales, con mialgias y fiebre.

ANTIBIÓTICOS TÓPICOS

Antibacterianos

Los antibióticos tópicos son numerosos y heterogéneos. Sus principales indicaciones son las infecciones locales, el tratamiento de úlceras, las dermatosis impetiginizadas, el acné y la rosácea. Para seleccionar el fármaco adecuado deben tenerse en cuenta los microorganismos implicados en las infecciones cutáneas. En el ámbito comunitario aparecen principalmente *Staphylococcus aureus* y estreptococos del grupo A; en pacientes hospitalizados *S. aureus* resistentes a meticilina, estafilococos coagulasa-negativos, enterococos, *Escherichia coli* y *Pseudomonas aeruginosa*. Los antibióticos tópicos deben emplearse de forma racional, ya que la aparición de resistencias es un fenómeno frecuente también a nivel cutáneo, como demuestra la presencia de resistencias de estafilococos a macrólidos o de *Propionibacterium acnes* a tetraciclinas. A continuación se muestra un breve resumen de los antibióticos tópicos más empleados.

Mupirocina. Presenta una buena actividad contra *S. aureus* tanto sensibles como resistentes a meticilina (aunque las resistencias a mupirocina son cada vez más frecuentes) y estreptococos. Tiene escasa actividad ante gramnegativos. Se emplea ampliamente en infecciones cutáneas superficiales y en el tratamiento de úlceras o heridas. También es el principal tratamiento para eliminar la colonización nasal por *S. aureus*.

Ácido fusídico. Muestra una elevada penetración cutánea incluso en presencia de material purulento. Su espectro de acción se centra en bacterias grampositivas: estafilococos, estreptococos, clostridios o *Nocardia* suelen ser sensibles (aunque su uso frecuente condiciona la aparición de resistencias, cada vez más comunes). No muestra actividad frente a gramnegativos. Está indicado principalmente en el tratamiento de infecciones superficiales cutáneas, y es útil para reducir la colonización bacteriana en los pacientes con dermatitis atópica, lo que contribuye a la mejoría de los brotes.

Gentamicina. Aminoglucósido profusamente empleado, en especial en asociación con corticoides tópicos, en el tratamiento de dermatitis sobreinfectadas. Es activo frente a *S. aureus*, pero su uso indiscriminado ha propiciado unos elevados índices de resistencia. También presenta actividad frente a *E. coli*, *Proteus* y *Pseudomonas*.

Sulfadiazina argéntica. Antibiótico bactericida que inhibe la replicación del ADN y presenta actividad de amplio espectro contra grampositivos y gramnegativos. Se emplea principalmente en la prevención de infecciones en quemaduras de segundo y tercer grado. También es útil en el tratamiento de infecciones cutáneas por *Pseudomonas*, como el ectima gangrenoso. Debe evitarse en pacientes alérgicos a las sulfamidas.

Retapamulina. Antibacteriano derivado del hongo *Clitopilus passeckerianus*, actúa uniéndose selectivamente a la subunidad 50S del ribosoma. Este mecanismo de acción parece conferirle una mayor protección frente al desarrollo de resistencias. Muestra actividad contra *S. aureus* (incluidos los resistentes a meticilina), estreptococos y gramnegativos. Se han observado buenos índices de eficacia ante *S. aureus* resistentes a meticilina, mupirocina y ácido fusídico. Está indicado en el tratamiento del impétigo y de infecciones bacterianas superficiales cutáneas, así como en dermatosis sobreinfectadas.

Clindamicina. Presenta actividad contra la mayoría de los cocos aerobios y anaerobios grampositivos, así como contra *C. acnes* y, hasta cierto punto, contra gramnegativos. Se emplea profusamente en el tratamiento del acné y en infecciones superficiales. Se ha descrito diarrea y colitis seudomembranosa con el uso tópico de este fármaco, por lo que debe emplearse con precaución en pacientes con antecedentes de colitis asociada a antibióticos.

Eritromicina. Activo frente a cocos grampositivos, presenta elevadas tasas de resistencias, y se observa resistencia cruzada con otros macrólidos y clindamicina. Se ha empleado clásicamente en el tratamiento del acné por su actividad frente a *C. acnes*, aunque en la actualidad el riesgo de fracaso terapéutico es elevado debido a las resistencias, aunque puede evitarse parcialmente aumentando la concentración o con el empleo de combinaciones con peróxido de benzoílo.

Metronidazol. Muestra actividad antimicrobiana contra la mayoría de las bacterias anaerobias y contra protozoos, así como actividad antiinflamatoria, inhibiendo la quimiotaxis de leucocitos. Se emplea en el tratamiento de la rosácea y en las úlceras cutáneas crónicas, en las que es útil para reducir el olor y la supuración.

Antifúngicos

Los antifúngicos tópicos se emplean para tratar infecciones fúngicas superficiales no complicadas, como la dermatofitosis, la pitiriasis versicolor, la dermatitis seborreica o la candidiasis mucocutánea.

Nistatina. Fue el primer antifúngico utilizado, cuya toxicidad sistémica lo relegó a su uso tópico. Presenta actividad frente a *Candida* sp., pero no frente a dermatofitos. Prácticamente no se absorbe a través de la piel o las mucosas, y su uso tópico es seguro en el embarazo y en niños desde el nacimiento.

Azoles. Actúan bloqueando la síntesis de ergosterol de la membrana celular de los hongos, interfiriendo en una enzima dependiente del citocromo P-450, y presentan un efecto fungiestático. Muestra un amplio espectro de actividad, como dermatofitos, cándidas y *Malassezia*, aunque cada vez son más las cándidas resistentes. En dermatofitosis inflamatorias se recomienda el uso combinado con corticoides tópicos.

Entre los más empleados están el **miconazol** y el **clotrimazol**, fungiestáticos de amplio uso que están disponibles en diferentes formulaciones como crema, nebulizador, polvo y óvulos vaginales. El **ketoconazol** se usa con frecuencia en champú para el tratamiento de la dermatitis seborreica y la pitiriasis versicolor, aunque también puede usarse en crema para las micosis superficiales. El **sertaconazol** es de los pocos azoles considerados como fungicidas, aunque no esté claro que su eficacia clínica sea superior. También se usan con frecuencia el **econazol**, el **bifonazol** y el **flutrimazol**.

Aminas. Desestructuran la membrana celular del hongo mediante la inhibición de la síntesis de ergosterol. Presentan una elevada actividad frente a dermatofitos y son fungiestáticas contra las cándidas. Se considera que aportan cierto efecto antiinflamatorio. Los principales fármacos de este grupo son la **naftifina** y, sobre todo, la **terbinafina**, muy activa en los diferentes tipos de tiñas por su elevada lipofilia, si bien es poco eficaz en la candidiasis.

Ciclopirox olamina. Combina actividades antiinflamatoria y antimicrobiana, y llega a mostrar una potencia similar a los corticoides de baja potencia. Es activa frente a dermatofitos, levaduras, candidas y saprófitos como *Malassezia*; *in vitro* incluso parece ser eficaz contra bacterias tanto grampositivas como gramnegativas. Se emplea de forma profusa en el tratamiento de la dermatitis seborreica, así como en el de las tiñas, la pitiriasis versicolor y la candidiasis mucocutánea.

Amorolfina. Se ha observado actividad *in vitro* contra varias especies de hongos: dermatofitos, cándidas, *Histoplasma*, hongos filamentosos como *Scopulariopsis*, *Scytadilium* o *Fusarium*, etc. Clínicamente se emplea para infecciones fúngicas superficiales y candidiasis vaginales. Existe una formulación en laca de uñas que podría ser eficaz en onicomicosis leves sin afectación de la matriz, aunque presenta índices de curación muy bajos. Puede aumentar la eficacia del tratamiento de las onicomicosis si se emplea combinada con terapia oral.

Antivíricos

Los antivíricos tópicos se usan a menudo en infecciones herpéticas superficiales no complicadas. Los principales fármacos empleados tópicamente son los siguientes:

Aciclovir. Activo especialmente frente a herpes simple de tipo 1 (el más frecuente en el herpes orolabial) y también frente a herpes simple de tipo 2. Menos activo ante el virus de la varicela-zóster, es responsable tanto de la varicela (primoinfección) como del herpes zóster. En la aplicación tópica su principal desafío es la penetración de la barrera cutánea; las preparaciones que contienen mayor proporción de propilenglicol logran una mayor biodisponibilidad. Empleado a menudo en el herpes labial, logra reducir el tiempo de curación y de la contagiosidad, sobre todo si el tratamiento se inicia precozmente. No ha demostrado el mismo efecto claramente en el herpes genital, aunque parece reducir la transmisión.

Penciclovir. Tiene actividad frente al herpes simple de tipo 1 y 2, así como frente al de la varicela-zóster. Parece tener una eficacia superior al aciclovir en el herpes orolabial, aunque su significado clínico no está muy claro.

Cidofovir. Es activo frente al virus herpes, al papilomavirus y a algunos poxvirus. Se usa de forma tópica fuera de indicación para tratar infecciones víricas recalcitrantes, sobre todo en inmunodeprimidos (en particular por el virus de la inmunodeficiencia humana [VIH]).

Antiparasitarios

Se emplean para tratar principalmente la escabiosis (sarna) y la pediculosis (infestación por piojos).

Permetrina. Insecticida piretroide que actúa sobre la membrana celular de los artrópodos, provocando la parálisis del ácaro. En la escabiosis y la pediculosis *corporis* la concentración indicada es del 5 %, mientras que en la pediculosis *capitis* es suficiente la del 1 %. No es ovicida, por lo que el tratamiento debe repetirse al menos una vez, 7-14 días después de la primera aplicación para asegurar la erradicación de la infestación. Por su eficacia y seguridad es el tratamiento de elección, aunque cada vez se observan más resistencias en las pediculosis.

Piretrinas. Empleadas de forma amplia hace años, las resistencias son muy comunes en la actualidad, y se usan de forma ocasional en combinación con otros productos.

Lindano. Insecticida organoclorado que inhibe la neurotransmisión y provoca parálisis neuromuscular en los artrópodos. Se emplea como tratamiento de segunda línea, por la posibilidad de toxicidad neurológica, que limita su uso en niños.

Malatión. Provoca parálisis neuromuscular en los artrópodos y tiene actividad ovicida parcial, además de ser pediculocida. Presenta unos índices de resistencia muy bajos o casi nulos. La toxicidad sistémica por absorción cutánea es mínima, si bien se han producido casos por ingestión, con insuficiencia renal, distrés respiratorio o neuropatía. Muestra un olor desagradable y es inflamable. No se ha establecido su seguridad en niños menores de 6 años.

Ivermectina. Antiparasitario empleado tópicamente en el tratamiento de la rosácea. Presenta buena eficacia en los casos de rosácea donde está implicado el parásito cutáneo Demodex folliculorum. Se trata de un ácaro de pequeño tamaño que vive en los folículos pilosebáceos y se ha implicado en la etiopatogenia de la rosácea.

MODULADORES DE LA DIFERENCIACIÓN CELULAR

Retinoides tópicos

Los retinoides son fármacos análogos de la vitamina A (retinol) que se usan de forma específica en dermatología. Los receptores de retinoides pertenecen a una superfamilia de receptores intranucleares que actúan como factores reguladores de la transcripción. La unión de un ligando produce un cambio conformacional en el receptor que permite el inicio de la transcripción del gen (fig. 60-2). En la piel, los retinoides inducen la diferenciación de los queratinocitos, aumentando el recambio del epitelio folicular. Además, tienen actividad antiinflamatoria por la modulación de la expresión de factores del crecimiento y enzimas degradantes. A continuación se comentan los principales retinoides utilizados.

Retinaldehído y todo-*trans*-retinol. Los primeros en utilizarse, encuentran aplicación en preparaciones tópicas para el fotoenvejecimiento cutáneo, estimulando la síntesis de colágeno, y para el acné leve o moderado.

Tretinoína. Se emplea para el acné comedoniano y formas leves de acné inflamatorio. Su uso combinado con clindamicina o peróxido de benzoílo aumenta su eficacia. También está indicado en el tratamiento del fotoenvejecimiento cutáneo, con mejoría en las arrugas finas, efélides y pigmentación moteada asociada a la exposición solar prolongada. Otras aplicaciones son las estrías de distensión en fase precoz, en las que mejora el aspecto final, el melasma o las queratosis actínicas.

Adapaleno. Utilizado en el tratamiento del acné comedoniano, se desarrolló como alternativa a la tretinoína, con menor potencial de irritación. Muestra actividad comedolítica, además de promover la diferenciación de queratinocitos. Existen formulaciones comercializadas que lo combinan con antimicrobianos, con lo que aumenta su espectro de uso en diferentes tipos de acné.

Trifaroteno. Es un retinoide tópico de nueva aparición, indicado en el tratamiento del acné, tanto inflamatorio como no inflamatorio. Produce mejoría de las lesiones con buena tolerancia. Existen formulaciones para su uso en amplias superficies cutáneas.

Alitretinoína. Muestra actividad principalmente antiproliferativa, por lo que se emplea en el tratamiento del sarcoma de Kaposi, en especial en pacientes con infección por VIH, aunque también se ha utilizado en el tipo clásico.

Tazaroteno. Retinoide empleado por vía tópica en la psoriasis con afectación de una zona de la superficie corporal reducida (menos del 10 %). Algunos trabajos muestran importantes beneficios si se combina con corticoides tópicos, ya que aumenta la respuesta y disminuye tanto la irritación del reti-

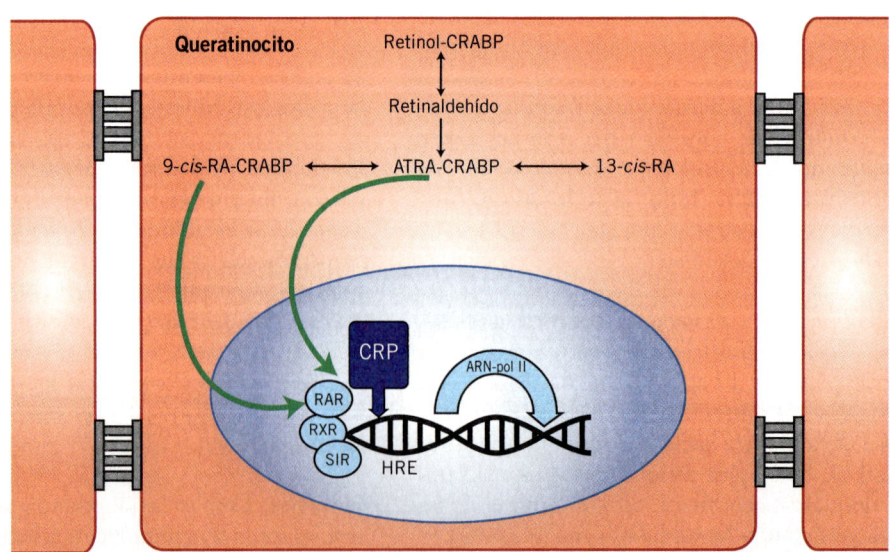

Figura 60-2. Mecanismo de actuación de los retinoides en el interior de la célula. ARN-pol II: ARN-polimerasa II; ATRA: ácido todo-*trans*-retinoico; CRABP: proteínas de unión a retinoides intracelulares; CRP: proteínas correpresoras de la transcripción; HRE: elemetos de respuesta hormonal (región promotora); RA: retinadehído; RAR: receptor de ácido retinoico; RXR: receptor X retinoide; SIR: superfamilia de receptores intranucleares.

noide como la potencial atrofia del corticoide. También se ha estudiado su combinación con fototerapia, tanto con luz ultravioleta B (UVB) como con luz ultravioleta A y psoralenos (PUVA). Otras aplicaciones de este fármaco son el acné, el fotoenvejecimiento cutáneo y la enfermedad de Darier.

Bexaroteno. Su actividad es un tanto diferente al del resto de los retinoides, con inducción de la modulación de células T y la apoptosis en líneas de linfoma cutáneo de células T y síndrome de Sézary. Su principal uso es el tratamiento de la micosis fungoide (tipo más frecuente de linfoma cutáneo de células T), en el que logra una respuesta completa en el 21 % de los casos y parcial en el 42 %, en una mediana de tiempo de 20 semanas.

Los retinoides comparten una serie de *efectos secundarios* comunes, entre los que destacan la irritación local de la piel (con eritema, sequedad, descamación, etc.), la fotosensibilidad (incluida su potencial interacción con otros fármacos fotosensibilizantes) y, sobre todo, el riesgo teratógeno, que obliga a evitar su uso durante el embarazo.

ANÁLOGOS DE LA VITAMINA D

Los derivados de la vitamina D tópicos actúan sobre receptores específicos en el núcleo celular. Actúan inhibiendo la proliferación de los queratinocitos e induciendo su diferenciación terminal, además de tener un leve efecto antiinflamatorio. El más empleado es el calcipotriol, indicado en el tratamiento de la psoriasis. Calcitriol y tacalcitol son usados con menos frecuencia.

En los últimos años se han desarrollado formulaciones con una combinación fija de calcipotriol y corticoesteroides (especialmente betametasona), indicado para el uso en psoriasis en placas. Esta combinación presenta unas tasas de eficacia superiores al empleo de ambos fármacos por separado. Además, esta composición presenta muy buen perfil de seguridad en su aplicación crónica a largo plazo; la acción del calcipotriol parece disminuir la atrofia cutánea inducida por el corticoesteroide, por lo que sería más seguro emplearlos combinados que solamente el esteroide.

ANTITUMORALES E INHIBIDORES TÓPICOS DE LA PROLIFERACIÓN CELULAR

Fluorouracilo. El 5-fluorouracilo es un antineoplásico análogo de las pirimidinas. Su mecanismo de actuación consiste en la inhibición de enzimas que participan en la síntesis del ADN. Esto produce una reducción en la proliferación de células atípicas, así como inducción de la apoptosis celular. Además, presenta un efecto inflamatorio en la piel que incrementa sus efectos. Se emplea en concentraciones entre 0,5 % y 5 %. Está indicado en el tratamiento de las queratosis actínicas y otras lesiones cutáneas premalignas.

Diclofenaco. El diclofenaco es un antiinflamatorio no esteroideo que actúa inhibiendo la ciclooxigenasa 2. En su aplicación tópica sobre la piel, presenta un efecto antiangiogénico y antiproliferativo, induciendo la apoptosis celular. Está indicado en el tratamiento de queratosis actínicas. Su eficacia es menor a otros productos como el 5-fluorouracilo, pero presenta mejor tolerancia porque no produce reacciones inflamatorias. Para su aplicación cutánea se asocia al ácido hialurónico para potenciar el efecto local sobre la piel.

Tirbanibulina. La tirbanibulina es un fármaco de reciente aparición, con efectos antiproliferativos y proapoptóticos. Actúa inhibiendo la polimerización de la tubulina, produciendo una disrupción en la red de microtúbulos en las células tumorales o inmortalizadas. Está indicado en el tratamiento de queratosis actínicas. Produce poca inflamación local por lo que presenta buena tolerancia; además, presenta buenos resultados de eficacia.

TERAPIAS FÍSICAS

Para las alteraciones cutáneas, algunas terapias emplean fuentes de luz para lograr sus efectos; la fototerapia usa luz ultravioleta, que muestra actividad antiinflamatoria e inmunodepresora, mientras que la terapia fotodinámica se basa en la captación de luz (del espectro visible) específicamente por células tumorales o pretumorales.

Fototerapia

Existen dos tipos principales de fototerapia, en función del espectro de luz ultravioleta que se emplee: UVB y PUVA **(fig. 60-3)**. Se basa en los cromóforos de la piel, sustancias que captan luz a diferentes longitudes de onda, y como consecuencia se producen cambios conformacionales e incluso la muerte celular.

Luz ultravioleta B

Se emplea luz UVB artificial sin necesidad de añadir sustancias fotosensibilizadoras exógenas. Las lámparas tradicionales de UVB en dermatología irradiaban longitudes de onda de 295-350 nm, con un máximo de alrededor de 305 nm (UVB de banda ancha). Las lámparas modernas emiten longitudes de onda de 304-311 nm (UVB de banda estrecha).

El ADN nuclear de las células de la piel actúa como cromóforo para la luz UVB, con formación de dímeros de pirimidina. Este proceso produce un efecto inmunodepresor, alterando la actividad de las células presentadoras de antígeno, disminuyendo la proliferación de linfocitos y regulando la producción de citocinas.

La radiación UVB puede producir una quemadura si se sobrepasa la dosis eritematosa mínima (MED). Para evitarlo se efectúa una determinación inicial en una pequeña zona de piel (en la espalda o el abdomen) y se inician las primeras sesiones con un 50-70 % de esta dosis, que se incrementa en las siguientes aplicaciones.

Las principales *indicaciones* de uso de la luz UVB son:

- *Psoriasis:* la terapia con luz UVB de banda estrecha es ampliamente utilizada en la psoriasis en placas y en gotas moderada o grave, con buenos resultados en pacientes con grandes extensiones cutáneas afectadas.
- *Dermatitis atópica:* se usa en pacientes adultos y pediátricos con dermatitis atópica crónica, con buenos resultados incluso en formas graves con intenso prurito asociado.

La luz solar penetra profundamente en la piel

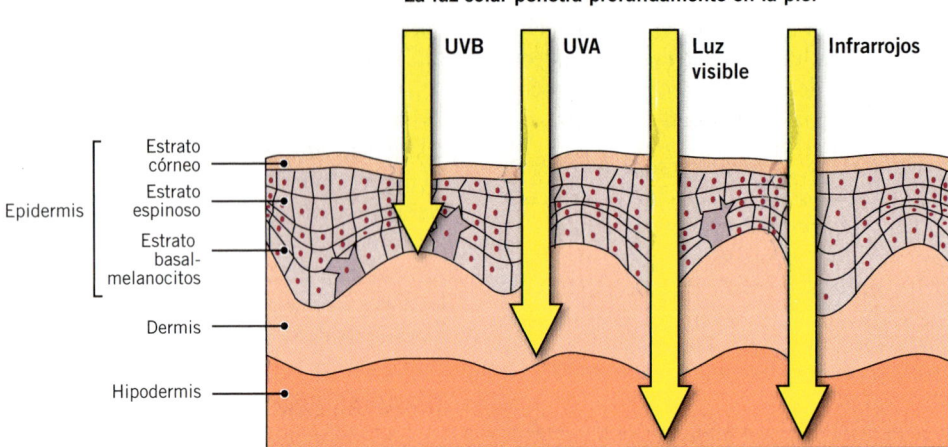

Figura 60-3. Fototerapia.

- *Vitíligo:* indicada especialmente en pacientes de piel oscura, en los que puede lograr buenos resultados con repigmentaciones parciales e incluso, a veces, totales. Debe extremarse el cuidado con las dosis iniciales, ya que una pequeña quemadura inducirá un empeoramiento de la enfermedad (fenómeno de Koebner).
- *Linfoma cutáneo de células T:* puede lograr buenas respuestas en estadios iniciales, así como en la parapsoriasis en placas.

Luz ultravioleta A con psoralenos

La fototerapia mediante PUVA emplea radiación UVA de 320-355 nm tras la aplicación tópica o la ingestión oral de psoralenos. El psoraleno es una sustancia química que se activa con la radiación UVA y reacciona con el ADN, induciendo la formación de uniones entre las cadenas de ADN e inhibiendo la replicación del ADN, lo que bloquea el ciclo celular. Asimismo, el psoraleno fotoactivado tiene un efecto inmunodepresor en la piel, dado que inactiva linfocitos citolíticos naturales (NK, *natural killer*), disminuye el número de células de Langerhans y provoca apoptosis linfocitaria.

Existen dos tipos principales de fototerapia con PUVA: administración del psoraleno por vía oral antes de la exposición a la radiación (PUVA oral) o aplicación del psoraleno por vía tópica (inmersión en bañera durante 15-20 minutos) inmediatamente antes de la irradiación (PUVA en baño). Esta última modalidad tiene un mejor perfil de seguridad, ya que no hay ingestión del fármaco, que podría presentar hepatotoxicidad; asimismo, la administración oral de un fotosensibilizante obliga a emplear medidas de fotoprotección ocular por el riesgo de cataratas. El principal problema del PUVA en baño consiste en la necesidad de disponer en el centro de una bañera, personal y tiempo para gestionar la aplicación inmediatamente antes de la radiación UVA.

Las principales *indicaciones* de la fototerapia con PUVA son:

- *Psoriasis:* presenta buenos resultados en la psoriasis en placas moderada o grave. Estudios comparativos con UVB indican la superioridad de la terapia con PUVA tanto en cuanto a mejoría como en cuanto al tiempo de remisión.

- *Dermatitis atópica:* puede lograrse una gran mejoría en casos de dermatitis atópica grave, con reducción de la cantidad de corticoides tópicos administrados y mejora del prurito asociado. Por otra parte, la frecuencia de esta enfermedad en edad pediátrica limita su uso, debido a la necesidad de emplear psoralenos.
- *Linfoma cutáneo de células T:* la fototerapia con PUVA muestra una elevada eficacia en las fases iniciales de la micosis fungoide, con remisiones completas y elevados índices de respuesta.
- *Fotodermatosis:* enfermedades como la erupción polimorfa lumínica, la urticaria solar o la dermatosis actínica crónica se pueden tratar con PUVA; el objetivo de la terapia es incrementar la tolerancia de la piel a la luz solar.
- *Otras:* existen numerosos ejemplos de aplicación puntual de PUVA para alteraciones cutáneas, en especial de tipo autoinmune, como el vitíligo, la alopecia *areata*, la morfea, el granuloma anular diseminado, etcétera.

Al igual que con la terapia con UVB era necesario determinar la dosis eritematosa mínima antes de iniciar el tratamiento, con la PUVA debe determinarse lo que se conoce como dosis fototóxica mínima (MPD), empleando el psoraleno por la misma vía que luego se utilizará. El empleo de un fotosensibilizante sistémico obliga a tomar medidas de fotoprotección; si se dispone de PUVA en baño, el psoraleno desaparece de la piel poco tiempo después de su aplicación, pero con PUVA oral deben utilizarse gafas de sol y fotoprotectores tópicos durante horas después de su ingestión.

Terapia fotodinámica

La terapia fotodinámica se basa en la inducción de procesos de fotooxidación en la piel mediante el uso de un agente fotosensibilizante que será absorbido principalmente por las células tumorales o «patológicas». Los tres elementos básicos son:

- *Agente fotosensibilizante:* sustancia que será activada por la luz, con lo que se inducirán procesos de fototoxicidad en los tejidos. Los dos principales son el **ácido 5-aminolevulínico** (ALA) y el **metiléster de ácido aminolevulínico** (MAL).

- *Fuente de luz:* debe tener una longitud de onda que coincida con el máximo de absorción del agente fotosensibilizante, y penetrar hasta la profundidad adecuada para llegar al tejido diana.
- *Oxígeno:* es necesario para producir la reacción fotodinámica, por lo que no pueden aplicarse sustancias que disminuyan su aporte (p. ej., vasoconstrictores).

La aplicación del fotosensibilizante y la irradiación con luz produce la acumulación de protoporfirina IX en las células. Esta sustancia absorbe luz a diferentes longitudes de onda, en particular en el espectro de la luz azul (405-420 nm).

Además, la luz azul presenta el inconveniente de su escasa penetración cutánea, por lo que suele emplearse la luz roja, que llega a estructuras más profundas. La fotooxidación que produce esta interacción induce muerte celular, lesión vascular y modificaciones de la respuesta inmunitaria.

Las principales aplicaciones de la terapia fotodinámica son las siguientes:

- *Queratosis actínicas:* lesiones premalignas situadas especialmente en la cara y el cuero cabelludo.
- *Carcinomas basocelulares:* particularmente indicada en el tipo superficial, y como alternativa a métodos quirúrgicos cuando éstos no pueden utilizarse.
- *Enfermedad de Bowen o carcinoma espinocelular* in situ: cuando la cirugía es poco adecuada.

> **✪ FOTOTERAPIA**
>
> - **Luz ultravioleta B (UVB)**
>   - Se emplea luz UVB artificial sin necesidad de añadir sustancias fotosensibilizadoras exógenas. Las lámparas modernas emiten longitudes de onda de 304-311 nm (UVB de banda estrecha).
>   - La radiación UVB puede producir una quemadura si se sobrepasa la dosis eritematosa mínima.
>   - Las principales indicaciones de uso de la luz UVB son: psoriasis, dermatitis atópica, vitíligo y linfoma cutáneo de células T.
> - **Luz ultravioleta a con psoralenos (PUVA)**
>   - La fototerapia mediante PUVA emplea radiación UVA de 320-355 nm tras la aplicación tópica o la ingestión oral de psoralenos.
>   - Existen dos tipos principales de fototerapia con PUVA: administración del psoraleno por vía oral antes de la exposición a la radiación (PUVA oral) o aplicación del psoraleno por vía tópica (inmersión en bañera durante 15-20 minutos) inmediatamente antes de la irradiación (PUVA en baño).
>   - Las principales indicaciones de la fototerapia con PUVA son: psoriasis, dermatitis atópica, linfoma cutáneo de células T, fotodermatosis y otras (vitíligo, alopecia *areata*, morfea, granuloma anular diseminado, etc.).

- *Otras:* aunque menos estandarizado, su uso se ha extendido a otras alteraciones, como acné, micosis fungoide, verrugas víricas, fotoenvejecimiento, etcétera.

En general, los resultados cosméticos de la terapia fotodinámica son buenos en comparación con la cirugía, lo que la convierte en una opción apreciada por los pacientes.

BIBLIOGRAFÍA

Akomeah F, Nazir T. Basics of topical therapy. En: Conde-Taboada A, ed. Dermatological treatments. Emiratos Árabes Unidos: Bentham Science, 2012; 7-36.

Baran R, Kaoukhov A. Topical antifungal drugs for the treatment of onychomycosis: an overview of current strategies for monotherapy and combination therapy. J Eur Acad Dermatol Venereol 2005; 19: 21-9.

Braathen LR, Szeimies RM, Basset-Seguin N y cols. Guidelines on the use of photodynamic therapy for nonmelanoma skin cancer: An international consensus. J Am Acad Dermatol 2007; 56: 125-43.

Brown MB, Martin GP, Jones SA, Akomeah FK. Dermal and transdermal drug delivery systems: current and future prospects. Drug Deliv 2006; 13: 175-87.

Hadgraft J. Skin, the final frontier. Int J Pharm 2001; 224: 1-18.

Arndt KA, Bowers KE. Treatment principles. En: Arndt KA, Bowers KE, eds. Manual of dermatologic therapeutics, 6ª ed. Philadelphia: Lippincott-Williams and Wilkins, 2002; 277-83.

Breneman D, Duvic M, Kuzel T y cols. Phase 1 and 2 trial of bexarotene gel for skin-directed treatment of patients with cutaneous T-cell lymphoma. Arch Dermatol 2002; 138: 325-32.

Carrascosa JM. Fototerapia y fotoquimioterapia. Actas Dermosifiliogr 2004; 95: 259-84.

Conde-Taboada A, González-Barcala FJ, Toribio J. Dermatitis atópica infantil: revisión y actualización. Actas Dermosifiliogr 2008; 99: 690-700.

Del Rosso J, Friedlander SF. Corticosteroids: options in the era of steroid-sparing therapy. J Am Acad Dermatol 2005; 53 (1 Suppl 1): S50-8.

Ehrchen J, Sunderkötter C, Luger T y cols. Calcineurin inhibitors for the treatment of atopic dermatitis. Expert Opin Pharmacother 2008; 9: 3009-23.

Gambichler T, Breuckmann F, Boms S, Altmeyer P, Kreuter A. Narrowband UVB phototherapy in skin conditions beyond psoriasis. J Am Acad Dermatol 2005; 52: 660-70.

Gilaberte Y, Serra-Guillén C, de las Heras ME y cols. Terapia fotodinámica en dermatología. Actas Dermosifiliogr 2006; 97: 83-102.

Gilbert SC. Management and prevention of recurrent herpes labialis in immunocompetent patients. Herpes 2007; 14: 56-61.

Hanifin JM, Paller AS, Eichenfield L y cols. Efficacy and safety of tacrolimus ointment treatment for up to 4 years in patients with atopic dermatitis. J Am Acad Dermatol 2005; 53: 186-94.

Kang S. The mechanism of action of topical retinoids. Cutis 2005; 75 (2 Suppl): 10-3.

Lebwohl M, Clark L, Levitt J. Therapy for head lice based on life cycle, resistance, and safety considerations. Pediatrics 2007; 119: 965-74.

Lio PA, Kaye ET. Topical antibacterial agents. Infect Dis Clin North Am 2004; 18: 717-33.

Matteelli A, Beltrame A, Graifemberghi S, Forleo MA, Gulletta M, Ciravolo G, et al. Efficacy and tolerability of topical 1% cidofovir cream for the treatment of external anogenital warts in HIV-infected persons. Sex Transm Dis 2001; 28: 343-6.

Mehta AB, Nadkarni NJ, Patil SP, Godse KV, Gautam M, Agarwal S. Topical corticosteroids in dermatology. Indian J Dermatol Venereol Leprol 2016; 82: 371-815.10. 19.

Rosen T, Schell BJ, Orengo I. Anti-inflammatory activity of antifungal preparations. Int J Dermatol 1997; 36: 788-92.

Spruance SL, Nett R, Marbury T, Wolff R, Johnson J, Spaulding T. Acyclovir cream for treatment of herpes simplex labialis: results of two randomized, double-blind, vehicle-controlled, multicenter clinical trials. Antimicrob Agents Chemother 2002; 46: 2238-43.

Stanley MA. Imiquimod and the imidazoquinolones: mechanism of action and therapeutic potential. Clin Exp Dermatol 2002; 27: 571-7.

Worley B, Harikumar V, Reynolds K, Dirr MA, Christensen RE, Anvery N, Yi MD, Poon E, Alam M. Treatment of actinic keratosis: a systematic review. Arch Dermatol Res 2022. doi: 10.1007/s00403-022-02490-5.

Yang LP, Keam SJ. Spotlight on retapamulin in impetigo and other uncomplicated superficial skin infections. Am J Clin Dermatol 2008; 9: 411-3.

Yones SS, Palmer RA, Garibaldinos TT, Hawk JL. Randomized double-blind trial of the treatment of chronic plaque psoriasis: efficacy of psoralen-UV-A therapy vs narrowband UV-B therapy. Arch Dermatol 2006; 142: 836-42.

Farmacología clínica

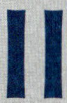

Monitorización terapéutica de los fármacos

61

L. Díaz García, A. M. Borobia Pérez y A. J. Carcas Sansuán

INTRODUCCIÓN

La monitorización de las concentraciones de fármacos es un proceso que permite ajustar el tratamiento de un paciente, teniendo en cuenta tanto las características del fármaco como las del individuo. El uso de la determinación de la concentración de un fármaco en sangre para orientar las decisiones terapéuticas se remonta a la década de 1950. Desde entonces, y especialmente en la década de 1970, los estudios que relacionan las concentraciones de fármacos como los antiepilépticos, la digoxina, los antiarrítmicos o los antibióticos con la respuesta clínica se multiplicaron y lograron asentar en la práctica clínica esta técnica, que se denominó monitorización terapéutica de los fármacos (MTF). El objetivo de la MTF es comprobar si la respuesta al fármaco es adecuada, conseguir los efectos beneficiosos en el menor tiempo posible, minimizar el riesgo de aparición de reacciones adversas, comprobar el cumplimiento terapéutico e individualizar el tratamiento. El estudio de la farmacología clínica se ha ido ampliando a lo largo de los años con el cono-

cimiento de la absorción, la distribución, el metabolismo, la eliminación y las interacciones de los fármacos, impulsando así la farmacología clínica como disciplina médica para la individualización del tratamiento farmacológico de los pacientes. La farmacocinética y la farmacodinamia son las dos disciplinas básicas esenciales en la comprensión y aplicación de la MTF. Otras disciplinas con gran relevancia en la farmacología clínica, que se mencionarán posteriormente, son la farmacogenética y el estudio de las interacciones farmacológicas. El lector puede dirigirse a los capítulos correspondientes de esta obra que tratan los temas concretos.

FARMACOCINÉTICA CLÍNICA: ALGUNOS CONCEPTOS BÁSICOS

» La respuesta terapéutica o tóxica a los fármacos varía de unos pacientes a otros en función de las características del fármaco, de la forma en que se administre, de las características del paciente y de su enfermedad y de las interacciones con otros fármacos o alimentos que se administren simultáneamente. La farmacocinética clínica es

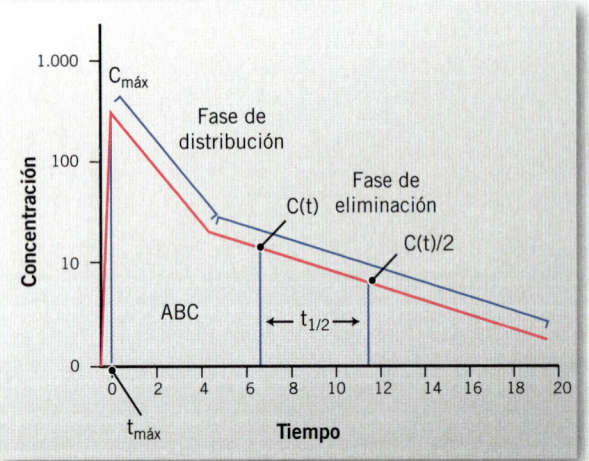

Figura 61-1. Representación gráfica del curso temporal de las concentraciones en sangre de un fármaco tras su administración oral y los parámetros principales que lo describen. ABC: área bajo la curva; C(t): concentración en un tiempo determinado; $C_{máx}$: concentración máxima; $t_{1/2}$: semivida de eliminación; $t_{máx}$: tiempo en el que se alcanza la $C_{máx}$.

la disciplina que estudia los procesos de los que depende que un fármaco alcance la circulación sistémica y después su lugar de acción, y finalmente desaparezca del organismo. La utilización de la medición de los niveles de fármacos en sangre y otros fluidos biológicos para individualizar el tratamiento es la herramienta esencial en la MTF. La MTF se basa en el principio de que el efecto farmacológico depende de la concentración que alcanza el fármaco en su lugar de acción y que ésta, a su vez, guarda mejor relación con las concentraciones séricas que con la dosis (debido a la variabilidad individual en las características farmacocinéticas).

Los efectos de los fármacos dependen de su concentración en el lugar de acción. Por convención se le llama biofase, que podría ser una diana farmacológica en un tejido, un receptor o un transportador o enzima, por ejemplo. Como en la mayoría de las ocasiones no se pueden obtener muestras de las concentraciones del fármaco en el tejido de interés, por simplificación y comodidad se relaciona la concentración en la biofase con la concentración libre del fármaco en plasma o suero. Tras la administración de un fármaco, sus concentraciones sanguíneas a lo largo del tiempo forman una curva que refleja el conjunto de procesos que sufre el fármaco en el organismo, que a

su vez condicionará la concentración en el lugar de acción. La $T_{máx}$ se define como el tiempo en el que la concentración en sangre alcanza su máximo ($C_{máx}$, concentración pico), después la curva se declina en una primera fase de distribución, siendo una disminución muy rápida de la curva (paso del fármaco de la sangre a los tejidos) y posteriormente tiene lugar la segunda fase de eliminación, más lenta, de las concentraciones. El área que queda delimitada por la curva se denomina área bajo la curva (ABC) y refleja la cantidad total de fármaco que alcanza la circulación sistémica (fig. 61-1).

Las concentraciones del fármaco en plasma o suero y sus fluctuaciones van a condicionar la intensidad del efecto farmacológico estableciendo una relación concentración-respuesta. Así, la concentración eficaz mínima (CEM) es aquella por encima de la cual se observa efecto terapéutico, mientras que la concentración tóxica mínima (CTM) es aquella por encima de la cual se observan efectos tóxicos. Se define como índice terapéutico el cociente entre CTM y CEM. La duración del efecto o tiempo eficaz es el tiempo en que las concentraciones se encuentran por encima de la CEM (fig. 61-2).

La práctica de la MTF requiere unos conocimientos básicos sobre farmacocinética clínica, los modelos matemáticos que la describen y su relación con los procesos fisiológicos que reflejan.

Modelos compartimentales

Con el fin de facilitar la comprensión y poder realizar los cálculos que describen los procesos de absorción, distribución y eliminación, se aplican los denominados modelos farmacocinéticos compartimentales. El estudio matemático de las relaciones entre un fármaco y su efecto farmacológico se inicia con la construcción de las **curvas dosis/concentración-respuesta/efecto** (fig. 61-3). En éstas se representa en abscisas la dosis (o concentración) del fármaco, y en ordenadas, la respuesta que causa en un tejido determinado (en animales) o el efecto farmacológico o terapéutico. El **modelado farmacocinético/farmacodinámico (FC/FD)** construye un puente entre estas dos disciplinas de la farmacología con el propósito de establecer y evaluar las relaciones entre dosis-concentración-respuesta para poder describir y predecir el curso del efecto a lo largo del tiempo tras la administración del fármaco. Para ello se utiliza el concepto de compartimento, que expresa una región del cuerpo en la que el fármaco se distribuye de manera homogénea. Los modelos farmacocinéticos que se utilizan generalmente se pueden dividir en: a) modelos mamilares (o compartimentales), que constan de un compartimento central que representa el plasma y uno o dos compartimentos periféricos unidos al compartimento central a través de constantes de velocidad; b) modelos fisiológicos (modelos PBPK), que utilizan uno o más compartimentos para representar un órgano definido del cuerpo conectado a otros órganos, representados por otros compartimentos a través de transporte vascular (flujo sanguíneo), teniendo en cuenta consideraciones anatómicas.

Generalmente, los modelos más habitualmente utilizados en la farmacología clínica son el monocompartimental y el bicompartimental (fig. 61-4), aunque también existen fármacos que deben ajustarse a modelos multicompartimentales.

Volumen aparente de distribución

Una vez que un fármaco se ha absorbido y llega a la sangre, se distribuye por todo el organismo mediante la circulación sanguínea. Habitualmente el lugar de acción de los fármacos está en los tejidos. Por ello, la distribución va a condicionar el tiempo que tardan en aparecer los efectos (período de latencia), su intensidad y duración. La distribución de un fármaco depende de su unión a las proteínas plasmáticas y de su paso a los tejidos. El parámetro farmacocinético que expresa de forma global la distribución es el llamado volumen aparente de distribución o simplemente volumen de distribución (V_D). El volumen de líquido en el que parece distribuirse o diluirse el fármaco en el organismo se denomina volumen aparente de distribución y es

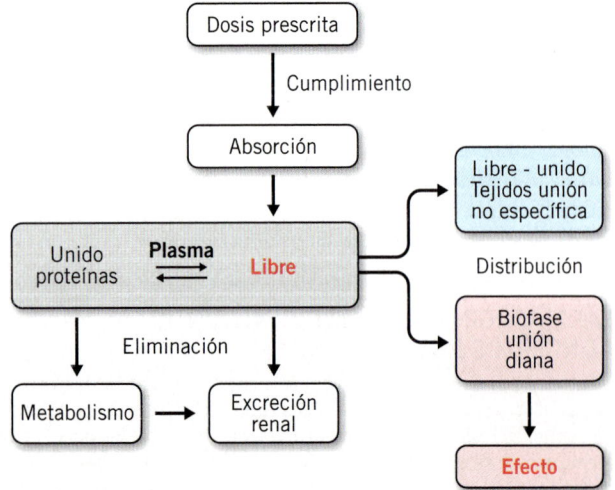

Figura 61-2. Esquema del curso de las concentraciones de los fármacos tras su administración.

A

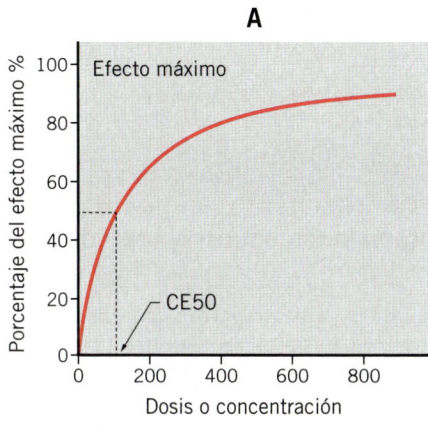

B

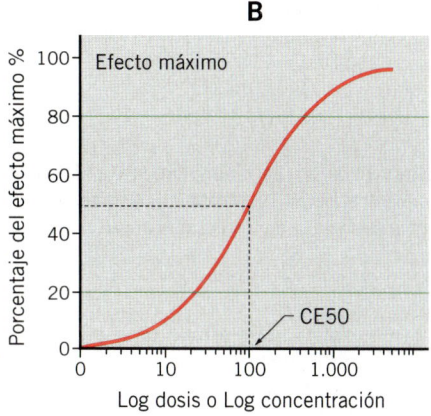

Figura 61-3. Curvas teóricas dosis/concentración-respuesta/efecto en las que el efecto se representa como fracción de la respuesta máxima. En el panel A, la dosis/concentración (abscisas) y el efecto (ordenadas) se representan mediante una escala aritmética. En el panel B, la dosis/concentración (abscisas) se representa en una escala logarítmica.

el volumen corporal en que tendría que haberse disuelto el fármaco para alcanzar la misma concentración que en el plasma. En un modelo monocompartimental se calcula con la siguiente fórmula:

V_D = Cantidad de fármaco en el organismo/Concentración plasmática;

$$V_D = (Dosis \times F [biodisponibilidad])/Cp$$

Biodisponibilidad

El concepto de biodisponibilidad expresa la proporción de fármaco que pasa a la circulación sistémica después de su administración por vía extravascular (p. ej., oral). La proporción de fármaco disponible puede calcularse dividiendo el área bajo la curva (ABC) de un fármaco administrado por vía intravenosa (cuando la totalidad del fármaco que se administra llega a la circulación sistémica) y el ABC de ese fármaco administrado por una vía extravascular. Así se obtiene un valor F entre 0 y 1, que se conoce como biodisponibilidad.

La cantidad de fármaco que estará disponible, por ejemplo, tras su administración oral, dependerá de factores como la disgregación y la disolución de la forma farmacéutica, de los procesos de absorción gastrointestinales y del metabolismo que experimente en su paso por el hígado (metabolismo de primer paso).

Unión a proteínas

La distribución de un fármaco depende de su unión a las proteínas plasmáticas y de su paso a los tejidos. La unión a proteínas es otro factor relevante en el análisis farmacocinético, ya que solamente el fármaco libre es activo en cuanto al receptor. Dado que la mayoría de las determinaciones en la monitorización terapéutica de los fármacos miden el fármaco total, deben tenerse en cuenta los cambios en la unión a proteínas que puedan ocurrir, por ejemplo, en recién nacidos o en pacientes con hipoalbuminemia, o bien con fármacos interactuantes.

En estas circunstancias, el efecto farmacológico puede ser mayor que el correspondiente a las concentraciones totales debido al incremento en la fracción libre.

Semivida de eliminación

Cuando un fármaco es administrado y alcanza la concentración máxima ($C_{máx}$), el proceso de absorción deja de ser el predominante y la concentración va disminuyendo según el fármaco se distribuye por todo el organismo, seguido de la eliminación de éste por el riñón o el hígado desde los distintos compartimentos.

La **constante de eliminación (Ke)** indica la probabilidad de que una molécula de un fármaco se elimine del organismo sumando

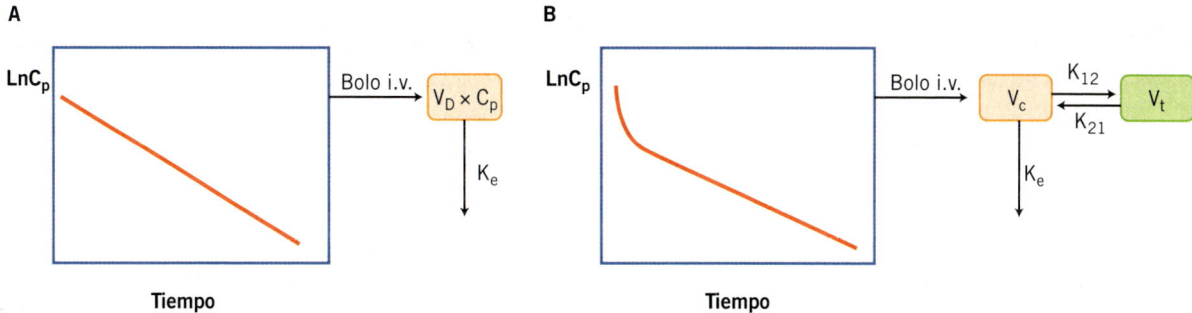

Figura 61-4. Esquema de los modelos compartimentales más utilizados en farmacocinética clínica. A) En el modelo monocompartimental se considera que todo el organismo se comporta como un único compartimento cuya concentración es la que se observa en sangre. Cuando se representa la curva concentración-tiempo en una escala semilogarítmica, las concentraciones forman una línea recta que se corresponde con la constante de eliminación (K_e). La formulación del modelo sería: $C(t) = D/V_D \times e^{-Ke \times t}$. B) En el modelo bicompartimental, el fármaco, tras su administración intravenosa (i.v.) en un compartimento central con volumen V_c, se distribuye en un segundo compartimento de volumen V_t. La eliminación se realiza desde el compartimento central. El intercambio entre ambos compartimentos está definido por las constantes K_{12} y K_{21}. En la representación gráfica, además de una fase de eliminación β o K_e, puede identificarse una fase inicial de distribución α. La formulación del modelo sería: $C(t) = A \times e^{-\alpha \times t} + B \times e^{-\beta \times t}$. C_P: concentración plasmática; V_D: volumen aparente de distribución.

todos los mecanismos de eliminación (metabolismo, excreción). La constante de eliminación puede calcularse a partir de dos concentraciones plasmáticas cualesquiera mediante la fórmula:

$$Ke = \ln Cp2 - \ln Cp1 / t2 - t1$$

La **semivida de eliminación (t1/2e o simplemente t1/2)** es el tiempo que tarda la concentración plasmática de un fármaco en disminuir a la mitad. Es la inversa de la constante de eliminación:

$$t1/2e = 0,693/Ke; Ke = 0,693/t1/2e$$

La eliminación es casi completa transcurridas unas 5-7 semividas de eliminación desde la última administración de un fármaco. La eliminación será completa al pasar 8 semividas de eliminación.

El cálculo de la semivida de eliminación es esencial para determinar un programa óptimo de dosificación, la fluctuación de las concentraciones durante el intervalo de administración y la posible necesidad de una dosis de carga.

Aclaramiento

El aclaramiento de un fármaco por un órgano indica su capacidad para eliminarlo. Se expresa como el volumen de plasma depurado en la unidad de tiempo. La mayoría de las veces se estima la depuración corporal total, que es la suma de la depuración de todos los órganos. En ocasiones se puede separar de esta estimación global la depuración realizada en el hígado, o hepática, y la que se produce en el riñón, o renal. El aclaramiento corporal total (CL o CLtotal), en un modelo monocompartimental, se puede calcular teniendo en cuenta el volumen de distribución y la constante de eliminación, y de forma simplificada a partir de la dosis (D) y del área bajo la curva de concentraciones plasmáticas (AUC). Las fórmulas son las siguientes:

$$CL = V_D \times K_e; \text{ o también } CL = V_D \times 0,693 / t1/2$$
$$CL = D / AUC; \text{ para la vía i.v.}$$
$$CL = (D \times F \text{ [biodisponibilidad]}) / AUC; \text{ para las otras vías de administración}$$

El aclaramiento hepático depende del flujo sanguíneo hepático (QH), de la fracción libre del fármaco en sangre (Fu) y de la capacidad metabólica del hepatocito o depuración intrínseca (CLi), y su determinación puede ser compleja. El aclaramiento renal (CLr) de un fármaco se puede determinar recogiendo orina de 24 horas; en ese caso, se multiplica la concentración urinaria del fármaco (Cu) por el volumen de orina (Vu) y se divide por la concentración plasmática (Cp).

Equilibrio estacionario

El estado de concentraciones estables, o estado de equilibrio, es aquel en el que los aportes plasmáticos de fármaco se equilibran con la eliminación del mismo, provocando que las concentraciones permanezcan estables o constantes (en caso de infusión intravenosa) o que oscilen con valores similares de $C_{máx}$ y $C_{mín}$ (o C_{media}) mientras se mantenga la misma pauta de dosificación y no se altere la eliminación o distribución. Éste es uno de los conceptos más relevantes para una correcta monitorización de concentraciones de fármacos y fundamental para planificar el tiempo en que debe realizarse la extracción de la sangre respecto a la pauta de administración. Por ello la extracción de sangre para la monitorización debe esperar el tiempo suficiente para que se alcance ese equilibrio de concentraciones plasmáticas y así poder interpretar de forma adecuada los niveles individuales. A nivel práctico, se necesita que pasen al menos 4-5 semividas de eliminación, desde la primera dosis, o cada vez que se incremente o disminuya la misma, para llegar de nuevo a ese equilibrio.

El tiempo para alcanzar la concentración del equilibrio estacionario se puede acortar mediante la administración de una «dosis de carga», que puede calcularse conociendo la concentración que se desea obtener y el volumen de distribución en equilibrio del fármaco:

$$\text{Dosis de carga} = V_D \times Cp$$

Intervalo terapéutico y nivel diana

Existe una relación entre la dosis o concentración y los efectos. Cuando la dosis o concentración aumenta de forma progresiva, la respuesta deseada llega a un máximo, sin que generalmente el aumento de dosis suponga una mejora del efecto terapéutico, mientras que puede conllevar la aparición de efectos adversos. Esto ocurre porque los fármacos poseen una curva dosis-respuesta para cada efecto, sea terapéutico o indeseable (tóxico). El concepto de intervalo/índice terapéutico se define como el intervalo entre la máxima dosis tolerada y la mínima dosis terapéutica y en la que la mayoría de los pacientes presentan una buena respuesta sin observarse toxicidad; por debajo de estas concentraciones la probabilidad de respuesta clínica es baja, mientras que por encima aumenta la probabilidad de toxicidad.

En ocasiones, el objetivo será alcanzar una concentración objetivo o diana. Esta concentración diana puede constituir una orientación general, pero más frecuentemente es la identificación por parte del médico de una concentración adecuada a la situación clínica del paciente individual, teniendo en cuenta las características de su enfermedad, evolución clínica, fármacos concomitantes, etc. **(fig. 61-5)**. ◀◀

MONITORIZACIÓN TERAPÉUTICA DE LOS FÁRMACOS COMO HERRAMIENTA PARA LA INDIVIDUALIZACIÓN DEL TRATAMIENTO FARMACOLÓGICO

La respuesta terapéutica o tóxica a los fármacos varía de unos pacientes a otros en función de las características del fármaco, de la forma en que se administre, de las características del paciente y de su enfermedad y de las interacciones con otros fármacos o alimentos que se administren simultáneamente. Estos factores hacen que la dosis «estándar» recogida en la ficha técnica de los medicamentos pueda ser insuficiente en unos pacientes y tóxica en otros. Cuando nos encontramos con fármacos de índice terapéutico amplio, se podrán utilizar dosis tan altas que sean eficaces en todos los pacientes, sin efectos tóxicos, como sucede con algunas vitaminas y penicilinas. En otras ocasiones, debe individualizarse el tratamiento para mejorar la eficacia y evitar la toxicidad, y según el tipo de medicamento y paciente disponemos de diferentes herramientas para la individualización.

Entre la prescripción de un fármaco y el efecto esperado existen varios factores interpuestos que influyen en la respuesta terapéutica **(fig. 61-6)**. Muchos de estos factores presentan una importante variabilidad interindividual y su conocimiento cualitativo y cuantitativo permitirá explicar la respuesta al tratamiento observada en un paciente concreto. La monitorización de los niveles de fármacos se basa en el principio de que el efecto farmacológico depende de la concentración que alcanza el fármaco en su lugar de acción, y que ésta, a su vez, guarda mejor relación con las concentraciones séricas que con la dosis (debido a la variabilidad individual en las características farmacocinéticas).

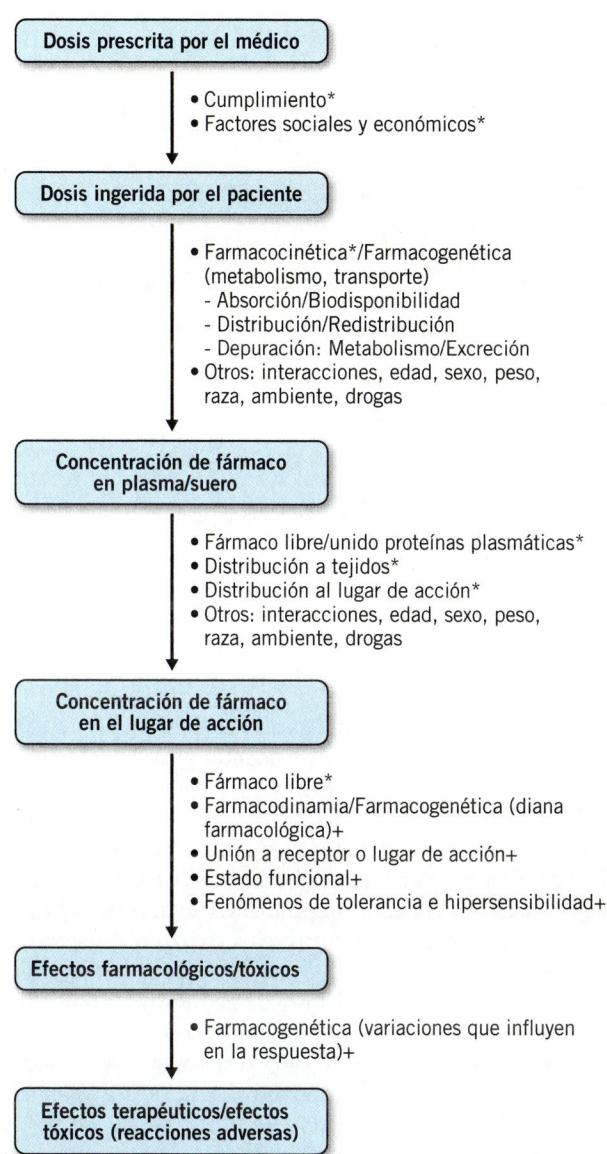

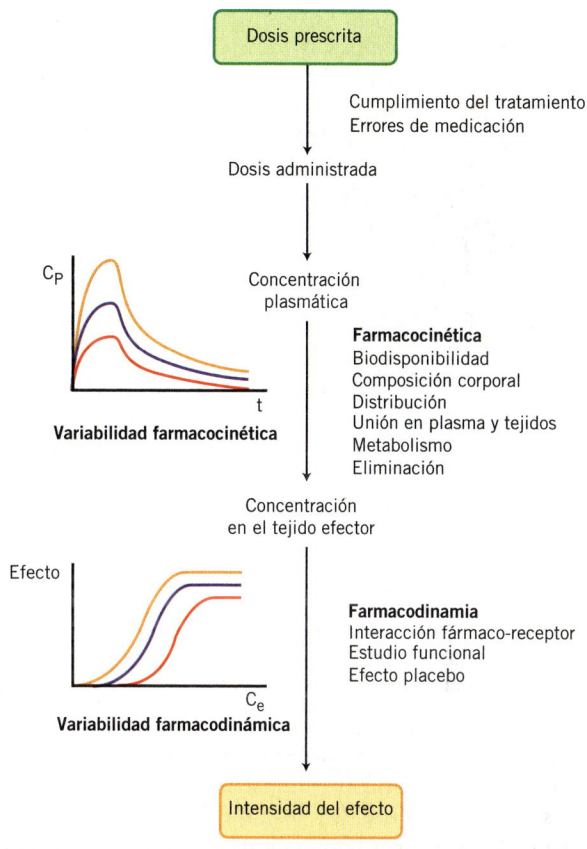

Figura 61-6. Fuentes de variación importantes en la respuesta a los fármacos. C_e: concentración en el compartimento efector; C_P: concentración plasmática; t: tiempo.

Figura 61-5. Componentes del proceso terapéutico. Posibles fuentes de variabilidad de origen farmacocinético (*) y de origen farmacodinámico (+). No se incluye la epigenética, que podría influir de forma similar que la farmacogenética.

Su utilización en el diseño de regímenes de dosificación individualizados se realiza con el objetivo de alcanzar el mayor beneficio terapéutico en el menor tiempo posible y disminuyendo los riesgos de toxicidad para cada paciente en particular.

Características de los fármacos candidatos a monitorización terapéutica

La relación entre concentración y efecto es mucho mejor que la relación entre dosis y efecto para un número importante de fármacos; sin embargo, no todos los fármacos precisan de la MTF para su adecuado manejo. Para que la MTF se considere útil los fármacos deben cumplir algunas condiciones, en cuyo caso la monitorización será una buena alternativa para su individualización.

Intervalo terapéutico estrecho

Cuando existen pocas diferencias entre las dosis terapéuticas y las tóxicas, la tendencia es administrar dosis insuficientes, y por tanto no se consiguen los resultados de eficacia esperados. Incluso en aquellos pacientes que presenten eliminación alterada, dosis habituales podrían producir intoxicaciones. En estos casos el ajuste de dosis puede ser muy complejo y el miedo a producir toxicidad hace que en muchos pacientes se utilicen dosis insuficientes. Es entonces cuando la determinación de las concentraciones plasmáticas puede ser de gran ayuda para individualizar el tratamiento. Se debe tener en cuenta que este parámetro es un parámetro poblacional

Alta variabilidad farmacocinética

Los pacientes presentan una variabilidad inherente en el modo en que absorben, metabolizan y eliminan los medicamentos; esta variabilidad interindividual puede estar condicionada por numerosos factores: demográficos, genéticos, ambientales, etc. En algunos fármacos esta variabilidad farmacocinética interindividual es muy pronunciada, lo que determina que la dosis necesaria para conseguir un efecto terapéutico sea muy diferente de unas personas a otras. Cuando la variabilidad farmacocinética es alta, el efecto deseado o tóxico suele correlacionarse mejor con las concentraciones plasmáticas de un fármaco que con las dosis

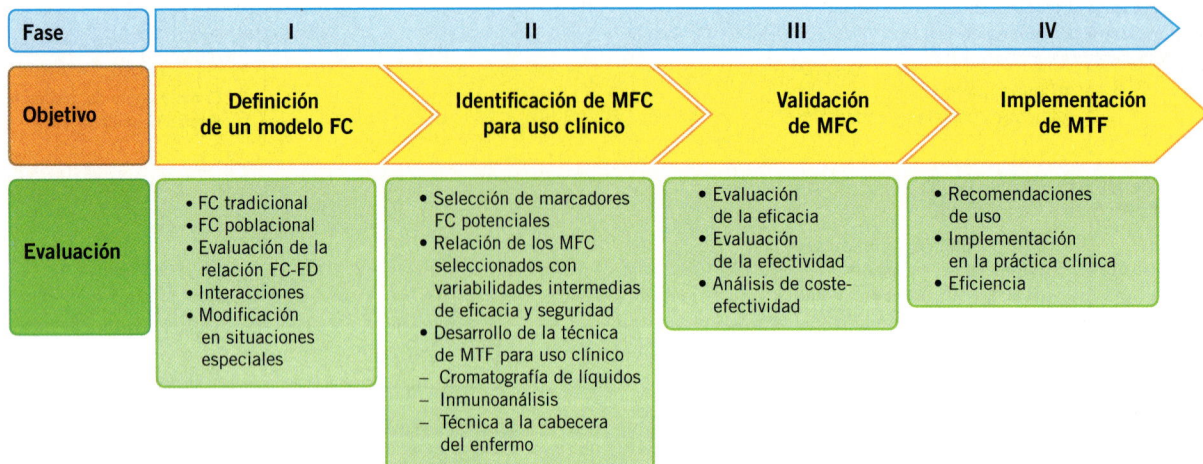

Figura 61-7. Fases en la selección y validación de un marcador farmacocinético (MFC) para su uso en la monitorización terapéutica de los fármacos (MTF). FC: farmacocinética; FD: farmacodinamia.

administradas, ya que la medición de las concentraciones permite controlar estos procesos farmacocinéticos.

Existen determinados factores que incrementan esta variabilidad: presencia de otros fármacos o enfermedades asociadas, especialmente las que interfieren en el metabolismo (insuficiencia hepática) o eliminación (insuficiencia renal) de los fármacos. La utilidad de la medición de los fármacos en las concentraciones en sangre u otros fluidos biológicos viene dada por la dificultad de conocer cómo estos factores afectan a la farmacocinética del fármaco en un paciente en concreto. La MTF permite la detección precoz de cambios cinéticos rápidos ocurridos durante el curso del proceso patológico, por la presencia de otras enfermedades o por el tratamiento concomitante con otros fármacos.

Dificultad para reconocer los efectos beneficiosos o tóxicos

Con frecuencia, la respuesta a un fármaco puede controlarse con la medición de un marcador sencillo y de fácil uso en la práctica clínica. La necesidad de monitorizar quedará especialmente justificada cuando exista una gran variabilidad en la relación dosis-nivel, una cinética dosis-dependiente, un intervalo terapéutico óptimo establecido, un método analítico fiable y asequible para la determinación, unos conocimientos de los factores farmacocinéticos, farmacodinámicos y/o farmacogenéticos que alteren el significado del valor sérico, y una utilidad de la determinación en la práctica clínica. En ocasiones, la eficacia y la toxicidad son difíciles de valorar clínicamente, como ocurre en el caso de ciertos agentes antiepilépticos, antiarrítmicos, antidepresivos, inmunosupresores, aminoglucósidos o antineoplásicos. Aquí es donde la MTF juega un papel muy importante en la individualización del tratamiento, de modo que la medición de la concentración es un buen predictor del efecto terapéutico. Esto es especialmente relevante en enfermedades que comprometen la vida del paciente, ya que permite alcanzar la dosis adecuada en la mayor brevedad y sin necesidad de ir subiendo dosis hasta encontrar algún síntoma o signo de toxicidad.

Selección y validación de un parámetro o marcador farmacocinético

A la hora de aplicar la monitorización terapéutica para un fármaco determinado, primero debe identificarse el parámetro o «marcador» farmacocinético que mejor se relaciona con la respuesta terapéutica y/o la toxicidad, y demostrar que este parámetro es capaz de predecir con fiabilidad la respuesta esperada. Esta relación entre un parámetro farmacocinético y el efecto puede ser difícil o imposible de establecer en casos de actividad indirecta del fármaco, o presencia de procesos de autorregulación fisiológica o de metabolitos activos que no se determinen. Lógicamente, estos parámetros deben poder determinarse de manera sencilla y aplicable en la práctica clínica.

La utilización de un marcador farmacocinético o farmacocinético/farmacodinámico en la práctica clínica precisa la demostración de su efectividad y utilidad. El desarrollo y la validación de un marcador farmacocinético para su aplicación clínica es un proceso teóricamente largo y complejo, que no siempre se completa, y que se puede dividir en cuatro fases, como se muestra en la **figura 61-7**.

Durante este proceso se evaluará la influencia de diferentes factores que pudieran modificar la relación entre el marcador y las respuestas farmacológica y clínica.

Los parámetros farmacocinéticos que se utilizan con más frecuencia como marcadores son aquellos que representan de manera sencilla la disposición de los fármacos: el área bajo la curva (ABC), concentración máxima o $C_{máx}$ y concentración mínima o $C_{mín}$ **(tabla 61-1)**.

PROCESO DE LA MONITORIZACIÓN TERAPÉUTICA DE LOS FÁRMACOS

Para que la monitorización terapéutica de los fármacos sea de utilidad deben cumplirse una serie de pasos que afectan a la calidad de todo el proceso. La monitorización terapéutica de los fármacos involucra a diversos responsables del cuidado de los pacientes, y es imprescindible un trabajo multidisciplinar y coordinado para que tenga una eficiencia adecuada **(fig. 61-8)**.

Tabla 61-1. Características de los parámetros o marcadores farmacocinéticos más utilizados

Parámetro	Características	Ventajas	Inconvenientes
Área bajo la curva (ABC)	Representa la cantidad total de fármaco disponible en el organismo	Es el parámetro que mejor representa la exposición al fármaco	Requiere múltiples extracciones y determinaciones del fármaco, por lo que es poco viable en la práctica clínica
ABC abreviada	Permite predecir, mediante cálculos farmacocinéticos o estadísticos, el AUC total con un número muy limitado de determinaciones (2-3)	Puede permitir un cálculo preciso del AUC	Se necesitan varias muestras en un intervalo de 1-4 horas La toma de muestras debe ser muy precisa Puede requerir cálculos complejos y aplicaciones informáticas Su aplicación clínica es muy incipiente
Concentración máxima (o «pico»; $C_{máx}$)	Representa la concentración máxima que se obtiene tras la administración del fármaco	Puede mostrar buena correlación con el AUC y la eficacia Buena correlación con la toxicidad dependiente de la concentración	La toma de muestra debe ser muy precisa, ya que las concentraciones pueden variar notablemente en poco tiempo
Concentración mínima (o «valle»; $C_{mín}$)	Determina la concentración más baja entre administraciones y es el parámetro cinético más utilizado tradicionalmente en la monitorización terapéutica de los fármacos	Es de fácil obtención y menos sensible que la $C_{máx}$ a pequeñas diferencias en el momento de la extracción	Su correlación con el AUC puede ser baja

Indicación correcta de la monitorización terapéutica de los fármacos

La monitorización terapéutica de los fármacos sólo debe indicarse cuando hay una pregunta clínica que resolver y el nivel del fármaco vaya a contribuir a un mejor cuidado del paciente.

En términos generales existen tres indicaciones principales para la monitorización:

1. Individualización de la dosis:

   a) Al inicio del tratamiento o en un cambio de dosis, en particular por falta de respuesta o necesidad de asegurar una rápida eficacia del tratamiento.
   b) Cuando aparezcan factores fisiopatológicos que modifiquen la farmacocinética del agente en cuestión.
   c) Cuando se añade o retira un fármaco que puede producir interacciones medicamentosas.

2. En los casos de sospecha de toxicidad, la MTF permite la comprobación de dicha situación con el hallazgo de una concentración plasmática por encima del rango terapéutico establecido del fármaco en cuestión. Sin embargo, hay que tener en cuenta que existen determinados fármacos en los que pueden aparecer síntomas de toxicidad inclusión cuando las concentraciones plasmáticas se encuentran dentro del rango de normalidad establecido.

3. Es difícil valorar clínicamente la falta de eficacia por no cumplir con la pauta de tratamiento, pero se hace más sencillo cuando se monitoriza a pacientes complejos o con múltiples tratamientos.

Se sospechará de una falta de adherencia o incumplimiento terapéutico por parte del paciente cuando las concentraciones obtenidas del fármaco no se correspondan coherentemente con la dosis administrada por el paciente o

Responsable

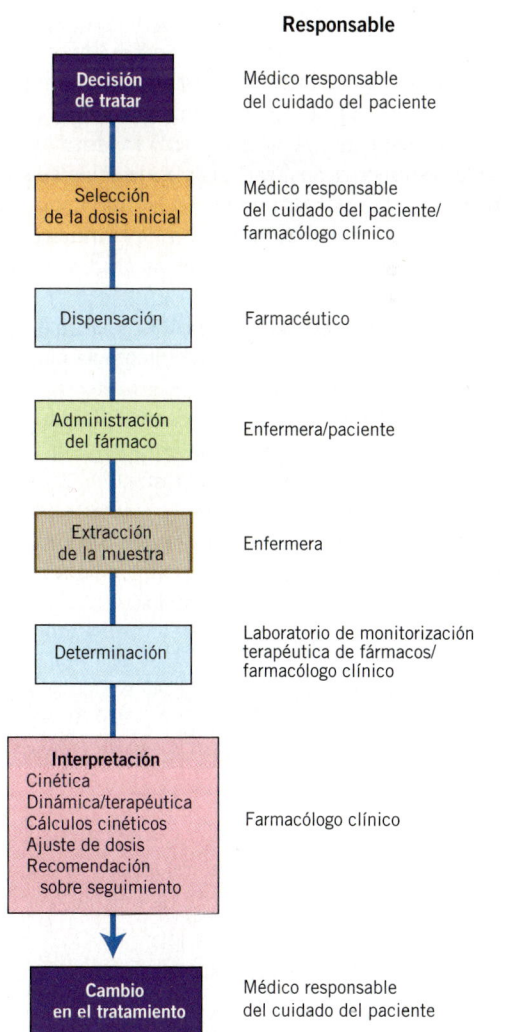

Figura 61-8. Proceso de la monitorización terapéutica de los fármacos y responsables principales en cada uno de los pasos.

cuando se observen importantes irregularidades en la relación entre la dosis administrada y la concentración obtenida. Los factores asociados a la falta de adherencia son numerosos: la aparición de reacciones adversas, politerapia, pautas de tratamiento irregulares con descansos entre semana o fines de semana, tamaño grande que dificulte su deglución, falta de hábito, falta de sensación de enfermedad, estudiar o trabajar fuera de casa o falta de colaboración por parte de la familia en el caso de niños o ancianos.

Solicitud adecuada

Para que el proceso completo de la monitorización terapéutica de los fármacos sea eficiente, es primordial que la solicitud que se realiza incluya la información mínima necesaria para interpretar adecuadamente las concentraciones del fármaco **(tabla 61-2)**.

Método analítico adecuado

Respecto a las técnicas de laboratorio que se emplean para la medición de las concentraciones de fármacos, generalmente se cuenta con técnicas inmunoanalíticas y con técnicas cromatográficas. Es necesario disponer de un método analítico que sea sensible y específico para la determinación del fármaco de interés y de los metabolitos en caso de ser necesario. La técnicas inmunoanalíticas se basan en reacciones competitivas antígeno (Ag)-antígeno marcado (Ag*)/anticuerpo (Ab) para generar una señal que pueda medirse; el antígeno (Ag) es el fármaco a analizar en la muestra. Estas técnicas analíticas destacan por su rapidez en la obtención del resultado, la facilidad en la manipulación de la muestra y su automatización, por ello son las técnicas usadas mayoritariamente en la práctica habitual.

Las técnicas cromatográficas (HPLC y cromatografía de gases) son consideras las técnicas de referencia para la determinación de las concentraciones de fármaco; sin embargo, no están disponibles en todos los centros debido a que no son técnicas rápidas y requieren un equipamiento y un personal especializado que incrementan mucho sus costes.

Igualmente, el laboratorio debe asegurar la reproducibilidad de la técnica y que los resultados estén disponibles en un período de tiempo que permita una toma de decisiones terapéuticas rápida en caso de ser necesario.

Tabla 61-2. Información que debe acompañar a toda solicitud de determinación de las concentraciones de un fármaco

- Fecha y hora de la última dosis administrada
- Fecha y hora de la extracción
- Pauta terapéutica: dosis, intervalo, duración del tratamiento con la pauta actual y duración del tratamiento con el fármaco
- Fármacos concomitantes, otros xenobióticos (hierbas medicinales, alimentos)
- Situaciones fisiológicas y/o patológicas que puedan modificar la respuesta al fármaco
- Motivo por el que se realiza la petición (inicio o cambio de tratamiento, falta de respuesta, sospecha de intoxicación, etc.)

Extracción correcta de la muestra

Para que la monitorización de los niveles sea útil, la obtención, manejo y procesado de las muestras debe realizarse de forma correcta.

Respecto al tiempo/momento de obtención de la muestra se deben seguir las siguientes pautas: *a)* de rutina, las muestras se extraen inmediatamente antes de la administración del fármaco (nivel valle o mínimo), y si es posible antes de la dosis de la mañana; *b)* excepcionalmente, en casos de urgencia (toxicidad, sobredosis) o valorar cumplimiento terapéutico, las muestras pueden extraerse en otro momento del intervalo de administración, pero la interpretación deberá ser cuidadosa; *c)* se deben extraer una vez alcanzado el nivel estable con la misma dosis (unas 3-5 veces la semivida de eliminación); *d)* si el fármaco se está administrando mediante perfusión intravenosa, no debería extraerse la muestra de la vía o reservorio por el que pasa el fármaco; *e)* la muestra siempre debe extraerse al final de la fase distributiva, y *f)* si el fármaco se administra en perfusión intravenosa continua, la muestra puede extraerse en cualquier momento siempre que el nivel sea estable y la velocidad de perfusión sea constante.

Es importante contar con información sobre el momento de extracción de la muestra (día y hora), así como sobre el momento en el que el paciente recibió la última dosis.

La extracción incorrecta de las muestras es una de las causas más frecuentes de la ineficacia de la determinación; conlleva un aumento de los costes, es una molestia para el paciente, tiene escaso valor terapéutico y conduce a ajustes inadecuados de la dosis que pueden comportar toxicidad o falta de eficacia.

Interpretación adecuada del resultado

La interpretación de las concentraciones plasmáticas de un fármaco requiere una interpretación cinética y una dinámica o terapéutica, para lo que hay que tener en cuenta diversos factores **(tabla 61-3)**. Para una correcta interpretación es necesario definir, en primer lugar, el intervalo óptimo o intervalo terapéutico (también denominado rango terapéutico) o la concentración diana deseada, que se utilizará como referencia.

La interpretación de los resultados puede complicarse en aquellos casos en los que los procesos patológicos pueden alterar rápidamente las cinéticas de los fármacos; la propia enfermedad se puede asociar a una alteración de la relación entre nivel plasmático y respuesta clínica; y finalmente, es muy frecuente la politerapia, y por ello el riesgo de interacciones medicamentosas. La MTF será efectiva y eficiente si se hace una interpretación de marcador farmacológico adaptada a la situación clínica y características del paciente.

Interpretación cinética

➤ Dado que la relación entre las concentraciones en sangre y los efectos terapéuticos describe una curva sigmoidal y con cierta variabilidad, el intervalo óptimo o terapéutico debe ser interpretado de una forma flexible como punto de referencia para el ajuste posterior de la dosis. Puesto que generalmente se dispone de una o dos determinaciones únicamente, este proceso requiere, además de lo ya dicho (condiciones de la extracción y características del paciente), un amplio conocimiento de la farmacocinética de los fármacos monitorizados y de todos los factores que la pueden modificar.

Interpretación dinámica

La interpretación de la dinamia valora si los niveles justifican la eficacia o la presunta toxicidad del tratamiento, y es importante resaltar que nunca se deben tomar decisiones clínicas sobre la base única de las concentraciones del fármaco. Es obligatorio considerar la información sobre la historia clínica del paciente, los signos clínicos y síntomas, y cualquier información de laboratorio adicional pertinente. La relación entre nivel plasmático y efecto puede variar considerablemente de un paciente a otro dependiendo de la entidad clínica que está siendo tratada o de otros factores.

El ajuste inicial de la dosis para alcanzar y mantener niveles dentro del intervalo terapéutico poblacional es solamente un objetivo inicial hasta que se puede comprobar la respuesta clínica al tratamiento. ◀◀

Ajuste de la dosis: métodos más utilizados

Una vez valorado el ajuste inicial de la dosis, lo ideal es establecer un nivel diana más específico, que en unos pacientes puede estar en la parte media del intervalo terapéutico, en otros en la parte alta y en otros puede estar fuera del mismo. No debe olvidarse que el nivel diana a alcanzar en cada paciente debe establecerse desde un punto de vista médico, ya que el cálculo farmacocinético constituye sólo una parte de la interpretación de las concentraciones obtenidas, debiendo integrarse en el contexto clínico (signos de eficacia o toxicidad) del paciente.

Una vez interpretado el nivel en relación con el intervalo terapéutico de referencia, es necesario realizar una interpretación metodológica, farmacocinética y farmacodinámica del nivel obtenido en el paciente concreto. Tanto para estimar como para ajustar la dosis se utilizan algoritmos, nomogramas y paquetes farmacocinéticos que tienen en cuenta las características específicas del paciente.

El ajuste de la dosis en función de un nivel extraído correctamente en período posdistributivo y en fase de nivel estable es relativamente sencillo. Por el contrario, la estimación del curso temporal de los niveles séricos y el correspondiente ajuste de dosis en función de niveles extraídos en otras condiciones es más complejo.

▶▶ El sistema más sencillo para este ajuste sería aplicar una simple fórmula para calcular la nueva dosis (concentración en equilibrio estacionario y cinética lineal):

Nueva dosis = Dosis previa × Concentración diana/ Concentración hallada

Este método sólo permite cambiar la dosis, pero no el intervalo de administración

Normalmente se utilizan métodos un poco más sofisticados para estimar los parámetros cinéticos individuales del fármaco.

Regresión o método de Sawchuk y Zaske. En este caso el ajuste de la dosis de los fármacos se realiza calculando los parámetros farmacocinéticos individuales a partir de las determinaciones realizadas, sin considerar, inicialmente, los parámetros cinéticos poblacionales. Se basa en una simplificación del análisis farmacocinético habitual; consiste en la extracción de 2-3 muestras dentro de un intervalo de

---

Tabla 61-3. Consideraciones en la interpretación de las concentraciones plasmáticas de fármacos

Datos sobre la enfermedad principal
- Diagnóstico básico y tipo de paciente (médico, posquirúrgico, crítico, etc.)
- Situación clínica y control de la enfermedad
- Datos clínicos que puedan orientar en la modificación del tratamiento

Datos sobre el tratamiento
- Dosis y pauta de administración del fármaco que se va a monitorizar
- Tratamientos concomitantes

Datos de recogida de la muestra y la determinación analítica
- Tiempo de la extracción en relación con la administración del fármaco
- Lugar de obtención de la muestra (p. ej., la misma vía por la que se infundió el fármaco)
- Tiempo y condiciones de almacenamiento de la muestra
- Método analítico utilizado
- Medición de metabolitos activos, o falta de ella
- Medición de fármaco total y/o libre

Motivo de las alteraciones en la respuesta al fármaco
- Edad, raza, sexo
- Situación clínica del paciente
- Presencia de alimentos, fármacos u otros xenobióticos interactuantes
  - Modificaciones en la absorción y/o biodisponibilidad
  - Desplazamiento de proteínas
  - Inducción y/o inhibición metabólica
  - Interacción en la eliminación
- Presencia de trastorno concomitante
  - Insuficiencia hepática
  - Insuficiencia renal
  - Obesidad
  - Hipoproteinemia
  - Hipertiroidismo o hipotiroidismo
  - Otros
- Presencia de fenómenos de sensibilización o tolerancia

---

administración (en EE). Asumiendo que la farmacocinética del fármaco se ajusta a un modelo monocompartimental, este método permite el cálculo de los parámetros cinéticos individuales básicos (V_D y kel) y el cálculo de una nueva dosis que permita obtener la concentración diana deseada. Sin embargo, hay que tener en cuenta el error del cálculo de los parámetros cinéticos con un número de concentraciones limitado, por ello es conveniente una interpretación precisa de todos estos factores. A nivel práctico, se ha mostrado útil en numerosos fármacos: antibióticos, inmunosupresores, quimioterápicos o antirretrovirales.

Métodos bayesianos. La farmacocinética poblacional, según la definición de la *Food and Drug Administration* (FDA), es el estudio de las fuentes de variabilidad y su correlación con la variabilidad interindividual en las concentraciones del fármaco tras la administración de dosis clínicamente relevantes del fármaco de interés. El modelo farmacocinético poblacional es un modelo compartimental que define los parámetros farmacocinéticos medios de la población, su variabilidad y la relación matemática que éstos tienen con diferentes variables demográficas o clínicas. Pueden obtenerse a través de estudios en los que se realiza un muestreo intensivo *(rich sampling)* de las concentraciones del fármaco o mediante un número reducido de concentraciones individuales, de una población amplia, a distintos tiempos distribuidos de forma más o menos aleatoria a lo largo del intervalo de administración *(sparse sampling)*. Los métodos poblacionales tienen algunas ventajas importantes para su uso en la

Ventajas	Inconvenientes
• El análisis farmacocinético se realiza generalmente en pacientes que toman el medicamento y, por tanto, son más representativos • Permite utilizar diseños de estudio flexibles que ocurren durante el tratamiento • Sólo se necesitan algunas muestras de cada paciente • El muestreo en situación clínica real tiene el potencial de ser rentable • Permite identificar los factores demográficos, fisiopatológicos, ambientales o concomitantes relacionados con el fármaco, y que parte de la variabilidad interindividual los explican • Puede distinguir entre la variabilidad interindividual e intraindividual • Permite una estimación cuantitativa de la variabilidad residual (no explicada) en la población de pacientes • El *software* de modelado está ampliamente disponible (por ejemplo, NONMEM)	• Se requiere un número relativamente grande de pacientes (generalmente > 40) • El análisis farmacoestadístico es complejo • Requiere recopilación, compilación y verificación de grandes cantidades de datos • La construcción de modelos puede ser tediosa, laboriosa y requiere mucho tiempo • Los diagnósticos de modelos suelen ser complejos y requieren mucho tiempo • Dificultades con el manejo de datos faltantes (por ejemplo, todas las covariables en todos los pacientes)

Figura 61-9. Ventajas e inconvenientes de la farmacocinética poblacional.

individualización de la dosis y la TDM, pero también deben considerarse algunos inconvenientes, que se muestran en la **figura 61-9**.

Estimación de modelos farmacocinéticos basados en la fisiología. Los modelos farmacocinéticos de base fisiológica (*physiologically-based pharmacokinetic* o PBPK en la nomenclatura anglosajona) describen el comportamiento cinético de los fármacos de una manera mecanística mediante una representación de todos los procesos fisiológicos que afectan a la disposición de los fármacos. Estos modelos permiten obtener una simulación de los perfiles de concentración tiempo no solamente en el plasma, sino en todos los órganos incluidos en el modelo. Esto permite tener una estimación de la exposición al fármaco en compartimentos donde es imposible la medición experimental.

Ajuste bayesiano de la dosificación. A partir de los modelos cinéticos y estadísticos se pueden predecir las concentraciones del fármaco según la pauta administrada y las variables incluidas en el modelo, y por tanto proponer una pauta inicial para conseguir las concentraciones deseadas. La adición al modelo de las concentraciones propias del paciente permitirá calcular los parámetros individuales del paciente, sus concentraciones a lo largo del tiempo y, por tanto, reajustar la pauta de tratamiento. Los métodos bayesianos permiten habitualmente una aproximación bastante razonable a la pauta terapéutica más adecuada; sin embargo, debe tenerse en cuenta que el modelo poblacional debe ser apropiado al paciente. Es por ello que antes de adoptar un modelo bayesiano de la literatura científica debe confirmarse que el modelo elegido funciona correctamente en el paciente. ◂◂

BENEFICIOS DE LA MONITORIZACIÓN TERAPÉUTICA DE LOS FÁRMACOS

La monitorización terapéutica de los fármacos ha mostrado su utilidad en numerosos estudios, facilitando la individualización de la dosis, mejorando la eficacia y reduciendo los efectos adversos. Existen numerosos casos en los que se demuestra el beneficio coste-efectividad de la MTF.

La MTF y su adecuada interpretación permiten individualizar la dosis para cada paciente, acortando el tiempo necesario para alcanzar niveles eficaces y disminuyendo la aparición de efectos adversos. Otros beneficios de la MTF se extienden a otros aspectos relevantes de la práctica farmacoterapéutica como la evaluación del cumplimiento terapéutico, el ajuste de dosis en situaciones especiales o en el caso de las interacciones medicamentosas. Son relevantes también los beneficios indirectos como la mejora de los hábitos de prescripción y en la adherencia terapéutica, así como su contribución a un mejor conocimiento de las características farmacocinéticas y farmacodinámicas en los pacientes.

Por otro lado, la MTF juega un papel importante en el campo de la toxicología clínica, donde el inicio de medidas terapéuticas ante las diferentes situaciones de intoxicaciones (aguda, subaguda, crónica) debido a sobredosificaciones o ingestiones accidentales de fármacos (salicilatos, digoxina, paracetamol o antidepresivos tricíclicos) es de vital importancia para el manejo adecuado de los pacientes.

FÁRMACOS O GRUPOS DE FÁRMACOS DE MONITORIZACIÓN HABITUAL

Fármacos antiepilépticos

La MTF de los fármacos antiepilépticos (FAE) se utiliza desde la década de 1960. El uso de antiepilépticos clásicos (fenitoína, fenobarbital, valproico y carbamazepina) ha sido el pilar del tratamiento anticonvulsivo hasta la aparición de los nuevos antiepilépticos (levetiracetam, oxcarbazepina, zonisamida y lamotrigina) en 1990. Estos últimos presentan un perfil menor de efectos tóxicos, mejor tolerabilidad, buena eficacia y no requieren la realización de una monitorización continua de sus niveles. Según la Organización Mundial de la Salud (OMS), la epilepsia es la alteración crónica cerebral más frecuente globalmente y afecta a personas de todas las edades. Conseguir la dosis adecuada para cada paciente resulta crucial en esta patología, y en el caso de los antiepilépticos clásicos su monitorización es esencial.

La utilidad de la MTF de los FAE varía dependiendo de las características de cada fármaco, pero en general se puede decir que se consideran útiles para la mejora de la eficacia, el control de la adherencia, la evaluación de la toxicidad y en el manejo de las sobredosis y de las interacciones medicamentosas.

El parámetro utilizado en la MTF de los FAE es en todos los casos la $C_{mín}$ o concentración valle. Debe tenerse en cuenta que las características farmacocinéticas y dinámicas de los FAE son muy variables. Es también importante considerar que la politerapia es frecuente en los pacientes epilépticos, lo que obliga a la evaluación cuidadosa de las interacciones y su impacto en las concentraciones plasmáticas de los fármacos y en sus efectos terapéuticos y tóxicos **(tabla 61-4)**.

Fármacos psicoactivos

La MTF de los fármacos psicoactivos se ha visto limitada por la necesidad de técnicas analíticas automatizadas. Diversos grupos científicos han publicado recomendaciones sobre la MTF en neuropsiquiatría y las evidencias que la apoyan. En la **tabla 61-5** hay un resumen con las recomendaciones de rangos terapéuticos de los diferentes fármacos psicoactivos.

Antidepresivos

En general, se recomienda la MTF de la mayoría de los antidepresivos tricíclicos (principalmente amitriptilina y clomipramina) al existir una relación entre las concentraciones y la respuesta clínica y al reducir el riesgo de intoxicaciones. Las indicaciones serían identificar las causas para la falta de respuesta (falta de adherencia, pacientes con metabolismo ultrarrápido del fármaco) y en el manejo de las frecuentes interacciones farmacológicas que pueden presentar estos fármacos.

Antipsicóticos

La monitorización terapéutica de los antipsicóticos típicos (haloperidol, perfenacina) ha sido muy recomendada por diversos grupos, aunque raramente se realiza de manera sistemática en nuestro medio. La de los nuevos antipsicóticos, fundamentalmente la clozapina, se ha propuesto por la gran variabilidad farmacocinética interindividual, el efecto marcado del tabaco en la dosis necesaria de clozapina y la similitud de los síntomas de la sobredosificación con los de la enfermedad de base.

De los eutimizantes o estabilizadores del estado de ánimo y los antimaníacos, el litio presenta un rango terapéutico

Tabla 61-4. Información básica útil para la monitorización terapéutica de los fármacos antiepilépticos

Fármaco	Características farmacocinéticas básicas	Tiempo EE (días)	Rango terapéutico (µg/ml)
Ácido valproico	Absorción dosis-dependiente, UP 90-95 %, moderado inhibidor metabólico	2-4	50-100
Carbamazepina	UP 75 % Metabolito activo (10,11-epóxido) que se metaboliza luego por CYP3A4 y CYP2C8 Potente inductor metabólico (autoinductor)	7-24	4-12
Fenitoína	Alta unión a proteínas, metabolismo saturable (cinética no lineal), inductor metabólico moderado	5-17	10-20
Fenobarbital	Potente inductor metabólico	14-28	15-40
Clonazepam		3-10	0,025-0,075
Etosuximida	UP < 5 % Metabolismo hepático (CYP3A4); excreción renal 20 %	7-10	40-100
Lamotrigina	UP 60 % Metabolismo hepático (10 % excreción renal) t1/2: 7 horas	2	10-30
Topiramato	UP 15 % 90 % excreción renal, t1/2: 21 horas	4-8	3-5(15)
Vigabatrina	UP 0 % Excreción renal 70 %	1-2	0,8-36
Zonisamida	UP 40 % 70 % metabolismo (resto renal)	9-12	10-40
Oxcarbazepina	UP 40 % Excreción renal 95 %, t1/2: 9,3 horas	2-3	3-35
Levetiracetam	UP <10 % Excreción renal 91 % (F inalterado), t1/2: 7 horas	2	10-30

EE: equilibrio estacionário; UP: unión a proteínas.

Tabla 61-5. Información básica útil para la MTF de los fármacos antipsicóticos y antidepresivos

Fármaco	Tiempo EE (días)	Rango terapéutico
Antipsicóticos		
Amisulprida	3-5	10-320 ng/ml
Clozapina	3-5	350-600 ng/ml
Flufenazina	3-5	1-10 ng/ml
Haloperidol	3-8	1-10 ng/ml
Olanzapina	5-10	20-80 ng/ml
Perfenazina	2-3	0,6-2,4 ng/ml
Tioridazina	5-7	100-200 ng/ml
Eutimizantes		
Litio	5-6	0,5-1,2 mmol/l
Antidepresivos		
Amitriptilina (+ nortriptilina)	3-8	80-200 ng/ml
Clomipramina (+ norclomipramina)	3-8	230-450 ng/ml
Imipramina (+ desipramina)	3-5	175-300 ng/ml
Nortriptilina	5-7	70-170 ng/ml
Venlafaxina	3	100-400
Desvenlafaxina	4-5	100-400

EE: equilibrio estacionario.

Tabla 61-6. Monitorización terapéutica de la digoxina

Características cinéticas más relevantes
- Buena biodisponibilidad oral. Alto volumen de distribución por su unión a tejidos
- Cinética bitricompartimental. Recirculación enterohepática
- Eliminación renal proporcional al aclaramiento de creatinina. Sustrato de Gl-p
- Vida media plasmática de aproximadamente 36 horas en pacientes con función renal normal

Marcador cinético
- Se recomienda la utilización de la C_{min}
- Las concentraciones obtenidas antes de la 8ª hora tras la administración no se consideran válidas por no haberse completado la distribución

Rango terapéutico
- Insuficiencia cardíaca: 0,5-1,0 ng/ml
- Fibrilación auricular: 1-2 ng/ml

Fármacos que modifican la C_P de la digoxina
- Incremento: ciclosporina, quinidina, verapamilo, amiodarona, espironolactona y otros inhibidores de la glucoproteína P
- Disminución: antiácidos (separar la administración 2 horas), colestiramina, neomicina, hierba de San Juan, rifampicina, ejercicio físico

Factores que incrementan la sensibilidad a la digoxina
- Edad, cardiopatía isquémica, uso de otros antiarrítmicos, hipopotasemia, hipercalcemia, hipotiroidismo, hipoxia, acidosis, deshidratación

Factores que disminuyen la sensibilidad a la digoxina
- Hipertiroidismo, fibrilación auricular (¿)

Signos/síntomas de toxicidad
- Anorexia, náuseas, vómitos, debilidad, confusión, alteraciones de la visión
- Arritmias supraventriculares y ventriculares, bradicardia, bloqueo A-V, taquiarritmias

Indicaciones para la monitorización terapéutica
- Inicio de tratamiento o cambio de pauta, fracaso terapéutico, sospecha de toxicidad, factores que modifican la cinética o dinamia de la digoxina, interacciones, evaluación de la adherencia al tratamiento

C_{min}: concentración mínima; C_P: concentración plasmática.

bien definido y su monitorización es habitual en la práctica clínica, facilitando el control de la enfermedad y disminuyendo el riesgo de toxicidad. En el caso del valproato y la carbamazepina se asume el mismo rango que para el tratamiento antiepiléptico.

Digoxina

La principal indicación de la digoxina continúa siendo el tratamiento de la insuficiencia cardíaca (IC) crónica donde el problema principal es la disfunción sistólica. El mayor beneficio terapéutico se obtiene en pacientes con dilatación ventricular. Igualmente, la digoxina está también indicada en el tratamiento de ciertas arritmias supraventriculares, especialmente flúter y fibrilación auriculares, siendo el principal beneficio la reducción del ritmo ventricular.

La digoxina es un fármaco cuyo estrecho margen terapéutico, su variabilidad interindividual y su uso extendido en población anciana con función renal disminuida y polimedicados determina un escasa relación entre la dosis y la concentración sérica alcanzada a la vez que determina el riesgo aumentado de intoxicación digitálica, por lo que es necesario la monitorización de sus concentraciones séricas con el fin de realizar un manejo cuidadoso y seguro del fármaco (tabla 61-6).

Antibióticos

La monitorización terapéutica de los antibióticos muestra peculiaridades propias derivadas del hecho de que el fármaco ejerce su efecto terapéutico sobre el microorganismo causante de infección, mientras que las concentraciones del antibiótico van a depender de su farmacocinética en el paciente que recibe el tratamiento. La relación entre las concentraciones de los antimicrobianos y su actividad (concentración mínima inhibitoria, CMI) ha permitido identificar el tipo de relación cinética-dinámica (FC-FD) de un gran número de ellos y el marcador FC-FD más apropiado (v. cap. 45).

Así, la monitorización terapéutica de antibióticos tiene por objetivo personalizar su dosificación para alcanzar exposiciones del antimicrobiano asociadas con una alta probabilidad de éxito terapéutico y baja de inducir resistencia y toxicidad. En este sentido, se presenta como cada vez más necesaria, debido al creciente número de grupos de pacientes con farmacocinética alterada y la disminución de la susceptibilidad de los patógenos, por lo que se pueden requerir dosis más altas de antimicrobianos para optimizar su efecto terapéutico.

⊕ BENEFICIO COSTE-EFECTIVIDAD DE LA MTF

- Descripción del caso: mujer de 21 años con historia de fibrosis quística que ingresa en el servicio de neumología por presentar reagudización pulmonar. La paciente pesa 50 kg y mide 165 cm. En la analítica presenta una creatinina de 0,6 mg/dl (aclaramiento calculado de creatinina: 132 ml/min).

- Se pauta tratamiento antibiótico intravenoso con meropenem (1 g cada 12 horas) y tobramicina (80 mg cada 8 horas infundida durante 30 minutos). Se solicita la MTF de tobramicina y el ajuste de dosis en caso de ser preciso.

- Los datos obtenidos con la tercera dosis son los siguientes:
  - Concentración «pico» o $C_{máx}$ (30' tras finalizar la infusión): 5,5 mg/l.
  - Concentración «valle» o $C_{mín}$ (10' antes de la dosis): 1,1 mg/l.

- Dadas las características de la paciente (infección pulmonar de repetición, probable agente causal con sensibilidad reducida-¿pseudomonas?-) se plantea:
  - La $C_{máx}$ objetivo debería estar lo más alta posible dentro del rango recomendado (dado que la tobramicina tiene actividad concentración-dependiente).
  - La $C_{mín}$ debe estar en el nivel más bajo posible para evitar toxicidad.
  - La pauta consolidada se ha mostrado igual de eficaz y menos tóxica que la convencional (Smiyth AR, Bratt J. Once-daily versus multiple-daily dosing with intravenous aminoglycosides for cystic fibrosis. Cochrane Database Syst Rev 2012;2:CD002009).

- Asumiendo un modelo cinético monocompartimental, se pueden aplicar los siguientes pasos y fórmulas para el cálculo de los parámetros cinéticos de la paciente:

  - 1º. Calcular la constante de eliminación y la vida media:

    $$Kel = (\ln Cp_{máx}/Cp_{mín}) / \text{tiempo entre muestras}$$
    $$Ke = 0,215\ h\text{-}1,\ t1/2 = 0,693/Ke = 3,2\ h$$

    Calcular C0 = 6,2 mg/l

  - 2º. Calcular el volumen de distribución (V_D):

    $$V_D = [(Dose/t_{inf}) / kel] \times (1 - e\text{-}Kel \times t_{inf}) / Cp_{máx} - (Cp_{mín} \times e\text{-}Kel \times t')$$
    $$V_D = 14,5\ l$$

- Por razones prácticas y terapéuticas se pretende modificar el intervalo actual de administración (tau) a 24 horas (régimen consolidado). Por ello, para calcular la dosis de mantenimiento se aplica la fórmula:

  $$IMD = Kel \times V_D \times Cpt_{máx} \times (1 - e^{-Kel \times tau} / 1 - e^{-Kel \times tinf})$$

  Se calculan las concentraciones $C_{máx}$ y $C_{mín}$ que se obtienen con esta pauta:

  $$CPss_{máx} = (MD / t_{inf} \times V_D \times Kel) \times (1 - e^{-Kel \times tinf} /1 - e^{-Kel \times tau})$$
  $$CPss_{mín} = Peak * e^{-Kel \times (tau - tinf)}$$

- El resultado es:

  Ke: 0,216 h-1
  T1/2: 3,2 h
  V_D: 16,8 l (0,31 l/kg)

- Aplicando las fórmulas de un modelo monocompartimental (véase consejo sobre las directrices para monitorizar las concentraciones plasmáticas de tobramicina y la realización de los ajustes de dosis precisos).

Aminoglucósidos

Los aminoglucósidos constituyen un grupo de antibióticos de gran importancia en el tratamiento de las enfermedades infecciosas causadas principalmente por bacilos gramnegativos aeróbicos. Los tres AMG más comúnmente utilizados son la gentamicina, tobramicina y amikacina. La gentamicina y la tobramicina se autorizaron en España a principios de la década de 1970, y la amikacina en la década de 1980.

Se ha demostrado también que mantener las concentraciones plasmáticas de AMG dentro de un determinado intervalo terapéutico permite alcanzar una buena eficacia con baja toxicidad; sin embargo, ello supone un reto cuando los pacientes sufren cambios en su estado clínico o en la dosificación del fármaco. La frecuencia de la monitorización dependerá de la evolución clínica del paciente, ya que no existen recomendaciones formales al respecto. Se puede valorar tras haber alcanzado el equilibrio estacionario, después de un ajuste de dosis y tras cambios en la función renal.

Debido a la variabilidad que existe de unos pacientes a otros, la monitorización de los niveles plasmáticos de AMG es una herramienta útil para realizar ajustes de dosis. El objetivo es conseguir unos niveles plasmáticos dentro de los rangos terapéuticos establecidos tanto para la dosis única diaria y como para dosis múltiple cuando la duración del tratamiento es más de 5 días y/o se sospecha toxicidad del fármaco (**tablas 61-7 y 61-8**).

Glucopéptidos (vancomicina y teicoplanina)

Los glucopéptidos son un grupo de antimicrobianos con estructura peptídica que presentan un espectro de actividad similar, restringido a las bacterias grampositivas aerobias y anaerobias.

La monitorización de niveles séricos de vancomicina está especialmente recomendada para individualizar el tratamiento en las siguientes circunstancias: *a)* pacientes críticos; *b)* infección grave o invasiva; *c)* obesidad mórbida (IMC > 40 kg/m²); *d)* edad avanzada; *e)* falta de respuesta clínica tras 3-5 días de terapia, y *f)* uso de fármacos nefrotóxicos concomitantes. Su actividad antimicrobiana se ha relacionado fundamentalmente con el mantenimiento de concentraciones varias veces por encima de la CMI y con el área bajo la curva de las concentraciones plasmáticas (ABC).

El uso de dosis elevadas (2.000-3.000 mg/día) y concentraciones valle superiores a 20 µg/ml se han asociado con una frecuencia de nefrotoxicidad de hasta el 20-30 %, especialmente en pacientes con factores de riesgo y en cotratamiento con potenciales nefrotóxicos. El objetivo de la MTF

Tabla 61-7. Situaciones en las que se considera especialmente relevante la MTF de los aminoglucósidos

Características de la infección
- Infecciones graves que comprometen la vida del paciente
- Microorganismos causales multirresistentes y/o con CIM elevadas
- Infecciones localizadas en tejidos de mal acceso para el AMG (pulmón, SNC, abscesos, endocarditis, etc.)

Características fisiopatológicas y clínicas del paciente
- Pacientes con un aclaramiento alto (ClCr > 100 ml/min): fibrosis quística, quemados, politraumatizados, pacientes jóvenes, entre otros. En estos pacientes puede ser necesario acortar los intervalos para evitar largos períodos de concentraciones subinhibitorias
- Pacientes con variaciones importantes en el volumen de distribución: hipoalbuminemia, fluidoterapia intensiva, nutrición parenteral, fármacos vasoactivos, ventilación mecánica)
- Pacientes con alto riesgo de toxicidad: alteración de la función renal basal, uso concomitante de nefrotóxicos, alteraciones auditivas, etc.

Tabla 61-8. Dosificación inicial y rangos terapéuticos de aminoglucósidos para el régimen de dosificación «extendido» o «consolidado» (a) y para el convencional (b)

Fármaco	Dosis inicial recomendada	Intervalo según ClCr (ml/min)		Rango terapéutico[a]	
		> 60	**40-59**	**Pico**	**Valle**
a) Régimen extendido o consolidado					
Gentamicina	5-7 mg/kg	24 h	36 h	20-25	< 1
Tobramicina	5-7 mg/kg	24 h	36 h	20-25	< 1
Amikacina	15-20 mg/kg	24 h	36 h	50-65	< 4

Fármaco	Dosis carga (mg/kg)	Dosis de mantenimiento (mg/kg)	Intervalo según ClCr			
			50-80	**30-50**	**10-30**	**< 10**
b) Régimen convencional						
Gentamicina	2	1-1,5 cada 8 h	12	24	48	48-72
Tobramicina	2	1-1,5 cada 8 h	12	24	48	48-72
Amikacina	7,5-9	7,5 cada 12 h	12	24	48	48-72

Infección	Concentración objetivo			
	Gentamicina/Tobramicina		Amikacina	
	Pico	**Valle**	**Pico**	**Valle**
ITU/Sinergia	3-5	< 1	20-25	< 4
Sepsis Gram (–) / Infecciones graves	6-8	< 2	20-30	4-5
Neumonía Gram (–)	8-12	< 2	25-30	< 8

[a] Las concentraciones objetivo son orientativas y debe tenerse en cuenta la situación clínica del paciente, estado inmunitario, localización de la infección, microorganismo causal de la infección y su sensibilidad (CMI) y factores de riesgo de toxicidad.

es conseguir una relación ABC/MIC entre 400 y 600. Dado que el cálculo del ABC puede ser complejo, las guías más recientes recomiendan monitorizar la concentración valle de vancomicina, con concentraciones diana entre 15 y 20 μg/ml para infecciones graves o complicadas y de al menos 10 μg/ml para infecciones moderadas.

Al igual que la vancomicina, teicoplanina sólo es activa frente a bacterias grampositivas. Presenta menor toxicidad que vancomicina, por lo que se considera una buena alternativa terapéutica a ésta. Debido a sus características farmacocinéticas, la pauta de dosificación incluye la administración de una carga administrada en tres dosis separadas por intervalos de 12 horas, seguidas de administraciones en dosis única diarias. Las concentraciones diana propuestas son una $C_{mín}$ entre 10 y 15 mg/l en infecciones no graves y una $C_{mín}$ entre 20 y 30 mg/l en infecciones graves y endocarditis.

Linezolid

Antibiótico utilizado fundamentalmente para tratar infecciones por *Streptococcus* y *Enteroccocus* resistentes a vancomicina. Puede administrarse por vía intravenosa u oral gracias a su biodisponibilidad absoluta cercana al 100 %. La $C_{máx}$ de linezolid suele alcanzarse 1-2 horas después de la administración oral. Existe una relación lineal entre la $C_{mín}$ y el AUC0-24 como predictores de la exposición al fármaco. Se ha propuesto un objetivo PK/PD con una relación de AUC 0-24 horas/CMI = 80-120 con un porcentaje de tiempo por encima de la CMI superior al 85 % durante todo el intervalo de dosificación. Se ha establecido un rango terapéutico $C_{mín}$ entre 2 y 7 mg/l para linezolid en estado estacionario. Concentraciones entre 7,5 y 22,1 mg/l están relacionadas con la aparición de efectos adversos. Diferentes asociaciones científicas recomiendan la MTF de linezolid espacialmente en pacientes críticos.

Otros antibióticos

Un número importante de antibióticos cumplen requisitos de variabilidad farmacocinética, y existen evidencias de relación entre el marcador correspondiente y la eficacia antimicrobiana. Aunque las evidencias clínicas de que se dispone para su monitorización se consideran, en general, poco robustas y ésta no se realiza habitualmente en la práctica clínica, su determinación puede ser útil en el tratamiento de infecciones graves intrahospitalarias (tabla 61-9).

Antifúngicos

Voriconazol

Voriconazol es un antifúngico triazólico de tercera generación, derivado del fluconazol, con actividad de amplio espectro.

Es tratamiento de primera línea en el tratamiento de la aspergilosis invasora y de otras fungemias. Presenta algunas características farmacocinéticas relevantes para la MTF: *a)* metabolismo hepático saturable (no lineal); *b)* metabolismo por CYP2C19, con actividad polimórfica que define fenotipos de metabolizadores lentos, rápidos y ultrarrápidos. Voriconazol

Tabla 61-9. Parámetros PK-PD propuestos para otros antibióticos y sus valores recomendados

Antibiótico	Tipo de actividad	Marcador FC-FD propuesto	Valor diana propuesto
Penicilinas	Tiempo-dependiente	$T > CMI$	40-50 % del intervalo de administración (IA)
Cefalosporinas	Tiempo-dependiente	$T > CMI$	> 45-100 % IA
Carbapenemas	Tiempo-dependiente	$T > CMI$	> 50-75 % IA
Aminoglucósidos	Concentración-dependiente	$C_{máx}/CMI$	> 8
Quinolonas	Concentración-dependiente	ABC_{0-24}/CMI $C_{máx}/CMI$	100-200 > 8
Linezolid	Concentración y tiempo dependiente	ABC_{0-24}/CMI $T > CMI$	≥ 80 ≥ 85 % IA
Vancomicina	Concentración y tiempo dependiente	ABC_{0-24}/CMI	> 400
Daptomicina	Concentración-dependiente	ABC_{0-24}/CMI	388-537
Colistina	Concentración-dependiente	ABC_{0-24}/CMI	50-65

presenta una cinética no lineal, por su mecanismo de eliminación saturable, lo cual conlleva cierta dificultad para el ajuste de la dosis. Se debe monitorizar como medida inicial en los 2-3 primeros días de tratamiento y posteriormente de forma regular, si se produce un cambio de dosis, de situación clínica o vía de administración, en pacientes con genotipo ultrarrápido, rápido o lento, con el comienzo o cese de fármacos que interaccionen, si existe duda de correcto cumplimiento y si existen alteraciones de parámetros analíticos.

Concentraciones elevadas de voriconazol condicionan la aparición de alteraciones visuales y efectos neurológicos, hepáticos, cutáneo-dermatológicos y cardíacos. Varios estudios han demostrado la relación entre las concentraciones y la eficacia del voriconazol, y las guías de uso de antifúngicos consideran la monitorización terapéutica como una herramienta obligatoria para su uso eficaz y seguro, estableciendo un rango terapéutico de 1-5,5 mg/l.

Otros triazoles

Existen estudios que refieren la relación entre las concentraciones y la respuesta terapéutica y la toxicidad de posacona-

zol e itraconazol. En general sólo se recomienda una optimización de la dosis mediante MTF en situaciones muy concretas (tabla 61-10).

Antirretrovirales

» Los inhibidores de la proteasa (IP) y los inhibidores de la transcriptasa inversa no análogos de los nucleósidos (ITINN) constituyen, por sus características cinéticas, los más claros candidatos para la monitorización terapéutica. Por un lado, la variabilidad interindividual de ambos grupos es alta (superior al 50 %); y por otro, diversos estudios han mostrado una relación entre las concentraciones plasmáticas y la eficacia virológica y la toxicidad.

Las evidencias de efectividad de esta estrategia se limitan a unos pocos estudios, y una revisión reciente publicada por la colaboración Cochrane no encuentra evidencias que apoyen su uso en el tratamiento de la infección por el virus de la inmunodeficiencia humana (VIH). En general, las guías internacionales no recomiendan el uso sistemático de la monitorización terapéutica de los fármacos, pero consideran que tendría su aplicación en determinadas circunstancias seleccionadas:

• Sospecha de interacciones clínicamente significativas entre fármacos o alimentos.
• Cambios en los estados fisiopatológicos que alteren la función gastrointestinal, hepática o renal.

Tabla 61-10. Monitorización terapéutica de antifúngicos para la profilaxis y el tratamiento de infecciones fúngicas invasivas

Fármaco	Indicaciones	Parámetro/marcador	Comentarios
Voriconazol	Eficacia	$C_{mín} > 1$ mg/l $C_{mín}/CMI = 2-5$	Se recomienda la determinación al menos entre el 5º y el 7º día de iniciado el tratamiento, y después regularmente
	Toxicidad	$C_{mín} < 4-6$ mg/l	
Posaconazol	Eficacia (profilaxis)	$C_{mín} > 0,7$ mg/l	Se recomienda la monitorización terapéutica a las 48 horas, en los 7 primeros días y tras ajustes de dosis
	Eficacia (tratamiento)	$C_{mín} > 1$ mg/l	No hay datos sobre una relación con toxicidad
Itraconazol	Eficacia	$C_{mín} > 0,5$ mg/l	Se recomienda la determinación al menos entre el 5º y el 7º día de iniciado el tratamiento o tras cambios de dosis
	Toxicidad	$C_{mín} < 3$ mg/l	Se recomienda la determinación al menos entre el 5º y el 7º día de iniciado el tratamiento o tras cambios de dosis
Flucitosina	Eficacia	$C_{mín}$ 20-40 mg/l	Dentro de las 72 horas iniciales y tras ajustes de dosis
	Toxicidad	$C_{máx} < 100$ mg/l	

$C_{máx}$: concentración máxima; $C_{mín}$: concentración mínima.

- Mujeres embarazadas por el riesgo de fracaso virológico.
- Pacientes altamente pretratados que sufren un fracaso virológico.
- Uso de regímenes de dosificación alternativos y combinaciones de antirretrovirales no establecidos.
- Toxicidad dependiente de la concentración del fármaco.
- Fracaso virológico en pacientes con buena adherencia o en ausencia de resistencia.
- Optimización de los inhibidores de la proteasa en pacientes seropositivos para el VIH con tratamiento concomitante de la hepatitis C con telaprevir y bocepravir. ◄◄

Inmunosupresores

La monitorización de fármacos inmunosupresores como ciclosporina, tacrólimus o micofenolato, y posteriormente sirólimus y everólimus, en el trasplante de órganos sólidos y de médula ósea es de uso rutinario desde su introducción en la práctica clínica de estos fármacos. Generalmente las pautas inmunosupresoras asocian varios fármacos, buscando un nivel de inmunosupresión óptimo, que evite el rechazo del órgano o la EICH, sin aumentar la incidencia de infecciones y con la menor toxicidad posible.

La mayoría de estos fármacos requieren un control de los niveles en sangre según rangos de concentración, que varían según el tipo de trasplante y a lo largo de la evolución del período postrasplante. La determinación de niveles es una herramienta de apoyo que no sustituye a la evaluación clínica del paciente. En la valoración de los niveles, además hay que considerar el conjunto de la pauta inmunosupresora, no sólo el nivel de cada fármaco.

El parámetro cinético más utilizado es la $C_{mín}$; sin embargo, ante las evidencias de que no siempre muestra buena correlación con la eficacia y la toxicidad, se ha propuesto el uso de otros marcadores, como la concentración a las 2 horas de la toma (C2) en el caso de ciclosporina. Más recientemente se ha introducido el cálculo del ABC a través de esquemas abreviados de extracciones, generalmente con toma de muestras previa a la dosis y a las 0 y 3 horas **(tabla 61-11)**. También el uso de modelos bayesianos ha demostrado un cálculo adecuado del AUC con una o dos muestras.

Antineoplásicos

Citotóxicos

❗ Por sus características y forma de uso, los citotóxicos reúnen un número importante de criterios para la monitorización terapéutica, entre ellos el estrecho rango terapéutico, la variabilidad farmacocinética interindividual y el retraso entre la administración del fármaco y la aparición de los efectos (terapéuticos y tóxicos). También está ampliamente descrita la relación entre las concentraciones de diversos fármacos citotóxicos y la respuesta (p. ej., la disminución del recuento de neutrófilos). Entre los obstáculos para la monitorización terapéutica de los citotóxicos se encuentran la utilización habitual de terapias combinadas que dificultan la definición de un rango terapéutico o el coste de la determinación. Actualmente existen algunas situaciones en las que la monitorización puede ser de gran valor.

Altas dosis de metotrexato. La administración de dosis elevadas de metotrexato se utiliza (generalmente en combinación) en la leucemia linfoblástica aguda, el linfoma no hodgkiniano, el cáncer de mama y el osteosarcoma. La monitorización de metotrexato se realiza en las pautas de dosis altas para prevenir su toxicidad y ajustar la pauta de rescate con leucovorina. La determinación de las concentraciones de metotrexato permite definir la dosis necesaria de leucovorina a administrar durante el rescate y la duración de su administración (ejemplo de cinética de metotrexato, **fig. 61-10**).

5-Fluorouracilo en infusión (5-FU). La necesidad de caracterizar la farmacocinética del 5-FU de forma individual se debe a que este medicamento tiene: *a*) una amplia distribución sistémica; *b*) biotransformación dependiente de enzimas, cada una con variaciones genéticas; *c*) farmacocinética no lineal, y *d*) dificultad de mantener concentraciones en la ventana terapéutica. Una dosificación personalizada y

Tabla 61-11. Rangos terapéuticos habitualmente utilizados para inmunosupresores en el trasplante de órganos sólidos

INMUNOSUPRESOR	TIEMPO POSTRASPLANTE	RIÑÓN	HÍGADO	CORAZÓN/PULMÓN
CsA (ng/ml)	Inicio	$C_{mín}$: 150-250 C2: >1.200	$C_{mín}$: 250-350 C2: > 1.000	$C_{mín}$: 250-350 $C_{mín}$: 150-250
	Mantenimiento	$C_{mín}$: 75-150 C2: 800	$C_{mín}$: 100-200 C2: 600	
Tacrólimus	Inicio	$C_{mín}$: 10-15 AUC_{0-12} = 150-210	$C_{mín}$: 10-20 (< 1 mes) $C_{mín}$: 5-15 (1-3 meses)	15-20 (< 2 meses) 10-15 (2-6 meses)
	Mantenimiento	$C_{mín}$: 5-10 AUC_{0-12} = 120-150	$C_{mín}$: 5-10	5-10 (> 6 meses)
	Minimización	$C_{mín}$: 3-7		
Sirólimus	Inicio	$C_{mín}$ (< 6 meses): 5-15	$C_{mín}$: 5-15	$C_{mín}$: 5-15
	Mantenimiento	$C_{mín}$: 5-10		
Everólimus	Inicio	$C_{mín}$: 5-15	$C_{mín}$: 5-15	$C_{mín}$: > 3,5
	Mantenimiento	$C_{mín}$: 3-8		
MPA	Inicio	$C_{mín}$: 1,3-3,5 (CsA) o 1,7-4 (Tac)		
	Mantenimiento	AUC [a]: 30-60 µg/ml*h		

[a] ABC calculada con muestras previa a la dosis y a 1 y 3 horas tras la toma.
CsA: ciclosporina A; MPA: micofenolato de mofetilo; Tac: tacrólimus; Unidades de concentración: µg/ml para MPA y ng/ml para el resto

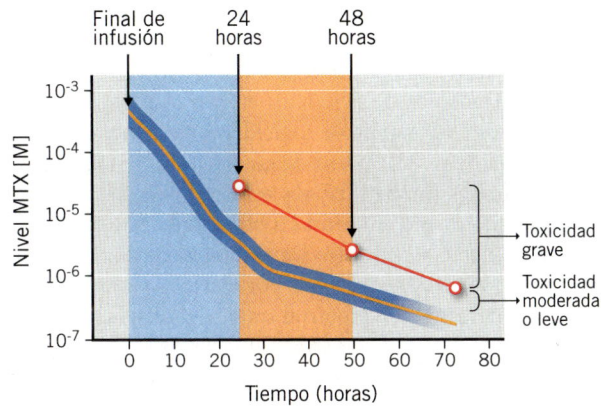

Figura 61-10. Nomograma de la disminución de las concentraciones de metotrexato (MTX) tras una infusión de 6 horas de 7,5 g/m². El área azul representa ± 2 desviaciones estándar de la media (línea naranja). Los valores por encima de la línea roja indican toxicidad grave.

guiada por farmacocinética para cada paciente asegura que se alcancen concentraciones adecuadas para el tratamiento. La clara relación entre la exposición sistémica al antineoplásico y la toxicidad es la principal razón para una MTF de estos medicamentos. Con la determinación del ABC, la MTF proporciona al médico oncólogo la información valiosa para ajustar la dosis y así mantener las concentraciones de 5-FU dentro de la ventana terapéutica, con lo que se obtiene el beneficio clínico esperado con la menor toxicidad posible.

El ABC ha demostrado que es el parámetro de farmacocinética más estrechamente asociado con eficacia y toxicidad, y en la terapia con 5-FU la mejor respuesta se observa en pacientes con medidas de ABC en el rango de 20-30 mg*h/l. Fuera de estos parámetros, un paciente corre el riesgo de falta de eficacia o toxicidad por estar recibiendo dosis terapéuticas subóptimas o bien dosis tóxicas. En general, una exposición a 5-FU expresada como ABC superior a 25 mg*h/l se asocia

con una mayor probabilidad de efectos adversos en pacientes con CCR, mientras que en pacientes con tumores de CyC el ABC umbral para la toxicidad se ha establecido en 30 mg*h/l.

Tratamientos dirigidos

Existe un importante número de terapias antitumorales dirigidas que cumplen requisitos básicos para la monitorización, aunque en general su implantación en la práctica clínica es escasa. Entre los fármacos en los que se considera que existe una recomendación para la MTF o que presentan un mayor potencial en este momento se encuentran los inhibidores de la tirosincinasa (imatinib, nilotinib y dasatinib) **(tabla 61-12)**.

Antifactor de necrosis tumoral

El tratamiento con antifactor de necrosis tumoral (anti-TNF) ha cambiado de manera importante el tratamiento de la artritis reumatoide y de la enfermedad inflamatoria intestinal. Existen numerosas evidencias de la importante variabilidad interindividual en la respuesta a estos fármacos, y en los últimos años se han publicado numerosos estudios que muestran la relación entre las concentraciones de algunos anti-TNF (infliximab, etanercept y adalimumab, fundamentalmente) y la respuesta terapéutica. También es bien conocido que el desarrollo de anticuerpos frente a los anti-TNF disminuye los niveles séricos de éstos y se asocia con fracaso terapéutico. Para un óptimo seguimiento de los pacientes que están en terapias biológicas o para aquellos que van a reintroducir tratamiento con terapia biológica se aconseja realizar la monitorización terapéutica del fármaco y anticuerpos antifármacos en los siguientes momentos: *a)* Antes del inicio o de la reintroducción del fármaco después de un período de descanso (aporta información a nivel analítica sobre posibles interferencias al existir a veces Ac heterófilos que pueden producir

Tabla 61-12. Parámetros de interés para la monitorización de los ITK imatinib, nilotinib y dasatinib

	IMATINIB	NILOTINIB	DASATINIB
Tipo de cinética	Lineal	Dependiente de la dosis[d]	Lineal
$T_{máx}$ (hora)	2,5	3	1
Tiempo hasta el nivel estable (días)	28	8	1-2[c]
Intervalo terapéutico valle (ng/ml)	> 1.000 y < 3.000	< 500[a] < 800[b]	< 1,5
Intervalo terapéutico pico (ng/ml)	No definido	≥ 761	≥ 50
Tipo de muestra	Plasma	Plasma	Plasma
Momento de obtención valle (antes de la siguiente administración del fármaco)	24 h	12 h	24 h
Momento de obtención pico (tiempo después de administración del fármaco)	2,5 h	3 h	1 h

[a] 500 ng/ml (UGT1A1 *6/*6, *6/*28, u *28/*28).
[b] 800 ng/ml (UGT1A1 *1).
[c] 1-2 días según el cálculo de vida media (no viene especificado en la ficha técnica).
[d] El AUC (área bajo la curva) aumenta menos del aumento proporcional de la dosis en dosis > 400 mg administrados como única dosis diaria. La exposición sistémica diaria a nilotinib con dosis de 400 mg dos veces al día en el estado estacionario fue un 35 % superior que con una dosis de 800 mg una vez al día.

Tabla 61-13. Parámetros de interés en la MTF de anti-TNF

Fármaco	Infliximab	Adalimumab	Etanercept
$T_{máx}$	Final de la infusión	131 horas	37-69 horas
Biodisponibilidad	100 %	64 %	58 %
Volumen de distribución	5.670,8 l	4,7-6 l	12 l
Excreción	11,72 ml/h	12 ml/h	160 ml/h
Semivida de eliminación	8-10 días	15 días	4,5 días
Tiempo hasta el nivel estable	40-50 días	75 días	22 días
Tiempo hasta mejor respuesta clínica (consenso entre clínicos)	6 meses	6 meses	6 meses
Intervalo terapéutico (orientativo)	3-10 mg/ml	5-12 mg/ml	2-7 mg/ml
Ac antifármaco nivel positivo ≥	5 UA/ml	10 UA/ml	142 UA/ml
Tipo de muestra	Suero	Suero	Suero
Momento de obtención de la muestra	Valle	Valle	Valle

falsos positivos en determinaciones futuras; *b)* en la fase de inducción de la terapia se aconseja para predecir la respuesta a la terapia y permite detectar de forma precoz el desarrollo de anticuerpos antifármacos; *c)* en la fase de mantenimiento se recomienda análisis de fármaco/anticuerpos de seguimiento del paciente para controlar la aparición de anticuerpos antifármacos cada 4- 6 meses, y *d)* en las situaciones clínicas en que hay cambios terapéuticos, situaciones que conducen a la ineficacia del fármaco y situaciones que implican un cambio de dosis. La estrategia de rangos terapéuticos se resume en la **tabla 61-13**.

Monitorización terapéutica de los fármacos en toxicología clínica

Salicilatos

La monitorización de las concentraciones es importante en el manejo de la intoxicación por salicilatos. En casos de so-

bredosis, la concentración máxima puede aparecer a las 4-6 horas de una sobredosificación; antes de ese momento la interpretación de las concentraciones puede ser equívoca. Las concentraciones de salicilatos en suero se correlacionan con los síntomas y signos de toxicidad y permiten valorar el riesgo **(tabla 61-14)**. A partir de las 4-6 horas se recomienda monitorizar las concentraciones cada 2 horas hasta que las concentraciones sean inferiores a 30 mg/dl. Esto tiene la finalidad de detectar posibles incrementos de la concentración (por absorción retardada o por el uso de formulaciones de liberación lenta) y adaptar el tratamiento de la intoxicación (incluyendo la administración de carbón activado y la alcalinización de la orina, además del tratamiento sintomático y de soporte vital).

Paracetamol

La intoxicación aguda por paracetamol produce un cuadro clínico dominado por el desarrollo de insuficiencia hepática por necrosis, producida por la acumulación de metabolitos hepatotóxicos. La hepatotoxicidad aparece generalmente a partir de las 24 horas de la sobreingesta. Las concentraciones de paracetamol, determinadas a partir de la cuarta hora de la ingestión, son predictivas del desarrollo de hepatotoxicidad. El nomograma de Rumack-Mathew **(fig. 61-11)** orienta sobre el riesgo de hepatotoxicidad, dependiendo de la concentración que se encuentre y del tiempo transcurrido desde la ingesta (válido entre 4 y 24 horas).

También es necesario tener en cuenta que, en los casos de intoxicación o sobredosificación subaguda (ingestión de dosis diarias elevadas durante un corto período de tiempo), existe el riesgo de desarrollar un cuadro clínico grave, pero el nomograma de Rumack-Mathew no es válido, por lo que debe efectuarse una evaluación clínica de cada caso para valorar el riesgo. Son especialmente sensibles a este tipo de intoxicación los pacientes con alcoholismo crónico, pacientes que toman fármacos inductores del CYP450, pacientes con desórdenes metabólicos (malnutridos, anorexia nerviosa) y pacientes con enfermedad hepática concomitante. En estos casos se reduce la concentración plasmática de inicio de tratamiento con NAC.

Antidepresivos tricíclicos

El uso de antidepresivos tricíclicos es relevante en diversas enfermedades. En los casos de sobreingesta, ya sea accidental o voluntaria, se recomienda la monitoriza-

Tabla 61-14. Grados de la intoxicación por salicilatos y concentraciones y síntomas acompañantes

Gravedad de la intoxicación	Concentraciones asociadas (mg/dl)	Sintomatología	Medidas para disminuir las concentraciones de salicilatos
Leve	30-50	Ardor en boca y esófago, letargia, náuseas, vómitos, *tinnitus*, mareo, vértigo	• Administración de carbón activado al ingreso • Control del pH sanguíneo • Alcalinización de la orina • Hemodiálisis
Moderada	50-70	+ hiperpirexia, sudoración, taquipnea, deshidratación, falta de coordinación e inquietud	
Grave	> 70	+ alucinaciones, estupor, convulsiones, edema cerebral, oliguria y fallo renal, fallo cardiovascular, coma, muerte	

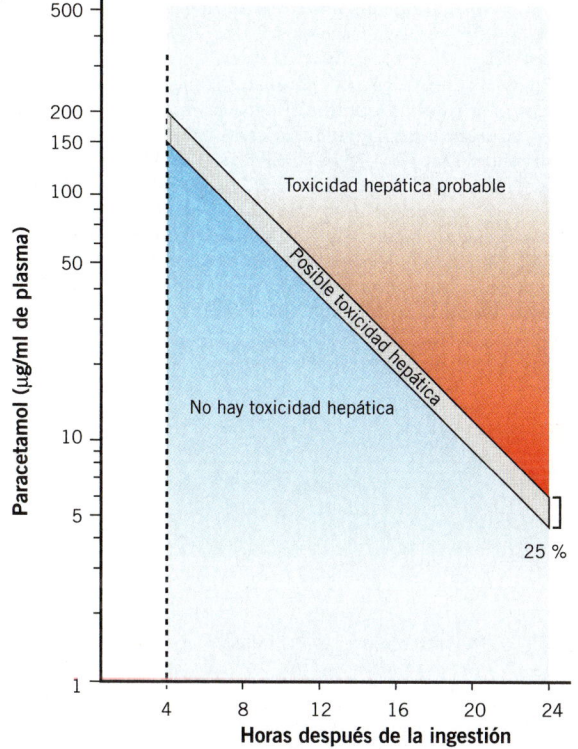

Figura 61-11. Nomograma de Rumack-Mathew. Si la concentración se encuentra por encima de la línea de intoxicación posible, se recomienda iniciar tratamiento con *N*-acetilcisteína. Es importante destacar que en pacientes con sensibilidad incrementada a la acción hepatotóxica del paracetamol deben considerarse concentraciones más bajas (entre otros, pacientes con hepatopatía, desnutrición, caquexia, alcoholismo, edad avanzada y en tratamiento con inductores hepáticos).

> ⓧ **MONITORIZACIÓN TERAPÉUTICA DE LOS FÁRMACOS**
>
> • Se entiende por monitorización terapéutica de los fármacos el proceso de cuantificación de sus concentraciones en los pacientes y su utilización para diseñar regímenes de dosificación individualizados, con el objetivo de alcanzar el mayor beneficio terapéutico en el menor tiempo posible y disminuyendo los riesgos de toxicidad para cada paciente en particular.
>
> • Los fármacos deben cumplir una o varias de la siguientes características para que la monitorización terapéutica se considere útil:
>   – Intervalo terapéutico estrecho.
>   – Alta variabilidad farmacocinética interindividual.
>   – Dificultad para reconocer los efectos beneficiosos o tóxicos de los fármacos.
>
> • Es preciso identificar el parámetro farmacocinético (o marcador) que se relaciona con la respuesta terapéutica y demostrar su efectividad y utilidad en la práctica clínica. Los más utilizados son la $C_{máx}$, la $C_{mín}$ y el AUC.
>
> • La monitorización terapéutica de los fármacos es un proceso que requiere la correcta ejecución de diversos pasos: indicación, método analítico, extracción de la muestra e interpretación cinética y dinámica que tenga en cuenta las características y la situación clínica del paciente.
>
> • Existen numerosos fármacos cuya monitorización terapéutica ha mostrado beneficios clínicos, facilitando la individualización de la dosis y mejorando la eficacia y seguridad de su manejo de una manera coste-efectiva:
>   – Antiepilépticos.
>   – Antidepresivos y antipsicóticos.
>   – Digoxina.
>   – Antibióticos y antifúngicos triazoles y antirretrovirales.
>   – Inmunosupresores.
>   – Antineoplásicos.
>   – Anti-TNF.
>   – Fármacos relacionados con toxicología clínica.

ción de la amitriptilina (y la nortriptilina, su metabolito activo), la clomipramina (y su metabolito norclomipramina) y la imipramina (y su metabolito desipramina). Existe una relación conocida, pero muy variable, entre las concentraciones de antidepresivos tricíclicos y los síntomas tóxicos; concentraciones de 500 ng/ml o superiores se consideran de riesgo moderado, y concentraciones de alrededor de 1.000 ng/ml conllevan riesgo de toxicidad grave y de muerte. Sin embargo, los efectos proarrítmicos de los antidepresivos tricíclicos no se relacionan bien con sus concentraciones, y por ello la mayoría de los esquemas de manejo de la intoxicación por estos fármacos se basan fundamentalmente en el control clínico y electrocardiográfico.

BIBLIOGRAFÍA

Abad Santos F, Soto Matos-Pita A, Frías Iniesta J. Farmacocinética clínica: monitorización de concentraciones séricas de fármacos. Farmacología Clínica, monografía nº 91. Medicine. Tratado de Medicina Interna 1995; 6: 4045-53.

Anaizi N. Once-daily dosing of aminoglycosides. A consensus document. Int J Clin Pharmacol Ther 1997; 35: 223-6.

Ashbee HR, Barnes RA, Johnson EM, Richardson MD, Gorton R, Hope WW. Therapeutic drug monitoring (TDM) of antifungal agents: guidelines from the British Society for Medical Mycology. J Antimicrob Chemother 2014; 69: 1162-76.

Brown GR, Miyata M, McCormack JP. Drug concentration monitoring. An approach to rational use. Clin Pharmacokinet 1993; 24: 187-94.

Duhme DW, Greenblat DJ, Koch-Weser J. Reduction of digoxin toxicity associated with determination of serum levels: a report from the Boston Collaborative Drug Surveillance Program. Ann Intern Med 1974; 80: 516-9.

Gross AS. Best practice in therapeutic drug monitoring. Br J Clin Pharmacol 1998; 46: 95-9.

Hiemke C, Baumann P, Bergemann N, Conca A, Dietmaier O, Egberts K y cols. AGNP Consensus Guidelines for Therapeutic Drug Monitoring in Psychiatry: Update 2011. Pharmacopsychiatry 2011; 44: 195-235.

Kredo T, Van der Walt JS, Siegfried N, Cohen K. Therapeutic drug monitoring of antiretrovirals for people with HIV. Cochrane Database Syst Rev 2009; 3: CD007268.

Paci A, Veal G, Bardin C, Levêque D, Widmer N, Beijnen J y cols. Review of therapeutic drug monitoring of anticancer drugs part 1—cytotoxics. Eur J Cancer 2014; 50: 2010-9.

Panel on Antiretroviral Guidelines for Adults and Adolescents. Guidelines for the use of antirretroviral agents in HIV-1-infected adults and adolescents. Department of Health and Human Servicess (disponible en: http://www.aidsinfo.nih.gov/ContentFiles/Adultand AdolescentGL.pdf).

Patsalos PN, Berry DJ, Bourgeois BF, Cloyd JC, Glauser TA, Johannessen SI y cols. Antiepileptic drugs-best practice guidelines for therapeutic drug monitoring: a position paper by the Subcommission on Therapeutic Drug Monitoring, ILAE Commission on Therapeutic Strategies. Epilepsia 2008; 49: 1239-76.

Ried LD, Horn JR, McKenna DA. Meta-analysis of research on the effect of clinical pharmacokinetics services on therapeutic drug monitoring. Am J Hosp Pharm 1989; 46: 945-51.

Rybak M, Lomaestro B, Rotschafer JC y cols. Therapeutic monitoring of vancomycin in adult patients: a consensus review of the American Society of Health-System Pharmacists, the Infectious Diseases Society of America, and the Society of Infectious Diseases Pharmacists. Am J Health Syst Pharm 2009; 66: 82-98.

Sokolow M, Ball RE. Factors influencing conversion of chronic atrial fibrillation with special reference to serum quinidine concentration. Circulation 1956; 14: 568-83.

Touw DJ, Neef C, Thomson AH, Vinks AA; Cost-Effectiveness of Therapeutic Drug Monitoring Committee of the International Association for Therapeutic Drug Monitoring and Clinical Toxicology. Cost-effectiveness of therapeutic drug monitoring: a systematic review. Ther Drug Monit 2005; 27: 10-7.

Wallemacq P, Armstrong VW, Brunet M, Haufroid V, Holt DW, Johnston A y cols. Opportunities to optimize tacrolimus therapy in solid organ transplantation: report of the European consensus conference. Ther Drug Monit 2009; 31: 139-52.

Widmer N, Bardin C, Chatelut E, Paci A, Beijnen J, Levêque D y cols. Review of therapeutic drug monitoring of anticancer drugs part two–targeted therapies. Eur J Cancer 2014; 50: 2020-36.

Yarur AJ, Abreu MT, Deshpande AR, Kerman DH, Sussman DA. Therapeutic drug monitoring in patients with inflammatory bowel disease. World J Gastroenterol 2014; 20: 3475-84.

Interacciones de los fármacos con otros fármacos, con alimentos y con pruebas de laboratorio

62

A. Calvo Ferrándiz, A. I. Terleira Fernández y S. Mosquera Ferrer

CONTENIDOS

INTRODUCCIÓN

Las interacciones medicamento-medicamento, definidas como la modificación del efecto de un fármaco por la administración anterior o concomitante de otro, pueden producir la potenciación o el antagonismo de los efectos de los fármacos y ser la causa de fracasos terapéuticos o de efectos adversos importantes que requieran la hospitalización del paciente o lleguen, incluso, a tener en ocasiones un desenlace mortal. El envejecimiento de la población, una población frecuentemente polimedicada que suele presentar un deterioro funcional de los sistemas de excreción y metabolismo, aumenta la posibilidad de que se presenten interacciones (v. cap. 66). Ello repercute no sólo en el cuidado de los pacientes, sino también en el sistema sanitario, debido al aumento del gasto que genera. Si se tiene en cuenta el amplio número de fármacos que se introduce en el mercado cada año, este problema adquiere unas dimensiones muy importantes.

Por otra parte, no hay que olvidar las interacciones con plantas medicinales, con alimentos y con pruebas de laboratorio. En muchas ocasiones se le indica al paciente que tome la medicación con las comidas, y esta advertencia la generaliza el paciente tomando cualquier tipo de medicamento con alimentos que pueden interferir en su actividad terapéutica, como se verá más adelante. Por otra parte, las pruebas de laboratorio se pueden ver afectadas por la toma de ciertos medicamentos, lo cual puede llevar a suponer que el paciente presenta un nuevo síndrome con la consiguiente toma de decisiones que puede ser contraproducente para él.

No obstante, es preciso tener en cuenta que muchas de las interacciones descritas se refieren en la literatura científica a casos individuales, relacionadas con la idiosincrasia del individuo, más que con un mecanismo plenamente establecido.

Así, muchos fármacos podrán administrarse de manera conjunta siempre y cuando se tomen las precauciones necesarias, mientras que existe un número relativamente pequeño de medicamentos cuya asociación debería evitarse.

INTERACCIONES MEDICAMENTOSAS

Epidemiología

Los primeros estudios sobre la modificación del efecto farmacológico de un fármaco por la administración de otro datan de los años cuarenta cuando Dry y cols. describieron la reducción en la excreción renal de salicilatos por la acción del ácido paraaminobenzoico. En las dos décadas siguientes comenzaron a aparecer en la bibliografía casos clínicos de los efectos beneficiosos o perjudiciales de la administración conjunta de dos o más fármacos. En 1960, el *International Pharmaceutical Abstracts* incluyó el término interacción como reacción adversa a medicamentos.

En 1970 se creó la primera base de datos, FORTRAN, sobre «incompatibilidades terapéuticas», que recogía 10.000 interacciones fármaco-fármaco. En 1978, Greenlaw y Zelles describieron un sistema informático de detección de interacciones farmacológicas, *Pharmacy Automated Drug Interaction Screening* (PADIS), que contiene 24.000 interacciones de fármacos utilizados en Estados Unidos, algunos medicamentos extranjeros y otros en fase de investigación. Desde ese momento aparecieron múltiples programas informáticos de detección de interacciones. En los últimos 30 años han proliferado los estudios referentes a las interacciones. Éstos son difícilmente comparables, ya que las fuentes de información utilizadas, la duración de los estudios y las características de los pacientes son muy diversas. Así, si uno se basa en estudios que toman como referencia las interacciones con relevancia clínica, aproximadamente el 4 % de los pacientes hospitalizados presentan reacciones adversas por interacciones, con manifestaciones clínicas, mientras que el porcentaje de pacientes con interacciones potenciales puede ascender al 25,4 %. Estas cifras son aún mayores cuando se trata de pacientes polimedicados, como por ejemplo pacientes oncológicos. En estos casos se han descrito que aproximadamente un 92,2 % de los mismos presenta riesgo de una o más interacciones, y hasta un 61,7 % sufre una interacción farmacológica relevante.

En 1997 se adoptó la primera guía del Comité de Medicamentos de Uso Humano Europeo, que regulaba qué estudios de interacciones debían realizarse en los medicamentos en desarrollo para evaluar la interacción de los nuevos fármacos con los ya comercializados. También se hacían recomendaciones sobre las interacciones con alimentos y con plantas medicinales. En enero de 2013 entró en vigor la primera revisión de este documento. En este documento se señala que los resultados de los estudios de interacciones que inicialmente se realizan *in vitro* pueden emplearse para predecir interacciones potenciales adicionales en función del mecanismo de producción. Estos estudios generalmente, aunque no de forma exclusiva, se llevan a cabo en la fase de preautorización. Por otra parte, se menciona que las recomendaciones finales, que en ocasiones pueden inclinar el balance riesgo-beneficio de la autorización de un fármaco, se fundamentarán no sólo en estos estudios, sino también en los estudios clínicos, en la relevancia clínica de los hallazgos y en la posibilidad de ajustar las dosis del fármaco o de monitorizar el tratamiento.

La comprensión de la relación entre las interacciones *in vivo* e *in vitro* ha aumentado la posibilidad de predecir estas interacciones en las últimas décadas. Sin embargo, aún existen interacciones inesperadas cuyo mecanismo no se comprende perfectamente ni se ha medido adecuadamente. Estas interacciones pueden deberse a interacciones farmacodinámicas o farmacocinéticas relacionadas con rutas metabólicas infrecuentes o múltiples, transportadores no bien conocidos o la combinación de ambos. La ausencia de modelos *in vitro* adecuados que representen el entorno fisiológico de forma fidedigna también limita la capacidad de predecir las situaciones *in vivo* cuando se administran múltiples medicamentos y se inhiben e inducen de forma concomitante distintas rutas enzimáticas o transportadores.

Importancia clínica de las interacciones medicamento-medicamento

Como se ha mencionado anteriormente, el amplísimo número de fármacos disponibles incrementa el riesgo de que se produzca una interacción, pero el hecho de que pueda producirse no significa necesariamente que tenga relevancia clínica. Así, se debe considerar una serie de aspectos para identificar las situaciones que entrañan mayor riesgo:

1. Utilización de fármacos en los que es necesario un control de sus concentraciones plasmáticas, ya que cualquier pequeña interacción puede alterarlas (p. ej., litio).
2. Utilización de fármacos que presentan curvas de dosis-respuesta de gran pendiente, en los que pequeños cambios en la dosis pueden producir cambios importantes en el efecto (p. ej., digoxina).
3. Utilización de fármacos de rango terapéutico estrecho, en los que la dosis para que se produzcan efectos tóxicos es muy similar a la dosis terapéutica.
4. Utilización de potentes inductores o inhibidores enzimáticos.
5. Utilización de fármacos con una elevada unión a proteínas.
6. Utilización de fármacos con un metabolismo saturable en los que pequeñas variaciones en la dosis pueden producir grandes cambios en las concentraciones plasmáticas (p. ej., fenitoína).
7. Fármacos de utilización crónica, en los que se requieren unas concentraciones plasmáticas adecuadas (p. ej., anticonceptivos).
8. Utilización de numerosos medicamentos simultáneamente.
9. Utilización de varios medicamentos para la misma enfermedad, lo cual puede incrementar la aparición de los efectos adversos que aparecen por separado (p. ej., teofilina y salbutamol para el asma y la aparición de arritmias) o del mismo fármaco para distinta enfermedad (p. ej., sildenafilo para el tratamiento de la disfunción eréctil y para la hipertensión pulmonar).
10. Los pacientes graves tratados con varios medicamentos pueden presentar signos de enfermedad yatrogénica producidos por la medicación difíciles de diferenciar de la enfermedad de base.

Mecanismos de producción

Pueden producirse interacciones cuando se añade un fármaco a una pauta terapéutica o se retira uno que ya se estaba administrando. Así, de acuerdo con su mecanismo farmacológico, las interacciones pueden clasificarse en farmacéuticas, farmacocinéticas y farmacodinámicas.

Interacciones farmacéuticas

Se producen como consecuencia de incompatibilidades fisicoquímicas. En general ocurren en el exterior del organismo, normalmente por la administración conjunta de varios fármacos en una misma solución para infusión, aunque en ocasiones la interacción puede depender del tipo de solución para infusión empleada. La administración equivocada del medicamento en sueros salinos o glucosados generalmente induce la pérdida de la actividad del fármaco pues se altera la estabilidad. Si se forman complejos en los sistemas de administración, éstos pueden ser visibles macroscópica o microscópicamente, presentando cambios de turbidez o de coloración, o no modificar en absoluto la apariencia externa de la solución. Actualmente, los estudios de estabilidad requeridos antes de la comercialización de los nuevos medicamentos y las recomendaciones que han de incluirse en la ficha técnica del producto se encuentran minuciosamente regulados.

Pueden incluirse también en esta categoría las interacciones que se producen en la luz intestinal antes de la absorción. El mecanismo más frecuentemente involucrado es la formación de complejos o la adsorción a partículas grandes que provocan precipitación, inactivación o disminución de la absorción. Como ejemplos cabe citar los cationes polivalentes, como calcio, magnesio o aluminio, que forman complejos no absorbibles con las tetraciclinas; los precipitados formados por fenobarbital y clorpromazina, o los bifosfonatos, como el alendronato, que presenta una biodisponibilidad del 0,5-2 %, que disminuye en presencia de calcio.

Con el fin de evitar este tipo de interacciones deben respetarse siempre las recomendaciones de la ficha técnica del producto, emplear los medicamentos sin diluir siempre que sea posible, no utilizar las distintas soluciones para infusión indistintamente ni utilizar otras que no sean sueros glucosados o sueros salinos estándar, evitar emplear en la misma solución para infusión varios medicamentos (salvo que se sepa que son compatibles), vigilar la aparición de cambios en la turbidez, coloración o precipitación inesperados, preparar las soluciones cuando se vayan a utilizar, respetando siempre las instrucciones de estabilidad, y rotular las soluciones y las fechas de preparación, así como las horas de infusión.

Interacciones farmacocinéticas

Son las que ocurren en los procesos que regulan el tránsito del fármaco por el organismo: absorción, distribución, metabolismo y excreción. Debido a la variabilidad interindividual en los procesos farmacocinéticos, sus repercusiones clínicas son difícilmente predecibles.

Absorción

Debido a la complejidad del aparato gastrointestinal, las interacciones pueden producirse en distintos niveles. La *motilidad intestinal* puede alterarse por diversos fármacos; por ejemplo, los que poseen actividad antimuscarínica, como algunos antidepresivos o analgésicos opioides, que retrasan el vaciamiento gástrico y pueden reducir la absorción de ciertos medicamentos en el intestino. La *flora intestinal* puede resultar alterada por diversos antibióticos, lo cual, a su vez, puede potenciar a los anticoagulantes orales al reducir la síntesis bacteriana de vitamina K en el intestino. Si la solubilidad del fármaco depende del pH gástrico, fármacos que lo modifiquen, como, por ejemplo, los inhibidores de la bomba de protones, los antagonistas del receptor H_2 o los antiácidos, podrán alterar la absorción del fármaco.

Existen también interacciones mediadas por las proteínas transportadoras con repercusión en la absorción. Las proteínas transportadoras de fármacos pertenecen fundamentalmente a dos superfamilias: las ABC (transportadores de membrana dependientes de ATP, del inglés *ATP binding cassette*) y las SLC (transportadoras de soluto, del inglés *solute carrier*). Las ABC son transportadoras activas, que hidrolizan ATP para el transporte contra gradiente de concentración de determinadas sustancias. Los 49 genes del ABC se clasifican en 7 subfamilias designadas de la A a la G. El transportador activo más estudiado es la glucoproteína P (GpP). La GpP se codifica en humanos mediante el gen *MDR1* (del inglés, *multidrug resistance gene*). Inicialmente la GpP se identificó en líneas celulares multirresistentes, pero más tarde se identificó en tejidos sanos involucrados en la absorción, aunque también en la distribución y eliminación, como el intestino

> ### ✪ MECANISMOS DE PRODUCCIÓN DE LAS INTERACCIONES
>
> - **Farmacéutico.** Incompatibilidades fisicoquímicas.
> - **Farmacocinético.** Alteraciones en:
>   - Absorción.
>   - Distribución.
>   - Metabolismo.
>   - Excreción.
> - **Farmacodinámico.** Actúa sobre el mecanismo de acción del fármaco.

delgado, la barrera hematoencefálica y el riñón. Por ejemplo, debe evitarse el uso concomitante de dabigatrán con inhibidores leves a moderados de la GpP, como amiodarona, quinidina o verapamilo. La interacción sólo se produciría en el aparato gastrointestinal, pues sólo el profármaco dabigatrán etexilato es sustrato de la GpP, mientras que el fármaco activo no lo es. Otro ejemplos sería el aumento de biodisponibilidad de la digoxina en pacientes en tratamiento con omeprazol por la inhibición de la GpP intestinal por el omeprazol.

Además de la GpP, los transportadores ABCC2 (MRP2) y ABCG2 (BCRP) son responsables del transporte de distintos fármacos a través de la membrana celular y, por lo tanto, pueden verse sometidos a interacciones farmacológicas. Por ejemplo, la inhibición por la repaglinida del transporte de metformina a través del transportador OCT1.

En la **tabla 62-1** se recogen algunos ejemplos de interacciones en la absorción.

Distribución

Fundamentalmente se considerarán las interacciones que se producen sobre la *unión a proteínas plasmáticas* o a los *tejidos*.

Tabla 62-1. Algunos fármacos que interaccionan con la absorción de otros

FÁRMACO	INTERACCIÓN CON	RESULTADO
Digoxina	Metoclopramida	Disminuye la absorción de digoxina
Warfarina	Colestiramina	Formación de complejos con la colestiramina que disminuyen la absorción de warfarina
Ketoconazol	Antiácidos	Se reduce la disolución del ketoconazol y, por lo tanto, su absorción
Penicilina	Neomicina	La neomicina induce malabsorción
Tetraciclinas	Antiácidos que contienen Al^{3+}, Ca^{2+}, Mg^{2+}	Formación de quelatos que disminuyen la absorción del antibiótico
Inhibidores de proteasa (atazanavir, nelfinavir)	Inhibidores de la bomba de protones	Aumento del pH gástrico y disminución de $C_{máx}$ y de la biodisponibilidad
Micofenolato mofetilo	Inhibidores de la bomba de protones	Aumento del pH gástrico y disminución de $C_{máx}$ y de la biodisponibilidad

$C_{máx}$: concentración sérica máxima.

El desplazamiento del fármaco de su unión a las proteínas plasmáticas por otro fármaco que compita en este nivel, puede contribuir a la producción de reacciones adversas por el aumento de la forma libre, es decir, farmacológicamente activa. Para que esto suceda debe tratarse de fármacos con amplia unión a proteínas (generalmente mayor del 90-99 %), dado que desplazamientos discretos (p. ej., del 5 %) en fármacos con unión a proteínas del 20 % aumentarán la fracción libre de 80 a 85 %, lo cual carece de relevancia clínica. Además, estas variaciones sólo son importantes si la mayor parte del fármaco se encuentra en el plasma (es decir, el fármaco presenta un bajo volumen de distribución aparente [V_D]), pues si la mayoría se encuentra en los tejidos, la variación de los niveles plasmáticos carecerá de importancia, porque se alcanzará un nuevo equilibrio con desplazamiento a los tejidos, y la concentración libre en el plasma será prácticamente igual. Un ejemplo clásico de interacción clínicamente relevante es el de la warfarina, que presenta una unión a proteínas plasmáticas muy elevada y además tiene un V_D de 9 l. Así pues, para que este tipo de interacción adquiera importancia, debe añadirse un segundo mecanismo. Éste sería el caso del valproato, que desplaza a la fenitoína de su unión a proteínas plasmáticas, al mismo tiempo que inhibe su metabolismo.

Otro tipo de interacción sería el *desplazamiento en la unión a los tejidos*. Como ejemplo cabe citar el efecto de la quinidina cuando se administra a pacientes que toman digoxina. La concentración plasmática de esta última puede duplicarse debido a la competición en los tejidos, donde la quinidina desplaza a la digoxina. Otro mecanismo que contribuye a ese incremento de la concentración es la disminución de la excreción renal de digoxina producida por la quinidina.

También cabe destacar las interacciones potenciales en la distribución debidas a la alteración de los transportadores. Como ya se ha mencionado, la GpP se ha identificado en tejidos que pueden intervenir en la distribución y eliminación. Entre los inhibidores de la GpP se encuentran la amiodarona, la quinidina, el verapamilo, la doxorubicina, la vinblastina, la claritromicina, la eritromicina, la paroxetina, el omeprazol, el lansoprazol, la ciclosporina o la colchicina, y entre los inductores, la rifampicina o la espironolactona. Además de GpP, los transportadores ABCC2 (MRP2) y ABCG2 (BCRP) son responsables del transporte de distintos fármacos a través de la membrana celular y, por lo tanto, pueden verse sometidos a interacciones farmacológicas; por ejemplo, la inhibición por la repaglinida del transporte de metformina a través del transportador OCT1. Por otra parte, los transportadores OATP1B1 y OATP1B3 expresados en la membrana sinusoidal del hepatocito son determinantes en la captación por el hepatocito y su inducción o inhibición puede ser relevante si la captación o eliminación hepática es importante (por ejemplo si el aclaramiento hepático o biliar es superior a un 25 % del total) o si la biotransformación hepática es importante para que el fármaco ejerza su efecto.

Metabolismo

Si un fármaco es metabolizado extensamente, puede encontrarse sujeto a distintas interacciones. En general se considera que deben identificarse las rutas metabólicas que contribuyan

a la eliminación *in vitro* de un fármaco en un porcentaje ≥ 25 %, para estudiarse posteriormente *in vivo*.

La *inducción* o la *inhibición* del sistema enzimático citocromo P-450 (CYP) es una de las fuentes de interacciones más importantes y graves. Las enzimas más frecuentemente involucradas son CYP1A2, CYP2B6, CYP2C8, CYP2C9, CYP2C19, CYP2D6 y CYP3A4. Este conjunto de enzimas se encuentra sobre todo en el hígado, aunque también está presente en otros tejidos, como, por ejemplo, el aparato digestivo. Su función principal es la de metabolizar diversas sustancias para permitir su eliminación del organismo. La interacción tendrá mayor importancia si el proceso de eliminación se realiza por un único proceso que si existen dos o más vías de eliminación, a menos que alguna de las rutas alternativas dé lugar a metabolitos tóxicos. La mayoría de los fármacos se eliminan por más de una vía, por lo que las interacciones debidas a inducción o inhibición tienen menos importancia clínica de lo que cabría esperar. Aun así, existen ciertos fármacos cuyas interacciones en el metabolismo pueden provocar un fallo terapéutico por aumento de su metabolismo, a causa de inducción enzimática, o reacciones adversas clínicamente relevantes producidas por inhibición enzimática (**tablas 62-2** y **62-3**; v. también cap. 63).

La duración de la inducción dependerá del tipo de fármaco y de su dosis; pueden transcurrir entre días y semanas hasta que se encuentra plenamente establecida, y persistir durante el mismo tiempo una vez que se suspende el medicamento. La inducción es un mecanismo de interacción muy frecuente que suele ocurrir no sólo con medicamentos, sino también con otros productos, como insecticidas y tabaco. Este tipo de interacción puede subsanarse incrementando la dosis del fármaco involucrado, pero esto requiere una monitorización adecuada, ya que en ocasiones la respuesta es impredecible, existiendo, además, la posibilidad de toxicidad si

Tabla 62-2. Ejemplos de inductores e inhibidores enzimáticos e isoenzimas involucradas

FÁRMACOS	ISOENZIMA CYP
Inductores	
Alcohol	CYP2E1
Tabaco	CYP1A2
Carbamazepina	CYP3A4
Isoniazida	CYP2E1
Dexametasona	CYP3A4
Fenitoína	CYP3A4
Rifampicina	CYP3A4/CYP2C9/CYP1A2
Inhibidores	
Cimetidina	CYP1A2/CYP3A4
Ciprofloxacino	CYP1A2
Disulfiram	CYP2E1
Eritromicina	CYP1A2/CYP3A4
Fluconazol	CYP2C9
Fluoxetina	CYP2C19/CYP3A4/CYP2D6
Omeprazol	CYP2C19
Metronidazol	CYP2C9
Diltiazem	CYP1A2
Isoniazida	CYP2E1
Ketoconazol	CYP3A4
Itraconazol	CYP3A4
Montelukast	CYP2C8
Ticlopidina	CYP2B6
Quinidina	CYP2D6
Valproato	UGT2B7

Tabla 62-3. Ejemplos de interacciones metabólicas con trascendencia clínica

FÁRMACO	FÁRMACO INDUCTOR	RESULTADO
Warfarina	Rifampicina	Disminuye el efecto anticoagulante
Quinidina	Fenitoína	Disminuyen los niveles de quinidina
Anticonceptivos orales	Carbamazepina	Disminuye el efecto anticonceptivo
Corticoides	Fenitoína	Disminuyen los efectos del corticoide
Haloperidol	Tabaco	Disminuye el efecto del haloperidol
Fenitoína	Rifampicina	Disminuye el efecto del anticonvulsivante
Teofilina	Rifampicina	Disminuye el efecto de la teofilina
Levonorgestrel	Efavirenz	Disminuye el efecto del anticonceptivo
Valproato	Carbapenemes	Disminuye el efecto del anticonvulsivante
FÁRMACO	**FÁRMACO INHIBIDOR**	**RESULTADO**
Fenitoína	Isoaniazida	Posible intoxicación por fenitoína
Warfarina	Metronidazol	Posibilidad de hemorragias
Clorpropamida	Cloranfenicol	Posibilidad de hipoglucemia
Petidina	Inhibidores de la monoaminooxidasa	Prolongación de la sedación
Corticoides	Eritromicina	Posible toxicidad por corticoides
Lamotrigina	Valproato	Toxicidad cutánea potencialmente mortal
Irinotecán	Atazanavir, gemfibrozilo e indinavir	Aumento de la mielotoxicidad
Metoprolol	Fluoxetina	Bradicardia, hipotensión
Clopidogrel	Omeprazol	Disminuye el efecto antiagregante

se interrumpe la administración del fármaco inductor. En el caso de la inhibición enzimática, suele producirse en sólo 2 o 3 días y el efecto es, esencialmente, un aumento súbito de las concentraciones, a menudo asociado a la aparición de fenómenos de toxicidad. La significación clínica de este fenómeno dependerá fundamentalmente de los niveles séricos que se alcancen, ya que si permanecen dentro del intervalo terapéutico, la interacción puede incluso ser beneficiosa.

Entre las isoenzimas del sistema microsomal P-450, la CYP2D6 y la CYP3A4 son responsables del 90 % del metabolismo de los fármacos utilizados con mayor frecuencia. La primera presenta un polimorfismo genético, pues existen metabolizadores rápidos y lentos, requiriendo estos últimos con frecuencia dosis menores del fármaco en cuestión. Estas diferencias también explican por qué algunos pacientes desarrollan toxicidad cuando se administran fármacos que interaccionan a nivel metabólico, mientras que otros no presentan síntoma alguno. La realización de pruebas in vitro con enzi-

mas hepáticas ofrece la posibilidad de predecir de forma orientativa el tipo de interacción que puede tener un fármaco, determinando qué tipo de estudio in vitro debe realizarse.

Especialmente relevantes por su frecuencia de uso son las interacciones producidas por los inhibidores selectivos de la recaptación de serotonina (ISRS), inhibidores potentes del CYP2D6 (fluoxetina, paroxetina) y CYP1A2 (fluvoxamina). La inhibición de CYP2D6 se ha relacionado con un aumento de la mortalidad del cáncer de mama por la inhibición de la activación de tamoxifeno a endoxifeno. También porque se trata de medicamentos muy extendidos son de especial importancia las interacciones metabólicas mediadas por los inhibidores de la bomba de protones. Omeprazol, lansoprazol, pantoprazol o rabeprazol inhiben la CYP2C19. Omeprazol es, a su vez, un sustrato y un inhibidor de CYP2C19. Recientemente se ha notificado la interacción potencial entre el clopidogrel y el omeprazol. El clopidogrel es un profármaco que se transforma en sus metabolitos activos mediante la CYP2C19, por lo que el uso concomitante de omeprazol y clopidogrel debería evitarse. Otra interacción potencialmente importante producida por omeprazol, aunque no relacionada con el citocromo P-450, sería la inhibición de la desmetilación de diazepam, que puede aumentar la semivida y reducir el aclaramiento de diazepam.

Las vías de metabolización no dependientes del citocromo P-450 también pueden ser relevantes en ocasiones y deben identificarse. De éstas, las más importantes serían las UGT (UDP-glucuronosiltransferasas). Actualmente se han identificado al menos 11 enzimas de este sistema, de las que UGT2B7 parece ser la más relevante, pues interviene en el metabolismo de un mayor número de fármacos. Esta enzima se ubica fundamentalmente en intestino, hígado y riñón. Otras enzimas relevantes de este sistema serían UGT1A1, UGT1A9 y UGT1A4. De nuevo, cuando el metabolismo del fármaco depende exclusivamente de una única vía, la interacción puede adquirir importancia clínica; por ejemplo, la inhibición de UGT2B7 por valproato puede condicionar la aparición de exantema cutáneo potencialmente mortal si se administra junto a lamotrigina, pues ésta

✪ INTERACCIONES MEDICAMENTOSAS

- **Interacciones farmacéuticas**
  - Incompatibilidades físico-químicas producidas antes de la administración o absorción.

- **Interacciones farmacocinéticas**
  - Absorción: alteraciones de la motilidad, alteraciones de la flora intestinal, alteraciones del pH, mediadas por proteínas transportadoras (p. ej., glucoproteína P).
  - Distribución: por unión a proteínas plasmáticas (debe añadirse un segundo mecanismo, por ejemplo, bajo volumen de distribución, inhibiciones metabólicas), desplazamiento en la unión a los tejidos, alteración de transportadores.
  - Metabolismo: de especial relevancia si el fármaco es metabolizado por una única vía. Los sistemas enzimáticos más importantes son el citocromo P-450 (especialmente las isoenzimas CYP3A4 y CYP2D6) y las UGT.
  - Excreción: alteración de la excreción renal (competición en la secreción tubular activa, cambios en pH urinario, cambios en volumen de la diuresis) o de la excreción biliar.

- **Interacciones farmacodinámicas**
  - Producidas sobre los receptores o sobre un sistema orgánico.

Tabla 62-4. Ejemplos de interacciones en el transporte tubular renal

FÁRMACO	INTERACCIÓN	RESULTADO
Penicilina, indometacina, cefalosporinas	Probenecid	Incremento de los niveles séricos de algunos fármacos con posibilidad de toxicidad
Metotrexato	Salicilatos y algunos antiinflamatorios no esteroideos	Posibilidad de toxicidad grave por metotrexato
Digoxina	Espironolactona	Incremento de los niveles séricos de digoxina
Litio	Diuréticos tiazídicos	Posible toxicidad por litio
Gentamicina	Furosemida	Posible toxicidad por gentamicina

Tabla 62-6. Ejemplos de interacciones en determinados sistemas orgánicos

FÁRMACO	INTERACCIÓN	RESULTADO
Antihistamínicos	Benzodiazepinas	Aumento de los efectos depresores sobre el SNC
Hipoglucemiantes orales	Salicilatos, propranolol, inhibidores de la monoaminooxidasa	Aumento de la hipoglucemia
Digoxina	Propranolol	Bradicardia

depende de forma exclusiva de esta vía metabólica. Del mismo modo, el uso de inhibidores de UGT1A1, como atazanavir, gemfibrozilo e indinavir, puede aumentar la mielotoxicidad del irinotecán, puesto que el metabolismo de este último depende en gran medida de dicha enzima.

Estas interacciones potenciales suelen estudiarse *in vitro* mediante la incubación del fármaco junto con hepatocitos, microsomas hepáticos humanos, células recombinantes que expresan enzimas hepáticas humanas, fracciones hepáticas, etc., pudiendo evaluarse las enzimas CYP, UGT, citosólicas como las sulfotransferasas, las glutatión-transferasas, las aldehído-deshidrogenasas y las alcohol-deshidrogenasas. Otras enzimas de fase I relevantes sería la monoamina oxidasa (MAO), flavin monoxigenasa (FMO) o la xantina oxidasa.

Excreción

La excreción de los fármacos se lleva a cabo fundamentalmente por vía renal y biliar. En el primer caso existen tres fuentes potencialmente productoras de interacciones farmacocinéticas.

Competición en la secreción tubular activa. Los ácidos orgánicos pasan de la sangre a la orina a través de un sistema de transporte activo que se encuentra en el epitelio tubular renal. La penicilina es un ejemplo de este sistema de excreción. El probenecid es un ácido orgánico que compite con la penicilina a este nivel, y puede prolongar la acción de esta última (**tabla 62-4**). Otro ejemplo es la interacción entre quinidina y digoxina, en la que la inhibición de la GpP por la quinidina cobra mayor relevancia en el túbulo proximal renal, afectándose, por lo tanto, la eliminación y la absorción.

Tabla 62-5. Ejemplos de alteraciones debidas a cambios en el pH urinario

EXCRECIÓN INCREMENTADA POR ACIDIFICACIÓN	EXCRECIÓN INCREMENTADA POR ALCALINIZACIÓN
Anfetaminas	Salicilatos
Quinidina	Fenobarbital
Procainamida	Clorpropamida
Petidina	Herbicidas clorofenoxi

Los transportadores renales OAT1, OAT3 y OCT2 expresadas en la membrana basocelular del túbulo proximal renal o de MATE1 y MATE2-K (*multidrug and toxin extrusion proteins*), expresadas igualmente a nivel renal, pueden desempeñar un papel relevante en la secreción renal activa y, como otros transportadores de membrana, pueden tener efectos importantes en la farmacocinética y estar, por tanto, sujetos a interacciones de este tipo.

Cambios en el pH urinario. Los fármacos que alcalinizan la orina, como los antiácidos, producen un aumento de la eliminación de fármacos ácidos (salicilatos), con la consiguiente reducción de los niveles plasmáticos. Por el contrario, la administración de ácido ascórbico, que acidifica la orina, puede producir un aumento de la reabsorción de salicilatos, por lo que pueden alcanzarse niveles tóxicos (**tabla 62-5**).

Cambios en el volumen de diuresis. El incremento del volumen de diuresis puede producir un aumento de la eliminación de los fármacos que se reabsorben pasivamente en las porciones distales de la nefrona.

En el caso de la excreción biliar, también existen sistemas de transporte activo para ácidos y bases y, por lo tanto, pueden observarse interacciones similares a las descritas para la secreción tubular renal.

Ciertos fármacos son eliminados por la bilis como compuestos inalterados o bien en forma de conjugados, lo que los hace más solubles. Algunos de éstos pueden ser nuevamente metabolizados a su principio activo original a través de la flora intestinal y nuevamente absorbidos, prolongando así su efecto. Cualquier fármaco que altere la flora intestinal (antibiótico) puede determinar una eliminación más rápida del fármaco.

Interacciones farmacodinámicas

Son las que se producen en el mecanismo de acción del fármaco. Pueden diferenciarse dos tipos principales, las que se producen sobre los *receptores* y las que lo hacen sobre un determinado *sistema orgánico* (**tabla 62-6**). Las primeras son numerosas y en muchos casos poseen ventajas farmacológicas que determinan su utilidad en diversos tratamientos, como ocurre en el caso de la naloxona para el tratamiento de la sobredosis de opioides. Por otra parte, existen interacciones no deseadas, como las que se producen entre fármacos utilizados para los resfriados que contienen efedrina, fármaco que hace disminuir los efectos antihipertensivos de los bloqueantes β.

Las segundas interacciones pueden definirse como las producidas entre fármacos que actúan sobre el mismo sistema, pero por diferentes mecanismos. Como ejemplo puede citarse la interacción con pérdida de eficacia que ocurre entre los diuréticos del asa cuando son administrados junto con antiinflamatorios no esteroideos. El mecanismo de producción de este efecto parece estar relacionado con la inhibición de la síntesis de prostaglandinas. Otro ejemplo sería el aumento de los efectos depresores centrales que ocurren tras la administración de benzodiazepinas y antihistamínicos H_1.

INTERACCIONES FÁRMACOS-ALIMENTOS

La interacción entre los fármacos y los nutrientes puede considerarse desde dos puntos de vista: la modificación de los efectos de los nutrientes por la administración de fármacos, y la alteración de los efectos del fármaco por la administración de nutrientes. Las interacciones entre los medicamentos y alimentos no se detectan con tanta frecuencia como las interacciones entre medicamentos, a pesar de que los alimentos a menudo se asocian a la toma de la medicación. Las situaciones con mayor riesgo de desarrollarlas son similares a las referidas previamente para las interacciones medicamento-medicamento: fármacos con estrecho margen terapéutico, fármacos en los que pequeños cambios de dosis producen cambios importantes en el efecto y fármacos de utilización crónica, entre otras. (Puede encontrarse información complementaria sobre los efectos de las alteraciones digestivas y de alimentos en el cap. 69.)

Interacción alimento-fármaco

Interacciones farmacocinéticas

El alimento puede modificar la farmacocinética del fármaco y alterar sus concentraciones en el organismo, afectando así la actividad terapéutica, que puede disminuir o aumentar. La acción puede ejercerse en distintos niveles. Como ya se ha mencionado, la *liberación* de un medicamento puede modificarse por distintas condiciones fisiológicas, como el pH, la motilidad y las secreciones gastrointestinales, las cuales pueden resultar afectadas por los alimentos. La presencia de alimentos en el tubo digestivo puede retrasar el vaciado gástrico, incrementar la motilidad gastrointestinal, estimular las secreciones gastrointestinales y modificar el aclaramiento presistémico de los fármacos en el hígado. Por consiguiente, todas estas alteraciones determinan modificaciones en la *velocidad de absorción* y/o un cambio en la *cantidad total del fármaco absorbido*. A pesar de ser muy frecuentes, estas interacciones tienen, en conjunto, escasa importancia clínica (**tabla 62-7**).

Cuando el fármaco se *distribuye* por el organismo, los mecanismos de interacción pueden ser de dos tipos: desplazamiento del fármaco por un nutriente en su unión a las proteínas plasmáticas o déficit de proteínas plasmáticas por una alimentación inadecuada. En ambos casos se produce un aumento del fármaco libre y, por lo tanto, del efecto del fármaco. Posteriormente, el medicamento es *metabolizado,* lo que determina otra posible interacción, que es la que con mayor frecuencia tiene repercusión clínica. La metabolización se lleva a cabo mediante reacciones de oxidación y reducción y por conjugación con moléculas endógenas. La interacción entre los fármacos y los alimentos se explica porque estos últimos aportan los sustratos necesarios para las reacciones de conjugación, provocan inducción o inhibición de los sistemas enzimáticos y dan lugar a cambios en el flujo esplenicohepático.

El zumo de pomelo constituye uno de los ejemplos más significativos de las interacciones alimento-medicamento. El efecto se debe, al parecer, a la supresión de la isoenzima CYP3A4 del citocromo P-450 en la pared del intestino delgado, lo que produce una disminución del metabolismo de primer paso y, por consiguiente, un aumento de su biodisponibilidad y de sus concentraciones plasmáticas. Una característica digna de mención es que la administración a largo plazo del zumo de pomelo no disminuye la magnitud de la interacción, ni se desarrolla tolerancia, como ocurre con otros inhibidores enzimáticos que generan inducción compensatoria. El primer dato clínico de este tipo de interacción se describió con los antagonistas de los canales del calcio. Su efecto sobre la ciclosporina se ha estudiado en profundidad debido a su estrecho margen terapéutico, y algunas benzodiazepinas (midazolam y triazolam) incrementan significativamente su biodisponibilidad y pueden provocar síntomas de sobredosificación (somnolencia).

Algunos estudios han relacionado alteraciones en la microbiota intestinal con modificaciones de la metabolización hepática de ciertos medicamentos que podrían afectar a su eficacia o producir toxicidad.

Por último, los alimentos pueden alterar la eliminación renal tanto de los medicamentos como de sus metabolitos. Algunos alimentos, como la carne, los quesos o los pasteles, son capaces de acidificar la orina, mientras que la leche, las verduras y las legumbres son alcalinizantes. Hay que señalar que es el residuo mineral, y no el alimento *per se*, el responsable del cambio del pH. Por ejemplo, el zumo de naranja es ácido y, sin embargo, se comporta como un alcalinizante de la orina. La gran mayoría de los fármacos son ácidos o bases débiles, y por eso los cambios en el pH del medio tienen una gran influencia en la proporción del fármaco ionizado y no ionizado. Así, por ejemplo, para fármacos ácidos débiles, un incremento del pH de la orina supone un aumento de la forma ionizada y, por lo tanto, un aumento de su eliminación.

Tabla 62-7. Ejemplos de interacciones entre medicamentos y alimentos		
FÁRMACO	**ALIMENTO**	**RESULTADO**
Cisaprida	Pomelo	Disminución del metabolismo de la cisaprida
Diazepam	Alcohol	Aumento del efecto sedante
Olanzapina	Alcohol	Aumento del efecto sedante
Warfarina	Vitamina K	Disminución del efecto de la warfarina
Antihipertensivos	Sodio	Disminución del efecto antihipertensivo
Ciclosporina	*Hypericum perforatum*	Aumento del metabolismo de la ciclosporina
Indinavir	*Hypericum perforatum*	Aumento del metabolismo del indinavir

Interacciones farmacodinámicas

Aunque es infrecuente, los alimentos pueden potenciar o disminuir el efecto terapéutico de algunos medicamentos. Ciertos alimentos pueden ejercer un efecto terapéutico similar al de determinados fármacos: el arroz es astringente, y la ciruela, laxante. En otros casos los alimentos pueden provocar efectos no deseados; así, los alimentos con alto contenido en vitamina K antagonizan el efecto de la warfarina, y la vitamina D aumenta el riesgo de toxicidad de la digoxina. Algunos alimentos potencian la acción de ciertos fármacos; así, por ejemplo, la ingestión de cantidades elevadas de cebolla (60-70 g) puede potenciar el efecto de los anticoagulantes debido a su actividad fibrinolítica, y algunos nitratos y nitritos que se añaden a los productos cárnicos como conservantes pueden ejercer un efecto agonista de fármacos hipotensores.

Interacción fármaco-alimento

Los fármacos también pueden afectar el estado nutricional del individuo a través de la alteración de los procesos de absorción, metabolismo y excreción de los nutrientes. Las formas de interacción de un fármaco sobre la utilización de nutrientes son muy amplias y abarcan desde las alteraciones del gusto o del olfato hasta la modificación real de la composición corporal (inhibidores de la proteasa que dan lugar a un síndrome de lipodistrofia). Todas estas alteraciones pueden ser evidentes desde el punto de vista clínico, si el medicamento se emplea de manera crónica, se hace un mal uso o se abusa de él, aunque en ocasiones estas alteraciones clínicas se atribuyen al proceso primario.

Las interacciones pueden producirse a través de tres mecanismos:

1. Consecuencia directa o indirecta del propio efecto del fármaco: fármacos que actúan sobre el sistema digestivo modificando el pH o las secreciones intestinales (p. ej., resinas de intercambio iónico).

2. Efectos secundarios de los medicamentos: fármacos anorexígenos u orexígenos (corticoides, antidepresivos, etc.), que alteran la función gastrointestinal provocando vómitos o diarreas (p. ej., colchicina), fármacos que lesionan la mucosa intestinal y dificultan la absorción de nutrientes (antineoplásicos) o que favorecen la eliminación de minerales (diuréticos).

3. Interacción en sentido estricto (p. ej., formación de quelatos insolubles, inducción o inhibición enzimática o inhibición competitiva del mecanismo de absorción).

El tipo de interacción fármaco-nutriente más frecuente y mejor descrito es el que se produce por la alteración de la absorción. La malabsorción puede ser consecuencia *directa* del agente farmacológico sobre procesos gastrointestinales o ser *secundaria* a la alteración de la absorción, la disposición o el metabolismo de un nutriente, lo que a su vez provoca malabsorción y deficiencia de otro. En el primer caso estarían los fármacos que pueden alterar el pH, la motilidad o la flora bacteriana, como la fenitoína, los anticonceptivos orales o el fenobarbital, que altera la absorción de folatos. Otros

medicamentos pueden alterar y destruir la estructura de las microvellosidades, lo que provoca la inhibición de las enzimas y los sistemas requeridos para la absorción de nutrientes. Éste es el caso de la malabsorción que provoca la colchicina o la neomicina. En los mecanismos secundarios se hallan implicados fármacos que afectan de manera directa la absorción de un nutriente, pero que, a su vez, puede tener consecuencias sobre otro. Un ejemplo es la estimulación del catabolismo que tanto la fenitoína como el fenobarbital producen sobre la vitamina D, lo que ocasionará secundariamente un déficit de la absorción de calcio.

Por otra parte, los fármacos pueden acelerar la excreción de un nutriente por desplazamiento de los lugares de unión a proteínas plasmáticas, por quelación o por disminución de la reabsorción renal. Un ejemplo de estos procesos sería la competición que se produce entre el ácido acetilsalicílico y el ácido fólico en la unión a las proteínas plasmáticas, lo que facilita la eliminación del primero.

Asimismo, los fármacos que son nefrotóxicos y afectan al túbulo renal provocan depleción de magnesio y cinc debido al aumento de las pérdidas renales.

Interacciones con el alcohol

Las interacciones entre los medicamentos y el alcohol son potencialmente graves. Pueden ser *farmacocinéticas* y *farmacodinámicas.* En el primer caso se incluyen los fármacos que alteran la cinética del etanol debido a su efecto sobre el vaciamiento gástrico; por ejemplo, los anticolinérgicos retrasan el vaciado gástrico y disminuyen la absorción de etanol, contrariamente a lo que sucede con los procinéticos (metoclopramida).

También la cinética del etanol puede resultar alterada debido a una interacción sobre su metabolismo. Dependiendo de la enzima involucrada, la interacción puede ocurrir en diferentes niveles. Por ejemplo, el ácido acetilsalicílico inhibe el metabolismo del alcohol por una inhibición no competitiva de la alcohol-deshidrogenasa gástrica. Mención aparte merecen los inhibidores de la aldehído-deshidrogenasa, fundamentalmente disulfiram, metronidazol, griseofulvina, tolbutamida y clorpropamida, causantes del denominado **efecto antabús**. Este cuadro tóxico es debido a que el alcohol, en su metabolismo, se transforma en acetaldehído, siendo necesaria su inactivación por la aldehído-deshidrogenasa. Así, la inhibición de esta enzima produce la acumulación de acetaldehído, que da lugar a síntomas como malestar general, rubor facial, vértigos, taquicardia, dificultad respiratoria, etcétera.

✪ INTERACCIONES FÁRMACOS-ALIMENTOS

- Alimento-fármaco: farmacocinéticas y farmacodinámicas.
- Fármaco-alimento: consecuencia directa del efecto del fármaco, efectos secundarios de los medicamentos, interacción *sensu stricto*.
- Interacciones con alcohol.
- Interacciones con plantas medicinales: condicionada por datos exiguos. Pueden existir interacciones farmacocinéticas y farmacodinámicas.

La cinética de los fármacos puede, a su vez, verse alterada cuando se consumen con alcohol. Debe diferenciarse entre la inhibición del metabolismo cuando el alcohol es ingerido de forma aguda, y la inducción metabólica de los consumidores crónicos. Este último parece ser el caso del paracetamol, en el que clásicamente se ha asociado el consumo crónico de alcohol con la inducción del CYP2E y el consiguiente aumento de un metabolito tóxico del fármaco (*N*-acetilbenzoquinoneimida), aunque la evidencia clínica que apoya este mecanismo es escasa.

Con respecto a las interacciones farmacodinámicas, puede producirse una potenciación del efecto terapéutico o de los efectos secundarios. Se sabe que el alcohol potencia los efectos de numerosos depresores del sistema nervioso central (analgésicos, anticonvulsivantes, antidepresivos, antihistamínicos, etc.), así como el efecto lesivo de diversos fármacos sobre la mucosa gastrointestinal (antiinflamatorios no esteroideos).

Interacciones con plantas medicinales

Existen múltiples preparados que contienen plantas medicinales capaces de producir interacciones con medicamentos. La frecuencia y la gravedad de este tipo de sucesos están probablemente condicionadas porque los pacientes y, en ocasiones, los propios profesionales sanitarios pueden no ser plenamente conscientes de esta posibilidad. Además, no suele haber datos farmacocinéticos sobre estos preparados o la planta medicinal, ya que la mayoría de los datos provienen de casos recogidos en la literatura científica, sin que las sustancias que han producido la interacción tras el uso de un preparado concreto sean adecuadamente identificadas. Así, no suele ser posible extrapolar los datos a otros preparados que contengan la misma planta medicinal. Una excepción bien conocida la constituye la hierba de San Juan *(Hypericum perforatum)*, empleada fundamentalmente en pacientes con depresión. Se han descrito interacciones con

distintos medicamentos, entre ellos, ciclosporina, anticonceptivos orales, digoxina, warfarina, teofilina, anticonvulsivantes o algunos inhibidores de la proteasa. El efecto parece estar mediado por la inducción de la isoenzima 3A4 del citocromo P-450 y por la GpP y puede ser clínicamente relevante. Para las preparaciones de plantas medicinales nuevas, deben realizarse estudios de interacción antes de su comercialización.

Al igual que para las interacciones entre medicamentos, existen interacciones farmacocinéticas y farmacodinámicas. En la **tabla 62-8** se recogen algunos ejemplos.

INTERACCIONES FÁRMACOS-PRUEBAS DE LABORATORIO

Las pruebas de laboratorio pueden ser influidas por los medicamentos que toma el paciente. La posibilidad de que la concentración de diferentes analitos fuese modificada por la administración simultánea de medicamentos fue señalada por Caraway en 1962. En la década de 1970 comenzó a recogerse de forma sistemática la información dispersa existente sobre estas interacciones, y en los años noventa se realizaron excelentes revisiones sobre este tema. Recientemente se ha investigado la frecuencia con la que estas potenciales interacciones suelen ocurrir. La investigación, que se llevó a cabo en pacientes de medicina interna de un centro hospitalario, dio como resultado que el 94,8 % presentaba como mínimo una interacción potencial.

✪ INTERACCIONES FÁRMACOS-PRUEBAS DE LABORATORIO

- Interacciones farmacológicas o biológicas (alteran los resultados de las pruebas de laboratorio debido a la acción del fármaco o de sus metabolitos en el organismo).
- Interacciones analíticas o metodológicas (relacionadas con el método de análisis empleado).

Tabla 62-8. Ejemplos de interacciones entre medicamentos y plantas medicinales

FÁRMACO	ALIMENTO	RESULTADO
Linaza o semillas de lino *(Linum usitatissimum L.)*	Tratamiento sintomático del malestar gastrointestinal	Puede retrasar la absorción enteral de medicamentos Puede favorecer la aparición de íleo en pacientes en tratamiento con inhibidores del peristaltismo
Alóe vera *(Aloe barbadensis)*	Estreñimiento de corta duración (vía oral)	Puede potenciar la acción de los glucósidos cardíacos o antiarrítmicos Puede potenciar la hipopotasemia de otros medicamentos (diuréticos, etc.)
Raíz de valeriana o hierba de los gatos *(Valerianae radix)*	Relajación mental y facilitador del sueño	Puede potenciar la acción de los sedantes centrales Su acción puede potenciarse por el alcohol
Derivados de los frutos o el aceite de hinojo *(Foeniculum vulgare)*	Expectorante	Por su acción estrogénica, su consumo excesivo puede afectar a la terapia sustitutiva hormonal o a los anticonceptivos orales
Aceite de menta *(Mentha × piperita L.)*	Alivio sintomático de flatulencia y dolor abdominal, especialmente en pacientes con intestino irritable (vía oral)	El uso simultáneo de inhibidores del pH gástrico puede adelantar la disolución de su cubierta entérica
Psilio *(Plantago afra L., Plantago indica L.)*	Estreñimiento	Puede retrasar la absorción de vitaminas (B_{12}), glucósidos cardíacos, derivados cumarínicos, carbamazepina o litio Puede reducir las necesidades de insulina Puede ser preciso ajustar la dosis de hormona tiroidea Puede facilitar la aparición de íleo producida por inhibidores del peristaltismo

Tabla 62-9. Ejemplos de interacciones fármacos-pruebas de laboratorio de tipo biológico

Prueba de laboratorio	Fármaco	Mecanismo	Efecto del fármaco
Cortisol sérico	Estrógenos	Aumento de la unión a proteínas	Incremento de los valores
Tiroxina sérica	Salicilatos, fenitoína	Competición con la tiroxina por la unión a la proteína transportadora	Disminución de los valores
Cetonas en orina	Valproato sódico	Excreción del fármaco como cetonas	Positividad de la prueba
Determinación de grupo sanguíneo y prueba de compatibilidad	Metildopa	Formación de anticuerpos	Dificultad en la realización de pruebas cruzadas

Tabla 62-10. Ejemplos de interacciones fármacos-pruebas de laboratorio de tipo analítico

Prueba de laboratorio	Método	Fármaco	Alteración
Catecolaminas	Fluorimetría	Tetraciclinas	Incremento de catecolaminas
Digoxina	Radioinmunoanálisis	Espironolactona	Disminución de digoxina
Ácido fólico	Microbiológico	Antibióticos	Invalidación de la determinación
Determinación de grupo sanguíneo y prueba de compatibilidad	Aglutinación	Metildopa	Invalidación de la prueba por formación de «pilas de monedas»

Este tipo de interacciones pueden subdividirse en farmacológicas o biológicas (tabla 62-9), las más frecuentes, y analíticas o metodológicas (tabla 62-10).

Interacciones farmacológicas o biológicas. Alteran los resultados de las pruebas de laboratorio debido a la acción del fármaco o de sus metabolitos en el organismo. Por ejemplo, los diuréticos tiazídicos pueden aumentar los niveles de glucosa en sangre, incluso varios años después del inicio del tratamiento. Muchas de estas interacciones son reacciones adversas, como, por ejemplo, las alteraciones de los niveles de potasio con la administración de furosemida.

Interacciones analíticas o metodológicas. Se relacionan con el método de análisis empleado. Un ejemplo es la cuantificación de la creatinina, cuya determinación por métodos colorimétricos puede verse afectada por fármacos que pro-

duzcan cambios en la coloración de la orina (indometacina, nitrofurantoína, fenitoína, rifampicina, etc.). Este tipo de interacciones puede producir falsos positivos o falsos negativos y tener consecuencias muy negativas para el paciente, ya que puede comenzar un tratamiento para una enfermedad que en realidad no padece o, a la inversa, no ser diagnosticado y no recibir tratamiento para una enfermedad que sí tiene. Hay que tener presente que cualquier medicamento que esté tomando el paciente puede interferir en las pruebas de laboratorio. Las listas son interminables, ya que constantemente se describen nuevas interacciones y, por lo tanto, sólo deben servir como guías. Lo principal es analizar el contexto clínico del paciente y, cuando un parámetro analítico no se corresponda con lo esperado o se altere de una manera más o menos brusca, considerar la posibilidad de que exista este tipo de interacción.

BIBLIOGRAFÍA

Cascorbi I. Drug interactions: principles, examples and clinical consequences. Dtsch Arztebl Int 2012; 109: 546-56.

Barretto SA, Laserre F, eds. The pregnane X receptor drives sexually dimorphic hepatic changes in lipid and xenobiotic metabolism in response to gut microbiota in mice. Toulouse: Microbiome, 2021; 9: 93.

European Medicines Agency. Guideline on the investigation of drug interactions. European Medicines Agency, 2013.

Gillies HC, Rogers HJ, Spector RG, Trounce JR, eds. Drug interactions. A textbook of clinical pharmacology. London: Hodder and Stoughton, 1986; 190-9.

Griffin JP, D'Arcy PF, eds. A manual of adverse drug interactions. Amsterdam: Elsevier, 1997; p. 3-80.

Laurence DR, Bennett PN, eds. Clinical pharmacology. Madrid: Churchill Livingstone, 1992; 73-115.

Lin JH, Yamazaki M. Role of P-glycoprotein in pharmacokinetics: clinical implications. Clin Pharmacokinet 2003; 42: 59-98.

Montoro JB, Salgado A, eds. Interacciones fármacos-alimentos. Barcelona: Rubes, 1999; 39-50, 99-109.

Portolés A, Moreno A. Interacciones de los fármacos y sus implicaciones clínicas. En: Rodés J, Guardia J. Tratado de medicina interna. Barcelona: Masson, 1997; 795-801.

San Miguel T, Vargas E. Fármacos y nutrición. En: Rubio MA, ed. Manual de alimentación y nutrición en el anciano. Madrid: Scientific Communication Management, 2002; 199-206.

Stockley IH, ed. Drug interaction. London: The Pharrnaceutical Press, 1996; 1-15.

Vargas E, Terleira A, Puerro M, De Miguel V, Gil A. Interacciones entre medicamentos y pruebas de laboratorio en los servicios de medicina interna. Aten Farm 2001; 3: 328-36.

Wedemeyer RS, Blume H. Pharmacokinetic drug interaction profiles of proton pump inhibitors: an update. Drug Saf 2014; 37: 201-11.

Wright JM. Drug interactions. En: Carruthers SG, Hoffman BB, Melmon KL, Nierenberg DW, eds. Clinical pharmacology. New York: McGraw-Hill, 2000; 1257-66.

Wolf CPJG, Rachow T, Ernst T, eds. Interactions in cancer treatment considering cancer therapy, concomitant medications, food, herbal medicine and other supplements. Jena: Journal of Cancer Research and Clinical Oncology, 2022; 461-473.

Zhang, L, Zhang Y, Zhao P, Huang SM. Predicting drug-drug interactions: an FDA perspective. AAPS J 2009; 11: 300-6.

Farmacogenética y farmacogenómica

63

A. Llerena Ruiz, E. Terán Torres y F. de Andrés Segura

CONCEPTOS E INTRODUCCIÓN HISTÓRICA

Conceptos de farmacogenética y farmacogenómica

La *farmacogenética* es la disciplina científica responsable del estudio de la influencia genética en la diferencia interindividual de la respuesta a los fármacos. Desde los inicios de la práctica clínica se observó que, si bien la administración de la dosis recomendada de un fármaco producía el efecto esperado en la mayor parte de los pacientes, en determinados individuos resultaba ineficaz y en otros, incluso, producía fenómenos de toxicidad. En consecuencia, la individualización de la terapéutica es un elemento imprescindible dentro de la estrategia de la medicina para optimizar el tratamiento farmacológico, aunque hasta el desarrollo de la farmacología y otras disciplinas afines y relacionadas sólo se disponía de la observación clínica y la historia de antecedentes personales y familiares como herramienta metodológica. Desde mediados del siglo pasado, el desarrollo de técnicas e instrumentación analíticas para la determinación de niveles de fármacos en muestras clínicas, y otras herramientas de uso en la farmacología permitió objetivar esta variabilidad interindividual basándose en datos analíticos, y estableciendo el concepto de fenotipo metabólico de acuerdo con niveles plasmáticos o urinarios de fármaco(s) o su(s) metabolito(s). Más recientemente, los avances en el análisis genético, particularmente el acceso a la secuencia completa del genoma humano (2003), han supuesto la expansión de esta disciplina, adquiriendo los análisis genéticos/genómicos un papel central clave. Se estima en alrededor de 23.000 genes o regiones codificantes de proteínas, si bien la variabilidad en su expresión, da lugar a distintas formas funcionales, y las variaciones postraduccionales de las proteínas sintetizadas elevan el número por encima del millón.

A raíz de estos avances y descubrimientos se acuñó un nuevo término, *farmacogenómica*, para describir el empleo de la información genética o genómica para estudiar la variabilidad en la respuesta a los fármacos, la selección de nuevas dianas terapéuticas, etc. En cualquier caso, aún no se ha establecido un consenso en cuanto a las diferencias entre este término y la farmacogenética, de ahí que ambos términos se emplearán en este capítulo como sinónimos.

Desarrollo histórico

Basándose en la metodología de estudio predominante, se establecen tres grandes etapas en el desarrollo de la farmacogenética como estrategia de individualización de la terapéutica, que se corresponden con las siguientes: empírica, analítica y molecular (**fig. 63-1**).

Etapa empírica

Esta etapa se basa en la observación clínica. El inicio de la farmacogenética se ha situado en el año 510 a. C., cuando Pitágoras describe los problemas relacionados con la ingesta de habas. El primero en sugerir que las variaciones en el metabolismo de los fármacos eran características heredables fue Garrod, en 1909, al introducir el concepto de «individualidad química». En la década de 1950, esta disciplina comenzó a desarrollarse con más intensidad. Bönicke y Reif (1953) observaron que la excreción de **isoniazida** varía ampliamente entre los individuos, y Hughes determinó (1954) que esta variación se debe a la diferente capacidad individual de acetilación de la isoniazida, de modo que los individuos con menor capacidad de acetilación son más propensos a experimentar toxicidad con este fármaco.

En 1956, Alving y cols. observaron que algunos pacientes tratados con **primaquina**, un fármaco antipalúdico, desarrollaban crisis hemolíticas agudas, y demostraron que la aparición de estas reacciones adversas se relacionaba con la deficiencia de la enzima glucosa-6-fosfato-deshidrogenasa (la misma deficiencia que causa los problemas que describió Pitágoras más de 2.000 años antes). En 1957, Kalow y cols. rela-

cionaron el efecto de apnea prolongada por **succinilcolina** con una deficiencia de la enzima butirilcolinesterasa plasmática, rasgo que se hereda de forma autosómica recesiva. En ese mismo año, Motulsky demostró que algunas reacciones adversas podían deberse a variaciones en la actividad de las enzimas, determinadas genéticamente. En 1959, Vogel acuñó el término de *farmacogenética* y lo definió como «el estudio de la influencia de la genética en la respuesta a los medicamentos». Posteriormente, en 1964, Omura y Sato identificaron la naturaleza hemoproteica de un pigmento presente en los microsomas hepáticos de diferentes especies, que era capaz de unirse al CO tras ser reducido por NADPH o por ditionita. Esta proteína recibió el nombre de **citocromo P-450** (posteriormente conocido como CYP, en inglés) y su función catalítica pronto se relacionó con el metabolismo de algunos fármacos y compuestos tóxicos.

Etapa analítica

Esta etapa introduce la química analítica-instrumental como herramienta. En 1960, Evans y cols. demostraron el control genético de la acetilación de la isoniazida y describieron la existencia de dos fenotipos metabólicos: acetiladores rápidos y lentos. La enzima causante de estos fenotipos se identificó muchos años después. En 1963, Kalow publicó la primera monografía sobre esta disciplina: *Pharmacogenetics: heredity and the response to drugs*. A partir de la década de 1970, Sjöqvist y cols. establecieron que el metabolismo de los antidepresivos se encuentra bajo control genético. Pocos años después, en 1977, el grupo de Smith en el Reino Unido describió que algunos individuos eran incapaces de metabolizar la **debrisoquina**, un fármaco antihipertensivo, identificando dos fenotipos: metabolizadores lentos y metabolizadores rápidos. En el mismo período, en estudios con **esparteína**, un

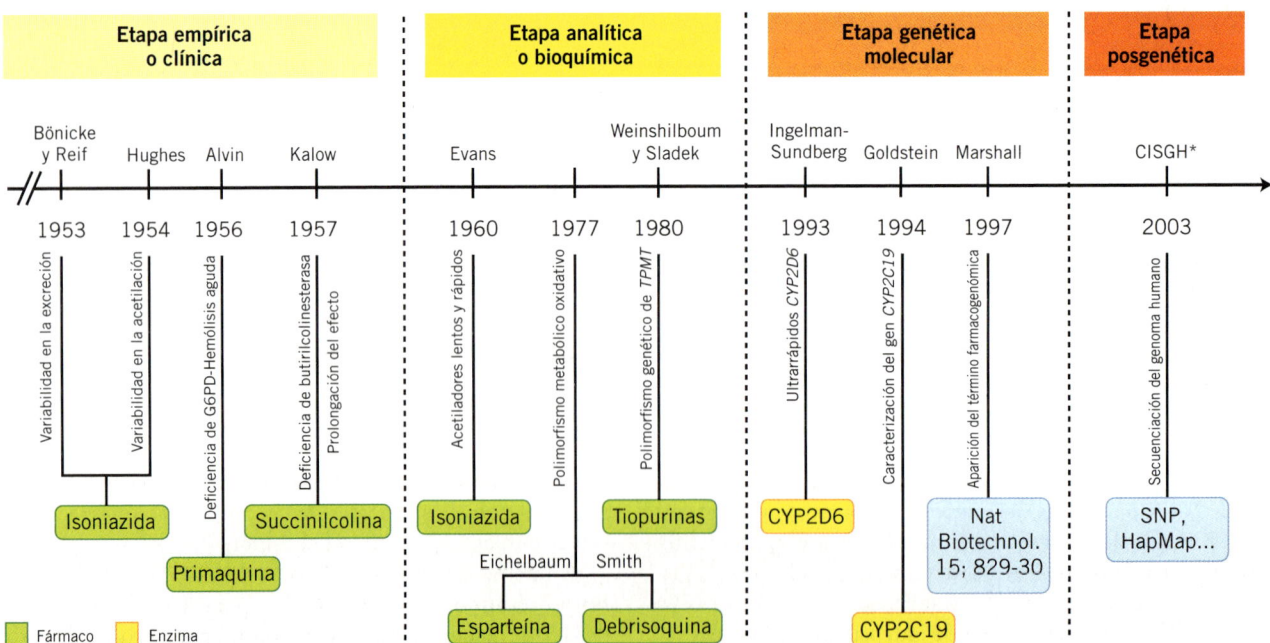

Figura 63-1. Principales hitos históricos de la farmacogenética en cada período o etapa. CISGH: Consorcio Internacional para la Secuenciación del Genoma Humano; CYP: citocromo P450; G6PD: glucosa-6-fosfato-deshidrogenasa; HapMap: mapa de haplotipos; SNPs: polimorfismo(s) de nucleótido(s) único(s); TPMT: tiopurina-metiltransferasas.

- La **farmacogenética** estudia la influencia genética en la diferencia interindividual en la respuesta a los fármacos. La **farmacogenómica** se refiere al uso de la información genética/genómica para el estudio de la variabilidad en la respuesta a los fármacos, selección de nuevas dianas terapéuticas, etc. En la práctica, ambos términos se emplean indistintamente.

- El **desarrollo histórico** del estudio de la farmacogenética, entendida como el componente hereditario de la variabilidad interindividual en la respuesta a los fármacos, abarca desde la antigua Grecia hasta nuestros días.

- Pueden definirse las siguientes **grandes etapas** según la metodología utilizada:
  - **Etapa clínica:** observación clínica/empírica (desde la antigüedad).
  - **Etapa analítica:** objetivación de parámetros farmacocinéticos (desde la década de 1950).
  - **Etapa molecular:** objetivación de parámetros moleculares (genómicos, epigenómicos, metagenómicos) (desde la década de 1990).
  - **Etapa posgenómica:** relación entre genómica funcional y elementos diagnósticos y pronósticos de las enfermedades (desde principios del siglo XXI).

fármaco antiarrítmico, el grupo de Eichelbaum, en Alemania, describió valores plasmáticos inesperadamente altos asociados con efectos adversos tras la toma de una dosis estándar de este fármaco, y también identificaron dos fenotipos metabólicos. Posteriormente, se demostró que el fenotipo metabolizador lento de ambos fármacos (debrisoquina y esparteína) estaba causado por la deficiencia de la misma enzima. Estudios posteriores de González y Meyer (1988) identificaron esta enzima como una isoenzima del CYP, y la denominaron **CYP2D6**. En 1980, Weinshilboum y Sladek informaron del polimorfismo genético de la tiopurina-metiltransferasa (TPMT) y cuatro años después, en 1984, **Küpfer** y **Wedlund** describen la variación en la hidroxilación de **mefenitoína**, un fármaco anticonvulsivante, posteriormente asociada al polimorfismo de la isoenzima CYP2C19. En población iberoamericana el primer estudio se realiza en Extremadura y en Panamá.

Etapa molecular

En esta etapa se emplean los análisis genéticos como herramienta diagnóstica. A finales del siglo XX, el desarrollo de las técnicas de biología molecular supuso un gran avance, al determinar los genes implicados en los polimorfismos metabólicos descritos. En 1990, Blum, Grant y Meyer confirman que la existencia de los fenotipos acetilador lento y rápido se debía a mutaciones en el gen que codifica la enzima *N*-acetiltransferasa 2 *(NAT-2)*. Ingelman-Sundberg y Bertilsson, en 1993, describieron el concepto de metabolizador ultrarrápido, asociado a multiplicaciones del gen *CYP2D6*, y Goldstein, en 1994, caracterizó el gen *CYP2C19*.

Puede considerarse, adicionalmente, una **etapa posmolecular** o **posgenómica**, en la que los principales hallazgos y esfuerzos se centran en el descubrimiento de la función de estos genes (genómica funcional) y su asociación con elementos diagnósticos y pronósticos de las enfermedades a ser tratadas. Estos cambios y avances actuales, además, se implementan con diversas tecnologías de alto rendimiento denominadas técnicas «ómicas», como la proteómica, la metabolómica, epigenómica, microbiómica, etc., que generan a su vez un volumen masivo de datos e información cuyo almacenamiento, tratamiento y análisis adecuado requiere del empleo de tecnologías y disciplinas científicas más recientes, como la bioinformática, la computación cuántica o la inteligencia artificial.

Medicina personalizada de precisión e implementación clínica

En la etapa actual, el esfuerzo se centra en trasladar a la práctica clínica los hallazgos de investigación. Para ello, se siguen diseñando y mejorando distintas estrategias de implementación guiadas por las recomendaciones regulatorias y la generación de guías por distintos consorcios y sociedades. En el futuro próximo se espera la implementación sistemática para toda la población, y en España para todo el Sistema Nacional de Salud.

VARIABILIDAD INTERINDIVIDUAL EN LA RESPUESTA A LOS FÁRMACOS

La existencia de diferencias interindividuales en la respuesta a tratamientos farmacológicos está determinada por la interacción genético-ambiental (incluyendo las interacciones farmacológicas), y la(s) interacción(es) del fármaco con otros xenobióticos o con moléculas endógenas (endobióticos) presentes en el medio interno. Es, por tanto, la respuesta farmacológica multifactorial y poligénica (influencia de varios genes codificadores de enzimas, receptores, transportadores, etc.) y puede producirse variabilidad tanto a nivel farmacocinético como farmacodinámico.

Factores determinantes de la variabilidad interindividual

Los polimorfismos genéticos son variaciones naturales de los genes que se dan con una frecuencia superior al 1 % en la población general. La forma más común de polimorfismo involucra la variación en un único par de bases, conocido como polimorfismo de un solo nucleótido (SNP, *single nucleotide polymorphism*), si bien existen otros polimorfismos que pueden abarcar mayores extensiones de ADN, como las alteraciones en la secuencia de la caja TATA, mutaciones que afectan al proceso de reordenamiento *(splicing)*, deleción de exones, deleciones de todo el gen o amplificaciones. Los SNP se presentan en 1 de cada 300 nucleótidos como promedio, lo que significa que existen unos 10 millones en el genoma humano. Por lo general, estas variantes se encuentran en las secuencias de ADN entre los genes, pero cuando se ubican dentro del gen o en la región reguladora cercana a un gen, pueden tener un papel más directo y asociarse con un fenotipo particular. Los polimorfismos genéticos pueden conllevar la pérdida o el aumento de actividad de las proteínas codificadas, y ambos procesos se analizan en el ámbito de la farmacogenética.

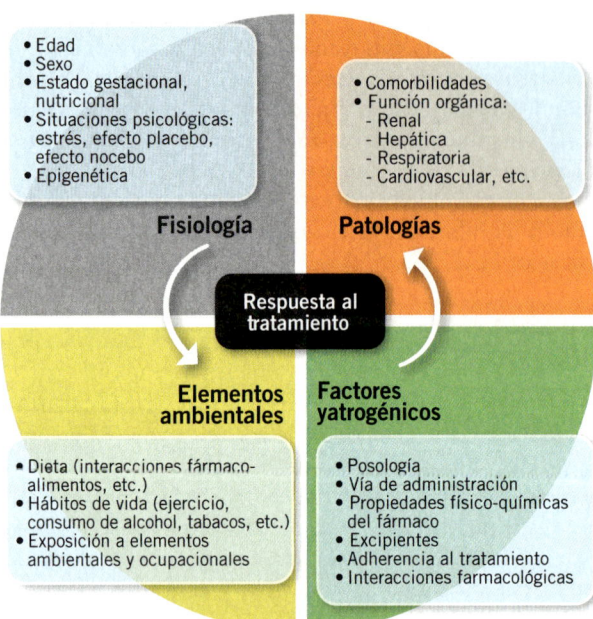

- Edad
- Sexo
- Estado gestacional, nutricional
- Situaciones psicológicas: estrés, efecto placebo, efecto nocebo
- Epigenética

Fisiología

- Comorbilidades
- Función orgánica:
  - Renal
  - Hepática
  - Respiratoria
  - Cardiovascular, etc.

Patologías

Respuesta al tratamiento

Elementos ambientales

- Dieta (interacciones fármaco-alimentos, etc.)
- Hábitos de vida (ejercicio, consumo de alcohol, tabacos, etc.)
- Exposición a elementos ambientales y ocupacionales

Factores yatrogénicos

- Posología
- Vía de administración
- Propiedades físico-químicas del fármaco
- Excipientes
- Adherencia al tratamiento
- Interacciones farmacológicas

Figura 63-2. Elementos condicionantes de la variabilidad de la respuesta a fármacos.

Factores no genéticos

Otros factores condicionantes de la variabilidad interindividual en la respuesta al tratamiento farmacológico son: *fisiológicos* (edad, sexo, índice de masa corporal, estado gestacional, etc.); elementos *ambientales* (dieta, hábitos de vida como la ingesta de alcohol, tabaquismo, exposición ocupacional y/o ambiental); *patológicos* (comorbilidades, alteraciones de la función renal y/o hepática, alteración de la absorción, etc.); *yatrogénicos* (vía de administración, formulación, dosis, adherencia terapéutica, interacciones con alimentos o fármacos administrados simultáneamente) y la interacción con *xenobióticos* (otros fármacos o sustancias procedentes de la alimentación o el ambiente) y *endobióticos* que puedan superponerse en alguna etapa del ciclo intraorgánico del fármaco (p. ej., interacciones metabólicas).

La interacción genético-ambiental (xenobióticos) y con el medio interno (endobióticos) es, por tanto, el último determinante de la variabilidad en la respuesta farmacológica. Por último, las diferencias entre poblaciones de estos factores determinan la variabilidad interétnica en la respuesta a fármacos, como se expone a continuación **(fig. 63-2)**.

Variabilidad interétnica

La diferencia interétnica en la respuesta a los fármacos es un hecho descrito en la práctica clínica que puede deberse a factores genéticos y/o ambientales. Por una parte, el porcentaje de la población que presenta un determinado patrón genético puede variar de forma importante de un grupo étnico a otro. Como consecuencia del aislamiento geográfico de los grupos étnicos a lo largo del tiempo pueden producirse variaciones en las frecuencias de polimorfismos de relevancia farmacogenética cuando se comparan con otras poblaciones.

Por otra parte, la variabilidad interétnica se asocia a diferencias culturales y de hábitos de vida, pues personas que viven con diferentes costumbres, alimentación, etc., presentan diferencias en variables fisiopatológicas, de estilo de vida, etc., factores que influyen potencialmente sobre la respuesta al tratamiento farmacológico. En varios apartados de este capítulo se presentan ejemplos de variabilidad interétnica condicionantes respecto a farmacocinética (por ejemplo, diferencia poblacional relativa a CYP2D6) o en la respuesta clínica al fármaco (por ejemplo, el sistema del antígeno leucocitario humano –siglas en inglés, HLA– y la respuesta a carbamazepina o alopurinol).

Farmacogenética y ciclo intraorgánico del medicamento

Como se ha expuesto, los factores farmacogenéticos pueden influir a nivel farmacocinético y farmacodinámico. Concretamente, y dada la influencia de estos factores sobre las diferentes etapas **farmacocinéticas** de absorción, distribución, metabolismo y excreción (ADME), los estudios se han centrado principalmente en los factores genéticos que determinan el metabolismo, considerado el principal responsable de la eliminación. A nivel farmacodinámico, los factores farmacogenéticos pueden condicionar el efecto farmacológico a través de variaciones a nivel de receptores, ya que pueden causar alteraciones en los mecanismos de acción de cada fármaco. Esta división es académica, ya que en algunos casos como, por ejemplo, en los canales iónicos y algunos transportadores, siempre según el fármaco, la influencia puede ser a ambos niveles. A continuación, se expone la farmacogenética de las distintas fases del fármaco en el organismo **(fig. 63-3)**.

Biomarcadores farmacogenéticos en farmacocinética

Los factores más relevantes de la eliminación, si bien no son los únicos, son aquellos relacionados con el metabolismo. Desde el punto de vista farmacogenético, CYP2D6, CYP2C9, CYP2C19, CYP2C8, CYP3A4/5, NAT2, UGT, etc., representan las enzimas más destacables en fase I y II del metabolismo de fármacos. Desde los estudios de acetilación de isoniazida en la década de 1950 y de fármacos metabolizados por enzimas del citocromo P450 (CYP) en la década de 1970, se encontraron diferencias interindividuales en la cantidad de compuesto(s) excretado(s). Se identificó un grupo de individuos con una capacidad *(fenotipo metabólico)* de eliminación disminuida, denominados **metabolizadores lentos** (ML), respecto del resto, que son clasificados con el fenotipo de **metabolizadores rápidos** (MR). Además, se ha descrito entre los MR para determinadas isoenzimas CYP un grupo de individuos con una capacidad de metabolización acelerada, denominados **metabolizadores ultrarrápidos** (MUR). A continuación, se expone la metodología para asignar a un fenotipo metabólico, bien mediante la medida de la capacidad metabólica, bien por su extrapolación a partir de análisis genético (fenotipo extrapolado del genotipo).

Valoración de la capacidad metabólica in vivo.
Determinación del índice metabólico

Los genes implicados en el metabolismo en las fases I y II, junto con la interacción ambiental, generan una expresión individual, el denominado *fenotipo metabólico*, que mide la capacidad metabólica de una determinada enzima. La determinación de la capacidad metabólica *in vivo* se realiza mediante la administración de una dosis única de un fármaco-prueba y la posterior determinación de las concentraciones del fármaco y su metabolito. Este proceso se desarrolló inicialmente en orina, mediante el cálculo del índice metabólico urinario (IM_u), que puede definirse como:

$$IM_u = \frac{\% \text{ de la dosis eliminada como fármaco}}{\% \text{ de la dosis eliminada como metabolito}}$$

Posteriormente se han aplicado planteamientos similares en la determinación de la concentración plasmática de fármaco y metabolito. En la actualidad, diferentes protocolos evalúan la capacidad metabólica de las enzimas metabolizadoras de fármacos. Algunos ejemplos de enzimas y sus respectivos fármacos-prueba son: CYP2D6 (debrisoquina, dextrometorfano, metoprolol), CYP2C9 (tolbutamida, losartán), CYP2C19 (mefenitoína, omeprazol), CYP1A2 (cafeína), CYP3A4 (dextrometorfano, midazolam) y NAT2 (cafeína). La evaluación de la idoneidad de un fármaco para ser utilizado como fármaco-prueba se basa en los siguientes aspectos: *a)* ser ampliamente metabolizado por la enzima evaluada, *b)* ser seguro a dosis única y *c)* de fácil manejo, administración y acceso. De acuerdo con estos criterios, entre los fármacos más usados están: dextrometorfano (CYP2D6, CYP3A4), losartán (CYP2C9), omeprazol (CYP2C19) y cafeína (CYP1A2, NAT2). Estos fármacos pueden , incluso, administrarse conjuntamente, siempre que no interaccionen de forma significativa entre ellos, dentro del diseño de estudio como «cóctel de fenotipación», con el objetivo de evaluar simultáneamente varias vías metabólicas.

✪ **VARIABILIDAD INTERINDIVIDUAL EN LA RESPUESTA A LOS FÁRMACOS**

- La variabilidad interindividual está determinada por la interacción genético-ambiental, incluyendo la del fármaco con otros xenobióticos o endobióticos.

- La influencia de factores genéticos y ambientales en la variabilidad de la respuesta farmacológica puede darse a nivel farmacocinético y/o farmacodinámico.

- La variabilidad en la capacidad metabólica, junto a la de los sistemas de transporte, determinarán el nivel plasmático del fármaco y/o sus metabolitos, y por tanto la dosificación individual.

- Del mismo modo, la variabilidad genética puede influir en las estructuras moleculares implicadas en el mecanismo de acción del fármaco (receptores, canales iónicos, etc.).

- La respuesta farmacológica es multifactorial y poligénica (influenciada por varios genes codificadores de proteínas implicadas, como enzimas, receptores y transportadores).

- Fenotipos metabólicos. La capacidad metabólica determina la variabilidad interindividual en los niveles plasmáticos y, por tanto, en la dosificación. La determinación de la capacidad metabólica real de las enzimas CYP se realiza mediante administración de dosis única de un fármaco prueba y la posterior determinación del índice metabólico (IM).

- Existen diferencias interétnicas en la frecuencia de metabolizadores lentos (ML) y metabolizadores ultra rápidos (MUR), de acuerdo con la frecuencia de determinados alelos.

Valoración de la capacidad metabólica
a partir de los genotipos

Si bien la administración de una sustancia de prueba es el método idóneo para determinar la capacidad metabólica *in vivo*, la accesibilidad y el abaratamiento de los métodos de genotipado han ampliado su uso como medida indirecta de la valoración funcional (fenotipos extrapolados de genotipos, FEG). En este caso se asigna un valor numérico de acuerdo con el número de alelos funcionales del

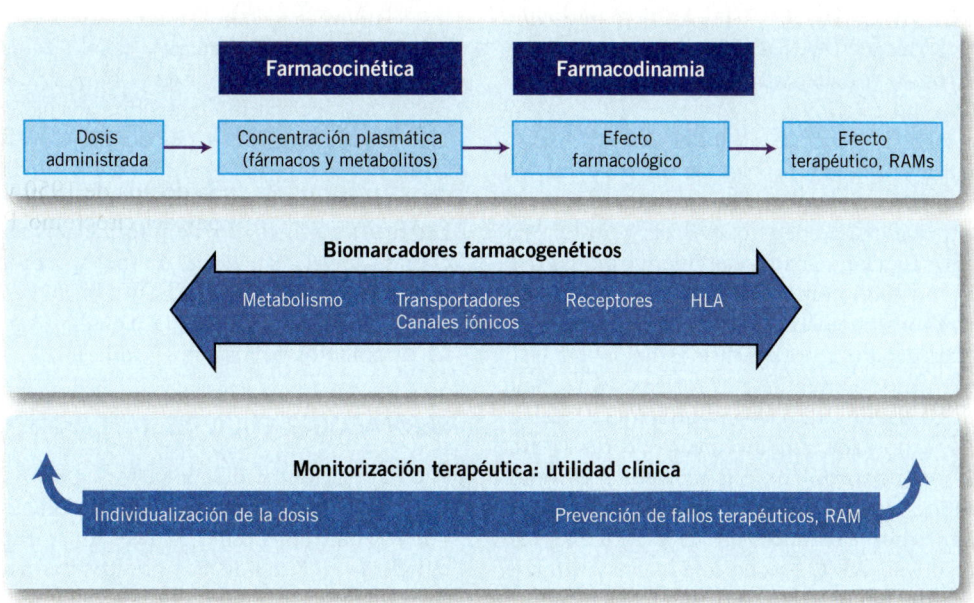

Figura 63-3. Influencia de diferentes factores farmacogenéticos en la variabilidad en la respuesta a fármacos. HLA: antígeno leucocitario humano; RAMs: reacciones adversas a medicamentos.

individuo y la actividad de la proteína que se genere a partir de ellos; por ejemplo, en el caso de deleción, el valor sería 0. Para la isoenzima CYP2D6 se han reconocido cuatro FEG: *a) metabolizadores rápidos*, con dos copias de alelos funcionales; *b) metabolizadores lentos*, con dos alelos nulos; *c) metabolizadores intermedios*, con un alelo nulo y otro funcional, o con dos alelos de actividad reducida; y *d) metabolizadores ultrarrápidos*, con múltiples copias (más de 2) de alelos funcionales. Aunque se han desarrollado medidas de extrapolación del FEG al índice metabólico, la correlación es precisa únicamente para los ML, ya que para el resto de los grupos de individuos no se produce una correspondencia absoluta. Éste es, probablemente, uno de los mayores factores limitantes de la implementación clínica de la farmacogenética en la actualidad.

Biomarcadores farmacogenéticos en farmacodinamia

La acción farmacológica de la mayoría de principios activos se produce tras la interacción con proteínas diana o receptores, que pueden ser: *de membrana* (por ejemplo, receptor de la insulina, receptores de succinilcolina, receptores adrenérgicos, dopaminérgicos, etc.), *enzimáticos* (enzima conversora de angiotensina, hidroximetilglutaril-coenzima A reductasa, catecol-*O*-metiltransferasa…) o *canales iónicos* (de sodio o potasio, canal epitelial de sodio, etc.). Por otro lado, numerosas señales intracelulares se desencadenan por activación de proteínas tras cascadas de señalización intracelular originadas en la interacción principio activo-proteína diana, de modo que también participan en la respuesta al fármaco. Tanto los receptores como las proteínas activadas intracelularmente están sujetos también a modificaciones o polimorfismos genéticos, que pueden variar de este modo su unión o interacción con el principio activo e influir, entonces, sobre la respuesta farmacológica. Por ejemplo, los polimorfismos genéticos pueden presentarse en genes que codifican antígenos leucocitarios humanos (HLA, y sus variantes HLA-B, HLA-DQ y HLA-DR), pudiendo generar potenciales respuestas de toxicidad o hipersensibilidad a fármacos como, por ejemplo, alopurinol, carbamazepina, abacavir y/o flucloxacilina.

Otro ejemplo de influencia a nivel de receptores es la **succinilcolina**. En la década de 1960 se observó que, en algunos pacientes, la succinilcolina causaba el efecto opuesto al relajamiento muscular esperado, es decir, contracturas musculares, que iban acompañadas de hipertermia y arritmias cardíacas, conocido como síndrome de hipertermia maligna. Este síndrome requiere dos condiciones: *a)* predisposición genética, debido a polimorfismos del gen *RYR1*, que codifica el receptor de rianodina (proteína del retículo sarcoplasmático reguladora de la concentración de calcio intracelular), y *b)* exposición a medicamentos, como la succinilcolina, que interaccionan con este receptor y promueven la liberación del calcio acumulado en el retículo sarcoplasmático. Este síndrome farmacogenético es monogénico, es decir, un único gen *(RYR1)* está afectado. Existen otros muchos ejemplos de influencia farmacogenética a nivel farmacodinámico (receptores dopaminérgicos, serotoninérgicos, etc.).

Otro caso específico es la oncología, ya que en esta situación el tejido diana es el que presenta variaciones genéticas. Por tanto, la interacción molécula-receptor puede verse afectada según estas modificaciones. Así, la acción de fármacos antineoplásicos que actúan inhibiendo la activación de proteínas oncogénicas puede afectarse por la aparición de mutaciones en los sitios activos de unión del fármaco a estas proteínas (por ejemplo, mutaciones en el **gen quimérico BCR/ABL** en leucemia mieloide crónica afectarán a la eficacia de fármacos que actúen por este mecanismo).

Variabilidad interindividual en las fases del ciclo intraorgánico del medicamento

Según se ha expuesto, el metabolismo en las fases I y II influye principalmente en la relación entre la dosis y las concentraciones plasmáticas del fármaco y sus metabolitos, mientras que los transportadores y canales iónicos pueden influir a nivel farmacocinético o farmacodinámico, lo que en su conjunto determinará la variabilidad en el régimen de dosificación. La variabilidad en el mecanismo de acción determina diferencias en la eficacia y la seguridad del fármaco. Los polimorfismos relacionados con el *sistema HLA* se relacionan principalmente con la vulnerabilidad a reacciones de hipersensibilidad **(v. fig. 63-2)**. Capítulo aparte merece la farmacogenética del tejido tumoral, una de las áreas de máximo desarrollo actual de la farmacogenética y la farmacogenómica.

Desde el punto de vista terapéutico, para la optimización de la relación coste-beneficio, la determinación de biomarcadores farmacogenéticos del metabolismo puede ser de utilidad en la evaluación de la relación entre la dosis y la concentración plasmática, al permitir individualizar los regímenes de dosificación. Los polimorfismos genéticos que influyen en la farmacodinamia podrían ser de utilidad en la prevención de fallos terapéuticos o reacciones adversas.

En los apartados siguientes se analizan los diferentes polimorfismos genéticos de relevancia farmacogenética, muchos de ellos aún en investigación. Se presentan en primer lugar los relativos al metabolismo en fase I y II, a continuación receptores, transportadores y canales iónicos, de tejido tumoral y, por último, el sistema HLA (vulnerabilidad a reacciones de hipersensibilidad). En cada apartado se presentan aquellos polimorfismos genéticos con relevancia clínica descritos hasta la fecha, analizando las diferencias interétnicas existentes y las implicaciones terapéuticas más relevantes. Las fuentes principales de información son las recomendaciones a nivel regulatorio de fuentes como la EMA (*European Medicines Agency*), la FDA (*Food and Drug Administration* de Estados Unidos) y la AEMPS (Agencia Española de Medicamentos y Productos Sanitarios).

FARMACOGENÉTICA DEL METABOLISMO EN FASE I

A continuación se describen los aspectos farmacogenéticos principales de la superfamilia de citocromos P-450 (CYP450), que engloba a un conjunto de enzimas implicadas en el metabolismo en fase I de xenobióticos (fármacos y compuestos ambientales) y endobióticos. En la **tabla 63-1** se presentan las variantes alélicas más relevantes y su implicación en la actividad enzimática.

CYP1A2

Esta enzima está involucrada en el metabolismo de fármacos como la clozapina, la olanzapina y la teofilina, así como en el de la cafeína, utilizándose esta última para la evaluación del fenotipo metabólico de CYP1A2. El gen *CYP1A2* presenta más de 30 variantes alélicas, siendo las más frecuentes son *CYP1A2*1C* y *CYP1A2*1F*. Se ha relacionado el consumo de tabaco con un aumento de la expresión y actividad de esta proteína. Así, los pacientes fumadores homocigotos para la variante *CYP1A2*1F* presentan un mayor metabolismo de **cafeína**, comparado con los fumadores que no la tienen o que son heterocigotos, aunque estos datos deben ser replicados. Este cambio en la capacidad metabólica de CYP1A2 por el consumo de tabaco y la abstinencia en fumadores puede producir cambios en niveles plasmáticos de relevancia clínica de los antipsicóticos **clozapina** y **olanzapina**.

CYP2B6

Este citocromo participa en el metabolismo de fármacos como el antidepresivo bupropión, el antineoplásico ciclofosfamida y los antivirales efavirenz o nevirapina. El gen *CYP2B6* es altamente polimórfico, con alrededor de 40 alelos descritos, la mayoría relacionados con una disminución de la actividad enzimática. Por ejemplo, el SNP 516G > T, presente en alelos como *CYP2B6*6* o *CYP2B6*9*, entre otros, se asocia con una disminución de la actividad de CYP2B6. En individuos tratados con **efavirenz** se ha relacionado este SNP con un aumento en la concentración plasmática del fármaco y con mayor incidencia de toxicidad sobre el sistema nervioso central (fatiga, trastornos mentales, sueño…).

CYP2C8

Esta isoenzima media la biotransformación de fármacos antineoplásicos (paclitaxel), antipalúdicos (cloroquina o amodiaquina), antidiabéticos (rosiglitazona o pioglitazona) y antiinflamatorios no esteroideos o AINE (ibuprofeno y diclofenaco), entre otros. Entre los genes que codifican las CYP, *CYP2C8* es uno de los menos polimórficos, con unas 14 variantes alélicas descritas hasta la fecha. El alelo *CYP2C8*2* es común en poblaciones africanas (alrededor del 19 %), pero está prácticamente ausente en poblaciones asiáticas y de origen caucásico. Por el contrario, el alelo *CYP2C8*3* es observado únicamente en poblaciones caucásicas.

Algunos estudios han relacionado el *CYP2C8*3* con el tratamiento de la diabetes mellitus. En individuos portadores de este alelo se ha descrito menor concentración y mayor aclaramiento plasmático de rosiglitazona y de pioglitazona.

CYP2C9

Esta enzima es la vía principal del metabolismo de anticoagulantes como la warfarina, anticonvulsionantes como la fenitoína, antidiabéticos como la tolbutamida, antihipertensivos como el losartán y varios AINE. El gen *CYP2C9* presenta más de 50 variantes alélicas. La mayoría de éstas dan lugar a proteínas con una disminución de hasta un 90 % de su actividad y, en algunos casos, la proteína resultante carece totalmente de ella, lo que daría lugar a individuos metabolizadores lentos (ML).

Tabla 63-1. Descripción de los polimorfismos más frecuentes que afectan a la actividad de CYP2D6, CYP2C9, CYP2C19, CYP3A5, CYP1A2, CYP2B6, DPYD y TPMT

Gen	Alelo	Cambio[a]	Actividad enzimática
CYP2D6	*2	2851C>T; 4181G>C	Normal
	*3	2550delA	Nula
	*4	1847G>A	Nula
	*5	Deleción del gen	Nula
	*6	1708delT	Nula
	*10	100C>T; 4181G>C	Disminuida
	*17	1022C>T	Disminuida
	*29	3184G>A	Disminuida
	*35	31G>A	Normal
	*41	2989G>A	Disminuida
	wtxN, *2xN	Multiplicación	Incrementada
CYP2C9	*2	3608C>T	Disminuida
	*3	42614A>C	Nula
	*5	42619C>G	Disminuida
	*6	10601delA	Nula
CYP2C19	*2	12662A>G; 19154G>A	Nula
	*3	17948G>A	Nula
	*4	80161A>G	Nula
	*17	−806C>T	Incrementada
CYP3A5	*3	6981A>G	Nula
	*6	14685G>A	Nula
	*7	27126_27127insT	Nula
CYP1A2	*1C	−3860G>A	Disminuida
	*1F	−163C>A	Altamente inducible
CYP2B6	*12	12820G>A	Nula
	*18	21011T>C	Nula
	Varios[b]	15631G>T	Disminuida / Nula
DPYD	*2A	1905+1G>A	Nula
	*13	1679T>G	Nula
	rs67376798	2846A>T	Disminuida
	HapB3	1129-5923C>G; 1236G>A	Disminuida
TPMT	*2	16420G>C	Nula
	*3A	460G>A; 719A>G en cis	Nula
	*3C	719A>G	Nula
	*4A	29363G>A	Nula

[a] Situación de los cambios genéticos referenciada desde Inicio ATG (www.pharmvar.org).
[b] Los alelos *CYP2B6*6, *7, *9, *13, *19, *20, *26, *34, *36, *37* y **38* portan esta mutación.

✪ FARMACOGENÉTICA DEL METABOLISMO EN FASE I

- Entre los *CYP* polimórficos con mayor implicación terapéutica se encuentran *CYP2D6* y otros (*CYP2C9, CYP2C19, CYP1A2* y *CYP3A4*).

- *CYP1A2*1F* aumenta la actividad enzimática de CYP1A2 en consumidores de **tabaco**.

- *CYP2B6* 516G>T se ha relacionado con disminución de la actividad enzimática, y durante el tratamiento con **efavirenz** con el aumento de las reacciones adversas a medicamentos en el sistema nervioso central (fatiga, etc.).

- *CYP2C8*3*, en el tratamiento con **rosiglitazona**, se ha relacionado con concentraciones inferiores, menor respuesta terapéutica y menores reacciones adversas.

- Los portadores de *CYP2C9*2* o *CYP2C9*3* en el tratamiento con **warfarina** muestran mayor riesgo de hemorragias y requieren menores dosis para conseguir el mismo efecto.

- Durante el tratamiento con **clopidogrel**, se ha asociado *CYP2C19*2* y *CYP2C19*3* (metabolizadores lentos) con peor respuesta y menos reacciones adversas, y *CYP2C19*17* se asocia con aumento de la actividad y mejor respuesta antiagregante plaquetaria, pero mayor riesgo de hemorragia.

- Los metabolizadores lentos de CYP2D6 requieren menores dosis de **aripiprazol**.

- Durante el tratamiento con **codeína**, los metabolizadores lentos para CYP2D6 presentan menores concentraciones de derivados de la morfina (menor efecto analgésico), mientras los metabolizadores ultrarrápidos muestran mayores valores plasmáticos y, por lo tanto, mayores efectos adversos (depresión respiratoria).

- CYP2D6 también se ha relacionado con el opiáceo **tramadol**.

- *CYP3A4*22* se ha asociado con dosis más bajas en el tratamiento con **estatinas** (simvastatina, atorvastatina y lovastatina).

- *CYP3A5* se ha relacionado con la dosificación de **tacrólimus** en trasplantes.

Tabla 63-2. Algunos biomarcadores farmacogenéticos recomendados por las agencias reguladoras EMA y FDA

Fármaco	Gen o alelo	Indicación terapéutica
Toxicidad		
Abacavir	*HLA-B*57:01*	Infección por VIH
Carbamazepina[a]	*HLA-B*15:02*	Anticonvulsivante
Alopurinol	*HLA-B*58:01*	Antigotoso
Irinotecán	*UGT1A1*	Cáncer colorrectal
Tiopurinas	*TPMT*	LLA, enfermedad inflamatoria intestinal
Warfarina	*VKORC1; CYP2C9*	Anticoagulante
Eficacia		
Tamoxifeno	*CYP2D6*	Cáncer de mama
Cetuximab	*EGFR/RAS*	Cáncer colorrectal
Panitumumab	*EGFR/RAS*	Cáncer colorrectal
Gefitinib	*EGFR*	Cáncer de pulmón
Imatinib	[BCR-ABL], KIT, PDGFRA	Leucemias (LMC, LLA), GIST
Trastuzumab	*ERBB2*	Cáncer de mama

[a] Se recomienda este test farmacogenético para orientar la prescripción en pacientes con ascendencia asiática.

GIST, tumor estromal gastrointestinal; LLA, leucemia linfoide aguda; LMC, leucemia mieloide crónica. *ErbB-1* y *ErbB-2* se denominan también como *EGFR* y *HER-2*, respectivamente; VIH, virus de inmunodeficiencia humana.

Las variantes alélicas más comunes en poblaciones caucásicas son *CYP2C9*2* y *CYP2C9*3*, mientras el alelo *CYP2C9*2* está ausente en las asiáticas. En poblaciones iberoamericanas, su presencia se reduce cuanto mayor es el componente ancestral amerindio. Por su parte, el alelo *CYP2C9*3* es más frecuente en población caucásica (5-16 %) que en poblaciones asiáticas, en las que varía entre el 1,6 y el 5,4 %, y se ha encontrado en apenas un 0,8 % en poblaciones afroamericanas.

Así, en pacientes tratados con **warfarina** se ha sugerido que los individuos portadores de al menos un alelo *CYP2C9*2* o *CYP2C9*3* presentan un mayor riesgo de hemorragias y requieren menores dosis para conseguir los mismos niveles de anticoagulación que los individuos con alelos *CYP2C9*1/*1*. En el caso de individuos *CYP2C9*3/*3*, la dosis requerida puede llegar a ser mucho menor. Por todo ello, se han diseñado algoritmos que permiten individualizar la dosis para cada paciente, los cuales incluyen el genotipo de *CYP2C9* junto con el genotipo de *VKORC1* del paciente (v. «Farmacogenética de receptores»). Esta estrategia está incluida en las recomendaciones de la FDA (tabla 63-2).

CYP2C19

Esta enzima está implicada en el metabolismo de fármacos como los inhibidores de la bomba de protones (p. ej., omeprazol y lansoprazol), inhibidores selectivos de la recaptación de serotonina o ISRS (citalopram y escitalopram) y antitrombóticos (clopidogrel).

El gen que codifica para la enzima CYP2C19 presenta más de 30 variantes alélicas. Utilizando diferentes fármacos de prueba (p. ej., mefenitoína, omeprazol, etc.), se han descrito metabolizadores lentos, por lo general portadores homocigotos para *CYP2C19*2* y/o *CYP2C19*3*. Además, la presencia de la variante *CYP2C19*17* se ha relacionado con un metabolismo aumentado.

Existe variabilidad interétnica en la frecuencia de ML (3 % en caucásicos y 15-20 % en asiáticos) debida principalmente a las diferencias en la frecuencia de *CYP2C19*2*. El alelo *CYP2C19*17* se ha encontrado en poblaciones africanas y caucásicas con una frecuencia en torno al 20 %, mientras que en asiáticos es inferior al 3 %. Individuos con variantes para esta enzima pueden tener implicaciones clínicas importantes. Por ejemplo, con el profármaco clopidogrel, cuyo metabolito activo posee efecto antiplaquetario; por tanto, los pacientes ML al tener una menor exposición a dicho metabolito, presentan menor respuesta antiplaquetaria y un mayor número de eventos adversos.

CYP2D6

Es la enzima más estudiada, ya que participa en el metabolismo del 20-25 % de los fármacos utilizados en clínica, como β-bloqueantes (metoprolol, propanolol, etc.), antidepresivos (fluoxetina, imipramina, etc.), antipsicóticos (aripiprazol, haloperidol, etc.), antineoplásicos (tamoxifeno) y opiáceos (codeína). El gen *CYP2D6* es altamente polimórfico, con más de 160 variantes alélicas descritas. Los alelos funcionales son mayoritarios en todas las poblaciones, pero los alelos de actividad disminuida como, por ejemplo,

CYP2D6*10 y *CPY2D6*17*, son más frecuentes en poblaciones asiáticas y africanas, respectivamente.

La variabilidad en el metabolismo mediado por CYP2D6 tiene implicaciones clínicas importantes. Por ejemplo, en el tratamiento con **aripiprazol**, se sugiere reducir la dosis en los metabolizadores lentos (ML). Otro ejemplo: la codeína, en individuos ML, resulta en una disminución tanto en los niveles de derivados de morfina como en la analgesia. Por el contrario, en individuos metabolizadores ultrarrápidos la codeína supone una mayor frecuencia de efectos adversos en adultos y niños, así como también en bebés amamantados cuyas madres eran MUR.

En función de las frecuencias de los polimorfismos de *CYP2D6* en diferentes poblaciones, se calcula que existen alrededor de 245 millones de metabolizadores lentos y 378 millones de metabolizadores ultrarrápidos en el planeta. En otras palabras, en cerca de 600 millones de personas las dosis generalmente prescritas de medicamentos sustratos de la enzima CYP2D6 pueden necesitar un ajuste para optimizar la respuesta farmacológica. Existen , además, diferencias poblacionales en la frecuencia de cada grupo, como se observa en el ejemplo de la **figura 63-4**, en el que se compara la población española con otras iberoamericanas mestizas de Cuba o Nicaragua; las frecuencias de metabolizadores lentos y de ultrarrápidos varían entre ellas.

CYP3A4

Esta monooxigenasa exhibe un amplio espectro de sustratos y es responsable del metabolismo de aproximadamente el 50-60 % de los fármacos utilizados en la práctica clínica habitual. El gen que la codifica, *CYP3A4*, presenta alrededor de 40 variantes alélicas, aunque sólo unas pocas afectan a la actividad *in vivo* de la enzima, como *CYP3A4*22*, que origina una disminución de la actividad enzimática, y *CYP3A4*20*, única variante que da lugar a una enzima *CYP3A4* sin actividad. La frecuencia de *CYP3A4*20* es muy baja (menos del 1 %) en todas las poblaciones estudiadas. El alelo *CYP3A4*22* es también muy escaso en poblaciones africanas y asiáticas; sin embargo, en poblaciones caucásicas se ha descrito con una frecuencia de un 5 %. Se ha relacionado la presencia del alelo *CYP3A4*22* con una respuesta terapéutica con dosis más bajas en el tratamiento con **estatinas** (mejor perfil lipídico, menores concentraciones de colesterol LDL y total).

CYP3A5

Los alelos *CYP3A5*3*, *CYP3A5*6* y *CYP3A5*7* de esta enzima reducen la capacidad metabólica, por lo que podrían afectar al régimen de dosificación inicial. Estos polimorfismos se han relacionado con el rechazo a los trasplantes debido al fallo del inmunosupresor **tacrólimus**. Dichos alelos presentan variabilidad interétnica: *CYP3A5*3* es mucho más frecuente en caucásicos, contrariamente a los alelos *CYP3A5*6* y *CYP3A5*7*, que se han detectado en mayor proporción en poblaciones de origen africano. Se necesitan estudios para generar guías de implementación clínica del *CYP3A5* en pacientes receptores y donantes de trasplantes de órganos (riñón, hígado, entre otros).

FARMACOGENÉTICA DEL METABOLISMO EN FASE II

El metabolismo de fármacos en fase II consiste en reacciones de conjugación con un sustrato polar que facilita su excreción. Las enzimas más relevantes son las *N*-acetiltransferasas (NAT), las uridindifosfato-glucuroniltransferasas (UGT), las glutatión-*S*-transferasas (GST), las tiopurina-metiltransferasas (TPMT) y las sulfotransferasas (SULT). De todas ellas destaca históricamente el estudio de las NAT, y desde el punto de vista de la implicación clínica, las que hasta la fecha se han considerado principalmente con relevancia farmacogenética son las UGT en el tratamiento del cáncer colorectal con irinotecán y las TPMT en el tratamiento de la leucemia linfoide aguda con tiopurinas **(v. tabla 63-2)**.

N-acetiltransferasas (NAT)

Las ***N*-acetiltransferasas** pueden producir metabolitos reactivos al ADN, además de metabolizar fármacos como la dapsona, las sulfonamidas o la isoniazida. La relevancia del polimorfismo genético de esta enzima en la acetilación de este último fármaco fue de los primeros estudiados. Las NAT son codificadas por los genes *NAT1* y *NAT2*, si bien los polimorfismos en *NAT2* son los que principalmente se relacionan con los fenotipos acetilador lento y rápido de isoniazida. Los acetiladores lentos de NAT2 varían entre el 10 y el 80 % en diversos grupos étnicos, con una frecuencia menor en asiáticos. A pesar del alto número de alelos mutados identificados en el gen *NAT2* (más de 25), sólo los alelos mutados *NAT2*5A*, *NAT2*5B*, *NAT2*5C*, *NAT2*6A*, *NAT2*7B* y *NAT2*13* identifican más del 99 % de los acetiladores lentos. Por otro lado, los acetiladores rápidos son portadores del alelo *NAT2*4*, en forma heterocigota u homocigota. Las implicaciones clínicas del polimorfismo genético *NAT2* se han descrito principalmente para los acetiladores lentos.

UDP-glucuroniltransferasas (UGT)

Las UGT están implicadas en el metabolismo de fármacos (opiáceos, analgésicos, AINE, anticomiciales, etc.) y otros xenobióticos (sustancias de la dieta, del medio ambiente, etc.). La superfamilia de genes *UGT* en mamíferos está formada por 117 miembros. Sin embargo, desde el punto de vista de la farmacogenética humana, las isoformas *UGT1A* son las más relevantes, específicamente la *UGT1A1*.

La *UGT1A1* interviene en la conjugación de fármacos como el irinotecán, un antineoplásico. Se han identificado alrededor de 60 polimorfismos de *UGT1A1*, siendo *UGT1A1*28* el más relevante desde el punto de vista clínico. Este fármaco experimenta una bioactivación por carboxilesterasas tisulares que da lugar a un metabolito citotóxico, el SN-38, que debe ser glucuronizado por *UGT1A1* para su eliminación. Se ha observado que individuos portadores de la variante *UGT1A1*28* presentan menor capacidad de glucuronidación del SN-38 y, como consecuencia, mayor toxicidad. Teniendo en cuenta que más del 33 % de las poblaciones caucásicas muestran esta variante alélica, se recomienda el ajuste de dosis de irinotecán **(tabla 63-3)**.

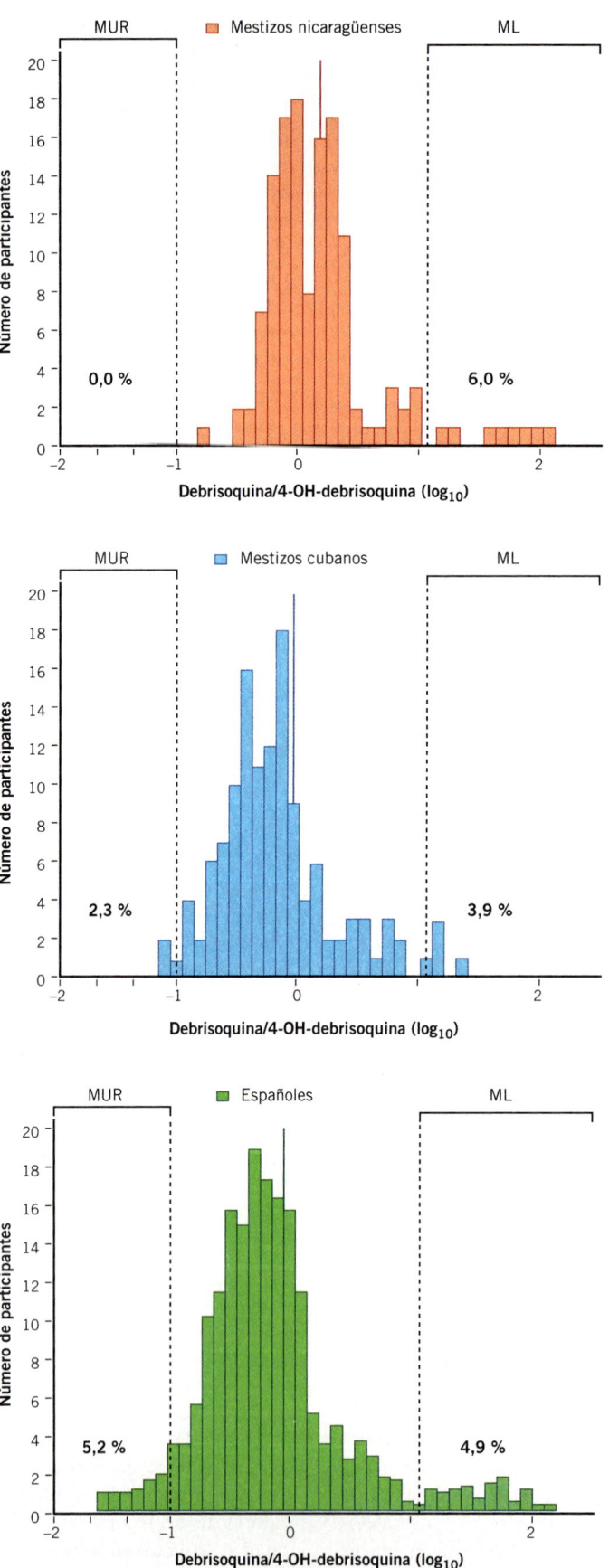

Figura 63-4. Histogramas de distribución de frecuencias de los individuos según el rango del índice metabólico urinario utilizando la debriso-quina como fármaco de prueba. Se observa la variabilidad interindividual y diferencias entre distintas poblaciones iberoamericanas. Puede apreciarse , además, la diferencia en la frecuencia de metabolizadores lentos (ML) y ultrarrápidos (MUR), siendo menor esta última en pobla-ciones de origen amerindio. (Modificado de Llerena y cols., 2012.)

Tiopurina-metiltransferasas (TPMTs)

Las TPMT catalizan la *S*-metilación de fármacos tiopuríni-cos como el fármaco inmunosupresor 6-mercaptopurina. Se han identificado alrededor de 20 polimorfismos genéticos de *TPMT* que podrían estar asociados con una disminución de la actividad de TPMT y, por lo tanto, con la toxicidad por **tiopurinas**, de los que los más relevantes son *TPMT*2*, *TPMT*3A* y *TPMT*3C*. Cuando está presente alguna de estas tres variantes en heterocigosis u homocigosis, da lugar a un fenotipo intermedio o lento de TPMT, respectivamente. En caucásicos la *TPMT*3A* es la variante alélica más prevalente (3-6 %). Se recomienda genotipar a los pacientes en tratamiento con estos fármacos y reducir la dosis en aquellos con baja actividad de TPMT **(v. tabla 63-3)**. Por ello, algunos autores han sugerido el genotipado del *TPMT* antes de iniciar el tratamiento con tiopurinas.

Glutatión-*S*-transferasas (GST)

Esta familia de enzimas está involucrada en la detoxificación de algunos fármacos quimioterápicos (agentes alquilantes, doxorubicina y vincristina). Se han observado polimorfismos en al menos cuatro genes de la familia GST, entre los que se encuentran *GSTA1*, *GSTP1*, *GSTM1* y *GSTT1*. Su potencial uso clínico estaría relacionado, por una parte, con que la disminución en la detoxificación de agentes ambientales genotóxicos implicaría un aumento del riesgo de padecer cáncer y, por otra, con alteraciones en la respuesta al tratamiento.

Los polimorfismos de los genes *GSTA1* y *GSTP1* podrían relacionarse con la respuesta a los antineoplásicos **busulfano** y **derivados del platino**, respectivamente. Las implicaciones clínicas de los polimorfismos de los genes *GSTM1* y *GSTT1* necesitan ser demostradas.

Sulfotransferasas (SULT)

Entre las 12 enzimas de este grupo parece que sólo la SULT1A tiene relevancia farmacogenética. La variante *SULT1A1*2* genera una enzima menos activa, cuya presencia se ha asociado con menor inactivación del 4-hidroxitamoxifeno, metabolito activo del **tamoxifeno**, lo que podría relacionarse con mejores resultados clínicos.

FARMACOGENÉTICA DE LOS TRANSPORTADORES

Los transportadores de membrana son determinantes para el mantenimiento de la homeostasis celular. Entre ellos, los transportadores de fármacos componen un subgrupo que interacciona no sólo con los fármacos, sino también con sus metabolitos. Estos transportadores y, por tanto, la potencial modificación de su función por alteraciones genéticas, factores ambientales o interacciones farmacológicas resultan cruciales en los procesos farmacocinéticos (absorción, distribución y excreción) y, en muchos casos, en el grado de interacción del fármaco con los órganos diana.

Los transportadores de fármacos pertenecen a dos grupos principales: la superfamilia de transportadores dependientes de unión a adenosintrifosfato (ATP), conocidos como *ABC* (por sus siglas en inglés ATP *binding cassette*),

Tabla 63-3. Factores que determinan la implementación de la farmacogenética en la práctica clínica

Características del fármaco
- Índice terapéutico
- Previsibilidad de efectos beneficiosos y tóxicos
- Variabilidad interindividual de la respuesta farmacológica
- Disponibilidad de alternativas terapéuticas

Frecuencia de polimorfismos farmacogenéticos

Características de las pruebas farmacogenéticas
- Precisión, reproducibilidad, sensibilidad y especificidad
- Tiempo de análisis
- Coste
- Directrices para la prescripción individualizada

Existencia de un marco regulador e información adecuada

Adopción de la farmacogenética por los profesionales de la salud
- Reversión del paradigma
- Barreras tecnológicas, operacionales y económicas
- Educación de los profesionales de la salud
- Validez y utilidad clínica

que emplean energía de la hidrólisis de ATP para expulsar xenobióticos del interior celular, y los transportadores de soluto (SLC, *solute carrier*). En el genoma humano se han identificado 48 transportadores *ABC*, que se subdividen en subfamilias, y 350 transportadores de la superfamilia *SLC*. Aunque uno de los transportadores más estudiados es la glucoproteína P (gen *ABCB1*), el más destacable por su utilidad clínica hasta ahora es el OATP1B1 (gen *SLCO1B1*), por su relación con la miopatía que aparece en el tratamiento con estatinas (simvastatina, atorvastatina, rosuvastatina, etc.). A continuación se presentan algunos de los transportadores con mayor relevancia farmacogenética. En la **figura 63-5** se presenta un esquema de la distribución tisular y la función general de los diferentes tipos de transportadores.

Familia de transportadores ABC

Los transportadores ABC mejor conocidos son la glucoproteína P (gen *ABCB1*), MRP1 (gen *ABCC1*), MRP2 (gen *ABCC2*) y BCRP (gen *ABCG2*).

Glucoproteína P (GpP)

La proteína 1 de resistencia multifármaco, también conocida como MDR1 *(multidrug resistance protein 1)*, es el transportador ABC más estudiado. Su expresión en la barrera hematoencefálica condiciona la disponibilidad de fármacos sustratos en el sistema nervioso central, lo que puede influir en la respuesta farmacológica. Por otra parte, su sobreexpresión en células cancerosas está asociada con un fenotipo de resistencia a numerosos fármacos antineoplásicos, como irinotecán y paclitaxel. Este transportador también se expresa en hígado, riñón, páncreas e intestinos, donde actúa como barrera para una amplia variedad de sustratos, condicionando en algunos casos la biodisponibilidad de éstos. Entre los sustratos de la GpP se encuentran la digoxina, antidepresivos (p. ej., venlafaxina y paroxetina), anticomiciales (p. ej., carbamazepina y valproato), antibióticos (p. ej., eritromicina),

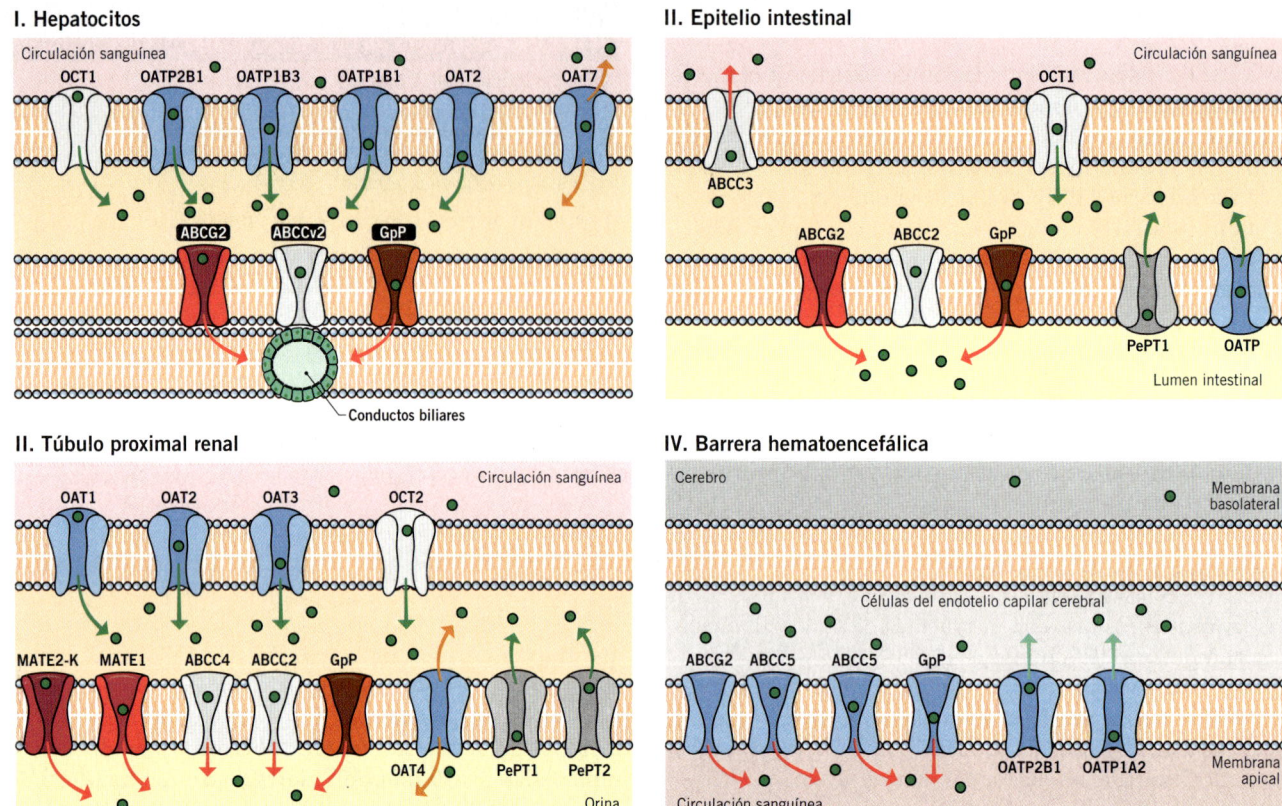

Figura 63-5. Distribución tisular de las principales proteínas transportadoras de fármacos. ABC: transportadores dependientes de unión a ATP; GpP: glucoproteína P.; OATPs: transportadores polipéptidicos de aniones orgánicos; OATs: transportadores de aniones orgánicos; OCTs: transportadores de cationes orgánicos; PepTs: transportadores de polipéptidos.

inmunosupresores (p. ej., tacrólimus y ciclosporina) y antineoplásicos (p. ej., irinotecán y paclitaxel). Entre los polimorfismos del gen *ABCB1* que la codifica, el 3435C>T es el más estudiado, y se han encontrado evidencias de que, entre portadores de la variante y no portadores, se observan diferencias en la especificidad de sustrato. La frecuencia de esta variante es menor en poblaciones africanas (17-27 %) que en poblaciones asiáticas (41-47 %) y caucásicas (52-57 %). Se ha descrito una asociación entre la presencia del polimorfismo 3435C>T y los valores plasmáticos de **digoxina**; los portadores del genotipo TT presentarían valores mayores que los individuos CC. Sin embargo, el impacto funcional no está claro, y se han encontrado casos en los que la situación es la opuesta. Existen otros ejemplos como la identificación de una mejor respuesta terapéutica a **venlafaxina** en portadores de al menos un alelo C para el rs2032583 (2685+49T>C) de *ABCB1*; no obstante, en ninguno de los casos se han encontrado claras evidencias que permitan implicaciones a nivel regulatorio.

MRP1

Codificado por *ABCC1*, posee un amplio rango de sustratos que incluyen fármacos como el etopósido, el metotrexato, antraciclinas (doxorubicina) y antiandrógenos. Se han identificado más de 20 polimorfismos de *ABCC1*, algunos asociados al fallo de la quimioterapia con **doxorubicina** y la miocardiopatía inducida por **antraciclina**s.

MRP2

Codificado por el gen *ABCC2*, facilita el transporte al exterior celular de anticancerígenos como irinotecán, metotrexato y vinblastina, y de antibióticos como ampicilina, cefoxidima y grepafloxacino. Se han identificado numerosos SNP, de los cuales uno se ha asociado con la supervivencia en pacientes que reciben monoterapia con **tamoxifeno**, aunque faltan evidencias para recomendar su uso en clínica.

BCRP

Esta proteína de resistencia al cáncer de mama (gen *ABCG2*) tiene como sustratos fármacos citostáticos (**cisplatino**, **doxorubicina**, **topotecán**). Es codificada por el gen *ABCG2,* el cual presenta variaciones genéticas, entre ellas una relacionada con una expresión reducida de la proteína, que se ha asociado con niveles elevados de gefitinib, diflomotecán y una biodisponibilidad oral superior de topotecán.

Familia de transportadores SLC

En este grupo se pueden diferenciar diferentes transportadores: polipeptídicos de aniones orgánicos (OATP), de aniones orgánicos (OAT), de cationes orgánicos (OCT) y de polipéptidos (PepT). Por su presencia en la pared intestinal, el grupo de proteínas transportadoras de membrana del transportador de soluto o transportadores SLC son determinantes en la

> ### ✪ FARMACOGENÉTICA DE LOS TRANSPORTADORES
>
> - Diversos polimorfismos genéticos de los transportadores parecen influir en su actividad, lo que generaría variabilidad interindividual en la fase farmacocinética.
> - La p-glicoproteína (P-gp) puede influir en los valores plasmáticos de numerosos fármacos (tacrólimus, ciclosporina, carbamazepina y valproato), aunque los datos necesitan ser corroborados. Los individuos *3435TT* tendrían valores mayores de **digoxina** que los CC, en concordancia con los hallazgos sobre los valores de expresión de la P-gp.
> - Existen polimorfismos de *ABCG2* potencialmente relevantes (relacionados con gefitinib, diflomotecán, topotecán y gefitinib).
> - *OATP1B1*5* se ha asociado con un incremento de la concentración plasmática del metabolito de **simvastatina** y, como consecuencia, una reducción de su eficacia y un aumento de su toxicidad (miopatía).
> - En general, la implicación clínica de los polimorfismos en transportadores debe aún estudiarse más a fondo, puesto que los resultados son, en muchos casos, contradictorios.

biodisponibilidad de un gran número de fármacos administrados oralmente.

Dentro de esta familia, el polimorfismo más relevante es el *SLCO1B1*5*, por su relación con la miopatía por estatinas.

Transportadores polipeptídicos de aniones orgánicos

Los **OATP**, entre ellos OATP1B1 y OATP1B3, tienen un papel importante en la absorción hepática de fármacos, y OATP2B1 y OATP1A2 pueden ser factores clave en la absorción intestinal y el transporte a través de la barrera hematoencefálica, respectivamente.

OATP1B1 (codificado por el gen *SLCO1B1*) está implicado en la distribución de estatinas (atorvastatina, fluvastatina, etc.), antidiabéticos (repaglinida), antibióticos (rifampicina y cefazolina), antihipertensivos (enalapril y temocapril) y agentes quimioterápicos (flavopiridol, gimatecán y metotrexato). Se han identificado hasta 17 variantes alélicas para el gen *SLCO1B1*. El alelo *SLCO1B1*5* se presenta con frecuencias alélicas similares en poblaciones asiáticas y caucásicas (13 y 15 %, respectivamente), pero muy inferiores en poblaciones africanas (1 %). Esta variante se ha asociado con actividad reducida del transportador e incremento de la concentración sanguínea del metabolito de **simvastatina** y, como consecuencia, una reducción de su eficacia y el aumento de su toxicidad. Portadores de este alelo muestran también valores plasmáticos elevados de pravastatina, atorvastatina, rosuvastatina y repaglinida. La miopatía y la rabdomiólisis producida por altas dosis de simvastatina aumentan en los portadores del polimorfismo *SLCO1B1*5*.

OATP1B3 y **OATP2B1** son menos relevantes desde el punto de vista farmacogenético. El primero presenta polimorfismos genéticos, uno de ellos relacionado con mayores concentraciones de docetaxel, lo que supone un aumento del riesgo de presentar leucocitopenia o neutropenia, y con respecto a OATP2B1, se dispone de pocos datos sobre las consecuencias de polimorfismos del gen que lo codifica, *SLCO2B1*.

Transportadores de aniones orgánicos (OATs)

La única relevancia farmacogenética encontrada es para OAT1 (codificado por el gen *SLC22A6*). Este transportador

media en la absorción intestinal del antibiótico cefaloridina, de los AINE **ácido acetil salicílico** e indometacina, y del antitumoral **metotrexato**, entre otros. Sus niveles de expresión son mucho más elevados en los riñones, de ahí que se identifique como transportador específico de este órgano. Se han identificado ocho SNP en la región codificante de *SLC22A6*, y uno de ellos se ha asociado con mayor afinidad del transportador por análogos de fosfonatos de nucleósidos como **adenovir**, **ciclovir** y **tenofovir**, lo que sugiere mayor potencial de reacciones adversas como respuesta a la administración de estos fármacos antivirales.

Transportadores de cationes orgánicos (OCTs)

En esta familia se incluyen los subtipos OCT1 (codificado por el gen *SLC22A1*) y OCT2 (codificado por *SLC22A2*). Alguna variante de OCT2 se ha asociado con la reducción en la absorción de **metformina**, lo cual provocaría un incremento de su concentración plasmática; sin embargo, se necesitan más estudios para recomendar su uso clínico.

Transportadores de polipéptidos PepT1 y PepT2

PepT1 y **PepT2** (codificados por los genes *SLC15A1* y *SLC15A2*, respectivamente) son transportadores peptídicos que intervienen en la absorción y distribución de los antibióticos β-lactámicos, inhibidores de la enzima convertidora de angiotensina, antitumorales y antivíricos. Su relevancia farmacogenética está aún por determinar.

FARMACOGENÉTICA DE LAS DIANAS TERAPÉUTICAS Y ANTÍGENO LEUCOCITARIO HUMANO

En el mecanismo de acción del fármaco, dos de los procedimientos más usuales y de potencial relevancia farmacogenética son la interacción con receptores o la interacción con canales iónicos. Un capítulo aparte merecería la oncología, que comprendería mecanismos específicos en el tejido tumoral.

Receptores

La existencia de polimorfismos genéticos en los receptores condicionará diferencias interindividuales en el mecanismo de acción de los fármacos que actúen por este procedimiento y, por lo tanto, de la respuesta farmacológica (v. fig. 63-3). Los receptores metabotrópicos son los principales transductores de señales en las membranas celulares, conectando receptores a efectores, mediante acoplamiento a proteínas G. Entre ellos destacan los receptores adrenérgicos.

Receptores adrenérgicos

Los receptores β$_1$-adrenérgicos, codificados por el gen *ADRB1*, constituyen el principal grupo de receptores adrenérgicos encontrados en el corazón. Su papel es clave en la regulación del ritmo cardíaco y, en consecuencia, en el tratamiento de la hipertensión arterial con antagonistas como el **metoprolol**. El gen presenta más de 70 polimorfismos, y uno de ellos, Arg389Gly, se ha relacionado con la respuesta al tratamiento con antagonistas β$_1$-adrenérgicos, siendo

Gly389 la variante asociada a una disminución en el efecto terapéutico de **metoprolol**.

Los polimorfismos del receptor β$_2$-adrenérgico tienen importancia como diana para el tratamiento del asma mediante agonistas β$_2$-adrenérgicos como el **salbutamol**. El gen que codifica este receptor *(ADRB2)* es inusualmente polimórfico entre los receptores adrenérgicos. Existen al menos 20 SNP en la región codificante, siete de ellos causantes de cambios en la secuencia de aminoácidos, y se ha observado que el polimorfismo Arg16Gly puede influir en la respuesta a los broncodilatadores β$_2$-adrenérgicos de acción rápida administrados por inhalación (fenoterol, isoproterenol, pirbuterol, levalbuterol y salbutamol), si bien los tratamientos actuales incluyen principalmente el uso de agonistas de acción lenta (p. ej., salmeterol y formoterol).

Por otra parte, la variante Gln27Glu de *ADRB2* se ha estudiado en pacientes con enfermedades cardiovasculares, en los que se ha encontrado que los pacientes portadores de Glu27 en homocigosis presentan un aumento de incidencia de dislipidemia (aumento de triglicéridos y descenso de HDL-C), de ahí que el alelo Glu27 del receptor *ADRB2* pueda ser útil como biomarcador de riesgo.

Existen diferencias poblacionales en la frecuencia de las variables alélicas de los receptores adrenérgicos β$_1$ y β$_2$, lo que podría condicionar variabilidad interétnica para los fármacos que utilicen este mecanismo de acción.

Sistema serotoninérgico

Otro grupo de transportadores de interés se localiza en la membrana presináptica del terminal nervioso, y pertenece a las denominadas proteínas transportadoras dependientes de sodio. Entre ellas se encuentra la **proteína transportadora de serotonina (5-HTT)**, que tiene un papel crítico en la terminación de la neurotransmisión serotoninérgica. Desde el punto de vista farmacológico, representa una diana para fármacos inhibidores de la recaptación de serotonina (5-HT), como son fluoxetina, sertralina, paroxetina, venlafaxina y duloxetina. La proteína 5-HTT es codificada por **SLAC6A4**, para el cual se han descrito más de 400 SNP, algunos consistentes en un número variable de copias de una secuencia del gen. El número de repeticiones puede oscilar entre 9 y 12 copias, constituyendo los alelos STin2.9, STin2.10 y STin2.12, respectivamente. Este último es el más frecuente y se designa como alelo *L (long)*, y todos los demás como alelos *S (short)*. La presencia de este polimorfismo afecta al elemento regulador de la transcripción. Por otro lado, existe otro polimorfismo del tipo inserción/deleción, constituido por cuatro alelos con unidades de 44 pb que se repiten 14, 16, 18 o 20 veces. En este caso, al alelo de 14 repeticiones, que es el más frecuente, se designa como alelo *S*, y los demás se denominan *L*. Se ha observado mayor eficacia en la respuesta farmacológica a la fluoxetina en los portadores del alelo *L (STin2.12)*, al igual que en la repuesta a la paroxetina en el tratamiento de la depresión, que en los portadores del alelo *S*.

Los polimorfismos de los receptores serotoninérgicos 5-HT$_{1A}$, 5-HT$_{1B}$, 5-HT$_{1D}$, 5-HT$_{2A}$, 5-HT$_{2C}$, etc., codificados por los genes *HTR1A, HTR1B, HTR1D, HTR2B,* *HTR2C*, etc., respectivamente, también se han estudiado ampliamente, en especial en psicofarmacología, por su implicación en el estado de ánimo, la cognición, la adicción, la ansiedad, la sexualidad, las náuseas, el apetito, etc., y en el mecanismo de acción de antipsicóticos (risperidona, aripiprazol, olanzapina, quetiapina, clozapina, etc.) y antidepresivos (agomelatina, mirtazapina, etc.), aunque aún no se dispone de información relevante de su potencial impacto clínico.

Sistema dopaminérgico

El receptor dopaminérgico D$_1$ (codificado en el gen *DRD1*) está relacionado con el trastorno bipolar. El polimorfismo Ala48Gly de dicho gen y, específicamente, el genotipo Gly/Gly de dicho polimorfismo, se han asociado con una predisposición a padecer trastorno bipolar y también se han relacionado con un menor efecto profiláctico del tratamiento con **litio**.

Vitamina K-epóxido-reductasa

La subunidad 1 de la enzima vitamina K-epóxido-reductasa (VKOR) es el receptor para el anticoagulante **warfarina** y está codificada en el gen *VKORC1*. La inhibición de esta enzima provoca la eliminación de vitamina K y, como consecuencia, la producción de factores de coagulación hipofuncionales que resultan en el proceso de anticoagulación. Existen varias mutaciones en la región codificadora de *VKORC1* (A41S, V45A, R58G, V66M y L128R), todas ellas asociadas con la resistencia a warfarina.

Por otro lado, una variante común en región no codificante es *−1639G>A*, la cual provoca una reducción en la expresión de la proteína y está asociada con la sensibilidad a warfarina. Los portadores del alelo mutado −1639A requieren dosis iniciales de warfarina menores (30 %) que los portadores del alelo −1639G **(v. tabla 63-2)**.

Canales iónicos

Canales de potasio

El gen *KCNH2* (hERG) codifica para la subunidad α del canal iónico de potasio. El síndrome de alargamiento del intervalo QT inducido por fármacos es, a menudo, provocado por el bloqueo de estos canales, aunque existen pocas variantes *KCNH2* que hayan sido claramente asociadas con este síndrome. Sin embargo, diversos estudios avalan la hipótesis de que haplotipos de *KCNH2* modulan la variabilidad en el intervalo QT.

También se ha asociado el polimorfismo *KCNH2* 1956C>T con la eficacia de fármacos antihipertensivos como los antagonistas del calcio (azelnidipino y nitrendipino) y los bloqueantes de receptores adrenérgicos (atenolol, bisoprolol y celiprolol). El efecto hipotensor de azelnidipino y nitrendipino en pacientes con hipertensión es más pronunciado en portadores del alelo T que en individuos sin él. Este polimorfismo podría ser útil como biomarcador en el tratamiento individualizado con algunos fármacos antihipertensivos.

Canales de sodio

Las subunidades de los canales de sodio se encuentran codificadas en la agrupación de genes *SCN1A-SCN2A-SCN3A*. Estos canales son diana de varios antiepilépticos, como valproato, fenitoína y carbamazepina. Un polimorfismo funcional común del gen *SCN1A* está asociado con el uso clínico de mayores dosis de fenitoína y carbamazepina.

Canales de calcio

El *CACNB2* codifica la subunidad reguladora β₂ del canal de calcio tipo L. Un SNP en un promotor alternativo de *CACNB2* provoca que los individuos homocigóticos del alelo mutado (GG) presenten mejor respuesta cuando son tratados con un β-bloqueante que con antagonistas del calcio, por lo que este gen puede ser importante en la respuesta a fármacos antihipertensivos.

Dianas terapéuticas en tejido tumoral

El desarrollo de nuevos tratamientos contra el cáncer ha llevado a la búsqueda de dianas terapéuticas específicas y a la identificación de variantes en los genes que las codifican. Son numerosos los nuevos fármacos antineoplásicos desarrollados atendiendo a nuevas posibles dianas como, por ejemplo, receptores de membrana, moléculas involucradas en la transducción de señales, inhibidores de la angiogénesis, etc. Los nuevos fármacos anticancerosos se diseñan sobre la base de un mecanismo de acción dirigido hacia estos genes expresados por la célula cancerosa. Por tanto, cambios en los genes codificantes de las dianas terapéuticas o moléculas relacionadas en el tejido tumoral pueden determinar un diferente nivel de interacción fármaco-receptor y así modificar el efecto. Una mutación en la diana puede volver a la célula totalmente resistente a un determinado fármaco o en algunos casos puede determinar una mejor respuesta. Así, un análisis genético previo del tejido tumoral puede permitir preseleccionar los respondedores a un determinado fármaco respecto a los pacientes que no responden o responden en menor medida. Además, debido a que los tumores y sus metástasis adquieren constantemente mutaciones, un seguimiento durante el tratamiento puede ser necesario en algunos casos para detectar posibles resistencias adquiridas durante la terapia. Existen principalmente dos grupos de fármacos blanco-específicos en la terapia contra el cáncer, los inhibidores de tirosincinasa y los anticuerpos monoclonales, de los que se mencionan algunos ejemplos.

El primer grupo actúa **inhibiendo la activación de proteínas oncogénicas**; la aparición de mutaciones en los sitios activos de unión del fármaco alterará la respuesta. La mayoría de los oncogenes codifican proteínas con actividad tirosincinasa que deben fosforilarse para su activación, por ejemplo, el gen ***BCR/ABL*** (que genera una proteína oncogénica, la causa más común de leucemia mieloide crónica en adultos). Las proteínas tirosincinasa pueden encontrarse tanto en membrana en forma de receptores o intracelularmente como parte de una cascada de señalización hacia el núcleo. Los ***inhibidores de la tirosina-cinasa*** son fármacos que actúan inhibiendo la actividad oncogénica de esta proteína al unirse de manera competitiva al sitio de unión catalítico de la tirosincinasa, bloqueando así la fosforilación y activación de la molécula. Cuando la célula tumoral presenta mutaciones en el sitio de unión al fármaco, la eficacia de éste se verá comprometida. El primer fármaco de este tipo en introducirse fue **imatinib** (para el tratamiento de leucemia mieloide crónica *BCR/ABL* positivo) y posteriormente la nueva generación como **dasatinib** y **nilotinib**. Al estar expuestas a un fármaco de este tipo, las oncoproteínas mutan su dominio catalítico deformando el sitio de unión al fármaco y volviéndose así resistentes al mismo. Las nuevas generaciones de inhibidores de la tirosincinasa nacen por la necesidad de bloquear el mismo sitio catalítico de la proteína, pero adaptándose al cambio mutacional; de esta manera el paciente tendrá algunas opciones en relación con su estado. Otras moléculas inhibidoras de la tirosincinasa como el **gefitinib**, **erlotinib**, **sorafenib** y **sunitinib** han sido producidas para el tratamiento de tumores sólidos. Teniendo en cuenta que son fármacos administrados por vía oral, las enzimas metabólicas de primera y segunda fase están implicadas en su metabolismo, toxicidad y eficacia; así, por ejemplo, UDP1A1 se relaciona con neutropenia inducida por nilotinib, y CYP3A4, con la disminución de la eficacia de varios fármacos de este tipo.

El segundo grupo se trata de **moléculas proteicas de tipo inmunoglobulinas**, las cuales se producen específicamente para tener afinidad por proteínas que están sobreexpresadas en el tejido tumoral. Los ***anticuerpos monoclonales***, mediante su fracción FAB (fracción de unión al antígeno), bloquean la unión del receptor con su ligando y, como consecuencia, la dimerización y posterior activación de las vías intracelulares responsables de la proliferación celular y metástasis. Por ejemplo, la mayoría de los tumores

> ✪ **FARMACOGENÉTICA DE RECEPTORES, CANALES IÓNICOS Y SISTEMA HLA**
>
> - Las diferencias interindividuales en la respuesta farmacológica también están influidas por polimorfismos genéticos en los receptores.
>
> - Las variaciones genéticas en los receptores adrenérgicos *(ADRB1)* están relacionadas con diferencias en la respuesta a los β-antagonistas para el tratamiento de la hipertensión o de cardiopatías, así como para el del asma con β-agonistas *(ADRB2)*.
>
> - La respuesta a fármacos ampliamente prescritos como antidepresivos (5-HTT) o anticoagulantes (VKOR), así como la predisposición a padecer determinados trastornos (receptor dopaminérgico), también están relacionadas con la existencia de polimorfismos genéticos en los receptores celulares, con las consecuencias que ello comporta sobre la decisión en la dosificación y la elección de tratamientos adecuados para el paciente.
>
> - Los polimorfismos *HLA-A*31:01* y *HLA-B*15:02* se han asociado con reacciones de hipersensibilidad y adversas cutáneas graves, respectivamente, en pacientes tratados con **carbamazepina**.
>
> - El alelo *HLA-B*15:02* también se ha relacionado con la aparición de reacciones adversas cutáneas graves en pacientes tratados con **fenitoína**.
>
> - En pacientes que recibían **abacavir** se ha asociado el polimorfismo *HLA-B*57:01* con la aparición de reacciones adversas de hipersensibilidad.
>
> - El *HLA-B*58:01* se ha asociado con reacciones adversas cutáneas tras el tratamiento con **alopurinol.**.

epiteliales sobreexpresan receptores de crecimiento celular de tipo ErbB, de los cuales ErbB-1 (EGFR) y ErbB-2 (HER-2) son los más importantes. **Cetuximab** y **panitumumab** bloquean específicamente el dominio extracelular de EGFR y son terapia recomendada en cáncer de colon; **trastuzumab** bloquea específicamente a HER-2 en un grupo de cáncer de mama y de estómago que sobreexpresa este receptor (v. tabla 63-2). La resistencia a este tipo de terapia viene dada básicamente por mutaciones en la molécula diana o en alguna de las moléculas relacionadas en la cascada de señalización que éstas bloquean. Una de las vías comúnmente activadas por dimerización de EGFR es la vía RAS/MAPK (proteincinasa activadora de mitosis), donde mutaciones en *RAS* son las responsables principales de resistencia a la terapia monoclonal anti-EGFR.

Se recomienda un análisis genético previo al uso de algunos fármacos antineoplásicos, como la sobreexpresión de EGFR y mutación de *RAS* para cetuximab y panitumumab en el cáncer de colon, sobreexpresión de HER-2 en cáncer de mama para terapia con trastuzumab o mutaciones en el dominio tirosincinasa de EGFR para gefitinib en el cáncer de pulmón (v. tabla 63-2).

Sistema antígeno leucocitario humano (HLA)

El sistema HLA agrupa a los genes que codifican para el complejo principal de histocompatibilidad (MHC, *major histocompatibility complex*) en seres humanos. Su función es presentar antígenos intracelulares (clase I) o extracelulares (clase II) a los linfocitos T, participando así en la respuesta inmunitaria. El sistema HLA contiene más de 220 genes altamente polimórficos. Los genes *HLA* se agrupan en tres clases de acuerdo con su posición y función, y los más comunes son de las clases I (*HLA-A*, *HLA-B* y *HLA-C*) y II (*HLA-DP*, *HLA-DQ* y *HLA-DR*). Los polimorfismos *HLA-A* y *HLA-B* se han relacionado con efectos adversos graves (v. tabla 63-2).

La presencia de la variante alélica *HLA-B*15:02* (más frecuente en población de origen asiático) se ha relacionado con la aparición de reacciones adversas cutáneas graves, como el síndrome de Stevens-Johnson y la necrólisis epidérmica tóxica en pacientes en tratamiento con **carbamazepina**. Inicialmente se recomendaba el análisis de esta variante alélica antes del inicio del tratamiento con carbamazepina para disminuir en lo posible la aparición de SSJ/NET, específicamente para los pacientes de origen asiático. Posteriormente esta recomendación ha sido adoptada por las agencias reguladoras también para el uso de **fenitoína**. La asociación de alelos de *HLA* con reacciones de hipersensibilidad se asocia con el origen étnico de los pacientes estudiados, como es el caso del alelo *HLA-B*15:02*, que se ha encontrado con elevada frecuencia en poblaciones de China y Tailandia.

La variante *HLA-A*31:01* se ha asociado con reacciones de hipersensibilidad, incluidos el síndrome de Stevens-Johnson y la necrólisis epidérmica tóxica, en pacientes del norte de Europa tratados con **carbamazepina**.

El **abacavir**, un fármaco utilizado en el tratamiento de pacientes infectados por el virus de la inmunodeficiencia humana (VIH), causa reacciones de hipersensibilidad potencialmente mortales (aproximadamente el 5 %). *HLA-B*57:01* se ha asociado con el riesgo de reacciones de hipersensibilidad. El aná-

lisis de la presencia de esta variante antes del inicio del tratamiento con abacavir reduce la incidencia de reacciones de hipersensibilidad, por lo cual se recomienda evaluar este alelo antes de iniciar el tratamiento con abacavir.

El **alopurinol**, indicado para enfermedades relacionadas con hiperuricemia, también produce reacciones adversas cutáneas graves (síndrome de Stevens-Johnson y necrólisis epidérmica tóxica) en portadores del alelo *HLA-B*58:01*, que muestra una alta frecuencia en poblaciones chinas Han y coreanas. La EMA recomienda el genotipado de este alelo antes de prescribir alopurinol.

IMPLEMENTACIÓN CLÍNICA DE LA FARMACOGENÉTICA

Medicina personalizada y su implementación en clínica

La incorporación de la información genómica personal y familiar para guiar el manejo clínico del paciente ha significado un impulso para el desarrollo científico del conocimiento en farmacogenética y la potenciación del concepto de **medicina personalizada**. Este último término incluye el uso de la información farmacogenética junto a otra relevante (interacciones farmacológicas, factores clínicos) para individualizar el tratamiento farmacológico y el proceso diagnóstico.

Existe una demanda cada vez mayor para la implementación de la medicina personalizada en la práctica clínica habitual, lo cual implicaría una mejora de la eficacia, reducción de los efectos adversos de los medicamentos y, en última instancia, de los costes de atención asociados a ellos. Sin embargo, los avances de esta implementación dependen de la integración de información genética junto con la relativa a otros factores

---

⊕ APLICACIÓN CLÍNICA DE LA FARMACOGENÉTICA Y MEDICINA PERSONALIZADA

- El objetivo primordial de la farmacogenética/farmacogenómica es la prescripción adecuada de fármacos y su dosificación sobre una base de individualidad genética.

- Cuanto mayor es la influencia de factores genéticos en la modulación de la respuesta farmacológica, mayor será la importancia de la farmacogenética en la prescripción individualizada de medicamentos. Cuanto más poligénica es la respuesta farmacológica, más compleja será la implementación clínica de la farmacogenética.

- La utilidad clínica de la farmacogenética no se extiende a todos los fármacos, pero es evidente en algunos, como el abacavir, las tiopurinas, la carbamazepina (en determinadas poblaciones) y los medicamentos «biológicos», cuyo efecto está determinado por mutaciones somáticas.

- Clopidogrel, irinotecán, tamoxifeno, warfarina y diversas clases de psicotropos son ejemplos prometedores de la utilidad clínica de la farmacogenética.

- Aproximadamente una tercera parte de los medicamentos aprobados por el procedimiento centralizado de la EMA contienen información farmacogenética en su ficha técnica.

- La adopción de la farmacogenética en la práctica clínica consiste en la revisión de los paradigmas establecidos en la prescripción de medicamentos. Esto tiene connotaciones tecnológicas, operacionales, económicas y para la formación de los profesionales de la salud.

para ser interpretada adecuadamente en el proceso de toma de decisiones clínicas, optimizando así la elección del tratamiento farmacológico.

Con la secuenciación del genoma humano y la disponibilidad de métodos computacionales de alta potencia y tecnologías «-ómicas» de alto rendimiento, la investigación farmacogenómica y su implementación en la atención clínica están experimentando un cambio revolucionario, dando lugar a nuevas disciplinas como la biología de sistemas. Asimismo, es imprescindible el uso de herramientas computacionales complejas para el manejo de una cantidad de datos para analizar e implementar evaluaciones personalizadas del tratamiento farmacológico. Esta implementación debe ir guiada por las recomendaciones de las agencias reguladoras de medicamentos. En este sentido, la información relacionada disponible en las fichas técnicas de los productos farmacéuticos de las mayores agencias regulatorias europea, americana o japonesa es cada día mayor y más detallada. La información contenida en las fichas técnicas de los medicamentos y las guías publicadas en los últimos años por diferentes consorcios de implementación recomiendan el uso clínico de biomarcadores farmacogenéticos, e incluso las evaluaciones genéticas de los sujetos en todas las fases de desarrollo clínico de nuevos fármacos. La adopción de estas guías aumentaría significativamente el volumen de evidencia disponible en este área, lo cual, unido al gran desarrollo de las tecnologías de la información, posibilitará generar herramientas de aplicación clínica con impacto en la calidad de vida de la población.

El objetivo fundamental de la medicina personalizada y la farmacogenética es promover la individualización de la prescripción de medicamentos. Cuanto mayor sea la contribución relativa de los factores genéticos (comparados con los factores no genéticos) en la modulación de la respuesta farmacológica, mayor será la importancia de la farmacogenética en la prescripción individualizada de medicamentos. Sin embargo, cuanto más poligénica sea la respuesta farmacológica, más compleja será la investigación e implementación clínica de la farmacogenética. De esta manera, se entiende que los ejemplos de la aplicación práctica de la farmacogenética con mayor éxito se refieren a procesos monogénicos (p. ej., la asociación entre polimorfismos en el *HLA* y la hipersensibilidad al antirretroviral **abacavir**). En la **tabla 63-2** se exponen algunos de los ejemplos de utilización clínica de la farmacogenética según las recomendaciones de las agencias reguladoras cuya prescripción está siendo optimizada a partir del uso de biomarcadores genéticos.

Existen varias iniciativas relacionadas con la implementación clínica en Europa, como ICPerMed (https://www.icpermed.eu/). En Estados Unidos, aunque de utilidad global destaca la base de consultas PharmGKB® (https://www.pharmgkb.org/), que incluye información sobre las mayores agencias reguladoras de medicamentos y consorcios de implementación (CPIC, DPWG). Uno de los retos para el futuro es la inclusión de la influencia simultánea de varios genes y la inclusión de otros datos relevantes que influyan en la variabilidad interinvidual en la respuesta a fármacos, como la polifarmacia y el contexto de la multimorbilidad.

Por otra parte, la farmacogenética aplicada a la farmacocinética es, actualmente, una de las piedras angulares en las

que se basa la implementación clínica. Por tanto, la determinación real de fenotipos mediante el análisis de índices metabólicos indicativos de la actividad enzimática real (dependiente de la dosis) para detectar fenómenos de «fenocopia», como se muestra durante el tratamiento con tioridazina, risperidona o fluoxetina, el análisis adicional de factores de influencia, como las funciones hepática o renal, y la polimedicación, es esencial para desarrollar un proceso de implementación clínica preciso.

En definitiva, a pesar de esta necesidad creciente de implementación, todavía hay barreras que superar con respecto a la inclusión de todos los factores que pueden influir sobre la variabilidad en la respuesta a fármacos. Además, aún se requiere desarrollar herramientas computacionales que puedan integrar la relevancia de los factores ya comentados. Por último, estos sistemas necesitan ser evaluados a nivel de su relación coste-efectividad para su implementación adecuada en los servicios de salud públicos.

Factores determinantes de la implementación clínica

La implementación de la farmacogenética en clínica depende de numerosos factores **(v. tabla 63-3)**, que se comentan a continuación.

Características del fármaco

Las características de un fármaco que favorecen la implementación de la farmacogenética en la práctica clínica son: un bajo índice terapéutico (estrecha ventana terapéutica), la amplia variabilidad de respuesta y la imprevisibilidad de los efectos beneficiosos y/o tóxicos del fármaco. Otro factor que estimula la prescripción basada en el conocimiento farmacogenético es la falta de alternativas terapéuticas, es decir, la inexistencia de otro u otros fármacos para una determinada afección clínica, dotados de mayor índice terapéutico, menor variabilidad interindividual y/o mejor previsibilidad de los efectos beneficiosos y tóxicos.

Frecuencia de los polimorfismos farmacogenéticos

Los polimorfismos farmacogenéticos tienen una frecuencia variable entre las poblaciones humanas. La frecuencia del polimorfismo en una población determinará su utilidad clínica. Podrían citarse como ejemplos el alelo *CYP3A5*3*, que inactiva la vía principal de metabolización del inmunosupresor **tacrólimus**, presente en más del 90 % de los europeos y menos del 15 % de los africanos subsaharianos, y la asociación de *HLA-B*15:02* con la hipersensibilidad cutánea a la **carbamazepina**, observada en población china y tailandesa, pero no en la caucásica o la africana.

Características de las pruebas farmacogenéticas

El acceso a las pruebas pronósticas de eficacia o toxicidad de medicamentos es condición esencial para la incorporación de la farmacogenética a la práctica clínica. Más allá de los requisitos normales de especificidad, sensibilidad, reproducibilidad

Tabla 63-4. Nivel de recomendación incluido para cada asociación fármaco-biomarcador farmacogenético de nivel 1A, según diferentes agencias reguladoras recogidas en PharmGKB® y AEMPS: Agencia Española de Medicamentos y Productos Sanitarios

Grupo ATC	(1) Requerido	Grupo ATC	(3) Aplicable o de utilidad	Grupo ATC	(5) Otros
J	Abacavir-HLA-B	V	Rasburicasa-G6PD	C	Fluvastatina-CYP2C9
N	Carbamazepina-HLA-B	N	Risperidona-CYP2D6	C	Fluvastatina- SLCO1B1
L	Gefitinib-EGFR	C	Rosuvastatina- ABCG2	J	Gentamicina- MT-RNR1
R	Ivacaftor-CFTR	C	Rosuvastatina- SLCO1B1	J	Gentamicina- MT-ND1
N	Siponimod-CYP2C9	N	Sertralina-CYP2C19	N	Halotano-CACNA1S
	(2) Recomendado	C	Simvastatina-SLCO1B1	N	Halotano-RYR1
M	Alopurinol-HLA-B	L	Tamoxifeno-CYP2D6	R	Hidrocodona-CYP2D6
L	Capecitabina-DPYD	L	Tioguanina-TMPT	N	Imipramina-CYP2D6
L	Fluorouracilo-DPYD	J	Tobramicina- MT-RNR1	N	Imipramina-CYP2C19
L	Mercaptopurina-NUDT15	N	Tramadol-CYP2D6	N	Isoflurano-CACNA1S
N	Oxcarbacepina-HLA-B	J	Voriconazol-CYP2C19	N	Isoflurano-RYR1
L	Tegafur-DPYD	N	Vortioxetina- CYP2D6	C	Lovastatina- SLCO1B1
L	Tioguanina-NUDT15		**(4) Informativo**	M	Meloxicam-CYP2C9
	(3) Aplicable o de utilidad	C	Flecainida-CYP2D6	C	Metoprolol-CYP2D6
B	Acenocumarol-VKORC1	N	Fluvoxamina-CYP2D6	N	Metoxiflurano-CACNA1S
J	Amicacina- MT-RNR1	M	Ibuprofeno-CYP2C9	N	Metoxiflurano-RYR1
N	Amitriptilina-CYP2D6	A	Omeprazol-CYP2C19	N	Nortriptilina-CYP2D6
N	Amitriptilina-CYP2C19	A	Ondansetron-CYP2D6	N	Paroxetina-CYP2D6
N	Aripiprazol-CYP2D6	C	Pitavastatina- SLCO1B1	L	Peginterferon alfa-2a-IFNL3
N	Atomoxetina-CYP2D6	N	Quetiapina-CYP3A4	L	Peginterferon alfa-2a-IFNL4
C	Atorvastatina-SLCO1B1	N	Sertralina-CYP2B6	L	Peginterferon alfa-2b-IFNL3
L	Azatioprina-TPMT	N	Venlafaxina-CYP2D6	L	Peginterferon alfa-2b-IFNL4
L	Azatioprina-NUDT15		**(5) Otros**	C	Pravastatina- SLCO1B1
N	Carbamazepina-HLA-A	M	Alopurinol-ABCG2	J	Ribavirina-IFNL3
L	Celecoxib-CYP2C9	J	Atazanavir-UGT1A1	J	Ribavirina-IFNL4
N	Citalopram-CYP2C19	J	Boceprevir-IFNL3	N	Sevoflurano-CACNA1S
B	Clopidogrel-CYP2C19	J	Boceprevir-IFNL4	N	Sevoflurano-RYR1
R	Codeina-CYP2D6	N	Clomipramina-CYP2D6	N	Succinilcolina-CACNA1S
J	Efavirenz-CYP2B6	N	Clomipramina-CYP2C19	N	Succinilcolina-RYR1
N	Escitalopram-CYP2C19	N	Desflurano-CACNA1S	L	Tacrólimus-CYP3A5
N	Fenitoína-HLA-B	N	Desflurano-RYR1	M	Tenoxicam-CYP2C9
N	Fenitoína-CYP2C9	N	Desipramina-CYP2D6	J	Telaprevir-IFNL3
N	Haloperidol-CYP2D6	A	Dexlansoprazol-CYP2C19	J	Telaprevir-IFNL4
L	Irinotecan-UGT1A1	N	Doxepina-CYP2C19	N	Trimipramina-CYP2C19
N	Lamotrigina- HLA-B	N	Doxepina-CYP2D6	N	Trimipramina-CYP2D6
A	Lansoprazol-CYP2C19	N	Enflurano-CACNA1S	A	Tropisetron-CYP2D6
M	Lornoxicam- CYP2C9	N	Enflurano-RYR1	B	Warfarina-CYP2C9
L	Mercaptopurina-TPMT	A	Estreptomicina-MT-RNR1	B	Warfarina-VKORC1
A	Pantoprazol-CYP2C19	B	Fenprocumon-VKORC1	B	Warfarina- CYP4F2
M	Piroxicam-CYP2C9	J	Flucloxacilina-HLA-B	N	Zuclopentixol-CYP2D6
C	Propafenona-CYP2D6	M	Flurbiprofeno- CYP2C9		

[a] Niveles de recomendación asignados en base a los criterios de PharmGKB®: EMA: Agencia Europea de Medicamentos; FDA: Administración de Drogas y Alimentos de los Estados Unidos; HCSC: Salud Canadá (Santé Canadá); PMDA: Agencia de Productos Farmacéuticos y Dispositivos Médicos, Japón; Swissmedic: Agencia Suiza de Productos Terapéuticos. Requerido; Recomendado; Aplicable o de utilidad; Informativo. Esta clasificación varía con frecuencia en base a las revisiones establecidas por las diferentes agencias reguladoras (Estévez y cols. 2024).

y precisión, estas pruebas deben tener en cuenta los siguientes aspectos:

- El tiempo de ejecución de la prueba y la divulgación del resultado, ya que servirá para informar de una decisión terapéutica que muchas veces no puede ser aplazada.
- El coste de la prueba, que afecta a su adopción por parte de los proveedores públicos y/o privados.
- Directrices que orienten la elección del medicamento o de la dosis individual, según los resultados de las pruebas farmacogenéticas.
- La predictibilidad de la capacidad funcional (fenotipo) a partir de las determinaciones genéticas. La interpretación funcional de algunos genotipos es compleja y, en muchos casos, impredecible.

Utilidad clínica

Es el mayor desafío de la implementación clínica de la farmacogenética, lo cual tiene connotaciones tecnológicas, operacionales, económicas, así como de información, formación de los profesionales y de la población.

IMPLEMENTACIÓN DESDE UNA PERSPECTIVA REGULATORIA

El rápido desarrollo de las técnicas en el área del análisis del genoma ha facilitado la identificación de nuevos biomarcadores, identificados principalmente a partir de genes que codifican enzimas metabolizadoras de fármacos, transportadores de fármacos, dianas farmacológicas y antígenos leucocitarios humanos. De una manera progresiva, estos biomarcadores están siendo integrados en las fichas técnicas de medicamentos por las agencias reguladoras de medicamentos. Las principales agencias reguladoras, es decir, la FDA, la EMA y la Agencia Española de Medicamentos y Productos Sanitarios (AEMPS), van incluyendo cada vez más información y recomendaciones en las fichas técnicas sobre biomarcadores farmacogenéticos específicos. Prácticamente una tercera parte de los medicamentos aprobados por el procedimiento centralizado en la EMA contienen información farmacogenética, mientras que en la AEMPS esta proporción es más de la mitad, aunque esta tendencia va paulatinamente en aumento. Sin embargo, aún son frecuentes las discordancias en cuanto al nivel de recomendación entre las agencias, lo que representa una barrera importante para la implementación clínica de la farmacogenética.

Idealmente, las regulaciones para medicamentos y diagnósticos no deberían diferir entre países, ya que los mismos datos científicos generados son evaluados por las autoridades reguladoras. Sin embargo, a pesar de los esfuerzos internacionales por lograr la armonización regulatoria, aún se presentan diferencias. La inclusión de información y/o datos relacionados con la farmacogenética en la ficha técnica impulsa a considerar estos biomarcadores antes o durante el tratamiento. En este sentido, diferentes agencias reguladoras (FDA, EMA, PMDA de Japón y HCSC de Canadá) y la AEMPS incluyen cada vez con mayor frecuencia recomendaciones, indicando si una prueba es necesaria, reco-

mendable, útil o simplemente informativa. El repositorio de información sobre farmacogenómica PharmGKB® incluye información sobre asociaciones de genes y medicamentos y relaciones genotipo-fenotipo, que se utilizan como referencia para la implementación y las recomendaciones clasificadas de estas agencias **(v. tabla 63-4)**.

PERSPECTIVAS FUTURAS DE LA FARMACOGENÉTICA

La propuesta de la personalización de la terapéutica farmacológica con base en la individualidad genética es teóricamente aplicable a cualquier medicamento, y favorecida por el desarrollo tecnológico y por la constante reducción de los costes de genotipado. Sin embargo, existen problemas que resolver para su implementación definitiva. Uno de ellos es que sigue siendo prácticamente imposible asignar a un paciente un fenotipo inequívoco debido a la influencia de otras variables que afectan a la respuesta farmacológica. Aunque los análisis genéticos son cada vez más accesibles, la predicción del «fenotipo» en base exclusivamente a la información genética presenta grandes problemas. Ésta es una de las grandes deficiencias y limitaciones de los actuales programas de medicina personalizada.

La utilidad clínica de la farmacogenética no es de igual relevancia para todos los fármacos, pero es evidente o incluso decisiva cuando el componente genético determina la respuesta clínica, el margen terapéutico es estrecho o no existe alternativa terapéutica.

La evolución de esta disciplina es continua, ya que se genera permanentemente nueva información que puede ser relevante para la prescripción individualizada de medicamentos. El aumento de la información científica, aunado a la incorporación de la farmacogenética a nivel regulatorio, hace esperar en los próximos años un aumento de la implementación de la farmacogenética en la prescripción regular de fármacos.

El logro de este objetivo requiere la aplicación eficaz de una cantidad masiva de datos potencialmente útiles, lo que requiere el desarrollo tanto de nuevos tipos de herramientas como un nuevo tipo de profesional sanitario que posea conocimiento acerca de las ciencias de datos, tecnologías -ómicas y un enfoque sistémico para la práctica de la medicina. Como parte de esta transformación, los profesionales sanitarios necesitarán un enfoque y formación acerca de la integración de datos de fuentes dispares y la validación de metodologías *in silico* para el análisis. Un factor crítico en el éxito de la implementación de esta medicina personalizada será la facilidad y efectividad con la que estos datos, que han de ser de alta calidad, se puedan integrar, redistribuir y analizar. Es destacable el desarrollo de la farmacogenética en **oncología**, especialidad que presenta la característica especial de incorporar la información farmacogenética del tejido tumoral.

Por ejemplo, por recomendación de la FDA y la EMA, muchos de los nuevos fármacos oncológicos incorporan un análisis genético o fenotípico previo a su indicación. Ha sido necesario, por tanto, desarrollar pruebas «de acompañamiento» para el diagnóstico previo de efectividad (*companion diagnostics*), dando lugar a una subdisciplina, denominada

teranóstica, que, junto a la farmacogenética (sin olvidar los datos procedentes de la historia clínica en antecedentes personales y familiares), sustenta las estrategias de medicina personalizada o individualizada, reto actual de la terapéutica farmacológica. La generación de nueva información farma-cológica, la utilización de la nueva tecnología **ómica**, y el desarrollo de las ciencias de datos, con la posibilidad de generación de herramientas de apoyo a la decisión clínica, auspicia un futuro de próxima implementación de la farmacogenética y la medicina personalizada en la clínica.

BIBLIOGRAFÍA

01. Conceptos e introducción. 02. Variabilidad interindividual

Arias TD, Jorge LF, Inaba T. No evidence for the presence of poor metabolizers of sparteine in an Amerindian group: the Cunas of Panama. Br J Clin Pharmacol 1986 May; 21(5): 547-8.

Benítez J, Llerena A, Cobaleda J. Debrisoquin oxidation polymorphism in a Spanish population. Clin Pharmacol Ther 1988 Jul; 44(1): 74-7.

De Andrés F, Altamirano-Tinoco C, Ramírez-Roa R, Montes-Mondragón CF, Dorado P, Peñas-Lledó EM, LLerena A. Relationships between CYP1A2, CYP2C9, CYP2C19, CYP2D6 and CYP3A4 metabolic phenotypes and genotypes in a Nicaraguan Mestizo population. Pharmacogenomics J 2021; 21(2): 140-51.

Druker B J, Sawyers C L, Kantarjian H, Resta D J, Reese S F, Ford J M, Capdeville R, Talpaz M. Activity of a specific inhibitor of the BCR-ABL tyrosine kinase in the blast crisis of chronic myeloid leukemia and acute lymphoblastic leukemia with the Philadelphia chromosome. N Engl J Med 2001; 344(14): 1038-42.

Llerena A. Medicina personalizada. Editorial, 17 Marzo 2011.

Llerena A, Cobaleda J, Benítez J. Debrisoquine hydroxylation phenotypes in healthy volunteers. Lancet 1989 Jun 17; 1(8651): 1398.

Llerena A, Dorado P, Ramírez R, González I, Álvarez M, Peñas-Lledó EM, Pérez B, Calzadilla LR. CYP2D6 genotype and debrisoquine hydroxylation phenotype in Cubans and Nicaraguans. Pharmacogenomics J 2012; 12(2): 176-83.

Meyer UA. Pharmacogenetics – five decades of therapeutic lessons from genetic diversity. Nat Rev Genet 2004; 5(9): 669-76.

Oluwole OG, Henry M. Genomic medicine in Africa: a need for molecular genetics and pharmacogenomics experts. Curr Med Res Opin 2023; 39(1): 141-7.

Pirmohamed M. Pharmacogenetics: past, present and future. Drug Discov Today 2011; 16(19-20): 852-61.

03. Metabolismo fase I. 04. Metabolismo fase II

Crettol S, Petrovic N, Murray M. Pharmacogenetics of phase I and phase II drug metabolism. Curr Pharm Des 2010; 16(2): 204-19.

Deenen MJ, Cats A, Beijnen JH, Schellens JH. Part 3: Pharmacogenetic variability in phase II anticancer drug metabolism. Oncologist 2011; 16(7): 992-1005.

Jarrar Y, Lee SJ. The functionality of UDP-Glucuronosyltransferase genetic variants and their association with drug responses and human diseases. J Pers Med 2021; 11(6): 554-66.

Nahid NA, Johnson JA. CYP2D6 pharmacogenetics and phenoconversion in personalized medicine. Expert Opin Drug Metab Toxicol 2022; 18(11): 769-85.

Sim SC, Kacevska M, Ingelman-Sundberg M. Pharmacogenomics of drug-metabolizing enzymes: a recent update on clinical implications and endogenous effects. Pharmacogenomics J 2013; 13(1): 1-11.

05. Transportadores. 06. Receptores, canales, dianas en cáncer, HLA

Cascorbi I, Haenisch S. Pharmacogenetics of ATP-binding cassette transporters and clinical implications. Methods Mol Biol 2010; 596: 95-121.

Hizawa N. Pharmacogenetics of β2-agonists. Allergol Int 2011; 60(3): 239-46.

Jaramillo NM, Galindo IF, Vázquez AO, Cook HJ, Llerena A, López ML. Pharmacogenetic potential biomarkers for carbamazepine adverse drug reactions and clinical response. Drug Metabol Drug Interact 2014 Jan 9: 1-13.

Szakács G, Váradi A, Ozvegy-Laczka C, Sarkadi B. The role of ABC transporters in drug absorption, distribution, metabolism, excretion and toxicity (ADME-Tox). Drug Discov Today 2008; 13(9-10): 379-93.

Thompson MD, Siminovitch KA, Cole DE. G protein-coupled receptor pharmacogenetics. Methods Mol Biol 2008; 448: 139-85.

Vasistha A, Kothari R, Mishra A, De Andrés F, LLerena A, Nair S. Current insights into interethnic variability in testicular cancers: population pharmacogenetics, clinical trials, genetic basis of chemotherapy- induced toxicities and molecular signal transduction. Curr Top Med Chem 2020; 20(20): 1824-38.

07. Implementación clínica

Estévez-Paredes M, Mata-Martín MC, de Andrés F, Llerena A. Pharmacogenomic biomarker information on drug labels of the Spanish Agency of Medicines and Sanitary products: evaluation and comparison with other regulatory agencies. Pharmacogenomics J. 2024; 24(2): 1-10.

Gurwitz D, Lunshof JE, Sheffield LJ, Manolopoulos VG, Flordellis CS, Vasiliou V, Llerena A, Torricelli F, Kirchheiner J, Fuhr U, Dedoussis G, Siest G, Licinio J. Pharmacogenomics Education: ISP Recommendations for Medical, Pharmaceutical and Health Schools Deans of Education. Pharmacogenomics J 2005;5 (4): 221-5.

Llerena A, Fariñas H, González-Vacarezza N, Cáceres MC. Regulación farmacogenética y farmacogenómica en la EMA. En: Sánchez Caro J, Abellán F, comps. Medicina personalizada. Aspectos científicos, bioéticos y jurídicos. Madrid: Fundación Salud 2000, 2014; pp. 164-83.

Nebert DW, Zhang G, Vesell ES. From human genetics and genomics topharmacogenetics and pharmacogenomics: past lessons, future directions. Drug Metab Rev 2008; 40(2): 187-224.

Nofziger C, Papaluca M, Terzic A, Waldman S, Paulmichl M. Policies to aid the adoption of personalized medicine. Nat Rev Drug Discov 2014; 13(3): 159-60.

Medwid S, Kim RB. Implementation of pharmacogenomics: Where are we now? Br J Clin Pharmacol 2022: 1-19.

Pirmohamed M. Pharmacogenomics: current status and future perspectives. Nat Rev Genet 2023.

Situaciones fisiológicas que modifican la respuesta I: embarazo y lactancia

64

O. Haj-Ali Saflo, M. R. Salas Butrón y N. M. Cuevas Meléndez

INTRODUCCIÓN

La respuesta del organismo a los fármacos puede verse modificada por numerosas situaciones fisiológicas, entre las cuales las que tienen mayor trascendencia clínica son el embarazo y la lactancia.

UTILIZACIÓN DE FÁRMACOS EN EL EMBARAZO

 La administración de fármacos durante el embarazo presenta unas características particulares debido a los cambios fisiológicos que acompañan a la gestación y que pueden obligar al reajuste en la dosificación de los medicamentos. Los fármacos pueden afectar al embrión o al feto y provocar malformaciones congénitas (defectos irreversibles presentes al nacer) u otros efectos adversos que pueden no manifestarse hasta un período posterior del desarrollo posnatal. Incluso medicamentos bien tolerados por los adultos pueden causar importantes malformaciones congénitas, como ocurrió con el desastre de la talidomida en los años sesenta.

El período durante el cual un fármaco entraña mayor riesgo de producir alteraciones congénitas es durante las primeras 8 semanas de gestación (período de organogénesis), pero la posibilidad de producir efectos adversos persiste a lo largo de toda la gestación. Otras veces, los efectos carcinogénicos de un medicamento sobre el feto pueden no manifestarse hasta varios años después del nacimiento (p. ej., la inducción de adenocarcinoma de células claras de la vagina por dietilestilbestrol).

Es difícil predecir los efectos adversos de los medicamentos durante la gestación, porque en muchos casos no existe una correlación entre los efectos observados en animales de experimentación y los que aparecen en el ser humano, y en otros en cada embarazo acontecen circunstancias y factores diferentes que pueden incidir directamente en la producción de los efectos adversos de los medicamentos. Para que se produzca una malformación congénita, el fármaco no sólo debe administrarse en una dosis suficiente, sino que además debe actuar sobre un embrión genéticamente susceptible y en un momento muy preciso de su desarrollo.

Condiciones para el desarrollo de malformaciones congénitas

Un teratógeno es toda sustancia que produce una anormalidad específica o un mosaico de anormalidades durante el desarrollo fetal.

La placenta actúa como una barrera entre los sistemas circulatorios de la madre y el niño a lo largo del embarazo. Sin embargo, esta barrera no es muy eficiente en lo que se refiere al paso de fármacos. Esto implica que cuando estas moléculas entran en la circulación sanguínea materna tienen el potencial de cruzar esta barrera y entrar en la circulación fetal. Las cantidades de los medicamentos y de sus metabolitos que alcanzan la placenta están controladas por su concentración en la sangre materna y por el flujo de sangre a través de la placenta. La mayoría de los medicamentos y de los metabolitos atraviesan la placenta mediante difusión simple. Sin embargo, existen cuatro características de los fármacos que aumenta las probabilidades de cruzar la barrera placentaria:

- Alto grado de liposolubilidad.
- Bajo grado de ionización.
- Baja unión a proteínas en el torrente sanguíneo materno.
- Masa molecular baja, especialmente en el caso de fármacos hidrosolubles.

Etapas del desarrollo

La *etapa de preimplantación* (primera semana posfertilización) es el período de máxima embriotoxicidad. Los fármacos pueden producir la muerte del embrión, pero no dan lugar a malformaciones o, al menos, no se dispone de pruebas de que puedan producirlas. En la *etapa de embriogénesis* (desde la implantación hasta el término de la 8ª semana de implantación) es cuando la vulnerabilidad del embrión es más elevada y cuando se pueden producir malformaciones específicas importantes. Entre los diversos fármacos que pueden causar alteraciones, algunos presentan una acción preferente sobre órganos específicos. La *etapa fetal* comienza al término de la 8ª semana, cuando la diferenciación de órganos está casi completa. Los acontecimientos más importantes en esta fase del desarrollo son el cierre completo del paladar, la reducción de la hernia umbilical al final de la 9ª semana, la diferenciación de los genitales externos y la histogénesis del sistema nervioso central (SNC). Este último proceso dura todo el período de desarrollo intrauterino y no se completa hasta unos meses después del nacimiento (**fig. 64-1**). En consecuencia, durante el período fetal los agentes dismorfogénicos no determinan la producción de malformaciones morfológicas muy importantes, pero pueden afectar a la diferenciación de los genitales externos y a la histogénesis del SNC.

Susceptibilidad genética

La respuesta del embrión a los agentes exógenos depende de su constitución genética. Estas diferencias hacen muy difícil la extrapolación de datos del animal al hombre y obligan a realizar los estudios de teratogenicidad de nuevos fármacos al menos en dos especies animales. Incluso, dentro de una misma especie pueden existir muchas diferencias de susceptibilidad al desarrollo de malformaciones. Un ejemplo de ello es el hecho de que entre todas las mujeres expuestas a la talidomida durante el período crítico del embarazo, se produjeron malformaciones en menos del 20 % de los niños expuestos.

Relación dosis-efecto

Existe una relación dosis-efecto de los teratógenos, de modo que en un momento específico de la gestación es posible que dosis bajas sean inocuas, dosis intermedias produzcan patrones de malformación típicos y dosis altas resulten letales. El conocimiento de esas curvas dosis-efecto permite el ajuste del tratamiento en la mujer gestante.

Estado fisiopatológico de la madre

Entre los factores fisiológicos son importantes la edad, el estado nutricional y la situación socioeconómica de la gestante. Los riesgos de malformaciones y de mortalidad perinatal son superiores en las madres muy jóvenes y en las de edad más avanzada. También hay factores patológicos, sobre todo algunas enfermedades crónicas y metabólicas (diabetes, hipertensión, toxemia o lupus eritematoso sistémico), que pueden potenciar la acción tóxica de los fármacos y aumentar la frecuencia de las alteraciones fetales.

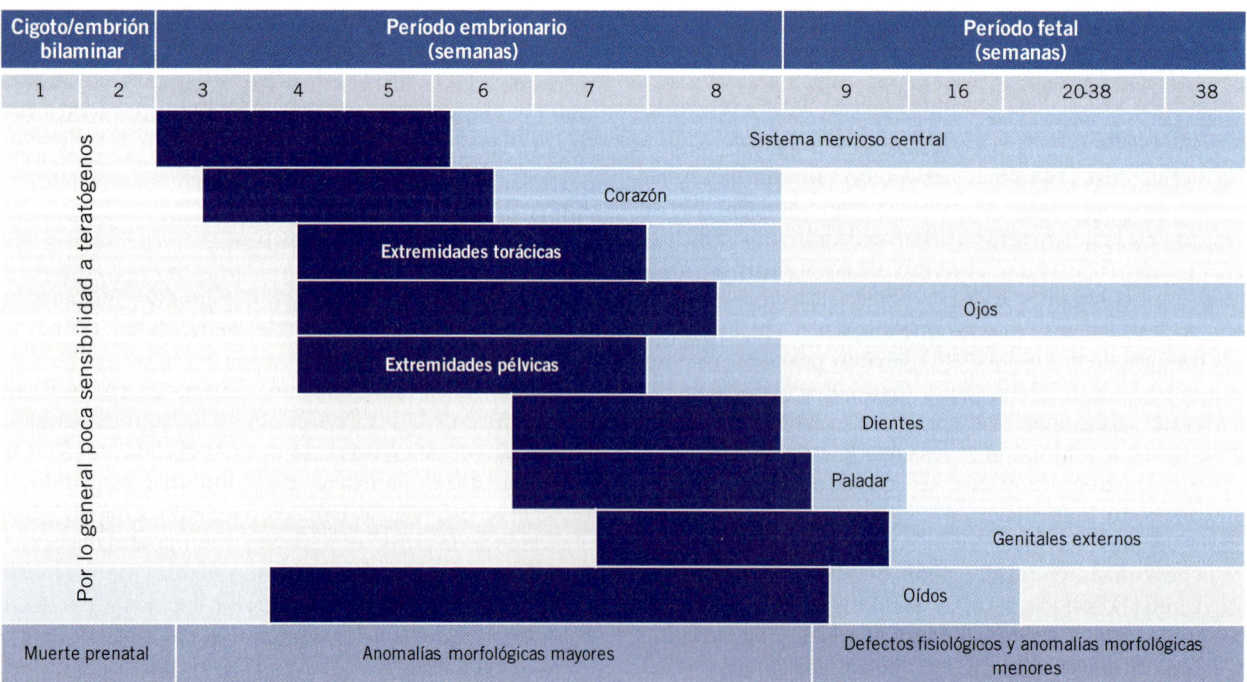

Figura 64-1. Períodos críticos del desarrollo humano. Los segmentos más oscuros de cada barra indican los períodos de mayor sensibilidad del feto a la exposición a fármacos para cada sistema del órgano en desarrollo. La exposición teratogénica en este momento tiene el mayor potencial de interrupción o alteración en el desarrollo estructural. Los segmentos más claros de cada barra indican períodos de sensibilidad a la exposición a teratógenos, durante los cuales todavía podrían producirse anomalías fisiológicas y defectos estructurales menores.

Evaluación de la teratogenicidad

Todas las nuevas solicitudes de comercialización de medicamentos incluyen datos de los estudios de desarrollo y reproductivotoxicológicos en animales. Aunque los principales nuevos medicamentos identificados como teratogénicos en seres humanos se han identificado a partir de estudios en animales, hay problemas en la extrapolación de datos de animales a los seres humanos. Los animales tienen un «reloj gestacional» diferente a los seres humanos, hay una marcada variabilidad entre especies en la susceptibilidad a teratógenos y no hay un animal experimental metabólica y fisiológicamente idéntico al hombre.

Por razones éticas obvias no se llevan a cabo estudios de teratogenicidad durante la embriogénesis en los seres humanos. Los estudios son, por lo tanto, de naturaleza retrospectiva (informes de casos, series de casos y estudios de casos y controles) o estudios de cohorte prospectivos, en los que la exposición materna en cuestión se determina durante el embarazo y se compara con un grupo de control. Los estudios de casos y controles retrospectivos son menos costosos y más fáciles de realizar, pero tienen otras limitaciones, como la inexactitud de los datos obtenidos de los registros médicos y el sesgo de recuerdo. Para la malformación rara/exposición rara, el método de informe de casos se utiliza de forma habitual para sugerir asociación, pero dichos informes son incapaces de probar o refutar la teratogénesis y no pueden dar una estimación del riesgo teratogénico.

En un intento de proporcionar información al profesional que está considerando el tratamiento de la mujer embarazada con una mejor evaluación de riesgo fetal, la *Food and Drug Administration* (FDA) desarrolló una clasificación de riesgo fetal en 1979 (tablas 64-1 y 64-2).

Estas categorías inicialmente parecieron razonables, pero no eran de gran utilidad para pacientes individuales, ya que

Tabla 64-2. Comparación de la clasificación del riesgo de la FDA y el sistema TERIS

FDA	TERIS
A, B	Ninguno, mínimo o improbable riesgo
C	Riesgo indeterminado
D, X	Pequeño, moderado o alto riesgo

A: No hay riesgo en estudios controlados en humanos.
B: No hay riesgo en otros estudios.
C: Riesgo no descartado.
D: Evidencia positiva de riesgo.
X: Contraindicado en embarazo.
Modificado de Marcus y Bain, 2010.
FDA: *Food and Drug Administration*; TERIS: *Teratogen Information System*.

resultaban con frecuencia ambiguas e inadecuadas para el propósito de la orientación terapéutica. Por ejemplo, las hormonas anticonceptivas orales se indicaban como «X» (contraindicado en el embarazo), a pesar de que en dos metaanálisis no se demostró un aumento del riesgo teratogénico con su uso.

Actualmente, la FDA ha sustituido esta clasificación por una descripción del riesgo dividida en tres subsecciones: embarazo, lactancia y potencial reproductivo, que incluyen información para la toma de decisiones sobre la prescripción de medicamentos. Por otra parte el *Teratogen Information System* (TERIS), cataloga el riesgo de efectos teratogénicos como ninguno, mínimo, pequeño, moderado o alto, así como indeterminado cuando no hay datos suficientes.

Utilización de fármacos durante el período embrionario

En la **tabla 64-3** se indican los fármacos que pueden producir malformaciones congénitas cuando se administran en el primer trimestre de embarazo. Sin embargo, el hecho de que un fármaco determinado no esté incluido en esa lista, no significa que sea seguro y, de hecho, durante los 3 primeros meses todos los medicamentos deben considerarse potencialmente peligrosos, sobre todo entre la 4ª y la 8ª semanas de gestación, que comprenden la etapa de organogénesis.

Utilización de fármacos durante el período fetal

Después del primer trimestre de embarazo, los fármacos no suelen producir alteraciones morfológicas muy importantes,

Tabla 64-1. Descripción narrativa de teratogenicidad según la Food and Drug Administration

EMBARAZO

- Registro de exposiciones
- Resumen de los riesgos
- Consideraciones clínicas
- Datos de resultados científicos

Información del riesgo de resultados adversos derivados de la exposición al fármaco sobre el desarrollo del embrión/feto, en función de los datos relevantes en humanos, en animales y farmacológicos. Información sobre el riesgo para la madre o el embrión/feto asociado a la enfermedad. Información sobre el ajuste de dosis durante el embarazo y el puerperio, y las reacciones adversas del fármaco en la madre y/o en el feto/neonato. Si el medicamento está contraindicado en el embarazo, se señala al inicio de este apartado

LACTANCIA

- Resumen de los riesgos
- Consideraciones clínicas
- Datos de resultados científicos

Información sobre el uso del medicamento durante la lactancia (cantidad del fármaco en la leche materna y efectos potenciales para el bebé)

POTENCIAL REPRODUCTIVO MASCULINO Y FEMENINO

Información sobre las pruebas de embarazo, anticoncepción e infertilidad, y su relación con el medicamento

Tabla 64-3. Fármacos que pueden producir teratogenicidad

Agentes alquilantes (busulfano, clorambucilo, ciclofosfamida)	Isotretinoína
	Litio
Alucinógenos	Meprobamato
Anticoagulantes (warfarina)	Mercurio
Antidepresivos tricíclicos	Metotrexato
Carbamazepina	Penicilamina
Clordiazepóxido	Primidona
Colchicina	Progestágenos
Dietilestilbestrol	Psicotropos
Estrógenos	Radiación
Etanol	Radioisótopos
Fenitoína	Retinoides tópicos
Fenobarbital	Talidomida
Inhibidores de la enzima convertidora de la angiotensina	Tetraciclinas
	Valproato

pero pueden afectar el crecimiento y el desarrollo funcional del feto. Además, en el momento del nacimiento, la capacidad del recién nacido para metabolizar y excretar muchos fármacos está muy poco desarrollada, y los agentes administrados poco antes o durante el parto pueden persistir en el recién nacido y producir efectos adversos después del nacimiento. Existe también la posibilidad de que la exposición a fármacos en la vida intrauterina tenga efectos carcinogénicos en etapas posteriores de la vida.

En el transporte de fármacos del organismo materno al feto influyen factores maternos (hipoproteinemia, obesidad, etc.) y placentarios (superficie y grosor de la placenta), así como liposolubilidad, peso molecular y fijación del fármaco a las proteínas plasmáticas, etc. También hay que considerar el metabolismo del fármaco en la placenta y en el hígado fetal.

Modificaciones de la respuesta terapéutica

En la mujer gestante se produce una serie de modificaciones fisiológicas que pueden influir en la respuesta a los fármacos. Estos cambios funcionales influyen en la farmacocinética de los productos administrados, alterando los procesos de absorción, distribución y eliminación.

Absorción

Durante el embarazo se produce un enlentecimiento del vaciamiento gástrico y de la motilidad gastrointestinal, así como un aumento del pH gástrico y de la capacidad de tampón, sobre todo al principio del embarazo. Sin embargo, las alteraciones en la absorción de los fármacos son muy variables; así, por ejemplo, ésta se encuentra claramente disminuida para la **eritromicina base** y el **estolato de eritromicina**, pero no para la **clindamicina**. La absorción de los fármacos tiene mayor probabilidad de alterarse durante el parto. La absorción pulmonar puede estar aumentada por la hiperventilación y la elevación del flujo sanguíneo pulmonar. Así, cabe esperar una mayor absorción de los agentes anestésicos y de los aerosoles broncodilatadores. La absorción intramuscular podría aumentar a causa de la vasodilatación regional (que se produce para disipar eficazmente el calor uterino a la piel), pero, a partir de las extremidades inferiores, tendería a retrasarse al final del embarazo debido a la estasis venosa.

Distribución

Es posible que la distribución de los fármacos esté modificada durante el embarazo como consecuencia de la disminución gradual de las proteínas plasmáticas y del aumento del agua orgánica total a medida que avanza la gestación. El volumen plasmático aumenta alrededor de un 50 % en el tercer trimestre y se incrementa en el parto. El agua corporal total aumenta unos 8 l, de los cuales el 60 % corresponde al feto, el líquido amniótico y la placenta. Si aparecen edemas durante el embarazo, el espacio extravascular acentúa el cambio en el volumen de distribución. Esto puede producir una disminución de la concentración plasmática máxima del fármaco después de una dosis inicial y un aumento de su

semivida de eliminación, a menos que se produzca un incremento simultáneo del aclaramiento.

Paralelamente, el gasto cardíaco en la 8ª semana de gestación se incrementa en un 50 %, cuantificándose en el tercer trimestre, al menos, un 30-50 % de incremento con respecto a los valores en no gestantes. Este incremento en el gasto cardíaco se asocia a una redistribución del flujo sanguíneo al útero (20-25 % del gasto cardíaco), riñones (20 % del gasto cardíaco), piel y glándulas mamarias. En algunos casos, es posible correlacionar los cambios de la gravidez en relación con el volumen de distribución, a través de la fórmula:

$$V_D = EEC + fu \, (ACT + EEC)$$

donde V_D: volumen de distribución; EEC: espacio extracelular; fu: fracción libre del fármaco, y ACT: agua corporal total.

La grasa corporal total aumenta 3-4 kg, especialmente en el primero y el segundo trimestres del embarazo. Se moviliza en el tercer trimestre, alcanzando niveles plasmáticos máximos de lípidos en el parto. De esta forma, junto con el incremento del volumen de distribución de los fármacos liposolubles, los ácidos grasos libres pueden competir con el fármaco por los lugares de unión a las proteínas, alterando las concentraciones de fármaco libre.

La disminución de las proteínas plasmáticas, fundamentalmente de albúmina, en la gestante da lugar a un aumento de la fracción libre del fármaco, que puede originar un efecto farmacológico más intenso o incluso fenómenos tóxicos, aun cuando la concentración total del fármaco en el plasma se encuentre dentro de los valores normales. La disminución de albúmina afectará sobre todo a los fármacos ácidos, que se unen en gran proporción a las proteínas. Así, se ha demostrado una menor fijación a las proteínas plasmáticas para algunos fármacos, como los **salicilatos**, la **fenitoína** y el **diazepam**. La fracción de fármaco libre circulante tiende a aumentar de manera progresiva durante el embarazo y el puerperio, y no disminuye a los valores normales hasta 5-7 semanas después del parto.

Metabolismo

Durante el embarazo, el metabolismo hepático de los fármacos puede estar alterado, sobre todo como consecuencia de la inducción enzimática producida por la progesterona, que durante el embarazo se incrementa desde 30-40 ng/ml en la fase lútea, hasta 100-200 ng/ml. Así, es posible constatar cambios en las isoformas del citocromo P-450 que se describen a continuación.

CYP3A4. La actividad de esta isoforma enzimática se incrementa, lo que da como resultado una mayor metabolización de los medicamentos que son su sustrato, como **midazolam** (el aclaramiento es 2,9 veces superior en gestantes), **cortisol**, **nifedipino** (incrementos del aclaramiento de 4 veces durante el tercer trimestre), **metadona** (aclaramiento del doble durante el segundo trimestre, desencadenando síntomas de privación), **metronidazol** (aclaramiento un 27 % superior durante el segundo trimestre). Estas modificaciones obligan a ajustar al alza la dosis de estos fármacos para mantener el efecto terapéutico.

CYP1A2. Se produce una disminución de la actividad que afecta al metabolismo de la teofilina, de modo que disminuye su aclaramiento a la mitad en el segundo trimestre y a un tercio en el tercer trimestre. No obstante, debido a que disminuye la unión a proteínas de la teofilina y a su aclaramiento renal compensador, no se produce un cambio global en el aclaramiento de **teofilina** en el tercer trimestre, por lo que no es necesario modificar la dosis farmacológica.

CYP2D6. Se incrementa su actividad durante la gestación en individuos homocigotos y heterocigotos metabolizadores rápidos, pero se ve disminuida en homocigotos metabolizadores lentos. Un ejemplo es el efecto sobre el metoprolol, los inhibidores selectivos de la recaptación de serotonina (ISRS), la metoclopramida y la clonidina.

CYP2C9. Su actividad se incrementa durante la gestación, de modo que se reducen los niveles plasmáticos de fármacos como la **fenitoína**. Esto se compensa en gran parte por la disminución de la unión a proteínas, lo que permite mantener hasta el final de la gestación concentraciones constantes de fenitoína sin modificar la dosis.

CYP2C19. Su actividad disminuye hasta en un 50 % durante la gestación, afectando al metabolismo de **proguanil**, por lo que es necesario disminuir la dosis del fármaco para prevenir la aparición de toxicidad.

NAT2. La actividad de la *N*-acetiltransferasa disminuye durante la gestación.

Glucuronidación. Se produce un incremento del 50 % que se asocia a un mayor aclaramiento de **lamotrigina** y **betametasona** durante la gestación. En gestaciones gemelares se incrementa aún más el aclaramiento de betametasona, probablemente por un aumento de la metabolización fetoplacentaria, y las dosis habituales en un adulto son infraterapéuticas en gestantes, por lo que es necesario incrementar la dosis.

Por ejemplo, las concentraciones plasmáticas de fenitoína están disminuidas durante la gestación y vuelven a aumentar durante el puerperio. Esto se ha asociado con un incremento de la frecuencia de las convulsiones en el embarazo. Con el **fenobarbital** y la **carbamazepina** se producen alteraciones parecidas, aunque menos notables. Por ello, los niveles plasmáticos de anticonvulsivantes deben monitorizarse de forma mensual desde el principio del embarazo hasta después del parto.

Eliminación

La eliminación de los fármacos se debe principalmente a mecanismos hepáticos y renales. La filtración glomerular aumenta a medida que avanza el embarazo, por lo que la eliminación de fármacos por esta vía se incrementará, siempre que no aumente la reabsorción tubular, que por otra parte suele mantenerse sin cambios. Así, la depuración de litio se eleva durante el embarazo y, por ello, se requiere un aumento de la dosis en la gestación, seguido de una disminución relativamente brusca después del parto.

También la dosis de **digoxina** necesaria aumenta durante el embarazo. La eliminación de algunos fármacos, como la

ampicilina, la **cefazolina** y otras **cefalosporinas**, está incrementada durante el embarazo, y la distribución está alterada, por lo que se requieren dosis mayores para alcanzar concentraciones terapéuticas.

Evaluación del balance beneficio-riesgo

La evaluación del balance beneficio-riesgo para el uso de un determinado fármaco durante la gestación requiere de una información de calidad y actualizada sobre el riesgo en función de la patología a tratar y el trimestre gestacional concreto en el que se va a indicar el tratamiento.

Registros de gestantes

Una herramienta que se ha implementado por las autoridades regulatorias para mejorar el conocimiento sobre el efecto de medicamentos y vacunas durante la gestación son los registros de gestantes. Estos registros consisten en estudios observacionales de cohortes de mujeres que reciben el producto de interés como parte de un esquema de tratamiento, y que se reclutan voluntariamente durante su gestación; se realiza un seguimiento hasta el final de la gestación, y se evalúa el impacto del fármaco sobre la gestación, parto y neonato. Aunque en principio son más apropiados para identificar riesgos elevados de malformaciones, los datos acumulados pueden ser valiosos para establecer claridad respecto a la estimación del riesgo de inducción de malformaciones.

Mitigación del riesgo en el uso de fármacos con riesgo teratogénico

La evaluación del riesgo y mitigación de riesgos en el uso de fármacos de teratogenicidad demostrada, ha de basarse en aportar información al paciente (consejo teratogénico y de anticoncepción), así como recomendaciones de uso de esos fármacos, que implica realización de test de gestación antes del inicio del tratamiento y durante su utilización.

Pautas generales de utilización de medicamentos en la gestación

En torno al 90 % de embarazadas reciben algún tipo de medicación durante la gestación, y las incertidumbres respecto al riesgo fetal se asocian a una mala adherencia terapéutica e incluso interrupciones del embarazo por los riesgos asociados a su uso. Existen unas normas generales de uso de medicamentos en gestación que pueden reducir los riesgos asociados a su uso, o prevenir la exposición a fármacos potencialmente peligrosos, y se pueden resumir en:

1. Pacientes con enfermedades crónicas deben planificar las gestaciones, para asegurar que la enfermedad de base está controlada y estable, de manera que se pueda mitigar la necesidad de utilización de fármacos adicionales.

2. En toda paciente en edad reproductiva con una enfermedad crónica, deben utilizarse fármacos con medicación compatible con la gestación, o al menos de bajo riesgo para el primer trimestre gestacional. Cuando esto no sea posible (fármacos oncológicos o inmunosupresores) se debe prescribir anticonceptivos de forma preventiva.

3. En las visitas ginecológicas de mujeres en edad fértil, debe realizarse una revisión de la medicación utilizada para advertir de los riesgos, y prevenir posibles embarazos no deseados ante la necesidad de utilizar fármacos teratogénicos.

4. Cuando se produzca un embarazo no planificado, es necesario suspender o, si no es posible, sustituir medicaciones que son incompatibles con la gestación por alternativas aceptables a la mayor brevedad, dado que el tiempo de exposición es crítico en la inducción de teratogenicidad.

5. En el caso de amenaza para la vida de la gestante, se debe primar la optimización de la efectividad del tratamiento materno sobre el riesgo teratogénico/fetal, siendo estas decisiones evaluadas a nivel individual. Hay que considerar que incluso ante la exposición a teratógenos potentes, el riesgo de malformación está en torno al 30 %.

6. En el caso de uso de medicamentos con efecto sobre el sistema nervioso central, que pueden asociar síndrome de abstinencia o depresión respiratoria en el neonato, debe monitorizarse el bienestar fetal y planificar el parto en centros con infraestructura y experiencia en el manejo de estos cuadros.

7. La información sobre riesgo teratogénico a la paciente debe aportarse en términos de riesgo absoluto porcentual, aportando información precisa sobre el estado fetal en ese momento, así como consejo individualizado.

Particularidades del uso de fármacos durante el embarazo

Analgésicos opiáceos

Los efectos dismorfogénicos de los derivados opiáceos en los animales no se han observado en el hombre. Los niños nacidos de madres con dependencia de los opiáceos tienen una mayor incidencia de prematuridad, retraso del crecimiento intrauterino, sufrimiento fetal, mortalidad perinatal y, posiblemente, infecciones maternofetales. Muchos de estos datos pueden atribuirse, eventualmente, al medio socioeconómico que suele acompañar al abuso de drogas. La abstinencia puede manifestarse por temblores, irritabilidad, hipertonicidad, convulsiones, mala alimentación, vómitos, diarrea y taquipnea.

Los estudios de seguimiento a largo plazo para conocer el desarrollo de los hijos de madres dependientes de los opiáceos han revelado una incidencia elevada de trastornos del sueño, temblores, hipertonicidad y problemas del desarrollo.

Sin embargo, el uso ocasional de opioides durante el embarazo no suele plantear problemas para el feto, salvo por la tendencia a inducir depresión respiratoria si se han administrado durante el trabajo de parto (excepto el tramadol, que no ha mostrado impacto sobre la contractibilidad uterina ni inducción de depresión respiratoria en el periparto) y el síndrome de abstinencia neonatal tras el tratamiento continuado y sostenido de opioides.

Por otra parte, la dependencia a opioides durante el embarazo incrementa el riesgo de complicaciones tales como: parto prematuro, preeclampsia, hemorragias del tercer trimestre y posparto, síndrome de abstinencia en el neonato, aborto espontáneo o la muerte fetal. La metadona y la buprenorfina son el tratamiento de sustitución en caso de adicción. Su exposición en el embarazo puede resultar en un síndrome de abstinencia neonatal y una mayor incidencia de prematuridad, retraso del crecimiento intrauterino y microcefalia, especialmente con el uso de metadona.

Revisiones de estudios de casos y controles y de cohortes han reportado que existe una asociación significativa entre la exposición a opioides durante fases tempranas del embarazo y malformaciones congénitas, especialmente cardiacas, defectos del tubo neural y gastrosquisis.

Se considera que la **petidina** es uno de los derivados opiáceos que provoca menos efectos depresores y se utiliza en obstetricia. La depresión neonatal que produce aparece más tarde que con otros opiáceos. También se han atribuido a la petidina efectos menos definidos sobre la alimentación y la ventilación, que han aparecido hasta 48 horas después del parto.

Analgésicos menores y antiinflamatorios no esteroideos

Los efectos teratogénicos de los salicilatos observados en animales de experimentación y sugeridos por algunos estudios no se han confirmado en la especie humana, aunque en estudios recientes se ha relacionado con estrabismo.

El **ácido acetilsalicílico** y otros antiinflamatorios no esteroideos pueden prolongar la gestación y el parto por la inhibición de la síntesis de las prostaglandinas. Dosis elevadas de salicilatos administradas en las últimas semanas de la gestación son capaces de producir defectos transitorios de la coagulación y, como consecuencia, problemas hemorrágicos en el recién nacido.

La administración de paracetamol en las dosis habituales no constituye un peligro para el feto, a pesar de que algunos informes han indicado que puede producir metahemoglobinemia en el recién nacido.

La **indometacina** se ha empleado con éxito para prevenir el parto prematuro, pero en ocasiones tiene efectos perjudiciales y potencialmente graves en el feto y el recién nacido, por lo que debe evitarse. Después de la exposición a la indometacina durante el parto, varios recién nacidos desarrollaron hipertensión primaria de la arteria pulmonar (persistencia de la vascularización fetal), en algunos casos con resultado mortal. La indometacina administrada a recién nacidos ha producido afectación de las funciones plaquetaria y renal.

Barbitúricos

Cuando los barbitúricos se administran a la madre durante el parto, puede observarse una importante depresión respiratoria en el recién nacido. Si como consecuencia de la administración de los barbitúricos se ha inducido hipotensión materna, puede provocar efectos graves debido a la asfixia fetal secundaria a una disminución del flujo sanguíneo placentario.

En ocasiones se observa la aparición de síntomas de abstinencia en recién nacidos de madres que han utilizado de forma asidua estos compuestos a lo largo del embarazo. También se han señalado alteraciones del desarrollo mental. Los barbitúricos estimulan el metabolismo de otros medicamentos, lo que puede provocar la acumulación de metabolitos tóxicos en el feto.

Anestésicos

Durante el embarazo, es importante evitar los efectos de los fármacos que puedan ocasionar alteraciones de la homeostasis fetal, así como las técnicas anestésicas por la posibilidad de aparición de efectos teratógenos. Ketamina atraviesa la barrera placentaria, observándose un aumento importante en la presión arterial de la madre y el tono uterino a dosis superiores a 2 mg/kg. Prilocaína se ha asociado a metahemoglobinemia neonatal cuando se emplea a dosis elevadas.

Etanol

Se ha descrito una serie de malformaciones en hijos de madres alcohólicas, consistentes en retrasos del desarrollo prenatal y posnatal, retraso del crecimiento, microcefalias, fisuras palpebrales estrechas, mandíbulas prominentes, limitación de la movilidad articular, pliegues palmares anormales, alteraciones cardíacas y genitales externos anormales.

Antidepresivos

Se han descrito diversos efectos de los antidepresivos en los recién nacidos, como taquicardia, taquipnea, irritabilidad, temblor y convulsiones. Hay que tener en cuenta que la glucoproteína P (GpP), que actúa eliminando tóxicos y fármacos de la circulación fetal, presenta una interacción con algunos ISRS (**sertralina**, **paroxetina**), bloqueando su acción, por lo que deberían evitarse al incrementar el riesgo de malformaciones. Otros ISRS, como **citalopram** y **venlafaxina**, son inhibidores débiles de la GpP y deben ser de elección en gestantes.

Fenotiazinas

En algunos estudios se ha constatado un aumento global de malformaciones de diversos tipos en hijos cuyas madres habían tomado fenotiazinas durante el primer trimestre del embarazo. Sin embargo, otros estudios no han confirmado esta relación. Algunos autores han descrito la aparición de reacciones extrapiramidales en el recién nacido.

Antipsicóticos atípicos

Se han asociado a fenómenos tanto de macrosomía como de microsomía fetal (bajo peso al nacer). Se cree que la macrosomía se debe a la disregulación de la hormona leptina, que produciría un incremento del peso fetal, con las complicaciones asociadas a ello. El bajo peso se ha relacionado con el incremento del estrés oxidativo y la disminución de la función placentaria, lo que produce restricción del crecimiento intrauterino y disminución del paso de nutrientes al feto. Esto obliga a una cuidadosa monitorización del crecimiento fetal en las gestantes expuestas a antipsicóticos atípicos.

Litio

La administración de litio puede producir hipotonía e hipotermia neonatales, mala succión y disminución de los reflejos. Algunos estudios sugieren la aparición de bocio e hipotiroidismo transitorio en el recién nacido. Se han descrito casos de malformaciones cardíacas graves, sobre todo de la válvula tricúspide, después de la exposición al litio durante el primer trimestre. Sin embargo, son necesarios estudios prospectivos adecuadamente controlados para validar esta asociación.

Antieméticos

Aunque los antieméticos **meclocina** y **ciclicina** producen fácilmente alteraciones fetales en animales, no se han demostrado efectos similares en la especie humana. No obstante, el uso de **prometazina** durante el primer trimestre de la gestación se asocia con una mayor incidencia de luxación congénita de cadera.

El antiemético más evaluado en diversos estudios ha sido la asociación de **diciclomina**, **doxilamina** y **piridoxina** y, en general, no se han observado efectos teratogénicos. No se han descrito efectos adversos en el recién nacido tras el uso de **metoclopramida**. Tampoco existen estudios que confirmen la aparición de efectos teratogénicos ni de otro tipo con la administración de **cleboprida**.

Anticonvulsivantes y ansiolíticos

El uso de fármacos anticonvulsivantes durante la gestación se asocia a un aumento del riesgo de malformaciones fetales pasando del 1-3 % al 4-9 %. Las más comunes son las cardíacas (defectos septales), las hendiduras faciales, las genitourinarias (hipospadias, agenesias renales), las esqueléticas (agenesias, hipoplasias, pie equino) y los defectos del tubo neural (espina bífida).

Benzodiazepinas

Los niños nacidos de madres tratadas con dosis elevadas de **diazepam** pueden presentar hipotonía, hipotermia, breves períodos de apnea y resistencia a la alimentación. El **clordiazepóxido** y el **nitrazepam** producen efectos similares. Diferentes estudios epidemiológicos han proporcionado resultados contradictorios sobre la asociación de labio leporino, hendidura palatina, hernia inguinal y estenosis pilórica con la exposición a diazepam durante el primer trimestre de la gestación. El empleo a largo plazo de dosis bajas de diazepam durante el embarazo también puede ocasionar un estado de hipotonía y de falta de respuesta, además de síntomas de abstinencia en el recién nacido.

Fenitoína

La administración de fenitoína durante el embarazo se ha asociado con una serie de malformaciones craneofaciales, como puente nasal ancho o bajo, nariz respingona, hendidura palatina, quistes sacrococcígeos e hipoplasia de las falanges distales y de las uñas. Pero, a pesar de esto, el riesgo de malformaciones congénitas (dos o tres veces superior al normal) en pacientes que reciben este fármaco puede considerarse un riesgo aceptable cuando se compara con los riesgos de una epilepsia mal controlada.

Además, es posible que la administración de fenitoína y fenobarbital a la madre induzca depleción de los factores de la coagulación fetal dependientes de la vitamina K. La coagulopatía resultante puede causar graves hemorragias neonatales, si no se trata adecuadamente con vitamina K.

Fenobarbital

El uso de fenobarbital se ha asociado con la aparición de malformaciones cardíacas y hendiduras orofaciales.

Valproato

Es uno de los antiepilépticos más teratogénicos, de modo que dosis superiores a 700 mg/día se asocian a porcentajes elevados de malformaciones (fig. 64-2), como espina bífida (presente en el 20 % de los niños con exposición intrauterina). También se asocia al desarrollo de alteraciones neurocognitivas, que incluyen alteraciones comportamentales, verbales y de la inteligencia. Su efecto teratogénico es mayor durante el primer trimestre de gestación. La dosis recomendada en la mayoría de los estudios es de 600 mg al día.

Entre los antiepilépticos más recientes, la **lamotrigina** se ha asociado a la aparición de fisuras orales; en el caso del **levetiracetam**, aunque la experiencia en gestantes es muy limitada, parece ser un antiepiléptico seguro durante toda la gestación. No existen suficientes datos sobre el uso de tiagabina, vigatrabina, lacosamida, felbamato, oxcarbazepina, rufinamida, perampanel y brivaracetam.

Los antiepilépticos tienen efectos sobre el transporte placentario de folatos y hormonas tiroideas, así como sobre algunos transportadores placentarios implicados en la depuración de tóxicos del feto, lo que puede dar una idea de la necesidad de monitorización y suplementación de la gestante en tratamiento con fármacos antiepilépticos. Durante el embarazo, se incrementa el aclaramiento de carbamazepina, lamotrigina, oxcarbazepina y levetiracetam por lo que se aconseja monitorizar sus niveles.

Inmunosupresores

Tiopurinas

La administración de azatioprina se ha asociado con anomalías congénitas en estudios con animales. Se han registrado casos de leucopenia y/o trombocitopenia en neonatos cuyas madres habían recibido azatioprina durante la gestación.

Metotrexato

La administración de metotrexato se ha asociado a muerte fetal, restricción del crecimiento intrauterino y malformaciones congénitas.

Hidroxicloroquina

Atraviesa la barrera placentaria y se acumula en los tejidos con melanina del feto donde permanece por periodos prolongados. La 4aminoquinolina, en dosis terapéuticas, se asocia con daños en el sistema nervioso central incluyendo ototoxicidad, sordera congénita, hemorragia retiniana y pigmentación de la retina anormal.

Biológicos

La evidencia del uso de fármacos biológicos durante el embarazo es escasa. Debido a la inhibición del TNFα, la administración de adalimumab, infliximab, golimumab durante el embarazo puede afectar a la respuesta inmunológica normal en el recién nacido. Se ha notificado depleción transitoria de células B y linfocitopenia en algunos niños nacidos de madres expuestas a rituximab durante la gestación.

Fármacos que actúan sobre procesos regulados por hormonas

Antitiroideos

La ingestión de yoduros (presentes en algunos jarabes para la tos) por la madre puede producir un bocio eutiroideo fetal, a veces suficientemente intenso para provocar obstrucción de la vía respiratoria. La administración de yodo radiactivo a la madre causa en ocasiones un hipotiroidismo grave en el feto, y la ingestión de fármacos como el propiltiouracilo y los derivados imidazólicos (**carbimazol** o **metimazol**) se ha asociado en algunos casos con un defecto del cuero cabelludo conocido como aplasia del cutis, así como atresia coanal, atresia esofágica y onfalocele.

En el tratamiento del hipertiroidismo en la mujer embarazada está contraindicado el yodo radiactivo, y la dosis de los fármacos antitiroideos debe reducirse a la mínima posible, sobre todo al final del embarazo. Se considera que el fármaco de elección es el **propiltiouracilo**, debido a que se encuentra en la leche materna sólo en pequeñas cantidades y a la posible asociación del metimazol con aplasia cutánea.

Hipoglucemiantes

Las dosis habituales de insulina no producen efectos significativos en el feto. Los hipoglucemiantes orales han dado lugar a efectos dismorfogénicos en el hombre y en otras especies animales, pero los observados en la especie humana son difíciles de valorar por la elevada incidencia esperada de malformaciones entre los hijos de madres diabéticas. Se han registrado casos de hipoglucemia neonatal prolongada tras la administración de sulfonilureas (**clorpropamida** a la madre).

El tratamiento de la diabetes en la embarazada debe realizarse principalmente con insulina y no deben utilizarse, en general, hipoglucemiantes orales. Algunos autores sugieren que la **metformina**, que no atraviesa la placenta, sería útil en algunas pacientes obesas, con diabetes no dependiente de la insulina, que no se controlan adecuadamente con la dieta. Sin embargo, en estos casos sería también preferible la utilización de insulina.

Esteroides hormonales

Numerosos estudios han referido la masculinización de los genitales externos en las niñas expuestas a progestágenos o a otros compuestos que poseen actividad androgénica durante la vida prenatal. Se ha señalado que el tipo de anomalía parece depender de la etapa del embarazo en la que la madre es tratada con estos compuestos.

Se ha observado que el **dietilestilbestrol**, un estrógeno sintético, ejerce un efecto similar, posiblemente por estimulación de la producción de andrógenos en la glándula suprarrenal del feto. Este compuesto puede desencadenar la aparición de adenocarcinoma vaginal de células claras en mujeres jóvenes (14 a 22 años) que estuvieron expuestas al fármaco durante su vida prenatal. Aunque no se ha registrado un incremento de la incidencia de cáncer entre los varones durante este período, se han observado alteraciones anatómicas y funcionales del aparato genitourinario en la población masculina correspondiente.

Se ha sugerido, aunque no se ha demostrado, una asociación entre la exposición a hormonas femeninas durante el primer trimestre del embarazo y diversas malformaciones congénitas, en especial cardiovasculares y esqueléticas. Se necesitan nuevos estudios que demuestren esta asociación, debido a la frecuente exposición a contraceptivos hormonales, a pruebas de embarazo hormonales y a la administración de progestágenos durante la gestación. Aunque los riesgos pueden ser pequeños, el empleo de hormonas femeninas en las primeras fases del embarazo debe evitarse siempre que sea posible.

Corticoides

Los corticoides se han utilizado ampliamente en las mujeres gestantes. En los animales de experimentación pueden producir hendidura palatina y otras alteraciones, pero los datos disponibles sobre posibles lesiones en la especie humana son muy escasos. La administración de **betametasona** a la madre para reducir la incidencia de membrana hialina en los niños prematuros se ha utilizado de forma habitual en los últimos años. Los datos sobre sus posibles efectos adversos en el feto son muy escasos, pero indican que podrían originar malformaciones del SNC en la especie humana. Sí se han comunicado casos de alteración en el transporte tubular renal y disminución cuantitativa de las nefronas en el riñón fetal por el uso de **dexametasona** durante la gestación.

Fármacos oncológicos

El riesgo fetal en el uso de quimioterápicos e inmunoterapia se correlaciona directamente con la edad gestacional y el tiempo de la exposición *in utero*. Como regla general tratamientos sistémicos como quimioterapia, terapia hormonal, terapia dirigida e inmunoterapia están contraindicadas durante el primer trimestre de embarazo.

Los agentes quimioterápicos son capaces de cruzar la placenta (casi todos los agentes citotóxicos tienen un peso molecular bajo, por lo que atraviesan la barrera placentaria) y alcanzan la circulación fetal. Si son administrados antes de las 15 semanas de gestación (periodo en que se produce la organogénesis) pueden interferir en la diferenciación celular. En este periodo el riesgo de malformaciones fetales asociadas a quimioterapia se estima es del 10-20 % en contraste con la proporción usual de malformaciones en la población general, la cual oscila entre el 1 y el 3 %. Durante el segundo y tercer trimestres del embarazo la quimioterapia puede ser administrada con mínimo riesgo para el feto y la madre; sin embargo, se encuentra reportada en la literatura la relación entre algunos agentes quimioterápicos con una restricción en el crecimiento intrauterino y bajo peso al nacer.

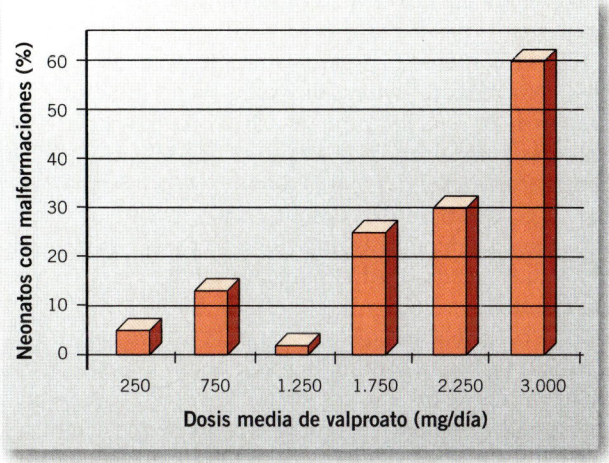

Figura 64-2. Proporción acumulativa de malformaciones en gestantes expuestas a valproato, por dosis diaria. Obtenido de Craig y cols., 1999, y Eadie, 2008.

La administración de quimioterapia debe interrumpirse tres semanas antes del parto para evitar complicaciones asociadas a neutropenia y trombopenia materno-fetal. Además, por su excreción a través de la leche materna, deberá contraindicarse la lactancia.

Algunos fármacos están contraindicados durante todo el embarazo como la terapia hormonal, el metrotexato (abortivo y teratogénico) y los Anti-HER2 (anhidramnios y oligohidramnios). El uso de bevazucimab no se recomienda durante el embarazo por su efecto antiangiogénico, aunque existe poca información publicada al respecto.

En cuanto a la inmunoterapia, el uso de checkpoint inhibitors (PD-1, PDL-1, CTLA-4) en modelos animales ha mostrado un aumento en la incidencia de abortos y óbitos. No obstante, no se ha encontrado una relación similar en series de casos publicadas de pacientes con embarazos imprevistos mientras recibían inmunoterapia. La información sobre uso de la inmunoterapia durante el embarazo proviene de pacientes en los primeros meses de gestación, por lo que es necesaria la realización de estudios a largo plazo en los niños expuestos.

Antihipertensivos

Labetalol cruza la barrera placentaria y puede bloquear los receptores alfa y beta adrenérgicos del feto y neonato (se ha descrito bradicardia, hipotensión y depresión respiratoria). El atenolol se ha asociado con crecimiento intrauterino retardado. Los inhibidores de la enzima de conversión de la angiotensina (IECA) y antagonistas de los receptores de la angiotensina II (ARA-II) están contraindicados en el embarazo en el segundo y tercer trimestre. No se recomienda el empleo de diuréticos, por el riesgo de alteraciones hidrolectrolíticas y reducción de la perfusión útero-placentaria.

Anticoagulantes

La heparina, a causa de su gran tamaño molecular y su carga eléctrica negativa, no atraviesa la placenta en cantidades significativas; por ello, no se observan alteraciones de la coagulación del feto cuando se administra a la madre antes del parto.

Por el contrario, la administración de anticoagulantes orales (**warfarina**, **dicumarol** y sus análogos) durante la última parte del embarazo produce hemorragias fetales y placentarias. La utilización de warfarina (y posiblemente de los demás anticoagulantes orales) durante las primeras 8 semanas de gestación puede ocasionar malformaciones congénitas, sobre todo hipoplasia nasal, lesiones óseas, malformaciones oculares, retraso del crecimiento intrauterino, y retraso del desarrollo.

Por consiguiente, debe evitarse la utilización de anticoagulantes orales en el primer trimestre a causa de sus posibles efectos teratogénicos y en las 3 últimas semanas de la gestación, con objeto de prevenir la aparición de hemorragia perinatal. En general, el tratamiento anticoagulante en la embarazada debe realizarse con heparina, excepto en las pacientes con prótesis valvular, en las que la mayor eficacia de la heparina subcutánea quizá justifique su uso hasta las últimas 3 semanas de embarazo, seguido de heparina por vía intravenosa, hasta el parto.

Antimicrobianos

En general, las **penicilinas** y **cefalosporinas** no provocan efectos adversos específicos sobre el feto. Aunque la eritromicina se asoció en un estudio en animales con la aparición de malformaciones congénitas, estos resultados no se han comprobado en estudios posteriores ni en animales ni en seres humanos. El estolato de eritromicina no debe utilizarse en el embarazo debido al mayor riesgo de hepatitis colestásica en las mujeres gestantes.

En cuanto a los antibióticos **aminoglucósidos**, se ha registrado ototoxicidad en niños pequeños cuyas madres habían tomado estreptomicina durante el embarazo. También existen informes de ototoxicidad en los hijos después del tratamiento con kanamicina en la madre gestante. El uso de aminoglucósidos también se ha asociado a casos de alteraciones tubulares y disminución de la densidad de nefronas en el riñón fetal.

La administración de tetraciclinas durante el tercer trimestre de la vida fetal produce coloración de los dientes e hipoplasia del esmalte, así como alteraciones esqueléticas. El cloranfenicol se asocia al denominado «síndrome gris» del recién nacido (cianosis, crisis cardiovascular, hipotensión e hipotermia).

La **nitrofurantoína** y las **sulfamidas** causan anemia hemolítica en algunos recién nacidos, con déficit de glucosa-6-fosfato-deshidrogenasa. Las sulfamidas, que se fijan en proporción elevada a las proteínas plasmáticas, sobre todo las de acción prolongada, deben evitarse al final del embarazo, dado el mayor riesgo de ictericia nuclear en el recién nacido por desplazamiento de la bilirrubina de su unión a las proteínas plasmáticas.

El **cotrimoxazol (trimetoprima-sulfametoxazol)** no se recomienda durante el embarazo debido al posible riesgo de que cause lesiones en el feto por trimetoprima y el riesgo de ictericia nuclear por la sulfamida cuando se administra al final del embarazo. Aunque la administración de metronidazol se ha asociado con la aparición de efectos teratógenicos, parece que el riesgo, si existe, es mínimo.

Antivíricos

Diversos fármacos antivíricos, como **zidovudina**, **lamivudina** y **nevirapina**, han demostrado una penetración fetoplacentaria muy alta, mientras que **nelfinavir**, **ritonavir** y **lopinavir** no cruzan la barrera placentaria en niveles detectables, por lo que serían fármacos seguros durante la gestación.

Antituberculosos

La necesidad de uso de antituberculosos durante la gestación se circunscribe principalmente a población con riesgo específico por contacto estrecho con enfermos o co-infectada con VIH, siendo la tuberculosis latente la más reportada en esta población; cuando este indicado el tratamiento de la tuberculosis latente durante la gestación (generalmente en infecciones contraídas en los dos años previos a la gestación) la isoniazida es el tratamiento de elección, siendo un fármaco seguro que no incrementa el riesgo de teratogenicidad pero puede inducir neuropatía en el caso de déficit de piridoxina, por lo que se recomienda coadministrar suplementos de vitamina B6. Se ha estudiado el uso de Rifampicina en la gestación y parece asociarse en el 3% de gestaciones con la inducción de malformaciones de extremidades, anormalidades del sistema nervioso central, hipotrombinemia y enfermedad hemorrágica fetal. En el caso de de requerir tratamiento de tuberculosis activa o extrapulmonar, debe evitarse el uso de pirazinamida debido a la falta de datos de seguridad durante la gestación.

Antifúngicos

El uso de antifúngicos, especialmente durante el primer trimestre, aunque no se ha asociado a un riesgo incrementado de defectos de nacimiento, abortos espontáneos o muerte fetal, hay un riesgo de defectos cardíacos congénitos y de extremidades en el caso de fluconazol, y anormalidades oculares con itraconazol. No obstante, su uso se considera aceptable si existe indicación por micosis severas. Anfotericina B ha demostrado ser segura y no inducir teratogenicidad en gestantes, mientras que no hay datos clínicos suficientes para ofrecer recomendaciones en el caso de posaconazol y equinocandinas.

Antiparasitarios

Enfermedades como la malaria requieren tratamiento inmediato por el riesgo de inducir disrupción de la barrera placentaria, incluso tratamiento intermitente preventivo durane la gestación en el caso de regiones endémicas. Se consideran como fármacos seguros durante la gestación Quinina, Cloroquina, Mefloquina y Proguanil en cualquiera de los trimestres, mientras que otros fármacos como Lumefantrina/arthemeter están indicados en el segundo y tercer trimestre gestacionales. No debe emplearse primaquina por el riesgo de anemia hemolítica severa. Sulfonamidas como Sulfadoxina inducen ictericia fetal y hemolisis neonatal en fetos con déficit de la glucosa-6-deshidrogenasa. Es importante suplementar con ácido fólico a las madres en tratamiento preventivo intermitente con Sulfadoxina-

Pirimetamina, para reducir el riesgo de defectos del tubo neural en fetos expuestos y de citopenia en gestantes. Aunque los derivados de artemisinina se han reportado como teratogenos en estudios en animales, registros de gestantes muestran que son seguros en cualquier trimestre.

En cuanto a fármacos antihelmínticos y antiamebianos, Ivermectina, Praziquantel y Albendazol son seguros durante toda la gestación sin asociar incrementos de mortalidad neonatal ni de inducción de malformaciones congénitas, mientras que para metronidazol y tinidazol se recomienda evitar su uso durante el primer trimestre debido a su efecto mutagénico en estudios en diversas especies.

Vacunas

En la actualidad el uso de vacunas durante la gestación se restringe al uso de vacunas DTPa (Difteria, Tétanos, Pertussis) durante el segundo y tercer trimestre gestacional con la intención de lograr inmunización pasiva del neonato frente a B. pertussis, y a la vacunación antigripal durante el primer trimestre para prevenir complicaciones derivadas para feto y gestante. En cuanto a las vacunas frente a COVID-19 las vacunas de ARN mensajero se han mostrado seguras en base a gestantes expuestas en los estudios pivotales y post-autorización.

Suplementos

Existe evidencia acerca del beneficio de suplementación con ácido fólico y yodo a las pre-gestantes y durante el primer trimestre de gestación, en cuanto a la reducción de defectos del tubo neural y de hipotiroidismo congénito. Otras intervenciones como la suplementación con probióticos Vitamina D, B6, Magnesio y Hierro no han mostrado beneficios en ninguna indicación concreta, aunque no asocian riesgos específicos para la gestante ni el feto.

Fitoterapia

Existe cierta controversia respecto al uso de hierbas con supuestos beneficios para síntomas específicos durante el embarazo como náuseas y vómitos (aromaterapia, jengibre), dolor peri-parto, fatiga (crema de lavanda) e insomnio (Lactuca sativa, Bryophyllum pinnatum). Aunque la evidencia publicada en general es pobre, en algunos casos hay ensayos clínicos aleatorizados y controlados que indican un beneficio modesto para el control de náuseas y vómitos sin comprometer la seguridad para feto y gestante. No obstante, es importante recalcar el potencial riesgo de la utilización de productos sin el adecuado control sanitario en cuanto a contenido, dosis y posibles impurezas que pueden conllevar toxicidad, y por tanto no puede recomendarse su uso durante la gestación.

UTILIZACIÓN DE FÁRMACOS DURANTE LA LACTANCIA

La posibilidad de que los fármacos ingeridos por la madre o sus metabolitos lleguen al niño a través de la leche, y las consecuencias que este hecho tendría sobre el lactante han despertado un interés progresivo en los últimos años. Los datos obtenidos, aunque no son concluyentes, proporcionan una aproximación en cuanto a las normas de utilización de fármacos durante el período de lactancia.

Hasta hace pocos años, los datos existentes se basaban en publicaciones aisladas de reacciones adversas en el lactante, en las que la relación causa-efecto no quedaba definitivamente establecida. Por otra parte, la técnica utilizada no era siempre la adecuada y no solían considerarse la diferencia entre exposición aguda o crónica al fármaco, el momento del período de lactancia, ni el momento del día en que se recogía la muestra. Además, muchos datos se obtenían de ensayos en animales y, como se sabe ahora, la extrapolación de estos resultados a la terapéutica humana debe hacerse con mucha cautela.

Recientemente se han intentado establecer aproximaciones farmacocinéticas para conocer la excreción de fármacos en la leche humana y los factores capaces de modificarla. Con estos datos y teniendo en cuenta las características farmacocinéticas del recién nacido, se ha establecido con cierta exactitud el grado de exposición del lactante a los fármacos ingeridos por la madre y el riesgo de la exposición. Los determinantes de este riesgo son:

1. Factores dependientes de la madre: dosis total de fármaco administrado, biodisponibilidad, vida media plasmática, eficacia de la biotransformación y de la excreción maternas (que determinan la concentración plasmática del fármaco) y tiempo transcurrido entre la administración del fármaco y el momento de la toma.

2. Propiedades fisicoquímicas: peso molecular, liposolubilidad, grado de ionización y unión a proteínas plasmáticas.

3. Factores dependientes del lactante: variaciones en la absorción, el metabolismo y la eliminación de fármacos en el recién nacido.

Teniendo en cuenta estas consideraciones, los fármacos pueden clasificarse en tres categorías: fármacos prohibidos durante la lactancia (tabla 64-4), fármacos que deben utilizarse con precaución (tabla 64-5) y fármacos que parecen ser seguros durante este período (tabla 64-6).

Otro problema diferente lo constituyen los fármacos cuya toxicidad no depende de la dosis, y los fármacos sociales, cuya utilización es, en general, muy variada y cuyas dosis son difícilmente controlables.

Mecanismos de paso de un fármaco a la leche

Los fármacos pasan del plasma materno a la leche por difusión pasiva y, por lo tanto, este fenómeno dependerá en gran parte del grado de ionización del fármaco, ya que sólo será transferida la fracción libre no ionizada. El pH medio de la leche (7,2) es inferior al del plasma (7,4), por lo que la proporción entre la fracción ionizada del fármaco con respecto a la no ionizada en cada compartimento será diferente dependiendo de su pK_a. La proporción de fármaco libre no ionizado en la leche (L) y el plasma (P) puede calcularse según la ecuación de Henderson-Hasselbach, conociendo el pK_a del fármaco y el pH plasmático (pH_P) y lácteo (pH_L).

Tabla 64-4. Fármacos contraindicados durante la lactancia

Ácido nalidíxico	Isoniazida
Amiodarona	Litio
Andrógenos	Metadona
Carbegolina	Metronidazol
Carbimazol/metimazol	Nitrofurantoína
Citotóxicos (ciclofosfamida, doxorrubicina, metrotexate)	Radiofármacos
	Reserpina
Cloranfenicol	Sales de oro
Clortalidona	Sulfamidas
Ergotamina	Yodo radiactivo
Fenindiona	
Indometacina (dosis elevadas)	
Inmunosupresores (ciclosporina)	

Para fármacos ácidos:

$$L/P = (1 + 10[pH_L - pK_a])/(1 + 10[pH_P - pK_a])$$

Para fármacos básicos:

$$L/P = (1 + 10[pK_a - pH_L])/(1 + 10[pK_a - pH_P])$$

siendo en general < 1 para los fármacos ácidos, > 1 para los básicos y 1 para los neutros. Los ácidos débiles, como la sulfanilamida ($pK_a = 10,4$), estarán completamente sin ionizar, tanto en la leche como en el plasma, por lo que la proporción de ultrafiltrado será aproximadamente de 1. Si el pK_a del fármaco es similar al de la leche y del plasma, existirá tanto en forma ionizada como no ionizada en ambos compartimentos, pero sólo la forma no ionizada pasará a la leche fácilmente. Por el contrario, fármacos muy ácidos como la penicilina ($pK_a = 2,7$) y el ácido acetilsalicílico ($pK_a = 3$) estarán completamente ionizados al pH del plasma y de la leche, por lo que la transferencia a través de las membranas mamarias será mínima.

Distribución del fármaco en la leche

La cantidad total del fármaco contenido en un volumen determinado de leche es la suma de la fracción libre, la fracción unida a las proteínas y la fracción repartida en los constituyentes lipídicos de la leche. Un cambio en la composición de la leche podrá, por lo tanto, modificar la proporción de estas fracciones.

El contenido proteico de la leche (8-11 g/l) es menor que el del plasma, y esta concentración varía en el transcurso de la lactancia: es máxima en la primera leche o calostro y disminuye progresivamente en los primeros 15 días posparto. En general, los fármacos estarán, pues, más unidos a las proteínas plasmáticas que a las de la leche, por lo que la transferencia a la leche de los fármacos con elevada afinidad por las proteínas del plasma será escasa.

Uso de fármacos en lactancia y mitigación de riesgos

Además de los posibles efectos en el lactante, algunos medicamentos pueden afectar la producción de leche a través de la regulación hormonal de la lactancia. Por ejemplo, no se recomienda la anticoncepción que contiene estrógenos por que disminuye la producción de leche. Sin embargo, la domperidona y la metoclopramida, aumentan la prolactina lo que favorece la lactancia.

Pautas generales de utilización de fármacos durante la lactancia

Durante la lactancia se debe usar la dosis efectiva más baja de un medicamento durante el menor tiempo posible. Para medicamentos con una vida media corta, se deberá alimentar al bebé inmediatamente antes de que la madre tome la siguiente dosis reduce la exposición al fármaco en el niño.

Si es posible, se deben usar medicamentos con vidas medias cortas, alta unión a proteínas maternas, baja disponibilidad oral y alto peso molecular.

Tabla 64-5. Fármacos que deben usarse con precaución durante la lactancia

Amantadina	Fenobarbital
Aminoglucósidos	Fenotiazinas
Antihistamínicos	Glibenclamida
Barbitúricos	Haloperidol
Benzodiazepinas	Hidroclorotiazida
Carbamazepina	Ibuprofeno
Bloqueantes β	Isoniazida
Catárticos	Lincomicina
Cefoxitina	Loperamida
Ceftazidima	Meprobamato
Cimetidina	Metildopa
Clindamicina	Metoclopramida
Clonidina	Metrizamida
Corticoides	Naproxeno
Cotrimoxazol	Novobiocina
Cumarínicos	Orciprenalina
Dapsona	Pentazocina
Dextropropoxifeno	Piridostigmina
Diazepam	Primidona
Difenoxilato	Procainamida
Disopiramida	Propitiouracilo
Diuréticos	Sisomicina
Domperidona	Sulfasalazina
Estrógenos	Sulpirida
Etosuximida	Tolbutamida
Fenitoína	Vitamina D (dosis altas)

Tabla 64-6. Fármacos cuya administración en la lactancia parece segura

Acenocumarol (tratamientos de corta duración)	Eritromicina
	Heparina
Ácido acetilsalicílico (dosis bajas y uso esporádico)	Hidralazina
	Imipramina
Ácido flufenámico	Insulina
Ácido fólico	Labetalol
Ácido mefenámico	Metoprolol
Amitriptilina	Mexiletina
Baclofeno	Paracetamol
Captopril	Paroxetina
Ciclosporina	Penicilinas
Codeína	Propanolol
Cromoglicato sódico	Sertralina
Digoxina	Terbutalina
	Verapamilo
	Vitaminas A y D (dosis bajas)
	Vitamina C
	Warfarina

El contenido lipídico de la leche varía cuantitativamente tanto en el curso de la lactancia como en cada toma, siendo mínimo en el calostro para aumentar gradualmente en el primer mes posparto. Al final de la toma, el contenido de lípidos es unas cuatro o cinco veces mayor que al principio. Todas estas variaciones tal vez no influyan mucho en la dosis total de fármaco que ingiere el lactante, pero sí pueden ocasionar errores a la hora de evaluar los resultados sobre la cantidad que se excreta a la leche de una sustancia determinada. Por ese motivo, la muestra que se analice debe ser una representación de toda la leche de un período de 24 horas. Otro factor importante es el volumen de distribución del fármaco en la madre, que permite conocer la cantidad de fármaco que se excreta a la leche en relación con el fármaco total. Los fármacos con un volumen de distribución alto pasarán a la leche sólo en una pequeña proporción, porque la mayor parte estará fuera del compartimiento plasmático.

Los parámetros farmacocinéticos en el recién nacido y, sobre todo, en el prematuro sufren variaciones importantes, lo que dificulta el cálculo de la concentración plasmática en el niño a pesar de conocer la dosis de fármaco ingerida con la leche. Es necesario, por lo tanto, tener en cuenta las modificaciones tanto de la biodisponibilidad oral como del aclaramiento.

Un ejemplo es el uso de opioides durante el posparto, que pueden concentrarse en leche materna. Una dosis infantil relativa, recibida a través de la leche materna, inferior al

⊙ FÁRMACOS EN EL EMBARAZO Y LA LACTANCIA

- El embarazo es un período sensible a la ingesta de medicamentos por el riesgo de desarrollo de malformaciones congénitas en el feto, así como de otros efectos adversos.

- Los cambios fisiológicos durante el embarazo modifican la respuesta a los fármacos y hacen necesario, en determinados períodos, un ajuste de la dosis.

- Los mecanismos del paso de fármacos a la leche dependen de las características de cada fármaco, principalmente de su grado de ionización.

- El volumen de distribución del fármaco en la madre permite conocer la cantidad de fármaco que se excreta en la leche.

10 por ciento de la dosis terapéutica se considera por lo general clínicamente aceptable, existiendo recomendaciones de uso para el dolor (p. ej., morfina, codeína, oxicodona, tramadol, fentanilo) y la dependencia de opioides. (p. ej., metadona, buprenorfina). La mayoría de los estudios indicaron que la dosis infantil relativa estaba entre < 0,5 % y 3 % y algunos de los efectos adversos (somnolencia y letargo) que se han reportado en el neonato durante la lactancia debido a la exposición de opioides han sido aislados. No obstante, se han publicado algunas advertencias relativas al uso de la codeína durante la lactancia, especialmente en lactantes metabolizadores ultrarrápidos de la CYP2D6, lo que incrementa el paso a morfina con consecuencias fatales.

BIBLIOGRAFÍA

Andersen SL, Olsen J, Wu CS, Laurberg P. Birth defects after early pregnancy use of antithyroid drugs: a Danish nationwide study. J Clin Endocrinol Metab 2013; 98: 4373-81.

Benet LZ, Massoud N, Gambertoglio JG. Pharmacokinetic basis for drug teatment. New York: Raven Press, 1984.

Boitel E, Desoubeaux G. Antiparasitic treatments in pregnant women: Update and recommendations. Med Mal Infect 2020 Feb; 50(1): 3-15.

Briggs GG, Freeman RK, Yaffe SJ. Drugs in pregnancy and lactation. A reference guide to fetal and neonatal risk. Baltimore: Wiliams and Wilkins, 1998.

Craig J, Morrison P, Morrow J, Patterson V. Failure of periconceptual folic acid to prevent a neural tube defect in the offspring of a mother taking sodium valproate. Seizure 1999; 8: 253-4.

Cubillo A, Morales S, Goñi E, Matute F, Muñoz JL, Pérez-Díaz D, de Santiago J, Rodríguez-Lescure Á. Multidisciplinary consensus on cancer management during pregnancy. Clin Transl Oncol 2021 Jun; 23(6): 1054-66.

Dathe K, Schaefer C. The Use of Medication in Pregnancy. Dtsch Arztebl Int 2019 Nov 15; 116(46): 783-90.

Eadie MJ. Antiepileptic drugs as human teratogens. Expert Opin Drug Saf. 2008;7:195-209.

Etti M, Calvert A, Galiza E, Lim S, Khalil A, Le Doare K, Heath PT. Maternal vaccination: a review of current evidence and recommendations. Am J Obstet Gynecol 2022 Apr; 226(4): 459-74.

Folb PI, Dukes MN, eds. Drug safety in pregnancy. Amsterdam: Elsevier, 1999.

Haas DM, D'Alton M. Pharmacogenetics and other reasons why drugs can fail in pregnancy: higher dose or different drug. Obstet Gynecol 2012; 120: 1176-9.

Katzung BG, Masters SB, Trevor AJ. Farmacología básica y clínica, 11ª ed. México: McGrawHill, 2010.

Marcus DA, Bain PA. Effective migraine treatment in pregnant and lactating women: a practical guide by Dawn A. Marcus, and Philip A. Bain. J Midwifery Women's Health 2010; 55: e57.

McLeod SM, Radde IC. Textbook of paediatric clinical pharmacology. Littleton: PSG Publishing, 1985.

Mittra A, Naqash AR, Murray JH, et al. . Outcomes of pregnancy during immunotherapy treatment for cancer: analysis of clinical trials sponsored by the National Cancer Institute. Oncologist. 2021;26(10):e1883-e1886

Pagliaro LA, Pagliaro AM, eds. Problems in pediatric drug therapy, 3ª ed. Hamilton: Drug Intelligence Publications, 1995.

Raha S, Taylor VH, Holloway AC. Effect of atypical antipsychotics on fetal growth: is the placenta involved? J Pregnancy 2012; 2012: 315203

Rubinchik-Stern M, Shmuel M, Eyal S. Antiepileptic drugs alter the expression of placental carriers: an in vitro study in a human placental cell line. Epilepsia 2015; 56: 1023-32.

Schreuder MF, Bueters RR, Huigen MC, Russel F, Masereeuw R, Van den Heuvel L. Effect of drugs on renal development. Clin J Am Soc Nephrol 2011; 6: 212-7.

Speight TM, Holford NMG. Avery's drug treatment, 4ª ed. Auckland: Adis International, 1997.

Stika CS, Frederiksen MC. Drug therapy in pregnant and nursing women. En: Atkinson AJ, Abernethy DR, eds. Principles of clinical pharmacology, 2ª ed. Amsterdam: Elsevier, 2007.

Vajda FJ. Effect of anti-epileptic drug therapy on the unborn child. J Clin Neurosci 2014; 21: 716-21.

Walson PD. Paediatric clinical pharmacology and therapcutics. En: Speight TM, Holford NMG, eds. Avery's drug treatment, 4ª ed. Adis International, 1997; p. 127-71.

Yaffe SJ, ed. Paediatric pharmacology: therapeutic principles in practice. New York: Grune and Stratton, 1980.

Situaciones fisiológicas que modifican la respuesta II: edad infantil

65

M. A. Peiré García

CONTENIDOS

- Introducción
- Farmacocinética pediátrica
  - Absorción
  - Distribución
  - Metabolismo
  - Excreción
- Peculiar farmacodinamia
  - Ontogenia de los receptores
  - Alteración del crecimiento y desarrollo
  - Interacciones farmacodinámicas

- Singularidades de la farmacovigilancia
  - Tipos de efectos adversos en pediatría
  - Causas que explican la peculiar toxicidad
- Farmacogenética y desarrollo
  - Ontogenia de los genes
  - Epigenética
  - Consecuencias
- Enfermedades raras y medicamentos huérfanos
- Empleo de medicamentos *off label* en pediatría
- Investigación en farmacología pediátrica

INTRODUCCIÓN

La edad del desarrollo, esto es, desde la concepción del ser humano hasta que éste alcanza la madurez adulta, implica una serie de peculiaridades desde el punto de vista fisiológico y farmacológico por tratarse de un período de la vida caracterizado por un constante desarrollo y maduración.

No es sorprendente, pues, que la acción de los medicamentos en los niños sea muy diferente en comparación con los adultos. En ocasiones se tratará de efectos adversos graves, en otras de la aparición de respuestas paradójicas y también de singulares comportamientos tanto farmacocinéticos como farmacodinámicos.

La farmacología pediátrica es, por tanto, una disciplina compleja debido a una farmacocinética cambiante en cada tramo de edad, una farmacodinamia inesperada por la diferente maduración de los receptores y una farmacogenética todavía no expresada fenotípicamente. De ello se derivarán una serie de efectos adversos (con una peculiar farmacovigilancia) y la necesidad de realizar una ética y científica investigación con medicamentos en niños (ensayos clínicos).

Dada la ausencia de formas farmacéuticas pediátricas adaptadas, en la práctica asistencial se ha recurrido al empleo *off label* de muchos medicamentos destinados a adultos.

Era urgente, por ello, tener una seguridad jurídica, y España fue «madrugadora» a la hora de adaptar la legislación a esta situación excepcional para conferir seguridad a los médicos prescriptores.

Por otra parte, no hay que olvidar las enfermedades raras, diagnosticadas en su mayoría en la edad pediátrica y cuya investigación debe ser objeto de incentivos.

Todos estos aspectos se abordarán en el presente capítulo de forma breve, para que el lector pueda posteriormente profundizar en su estudio con la bibliografía recomendada.

FARMACOCINÉTICA PEDIÁTRICA

El crecimiento y desarrollo continuos del niño van a condicionar la respuesta de los medicamentos. Por una parte, debido a los cambios en la composición corporal (agua extracelular, proteínas plasmáticas) y, por otra, a la inmadurez de muchas enzimas implicadas en su metabolismo (principalmente en el hígado).

Las distintas fases por las que atraviesa un medicamento, una vez que se ha administrado a un paciente son: **liberación** (importante en el caso de formulaciones de liberación sostenida, así como en el empleo de nanovectores), **absorción** (entrada en el organismo a través del torrente sanguíneo para que alcance efectivamente el sitio de acción, salvo en las vías tópicas), **distribución** (a través del organismo) y **eliminación**, que a su vez comprende las fases de metabolismo (o biotransformación enzimática en las fases I y II) y excreción del organismo por vías naturales.

Absorción

Ésta depende en gran medida de la vía de administración del fármaco, lo que va a condicionar su biodisponibilidad.

Vía oral

Es la más utilizada en pediatría y la más cómoda. Se ve influida por los siguientes factores:

pH intraluminal. Determina el grado de ionización del fármaco y la posibilidad de difundir a través de membranas biológicas. En los primeros días de vida es más básico, lo que facilita la absorción de medicamentos ácidos como la penicilina G. Alcanzará valores similares a los del adulto entre los 10 y 30 días.

Enzimas intestinales. Existe un retraso en su maduración, principalmente de las enzimas pancreáticas y la beta-glucoronidasa, alcanzando valores normales a los 6-8 meses de vida. También la función biliar está inmadura.

Motilidad intestinal. Está disminuida en los primeros días de vida, lo que produce un enlentecimiento de la absorción de nutrientes y medicamentos. La velocidad de absorción es más rápida para los medicamentos líquidos.

Concentración de ácidos biliares. En el neonato se encuentra disminuida, lo que conlleva a una disminución en la absorción de vitaminas liposolubles.

Colonización intestinal bacteriana. La flora bacteriana puede metabolizar algunos medicamentos y determinar su disponibilidad. Por ejemplo, la digoxina se biotransforma parcialmente en el intestino. Tras el nacimiento, se produce una rápida colonización del tracto intestinal, cuya composición depende del tipo de alimentación que recibe el bebé. En el caso de lactancia materna, predominan especies bacilares *(Lactobacilus bifidus)*, mientras que si se trata de lactancia artificial se coloniza por bacterias anaeróbicas y *Lactobacilus acidophilus*.

Peristaltismo intestinal. Es irregular en los primeros meses de vida y también depende del tipo de alimentación. Irá aumentando con la edad, siendo más rápido en niños escolares, lo cual, unido a un mayor flujo esplácnico, favorece una absorción más rápida de los medicamentos (y consiguiente riesgo de toxicidad respecto de los adultos).

Vía sublingual

Actualmente está incrementándose su uso por la facilidad de administración en los niños (puesto que la salivación es mayor que en el adulto) y por la seguridad al emplear dosis mucho menores. Algunos ejemplos dignos de mención son:

Inmunoterapia sublingual

Para la desensibilización a alérgenos (mal denominadas «vacunas» contra la alergia).

Fórmulas de bioinmunogenética

Integradas por citocinas y micro-ARN a dosis nanomolares con objeto de regular el funcionamiento celular por mecanismos epigenéticos.

Vía rectal

Aunque su biodisponibilidad es errática, resulta una vía muy útil en urgencias cuando no es posible administrar los medicamentos oralmente (inconsciencia, vómitos, convulsiones). Son preferibles las formas líquidas o en forma de geles para garantizar su absorción, siendo muy buena su absorción en el lactante.

Vía intramuscular

Es una vía que debería evitarse, sobre todo en el recién nacido, debido a su errática absorción (motivada por una mala perfusión tisular, así como una ineficacia de las contracciones musculares). Además, es una vía dolorosa en niños (y éticamente no es aceptable) y en neonatos los medicamentos de carácter básico pueden producir necrosis tisular.

Vía cutánea

En lactantes y recién nacidos la piel es extremadamente fina (con un estrato córneo muy delgado) y la superficie cutánea amplia, lo que conlleva un cociente superficie corporal/peso muy elevado. Estos dos factores, unidos al grado de hidratación cutánea, condicionan una extraordinaria absorción para muchos fármacos y tóxicos, sobre todo los de carácter lipófilos.

Debido a que en los lactantes la biodisponibilidad de los medicamentos por esta vía viene a ser unas 2,7 veces mayor que en los adultos, se comprende la importante toxicidad sistémica de muchas sustancias: trastornos tiroideos por desinfectantes yodados, síndrome de Cushing por corticoides, metahemoglobinemia por anilinas (de tintes de la ropa o del mero hecho de rotular con rotuladores de tinta oscura los frascos de perfusión, ya que si el recipiente es de plástico, la anilina es capaz de contaminar la solución medicamentosa).

Vía respiratoria

También puede conllevar la aparición de **efectos sistémicos**, a pesar de que únicamente se busque un efecto local. La absorción depende del desarrollo del árbol traqueobronquial y del parénquima pulmonar, así como de la capacidad vital. El acceso a la circulación es muy rápido, debido a la gran superficie de absorción de los alvéolos y la gran vascularización del sistema.

Vía intravenosa

Viene condicionada por la galénica. No hay que olvidar los **errores de dosificación** por diluciones erróneas, así como las pérdidas en tubos de perfusión no adaptados a los niños pequeños.

Distribución

La distribución depende de factores relacionados con la edad: el tamaño de los compartimentos, el grado de unión a proteínas plasmáticas, la permeabilidad de las membranas y diversos factores hemodinámicos.

Volumen de distribución

Se encuentra elevado para la mayoría de los fármacos en lactantes y neonatos, lo que obliga a aumentar las dosis de carga para obtener las concentraciones plasmáticas deseadas (como, por ejemplo, para fenobarbital y fenitoína).

Este hecho viene motivado porque la cantidad de agua corporal y el agua extracelular son mayores en el recién nacido, sobre todo en el prematuro, y luego empieza a disminuir progresivamente con la edad.

En general, los recién nacidos presentan un volumen de distribución que viene a ser el doble de los adultos, pero si bien es preciso aumentar su dosis de carga, por contra debido a que presentan una vida media muy prolongada (por inmadurez de los sistemas de eliminación), habrá que espaciar los intervalos posológicos para no incurrir en riesgo de acumulación y toxicidad.

Además, los lactantes y recién nacidos presentan muy poca masa grasa, lo que hace disminuir el volumen de distribución de medicamentos lipofílicos (como el propofol); no obstante, no hay que olvidar que la mayor parte de los lípidos se encuentran en el SNC, y es precisamente allí donde se difunden este tipo de medicamentos, con riesgo de toxicidad neurológica.

Unión a proteínas plasmáticas

Los medicamentos de carácter ácido débil se unen a la albúmina plasmática como transportadora (por ejemplo, el fenobarbital), mientras que los de carácter básico lo hacen a la alfaglucoproteína ácida (como las benzodiazepinas). Esta última, a diferencia de la albúmina, es saturable, de modo que cuando se sobrepasa su capacidad de unión, aumenta la fracción de fármaco libre. Basta una disminución de la unión del fármaco de la proteína del 95 al 90 % para que se multiplique por dos la concentración de fármaco libre (y riesgo de toxicidad).

En el recién nacido existe una concentración baja de ambas proteínas transportadoras, así como una disminución de su afinidad y la presencia de bilirrubina que compite por el sitio de unión de la albúmina.

Competición con la bilirrubina

En este caso hay que distinguir quién es el agente desplazante y quién el desplazado (si el medicamento o la bilirrubina) del sitio de unión de la albúmina.

- Si la bilirrubina permanece unida a la albúmina: en este caso desplaza al fármaco de su sitio de unión y aumenta la fracción libre del mismo (por ejemplo, para la difenilhidantoína). Ello conlleva un riesgo de toxicidad farmacológica.
- Si el fármaco permanece unido a la albúmina: se da la situación contraria, la bilirrubina circula libremente al no viajar unida, con el subsiguiente riesgo de producir ictericia nuclear o kerícterus (como sucede para el benzoato, salicilatos o sulfisoxazol).

Inmadurez de las barreras biológicas

En lactantes y recién nacidos la barrera hematoencefálica está inmadura, por lo que pasan fácilmente medicamentos liposolubles como sedantes, anestésicos, benzodiazepinas. Si a ello se une el hecho de que la fracción libre de éstos está aumentada por su desplazamiento de su sitio de unión con la albúmina debido a la presencia de bilirrubina, la toxicidad neurológica puede ser importante (en un período además en que el SNC presenta una mielinización incompleta).

Otros factores

Factores como la enfermedad, el flujo sanguíneo local, la perfusión tisular, el equilibrio ácido-base y el gasto cardíaco también condicionan la distribución.

De especial importancia son los transportadores como la bomba ABC y la glucoproteína P expresadas en el intestino y el pulmón, ya que son las responsables de que los medicamentos entren o no en las células. También su maduración viene condicionada por la edad.

Metabolismo

Los medicamentos precisan ser biotransformados en su mayoría para poder ser eliminados. Es decir, deben convertirse en compuestos más polares e hidrosolubles para que puedan ser excretados por vías naturales.

Los microsomas hepáticos aumentan con la edad, de modo que se estima que en recién nacidos existe una concentración proteica en el hígado de 26 mg/g, en contraste con los valores del adulto de 30 años de 40 mg/g. De ahí que el aclaramiento hepático sea más lento cuanto menor edad presenta el niño.

También las bacterias intestinales contribuyen al metabolismo de los medicamentos. De esta forma, fármacos como ciclosporina, nifedipino, midazolam o verapamilo pueden ver comprometida su biodisponibilidad. En el caso de la inactivación de la digoxina en la luz intestinal, obliga a disminuir las dosis de carga conforme avanza la edad.

No todas las enzimas que intervienen en las fases I y II están presentes a lo largo de los años, y además pueden existir rutas metabólicas distintas de los adultos para compensar el déficit fisiológico de otras vías.

De esta forma, en niños lactantes y recién nacidos existe una disminución de reacciones de fase I como la desmetilación (para la cafeína) o hidroxilación (para el diazepam), así como de fase II, sobre todo la glucuronoconjugación (de paracetamol, cloramfenicol o morfina) o la acetilación. La consecuencia lógica de ello es que la velocidad de eliminación está muy enlentecida y, en consecuencia, aumenta la vida media de medicamentos que sean sustratos de estas enzimas.

Por contra, están maduras la metilación (de diazepam), la conjugación con sulfato (para morfina y paracetamol), con glicocola (para salicilatos), con glicina y con glutatión. De esta forma, el metabolismo se desviará preferentemente hacia estas rutas alternativas.

En consecuencia, las enzimas van madurando a distintas edades, con dos consecuencias:

- Por una parte, ante la ausencia de vías metabólicas detoxificadoras, no se depuran muchos fármacos, con el riesgo de aumento de la vida media de éstos y consiguiente toxicidad.

- Por otro lado, este déficit fisiológico se compensa con la existencia de vías metabólicas aberrantes que pueden generar metabólicos extraños en otras edades de la vida. Estos productos pueden ser inactivos, activos (como activiación de profármacos), o lo que es peor, tremendamente tóxicos. Esto marca un punto de inflexión entre los niños y los adultos, pues medicamentos muy seguros en adultos pueden resultar tremendamente tóxicos en niños porque se metabolizan por rutas insospechadas y desconocidas a otras edades.

Sin embargo, el hígado de los niños está mejor protegido debido a su alta concentración de glutatión y sulfato, como compensación del déficit fisiológico de las vías inmaduras. Ello condiciona, por ejemplo, que un niño pequeño esté más protegido frente a una intoxiación por paracetamol que un adolescente.

Por otro lado, la **farmacogenética** no está expresada fenotípicamente, de modo que hasta los 2 años de edad todos los niños serán acetiladores lentos (y luego la mitad serán rápidos y la otra mitad lentos).

También la ontogenia de los **transportadores hepáticos** juega su papel. De esta forma, debido a la glucoproteína P transportadora, se explica la alta toxicidad de los opioides en el recién nacido, por la distribución de ésta en los vasos de la barrera hematoencefálica.

Excreción

El principal órgano excretor es el **riñón**, órgano inmaduro en el recién nacido y que va madurando durante la primera infancia. Los medicamentos se excretan por filtración glomerular y secreción tubular activa, al igual que los productos del metabolismo intermedio de sustancias endógenas o exógenas. El desarrollo de la filtración glomerular implica una nefrogénesis activa, proceso que se inicia a las 9 semanas de gestación y se completa en la semana 36, que a su vez va seguido de cambios en el flujo renal.

Así, la filtración glomerular viene a ser aproximadamente en:

- Prematuros: 0,6-0,8 ml/min/kg.
- Neonatos a término: 2-4 ml/min/kg.
- Alcanzando valores del adulto a los 8-12 meses de vida.

También la secreción tubular está inmadura, alcanzando valores normales de adulto durante el primer año de vida.

Como norma general, existe una importante disminución del aclaramiento en los primeros meses de vida, lo que conlleva un aumento de la vida media de la mayoría de los medicamentos. Así, en el recién nacido la filtración glomerular está muy disminuida (viene a suponer un 30-50 % del valor del adulto), al igual que la secreción y reabsorción tubulares.

En consecuencia, el aclaramiento está disminuido, lo que obliga a disminuir las dosis de mantenimiento, y por otra parte la vida media está aumentada, lo que obliga a aumentar los intervalos posológicos. En resumen, puede afirmarse que un neonato se comporta como un adulto con insuficiencia renal crónica.

PECULIAR FARMACODINAMIA

Ontogenia de los receptores

Los receptores diana de sustancias endógenas y de fármacos no están presentes de manera constante a lo largo de las edades del niño. Su expresión fenotípica cambia con los años, y ello explica algunas reacciones paradójicas. Por otra parte, puede observarse una falta de efecto o una toxicidad que en el adulto no ocurre.

En efecto, existen determinadas edades (ventanas de vulnerabilidad) que condicionan que ciertos medicamentos sean más o menos tóxicos. A modo de ejemplo cabe mencionar:

- Metoclopramida: produce distonía y bradicinesia, con mayor frecuencia en niños pequeños que en niños mayores o adultos.
- Antipsicóticos: al contrario, son menos frecuentes las discinesias en comparación con los adultos.

Durante el período **neonatal** se ha estudiado la ontogenia de algunos receptores y efectores como:

- Receptores adrenérgicos: durante la primera semana de vida existe un gran aumento de receptores β-adrenérgicos y, por el contrario, una disminución de los receptores α-adrenérgicos. Ello es una lógica consecuencia como compensación del aumento de catecolaminas del estrés del parto. Sin embargo, la estimulación intraútero con betamiméticos invierte este esquema, y por ello se cree que puede provocar a largo plazo en el niño tanto hipertensión arterial como alteraciones del comportamiento futuro.
- Receptores prostanoides: se forman en el período neonatal por el papel que juegan en la regulación del tono del ductus arterioso y el flujo sanguíneo a nivel del SNC, retina, nivel esplácnico y renal. En el nacimiento, debido al aumento de la presión parcial de oxígeno, se produce una disminución de los prostanoides (prostaglandinas PGE_2 y PGE_1), así como una disminución de sus receptores, lo que conlleva una vasoconstricción del ductus y, en consecuencia, a su cierre. En los prematuros con síndrome de distrés respiratorio que necesitan ventilación mecánica, existe una persistencia del ductus debido a la continua liberación de PGE_1 y PGE_2 del pulmón ventilado. Ello, como se sabe, puede inactivarse a través de la indometacina, pero también produce la inhibición de la síntesis de tromboxano A_2 y $PFG_{2\alpha}$ que con vasoconstrictoras, aparte de inhibir la síntesis de otros prostanoides que afectan a las funciones protectoras de células sanguíneas, riñón e intestino.

Alteración del crecimiento y desarrollo

El potencial efecto sobre el crecimiento y desarrollo se puede resumir en los siguientes ejemplos:

- Alteraciones del crecimiento: corticoides.
- Alteraciones del cartílago de crecimiento: quinolonas.
- Perturbación del desarrollo cognitivo futuro: anestésicos generales administrados en intervenciones largas antes de los 4 años de edad.

- Psicosis inesperadas: por montelukast, tamiflu.
- Hipertensión endocraneal: preparados de vitamina A.
- Trastornos tiroideos: por uso de desinfectantes cutáneos yodados.

Interacciones farmacodinámicas

Los medicamentos pueden interactuar simultáneamente compitiendo por el mismo sitio de acción, con efectos positivos o negativos. De esta forma puede observarse un efecto:

- Aditivo: como es la sedación al combinarse dos opiáceos.
- Sinérgico: en antibióticos en asociación.
- Antagonismo: empleo de naloxona como antídoto de opiáceos.

Algunos ejemplos dignos de mención por su singularidad son:

- Antidepresivos ISRS en niños con ansiedad y depresión: no sólo interactúan a nivel del SNC, sino también de las plaquetas. De esta forma, los niños que reciban ISRS concomitantemente con antiinflamatorios pueden sufrir riesgo de hemorragias gastrointestinales.
- También los ISRS inhiben el CYP2D9, que metaboliza a ibuprofeno y naproxeno, con lo que aumenta la toxicidad de éstos.
- Interacciones con plantas medicinales: no son inocuas por sí mismas, poseen efectos farmacológicos. Se sabe que:

  - Ajo, jengibre, cúrcuma y camomila inhiben la función plaquetar (riesgo de sangrados con AINE).
  - Equinácea y kava incrementan la hepatotoxicidad por paracetamol.
  - Sauce presenta estructura química como los salicilatos, con lo que se incrementa el riesgo de hemorragias.
  - Valeriana, kava y camomila, administradas para el insomnio, son sedantes y pueden incrementar el efecto sedativo de los opiáceos.

SINGULARIDADES DE LA FARMACOVIGILANCIA

Tipos de efectos adversos en pediatría

Si bien los efectos indeseables que se observan en niños mayores y adolescentes son similares a los observados en adultos (reacciones cutáneas, trastornos gastrointestinales, discrasias sanguíneas), en los niños pequeños adquieren un tinte propio debido a la aparición de tres tipos de efectos.

Efectos farmacológicos propios

Éstos resultan intensificados en función de la inmadurez fisiológica del niño o bien se deben a la propia enfermedad de base. Si bien se trata de efectos «esperados», su respuesta exagerada debe poner en alerta al profesional que los observa. Pueden citarse, entre otros:

- Lupus sistémico por antiepilépticos.
- Reacciones extrapiramidales graves por neurolépticos (como movimientos espásticos anormales, distonías, tics, etc.).

Interferencia con el desarrollo

Se producen a consecuencia de una interferencia con los procesos de maduración y crecimiento.

De esta forma, por lo que respecta a la maduración se conocen:

- Hipertensión endocraneal del recién nacido por vitamina A o quinolonas.
- Esterilidad de chicos por inmunosupresores.
- Ciertas formas de raquitismo por antiepilépticos.
- Ictericia nuclear o kernícterus por aumento de la bilirrubina neonatal (para fármacos que la desplazan de su lugar de unión).

En cuanto al crecimiento, junto a los clásicos retrasos de crecimiento inducidos por tetraciclinas, corticoides (incluidos también los inhalados) o retinoides, recientemente hay que añadir:

- El metilfenidato (y de ahí su recomendación de suspenderlo los meses de verano, para recuperar el crecimiento).
- El montelukast, empleado en el asma bronquial. Este fármaco también ha sido implicado en la aparición de reacciones psicóticas graves en niños).
- Mención especial merecen los neonatos, puesto que existe un riesgo tanto perinatal como neonatal. En efecto, en el período perinatal, aparte del riesgo teratogénico de muchos fármacos, hay que considerar algunos fármacos «inocentes» administrados a la madre al final del embarazo y durante el parto. Así:

- El ácido acetilsalicílico y otros compuestos antiinflamatorios inhibidores de la síntesis de prostaglandinas pueden provocar una hipoxia neonatal con hipertensión pulmonar (debido al cierre del ductus arterioso del feto intraútero), alteraciones de la hemostasia sanguínea (aumento del tiempo de sangría), alteraciones digestivas (enterocolitis necrotizante en prematuros) y desplazamiento de la unión a la bilirrubina (y sus conocidos riesgos).
- Los medicamentos cardiovasculares también presentan complicaciones. Así, los digitálicos pueden acumularse en el feto, la amiodarona (un conocido antiarrítmico) está contraindicada en el embarazo debido al contenido en yodo, que puede provocar un hipotiroidismo en el feto, y por último algunos antihipertensivos como la hidralazina pueden provocar hipoglucemia, bradicardia, hipotensión y distrés respiratorio del recién nacido.
- El hidrato de cloral provoca encefalopatía, principalmente en prematuros.
- La vitamina E produce descompensación metabólica (por eso se está recomendando actualmente evitar fórmulas de alimentación artificial que no hayan sido ensayadas en neonatos).
- Recientemente se está tomando conciencia de los peligros de la codeína por riesgo de depresión respiratoria (en niños susceptibles genéticamente cuyas madres estén tomando este opioide durante la lactancia).

Ya en el período neonatal, el riesgo más importante lo constituye la inadaptación de formas farmacéuticas, que con frecuencia predisponen a una sobredosificación. Por otra parte, en este período de la vida hay que considerar la inmadurez fisiológica de todos los órganos y sistemas, y por tanto el retraso en la eliminación de tóxicos y medicamentos.

Efectos de aparición tardía

Se trata de efectos que aparecen de forma muy tarde en el tiempo. Destacan:

- El síndrome de abstinencia del recién nacido por opiáceos, benzodiazepinas (hay que recordar que muchas madres embarazadas las consumen para conciliar el sueño) o alcohol.
- La carcinogénesis vaginal en niñas, a los 15 años, cuyas madres consumieron dietilestilbestrol cuando estaban embarazadas de ellas.
- El retraso mental por hidantoínas.
- La insuficiencia cardíaca en adultos jóvenes por adriamicina y otros quimioterápicos.
- Aparición tardía de tumores y linfomas por quimioterapia.

Causas que explican la peculiar toxicidad

El que los niños sean más vulnerables que los adultos a desarrollar un efecto adverso está motivado por tres causas principales.

Una peculiar farmacocinética

En efecto, como ya se ha comentado, los niños presentan una enorme dificultad para eliminar los tóxicos. A título de ejemplo:

- Peligros de la absorción cutánea de muchos preparados tópicos con importantes efectos sistémicos (como trastornos tiroideos por desinfectantes yodados, síndrome de Cushing por pomadas que contienen corticoides).
- Riesgos de toxicidad neurológica debido a la inmadurez de la barrera hematoencefálica, unido a los desplazamientos de la bilirrubina por el fármaco competidor.

También el metabolismo inmaduro provoca un aumento de la vida media de la mayoría de los medicamentos, a lo que hay que añadir la existencia de vías metabólicas aberrantes que pueden generar metabolitos tóxicos únicamente visibles en la infancia (y no en otras edades de la vida) y un retraso en la excreción renal. Así, se conoce que la maduración del metabolismo se adquiere a una edad variable según los citocromos:

- Metilación de la cafeína: hacia el 4º mes.
- Acetilación de la cafeína: sobre el 2º año.
- Acetilación de la isoniazida: a lo largo del 4º año.
- Glucuronoconjugación del paracetamol: en el niño mayor.

Una singular farmacodinamia

Debido a la distinta velocidad de maduración de los receptores según la edad del niño, se observan efectos únicos en los niños, como la excitación paradójica por antihistamínicos sedantes. Además, los niños resultan especialmente sensibles a los agentes oxidantes (pudiendo en recién nacidos observarse una reducción de la hemoglobina por inmadurez de las enzimas reductoras de los eritrocitos). Ejemplos clásicos que se pueden citar son los siguientes:

- Retraso de crecimiento por corticoides.
- Cierre prematuro de los cartílagos de conjunción ósea por retinoides.
- Discromía dental por tetraciclinas.
- Hipertensión endocraneal por derivados de la vitamina A.
- Retraso psicomotor por valproato.

Ejemplos más recientes dignos de mención:

- Arritmia cardíaca grave por cisaprida.
- Alteraciones neurológicas a largo plazo por anestésicos administrados antes de los 4 años (de forma prolongada).
- Fiebre y diarrea por prostaglandina E_2 (en el tratamiento para mantener la apertura del ductus arterioso).
- Púrpura trombocitopénica por la vacuna triple vírica.
- Invaginación intestinal por vacuna de rotavirus.

El propio medicamento

No hay que olvidar que muchas formas farmacéuticas están inadaptadas a los niños, lo que dificulta la adaptación posológica y conlleva muchísimos errores de dosificación (de hasta 10 veces o más la dosis indicada).

Conociendo estos factores, se van descubriendo insospechadas asociaciones hasta ahora desconocidas:

- Trastornos electrocardiográficos por la, ya retirada del mercado, disaprida.
- Enfermedad del suero por cefaclor.
- Hipotermia por azitromicina.
- Convulsiones por N-acetilcisteína.
- Colitis ulcerativa por enzimas pancreáticas.
- Lipoatrofia por ciprofloxacino.
- Trombocitosis por fentanilo.
- Liquen plano por hormona de crecimiento.
- Delirio agudo por oxibutinina, entre los casos más recientes.

Galénica inadecuada

Algunos accidentes terapéuticos están asociados a ciertas vías de administración a determinadas edades. De esta forma:

- La mayoría de formas sólidas están contraindicadas en menores de 6 años por riesgo de aspiración bronquial (comprimidos, cápsulas), siendo preferibles las formas líquidas o en polvo.
- Las formas inyectables para uso en adultos conllevan errores de dilución, así como riesgo de pérdida del producto en los tubos de perfusión.
- Los medicamentos inhalados deben emplearse con cámaras de inhalación adaptadas a la edad del niño.
- Muchos medicamentos *off label* destinados a adultos se emplean con extrañas manipulaciones galénicas (moltu-

ración de comprimidos, solubilización en solventes líquidos), que implican tanto una desnaturalización del principio activo como riesgos de aparición de sustancias tóxicas (por degradación del preparado extemporáneo). Además, ninguna agencia evaluadora ha verificado la estabilidad o seguridad de estos preparados extemporáneos.

FARMACOGENÉTICA Y DESARROLLO

La variabilidad interindividual condiciona la respuesta farmacológica definida por las proteínas implicadas en la acción del fármaco, ya sean estas proteínas:

- Transportadores de membranas celulares para la entrada y/o salida del fármaco. Las principales proteínas de membrana son la glucoproteína P y la MDR (con consecuencias importantes para determinar la dosis, el rechazo de trasplantes o la neurotoxicidad).
- Enzimas encargadas de la biotransformación de los medicamentos. Se determinará en consecuencia de si se trata de fenotipos metabolizadores lentos, normales o rápidos.
- Receptores a los que se unen los medicamentos para ejercer su acción.

Estas proteínas dependen a su vez de los genes que las codifican. Poseer una anomalía en una secuencia del ADN conlleva que éstas posean distintos grados de actividad, traduciéndose clínicamente en: eficacia o ineficacia terapéutica o también una posible toxicidad del fármaco.

Por lo tanto, las alteraciones genéticas pueden modificar la respuesta farmacológica de muchos medicamentos. La variabilidad genética de las enzimas implicadas en el metabolismo de éstos se denomina polimorfismos.

Ontogenia de los genes

El crecimiento y/o desarrollo influyen también en la respuesta terapéutica. Ello es debido a que la expresión de los genes responsables de la metabolización de los fármacos, que irá variando a lo largo del desarrollo, influyen en la eficacia y seguridad de los tratamientos.

Además, el desarrollo evolutivo constante desde la infancia hasta la adolescencia no sigue una evolución lineal. Por otra parte, tampoco la población pediátrica es homogénea (por convenio, se divide en cinco grupos de edad en función de sus peculiaridades cinéticas). Hay que recordar que las relaciones genotipo/fenotipo sólo aparecen cuando el gen es expresado, y que además la expresión de las enzimas y transportadores es edad-específico e isoforma-específico. Algunas enzimas del citocromo P-450 presentan una expresión distinta en función de la edad del niño:

- CYP3A7: se encuentra muy elevado en el hígado fetal y, sin embargo, aparece muy poco expresado en el niño.
- CYP3A5: se expresa a nivel fetal y posnatal principalmente.
- CYP3A4: encuentra una mínima expresión en el feto y aumenta rápidamente en el recién nacido. Son sustratos de este citocromo fármacos como midazolam, cisaprida (ya retirado del mercado), sildenafilo o dextrometorfano.

En consecuencia, el aclaramiento de estos fármacos se encuentra elevado en la edad posnatal. Ello condiciona el ajuste de dosis:

- Si la dosis se basa en el peso (ml/min/kg) para sustratos del CYP3A4: se observa un aumento del aclaramiento en niños pequeños, y por ello son necesarias dosis más altas que en los adultos para conseguir unas concentraciones plasmáticas similares.
- Pero si el ajuste se basa en la superficie corporal, es menos pronunciada.

En consecuencia, no es posible extrapolar datos farmacogenéticos del adulto al niño porque no es posible establecer la relación fenotipo/genotipo hasta que el producto del gen no esté completamente expresado. Ello viene determinado por la ontogenia en virtud de la cual la relación entre genotipo y fenotipo es distinta en función de la edad del niño.

Las enzimas metabolizadoras pueden clasificarse, en función del momento en que adquieren su actividad completa, en tres grupos:

- Enzimas que presentan una alta expresión en la gestación: son silenciadas o se expresan a niveles muy bajos durante los 2 años siguientes.
- Enzimas que muestran una expresión constante en la gestación y en la vida posnatal.
- Enzimas que exhiben una pobre expresión en el feto y aumentan su actividad de forma gradual durante el primer y segundo año de vida.

Por lo tanto, algunos genes se expresan más en las primeras fases de la vida que en la edad adulta, y viceversa. Por eso un fármaco puede ser eficaz (o tóxico) en una etapa de la vida pero no en otra. Por ejemplo:

- Los genes de la familia CYP3A: la actividad total de esta proteína permanece constante durante el desarrollo, guardando un equilibrio entras las isoformas CYP3A7 y CYP3A4 (que tienen distinta especificidad de sustrato y eficacia catalizadora).
- En cambio, la enzima UDP-UGT, responsable de la depuración de xenobióticos y de bilirrubina, está presente en un 1 % en el recién nacido y alcanza valores del adulto a las 14 semanas de vida.

Epigenética

Estudia las interacciones de los genes con el ambiente que dan lugar al fenotipo. De esta forma, la clásica herencia mendeliana se complementa con factores no genéticos, como puede ser el silenciamiento o la activación de determinados genes por mecanismos epigenéticos. De esta forma, la información contenida en el ADN de cada persona se traduce de forma distinta en función de factores ambientales. Por tanto, determinadas reacciones químicas y otros procesos pueden modificar la actividad del ADN pero sin alterar su secuencia de bases.

Se trata, en suma, de cambios reversibles del ADN que hacen que unos genes se expresen o se silencien en función de factores externos. Se comprende fácilmente, pues, el interés actual en desarrollar fármacos que controlen dichos cambios epigenéticos. Para ello, la medicina de precisión se hace eco a través principalmente de la bioinmunogenética, cuyas fórmulas contienen moléculas precisas de información para dar instrucciones a las células sobre la activación o silenciamiento de determinados genes.

¿Cuáles son los principales mecanismos epigenéticos? Se verifican a través de metilaciones del ADN, modificación de las histonas (principalmente acetilación), remodelado de la cromatina y efecto de los ARN pequeños no codificables.

- Metilación del ADN: la metilación de la base citosina permite una configuración cerrada de la cromatina. En consecuencia, un alto grado de metilación se asocia al silenciamiento de genes. ¿Qué sustancias pueden adicionar grupos metilo? Se ha descubierto que en mamíferos pueden serlo metionina, ácido fólico, colina y piridoxinas a través de las ADN metiltransferasas. En el caso del cáncer, se conoce además que la hipermetilación aberrante puede reprimir la transcripción a través de la vía de la región promotora de genes supresores de tumores. Pero es que también la hipometilación puede estar implicada en el desarrollo y progresión del cáncer.
- Modificación de histonas: la cromatina está integrada por el nucleosoma sobre el cual se enrolla el ADN. Además, está conformada por histonas (H2A, H2B, H3, H4) unidas a proteínas no histonas. Por modificaciones postraduccionales es posible modificar la configuración de las histonas. Éstas sufren modificaciones mediante reacciones de acetilación, fosforilación, metilación y deaminación, entre otras. A través de específicas modificaciones de las histonas se crea un código que determina si un gen determinado debe ser silenciado o expresado.
- ARN no codificante: los ARN de interferencia (iARN) no codifican para proteínas conocidas, pero sus secuencias son complementarias a secuencias de ADN o ARN que sí son codificantes e impiden su traducción. Se trata, por tanto, de una regulación negativa de la expresión en una fase postranscripcional. Un tipo especial de estos ARN son los micro-ARN de interferencia (miARN), los cuales se unen a secuencias complementarias y degradan el transcrito formado, de modo que se impide la traducción a proteínas.

Consecuencias

Pueden considerarse dos aspectos:

Uso terapéutico de la epigenética

Con objeto de regular el funcionamiento celular de forma precisa y fisiológica, mediante el uso de micro-ARN, citocinas, factores de transcripción y otras moléculas en nanodosis que conllevan una respuesta terapéutica reguladora y sin efectos adversos (al tratarse de moléculas bioidénticas a las humanas obtenidas por biotecnología). En este sentido, puede beneficiarse de la bioinmunogenética prácticamente cualquier tipo de patología, siendo muy prometedor en pediatría en el caso de enfermedades de base genética (fibrosis

quística, metabolopatías, etc.). Por otra parte, la administración sublingual de estos preparados facilita enormemente el cumplimiento terapéutico.

Consecuencias de los polimorfismos genéticos en la respuesta a los medicamentos

Las variaciones genéticas afectan principalmente a la absorción, metabolismo y excreción de fármacos.

Absorción impedida

Puede afectar a nivel gástrico la absorción de vitamina B_{12} y subsiguiente anemia megaloblástica.

En el intestino, tanto el CYP3A como la glucoproteína P de los enterocitos comparten sustratos comunes, como para la ciclosporina, vincristina o etopósido. Su acción coordinada conduce a una menor biodisponibilidad oral debido a la extrusión del lumen intestinal.

Metabolismo lento

Como se ha visto, produce un aumento de la vida media de los sustratos implicados, y riesgo de acúmulo y toxicidad.

Excreción

En caso de enlentecimiento, es posible la aparición de casos de cistinuria.

Las causas pueden ser: acúmulo del fármaco parenteral, formación de metabolitos tóxicos, formación de reacciones adversas inmunomediadas.

Algunos ejemplos pediátricos dignos de mención son:

- Discinesia: por antipsicóticos (CYP1A2).
- Hemorragia: por warfarina (CYP2C9).
- Sedación prolongada: por diazepam (CYP2C19).
- Mielosupresión: debido a 5-fluorouracilo (DHPD).
- Diarrea y mielosupresión: por irinotecán (UDPGT).

ENFERMEDADES RARAS Y MEDICAMENTOS HUÉRFANOS

Dentro de los medicamentos huérfanos y los destinados a enfermedades raras, cuya explicación se desarrolla en otro capítulo de este libro, se incluye un conjunto heterogéneo de medicamentos destinados a diferentes situaciones que se exponen a continuación, algunas de las cuales son especialmente pertinentes al tratamiento farmacológico en pediatría:

1. Diagnóstico y/o tratamiento de enfermedades raras.
2. Medicamentos empleados en tramos de edad muy concretos:

- Tolazolina: hipertensión pulmonar del recién nacido.
- Antídotos: intoxicaciones.
- Acetato de zinc: enfermedad de Wilson.
- β-glucosidasa ácida: enfermedad de Gaucher.
- Dornasa alfa: fibrosis quística.
- Penicilamina: enfermedad de Wilson.

3. Medicamentos cuya comercialización fue suspendida:

– Talidomida: lepra.

4. Medicamentos contraindicados en pediatría:

– Quinolonas: uso compasivo.

Como se ha indicado, en Europa, a semejanza de Estados Unidos y Japón, existe una regulación específica que promueve el desarrollo de este tipo de medicamentos. En este sentido, cabe mencionar el *Reglamento (CE) Nº 141/2000 del Parlamento Europeo y del Consejo de 16 de diciembre de 1999 relativo a los Medicamentos Huérfanos.* Sus principales puntos se pueden resumir en:

- Establece un procedimiento común para la designación de ciertos medicamentos como «medicamentos huérfanos».
- Constituye un comité compuesto por expertos nombrados por los Estados miembros para examinar las solicitudes de designación.
- Prevé una serie de incentivos para estimular la investigación, el desarrollo y la puesta en el mercado de los medicamentos huérfanos designados.

Un poco más tarde, la Comisión Europea adoptó *el Reglamento (CE) Nº 847/2000 de 27 de abril de 2000,* que desarrolla el artículo 3 del citado reglamento comunitario, y en este sentido establece:

- Las disposiciones de aplicación de los criterios de designación de un medicamento como húerfano.
- Define también los conceptos de «medicamento similar» y de «superioridad clínica».

EMPLEO DE MEDICAMENTOS *OFF-LABEL* EN PEDIATRÍA

El empleo de medicamentos en condiciones de uso distintas de las aprobadas en sus correspondientes fichas técnicas es una práctica muy común en pediatría. Se estima que su empleo supone hasta el 75 % de los medicamentos empleados en el medio hospitalario y sobre un 30 % en atención primaria.

Existen áreas terapéuticas en donde la actividad investigadora es muy intensa (como, por ejemplo, en oncología) y, en consecuencia, el laboratorio titular de la autorización de comercialización no ha podido actualizar la correspondiente ficha técnica con nuevas indicaciones o grupos de edad o dosis.

Sin embargo, lo más frecuente es que se trate de medicamentos «clásicos» para los cuales ya están bien establecidas las condiciones de uso en la práctica clínica, pero éstas no se mencionan ni en el prospecto ni en la ficha técnica. Evidentemente, al laboratorio no le resulta rentable en términos económicos realizar estudios pediátricos para actualizar la información del producto.

Las condiciones distintas de lo autorizado por la ficha técnica pueden ser diversas:

- Edad: fármaco no recomendado en la ficha técnica por debajo de cierta edad.

- Peso: fármaco no recomendado en la ficha técnica por debajo de determinado peso.
- Ausencia de formulación pediátrica: no se menciona en la ficha técnica el uso pediátrico.
- Ausencia de datos clínicos pediátricos: falta de evidencia de la eficacia y seguridad en pacientes pediátricos.
- Indicación distinta: para otras afecciones.
- Contraindicación: en la población pediátrica.
- Dosis: diferente (mayor o menor).
- Vía de administración: diferente (como uso de la vía oral para una prepración de uso parenteral).

Prescribir medicamentos al margen de lo autorizado en las fichas técnicas puede resultar beneficioso para los pacientes, pero también puede conllevar riesgos.

Prescribir medicamentos dentro de las indicaciones y condiciones contempladas en la ficha técnica supone una *seguridad y garantía legal* para el médico prescriptor. La ficha técnica es un documento oficial, y con frecuencia lo usan los tribunales de justicia como referencia para enjuiciar la conducta profesional de un médico.

Dado que no siempre resulta factible ceñirse únicamente a lo dispuesto en la ficha técnica, y lo que está en juego es la salud y/o la vida de un niño, nuestro ordenamiento jurídico ha sido pionero al promulgar una norma que, con carácter excepcional, regula la prescripción fuera de lo indicado en la ficha técnica (uso *off-label*), el uso compasivo y el acceso a medicamentos extranjeros: se trata del *Real Decreto 1015/2009 de 19 de junio por el que se regula la disponibilidad de medicamentos en situaciones especiales.*

Esta norma intenta ayudar a los médicos que se plantean el dilema ético entre privar a un paciente de la medicación adecuada, o bien iniciar un tratamiento con una medicación inadecuada o que resulte de extrapolar a la población pediátrica los datos correspondientes a la población adulta.

Esta norma por fin delimita claramente tres situaciones especiales y además simplifica los procedimientos de solicitud al tratarse de tres supuestos totalmente distintos. En este sentido distingue:

- Uso compasivo de medicamentos en investigación: regula el acceso a medicamentos en investigación para pacientes fuera de un ensayo clínico y sin alternativas terapéuticas autorizadas.
- Uso *off-label* o fuera de ficha técnica: contempla el uso de medicamentos en condiciones diferentes a las autorizadas.
- Medicamentos extranjeros: simplifica el uso de medicamentos autorizados en algún país de nuestro entorno pero no disponibles en España por motivos de índole empresarial o de mercado.

Centrándonos en el uso *off-label* o fuera de ficha técnica cabe, a su vez, distinguir tres supuestos:

- Uso en una indicación totalmente distinta a la aprobada en ficha técnica.
- Uso en la misma indicación aprobada pero en distintos subgrupos de pacientes (como los pediátricos; por ejemplo, dexametasona en displasia broncopulmonar).

- Uso en condiciones distintas: dosis mayor o menor (como gentamicina intravenosa en neonatos en una dosis/día), duración del tratamiento distinta, vía de administración diferente (tal es el caso del *metamizol* intravenoso en lactantes), edad o peso distinto (por ejemplo, *voriconazol* en prematuros).

En suma, dicha norma viene a ser una *excepción legal* a la regla general en donde:

- El paciente: no es necesario que se trate de un paciente terminal o grave, basta que carezca de alternativas terapéuticas autorizadas.
- Los centros sanitarios: no significa necesariamente que sólo pueda prescribirse a nivel hospitalario, puede tratarse también de centros de atención primaria.
- Donde no es preciso obtener una autorización previa, ni tampoco un dictamen del comité ético de investigación clínica.
- La actuación del médico: deberá estar justificada en la historia clínica, observando las recomendaciones de la AEMPS y el protocolo del centro donde desarrolle su actividad profesional.

¿Qué requisitos dispone la normativa vigente? En ella se especifica que:

1. Debe tratarse de un uso excepcional del medicamento.
2. Para aquellas situaciones de las que se carezca de alternativas terapéuticas autorizadas.
3. Cuya prescripción se encuentre enmarcada dentro de la práctica clínica habitual (no se trata de una investigación ni de un ensayo clínico).
4. Centrando la responsabilidad en los médicos, quienes a su vez tienen la obligación de:

   - Justificar en la historia clínica la necesidad de dicho empleo distinto.
   - Informar al paciente de la decisión y obtener su consentimiento informado (tras exponerle los beneficios y riesgos de tal prescripción).
   - Notificar a la AEMPS todas las sospechas de reacciones adversas.

INVESTIGACIÓN EN FARMACOLOGÍA PEDIÁTRICA

La necesidad de justificar la experimentación clínica en pediatría se basa en tres pilares:

1. Existe una justificación ética primero y científica después basada en el conocimiento de la peculiar farmacología pediátrica.
2. En segundo lugar, lógicamente deben tomarse unas especiales medidas protectoras que tienen su correlato legal.
3. Por último, recientemente este imperativo ético ha devenido en una obligación legal en base a la incentivación de la investigación pediátrica, cuyo «culpable» es el Reglamento CE nº 1901/2006 que obliga a las compañías farmacéuticas a realizar EC en menores de edad.

Son precisamente estas singularidades las que definen un EC pediátrico:

1. Los niños nunca son voluntarios sanos: siempre participan niños enfermos afectos de la patología a tratar por el medicamento en estudio. Sin embargo, de forma excepcional se admite la participación de niños sanos no enfermos en dos situaciones: los EC que sirven para determinar las preferencias de sabor y textura de nuevos medicamentos y los EC de vacunas (en grupos muy seleccionados de niños de alto riesgo).
2. Los niños nunca participan en ensayos de fase I: como en el caso anterior, únicamente se trata de niños enfermos y, por tanto, se empiezan los ensayos en la fase II. Esta norma, sin embargo, también conoce de una excepción que permite la inclusión de niños enfermos en estudios de fase I: se trata de patologías en las que entra en juego el pronóstico vital, como sida, oncología o reanimación.
3. Debe estratificarse por grupos de edad: en efecto, no son comparables los resultados obtenidos en un adolescente de 17 años con los obtenidos en un niño de 4 años, y éstos a su vez con los derivados de un lactante de 3 meses. Se impone dividir a la población pediátrica por grupos, perfectamente definidos en las guías ICH internacionales y también en el Reglamento comunitario en cinco grupos:

   - Prematuros: por cuanto su dosis debe ajustarse a la edad gestacional, o porque los volúmenes a perfundir deben ser minúsculos para evitar sobrecarga cardíaca.
   - Recién nacidos: entendido como el primer mes de vida, ya que habrá que valorar la susceptibilidad de toxicidad neurológica o los problemas derivados de la absorción cutánea.
   - Lactantes y párvulos: importante etapa de mielinización del cerebro.
   - Niños entre 2 y 11 años: con un importante desarrollo somático y psicomotor.
   - Adolescentes entre 12 y 17 años: etapa de rápido crecimiento, posibilidad de incumplimiento terapéutico, entre otras particularidades.

4. Lugar de realización: sin duda alguna en salas pediátricas adaptadas a las necesidades de los niños.
5. Los EC deben ser terapéuticos: es decir, deben reportar un beneficio concreto para el niño participante. Se admite por la legislación vigente como excepción la realización de EC no terapéuticos (como los estudios de determinación de dosis) siempre y cuando no se supere el «riesgo mínimo». ¿Qué se entiende por «riesgo mínimo»? Aquel riesgo normal derivado de una actividad asistencial cotidiana, como puede ser realizar un interrogatorio al niño o extraer una muestra de sangre. Sin embargo, practicar una radiografía ya se considera riesgo medio, y no mínimo.
6. Selección de los investigadores: deben elegirse en función de su *curriculum vitae*, así como experiencia en la investigación con menores de edad, formación académica y disponibilidad.
7. Obtención del consentimiento informado: se trata de un punto crucial del que se hará especial mención más adelante. Se trata de una exigencia absoluta que debe estar

autentificada por escrito. En efecto, se documenta a través de un documento oficial aprobado por el comité ético antes de ser utilizado, entendido además como un proceso dinámico de diálogo continuo, de tal forma que debe asegurarse que sea voluntario e informado. Por cuanto los menores de edad tienen incapacidad legal para otorgarlo por sí mismos, éste se obtiene por representación (los dos padres), de manera que debe ir firmado por los dos padres, el menor a partir de 12 años y el investigador. En caso de que los tribunales hayan otorgado la patria potestad a uno solo de los progenitores, esta decisión judicial debe constar también en el documento, por cuanto la legislación española exige la firma de los dos progenitores (a diferencia de otros países). Esta especial protección del menor tiene su fundamento en la singular vulnerabilidad de esta población. Los niños son seres extremadamente influenciables y no pueden por sí mismos valorar los riesgos. En todo caso, independientemente de la edad, siempre deben respetarse sus opiniones.

8. Características de los protocolos: la palabra que los define es la sencillez. Ello implica respetar los horarios escolares, coordinar las agendas de los miembros de la familia del niño, reducir al máximo el número de muestras biológicas y siempre respetar las opiniones y decisiones del paciente. Se impone el empleo de métodos no invasivos, como se comenta más adelante, así como que el criterio de valoración de la respuesta farmacológica sea pediátrico. Así, ¿cómo se valora el efecto analgésico de un fármaco en un adolescente, niño o en un recién nacido? Evidentemente existen medidas de eficacia estandarizadas, cuyo conocimiento previo es obligatorio, para decidir cuál resulta la más apropiada en cada caso.

BIBLIOGRAFÍA

Blanco E. Disponibilidad de medicamentos y situaciones especiales: uso compasivo y usos off-label. Actualidad en Farmacología y Terapéutica 2012; 10(1): 43-9.

Comisión Europea. Guideline ENTR 6283/00 on The format and content of applications for designation as orphan medicinal product and on the transfer of designations from one sponsor to another, 22 de julio de 2004.

DOUE. Decisión de la Comisión de 30 de noviembre de 2009 por la que se establece un Comité de Expertos de la Unión Europea en enfermedades raras. Diario Oficial de la Unión Europea, L 315/18. 2 de diciembre de 2009.

González-Lamuño D. Una visión general sobre las enfermedades raras. Pediatr Integral 2014; XVIII(8): 550-63.

Henry V. Off label prescribing. Legal implications. J Leg Med 1999; 20: 365-83.

Hines RH. The ontogeny of drug metabolism enzymes and implications for adverse drug events. Pharmacol Ther 2008; 118: 250-67.

Horen B, Monstastruc JL, Lapeyre-Mestre M. Adverse drug reactions and off label drug use in paediatrics outpatients. Br J Clin Pharmacol 2002; 64: 665-70.

Kimlad E, Odind V. Off label drug use in pediatric patients. Clin Pharmacol Ther 2012; 91: 796-801.

Mardomingo MJ. Epigenética y trastornos psiquiátricos. Pediatría Integral 2015; 6: 524-31.

Morán D, Jiménez S, Dominguez-Gil A. Farmacogenética en oncología. Med Clin (Barc) 2008; 131 (5): 184-95.

Mulla H. Understanding Developmental Pharmacodynamics. Importance for Drug Development and Clinical Practice. Pediatr Drugs 2010; 12(4): 223-33.

O'Driscoll L. The emerging world of microRNAs. Anticancer Res 2006; 26(6): 4271-8.

Pariser AR, Yao LP. Rare Diseases and Orphan Drugs. En: Mulberg AE, Murphy D, Dunne J, Mathis LL, eds. Pediatric Drug Development. Concepts and Applications. Second edition. John Willey & Sons, Ltd. 2013.

Peiré MA. Circulación de los medicamentos en el organismo. Farmacocinética. En: Cruz M, Peiré MA. Tratamiento de las enfermedades en niños y adolescentes. Principios básicos y métodos actuales. Barcelona: Editorial Espax, 1999; pp. 107-23.

Peiré MA. Acción dc los medicamentos: farmacodinamia. En: Cruz M, Peiré MA. Tratamiento de las enfermedades en niños y adolescentes. Principios básicos y métodos actuales. Barcelona: Editorial Espax, 1999; pp. 125-8.

Peiré MA. Guía práctica sobre Ensayos Clínicos con medicamentos en Pediatría. Barcelona, 2000.

Peiré MA. ¿Es necesaria una farmacología específicamente pediátrica? Pediatría de Atención Primaria 2001; 3(11): 371-38.

Peiré MA. Preclinical data necessary before conducting a paediatric clinical trial. Methods Find Exp Pharmacol 2008; 30(Suppl 2): 73.

Peiré MA. Editorial: La importancia de la farmacología clínica en Pediatría. Anales de Pediatría (Barc) 2010; 72(2): 99-102.

Peiré MA. Farmacología pediátrica. Buenos Aires: Ediciones Journal, 2019.

Peiré MA, Casado M. Consecuencias judiciales de la prescripción de medicamentos fuera de Ficha técnica en Pediatría: análisis comparativo entre España, EU y USA. Comunicación oral. XXI Jornadas Mediterráneas de Medicina Legal, Badajoz, 5-7 de abril de 2016.

Peiré MA, Lucena MI, Ruiz-Extremera A, Jara P, Romero-González J, Andrade RJ. Toxicidad hepática por fármacos. Dónde estamos y hacia dónde caminamos. An Esp Pediatr 2002; 56: 434-42.

Reglamento (CE) nº 141/2000 del Parlamento Europeo y del Consejo de 16 de diciembre de 1999 sobre medicamentos huérfanos. DOUE 22.1.2000, L 18/1.

Rieder M. New ways to detect Adverse Drug Reactions in Pediatrics. Pediatr Clin N Am 2012; 59: 1071-92.

Rodríguez Jiménez CM. Farmacogenética: Aplicaciones en la práctica clínica. Capítulo 15, pp. 73-76. En: Del síntoma al gen. Bases moleculares en patología pediátrica. Curso de la Universidad Internacional Menéndez Pelayo. Director: José Manuel Rial Rodríguez.

Sabater Tobella J. Fundamentos de farmacogenética. En: Sabater Tobella J, Sabater Sales G. Medicina Personalizada. Posgenómica. Conceptos prácticos para clínicos. Barcelona: Elsevier, 2010; p. 55.

Sammons H. Ethical issues of clinical trials ablain children: a European perspective. Arch Dis Child 2009; 94: 474-7.

Sandritter TL, McLaughlin M, Artman M y cols. The interplay between Pharmacokinetics and Pharmacodynamics. Pediatric in Review 2017; 38: 195-206.

Stafford RS. Regulating off-label drug use. Rethinking the role of the FDA. New Engl J Med 2008, 358 (14): 1427-9.

Stagg Elliot V. AMA delegate volte for coverage of off-label drug use. A M News July 12, 2004.

Strolin Benedetti M, Whomsley R, Canning M. Drug metabolism in the paediatric population and in the elderly. Drug Discovery Today 2007; 12(15/16): 599-610.

Turner S, Numn AJ, Fielding K, Choonara I. Adverse drug reactions to unlicensed and off label drug son paediatric Ward: a prospective study. Acta Paediat 1998, 88: 965-8.

Utilización de fármacos en geriatría

66

A. Ascaso del Río, T. Iglesias Hernangómez y L. Galán Caballero

INTRODUCCIÓN

La selección y el uso seguro de fármacos en el anciano es una cuestión de gran importancia en nuestros días. El envejecimiento progresivo de la población plantea un importante problema sociosanitario, ya que la alta prevalencia de enfermedades crónicas condiciona un elevado consumo de medicamentos, y este alto consumo favorece la aparición de efectos adversos, interacciones, errores e incumplimiento del tratamiento. Sin embargo, cuando prescribimos a los ancianos, a menudo nos enfrentamos a la paradoja que supone utilizar medicamentos en grupos de enfermos que con excesiva frecuencia son excluidos de los ensayos clínicos en los que se evalúa su eficacia y seguridad.

Más del 85 % de los pacientes mayores de 65 años de edad utiliza, al menos, una medicación por prescripción médica, por lo que el riesgo de experimentar un efecto adverso está incrementado en este grupo poblacional, en comparación con individuos más jóvenes. En un metaanálisis de 22 estudios se estimó que los efectos adversos a medicamentos son la causa de un 7 % de los ingresos hospitalarios. Al analizar estudios enfocados en personas mayores de 64 años, las cifras oscilan entre un 7,2 % y un 16,8 %. Desde el punto de vista social, los problemas relacionados con los medicamentos en el paciente anciano se irán incrementando en los próximos años, ya que se estima que entre 2000 y 2050 la población mundial mayor de 60 años pasará del 11 al 22 % y habrá unos 426 millones de personas con 80 años o más.

FACTORES QUE MODIFICAN LA RESPUESTA FARMACOLÓGICA EN EL ANCIANO

El envejecimiento induce cambios en los procesos farmacocinéticos que pueden modificar la respuesta a una dosis es-

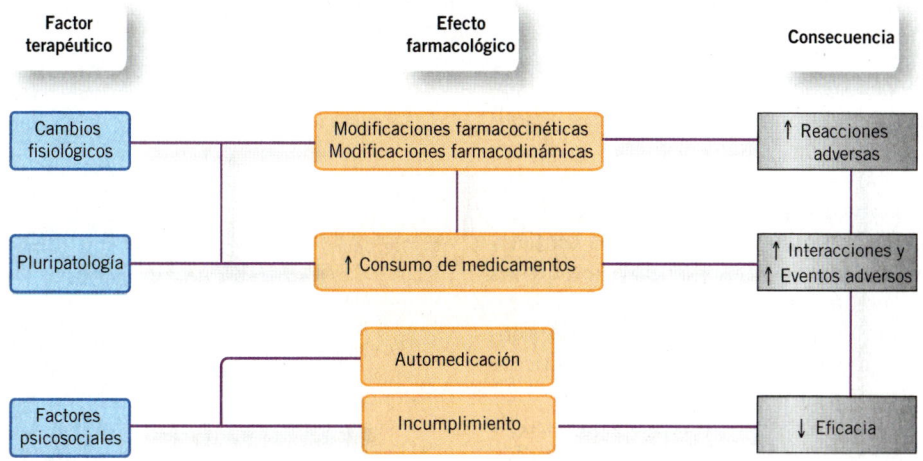

Figura 66-1. Factores que modifican la respuesta farmacológica en el anciano.

tándar en el anciano en comparación con un adulto joven. En la **figura 66-1** se resumen las causas de la diferente respuesta a los medicamentos en el anciano.

Factores socioculturales

El 85 % de los pacientes ancianos se administra su propia medicación; por lo tanto, el médico debe tener en cuenta una serie de factores que pueden influir en el cumplimiento del tratamiento. La causa más frecuente de utilización inapropiada de fármacos en los pacientes ancianos es la pérdida de memoria. Enfermedades neuropsiquiátricas, como la demencia, pueden empeorar tanto la memoria como el juicio y plantear problemas para recordar cuándo y cómo se debe tomar la medicación. Otras alteraciones que pueden influir en la toma de la medicación son: pérdida de visión, esencial para poder leer los prospectos o el nombre de los fármacos; defectos sensoriales en las manos que afectan a la destreza manual e impiden abrir los envases, y pérdida de audición, que puede dar lugar a que el paciente anciano no comprenda cómo debe utilizar la medicación. Numerosos estudios parecen indicar que los niveles de incumplimiento son altos, sugiriendo que más de la mitad de los pacientes no toma correctamente la medicación. Por otro lado, no debe olvidarse que todos estos factores facilitan los errores en la toma de la medicación, errores que a veces pueden traducirse en intoxicaciones.

Otro factor que se ha de tener en cuenta es el alto número de ancianos que no consideran los medicamentos de venta libre como fármacos y que, por lo tanto, no mencionan su uso al médico. Se ha estimado que el 40 % de los ancianos toma una o más de estas medicaciones al día. También se ha constatado en diversos estudios que el número de pacientes que no comprenden cómo utilizar la medicación se incrementa según aumenta el número de fármacos prescritos.

Muchos ancianos suelen acudir a diversas farmacias y visitan a diferentes médicos, con lo que reciben distinta información que puede llevarlos a una incoordinación en su cuidado y a una sobreinformación que les dificulte el cumplimiento del tratamiento. Por otra parte, el régimen terapéutico es otro elemento que puede aumentar el incumplimiento, ya que varias dosis al día son más difíciles de recordar que las dosis únicas.

Pluripatología

Alrededor del 80 % de los ancianos padece alguna enfermedad crónica, como diabetes, hipertensión, artrosis, insuficiencia cardíaca, etc. Además, muchos de estos pacientes presentan varios procesos patológicos simultáneamente. Por un lado, muchas enfermedades, como hepatopatías, diabetes, hipertiroidismo, hipotiroidismo, insuficiencia cardíaca, broncopatías o insuficiencia renal, modifican la respuesta a los medicamentos. Por otro lado, los fármacos administrados para el tratamiento de dichas enfermedades pueden interaccionar entre sí y disminuir la respuesta terapéutica o potenciar su toxicidad.

El consumo de medicamentos en los ancianos es variable en función del ámbito asistencial donde se realice el estudio, pero resulta alto en todos ellos. En el ámbito ambulatorio, el 85-90 % de los ancianos toma como mínimo un medicamento, con una media que oscila entre 3 y 4; en residencias de cuidados mínimos este número se incrementa a 4-8 fármacos. Se estima que el 27 % recibe medicamentos que no deben prescribirse a ancianos **(tabla 66-1)**, proporción que alcanza el 33 % en residencias y el 24 % en el ámbito ambulatorio. Las consecuencias de la polifarmacia pueden derivar en un aumento de reacciones adversas a los medicamentos, lo cual puede impactar negativamente en la adherencia al tratamiento del paciente anciano. La polifarmacia aumenta por tanto el riesgo de síndromes geriátricos, morbilidad y mortalidad en el paciente anciano, además de los costes asociados a la prescripción.

Cambios biológicos

Las manifestaciones biológicas del envejecimiento no se producen por un solo mecanismo, de ahí que el término envejecimiento sea sustituido por «mecanismos o procesos del envejecimiento». Este proceso no es sólo una progresión hacia una decadencia funcional, sino que existen cambios adaptativos beneficiosos. Aun así, el envejecimiento produce al final cambios anatómicos, fisiológicos y psicológicos que, según progresan, alcanzan un umbral en el que se producen descompensaciones de sistemas muy relevantes.

Los efectos de un fármaco en el organismo dependen de su farmacocinética y farmacodinamia. Con el envejecimiento, ambas pueden verse modificadas y, en general, debido a estos cambios, la actividad de los medicamentos dura más en los ancianos y se produce un incremento en la incidencia de efectos adversos. Con todo esto en consideración, parece evidente concluir que se debe sopesar cuidadosamente el balance entre beneficios y riesgos de los medicamentos en la población anciana.

Tabla 66-1. Fármacos considerados inapropiados para su administración a los ancianos

Alcaloides de la belladona	Escopolamina
Alprazolam (> 2 mg/día)	Fenilbutazona
Amiodarona	Flurazepam
Amitriptilina y combinaciones	Glibenclamida
Antihistamínicos de primera generación	Hierro, suplementos (> 325 mg/día)
Atropina	Imipramina
Barbitúricos	Indometacina
Benztropina	Ketorolaco
Biperideno	Lorazepam (> 3 mg/día)
Carisoprodol	Megestrol
Ciclobenzaprina	Meperidina
Clomipramina	Meprobamato
Clorazepato	Metocarbamol
Clordiazepóxido y combinaciones	Metoclopramida
Clorpropamida	Nifedipina
Clozapina	Nitrofurantoína
Desipramina	Oxazepam (> 60 mg/día)
Desmopresina	Oxibutinina
Diazepam	Paroxetina
Diciclomina	Pentazocina
Digoxina (> 0,125 mg/día)	Reserpina
Dipiridamol	Ticlopidina
Disopiramida	Triazolam (> 0,25 mg/día)
Doxepina	Trihexifenidilo
Dronedarona	Zolpidem (> 5 mg/día)

Tabla 66-2. Factores farmacodinámicos en la respuesta farmacológica

Modificaciones en los receptores
↑ Sensibilidad
↓ Sensibilidad
↓ Número

Modificaciones en los mecanismos homeostáticos
Barorreceptores
Quimiorreceptores
Sistema inmunitario
Centro termorregulador

Cambios farmacodinámicos

En la **tabla 66-2** se resumen los factores farmacodinámicos que pueden determinar una respuesta alterada a los fármacos por parte de los ancianos. Los fármacos, con unas pocas excepciones, alteran la función celular a través de interacciones con macromoléculas específicas de los tejidos (receptores).

La unión del fármaco con su receptor produce frecuentemente la síntesis o liberación de moléculas intracelulares que presentan otras acciones sobre los procesos celulares («segundo mensajero»). Se ha sugerido la posibilidad de que los cambios en los fluidos de las membranas celulares sean responsables de la respuesta alterada en la unión del receptor al segundo mensajero, modificando la difusión y la unión a proteínas a través de la membrana.

Otros datos experimentales y clínicos sugieren cambios en el número de receptores que también podrían explicar la respuesta anómala de los ancianos a ciertos fármacos. La respuesta fisiológica a un fármaco incluye no sólo el efecto de éste, sino también los mecanismos homeostáticos que se ponen en marcha en respuesta a dicho efecto. La disminución de la regulación homeostática que se produce con la edad también puede ser causa de efectos adversos.

Uno de los receptores más ampliamente estudiados ha sido el receptor adrenérgico, el cual, con el envejecimiento, presenta una disminución de su afinidad por las catecolaminas, quizá debido a un aumento plasmático de éstas. Por otra parte, se sabe que los pacientes ancianos son más sensibles a los fármacos psicoactivos (p. ej., benzodiazepinas). A este respecto, no se ha establecido bien el aumento de la sensibilidad de los receptores, y estos cambios pueden también ser debidos a una disminución en la capacidad de compensación del sistema nervioso central (SNC) junto con alteraciones farmacocinéticas.

En relación con los cambios homeostáticos, los ancianos poseen una menor capacidad para excretar agua libre; así, la administración de hidroclorotiacida empeora esta excreción y aumenta el riesgo de hiponatremia dilucional, alteración que parece estar relacionada con una menor producción de prostaglandinas por el riñón.

La hipotensión ortostática es frecuente en los ancianos y puede incrementarse con la administración de determinados fármacos. Su patogenia es multifactorial e incluye la pérdida progresiva de neuronas preganglionares simpáticas (4,5 % por década), la reducción del número y sensibilidad de los barorreceptores arteriales y de la respuesta cardíaca al estímulo simpático, la disminución en la tolerancia a la hipovolemia por defecto de llenado diastólico y la rigidez cardíaca

y del lecho vascular, la deshidratación y descenso de los niveles de renina angiotensina aldosterona, la asociación con enfermedades que influyen en la regulación vegetativa de la presión arterial, como la diabetes o las deficiencias vitamínicas, así como con la hipertensión arterial, que conlleva un menor aumento de noradrenalina en sangre con los cambios de posición.

Cambios farmacocinéticos

El envejecimiento modifica todas las fases de la farmacocinética, aunque la intensidad en cada fase es diferente. La cantidad de fármaco que alcanza el sistema circulatorio tras la administración oral depende de la absorción gastrointestinal y de su metabolismo en su primer paso hepático. El aparato gastrointestinal del anciano sufre importantes modificaciones que pueden influir en la absorción, por ejemplo, disminución de la motilidad intestinal y vaciado gástrico, aumento del pH gástrico, disminución del flujo sanguíneo intestinal, etc. No obstante, estos cambios no influyen de una manera importante en la biodisponibilidad del medicamento, aunque en ocasiones pueden modificar la velocidad de absorción.

Ciertos medicamentos, antes de alcanzar la circulación sistémica, sufren el denominado efecto de primer paso hepático. En el anciano se producen modificaciones hepáticas que dan lugar a una reducción de dicho efecto, con el consiguiente aumento –que puede llegar a ser muy importante– de la biodisponibilidad o cantidad total de fármaco absorbido, como ocurre en el caso del **verapamilo** o del **clordiazepóxido**, entre otros.

La duración de un fármaco en el organismo depende del volumen de distribución del fármaco, de su metabolismo (generalmente hepático) y del aclaramiento (fundamentalmente renal) o de alguna combinación de ambos. Todos ellos presentan modificaciones con el envejecimiento.

El volumen de distribución de los fármacos (**fig. 66-2**) está determinado por su grado de unión a las proteínas plasmáticas y por la composición corporal. Esta última cambia sustancialmente con el paso de los años. La proporción de

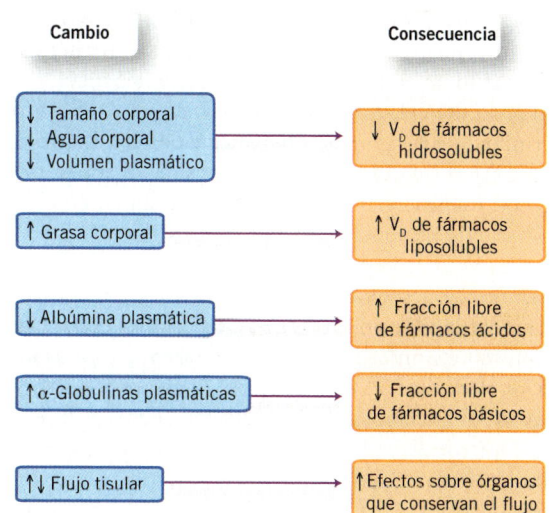

Figura 66-2. Efectos de la edad sobre la distribución de los fármacos. V_D: volumen de distribución.

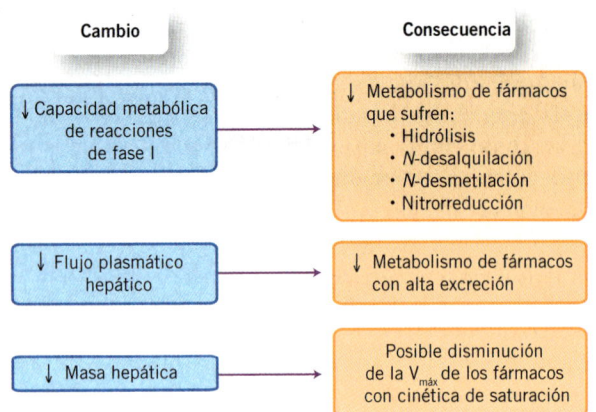

Figura 66-3. Efectos de la edad sobre el metabolismo de los fármacos. V$_{máx}$: velocidad máxima.

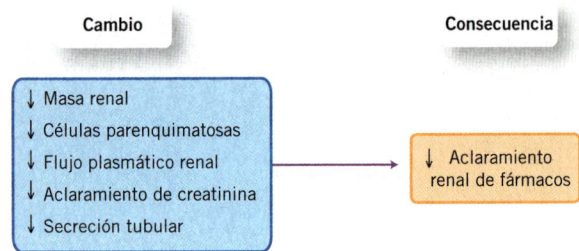

Figura 66-4. Efectos de la edad sobre la eliminación renal de los fármacos.

tejido adiposo aumenta con la edad, lo que resulta en un incremento del volumen de distribución y, como consecuencia, en un aumento del tiempo que el fármaco permanece en el organismo; esto sucede con fármacos que actúan sobre el SNC, como las **benzodiazepinas**. Lo contrario ocurre con la masa muscular o el agua corporal, que disminuye con la edad, produciendo una reducción del volumen de distribución e incrementando las concentraciones séricas de los fármacos hidrosolubles.

Con respecto a la unión de los fármacos a proteínas plasmáticas, la composición de dichas proteínas varía con la edad. Así, la albúmina se encuentra disminuida en los ancianos, lo cual supone una disminución de la unión de fármacos de carácter ácido (**digoxina**, **teofilina**, **fenitoína**, etc.) y, por lo tanto, un aumento de su forma libre, responsable del efecto terapéutico. De esta manera, con las mismas concentraciones del fármaco total, la intensidad del efecto es mayor. Por su parte, la glucoproteína ácida es un reactante de fase aguda a la que se unen los medicamentos básicos, que se incrementa con el envejecimiento; así, fármacos básicos como la **lidocaína** o el **propranolol** verán su fracción libre disminuida y, con la misma concentración de fármaco total, el efecto es menor. Otros factores que impactan en la distribución de los fármacos son la disminución del gasto cardíaco, el incremento de la resistencia vascular periférica y la disminución en el flujo sanguíneo renal y hepático.

El porcentaje de fármaco metabolizado por el hígado está determinado por la función hepática y por el flujo de sangre (fig. 66-3). Estos factores varían considerablemente en los ancianos. En general, la masa hepática disminuye con la edad, el número de hepatocitos funcionantes se reduce y, además, el flujo sanguíneo hepático se encuentra disminuido.

Las reacciones químicas que ocurren en dicho órgano pueden clasificarse en dos grupos: reacciones de fase I (oxidación, reducción), realizadas por el sistema microsomal, y reacciones de fase II (conjugación). Las primeras son más lentas en los ancianos debido a que con el envejecimiento se produce un declive de su función, mientras que las segundas apenas se afectan. La disminución en el aclaramiento mediado por la enzima CYP puede alcanzar hasta el 30 %. Por lo tanto, los fármacos que sufren un metabolismo de fase I, como el diazepam o el alprazolam, presentarán un aumento

de la duración de su efecto, lo cual no ocurrirá con el lorazepam o el oxazepam, que sufren un metabolismo de fase II.

Por último, la excreción de los fármacos se realiza fundamentalmente a través de la vía renal (fig. 66-4). Con el envejecimiento, el riñón sufre modificaciones anatómicas y fisiológicas, que determinan que la eliminación de los medicamentos sea más lenta. La masa renal disminuye hasta un 30 % y se acompaña de una disminución en la perfusión del órgano. Después de los 40 años de edad, el aclaramiento de creatinina disminuye aproximadamente 0,75-1,05 ml/min por año, y paralelamente a la función glomerular disminuye la función tubular. Posiblemente, éste sea el factor de mayor importancia en la acumulación de medicamentos en los pacientes geriátricos.

PRINCIPIOS GENERALES DE PRESCRIPCIÓN EN PACIENTES GERIÁTRICOS

El paciente anciano suele presentar varias enfermedades para las cuales toma diversos fármacos, lo cual incrementa la posibilidad de que se presente una respuesta alterada al medicamento. Por lo tanto, antes de iniciar cualquier nuevo tratamiento es importante definir una serie de principios básicos que siempre se deben tener en cuenta (tablas 66-3 y 66-4).

En primer lugar hay que plantearse si el tratamiento es realmente necesario. Muchos de los síntomas que pueden presentarse no requieren tratamiento o bien no existe un tratamiento efectivo. Con frecuencia llama la atención cómo mejoran algunos pacientes cuando se suspende alguna de las medicaciones que están tomando. Esto significa que un fár-

Tabla 66-3. Normas de prescripción en pacientes geriátricos

1. Iniciar el tratamiento con un diagnóstico preciso, un objetivo terapéutico claro y organizando un adecuado seguimiento
2. Disminuir al mínimo el número de medicamentos
   - Potenciales interacciones
3. Considerar alternativas
   - Más seguras, menos tóxicas
   - Con menos interacciones
   - No farmacológicas
   - Formas farmacéuticas mejor toleradas
   - Pautas simples y cómodas
4. Ajustar la dosis
   - Disminuir la dosis (en ocasiones)
   - Empezar por dosis bajas e incrementar
5. Considerar efectos adversos ante cualquier nuevo síntoma
6. Educar al paciente o a algún familiar
7. Revisar regularmente la necesidad de tratamiento

Tabla 66-4. Características de la utilización de fármacos en los pacientes geriátricos

Fármacos	Cinética	Dinámica	Consideraciones generales	Efectos adversos
Analgésicos				
AINE			Mínima duración a mínima dosis efectiva	Toxicidad renal, gastrointestinal y cardiovascular
Ácido acetilsalicílico	↑ o =		=	Hemorragia digestiva
Indometacina	↑ o =		=	Hemorragia digestiva, insuficiencia renal
Paracetamol	=	=	=	
Petidina	↑		Disminuir dosis	Confusión
Morfina	↑	↑	Disminuir dosis	Confusión
Tramadol	↑		Dosis diaria no debe exceder 300 mg	Estreñimiento, náuseas, vértigo
Antiarrítmicos				
Amiodarona	↑		Disminuir dosis	
Sotalol	↑		Disminuir dosis	
Quinidina	↑		Disminuir dosis	Náuseas, diarrea, arritmias
Procainamida	↑		Disminuir dosis	Náuseas, lupus, arritmias
Lidocaína	↑		Disminuir dosis	Confusión
Antibióticos				
Aminoglucósidos	↓		Disminuir dosis, aumentar intervalo entre dosis	Ototoxicidad, nefrotoxicidad
Cefalosporina	↑	↑	Disminuir dosis	Diarrea
Penicilinas	↑		No administrar si existe deterioro renal	Convulsiones, diarrea
Nitrofurantoína	↑		Disminuir dosis	
Vancomicina	↑		Monitorizar niveles	
Anticoagulantes				
Heparina	=	=	=	Hemorragia
Anticoagulantes orales	=		Reducir dosis, controlar tiempos	Hemorragia
Dabigatrán	↓		Disminuir dosis	Hemorragia
Rivaroxabán	↓		Disminuir dosis	Hemorragia
Apixabán	↓		Disminuir dosis	Hemorragia
Antidepresivos tricíclicos			Disminuir dosis, monitorizar niveles	Hipotensión, efectos anticolinérgicos
Otros antidepresivos				
Venlafaxina			Reducir dosis en insuficiencia hepática o renal	
Antidiabéticos				
Clorpropamida	↑ o =		Disminuir dosis	Hipoglucemia, hiponatremia
Tolbutamida	=	↓ o =	=	Hipoglucemia
Otros antidiabéticos orales			Usar los de semivida corta	Acidosis láctica
Metformina	↑		Disminuir dosis	
Insulina	↑		Monitorizar la función renal =	Hipoglucemia
Antiepilépticos				
Carbamazepina	↑		Reducir dosis, monitorizar niveles	Ataxia, sedación
Difenilhidantoína	↑		Reducir dosis, monitorizar niveles	Ataxia
Fenobarbital	↑		Reducir dosis, monitorizar niveles	Confusión
Levetiracetam	↓		Ajustar dosis a la función renal	Sedación, cefalea
Antipsicóticos				
Fenotiazinas			Disminuir dosis	Hipotensión, efectos anticolinérgicos, discinesia tardía, efectos extrapiramidales
Risperidona			Disminuir dosis	Sedación, insomnio
Litio	↑		Disminuir dosis	

Continúa

Tabla 66-4. Características de la utilización de fármacos en los pacientes geriátricos *(cont.)*

FÁRMACOS	CINÉTICA	DINÁMICA	CONSIDERACIONES GENERALES	EFECTOS ADVERSOS
Antipsicóticos *(cont.)*				
Aripiprazol	=		Comenzar con dosis bajas	Insuficiencia cardíaca, neumonía, ictus
Quetiapina	↓	↑	Comenzar con dosis bajas	Accidentes cerebrovasculares
Antiulcerosos				
Cimetidina	↑		Disminuir dosis, evitar	Confusión
Ranitidina	=		=	
Omeprazol	↑		=	
Benzodiazepinas	↑	↑ o =	Disminuir dosis, usar las que se eliminan por reacciones de fase II (oxazepam)	Sedación
Bloqueantes β				
Atenolol	↑ o =		=	Broncoespasmo, insuficiencia cardíaca, insuficiencia vascular periférica
Metoprolol	↓ o =			
Pindolol	=			
Propranolol	↑ o =		↓	
Labetalol	↑ o =			
Broncodilatadores				
Teofilina	↑		Disminuir dosis	Náuseas
Estimulantes β		↓	=	Temblor, arritmias
Diuréticos			=	Hipotensión ortostática, hipopotasemia, hiponatremia, intolerancia a la glucosa
Clortalidona	↑		Evitar	Incontinencia urinaria
Furosemida	↑	↑	=	
Bumetanida	↑	↓	=	
Digitálicos				
Digoxina	↑		Disminuir dosis de carga, disminuir dosis de mantenimiento, monitorizar niveles	Náuseas, arritmias
Hipnosedantes no benzodiazepínicos				
Zoplicona	↑		=	
Zolpidem	↑		Disminuir dosis	
Hipolipemiantes				
Pravastatina			=	
Simvastatina			=	
Otros hipolipemiantes			Valorar su indicación	Náuseas, estreñimiento, eritema, litiasis biliar
Hipotensores				
Doxazosina			=	Vértigo, dolor de cabeza,
Prazosina	↑ o ↓	↑	Comenzar con dosis bajas	Hipotensión ortostática
Antagonistas del calcio		=	Comenzar con dosis bajas	
IECA	↑	=	Disminuir dosis, monitorizar la función renal	
Clonidina			Evitar si se sospecha incumplimiento	Depresión, sedación
Metildopa			Evitar si se sospecha incumplimiento	Depresión, sedación
Reserpina			Evitar si se sospecha incumplimiento	Depresión, sedación
Hormonas tiroideas	=	↑	Comenzar con dosis bajas	Angina de pecho, arritmias
Bloqueantes α-adrenérgicos				
Oxibutinina			Disminuir dosis	Sequedad de boca, confusión, náuseas, estreñimiento, midriasis
Tolterodina			=	Sequedad de boca, dispepsia

Continúa

Tabla 66-4. Características de la utilización de fármacos en los pacientes geriátricos *(cont.)*

FÁRMACOS	CINÉTICA	DINÁMICA	CONSIDERACIONES GENERALES	EFECTOS ADVERSOS
Nitratos		↑	Comenzar con dosis bajas	Hipotensión
Procinéticos				
Cisaprida			Reducir dosis en insuficiencia	Alteraciones gastrointestinales hepática o renal
Metoclopramida			=	Confusión, efectos extrapiramidales
Tuberculostáticos				
Isoniazida			Evitar en profilaxis	Hepatitis
Otros medicamentos				
L-Dopa	↑ o =	↑ o =	Disminuir dosis	Hipotensión, confusión
Corticoides				Osteoporosis
Carbonato cálcico			Administrar con las comidas	

IECA: inhibidores de la enzima convertidora de la angiotensina; ↑: aumento; ↓: disminución; =: sin cambio.

maco no debe usarse más tiempo del necesario; así, es esencial revisar periódicamente la medicación prescrita.

El margen entre efecto terapéutico y tóxico es tan estrecho para algunos fármacos que su indicación para una enfermedad determinada puede ser correcta en un paciente joven y estar contraindicada en el anciano. Por ejemplo, la toxicidad relacionada con la edad de las benzodiazepinas con semivida larga desaconseja su utilización en el paciente anciano.

Cuantos más fármacos se tomen, mayor es la posibilidad de experimentar un efecto adverso. A esto se añade un aumento de la probabilidad de cometer errores cuando el paciente toma la medicación, bien por omisión, con lo cual disminuye su eficacia, bien por tomar varias dosis, incrementando su toxicidad.

Como consecuencias importantes de la polimedicación aparecen las denominadas «cascadas de prescripción». Se producen cuando se prescriben nuevos fármacos para tratar los síntomas derivados de un efecto adverso que no ha sido reconocido como tal, relacionado con un tratamiento preexistente. Por lo tanto, el paciente estará recibiendo un nuevo tratamiento innecesario, con su consiguiente riesgo de producir efectos adversos. Dado que los ancianos, con enfermedades crónicas y polimedicados, son especialmente propensos a sufrir estas cascadas, cualquier síntoma de nueva aparición debe ser considerado efecto adverso hasta que se demuestre lo contrario.

✪ PRESCRIPCIÓN DE FÁRMACOS EN GERIATRÍA

- La respuesta de los pacientes ancianos frente a los medicamentos difiere de la respuesta que presentan los pacientes más jóvenes.

- El incumplimiento, la automedicación, la pluripatología y la polifarmacia son particularmente frecuentes en estas edades y modifican el efecto esperado de los medicamentos.

- El envejecimiento *per se* puede alterar el comportamiento farmacocinético y farmacodinámico de muchas sustancias, volviendo a los individuos de edad avanzada más vulnerables a los efectos negativos de los medicamentos.

- Esta mayor sensibilidad a los efectos adversos obliga a ser particularmente cuidadosos al seleccionar y ajustar un tratamiento, pero no debe conducir a la infrautilización de recursos farmacológicos de eficacia demostrada.

También hay que elegir el tipo de presentación farmacéutica más adecuado. Las presentaciones sólidas para administración oral, como cápsulas, comprimidos o tabletas, son mal toleradas por los ancianos, ya que su deglución resulta difícil. Las presentaciones líquidas, como jarabes, soluciones y comprimidos efervescentes, constituyen una mejor alternativa si la dosificación es clara.

En ocasiones, los supositorios también pueden ser útiles en los ancianos; por ejemplo, la administración de **indometacina** en esta forma de presentación puede ser útil para el tratamiento de artritis y artrosis. Si es posible, cuando se empleen varios medicamentos debería considerarse la posibilidad de administrar presentaciones con distintos colores y formas, con el fin de evitar equívocos. Cuando se usen medicamentos cuya forma de administración sea compleja (aerosoles, inhalaciones, etc.), se debe explicar claramente al paciente o a su cuidador la forma correcta de utilizarlos.

En general se acepta que las dosis en los ancianos deben ser menores que en los adultos. Sin embargo, este hecho sólo está claramente contrastado para algunos medicamentos. En cualquier caso, el ajuste de la posología debe ser cuidadoso, comenzando con dosis pequeñas que posteriormente ir aumentando según la respuesta observada. La determinación de los niveles séricos del fármaco es una técnica de gran ayuda en estos pacientes, así como la vigilancia de ciertos parámetros clínicos que permitan cuantificar la eficacia del tratamiento (presión arterial con hipotensores, frecuencia cardíaca con digoxina, etc.).

Mientras sea posible, las pautas en días alternos o con descanso ciertos días de la semana no resultan recomendables, puesto que empeoran la adherencia al tratamiento. Se pueden producir intoxicaciones si el paciente no recuerda si ha tomado la medicación.

Suele ser de gran utilidad hacer coincidir su administración con alguna actividad (comida, acostarse, etc.), que refuerce la memoria del paciente. Asimismo, es preferible la administración de una única dosis al día, puesto que la comodidad mejora el cumplimiento.

El anciano debe comprender qué medicamento va a tomar y la importancia de su correcta administración para su enfermedad. Se debe dedicar en la consulta todo el tiempo que sea necesario para informar claramente al paciente sobre su utilización e incluso, si es necesario, proporcionar instrucciones escritas o sugerir el uso de un diario o un calendario para recordar los días de administración del medicamento.

A veces puede ser necesaria la colaboración de un responsable familiar, vecino o amigo que le ayude. Si el paciente no tiene a nadie, puede ser necesaria la ayuda de personal sanitario o cualificado para su administración y si el paciente es capaz de manejar un dispositivo de telefonía móvil, ayudarse de las aplicaciones cada vez más frecuentes de gestión de la medicación.

Ciertos fármacos se prescriben para procesos puntuales y una vez que se han controlado, su mantenimiento es innecesario, por lo que deben ser suspendidos. Sin embargo, con frecuencia el medicamento sobrante es almacenado en botiquines caseros y puede ser utilizado en el futuro como automedicación. Por ello, parece razonable fomentar que el paciente lleve los envases a la consulta para informarle sobre su correcta utilización, eliminando las medicaciones innecesarias que con poca probabilidad vaya a necesitar en un futuro cercano o las que puedan haber sobrepasado su fecha de caducidad.

En general, ante un paciente anciano, siempre hay que intentar que tome el menor número de medicamentos, prescribir formas farmacéuticas bien toleradas y con pautas simples, ajustar la dosis e informar oportunamente al paciente o a los familiares sobre el uso correcto y la importancia de no automedicarse. Como recomendaciones específicas, debe evitarse el uso simultáneo de opioides con benzodiazepinas o gabapentinoides debido al mayor riesgo de sobredosis y eventos adversos relacionados con la sedación, como la depresión respiratoria y la muerte; y evitar el uso de inhibidores de la recaptación de serotonina-norepinefrina (IRSN) en pacientes con antecedentes de caídas o fracturas. También debe tratar de evitarse el uso de regímenes de insulina en escala móvil (insulina de acción corta o rápida dosificada según los niveles actuales de glucosa en sangre) debido al riesgo de hipoglucemia sin beneficio en el control hiperglucémico, a menos que los pacientes también tomen insulina de acción prolongada o basal. Los antagonistas de los receptores H2 pueden utilizarse en pacientes con demencia, pero deben evitarse en pacientes con delirio. Así mismo, debe tenerse precaución al recomendar aspirina para la prevención primaria de enfermedades cardiovasculares o cáncer de colon en pacientes mayores de 70 años (en comparación con el umbral anterior de 80 años o más), debido al mayor riesgo de sangrado.

En las **tablas 66-4** y **66-5** se resumen algunas recomendaciones sobre el uso de determinados fármacos en los ancianos, así como los efectos adversos que con mayor frecuencia pueden aparecer en estos pacientes.

Tabla 66-5. Medicamentos seleccionados de alto riesgo y recomendaciones

MEDICAMENTO	DAÑO POTENCIAL	RECOMENDACIONES
Sulfonilureas	Hipoglucemias	Asocian riesgo de hipoglucemia grave, con un incremento exponencial con la edad, especialmente la glibenclamida, siendo preferible utilizar gliclazida. Los objetivos de control glucémico en el paciente anciano deberían adaptarse a su situación funcional, estado cognitivo, comorbilidades y expectativa de vida, orientando el tratamiento a mejorar su calidad de vida y evitar efectos adversos.
Insulina rápida	Hipoglucemias	Debe tratar de evitarse el uso de regímenes de insulina de acción corta o rápida dosificada según los niveles sincrónicos de glucosa en sangre, debido al riesgo de hipoglucemia, a menos que los pacientes también tomen insulina de acción prolongada o basal. En caso de hospitalización, o en ambientes controlados ante inestabilidad clínica, se prefiere el empleo de insulina a otros antidiabéticos, combinando una pauta basal con dosis correctoras, si bien con mucha precaución.
Digoxina	Deterioro de la cognición, bloqueo cardiaco	Se considera subóptimo para el manejo de la fibrilación auricular en personas muy mayores. Podría usarse como tercera línea en fracaso sistólico.
Benzodiacepinas	Caídas	Asocian un incremento de hasta un 60 % en el riesgo de caídas. No debe administrarse si se presenta agitación en contexto de un síndrome confusional.
Antihistamínicos de primera generación (como difenhidramina)	Deterioro de la cognición, retención urinaria en hombres	No se aconseja su administración en desórdenes del sueño debido a los efectos anticolinérgicos del fármaco (sedación al día siguiente con impacto en el desempeño de actividades, incluida la conducción). Es necesario prestar atención a la posibilidad de venta libre en farmacias.
Opioides	Estreñimiento, sedación, confusión, depresión cardiorrespiratoria, crisis epilépticas	El fentanilo, la morfina o la oxicodona, con una dosificación cuidadosa, son preferibles a la codeína o a la meperidina.
Antipsicóticos	Muerte, neumonía	Deben extremarse las precauciones en el tratamiento de alteraciones conductuales de la demencia por aumento de mortalidad, aunque en casos seleccionados los beneficios podrían superar los riesgos si estos resultan coherentes con los objetivos de atención del paciente.
Quimioterapia	Mielosupresión (neutropenia, anemia), hepatotoxicidad, cardiotoxicidad	Se requiere una evaluación integral para determinar los objetivos del tratamiento, especialmente según las comorbilidades. La dosis y el régimen de la quimioterapia deben individualizarse cuidadosamente. En general, se acepta una mayor toxicidad relacionada con el tratamiento cuando el resultado esperado es la curación.

Continúa

Tabla 66-5. Medicamentos seleccionados de alto riesgo y recomendaciones *(cont.)*

MEDICAMENTO	DAÑO POTENCIAL	RECOMENDACIONES
Antimicrobianos seleccionados		
Fluorquinolonas	Inflamación y rotura tendinosa, hipoglucemia, arritmias cardíacas, diarrea asociada a *Clostridium difficile*, exacerbación de la miastenia gravis	Asocian riesgo elevado de rotura tendinosa en combinación con glucocorticoides.
Trimetopim sulfametoxazol	Hiperpotasemia, hipoglucemia (con sulfonilurea), reacción dermatológica grave (poco frecuente)	Las interacciones medicamentosas incluyen warfarina (↑ INR), agentes que aumentan el potasio sérico y sulfonilureas (↑ efecto hipoglucémico).

BIBLIOGRAFÍA

Alonso P, Otero MJ, Fernández M. Ingresos hospitalarios causados por medicamentos: incidencia, características y coste. Farmacia Hosp 2002; 26: 77-89.

American Geriatrics Society 2015 Beers Criteria Update Expert Panel. American Geriatrics Society 2015 updated Beers Criteria for potentially inappropriate medication use in older adults. J Am Geriatr Soc 2015; 63(11): 2227.

American Geriatrics Society. Updated 2022 AGS Beers Criteria® for Potentially Inappropriate Medication Use in Older Adults Now Posted for Public Comment. 2022.

Brown AF, Mangione CM, Saliba D, Sarkisian CA. California Healthcare Foundation/American Geriatrics Society panel on improving care for elders with diabetes. Guidelines for improving the care of the older person with diabetes mellitus. J Am Geriatr Soc 2003; 51(Suppl): S265.

By the 2019 American Geriatrics Society Beers Criteria® Update Expert Panel. American Geriatrics Society 2019 Updated AGS Beers Criteria® for Potentially Inappropriate Medication Use in Older Adults. Journal of the American Geriatrics Society 2019 Apr; 67(4): 674-94.

Chutka DS, Evans JM, Fleming KC, Mikkelson KG. Drug prescribing for elderly patients. Mayo Clin Proc 1995; 70: 685-93.

Col N, Fanele JE, Kronholm P. The rol of medication noncompliance and adverse drugs reactions in hospitalization of the elderly. Arch Intern Med 1990; 150: 841-5.

Courtman BJ, Stallings SB. Characterization of drug related problems in elderly patients on admission to a medical ward. Can J Hosp Pharm 1995; 48: 161-6.

Cusack BJ, Nielson CP, Vestal RE. Geriatric clinical pharmacology and therapeutics. En: Speight TM, Holford NHG, eds. Avery´s drug treatment, 4ª ed. Madrid: Adis International, 1997.

Delgado Silveira E, Muñoz García MM, Montero Errasquin B, Sánchez Castellano C, Gallagher PF, Cruz-Jentoft AJ. Prescripción inapropiada de medicamentos en los pacientes mayores: los criterios STOPP/START. Revista Española de Geriatría y Gerontología. 2009; 44(5): 273-9.

Deusenberry CM, Coley KC, Korytkowski MT, et al. Hypoglycemia in hospitalized patients treated with sulfonylureas. Pharmacotherapy. 2012; 32(7): 613.

Ennis KJ, Reichard RA. Maximizing drug compliance in the elderly. Postgrad Med 1997; 102: 211-24.

Gallo C, Vilosio J. Actualización de los criterios Stopp-Start: una herramienta para la detección de medicación potencialmente inadecuada en ancianos. Evid Act Pract Ambul 2015; 18(4): 124-9. Oct-Dic.

Gerstein HC, Miller ME, Byington RP, et al. Action to Control Cardiovascular Risk in Diabetes Study Group. Effects of intensive glucose lowering in type 2 diabetes. N Engl J Med 2008; 358(24): 2545.

Gómez Ayala EA, García González AM, Villafuerte Martínez A, González González GM. Ámbito farmacéutico farmacoterapia. Paciente anciano: Tratamiento farmacoterapéutico a este segmento de la población. Offarm 2007; 26(11): 44-50.

Greenfield S, Billimek J, Pellegrini F, et al. Comorbidity affects the relationship between glycemic control and cardiovascular outcomes in diabetes. Ann Intern Med. 2009; 151(12): 854.

Hajjar ER, Cafiero AC, Hanlon JT. Polypharmacy in elderly patients. Am J Geriatr Phar 2007; 5: 345-5.

Jones D, Poole C. Medicine taking by elderly people: an overview. En: George CF, Woodhouse KW, Denham MJ, MacLennan WJ, eds. Drug therapy in old age. New York: John Wiley, 1998; 1-38.

Klotz U. Pharmacokinetics and drug metabolism in the elderly. Drug Metab Rev 2009; 41(2): 67-76.

Lucchetti G, Lucchetti ALG. Inappropriate prescribing in older persons: A systematic review of medications available in different criteria. Arch Gerontol Geriatr 2017 Jan-Feb; 68: 55-61.

Mallet L, Spinewine A, Huang A. The challenge of managing drug interactions in elderly people. Lancet 2007; 370: 185.

Mant J, Hobbs FD, Fletcher K, et al. BAFTA investigators; Midland Research Practices Network (MidReC). Warfarin versus aspirin for stroke prevention in an elderly community population with atrial fibrillation (the Birmingham Atrial Fibrillation Treatment of the Aged Study, BAFTA). Lancet 2007; 370(9586): 493.

Mott DA, Meek PD. Evaluating prescriptions for the elderly: drug/age criteria as a tool to help community pharmacists. J Am Pharm Assoc 2000; 40: 417-24.

Piecoro LT, Browning SR, Prince TS, Ranz TT, Scutchfield FD. A database analysis of potentially inappropriate drug use in an elderly Medicaid population. Pharmacotherapy 2000; 20: 221-8.

Revisions and additional information included with data from: Steinman MA, Hanlon JT. Managing medications in clinically complex elders: «There's got to be a happy medium». JAMA 2010; 304(14): 1592.

Rochon PA, Petrovic M, Cherubini A, Onder G, O'Mahony D, Sternberg SA, et al. Polypharmacy, inappropriate prescribing, and deprescribing in older people: through a sex and gender lens. EClinicalMedicine 2021 May; 2(5): e290-e300.

Rochon PA, Gurwitz JH. Optimising drug treatment for elderly people: the prescribing cascade. BMJ 1997; 315: 1096.

Sabaté, E (2003). Adherence to long-term therapies: evidence for action. World Health Organization.

Schneider LS, Dagerman KS, Insel P. Risk of death with atypical antipsychotic drug treatment for dementia. JAMA. 2005; 294(15): 1934.

Sedano E, Tuneu L, Guayta R, Gilabert A, Prat MA, Bassons T. Consejo para el uso adecuado de los medicamentos en las personas mayores. Med Clin (Barc) 2001; 116(Supl 1): 125-31.

Sinha U, Raha S, Wilkins E. Adverse drugs reaction and hospital admission of older patients. Age Ageing 2000; 29:551-552.

Sedano E, Toneu L, Guayta R y cols. Consejo para el uso de los medicamentos en las personas mayores. Med Clin 2001; 116: 125-31.

Wilke Trinxant A, Soldado Ordóñez C, Moliner Molins C, Gené Badia J. Uso racional de fármacos en el anciano. Atención Primaria. 1997; 19(2): 96-100.

Wongrakpanich S, Wongrakpanich A, Melhado K, Rangaswami J. A Comprehensive Review of Non-Steroidal Anti-Inflammatory Drug Use in The Elderly. Aging Dis. 2018 Feb 1; 9(1): 143-50.

Woolcott JC, Richardson KJ, Wiens MO, et al. Meta-analysis of the impact of 9 medication classes on falls in elderly persons. Arch Intern Med. 2009; 169(21): 1952.

Situaciones patológicas que modifican la respuesta I: insuficiencia hepática o renal

67

L. Cabrera García, A. Ascaso del Río y M. M. García-Arenillas

UTILIZACIÓN DE FÁRMACOS EN LA INSUFICIENCIA HEPÁTICA

El hígado como órgano central del metabolismo de los fármacos

El hígado recibe a través de la sangre portal prácticamente la totalidad de los medicamentos que se administran por vía oral y son absorbidos en el intestino. Como además recibe una parte significativa del flujo sanguíneo sistémico a través de la arteria hepática, también entra pronto en contacto con los fármacos administrados por otras vías.

 Las enfermedades hepáticas pueden afectar la cinética de los medicamentos por tres mecanismos distintos y no excluyentes:

- Reducción del aporte sanguíneo desde la vena porta.
- Reducción de la síntesis de proteínas de trasporte en el plasma.
- Reducción de las enzimas que catalizan las reacciones metabolizadoras de fármacos, que se clasifican en reacciones de fase I (fundamentalmente oxidativas e incluidas en el sistema microsomal P-450) y reacciones de fase II o de conjugación.

El hígado tiene múltiples funciones que resultan afectadas en grado diferente en las enfermedades hepáticas, cuya gravedad es, a su vez, muy variable. La mayoría de los estudios sobre el metabolismo de los fármacos en enfermedades hepáticas se han llevado a cabo en pacientes con cirrosis hepática en estadio compensado e, incluso en este caso, la gravedad de la afectación funcional admite diversos grados.

La valoración funcional del hígado no puede realizarse desde un punto de vista global. Ninguna prueba analítica permite valorar en su conjunto el complejo entramado de pasos metabólicos que jalonan el tránsito de los medicamentos por el hígado. Además, factores ajenos a la propia enfermedad hepática, como el estado nutricional o la existencia de interacciones medicamentosas que no son importantes en el individuo sano pero sí pueden serlo en el hepatópata, complican aún más el panorama.

Desde hace años se viene utilizando la puntuación de Child-Pugh como método de evaluación funcional y pronóstica en los enfermos con enfermedades crónicas del hígado, especialmente cirróticos (tabla 67-1). Esta clasificación utiliza cinco variables, dos de ellas clínicas y por lo tanto

Tabla 67-1. Clasificación funcional de Child-Pugh en la cirrosis hepática

Criterio	1 punto	2 puntos	3 puntos
Albuminemia (g/dl)	> 3,5	2,8-3,5	< 2,8
Bilirrubinemia (mg/dl)	< 2,0	2,0-3,0	> 3,0
Actividad de protrombina (INR/%)	< 1,7/> 50 %	1,7-2,3/ 30-50 %	> 2,3/< 30 %
Encefalopatía	Inexistente	Grados 1-2	Grados 3-4
Ascitis	Inexistente	Fácil de controlar	Difícil de controlar

Clase A: 5-6 puntos
Clase B: 7-9 puntos
Clase C: > 9 puntos

INR: índice internacional normalizado.

sujetas a la subjetividad del evaluador (presencia e intensidad de ascitis y de encefalopatía) y tres analíticas (concentraciones plasmáticas de bilirrubina y albúmina y actividad de protrombina valorada como índice internacional normalizado [INR, del inglés *international normalized ratio*]). Todas estas variables se aplican de forma categórica, y por encima de un grado determinado de deterioro pierden toda capacidad discriminativa. Por ejemplo, un paciente con hiperbilirrubinemia sumará 3 puntos tanto si tiene 4 mg/ml como si tiene 18 mg/ml.

Otra clasificación es el modelo para enfermedades hepáticas en fase terminal (MELD, *model for end stage liver disease*), que incluye como variables continuas las concentraciones plasmáticas de bilirrubina y creatinina y el INR. Este sistema se desarrolló como índice pronóstico de mortalidad a corto plazo en pacientes en lista de espera para recibir un trasplante hepático.

Tanto la puntuación de Child-Pugh como el MELD adolecen de sensibilidad y especificidad para ajustar la dosis de fármacos que han de administrarse a enfermos con hepatopatías avanzadas, y no se dispone de guías o algoritmos de aplicación universal. Por lo tanto, hay que basarse en datos objetivos obtenidos individualmente para cada fármaco en grupos de pacientes con estas características. Desde hace algún tiempo las agencias reguladoras exigen la realización de estos estudios para medicamentos de nueva aparición antes de autorizar su uso en pacientes con cirrosis compensada, es decir, en estadio A de Child-Pugh.

Se han puesto a punto diversas pruebas que consideran determinados aspectos de la función metabólica hepática, valorando la tasa de excreción de un sustrato o grupo de sustratos para una o varias enzimas metabolizadoras hepáticas. Ninguna de ellas ha obtenido aplicación clínica porque es imposible evaluar conjuntamente los múltiples procesos enzimáticos que participan en grado variable en el metabolismo hepático de los medicamentos. La antipirina actúa como sustrato de seis isoformas del sistema P-450 y su aclaramiento puede informar sobre el grado de deterioro del sistema. Con este mismo fin y resultados variables se ha utilizado el aclaramiento de cafeína, un sustrato multienzimático para enzimas de fase I y de fase II. No es posible recomendar estas pruebas de forma general, aunque en algunos casos pueden aportar información útil. Por el momento no se dispone de ninguna prueba de función dinámica que ayude a ajustar las dosis de medicamentos en la insuficiencia hepática.

Criterios generales

Las enfermedades crónicas del hígado que no han llegado al estadio de cirrosis o de fibrosis avanzada no suelen alterar de forma significativa el funcionalismo hepático y, por lo tanto, no suele ser necesario realizar ajustes posológicos con la mayoría de los medicamentos (**tabla 67-2**).

En la cirrosis hepática, al progresivo y generalmente tardío deterioro funcional intrínseco del metabolismo de los fármacos se añade la desestructuración de la arquitectura hepática, la colagenización de los espacios sinusoidales de Disse (que dificulta el paso de los medicamentos desde la sangre que circula por los sinusoides a los hepatocitos) y la aparición de circulación colateral, que origina cortocircuitos portosistémicos que derivan sangre portal a la circulación sistémica sin pasar por el hígado. Además, la hipertensión portal origina un estado de vasodilatación sistémica que da lugar a un aumento del volumen circulante y, por consiguiente, del volumen de distribución (V_D) de muchos fármacos.

La proporción de un medicamento que es aclarada de la sangre que accede al hígado por la vena porta inmediatamente después de su absorción es muy variable. Hay medicamentos que sufren una extracción casi completa en su primer paso por el hígado, y otros que lo atraviesan incólumes casi en su totalidad. De forma arbitraria, los fármacos se clasifican en tres categorías según su tasa de extracción (E_H): alta extracción (≥ 60 %), media extracción (60-30 %) y baja extracción (≤ 30 %). Los medicamentos con alta tasa de extracción tienen un aclaramiento muy dependiente del flujo hepático y un acusado metabolismo de primer paso.

Por el contrario, los medicamentos con baja tasa de extracción atravesarán repetidamente los sinusoides hepáticos, y en cada ciclo se aclarará la fracción que el hígado sea capaz de metabolizar, dado que durante bastante tiempo habrá en el plasma una tasa del fármaco que excederá la capacidad metabólica específica del hígado. En este caso, el factor limitante de la eliminación del fármaco por el hígado es su actividad enzimática intrínseca. Se debe tener en cuenta que las reacciones de fase II (conjugaciones) se conservan mejor en las enfermedades hepáticas avanzadas que las de fase I, dependientes del sistema P-450, por lo que en lo posible se seleccionarán fármacos que actúen como sustratos de las primeras.

Los medicamentos circulan en el plasma ligados en proporción variable a las proteínas, especialmente la albúmina y en menor grado la α-glucoproteína. Sólo la fracción libre puede pasar de la sangre de los sinusoides hepáticos a los hepatocitos. Por lo tanto, en situación de hipoproteinemia, los fármacos con alta tasa de unión a proteínas (> 90 %) sufren un intenso aumento del aclaramiento hepático si dependen del flujo, pero incrementan su fracción libre circulante en la sangre si dependen de la actividad metabólica, especialmente cuando su metabolismo hepático se satura rápidamente, como ocurre con la fenitoína que tiene un alto riesgo de toxicidad sistémica si se administra a pacientes con mala función hepática.

Otros aspectos también importantes que han de tenerse en cuenta para la utilización de fármacos en enfermos cirróticos son:

- Modificación del volumen de distribución en pacientes con ascitis y edemas, que afecta especialmente a medicamentos muy hidrófilos, como antibióticos β-lactámicos y aminoglucósidos.
- Deterioro simultáneo de la función renal, que afortunadamente sí puede cuantificarse mediante el cálculo del aclaramiento de creatinina y, en los cirróticos avanzados en los que disminuye la síntesis de creatinina, mediante la determinación de la concentración de cistatina C en plasma.
- Alteraciones farmacodinámicas, es decir, de la respuesta a determinados medicamentos como consecuencia de la propia enfermedad hepática. Los medicamentos con acción sobre el sistema nervioso central (SNC) inducen

Tabla 67-2. Recomendaciones generales para el uso de fármacos en la insuficiencia hepática

SITUACIÓN CLÍNICO-FARMACOLÓGICA	RECOMENDACIÓN PRINCIPAL	OTRAS RECOMENDACIONES
Medicamentos con alta tasa de extracción hepática (dependientes del flujo, acusado efecto de primer paso hepático)	Dosis iniciales muy reducidas. Incremento lentamente progresivo	Buscar fármacos alternativos
Medicamentos con baja tasa de extracción (dependientes de la actividad metabólica) y alta tasa de unión a proteínas	Reducir dosis si hay hipoproteinemia	Medir fracción libre en plasma
Medicamentos con baja tasa de extracción (dependientes de actividad metabólica) y baja tasa de unión a proteínas	Reducir dosis en cirrosis descompensada	Posible uso de pruebas de excreción de sustratos[a]
Pacientes con insuficiencia renal asociada	Ajuste máximo de dosis en relación con el aclaramiento de creatinina	Valorar función renal con concentración de cistatina C en plasma
Fracaso hepático agudo	Máxima restricción en el uso de fármacos	Ajustar dosis según concentraciones plasmáticas

[a] Véase el texto.

respuestas excesivas por alteración de la barrera hematoencefálica y por incremento de la densidad de receptores neuronales específicos y, por esta razón, han de manejarse con especial precaución en los enfermos cirróticos.

- Hepatopatías colestásicas en las que están especialmente alterados los procesos de eliminación biliar y se deteriora la capacidad de excreción de fármacos que se eliminan concentrados en la bilis.

Indicaciones específicas

Hay muchos medicamentos y un amplio abanico de grados de afectación funcional hepática. Hay que insistir en que en la mayoría de las enfermedades hepáticas crónicas que no han alcanzado el estadio de cirrosis la función metabólica hepática está bien conservada, por lo que, salvo casos concretos, el uso de medicamentos debe seguir las pautas posológicas habituales. Las normas que se proponen a continuación son orientativas y de aplicación específica a pacientes con cirrosis, pero frente a un hepatópata hay que individualizar la prescripción y la posología. La norma general de usar sólo los medicamentos estrictamente necesarios, evitando la polifarmacia, es especialmente importante en enfermos hepáticos ya que el riesgo de interacciones es mayor al ser menor los recursos metabólicos del hígado.

Analgésicos no opiáceos y antiinflamatorios no esteroideos

El **paracetamol** es el analgésico de primera elección en el paciente hepatópata avanzado. Su toxicidad es intrínseca y, por lo tanto, dependiente de la dosis. El margen de seguridad es amplio, no tiene efectos adversos gastrointestinales relevantes y no inhibe la agregación plaquetaria. Nunca debe rebasarse la dosis máxima de 4 g/día, y en uso prolongado (más de 15 días) la de 2-3 g/día. Los enfermos desnutridos o alcohólicos tienen mayor riesgo de hepatotoxicidad porque pierden capacidad de neutralizar los metabolitos tóxicos generados en el hígado y por ello hay que restringir la dosis a un máximo de 2 g/día.

El ácido acetilsalicílico en dosis bajas puede usarse como antiagregante, sin olvidar el riesgo de hemorragia digestiva.

En los pacientes con hipoalbuminemia aumenta su fracción libre en el plasma y, por consiguiente, su toxicidad sistémica.

Los antiinflamatorios no esteroideos (AINE) no selectivos no deben utilizarse en la cirrosis hepática, ni siquiera en fase compensada (clase A de Child-Pugh) por su riesgo de causar hemorragia digestiva y, sobre todo, por sus efectos sobre la hemodinámica renal, ya que bloquean la síntesis renal de prostaglandinas vasodilatadoras, con grave riesgo de deterioro de la función renal y desencadenamiento de un síndrome hepatorrenal.

No hay suficiente experiencia con los AINE selectivos para la ciclooxigenasa 2 (COX-2) en las enfermedades hepáticas, pero dado que pueden afectar también a la hemodinámica renal deben desaconsejarse.

El **metamizol (dipirona)** es un analgésico menor que puede utilizarse en dosis más bajas y con intervalos mayores que en el individuo sano. Es un potente inductor del sistema P-450, por lo que puede dar lugar a interacciones medicamentosas.

Opiáceos y opioides

El empleo de estos fármacos en la insuficiencia hepática debe reservarse a pacientes que no responden a otras medidas analgésicas, no sólo farmacológicas sino también instrumentales o intervencionistas. Por un lado, su metabolismo hepático suele ser dependiente del flujo y su biodisponibilidad es muy variable. Pueden inducir estreñimiento, que es un factor desencadenante de encefalopatía hepática. Además, existe un aumento de la sensibilidad del SNC a sus efectos neurodepresores.

La **morfina** es el opiáceo de referencia. Su comienzo de acción es lento, su efecto prolongado, su farmacocinética variable y su metabolismo hepático extenso, por lo que su uso está restringido en la cirrosis hepática. Las dosis deben reducirse a la mitad y los intervalos deben ampliarse, controlando estrechamente la respuesta.

El **tramadol** es un opiáceo con una potencia analgésica relativamente escasa pero útil para dolores de intensidad moderada. Suele asociarse a paracetamol; en dosis bajas (< 50 mg/día) es seguro y bien tolerado por los pacientes cirróticos, aunque no debe usarse si hay insuficiencia renal. Algo similar puede afirmarse de la hidromorfona.

La **metadona**, con la cual hay amplia experiencia como terapia sustitutiva en enfermos con hepatitis C adquirida por consumo de drogas, tiene un comportamiento metabólico similar al de la morfina, aunque mayor duración de efecto.

El **fentanilo**, tanto por vía sistémica como transdérmica, es seguro porque no genera metabolitos tóxicos, pero por su breve duración de efecto sólo se usa en dolores disruptivos.

El **tapentadol** es un nuevo opiáceo con algunas diferencias en cuanto a afinidad por receptores. Tiene un buen perfil de tolerancia porque no ejerce interacciones ni genera metabolitos tóxicos, pero la experiencia es escasa y se recomienda usar dosis bajas, sin superar los 25-50 mg/24 horas.

Codeína, hidrocodona y oxicodona están contraindicadas en la insuficiencia hepática porque son profármacos y su bioactivación puede estar comprometida y ser errática. La buprenorfina no tiene ventajas sobre otros opiáceos y entraña riesgo de hepatotoxicidad.

Anticonvulsivantes

La **carbamazepina** y el **valproato** están contraindicados en la cirrosis hepática por el elevado riesgo de hepatotoxicidad. El metabolismo hepático de la **difenilhidantoína** es rápidamente saturable, con alto riesgo de toxicidad sistémica por su escaso margen terapéutico. Las **benzodiazepinas** pueden desencadenar encefalopatía hepática y deben manejarse con gran precaución, seleccionando las de acción rápida (lorazepam, lormetazepam y oxazepam) y reduciendo las dosis a la mitad.

Los nuevos fármacos bloqueantes de la subunidad α2δ de los canales de calcio dependientes de voltaje tienen acción anticonvulsivante y también analgésica en los dolores neuropáticos. Tanto la **gabapentina** como la **pregabalina** pueden utilizarse en la cirrosis hepática pero en dosis más bajas de las habituales.

Antidepresivos y neurolépticos

La indicación actual de los tricíclicos es la analgesia en el dolor neuropático, pero apenas se usan por su alta tasa de efectos secundarios. Conviene evitarlos en la cirrosis hepática y, en caso de ser necesarios, se seleccionará **desimipramina** en dosis reducidas.

Los inhibidores de la recaptación de serotonina tienen, en general, metabolismo hepático preferente pero también un margen terapéutico mayor, por lo que dosis bajas suelen tolerarse bien, especialmente de **escitalopram**, que se usa ampliamente en el control de los trastornos depresivos asociados al tratamiento con interferón de la hepatitis crónica por virus C.

Las fenotiazinas no son recomendables. Las butirofenonas, especialmente el **haloperidol** en dosis bajas y durante períodos breves, pueden utilizarse en casos de agitación. Los neurolépticos atípicos, como **risperidona** y **olanzapina**, se usan con la mitad de dosis.

Antibióticos

Se desaconsejan las **tetraciclinas** y el **cloranfenicol**, cuyo uso en la población general es actualmente muy limitado.

Algo similar ocurre con los **aminoglucósidos**, que en caso de ser necesarios se pueden usar sin ajuste de dosis, excepto que exista insuficiencia renal. Precisamente es el riesgo de que desencadenen daño renal lo que restringe su empleo en las hepatopatías avanzadas. Las **cefalosporinas** y los **carbapenemes** no precisan ajuste de dosis y son seguros y bien tolerados. La **amoxicilina** se emplea ampliamente pero entraña cierto riesgo de hepatotoxicidad, especialmente si se asocia con ácido **clavulánico**, combinación que es desaconsejable en el paciente cirrótico. La combinación **piperacilina-tazobactam** puede usarse en las dosis habituales.

Las **quinolonas** y **fluoroquinolonas** pueden emplearse en las dosis habituales, salvo en cirróticos descompensados (clase C de Child-Pugh), en los que debe aumentarse el intervalo entre dosis.

Los **macrólidos** tienen metabolismo hepático pero su amplio margen terapéutico permite usarlos en las dosis habituales, salvo en el caso de **eritromicina**, cuya dosis debe reducirse al 60 % en los pacientes en clase funcional B o C de Child-Pugh.

En el grupo de antituberculosos hay que señalar que la dosis de **rifampicina** debe reducirse ligeramente, que la **pirazinamida** está contraindicada y que la **isoniazida** se usa en sus dosis habituales, pero exige vigilancia estrecha por su riesgo de hepatotoxicidad.

Entre los antifúngicos de acción sistémica, el **ketoconazol** está contraindicado, y las dosis de **itraconazol** y **terbinafina** deben reducirse a la mitad en hepatopatías descompensadas.

Antivíricos

Los antivíricos usados para las hepatitis víricas B y C se administran, en general, en sus dosis habituales. Hay que tener en cuenta que el **interferón** puede descompensar a un enfermo cirrótico previamente compensado y no debe usarse si esta descompensación está ya presente. La **ribavirina** está contraindicada si hay insuficiencia renal grave, ya que se excreta casi exclusivamente por el riñón. Los análogos de nucleósidos y nucleótidos que se emplean contra el virus B (y algunos también contra el virus de la inmunodeficiencia humana [VIH]) se pueden usar en sus dosis habituales, salvo **tenofovir**, que debe reducirse si hay insuficiencia renal asociada.

La mayoría de los antirretrovirales tienen amplio metabolismo hepático y, como se emplean combinados, son proclives a producir interacciones. El manejo de estos fármacos exige un profundo conocimiento de su farmacocinética que justifica que haya grupos dedicados exclusivamente al tratamiento individualizado de los pacientes infectados por VIH.

Medicamentos cardiovasculares

La mayoría de los β-bloqueantes tienen una alta tasa de extracción hepática y un acusado efecto de primer paso, por lo que deben administrarse en dosis iniciales muy bajas a los pacientes cirróticos, en los cuales los no selectivos (**propranolol** y **nadolol**) tienen además una indicación específica para reducir la presión portal y el riesgo de hemorragia digestiva por rotura de varices.

Entre los antagonistas de los canales de calcio es preciso reducir drásticamente las dosis de **verapamilo** y, si es posible, prescindir él. Los demás pueden usarse en dosis en el rango inferior de lo habitual, excepto el **nifedipino**, que también requiere una reducción posológica menor.

Los inhibidores de la enzima convertidora de angiotensina (IECA) deben usarse con precaución, aunque en general son bien tolerados en dosis bajas. La mayoría de los antagonistas de los receptores de angiotensina II (ARA-II) pueden utilizarse en la cirrosis compensada en dosis bajas, pero dentro del rango posológico habitual; no obstante, requieren gran precaución y preferiblemente no deben utilizarse en la cirrosis descompensada, en la que sus efectos renales y circulatorios son impredecibles.

En el amplio grupo de los antiarrítmicos, la **amiodarona** está contraindicada en la cirrosis; los demás pueden utilizarse de la forma habitual, reduciendo ligeramente las dosis de **propafenona**, **disopiramida** y **mexiletina**.

Diuréticos

Son medicamentos muy utilizados en la cirrosis hepática para tratar la ascitis. Los diuréticos del asa tienen una alta tasa de unión a proteínas y, en situaciones de hipoalbuminemia, frecuente en la cirrosis descompensada, aumenta su fracción libre lo que conlleva consecuencias contradictorias: aumenta el efecto de la **furosemida** pero disminuye el de la **torasemida**, al aumentar su excreción urinaria. El manejo de los diuréticos en la cirrosis, aunque muchas veces obligado, es delicado por el riesgo de desencadenar una encefalopatía hepática o una hiponatremia grave.

Entre los diuréticos ahorradores de potasio, **espironolactona** y **eplerenona** son seguros en sus dosis habituales.

Inhibidores de la secreción gástrica

La **ranitidina** es el único antagonista de los receptores H_2 de la histamina que aún se emplea. No se recomienda superar la dosis de 150 mg/24 horas en una sola toma en la cirrosis hepática.

Los inhibidores de la bomba de protones (IBP) son sustratos de CYP2C19, isoforma del sistema P-450 cuya función se deteriora precozmente en la cirrosis hepática. Por otra parte, esta vía es compartida por otros fármacos, por lo que existe un riesgo importante de interacciones. Por lo tanto, su uso en pacientes cirróticos debe ser cuidadoso, administrando siempre la dosis mínima recomendada. Posiblemente, el **rabeprazol**, al utilizar también otras vías metabólicas, tenga un mayor margen de seguridad. El uso de estos fármacos es excesivo, y su pretendido efecto protector del riesgo de hemorragia digestiva alta en los pacientes cirróticos no se ha demostrado; por el contrario, incrementan significativamente el riesgo de peritonitis bacteriana espontánea y osteoporosis. Por consiguiente, hay que evitar el uso de IBP en enfermos cirróticos fuera de sus indicaciones específicas y aprobadas.

Otros fármacos

Las metilxantinas tienen muy poco margen terapéutico por la saturabilidad precoz de su metabolismo hepático y no deben usarse en la cirrosis.

Los glucocorticoides, en particular la **prednisona**, pueden usarse en las dosis habituales, aunque ajustándose estrictamente a sus indicaciones precisas, ya que algunos de sus efectos secundarios, como la retención hidrosalina o la osteoporosis, ya forman parte del cuadro clínico de la cirrosis hepática.

Los inmunosupresores y antineoplásicos son, en general, fármacos de uso muy restringido a determinados especialistas y su indicación y posología deben individualizarse, aunque dada la gravedad de los procesos en que se emplean, la necesidad de su uso es incuestionable. En concreto, el **metotrexato** requiere un ajuste de dosis al 25 % en pacientes de clase B de Child-Pugh y no debe usarse en enfermos gravemente descompensados, es decir, en clase C.

UTILIZACIÓN DE FÁRMACOS EN LA INSUFICIENCIA RENAL

El riñón es uno de los principales órganos excretores de fármacos y, en consecuencia, las alteraciones de su funcionalidad darán lugar a un significativo enlentecimiento de la velocidad de eliminación de numerosos medicamentos, así como de los metabolitos que se eliminen por esta vía. Este enlentecimiento ocasionará incrementos significativos en la duración del efecto del fármaco que, si no se acompañan de ajustes posológicos precisos, desencadenarán la aparición de efectos adversos.

Un variado número de enfermedades, entre las que destacan por su frecuencia, la diabetes, la hipertensión arterial y las glomerulonefritis, conducen con el tiempo a un deterioro de la función excretora y endocrinometabólica del riñón, lo que se conoce con el término de insuficiencia renal crónica.

La existencia de alteraciones en el funcionalismo renal origina una serie de modificaciones orgánicas que producen cambios importantes en la respuesta farmacológica. La pérdida de la función excretora como resultado de la alteración de los procesos de filtración glomerular y de secreción y reabsorción tubulares, así como otras circunstancias particulares de la insuficiencia renal crónica (uremia, hipoalbuminemia, ascitis, etc.) provocan cambios farmacocinéticos y farmacodinámicos que alteran la respuesta farmacológica y originan una mayor incidencia de efectos adversos en este grupo de pacientes.

La función renal incluye tres procesos involucrados en la eliminación: la filtración glomerular, la secreción tubular y la reabsorción tubular. La excreción renal es la suma de las tasas de filtración y secreción menos la tasa de reabsorción. El riñón representa el 5 % del peso corporal y recibe por la arteria renal el 25 % del gasto cardíaco. Esto supone, en un adulto joven y sano, un flujo renal de sangre en torno a 1,2 l/min (o 1.700 l/día). El flujo renal plasma, que es el resultado de restar al flujo de sangre el volumen de los eritrocitos, será entonces de unos 660 ml/min (950 l/día); y puesto que sólo se filtra el 20 % del flujo plasmático que pasa por los glomérulos, la cifra de filtrado glomerular se sitúa aproximadamente en 120-130 ml/min. De los 180 l de plasma filtrados sólo se forman 1-1,5 l de orina. De ello se deduce que más del 99 % del volumen filtrado se reabsorbe.

La filtración glomerular ocurre por la difusión pasiva de agua, pequeños iones y moléculas de peso molecular reducido a través de la membrana glomerulocapilar en la cápsula de Bowman y el túbulo proximal. Mientras que la mayoría de los fármacos poseen un peso molecular pequeño (entre 300 y 500) y pasan el filtrado, las proteínas poseen un peso molecular elevado y no pueden ser filtradas. La porción de fármaco unido a las proteínas plasmáticas no será filtrada, mientras que sí lo será la fracción libre (no unida a las proteínas). La secreción tubular ocurre sobre todo en el túbulo proximal y facilita la eliminación de sustancias desde el plasma hacia la luz tubular mediante un mecanismo de transporte activo. Se han descrito un sistema de transporte para aniones (probenecid o penicilinas) y otro para cationes (cimetidina, creatinina o procainamida).

Otro sistema de transporte es el asociado a la glicoproteína P, que se sitúa en la membrana apical del túbulo proximal y puede desempeñar un papel importante en la secreción de algunos fármacos citotóxicos (la **ciclosporina** y el **verapamilo** son inhibidores de este transportador). La reabsorción de agua y solutos se efectúa a lo largo de toda la nefrona, pero la reabsorción de los fármacos se produce fundamentalmente en el túbulo distal y en los túbulos colectores. El flujo urinario y las propiedades fisicoquímicas de cada molécula influyen en este proceso. Por ejemplo, los fármacos muy ionizados pueden no absorberse. Del mismo modo, los cambios en el pH urinario provocan alteraciones de la ionización y pueden facilitar la reabsorción o la excreción urinaria.

Además, el riñón posee una función endocrina y metabólica. Desde el punto de vista endocrino, el riñón es responsable de la secreción de renina, de la producción y el metabolismo de prostaglandinas y de cininas y de la síntesis y liberación de la eritropoyetina. En cuanto al metabolismo, el riñón tiene una amplia capacidad metabólica, que incluye, por ejemplo, la activación del calcitriol (vitamina D_3) o la actividad de enzimas, como la acetiltransferasa, la glutatión-transferasa, peptidasas tubulares y el citocromo P-450. Aunque la capacidad metabólica del riñón es reducida en comparación con el hígado, puede desempeñar algún papel en determinadas situaciones.

En la práctica clínica diaria, el indicador más utilizado para medir la función renal es la tasa de filtración glomerular, es decir, el volumen de plasma filtrado a través de los capilares glomerulares por unidad de tiempo, expresado en ml/min. La creatinina es un producto del metabolismo de la creatina y, por ello, depende directamente de la masa muscular. Por consiguiente, la edad, el sexo y el peso son factores fisiológicos que pueden alterar la cifra de creatinina sérica; no obstante, dado que la creatinina es un producto endógeno que se elimina casi exclusivamente por filtración glomerular con una tasa de excreción notablemente constante a lo largo del día, su depuración constituye una buena referencia para estimar la tasa de filtración glomerular. Así, diremos que un paciente con una concentración plasmática de creatinina de 0,01 mg/ml que excreta en una hora 72 mg de creatinina en la orina (1728 mg en una muestra de orina de 24 horas), tiene una tasa de filtración glomerular de 72 mg/60 min/0,01 mg/ml = 120 ml/min.

Para estimar la depuración de la creatinina partiendo únicamente de su concentración en sangre, sin necesidad de recoger una muestra de orina, se han propuesto diferentes fórmulas (CKD-EPI, MDRD-IDMS…) para estimar la depuración de creatinina mediante el conocimiento de la cifra de creatinina en sangre y otros parámetros como son la edad, el peso y la raza. Estos métodos presentan algunas limitaciones, pero son útiles en muchos casos. Para el ajuste terapéutico, la fórmula de referencia es la propuesta por Crockroft y Gault (**tabla 67-3**).

Cambios farmacocinéticos en la insuficiencia renal

Posiblemente, el enlentecimiento de la excreción renal sea el factor más importante para explicar las alteraciones que sufre la farmacocinética en los pacientes con insuficiencia renal; sin embargo, también tienen interés los cambios que se producen en la distribución; sin olvidar, aunque de menor importancia, los que ocurren en la absorción y el metabolismo.

Absorción

Son muchos los factores que pueden ocasionar modificaciones en la absorción por el tubo digestivo en los pacientes con insuficiencia renal. En estos pacientes, las cifras de urea salival se encuentran aumentadas; cuando ésta es ingerida y degradada en el estómago, el amonio resultante tampona el ácido clorhídrico del jugo gástrico, lo que determina un incremento del pH gástrico. De esta manera, los fármacos que se absorben mejor en medio ácido, como el hierro o la cloxacilina, ven disminuida su biodisponibilidad. Además, la neuropatía secundaria a la elevación de la uremia que presentan estos pacientes produce un enlentecimiento del tránsito gastrointestinal, lo que puede retardar el paso al organismo de los fármacos poco solubles o, por el contrario, incrementar la biodisponibilidad de los que pasan lentamente, al prolongar el tiempo de contacto con la mucosa absortiva.

Por otra parte, los pacientes con nefropatía crónica presentan, con cierta frecuencia, náuseas, vómitos y diarrea, lo que altera de forma fácilmente comprensible la entrada en el organismo de algunos medicamentos. Tampoco debe olvidarse que numerosas sustancias, como las **resinas de intercambio iónico** o el **hidróxido de aluminio**, pueden interaccionar con otros medicamentos administrados simultáneamente antes de su absorción.

Tabla 67-3. Estimación de la depuración de creatinina (según la fórmula de Crockroft y Gault) y del peso ideal

Estimación de la depuración de creatinina
En los hombres
$Cl_{creat} = (140 - edad) \times peso\ (ideal)/72 \times S_{creat}$ (mg/dl)
$Cl_{creat} = 1,23 \times (140 - edad) \times peso\ (ideal)/S_{creat}$ (µmol/l)
En las mujeres
$Cl_{creat} = (140 - edad) \times peso\ (ideal)/85 \times S_{creat}$ (mg/dl)
$Cl_{creat} = 1,04 \times (140 - edad) \times peso\ (ideal)/S_{creat}$ (µmol/l)
También la fórmula de los hombres y multiplicar el resultado por 0,85

Estimación del peso ideal
En los hombres
Si la altura > 152,5 cm = 50 + {(altura en cm – 152,4) × 0,89}
Si la altura < 152,5 cm = 50 + {(152,4 – altura en cm) × 0,89}
En las mujeres
Si la altura > 152,4 cm = 45,4 + {(altura en cm – 152,4) × 0,89}
Si la altura < 152,4 cm = 45,4 + {(152,4 – altura en cm) × 0,89}

Tabla 67-4. Fármacos ácidos cuya unión a proteínas plasmáticas está reducida en el paciente con insuficiencia renal

Ácido tienílico	Diflunisal	Sulfadiazina
Anfotericina B	Doxiciclina	Sulfametoxazol
Azapropazona	Fenilbutazona	Teofilina
Azlocilina	Fenitoína	Tiopental
Cefazolina	Furosemida	Tolfenámico
Cefoxitina	Indapamida	Tolmetina
Ceftriaxona	Indometacina	Triptófano
Clofibrato	Metotrexato	Valproato
Cloranfenicol	Naproxeno	Warfarina
Diazóxido	Penicilina G	Zomepiraco
Dicloxacilina	Salicilatos	

Tabla 67-5. Alteraciones en la unión a proteínas de los fármacos neutros y básicos en el paciente con insuficiencia renal

DISMINUYE	NO CAMBIA	AUMENTA
Diazepam	Carbamazepina	Aprindina
Digitoxina	Clonazepam	Cimetidina
Etomidato	Clorpromazina	Clonidina
Hidrocortisona	Dapsona	Disopiramida
Midazolam	Dextropropoxifeno	Fentanilo
Papaverina	Digitoxina	Lidocaína
Prednisolona	Fluoxetina	Morfina
Propranolol	Maprotilina	Moxaprindina
Teofilina	Metoclopramida	Oxazepam
Triamtereno	Pindolol	Propafenona
	Prazosina	Propranolol
	Propranolol	Quinidina
	Quinidina	Zolpidem
	Tertatolol	
	Trimetoprima	
	d-Tubocurarina	
	Verapamilo	

Distribución

Una vez que un fármaco ha entrado en la circulación sistémica se transporta rápidamente unido a proteínas plasmáticas o como fracción libre, y pasa de un compartimento a otro hasta alcanzar un estado de equilibrio. Este proceso se denomina distribución, y para su estudio suelen valorarse dos parámetros: la unión a las proteínas plasmáticas y el volumen de distribución. Estos dos parámetros se encuentran alterados en los pacientes con insuficiencia renal. La unión a proteínas plasmáticas se halla modificada, fundamentalmente, para los fármacos de carácter ácido, por la existencia de hipoalbuminemia (ya que la albúmina transporta principalmente fármacos de carácter ácido o neutro), por la retención de valencias ácidas y por la aparición de cambios estructurales en las proteínas plasmáticas afectando a su lugar de unión. También se produce un aumento de urea y ácidos grasos que compiten por el lugar secundario de unión a la albúmina (**tablas 67-4** y **67-5**). Estos factores determinan, en general, un incremento de la fracción libre de los fármacos (como **barbitúricos**, **cefalosporinas**, **cloxacilina**, **difenilhidantoína**, **furosemida**, **salicilatos**, **valproato** y **warfarina**, entre otros). La diálisis elimina algunos competidores endógenos y aumenta la concentración de albúmina, corrigiendo la disminución en la unión a proteínas de, por ejemplo, la **fenilbutazona**, **fenitoína**, **furosemida**, **quinidina**, **salicilatos**, **sulfamidas**, **tiopental** o **valproato**.

El volumen de distribución de algunos medicamentos también se encuentra modificado en los pacientes con insuficiencia renal. Por un lado, depende de las alteraciones en su fracción libre, de manera que, a mayor fracción libre, los fármacos que están unidos a proteínas en un alto porcentaje, como la **fenitoína**, verán aumentado su volumen de distribución, y aquellos que se unen en una baja proporción, como la **gentamicina** o la **isoniazida**, no se verán muy afectados. Pero no pueden pasarse por alto otros factores como las grandes diferencias cuantitativas y cualitativas en los líquidos orgánicos de estos individuos y la variación que sufren la permeabilidad de membranas orgánicas (líquido cefalorraquídeo, edema, etc.). El edema aumenta el volumen de distribución de los fármacos hidrofílicos. Cabe destacar también el caso de la digoxina, cuyo volumen de distribución disminuye en la insuficiencia renal debido a una inhibición competitiva de la ATPasa-Na+/K+, donde actúa, lo que produce una disminución de la concentración de digoxina en el miocardio provocando que valores normales en sangre no alcancen un efecto terapéutico.

En la **tabla 67-6** se muestran algunos fármacos que presentan su volumen de distribución alterado.

Las modificaciones en el proceso de distribución de los medicamentos tienen consecuencias prácticas relevantes (especialmente con fármacos de estrecho margen terapéutico). Por un lado, los fármacos cuyo volumen de distribución se incremente requerirán una dosis inicial más alta para alcanzar los mismos niveles séricos. Si esto se debe a una menor unión a proteínas plasmáticas y se recurre a la determinación de niveles séricos, pueden hallarse cifras aparentemente subterapéuticas que sin embargo se acompañen de niveles de fármaco libre (responsable del efecto terapéutico) incrementados. Un aumento erróneo de la dosis ocasionaría manifestaciones tóxicas en el paciente. Del mismo modo, cuando el volumen aparente se encuentre disminuido, la administración de dosis habituales podrá ocasionar la aparición de reacciones adversas.

En general, los cambios descritos afectan de forma clínicamente significativa a fármacos que presentan un volumen de distribución pequeño, una fracción de extracción hepática baja y/o a los que se unen de forma importante a la albúmina plasmática. El incremento de la fracción libre facilita la distribución, el metabolismo y la eliminación. Globalmente, aumenta el volumen de distribución, con una disminución de la depuración plasmática. La concentración total del fármaco disminuye, mientras que la concentración de fármaco libre se mantiene. En estos casos conviene monitorizar las concentraciones libres con el fin de evitar que el aumento de la dosis, para corregir unos niveles totales bajos, provoque toxicidad.

Tabla 67-6. Fármacos con un volumen de distribución alterado

V$_D$ AUMENTADO	V$_D$ DISMINUIDO
Cefazolina	Digoxina
Clofibrato	
Difenilhidantoína	
Furosemida	
Naproxeno	

Metabolismo

Se ha constatado un incremento en la biodisponibilidad de algunos fármacos más relacionado con cambios metabólicos que con su absorción. Los fármacos con una alta tasa de extracción hepática –fenómeno de primer paso– son los más afectados (como la **dihidrocodeína**, el **propranolol** o el **dextropropoxifeno**), ya que el hígado es el órgano donde fundamentalmente se metabolizan las sustancias exógenas. Como hemos dicho, la mayoría de las sustancias exógenas se metabolizan en el hígado, pero el riñón también posee actividad metabolizadora, lo que ocasiona una disminución o, a veces, un incremento de la velocidad de eliminación de algunas sustancias en la insuficiencia renal.

Se calcula que el riñón posee hasta el 15 % de la actividad CYP450 total. En el caso de algunos fármacos, la reducción de la actividad metabólica renal puede representar una disminución importante de su metabolismo (hasta el 50 % para la **morfina**, la **furosemida** o la **insulina**). La activación de la vitamina D a su forma activa, **calcitriol** (vitamina D$_3$), está disminuida en la insuficiencia renal por alteración de la hidroxilación del 25-hidroxicolecalciferol en el riñón. La actividad de la dihidropeptidasa renal también está disminuida, lo que afecta a la metabolización del **imipenem** necesitando una menor dosis y con mayor riesgo de aparición de reacciones adversas. Es preciso destacar que los metabolitos de algunos fármacos no siempre están desprovistos de actividad farmacológica, y que muchos de ellos son secundariamente eliminados por el riñón y, en consecuencia, pueden acumularse en estos pacientes.

En general, en la insuficiencia renal los cambios en el metabolismo de fármacos con depuración no renal son poco relevantes. No hay alteración de la sulfatación ni de los procesos de glucuronoconjugación. Sin embargo, la eliminación renal de algunos metabolitos incrementa su toxicidad (p. ej., la **morfina**). En algunos casos, este acúmulo aumenta la cantidad excretada por vía biliar, que puede reabsorberse por la circulación enterohepática, lo que incrementa aún más la acumulación (**oxazepam**, **lorazepam** o **paracetamol**). En cambio, hay una disminución del metabolismo por acetilación (**isoniazida**) y de la actividad de las esterasas hepáticas (anestésicos locales de tipo amida, como la **bupivacaína**), aunque aumenta su toxicidad.

La alteración de la tasa de metabolización de algunos medicamentos y la existencia de metabolitos activos pueden tener trascendencia clínica; por ejemplo, los metabolitos activos de algunos hipoglucemiantes pueden ser la causa de hipoglucemias prolongadas. La acumulación de ciertos metabolitos tóxicos, como los de la **nitrofurantoína**, ocasiona polineuritis.

Eliminación

En caso de insuficiencia renal la excreción sufre la alteración más importante, sobre todo en la filtración glomerular. La eliminación de los medicamentos por el riñón es similar a la de otras sustancias. Son filtrados en el glomérulo en una cantidad inversamente relacionada con su tasa de unión a proteínas. Posteriormente, algunos de ellos se excretan de forma activa en el túbulo proximal merced a dos sistemas diferen-

Tabla 67-7. Características farmacocinéticas de algunos fármacos con eliminación predominantemente renal en casos de alteración de la función renal

Fármaco	Semivida de eliminación (horas)			Método de ajuste en la insuficiencia renal
	Normal	Insuficiencia renal	Fracción excretada inalterada (%)	
Amikacina	2,5-3	30	95	Dosis/intervalo
Captopril	2	21-32	50-70	Dosis
Cefaclor	0,5-1	3	90-95	Dosis/intervalo
Digoxina	30-40	80-100	75-85	Dosis
Enalapril	24-35	40-60	50	Dosis
Famotidina	2,5-4	12	80	Dosis
Gentamicina	2,5-3	30-50	90-95	Dosis/intervalo
Imipenem	1	4	20-70	Dosis
Ofloxacino	5-8	28-37	65-80	Dosis
Torasemida	2-4	3-60	75	Dosis

tes, uno para los fármacos ácidos y otro para los básicos. Unos pocos, como los aminoglucósidos, sufren una reabsorción activa, para finalmente reabsorberse en el túbulo distal de forma pasiva en función del pH y la liposolubilidad, junto con el sodio y el agua.

Los cambios más importantes se producen en los fármacos que se excretan preferentemente de forma inalterada; se afectan menos los que tienen otras vías de excreción y casi nada los que se excretan fundamentalmente por otras vías. En general se observan una disminución de la depuración y un aumento de la semivida de eliminación, con posibilidad de acumulación (**tabla 67-7**). El aumento de la semivida de eliminación conlleva la necesidad de más tiempo para alcanzar las concentraciones en estado de equilibrio.

La toxicidad depende del margen terapéutico de cada fármaco y de la posibilidad de compensar la acumulación por otras vías de eliminación. Por ejemplo, con la ampicilina, que presenta un amplio margen terapéutico, a pesar de que su eliminación es fundamentalmente renal, no se observa toxicidad y, además, se incrementa su eliminación por vía biliar. Los aminoglucósidos, en cambio, poseen un estrecho margen terapéutico y no se eliminan por otra vía, por lo que la toxicidad se incrementa mucho en caso de insuficiencia renal.

Es importante tener en cuenta cuándo el riñón es la vía principal de eliminación de metabolitos activos o tóxicos de algunos fármacos. Éste es el caso de la **petidina** y la norpetidina, de la morfina y la morfina-6-glucurónido o del **alopurinol** y el **oxipurinol**. La acumulación del metabolito incrementa la toxicidad. Para aquellos fármacos cuya vía principal de eliminación sea la renal, debe ajustarse la dosis con distintos métodos, fórmulas, nomogramas o tablas de ajuste.

Cambios farmacodinámicos en la insuficiencia renal

El enfermo renal presenta numerosos cambios en los parámetros fisiológicos y bioquímicos habituales, lo que en ocasiones vuelve más sensibles los órganos diana frente a los fármacos. Como ejemplo de este problema puede citarse la susceptibilidad de los nefrópatas a desarrollar reacciones adversas tras la administración de opiáceos e hipnóticos o la mayor facilidad con que presentan intoxicaciones digitálicas (con niveles séricos similares a los de un individuo normal), merced a las alteraciones hidroelectrolíticas que aparecen con frecuencia en estos pacientes. También es bastante conocido el fenómeno de que ciertos mecanismos compensatorios, que impedirían en un paciente sin esta enfermedad la presencia de efectos adversos, no funcionan de forma correcta en los pacientes con insuficiencia renal.

A continuación se exponen algunos ejemplos de la repercusión de la uremia en los mecanismos de homeostasia.

El efecto de los fármacos con acción sobre el SNC, como los **opiáceos**, los **barbitúricos**, las **benzodiazepinas**, el alcohol y los **neurolépticos**, está aumentado en estos pacientes. Una explicación es la existencia de una mayor permeabilidad de la barrera hematoencefálica.

Se incrementan los efectos anticolinérgicos de los antimuscarínicos o de sustancias que presentan estas acciones (algunos neurolépticos, antihistamínicos H_1 o antidepresivos tricíclicos). Además, se incrementa la hipotensión postural por antihipertensivos y aumentan los efectos de los anticoagulantes, y el riesgo de hemorragias digestivas por AINE es más elevado. La insuficiencia renal cursa con hiperpotasemia, que puede incrementarse por diuréticos ahorradores de potasio o por IECA.

Existe una disminución de la respuesta a los diuréticos del asa (**furosemida**) por dificultades en su llegada a su lugar de acción en la luz de la parte ascendente del asa de Henle del túbulo renal. Globalmente existe un aumento en la aparición de efectos adversos, sobre todo de fármacos potencialmente nefrotóxicos.

Principios generales de la utilización de fármacos en los pacientes con insuficiencia renal

Los pacientes con insuficiencia renal presentan una respuesta alterada a los fármacos, lo que obliga en ocasiones a elegir otras alternativas y puede hacer necesaria la realización de un ajuste posológico, a fin de impedir la aparición de efectos adversos.

Deben utilizarse fármacos eficaces y seguros que no empeoren la función renal. Debe tenerse en cuenta el riesgo de acumulación (disminución de la depuración e incremento de la semivida de eliminación) y de nefrotoxicidad, así como atender al margen terapéutico de los fármacos, seleccionando los que presenten una relación beneficio-riesgo más favorable.

Por estos motivos, es adecuado enfocar escalonadamente la decisión de administrar nuevos fármacos a los enfermos renales planteándose las siguientes preguntas:

1. ¿Qué función renal tiene el paciente?
2. ¿Necesita realmente tratamiento farmacológico?
3. ¿Es posible seleccionar algún medicamento útil que no ocasione problemas de acumulación?
4. ¿Se requiere realmente ajustar la dosificación?
5. ¿Qué tipo de ajuste es el más adecuado?
6. ¿Se dispone de alguna prueba que permita monitorizar la eficacia y/o la toxicidad del tratamiento?

Determinación del grado de función renal

Una de las maneras más sencillas de evaluar el grado de función renal es la determinación del aclaramiento de creatinina endógena. Sin embargo, la necesidad de guardar la diuresis durante 24 horas hace que en ciertas ocasiones no pueda determinarse; por este motivo, se recurre a nomogramas que relacionan la creatinina con las cifras de aclaramiento. No obstante, si se recuerda que la creatininemia depende no sólo de su velocidad de eliminación renal, sino también de la tasa de producción, que es proporcional a la masa muscular, la cual está francamente reducida en pacientes ancianos, se comprende que esta práctica tiene menor utilidad en los pacientes de edad avanzada con insuficiencia renal, y su uso puede conducir a errores en la evaluación de la función renal. En estos casos es preferible estimar el grado de función renal según el cálculo del aclaramiento de creatinina.

Decisión de la necesidad de tratamiento farmacológico

Es evidente que no todas las enfermedades que desarrollen estos pacientes son subsidiarias de tratamiento farmacológico y que en muchas ocasiones pueden ser controladas con otras medidas. Esta posibilidad debe tenerse siempre en cuenta para evitar en lo posible la polimedicación a la que se ven sometidos estos pacientes.

Selección del medicamento

Conviene recordar que la amplitud de la farmacopea actual permite en múltiples ocasiones disponer de varias alternativas frente a una situación concreta. Si entre esas posibilidades de actuación farmacológica hay alguna cuyo binomio eficacia/toxicidad no está alterado por la existencia de enfermedades renales, parece claro que debe elegirse.

Ajuste de la dosificación

En general, sólo son necesarios ajustes posológicos cuando las cifras de aclaramiento de creatinina caen por debajo de los 50 ml/min. Sin embargo, este punto está condicionado principalmente por el margen terapéutico del medicamento. De esta manera, en el caso de fármacos como los aminoglucósidos o los digitálicos, cuya diferencia entre las concentraciones terapéuticas y tóxicas es pequeña, el ajuste posológico ha de ser más estricto. En el caso de otros fármacos, como las penicilinas, en las que los niveles tóxicos son muy elevados, pueden no ser necesarios ajustes hasta grados de función renal muy reducidos.

Cuando se decide que es necesario ajustar la dosis, se plantean dos problemas: por un lado hay que determinar la dosis inicial que debe administrarse y, por otro, la dosis de mantenimiento.

Se necesitan 4-5 semividas para que los niveles de un fármaco se consideren estables; este parámetro está alargado en los pacientes con insuficiencia renal y, en consecuencia, si no se administra una dosis inicial apropiada, el período necesario para conseguir niveles adecuados puede retardarse significativamente.

Este problema tiene especial trascendencia para los medicamentos que requieren alcanzar rápidamente concentraciones eficaces, como, por ejemplo, los antibióticos. La forma teórica de evitar este problema consiste en calcular, a partir del volumen de distribución (V_D) y mediante una sencilla fórmula, la dosis de carga (D_L).

$$D_L = V_D \times C_{deseada}$$

En la práctica, este problema puede evitarse administrando inicialmente la dosis que correspondería a un paciente normal. Para algunos medicamentos, no obstante, el volumen de distribución se encuentra descendido y, en consecuencia, la dosis de carga es algo menor de la habitual.

La determinación de la dosis de mantenimiento se efectúa a partir del conocimiento de dos parámetros: el aclaramiento de creatinina y el porcentaje de fármaco eliminado por vía renal. Con estos dos datos es posible calcular el denominado factor de corrección (F_c).

$$F_c = 1/f \times (ClCr_{pac}/ClCr_{nor} - 1) + 1$$

donde F es la fracción de dosis eliminada por vía renal; $ClCr_{pac}$ es el aclaramiento de creatinina en el paciente, y $ClCr_{nor}$ es el aclaramiento de creatinina normal.

Una vez calculado el F_c, se dispone de tres opciones: alargar el intervalo de dosificación multiplicando el intervalo normal por el F_c, disminuir la dosis dividiendo la dosis normal por el F_c o adoptar soluciones intermedias entre las anteriores. Alargar el intervalo de dosificación es útil para los medicamentos en los que interesa conseguir niveles máximos altos, mientras que la disminución de la dosis conservando el intervalo es útil en las situaciones en que se desee mantener unas cifras séricas con pocas fluctuaciones.

Monitorización de la respuesta farmacológica

Los esquemas anteriores son aproximativos y sirven para decidir inicialmente la pauta terapéutica que se ha de administrar al paciente. Más adelante resulta adecuada la evaluación de algunos parámetros que permitan determinar el grado de eficacia o toxicidad del tratamiento instaurado, posibilitando la corrección de la pauta inicial para conseguir el máximo beneficio. A veces se dispone de parámetros clínicos monitorizables para este fin, pero en otras muchas ocasiones ello no es posible y se debe recurrir a pruebas algo más complejas, como, por ejemplo, la determinación de los niveles séricos de los fármacos. Esta técnica está disponible en la actualidad para muchos medicamentos, como **antiepilépticos**, **digoxina**, **antiarrítmicos**, **aminoglucósidos**, **vancomicina** e **inmunosupresores**, y es de gran utilidad para estos pacientes. Conviene recordar que en el caso de los fármacos con alta unión a proteínas, como la **quinidina** y la **difenilhidantoína**, los pacientes con insuficiencia renal tienen incrementada la fracción libre.

Criterios de utilización de fármacos en la insuficiencia renal

Para utilizar los fármacos de forma apropiada en los pacientes con insuficiencia renal se deberán tener en cuenta los cambios farmacocinéticos y farmacodinámicos descritos, considerar el riesgo de acumulación (disminución de la depuración e incremento de la semivida de eliminación), así como prestar atención al intervalo terapéutico de los fármacos y seleccionar aquellos con una relación beneficio/riesgo más favorable.

El ajuste de las dosis de los fármacos es obligatorio cuando se presenta alguna de las siguientes circunstancias:

1. La fracción excretada del fármaco en orina de forma inalterada es superior al 40 %.
2. El fármaco o su metabolito activo posee un margen terapéutico estrecho.
3. El riñón es el lugar más importante de inactivación **(glucagón, parathormona, imipenem)**.
4. Existe una disminución importante de la unión a proteínas. Por ejemplo, el paso del 99 % al 95 % de unión a las proteínas plasmáticas de un fármaco aumenta cuatro veces la concentración de fármaco libre.

El ajuste se basará en el estado de la función renal con respecto a la normal. En principio, la dosis inicial o la dosis de carga no debe modificarse. La dosis de mantenimiento deberá reducirse según la alteración del filtrado glomerular.

Generalmente se realiza una estimación de la depuración de creatinina y se ajusta la dosis de forma proporcional. Como ya se ha mencionado, la estimación puntual de la depuración de creatinina mediante fórmulas matemáticas es fiable, pero conviene saber que en algunas circunstancias éstas no reflejan de forma fidedigna la función renal. Deberá considerarse la posibilidad de errores en caso de enfermedades musculares, insuficiencia renal aguda o función renal cambiante de forma rápida o con valores de creatinina en suero superiores a 5 mg/dl.

El ajuste de la dosis diaria de un fármaco puede llevarse a cabo mediante una reducción de la dosis por toma, un aumento del intervalo de administración o por ambos procedimientos a la vez. Cuando exista la posibilidad de monitorizar las concentraciones plasmáticas, el ajuste es mucho más sencillo, modificando las dosis según los niveles observados.

Las características de los tres métodos antes mencionados son:

1. Reducción de la dosis de cada toma aunque se mantenga el mismo intervalo, lo cual permite alcanzar los mismos niveles medios con niveles máximos más bajos y niveles mínimos más altos. Disminuyen las oscilaciones, es decir, se asemeja a una perfusión continua. Este método resulta útil cuando es importante mantener el nivel medio y evitar una exposición prolongada a niveles demasiado bajos (ineficaces) o altos (tóxicos). En el caso de los antibióticos, se emplea con penicilina, cefalosporinas, macrólidos, vancomicina y clindamicina, fármacos con los que interesa mantener unas concentraciones constantes, ya que su capacidad bactericida es independiente de la concentración una vez que se supera la concentración mínima inhibitoria (CMI).
2. Aumento del intervalo de administración con la misma dosis por toma, de forma que se mantienen los mismos niveles máximos y mínimos que en la pauta habitual, pero se incrementa el tiempo de oscilación. Ello puede aumentar el riesgo

$$FA = 1 - [Fu (1 - kf)]$$

FA = factor de ajuste
Fu = fracción del fármaco excretado en orina de forma inalterada
Kf = función renal relativa del paciente con respecto a la ideal (120 ml/min)

Reducción de la dosis manteniendo el intervalo
Dosis IR = Dosis habitual × FA

Aumento del intervalo de administración con la misma dosis
Intervalo IR = Intervalo habitual/FA

Reducción de la dosis y aumento del intervalo
Dosis e intervalo en IR =
(Dosis habitual/FA) × (Intervalo seleccionado/Intervalo habitual)

Figura 67-1. Método de ajuste de la dosis de un fármaco en la insuficiencia renal (IR).

Tabla 67-8. Ajuste de dosis en la insuficiencia renal

FRACCIÓN DE LA DOSIS EXCRETADA DE FORMA INALTERADA	PORCENTAJE DE LA DOSIS NORMAL DE CL$_{creat}$			
	50 %	25 %	10 %	0 %
0,25	87	81	77	75
0,50	75	62	55	50
0,75	62	44	32	25
0,90	55	32	19	10

CL$_{creat}$: aclaramiento de creatinina.

que supone prolongar excesivamente la exposición a niveles tóxicos o subterapéuticos. Este método se utiliza en antibióticos como los **aminoglucósidos**, las **fluoroquinolonas** y el **metronidazol**, sustancias que presentan un capacidad bactericida dependiente de la concentración y un efecto postantibiótico significativo. En estos casos interesa alcanzar una concentración máxima (C$_{máx}$) elevada que aumente al máximo posible el cociente C$_{máx}$/CMI o el cociente AUC/CMI (área bajo la curva de concentraciones plasmáticas con respecto al tiempo/concentración mínima inhibitoria) durante 24 horas. Este método es más adecuado para fármacos con una semivida de eliminación prolongada.

3. Reducción de la dosis e incremento del intervalo de dosificación como método intermedio, el cual se acompaña de niveles máximos similares con niveles mínimos más altos.

Existen algunas fórmulas que permiten el cálculo de la dosis y el intervalo de administración de los fármacos en caso de insuficiencia renal (**fig. 67-1**). En la **tabla 67-8** se muestra un cuadro de ajuste de la dosis en la insuficiencia renal. Al emplear estas tablas hay que tener en cuenta la posibilidad de que la función renal sea cambiante, de que el paciente presente peculiaridades que alteren su significado y de que no sean aplicables al niño o al anciano. Al igual que los nomogramas, son susceptibles de errores de predicción, a veces importantes, por lo que, cuando sea posible, deben monitorizarse los niveles séricos (aminoglucósidos, antiarrítmicos y digoxina). Además, hay que tener en cuenta que la monitorización de los niveles puede ser engañosa porque no refleje las variaciones de las concentraciones libres del fármaco o por la acumulación de los metabolitos activos. Por ello es importante evitar los fármacos potencialmente nefrotóxicos y vigilar la posible aparición de toxicidad.

Fármacos y diálisis

Cuando un paciente con insuficiencia renal precisa someterse a un programa de diálisis para la eliminación de sustancias tóxicas endógenas o de algún fármaco, puede eliminar con rapidez el fármaco durante la diálisis, con la consiguiente disminución de los niveles séricos superior a la esperada. En estos casos puede ser necesario administrar una dosis suplementaria. Es importante conocer si un fármaco es dializable o no, para saber si la diálisis peritoneal o la hemodiálisis lo eliminarían en caso de intoxicación.

Un fármaco será más o menos dializable en la medida en que posea las siguientes características: ha de ser soluble en agua, su peso molecular debe ser relativamente pequeño, debe unirse poco a las proteínas plasmáticas y ha de tener un volumen de distribución pequeño.

En la **tabla 67-9** se muestran algunos ejemplos de fármacos de uso habitual en los que es necesaria la administración de una dosis suplementaria al finalizar la sesión de hemodiálisis. En general, dicha dosis se considera necesaria cuando la sesión de hemodiálisis elimina el 30 % o más del fármaco que hay en el organismo. La dosis suplementaria puede estimarse a partir de las concentraciones plasmáticas obtenidas antes y después de la diálisis y del volumen de distribución:

$$D_{Suplementaria} = (C_{Prediálisis} - C_{Posdiálisis}) \times V_D$$

Este método suele sobreestimar las dosis debido a las alteraciones hemodinámicas que se producen durante la hemodiálisis. Otro método más preciso, pero menos práctico, es multiplicar el volumen total dializado por la concentración del fármaco en ese volumen. Es necesario saber que la eficacia de la hemodiálisis intermitente no es la misma que la de la diálisis peritoneal, por lo que existen tablas en las que se indica cuál es la dosis suplementaria que debe administrarse en cada caso.

✪ INSUFICIENCIA RENAL Y HEPÁTICA

- No se dispone de ninguna prueba de función dinámica que ayude a ajustar las dosis de medicamentos en la insuficiencia hepática.

- En situación de hipoproteinemia, los fármacos con alta tasa de unión a proteínas sufren un intenso aumento del aclaramiento hepático si dependen del flujo, pero incrementan su fracción libre circulante en la sangre si dependen de la actividad metabólica.

- Para el ajuste de dosis de fármacos que requieren alcanzar rápidamente concentraciones eficaces, en pacientes con insuficiencia renal, la dosis inicial no debe modificarse. La dosis de mantenimiento deberá reducirse según la alteración del filtrado glomerular.

- En pacientes sometidos a hemodiálisis en general debe administrarse una dosis suplementaria cuando la sesión de hemodiálisis elimina el 30 % o más del fármaco que hay en el organismo.

Tabla 67-9. Fármacos que requieren dosis posthemodiálisis							
Fármaco	**$t_{1/2\,N}$**	**$t_{1/2\,IRT}$**	**FI (%)**	**Fármaco**	**$t_{1/2\,N}$**	**$t_{1/2\,IRT}$**	**FI (%)**
Aciclovir	2-4	20	40-70	Fluorocitosina	3-6	75-200	> 90
Amikacina	2-3	30	95	Gentamicina	2-3	30-50	90-98
Amoxicilina	1-2	5-20	50-70	Isoniazida	1-4	17	5-30
Ampicilina	1-2	7-20	30-90	Kanamicina	2-5	72-96	50-90
Aspirina	2-30	2-30	10	Litio	14-28	Prolongada	100
Atenolol	6-9	15-35	> 90	Meprobamato	6-17	6-17	8-19
Azatioprina	0,2-1	1-2	50	Metildopa	1-2	7-16	20-60
Azlocilina	1-2	5-6	50-60	Metoprolol	3-5	3-5	5
Aztreonam	2-3	6-8	75	Metotrexato	4-60	Prolongada	90
Captopril	2	21-32	50-70	Metronidazol	6-14	8-15	< 10
Carbenicilina	1-2	10-20	80-85	Mezlocilina	1	3-5	60-70
Cefacetrilo	1-2	16	75	Minoxidil	3-4	3-4	15-20
Cefaclor	1	3	90-95	Moxalactam	2	18-23	61-79
Cefadroxilo	2	20-25	70-90	Nadolol	14-24	45	90
Cefalexina	1	20-40	90-96	Netilmicina	2-3	40	90-95
Cefalotina	1	3-18	60-90	Nitrofurantoína	1	1	30-40
Cefamandol	1	11	100	Paracetamol	2	2	< 10
Cefapirina	1	3	50	Penicilina G	1	6-20	60-85
Cefazolina	2	40-70	90-96	Pentazocina	2-3	¿?	12
Cefonicid	4-5	17-56	90-99	Piperacilina	1-2	16	80-90
Cefoperazona	2	2	20	Primidona	6-12	12	15-60
Cefotaxima	1	3	50-60	Procainamida	3-5	5-6	45-65
Cefoxitina	1	13-20	77-90	Quinidina	3-16	3-16	10-50
Cefradina	1	6-15	100	Quinina	4-16	4-16	20
Cefsulodina	2	13	60	Ranitidina	2-3	6-9	25-70
Ceftazidima	2	13	60	Sisomicina	2-3	35-80	90-95
Cefuroxima	1	17	> 90	Sotalol	5-15	56	60
Ciclofosfamida	5-7	4-12	< 25	Sulfametoxazol	9-11	20-50	60-80
Cicloserina	12-20	Prolongada	60	Sulfisoxazol	3-8	6-12	60-80
Cisplatino	2-72	1-240	25-75	Teofilina	3-12	5-9	7-13
Diazóxido	21-36	20-53	50	Ticarcilina	1	16	80-90
Disopiramida	5-8	10-18	50-60	Tobramicina	2-3	56	90-98
Espectinomicina	2	16-29	35-90	Tocainida	11-19	22	40
Estreptomicina	2-3	100	30-90	Trimetoprima	9-13	20-49	40-70
Etambutol	4	7-15	75-90	Vidarabina	3-4	5	50
Fenobarbital	60-150	117-160	30				

FI: porcentaje de fármaco que se excreta por riñón de forma inalterada; $t_{1/2\,IRT}$: semivida de eliminación con insuficiencia renal terminal; $t_{1/2\,N}$: semivida de eliminación con función renal normal.

El hecho de que no se requiera la administración de una dosis suplementaria no implica que no pueda utilizarse la hemodiálisis en caso de intoxicación. En los pacientes intoxicados se considera, en general, que la hemoperfusión es más eficaz que la hemodiálisis para eliminar el fármaco. En los casos en que la unión a las proteínas plasmáticas es alta, como ocurre con la **fenitoína** y el **valproato**, la diálisis es poco eficaz. También se muestra poco eficaz para los fármacos muy liposolubles y con gran volumen de distribución.

De hecho, la diálisis elimina cantidades insignificantes de fármacos como la **digoxina,** que, a pesar de poseer una eliminación renal importante, tienen un alto volumen de distribución.

BIBLIOGRAFÍA

Aronson JK. Drug therapy in kidney disease. Br J Clin Pharmacol 2007; 63: 509-11.

Atkinson AJ. Effects of renal disease on pharmacokinetics. En: Atkinson AJ, Daniels CE, Dedrick RL, Grudzinskas CV, Markey SP, eds. Principles of clinical pharmacology. San Diego: Academic Press, 2001; 43-9.

Brater DC. Renal disorders and the influence of renal function on drug disposition. En: Carruthers SG, Hoffman BB, Melmon KL, Nieremberg DW, eds. Melmon and Morelli's clinical pharmacology, 4ª ed. New York: MacGraw, 2000; 363-400.

Delco F, Tchambaz L, Schlienger R, Drewe J, Krahenbuhl S. Dose adjustment in patients with liver disease. Drug Safety 2005; 28: 529-45.

Eliopoulos GM. New quinolones: pharmacology, pharmacokinetics, and dosing in patients with renal insufficiency. Rev Infect Dis 1988 Jan-Feb; 10 Suppl 1: S102-5. doi: 10.1093/clinids/10.supplement_1.s102

Eyler RF, Shvets K. Clinical Pharmacology of Antibiotics. Clin J Am Soc Nephrol 2019 Jul 5; 14(7): 1080-90. doi: 10.2215/CJN.08140718. Epub 2019 Mar 12

Francis-Lam YW, Barneji S, Hatfield C, Talbert RL. Principles of drug administration in renal insufficiency. Clin Pharmacokin 1997; 32: 30-57.

García Montemayor V, Sanchez-Agesta Martínez M, Álvarez de Lara MA. Ajuste de Fármacos en la Enfermedad Renal Crónica. En: Lorenzo V, López Gómez JM (eds). Nefrología al día. ISSN: 2659-2606.

Jain N, Reilly RF. Clinical Pharmacology of Oral Anticoagulants in Patients with Kidney Disease. Clin J Am Soc Nephrol 2019 Feb 7; 14(2): 278-87. doi: 10.2215/CJN.02170218. Epub 2018 May 25. Erratum in: Clin J Am Soc Nephrol 2019 May 7; 14(5): 750. 2019 May 7; 14(5): 750.

Nguyen HM, Cutie AJ, Pham DQ. How to manage medications in the setting of liver disease with the application of six questions. Int J Clin Pract 2010; 64: 858-67.

Ojeda A, Moreno LA. Tratamiento del dolor en el paciente con cirrosis hepática. Gastroenterol Hepatol 2014; 37: 35-45.

Periáñez-Párra L, Martínez-López I, Ventayol-Bosch P, Puigventón-Latorre F, Delgado-Sánchez O. Drug dosage recommendations in patients with chronic liver disease. Rev Esp Enferm Dig 2012; 104: 165-84.

Roberts DM, Sevastos J, Carland JE, Stocker SL, Lea-Henry TN. Clinical Pharmacokinetics in Kidney Disease: Application to Rational Design of Dosing Regimens. Clin J Am Soc Nephrol 2018 Aug 7; 13(8): 1254-63. doi: 10.2215/CJN.05150418. Epub 2018 Jul 24.

Sica DA. Considerations in drug handling in renal disease. Clin Pharmacokinet 2007; 46; 677- 9.

Verbeeck RK. Pharmacokinetics and dosage adjustment in patients with hepatic dysfunction. Eur J Clin Pharmacol 2008; 64: 1147-61.

Verbeeck RK. Pharmacokinetics and dosage adjustment in patients with renal dysfunction. Eur J Clin Pharmacol 2009; 65: 757-73.

Situaciones patológicas que modifican la respuesta II: alteraciones endocrinológicas o cardíacas

68

A. García Luque, R. M. Aparicio Hernández y L. Cabrera García

INTRODUCCIÓN

En este capítulo se describen patologías endocrinas y cardíacas, algunas de ellas muy prevalentes, que inducen alteraciones en la farmacocinética y farmacodinamia de diversos fármacos. El conocimiento de estas situaciones patológicas es necesario para la correcta individualización del tratamiento médico.

UTILIZACIÓN DE FÁRMACOS EN PRESENCIA DE AFECCIONES ENDOCRINOLÓGICAS

Hipertiroidismo

La alteración de las hormonas tiroideas puede influir en la farmacocinética y la farmacodinamia de algunos fármacos e, incluso, hacer aconsejable la modificación de su posología.

Alteraciones farmacocinéticas

La influencia del hipertiroidismo sobre la cinética de los fármacos ha sido mejor estudiada que la del hipotiroidismo. En la **tabla 68-1** se resumen, de forma general, las consecuencias del hipertiroidismo sobre los parámetros farmacocinéticos, y en la **tabla 68-2** se presentan los cambios farmacocinéticos de distintos fármacos en presencia de enfermedad tiroidea.

Absorción

Se han descrito alteraciones por aumento de la motilidad gástrica e intestinal, con aparición esporádica de esteatorrea, que conllevan aumento de la absorción de oxazepam, paraceta-

mol y propranolol, al tiempo que se reduce la de digoxina y riboflavina.

Distribución

Como consecuencia de la disminución de la albúmina, se encuentra reducida la unión a las proteínas de la warfarina (fármaco ácido) y, como consecuencia de la reducción de la α_1-glucoproteína ácida, también disminuye la unión del propranolol (fármaco básico).

Sin embargo, existen dudas sobre si estos hallazgos pueden extrapolarse a otros fármacos de características semejantes. También el volumen de distribución de la digoxina está incrementado en el paciente con hipertiroidismo, aunque se han obtenido resultados dispares y se desconoce su razón. El anestésico propofol presenta un mayor volumen de distribución en los pacientes hipertiroideos. Lo mismo sucede con el paracetamol, pero no con la fenitoína, la teofilina y el propiltiouracilo.

Tabla 68-1. Efecto del hipertiroidismo en distintas variables cinéticas

VARIABLE CINÉTICA	EFECTO FISIOPATOLÓGICO
Absorción	↑ Vaciamiento gástrico y motilidad gastrointestinal, en ocasiones malabsorción
Función hepática	↑ Flujo sanguíneo hepático y actividad de enzimas microsomales.
Función renal	↑ Flujo sanguíneo renal y filtración glomerular en algunos pacientes
Unión a proteínas	↓ Albúmina y α_1-glucoproteína ácida

↑: incremento; ↓: descenso.

Tabla 68-2. Cambios farmacocinéticos conocidos de distintos fármacos en presencia de enfermedad tiroidea

FÁRMACOS	HIPERTIROIDISMO	HIPOTIROIDISMO
Antipirina	↑ Metabolismo	↓ Metabolismo
Atenolol	↔ Metabolismo	
Carbimazol	↔ Metabolismo	
Cortisol	↑ Metabolismo (↓ t$_{1/2}$)	↓ Metabolismo (↑ t$_{1/2}$)
Diazepam	↔ Metabolismo	
Digoxina	↓ Absorción Distribución alterada ↑ Eliminación biliar y renal	↓ Distribución ↓ Eliminación renal
Fenitoína	↔ Distribución ↔ Metabolismo	↔ Metabolismo
Glucocorticoides	↓ Distribución ↑ Aclaramiento no renal	↓ Aclaramiento no renal
Insulina	↑ Metabolismo	↓ Metabolismo
Metimazol	↑ Metabolismo ↑ Eliminación	↓ Eliminación
Metoprolol	↑ Metabolismo	
L-Tiroxina	↑ Metabolismo (↓ t$_{1/2}$)	↓ Metabolismo (↑ t$_{1/2}$)
L-Triyodotironina	↑ Metabolismo	↓ Metabolismo
Nadolol	↔ Metabolismo	
Oxazepam	↑ Absorción ↑ Metabolismo ↑ Eliminación	↔ Distribución ↔ Metabolismo ↓ Eliminación
Paracetamol	↑ Absorción ↑ Metabolismo	↓ Absorción ↔ Metabolismo
Propiltiouracilo	↔ Metabolismo	
Propranolol	↑ Absorción ↓ Unión a proteínas ↑ Metabolismo ↑ Eliminación	↓ Absorción ↑ Unión a proteínas ↓ Metabolismo ↓ Eliminación
Riboflavina	↓ Absorción	↑ Absorción
Sotalol	↔ Metabolismo	
Teofilina	↑ Metabolismo ↑ Eliminación	↓ Metabolismo ↓ Eliminación
Tolbutamida	↑ Metabolismo	
Warfarina	↑ t$_{1/2}$ en administración única (↔ en crónica) ↓ Unión a proteínas	↔ Unión a proteínas

t$_{1/2}$: semivida plasmática; ↑: incremento; ↔: sin cambios; ↓: descenso. En blanco: no hay estudios.

Metabolismo

En general, el metabolismo hepático de los fármacos está incrementado en el hipertiroidismo. Se ha descrito un incremento del metabolismo de digoxina, paracetamol, metimazol, oxazepam, levotiroxina, triyodotironina e hidrocortisona, pero no se modifica el de diazepam, fenitoína y propiltiouracilo. En pacientes diabéticos que inician un hipertiroidismo puede ser necesaria una elevación de las dosis

de insulina. El aclaramiento de propranolol puede estar incrementado hasta un 50 %, tanto en administración oral como intravenosa, y se atribuye a un incremento del flujo sanguíneo hepático y de la actividad de las enzimas metabolizadoras. El aclaramiento de metoprolol también está aumentado de forma similar. El de teofilina está aumentado y es cuantitativamente proporcional al nivel de tiroxina en suero. También se ha comunicado una reducción en la semivida de la tolbutamida, que se normaliza una vez tratado el hipertiroidismo con propiltiouracilo. Los datos con respecto a la warfarina son complejos de interpretar. Se ha comunicado una reducción de su semivida tras administración única, pero también se ha descrito que tras administración crónica su semivida no se altera. Por otro lado, en el hipertiroidismo se ha constatado una mayor respuesta a la warfarina. Por lo tanto, se recomienda ajustar sus dosis teniendo en cuenta los datos cinéticos y los datos dinámicos. Los pacientes hipertiroideos que son anestesiados con propofol presentan un aclaramiento acelerado con respecto a los eutiroideos y, como además presentan un volumen de distribución mayor, se necesitarán tasas de infusión más elevadas para conseguir concentraciones sanguíneas eficaces del fármaco. En el hipertiroidismo, el aclaramiento no renal de los glucocorticoides puede estar favorecido.

Excreción

Las hormonas tiroideas son esenciales para el desarrollo adecuado de los riñones. La disfunción tiroidea produce cambios notables en la homeostasis hidroelectrolítica sobre los glomérulos y túbulos. Los niveles excesivos de hormonas tiroideas generan un aumento en la tasa de filtración glomerular y en el flujo plasmático renal. En el hipertiroidismo está incrementada la excreción biliar, la filtración glomerular y el aclaramiento renal de **digoxina**. Cabe esperar niveles plasmáticos de digoxina menores en el hipertiroidismo y, por lo tanto, en la frecuente utilización de digoxina en pacientes hipertiroideos con alteraciones del ritmo cardíaco, ha de tenerse en cuenta que sus necesidades son mayores que en el paciente eutiroideo, y en éste serán también mayores que en el hipotiroideo. Puede incluso suceder que la digoxina resulte ineficaz para controlar la fibrilación auricular secundaria a tirotoxicosis. Cuando la función tiroidea se haya normalizado, debe considerarse la posibilidad de que se modifiquen de nuevo los requerimientos de digoxina.

Por el contrario, no se modifica la excreción de otros fármacos con eliminación preferentemente renal, como los antagonistas β$_2$ nadolol, sotalol y atenolol.

Implicaciones terapéuticas

El hipertiroidismo está asociado con un incremento del número de receptores β-adrenérgicos, lo que produce un aumento de sensibilidad a los efectos cardiovasculares y a otros efectos de la noradrenalina y de otras catecolaminas. Los antagonistas β$_2$, y particularmente el **propranolol**, tienen un papel establecido en el tratamiento del hipertiroidismo, pero, al igual que el **metoprolol**, el propranolol sufre metabolismo hepático y éste se altera en los pacientes tirotóxicos; por ello, las dosis requeridas de este fármaco son variables y suelen ser más elevadas que las que necesitan los eutiroideos. Esto puede explicar algunos fracasos terapéuticos del propranolol y que su dosificación deba ser individualizada, para lo que a veces se recomienda guiarse por el descenso de la frecuencia cardíaca. Por el contrario, los antagonistas β_2 que son eliminados por vía renal, como el **nadolol**, no requieren ajustes de dosis. La acción de los anticoagulantes cumarínicos puede verse afectada por las alteraciones en el nivel de hormonas tiroideas, debido a que éstas dan lugar a una disminución de la disponibilidad de vitamina K, con la consiguiente potenciación de la actividad anticoagulante. Por el contrario, es posible que en los pacientes con hipofunción tiroidea sea necesario incrementar las dosis de anticoagulantes orales, las cuales deben ser vigiladas y consecuentemente modificadas al restablecerse el eutiroidismo.

La utilización de algunos fármacos puede interferir en la función tiroidea. El tratamiento con **interferón** se ha asociado con el desarrollo de hipotiroidismo o hipertiroidismo. El empleo de **furosemida**, en dosis > 80 mg por vía intravenosa, puede dar lugar a una elevación transitoria de la tiroxina (T_4) libre, que cursa con niveles de tirotropina (TSH) normales. La presencia de heparina en el suero también puede originar una elevación similar de la tiroxina libre. Ello se debe a estimulación de la lipoproteinlipasa, que favorece una mayor concentración sérica de ácidos grasos libres, que compiten con la T_4 y la triyodotironina (T_3) por unirse a la albúmina. La utilización de **dopamina** en concentraciones > 1 μg/kg/min, **dexametasona** en dosis > 0,5 mg/día y **octreotida** en dosis > 100 μg/día suprime la secreción de TSH, y en pacientes críticos puede dar lugar a niveles bajos de hormonas tiroideas circulantes, con niveles bajos de TSH. La utilización de sulfonilureas está contraindicada en presencia de insuficiencia tiroidea. La administración de yoduros como expectorantes a la madre gestante puede inducir bocio en el feto. La utilización de **raloxifeno** junto a levotiroxina puede disminuir la biodisponibilidad de levotiroxina. La **fenitoína** tiene un efecto inductor de las enzimas hepáticas, por lo que puede disminuir los niveles séricos de T_4; en general, este efecto no se acompaña de elevación de los niveles de TSH, probablemente por la propia acción de la fenitoína sobre la hipófisis, bloqueando esta respuesta. Los **corticoides** inhiben la desyodinación periférica de T_4 a T_3. La **amiodarona** contiene una elevada cantidad de yodo y, por lo tanto, puede interferir en la función tiroidea. Dependiendo de la cantidad de yodo del organismo puede causar hipertiroidismo o hipotiroidismo. Al ser lipófila, la amiodarona se deposita y redistribuye por el tejido adiposo, donde permanece durante varios meses. El hipertiroidismo puede manifestarse meses después de interrumpir la administración del fármaco.

Hipotiroidismo

Las alteraciones que el hipotiroidismo puede producir en la farmacocinética o farmacodinamia de ciertas drogas se han estudiado menos. No obstante, no por ello carece de importancia, siendo necesario tomarlo en consideración ya que el hipotiroidismo está presente en un 10 % de la población mundial, y en el 3 % de los mayores de 65 años.

Alteraciones farmacocinéticas

Absorción

Cuando un estado de hipertiroidismo se transforma en hipotiroidismo, se produce un enlentecimiento de la motilidad intestinal, que puede motivar un descenso en la velocidad de absorción de **paracetamol** y **propranolol**. Por el contrario, se produce un incremento de la absorción de riboflavina. La absorción de digoxina no se ha estudiado adecuadamente.

Distribución

El volumen de distribución de la digoxina está reducido. La unión a proteínas plasmáticas de la warfarina parece que no se modifica, y en cambio está aumentada la unión del propranolol.

Metabolismo

En general, el metabolismo hepático de los fármacos disminuye. Así, se prolonga la semivida del propranolol, elevándose las concentraciones plasmáticas del fármaco en el equilibrio. Está reducido el metabolismo de la L-tiroxina, la triyodotironina y la hidrocortisona. Los pacientes diabéticos tratados con **insulina** que comienzan con hipotiroidismo presentan riesgo de hipoglucemia debido a la disminución del metabolismo de la insulina y pueden requerir una reducción de la dosis. En el hipotiroidismo, el aclaramiento no renal de los glucocorticoides puede estar reducido.

Excreción

El hipotiroidismo se acompaña por una disminución de la filtración glomerular, hiponatremia, y una alteración de la capacidad de la excreción de agua. La excreción renal de **digoxina** está reducida en el hipotiroidismo, y es posible, aunque dudoso, que también esté reducida la excreción de **practolol**.

Implicaciones terapéuticas

Los pacientes hipotiroideos son generalmente más insensibles a la acción de la warfarina, por lo que se necesitará incrementar sus dosis para conseguir el efecto anticoagulante deseado. El hipotiroidismo podría favorecer el efecto de los fármacos depresores del sistema nervioso central (SNC), pero ello no está totalmente establecido y es necesario un mayor número de estudios que aclaren esta cuestión. Se ha sugerido un menor número absoluto de bombas Na^+/K^+-ATPasa, lo que explicaría el aumento de sensibilidad a la digoxina de estos pacientes y las dosis reducidas de este fármaco que son necesarias en ellos. Debe considerarse un eventual incremento en las dosis de insulina, antidiabéticos orales o hidrocortisona en aquellos pacientes hipotiroideos en los que se inicie la administración de hormonas tiroideas. La utilización de opiáceos en pacientes hipotiroideos puede dar lugar a cuadros de depresión respiratoria.

El **litio**, utilizado para el tratamiento del trastorno afectivo bipolar, es un ión monovalente, que compite con la captación del yodo e inhibe la liberación de T_4, lo que origina niveles bajos de T_4 en suero y concentraciones elevadas de TSH, presentando como efecto adverso habitual hipotiroidismo. Este efecto secundario no debe limitar el uso del litio. Excepcionalmente (en menos del 1 % de los pacientes tratados) se ha descrito la aparición de bocio secundario al tratamiento con litio e hipotiroidismo.

En la **tabla 68-3** se relacionan los fármacos que interfieren en la función tiroidea o en la función de las hormonas tiroideas circulantes.

Diabetes mellitus

La diabetes mellitus es una enfermedad que afecta a un 9,3 % de la población mundial, y sigue aumentando debido en parte al envejecimiento de la población, a la inactividad física y al aumento del sobrepeso y la obesidad.

Los cambios fisiopatológicos y las alteraciones en la homeostasis de la glucosa que se producen en la diabetes mellitus pueden tener efectos en los procesos básicos celulares y afectar a la farmacocinética y farmacodinamia de diversos fármacos.

Alteraciones farmacocinéticas

La diabetes mellitus puede afectar la absorción, distribución, metabolismo y excreción de los fármacos por distintos motivos, que se resumen en la **tabla 68-4**.

La información del efecto de la diabetes mellitus sobre la farmacodinamia de los medicamentos es limitada. Diversos autores cuestionan si las diferencias interindividuales en la respuesta a los fármacos entre los pacientes diabéticos son fruto de cambios farmacocinéticos más que de cambios farmacodinámicos, siendo necesario realizar más estudios clínicos que aclaren este aspecto.

Absorción

Los cambios micro y macrovasculares forman parte de las complicaciones a largo plazo de la diabetes mellitus. El flujo

Tabla 68-4. Diabetes mellitus y farmacocinética hipertiroidismo en distintas variables cinéticas

VARIABLE CINÉTICA	EFECTO FISIOPATOLÓGICO DE LA DIABETES MELLITUS
Absorción	↓ flujo sanguíneo gastrointestinal, retraso vaciamiento gástrico → disfunción pared intestinal con absorción alterada en la vía de administración oral. Cambios en el flujo sanguíneo del tejido subcutáneo y muscular → alteración de la absorción en la vía de administración subcutánea e intramuscular
Distribución	Glicación no enzimática de la albúmina
Metabolismo	Alteración en la actividad enzimática involucrada en biotransformación de fármacos
Excreción	Alteración en la eliminación renal, fundamentalmente por nefropatía diabética

↓: descenso.

sanguíneo en la mucosa gástrica se reduce de forma significativa en el paciente diabético comparado con el paciente no diabético. Tanto la diabetes mellitus tipo 1 como la diabetes mellitus tipo 2 se asocian con un retraso en el vaciado gástrico (con una fuerte correlación con la progresión de la enfermedad) y con cambios en el tiempo de tránsito intestinal. El tiempo de tránsito intestinal está retardado, probablemente debido a una denervación vagal, y suele ser más frecuente en pacientes con neuropatía diabética. Recientes estudios muestran que la hiperglucemia por sí misma tiene un gran impacto sobre la motilidad gastrointestinal. Ejemplos de fármacos que se absorben más lentamente en el paciente diabético son la sulfonilurea de primera generación **tolazamida** o el antibiótico betalactámico **ampicilina**. Pero no se han observado cambios con otros medicamentos como con la **metoclopramida** u otras sulfonilureas.

El flujo sanguíneo en el tejido adiposo está aumentado en sujetos con diabetes mellitus tipo 1, probablemente debido a una reducción de este tejido, lo que implica una absorción más rápida. Sin embargo, no se observan cambios en la biodisponibilidad del fármaco.

En pacientes con diabetes mellitus tipo 2, obesos con resistencia a la insulina, el flujo sanguíneo al tejido adiposo subcutáneo está reducido, al compararlo con voluntarios sanos y normopeso.

El flujo sanguíneo al tejido muscular está comprometido en el paciente diabético y puede conducir a una menor absorción de fármacos vía intramuscular. Estos hallazgos se han observado con la **insulina**, los **aminoglucósidos** y la **bencilpenicilina**.

A pesar de lo señalado con anterioridad, los cambios a nivel de la absorción en pacientes diabéticos se consideran modestos y no deberían ser clínicamente relevantes.

Distribución

Parte de las alteraciones en la distribución de los fármacos en los pacientes diabéticos se debe a la asociación de esta enfermedad con la obesidad, tal como se expone de forma detallada en el apartado correspondiente de este capítulo.

Tabla 68-3. Fármacos que pueden alterar la función tiroidea o la función de las hormonas tiroideas circulantes

FÁRMACOS	MECANISMO
Amiodarona	Alteración de la distribución del yodo en el organismo
Corticoides	Inhibición de la desyodinación periférica de T_4 y de la unión a proteínas
Dexametasona	Supresión de la secreción de TSH
Dopamina	Supresión de la secreción de TSH
Fenitoína	Inducción enzimática y bloqueo de la hipófisis
Furosemida	Elevación de T_4 libre
Heparina	Estimulación de lipoproteinlipasa
Interferón	No aclarado
Litio	Compite con la captación de yodo e inhibe la liberación de T_4
Octreotida	Supresión de la secreción de TSH
Yoduros	Bocio en el feto tras ingesta por la madre

T_4: tiroxina; TSH: tirotropina.

La distribución de fármacos lipofílicos en pacientes diabéticos y obesos suele estar alterada, con una alteración del V_D, que varía de un paciente a otro en función del grado de control de la diabetes mellitus, de la duración de la enfermedad, así como de la presencia de complicaciones de ésta.

También se ha observado una disminución de los valores de α1-glicoproteína ácida y mayor presencia de ácidos grasos libres en los pacientes diabéticos, que incrementan de forma modesta la fracción libre de benzodiacepinas como **diazepam**, **nitrazepam** y **oxazepam** en pacientes obesos diabéticos.

Los pacientes diabéticos tipo 1 o diabéticos tipo 2, con glucemia no controlada, presentan una mayor glicación no enzimática de proteínas, incluyendo la albúmina. Los cambios estructurales en ésta conducen a un incremento en la fracción libre de determinados principios activos, existiendo una correlación lineal entre la glicación de la albúmina y la fracción libre de determinados fármacos.

Metabolismo

Al igual que en el apartado anterior, parte de las alteraciones del metabolismo de los pacientes diabéticos se debe a la asociación de esta enfermedad con la obesidad y se exponen de forma detallada en el apartado correspondiente.

En pacientes diabéticos, aparece con frecuencia una función hepática anormal, especialmente esteatohepatitis no alcohólica, esteatosis macrovesicular, cirrosis hepática e hígado graso.

La correlación entre la diabetes mellitus y la actividad enzimática de biotransformación es poco conocida. Se ha descrito un incremento global de actividad del sistema enzimático del citocromo P-450 (CYP), con una disminución de la fase II en diabetes mellitus no controlada. También se ha descrito una disminución de la actividad enzimática de la uridinadifosfato glucuroniltransferasa (UGT) 2B7, sin embargo no se han observado cambios en la subfamilia UGT1A.

Los estudios clínicos que investigan el efecto de la diabetes mellitus sobre la expresión génica y el nivel de proteínas transportadora de fármacos son limitados. Se ha mostrado una disminución del gen y expresión proteica de ABCA1 y ABCG1 en leucocitos de pacientes con diabetes mellitus tipo 2, que se correlaciona fuertemente con el nivel de glucemia. Pero son necesarios más estudios en este campo de la medicina.

Excreción

Los efectos de la obesidad, asociada con frecuencia a diabetes mellitus tipo 2, sobre la excreción de los fármacos se estudia en el apartado correspondiente de este capítulo.

La principal causa que afecta a la excreción de los fármacos en los pacientes diabéticos es la nefropatía diabética, presente en el 40 % de los pacientes diabéticos.

La angiotensina II, eje central de la fisiopatología de la nefropatía diabética, es responsable de cambios micro y macrovasculares que conducen a hiperfiltración, hipertensión capilar glomerular, crecimiento celular y tisular, inflamación, lesión glomerular y estrés oxidativo, con pérdida de masa nefronal y, por último, glomeruloesclerosis. Es impor-

tante mencionar que, aunque el pobre control glucémico es un factor de riesgo, los niveles de glucosa no explican únicamente la progresión de la insuficiencia renal en los pacientes diabéticos.

Implicaciones terapéuticas

Consecuencia de los cambios cinéticos señalados, como norma general se debe recordar que la absorción intramuscular de antibióticos en pacientes diabéticos puede ser errática, y se recomienda la vía intravenosa para aquellos pacientes más afectados. Además, la eliminación renal de algunos antibióticos como **penicilinas**, **cefalosporinas** y **aminoglucósidos** también puede estar incrementada, por lo que se pueden necesitar dosis mayores para conseguir un mismo efecto terapéutico. Debido a las alteraciones en la unión a proteínas transportadoras, debe tenerse especial cuidado en los pacientes diabéticos con aquellos fármacos que poseen un estrecho rango terapéutico, como por ejemplo, **warfarina**, **digoxina**, **teofilina** o **antiepilépticos**. De igual forma, se debe recordar cómo el uso de β-**bloqueantes** en pacientes diabéticos puede enmascarar la respuesta simpática a la hipoglucemia, como taquicardia y palpitaciones, por lo que puede dificultar el reconocimiento de estados de hipoglucemia por parte de los pacientes.

En las **tablas 68-5** y **68-6** se señalan principios activos que pueden dificultar el control glucémico y aquellos cuya acción pueden verse afectada en presencia de diabetes mellitus, respectivamente.

A continuación se señalan los datos más importantes procedentes de estudios clínicos de farmacocinética en diabetes mellitus, comparados con un grupo control (no diabéticos). A pesar de la fortaleza de tener un grupo control, en la mayoría

Tabla 68-5. Fármacos cuya utilización puede dificultar el control glucémico

FÁRMACOS	MECANISMOS/EFECTO
Ácido acetilsalicílico	Sólo en intoxicaciones
Ácido etacrínico	Diabetes reversible
Agonistas β_2 i.v.	Promoción lipólisis
Anticonceptivos orales	Dificultad metabolismo glucosa
Betabloqueantes	Varios
Diazóxido	Hiperglucemia intensa
Furosemida	Diabetes reversible y coma hiperosmolar
Gemfibrozilo	Incrementa el área bajo la curva de las glitazonas[a]
Glucocorticoides	Favorecen glucogenolisis hepática y dificultan utilización de glucosa por el músculo
Metolazona	Coma hiperosmolar
Pentamidina	Toxicidad células β pancreáticas
Quinidina	Hipoglucemia no aclarada
Tiazidas	Dificultad metabolismo glucosa con diabetes reversible

i.v.: intravenoso.
[a] Se recomienda reducir la dosis de glitazonas a la mitad.

Tabla 68-6. Fármacos cuya acción puede ser afectada en presencia de diabetes mellitus

FÁRMACOS	MECANISMOS/EFECTO
Ácido valpróico	Alteración de su fijación a proteínas
Amikacina	Modificación de su eliminación renal
Ampicilina	Alteración absorción oral
Carbenicilina	Modificación de su eliminación renal
Diazepam	Alteración de su fijación a proteínas
Fenitoína	Alteración de su fijación a proteínas
Kanamicina	Modificación de su eliminación renal
Lidocaína	Alteración de su fijación a proteínas
Oxacepam	Deterioro metabolismo hepático
Paracetamol	Deterioro metabolismo hepático
Penicilina G	Menor absorción intramuscular y modificación de su eliminación renal
Sulfisoxazol	Alteración de su fijación a proteínas
Tolazolamida	Alteración absorción oral
Warfarina	Alteración de su fijación a proteínas

de las publicaciones no se estableció la gravedad de la diabetes mellitus, ni la presencia de obesidad o insuficiencia renal y/o hepática de los participantes, que también influye en la respuesta a los fármacos.

En el caso de las **estatinas**, debido fundamentalmente a una disminución del aclaramiento por parte del paciente diabético, puede aumentar el riesgo de miotoxicidad y hepatotoxicidad, siendo importante la individualización del tratamiento.

Respecto a este grupo farmacológico, existe suficiente evidencia que apoya la relación causal entre el uso de estatinas y la aparición de diabetes mellitus. Sin embargo, este riesgo aumentado parece circunscribirse predominantemente a pacientes con riesgo de desarrollar diabetes mellitus (glucemia en ayunas aumentada antes de iniciar el tratamiento, historia de hipertensión arterial, aumento de triglicéridos o elevado índice de masa corporal), requiriendo estos pacientes un mayor seguimiento. A pesar de que se ha concluido que el riesgo de desarrollar diabetes mellitus está incrementado en pacientes susceptibles, los estudios disponibles muestran el beneficio del uso de estatinas en la reducción de acontecimientos cardiovasculares mayores en los pacientes diabéticos, y no debiera suspenderse el tratamiento con estatinas.

Respecto a los fármacos **antineoplásicos** en la diabetes mellitus, se han descrito con mayor frecuencia la aparición de reacciones adversas, y se ha relacionado con menor eficacia de algunos principios activos. Así, se puede citar mayor frecuencia y gravedad de la neuropatía periférica asociada a **paclitaxel** entre pacientes diabéticos, y se ha sugerido que un aumento de intervalo entre dosis podría prevenir este riesgo. **Cisplatino y otros derivados de platino** también pueden inducir neurotoxicidad a nivel del sistema nervioso periférico, pero no se han encontrado diferencias significativas en los estudios clínicos que comparan pacientes diabéticos frente a pacientes no diabéticos. Sin embargo, la reacción adversa apareció con una media de dosis acumulada

menor entre los pacientes diabéticos al compararla con pacientes no diabéticos.

Recientes estudios sugieren que la inflamación de la diabetes mellitus incrementa los niveles de agentes proinflamatorios a nivel de la circulación, tales como interleucinas (IL-1β, IL-6), factor nuclear-κB (NF-κB) y factor de necrosis tumoral, que pudieran contribuir a una menor supervivencia entre los pacientes diabéticos. En estudios clínicos que comparan la efectividad de regímenes que contienen rituximab entre pacientes con diabetes mellitus y sin ella, no se observaron diferencias significativas en la supervivencia entre ambos grupos. La no existencia de un aumento de mortalidad entre los pacientes diabéticos podría ser debido al uso de rituximab que inhibe el NF-κB.

Obesidad

Las evidencias actuales demuestran un aumento de la prevalencia de obesidad, no sólo en los países desarrollados, sino también en muchos países de ingresos bajos y medios. Si las tendencias actuales persisten, hasta el 58 % de la población adulta del mundo presentará sobrepeso u obesidad en el año 2030, siendo más alarmante la expansión de esta epidemia de obesidad entre los niños y adolescentes, estimándose una cifra cercana a los 250 millones de menores obesos en el año citado. Debido a este incremento de la obesidad, cobra mayor importancia la consideración de sus efectos sobre la disposición de los fármacos en el organismo.

La clasificación actual de Obesidad propuesta por la Organización Mundial de la Salud (OMS) está basada en el Índice de Masa Corporal (IMC): peso en kilogramos dividido por el cuadrado de la talla en metros (kg/m^2). De esta manera, se define el sobrepeso como un IMC igual o mayor a 25, siendo obesas las personas cuyo cálculo de IMC sea igual o superior a 30.

La obesidad en sí misma puede considerarse una enfermedad caracterizada por una excesiva acumulación de grasa corporal. En conjunción con este aumento de grasa corporal, la obesidad se ha asociado con un incremento de la mortalidad consecuente a hipertensión, arteriosclerosis y afecciones coronarias, diabetes, diversos tipos de cáncer (mama, colon, próstata, endometrio, ovario, cérvix) y con una disminución en la esperanza de vida en comparación con los no obesos. De hecho, la relación entre la obesidad y la diabetes tipo 2 puede ser análoga a la asociación entre el tabaco y el cáncer de pulmón. En particular, se cree que el exceso de peso es la causa primaria del 90 % de los casos de diabetes tipo 2. Como consecuencia, los individuos obesos generalmente requieren mayor intervención terapéutica y farmacológica, y la requieren en etapas más tempranas de su vida.

Por tanto, resulta esencial asegurar un uso óptimo de los fármacos y un desarrollo de los medicamentos apropiado en una población obesa creciente. Sus características fisiopatológicas difieren de los sujetos no obesos, con cambios que pueden condicionar alteraciones de farmacocinética y la farmacodinamia, con el consiguiente y necesario ajuste de dosis. En general, los procesos de absorción oral se modifican poco, pero la distribución, los procesos de metabolismo y la eliminación pueden estar influidos por el grado de obesidad y sus consecuencias.

Alteraciones farmacocinéticas

Absorción

Los sujetos obesos presentan un retraso en el vaciamiento gástrico, un mayor flujo sanguíneo en el área hepático-esplácnica y un aumento en la permeabilidad intestinal. En cualquier caso, los datos disponibles indican que, en general, la obesidad no altera la absorción de los fármacos tras su administración oral. Algunos estudios no han encontrado diferencias en la tasa o velocidad de absorción para fármacos como el **midazolam**, **propranolol**, **ciclosporina** en pacientes con trasplante renal y **dexfenfluramina** entre sujetos obesos y no obesos. En realidad, en los obesos únicamente se ha observado una menor absorción de vitamina D_2.

En cuanto a la absorción tras la administración por vía subcutánea, transdérmica o intramuscular, ésta puede resultar afectada por el incremento de la grasa subcutánea. No obstante, sólo algunos estudios han caracterizado la absorción por estas vías extravasculares de administración de fármacos. Así, aunque la velocidad de absorción de la **enoxaparina** se encuentra disminuida en sujetos obesos, no resulta afectada la cantidad que se absorbe, siendo innecesarios los ajustes de dosis.

Distribución

En presencia de obesidad, las alteraciones en los procesos de distribución son las que adquieren mayor importancia, siendo la mayor o menor liposolubilidad de los fármacos el hecho fundamental y determinante.

El volumen de distribución de un fármaco proporciona una estimación de la medida en que ese fármaco se distribuye en los tejidos extravasculares. Por lo tanto, los fármacos con amplia aceptación del tejido tienen, por lo general, un mayor volumen de distribución. Sin embargo, la información del volumen de distribución no es suficiente para determinar los sitios reales de distribución. De hecho, se ha demostrado que los individuos obesos y no obesos pueden tener concentraciones de fármaco significativamente diferentes en plasma, pero similares concentraciones en los tejidos. El volumen de distribución depende de diversos factores, entre los que se incluyen: tamaño molecular, grado de ionización, solubilidad lipídica, capacidad para cruzar membranas, permeabilidad tisular, unión a proteínas plasmáticas y afinidad del propio fármaco por los diferentes compartimentos tisulares. Estos factores pueden verse afectados cuando a las propiedades físicas y químicas del fármaco se suma la existencia de un estado patológico. En este sentido, la obesidad puede considerarse un estado patológico al que se asocian cambios en la unión a proteínas plasmáticas e incrementos en la masa total de tejido adiposo, masa corporal magra, masa de órganos, tamaño cardíaco, volumen sanguíneo, volumen minuto y flujo esplácnico. Así, el volumen de distribución de los fármacos más lipófilos por lo general se altera en cierta medida en los obesos, y esto tiene un sentido intuitivo, ya que los individuos obesos tienen una cantidad aumentada tanto absoluta como relativa de tejido adiposo en comparación con los individuos no obesos. Sin embargo, hay una amplia variación en el efecto de la obesidad sobre el volumen de distribución, ya que la afinidad de cada fármaco

para el exceso de tejido adiposo es única. La comprensión de cómo cambia el volumen de distribución con la obesidad reviste particular interés, puesto que es el parámetro principal para determinar la elección de la dosis de carga. En estudios farmacocinéticos en obesos, el volumen de distribución puede expresarse como volumen de distribución absoluto (sin corregir por el peso) o bien normalizado por el peso, como ocurre cuando se expresa como volumen de distribución/peso corporal total o volumen de distribución/peso ideal. La comparación de estos volúmenes de distribución normalizados entre individuos obesos y no obesos proporciona una idea de cómo un fármaco se distribuye en el exceso de peso. Si el volumen de distribución/peso corporal total es similar en obesos y no obesos, el fármaco tiene una buena distribución en el tejido adiposo y, por lo tanto, una dosis de carga basada en el peso corporal total asegura que el paciente obeso conseguirá una concentración plasmática máxima similar a la del paciente no obeso. Por el contrario, un volumen de distribución/peso corporal total inferior en individuos obesos indica una distribución incompleta del fármaco en el exceso de peso, en cuyo caso la dosis de carga basada en el peso ideal es la mejor elección.

En la obesidad se ha observado un déficit de disposición de vitamina D, debido probablemente en parte a la biodisponibilidad disminuida de la vitamina D_3 proveniente de fuentes cutáneas y dietéticas por su depósito en el tejido graso del organismo. Existe además una menor absorción intestinal de vitamina D_2, como se ha mencionado anteriormente. En la obesidad, la difusión a tejidos de los fármacos más liposolubles, como benzodiazepinas, verapamilo o enflurano, presenta un importante incremento, que condiciona un aumento en su semivida, al actuar el tejido adiposo como reservorio. Sin embargo, existen excepciones. En concreto para la ciclosporina, que es un compuesto altamente lipófilo con un volumen de distribución relativamente elevado, se ha demostrado que este volumen de distribución es bastante similar en términos absolutos en individuos obesos y no obesos. Para algunos fármacos hidrosolubles (aminoglucósidos, vancomicina y teofilina) se han observado incrementos moderados de su volumen de distribución proporcionales al aumento de masa magra; en el caso de los aminoglucósidos este incremento puede llegar al 58 %, mientras que en la vancomicina es más inconsistente pero también se ha descrito que

---

❂ EMPLEO DE FÁRMACOS EN PRESENCIA DE AFECCIONES ENDOCRINOLÓGICAS

- En el hipertiroidismo cabe esperar un menor efecto de los fármacos, excepto los anticoagulantes orales.

- En el hipotiroidismo cabe esperar un mayor efecto de los fármacos, excepto los anticoagulantes orales.

- En la diabetes cabe esperar una dificultad en el control glucémico al utilizar glucocorticoides, bloqueantes b y tiazidas.

- En la diabetes puede resultar alterada la utilización de antibióticos por vía intramuscular y de fármacos con estrecho margen terapéutico, como warfarina, digoxina, antiepilépticos y teofilina.

- En la obesidad es difícil establecer reglas generales de actuación. Debe considerarse la información disponible para cada fármaco y monitorizar la respuesta.

puede llegar hasta el 49 %. Estos incrementos, que existen a pesar de la baja afinidad de los fármacos por el tejido adiposo, se explican por la facilidad con la que difunden al líquido extracelular presente en dicho tejido. En cambio, no ocurre lo mismo con la digoxina, la cimetidina, la prednisolona o la procainamida. Por esta razón, en el caso de fármacos con un estrecho margen terapéutico deberá ajustarse cuidadosamente su dosificación en presencia de obesidad, y mientras que las dosis de digoxina se calcularán para el peso ideal del individuo, las de aminoglucósidos deberán aumentarse.

También se han descrito incrementos en el volumen de distribución de las cefalosporinas y algunos β-lactámicos, concretamente para cefotaxima (42-68 %), ertapenem (17 %) y meropenem (38 %). En el caso del meropenem, en virtud de su corta semivida, no se recomiendan ajustes de dosis; sin embargo, para el ertapenem se aconseja dosificar según el peso corporal total. Para las fluoroquinolonas existen datos contradictorios en presencia de obesidad. Para la daptomicina se ha descrito una elevación en el volumen de distribución, con un incremento del 26 % en la concentración máxima, y del 35 % en el área bajo la curva AUC_{0-24} (AUC de concentraciones plasmáticas hasta las 24 horas). sin embargo, no se recomiendan cambios en las dosis. Los datos disponibles sobre la farmacocinética del **linezolid** en pacientes obesos son variables y están influidos por el grado de obesidad, pero de forma empírica no se recomiendan modificaciones de dosificación en los pacientes obesos. Para la **quinupristina/dalfopristina** no existen datos bien contrastados, pero parece que los datos sobre concentraciones máximas y AUC hacen recomendable la dosificación basada en el peso corporal magro, en lugar de utilizar el peso corporal total. Tampoco se dispone de datos fiables sobre los antifúngicos. Algunos datos sugieren que para el fluconazol deben utilizarse dosis mayores en el paciente obeso, pero no es posible concretar una aproximación mejor. En cambio, para la **flucitosina**, tanto el volumen de distribución como el aclaramiento se normalizan con respecto a controles históricos cuando se ajusta su dosificación de acuerdo con el peso ideal. Igualmente son deficitarios los datos farmacocinéticos disponibles sobre la utilización de las diferentes anfotericinas en el paciente obeso. Los modelos animales sugieren que la anfotericina liposomal puede distribuirse dentro de la grasa más fácilmente que las formulaciones con deoxicolato, dispersión coloidal o los complejos lipídicos y, por lo tanto, de forma cautelosa, debe ser dosificada de acuerdo con la masa magra pero con una corrección por el aumento del volumen corporal. Es difícil sugerir una pauta más exacta de dosificación.

La unión a proteínas plasmáticas es otro factor determinante en la farmacocinética de los fármacos. Los fármacos que se unen sobre todo a la albúmina, como el tiopental o la fenitoína, no muestran cambios evidentes en esta unión en los individuos obesos. Sin embargo, los fármacos que se unen a la α_1-glucoproteína ácida pueden experimentar cambios en su unión. Esto se observa, por ejemplo, para el **propranolol**, que presenta un descenso de su fracción libre en los individuos obesos. También se han constatado en obesos cambios en la concentración de α_1-glucoproteína ácida, sin afectarse la fracción libre de fármacos como el **triazolam**, otro fármaco principalmente unido a esta proteína, y tampoco parece afectado el **verapamilo**. En los individuos

---

> ### ✪ EMPLEO DE FÁRMACOS EN PRESENCIA DE INSUFICIENCIA CARDÍACA
>
> - Se requieren mayores dosis de diuréticos del asa, comparados con pacientes sin insuficiencia cardíaca, para conseguir el mismo efecto diurético, aunque la respuesta al aumento de dosis es limitada.
> - Se requieren titulaciones con menos dosis con el uso del inhibidor de la enzima convertidora de angiotensina (IECA) ramipril (1,5-2,5 mg) en estadios más avanzados de insuficiencia cardíaca, por afectación de la biotransformación de este principio activo.
> - Se observan mayores concentraciones plasmáticas del β-bloqueante carvedilol en insuficiencia cardíaca clase funcional III y IV de la New York Heart Association (NYHA).
> - La acción hipoglucemiante de los SGLT2is puede disminuir con el descenso del filtrado glomerular en pacientes con insuficiencia cardíaca.
> - El aumento de la semivida de eliminación y la disminución del V_D de la digoxina en insuficiencia cardíaca implica un ajuste de dosis. El rango terapéutico recomendado en insuficiencia cardíaca oscila entre 0,5-1,0 ng/mL.

obesos es frecuente encontrar concentraciones elevadas de triglicéridos y colesterol, por lo que los niveles de lipoproteínas pueden estar asimismo elevados; sin embargo, las implicaciones de esta elevación de las lipoproteínas no han sido suficientemente estudiadas y permanecen sin aclarar.

Metabolismo

La medida de los cambios en las enzimas metabolizadoras hepáticas es difícil debido a la falta general de marcadores específicos de actividad, pero se han realizado algunas experiencias con marcadores que pueden resultar orientativas. Concretamente, con antipirina como marcador del funcionalismo oxidativo, se ha observado que no se manifiestan cambios entre los individuos obesos y no obesos, pero cabe señalar que el metabolismo oxidativo para la antipirina sólo es una de las vías oxidativas existentes, y no puede asegurarse que en otras vías no existan modificaciones. El metabolismo de clorzoxazona a 6-hidroxiclorzoxazona se ha utilizado como marcador de la actividad del citocromo P-450 (CYP) 2E1 en el hombre, y se ha observado que en individuos obesos existe un aumento de la actividad de esta vía enzimática, actividad que se reduce y normaliza con la pérdida de peso. Por ello se ha sugerido que en los individuos obesos podría existir una mayor predisposición a la producción de metabolitos potencialmente tóxicos provenientes de diversos agentes medioambientales. La formación de 6β-hidroxicortisol y N-metileritromicina desde cortisol y eritromicina, respectivamente, se ha utilizado para obtener información general de la actividad de CYP3A en seres humanos, pero los estudios realizados han proporcionado resultados contradictorios en relación con la masa corporal de los individuos, poniendo de manifiesto la dificultad de encontrar correlaciones fiables con estos marcadores de actividad de las isoformas del CYP.

Agentes anestésicos como el **halotano, enflurano, sevoflurano**, substratos del CYP2E1, muestran un incremento en la actividad del citado citocromo en sujetos obesos comparados con los no obesos. En cualquier caso, los datos disponibles sobre el efecto de la obesidad y la actividad de distintas isoenzimas de la familia del citocromo P-450 no permiten extraer conclusiones al respecto.

Por otra parte, la obesidad se acompaña con relativa frecuencia de diversas afecciones hepáticas que podrían condicionar los procesos metabólicos. Se han descrito infiltración grasa, inflamación portal y fibrosis, así como un aumento del flujo sanguíneo hepático de 30-80 ml/min. Pese a ello, sólo se han demostrado alteraciones en el metabolismo de ciertos fármacos. Algunos estudios han mostrado que el metabolismo de carbamazepina puede estar enlentecido en presencia de estas alteraciones. En otros casos, el metabolismo de algunos fármacos que siguen la vía oxidativa, como **alprazolam**, **antipirina**, **cafeína** y **diazepam**, no se modifica. Por el contrario, están aumentados el metabolismo oxidativo del ibuprofeno y el metabolismo mediante glucuronidación de **lorazepam**, **oxazepam** y **paracetamol**, por lo que las dosis de mantenimiento de estos fármacos pueden ser mayores. Cabe pensar que la obesidad afecta los diferentes caminos metabólicos dependiendo de sus mecanismos y niveles, de forma que la glucuronidación se afecta significativamente, pero la sulfatación sólo mejora ligera o moderadamente. Las evidencias indican que tampoco se modifica la acetilación de la procainamida, ni la eliminación de salicilatos vía conjugación, ni el metabolismo dependiente del flujo sanguíneo hepático en el caso de lidocaína, midazolam y verapamilo.

En algunos casos, el incremento del tejido adiposo que ocurre en los obesos puede por sí solo suponer una modificación en la capacidad metabólica del individuo, ya que este tejido tiene cierta capacidad de metabolismo. Esto se ha demostrado con la glutatión-transhidrogenasa, enzima responsable de la rotura de la molécula de **insulina**, que está presente en el tejido adiposo, pues, al estar éste incrementado en los obesos, existe mayor capacidad de rotura de la insulina que posteriormente dará lugar a la hiperinsulinemia comúnmente observada en la obesidad. De esta forma, el tejido adiposo puede desempeñar un papel en la regulación energética del individuo obeso. Otras evidencias demuestran que el tejido adiposo es responsable del incremento del aclaramiento de prednisolona en hombres obesos, ya que la interconversión de **prednisona** y **prednisolona** es dependiente de la 11-hidroxiesteroide-deshidrogenasa, una enzima presente en el tejido adiposo; por lo tanto, el incremento en el tejido adiposo puede proveer un camino alternativo de aclaramiento de prednisolona.

Excreción

También la excreción renal de algunos fármacos puede sufrir alteraciones, pero existen algunas discrepancias en cuanto a la influencia de los diferentes procesos renales en estos cambios. Como consecuencia de un mayor flujo sanguíneo renal, en el obeso parece existir una mayor tasa de filtración glomerular para los **aminoglucósidos** (15-91 %), **vancomicina** (131-156 %), **prednisolona** y **procainamida**. Sin embargo, la filtración de cimetidina o digoxina no sufre alteraciones, e incluso parece menor en algún estudio para la vancomicina. Se han observado cambios en la función tubular en diversos estudios, pero las funciones de secreción y reabsorción tubulares son difíciles de explorar, por lo que las conclusiones con respecto a la función tubular suelen ser indirectas.

El aclaramiento renal de **cimetidina**, **ciprofloxacino**, **procainamida** y **litio** parece estar incrementado en individuos obesos, lo cual puede atribuirse a un aumento de la secreción tubular en el caso de cimetidina, ciprofloxacino y procainamida, y a un descenso de la reabsorción tubular en el caso del litio. También se han descrito incrementos en el aclaramiento de **cefotaxima** (14-63 %) y meropenem (28 %). Existen datos discordantes sobre el aclaramiento de las fluoroquinolonas, que impiden efectuar una recomendación precisa sobre su dosificación en presencia de obesidad. También la obesidad parece favorecer la nefrotoxicidad de los aminoglucósidos, ya que se facilita su recaptación tisular.

En la obesidad puede estar también alterada la semivida de eliminación de un fármaco, pero debe tenerse en cuenta que ésta depende del aclaramiento y del volumen de distribución (V_D), por lo que los cambios en la semivida pueden reflejar cambios en el V_D, en el aclaramiento, o en ambos. Los clínicos deben ser cuidadosos cuando se comparan semividas de eliminación entre obesos y no obesos. Específicamente, su uso puede ser erróneo cuando se utiliza como estimador único para comparar la capacidad de metabolización entre obesos y no obesos. Un ejemplo de este fenómeno se demuestra para diazepam y su metabolito desmetildiazepam. Si bien la semivida de eliminación de ambos está notablemente prolongada en obesos, el aclaramiento de cada uno de ellos es similar en obesos y no obesos, por lo tanto, la alteración de la semivida es resultado de un incremento en el V_D.

Mención aparte merecen las implicaciones de la obesidad en la administración de quimioterapia antitumoral. La mayor presencia de tejido graso en el compartimento periférico (en un modelo bicompartimental), los cambios en el flujo sanguíneo hepático y renal, el incremento de proteínas plasmáticas con el consecuente aumento de la fracción de fármaco unida a ellas y el menor aclaramiento secundario a disfunción hepática por infiltración grasa del hígado pueden afectar a la farmacocinética de estos fármacos. Sin embargo, es muy difícil llegar a conclusiones en los estudios que se han llevado a cabo para examinar estos aspectos y es frecuente encontrar resultados dispares o no concluyentes. Pese a ello, pueden señalarse algunos datos de cambios farmacocinéticos en la distribución y la excreción de algunos antineoplásicos,

Tabla 68-7. Cambios farmacocinéticos de algunos antineoplásicos en presencia de obesidad

FÁRMACOS	$t_{1/2}$	V_D	V_{ss}	CL
Carboplatino	↔	↔	↑	↑
Ciclofosfamida	↑	↔	↔	↓
Cisplatino	↔	↔	↑↑	↑
Docetaxel	↑	↔	↑↑	↑
Doxorubicina	↑	↔		↓
Ifosfamida	↑	↑	↔	↔
Irinotecán	↔	↔	↑	↑
Paclitaxel	↔	↔	↑	↑
Topotecán	↔	↔	↔	↑

Cl: aclaramiento; $t_{1/2}$: semivida ; V_D: volumen de distribución; V_{ss}: volumen de distribución en equilibrio; ↑: incremento; ↔: sin cambios; ↓: descenso.

que se resumen en la **tabla 68-7**. No hay, sin embargo, consenso en cuanto a los esquemas de dosificación que se han de utilizar, y son necesarios más estudios prospectivos, pues se sabe que los pacientes obesos tienen menores intervalos libres de enfermedad y peor supervivencia. No obstante, estos datos no son uniformes en todos los estudios.

Implicaciones terapéuticas

Además de los cambios farmacocinéticos descritos, algunos datos apuntan a que los sujetos obesos presentan efectos farmacodinámicos que deben tenerse en cuenta a la hora de optimizar la dosificación de los medicamentos.

Es posible que los cambios fisiológicos, nutricionales y genéticos relacionados con la obesidad puedan afectar a la expresión de los receptores o a la afinidad de los ligandos, y estos cambios pueden dar lugar a respuestas farmacoterapéuticas diferentes. Los individuos obesos han demostrado mayor sensibilidad a triazolam cuando se administra una segunda dosis. Cuando se expone a individuos obesos a concentraciones de atracurio significativamente elevadas, no se observan los cambios en la duración del bloqueo neuromuscular que aparecen con dosis menores en individuos no obesos. Ello puede atribuirse a la desensibilización de receptores de acetilcolina, que a su vez se ha relacionado con la inactividad crónica.

Las **benzodiacepinas** y los analgésicos **opioides** empeoran los síntomas relacionados con la apnea obstructiva del sueño en obesos y, aunque los efectos de estos fármacos sobre parámetros como la saturación de oxígeno y el índice de apnea-hipopnea se encuentran en discusión, el uso de estos agentes en pacientes obesos debe hacerse con precaución.

Se han realizado algunos estudios con las heparinas de bajo peso molecular en obesos, y mientras que para la enoxaparina los datos son contradictorios, la **tinzaparina** y **dalteparina** deben ser dosificadas por peso corporal total.

Entre los **antidiabéticos orales** se han realizado estudios con glimepirida y sitagliptina, que demuestran que no son necesarios ajustes de dosis.

Para la drotrecogina alfa (activada) los datos indican que debe ser ajustada según el peso corporal total.

Los diferentes cambios que aparecen en la farmacocinética del propranolol (incremento del volumen de distribución, unión a proteínas y semivida) indican que su dosificación inicial intravenosa debe ser mayor en pacientes obesos, pero la dosis de mantenimiento debe mantenerse inalterada con respecto a los no obesos; en cambio, para el atenolol los datos no son concluyentes. También se producen cambios farmacocinéticos en la disposición de lidocaína, y aunque su tasa de infusión no debe modificarse en los obesos, ha de tenerse en cuenta que el tiempo hasta que se consiguen niveles terapéuticos estables en ellos será mayor. En los pacientes obesos es frecuente la utilización de antiinflamatorios no esteroideos debido a su predisposición a padecer procesos artríticos. Se ha demostrado la necesidad de incrementar las dosis de **ibuprofeno** sin modificar los intervalos de administración, para conseguir concentraciones plasmáticas estables y terapéuticas. Se ha demostrado que la utilización de **cefazolina** como profilaxis en la cirugía bariátrica exige duplicar la dosis para obtener concentraciones plasmáticas similares a las conseguidas en la persona no obesa, y ello va ligado a un mejor resultado, con menor número de infecciones. Además de los cambios farmacocinéticos de los antimicrobianos (menores concentraciones plasmáticas), se ha apuntado la posible afectación del sistema inmune en los pacientes obesos. Los adipocitos liberan sustancias (por ejemplo, leptina) que reducen la actividad de los macrófagos y la diferenciación de las células T; esta interacción entre la obesidad y el sistema inmune puede explicar la peor respuesta a antibióticos de sujetos con obesidad frente a los no obesos en infecciones graves. Los cambios farmacocinéticos observados para **noretisterona** y **etinilestradiol** indican que en mujeres obesas puede haber un incremento del riesgo de fallo en la contracepción.

La utilización de algunos fármacos de forma continuada puede dar lugar a un aumento de peso. Esto ocurre con la **clorpromazina**, el **litio** y los **antidepresivos tricíclicos**, y se ha atribuido a un doble mecanismo: retención de líquidos y aumento del apetito por acción hipotalámica. Otros fármacos como el **pizotifeno** y la **ciproheptadina**, que son antiserotoninérgicos utilizados en el tratamiento de la migraña, provocan un aumento del apetito. También otros, como corticoides, carbenoxolona, antiinflamatorios no esteroideos, etc., favorecen la retención hídrica y pueden inducir ganancia de peso.

A la vista de los estudios que exploran todos los posibles cambios farmacocinéticos y farmacodinámicos que pueden ocurrir en la obesidad, y de las contradicciones que a menudo se han observado en ellos, cabe decir que la predicción de los posibles efectos tóxicos de los fármacos en el paciente obeso es muy difícil, si no imposible. La principal recomendación que se debe hacer es ser prudentes y basarse en el conocimiento previo con cada paciente de forma individual y procurar la monitorización cuidadosa cuando se administran fármacos con un margen terapéutico estrecho.

En la **tabla 68-8** se presentan los fármacos cuya cinética o dinámica pueden resultar afectadas, o no, cuando son administrados a pacientes obesos, y las evidencias de falta de cambios para algunos parámetros cinéticos en otros casos.

Otras alteraciones endocrinas

El conocimiento de las modificaciones que provocan otras alteraciones endocrinológicas en la disposición de los fármacos es escaso, y la mayor parte de la información se basa en comunicaciones puntuales y anecdóticas ya que no existen estudios farmacocinéticos que las evidencien.

La sensibilidad a la proclorperazina está incrementada en los pacientes con hipoparatiroidismo, y puede originar reacciones distónicas agudas en dosis pequeñas, que no se han presentado con otras fenotiazinas. Su mecanismo exacto se desconoce, aunque puede ser secundario a un incremento de excitabilidad del sistema nervioso provocado por la hipocalcemia.

El hiperparatiroidismo está frecuentemente asociado a hipercalcemia, y ésta puede ocasionar un incremento de toxicidad por digoxina, por lo que se recomienda su utilización en dosis reducidas.

En presencia de feocromocitoma, la utilización de bloqueantes β-adrenérgicos sin bloqueo α previo puede desencadenar crisis hipertensivas, debido al bloqueo de la vasodi-

Tabla 68-8. Modificaciones conocidas para diversos fármacos en presencia de obesidad

FÁRMACOS	MECANISMO
Alprazolam	↑ V_D (25-100 %), ↔ unión a proteínas
Aminoglucósidos	↑ V_D (25-100 %), ↑ tasa de filtración glomerular y ↑ nefrotoxicidad por ↑ recaptación tisular
Antipirina	↔ Metabolismo
Atracurio	Dosis elevadas no dan lugar a mayor bloqueo neuromuscular[a]
Benzodiazepinas	↑ $t_{1/2}$
Carbamazepina	Metabolismo más lento
Cimetidina	↔ metabolismo y ↑ aclaramiento por ↑ secreción tubular
Ciprofloxacino	↑ Aclaramiento por ↑ secreción tubular
Daptomicina	↑ Aclaramiento, ↑ V_D
Diazepam	↑ V_D (> 100 %) y ↑ metabolismo
Digoxina	↔ Aclaramiento renal
Enflurano	↑ $t_{1/2}$
Fenitoína	↑ V_D (>100 %), ↔ unión a proteínas
Gentamicina	↑ Aclaramiento renal
Ibuprofeno	↑ V_D (25-100 %) y ↑ metabolismo
Insulina	↑ Capacidad de rotura de la molécula
Lidocaína	↑ V_D (25-100 %) y ↑ metabolismo con ↑ $t_{1/2}$
Litio	↑ Aclaramiento por ↓ reabsorción tubular
Lorazepam	↑ V_D (25-100 %) y ↑ metabolismo
Midazolam	↑ V_D (> 100 %)
Oxazepam	↑ Metabolismo
Paracetamol	↑ V_D (25-100 %) y ↑ metabolismo
Prednisolona	↑ Conversión a prednisona y ↑ tasa de filtración glomerular
Procainamida	↑ Aclaramiento por ↑ tasa de filtración glomerular y ↑ secreción tubular
Propranolol	↔ Absorción oral, ↑ V_D, ↓ fracción libre (sin unir a proteínas) y ↑ metabolismo
Teofilina	↑ V_D (25-100 %) y ↔ metabolismo
Triazolam	↔ Unión a proteínas, ↑ efecto con segunda dosis
Vancomicina	↑ V_D y ↑ tasa de filtración glomerular[b]
Verapamilo	↑ V_D (> 100 %) y ↑ $t_{1/2}$
Vitamina D$_2$	↓ Absorción intestinal
Vitamina D$_3$	↓ Biodisponibilidad

[a] Por desensibilización de receptores de acetilcolina.
[b] Algún estudio parece demostrar lo contrario.
$t_{1/2}$: semivida plasmática; V_D: volumen de distribución; ↑: incremento; ↔: sin cambios; ↓: descenso.

latación compensatoria mediada por receptores β_2. También la toxicidad de la digoxina puede estar incrementada en estos pacientes con irritabilidad miocárdica inducida por las catecolaminas.

La hipopotasemia también se asocia a un aumento de la toxicidad digitálica y, por ello, los pacientes con síndrome de Conn (hiperaldosteronismo primario) no deberían ser digitalizados hasta que sus niveles de potasio se normalizaran. En general, y con independencia de su causa, en los pacientes con hipercalcemia o hipopotasemia de cualquier causa, el riesgo de toxicidad por digoxina está incrementado y

obliga a la monitorización cuidadosa de sus niveles plasmáticos y de los signos clínicos de toxicidad.

UTILIZACIÓN DE FÁRMACOS EN PRESENCIA DE CARDIOPATÍAS

Insuficiencia cardíaca

La insuficiencia cardíaca afecta al 1-2 % de la población en países desarrollados, y a cerca del 10 % entre los mayores de 70 años. Es un síndrome con alta mortalidad y morbilidad. La patogenia de la enfermedad es compleja y multifactorial involucrando mecanismos neuroendocrinos, metabólicos, inflamatorios e inmunológicos. La disminución del gasto cardíaco con hipoperfusión periférica origina cambios estructurales y funcionales a nivel gastrointestinal, hepático y renal que condicionan la farmacocinética.

La hipoperfusión sistémica de la insuficiencia cardíaca con fracción de eyección reducida puede alterar parámetros tanto fisiológicos del paciente, como parámetros farmacocinéticos y farmacodinámicos de los medicamentos utilizados para su tratamiento (insuficiencia cardíaca crónica o insuficiencia cardíaca aguda), así como tratamientos que se prescriben para otras comorbilidades. Merece mención que los pacientes con insuficiencia cardíaca y fracción de eyección preservada, también a menudo presentan disfunción renal y hepática, afectando la farmacocinética y farmacodinamia de los tratamientos farmacológicos empleados.

En la insuficiencia cardíaca existen diferencias interindividuales en la respuesta a los medicamentos en función del tipo de insuficiencia cardíaca, de la gravedad de la enfermedad, así como por la presencia de comorbilidades (diabetes mellitus o anemia) y la edad avanzada de un porcentaje importante de los pacientes con esta patología. Del mismo modo, también existen diferencias intraindividuales, con diferente respuesta de un paciente en función de presentar una insuficiencia cardíaca crónica (estable) o una descompensación de ésta (aguda), con una alta heterogeneidad en la respuesta a medicamentos, que implica la necesidad de individualización del tratamiento.

Alteraciones farmacocinéticas

Varios factores influyen en la farmacocinética de pacientes con insuficiencia cardíaca, que se resumen en la **tabla 68-9**.

Tabla 68-9. Insuficiencia cardíaca y farmacocinética

VARIABLE CINÉTICA	EFECTO FISIOPATOLÓGICO DE LA INSUFICIENCIA CARDÍACA
Absorción	↓ flujo sanguíneo intestinal, ↑ permeabilidad, edema por congestión venosa → disfunción pared intestinal con absorción alterada en vía de administración oral
Distribución	Redistribución del flujo sanguíneo y ↑ tono simpático → ↓ V_D. Afectación de la unión a proteínas plasmáticas
Metabolismo	Hipoperfusión hepática → ↓ aclaramiento fármacos
Excreción	Hipoperfunsión renal → ↓ aclaramiento fármacos

V_D: Volumen de distribución; ↓: descenso; ↑: incremento.

El estado de hipoperfusión sistémica arterial, la congestión venosa y la activación neurohormonal afectan a la integridad y funcionalidad de órganos claves en la farmacocinética, tales como el tracto gastrointestinal, el hígado y el riñón.

Respecto a las variaciones farmacodinámicas en insuficiencia cardíaca, la más importante a señalar es la relacionada con la edad. Así, pacientes mayores con insuficiencia cardíaca, presentan una actividad del nodo sinusal alterada, una sensibilidad baro-refleja alterada y un incremento en la resistencia vascular sistémica, que afecta en la respuesta de los fármacos.

Absorción

La absorción de los fármacos administrados por vía oral puede verse alterada en presencia de insuficiencia cardíaca, debido a diversos procesos inherentes a esta situación, como la reducción del flujo sanguíneo intestinal, el edema por congestión venosa y la disminución de la motilidad intestinal. Se ha mostrado una reducción en la absorción de la **D-xilosa**, en pacientes con insuficiencia cardíaca, al compararlo con un grupo control. El crecimiento bacteriano y engrosamiento del intestino delgado y grueso se han señalado como factores que reducen la absorción. Recientes investigaciones sugieren que parte de los cambios a nivel de la absorción en pacientes con insuficiencia cardíaca son debidos a cambios en la microbiota que favorecen la inflamación local y fibrosis. Por otro lado, estudios preclínicos evidencian una reducción significativa en el vaciado gástrico en insuficiencia ventricular izquierda tras un infarto de miocardio, pudiendo estar mediada esta alteración por el péptido natriurético tipo B.

Distribución

En la insuficiencia cardíaca existen dos circunstancias que afectan a la distribución de los fármacos: un mayor tono simpático y una redistribución del flujo sanguíneo tendente a mantener un caudal adecuado de perfusión de los órganos vitales. La suma de ambos factores origina una reducción del volumen de distribución de los fármacos, que puede cifrarse en el 25-40 %. Por el contrario, existe una elevación de sus concentraciones en tejidos bien perfundidos, que a su vez puede condicionar que, tras una administración en bolo intravenoso, se lleguen a alcanzar concentraciones plasmáticas más elevadas. Estos motivos justifican que se recomienden dosis iniciales más reducidas con lidocaína, procainamida, quinidina, disopiramida y digoxina en estas circunstancias y, además, se recomienda que su administración se realice con lentitud.

Aunque como norma general la insuficiencia cardíaca provoca una disminución del V_D en la mayoría de los fármacos, esto depende del grado del volumen intravascular (condicionado por el uso de diuréticos y, por tanto, de la situación clínica del paciente), la capacidad de unión del fármaco a las proteínas plasmáticas y el grado de ionización de éste. Además, también difiere en función de que la distribución del fármaco sea monocompartimental o bicompartimental.

La presencia de sobrecarga significativa de líquidos, como parte de la clínica de estos pacientes, conduce a modificaciones de compartimentos específicos, como el espacio pleural (derrame pleural) y la cavidad peritoneal (ascitis), y/o una expansión sistémica del volumen de líquido intersticial (anasarca), con efectos significativos en la distribución de fármacos hidrosolubles.

Por otro lado, en situaciones como la caquexia cardíaca existe un volumen reducido de distribución, tanto para los fármacos hidrosolubles como liposolubles, presumiblemente reflejando la pérdida concomitante de grasa y masa magra corporal, además de un posible deterioro en el metabolismo del fármaco, particularmente para los fármacos metabolizados por CYP3A4.

Por último, en la insuficiencia cardíaca secundaria a un infarto agudo de miocardio, la liberación de reactantes de fase aguda como la α1-glicoproteína ácida, que fija fármacos básicos como los β-bloqueantes y la lidocaína, puede originar concentraciones plasmáticas elevadas de estos fármacos durante las primeras 48 horas postinfarto.

Metabolismo

La congestión hepática es una característica frecuente en pacientes con insuficiencia cardíaca, que se asocia con anomalías de laboratorio como colestasis, así como reducción en la capacidad de síntesis. Esto último conduce a una prolongación del tiempo de protrombina e hipoalbuminemia. La hipoalbuminemia en la insuficiencia cardíaca es multifactorial, siendo también consecuencia del aumento de las pérdidas a través del sistema gastrointestinal y de los riñones. La hipoalbuminemia conduce a un aumento de la fracción libre de determinados fármacos.

La capacidad metabolizadora hepática se encuentra reducida debido a tres factores: un menor flujo sanguíneo, estasis venoso hepático, y reducción de la función microsomal hepática. Ello da lugar a que se produzca un menor metabolismo de aquellos fármacos con metabolismo hepático elevado (muy sensibles a los cambios de flujo) como β-bloqueantes, hidralazina, lidocaína, morfina o verapamilo, y también de aquellos otros fármacos con metabolismo hepático bajo, pero muy sensibles a la actividad enzimática, como teofilina o warfarina.

En algunos casos, la congestión hepática crónica puede progresar a fibrosis y cirrosis y también predispone a hepatitis isquémica aguda, como resultado de una reducción repentina del gasto cardíaco y de la perfusión hepática.

Excreción

En pacientes con insuficiencia cardíaca se observa comúnmente una disfunción renal con reducción de la tasa de filtrado glomerular. Se suele presentar como una enfermedad renal crónica y/o una lesión renal aguda. Esta última, secundaria a la reducción del flujo sanguíneo renal, a los efectos nocivos directos de otras comorbilidades asociadas a la insuficiencia cardíaca, como por ejemplo la hipertensión arterial y la diabetes mellitus sobre el parénquima renal, y a los efectos de medicamentos nefrotóxicos. También hay evidencia reciente de que un estado de hipertensión venosa renal, resultante de la congestión cardíaca y el aumento de la presión venosa central, podría contribuir significativamente al desarrollo de fibrosis renal, causando una reducción adicional de la perfusión renal y del filtrado glomerular.

La eliminación urinaria de fármacos se ve afectada por distintos motivos tales como: *a)* descenso del filtrado glomerular, *b)* redistribución del flujo intrarrenal y *c)* incremento de la reabsorción tubular. Debido a la hipoxia tisular renal, es probable que la secreción tubular también esté afectada. Para ajustar la posología de los fármacos que se eliminan fundamentalmente por vía renal, en la práctica clínica habitual es frecuente la utilización de las cifras de aclaramiento de creatinina del paciente.

Implicaciones terapéuticas

A continuación, se señalan los datos más importantes procedentes de estudios clínicos de farmacocinética en pacientes con insuficiencia cardíaca comparados con un grupo control (ausencia de insuficiencia cardíaca). A pesar de la fortaleza de tener un grupo control, en la mayoría de estas publicaciones no se establece la gravedad de la insuficiencia cardíaca, ni la presencia de insuficiencia renal y/o hepática de los pacientes, que también influye en la respuesta a los fármacos. Los hallazgos farmacocinéticos señalados a continuación, no siempre son trasladables a la práctica clínica habitual en el manejo de la insuficiencia cardíaca, donde prima el uso de estos principios activos según guías de práctica clínica. En este sentido cabe mencionar que: *a)* el uso de fármacos intravenosos simpaticomiméticos se restringe al paciente crítico y que, a pesar de la presencia de un aclaramiento reducido y un incremento de las concentraciones de fármaco en plasma, el ajuste terapéutico se realiza en función de la respuesta hemodinámica más que de los parámetros farmacocinéticos; *b)* un porcentaje importante de medicamentos utilizados en la insuficiencia cardíaca, en los que esta patología influye desde un punto de vista farmacocinético y farmacodinámico, tienen un efecto sobre parámetros fisiológicos, de modo que la individualización de la pauta posológica se suele realizar a través del control de dichos parámetros fisiológicos.

En el caso de los **Inhibidores de la Enzima Convertidora de Angiotensina (IECA)**, **captopril** no ha mostrado cambios en el aclaramiento en pacientes con insuficiencia cardíaca, siendo necesaria la disminución de dosis sólo en pacientes con insuficiencia renal. Sin embargo, con **enalapril** se ha mostrado una absorción y una conversión a enaprilato más lenta, con concentraciones mayores de enaprilato y un menor V_D. Por otro lado, con **lisinopril** se ha observado un incremento en el tiempo máximo para alcanzar la concentración máxima en sangre (T_{max}), con un aumento en la semivida de eliminación y una reducción del aclaramiento. La reducción significativa en el aclaramiento renal con un incremento en el AUC fue observada en pacientes con insuficiencia cardíaca, incluso con función renal preservada en pacientes en tratamiento con lisinopril oral. Respecto a **ramipril y ramiprilato** se han observado mayores concentraciones en plasma y durante más tiempo debido a un retraso en la biotransformación del fármaco, lo que sugiere que la titulación debería comenzar con dosis más bajas (1,5 mg-2,5 mg), reservando dosis mayores para pacientes con insuficiencia cardíaca menos avanzada (5 mg dos veces al día). No se han observado cambios farmacocinéticos significativos al comparar el uso de **fosinopril** respecto al grupo control.

La mayoría de los β-bloqueantes son eliminados por metabolismo hepático y/o sin cambios a través del riñón. Mientras los β-bloqueantes lipofílicos son eliminados principalmente por metabolismo, los más hidrofílicos se excretan sin cambios por vía renal. Por tanto, la afectación de ambos órganos (riñones e hígado) secundaria a la insuficiencia cardíaca puede afectar a la eliminación de los β-bloqueantes. Estudios con bisoprolol, metoprolol y carvedilol en pacientes con insuficiencia cardíaca han mostrado una tendencia a la reducción del aclaramiento al compararlo con voluntarios sanos, pero sin diferencias significativas. No obstante, se ha mostrado que en pacientes con insuficiencia cardíaca clase funcional NYHA III o IV las concentraciones de carvedilol en plasma son más altas que en voluntarios sanos, y que las concentraciones son mayores en la clase funcional NYHA IV que en la clase funcional NYHA III.

También se ha descrito en la insuficiencia cardíaca una disminución de receptores β-adrenérgicos (fundamentalmente β_1), que es propiciada por el aumento de actividad simpática y la correspondiente elevación de las concentraciones plasmáticas de catecolaminas circulantes, que justificaría la aparición de tolerancia al tratamiento con agonistas β-adrenérgicos de forma crónica.

Respecto a los **inhibidores del cotransportador sodio-glucosa tipo 2** (SGLT2is), la asociación con insuficiencia renal y/o hepática, anomalías frecuentes en insuficiencia cardíaca, pueden afectar los parámetros farmacocinéticos y farmacodinámicos. Es importante resaltar que este grupo farmacológico no se recomienda con filtrado glomerular < 20-25 ml/min, por una experiencia limitada de su uso en esta situación. Se ha observado una biodisponibilidad mayor de **dapagliflozina y empagliglozina** con una función renal alterada, aunque el incremento es modesto, no implicando cambios de pauta posológica en insuficiencia cardíaca. No se han observado cambios relevantes en pacientes con insuficiencia hepática, ni interacciones farmacocinéticas relevantes con fármacos utilizados con frecuencia en enfermedades cardiovasculares.

Respecto a la farmacodinamia, la eliminación de glucosa con los SGLT2is está relacionada con el filtrado glomerular, que puede estar alterado en la insuficiencia cardíaca, como se ha señalado con anterioridad.

Por otro lado, cabe mencionar que en los pacientes con insuficiencia cardíaca con fracción de eyección reducida descompensada, mejora el balance de fluidos y su clínica disneica al ser tratados con diuréticos del asa, al añadir **dapagliflozina o empagliglozina**.

Respecto a los **diuréticos del asa**, no hay diferencias significativas entre los pacientes con insuficiencia cardíaca y los controles respecto a biodisponibilidad, V_D, aclaramiento o semivida de eliminación tras su uso intravenoso. Sin embargo, se ha observado una absorción más lenta (aunque igual cantidad) y reducción del aclaramiento, con un aumento secundario de la semivida de eliminación tras su uso vía oral.

En cuanto a la farmacodinamia de los **diuréticos del asa**, se presenta una respuesta alterada al diurético en el túbulo renal en pacientes con insuficiencia cardíaca tras su administración oral, con menores concentraciones de diurético en el lugar de acción y, por ende, menos efecto diurético. La presencia de hiperaldosteronismo en la insuficiencia cardíaca reduce el efecto de los **diuréticos del asa** e incrementa la de los diuréticos ahorradores de potasio.

La farmacodinamia de los **diuréticos del asa** en pacientes con insuficiencia cardíaca es importante, de forma que para optimizar el efecto son necesarias dosis mayores de diuréticos, aunque la respuesta es limitada. Es decir, para conseguir el mismo efecto que en otros pacientes sin insuficiencia cardíaca, son necesarias más dosis de diuréticos del asa (desplazamiento a la derecha de la curva dosis-respuesta).

Respecto a los **inotrópicos positivos**, el aclaramiento de **digoxina** es menor en los pacientes con insuficiencia cardíaca versus controles en la mayoría de los estudios de forma estadísticamente significativa, siendo la causa fundamental la insuficiencia renal. El aumento de la semivida de eliminación de la **digoxina** y la disminución del V_D implica la necesidad de una disminución de la dosis en pacientes con insuficiencia cardíaca y afectación de la función renal. La eliminación principalmente renal de la digoxina involucra a la glicoproteína P, y esto implica posibles interacciones farmacológicas con otros fármacos cardiovasculares como la **espironolactona**, el **verapamilo** o la **amiodarona**.

Respecto a la farmacodinamia, se recomienda alcanzar niveles de **digoxina** en plasma entre 0,5-1,0 ng/mL en insuficiencia cardíaca; dosis mayores no se han asociado con mejor pronóstico en términos de mortalidad o reducción de hospitalizaciones en esta patología. Debido al margen terapéutico estrecho de este fármaco es importante la monitorización plasmática de niveles de digoxina, el control de iones (particularmente del potasio, tratando de evitar hipokaliemia) y de la función renal del paciente.

En cuanto a los **vasopresores**, una disminución del aclaramiento y aumento de semivida de eliminación se ha observado con la administración de **adrenalina, noradrenalina e isoprenalina**, con aumento marcado de concentraciones plasmáticas en pacientes con insuficiencia cardíaca comparados con un grupo control. Sin embargo, la farmacocinética de **levosimendan**, fármaco de vida media corta, metabolizado predominantemente en hígado y tracto gastrointestinal, no parece afectarse por la insuficiencia cardíaca.

Al estudiar los cambios farmacocinéticos y farmacodinámicos en insuficiencia cardíaca de los **antiarrítmicos**, no se encontraron diferencias significativas en la farmacocinética de la mayoría de ellos, como **disopiramida, procainamida** o **mexiletina**. En el caso de la **quinidina**, se ha observado un incremento de la T_{max} y una reducción del V_D y del aclaramiento. No se observaron diferencias significativas en la biodisponibilidad, C_{max}, concentraciones en estado de equilibrio o semivida de eliminación. Respecto a la **lidocaína** hubo una reducción significativa en el V_D y en el aclaramiento, con un aumento de la vida media de eliminación.

Merece mención que en la insuficiencia cardíaca secundaria a infarto agudo de miocardio reciente, se ha descrito un incremento del riesgo de arritmias con la utilización de **aminofilina, antidepresivos tricíclicos, levodopa** y **simpaticomiméticos**.

Tampoco hubo cambios significativos en la cinética de determinados **vasodilatadores** como los **bloqueadores de canales del calcio (nifedipina), antagonista de receptores de endotelina (bosentan)** o el **vasodilatador de acción directa hidralazina**. Sin embargo, sí hubo un mayor V_D y mayor aclaramiento de otros vasodilatores como **nicorandil** al administrarse vía intravenosa. Estudios realizados para conocer el efecto de la insuficiencia cardíaca en la farmacocinética de los **nitratos** mostró una reducción de la C_{max}, un aumento de la T_{max} y de la vida media de eliminación con **mononitrato de isosorbida**. No se observaron cambios en la biodisponibilidad o el aclaramiento de **dinitrato de isosorbida**. Los cambios más significativos se observaron con el **bloqueador α-1 prazosin**, con reducciones significativas en el aclaramiento y una prolongación en la vida media del fármaco con un aumento en el AUC entre los pacientes con insuficiencia cardíaca. Los motivos de estos hallazgos son desconocidos al ser un fármaco extensamente metabolizado por hígado y de eliminación biliar.

Estudios farmacocinéticos de **fármacos no cardiovasculares** han mostrado una reducción significativa en el aclaramiento de **teofilina**, con un aumento de la semivida de eliminación de este fármaco, sin cambios en el V_D. Una reducción significativa del V_D y aclaramiento se ha observado con **tolvaptan**. Una ligera reducción del aclaramiento con incremento del AUC ligero (mayor del 7 %) se ha observado con **dabigatran**. No se han observado cambios farmacocinéticos relevantes en pacientes con insuficiencia cardíaca en tratamiento con **darbopoetina o conivaptan**.

Dentro de los fármacos no cardiovasculares, merece mención los **antiinflamatorios no esteroideos**, capaces de revertir el efecto hipotensor de los β-bloqueantes e inhibidores de la enzima convertidora de angiotensina, de reducir la eficacia de los diuréticos y empeorar cuadros de insuficiencia cardíaca.

BIBLIOGRAFÍA

Biondi B, Kahaly GJ, Robertson RP. Thyroid Dysfunction and Diabetes Mellitus: Two Closely Associated Disorders. Endocr Rev 2019 Jun 1; 40(3): 789-824.

Dostalek M, Akhlaghi F, Puzanovova M. Effect of diabetes mellitus on pharmacokinetic and pharmacodynamic properties of drugs. Clin Pharmacokinet. 2012 Aug 1; 51(8): 481-99.

Han C, He X, Xia X, Li Y, Shi X, Shan Z, et al. Subclinical Hypothyroidism and Type 2 Diabetes: A Systematic Review and Meta-Analysis. PLoS One 2015 Aug 13; 10(8): e0135233.

Hanley MJ, Abernethy DR, Greenblatt DJ. Effect of obesity on the pharmacokinetics of drugs in humans. Clin Pharmacokinet 2010; 49(2): 71-87.

Jain R, Chung SM, Jain L, Khurana M, Lau SW, Lee JE, et al. Implications of obesity for drug therapy: limitations and challenges. Clin Pharmacol Ther 2011 Jul; 90(1): 77-89.

Janson B, Thursky K. Dosing of antibiotics in obesity. Curr Opin Infect Dis 2012 Dec; 25(6): 634-49.

Lainscak M, Vitale C, Seferovic P, Spoletini I, Cvan K, Rosano GM. Pharmacokinetics and pharmacodynamics of cardiovascular drugs in chronic heart failure. Int J Cardiol 2016 Dec 1; 224: 191-8.

Mangoni AA, Jarmuzewska EA. The influence of heart failure on the pharmacokinetics of cardiovascular and non-cardiovascular drugs: a critical appraisal of the evidence. Br J Clin Pharmacol 2019 Jan; 85(1): 20-36.

Mashayekhi-Sardoo H, Atkin SL, Montecucco F, Sahebkar A. Potential Alteration of Statin-Related Pharmacological Features in Diabetes Mellitus. Biomed Res Int 2021 Mar 26; 2021: 6698743.

Mashayekhi-Sardoo H, Mohammadpour AH, Nomani H, Sahebkar A. The effect of diabetes mellitus on pharmacokinetics, pharmacodynamics and adverse drug reactions of anticancer drugs. J Cell Physiol 2019 Nov; 234(11): 19339-51.

Narasaki Y, Sohn P, Rhee CM. The Interplay Between Thyroid Dysfunction and Kidney Disease. Semin Nephrol 2021 Mar; 41(2): 133-43.

O'Connor P, Feely J. Clinical pharmacokinetics and endocrine disorders. Therapeutic implications. Clin Pharmacokinet 1987 Dec; 13(6): 345-64.

Scheen AJ. Counteracting heart failure with diabetes drugs: a review into the pharmacokinetic and pharmacodynamic properties. Expert Opin Drug Metab Toxicol 2022 Jun; 18(6): 381-93.

Smit C, De Hoogd S, Brüggemann RJM, Knibbe CAJ. Obesity and drug pharmacology: a review of the influence of obesity on pharmacokinetic and pharmacodynamic parameters. Expert Opin Drug Metab Toxicol 2018 Mar; 14(3): 275-85.

Thimotheo JP, Santos LA, Menezes RA, de Sá KE, Simões AC. Chemotherapy and anticancer drugs adjustment in obesity: a narrative review. Curr Med Chem 2022 Aug 6.

Trohman RG, Sharma PS, McAninch EA, Bianco AC. Amiodarone and thyroid physiology, pathophysiology, diagnosis and management. Trends Cardiovasc Med 2019 Jul; 29(5): 285-95.

Situaciones patológicas que modifican la respuesta III: alteraciones respiratorias, digestivas o inmunitarias

69

J. A. González-Correa, E. Blanco Reina y M. R. Cabello Porras

 CONTENIDOS

INTRODUCCIÓN

Una primera aproximación al impacto de la enfermedad sobre el efecto de los fármacos en el organismo pasa por el conocimiento de las modificaciones que aquélla condiciona en los procesos biológicos y que, a su vez, resultan en alteraciones farmacocinéticas y farmacodinámicas y, consiguientemente, pueden comportar la necesidad de ajustes en la dosificación de los medicamentos. Además, los procesos patológicos, particularmente los de naturaleza crónica, requieren del uso concomitante de diversos fármacos, por lo que también deben tenerse en cuenta las consecuencias de posibles interacciones.

La relación entre los diferentes procesos patológicos y los fármacos puede considerarse desde una perspectiva bidireccional, toda vez que determinados medicamentos pueden producir, por mecanismos diversos, alteraciones estructurales o funcionales en órganos y sistemas.

CONSIDERACIONES PARA EL USO DE FÁRMACOS EN LA ENFERMEDAD RESPIRATORIA

La fisiopatología de la insuficiencia respiratoria se caracteriza por cambios en el flujo sanguíneo regional y en la presión arterial de oxígeno por alteración de la membrana alveolocapilar. La hipoxia tisular y los cambios gasométricos que se producen (hipercapnia y acidosis) pueden condicionar modificaciones en los procesos cinéticos de algunos fármacos. Como se verá, esta hipoxemia, aunque muy importante, no será el único factor determinante de cambios en la farmacocinética y en la farmacodinamia de los medicamentos.

Modificaciones de los procesos farmacocinéticos en la enfermedad respiratoria

Este apartado se presenta con un enfoque bien diferenciado, en función de un aspecto que reviste gran importancia: la vía de administración del fármaco.

Fármacos que se administran por vía inhalatoria

La vía inhalatoria se convierte en la vía de elección cuando se busca un depósito óptimo de fármaco en el pulmón, para disminuir así su acción sistémica. El acceso a los bronquios depende de las características del fármaco (tamaño de las partículas, forma, densidad y tensión superficial), de la técnica y el dispositivo utilizados, así como de la anatomía de las vías aéreas del paciente. Se administran fármacos fundamentalmente destinados al tratamiento de procesos como el asma y la enfermedad pulmonar obstructiva crónica (EPOC), entre ellos, β_2-adrenérgicos, anticolinérgicos, corticoides o cromoglicato sódico. Pero no sólo los fármacos mencionados, ya que en los últimos años, y sobre todo en el contexto de la fibrosis quística, pero también en el de otras infecciones bronquiales crónicas y en el de las complicaciones infecciosas relacionadas con la ventilación mecánica, se está empleando cada vez con mayor frecuencia la antibioterapia nebulizada. Se dispone ya de varios antibióticos en solución para inhalación por nebulizador (tobramicina, colistina, aztreonam, levofloxacino), otros en polvo seco (tobramicina, colistina) y se encuentran otros en desarrollo, como las formulaciones liposomales de ciprofloxacino o amikacina.

Estas sustancias inhaladas podrán ser posteriormente eliminadas de los pulmones a través de diversos mecanismos, como el aclaramiento mucociliar y la tos, la absorción hacia la red de capilares sanguíneos o, incluso, la metabolización en el tejido respiratorio. Se ha confirmado la expresión de diversas isoformas del citocromo P-450 en los pulmones, así como de otras enzimas de biotransformación, que tienen como sustratos diferentes fármacos, entre los que se encuentran budesonida, salmeterol y fluticasona. Esta metabolización puede contribuir no sólo al aclaramiento de fármacos, sino también a la transformación de profármacos a su forma activa, como ocurre con el corticoesteroide ciclesonida. En el caso de beclometasona dipropionato, las esterasas pulmonares lo metabolizan a beclometasona monopropionato, metabolito mucho más potente farmacológicamente. Existe, por lo tanto, un metabolismo local para muchos compuestos inhalados que, además de medicamentos, pueden ser componentes del tabaco, cannabis y otros tóxicos como el naftaleno.

Se entiende entonces que la presencia de enfermedad pulmonar pueda afectar la administración de fármacos por vía

inhalatoria. Así, en la bronquitis crónica y la fibrosis quística la presencia de moco viscoelástico puede comportarse como una barrera, retrasando o incluso bloqueando el paso del fármaco. En los pacientes con enfisema, la absorción pulmonar del fármaco puede verse disminuida debido a la reducción del área de superficie alveolar presente en esta enfermedad. En el caso de pacientes con las vías obstruidas (EPOC, bronquiectasias), las partículas se depositan por impactación en el lugar de obstrucción, impidiéndose de ese modo que lleguen a los bronquios de menor calibre. Para poder superar todos estos inconvenientes se están desarrollando nuevas formulaciones que intentan reducir el tamaño de las partículas en nanosuspensiones o bien, como ya se ha mencionado, facilitar su absorción mediante liposomas.

Fármacos que se administran por vía sistémica

De modo análogo a lo que sucede en la insuficiencia cardíaca, en pacientes con insuficiencia respiratoria se ha demostrado una disminución del flujo esplácnico y, consecuentemente, del flujo mesentérico, si bien estos hechos no parecen afectar de forma relevante la cantidad total de fármaco que finalmente se absorbe.

Entre los principales determinantes de la distribución de un fármaco en el organismo destaca –además del flujo sanguíneo a órganos y tejidos– el grado de fijación a proteínas (albúmina para fármacos ácidos y α_1-glucoproteína ácida para fármacos básicos). Los niveles de esta última se incrementan significativamente con la edad avanzada, en procesos respiratorios crónicos, infarto de miocardio, artritis reumatoide, enfermedad de Crohn, insuficiencia renal, enfermedad celíaca y cirugía, y en dichas circunstancias el incremento de fijación proteica de ciertos fármacos de carácter básico, como quinidina y propranolol, puede tener relevancia clínica. Por su parte, los fármacos ácidos sufren el efecto de la hipoxia, incrementándose la fracción libre. Así, el grado de fijación proteica de teofilina es inversamente proporcional a la intensidad de la acidosis respiratoria.

La hipoxemia crónica condiciona el desarrollo de hipertensión pulmonar con incremento de la resistencia vascular pulmonar y disfunción ventricular derecha, cuyo resultado es el aumento de presión en la vena cava inferior y la reducción del flujo sanguíneo a los órganos de eliminación. Esta secuencia de acontecimientos es similar a la descrita para la insuficiencia cardíaca y tiene un impacto similar sobre el metabolismo oxidativo de los medicamentos. Así, el aclaramiento de teofilina (fármaco de aclaramiento limitado a la capacidad metabólica del hígado) está reducido en pacientes con *cor pulmonale*, siendo necesaria una reducción de las dosis para reducir el riesgo de toxicidad. En adultos con fiebre y neumonía se ha comprobado un enlentecimiento en el aclaramiento plasmático de la teofilina, que revierte en el período postinfeccioso y que parece deberse a la supresión de la actividad del citocromo P-450 por los interferones endógenos de origen leucocitario. Experimentalmente se ha demostrado una disminución significativa del aclaramiento de teofilina en el hombre –aparentemente por la inhibición selectiva de la familia CYP1A1 o CYP1A2– tras la administración de interferón α-2b, o de eritromicina por supresión de la actividad del CYP3A4 secundario a la administración

> ⚙ **MODIFICACIONES FARMACOCINÉTICAS EN LA ENFERMEDAD RESPIRATORIA**
>
> • Las sustancias inhaladas pueden ser eliminadas a través del aclaramiento mucociliar y la tos, la absorción hacia la red de capilares sanguíneos y la metabolización en el tejido respiratorio.
> • Órganos farmacológicamente activos: los pulmones pueden captar, retener, metabolizar y retrasar la liberación de compuestos administrados por vía sistémica.
> • Capacidad metabolizadora basada en la expresión de diversas isoformas del citocromo P-450 en tejido pulmonar, así como de otras enzimas de biotransformación, aunque de contribución sustancialmente menor a la hepática.
> • En caso de enfermedad respiratoria la hipoxia tisular y cambios del pH arterial conllevan un incremento de la fracción libre de fármacos ácidos.
> • La hipoxemia crónica condiciona el desarrollo de hipertensión pulmonar, disfunción ventricular y reducción del flujo sanguíneo a los órganos de eliminación, lo que haría esperar una reducción del metabolismo oxidativo y del aclaramiento renal de algunos fármacos. Pero, a la inversa, hay enfermedades como la fibrosis quística que conllevan otros cambios farmacocinéticos que favorecen el aclaramiento.
> • Fumar cigarrillos condiciona una inducción del citocromo P450, fundamentalmente del CYP1A2. Esto favorece la depuración metabólica de algunos antipsicóticos (olanzapina), antidepresivos (fluvoxamina) y teofilina, que requerirán mayores dosis. Debe tenerse cautela y ajustar dosis de estos fármacos cuando se deja de fumar y cuando se regresa a dicho hábito.

de interferón γ. Así, podrían esperarse efectos aditivos o sinérgicos entre un antimicrobiano que inhibe las enzimas del citocromo P-450 y la inhibición del sistema producida por el propio proceso infeccioso.

Sin embargo, el efecto neto de la hipoxemia sobre el metabolismo hepático de los fármacos no está totalmente dilucidado debido a la contribución de otros factores, como edad, consumo de cigarrillos, alcohol, duración de la enfermedad, otras comorbilidades e interacciones farmacológicas.

Por otro lado, actualmente pueden considerarse los *pulmones como órganos farmacológicamente activos,* capaces de afectar las concentraciones sanguíneas de medicamentos administrados por vía sistémica. A ello contribuye su estratégica localización anatómica y su papel fisiológico, al transitar por ellos la totalidad del gasto cardíaco. De hecho, los pulmones pueden captar, retener, metabolizar y retrasar la liberación de numerosos compuestos, tanto endógenos (aminas biógenas, prostaglandinas, hormonas peptídicas) como exógenos. Ya era conocida su participación en la eliminación de fármacos volátiles, y hoy por hoy existen evidencias de su papel en la excreción de otros compuestos, lo que induce a pensar que su intervención en el aclaramiento global de los fármacos puede ser de una magnitud mayor de la que se estimaba. De forma paralela, la enfermedad pulmonar también podría tener una repercusión mayor de la esperada en cuanto a la cinética de los fármacos.

La captación pulmonar de fármacos es favorecida por diversos factores, entre los que destacan su naturaleza como aminas básicas, grado de lipofilia, pK_a y peso molecular. La célula mayoritariamente implicada es la endotelial, que permite esta extracción de fármacos sobre todo por difusión pasiva desde el espacio vascular, si bien en algunos casos es favorecida por mecanismos específicos de transporte endotelial. Este primer paso pulmonar se ha comprobado experimentalmente para fármacos como lidocaína, alfentanilo, morfina, meperidina, dopamina, norepinefrina y propranolol.

En cuanto a la capacidad metabólica de los pulmones, se ha demostrado la expresión de varias isoenzimas de la familia del citocromo P-450 (CYP) en el tejido respiratorio, lo que parece proporcionar una línea de defensa contra los xenobióticos que llegan a este nivel, tanto inhalados como desde la propia red vascular. Las más comunes son CYP1B1, CYP1A1, CYP2B6, CYP2E1, CYP2J2, CYP3A5 y CYP2F1. El CYP3A4 no es una enzima constitutiva en el pulmón, pero se detecta en al menos un 20 % de la población, probablemente como consecuencia de un fenómeno de inducción. En el apartado anterior se mencionó la influencia de esta metabolización pulmonar sobre fármacos administrados por vía inhalatoria, pero también se ha demostrado a nivel experimental para fármacos administrados por vía sistémica, como es el caso de lidocaína, midazolam y nifedipino. No obstante, la capacidad metabolizadora de fármacos a nivel pulmonar debe reconocerse que es sustancialmente menor que la hepática, y su contribución al aclaramiento sistémico es mucho más modesta.

Los cambios que en la insuficiencia respiratoria ocurren sobre la excreción renal de los fármacos están muy relacionados con la disminución del gasto cardíaco y del flujo sanguíneo renal que existe en el *cor pulmonale.* Fármacos como vancomicina, β-lactámicos y aminoglucósidos, cuyo aclara-

miento depende primordialmente de la tasa de filtración glomerular, presentan una excreción renal reducida. Los fármacos con importante secreción tubular (digoxina, furosemida, procainamida y varias penicilinas) alteran su excreción de un modo similar.

A la inversa, los pacientes con fibrosis quística suelen necesitar dosis mayores de determinados antibióticos, como aminoglucósidos, fluoroquinolonas, β-lactámicos y trimetropima, que son parte del arsenal terapéutico básico de esta enfermedad. Esto es parcialmente atribuible a la dificultad de alcanzar concentraciones de antibiótico adecuadas en las secreciones bronquiales, a mayores concentraciones mínimas inhibitorias en los aislamientos y también a diferencias farmacocinéticas. Las más destacables son un volumen de distribución aumentado, un mayor aclaramiento por vía renal y, en consecuencia, una vida media disminuida, lo que condiciona la recomendación de administrar dosis más altas que en los pacientes sin esta enfermedad. De hecho, la evidencia acumulada ha demostrado claramente que un número significativo de personas con fibrosis quística tratados con esquemas de dosificación convencionales tienen concentraciones antibióticas subterapéuticas, incrementándose el riesgo de fracaso terapéutico y/o la aparición de patógenos resistentes. Por tanto, la dosificación en este contexto clínico supone un desafío, para el que se cuenta con el sustento que aportan las guías internacionales y con la monitorización terapéutica.

Modificaciones de los procesos farmacodinámicos en la enfermedad respiratoria

Los pacientes con obstrucción crónica de las vías respiratorias muestran una sensibilidad aumentada al efecto de los depresores del sistema nervioso central (SNC), como opiáceos, barbitúricos, antidepresivos, antihistamínicos y benzodiazepinas. Dichos fármacos pueden exacerbar la hipercapnia, por lo que deben emplearse con precaución y bajo estrecho control.

Los glucósidos cardiotónicos no deben administrarse en pacientes con *cor pulmonale,* en ausencia de fibrilación auricular, ya que son escasamente eficaces y el riesgo de arritmias por cardiotoxicidad es elevado. En el caso de hipoxia, como la acontecida en el contexto de la enfermedad pulmonar obstructiva crónica, la sensibilidad del miocardio a los glucósidos cardíacos se encuentra aumentada.

En ciertas enfermedades respiratorias se producen condiciones especiales que pueden modificar la respuesta a algunos tratamientos habituales. Es el caso de la fibrosis quística, cuyos afectados desarrollan unas condiciones muy particulares en la mucosa intestinal y respiratoria, condicionando la composición, equilibrio y variabilidad de la microbiota de ambos ambientes. Estos cambios conducen desde edades tempranas a una disbiosis, que jugará un papel importante en las manifestaciones clínicas y tratamiento de la infección respiratoria crónica. Así, hoy día cobra un especial interés comprender la dinámica de los cambios en el microbioma de las vías respiratorias en respuesta a las modernas terapias moduladoras CFTR. Los avances en esta línea, junto con las nuevas técnicas metagenómicas, serán de gran relevancia para el manejo de las infecciones respiratorias.

Interacciones farmacológicas en pacientes con insuficiencia respiratoria

Los pacientes con obstrucción crónica de las vías respiratorias requieren tratamientos prolongados con broncodilatadores y, cíclicamente, también con antibióticos, debido a las infecciones intercurrentes que con frecuencia presentan. Esta circunstancia los predispone a la aparición de interacciones medicamentosas. La teofilina es metabolizada preferentemente en el hígado por la familia de citocromos P-450 (CYP3A, CYP1A2 y CYP2E1), de modo que fármacos inhibidores microsomales, como macrólidos, quinolonas fluoradas, zafirlukast, verapamilo y el antidepresivo fluvoxamina, entre otros, pueden incrementar sus concentraciones plasmáticas y favorecer la presentación de toxicidad. A la inversa, inductores enzimáticos como difenilhidantoína, rifampicina y otros (incluyendo el consumo de cigarrillos) disminuyen los niveles plasmáticos de teofilina. En ambos casos se requerirán ajustes de la dosificación y monitorización del fármaco. La acción de roflumilast, antiinflamatorio oral indicado en la EPOC, puede verse también influida tanto por inhibidores como por inductores del CYP3A4 y CYP1A2.

En el caso de montelukast la advertencia se centra sobre todo en niños, cuando se administren conjuntamente inductores de CYP 3A4, 2C8 y 2C9 (como fenitoína, fenobarbital y rifampicina). Poniendo el foco ahora sobre medicamentos más recientes, en la terapia moduladora CFTR para la fibrosis quística debe tenerse muy en cuenta la concomitancia con otros tratamientos por su elevada susceptibilidad interactuante. De hecho, ivacaftor es un sustrato de CYP3A4 y CYP3A5, y además se comporta como inhibidor débil de CYP3A y Gp-P. Esto incluso condiciona que en ficha técnica se presenten tablas de dosificación en función de las concomitancias con inhibidores moderados o potentes del CYP3A. Y como normal general, el tratamiento con ivacaftor, ya sea en monoterapia o en esquema combinado con tezacaftor o con tezacaftor/elexafactor, debe ver reducida su dosificación

cuando se administre con los mencionados inhibidores, sin olvidar alimentos como el zumo de pomelo. La concomitancia con inductores potentes del CY3A (Hypericum perforatum, además de los habituales rifampicina o carbamacepina) debe evitarse por la posibilidad, en este caso, de pérdida de eficacia. Por el contrario, la terapia biológica dirigida al tratamiento del asma esosinofílica grave (como son reslizumab, mepolizumab y benralizumab) tiene escasa capacidad interactuante, como también son raras las interacciones farmacocinéticas con omalizumab y tezepelumab al no estar implicados en su aclaramiento las enzimas del citocromo P-450, las bombas de flujo, ni los mecanismos de unión a proteínas.

Los hidrocarburos aromáticos policíclicos presentes en el humo del cigarrillo son inductores bien conocidos de las enzimas del citocromo P-450, fundamentalmente del CYP1A2, lo que hace aumentar la depuración metabólica de los sustratos de esta enzima. Entre ellos destacan antipsicóticos como olanzapina y clozapina, antidepresivos como fluvoxamina y duloxetina, riociguat y la propia teofilina. Así, mientras la persona fume activamente, los requerimientos de dosis son mayores. Como consecuencia, y sobre todo en el caso de antipsicóticos por la elevada prevalencia de tabaquismo entre los pacientes psiquiátricos, se recomienda reducir la dosis de estos fármacos (al menos un 25 %) cuando la persona no tenga la posibilidad de fumar (por ejemplo, durante un ingreso), ya que en ausencia del inductor los niveles del fármaco pueden aumentar a niveles tóxicos. La misma advertencia, pero en sentido contrario, debería hacerse cuando el paciente vuelve a fumar.

A nivel farmacodinámico también se producen interacciones, muchas de ellas previsibles, como la reducción del umbral convulsivante al asociar ketamina o imipenem al tratamiento con teofilina. Otro ejemplo es el mayor riesgo de arritmias ventriculares en aquellos tratamientos concomitantes que combinan betaestimulantes como formoterol con fármacos que prolongan el espacio QT (antihistamínicos H1 y antidepresivos tricíclicos, entre otros), como también se presenta mayor propensión a las arritmias cardiacas si el uso simultáneo es con teofilina. En general, puede decirse que asociar varios medicamentos con efectos simpaticomiméticos no es recomendable por la potenciación de los efectos adversos, sobre todo cardiovasculares. Los agonistas β2 pueden producir hipopotasemia, que llegaría a ser potencialmente grave cuando se intensifica por tratamientos concomitantes con derivados de la xantina, esteroides y diuréticos.

> ⊕ **MODIFICACIÓN DE LOS PROCESOS FARMACODINÁMICOS E INTERACCIONES EN LA ENFERMEDAD RESPIRATORIA**
>
> • Los enfermos con obstrucción crónica al flujo aéreo presentan hipersensibilidad al efecto de los depresores centrales y una mayor sensibilidad miocárdica a la acción de la digital.
>
> • Los bloqueantes adrenérgicos no cardioselectivos deben evitarse en pacientes con EPOC grave o asma, incluso administrados por vía oftálmica.
>
> • El ácido acetilsalicílico y otros AINE pueden desencadenar una crisis asmática en pacientes sensibles.
>
> • El riesgo de toxicidad por teofilina se incrementa con la administración concomitante de diversos fármacos inhibidores microsomales, como macrólidos, quinolonas fluoradas y zafirlukast, entre otros. Este riesgo debe preverse, reducir las dosis de teofilina y monitorizar sus niveles plasmáticos.
>
> • Es necesario prever las interacciones metabólicas con el uso de derivados opiáceos por el riesgo de depresión respiratoria, así como seguir las restricciones de uso en poblaciones especiales como la pediátrica.
>
> • Es importante considerar la toxicidad pulmonar por fármacos en el diagnóstico diferencial de cualquier paciente con problemas respiratorios. Recomendación que incluye especialmente los anticuerpos monoclonales y otras terapias biológicas.

Problemas respiratorios producidos por fármacos

El pulmón es uno de los órganos que con mayor frecuencia puede verse afectado por la reacción adversa a un fármaco, sobre las vías aéreas, los vasos, el parénquima, la pleura, el mediastino o el sistema neuromuscular. La forma más común de afectación es la enfermedad intersticial inducida por fármacos, si bien existen otras muchas posibles alteraciones (tabla 69-1). Aunque su reconocimiento es difícil porque los hallazgos clínicos, radiológicos e histológicos son inespecíficos, es importante considerar la toxicidad pulmonar por fármacos en el diagnóstico diferencial de cualquier paciente con problemas de tipo respiratorio. La lista de agentes con capacidad de producir enfermedad respiratoria es muy extensa; actualmente hay recogidos más de 500 fármacos o clases de fármacos (Pneumotox.com: the drug-induced respiratory disease website), y sigue en aumento progresivo debido a la introducción de nuevos medicamentos y mecanismos de acción. En este sentido cabe destacar el trascendente papel de los anticuerpos monoclonales y productos biológicos, destinados fundamentalmente al tratamiento de enfermedades neoplásicas y al de todas aquellas de base autoinmune. La lesión más frecuente en estos casos es la enfermedad pulmonar intersticial, que se manifiesta con una variedad de patrones clínicos que van desde síntomas respiratorios leves hasta insuficiencia respiratoria rápidamente progresiva e incluso muerte. Aunque son muchos los medicamentos implicados, podemos citar como ejemplos los antiTNF-alfa (infliximab, adalimumab, etanercept, golimumab, certolizumab), los anti-HER2 (trastuzumab, y los conjugados anticuerpo-fármaco trastuzumab deruxtecán y trastuzumab emtansina) y otros como rituximab, bevacizumab, sorafenib, everólimus, o ustekinumab. Al iniciar estas terapias debe advertirse a los pacientes que notifiquen inmediatamente cualquier síntoma respiratorio nuevo y deben difundirse entre los clínicos estrategias ágiles para su detección precoz y correcto abordaje. Asímismo, es oportuno recordar la necesidad de cribado de tuberculosis latente o activa antes de iniciar terapia biológica (sobre todo con anti-TNF) en pacientes con enfermedades inflamatorias mediadas inmunológicamente, dado el incrementado riesgo de reactivación o diseminación de la tuberculosis. Por otro lado, debe tenerse también presente la toxicidad pulmonar por drogas de abuso, como heroína o cocaína, y no sólo por sus efectos directos sino también por las sustancias o contaminantes que se usan para cortar y preparar su administración.

La presencia de tos persistente, no productiva y de predominio nocturno, puede obligar en ocasiones al abandono del tratamiento con los inhibidores de la enzima convertidora de angiotensina (IECA). Este efecto adverso, que aparece en el 5-40 % de los pacientes, parece estar relacionado con la acumulación de bradicinina, sustancia P y otros productos, al bloquearse su vía de eliminación. Aunque los antagonistas de los receptores de angiotensina II suelen ser la alternativa, no está descartado que puedan producir tos, si bien en menor proporción. La aparición de angioedema por IECA es mucho menos frecuente (0,1-0,68 %), pero puede poner en riesgo la vida por compromiso de la vía respiratoria.

Los bloqueadores b-adrenérgicos pueden incrementar la resistencia bronquial y están contraindicados en pacientes con asma o EPOC grave. Debe tenerse esta precaución incluso con las gotas oftálmicas de timolol. Por otro lado, la administración de ácido acetilsalicílico o de cualquier AINE a pacientes con historia de rinosinusitis, poliposis nasal y asma puede desencadenar una crisis de broncocostricción. Este problema parece estar relacionado con la inhibición, vía ciclooxigenasa, del metabolismo del ácido araquidónico, y la producción de leucotrienos.

En general, la administración de medicamentos por vía inhalatoria puede ser causa en sí misma de broncoespasmo, hecho que se ha descrito para multitud de fármacos, incluidos los broncodilatadores tipo β$_2$-adrenérgicos (broncoespasmo paradójico). E incluso para tratamientos no destina-

---

Tabla 69-1. Fármacos que inducen alteraciones respiratorias

Asma y broncoespasmo: ácido acetilsalicílico y otros AINE, IECA, bloqueantes β, sulfitos y metabisulfitos (preservantes), cocaína, heroína, contrastes radiológicos, dipiridamol, hidrocortisona, IL-2, nitrofurantoína, penicilina, propafenona, protamina, tamoxifeno, vinblastina y algunos fármacos vía inhalatoria, como beclometasona, pentamidina, tobramicina, amikacina, loxapina, contrastes radiológicos.

Infiltrado pulmonar con eosinofilia: carbamazepina, metotrexate, nitrofurantoina, para amino salicílico (PAS), salicilatos, minociclina, carbamacepina, difenilhidantoina, diltiazem, sulfasalazina, penicilina, imipramina, isoniazida, duloxetina, venlafaxina, sulfonamidas, progesterona, AINE, daptomicina, dapsona.

Neumonitis intersticial y fibrosis: amiodarona, bleomicina, sales de oro, carmustina, bleomicina, busulfano, clorambucilo, melfalán, infliximab, etanercept, ciclofosfamida, metotrexato, mitomicina, adalimumab, erlotinib, gefitinib, lenalidomida, talidomida, sirólimus, everólimus, nivolumab, metisergida, nitrofurantoína, penicilamina, estatinas, sulfasalazina, ciclofosfamida, vitamina E inhalada.

Neumonitis por hipersensibilidad: azatioprina, 6-mercaptopurina, bloqueantes β, estatinas, interferones α y β, infliximab, nitrofurantoína, sales de oro, ampicilina, bupropión, carbamazepina, cefalosporinas, eritromicina, fenitoína, sulfamidas

Patrón nodular e infiltrados pulmonares migratorios: amiodarona, bleomicina, sales de oro, mesalazina, minociclina, nilutamida, penicilamina

Síndrome de hipersensibilidad: carbamazepina, AINE, clorotiazida, difenilhidantoína

Síndrome lúpico: procainamida, bloqueantes β, hidralazina, fenitoína, carbamazepina, clorpromazina, IECA, isoniazida, metildopa, anticonceptivos orales, difenilhidantoína, mesalazina, sulfamidas

Derrame pleural y fibrosis: dasatinib y otros inhibidores de la tirosina cinasa, metisergida, bromocriptina, dantroleno, busulfano

Edema pulmonar no cardiogénico: ácido acetilsalicílico, tiazolidinedionas, heroína, metadona, hidroclorotiazida, haloperidol, anfotericina B, terbutalina (y otros β2-estimulantes i.v.), betabloqueantes, colchicina, antidepresivos tricíclicos, butirofenonas, cocaína, fenotiazidas, propoxifeno, ritodrina, tamoxifeno, metotrexato, protamina, contrastes radiológicos i.v., carbamazepina, citarabina

Hipertensión pulmonar: fenfluramina, AINE, inhibidores selectivos de la recaptación de serotonina, octreotida, fenfluramina

Embolia pulmonar: anticonceptivos orales, bevacizumab, clozapina, *crack* cocaína, EPO, sirólimus, raloxifeno, tamoxifeno

Bronquiolitis obliterante: busulfano, sales de oro, penicilamina, risedronato

Hemorragia alveolar: anticoagulantes, clopidogrel, ciclosporina, epoprostenol, fibrinolíticos, gefitinib, pembrolizumab

Sarcoidosis: interferones α y β, fármacos anti-TNF-α (etanercept)

AINE: antiinflamatorios no esteroideos; EPO: eritropoyetina; IECA: inhibidores de la enzima convertidora de la angiotensina; IL-2: interleucina 2; i.v.: vía intravenosa; TNF: factor de necrosis tumoral.

---

dos a la vía respiratoria, como es el caso de loxapina, un antipsicótico que se administra por vía inhalada y que, precisamente por esta posible complicación, se contraindica su empleo en caso de signos/síntomas respiratorios agudos.

El centro respiratorio también puede verse afectado por la acción de fármacos. Incluso medicamentos de uso cotidiano para síntomas como la tos (codeína y dextrometorfano), deben emplearse con precaución en caso de concomitancia con otros depresores del sistema nervioso (ansiolíticos, analgésicos opioides, antipsicóticos, bloqueantes neuromusculares, antidepresivos, o antihistamínicos H1) por potenciación del riesgo de posible depresión respiratoria. Además, el uso de codeína en pediatría ha sufrido unas restricciones importantes tras la ocurrencia de varios casos graves, algunos de ellos mortales, de niños que habían sufrido intoxicación por morfina tras haber recibido codeína. Este hecho se explica porque si el paciente es un metabolizador extensivo o ultrarrápido del CYP2D6, la biotransformación de codeína en morfina ocurre muy rápido. Así, ha quedado contraindicado el uso de este fármaco en menores de 12 años y durante la lactancia. Y su empleo entre 12 y 18 años no se recomienda si hay algún compromiso de la función respiratoria.

En otro contexto, el de la anestesiología, pueden producirse casos de apnea prolongada, lo que impide y retrasa la extubación de los enfermos al concluir la cirugía. En este caso, la apnea se produce por un retraso, que puede llegar a varias horas, en recuperar el bloqueo motor inducido con succinilcolina. El origen de este problema reside en un déficit de colinesterasa plasmática, que puede ser hereditario (autosómico recesivo) y más grave, o bien adquirido en ciertas circunstancias. La sospecha clínica puede confirmarse mediante la determinación de la actividad de esta enzima en muestras de plasma. La actitud deber ser mantener la ventilación mecánica e inducir hipnosis para evitar recuerdos desagradables.

CONSIDERACIONES PARA EL USO DE FÁRMACOS EN LAS ENFERMEDADES DIGESTIVAS

Papel de la glucoproteína P y del citocromo P-450

El tubo digestivo desempeña un papel esencial en el destino de los fármacos en el organismo, ya que la vía oral de administración es la más utilizada por su comodidad y eficiencia, y en el intestino se produce, en la mayoría de los casos, una correcta absorción o penetración del fármaco a través de la mucosa. Entre los factores que intervienen en la absorción de un fármaco se encuentran: *a)* propiedades fisicoquímicas del fármaco, que incluyen coeficiente de distribución lípido/agua, tamaño, tipo de formulación; *b)* factores fisiológicos del tipo de la velocidad de vaciamiento gástrico y motilidad intestinal, pH intraluminal, actividad enzimática de la célula epitelial, de los microorganismos de la luz intestinal y la superficie de absorción, y *c)* los efectos del fármaco *per se*, la interacción con otros medicamentos y productos nutritivos en la luz intestinal y la repercusión de la enfermedad o su tratamiento (cirugía) sobre la estructura y la función intestinales.

Además de los factores clásicamente relacionados con la absorción, actualmente se reconoce a la glucoproteína P (GpP, *permeability-glycoprotein*) como un importante determinante en la disposición de múltiples fármacos. Aunque inicialmente se describió en células tumorales, donde se encuentra sobreexpresada, se sabe que está expresada constitutivamente en muchos tejidos normales, entre ellos del aparato digestivo. La GpP pertenece a la familia de las proteínas

> ### ⊗ FACTORES DIGESTIVOS QUE CONDICIONAN EL USO DE FÁRMACOS
>
> Se deben diferenciar los trastornos que modifican la velocidad de absorción, por retraso en el vaciamiento gástrico, y los que alteran la cantidad total absorbida.
>
> - Las alteraciones en la motilidad esofágica pueden favorecer efectos yatrogénicos de los medicamentos.
> - Los procesos que alteran la mucosa intestinal condicionan modificaciones de desigual naturaleza en la absorción de los fármacos y es de esperar una disminución tras resecciones intestinales.
> - La dieta influye en la absorción de los medicamentos por su composición, sus efectos sobre la motilidad o por interacciones fisicoquímicas.
> - La expresión de la GpP presenta pronunciadas diferencias inter-individuales en varios tejidos, destacando por lo tanto el importante papel de los polimorfismos y haplotipos del gen *MDR1*.
> - La modulación del CYP3A4 intestinal y del transportador GpP puede actuar de forma combinada como una barrera a la absorción oral de fármacos.

fijadoras de ATP (ABC, del inglés *ATP-binding cassette*). Es, por lo tanto, una proteína transmembrana con función transportadora, que tiene por misión expeler xenobióticos. Su mecanismo de acción consiste en formar un canal en la membrana plasmática y transportar sustratos fuera de la célula, usando la energía derivada de la hidrólisis del ATP. Está codificada por el gen *MDR1 (multidrug resistance)*, denominación debida a su relación con el fenómeno de resistencia a algunos antineoplásicos. Esta sobreexpresión de la GpP por determinadas células tumorales explica la expulsión activa, desde el interior de la célula, de ciertos quimioterápicos antes de que hayan llevado a cabo su acción, con la consecuente quimiorresistencia e importante repercusión clínica. La GpP es clave en el fenotipo de la multirresistencia a fármacos en el cáncer. De este hecho se deriva la importancia en oncología del desarrollo de sustancias capaces de modular o inhibir a la GpP. La estrategia general ha sido desarrollar compuestos que compitan con los anticancerígenos por el transporte o actuar como inhibidores directos de la GpP. Sin embargo, a pesar de los éxitos obtenidos en los estudios realizados *in vitro*, no se dispone actualmente de fármacos eficaces para «bloquear», en la práctica clínica, la resistencia mediada por GpP. El fallo podría atribuirse a la toxicidad, a la interacción farmacológica y a diferentes problemas farmacocinéticos. En individuos sanos, la Gp-P desempeña un papel crucial en el desarrollo de la respuesta inmunitaria, el metabolismo del colesterol y la diferenciación y migración de diversas células, al tiempo que cumple una función protectora en varios sistemas orgánicos. La Gp-P es una barrera inherente que protege al organismo de xenobióticos y otras sustancias tóxicas. Por lo tanto, cualquier cambio en los niveles de expresión de la Gp-P puede ser perjudicial.

La GpP tiene variedad de sustratos, principalmente hidrófilos y anfipáticos. La GpP regula la absorción y la eliminación de un gran número de fármacos que son reconocidos y transportados por esta proteína, principalmente quimioterápicos, antibióticos, inmunosupresores, fármacos activos sobre el SNC, cardiovasculares, antihistamínicos H$_1$, fármacos psicotrópicos y algunos antirretrovirales **(tabla 69-2)**. La mayor parte de estos sustratos lo son también del mayor sistema metabolizador, el citocromo P-450 isoenzima 3A4. Sin embargo, no hay un solapamiento total: hay sustratos de la GpP que no lo son del CYP3A4, como por ejemplo digoxina, talinolol, levofloxacino, fexofenadina, debrisoquina, losartán y fenitoína. La magnitud de la disminución de la exposición al fármaco sustrato por inducción de la Gp-P suele ser menor que la de la CYP3A. Y no sólo están involucrados ambos sistemas a través de los sustratos, sino también de inhibidores e inductores comunes. Esta especificidad superpuesta para los sustratos significa que *MDR1* y CYP3A4 intestinal deben tener una función sinérgica de protección del organismo; así, una vez que los enterocitos captan ciertas moléculas farmacológicas, éstas son metabolizadas por el CYP3A4; las moléculas que escapan a la conversión metabólica son eliminadas de las células a través de la GpP y luego penetran de nuevo en los enterocitos, de modo que el tiempo que el fármaco permanece en el intestino se prolonga con la ayuda de la GpP, con lo que aumenta la probabilidad de que CYP3A4 realice su conversión metabólica local. Se trata, por lo tanto, de una especie de alianza extrusión-metabolismo que facilita el acceso del fármaco al metabolismo a través de repetidos ciclos de absorción y eliminación, derivando esta acción coordinada en una disminución de la biodisponibilidad de los fármacos administrados por vía oral.

La expresión de la GpP presenta grandes diferencias interindividuales en varios tejidos, lo que pone de manifiesto el importante papel de los polimorfismos y haplotipos del gen *MDR1*, y los cambios a que da lugar en la farmacocinética de algunos medicamentos. Ésta es un área de investigación en la que se han realizado algunos intentos para superar la resistencia celular a la actividad de GpP que incluyen: *a)* fármacos que actúan específicamente en las células resistentes, *b)* la nanotecnología proporcionando grandes dosis para actuar en la liberación de fármacos anticancerígenos, *c)* compuestos que interfieren en la transferencia no genómica de resistencia y *d)* acercamientos para reducir la expresión de la GpP en tumores.

Se han desarrollado diferentes generaciones de inhibidores de GpP, que se han incluido en estudios preclínicos y clínicos. La *primera generación* de inhibidores de GpP, como verapamilo y ciclosporina, son sustratos activos de GpP. Tanto el verapamilo como la ciclosporina producen efectos adversos por las altas dosis necesarias para producir la inhibición de GpP. La *segunda generación* de inhibidores de la GpP incluye fármacos como valspodar (PSC 833 o dexverapamilo). Sin embargo, esta segunda generación también inhibe enzimas implicadas en el metabolismo de los fármacos y otros ABC transportadores, lo que da como resultado la alteración del metabolismo y la eliminación de los fármacos. En la *tercera generación* de inhibidores de GpP, en estudio clínico, se encuentran fármacos como zosuquidar (LY 335979), elacridar (GFI 20918) y tariquidar (XR9576), entre otros, con una alta afinidad por la GpP en concentraciones nanomolares y menor afinidad por el CYP3A4. Estudios clínicos y preclínicos de estos inhibidores de la GpP, sin embargo, han fracasado en el intento de demostrar una mejora de la eficacia terapéutica. Es necesario desarrollar estrategias innovadoras para superar la resistencia de la GpP en la terapia anticancerígena.

Tabla 69-2. Sustratos de la glucoproteína P

Agentes antineoplásicos Docetaxel Doxorubicina Epirubicina Etopósido Imatinib Mitoxantrona Paclitaxel Vinblastina Vincristina	**Antibióticos-antifúngicos** Eritromicina Itraconazol Ketoconazol Levofloxacino Rifampicina
Corticoides Dexametasona Metilprednisolona Triamcinolona	**Inhibidores de la proteasa (VIH)** Amprenavir Indinavir Lopinavir Nelfinavir Ritonavir Saquinavir
Inmunosupresores Ciclosporina Sirólimus Tacrólimus	**Antiepilépticos** Carbamazepina Felbamato Fenitoína Fenobarbital Lamotrigina
Antagonistas β₂-adrenérgicos Carvedilol Talinolol	**Antidepresivos** Amitriptilina Paroxetina Venlafaxina
Antagonistas del calcio Diltiazem Verapamilo	**Inhibidores de la bomba de protones** Lansoprazol Omeprazol Pantoprazol
Otros fármacos activos sobre el corazón Digoxina Quinidina	**Otros** Colchicina Debrisoquina Losartán Morfina Ondansetrona Sitagliptina
Hipolipemiantes Atorvastatina Lovastatina	
Antihistamínicos H₁ Fexofenadina Terfenadina	

Entre ellas se están proponiendo como recursos alternativos la vuelta a los productos naturales, el diseño de peptidomiméticos y los ligandos de doble actividad, que emergen como la cuarta generación de inhibidores de GpP (por su baja toxicidad, alcaloides como la teobromina, flavonoides, péptidos, resinas y una miscelánea de compuestos naturales como el cannabinol y fenilbutanoide).

Es necesario continuar estudiando las diferentes alternativas terapéuticas disponibles y las posibles para un futuro, como son las nuevas formulaciones farmacéuticas y el uso de inhibidores entre los excipientes que faciliten la absorción de los medicamentos.

Es importante realizar estudios para aclarar la contribución de los inhibidores de la Gp-P y de las nuevas formulaciones sobre los efectos globales en el aumento de la absorción oral y la biodisponibilidad de los sustratos de la Gp-P; sin embargo, como la absorción oral es un proceso complejo, es difícil distinguir los efectos de cada componente in vivo.

Las investigaciones que se llevan a cabo en este sentido pretenden optimizar las propiedades de solubilidad/permeabilidad del fármaco e inhibir los transportadores Gp-P, utilizando excipientes que favorezcan la absorción del fármaco y su biodisponibilidad, como es el caso de la formulación de nanopartículas.

Por lo tanto, con respecto a la MDR, la simple inhibición de la función de las Gp-P no es una opción, ya que podría reducir la resistencia a los fármacos, pero también podría dar lugar a otras complicaciones para la salud dada su función protectora, descrita en individuos sanos.

Por último, deben estudiarse los mecanismos de inhibición y derivación de las formulaciones para sentar las bases del diseño de formulaciones de sustratos de la Gp-P.

Efecto de la enfermedad o la cirugía gastrointestinal sobre la disposición de los medicamentos

En principio podría decirse que parece poco probable que estos factores afecten de forma significativa la eficiencia absortiva de fármacos administrados por vía oral, debido a la elevada capacidad de reserva intestinal y a que la mayoría de los fármacos se absorben por difusión pasiva en la porción proximal del intestino delgado, siguiendo un proceso de primer orden. No obstante, la variedad de circunstancias que pueden interactuar hace que sea muy difícil predecir la magnitud de la respuesta. De hecho, en el caso de la cirugía, se produce una alteración en la estructura del tubo gastrointestinal y, como consecuencia, cambios en su función. Para que la administración de fármacos sea óptima, es importante comprender cómo afectan los distintos procedimientos quirúrgicos a la funcionalidad a corto y largo plazo del tracto gastrointestinal. Cuando las resecciones son pequeñas, el impacto también es mínimo porque el intestino restante se adapta, sin perder capacidad funcional. Sin embargo, cuando las resecciones son mayores, como en la enfermedad inflamatoria intestinal o la malrotación intestinal con isquemia, se pueden producir grandes cambios en las funciones del aparato gastrointestinal, en la motilidad y la absorción, incluida la de los fármacos, así como en su biodisponibilidad. Por otra parte, las resecciones gástricas y la cirugía bariátrica alteran la anatomía gástrica, y la vagotomía simultánea lleva a una alteración de la función gastrointestinal y la absorción, en parte, debido a que la vagotomía modifica la velocidad de los movimientos gastrointestinales, la circulación enterohepática y enlentece el vaciado gástrico.

La diarrea es una complicación de algunos procedimientos de cirugía gástrica. la malabsorción inducida por el procedimiento de derivación biliopancreática puede ser considerable y provocar diarrea debilitante si se consume una dieta rica en grasas. Además, el tránsito intestinal rápido puede reducir el tiempo de absorción del fármaco, así como la liberación ineficaz de fármacos de formulaciones que dependen del tiempo de tránsito. Esto puede afectar significativamente a la eficacia terapéutica de las formulaciones orales de fármacos.

Desde el punto de vista práctico, es importante establecer diferencias entre los trastornos que modifican la velocidad de absorción y los que alteran la cantidad total absorbida. Hay que precisar que la velocidad de absorción tiene escasa importancia para fármacos con semivida de eliminación prolongada y que se administren en dosis múltiples.

Diversas enfermedades digestivas y extradigestivas que suponen un retraso en el vaciamiento gástrico (úlcera gástrica, gastritis atrófica, migraña, uremia, diabetes, traumatismo) condicionan una demora en el acceso del fármaco a la superficie de absorción, aunque es improbable que reduzcan la cantidad total de sustancia absorbida, salvo en casos de obstrucción pilórica completa (estenosis péptica, carcinoma de antro). Asimismo, es posible actuar farmacológicamente sobre la velocidad de vaciamiento gástrico, acelerándola con agentes procinéticos, como metoclopramida o colinérgicos como propantelina, o enlenteciéndola con sustancias con propiedades anticolinérgicas, como opiáceos, antidepresivos tricíclicos o antiácidos o con la ingesta de alimentos y de alcohol, afectando todo ello a la velocidad de absorción de otros fármacos administrados simultáneamente.

Si se tienen en cuenta los diferentes pasos del proceso de absorción de los fármacos administrados por vía oral, cambios en el pH gastrointestinal, vaciado gástrico, duración del tránsito intestinal, área de la superficie de absorción y metabolismo de primer paso, se asume que afecten al grado de absorción de los fármacos, en su tasa y/o extensión. Además, la cirugía gastrointestinal puede alterar la eliminación de los fármacos (circulación enterohepática), y puesto que la absorción y la eliminación contribuyen al nivel del fármaco en el organismo, cambios en alguno de estos procesos alterarán lógicamente la biodisponibilidad de los fármacos administrados por vía oral.

De hecho, la cirugía gástrica (vagotomías, piloroplastia), por su parte, al modificar el reservorio altera el vaciamiento gástrico e incrementa el pH, influyendo así, aunque de manera desigual, en la velocidad de absorción de ciertos fármacos, como cefalexina, digoxina y sulfametazina. Por otra parte, en el *bypass* gástrico, la reducción del tamaño del estómago podría incrementar la toxicidad debida a los AINE, salicilatos, bifosfonatos orales y comprimidos orales de hierro. La dilución en el estómago afecta a la tolerancia de estos fármacos.

La biodisponibilidad oral de ciertos medicamentos que se absorben con dificultad, incluyendo los preparados de cubierta entérica o los de acción retardada, puede verse afectada por una excesiva velocidad de tránsito intestinal, como ocurre en los procesos diarreicos o con la administración simultánea de sustancias procinéticas, como metoclopramida, cisaprida, domperidona y eritromicina (que estimulan la motilidad intestinal al actuar sobre los receptores de motilina en el aparato digestivo). La biodisponibilidad oral de fármacos con una absorción eficiente no se altera aunque sí lo haga su velocidad de absorción.

La alteración de la motilidad del tubo digestivo puede, en ocasiones, favorecer lesiones yatrogénicas con algunos fármacos. Es el caso de los trastornos esofágicos, como acalasia, esclerodermia, estenosis péptica o anillos, que llevan aparejado un tránsito esofágico anómalo y son un factor de riesgo para la producción de esofagitis o úlceras durante el tratamiento con tetraciclina, doxiciclina, clindamicina, ciprofloxacino, preparaciones de hierro, cloruro potásico, quinidina, AINE y alendronato, entre otros fármacos. Dicho riesgo puede disminuirse recomendando la ingesta del medicamento en decúbito supino y con abundante líquido.

En el síndrome del intestino corto, resultante de resecciones intestinales amplias generalmente de causa isquémica y que condiciona una reducción notable del área de absorción entérica, es de esperar que se produzca una disminución de la absorción global de los fármacos, entre ellos, digoxina, difenilhidantoína, ciclosporina, aciclovir e hidroclorotiazida.

No obstante, junto a la mencionada pérdida de superficie de absorción podrían intervenir otros mecanismos, como la aceleración del tránsito intestinal o la administración simultánea de otros fármacos o de dietas específicas con el consiguiente riesgo de interacciones medicamentosas. También se producirá una malabsorción de las grasas, lo que predispone a los pacientes a sufrir un déficit de vitaminas liposolubles (A, D, E y K) y de otros fármacos liposolubles, como la hidrocortisona o los estrógenos y otras hormonas sexuales **(tabla 69-3)**.

Las enfermedades cuyo sustrato patológico está localizado en la mucosa intestinal pueden conllevar alteraciones en la absorción de medicamentos. Existen datos en la práctica en relación con el esprue celíaco no tratado y la enfermedad de Crohn. Ambos procesos –de naturaleza muy diferente– presentan como característica común que interesan a la superficie de absorción produciendo al mismo tiempo deficiencias de enzimas contenidas en los enterocitos y aumento de la velocidad de vaciamiento gástrico. No obstante, la repercusión sobre la absorción de fármacos puede ser diferente en cada caso. Así, mientras que en la celiaquía los niveles plasmáticos de cefalexina y de trimetoprima-sulfametoxazol son mayores de lo esperado tras una dosis oral (probablemente debido a un incremento de la permeabilidad mucosa), en la enfermedad de Crohn sucede el fenómeno contrario; a la inversa, los niveles plasmáticos de clindamicina se incrementan en la enfermedad de Crohn y no se modifican en la celiaquía.

La absorción de ésteres de ampicilina (pivampicilina, talampicilina) puede estar disminuida en el esprue no tratado, ya que requiere del concurso de esterasas localizadas en la pared intestinal, que son las responsables del proceso de hidrólisis necesario para liberar el compuesto activo. De igual modo, en pacientes con enfermedad celíaca la biodisponibilidad oral de etinilestradiol puede aumentar al alterarse el proceso de conjugación con sulfato, realizado en condiciones normales en la mucosa intestinal, y que condiciona un importante metabolismo de primer paso.

La integridad de la flora entérica es un requisito imprescindible para que ciertos fármacos puedan ejercer su efecto. Así, en pacientes con enfermedad de Crohn extensa, sometidos a colectomía o con la enfermedad localizada en el íleon, el tránsito rápido y una concentración escasa de las bacterias responsables de la activación de la sulfasalazina la hacen ineficaz.

La enfermedad inflamatoria intestinal (EII) parece determinar cambios en la expresión de la GpP, lo que podría explicar las diferencias interindividuales en la biodisponibilidad y la respuesta al tratamiento de estas enfermedades. Este hecho está probablemente mediado por las citocinas proinflamatorias, que modulan la expresión y funcionalidad del CYP3A4 y de la GpP. Hay que tener en cuenta, además, que muchos de los fármacos prescritos en la EII son sustratos de ambos sistemas metabólico y de transporte (p. ej., esteroides e inmunosupresores).

Circunstancialmente se ha documentado la pérdida de eficacia de la anticoncepción oral, con el consiguiente embarazo, en mujeres que han sufrido una alteración de la ecología bacteriana intestinal durante un proceso infeccioso o un tratamiento antibiótico. Las bacterias intestinales hidrolizan los conjugados estrogénicos, facilitando de esta forma su

Tabla 69-3. Ejemplos de fármacos orales cuya biodisponibilidad puede ser afectada por la cirugía gastrointestinal
Gastrectomía (parcial) con vagotomía: etambutol, quinidina, sulfafurazol, sulfametazina, propranolol
Duodenostomía y yeyunostomía: paracetamol
***Bypass* gástrico:** ciclosporina A, atorvastatina
Derivación biliopancreática con cruce duodenal: atorvastatina
***Bypass* yeyunoileal:** fenitoína, levonorgestrel
Proctocolectomía: levonorgestrel

posterior absorción y circulación enterohepática. Si dicho proceso no se produce, las concentraciones plasmáticas del anticonceptivo oral disminuyen notablemente.

Interacciones farmacológicas en las enfermedades digestivas

Como ya se ha mencionado, los pacientes con enfermedades digestivas requieren con frecuencia el uso de diversos fármacos simultáneamente y reciben dietas especiales, incluyendo dietas enterales o suplementos, todo lo cual incrementa el riesgo tanto de interacciones farmacológicas como de interacciones entre nutrientes y medicamentos (v. cap. 62).

Interacciones fármaco-fármaco

Los antiácidos pueden modificar la absorción de los fármacos por diferentes mecanismos, incluyendo el incremento del pH gástrico (influye sobre la solubilidad), que aumenta, por ejemplo, la absorción de ácido acetilsalicílico; elevan el pH urinario, alterando la reabsorción tubular de determinadas sustancias; pueden fijar los fármacos por quelación, adsorción o formación de sales insolubles, y, finalmente, alteran la motilidad intestinal (las sales de aluminio son astringentes, y las de magnesio, laxantes). En general, debe evitarse la administración conjunta de antiácidos con digoxina, azitromicina, gabapentina, sales de hierro, isoniazida, ketoconazol, quinolonas fluoradas y tetraciclinas y con preparados de cubierta entérica. Sin embargo, el hidróxido de magnesio aumenta la absorción de algunos AINE, como ibuprofeno. Los antiácidos reducen la absorción de folato y fosfatos, lo que ocasiona una reducción de los niveles de Ca^{2+} en sangre. Se aprovecha como ventaja este efecto indeseado cuando se administra a pacientes con insuficiencia renal crónica para conseguir un correcto equilibrio en el cociente fosforo/calcio.

La colestiramina, por su parte, es una resina de intercambio aniónico utilizada en la cirrosis biliar primaria para combatir el prurito por su acción quelante de sales biliares, y es capaz de fijar fármacos en la luz intestinal impidiendo su absorción. Este efecto debe tenerse en cuenta para digoxina, anticoagulantes, vitaminas liposolubles y ácido fólico. También reduce la absorción de ácido fólico y vitamina B_{12}.

El uso de politerapia en la práctica clínica habitual requiere la comprensión de todas las posibles interacciones. En este sentido, cada vez parece cobrar mayor interés el papel de los sistemas activos de transporte. La actividad de estos sistemas es controlada por factores genéticos, al menos en parte, aunque también influyen sobre su actividad determinados fármacos y alimentos. La inducción o inhibición de estos sistemas puede traducirse en variaciones en los niveles plasmáticos de determinados fármacos por alteración de procesos como la absorción intestinal, la excreción tubular proximal o la excreción biliar. Será necesaria entonces una evaluación más compleja de las interacciones, en las que se deberá valorar el impacto variable del metabolismo (biotransformación de fármacos mediada por el sistema de citocromo), la extrusión mediada por la GpP y la captación mediada por el sistema de péptidos transportadores de aniones orgánicos (OATP, *organic anion-transporting polypeptides*).

La inhibición-inducción de GpP, ya descrita, se considera uno de los factores determinantes de las interacciones farmacológicas (infraestimada si sólo se miden niveles plasmáticos, ya que puede tener mayor influencia sobre la distribución tisular, sobre todo hacia el cerebro). No obstante, a menos que la contribución relativa de GpP y CYP3A4 sea estimada cuantitativamente, hay que ser cauto en la exploración del mecanismo subyacente de estas interacciones y en la valoración de su impacto.

Entre los inhibidores de la GpP se encuentran fármacos como amiodarona, quinidina, verapamilo, doxorubicina, vinblastina, claritromicina, eritromicina, paroxetina, omeprazol, lansoprazol, ciclosporina y colchicina. Su acción puede provocar el aumento de la biodisponibilidad de otros fármacos sustrato de la GpP. En sentido contrario, se conocen sustancias que inducen a la GpP, como la rifampicina, que incrementa la actividad GpP mediante un aumento del ARNm y de los niveles de GpP, y la espironolactona, que puede tener un impacto en la absorción intestinal de otros sustratos, como la digoxina, cuya biodisponibilidad se vería disminuida. En menor medida, también la carbamazepina induce la expresión duodenal de ARNm de *MDR1*. Otro caso de inducción o estímulo sería el producido por hipericina (componente de la hierba de San Juan), que puede llegar a disminuir en un 80 % la concentración valle de indinavir. Más ejemplos de interacciones con la GpP son el aumento de la absorción intestinal de talinolol por acción inhibidora de la eritromicina sobre la GpP y el aumento de la biodisponibili-

dad de digoxina en cotratamiento con omeprazol (y otros inhibidores de la bomba de protones [IBP]), por regulación a la baja de la GpP intestinal. En la interacción entre quinidina y digoxina hay un mayor protagonismo del bloqueo de la GpP en el túbulo proximal renal, afectándose por lo tanto dos fases, la eliminación y la absorción. La amitriptilina también ha mostrado un aumento significativo de su biodisponibilidad al coadministrarse con quinidina. Además de los fármacos, es interesante conocer que algunos excipientes usados en las formulaciones farmacéuticas pueden interferir en la actividad de la GpP y, por consiguiente, pueden interactuar con la biodisponibilidad de algunos fármacos (Cremophor® EL incrementa la biodisponibilidad de saquinavir, y Cremophor® RH40 la de digoxina).

Interacciones entre alimentos y medicamentos

También debe tenerse en cuenta la propia influencia de una dieta estándar. La ingesta del fármaco con líquidos facilita su disolución y el vaciado gástrico, originando en la mayoría de los casos un incremento en la absorción. En términos generales, los alimentos o sus componentes pueden reducir o retardar la absorción de fármacos (digoxina, antibióticos, budesonida) debido a su efecto sobre la motilidad (p. ej., las grasas retrasan el vaciamiento gástrico) y a las interacciones fisicoquímicas entre medicamento y alimento. Sin embargo, medicamentos escasamente hidrosolubles, como griseofulvina, carbamazepina, espironolactona, nitrofurantoína, propranolol, metropolol o difenilhidantoína, se absorben más eficazmente administrados con alimentos ricos en grasas, ya que éstas facilitan su disolución (tabla 69-4).

La composición de la dieta, en particular el balance entre hidratos de carbono y proteínas, también influye sobre la absorción de otros fármacos. Por ejemplo, la absorción de levodopa –relacionada estructuralmente con los aminoácidos– se altera si se administra con comidas proteicas debido a la competencia con otros péptidos dietarios por el transporte a través de la mucosa intestinal.

Los nutrientes minerales de la dieta Ca^{2+}, Mg^{2+} y Fe^{2+} pueden bloquear la absorción de algunos fármacos, como las

Tabla 69-4. Efecto de los alimentos sobre la biodisponibilidad oral de los fármacos				
INCREMENTO		**DISMINUCIÓN**		
FÁRMACO	**MECANISMO**	**FÁRMACO**	**MECANISMO**	
Clorotiazida, hidroclorotiazida	Retraso del vaciado gástrico	Penicilina, rifampicina, ampicilina, azitromicina isoniazida, didanosina, eritromicina	Aumento del pH gástrico	
Hidralazina, propranolol, metoprolol, espironolactona	Aumento del riego del área esplácnica y disminución del metabolismo de primer paso hepático	Tetraciclina, alendronato, penicilamina, quinolonas	Formación de quelatos	
Griseofulvina, carbamazepina, nitrofurantoína, albendazol, saquinavir, lovastatina, fenitoína, canrenona, dicumarol	Favorecen la disolución del compuesto	Isoniazida	Interacción con nutrientes	
		Metildopa, melfalán	Compite con aminoácidos de la dieta en el proceso de absorción	
		Aspirina	Enlentece la difusión del fármaco en el lugar de absorción	

tetraciclinas, al formar quelantes insolubles. En el mismo sentido, la absorción oral de alendronato, ya de por sí pobre (alrededor del 1 %), disminuye por la presencia de comida y iones divalentes, como el calcio (quelación que también se produce con los restantes bifosfonatos). Asimismo, se ha descrito la falta de bioequivalencia oral de ciprofloxacino cuando se administra con dietas que exceden los contenidos habituales de calcio.

Las situaciones anteriormente descritas han de tenerse en cuenta para administrar el fármaco en períodos interdigestivos (1 hora antes o 3 horas después de la ingesta). La utilización cada vez más frecuente de alimentos enriquecidos con calcio haría posible que se presentaran interacciones que pasaran inadvertidas y condujesen a fracasos terapéuticos.

El tratamiento antirretroviral es uno de los que se ve más influido por la dieta y la ingesta de alimentos. Algunos fármacos deben tomarse en ayunas, como la didanosina, cuya absorción disminuye un 50 % con alimentos, y el indinavir, cuya toma junto con comidas ricas en calorías, proteínas y grasas disminuye significativamente su absorción hasta un 50-70 %. Otros, como estavudina, lamivudina y zidovudina, deben tomarse preferentemente en ayunas, puesto que los alimentos retrasan su absorción y disminuyen el pico sérico, pero no está establecida la importancia clínica de estos hechos. Sin embargo, el nelfinavir y el saquinavir deben tomarse con alimentos, ya que éstos incrementan claramente el área bajo la curva de ambos fármacos. También el ritonavir se recomienda preferentemente con alimentos, sobre todo grasas. Efavirenz y nevirapina no se asocian a restricciones dietéticas.

Efecto de la dieta sobre el metabolismo de los medicamentos

Las dietas con elevado contenido en proteínas aceleran el metabolismo de la teofilina, y las ricas en hidratos de carbono, lo enlentecen. Por otra parte, la malnutrición proteicocalórica o una ingesta diaria baja de proteínas (dieta vegetariana) puede disminuir entre un 20 y un 40 % el aclaramiento de fármacos que sufren procesos de oxidación, lo que obliga a la correspondiente reducción de la dosificación.

El sistema enzimático microsomal oxidativo citocromo P-450 (CYP3A4) localizado en la superficie apical de los enterocitos es responsable de la degradación enteral de fármacos como eritromicina, indinavir o ciclosporina. Este sistema puede ser inhibido tras la ingesta de zumo de pomelo debido a su elevado contenido en bioflavonoides (naringina y furanocumarinas). Esta inhibición producida por el zumo de pomelo puede incrementar la biodisponibilidad de muchos fármacos, entre los que destacan ciclosporina, buspirona, verapamilo, nicardipino, nitrendipino, atorvastatina, lovastatina, simvastatina, terfenadina, diazepam, midazolam, buspirona y carbamazepina.

De forma contraria, el incremento de la expresión de GpP y la inducción del CYP3A4 podrían explicar la disminución de la biodisponibilidad sistémica de fármacos como indinavir, ciclosporina, amitriptilina, teofilina, digoxina, ritonavir, lopinavir, benzodiazepinas, warfarina y tacrólimus observada tras su administración conjunta con la hierba de San Juan (*Hypericum perforatum*). Su componente hiperforina activa al gen *MDR1*. Esta hierba medicinal tiene un uso muy extendido como antidepresivo entre pacientes ya polimedicados. Existen otros compuestos naturales, como curcumina, ginsenósidos, piperinas (componente de la pimienta negra) y algunas catequinas del té verde que, por el contrario, inhiben la expresión del transportador. Por lo tanto, la modulación por productos de fitoterapia del CYP3A4 y la GpP intestinales tiene una gran trascendencia clínica que debe ser valorada.

Aunque la relevancia clínica de estas interacciones es difícilmente predecible por las amplias variaciones individuales en las concentraciones de CYP3A4 intestinal, debería ejercerse una supervisión estrecha del tratamiento en situaciones en que se administren fármacos: *a)* con estrecho intervalo terapéutico, en los que una modificación en los procesos de absorción o de su metabolismo podría modificar notablemente sus niveles plasmáticos y requerir de ajustes de dosificación (digoxina, ciclosporina), y *b)* como antibióticos que, debido a su mecanismo de acción, necesitan mantener unas concentraciones plasmáticas superiores a la concentración mínima del microorganismo infectante durante todo el intervalo de administración.

Con el creciente arsenal farmacológico disponible también se van incrementando los efectos adversos digestivos. La mayoría de ellos son leves, como diarrea, estreñimiento, náuseas y vómitos, pero existen otros de gran trascendencia, como las erosiones de la mucosa y las hemorragias gastrointestinales, paliadas parcialmente por el uso de IBP, la introducción de inhibidores de la ciclooxigenasa 2 (COX-2) y la erradicación de *Helicobacter pylori*, cuando está presente. Se han descrito, asimismo, otros efectos adversos, como la esofagitis por bifosfonatos o la colitis isquémica por antagonistas de la serotonina, y otro tipo de complicaciones, como las pancreatitis o la colitis microscópica, cambios en las células parietales, gastropatía reactiva, cambios seudodisplásicos, infecciones o enterocolitis necrosantes, colitis isquémicas, colitis focal activa e incremento de la apoptosis epitelial **(tabla 69-5)**.

Se ha informado de casos de irritación esofágica en pacientes que ingieren alendronato con poco líquido o que se reclinan poco después de tomar la medicación. Esta denominada esofagitis inducida por pastillas se debe a la adherencia de las pastillas ingeridas a la superficie epitelial. Se están estudiando incluso las diferencias en bioadhesividad entre los diferentes compuestos de alendronato.

Probablemente, una de las alteraciones digestivas más temidas derivadas del uso de fármacos sean las úlceras y la erosión del tubo digestivo. Los fármacos con mayor frecuencia implicados son los AINE y corticoides, pero no son los únicos. El uso concomitante de inhibidores selectivos de la recaptación de serotonina (ISRS) con AINE se asocia con un moderado incremento del riesgo relativo de sufrir un sangrado gastrointestinal grave respecto al uso de AINE solos.

Durante varias décadas, el tratamiento de larga duración con IBP ha sido de amplio uso en diversas afecciones gastrointestinales. Algunos estudios han alertado sobre el posible desarrollo de cambios anatómicos y patológicos de la mucosa gástrica. Estudios experimentales y clínicos sugieren que estos cambios tienen relación no sólo con el desarrollo de lesiones precancerosas sino también de tumores gástricos. Aunque no se puede afirmar que el tratamiento de larga du-

Tabla 69-5. Fármacos que inducen alteraciones digestivas

Úlceras esofágicas o erosión del tubo digestivo: tetraciclinas, preparados de hierro, doxiciclina, cloruro potásico, clindamicina, quinidina, ciprofloxacino, alendronato, AINE, paclitaxel, cloruro potásico, corticoides, AINE, sales de oro

Hipertrofia/hiperplasia de células parietales gástricas: IBP

Gastropatía reactiva: AINE

Malabsorción: neomicina, colchicina, inmunosupresores, colestiramina, difenilhidantoína

Diarrea: uso subrepticio de laxantes, sales de magnesio

Estreñimiento: hidróxido de aluminio, colestiramina, opiáceos, clonidina, anticolinérgicos (antiparkinsonianos, antidepresivos tricíclicos, neurolépticos)

Barro biliar: ceftriaxona

Pancreatitis: pentamidina, trimetoprima-sulfametoxazol, corticoides, diuréticos tiazídicos, didanosina, antimoniato de meglumina, riluzol, azatioprina, valproato, mercaptopurina, opiáceos, tetraciclinas, estrógenos, citarabina, sulfasalazina, furosemida, sulindaco, asparaginasa

Colitis seudomembranosa: antibióticos (ampicilina, clindamicina, ceftriaxona), IBP

Colitis microscópica: IBP, ticlopidina, ranitidina, simvastatina, flutamida, carbamazepina, paroxetina, sertralina, penicilina V, AINE

Colitis isquémica: digitálicos, alosetrón, diuréticos, tegaserod, ergotamina, tegaserod, triptanos, dopamina, paclitaxel, metisergida, meloxicam, AINE, interferón α

AINE: antiinflamatorios no esteroideos; IBP: inhibidores de la bomba de protones.

ración con IBP induzca la aparición o acelere el desarrollo de cáncer gástrico en seres humanos, algunos autores así lo sugieren. De hecho, ya se han comunicado y descrito algunos casos de pacientes que presentaron hipergastrinemia secundaria al tratamiento con IBP, que, al igual que otras causas de hipergastrinemia, puede inducir carcinomas de células seudoenterocromafines en el ser humano.

El bevacizumab, inicialmente aprobado para el cáncer colorrectal metastásico, asocia como efecto adverso poco frecuente (1-3 % de lospacientes), pero grave, un mayor riesgo de sufrir perforación gastrointestinal. Parecen más expuestos los ancianos y pacientes con mayor comorbilidad.

MODIFICACIONES EN LA DISPOSICIÓN Y LOS EFECTOS FARMACOLÓGICOS ASOCIADOS A DEFECTOS INMUNITARIOS

Conceptos sobre inmunidad y respuesta farmacológica

La función esencial del sistema inmunitario es conservar la integridad estructural y funcional del individuo frente a cualquier tipo de agresión externa y frente a la transformación neoplásica de sus propias células. Los actores principales de este sistema son los linfocitos B, T y citolíticos naturales (NK, *natural killer*), otros leucocitos y factores moleculares que colaboran: sistema del complemento y citocinas. Las citocinas son producidas por diversas líneas celulares, fundamentalmente macrófagos y linfocitos CD4, resultando fundamentales para el mantenimiento de la homeostasis interna.

Las citocinas proinflamatorias (p. ej., interleucinas [IL] 1α, 1β, 6, 8 y 9, TNF-α) y el óxido nítrico se relacionan con cambios en el perfil farmacocinético de algunos fármacos:

- Disminución de la concentración libre de fármacos básicos. Este efecto es debido al incremento de α_1-glucoproteína ácida, por lo que la capacidad de unión de estos fármacos se ve incrementada, descendiendo su fracción libre.
- Disminución en el aclaramiento intrínseco hepático de algunos fármacos (p. ej., propranolol y verapamilo). Las citocinas inducen una reducción en la capacidad o eficiencia de varias isoenzimas hepáticas **(tabla 69-6)** responsables del metabolismo de xenobióticos. Aunque la interacción más notable ocurre sobre las enzimas que constituyen el sistema metabólico del citocromo P-450, se han descrito alteraciones en enzimas de fase II como consecuencia del estado inflamatorio (*N*-acetiltransferasas y, en menor medida, UDP-glucuroniltransferasas).

Los cambios mencionados, que en algunos casos se relacionan con un incremento de la IL-6, suponen un incremento en la concentración plasmática de la fracción libre de los fármacos implicados. Sin embargo, estos cambios, que deberían traducirse en un aumento de la eficacia o la toxicidad de los fármacos, no siempre cumplen esta consideración. La explicación a este hecho reside en modificaciones farmacodinámicas inducidas por las citocinas. Así, el incremento de la IL-6 se asocia con un fallo en el tratamiento en algunos enfermos depresivos o con la refractariedad de la esquizofrenia. También se observa una menor respuesta al verapamilo en los pacientes con artritis reumatoide. Asimismo, el incremento de citocinas observado en pacientes ancianos modula a la baja los receptores de calcio tipo L, así como los receptores β-adrenérgicos y los acoplados a canales de potasio.

Otros ejemplos se encuentran en la falta de respuesta a los glucocorticoides en pacientes asmáticos que presentan una continua sobreproducción de IL-5 por los linfocitos, o la alteración en la expresión del receptor para glucocorticoides que inducen la IL-2 y la IL-4.

La sobreexpresión del factor nuclear kappa B (NF-κB) inducida por estímulos inflamatorios, incluidas las citocinas, se ha asociado con la quimiorresistencia observada en algunos tipos de tumores malignos (cáncer de colon, cáncer no microcítico de pulmón).

El equilibrio de interleucinas y otros mediadores químicos, como las prostaglandinas y el óxido nítrico, condiciona el tipo de respuesta inmunitaria que sigue a la estimulación antigénica, predominando respuestas celulares o humorales según la vía seguida.

Inflamación, infección, cáncer y variabilidad en la respuesta farmacológica

Como es conocido, la farmacocinética y la farmacodinamia de los medicamentos están estrechamente relacionadas con enzimas metabolizadoras y transportadores. El metabolismo del fármaco puede conducir a desintoxicación, bioinactivación y/o eliminación de medicamentos del organismo.

En el tratamiento de diversas enfermedades, incluyendo infecciones, cánceres y enfermedades autoinmunes, están involucrados transportadores que pueden ser estimulados o inhibidos farmacológicamente. Los transportadores de fármacos son proteínas que implicadas en el transporte de fármacos a través de membranas celulares, permitiendo su entrada o salida de las células. A continuación, se enumeran algunos de los transportadores de fármacos sobre los que se puede actuar para el tratamiento de estas enfermedades:

P-glicoproteína (Gp-P). Es una de las proteínas de transporte más estudiadas y está implicada en la resistencia multidroga en diversas infecciones, como la tuberculosis y la malaria. Gp-P puede bombear activamente algunos antibióticos y antiparasitarios fuera de las células infectadas, lo que reduce la concentración intracelular de los fármacos y disminuye su eficacia. La inhibición de Gp-P puede mejorar la respuesta al tratamiento.

Proteínas de resistencia a múltiples fármacos (MRP). Son una familia de transportadores de fármacos que están implicados en la resistencia a múltiples fármacos en varios tipos de cáncer. Estos transportadores pueden eliminar fármacos anticancerígenos de las células tumorales, disminuyendo su eficacia. La inhibición de los MRP puede mejorar la respuesta a la quimioterapia.

Transportador de aniones orgánicos polipeptídicos (OATP). Algunos tumores expresan niveles elevados de OATP, que pueden ser utilizados para administrar fármacos anticancerígenos específicos a través de estos transportadores. Esto permite una mayor concentración intratumoral del fármaco, mejorando su eficacia.

Transportadores de cationes orgánicos (OCT). Los transportadores OCT, como OCT1, OCT2 y OCT3, están involucrados en la captación y eliminación de fármacos catiónicos. Estos transportadores desempeñan un papel importante en la farmacocinética y farmacodinamia de diversos fármacos utilizados en el tratamiento de enfermedades como el cáncer y las enfermedades autoinmunes. Por ejemplo, los transportadores OCT están implicados en la absorción intestinal, distribución tisular y eliminación renal de medicamentos como metotrexato, ciclosporina y algunos agentes antineoplásicos.

Transportadores de aniones orgánicos (OAT). Los transportadores OAT, como OAT1 y OAT3, están implicados en el transporte de fármacos aniónicos. Estos transportadores son importantes en la eliminación renal de numerosos fármacos, incluyendo agentes utilizados en el tratamiento de enfermedades autoinmunes como los antiinflamatorios no esteroides (AINE) y algunos fármacos como el probenecid.

Transportadores de nucleósidos. Los transportadores de nucleósidos, como ENT1 (equilibrativo de nucleósidos 1) y CNT3 (concentrativo de nucleósidos 3), son responsables del transporte de nucleósidos y análogos de nucleósidos utilizados en el tratamiento de infecciones virales, como el VIH y la hepatitis B. Estos transportadores permiten la entrada

Tabla 69-6. Enzimas del sistema citocromo P-450 (CYP) inhibidas por citocinas

Citocinas	Enzimas del sistema citocromo P-450
IL-1α	CYP3A4, CYP1A1, CYP1A2
IL-1β	CYP1A1, CYP1A2, CYP2B, CYP2D6, CYP2C, CYP2E1, CYP3A
IL-2	Toda la actividad hepática del CYP-450
IL-4	CYP1A2, CYP2C, CYP3A Incremento de CYP2E1
IL-6	CYP1A1, CYP1A2, CYP2C, CYP2D, CYP2E1, CYP3A, CYP3A4, CYP4A1, CYP2C11
TNF-α	CYPA1, CYPA2, CYP2C11, CYP2C, CYP2E1, CYP3A
INF-α	CYP1A2, CYP1A1, CYP3A1, CYP3A2, CYP2C11
INF-γ	CYP1A2, CYP1A1, CYP2A6, CYP2B6, CYP2E1, CYP3A1, CYP3A2, CYP3A4

IFN: interferón; IL: interleucina; TNF-α: factor de necrosis tumoral alfa.

de los fármacos antivirales en las células infectadas y facilitan su acción terapéutica.

Transportadores de aminoácidos. Los transportadores de aminoácidos desempeñan un papel clave en el transporte de fármacos que se basan en la estructura de los aminoácidos. Por ejemplo, los transportadores de aminoácidos de tipo L (LATs) están involucrados en el transporte de fármacos como los inhibidores de la tirosina cinasa utilizados en el tratamiento del cáncer.

Sistemas de administración dirigida. Se utilizan vehículos de administración específicos, como liposomas, nanopartículas y anticuerpos conjugados a fármacos, para transportar los medicamentos de manera selectiva a los tejidos o células diana. Estos sistemas pueden mejorar la eficacia terapéutica y reducir los efectos adversos al minimizar la exposición de los tejidos sanos a los fármacos.

Transportador de sulfato 1 (SULT1). El transporte de sulfatos por SULT1 puede tener un papel importante en el tratamiento de enfermedades autoinmunes, como el lupus eritematoso sistémico. La modulación de la actividad de este transportador puede afectar la homeostasis de los sulfatos y tener efectos terapéuticos en estas enfermedades.

La recaptación y salida por parte de las células de diversos fármacos, xenobióticos y compuestos orgánicos en el organismo depende de la expresión y actividad de transportadores de membrana de naturaleza proteica. Transportadores encuadrados dentro de las familias ABC *(ATP-binding cassette)* y SLC *(solute carrier)* desempeñan un importante papel en la absorción y excreción de fármacos, principalmente en el hígado y el aparato gastrointestinal, pero no exclusivamente. Otros órganos, como riñón, cerebro, placenta, testículos, pulmón y células mononucleares de la periferia sanguínea, expresan estos transportadores. En este sentido, las interacciones, multirresistencia y diferencias interindividuales, en ocasiones, se asocian a la expresión de este tipo de transportadores. Por otro lado, se han observado alteraciones en su expresión y en la respuesta farmacológica en enfermedades asociadas con la respuesta inflamatoria, la enfermedad renal, la hipoxia y el cáncer.

Durante la década pasada, el descubrimiento y la caracterización de xenobióticos activadores de receptores nucleares de hormonas aceleraron el esclarecimiento de la regulación génica de los transportadores. Entre ellos, NR1L2, el receptor X pregnano (PXR), el receptor constitutivo de androstano (CAR) y el receptor X farnesoide (FXR), se han señalado como reguladores de enorme importancia en la expresión de transportadores en respuesta a xenobióticos y endobióticos, así como en procesos inflamatorios y el cáncer.

La inflamación es una defensa del organismo ante una agresión, daño tisular, infección o cualquier otro estímulo que provoca estrés, en un intento de eliminar o aislar la causa del desequilibrio y restaurar la homeostasis interna. Se produce un cambio en el metabolismo relacionado con factores proinflamatorios, citocinas que incluyen el TNF-α, la IL-1, la IL-6 y el interferón (IFN).

La inflamación se ha asociado de forma extensa con cambios en la disposición de los fármacos. Se sabe que los niveles plasmáticos de propranolol se incrementan en pacientes con enfermedades inflamatorias.

Los transportadores de fármacos tienen un papel destacado en los procesos de absorción, distribución, metabolismo y eliminación de xenobióticos a través de las barreras celulares. En términos generales, se clasifican como transportadores en la captación y el eflujo, que facilitan la disposición del fármaco dentro o fuera de las células. Los principales transportadores incluyen: gen de multirresistencia a fármacos relacionado con la GpP *(MDR/GpP)*, proteína asociada a multirresistencia (MRP1-3), proteína de resistencia en cáncer de mama (BCRP), OATP y transportadores de cationes orgánicos (PTU).

Varios estudios han demostrado que el metabolismo y el transporte de los medicamentos se interrumpen durante situaciones fisiopatológicas, principalmente debido a la reducción en la expresión génica de estas enzimas y transportadores. La alteración del metabolismo puede llevar a la aparición de reacciones adversas.

Diferentes componentes de señalización celular regulan la expresión génica de enzimas metabolizadoras y de los transportadores, incluyendo los factores de transcripción, como el NF-κB o la proteína de unión al potenciador CAAT (C/EBP), y receptores nucleares, como el PXR, el CAR y el receptor X retinoide α (RXR). Asimismo, el receptor huérfano nuclear y el factor nuclear 4α de los hepatocitos (HNF-4α) regulan la expresión génica de PXR y CAR mediando la inducción de CYP3A4.

La GpP está codificada por *MDR1*, y existe una correlación positiva con el receptor PXR. En este sentido, fármacos que activan el PXR inducen a la GpP, como es el caso de paclitaxel, tamoxifeno, ritonavir y saquinavir. Por otro lado, la activación de CAR también induce a la *MDR1*, mecanismo observado con la artemisina.

Durante la inflamación aguda se produce una regulación a la baja de PXR, posiblemente mediado por IL-6, NF-κB y estrés oxidativo. A su vez, la reducción del HNF-4α, del receptor activado por proliferadores de los peroxisomas alfa (PPAR-α) y del FXR, que se produce durante la inflamación, reduce la actividad de PXR.

Diferentes estudios experimentales han puesto de manifiesto una regulación a la baja del citocromo P-450 (principalmente de las subfamilias CYP2C y CYP3A) en modelos de sepsis bacteriana. Igualmente, se observa una regulación a la baja de GpP y MRP2, lo cual puede ser importante y clínicamente relevante durante el tratamiento con fármacos como verapamilo y ciclosporina. Por otro lado, en estudios clínicos se han comprobado incrementos en la concentración máxima, el área bajo la curva, la semivida de eliminación y el volumen de distribución y una disminución del aclaramiento para fármacos como teofilina, gentamicina, vancomicina y cisplatino, en situaciones de infamación y sepsis.

En la misma dirección señalada, el tratamiento con IFN o IL se asocia con un descenso en el aclaramiento relacionado con CYP. Concretamente, el tratamiento con IFN-α e IFN-β se asocia con una reducción de la actividad CYP1A2, y el tratamiento con IL-2 con una reducción de CYP1A2, CYP2C, CYP2E1 y CYP3A4.

Asimismo, procesos infecciosos víricos alteran la expresión y la actividad de las enzimas metabolizadoras y reducen la GpP y la expresión de MRP. Diferentes estudios han puesto de manifiesto una disminución del aclaramiento de teofilina, levofloxacino, fluconazol y nelfinavir durante procesos víricos, como la infección por el virus de la gripe tipo B o el virus de la inmunodeficiencia humana (VIH) y la coinfección de VIH y el virus de la hepatitis C.

Los mecanismos involucrados en la alteración del metabolismo y el transporte de fármacos durante la infección y la inflamación estarían relacionados con la activación de los receptores análogos de *Toll* (TLR), lo que conduce a la inducción de citocinas proinflamatorias. Estas citosinas reducen la expresión y actividad de GpP, MRP2, MRP3, MRP4 y BCRP, y de transportadores de recaptación como OATP-B, OATP-C y OATP-8.

La liberación de óxido nítrico desde los macrófagos y hepatocitos durante la inflamación se relaciona con una disminución de la actividad de CYP. Asimismo, la inflamación mediada por la activación de NF-κB desempeña un papel importante en la regulación a la baja de la metabolización (de forma indirecta, a través de una mutua represión entre NF-κB y receptores nucleares, o de forma directa, a través de la unión del elemento de respuesta a NF-κB en la región promotora de los genes de CYP). Por otro lado, la inflamación induce la proteincinasa activada por mitógenos (MAPK) y la cinasa c-Jun-terminal (JNK), que también regulan receptores nucleares y, por lo tanto, la metabolización. En líneas generales, la inflamación se asocia con una reducción en la expresión de los receptores nucleares, lo que implica una disminución en la metabolización y en la actividad de los transportadores.

Es conocido que la inflamación crónica está frecuentemente asociada con el inicio y la progresión de diversos cánceres, y que existe una asociación entre la progresión del cáncer y la inducción de citocinas o proteínas reactivas de fase aguda. La alteración de la metabolización y de los transportadores durante el cáncer se relacionaría con una sobreexpresión de NF-κB. Se ha observado una reducción en el aclaramiento de algunos fármacos, como penbutolol, omeprazol y midazolam, en pacientes con diferentes tipos de cáncer. En relación con los transportadores, diferentes estudios han puesto de manifiesto una sobreexpresión de la familia de transportadores ABC como causa de la multirresistencia para múltiples fármacos anticancerosos. Además, cambios en la expresión de enzimas detoxificantes, como la glutatión *S*-transferasa, o resistencia a las vías de apoptosis y senescencia contribuirían a esa quimiorresistencia asociada al cáncer.

Los niveles de IL-6 se correlacionan con un descenso en el aclaramiento mediado por CYP3A4 en pacientes con cáncer. Este tipo de relación puede tener gran importancia desde el punto de vista del ajuste de dosis y personalización del tratamiento.

Como ya se ha mencionado, los pacientes con cáncer presentan un descenso en el metabolismo hepático y en la actividad transportadora, efectos ambos asociados a la respuesta inflamatoria relacionada con el crecimiento tumoral. Este hecho puede alterar la efectividad y la toxicidad de los agentes quimioterápicos antineoplásicos. Desde el punto de vista de la expresión de trasportadores relacionados con la resistencia por eflujo, GpP o MRP, podría traducirse en un aumento de la respuesta a la quimioterapia. Sin embargo, algunos antineoplásicos inducen la expresión de PXR, lo que condiciona la inducción de genes de multirresistencia *MDR1* y *MRP2*. En este sentido, paclitaxel, discodermolida y cisplatino son activadores de PXR y, a la vez, sustratos de GpP. No obstante, no siempre se observa una disminución en la respuesta, incluso en circunstancias en que se evidencia un incremento potencial del metabolismo.

Algunos agentes antineoplásicos activan el factor de transcripción NF-κB en los cánceres de pulmón y cérvix. Estos agentes son paclitaxel, vinblastina, vincristina, doxorubicina, daunomicina, 5-fluorouracilo, cisplatino y tamoxifeno. Esta activación se relaciona con quimiorresistencia.

Otra evidencia importante de destacar es el papel del estrés oxidativo. El estrés oxidativo mantenido puede conducir a una inflamación crónica que, a su vez, podría constituir un factor etiopatogénico de algunas enfermedades crónicas, como cáncer, diabetes y enfermedades cardiovasculares, neurológicas y pulmonares. El estrés oxidativo puede activar una gran cantidad de factores de transcripción: NF-κB, proteína activadora 1 (AP-1), p53, HIF-1α, PPAR-γ, Nrf2, entre otros. La activación de estos factores de transcripción puede conducir a la expresión de unos 500 genes diferentes, incluyendo factores de crecimiento, citocinas, quimiocinas, moléculas reguladoras del ciclo celular y moléculas antiinflamatorias. En relación con el cáncer se ha observado que el incremento en los niveles de glutatión reducido en células cancerosas se relaciona con quimiorresistencia. La causa estaría en la sobreexpresión de glutatión-*S*-transferasa (GST), que también actúa como bomba de eflujo. La sobreexpresión de GST estaría mediada por una activación del factor de transcripción Nrf2 relacionado con el estrés oxidativo en pacientes con cáncer.

En la **tabla 69-7** se recogen los principales transportadores de fármacos empleados en el tratamiento de infecciones, cánceres y enfermedades autoinmunes.

Tabla 69-7. Transportadores de fármacos relacionados con el tratamiento de la inflamación, infección, inmunosupresión y cáncer

TRANSPORTADOR	ANTINEOPLÁSICOS	ANTIINFECCIOSOS	ANTIRRETROVIRALES	INMUNOSUPRESORES	ESTEROIDES
ABCB1	Antraciclinas, alcaloides de la *Vinca*, taxanos	Eritromicina, levofloxacino, ketoconazol	Inhibidores de la transcriptasa inversa análogos de nucleósidos (abacavir, emtricitabina, tenofovir) Inhibidores de la proteasa (ritonavir, saquinavir, indinavir, nelfinavir, amprenavir, atazanavir) Maraviroc Raltegravir	Ciclosporina, tacrólimus	Prednisolona, dexametasona
ABCC1	Antraciclinas, alcaloides de la *Vinca*, metotrexato, cisplatino		Inhibidores de la proteasa (ritonavir, saquinavir, indinavir)		
ABCC2	Metotrexato, cisplatino, vinblastina, vincristina, doxorubicina, etopósido	Ceftriaxona, rifampicina	Inhibidores de la transcriptasa inversa análogos de nucleósidos (tenofovir) Inhibidores de la proteasa (ritonavir, saquinavir, indinavir)		Estradiol, octreotida
ABCC3	Etopósido, tenipósido, leucovorina, metotrexato				
ABCC4	Metotrexato, azatioprina, 6-mercaptopurina, irinotecán, topotecán		Inhibidores de la transcriptasa inversa análogos de nucleósidos (lamivudina, abacavir, tenofovir)		
ABCC10	Paclitaxel, docetaxel, vincristina, cincristina, vinblastina, gemcitabina				
ABCG2	Topotecán, irinotecán, mitoxantrona, doxorubicina, metotrexato, adriamicina, etopósido		Inhibidores de la transcriptasa inversa análogos de nucleósidos (zidovudina, lamivudina, didanosina, estavudina)		

Otras enfermedades que se relacionan con un estado de inflamación crónica, como la artritis reumatoide, presentan cambios en la disposición de medicamentos como los descritos en párrafos anteriores.

La expresión de MRP1 se encuentra elevada en el intestino inflamado de pacientes con enfermedad de Crohn y colitis ulcerosa, lo que se relaciona con un incremento de la resistencia a distintos fármacos.

En conclusión, el estado inflamatorio crónico está asociado con un aumento en la expresión de citocinas. Las citocinas pueden alterar la expresión y actividad de CYP y modificar el metabolismo de fármacos. Asimismo, las citocinas pueden influir no sólo en la expresión intestinal, hepática y cerebral de GpP, sino también en otros transportadores, como proteínas asociadas a la multirresistencia y la proteína de resistencia al cáncer de mama, modificando la biodisponibilidad, distribución y disposición de numerosos fármacos. Estos cambios pueden contribuir a la variabilidad de la respuesta al fármaco, así como a la aparición de efectos adversos.

En resumen, la inflamación, la infección y el cáncer son condiciones que pueden tener un impacto significativo en la respuesta farmacológica de un individuo. A continuación, se describe algunos ejemplos:

Inflamación. La inflamación es una respuesta del sistema inmunológico a la lesión o infección, y puede afectar la respuesta farmacológica de forma diferente. Durante la inflamación, pueden producirse cambios en la expresión y actividad de los transportadores de fármacos, enzimas metabolizadoras de fármacos y receptores de fármacos. Estos cambios pueden influir en la absorción, distribución, metabolismo y eliminación de los fármacos. Además, la inflamación puede modificar la expresión de proteínas de unión a fármacos en el plasma, lo que modifica la concentración libre de fármacos y su distribución en los tejidos.

Infección. Las infecciones pueden tener efectos importantes en la respuesta farmacológica. Por un lado, algunos patógenos pueden afectar directamente el metabolismo o la eliminación de fármacos a través de la inducción o inhibición de enzimas específicas en el hígado o los riñones. Además, la respuesta inmunológica del organismo a la infección puede modificar la farmacocinética y farmacodinamia de los fármacos. Por ejemplo, la activación del sistema inmunológico puede aumentar la perfusión sanguínea en los tejidos inflamados, lo que puede alterar la distribución de los fármacos.

Cáncer. La heterogeneidad de los tumores condiciona diferentes perfiles de expresión génica, receptores de fármacos y vías de señalización. Además, la presencia de mutaciones genéticas en las células cancerosas puede conferir resistencia a ciertos fármacos. La identificación de biomarcadores tumorales y perfiles genéticos específicos puede ayudar a seleccionar los fármacos más adecuados y predecir la respuesta al tratamiento en pacientes con cáncer.

Alteraciones en el sistema inmunitario y respuesta farmacológica

El estado de inmunovigilancia es importante en el mantenimiento de la homeostasis interna. No obstante, la activación de la respuesta inflamatoria, su continuidad en el tiempo o su asociación con el estrés oxidativo y el desarrollo del cáncer son factores que han de tenerse en cuenta en relación con el uso de fármacos. Por otro lado, en ocasiones la respuesta del hospedador no es adecuada, aconteciendo una alteración en la regulación inmunitaria autoagresiva: autoinmunidad, enfermedad por inmunocomplejos, generación de células citotóxicas frente a células del hospedador infectadas, respuesta granulomotasa incontrolada y secreción masiva de citocinas proinflamatorias responsables, por ejemplo, del *shock* séptico y del síndrome de *shock* tóxico.

En otros casos, el sistema inmunitario presenta algunas deficiencias que predispone al padecimiento de infecciones por parte del hospedador. Las inmunodeficiencias engloban a un conjunto de entidades nosológicas caracterizadas por la existencia de alteraciones cuantitativas o cualitativas, primarias o secundarias, de uno o varios de los componentes celulares o moleculares del sistema inmunitario. Dentro de las

---

✪ MODIFICACIONES DEL SISTEMA INMUNITARIO Y RESPUESTA A LOS FÁRMACOS

- La sobreexpresión de NF-κB, inducida por estímulos inflamatorios, incluidas citocinas, se ha asociado con la quimiorresistencia en pacientes con cáncer. Algunos agentes antineoplásicos activan el factor de transcripción NF-κB en los cánceres de pulmón y cérvix. Estos agentes son paclitaxel, vinblastina, vincristina, doxorubicina, daunomicina, 5-fluorouracilo, cisplatino y tamoxifeno (esta activación se relaciona con quimiorresistencia).

- El tratamiento con IFN o IL se asocia con un descenso en el aclaramiento relacionado con CYP. Concretamente, el tratamiento con IFN-α e IFN-β se asocia con una reducción de la actividad CYP1A2, y el tratamiento con IL-2, con una reducción de CYP1A2, CYP2C, CYP2E1 y CYP3A4.

- Los procesos infecciosos víricos alteran la expresión y actividad de las enzimas metabolizadoras y reducen la GpP y la expresión de MRP.

- Los niveles de IL-6 se correlacionan con un descenso en el aclaramiento mediado por CYP3A4 en pacientes con cáncer. Este tipo de relación puede tener gran importancia para el ajuste de dosis y la personalización del tratamiento.

- El estado inflamatorio crónico se asocia con el aumento en la ex-presión de citocinas. Las citocinas pueden alterar la expresión y actividad de CYP y modificar el metabolismo de fármacos. Asimismo, pueden influir no sólo en la expresión intestinal, hepática y cerebral de GpP, sino también en otros transportadores, como la proteína de resistencia asociada a múltiples fármacos y la proteína de resistencia al cáncer de mama, modificando la biodisponibilidad, distribución y disposición de numerosos fármacos. Estos cambios pueden contribuir a la variabilidad de la respuesta al fármaco y a la aparición de efectos adversos.

- En los pacientes infectados por VIH la actividad del CYP3A4 es un 20 % menor y la actividad del CYP2D6 un 40 % menor.

- Es conocida la importancia de los inhibidores de la transcriptasa inversa (análogos no nucleósidos) y de los inhibidores de la proteasa como inductores o inhibidores de la metabolización mediada por CYP. Sin embargo, algunos de estos fármacos además actúan como inhibidores (ritonavir, lopinavir) o inductores (amprenavir, ritonavir, nefinavir, lopinavir, efavirenz) de la expresión de GpP.

Tabla 69-8. Modificaciones del sistema inmunitario inducidas por alteraciones en la nutrición

FACTOR INMUNITARIO/ ALTERACIÓN NUTRICIONAL	AFECTACIÓN DEL SISTEMA INMUNOLÓGICO
Inmunidad celular	Aunque se alteren las subpoblaciones linfocitarias, la función inmunitaria se conserva en gran medida
Pacientes desnutridos	Involución tímica y modificación de las subpoblaciones linfocitarias circulantes (niños) $\downarrow$ CD3 $\downarrow$ NK
Pacientes desnutridos + proceso infeccioso	Reducción de la relación CD4/CD8
Pacientes con kwashiorkor	Disminución del número total de linfocitos (a expensas de los linfocitos T)
Inmunoglobulinas séricas	
Malnutrición proteicocalórica	$\downarrow$ IgG
Marasmo grave	$\downarrow$ IgA
Marasmo leve	= IgA, = IgM
Desnutrición	$\uparrow$ IgE
Desnutrición grave (niños)	$\uparrow$ IgA (IgA$_1$, IgA$_2$)
Complemento	Disminución de los diferentes componentes del complemento
Desnutrición	$\downarrow$ Generalizada (principalmente C3 y C9) $\uparrow$ C4 y C5
Fagocitosis	Ligeros déficits en quimiotaxis y muerte intracelular, aunque no se han observado defectos en los lisosomas o en la actividad oxidativa

Tabla 69-9. Micronutrientes e inmunidad

MICRONUTRIENTE	AFECTACIÓN DEL SISTEMA INMUNOLÓGICO
Arginina	Sustrato No-sintasa (propiedades antiinflamatorias)
Glutamina	Inductor de la síntesis proteica Sustrato energético (además de la glucosa) para neutrófilos: • Estímulo de la fagocitosis • Producción de radicales libres de oxígeno
Cinc	Actividad mitogénica: • Induce la proliferación celular • Induce la producción de IL-6, TNF-α, IFN-γ Su déficit se asocia a: • Disminución de la actividad de la timulina • Reducción de la actividad de linfocitos T • Reducción de la actividad de macrófagos Disminución de la producción de inmunoglobulinas
Hierro	Clínicamente, el déficit de hierro no parece asociarse con alteraciones inmunológicas significativas
Vitamina A	En pacientes con inmunodeficiencia variable común: • $\uparrow$ Síntesis de inmunoglobulinas • $\downarrow$ Respuesta inflamatoria Sin relevancia en la respuesta inmunitaria celular
Antioxidantes Vitaminas A y E, flavonoides, selenio	Modulación de la respuesta inmunitaria y de la función fagocítica
Nucleótidos	Experimental: • Estímulo de Th1 (relacionado con un aumento en la producción de IL-12 con reducción de la respuesta IgE) • Inhibición de Th2 • $\downarrow$ IgM, IgG1, IgE
Ácidos grasos Dietas con alto contenido de ácidos grasos poliinsaturados omega-3 (γ-linolénico)	Efecto inmunosupresor y antiinflamatorio Reducen (modelos experimentales): • Proliferación producida por mitógenos • Actividad NK • Producción de IL-2 • Expresión de moléculas de adhesión • Linfocinas inflamatorias como IL-1 y TNF-α

IFN-γ: interferón gamma; IL: interleucina; TNF-α: factor de necrosis tumoral alfa.

inmunodeficiencias primarias se incluyen las enfermedades debidas a defectos primarios en la generación, cantidad o funcionalidad de las células que participan en la respuesta inmunitaria, linfocitos B, T y NK y otros leucocitos, así como de factores moleculares que colaboran en ella, como componentes del sistema del complemento y citocinas.

Los individuos malnutridos son más vulnerables a las infecciones, considerándose la malnutrición como causa de inmunodeficiencia. En este sentido se han ido acumulando evidencias que indican que ciertas deficiencias nutricionales, especialmente de vitaminas y oligoelementos, pueden ocasionar cambios en la estructura y la función del sistema inmunológico (**tablas 69-8** y **69-9**).

Entre las inmunodeficiencias secundarias se incluyen las condicionadas por el empleo de procedimientos médicos (extirpación de bazo, uso de fármacos inmunosupresores y exposición a radiaciones ionizantes) y las asociadas a cuadros sistémicos, como hepatopatías, nefropatía crónica o diabetes mellitus. También hay que reconocer como factores etiológicos de inmunodeficiencia a los agentes infecciosos. En este sentido, destaca en la actualidad la inmunodeficiencia inducida por el VIH.

Uso de fármacos en el sida: cambios farmacocinéticos y farmacodinámicos

En los últimos años se han efectuado notables avances en el conocimiento de la resistencia a los fármacos antirretrovira-

les, así como de las interacciones medicamentosas, frecuentes en estos pacientes. En este sentido, los efectos adversos del tratamiento antirretroviral (TAR) son importantes y en muchos casos se relacionan con el estado inmunitario que presenta el paciente. Además, la coinfección por el VIH y el virus de la hepatitis C es frecuente en nuestro país y constituye una importante causa de morbimortalidad (en algunos casos debido a una afectación significativa del estado inmunitario).

Actualmente, el TAR con combinaciones de tres fármacos constituye el tratamiento de inicio de elección en la infección crónica por el VIH-1. Estas pautas deben incluir dos análogos de los nucleósidos o los nucleótidos más un no análogo, o dos análogos de los nucleósidos o los nucleótidos más un inhibidor de la proteasa potenciado con ritonavir o un inhibidor de la integrasa. La adherencia al TAR desempeña un papel fundamental en el inicio del tratamiento y en la persistencia de la respuesta antivírca.

El objetivo del TAR es lograr una carga viral plasmática (CVP) indetectable. Las opciones terapéuticas en los fracasos del TAR se ven limitadas por la aparición de resistencias cruzadas. Los estudios genotípicos en estos casos son de utilidad. Asimismo, hay que destacar los problemas de índole farmacocinética y farmacodinámica ligados a los cambios inmunitarios patentes en la enfermedad del sida.

Es importante investigar las interacciones medicamentosas que puedan explicar concentraciones insuficientes de algunos fármacos y evaluar causas relacionadas con una elevación de la CVP: infecciones intercurrentes y vacunaciones.

Cambios farmacocinéticos

Hay que considerar problemas relacionados con la absorción, el estado nutricional y, estrechamente vinculado a lo anterior, las potenciales interacciones farmacológicas que pueden producirse en estos pacientes. En definitiva, las alteraciones farmacocinéticas condicen a menudo a una disminución de las concentraciones plasmáticas de los fármacos antirretrovirales, con la consecuente pérdida de efectividad, así como un incremento en la aparición de reacciones adversas, relacionadas con el tratamiento antirretroviral y otros medicamentos asociados.

Los pacientes con enfermedad de sida presentan una mayor prevalencia del fenotipo acetilador lento. Este hecho es más evidente en los casos de enfermedad aguda. Paralelamente se observa una alteración en la actividad de la vía oxidativa, evidenciándose un descenso en la desmetilación mediada por el CYP1A2, así como un incremento en el índice de 8-hidroxilación. Estos cambios en algunas vías de metabolización podrían condicionar el incremento de reacciones adversas observadas en la fase aguda del sida.

La explicación de los cambios metabólicos citados y de sus consecuencias puede involucrar varios factores. Por un lado, es conocido que los acetiladores lentos presentan mayor riesgo de toxicidad frente a varios grupos de fármacos, entre ellos isoniazida, hidrazina, procainamida, sulfamidas y dapsona. Con respecto al sida, la mayor prevalencia en cuanto a una acetilación lenta no guarda relación con la infección por el virus VIH, sino con la fase aguda de la enfermedad. La acetilación lenta condiciona una vía metabólica alternativa, la oxidación, de la que se derivan metabolitos tóxicos (hidroxilamina y compuestos nitrosos). Estos metabolitos, en condiciones normales, son detoxificados mediante el sistema del glutatión, tripéptido que presenta unos niveles bajos en los pacientes con sida. La acumulación de estos compuestos, en definitiva, se traduce en un daño celular.

Por otro lado, el descenso en la desmetilación se relaciona con un incremento en los niveles de IFN durante la infección vírica. Este aumento en los niveles de IFN condiciona un descenso en el metabolismo, por una inhibición de la síntesis de citocromo P-450. Este hecho ha sido constatado en pacientes afectados por una infección vírica, comprobándose una disminución del metabolismo de la teofilina mediado por el CYP1A2. Por último, en los pacientes con sida en fase aguda el incremento en los niveles de IFN induce a la enzima xantinooxidasa.

Se ha demostrado en los pacientes infectados por VIH que la actividad del CYP3A4 es un 20 % menor y la actividad del CYP2D6 un 40 % menor.

Además de la inhibición en las actividades enzimáticas relacionadas con el citocromo P-450 (tabla 69-10) mencionadas, se debe añadir que también se ve afectada la glucuronoconjugación hepática. Por otro lado, existe una actividad incrementada de la GpP, lo que condiciona una alteración en la biodisponibilidad de los fármacos antirretrovirales, su distribución y, por lo tanto, su disposición.

Los pacientes africanos con sida presentan una mayor concentración plasmática de TNF-α, que podría ser la responsable de una menor respuesta al tratamiento antituberculoso en estos pacientes. También se ha implicado a esta citocina en el fracaso del TAR.

Las interacciones farmacológicas son frecuentes durante el tratamiento de estos pacientes. Muchos antirretrovirales, en especial los inhibidores de la proteasa y los inhibidores de la trascriptasa inversa no nucleósidos, presentan interacciones a nivel metabólico, inducción o inhibición del metabolismo de otros antirretrovirales o fármacos usados durante el transcurso de la enfermedad. Además, los antimicrobianos ampliamente utilizados en la profilaxis y el tratamiento de las infecciones oportunistas que afectan a estos pacientes (macrólidos, quinolonas, antifúngicos y rifamicinas) también actúan como inhibidores o inductores enzimáticos.

En algunos casos, las interacciones observadas permiten combinaciones de TAR que incluyen inhibidores de la proteasa potenciados. El uso de pequeñas dosis de ritonavir (el de mayor efecto depresor del citocromo P-450) reduce el metabolismo del segundo inhibidor de la proteasa y mejora su perfil farmacocinético. La combinación de un inhibidor de la proteasa potenciado con ritonavir permite reducir el número de comprimidos y utilizar una posología de una o dos veces al día con las comidas, con lo que se puede favorecer la adherencia al TAR. Además, mejora el cociente $C_{mín}/CI_{50}$ del segundo inhibidor de la proteasa, con lo que se podría evitar la aparición de resistencias. Estas combinaciones de dos inhibidores de la proteasa tienen el inconveniente de que pueden potenciar la toxicidad.

Es conocida la importancia de los inhibidores de la transcriptasa inversa (análogos no nucleósidos) y de los inhibidores de la proteasa como inductores o inhibidores de la metabolización mediada por CYP. Sin embargo, algunos de estos fármacos, además, actúan como inhibidores (ritonavir, lopinavir) o inductores (amprenavir, ritonavir, nelfinavir, lopinavir, efavirenz) de la expresión de GpP. La utilización de ritonavir incrementa la biodisponibilidad de otros inhibidores de la proteasa, recomendándose su uso como «potenciador» en el TAR. Por otro lado, el uso de tipranavir/ritonavir induce la expresión de GpP, lo que implica una reducción de más de un 50 % de los niveles plasmáticos de otros inhibidores de la proteasa. Asimismo, algunos de éstos (atazanavir, lopinavir/ritonavir, darunavir) incrementan la disponibilidad de tenofovir, presumiblemente por una reducción en la expresión de GpP por parte de los inhibidores de la proteasa.

Los cambios farmacocinéticos que se producen en los pacientes con sida condicionan, como ya se ha mencionado, problemas relacionados con la disposición, adherencia y aparición de efectos adversos, factores que en último término pueden determinar el fracaso terapéutico.

Cambios farmacodinámicos

Desde el punto de vista farmacodinámico se han descrito distintas interacciones. Por ejemplo, existe un antagonismo a nivel de la fosforilación intracelular entre zidovudina y estavudina, con una disminución del efecto antivírico de esta última.

Incremento de las reacciones adversas en pacientes con sida

La mayor susceptibilidad a las reacciones adversas de los pacientes infectados por el VIH está relacionada con cambios inmunitarios, que se traducen en una sobreproducción de IgE, un incremento de anticuerpos circulantes frente a diferentes fármacos mediado por la activación policlonal de linfocitos B y diversas alteraciones en el metabolismo hepático, entre los factores más estudiados.

Los efectos adversos asociados con el TAR son numerosos, en ocasiones graves y a menudo se relacionan directamente con las múltiples interacciones farmacológicas que se producen. De forma somera, pueden resumirse en anemia, miopatía, neuropatía, toxicidad neuropsíquica, exantema y/o hipersensibilidad, hepatitis, toxicidad gastrointestinal, pancreatitis, insuficiencia renal o nefrolitiasis, alteraciones metabólicas e hidroelectrolíticas, osteopenia e, incluso, mayor incidencia de enfermedades cardiovasculares.

Los efectos adversos específicos de grupo más importantes de los análogos de los nucleósidos son la acidosis láctica y la esteatosis hepática. Sin embargo, es necesario destacar la reacción de hipersensibilidad relacionada con abacavir. Esta reacción es rara (3-4 %, relacionada con el halotipo HLA-B*5701, DR7, DQ3), aparece antes del primer mes de tratamiento y puede resultar mortal. La reexposición al fármaco se relaciona con un aumento en la gravedad de los síntomas, por lo que está contraindicada.

Los efectos adversos específicos de grupo más importantes de los inhibidores de la transcriptasa inversa no nucleósidos son el exantema y la hipertransaminasemia. La nevirapina se asocia con reacciones de hipersensibilidad con manifestaciones cutáneas graves y hepatotoxicidad. En este caso, los pacientes tampoco deben ser reexpuestos al fármaco. Las mujeres y los pacientes con cifra elevada de linfocitos CD4$^+$ tienen un riesgo aumentado de reacciones adversas hepáticas. Se ha observado una incidencia mayor de alteraciones hepáticas sintomáticas en mujeres con > 250 linfocitos CD4$^+$/µl que en aquellas con < 250 linfocitos CD4$^+$/µl (11 % frente a 0,9 %). De igual forma, se ha descrito un aumento del riesgo en hombres con > 400 linfocitos CD4$^+$/µl que en aquellos que tienen cifras inferiores (6,3 % frente a 1,2 %).

El uso de cotrimoxazol en pacientes VIH-positivos se asocia con una mayor frecuencia de reacciones de hipersensibilidad (40-80 %). El mecanismo de producción de este efecto adverso se relaciona con dos metabolitos producidos por reacciones de N-hidroxilación y 5-hidroxilación. Aunque ésta no es la principal ruta metabólica, la mayor incidencia del fenotipo acetilador lento en estos pacientes, junto a

Tabla 69-10. Interacciones metabólicas relacionadas con el tratamiento antirretroviral

GRUPO FARMACOLÓGICO	FÁRMACO	INTERACCIÓN METABÓLICA
Inhibidores de la transcriptasa inversa de nucleósidos o nucleótidos	Azidovudina	Cambios en la glucuronoconjugación de azidovudina por otros fármacos
Inhibidores de la transcriptasa inversa no nucleósidos	Nevirapina Delavirdina Efavirenz	Inductor CYP3A, 2B6 Inhibidor CYP3A4, 2C9, 2C19 Inductor CYP3A4 Inhibidor CYP2B6, 3A4, 2C9, 2C19
Inhibidores de la proteasa	Ritonavir	Inhibidor CYP3A4, 2D6, 2C9, 2C19, 2A6, 2E1, 2B6 Inductor CYP1A2, 2C9, 2C19 Autoinductor de su metabolismo Inductor UDPGT
	Nelfinavir	Inhibidor CYP3A4, 2C19, 2D6, 1A2, 2B6 Inductor UDPGT
	Indinavir, saquinavir, amprenavir	Inhibidores CYP3A4

UDPGT: uridindifosfato-glucuroniltransferasas.

variaciones del polimorfismo genético en relación al CYP2C9 (CYP2C9*2/*3), parecen ser la causa de esta mayor aparición de reacciones de hipersensibilidad. No obstante, en reacciones no graves, la realización de una desensibilización permite continuar con el uso de cotrimoxazol.

La rifampicina en dosis habituales es bien tolerada, y menos del 4 % de los pacientes presentan reacciones adversas importantes. Las más frecuentes son las reacciones gastrointestinales y la hepatotoxicidad. Los efectos adversos cutáneos son frecuentes en pacientes con infección por VIH y su incidencia aumenta cuanto mayor es el deterioro inmunológico. Este tipo de reacciones mediadas por IgE son susceptibles de desensibilización sin riesgo de aparición de reacciones adversas graves, posibilitando el mantenimiento del tratamiento antituberculoso con este fármaco. Sin embargo, las reacciones de seudohipersensibilidad, representadas por un cuadro seudogripal, crisis de trombocitopenia, hemólisis e insuficiencia renal aguda, medidas por inmunocomplejos compuestos por anticuerpos de IgM e IgG y relacionadas con la administración intermitente del fármaco, no se benefician de la desensibilización, y la reexposición supone un riesgo que sólo debe asumirse en situaciones muy limitadas.

El ciprofloxacino es otro antibiótico que presenta una mayor incidencia de reacciones adversas, en concreto nefrotoxicidad, en pacientes con alteraciones inmunitarias: cáncer e infección por VIH. Uno de los factores comunes en los casos descritos en la literatura científica es la presencia de neutropenia, hecho que debe inducir una modificación en la dosificación de ciprofloxacino.

Los pacientes con sida son un grupo de especial dificultad para establecer la responsabilidad de un fármaco determinado en una alteración del perfil hepático, debido a la frecuente coexistencia de hepatitis vírica crónica y de granulomatosis secundaria a infecciones o tumores. No obstante, el 10-20 % de las anomalías de las transaminasas en dichos pacientes son de causa tóxica. Si el perfil hepático es compatible con una lesión de tipo hepatocelular, la actitud dependerá de los niveles basales de transaminasas. Con niveles basales normales, el tratamiento debe suspenderse ante un incremento mayor de 3 veces de alanina-aminotransferasa (ALT), comenzando por suspender el fármaco más hepatotóxico, si se administran varios simultáneamente. Si se parte de niveles basales elevados (usualmente debidos a hepatitis vírica crónica), el tratamiento debe suspenderse ante un incremento de ALT mayor de 5 veces. Si la lesión sospechada es de tipo colestásico (predominio de elevación de fosfatasa alcalina, cualquiera que sea su valor), el tratamiento se suspende únicamente ante la aparición de ictericia o con elevaciones asociadas de ALT, siguiendo la misma guía mencionada previamente. Los niveles basales elevados de fosfatasa alcalina en estos pacientes son generalmente secundarios a granulomatosis.

En resumen, el tratamiento del VIH/sida ha evolucionado significativamente a lo largo de los años, y se han desarrollado numerosos fármacos antirretrovirales para controlar la infección por el virus de la inmunodeficiencia humana. Estos fármacos actúan inhibiendo la replicación viral y reducen la carga viral en el organismo, lo que permite mejorar la calidad de vida de las personas con VIH y prevenir la progresión a enfermedades relacionadas con el sida.

Algunos de los cambios farmacocinéticos más relevantes en el contexto del VIH/sida incluyen:

Interacciones farmacológicas. Algunos fármacos utilizados en el tratamiento del VIH pueden interactuar con otros medicamentos, incluidos otros antirretrovirales y fármacos utilizados para tratar condiciones coexistentes. Estas interacciones pueden alterar la concentración de los fármacos en el organismo y afectar su eficacia o aumentar el riesgo de efectos adversos.

Variabilidad interindividual. Diferencias genéticas que implican cambios en la eliminación de los fármacos antirretrovirales.

Cambios en la función renal y hepática. Tanto el VIH como algunos fármacos antirretrovirales pueden afectar la función renal y hepática.

Barrera hematoencefálica. Algunos antirretrovirales tienen dificultades para atravesar la barrera hematoencefálica, esto puede limitar la eficacia de ciertos fármacos en el tratamiento de infecciones cerebrales asociadas con el VIH, como la encefalopatía por VIH.

BIBLIOGRAFÍA

Respiratorio

Akkerman-Nijland AM, Akkerman OW, Grasmeijer F, Hagedoorn P, Frijlink HW, Rottier BL, Koppelman GH, Touw DJ. The pharmacokinetics of antibiotics in cystic fibrosis. Expert Opin Drug Metab Toxicol 2021;17(1): 53-68.

Kovalchuk N, Zhang QY, Van Winkle L, Ding X. Contribution of Pulmonary CYP-mediated Bioactivation of Naphthalene to Airway Epithelial Injury in the Lung. Toxicol Sci 2020;177(2): 334-46.

Laska IF, Crichton ML, Shoemark A, Chalmers JD. The efficacy and safety of inhaled antibiotics for the treatment of bronchiectasis in adults: a systematic review and meta-analysis. Lancet Respir Med 2019;7(10): 855-69.

Purkayastha D, Agtarap K, Wong K, Pereira O, Co J, Pakhale S, Kanji S. Drug-drug interactions with CFTR modulator therapy in cystic fibrosis: Focus on Trikafta®/Kaftrio®. J Cyst Fibros 2023; S1569-993.

Spagnolo P, Bonniaud P, Rossi G, Sverzellati N, Cottin V. Drug-induced interstitial lung disease. Eur Respir J 2022; 60(4): 2102776.

Digestivo

Elmeliegy M, Vourvahis M, Guo C, Wang DD. Effect of P-glycoprotein (P-gp) Inducers on Exposure of P-gp Substrates: Review of Clinical Drug-Drug Interaction Studies. Clin Pharmacokinet 2020; 59(6): 699-714.

Hua S, Lye EC. Impact of gastric and bowel surgery on gastrointestinal drug delivery. Drug Deliv Transl Res 2023; 13(1): 37-53.

Jeremy R, Parfitt MD, David K. Pathological effects of drugs on the gastrointestinal tract: a review. Human Pathol 2007; 38: 527-36.

Jianu CS, Fossmark R, Viset T, Qvigstad G, Sordal O, Marvik R, Waldum HL. Gastric carcinoids after long-term use of a proton pump inhibitor. Aliment Pharmacol Ther 2012; 36(7): 644-9.

Juvale IIA, Hamid AAA, Halim KBA, Has ATC. P-glycoprotein: new insights into structure, physiological function, regulation and alterations in disease. Heliyon 2022 Jun; 8(6): e09777.

Nanayakkara AK, Follit CA, Chen G, Williams NS, Vogel PD, Wise JG. Targeted inhibitors of P-glycoprotein increase chemotherapeutic-induced mortality of multidrug resistant tumor cells. Sci Rep 2018; 8: 967.

Nguyen TTL, Duong VA, Maeng HJ. Pharmaceutical Formulations with P-Glycoprotein Inhibitory Effect as Promising Approaches for Enhancing Oral Drug Absorption and Bioavailability. Pharmaceutics 2021 Jul; 13(7): 1103.

Parodi A, Buzaeva P, Nigovora D, Baldin A, Kostyushev D, Chulanov V, Savvateeva LV, Zamyatnin AAJr. Nanomedicine for increasing the oral bioavailability of cancer treatments. J Nanobiotechnology. 2021; 19: 354.

Smett De J, Bocxlaer JV, Boussery K. The influence of Bypass Procedures and other Anatomical Changes on the gastrointestinal tract on the oral bioavailability of drugs. J Clin Pharmacol 2013; 53(4): 361-76.

Titus R, Kastenmeier A, Otterson MF. Consequences of Gastrointestinal Surgery on Drug Absorption. Nutr Clin Pract 2013; 28 (4): 429-36.

Inmunidad

Duan C, Yu M, Xu J, Li BY, Zhao Y, Kankala RK. Overcoming Cancer Multi-drug Resistance (MDR): Reasons, mechanisms, nanotherapeutic solutions, and challenges. Biomed Pharmacother 2023; 162: 114643.

Grandits M, Ecker GF. Ligand- and Structure-based Approaches for Transmembrane Transporter Modeling. Curr Drug Res Rev 2023 May 8. doi: 10.2174/2589977515666230508123041.

Nigam SK, Granados JC. OAT, OATP, and MRP Drug Transporters and the Remote Sensing and Signaling Theory. Annu Rev Pharmacol Toxicol 2023; 63: 637-60.

Pote MS, Gacche RN. ATP-binding cassette efflux transporters and MDR in cancer. Drug Discov Today. 2023 May; 28(5): 103537. doi: 10.1016/j.drudis.2023.103537.

Riera M, Wichmann MAV, Camino X, Perez-Molina JA, Delgado E, Merino MD, Alvarez-Cascos A, Saura RM, Blanco JR. Executive summary of the consensus document of the HIV quality of care indicators. GESIDA updated. Enferm Infecc Microbiol Clin (Engl Ed) 2022; 40(1): 35-8.

Sadee W, Wang D, Hartmann K, Toland AE. Pharmacogenomics: Driving Personalized Medicine. Pharmacol Rev 2023; 75(4): 789-814.

Yaghoubi S, Karimi MH, Lotfinia M, Gharibi T, Mahi-Birjand M, Kavi E, et al. Potential drugs used in the antibody-drug conjugate (ADC) architecture for cancer therapy. J Cell Physiol 2020; 235: 31-64.

Reacciones adversas a los medicamentos

70

E. Vargas Castrillón, M. R. Salas Butrón y A. B. Rivas Paterna

INTRODUCCIÓN

Las reacciones adversas a los medicamentos no constituyen un problema nuevo para la medicina; es más, son tan antiguas como ella misma. En el código de Hammurabi (2200 a.C.) se indica el castigo que recibirá un médico que «causare la muerte a un paciente». Homero (700 a.C.) menciona en *La Odisea* la existencia de medicinas nocivas, y Sócrates (469-399 a.C.) realiza una exposición de los síntomas que aparecen tras ingerir coniína, alcaloide que se encuentra en gran concentración en el jugo de la cicuta.

Uno de los primeros antecedentes históricos a nivel gubernamental de que se dispone en la época moderna data de 1906, en Estados Unidos, debido a la adulteración de alimentos, cuando no se controlaba la cantidad de sal que se utilizaba para su conservación. El gobierno de Estados Unidos retiró este tipo de alimentos. Posteriormente, en 1937, más de 100 personas murieron por insuficiencia renal debido a la utilización de un elixir de sulfonamida diluido en dietilenglicol. Estos hechos hicieron que, en 1938, la *Food, Drug and Cosmetic Act*, actual *Food and Drug Administration* (FDA), pasara a controlar la toxicidad de los medicamentos en etapas previas a su comercialización, sin exigirse todavía pruebas de su eficacia. En 1952 se publicó el primer libro sobre reacciones adversas de medicamentos, el de L. Meyler, *Side effects of drugs*, en Amsterdam, por la editorial Elsevier.

Pero lo que se puede considerar el punto de partida de la importancia de las reacciones adversas a los medicamentos se sitúa en 1962, con el caso de la talidomida. Este medicamento se autorizó en 1958 como sedante y antiemético durante el embarazo. En 1961, en la revista *Lancet* se publicaron casos de malformaciones congénitas, conocidas como focomelia, en niños a cuyas madres se les había prescrito talidomida durante el primer trimestre del embarazo. Este medicamento fue retirado en 1962, y la Organización Mundial de la Salud (OMS) estableció una oficina para la recogida de datos. A partir de ese momento empezaron a constituirse comités de seguridad de medicamentos en todos los países, y también está en ese episodio el origen de la farmacovigilancia en España.

CONCEPTOS GENERALES

En España, el Real Decreto de Farmacovigilancia (Real Decreto 577/2013, de 26 de julio) incluye una serie de definiciones entre las que se encuentra la de reacción adversa como «cualquier respuesta nociva y no intencionada a un medicamento», incluyendo cualquier reacción adversa derivada de cualquier uso al margen de los términos de la autorización de comercialización, abuso y errores de medicación. Conviene también definir otra serie de términos que en ocasiones se consideran sinónimos de reacción adversa, a pesar de que no lo son:

- Error de medicación: fallo no intencionado en el proceso de prescripción, dispensación o administración de un medicamento bajo el control del profesional sanitario o del ciudadano que consume el medicamento. Los errores de medicación que ocasionen un daño en el paciente se consideran reacciones adversas, excepto aquellos derivados del fallo terapéutico por omisión de un tratamiento.
- Efecto secundario: efecto que se produce, no por la acción farmacológica principal, sino como consecuencia del efecto buscado, como por ejemplo la hipopotasemia que aparece con algunos diuréticos.
- Efecto colateral: efecto que forma parte de la propia acción farmacológica del medicamento y suele manifestarse en otro órgano o sistema, como por ejemplo la sequedad de boca que producen los antidepresivos tricíclicos.
- Reacción alérgica: el fármaco o sus metabolitos adquieren un carácter antigénico, provocando una reacción inmunitaria.
- Reacción idiosincrásica: reacción determinada por factores genéticos que se caracteriza por la respuesta anormal de algunos individuos frente a un fármaco.
- Acontecimiento adverso: cualquier incidente perjudicial para la salud en un paciente o individuo de un ensayo clínico tratado con un medicamento, aunque no tenga necesariamente relación causal con dicho tratamiento.
- Toxicidad: efecto debido a la acción directa del fármaco que, en dosis elevadas, puede producir lesión celular, como ocurre con la sobredosis de paracetamol y la insuficiencia hepática. En términos prácticos, todos los fármacos son tóxicos en sobredosis, aunque las dosis consideradas habituales pueden ser tóxicas en algunos pacientes con enfermedad hepática o renal.
- Intolerancia: efecto que se produce como consecuencia de la distinta sensibilidad que presentan los individuos a los fármacos.

EPIDEMIOLOGÍA

Incidencia y costes

Las reacciones adversas suponen un problema grave de salud en términos de morbilidad, mortalidad y coste. Se estima que alrededor de 770.000 personas sufren algún tipo de daño o mueren como consecuencia de reacciones adversas cada año. En los diferentes estudios que se han llevado a cabo para estimar la frecuencia de reacciones adversas que dan lugar a ingresos hospitalarios, las cifras varían entre un 3 % y un 7 % del total de los ingresos hospitalarios. Uno de los estudios prospectivos más rigurosos llevado a cabo para estudiar las reacciones adversas en el ámbito hospitalario, el *ADE Prevention Study*, estimó en 6,5 las reacciones adversas por cada 100 adultos ingresados, de las que más de un 25 % se consideraron evitables.

Por otra parte, según los distintos estudios, las reacciones adversas se han identificado como la cuarta o quinta causa de muerte en los hospitales. Es más, el riesgo de muerte en los pacientes que experimentan una reacción adversa es casi el doble con respecto al de los que no la presentan.

Alrededor del 9,7 % de las reacciones adversas pueden producir una discapacidad permanente. En España se llevó a cabo un estudio en atención primaria (APEAS) para evaluar la incidencia de reacciones adversas tras la revisión de 96.000 consultas durante el año 2006, y se estimó que casi 19 millones de reacciones adversas eran atribuibles a medicamentos, de las que más de un millón fueron graves.

El aumento de la morbilidad conlleva un aumento del tiempo de estancia hospitalaria en los pacientes que experimentan reacciones adversas. Así, los que las experimentan pueden estar ingresados, de promedio, 8-12 días más que los que no las presentan. Por todo ello, se reconoce que se trata de un problema de enorme trascendencia sanitaria y, en consecuencia aumentan innecesariamente el gasto sanitario.

Los estudios sobre la frecuencia y las consecuencias económicas de las reacciones adversas son muy heterogéneos, ya que dependen del país donde se han realizado, el sistema sanitario, los períodos estudiados, el tipo de hospital, la población incluida, etc. De esta manera, la frecuencia de reacciones adversas puede presentar un intervalo amplio (desde menos del 1 % hasta el 26 %), y esta heterogeneidad también influye en la estimación de los costes. En un estudio llevado a cabo en España, el 19,4 % de los ingresos se debía a reacciones adversas, lo que suponía unos costes totales asociados de 237.377 euros, con una media estimada de coste por admisión de 4.844 euros. Esto supondría unos costes anuales de 15.568.952 euros.

Metodología para la detección

Para llevar a cabo estos estudios se pueden emplear distintas metodologías. Las más frecuentes son la notificación espontánea, la revisión de historias clínicas y la observación directa. Cada método puede detectar diferentes tipos de reacciones adversas, y no existe un método de detección que pueda considerarse ideal. A veces es necesario utilizar varios para detectar la verdadera frecuencia de la reacción adversa; de ellos, la revisión de historias clínicas es el método más sistemático para identificarlas. Sin embargo, también es el que más tiempo consume y el más costoso.

Además, hay que destacar que algunas reacciones adversas pueden no estar recogidas en la historia clínica, debido a que no hay métodos estandarizados de recogida de los datos clínicos, se plantean problemas de responsabilidad legal, falta de conocimiento médico de la reacción adversa o los datos de la historia clínica son incompletos (v. cap. 73).

VALORACIÓN DE CAUSALIDAD

Un punto crucial para evaluar las reacciones adversas es saber si existe una relación de causalidad entre la toma del medicamento y la reacción adversa. Esta evaluación puede verse dificultada debido a que la reacción adversa no sólo depende del medicamento, sino que existe una serie de factores de riesgo asociados que pueden facilitar su aparición. Un mismo medicamento puede producir varias reacciones adversas, y varios medicamentos producir la misma reacción adversa. Por ello, cuando se evalúa una reacción adversa, la gama de aproximaciones es amplia, y ninguna ha alcanzado una aceptación unánime.

Ante una reacción adversa lo primero que hay que preguntarse es si ese medicamento puede producir esa reacción en general y, para poder contestar la pregunta, hay que analizar toda la información disponible sobre ese medicamento. En el caso de las reacciones denominadas **de tipo A** (v. más adelante), puede ser relativamente fácil demostrar que un medicamento ha producido una reacción adversa mediante la realización de un estudio diseñado para tal fin. No obstante, hay que tener en cuenta que esa reacción adversa puede observarse en algunos pacientes y no en otros, en función de determinados factores de riesgo. Sin embargo, en el caso de las reacciones adversas **de tipo B**, debido a su mecanismo de producción (v. más adelante), estas reacciones no suelen ser reproducibles ni pueden evaluarse en estudios.

La segunda pregunta que hay que plantearse es si el medicamento ha producido esa reacción adversa en concreto. La respuesta dependerá de los datos registrados, de la información que se pueda obtener y de la experiencia de la persona que realiza la evaluación. De esta manera, lo que se evalúa es si existe una relación causal. Para poder establecerla se dispone de una amplia variedad de métodos estructurados y estandarizados de evaluación. Las reacciones adversas suponen un problema grave de salud en términos de morbilidad, mortalidad y coste. Una limitación de esta clasificación es que, por ejemplo, para que una sospecha de reacción adversa tras la administración de penicilina sea considerada definida es necesario someter al paciente a una reexposición. Así, si en la primera administración el paciente presentó un *shock* anafiláctico, sin causa alternativa que lo explique, esa primera reacción adversa sólo puede clasificarse como probable, pero no sería ético someterlo a una nueva reexposición, teniendo en cuenta la gravedad de los síntomas que presentó. Por otra parte, cuando una reacción adversa no se conoce, disminuye automáticamente la relación de causalidad. En 1981, tomando como base el algoritmo de Karch y Lasagna, Naranjo y cols. desarrollaron otro sistema de evaluación **(tabla 70-1)**. En este caso se realizan 10 preguntas que son cuantificadas con una puntuación de −1, 0, +1 y +2. Según se responde a las preguntas se va acumulando una puntuación, que posteriormente se traduce en unos criterios de causalidad: cierta con una puntuación de 9 o superior; probable con 5-8 puntos; posible con 1-4 puntos, y dudoso si la puntuación es de 0.

Aunque el uso de sistemas estandarizados de evaluación disminuye la variación interobservador, sigue habiendo discrepancias no sólo entre las personas que realizan la evaluación, sino también entre los distintos sistemas de evaluación

Tabla 70-1. Método para la valoración de causalidad de una reacción adversa

	Sí	No	No se sabe
1. ¿Existen informes previos concluyentes de esta reacción adversa?	+1	0	0
2. ¿Apareció el efecto adverso después de que se administrara el fármaco sospechoso?	+2	−1	0
3. ¿Mejoró la reacción adversa tras la suspensión del fármaco o cuando se administró un antagonista específico?	+1	0	0
4. ¿Reapareció la reacción adversa cuando se readministró el fármaco?	+2	−1	0
5. ¿Hay causas alternativas que por sí mismas pudieran haber causado la reacción?	−1	+2	0
6. ¿Reapareció la reacción cuando se administró un placebo?	−1	+1	0
7. ¿Se detectaron concentraciones del fármaco en la sangre (u otros líquidos) conocidas como tóxicas?	+1	0	0
8. ¿Fue la reacción más intensa cuando se aumentó la dosis, o menos intensa cuando se redujo?	+1	0	0
9. ¿Tuvo el paciente una reacción adversa al mismo fármaco o a otro similar en alguna exposición anterior?	+1	0	0
10. ¿Se confirmaron los efectos adversos con alguna evidencia objetiva?	+1	0	0

Puntuación total
Causalidad: cierta, ≥ 9; probable, 5-8; posible, 1-4; dudosa, ≤ 0

Tomado de Naranjo y cols., 1981.

disponibles. Al no haber un patrón de referencia para la evaluación de causalidad, los diferentes sistemas estandarizados no han demostrado su validez. Por otra parte, y como se ha mencionado previamente, una evaluación explícita (cierta o no relacionada) se da en pocos casos; tampoco se establece una cuantificación de la probabilidad de una relación, y de manera habitual no pueden separarse los informes que son válidos de los que no lo son. Así pues, la incertidumbre no se reduce, sino que se categoriza. La mayoría de los casos que se informan en farmacovigilancia son probables, posibles o dudosos. Sin embargo, el significado de estas categorías no suele ser muy preciso y a menudo se solapan, de manera que, según la visión de un observador u otro, la clasificación cambia.

La evaluación de causalidad es algo provisional puesto que a medida que se incrementa el conocimiento sobre lo acontecido, algo clasificado como inesperado puede llegar a ser probable. Por otra parte, la puntuación a las diferentes preguntas puede variar en función de la reacción adversa. Así, la sordera por eritromicina es reversible, y esto va a favor de la relación de causalidad, pero en el caso de los aminoglucósidos, con los que puede ser irreversible, quizá la relación de causalidad no se establezca en el mismo sentido.

En conclusión, ningún método de causalidad ha alcanzado una aceptación unánime y, por lo tanto, no se puede eliminar o cuantificar la incertidumbre, pero sí, como mínimo, establecer una categorización semicuantitativa. Así, el mejor método podría ser el que se utilice con mayor frecuencia, pero sobre todo aquel que uno esté acostumbrado a usar.

CLASIFICACIÓN DE LOS MECANISMOS DE PRODUCCIÓN DE LAS REACCIONES ADVERSAS A MEDICAMENTOS (RAM)

Una forma de clasificar las reacciones adversas es atendiendo a su mecanismo de producción. Una de las que suele aceptarse con mayor frecuencia es la propuesta por Rawlins y Thompson en 1977. En ella, las reacciones adversas se dividen en dos grandes grupos: de tipo A (*augmented*) y de tipo B (*bizarre*).

Reacciones adversas de tipo A

Son reacciones debidas a un efecto exagerado, pero por otra parte esperado, de la acción farmacológica del medicamento que se administra en dosis terapéuticas. Como ejemplos están la hipoglucemia secundaria a fármacos antidiabéticos, la somnolencia de las benzodiazepinas utilizadas como ansiolíticos, las hemorragias con los anticoagulantes, etc. Este tipo de reacciones suponen el mayor porcentaje de todas las reacciones adversas, y muestran, en su gran mayoría, alta morbilidad pero baja mortalidad. Pueden afectar a cualquier individuo y son predecibles, teniendo en cuenta las propiedades farmacológicas y toxicológicas del medicamento. Son dependientes de la dosis y, por lo tanto, se podrían corregir en algunos casos con un ajuste posológico.

Reacciones adversas de tipo B

Son reacciones que no son esperables a partir del conocimiento que se tiene del mecanismo de acción del medicamento cuando se administra en las dosis habituales y en pacientes que podrían manejarlo de una forma normal. Ejemplos serían la hipertermia maligna que puede aparecer con la anestesia, reacciones anafilácticas a ciertos antibióticos, etc. No suelen observarse durante el desarrollo del medicamento, y por lo general son impredecibles, si bien en algunos casos algunas reacciones de hipersensibilidad pueden ser previsibles, como las que aparecen con abacavir, carbamazepina y algunos tipos de antígenos leucocitarios humanos (HLA). La realización de pruebas genéticas para detectar un determinado alelo HLA se recomienda al inicio del tratamiento con abacavir y, en el caso de la carbamazepina, en determinadas poblaciones (asiáticas). Estas reacciones adversas de tipo B son poco frecuentes, pero cuando aparecen se asocian con una alta probabilidad de poner en riesgo la vida o ser gravemente incapacitantes.

Con el paso del tiempo, esta clasificación ha evolucionado gracias a las aportaciones de otros autores. Actualmente, la clasificación ha incorporado cuatro nuevas categorías: **C** (*Chronic*), **D** (*Delayed*), **E** (*End of Use*) y **F** (*Failure of Therapy*).

Reacciones adversas de tipo C

Este tipo de reacciones aparecen con el tratamiento continuado o prolongado de un fármaco. Habitualmente son RAM esperables y suelen producirse como resultado de la adaptación celular a la sustancia. Se podrían clasificar dentro de este grupo las reacciones de dependencia o taquifilaxia. Un ejemplo de este tipo de reacciones es la osteonecrosis de la mandíbula por bisfosfonatos.

Reacciones adversas de tipo D

Este tipo de reacciones aparecen en el paciente o en sus descendientes, tiempo después (incluso años después) del inicio de la administración del fármaco, aunque el problema comienza a desarrollarse desde el inicio de la administración del mismo. Habitualmente son dosis-dependientes y esperables. Serían reacciones diferidas en el tiempo, entre las que se incluyen la carcinogénesis y la teratogénesis. Ejemplos serían los defectos del tubo neural inducidos por carbamazepina o los linfomas provocados por la toma de fenitoína o ciclofosfamida.

Reacciones adversas de tipo E

Este tipo de reacciones aparecen como consecuencia de la supresión del tratamiento. Tienen una incidencia baja y son habitualmente esperables. Un ejemplo de estas reacciones sería el conocido «efecto rebote», es decir, cuando ocurre que el síntoma por el que se había iniciado el tratamiento, al suspenderlo, aparece de forma más acentuada como es el caso del insomnio que aparece tras la suspensión de las benzodiacepinas.

Reacciones adversas de tipo F

Este tipo de RAM son aquellas en las que los efectos farmacológicos esperados no aparecen tras el tratamiento prescrito como consecuencia, habitualmente, de interacciones con otros productos. Un ejemplo de este tipo de reacciones es la dosis inadecuada de anticonceptivos orales cuando se usa con inductores enzimáticos.

Es importante tener en cuenta que a medida que aumenta el conocimiento sobre los fármacos, puede cambiar la clasificación de una reacción adversa, por ejemplo, una reacción adversa considerada tipo B porque no se le encuentra explicación por los mecanismos de acción descritos hasta el momento para el medicamento implicado, en el futuro podrían descubrirse nuevos mecanismos de acción de fármaco que la explicaran y por tanto pasar a considerarse tipo A.

Otra clasificación de las reacciones adversas a medicamentos ampliamente extendida es la definida por la OMS que las estructura según la gravedad de la respuesta del paciente. Se definen 3 categorías: leves, moderadas y graves.

- Leve: Presencia de signos y síntomas fácilmente tolerables que no precisan de tratamiento ni prologar la estancia hospitalaria.
- Moderada: No amenazan directamente la vida del paciente, pero precisa de tratamiento farmacológico para revertir la RAM y puede prolongar la estancia hospitalaria.

Tabla 70-2. Clasificación de las reacciones adversas

Tipo A *(augmented)*
- Causas farmacéuticas
  - Calidad del medicamento
  - Velocidad de liberación
- Causas farmacocinéticas
  - Absorción
  - Distribución
  - Eliminación
- Causas farmacodinámicas
  - Receptores
  - Mecanismos homeostáticos
  - Enfermedad

Tipo B *(bizarre)*
- Causas farmacéuticas
- Causas farmacocinéticas
- Causas farmacodinámicas
  - Genéticas
  - Mecanismo inmunológico
    - Reacciones de tipo I o hipersensibilidad inmediata o anafilácticas
    - Reacciones de tipo II o citotóxicas
    - Reacciones de tipo III o por inmunocomplejos
    - Reacciones de tipo IV o de hipersensibilidad diferida

Otras clases de reacciones
- Tipo C *(chronic)*
- Tipo D *(delayed)*
  - Carcinogénesis
  - Teratogénesis

- Grave: Pone en peligro la vida del paciente o causa la muerte del mismo. Requiere hospitalización, prolongación del ya existente, tratamiento y puede causar invalidez. incapacidad o malformaciones.

MECANISMOS DE PRODUCCIÓN DE LAS REACCIONES ADVERSAS

Mecanismos de producción de las reacciones adversas de tipo A

Cuando se administra un medicamento a un grupo de individuos se obtienen diferentes respuestas. Esta variabilidad se manifiesta por sí misma tanto en las diferentes dosis que requieren distintos individuos para producir el mismo efecto, como en las diferentes respuestas a la administración de una misma dosis, y constituye las bases de las reacciones de tipo A. Suelen ocurrir con medicamentos que tienen un estrecho margen terapéutico. Los mecanismos de producción se resumen en la **tabla 70-2** y se desarrollan a continuación.

Causas farmacéuticas

Calidad del medicamento

Las autoridades reguladoras y los fabricantes, mediante sus procedimientos de control de calidad, vigilan para que los medicamentos contengan la cantidad de principio activo que aparece en su ficha técnica. Cuando estos requerimientos no se cumplen podrían tener mayor cantidad de principio activo, y aparecer reacciones adversas, o menor cantidad de la necesaria para que su efecto sea adecuado.

Liberación del fármaco

La liberación de un fármaco de su forma farmacéutica puede variar en función del tamaño de la partícula, la naturaleza y la cantidad de excipientes utilizados, así como de los materiales que lo recubren. Por ejemplo, la liberación rápida de medicamentos altamente irritantes (p. ej., antiinflamatorios no esteroideos [AINE]) tras la administración por via oral puede lesionar el tracto gastrointestinal. La velocidad de liberación también puede tener efecto sobre la intensidad de los efectos sistémicos del medicamento. Por ejemplo, en preparaciones farmacéuticas de liberación sostenida, la cantidad del principio activo suele ser mayor que en preparaciones convencionales para obtener una duración de acción más prolongada. Si la integridad del mecanismo de liberación se rompe el principio activo puede liberarse demasiado rápido *(dose-dumping)* con una dosis mayor, lo que puede conllevar a la aparición de reacciones adversas.

Causas farmacocinéticas

La farmacocinética engloba los procesos de absorción, distribución y eliminación de los medicamentos en el organismo. Las modificaciones en estos procesos pueden producir un aumento de las concentraciones de los fármacos en el lugar de acción, con el consiguiente aumento de su efecto y la posible aparición de reacciones adversas. No obstante, estos efectos estarían relacionados con el efecto farmacológico que se espera del medicamento y, por lo tanto, se consideran reacciones de tipo A. Por el contrario, en algunos casos también puede encontrarse una disminución de las concentraciones del medicamento que dé lugar a un fallo terapéutico.

Absorción

La mayoría de los fármacos se administran por via oral, y su absorción puede producirse a lo largo de todo el tubo digestivo. La mayoría se absorbe por difusión pasiva y fundamentalmente en el yeyuno y el íleon. Alteraciones tanto en la *cantidad* como en la *velocidad* de absorción pueden tener implicaciones terapéuticas muy importantes, y las reacciones adversas de tipo A pueden producir cambios en esos dos mecanismos. Con respecto a la *cantidad* que se absorbe y que es capaz de alcanzar la circulación sistémica (biodisponibilidad), en el caso de medicamentos administrados por via oral, el principal factor es la dosis que se administra. Pero también hay que tener en cuenta no sólo la forma farmacéutica, sino la posibilidad de formación de complejos con otros agentes, la motilidad gastrointestinal, la capacidad de absorción de la mucosa gastrointestinal y la capacidad del intestino y del hígado de eliminar los medicamentos antes de que alcancen la circulación sistémica. Así, por ejemplo, la comida puede incrementar la absorción de medicamentos como la fenitoína o la hidroclorotiazida, pero también reduce la eliminación presistémica y, por lo tanto, aumenta la biodisponibilidad del propranolol y el metoprolol, en formas farmacéuticas convencionales. El hierro, el aluminio o el calcio disminuyen la absorción de tetraciclinas o fluoroquinolonas. Los cambios en la motilidad gastrointestinal también producen alteraciones en la absorción. Así, el enlentecimiento en el vaciamiento gástrico puede dar lugar a que el fármaco se metabolice o se inactive en el estómago y pueda llegar a ser relativamente ineficaz. Alteraciones de la absorción en la mucosa gastrointestinal, como ocurre en la enfermedad celíaca, pueden dar lugar a una disminución o a un aumento de la absorción, dependiendo del segmento de intestino afectado y del fármaco. Por último, la eliminación presistémica de diferentes medicamentos se puede producir en el hígado o en la pared del intestino. Existe una amplia variabilidad individual en la cantidad que se metaboliza antes de que el fármaco llegue a la circulación sistémica, de manera que se puede producir o bien la toxicidad (inhibición) o bien el fallo terapéutico mediante la inducción del metabolismo.

La velocidad de absorción determinará el perfil de las concentraciones plasmáticas en función del tiempo. Una absorción lenta resulta en un incremento lento de las concentraciones, con una concentración máxima reducida y una fase de eliminación más prolongada. Con esto se consigue prolongar el efecto terapéutico del medicamento, aunque se retrasa su comienzo y se reduce la intensidad de la acción. Un paso determinante de esa velocidad de absorción viene dado por el vaciamiento gástrico, que a su vez está influido por la motilidad, el contenido gástrico, algunos fármacos que pueden alterar esas funciones y ciertas enfermedades.

Distribución

Una vez que el medicamento alcanza la circulación sistémica, se distribuirá a los tejidos y órganos. Este paso dependerá del flujo sanguíneo y de la facilidad que tenga para atravesar las membranas, que será mayor cuanto más liposoluble sea. En este sentido, las alteraciones en el flujo sanguíneo hepático se ha visto que influyen en el metabolismo de algunos fármacos. Por ejemplo, la disminución de la perfusión hepática que se puede producir por insuficiencia cardíaca o hemorragias, o por medicamentos como los β-bloqueantes, da lugar a una disminución del aclaramiento hepático de la lidocaína, con lo que pueden aparecer fenómenos de toxicidad.

Otro punto que se debe tener en cuenta es la unión a las proteínas plasmáticas. Cierta proporción del medicamento que alcanza la circulación es capaz de unirse a las proteínas plasmáticas. El fármaco unido es biológicamente inactivo, y es el que se encuentra libre el que produce la acción. La unión a las proteínas plasmáticas puede verse alterada por diversas circunstancias, tanto patológicas (p. ej., síndrome nefrótico, enfermedad hepática) como fisiológicas (p. ej., la edad). También se puede producir una competición por los sitios de unión a esa proteína plasmática, tanto de sustancias endógenas (p. ej., bilirrubina) como exógenas (p. ej., medicamentos). Un ejemplo aparece con la administración intravenosa del diazóxido, el cual se une de manera muy importante a las proteínas plasmáticas. Así pues, cualquier disminución en la concentración de las proteínas plasmáticas da lugar a un aumento de la fracción libre del medicamento, lo que produce una caída muy importante de la presión arterial. Este mecanismo se ve compensado cuando se administra el fármaco de forma lenta o durante un tratamiento de mantenimiento, ya que el aumento de la forma libre se verá compensado por la distribución a otros órganos y por el incremento de su eliminación. No obstante, estos cambios son transitorios, y en la mayoría de los casos sin efectos significativos.

Por último, la unión del medicamento a los tejidos es otro factor clave en el proceso de distribución que puede comportar reacciones adversas importantes. Una muy conocida es la unión de las tetraciclinas con el hueso recién formado, que da lugar a unos complejos que pueden interferir fundamentalmente en el crecimiento de los huesos de los neonatos, así como a decoloración y deformaciones de los dientes.

Eliminación

Los cambios en la velocidad de eliminación de los medicamentos son, probablemente, la causa más importante de las reacciones adversas de tipo A. Una disminución en la eliminación conlleva un incremento en las concentraciones plasmáticas, aumentando la probabilidad de desarrollar reacciones adversas. Por el contrario, el aumento de la eliminación produciría fallos terapéuticos.

Eliminación renal. Como es de esperar, una filtración glomerular alterada reduce la eliminación de los medicamentos que se excretan por el riñón. El aumento de las concentraciones de los fármacos puede provocar una reacción de tipo A, a menos que se realice un ajuste de dosis adecuado. En la ficha técnica de cada medicamento se recoge la necesidad o no de tal ajuste. Por ejemplo, fármacos como la digoxina, el litio o los aminoglucósidos, con estrecho margen terapéutico, en pacientes con filtrado glomerular de aproximadamente 50 ml/min requieren un ajuste de dosis. En el sistema renal existe un mecanismo de eliminación que es la secreción tubular activa, a través de un sistema de transportadores, que elimina sustancias en contra de un gradiente. Distintas sustancias pueden competir por dichos transportadores, y el medicamento puede que no acceda al líquido tubular, con lo que aumentará su concentración en sangre. Por ejemplo, es bien conocida la interacción de la digoxina con la quinidina, que inhibe la secreción tubular de la primera.

Con respecto a la reabsorción tubular renal, la reabsorción de medicamentos en los túbulos depende del flujo de orina y del pH del líquido tubular. Así, los aumentos del flujo reducen el tiempo disponible para que un fármaco sea reabsorbido y, por lo tanto, se incrementa su eliminación. Por otra parte, con respecto a los cambios de pH, las moléculas no ionizadas son capaces de atravesar el epitelio tubular y ser reabsorbidas. En este sentido, si el medicamento es ácido, al exponerse a orina alcalina habrá una mayor proporción ionizada que no será capaz de absorberse en el túbulo. Este mecanismo sirve para el tratamiento de algunas intoxicaciones (toxicidad por salicilatos y alcalinización de la orina). La reabsorción tubular también puede verse implicada en la aparición de reacciones adversas. El ión litio se reabsorbe en la parte proximal del túbulo renal, utilizando el mismo transportador que el sodio (canales de sodio sensibles a amilorida [ENaC]). Fármacos que producen natriuresis (p. ej., diuréticos tiazídicos) dan lugar a un mecanismo compensatorio de reabsorción de sodio y, subsecuentemente, también de litio, con lo que pueden aparecer fenómenos de toxicidad.

Metabolismo de los medicamentos. Los fármacos liposolubles se reabsorben de manera muy importante en los túbulos, por lo que, para que pueda producirse su eliminación, son transformados en compuestos hidrosolubles que pueden ser eliminados por vía renal. Este proceso se produce mediante el metabolismo de los medicamentos fundamentalmente en el hígado. Con ello se consigue que sean biológicamente inactivos, aunque en ocasiones se producen metabolitos con capacidad terapéutica o tóxica.

El metabolismo se puede dividir en dos fases. La fase I incluiría los mecanismos de oxidación, reducción o hidrólisis, y la fase II los de glucuronización, sulfatación, metilación y acetilación. Durante la fase I se añaden sustituyentes a la molécula o se liberan ciertos grupos funcionales que aumentan su ionización e hidrosolubilidad, y al producto resultante se acoplan, en la fase II, compuestos endógenos poco liposolubles que aumentan el tamaño de la molécula. Con ello generalmente se inactiva el fármaco y se incrementa su hidrosolubilidad, con lo que se facilita su excreción (v. cap. 2). De esta manera, cualquier alteración en la tasa de metabolización resulta en alteraciones en la eliminación, por lo que se incrementa la posibilidad de que el fármaco se acumule y se desarrolle una reacción adversa de tipo A.

Las reacciones de oxidación son las que se implican fundamentalmente en el metabolismo de los fármacos, y dentro de ellas las que están mediadas por un grupo de enzimas conocidas como citocromo P-450. A su vez, dentro de éstas, las tres principales familias involucradas en el metabolismo de los fármacos son CYP1, CYP2 y CYP3. Cabe destacar también que en esta familia de enzimas, las isoenzimas CYP2C19 y CYP2D6 presentan un polimorfismo genético. Así pues, los homocigotos con un defecto en determinados alelos son capaces de alcanzar concentraciones plasmáticas de ciertos fármacos mucho más altas con dosis habituales. Un ejemplo típico es el de la hidroxilación de la debrisoquina, mediada por el citocromo CYP2D6. Así los individuos pueden ser metabolizadores normales (rápidos) o lentos. En este último caso los medicamentos alcanzarán concentraciones plasmáticas más altas con dosis habituales, y darán lugar con mayor frecuencia a reacciones adversas de tipo A. Este polimorfismo afecta a medicamentos como antidepresivos, neurolépticos, cardiovasculares, etc. Este sistema enzimático también se ve sujeto por diversos factores, como puede ser una malnutrición proteicocalórica, factores ambientales como el tabaquismo, que induce ciertas isoenzimas, alimentos como el zumo de pomelo, que inhibe la isoenzima CYP3D4, y la administración concomitante con otros medicamentos, que pueden ser inductores o inhibidores enzimáticos de distintas isoenzimas.

Causas farmacodinámicas

Aunque una amplia mayoría de las reacciones de tipo A tienen una causa farmacocinética, existe la posibilidad de un incremento de la sensibilidad del órgano diana o de los tejidos, lo que supone la implicación de mecanismos farmacodinámicos. Se desconoce el motivo por el cual los tejidos de los diferentes individuos responden de manera diferente al mismo medicamento, pero se conoce que el órgano diana se encuentra bajo la influencia del propio re-

> **⊕ MECANISMOS IMPLICADOS EN LAS REACCIONES ADVERSAS**
>
> - **Farmacéuticos.** Relacionados con la cantidad del medicamento y su velocidad de absorción.
> - **Farmacocinéticos.** Relacionados con el curso temporal del fármaco en el organismo.
> - **Farmacodinámicos.** Relacionados con el incremento o la disminución de la sensibilidad del fármaco en el órgano o tejido diana.
> - **Inmunitarios.** Relacionados con el metabolismo del fármaco, el cual puede generar moléculas inmunológicamente reactivas.

ceptor, de mecanismos homeostáticos fisiológicos y de la enfermedad.

Receptores

El mecanismo de acción más frecuente de los medicamentos es producir su efecto a través de su unión con los receptores. Éstos se encuentran en la membrana celular, en el citoplasma o en el núcleo. Su función es proporcionar los medios para que las sustancias extracelulares endógenas puedan influir en procesos intracelulares; por lo tanto, habrá receptores específicos para neurotransmisores, hormonas, vitaminas, etc. Existen dos posibilidades por las que los órganos diana de diferentes individuos pueden responder de forma distinta. Los receptores pueden tener distinta afinidad en unos individuos que en otros, y además el número de receptores puede ser diferente en los tejidos. En el caso de la primera, haría referencia, por ejemplo, a la resistencia hereditaria a la warfarina, en la que se necesitan altas dosis de ésta para obtener una anticoagulación correcta. En sentido contrario, son altamente sensibles a la acción antagonista de la vitamina K sobre la warfarina, lo cual indicaría que los individuos poseen unos receptores que presentan un aumento de la afinidad por la vitamina K. También se ha observado una disminución de la sensibilidad de los receptores β cardíacos, tanto de los agonistas (isoprenalina) como de los antagonistas (propranolol) en el anciano. En lo referente al número de receptores, uno de los ejemplos más conocidos es la presencia de receptores estrogénicos y progestágenos, que van a definir la respuesta a la terapia endocrina en el cáncer de mama.

Mecanismos homeostáticos fisiológicos

La acción de la mayoría de los fármacos está bajo la influencia de diversos factores fisiológicos. Así, la atropina intravenosa produce un incremento variable en la frecuencia cardíaca, y algunos individuos desarrollan taquicardia con dosis en las que en otros es ineficaz. La magnitud del efecto en este ejemplo depende del balance entre el tono cardíaco simpático y parasimpático, que parece estar bajo control genético.

Enfermedad

Existen numerosos ejemplos de fármacos que, administrados, pueden empeorar las enfermedades subyacentes de los pacientes, como el sangrado que puede aparecer en pacientes con úlceras que reciben glucocorticoides; la broncoconstricción en pacientes con enfermedades respiratorias obstructivas que reciben propranolol, o la insuficiencia cardíaca por fármacos inotrópicos negativos en pacientes con alteración de la función ventricular izquierda.

Mecanismos de producción de las reacciones adversas de tipo B

Este tipo de reacciones pueden considerarse como aberrantes, ya que son inexplicables desde el punto de vista farmacológico. Al igual que las de tipo A, su mecanismo de producción se puede clasificar atendiendo a si su causa es farmacéutica, farmacocinética o farmacodinámica.

Causas farmacéuticas

Pueden diferenciarse tres posibles situaciones de reacciones adversas de tipo B debidas a irregularidades en el principio activo. La primera sería la descomposición del principio activo; la segunda, la acción de ciertos aditivos, colorantes, estabilizadores y excipientes y, por último, la acción de determinados productos de la síntesis química. Si bien hay que decir que estas reacciones pueden considerarse de tipo B teniendo en cuenta la implicación del principio activo, también se pueden considerar como de tipo A desde el punto de vista de los productos tóxicos. Así, por ejemplo, el propilenglicol se utiliza como solvente en determinados medicamentos. En algunas formulaciones intravenosas ese solvente se encuentra en cantidades importantes (p. ej., fenitoína, digoxina, etc.), y se han descrito casos de depresión respiratoria, hipotensión, arritmias y convulsiones.

Causas farmacocinéticas

Aunque desde el punto de vista teórico las reacciones adversas de tipo B podrían deberse también a alteraciones de la farmacocinética, no se ha podido documentar ninguna relacionada con los procesos cinéticos de absorción o de distribución. Sin embargo, los procesos metabólicos que dan lugar a grupos reactivos pueden ser responsables de algunas de estas reacciones de tipo B. Algunos de esos metabolitos reactivos pueden causar toxicidad directa (interferencia en el funcionamiento celular normal) o mediada por mecanismos inmunitarios (reacciones alérgicas). Algunos ejemplos de toxicidad a través de metabolitos reactivos incluyen la agranulocitosis que provoca la clozapina y reacciones de hipersensibilidad por carbamazepina.

Causas farmacodinámicas

La respuesta a los fármacos puede verse alterada por factores genéticos e inmunitarios.

Factores genéticos

En las reacciones adversas consideradas idiosincrásicas se asumía que la respuesta se debía a alteraciones cualitativas en

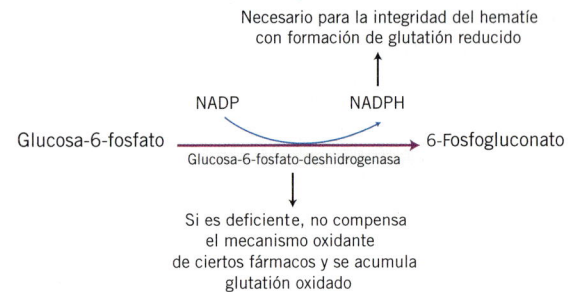

Figura 70-1. Procesos metabólicos en el hematíe relacionados con la glucosa-6-fosfato-deshidrogenasa. NADP: nicotinamida-adenindinucleótido-fosfato; NADPH: nicotinamida-adenindinucleótido-fosfato reducido.

el paciente. En este término se englobaba cualquier tipo de reacción adversa que no podía clasificarse en otro epígrafe. En los últimos años esta situación ha cambiado, ya que algunos mecanismos están más claros y se ha visto que, en una alta proporción, tienen una base genética. Algunos ejemplos son la deficiencia de glucosa-6-fosfato-deshidrogenasa y la hipertermia maligna. En el primer caso, la deficiencia resulta en una disminución de glutatión, y bajo esa condición los agentes oxidantes pueden desnaturalizar proteínas intracelulares como la hemoglobina (**fig. 70-1**). Así pues, se produciría hemólisis con disminución de hemoglobina, fiebre, decaimiento y coluria. De esta manera, medicamentos con propiedades oxidantes pueden producir hemólisis en un paciente con esta deficiencia, como la primaquina, el ácido acetilsalicílico, el probenecid y el cloranfenicol, entre otros. En el caso de la hipertermia maligna, aparece tras la administración de un anestésico general inhalado (con frecuencia el halotano) y de relajantes musculares, como la succinilcolina. Los pacientes afectos de este síndrome presentan un rápido incremento de la temperatura, rigidez muscular, hiperventilación, acidosis, hiperpotasemia y aumento de la actividad simpaticomimética (taquicardia, vasoconstricción, etc.). La mortalidad puede llegar a alcanzar el 10 % en la actualidad. Estos pacientes muestran una mutación en los canales del calcio que da lugar a la liberación incontrolada de calcio del retículo sarcoplásmico, lo que produce los síntomas descritos.

Factores inmunitarios

Como se ha mencionado, el mecanismo inmunitario da lugar a reacciones alérgicas. Para clasificar una reacción como alérgica teóricamente debe cumplir varios requisitos (**tabla 70-3**) que indican una reacción causal. Clásicamente se diferencian cuatro tipos de reacciones alérgicas, que se exponen a continuación (**fig. 70-2**). Medicamentos que se relacionan de manera habitual con los distintos tipos de reacciones adversas se listan en la **tabla 70-4**.

Reacciones de tipo I o hipersensibilidad inmediata o anafiláctica. Estas reacciones requieren la presencia de un anticuerpo de tipo inmunoglobulina E (IgE) específico contra el medicamento. Una vez que se han formado los anticuerpos, ocupan los receptores en la superficie de los mastocitos y basófilos de todo el cuerpo. Si el fármaco o alguno de sus meta-

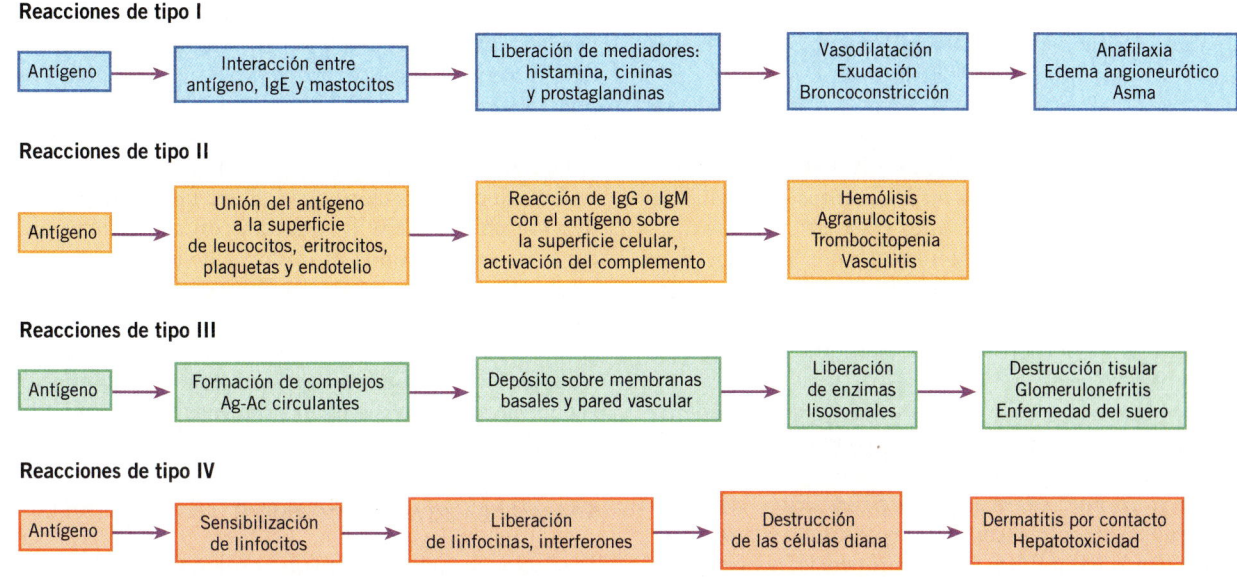

Figura 70-2. Mecanismos de producción de las reacciones adversas de tipo B. Ac: anticuerpo; Ag: antígeno; IgG: γ-globulina (inmunoglobulina G); IgM: inmunoglobulina M.

bolitos se vuelve a administrar, se une a esos anticuerpos, activa los receptores de los basófilos y mastocitos y libera mediadores vasoactivos, que producen los signos y síntomas de estas reacciones. Los más frecuentes son: exantema, urticaria, prurito, enrojecimiento, angioedema en la cara o extremidades o laríngeo (opresión acompañado de estridor o más raro asfixia), sibilancias, síntomas gastrointestinales y/o hipotensión. La anafilaxia es la presentación más grave de este tipo de reacciones. El tiempo que tarda en producirse la reacción depende de la vía de administración; así, un medicamento administrado por vía intravenosa puede producir síntomas en segundos o minutos, y ese mismo medicamento administrado por vía oral puede producir síntomas en 3 o en 30 minutos si se toma con el estómago vacío, o en 10-60 minutos con el estomago lleno.

Aunque se ha mencionado que se requiere una exposición previa al fármaco, en ocasiones la ausencia de esa exposición no excluye la reacción de tipo I. Por ejemplo, el cetuximab puede producir una reacción alérgica debido a la presencia

de unos oligosacáridos que contiene el medicamento. Esos oligosacáridos se encuentran en proteínas de mamíferos como el cordero, el cerdo y la ternera. Así pues, un paciente

Tabla 70-3. Requisitos teóricos para calificar una reacción como alérgica

1. La reacción alérgica inicial suele aparecer con retraso tras la primera exposición
2. Si el estado alérgico se ha establecido, la reacción adversa puede producirse al cabo de 1 min de la administración del fármaco
3. En caso de una nueva administración se observa una reacción mayor
4. La reacción es, por lo general, completamente diferente de las acciones farmacológicas o toxicológicas del fármaco
5. La reacción adversa alérgica debería ser parecida a una reacción alérgica por cualquier otra causa (eosinofilia, urticaria, etc.)
6. El fármaco debería actuar como un hapteno en la formación de complejos macromoleculares, que pueden provocar la reacción alérgica

Tabla 70-4. Medicamentos implicados con frecuencia en las reacciones adversas de mecanismo inmunitario

Reacciones adversas	Medicamentos
De tipo I	β-Lactámicos Quinolonas Bloqueantes nueromusculares Platinos: carboplatino, oxaliplatino Anticuerpos: cetuximab y rituximab
De tipo II	**Anemia hemolítica**: cefalosporina, penicilina, AINE, quinidina/quinina **Trombocitopenia**: heparina, abciximab, quinidina/quinina, sulfonamida, vancomicina, compuestos de oro, β-lactámicos, carbamazepina, AINE **Neutropenia o agranulocitosis**: propiltiouracilo, amodiaquina, flecainida
De tipo III	**Enfermedad del suero**: antitoxinas (rabia, botulismo y venenos) **Vasculitis**: penicilinas, cefalosporinas, sulfonamidas, diuréticos del asa y tiazídicos, fenitoína y alopurinol **Reacción de Arthus**: vacuna del tétanos, difteria y hepatitis B
De tipo IV	**Síndrome de Stevens-Johnson y necrólisis epidérmica tóxica**: antigotosos (alopurinol), antibióticos (sulfonamidas, penicilinas, cefalosporinas), antipsicóticos, antiepilépticos (carbamazepina, fenobarbital, lamotrigina, etc), analgésicos y AINE, nevirapina, tramadol, sertralina, pantoprazol **Síndrome de hipersensibilidad inducida por fármacos**: carbamazepina, fenitoína, lamotrigina, fenobarbital, minociclina, alopurinol, dapsona, abacavir y nevirapina

AINE: antiinflamatorios no esteroideos.

podría sensibilizarse por esas proteínas sin previa administración del cetuximab, y en el primer contacto con el medicamento desarrollar una reacción alérgica.

Reacciones de tipo II o citotóxicas. Son poco frecuentes e implican la producción de anticuerpos que destruyen las células. Se producen cuando los medicamentos se unen a la superficie de ciertos tipos celulares y actúan como antígenos. Posteriormente los anticuerpos se unen a la superficie celular y constituyen la diana para ser eliminados por los macrófagos. En las reacciones de tipo II se puede ver involucrado el sistema del complemento, aunque esto puede ser variable.

Las manifestaciones clínicas requieren la presencia de títulos altos de anticuerpos específicos contra el fármaco de tipo IgG o IgM. Dichos anticuerpos se forman de manera habitual en un porcentaje pequeño de pacientes con dosis altas del medicamento y con una exposición a largo plazo. Aparece anemia hemolítica, trombocitopenia o neutropenia, ya que los hematíes, los trombocitos y los neutrófilos son las células que se afectan con más frecuencia. La presentación clínica varía en gravedad, desde ligeramente sintomática a fulminante. Los síntomas suelen aparecer entre 5 y 8 días tras la exposición, pero también se describen casos con períodos más prolongados.

Reacciones de tipo III o por inmunocomplejos. En este caso se cree que el medicamento actúa como un antígeno soluble con capacidad para unirse a IgG específicas del fármaco, lo que da lugar a inmunocomplejos que pueden depositarse en varios tejidos, incluidos los vasos sanguíneos, las articulaciones y los glomérulos renales, y activar el sistema del complemento. Los complejos inmunes se unen a los receptores Fc-IgG de las células inflamatorias y/o activan el sistema del complemento, produciéndose una respuesta inflamatoria. La reexposición o dosis más altas pueden conllevar una recurrencia más grave y rápida. Suelen comenzar entre una semana o más tras la ingesta del medicamento, ya que se requiere una cantidad significativa de anticuerpos para producir los síntomas.

Las presentaciones típicas son: la enfermedad del suero, que se acompaña de fiebre, urticaria o exantema con púrpura, artralgia y/o glomerulonefritis aguda, o bien sólo alguno de estos síntomas; vasculitis, que se acompaña de púrpura (con frecuencia en extremidades inferiores), petequias, fiebre, urticaria, artralgia, linfadenectomía, velocidad de sedimentación aumentada y niveles disminuidos de complemento. Por último, también destaca la reacción de Arthus tras una vacunación. En este caso los complejos antígeno-anticuerpo que se unen al complemento se depositan en las paredes de los vasos de pequeño calibre y producen inflamación, infiltración por neutrófilos y necrosis de la piel. Suele presentarse dolor local, hinchazón y eritema, que comienza a las pocas horas, con un máximo a las 24 horas, en el sitio de la inyección de la vacuna. Se ha descrito con la vacuna del tétanos, de la difteria y de la hepatitis B.

Reacciones de tipo IV o de hipersensibilidad diferida (mediada por células). Se producen por la activación y el crecimiento de los linfocitos T, lo cual requiere un tiempo, normalmente de horas a días después de la exposición. Su inicio va a depender del número de células T activadas por el medicamento. En algunos casos se encuentran implicados otros tipos celulares, como los macrófagos, los eosinófilos o los neutrófilos. La gravedad de la reacción puede ser desde prácticamente insignificante a poner en peligro la vida.

Este tipo de reacción, que incluye principalmente la activación de linfocitos T, se asocia con alteraciones de tipo cutáneo, ya que la piel es un lugar de almacenamiento de células T, entre ellas dermatitis de contacto, erupciones maculopapulares, el síndrome de Steven-Johnson, la necrólisis epidérmica tóxica y el síndrome de hipersensibilidad inducido por fármacos. Los últimos tres cuadros son muy graves y pueden aparecer tras varias semanas de tratamiento sin complicaciones.

Reacciones adversas de tipo C

Se relacionan con el tratamiento prolongado con un medicamento y se manifiestan con reacciones de dependencia o taquifilaxia. En el primer caso se crea una conducta condicionada que lleva a consumir el medicamento tanto para evitar el síndrome de abstinencia como para alcanzar un efecto positivo. Muchos medicamentos y hierbas medicinales pueden producir este síndrome o, al menos, inducir un consumo regular y sistemático, a veces en grandes dosis. Es un ejemplo el síndrome de abstinencia que puede aparecer tras la administración de benzodiazepinas, o la supresión suprarrenal tras la administración prolongada de corticosteroides. La taquifilaxia supone la necesidad de incrementar la dosis para alcanzar el mismo efecto terapéutico. Un ejemplo típico es el de los medicamentos adrenérgicos.

Reacciones adversas de tipo D

También se denominan retardadas y pueden empezar a desarrollarse al inicio del tratamiento, pero se manifiestan a largo plazo. No es necesaria una exposición continua; lo que sucede es que aparecen de manera tardía. Las más conocidas son la teratogénesis y la carcinogénesis.

Carcinogénesis

Los medicamentos tienen cierto potencial carcinogénico, de ahí que en su desarrollo haya una fase de estudios preclínicos para evaluar su capacidad carcinogénica en animales. Aun así, dichos estudios no descartan la posibilidad de que se desarrolle un cáncer en seres humanos, ya que son estudios limitados en el tiempo y se realizan en otras especies. En su desarrollo están involucrados mecanismos de toxicidad genética e inmunitaria. Algunos medicamentos y sus metabolitos pueden actuar causando mutaciones o activando oncogenes (p. ej., griseofulvina, agentes alquilantes, etc.). Por otra parte, ciertos medicamentos que pueden alterar la inmunidad y los medicamentos inmunosupresores disminuyen la capacidad del sistema inmunitario para hacer frente a las células cancerígenas que se puedan desarrollar. Con el tiempo pueden aparecer incluso segundas neoplasias, de las que las más frecuentes son las leucemias y los linfomas.

Teratogénesis

Ciertos medicamentos, sobre todo si son liposolubles y su porcentaje de unión a las proteínas plasmáticas es bajo, pueden atravesar la barrera placentaria y actuar sobre el feto, con efectos tóxicos o teratogenia. Al igual que en el apartado anterior, los medicamentos son sometidos a estudios preclínicos para evaluar su potencial teratógeno. El caso más famoso, ya comentado, ha sido el de la focomelia debida a la talidomida. Su consumo se extendió por Canadá, Japón, Australia y Europa, y el medicamento fue administrado a mujeres embarazadas. Los efectos sobre el embrión no se habían evaluado y nacieron cientos de niños con anomalías graves en las extremidades superiores e inferiores, el corazón, los genitales y el sistema digestivo. Como se ha mencionado, la extrapolación de los resultados de los estudios en animales a los seres humanos es problemática, ya que tanto las dosis como las vías metabólicas y la sensibilidad de las células y los órganos son muy diferentes. Así pues, un análisis epidemiológico poscomercialización es el único que puede detectar el potencial teratógeno de un medicamento.

El medicamento puede actuar directamente sobre el feto o el embrión y afectar a la síntesis proteica o de ADN (talidomida, citotóxico, antitiroideos, etc.), o de manera indirecta sobre la placenta (vitamina A), el útero (vasoconstrictores que reducen el flujo sanguíneo que llega al feto) o la síntesis de hormonas maternas. El período más crítico para el embrión son las primeras 3-10 semanas, cuando la madre puede desconocer todavía su embarazo y cuando se está produciendo la organogénesis. Las alteraciones en la última fase del embarazo no suelen comportar lesiones anatómicas visibles, pero puede afectarse el funcionamiento de diversos órganos y sistemas. Por ejemplo, la administración de litio puede causar la aparición de bocio en el feto; las tetraciclinas pueden producir alteraciones en el desarrollo de los dientes y los huesos, y el ácido acetilsalicílico puede afectar a la función cardiovascular y mantener el conducto arterioso permeable.

Es difícil asignar un potencial teratógeno a un medicamento, ya que a veces se administra para controlar los síntomas de una enfermedad que por sí misma puede ser teratógena. Éste sería el caso de los vómitos matutinos de las embarazadas en el período más vulnerable para el feto. Los vómitos incoercibles pueden acompañarse de cambios hidroelectrolíticos capaces de dañar por sí mismos al feto. Así

pues, ante la imposibilidad de realizar estudios experimentales objetivos, cualquier sospecha de que un fármaco puede haber sido el responsable de una malformación, debe ser comunicada al centro de farmacovigilancia correspondiente.

FACTORES ASOCIADOS A LA APARICIÓN DE REACCIONES ADVERSAS

Se ha sugerido una serie de factores que pueden predisponer a una mayor frecuencia de reacciones adversas. Entre ellos están los antecedentes de reacciones adversas o alérgicas previas, la comorbilidad, la historia de abuso de alcohol, la raza, la obesidad y factores propios del medicamento, como la vía de administración, la duración del tratamiento, el número de fármacos administrados de manera concomitante, etc. Sin embargo, a continuación se describirán los fundamentales.

Edad

Muchos medicamentos deben ser utilizados con precaución en el anciano debido a los cambios farmacocinéticos y farmacodinámicos que se producen con el paso de los años. La coexistencia de varias enfermedades, problemas de memoria y la utilización de múltiples fármacos o de medicamentos no prescritos incrementa el riesgo de desarrollar reacciones adversas. Una causa frecuente de reacciones adversas en pacientes ancianos se ha relacionado con dosis inapropiadas no ajustadas a la función renal del paciente. Las alteraciones de la función renal se incrementan según aumenta la edad, y debido a la disminución de la masa muscular, los niveles séricos de creatinina no reflejan de manera apropiada la función renal. La lista de medicamentos que pueden ver alterado su aclaramiento es larga e incluye antibióticos, antihipertensivos, fibratos, hipnótico-sedantes y ansiolíticos. Se ha estimado que el 52 % de los adultos de más de 65 años de edad con insuficiencia renal leve están tomando medicamentos que requieren un ajuste de dosis. Como regla general, las dosis iniciales en los pacientes ancianos debe ser reducida y posteriormente aumentada en función de su tolerancia, esto es, de si el paciente presenta o no alguna reacción adversa. Merecen mención especial los antipsicóticos atípicos, que se utilizan para el manejo de los síntomas psicológicos y las alteraciones del comportamiento en pacientes con demencia. Se ha descrito un aumento de reacciones adversas que causan la muerte relacionadas con este tipo de medicamentos, como es el caso de la risperidona o el haloperidol. Para identificar a pacientes en riesgo de presentar una reacción adversa en el hospital se ha desarrollado una herramienta, la *GerontoNet ADR risk score*, que ha sido validada en una cohorte de pacientes europeos. Uno de los factores con mayor valor predictivo es el número de fármacos prescritos, junto con la presencia de reacciones adversas previas.

Los niños son otro grupo de población vulnerable para el desarrollo de reacciones adversas. En este caso sus órganos no están plenamente desarrollados, por lo que se puede ver afectada su capacidad para metabolizar los medicamentos. Por ejemplo, es conocido que los neonatos no son capaces de metabolizar el cloranfenicol, con la aparición del denominado «síndrome gris neonatal». Otro síndrome bien conocido en los niños tras la administración de un medicamento es el

---

⚙ FACTORES ASOCIADOS CON LA APARICIÓN DE REACCIONES ADVERSAS

- Existe un gran número de factores que predispone a presentar reacciones adversas, pero los más significativos son la edad, el género, las comorbilidades y la terapia farmacológica múltiple.

- Con la edad cambia la capacidad de eliminar los medicamentos, lo cual debe ser tenido en cuenta para realizar un ajuste posológico y evitar reacciones adversas.

- Cualquier enfermedad que afecte al proceso de eliminación del fármaco puede provocar reacciones adversas.

- Uno de los factores que tiene mayor valor para saber si un paciente puede desarrollar una reacción adversa es el número de medicamentos que toma.

síndrome de Reye. En este caso, aunque su fisiopatología no está plenamente establecida, la disfunción parece relacionada con un daño mitocondrial que resulta en una inhibición de la fosforilación oxidativa y la β-oxidación de los ácidos grasos. El ácido acetilsalicílico, que se relaciona con este síndrome, causaría un daño adicional a la mitocondria junto con la exposición a ciertos virus, siendo los más conocidos los de la varicela y la gripe. Con respecto a las reacciones adversas en niños, también cabe destacar que su incidencia puede estar infraestimada. Esto es debido a que muchas veces no pueden expresar de manera adecuada, si son muy jóvenes, cuáles son los síntomas que tienen, como por ejemplo las náuseas, y en otras ocasiones se pueden confundir con manifestaciones comunes de la infancia, como los vómitos o la diarrea.

Género

Se ha relacionado el género femenino con una mayor probabilidad de presentar una reacción adversa. Una de las explicaciones desde un punto de vista farmacocinético es el menor tamaño y peso de las mujeres, que contribuye a que se produzcan cambios en los volúmenes de distribución del medicamento. Pero hay que tener en cuenta que el aclaramiento de los fármacos en la mujer es distinto al de los hombres. Desde el punto de vista farmacodinámico, un ejemplo es la frecuencia con que aparecen *torsades de pointes* con ciertos fármacos, que es mayor en la mujer. Por otra parte, ciertos condicionantes pueden influir en que la frecuencia sea distinta por género. Así, algunas enfermedades son más frecuentes en las mujeres, como las reumáticas, y las reacciones adversas atribuidas a los medicamentos para su tratamiento pueden verse incrementadas si sólo se tiene en cuenta el género y no se ajusta por el número de prescripciones en ambos géneros. Otros factores que se han identificado como posibles explicaciones de un incremento en el número de reacciones adversas en las mujeres se relacionan con el número de medicamentos que toman éstas, que es superior al que toman los hombres, y esto puede influir en un mayor número de interacciones. Este último punto requiere más estudios para poder identificar el género como un factor de riesgo.

Enfermedades

Como se ha mencionado, un paso importante en el metabolismo y la eliminación de los medicamentos lo constituyen el hígado y el riñón, respectivamente. Así, cualquier enfermedad que afecte a dichos órganos puede alterar el aclaramiento de los fármacos y producir un incremento de su concentración plasmática, con el consiguiente aumento de la probabilidad de que se desarrollen reacciones adversas. De la misma manera, las enfermedades del sistema gastrointestinal pueden alterar el proceso de absorción y la eliminación presistémica.

Por otra parte, determinadas enfermedades se exacerban tras la administración de un medicamento. Por ejemplo, los pacientes que padecen diabetes mellitus pueden presentar hiperglucemias tras la administración de glucocorticoides; los pacientes con enfermedad obstructiva crónica, depresión respiratoria tras la administración de opiáceos, y los

pacientes con alteraciones de la conducción cardíaca, un bloqueo cardíaco tras la administración de antidepresivos tricíclicos.

Terapia farmacológica múltiple

Se han realizado numerosos estudios que relacionan el número de medicamentos administrados con la probabilidad de presentar reacciones adversas. El riesgo de manifestar una reacción adversa es del 13 % con dos medicamentos, y se incrementa hasta un 58 % con cinco medicamentos. También sucede lo que se puede denominar «cascada de prescripciones», que ocurre cuando un nuevo medicamento se prescribe para tratar los síntomas de una reacción adversa, que no se reconoce como tal, debida a un medicamento ya prescrito. Así, el paciente puede desarrollar una reacción adversa a ese nuevo medicamento, además de estar tomando una medicación que no es necesaria. Nuevamente, los ancianos son los más propensos a este tipo de reacciones.

Un nuevo síntoma inducido por un medicamento en un paciente anciano puede malinterpretarse como una nueva enfermedad o atribuirse a la edad avanzada, más que al propio medicamento. Un ejemplo muy representativo son los síntomas parkinsonianos que aparecen tras el inicio de una terapia antisicótica en el paciente anciano; de esta manera se prescriben medicamentos antiparkinsonianos que pueden producir nuevos síntomas, como hipotensión ortostática y delirio.

Por otra parte, al incrementarse el número de medicamentos también aumenta la posibilidad de interacciones, que, como se ha mencionado, pueden dar lugar a reacciones adversas.

PREVENCIÓN DE LAS REACCIONES ADVERSAS

Las reacciones adversas también pueden clasificarse según aparezcan antes de la hospitalización, durante ésta o después del alta. De ellas, un porcentaje no desdeñable podría prevenirse. Así, en diversos estudios que cuantificaron las hospitalizaciones que producen las reacciones adversas, se consideró que alrededor de un 28 % podría prevenirse. En uno de los mayores estudios de reacciones adversas en el ámbito hospitalario, el *ADE Prevention Study*, se observó que más de una cuarta parte de las reacciones adversas podían prevenirse. Tras el alta, en otro estudio se estimó que el 27 % de las reacciones adversas podían prevenirse.

Ante la prescripción de un medicamento hay que tener en cuenta si el paciente pertenece a una de las que se han denominado poblaciones de riesgo (niños, ancianos, pacientes con múltiples comorbilidades). Así, una causa frecuente de reacciones adversas es no ajustar el tratamiento teniendo en cuenta la edad y la función renal, lo cual es realmente importante en la población pediátrica y geriátrica. Aunque el fallo de la función renal puede producirse a cualquier edad, es mucho más frecuente en los ancianos. También hay que considerar si se ha prescrito algún medicamento con mayor riesgo de reacciones adversas. De ellos, en diversos estudios se han identificado los anticoagulantes, los hipoglucemiantes, los hipnótico-sedantes, antibióticos, antipiscóticos y quimioterápicos, en su mayoría medicamentos con un estrecho margen terapéutico.

Así pues, ante la prescripción de un medicamento hay que revisar la medicación de cada paciente en particular, considerando la dosis, las interacciones y las posibles reacciones adversas. Teniendo en cuenta que el riesgo de reacción adversa se incrementa con el número de medicamentos que se consumen, habría que suspender la medicación que no fuese estrictamente necesaria. Así, se pueden prescribir inhibidores de la bomba de protones en situaciones puntuales, como la administración concomitante con AINE, pero una vez finalizado el tratamiento se siguen consumiendo sin ninguna justificación.

Si aparece un nuevo síntoma, siempre hay que considerar en el diagnóstico diferencial el consumo de medicamentos. Muchas reacciones adversas prevenibles no lo son porque no se piensa en ellas, y se resolverían con la simple suspensión o con el ajuste de la dosis. Por el contrario, otras veces se trata el nuevo síntoma añadiendo un nuevo medicamento. Por ejemplo, los diuréticos tiazídicos pueden producir hiperuricemia, la cual puede tratarse con medicamentos para la gota, o los AINE pueden provocar aumentos de la presión sanguínea que den lugar a la prescripción de fármacos antihipertensivos.

Hay que incidir en la información que se da al paciente, para que tome conciencia de la medicación que recibe, las posibles reacciones adversas y la importancia de continuar con el tratamiento. De esta manera se involucra al paciente en su salud.

Por último, cabe mencionar los sistemas computarizados, que pueden ayudar al médico en el día a día de las prescripciones. Estos sistemas generan alertas cuando se prescribe una medicación que podría dar lugar a una interacción, cuando existen alteraciones en las pruebas de laboratorio, cuando se requieren ajustes de dosis según las características de los pacientes, informan de alergia a algún medicamento, etc. No existe un sistema único, y los diversos hospitales pueden disponer de ellos, o no.

La prescripción es un proceso complejo que involucra múltiples acciones y que debe ser llevada a cabo con extremo cuidado, entre otras razones para prevenir las reacciones adversas.

BIBLIOGRAFÍA

Baños J, Farré M. Principios de Farmacología Clínica. Bases Científicas de la Utilización de Medicamentos. Masson, editor. Barcelona; 2002.

Bates DW, Cullen DJ, Laird N y cols. Incidence of adverse drug events and potential adverse drug events. Implications and prevention. ADE Prevention Study Group. JAMA 1995; 274-29.

Boletín Oficial del Estado. Real Decreto 577/2013, de 26 de julio, por el que se regula la farmacovigilancia de medicamentos de uso humano. Vol. 179. 2013. (Disponible en: https://www.boe.es/boe/dias/2013/07/27/pdfs/BOE-A-2013-8191.pdf [consultado 13/03/2022].

Carrasco-Garrido P, de Andrés A, Hernández V y cols. BMC Health Services Research 2010; 10: 287.

Classen DC, Pestotnik SL, Evans RS y cols. Adverse drug events in hospitalized patients. JAMA 1997; 277: 301-6.

Edwards IR, Aronson JK. Adverse drug reactions: definitions, diagnosis, and management. Lancet 2000 Oct 7;356(9237):1255-9.

Esteban Jiménez Ó, Navarro Pemán C, González Rubio F, Lanuza Giménez FJ, Montesa Lou C. Análisis de la incidencia y de las características clínicas de las reacciones adversas a medicamentos de uso humano en el medio hospitalario [A study of incidence and clinical characteristics of adverse drug reactions in hospitalized patients.]. Rev Esp Salud Publica. 2017 Dec 22;91:e201712050. Spanish. PMID: 29269726.

Estudio APEAS. Estudio sobre la seguridad de los pacientes en atención primaria de salud. Madrid: Ministerio de Sanidad y Consumo, 2008.

Fricke-Galindo I, Jung-Cook H, LLerena A, López-López M. Pharmacogenetics of adverse reactions to antiepileptic drugs. Neurologia (Engl Ed). 2018 Apr;33(3):165-176. English, Spanish. doi: 10.1016/j.nrl.2015.03.005. Epub 2015 May 11. PMID: 25976948.

Fulton MM, Allen ER. Polypharmacy in the elderly: a literature review. J Am Acad Nurse Pract 2005; 17: 123-32.

Grahame-smith D, Aronson J. Adverse drug reactions. En: Aronson, Jeffrey & Grahame-Smith, David. The Oxford Textbook of Clinical Pharmacology and Drug Therapy, 2004; p. 132-57.

Karch FE, Lasagna L. Toward the operational identification of adverse drug reactions. Clin Pharmacol Ther. 1977; 21(3):247-54. (Disponible en: https://www.ncbi.nlm.nih.gov/pubmed/837643 [citado 13/03/2022]

Laporte JR, Capellá D. Mecanismos de producción y diagnóstico clínico de los efectos indeseables producidos por medicamentos. En: Laporte JR, Tognoni G, eds. Principios de epidemiología del medicamento. Barcelona: Masson-Salvat Medicina, 1993; p. 95-109.

Meyboom RHB, Hekster YA, Egberts ACG y cols. Causal or casual? The role of causality assessment in pharmacovigilance. Drug Safety 1997; 17: 374-89.

Naranjo CA, Busto U, Sellers EM y cols. A method for estimating the probability of adverse drug reactions. Clin Pharmacol Ther 1981; 30: 239-45.

Patterson SM, Hughes C, Kerse N y cols. Interventions to improve the appropriate use of polypharmacy for older people. Cochrane Database Syst Rev 2012; (5): CD008165.

Pérez C, Bermejo T, Delgado E y cols. Adverse drug reaction which provoke hospital admissions. Farm Hosp 2011; 35: 236-43.

Pichler WJ. Drug hypersensitivity: Classification and clinical features. UpTo- Date. Ministerio de Sanidad, Servicios Sociales e Igualdad. (Disponible en: https://www.uptodate.com/contents/drug-hypersensitivity-classification-and-clinical-features [consultado 13/03/2023].)

Rawlins MD, Thomas SHL. Mechanism of adverse drug reactions. En: Davies DM, Ferner RE, Glanville, eds. Davies's textbook of adverse drug reactions. London: Oxford University Press, 1998; p. 40-64.

Zhu J, Weingart SN. Prevention of adverse drug events in hospitals. UpToDate. Ministerio de Sanidad, Servicios Sociales e Igualdad. (Disponible en: https://www.uptodate.com/contents/prevention-of-adverse-drug-events-in-hospitals [consultado 13/03/2023].)

Hepatotoxicidad y nefrotoxicidad por medicamentos

71

I. Álvarez Álvarez, Á. Remesal Doblado, J. Sanabria Cabrera y M. I. Lucena González

CONTENIDOS

- Introducción
- Hepatotoxicidad por fármacos y otros xenobióticos
    - Conceptos generales
    - Epidemiología
    - Mecanismos de daño hepático inducido por fármacos
- Factores de riesgo de hepatotoxicidad
    - Propiedades del fármaco
    - Factores del huésped
- Abordaje diagnóstico de la hepatotoxicidad
    - Diagnóstico
    - Escalas de causalidad

- Expresión clínica y determinantes pronósticos
    - Expresión clínicopatológica
    - Pronóstico
- Tratamiento
- Nefrotoxicidad por fármacos
    - Introducción y conceptos generales
    - Presentación clínica
    - Biomarcadores de daño renal asociado a medicamentos
    - Mecanismos de producción del daño renal asociado a medicamentos
    - Tratamiento y prevención

INTRODUCCIÓN

Las reacciones idiosincrásicas (inesperadas) a los fármacos siguen penalizando la farmacoterapia moderna. Estas reacciones impredecibles a fármacos, pero también a otros xenobióticos, incluyendo los productos de herboristería y suplementos dietéticos, representan un problema de salud pública, principalmente por su gravedad potencial y su creciente incidencia en los últimos años. Además, las reacciones adversas hepáticas condicionan de manera significativa el desarrollo de los fármacos y, por ello, reciben una especial atención en este capítulo, en el que también se abordan los aspectos de mayor interés de las reacciones nefrotóxicas que, aunque de menor importancia cuantitativa y cualitativa que las hepáticas, son todavía responsables de acontecimientos clínicos graves, especialmente en pacientes hospitalizados con pluripatología.

HEPATOTOXICIDAD POR FÁRMACOS Y OTROS XENOBIÓTICOS

Conceptos generales

El hígado, por su localización estratégica entre la circulación portal y la sistémica, es un órgano clave en el destino de los fármacos en el organismo, al participar en la biotransformación de todas las sustancias liposolubles (fármacos y otros xenobióticos) que atraviesan la membrana lipídica del ente-

rocito, las cuales son finalmente eliminadas por el riñón o el sistema biliar. En consecuencia, es un órgano sometido a un enorme estrés químico, siendo su función fisiológica más importante impedir la exposición sistémica continuada a compuestos extraños, y que se dota de importantes mecanismos de defensa (contiene la mayor cantidad de glutatión intracelular). Así, no sorprende que la disfunción hepática tenga una notable repercusión en la respuesta farmacológica.

La lesión hepática inducida por fármacos (*drug-induced liver injury*, DILI) es una reacción adversa inesperada y potencialmente grave al uso de medicamentos convencionales, productos de herboristería o suplementos dietéticos, que pone en peligro la seguridad del paciente. La toxicidad hepática se ha clasificado tradicionalmente en dos tipos basándose en el mecanismo de acción: daño intrínseco y daño idiosincrático. El daño intrínseco está relacionado con la dosis, ocurre en un período corto después de la exposición (de horas a días), es predecible y reproducible en un modelo animal de experimentación. El ejemplo más representativo de daño intrínseco es la sobredosis por paracetamol. Por otro lado, el daño idiosincrático es impredecible, no está directamente relacionado con la dosis, sino con las interacciones entre fármaco y huésped, este último con sus características «únicas», y no es reproducible en modelos de experimentación animal. Este daño idiosincrático puede presentarse de forma variable, desde pocos días hasta semanas después de la exposición, y su incidencia es muy baja. Recientemente, se ha descrito un

> **⊕ HEPATOTOXICIDAD IDIOSINCRÁSICA POR FÁRMACOS**
>
> • La hepatotoxicidad es capaz de simular todas las variedades de enfermedad hepática, aguda y crónica.
>
> • No se dispone de biomarcadores diagnósticos específicos de hepatotoxicidad. Su diagnóstico se basa en la secuencia temporal compatible y la exclusión de otras etiologías alternativas.
>
> • El abordaje diagnóstico sistemático y secuencial, junto con la utilización de escalas de evaluación de causalidad, proporcionan un contexto para decidir las cuestiones que deben ser abordadas ante un caso sospechoso de hepatotoxicidad.
>
> • El manejo terapéutico de un episodio de hepatotoxicidad idiosincrática es la inmediata retirada del fármaco y cuidados de soporte si fuese necesario.

tercer tipo, el daño indirecto, relacionado con la acción farmacológica del medicamento, y cuya latencia puede ser prolongada (meses). El daño indirecto comprende desde la inducción de un daño hepático *de novo* a la exacerbación de una condición preexistente (p. ej., esteatosis hepática). Los ejemplos más reconocibles de este tipo de daño son la enfermedad hepática inmunomediada inducida por los inhibidores de puntos de control inmunitario *(immune checkpoint inhibitors)* y la reactivación de una hepatitis B crónica latente en relación con los inmunosupresores, quimioterápicos o tratamientos biológicos.

La mayoría de los episodios de hepatotoxicidad idiosincrática se recuperan espontáneamente, pero algunos pueden evolucionar a una insuficiencia hepática aguda (IHA) que puede requerir un trasplante de hígado o provocar el fallecimiento del paciente. En Estados Unidos, se ha estimado que la DILI intrínseca e idiosincrática representaron el 46 y 11 % de las IHA en el período 1998-2013, respectivamente. Además de representar un importante problema de salud pública, el daño hepático tóxico es una de las principales causas de interrupción en el desarrollo de nuevos fármacos y de retirada de medicamentos del mercado.

Epidemiología

Se desconoce la verdadera incidencia de la lesión hepática inducida por fármacos, ya que la mayoría de las reacciones adversas hepatotóxicas son idiosincráticas, que cursan con una reacción leve y limitada en el tiempo, por lo que muchos eventos pasan inadvertidos. En otros muchos casos, el diagnóstico es incierto debido a la ausencia de una prueba diagnóstica específica de hepatotoxicidad.

En Europa, estudios poblacionales han estimado una incidencia de lesión hepatotóxica idiosincrática entre 14 y 19 casos por 100.000 habitantes. Los medicamentos antiinfecciosos fueron la clase farmacológica más frecuente responsable de episodios de hepatotoxicidad, especialmente la combinación de amoxicilina y ácido clavulánico. Otros fármacos que han sido identificados frecuentemente como responsables de daño hepatotóxico en los países occidentales son aquellos de uso sobre el sistema cardiovascular o musculoesquelético. Asimismo, es reseñable también la creciente frecuencia de casos de hepatotoxicidad por agentes biológicos, siguiendo la tendencia de uso en la práctica clínica de inmunoterapia para el tratamiento de neoplasias.

Por otro lado, en los países orientales se observa un patrón diferencial en los grupos farmacológicos implicados en comparación con los países occidentales, siendo la medicina tradicional basada en plantas y los fármacos antituberculosos las principales causas de hepatotoxicidad.

Mecanismos de daño hepático inducido por fármacos

El daño hepático inducido por fármacos es un fenómeno complejo y multifactorial, en el que juegan un papel las propiedades del fármaco y del huésped y factores ambientales, y cuya patogénesis no ha sido completamente determinada.

El metabolismo de un fármaco comienza por el transporte de los fármacos a los hepatocitos de forma pasiva o por acción de un conjunto de proteínas transportadoras que se encuentran en la membrana basolateral del hepatocito. Las proteínas transportadoras de membrana pertenecen a las familias de transportadores de solutos (SLC), de transportadores de aniones orgánicos polipeptídicos (OATP), de transportadores de aniones orgánicos (OAT) y de transportadores de cationes orgánicos (OCT). Una vez en el hepatocito, los fármacos serán metabolizados en dos fases. La fase I se lleva a cabo en el retículo endoplásmico liso, donde existen enzimas de la superfamilia de los citocromos P-450 (CYP) que introducen radicales hidrófilos mediante procesos de oxidación, hidroxilación e hidrólisis. Después de esta fase, los metabolitos generados son más hidrófilos para ser eliminados, aunque este proceso puede generar metabolitos reactivos tóxicos o metabolitos activos con acciones farmacológicas diferentes a las del fármaco original. En la fase II, o de detoxificación, estos metabolitos reactivos se conjugan con moléculas endógenas como el ácido glucurónico, sulfatos o glutatión, mediante la acción de glucoroniltransferasas, glutatión-transferasas, sulfotransferasas y *N*-acetiltransferasas, en los microsomas hepáticos, el citosol y en las mitocondrias. Los metabolitos finalmente serán excretados en una tercera fase al canalículo biliar o de vuelta a la sangre sinusoidal para su posterior excreción renal a través de proteínas de la familia de transportadores dependientes de ATP, como la ABCC2, ABCC4, o la bomba exportadora de sales biliares *(bile salt export pump*, BSEP).

El daño hepático inducido por fármacos puede ser originado por un daño tóxico directo del fármaco. Si los mecanismos de conjugación y excreción no funcionan correctamente, esto va a determinar el grado de exposición del fármaco en el hepatocito, y puede conducir a un daño hepático. Por otro lado, el daño puede tener su origen en los metabolitos reactivos generados durante la fase I del metabolismo. La formación de estos metabolitos depende de las propiedades del fármaco, de la capacidad de metabolización del huésped y del nivel de los mecanismos de protección del hígado. Los metabolitos reactivos alteran la función de los orgánulos como el retículo endoplasmático o la mitocondria, provocando estrés celular. Los metabolitos también interfieren en la BSEP, lo que provoca un aumento en los ácidos biliares intracelulares, que inducen un daño mitocondrial. Además, el aumento de concentración intracelular de ácidos biliares conduce a un aumento en los receptores de muerte celular en la membrana. Estos procesos finalmente desembocan en

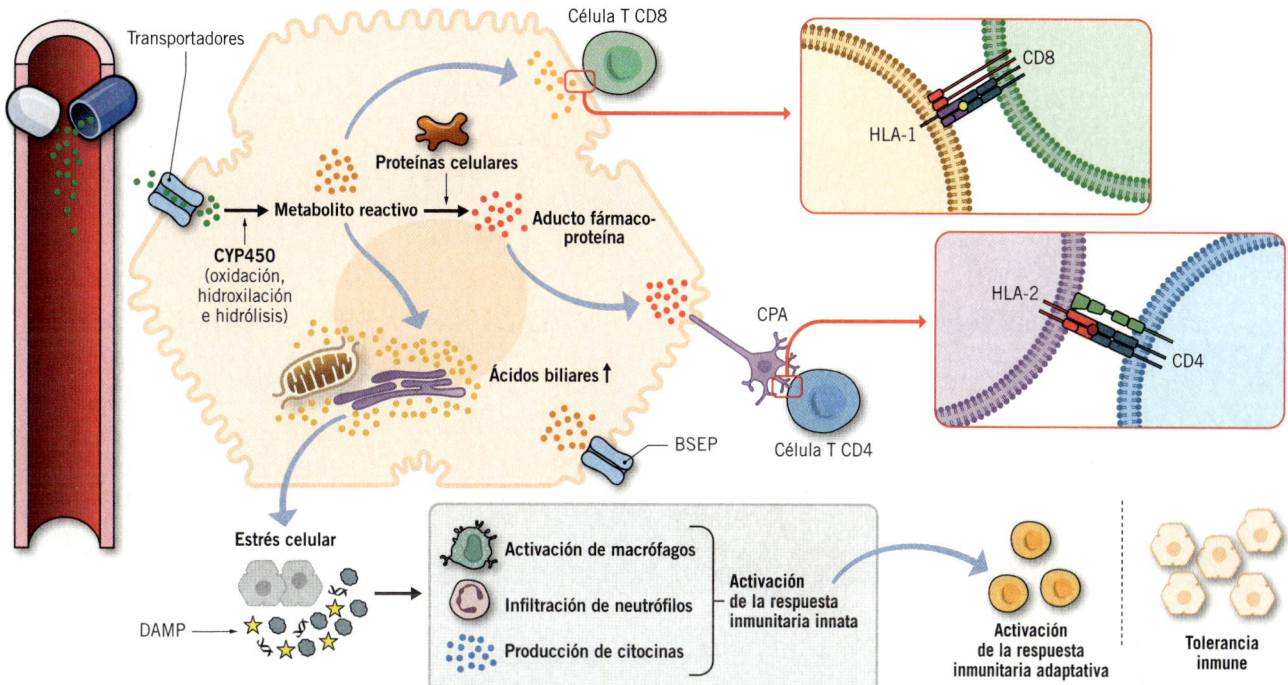

Figura 71-1. Mecanismos de daño hepático idiosincrático inducido por fármacos. BSEP: bomba exportadora de sales biliares *(bile salt export pump)*; CYP450: citocromo P450; CPA: célula presentadora de antígenos; DAMP: patrones moleculares asociados a daños *(damage-associated molecular patterns)*; HLA: antígeno leucocitario humano *(human leukocyte antigen)*.

la muerte celular por un colapso en la función mitocondrial o por la activación de un mecanismo de apoptosis. En este contexto, como respuesta al estrés celular, el hepatocito libera patrones moleculares asociados a daño *(damage associated molecular patterns*, DAMP), moléculas que serán reconocidas como señales de peligro por el sistema inmune, desencadenando una respuesta inflamatoria por parte del sistema inmune innato con la activación de células de Kupffer y de células *natural killer* (NK). Estas células liberan citocinas y quimiocinas proinflamatorias (factor de necrosis tumoral [TNF], interleucina 1-beta, interleucina 8), que son contrabalanceadas por otras hepatoprotectoras (interleucinas IL-10, IL-4).

Por otro lado, los metabolitos reactivos pueden unirse a proteínas intracelulares, formando aductos fármaco-proteína. Estos neoantígenos son presentados por moléculas del sistema de antígenos leucocitarios humanos *(human leucocyte antigen*, HLA) de células presentadoras de antígenos, y desencadenar una respuesta inmune adaptativa mediante la activación de linfocitos T CD4. Los metabolitos reactivos también pueden ser presentados por HLA de clase I en la membrana del hepatocito y activar linfocitos T CD8 citotóxicos.

El balance entre la tolerancia inmune que presenta el hígado y la respuesta del sistema inmune determinará si la lesión inflamatoria inicial se resuelve en un proceso de adaptación o si progresa a un daño hepático manifiesto **(fig. 71-1)**.

Daño hepático inducido por paracetamol, un ejemplo de daño hepatotóxico intrínseco

Un ejemplo de daño hepático intrínseco ampliamente estudiado es el provocado por el paracetamol. Este compuesto es conjugado en dosis terapéuticas (hasta 4 g/día en adultos y hasta 50-75 mg/kg/día en niños) con ácido glucurónico y sulfato, mientras que una pequeña fracción (5-10 %) es oxidada por la enzima microsomal (inducible) CYP2E1, generando *N*-acetil-*p*-benzoquinoneimina (NAPQI). Este metabolito electrofílico altamente reactivo es inactivado mediante su unión al grupo sulfhidrilo del glutatión intracelular (GSH), siendo excretado finalmente en la orina en forma de conjugados de cisteína y ácido mercaptúrico. La toxicidad hepática aguda por paracetamol se produce habitualmente en un escenario de ingestión masiva con fines autolíticos o accidental en niños con dosis que exceden la capacidad de glucuronoconjugación y sulfoconjugación (> 7 g/día en adultos o > 150 mg/kg/día en niños), aunque también, y de manera creciente en un contexto de dosis terapéuticas altas y repetidas *(therapeutic misadventure o infortunio terapéutico)*, y probablemente también en estado de ayuno prolongado o desnutrición, o con el concurso ocasional de un estado de hiperactividad microsomal derivado del consumo crónico de alcohol o de fármacos inductores enzimáticos (isoniazida), o en pacientes obesos, en el cual se favorece la generación de mayor concentración de NAPQI (> 15 %), lo que eventualmente provoca una depleción del sustrato GSH y la formación de aductos proteicos. NAPQI se une principalmente a las proteínas mitocondriales y a los canales iónicos, provocando la pérdida de producción de energía, el desequilibrio iónico y finalmente la muerte celular **(fig. 71-2)**.

El marcador tradicional para reconocer un daño hepático intrínseco es la elevación de transaminasas hepáticas (alanina y aspartato-transaminasa). Pese a que su medición es sencilla, en algunos casos «tardíos» la elevación de estos parámetros

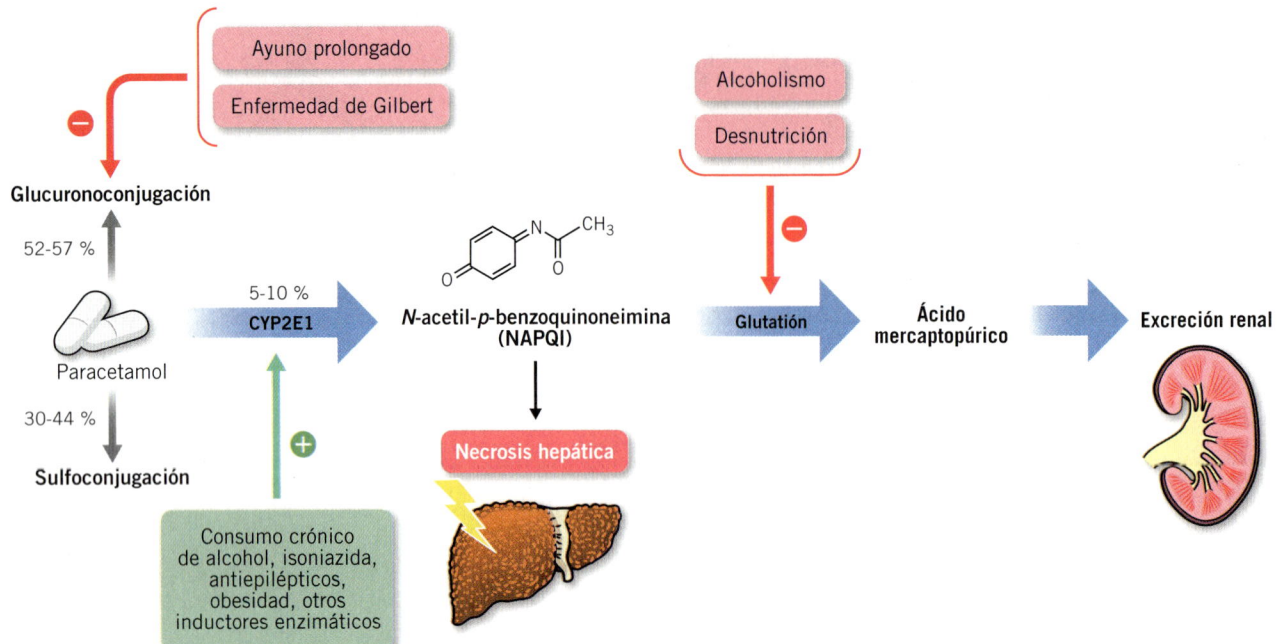

Figura 71-2. Metabolismo del paracetamol e identificación de los factores que incrementan su potencial de producir hepatotoxicidad. CYP2E1: citocromo P450 2E1.

hepáticos puede retrasarse hasta 24 horas, condicionando el tratamiento del episodio hepatotóxico. Por ello, la identificación de biomarcadores que ayuden a detectar el daño hepático intrínseco por paracetamol de manera temprana es actualmente una necesidad por abordar.

FACTORES DE RIESGO DE HEPATOTOXICIDAD

La lesión hepática idiosincrática inducida por fármacos es una condición en la que están implicados las propiedades del fármaco, los factores del huésped y las interacciones fármaco-huésped (**fig. 71-3**).

> ### ✪ ESTABLECIMIENTO DE CAUSALIDAD EN LA HEPATOTOXICIDAD
>
> • El interrogatorio sobre el consumo de fármacos, prescritos o en automedicación, y de productos de herboristería y suplementos dietéticos es crucial en la identificación del fármaco culpable. Entre los candidatos pueden estar no sólo fármacos de reciente comercialización, sino otros que lleven tiempo en el mercado, aunque su hepatotoxicidad no haya sido reconocida.
>
> • En casos de aparición tardía de la hepatotoxicidad tras la interrupción del tratamiento (latencia larga), como la combinación de amoxicilina y ácido clavulánico, o la minociclina, el diagnóstico puede ser particularmente difícil.
>
> • La denominada «firma» de un fármaco determinado, asociada a la presentación clínica y patológica, y el período de latencia, tiene un margen de variabilidad.
>
> • Las escalas para el establecimiento de causalidad (CIOMS/RUCAM o la computarizada RECAM) son una guía que contiene los elementos necesarios para evaluar correctamente la causalidad, aunque no sustituyen el juicio clínico.

Propiedades del fármaco

Aunque la lesión hepatotóxica idiosincrática no es por definición dosis-dependiente, como sí ocurre en el daño intrínseco, se ha evidenciado que muchos casos de hepatotoxicidad idiosincrática fueron causados por fármacos cuya dosis terapéutica es superior a los 50 mg/día, pero sin embargo los casos de fármacos administrados a dosis inferiores a 10 mg/día son muy raros. Por lo tanto, se cree que en sujetos susceptibles existe una dosis umbral que, cuando es superada, desencadenaría la reacción adversa. Además de esta dosis umbral, las características fisicoquímicas del fármaco, como el metabolismo hepático significativo (> 50 %) y una mayor lipofilia, que conllevarían una mayor generación de metabolitos reactivos en el hepatocito, se han asociado con el potencial hepatotóxico.

La reactividad de los metabolitos generados durante la fase I del metabolismo del fármaco en la velocidad y selectividad para unirse a proteínas y formar neoantígenos que activan la respuesta inmune, además del potencial de un fármaco para interferir en los procesos mitocondriales y la inhibición de los transportadores canaliculares, que conlleva un estrés celular que conduciría a la muerte del hepatocito, también son factores relacionados con el potencial hepatotóxico.

Además, las interacciones entre los fármacos concomitantes pueden modular el metabolismo de otros fármacos mediante la inducción, inhibición o competencia de sustratos. Esto podría alterar la proporción de un fármaco que sería metabolizado por otras vías menores y/o producir estrés celular, modificando el potencial hepatotóxico de un fármaco que por sí solo no tendría la capacidad de causar daño hepático.

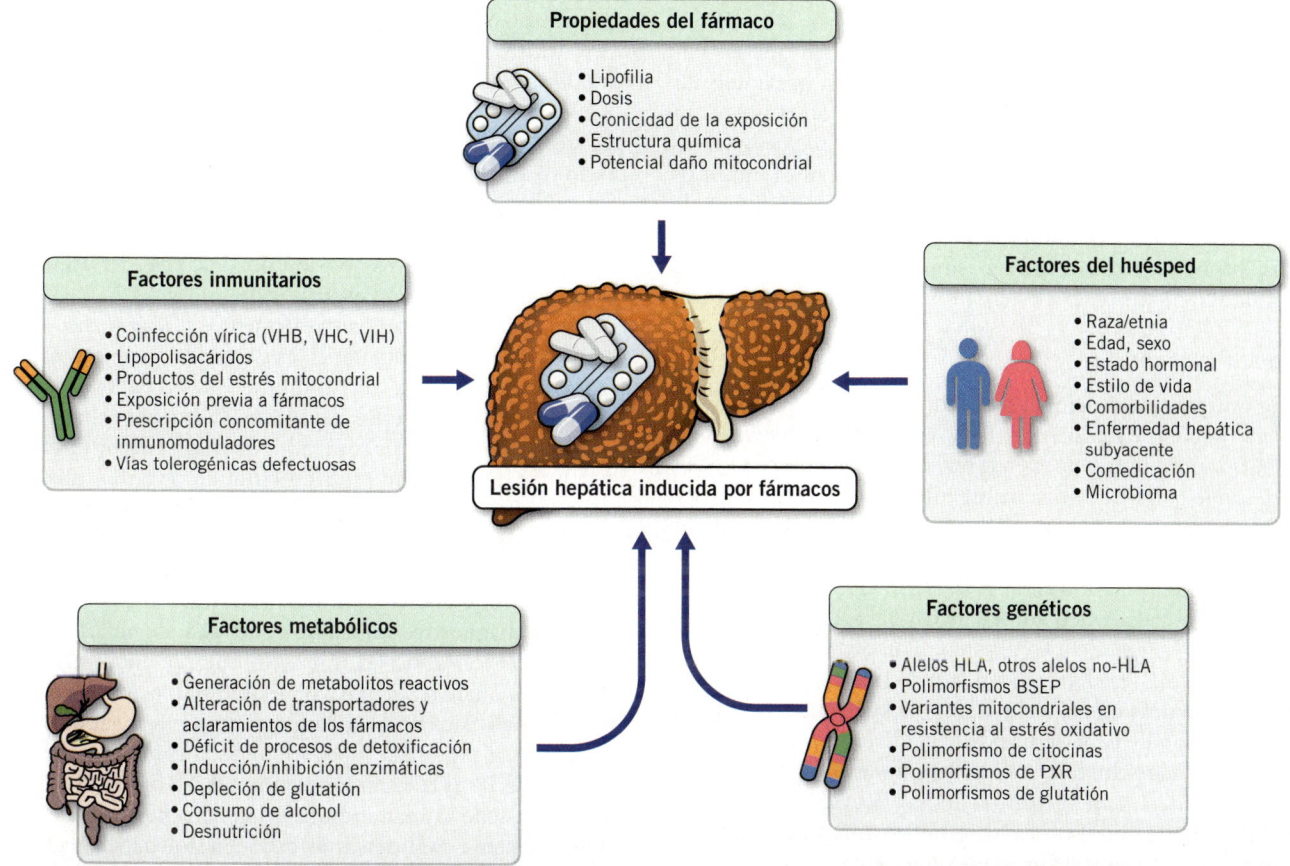

Figura 71-3. Interrelación de los factores del fármaco, del huésped y genéticos que determinan la susceptibilidad al desarrollo de hepatotoxicidad. HLA: antígeno leucocitario humano *(human leukocyte antigen)*; BSEP: bomba exportadora de sales biliares *(bile salt export pump)*; PXR: receptor X pregnano; VHB: virus de la hepatitis B; VHC: virus de la hepatitis C; VIH: virus de la inmunodeficiencia adquirida.

Factores del huésped

Edad

La edad avanzada no está relacionada con un incremento en el riesgo de sufrir hepatotoxicidad. En el Registro Español de Hepatotoxicidad, un 33 % de los casos tenían más de 65 años. Sin embargo, en este registro, y en otros, se ha observado una expresión diferencial asociada a la edad, con un aumento gradual del daño colestásico en las edades más avanzadas, llegando hasta el 50 % en los pacientes con 85 años o más. En pacientes de edad avanzada, no obstante, hay un incremento de la frecuencia de ictericia y hospitalización debido a una mayor gravedad del daño hepático.

Sexo

El riesgo de hepatotoxicidad es similar para ambos sexos según lo encontrado en los diferentes registros prospectivos, aunque la toxicidad hepática por determinados fármacos asociados a manifestaciones autoinmunes, como la nitrofurantoína o minociclina, es más frecuente en mujeres, de manera similar a lo que ocurre en la hepatitis autoinmune idiopática.

Alcohol

El alcohol es un factor destacado que incrementa la expresión de CYP2E1 y la formación del metabolito NAPQI, responsable del daño intrínseco por paracetamol. Sin embargo, la evidencia sobre el papel del alcohol en el riesgo de lesión hepatotóxica idiosincrática es limitada, y se circunscribe al daño causado por fármacos como la isoniazida, metrotexato o halotano.

Comorbilidades

El rol de las comorbilidades ha sido determinado en estudios de cohortes en pacientes con esteatosis inducida por fármacos, donde se ha comprobado que existe un efecto deletéreo sinérgico entre fármacos como el tamoxifeno o metrotexato y enfermedades que definen el síndrome metabólico, como la obesidad, la diabetes tipo 2, la hipertensión arterial o la hipercolesterolemia. Del mismo modo, en pacientes obesos el CYP2E1 está inducido y puede incrementar el riesgo de toxicidad hepática por paracetamol.

Asimismo, el valor pronóstico de las comorbilidades se ha puesto en evidencia en un modelo predictivo en el que se ha asociado una carga significativa de comorbilidad con la mortalidad en 6 meses en pacientes con daño hepatotóxico.

Enfermedad hepática preexistente

No existen hallazgos consistentes que indiquen que los pacientes con una enfermedad hepática crónica presenten un mayor riesgo de toxicidad idiosincrática. No obstante, la excepción serían los pacientes con hepatitis crónica B y C, especialmente si están coinfectados con el virus de la inmunodeficiencia humana, ya que presentan un mayor riesgo de hepatotoxicidad durante el tratamiento con antituberculosos, probablemente debido al síndrome de reconstitución inmunitaria, que podría desenmascarar la toxicidad hepática.

Factores genéticos

Los estudios internacionales de asociación del genoma completo (*genome-wide association studies*, GWAS) han permitido identificar polimorfismos en la región de genes que codifican el complejo mayor de histocompatibilidad de clase I y II asociados con un incremento en el riesgo de hepatotoxicidad por diferentes fármacos. Así, el haplotipo HLA-DRB1*15:01-DQB1*06:02 y el alelo HLA-A*02:01 se asocian a una mayor susceptibilidad de hepatotoxicidad por la combinación de amoxicilina y ácido clavulánico. Por otro lado, el alelo HLA-B*57:01 se relaciona con la susceptibilidad a flucloxacilina, mientras que el alelo HLA-A*33:01 se asocia con un mayor riesgo de hepatotoxicidad por diversos fármacos (terbinafina, ticlopidina, sertralina, fenofibrato) y para el daño colestásico. Otros estudios han encontrado el alelo HLA-A*31:01 como un factor genético común de susceptibilidad a hepatotoxicidad y reacciones cutáneas graves causadas por carbamazepina. Sin embargo, como estas variantes genéticas individualmente presentan un valor positivo predictivo modesto, se ha desarrollado una puntuación de riesgo poligénico (*polygenic risk score*), donde se agregan los efectos de diferentes *loci* genómicos identificados en estudios previos. Este *score* es una aproximación útil en la estratificación de riesgo de los pacientes de sufrir hepatotoxicidad que permite avanzar hacia una medicina de precisión.

ABORDAJE DIAGNÓSTICO DE LA HEPATOTOXICIDAD

Diagnóstico

El diagnóstico clínico de la lesión hepatotóxica idiosincrática sigue siendo un desafío para los clínicos. Las manifestaciones clínicas son inespecíficas, pudiendo imitar la presentación clínica de otras enfermedades hepáticas agudas y crónicas, y se presenta con diferentes grados de gravedad, desde una elevación asintomática de las enzimas hepáticas hasta una insuficiencia hepática aguda. Actualmente, debido a la falta de marcadores específicos de toxicidad hepática aplicables en el contexto de la práctica clínica, su diagnóstico sigue siendo de exclusión (**fig. 71-4**).

El requisito para su diagnóstico es la sospecha. El clínico debe indagar en profundidad sobre la exposición a medicamentos con receta médica o de venta libre y suplementos dietéticos y de herboristería, anotando la fecha de inicio y cese de la exposición. Esta información nos permitirá calcular la latencia (el tiempo desde la instauración del tratamiento hasta el inicio de la reacción) y establecer una relación temporal compatible con el agente sospechoso. El siguiente paso será evaluar el potencial hepatotóxico del medicamento sospechoso. Se puede recurrir a bases de datos como LiverTox (https://www.ncbi.nlm.nih.gov/books/NBK547852/), donde se clasifican los fármacos en función de la evidencia conocida de su riesgo de hepatotoxicidad, o a estudios de los registros prospectivos en hepatotoxicidad, como el Registro Español de Hepatotoxicidad o el registro estadounidense *Drug Induced Liver Injury Network* (DILIN). Si el fármaco sospechoso es de reciente comercialización, los datos acerca del potencial hepatotóxico, de existir, se encuentran en las publicaciones de los ensayos clínicos.

Como se ha indicado anteriormente, el diagnóstico de la hepatotoxicidad idiosincrática es de exclusión, y por ello se deben descartar otras causas alternativas de daño hepático, como el abuso de alcohol, sepsis, insuficiencia cardíaca congestiva, episodios de síncope o hipotensión (hepatitis isquémica). En este proceso es importante descartar la infección activa de hepatitis virales (A, B y C). Recientemente, se ha incluido en el diagnóstico el cribado de hepatitis E como causa de exclusión.

Las pruebas de imagen como la ecografía abdominal ayudarían al diagnóstico mediante el descarte de obstrucciones biliares y lesiones focales. En casos que presentan un daño colestásico o que refieren dolor abdominal, pruebas de imagen adicionales como la colangiografía por resonancia magnética o una exploración por tomografía computarizada serían necesarias si la ecografía es normal. La biopsia hepática también puede ayudar al diagnóstico de la hepatotoxicidad, principalmente para descartar otras enfermedades hepáticas o identificar formas de hepatotoxicidad infrecuentes, como el síndrome de obstrucción sinusoidal, y puede tener un valor pronóstico.

La medición seriada de los parámetros hepáticos después de la retirada del fármaco sospechoso es otro factor importante en el proceso de diagnóstico (*dechallenge*). Si las enzimas hepáticas tienden a normalizarse tras la retirada, se apoyaría el diagnóstico. Por el contrario, si no se ve mejoría en el paciente o incluso se observa un empeoramiento, se sugiere que existe otra etiología alternativa. Sin embargo, hay que señalar que una proporción de pacientes con hepatotoxicidad pueden evolucionar hacia una insuficiencia hepática aguda, lo que incrementa la dificultad diagnóstica.

Es importante recordar que el clínico debe hacer una investigación exhaustiva de los fármacos a los que el paciente ha estado expuesto y preguntarle si ha tenido síntomas en una exposición previa al fármaco, que sugeriría una reexposición inadvertida, siendo de gran utilidad en la confirmación del diagnóstico de hepatotoxicidad.

Ante la ausencia de biomarcadores específicos, el reconocimiento de un daño hepatotóxico idiosincrático se basa en las elevaciones de parámetros hepáticos como la alanina y aspartato-aminotransferasas, la fosfatasa alcalina o la bilirrubina total. Sin embargo, la alteración en estos indicadores no es específica de un daño hepatotóxico. Estudios colaborativos internacionales han evaluado la capacidad diagnóstica de otros marcadores candidatos específicos, encontrando que la citoqueratina K18 (total [K18] o escindida por caspasas [ccK18]), la proteína de unión a los ácidos grasos 1 (FABP1) y la enzima glutamato deshidrogenasa (GLDH) podrían ser biomarcadores útiles en la detección de un daño hepatotóxi-

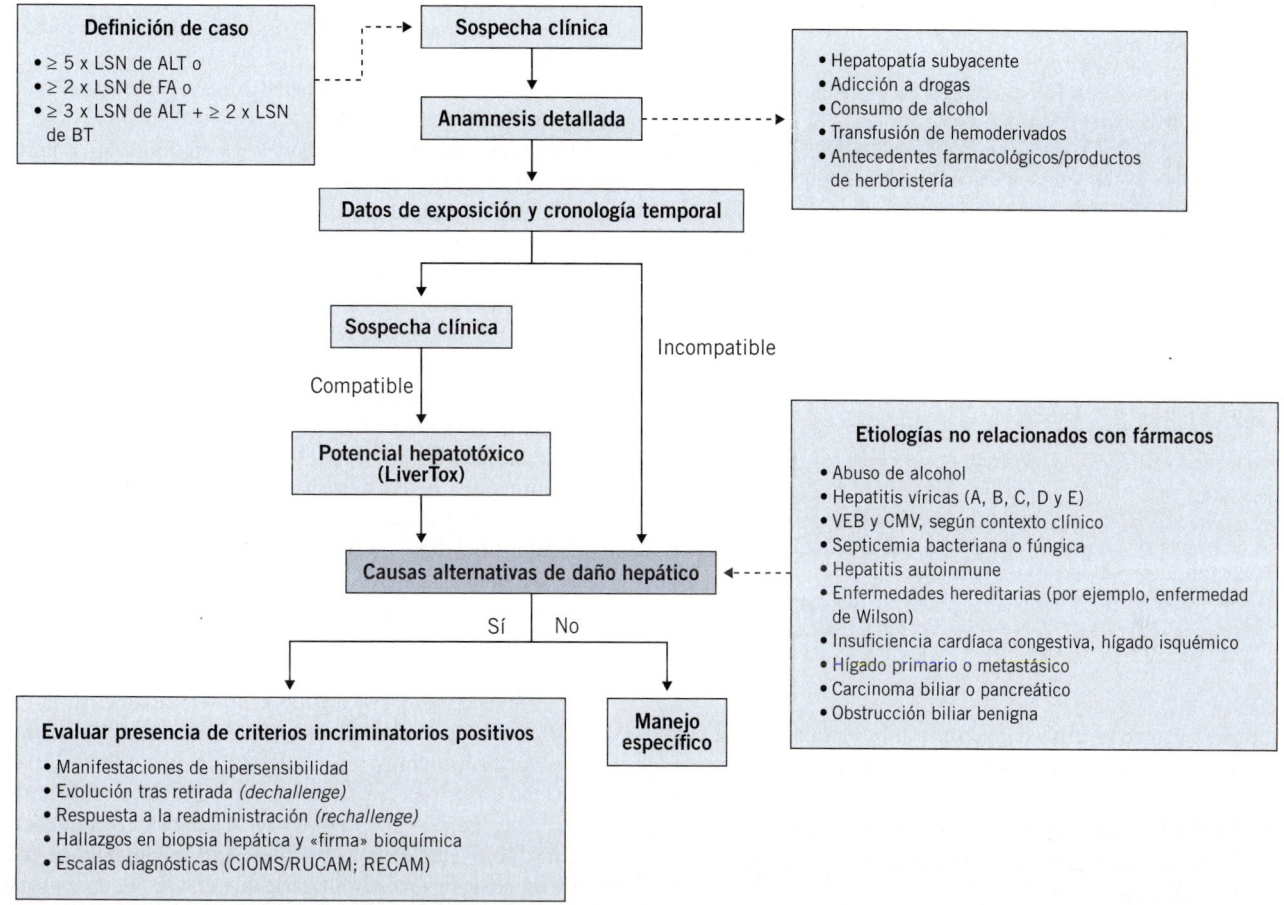

Figura 71-4. Proceso para el abordaje diagnóstico de la hepatotoxicidad. ALT: alanina-aminotransferasa; BT: bilirrubina total; CIOMS/RUCAM: *Council for International Organizations of Medical Sciences/Roussel Uclaf Causality Assessment Method*; CMV: citomegalovirus; FA: fosfatasa alcalina; LSN: límite superior de la normalidad; RECAM: *Revised Electronic Causality Assessment Method*; VEB: virus de Epstein-Barr.

co agudo, aunque por el momento no se dispone de un nuevo biomarcador o panel de biomarcadores que pueda ser incorporado a la práctica clínica rutinaria.

Escalas de causalidad

Las escalas y algoritmos son herramientas útiles en la evaluación de causalidad que promueven la objetividad en la evaluación de los casos sospechosos, facilitan la homogeneidad del enfoque diagnóstico y normalmente proporcionan una categoría de probabilidad basada en una puntuación numérica.

La escala CIOMS/RUCAM es la más utilizada para la evaluación de causalidad de la lesión hepatotóxica. Esta escala, que diferencia entre un patrón de daño hepático hepatocelular y colestásico/mixto, evalúa seis elementos: cronología de la reacción (tiempo de latencia y evolución de la bioquímica hepática tras la retirada del tratamiento), factores de riesgo (edad, alcohol y embarazo, este último sólo para las reacciones colestásicas/mixtas), comedicación, exclusión de etiologías alternativas, información previa del potencial hepatotóxico del fármaco bajo sospecha y respuesta a una nueva exposición al compuesto (si ha existido). En cada elemento, las respuestas se corresponden a una puntuación ponderada, y la suma de todas las respuestas proporciona

una puntuación total. Esta puntuación se asigna a una categoría de sospecha: muy probable (≥ 9), probable (6-8), posible (3-5), improbable (1-2) y excluido (< 1).

Aunque en ningún caso la categoría de sospecha suplanta el juicio hecho por los clínicos, se considera que la escala CIOMS/RUCAM ofrece un equilibrio razonable entre la objetividad científica y la sencillez, que facilita su uso en el contexto clínico. Sin embargo, esta escala tiene algunas limitaciones. Además de no contar con un parámetro objetivo *gold standard* con el que compararse, la escala evalúa parámetros no basados en la evidencia científica y muchas de las preguntas que formula permiten respuestas ambiguas, llevando a una baja reproducibilidad entre evaluadores.

Por lo tanto, con el objeto de hacer una escala más objetiva, una colaboración entre investigadores del registro DILIN de Estados Unidos y el Registro Español de Hepatotoxicidad ha servido para desarrollar un nuevo instrumento, *Revised Electronic Causality Assessment Method* (RECAM, https://dilirecam.com/), que propone modificaciones en los diferentes elementos originales de la escala CIOMS/RUCAM. Entre los cambios más notables en esta nueva herramienta se encuentran la eliminación de la evaluación diferencial por tipo de daño hepático y de los factores de riesgo por su falta de evidencia diagnóstica. Además, se

Tabla 71-1. Definición de hepatotoxicidad

Criterios bioquímicos

- ⩾ 5 veces el LSN de ALT o
- ⩾ 2 veces el LSN de FA (en ausencia de una enfermedad que justifique el aumento de la FA) o
- ⩾ 3 veces el LSN de ALT y ⩾ 2 veces el LSN de bilirrubina total

Los valores se calculan sobre la base de los primeros valores disponibles en sangre. Cuando los valores de ALT o FA estén elevados antes del inicio del tratamiento sospechoso, se usarán como límites los valores promedios basales antes del inicio de este tratamiento

Patrones de lesión hepática (índice de actividad)

R = (ALT/LSN)/(FA/LSN)

nR = (ALT o AST [el valor mas elevado]/LSN)/(FA/LSN)
Hepatocelular: R ⩾ 5; nR ⩾ 5
Colestásica: R ⩽ 2, nR ⩾ 2
Mixta: R > 2 y R < 5, nR > 2 y nR < 5

Pronóstico

Ley de Hy: ALT ⩾ 3 × LSN + Br ⩾ 2 × LSN en ausencia de colestasis
Ley de Hy basada en nR: nR ⩾ 5 + Br ⩾ 2 × LSN
Daño crónico: persistencia de las alteraciones bioquímicas durante más de 1 año

ALT: alanina aminotransferasa; FA: fosfatasa alcalina; LSN: límite superior de la normalidad; Br: bilirrubina total.

propone que cada fármaco concomitante con relevancia clínica se evalúe independientemente, utilizando la base de datos LiverTox como fuente de información del potencial hepatotóxico. Se definen los criterios de cada una de las etiologías a excluir como causas de exclusión, como la infección por virus de hepatitis E, la hepatitis isquémica, la hepatitis alcohólica, la colestasis por sepsis o la hepatitis autoinmune, y en un apartado adicional se evalúa la respuesta a una reexposición, información histológica y la manifestación cutánea de reacciones adversas asociadas a fármacos (síndrome de Steven-Johnson, síndrome de reacción a fármacos con eosinofilia y síntomas sistémicos (*Drug reaction with eosinophilia and systemic symptoms*, DRESS). La comparación entre la escala CIOMS/RUCAM y la RECAM mostró que esta última separa mejor las categorías de probabilidad y reduce la subjetividad en la evaluación de causalidad.

EXPRESIÓN CLÍNICA Y DETERMINANTES PRONÓSTICOS

Expresión clinicopatológica

Cualquier célula hepática puede ser diana de los efectos tóxicos de los medicamentos, y por ello la lesión tóxica hepática se presenta de forma inespecífica, con manifestaciones clínicas y patológicas que se mimetizan con otras condiciones hepáticas agudas o crónicas, y cuya gravedad varía desde una elevación asintomática de las enzimas hepáticas hasta una insuficiencia hepática fulminante.

La lesión hepática se clasifica, en ausencia de datos de biopsia, en base a criterios de laboratorio, que incluyen la actividad de la alanina-aminotransferasa (ALT) sérica y de la fosfatasa alcalina (FA) expresadas en múltiplos del límite superior de la normalidad (LSN) y la relación (R) entre ambas. Así, podría decirse que existe una lesión hepática tóxica cuando, en presencia de un fármaco sospechoso y sin otra explicación aparente, se detecta alguna de las siguientes ano-

malías: *a)* un aumento de la ALT igual o mayor a 5 veces el LSN; *b)* un aumento de la FA igual o mayor a 2 veces el LSN, o *c)* un aumento de la ALT igual o mayor a 3 veces el LSN juntamente con un aumento de la bilirrubina sérica total más de 2 veces el LSN.

El tipo de daño hepático puede ser hepatocelular, colestásico o mixto según los valores bioquímicos y el valor de la *ratio* R, que se calcula como el cociente entre ALT y FA en múltiplos del LSN. Así, se clasifica como una lesión hepatocelular aquella con un valor R ⩾ 5, una lesión colestásica aquella con un valor R ⩽ 2 y un daño mixto cuando el valor de R se encuentra entre 2 y 5 (tabla 71-1).

La lesión *hepatocelular* (citolítica, citotóxica) aguda es la forma de presentación más común; se observa en el 54-62 % de los casos en registros prospectivos de hepatotoxicidad. El daño hepatocelular cursa con grados variables de ictericia (semejante a una hepatitis vírica), incrementos de las transaminasas séricas y mínima elevación de la FA. Entre los fármacos identificados que suelen producir un patrón característico de lesión hepatocelular se encuentran isoniazida, nitrofurantoína, diclofenaco e inhibidores de puntos de control inmunitario, además del daño inducido por hierbas y suplementos dietéticos.

La lesión *colestásica* se caracteriza por elevaciones de la FA, y si están acompañadas de una elevación de la γ-glutamiltransferasa, proporciona una evidencia de que la elevación de la FA tiene un origen hepático. Como ya se ha mencionado, el daño colestásico suele presentarse con mayor frecuencia en pacientes con edad avanzada, tiene una recuperación más lenta y una mayor probabilidad de que el daño se cronifique. Entre los fármacos que han sido involucrados en este tipo de lesión hepatotóxica destacan la amoxicilina en combinación con ácido clavulánico, especialmente en pacientes ancianos (en jóvenes se suele presentar con un patrón hepatocelular), azatioprina, anabolizantes esteroideos y anticonceptivos.

Algunos fármacos tienen una «firma» característica asociada a la presentación no ya de un patrón de daño, sino de un fenotipo de lesión hepática inducida por fármacos. Es el caso de la nitrofurantoína, minociclina o estatinas (fluvastatina, atorvastatina), que se asocian con un fenotipo de lesión hepatotóxica con manifestaciones de autoinmunidad, o de los fármacos antiepilépticos como carbamazepina, fenitoína o ácido valproico, que se asocian al síndrome de DRESS.

Pronóstico

Hyman Zimmerman, el pionero en los estudios modernos en hepatotoxicidad, predijo en los pacientes con lesión hepatotóxica de patrón hepatocelular e ictericia, descartando una etiología distinta como el síndrome de Gilbert o la obstrucción biliar aguda, una mortalidad o su marcador subrogado (el trasplante hepático) de un 10 % de promedio. Esta observación se conoce como la ley de Hy. La agencia reguladora estadounidense *Food and Drug Administration* (FDA) usa una definición subrogada de la ley de Hy para identificar fármacos con potencial de causar un daño hepático grave en el contexto del desarrollo clínico de los medicamentos: una elevación de los niveles de ALT igual o mayor de 3 veces el LSN junto con una elevación de la bilirrubina igual o mayor de 2 veces el LSN, sin evidencia de colestasis.

Esta ley ha sido validada en pacientes con hepatotoxicidad también en práctica clínica y refinada mediante el uso de la *ratio* nR, que considera el valor más alto entre la alanina o aspartato-aminotransferasa al inicio del episodio de hepatotoxicidad en el cálculo del patrón de lesión hepática. Así, la ley de Hy basada en la *ratio* nR mejora la sensibilidad de la ley de Hy clásica mostrando una especificidad similar.

TRATAMIENTO

La principal medida terapéutica en el manejo de un episodio de hepatotoxicidad es la inmediata supresión de cualquier tratamiento farmacológico no esencial, ya que, una vez iniciada la ictericia, la continuación del fármaco responsable de la hepatotoxicidad podría determinar una evolución desfavorable e incluso fulminante.

En un contexto de daño intrínseco por la ingestión de dosis excesivas de paracetamol, el tratamiento es mediante la administración de *N*-acetilcisteína por vía oral o intravenosa, que actúa como antídoto reponiendo las reservas hepáticas de glutatión agotadas por el exceso de NAPQI. Aunque la *N*-acetilcisteína está indicada en todo paciente con evidencia de sobredosis por paracetamol con independencia del tiempo transcurrido desde ésta, para conseguir la máxima eficacia debe administrarse en las primeras 8 horas, y no más tarde de 24 horas, para reducir el riesgo de daño hepático y mortalidad.

En un caso de ingesta de paracetamol, el nomograma de Rumack-Matthew es una herramienta que sirve para valorar el riesgo de hepatotoxicidad. Si la concentración plasmática de paracetamol a las 4 horas de la ingesta es de 200 µg/ml (100 µg/ml si el paciente recibe medicamentos inductores del CYP2E1) en ese período de tiempo (y 25 µg/ml a las 16 horas de la ingesta), nos encontramos ante un caso probable de hepatotoxicidad por paracetamol. Este nomograma ha sido de utilidad en el manejo de un episodio hepatotóxico por sobredosis de paracetamol. Por ejemplo, en Estados Unidos, una concentración de 150 µg/ml a las 4 horas ha sido el umbral fijado para iniciar el tratamiento con *N*-acetilcisteína.

El régimen de acetilcisteína por vía intravenosa es de 200 mg/kg durante 15-60 minutos, seguido de 50 mg/kg durante 4 horas y 100 mg/kg durante 16 horas. Si la administración es por vía oral, la dosis es de 140 mg/kg durante 1 hora, seguido de 17 dosis de 70 mg/kg durante 1 hora, administrada en intervalos de 4 horas. En las primeras 4 horas se puede administrar carbón activo oral para evitar la absorción gastrointestinal.

Por el contrario, en la lesión hepática tóxica idiosincrásica, el manejo clínico consiste en la retirada del fármaco sospechoso, como se mencionó anteriormente, y cuidados de soporte si fuese necesario. Deben tratarse las complicaciones de la enfermedad hepática, como la ascitis y encefalopatía, y hospitalizar con signos o indicación bioquímica de encefalopatía y/o coagulopatía, o fallo hepático fulminante agudo. No obstante, y pese a la falta de un tratamiento específico para la lesión hepática idiosincrática por fármacos, existen opciones terapéuticas que se utilizan en la práctica clínica de forma empírica.

> ## ✪ TRATAMIENTO DE LA HEPATITIS AGUDA TÓXICA
>
> - La principal medida terapéutica en el manejo de un episodio de hepatotoxicidad es la inmediata supresión de cualquier tratamiento farmacológico no esencial y cuidados de soporte si fuera necesario.
> - El tratamiento de un episodio de daño intrínseco por la ingestión de dosis excesivas es mediante la administración de *N*-acetilcisteína por vía oral o intravenosa, en las primeras 8 horas, y no más tarde de 24 horas.
> - En algunos casos, la detección del daño hepático intrínseco puede retrasarse hasta 24 horas, por lo que es necesaria la identificación de biomarcadores que detecten precozmente el daño hepático.
> - El uso empírico de *N*-acetilcisteína, ácido ursodesoxicólico o corticosteroides subraya la falta de ensayos clínicos adecuadamente diseñados para abordar correctamente el manejo terapéutico de la lesión hepática tóxica idiosincrática.

Una de ellas es la *N*-acetilcisteína, evaluada en casos de fallo hepático agudo tóxico, aunque la evidencia del potencial beneficio de su uso, que se limita a los pacientes en fase evolutiva inicial del fallo hepático, se deriva de un número reducido de estudios con limitaciones metodológicas. El uso de ácido ursodesoxicólico, aunque se ha asociado a una mejora en los parámetros hepáticos, especialmente en casos colestásicos, está apoyado en estudios observacionales descriptivos no controlados, principalmente casos clínicos. Por otro lado, la carnitina se usa rutinariamente como antídoto de la hepatotoxicidad causada por ácido valproico, especialmente en la población pediátrica, mientras que el uso de corticosteroides en pacientes con lesión hepatotóxica idiosincrática presenta un balance riesgo-beneficio incierto.

El uso empírico de las opciones terapéuticas descritas subraya la falta de ensayos clínicos adecuadamente diseñados para abordar correctamente el manejo terapéutico de la lesión hepática idiosincrática inducida por fármacos.

NEFROTOXICIDAD POR FÁRMACOS

Introducción y conceptos generales

La insuficiencia renal aguda (IRA) afecta aproximadamente a un 13 % de la población y es una causa significativa de morbimortalidad en pacientes críticos. En pacientes hospitalizados, entre el 19 y 26 % de los casos de IRA son de origen farmacológico, con una mayor incidencia en varones mayores de 60 años. En población pediátrica, se estima que un 16 % de las hospitalizaciones son de origen farmacológico.

La nefrotoxicidad es un proceso complejo en el que pueden confluir diversos factores, tales como el potencial nefrotóxico del fármaco y otros xenobióticos (dosis, estructura química, solubilidad), y características propias del sujeto (comorbilidades, factores genéticos implicados en metabolismo y vías inmunitarias). Por último, se destaca el papel del riñón en el metabolismo y excreción de fármacos, como se indica a continuación:

a) Es un órgano que recibe un flujo sanguíneo que representa el 20-25 % del gasto cardíaco en reposo.

b) Su capacidad de extraer o «aclarar» los fármacos de la circulación sanguínea, su función básica de concentrar la orina al reabsorber el agua, la presencia de mecanismos de transporte específicos que permiten la captación activa de toxinas, tanto de la luz tubular como del capilar peritubular, y la regulación del equilibrio ácido-base, con los consiguientes cambios en el pH urinario, favorecen finalmente la concentración de compuestos no reabsorbidos en la orina. Además, los sistemas de transporte tubular del riñón, OCT1 y OAT1 (pertenecientes a las familias OCT y OAT, expresados también en el hepatocito), glucoproteína P, transportadores de proteínas asociadas a la resistencia de fármacos o MRP (MRP2 y MRP4) y transportadores de extrusión de múltiples fármacos y toxinas (hMATE1) tienen un papel esencial en la entrada y eliminación de agentes y sus metabolitos. OCT1 y OAT1 son transportadores implicados en la captación de fármacos, y concretamente OAT1, en la entrada, acumulación celular y nefrotoxicidad de antivirales (adefovir y cidofovir) y de algunas cefalosporinas. Por el contrario, los transportadores implicados en la excreción de agentes son la glucoproteína P (quimioterápicos, antagonistas del calcio, ciclosporina A y tacrólimus), MRP (tenofovir) y hMATE1 (cisplatino). Así, la sobreexpresión de estos transportadores previene el efecto nefrotóxico.

c) Su papel en el metabolismo de los fármacos en las células tubulares renales y consiguiente formación de metabolitos reactivos a través del sistema del citocromo P-450, glutatión-transferasa, prostaglandina sintasa, aminopeptidasa, entre otras. Consecuentemente, las células epiteliales y glomerulares se exponen a elevadas concentraciones de fármacos y otros xenobióticos, así como a metabolitos reactivos, lo que las hace especialmente vulnerables, como sería el caso en la intoxicación por paracetamol, que se puede asociar también a daño tóxico renal.

Presentación clínica

El riñón no sólo es un órgano con función excretora, sino también responsable del mantenimiento de la homeostasis, por lo que los fármacos, aparte de generar toxicidad directa, pueden originar también otros síndromes tras la alteración de esta función homeostática, como alteraciones del equilibrio ácido-base, hiponatremia, hiperpotasemia, hipocalcemia, diabetes insípida nefrogénica, entre otras patologías. Según el tiempo de evolución, la insuficiencia renal puede ser de presentación aguda o crónica. La IRA se caracteriza por la aparición de un deterioro brusco de la función renal, asociada a un aumento de la concentración de productos nitrogenados en sangre (nitrógeno ureico o urea), creatinina y otros desechos metabólicos renales, así como la incapacidad para mantener la homeostasis de líquidos y electrólitos, asociadas con alteraciones del flujo urinario. Así, la IRA se encuentra definida según la guía KDIGO como un incremento mínimo de creatinina sérica (Crs) ≥0,3 mg/dl en 48 horas; un aumento de Crs ≥1,5 veces el valor basal (conocido o estimado, en los 7 días previos) o un valor de volumen urinario inferior a <0,5 ml/kg/h, durante 6-12 horas. Si el daño renal persiste durante más de 3 meses, independientemente de la causa de origen, se denomina enfermedad renal crónica, frecuentemente asociada con el uso de antibióticos tipo aminoglucósidos, antiinflamatorios no esteroideos (AINE), agentes de contraste radiológicos y combinaciones analgésicas.

Para evaluar la función renal, existen una serie de parámetros bioquímicos, como la tasa de filtrado glomerular (*glomerular filtration rate*, GFR), cuya medición es complicada dado que requiere la determinación de una sustancia exógena no metabolizable (p. ej., inulina, iohexol). Por ello se utiliza su valor estimado (eGFR), una fórmula optimizada en cohortes de gran magnitud y calculada mediante el valor de la Crs, sexo, etnia y edad. Otros parámetros bioquímicos útiles para la evaluación de la función renal son los obtenidos en el análisis urinario (proteinuria, hematuria y agregados celulares), nitrógeno ureico, pruebas de imagen (por ejemplo, ecografía) y biopsia renal. Sin embargo, la evaluación preclínica y clínica de la lesión renal por fármacos es complicada debido a que el riñón tiene una importante reserva funcional y posee mecanismos de adaptación al daño, proceso denominado hiperfiltración adaptativa, lo que genera que en la mayoría de los casos puede existir un daño renal significativo sin aparición de alteración en las variables mencionadas. De hecho, aunque la creatinina sérica es un marcador directo, su sensibilidad es escasa, ya que aparece alterada tras la pérdida de la reserva funcional de dos tercios o más de las nefronas. Por este motivo, existe la necesidad de investigar nuevos biomarcadores predictores o diagnósticos.

Biomarcadores de daño renal asociado a medicamentos

El desarrollo de nuevos biomarcadores podrá facilitar el diagnóstico precoz de la nefrotoxicidad y mejorar su pronóstico. Los biomarcadores urinarios de lesión renal más importantes y que han sido más evaluados en clínica para el diagnóstico de IRA son la lipocalina asociada a gelatinasa de neutrófilos (NGAL, *neutrophil gelatinase-associated lipocalin*) y la cistatina C.

NGAL es una proteína de unión a complejos de sideróforos que participa en mecanismos de inmunidad innata. Se expresa en médula ósea, pulmón, hígado y riñón, concretamente en las células tubulares renales, donde actúa como agente quelante del hierro evitando la formación de radicales hidroxilos y aniones superóxido. En condiciones normales, es filtrada por el glomérulo y reabsorbida en el túbulo proximal, por lo que, tras la aparición de isquemia y nefrotoxicidad, aumenta sus niveles de expresión en orina. Permite la detección de IRA subclínico previa a la elevación de Crs y se trata de un buen marcador de predicción en población pediátrica. Sin embargo, al ser marcador de angiogénesis o daño vascular, su expresión puede no ser específica de daño renal y será necesario monitorizarla junto a otros marcadores.

Por otro lado, la cistatina C es una proteína con función protectora, secretada por todas las células nucleadas a la sangre en una *ratio* constante. Debido a su pequeño tamaño y su carga positiva a pH fisiológico, en sujetos sanos se filtra libremente por el glomérulo y se reabsorbe en su totalidad en el túbulo proximal. Así, actúa como marcador temprano de disfunción glomerular y tubular al producirse un aumento de su excreción urinaria en presencia de daño renal. Su concentración es independiente de la edad, sexo o masa muscular, y se ha demostrado que valores superiores a 1,23 mg/l son mejores predictores de desarrollo de IRA que la Crs en pacientes cirróticos.

Otros biomarcadores que se encuentran en desarrollo y validación son:

- Molécula de lesión renal-1 (*kidney injury molecule-1*, KIM-1): glucoproteína transmembrana renal que actúa como receptor celular y cuyo ectodominio es escindido y liberado a la orina. En sujetos sanos su expresión es mínima, pero en respuesta a toxinas se sobreexpresa tras la aparición de zonas con inflamación y daño por isquemia o reperfusión, especialmente tras un período de hipoxia. Es indicador de recuperación y regeneración tubular.
- Proteína de unión al factor de crecimiento similar a la insulina 7 (*insulin-like growth factor binding protein 7, IGFBP7*): marcador de estrés y daño, inductor de parada del ciclo celular mediante su acción sobre CDK4 y CDK2, que actúa a modo de mecanismo protector.

Mecanismos de producción del daño renal asociado a medicamentos

El mecanismo fisiopatológico del daño renal se puede explicar mediante la presentación de diversos síndromes clínicos producidos por las nefrotoxinas, que se detallan a continuación. Su clasificación, fármacos más frecuentemente involucrados, mecanismos de aparición, manejo y medidas de prevención se recogen en la **tabla 71-2**.

Fracaso renal agudo

Fracaso renal agudo prerrenal

También denominadas funcionales, ocurren por disminución del flujo sanguíneo renal: hipovolemia, hipotensión y autorregulación vasculorrenal inadecuada. Por ello, pueden aparecer secundarias a otras patologías. En su origen farmacológico, son rápidamente reversibles tras la retirada del agente causal o la corrección de la volemia. En la mayor parte de los casos el efecto tóxico no se debe a una acción directa sobre el músculo liso vascular, sino que está mediado por la liberación de factores vasoconstrictores o por la inhibición de factores vasodilatadores.

Fracaso renal agudo intrarrenal o parenquimatoso

Es la presentación más frecuente. Se clasifica en:

Nefropatías tubulares. Generalmente es consecuencia de una toxicidad celular directa y raramente por la alteración del flujo sanguíneo renal. Se manifiesta por la aparición de trastornos hidroelectrolíticos, hematuria microscópica, proteinuria e insuficiencia renal aguda secundaria a necrosis tubular. El mecanismo propuesto de producción de necrosis tubular por los aminoglucósidos y antivirales sería el del transporte y acumulación del fármaco y disfunción lisosómica, lisis celular, estrés oxidativo y daño mitocondrial, lo que conduciría a la muerte celular. La injuria tubular se re-

TOXICIDAD RENAL INDUCIDA POR FÁRMACOS

- La población pediátrica y de edad avanzada son las más vulnerables a la aparición de IRA por agentes tóxicos, lo que plantea la importancia de las medidas preventivas.
- Los grupos involucrados con más frecuencia son los antiinflamatorios no esteroideos (AINE), los inhibidores de la enzima convertidora de la angiotensina (IECA), antibióticos tipo aminoglucósidos e inhibidores de la calcineurina.
- La hipovolemia es el factor de riesgo más común, y a la vez prevenible, del desarrollo de insuficiencia renal aguda asociado a medicamentos.
- La necrosis tubular aguda es la causa más frecuente de daño renal tóxico en pacientes hospitalizados. Los fármacos frecuentemente asociados son los AINE, aminoglucósidos, cisplatino, contrastes radiológicos y anfotericina B.
- La nefritis tubulointersticial es de naturaleza inmunoalérgica y típicamente se presenta durante las 2 primeras semanas de exposición al fármaco.
- La administración prolongada de IECA y AINE puede conllevar un deterioro de la función renal al disminuir la presión de filtración glomerular, particularmente en pacientes susceptibles con afectación de la perfusión renal (cirrosis, diabetes).
- Los pacientes con insuficiencia renal aguda prerrenal y tóxica, sin deterioro previo de la función renal, presentan una evolución muy favorable.
- La mayoría de los pacientes con toxicidad aguda renal se recuperan tras la retirada del fármaco. La evolución a la cronicidad es rara, y se ha observado tras el consumo de combinaciones analgésicas por la instauración de necrosis papilar.

suelve tras la retirada del fármaco. Alternativamente, la alteración del flujo renal puede ser ocasionada por los AINE a través de la inhibición de las prostaglandinas, los inhibidores de la enzima convertidora de angiotensina (IECA), mediante la disminución de la presión de perfusión, y la ciclosporina, mediante la constricción de la arteriola aferente.

Nefropatías tubulointersticiales. Secundarias por lo general a un mecanismo idiosincrásico inmunoalérgico. Las manifestaciones extrarrenales de hipersensibilidad como fiebre, eritema maculopapular y eosinofilia son muy características, aunque es posible que, mediante el uso de AINE, la nefropatía aparezca de forma tardía y sin manifestaciones inmunoalérgicas. Típicamente se presentan tras 14 días de inicio de un tratamiento.

Nefropatías glomerulares. Más raras, se manifiestan por la aparición de proteinuria, hematuria, síndrome nefrótico y/o edemas. Los antiinflamatorios están más asociados a la enfermedad de cambios mínimos, y el sirólimus, a la glomeruloesclerosis focal segmentaria.

Nefropatías vasculares. Resultantes de un proceso inflamatorio en las arterias pequeñas o de mediano calibre (vasculitis) y/o obstructivo como son el síndrome hemolítico urémico o las embolias de colesterol. Este grupo incluye diferentes entidades clínicas: la glomerulonefritis necrotizante asociada con fármacos como los agentes antitiroideos (propiltiouracil) y fármacos antihipertensivos como la hidralazina. Las microangiopatías trombóticas comúnmente asociadas a la quinina, los inhibidores de la calcineurina como tacrolimús y la ciclosporina, antiplaquetarios como clopidrogel y

Tabla 71-2. Insuficiencia renal aguda (IRA) de origen farmacológico. Clasificación, causas, mecanismos de aparición y prevención

CLASIFICACIÓN	ALTERACIÓN ESTRUCTURAL	ETIOPATOGENIA	FÁRMACOS	MANEJO Y MEDIDAS PREVENTIVAS
Prerrenal	Insuficiencia renal mediada hemodinámicamente	Menor flujo sanguíneo renal (deshidratación, hipotensión, alteraciones de la regulación vascular que afectan a la TFG)	AINE, IECA, losartán, exceso de diuréticos laxantes	Hidratación, identificar factores de riesgo: ancianos, patología cardíaca, hepática, renal y asociación de otros fármacos nefrotóxicos
Renal o parenquimatosa	Nefropatías tubulares	Efectos citotóxicos directos y necrosis en células renales tubulares del epitelio o células endoteliales	Agentes de contraste radiológico, anfotericina B, aminoglucósidos, cisplatino, vancomicina, AINE, litio, hierbas (aristoliquia), trimetoprima-sulfametoxazol, inhibidores de la calcineurina, antivirales	Identificación de paciente de riesgo (diabetes mellitus, insuficiencia renal previa, deshidratación e insuficiencia cardíaca) Uso de agentes alternativos, ajustes de dosis según la función renal, evitar tratamientos a largo plazo y asociaciones de fármacos nefrotóxicos. Valoración clínica y monitorización de niveles plasmáticos
	Nefropatías tubulointersticiales	Mecanismo inmunoalérgico, asociada con manifestaciones de hipersensibilidad (fiebre, *rash*, artralgias, eosinofilia)	AINE, antibióticos, inhibidores de bombas de protones e ICI los más frecuentes Y ciprofloxacino, levofloxacino, alopurinol, alendronato, azitromicina, cisplatino, loratadina, oxcarbazepina, rosuvastatina, ipilimumab, nivolumab	Retirada del fármaco Valorar uso de corticosteroides En paciente en tratamiento crónico con AINE, realizar un seguimiento por aparición tardía de nefropatía
	Nefropatías glomerulares	Activación de mecanismos inmunitarios en individuos genéticamente predispuestos	Sales de oro, AINE, benciltiouracilo, terapia BCG, penicilamina, procainamida, candesartán, etanercept, infliximab, sirólimus e interferón alfa y beta	Monitorización estrecha de la función renal durante el tratamiento, por la posible progresión rápida
	Nefropatías vasculares	Vasculitis	Propiltiouracilo, hidralazina, metimazol, sulfasalazina, fenitoína, minociclina, penicilamina	Tratamiento con corticosteroides, plasmaféresis
		Microangiopatía trombótica	Quinina, inhibidores de la calcineurina, clopidrogel, gencitabina	
		Arteriosclerosis hialina	Inhibidores de la calcineurina	
Posrrenal	Nefropatías obstructivas	Saturación en la ruta de excreción: Cristaluria y solutos precipitados intratubulares Adhesión de cristales a las membranas tubulares dañadas. Inducción de inflamación y necrosis	Aciclovir, indinavir, metotrexato, foscarnet, citostáticos (precipitación de ácido úrico)	Administración lenta de aciclovir e hidratación Ajuste de dosis de metotrexato, hidratar y alcalinizar la orina Evitar dosis excesivas Evitar especialmente el uso de indinavir
	Nefrolitiasis	Escasa solubilidad en orina del fármaco y sus metabolitos	Suplementos de calcio, vitamina D, preparados con aluminio, sulfamidas, indinavir	Evitar la deshidratación Precaución en pacientes con VIH Pacientes tratados con indinavir, aportar 2-3 l/día de líquidos

Continúa

Tabla 71-2. Insuficiencia renal aguda (IRA) de origen farmacológico. Clasificación, causas, mecanismos de aparición y prevención *(cont.)*

CLASIFICACIÓN	ALTERACIÓN ESTRUCTURAL	ETIOPATOGENIA	FÁRMACOS	MANEJO Y MEDIDAS PREVENTIVAS
Posrrenal	Rabdomiólisis	Obstrucción tubular por cilindros de mioglobina o cristales de urato Con pH urinario < 5,6 efecto tóxico directo del metabolito y precipitación	Fibratos y estatinas	Evitar asociación con fármacos inhibidores de P-450 (eritromicina, antifúngicos, inhibidores de la proteasa) Educación sanitaria al paciente en el reconocimiento de los síntomas
	Fibrosis retroperitoneal	Fibrosis y obstrucción de uréteres	Bromocriptina, pergolida, metisergida y otros derivados ergóticos Antagonistas b-adrenérgicos	Retirada del tratamiento tras la sospecha diagnóstica Aplicación de corticoides o intervención quirúrgica en casos graves

AINE: antiinflamatorios no esteroideos (rofecoxib, celecoxib, naproxeno y nimesulida); inhibidores de la calcineurina: ciclosporina y tacrólimus; IECA: inhibidores de la enzima convertidora de la angiotensina; terapia BCG: terapia del bacilo de Calmette-Guérin; ICI: inhibidores de puntos de control inmunitario *(Immune Checkpoint Inhibitors)*.

quimioterápicos como la gemcitabina. Finalmente, la arterioesclerosis hialina está relacionada con fármacos como los inhibidores de la calcineurina.

Fracaso renal agudo posrrenal

Se incluyen las nefropatías obstructivas, nefrolitiasis secundaria a rabdomiólisis y las nefropatías por ácido úrico tras un tratamiento con citostáticos en linfomas y leucemias. La evolución favorable con recuperación completa tras la retirada del agente nefrotóxico es la norma; no obstante, existen casos en los que, de manera progresiva, se instaura un proceso de fibrosis renal y evoluciona a enfermedad renal crónica, como en la nefritis intersticial crónica (por ciclosporina A, litio) o necrosis papilar, por la ingesta prolongada de combinaciones analgésicas con fenacetina, aspirina y otras.

Tratamiento y prevención

El tratamiento de la IRA se centra en la identificación de la etiología del daño, valoración, retirada de fármacos potencialmente nefrotóxicos, tratamiento de posibles causas reversibles (hipotensión, depleción de volumen, obstrucción del tracto urinario) e identificación y tratamiento de complicaciones, siendo necesario en ciertos casos aplicar terapias de reemplazo renal. Otras medidas esenciales para la prevención de la nefrotoxicidad aguda son:

- Identificación de factores de riesgo, como el uso de fármacos potencialmente nefrotóxicos (aminoglucósidos) o de compuestos que modifican las presiones de perfusión glomerular (AINE e IECA). Es necesario evitar el uso de éstos en grupos vulnerables de pacientes (enfermedades renales previas, diabetes mellitus, insuficiencia cardíaca, cirrosis hepática, ancianos, con multimorbilidades).
- La individualización del tratamiento es esencial en la prevención: selección de principios activos, dosis, intervalo de administración y duración, así como considerar los cambios farmacocinéticos y farmacodinámicos.
- A nivel del paciente, es esencial mantener una adecuada hidratación y correcta volemia para mantener el flujo sanguíneo renal.

BIBLIOGRAFÍA

Aithal GP, Watkins PB, Andrade RJ y cols. Case definition and phenotype standardization in drug-induced liver injury. *Clin Pharmacol Ther* 2011; 89(6): 806-15.

Andrade RJ, Chalasani N, Björnsson ES y cols. Drug-induced liver injury. *Nat Rev Dis Primers* 2019; 5(1): 58.

Chalasani N, Bonkovsky HL, Fontana R y cols. Features and outcomes of 899 patients with drug-induced liver injury: the DILIN prospective study. *Gastroenterology* 2015; 148(7): 1340-52.e7.

Chiew AL, Buckley NA. Acetaminophen Poisoning. *Crit Care Clin* 2021; 37(3): 543-61.

European Association for the Study of the Liver. EASL Clinical Practice Guidelines: Drug-induced liver injury. *J Hepatol* 2019; 70(6): 1222-61.

Hayashi PH, Lucena MI, Fontana RJ y cols. A revised electronic version of RUCAM for the diagnosis of DILI. *Hepatology* 2022; 76(1): 18-31.

Lucena MI, Sanabria J, García-Cortes M, Stephens C, Andrade RJ. Drug-induced liver injury in older people. *Lancet Gastroenterol Hepatol* 2020; 5(9): 862-74.

Perazzella MA, Rosner MH. Drug-induced acute kidney injury. *Clin J Am Soc Nephrol* 2022; 17(8): 1220-33.

Ronco C, Bellomo R, Kellum JA. Acute kidney injury. *Lancet* 2019; 394(10212): 1949-64.

Stephens C, Robles-Diaz M, Medina-Caliz Y y cols. Comprehensive analysis and insights gained from long-term experience of the Spanish DILI Registry. *J Hepatol* 2021; 75(1): 86-97.

Weersink RA, Alvarez-Alvarez I, Medina-Cáliz I y cols. Clinical characteristics and outcome of drug-induced liver injury in the older patients: from the young-old to the oldest-old. *Clin Pharmacol Ther* 2021; 109(4): 1147-58.

Metodología del ensayo clínico. Desarrollo de nuevos fármacos

72

E. Prieto Martín de los Santos y A. Portolés Pérez

 CONTENIDOS

- Introducción
- El método científico
- Evolución histórica del ensayo clínico
- Definición de ensayo clínico
- Elementos de un ensayo clínico
  - Objetivos
  - Selección de los participantes
  - Variable principal
  - Asignación aleatoria
  - Enmascaramiento
  - Diseño
- Desarrollo de nuevos fármacos
  - Desarrollo preclínico
  - Desarrollo clínico
  - Políticas especiales en el desarrollo de medicamentos: medicamentos huérfanos y enfermedades raras

INTRODUCCIÓN

El ensayo clínico sigue siendo hoy el método de referencia para comparar la eficacia y la seguridad de los medicamentos. Los resultados obtenidos de los ensayos clínicos adecuadamente diseñados son considerados por la comunidad científica de referencia en cuanto a fiabilidad y validez, hasta el punto de que en ellos se basan las agencias reguladoras y las organizaciones científicas para autorizar la comercialización de nuevos medicamentos en el caso de las primeras, y proponer nuevas guías clínicas y protocolos terapéuticos en el de las segundas. Ambas cosas repercuten en último término en los pacientes que deban ser tratados con esos medicamentos, por lo que el diseño, la metodología y la ejecución de un ensayo clínico deben ser cuidadosamente analizados e implementados, pues de sus conclusiones pueden derivarse decisiones importantes con impacto directo en los cuidados médicos de los pacientes.

Los ensayos clínicos se definen por dos características: la primera es que el investigador *interviene* en el factor de estudio, es decir, lo decide de antemano (p. ej., qué tratamiento recibirá cada grupo de estudio), y la segunda que la asignación a los grupos de estudio no se basa en la práctica clínica habitual, sino que se realiza de forma *aleatorizada*, es decir, al azar.

Los ensayos clínicos se caracterizan, además, por contemplar un alto grado de homogeneidad en todos sus elementos (características de los pacientes, procedimientos, etc.), pues para aceptarlos como fiables y válidos es necesario poder concluir que las diferencias obtenidas entre grupos sólo son atribuibles a los distintos tratamientos o intervenciones administrados, y no a otros factores. Cuando en un ensayo clínico no es posible asumir esto, se considera que tiene sesgos y sus resultados quedan, por lo tanto, parcial o totalmente invalidados desde el punto de vista científico.

A lo largo de este capítulo se desarrollará el origen, la evolución, la definición y la metodología del ensayo clínico como referente del método científico en la investigación clínica.

EL MÉTODO CIENTÍFICO

El método científico nace de la necesidad del ser humano de obtener conocimiento fiable basado en la razón y que supere los límites del azar, la casualidad y las creencias. Las raíces se encuentran en la filosofía, y ya en la Grecia antigua gran parte del pensamiento filosófico versaba sobre la necesidad de seguir un conjunto de reglas que condujeran a la obtención del conocimiento y la verdad. No obstante, fue en el siglo XVII cuando Descartes, uno de los padres de la revolución científica y fundador del racionalismo, estableció por primera vez en su famoso *Discurso del método* unas reglas «para dirigir bien la razón y buscar la verdad en las ciencias». El otro nombre fundamental en este aspecto y prácticamente coetáneo de Descartes es el de Francis Bacon, padre del empirismo, quien definió por primera vez el método científico y sus etapas.

El método científico se basa esencialmente en identificar un problema, plantear una pregunta, generar una hipótesis, probarla mediante experimentos, analizar los resultados obtenidos y, o bien demostrarla si las conclusiones son favorables, lo que da lugar a una teoría científica, o bien refutarla si son negativas, lo que da lugar a una nueva hipótesis o a una revisión de la hipótesis original.

Las características fundamentales del método científico son dos:

- Reproducibilidad: un experimento debe poder ser reproducido por cualquier persona que siga el mismo diseño y metodología del original. Para ello es fundamental la difusión de los resultados obtenidos a la comunidad científica, y es la razón por la que los investigadores deben procurar la transparencia de todas sus investigaciones.
- Refutabilidad: toda hipótesis debe ser susceptible de ser refutada, de modo que si estudios adecuadamente diseñados mostraran resultados contrarios a los predichos, la hipótesis quedaría anulada.

El ensayo clínico es, por lo tanto, el paradigma del método científico en el ámbito de la investigación con seres humanos.

EVOLUCIÓN HISTÓRICA DEL ENSAYO CLÍNICO

Suele aceptarse que el primer experimento planificado y comparativo realizado en seres humanos lo llevó a cabo James Lind en 1747, un cirujano de la Marina británica, para conocer el mejor tratamiento del escorbuto. Seleccionó a 12 pacientes con escorbuto y, de dos en dos, los asignó a tomar, junto con una dieta común, otro producto que los diferenciaba, desde un cuarto de sidra al día, pasando por elixir de vitriolo, agua de mar, vinagre, nuez moscada, o dos naranjas y un limón. Los mejores efectos se observaron en los pacientes asignados al último grupo. A pesar de la claridad de los resultados, siguió recomendando «aire puro y seco» como tratamiento, lo que indicaba la escasa confianza en el método experimental de aquel tiempo.

A finales del siglo XVIII comenzó a valorarse la evidencia científica de la sugestión en la curación de las enfermedades y la necesidad de utilizar como controles intervenciones que se supieran inertes. Así, Haygarth, en 1799, comparó los efectos de los «tractores de Pekín», varillas de metal que se decían útiles para múltiples enfermedades, con los de imitaciones hechas de madera. Empleó sucesivamente en 5 pacientes los dos tipos de varillas, y obtuvo resultados indistinguibles.

En la primera mitad del siglo XIX comenzó a advertirse la importancia de la aproximación estadística en la evaluación de los tratamientos. Siguiendo la teoría analítica de la probabilidad de Laplace, Pierre C. A. Louis introdujo el «método numérico» para evaluar distintos tratamientos comparando sus resultados, es decir, si el número de individuos que se curaban con un medio era mayor que el de los que se curaban con otro. Siguiendo este método, Lister, en 1870, demostró que la utilización de antisépticos redujo la mortalidad de las amputaciones en su práctica clínica del 43 % al 15 %.

La idea de que los pacientes sometidos a un ensayo debían de ser lo más homogéneos posible, excepto en la intervención que se quería investigar, había calado a lo largo del

siglo XIX. Sin embargo, la asignación de los tratamientos seguía realizándose por criterios subjetivos. En 1923, Ronald Aylman Fisher propuso la aleatorización como un proceso necesario para asegurar la homogeneidad de los grupos de estudio, dando validez a las pruebas estadísticas que él mismo introdujo. En 1931, Amberson y cols. publicaron el que se considera el primer ensayo clínico aleatorizado de la historia, que comparaba la eficacia de la sanocrisina para la tuberculosis pulmonar con el agua destilada. Se crearon dos grupos de tratamiento y, mediante el lanzamiento de una moneda al aire, se asignó un grupo a cada tratamiento. Hay que añadir que los pacientes no conocían a qué grupo pertenecían (simple ciego).

En 1946 se planeó la realización de un ensayo clínico controlado para conocer la eficacia de la estreptomicina frente al tratamiento estándar de la tuberculosis pulmonar. Se empleó por primera vez un método de aleatorización individual basado en una tabla de números aleatorizados que garantizaba que su asignación era desconocida e impredecible. Su creador, sir Austin Bradford Hill, es reconocido como el padre del ensayo clínico moderno. En este ensayo clínico hay que destacar que los participantes no fueron informados de que formaban parte de un estudio. El consentimiento informado no se introdujo de forma sistemática hasta la década de 1970.

Dos años más tarde, para explorar la eficacia de los antihistamínicos en el catarro común, se utilizó un placebo de características similares al del fármaco en estudio, para asegurarse de que los pacientes y el médico no supieran qué tratamiento se administraba (doble ciego). Aunque esta técnica se había empleado con anterioridad, fue en este ensayo donde se unió una asignación aleatoria correcta. De esta manera se llegó a la estructura básica del ensayo clínico moderno (**fig. 72-1**).

DEFINICIÓN DE ENSAYO CLÍNICO

Existen múltiples definiciones de ensayo clínico, si bien algunas han conseguido mayor repercusión debido a la fama de su autor, como la de sir A. Bradford Hill: «un ensayo clínico es un experimento cuidadosa y éticamente diseñado con el fin de poder contestar a preguntas concretas formuladas previamente». Otra definición es la propuesta por Friedman y cols., en la que el ensayo clínico se presenta como «un estudio prospectivo en el que se comparan el efecto y el valor de una intervención con respecto a un control en los seres humanos». De ambas se deduce que un ensayo clínico es un estudio prospectivo y controlado, pero desde el punto de vista epidemiológico esta definición daría cabida a los estudios prospectivos observacionales.

Por ese motivo es necesario matizar que un ensayo clínico es *intervencionista*, es decir, la decisión de tratar está previamente definida por el investigador y la administración del tratamiento o intervención al paciente está indisolublemente unida al hecho de participar en el ensayo. Además, la asignación de tratamiento o intervención se establece de manera aleatoria y, en lo posible, con enmascaramiento para el paciente o el investigador (simple ciego) o para ambos (doble ciego). Así pues, el ensayo clínico se definiría como un *estudio intervencionista controlado, aleatorizado y enmascarado*

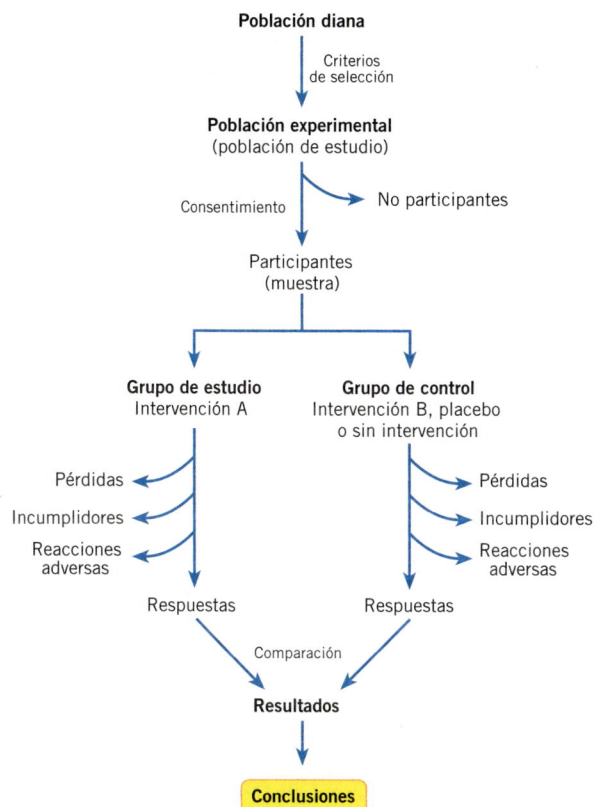

Figura 72-1. Estructura básica de un ensayo clínico aleatorizado.

que permite aplicar los principios de la inferencia estadística para el análisis de sus resultados.

No obstante, desde el punto de vista regulador, actualmente (Real Decreto 1090/2015) se define el ensayo clínico como un estudio clínico que cumpla alguna de las siguientes condiciones: «se asigna de antemano al sujeto de ensayo a una estrategia terapéutica determinada, que no forma parte de la práctica clínica habitual del Estado miembro implicado; la decisión de prescribir los medicamentos en investigación se toma junto con la de incluir al sujeto en el estudio clínico; se aplican procedimientos de diagnóstico o seguimiento a los sujetos de ensayo que van más allá de la práctica clínica habitual». Las publicaciones sobre ensayos clínicos deben seguir las recomendaciones de la Guía CONSORT (2010), que cuenta con 25 items, agrupados en seis áreas o dominios: Título y Resumen, Introducción, Metodología, Resultados, Discusión y Otra información.

ELEMENTOS DE UN ENSAYO CLÍNICO

Objetivos

El objetivo del estudio es el pilar sobre el que se asienta todo el ensayo clínico, tanto para su ejecución como para su análisis y obtención de conclusiones. Por ello, el objetivo debe ser adecuado y especificarse de manera precisa, ajustando el diseño y la metodología a él. No hacerlo puede arriesgar la validez del estudio y de todo el trabajo realizado.

La elección y la definición del objetivo están íntimamente relacionadas con las primeras fases del método científico:

la identificación de un problema, el planteamiento de la pregunta relacionada y la generación de la hipótesis que se quiere probar. Para ello es fundamental una adecuada revisión bibliográfica que permita conocer cómo han abordado el problema otros investigadores; qué métodos, variables e instrumentos de medida han utilizado, y qué dificultades han tenido que resolver. Hoy día las fuentes de la revisión bibliográfica son sobre todo las revistas biomédicas, principalmente las indexadas en bases internacionales, como PubMed.

Una vez identificado el objetivo o, con frecuencia simultáneamente, hay que valorar la pertinencia y viabilidad del proyecto, es decir, si la pregunta planteada no ha sido contestada o lo ha sido de manera contradictoria, y si es importante por la gravedad o frecuencia del problema, por los beneficios que se pueden esperar o por la aparición de nuevos hallazgos relacionados con la pregunta de investigación. Evaluar y justificar la pertinencia de un estudio es esencial y está muy relacionado con la ética de la investigación. La investigación nunca es un fin en sí misma, sino un medio para lograr, en último término, mejorar la salud de los seres humanos, pero conlleva riesgos, y por ello sólo deben llevarse a cabo los estudios pertinentes, adecuadamente planteados y, en definitiva, necesarios.

Un ensayo clínico puede tener un objetivo considerado principal y otros secundarios. El primero es la pregunta principal que se quiere contestar, relacionada con el propósito del ensayo, formulada con precisión y sin ambigüedades y en términos mensurables, es decir, realistas y operativos **(tabla 72-1)**. Pero es lógico intentar responder a más de una pregunta (objetivos secundarios), aunque ello supone incrementar la complejidad del diseño y de su realización. Por ello, el estudio se debe construir en torno al objetivo principal y complementar, si acaso, con otras preguntas para las que las conclusiones puede que no sean tan sólidas. En todo caso, todos los objetivos deben:

- Fijarse con anterioridad al diseño, ya que de lo contrario se corre el riesgo de no recoger toda la información necesaria.
- Ser limitados en número; de hecho, se habla de objetivo principal (sobre el que se calcula el tamaño de la muestra) y objetivos secundarios.
- Estar basados en expectativas razonables.

Tabla 72-1. Información requerida en el establecimiento de los objetivos de un ensayo clínico

1. Una expresión que describa de forma global el planteamiento (p. ej., valorar, comparar, determinar, etc.)
2. El nombre de todos los medicamentos que se valorarán
3. Especificaciones de la dosis (o las dosis) o intervalos que se estudiarán (p. ej., 200 y 400 mg)
4. Identificación de la pauta (p. ej., una vez al día durante 3 semanas)
5. Enfermedades que se evaluarán
6. Tipo de paciente en el que se realizará el estudio (p. ej., niños, ancianos, etc.)
7. Propósito general (p. ej., seguridad, eficacia, farmacocinética, etc.)
8. Propósitos específicos (p. ej., dosis-respuesta, superioridad frente a placebo, etc.)
9. Variables que se medirán

Selección de los participantes

Cuando se define el objetivo principal de un ensayo clínico, implícitamente se está estableciendo la población a la que se quieren extrapolar los resultados. Por ejemplo, si el objetivo principal es comparar la eficacia de dos antihipertensivos, la población diana implícita es la de pacientes hipertensos. Posteriormente esta población diana quedará más acotada en función de los criterios de selección que se establezcan en el protocolo, y que se traducen en una serie de criterios de inclusión y exclusión.

Así pues, en el contexto de un ensayo clínico se distinguen varias poblaciones (**fig. 72-2**):

- Población diana: es el conjunto de individuos al que se refiere el objetivo principal y al que se generalizarán los resultados del ensayo clínico.
- Población de estudio: es el subconjunto que resulta de aplicar los criterios de selección del protocolo a la población diana. Se corresponde con el conjunto total de sujetos potencialmente candidatos a participar en el ensayo.
- Muestra: es el subconjunto de la población de estudio finalmente incluido en el ensayo, es decir, el grupo de sujetos realmente estudiado. El tamaño de la muestra obedece a un cálculo estadístico específico, basado por lo general en el objetivo principal del estudio, y su finalidad es exponer a la investigación únicamente al número imprescindible de individuos.

Un adecuado análisis de las diferentes poblaciones de un ensayo es importante y está muy relacionado con lo que se denomina validez externa. La validez externa se refiere al grado en que los resultados de un estudio concreto (es decir, obtenidos en la muestra estudiada) son generalizables (aplicables a la población de estudio y a la población diana). Será tanto mayor cuanto más representativa sea la muestra estudiada de la población de estudio y ésta, a su vez, de la población diana.

Muy relacionada con la validez externa se encuentra la validez interna. La validez interna es el grado con el que un estudio permite concluir que las diferencias observadas se deben al medicamento o la intervención estudiados y no a otros factores, para lo cual es necesario, entre otras cosas, que la muestra estudiada sea homogénea. Si un estudio carece de validez interna es porque el diseño, la ejecución y/o el análisis han sido incorrectos, lo cual, obviamente, invalida la posibilidad de extrapolar sus conclusiones. Así pues, un estudio no se puede considerar con validez externa si previamente no se ha constatado su validez interna.

De lo explicado se concluye que la adecuada selección de participantes en un ensayo clínico es fundamental por dos razones básicas:

- Debe ser representativa de la población de estudio y la población diana, es decir, la muestra estudiada debe tener unas características lo más parecidas posible a las de la población a la que se pretende extrapolar las conclusiones (validez externa).
- Los sujetos que componen la muestra también deben ser homogéneos en todas sus características salvo en el factor de estudio, de modo que se pueda concluir que las diferencias observadas entre los grupos de estudio se explican por el diferente medicamento o intervención recibido en cada uno (validez interna).

La población de estudio debe definirse con unos criterios precisos y realistas para alcanzar el objetivo fijado en el plazo previsto, y para ello lo primero que hay que tener en cuenta es que los criterios de selección deben estar orientados a detectar las diferencias en el efecto objeto de estudio.

Así pues, conocer el mecanismo de acción del medicamento o intervención en estudio será fundamental en los ensayos clínicos para que los candidatos sean pacientes que puedan beneficiarse de dicho medicamento o intervención, y queden excluidos quienes presenten ciertas características (enfermedades o situaciones especiales) que determinen que el riesgo de efectos adversos no es aceptable.

También debe asegurarse que el efecto que se estudia podrá medirse en los participantes durante el período de estudio establecido, por lo que se deberán excluir los individuos con afecciones concomitantes de elevada letalidad, ya que existiría un alto riesgo de que fallecieran antes de completar el período de evaluación.

Por otra parte, la selección de individuos en los que la probabilidad de detectar el efecto o la asociación objeto del estudio sea alta es especialmente importante cuando se estudian fenómenos de baja frecuencia, ya que para detectar diferencias significativas sería necesario estudiar un gran número de individuos o realizar un seguimiento largo.

Por último, hay que tener en cuenta que ser muy restrictivo con los criterios de selección puede conducir a seleccionar una población muy homogénea pero muy diferente de la población diana (con lo que el estudio tendría validez interna, pero no validez externa).

Los criterios de selección pueden agruparse en cuatro apartados:

- Sociodemográficos: edad, sexo, profesión, etc. Son fundamentales para evaluar la homogeneidad y representatividad de la muestra.

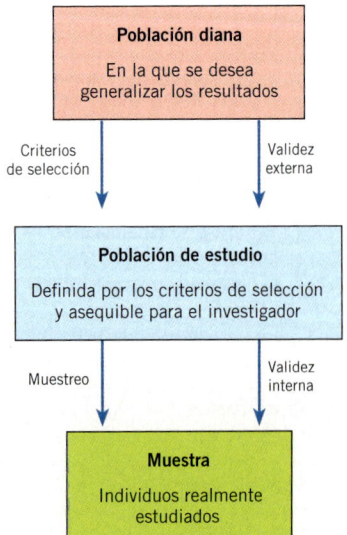

Figura 72-2. Selección de individuos para un estudio. Población y muestra.

- Características de la enfermedad o exposición: su definición es el criterio de selección más importante y debe establecerse con el máximo rigor para que no existan dudas de si un individuo cumple o no dicho criterio.
- Otras características: por ejemplo, la existencia de embarazo, drogodependencias, alcoholismo, otros factores de riesgo, limitaciones fisiológicas o la participación reciente en otro ensayo clínico pueden aconsejar la exclusión de un individuo.
- Accesibilidad de la población: se debe elegir la población a la que el investigador tenga acceso para facilitar su labor, siempre y cuando se pueda respetar la representatividad de la población de estudio.

Dado que el ensayo clínico suele ser un estudio experimental comparativo, es decir, pretende contrastar una hipótesis, es necesario que existan al menos dos grupos de estudio, uno denominado experimental, al que se le administra el medicamento o intervención investigado, y otro denominado grupo de control, que acostumbra a recibir un placebo o el estándar de cuidados de la práctica habitual para esa afección.

El grupo de control puede conformarse de diferentes formas:

- Grupo de control contemporáneo o concurrente. Es el apropiado para un ensayo clínico, puesto que los datos se obtienen al mismo tiempo que los del grupo experimental. Los integrantes de uno y otro se seleccionarán a la vez según los criterios de inclusión y exclusión, y se les aplicarán estrategias como el apareamiento (seleccionar para cada individuo de estudio uno o varios individuos de control, con características similares, que se desea controlar) o la aleatorización con el fin de maximizar la comparabilidad.
- Grupo de controles históricos. Está formado por pacientes que se supone que tuvieron la misma enfermedad que los individuos del grupo experimental, pero fueron tratados y seguidos con anterioridad al estudio en cuestión. Este tipo de grupo de control sólo se acepta de manera excepcional, pues presenta una tendencia a mostrar conclusiones sistemáticamente favorables al grupo experimental.
- Grupo de controles obtenidos de fuentes bibliográficas, de bases de datos o de la población general. Al igual que el anterior, las diferencias que pueden existir con el grupo experimental hacen que su uso esté limitado, ya que el riesgo de comprometer la validez de la comparación en estudio es elevado.

Variable principal

Una variable es cualquier parámetro, característica o rasgo observable, codificable o medible en los sujetos que participan en un estudio, y que permite analizar diferencias entre ellos. Las variables son el vehículo que permite cumplir los objetivos establecidos en el estudio, dando lugar a diferentes valores o categorías en cada uno de los sujetos de estudio que, tras ser analizados, arrojan los resultados de los que posteriormente se extraen las conclusiones.

Se deduce fácilmente que la variable principal está, por lo tanto, relacionada con el objetivo principal del estudio. Por ejemplo, si el objetivo principal de un estudio es evaluar la eficacia del fármaco A frente al fármaco B para el tratamiento de la hipertensión, la variable principal podría ser la presión arterial sistólica (expresada en milímetros de mercurio [mmHg]). Del conjunto de valores obtenidos se deducirían unos resultados que permitirían concluir si A ha sido más eficaz que B en el tratamiento de la hipertensión.

La variable principal del ensayo clínico debe elegirse cuidadosamente y prestando especial atención, pues de ella dependen la calidad y las posibilidades de interpretación de los resultados del ensayo. Clásicamente se considera que la variable principal debe representar alguna de las siguientes características (por este orden de preferencia):

- Curación o prevención de una enfermedad.
- Retraso de un proceso inevitable.
- Mejora de síntomas.

No obstante, los ensayos clínicos tienden cada vez más a utilizar variables relacionadas con estas categorías sólo de manera indirecta o artificiosa, basándose en asunciones preespecificadas. Las variables así definidas se denominan *subrogadas*. Un ejemplo se observa en los estudios sobre diabetes, en los que la evolución de los parámetros analíticos que se sigue en la evaluación de los fármacos antidiabéticos (glucemia basal y posprandial, tolerancia a la glucosa, glucosuria, hemoglobina glucosilada) presenta diferentes interpretaciones posibles de los resultados clínicos realmente relevantes (tiempo de vida, morbilidad, complicaciones, función renal, retinopatía, etc.).

Asignación aleatoria

Una característica esencial del ensayo clínico es que la administración de los tratamientos o intervenciones objeto de estudio a los pacientes no se basa en el criterio del médico, sino en el azar. A esto se denomina asignación aleatoria o aleatorización (en inglés, *randomization*).

Con la asignación aleatoria se pretende que cada participante de un ensayo clínico tenga una probabilidad conocida (habitualmente la misma) de recibir uno u otro tratamiento experimental o el control, y que los factores de confusión (conocidos y desconocidos) se distribuyan de forma similar en cada uno de los grupos.

La aleatorización permite efectuar inferencias causales, es decir, atribuir las diferencias de resultado observadas entre los individuos a los tratamientos o intervenciones estudiados.

Las ventajas fundamentales de la asignación aleatoria son las siguientes: *a)* favorece la homogeneidad y la distribución normal al repartir al azar los factores pronósticos y de confusión entre los grupos; *b)* permite la aplicación de técnicas estadísticas paramétricas; *c)* evita el sesgo de selección por el investigador; *d)* favorece el enmascaramiento, y *e)* proporciona validez interna al estudio.

La limitación principal de la aleatorización es que necesita un tamaño de la muestra relativamente grande para que realmente puedan manifestarse sus ventajas. El azar no es sinónimo de igualdad o equiparabilidad. Si se lanza una moneda al aire, la probabilidad de que salga cara es del 50 %, y de que salga cruz del otro 50 %, pero si se lanza una moneda al aire diez veces seguidas, nada garantiza que salga cara 5 veces y cruz otras 5 veces. Podría salir cara 3 veces y cruz 7, o cara 6 veces y cruz 4, o cara 1 vez y cruz 9, es decir, el resultado del azar sería una distribución desigual, no homogénea, de caras y cruces.

Trasladados estos datos a un ensayo clínico, si se asignan de forma aleatoria 100 pacientes a dos grupos, es razonable asumir que los grupos resultantes tendrán una distribución homogénea de los factores de confusión, podrán aplicarse técnicas estadísticas paramétricas, la inferencia causal será factible y, en definitiva, se podrá concluir que el estudio tiene una adecuada validez interna. Pero si son 10 pacientes los que se asignan de forma aleatoria a dos grupos, la homogeneidad de los grupos no se puede garantizar; no se puede asumir que los factores de confusión, en especial los desconocidos, se hayan distribuido de manera similar en ambos grupos; no será posible aplicar técnicas paramétricas y, en definitiva, la interpretación de los resultados deberá ser mucho más cautelosa y estará más limitada.

La aleatorización actualmente se realiza mediante programas informáticos en la mayoría de los casos, lo que permite, además, documentar el proceso.

Aleatorización simple. Cada sujeto tiene una probabilidad determinada previamente y constante durante todo el reclutamiento de ser asignado al grupo correspondiente. Es el equivalente a lanzar una moneda al aire cada vez y, como se ha explicado, no garantiza una distribución homogénea de los grupos.

Aleatorización restrictiva. Se utiliza para lograr mayor homogeneidad en los grupos, en cuanto a tamaño de cada uno (aleatorización por bloques) o en cuanto a ciertas características (aleatorización estratificada):

• Por bloques: se fijan bloques de 4-8 pacientes en los que la mitad serán asignados al grupo de tratamiento y la otra mitad al grupo control. En este tipo de aleatorización lo que varía es el orden de asignación. Por ejemplo, para un bloque de 4 pacientes podría haber 6 posibles secuencias de aleatorización (A: grupo de tratamiento; B: grupo de control): AABB, BBAA, ABAB, BABA, ABBA y BAAB. Se formarían tantos bloques como fuera necesario para completar la muestra, y se tendría el mismo número de pacientes asignados al grupo A que al grupo B.
• Estratificada: en este caso se pretende que los grupos sean homogéneos en cuanto a determinadas características, por lo general factores de confusión o pronósticos. Para ello se estratifica a los pacientes según presenten o no dicha característica y, a continuación, se asigna aleatoriamente al grupo de tratamiento o al de control dentro de cada estrato resultante. Así se logra que los grupos sean comparables en cuanto a esas características.

Enmascaramiento

En el ámbito de la investigación se denominan enmascaramiento o cegado los procedimientos empleados para evitar que los participantes en un estudio (tanto sujetos de estudio como médicos investigadores) puedan influir en los resultados que se obtienen debido a que conocen qué intervención se les aplica (sesgo de valoración).

Si un paciente conoce cuál de dos medicamentos posibles está recibiendo, la respuesta será diferente en función de si considera que ese medicamento es mejor o peor que el otro, por lo que el resultado real del experimento quedará sobre o infraestimado. En caso de que se utilice placebo como control, el conocimiento por parte del paciente que lo recibe tenderá a mostrar ausencia de efecto o incluso efecto negativo, por lo que se sobredimensionará el efecto positivo del medicamento experimental.

De modo similar, la evaluación que el médico deba hacer de cada paciente de un estudio puede quedar sesgada positiva o negativamente si conoce la intervención que cada uno ha recibido, según la opinión que tenga de cada una de ellas.

En ocasiones un ensayo clínico requiere realizar pruebas diagnósticas o analíticas que debe llevar a cabo una tercera persona diferente al médico que trata al paciente. Aunque por diversas razones en estos casos el riesgo de sesgo es menor, no se puede descartar completamente y podría influir en los resultados.

En función de qué participantes de un estudio son «ciegos» o están enmascarados para la intervención que se va a evaluar, se distinguen tres tipos de procedimientos **(tabla 72-2)**:

• Simple ciego: sólo una de las partes participantes ignora qué intervención se está aplicando, si la experimental o la control. Lo habitual es que sea el paciente o el sujeto de estudio. Un ensayo clínico simple ciego se acerca a un ensayo clínico abierto (no enmascarado), pues no evita los sesgos de evaluación por parte del médico, lo que puede afectar a la validez de los resultados.
• Doble ciego: dos partes, el paciente o sujeto de estudio y el médico, ignoran la intervención aplicada. Este diseño es el preferido en un ensayo clínico, ya que se evitan gran parte de los potenciales sesgos sin complicar excesivamente la ejecución práctica del estudio.
• Triple ciego: en este caso son tres partes las que desconocen las intervenciones aplicadas: el paciente, el médico y una tercera persona, que suele denominarse *evaluador*. Este tercero puede ser, por ejemplo, el radiólogo que realiza el informe de una prueba de imagen de un paciente participante, el analista que efectúa una determinación de laboratorio o el cirujano que evalúa el resultado de una operación quirúrgica en la que no ha intervenido ni conoce la técnica usada.

Cuando un ensayo clínico pretende comparar un medicamento experimental con placebo, el enmascaramiento se logra presentando ambos en el mismo formato (envasado, forma, tamaño, color, aspecto, etc.).

Tabla 72-2. Tipos de enmascaramiento del tratamiento

Simple ciego: 1 parte «cegada» (en general: paciente)
Doble ciego: 2 partes «cegadas» (en general: paciente y médico)
Triple ciego: 3 partes «cegadas» (en general: paciente, médico y análisis)

Técnicas especiales
Doble simulación *(double dummy)*
Evaluación ciega por terceros

- Definición
  - Investigación experimental en los seres humanos.
- Objetivo
  - Determinar o confirmar efectos clínicos, farmacológicos y farmacodinámicos y/o reacciones adversas.
- Ámbito
  - Medicamentos en investigación.
  - Cualquier tipo de intervención.
- Requisitos
  - Grupo de control.
  - Asignación aleatoria.

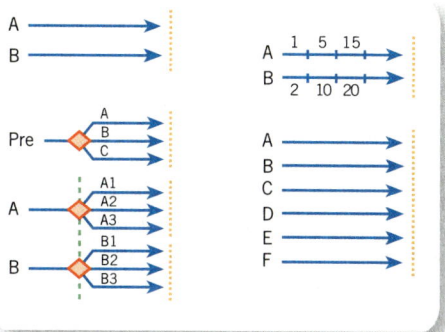

Figura 72-3. Ejemplos de representación de diseño paralelo.

Cuando lo que se pretende comparar son dos medicamentos, el enmascaramiento completo es algo más complejo. Una posibilidad consiste en realizar una doble simulación, para lo cual es necesario disponer de los placebos correspondientes de ambos fármacos, de modo que todos los individuos reciben uno de los medicamentos del estudio (experimental o de referencia) junto con el placebo del otro fármaco. En la práctica esta técnica sólo suele emplearse cuando el ensayo clínico es cruzado. En caso de ser de grupos paralelos, el enmascaramiento suele limitarse al envasado y etiquetado de la medicación, que es idéntico para el fármaco experimental y el de control.

Diseño

Grupos paralelos

❗Los pacientes participantes en el ensayo clínico se dividen en dos grupos o más, y cada uno recibe la misma intervención durante todo el tiempo que dure el estudio (**fig. 72-3**). Los estudios de grupos paralelos están sujetos a variabilidad intraindividual e interindividual.

Sus ventajas son las siguientes:

- Permiten aplicar las intervenciones del estudio durante largos períodos de tiempo.
- Permiten incluir diferentes grados o tipos de la enfermedad en el estudio.
- Permiten que la variable principal la constituyan sucesos definitivos (p. ej., curación, mortalidad, remisión completa, etc.).

Sus inconvenientes son los siguientes:

- Mayor variabilidad.
- Necesidad de un mayor tamaño de la muestra.

Grupos cruzados

❗En este tipo de diseño todos los sujetos participantes reciben todas las intervenciones durante el tiempo que dura el estudio (**fig. 72-4**). Cada sujeto actúa como control de sí mismo, por lo que desaparece la variabilidad interindividuo. En este diseño se aleatoriza el orden de las intervenciones, es decir, la secuencia de administración, por lo que requiere de períodos de «lavado» entre una intervención y otra para que los sujetos recuperen el estado basal, de modo

que al inicio de cada intervención se parta de condiciones similares.

Sus ventajas son las siguientes:

- Menor variabilidad.
- Necesidad de un tamaño de la muestra menor (lo que supone menores costes).

Sus inconvenientes son los siguientes:

- El tiempo de administración de cada tratamiento debe ser corto.
- Es más sensible a los posibles abandonos.
- Las respuestas extremas tienen mayor repercusión, ya que cada sujeto supone dos o más observaciones.
- Se puede presentar un efecto residual o de arrastre entre períodos.

Secuencial

En el diseño secuencial, el tamaño de la muestra no está predeterminado, sino que los pacientes se van incluyendo en función de los resultados previos hasta que se logra una diferencia mínima entre las intervenciones objeto de estudio, momento en el cual se da por finalizado. Es un diseño de uso poco frecuente.

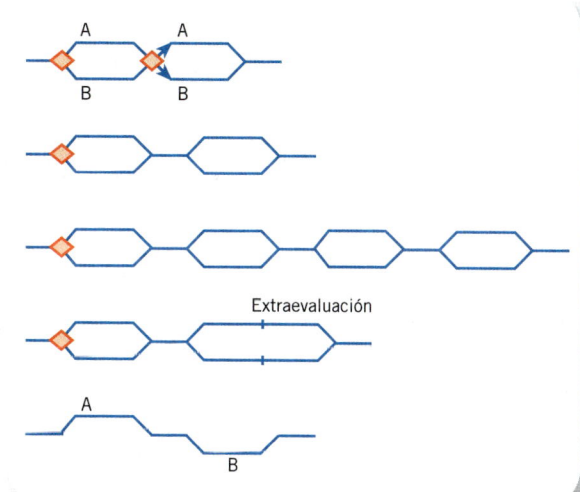

Figura 72-4. Ejemplos de representación de diseño cruzado.

DESARROLLO DE NUEVOS FÁRMACOS

El camino que debe recorrer una molécula hasta que se convierte en un medicamento autorizado es largo, de alrededor de 10 años, y un elevado porcentaje de ellas no llega al final.

El primer paso es, precisamente, identificar una molécula con potencial terapéutico. Esto se lleva a cabo en laboratorios mediante diferentes procesos, entre ellos el cribado de múltiples sustancias químicas de procedencia natural o sintética, del cual resulta una selección de aquellas con perfiles más prometedores.

En ocasiones es la estructura química de un fármaco ya existente la que se modifica para obtener una nueva molécula con propiedades mejoradas.

Una vez que se ha identificado la molécula con potencial terapéutico se pasa a la fase preclínica del desarrollo de fármacos.

Desarrollo preclínico

Se lleva a cabo en el laboratorio y comprende estudios de dos tipos:

- Estudios químicos: comprenden el análisis de impurezas, la estabilidad del compuesto y la galénica.
- Estudios biológicos: se realizan sobre cultivos celulares, órganos aislados y/o animales de experimentación. Su finalidad es estudiar el mecanismo de acción, la toxicidad sobre los tejidos, la genotoxicidad, las interacciones con otros fármacos y la farmacocinética.

Una vez que los estudios preclínicos confirman la viabilidad de la molécula como posible fármaco a la luz de un perfil de seguridad aceptable, se pasa a la fase clínica del desarrollo, en la que la sustancia se administrará por primera vez a seres humanos.

Desarrollo clínico

La parte clínica del desarrollo de un fármaco consta de cuatro fases bien caracterizadas (**tablas 72-3** y **72-4**). Hay que tener en cuenta que no son excluyentes: un mismo fármaco puede estar sometido a ensayos clínicos en diferentes fases. Por ejemplo, puede estar comercializado tras haber sido autorizado para una determinada enfermedad y, a la vez, llevar-

se a cabo un ensayo clínico en fase II para evaluar su utilidad en otra afección diferente, y un ensayo fase I para estudiar sus interacciones con alimentos.

Ensayos clínicos en fase I

Suponen la primera administración del fármaco a seres humanos, por lo que su objetivo general es obtener toda la información posible con el mínimo número de sujetos expuestos.

Se realizan principalmente con voluntarios sanos, es decir, individuos con un estado de salud normal y sin alteraciones clínicas o analíticas que puedan interferir en los objetivos de los estudios, que consisten, en general, en evaluar la tolerabilidad del fármaco e identificar la dosis máxima tolerada y sus características farmacocinéticas y farmacodinámicas. Se prefieren los voluntarios sanos porque los datos preclínicos no permiten tener perspectivas razonables con respecto a un efecto terapéutico en pacientes, que pueden tener tantos problemas con su enfermedad que impidan realizar una monitorización intensiva, o bien porque algunos síntomas en los pacientes pueden confundirse con el efecto del fármaco; además, las enfermedades suelen acompañarse de complicaciones orgánicas que pueden influir de manera imprevisible sobre la farmacocinética de una sustancia.

La participación de voluntarios sanos en los ensayos clínicos está regulada y se justifica si el riesgo al que se les expone es menor que el potencial beneficio para la colectividad. Suelen recibir una compensación económica proporcionada. No obstante, con algunos fármacos, como los que son especialmente tóxicos (p. ej., quimioterápicos), los ensayos clínicos en fase I se realizan con pacientes, pues no se considera ético exponer a individuos sanos a estas sustancias.

En España, los ensayos clínicos en fase I sólo pueden realizarse en unidades previamente autorizadas por el Ministerio de Sanidad. Estas unidades deben estar ubicadas en un hospital o cerca de los servicios de uno, y contar con un equipo de reanimación y el material necesario para tratar cualquier urgencia. Si se pretende realizar estudios de cierta envergadura, deben establecerse sistemas de seguimiento y observación de los individuos con un equipo sanitario cualificado durante las 24 horas del día.

Los primeros ensayos en fase I pretenden estudiar la seguridad y parte del perfil farmacocinético de la sustancia, y se llevan a cabo con *dosis únicas* en un estudio por lo general

Tabla 72-3. Tipos de ensayos clínicos según la fase de desarrollo del fármaco y sus características habituales

	Individuos de investigación	Tamaño de la muestra	Criterios de selección	Objetivo	Diseño
Fase I	Voluntarios sanos[a]	< 20	Restringidos	Farmacocinética Tolerabilidad (farmacodinamia)	No controlado o controlado con placebo
Fase II	Pacientes	< 100	Rígidos	Dosis-respuesta Eficacia preliminar	Controlado con placebo o tratamiento estándar
Fase III	Pacientes	< 1.000	Amplios	Eficacia Seguridad	Controlado con placebo o tratamiento estándar
Fase IV	Pacientes	< 1.000	Indicaciones del fármaco	Efectividad Seguridad Eficiencia	Controlado con tratamiento estándar

[a] Con fármacos muy tóxicos (p. ej., anticancerosos) se realiza directamente en pacientes.

Tabla 72-4. Fases de la investigación y el desarrollo de fármacos y sus objetivos

Etapa Básica
Química: síntesis
Animal
– Cinética
– Dinámica
– Dosis tóxica, letal
– Toxicidad
– Especies

Etapa Clínica
 I Seguridad (no interés terapéutico: *sanos*)
   – Cinética
   – Dinámica
   – Interacciones
   – Dosis tolerada
   IA Inicial estricto
   IB
 II Eficacia (frente a placebo) *(pacientes)*: dosis eficaz, óptima
   IIA Eficacia inicial
   IIB Avanzado
 III Eficacia comparada (frente a alternativas): completar información, registro
   IIIA
   IIIB
 IV Postautorización
   – Farmacovigilancia
   – Economía
   – Utilización
   – Nuevas indicaciones, formulaciones (IV.I, IV.II, IV.III)

cruzado frente a placebo. Suelen incluirse 20-40 voluntarios sanos, y la dosis inicial administrada depende de los resultados preclínicos, pero en general se fija en el 1-2 % de la dosis que se haya mostrado farmacológicamente efectiva (siempre en relación con el peso corporal) en la más sensible de las especies estudiadas. Por su parte, la dosis máxima suele fijarse en torno al 10-16 % de la dosis límite que no da lugar a ningún efecto nocivo en los estudios de toxicidad animal, aunque se ajusta en función de la tolerabilidad. Una vez analizados los datos con una dosis determinada y habiendo descartado cualquier efecto nocivo, se continuará con el siguiente peldaño de escalada. Cuando se ha alcanzado el nivel que parece ser la dosis máxima, ésta suele administrarse a un grupo más amplio de voluntarios, utilizando placebo como control. La dosis máxima tolerada acostumbra a marcar el tope para los ensayos que siguen en fases II y III.

Una vez concluidos los estudios con dosis únicas, se realizan ensayos de dosis múltiples con el fin de definir las reacciones adversas y el margen de seguridad. Por lo tanto, una de las dosis debe ser suficientemente alta para producir algún síntoma leve, tolerable, y las otras pueden ser la mitad o la cuarta parte de ésta. Otro de los objetivos es alcanzar el estado de equilibrio con respecto a la concentración del fármaco en el organismo, tras el tiempo que corresponda a 5 semividas.

Para definir completamente las características farmacocinéticas de la sustancia no es suficiente con los estudios de dosis única, y son necesarios ensayos farmacocinéticos que incluyan una formulación intravenosa del medicamento además de la que se prevea para la vía preferida de administración. Suelen combinarse con estudios de proporcionalidad farmacocinética, en los que se administran dos o más

dosis superiores por la vía con mayor relevancia clínica. Para valorar si el fármaco se acumula en el organismo, cómo fluctúa su concentración plasmática en individuos que reciben varias dosis repetidas o si existe autoinducción del metabolismo del medicamento se necesitan ensayos farmacocinéticos de dosis múltiples.

Una vez terminados los estudios iniciales de tolerabilidad, seguridad y farmacocinética, suelen realizarse ensayos de *farmacodinamia* para averiguar si la nueva sustancia es capaz de producir efectos farmacológicos potencialmente útiles. La dosis utilizada es relativamente alta, aunque inferior a la máxima tolerada, y se administra a 8-20 voluntarios y, si es posible, con un grupo de control que reciba placebo. La mayoría de estos estudios son cruzados y siguen el diseño del cuadrado latino o de bloques incompletos y equilibrados («balanceados»). En el primero, cada grupo de pacientes recibe cada una de las pautas de tratamiento de forma aleatorizada. Si existen muchas pautas diferentes y resulta imposible someter a cada individuo a todas ellas, se utiliza el segundo diseño, en el que cada tratamiento se lleva a cabo un mismo número de veces y de una manera razonablemente equilibrada, aunque todos los individuos no reciban todos los tratamientos. Cuantas más mediciones se realicen a lo largo del ensayo, mayores serán las garantías de detectar efectos potenciales, si bien hay que tener presente que el hallazgo de un efecto determinado en voluntarios sanos no garantiza la eficacia clínica del fármaco.

Por último, en esta fase I también se realizan ensayos clínicos con otras finalidades:

• Biodisponibilidad: son necesarios para el registro del fármaco y para avalar la calidad del producto, y hacen referencia a la aparición o presencia del producto en la circulación general.
• Bioequivalencia: son necesarios para el registro de medicamentos genéricos y de nuevas marcas de fármacos ya comercializadas. En ellos, la biodisponibilidad se compara con la especialidad farmacéutica considerada de referencia.

Ensayos clínicos en fase II

Son estudios terapéuticos exploratorios. Su objetivo general es evaluar de forma preliminar la eficacia del fármaco en una determinada enfermedad, por lo que deben llevarse a cabo en pacientes. También suelen estudiar el mecanismo de acción, la seguridad y la farmacocinética de la sustancia en los pacientes. Por lo general se trata de estudios aleatorizados, doble ciego y controlados con placebo.

Lo primero que debe identificarse es el rango de dosis en el que el fármaco en estudio podría ejercer su efecto terapéutico desde el punto de vista clínico, es decir, con los máximos beneficios y los mínimos riesgos. Los pacientes participantes son sometidos a unos criterios de selección muy estrictos, para poder detectar el efecto terapéutico buscado. Los ensayos en fase II pueden dividirse en:

• Ensayos en fase IIa: estudios de búsqueda de dosis.
• Ensayos en fase II b: estudios de diferentes pautas de tratamiento.

Un ensayo de búsqueda de dosis adecuado debería comprender tres niveles de dosis del fármaco experimental (dosis subóptima, dosis óptima y dosis superior pero no más eficaz) y un placebo o fármaco de referencia. Con ello se obtienen tres puntos en la relación dosis-respuesta, que describen una curva sigmoidea que termina en una meseta en la que la eficacia no aumenta con el incremento de la dosis (**fig. 72-5**). Una excepción a este esquema la constituyen los ensayos con antimicrobianos, en los que no es aceptable incluir una dosis subóptima, por la dependencia que tiene su eficacia de la farmacocinética y las concentraciones mínimas inhibitorias.

Este tipo de estudios muestra diferentes diseños:

- Ensayos de dosis escalonadas o titulación de dosis. Todos los pacientes reciben inicialmente una dosis baja supuestamente eficaz, que se incrementa progresivamente hasta alcanzar la eficacia óptima o hasta que aparezcan efectos adversos. Tienen la ventaja de aportar información sobre la variabilidad intraindividual de la respuesta, pero el inconveniente de que tienden a sobreestimar la dosis terapéutica ideal. En ocasiones puede ser difícil distinguir si la mejoría se debe al aumento de la dosis o a la evolución natural de la enfermedad.
- Ensayos de dosis fijas. Las dosis que recibe cada uno de los participantes se mantienen fijas a lo largo de todo el estudio. Desde el punto de vista estadístico son más robustos que los anteriores. Tienen el inconveniente de que no hay ajuste de dosis en función de la situación clínica del paciente, lo que resulta éticamente controvertido. También suelen requerir un tamaño de la muestra elevado.
- Diseños mixtos o adaptativos. Implican administrar esquemas escalonados de dosis hasta llegar a una dosis prefijada. Ello permite establecer la relación dosis-respuesta de cada individuo en particular y de cada grupo en general. No obstante, emplear un diseño complejo dificulta su realización y la interpretación de los resultados, aunque se obtenga gran cantidad de información.

Los estudios de búsqueda de dosis requieren una interpretación minuciosa y detallada, así como tener en cuenta posibles limitaciones:

- Si el estado de los pacientes incluidos es muy grave, la dosis puede sobreestimarse. Por el contrario, la inclusión de pacientes leves puede llevar a infraestimar la dosis necesaria.
- Las manifestaciones clínicas de las enfermedades pueden variar según el área geográfica o el grado de desarrollo del país.
- Un bajo cumplimiento terapéutico tiende a sobreestimar la dosis que se debe emplear.

Ensayos clínicos en fase III

Su objetivo global es confirmar la eficacia del fármaco en condiciones controladas, pero a la vez lo más próximas posible a las de la práctica clínica y con pacientes que presenten las mismas características clínicas que aquellos a quienes irá dirigido cuando se autorice (**fig. 72-6**). Por ello puede haber

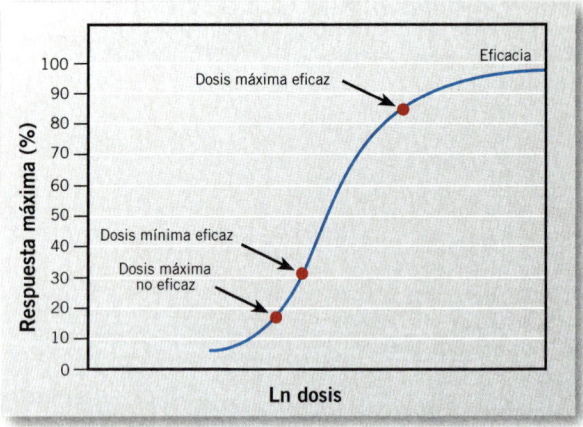

Figura 72-5. Curva de dosis-respuesta para la eficacia.

estudios explicativos en los que los pacientes son muy homogéneos (los criterios de inclusión y exclusión son numerosos y detallados), hay enmascaramiento y el fármaco se administra en pautas fijas, y otros pragmáticos, en condiciones más laxas y más próximas a la práctica real.

La hipótesis que origina un ensayo clínico en fase III debe ser clara para definir adecuadamente un objetivo. De lo contrario, si se incluyen demasiadas comparaciones el riesgo de error de tipo I (falso positivo) es mayor.

Otro aspecto esencial es decidir con qué se va a comparar el fármaco experimental. Idealmente el comparador debería de ser un control activo, es decir, un tratamiento ya existente que sea considerado de referencia para la enfermedad en estudio. No obstante, en multitud de situaciones clínicas que carecen de tratamiento reconocido previo podría justificarse que el comparador fuera un placebo. En otras circunstancias, como cuando se trata de una afección muy leve o de un síntoma menor, también se puede justificar el uso de placebo si se garantiza un tratamiento de rescate y el paciente consiente tras haber sido adecuadamente informado.

En cuanto al tamaño de la muestra de los pacientes que se van a incluir, debe ser lo suficientemente grande para que puedan manifestarse diferencias entre los grupos (si es que realmente las hay) y a la vez suficientemente reducido para exponer a una opción terapéutica potencialmente menos eficaz y menos segura al mínimo número de personas posible. Si no se realiza un cálculo preciso del tamaño de la muestra necesario, el estudio podría ser controvertido desde el punto de vista ético, ya que se expone a los participantes a riesgos innecesarios. Los factores que influyen en el tamaño de la muestra son los siguientes:

- Grado de sensibilidad. Se refiere a la magnitud de las diferencias que se pretenden observar entre los grupos.
- Variabilidad de los datos recogidos. Puede reducirse mediante el empleo de criterios de selección uniformes, precisos y estandarizados.
- Margen permitido para los errores de tipo I (falsos positivos) y de tipo II (falsos negativos).

Esencialmente, toda esta información queda recogida y descrita en un documento que constituye el protocolo del ensayo clínico (**tabla 72-5**).

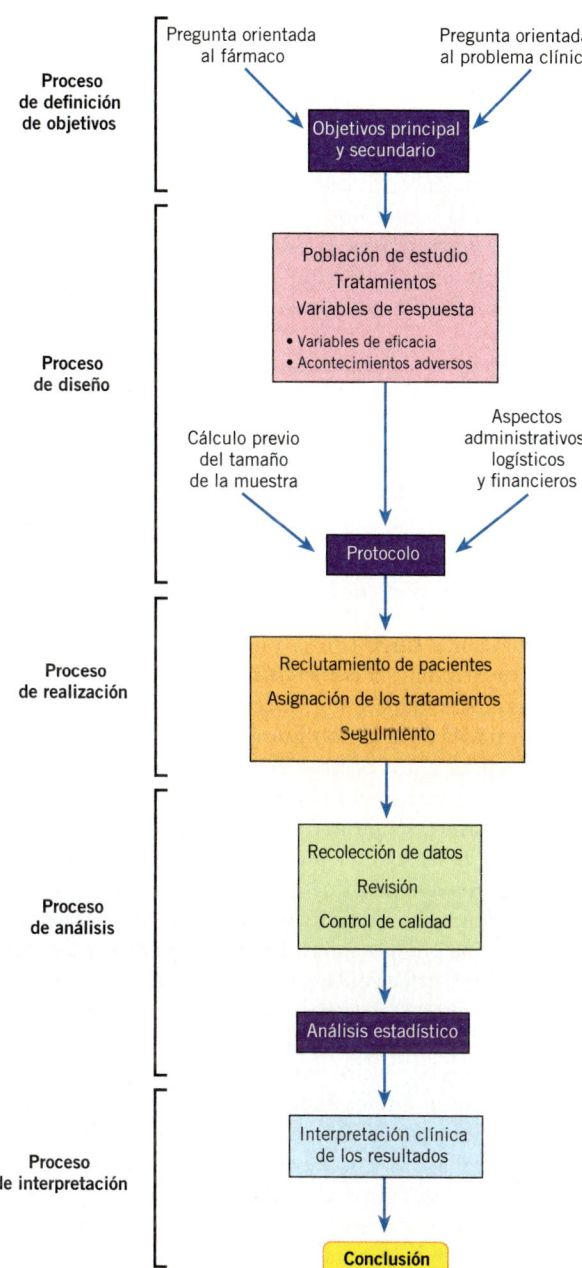

Figura 72-6. Etapas principales en la realización de un ensayo clínico en fase III.

Todo el desarrollo preclínico y clínico hasta este punto, fase IIIa, debe quedar completado y recogido en el dosier que se presenta a la autoridad sanitaria para solicitar la autorización para la comercialización del medicamento. Otros estudios en fase III adicionales (IIIb) pueden estar llevándose a cabo mientras se realiza la evaluación.

Ensayos clínicos en fase IV

Se caracterizan por llevarse a cabo con medicamentos comercializados, por lo que también se denominan ensayos poscomercialización. Su finalidad es estudiar los efectos y el impacto de los medicamentos en condiciones diferentes a las autorizadas (nuevas indicaciones, efectividad, seguridad poscomercialización).

Tabla 72-5. Aspectos que debe incluir el protocolo de ensayo clínico

1. Resumen
2. Índice
3. Información general
4. Justificación y objetivos
5. Tipo de ensayo clínico y diseño de éste
6. Selección de los individuos
7. Descripción del tratamiento
8. Desarrollo del ensayo y evaluación de la respuesta
9. Acontecimientos adversos
10. Aspectos éticos
11. Consideraciones prácticas
12. Análisis estadístico

Políticas especiales en el desarrollo de medicamentos: medicamentos huérfanos y enfermedades raras

Medicamentos huérfanos

Los medicamentos huérfanos son los destinados al diagnóstico, la prevención o el tratamiento de enfermedades raras, entendiendo como tales aquellas afecciones que pongan en peligro la vida o conlleven una incapacidad crónica y cuya prevalencia sea baja.

En Estados Unidos, primer país en adoptar medidas reguladoras destinadas a fomentar el desarrollo de medicamentos huérfanos, la consideración de enfermedad rara basada en su prevalencia difiere con respecto a lo que determina la regulación europea, que es la que se adopta actualmente en toda la Unión Europea. Mientras que la ley norteamericana define un medicamento huérfano como aquel que es eficaz para una enfermedad que afecte a menos de 200.000 personas en Estados Unidos, en Europa es aquel destinado a una afección cuya prevalencia no supere los 5 casos por cada 10.000 personas.

La denominación de un medicamento como «huérfano» proviene de la situación por la cual, por el hecho de estar dirigido a enfermedades tan poco frecuentes, el coste del desarrollo y la puesta en el mercado de un medicamento destinado al diagnóstico, la prevención o el tratamiento no podrían amortizarse con las ventas previstas del producto. Debido al escaso retorno de la inversión realizada, la industria farmacéutica sería poco propensa a desarrollar dicho medicamento en las condiciones normales del mercado. En este contexto son necesarias medidas que estimulen el desarrollo de estos medicamentos y que permitan que los pacientes que sufran estas enfermedades tengan a su disposición fármacos con las mismas garantías de calidad, seguridad y eficacia.

Con este fin se han impulsado políticas que han tratado de incentivar el desarrollo de estos medicamentos. Siguiendo los pasos de países como Estados Unidos o Japón **(tabla 72-6)**, en los que la implantación de medidas reguladoras ha potenciado la investigación de medicamentos huérfanos, el 16 de diciembre de 1999 la Unión Europea elaboró su propio reglamento, en el que se incluyen una serie de incentivos, exenciones y ayudas científicas para los medicamentos en fase de desarrollo que obtengan la designación de medicamento huérfano.

Tabla 72-6. Legislación Internacional sobre medicamentos huérfanos

Estados Unidos	Acta de Medicamentos Huérfanos	1983
Japón	Legislación de Medicamentos Huérfanos	1993
Singapur	Legislación de Medicamentos Huérfanos	1997
Australia	Legislación de Medicamentos Huérfanos	1998
Europa	Reglamento de Medicamentos Huérfanos	2000

Enfermedades raras

Las enfermedades raras, incluidas las que tienen un origen genético, se definen como las que ponen en peligro la vida o conllevan una incapacidad crónica y cuya prevalencia en la población es tan baja que obliga a esfuerzos sociales combinados para definirlas, así como para prevenir su morbilidad o mortalidad, o la reducción de la calidad de vida que producen. En la Unión Europea, una baja prevalencia se define como aquella menor de 5 casos por cada 10.000 personas (o, lo que es lo mismo, menor de 1/2.000 personas). Aunque este número parezca pequeño, según estimaciones de la Organización Mundial de la Salud, «aproximadamente 30 millones de personas en la Unión Europea tienen una enfermedad rara», lo que supone un 6-8 % de la población total de la Unión Europea. Las enfermedades con prevalencia inferior a 1 caso por cada 50.000 personas se consideran «ultrarraras», si bien ésta no es una definición incorporada a la legislación.

Desde la perspectiva médica, las enfermedades raras se caracterizan por una amplia diversidad de signos y síntomas que varían no sólo de una afección a otra, sino en la misma afección. Muchas enfermedades raras presentan una gran diversidad de subtipos de una misma afección, lo que dificulta aun más su diagnóstico y tratamiento.

Actualmente se estima que existen unas 5.000-8.000 enfermedades raras, cuyas manifestaciones afectan tanto a la esfera del comportamiento, a la merma de la capacidad sensorial, o al nivel físico o mental. También difieren en términos de gravedad, pero, en general, la esperanza de vida en los pacientes se ve reducida significativamente.

En el 80 % de las enfermedades raras se ha identificado un origen genético, ya que pueden ser heredadas o derivar de una mutación genética *de novo*. Otras pueden estar causadas por infecciones o alérgenos, o ser secundarias a procesos degenerativos, proliferativos o teratógenos (sustancias químicas, radiaciones, etc.). Algunas enfermedades raras también pueden estar causadas por una combinación de factores genéticos y ambientales. No obstante, para la mayoría de ellas, la etiología sigue siendo una incógnita, debido a la falta de investigación enfocada a dilucidar su fisiopatología.

También existe una gran diversidad en la edad de aparición de los primeros síntomas. En la neurofibromatosis, la osteogénesis imperfecta, el síndrome de Rett y la mayor parte de las enfermedades metabólicas, como en la enfermedad de Hunter, la enfermedad de Hurler, la mucolipidosis de tipo II, la enfermedad de Krabbe o la condrodisplasia, los primeros síntomas se detectan en el nacimiento o durante la infancia; otras, como la enfermedad de Huntington, la ataxia espinocerebelosa, la esclerosis lateral amiotrófica, la enfermedad de Charcot-Marie-Tooth, el sarcoma de Kaposi o el cáncer de tiroides, son específicas de la edad adulta.

En muchos casos, a pesar de que los primeros síntomas se manifiesten en la infancia, éstos no se relacionan con una enfermedad rara hasta pasados varios años. Ocurre sobre todo cuando la manifestación es un síntoma relativamente frecuente, pero, en estos casos, tras la manifestación inicial se esconde un diagnóstico muy diferente del esperado.

Debido a la situación de dichas enfermedades, la Comisión Europea trabaja en el establecimiento de medidas de colaboración entre los Estados miembros que permitan un intercambio de información y de recursos dirigidos a estas enfermedades. Así, en 2008, emitió el documento *On rare diseases: Europe's challenges*, que ha sentado las bases de la estrategia comunitaria actual dirigida a los diferentes Estados miembros con el objetivo final de asegurar que el conocimiento, la prevención, el diagnóstico, el tratamiento, los cuidados y la investigación sobre enfermedades raras se realicen de forma eficiente y efectiva en Europa.

Reglamento europeo de los medicamentos huérfanos

Este reglamento surge con el fin de fomentar la investigación, el desarrollo y la comercialización de los medicamentos huérfanos: establece un procedimiento de aplicación en todos los países de la Unión Europea para designar determinados medicamentos como huérfanos.

Un medicamento será declarado huérfano, según indica la regulación, «si su promotor puede demostrar que dicho producto se destina al diagnóstico, la prevención o el tratamiento de una afección que ponga en peligro la vida o conlleve una incapacidad crónica y que no afecte a más de 5 personas por cada 10.000 en la Unión Europea en el momento de presentar la solicitud o que, a pesar de sobrepasar esta prevalencia, resulte improbable que sin incentivos la comercialización de dicho medicamento en la Unión Europea genere suficientes beneficios para justificar la inversión necesaria». Además, en ambos supuestos debe cumplirse que no exista ningún método satisfactorio autorizado en la Unión Europea, de diagnóstico, prevención o tratamiento de dicha afección o que, de existir, el medicamento aportará un beneficio considerable a quienes padecen dicha afección.

Para obtener la declaración de medicamento huérfano, las empresas que deseen desarrollar fármacos para estas enfermedades poco comunes deben presentar la solicitud a la Agencia Europea de Medicamentos, dentro de la cual se ha creado un Comité de Medicamentos Huérfanos (COMP), encargado de evaluar las solicitudes presentadas. Este comité dispone de un plazo determinado para emitir un informe y, en caso de disconformidad, el solicitante dispone de la posibilidad de presentar alegaciones al respecto. Finalmente, se emite el dictamen definitivo, y si es favorable, el medicamento huérfano se inscribirá en el Registro comunitario de medicamentos huérfanos, cuyo acceso es público en la web de la Agencia Europea de Medicamentos.

Dado que este reglamento determina una serie de medidas para incentivar la investigación sobre estos medicamentos, la solicitud se puede presentar en cualquier fase del desarrollo del fármaco, pero siempre antes de la solicitud de autorización previa a la comercialización. Así, los solicitantes no sólo se benefician de incentivos tras la comercialización, sino durante todo el proceso del desarrollo de estos medicamentos.

Tabla 72-7. Procedimientos para la designación de medicamentos huérfanos (2019-2021)

Año	Solicitudes presentadas	Dictámenes positivos del COMP	Solicitudes retiradas	Dictámenes negativos del COMP	Designaciones otorgadas por la Comisión Europea
2021	251	175	69	1	170
2020	235	150	82	2	149
2019	233	113	104	2	112

Tomado de Agencia Europea de Medicamentos (EMA). Annual Report, 2013.
COMP: Comité de Medicamentos Huérfanos (Agencia Europea para la Evaluación de Medicamentos).

Los promotores que obtengan una designación de medicamento huérfano dispondrán de asesoramiento científico de la Agencia Europea de Medicamentos con vistas a optimizar el desarrollo del fármaco, así como para ser orientados en la preparación del expediente de solicitud de comercialización. De este modo, el solicitante obtendrá las mayores garantías de éxito cuando pida la autorización de comercialización. En este sentido, los promotores tendrán beneficios en forma de reducción o exención de tasas en este asesoramiento y en otros procedimientos que son necesarios cuando se desea solicitar la comercialización de un medicamento.

Pero quizá lo más relevante sea la perspectiva de obtener la exclusividad comercial durante los 10 años siguientes a la autorización de la comercialización. Con este incentivo se pretende que los promotores amorticen parcialmente la inversión realizada en el desarrollo del medicamento.

Los medicamentos huérfanos podrán asimismo beneficiarse de otras ayudas que adopten la Unión Europea o los Estados miembro y, en particular, de las medidas de ayuda a la investigación previstas en los programas marco de investigación y desarrollo.

Situación actual

El objetivo final de la regulación sobre medicamentos huérfanos es permitir a los pacientes un acceso rápido a los avances terapéuticos, pero la designación de un medicamento como huérfano no garantiza su uso en la afección designada, y no implica necesariamente que el producto satisfaga los criterios de eficacia, seguridad y calidad necesarios para la concesión de la autorización de comercialización, ya que, como para cualquier medicamento, estos criterios sólo pueden ser evaluados después de que la solicitud de autorización de comercialización haya sido presentada.

En este sentido, se puede afirmar que la experiencia adquirida en estos años ha sido muy positiva y muestra claramente que la industria farmacéutica ha aumentado su interés por desarrollar medicamentos huérfanos **(tabla 72-7)**. En 2023, la Agencia Europea de Medicamentos (EMA) cuenta con 1965 designaciones correspondientes a medicamentos huérfanos en humanos. Un papel importante ha sido, sin duda, el de las asociaciones de pacientes que se han mostrado deseosas de participar en las iniciativas que han ido surgiendo, fomentando el desarrollo de redes de pacientes y centros que han facilitado la investigación, al solventar el problema de la dispersión demográfica. En el ámbito regulador, el papel de la Agencia Europea de Medicamentos y de sus comités de evaluación de medicamentos también ha sido decisivo para la accesibilidad a los medicamentos huérfanos.

Los pasos siguientes deberán darse en el campo asistencial y académico, aprovechando las herramientas que permitan una mejor coordinación entre los diferentes sectores.

BIBLIOGRAFÍA

Agencia Europea de Medicamentos (EMA). Annual Report 2021. (Disponible en: http://www.ema.europa.eu/en/annual-report/2021/index.html)

Comisión Europea. Registro Comunitario de Medicamentos Huérfanos. (Disponible en: https://ec.europa.eu/health/documents/community-register/html/reg_od_act.htm?sort=a)

Comisión Europea. Reglamento (CE) Nº 141/2000 del Parlamento Europeo y del Consejo de 16 de Diciembre de 1999 sobre medicamentos huérfanos.

Comisión Europea. Reglamento (CE) Nº 847/2000 de la Comisión de 27 de Abril de 2000 por el que se establecen la disposiciones de aplicación de los criterios de declaración de los medicamentos huérfanos.

Comisión Europea. On rare diseases: Europe's challenge. Communication from the Commission to the European Parliament, the Council, the European Economic and Social Committee and the Committee of the Regions. November 2008.

Eurordis. Rare diseases: understanding this public health priority. (Disponible en: https://www.eurordis.org/publications/rare-diseases-understanding-this-public-health-priority/)

Haffner ME. Adopting orphan drugs-two dozen years of treating rare diseases. N Engl J Med 2006; 354: 445-7.

Moher D, Hopewell S, Schulz KF, Montori V, Gøtzsche PC, Devereaux PJ, Elbourne D, Egger M, Altman DG. Consolidated Standards of Reporting Trials Group. CONSORT 2010 Explanation and Elaboration: Updated guidelines for reporting parallel group randomised trials. J Clin Epidemiol. 2010 Aug; 63(8): e1-37. doi: 10.1016/j.jclinepi.2010.03.004. Epub 2010 Mar 25. Erratum in: J Clin Epidemiol. 2012 Mar; 65(3): 351. PMID: 20346624.

Farmacovigilancia y farmacoepidemiología

73

C. Ibáñez Ruiz, A. Gil López-Oliva y C. Esteban Calvo

 CONTENIDOS

INTRODUCCIÓN

La *farmacovigilancia* es la actividad de salud pública destinada a la identificación, cuantificación, evaluación y prevención de los riesgos asociados al uso de los medicamentos.

Esta actividad es necesaria a pesar de la estricta regulación a la que se ve sometida la investigación del uso de los medicamentos y a pesar de que, antes de que se apruebe la comercialización de un medicamento, éste ha tenido que demostrar:

1. Eficacia, que es la capacidad que tiene un fármaco de conseguir un efecto beneficioso en condiciones ideales de uso. Se estudia mediante la realización de ensayos clínicos controlados aleatorizados.

2. Seguridad, es decir, que su utilización en las condiciones aprobadas no produce efectos tóxicos o adversos desproporcionados en relación con el beneficio que procura. Los efectos tóxicos o adversos, el denominador de la relación beneficio-riesgo, se estudia en los animales (toxicidad preclínica) y en los seres humanos durante los ensayos clínicos controlados aleatorizados que se realizan antes de la autorización de comercialización del medicamento.

3. Calidad, al alcanzar los requisitos mínimos de calidad y pureza que están establecidos.

También se exige una planificación de las actividades de farmacovigilancia con la intención de anticiparse a los posibles problemas de seguridad, así como la introducción de

medidas que reduzcan los riesgos conocidos. Además, las diferentes especialidades y formas farmacéuticas en las que se comercializa el medicamento deben estar correctamente identificadas y etiquetadas y acompañarse de un documento dirigido a los profesionales sanitarios (el resumen de las características del producto o ficha técnica) y de un documento dirigido a los pacientes (el prospecto), que deben proporcionar información adecuadamente.

El fin primordial de la farmacovigilancia es proporcionar, de forma continuada, la mejor información posible sobre la seguridad de los medicamentos, para así permitir que se adopten las medidas oportunas que aseguren que los medicamentos disponibles en el mercado presentan una relación beneficio-riesgo favorable, en las condiciones de uso autorizadas. En este contexto, se denomina riesgo a los problemas de seguridad, es decir, a las reacciones adversas a los medicamentos.

La *farmacoepidemiología* es la disciplina que estudia el uso y los efectos de los medicamentos en la población. Emplea los principios y métodos de la epidemiología para estudiar la frecuencia, los condicionantes y los resultados del tratamiento farmacológico. Se incluyen en su ámbito los efectos adversos y beneficiosos de los medicamentos, los patrones de utilización de fármacos, los efectos de los medicamentos sobre la calidad de vida y el impacto económico del tratamiento farmacológico. La metodología farmacoepidemiológica se emplea con frecuencia para el estudio de las reacciones adversas a los medicamentos después de su comercialización.

REACCIÓN ADVERSA

Definición

Una reacción adversa es cualquier respuesta nociva y no intencionada a un medicamento. Esta definición, más amplia que la definición tradicional, es una de las novedades que introduce la nueva normativa europea y que recoge el Real Decreto 577/2013, por el que se regula la farmacovigilancia de medicamentos de uso humano en España. Frente a la definición previa, en la que el concepto de reacción adversa se restringía a aquellos problemas que se producen con las dosis utilizadas normalmente en el ser humano cuando el medicamento se administra para la profilaxis, el diagnóstico o el tratamiento de una enfermedad o para la restauración o modificación de funciones fisiológicas, la nueva definición incluye las reacciones adversas derivadas de cualquier uso, con independencia de los términos de la autorización de comercialización, incluidos los abusos y errores de medicación.

También se utilizan otros términos que podrían considerarse sinónimos o relacionados, pero que en ocasiones son inadecuados o inducen a interpretaciones erróneas. Por ejemplo, los términos efecto colateral y efecto secundario indican que la reacción adversa se relaciona con el mecanismo de acción del fármaco, en el primer caso con el mismo mecanismo por el que el medicamento ejerce su actividad terapéutica (p. ej., hipoglucemia por antidiabéticos orales), y en el segundo por un mecanismo diferente del principal o primario (p. ej., sequedad de boca por antidepresivos tricíclicos). Otros términos utilizados son enfermedad yatrogénica y efecto indeseable, que son equivalentes a la definición de reacción adversa, aunque este último es el término aceptado por la Organización Mundial de la Salud (OMS), por la mayoría de los profesionales que trabajan en el ámbito de la farmacovigilancia y por las agencias reguladoras de los medicamentos.

Diagnóstico

Salvo raras excepciones, las enfermedades que producen los medicamentos son indistinguibles de las enfermedades de cualquier otra etiología. Por ejemplo, si un paciente lleva 1 mes en tratamiento con un fármaco antiinflamatorio no esteroideo (AINE) y presenta una hepatitis aguda, ¿es posible que el medicamento sea la causa?, ¿cómo saber en un paciente individual si un acontecimiento adverso ha sido causado, o no, por el medicamento que ha estado tomando? (tabla 73-1). Para establecer la imputabilidad o probabilidad de que el medicamento haya producido el acontecimiento se deben tener en cuenta los siguientes aspectos.

Evolución temporal. El medicamento se administra antes de la aparición del acontecimiento adverso y existe un tiempo de exposición coherente con el mecanismo fisiopatológico de la reacción adversa, un tiempo biológicamente verosímil. Existen efectos adversos que requieren cierto tiempo para su producción, como la aparición de un cáncer, de una cirrosis hepática o de una alteración en el crecimiento o en el desarrollo de un niño. Otros pueden aparecer en horas o en pocos días, como un *shock* anafiláctico, una agranulocito-

Tabla 73-1. Diagnóstico de las reacciones adversas a medicamentos

ASPECTOS DE VALORACIÓN	PREGUNTAS QUE DEBEN PLANTEARSE
Evolución temporal	¿Se administró el medicamento antes de la aparición del acontecimiento adverso? ¿El tiempo de exposición es coherente con el mecanismo fisiopatológico de la RAM? ¿Ha mejorado el cuadro clínico tras interrumpir la administración del medicamento?
Reexposición	¿Ha aparecido la misma reacción adversa al administrar de nuevo el medicamento? ¿Hay antecedentes de alguna reacción similar con medicamentos del mismo grupo terapéutico?
Causas alternativas	¿Se han descartado razonablemente otras posibles causas no farmacológicas? ¿Se ha considerado la posibilidad de que la causa sea otro medicamento recibido simultáneamente?
Conocimiento previo	¿Está descrita la aparición de esta reacción adversa con el medicamento en cuestión o con algún medicamento similar?

sis o una necrólisis epidérmica tóxica. También debe evaluarse la evolución del cuadro clínico al interrumpir la administración del medicamento. Una evolución favorable apoyará el papel del medicamento como agente causal.

Efecto de la reexposición al medicamento. Si la administración de nuevo del medicamento produce el mismo efecto adverso, se incrementa considerablemente la probabilidad de que haya sido la causa de la reacción, aunque en la mayoría de las ocasiones no es posible realizar una prueba de reexposición por la gravedad del cuadro o porque éste ha sido irreversible.

Causas alternativas. En el caso de la hepatitis diagnosticada al mes de instaurar un tratamiento con un AINE habría que descartar, mediante las pruebas diagnósticas adecuadas, que el paciente presenta una hepatitis infecciosa o una obstrucción de las vías biliares o una hepatitis autoinmune o que ha sufrido un cuadro de bajo gasto cardíaco que justifique la afectación hepática observada. Es relativamente frecuente que los pacientes reciban simultáneamente más de un medicamento, por lo que en ocasiones es difícil establecer cuál de ellos es el que tiene más probabilidad de haber causado la reacción adversa o si se ha producido algún tipo de interacción farmacológica, de tipo cinético o dinámico.

Conocimiento de que el medicamento puede causar la reacción. Si la información del producto indica que durante los ensayos clínicos controlados aleatorizados, o en estudios realizados posteriormente, ya se ha descrito que el medicamento puede causar la reacción, aumenta también la probabilidad de que haya sido el medicamento la causa de la reacción en el paciente que se está evaluando. Este conocimiento va evolucionando a lo largo de la vida del medicamento. Cuando se utiliza para evaluar la imputabilidad en acontecimientos adversos ocurridos durante los primeros ensayos clínicos realizados en pacientes, antes de la comercialización del medicamento, esta información es casi nula. Una vez que el medicamento se comercializa, este conocimiento se va incrementando gracias a las actividades de farmacovigilancia.

Ante un paciente que presenta una hemorragia digestiva alta o una hepatitis es bastante probable que el médico se plantee que puedan deberse a un medicamento, entre otras posibles causas que deberá descartar, puesto que en ambos casos la fracción etiológica de los fármacos es alta (el 38 % de las hemorragias digestivas altas graves están producidas por AINE y el 15 % por antiagregantes plaquetarios, mientras que el 20 % de las enfermedades hepáticas agudas graves son atribuibles a medicamentos). También es relativamente fácil acordarse de los medicamentos en el caso de enfermedades que son poco frecuentes pero que se conoce que a menudo son causadas por medicamentos, como la anemia aplásica, la agranulocitosis o el síndrome de Stevens-Johnson.

Cuando el médico se enfrenta a otro tipo de enfermedades, como una pancreatitis, una enfermedad de Parkinson, un lupus, la aparición de ideas de suicidio, una fibrosis valvular cardíaca, tumores cutáneos o insuficiencia renal, es más difícil que se plantee los medicamentos dentro del diagnóstico diferencial. Todas ellas, y prácticamente cualquier otra enfermedad, pueden ser causadas por medicamentos, aunque la fracción etiológica pueda ser pequeña (p. ej., en el caso de la pancreatitis se estima que aproximadamente el 2 % de los casos están causados por fármacos). Por lo tanto, es muy importante considerar siempre esta posibilidad dentro del juicio clínico, especialmente cuando se descartan las causas más frecuentes de la enfermedad, y para ello es fundamental incluir en la historia clínica del paciente una anamnesis farmacológica completa y detallada, sin olvidar las plantas medicinales o la automedicación. También hay que recordar que los medicamentos pueden ser la causa de modificaciones en la frecuencia natural de una enfermedad (terapia hormonal sustitutiva y cáncer de mama, AINE y enfermedad cardiovascular o tratamiento antirretroviral y riesgo cardiovascular), y que pueden originar malformaciones congénitas o alteraciones en el desarrollo de la descendencia de las personas expuestas.

En resumen, para que un profesional sanitario sospeche que un paciente puede tener una reacción adversa a un medicamento, lo único necesario es que la secuencia temporal sea compatible; ni siquiera la existencia de otras causas alternativas descarta la posibilidad de que se deba a un medicamento, salvo que se haya demostrado claramente otro agente etiológico. Esto es fundamental en la identificación de nuevos riesgos, pues lo que se notifica son sospechas de reacciones adversas a medicamentos, no reacciones adversas confirmadas.

Impacto sanitario de las reacciones adversas

Las reacciones adversas a medicamentos (RAM) constituyen un importante problema de salud pública. El porcentaje de muertes debidas a RAM en la población general es del 3,1 % (IC 95 % 2,2-4,0) y en pacientes hospitalizados del 6,4 % (IC 95 % 4,5-8,3). Es la séptima causa de muerte en la población general y entre la tercera y la quinta en pacientes

hospitalizados. El 10 % de esas RAM con desenlace mortal se consideran prevenibles. La prevalencia en 3 meses de RAM en la población general adulta es del 6,9 % (IC 95 % 6,2-7,6). El 26,3 % de ellas son prevenibles, y el 6 %, graves. Además, son la causa del 2-6 % de los ingresos hospitalarios desde los servicios de urgencias, porcentaje que asciende al 14 % en los ancianos. En pediatría, el 2 % de los ingresos son debidos a RAM, y de ellas, casi 4 de cada 10 ponen en peligro la vida del paciente.

Durante el ingreso, se producen RAM en aproximadamente el 5 % de los pacientes, afectando al 9 % de las personas de mayor edad (el 15 % de los ingresados en unidades de agudos, el 5 % en unidades de convalecencia y el 10 % en unidades de larga estancia). En pediatría, casi 1 de cada 10 niños ingresados presentan una reacción adversa, un tercio de ellas graves. El 1,46 % de los pacientes pediátricos ambulatorios presentan alguna RAM.

Se estima que al año se producen 197.000 muertes por RAM en la Unión Europea y que las RAM suponen a la sociedad un gasto de, al menos, 63,2 billones de euros anuales.

En las últimas cuatro décadas del siglo XX se retiraron por motivos de seguridad 121 productos farmacéuticos (principios activos diferentes) después de haber sido comercializados, la mitad en los 5 primeros años de comercialización, y un tercio en los 2 primeros años. Estas situaciones suponen importantes demandas asistenciales por parte de los pacientes que recibían los medicamentos. Además, generan alerta y desconfianza en la sociedad, y su gestión supone un reto para las autoridades sanitarias y los profesionales sanitarios que atienden a los pacientes.

IDENTIFICACIÓN DE RIESGOS

Notificación espontánea de sospechas de reacciones adversas a medicamentos

El 1961 aparecía en la revista *Lancet* una carta dirigida al editor en la que un ginecólogo australiano, el doctor McBride, comunicaba que había notado un incremento en la frecuencia de malformaciones congénitas de las extremidades, en concreto, focomelia, en niños cuyo común denominador era que durante el embarazo sus madres habían tomado un fármaco hipnótico, la talidomida. Este problema de salud pública, denominado desde entonces «el desastre de la talidomida», sensibilizó a las autoridades sanitarias de muchos países, en especial los que se vieron más afectados, por lo que se decidió instaurar procedimientos sistematizados de recogida de información sobre RAM, sistema inicialmente basado en la notificación espontánea de sospechas de reacciones adversas por parte de los médicos. En 1968, 10 países decidieron acumular la información recibida en cada centro nacional en un proyecto internacional de monitorización de fármacos patrocinado por la OMS, cuyo objetivo era incrementar la probabilidad de detectar RAM poco frecuentes pero graves. Inicialmente, el proyecto se coordinó desde Virginia y, más tarde, en 1970, fue trasladado a la sede de la OMS en Ginebra. Por problemas económicos se transfirió a Suecia en 1978, aunque la responsabilidad formal y la coordinación aún descansan en la OMS, en su sede de Ginebra. España se incorporó al programa internacional en 1984.

Actualmente, más de 170 países colaboran incorporando al año más de un millón de notificaciones de sospechas de RAM.

El Programa de Notificación Espontánea de Sospechas de Reacciones Adversas a Medicamentos es el programa común dentro del denominado Sistema Español de Farmacovigilancia. Este sistema se organiza en 17 Centros Autonómicos de Farmacovigilancia y un Centro Coordinador integrado en la Agencia Española de Medicamentos y Productos Sanitarios. Este programa, permanente, también es conocido como el Programa de la Tarjeta Amarilla, color que identifica al formulario en papel, con franqueo en destino, que utilizan los médicos, farmacéuticos, enfermeras, o cualquier profesional sanitario, para comunicar las sospechas de reacciones adversas a medicamentos.

Además de las Tarjetas Amarillas tradicionales, cada vez son más utilizadas vías de notificación basadas en las nuevas tecnologías, como los gestores de notificación de sospechas de RAM incorporados en las aplicaciones de historia clínica informatizada y la notificación electrónica vía internet, posibilidad que desde hace años existía en algunas Comunidades Autónomas, y que desde enero de 2013 está disponible para todos los profesionales sanitarios y todos los ciudadanos españoles en www.notificaram.es **(fig. 73-1)**.

En cada Centro Autonómico de Farmacovigilancia se reciben las notificaciones de sospechas de reacciones adversas ocurridas en su comunidad autónoma, se validan y evalúan y se incorporan a una base de datos informatizada nacional, siguiendo una metodología común a todos los centros. La base de datos de Farmacovigilancia Española de Reacciones Adversas (FEDRA) recoge, pues, sospechas de reacciones RAM ocurridas cuando los medicamentos ya están comercializados.

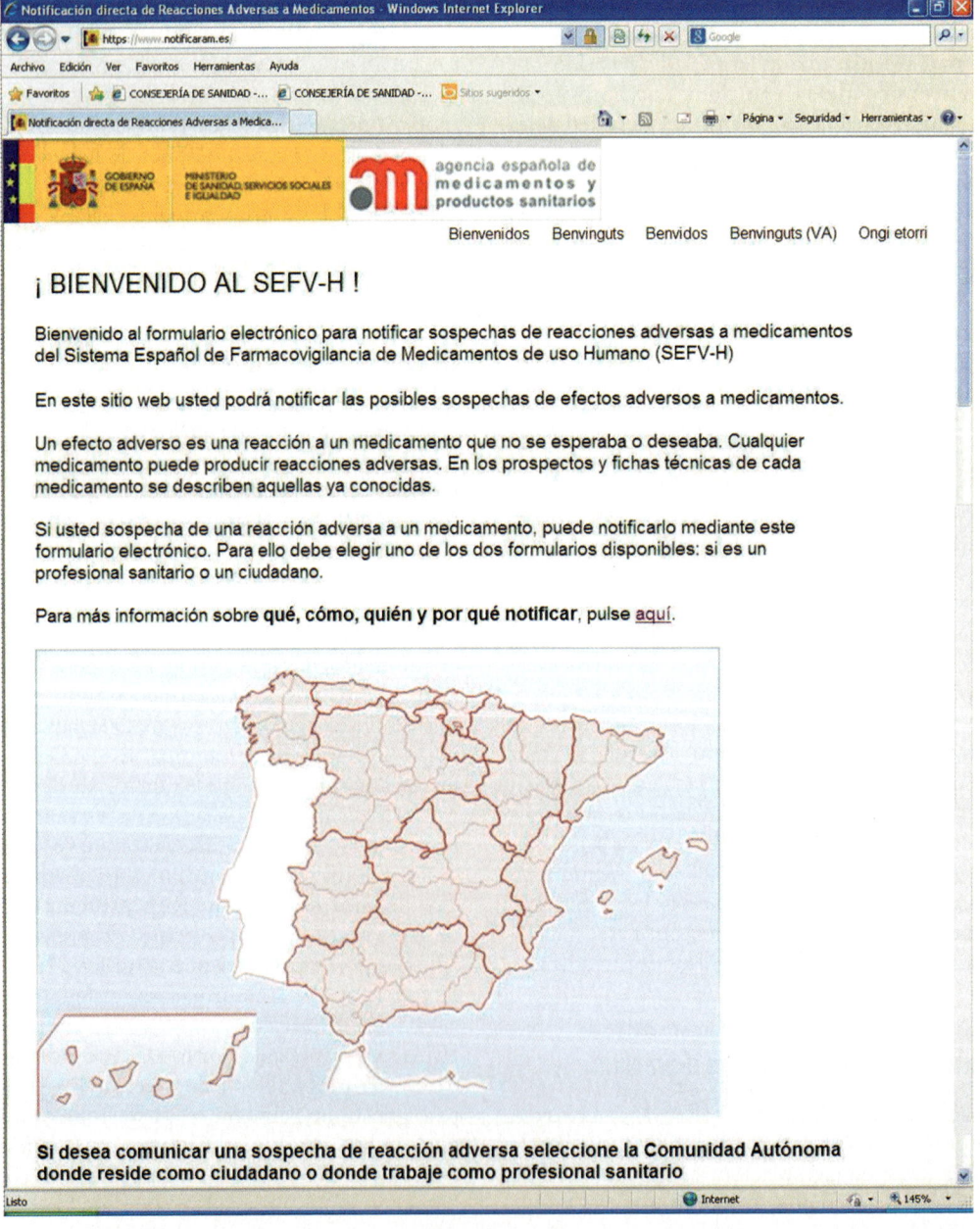

Figura 73-1. Notificación directa de reacciones adversas a medicamentos al Sistema Español de Farmacovigilancia de Medicamentos de Uso Humano (https://www.notificaram.es/).

La base de datos FEDRA contiene cerca de 600.000 casos de sospechas de RAM. En 2023 se incorporaron a la base 42.333 casos, que suponen 88,04 casos por 100.000 habitantes, de los que el 57 % son notificaciones directas a los centros de farmacovigilancia y el resto notificaciones a través de la industria farmacéutica o detectadas en estudios o en revisiones bibliográficas. De las recibidas directamente en los centros de farmacovigilancia, el 61 % fueron notificadas por médicos, de las que el 65 % procedían del ámbito extrahospitalario. En ese año, el 28 % de las notificaciones cargadas correspondieron a reacciones adversas graves, entendiendo como tales a aquellas que fueron mortales o pusieron en peligro la vida, originaron ingreso hospitalario o lo prolongaron, dejaron una secuela o incapacidad permanente o significativa o, sin cumplir ninguna de estas condiciones, fueron consideradas por el profesional sanitario como clínicamente relevantes; también se considera grave cualquier tipo de malformación congénita, aunque sea menor.

Detección de señales

El objetivo de la notificación espontánea es detectar precozmente las señales o indicios de problemas relacionados con la seguridad de los medicamentos que no han podido ser detectados durante la realización de los ensayos clínicos, debido a sus limitaciones con respecto a tamaño, duración y representatividad de la práctica clínica habitual. La OMS define una señal como la información comunicada sobre una posible relación causal entre un acontecimiento adverso y un fármaco, cuando dicha relación es desconocida o no está bien documentada. Los sistemas de notificación espontánea están diseñados para producir señales acerca de potenciales reacciones adversas a fármacos previamente no descritas, que justifiquen acciones encaminadas a su verificación.

Para realizar correctamente esta función es preciso saber que pueden producirse señales falsas, por lo que las señales generadas mediante la notificación espontánea deben ser posteriormente analizadas y verificadas antes de ser aceptadas. Preferentemente, una señal debe ser evaluada mediante la realización de un estudio adecuadamente diseñado y alguna otra fuente de datos. Los datos de los programas de notificación espontánea de sospechas de reacciones adversas pueden considerarse como una «serie de casos», sin ninguna información sobre la cantidad de pacientes expuestos al fármaco. Si no se dispone de más información, estos datos tan elementales rara vez pueden usarse para establecer una conexión causal entre el fármaco y el acontecimiento, a no ser que: *a)* exista al menos un caso con reexposición positiva o *b)* exista un cúmulo de casos en pacientes expuestos al fármaco, la incidencia del acontecimiento en la población general sea cercana a cero y no haya otros factores asociados que pudieran justificar la aparición de la enfermedad.

Estas señales se pueden cuantificar utilizando varios métodos:

1. Utilizando datos de consumo podría calcularse la frecuencia de notificación de una reacción por número de envases vendidos. Hay que tener en cuenta que el número de envases vendidos no se aproxima necesariamente al número de personas expuestas, por lo que se puede intentar calcular, a partir de los envases vendidos, un número teórico de personas, asumiendo que todas hubieran recibido la misma pauta terapéutica durante el mismo período de tiempo. De esta forma se estimaría el número de notificaciones por pacientes expuestos. En cualquier caso, estas estimaciones no equivalen al número de pacientes que presentan la reacción, ya que se desconoce cuántas de las reacciones que se producen se notifican, aunque sí se sabe que es un porcentaje generalmente pequeño.

2. Comparando la frecuencia de notificación de un fármaco frente a la frecuencia de notificación del mismo fármaco en un período de tiempo previo (comparación intrafármaco) o con la frecuencia de notificación de otros fármacos (comparación entre fármacos).

3. Comparando la tasa de notificación, número de reacciones adversas notificadas por personas expuestas, con la tasa de incidencia del acontecimiento en la población general. Este método es el que se utilizó para la vigilancia de las vacunas utilizadas frente a la COVID-19 para algunos acontecimientos de especial interés, definidos antes de iniciar la campaña de vacunación.

Los organismos responsables de los programas de notificación espontánea generalmente disponen de procedimientos normalizados en los que se utilizan estimadores cuantitativos para determinar la probabilidad de que una combinación de reacción adversa y fármaco sea una señal; es decir, si la combinación de una reacción adversa con un fármaco determinado se encuentra en la base con una frecuencia más alta de la que es esperable con respecto a la que presentan la reacción adversa y el fármaco en el conjunto de la base.

La participación de todos los profesionales sanitarios en el programa de notificación espontánea de sospechas de RAM garantiza que la identificación de riesgos sea posible para todo tipo de medicamentos, sean de prescripción o de dispensación sin receta, fórmulas magistrales, productos homeopáticos, plantas medicinales, derivados de biotecnología, hemoderivados, terapia celular, terapia génica, etc. El programa permite además identificar riesgos desde el momento en que el medicamento está disponible para su uso y cubre a toda la población, con independencia de que sean pacientes atendidos de forma ambulatoria, en hospitales o en residencias, en la sanidad pública o en la privada, sean ancianos o niños, embarazadas, etc. Su mayor limitación es que depende, primero, de que el médico al realizar el diagnóstico de una enfermedad sospeche que el medicamento sea una posible causa del acontecimiento adverso que está enjuiciando y, posteriormente, de que decida notificarlo.

La infranotificación, aunque en general es importante, no afecta de igual forma a todas las reacciones adversas ni a todos lo fármacos; así, suelen notificarse más cuando se trata de reacciones graves de aparición aguda, y más con fármacos nuevos que con fármacos antiguos. La aparición en la prensa especializada o en los medios de comunicación de noticias sobre algún problema de seguridad influye también en una mayor notificación **(tabla 73-2)**.

Aunque no es el único origen de las señales de alerta en farmacovigilancia, ya que los estudios farmacoepidemiológi-

Tabla 73-2. Ventajas e inconvenientes del programa de notificación espontánea de sospechas de reacciones adversas a medicamentos

Ventajas	Inconvenientes
Operativamente barato y sencillo	La información clínica disponible en ocasiones es insuficiente
Vigila todos los medicamentos durante todo el tiempo que estén disponibles para su uso por la población	La baja notificación disminuye la sensibilidad del programa
Vigila a toda la población, incluidos los subgrupos especiales, como niños, ancianos, embarazadas, etc.	La frecuencia de notificación no es estable a lo largo del tiempo
No interfiere en los hábitos de prescripción, dispensación y utilización	No aporta información sobre la incidencia de las reacciones adversas
Sirve para generar señales de alerta	No permite confirmar las alertas que genera

cos o la información procedente de investigación toxicológica también pueden generar señales, la notificación espontánea de sospechas de RAM es hoy en día el método más eficiente y el que más señales de alertas genera sobre nuevos problemas de seguridad. Supone, además, una de las mayores contribuciones que cada médico realiza dentro de su práctica clínica diaria para garantizar la seguridad de los pacientes en cuanto al uso de los medicamentos y está incluida en la cartera de servicios del Sistema Nacional de Salud.

CUANTIFICACIÓN DE RIESGOS

El tipo de estudio que se ha de utilizar dependerá del tipo de riesgo que se pretenda estudiar (tabla 73-3).

Ensayo clínico controlado aleatorizado

La primera cuantificación del riesgo que implica el uso de un medicamento en seres humanos se lleva a cabo durante su desarrollo clínico, previamente a que se autorice su comercialización. Se cuantifica utilizando ensayos clínicos controlados aleatorizados. A través de este proceso se conocen las reacciones adversas más frecuentes del medicamento, y cuánto más se producen con él que con placebo o con otro fármaco utilizado como referencia.

Pero este instrumento de investigación clínica, considerado el método más fiable en el estudio de la eficacia de los medicamentos, presenta limitaciones en la evaluación de la seguridad que es necesario tener en cuenta.

Lo primero que hay que considerar al interpretar los resultados de seguridad de un ensayo clínico es el número de pacientes que han estado expuestos al medicamento. Por ejemplo, para poder tener una alta probabilidad de encontrar al menos un paciente con un acontecimiento adverso que se presente con una frecuencia de 1 en 1.000 se debería haber estudiado a 3.000 pacientes expuestos, algo que es excepcional antes de la autorización de un medicamento. La mitad de los estudios en los que se basaron las 188 autorizaciones de la *Food and Drug Administration* (FDA) de medicamentos nuevos en el período 2005-2012 incluyeron 760 pacientes o menos.

El segundo factor que hay que tener en cuenta es la duración del tiempo de exposición y el período de evaluación posterior a la exposición. La mediana de duración de los estudios mencionados previamente fue de 14 semanas. Por lo general, en los ensayos clínicos la duración del tratamiento es inferior a la que luego se realizará en la práctica clínica habitual, en especial si se trata de enfermedades crónicas. Si el riesgo de una reacción adversa es constante a lo largo del período de exposición al medicamento o sólo se produce al inicio de éste, la evaluación de un período corto podría ser suficiente, pero cuando las reacciones adversas tienen períodos de latencia largos, o su riesgo de aparición se va incrementando a lo largo del tiempo de exposición, o se manifiestan incluso tiempo después de que se haya producido la exposición al medicamento, los ensayos clínicos de corta

Tabla 73-3. Ventajas e inconvenientes de los estudios de investigación clínica aplicados al estudio de las reacciones adversas a medicamentos

Tipo de estudio	Ventajas	Inconvenientes
Analíticos *Experimentales* Ensayo clínico	Fortaleza metodológica Controla factores de confusión desconocidos o no cuantificables	El más caro Artificial Logísticamente difícil En ocasiones se plantean objeciones éticas
Observacionales De cohortes	Puede analizar varios acontecimientos Puede analizar exposiciones poco frecuentes Sesgos de selección menos frecuentes Ausencia de sesgos de exposición Proporciona datos de incidencia	Posibles sesgos en los datos de enfermedad Más caro Si es prospectivo puede durar años
De casos y controles	Puede analizar varios factores de exposición Puede estudiar enfermedades poco frecuentes Fácil y rápido logísticamente Más barato	Problemas en la selección de controles Posibles sesgos en los datos de exposición
No analíticos Notificación espontánea, asociación de cohortes sin grupo de control, series de casos, estudios transversales	Generan de forma rápida nuevas hipótesis	No permiten comprobar hipótesis causal

duración no podrán detectarlas o las cuantificarán inadecuadamente.

El tercer factor que ha de tenerse en cuenta es la población a la que representa el ensayo clínico, es decir, hay que considerar si es la misma a la que se le va a administrar el medicamento. La proporción de mujeres, ancianos y niños estudiados puede ser muy baja. Si cualquiera de estos subgrupos tuviera un riesgo mayor de presentar una reacción adversa, podría no haberse detectado. De igual forma se debe interpretar la ausencia de pacientes con otras enfermedades o con otros tratamientos durante estos ensayos clínicos que, por lo tanto, no podrán detectar interacciones farmacológicas, ni el efecto modificador de estas situaciones sobre la seguridad del medicamento.

Una vez que se comercializa el medicamento, la investigación clínica de su eficacia en otras indicaciones o en poblaciones no estudiadas previamente o de otras pautas terapéuticas se lleva a cabo también utilizando el diseño de ensayo clínico controlado aleatorizado. La efectividad, a diferencia de la eficacia, es el resultado obtenido cuando el tratamiento es aplicado en condiciones habituales, por la generalidad del sistema sanitario, en la organización real, con los medios disponibles, con pacientes no seleccionados; para evaluar la efectividad de los medicamentos también se realizan ensayos clínicos controlados aleatorizados, pero de tipo pragmático.

Todos estos ensayos clínicos, realizados una vez que el medicamento ha sido comercializado, suelen identificar nuevos riesgos previamente no descritos y en ocasiones cuantifican con mayor precisión reacciones adversas detectadas en estudios previos.

Desde el punto de vista de la seguridad, son también de gran utilidad los metaanálisis y los análisis de datos agregados procedentes de diferentes ensayos clínicos. Por ejemplo, durante los ensayos clínicos previos a la comercialización de la rosiglitazona –un antidiabético oral del grupo de las tiazolidindionas autorizado en Europa en el año 2000– se observó que la insuficiencia cardíaca era una complicación más frecuente en los pacientes tratados con rosiglitazona que en los tratados con otros antidiabéticos orales, por lo que en las condiciones de comercialización del medicamento se consideró la presencia de esta enfermedad como una contraindicación para el uso de rosiglitazona. Posteriormente, los resultados de nuevos estudios sobre sus efectos cardiovasculares, que se fueron publicando tras la comercialización, motivaron la introducción en la ficha técnica de nuevas advertencias y contraindicaciones en pacientes con enfermedades cardiacas de base. Finalmente, en 2010, tras una reevaluación de todos los datos disponibles sobre su riesgo cardiovascular, en Europa se decidió suspender la autorización de comercialización; en ella tuvo especial importancia un metaanálisis de 56 estudios que encontró un incremento del riesgo de infarto de miocardio en los pacientes tratados con rosiglitazona.

Estudios observacionales

La epidemiología cuenta con numerosos instrumentos para evaluar el efecto de los medicamentos en los seres humanos, y el instrumento que se utilice determinará, en buena medi-

da, la validez de las pruebas que el estudio aporta. Desde este punto de vista, la investigación clínica del efecto de los fármacos se clasifica dependiendo de quién decide la administración del medicamento a los pacientes. Si su administración es decidida de antemano por el investigador, por lo tanto por un protocolo de investigación, se trata de un diseño experimental denominado *ensayo clínico*. La realización de estudios experimentales en seres humanos debe ajustarse a las consideraciones éticas y legales pertinentes.

También existe la posibilidad de investigar el efecto de un medicamento en un estudio en el que la decisión de incluir al paciente en él esté claramente disociada de la decisión de administrarle uno u otro medicamento, es decir, que el protocolo del estudio no predetermine qué medicamento se le va a administrar. Son estudios en los que los pacientes reciben los medicamentos en las condiciones de uso habituales de la práctica clínica (indicaciones, dosis y duración de tratamiento similares a las recomendadas en la ficha técnica del medicamento) y no se les realiza ningún tipo de prueba diagnóstica o de seguimiento diferente de las que se haría en la práctica clínica habitual. En estas condiciones se habla de *estudio observacional*.

Los estudios observacionales se subdividen, a su vez, en dos grandes grupos: los analíticos, que cuentan con un grupo de control en el diseño del estudio, y los descriptivos, que no lo tienen. La existencia de un grupo de control permitirá evaluar primero una hipótesis de asociación matemática (inferencia estadística), para después realizar una discusión sobre el papel causal del medicamento en el efecto observado (inferencia causal).

Los **estudios observacionales descriptivos** son útiles en la identificación de nuevos riesgos de los medicamentos, pues proponen nuevas hipótesis de asociación entre la administración de un medicamento y la aparición de una reacción adversa. Por ejemplo, se puede analizar a qué medicamentos han estado expuestos una serie de pacientes con enfermedad de Parkinson antes de la aparición de los primeros síntomas de la enfermedad. Esta información debería coincidir con la prevalencia de uso de fármacos en la población general de su misma edad; si no es así, y algún medicamento o grupo farmacológico parece que tiene una frecuencia superior a la esperada, podría formularse la hipótesis de que dicho medicamento produce enfermedad de Parkinson, hipótesis que deberá ser comprobada con un estudio analítico. A la acumulación de casos de una enfermedad para analizar los posibles factores asociados a ella se la denomina serie de casos y, como se ha mencionado, la notificación espontánea de sospechas de RAM es una forma sistematizada de obtención de series de casos.

De igual forma, podrían estudiarse todos los acontecimientos que les ocurren a los primeros 10.000 pacientes a los que se les prescribe un medicamento. Este diseño permite cuantificar, por ejemplo, el número de pacientes que sufren infarto agudo de miocardio en los 3 primeros meses de tratamiento, pero no informa de cuántos infartos se habrían producido aunque no se hubiera administrado el medicamento; si parece que la frecuencia es superior a la esperada en la población general, de nuevo se estaría proponiendo una hipótesis que debería analizarse mediante un estudio analítico. Este tipo de estudios, cuando se llevan a cabo formalmente, se denomina monitorización de eventos ligados a la prescripción (en inglés, *prescription event monitoring* o PEM). Cuando el grupo de pacientes no se elige en función de las primeras prescripciones realizadas, pero de igual forma se estudia a un grupo de pacientes que tienen en común estar expuestos a un medicamento y se evalúan los acontecimientos que ocurren en un tiempo predeterminado, suelen denominarse *estudios de cohorte sin grupo de control*.

Los **estudios observacionales analíticos** son los diseños más ampliamente utilizados en la evaluación de problemas de seguridad de los medicamentos, pero sus limitaciones metodológicas suscitan continuas controversias.

Los diferentes tipos de estudios utilizados en investigación clínica están sometidos, como cualquier instrumento de medida, a errores de medición. Los errores debidos al azar, implícitos en una metodología científica que utiliza muestras de pacientes para inferir los resultados en la población de la que se ha obtenido la muestra, son comunes a los estudios experimentales y observacionales; este error es menor cuanto mayor es el número de pacientes incluidos en el estudio (tamaño de la muestra).

No ocurre lo mismo con las mediciones sistemáticamente desviadas, denominadas *sesgos*. Los sesgos se controlan en los ensayos clínicos mediante la asignación aleatoria del tratamiento a los pacientes (aleatorización) y mediante técnicas que evitan que el investigador, el paciente o ambos conozcan cuál es el medicamento exacto que se administra (enmascaramiento y evaluación ciega en cada paciente del efecto del medicamento). De esta manera se impide, por ejemplo, que se asignen sistemáticamente los pacientes más graves a uno de los tratamientos, o que se haga un seguimiento más exhaustivo de uno de los grupos del estudio, o que la evaluación del resultado de la administración del medicamento se vea afectada por las expectativas que al respecto tienen el paciente o el investigador.

A los sesgos en la medición del efecto de un medicamento hay que añadir el error que se puede cometer cuando influyen factores que confunden, porque son ellos los que justifican parcial o totalmente el resultado del estudio y se asocian a la administración del medicamento y a la aparición del efecto. Por ejemplo, un medicamento se puede estar utilizando con mucha mayor frecuencia en pacientes ancianos; así, si se observa un importante número de accidentes cerebrovasculares con este medicamento, podría deberse a una mayor presencia de pacientes con mayor riesgo de esta enfermedad por su edad. En los ensayos clínicos, la asignación aleatorizada de los tratamientos suele distribuir uniformemente estos factores de confusión, mientras que en los estudios observacionales analíticos hay que tenerlos en cuenta en el diseño del estudio, mediante técnicas de emparejamiento o de estratificación, o controlarlos al realizar el análisis estadístico.

En definitiva, un buen estudio observacional analítico es aquel que ha tenido en cuenta los posibles errores en el diseño y los aborda detalladamente al analizar sus resultados, antes de concluir el posible papel causal del medicamento en el efecto observado. En la actualidad, se considera que las pruebas aportadas por un ensayo clínico controlado aleatorizado bien diseñado tienen mayor validez que las pruebas aportadas por un estudio observacional analítico bien diseñado.

Los estudios observacionales analíticos se clasifican atendiendo a la dirección en la que se realiza el análisis entre la exposición al fármaco y su resultado o, lo que es lo mismo, en función de cómo se seleccionan los pacientes.

Estudio de cohortes

Un estudio de cohortes es un diseño de tipo observacional analítico, en el que un grupo de pacientes expuestos a un medicamento es seguido a lo largo de un tiempo predeterminado para evaluar la aparición de uno o varios efectos, y es comparado con uno o más grupos de pacientes similares, pero que están expuestos a otras alternativas terapéuticas, incluidas las no farmacológicas. La selección de los pacientes se hace, pues, en función de la exposición a los distintos tipos de tratamiento.

Por ejemplo, el riesgo de valvulopatía cardíaca con los agonistas de los receptores dopaminérgicos derivados de la ergotamina, indicados en la enfermedad de Parkinson, se evaluó mediante un estudio de cohortes. Se seleccionaron varios grupos de pacientes que se habían tratado durante, al menos, 12 meses con pergolida, con cabergolina (ambos derivados ergóticos) o con otros agonistas dopaminérgicos no ergóticos y un grupo de control sin enfermedad de Parkinson (que no habían sido tratados con antiparkinsonianos ni con anorexígenos), formado por familiares de los pacientes o por pacientes que acudían a la consulta de ecocardiografía por hipertensión arterial o para evaluación previa a la práctica de un deporte. El grupo de control se seleccionó emparejando por sexo y edad con el grupo de pacientes tratados. Se les realizó una ecocardiografía a todos ellos. Presentaron regurgitación valvular moderada o grave el 23 % de los tratados con pergolida y el 29 % de los que recibieron cabergolina, y engrosamiento valvular el 27 % de los tratados con pergolida y el 16 % de los que recibieron cabergolina. No se detectaron casos en el grupo tratado con agonistas dopaminérgicos no ergóticos. El riesgo relativo fue superior a 1, con significación estadística, en los pacientes tratados con pergolida o cabergolina con respecto al grupo de control. Posteriormente se realizó un seguimiento prospectivo de estos pacientes y se observó una regresión de las alteraciones valvulares en un tercio de los pacientes con regurgitación multivalvular moderada o grave tras suspender el tratamiento.

El estudio D:A:D (*Data Collection on Adverse Events of Anti-HIV Drugs*), cuyo objetivo principal era determinar si la exposición al tratamiento antirretroviral combinado se asociaba con un incremento del riesgo de infarto agudo de miocardio (IAM), utilizó también este tipo de diseño. En él se incluyeron pacientes procedentes de 11 cohortes preestablecidas de pacientes VIH-positivos de tres continentes (Australia, América del Norte y Europa), con el único requisito de que tuvieran un seguimiento activo en las cohortes individuales en el momento del período de inclusión del estudio, con independencia del tratamiento que recibieran o de que no recibieran tratamiento. Tras un período de 36.199 pacientes-año de seguimiento, 126 pacientes desarrollaron un IAM, situándose la tasa de incidencia global en 3,5 (IC 95 % 2,9-4,1) episodios por 1.000 pacientes-año (4,2 [3,4-4,9] en hombres y 1,4 [0,7-2,4] en mujeres). El incremento relativo del riesgo de IAM fue del 26 % por año de tratamiento en los pacientes con tratamiento antirretroviral combinado.

Los puntos clave en el diseño de los estudios de cohortes son: *a)* definir de forma objetiva y explícita a qué se denomina exposición; *b)* definir de forma objetiva el efecto o los efectos que se van a evaluar y definirlos de igual forma para todas las cohortes del estudio; *c)* adoptar medidas que garanticen que las cohortes son comparables, en especial en factores que puedan confundir, como la edad, el sexo o la presencia de determinadas enfermedades concomitantes, y prever qué posibles factores de confusión pueden influir en el resultado y deben tenerse en cuenta en el análisis del estudio; *d)* reducir las pérdidas de seguimiento de los pacientes tanto como sea posible y de igual forma en todas las cohortes, y *e)* expresar los resultados del estudio en forma de incidencia, riesgo relativo e intervalos de confianza.

Aunque en un estudio de cohortes el análisis siempre se realiza desde la exposición hasta la aparición del efecto, la recogida de la información puede realizarse de forma prospectiva, a medida que va ocurriendo, en cuyo caso se habla de estudio de cohorte de seguimiento o prospectivo; también puede realizarse de forma retrospectiva, cuando ya ha sucedido el acontecimiento, y entonces se habla de estudio de cohorte retrospectivo. El análisis estadístico y la interpretación son similares con independencia de que la información se recoja prospectiva o retrospectivamente.

Un estudio de cohortes permite evaluar más de una reacción adversa, pero si es prospectivo, al igual que ocurre con el ensayo clínico controlado aleatorizado, el trabajo de campo es costoso y precisa mucho tiempo para su realización, por lo que suelen considerarse poco eficientes para investigar reacciones adversas infrecuentes (precisarían incluir un número muy importante de pacientes) y para evaluar las reacciones adversas que aparecen después de mucho tiempo de exposición. La creación de grandes bases de datos sanitarias informatizadas, que han sido validadas para la realización de estudios farmacoepidemiológicos, permite incluir el número necesario de pacientes expuestos, seguidos durante el tiempo suficiente para su análisis, por lo que los estudios de cohorte retrospectivos son cada día más frecuentes.

Estudio de casos y controles

Un estudio de casos y controles es un diseño observacional analítico en el que los pacientes del estudio son incluidos por presentar la enfermedad o acontecimiento adverso en estudio; a este grupo de pacientes se los denomina *casos*. Procedente de la misma población que los casos y, por lo tanto, con características similares y la misma probabilidad *a priori* de estar expuestos a los medicamentos de interés, se selecciona un grupo de pacientes de *control*, que no presentan la enfermedad o acontecimiento en estudio. En ambos grupos se analiza cuántos pacientes han estado expuestos al medicamento o los medicamentos en estudio en un período de tiempo previo concreto (ventana de exposición) a que se diagnosticara la enfermedad (día índice) en el grupo de casos, y en una fecha predeterminada en el grupo de control.

En este tipo de estudio es más difícil recoger los antecedentes de exposición a fármacos, a no ser que se recurra a bases de datos sanitarias, y deben extremarse las precauciones cuando esta información se recoja mediante entrevistas con los casos y los controles, para no realizarlas de forma diferente y, por lo tanto, obtener resultados sesgados. La elección de los controles, cuando no puede hacerse de forma aleatorizada, a partir de la población origen de los casos, también condiciona la validez del estudio. Los estudios de casos y controles no permiten estimar la incidencia de la enfermedad, ya que habitualmente se desconoce el total de población expuesta que da origen a los casos ocurridos en dicha población, pero permiten hacer una estimación del riesgo relativo a partir del cálculo de la razón de probabilidades u *odds ratio* (OR).

Este diseño tiene la ventaja de que hay que evaluar menos pacientes que si se tuviera que seguir a todos los pacientes expuestos al medicamento procedentes de la población de origen. Además, facilita el análisis de reacciones adversas que precisan largos períodos de exposición y permite analizar en un mismo estudio la posible asociación con la enfermedad de más de un fármaco. Por el contrario, es un diseño muy poco eficiente cuando pretende estudiar las reacciones adversas producidas por un fármaco con una prevalencia de uso muy baja en la población general.

El incremento del riesgo de comportamiento e ideación suicida y de autolesiones en niños y adolescentes asociado al uso de antidepresivos inhibidores selectivos de la recaptación de serotonina (ISRS) se evaluó en tres estudios con diseño de casos y controles, todos ellos realizados con la información contenida en la base de datos GPRD *(General Practitioner Research Database)*. Este incremento de riesgo observado en pacientes menores de 18 años con depresión mayor en tratamiento con ISRS se constató también en un metaanálisis de los ensayos clínicos aleatorizados controlados frente a placebo, realizados en este tipo de pacientes.

El diseño de casos y controles también se utilizó para confirmar la hipótesis, generada por notificación espontánea, del incremento de riesgo de coagulación intravascular diseminada (CID) en mujeres a las que se había administrado gel de dinoprostona para favorecer la dilatación y maduración cervical previa al parto, utilizando el Conjunto Mínimo Básico de Datos (CMBD) hospitalario para la selección de las pacientes. El estudio mostró un incremento del riesgo de CID después del parto en las mujeres a las que se había realizado inducción farmacológica, con independencia del medicamento utilizado, detectándose además factores de riesgo para desarrollarla.

Bases de datos para estudios de farmacovigilancia y farmacoepidemiología

Como ya se ha mencionado, la existencia de grandes bases de datos sanitarias facilita la realización de estudios farmacoepidemiológicos con un número elevado de pacientes. A continuación se describen algunas de las bases disponibles en España, que presentan características diferentes entre ellas.

Conjunto Mínimo Básico de Datos

El RAE-CMBD es un registro en el que se recogen los diagnósticos al alta de los hospitales y de otras áreas alternativas a la hospitalización (hospital de día, urgencias, procedimientos, etc.). Para la codificación de las enfermedades se utiliza la Clasificación Internacional de las Enfermedades 10ª revisión, modificación clínica para diagnósticos (CIE10ES-diagnósticos). Se ha utilizado para detectar reacciones adversas en pacientes hospitalizados, reingresos hospitalarios por RAM, estudios de amplificación de señales y estimación de la frecuencia de reacciones adversas. También puede utilizarse para generar señales y para realizar estudios de coste de los ingresos hospitalarios causados por RAM. Su utilidad depende de que se realice el diagnóstico de las RAM, se hagan constar en los diagnósticos al alta y se codifiquen correctamente.

BIOBADASER

Es un registro nacional de pacientes con enfermedades reumáticas que inician tratamiento con «terapias biológicas» (antagonistas del factor de necrosis tumoral y otras moléculas como anakinra, rituximab y abatacept) y recoge información sobre acontecimientos adversos relevantes desde el año 2000. Es un proyecto coordinado por la Sociedad Española de Reumatología, con la colaboración de la Agencia Española de Medicamentos y Productos Sanitarios, que en su fase inicial llegó a cubrir aproximadamente el 60 % de los pacientes que recibían estos tratamientos, y que en su segunda fase sigue a un menor número de pacientes con objeto de recoger datos más fiables. Además cuenta con un grupo de control adecuado, la cohorte EMECAR, que es una cohorte de pacientes con artritis reumatoide, seleccionados aleatoriamente, que fue iniciada antes del uso habitual de los agentes biológicos, lo que permite realizar estimaciones del riesgo de un acontecimiento adverso en pacientes similares, y no sólo frente a la población general. Ha permitido identificar el mayor riesgo de infecciones graves y, en particular, de tuberculosis en los pacientes tratados con estos medicamentos, lo que llevó a modificar su ficha técnica con objeto de disminuir dicho riesgo.

Registro Español de Hepatotoxicidad

Esta red cooperativa, coordinada desde la Universidad de Málaga, en la que participan diversos hospitales de toda España, creada en 1994 en Andalucía, tiene por objetivo identificar casos de hepatopatía con una elevada sospecha de haber sido causados por medicamentos o tóxicos, a los que se realiza un seguimiento prospectivo estructurado. En el formulario de recogida de datos se registra información sobre la evolución temporal de la hepatopatía en relación con el medicamento o tóxico, datos necesarios para descartar causas alternativas, la presencia de factores de riesgo de hepatotoxicidad y el desenlace del daño hepático. También se recoge información estructurada y exhaustiva (mediante la utilización de diversas fuentes de información) sobre la exposición presente o previa a medicamentos de prescripción, publicitarios y a fitoterapia. En este registro se detectó que la combinación amoxicilina-ácido clavulánico se había convertido en la primera causa de hepatotoxicidad por medicamentos en España, pese a ser una reacción adversa de muy baja frecuencia, debido al elevado consumo del fármaco, apoyando la alerta sobre la repercusión poblacional de la hepatopatía por amoxicilina-ácido clavulánico.

Estudio Colaborativo Español de Malformaciones Congénitas

El Estudio Colaborativo Español de Malformaciones Congénitas (ECEMC) es un registro con estructura de casos y controles creado en 1976, que recoge información en hospitales, en el que colaboran obstetras y neonatólogos de diferentes Comunidades Autónomas. Se registra una serie de datos de los recién nacidos con malformaciones congénitas (casos), y del siguiente niño del mismo sexo nacido sin malformaciones en el mismo hospital que el niño con malformaciones (controles), lo que permite evaluar factores de riesgo, entre ellos los medicamentos. El total de nacimientos en cada hospital participante permite una estimación de las frecuencias de malformaciones congénitas. Se ha utilizado, por ejemplo, para tratar de confirmar si la utilización de paroxetina durante el primer trimestre de la gestación se asocia con un incremento del riesgo de cardiopatías congénitas. Se analizó el período comprendido entre 1992 y 2004 y se encontró un incremento del riesgo de anomalías aórticas en recién nacidos de madres que habían recibido paroxetina durante el primer trimestre de embarazo, con una OR = 8,32 (2,07-33,52); el riesgo de cardiopatías en general fue de 2,55, aunque no alcanzó el nivel de significación estadística establecida y no se encontró incremento del riesgo de malformaciones congénitas en general.

Base de Datos para la Investigación Farmacoepidemiológica en el Ámbito Público

La Base de Datos para la Investigación Farmacoepidemiológica en el Ámbito Público (BIFAP) es un proyecto promovido y financiado por la Agencia Española de Medicamentos y Productos Sanitarios, en colaboración con Comunidades Autónomas y sociedades científicas, con el objetivo de crear una fuente de información permanente de titularidad pública que permita realizar estudios de farmacovigilancia y farmacoepidemiología con la información agregada procedente de las historias clínicas informatizadas de las consultas de atención primaria del Sistema Nacional de Salud. El programa BIFAP participa en diversos proyectos europeos, por ejemplo contribuye a la vigilancia de las vacunas frente a la COVID 19.

EVALUACIÓN DEL RIESGO

Si el fin primordial de la farmacovigilancia es aportar información encaminada a posibilitar la adopción de las medidas oportunas que aseguren que los medicamentos disponibles en el mercado presentan una relación beneficio-riesgo favorable en las condiciones de uso autorizadas, cabe preguntarse quién y cómo adopta dichas medidas.

En Europa, el Comité de evaluación de riesgos de farmacovigilancia es el responsable de evaluar todos los aspectos relacionados con la gestión de los riesgos de los medicamentos de uso humano.

La información que el Comité debería conocer para poder realizar dicha evaluación es la siguiente:

1. Descripción del riesgo:

a) Datos relativos a morbilidad y su posible mortalidad: grado de afectación de los pacientes, gravedad de la reacción, duración, recuperación con secuelas o sin ellas, letalidad.

b) Fuerza de la asociación con el fármaco y riesgo atribuible: la fuerza de la asociación está definida por el riesgo relativo o por la *odds ratio* y expresa cuántas veces más se produce la enfermedad cuando se está expuesto al medicamento que cuando se está expuesto a otra alternativa terapéutica, incluido el tratamiento no farmacológico. El riesgo atribuible indica qué incidencia de la enfermedad es atribuible al medicamento. Esta última es la que realmente tiene interés desde el punto de vista de la salud pública. Un medicamento puede incrementar 20 veces la incidencia de una enfermedad frente a la condición de no exposición al medicamento (riesgo relativo de 20); si la enfermedad se produce en 1 de cada 100.000 personas en la población general, significa que, en los pacientes expuestos al medicamento, 20 de cada 100.000 pacientes presentarán la enfermedad, es decir, en 1,9 de cada 10.000 pacientes expuestos la enfermedad será causada por el medicamento (20/100.000-1/100.000). Por el contrario, un medicamento puede incrementar 2 veces la incidencia de una enfermedad que se produce en 1 de cada 1.000 personas en la población general; por lo tanto, la enfermedad aparecería en 2 de cada 1.000 pacientes expuestos; es decir, en 1 de cada 1.000 pacientes expuestos la enfermedad sería atribuible al fármaco (2/1.000-1/1.000). Así pues, en el primer ejemplo, un medicamento que incrementa el riesgo 20 veces causa la enfermedad en aproximadamente 2 de cada 10.000 pacientes expuestos, mientras que, en el segundo ejemplo, un medicamento que lo incrementa en 2 veces causa la enfermedad en 1 de cada 1.000 pacientes expuestos.

2. Beneficio que aporta el medicamento en cuanto a disminución de morbilidad o aumento de calidad de vida o disminución de mortalidad, en las distintas posibles indicaciones y en distintos grupos de pacientes.

3. Datos de utilización del medicamento. Número de pacientes en tratamiento y sus características.

4. Alternativas terapéuticas. Relación beneficio-riesgo de las alternativas terapéuticas, sean o no farmacológicas.

Si beneficio y riesgo están en las mismas unidades de medida, por ejemplo, muertes evitadas por el beneficio que aporta el medicamento frente a muertes producidas por la reacción adversa, la evaluación de la relación beneficio-riesgo sería más fácil de establecer cuando la balanza oscilara claramente en una u otra dirección. De igual modo, la evaluación es más fácil si existen varias alternativas terapéuticas al menos igual de eficaces y con información suficiente sobre su seguridad, y ésta es superior. Cuando estas situaciones tan claras no se dan, la evaluación del riesgo y la de su aceptabilidad trasciende el ámbito científico, para alcanzar el de los valores, porque parece obvio que el mismo riesgo puede ser aceptable para un individuo y en absoluto para otro.

El Comité debe decidir, por lo tanto, si de la nueva información se concluye que el riesgo es aceptable en las condiciones de uso autorizadas, si es aceptable pero sólo en ciertas condiciones, o si es inaceptable en cualquier situación. Sin embargo, es la Agencia Española de Medicamentos y Productos Sanitarios, cuando asume estas recomendaciones, quien las traduce en las medidas administrativas oportunas, que pueden consistir incluso en la suspensión o revocación de la autorización de comercialización del medicamento. Pero también puede optarse por una restricción de las indicaciones, introducción de contraindicaciones, restricción de su uso a ciertos grupos de población, restricción del ámbito de la prescripción (diagnóstico hospitalario o uso hospitalario), recomendación de que se realicen determinadas pruebas clínicas o analíticas o simplemente informar sobre esta nueva reacción adversa y de las medidas que permitan prevenirla, si se conocen.

Estas medidas regulatorias deben ser comunicadas lo más rápidamente posible a los profesionales sanitarios, para lo cual es necesario que existan redes de transmisión de alertas de seguridad eficientes, que, partiendo del lugar en que se adopta la decisión, ésta llegue a cada consulta médica y oficina de farmacia, de forma íntegra en el menor tiempo posible, y permita transmitir a los pacientes potencialmente afectados información veraz y contrastada. La transmisión completa de esta información es incluso más necesaria cuando de ella se derivan cambios en el uso del medicamento, como elección de una alternativa más segura, realización de pruebas clínicas o de laboratorio, etc. Cuanto más amplia sea la difusión de esta información, mayor será la prevención de nuevas reacciones adversas, completando así las actividades de salud pública que lleva a cabo la farmacovigilancia.

INTERPRETACIÓN Y COMUNICACIÓN DEL RIESGO

Para tomar decisiones en cuanto a la relación beneficio/riesgo de un medicamento en un paciente concreto, así como para hacerlo partícipe de las decisiones terapéuticas, es importante conocer cómo se interpretan las medidas de riesgo

---

☣ FARMACOVIGILANCIA Y FARMACOEPIDEMIOLOGÍA

- La **farmacovigilancia** es la actividad de salud pública destinada a la identificación, cuantificación, evaluación y prevención de los riesgos asociados al uso de los medicamentos.
- La **farmacoepidemiología** es la disciplina que estudia el uso y los efectos de los medicamentos en la población.
- Las **reacciones adversas a medicamentos** constituyen un importante problema de salud pública.
- Una señal en farmacovigilancia es la información comunicada sobre una posible relación causal entre un acontecimiento adverso y un fármaco, cuando dicha relación es desconocida o no está bien documentada.
- La notificación espontánea de sospechas de reacciones adversas a medicamentos actualmente es el método más eficiente para generar señales de alerta, que se deben confirmar mediante la realización de los estudios más adecuados a cada caso, cuantificando el riesgo siempre que sea posible.
- Para realizar un uso seguro de los medicamentos no basta con que la evaluación de sus riesgos y beneficios sea correcta, sino que debe acompañarse de una adecuada comunicación a los profesionales sanitarios y de una información comprensible para los pacientes.

y cómo se comunican. Las medidas de riesgo se utilizan tanto para evaluar la modificación en la frecuencia de reacciones adversas (seguridad), como para valorar la disminución en la frecuencia de aparición de una enfermedad para la que se ha instaurado un tratamiento (eficacia).

Reducciones e incrementos de riesgo

La reducción absoluta del riesgo (RAR) es la diferencia entre la frecuencia de aparición del acontecimiento en el grupo de control y en el grupo de intervención en un período de tiempo establecido. La reducción relativa del riesgo (RRR) es la disminución de la frecuencia de aparición del acontecimiento (es decir, del riesgo absoluto) con respecto a la frecuencia «basal» del acontecimiento (generalmente su frecuencia en el grupo de control). Una reducción relativa del riesgo a menudo puede parecer impresionante cuando en realidad sólo supone una pequeña diferencia. Por ejemplo, si la frecuencia de un acontecimiento es de 0,2 % (2 de cada 1.000 pacientes) en el grupo de control, y de 0,1 % (1 de cada 1.000 pacientes) en el grupo de intervención, la RRR es del 50 %, pero la RAR es sólo del 0,1 % (1 de cada 1.000).

En el caso de la seguridad, en general a lo que se hace referencia es a un incremento en la frecuencia de aparición de un acontecimiento adverso en el grupo de intervención (que recibió un determinado medicamento) con respecto al grupo de control, es decir, incremento absoluto de riesgo (IAR, equivalente al RAR) e incremento relativo de riesgo (IRR, equivalente al RRR) **(tabla 73-4)**.

Cuando se hace referencia a una reducción de riesgo, por ejemplo en una publicación, siempre debe considerarse si se refiere a la RAR o a la RRR. Frecuentemente, los beneficios de un tratamiento se presentan en términos relativos, y las reacciones adversas y daños en general, en términos absolutos.

Tampoco hay que olvidar que el valor de *p* hace referencia a la fiabilidad del resultado del estudio, no a la magnitud del efecto. Un resultado estadísticamente significativo en un estudio (generalmente, $p < 0,05$) no quiere decir que sea un efecto clínicamente relevante.

Número que es necesario tratar y número que es necesario para causar daño

En el caso de la eficacia de un tratamiento, por ejemplo para evitar la aparición de un IAM, el número que es necesario tratar (NNT) es el número de pacientes que hay que tratar para evitar que uno de ellos presente el acontecimiento de interés (el IAM). Es la inversa de la reducción absoluta del riesgo (1/RAR). Por ejemplo, si la RAR después de 5 años de tratamiento es del 2 %, el NNT es de 50 (1/0,02), es decir, habría que tratar a 50 personas durante 5 años para evitar un resultado adverso (un IAM). Esto quiere decir que el resultado adverso (el IAM) no se modificaría para las otras 49 personas que tomaran el medicamento durante 5 años. Algunas de estas personas, además, podrían sufrir durante ese tiempo algún daño, al presentar una reacción adversa al tratamiento.

El número que es necesario para causar daño (NNH, del inglés *number needed to harm*) se utiliza menos. Se calcula de la misma manera, pero en este caso, al tratarse de una reacción adversa, sería la inversa del incremento absoluto del riesgo (1/IAR). Por ejemplo, si a lo largo de 10 años el 4 % de las mujeres en tratamiento con terapia hormonal sustitutiva (THS) y el 2 % de las que no reciben este tratamiento sufren una tromboembolia venosa, el incremento absoluto de riesgo del tratamiento sería de un 2 %, y, por lo tanto, el NNH sería de 50 (1/0,02). Es decir, de cada 50 mujeres tratadas con THS, una desarrollará una trombosis que no se hubiera producido sin el tratamiento **(v. tabla 73-4)**.

Para valorar el NNT y el NNH es muy importante tener en cuenta el tiempo de tratamiento con el que se han calculado.

Información a los pacientes sobre el riesgo

Es importante que los pacientes conozcan y comprendan los riesgos y beneficios del tratamiento que se les propone, especialmente si se trata de un medicamento que podrían recibir de por vida. Las reducciones y los incrementos relativos de riesgo realmente no cuantifican el valor de un tratamiento. Los datos absolutos se pueden presentar de diferentes modos. Tanto los médicos como los pacientes entienden más fácilmente los resultados si se utilizan frecuencias naturales (p. ej., de cada 1.000 pacientes similares, ocurrirá un acontecimiento adverso en 10 pacientes no tratados y en 7 tratados) que si se utilizan porcentajes u *odds ratio*. Algunos autores recomiendan diagramas con las personas representadas individualmente, por ejemplo con puntos, marcando los resultados en los grupos de control y de intervención con diferentes colores o sombreados **(fig 73-2)**.

Tabla 73-4. Incrementos absolutos y relativos del riesgo

Frecuencia del acontecimiento en el grupo de intervención (I_e, %)	Frecuencia del acontecimiento en el grupo de control (I_{ne} %)	Riesgo relativo (RR) (I_e / I_{ne})	Incremento relativo del riesgo (IRR) ($[(I_e - I_{ne})]/I_{ne}$ %)	Incremento absoluto del riesgo (IAR) ($I_e - I_{ne}$ %)	Número necesario para causar daño (NNH) (1/IAR)
20	10	2	100	10	10
10	5	2	100	5	20
4	2	2	100	2	50
2	1	2	100	1	100
0,2	0,1	2	100	0,1	1.000
0,1	0,05	2	100	0,05	2.000

I_e: incidencia en expuestos; I_{ne}: incidencia en no expuestos.

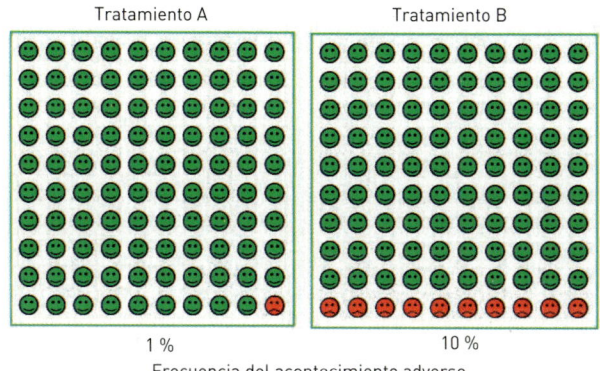

Figura 73-2. Información sobre riesgos: ejemplo de diagrama.

Las frecuencias naturales y los datos de riesgo absoluto permiten que el paciente valore más fácilmente lo que puede esperar de un tratamiento, en el contexto de sus propias actitudes, preferencias, expectativas y comorbilidad, y que, por lo tanto, esté en condiciones de participar de forma activa en la decisión terapéutica.

Se debe informar a los pacientes de las reacciones adversas más frecuentes, a fin de mejorar la adherencia al tratamiento; pero aún es más importante que sean informados de las reacciones adversas graves, ya que su reconocimiento y atención precoz pueden prevenir un acontecimiento más grave.

La selección del tratamiento farmacológico para cada paciente debe considerar la seguridad atendiendo a sus características individuales, así como teniendo en cuenta su edad, las enfermedades concomitantes y los restantes medicamentos prescritos; por lo tanto, el más seguro será el que pueda aportar más beneficio que el riesgo que conlleva su uso en ese paciente.

La evaluación de la seguridad de los medicamentos es un proceso dinámico y continuo, que hace que la relación beneficio/riesgo se vaya modificando a lo largo del tiempo, a medida que va aumentando el conocimiento. El profesional sanitario que atiende a los pacientes es clave en el uso seguro de los medicamentos, al adoptar las medidas adecuadas para disminuir los riesgos ya conocidos, al informar a los pacientes sobre ellos, incorporándolos de este modo a la toma de decisiones, y a través de la notificación de sospechas de RAM. Un personal clínico informado sobre los principios de la farmacovigilancia, y que ejerce su labor de acuerdo con ellos, tiene gran incidencia en la calidad de la atención sanitaria.

BIBLIOGRAFÍA

Commission of the European Communities. Report on the impact assessment of strengthening and rationalising EU Pharmacovigilance 2008. (Disponible en: http://ec.europa.eu/health/files/pharmacos/pharmpack_12_2008/pharmacovigilance-ia-vol2_en.pdf.)

de Abajo FJ, Montero D, Madurga M, Palop R. Análisis y gestión de riesgos en farmacovigilancia. Organización de la Farmacovigilancia en España. En: García AG, Gandía L, eds. El ensayo clínico en España. Madrid: Farmaindustria 2001; 191-216.

Downing NS, Aminawung JA, Shah ND, Krumholz HM, Ross JS. Clinical trial evidence supporting FDA approval of novel therapeutic agents, 2005-2012. JAMA 2014; 311: 368-377. (Disponible en: http://jama.jamanetwork.com/article.aspx?articleid=1817794.9

Edwards IR, Aronson JK. Adverse drug reactions: definition, diagnosis and management. Lancet 2000; 356: 1255-1259.

García Rodríguez LA, Pérez Gutthann S. Use of the UK General Practice Research Database for pharmacoepidemiology. Br J Clin Pharmacol 1998; 45: 419-425.

Grimes DA, Schulz KF. An overview of clinical research: the lay of the land. Lancet 2002; 359: 57-61.

Grimes DA, Schulz KF. Bias and causal associations in observational research. Lancet 2002; 359: 248-52.

Laporte JR, Capellá D. Mecanismos de producción y diagnóstico clínico de los efectos indeseables producidos por medicamentos. En: Laporte JR, Tognoni G, eds. Principios de epidemiología del medicamento, 2ª ed. Barcelona: Salvat, 1993; 95-109.

Ley 29/2006, de 26 de julio, de garantías y uso racional de los medicamentos y productos sanitarios. BOE nº 178, de 27 julio de 2006.

Ley 10/2013, de 24 de julio, por la que se incorporan al ordenamiento jurídico español las Directivas 2010/84/UE del Parlamento Europeo y del Consejo, de 15 de diciembre de 2010, sobre farmacovigilancia, y 2011/62/UE del Parlamento Europeo y del Consejo, de 8 de junio de 2011, sobre prevención de la entrada de medicamentos falsificados en la cadena de suministro legal, y se modifica la Ley 29/2006, de 26 de julio, de garantías y uso racional de los medicamentos y productos sanitarios. BOE nº 177, de 25 de julio de 2013.

MacMahon S, Collins R. Reliable assessment of the effects of treatment on mortality and major morbidity, II: observational studies. Lancet 2001; 357: 455-462.

Neeskens P. Evidence, risk and the patient. Aust Prescr 2007; 30: 47-50.

Real Decreto 577/2013, de 26 de julio, por el que se regula la farmacovigilancia de medicamentos de uso humano. BOE nº 179, de 27 de julio de 2013.

Strom BL. Potential for conflict of interest in the evaluation of suspected adverse drug reactions. JAMA 2004; 292: 2643-2646.

Wiholm BE, Olsson S, Moore N, Waller P. Spontaneous reporting system outside the US. En: Strom BL, ed. Pharmacoepidemiology, 3ª ed. Chicester: Wiley, 2000.

Farmacoeconomía y evaluación de resultados en salud de los medicamentos

74

J. Soto Álvarez

CONTENIDOS

- Introducción
- ¿Qué es la farmacoeconomía?
- ¿Cuál es el objetivo de la farmacoeconomía?
- Tipos de análisis farmacoeconómicos
    - Análisis coste-beneficio
    - Análisis coste-efectividad
    - Análisis coste-utilidad
    - Análisis de minimización de costes
    - Análisis de coste de la enfermedad
    - Análisis de impacto presupuestario
- Aspectos prácticos para realizar e interpretar los estudios
- Metodología existente para la realización de los análisis farmacoeconómicos
    - Estudios retrospectivos
    - Estudios prospectivos
    - Estudios predictivos a través de modelos analíticos de decisión

- Aplicaciones prácticas de los análisis farmacoeconómicos
    - Dirección General de Cartera Común de Servicios del Sistema Nacional de Salud y Farmacia
    - Asistencia hospitalaria
    - Atención primaria
- Investigación de resultados en salud: concepto, objetivos y aplicaciones prácticas
    - Calidad de vida relacionada con la salud: principios y prácticas
    - Dimensiones de la calidad de vida relacionada con la salud
    - Clasificación de los instrumentos de medida de la de la calidad de vida relacionada con la salud
- Aplicaciones de la de la calidad de vida relacionada con la salud en investigación clínica y en la práctica médica diaria

INTRODUCCIÓN

En los últimos años el gasto farmacéutico en nuestro país ha presentado un constante y progresivo crecimiento, de tal manera que la factura en terapia oncológica creció más de un 94 % entre 2016 y 2020, y el coste de los tratamientos para las enfermedades raras en un 66 % en el mismo período. El gasto farmacéutico en 2022 ha supuesto una factura de 20.939.210 millones de euros (8.408 millones de euros en el ámbito hospitalario y 12.531 millones de euros en atención primaria), lo que representa aproximadamente un 23 % del gasto sanitario total.

Debido a la situación financiera que vive nuestro país en estos momentos, y en aras de hacer sostenible al Sistema Nacional de Salud (SNS) en el futuro, han crecido las presiones económicas y de contención de costes alrededor del gasto farmacéutico, de manera que en la actualidad se recomienda emplear siempre los medicamentos que sean más efectivos y eficientes, en un intento por derivar los recursos disponibles a financiar con fondos públicos únicamente los tratamientos que consigan mejores beneficios terapéuticos con la inversión efectuada. Para conocer el grado de eficacia y seguridad de los medicamentos se emplean los datos de los ensayos clínicos realizados durante el programa de investigación clínica, mientras que el grado de eficiencia se establece según los estudios farmacoeconómicos (o análisis de evaluación económica de medicamentos), complementados con los resultados en salud producidos por los medicamentos en los pacientes.

En este capítulo se revisarán los principios de la farmacoeconomía y de la evaluación de resultados en salud, la metodología existente para su puesta en práctica y sus aplicaciones en el contexto de la política de medicamentos a todos los niveles del SNS de España.

¿QUÉ ES LA FARMACOECONOMÍA?

La farmacoeconomía es una rama de la economía de la salud cuya misión es la descripción, análisis y relación entre los costes (efectos sobre recursos) y los resultados clínicos obtenidos (efectos sobre la salud) tras el uso de diferentes medicamentos en el manejo de una enfermedad, así como su impacto en el SNS, los pacientes y la sociedad. Por lo tanto, son análisis que ayudan en la asignación de los recursos por parte de los responsables de tomar decisiones y en la priorización de las opciones terapéuticas utilizadas de forma sistemática por parte de los profesionales sanitarios, basándose en el concepto de eficiencia (o coste-efectividad). En política de medicamentos, una opción terapéutica es eficiente si logra el máximo de resultados en salud a partir de unos recursos dados o si estos resultados obtenidos son, al menos, tan elevados como el coste de oportunidad o cuando, habiendo comprobado que dos alternativas terapéuticas producen resultados similares, la elegida es la que menos recursos consume.

¿CUÁL ES EL OBJETIVO DE LA FARMACOECONOMÍA?

Los estudios farmacoeconómicos permiten conocer qué medicamentos son más eficientes (es decir, más coste-efectivos) y, por lo tanto, ayudan a seleccionar (junto con otros criterios) las alternativas terapéuticas que deberían ser financiadas con presupuesto público y que deberían ser empleadas de forma sistemática en la práctica médica diaria en el SNS.

Este tipo de estudios no son herramientas de contención de costes, ni se utilizan para reducir el consumo de recursos, sino que ayudan a los responsables de tomar decisiones a gastar mejor los recursos existentes y a conseguir el máximo de resultados en salud con un presupuesto determinado y un volumen de recursos disponibles. En algunas ocasiones, el uso de los medicamentos más coste-efectivos logra que el gasto global sea más bajo, pero en muchas ocasiones la utilización de las opciones terapéuticas más eficientes genera un mayor consumo de recursos, aunque siempre acompañado de un incremento notable de los resultados en salud alcanzados.

A la hora de definir la eficiencia de un medicamento, hay que concretar en qué enfermedad se va a emplear, en qué grupo de pacientes y con qué tratamientos alternativos se va a comparar.

TIPOS DE ANÁLISIS FARMACOECONÓMICOS

En los análisis farmacoeconómicos se relacionan los recursos consumidos al emplear diferentes medicamentos (tanto su coste de adquisición, como otros costes adicionales) con los resultados en salud obtenidos. Los recursos empleados siempre se miden en unidades monetarias, mientras que los resultados pueden cuantificarse de diversas formas, existiendo diferentes tipos de estudios según la forma en que éstos sean medidos: coste-beneficio, coste-efectividad, coste-utilidad y minimización de costes.

Además, existen otros dos tipos de análisis, los estudios de coste de la enfermedad y los análisis de impacto presupuestario, que son estudios farmacoeconómicos parciales, puesto que sólo se examinan los costes que se producen con el uso de los medicamentos en estudio, sin que se evalúen los resultados en salud obtenidos. En la **tabla 74-1** se resumen las características de los diferentes análisis farmacoeconómicos.

Análisis coste-beneficio

En este tipo de análisis, tanto los costes como los resultados clínicos obtenidos se miden en unidades monetarias (euros, dólares, libras, etc.), lo que permite al responsable de tomar

Tabla 74-1. Características de los diferentes análisis farmacoeconómicos

TIPO DE ANÁLISIS	MEDIDA DE LOS COSTES	MEDIDA DE LOS RESULTADOS
Minimización de los costes	Unidades monetarias	No hay diferencias en los resultados
Coste-efectividad	Unidades monetarias	Unidades clínicas naturales (años de vida ganados, vidas salvadas, éxito terapéutico alcanzado, complicaciones evitadas, etc.)
Coste-utilidad	Unidades monetarias	Cantidad y calidad de vida a la vez (años de vida ganados ajustados por calidad)
Coste-beneficio	Unidades monetarias	Unidades monetarias
Coste de la enfermedad	Unidades monetarias	No se evalúan
Análisis de impacto presupuestario	Unidades monetarias	No se evalúan

decisiones hacer comparaciones directas entre los costes y los resultados obtenidos.

El principal problema de este tipo de análisis radica en la asignación de los valores monetarios a los beneficios clínicos, debido a que no existen mercados para la salud ni para otros componentes intangibles (como bienestar o dolor). Por esta razón, la validez y la fiabilidad de las técnicas utilizadas para la valoración monetaria de los resultados clínicos es el mayor problema metodológico que plantean los análisis coste-beneficio.

Existen tres métodos para asignar valores monetarios a las consecuencias clínicas: el método del capital humano, el método de las preferencias reveladas y el método de las preferencias declaradas, siendo este último el más aceptado y empleado en la actualidad.

En el método de las preferencias declaradas, la valoración (preferencias) de los individuos puede estimarse, principalmente, a través de dos técnicas:

- Mediante el método de valoración contingente o de la disponibilidad a pagar, en el que el individuo aceptará/rechazará la adquisición de un medicamento cuando su precio sea inferior/exceda a la máxima cantidad de dinero que estaría dispuesto a pagar por él en supuestos escenarios de decisión.
- A través de la técnica de análisis conjunto, en la que se le pide al individuo que ordene diferentes medicamentos según los distintos atributos de la alternativa terapéutica evaluada.

La interpretación de los resultados en un análisis coste-beneficio es sencilla: la opción de tratamiento que consiga mayores beneficios con un menor coste, bien en términos de un mayor beneficio neto (beneficio-coste), bien en términos de un cociente beneficio/coste más elevado, será la más eficiente y, por lo tanto, la que habría que emplear.

Análisis coste-efectividad

En esta clase de análisis, los resultados clínicos (efectividad) de los diferentes medicamentos evaluados se miden en unidades físicas similares a las utilizadas por el médico para evaluar la evolución de los pacientes. Las más empleadas son los años de vida ganados, la vida salvada, la supervivencia global, la supervivencia libre de progresión, el porcentaje de pacientes curados, el porcentaje de episodios evitados, etc., y los costes en unidades monetarias. Este tipo de análisis es el más utilizado, aunque sólo sirve para comparar alternativas en las que los resultados clínicos evaluados se expresen en las mismas unidades físicas (medicamentos de familias similares: dos o más antihipertensivos, dos o más antibióticos, etc.). Permiten hacer una clasificación ordenada de las alternativas terapéuticas evaluadas en función de la relación existente entre su coste y su efectividad.

El resultado global de estos análisis está determinado por la relación coste/efectividad, y los resultados pueden expresarse como el cociente coste/efectividad de cada opción estudiada (cociente coste/efectividad medio) o bien como un análisis incremental, calculándose el cociente coste/efectividad incremental (CCEI):

$$CCEI = C_A - C_B / E_A - E_B$$

donde C_A y C_B representan los costes de los medicamentos A y B, y $E_A - E_B$ reflejan las unidades de efectividad logradas con los medicamentos A y B, respectivamente. El CCEI permite comparar dos alternativas a la vez, una que presenta una mayor efectividad con un coste también más alto (situación más habitual con las nuevas alternativas que llegan al mercado, medicamento A) frente a otra que ofrece una menor efectividad con unos costes asociados más bajos (opción ya existente en el marcado, medicamento B), con el fin de conocer el volumen de recursos adicionales que haría falta para emplear la alternativa que mayor efectividad presenta.

El cociente coste/efectividad medio debería emplearse para tomar decisiones cuando se estén evaluando alternativas mutuamente compatibles (medicamentos de diferentes familias terapéuticas, que tratan distintas enfermedades y en los que es compatible la administración de ambos, sin que compitan, como, por ejemplo, un antihipertensivo y un anticoagulante), en los que el coste y la efectividad de cada uno de estos medicamentos no resultarán afectados por la introducción del otro. En este caso, inicialmente se ordenarían las opciones terapéuticas evaluadas en función del coste/unidad de efectividad; a continuación se sumarían los costes de las diferentes alternativas, de manera que se financiarían todas las opciones que presentasen un menor coste hasta que se agotara el presupuesto financiero disponible.

El CCEI debería emplearse para la toma de decisión cuando se estén evaluando opciones terapéuticas mutuamente excluyentes, es decir, cuando la adopción y financiación de una alternativa no permitiese la adopción de otra, o cuando una opción pudiese influir sobre los costes y la efectividad de las otras alternativas posibles, como, por ejemplo, el uso de un antiinflamatorio no esteroideo no selectivo o la utilización de un inhibidor específico de la ciclooxigenasa 2 (COX-2) en el tratamiento de la artrosis. En este caso, lo primero que habría que hacer sería ordenar de menor a mayor los medicamentos disponibles según el coste y la efectividad lograda y, después, eliminar aquellas intervenciones que estuviesen dominadas por las restantes opciones existentes (presentasen costes mayores con efectividades menores o pequeños incrementos en la efectividad con costes incrementales elevadísimos). A continuación se calcularía el CCEI de cada alternativa frente a la que estuviese antes en la tabla de ordenación (la cual tendría un menor coste y una menor efectividad), lo que permitiría conocer el coste adicional necesario para conseguir una unidad de efectividad extra si se empleasen las opciones que mejores resultados consiguen (mayor efectividad), pero con costes asociados más elevados.

Al final, se dispondrá de una serie de posibles alternativas para adoptar, cada una de ellas con sus costes, su efectividad alcanzada y el CCEI con respecto a la opción situada por encima en la tabla de ordenación. La opción terapéutica que se escoja finalmente para su adopción y financiación dependerá del coste que el responsable de tomar la decisión esté dispuesto a pagar por conseguir una unidad de efectividad adicional. Dependiendo de este valor, quien tome la decisión elegirá al final una u otra opción terapéutica de todas las disponibles. En la **tabla 74-2** se detalla un ejemplo práctico con el uso apropiado del cociente coste/efectividad medio y del cociente coste/efectividad incremental en la toma de decisión.

Análisis coste-utilidad

El análisis coste-utilidad (ACU) es una variante del análisis coste-efectividad, que combina la cantidad de vida que produce la administración de una alternativa terapéutica con la calidad de vida que perciben los pacientes tras su administración, la cual va a estar representada por la utilidad o preferencia de los pacientes hacia el estado de salud que presentan. El fin último de este tipo de análisis es maximizar la ganancia en salud de los pacientes y el beneficio social con los recursos disponibles en cada momento.

Los resultados de este tipo de análisis están determinados por una medida multidimensional: los años de vida ajustados por calidad (AVAC) (en inglés, *quality-adjusted life year*, QALY), que es la medida común a todos los análisis coste-utilidad, con independencia de la enfermedad o los tratamientos que se estén evaluando. Este hecho permite comparar diferentes alternativas terapéuticas empleadas en diversas enfermedades, en términos de coste/AVAC ganado.

El AVAC es una medida de salud que tiene en cuenta tanto la calidad de la vida como la expectativa de vida (años de vida ganados), como indicador de salud. Este índice se basa en el principio de que un año de vida en un estado de buena salud (utilidad elevada) es equivalente a más de un año de vida en un estado de salud inferior (utilidad más baja), por lo que, para valorar el estado de salud de un individuo, es necesario evaluar conjuntamente la calidad y la cantidad de vida.

El término «utilidad» o «preferencia» se refiere a la calidad percibida o al deseo relativo de los diferentes individuos entre dos o más estados de salud, y se refleja numéricamente por un valor entre 0 y 1, donde 0 representa el peor estado

Tabla 74-2. Utilización del cociente coste/efectividad medio y del cociente coste/efectividad incremental en la toma de decisiones en política farmacéutica

MEDICAMENTOS MUTUAMENTE COMPATIBLES				
MEDICAMENTO	**COSTE (€)**	**EFECTIVIDAD (AVG)**	**COSTE/AVG[a]**	**COSTE TOTAL (€)**
A	40.000	80	500	40.000
B	100.000	100	1.000	140.000
C	60.000	40	1.500	200.000
D	100.000	50	2.000	300.000
E	60.000	20	3.000	360.000
F	40.000	10	4.000	400.000

Una vez ordenados los medicamentos según el coste/AVG, se elegirían los medicamentos que serán financiados de acuerdo con el presupuesto existente. Si éste fuera de 300.000 €, se financiarían los medicamentos A, B, C y D, mientras que si fuera de 400.000 €, se financiarían los seis medicamentos disponibles

MEDICAMENTOS MUTUAMENTE EXCLUYENTES				
MEDICAMENTO	**COSTE (€)**	**EFECTIVIDAD (AVG)**	**Δ COSTES**	**Δ AVG**	**COSTE/AVG[b]**
A	25.000	20	25.000	20	1.250
B	75.000	30	50.000	10	5.000
C	225.000	40	150.000	10	15.000
D	250.000	35	25.000	−5	−5.000
E	375.000	80	125.000	45	2.777

El medicamento D genera menos efectividad y más coste que el medicamento C y, por lo tanto, es una opción dominada y debería ser rechazada. A su vez, el medicamento C genera un Δ en AVG muy discreto, con un coste incremental muy elevado sobre el medicamento B, por lo que también se considera una opción dominada y también debería ser rechazada. Finalmente, sólo quedan tres medicamentos entre los que elegir la opción que se financiará

A	25.000	20	25.000	20	1.250
B	75.000	30	50.000	10	5.000
E	375.000	80	300.000	50	6.000

El agente responsable de escoger el medicamento que se financiará, tomará la decisión dependiendo del coste que esté dispuesto a pagar por lograr un AVG adicional. Si sólo estuviese dispuesto a pagar 5.000 € por cada AVG adicional, entonces escogería el medicamento B, ya que consigue mejores resultados clínicos que el A y está a dispuesto a pagar el coste extra derivado de un mayor coste del medicamento B. Si, por el contrario, estuviese dispuesto a pagar 6.000 € por cada AVG extra, escogería el medicamento E, ya que maximiza el beneficio terapéutico en los pacientes y está dispuesto a pagar el coste adicional. Si tuviese una limitación extrema de recursos y sólo pudiese pagar hasta 2.000 € por cada AVG adicional, entonces tendría que escoger el medicamento A

[a] Coste/AVG = cociente coste/efectividad medio.
[b] Coste/AVG = cociente coste/efectividad incremental.
AVG: años de vida ganados; Δ: incremento.

de salud posible (el menos deseado), que suele corresponderse con la muerte (aunque hay individuos que definen estados de salud peor que la muerte y les otorgan valores negativos), y 1 corresponde al estado de salud preferible de todos los posibles, es decir, el estado de salud que se considera perfecto (salud total). Para conocer el valor de utilidad se emplean cuestionarios, que el paciente tiene que rellenar, donde se le pide que describa su estado de salud actual y, posteriormente, mediante una fórmula y unas tablas de conversión se obtiene el valor de utilidad que corresponde a cada estado de salud definido por el paciente en el cuestionario. Los cuestionarios más empleados en la actualidad son el EuroQoL-5D, el Health Utilities Index III (HUI-3) y el SF-6D, existiendo versiones validadas y adaptadas al castellano de todos estos instrumentos.

Dadas las ventajas de este tipo de análisis sobre los restantes estudios farmacoeconómicos, en la actualidad el análisis coste-utilidad se considera el análisis de elección y referencia en el mundo de los medicamentos.

El análisis de los resultados de estos estudios se realiza de manera similar a los estudios coste-efectividad, calculando el cociente coste/utilidad medio y el cociente coste/efectividad incremental y siguiendo las mismas recomendaciones y directrices en la toma de decisiones.

Análisis de minimización de costes

En esta clase de análisis se comparan los costes de dos o más alternativas que presentan resultados similares en salud y se elige la opción que tenga el menor coste total, que será la más eficiente. Antes de aplicar este tipo de análisis es necesario demostrar con total fiabilidad que todas las alternativas evaluadas producen resultados en salud equivalentes, bien a través de ensayos clínicos de equivalencia o de no inferioridad, bien a través de metaanálisis de varios ensayos clínicos de estas características. Las ventajas de este análisis residen en que su realización e interpretación son sencillas y que los resultados se obtienen con rapidez. Como inconvenientes destacan la imposibilidad de hacer comparaciones con otros estudios, ya que no siempre se tienen en cuenta todos los costes relevantes (lo que puede llevar a un resultado equivocado), y que en muchas ocasiones se da por sentada la equivalencia en los resultados en salud de los medicamentos evaluados, sin que haya evidencias científicas solventes y válidas de ello.

Análisis de coste de la enfermedad

Los estudios de coste de la enfermedad son un tipo de evaluación económica cuyo objetivo final es la identificación y cuantificación de todos los costes producidos en el manejo de una enfermedad específica (costes de diagnóstico, tratamiento y revisión). Esta clase de estudios permite disponer de una estimación del coste que supone una enfermedad concreta para la sociedad y el sistema sanitario de un país. Existen dos diferentes aproximaciones en este tipo de estudios: de incidencia, si se evalúan los costes que genera una enfermedad desde que se diagnostica hasta su curación o hasta la muerte (es decir, a lo largo de toda la vida del paciente), y de prevalencia, si se miden los costes que genera una enfermedad en un grupo de individuos que la padecen durante un período de tiempo concreto, por ejemplo, 1 año.

Sus resultados ayudar a conocer la importancia de la enfermedad en cuanto a los recursos consumidos y a valorar sus consecuencias socioeconómicas para la sociedad, a demostrar qué intervenciones efectivas producirían una disminución en el consumo de recursos necesarios para su manejo y, por otra parte, pueden ser de ayuda para priorizar la inversión de recursos por parte de los agentes responsables de las decisiones.

Análisis de impacto presupuestario

Los análisis de impacto presupuestario son evaluaciones económicas que valoran el consumo de recursos que supondrá la introducción de una nueva opción terapéutica (o el cambio de estatus de financiación de una ya existente) en el manejo de una enfermedad concreta, centrándose especialmente en la cantidad adicional de recursos que tendrán que emplearse tras la introducción de esta nueva alternativa terapéutica en el mercado. Este tipo de estudios no explora los resultados clínicos derivados de su implantación, ni relaciona el consumo adicional de recursos con los resultados extras obtenidos.

Por lo tanto, el propósito de los análisis de impacto presupuestario no es otro que estimar las consecuencias financieras de la adopción, utilización y difusión de una nueva intervención sanitaria (medicamento, producto sanitario, técnica diagnóstica, etc.) en un entorno y ámbito sanitario determinado (SNS, Servicios Regionales de Salud, asistencia hospitalaria, atención primaria, etc.), en el tratamiento de una enfermedad, en toda la población o en un subgrupo de pacientes. Este tipo de estudios permite conocer el presupuesto financiero adicional que va a ser necesario para tratar una enfermedad específica tras la introducción en el mercado de una nueva alternativa terapéutica (la cual podrá administrarse de manera adicional a las opciones ya existentes o, por el contrario, sustituir a alguna de ellas), en función del número de pacientes que se espera tratar (que dependerá de la incidencia y la prevalencia de la enfermedad diana) y en distintos horizontes temporales (1 año, 3 años, 5 años, etc.) y siempre desde la perspectiva del financiador.

Estos análisis son complementarios de los análisis coste-efectividad y coste-utilidad (los cuales permitirán conocer si la nueva opción terapéutica es coste-efectiva), ya que evalúan un aspecto distinto, que es la asequibilidad y factibilidad *(affordability)* del ente financiador una vez que se ha introducido una nueva alternativa terapéutica en el mercado, acorde al impacto que tendrá el uso de este nuevo tratamiento en el presupuesto y si se podrá asumir y financiar.

ASPECTOS PRÁCTICOS PARA REALIZAR E INTERPRETAR LOS ESTUDIOS

En los últimos años se ha generado un creciente interés en la realización de análisis farmacoeconómicos como instrumentos de ayuda a la hora de tomar decisiones en política de medicamentos, reflejándose en un progresivo incremento del diseño y puesta en marcha de este tipo de estudios.

Dado que su metodología es relativamente nueva para los profesionales sanitarios y para otros responsables de la toma de decisiones del SNS, ha existido confusión en su terminología, y en muchas ocasiones no se han empleado los métodos correctos ni se han perseguido los objetivos idóneos, lo que ha motivado que su credibilidad no haya sido la esperada.

Por este motivo, se han propuesto directrices para la realización y/o evaluación de estos análisis con el fin de ser empleadas por lectores, investigadores y editores para valorar su calidad y validez.

En la **tabla 74-3** se especifican los criterios y los pasos sucesivos que deben seguirse en la evaluación y la interpretación de un análisis farmacoeconómico publicado en la literatura científica, así como los aspectos que es necesario tener en cuenta al diseñar y poner en marcha un análisis de este tipo.

A continuación se revisarán, someramente, todos los pasos que deben seguirse para la elaboración y realización de esta clase de análisis.

Objetivo. Los análisis farmacoeconómicos deben seguir el método científico. Esto significa que hay que plantear una pregunta que pueda y vaya a ser contestada, y que esta respuesta tendrá interés para la toma de decisiones en algún nivel del SNS. Por lo tanto, el objetivo y propósito del estudio debe estar bien definido, de forma clara, concisa y evaluable.

Perspectiva. Es necesario que esté bien especificado a quién interesarán los resultados respecto a la pregunta planteada en el estudio: paciente, hospital, gerencia de atención primaria, SNS, aseguradora privada o a toda la sociedad. Deberá argumentarse la perspectiva escogida y, cuando existan dudas sobre cuál elegir, la opción más aceptada es escoger la de la sociedad, especialmente en el caso de enfermedades crónicas.

Tipo de análisis. De todos los tipos de análisis posibles (coste-beneficio, coste-efectividad, coste-utilidad o minimización de costes), deberá escogerse el que sea más apropiado de acuerdo con el objetivo y la finalidad del estudio. Es recomendable explicar el porqué de esta elección y la problemática que puede surgir en su aplicación y realización.

Diseño del estudio. Es importante que se especifique si el estudio es prospectivo, retrospectivo o predictivo a través de modelos analíticos de decisión. En todos los casos debería poder asegurarse que la calidad metodológica empleada es correcta y que todas las técnicas utilizadas hayan sido efectuadas con el máximo rigor, especialmente los ensayos críticos controlados, los metaanálisis y los modelos analíticos de decisión.

Tabla 74-3. Criterios para la interpretación/realización de análisis farmacoeconómicos

Objetivo
- Definir claramente el propósito del estudio y la pregunta que se formula

Perspectiva
- Especificar claramente la perspectiva y apoyar su elección con argumentos

Tipo de análisis
- Describir adecuadamente la metodología empleada
- ¿Se ha elegido el tipo de análisis más conveniente para este estudio?

Diseño del estudio
- Establecer claramente si el estudio es prospectivo, retrospectivo o predictivo
- Si es prospectivo, ¿se indica si el diseño ha sido experimental (ensayo clínico) o bien observacional (estudio de cohortes, estudio transversal, etc.)?
- Si es retrospectivo, ¿se especifica la fuente de los datos utilizados: bibliografía, bases de datos, historias clínicas, paneles de expertos?
- Si es predictivo, ¿permite la calidad metodológica del modelo analítico de decisión empleado extraer conclusiones validas y creíbles para la toma de decisiones?

Alternativas terapéuticas
- ¿Se han tenido en cuenta todas las opciones terapéuticas existentes?
- ¿Se han elegido las más relevantes para el análisis?
- ¿Existe evidencia a partir de estudios clínicos de su efectividad en la práctica médica?

Resultados clínicos obtenidos (beneficios)
- ¿Se incluyen tanto los positivos (eficacia/efectividad) como los negativos (fallo terapéutico, reacciones adversas, incumplimiento)?
- ¿Se han medido los resultados en las unidades físicas apropiadas, de acuerdo con el diseño y la perspectiva elegidos?

Costes
- ¿Se especifican los costes incluidos en el estudio?
- Los costes escogidos son relevantes de acuerdo con la perspectiva elegida
- ¿Se exponen claramente las fuentes consultadas para obtener los datos de los costes?

Tasa de descuento
- ¿Se ha realizado la tasa de descuento, tanto en los costes como en los resultados, según el valor que tendrán en el futuro?
- ¿Se justifica la tasa de descuento empleada?

Resultados
- ¿Son exactos y prácticos a la hora de ayudar en la toma de decisiones?
- ¿Se han utilizado las pruebas estadísticas más apropiadas?
- ¿Se ha empleado el análisis incremental con las diferentes alternativas?
- ¿Se analizan las limitaciones del estudio?

Análisis de sensibilidad
- ¿Se ha realizado variando las variables con mayor incertidumbre?
- ¿Se verifican los resultados encontrados tras el análisis?

Conclusiones
- ¿Están totalmente justificadas?
- ¿Son extrapolables a la práctica médica diaria?
- ¿Se analizan los aspectos éticos de su implantación?

cientes, las más baratas, todas las posibles o, incluso, la opción de no hacer nada. Además, hay que asegurarse de que está bien demostrada y validada la eficacia/efectividad clínica de las opciones elegidas.

Resultados en salud. Hay que definir claramente si los resultados se medirán en forma de variables finales de eficacia (años de vida ganados, años de vida ganados ajustados por calidad, vidas salvadas, eventos evitados, etc.) o si se emplearán variables intermedias (paciente bien controlado, porcentaje de éxitos terapéuticos, etc.). Siempre hay que incluir todos los resultados obtenidos, tanto los relacionados con la eficacia/efectividad, como los relacionados con los fallos terapéuticos, reacciones adversas ocurridas e incumplimiento terapéutico, explicando detalladamente las medidas que se han empleado para su valoración.

En aquellas situaciones en las que se requiera conocer el valor de utilidad de los pacientes, será necesario emplear cuestionarios que estén adaptados y validados a la cultura y el idioma del entorno donde se realiza el análisis farmacoeconómico.

Costes. Los costes que deben incluirse siempre son todos los costes directos, tanto médicos (costes sanitarios: coste de medicación, pago a los médicos, pruebas complementarias y analíticas realizadas, tratamiento efectos adversos, hospitalizaciones, etc.) como no médicos (costes no sanitarios: transporte al hospital y/o consulta externa, servicios sociales, cuidados informales –contratación de cuidadores o personas para ayudar en las labores del hogar–, obras efectuadas en el hogar debido a la enfermedad, etc.). Con respecto a los costes indirectos (cambios de productividad aunque no haya baja o pérdida de productividad por bajas laborales) no existe unanimidad en incluirlos sistemáticamente, aunque en ocasiones es necesaria su inclusión, si se prevé que puedan tener un gran peso en el análisis.

La perspectiva elegida en el análisis es clave para decidir qué tipos de costes es necesario recoger. Si la perspectiva elegida es la de la sociedad, será necesario incorporar todos los costes, incluidos los directos no médicos y los indirectos. Si, por el contrario, la perspectiva escogida fuera la del pagador (hospital, SNS, gerencia de atención primaria, etc.), posiblemente los costes más relevantes serían los médicos directos, siendo menos importantes los no médicos y los indirectos.

Tasa de descuento. Cuando los costes y resultados en salud se produzcan en un período superior a un año, será preciso transformarlos en las unidades equivalentes a las del año cero (momento en que se realiza la evaluación), a través de un ajuste temporal. Para trasladar al presente el valor de los costes y resultados que se producirán en el futuro y actualizarlos al momento actual, se multiplica el valor obtenido por una tasa de descuento, que se expresa de acuerdo con la siguiente fórmula:

$$\text{Factor de descuento} = 1/(1 + r)^t$$

donde r es la denominada tasa de descuento, y t, el período de tiempo considerado hasta el presente.

Alternativas terapéuticas. Es necesario considerar para el análisis todas las alternativas terapéuticas que sean relevantes, pudiéndose elegir entre las más utilizadas, las más efi-

Resultados del análisis. Siempre deberían presentarse los costes y los resultados en salud de manera desagregada (ya que facilita la interpretación de los resultados y añade transparencia a éstos), además de notificar el análisis incremental efectuado entre las opciones en evaluación, calculando el cociente coste/efectividad (o utilidad) incremental, lo que permitirá conocer cuál es el coste extra necesario para conseguir una unidad de efectividad adicional derivado de emplear la opción más eficaz. Cuando se calculen los cocientes coste/efectividad incrementales de subgrupos de pacientes (p. ej., en los pacientes con mejores resultados en salud o en los pacientes más graves), siempre será necesario razonar apropiadamente la realización de este análisis suplementario.

Análisis de sensibilidad. El análisis de sensibilidad intenta valorar el impacto que tienen en el resultado final del estudio, las variaciones en los valores de las variables con mayor incertidumbre y menor certeza.

Existen diferentes tipos de análisis de sensibilidad:

- Análisis simple, que puede ser univariante (si se varía cada vez una variable) o multivariante (si se realizan modificaciones simultaneas de varias variables).
- Análisis del umbral, en el cual se pretende identificar el valor crítico de una o varias variables del análisis, por encima o por debajo del cual se modifican los resultados de forma que conducen a cambiar la decisión.

⚙️ **VENTAJAS E INCONVENIENTES DE LOS DIFERENTES MÉTODOS PARA REALIZAR ESTUDIOS FARMACOECONÓMICOS**

- **Estudios retrospectivos**
  Ventajas:
  – Gran validez externa.
  – Posibilidad de evaluar enfermedades raras.
  – Posibilidad de estudiar diferentes subgrupos.
  – Se requiere menos tiempo para disponer de los resultados.
  Inconvenientes:
  – Poca validez interna.
  – Ausencia de datos de consumo de recursos.
  – Dificultad para controlar los sesgos y los factores de confusión existentes.

- **Estudios prospectivos**
  Ventajas:
  – Elevada validez interna.
  – Mayor credibilidad para los responsables de tomar decisiones.
  – Los resultados permiten tomar decisiones acertadas.
  Inconvenientes:
  – Menor validez externa.
  – Se requiere mucho tiempo para disponer de los datos.
  – Su realización es costosa.

- **Estudios predictivos (modelos analíticos de decisión)**
  Ventajas:
  – Rapidez para disponer de los resultados.
  – Posibilidad de efectuar estudios con horizontes temporales largos.
  – Posibilidad de disponer de datos sobre eficiencia en el período de lanzamiento.
  Inconvenientes:
  – Poca credibilidad para el responsable de tomar decisiones.
  – En numerosas ocasiones, ausencia de muchos datos.
  – Necesidad de efectuar suposiciones y asunciones.

- Análisis de extremos, que intenta conocer los resultados cuando se introducen los valores más favorables y más desfavorables para las variables con mayor nivel de incertidumbre.
- Análisis probabilístico, en el que se asignan rangos y distribución de probabilidades a las variables inciertas, de forma que se pueda conocer el grado de confianza para cada valor de estas variables

El análisis se considerará sólido y robusto si las modificaciones efectuadas en las variables con mayor incertidumbre no modifican sustancialmente los resultados.

Conclusiones. Todos los resultados obtenidos deberían estar justificados y ser válidos y fiables metodológicamente (alta validez interna) y, además, deberían poder ser extrapolables y generalizables al conjunto de la población y entornos sanitarios (elevada validez externa). Por otra parte, deberían contestar las preguntas planteadas en el estudio y, por lo tanto, cumplir con su objetivo.

Todas las conclusiones deberían estar basadas en la calidad de la evidencia hallada, y las posibles limitaciones del estudio deberían plantearse abiertamente. Asimismo, sus resultados y conclusiones deberían compararse con los hallazgos de otros estudios farmacoeconómicos efectuados (si los hubiese), discutiendo las posibles discrepancias y proponiendo nuevos estudios para realizar en el futuro.

METODOLOGÍA EXISTENTE PARA LA REALIZACIÓN DE LOS ANÁLISIS FARMACOECONÓMICOS

Para el diseño y la elaboración de estos análisis existen diferentes opciones metodológicas, lo que permite emplear estudios retrospectivos, prospectivos o predictivos, cada uno de los cuales presenta ventajas e inconvenientes.

Estudios retrospectivos

Habitualmente se basan en diseños observacionales y utilizan bases de datos (creadas con fines administrativos o con fines de investigación) o la revisión de historias clínicas, recogiéndose durante el tiempo fijado de antemano (horizonte temporal del análisis) los datos de resultados en salud junto con los datos de utilización de recursos.

En la actualidad, cada vez más se utilizan técnicas de inteligencia artificial y de procesamiento del lenguaje natural para la realización de los diseños observacionales retrospectivos.

Sus principales ventajas son que presentan una gran validez externa (es posible generalizar los resultados al conjunto de la población), pueden obtener datos de diferentes subgrupos de pacientes (niños, ancianos, embarazadas, etc.) y permiten realizar análisis farmacoeconómicos en enfermedades raras (con baja incidencia).

Sus mayores inconvenientes son la ausencia total o parcial de datos de consumo de recursos en las bases de datos y/o en las historias clínicas revisadas (lo que limita de forma importante el tipo de análisis que podrá efectuarse) y, por otra parte, un problema inherente a su diseño, que es la posibilidad de que aparezcan sesgos y factores de confusión no controlados al evaluar los resultados en salud de las opciones estudiadas, especialmente el sesgo de indicación. Para intentar minimizarlos, será necesario emplear diferentes técnicas, como el emparejamiento, la estratificación y el uso de análisis multivariante, junto a la técnica del *propensity score*.

Estudios prospectivos

Pueden realizarse a través de un diseño observacional o bien empleando un ensayo clínico. Si se llevan a cabo a través de un diseño observacional, lo más habitual es emplear un estudio de cohortes, recogiéndose los datos de resultados en salud y de consumo de recursos durante el tiempo estipulado, cada vez que el paciente acude al médico. El uso de registros prospectivos de pacientes cada vez se emplea más para realizar los estudios farmacoeconómicos con los nuevos medicamentos, sobre todo a nivel hospitalario.

El uso de los ensayos clínicos para efectuar estos análisis de forma prospectiva es la manera más aceptada para obtener datos de eficiencia, dado que es la metodología con mayor fiabilidad y validez interna. Además, el coste asociado a la inclusión de los estudios farmacoeconómicos en los protocolos de los ensayos usualmente es de pequeña cuantía y, además, no genera un excesivo trabajo adicional a los investigadores. Sin embargo, no sería práctico incluir sistemáticamente en todos los ensayos una evaluación farmacoeconómica, por lo que hay que valorar si compensa el esfuerzo con la información que suministrará.

Uno de los principales problemas de incluir un análisis farmacoeconómico en un ensayo clínico es que la población estudiada en los ensayos no es una representación fiel del conjunto de la población y, por lo tanto, tendrá poca validez externa y generalización al conjunto de la población. Además, en el ensayo se mide eficacia y no efectividad, y no está claro cuál es la mejor manera de recoger el consumo de recursos durante su desarrollo.

Para intentar obviar estos problemas, se recomienda que, cuando se vaya a incluir un análisis farmacoeconómico en un ensayo clínico, se intente que éste tenga un diseño pragmático (o naturalístico), con criterios de inclusión muy laxos que reflejen las condiciones de uso habituales del medicamento, con pacientes reales y problemas habituales.

Estudios predictivos a través de modelos analíticos de decisión

En muchas ocasiones no se dispondrá de datos de eficiencia cuando haya que tomar decisiones sobre los medicamentos en momentos clave de su ciclo de vida (negociación del precio y grado de financiación pública, inclusión en formularios hospitalarios y guías terapéuticas, etc.), por lo que será necesario obtenerlos a través de la realización de modelos analíticos de decisión, que permiten llevar a cabo proyecciones del comportamiento de los medicamentos una vez que alcancen el mercado y se empleen en la práctica médica diaria.

Un modelo es una representación esquemática de los patrones de tratamiento de la enfermedad evaluada en la práctica médica diaria, que permite proyectar o simular los resultados en salud previsibles (y sus costes asociados) cuando se emplean dos o más opciones terapéuticas existentes para su tratamiento; todo ello en condiciones de incertidumbre, derivadas de la variabilidad en la práctica asistencial y de la ausencia de datos, en ocasiones, para poder alimentar al modelo.

Cualquier modelo combinará datos de diferentes fuentes (ensayos clínicos, metaanálisis, comparaciones indirectas, datos epidemiológicos, estudios observacionales, paneles de expertos) para poder estimar los resultados en salud derivados del uso de los medicamentos en evaluación y sus costes asociados, pudiéndose actualizar constantemente a medida que se vaya disponiendo de nueva información de su comportamiento en condiciones de uso habitual.

Todos los modelos se basan en los análisis de decisión, que pueden dividirse en árboles de decisión simples (recomendables cuando se estudian tratamientos para enfermedades agudas), modelos de Markov (útiles en enfermedades crónicas, en los que los períodos de tratamiento son largos y en los que es previsible que aparezcan recaídas y/o recidivas) o modelos de simulación de eventos discretos (deseables cuando existe una interrelación compleja entre los factores internos del modelo, que no aconseja emplear los otros tipos).

APLICACIONES PRÁCTICAS DE LOS ANÁLISIS FARMACOECONÓMICOS

Dirección General de Cartera Común de Servicios del Sistema Nacional de Salud y Farmacia

La utilidad de los estudios farmacoeconómicos en el proceso de toma de decisión a este nivel es doble: por una parte, ayudan en el proceso de fijación del precio de los nuevos medicamentos (como un dato adicional que ha de tenerse presente) y, por otra, son clave en el proceso de determinar qué medicamentos serán financiados con cargo al erario público, introduciendo la eficiencia como un criterio importante.

A principios del 2024, el Comité Asesor para la financiación de la prestación farmacéutica del SNS publico una guía de evaluación económica de medicamentos, que es la que en la actualidad se recomienda seguir para realizar cualquier tipo de evaluación económica en nuestro país.

Asistencia hospitalaria

Las aplicaciones de los estudios farmacoeconómicos como ayuda en la toma de decisiones a este nivel, se basan en tres grandes pilares:

- Incluir en los formularios las opciones terapéuticas más eficientes, lo que redundará en un mejor uso de los recursos disponibles y en un aumento de la calidad asistencial.
- Mostrar a los agentes hospitalarios responsables de tomar las decisiones (gerente, servicio de farmacia, director médico, clínicos, etc.) que el uso de los medicamentos más eficientes permite redistribuir mejor los recursos existentes en el hospital.
- Incorporar en los protocolos y guías terapéuticas los medicamentos que presentan una mejor relación coste/efectividad.

Tabla 74-4. Revistas que publican estudios farmacoeconómicos

Revistas internacionales
- *Value in Health*
- *Health Technology Assessment*
- *Health Economics*
- *Pharmacoeconomics*
- *Journal of Health Economics*
- *European Journal of Health Economics*
- *Journal of Medical Economics*
- *Expert Opinion in Pharmacoeconomics and Outcome Research*
- *Current Medical Research and Opinion*
- *Medical Decision Making*
- *Clinical Therapeutics*
- *International Journal of Health Technology Assessment of Health Care*
- *Medical Care*
- *ClinicoEconomics and outcomes research*
- *Cost-effectiveness and resources allocation*
- *Health economics review*

Revistas Nacionales
- Revista Española de Economía de la Salud
- Pharmacoeconomics Spanish Research Articles
- Revista Española de Salud Pública
- Gaceta Sanitaria
- Farmacia Hospitalaria
- Atención Farmacéutica
- Farmacia de Atención Primaria

Atención primaria

Las utilidades de los estudios farmacoeconómicos como soporte en la toma de decisiones en el ámbito de la atención primaria son las siguientes:

- Utilizar de forma sistemática los medicamentos más eficientes y distribuir de una manera más lógica y racional los recursos disponibles, maximizando su beneficio social.
- Recomendar en los boletines terapéuticos de cada área sanitaria el uso de los medicamentos más eficaces, seguros y con mayor eficiencia.
- Evaluar al medicamento globalmente desde el punto de vista económico y no sólo por su mero coste de adquisición, ya que ello permite racionalizar los recursos de otros capítulos sanitarios.

En la **tabla 74-4** se detallan las principales revistas orientadas a publicar análisis farmacoeconómicos.

INVESTIGACIÓN DE RESULTADOS EN SALUD: CONCEPTO, OBJETIVOS Y APLICACIONES PRÁCTICAS

La investigación de resultados en salud (IRS) es una disciplina orientada y focalizada a cuantificar, analizar e interpretar los resultados en salud que generan los medicamentos en las condiciones de la práctica médica habitual, con el fin de conocer el verdadero valor terapéutico de los medicamentos y las ventajas que cada uno de ellos tiene frente a las restantes opciones existentes.

El hecho de haber demostrado, mediante la realización de ensayos clínicos prerregistro, que un nuevo medicamento es eficaz, seguro y de calidad para tratar una enfermedad determinada no significa que, cuando esta nueva alternativa terapéutica empiece a utilizarse en la práctica médica diaria y se emplee en pacientes con distintas características (niños, ancianos, embarazadas, polimedicados) y con diferentes enfermedades asociadas, los resultados en salud que produzca vayan a ser similares en cantidad y con la misma relación beneficio/riesgo.

Por lo tanto, es esencial disponer de datos de los resultados clínicos producidos por los fármacos en el mundo real (cuál es su efectividad clínica), saber cómo éstos afectarán a la calidad de vida diaria de los pacientes, conocer si los pacientes van a tomarlos según la prescripción indicada por el médico (qué cumplimiento terapéutico presentan) y saber qué consumo de recursos se derivará de su utilización sistemática y cuál será su relación coste/efectividad cuando se compare con otras opciones disponibles. En otras palabras, será necesario disponer de datos que muestren el valor terapéutico añadido de los medicamentos en las condiciones de uso habituales del mundo real.

Esta nueva área de conocimiento comprende la investigación de distintos resultados sanitarios tras la aplicación de medicamentos, como resultados clínicos, económicos, humanísticos y de gestión sanitaria (**fig. 74-1**).

En relación con los resultados clínicos, el área de mayor interés radica en disponer de datos sobre los beneficios terapéuticos de los medicamentos en condiciones de uso habituales, es decir, conocer su grado de efectividad clínica.

Otros datos de interés son conocer la evolución de los síntomas de las enfermedades y los factores de riesgo existentes en la población, disponer de datos de morbimortalidad de las enfermedades a medio-largo plazo, averiguar el porcentaje de pacientes que alcanzan objetivos terapéuticos, diseñar herramientas de cribado para poder diagnosticar rápidamente las enfermedades y conocer el nivel de cumplimiento terapéutico y el grado de persistencia de los pacientes con la medicación recetada por el médico.

Sobre los resultados económicos, esta disciplina está muy orientada a conocer la eficiencia de los medicamentos, tema tratado en extensión previamente en este capítulo, a través de la revisión de los análisis farmacoeconómicos llevada a cabo.

En cuanto a los resultados humanísticos, la IRS se centra en conocer los resultados percibidos y comunicados por los pacientes (PRO, *patients-reported outcomes*), es decir, cómo es percibida la salud por parte de los pacientes y cómo los medicamentos afectan a la calidad de vida y el nivel de satisfacción de los pacientes.

Por último, en relación con la gestión sanitaria, esta disciplina se centra en evaluar la calidad asistencial de los servicios sanitarios, así como en la búsqueda y el conocimiento de indicadores sanitarios que puedan reflejar los resultados en salud existentes en la población.

Entre los resultados en salud percibidos y comunicados por los pacientes, el más evaluado y cuantificado es la calidad de vida relacionada con la salud, por lo que se describe con más detalle a continuación.

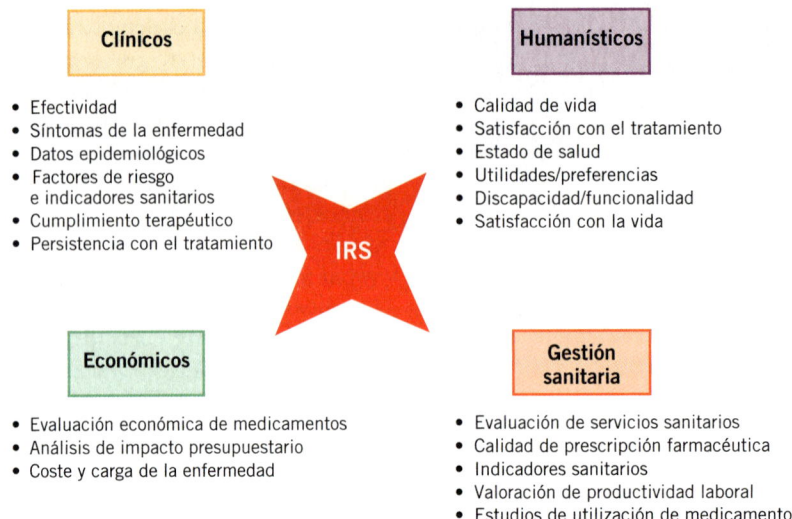

Figura 74-1. Tipos de resultados en salud derivados del uso de los medicamentos. IRS: investigación de resultados en salud.

Calidad de vida relacionada con la salud: principios y prácticas

La salud, según la definición de la Organización Mundial de la Salud, es un estado de bienestar completo, físico, mental y social y no simplemente la ausencia de enfermedad o incapacidad. La salud se ha convertido en un bien social al que los ciudadanos tienen derecho, y se percibe como uno de los determinantes del desarrollo personal y la felicidad del individuo. Esta ampliación del concepto de salud la ha convertido en un objetivo social y ha conseguido que los políticos, gestores sanitarios y pacientes/usuarios exijan explicaciones más detalladas de cómo y cuánto el cuidado médico es capaz de prevenir y fomentar la salud de los individuos.

De esta definición multidimensional de la salud podría derivarse el concepto de calidad de vida relacionada con la salud (CVRS). La CVRS comprende tanto los elementos que forman parte del individuo como los elementos externos que interaccionan con él y pueden llegar a cambiar su estado de salud; por lo tanto, es un parámetro multidimensional.

Aunque la CVRS se considera habitualmente algo global, lo cierto es que incluye varios aspectos de carácter bastante diverso. Estos distintos aspectos constitutivos de la CVRS se denominan dimensiones.

Dimensiones de la calidad de vida relacionada con la salud

Este apartado recoge un listado de las dimensiones (o ejes de evaluación) utilizadas con mayor frecuencia en la investigación sobre CVRS. Las distintas dimensiones no son, necesariamente, independientes entre sí. Si bien la definición de cada dimensión debe ser independiente de la definición de las restantes dimensiones, el nivel de salud que cuantifica una dimensión puede relacionarse con el nivel medido por otra.

Funcionamiento físico

Incluye aspectos relacionados con la salud física y con la repercusión de la sintomatología clínica sobre la salud. Se busca evaluar la incomodidad que los síntomas producen en la vida diaria. También incluye la repercusión de las deficiencias en visión, audición, habla y trastornos del sueño, así como, la motilidad fina (destreza), la motilidad gruesa (movilidad) y la autonomía.

Salud mental

Recoge la repercusión del funcionamiento cognitivo de forma global. La capacidad para evocar recuerdos a corto y largo plazo o la capacidad de pensar con claridad son conceptos típicos de esta dimensión. También recoge la vitalidad o energía y la competencia percibida para afrontar problemas derivados de la enfermedad o del tratamiento.

Estado emocional

Esta dimensión suele englobar evaluaciones de la depresión y la ansiedad, es decir componentes de tipo emocional. También suele incluir la medición de las preocupaciones y la metapreocupación.

Dolor

Evalúa el nivel de dolor percibido, asociado a la presencia de cualquier enfermedad o sintomatología, y la interferencia del dolor en la vida cotidiana.

Funcionamiento social

Esta dimensión explora la repercusión del estado de salud sobre el desempeño habitual de las relaciones sociales, el aislamiento social debido a la incapacidad física y las alteraciones del desempeño de los roles sociales en la vida familiar y laboral.

Percepción general de la salud

Incluye evaluaciones subjetivas globales del estado de salud de la persona y sus creencias relativas a la salud. Se recogen preferencias, valores, necesidades y actitudes relativas a la salud.

Otras dimensiones

Otras áreas particulares de la CVRS exploradas por algunos instrumentos son la función sexual, el grado de satisfacción con la vida, el impacto sobre la productividad laboral y las actividades de la vida diaria.

Clasificación de los instrumentos de medida de la calidad de vida relacionada con la salud

La CVRS se evalúa mediante cuestionarios estandarizados, con propiedades métricas demostradas. Los primeros cuestionarios se desarrollaron en la década de 1970, pero en general eran excesivamente extensos y de difícil aplicación. En la actualidad se dispone de una variedad de cuestionarios que han demostrado ser útiles, sensibles y de fácil administración.

Aunque es posible utilizar distintos criterios para clasificar los instrumentos de medida de la CVRS, la clasificación más aceptada es la que los divide en instrumentos genéricos y específicos. Los *cuestionarios genéricos* incluyen la mayoría de las dimensiones y se utilizan en la medición genérica de la población (perfiles de salud o cuestionarios tradicionales de CVRS, instrumentos de medición de utilidades o preferencias). Los *cuestionarios específicos* se utilizan de manera restringida en enfermedades o dolencias concretas (obesidad, dispepsia, hiperplasia prostática benigna, diabetes, sida, etc.) o en ciertos grupos de individuos (mayores de edad, drogodependientes).

Instrumentos genéricos

Miden la CVRS en cualquier tipo de paciente o afección. Poseen varias dimensiones y pueden ser aplicados tanto a individuos sanos como a enfermos, que padezcan cualquier afección. Debido a estas características, permiten comparar estados de salud entre diferentes tipos de individuos o enfermedades y, además, como incorporan diversas dimensiones, pueden capturar estados de salud variados y permiten identificar las áreas de la CVRS que más afectan a un individuo en particular.

Por el contrario, tienen poca sensibilidad para detectar cambios pequeños en el estado de salud de una dolencia en particular, por lo que en muchas ocasiones no pueden detectar el efecto de una intervención sanitaria sobre la CVRS asociada a esa dolencia. Entre los perfiles de salud más utilizados en nuestro medio se encuentran el Medical Outcomes Study 36-Item Short Form Health Survey (SF-36) y su versión abreviada, el SF-12. Todos ellos son multidimensionales y proporcionan puntuaciones globales y por dimensiones, lo que es muy útil para comparar diferentes poblaciones o enfermedades.

Medidas de utilidad

El término utilidad o preferencia se refiere a la calidad percibida o al deseo relativo de los diferentes individuos entre dos o más estados de salud. De alguna manera, la utilidad es una medida de preferencia relativa por un efecto o estado de salud concreto que proporciona un resumen de todos los aspectos positivos y negativos de la calidad de vida (de acuerdo con la manera que lo vive y siente el propio individuo), una vez que han sido incorporadas actitudes respecto al riesgo y la duración de la vida.

La utilidad se refleja numéricamente por un valor entre 0 y 1, donde 0 representaría el peor estado de salud posible (el menos deseado), que suele corresponderse con la muerte, y el 1 representaría el estado de salud preferible de todos los posibles, es decir, el estado de salud que se considera perfecto (sano total).

Para obtener el valor de utilidad o preferencia de los individuos por un estado de salud determinado, pueden emplearse métodos directos e indirectos.

Los métodos de estimación directos más empleados en la actualidad son el juego estándar *(standard gamble)*, la equivalencia temporal *(time trade-off)* y la escala de categorías *(rating scale)* junto a la escala visual analógica *(visual analogue scale)*. Los dos primeros se utilizan, fundamentalmente, en estudios de investigación y con muy poca frecuencia en estudios clínicos.

Como métodos indirectos, los que se emplean de forma más extensa son cuestionarios en los que se pide al individuo que describa su estado de salud actual y, posteriormente, mediante una tablas de conversión (tarifas) se calcula el valor de utilidad que corresponde a cada estado de salud definido en el cuestionario. El valor así obtenido representa la preferencia media que hubiera estimado una muestra aleatoria de la población general del mismo entorno sanitario y el mismo país para el estado de salud definido por el propio paciente. Los cuestionarios más empleados en la actualidad son el EuroQoL-5D, el Health Utilities Index (HUI-3) y el SF-6 (versión abreviada del SF-36).

Instrumentos específicos

Son herramientas que exploran la CVRS en relación con enfermedades o procesos específicos. Por lo tanto, sólo sirven para evaluar la calidad de vida relacionada con una enfermedad particular y únicamente permiten comparar poblaciones con la misma enfermedad. Por el contrario, poseen una elevada sensibilidad y permiten diferenciar grupos de pacientes con la misma afección pero con diferente estado de salud, así como medir el impacto que puede producir sobre la CVRS una intervención terapéutica sobre la enfermedad de base.

En la actualidad existen numerosos instrumentos diseñados para medir la CVRS específicamente de distintas enfermedades, muchos de los cuales están validados y adaptados al castellano.

APLICACIONES DE LA CALIDAD DE VIDA RELACIONADA CON LA SALUD EN INVESTIGACIÓN CLÍNICA Y EN LA PRÁCTICA MÉDICA DIARIA

La mejora de la CVRS de los pacientes debe ser un objetivo prioritario de toda intervención terapéutica. No sólo es importante prolongar la vida de los pacientes, sino que esta prolongación debe estar acompañada de unas condiciones de vida razonablemente buenas.

En estos momentos es difícil encontrar un proyecto de investigación clínica que no incorpore, entre sus evaluaciones, una medida de la CVRS que permita valorar el impacto de los tratamientos sobre la calidad de vida del paciente, y cada vez es más frecuente que los ensayos clínicos incorporen mediciones de la CVRS.

El desarrollo de instrumentos cortos y fáciles de administrar, junto con la publicación de importantes ensayos clínicos que muestran que la CVRS es sensible a los cambios clínicos, han terminado por fomentar la utilización extensiva de la CVRS en cualquier proyecto de investigación con medicamentos.

Pero, desde el punto de vista clínico y asistencial ¿qué beneficios pueden obtenerse de investigar la CVRS? Pueden enumerarse varios:

- Medir el impacto de una intervención sanitaria sobre la calidad de vida del paciente o sobre su percepción de bienestar general, lo que puede ser utilizado para diferenciar estados de salud conferidos por las intervenciones médicas.
- Detectar cambios en el estado de salud del paciente, potencialmente asociados a un incremento de la mortalidad, hospitalización o consumo de recursos sanitarios, lo que convierte a la medición de la CVRS en un instrumento de predicción de la evolución de la enfermedad o estado de salud.
- Corregir los resultados o efectos de una intervención sanitaria por el grado de preferencia del paciente, base del análisis coste-utilidad.
- Facilitar la comunicación entre el paciente y el médico.
- Obtener un marcador de la adherencia del paciente al tratamiento.

En la **tabla 74-5** se describen diversas fuentes en las que es posible encontrar estos instrumentos, así como información general sobre calidad de vida relacionada con la salud y farmacoeconomía.

Tabla 74-5 Direcciones de farmacoeconomía y calidad de vida en Internet

- http://www.isoqol.org: página web de la *International Society for Quality of Life Research* (ISOQOL)
- http://www.mapi-research-int.com: página web del *MAPI Research Institute*, institución que se dedica a elaborar instrumentos de QoL
- http://www.QOLID.org: página web de QOLID, que ofrece un listado de 1.000 cuestionarios de medidas informadas por el paciente, así como información detallada y estandarizada de más de 300 de ellos
- http://meb.uni-bonn.de/standars/ERGHO: página web oficial del *European Research Group on Health Outcomes*
- http://www.glamm.com/ql/url.htm: página web sobre la medición de la calidad de vida en medicina, que proporciona una lista de 800 instrumentos distintos de calidad de vida
- http://home2.inet.tele.dk/fclk: página web oficial del centro danés de investigación en calidad de vida, creado en 1994
- http://www.farmacoeconomia.com: portal español dedicado a farmacoeconomía y calidad de vida
- http://www.healtheconomics.com: página web que engloba información sobre farmacoeconomía y calidad de vida
- http://www.ispor.org: página web de la *International Society of Pharmacoeconomics and Outcomes Research*, que incluye información de la sociedad, sus actividades y resúmenes de sus congresos
- http://www.healtheconomics.org: página web de la *International Health Economics Association*, con información sobre economía de la salud y farmacoeconomía
- http://www.york.ac.uk/int/crd/nhshp.htm: compendio de evaluaciones económicas de medicamentos y otras tecnologías sanitarias
- http://www.aes.com: página web de la Asociación Española de Economía de la Salud

BIBLIOGRAFÍA

Alonso J. La medida de la calidad de vida relacionada con la salud en la investigación y la práctica clínica. Gac Sanit 2000;14: 163-7.

Arnold RJG. Pharmacoeconomics: from theory to practice. Boca Raton: CRC Press, Taylor & Francis Group, 2010.

Briggs A, Sculpher M, Claxton K. Decision modeling for health economic evaluation. Oxford: Oxford University Press, 2006.

Drummond MF, Sculpher MJ, Claxton K, Stoddart GL, Torrance GW. Methods for the evaluation of bhealthcare programmes. 4ª ed. Oxford University Press, 2015.

Fayers P, Hays R. Assessing quality of life in clinical trials, 2ª ed. Oxford: Oxford University Press, 2005.

Fayers P, Machin D. Quality of life: the assessment, analysis and interpretation of patient-reported outcomes, 2ª ed. Chichester: John Wiley, 2007.

Fox-Rushby, Cains J. Economic evaluation. Oxford: Oxford University Press, 2005.

Glick HA, Dioshi JA, Sonnad SS, Polsky D. Economic evaluation in clinical trials. Oxford: Oxford University Press, 2007.

Gray AM, Clarke PM, Wolstenholme JL, Wordsworth S. Applied methods of cost-effectiveness analysis in health care. Oxford: Oxford University Press, 2011.

Khan I, Crott R, Bashir E. Economic evaluation of cancer drugs. Using clinical trial and real-world data. CRC Press Taylor & Francis Group. New York, 2020.

Lenderking WR, Revicki DA. Advancing health outcomes research methods and clinical applications. McLean: Degnon Associates, 2005.

Muenning P, Bounthavong M. Cost-effectiveness analysis in health. A practical approach. 3ª ed. Jossey-Bass, A Wiley Company, 2016.

Neumann PJ, Sanders GD, Russell LB, Siegel JE, Ganiats TG. Cost-effectiveness in health and medicine. 2ª ed. New York. Oxford University Press, 2016.

Rascati KL. Essentials of pharmacoeconomics. Philadelphia: Lippincott Williams and Wilkins, 2009.

Soto J. Health economic evaluations using decision analytic modeling. Principles and practices. Int J Technol Assess Health Care 2002; 18: 94-111.

Soto Álvarez J. Evaluación económica de medicamentos y tecnologías sanitarias: principios, métodos y aplicaciones en política sanitaria. Madrid: Springer SBM, 2012.

Normativa de la investigación clínica con medicamentos

75

L. Cabrera García, E. Prieto Martín de los Santos y M. M. García-Arenillas

CONTENIDOS

- Antecedentes y fundamento
- Principios éticos que rigen la investigación clínica con seres humanos
  - Código de Núremberg
  - Declaración de Helsinki
  - Informe Belmont
  - Convenio de Oviedo
- Bases legales de la investigación clínica
- Definiciones consideradas en la legislación
  - Estudio clínico
  - Investigación clínica con productos sanitarios
  - Estudios observacionales con medicamentos
  - Muestras biológicas con fines de investigación médica

- Protección de datos personales
- Aspectos prácticos relevantes de la normativa de ensayos clínicos
  - Figuras participantes
  - Procedimiento general para la puesta en marcha
- Aspectos prácticos relevantes de la normativa de estudios observacionales
  - Tipos de estudios observacionales
  - Figuras participantes
  - Procedimiento general para la puesta en marcha
- Aspectos prácticos relevantes de la normativa de investigaciones con productos sanitarios
  - Figuras participantes
  - Procedimiento general para la puesta en marcha
- Aspectos prácticos relevantes de la normativa de uso de muestras biológicas con fines de investigación
  - Finalidad de la muestra biológica
  - Información sobre análisis genéticos

ANTECEDENTES Y FUNDAMENTO

Investigar es un término procedente del latín que significa «descubrir» o «indagar» y constituye una actividad que históricamente ha formado parte de la medicina desde sus orígenes. Su avance ha ido indisolublemente ligado al anhelo del médico por encontrar respuestas a las preguntas que surgían de su propia práctica. Ha sido el modo en que dichas respuestas se obtenían lo que ha ido evolucionando a lo largo de los tiempos y ha dado lugar, por una parte, a lo que se conoce como *método científico* y, por otra, a un marco ético y un cuerpo legislativo que regulan dicha investigación.

PRINCIPIOS ÉTICOS QUE RIGEN LA INVESTIGACIÓN CLÍNICA CON SERES HUMANOS

El ser humano es un fin en sí mismo y sus intereses deben prevalecer siempre por encima de los intereses de la ciencia y de la sociedad. Esta máxima implica que ninguna experimentación en seres humanos está justificada por la potencial consecución de progresos científicos o beneficios para el conjunto de la sociedad si previamente no se ha tenido en cuenta el interés y el riesgo de cada uno de los individuos participantes, y se les ha informado y permitido decidir sobre su participación.

Los pilares éticos sobre los que se asienta la investigación biomédica se muestran en la **tabla 75-1**. No obstante, diferentes convenios internacionales los desarrollan con más detalle.

Tabla 75-1. Principios éticos básicos de la investigación biomédica

PRINCIPIO	ASPECTOS PRÁCTICOS
Autonomía	Consentimiento informado Garantía de confidencialidad de la información Decisiones por sustitución
Beneficencia	Previsión del máximo beneficio por la participación Maximización del bienestar del paciente
No maleficencia	Capacitación del equipo de investigación Justificación de los riesgos e inconvenientes previsibles en relación con los beneficios esperables Justificación del grupo de control cuando lo haya
Justicia	Selección equitativa de la muestra Protección de los grupos vulnerables Utilidad social

Código de Núremberg

Tras las atrocidades cometidas por médicos y científicos durante el nazismo en Alemania, juzgadas en los juicios de Núremberg, se elaboró una lista de principios éticos aplicables a todo experimento con seres humanos que se conoce como Código de Núremberg y que fue publicado en 1947.

Los diez puntos recogidos en el Código se basan en el respeto a los principios éticos básicos y hacen especial hincapié en el consentimiento libre del sujeto para decidir su participación tras haber obtenido información fiable y veraz de lo que supone el experimento, sus potenciales beneficios y sus posibles riesgos.

Declaración de Helsinki

En el año 1964 la Asociación Médica Mundial adoptó la Declaración de Helsinki, en la que se resalta que «el interés de los sujetos debe siempre prevalecer sobre el interés de la ciencia y de la sociedad». Es un código ético que se revisa periódicamente. En la Declaración se hace hincapié en la necesidad del consentimiento informado, de la evaluación de los proyectos de forma independiente y multidisciplinar por un Comité de Ética de la Investigación y en la publicación de los resultados, incluso los negativos o no concluyentes.

Informe Belmont

El informe Belmont fue publicado en 1979 como una recopilación de los principios éticos a los que se debe someter la investigación biomédica:

- Respeto por las personas y principio de autonomía, lo que implica la obtención adecuada del consentimiento informado.
- Beneficencia, u obligación de proteger a los participantes maximizando los beneficios científicos y minimizando los riesgos para los sujetos de investigación.
- Justicia distributiva, es decir, reparto equitativo de las cargas y beneficios para todos los individuos pertenecientes a un determinado grupo.

Convenio de Oviedo

El convenio relativo a los derechos humanos y la biomedicina, conocido como Convenio de Oviedo, se aprobó en dicha ciudad en 1997 y sólo es aplicable a los Estados miembro del Consejo de Europa. Los temas que desarrolla se distribuyen en 14 capítulos e incluyen la necesidad de consentimiento informado, la privacidad de los sujetos y el derecho a la información, el genoma humano, la extracción de órganos y la prohibición de lucro y aprovechamiento de una parte del cuerpo.

BASES LEGALES DE LA INVESTIGACIÓN CLÍNICA

Cualquier estudio de investigación con seres humanos puede clasificarse según su diseño en diferentes tipos (p. ej., estudio observacional descriptivo transversal, ensayo clínico aleatorizado simple ciego controlado, etc.). La legislación sobre investigación clínica regula determinados tipos de es-

Tabla 75-2. Tipos de estudios clínicos y normativa aplicable en España

TIPO DE ESTUDIO	NORMATIVA ESPECÍFICA APLICABLE
Ensayos clínicos con medicamentos	Real Decreto 1090/2015 Reglamento (UE) 536/2014
Ensayos clínicos con productos sanitarios	Real Decreto 1090/2015 Real Decreto 1591/2009 Real Decreto 1616/2009 Circular 7/2009 Reglamento Europeo 2017/745[a]
Estudios observacionales con medicamentos	Real Decreto 957/2020
Estudios con procedimientos invasivos y aquellos que incluyen muestras biológicas de origen humano	Ley 14/2007 Real Decreto 1716/2011

[a] En vigor en Europa, en nuestro país no se ha actualizado la normativa nacional vigente para adaptarse a esta norma europea.

tudios atendiendo a definiciones precisas contempladas en la propia norma y que suelen incluir tanto aspectos generales de diseño como jurídicos y administrativos. No hay que olvidar que la investigación clínica dentro de los países de la Unión Europea obedece cada vez más a una regulación común procedente del Parlamento Europeo que los países están obligados a cumplir.

Según la legislación vigente (tabla 75-2), los estudios sometidos a regulación específica son:

- Ensayos clínicos con medicamentos (tanto clásicos como los denominados de terapia avanzada).
- Investigaciones clínicas con productos sanitarios.
- Estudios observacionales con medicamentos.
- Estudios con procedimientos invasivos y aquellos que incluyen el manejo de muestras biológicas de origen humano.

DEFINICIONES CONSIDERADAS EN LA LEGISLACIÓN

Estudio clínico

Se define como estudio clínico (Real Decreto 1090/2015) «toda investigación relativa a personas destinada a:

- »Descubrir o comprobar los efectos clínicos, farmacológicos o demás efectos farmacodinámicos de uno o más medicamentos.
- »Identificar cualquier reacción adversa a uno o más medicamentos.
- »Estudiar la absorción, la distribución, el metabolismo y la excreción de uno o más medicamentos, con el objetivo de determinar la seguridad y/o la eficacia de dichos medicamentos».

Para que un estudio sea considerado ensayo clínico debe cumplir, además, cualquiera de las siguientes condiciones:

- Se asigna de antemano al sujeto de ensayo a una estrategia terapéutica determinada, que no forma parte de la práctica clínica habitual del Estado miembro implicado.

- La decisión de prescribir los medicamentos en investigación se toma junto con la de incluir al sujeto en el estudio clínico.
- Se aplican procedimientos de diagnóstico o seguimiento a los sujetos de ensayo que van más allá de la práctica clínica habitual.

Investigación clínica con productos sanitarios

El Real Decreto 1591/2009 la define como un estudio diseñado para evaluar «cualquier instrumento, dispositivo, equipo, programa informático, material u otro artículo, utilizado solo o en combinación, incluidos los programas informáticos destinados por su fabricante a finalidades específicas de diagnóstico y/o terapia y que intervengan en su buen funcionamiento, destinado por el fabricante a ser utilizado en seres humanos con fines de:

- »Diagnóstico, prevención, control, tratamiento o alivio de una enfermedad.
- »Diagnóstico, control, tratamiento, alivio o compensación de una lesión o de una deficiencia.
- »Investigación, sustitución o modificación de la anatomía o de un proceso fisiológico.
- »Regulación de la concepción.

»Y que no ejerza la acción principal que se desee obtener en el interior o en la superficie del cuerpo humano por medios farmacológicos, inmunológicos, ni metabólicos, pero a cuya función puedan contribuir tales medios. A los fines previamente descritos, el Reglamento Europeo 2017/745 sobre productos sanitarios, añade el siguiente: obtención de información mediante el examen in vitro de muestras procedentes del cuerpo humano, incluyendo donaciones de órganos, sangre y tejidos.»

Estudios observacionales con medicamentos

Desde enero de 2021 la norma vigente en España que regula los estudios observacionales con medicamentos es el Real Decreto (RD) 957/2020, con el cual quedó derogada la Orden SAS 34/2009 aplicable en la década anterior.

El Real Decreto 957/2020 define un estudio observacional con medicamentos (EOM) como toda investigación que implique la recogida de datos individuales relativos a la salud de personas, siempre que no cumpla cualquiera de las condiciones requeridas para ser considerado ensayo clínico establecidas en el Real Decreto 1090/2015 y que se realice con alguno de los siguientes propósitos:

1.º Determinar los efectos beneficiosos de los medicamentos, así como sus factores modificadores, incluyendo la perspectiva de los pacientes, y su relación con los recursos empleados para alcanzarlos.

2.º Identificar, caracterizar o cuantificar las reacciones adversas de los medicamentos y otros riesgos para la seguridad de los pacientes relacionados con su uso, incluyendo los posibles factores de riesgo o modificadores de efecto, así como medir la efectividad de las medidas de gestión de riesgos.

3.º Obtener información sobre los patrones de utilización de los medicamentos en la población.

La nueva normativa ha supuesto una simplificación en cuanto a definiciones y trámites de este tipo de estudios, que afecta particularmente a los que tienen un diseño prospectivo. En la práctica ello supone facilitar la realización de estos estudios, que tan importantes resultan para proporcionar evidencia en condiciones reales de uso.

Muestras biológicas con fines de investigación médica

Cualquier estudio que, con independencia de su diseño o clasificación, requiera la obtención de muestras biológicas para su desarrollo deberá cumplir con lo dispuesto en la Ley 14/2007 de investigación biomédica y su desarrollo posterior en el Real Decreto 1716/2011. Una muestra biológica se define como «cualquier material biológico de origen humano susceptible de conservación y que pueda albergar información sobre la dotación genética característica de una persona».

PROTECCIÓN DE DATOS PERSONALES

La Ley Orgánica 3/2018 de Protección de Datos Personales y garantía de derechos digitales (LOPDGDD) tiene por objeto garantizar y proteger los derechos fundamentales de las personas físicas en lo que se refiere al uso, acceso y tratamiento de datos personales. Se definen los datos de carácter personal como «cualquier información concerniente a personas físicas identificadas o identificables». Con esta ley se deroga la antigua LOPD 15/1999, y se adapta el ordenamiento jurídico español al Reglamento (UE) 2016/679 del Parlamento Europeo y el Consejo relativo a la protección de las personas físicas en lo que respecta al tratamiento de los datos personales y a la libre circulación de estos datos.

En el ámbito de la medicina y la investigación, esto significa que el nombre y los apellidos o el número de historia clínica de un individuo son datos de carácter personal porque mantienen a una persona identificada, pero también lo son los códigos que se asignan a los participantes en un estudio, denominados *datos codificados* o *reversiblemente disociados*, ya que mantienen a dicho sujeto no identificado, pero identificable. La nueva normativa introduce el término de seudonimización, en referencia al tratamiento de datos de manera que ya no puedan atribuirse a un interesado sin utilizar información adicional, siempre que la misma figure por separado y esté sujeta a medidas técnicas y organizativas destinadas a garantizar que los datos personales no se atribuyan a ninguna persona identificada o identificable. Cuando los datos se disocian de manera irreversible, es decir, se «anonimizan», con lo que se destruye cualquier nexo de unión con la identidad del individuo y se hace imposible su identificación, los datos dejan de considerarse de carácter personal y, por consiguiente, esta ley no es aplicable a ellos.

De acuerdo con la LOPDGDD, los datos relativos a la salud son datos personales especialmente protegidos, para cuya obtención, almacenamiento y eventual cesión se establece un régimen de seguridad especialmente riguroso.

Así pues, para llevar a cabo cualquier tipo de estudio con pacientes o voluntarios sanos que requiera de la obtención y tratamiento de datos personales es preciso obtener previamente el consentimiento expreso de cada uno de los sujetos que participan en la investigación, quiénes son los propietarios de esos datos. Los participantes de la investigación deben ser informados de quién es el responsable del tratamiento de sus datos y quiénes tendrán acceso a los mismos. Además de informarles del plazo de conservación, es importante explicarles dónde pueden ejercer sus derechos de acceso, modificación, oposición, supresión, limitación del tratamiento de los datos que sean incorrectos, la posibilidad de solicitar una copia o que se trasladen a un tercero (portabilidad) los datos facilitados.

Ahora bien la normativa de protección de datos, prevé la posible utilización de datos personales con fines de investigación, sin el consentimiento expreso, cuando ya existía un consentimiento previo para una finalidad concreta y los datos se empleen en áreas de investigación relacionadas con la investigación. También se pueden utilizar datos personales seudonimizados ya existentes, como ocurre en los estudios de carácter retrospectivo, con recogida de datos de las historias clínicas. En cualquiera de los casos se requiere un informe favorable previo del Comité de Ética de la Investigación. En el contexto de la investigación clínica, esta ley se complementa con la Ley 41/2002 básica reguladora de la autonomía del paciente, según la cual cualquier actuación sanitaria sobre un paciente requiere, como norma general, su información y consentimiento previos, y que, en el caso de estudios de investigación, dicha información y consentimiento deben proporcionarse y obtenerse por escrito.

Por lo tanto, la hoja de información al paciente y el documento de consentimiento informado que debe tener cualquier investigación con seres humanos, tienen que cumplir con ambas leyes, sin perjuicio de las específicamente referidas a investigación que también les sean de aplicación.

ASPECTOS PRÁCTICOS RELEVANTES DE LA NORMATIVA DE ENSAYOS CLÍNICOS CON MEDICAMENTOS

Figuras participantes

Promotor

El promotor es la persona física o jurídica responsable del inicio y la gestión del ensayo clínico. También es responsable de la financiación del estudio, es decir, de cubrir los gastos que genere su realización, si bien el financiador directo puede ser otra persona o entidad.

El promotor es el encargado de iniciar los procedimientos de autorización tanto del Comité ético de investigación con medicamentos (CEIm) como de la Agencia Española de Medicamentos y Productos Sanitarios (AEMPS), de contratar un seguro de responsabilidad civil por los posibles daños derivados del ensayo y de cumplir con todas las notificaciones, contratos y trámites administrativos durante el desarrollo del ensayo y tras su finalización.

Otras responsabilidades del promotor son:

- Seleccionar a los investigadores y los centros más adecuados para llevar a cabo el ensayo de acuerdo con lo establecido en el protocolo.

- Proporcionar de manera gratuita los medicamentos en investigación y garantizar su correcta fabricación, etiquetado y almacenamiento.
- Seleccionar al monitor.
- Cumplir con las obligaciones de farmacovigilancia durante el desarrollo del ensayo.

Investigador principal

Es el médico u otro profesional sanitario responsable de la realización del ensayo clínico en un determinado centro, con acreditada cualificación para llevar a cabo investigaciones en razón de su formación científica y de su experiencia en la atención sanitaria requerida.

En ocasiones son varios los investigadores de un mismo centro que participan en un ensayo clínico, debiendo ser nombrado uno de ellos investigador principal y siendo el resto coinvestigadores.

En casos de ensayos clínicos multicéntricos, el promotor puede designar a uno de los investigadores como investigador coordinador del estudio, sin perjuicio de que también sea investigador principal de su centro.

El investigador principal es responsable de conocer en profundidad toda la información disponible sobre los medicamentos investigados, asegurarse de la obtención del consentimiento informado de los participantes, garantizar la calidad de la información recogida en el estudio, y notificar de acuerdo con la legislación los acontecimientos adversos ocurridos en su centro al promotor.

Monitor

Se trata de una persona capacitada por su formación para realizar el seguimiento directo del desarrollo del ensayo. Es elegido por el promotor y tiene la responsabilidad de comprobar que todos los procedimientos del ensayo se cumplen según lo establecido en el protocolo, es decir, la selección, inclusión y evaluación de los sujetos participantes, la obtención del consentimiento informado, el registro adecuado de todos los datos del estudio, el proceso de etiquetado, almacenamiento y distribución de los medicamentos en investigación, así como servir de nexo entre el investigador principal y el promotor siempre que sea necesario. Además, remitirá un informe al promotor de cada visita que se realice a un centro.

Sujeto del ensayo

Se trata de cualquier individuo, enfermo o sano, que participa en un ensayo clínico recibiendo la medicación del estudio, bien sea el medicamento en investigación o el de control.

Procedimiento general para la puesta en marcha

El promotor deberá preparar la documentación del ensayo, que consta de dos partes: parte I y parte II. La parte I incluye información sobre los medicamentos en estudio, entre la que se encuentra el manual del investigador, y el protocolo del ensayo. En la parte II se encuentran, además del documento de información a participantes, documentos locales como son la idoneidad del investigador e instalaciones, el seguro de responsabilidad civil y la memoria económica.

Una vez que se dispone de la documentación del ensayo clínico, seleccionado el investigador o investigadores que llevarán a cabo el ensayo y el monitor que realizará el seguimiento y del tipo de participantes que se incluirá, es necesario hacer la solicitud de evaluación. Para poder iniciar un ensayo con medicamentos se precisa:

- El dictamen favorable emitido por un CEIm acreditado en nuestro país, que será único y vinculante para todos los centros incluidos en el estudio.
- La resolución de autorización de la AEMPS.
- La conformidad de la dirección de cada uno de los centros participantes: contrato entre promotor y el centro.

A continuación se señalan aspectos relevantes en relación con la evaluación y autorización de los ensayos clínicos con medicamentos.

Seguro de responsabilidad civil

La realización de un ensayo clínico, es decir, de un estudio de experimentación con seres humanos, lleva implícito el riesgo de posibles daños, lesiones o perjuicios a los participantes causados por el hecho de participar en dicho ensayo. Por este motivo la legislación española y europea obligan al promotor de cualquier ensayo clínico a contratar un seguro de responsabilidad civil que cubra económicamente esta contingencia.

Así, por ejemplo, si un sujeto participante en un ensayo clínico sufriera algún daño por motivo de la medicación recibida en el estudio, la correspondiente indemnización correría a cargo del seguro contratado específicamente para ese ensayo clínico.

La justificación del seguro en el ámbito de la investigación parte de que cualquier riesgo, por mínimo que sea, superior al de la práctica habitual en una determinada enfermedad, supone un exceso innecesario para el paciente y, por lo tanto, debe contar con una cobertura financiera específica. Por este motivo existe una excepción a la obligatoriedad de la contratación del seguro, y es que los medicamentos investigados estén comercializados y los procedimientos del estudio impliquen un riesgo igual que el de la práctica clínica habitual en esa enfermedad.

Autorización por parte de la Agencia Española de Medicamentos y Productos Sanitarios

No se puede empezar un ensayo clínico sin haber obtenido la autorización previa de la AEMPS. La solicitud de autorización de un ensayo clínico se hace vía Agencia Europea del Medicamento a través de un portal europeo (CTIS). Una vez recibida la documentación, la AEMPS y el CEIm correspondiente realizan una evaluación coordinada del ensayo. Tras la evaluación el CEIm emite el dictamen y la AEMPS la resolución final.

Evaluación por parte del Comité de ética de la investigación con medicamentos

Ningún ensayo clínico puede iniciarse si no se dispone del dictamen favorable de un CEIm acreditado que evalúa, además de los aspectos de la parte I referidos a la metodología del estudio y los datos clínicos del medicamento en investigación, los aspectos éticos del ensayo. El CEIm es el organismo responsable de velar por la adecuación ética del estudio, lo cual, en la práctica, supone la evaluación de la gran cantidad de documentación que se requiere en un ensayo clínico. Entre los documentos esenciales que revisa el CEIm se encuentran:

- Protocolo.
- Manual del investigador, donde se especifican todos los detalles y la información disponible sobre el medicamento en investigación.
- Hojas de información al paciente y documento de consentimiento informado.
- Póliza del seguro de responsabilidad civil contratado.
- Memoria económica.
- Idoneidad del investigador y de las instalaciones.
- Documento de manejo de muestras biológicas (si las hubiera).

El CEIm remite a la AEMPS sus consideraciones sobre la parte de evaluación común (protocolo) y realiza el informe de evaluación del resto de la documentación. La autorización definitiva por parte de la AEMPS, conocida como resolución, requiere contar con el dictamen favorable del Comité de ética.

ASPECTOS PRÁCTICOS RELEVANTES DE LA NORMATIVA DE ESTUDIOS OBSERVACIONALES CON MEDICAMENTOS

Se consideran estudios observacionales con medicamentos (EOm) aquellos no experimentales en los que el manejo de los participantes se hace igual a la práctica clínica habitual. Es decir, no se realiza ningún procedimiento sobre el paciente, ni se le administra ningún medicamento, ni se le somete a ninguna prueba diagnóstica, ni visita diferente a las llevadas a cabo en práctica habitual para la condición que presente.

Los EOm son aquéllos que buscan complementar la información de un medicamento sin interferir con el uso que se hace de él en la práctica clínica habitual. Esto significa que cuando los objetivos de un estudio observacional estén relacionados con aspectos de eficacia, seguridad o utilización de medicamentos ya autorizados, el estudio se denominará específicamente estudio observacional con medicamentos.

Además, el momento en que el investigador realiza las observaciones relativas al desenlace a estudiar también determina el tipo de estudio. Así, si cuando el resultado objeto del estudio no se ha producido cuando este comienza es necesario establecer en el diseño un periodo de tiempo durante el cual se hará un seguimiento a los participantes hasta que dicho resultado acontezca. Este tipo de seguimiento se denomina prospectivo y define específicamente los estudios observacionales con medicamentos de seguimiento prospectivo. El resto de EOm, son denominados «no de seguimiento propectivo».

Figuras participantes

En los estudios observacionales deberá existir un promotor y un investigador principal, que pueden ser la misma persona como puede ocurrir en los estudios académicos (EOm no comercial). Si el estudio es multicéntrico, existirá un investigador principal por cada centro participante y, además, suele existir un investigador coordinador para todos los centros. La figura del monitor es facultativa y queda a elección del promotor.

En todo caso, las obligaciones y responsabilidades de estas figuras son equivalentes a las mencionadas en el caso de los ensayos clínicos.

Procedimiento general para la puesta en marcha

En general, los trámites que hay que tener en cuenta antes de iniciar un estudio observacional son los siguientes:

- Obtención del dictamen favorable del CEIm.
- Conformidad del centro sanitario.

Obtención del dictamen favorable del CEIm

Los EOm deben ser evaluados por un CEIm y obtener su dictamen favorable antes de su puesta en marcha.

Si el estudio es multicéntrico, el dictamen favorable emitido por un CEIm acreditado en España, será vinculante y reconocido en todo el territorio nacional, evitando multiplicidad de evaluaciones del mismo estudio.

Los documentos esenciales que deben presentarse para su evaluación por parte del CEIm que evalúa el estudio, son:

- Protocolo.
- Hoja de información al paciente y consentimiento informado.
- Manual del investigador o ficha técnica del medicamento.

Conformidad del centro sanitario

De acuerdo a la normativa, los EOM donde la información se obtenga directamente del participante o del profesional sanitario que lo atiende en un centro sanitario, requieren la conformidad previa del responsable del mismo. Esta conformidad se corresponde con la firma de un contrato con el promotor. En aquellos casos donde el promotor pertenezca al centro donde se realiza el estudio, el contrato no será necesario, y es suficiente la conformidad.

Los EOM que utilizan fuentes de información secundarias (datos existentes) no requieren conformidad.

En cualquier caso, los requisitos particulares respecto al contrato y/o conformidad pueden variar entre centros, y es importante conocer los mismos a la hora de poner en marcha un estudio.

Otras consideraciones prácticas

Los estudios observacionales con medicamentos de seguimiento prospectivo deben registrarse obligatoriamente en el Registro Español de estudios clínicos (REec). El registro es voluntario para el resto de estudios observacionales.

El registro se realiza a través de una plataforma electrónica y la información debe actualizarse durante el estudio si se producen modificaciones y al finalizar cuando se dispone de los resultados.

En los estudios observacionales no es necesaria la contratación de un seguro o garantía financiera.

ASPECTOS PRÁCTICOS RELEVANTES DE LA NORMATIVA DE INVESTIGACIONES CON PRODUCTOS SANITARIOS

Figuras participantes

Cuando el objeto de una investigación no es un medicamento sino un producto sanitario (p. ej., una prótesis valvular, un marcapasos, un *software* de procesamiento de imágenes radiológicas, etc.) y su diseño es experimental, las figuras participantes y sus responsabilidades son las mismas que las expuestas para los ensayos clínicos con medicamentos. Lo anterior aplica a todos los estudios que se lleven a cabo con productos sanitarios en desarrollo, no comercializados (sin marcado CE), y también para los que, estando comercializados, se vayan usar en el estudio para finalidades diferentes a las contempladas en su autorización.

Si su diseño es de tipo observacional, algunas figuras, como la del monitor, no son obligatorias.

Procedimiento general para la puesta en marcha

Cualquier estudio («investigación clínica») con producto sanitario (experimental u observacional) requieren un dictamen favorable único y vinculante de un CEIm y la conformidad de la dirección de los centros.

Los documentos fundamentales para la evaluación por el CEIm de una investigación clínica con productos sanitarios son:

- Plan de investigación clínica (protocolo).
- Hoja de información a los participantes y consentimiento.
- Documentos relativos a investigador e instalaciones, memoria económica.
- Memoria económica.
- Seguro (si aplica).
- Manual del Investigador.

Por último, aquellas investigaciones clínicas (y modificaciones relevantes) que se realizan con productos sanitarios sin marcado CE o que lo tienen pero se utilizan fuera de su finalidad prevista aprobada, deben ser autorizados por la AEMPS. En casos de estudios con productos con marcado CE y utilización dentro de la finalidad prevista al obtener el marcado, pero con procedimientos invasivos adicionales a los habituales en la práctica clínica, se debe notificar a la AEMPS antes de su inicio.

CONSERVACIÓN DE LAS MUESTRAS BIOLÓGICAS

- **Biobanco con fines de investigación biomédica**

  «Establecimiento público o privado, sin ánimo de lucro, que acoge una o varias colecciones de muestras biológicas de origen humano con fines de investigación biomédica, organizadas como una unidad técnica con criterios de calidad, orden y destino, con independencia de que albergue muestras con otras finalidades.»

- **Colección de muestras biológicas de origen humano con fines de investigación biomédica**

  «Conjunto ordenado y con vocación de permanencia de muestras biológicas conservadas fuera del ámbito organizativo de un biobanco y destinadas a la investigación biomédica.»

ASPECTOS PRÁCTICOS RELEVANTES DE LA NORMATIVA DE USO DE MUESTRAS BIOLÓGICAS CON FINES DE INVESTIGACIÓN

La obtención y uso de muestras biológicas por causa de un estudio está regulada por la Ley de Investigación Biomédica y el Real Decreto de Biobancos. Aunque ambos textos son detallados y repercuten en diferentes aspectos del ámbito de un estudio, se destacarán aquí las implicaciones para el paciente.

Finalidad de la muestra biológica

Se debe informar al paciente en el documento de consentimiento de qué destino se va a dar a la muestra que se desea obtener.

Según la normativa vigente, los posibles usos y destinos son los siguientes:

- Uso exclusivo en el estudio de interés. Esto significa que la muestra se obtiene por y para ese estudio exclusivamente, por lo que una vez finalizado, se debe destruir.

- Uso en el estudio y la integración posterior en una colección de muestras. Implica que la muestra puede conservarse tras la finalización del estudio en cuestión y puede volver a usarse en otros estudios cuya finalidad se enmarque en la misma línea de investigación que la del estudio original, según conste en el documento de consentimiento inicial, sin necesidad de volver a solicitar el consentimiento expreso al paciente.

- Uso en el estudio e integración posterior en un biobanco. Implica que la muestra puede conservarse tras la finalización del estudio en cuestión y que puede volver a usarse en cualquier estudio cuyos objetivos se ajusten a los declarados por el biobanco sin necesidad de volver a solicitar consentimiento expreso al paciente.

Información sobre análisis genéticos

La Ley de Investigación Biomédica regula los análisis genéticos y los datos derivados. Los pacientes deben recibir información antes de la realización de análisis genéticos con fines de investigación. Además, el paciente tiene derecho a decidir si quiere, o no, ser informado de los hallazgos resultantes de los análisis de su material genético en el contexto del estudio.

Así pues, un médico no podrá comunicar resultados sobre análisis genéticos realizados con motivo de un estudio a un participante que haya rehusado este derecho en el consentimiento, salvo que dichos hallazgos puedan suponer un grave perjuicio para su salud, en cuyo caso podrá comunicarlos a un familiar, previa consulta al Comité de ética asistencial de su hospital.

BIBLIOGRAFÍA

Ley 14/2007, de 3 de julio, de Investigación biomédica. Ley Orgánica 3/2018, de 5 de diciembre, de Protección de Datos Personales y garantía de los derechos digitales.

Real Decreto 957/2020, de 3 de noviembre, por el que se regulan los estudios observacionales con medicamentos de uso humano.

Real Decreto 1591/2009, de 16 de octubre, por el que se regulan los productos sanitarios.

Real Decreto 1716/2011, de 18 de noviembre, por el que se establecen los requisitos básicos de autorización y funcionamiento de los biobancos con fines de investigación biomédica y del tratamiento de las muestras biológicas de origen humano, y se regula el funcionamiento y organización del Registro Nacional de Biobancos para investigación biomédica.

Real Decreto 577/2013, de 26 de julio, por el que se regula la farmacovigilancia de medicamentos de uso humano.

Real Decreto 1090/2015, de 4 de diciembre, por el que se regulan los ensayos clínicos con medicamentos, los Comités de Ética de la investigación con medicamentos y el Registro Español de Estudios Clínicos.

Reglamento (UE) Nº 536/2014 del Parlamento Europeo y del Consejo, de 16 de abril de 2014, sobre los ensayos clínicos de medicamentos de uso humano y por el que se deroga la directiva 2001/20/CE.

Reglamento (UE) 2017/745 del Parlamento Europeo y del Consejo de 5 de abril de 2017 sobre los productos sanitarios.

Evaluación de la utilización de los medicamentos

76

A. Vallano Ferraz, C. Pontes García y A. Agustí Escasany

CONTENIDOS

INTRODUCCIÓN

La cadena del medicamento es un conjunto sucesivo de etapas que van desde la fase del registro del medicamento hasta su empleo por los usuarios o pacientes (comercialización, distribución, prescripción, dispensación y uso), que integra las acciones de instituciones públicas y privadas, profesionales sanitarios y pacientes. Cada una de las fases de este proceso determina de forma variable los efectos sanitarios, económicos y sociales de los medicamentos en la población. Así, la prescripción y el uso de los medicamentos en la práctica clínica es el reflejo de las acciones y de las interacciones de diversos grupos y colectivos: las autoridades y administraciones públicas sanitarias, las industrias farmacéuticas, las universidades, las sociedades científicas, los profesionales sanitarios (médicos, farmacéuticos, enfermeras, odontólogos, podólogos, etc.), los pacientes y la población en general. La complejidad de este escenario, así como la continua comercialización de nuevos medicamentos y la generación de conocimientos sobre la terapéutica farmacológica, hacen necesaria una evaluación continuada del uso de los medicamentos en la práctica clínica habitual, más allá de la fase de investigación previa a su registro. Asimismo, la demanda de una asistencia de calidad y eficiente en un modelo sanitario de recursos finitos, en el que la asignación de recursos a una intervención sanitaria determinada va en detrimento de la asignación a otras intervenciones, obliga a conocer qué medicamentos se utilizan, cómo se utilizan y si se emplean de modo adecuado y eficiente, así como establecer medidas destinadas a garantizar su uso racional. La herramienta fundamental para dicha evaluación la constituyen los estudios de utilización de medicamentos.

DEFINICIÓN DE LOS ESTUDIOS DE UTILIZACIÓN DE MEDICAMENTOS

La evaluación de la utilización de los medicamentos es una de las actividades de la farmacoepidemiología, que estudia el uso y los efectos de los medicamentos en la población. Según Brodie, los estudios de utilización de medicamentos (EUM) evalúan la prescripción, la dispensación y el consumo de medicamentos. Sin embargo, un informe técnico de la Organización Mundial de la Salud (OMS) definía, en 1977, los EUM como la evaluación de la comercialización, distribución, prescripción y uso de medicamentos en una sociedad determinada, con particular atención a las consecuencias médicas, sociales y económicas. Ambas definiciones coinciden en que el objetivo de los EUM es el seguimiento del uso de los medicamentos en la comunidad, pero la definición de la OMS es más amplia, al incluir todas las fases de la cadena del medicamento, desde la comercialización hasta la dispensación y el uso de los medicamentos por los sujetos, y también la evaluación de los resultados de su utilización en la comunidad, con el fin último de facilitar su uso racional.

En la bibliografía de los artículos de investigación biomédica a menudo se emplean términos diferentes para designar a los EUM; así, en inglés, el más utilizado es *drug utilization study* (DUS), pero también *drug utilization review* (DUR) o revisión de la utilización de medicamentos, *drug use review* (DUR) o revisión del uso de los medicamentos, *drug use evaluation* (DUE) o evaluación del uso de los medicamentos, *drug utilization data* o datos de utilización de medicamentos, *drug statistics* o estadísticas de medicamentos, *drug audit o therapeutic audit* o auditorías de medicamentos o terapéuticas, etc. Por otra parte, también es muy frecuente que los estudios de utilización de medicamentos no aparezcan descritos con este término u otros similares.

En España la normativa legal sobre el desarrollo de los estudios postautorización de tipo observacional para medicamentos de uso humano (Real Decreto 957/2020) requiere que, previamente al inicio de los mismos, se obtenga el dictamen favorable de un Comité de Ética de la Investigación con medicamentos (CEIm) y el acuerdo del centro sanitario donde se atiende a los sujetos participantes. El promotor y los investigadores del estudio deben garantizar la confidencialidad de los datos de los sujetos participantes. Estos estudios permiten obtener datos sobre las condiciones de uso, seguridad y efectividad de los medicamentos en el contexto de la asistencia sanitaria, sin interferir con la práctica clínica habitual. Además, complementan la información ya conocida del medicamento, y aportan información para posicionar el lugar del medicamento en la terapéutica.

DESARROLLO Y OBJETIVOS DE LOS ESTUDIOS DE UTILIZACIÓN DE MEDICAMENTOS

Los EUM se desarrollan con la finalidad de obtener información sobre el uso de los medicamentos en la condiciones de la práctica clínica habitual. No obstante, no sólo consisten en una descripción del uso de los fármacos y de sus consecuencias prácticas, sino que tienen como objetivo final conseguir una práctica farmacológica óptima (**fig. 76-1**). Los principales objetivos de los EUM son:

- Obtener una descripción de la utilización de los medicamentos y de sus consecuencias.
- Realizar una valoración cualitativa de los datos obtenidos para identificar posibles problemas relacionados con el uso de los medicamentos.
- Desarrollar una intervención para resolver los problemas identificados relacionados con el uso de los medicamentos.
- Evaluar si la intervención desarrollada ha corregido los problemas o si es preciso reiniciar el ciclo.

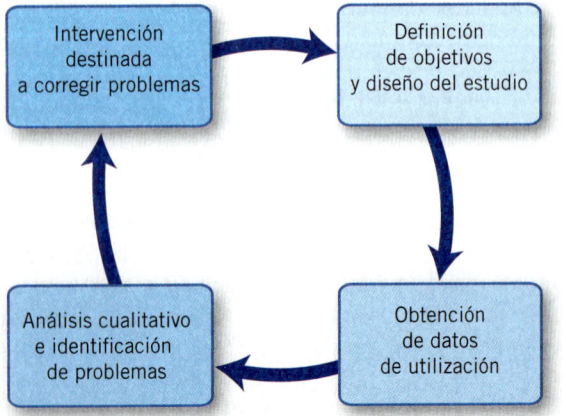

Figura 76-1. Esquema del proceso de desarrollo y objetivos de los estudios de utilización de medicamentos.

Los estudios de utilización de medicamentos permiten obtener información sobre:

1. El patrón de uso de medicamentos, referido al volumen o la magnitud de su uso y los diferentes tipos utilizados, así como a las tendencias del consumo y de los costes a lo largo del tiempo.

2. La calidad del uso de los medicamentos mediante la comparación del uso real con unos patrones o estándares de referencia. La valoración cualitativa trata de identificar problemas de mal uso de los medicamentos (en inglés, *misuse*) y áreas de mejora. En general, los problemas que se pueden detectar en los EUM son los siguientes:

- La utilización de medicamentos inadecuados en sí mismos, valorando la calidad en función de su composición y de la información disponible sobre eficacia y relación beneficio/riesgo de los distintos principios activos.
- La utilización inadecuada de medicamentos adecuados en comparación con sus alternativas y en función de la relación beneficio/riesgo y beneficio/coste:

  - La utilización excesiva del tratamiento farmacológico o sobreutilización *(overuse)* en una determinada enfermedad o indicación.
  - La utilización insuficiente del tratamiento farmacológico o infrautilización *(underuse)* en una determinada enfermedad o indicación.

- La utilización de esquemas terapéuticos inadecuados de los medicamentos (respecto a la dosis prescrita o administrada, la duración del tratamiento, el grado de adherencia, etc.).

3. Los determinantes del uso de los medicamentos, que incluyen factores relativos a las sustancias (p. ej., características farmacológicas y asequibilidad), a los prescriptores (p. ej., especialidad del médico y formación recibida) y a los usuarios (características demográficas y clínicas), así como otros factores que pueden influir en la prescripción (la organización del sistema sanitario, la industria farmacéutica, la administración sanitaria, las sociedades científicas, las asociaciones de pacientes, etc.).

4. Los resultados del uso de estos medicamentos, que incluyen los beneficios, los efectos adversos y las consecuencias económicas.

CLASIFICACIÓN DE LOS ESTUDIOS DE UTILIZACIÓN DE MEDICAMENTOS

En función del tipo de información que se desea obtener, los EUM pueden clasificarse en estudios cuantitativos, si el objetivo es medir magnitudes (p. ej., la cantidad de medicamentos prescritos), o cualitativos, cuando el objetivo es conseguir una evaluación de la calidad (p. ej., el grado de calidad de la prescripción de medicamentos). Sin embargo, los estudios también pueden clasificarse en función del elemento principal que pretenden describir en los siguientes tipos (**v. tabla 76-1**):

Tabla 76-1. Características de los distintos tipos de estudios de utilización de medicamentos

TIPO DE ESTUDIO	OBJETIVO	FUENTE DE LOS DATOS	TIPO DE INFORMACIÓN RECOGIDA
Oferta	Descripción, cuantificación y evaluación de la calidad de la oferta de medicamentos	• Datos de registros y listas oficiales de medicamentos ofertados	• Cantidad y calidad de la oferta de medicamentos • Calidad de la información de los medicamentos
Consumo	Descripción, cuantificación y calidad del consumo de medicamentos	• Datos de distribución de medicamentos • Datos de dispensación de medicamentos • Datos de adquisición y de facturación de medicamentos	• Tipo y cantidad de medicamentos consumidos • Comparación del consumo de medicamentos en diferentes áreas y a lo largo del tiempo • Calidad del consumo de medicamentos
Prescripción-indicación	Descripción, cuantificación y adecuación de las indicaciones par las que se usan los medicamentos	• Datos de registros clínicos • Datos de entrevistas • Datos de prescripción, dispensación y/o administración de medicamentos	• Tipo de indicaciones en las que se utiliza un medicamento o grupo de medicamentos • Sobreutilización de medicamentos • Calidad de la utilización de medicamentos
Indicación-prescripción	Descripción, cuantificación y adecuación del uso de los medicamentos en una indicación	• Datos de registros clínicos • Datos de entrevistas • Datos de prescripción, dispensación y/o administración de medicamentos	• Tipo de fármacos utilizados en una indicación • Infrautilización y sobreutilización de medicamentos • Calidad de la utilización de medicamentos
Esquema terapéutico	Descripción de las pautas de uso de los medicamentos (dosis, duración, concentraciones plasmáticas, etc.) y de la adherencia al tratamiento	• Datos de registros clínicos • Datos de entrevistas • Datos de prescripción, dispensación y/o administración de medicamentos • Datos analíticos de laboratorio • Datos de recuento de medicamentos	• Pautas de tratamiento (dosificación, duración, concentraciones plasmáticas de medicamentos, etc.) • Grado de adherencia al tratamiento prescrito
Factores condicionantes de la prescripción	Descripción de diferentes características asociadas con la prescripción y el uso de los medicamentos	• Datos de registros clínicos • Datos de entrevistas • Datos de prescripción, dispensación y/o administración de medicamentos • Datos de gestión administrativa	• Factores positivos y negativos asociados a la cantidad y a la calidad de la prescripción • Factores asociados a las variabilidad del uso de medicamentos • Áreas prioritarias de actuación para la mejora de la prescripción y el uso de los medicamentos
Consecuencias prácticas	Descripción de los resultados clínicos y económicos asociados al uso de los medicamentos	• Datos de registros clínicos • Datos de entrevistas • Datos de prescripción, dispensación y/o administración de medicamentos • Datos de facturación de medicamentos	• Grado de efectividad de los medicamentos • Grado de tolerabilidad y toxicidad de los medicamentos • Grado de satisfacción y calidad de vida de los pacientes • Costes de la prescripción farmacológica
Intervención	Describir el efecto de intervenciones específicas orientadas a modificar problemas de relacionados con el uso de los medicamentos	• Datos de registros clínicos • Datos de entrevistas • Datos de prescripción, dispensación y/o administración de medicamentos • Datos de facturación de medicamentos	• Efecto de la intervención realizada en relación con el problema del uso de medicamentos

1. Estudios de la oferta de medicamentos: describen qué fármacos son accesibles para ser utilizados en un determinado entorno.

2. Estudios de consumo: describen qué medicamentos se utilizan y en qué cantidades.

3. Estudios prescripción-indicación: describen las indicaciones en las que se utiliza un determinado fármaco o grupo de fármacos.

4. Estudios indicación-prescripción: describen los fármacos utilizados en una determinada indicación o grupo de indicaciones.

5. Estudios sobre el esquema o la pauta terapéutica: describen las características de la utilización práctica de los medicamentos (dosis, monitorización de los niveles plasmáticos, duración del tratamiento, adherencia, etc.).

6. Estudios de los factores que condicionan los hábitos de utilización (prescripción, dispensación, automedicación, etc.): describen características de los prescriptores, de los dispensadores, de los pacientes o de otros elementos relacionados con los medicamentos y su relación con los hábitos de utilización de éstos.

7. Estudios de las consecuencias prácticas de la utilización de los medicamentos: describen beneficios, efectos indeseados o costes reales del tratamiento farmacológico; también pueden describir su relación con las características de la utilización de los medicamentos.

8. Estudios de intervención: describen las características de la utilización de medicamentos en relación con un programa de intervención concreto sobre su uso. Generalmente, las medidas de intervención pueden ser reguladoras, educativas o mixtas.

Debe señalarse que, con frecuencia, un estudio concreto puede describir varios de los elementos citados. Habitualmente, los estudios de pauta terapéutica, de los factores que condicionan los hábitos de utilización y de las consecuencias prácticas del uso emplean también la descripción de elementos de los estudios de prescripción-indicación y de los de indicación-prescripción, y a menudo integran intervenciones sobre la utilización observada.

DISEÑOS DE LOS ESTUDIOS DE UTILIZACIÓN DE MEDICAMENTOS

Diseños de investigación

Los diseños de investigación de los EUM aplican metodologías análogas a las de otros tipos de investigación clínica y, así, pueden ser diseños experimentales u observacionales. Los primeros son poco frecuentes y suelen emplearse sobre todo en EUM que valoran la eficacia de diferentes intervenciones educativas destinadas a mejorar la prescripción de medicamentos. La mayoría de los EUM son estudios observacionales en los que se observa la realidad sin intervenir (en el capítulo de Farmacovigilancia y farmacoepidemiología se describen con más detalle las características de los estudios observacionales).

Estudios transversales. Estos diseños son los más frecuentes, y en ellos se miden simultáneamente en un mismo período de tiempo todas las variables, ya sea que estén relacionadas con la exposición (como la edad y el sexo de los pacientes o de los prescriptores) o con el efecto (como la magnitud del consumo o la prescripción de los medicamentos).

Estudios longitudinales de cohortes. Estos diseños definen uno o más grupos de sujetos o cohortes en función de la exposición (p. ej., el tipo de prescripción), y en ellos se miden las variaciones temporales del efecto estudiado (p. ej., la utilización de los medicamentos). Aunque el diseño ideal es la comparación a lo largo del tiempo de más de una cohorte de sujetos, también se diseñan estudios en los que únicamente se investiga una cohorte.

Estudios de casos y controles. Este diseño es útil en estudios exploratorios para identificar asociaciones entre factores relacionados con la prescripción y el uso de un grupo de medicamentos.

Estudios ecológicos. Este diseño es frecuente en los estudios de consumo de medicamentos, y en él, a diferencia de los anteriores, las medidas de evaluación del uso de los medicamentos no se efectúan en sujetos individuales, sino en grupos o agregaciones de individuos, basadas en criterios geográficos (p. ej., hospitales o áreas de salud) o temporales (p. ej., un período de días, semanas, meses o años).

La Red Europea de Centros de Farmacoepidemiología y Farmacovigilancia (ENCePP), coordinada por la Agencia Europea del Medicamento (EMA), ha desarrollado listas de verificación de protocolos y guías metodológicas de diseños de estudios observacionales sobre la epidemiología de las enfermedades, la utilización de fármacos, y los beneficios y riesgos de los medicamentos.

Actualmente, se dispone de registros que contienen información sobre el diseño y metodología de los estudios observacionales con medicamentos como el Registro español de estudios clínicos (REec), y el Registro electrónico de estudios post-autorización de la Unión Europea (EU PAS Register).

Metodología de los estudios

La variabilidad en la oferta de medicamentos y en los hábitos prescriptivos entre distintos entornos y áreas geográficas puede dificultar la interpretación y la comparación de los resultados obtenidos en los EUM. El empleo de denominaciones comunes y la estandarización de las unidades de medida son dos estrategias metodológicas básicas para subsanar estos problemas. Así, las iniciativas de los grupos escandinavos y del grupo europeo de investigación en utilización de medicamentos (Euro-DURG, *European Drug Utilization Research Group*) facilitaron en la década de 1970 el desarrollo de una metodología común respecto a las técnicas de cuantificación de los estudios de consumo de medicamentos, basada en:

1. Un sistema internacional único de clasificación de los medicamentos.

2. Parámetros de medida cuantitativos estandarizados.

La clasificación anatómico-terapéutica-química *(anatomical therapeutic chemical classification)* o ATC es el sistema de clasificación estandarizado de las especialidades farmacéuticas, recomendado por la OMS, aceptado internacionalmente, aplicable en todos los países y estable en el tiempo, para sistematizar y comparar los datos obtenidos en los estudios de consumo de medicamentos. En esta clasificación los medicamentos son divididos en 14 grupos anatómicos principales (primer nivel de clasificación) según el sistema u órgano sobre el que actúan, designados por letras del alfabeto **(tabla 76-2)**. A su vez, estos grupos se subdividen en subgrupos terapéuticos (segundo y tercer nivel). El sistema de clasificación ATC ha sido modificado mediante la adición del subgrupo químico-terapéutico (cuarto nivel) y la entidad química (quinto nivel), lo que permite realizar estudios de utilización de medicamentos más detallados **(tabla 76-3)**.

Tabla 76-2. Grupos principales de medicamentos de la clasificación anatómico-terapéutico-química y codificación de los fármacos

	GRUPOS TERAPÉUTICOS PRINCIPALES
A	Aparato digestivo y metabolismo
B	Sangre y órganos hematopoyéticos
C	Aparato cardiovascular
D	Terapia dermatológica
G	Terapia genitourinaria
H	Terapia hormonal
J	Terapia infecciosa de uso sistémico
L	Terapia antineoplásica y agentes inmunomoduladores
M	Sistema musculosquelético
N	Sistema nervioso
P	Antiparasitarios
R	Aparato respiratorio
S	Órganos de los sentidos
V	Varios

La clasificación se revisa periódicamente y se realizan modificaciones cuando ha cambiado el uso principal del fármaco, o cuando se requiere incorporar nuevos medicamentos. En España, el Ministerio de Sanidad también emplea esta clasificación para identificar y describir la información sobre medicamentos.

Este sistema resulta simple y generalizable, pero presenta algunas limitaciones. Por ejemplo, un medicamento con distintas indicaciones puede estar incluido sólo en un grupo o subgrupo, y la inclusión de algunos medicamentos dentro de su grupo terapéutico no siempre sigue criterios lógicos desde el punto de vista médico. Otro ejemplo es que la codificación de los medicamentos que son combinaciones de varios principios activos en dosis fijas sólo se realiza en casos muy concretos, que corresponden a combinaciones ampliamente utilizadas a nivel internacional, de modo que muchas especialidades de este tipo carecen de código. No existe, sin embargo, ningún sistema de clasificación ideal que permita obviar todos los problemas que se plantean.

Con respecto a la estandarización de los parámetros de medida, en los estudios de consumo podrían emplearse desde las cantidades dispensadas medidas en número de enva-

Tabla 76-3. Ejemplo de codificación en la clasificación anatómico-terapéutico-química: omeprazol

NIVEL	DESCRIPTOR	DENOMINACIÓN	CÓDIGO
Primero	Grupo anatómico principal	Aparato digestivo	A
Segundo	Grupo terapéutico principal	Fármacos para alteraciones de la acidez	A02
Tercero	Subgrupo terapéutico	Fármacos antiulcerosos	A02B
Cuarto	Subgrupo químico-terapéutico	Fármacos inhibidores de la bomba de protones	A02BC
Quinto	Principio activo	Omeprazol	A02BC01

ses, unidades de dosificación (tableta, gotas, etc.) o unidades de peso de sustancia activa (mg, g, etc.), hasta el número de prescripciones o los costes de los medicamentos en unidades monetarias. Las dificultades para establecer comparaciones adecuadas según estas medidas son obvias, ya que pueden variar atendiendo al medicamento considerado (e incluso para un mismo medicamento a lo largo del tiempo) y notablemente de un país a otro. La unidad técnica internacional de medida de consumo de medicamentos, denominada dosis diaria definida (DDD), es independiente de las variaciones en el precio y en el contenido ponderal de las especialidades farmacéuticas del medicamento, y permite obviar estas limitaciones. La DDD se define como la dosis diaria media de mantenimiento cuando se usa un fármaco en su indicación principal para un adulto, salvo en algunos fármacos que se usan exclusivamente en niños. Se expresa como peso de sustancia activa, y suele corresponder a la dosis de tratamiento, y no a la utilizada en prevención. Las DDD son establecidas por el Centro Colaborador de la OMS para la Metodología Estadística de los Medicamentos (http://www. whocc.no/), y se acuerdan por consenso según las recomendaciones de las publicaciones científicas, del laboratorio fabricante y de la experiencia acumulada. Cabe destacar que la DDD es un estándar de comparación, pero no se corresponde necesariamente con la dosis utilizada por los pacientes. Normalmente, las DDD son únicas para un mismo fármaco, pero en aquellos casos en los que se emplean dosis claramente distintas según la vía de administración se establecen distintas DDD, una para cada vía.

En general, el número de DDD consumidas en un área geográfica se expresa en DDD por 1.000 habitantes y día (DHD), y en los hospitales en DDD por 100 estancias o DDD por 100 camas-día. Este parámetro puede proporcionar una estimación aproximada de la población tratada con un determinado fármaco (siempre que se trate de tratamientos crónicos). En la **tabla 76-4** se muestra el modo de calcular el consumo de medicamentos en DDD. La DDD permite realizar estudios comparativos de consumo en distintas zonas geográficas y valorar tendencias de consumo en una misma zona geográfica en distintos períodos de tiempo. Sin embargo, la DDD también presenta algunas limitaciones: *a)* su valor como aproximación a la exposición de una población a medicamentos no equivale a la dosis diaria prescrita o consumida; *b)* un fármaco puede precisar dosis diferentes para distintas indicaciones; *c)* no existen DDD establecidas para muchos de los medicamentos que contienen combinaciones en dosis fijas; *d)* no todos los fármacos prescritos o dispensados se utilizan; *e)* los datos suelen expresarse empleando como denominador la población total, sin considerar qué grupo de población es el realmente expuesto según la edad, el sexo u otras características, y *f)* la DDD no refleja el modo en que se están utilizando los medicamentos respecto a las indicaciones de uso, la duración y las pautas de tratamiento.

Otra unidad de medida es la dosis diaria prescrita (DDP), que es la dosis media prescrita de un determinado fármaco para su indicación principal. Aunque para algunos fármacos (p. ej., los antihipertensivos) no existe gran disparidad en los resultados según se utilice como unidad de medida la DDD o la DDP, para otros grupos farmacológicos (como los

Tabla 76-4. Cálculo del consumo de medicamentos en dosis diarias definidas (DDD)

$$N^\circ \text{ de DDD} = \frac{\text{Medicamento total consumido (mg)}}{\text{DDD del medicamento (mg)}}$$

Medicamento total consumido = número de envases × número de unidades de dosificación contenidas en el envase × contenido de cada unidad de dosificación. Se debe expresar en las mismas unidades que la DDD

Consumo de medicamentos en atención primaria

$$N^\circ \text{ de DDD/1.000 habitantes/día (N}^\circ \text{ DHD)} = N^\circ \text{ de DDD} \times \frac{1.000}{\text{Tiempo (días)} \times N^\circ \text{ de habitantes}}$$

Ejemplo. El consumo del fármaco A durante un año ha sido de 10.000.000 envases de 10 comprimidos de 10 mg y de 5.000.000 envases de 20 comprimidos de 5 mg. La población estudiada es de 20 millones. La DDD del fármaco A es de 10 mg

$$N^\circ \text{ de DDD} = \frac{1 \times 100.0000.000 \times 10 \times 10 + 5.000.000 \times 20 \times 5}{10}$$

$$N^\circ \text{ de DDD} = \frac{1.500.000.000}{10} = 150.000.000 \text{ DDD en un año}$$

$$N^\circ \text{ DHD} = 150.000.000 \times \frac{1.000}{365 \text{ días} \times 20.000.000 \text{ habitantes}}$$

El consumo del fármaco A es de 20,5 DHD

Consumo de medicamentos en hospitales

$$N^\circ \text{ DDD/100 estancias} = \frac{\text{Consumo de un medicamento durante un período de tiempo } y \text{ (mg)} \times 100}{\text{DDD (mg)} \times N^\circ \text{ de estancias hospitalarias durante un período de tiempo } y}$$

$$N^\circ \text{ DDD/100 camas-día} = \frac{\text{Consumo de un medicamento durante un período de tiempo } y \text{ (mg)} \times 100}{\text{DDD (mg)} \times N^\circ \text{ días del período } y \times N^\circ \text{ de camas} \times \text{porcentaje medio de ocupación}}$$

analgésicos) las diferencias pueden ser importantes. En comparación con la DDD, la DDP permite una mejor estimación de la proporción de la población tratada; sin embargo, al depender de los hábitos prescriptivos o de consumo, puede variar en las distintas zonas geográficas y a lo largo del tiempo y, por lo tanto, puede perder utilidad en los estudios comparativos.

FUENTES DE DATOS DE LOS ESTUDIOS DE UTILIZACIÓN DE MEDICAMENTOS

El desarrollo de los EUM está condicionado por la disponibilidad y la fiabilidad de las fuentes de origen a partir de las que se obtienen los datos. Las fuentes de datos de los EUM pueden clasificarse en muestrales o poblacionales y en primarias o secundarias según se hayan diseñado específicamente para recoger los datos del estudio o ya existan previamente con otra finalidad, respectivamente. Por lo general, el coste de obtención de los datos en términos de tiempo y recursos es elevado para las fuentes primarias. En cambio, las fuentes secundarias consisten en bases de datos administrativas o de registros clínicos ya existentes, a partir de los que puede extraerse información sobre medicamentos, por lo que la obtención de información requiere menos recursos.

Fuentes de datos primarias

Las fuentes primarias suelen ser muestrales y recogen de forma directa y expresa la información necesaria para el estudio. Las encuestas mediante cuestionarios anónimos y las entrevistas personales son las principales fuentes de datos primarias de los EUM y se pueden realizar tanto a profesionales

sanitarios como a pacientes. Su principal ventaja es que permiten recoger las variables sobre condicionantes de la utilización o sus consecuencias que se consideren relevantes para el objetivo del EUM, y sus principales inconvenientes son el elevado coste de la obtención de la información, la representatividad de la muestra y la fiabilidad de la información, ya sea por baja tasa de respuestas en las encuestas o porque es posible que las respuestas no reflejen totalmente la realidad.

Fuentes de datos secundarias

Las fuentes secundarias contienen datos de registros ya existentes. Su principal ventaja es la eficiencia en cuanto a la optimización de recursos, pero su principal limitación es la inespecificidad de los datos disponibles en cuanto a los objetivos de cada EUM. La información sobre los medicamentos se puede obtener de las bases de datos administrativas y de las de registros clínicos. La selección de las fuentes de datos secundarias más apropiadas debe considerar el objetivo de los estudios. Por ejemplo, los estudios que analizan la oferta de medicamentos pueden utilizar los catálogos nacionales de especialidades farmacéuticas o las guías de medicamentos de áreas de atención primaria o de centros hospitalarios. Los estudios de consumo pueden emplear bases de datos que contienen información de prescripción o facturación de medicamentos en un entorno determinado. Así, un hospital puede revisar sus datos de dispensación o de facturación para estudiar el consumo farmacéutico del centro. En el entorno de atención primaria en España, la base de datos sobre facturación de las recetas de medicamentos financiados por el Sistema Nacional de Salud (SNS), y que gestiona la Dirección General de Farmacia y Productos Sanitarios del Ministerio de Sanidad, es la más utilizada para los EUM de consumo. Esta base de datos contiene el número de envases dispensados en oficinas de farmacias con cargo al SNS y se nutre a partir de los datos suministrados por las diferentes Comunidades Autónomas. También incluye el consumo a cargo de las mutualidades administrativas de los funcionarios civiles, judiciales y militares del estado español. Las principales limitaciones de esta base son la ausencia de datos de consumo de otras entidades aseguradoras, de los hospitales, de las recetas privadas, y de la dispensación de medicamentos sin receta (básicamente automedicación). Otra fuente de datos secundaria, de cobertura internacional, es la base de datos de IQVIA, una empresa privada que comercializa información sobre consumo farmacéutico y que se elabora a partir de los datos de facturación de fabricantes, mayoristas y oficinas de farmacia. Las encuestas nacionales de salud realizadas periódicamente también son una fuente de datos secundaria para realizar EUM, ya que incluyen una serie de peguntas sobre el consumo de medicamentos junto con otras variables.

En los estudios de prescripción-indicación, indicación-prescripción, de pautas de prescripción, de factores condicionantes de los hábitos y de consecuencias prácticas de la prescripción, que requieren de información clínica además de datos de consumo, pueden emplearse como fuentes de información las historias clínicas de los pacientes. Las bases de datos de base poblacional generadas a partir de la historia clínica electrónica han supuesto un gran avance en el proceso de evaluación clínica y epidemiológica, y con su vinculación a bases de datos de prescripción y dispensación farmacéutica permiten evaluar el uso y los efectos de los medicamentos en grupos de población. Una de la bases de datos secundarias más conocidas en farmacoepidemiología es la Base de Datos para Investigación en Medicina General del Reino Unido (UKGPRD, *United Kingdom General Practice Research Database*), creada en 1994, que contiene datos informatizados procedentes de las historias clínicas de médicos de atención primaria, y que en el año 2012 se transformó en la Base de Vínculo de Datos para la Investigación en Medicina General (CPRD, *Clinical Practice Research Datalink*; http://www.cprd.com/intro.asp) mediante la integración de una gran variedad de datos de información sanitaria. En España, la Base de Datos para la Investigación Farmacoepidemiológica en Atención Primaria (BIFAP) es una base de datos de registros médicos del SNS orientada a la investigación de los patrones de uso, la seguridad y la efectividad de los medicamentos. Esta base de datos está financiada y administrada por la Agencia Española de Medicamentos y Productos Sanitarios (AEMPS). BIFAP (http://www.bifap.org/) tiene los datos registrados por los médicos de familia y pediatras de atención primaria en la historia clínica electrónica que aportan las comunidades autónomas, y que voluntariamente participan mediante convenios de colaboración. BIFAP contiene datos generales de los pacientes, de problemas de salud, de medicación y de vacunaciones. Asimismo, algunas comunidades autónomas, también disponen de bases de datos. En Cataluña, el Sistema de Información para el Desarrollo de la Investigación en Atención Primaria (SIDIAP) integra datos procedentes de las historias clínicas informatizadas de atención primaria y de facturación farmacéutica dependientes del Instituto Catalán de la Salud (www.sidiap.org).

INDICADORES DE LA PRESCRIPCIÓN

Los indicadores de la prescripción son parámetros de medida utilizados para describir y evaluar el uso de los medicamentos en la práctica clínica. Estos indicadores pueden ser genéricos, cuando se refieren a la prescripción de cualquier medicamento, o específicos, cuando se refieren a la prescripción de medicamentos concretos. Los indicadores deben ser medibles, válidos, consensuados, sensibles para detectar variaciones y relevantes desde una perspectiva de salud pública, especialmente cuando se utilizan como herramienta para fomentar el uso racional de los medicamentos. Sin embargo, la mayoría de los indicadores de la prescripción no están validados y suelen elaborarse según la opinión de expertos y técnicas de consenso. De forma más simple se pueden clasificar en indicadores de cantidad y de calidad de la prescripción.

Indicadores de cantidad

Los indicadores de cantidad permiten describir y comparar el uso de los medicamentos y el gasto asociado, por lo que son ampliamente utilizados en los EUM. Los indicadores de cantidad de la prescripción incluyen variables diversas, desde el número de recetas, de fármacos, de envases o de dosis prescritas, hasta el número de pacientes tratados con medicamentos u otras. La DDD, que ya se ha comentado, es el indicador de cantidad estandarizado que se utiliza como unidad de medida de consumo, y también son indicadores de cantidad la DDP, la DHD, la DDD/100 estancias y la DDD/100 camas-día. La DU90% es otro indicador elaborado a partir de la DDD que define el número de medicamentos que representan el 90 % del consumo total. Son asimismo frecuentes los indicadores de cantidad relacionados con el importe de los medicamentos, como el precio medio por receta, el gasto medio por fármaco prescrito, el gasto medio por paciente y otros.

Indicadores de calidad

Para efectuar un análisis cualitativo del uso de los medicamentos se establece un criterio de referencia explícito considerado óptimo. Los indicadores de calidad de la prescripción miden las diferencias entre el uso de medicamentos observado en la práctica clínica y dicho criterio de referencia. Los indicadores de la calidad son diversos; por ejemplo, se puede evaluar la calidad de los medicamentos prescritos según su inclusión en listas restringidas, como los medicamentos esenciales de la OMS o guías o formularios de medicamentos de referencia, o por su composición, por ejemplo si contienen un único principio activo (monofármacos). No obstante, estos indicadores son insuficientes y presentan limitaciones muy evidentes. El valor terapéutico potencial o valor intrínseco de los fármacos es un indicador de calidad que se basa en el análisis de las pruebas científicas sobre la eficacia y seguridad de los fármacos contenidos en cada especialidad farmacéutica. Según el valor intrínseco, los medicamentos pueden clasificarse en dos tipos: *a)* medicamentos con valor intrínseco elevado (VIE), es decir, los que han demostrado eficacia y tienen una relación beneficio/riesgo adecuada, y *b)* medicamentos con valor intrínseco no elevado

(VINE), es decir, los que presentan una relación beneficio/riesgo desfavorable, que son combinaciones en dosis fijas irracionales o carecen de evidencias de eficacia. El indicador de la utilidad terapéutica de los medicamentos también analiza la calidad de los medicamentos prescritos y los clasifica en grupos de utilidad terapéutica alta (UTA), que tienen una eficacia, seguridad y conveniencia adecuadas y, de utilidad terapéutica baja (UTB), que no tienen una eficacia, seguridad o conveniencia suficientemente adecuada.

El indicador de grado potencial de uso mide la proporción que representa el consumo de determinados fármacos o subgrupos terapéuticos respecto al consumo total de fármacos de su grupo. Los medicamentos pueden clasificarse en: *a)* grado potencial de uso elevado, que mide la proporción del consumo de fármacos de primera elección, y *b)* grado potencial de uso bajo, que mide la proporción de fármacos que no son de primera elección. Este conjunto de indicadores definidos para distintos grupos de medicamentos, también conocidos como estándares de la calidad de prescripción de medicamentos, se definen como el patrón de uso de medicamentos generado cuando se utiliza la opción terapéutica que tiene una mayor evidencia disponible en el abordaje de los problemas de salud propios de un nivel asistencial determinado (p. ej., el consumo de antihipertensivos de primera elección frente al consumo total de antihipertensivos o el consumo de antidiabéticos orales que no son de primera elección frente al consumo total de antidiabéticos orales).

Por otra parte, también hay indicadores de calidad de prescripción basados en la eficiencia, que intentan medir la optimización de recursos en la elección de los fármacos; así, el indicador que evalúa la prescripción de medicamentos genéricos es uno de los indicadores más utilizados. También cabe destacar los indicadores de la OMS en colaboración con la Red Internacional para el Uso Racional de Medicamentos (OMS/INRUD), que combina varios indicadores de la calidad de la prescripción con indicadores de atención a los pacientes e indicadores de servicios, y que han sido ampliamente utilizados sobre todo en países subdesarrollados o en vías de desarrollo.

No obstante, éstos son indicadores de la calidad de los medicamentos prescritos, es decir, centrados en el medicamento, y presentan como principal limitación la ausencia de información sobre las indicaciones en las que se han utilizado los fármacos o las características de los pacientes. Un elevado consumo de fármacos VIE no significa que la calidad de la prescripción sea alta, porque pueden utilizarse en indicaciones inapropiadas. Los indicadores de prescripción que relacionan el fármaco con la indicación son más útiles, ya que aportan información más completa, pero también son más complejos de elaborar, validar e interpretar. Este tipo de indicadores son apropiados para los estudios de prescripción-indicación y de indicación-prescripción, y pueden ser muy dispares, pues dependen de los procesos clínicos y las características de los pacientes evaluados. Los criterios de referencia y los indicadores se suelen fundamentar en las indicaciones de uso aprobadas por las autoridades sanitarias o avaladas por las pruebas científicas publicadas, pero también pueden basarse en recomendaciones de las guías de práctica clínica o de las conferencias de consenso, e incluso pueden ser de elaboración *ad hoc*. En los estudios de prescripción-indicación, las indica-

⊕ ELEMENTOS CLAVE EN LA EVALUACIÓN DE LA UTILIZACIÓN DE LOS MEDICAMENTOS

- Los estudios de utilización de medicamentos (EUM) evalúan la comercialización, distribución, prescripción y uso de medicamentos en una sociedad determinada, con particular atención a las consecuencias médicas, sociales y económicas.
- Los objetivos de los EUM son describir la utilización de los medicamentos, evaluar la calidad de la prescripción y desarrollar intervenciones para mejorar los problemas relacionados con el uso de los fármacos.
- La valoración cualitativa trata de identificar problemas de mal uso de los medicamentos, como el uso de medicamentos inadecuados, el uso inadecuado de medicamentos adecuados (sobreutilización o infrautilización) y el uso de esquemas terapéuticos inadecuados.
- Los EUM se pueden clasificar según el elemento principal que pretenden describir en estudios de la oferta de medicamentos, estudios de consumo, estudios de prescripción-indicación, estudios de indicación-prescripción, estudios del esquema terapéutico, estudios de los factores condicionantes de la prescripción, estudios de consecuencias prácticas y estudios de intervención.
- La metodología de los estudios de consumo se basa en la clasificación Anatómico-Terapéutica-Química (clasificación ATC) y la dosis diaria definida (DDD).
- La DDD es la dosis diaria media de mantenimiento cuando el medicamento se usa en su indicación principal en adultos.
- Las fuentes de datos de los EUM se pueden clasificar en primarias y secundarias según el método de obtención de los datos.
- Las fuentes primarias son las que se diseñan específicamente para recoger los datos del estudio, y las fuentes secundarias son las que ya existen previamente al estudio, y pueden ser bases de datos administrativas y de registros clínicos.
- Los indicadores de la prescripción son parámetros de medida utilizados para describir y evaluar el uso de los medicamentos. Pueden ser genéricos, cuando se refieren a la prescripción de cualquier medicamento, o específicos, cuando se refieren a la prescripción de fármacos concretos.
- Los indicadores de la prescripción se pueden clasificar en indicadores de cantidad e indicadores de calidad de la prescripción.
- Los indicadores de calidad de la prescripción pueden estar centrados en el medicamento o relacionar el fármaco con la indicación.

ciones de uso de los medicamentos prescritos se pueden clasificar como adecuadas, inadecuadas y discutibles o dudosas. En los estudios de indicación-prescripción los medicamentos prescritos se pueden clasificar como fármacos de elección o de primera línea; alternativos o de segunda línea; de uso restringido o excepcional, e inadecuados o inapropiados.

También se pueden utilizar indicadores específicos en función de las características de los pacientes, como por ejemplo la edad o la enfermedad crónica. Así, se han desarrollado diversos indicadores de calidad de la prescripción de medicamentos a pacientes ancianos y/o que presentan enfermedades crónicas. Estos indicadores pueden estar basados en métodos implícitos o juicios, que evalúan la adecuación de cada fármaco utilizado según la necesidad, la indicación y las características de los pacientes, como el cuestionario MAI *(Medication Appropriateness Index)* o el cuestionario Hamdy. Los indicadores también pueden estar basados en métodos explícitos o criterios, como los criterios de Beers, STOP/START, ACOVE y otros, que tratan de determinar la adecuación de la prescripción según criterios previamente definidos, y que generalmente son una combinación de datos procedentes de pruebas científicas y de grupos de consenso.

BIBLIOGRAFÍA

Arnau JM, Vallano A. Estudios de utilización de medicamentos. Medicamentos y Salud 2000; 2: 72-7.

Arnau JM, Vallano A, Artigas R, Vallés JA, Agustí A, Colomé E y cols. La investigación sobre utilización de medicamentos en atención primaria en revistas nacionales. Aten Primaria 1991; 8: 932-6.

Capella D, Laporte JR. Métodos aplicados en estudios descriptivos de utilización de medicamentos. En: Laporte JR, Tognoni G, eds. Principios de epidemiología del medicamento, 2ª ed. Barcelona: Masson-Salvat, 1993; p. 67-87.

Figueiras A, Caamaño F, Gestal Otero JJ. Metodología de los estudios de utilización de medicamentos en atención primaria. Gac Sanit 2000; 14 (Supl. 3): 7-19.

Figueras A, Vallano A, Narváez E. Fundamentos metodológicos de los estudios de utilización de medicamentos. Una aproximación práctica para estudios en ámbito hospitalario. Managua: MINSA, 2003.

García Ramos R. Introducción a la metodología de los estudios de utilización de medicamentos. En: Matos L, ed. Farmacoepidemiología. Santiago de Compostela: Xunta de Galicia; 1995; 205-21.

García M, Peiró S. Los sistemas de evaluación de la prescripción y del consumo de medicamentos. Criterios cuantitativos y cualitativos de evaluación y monitorización de la calidad. Evaluación de resultados en salud. En: Carnicero J, ed. La gestión del medicamento en los Servicios de Salud. Informes SEIS (8). Pamplona: Sociedad Española de Informática de la Salud, 2008.

Laporte JR, Tognoni G. Estudios de utilización de medicamentos y de farmacovigilancia. En: Laporte JR, Tognoni G, eds. Principios de epidemiología del medicamento, 2ª ed. Barcelona: Masson-Salvat, 1993; p. 1-15.

Organización Mundial de la Salud. Selección de medicamentos esenciales. Informe de un Comité de Expertos de la OMS. Serie de Informes técnicos, n° 615. Ginebra: Organización Mundial de la Salud, 1977.

World Health Organization. Methods to analyse medicine utilization and expenditure to support pharmaceutical policy implementation. Geneva: World Health Organization; 2018. Licence: CC BY-NC-SA 3.0 IGO. Disponible online, último acceso 15 marzo 2023 en: https://apps.who.int/iris/bitstream/handle/10665/274282/9789241514040-eng.pdf

WHO International Working Group for Drug Statistics Methodology, WHO Collaborating Centre for Drug Statistics Methodology, WHO Collaborating Centre for Drug Utilization Research and Clinical PharmacologicalServices. Introduction to drug utilization research. Oslo: World Health Organization, 2003.

Base de datos para la investigación

Base de datos para la investigación farmacoepidemiológica en el ámbito público (BIFAP). Disponible online, último acceso 15 marzo 2023 en: http://www.bifap.org/

International Society for Pharmacoepidemiology. European Drug Utilization Research Group (Euro-DURG).[Internet]. Disponible online, último acceso 15 marzo 2023 en: https://www.pharmacoepi.org/eurodurg/

Real Decreto 957/2020, de 3 de noviembre, por el que se regulan los estudios observacionales con medicamentos de uso humano. Boletín Oficial del Estado, 26 de noviembre de 2020; 310 (104907 a 104925). Disponible online, último acceso 15 de marzo 2023 en: https://www.boe.es/eli/es/rd/2020/11/03/957

Registro español de estudios clínicos (REec). Disponible online, último acceso 15 marzo 2023 en: https://reec.aemps.es/reec/public/web.html

Registro electrónico de estudios posteriores a la autorización de la Unión Europea (Registro PAS de la UE). Disponible online, último acceso 15 marzo 2023 en: https://www.encepp.eu/encepp_studies/indexRegister.shtml

Sistema de Información para el Desarrollo de la Investigación en Atención Primaria (SIDIAP). Disponible online, último acceso 15 marzo 2023 en: https://www.sidiap.org/index.php/es/

The European Network of Centres for Pharmacoepidemiology and Pharmacovigilance (ENCePP®). Disponible online, último acceso 15 marzo 2023 en: https://www.encepp.eu/structure/index.shtml

Mejor uso de los medicamentos

77

A. Gil López-Oliva, O. Haj-Ali Saflo y L. M. Laredo Velasco

INTRODUCCIÓN Y CONCEPTO

La Organización Mundial de la Salud (OMS) organizó en 1985 una Conferencia de expertos sobre el uso racional de medicamentos, celebrada en Nairobi, en la que participaron representantes de distintos gobiernos, de la industria farmacéutica, médicos, farmacéuticos, enfermeros, economistas, etc. Allí se acuñó el término «uso racional de los medicamentos» (URM) y se consideró que la realización de un URM supone que cada enfermo reciba el medicamento más indicado para su situación clínica, con la pauta terapéutica más adecuada y durante el tiempo que sea necesario, y de forma que suponga el menor coste posible, tanto para el paciente como para la comunidad. El mejor uso de los medicamentos implica, además, que el paciente siga las recomendaciones de los profesionales sanitarios que lo atienden.

El URM, al que en la actualidad se prefiere denominar «mejor uso de los medicamentos», es un tema de máximo interés tanto para los países desarrollados como para aquellos en desarrollo, si bien el problema les afecta de forma diferente. Aunque en todos ellos es importante el desarrollo de políticas farmacéuticas nacionales con objeto de que exista una «disponibilidad constante de medicamentos eficaces y de calidad y grado de inocuidad aceptables, asequibles para todas las personas que los necesiten (dondequiera que éstas

vivan y cualquiera que sea su situación económica)», en determinadas zonas lo fundamental será conseguir que al menos los medicamentos imprescindibles estén al alcance de toda la población y evitar destinar recursos a medicamentos no esenciales. Mientras, en otros países más industrializados, la multitud de medicamentos existentes y la gran cantidad de información disponible (a menudo de baja calidad) pueden dificultar la elección del medicamento más adecuado por parte de los profesionales. Sin embargo, en cualquier medio, el uso irracional de medicamentos supone un gasto innecesario de recursos que impide que éstos sean dedicados a otras prestaciones sanitarias.

De hecho, se considera que el crecimiento constante del gasto sanitario, y especialmente el de medicamentos, podría poner en peligro el principio de atención sanitaria universal y gratuita. Esta preocupación ya quedó reflejada en la legislación española en la Ley 25/90 del Medicamento y posteriormente en la Ley 29/2006 de Garantías y Uso Racional de los Medicamentos y Productos Sanitarios y sus sucesivas modificaciones. El texto refundido de dicha Ley, aprobado por el Real Decreto Legislativo 1/2015, de 24 de julio, en su Título Séptimo «Del Uso Racional de los Medicamentos de Uso Humano» recoge diferentes aspectos que se han de tener en cuenta y actuaciones que se deben realizar con objeto de conseguir un uso adecuado de los medicamentos en distintos niveles de las administraciones públicas sanitarias, de la atención especializada, de la atención primaria de salud y en las oficinas de farmacia. Establece que la orientación hacia este fin debe estar presente en actividades de formación, información y promoción de medicamentos, y aborda aspectos muy diferentes, relacionados con la objetividad y calidad de la información y promoción dirigida a los profesionales sanitarios, con la dispensación a través de receta médica, con la publicidad de medicamentos dirigida al público e incluso con la trazabilidad de los medicamentos. Destaca la importancia de las actuaciones de las administraciones públicas dirigidas a potenciar la formación universitaria y postuniversitaria continuada y permanente de los profesionales sanitarios sobre medicamentos.

En esta línea, la Red de Autoridades en Medicamentos de Iberoamérica (EAMI) formada por las agencias o direcciones de medicamentos vinculadas a los ministerios de salud o instituciones de investigación en salud pública de veintidós países iberoamericanos, tiene como misión generar conocimiento a través del intercambio de experiencias, información técnica, legislativa y organizativa, que garantice a la sociedad, desde la perspectiva de servicio público, el acceso a medicamentos y dispositivos médicos, asegurando la calidad, eficacia, seguridad, correcta identificación e información de los mismos.

Los medicamentos son un bien de consumo y un valor industrial que interesa mantener y fomentar, pero también constituyen un factor de salud, cuya utilización es necesario mejorar, puesto que las carencias del sistema sanitario frecuentemente devienen en una utilización incorrecta e ineficiente de los medicamentos. El uso racional o razonado de los medicamentos debe entenderse como una optimización de los recursos, como una utilización eficiente de los medicamentos que contribuya a la equidad en la utilización de los recursos sanitarios, pero debe basarse siempre en valoraciones técnicas adecuadas y no entenderse de forma restrictiva.

PROBLEMAS EN LA UTILIZACIÓN DE MEDICAMENTOS

En nuestra sociedad se viene produciendo un aumento en la población que está sometida activamente a programas de salud, así como un incremento de la demanda de asistencia sanitaria y del coste de los medicamentos que se utilizan como complemento de estos programas. Los principales problemas en la utilización de medicamentos podrían considerarse los siguientes:

1. Utilización de fármacos sin utilidad terapéutica demostrada.
2. Prescripción excesiva de fármacos con eficacia demostrada para determinadas enfermedades, pero que son sobreutilizados por ampliación de indicaciones y por ser empleados en procesos banales o autolimitados para los que no serían precisos.
3. Prescripción insuficiente de medicamentos con utilidad terapéutica claramente demostrada.
4. Abandono de fármacos útiles, eficaces, con abundante experiencia de uso y de bajo coste para sustituirlos por fármacos nuevos, con menor experiencia de uso y sin ventajas terapéuticas relevantes (fármacos «yo también»), aunque de mayor coste.
5. Utilización de fármacos útiles, pero para indicaciones en las que no han demostrado eficacia, frente a alternativas claramente evaluadas.
6. Para el mismo medicamento, prescripción de las especialidades de mayor coste frente a las de menor coste.
7. Prescripción basada en la tradición del centro o equipo clínico, que en ocasiones puede no estar alineada con la mejor evidencia.

PROTAGONISTAS IMPLICADOS EN LA UTILIZACIÓN DE MEDICAMENTOS

Si realizar un uso racional o razonado de los medicamentos supone que se prescriba el medicamento apropiado (eficaz y de calidad e inocuidad aceptables), que se disponga de éste oportunamente y a un precio asequible, que se dispense en las condiciones debidas y que se tome en las dosis, con los intervalos y durante el tiempo indicados, es posible identificar los principales protagonistas de la propia definición.

Administración

Las autoridades reguladoras intervienen en varios aspectos.

Registro de nuevos medicamentos. Los organismos reguladores (nacionales o supranacionales) en sus criterios de registro exigen a los medicamentos haber demostrado eficacia, seguridad y calidad de fabricación. Sin embargo, es menos frecuente que se considere si son o no necesarios, es decir, si aportan alguna ventaja sobre los medicamentos ya existentes.

Actualización del arsenal terapéutico. Además de cuidar las nuevas aportaciones, es importante ir realizando una revisión retrospectiva, pues todavía existen en el mercado medicamentos cuya comercialización fue autorizada hace muchos años, cuando las exigencias en cuanto a eficacia y seguridad eran mucho menores que en la actualidad y ya han quedado obsoletos.

Financiación. Hay varias posibles intervenciones para racionalizar el gasto basadas en la financiación selectiva de medicamentos:

1. Elaboración de listas positivas (medicamentos que serán financiados) o de listas negativas: medicamentos excluidos de la financiación por no satisfacer determinados criterios de eficacia, calidad, coste-efectividad, precio, etc. En España, la lista negativa es posible desde 1990, cuando la Ley del Medicamento separó el registro de un medicamento de su financiación a cargo de la Seguridad Social, aspectos que hasta aquel momento estaban unidos, implicando el registro de un medicamento su financiación por el sistema de salud de forma automática.
2. Precios de referencia. Otro mecanismo de contención del gasto a través de la financiación consiste en financiar para

cada medicamento sólo el denominado «precio de referencia» o máximo; si se prescribe una especialidad más cara, se sustituye por otra dentro del margen financiado. En España este sistema entró en vigor en 1999, a través del Real Decreto 1035/1999 de 18 de junio, por el que se regula el sistema de precios de referencia en la financiación de medicamentos con cargo a fondos de la Seguridad Social o a fondos estatales afectos a la sanidad.

3. Un mecanismo complementario es la prescripción de un número determinado de unidades del medicamento (sólo las que necesite el paciente) y su envasado y entrega personalizada al enfermo por parte de la farmacia.

Potenciación de los genéricos y biosimilares. Un genérico contiene el mismo principio activo y presentación que el medicamento original, se comercializa con la denominación oficial española cuando ha finalizado el período de patente de aquél y sólo precisa demostrar su bioequivalencia con el original para ser comercializado. Esta comercialización abreviada ahorra los costosos estudios de eficacia y toxicidad, por lo que se obtienen medicamentos considerablemente más baratos pero de igual calidad que los originales. Por ello, existe un gran interés en fomentar la prescripción de genéricos. La primera legislación específica sobre especialidades farmacéuticas genéricas (EFG) en España es de 1996, por lo que la introducción en nuestro mercado de este tipo de medicamentos es relativamente reciente. Entre las ventajas de los genéricos, además de su menor coste, podría citarse la fácil identificación del principio activo prescrito y su pertenencia a un grupo farmacológico concreto, con la consecuente disminución de errores y duplicidades en la prescripción, la dispensación y la toma de los medicamentos. Como inconveniente podría citarse que, con frecuencia, los cartonajes de los distintos principios activos de un mismo fabricante son muy similares, lo que puede favorecer la aparición de errores de medicación por confusión entre ellos.

En varios países de la UE, entre ellos España, Portugal, Alemania, Dinamarca o Suecia la sustitución por un medicamento genérico en el momento de la dispensación, en caso de prescripción de un medicamento original con un precio superior al de referencia, es obligatoria cuando está financiado con fondos públicos.

Un biosimilar es un medicamento muy similar a otro medicamento biológico ya autorizado. Al estar elaborado en organismos vivos, puede presentar algunas pequeñas diferencias con respecto al medicamento de referencia, que no son clínicamente significativas. La variabilidad natural es inherente a todos los medicamentos biológicos y siempre se aplican controles estrictos para garantizar que no afecta al funcionamiento del medicamento ni a su seguridad. Para su autorización, los biosimilares han debido demostrar un alto grado de similitud en términos de estructura, actividad biológica y eficacia, seguridad y perfil de inmunogenicidad. Una vez demostrada la biosimilitud, un biosimilar puede basarse en la experiencia adquirida con el medicamento de referencia en términos de seguridad y eficacia, evitándose la repetición innecesaria de ensayos clínicos ya efectuados con el medicamento de referencia. La EMA fue pionera en elaborar directrices acerca de cómo deben desarrollarse los bio-

similares y desde que en 2006 se autorizó el primer medicamento biosimilar, la Unión Europea ha sido pionera en su regulación . Sin embargo, es competencia de los Estados Miembros regular la intercambiabilidad, es decir, el cambio o la sustitución de un medicamento de referencia por su biosimilar. A diferencia de los medicamentos genéricos y debido a su carácter inherente como medicamento biológico, no se contempla la sustitución en el momento de su dispensación, por lo que potenciar su utilización requiere acciones diferentes y más complejas que las de los medicamentos genéricos. En España, los biosimilares están sometidos al sistema de precios de referencia y, dado su carácter mayoritariamente hospitalario, suelen adquirirse por medio de procedimientos públicos de contratación. La reducción del gasto farmacéutico que puede suponer su uso, dado el alto precio que presentan los medicamentos originales biológicos, se considera una gran oportunidad para fomentar la sostenibilidad de los sistemas sanitarios.

En este sentido, en hospitales del Reino Unido se han desarrollado experiencias con programas de cambio gestionado (*managed switch programme*) por un equipo multidisciplinar, que han demostrado seguridad y eficacia, e incluso en algunas provincias de Canadá se han implantado programas de cambio (*switch*) obligatorio de original a biosimilar.

Presupuestos cerrados y autogestión de estos presupuestos. La autoridad sanitaria pacta con centros, zonas básicas de salud o incluso unidades el presupuesto de farmacia o el presupuesto global en caso de la autogestión (*fundholding*), en función de diferentes parámetros (p. ej., la población asignada, el porcentaje de pensionistas, la frecuentación del centro, el grado de bienestar económico de la población de la zona en cuestión y otras variables relacionadas) y obliga a su cumplimiento. El Reino Unido es el país donde más experiencia existe en este sentido, observándose que al establecer este sistema se produce una disminución del gasto en medicamentos sin empeoramiento de la calidad de la prescripción, pero esta tendencia va desapareciendo en años sucesivos, tal vez por pérdida del efecto de la novedad o porque el margen que puede ahorrarse alcance un techo.

En España, la Ley de garantías y Uso Racional de los Medicamentos y Productos Sanitarios en su texto refundido (RDL 1/2015) considera necesaria la financiación selectiva y no indiscriminada de medicamentos, en función de su utilidad terapéutica y de su necesidad para mejorar la salud de los ciudadanos, y en su Título Octavo, «De la Financiación Pública de los Medicamentos y Productos Sanitarios», recoge las medidas destinadas a conseguirlo.

Industria farmacéutica

La investigación sobre medicamentos supone un elevado coste económico y es un proceso largo. El riguroso cribado que sufren los medicamentos desde que son sintetizados hasta que se acepta su comercialización (por cada molécula que prospera muchas son descartadas en diferentes fases de estudio) hace que se busque la máxima rentabilidad en cada una de las que alcanzan el mercado en el menor tiempo posible, lo que entraña ciertos riesgos:

1. Desviación de la investigación hacia la modificación de moléculas ya existentes en detrimento de la búsqueda de nuevas moléculas, por ser más rápido y barato. Sin embargo, esta práctica origina frecuentemente medicamentos con nulas o mínimas diferencias con los anteriores (fármacos «yo también»).

2. Concentración de la investigación en medicamentos para enfermedades con alta prevalencia (hipertensión, infecciones, inflamación y dolor, etc.), olvidándose indicaciones infrecuentes («indicaciones huérfanas»), hasta el punto de hacer necesaria una normativa específica en el ámbito europeo con objeto de fomentar la investigación, el desarrollo y la comercialización de fármacos para estas enfermedades.

3. Desplazamiento de medicamentos conocidos por otros con modificaciones galénicas que ofrecen ventajas teóricas, que no siempre se traducen en ventajas clínicas reales, y que tienen mayor coste.

4. Desviación hacia indicaciones más rentables de medicamentos que podrían dar solución a problemas graves.

5. Aun cuando la normativa establece cómo deberían realizarse la promoción y la información sobre medicamentos por parte de la industria farmacéutica, en ocasiones éstas se llevan a cabo de forma agresiva tanto entre los médicos y farmacéuticos como entre los potenciales usuarios, se realizan estudios de investigación sin fundamento claro como forma encubierta de promoción entre los profesionales (estudios de siembra), programas de seguimiento de pacientes sin objetivos claros, o se presentan resultados de investigación de manera sesgada.

Sistema sanitario, profesionales sanitarios y pacientes

Según la OMS, la prescripción racional se consigue cuando un profesional bien informado, haciendo uso de su mejor criterio, prescribe al paciente un medicamento bien seleccionado, en la dosis y durante el período de tiempo apropiados y con el menor coste posible.

Para ello, serán fundamentales la implicación tanto individual de los profesionales como institucional del sistema sanitario, de forma que sea posible para los médicos:

1. Disponer de una sólida formación en metodología de investigación, farmacoepidemiología y selección de medicamentos, que permita al profesional realizar una prescripción acorde con las pruebas científicas y asimilar de manera crítica los adelantos que se producen en terapéutica.

2. Disponer de información objetiva, independiente, contrastada y evaluada clínicamente sobre medicamentos.

3. Realizar una selección adecuada de los medicamentos, tanto a nivel de las autoridades sanitarias como de la práctica clínica individual.

El sistema sanitario debe ser capaz de proporcionar a sus profesionaleslos medios necesarios para que esto sea posible, capacitándolos adecuadamente y proporcionando formación continuada, información evaluada e independiente sobre medicamentos, información sobre su propia prescripción y herramientas de trabajo adecuadas al objetivo que se

persigue. No se debe delegar esta responsabilidad en la industria farmacéutica, que siempre ha de considerarse una fuente complementaria y no la principal fuente de información de los prescriptores.

En este sentido, en los hospitales existen las Comisiones de Farmacia y Terapéutica encargadas de gestionar las actividades relacionadas con los medicamentos y productos sanitarios a nivel local y desarrollar las políticas para el uso y la administración de los medicamentos en el centro sanitario, que incluyen la actualización del formulario de prescripción y la evaluación del uso clínico de fármacos. Su composición puede variar, al igual que su estructura y organización, pero siempre son multidisciplinares y están constituidas por profesionales sanitarios asistenciales (incluyendo aquellas especialidades más implicadas en innovaciones terapéuticas), farmacólogos clínicos, enfermeras, farmacéuticos y personal de la administración/gerencia del hospital, pudiendo consultar a especialistas no miembros en caso necesario. En ellas se discuten informes monográficos sobre medicamentos para su inclusión en el formulario de prescripción local. Suelen existir, además, una Comisión hospitalaria de acceso a medicamentos de uso excepcional y condiciones especiales y una Comisión de infecciones y política de antibióticos, como parte de los programas de optimización de uso de antibióticos (PROA) de los centros siguiendo el Plan Nacional frente a la Resistencia a los Antibióticos (PRAN).

La decisión de incluir un nuevo medicamento en la guía o formulario de prescripción de un hospital se toma basándose en criterios de eficacia, seguridad y farmacoeconómicos, teniendo en cuenta el impacto presupuestario local de la introducción del fármaco. Las decisiones habitualmente se consensúan entre los miembros del comité y, en caso de discrepancia, se recurre a la votación. Dada la necesidad de racionalizar el gasto en nuevos medicamentos con alto impacto (como anticuerpos monoclonales o terapias oncológicas de diana terapéutica), frecuentemente se incluyen dentro del arsenal terapéutico hospitalario con restricciones de uso y guías consensuadas de utilización, basadas en la población representativa de los ensayos clínicos en las que han demostrado beneficios clínicos.

Del mismo modo, existen comités que evalúan la introducción de otras tecnologías sanitarias (técnicas de imagen, endoscópicas, productos sanitarios) de composición y funcionamiento similar a los de farmacia.

Aunque en ocasiones poco conocido, el papel del médico especialista en farmacología clínica puede resultar muy útil como experto clínico en medicamentos, dado su perfil que integra formación médica asistencial con formación específica en la evaluación de la información sobre medicamentos, desde la fase de investigación clínica a los datos de prescripción y utilización de medicamentos ya aprobados, lo que le permite evaluar de forma crítica y desde una perspectiva práctica la evidencia disponible. Puede ofrecer, por lo tanto, a los demás médicos prescriptores recomendaciones útiles en la práctica habitual y ayudarlos a realizar un uso más adecuado de los medicamentos, facilitando la selección del esquema terapéutico más efectivo y seguro en función de cada paciente y momento concreto de su proceso patológico. Su formación específica en la seguridad de los medicamentos le permite colaborar con los médicos responsables directos de la atención sanitaria a los pacientes en la detección y el manejo de las reacciones adversas a medicamentos, mejorando de forma directa la seguridad de los pacientes, así como contribuir, a través de los programas de farmacovigilancia hospitalaria, a la detección de posibles señales de alerta de reacciones adversas infraestimadas o aún no conocidas, lo que permite ir actualizando la información de seguridad de los medicamentos y disminuir el impacto de esas reacciones adversas en la población expuesta.

La participación de estos profesionales en las comisiones hospitalarias, en los organismos reguladores y en las unidades de investigación clínica, públicas y privadas, puede contribuir a introducir criterios clínicos en la revisión crítica de los resultados en salud obtenidos por la implantación de nuevos medicamentos y tecnologías sanitarias, y su influencia como consultor en las políticas de gestión de medicamentos a nivel autonómico y estatal podría favorecer el logro de un ajuste en el gasto sanitario sin asumir mermas en los indicadores de salud, mejorando la eficiencia de la inversión en políticas sanitarias.

La participación de otros profesionales sanitarios, como los enfermeros y los farmacéuticos de la oficina de farmacia, en la consecución del uso racional de los medicamentos es fundamental, y a menudo constituyen recursos desaprovechados. La colaboración del personal de enfermería en proporcionar una educación sanitaria adecuada a la población y en el seguimiento del tratamiento de los pacientes, el consejo terapéutico apropiado desde la oficina de farmacia, la dispensación activa y, sobre todo, el mantenimiento de discursos coherentes con respecto al uso de los medicamentos desde los distintos ámbitos de la asistencia sanitaria son aspectos claramente necesarios para alcanzar una cultura sanitaria adecuada.

Sin embargo, nada de esto tendrá sentido si uno se olvida del paciente como protagonista fundamental del uso racional de los medicamentos. Realizar una prescripción correcta y una dispensación adecuada y proporcionar a los pacientes unos mensajes coherentes no tendrán trascendencia real si al final del proceso los medicamentos no se toman según las recomendaciones. Más adelante en este capítulo se revisan de forma más detallada los aspectos relacionados con la adherencia terapéutica.

PILARES FUNDAMENTALES DE LA PRESCRIPCIÓN RACIONAL

Formación pregraduada y posgraduada

Según lo previsto en el Real Decreto 1417/1990, la licenciatura de Medicina incluye la asignatura de Farmacología Clínica y Terapéutica en el segundo ciclo, habiéndose incorporado ya a los planes de estudio. Su principal función es acercar los conocimientos de la farmacología básica a la resolución de problemas clínicos, y la clínica a los principios científicos de la farmacología. Debe incluir aspectos relacionados con la evaluación tanto de los beneficios de la administración de los medicamentos en la práctica clínica, como de sus riesgos, incluyendo el diagnóstico de las reacciones adversas. Reviste gran importancia que los futuros médicos se familiaricen con los principios de la selección y

---

⊛ ASPECTOS FUNDAMENTALES PARA UNA PRESCRIPCIÓN RACIONAL

- Formación básica y continuada en farmacoterapéutica.
- Información de medicamentos:
  – Rigurosa.
  – Actualizada.
  – Fiable.
  – Independiente.
  – Accesible.
- Selección de medicamentos basada en criterios de:
  – Eficacia.
  – Calidad.
  – Seguridad.
  – Experiencia de uso.
  – Coste.
  – Necesidad.

---

la prescripción racional de los medicamentos en situaciones clínicas frecuentes, teniendo en cuenta consideraciones farmacocinéticas y farmacodinámicas, y con los conocimientos existentes sobre eficacia, seguridad, costes y alternativas disponibles.

Sin embargo, el constante cambio en el arsenal terapéutico disponible, sin que la innovación farmacológica signifique necesariamente innovación terapéutica, hace difícil mantenerse actualizado, siendo el laboratorio fabricante el que a menudo proporciona la primera información sobre el nuevo medicamento.

Información de medicamentos

Puede considerarse una parte importante de la formación continuada que las administraciones sanitarias deben ser capaces de proporcionar, mediante las unidades técnicas adecuadas. La información debe ser siempre rigurosa, actualizada, fiable, independiente y asequible. Además, siempre que sea necesario, debe ir orientada a problemas, porque el médico asistencial ve enfermos y problemas de salud y no medicamentos, aunque muchas veces plantee sus dudas orientadas a los medicamentos.

La información de los medicamentos se ha dividido en activa y pasiva según sea solicitada por el interesado o no, impresa o verbal según el soporte empleado, orientada a medicamentos o a problemas (si es a un paciente se considera individualizada) y general o personalizada (en función de si se distribuye a colectivos amplios o está dirigida a un médico concreto, por ejemplo en respuesta a una solicitud de información).

La información básica de los medicamentos se recoge en las fichas técnicas, documento oficial destinado al profesional sanitario que refleja las condiciones de uso autorizadas y sintetiza la información científica esencial derivada de los estudios realizados con el medicamento y que trata de aportar toda la información necesaria para poder realizar una prescripción adecuada. La información que contienen se va actualizando en relación con los nuevos datos procedentes de su uso en condiciones reales y de los estudios postcomercialización, por lo que especialmente en los medicamentos de reciente aprobación es frecuente que se vayan incluyendo nuevos riesgos asociados a estos medicamentos. Es impor-

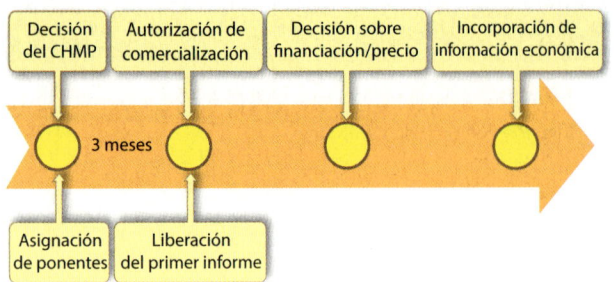

Figura 77-1. Esquema del procedimiento actual para la elaboración de los informes de posicionamiento terapéutico. Modificado del Plan para la consolidación de los IPT de los medicamentos en el SNS. Comisión Permanente de Farmacia del SNS. Aprobado el 3 de febrero de 2020, actualización 8 de julio de 2020. CHMP: Comité de Medicamentos de Uso Humano de la Agencia Europea de Medicamentos.

tante consultar las fichas técnicas actualizadas, que están disponibles en el centro de información online de medicamentos de la AEMPS https://cima.aemps.es/cima/publico/home.html

Además, destacan dos fuentes de información de medicamentos que, en diferente grado y nivel, pueden resultar muy útiles para los prescriptores.

Informes de posicionamiento terapéutico

La evaluación y autorización de nuevos medicamentos pone en marcha un proceso de decisión sobre su precio y financiación, previamente a su incorporación a la práctica asistencial. En este proceso intervienen la Agencia Española de Medicamentos y Productos Sanitarios (AEMPS), la Dirección General de Cartera Básica del Servicio Nacional de Salud y Farmacia (DGCBSF) y las Comunidades Autónomas (CCAA), que tradicionalmente evaluaban los mismos datos de manera sucesiva para tomar las decisiones que forman parte de su competencia. Esta evaluación múltiple es redundante y, por lo tanto, ineficiente en cuanto a consumo de recursos y, además, en caso de que existan pequeñas diferencias en las valoraciones finales pueden ser interpretadas desde fuera del Sistema Nacional de Salud (SNS) como una desigualdad injustificada. Esta situación motivó que la Comisión Permanente de Farmacia del SNS aprobara en 2013 un documento en el que se establece un marco de trabajo conjunto entre la DGCBSF, las CCAA y la AEMPS para la realización de los informes de posicionamiento terapéutico de los medicamentos de uso humano que se aprueban por procedimiento centralizado, de nuevas moléculas aprobadas por procedimiento nacional y de medicamentos ya comercializados de alto impacto sanitario/económico. Los informes de posicionamiento terapéutico (IPT) constituyen una de las bases para la financiación selectiva y la fijación del precio de los medicamentos y suponen una referencia para cualquier actuación relacionada con su adquisición y promoción del uso racional. Aunque se prevé que incorporen datos farmacoeconómicos y de impacto presupuestario, hasta el momento éstos no figuran en los informes públicos que están disponibles en la página web de la AEMPS. La elaboración de los IPT se inicia en el período comprendido entre la opinión positiva del Comité de Medicamentos de Uso Hu-

mano (CHMP) respecto a un nuevo medicamento o una nueva indicación y su autorización por la Comisión Europea, y es la AEMPS la que designa a los expertos que elaborarán el informe preliminar (**fig. 77-1**). El informe se consensúa con las CCAA, y el Titular de Autorización de Comercialización (laboratorio) puede discutirlo durante el proceso de desarrollo. Este informe tiene varias funciones:

1. Constituye un documento de consulta para los médicos prescriptores, pues resume la evidencia científica disponible en materia de eficacia y seguridad en la que se apoyó la autorización del medicamento para la indicación que se revisa.

2. Puede ser un documento base, aunque no el único, para la negociación de precios del medicamento, puesto que sitúa el medicamento en relación con sus alternativas terapéuticas en esa indicación terapéutica concreta.

3. Permite homogeneizar los criterios de las administraciones, dado que existe un período de discusión e incorporación de los diferentes criterios discutidos.

Las recomendaciones de los IPT no siempre coinciden con las guías clínicas de las sociedades científicas internacionales, pues pueden existir disparidades en cuanto a los objetivos terapéuticos a nivel regional, o a las expectativas de beneficio clínico significativo a la hora de financiar los medicamentos.

European Public Assessment Report

La Agencia Europea de Medicamentos hace público un informe de los medicamentos con autorización de comercialización centralizada por parte de la Unión Europea, a raíz de la evaluación realizada por el CHMP. Los *European Public Assessment Reports* (EPAR) recogen todo el proceso de evaluación científica de los medicamentos autorizados en la Unión Europea.

Este informe incluye los datos del desarrollo del medicamento, tanto en la fase de diseño de la molécula y de calidad del proceso de síntesis/aislamiento, como los datos de los estudios preclínicos y de la fase de desarrollo clínico. El EPAR comprende diversos documentos, entre ellos las fichas técnicas y los prospectos actualizados e información sobre sus sucesivas modificaciones, documentos de preguntas y respuestas acerca del medicamento destinados al público, e información complementaria en caso de que se haya suspendido o revocado su autorización. Aunque pocos prescriptores conocen su existencia, es de destacar que en el documento que recoge la discusión científica en la que se basó la autorización del medicamento figuran una evaluación del balance riesgo-beneficio del fármaco y una evaluación crítica de los ensayos clínicos que llevaron a la aprobación del medicamento, lo que puede permitir extraer conclusiones acerca del tipo de paciente que en la práctica clínica puede beneficiarse más del uso de un fármaco concreto.

Selección de medicamentos

La selección de medicamentos es el proceso por el que se incorporan a la práctica clínica aquellos medicamentos de los que existe información adecuada y completa sobre eficacia e inocuidad, obtenida en estudios clínicos apropiados, según definió un Comité de expertos de la OMS en su informe técnico sobre Uso de medicamentos esenciales. En los países desarrollados es imprescindible realizar una selección por la gran oferta de medicamentos existente, lo que complica su manejo, pues es imposible conocerlos todos de forma adecuada, creándose la necesidad de disponer de mucha información. La selección de medicamentos para un determinado problema de salud constituye el primer escalón para llevar a cabo una terapéutica razonada. La selección y la individualización del tratamiento para un paciente concreto constituyen los dos pilares fundamentales de la «Guía de la Buena Prescripción» publicada por la OMS en 1998.

Además de medicamentos, es importante seleccionar estrategias terapéuticas, es decir, pautas que en cada situación incluyan uno o más fármacos de elección y uno o más fármacos alternativos para cubrir de manera adecuada la respuesta variable que existe en muchas enfermedades. Primero, debe valorarse la relación beneficio/riesgo para todos los fármacos posibles. A igualdad de esta relación, se realizaría el cálculo de la mejor relación beneficio/riesgo/coste. El proceso de selección permite disminuir la confusión de la oferta y garantizar el mayor beneficio terapéutico para los pacientes, con el menor coste posible, tanto económico como en cuanto a riesgo de toxicidad.

La selección de medicamentos puede realizarse en distintos niveles: internacional (lista de medicamentos esenciales de la OMS), nacional (registro, listas positivas o negativas de financiación, guías y formularios, etc.) o bien local (guías y formularios, protocolos).

Hay que tener en cuenta una serie de aspectos que a continuación se enumeran, realizando siempre una valoración crítica de supuestas ventajas promocionales.

Eficacia. Demostrada en ensayos clínicos controlados y diseñados de forma adecuada.

Calidad. En nuestro medio se supone avalada por el procedimiento de registro y sistemas de control establecidos por las autoridades sanitarias.

Seguridad. Avalada por los ensayos clínicos y de farmacovigilancia pertinentes.

Experiencia de uso. Los fármacos de reciente introducción en el mercado no tienen bien definido su perfil de seguridad, pues éste sólo se conoce cuando amplias poblaciones no seleccionadas por sus características han sido expuestas al medicamento en situaciones reales y cotidianas. Es un criterio muy importante y es aconsejable ser relativamente conservador al incorporar a los hábitos de prescripción medicamentos nuevos; la historia de la terapéutica tiene múltiples ejemplos de retiradas urgentes de nuevos fármacos por reacciones adversas no detectadas antes de su comercialización.

Coste. Puede valorarse de distintas formas, y debe elegirse la más adecuada a cada situación, como coste tratamiento/período de tiempo (sobre todo para el tratamiento de procesos crónicos) o coste tratamiento/enfermedad (coste del trata-

miento de una patología, para enfermedades de curso breve, como, por ejemplo, una infección urinaria no complicada). En este último caso hay que tener en cuenta que, en ocasiones, su utilidad real está condicionada por el contenido de los envases disponibles en el mercado y cómo se ajustan a las pautas de tratamiento consideradas. Es importante tener en cuenta los costes de oportunidad o coste alternativo, que indican la oportunidad de redirigir costes a alternativas terapéuticas que pueden ofrecer más ventajas en cuanto a efectividad en condiciones reales.

Necesidad. Habrá que valorar si el medicamento evaluado aporta alguna ventaja relevante sobre otras alternativas terapéuticas ya existentes.

Como estrategias para fomentar la selección de medicamentos se encuentran las guías de práctica clínica, los protocolos, los formularios y guías farmacológicas, los boletines de información terapéutica y la elaboración y seguimiento de indicadores de calidad de prescripción consensuados. La divulgación de información terapéutica elaborada con criterios científicos basados en la eficacia y la seguridad de los medicamentos puede también considerarse una actividad de selección.

Papel de la farmacogenética en el uso de medicamentos

La irrupción de una medicina personalizada como pilar de un uso adecuado de los medicamentos requiere de la implementación de la farmacogenética, para entender las variaciones en la respuesta a determinados medicamentos en las diferentes personas, tanto en cuanto a la expectativa pronostica del éxito terapéutico, como a la probabilidad de presentar problemas de seguridad a nivel individual. En la práctica clínica ya disponemos de medicamentos que requieren un estudio farmacogenético previo que pronostique la plausibilidad de obtener beneficio terapéutico (por ejemplo, la presencia de mutaciones driver en oncogenes para el uso de terapias de diana molecular) o para reducir el riesgo de presentar reacciones adversas (por ejemplo, la presencia del alelo HLA B*5701 que incrementa el riesgo de hipersensibilidad a abacavir). La implementación de un modelo de medicina personalizada eficiente, que permita maximizar su utilidad sin menoscabar la sostenibilidad del sistema sanitario supone un gran reto.

ACTIVIDADES ENCAMINADAS A MEJORAR LA CALIDAD DE PRESCRIPCIÓN

Uso de indicadores de prescripción

Los indicadores de prescripción son una herramienta que se viene utilizando desde hace años como ayuda a la gestión, para presentar datos generales de la actividad asistencial y para comparar los resultados entre distintos profesionales o centros sanitarios. En los informes de prescripción que se proporcionan a los profesionales suelen recogerse los datos individuales, los datos del centro o grupo de profesionales de similar perfil y los datos globales del área sanitaria para poder comparar resultados y analizar las diferencias. Algunos indicadores son meramente cuantitativos y constituyen claramente una herramienta de gestión relacionada directamente con los costes sanitarios: importe por receta, número de recetas por habitante o gasto por habitante, calculándose frecuentemente para los diferentes tramos de edad o tipo de centro asistencial.

Sin embargo, los indicadores de calidad de prescripción (ICP) que se han ido desarrollando al mejorar los sistemas informáticos tratan de evaluar la calidad de prescripción a partir de los registros de los datos de prescripción o de dispensación de recetas. Entre los ICP más utilizados están los que evalúan el porcentaje de utilización de genéricos, de novedades terapéuticas o de medicamentos de baja utilidad terapéutica, los que analizan la adherencia a la guía de prescripción local, el porcentaje de prescripción del medicamento que se considera de elección respecto al total de medicamentos de su grupo farmacoterapéutico (inhibidor de la bomba de protones seleccionado respecto al total de inhibidores de la bomba de protones) o los medicamentos seleccionados para el tratamiento de una enfermedad respecto al total de los medicamentos para dicha patología (antihipertensivos de elección respecto al total de antihipertensivos). La unidad que suele emplearse para su cálculo es la dosis diaria definida (DDD) o las DDD por unidad de tiempo y habitante (DHD).

La evaluación de la calidad de la prescripción a través de ICP basados en datos de prescripción/dispensación es problemática, pues se desconocen las características de los pacientes, la indicación real para la que se están utilizando los medicamentos y, por supuesto, no pueden medir los resultados en salud obtenidos, por lo que es complicado establecer estándares. Por lo tanto, aunque son muy utilizados como herramienta de gestión y permiten la comparación entre centros y profesionales, su utilidad real en la mejora de la calidad de prescripción está bastante cuestionada.

Más recientemente se han ido desarrollando herramientas mucho más complejas para la detección de prescripciones potencialmente inadecuadas, que, por un lado, permiten realizar estudios en distintos ámbitos, pero que además pretenden ser una ayuda para los médicos en la consecución de un uso adecuado de los medicamentos, facilitándoles criterios claros. Entre las más conocidas de aplicación en geriatría se encuentran los criterios STOPP-START, traducidos al castellano y recientemente actualizados, que recogen los errores más frecuentes en el tratamiento de los pacientes ancianos, tanto por selección inadecuada (STOPP, *Screening Tool of Older Persons Potentially Inappropiate Prescriptions*) como por omisión de tratamiento (START, *Screening Tool to Alert doctors to Right Treatment*). Este tipo de herramientas se encuentra a caballo entre este punto y las medidas de mejora de prescripción descritas a continuación.

Medidas de mejora de la prescripción

Teniendo en cuenta las consideraciones previas, podrían resumirse las principales medidas orientadas a mejorar la calidad de prescripción en las siguientes:

- Proporcionar información terapéutica actualizada, fiable y rigurosa.

- Contrarrestar la información sesgada sobre medicamentos.
- Fomentar la investigación y el desarrollo de adelantos terapéuticos reales, así como favorecer su incorporación a la práctica clínica.
- Favorecer la adopción de estrategias terapéuticas basadas en la mejor relación beneficio/riesgo y beneficio/riesgo/coste, según las evidencias científicas publicadas en la literatura científica y adaptadas a los objetivos, recursos y limitaciones del medio de trabajo (selección de medicamentos).
- Disminuir la confusión creada por la gran oferta de medicamentos.
- Contribuir a la formación de profesionales sanitarios en temas de metodología de investigación, selección de medicamentos y terapéutica.
- Desarrollar una tradición de evaluación de medicamentos, tanto a través de ensayos clínicos controlados como de estudios de utilización de medicamentos (EUM). Éstos deben abordar con prioridad el conocimiento de la efectividad de los medicamentos en la práctica real y del impacto sanitario de su utilización.
- No sólo potenciar la investigación en farmacovigilancia, sino crear una cultura de participación activa en el uso seguro de los medicamentos y en el desarrollo de programas específicos.

En definitiva, lo fundamental es conseguir que el profesional obtenga una información/formación de medicamentos de calidad y que realice en consecuencia una rigurosa selección de medicamentos (tabla 77-1). Es importante destacar que, para que cualquier actividad encaminada a alcanzar este objetivo consiga efectos a largo plazo y surta efecto en el sistema sanitario, es necesario comenzar a considerar el problema de los medicamentos como un problema de salud, relacionando las medidas adoptadas con sus efectos sobre indicadores de salud. Es también fundamental implicar al médico prescriptor como protagonista y no sólo como destinatario de estas medidas, pues esto supone una mayor aceptación y un continuado control interno de la calidad del trabajo, lo que es imprescindible para que los resultados se mantengan a largo plazo.

Además del beneficio que indiscutiblemente supone para el paciente y para el propio médico, ha sido repetidamente

Tabla 77-1. Aspectos fundamentales para una prescripción racional

Formación básica y continuada en farmacoterapia

Información de medicamentos
- Rigurosa
- Actualizada
- Fiable
- Independiente
- Accesible

Selección de medicamentos basada en criterios
- Eficacia
- Calidad
- Seguridad
- Experiencia de uso
- Coste
- Necesidad

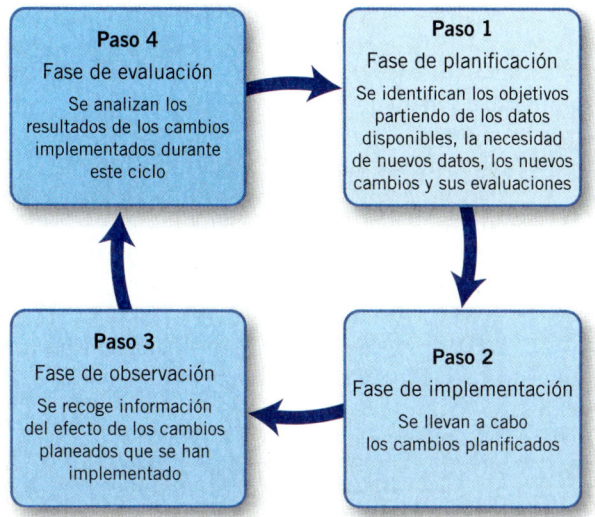

Figura 77-2. El ciclo de Shewhart. El ciclo se repite con las mejoras implementadas en cada iteración, y los resultados obtenidos guían el diseño del siguiente ciclo. (Modificado de Deming WE. Out of the crisis. Cambridge: MIT Press, 2000; 87-9.)

demostrado que una prescripción racional, de mayor calidad, es más eficiente.

Algunos autores han propuesto utilizar la metodología de mejora de la calidad en este ámbito. Se ha aplicado el ciclo de Deming o PDCA *(plan-do-check-act)* basado en el ciclo de Shewhart de mejora continua de la calidad para la mejora de la prescripción de medicamentos y la prevención de errores de medicación. Este método plantea un procedimiento sistemático de cambios y evaluaciones planificados basados en los datos recogidos previamente, con una fase de análisis de los resultados de los cambios introducidos, de modo que, cada vez que el ciclo se completa, se comparan los resultados con el objetivo propuesto inicialmente y se plantean nuevos objetivos, comenzando de nuevo el ciclo **(fig. 77-2)**.

ADHERENCIA TERAPÉUTICA

Concepto y tipos

Para que el uso de un medicamento sea adecuado, el paciente debe recibirlo de forma correcta; para ello no basta con una prescripción racional, sino que hay que tener en cuenta la adherencia del paciente al tratamiento.

Últimamente se prefiere el término adherencia al de cumplimiento, por considerarse este último excesivamente paternalista, sugiriendo que el paciente debe seguir de forma pasiva las instrucciones del médico, cuando el plan de tratamiento debería basarse en una alianza terapéutica o acuerdo, que se establece entre el paciente y su médico.

Conceptualmente, el cumplimiento o adherencia al tratamiento define el grado en que la conducta de un paciente, en relación con la toma de la medicación, el seguimiento de una dieta o la modificación de hábitos de vida, coincide con las prescripciones del médico. En la práctica, frecuentemente estos términos suelen referirse a los medicamentos.

Existen diversas clasificaciones de los patrones de uso de medicación. La de Dirks y Kinsman (1982) considera las siguientes posibilidades:

CONSIDERACIONES PARA MEJORAR LA ADHERENCIA TERAPÉUTICA

- Hacer al paciente partícipe en la toma de decisiones terapéuticas.
- Aumentar el conocimiento y la comprensión de la prescripción.
  - Proporcionar información sobre:
    - Motivo del tratamiento.
    - Objetivo del tratamiento.
    - Reacciones adversas.
    - Instrucciones de uso.
    - Problemas y dudas que pueden surgir.
    - Programa de control del tratamiento.
  - Al transmitir la información:
    - Utilizar un lenguaje sencillo y claro.
    - Destacar lo más importante.
    - Proporcionar la información necesaria, no excesiva.
  - Confirmar que el paciente lo ha comprendido.
  - Valorar el hecho de proporcionar información por escrito.
  - Permitir que plantee preguntas.
- Mejorar el régimen terapéutico:
  - Mínimo número de fármacos.
  - Pauta sencilla y compatible con el estilo de vida y las limitaciones del paciente.
- Modificar creencias erróneas.
- Mejorar la relación médico-paciente.
- Implicar a otros profesionales, a los propios pacientes y, en su caso, a los cuidadores en el cumplimiento.
- No olvidar el «incumplimiento inteligente».

1. Cumplimiento: uso correcto.
2. No cumplimiento: *a)* abuso, *b)* omisión y *c)* uso errático.

Los patrones de uso inadecuado de los medicamentos modifican el cociente riesgo/beneficio de los fármacos en diferente grado, disminuyendo la probabilidad de beneficio terapéutico (sobre todo en caso de omisión o uso errático) e incrementando el riesgo de reacciones adversas (abuso o uso errático).

Consecuencias de la adherencia terapéutica inadecuada

La investigación de la adherencia al tratamiento es especialmente importante en los casos concretos en los que éste tenga trascendencia desde el punto de vista clínico, por lo que probablemente sería razonable centrar los esfuerzos en evaluar la posibilidad de no cumplimiento cuando éste vaya a interferir en los resultados clínicos esperables. Por lo tanto, sería importante establecer, al menos de forma teórica, para cada enfermedad y tratamiento el grado de alejamiento de las instrucciones del médico que podría considerarse permitido. Se ha visto que cumplimientos de tratamiento antihipertensivos superiores al 80 % condicionan una mayor reducción en las cifras de presión arterial, y la mayoría de los clínicos tiene experiencia con pacientes crónicos (hipertensos, diabéticos, epilépticos) que se controlan perfectamente durante los ingresos hospitalarios con las mismas pautas que no consiguen un control adecuado en tratamiento ambulatorio. En general, la adherencia suele ser mejor en tratamientos sintomáticos que en tratamientos «etiológicos», quizá porque con estos últimos es frecuente que no se aprecien beneficios clínicos inmediatos, pese a que las consecuencias para el paciente sean de mayor trascendencia a largo plazo.

El grado de incumplimiento es alto en general, aunque los resultados varían de unos estudios a otros dependiendo de múltiples factores, como metodología, características de la muestra, patología, tratamiento, duración de éste, coste, etcétera.

La falta de adherencia terapéutica, especialmente si no se detecta, puede tener consecuencias muy negativas, entre las que cabe destacar:

1. Disminución de beneficios potenciales terapéuticos o preventivos.

2. Empleo de técnicas diagnósticas y procedimientos terapéuticos innecesarios.

3. Dificultad en la evaluación del médico de la respuesta terapéutica.

4. Interferencia en la relación médico-enfermo («pacientes problemáticos», «médicos incompetentes»).

5. Costes inútiles al no conseguirse el efecto terapéutico buscado (de especial importancia en fármacos de alto impacto económico, como antirretrovirales o antivirales utilizados en la terapia de la hepatitis C crónica).

6. Almacenamiento de medicamentos no consumidos en los domicilios.

Factores que pueden condicionar la adherencia terapéutica

La adherencia inadecuada puede tener globalmente dos orígenes muy distintos: la falta de comprensión de las instrucciones por parte del paciente o, existiendo una comprensión adecuada, un fallo en su ejecución. En el primer caso, el problema sería casi exclusivamente de los profesionales sanitarios (y especialmente del prescriptor), que no han sido capaces de transmitir la información al paciente, o en su caso a los cuidadores, de forma adecuada.

En otros casos, pese a que la comprensión parezca adecuada, el cumplimiento no lo es, lo que ha despertado gran interés en el estudio de las características que permitieran identificar a los pacientes que con mayor probabilidad van a ser no cumplidores. Sin embargo, predecir el grado de adherencia es aún más difícil que detectar la falta de adherencia.

Se han investigado múltiples factores en este sentido, entre los que pueden destacarse los siguientes:

1. Características de los pacientes:

a) Factores sociodemográficos:

– Edad: existen algunos estudios que sugieren que el cumplimiento es peor en las edades extremas de la vida, pero otros arrojan resultados contradictorios. Al parecer, en los ancianos el mal cumplimiento podría relacionarse más con el número de fármacos prescritos que con la edad biológica. En los niños parece que el nivel de educación materna puede condicionar en parte el cumplimiento y que en general los adolescentes son malos cumplidores.

– No parece que el sexo o el estado socioeconómico influyan en el cumplimiento, aunque sí el analfabetismo.

b) Factores psicológicos y del entorno:

– Es un factor de riesgo el vivir solo. Debe valorarse la posibilidad de mal cumplimiento voluntario para motivar un ingreso hospitalario o reclamar más atención.
– Problemas de comunicación intrafamiliares.
– Pacientes que manifiestan hostilidad y mala socialización.
– Antecedentes de falta de adherencia.

2. Características del tratamiento:

a) Duración: en general, parece que la adherencia va disminuyendo a medida que se prolonga la duración del tratamiento.

b) Pauta terapéutica:

– Vía de administración: mejor cumplimiento por vía parenteral que por vía oral.
– Número de fármacos: especialmente a partir de tres fármacos.
– Número de tomas.

c) Cambios de tratamiento: existe cierta controversia, aunque parece que más de tres cambios de tratamiento en un año condiciona un peor cumplimiento.

d) Complejidad de la prescripción: puede además originar falta de comprensión.

e) Control del tratamiento: la supervisión frecuente por parte del médico mejora el cumplimiento.

f) Aceptación del tratamiento: la percepción de la importancia y la confianza en la eficacia del tratamiento mejora el cumplimiento.

g) Modificaciones en el estilo de vida: la dificultad de seguimiento suele ser aun mayor que en el tratamiento farmacológico.

3. Enfermedad padecida:

a) Gravedad de la enfermedad: no está claramente relacionada con el grado de cumplimiento, pues aunque existe generalmente mejor propósito, la intención no suele mantenerse. Sí parece claro que, al mejorar, disminuye el cumplimiento.

b) Número de enfermedades: más de dos cuadros crónicos empeoran la adherencia.

c) Ciertas enfermedades psiquiátricas y aquellas que condicionan deterioro sensorial o cognitivo condicionan peor cumplimiento.

d) Crónicas o agudas: por lo general, la adherencia es peor en enfermedades crónicas, especialmente si son asintomáticas.

4. Relación médico-paciente. La buena comunicación, la empatía y el grado de satisfacción del paciente con la visita suelen mejorar el cumplimiento, mientras que el tiempo de seguimiento del paciente por parte del médico ha arrojado resultados discordantes en distintos estudios.

Valoración de la adherencia terapéutica

Existen muy diversos métodos para valorar el cumplimiento, que generalmente se clasifican en dos grandes grupos: directos e indirectos.

Métodos directos

Se basan en la determinación del fármaco, sus metabolitos o algún marcador: monitorización de niveles plasmáticos/séricos, determinaciones en orina, saliva, en aire espirado, en heces, lágrimas, etcétera. Son objetivos y específicos, pero no siempre es posible emplearlos. Además, suelen ser molestos, caros, tienen diferente fiabilidad según el tipo, pueden obtenerse niveles variables por muy distintos motivos y sólo informan de fármacos tomados recientemente.

Métodos indirectos

Valoran el cumplimiento a partir de la información que proporciona el paciente u otras personas relacionadas con él, o bien midiendo algún parámetro que se considere que probablemente o de forma indirecta se relaciona con el cumplimiento. Suelen ser sencillos y económicos, por lo que se utilizan a menudo, sobre todo en poblaciones amplias. Entre ellos cabe destacar:

1. Entrevista personalizada al paciente o a sus familiares, autocuestionarios, información procedente de enfermeras y médicos. La información procedente de pacientes y familiares generalmente sobreestima el cumplimiento, pero suele proporcionar información sobre los motivos de la adherencia incompleta; es menos costosa y más fiable cuando se reconoce la falta de adherencia. Presenta problemas su utilización en pediatría. La valoración por parte del médico en cuanto a la predicción de cumplimiento no resulta mejor que la calculada al azar.

2. Recuento de comprimidos. Muy utilizado en ensayos clínicos, resulta generalmente poco práctico en la clínica diaria. Un método derivado de éste sería el control de las visitas a consulta para obtener medicación.

3. Control de la dispensación. No detecta si el paciente toma adecuadamente la medicación que recoge.

4. Monitorización electrónica. Es una tecnología cara, empleada en ensayos clínicos, que asume que la apertura del envase significa que se ha tomado la medicación. No es aplicable en la práctica diaria.

5. Resultado del tratamiento. No siempre es útil; se puede mejorar independientemente del tratamiento o no mejorar pese a él.

6. Aparición de reacciones adversas. Es extremadamente poco fiable, salvo en casos muy específicos, pues pueden producirse efectos adversos incluso con placebo.

Dado que no existe ningún método perfecto, es frecuente que se utilicen combinaciones de varios de ellos para obtener una información más fiable y completa.

Actitudes para mejorar la adherencia terapéutica

No se debe considerar la adherencia inadecuada como un problema del paciente, como podría sugerir su definición. Entre el médico y el paciente debe existir un acuerdo en este sentido, haciendo al paciente partícipe de la toma de las decisiones terapéuticas que le afectan, por lo que es necesario proporcionarle información suficiente y adecuada

(tabla 77-2). Es importante que el médico oriente sus actuaciones de forma que favorezcan un adecuado cumplimiento, buscando obtener los mejores resultados terapéuticos, por lo que es fundamental:

1. Aumentar el conocimiento y la comprensión de la prescripción. Debe explicarse el tratamiento lo más claramente posible, adaptándolo a las características y posibilidades del paciente, y en su caso de su cuidador, proporcionando información sobre:

a) Efecto del tratamiento: por qué lo necesita, cuándo empezará a notar su efecto, qué síntomas desaparecerán y/o no desaparecerán y qué ocurre si no toma la medicación correctamente.

b) Reacciones adversas: qué efectos adversos puede tener, cuánto durarán, cuál es su gravedad y qué debe hacer si aparecen.

c) Instrucciones sobre la medicación: cómo tomarla, cuánto tiempo, cómo almacenarla, qué hacer con lo que sobra.

d) Posibles problemas: cuándo no debe tomar la medicación, cuál es la dosis máxima, por qué debe completarse el tratamiento, qué hacer si se olvida una dosis, qué especialidades publicitarias pueden tener interacciones.

e) Control del tratamiento: con qué frecuencia tiene que ir a su médico de atención primaria o al especialista por este motivo, en qué situaciones debe consultar rápidamente, si debe prestar atención a algo para evaluar el efecto del tratamiento.

Siempre debe confirmarse que el paciente ha comprendido la información correctamente, incluso haciéndole repetir lo más importante, y valorar la posibilidad de proporcionar información por escrito. Permitir que realice las preguntas

Tabla 77-2. Consideraciones para mejorar la adherencia al tratamiento

- Hacer al paciente partícipe en la toma de decisiones terapéuticas
- Aumentar el conocimiento y la comprensión de la prescripción
  - Proporcionar información sobre:
    - Motivo del tratamiento
    - Objetivo del tratamiento
    - Reacciones adversas
    - Instrucciones de uso
    - Problemas y dudas que pueden surgir
    - Programa de control del tratamiento
  - Al transmitir la información:
    - Utilizar un lenguaje sencillo y claro
    - Enfatizar lo más importante
    - Proporcionar la información necesaria, no excesiva
  - Confirmar que el paciente ha comprendido la información
  - Valorar proporcionar información por escrito
  - Permitir que realice preguntas
- Mejorar el régimen terapéutico
  - Mínimo número de fármacos
  - Pauta sencilla y compatible con el estilo de vida y limitaciones del paciente
- Modificar creencias erróneas
- Mejorar la relación médico-enfermo
- Implicar a otros profesionales, a los propios pacientes y, en su caso, a los cuidadores en el cumplimiento
- No olvidar el «incumplimiento inteligente»

que desee. Al transmitir la información es fundamental: utilizar un lenguaje sencillo y claro adaptado al paciente, enfatizar lo más importante y proporcionar la información necesaria, no excesiva, puesto que cuantas menos instrucciones se den mejor se recordarán.

2. Mejorar el régimen terapéutico. Prescribir el mínimo número de fármacos necesario y elegir la pauta más simple y compatible con el estilo de vida del paciente. Tener en cuenta sus limitaciones físicas o psíquicas; por ejemplo, evitar envases de difícil apertura en pacientes con enfermedades osteoarticulares que les dificultan la manipulación. Evitar la prescripción sistemática de medicamentos no imprescindibles en el tratamiento, puesto que, además, la adherencia al tratamiento no se relaciona con el valor intrínseco de los fármacos que se emplean. Simplificar al máximo el tratamiento, teniendo en cuenta las características del paciente y especialmente sus limitaciones, así como las ayudas disponibles

3. Modificar las creencias erróneas de los pacientes con respecto a su enfermedad y al tratamiento que puedan motivar un mal cumplimiento.

4. Mejorar la relación médico-enfermo. La actitud demasiado autoritaria o distante puede generar desconfianza y asociarse a un peor cumplimiento. En pediatría, la adherencia es mejor si las madres están satisfechas con el pediatra, influyendo incluso la empatía percibida en la primera visita.

5. Implicar a otros profesionales y a los propios pacientes y sus cuidadores en la correcta adherencia. Los profesionales de enfermería y los farmacéuticos son profesionales sanitarios cuya colaboración puede ser fundamental en la educación sanitaria de los pacientes y en el seguimiento de los tratamientos.

Nunca hay que olvidar la posibilidad de «incumplimiento inteligente», es decir, cuando el paciente interrumpe la medicación de forma intencionada y, cuando se analiza objetivamente, la decisión parece razonable (reacciones adversas, excesos de medicación, duplicidades). Siempre debe tenerse en cuenta esta posibilidad e investigarla adecuadamente, así como respetar las decisiones de los pacientes debidamente informados.

ACCESO A MEDICAMENTOS EN SITUACIONES ESPECIALES

En la práctica médica habitual surgen con frecuencia situaciones clínicas comprometidas, entendiéndose como tales aquellas que proceden de enfermedades raras, crónicas o muy debilitantes o que ponen en peligro la vida del paciente. Para tratar estas situaciones, en ocasiones los medicamentos autorizados y comercializados no satisfacen las necesidades terapéuticas para resolverlas. El uso de medicamentos en situaciones especiales se refiere al uso de medicamentos no autorizados o fuera de las condiciones autorizadas y comprende tres situaciones distintas bien delimitadas en nuestra legislación (Real Decreto 1015/2009 por el que se regula la disponibilidad de medicamentos en situaciones especiales).

Las situaciones especiales a las que dicho Real Decreto hace referencia son las siguientes:

1. Uso de medicamentos en investigación o uso compasivo: se refiere al empleo de medicamentos nuevos, en fase de investigación y aún no autorizados.

2. Uso de medicamentos autorizados en indicaciones o condiciones distintas a las autorizadas y reflejadas en la ficha técnica del medicamento (uso *off-label*).

3. Acceso a medicamentos no autorizados en España y aprobados en otros países generalmente por motivos de mercado (uso de medicamentos extranjeros).

Uso compasivo de medicamentos en investigación

El uso compasivo es lo que se conoce en el mundo como acceso precoz (antes de la autorización) a los medicamentos. En España la normativa que lo regula actualiza el procedimiento previo existente, garantiza el acceso y simplifica la tramitación.

El uso compasivo se define como la utilización de un medicamento antes de su autorización en España, en pacientes que padecen una enfermedad crónica o gravemente debilitante o que se considera pone en peligro su vida, y que no pueden ser tratados satisfactoriamente con un medicamento autorizado. El medicamento en cuestión deberá estar sujeto a una solicitud de autorización de comercialización o bien deberá estar siendo sometido a ensayos clínicos.

El acceso precoz engloba realmente el uso compasivo individual, el uso compasivo de cohorte (o autorización temporal de uso) y el acceso expandido (ensayos clínicos con criterios de inclusión menos estrictos). Por las características de estas situaciones, el uso compasivo se circunscribe al ámbito hospitalario. A través de este procedimiento, medicamentos prometedores al final de la fase de investigación clínica y con capacidad potencial para resolver problemas sanitarios graves pueden estar accesibles para los pacientes.

Aunque tradicionalmente el acceso a medicamentos en investigación ha sido denominado uso compasivo, este término es fruto de una mala traducción –pues no se exige compasión– del inglés *compassionate exemption*, dado que no se refiere a un tratamiento altruista, paliativo o placebo, sino a la utilización en pacientes aislados y al margen de un ensayo clínico de medicamentos en investigación. Mientras que en un ensayo clínico confluyen numerosos intereses, pues se están determinando la eficacia y la seguridad de un medicamento en investigación, en el uso compasivo de lo que se trata es de procurar el único remedio posible existente para el paciente que no dispone de ninguna otra alternativa terapéutica.

La normativa en España para el uso compasivo introduce una novedad respecto a la situación previa, y es la figura de autorización temporal de uso, procedimiento que elimina totalmente los trámites administrativos individuales, en los casos en que, en lugar de pacientes aislados, hay un grupo de pacientes candidatos al tratamiento. Éste es el caso de los nuevos medicamentos para situaciones graves sin tratamiento satisfactorio, en el momento en que ese medicamento se encuentra ya en una fase avanzada de investigación, una vez publicados los primeros ensayos clínicos o incluso ya en fase de evaluación por los organismos reguladores.

En estos casos, la AEMPS puede emitir una autorización temporal de uso que ampara a todos los pacientes que se incluyan de acuerdo a unos criterios y condiciones se seguimiento previamente fijados. De esta forma se refuerzan las garantías científicas (evaluación previa por la AEMPS), se garantiza la equidad en el acceso al medicamento en investigación y se posibilita la obtención de datos útiles para la evaluación del medicamento, al menos desde el punto de vista de la seguridad.

De los medicamentos que se autorizan como uso compasivo, la mayoría lo son para pequeñas cohortes de pacientes, y con una gran diferencia sobre el resto de áreas terapéuticas la oncología es el campo en el que mayor número de medicamentos de uso compasivo se autorizan.

Usos *off-label* de medicamentos

El empleo de medicamentos autorizados, de los que existe por lo tanto un conocimiento sólido y una experiencia clínica, en condiciones distintas de las aprobadas es lo que se denomina uso *off-label*. Éste incluye tanto el uso en indicaciones diferentes de las aprobadas como su uso en poblaciones distintas (niños fundamentalmente) y en condiciones diferentes en cuanto a posología o forma de administración por una vía distinta de la reflejada en la ficha técnica.

Son varias las razones que pueden justificar el uso *off-label*: existencia de lagunas terapéuticas, la fuerza de nuevas líneas de investigación en determinadas áreas y el escaso interés comercial para la ampliación de indicaciones por parte de algunas compañías farmacéuticas.

El uso *off-label* de medicamentos es una práctica frecuente tanto a nivel ambulatorio como a nivel hospitalario, especialmente en las áreas de oncología, psiquiatría y pediatría. En los últimos años, las mayores tasas de usos *off-label* se han identificado en situaciones clínicas dentro del campo de la pediatría, la oncología y las enfermedades de base autoinmune.

Es importante conocer que esta práctica puede entrañar beneficios, pero sin olvidar también sus riesgos; de hecho, no siempre el empleo de medicamentos en condiciones distintas de las autorizadas se encuentra avalado por un buen nivel de evidencia, lo que obliga a una valoración y una reflexión cuidadosas del balance beneficio-riesgo de estos tratamientos. La eficacia, por lo tanto, debe compensar los potenciales riesgos para que el balance beneficio-riesgo sea favorable y, por consiguiente, el uso razonable.

Por último, es preciso considerar que la prescripción de un medicamento en condiciones diferentes de las autorizadas podría tener consecuencias legales. Los organismos reguladores autorizan nuevos medicamentos, pero no regulan la práctica clínica. Los usos *off-label* por distinta indicación y por empleo en diferentes grupos de población son cada vez más frecuentes, sobre todo en determinadas áreas. Estos usos pueden tener ventajas en condiciones huérfanas, pero también inconvenientes de carácter económico, de falta de seguridad y de falta de eficacia. Estos aspectos obligan a un mayor control y una mayor restricción de los usos *off-label* ante la falta de evidencia científica en las indicaciones en que se utilicen.

Uso de medicamentos no autorizados en España pero sí en otros países: medicamentos extranjeros

La AEMPS puede autorizar, de forma excepcional, el acceso a medicamentos no autorizados en nuestro país y destinados a su utilización cuando no se encuentre el medicamento con igual composición autorizado en España o cuando esté en una forma farmacéutica que no permita el tratamiento del paciente o bien cuando no exista en España un medicamento autorizado que constituya una alternativa adecuada para ese paciente. También podrá autorizar el acceso a medicamentos que, estando autorizados en España, no se encuentren comercializados.

Procedimiento

El acceso a medicamentos en investigación puede efectuarse mediante dos procedimientos: una autorización de acceso individualizado y una autorización temporal.

Los tratamientos compasivos pueden solicitarlos los médicos responsables del paciente del ámbito hospitalario a través de los servicios de farmacia de los hospitales, para ser administrados a pacientes en régimen hospitalario o ambulatorio. A la solicitud correspondiente de tratamiento dirigida a la AEMPS se deberán adjuntar los siguientes documentos:

1. Informe clínico del médico responsable, en el que se justifique la necesidad del medicamento para el paciente y en el que consten, al menos, las terapias anteriores utilizadas y los motivos por los que no se emplean las alternativas terapéuticas disponibles.
2. Visto bueno de la dirección del centro.
3. Conformidad del promotor de los ensayos clínicos o del solicitante de la autorización de comercialización en los casos que así lo requiera.
4. Número de envases requeridos.
5. Consentimiento informado del paciente, o de su representante, el cual, si bien es imprescindible antes de la administración del medicamento, no forma parte de la solicitud de autorización a la AEMPS, pero debe ser completo y acorde a las normas actuales de carácter ético. En especial en el caso del paciente oncológico, su voluntad con conocimiento de los sufrimientos que afectarán a su calidad de vida deben ser criterios de decisión del propio paciente y no de su familia ni del médico. En el caso de que el paciente esté incapacitado para ello o se trate de un menor de edad, será el representante legal quien lo otorgue. El consentimiento informado debe, al menos, reunir tres elementos: voluntariedad, información y comprensión.
6. Bibliografía o reseña bibliográfica del producto, que indique en qué fase de la investigación clínica se encuentra y la indicación para la que se solicita. Asimismo, deben indicarse el grado de utilización y los datos de eficacia que se observan o datos preliminares de eficacia y seguridad o, incluso, estudios comparativos, si existen. Aunque el desarrollo de un nuevo fármaco antineoplásico en oncología debe cubrir, al igual que cualquier otro fármaco, una serie de etapas que aporten la evidencia más precisa sobre eficacia y seguridad, existe una serie de cuestiones de tipo ético que deben

estar presentes y considerarse a la hora de evaluar su aplicación.

7. Motivo por el que el paciente, en el caso de que exista un ensayo clínico autorizado, no puede ser incluido en él.

La AEMPS podrá dictar una resolución de autorización temporal siempre que se prevea su utilización para un grupo significativo de pacientes sin necesidad de solicitar una autorización de acceso individualizado para cada paciente. La dirección del centro donde se administre el tratamiento garantizará, previo visto bueno de la aplicación de la autorización temporal de utilización en su centro, que el paciente para el que se propone la utilización del medicamento cumple las condiciones establecidas y se asegurará de que se obtiene su consentimiento informado por escrito antes de la administración del medicamento.

El procedimiento para la utilización de medicamentos autorizados en condiciones diferentes de las establecidas en su ficha técnica tendrá carácter excepcional y se limitará a las situaciones en las que se carezca de alternativas terapéuticas autorizadas para un determinado paciente, respetando en su caso las restricciones que se hayan establecido ligadas a la prescripción y/o dispensación del medicamento y el protocolo terapéutico asistencial del centro sanitario.

El médico responsable del tratamiento deberá justificar convenientemente en la historia clínica la necesidad del uso del medicamento e informar al paciente de los posibles beneficios y riesgos potenciales, obteniendo su consentimiento.

La AEMPS puede elaborar recomendaciones de uso cuando se prevea razonablemente un riesgo para los pacientes derivado de la utilización de un medicamento en condiciones no contempladas en la ficha técnica, cuando se trate de medicamentos sometidos a prescripción médica restringida o cuando el uso del medicamento en estas condiciones suponga un impacto asistencial relevante. Estas recomendaciones se tendrán en cuenta a la hora de elaborar protocolos terapéuticos asistenciales de los centros sanitarios.

Además, el médico está obligado a notificar las sospechas de reacciones adversas según establece el Real Decreto 577/2013 en lo que respecta al procedimiento de notificación de las sospechas de reacciones adversas.

El procedimiento para el acceso individualizado a medicamentos extranjeros se realiza mediante la presentación de la solicitud a la AEMPS por vía telemática a través de las consejerías de sanidad, o centros designados por éstas o de la dirección del centro hospitalario, acompañada de la prescripción facultativa del medicamento y el informe clínico que justifique la necesidad del tratamiento para el paciente, especificando su duración estimada. Cuando resulte necesaria la obtención del medicamento no autorizado en España debido a un desabastecimiento de la alternativa autorizada, la AEMPS puede autorizar su importación sin necesidad de la documentación referida con anterioridad. La AEMPS puede autorizar el acceso a medicamentos extranjeros cuando se prevea una necesidad para una subpoblación significativa de pacientes mediante protocolos de utilización. Las consejerías de sanidad o centros designados por éstas o la dirección del centro hospitalario solicitan a la AEMPS la cantidad de medicamento necesaria, indicando que el paciente se ajusta al protocolo de utilización establecido.

Conclusiones

Las principales aportaciones de la normativa que regula el acceso a medicamentos en situaciones especiales han sido la definición de un único marco a través del cual el acceso a medicamentos en investigación, a medicamentos en condiciones diferentes de las autorizadas y a medicamentos no autorizados en España es posible para todos los pacientes que presentan una necesidad terapéutica no cubierta, a través de procedimientos específicos dentro de un único procedimiento.

El establecimiento de responsabilidades de todas y cada una de las partes implicadas, la simplificación de los trámites administrativos, el refuerzo de las garantías de seguridad junto con la aportación de equidad en el acceso a los medicamentos en fase de investigación con la máxima garantía de información y transparencia son las principales aportaciones que ha introducido la normativa en nuestro país.

No obstante, es importante recordar que la utilización de medicamentos a través de este procedimiento debe ser fruto de una profunda reflexión por parte de los profesionales, sometiendo la decisión al máximo rigor científico. En el caso de que existan bases fisiopatológicas y resultados preliminares que sugieran la eficacia de un medicamento en una enfermedad determinada, pero que, sin embargo, no se hubiera demostrado todavía de manera concluyente, debería iniciarse un ensayo clínico para este fin. Para ello deberá utilizarse la metodología del ensayo clínico, que es la única que permite obtener resultados concluyentes. No debe olvidarse que los estudios no controlados tienden a sobrevalorar los resultados y, en ocasiones, al no considerar otros factores pueden dar lugar a falsas expectativas.

El uso compasivo debe limitarse a los pacientes que, estimando que puedan obtener un beneficio clínico, no cumplan los criterios de inclusión del correspondiente ensayo clínico. Sin embargo, el número de tratamientos compasivos se ha incrementado de manera importante en los últimos años. No parece razonable utilizar ampliamente la vía del uso compasivo en los casos en que exista la necesidad de realizar una investigación más amplia, hasta obtener la evidencia en cuanto a eficacia del producto en investigación.

El uso compasivo debe fundamentarse en los postulados éticos y en resultados de efectividad tan sólidos como los que se requieren para un ensayo clínico. La ausencia de «otra cosa mejor» no justifica la utilización en la práctica clínica de terapias incipientes y no contrastadas. La metodología que se vaya a aplicar a la utilización de un tratamiento compasivo debe ser lo más próxima posible a la seguida en los estudios de investigación clínica de más alto nivel de evidencia.

En cualquier caso, está en marcha un nuevo proyecto de Real Decreto de regulación de la disponibilidad de medicamentos en situaciones especiales, por lo que próximamente podrían modificarse algunos aspectos de los recogidos en este apartado.

ACCESO A MEDICAMENTOS EN SITUACIONES DE EMERGENCIA

En determinadas situaciones de emergencia sanitaria con gran impacto en la salud pública, como la pandemia de

SARS-CoV2 desde el año 2020 o la epidemia de ébola en África Occidental en 2014, puede ser necesario el uso de medicamentos antes de disponer de toda la evidencia que sería requerida para obtener una autorización en condiciones habituales, permitiendo las autoridades regulatorias su uso bajo aprobación condicional. En estas circunstancias, se requiere una monitorización de seguridad especialmente estricta y es deseable incluir en ensayos clínicos al mayor número posible de pacientes o potenciales pacientes en el caso de las vacunas, para disponer cuanto antes de la mejor información posible sobre su relación beneficio-riesgo.

BIBLIOGRAFÍA

Agencia Europea de Medicamentos, Comisión Europea. Los biosimilares en la UE. Guía informativa para profesionales sanitarios. Disponible en: https://www.ema.europa.eu/en/documents/leaflet/biosimilars-eu-information-guide-healthcare-professionals_es.pdf

Bosch M, Arnau JM, Laporte JR. Utilidad de protocolos, formularios y guías terapéuticas para promover la prescripción racional de medicamentos. Inf Ter Sis Nac Salud 1996; 20: 41-7.

Comisión Permanente de Farmacia del Consejo Interterritorial del SNS. Plan de acción para fomentar la utilización de los medicamentos reguladores del mercado en el sistema nacional de salud: medicamentos biosimilares y medicamentos genéricos. Ministerio de Sanidad, Consumo y Bienestar Social. Disponible en: https://www.sanidad.gob.es/profesionales/farmacia/pdf/PlanAccionSNS-medicamentosReguladoresMercado.pdf

Comité de Expertos de la OMS sobre selección de medicamentos esenciales. Selección de medicamentos esenciales. Serie de Informes Técnicos 615. Genève: OMS, 1977.

Comité de Expertos de la OMS sobre uso racional de medicamentos. Farmacología clínica. Serie de Informes Técnicos. Genève: OMS, 1982.

Daniels CE. Quality assessment of drug therapy. En: Atkinson AJ, Abernethy DR, eds. Principles of clinical pharmacology, 2ª ed. Amsterdam: Elsevier, 2007.

De Vries TPGM. Guía de la buena prescripción. Genève: Organización Mundial de la Salud, 1998.

García F. Uso racional de los medicamentos. Med Clin 1990; 94: 628-32.

Grupo de trabajo sobre incumplimiento. Incumplimiento terapéutico en los ancianos. Med Clin 1993; 100: 736-40.

Haynes RB, Montague P, Oliver T, McKibbon KA, Brouwers MC, Kanani R. Interventions for helping patients to follow prescriptions for medications (Cochrane Review). The Cochrane Library, Issue 1, 2002. Oxford: Update Software.

Lerose R, Musto P, Aieta M, Papa C, Tartarone A. Off-label use of anticancer drugs between clinical practice and research: the Italian experience. Eur J Clin Pharmacol 2012; 68: 505-12.

Ley 10/2013, de 24 de julio, por la que se incorporan al ordenamiento jurídico español las Directivas 2010/84/UE del Parlamento Europeo y del Consejo, de 15 de diciembre de 2010, sobre farmacovigilancia, y 2011/62/UE del Parlamento Europeo y del Consejo, de 8 de junio de 2011, sobre prevención de la entrada de medicamentos falsificados en la cadena de suministro legal, y se modifica la Ley 29/2006, de 26 de julio, de garantías y uso racional de los medicamentos y productos sanitarios.

Ley 29/2006 de 26 de Julio de Garantías y Uso Racional de los Medicamentos y Productos Sanitarios.

O'Mahony D, O'Sullivan D, Byrne S, O'Connor MN, Ryan C Gallagher P. STOPP/START criteria for potentially inappropriate prescribing in older people: version 2. Age Ageing 2014; 0: 1-6.

Osterberg L. Adherence to medication. N Engl J Med 2005; 353: 487-97.

Piñeiro Pérez R, Ruiz Antorán MB, Avendaño Solá C, Román Riechmann R, Cabrera Garcia L, Cilleruelo Ortega MJ, Mellado Peña MJ. Results from 2012-2013 paediatric national survey on off-label drug use in children in Spain (OL-PED study). An Pediatr (Barc) 2014; 81: 16-21.

Propuesta de colaboración para la elaboración de los informes de posicionamiento terapéutico de los medicamentos. Documento aprobado por la Comisión Permanente de Farmacia del SNS, 2013.

Puras A. ¿El tratamiento no funciona o el paciente no cumple la prescripción? Med Clin 1997; 109: 709-11.

Real Decreto 1/2015, de 24 de julio, por el que se aprueba el texto refundido de la Ley de Garantías y Uso Racional de los Medicamentos y Productos Sanitarios.

Real Decreto 1015/2009 de 19 de junio, por el que se regula la disponibilidad de medicamentos en situaciones especiales.

Real Decreto 223/2004 de 6 de febrero por el que se regulan los ensayos clínicos con medicamentos.

Roca-Cusachs A. Estrategias de intervención para mejorar el cumplimiento. Med Clin 2001;116 (supl 2): 56-62.

Singh, D.B. (2019). The Impact of Pharmacogenomics in Personalized Medicine. In: Silva, A.C., Moreira, J.N., Lobo, J.M.S., Almeida, H. (eds) Current Applications of Pharmaceutical Biotechnology. Advances in Biochemical Engineering/Biotechnology, vol 171. Springer, Cham. https://doi.org/10.1007/10_2019_110

Uso racional de los medicamentos. Informe de la Conferencia de Expertos. Nairobi, 25-29 de noviembre de 1985. Genève: OMS, 1985.

Vicens C, Sempere E, Arroyo MP y cols. Variabilidad en la medición de la calidad de prescripción por comunidades autónomas. Aten Primaria 2010; 42: 380-7.

WHO. Emergency use of unproven clinical interventions outside clinical trials: ethical considerations. Geneva: World Health Organization; 2022. Licence: CC BY-NC-SA 3.0 IGO. https://www.who.int/publications/i/item/9789240041745

WHO Model List of Essential Medicines 15th list, March 2007. Disponible en: http://www.who.int/medicines/publications/EML15.pdf

Medicamentos genéricos y precios de referencia

78

J. Novalbos Reina, F. Abad Santos y M. D. Ochoa Mazarro

CONTENIDOS

- Introducción
- Medicamentos genéricos
    - Concepto y aspectos legales
    - Características de los medicamentos genéricos
    - Ventajas e inconvenientes de los medicamentos genéricos
- Estudios de bioequivalencia
    - Concepto de bioequivalencia
    - Diseño de un estudio de bioequivalencia clásico
    - Parámetros de evaluación y análisis estadístico
    - Situaciones especiales
- Sistema de precios de referencia

INTRODUCCIÓN

El medicamento es el recurso sanitario más utilizado y uno de los productos más regulados por la administración pública en todos los países, independientemente del modelo sanitario que posean. El gasto de la prescripción farmacológica representa una cuarta parte del gasto sanitario, y suele aumentar alrededor de un 10 % al año. Aunque los mecanismos de regulación del precio y la política de financiación de medicamentos son diferentes en cada país, en todos ellos se han desarrollado medidas para intentar contener el crecimiento del gasto farmacéutico público. Las dos principales estrategias son la utilización de medicamentos genéricos y la implantación de sistemas de precios de referencia que fijan el precio máximo que un sistema sanitario público financia para un tipo determinado de medicamentos. Sin embargo, estas medidas no suelen ser suficientes, ya que el gasto farmacéutico tiene una tendencia de crecimiento natural basada en el envejecimiento poblacional, en el incremento de la población atendida y en el precio creciente de los nuevos medicamentos. La cuota de genéricos en unidades en España en los últimos años es del 41 % frente la media Europa que es del 65 %.

Los medicamentos que se comercializan están protegidos por una patente que proporciona al laboratorio investigador un período de exclusividad para que pueda recuperar las inversiones que tuvo que realizar para demostrar la eficacia y seguridad de ese principio activo. Este período suele ser de 10 años, y posteriormente otros laboratorios farmacéuticos pueden comercializar medicamentos con ese mismo principio activo, a un precio inferior, que son conocidos como genéricos. Este período de 10 años de exclusividad puede ampliarse hasta un máximo de 11 años si, durante los prime-

ros 8 años, el titular de la autorización obtiene la aprobación de una indicación terapéutica nueva que aporte un beneficio clínico significativo en comparación con las terapias existentes.

MEDICAMENTOS GENÉRICOS

Concepto y aspectos legales

Los medicamentos genéricos en España empezaron a regularse con la modificación en 1996 de la Ley del Medicamento de 1990, que los definía como especialidades farmacéuticas genéricas. Esta ley fue sustituida por la Ley de Garantías y Uso Racional de los Medicamentos y Productos Sanitarios de 2006, que ya no hace referencia a especialidad farmacéutica genérica sino a *medicamento genérico*, al que define como «todo medicamento que tenga la misma composición cualitativa y cuantitativa en principios activos y la misma forma farmacéutica, y cuya bioequivalencia con el medicamento de referencia haya sido demostrada por estudios adecuados de biodisponibilidad». De acuerdo con esta nueva legislación, «las diferentes sales, ésteres, éteres, isómeros, mezclas de isómeros, complejos o derivados de un principio activo se consideran un mismo principio activo, a menos que tengan propiedades considerablemente diferentes en cuanto a seguridad y/o eficacia». Además, «las diferentes formas farmacéuticas orales de liberación inmediata se consideran una misma forma farmacéutica».

Los medicamentos genéricos pueden contener excipientes diferentes que los productos de referencia, pero los excipientes empleados suelen ser sobradamente conocidos y de calidad contrastada y tienen que cumplir normativas europeas.

> ### ♻ REQUISITOS DE LOS MEDICAMENTOS GENÉRICOS
>
> - Tener idéntico principio activo, forma farmacéutica y dosis que el medicamento de referencia.
>
> - Ser bioequivalente con el medicamento de referencia.
>
> - Estar elaborado a partir de principios activos bien conocidos (al menos 10 años en el mercado de uso continuado).
>
> - Los mismos requisitos de calidad (normas de correcta fabricación de medicamentos) que los exigidos para cualquier otro medicamento.
>
> - Las mismas características en cuanto a calidad, seguridad y eficacia, que el medicamento de referencia.
>
> - Tener por nombre la DOE, seguida del nombre del laboratorio titular o fabricante (actualmente se permiten también medicamentos con marca).
>
> - Estar identificado por las siglas EFG.

Los medicamentos genéricos deben designarse con una denominación oficial española (DOE) de principio activo o, en su defecto, con la denominación común internacional (DCI) o bien, si ésta no existiese, con la denominación común usual o científica de dicha sustancia, acompañada del nombre o marca del titular o fabricante. Además, se identifican con las siglas EFG en el envase y etiquetado general, que inicialmente significaban Especialidad Farmacéutica Genérica, pero con la Ley de Garantías y Uso Racional de los Medicamentos y Productos Sanitarios ahora significan Equivalente Farmacéutico Genérico. La situación es similar en otros países de la Unión Europea; por ejemplo, en Francia llevan las siglas GE, y en Italia AIC/G. No obstante, la nueva regulación europea permite abrir la posibilidad de introducir en el mercado los medicamentos genéricos con marca.

La DCI o denominación común internacional es la denominación oficial con que se reconoce un principio activo farmacológico. Este tipo de denominación está regulado por la Organización Mundial de la Salud (OMS) y es asignado por ella, a propuesta del laboratorio fabricante. Suelen utilizarse unas reglas de prefijos y sufijos que sirven para encuadrar muchos principios activos dentro de grupos farmacológicos específicos. Las DCI se publican en latín y en inglés, pero existen versiones para las principales lenguas, como el castellano, que suelen ser adoptadas oficialmente por los países donde tales lenguas tienen carácter oficial. En España, la Agencia Española de Medicamentos y Productos Sanitarios asigna una denominación oficial española (DOE) a cada principio activo, que es de uso obligatorio, y debería ser muy parecida, salvadas las necesidades lingüísticas, a la DCI.

Para promover la disponibilidad rápida de medicamentos genéricos en el mercado, se permite que el solicitante de un producto genérico pueda presentar la solicitud de autorización transcurridos 8 años, como mínimo, desde que se autorizó el medicamento de referencia en cualquier Estado miembro de la Unión Europea. De esta forma, se pueden ir realizando la evaluación y la tramitación administrativa para su autorización, aunque no podrá comercializarse el medicamento hasta transcurridos los 10 años, u 11 si obtiene una indicación adicional con beneficio clínico significativo en comparación con las terapias existentes. Por este motivo, se

ha modificado la Ley de Patentes, incluyendo la denominada «cláusula o estipulación Bolar» (conocida así por el nombre de la persona que la incorporó en Estados Unidos), según la cual no se considera violación del derecho de patente la realización de los estudios y ensayos necesarios para la autorización de medicamentos genéricos; así, se permite la investigación con el fármaco antes de la caducidad de la patente.

Características de los medicamentos genéricos

Las principales características de un medicamento genérico son las siguientes:

1. Los medicamentos genéricos tienen el *mismo principio activo*, la *misma dosis*, la *misma forma farmacéutica* y las mismas características cinéticas, dinámicas y técnicas que un medicamento que no está protegido por patente y que es utilizado como referencia legal técnica. Sólo se pueden comercializar los medicamentos genéricos una vez que ha expirado la patente del medicamento original o de referencia y, por lo tanto, ha finalizado el tiempo de exclusividad del laboratorio investigador.

2. El medicamento genérico debe aportar la *demostración de bioequivalencia* terapéutica con el medicamento original que le sirve de referencia, habitualmente mediante la realización de ensayos clínicos en voluntarios sanos, que se explican más adelante. El requisito técnico que mayor incidencia tiene en la evaluación de la eficacia clínica y de la seguridad de los genéricos es la demostración de su equivalencia terapéutica con el medicamento innovador a fin de garantizar su intercambiabilidad. Lo que se pretende demostrar es que el paciente va a tener un control similar de su enfermedad cuando se cambie de un medicamento de marca a un medicamento genérico.

3. Los genéricos son medicamentos de *calidad, seguridad y eficacia* demostradas, elaborados a partir de principios activos bien conocidos (al menos 10 años en el mercado de uso continuado) y que se comercializan con el nombre de la sustancia medicinal correspondiente, seguida de un indicativo de su condición de genérico. La calidad de los medicamentos genéricos está garantizada tanto por el laboratorio fabricante como por las autoridades sanitarias. Como cualquier otro medicamento, los genéricos deben ser autorizados por la Administración sanitaria mediante la oportuna evaluación técnica y administrativa que garantiza que tienen las mismas características, en cuanto a calidad, seguridad y eficacia, que el mismo medicamento de referencia. Un genérico sólo se autoriza si cumple las normas de correcta fabricación de medicamentos y si se ha comprobado que actúa de manera idéntica al de marca. Por lo tanto, los requisitos de calidad de los genéricos son los mismos que los exigidos para cualquier otro medicamento y representan una opción sanitaria perfectamente válida.

4. Tienen *menor precio* que sus correspondientes medicamentos de referencia, por los siguientes motivos:

a) La inversión económica realizada por el laboratorio farmacéutico para su desarrollo y comercialización es menor que en el caso de los medicamentos innovadores, puesto que no es necesario demostrar la eficacia y la relación beneficio/

✪ VENTAJAS E INCONVENIENTES DE LOS MEDICAMENTOS GENÉRICOS

- **Ventajas**
  - Se reduce el gasto farmacéutico por su menor precio y porque inducen una reducción del precio del producto de marca.
  - Se facilita la identificación del medicamento por los profesionales sanitarios porque su nombre coincide con el principio activo.
- **Inconvenientes**
  - Riesgo de mala adherencia al tratamiento porque tiene una forma y un color diferentes del de marca, lo cual puede confundir a pacientes ancianos y/o polimedicados.
  - Disminución del desarrollo de nuevos principios activos (dudoso).

riesgo del producto, ni descubrir las indicaciones para las que se va a utilizar ni la pauta más adecuada. En la mayoría de los casos, basta con demostrar la bioequivalencia con el producto original.

b) Se reducen los costes asociados al producto debido al menor coste de la materia prima tras la expiración de la patente y aumento de la oferta y a los menores costes de fabricación y control por la experiencia previa del producto.

c) También son menores los esfuerzos dedicados a la información y promoción comercial del producto, al ser sobradamente conocido el principio activo.

Ventajas e inconvenientes de los medicamentos genéricos

La principal ventaja de los genéricos es que suponen un ahorro importante sobre los medicamentos originales de marca. En España, el primer medicamento genérico es aprobado con un 40 % menos de precio que el medicamento de marca de referencia. Además, una vez que hay dos o más medicamentos con el mismo principio activo y forma farmacéutica, se constituye un grupo en el sistema de precios de referencia que va produciendo una depreciación anual del precio del medicamento (según los casos, y con el tiempo, esto puede suponer un 60-80 % de ahorro). Es un beneficio directo para el ciudadano, al pagar menos por el fármaco, y contribuye a racionalizar el gasto público en medicamentos, sin que por ello disminuyan la calidad y la eficacia del genérico. Además, la entrada de medicamentos genéricos tiene un impacto positivo en el mercado al provocar una reducción del precio del producto de marca. De hecho, la entrada en el mercado de medicamentos genéricos puede reducir más de un 50 % el precio del medicamento original.

Otra ventaja es que su nombre coincide con el principio activo, por lo que se facilita la identificación del medicamento por los profesionales sanitarios, ya que es el nombre que habitualmente se utiliza en la docencia de la farmacología y en las publicaciones científicas. Además, este nombre (DOE o DCI) es prácticamente igual en todos los países del mundo.

El principal inconveniente que puede plantear el uso de medicamentos genéricos es el riesgo de mala adherencia al tratamiento. Muchas veces, el medicamento genérico tiene forma y color diferentes de los de marca, lo que puede confundir al paciente, especialmente en el caso de ancianos y/o

pacientes polimedicados que reciben tratamiento crónico. No obstante, este riesgo debería ser mínimo con un estrecho seguimiento del tratamiento por parte del personal sanitario. Algunos autores defienden que el color y la forma deberían ser iguales (lo que se conoce como bioapariencia), pero no siempre es posible porque muchas formas y colores ya están patentadas. Otras veces ocurre lo contrario, como en el caso del sildenafilo, fuertemente asociado a la pastilla azul y romboidal, en las que el cambio a otras características puede incrementar la privacidad del paciente.

Otro inconveniente que se ha planteado con respecto a la utilización de medicamentos genéricos es que puede disminuir el desarrollo de nuevos principios activos debido a la reducción de los ingresos de los laboratorios que se dedican a la investigación. Sin embargo, esto no es cierto, porque ya habrán disfrutado de 10 años de exclusividad del mercado en los que deberían haber recuperado sobradamente las inversiones realizadas en el desarrollo del principio activo en cuestión.

Para algunos fármacos que presentan un rango terapéutico muy estrecho (fenitoína, digoxina, acenocumarol, entre otros), el intercambio entre fármacos de marca y genéricos, o viceversa, podría dar lugar a alteraciones en la eficacia y/o la seguridad. No obstante, las autoridades sanitarias no permiten el intercambio de estos productos.

En definitiva, prescribir genéricos es una buena práctica médica porque no disminuye la calidad de la prescripción y es solidaria con el sistema sanitario público al ser una alternativa coste-efectiva en relación con los medicamentos de marca.

La utilización de genéricos en España ha ido aumentando progresivamente en los últimos años: en 2004 las unidades vendidas de genéricos suponían el 12 % de los medicamentos prescritos, en 2014 asciende a un 37 % y desde el 2020 la tasa se ha estabilizado en un 41 %. Este mismo porcentaje llega al 65 % de media en el mercado europeo. Esto supone un 21 % del gasto farmacéutico, que se mantiene desde 2016. No obstante, está bastante lejos de la utilización de genéricos en otros países, como Canadá, Dinamarca, Alemania, Holanda, Reino Unido o Estados Unidos, donde suponen el 60-80 % de unidades de medicamentos consumidos y 24-27 % del mercado en valores. La diferente penetración del mercado de genéricos de unos países a otros depende de factores políticos que pueden influir sobre las medidas de control del gasto farmacéutico, como los incentivos a los prescriptores, o el sistema de precios de referencia. Esta alta utilización de genéricos en algunos países sin que se hayan descrito problemas, cuando se siguen criterios de calidad estándar en su autorización, es una prueba de que no existe ningún inconveniente real en el uso de estos medicamentos.

ESTUDIOS DE BIOEQUIVALENCIA

Concepto de bioequivalencia

Los estudios de *bioequivalencia* pretenden demostrar que dos formulaciones del mismo principio activo son terapéuticamente equivalentes y, por lo tanto, intercambiables. Constituyen la base para la autorización de la comercialización de los fármacos genéricos, pero también para las nuevas formulaciones de los medicamentos originales. Debe tenerse en cuenta que alrededor del 60 % de las formulaciones comercializadas de los productos de marca son distintas de las formulaciones utilizadas en los principales ensayos clínicos en fases II y III en los que se han demostrado la eficacia y seguridad del producto.

Dos presentaciones farmacéuticas que contengan el mismo principio activo, en la misma dosis y en la misma formulación (equivalentes farmacéuticos) pueden no ser bioequivalentes, porque las diferencias en los excipientes o el proceso de fabricación pueden alterar la velocidad de disolución y/o absorción del principio activo. Por otro lado, el establecimiento de equivalencia terapéutica a través de ensayos clínicos de eficacia requiere habitualmente estudios de larga duración, con un elevado número de pacientes.

Por este motivo, la demostración de equivalencia terapéutica se basa en el concepto universalmente aceptado de que, a igual *biodisponibilidad*, se obtienen efectos farmacológicos iguales. Se entiende por biodisponibilidad la velocidad y magnitud en la cual un principio activo, absorbido a partir de la forma de dosificación que lo contiene, alcanza sin cambios la circulación sistémica y está, por lo tanto, disponible para producir su efecto. Así, se entiende que existe *bioequivalencia* entre dos productos cuando presentan una biodisponibilidad comparable en condiciones experimentales apropiadas. Existe el acuerdo internacional de considerar que dos formulaciones son bioequivalentes cuando la diferencia en la velocidad y en la magnitud de la absorción entre ellas es inferior al 20 %. Este valor se decidió sobre la base de que no parece clínicamente significativa una diferencia de un 20 % en las concentraciones del fármaco activo en sangre para la mayoría de los casos, porque estas oscilaciones pueden producirse en la práctica clínica habitual si no se toma la medicación exactamente en las mismas condiciones. No obstante, debe considerarse un intervalo más estrecho (10 %) para fármacos de estrecho margen terapéutico.

Aunque algunos autores han planteado dudas sobre la relevancia clínica de la posible diferencia de biodisponibilidad de hasta un 20 %, debe tenerse en cuenta que, para la mayoría de los medicamentos, las diferencias que se encuentran entre lotes del mismo fármaco, entre distintos individuos tratados con el mismo fármaco o en el mismo individuo en dos situaciones distintas, son de la misma magnitud que la que puede existir entre un fármaco innovador y un genérico que ha demostrado cumplir los criterios de bioequivalencia. Por lo tanto, el cambio entre un medicamento de marca y un genérico no es motivo de preocupación para la mayoría de los fármacos; por el contrario, sí hay que preocuparse por conseguir que el cumplimiento terapéutico del paciente sea adecuado porque esto puede influir mucho más en el resultado terapéutico.

Diseño de un estudio de bioequivalencia clásico

Tanto la Agencia Europea de Medicamentos (EMA) como la autoridad reguladora norteamericanas (*Food and Drug Administration* [FDA]) han elaborado recomendaciones sobre la metodología de los estudios para determinar la bioequivalencia. Los estudios de bioequivalencia «clásicos» para comparar dos formulaciones tienen un diseño cruzado de dos secuencias y dos períodos (diseño cruzado 2 × 2) **(fig. 78-1)**. Los individuos se asignan al azar a recibir una de las dos posibles secuencias, la secuencia 1, en la que se administra la formulación de prueba en el período 1 y la formulación de referencia en el período 2 (PR), o la secuencia 2, en la que el orden de administración se invierte (RP). Cada día de estudio se administra una dosis única de cada una de las formulaciones en ayunas. Entre los dos períodos de administración existe un período de lavado de una duración suficiente para permitir que se eliminen del organismo todo el fármaco y sus metabolitos antes de administrar la segunda dosis; suele ser suficiente con esperar más de 5 semividas.

Habitualmente el medicamento de referencia es el producto innovador (o de marca) que se ha autorizado y comercializado en base a un dossier completo que incluye datos químicos, biológicos, farmacéuticos, farmacológicos, toxicológicos y clínicos, tanto de eficacia como de seguridad. No obstante, en algunas ocasiones el medicamento de referencia puede ser el producto con mayores ventas.

Para la mayoría de los fármacos, la variabilidad intraindividuo es menor que la variabilidad interindividuos, por lo que el diseño cruzado tiene la ventaja de que permite tener un tamaño de muestra más pequeño, porque cada individuo es su propio control y se puede eliminar la variabilidad interindividuos.

En cuanto a la selección de los individuos, el objetivo es disminuir al mínimo posible la variabilidad para que puedan encontrarse diferencias entre las formulaciones, si éstas existen. Por este motivo, se eligen voluntarios sanos, que pueden ser de ambos sexos, de peso normal, de edad entre 18 y 55 años, no fumadores ni bebedores y que no toman medicación. El número de individuos se calcula según el coeficiente de variación de los parámetros farmacocinéticos, que puede obtenerse de un estudio piloto, de ensayos clínicos previos o

---

⭐ **DISEÑO DE UN ESTUDIO DE BIOEQUIVALENCIA CLÁSICO**

- Cruzado: cada individuo recibe las dos formulaciones.
- Aleatorizado: cada individuo se asigna a una secuencia (prueba-referencia o referencia-prueba).
- Dosis única en ayunas.
- Período de lavado entre las dos dosis de, al menos, 5 semividas.
- Selección de los individuos: 12-48 voluntarios sanos de ambos sexos, de acuerdo a la variabilidad intraindividual.
- Estandarización de todas las condiciones experimentales para reducir la variabilidad.
- Extracción de 15-20 muestras para cada formulación, para definir el perfil de la curva de concentración-tiempo (al menos 3 semividas).

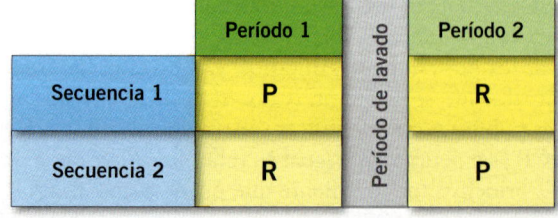

Figura 78-1. Diseño de un estudio de bioequivalencia clásico cruzado de dos períodos y dos secuencias. Los individuos se asignan aleatoriamente a una de las dos secuencias para decidir en qué orden reciben las formulaciones de prueba (P) y de referencia (R).

de datos publicados. Según la EMA, el número de individuos nunca debería ser inferior a 12, pero habitualmente suelen incluirse números mayores, de 24 a 48 o incluso más.

Todas las condiciones experimentales deben estandarizarse para reducir la variabilidad. Es importante que la ingesta de líquidos y la dieta sean iguales todos los días del estudio. Habitualmente, los ensayos clínicos se realizan en ayunas de, al menos, 10 horas y no se permite tomar ningún alimento hasta 4 o 5 horas después de la dosis. Es importante también controlar el ejercicio, la postura y la ingesta de alcohol, zumo de pomelo o productos que contengan xantinas porque pueden modificar el aclaramiento de algunos fármacos.

Después de la administración de cada formulación, se realizan extracciones sucesivas de muestras de sangre, a través de una vía heparinizada para reducir el número de pinchazos. Los tiempos de extracción deben ser adecuados para definir el perfil de la curva de concentración-tiempo, lo que requiere muestras frecuentes en el momento que se espera la concentración máxima. Habitualmente se extraen 15-20 muestras para cada formulación, que deberían prolongarse durante, al menos, 3 semividas. No obstante, en los fármacos de liberación inmediata que tienen una semivida muy larga, es suficiente con extraer muestras durante 72 horas porque en este período ya se ha completado la absorción. Suele medirse la concentración plasmática del fármaco administrado, pero a veces no es posible porque sus concentraciones son muy bajas o porque la semivida es muy corta. En estos casos se mide la concentración de un metabolito que refleje la biodisponibilidad de la sustancia activa. También puede ser importante medir el metabolito activo cuando el compuesto administrado es un profármaco.

Parámetros de evaluación y análisis estadístico

Los parámetros farmacocinéticos se calculan a partir de la curva temporal de las concentraciones del fármaco activo medidas en las muestras que se extraen después de la administración de cada una de las formulaciones. Según las recomendaciones de los principales organismos reguladores, los parámetros útiles en el estudio de la bioequivalencia son los siguientes (**fig. 78-2**):

1. Como medida de la cantidad de fármaco absorbido se utiliza el *área bajo la curva* concentración-tiempo (AUC, del inglés *area under the curve*), calculada por el método trapezoidal, que puede medirse desde la administración del fármaco hasta la última muestra con concentración medible (AUC_{0-t}) o extrapolándola hasta que la concentración llegue a cero ($AUC_{0-\infty}$).

2. Como indicadores de la velocidad de absorción se miden la *concentración máxima* ($C_{máx}$) y el tiempo en el que ésta se alcanza ($t_{máx}$), obtenidas directamente de las concentraciones plasmáticas.

3. La semivida de eliminación es útil para comparar los perfiles cinéticos entre las formulaciones, comprobar la existencia de concordancia con lo descrito en la bibliografía y valorar si el período de lavado ha sido suficiente.

El AUC y la $C_{máx}$ son los parámetros primarios para evaluar bioequivalencia, y el $t_{máx}$ y la semivida son parámetros secundarios. Todo el análisis estadístico puede realizarse directamente con un análisis de varianza (ANOVA) en el que se tienen que considerar los efectos de la secuencia, el período, los individuos y la formulación.

Una vez sustraídos estos efectos, se calcula el intervalo de confianza de las diferencias entre las dos formulaciones administradas a cada individuo. Para que dos productos sean bioequivalentes se requiere que este intervalo de confianza del 90 % para la diferencia entre las medias de las dos formulaciones (AUC y $C_{máx}$) no exceda de ± 20 %, y para el cociente entre las medias (razón) debería estar entre 80 y 120 %. Como los valores de AUC y $C_{máx}$ no suelen seguir una distribución normal, se recomienda que se utilice la transformación logarítmica de estos parámetros; para mantener un intervalo de la misma amplitud por los dos lados después de la transformación, los límites del intervalo de confianza del cociente de las medias para considerar una formulación como bioequivalente se sitúan entre 80 y 125 % para AUC y $C_{máx}$. La EMA acepta un rango un poco más amplio para la $C_{máx}$ en aquellos fármacos que presentan una alta variabilidad para este parámetro, siempre que esto no suponga un aumento del riesgo de toxicidad para los pacientes.

Para otros parámetros, como el $t_{máx}$ y la semivida, es necesario realizar este análisis de bioequivalencia. Como el $t_{máx}$ es una variable discontinua que depende de los puntos de extracción prefijados, se puede calcular el intervalo de confianza por métodos no paramétricos. La evaluación estadística del $t_{máx}$ sólo tiene sentido cuando la liberación rápida del principio activo se relaciona con un efecto clínico relevante, como analgesia más precoz o hipotensión. No obstante, la EMA no requiere una evaluación estadística del $t_{máx}$ y considera suficiente con que los dos productos presenten una mediana y un rango similares para este parámetro.

En definitiva, se acepta que dos formulaciones son bioequivalentes si las diferencias entre ellas en el AUC y la $C_{máx}$ son inferiores a un 20 % (intervalo de confianza después de la transformación logarítmica entre 80 y 125 %). En la **figura 78-3** se ilustra un ejemplo de un ensayo clínico de bioequivalencia, en el que se puede comprobar que las curvas de concentración-tiempo de los dos preparados se superponen y los intervalos de confianza cumplen los criterios de bioequivalencia exigidos por las autoridades reguladoras.

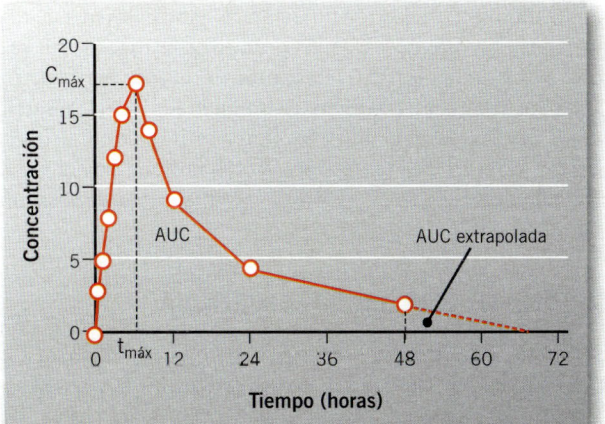

Figura 78-2. Curva de concentración-tiempo de un fármaco administrado por vía oral, donde se representan los parámetros utilizados para definir la biodisponibilidad: AUC: área bajo la curva; $C_{máx}$: concentración máxima alcanzada; $t_{máx}$: tiempo en el que se alcanza la $C_{máx}$.

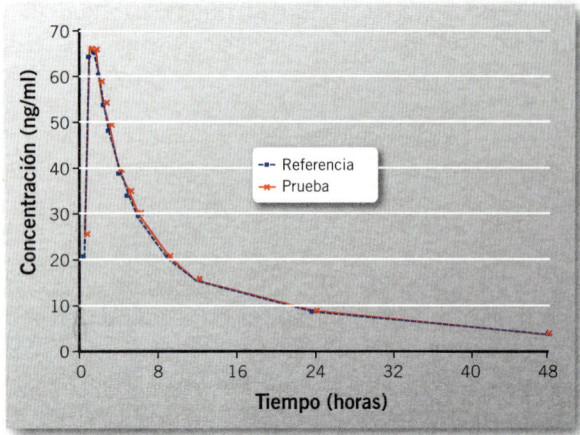

Parámetro	Razón (prueba/referencia)	IC 90 %
AUC	103,9 %	99,2-108,9 %
C$_{máx}$	100,0 %	81,6-105,4 %

Figura 78-3. Análisis de bioequivalencia de un medicamento genérico (prueba) comparado con su fármaco de referencia, realizado en la Unidad de Ensayos Clínicos del Hospital Universitario de la Princesa, que demuestra que las dos formulaciones son bioequivalentes porque los intervalos de confianza (IC) están incluidos dentro de los límites de aceptación (80-125 %). AUC: área bajo la curva; C$_{máx}$: concentración máxima alcanzada.

Situaciones especiales

La evaluación de la bioequivalencia puede resultar más complicada en algunas situaciones, como las siguientes:

1. Fármacos que no se absorben y sólo producen efecto local, como inhaladores o medicamentos tópicos: es necesario hacer estudios de equivalencia farmacodinámica midiendo algún efecto farmacológico, como la respuesta broncodilatadora después de una prueba de provocación.

2. Fármacos de semivida muy larga: no es factible realizar un diseño cruzado porque el período de lavado podría ser demasiado largo, por lo que puede utilizarse un diseño paralelo, aunque plantea bastantes problemas estadísticos.

3. Fármacos de alta variabilidad: no es suficiente con un ensayo clínico cruzado clásico de dos secuencias y dos períodos, sino que deben utilizarse diseños replicados, en los que cada individuo recibe dos veces cada una de las formulaciones, para conseguir controlar mejor la variabilidad intraindividual.

4. Preparados de liberación modificada y fármacos que pueden modificar su propia absorción, como los inhibidores de la bomba de protones: se deben hacer estudios de dosis única en ayunas y con alimentos, y algunos autores recomiendan también estudios de dosis múltiple en estado de equilibrio. Para autorizar su comercialización es obligatorio demostrar la bioequivalencia en todas estas condiciones.

5. Biosimilares o «medicamentos biológicos similares»: son productos biológicos muy similares a un medicamento biológico de referencia. Su estructura es compleja, ya que se fabrican con células vivas, introduciendo de este modo variabilidad intrínseca en el proceso de producción, tanto en los medicamentos de referencia como biosimilares. A diferencia de los medicamentos genéricos, no son una copia perfecta de su producto de referencia en cuanto a su tamaño molecular, peso, estructura tridimensional y cantidad de cadenas glucídicas; por eso, se considera que en un medicamento biológico/biosimilar es relevante no sólo el medicamento, sino también el proceso de producción. Por esta complejidad, la EMA exige que se realicen tanto estudios farmacocinéticos como ensayos clínicos en pacientes para demostrar que van a producir la misma eficacia y seguridad que los productos de referencia, en la indicación más prevalente. Además, el desarrollo de biosimilares, y de todos los medicamentos biológicos, está sujeto a un exhaustivo programa de toxicidad inmunogénica.

Por otro lado, en algunas situaciones no es necesaria la realización del estudio de bioequivalencia en voluntarios sanos y puede ser suficiente con la práctica de *estudios de disolución in vitro* (prueba de disolución), como las situaciones que ha propuesto la EMA **(tabla 78-1)**. Además, cuando se van a preparar dos formulaciones similares con dosis proporcionales, es suficiente con realizar un estudio de bioequivalencia para una de las formulaciones, habitualmente para la dosis más alta, siempre que los productos farmacéuticos sean fabricados por el mismo fabricante, en el mismo sitio, y se cumplan todas las condiciones siguientes: farmacocinética lineal en el rango terapéutico, igual composición cualitativa de las diferentes dosis, misma relación entre el principio activo y los excipientes, y perfil de disolución *in vitro* similar para las distintas dosis.

SISTEMA DE PRECIOS DE REFERENCIA

El sistema de precios de referencia se inició en Alemania en 1989 y después se extendió a otros países. En España se implantó a finales de 2002, pero la Ley de Garantías y Uso Racional de los Medicamentos y Productos Sanitarios de 2006 lo ha modificado sustancialmente. Consiste en un mecanismo por el que, en función de la oferta de los medicamentos disponibles en un país, el financiador decide cuál es

---

⊗ CARACTERÍSTICAS DEL SISTEMA DE PRECIOS DE REFERENCIA EN ESPAÑA

- El precio de referencia es el precio que el sistema sanitario está dispuesto a pagar por un determinado grupo de medicamentos, que considera total o parcialmente intercambiables desde el punto de vista terapéutico.

- En cada agrupación homogénea se integran las presentaciones de los medicamentos con el mismo principio activo en cuanto a dosis, contenido, forma farmacéutica y vía de administración, entre las que debe existir algún medicamento genérico.

- Los grupos, así como sus precios de referencia, son determinados periódicamente por el Ministerio de Sanidad.

- El precio de referencia para cada grupo se calcula sobre la base del coste/tratamiento/día menor de las presentaciones de medicamentos en él agrupadas.

- Los medicamentos genéricos no pueden superar el precio de referencia del conjunto correspondiente.

- Si el medicamento prescrito tiene un precio superior al precio menor de su grupo, el farmacéutico debe sustituirlo por uno de precio más bajo de su agrupación homogénea, y, en caso de igualdad, dispensar un medicamento genérico.

Tabla 78-1. Situaciones en las que podría aceptarse la bioequivalencia de una formulación con la realización de sólo estudios *in vitro*, según las recomendaciones de la Agencia Europea de Medicamentos

1. Formulaciones orales de liberación inmediata que tienen la misma formulación farmacéutica y cumplen los requisitos siguientes:
   - El principio activo no tiene un rango terapéutico estrecho y se sabe que no requiere precauciones especiales en cuanto a la exactitud de la dosificación
   - Las dos formulaciones tienen el mismo principio activo (se permite una sal diferente si las dos tienen alta solubilidad y absorción completa)
   - El principio activo tiene una alta solubilidad[a]
   - El principio activo tiene una absorción mayor del 85 %
   - El principio activo no sufre degradación o metabolismo en el estómago o la luz intestinal
   - En la formulación se emplean los mismos excipientes o se utilizan excipientes que no alteran la absorción[b]
2. Soluciones orales acuosas con la misma concentración que no contienen excipientes que puedan alterar la absorción o la solubilidad o estabilidad del principio activo
3. Formulaciones para administración en solución acuosa intravenosa que contienen la misma concentración y no contienen excipientes que interaccionen con el principio activo
4. Formulaciones parenterales para administración intramuscular o subcutánea que tienen el mismo tipo de solución (acuosa u oleosa), la misma concentración y los mismos o similares excipientes
5. Soluciones para uso tópico (gotas oculares, aerosol nasal, soluciones cutáneas) que tienen el mismo tipo de solución (acuosa u oleosa) y la misma concentración del mismo principio activo
6. Nuevas formulaciones con dosis proporcionales, que cumplen los siguientes criterios (sólo es necesario el estudio de bioequivalencia para un nivel de dosis, el más sensible para detectar posible diferencia entre el fármaco prueba y referencia):
   - Mismo proceso de fabricación
   - Misma composición cualitativa de los diferentes niveles de dosis
   - Misma proporción cuantitativa entre excipientes y principio activo
   - Perfiles de disolución *in vitro* similares para todas las dosis[a]
7. Gases para inhalación

[a] Se requieren perfiles de disolución *in vitro* similares a pH 1,2, 4,5 y 6,8.
[b] Los excipientes que pueden alterar la biodisponibilidad son sorbitol, manitol y laurilsulfato sódico.

el precio que está dispuesto a pagar por un determinado grupo o conjunto de productos, que considera total o parcialmente intercambiables desde el punto de vista terapéutico. Para ello, es imprescindible establecer grupos y precios máximos de financiación. Básicamente, hay tres modalidades de grupos de productos intercambiables:

- Grupo de tipo 1 (mismo principio activo): especialidades farmacéuticas de idéntica composición cuya única diferencia es el precio. Tienen las mismas dosificación, vía de administración y presentación. Es el sistema más sencillo porque, si han demostrado su bioequivalencia, se consideran totalmente intercambiables.
- Grupo de tipo 2 (mismo grupo farmacológico): especialidades farmacéuticas relacionadas químicamente y con un efecto terapéutico comparable. Son los denominados fármacos «yo también» *(me too drugs)*, por ejemplo estatinas o inhibidores de la bomba de protones. Todos los fármacos del grupo tienen el mismo mecanismo de acción y una eficacia similar, pero se deben valorar las diferencias farmacocinéticas o el perfil de toxicidad, así como las posibles indicaciones adicionales, que pueden hacer que no sean totalmente intercambiables.
- Grupo de tipo 3 (mismo grupo terapéutico): especialidades farmacéuticas no relacionadas químicamente pero sí terapéuticamente, por ejemplo, antihipertensivos. En este grupo se incluyen subgrupos terapéuticos distintos, que actúan por diferente mecanismo de acción, pero todos están autorizados para la misma indicación. Se debe realizar una valoración más compleja de todos los fármacos porque pueden presentar múltiples diferencias que dificulten la sustitución de uno por otro.

Dinamarca, Suecia y España están entre los países que realizan una aproximación a los precios de referencia a través

de medicamentos del grupo 1, que es el que no plantea problemas para el intercambio de medicamentos. Sin embargo, Alemania adoptó inicialmente un sistema de grupo 1, pero en 3 años evolucionó hacia criterios de los grupos 2 y 3. Posiblemente esté más justificado financiar igual a todos los fármacos que se pueden utilizar para una misma indicación y que muestran una eficacia similar, pero puede plantear problemas para demostrar que la eficacia es similar o definir cuáles son las dosis equivalentes.

En España, el precio de referencia es la cuantía con la que se financian las presentaciones de medicamentos incluidas en cada uno de los conjuntos o grupos homogéneos, siempre que se prescriban y dispensen a través de receta médica oficial del Sistema Nacional de Salud. En cada agrupación homogénea se integran las presentaciones de los medicamentos financiadas con el mismo principio activo en cuanto a dosis, contenido, forma farmacéutica y vía de administración, entre las que existirá, al menos, una presentación de medicamento genérico. Los grupos, así como sus precios de referencia, son determinados periódicamente por el Ministerio de Sanidad.

Existe una gran variación en el criterio utilizado para fijar el precio de referencia. En España, el precio de referencia de cada conjunto se calcula basándose en el coste/tratamiento/día menor de las presentaciones de medicamentos en él agrupadas, pero teniendo en cuenta que debe garantizarse el abastecimiento a las oficinas de farmacia para los medicamentos de menor precio. Los medicamentos genéricos no pueden superar el precio de referencia del conjunto correspondiente. En otros países, el precio de referencia es el precio del medicamento más barato con el mismo principio activo, o la media del precio de los tres más baratos.

El Ministerio de Sanidad puede excluir del sistema de precios de referencia durante 5 años las innovaciones galénicas que se consideren de interés por añadir mejoras en la utilidad terapéutica, por ejemplo, para tratamientos crónicos, para pacientes polimedicados de edad avanzada o para niños con bajo cumplimiento terapéutico. De esta forma, las nuevas formulaciones del mismo principio activo que tienen un valor terapéutico mínimo también se incluyen en el grupo.

En España, la dispensación de productos afectados por el sistema de precios de referencia está regulada por la Ley de Garantías y Uso Racional de los Medicamentos y Productos Sanitarios. Para recetas del sistema sanitario público, cuando la prescripción se realiza por denominación comercial, si el medicamento prescrito tiene un precio superior al precio menor de su agrupación homogénea, el farmacéutico debe sustituir el medicamento prescrito por el de precio más bajo de su agrupación homogénea y, en caso de igualdad, dispensar un medicamento genérico. Además, las administraciones sanitarias fomentan la prescripción de los medicamentos identificados por su principio activo (DOE) en la receta médica, ya que esto facilita la sustitución. El sistema de precios de referencia que había anteriormente en España, y que existe en otros países, permitía que el paciente se llevase el medicamento de marca o con un precio superior al de referencia si pagaba la diferencia, pero la nueva ley ya no lo permite.

No obstante, existen medicamentos que, por razón de sus características de biodisponibilidad y estrecho rango terapéutico y con el objetivo de la protección de la salud de los pacientes, no se pueden sustituir en el acto de dispensación sin la autorización expresa del médico prescriptor. Éstos incluyen:

- Los medicamentos biológicos.
- Los medicamentos que contengan alguno de los principios activos considerados de estrecho margen terapéutico, excepto cuando se administren por vía intravenosa.
- Los medicamentos que contengan principios activos sujetos a especial control médico o aquellos que requieran medidas específicas de seguimiento por motivos de seguridad.
- Los medicamentos para el aparato respiratorio administrados por vía inhalatoria.

La implantación del sistema de precios de referencia suele producir una reducción significativa del gasto farmacéutico, aunque no suele ser muy llamativa. Además, los laboratorios titulares de los fármacos de marca suelen reducir el precio de éstos al nivel del precio de referencia para no verse excluidos del mercado. De esta forma, el farmacéutico no sustituye los medicamentos de marca cuando son prescritos por su nombre de fantasía, pero también se disminuye el gasto farmacéutico.

No obstante, la reducción del gasto farmacéutico producida por la implantación del sistema de precios de referencia puede ser transitoria si la prescripción se desplaza hacia otras moléculas nuevas, de comercialización más reciente, de mayor coste y sin ventajas clínicas, pero con una alta promoción de la industria farmacéutica. Por este motivo, para mantener el beneficio del sistema de precios de referencia se debe intentar mantener o aumentar la cuota de prescripción de los principios activos incluidos en él.

BIBLIOGRAFÍA

Abad Santos F, Martínez Sancho E, Gálvez Múgica MA. Estudios de bioequivalencia: análisis y aspectos metodológicos. En: García AG, ed. El ensayo clínico en España. Madrid: Farmaindustria, serie científica, 2001; p. 69-80.

Ausejo Segura M. Los nuevos precios de referencia: una oportunidad en la gestión eficiente del medicamento. Aten Primaria 2005; 35: 64-6.

European Medicines Agency (EMA). Committee for Medicinal Products for Human Use (CPMP). Guideline on the investigation of bioequivalence. London, 20 de enero de 2010. Doc. Ref.: CPMP/QWP/EWP/1401/98 Rev. 1/corr. (Disponible en: http://www.ema.europa.eu/docs/en_GB/document_library/Scientific_guideline/2010/01/WC500070039.pdf.)

European Medicines Agency (EMA). Product-specific bioequivalence guidance. disponible en: https://www.ema.europa.eu/en/human-regulatory/research-development/scientific-guidelines/clinical-pharmacology-pharmacokinetics/product-specific-bioequivalence-guidance

Food and Drugs Administration (FDA). US Department of Health and Human Services. Center for Drug Evaluation and Research (CDER). Guidance for Industry: Bioavalability and bioequivalence studies for orally administered drug products: general considerations. Rockville, marzo 2003. (Disponible en: http://www.fda.gov/downloads/Drugs/.../Guidances/ucm070124.pdf.)

Greene JA, Kesselheim AS. Why do the same drugs look different? Pills, trade dress, and public health. N Engl J Med 2011; 365: 83-9.

Haas JS, Phillips KA, Gerstenberger EP, Seger AC. Potential savings from substituting generic drugs for brand-name drugs: medical expenditure panel survey, 1997-2000. Ann Intern Med 2005; 142: 891-7.

Holmes DR, Becker JA, Granger CB, Limacher MC, Page RL, Sila C; American College of Cardiology Foundation Clinical Quality Committee. ACCF/AHA 2011 health policy statement on therapeutic interchange and substitution: a report of the American College of Cardiology Foundation Clinical Quality Committee. J Am Coll Cardiol 2011; 58: 1287-307.

Honrubia Alujer F, Carbajal de Lara JA, Cebrian Picazo C, Cuellar Bolas B, Silvestre Molina P, Merino Campos P y cols. Aceptación de la sustitución por medicamentos genéricos en la oficina de farmacia. Aten Primaria 2007; 39: 81-5.

Kesselheim AS, Misono AS, Lee JL, Stedman MR, Brookhart MA, Choudhry NK, Shrank WH. Clinical equivalence of generic and brand-name drugs used in cardiovascular disease: a systematic review and meta-analysis. JAMA 2008; 300: 2514-26.

Laguna-Goya N, Blázquez-Pérez A, Pozo-Hernández C. Legislación sobre autorización de genéricos. Farm Hosp 2006; 30: 379-84.

Ley 29/2006, de 26 de julio, de Garantías y Uso Racional de los Medicamentos y los Productos Sanitarios. BOE número 178 de 27 de julio de 2006: 28122-28165. Actualización publicada el 25-07-2013. (Disponible en: http://www.boe.es/buscar/act.php?id=BOE-A-2006-13554.)

Lionberger R, Jiang W, Huang SM, Geba G. Confidence in generic drug substitution. Clin Pharmacol Ther 2013; 94: 438-40.

Martínez M, de la Vega R. Informe IQVIA Situación actual del mercado de medicamentos genéricos en España. 5 julio 2022. Disponible en: https://www.espaciosanitario.com/uploads/s1/28/26/73/6/presentacion-genericos-iqvia-aeseg.pdf

Ministerio de Hacienda y Función Pública. Indicadores sobre gasto farmacéutico y sanitario. Disponible en: https://www.hacienda.gob.es/es-ES/CDI/Paginas/EstabilidadPresupuestaria/InformacionAAPPs/Indicadores-sobre-Gasto-Farmac%C3%A9utico-y-Sanitario.aspx

Ministerio de Sanidad. Dirección General de Cartera Común de Servicios del SNS y Farmacia. Documento informativo sobre la financiación y fijación de precio de los medicamentos en España. Mayo 2022. Disponible: https://www.sanidad.gob.es/profesionales/farmacia/pdf/2022052_Doc_Infor_Financiacion_Med_Esp.pdf

Puig-Junoy J. La financiación y la regulación del precio de los medicamentos en el Sistema Nacional de Salud: cambios y continuidad. Gac Sanit 2007; 21: 1-4.

Real Decreto 177/2014, de 21 de marzo, por el que se regula el sistema de precios de referencia y de agrupaciones homogéneas de medicamentos en el Sistema Nacional de Salud. BOE 77 de 25 de marzo de 2014: 26385-26401. Disponible en: https://www.boe.es/boe/dias/2014/03/25/pdfs/BOE-A-2014-3189.pdf

Zapater P, Horga JF. Bioequivalencia y genéricos: los estudios de bioequivalencia, I: una aproximación a sus bases teóricas, diseño y realización. Rev Neurol 1999; 29: 1235-46.

Índice analítico